CB046561

Química Orgânica

Estrutura e Função

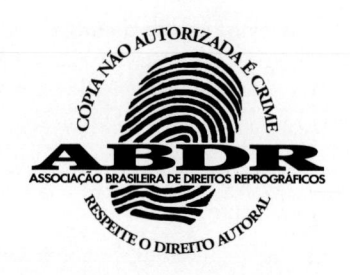

V923q Vollhardt, Peter.
        Química orgânica : estrutura e função / Peter Vollhardt, Neil Schore ; tradução: Flavia Martins da Silva ... [et al.] ; revisão técnica: Ricardo Bicca de Alencastro. – 6. ed. – Porto Alegre : Bookman, 2013.
        xxxii, 1384 p. : il. color. ; 28 cm.

        Contém um encarte em cada guarda e mais um encarte de 6 páginas conjuntas com resumo de fórmulas de cada capítulo.
        ISBN 978-85-65837-03-3

        1. Química orgânica. I. Schore, Neil. II. Título.

        CDU 547

Catalogação na publicação: Natascha Helena Franz Hoppen, CRB10/2150

Peter Vollhardt
University of California at Berkeley

Neil Schore
University of California at Davis

Química Orgânica
Estrutura e Função

6ª Edição

Tradução:
Flavia Martins da Silva
Professora do Instituto de Química da UFRJ
Joel Jones Junior
Professor do Instituto de Química da UFRJ
Pierre Mothé Esteves
Professor do Instituto de Química da UFRJ
Ricardo Bicca de Alencastro
Professor do Instituto de Química da UFRJ

Consultoria, supervisão e revisão técnica desta edição:
Ricardo Bicca de Alencastro
Doutor em Físico-Química pela Universidade de Montréal, Québec, Canadá
Professor Titular do Instituto de Química da UFRJ

bookman

2013

Obra originalmente publicada nos Estados Unidos por W.H.Freeman and Company, New York, sob o título
Organic Chemistry, 6th Edition
ISBN 9781429204941

First published in the United States by W.H.Freeman and Company, New York
Copyright©2011 W.H.Freeman and Company.
All rights reserved. Todos os direitos reservados.

Gerente editorial – CESA: *Arysinha Jacques Affonso*

Colaboraram nesta edição:

Editora: *Verônica de Abreu Amaral*

Capa: *Maurício Pamplona*, arte sobre a capa original

Leitura final: *Maria Eduarda Tabajara, Mônica Stefani e Suzana Azeredo*

Projeto gráfico e editoração: *Techbooks*

Reservados todos os direitos de publicação, em língua portuguesa, à
BOOKMAN EDITORA LTDA., uma empresa do GRUPO A EDUCAÇÃO S.A.
Av. Jerônimo de Ornelas, 670 – Santana
90040-340 – Porto Alegre – RS
Fone: (51) 3027-7000   Fax: (51) 3027-7070

É proibida a duplicação ou reprodução deste volume, no todo ou em parte, sob quaisquer
formas ou por quaisquer meios (eletrônico, mecânico, gravação, fotocópia, distribuição na Web
e outros), sem permissão expressa da Editora.

Unidade São Paulo
Av. Embaixador Macedo Soares, 10.735 – Pavilhão 5 – Cond. Espace Center
Vila Anastácio – 05095-035 – São Paulo – SP
Fone: (11) 3665-1100   Fax: (11) 3667-1333

SAC 0800 703-3444 – www.grupoa.com.br

IMPRESSO NO BRASIL
PRINTED IN BRAZIL

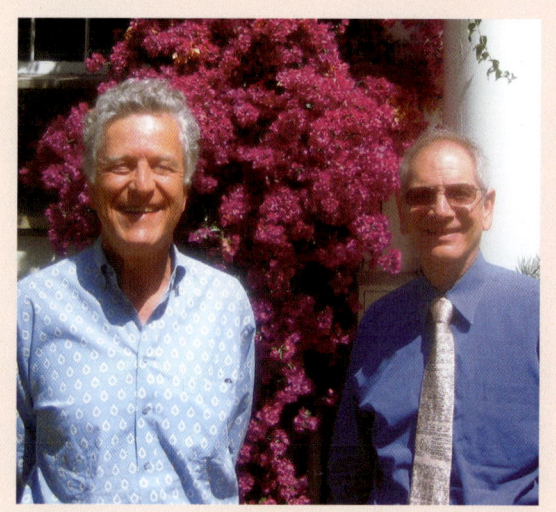

Os Autores

K. Peter C. Vollhardt nasceu em Madri, em 1946, cresceu em Buenos Aires e em Munique, estudou na Universidade de Munique e recebeu seu Ph.D trabalhando com o Professor Peter Garratt, no University College, em Londres. Fez estágio de pós-doutorado com o então Professor Bob Bergman no California Institute of Technology. Transferiu-se para Berkeley, em 1974, onde começou a desenvolver seu trabalho com reagentes organocobaltos em sínteses orgânicas, com a preparação de hidrocarbonetos interessantes do ponto de vista teórico e com a síntese de novos compostos de metais de transição de uso potencial em catálise. Além de ter tido outras agradáveis experiências, ele foi um Studienstiftler, ganhador da Medalha Adolf Windaus, Cientista Humboldt Senior, premiado em organometálicos pela ACS, ganhador do Prêmio Otto Bayer, Cientista A. C. Cope, Prêmio da Sociedade Para a Promoção da Ciência do Japão e Medalha da Universidade Aix-Marseille, além de um Doutorado Honorário da Universidade de Roma Tor Vergata. Ele é, atualmente, o Editor Chefe de *Synlett*. Dentre suas mais de 320 publicações, ele valoriza especialmente este livro-texto em química orgânica, já traduzido em 13 línguas. Peter é casado com Marie-José Sat, uma artista francesa, e eles têm dois filhos, Paloma (nascida em 1994) e Julien (nascido em 1997), cujo retrato pode ser visto na página 170.

Neil E. Schore nasceu em Newark, Nova Jersey, em 1948. Educou-se nas escolas públicas do Bronx, Nova York, e Ridgefield, Nova Jersey, e depois completou um B.A. em química, com honras, na Universidade de Pennsylvania, em 1969. Voltando a Nova York, ele trabalhou com o Professor Nicholas Turro, na Universidade Columbia, estudando processos fotoquímicos e fotofísicos de compostos orgânicos para preparar sua tese de Ph.D. Ele e Peter Vollhardt se encontraram pela primeira vez quando estavam fazendo estágios de pós-doutorado no laboratório do Professor Robert Bergman, no Cal Tech, nos anos 1970. Após ter-se juntado ao corpo docente da U. C. Davis, em 1976, ele ministrou cursos de química orgânica para mais de 12.000 estudantes, recebeu cinco importantes prêmios em ensino, publicou mais de 100 trabalhos em várias áreas da química orgânica e foi juiz de centenas de jogos infantis de futebol. Neil é casado com Carrie Erickson, microbiologista da Escola de Medicina Veterinária da U. C. Davis. Eles têm dois filhos, Michael (nascido em 1981) e Stefanie (nascida em 1983), que fizeram alguns dos experimentos deste livro.

Prefácio

Guia do usuário de *Química Orgânica: Estrutura e Função*

Nesta edição, mantivemos nosso objetivo de ajudar os estudantes a organizar todas as informações apresentadas no curso e de colocá-las em um quadro lógico para o entendimento da química orgânica contemporânea. Esse quadro enfatiza que a estrutura de uma molécula orgânica determina seu funcionamento em uma reação química. Nesta sexta edição, reforçamos os temas do entendimento da reatividade, dos mecanismos e da análise das sínteses para aplicar esses conceitos a situações práticas. Incorporamos novas aplicações da química orgânica às ciências da vida, práticas industriais, química verde e acompanhamento e limpeza do ambiente. Esta edição inclui mais de 100 problemas, novos ou revisados, incluindo novos problemas de sínteses e química verde, além de problemas "desafiadores".

LIGANDO A ESTRUTURA À FUNÇÃO

Este livro enfatiza que a estrutura de uma molécula orgânica determina como ela funciona em uma reação química. O entendimento da relação entre estrutura e função permite a resolução de problemas práticos da química orgânica. Os Capítulos 1 a 5 dão os fundamentos dessa relação. O Capítulo 1 mostra a eletronegatividade como a base da formação de ligações polares, lançando as bases do entendimento da reatividade polar. O Capítulo 2 apresenta uma ligação inicial entre a acidez e a eletronegatividade, bem como suas contrárias basicidade–nucleofilicidade. O Capítulo 3 relaciona a estrutura dos radicais a sua estabilidade relativa e reatividade. O Capítulo 4 mostra como o tamanho do anel afeta as propriedades dos sistemas cíclicos, e o Capítulo 5 introduz a estereoquímica As estruturas dos halogenoalcanos e como elas determinam o comportamento desses compostos nas reações de substituição nucleofílica e eliminação são os tópicos principais dos Capítulos 6 e 7. Os capítulos subsequentes apresentam tópicos sobre os compostos com grupos funcionais seguindo o mesmo esquema usado para os halogenoalcanos: nomenclatura, estrutura, espectroscopia, preparações, reações e aplicações biológicas, etc. A ênfase na estrutura e função permite a discussão dos mecanismos de todas as novas reações importantes de forma cooperativa, de preferência ao tratamento individual, espalhado pelo texto. Acreditamos que essa apresentação unificada dos mecanismos trará benefícios aos estudantes, ensinando-os a entender as reações sem ter de memorizá-las.

aior parte da
sociedade in-
2 que os al-
ssim, como
ítulo que os
ofrem vários
os, dos quais
m a química
ações via ra-
e radicais em
as tenham um
cessos de en-
ambiente (na
a) e na indús-
e plásticos).
om a quebra de uma ligação, isto é, pela **dissociação de**
ças de energia nesse processo e discutir as condições nas
parte do capítulo, da **halogenação**, uma reação via radicais
alcano é substituído por um halogênio. A importância da
roduz um grupo funcional reativo na molécula original,
noalcano, o que permite novas transformações químicas.
remos o **mecanismo** envolvido a fim de explicar em deta-
e alcanos diferentes, e que ligações diferentes da mesma
locidades diferentes e por que isso acontece.

Um radical de carbono

itado de mecanismos para descrever as inúmeras reações
ermitem compreender como e por que as reações ocorrem
nte se formarão. Neste capítulo, aplicaremos conceitos de
as substâncias que contêm halogênios sobre a camada de
om uma breve discussão da combustão dos alcanos e mos-
nformações termodinâmicas sobre as moléculas orgânicas.

O avião hipersônico de pesquisa da NASA, X-43A, é lançado da parte de baixo da asa de um B-52B Stratofortress em 02 de junho de 2001. A maior parte dos aviões supersônicos emite gases que contêm moléculas como o óxido nítrico (NO), cujas reações via radicais destroem a camada de ozônio (O_3) da estratosfera da Terra. Na década de 1970, os Estados Unidos abandonaram os planos para construir uma frota de aviões supersônicos (SST, ou transportes supersônicos) exatamente por esse motivo. Já o X-43A usa hidrogênio como combustível, e não representa qualquer risco à camada de ozônio da estratosfera, podendo vir a ser o primeiro passo para o desenvolvimento de aviões de alta velocidade ambientalmente aceitáveis. Em 2008, a Boeing usou com sucesso a primeira aeronave tripulada impulsionada por célula combustível a hidrogênio, outro marco da aviação.

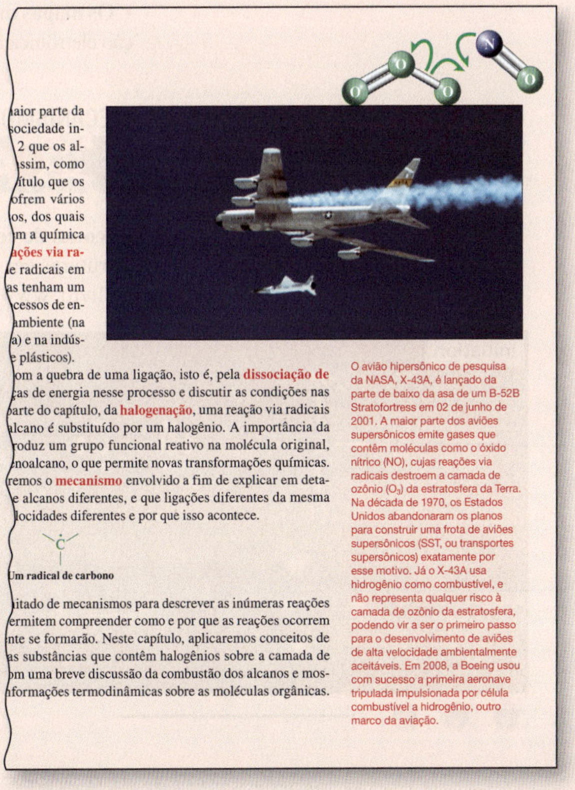

ENTENDENDO E VISUALIZANDO OS MECANISMOS DE REAÇÃO

A ênfase dada à estrutura e à função nos primeiros capítulos ajuda os estudantes a construir uma compreensão verdadeira dos mecanismos de reações, estimulando o entendimento em vez da memorização.

Como a visualização da reatividade química pode ser um desafio para muitos estudantes, usamos muitas pistas visuais e modelos para ajudá-los a visualizar as reações e como elas ocorrem do ponto de vista mecanístico.

- **NOVO.** Cobertura melhorada e aumentada das **setas que mostram o fluxo de elétrons** na Seção 2-2, reforçadas na Seção 6-3 e aplicadas consideravelmente nos capítulos subsequentes.

- **Interlúdio: Um resumo dos mecanismos de reações orgânicas**, logo após o Capítulo 14, relaciona os relativamente poucos tipos de mecanismos usados por grande parte das reações orgânicas, estimulando, assim, a compreensão em vez da memorização.

> **As setas curvas mostram como converter reagentes em produtos**
>
> As ligações envolvem elétrons. Define-se uma alteração química como um processo em que as ligações se quebram e se formam. Portanto, *quando a química acontece, os elétrons movem-se*. Seguindo os princípios básicos da eletrostática, os elétrons, por terem carga negativa, são atraídos para sítios deficientes em elétrons ou com carga positiva. O destino dos elétrons pode ser átomos muito eletronegativos ou deficientes em elétrons (que, portanto, atraem os elétrons), íons com carga positiva ou o átomo δ^+ em uma ligação covalente polar. A grande maioria dos processos químicos que vamos estudar neste texto envolve o movimento de um ou mais pares de elétrons.
>
> Uma seta curva ($\frown$) mostrará o fluxo de um par de elétrons livres ou uma ligação covalente a partir de sua origem até seu destino. O movimento de pares de elétrons das formas de ressonância que se interconvertem (Seção 1-5) segue estes mesmos princípios. No entanto, sabemos que as formas de ressonância não representam entidades distintas. Quando usamos setas curvas para descrever o movimento de elétrons associado a uma reação química, estamos descrevendo uma *mudança real de estruturas*, partindo das estruturas de Lewis dos reagentes até as dos produtos. Os exemplos a seguir ilustram as várias maneiras de empregar setas curvas para descrever esse movimento. A cor rosa indica um par de elétrons em movimento.
>
> **1.** *Dissociação de uma ligação covalente polar em íons (B mais eletronegativo que A).*
>
> $$A\frown B \longrightarrow A^+ + :B^-$$
>
> O movimento de um par de elétrons converte a ligação covalente A—B em um par de elétrons livres no átomo B

- **Modelos bola-e-bastão e bolas ("espaço-cheio") gerados por computador** ajudam os estudantes a visualizar os fatores estéricos em muitos tipos de reações. Ícones nas margens das páginas indicam onde a construção de modelos pode ser especialmente útil na visualização de estruturas em três dimensões e sua dinâmica.

- **Os mapas de potencial eletrostático** de moléculas permitem que o estudante veja como a distribuição eletrônica afeta o comportamento de muitas espécies químicas envolvidas em várias interações.

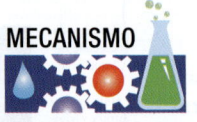

- **Ícones de mecanismos** nas margens das páginas ajudam a localizar mecanismos importantes.

- **Ícones de construção de modelos** nas margens das páginas indicam todas as estruturas em três dimensões e rotatórias que podem ser encontradas no *hotsite* do livro: www.grupoa.com.br/vollhardquimicaorganica6ed.

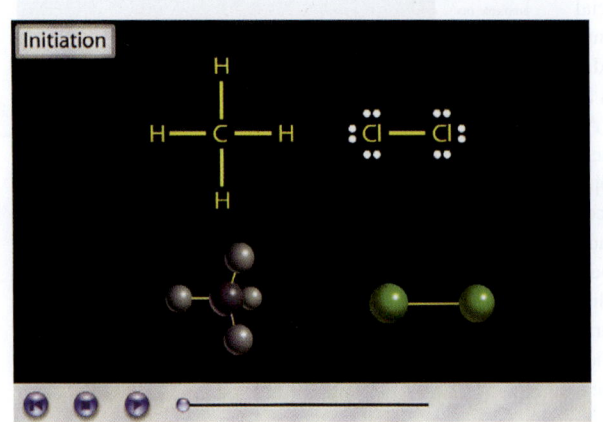

- **Resumos gerais de reações**, encontrados ao final de alguns capítulos, resumem as principais reações de preparação e o uso de cada grupo funcional importante. Os **Resumos de Preparações** indicam as origens possíveis de um grupo funcional, isto é, os possíveis grupos funcionais precursores. Os **Resumos de Reações** mostram as reações típicas da função. Setas, nesses resumos, incluem os reagentes utilizados e ligam os precursores aos produtos. As setas também são marcadas pelos números das seções, indicando em que seção do texto a transformação é discutida.

- Aproximadamente **50 mecanismos animados** são oferecidos no *hotsite*. Todos os mecanismos são indicados por ícones de **Animação** nas margens das páginas.

PEDAGOGIA REFORÇADA PARA A SOLUÇÃO DE PROBLEMAS

EXERCÍCIO 7-4

Trabalhando com os conceitos: consequências estereoquímicas do deslocamento S_N1

O aquecimento brando do (2R,3R)-2-iodo-3-metil-hexano em metanol dá dois metil-éteres estereoisômeros. Como eles se relacionam entre si? Explique usando mecanismos.

Estratégia

O substrato é secundário, logo, a substituição pode ocorrer pelo mecanismo S_N1 ou pelo mecanismo S_N2. Vejamos as condições da reação para ver qual é a mais provável e quais são as consequências.

Solução

- A reação ocorre em metanol, CH_3OH, um nucleófilo fraco (desfavorecendo S_N2), mas que é um solvente muito polar e prótico, indicado para a dissociação de halogenoalcanos secundários e terciários em íons (favorecendo S_N1).
- A dissociação do excelente grupo de saída I^- leva a um carbocátion trigonal plano em C2. O metanol pode atacar por ambas as faces (compare as etapas 1 e 2 do mecanismo da Seção 7-2), dando dois íons oxônio estereoisômeros. O oxigênio com carga positiva torna muito ácido o hidrogênio a ele ligado e a perda do próton leva a dois éteres estereoisômeros (etapa 3 do mecanismo da Seção 7-2; veja também a Figura 7-3). Temos aqui outro exemplo de solvólise (especificamente, metanólise), porque o nucleófilo é o solvente (metanol).

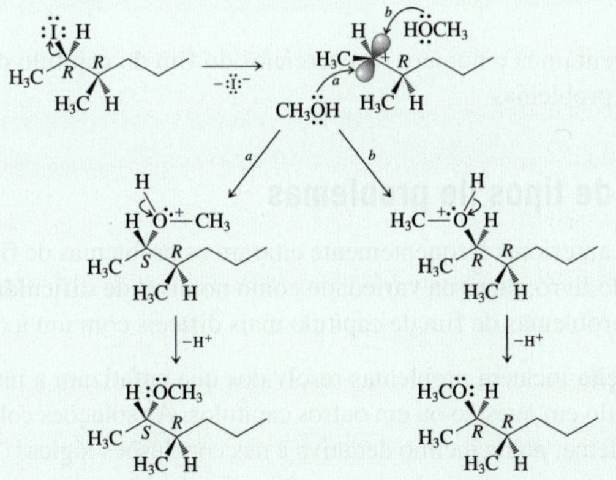

(**Cuidado!** Ao descrever o mecanismo S_N1, *evite esses dois erros muito comuns*: (1) *Não* dissocie CH_3OH para dar metóxido (CH_3O^-) e um próton antes de ligá-lo ao carbono do cátion. O metanol é um *ácido fraco* cuja dissociação não é termodinamicamente favorável. (2) *Não* dissocie CH_3OH em um cátion metila e íon hidróxido. Embora a presença do grupo funcional OH nos álcoois possa lembrá-lo das fórmulas de hidróxidos inorgânicos, os álcoois *não* são fontes do íon hidróxido.

- Os dois éteres produzidos são diastereoisômeros, 2S,3R e 2R,3R. No sítio da reação, C2, as configurações R e S vêm dos dois caminhos possíveis de ataque do metanol, a e b. No centro quiral C3, onde não ocorre reação, a configuração original, R, permanece inalterada.

EXERCÍCIO 7-5

Tente você

A hidrólise da molécula A (mostrada na margem) leva a dois álcoois. Explique.

Introdução melhorada de soluções de problemas

- ***NOVO***. Nesta edição, revisamos todos os exercícios inseridos nos capítulos, a que chamamos Trabalhando com os conceitos. **Cada exercício começa agora com uma seção de Estratégia** que enfatiza o tipo de raciocínio que os estudantes devem aplicar ao resolver os problemas. A Solução arranja cuidadosamente as etapas de forma lógica, aperfeiçoando a capacidade de solução de problemas.

- ***NOVO***. **Exercícios Tente você**. Cada exercício inserido nos capítulos é acompanhado por um problema Tente você, que segue o conceito que está sendo ensinado.

- ***NOVO***. Avisos de **Cuidado** aparecem em muitos dos exercícios para alertar os estudantes sobre armadilhas em potencial e sobre como evitá-las. Os exercícios escolhidos para serem resolvidos são típicos de deveres de casa ou de questões de provas, de modo a permitir que os estudantes apreciem a resolução de problemas mais complexos que não os simplificados artificialmente. Respondendo ao retorno muito positivo que tivemos a respeito desses exercícios, aumentamos substancialmente seu número.

- ***NOVO***. **Interlúdio: A resolução de problemas em química orgânica**, logo após o Capítulo 11, examina os diferentes tipos de problemas da química orgânica e mostra aos estudantes como abordá-los e como proceder em cada caso.

[**Interlúdio**]

Como resolver problemas de química orgânica

Já vimos aproximadamente um terço do curso de química orgânica, portanto, vamos testar sua capacidade de resolver problemas e encontrar possíveis soluções para as dificuldades que você talvez tenha encontrado. Este interlúdio tem a seguinte estrutura:

Compreensão da questão
Tipos de problemas em química orgânica
Uma abordagem geral para solucionar problemas: a estratégia "organizada para resolver problemas"
Resolução de problemas que perguntam "qual"
   Nomenclatura
   Acidez
   Energia
   Estabilidade
   Espectroscopia
Resolução de problemas que perguntam "como" ou "por quê"
   Qual é o produto de uma reação?
   Como o produto se forma?
   Que reagente(s) você precisa para converter uma molécula em outra?

> **Problema I-7.** Qual das reações a seguir é a mais rápida, (a) ou (b)? Qual é o produto? Explique.
>
> (a) [ciclohexano com Cl] + Excesso de NaOH / CH₃CH₂OH
> (b) [ciclohexano com Cl] + Excesso de NaOH / CH₃CH₂OH
>
> *O* que a questão pede? "*Explique!*" Aí está a sua deixa: este é um problema de *mecanismo*.
>
> *C*omo começar? Como no exemplo anterior, caracterize os substratos: aqui eles são cloro-alcanos *secundários*, com impedimento estérico adicional no carbono adjacente. Novamente, o reagente é um nucleófilo e uma base forte.
>
> *I*nformação: o deslocamento S_N2 é improvável; como no Problema I-6, E2 deve ser favorecida (Tabela 7-4). Qual é a próxima etapa?
>
> *P*roceder logicamente: use a questão como uma sugestão de procedimento. *Por que* essas duas reações deveriam ocorrer com velocidades diferentes? Em que os substratos diferem? Resposta: na estereoquímica. Então, redesenhe os materiais de partida na forma cadeira do ciclo-hexano que é mais útil.
>
> (a) [estrutura cadeira] O cloro axial é *trans* e *anti* aos átomos de hidrogênio nos carbonos adjacentes
> (b) [estrutura cadeira] O cloro é cis e *vici* aos átomos de hidrogênio nos carbonos adjacentes

- **NOVO.** Estratégia **"organizada para resolver problemas"**. Começando no Capítulo 3, introduzimos uma abordagem nova e poderosa para a resolução de problemas, a estratégia **"organizada para resolver problemas"**. Mostramos aos estudantes como reconhecer os tipos fundamentais de questões que poderão encontrar e explicamos as estratégias de solução em grandes detalhes na nova seção Interlúdio, logo após o Capítulo 11. A estratégia "organizada para resolver problemas" estimula os estudantes a formular as seguintes questões: **O QUE** o problema pede? **COMO** começar? **QUAL** é a **INFORMAÇÃO** necessária? **SIGA** a lógica: não pule etapas! A solução de vários tipos de problemas ilustra a estratégia.

- **Muito mais exercícios**. Aumentamos o número de exercícios do fim do capítulo para permitir que o estudante solucione mais problemas.

Uma grande variedade de tipos de problemas

Usuários e revisores de edições anteriores frequentemente citaram os problemas de fim de capítulo como um dos pontos fortes do livro, tanto na variedade como no nível de dificuldade das aplicações práticas. Marcamos os problemas de fim de capítulo mais difíceis com um ícone especial.

- Os **Problemas de integração** incluem problemas resolvidos que enfatizam a integração dos conceitos tratados no capítulo em questão ou em outros capítulos. As soluções colocam ênfase especial na análise do problema, no raciocínio dedutivo e nas conclusões lógicas.

- Os **Problemas de grupo** estimulam a discussão entre os estudantes e o aprendizado cooperativo. Podem ser atribuídos como temas de casa ou como projetos para grupos de estudantes.

- Para os estudantes que pretendem se especializar em medicina ou em campos afins, os **Problemas pré-profissionais** são apresentados no formato de múltipla escolha, típico dos que aparecem nos exames de avaliação MCAT®, GRE e DAT. de cursos avançados. **Além disso, uma seleção de testes e questões apresentados em muitos exames MCAT® foi adicionada na forma de apêndice.**

A QUÍMICA PRATICADA POR PROFISSIONAIS
Ênfase nas Aplicações

Cada capítulo deste livro oferece uma discussão de aplicações biológicas, médicas e industriais da química orgânica, boa parte dela nova nesta edição. Algumas dessas aplicações são encontradas no texto dos capítulos, outras nos exercícios e outras, ainda, nos Destaques Químicos. Os tópicos abordados vão da química por trás dos efeitos na saúde humana de "compostos que são notícia" (colesterol, ácidos graxos trans, extratos de sementes de uvas, chá verde) a avanços no desenvolvimento de métodos "verdes", ambientalmente aceitáveis na química industrial, novos métodos químicos de diagnóstico e tratamento de doenças e usos de metais de transição e enzimas para catalisar reações na química farmacêutica e na química medicinal. Uma das principais aplicações da química orgânica, muito enfatizada no texto, é a síntese de novos produtos e materiais. Demos particular importância ao desenvolvimento de boas estratégias de síntese, capazes de evitar dificuldades. As ideias envolvidas foram ilustradas com muitos Problemas de integração e seções do tipo Trabalhando com os conceitos. Muitos capítulos contêm sínteses específicas de compostos de importância biológica e medicinal.

Novas aplicações incluem:

Detecção de substâncias que aumentam o desempenho por espectrometria de massas (Cap. 11, p. 476).

Síntese de imunossupressores (Cap. 14, p. 644).

Uma abordagem verde para o ibuprofeno (Cap. 16, p. 736).

Diferenciação de grupos carbonila em sínteses (Cap. 17, p. 796).

Plásticos, fibras e energia de hidroxiésteres derivados da biomassa (Cap. 19, p. 906)

Síntese do produto natural buflavina (Cap. 21, p. 991).

Produção industrial do fenol a partir do cumeno (Cap. 22, p. 1041).

Síntese do anti-hipertensivo fentolamina (Cap. 22, p. 1047).

Síntese do produto natural resveratrol (Cap. 22, p. 1073).

Planejamento de fármacos e a "gripe aviária" (Cap. 24, p. 1152).

Síntese do fármaco vareniclina (Chantix) (Cap. 25, p. 1171).

Uma síntese "superverde" de Hantzsch da piridina (Cap. 25, p. 1182).

Reduções organocatalíticas (Cap. 25, p. 1186).

Catálise enantiosseletiva por transferência de fase (Cap. 26, p. 1222)

DESTAQUE QUÍMICO 11-2

Segurança no século XXI: aplicações de IV e EM

Os métodos espectroscópicos estão revolucionando a nossa capacidade de detectar em tempo real substâncias ambientais perigosas. Detectores portáteis de imagem infravermelha (câmeras de alta tecnologia) que identificam com exatidão a localização, a extensão e o movimento de nuvens de gases tóxicos estão disponíveis no mercado. Estes dispositivos monitoram o espectro IV da imagem de cada pixel do campo de visão da câmera. Os detectores são programados para alertar o usuário da presença de vários agentes por comparação das regiões da impressão digital nos espectros de infravermelho com uma base de dados customizada armazenada na memória do dispositivo.

Os avanços tecnológicos na identificação de substâncias químicas por suas massas moleculares levaram ao desenvolvimento das máquinas "sopradoras" vistas nos postos de segurança dos aeroportos norte-americanos. O passageiro fica em pé embaixo de um arco do aparelho e um sopro de ar é liberado, passando por seu corpo, e levado a um detector. O detector utiliza muitos dos recursos básicos do espectrômetro de massas: ele ioniza as moléculas da corrente de ar e detecta suas massas. Ele não diferencia as massas pela curvatura do percurso em campos elétricos no vácuo, mas pela rapidez com que passam através de uma série de anéis com carga na pressão atmosférica normal, daí o nome de espectrometria de mobilidade iônica (EMI). A mobilidade iônica, uma função da massa, da forma e do tamanho de uma partícula, permite a identificação inequívoca da molécula original por comparação com um banco de dados padrão. Em 10 segundos ou menos, estes dispositivos detectam os íons positivos e negativos a partir de uma amostra muito pequena (inferior a 10^{-9} g) de muitos explosivos, produtos químicos industriais tóxicos, narcóticos ilegais e agentes de guerra química.

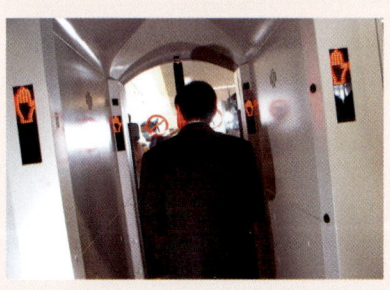

O Portal de Detecção de Vestígios de Explosivos em operação no Aeroporto Internacional de São Francisco.

TÓPICOS NOVOS E ATUALIZADOS

Como em todas as novas edições, cada capítulo foi cuidadosamente revisado e reescrito. Atualizações e melhorias, muitas das quais envolvem a química "verde", incluem:

Nova seção: As setas curvas mostram como converter reagentes em produtos (Cap. 2, p. 57)

Nova seção: Sustentabilidade e química verde (Cap. 3, p. 103)

Nova seção: Aplicações e riscos de halogenoalcanos: alternativas "mais verdes" (Cap. 6, p. 217)

Aplicações e riscos de halogenoalcanos: alternativas "mais verdes"

As propriedades dos halogenoalcanos fizeram desta classe de compostos uma rica fonte de substâncias comercialmente úteis. Por exemplo, os bromometanos líquidos totalmente halogenados, como o CBrF$_3$ e o CBrClF$_2$ ("Halons"), são extremamente eficientes no combate ao fogo. A quebra da ligação C—Br fraca induzida por calor libera átomos de bromo, que suprimem a combustão pela inibição das reações em cadeia via radicais livres que ocorrem nas chamas (veja o Capítulo 3, Problema 40). Entretanto, a exemplo dos líquidos refrigerantes, como o Freon, os bromoalcanos consomem ozônio (Seção 3-9) e seu uso foi proibido, exceto em sistemas de supressão de fogo de aeronaves. O tribrometo de fósforo, PBr$_3$, um líquido que não consome ozônio e tem alta porcentagem em peso de bromo, é um substituto promissor. Em 2006, um sistema de extinção de incêndio, baseado no PBr$_3$ (sob o nome comercial PhostrEx™), foi aprovado pela Agência de Proteção Ambiental Americana (EPA) e pela Administração Federal de Aviação Americana (FAA). Ele já está em uso comercial no avião a jato Eclipse 500.

A polaridade da ligação carbono-halogênio torna os halogenoalcanos úteis em aplicações como a limpeza de roupas a seco e o desengorduramento de componentes mecânicos e eletrônicos. As alternativas para esses usos incluem os solventes fluorados, como o

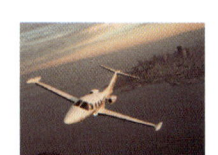

O jato Eclipse 500 sobre São Francisco.

Nova seção: Cobertura aumentada dos efeitos de solvatação nas reações S_N2 (Cap. 6, p. 235)

Nova seção: Qual é o "mais verde": S_N1 ou S_N2? (Cap. 7, p. 263)

Cobertura aumentada dos usos verdes do etanol (Cap. 9, p. 368)

Cobertura aumentada da ressonância na RMN (Cap. 10, p. 390)

Nova seção: Oxidações de Sharpless e a síntese de fármacos antitumorais (Cap. 12, p. 536)

Cobertura aumentada das reações de Diels-Alder (Cap. 14, p. 628) e eletrocíclicas (Cap. 14, p. 641)

Cobertura aumentada dos anulenos e da aromaticidade (Cap. 15, p. 697)

Cobertura aumentada da estereoquímica da reação de Wittig (Cap. 17, p. 806)

Cobertura aumentada das condensações de aldol intramoleculares (Cap. 18, p. 843)

Nova seção: A substituição no grupo carbonila ocorre por adição–eliminação (Cap. 19, p. 886)

Cobertura aumentada da reatividade relativa de derivados de ácidos carboxílicos (Cap. 20, p. 926)

Cobertura aumentada do mecanismo mediado por base da hidrólise de ésteres (Cap. 20, p. 938)

Cobertura aumentada da espectroscopia IV de aminas (Cap. 21, p. 977)

Cobertura aumentada das sínteses de fenóis a partir de halogenoarenos, incluindo uma nova seção em catálise por Pd) (Cap. 22, p. 1038)

Cobertura aumentada do reconhecimento dos carboidratos da parede celular (Cap. 24, p. 1150)

PARA OS PROFESSORES

Os instrutores podem acessar ferramentas de ensino valiosas em **www.grupoa.com.br**. Esses recursos, protegidos por senhas, são desenhados para melhorar as aulas e incluem figuras do livros (disponíveis em formato JPEG), o Online Quiz Gradebook, Questões de Resposta Rápida, Aulas em Vídeo, Soluções MCAT, etc. (em inglês)

PARA OS ESTUDANTES

Study Guide and Solutions Manual*
por Neil Schore, University of California, Davis
ISBN: 1-4292-3136-X

Escrito por Neil Schore, coautor de *Química Orgânica*, este valioso manual inclui introduções aos capítulos que botam em evidência novos materiais, linhas gerais de capítulos, comentários detalhados de cada seção dos capítulos, um glossário e soluções para os problemas de fim de capítulo, apresentados de modo a mostrar aos estudantes como raciocinar e obter a resposta.

Workbook for Organic Chemistry: Supplemental Problems and Solutions*
por Jerry Jenkins, Otgterbein College
ISBN: 1-4292-4758-4

O livro de exercícios muito completo de Jerry Jenkins dá aproximadamente 80 problemas por tópico com soluções completas. Recurso perfeito para estudantes que precisam resolver mais problemas, o *Workbook for Organic Chemistry* pode ser comparado com qualquer livro-texto de química orgânica no mercado. Para instrutores interessados em temas de casa "online", W. H. Freeman também colocou esses problemas em WebAssign.

Molecular Model Set*
ISBN 0-7167-4822-3

O conjunto de modelos moleculares oferece um modo simples e prático de ver, manipular e investigar o comportamento das moléculas. Poliedros representam átomos, pinos servem de ligações e discos ovais tornam-se orbitais. Freeman tem orgulho de oferecer este conjunto barato e o melhor de seu tipo contendo tudo que você precisa para representar ligações duplas e triplas, radicais e pares de elétrons – incluindo mais peças de carbono do que as oferecidas em outros conjuntos.

Hotsite

Animações e Mecanismos Animados selecionados ao longo do livro são acompanhados por ícones que indicam recursos *online*. Esses recursos, disponíveis no *hotsite* **www.grupoa.com.br/vollhardquimicaorganica6ed**, foram projetados para tornar o texto mais dinâmico e interativo. *Química Orgânica* contém recursos em inglês na forma de:

- Listas de exercícios em inglês
- Uma Tabela Periódica interativa
- Vídeos de aulas dos autores
- Mecanismos animados para referência e exercício
- Calculadora para a solução de problemas

---

* Disponíveis para venda nos Estados Unidos.

AGRADECIMENTOS

Agradecemos aos seguintes professores que revisaram o manuscrito da sexta edição:

Michael Barbush, *Baker University*
Debbie J. Beard, *Mississippi State University*
Robert Boikess, *Rutgers University*
Cindy C. Browder, *Northern Arizona University*
Kevin M. Bucholtz, *Mercer University*
Kevin C. Cannon, *Penn State Abington*
J. Michael Chong, *University of Waterloo*
Jason Cross, *Temple University*
Alison Flynn, *Ottawa University*
Roberto R. Gil, *Carnegie Mellon University*
Sukwon Hong, *University of Florida*
Jeffrey Hugdahl, *Mercer University*
Colleen Kelley, *Pima Community College*

Vanessa McCaffrey, *Albion College*
Keith T. Mead, *Mississippi State University*
James A. Miranda, *Sacramento State University*
David A. Modarelli, *University of Akron*
Thomas W. Ott, *Oakland University*
Hasan Palandoken, *Western Kentucky University*
Gloria Silva, *Carnegie Mellon University*
Barry B. Snider, *Brandeis University*
David A. Spiegel, *Yale University*
Paul G. Williard, *Brown University*
Shmuel Zbaida, *Rutgers University*
Eugene Zubarev, *Rice University*

Também agradecemos aos seguintes professores que revisaram o manuscrito da quinta edição:

Donald H. Aue, *University of California, Santa Barbara*
Robert C. Badger, *University of Wisconsin-Stevens Point*
Masimo D. Bezoari, *Huntingdon College*
Michael Burke, *North Dakota State College of Science*
Allen Clabo, *Francis Marion University*
A. Gilbert Cook, *Valparaiso University*
Loretta T. Dorn, *Fort Hays State University*
Graham W. L. Ellis, *Bellarmine University*
Kevin L. Evans, *Glenville State College*
John D. Fields, *Methodist College*
Douglas Flournoy, *Indian Hills Community College*
Larry G. French, *St. Lawrence University*
Allan A. Gahr, *Gordon College*
Gamini U. Gunawardena, *Utah Valley State College*
Sapna Gupta, *Park University*
Ronald L. Halterman, *University of Oklahoma, Norman*

Gene Hiegel, *California State University, Fullerton*
D. Koholic-Hehemann, *Cuyahoga Community College*
Joseph W. Lauher, *SUNY Stony Brook*
David C. Lever, *Ohio Wesleyan University*
Charles A. Lovelette, *Columbus State University*
Alan P. Marchand, *University of North Texas*
Daniel M. McInnes, *East Central University*
S. Shaun Murphree, *Allegheny College*
Raj Pandian, *University of New Orleans*
P. J. Persichini III, *Allegheny College*
Venkatesh Shanbhag, *Nova Southeastern University*
Douglass F. Taber, *University of Delaware*
Dasan M Thamattoor, *Colby College*
Leon J. Tilley, *Stonehill College*
Nanette M. Wachter, *Hofstra University*

Peter Volhardt agradece a seus colegas sintéticos e físicos da UC Berkeley, em especial aos Professores Bob Bergman, Carolyn Bertozzi, Ron Cohen, Jean Frechet, Steve Pedersen, Rich Saykally, Andrew Streitwieser, Dirk Trauner, DaveWernner e Evan Williams por sugestões gerais e específicas. Ele gostaria também de agradecer a seu assistente administrativo, Bonnie Kirk, pelo auxílio na logística da produção e no manuseio de manuscritos e provas, e a seu aluno de pós-graduação Robin Padilla, pela ajuda. Neil Schore agradece a seus colegas orgânicos, especialmente ao Dr. Melekeh Nasiri, que constantemente vigiou as inconsistências e erros dos problemas do livro e as soluções do guia de estudo.

Nossos agradecimentos a todos os que ajudaram nesta edição: Jessica Fiorillo, diretora de aquisições, e Randi Rossignol, editor de desenvolvimento na W. H. Freeman & Co, que guiaram esta edição desde sua concepção até a publicação. David Chelton fez, com persistência e humor, com que seguíssemos o plano original. Dave Quinn, editor de mídia, controlou a mídia e os suplementos com grande habilidade, e Brittany Murphy, assistente editorial, coordenou nossos esforços. Muito obrigado a Blake Logan, nosso *designer*, e a Susan Wein, coordenadora de produção, por seu trabalho de excelente qualidade e atenção aos menores detalhes. Agradecimentos, também, a Dennis Free da Aptara, por sua paciência sem limites.

Sumário Resumido

1	Estrutura e Ligação em Moléculas Orgânicas	1
2	Estrutura e Reatividade	49
3	Reações de Alcanos	95
4	Cicloalcanos	131
5	Estereoisômeros	169
6	Propriedades e Reações de Halogenoalcanos	215
7	Outras Reações de Halogenoalcanos	251
8	Grupo Funcional Hidroxila: Álcoois	287
9	Outras Reações dos Álcoois e a Química dos Éteres	333
10	O Uso da Espectroscopia de Ressonância Magnética Nuclear para Determinar a Estrutura	387
11	Alquenos; Espectroscopia de Infravermelho e Espectrometria de Massas	445
	Interlúdio: Como resolver problemas de química orgânica	499
12	Reações de Alquenos	507
13	Alquinos	567
14	Sistemas Pi Deslocalizados	609
	Interlúdio: Um resumo dos mecanismos de reações orgânicas	668
15	Benzeno e Aromaticidade	673
16	Ataque Eletrofílico nos Derivados do Benzeno	731
17	Aldeídos e Cetonas	775

18	Enóis, Enolatos e a Condensação de Aldol	827
19	Ácidos Carboxílicos	871
20	Derivados de Ácidos Carboxílicos	925
21	Aminas e seus Derivados	971
22	Química dos Substituintes do Benzeno	1019
23	Enolatos de Ésteres e Condensação de Claisen	1081
24	Carboidratos	1117
25	Heterociclos	1165
26	Aminoácidos, Peptídeos, Proteínas e Ácidos Nucleicos	1211
	Questões MCAT®	1271
	Respostas das Questões MCAT®	1304
	Respostas dos Exercícios	1305
	Créditos das Fotografias	1363
	Índice	1365

Sumário

1	**Estrutura e Ligação em Moléculas Orgânicas**	1
1-1	O escopo da química orgânica: uma visão geral	2
	Destaque químico 1-1 Ureia: da urina à síntese de Wöhler e aos fertilizantes industriais	4
1-2	Forças de Coulomb: uma visão simplificada da ligação	5
1-3	Ligações iônicas e covalentes: a regra do octeto	7
1-4	Modelos de ligação usando pontos: estruturas de Lewis	13
1-5	Formas de ressonância	18
1-6	Orbitais atômicos: uma descrição quantomecânica dos elétrons ao redor do núcleo	23
1-7	Orbitais moleculares e ligações covalentes	28
1-8	Orbitais híbridos: ligações em moléculas complexas	31
1-9	Estruturas e fórmulas de moléculas orgânicas	37
	Problemas de integração	40
	Conceitos importantes	43
	Problemas	44

2	**Estrutura e Reatividade**	49
2-1	Cinética e termodinâmica de processos químicos simples	50
2-2	Ácidos e bases; eletrófilos e nucleófilos; usando setas curvas de "fluxo de elétrons"	56
	Destaque químico 2-1 O ácido do estômago e a digestão dos alimentos	59
2-3	Grupos funcionais: centros de reatividade	67
2-4	Alcanos lineares e ramificados	70
2-5	Nomenclatura dos alcanos	71
2-6	Propriedades estruturais e físicas dos alcanos	76
	Destaque químico 2-2 "Trapaça sexual" por meio do mimetismo químico	79
2-7	Rotação em torno de ligações simples: conformações	79
2-8	Rotação em etanos substituídos	82
	Problemas de integração	86
	Conceitos importantes	88
	Problemas	89

3 Reações de Alcanos — 95

- 3-1 Força das ligações dos alcanos: radicais — 96
- 3-2 A estrutura dos radicais alquila: hiperconjugação — 99
- 3-3 Conversão do petróleo: pirólise — 100

Destaque químico 3-1 Sustentabilidade e as necessidades do século XXI: química "verde" — 103

- 3-4 Cloração do metano: o mecanismo em cadeia via radicais — 104
- 3-5 Outras halogenações do metano via radicais — 109
- 3-6 Cloração dos alcanos de cadeia longa: reatividade e seletividade relativa — 111
- 3-7 Seletividade na halogenação via radicais com flúor e bromo — 114
- 3-8 Halogenações via radicais úteis em sínteses — 116

Destaque químico 3-2 Cloração, cloral e DDT — 118

- 3-9 Os compostos clorados sintéticos e a camada de ozônio da estratosfera — 118
- 3-10 A combustão e a estabilidade relativa de alcanos — 121

Problemas de integração — 123
Conceitos importantes — 126
Problemas — 127

4 Cicloalcanos — 131

- 4-1 Nomes e propriedades físicas dos cicloalcanos — 132
- 4-2 Tensão de anel e estrutura dos cicloalcanos — 135
- 4-3 O ciclo-hexano: um cicloalcano livre de tensão — 140
- 4-4 Ciclo-hexanos substituídos — 144
- 4-5 Cicloalcanos maiores — 149
- 4-6 Alcanos policíclicos — 149

Destaque químico 4-1 Ciclo-hexano, adamantano e diamantoides: "moléculas-diamante" — 151

- 4-7 Produtos carbocíclicos na natureza — 152

Destaque químico 4-2 Colesterol: como e quão ruim ele é? — 155

Destaque químico 4-3 Controle da fertilidade: da "pílula" ao RU-486 — 156

Problemas de integração — 158
Conceitos importantes — 161
Problemas — 161

5 Estereoisômeros — 169

- 5-1 Moléculas quirais — 171
  - **Destaque químico 5-1** Substâncias quirais na natureza — 173
- 5-2 Atividade óptica — 174
- 5-3 Configuração absoluta: regras de sequência R-S — 177
- 5-4 Projeções de Fischer — 182
  - **Destaque químico 5-2** Configuração absoluta: um nota histórica — 183
- 5-5 Moléculas com mais de um centro quiral: diastereoisômeros — 187
  - **Destaque químico 5-3** Estereoisômeros do ácido tartárico — 190
- 5-6 Compostos meso — 191
- 5-7 Estereoquímica em reações químicas — 193
  - **Destaque químico 5-4** Fármacos quirais: racêmico ou enantiomericamente puro? — 196
  - **Destaque químico 5-5** Por que a natureza é "quiral"? — 199
- 5-8 Resolução: separação de enantiômeros — 201
- *Problemas de integração* — 204
- *Conceitos importantes* — 206
- *Problemas* — 207

6 Propriedades e Reações de Halogenoalcanos — 215

- 6-1 Propriedades físicas de halogenoalcanos — 215
  - **Destaque químico 6-1** Esteroides halogenados como agentes anti-inflamatórios e antiasmáticos — 217
- 6-2 Substituição nucleofílica — 218
- 6-3 Mecanismos de reações envolvendo grupos funcionais polares: usando setas de fluxo de elétrons — 221
- 6-4 Uma visão mais detalhada do mecanismo de substituição nucleofílica: cinética — 223
- 6-5 Ataque pelo lado da frente ou pelo lado de trás? A estereoquímica das reações S_N2 — 226
- 6-6 Consequências da inversão nas reações S_N2 — 228
- 6-7 Estrutura e reatividade das reações S_N2: o grupo de saída — 231
- 6-8 Estrutura e reatividade da reação S_N2: o nucleófilo — 233
- 6-9 Estrutura e reatividade da reação S_N2: o substrato — 240
  - **Destaque químico 6-2** O dilema do bromometano: extremamente útil, mas muito tóxico — 241
- *Problemas de integração* — 244
- *Conceitos importantes* — 245
- *Problemas* — 246

7 Outras Reações de Halogenoalcanos — 251

- 7-1 Solvólise de halogenoalcanos terciários e secundários — 251
- 7-2 Substituição nucleofílica unimolecular — 252
- 7-3 Consequências estereoquímicas das reações S_N1 — 256
- 7-4 Efeitos do solvente, do grupo de saída e do nucleófilo na substituição unimolecular — 258
- 7-5 Efeito do grupo alquila sobre a reação S_N1: estabilidade do carbocátion — 260

Destaque químico 7-1 Deslocamento S_N1 estereosseletivo surpreendente na síntese de uma droga anticâncer — 263

- 7-6 Eliminação unimolecular: E1 — 264
- 7-7 Eliminação bimolecular: E2 — 267
- 7-8 Competição entre substituição e eliminação: a estrutura determina a função — 270
- 7-9 Resumo da reatividade dos halogenoalcanos — 273

Problemas de integração — 275
Novas reações — 277
Conceitos importantes — 278
Problemas — 278

8 Grupo Funcional Hidroxila: Álcoois — 287

- 8-1 Nomenclatura dos álcoois — 288
- 8-2 Propriedades estruturais e físicas dos álcoois — 289
- 8-3 Álcoois como ácidos e bases — 292
- 8-4 Fontes industriais de álcoois: monóxido de carbono e eteno — 295
- 8-5 Síntese de álcoois por substituição nucleofílica — 296
- 8-6 Síntese de álcoois: relação de oxidação-redução entre álcoois e compostos carbonilados — 297

Destaque químico 8-1 Oxidação e redução biológica — 298

Destaque químico 8-2 O teste do bafômetro — 302

- 8-7 Reagentes organometálicos: fontes de carbono nucleofílico para a síntese de álcoois — 304
- 8-8 Reagentes organometálicos na síntese de álcoois — 307
- 8-9 Álcoois complexos: uma introdução à estratégia de sínteses — 309

Destaque químico 8-3 Reações de acoplamento cruzado catalisadas por metais de transição — 310

Problemas de integração — 319
Novas reações — 322
Conceitos importantes — 326
Problemas — 326

9 Outras Reações dos Álcoois e a Química dos Éteres — 333

- **9-1** Reações de álcoois com bases: preparação de alcóxidos — 334
- **9-2** Reações de álcoois com ácidos fortes: íons alquil-oxônio em reações de substituição e eliminação de álcoois — 335
- **9-3** Rearranjos de carbocátions — 338
- **9-4** Síntese de ésteres a partir de álcoois e halogenoalcanos — 344
- **9-5** Nomes e propriedades físicas dos éteres — 347
- **9-6** Síntese de Williamson de éteres — 350

  Destaque químico 9-1 Quimioluminescência dos 1,2-Dioxa-ciclo-butanos — 351

- **9-7** Síntese de éteres: álcoois e ácidos minerais — 355
- **9-8** Reações de éteres — 357

  Destaque químico 9-2 Grupos protetores em sínteses — 359

- **9-9** Reações de oxaciclopropanos — 360

  Destaque químico 9-3 Resolução cinética hidrolítica dos oxaciclopropanos — 362

- **9-10** Análogos de enxofre dos álcoois e éteres — 365
- **9-11** Propriedades fisiológicas e usos de álcoois e éteres — 367

  Destaque químico 9-4 Alho e enxofre — 371

  Problemas de integração — 372
  Novas reações — 374
  Conceitos importantes — 376
  Problemas — 377

10 O Uso da Espectroscopia de Ressonância Magnética Nuclear para Determinar a Estrutura — 387

- **10-1** Testes físicos e químicos — 388
- **10-2** Definição de espectroscopia — 388
- **10-3** Ressonância magnética nuclear de hidrogênio — 390

  Destaque químico 10-1 Obtenção de um espectro de RMN — 393

- **10-4** Uso dos espectros de RMN para analisar a estrutura molecular: o deslocamento químico do hidrogênio — 395
- **10-5** Testes para a equivalência química — 400

  Destaque químico 10-2 Imagens por ressonância magnética na medicina — 404

- **10-6** Integração — 405
- **10-7** Desdobramento spin-spin: o efeito dos hidrogênios vizinhos não equivalentes — 407
- **10-8** Desdobramento spin-spin: algumas complicações — 414

  Destaque químico 10-3 A não equivalência dos hidrogênios diastereotópicos — 418

10-9	Ressonância nuclear magnética de carbono-13	422
	Destaque químico 10-4 Espectros de correlação de RMN: COSY e HETCOR	428
	Destaque químico 10-5 Caracterização estrutural de produtos naturais: antioxidantes de sementes de uva	430
	Problemas de integração	432
	Conceitos importantes	435
	Problemas	436

11 Alquenos – Espectroscopia de Infravermelho e Espectrometria de Massas — 445

11-1	Nomenclatura dos alquenos	446
11-2	Estrutura e ligação no eteno: a ligação pi	449
11-3	Propriedades físicas dos alquenos	452
11-4	Ressonância magnética nuclear dos alquenos	453
11-5	Hidrogenação catalítica de alquenos: estabilidade relativa das ligações duplas	459
	Destaque químico 11-1 Prostaglandinas	459
11-6	Preparação de alquenos a partir de halogenoalcanos e sulfonatos de alquila: a eliminação bimolecular revista	462
11-7	Preparação de alquenos por desidratação de álcoois	466
11-8	Espectroscopia de infravermelho	468
11-9	Medida da massa molecular de compostos orgânicos: espectrometria de massas	473
	Destaque químico 11-2 Segurança no século XXI: aplicações de IV e EM	475
	Destaque químico 11-3 Detecção de substâncias que aumentam o desempenho por espectrometria de massas	476
11-10	Padrões de fragmentação de moléculas orgânicas	478
11-11	Grau de insaturação: outra ajuda na identificação da estrutura molecular	482
	Problemas de integração	484
	Novas reações	486
	Conceitos importantes	487
	Problemas	488
	Interlúdio: Como resolver problemas de química orgânica	499

12 Reações de Alquenos — 507

12-1	Por que as reações de adição acontecem: viabilidade termodinâmica	507
12-2	Hidrogenação catalítica	509
12-3	Caráter nucleofílico da ligação pi: adição eletrofílica de halogenetos de hidrogênio	512

12-4	Síntese de álcoois por hidratação eletrofílica: controle termodinâmico	516
12-5	Adição eletrofílica de halogênios a alquenos	518
12-6	A generalidade da adição eletrofílica	521
12-7	Oximercuração-desmercuração: uma adição eletrofílica especial	525
	Destaque químico 12-1 Análogos do hormônio juvenil na batalha contra doenças transmitidas por insetos	526
12-8	Hidroboração-oxidação: uma hidratação antimarkovnikov estereoespecífica	528
12-9	Diazometano, carbenos e a síntese de ciclopropanos	531
12-10	Síntese de oxaciclopropanos (epóxidos): epoxidação com ácidos peroxicarboxílicos	532
12-11	Di-hidroxilação vicinal *sin* com tetróxido de ósmio	535
	Destaque químico 12-2 Síntese de drogas antitumorais: oxa-ciclopropanação e di-hidroxilação enantiosseletiva de Sharpless	536
12-12	Quebra oxidativa: ozonólise	538
12-13	Adições via radicais: formação do produto antimarkovnikov	540
12-14	Dimerização, oligomerização e polimerização de alquenos	542
12-15	Síntese de polímeros	543
	Destaque químico 12-3 Polímeros na limpeza de derramamentos de óleo	545
12-16	Eteno: uma importante matéria-prima	547
	Destaque químico 12-4 Metátese de alqueno catalisada por metal para a construção de anéis médios e grandes	548
12-17	Alquenos na natureza: feromônios de insetos	548
	Problemas de integração	550
	Novas reações	553
	Conceitos importantes	555
	Problemas	556

13 Alquinos — 567

13-1	Nomenclatura dos alquinos	567
13-2	Propriedades e a ligação nos alquinos	568
13-3	Espectroscopia dos alquinos	571
13-4	Preparação de alquinos por eliminação dupla	576
13-5	Preparação de alquinos a partir de ânions alquinila	577
13-6	Redução dos alquinos: a reatividade relativa das duas ligações pi	579
13-7	Reações de adição eletrofílica de alquinos	582
13-8	Adições antimarkovnikov às ligações triplas	585
13-9	Química dos halogenoalquenos	587
	Destaque químico 13-1 Reações de acoplamento de Stille, Suzuki e Sonogashira catalisadas por metais	588
13-10	Etino como matéria-prima industrial	590

13-11	Alquinos fisiologicamente ativos que ocorrem na natureza	592
	Problemas de integração	594
	Novas reações	595
	Conceitos importantes	599
	Problemas	599

14 Sistemas Pi Deslocalizados — 609

14-1	Superposição de três orbitais *p* adjacentes: deslocalização de elétrons no sistema 2-propenila (alila)	610
14-2	Halogenação alílica via radicais	612
14-3	Substituição nucleofílica de halogenetos de alila: S_N1 e S_N2	614
14-4	Reagentes organometálicos alílicos: nucleófilos úteis de três carbonos	616
14-5	Duas ligações duplas alternadas: dienos conjugados	617
14-6	Ataque nucleofílico em dienos conjugados: controle cinético e termodinâmico	621
	Destaque químico 14-1 Interação "face a face" de duas ligações duplas	622
14-7	Deslocalização por mais de duas ligações pi: conjugação estendida e benzeno	626
14-8	Uma transformação especial dos dienos conjugados: a cicloadição de Diels-Alder	628
	Destaque químico 14-2 Polienos condutores: novos materiais funcionais	630
	Destaque químico 14-3 A reação de Diels-Alder é "verde"	637
14-9	Reações eletrocíclicas	640
	Destaque químico 14-4 Uma eletrociclização em cascata na natureza: imunossupressores a partir de culturas de Streptomicinas	644
14-10	Polimerização de dienos conjugados: borracha	647
14-11	Espectro eletrônico: espectroscopia de ultravioleta e visível	650
	Destaque químico 14-5 As contribuições de IV, EM e UV para a caracterização do viniferona	655
	Problemas de integração	656
	Novas reações	659
	Conceitos importantes	660
	Problemas	661
	Interlúdio: Um resumo dos mecanismos de reações orgânicas	668

15 Benzeno e Aromaticidade — 673

15-1	Nomeclatura dos derivados do benzeno	674
15-2	Estrutura e energia de ressonância do benzeno: uma primeira visão da aromaticidade	677

15-3	Orbitais moleculares pi do benzeno	679
15-4	Características espectrais do anel benzeno	682
15-5	Hidrocarbonetos policíclicos aromáticos	687
	Destaque químico 15-1 Os alótropos de carbono: grafita, diamante e fulerenos	688
15-6	Outros polienos cíclicos: a Regra de Hückel	693
	Destaque químico 15-2 Justaposição de anéis aromáticos e antiaromáticos nos hidrocarbonetos fundidos	694
15-7	A Regra de Hückel e moléculas com cargas	699
15-8	Síntese de derivados do benzeno: substituição eletrofílica em aromáticos	701
15-9	Halogenação do benzeno: a necessidade de um catalisador	704
15-10	Nitração e sulfonação do benzeno	705
15-11	A alquilação de Friedel-Crafts	708
15-12	Limitações das alquilações de Friedel-Crafts	712
15-13	Acilação de Friedel-Crats (alcanoilação)	714
	Problemas de integração	717
	Novas reações	720
	Conceitos importantes	722
	Problemas	722

16 Ataque Eletrofílico nos Derivados do Benzeno — 731

16-1	Ativação ou desativação do anel de benzeno pelos substituintes	732
16-2	Orientação dos grupos alquila por efeito indutivo	734
16-3	Orientação dos substituintes por conjugação com o anel benzeno	738
	Destaque químico 16-1 Nitroarenos explosivos: TNT e ácido pícrico	741
16-4	Ataque eletrofílico em benzenos dissubstituídos	745
16-5	Estratégias de síntese de benzenos substituídos	749
16-6	Reatividade dos hidrocarbonetos benzenoides policíclicos	754
16-7	Hidrocarbonetos policíclicos aromáticos e câncer	758
	Problemas de integração	760
	Novas reações	764
	Conceitos importantes	765
	Problemas	766

17 Aldeídos e Cetonas — 775

17-1	Nomenclatura de aldeídos e cetonas	776
17-2	Estrutura do grupo carbonila	778
17-3	Propriedades espectroscópicas dos aldeídos e cetonas	779
17-4	Preparação de aldeídos e cetonas	785
17-5	Reatividade do grupo carbonila: mecanismos de adição	787

17-6	Adição de água para formar hidratos	789
17-7	Adição de álcoois para dar hemiacetais e acetais	791
17-8	Acetais como grupos protetores	793
17-9	Adição nucleofílica da amônia e seus derivados	797
	Destaque Químico 17-1 Iminas em biologia	**799**
17-10	Desoxigenação do grupo carbonila	802
17-11	Adição de cianeto de hidrogênio para dar cianoidrinas	804
17-12	Adição de ilídeos de fósforo: reação de Wittig	805
17-13	Oxidação por ácidos peroxicarboxílicos: a reação de oxidação de Baeyer-Villiger	808
17-14	Testes químicos oxidativos para aldeídos	809
	Problemas de integração	810
	Novas reações	812
	Conceitos importantes	815
	Problemas	815

18 Enóis, Enolatos e a Condensação de Aldol — 827

18-1	Acidez dos aldeídos e cetonas: íons enolato	828
18-2	Equilíbrio cetoenólico	829
18-3	Halogenação de aldeídos e cetonas	832
18-4	Alquilação de aldeídos e cetonas	834
18-5	Ataque de enolatos à carbonila: condensação de aldol	837
18-6	Condensação de aldol cruzada	840
	Destaque químico 18-1 Condensações de aldol seletivas catalisadas por enzimas na natureza	**841**
	Destaque químico 18-2 Enzimas em sínteses: condensações de aldol cruzadas estereosseletivas	**842**
18-7	Condensação de aldol intramolecular	843
	Destaque químico 18-3 Reações de aldeídos insaturados na natureza: a química da visão	**844**
18-8	Propriedades de aldeídos e cetonas α,β-insaturados	846
18-9	Adição conjugada a aldeídos e cetonas α,β-insaturados	848
18-10	Adições 1,2 e 1,4 de reagentes organometálicos	850
18-11	Adições conjugadas aos enolatos: adição de Michael e anelação de Robinson	852
	Destaque químico 18-4 Aleksandr Borodin: compositor, químico e professor pioneiro	**853**
	Problemas de integração	856
	Novas reações	858
	Conceitos importantes	861
	Problemas	862

19	**Ácidos Carboxílicos**	**871**
19-1	Nomenclatura dos ácidos carboxílicos	872
19-2	Propriedades físicas e estruturais dos ácidos carboxílicos	874
19-3	Espectrometrias de RMN e IV de ácidos carboxílicos	875
19-4	Caráter ácido e caráter básico dos ácidos carboxílicos	879
19-5	Sínteses dos ácidos carboxílicos na indústria	882
19-6	Métodos de síntese de ácidos carboxílicos	883
19-7	Substituição no carbono do grupo carbóxi: o mecanismo de adição–eliminação	886
19-8	Derivados dos ácidos carboxílicos: halogenetos de acila e anidridos	889
19-9	Derivados de ácidos carboxílicos: ésteres	893
19-10	Derivados de ácidos carboxílicos: amidas	896
19-11	Redução dos ácidos carboxílicos por hidreto de alumínio e lítio	898
19-12	A Bromação no átomo vizinho do grupo carbóxi: a reação de Hell-Volhard-Zelinsky	899
19-13	Atividade biológica dos ácidos carboxílicos	900
	Destaque químico 19-1 Sabões de carboxilatos de cadeia longa	902
	Destaque químico 19-2 Os ácidos graxos trans e sua saúde	905
	Destaque químico 19-3 Plásticos, fibras e energia de hidroxiésteres derivados da biomassa	906
	Problemas de integração	907
	Novas reações	910
	Conceitos importantes	913
	Problemas	913
20	**Derivados de Ácidos Carboxílicos**	**925**
20-1	Reatividades relativas, estruturas e espectros dos derivados de ácidos carboxílicos	926
20-2	Química de halogenetos de acila	930
20-3	A reatividade dos anidridos	934
20-4	A química dos ésteres	936
20-5	Os ésteres na natureza: ceras, gorduras, óleos e lipídeos	942
	Destaque químico 20-1 Alternativas mais verdes para o petróleo: biocombustíveis	944
20-6	Amidas: o derivado menos reativo dos ácidos carboxílicos	944
	Destaque químico 20-2 Atacando os germes: guerras dos antibióticos	946
20-7	Amidatos e sua halogenação: rearranjo de Hofmann	950
	Destaque químico 20-3 O isocianato de metila, inseticidas baseados nos carbamatos e a segurança na indústria química	953

20-8	Alcanonitrilas: uma classe especial de derivados de ácidos carboxílicos	953
	Problemas de integração	957
	Novas reações	960
	Conceitos importantes	963
	Problemas	964

21 Aminas e seus Derivados — 971

21-1	Nomeclatura de aminas	972
21-2	Propriedades físicas e estruturais de aminas	973
	Destaque químico 21-1 As aminas fisiologicamente ativas e o controle do peso	974
21-3	A espectroscopia do grupo amina	977
21-4	Acidez e basicidade de aminas	981
	Destaque químico 21-2 Separação de aminas de outros compostos orgânicos por técnicas de extração em água	984
21-5	Síntese de aminas por alquilação	986
21-6	Síntese de aminas por aminação redutiva	989
21-7	Síntese de aminas a partir de amidas	992
21-8	Sais quaternários de amônio: eliminação de Hofmann	992
21-9	A reação de Mannich: alquilação de enóis por íons imínio	994
21-10	Nitrosação de aminas	996
	Destaque químico 21-3 *N*-Nitroso-dialcanaminas e câncer	998
	Destaque químico 21-4 Aminas na indústria: náilon	1000
	Problemas de integração	1003
	Novas reações	1006
	Conceitos importantes	1010
	Problemas	1010

22 Química dos Substituintes do Benzeno — 1019

22-1	Reatividade no carbono da fenilmetila (benzila): estabilização por ressonância	1020
22-2	Reduções e oxidações benzílicas	1024
22-3	Nomes e propriedades de fenóis	1026
	Destaque químico 22-1 Dois fenóis na mídia: bisfenol A e resveratrol	1030
22-4	Preparação de fenóis: substituição nucleofílica em aromáticos	1030
22-5	A química dos fenóis é semelhante à dos álcoois	1041
	Destaque químico 22-2 Aspirina: um alcanoato de fenila usado em medicina	1043
22-6	Substituições eletrofílicas de fenóis	1044
22-7	Uma reação eletrocíclica do anel aromático: o rearranjo de Claisen	1048

22-8	Oxidação de fenóis: benzoquinonas	1051
22-9	Processos de oxidação-redução na natureza	1053
	Destaque químico 22-3 A guerra química na natureza: o besouro bombardeiro	1053
22-10	Sais de arenodiazônio	1058
22-11	A substituição eletrofílica com sais arenodiazônio: o acoplamento diazo	1061
	Destaque químico 22-4 William Perkin e as origens da química industrial e da química medicinal	1063
	Problemas de integração	1064
	Novas reações	1066
	Conceitos importantes	1071
	Problemas	1071

23 Enolatos de Ésteres e Condensação de Claisen — 1081

23-1	Compostos β-dicarbonilados: condensações de Claisen	1082
	Destaque químico 23-1 Condensações de Claisen em bioquímica	1086
23-2	Compostos β-dicarbonilados como intermediários de síntese	1090
23-3	Química dos ânions β-dicarbonilados: adições de Michael	1095
23-4	Equivalentes de ânions acila: preparação de α-hidroxicetonas	1098
	Destaque químico 23-2 Tiamina: um sal de tiazólio natural, metabolicamente ativo	1100
	Problemas de integração	1104
	Novas reações	1107
	Conceitos importantes	1109
	Problemas	1109

24 Carboidratos — 1117

24-1	Nomenclatura e estrutura dos carboidratos	1117
24-2	Conformações e formas cíclicas dos açúcares	1122
24-3	Anômeros de açúcares simples: mutarrotação da glicose	1127
24-4	A química polifuncional dos açúcares: oxidação a ácidos carboxílicos	1128
24-5	Quebra oxidativa dos açúcares	1130
24-6	Redução dos monossacarídeos a alditóis	1131
24-7	Condensações da carbonila com derivados de amina	1132
24-8	Formação de éster e éter: glicosídeos	1133
	Destaque químico 24-1 Grupos protetores na síntese de vitamina C	1135
24-9	Construção e degradação de açúcares por etapas	1136
	Destaque químico 24-2 Bioquímica dos açúcares	1138

24-10	Configuração relativa das aldoses: um exercício de determinação da estrutura	1139
24-11	Açúcares complexos na natureza: dissacarídeos	1142
	Destaque químico 24-3 Substitutos de açúcar derivados de carboidratos	1144
24-12	Polissacarídeos e outros açúcares na natureza	1146
	Destaque químico 24-4 Ácido siálico, "gripe aviária" e desenho racional de fármacos	1152
	Problema de integração	1153
	Novas reações	1156
	Conceitos importantes	1158
	Problemas	1159

25 Heterociclos   1165

25-1	Nomenclatura dos heterociclos	1167
25-2	Heterociclos não aromáticos	1168
	Destaque químico 25-1 Fumo, nicotina, câncer e química medicinal	1170
25-3	Estrutura e propriedades dos heterociclopentadienos aromáticos	1172
25-4	Reações dos heterociclopentadienos aromáticos	1175
25-5	Estrutura e preparação da piridina: um azabenzeno	1179
25-6	Reações da piridina	1184
	Destaque químico 25-2 Os sais de piridínio na natureza: nicotinamida-adenina-dinucleotídeo, di-hidropiridinas e organocatalisadores	1186
25-7	Quinolina e isoquinolina: as benzopiridinas	1188
	Destaque químico 25-3 Ácido fólico, vitamina D, colesterol e a cor de sua pele	1188
25-8	Alcaloides: heterociclos nitrogenados naturais com potente ação fisiológica	1191
	Destaque químico 25-4 Nem sempre a natureza é verde: pesticidas naturais	1192
	Problemas de integração	1195
	Novas reações	1198
	Conceitos importantes	1200
	Problemas	1200

26 Aminoácidos, Peptídeos, Proteínas e Ácidos Nucleicos   1211

26-1	Estrutura e propriedades dos aminoácidos	1212
	Destaque químico 26-1 Arginina e óxido nítrico na bioquímica e na medicina	1216

26-2	Síntese de aminoácidos: uma combinação da química das aminas e dos ácidos carboxílicos	1217
26-3	Sínteses de aminoácidos enantiomericamente puros	1220
	Destaque químico 26-2 Síntese enantiosseletiva de aminoácidos opticamente puros: catalisadores de transferência de fase	1222
26-4	Peptídeos e proteínas: oligômeros e polímeros dos aminoácidos	1222
26-5	Determinação da estrutura primária: sequenciamento dos aminoácidos	1230
26-6	Síntese de polipeptídeos: o desafio do uso de grupos protetores	1234
26-7	Síntese em fase sólida de Merrifield	1238
26-8	Polipeptídeos na natureza: o transporte de oxigênio pelas proteínas mioglobina e hemoglobina	1239
26-9	Biossíntese de proteínas: ácidos nucleicos	1241
	Destaque químico 26-3 As bases ácidos nucleicos e nucleosídeos sintéticos em medicina	1243
26-10	A síntese de proteínas via RNA	1246
26-11	O sequenciamento e a síntese do DNA: marcos na tecnologia genética	1248
	Destaque químico 26-4 Impressão digital do DNA	1256
	Problemas de integração	1260
	Novas reações	1262
	Conceitos importantes	1264
	Problemas	1264

Questões MCAT®	**1271**
Respostas das Questões MCAT®	**1304**
Respostas dos Exercícios	**1305**
Créditos das Fotografias	**1363**
Índice	**1365**

CAPÍTULO 1

[Estrutura e Ligação em Moléculas Orgânicas]

Como os produtos químicos regulam seu corpo? Por que seus músculos estavam doendo esta manhã, depois da longa corrida de ontem à noite? O que existe naquele comprimido que você tomou para se livrar da dor de cabeça com que ficou após estudar a noite toda? O que acontece com a gasolina que você bota no tanque do carro? Qual é a composição molecular das roupas que você usa? Qual é a diferença entre uma camisa de algodão e uma de seda? Qual é a origem do cheiro do alho? Neste livro de química orgânica você encontrará respostas para essas e muitas outras perguntas que você já deve ter feito.

A química é o estudo da estrutura das moléculas e das regras que governam suas interações, assim, ela se relaciona de perto com a biologia, a física e a matemática. O que é, porém, a química orgânica? O que a distingue de outras disciplinas químicas, como a físico-química, a química inorgânica e a química nuclear? Uma definição comum dá uma resposta parcial a esta questão: *a química orgânica é a química do carbono e de seus compostos*. Estes compostos são chamados de **moléculas orgânicas**.

As moléculas orgânicas são as unidades químicas fundamentais da vida. Gorduras, açúcares, proteínas e ácidos nucleicos são compostos em que o principal componente é o carbono. O mesmo acontece com inúmeras substâncias que encontramos na vida diária. Praticamente todas as roupas que usamos são feitas de moléculas orgânicas – algumas são fibras naturais, como o algodão e a seda, outras são artificiais, como o poliéster. Escovas de dentes, pastas de dentes, sabonetes, xampus, desodorantes e perfumes – todos contêm compostos orgânicos, assim como móveis, tapetes, interruptores de luz, utensílios de cozinha, tintas, comidas e inúmeros outros artigos. Consequentemente, as indústrias químicas orgânicas estão entre as maiores do mundo, incluindo as de refino e processamento de petróleo, compostos agroquímicos, plásticos, fármacos, tintas e revestimentos, e os conglomerados de alimentos.

O uso de substâncias orgânicas como gasolina, remédios, pesticidas e polímeros melhorou muito a qualidade de nossas vidas. Os resíduos não controlados dos produtos químicos, porém, levaram à poluição do meio ambiente, deteriorando a vida animal e vegetal e causando doenças nos seres humanos. Se vamos criar moléculas úteis – *e aprender a controlar seus efeitos* – precisamos conhecer suas propriedades e compreender seu comportamento químico. Devemos ser capazes de aplicar os princípios da química orgânica.

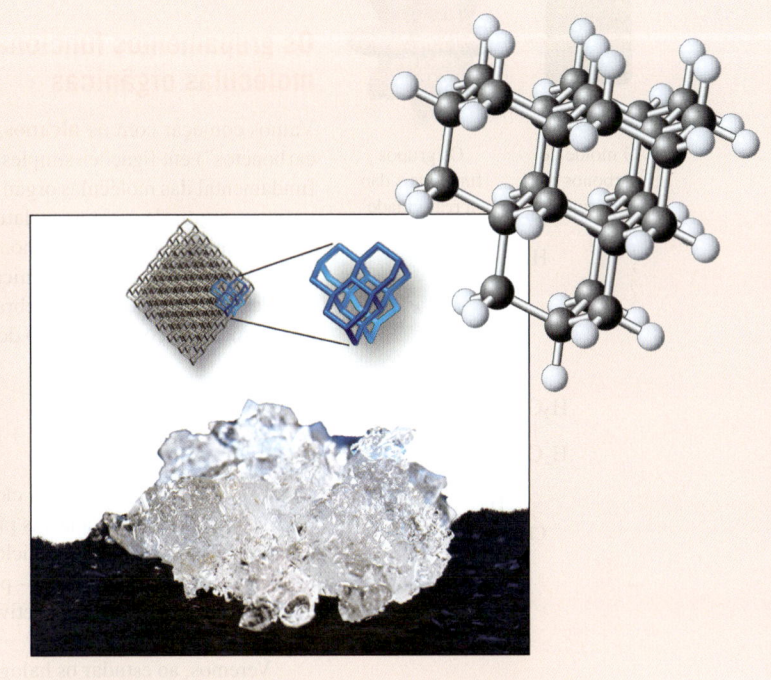

O carbono tetraédrico, a essência da química orgânica, existe na forma de células unitárias de seis átomos nos diamantes. Em 2003, uma família de compostos chamados de diamantoides foi isolada do petróleo. Os diamantoides são subunidades do diamante em que as peças são completadas com hidrogênio. Um exemplo é o belíssimo cristal do pentamantano (o modelo molecular está acima, à direita, e a figura à esquerda; © 2004 *Chevron U.S.A. Inc. Cortesia de Molecular Diamond Technologies, ChevronTexaco Technology Ventures LCC*), formado por cinco cavidades do retículo do diamante. Acima e à direita da figura está o esqueleto do pentamantano, sem seus hidrogênios, e sua superposição no retículo do diamante.

Química Orgânica

Este capítulo explica como as ideias básicas da estrutura e ligação químicas se aplicam às moléculas orgânicas. Grande parte dele é uma revisão de tópicos que você aprendeu em química geral, incluindo as ligações moleculares, as estruturas de Lewis e a ressonância, os orbitais atômicos e moleculares e a geometria em torno dos átomos ligados.

1-1 O escopo da química orgânica: uma visão geral

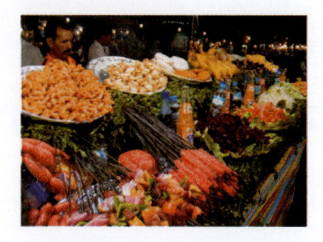

Quase tudo o que você vê nesta figura é feito com produtos químicos.

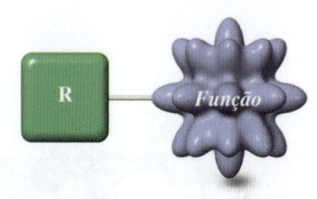

Um dos objetivos da química orgânica é relacionar a estrutura de uma molécula a suas reações. Podemos, então, estudar as etapas que ocorrem em cada tipo de reação e usar este conhecimento para criar novas moléculas.

Assim, faz sentido classificar as moléculas orgânicas segundo as subunidades e ligações que determinam sua reatividade química, isto é, segundo os **grupamentos funcionais**. O estudo dos vários grupamentos funcionais e de suas reações forma a estrutura deste livro.

Os grupamentos funcionais determinam a reatividade das moléculas orgânicas

O molde de carbonos dá a estrutura

Os grupos funcionais dão a reatividade

H_3C-CH_3
Etano

Vamos começar com os **alcanos**, compostos que contêm apenas carbono e hidrogênio ("hidrocarbonetos") em ligações simples. Eles não têm grupos funcionais e por isso formam o esqueleto fundamental das moléculas orgânicas. Como acontecerá com outras classes de moléculas, discutiremos as regras de sua nomenclatura sistemática, suas estruturas e suas propriedades (Capítulo 2). Um exemplo de alcano é o etano. O exame dos movimentos de sua estrutura servirá de base para rever conceitos de termodinâmica e cinética. Discutiremos, em seguida, a energia das ligações dos alcanos, que podem ser quebradas pelo calor, pela luz ou por reagentes químicos. Ilustraremos esses processos com a cloração dos alcanos (Capítulo 3).

Ciclo-hexano

Uma reação de cloração

$$CH_4 + Cl_2 \xrightarrow{\text{Energia}} CH_3-Cl + HCl$$

Examinaremos os alcanos cíclicos (Capítulo 4), em que os átomos de carbono formam anéis. Este arranjo pode levar a novas propriedades e a mudanças de reatividade. O reconhecimento de um novo tipo de isomeria nos cicloalcanos com dois ou mais substituintes – no mesmo lado ou em lados opostos do plano do anel – promove uma discussão geral da **estereoisomeria**, observada em compostos com a mesma conectividade, mas que diferem na posição espacial relativa dos átomos que os compõem (Capítulo 5).

Veremos, ao estudar os halogenoalcanos, nosso primeiro exemplo de compostos que têm um grupo funcional característico – a ligação carbono-halogênio. Os halogenoalcanos participam de dois tipos de reações orgânicas: substituição e eliminação (Capítulos 6 e 7). Em uma reação de **substituição**, um átomo de halogênio é substituído por outro átomo ou conjunto de átomos. Em uma reação de **eliminação**, átomos vizinhos podem ser removidos da molécula para formar uma ligação dupla.

$HC\equiv CH$
Acetileno
(Um alquino)

$H_2C=O$
Formaldeído
(Um aldeído)

$H_3C-\overset{\overset{O}{\|}}{C}-CH_3$
Acetona
(Uma cetona)

H_3C-NH_2
Metilamina
(Uma amina)

Uma reação de substituição

$$CH_3-Cl + K^+I^- \longrightarrow CH_3-I + K^+Cl^-$$

Uma reação de eliminação

$$\underset{\underset{H}{|}}{CH_2}-\underset{\underset{I}{|}}{CH_2} + K^+\ {}^-OH \longrightarrow H_2C=CH_2 + HOH + K^+I^-$$

Como os halogenoalcanos, cada uma das classes de compostos orgânicos é caracterizada por um grupo funcional próprio. Assim, a ligação tripla carbono-carbono é o grupo funcional dos alquinos (Capítulo 13). O menor deles, o etino, é o gás queimado na tocha de soldagem. A ligação dupla carbono-oxigênio é característica de aldeídos e cetonas (Capítulos 16 e 17); o formaldeído e a acetona são produtos industriais importantes. As aminas (Capítulo 21), que incluem fármacos usados como descongestionantes nasais e anfetaminas, têm nitrogênio em seu grupo funcional;

a metilamina é um reagente de muitas sínteses de fármacos. Estudaremos as ferramentas, em especial as várias formas de espectrometria, que permitem a identificação dessas subunidades moleculares (Capítulos 10, 11 e 14). Os químicos orgânicos se apoiam em um conjunto de métodos espectroscópicos para elucidar a estrutura de compostos desconhecidos. Todos esses métodos dependem da absorção de radiação eletromagnética em comprimentos de onda específicos e da correlação desta informação com os detalhes estruturais.

Na sequência, encontraremos várias classes importantes de moléculas orgânicas, cruciais na biologia e na indústria. Muitas destas classes, como os carboidratos (Capítulo 24) e os aminoácidos (Capítulo 26), têm mais de um grupo funcional. O princípio, entretanto, continua o mesmo: em *cada* classe de compostos orgânicos *a estrutura da molécula determina suas reações*.

A síntese é a construção de novas moléculas

Os compostos de carbono são chamados "orgânicos" porque se pensava, a princípio, que eles só podiam ser produzidos pelos seres vivos. Em 1828, Friedrich Wöhler* mostrou que está ideia era falsa ao converter o sal inorgânico cianato de chumbo em ureia, um produto orgânico do metabolismo de proteínas nos mamíferos (Destaque Químico 1-1).

Síntese de Wöhler da ureia

$$Pb(OCN)_2 + 2\,H_2O + 2\,NH_3 \longrightarrow 2\,H_2NCONH_2 + Pb(OH)_2$$

Cianato de chumbo **Água** **Amônia** **Ureia** **Hidróxido de chumbo**

A **síntese**, ou a arte de fabricar as moléculas, é uma parte muito importante da química orgânica (Capítulo 8). Desde o tempo de Wöhler, muitos milhões de substâncias orgânicas diferentes já foram sintetizadas a partir de materiais mais simples, orgânicos e inorgânicos[†]. Essas substâncias incluem muitas que também ocorrem na natureza, por exemplo, os antibióticos da classe das penicilinas, e outras inteiramente novas. Algumas destas últimas, como o cubano, são interessantes do ponto de vista teórico porque permitem o estudo de tipos especiais de ligação química de alta reatividade. Outros, como o adoçante artificial sacarina, passaram a fazer parte de nossa vida diária.

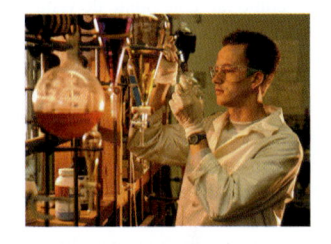

Um arquiteto de moléculas orgânicas trabalhando.

O objetivo das sínteses é, em essência, construir moléculas orgânicas complexas a partir de moléculas mais simples que podem ser facilmente encontradas. Para converter um composto orgânico em outro, os químicos devem conhecer as reações orgânicas, bem como as condições físicas pertinentes, a temperatura, a pressão, o solvente e a estrutura molecular. Este conhecimento é igualmente valioso na análise das transformações em sistemas vivos.

Conforme estudamos a química de cada grupo funcional, desenvolvemos as ferramentas de planejamento de sínteses efetivas e de predição dos processos que ocorrem na natureza. Como faremos isso? A resposta está na análise das reações etapa por etapa.

Benzilpenicilina   **Cubano**   **Sacarina**

---

* Professor Friedrich Wöhler (1800-1882), Universidade de Göttingen, Alemanha. Nesta e nas notas biográficas subsequentes, mencionaremos apenas o último local de trabalho, mesmo que a carreira do cientista tenha se desenvolvido em outros lugares.

[†] Até setembro de 2009, o Chemical Abstracts havia registrado mais de 50 milhões de substâncias químicas e mais de 61 milhões de sequências genéticas.

DESTAQUE QUÍMICO 1-1

Ureia: da urina à síntese de Wöhler e aos fertilizantes industriais

Urinar é o principal processo pelo qual excretamos nitrogênio de nossos corpos. A urina é produzida pelos rins e, em seguida, armazenada na bexiga, que começa a se contrair quando o seu volume excede cerca de 200 mL. O humano médio excreta cerca de 1,5 L de urina por dia e o principal componente é a ureia, cerca de 20 g por litro. Em uma tentativa de sondar a origem das pedras nos rins, os químicos do século XVIII tentaram isolar os componentes da urina por cristalização, mas foram impedidos pela cocristalização com o cloreto de sódio também presente. Ao químico e médico inglês William Prout* é creditada a preparação de ureia pura, em 1817, e a determinação de sua análise elementar acurada como CH_4N_2O. Prout era um ávido proponente do pensamento então revolucionário de que a doença tem uma base molecular e poderia ser entendida como tal. Este ponto de vista chocou-se com o dos chamados vitalistas, que acreditavam que as funções de um organismo vivo são controladas por um "princípio vital" e não podem ser explicadas pela química (ou pela física).

Nesta questão entrou o químico inorgânico Wöhler, que tentou obter cianato de amônio, $NH_4^+OCN^-$ (também CH_4N_2O), a partir de cianato de chumbo e amônia, em 1828, mas obteve o mesmo composto que Prout tinha caracterizado como ureia. A um de seus mestres, Wöhler escreveu: "Posso fazer ureia sem um rim, ou mesmo sem uma criatura viva". Em seu artigo histórico "Sobre a formação artificial da ureia", ele comentou sua síntese como um "fato notável, uma vez que é um exemplo da geração artificial de um material orgânico à partir de materiais inorgânicos". Ele também aludiu ao significado da descoberta de que um composto com a composição elementar idêntica a do cianato de amônio pode ter propriedades químicas completamente diferentes, um precursor do reconhecimento da existência de isômeros. A síntese de Wöhler da ureia forçou os vitalistas contemporâneos a ele a aceitar a noção de que compostos orgânicos simples podiam ser feitos em laboratório. Como você verá neste livro, ao longo das décadas seguintes, a síntese gerou moléculas muito mais complexas do que a ureia, algumas delas capazes de autorreplicação e com propriedades semelhantes às da vida, de modo que as fronteiras entre ter ou não ter vida estão diminuindo.

Além de sua função no corpo, o alto teor de nitrogênio da ureia a torna um fertilizante ideal. É também matéria-prima na fabricação de plásticos e colas, ingrediente de alguns produtos de higiene e extintores de fogo, e alternativa ao sal para degelo de estradas, sendo produzido industrialmente a partir do dióxido de carbono e da amônia, no total de 100 milhões de toneladas por ano.

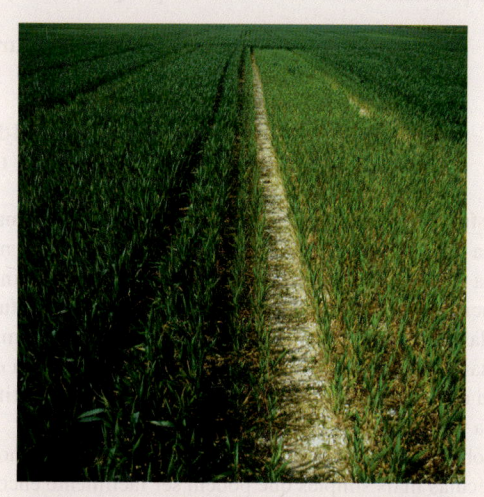

O efeito de um fertilizante nitrogenado no crescimento de trigo: tratado, à esquerda; não tratado, à direita.

_____
* Dr. William Prout (1785-1850), Colégio Real de Médicos, Londres, Inglaterra.

As reações são o vocabulário, e os mecanismos, a gramática da química orgânica

Quando apresentarmos uma reação química, mostraremos primeiro os compostos iniciais, isto é, os **reagentes** (também chamados de **substratos**) e os **produtos**. Na cloração, que mencionamos anteriormente, os substratos – metano, CH_4, e cloro, Cl_2 – reagem para produzir clorometano, CH_3Cl, e cloreto de hidrogênio, HCl. A transformação foi descrita como $CH_4 + Cl_2 \rightarrow CH_3Cl + HCl$. Mesmo uma reação aparentemente simples como esta talvez ocorra por meio de uma sequência complexa de etapas. Os reagentes poderiam, por exemplo, ter formado uma ou mais substâncias que *não foram detectadas* – que vamos chamar de X – que, por sua vez, se transformariam rapidamente nos produtos observados. É a descrição desses detalhes inerentes à reação que chamamos de **mecanismo da reação**. Neste exemplo, o mecanismo consiste em duas reações em sequência: $CH_4 + Cl_2 \rightarrow X$, seguida por $X \rightarrow CH_3Cl + HCl$. Cada etapa pode decidir se a reação global vai ocorrer.

A substância X de nossa reação de cloração é um exemplo de um **intermediário de reação**, uma espécie química formada no caminho entre os reagentes e os produtos. Veremos o mecanismo deste processo de cloração e a natureza dos intermediários da reação no Capítulo 3.

Como podemos determinar o mecanismo das reações? A verdade é que não podemos. Tudo o que podemos fazer é acumular evidências circunstanciais coerentes com uma dada sequência de eventos moleculares ou que apontam a sequência que liga os reagentes aos produtos ("o mecanismo postulado"). Para isso, exploramos o fato de que as moléculas orgânicas são coleções de átomos ligados entre si. Em outras palavras, podemos estudar, em três dimensões, como e quando as ligações se quebram e se formam, com que velocidade isso ocorre e como as mudanças da estrutura do substrato afetam o resultado das reações. Assim, embora não seja possível provar um mecanismo, conseguimos eliminar muitas (ou até todas) as alternativas razoáveis e propor um caminho mais provável.

De certo modo, o "aprendizado" e o "uso" da química orgânica são muito semelhantes ao aprendizado e uso de uma língua. É preciso dominar o vocabulário (isto é, as reações) para usar as palavras certas, mas é preciso usar a gramática (isto é, os mecanismos) para manter uma conversa inteligente. Nenhum dos dois aspectos, por si só, permite o conhecimento e o entendimento, mas os dois em conjunto são um instrumento poderoso de comunicação, racionalização e análise preditiva. Para enfatizar as relações entre reações e mecanismos, colocaremos ícones apropriados nas margens do texto.

Antes de começar nosso estudo dos princípios da química orgânica, vamos rever alguns conceitos elementares da ligação química, que serão úteis para a compreensão e predição da reatividade química e das propriedades físicas das moléculas orgânicas.

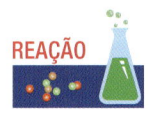

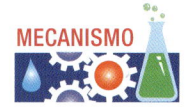

1-2 Forças de Coulomb: uma visão simplificada da ligação

As ligações entre os átomos dão unidade às moléculas. Mas qual é a origem das ligações? Dois átomos formam uma ligação somente se a interação entre eles for energeticamente favorável, isto é, se energia – calor, por exemplo – for liberada quando a ligação se formar. Já a quebra da ligação exige a absorção da mesma quantidade de energia que ela libera ao se formar.

As duas causas principais da liberação de energia quando a ligação se forma baseiam-se na Lei de Coulomb das cargas elétricas:

1. Cargas opostas se atraem (os elétrons e os prótons se atraem).
2. Cargas iguais se repelem (os elétrons se afastam no espaço).

As ligações se formam por atração de Coulomb e troca de elétrons

Cada átomo consiste em um núcleo, que contém partículas eletricamente neutras, ou nêutrons, e os prótons, de carga positiva. Em torno do núcleo, estão os elétrons, de carga negativa, em número idêntico ao de prótons, o que faz a carga total ser zero. Quando dois átomos se aproximam, o núcleo positivo de um deles atrai os elétrons do outro e o núcleo do outro atrai os elétrons do primeiro. Assim, os núcleos são mantidos juntos pelos elétrons localizados entre eles. Este tipo de ligação é descrito pela **Lei de Coulomb***: cargas opostas se atraem com força inversamente proporcional ao quadrado da distância entre os centros das cargas.

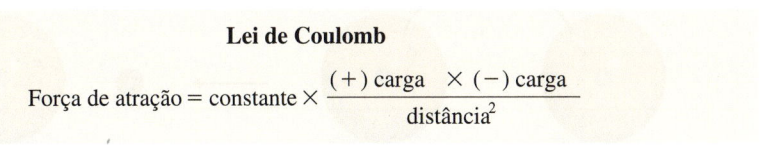

Lei de Coulomb

$$\text{Força de atração} = \text{constante} \times \frac{(+)\,\text{carga} \times (-)\,\text{carga}}{\text{distância}^2}$$

Esta força atrativa faz a energia ser liberada conforme os átomos se aproximam. Essa energia é chamada de **força de ligação**.

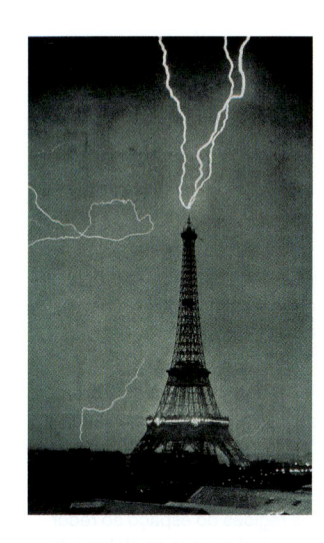

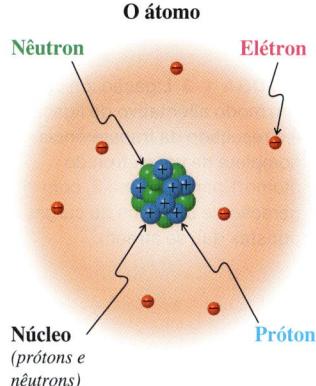

---

* Tenente-coronel Charles Augustin de Coulomb (1736-1806), Inspetor Geral da Universidade de Paris, França.

FIGURA 1-1 As mudanças de energia, E, que ocorrem quando dois átomos se aproximam. Na separação definida como distância de ligação, a ligação é mais estável.

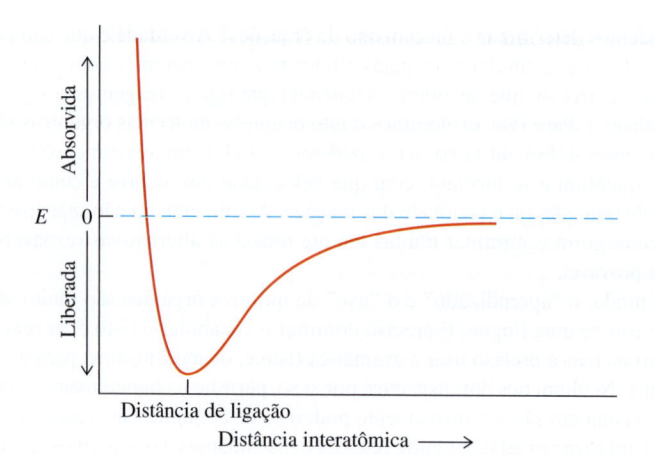

Quando os átomos chegam a uma certa distância, não há mais liberação de energia. A distância entre os núcleos neste ponto é chamada de **distância de ligação** (Figura 1-1). A maior aproximação a partir desta distância provoca o *aumento* rápido da energia. Isso acontece porque as cargas de nomes opostos se atraem, mas as de mesmo nome se repelem. Se os átomos se aproximam demais, as repulsões elétron-elétron e núcleo-núcleo tornam-se mais fortes do que as forças atrativas. Quando os átomos estão na distância de ligação correta, os elétrons estão em volta de ambos os núcleos e as forças atrativas e repulsivas se equilibram para que a ligação seja máxima. O conteúdo de energia do sistema de dois átomos está, então, em um mínimo, a situação mais estável (Figura 1-2).

Um modo de ligação alternativo ocorre quando há transferência completa de um elétron de um átomo para o outro. O resultado é a formação de dois *íons*, um com carga positiva, o *cátion*, e o outro com carga negativa, o *ânion* (Figura 1-3). Aqui, também, a ligação é baseada na atração de Coulomb, agora, porém, entre dois íons.

Os modelos de ligação de Coulomb entre cargas que se atraem e se repelem mostrados nas Figuras 1-2 e 1-3 são visões muito simplificadas das interações que ocorrem na ligação dos átomos, mas eles explicam muitas das propriedades das moléculas orgânicas. Nas seções seguintes, veremos modelos progressivamente mais complexos das ligações químicas.

FIGURA 1-2 Ligação covalente. Forças atrativas (linha contínua) e repulsivas (linha tracejada) na ligação entre dois átomos. As esferas maiores representam as regiões do espaço ao redor dos núcleos que os elétrons têm maior probabilidade de ocupar. As esferas menores com o sinal positivo representam os núcleos.

FIGURA 1-3 Ligação iônica. Um modo alternativo de ligação é o resultado da transferência completa de um elétron do átomo 1 para o átomo 2, com geração de dois íons de cargas opostas que se atraem.

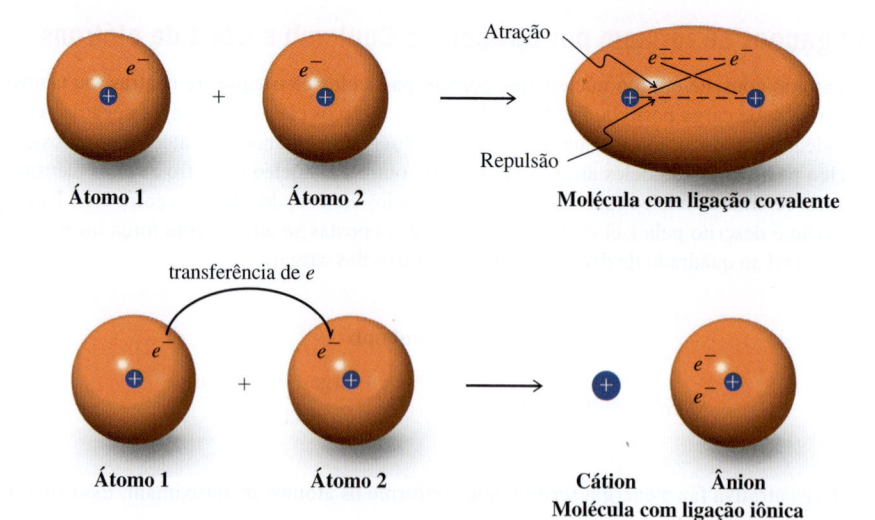

1-3 Ligações iônicas e covalentes: a regra do octeto

Vimos que a atração entre as partículas com carga negativa e carga positiva é a base para a ligação. Como funciona esse conceito nas moléculas? Dois tipos extremos de ligação explicam as interações entre os átomos nas moléculas orgânicas:

1. Uma **ligação covalente** forma-se pelo compartilhamento de elétrons (como na Figura 1-2).
2. Uma **ligação iônica** baseia-se na atração eletrostática entre dois íons com cargas opostas (como na Figura 1-3).

Veremos que muitos átomos ligam-se ao carbono em uma situação intermediária entre estes extremos: algumas ligações iônicas têm caráter covalente e algumas ligações covalentes são parcialmente iônicas (polarizadas).

Que fatores levam aos dois tipos de ligação? Para responder a esta questão devemos voltar aos átomos e sua composição. Veremos novamente a Tabela Periódica e como a distribuição dos elétrons muda com o aumento do número atômico.

A Tabela Periódica baseia-se na regra do octeto

A Tabela Periódica, reproduzida em parte na Tabela 1-1, inclui os elementos mais comumente encontrados nas moléculas orgânicas: o carbono (C), o hidrogênio (H), o oxigênio (O), o nitrogênio (N), o enxofre (S), o cloro (Cl), o bromo (Br) e o iodo (I). Certos reagentes, indispensáveis nas sínteses e muito usados por isso, contêm elementos como o lítio (Li), o magnésio (Mg), o boro (B) e o fósforo (P). (Se você não estiver familiarizado com estes elementos, estude a Tabela 1-1 ou a Tabela Periódica da parte interna da capa.)

Os elementos são listados na Tabela Periódica de acordo com seu número atômico ou carga nuclear (número de prótons), que é igual ao número de elétrons que contêm. O número atômico aumenta de uma unidade para cada elemento listado. Os elétrons ocupam certos níveis de energia, ou "camadas", cada uma com uma determinada capacidade. Por exemplo, a primeira camada acomoda dois elétrons, a segunda, oito, e a terceira, 18. O hélio, com dois elétrons, e os demais gases nobres, com oito elétrons (chamados **octetos**) na camada mais externa, são especialmente estáveis, isto é, têm reatividade química muito baixa. Os demais elementos (incluindo o carbono, mostrado ao lado) não têm octetos em suas camadas de elétrons mais externas. *Os átomos tendem a formar moléculas de modo a atingir a configuração de octeto na camada mais externa e assemelhar-se à configuração de um gás nobre.* Nas próximas duas seções descreveremos as duas situações extremas em que isso pode ocorrer: pela formação de uma ligação puramente iônica ou de uma ligação puramente covalente.

O átomo de carbono

1ª. Camada cheia

$C^{2,4}$

2ª. Camada: não está cheia mas contém quatro elétrons de valência

EXERCÍCIO 1-1

(a) Refaça a Figura 1-1 para uma ligação mais fraca que a descrita. (b) Escreva os elementos da Tabela 1-1 de memória.

Tabela 1-1 Tabela Periódica (parcial)

Período								Halogênios	Gases nobres
Primeiro	H^1								He^2
Segundo	$Li^{2,1}$	$Be^{2,2}$	$B^{2,3}$	$C^{2,4}$	$N^{2,5}$	$O^{2,6}$		$F^{2,7}$	$Ne^{2,8}$
Terceiro	$Na^{2,8,1}$	$Mg^{2,8,2}$	$Al^{2,8,3}$	$Si^{2,8,4}$	$P^{2,8,5}$	$S^{2,8,6}$		$Cl^{2,8,7}$	$Ar^{2,8,8}$
Quarto	$K^{2,8,8,1}$							$Br^{2,8,18,7}$	$Kr^{2,8,18,8}$
Quinto								$I^{2,8,48,18,7}$	$Xe^{2,8,18,18,8}$

Nota: Os números sobrescritos indicam o número de elétrons de cada camada principal do átomo.

Nas ligações iônicas puras, os octetos de elétrons formam-se por transferência de elétrons

O sódio (Na), um metal reativo, interage violentamente com o cloro, um gás reativo, para formar uma substância estável, o cloreto de sódio. O sódio reage também com flúor (F), bromo ou iodo para dar os sais correspondentes. Outros metais alcalinos, como o lítio e o potássio (K), reagem do mesmo modo. Essas transformações acontecem porque ambos os reagentes passam a ter caráter de gás nobre pela *transferência dos elétrons da camada mais externa*, os **elétrons de valência**, que ocorre dos metais alcalinos, à esquerda da Tabela Periódica, para os halogênios, à direita da Tabela.

Vejamos como isso acontece na ligação iônica do cloreto de sódio. Por que a interação é energeticamente favorável? Em primeiro lugar, é necessário dar energia para remover um elétron de um átomo. Esta energia é o **potencial de ionização** (**PI**) do átomo. A energia de ionização do sódio gasoso é igual a 119 kcal mol^{-1}.* Ao contrário, energia é liberada quando um elétron se liga a um átomo. No caso do cloro, esta energia, chamada de **afinidade eletrônica** (**AE**), é -83 kcal mol^{-1}. Esses dois processos levam à transferência de um elétron do sódio para o cloro. Eles, considerados em conjunto, exigem que o ambiente dê ao sistema energia igual a $119 - 83 = 36$ kcal mol^{-1}.

$[Na^{2,8,1}] \xrightarrow{-1\,e} [Na^{2,8}]^+$ $\qquad$ PI $= 119$ kcal mol^{-1} (498 kJ mol^{-1})
Cátion sódio $\qquad\qquad\qquad\qquad\qquad$ **Entrada de energia necessária**
(Configuração do neônio)

$Cl^{2,8,7} \xrightarrow{+1\,e} [Cl^{2,8,8}]^-$ $\qquad$ AE $= -83$ kcal mol^{-1} (-347 kJ mol^{-1})
Ânion cloreto $\qquad\qquad\qquad\qquad\qquad$ **Energia liberada**
(Configuração do argônio)

$Na + Cl \longrightarrow Na^+ + Cl^-$ $\qquad$ Total $= 119 - 83 = 36$ kcal mol^{-1} (151 kJ mol^{-1})

Por que, então, os átomos formam NaCl tão facilmente? A razão é a atração eletrostática da ligação iônica. Na distância interatômica mais favorável [cerca de 2,8 Å (angstroms) em fase gás], esta atração libera cerca de 120 kcal mol^{-1} (502 kJ mol^{-1}). Essa liberação de energia é suficiente para tornar a reação do sódio com cloro muito favorável energeticamente [$(+36) + (-120) = -84$ kcal mol^{-1}(-351 kJ mol^{-1})].

Formação de ligações iônicas por transferência de elétrons

$Na^{2,8,1} + Cl^{2,8,7} \longrightarrow [Na^{2,8}]^+ [Cl^{2,8,8}]^-$, ou NaCl ($-84$ kcal mol^{-1})

Para atingir as configurações eletrônicas favoráveis pode ser necessária a doação (ou aceitação) de mais de um elétron. O magnésio, por exemplo, tem dois elétrons de valência. A doação destes elétrons para um aceitador apropriado produz um cátion com duas cargas e a estrutura eletrônica do neônio. É assim que se formam as ligações iônicas dos sais típicos.

Um modo de representar a distribuição de carga nas moléculas é usar mapas de potencial eletrostático. Estes mapas, gerados por computador, mostram a forma da "nuvem de elétrons" da molécula e usam variações de cor para mostrar os desvios da neutralidade. Assim, o aumento da densidade de carga – por exemplo, uma carga negativa – aparece em cores que progressivamente se aproximam do vermelho. A diminuição da densidade de carga – isto é, o aparecimento de carga positiva – aparece em cores que progressivamente se aproximam do azul. As regiões neutras são indicadas em verde. Mostramos desta forma a reação de um átomo de sódio com um átomo de cloro para produzir Na$^+$Cl$^-$ na margem. No produto, Na$^+$ é azul, e Cl$^-$, vermelho.

---

* Neste livro, os valores de energia serão dados na unidade prática kcal mol^{-1}, em que mol tem o significado habitual e kcal é a abreviatura de quilocaloria, a energia necessária para aumentar de 1°C a temperatura de um quilograma (1 kg) de água pura. No sistema internacional (SI), a energia é expressa em joules (kg m^2 s^{-2} ou quilograma-metro^2 por segundo^2). Um joule (J) é a energia necessária para elevar de um metro a massa de 1 kg com aceleração constante de um metro por segundo^2. O fator de conversão é 1 kcal $= 4184$ J $= 4,184$ kJ (quilojoule).

Um modo mais conveniente de representar os elétrons de valência é colocar pontos em volta do símbolo do elemento. Neste caso, as letras representam o núcleo e todos os elétrons interiores, isto é, a chamada **configuração do caroço**.

Elétrons de valência como pontos

Li·   ·Be   ·B̈·   ·C̈·   ·N̈·   :Ö·   :F̈:

Na·   ·M̈g   ·Äl·   ·S̈i·   ·P̈·   :S̈·   :C̈l·

Representação de elétrons como pontos em sais

$$Na\cdot + \cdot\ddot{C}\ddot{l}: \xrightarrow{\text{transferência de 1 }e} Na^+ : \ddot{C}\ddot{l}:^-$$

$$\cdot Mg\cdot + 2\cdot\ddot{C}\ddot{l}: \xrightarrow{\text{transferência de 2 }e} Mg^{2+}\;[:\ddot{C}\ddot{l}:]^-_2$$

O átomo de hidrogênio pode perder um elétron deixando apenas o núcleo, o **próton**, ou aceitar um elétron para formar um **íon hidreto**, [H, isto é, H:]⁻, que tem a configuração do hélio. Os hidretos de lítio, sódio e potássio (Li⁺H⁻, Na⁺H⁻ e K⁺H⁻) são reagentes muito comuns.

$$H\cdot \xrightarrow{-1\,e} [H]^+ \quad \text{Núcleo limpo} \quad PI = 314 \text{ kcal mol}^{-1}\,(1314 \text{ kJ mol}^{-1})$$
Próton

$$H\cdot \xrightarrow{+1\,e} [H:]^- \quad \text{Configuração do hélio} \quad AE = -18 \text{ kcal mol}^{-1}\,(-75 \text{ kJ mol}^{-1})$$
Íon hidreto

EXERCÍCIO 1-2

Desenhe as fórmulas dos sais iônicos LiBr, Na₂O, BeF₂, AlCl₃ e MgS usando pontos para representar os elétrons.

Nas ligações covalentes, a configuração de octeto é obtida pelo compartilhamento de elétrons

A formação de ligações iônicas entre dois átomos do mesmo elemento é difícil porque a transferência de elétrons em geral é muito desfavorável. No caso do H₂, a formação de H⁺H⁻ exigiria energia aproximadamente igual a 300 kcal mol⁻¹ (1255 KJ mol⁻¹). Pela mesma razão, a ligação de nenhum dos halogênios, F₂, Cl₂, Br₂, I₂, é iônica. O grande PI do hidrogênio também impede que a ligação dos halogenetos de hidrogênio seja iônica. Para os elementos próximos do centro da Tabela Periódica, a formação de uma ligação iônica é impraticável porque fica cada vez mais difícil doar ou aceitar elétrons para atingir a configuração dos gases nobres. É o caso do carbono, que teria de doar quatro elétrons para atingir a configuração do hélio ou aceitar quatro elétrons para atingir a configuração do neônio. A grande quantidade de carga que o processo exige torna esses processos muito desfavoráveis energeticamente.

$$C^{4+} \xleftarrow{-4\,e} \cdot\ddot{C}\cdot \xrightarrow{+4\,e} :\ddot{C}:^{4-}$$

Configuração do hélio — Muito difícil — Configuração do neônio

Em vez disso, ocorre a **ligação covalente**, em que os elementos *compartilham* elétrons para que cada um atinja a configuração de um gás nobre. Resultados típicos são H₂ e HCl. No caso do HCl, o átomo de cloro chega à estrutura do octeto compartilhando um de seus elétrons de valência com o átomo de hidrogênio. De maneira semelhante, a molécula do cloro, Cl₂, é diatômica porque ambos os átomos atingem o octeto pelo compartilhamento de dois elétrons. Essas ligações são chamadas **ligações covalentes simples**.

Representação das ligações simples covalentes usando pontos

$$H\cdot + \cdot H \longrightarrow H:H$$
$$H\cdot + \cdot\ddot{\underset{..}{Cl}}: \longrightarrow H:\ddot{\underset{..}{Cl}}:$$
$$:\ddot{\underset{..}{Cl}}\cdot + \cdot\ddot{\underset{..}{Cl}}: \longrightarrow :\ddot{\underset{..}{Cl}}:\ddot{\underset{..}{Cl}}:$$

Pares de elétrons compartilhados

Como o carbono tem quatro elétrons de valência, ele deve aceitar o compartilhamento de mais quatro elétrons para atingir a configuração do neônio, como ocorre no metano. O nitrogênio tem cinco elétrons de valência e precisa aceitar mais três, como ocorre na amônia, e o oxigênio, com seis elétrons de valência, mais dois, como ocorre na água.

H:C:H (com H acima e abaixo)	H:N:H (com H abaixo)	H:Ö:H
Metano	Amônia	Água

Um dos átomos pode fornecer ambos os elétrons necessários para a formação da ligação covalente. Isso ocorre na adição de um próton à amônia para formar NH_4^+, ou à água, para formar H_3O^+.

$$H:\ddot{N}:\,+\,H^+ \longrightarrow \left[H:\ddot{N}:H\right]^+ \qquad H:\ddot{\underset{..}{O}}:\,+\,H^+ \longrightarrow \left[H:\ddot{\underset{..}{O}}:H\right]^+$$

Íon amônio · Íon hidrônio

Além das ligações de dois elétrons (**ligações simples**), os átomos podem formar também ligações de quatro elétrons (**ligações duplas**) ou de seis elétrons (**ligações triplas**) para atingir a configuração de gás nobre. Os átomos de carbono do eteno e do etino são exemplos deste tipo.

H₂C::CH₂	H:C:::C:H
Eteno (Etileno)*	Etino (Acetileno)*

Esses desenhos, com pares de pontos representando elétrons, também são chamados de **estruturas de Lewis**†. As regras para formular tais estruturas serão apresentadas na Seção 1-4.

> ### EXERCÍCIO 1-3
> Desenhe, usando pontos para representar os elétrons, as estruturas de F_2, CF_4, CH_2Cl_2, PH_3, BrI, HO^-, H_2N^- e H_3C^-. (Onde aplicável, o primeiro elemento está no centro da molécula). Certifique-se de que todos os átomos tenham a configuração de um gás nobre.

Em muitas das ligações de compostos orgânicos os elétrons não são compartilhados igualmente: ligações covalentes polares

Mostramos nas duas últimas seções as duas maneiras extremas de os átomos atingirem a configuração de um gás nobre: a ligação iônica pura e a ligação covalente pura. Muitas ligações, entretanto, estão entre os dois extremos, isto é, elas são **ligações covalentes polares**. Assim, as

---

* Apresentaremos os nomes sistemáticos das moléculas (veja a Seção 2-5) em primeiro lugar, com os nomes comuns ainda muito usados entre parênteses.
† Professor Gilbert N. Lewis (1875-1946), Universidade da Califórnia, Berkeley, Estados Unidos.

Tabela 1-2 Eletronegatividades de alguns elementos selecionados

			H 2,2			
Li 1,0	Be 1,6	B 2,0	C 2,6	N 3,0	O 3,4	F 4,0
Na 0,9	Mg 1,3	Al 1,6	Si 1,9	P 2,2	S 2,6	Cl 3,2
K 0,8						Br 3,0
						I 2,7

A eletronegatividade aumenta → (da esquerda para direita e de baixo para cima)

Nota: Valores estabelecidos por L. Pauling e atualizados por A. L. Alfred (veja o *Journal of Inorganic and Nuclear Chemistry*, 1961, *17*, 215)

ligações iônicas da maior parte dos sais têm algum caráter covalente, e muitas ligações covalentes do carbono, algum caráter iônico ou polar. Lembre-se (Seção 1-2) de que o compartilhamento de elétrons *e* a atração de Coulomb contribuem para a estabilização de uma ligação. Quão polar são essas ligações covalentes polares e qual é a direção da polaridade?

Respondemos a estas questões analisando a Tabela Periódica, tendo sempre em mente que a carga positiva dos núcleos aumenta da esquerda para a direita. Assim, os elementos que estão à esquerda da Tabela Periódica são chamados de **eletropositivos** ou doadores de elétrons. Seus elétrons são atraídos pelo núcleo menos fortemente do que os dos elementos que estão à direita na Tabela, descritos como **eletronegativos** ou aceitadores de elétrons. A Tabela 1-2 lista a eletronegatividade relativa de alguns elementos. Nessa escala, o flúor é o mais eletronegativo de todos e tem o valor 4,0.

Um exame rápido da Tabela 1-2 mostra que as ligações mais iônicas (menos covalentes) ocorrem entre os elementos que estão nos dois extremos (os sais de metais alcalinos, como o cloreto de sódio). As ligações covalentes puras são, por outro lado, formadas pelos elementos de mesma eletronegatividade (elementos iguais, como em H_2, N_2, O_2, F_2, etc.) ou pelo carbono em ligações carbono-carbono. Muitas ligações covalentes, entretanto, formam-se entre átomos de eletronegatividade diferente e o resultado é a **polarização** da ligação. A polarização de uma ligação decorre do deslocamento do centro da densidade de carga da ligação na direção do átomo mais eletronegativo. Ela é indicada qualitativamente com a letra grega δ e o sinal da carga. Assim, δ^+ corresponde a uma carga parcial positiva, e δ^-, a uma carga parcial negativa. Quanto maior for a diferença de eletronegatividade, maior a separação de carga. Como regra prática, podemos considerar que uma diferença de 0,3 a 2,0 unidades de eletronegatividade indica uma ligação covalente polar. Valores menores são típicos de ligações covalentes "puras", e valores maiores, de ligações iônicas "puras".

A separação de cargas de sinais opostos leva a um **dipolo** elétrico, simbolizado por uma seta cortada na parte posterior que aponta do polo positivo para o polo negativo. Uma ligação polar pode conferir polaridade a uma molécula, como em HF, ICl e CH_3F.

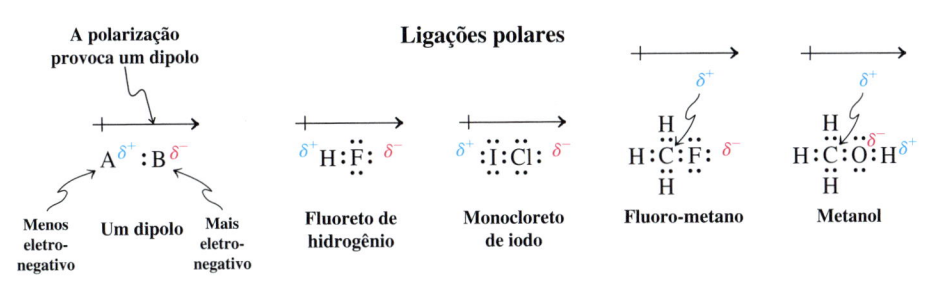

Já em estruturas simétricas, as polarizações das várias ligações podem cancelar-se mutuamente, levando a moléculas não polares, como em CO_2 e CCl_4. Para saber se uma molécula é polar temos de conhecer sua geometria, porque a polaridade total é a soma vetorial dos dipolos das liga-

As moléculas podem ter ligações polares e não serem polares

Os dipolos cancelam

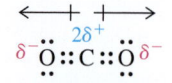

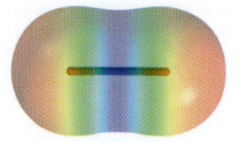

$\overset{\longleftarrow}{\delta^-}\overset{+}{\ddot{\underset{..}{O}}}::\overset{2\delta^+}{C}::\overset{+\longrightarrow}{\underset{..}{\ddot{O}}}\delta^-$

Dióxido de carbono

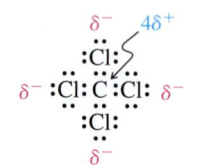

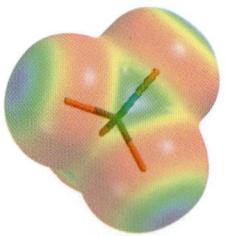

$\overset{\delta^-}{:\underset{..}{\ddot{Cl}}:}\overset{4\delta^+}{\underset{..}{\diagdown}}$
$\delta^- :\underset{..}{\ddot{Cl}}: C :\underset{..}{\ddot{Cl}}: \delta^-$
$:\underset{..}{\ddot{Cl}}:$
δ^-

Tetraclorometano

ções. Os mapas de potencial eletrostático (na margem) ilustram a polarização que ocorre em CO_2 e CCl_4, com os carbonos levemente azulados, e os átomos eletronegativos, levemente avermelhados. Eles mostram também que é a geometria das moléculas que as torna apolares. Dois cuidados devem ser tomados ao analisar um mapa eletrostático. Em primeiro lugar, a escala das cores pode variar. Por exemplo, como as cargas são parciais, uma escala muito mais sensível foi usada para os compostos mostrados na margem do que na página 8 para o NaCl, no qual os átomos têm cargas completas. Portanto, a comparação de mapas de potencial eletrostático de moléculas diferentes pode levar a interpretações erradas. Em sua maior parte, as estruturas orgânicas mostradas neste livro estarão em uma escala comparativa, a menos que seja dito o contrário. Em segundo lugar, devido à forma de cálculo do potencial em cada ponto, que inclui contribuições de todos os núcleos e elétrons próximos, a cor das regiões do espaço não é uniforme.

A repulsão entre os elétrons controla a geometria das moléculas

A melhor geometria das moléculas é aquela em que a repulsão entre os elétrons (incluindo elétrons de ligação e elétrons não ligantes) é a menor possível. Em espécies diatômicas, como H_2 ou LiH, só existe um par de elétrons de ligação e um arranjo possível para os dois átomos. O fluoreto de berílio, BeF_2, porém, é uma espécie triatômica. Plana ou linear? A repulsão entre os elétrons está no mínimo quando a estrutura é **linear** porque os elétrons ligantes e não ligantes ficam o mais longe possível uns dos outros, a 180°*. Espera-se que outros derivados do berílio e dos demais elementos da mesma coluna da Tabela Periódica também sejam lineares.

BeF_2 é linear

:F:Be:F: 180°   não   Be:F:
                                :F:

Os elétrons estão afastados o máximo possível   Os elétrons estão próximos

BCl_3 é trigonal

:Cl: :Cl:
   B 120°   não   :Cl:B:Cl:
:Cl:

No tricloreto de boro, os três elétrons de valência do boro permitem a formação de ligações com três átomos de cloro. A repulsão dos elétrons provoca um arranjo **trigonal** regular, isto é, os três átomos do halogênio ocupam os vértices de um triângulo equilátero com o átomo de boro no centro. Os elétrons ligantes (e não ligantes) dos átomos de cloro se colocam na maior distância possível entre si, isto é, a 120°. Outros derivados do boro e de compostos semelhantes de outros elementos da mesma coluna da Tabela Periódica também adotam estruturas trigonais.

Ao aplicar este princípio ao carbono, vê-se que o metano, CH_4, deve ser **tetraédrico**. A orientação das quatro valências para os vértices de um tetraedro regular leva à menor energia de repulsão possível.

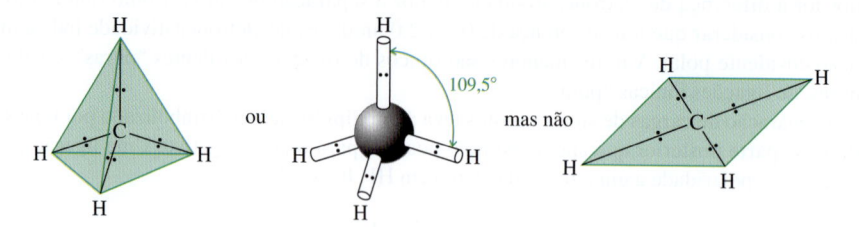

[Figura: tetraedro com C central e 4 H; ângulo 109,5°; ou representação 3D; mas não estrutura plana quadrada]

A determinação da geometria das moléculas pela minimização da repulsão dos elétrons é conhecida como o método da *repulsão dos pares de elétrons da camada de valência (VSEPR)*. Observe que habitualmente representamos moléculas, como BCl_3 e CH_4, como se fossem planas e tivessem ângulos de 90°. Fazemos isso porque o desenho é mais fácil: *não* confunda estes desenhos com as geometrias verdadeiras das moléculas (trigonal no caso de BCl_3 e tetraédrica no caso de CH_4).

---

* Isso só ocorre na fase gás. Na temperatura normal, BeF_2 é um sólido (usado em reatores nucleares) que existe em um arranjo complexo de átomos de Be e F ligados e não em estruturas lineares triatômicas facilmente reconhecíveis.

> **EXERCÍCIO 1-4**
>
> Mostre a polarização das ligações de H₂O, SCO, SO, IBr, CH₄, CHCl₃, CH₂Cl₂ e CH₃Cl utilizando setas para representar a separação de cargas (dipolos). Nos quatro últimos exemplos, coloque o átomo de carbono no centro da molécula.

> **EXERCÍCIO 1-5**
>
> A amônia, :NH₃, não é trigonal, e sim piramidal, com ângulos de ligação iguais a 107,3° A água, H₂Ö, não é linear, e sim plana, com ângulos de ligação iguais a 104,5°. Por quê? (**Sugestão:** considere o efeito dos elétrons não ligantes.)

EM RESUMO, existem dois tipos extremos de ligação, as ligações iônicas e as ligações covalentes. Ambas têm energias favoráveis devido às forças de Coulomb e estrutura eletrônica semelhante à dos gases nobres. A melhor descrição de grande parte das ligações é que tenham caráter covalente polar (ou covalente iônico). A polaridade das ligações confere polaridade às moléculas, dependendo de sua geometria. Esta, por sua vez, é determinada pelo arranjo dos elétrons ligantes e não ligantes que minimiza a repulsão entre eles.

1-4 Modelos de ligação usando pontos: estruturas de Lewis

As estruturas de Lewis são importantes para a previsão da geometria e da polaridade (logo, da reatividade) de compostos orgânicos, e vamos usá-las para esse fim ao longo deste livro. Nesta seção, apresentamos as regras para desenhar corretamente essas estruturas e manter o controle de elétrons de valência.

Regras simples para o desenho das estruturas de Lewis

É muito fácil desenhar corretamente as estruturas de Lewis, se as regras dadas a seguir forem respeitadas.

Regra 1. *Desenhe o esqueleto da molécula*. Veja o caso do metano: a molécula tem quatro átomos de hidrogênio ligados a um átomo de carbono colocado no centro.

$$\begin{array}{cc} \text{H} & \\ \text{H C H} & \text{H H C H H} \\ \text{H} & \\ \textbf{Correto} & \textbf{Incorreto} \end{array}$$

Regra 2. *Conte o número de elétrons de valência disponíveis*. Some os elétrons de valência de todos os átomos da estrutura. Tenha muito cuidado com as estruturas que têm carga (ânions ou cátions). Nelas, deve-se adicionar ou subtrair o número apropriado de elétrons para levar em conta as cargas.

CH₄	4 H	4 × 1 elétron	= 4 elétrons	HBr	1 H	1 × 1 elétron	= 1 elétron
	1 C	1 × 4 elétrons	= 4 elétrons		1 Br	1 × 7 elétrons	= 7 elétrons
		Total	8 elétrons			Total	8 elétrons
H₃O⁺	3 H	3 × 1 elétron	= 3 elétrons	NH₂⁻	2 H	2 × 1 elétron	= 2 elétrons
	1 O	1 × 6 elétrons	= 6 elétrons		1 N	1 × 5 elétrons	= 5 elétrons
	Carga	+1	= −1 elétron		Carga	−1	= +1 elétron
		Total	8 elétrons			Total	8 elétrons

Regra 3. (Regra do octeto) *Represente todas as ligações covalentes com dois elétrons compartilhados e faça o número máximo possível de átomos ter oito elétrons, exceto os hidrogênios, que só aceitam dois elétrons.* O número de elétrons utilizados deve ser *exatamente* igual ao número dado pela regra 2. Os elementos que estão à direita da Tabela Periódica podem ter pares de elétrons que não são usados em ligações. Eles são chamados de **pares de elétrons não compartilhados**, **pares de elétrons livres** ou, simplesmente, **pares livres**.

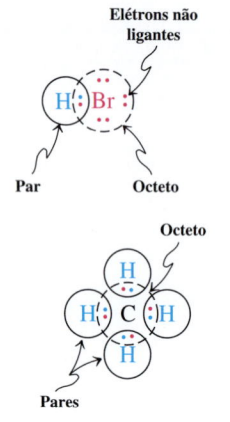

No caso do brometo de hidrogênio, por exemplo, o par de elétrons compartilhados dá ao átomo de hidrogênio seus dois elétrons e oito elétrons ao átomo de bromo, porque este tem três pares de elétrons livres. No caso do metano, as quatro ligações C—H satisfazem os átomos de hidrogênio e de carbono ao mesmo tempo. Veja a seguir desenhos de estruturas de Lewis corretas e incorretas do HBr.

Estrutura de Lewis correta   **Estruturas de Lewis incorretas**

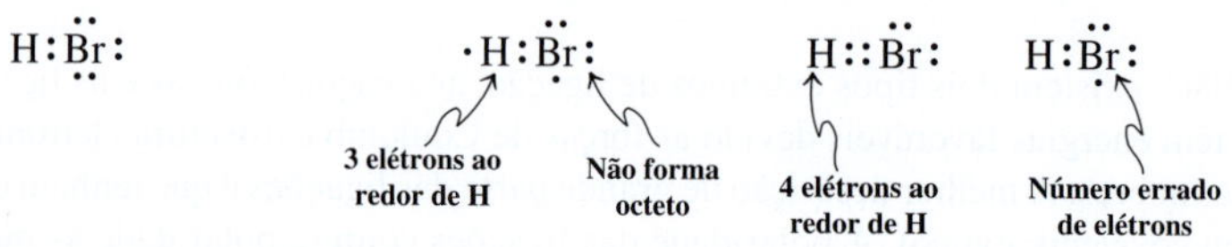

O número de elétrons de valência às vezes é insuficiente para satisfazer a regra do octeto apenas com ligações simples. Se isso acontecer, é necessário usar ligações duplas (dois pares compartilhados) ou triplas (três pares compartilhados) para atingir a configuração do octeto. Um exemplo disso é a molécula do nitrogênio, N_2, que tem 10 elétrons de valência. Uma única ligação simples deixaria ambos os átomos de nitrogênio com seis elétrons e uma ligação dupla deixaria um dos dois hidrogênios com oito e o outro com seis elétrons na camada de valência. Se a molécula tiver uma ligação tripla, entretanto, os dois átomos terão oito elétrons. Há um procedimento simples e útil para obter o número total de ligações necessárias em uma molécula para dar um octeto (ou dueto) aos átomos. Depois de ter contado a quantidade de elétrons disponíveis (regra 2), adicione a "demanda de elétrons" total, isto é, 2 elétrons para cada átomo de hidrogênio e 8 para cada átomo de outros elementos. Em seguida subtraia a quantidade disponível da "demanda" e divida por 2. Para N_2, a demanda é 16 elétrons, e a quantidade disponível é 10, logo, o número de ligações é 3.

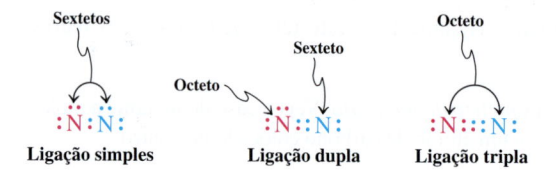

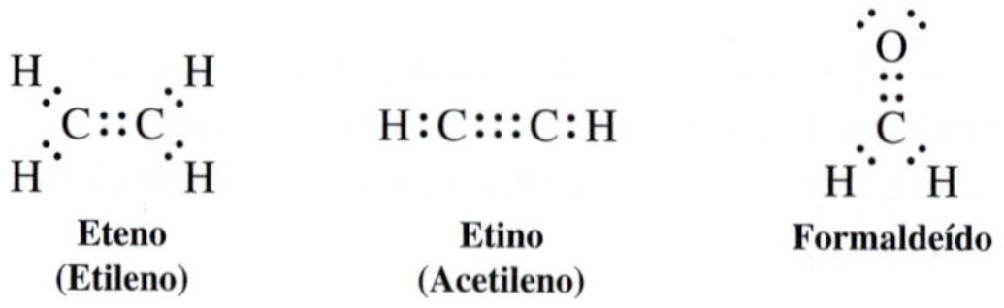

Outros exemplos de moléculas com ligações duplas ou triplas são:

Estruturas de Lewis corretas

Eteno (Etileno)   Etino (Acetileno)   Formaldeído

Você pode usar, na prática, uma sequência simples. Primeiro, ligue todos os átomos da estrutura com ligações simples (isto é, com pares de elétrons compartilhados). Depois, se sobrarem elétrons, coloque-os na estrutura de modo que o número de octetos seja o maior possível. Se alguns dos átomos não tiverem octetos, transforme tantos pares de elétrons livres em pares compartilhados quantos forem necessários para completar os octetos (veja os Problemas de Integração 1-23 e 1-24).

> **EXERCÍCIO 1-6**
>
> Desenhe estruturas de Lewis para as seguintes moléculas: HI, $CH_3CH_2CH_3$, CH_3OH, HSSH, SiO_2 (OSiO), O_2, CS_2 (SCS).

Regra 4. *Atribua cargas (formais) aos átomos da estrutura.* Cada par de elétrons livres contribui com dois elétrons para a soma dos elétrons de valência de um átomo da molécula, e cada ligação (par de elétrons partilhados), com um. Um átomo tem carga se este total for diferente do número de elétrons de valência do átomo livre, não ligado. A partir disso, derivamos a seguinte fórmula:

$$\text{Carga formal} = \begin{pmatrix} \text{número de elétrons} \\ \text{da camada externa no} \\ \text{átomo neutro livre} \end{pmatrix} - \begin{pmatrix} \text{número de elétrons} \\ \text{não partilhados do} \\ \text{átomo na molécula} \end{pmatrix} - \frac{1}{2} \begin{pmatrix} \text{número de elétrons de} \\ \text{ligação do átomo na} \\ \text{molécula} \end{pmatrix}$$

ou simplesmente

$$\text{Carga formal} = \text{número de elétrons de valência} - \text{número de pares de elétrons livres} - \frac{1}{2} \text{número de elétrons de ligação}$$

A razão para o termo *formal* é que, nas moléculas, a carga não está localizada em um átomo, mas é distribuída em diferentes graus em seu entorno.

Como exemplo, vejamos em que átomo está a carga positiva do íon hidrônio. Cada átomo de hidrogênio tem um elétron de valência, correspondente ao par de elétrons compartilhados com o oxigênio. Este é o mesmo número encontrado no átomo de hidrogênio livre, logo, a carga do hidrogênio é zero. O número de elétrons de valência do oxigênio no íon hidrônio é 5 (2 do par de elétrons livres e a metade dos seis elétrons compartilhados). Este total é menor do que o número de elétrons do átomo de oxigênio livre (seis), o que dá uma carga igual a +1. Assim, a carga positiva deve ser atribuída ao oxigênio.

Outro exemplo é o cátion nitrosila, NO^+. A molécula tem um par de elétrons livres no nitrogênio e uma ligação tripla entre o nitrogênio e o oxigênio. Isso dá ao nitrogênio cinco elétrons de valência, que é igual ao número de elétrons do átomo livre, logo, o nitrogênio tem carga zero. O átomo de oxigênio tem o mesmo número de elétrons de valência (5). Como o átomo de oxigênio livre tem seis elétrons, o oxigênio em NO^+ tem carga +1. Veja outros exemplos:

Cátion etenila (vinila)   Ânion metila   Íon amônio   Íon metanotiolato   Formaldeído protonado

Íon hidrônio

Cátion nitrosila

Estruturas de Lewis com cargas separadas

Monóxido de carbono

Ácido nítrico

Às vezes a regra do octeto, mesmo em moléculas neutras, leva a cargas nos átomos. Diz-se que a estrutura de Lewis tem **cargas separadas**. Um exemplo é o monóxido de carbono, CO. Alguns compostos que têm ligações nitrogênio-oxigênio, como o ácido nítrico, HNO_3, também têm este comportamento.

A regra do octeto nem sempre se aplica

A regra do octeto funciona para os elementos da segunda camada e, mesmo neste caso, somente se existir um número suficiente de elétrons de valência. Assim, devemos considerar três exceções.

Exceção 1. Você deve ter reparado que os exemplos de estruturas de Lewis "corretas" que apresentamos têm um número par de elétrons, isto é, todos se distribuem como pares livres ou partilhados. Esta distribuição não é possível se o número de elétrons for ímpar, como é o caso do óxido de nitrogênio (NO) ou da metila neutra (radical metila ·CH_3; veja a Seção 3-1).

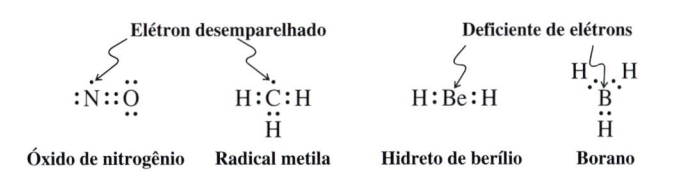

Elétron desemparelhado   Deficiente de elétrons

Óxido de nitrogênio   Radical metila   Hidreto de berílio   Borano

Exceção 2. Alguns compostos de elementos do início da segunda camada da Tabela Periódica, como BeH_2 e BH_3, são deficientes de elétrons.

Como os compostos compreendidos nas exceções 1 e 2 não têm a configuração do octeto, eles são muito reativos e transformam-se facilmente em compostos que têm a configuração do octeto. Por exemplo, duas moléculas de $\cdot CH_3$ reagem espontaneamente para dar etano, CH_3-CH_3, e BH_3 reage com hidreto, H^-, para dar boro-hidreto, BH_4^-.

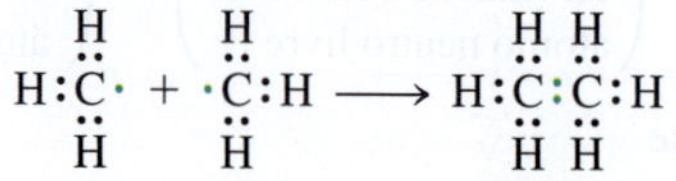

$$H:\overset{H}{\underset{H}{\overset{..}{C}}}\cdot + \cdot\overset{H}{\underset{H}{\overset{..}{C}}}:H \longrightarrow H:\overset{H}{\underset{H}{\overset{..}{C}}}:\overset{H}{\underset{H}{\overset{..}{C}}}:H$$

Etano

$$\overset{H}{\underset{H}{\overset{..}{B}}}{}^H + :H^- \longrightarrow H:\overset{H}{\underset{H}{\overset{..}{B}}}:H$$

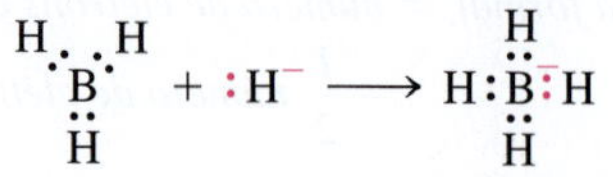

Boro-hidreto

Exceção 3. Além da segunda camada, o modelo de Lewis simples não se aplica totalmente e os elementos podem ter mais de oito elétrons de valência, o que é conhecido como **expansão da camada de valência**. Assim, o fósforo e o enxofre (relacionados ao nitrogênio e ao oxigênio) são trivalente e divalente, respectivamente, e seus derivados têm estruturas de Lewis com octetos. Eles podem, porém, formar compostos estáveis com valência superior, como os ácidos fosfórico e sulfúrico, tão comuns. Mostramos a seguir alguns exemplos de moléculas de elementos que têm octetos e octetos expandidos.

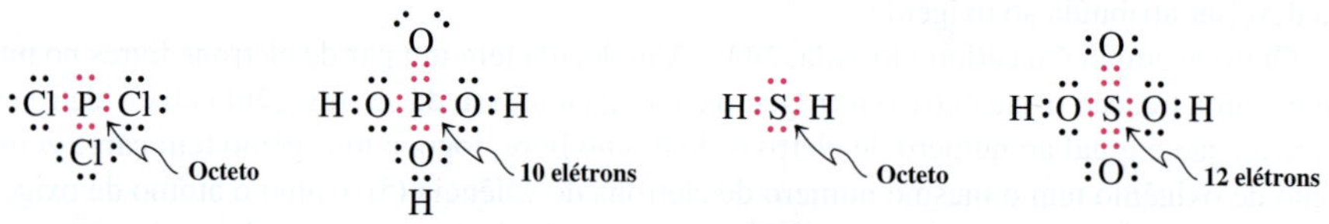

| Tricloreto de fósforo (Octeto) | Ácido fosfórico (10 elétrons) | Sulfeto de hidrogênio (Octeto) | Ácido sulfúrico (12 elétrons) |

Uma descrição mais completa da estrutura atômica pela mecânica quântica (Seção 1-6) explica esta violação aparente da regra do octeto. Entretanto, observe que mesmo nesses casos é possível construir fórmulas dipolares em que a regra do octeto é preservada (veja a Seção 1-5).

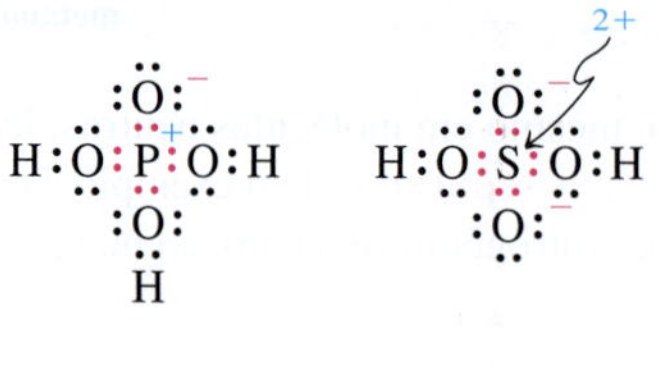

Ligações covalentes podem ser representadas por linhas retas

As fórmulas de Lewis com pontos representando os elétrons é confusa, principalmente no caso de moléculas grandes. É mais fácil representar as ligações covalentes simples por linhas retas, as ligações duplas, por duas linhas, e as ligações triplas, por três linhas. Os pares de elétrons livres podem ser representados por pontos ou omitidos. O uso desta notação simplificada foi primeiro sugerido pelo químico alemão August Kekulé* muito antes da descoberta dos elétrons. Estruturas deste tipo são chamadas, às vezes, de **estruturas de Kekulé**.

---

* Professor F. August Kekulé von Stradonitz (1829-1896), Universidade de Bonn, Alemanha.

Capítulo 1 Estrutura e Ligação em Moléculas Orgânicas

Notação em linhas para a ligação covalente

$$\underset{\text{Metano}}{\text{H}-\overset{\overset{\text{H}}{|}}{\underset{\underset{\text{H}}{|}}{\text{C}}}-\text{H}} \quad \underset{\text{Nitrogênio diatômico}}{:\text{N}\equiv\text{N}:} \quad \underset{\text{Eteno}}{\overset{\text{H}}{\underset{\text{H}}{\diagdown}}\text{C}=\text{C}\overset{\text{H}}{\underset{\text{H}}{\diagup}}} \quad \underset{\text{Íon hidrônio}}{\text{H}-\overset{+}{\underset{\underset{\text{H}}{|}}{\overset{..}{\text{O}}}}-\text{H}} \quad \underset{\text{Formaldeído protonado}}{\overset{..}{\overset{+}{\text{O}}}-\text{H} \atop \text{H}-\text{C}-\text{H}}$$

EXERCÍCIO 1-7

Trabalhando com os conceitos: desenhando estruturas de Lewis

Desenhe as estruturas de Lewis de $HClO_2$ (HOClO) incluindo a atribuição de qualquer carga aos átomos.

Estratégia

Para resolver este tipo de problema, é melhor seguir cada uma das regras dadas nesta seção para desenhar as estruturas de Lewis.

Solução

- *Regra 1:* O esqueleto da molécula é representado sem ramificações, como mostrado.
- *Regra 2:* Conte o número de elétrons de valência:

$$H = 1, 2\,O = 12, Cl = 7, \text{total} = 20$$

- *Regra 3:* De quantas ligações (pares compartilhados de elétrons) precisamos? O número de elétrons é 20; a exigência de elétrons é 2 para H e $3 \times 8 = 24$ elétrons para os outros três átomos, para um total de 26 elétrons. Assim, precisamos de $(26 - 20) / 2 = 3$ ligações.

Para distribuir todos os elétrons de valência de acordo com a regra do octeto, primeiro conectamos todos os átomos por ligações de dois elétrons, H:O:Cl:O, usando até 6 elétrons. Depois, distribuímos os 14 elétrons restantes para fornecer octetos para todos os átomos diferentes de hidrogênio, (arbitrariamente) a partir do oxigênio à esquerda. Esse processo requer, por sua vez, 4, 4 e 6 elétrons, resultando em estruturas com octeto completo sem a necessidade da partilha de elétrons adicionais:

$$\text{H}:\overset{..}{\underset{..}{\text{O}}}:\overset{..}{\underset{..}{\text{Cl}}}:\overset{..}{\underset{..}{\text{O}}}:$$

- *Regra 4:* Determinamos qualquer carga formal ao notar qualquer discrepância entre a contagem "efetiva" dos elétrons de valência de cada átomo da molécula e o número de elétrons do átomo isolado. Assim, para H em HOClO, a contagem de elétrons é 1, número idêntico ao do átomo de H isolado, logo, H é neutro na fórmula. Para o oxigênio vizinho, os dois valores são iguais a 6. No caso do cloro, o número de elétrons deste átomo na molécula é 6, e no átomo isolado, 7. Logo, o Cl tem uma carga positiva. No caso do O terminal, a contagem de elétrons foi 7 (na molécula) e 6 (átomo neutro), respectivamente, o que dá ao átomo de O uma carga negativa. O resultado final é

$$\text{H}:\overset{..}{\underset{..}{\text{O}}}:\overset{..}{\underset{..}{\overset{+}{\text{Cl}}}}:\overset{..}{\underset{..}{\overset{-}{\text{O}}}}:$$

EXERCÍCIO 1-8

Tente você

Desenhe as estruturas de Lewis das seguintes moléculas, incluindo a atribuição de quaisquer cargas aos átomos (a ordem na qual os átomos estão ligados é dada entre parênteses, quando não fica evidente a partir da fórmula comumente escrita): SO, F_2O (FOF), BF_3NH_3 (F_3BNH_3), $CH_3OH_2^+$ ($H_3COH_2^+$), $Cl_2C=O$, CN^-, C_2^{2-}.

EM RESUMO, as estruturas de Lewis descrevem as ligações com o auxílio de pontos ou linhas retas para representar os elétrons. Sempre que possível, elas são escritas de modo a dar ao átomo de hidrogênio um par de elétrons, e aos demais, um octeto. Atribui-se cargas a cada átomo ao contar os elétrons.

1-5 Formas de ressonância

Também encontramos na química orgânica moléculas que têm *várias* estruturas de Lewis corretas.

O íon carbonato tem várias estruturas de Lewis corretas

Examinemos o caso do íon carbonato, CO_3^{2-}. É fácil escrever, seguindo nossas regras, uma estrutura de Lewis (A) na qual cada átomo tem um octeto. As duas cargas negativas estão nos dois átomos de oxigênio inferiores; o terceiro átomo de oxigênio, neutro, liga-se ao átomo de carbono, no centro, por uma ligação dupla e tem dois pares de elétrons isolados. Mas por que escolher os dois átomos inferiores como aqueles que têm as cargas? Na verdade, a escolha foi arbitrária. Poderíamos ter desenhado, também, as estruturas B e C para representar o íon carbonato. As três estruturas de Lewis estão corretas e são chamadas de **formas de ressonância**.

Formas de ressonância do íon carbonato

As setas vermelhas indicam o movimento dos pares de elétrons: "empurrão nos elétrons"

As formas de ressonância são ligadas por setas de duas cabeças e o conjunto é colocado entre colchetes. As formas de ressonância têm a característica de se interconverterem pelo movimento de *pares de elétrons*. Os núcleos não *mudam de posição*. Observe que para transformar A em B, e depois em C, devemos mudar, em cada caso, a posição de dois pares de elétrons. O movimento dos elétrons é representado pelas setas curvas, em um procedimento denominado informalmente "empurrão nos elétrons".

O uso das setas curvas para representar o movimento dos pares de elétrons evita o erro muito comum de alterar o número total de elétrons ao escrever fórmulas de ressonância. As setas são úteis, também, para a visualização dos elétrons ao escrever mecanismos de reação (Seções 2-2 e 6-3).

Mas, qual é a estrutura verdadeira?

O íon carbonato tem um átomo de oxigênio, com carga igual a zero, ligado por uma ligação dupla a um átomo de carbono e dois outros átomos de oxigênio ligados por uma ligação simples ao átomo de carbono, cada um deles com carga igual a um, como sugerido pelas estruturas de Lewis? Dito de outra forma, A, B e C são isômeros em equilíbrio? *A resposta é não.* Se isso fosse verdade, as ligações carbono-oxigênio teriam comprimentos diferentes, porque as ligações duplas são normalmente mais curtas do que as simples. O íon carbonato, porém, *é perfeitamente simétrico*, e contém um carbono central trigonal, com todas as ligações C—O do mesmo tamanho – entre o comprimento de uma ligação dupla e uma ligação simples. Além disso, a carga negativa se distribui igualmente pelos três átomos de oxigênio, isto é, são **deslocalizadas**, de acordo com a tendência dos elétrons de ocupar o maior volume possível (Seção 1-2). Em outras palavras, nenhuma das três estruturas de Lewis da molécula é correta, se tomada isoladamente. *A verdadeira estrutura tem características das três estruturas, A, B e C.* O resultado é chamado um **híbrido de resso-**

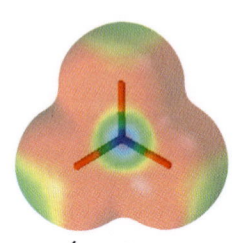

Íon carbonato

nância. Como A, B e C são equivalentes (isto é, cada uma das estruturas é formada pelo mesmo número de átomos, ligações e pares de elétrons), elas contribuem igualmente para a verdadeira estrutura da molécula, mas nenhuma delas, de maneira isolada, representa a molécula.

Ao minimizar a repulsão de Coulomb, a deslocalização por ressonância tem como efeito a estabilização: o íon carbonato é bem mais estável do que seria de se esperar para uma molécula orgânica com duas cargas negativas.

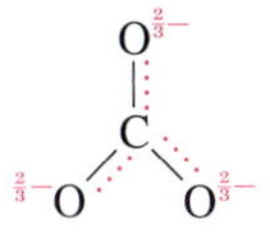

A palavra *ressonância* poderia sugerir que a molécula vibra ou que existe um equilíbrio entre as estruturas. Isso não é correto. A molécula não se parece, *em momento algum*, com uma das formas de ressonância. Ela tem somente uma estrutura, a do híbrido de ressonância. Ao contrário das substâncias nos equilíbrios químicos comuns, as formas de ressonância *não* são reais, ainda que elas deem uma contribuição parcial à molécula real. A simetria trigonal do íon carbonato é vista no mapa de potencial eletrostático mostrado na página 18.

Uma convenção alternativa, usada para descrever os híbridos de ressonância como o íon carbonato, é representar as ligações por uma combinação de linhas contínuas e tracejadas. O sinal ($\frac{2}{3}$—) indica que uma carga parcial ($\frac{2}{3}$ de uma carga negativa) está localizada em cada átomo de oxigênio (veja a figura na margem). A equivalência das três ligações carbono-oxigênio e dos três átomos de oxigênio fica evidente com esta convenção. Outros exemplos de híbridos de ressonância são o ânion acetato e o cátion 2-propenila (alila).

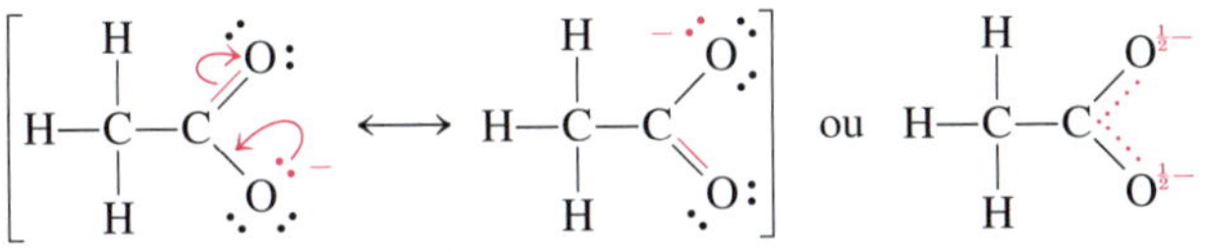

Íon acetato

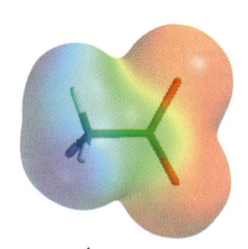

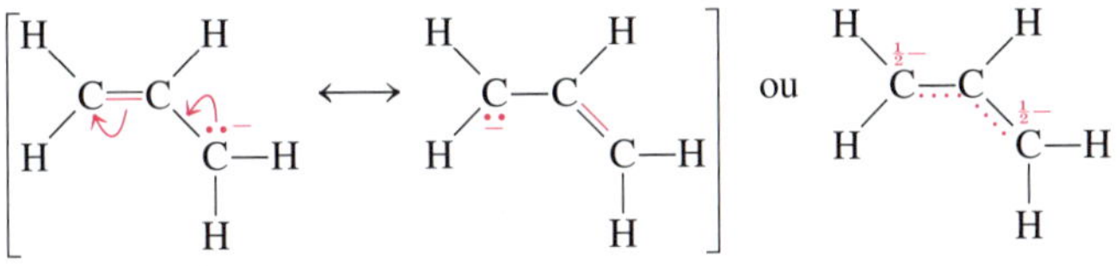

Ânion 2-propenila (alila)

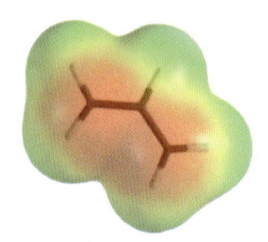

A ressonância também é possível para moléculas sem octetos. Por exemplo, o cátion 2-propenila é estabilizado por ressonância.

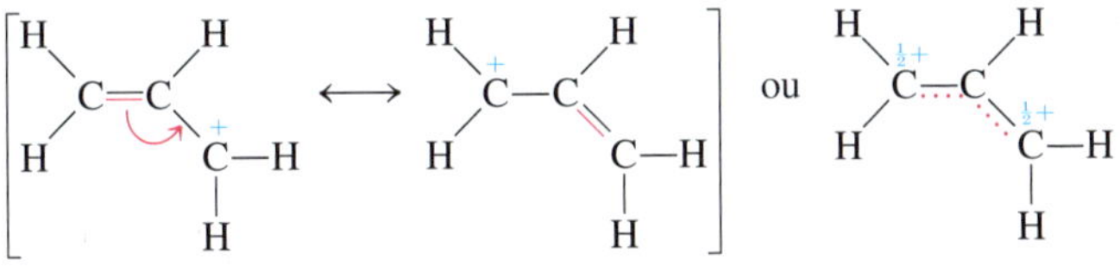

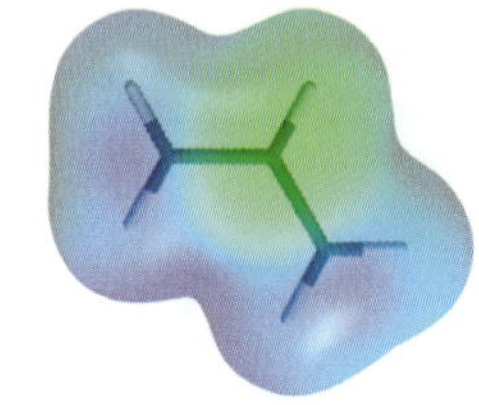

Cátion 2-propenila (alila)

Ao desenhar estruturas de ressonância, lembre-se de que (1) deslocar um par de elétrons na direção de um átomo resulta em movimento de carga, (2) as posições relativas de todos os átomos permanecem inalteradas – apenas os elétrons se movem, (3) as formas de ressonância equivalentes contribuem igualmente para o híbrido de ressonância e (4) as setas que indicam ressonância têm duas cabeças (↔).

Reconhecer e escrever corretamente as formas de ressonância é importante na predição da reatividade. A reação do íon carbonato com ácido, por exemplo, pode ocorrer em quaisquer dois dos três oxigênios para dar o ácido carbônico, H_2CO_3 (que se decompõe em H_2O e CO_2). De maneira análoga, o íon acetato pode ser protonado em qualquer um dos dois oxigênios para dar o ácido acético (ver margem). O ânion 2-propenila é protonado em qualquer extremidade para gerar propeno, e o cátion 2-propenila reage com o íon hidróxido em qualquer das extremidades para dar o álcool correspondente (veja a seguir).

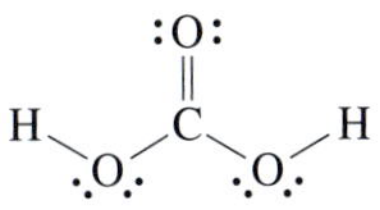

Notação de linhas pontilhadas do híbrido de ressonância do íon carbonato

Íon acetato

Ânion 2-propenila

Cátion 2-propenila

Ácido carbônico

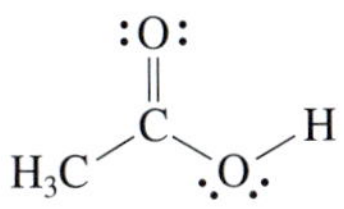

Ácido acético

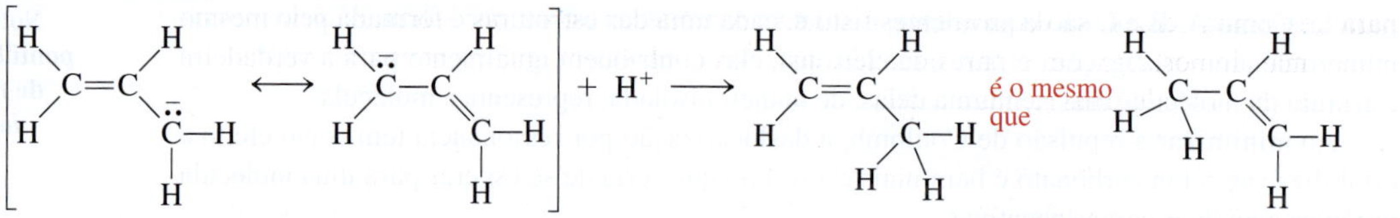

[Esquemas de ressonância do cátion alílico com H⁺ formando Propeno, e do ânion alílico com HO⁻ formando 2-Propeno-1-ol]

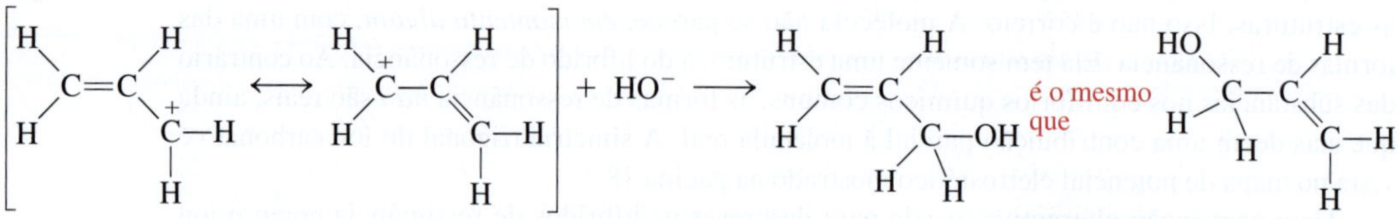

EXERCÍCIO 1-9

(a) Desenhe duas estruturas de ressonância para o íon nitrito, NO_2^-. O que você conclui sobre a geometria desta molécula (linear ou planar)? (**Sugestão:** leve em conta o efeito da repulsão do par de elétrons localizado no átomo de nitrogênio.) (b) A possibilidade de expansão da camada de valência aumenta o número de formas de ressonância viáveis, e muitas vezes é difícil decidir sobre o que é "melhor". Um critério que pode ser usado é se a estrutura de Lewis prevê comprimentos de ligação e ângulos de ligação com exatidão razoável. Desenhe as formas de ressonância de Lewis com octeto completo e de valência expandida para o SO_2 (OSO). Considerando a estrutura de Lewis para o SO (Exercício 1-8), o seu comprimento de ligação experimental de 1,48 Å e a medida da distância S—O em SO_2 de 1,43 Å, qual das várias estruturas você consideraria "melhor"?

Nem todas as formas de ressonância são equivalentes

As moléculas descritas anteriormente têm estruturas de ressonância equivalentes. Muitas moléculas, entretanto, são descritas por estruturas de ressonância que não são equivalentes. Um exemplo disso é o ânion enolato. As duas estruturas de ressonância são diferentes na localização da ligação dupla e da carga.

As duas formas de ressonância não equivalentes do íon enolato

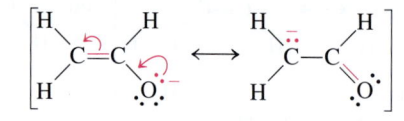

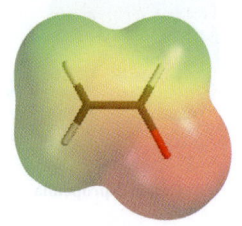

[Estruturas de ressonância do íon enolato]

Íon enolato

Embora ambas as estruturas contribuam para a estrutura verdadeira do ânion, veremos que uma contribui mais do que a outra. Qual delas contribui mais? Se incluirmos na discussão das estruturas de ressonância não equivalentes aquelas que não têm octetos, a questão torna-se mais geral.

Formas de ressonância [octeto ⟷ não octeto]

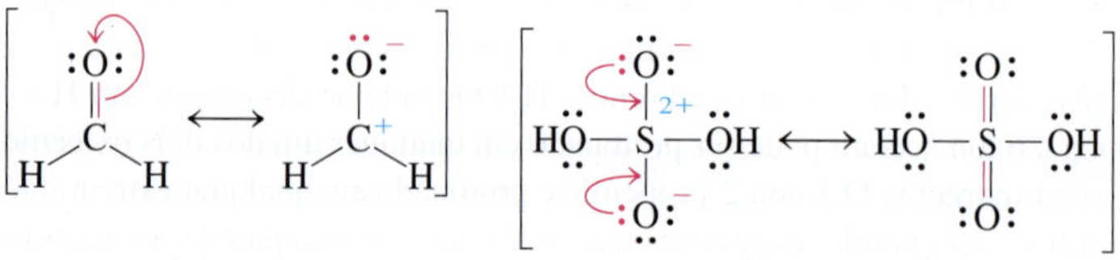

[Estruturas de ressonância do Formaldeído e do Ácido sulfúrico]

Formaldeído   Ácido sulfúrico

Isso exige que abandonemos, em parte, nossas definições de estruturas de Lewis "corretas" e "incorretas" e consideremos *todas* as estruturas de ressonância como contribuintes potenciais para a estrutura verdadeira da molécula. A tarefa é reconhecer, agora, que estrutura de ressonância é a mais importante. Em outras palavras, qual dentre elas **contribui mais para o híbrido de ressonância?** Eis algumas regras a seguir:

Regra 1. *As estruturas que têm o maior número de octetos são mais importantes*. No caso do íon enolato, todos os átomos, nas duas estruturas, têm seus octetos. Vejamos, porém, o cátion nitrosila, NO^+. A melhor estrutura de ressonância tem carga +1 no oxigênio e octetos nos dois átomos. A outra estrutura tem a carga positiva no nitrogênio, o que deixa o átomo com seis elétrons. Devido à regra do octeto, a segunda estrutura contribui menos para o híbrido. Assim, a ligação N—O tem mais caráter de ligação tripla do que de ligação dupla e o átomo de oxigênio tem mais carga positiva do que o átomo de nitrogênio. De modo semelhante, a estrutura de ressonância dipolar do formaldeído gera um sexteto de elétrons no carbono, o que faz esta estrutura de ressonância contribuir menos para o híbrido. A possibilidade da expansão da camada de valência, no caso dos elementos da terceira linha da tabela (Seção 1-4), torna a estrutura sem separação de carga e 12 elétrons no enxofre aceitável, mas a estrutura dipolar com o octeto é melhor.

Regra 2. *As cargas devem ser colocadas nos átomos de eletronegatividade adequada*. Vamos examinar novamente o íon enolato. Qual das duas estruturas é a mais importante para o híbrido? Esta regra sugere que a primeira é a mais importante porque a carga negativa está no átomo de oxigênio, mais eletronegativo. O mapa de potencial eletrostático mostrado na margem da página 20 confirma esta expectativa.

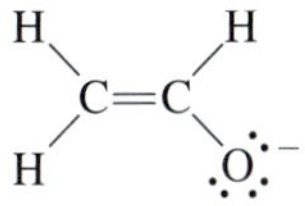

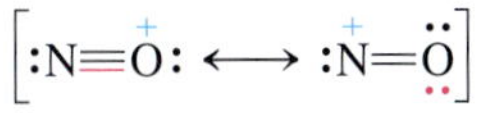

Se olharmos agora para o NO^+, a Regra 2 parece ser contrariada, já que a estrutura mais importante para o híbrido tem uma carga positiva no oxigênio. Quando isso acontecer, lembre-se de que a *regra do octeto é mais importante do que o critério da eletronegatividade*, isto é, a Regra 1 tem precedência sobre a Regra 2.

Regra 3. *As estruturas com menor separação de cargas de sinais opostos são mais importantes para o híbrido de ressonância do que as que têm maior separação de cargas*. Esta regra é uma consequência da Lei de Coulomb: a separação de cargas de nomes opostos exige energia, assim, as estruturas neutras são melhores do que as dipolares. Um exemplo é o ácido fórmico, mostrado a seguir. A contribuição da forma de ressonância dipolar secundária, entretanto, é vista no mapa de potencial eletrostático que está na margem, em que a densidade eletrônica no oxigênio da carbonila é maior do que no oxigênio do grupo hidroxila.

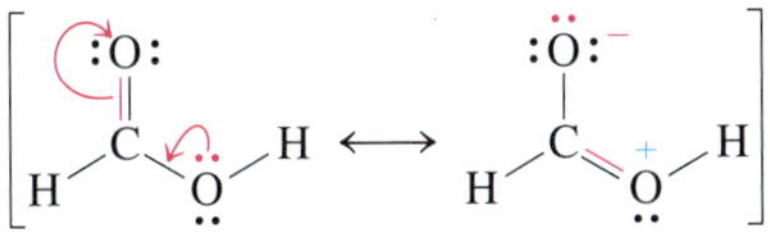

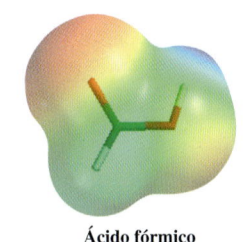

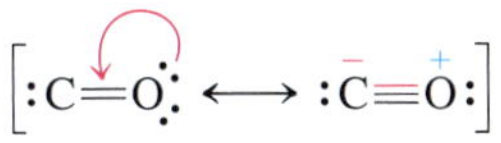

Em alguns casos, a separação de cargas é necessária para garantir os octetos nas estruturas de Lewis, isto é, a Regra 1 tem precedência sobre a Regra 3. Um exemplo é o monóxido de carbono. Outros exemplos são os ácidos fosfórico e sulfúrico, embora a expansão da camada de valência permita o desenho de estruturas com octetos expandidos (veja também a Seção 1-4 e a Regra 1).

Quando existem várias estruturas de ressonância que estão de acordo com a regra do octeto, a mais favorável é aquela em que a distribuição de carga acomoda melhor as eletronegatividades relativas dos átomos (Regra 2). No caso do diazometano, o nitrogênio é mais eletronegativo do que o carbono, o que permite decidir facilmente qual é a estrutura de ressonância mais importante (veja também o mapa de potencial eletrostático na margem).

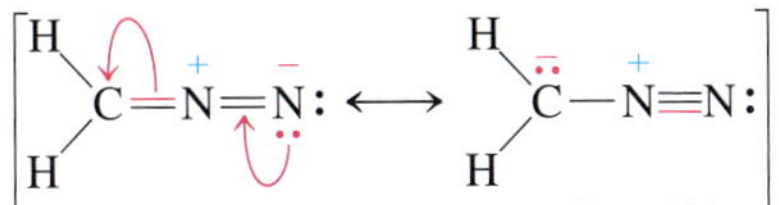

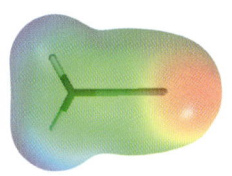

EXERCÍCIO 1-10

Trabalhando com os conceitos: desenhando formas de ressonância

Desenhe duas estruturas de ressonância para o cloreto de nitrosila, ONCl. Qual é a melhor?

Estratégia

Para formular qualquer estrutura com octeto completo, seguimos as regras dadas na Seção 1-4 para desenhar estruturas de Lewis. Ao concluir esta tarefa, aplicamos os procedimentos e as regras desta seção para obter as formas de ressonância e avaliar suas contribuições relativas.

Solução

- *Regra 1*: Use o esqueleto molecular como está descrito.
- *Regra 2*: Conte o número de elétrons de valência:

$$N = 5, O = 6, Cl = 7, \text{total} = 18$$

- *Regra 3*: De quantas ligações (pares de elétrons compartilhados) precisamos? O número de elétrons é 18, e a exigência de elétrons é de $3 \times 8 = 24$ elétrons para os três átomos. Assim, precisamos de $(24-18)/2 = 3$ ligações. Como existem apenas três átomos, tem de haver uma ligação dupla.

Para distribuir os elétrons de valência de acordo com a regra do octeto, primeiro conectamos todos os átomos por ligações de 2 elétrons, O:N:Cl, utilizando até 4 elétrons. Depois, usamos 2 elétrons para uma ligação dupla, arbitrariamente adicionada ao longo da porção à esquerda para gerar O::N:Cl. Terceiro, distribuimos os 12 elétrons restantes para fornecer octetos a todos os átomos, (novamente de modo arbitrário) a partir da esquerda com o oxigênio. Este processo requer, por sua vez, 4, 2 e 6 elétrons, resultando na estrutura com octeto completo Ö::N:Cl:, que chamaremos de A.

- *Regra 4*: Determinamos as cargas formais ao observar as discrepâncias entre a contagem de elétrons de valência "efetiva" em torno de cada átomo em A e a contagem de elétrons de valência quando ele estiver isolado. Para O, os dois pares isolados e a ligação dupla dão uma contagem de 6 elétrons de valência, assim como no átomo de O. Para N a contagem é 5, e para Cl, 7, mais uma vez como se observa nos respectivos átomos neutros. Assim, não há carga formal em A.

- Agora estamos prontos para formular as formas de ressonância ao mover os pares de elétrons. Você deve tentar isso para todos os elétrons, e logo vai descobrir que só um tipo de movimento de elétrons fornece uma estrutura com octeto completo para todos os átomos, ou seja, aquela mostrada à esquerda, que leva a B:

$$\left[\ddot{\text{O}}::\text{N}:\ddot{\text{Cl}}: \longleftrightarrow :\ddot{\text{O}}:\text{N}::\overset{+}{\ddot{\text{Cl}}}: \right] \quad \text{Compare:} \quad \left[\begin{array}{c} H_2C::CH\text{-}\bar{C}H_2 \longleftrightarrow \bar{C}H_2\text{-}CH::CH_2 \end{array} \right]$$

$\quad\quad\quad\quad$ **A** $\quad\quad\quad\quad\quad$ **B**
$\quad\quad$ **Cloreto de nitrosila** $\quad\quad\quad\quad\quad\quad$ **Ânion 2-propenila (alila)**

Este movimento é semelhante ao que ocorreu no ânion 2-propenila (alila) (à direita) e nos sistemas de ressonância alílicos relacionados descritos nesta seção. Como começamos com uma fórmula de carga neutra, o movimento de elétrons para a forma de ressonância gera cargas: uma positiva na origem do movimento de elétrons, e uma negativa na outra extremidade.

- Qual das duas formas de ressonância do ONCl é a melhor? A inspeção das três regras dadas nesta seção nos ajuda nessa resposta: a Regra 3 diz que a estrutura com menor separação de carga é a melhor. Assim, a estrutura de ressonância com carga neutra, A, descreve melhor o cloreto de nitrosila do que a estrutura de ressonância com separação de carga, B.

EXERCÍCIO 1-11

Tente você

Desenhe formas de ressonância para as seguintes moléculas. Indique o contribuinte de ressonância mais favorecido em cada caso. **(a)** CNO^-; **(b)** NO^-.

Até que ponto determinar qual é a forma de ressonância mais importante ajuda a predizer a reatividade? A resposta não é simples porque ela depende do reagente, da estabilidade do produto e de outros fatores. Veremos, por exemplo, que o íon enolato pode reagir no oxigênio ou no carbono com espécies com carga positiva (ou com polarização positiva) (Seção 18-1), apesar de o oxigênio ter mais caráter negativo. Outro exemplo importante é o caso dos compostos carbonilados. Embora a forma de ressonância que não tem as cargas separadas seja a mais importante, a estrutura menos importante, dipolar, como vimos para o formaldeído, dá origem à reatividade da ligação dupla carbono-oxigênio, com as espécies ricas em elétrons atacando o carbono, e as pobres em elétrons, atacando o oxigênio (Capítulo 17).

EM RESUMO, existem moléculas que não podem ser descritas acuradamente por uma única estrutura de Lewis porque elas existem como híbridos de várias estruturas de ressonância. Para descobrir que estrutura de ressonância contribui mais para o híbrido, leve em conta a regra do octeto e certifique-se de que os átomos tenham a menor separação de carga possível e de que os átomos mais eletronegativos tenham a maior carga negativa ou a menor carga positiva possível.

1-6 Orbitais atômicos: uma descrição quantomecânica dos elétrons ao redor do núcleo

Consideramos, até agora, as ligações químicas em termos de pares de elétrons colocados nos átomos da estrutura de modo que o maior número possível de configurações fiquem semelhantes às dos gases nobres (octetos de Lewis) e que a repulsão eletrônica seja a menor possível. Isso é útil na descrição da molécula e na predição do número e da localização dos elétrons. Esses modelos, porém, não resolvem algumas questões simples. Por exemplo, por que algumas estruturas de Lewis são "incorretas", ou por que os gases nobres são relativamente estáveis? Por que algumas ligações são mais fortes do que outras e como podemos prever isso? Por que as ligações são feitas por pares de elétrons e como são as ligações múltiplas? Para responder a algumas dessas perguntas, temos de aprender mais sobre a distribuição espacial e energética dos elétrons em torno dos núcleos. O tratamento simplificado deste problema, apresentado a seguir, baseia-se na teoria da mecânica quântica, desenvolvida de forma independente, na década de 1920, por Heisenberg, Schrödinger e Dirac.* Nessa teoria, o movimento de um elétron em torno de um núcleo é expresso por equações muito semelhantes àquelas que descrevem as ondas. As soluções dessas equações são chamadas de **orbitais atômicos** e descrevem a probabilidade de encontrar o elétron em uma determinada região do espaço. As formas dessas regiões dependem da energia do elétron.

O elétron é descrito por equações de onda

A descrição clássica de um átomo (teoria de Bohr[†]) parte do princípio de que os életrons se movem em trajetórias mais ou menos definidas ao redor dos núcleos. Pensava-se que sua energia estava relacionada à distância do elétron ao núcleo. Este entendimento é intuitivo porque coincide com nossa interpretação física da mecânica clássica, mas está incorreto por várias razões.

Em primeiro lugar, no modelo clássico, um elétron que se move em uma órbita provoca (como qualquer carga em movimento) emissão de radiação eletromagnética. A resultante perda de energia do sistema faria o elétron se chocar com o núcleo, uma previsão completamente fora da realidade.

Em segundo lugar, a teoria de Bohr viola o princípio da incerteza de Heisenberg porque define a posição e o momento precisos de um elétron simultaneamente.

Núcleo { ● Nêutron / ● Próton }
● Elétron

Átomo clássico: os elétrons em "órbita" em torno do núcleo

---

* Professor Werner Heisenberg (1901-1976), Universidade de Munique, Alemanha, Prêmio Nobel de 1932 (física); Professor Erwin Schrödinger (1887-1961), Universidade de Dublin, Irlanda, Prêmio Nobel de 1933 (física); Professor Paul Dirac, Universidade do Estado da Flórida, Tallahassee, Estados Unidos, Prêmio Nobel de 1933 (física).
[†] Professor Niels Bohr (1885-1962), Universidade de Copenhagen, Dinamarca, Prêmio Nobel de 1922 (física).

Temos um modelo melhor se considerarmos a natureza ondulatória das partículas em movimento. De acordo com a relação de de Broglie*, um corpo de massa m que se move com velocidade v está associado a um comprimento de onda λ,

Comprimento de onda de de Broglie

$$\lambda = \frac{h}{mv}$$

em que h é a constante de Planck.[†] Consequentemente, um elétron em órbita pode ser descrito por equações semelhantes às utilizadas na mecânica clássica para as ondas (Figura 1-4). Essas ondas têm amplitudes que assumem sinal positivo ou negativo. Os pontos em que ocorre mudança de sinal são chamados de **nodos**. As ondas que interagem em fase reforçam umas às outras (Figura 1-4B). As que interagem fora de fase interferem de modo a reduzir as ondas (e até mesmo a provocar o cancelamento umas das outras), como na Figura 1-4C.

Esta teoria do movimento dos elétrons é chamada de **mecânica quântica**, e suas equações, as **equações de onda**, têm uma série de soluções chamadas de **funções de onda**, em geral descritas pela letra grega ψ. Os valores de ψ não estão diretamente relacionados com qualquer propriedade observável do átomo. *O quadrado de seu valor em um ponto do espaço (ψ^2), entretanto, descreve a probabilidade de encontrar o elétron neste ponto.* As realidades físicas a que estão sujeitos os átomos permitem soluções apenas para *certas energias*. Diz-se que o sistema é **quantizado**.

EXERCÍCIO 1-12

Faça um desenho semelhante ao da Figura 1-4 para duas ondas que interferem uma na outra de modo que ambas se cancelem.

---

* Príncipe Louis-Victor de Broglie (1892-1987), Prêmio Nobel de 1929 (física).
[†] Professor Max K. E. L. Planck (1858-1947), Universidade de Berlim, Alemanha, Prêmio Nobel de 1918 (física).

Nota: os sinais + e − na Figura 1-4 referem-se aos sinais da função matemática que descreve as amplitudes das ondas e nada têm a ver com cargas elétricas.

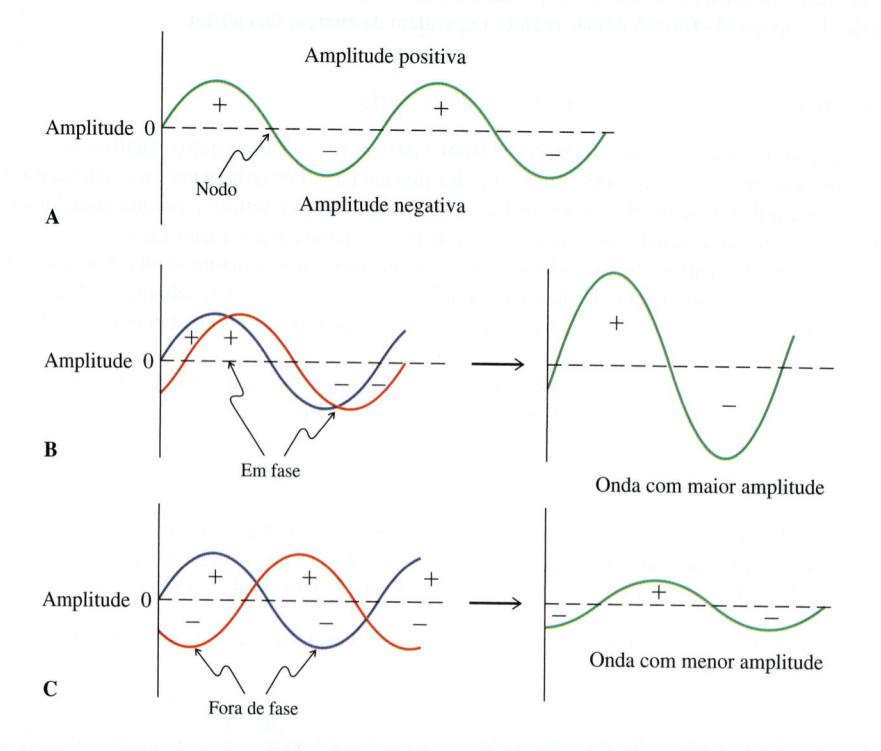

Figura 1-4 (A) Uma onda. Os sinais de amplitude são arbitrários. Nos nodos a amplitude é zero e a onda muda de sinal. (B) As ondas cujas amplitudes têm o mesmo sinal, isto é, estão em fase, somam-se para formar uma onda maior. (C) As ondas cujas amplitudes estão fora de fase subtraem-se para formar uma onda menor.

Os orbitais atômicos têm formas características

Os gráficos das funções de onda em três dimensões em geral têm a aparência de esferas ou de halteres, com os lobos achatados ou em forma de gotas. Para simplificar, as figuras que representam os orbitais atômicos indicam as regiões do espaço em que o elétron tem maior probabilidade de estar. Os nodos separam as partes da função de onda que têm sinais matemáticos diferentes. O valor da função de onda no nodo é zero e, consequentemente, a probabilidade de encontrar o elétron no nodo também é zero. As funções de onda de mais alta energia têm mais nodos do que as de mais baixa energia.

Olhemos as formas dos orbitais atômicos no caso mais simples, o átomo de hidrogênio, isto é, um próton com um elétron a ele associado. A solução de energia mais baixa da equação de onda é única e chamada de orbital $1s$. O número 1 refere-se ao primeiro (mais baixo) nível de energia, e a letra, à forma e ao número de nodos do orbital. O orbital $1s$ é *esfericamente simétrico* (Figura 1-5) e não tem nodos. Este orbital costuma ser representado como uma esfera (Figura 1-5A) ou, simplesmente, como um círculo (Figura 1-5B).

A próxima solução, em energia, da função de onda, o orbital $2s$, que também é único e esférico. O orbital $2s$ é maior do que o orbital $1s$, isto é, em $2s$, o elétron está mais afastado do núcleo, em média, do que se estivesse em $1s$. Além disso, o orbital $2s$ tem um nodo, uma superfície esférica de densidade eletrônica igual a zero que separa as regiões da função de onda que têm sinais opostos (Figura 1-6). Como acontece com as ondas na aproximação clássica, os sinais das funções de onda em cada lado do nodo são arbitrários. O importante é que o sinal muda nos nodos. Lembre-se de que o sinal da função de onda não está relacionado com a "probabilidade de encontrar o elétron". Como já vimos, a probabilidade de encontrar o elétron em um ponto do orbital é proporcional ao quadrado do valor da função de onda. É importante salientar que o nodo não é um tipo de barreira para o elétron que, nesta descrição, é considerado uma onda e não uma partícula.

Além do orbital $2s$, a equação de onda do elétron do átomo de hidrogênio tem mais três soluções de mesma energia, os orbitais $2p_x$, $2p_y$ e $2p_z$. Orbitais de mesma energia são chamados de orbitais **degenerados** (*degener*, do latim, sem família). A Figura 1-7 mostra os orbitais p, com dois lobos cujo perfil lembra o algarismo oito. O orbital p é caracterizado pela direcionalidade no espaço. O eixo do orbital pode ser alinhado com um dos eixos cartesianos de orientação do sistema, daí os símbolos p_x, p_y e p_z. Os dois lobos de sinais opostos estão separados por um plano nodal que atravessa o núcleo do átomo e é perpendicular ao eixo de referência do orbital.

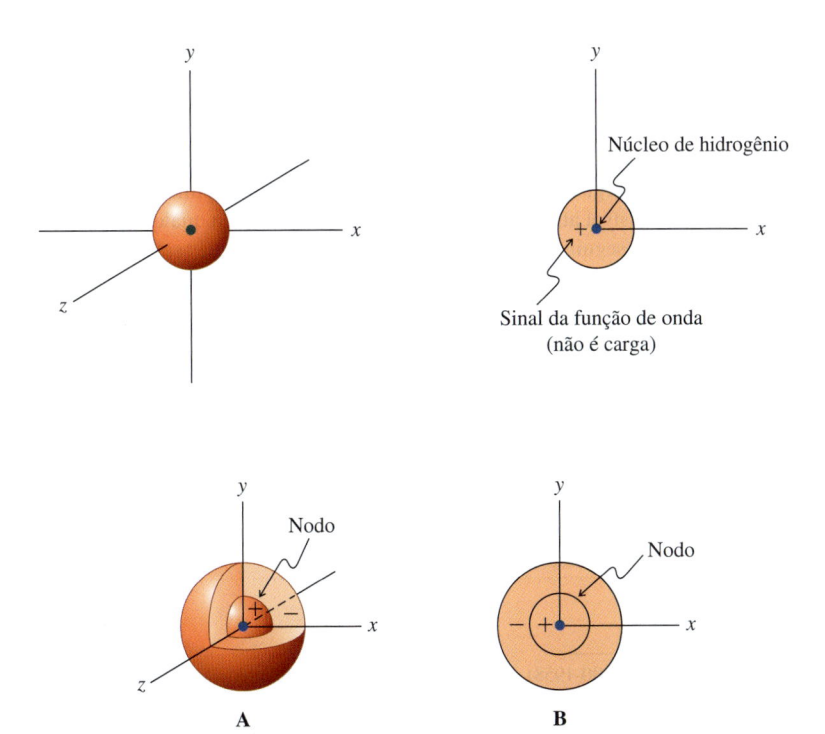

ANIMAÇÃO: Fig. 1-5, orbital $1s$

Figura 1-5 Representações do orbital $1s$. (A) O orbital é esfericamente simétrico. (B) Uma visão simplificada: um corte em duas dimensões. O sinal positivo é o sinal matemático da função de onda, *não é carga*.

Figura 1-6 Representações do orbital $2s$. Observe que o orbital $2s$ é maior do que o orbital $1s$ e que tem um nodo. Os sinais + e − são os sinais da função de onda. (A) O orbital está representado em três dimensões. A remoção de uma seção permite a visualização do nodo. (B) Representação em duas dimensões.

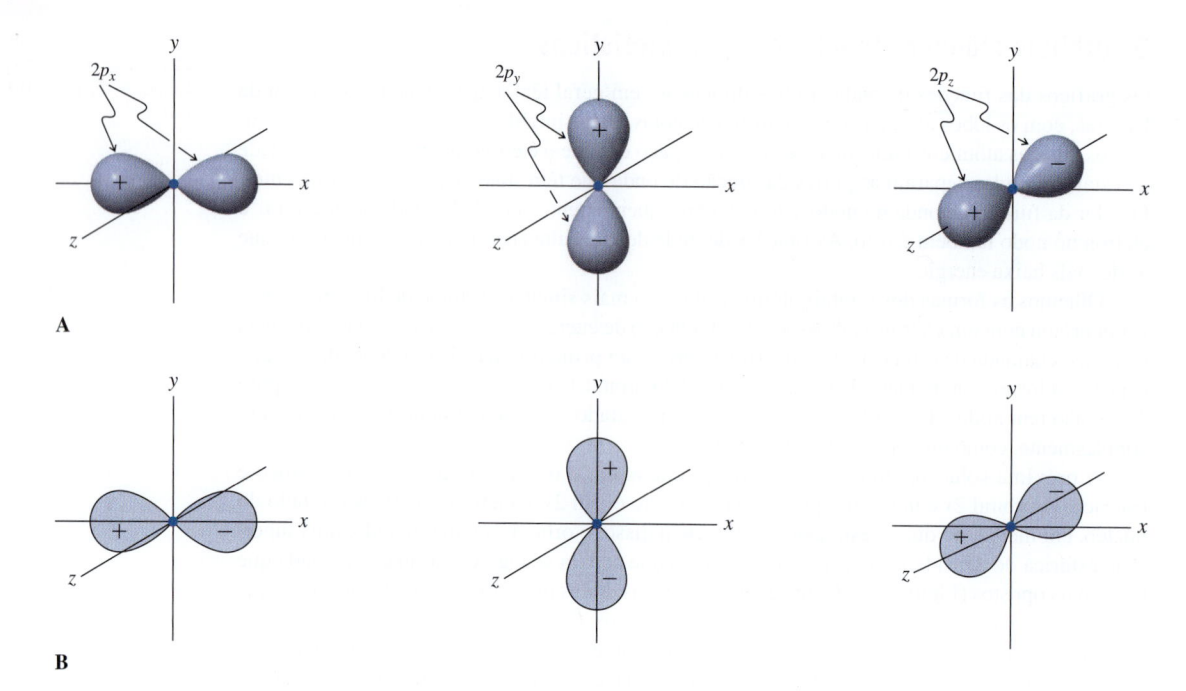

Figura 1-7 Representações dos orbitais 2p (A) em três dimensões e (B) em duas dimensões. Lembre-se de que os sinais + e − referem-se às funções de onda e *não* a cargas elétricas. Os lobos de sinais diferentes são separados por um plano nodal perpendicular ao eixo principal do orbital. Por exemplo, o orbital p_x é dividido por um plano nodal *yz*.

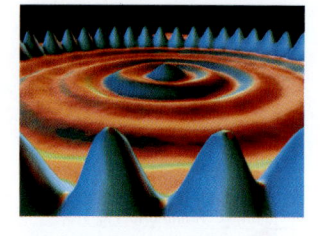

ANIMAÇÃO: Fig. 1-7, orbital p_x; orbital p_y; orbital p_z

Os pesquisadores da IBM mostraram, em 1993, que a descrição dos elétrons como ondas não é uma mera construção matemática e pode ser visualizada. Usando um instrumento chamado microscópio de tunelamento com varredura, que permite a obtenção de figuras a nível atômico, eles geraram esta visão, aumentada com o auxílio de computadores, de um círculo de átomos de ferro depositados em uma superfície de cobre. A imagem, que eles chamaram de "curral quântico", mostra o movimento dos elétrons em ondas pela superfície, com os máximos que definem o "curral" ficando acima dos átomos de ferro. (Cortesia do Dr. Donald Eigler, IBM, San Jose, Califórnia.)

O terceiro conjunto de soluções leva aos orbitais atômicos 3s e 3p. Eles têm formas semelhantes, mas são mais difusos do que os anteriores e têm dois nodos. Os orbitais de energia mais alta (3d, 4s, 4p, etc.) se caracterizam por um número maior de nodos e formas mais variadas. Eles são menos importantes para a química orgânica do que os orbitais de energia mais baixa. Em uma primeira aproximação, as formas e o número de nodos dos orbitais atômicos dos outros elementos são muito semelhantes aos do átomo de hidrogênio e, por isso, podemos usar orbitais s e p para descrever as configurações eletrônicas do hélio, do lítio e dos demais átomos de interesse.

O princípio da construção (Aufbau) permite distribuir os elétrons pelos orbitais

A Figura 1-8 mostra as energias relativas aproximadas dos orbitais atômicos até o nível 5s. Com o auxílio da figura, é possível atribuir uma configuração eletrônica a qualquer átomo da Tabela Periódica. Para isso basta seguir três regras simples:

1. Os orbitais de energia mais baixa são preenchidos antes dos orbitais de energia mais alta.
2. Segundo o **princípio da exclusão de Pauli***, cada orbital só pode acomodar dois elétrons. A orientação dos momentos angulares intrínsecos (**spin**) destes elétrons deve ser diferente. O spin em geral é representado por setas verticais de sentidos opostos. Um orbital está completo quando ele está ocupado por dois elétrons de spins opostos, os **pares de elétrons**.
3. Cada um dos orbitais degenerados, como os orbitais p, recebe um elétron de mesmo spin. Subsequentemente, mais três elétrons de spins opostos são acrescentados ao conjunto. Este procedimento é chamado de **Regra de Hund**[†].

---

* Professor Wolfgang Pauli (1900-1958), Instituto Federal Suíço de Tecnologia (EHT), Zurique, Suíça, Prêmio Nobel de 1945 (física).
[†] Professor Friedrich Hund (1896-1997), Universidade de Göttingen, Alemanha.

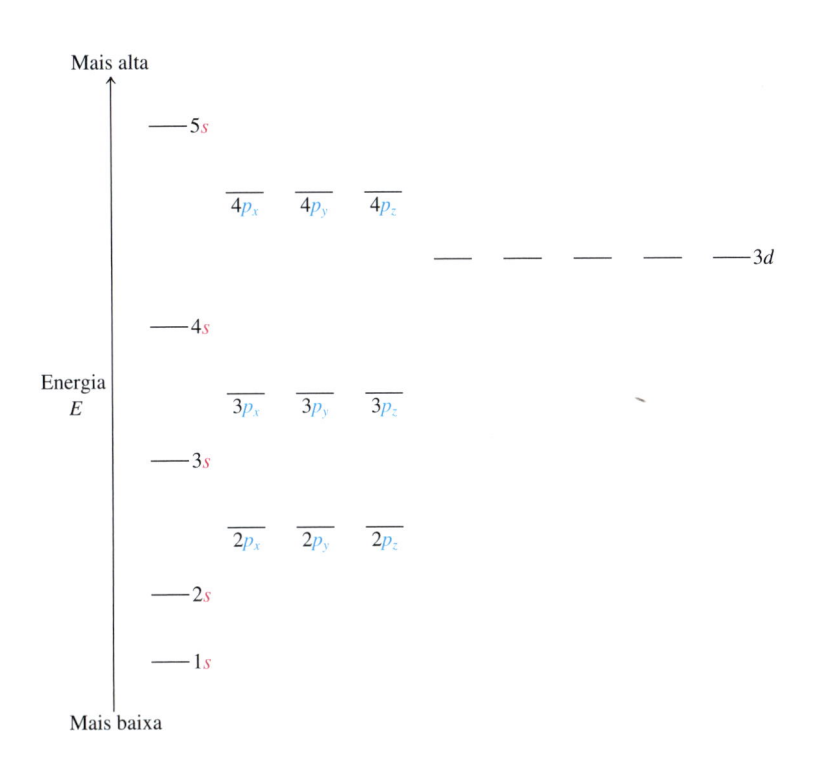

Figura 1-8 Energias relativas aproximadas dos orbitais atômicos, correspondendo à ordem em que os orbitais são preenchidos nos átomos. Os orbitais de energia mais baixa são preenchidos em primeiro lugar. Os orbitais degenerados são preenchidos de acordo com a Regra de Hund.

Com o auxílio dessas regras é fácil determinar a configuração eletrônica. O hélio tem dois elétrons no orbital $1s$ e sua estrutura é $(1s)^2$. O lítio [$(1s)^2(2s)^1$] tem um elétron e o berílio [$(1s)^2(2s)^2$] dois a mais no orbital $2s$. Começamos com o boro [$(1s)^2(2s)^2(2p)^1$] a preencher os três orbitais $2p$ degenerados. O procedimento continua com o carbono e o nitrogênio. A adição de mais três elétrons para o oxigênio, flúor e neônio completa o nível p. A Figura 1-9 mostra a configuração eletrônica de quatro destes elementos. Os átomos com conjuntos completos de orbitais atômicos têm **configuração em camada fechada**. Hélio, neônio e argônio (Figura 1-10) estão nesta categoria. O carbono, por outro lado, tem **configuração em camada aberta**.

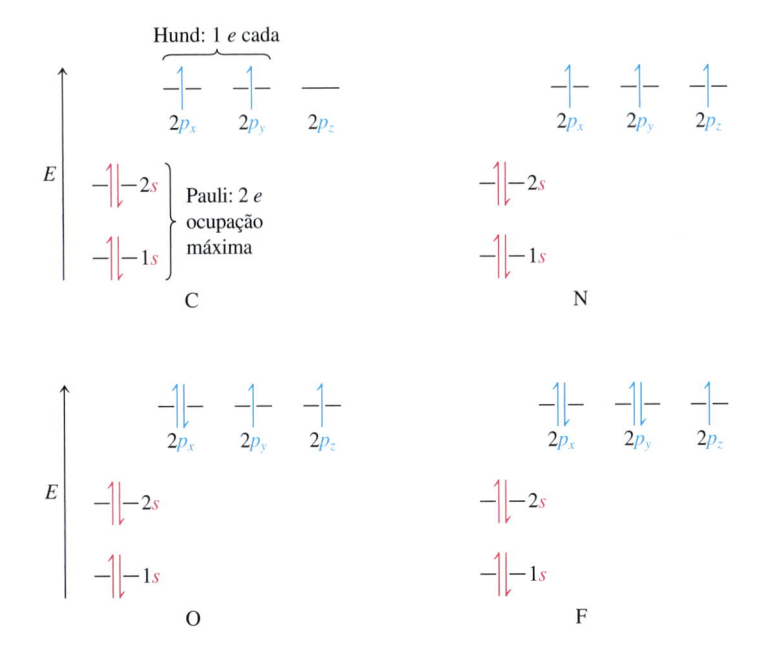

Figura 1-9 As configurações eletrônicas mais estáveis do carbono, $(1s)^2(2s)^2(2p)^2$, nitrogênio, $(1s)^2(2s)^2(2p)^3$, oxigênio, $(1s)^2(2s)^2(2p)^4$ e flúor, $(1s)^2(2s)^2(2p)^5$. Observe que os spins dos elétrons desemparelhados dos orbitais p estão de acordo com a Regra de Hund, e os elétrons emparelhados nos orbitais $1s$ e $2s$ completos, com o princípio de Pauli e a Regra de Hund. A ordem de preenchimento dos orbitais p foi escolhida arbitrariamente como p_x, p_y e p_z. Qualquer outra ordem teria sido igualmente possível.

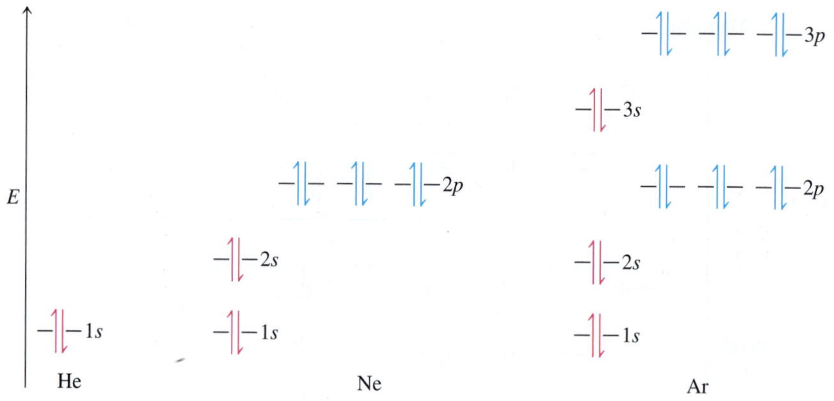

Figura 1-10 Configurações em camada fechada dos gases nobres hélio, neônio e argônio.

Chamamos de **princípio Aufbau** ou **da construção** (do alemão Aufbau, construção) o processo de adição sucessiva de elétrons à sequência de orbitais, mostrado na Figura 1-8. É fácil perceber que o princípio da construção dá suporte lógico à noção da estabilidade do par e do octeto de elétrons. Estes números são necessários para as configurações em camada fechada. No caso do hélio, a configuração em camada fechada é um orbital $1s$ completo com dois elétrons de spins opostos. No neônio, os orbitais $2s$ e $2p$ são ocupados com mais oito elétrons, e no argônio, os orbitais $3s$ e $3p$ acomodam outros oito elétrons (Figura 1-10). A disponibilidade de orbitais $3d$ para os elementos da terceira linha da Tabela Periódica explica o fenômeno da expansão da camada de valência (Seção 1-4) e o afrouxamento da aplicação da regra do octeto além do neônio.

A verificação e a quantificação experimental da ordem relativa dos níveis de energia dos orbitais mostrada nas Figuras 1-8 a 1-10 podem ser obtidas pela medida do potencial iônico dos elétrons correspondentes, isto é, as energias exigidas para remover esses elétrons de seus respectivos orbitais. É necessária mais energia para fazer isso de um orbital $1s$ do que de um orbital $2s$; da mesma forma, retirar um elétron do nível $2s$ é mais difícil do que de sua contraparte $2p$, e assim por diante. Isso faz sentido: à medida que se prossegue dos orbitais mais baixos para os mais altos, eles se tornam mais difusos e seus elétrons associados estão localizados (em média) a distâncias crescentes do núcleo com carga positiva. A Lei de Coulomb postula que esses elétrons ficam cada vez menos "presos" pelo núcleo.

EXERCÍCIO 1-13

Use a Figura 1-8 e forneça a configuração eletrônica do enxofre e do fósforo.

EM RESUMO, o movimento dos elétrons em torno do núcleo é descrito por equações de onda. Suas soluções, os orbitais atômicos, são representadas como regiões do espaço em que cada ponto tem um valor numérico positivo, negativo ou zero (nos nodos). O quadrado destes números é proporcional à probabilidade de que o elétron esteja naquele ponto. O princípio da construção (Aufbau) permite a atribuição de configurações eletrônicas para quaisquer átomos.

1-7 Orbitais moleculares e ligações covalentes

Veremos agora como construir ligações covalentes a partir da superposição de orbitais atômicos.

A ligação na molécula de hidrogênio é consequência da superposição de dois orbitais $1s$

Vamos começar pelo caso mais simples, a ligação entre os dois átomos de hidrogênio de H_2. Se usássemos as fórmulas de Lewis, escreveríamos a ligação como um par de elétrons partilhados pelos dois átomos de modo a dar a cada um deles a configuração do hélio. Como fazer no caso dos

Figura 1-11 Combinações em fase (ligante) e fora de fase (antiligante) de dois orbitais 1s. Os sinais + e − são os *sinais* da função de onda e não cargas elétricas. Os elétrons dos orbitais moleculares ligantes têm alta probabilidade de ocupar a região situada *entre* os núcleos dos átomos, como é necessário para que a ligação seja eficiente (compare com a Figura 1-2). O orbital molecular antiligante tem um plano nodal no qual a probabilidade de encontrar elétrons é zero. Os elétrons nos orbitais moleculares antiligantes têm alta probabilidade de ocupar a região situada *fora* do espaço entre os núcleos e, portanto, não contribuem para a ligação.

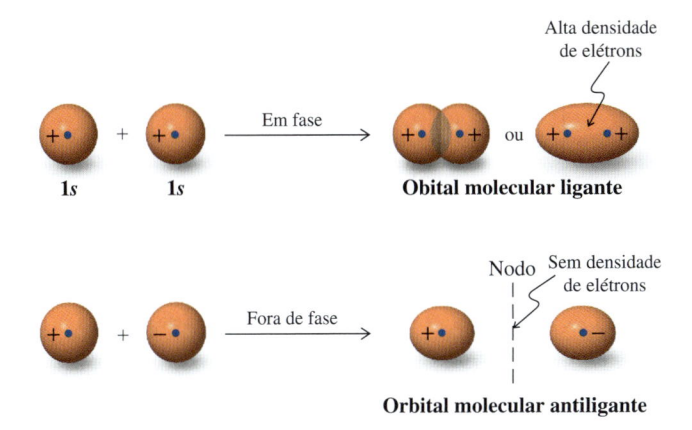

orbitais atômicos? Uma resposta a essa pergunta foi desenvolvida por Pauling*: *as ligações são feitas pela superposição em fase de orbitais atômicos.* O que isso quer dizer? Lembre-se de que os orbitais atômicos são soluções das equações de onda. Como ondas, eles podem interagir construtivamente (Figura 1-4B) se a superposição ocorre entre regiões da função de onda que têm o mesmo sinal, isto é, que estão *em fase*. Eles também podem interagir destrutivamente se a superposição ocorre entre regiões de sinais opostos, isto é, *fora de fase* (Figura 1-4C).

A superposição em fase dos dois orbitais 1s produz um novo orbital, de energia mais baixa do que os orbitais atômicos, chamado de **orbital molecular ligante** (Figura 1-11). Na combinação ligante, a função de onda no espaço entre os núcleos é reforçada. Logo, a probabilidade de encontrar o elétron ali é muito alta, uma condição necessária para a formação da ligação entre dois átomos. Este modelo lembra muito o da Figura 1-2. O uso de duas funções de onda com sinais *positivos* para representar a combinação em fase dos dois orbitais 1s na Figura 1-11 é arbitrário. A superposição de dois orbitais *negativos* daria resultados idênticos. Em outras palavras, é a superposição de lobos de *mesmo* sinal que faz a ligação, não interessando o sinal da função de onda.

Por outro lado, a superposição fora de fase dos mesmos dois orbitais atômicos leva a um novo orbital de maior energia do que os orbitais atômicos, um **orbital molecular antiligante**. Neste caso, a amplitude da função de onda é cancelada no espaço entre os dois átomos, o que leva a um nodo (Figura 1-11.)

Assim, o resultado da interação entre dois orbitais atômicos 1s do hidrogênio é a geração de dois orbitais moleculares. Um é ligante e tem energia menor do que os orbitais atômicos originais, e o outro é antiligante e tem energia maior do que os orbitais originais. Como o número de elétrons disponíveis para formar a ligação é de apenas dois, eles ocupam o orbital de menor energia, formando a ligação de dois elétrons. O resultado é a redução da energia total, tornando a molécula H_2 mais estável do que dois átomos de hidrogênio livres. A diferença de energia entre o orbital ligante e o orbital atômico corresponde à energia da ligação H—H. A interação pode ser esquematizada em um diagrama de energia (Figura 1-12A).

É fácil entender, agora, por que o hidrogênio molecular existe como H_2 enquanto o hélio é monoatômico. A superposição dos dois orbitais ocupados, no caso do hélio, com um total de 4 elétrons, também leva a orbitais ligantes e antiligantes, *porém ambos estão ocupados* (Figura 1-12B), impedindo a redução na energia total do sistema.

A superposição de orbitais atômicos produz ligações sigma e pi

A formação de orbitais moleculares pela superposição de orbitais atômicos se aplica aos orbitais 1s do hidrogênio e aos outros orbitais atômicos. Em geral, o recobrimento de quaisquer *n* orbitais atômicos dá origem a *n* orbitais moleculares. No caso de uma ligação simples de dois elétrons, *n* = 2, e os dois orbitais moleculares formados têm caráter ligante e antiligante, respectivamente. A quantidade de energia correspondente ao abaixamento da energia do orbital ligante e ao aumento

---

* Professor Linus Pauling (1901-1994), Universidade Stanford, Estados Unidos, Prêmios Nobel de 1954 (química) e 1963 (paz).

Figura 1-12 Representação esquemática da interação de (A) dois orbitais atômicos ocupados por um elétron cada (como em H$_2$) e (B) dois orbitais atômicos ocupados por dois elétrons (como em He$_2$) para dar dois orbitais moleculares (MO). (Fora de escala.) A formação de uma ligação H—H é favorável porque ela estabiliza dois elétrons. A formação de uma ligação He—He estabiliza dois elétrons no orbital ligante, mas desestabiliza dois elétrons no orbital antiligante, ou seja, a estabilização final é nula; logo, o hélio é monoatômico.

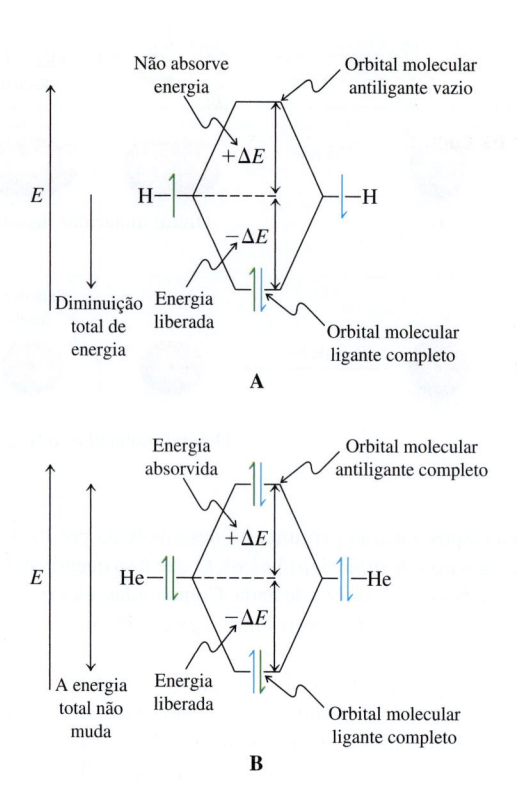

da energia do orbital antiligante, em relação ao orbital atômico do átomo isolado, é chamada de **separação de energia**. Ela corresponde à energia da ligação que se forma e depende de vários fatores. Por exemplo, *a superposição é melhor entre orbitais de mesmo tamanho e energia*. Assim, dois orbitais 1s interagem com mais eficácia entre si do que um orbital 1s e um 3s.

Fatores geométricos também afetam o grau de recobrimento. Isso é importante para orbitais que têm direcionalidade, como os orbitais p. Estes orbitais dão origem a dois tipos de ligações, uma em que os orbitais atômicos se alinham com o eixo internuclear (partes A, B, C e D na Figura 1-13) e outra em que eles são perpendiculares ao eixo (parte E). O primeiro tipo é chamado de **ligação sigma** (σ), e o segundo, de **ligação pi** (π). Todas as ligações carbono-carbono simples são do tipo σ. Veremos adiante, porém, que as ligações duplas e triplas têm componentes π (Seção 1-8).

Figura 1-13 Ligação entre orbitais atômicos. (A) 1s e 1s (como em H$_2$), (B) 1s e 2p (como em HF), (C) 2p e 2p (como em F$_2$), (D) 2p e 3p alinhados pelo eixo internuclear, ligação σ, (como em FCl) e (E) 2p e 2p perpendiculares ao eixo internuclear, ligação π (como em H$_2$C=CH$_2$). Observe o uso arbitrário dos sinais + e – para indicar interações em fase das funções de onda. Em (D), note a "forma de haltere dentro da outra forma de haltere" e a aparência mais difusa do orbital 3p em comparação com o 2p.

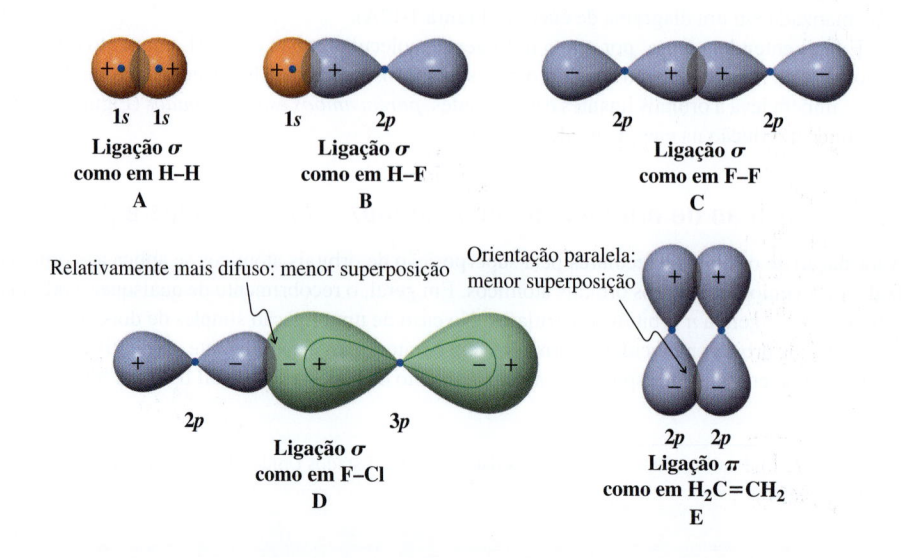

EXERCÍCIO 1-14

Trabalhando com os conceitos: diagramas de separação de orbitais

Construa um diagrama de energia para os orbitais moleculares da ligação do He_2^+. A separação de energia é favorável?

Estratégia

Para derivar os orbitais moleculares da ligação hélio-hélio, é necessário, inicialmente, escolher os orbitais atômicos apropriados para a superposição. A Tabela Periódica (Tabela 1-1) e o princípio da construção (Aufbau; Figura 1-10) dizem que o orbital adequado é $1s$. Assim, podemos construir a ligação entre os dois átomos de He de forma semelhante à da ligação entre dois átomos de hidrogênio (Figura 1-11), isto é, pela superposição de dois orbitais $1s$.

Solução

- A interação em fase leva a um orbital ligante de menor energia (em relação aos orbitais $1s$ originais), e a interação fora de fase, a um orbital antiligante de maior energia. O diagrama de energia é essencialmente idêntico ao das Figuras 1-12A e B, exceto que He_2^+ contém somente três elétrons.
- O princípio da construção (Aufbau) mostra como distribuir os elétrons, colocando-os em orbitais de energia sucessivamente crescente. Assim, o nível mais baixo recebe dois elétrons (ligantes), e o nível mais alto, um elétron (antiligante):

- O resultado é uma interação favorável (ao contrário do He_2 neutro, Figura 1-12B). He_2^+ pode ser fabricado facilmente em uma descarga elétrica pela reação de He^+ com He, o que mostra que a formação de ligação é favorável.

EXERCÍCIO 1-15

Tente você

Construa um diagrama de orbitais moleculares e um diagrama de separação de energia para a ligação no LiH. Ele é favorecido? (**Cuidado:** as energias dos orbitais que estão se superpondo não são as mesmas neste caso. **Sugestão:** consulte a Seção 1-6, especificamente a parte que descreve o princípio da construção. Quais são as configurações eletrônicas do Li e do H? A separação em energia entre orbitais de energias diferentes ocorre de modo a empurrar o nível de maior energia para cima e o de menor energia para baixo.

EM RESUMO, avançamos bastante na descrição das ligações. Primeiro imaginamos as ligações em termos de energias de Coulomb, depois em termos de covalência e partilhamento de pares de elétrons e, finalmente, usamos conceitos de mecânica quântica para construir um modelo melhor. Neste, as ligações são o resultado da superposição de orbitais atômicos. Os dois elétrons da ligação são colocados no orbital molecular ligante. Como este orbital é estabilizado em relação aos orbitais atômicos originais, energia é liberada na formação da ligação. Essa diminuição de energia corresponde à energia da ligação.

1-8 Orbitais híbridos: ligações em moléculas complexas

Usemos agora a mecânica quântica para construir esquemas de ligação de moléculas mais complexas. Como usar orbitais atômicos para construir moléculas lineares (como BeH_2), trigonais (como BH_3) ou tetraédricas (como em CH_4)?

Figura 1-14 Colocação de um elétron em um orbital de energia maior do berílio para permitir o uso dos dois elétrons de valência na ligação.

Be[$(1s)^2 (2s)^2$]
Sem elétrons desemparelhados

Be[$(1s)^2 (2s)^1 (2p)^1$]
Com dois elétrons desemparelhados

Figura 1-15 Ligação possível, mas incorreta, do BeH₂ com o uso de um orbital 2s e um orbital 2p do berílio. O nodo do orbital 2s não está aparente. Os dois orbitais 2p vazios e o orbital 1s completo foram omitidos para simplificar. Os pontos indicam os elétrons de valência.

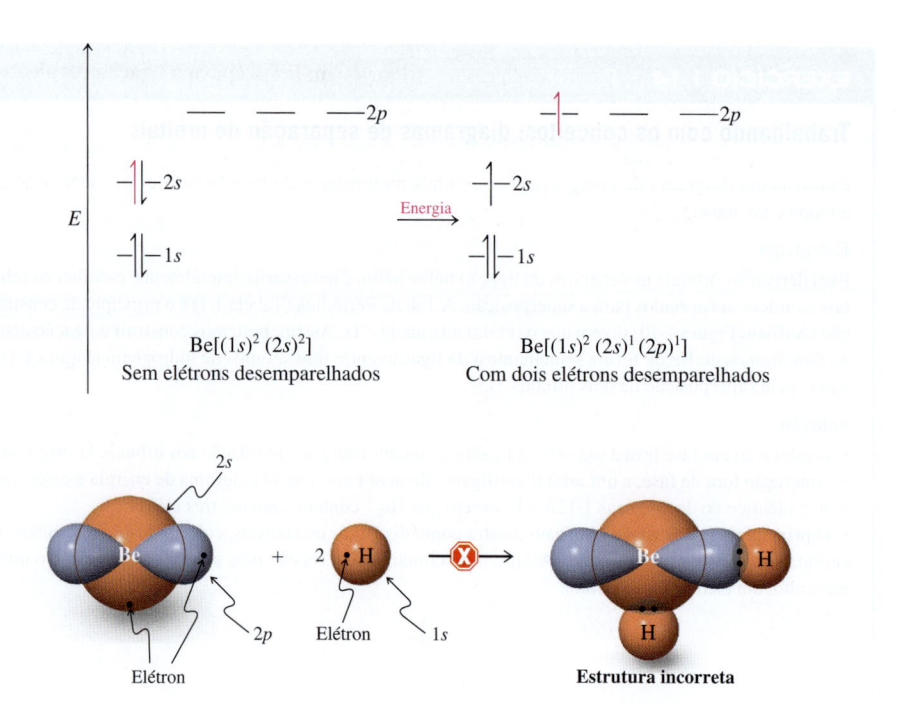

Vejamos a molécula do hidreto de berílio, BeH_2. O berílio tem dois elétrons no orbital 1s e dois elétrons no orbital 2s. Sem elétrons desemparelhados, este arranjo não permite a formação de ligações covalentes. A diferença de energia entre o orbital 2s e o orbital 2p, entretanto, é pequena, e a colocação de um dos dois elétrons que estava originalmente em 2s em um dos orbitais 2p (Figura 1-14) para atingir a configuração $1s^2 2s^1 2p^1$, com dois elétrons desemparelhados, permite a formação de ligações, com ganho líquido de energia. Assim, na configuração $1s^2 2p^1 2p^1$ existem dois orbitais atômicos com um elétron que permitem a superposição de orbitais e a formação de ligações.

Seria possível propor que a formação de duas ligações ocorresse com a superposição de um orbital 2s do berílio com o orbital 1s de um hidrogênio e de um orbital 2p do berílio com o orbital 1s do outro hidrogênio (Figura 1-15). Este esquema, porém, prediz duas ligações diferentes com comprimentos diferentes, provavelmente em um ângulo diferente de 180°. A teoria da repulsão dos elétrons de valência, porém, prediz que compostos como BeH_2 devem ser *lineares* (Seção 1-3). Experimentos realizados com compostos relacionados ao BeH_2 confirmam esta predição e mostram que as ligações do berílio têm o *mesmo* comprimento*.

Os híbridos *sp* produzem estruturas lineares

Como podemos explicar esta geometria em termos de orbitais? Para responder esta questão é necessário usar a técnica quantomecânica chamada de **hibridação de orbitais**. Assim como a mistura de orbitais atômicos de átomos diferentes forma orbitais moleculares, a mistura de orbitais atômicos do mesmo átomo forma **orbitais híbridos**.

Quando uma função de onda 2s e uma 2p do berílio misturam-se, formam-se dois novos orbitais híbridos, os orbitais *sp*, que têm 50% de caráter *s* e 50% de caráter *p*. A Figura 1-16 mostra como este procedimento rearranja os lobos dos orbitais no espaço. Os lobos maiores, chamados lobos frontais, formam um ângulo de 180° entre si. Existem ainda dois lobos menores, um para cada híbrido *sp*, com sinais opostos aos dos lobos frontais. Os dois outros orbitais *p* não sofrem alterações.

A superposição dos orbitais *sp* frontais do berílio com os orbitais 1s de cada hidrogênio forma as ligações do BeH_2. O ângulo de 180° que resulta deste esquema de hibridação minimiza a repulsão dos elétrons. Os lobos frontais dos orbitais híbridos são maiores do que os lobos dos orbitais não hibridados, o que permite melhor superposição e, em consequência, ligações mais estáveis.

---

* Estas predições não podem ser testadas no BeH_2 porque esta substância existe como um arranjo complexo de átomos de H e Be. BeF_2 e $Be(CH_3)_2$, porém, existem como moléculas livres na fase gás e têm as estruturas lineares preditas.

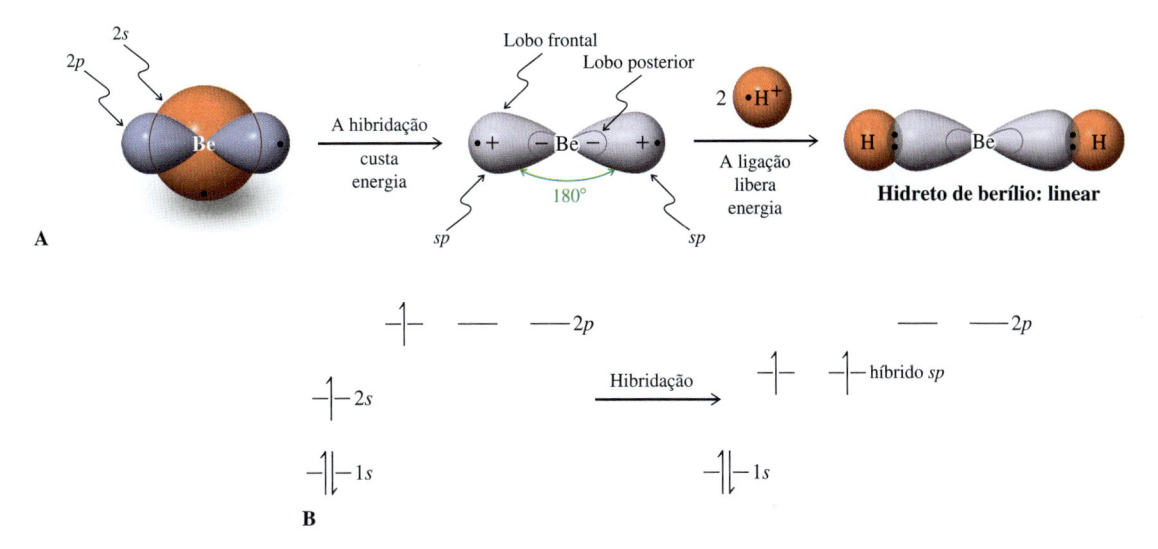

Figura 1-16 Hibridação para criar dois orbitais híbridos *sp* do berílio. (A) A ligação resultante dá ao BeH₂ uma estrutura linear. Novamente, os orbitais 1s e 2p não envolvidos na ligação foram omitidos. O sinal da função de onda do lobo *sp* maior é o oposto do sinal da função de onda do lobo menor. (B) Alterações de energia resultantes da hibridação. O orbital 2s e um dos orbitais 2p combinam-se para formar dois híbridos *sp* de energia intermediária. As energias dos orbitais 1s e 2p não utilizados permanecem inalteradas.

ANIMAÇÃO: Fig. 1-16, híbridos *sp*

Observe que a hibridação não muda o número de orbitais disponíveis para a formação de ligações. A hibridação dos quatro orbitais do berílio leva a um conjunto de quatro novos orbitais: dois orbitais híbridos *sp* e dois orbitais 2p praticamente inalterados. Veremos adiante que o carbono usa orbitais híbridos *sp* para formar ligações triplas.

Orbitais híbridos *sp*² dão origem a estruturas trigonais

Vamos examinar agora o grupo de elementos da Tabela Periódica com três elétrons de valência. Que esquema de ligações podemos derivar para o borano, BH₃? A colocação de um dos elétrons do orbital 2s do boro em um dos orbitais 2p vazios dá os três orbitais com elétrons desemparelhados (um 2s e dois 2p) necessários para formar as três ligações. A mistura destes *três* orbitais atômicos leva a *três* novos orbitais híbridos, chamados de orbitais *sp*² para indicar os orbitais atômicos originais envolvidos: 67% *p* e 33% *s* (Figura 1-17). O terceiro orbital 2p permanece inalterado. O número total de orbitais é o mesmo, isto é, quatro.

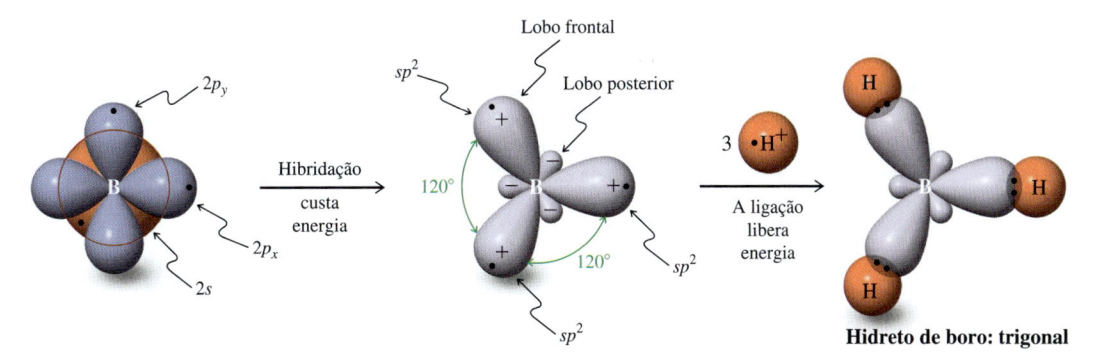

Figura 1-17 Hibridação do boro para criar três orbitais *sp*². As ligações resultantes formam o BH₃ trigonal planar. Existem três lobos frontais com um sinal e três lobos posteriores com sinal contrário. O orbital *p* remanescente (p_z) é perpendicular ao plano da molécula (o plano da página, com um lobo acima e outro abaixo do plano) e foi omitido. De forma análoga à Figura 1-16B, o diagrama de energia do boro hibridado mostra três orbitais *sp*² de mesma energia com um elétron cada, um orbital 2p vazio e um orbital 1s completo.

ANIMAÇÃO: Fig. 1-17, híbridos *sp*²

Cada um dos lobos frontais dos três orbitais sp^2 do boro superpõe-se a um orbital $1s$ do hidrogênio para dar BH_3 trigonal planar. Novamente, a hibridação minimiza a repulsão dos elétrons e melhora a superposição, levando a ligações mais fortes. O orbital $2p$ remanescente é perpendicular ao plano formado pelos três orbitais híbridos sp^2. Ele fica vazio e não participa significativamente das ligações.

A molécula BH_3 é **isoeletrônica** com o cátion metila, CH_3^+, isto é, tem o mesmo número de elétrons de valência. As ligações do CH_3^+ exigem três orbitais sp^2. Veremos adiante que o carbono usa orbitais híbridos sp^2 para formar ligações duplas.

A hibridação sp^3 explica a forma tetraédrica dos compostos de carbono

Vamos examinar o carbono, o elemento cujas ligações são as mais importantes para a química orgânica. Sua configuração eletrônica é $(1s)^2(2s)^2(2p)^2$, com dois elétrons desemparelhados em dois dos orbitais $2p$. Podemos redistribuir os elétrons, colocando um elétron em cada um dos orbitais $2s$ e $2p$, de modo a obter quatro orbitais capazes de formar ligações covalentes. Vimos que o arranjo tetraédrico minimiza as repulsões das ligações C—H do metano (Seção 1-3). Para chegar a esta geometria, o orbital $2s$ e *os três orbitais* $2p$ hibridam-se para formar *quatro* novos orbitais sp^3 equivalentes, cada um com 75% (3/4) de caráter p e 25% (1/4) de caráter s, ocupados por um elétron. O recobrimento dos orbitais híbridos com quatro orbitais $1s$ de hidrogênio leva ao metano, com quatro ligações C—H iguais. Os ângulos HCH são característicos do tetraedro, 109,5° (Figura 1-18).

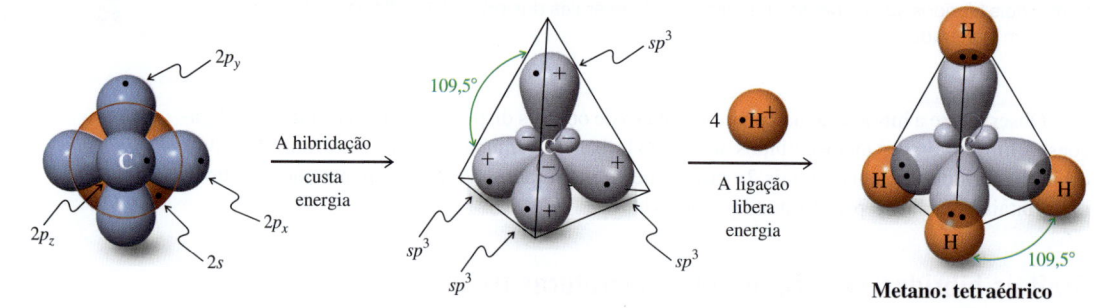

Figura 1-18 Hibridação do carbono para criar quatro orbitais sp^3. As ligações resultantes conferem ao CH_4 e a outros compostos de carbono uma estrutura tetraédrica. Os híbridos sp^3 têm quatro pequenos lobos posteriores de sinal oposto ao dos lobos frontais. De forma análoga à Figura 1-16B, o diagrama de energia para o carbono hibridado sp^3 mostra quatro orbitais sp^3 de mesma energia com um elétron cada e um orbital $1s$ completo.

ANIMAÇÃO: Fig. 1-18, híbridos sp^3

Qualquer combinação de orbitais atômicos e orbitais híbridos pode formar ligações. Por exemplo, os quatro orbitais sp^3 do carbono podem se combinar com quatro orbitais $3p$ de cloro para formar o tetraclorometano, CCl_4. As ligações carbono-carbono são geradas pelo recobrimento de orbitais híbridos. No etano, CH_3—CH_3 (Figura 1-19), a ligação é feita com dois orbitais sp^3, um de cada carbono. Qualquer átomo de hidrogênio do metano pode ser substituído por CH_3 ou outros grupos para gerar novas combinações.

Em todas essas moléculas, e em muitas outras, o *átomo de carbono leva a arranjos aproximadamente tetraédricos*. A possibilidade que o carbono oferece de formar cadeias de átomos com vários substituintes é responsável pela extraordinária diversidade da química orgânica.

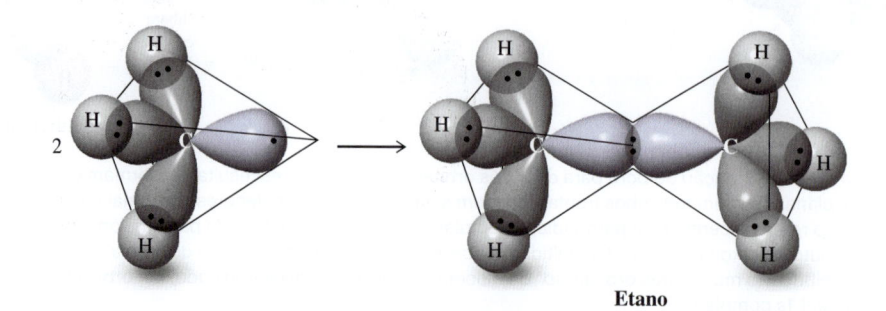

ANIMAÇÃO: Fig. 1-19, orbitais do etano

Figura 1-19 Superposição de dois orbitais sp^3 para formar a ligação carbono-carbono do etano.

Os orbitais híbridos podem acomodar pares de elétrons isolados: amônia e água

Que tipos de orbitais descrevem as ligações da amônia e da água (veja o Exercício 1-5)? Comecemos com a amônia. A configuração eletrônica do nitrogênio, $(1s)^2(2s)^2(2p)^3$, explica por que o nitrogênio é trivalente, já que são necessárias três ligações covalentes para que a configuração do octeto seja atingida. Poderíamos usar orbitais p para a superposição, deixando o par de elétrons não ligante no nível $2s$. Este arranjo, entretanto, não minimiza a repulsão dos elétrons. A melhor solução é, novamente, recorrer aos orbitais híbridos sp^3. Três dos orbitais híbridos sp^3 são usados na ligação com os átomos de hidrogênio e o quarto orbital acomoda o par de elétrons. Os ângulos HNH observados na amônia, 107,3°, são próximos aos do tetraedro regular (Figura 1-20). O efeito do par de elétrons livres é reduzir os ângulos de ligação do valor ideal do tetraedro (109,5°). Como não é partilhado, o par de elétrons livres fica mais perto do nitrogênio e, como resultado, exerce repulsão maior sobre os elétrons ligados aos hidrogênios, o que leva à compressão dos ângulos observada.

Na água, acontece algo semelhante e a ligação poderia ser descrita com o uso de orbitais híbridos sp^3 para o oxigênio. Entretanto, o custo em energia agora é muito alto (veja o Exercício 1-17). Porém, para simplificar, usamos o modelo da amônia para a água, como na Figura 1-20, com um ângulo HOH de 104,5°.

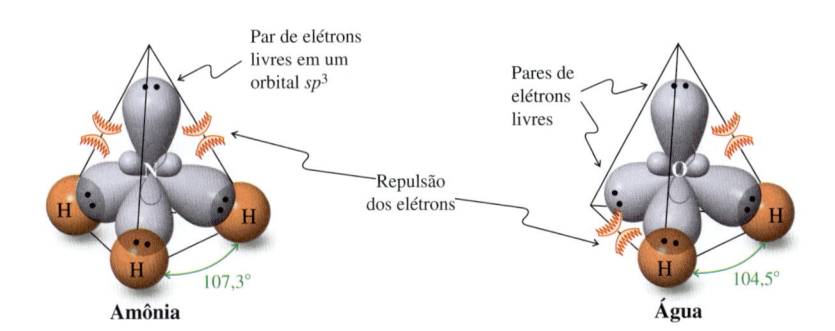

Figura 1-20 Ligação e repulsão dos elétrons na amônia e na água. Os arcos indicam a maior repulsão dos elétrons provocada pelos pares de elétrons livres mais próximos do núcleo central.

Ligações π ocorrem em eteno (etileno) e etino (acetileno)

As ligações duplas em alquenos, como o eteno (etileno), e as ligações triplas em alquinos, como o etino (acetileno), são consequência da possibilidade dos orbitais do carbono adotarem as hibridações sp^2 e sp, respectivamente. Assim, as ligações σ do eteno derivam-se dos orbitais híbridos sp^2 do carbono: Csp^2—Csp^2, para a ligação C—C, e Csp^2—H1s para as ligações C—H (Figura 1-21). Ao contrário do BH_3, que mantém vazio um orbital p do boro, os orbitais p dos átomos de carbono no eteno têm um elétron cada um, e seu recobrimento leva a uma ligação π (lembre-se da Figura 1-13E). No etino, o sistema σ é formado por ligações que envolvem os orbitais híbridos Csp. Este arranjo deixa *dois* orbitais p com um elétron em cada carbono, o que permite a formação de duas ligações π (Figura 1-21).

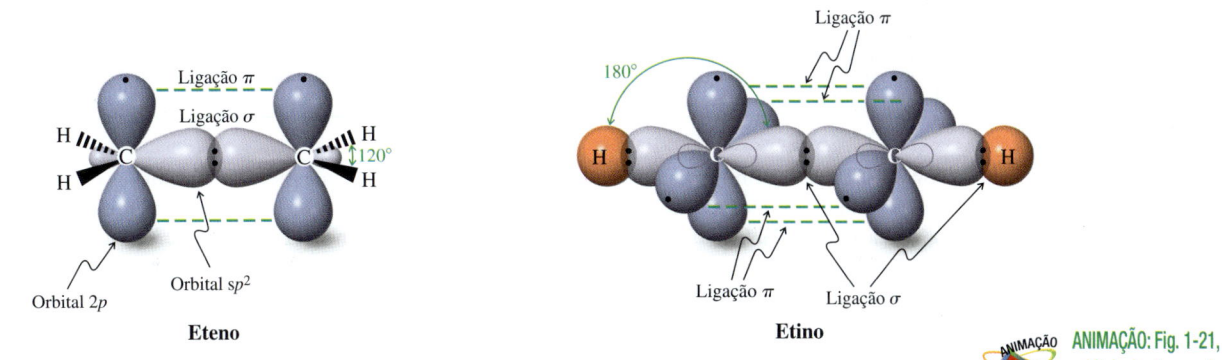

Figura 1-21 Ligação dupla no eteno (etileno) e ligação tripla no etino (acetileno).

ANIMAÇÃO: Fig. 1-21, orbitais do eteno e do etino

EXERCÍCIO 1-16

Esquematize a hibridação e as ligações do cátion metila, CH_3^+, e do ânion metila, CH_3^-.

EXERCÍCIO 1-17

Trabalhando com os conceitos: superposição de orbitais na água

Embora tenha sido conveniente descrever a água com um átomo de oxigênio com hibridação sp^3, a hibridação é desfavorável em comparação com o C em metano e o N em amônia. A razão é que a diferença de energia entre os orbitais $2s$ e p no O é maior e o custo energético da hibridação não pode mais ser compensado pelo menor número de ligações com os átomos de H (duas, em vez de quatro ou três). Em vez disso, o oxigênio usa (principalmente) orbitais não hibridados. Por que existe uma separação maior de energia entre os orbitais $2s$ e p no O? (**Sugestão:** à medida que avançamos horizontalmente na Tabela Periódica de C a F, a carga nuclear positiva cresce continuamente. Para saber o efeito que isso tem sobre as energias dos orbitais, consulte o final da Seção 1-6.)

Por que este fenômeno afeta negativamente o processo de hibridação? Reflita sobre essas questões e depois faça um desenho dos orbitais do O não hibridado e sua ligação na água. Use argumentos de repulsão eletrônica para explicar o ângulo de ligação HOH de 104,5°.

Estratégia

A superposição de orbitais intra-atômicos antes da hibridação é afetada pelas mesmas características que regem a qualidade de uma ligação feita pela superposição de orbitais interatômicos: a superposição é melhor entre os orbitais de tamanho e energia semelhantes. Além disso, a ligação está sujeita às restrições geométricas impostas pela molécula que tem o átomo hibridado (veja também o Problema 48). Procedendo ao longo da série metano, amônia, água e fluoreto de hidrogênio, os orbitais de simetria esférica $2s$ têm menos energia do que os orbitais p correspondentes devido à carga nuclear crescente. Uma maneira de entender essa tendência é imaginar os elétrons em seus respectivos orbitais: os que estão relativamente próximos ao núcleo ($2s$) são mantidos presos com cada vez mais força do os que estão mais distantes ($2p$). Para a direita de N na Tabela Periódica, esta discrepância em energia dificulta a hibridação dos orbitais, visto que este processo efetivamente afasta os elétrons $2s$ do núcleo. Assim, a redução na repulsão de elétrons por hibridação é compensada pelo custo em energia de Coulomb. No entanto, ainda podemos aceitar um quadro em que a superposição é razoável.

Solução

• Usamos os dois orbitais p do oxigênio ocupados por um elétron para a superposição com dois orbitais $1s$ de hidrogênio (na margem). Nesta imagem, os dois pares de elétrons isolados estão em um orbital p e em um $2s$, respectivamente.
• Por que, então, o ângulo de ligação não é 90° na água? A Lei de Coulomb (repulsão eletrônica) ainda opera, quer os orbitais sejam hibridados ou não. Assim, os dois pares de elétrons da ligação aumentam sua distância ao distorcer os ângulos de ligação até o valor observado.

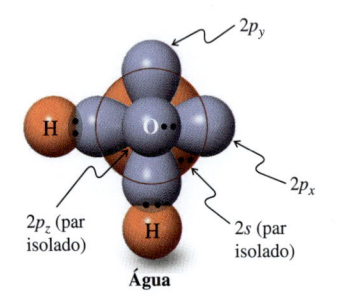

EXERCÍCIO 1-18

Tente você

Extrapole a imagem da água, no exercício anterior, para a ligação do HF, que também usa orbitais não hibridados.

EM RESUMO, para minimizar a repulsão e otimizar as ligações em moléculas triatômicas e moléculas maiores, usamos o conceito de hibridação dos orbitais atômicos para construir orbitais com a forma apropriada. Combinações de orbitais atômicos s e p fornecem os híbridos. Assim, um orbital $2s$ e um orbital $2p$ se misturam para dar dois híbridos lineares sp, sem afetar os dois orbitais $2p$ restantes. A combinação de um orbital $2s$ com dois orbitais $2p$ dá três híbridos sp^2, usados em moléculas trigonais. Finalmente, a mistura de um orbital $2s$ com os três orbitais $2p$ leva a quatro híbridos sp^3 e produz geometrias tetraédricas.

1-9 Estruturas e fórmulas de moléculas orgânicas

A boa compreensão da natureza da ligação permite aprender como os químicos determinam a identidade das moléculas orgânicas e estabelecem suas estruturas. Não subestime a importância de desenhar corretamente as estruturas. Desenhos mal feitos já deram lugar a muitos erros na literatura e, de importância talvez mais imediata, nos exames e nas provas de química orgânica.

Para estabelecer a identidade de uma molécula é preciso determinar sua estrutura

Os químicos orgânicos dispõem de diversas técnicas de determinação da estrutura molecular. A **análise elementar** fornece a **fórmula empírica**, um sumário dos elementos presentes e das razões entre eles. Outros procedimentos são necessários para a determinação da fórmula molecular e para a distinção das diversas estruturas possíveis. Por exemplo, a fórmula molecular C_2H_6O corresponde a duas substâncias conhecidas, o etanol e o metoximetano (dimetil-éter). Podemos distingui-las com base na suas propriedades físicas – seus pontos de fusão e de ebulição (p.e.), índice de refração, gravidades específicas e assim por diante. O etanol é um líquido (p.e. 78,5°C), muito usado como solvente no laboratório e na indústria, e que está presente nas bebidas alcoólicas. O metoximetano é um gás (p.e. −23°C) usado como gás refrigerante substituindo os Freons. Outras propriedades físicas e químicas também são diferentes. Moléculas como essas, com a mesma fórmula molecular, porém com a sequência dos átomos ligados (**conectividade**) diferente, são chamados de **isômeros estruturais** ou **de constituição** (veja também o Destaque Químico 1-1).

Etanol e Metoximetano: Dois Isômeros

Etanol
(p.e. 78,5°C)

Metoximetano
(Dimetil-éter)
(p.e. −23°C)

EXERCÍCIO 1-19

Escreva os dois isômeros de constituição de fórmula C_4H_{10}, mostrando todos os átomos e suas ligações.

Duas substâncias que ocorrem na natureza ilustram as consequências biológicas dessas diferenças estruturais. A prostaciclina I_2 impede que o sangue coagule no sistema circulatório. A tromboxana A_2, excretada quando ocorre um ferimento, *induz* a agregação plaquetária e a formação de coágulos sobre a ferida. Estes compostos são isômeros estruturais (ambos têm a fórmula molecular $C_{20}H_{32}O_5$) e a conectividade não é muito diferente. Eles são tão parecidos que são sintetizados no organismo a partir do mesmo composto inicial (veja a Seção 19-13 para detalhes).

Quando um composto natural ou produzido em uma reação é isolado, o químico tenta identificá-lo por comparação com as propriedades de substâncias conhecidas. Suponha, porém, que o produto químico investigado seja novo. Neste caso, a elucidação da estrutura exige outros métodos, muitos dos quais são várias formas de espectroscopia. Veremos estes métodos mais adiante e teremos a oportunidade de aplicá-los muitas vezes em outros capítulos.

Os métodos mais completos de determinação de estruturas são a difração de raios X de monocristais e a difração de elétrons ou a espectroscopia de micro-ondas de gases. Estas técnicas permitem a determinação da posição exata dos núcleos dos átomos, como se uma grande amplificação tivesse sido feita. As Figuras 1-22A e 1-22B mostram os detalhes estruturais

Prostaciclina I_2

Tromboxana A_2

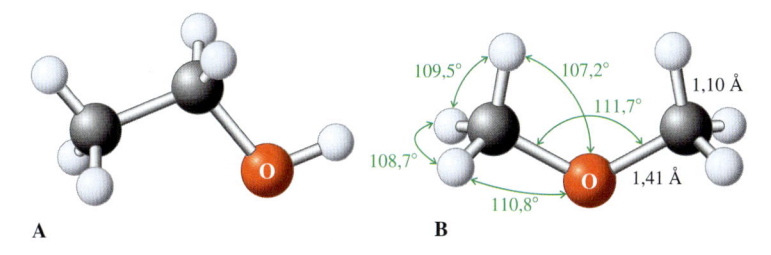

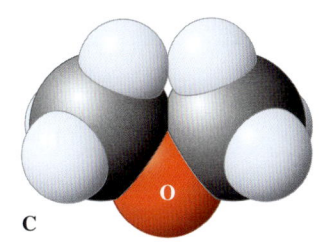

Figura 1-22 Representação em três dimensões do (A) etanol e (B) metoximetano, com o auxílio de modelos moleculares do tipo bola e palito. As distâncias interatômicas estão em angstroms, e os ângulos de ligação, em graus. (C) Metoximetano representado com o auxílio de modelos de volume cheio, que levam em conta o tamanho efetivo das "nuvens" de elétrons ao redor do núcleo.

obtidos desta maneira para o etanol e para o metoximetano em modelos do tipo bola e palito. Observe o arranjo tetraédrico em torno dos átomos de carbono e o ângulo de ligação envolvendo o átomo de oxigênio, semelhante ao da água. O modelo de bolas da Figura 1-22C, do metoximetano, mostra um quadro um pouco mais acurado do volume que os átomos ocupam.

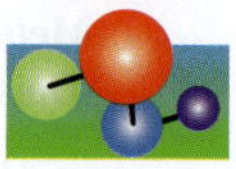

A visualização das moléculas orgânicas em três dimensões é essencial para a compreensão de sua estrutura e reatividade. Você pode achar difícil visualizar o arranjo espacial dos átomos mesmo em sistemas simples. Neste caso, procure usar um conjunto de modelos moleculares para montar as estruturas. Para encorajá-lo nesta prática e indicar exemplos particularmente interessantes, o ícone mostrado na margem aparecerá em lugares apropriados no texto.

CONSTRUÇÃO DE MODELOS

> **EXERCÍCIO 1-20**
>
> Use seu conjunto de modelos moleculares para construir os dois isômeros de fórmula molecular C_4H_{10}.

Vários tipos de desenhos são usados para representar as estruturas moleculares

A representação das estruturas moleculares não é nova para nós. Já vimos o assunto na Seção 1-4, em que abordamos regras para desenhar as estruturas de Lewis. Ali, representamos os elétrons ligantes e antiligantes como pontos. Uma simplificação deste procedimento é a notação com linhas (estruturas de Kekulé), com a adição dos pares livres, se necessário, na forma de pontos. Uma fórmula ainda mais simplificada é a **fórmula condensada**, na qual as ligações simples e os pares de elétrons são omitidos. A cadeia principal de carbonos é escrita em uma linha horizontal, com os hidrogênios associados a cada um deles colocados à direita. Outros grupos (os **substituintes** da cadeia principal) são adicionados por meio de linhas verticais.

A notação mais simples de todas é a **fórmula de linhas de ligação**. Ela representa o esqueleto de carbonos por linhas em ziguezague. Os átomos de hidrogênio são omitidos. Cada extremidade representa um grupo metila, e cada vértice, um átomo de carbono; todas as valências não especificadas correspondem a ligações simples com o hidrogênio.

Kekulé	Condensada	Fórmulas de linhas
H₃C—CH₂—CH₃ (H's explícitos)	$CH_3CH_2CH_3$	∧
(com Br e H's)	$CH_3CHCH_2CH_2Br$ com Br	estrutura com dois Br
(com O e =CH₂)	$CH_3CCH=CH_2$ com O	metil vinil cetona
HC≡C—C(H)₂—OH	$HC\equiv CCH_2OH$	propargil álcool

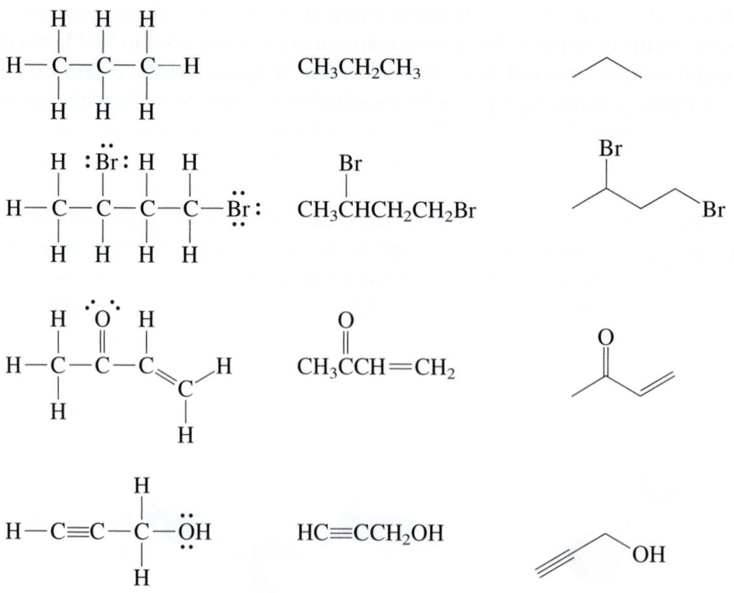

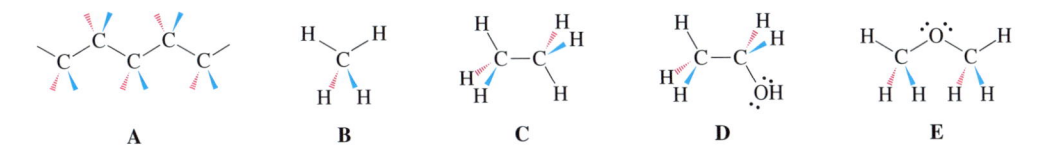

Figura 1-23 Notação em linhas tracejadas (em rosa) e cunhas cheias (em azul) para (A) uma cadeia de carbonos; (B) metano; (C) etano; (D) etanol e (E) metoximetano. Os átomos ligados por linhas simples estão no plano da página. Os grupos que estão ligados por linhas tracejadas estão abaixo do plano da página, e os ligados por cunhas, acima.

EXERCÍCIO 1-21

Desenhe fórmulas condensadas e de linhas para cada isômero de C_4H_{10}.

A Figura 1-22 chama a atenção para um ponto importante. Como desenhar as estruturas tridimensionais das moléculas orgânicas de forma acurada, com eficiência e de acordo com as convenções geralmente aceitas? No caso do carbono tetraédrico, podemos usar a notação das **linhas tracejadas e cunhas**. Usa-se a fórmula em ziguezague para representar a cadeia principal que é *colocada no plano da página*. A cada vértice, isto é, a cada átomo de carbono, ligam-se duas linhas, uma tracejada que corresponde à ligação que está *atrás do plano da página*, e a outra em cunha cheia, que corresponde à ligação que está na *frente do plano da página* (Figura 1-23). Os substituintes são colocados nas extremidades destas linhas. Esta convenção é aplicada a moléculas de todos os tamanhos e até mesmo ao metano (veja a Figura 1-23B-E).

EXERCÍCIO 1-22

Desenhe fórmulas em linhas tracejadas e cunhas cheias para cada isômero de C_4H_{10}.

EM RESUMO, a determinação das estruturas orgânicas baseia-se no uso de diversas técnicas experimentais, incluindo a análise elementar e várias formas de espectroscopia. Os modelos moleculares são muito úteis para a visualização dos arranjos espaciais dos átomos nas estruturas. As notações condensadas e em linhas são representações bidimensionais muito úteis. As fórmulas com linhas tracejadas e cunhas cheias permitem mostrar os átomos e as ligações em três dimensões.

A IDEIA GERAL

O que aprendemos e o que virá a seguir?

O material tratado neste capítulo introdutório é, provavelmente, familiar ao leitor, já tendo sido visto na química introdutória ou, até mesmo na escola, ainda que em outro contexto. Nossa intenção foi recapitular os conceitos porque eles são importantes para a compreensão da estrutura e reatividade das moléculas orgânicas. Os pontos importantes para revisões posteriores são:

1. A importância da Lei de Coulomb (Seção 1-2), como evidenciada, por exemplo, pela atração entre átomos (Seção 1-3), pela eletronegatividade relativa (Tabela 1-2), pelo modelo da repulsão dos elétrons e pela forma das moléculas (Seção 1-3), e pela escolha das estruturas de ressonância importantes (Seção 1-5).
2. A tendência dos elétrons de se espalhar (deslocalizar-se), como vimos nas formas de ressonância (Seção 1-5) ou na superposição das ligações (Seção 1-7).

3. A correlação entre o número de elétrons de valência (Seções 1-3 e 1-4) e o princípio da construção (Seção 1-6) e a estabilidade associada dos elementos nas configurações de octeto, típicas dos gases nobres, obtidas pela formação das ligações (Seções 1-3, 1-4 e 1-7).
4. As formas características dos orbitais atômicos e moleculares (Seção 1-6) que dão uma ideia da localização dos elétrons ao redor dos núcleos.
5. O modelo de superposição para a formação da ligação (Seção 1-7), que permite avaliar a energética, a direção e a viabilidade das reações.

Com todas essas informações, agora podemos examinar as diversas estruturas e a dinâmica das moléculas orgânicas e seus sítios de reação.

PROBLEMAS DE INTEGRAÇÃO

1-23. O boro-hidreto de sódio, $Na^{+-}BH_4$, é um reagente usado na conversão de aldeídos e cetonas a álcoois (Seção 8-6). Ele pode ser obtido pelo tratamento de BH_3 com $Na^{+-}H$:

$$BH_3 + Na^+H^- \longrightarrow Na^+ \begin{bmatrix} H \\ H\ B\ H \\ H \end{bmatrix}^-$$

a. Desenhe a estrutura de Lewis do $^-BH_4$.

SOLUÇÃO

Vamos seguir as regras da Seção 1-4.

Etapa 1. O esqueleto molecular (*Regra 1*) foi dado entre colchetes na equação: um átomo de boro cercado por quatro átomos de hidrogênio.

Etapa 2. Qual é o número de elétrons de valência? A resposta é (*Regra 2*):

4 H	= 4 × 1 elétron	= 4 elétrons
1 B		= 3 elétrons
Carga	= −1	= 1 elétron
Total		8 elétrons

Etapa 3. Qual é a estrutura de Lewis? A resposta é (*Regra 3*): esta parte é fácil. A colocação de dois elétrons entre o boro e cada um dos quatro átomos de hidrogênio consome os oito elétrons de valência disponíveis.

$$\begin{array}{c} H \\ H:\overset{..}{\underset{..}{B}}:H \\ H \end{array}$$

Etapa 4. Onde está a carga? A resposta é (*Regra 4*): como cada átomo de hidrogênio tem um életron de valência na estrutura de Lewis, isto é, o mesmo número do átomo neutro, a carga tem de estar no átomo de boro. Esta conclusão é confirmada pela contagem dos elétrons de valência do boro, quatro, isto é, um a mais do que o número de elétrons do átomo livre. A estrutura de Lewis correta é, portanto,

$$\begin{array}{c} H \\ H:\overset{..}{\underset{..}{B}}:^-H \\ H \end{array}$$

b. Qual é a forma do íon boro-hidreto?

SOLUÇÃO

Para dar a resposta, temos de lembrar que a repulsão dos elétrons controla a forma das moléculas simples (Seção 1-3). O melhor arranjo para o $^-BH_4$ é, portanto, o do CH_4. A molécula é tetraédrica e tem hibridação sp^3 (veja a margem).

c. Use orbitais e faça um desenho que represente o ataque de $H:^-$ em BH_3. Quais são os orbitais envolvidos na formação da ligação?

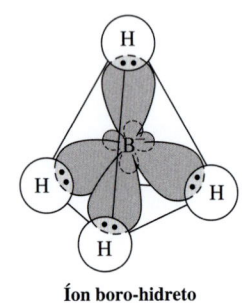

Íon boro-hidreto

Capítulo 1 Estrutura e Ligação em Moléculas Orgânicas

SOLUÇÃO

Para responder a esta questão, vamos desenhar os orbitais das espécies de interesse (Seções 1-6 e 1-8). No caso de H:⁻, é um orbital 1s com dois elétrons. No caso de BH_3, é um átomo de boro trigonal, hibridado sp^2, com as três ligações características com o hidrogênio e um orbital $2p$ vazio perpendicular ao plano da molécula (Figura 1-17).

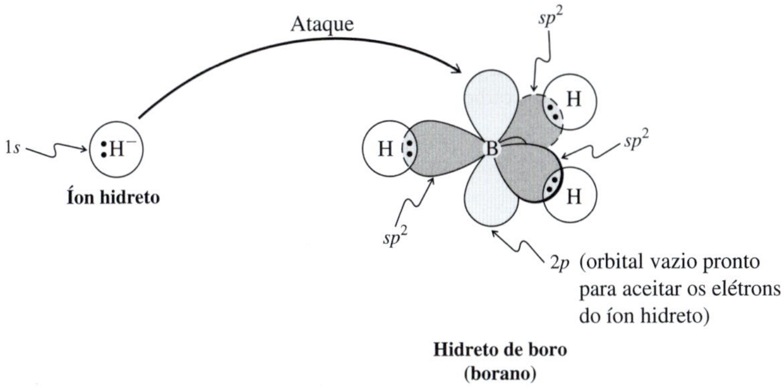

Íon hidreto

Hidreto de boro (borano)

$2p$ (orbital vazio pronto para aceitar os elétrons do íon hidreto)

Que lado do BH_3 o íon hidreto provavelmente atacará? A Lei de Coulomb responde a questão: o orbital p vazio. É fácil imaginar que o átomo de boro re-hibrida-se de sp^2 a sp^3 durante a reação. A superposição inicial do orbital 1s do hidrogênio com o orbital $2p$ do boro se altera até transformar-se na superposição final do orbital 1s do hidrogênio com o orbital híbrido sp^3 do boro.

1-24. O propino pode ser desprotonado duas vezes com bases muito fortes (isto é, a base remove os dois prótons marcados com setas) para dar um diânion.

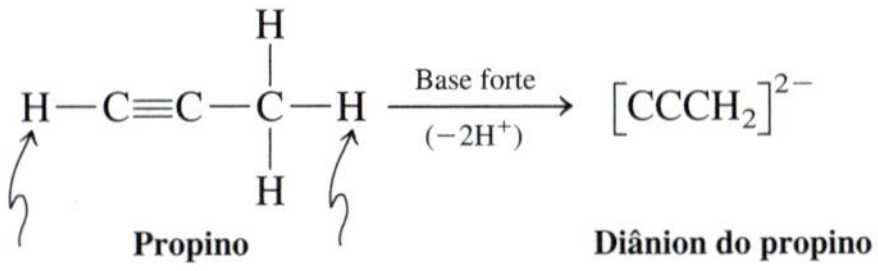

$$H-C\equiv C-\underset{H}{\overset{H}{\underset{|}{\overset{|}{C}}}}-H \xrightarrow[(-2H^+)]{\text{Base forte}} [CCCH_2]^{2-}$$

Propino **Diânion do propino**

Pode-se escrever duas formas de ressonância para o ânion nas quais os três átomos de carbono têm octetos de Lewis.

a. Desenhe estas estruturas e decida qual é a mais importante.

SOLUÇÃO

Vamos analisar o problema por etapas:

Etapa 1. Que informações estruturais estão contidas na figura dada para o diânion do propino? A resposta (Seção 1-4, *Regra 1*) é que a figura mostra a conectividade dos átomos, uma cadeia de três átomos de carbonos com um dos átomos terminais ligado a dois átomos de hidrogênio.

Etapa 2. Quantos elétrons de valência estão disponíveis? A resposta (Seção 1-4, *Regra 2*) é

2 H	= 2 × 1 elétron	= 2 elétrons
3 C	= 3 × 4 elétrons	= 12 elétrons
Carga	= −2	= 2 elétrons
Total		16 elétrons

Etapa 3. Como fazer para conseguir uma estrutura com octetos de Lewis para este íon? A resposta (Seção 1-4, *Regra 3*) é usar a conectividade dada na estrutura para o diânion do propino e atribuir aos átomos 8 dos 16 elétrons disponíveis.

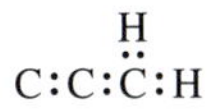

$$C\!:\!C\!:\!\overset{\overset{H}{..}}{C}\!:\!H$$

Usemos, agora, os oito elétrons remanescentes para atribuir pares de elétrons livres que deem octetos ao maior número possível de átomos de carbono. Uma boa maneira de começar é à direita, porque este átomo de carbono exige um par de elétrons somente, e o átomo de carbono central, dois. Para o átomo de carbono à esquerda, resta apenas um par de elétrons:

$$:C::\overset{..}{C}::\overset{\overset{H}{..}}{C}:H$$

Esta estrutura deixa o átomo de carbono à esquerda com apenas quatro elétrons e temos de transformar os dois pares de elétrons livres do átomo de carbono central em dois pares compartilhados, o que gera a seguinte estrutura

$$:C:::C:\overset{\overset{H}{..}}{C}:H$$

Etapa 4. Agora, cada átomo tem seu par ou octeto de elétrons e devemos nos preocupar com as cargas. Quais são as cargas de cada átomo? A resposta (Seção 1-4, *Regra 4*) é que, começando de novo pela direita, podemos ver que os hidrogênios são neutros, já que cada um está ligado ao átomo de carbono por um par de elétrons compartilhados, o que dá um número efetivo de elétrons de valência igual a um, o mesmo número encontrado em um átomo de hidrogênio neutro livre. Por outro lado, o átomo de carbono tem três pares de elétrons compartilhados e um par de elétrons não ligantes, isto é, o número efetivo de elétrons de valência é igual a cinco, ou seja, um elétron a mais do que o número de elétrons de valência do átomo livre. Assim, o átomo de carbono à direita está associado a uma carga negativa. O átomo de carbono central está cercado por quatro pares de elétrons compartilhados, sendo, portanto, neutro. O átomo de carbono à esquerda está ligado a seu vizinho por três pares de elétrons compartilhados e tem, ainda, um par de elétrons não ligantes, isto é, tem a outra carga negativa. O resultado é

$$:\overset{-}{C}:::C:\overset{\overset{H}{..}}{\underset{..}{C}}:H$$

Etapa 5. Agora podemos pensar na questão das formas de ressonância. É possível mover os pares de elétrons de modo a gerar outra estrutura de Lewis com o mesmo número de octetos? A resposta (Seção 1-5) é sim. Basta transformar o par de elétrons não ligante do carbono à direita em um par compartilhado e, ao mesmo tempo, um dos pares de elétrons compartilhados mais à esquerda em um par não ligante:

$$\left[:\overset{-}{C}:::C:\overset{\overset{H}{..}}{\underset{..}{C}}:H \longleftrightarrow :\overset{2-}{\underset{..}{C}}::C:::\overset{\overset{H}{..}}{C}:H \right]$$

O resultado é a transferência da carga negativa do átomo de carbono à direita para o átomo de carbono à esquerda, com este último tendo as duas cargas.

Etapa 6. Qual das duas estruturas de ressonância é a mais importante? A resposta (Seção 1-5) é que a repulsão dos elétrons faz a estrutura à esquerda contribuir mais para o híbrido de ressonância.

Um último ponto: é mais simples deduzir a primeira estrutura de ressonância olhando para o esquema de reação que leva ao diânion. A fórmula de linhas do propino representa sua estrutura de Lewis, e a remoção de um próton de cada um dos átomos de carbono das extremidades deixa estes carbonos com dois elétrons livres e a carga a eles associada:

$$H-C\equiv C-\overset{\overset{H}{|}}{\underset{\underset{H}{|}}{C}}-H \xrightarrow{-2H^+} :\overset{-}{C}\equiv C-\overset{\overset{H}{|}}{\underset{..}{C}}-H$$

A lição importante deste último ponto é que, quando você tiver de resolver um problema, o melhor a fazer é um inventário (escrevendo-o) de todas as informações, explícitas ou implícitas, dadas no enunciado do problema.

b. O diânion do propino adota a seguinte hibridação: $[CspCspCsp^2H_2]^{2-}$, em que o CH_2 terminal tem hibridação sp^2, diferentemente do ânion metila, onde o carbono tem hibridação sp^3 (Exercício 1-16). Desenhe os orbitais do diânion do propino para explicar esta preferência de hibridação.

SOLUÇÃO

Construa os orbitais adicionando uma metade (o grupo CH$_2$) do eteno da Figura 1-21 ao desenho do etino sem os hidrogênios.

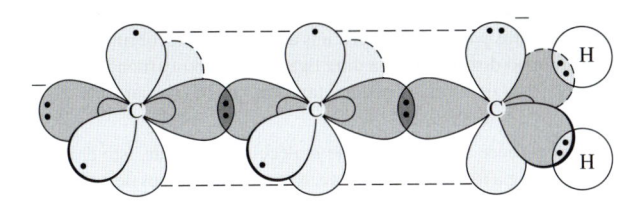

Pode-se ver claramente que o orbital *p* do grupo CH$_2$ com dois elétrons faz o recobrimento com uma das ligações π da unidade alquino, permitindo a deslocalização da carga, tal como representada pelas duas estruturas de ressonância.

Conceitos importantes

1. A química orgânica é a química do **carbono** e de seus compostos.

2. A **Lei de Coulomb** relaciona as forças atrativas entre partículas de cargas elétricas de sinais opostos com a distância entre elas.

3. As **ligações iônicas** são o resultado da atração de Coulomb entre íons de cargas de sinais opostos. Esses íons são formados pela transferência completa de elétrons de um átomo para outro, para atingir uma configuração de gás nobre.

4. As **ligações covalentes** são o resultado do partilhamento de elétrons entre dois átomos. Os elétrons são partilhados para que os átomos possam atingir a configuração de um gás nobre.

5. A **distância de ligação** é a distância média entre dois átomos ligados por covalência. A formação da ligação libera energia; a quebra da ligação utiliza energia.

6. As **ligações polares** são formadas entre átomos de eletronegatividades diferentes. A eletronegatividade é uma medida da capacidade de um átomo de atrair elétrons.

7. A **forma das moléculas** é fortemente influenciada pela repulsão entre os elétrons.

8. As **estruturas de Lewis** descrevem as ligações pelo uso de pontos para representar os elétrons de valência. Elas são desenhadas de modo a dar ao hidrogênio um dueto de elétrons, e aos outros átomos, octetos de elétrons (regra do octeto). A separação de carga formal deve ser minimizada, mas poderá ser imposta pela regra do octeto.

9. Quando duas ou mais estruturas de Lewis que diferem apenas na localização dos elétrons são necessárias para descrever uma molécula, estas estruturas são chamadas de **formas de ressonância**. Nenhuma delas descreve corretamente a molécula, cuja verdadeira representação é uma "média" (**híbrido**) de todas as estruturas de Lewis. As formas de ressonância que melhor satisfazem as regras utilizadas para escrever as estruturas de Lewis e as exigências de eletronegatividade contribuem mais para o híbrido de ressonância.

10. O movimento dos elétrons ao redor do núcleo é descrito por **equações de onda**. As soluções matemáticas destas equações são os **orbitais atômicos**, que delineam aproximadamente as regiões do espaço que têm alta probabilidade de conter elétrons.

11. Os **orbitais** *s* são esféricos. Os **orbitais** *p* se parecem com halteres ou um "algarismo oito esférico". O sinal matemático do orbital, em qualquer ponto, pode ser positivo, negativo ou zero (nodo). Quando a energia do orbital aumenta, o número de nodos também aumenta. Cada orbital pode ser ocupado por no máximo dois elétrons de spins opostos (**princípio da exclusão de Pauli, Regra de Hund**).

12. O processo de adição de elétrons, um por um, aos orbitais atômicos, começando pelo orbital de energia mais baixa, é chamado de **princípio da construção** (**Aufbau**).

13. Um **orbital molecular** forma-se pela superposição de dois orbitais atômicos para gerar uma ligação. Os orbitais atômicos de mesmo sinal superpõem-se para dar um **orbital molecular de ligação**, que tem energia mais baixa do que os orbitais atômicos originais. Os orbitais atômicos de sinais opostos dão origem a um orbital **molecular antiligante** de energia mais alta do que os orbitais atômicos originais e que contém um nodo. O número de orbitais moleculares é igual ao número de orbitais atômicos dos quais eles derivam.

14. As ligações feitas pela superposição ao longo do eixo internuclear são chamadas de **orbitais σ** (sigma), e as ligações feitas pela superposição de orbitais *p* paralelos ao eixo internuclear, de **orbitais π** (pi).

15. A mistura de orbitais do mesmo átomo leva a **orbitais híbridos** de formas diferentes. Um orbital *s* e um orbital *p* misturam-se para dar dois **orbitais híbridos *sp* em arranjo linear**, usados, por exemplo, na construção da molécula BeH_2. Um orbital *s* e dois *p* formam três **orbitais híbridos sp^2 em arranjo trigonal**, usados, por exemplo, no BH_3. Um orbital *s* e três *p* formam quatro **orbitais híbridos sp^3 em arranjo tetraédrico**, usados, por exemplo, no CH_4. Os orbitais que não se hibridam permanecem inalterados. Os orbitais híbridos podem se recobrir uns aos outros. O recobrimento de dois orbitais híbridos sp^3 em átomos de carbono distintos forma uma ligação carbono-carbono, como no etano e em outras moléculas orgânicas. Orbitais híbridos podem, também, acomodar pares de elétrons livres, como em NH_3 e H_2O.

16. A **análise elementar** fornece a composição de moléculas orgânicas, isto é, a razão entre os tipos de átomos que as compõem, e a **fórmula molecular**, o número de átomos de cada tipo.

17. Moléculas de mesma fórmula molecular e diferente conectividade, isto é, arranjo dos átomos ligados, são chamadas de **isômeros estruturais** ou **de constituição**. Eles têm propriedades diferentes.

18. **Fórmulas condensadas** e **fórmulas de linhas** são usadas para abreviar a representação das estruturas. **Fórmulas com linhas tracejadas e cunhas cheias** representam moléculas em três dimensões.

Problemas

25. Desenhe uma estrutura de Lewis para cada uma das moléculas a seguir e atribua cargas aos átomos onde apropriado. A conectividade dos átomos é dada entre parênteses.

    (a) ClF
    (b) BrCN
    (c) $SOCl_2$ (ClSCl) com O
    (d) CH_3NH_2
    (e) CH_3OCH_3
    (f) N_2H_2 (HNNH)
    (g) CH_2CO
    (h) HN_3 (HNNN)
    (i) N_2O (NNO)

26. Use as eletronegatividades da Tabela 1-2 (Seção 1-3) para identificar ligações covalentes polares nas várias estruturas do Problema 25. Marque os átomos que as formam com os sinais δ^+ e δ^-.

27. Desenhe estruturas de Lewis para cada uma das espécies a seguir. Atribua cargas aos átomos quando necessário.

    (a) H^-
    (b) CH_3^-
    (c) CH_3^+
    (d) CH_3
    (e) $CH_3NH_3^+$
    (f) CH_3O^-
    (g) CH_2
    (h) HC_2^- (HCC)
    (i) H_2O_2 (HOOH)

28. Cada uma das seguintes estruturas contém pelo menos um erro, como número incorreto de elétrons ou ligações em um ou mais átomos ou violação da regra do octeto. Identifique esses erros e sugira correções para as fórmulas.

29. (a) A estrutura do íon bicarbonato (hidrogenocarbonato), HCO_3^-, é mais bem descrita como um híbrido de várias formas de ressonância, duas das quais são

    (i) Desenhe pelo menos mais uma forma de ressonância. (ii) Use setas curvas para mostrar como estas estruturas de Lewis se interconvertem apenas pelo movimento de pares de elétrons. (iii) Determine que formas contribuem mais para a verdadeira estrutura do bicarbonato, explicando sua resposta com base nos critérios da Seção 1-5.

(b) Desenhe duas formas de ressonância do formaldeído-oxima, H_2CNOH. Faça como nos itens anteriores e use setas curvas para mostrar que elas se interconvertem. Determine qual das duas estruturas contribui mais para o híbrido.

(c) Repita o item (b) para o ânion formaldeído-oximato, $[H_2CNO]^-$.

30. Vários dos compostos do Problema 25 e 28 podem ter diversas formas de ressonância. Identifique essas moléculas e escreva para cada uma delas mais uma forma de ressonância. Indique, em cada caso, qual das estruturas contribui mais para o híbrido de ressonância.

31. Desenhe duas ou três estruturas de ressonância para cada uma das espécies a seguir. Indique as estruturas que mais contribuem para o híbrido em cada caso.

(a) OCN^-
(b) CH_2CHNH^-
(c) $HCONH_2$ ($HCNH_2$ com O acima)
(d) O_3 (OOO)
(e) $CH_2CHCH_2^-$
(f) ClO_2^- (OClO)
(g) $HOCHNH_2^+$
(h) CH_3CNO

32. Compare as estruturas de Lewis do nitrometano, CH_3NO_2, e do nitrito de metila, CH_3ONO. Escreva pelo menos duas formas de ressonância para cada molécula. O que você pode dizer, com base nestas formas de ressonância, sobre a polaridade e a ordem de ligação das duas ligações NO em cada substância?

33. Escreva uma estrutura de Lewis para cada substância. Em cada grupo, compare (i) o número de elétrons, (ii) as cargas dos átomos, (iii) a natureza de todas as ligações e (iv) a geometria.

(a) átomo de cloro, Cl, e íon cloreto, Cl^-
(b) borano, BH_3, e fosfano, PH_3
(c) tetrafluoreto de carbono, CF_4, e tetrafluoreto de bromo, $BrSF_4^-$ (carbono e bromo estão no centro)
(d) dióxido de nitrogênio, NO_2, e íon nitrito, NO_2^- (nitrogênio está no centro)
(e) NO_2, SO_2 e ClO_2 (nitrogênio, enxofre e cloro estão no centro).

34. Analise os orbitais moleculares e diga, para cada um dos pares a seguir, que espécie tem a ligação mais forte entre os átomos. (**Sugestão**: use a Figura 1-12).

(a) H_2 ou H_2^+
(b) He_2 ou He_2^+
(c) O_2 ou O_2^+
(d) N_2 ou N_2^+

35. Descreva a hibridação de cada átomo de carbono das seguintes estruturas. Baseie sua resposta na geometria de cada átomo de carbono.

(a) $H_2C(Br)-CH_2(Br)$
(b) $H_3C-C(=O)-CH_3$
(c) $H_3C-O-CH=CH_2$
(d) H_3C-NH_2
(e) $HC\equiv C-CH_2-OH$
(f) $H_2C=\overset{+}{N}H_2$

36. Para as moléculas no Problema 35, descreva os orbitais usados para formar as ligações a cada um dos átomos indicados (atômico s ou p, híbrido sp, sp^2 ou sp^3).

37. Desenhe e mostre o recobrimento dos orbitais envolvidos nas ligações discutidas no Problema 36.

38. Descreva a hibridação de cada carbono nas seguintes estruturas. Baseie sua resposta na geometria em torno do átomo de carbono.

(a) CH_3Cl
(b) CH_3OH
(c) $CH_3CH_2CH_3$
(d) $CH_2=CH_2$ (carbonos trigonais)
(e) $HC\equiv CH$ (estrutura linear)
(f) $H_3C-C(=O)-H$
(g) $[^-H_2C-C(=O)-H \leftrightarrow H_2C=C(-O^-)-H]$

39. Desenhe as fórmulas condensadas a seguir usando a notação de Kekulé (linhas retas).

(a) CH_3CN
(b) $(CH_3)_2CHCH(NH_2)COOH$
(c) $CH_3CH(OH)CH_2CH_3$
(d) $CH_2BrCHBr_2$
(e) $CH_3COCH_2COCH_3$
(f) $HOCH_2CH_2OCH_2CH_2OH$

40. Converta as fórmulas a seguir em estruturas de Kekulé (linhas retas).

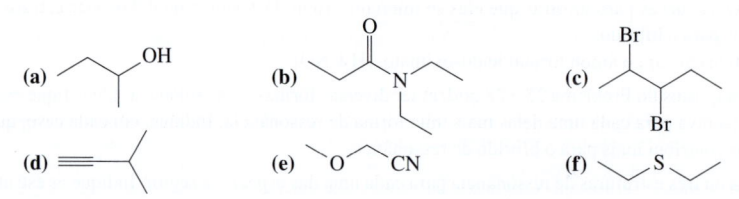

(a) CH₃CH(OH)CH₂CH₃ structure   (b) propanamide N,N-diethyl   (c) 2,3-dibromopentane

(d) 3-methyl-1-butyne   (e) CH₃OCH₂CN   (f) CH₃CH₂SCH₂CH₃

41. Converta as fórmulas em linhas tracejadas e cunhas a seguir em fórmulas condensadas.

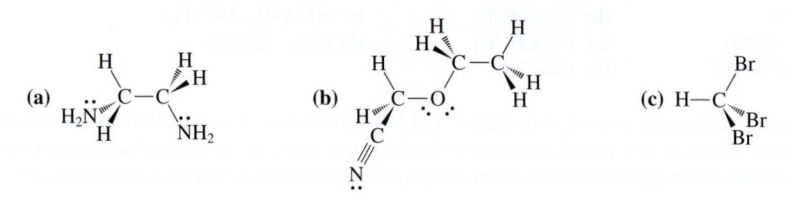

(a) H₂N-CH₂-CH₂-NH₂ representation   (b) structure with C-O-C and CN   (c) H-CBr₃

42. Desenhe as seguintes fórmulas em linha reta na notação condensada.

(a) H₃C-NH-CH₃   (b) CH₃-C(O)-NH-CH₂-CH₃   (c) H-S-CH₂-CH(OH)-CH₃

(d) F₂CH-CH₂-OH   (e) (CH₃)₂C=C(CH₃)₂   (f) CH₂=CH-CH₂-CHO

43. Redesenhe as estruturas dadas nos Problemas 31 e 34 usando fórmulas de linhas de ligação.

44. Converta as fórmulas condensadas a seguir em estruturas em linhas tracejadas e cunhas cheias.

(a) CH₃CH(CN)OCH₃   (b) CHCl₃   (c) (CH₃)₂NH   (d) CH₃CH(SH)CH₂CH₃

45. Escreva todos os isômeros estruturais que conseguir para (a) C₅H₁₂; (b) C₃H₈O. Use fórmulas condensadas e fórmulas de linhas de ligação.

46. Desenhe fórmulas condensadas que mostrem as ligações múltiplas, as cargas e os pares de elétrons livres, se for o caso, para os isômeros estruturais em cada par a seguir. (**Sugestão**: assegure-se de que você desenhou corretamente as estruturas de Lewis.) Algum dos pares corresponde a uma forma de ressonância?

(a) HCCCH₃ e H₂CCCH₂   (b) CH₃CN e CH₃NC   (c) CH₃CHO e H₂CCHOH

47. **DESAFIO** Pode-se escrever duas estruturas de ressonância para uma ligação entre o boro trivalente e um átomo que tem um par de elétrons livres. (a) Escreva-as para (i) (CH₃)₂BN(CH₃)₂; (ii) (CH₃)₂BOCH₃; (iii) (CH₃)₂BF. (b) Use as regras da Seção 1-5 para determinar qual é a forma de ressonância mais importante em cada par. (c) Como as eletronegatividades diferentes de N, O e F afetam a importância relativa das formas de ressonância em cada caso? (d) Prediga a hibridação de N em (i) e de O em (ii).

48. **DESAFIO** O [2.2.2]propelano, uma molécula pouco comum, está representado na margem. Considere os parâmetros estruturais dados e decida que esquema de hibridação descreve melhor os átomos de carbono marcados. (Faça um modelo para visualizar melhor a molécula.) Que tipos de orbitais são usados para formar a ligação entre eles? Você acha que esta ligação é mais forte ou mais fraca do que uma ligação carbono-carbono comum, que tem normalmente comprimento igual a 1,54 Å?

[2.2.2]Propelano, 1,60 Å, 120°

49. **DESAFIO** (a) Considere as informações do Problema 38 e decida qual é a hibridação do orbital que contém o par de elétrons livre, responsável pela carga negativa, em cada uma das espécies: CH₃CH₂⁻;

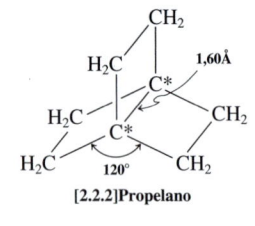

$CH_2=CH^-$; $HC\equiv C^-$. **(b)** Os elétrons dos orbitais sp, sp^2 e sp^3 não têm a mesma energia. Como o orbital $2s$ tem menos energia do que o orbital $2p$, quanto mais caráter s tiver o orbital híbrido, menor sua energia. Assim, o orbital sp^3, de caráter $\frac{1}{4}\,s$ e $\frac{3}{4}\,p$, tem a energia mais alta, e o orbital sp, ($\frac{1}{2}\,s, \frac{1}{2}\,p$), a mais baixa. Use esta informação e determine a capacidade relativa dos três átomos de acomodar a carga negativa. **(c)** A força de um ácido HA está relacionada à capacidade da base conjugada A^- de acomodar carga negativa. Em outras palavras, a ionização $HA \rightleftharpoons H^+ + A^-$ é favorecida quando A^- é mais estável. Embora CH_3CH_3, $CH_2=CH_2$, e $HC\equiv CH$ sejam ácidos fracos, sua acidez é diferente. Use a resposta que você deu em (b) e coloque estes três ácidos na ordem de acidez.

50. Algumas substâncias com átomos de carbono polarizados positivamente são consideradas agentes cancerígenos em potencial ou compostos potencialmente indutores de câncer. A presença da carga positiva nos átomos de carbono é considerada responsável por esta propriedade. Suponha que o grau de polarização seja proporcional ao potencial cancerígeno. Como você ordenaria estes compostos segundo seu potencial de provocar câncer?

(a) CH_3Cl
(b) $(CH_3)_4Si$
(c) $ClCH_2OCH_2Cl$
(d) CH_3OCH_2Cl
(e) $(CH_3)_3C^+$

(*Nota*: a polarização é apenas um dos muitos fatores associados ao potencial cancerígeno. Além disso, nenhum desses compostos mostra o tipo de correlação direta que esta questão sugere.)

51. Certos compostos, como o mostrado a seguir, têm forte atividade biológica contra células características de câncer de próstata. Nesta estrutura, localize um exemplo de cada um dos tipos de ligações ou átomos a seguir: **(a)** uma ligação covalente simples muito polarizada; **(b)** uma ligação covalente dupla altamente polarizada; **(c)** uma ligação muito pouco polarizada; **(d)** um átomo de carbono sp; **(e)** um átomo de carbono sp^2; **(f)** um átomo de carbono sp^3; **(g)** uma ligação entre átomos de hibridação diferente; **(h)** a ligação mais longa na molécula; **(i)** a ligação mais curta na molécula (excluindo-se as ligações a hidrogênios).

Trabalho em grupo

O objetivo dos trabalhos de grupo é encorajar a discussão e o aprendizado em colaboração. Tente resolvê-los com um colega ou um pequeno grupo de colegas. Observe que os problemas são divididos em partes. Não trabalhe sozinho. Discuta cada seção com seus colegas. Use com eles o vocabulário aprendido no capítulo para garantir que o grupo está indo pelo caminho certo antes de passar para a seção seguinte. Quanto mais você usar o vocabulário e aplicar os conceitos, mais fácil será correlacionar a estrutura molecular e a reatividade e visualizar o processo de formação e quebra de ligações. Assim, você começará a perceber os detalhes fascinantes da química orgânica e não precisará decorar o material apresentado. O processo de colaboração em grupo forçará a melhor articulação das ideias. Trabalhar a solução para uma "audiência" torna as coisas mais claras e precisas. Seus colegas não deixarão passar frases como "vocês sabem o que eu quero dizer" porque eles provavelmente não sabem. Sua responsabilidade para com você mesmo aumentará porque você terá responsabilidade para com os outros. Aprender com os outros e ensinar a eles solidificará seu conhecimento.

52. Seja a reação:

$$CH_3CH_2CH_2\mathbf{C}CH_3 + HCN \longrightarrow CH_3CH_2CH_2\mathbf{C}CH_3$$

com O acima do C no reagente A, e no produto B com OH acima e CN abaixo do C.

A   **B**

(a) Desenhe as fórmulas condensadas como estruturas de Lewis usando pontos para representar os elétrons. Dê a geometria e a hibridação dos átomos de carbono em negrito. A hibridação mudou durante a reação?
(b) Desenhe as fórmulas condensadas como estruturas em linhas.

(c) Examine os reagentes e produtos em termos de polaridade de ligação. Use a notação das cargas parciais (δ^+ e δ^-) para indicar as ligações polares nas estruturas em linhas.

(d) Esta reação ocorre em duas etapas, o ataque do cianeto seguido da protonação. Mostre estes processos. Use as setas com que representamos o movimento dos pares de elétrons nas estruturas de ressonância da Seção 1-5. Posicione corretamente as setas começando no par de elétrons que vai se mover e terminando no átomo (um núcleo com polarização ou carga positiva) que vai recebê-lo.

Problemas pré-profissionais

Eles foram incluídos para dar experiência em problemas mais complexos, comuns em exames para graus mais avançados e avaliações de cursos. Resolva as questões de múltipla escolha como se fosse fazer o teste agora. Mais tarde, se for o caso, volte a elas. Não recorra a notas de aula, à calculadora ou à Tabela Periódica.

53. A análise de um determinado composto orgânico forneceu por combustão 84% de carbono e 16% de hidrogênio (C = 12,0; H = 1,00). A fórmula molecular do composto pode ser:

(a) CH_4O (b) $C_6H_{14}O_2$ (c) C_7H_{16} (d) C_6H_{10} (e) $C_{14}H_{22}$

54. O composto Br—Al—N—CH_2CH_3 (com Br, Br em Al e CH_3, CH_3 em N) tem carga formal igual a:

(a) −1 em N   (b) +2 em N   (c) −1 em Al
(d) +1 em Br   (e) nenhum deles

55. A seta na estrutura da margem aponta para uma ligação formada por:

(a) recobrimento entre um orbital s de H e um orbital sp^2 de C.
(b) recobrimento entre um orbital s de H e um orbital sp de C.
(c) recobrimento entre um orbital s de H e um orbital sp^3 de C.
(d) nenhuma das anteriores

56. Que composto tem ângulos de ligação mais próximos de 120°?

(a) O=C=S   (b) CHI_3 (c) H_2C=O
(d) H—C≡C—H   (e) CH_4

57. O par de estruturas que é híbrido de ressonância é:

(a) $H\ddot{O}—\overset{+}{C}HCH_3$ e $H\overset{+}{\ddot{O}}=CHCH_3$ (b) ciclobutadieno quadrado e 1,3-butadieno

(c) $CH_3-C(=\!\!\ddot{O}\!:)-H$ e $CH_2=C(-\ddot{O}-H)-H$ (d) $CH_3\overset{+}{C}H_2$ e $\overset{+}{C}H_2CH_3$

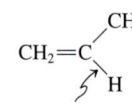

CAPÍTULO 2

Estrutura e Reatividade

Ácidos e bases, moléculas polares e não polares

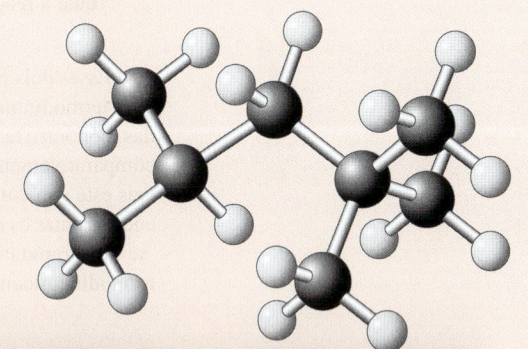

No Capítulo 1, vimos moléculas orgânicas com tipos diferentes de ligações entre vários elementos. É possível predizer a reatividade química dessas substâncias com base em suas estruturas? Este capítulo começará a responder a esta questão, mostrando como certas combinações estruturais de átomos em moléculas orgânicas, os chamados grupos funcionais, têm comportamentos característicos e previsíveis. Veremos como a química de ácidos e bases é um modelo simples para o entendimento das reações de muitos grupos funcionais, especialmente os que têm ligações polares. Vamos seguir esta analogia ao longo do curso, com os conceitos de eletrófilos e nucleófilos.

A maior parte das moléculas orgânicas tem um esqueleto estrutural que inclui grupos funcionais. Este esqueleto é relativamente não polar e formado por átomos de carbono e hidrogênio em ligações simples. A classe mais simples de compostos orgânicos, os alcanos, não tem grupos funcionais. Eles são formados unicamente por carbono e hidrogênio em ligações simples. Por isso, os alcanos são excelentes modelos do esqueleto das moléculas orgânicas funcionalizadas. Eles também, são, compostos úteis, como vemos pela estrutura mostrada nesta página, o 2,2,4-trimetil-pentano, um dos alcanos da gasolina. Ao estudar os alcanos, nos preparamos para compreender melhor as propriedades das moléculas funcionalizadas. Neste capítulo, portanto, exploraremos os nomes, as propriedades físicas e as características estruturais dos membros da família dos alcanos.

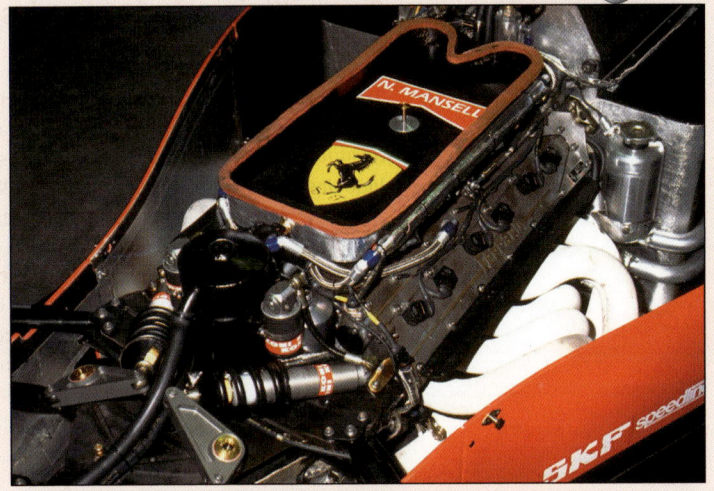

O alcano ramificado, 2,2,4-trimetil-pentano, é um componente importante da gasolina e o padrão do sistema de "octanagem" que descreve a eficiência dos combustíveis. O motor desse carro requer combustível de alta octanagem para atingir o desempenho pelo qual é famoso.

C–C
Ligação simples de alcano

2-1 Cinética e termodinâmica de processos químicos simples

As reações químicas mais simples podem ser descritas pelo equilíbrio entre duas espécies distintas. Esses processos são governados por duas considerações fundamentais:

1. **A termodinâmica química**, que trata das mudanças de energia que ocorrem quando acontecem reações químicas. A termodinâmica controla *até onde* uma reação se completa.
2. **A cinética química**, que se refere à velocidade ou à taxa com que as concentrações de reagentes e produtos mudam. Em outras palavras, a cinética descreve a *velocidade* com a qual a reação se completa.

Esses dois princípios estão, com frequência, mas não necessariamente, relacionados. As reações termodinamicamente mais favorecidas são, em geral, mais rápidas do que as menos favorecidas. Por outro lado, algumas reações são mais rápidas do que outras, apesar de formarem produtos comparativamente menos estáveis. Diz-se que uma transformação que dá os produtos mais estáveis está sob **controle termodinâmico**. Seu resultado é determinado pela mudança favorável de energia entre os reagentes e produtos. Diz-se que uma reação na qual os produtos obtidos formam-se mais rapidamente está sob **controle cinético**. Tais produtos podem não ser os mais estáveis termodinamicamente. Coloquemos estas afirmações em bases mais quantitativas.

Os equilíbrios são governados pela termodinâmica das mudanças químicas

Todas as reações químicas são reversíveis, e os reagentes e produtos se interconvertem em graus diferentes. Quando as concentrações dos reagentes e produtos não se alteram mais, a reação atinge o **estado de equilíbrio**. Em muitos casos, o equilíbrio encontra-se amplamente deslocado para o lado dos produtos (digamos, mais de 99,9%). Quando isso acontece, diz-se que a reação *vai até o final*. (Nestes casos, a seta que indica a reação inversa é, comumente, omitida e, para fins práticos, a reação é considerada irreversível.)

Os equilíbrios são descritos pelas **constantes de equilíbrio**, K. Para achar a constante de equilíbrio, divida o produto aritmético das concentrações dos componentes do lado direito da reação pelo produto aritmético das concentrações dos componentes do lado esquerdo, todos em unidades de mols por litro (mol L^{-1}). Um valor muito grande de K indica que a reação vai até o final, e diz-se, que ela é muito **favorecida energeticamente**.

Reação	Constante de equilíbrio
A $\underset{}{\overset{K}{\rightleftharpoons}}$ B	$K = \dfrac{[B]}{[A]}$
A + B $\underset{}{\overset{K}{\rightleftharpoons}}$ C + D	$K = \dfrac{[C][D]}{[A][B]}$

Quando uma reação vai até o final, uma certa quantidade de energia é liberada. A constante de equilíbrio está diretamente relacionada a uma função termodinâmica, a **mudança de energia livre de Gibbs padrão***, $\Delta G°$.[†] No equilíbrio,

$$\Delta G° = -RT \ln K = -2{,}303\, RT \log K \text{ (em kcal mol}^{-1}\text{ ou kJ mol}^{-1}\text{)}$$

---

* Professor Josiah Willard Gibbs (1834-1903), Universidade Yale, Connecticut, Estados Unidos.
[†] O símbolo $\Delta G°$ refere-se à energia livre de uma reação com as moléculas no estado fundamental (isto é, soluções molares ideais) depois que a reação atingiu o equilíbrio.

Tabela 2-1 Equilíbrio e energia livre para A ⇌ B: $K = [B]/[A]$

		Porcentagem		$\Delta G°$	
	K	B	A	(kcal mol⁻¹ em 25°C)	(kJ mol⁻¹ em 25°C)
	0,01	0,99	99,0	+2,73	+11,42
	0,1	9,1	90,9	+1,36	+5,69
	0,33	25	75	+0,65	+2,72
	1	50	50	0	0
	2	67	33	−0,41	−1,72
	3	75	25	−0,65	−2,72
	4	80	20	−0,82	−3,43
	5	83	17	−0,95	−3,97
	10	90,9	9,1	−1,36	−5,69
	100	99,0	0,99	−2,73	−11,42
	1.000	99,9	0,1	−4,09	−17,11
	10.000	99,99	0,01	−5,46	−22,84

(A constante de equilíbrio aumenta ↓ / $\Delta G°$ mais negativo ↓)

em que R é a constante dos gases (1,986 cal K⁻¹ mol⁻¹ ou 8,315 J K⁻¹ mol⁻¹), e T, a temperatura absoluta em kelvin* (K). Valores negativos de $\Delta G°$ correspondem à liberação de energia. A equação mostra que um valor elevado de K indica que a variação de energia livre é muito favorável. Na temperatura normal (25°C, 298 K), a equação anterior torna-se

$$\Delta G° = -1,36 \log K \text{ (em kcal mol}^{-1}\text{)}$$

Esta expressão indica que a constante de equilíbrio igual a 10 corresponderia a um $\Delta G°$ igual a −1,36 kcal mol⁻¹ e que a constante de equilíbrio igual a 0,1 corresponderia a um $\Delta G°$ igual a +1,36 kcal mol⁻¹. Como a relação é logarítmica, a mudança do valor de $\Delta G°$ afeta exponencialmente o valor de K. Quando $K = 1$, a concentração dos reagentes e produtos é a mesma e $\Delta G°$ é igual a zero (Tabela 2-1).

A mudança de energia livre está relacionada às diferenças entre as forças de ligação e ao grau de dispersão de energia no sistema

A mudança de energia livre de Gibbs padrão está relacionada a duas outras quantidades termodinâmicas: a mudança de **entalpia**, $\Delta H°$, e a mudança de **entropia**, $\Delta S°$.

Mudança de energia livre de Gibbs padrão

$$\Delta G° = \Delta H° - T\Delta S°$$

Na equação, T está novamente em kelvin, e $\Delta H°$, em kcal mol⁻¹ ou kJ mol⁻¹, enquanto $\Delta S°$ está em cal K⁻¹ mol⁻¹, também chamada de unidade de entropia (u.e.), ou J K⁻¹ mol⁻¹.

A **mudança de entalpia** de uma reação, $\Delta H°$, é o calor absorvido ou liberado sob pressão constante durante o curso da reação. As mudanças de entalpia das reações químicas relacionam-se, principalmente, às diferenças entre as forças de ligação nos produtos e nos reagentes. As forças de ligação são descritas quantitativamente pela energia de dissociação da ligação, $DH°$. O valor de $\Delta H°$ de uma reação é estimado pela diferença entre a soma dos valores de $DH°$ das ligações formadas e das quebradas. O Capítulo 3 explora em detalhes as energias de dissociação das ligações e seus valores na compreensão das reações químicas.

---

*Os intervalos de temperatura em kelvin e graus Celsius são iguais. Os nomes das unidades são uma homenagem a Lord Kelvin, Sir William Thomsom (1824-1907), Universidade de Glasgow, Escócia, e a Anders Celsius (1701-1744), Universidade de Uppsala, Suécia.

Mudança de entalpia em uma reação

$$\left(\begin{array}{c}\text{Soma dos } DH° \text{ das}\\ \text{ligações quebradas}\end{array}\right) - \left(\begin{array}{c}\text{Soma dos } DH° \text{ das}\\ \text{ligações formadas}\end{array}\right) = \Delta H°$$

Se as ligações formadas são mais fortes que as quebradas, o valor de $\Delta H°$ é negativo e a reação é definida como **exotérmica** (libera calor). Já um valor positivo de $\Delta H°$ é característico de um processo **endotérmico** (absorve calor). Um exemplo de uma reação exotérmica é a combustão de metano, o principal componente do gás natural, a dióxido de carbono e água.

$$CH_4 + 2\ O_2 \longrightarrow CO_2 + 2\ H_2O_{liq} \qquad \Delta H° = -213 \text{ kcal mol}^{-1}\ (-891 \text{ kJ mol}^{-1})$$
Exotérmica

$\Delta H° =$ (soma dos valores de $DH°$ de todas as ligações no $CH_4 + 2\ O_2$) − (soma dos valores de $DH°$ de todas as ligações no $CO_2 + 2\ H_2O$)

A natureza exotérmica desta reação deve-se às ligações muito fortes nos produtos. Muitos hidrocarbonetos liberam grandes quantidades de energia na combustão e, por isso, são combustíveis valiosos.

Se a entalpia de uma reação depende das mudanças nas forças das ligações, qual é a importância de $\Delta S°$, a **mudança de entropia**? Talvez você esteja familiarizado com o conceito de que a entropia está relacionada com a ordem de um sistema: quanto maior a desordem, maior é o valor de $S°$. No entanto, o conceito de "desordem" não é facilmente quantificado e não pode ser aplicado de forma precisa a situações científicas. Em vez disso, para propósitos químicos, $\Delta S°$ é usado para descrever mudanças na dispersão de energia. Assim, o valor de $S°$ aumenta com a maior *dispersão do conteúdo de energia* entre os componentes de um sistema. Devido ao sinal negativo do termo $T\Delta S°$ na equação de $\Delta G°$, um valor positivo de $\Delta S°$ tem contribuição negativa para a energia livre do sistema. Em outras palavras, o aumento da dispersão de energia é termodinamicamente favorável.

Qual é o significado de dispersão de energia em uma reação química? Considere uma transformação na qual o número de moléculas que reagem difere do número de moléculas de produto. Por exemplo, sob forte aquecimento, 1-penteno quebra-se para formar eteno e propeno. O processo é endotérmico, principalmente porque perde-se uma ligação C—C. Ele não ocorreria se não fosse pela entropia. Aqui, duas moléculas são produzidas a partir de uma e isso está associado a um valor positivo relativamente grande de $\Delta S°$. Após a quebra das ligações, o conteúdo de energia do sistema distribui-se por um número maior de partículas. Em altas temperaturas, o termo $-T\Delta S°$ da expressão de $\Delta G°$ supera a entalpia desfavorável, possibilitando a reação.

$$CH_3CH_2CH_2CH=CH_2 \longrightarrow CH_2=CH_2 + CH_3CH=CH_2 \qquad \Delta H° = +22,4 \text{ kcal mol}^{-1}\ (+93,7 \text{ kJ mol}^{-1})$$
1-penteno   eteno (etileno)   propeno   Endotérmica

$$\Delta S° = +33,3 \text{ cal K}^{-1} \text{ mol}^{-1} \text{ ou u.e. } (+139,3 \text{ J K}^{-1} \text{ mol}^{-1})$$

EXERCÍCIO 2-1

Calcule o valor de $\Delta G°$ da reação anterior em 25°C. A reação é termodinamicamente favorável nesta temperatura? Qual é o efeito do aumento de T sobre $\Delta G°$? Em que temperatura a reação torna-se favorável? (**Cuidado:** $\Delta S°$ está em unidades de *cal* K^{-1} mol^{-1}, e $\Delta H°$, em *kcal* mol^{-1}. Não se esqueça do fator de 1000!)

Em contrapartida, a dispersão de energia e a entropia decrescem quando o número de moléculas do produto é inferior ao número de moléculas dos reagentes. Por exemplo, a reação de eteno (etileno) com cloreto de hidrogênio para dar cloroetano é exotérmica por $-15,5$ kcal mol^{-1}, mas a entropia contribui desfavoravelmente para o $\Delta G°$ ($\Delta S° = -31,3$ u.e.)

$$CH_2=CH_2 + HCl \longrightarrow CH_3CH_2Cl \quad \begin{array}{l} \Delta H° = -15,5 \text{ kcal mol}^{-1} \, (-64,9 \text{ kJ mol}^{-1}) \\ \Delta S° = -31,3 \text{ u.e.} \quad (-131,0 \text{ J K}^{-1} \text{ mol}^{-1}) \end{array}$$

> **EXERCÍCIO 2-2**
>
> Calcule o $\Delta G°$ em 25°C para a reação anterior. Explique, com suas palavras, por que uma reação que junta duas moléculas em uma corresponde a uma grande mudança negativa de entropia.

Em muitas reações orgânicas, a variação de entropia é pequena e, com frequência, é suficiente levar em conta apenas as mudanças na energia de ligação para estimar se elas podem ocorrer ou não. Nesses casos, consideraremos que $\Delta G°$ é muito próximo de $\Delta H°$. As exceções são as transformações em que o número de moléculas em cada lado da equação química é diferente (como mostrado nos exemplos anteriores) ou em que a dispersão de energia é afetada por profundas mudanças estruturais, como o fechamento e a abertura de anéis.

A velocidade de uma reação química depende da energia de ativação

Com que velocidade o equilíbrio se estabelece? As características termodinâmicas de uma reação química nada dizem sobre a velocidade com que ela acontece. Vejamos a combustão do metano, que já mencionamos. O processo libera 213 kcal mol^{-1} (-891 kJ mol^{-1}), uma grande quantidade de energia, mas sabemos que o metano não entra espontaneamente em ignição quando exposto ao ar na temperatura normal. Por que esta reação de combustão tão favorável é um processo tão lento? A resposta é que, durante a reação, a energia potencial do sistema muda como se vê na Figura 2-1. A figura é um exemplo de um **diagrama de energia potencial** e relaciona a energia com o progresso da reação. Medimos o progresso da reação pela **coordenada de reação**, que descreve os processos combinados de quebra e formação de ligações que constituem a mudança completa das estruturas dos reagentes na direção dos produtos. A energia primeiro sobe até um máximo, um ponto chamado de **estado de transição** (ET), antes de diminuir até o valor final, que é o conteúdo energético das moléculas de produto. A energia do estado de transição é vista como a barreira a ser superada para que a reação ocorra. A energia que o sistema requer para ir dos reagentes até o estado de transição é chamada de **energia de ativação**, E_a, da reação. Quanto maior seu valor, mais lento o processo. A energia do estado de transição da combustão do metano é muito grande, isto é, E_a é alto, e a velocidade é muito pequena.

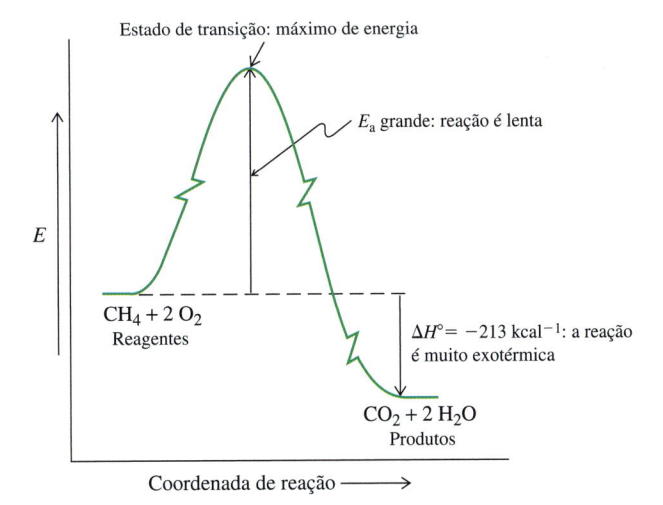

Figura 2-1 Um diagrama de energia potencial (muito simplificado) da reação de combustão do metano. Apesar de favorável do ponto de vista termodinâmico, como se pode ver pelo $\Delta H°$ muito negativo, o processo é muito lento porque o estado de transição tem energia alta e a energia de ativação é muito grande. (Na verdade, o processo ocorre em várias etapas que envolvem a quebra e a formação de ligações, e o diagrama de energia potencial tem vários máximos e mínimos.)

Como as reações exotérmicas podem ter energia de ativação tão grande? Conforme os átomos movem-se de suas posições iniciais nas moléculas dos reagentes, uma certa quantidade de energia é necessária para que as ligações comecem a quebrar. No estado de transição, onde estão presentes ligações iniciais parcialmente quebradas e novas ligações incompletamente formadas, a perda total das ligações e o conteúdo de energia do sistema estão no ponto máximo. A partir daí, o fortalecimento contínuo das novas ligações libera energia até que os átomos atingem suas novas posições nas ligações completas.

As colisões dão a energia necessária para superar a barreira de energia de ativação

De onde as moléculas obtêm a energia para superar a barreira da reação? As moléculas têm *energia cinética* como resultado de seu movimento, mas, na temperatura normal, a energia cinética média é pequena, cerca de 0,6 kcal mol^{-1}, bem abaixo de muitas das barreiras de energia de ativação. Para conseguir energia suficiente, as moléculas precisam colidir umas com as outras ou com as paredes do recipiente em que se encontram. Cada colisão transfere energia entre as moléculas.

Um gráfico chamado de **curva de distribuição de Boltzmann*** mostra a distribuição de energia cinética. A Figura 2-2 mostra que, embora a maioria das moléculas tenha velocidades próximas da velocidade média em uma dada temperatura, algumas moléculas têm energias cinéticas muito maiores.

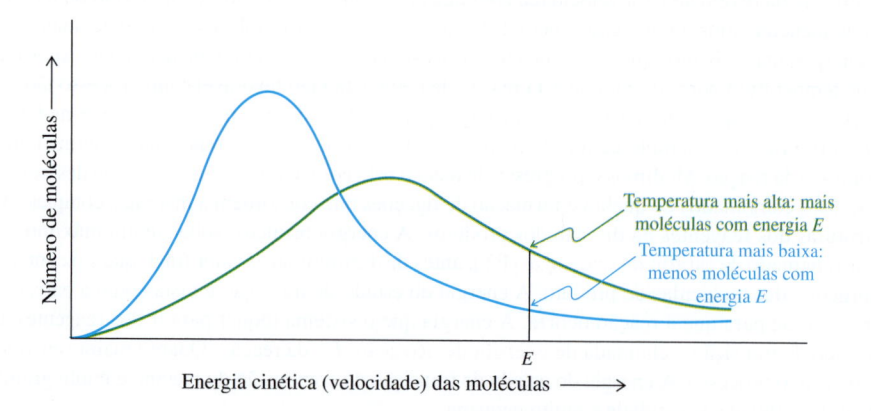

Figura 2-2 Curvas de Boltzmann em duas temperaturas. Na temperatura mais alta (em verde) existem mais moléculas com energia cinética E do que na temperatura mais baixa (em azul). As moléculas que têm maior energia cinética superaram mais facilmente a barreira de energia de ativação.

A forma da curva de Boltzmann depende da temperatura. Em temperaturas mais altas, a média da energia cinética aumenta e a curva achata-se e desloca-se para energias mais elevadas. Agora, mais moléculas têm energia maior do que a necessária para superar o estado de transição e a velocidade da reação aumenta. Ao contrário, em temperaturas mais baixas, a velocidade da reação diminui.

A concentração dos reagentes pode afetar as velocidades de reação

Considere a adição do reagente A ao reagente B para dar o produto C:

$$A + B \longrightarrow C$$

Em muitas transformações deste tipo, o aumento da concentração de um dos reagentes aumenta a velocidade da reação. Nesses casos, a estrutura do estado de transição incorpora ambas as moléculas A e B. A velocidade experimentalmente observada é expressa por

$$\text{Velocidade} = k[A][B] \text{ em unidades mol L}^{-1}\text{ s}^{-1}$$

em que a constante de proporcionalidade, k, também é chamada de **constante de velocidade** da reação. A constante de velocidade é igual à velocidade da reação quando a concentração dos dois

---

* Professor Ludwig Boltzmann (1844-1906), Universidade de Viena, Áustria.

reagentes, A e B, é 1 molar. Quando a velocidade da reação depende das concentrações dos dois reagentes, como neste caso, diz-se que a reação é de **segunda ordem**.

Em alguns processos, a velocidade depende da concentração de apenas um reagente, como na reação hipotética

$$A \longrightarrow B$$
$$\text{Velocidade} = k[A] \text{ em unidades de mol L}^{-1}\text{ s}^{-1}$$

Uma reação deste tipo é dita de **primeira ordem**.

EXERCÍCIO 2-3

Trabalhando com os conceitos: uso das equações de velocidade

Qual seria a redução na velocidade de uma reação que segue a lei de velocidade de primeira ordem, velocidade = $k[A]$, quando a metade de A é consumida (ou seja, após 50% de conversão da matéria-prima)? Responda a esta mesma pergunta para uma reação de segunda ordem, em que a velocidade = $k[A][B]$.

Estratégia

Vamos indicar a concentração inicial de A como $[A_0]$. A primeira pergunta pede para comparar a velocidade inicial, que é igual a $k[A_0]$, com a nova velocidade, quando [A] caiu para $0,5[A_0]$. Escrevemos a lei de velocidade de primeira ordem, substituindo a nova concentração, e comparamos as duas velocidades.

Solução

• A constante de velocidade k não muda, por isso

$$\text{nova velocidade} = k[A_{nova}] = k(0,5[A_0]) = 0,5k[A_0] = 0,5(\text{velocidade inicial})$$

A velocidade é reduzida à metade de seu valor inicial.

• No processo de segunda ordem, seguimos a mesma abordagem. Supondo-se que as concentrações iniciais de A e B são iguais, após a conversão de 50%, $[A_{nova}] = 0,5[A_0]$ e $[B_{novo}] = 0,5[B_0]$. Substituindo [A] e [B] na lei de velocidade por $0,5[A_0]$ e $0,5[B_0]$, respectivamente, obtemos

$$\text{nova velocidade} = k[A_{nova}][B_{nova}] = k(0,5[A_0])(0,5[B_0]) = 0,25k[A_0][B_0]$$
$$= 0,25(\text{velocidade inicial})$$

A velocidade cai a um quarto de seu valor inicial.

EXERCÍCIO 2-4

Tente você

A reação descrita pela equação

$$CH_3Cl + NaOH \longrightarrow CH_3OH + NaCl$$

segue a lei de velocidade de segunda ordem, velocidade = $k[CH_3Cl][NaOH]$. Quando esta reação é realizada com concentrações iniciais de $[CH_3Cl] = 0,2$ M e $[NaOH] = 1,0$ M, a velocidade medida é 1×10^{-4} mol L^{-1} s^{-1}. Qual é a velocidade após a metade do CH_3Cl ter sido consumida? (**Cuidado:** as concentrações iniciais das matérias-primas *não* são idênticas neste experimento. **Sugestão:** determine quanto NaOH foi consumido neste ponto e qual é sua nova concentração, em comparação com sua concentração inicial.)

A equação de Arrhenius descreve como a temperatura afeta as velocidades de reação

A energia cinética das moléculas aumenta quando elas são aquecidas, o que significa que uma fração elevada delas tem energia suficiente para superar a barreira de energia de ativação (Figura 2-2). Uma regra prática pode ser aplicada a muitas reações: o aumento de 10 graus (Celsius) na temperatura aumenta a velocidade de reação por um fator de 2 ou 3. O químico sueco

Arrhenius* notou a dependência da constante de velocidade de reação k com a temperatura T. Ele descobriu que os dados ajustavam-se à equação

Equação de Arrhenius

$$k = Ae^{-E_a/RT} = A\left(\frac{1}{e^{E_a/RT}}\right)$$

A equação de Arrhenius descreve como as constantes de velocidade de reações com diferentes energias de ativação variam com a temperatura. Nesta equação, R é novamente a constante dos gases, e A, um fator com um valor característico para cada reação específica. Pode-se ver, facilmente, que quanto maior for a energia de ativação E_a, mais lenta será a reação. Por outro lado, quanto maior for a temperatura T, mais rápida será a reação. O termo A pode ser imaginado como a constante de velocidade máxima que a reação teria se todas as moléculas tivessem energia de colisão suficiente para superar a barreira de ativação. Isso ocorrerá em uma temperatura muito alta, quando E_a/RT estiver perto de zero e $e^{-E_a/RT}$ for aproximadamente 1, tornando assim k quase igual a A.

EXERCÍCIO 2-5

(a) Calcule $\Delta G°$ em 25°C para a reação $CH_3CH_2Cl \rightarrow CH_2=CH_2 + HCl$ (o inverso da reação do Exercício 2-2). **(b)** Calcule $\Delta G°$ em 500°C para a mesma reação. (**Sugestão:** use $\Delta G° = \Delta H° - T\Delta S°$ e não se esqueça de converter graus Celsius em kelvin).

EXERCÍCIO 2-6

Para a reação do Exercício 2-5, $A = 10^{14}$, $E_a = 58,4$ kcal mol^{-1}. Use a equação de Arrhenius para calcular k em 500°C. $R = 1,986$ cal K^{-1} mol^{-1}. (**Cuidado:** a energia de ativação é dada em unidades $kcal$ mol^{-1}, enquanto R está em cal mol^{-1}. Não se esqueça do fator de 1000!)

EM RESUMO, todas as reações são descritas pelo equilíbrio entre reagentes e produtos. De que lado está o equilíbrio depende da magnitude da constante de equilíbrio que, por sua vez, se relaciona com as variações de energia livre de Gibbs, $\Delta G°$. O aumento da constante de equilíbrio por um fator de 10 corresponde a uma mudança em $\Delta G°$ de cerca de $-1,36$ kcal mol^{-1} ($-5,69$ kJ mol^{-1}), em 25°C. A variação de energia livre de uma reação é composta por variações de entalpia, $\Delta H°$, e de entropia, $\Delta S°$. As contribuições para as variações de entalpia provêm, principalmente, de mudanças nas forças de ligação. As contribuições para as variações de entropia surgem da mudança da dispersão de energia relativa nos reagentes e produtos. Considerando que esses termos definem a posição de um equilíbrio, a velocidade com a qual ele se estabelece depende da concentração dos reagentes, da barreira de ativação entre reagentes e produtos e da temperatura. A relação entre a constante de velocidade, E_a, e T é expressa pela equação de Arrhenius.

2-2 Ácidos e bases; eletrófilos e nucleófilos; usando setas curvas de "fluxo de elétrons"

Vamos examinar uma aplicação fundamental da termodinâmica: a química de ácidos e bases. Esta seção revisa a interação de ácidos e bases e como podemos quantificar este processo. Essas reações são um modelo para a reatividade de moléculas orgânicas que têm ligações covalentes polares. Primeiro, apresentaremos o uso de setas curvas para indicar como os elétrons se movem quando uma reação química ocorre.

---

* Professor Svante Arrhenius (1859-1927), Instituto Técnico de Estocolmo, Suécia, Prêmio Nobel de 1903 (química), diretor do Instituto Nobel de 1905 até pouco antes de sua morte.

As setas curvas mostram como converter reagentes em produtos

As ligações envolvem elétrons. Define-se uma alteração química como um processo em que as ligações se quebram e se formam. Portanto, *quando a química acontece, os elétrons movem-se*. Seguindo os princípios básicos da eletrostática, os elétrons, por terem carga negativa, são atraídos para sítios deficientes em elétrons ou com carga positiva. O destino dos elétrons pode ser átomos muito eletronegativos ou deficientes em elétrons (que, portanto, atraem os elétrons), íons com carga positiva ou o átomo δ^+ em uma ligação covalente polar. A grande maioria dos processos químicos que vamos estudar neste texto envolve o movimento de um ou mais pares de elétrons.

Uma seta curva ($\frown$) mostrará o fluxo de um par de elétrons livres ou uma ligação covalente a partir de sua origem até seu destino. O movimento de pares de elétrons das formas de ressonância que se interconvertem (Seção 1-5) segue estes mesmos princípios. No entanto, sabemos que as formas de ressonância não representam entidades distintas. Quando usamos setas curvas para descrever o movimento de elétrons associado a uma reação química, estamos descrevendo uma *mudança real de estruturas*, partindo das estruturas de Lewis dos reagentes até as dos produtos. Os exemplos a seguir ilustram as várias maneiras de empregar setas curvas para descrever esse movimento. A cor rosa indica um par de elétrons em movimento.

1. *Dissociação de uma ligação covalente polar em íons (B mais eletronegativo que A).*

$$A-B \longrightarrow A^+ + :B^-$$

O movimento de um par de elétrons converte a ligação covalente A—B em um par de elétrons livres no átomo B

2. *Formação de uma ligação covalente polar a partir de íons*

$$A^+ + :B^- \longrightarrow A-B$$

O inverso do processo anterior: um par de elétrons livres em B move-se em direção a A, tornando-se uma nova ligação covalente entre eles

Como esses exemplos mostram, a formação e a quebra de uma ligação covalente pelo movimento de pares de elétrons alteram as cargas formais dos átomos envolvidos. Observe que o uso da seta no Exemplo 2 não implica que o par de elétrons originalmente no átomo B deixa o átomo totalmente. Ele apenas converte um par de elétrons livres em um par compartilhado.

3. *Formação e dissociação simultânea de duas ligações covalentes (A-B tem a polarização mostrada)*

$$X:^- + {}^{\delta+}A-B^{\delta-} \longrightarrow X-A + :B^-$$

O movimento de dois pares de elétrons resulta na substituição de uma ligação por outra

4. *Adição de (a) um doador de par de elétrons ou (b) um aceitador de par de elétrons a uma ligação múltipla*

(a) $X:^- + {}^{\delta+}A=B^{\delta-} \longrightarrow X-A-B:^-$

(b) $A=B + Y^+ \longrightarrow {}^+A-B-Y$

Como no Exemplo 3, porém A permanece ligado a B em cada produto, pois somente uma das ligações originais entre eles foi quebrada

Esses são os tipos mais comuns de transformações que ocorrem na química orgânica. Observe que o uso adequado de setas curvas *gera automaticamente a estrutura de Lewis correta do produto da reação*. À medida que você ler mais, tente associar cada nova reação com um dos padrões de movimento de elétrons mostrado anteriormente.

> **EXERCÍCIO 2-7**
>
> A partir das categorias anteriores, identifique aquela a que cada uma das seguintes reações pertence. Desenhe as setas curvas apropriadas para mostrar o movimento de elétrons e dê a estrutura do produto. (**Sugestão:** complete inicialmente todas as estruturas de Lewis, adicionando os pares de elétrons livres que estiverem faltando.) (**a**) $HO^- + H^+$; (**b**) $H^+ + H_2C=CH_2$; (**c**) $(CH_3)_2N^- + HCl$; (**d**) $CH_3O^- + H_2C=O$.

As forças de ácidos e de bases são medidas pelas constantes de equilíbrio

Brønsted e Lowry* nos deram uma definição simples de ácidos e bases: **ácidos** são doadores de prótons, e **bases**, aceitadores de prótons. A acidez e basicidade são, comumente, medidas na água. Os ácidos doam um próton para a água para formar o íon hidrônio e as bases removem um próton para formar o íon hidróxido. O cloreto de hidrogênio é um exemplo de ácido, e a amônia, um exemplo de base. Nessas equações, *empregamos setas curvas para indicar o deslocamento de um par de elétrons,* assim como fizemos na Seção 1-5. Um par de elétrons livres da base forma uma nova ligação com um próton ácido e o par de elétrons que liga originalmente o próton ao restante do ácido desloca-se para tornar-se um par de elétrons livres na base conjugada que se forma. O fluxo de elétrons, no caso da reação da água com o cloreto de hidrogênio, é indicado nos mapas de potencial eletrostático abaixo da equação. O oxigênio da água (em rosa) é protonado pelo hidrogênio do ácido (em azul) para formar o íon hidrônio (em azul) e o íon cloreto (em rosa).

> Observe que a seta *não* aponta para mostrar que o H se move do ácido para a base. Ela mostra o par de elétrons da base "tomando" o H do ácido.

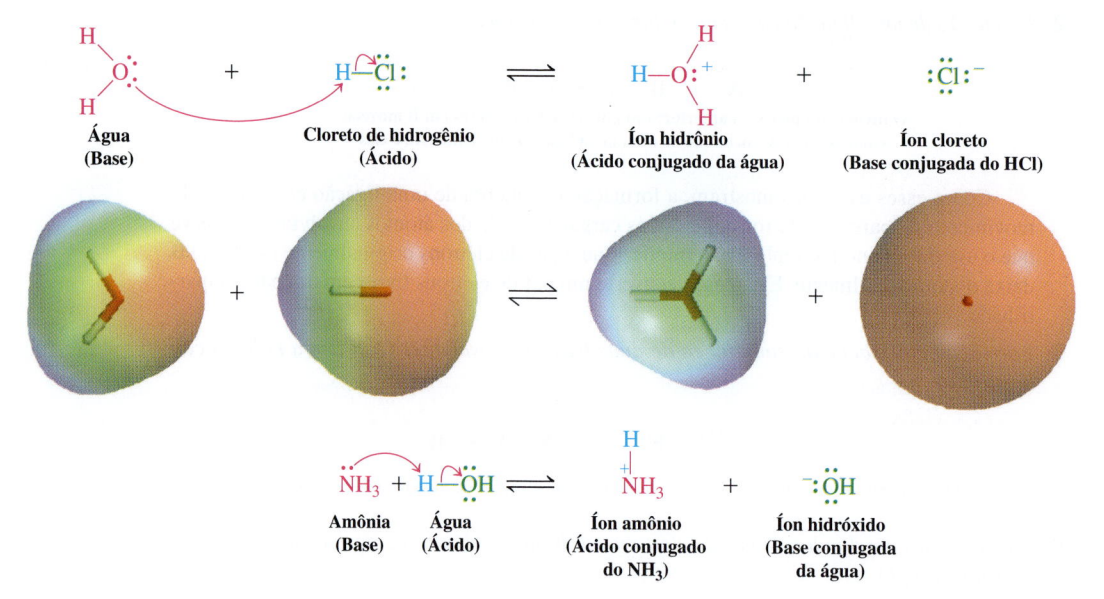

Água (Base) + Cloreto de hidrogênio (Ácido) ⇌ Íon hidrônio (Ácido conjugado da água) + Íon cloreto (Base conjugada do HCl)

$\overset{..}{N}H_3$ + H—$\overset{..}{O}$H ⇌ $\overset{+}{N}H_4$ + $^-\!:\!\overset{..}{O}H$

Amônia (Base) + Água (Ácido) ⇌ Íon amônio (Ácido conjugado do NH₃) + Íon hidróxido (Base conjugada da água)

A molécula da água é neutra. Ela forma, por autodissociação, o mesmo número de íons hidrônio e hidróxido. O processo é descrito pela constante de equilíbrio K_w, a constante de autodissociação da água. Em 25°C,

$$H_2O + H_2O \overset{K_w}{\rightleftharpoons} H_3O^+ + OH^- \qquad K_w = [H_3O^+][OH^-] = 10^{-14} \text{ mol}^2 \text{ L}^{-2}$$

Do valor de K_w, obtém-se que a concentração de H_3O^+ na água pura é 10^{-7} mol L^{-1}.

O pH é definido como o logaritmo negativo do valor de $[H_3O^+]$.

$$pH = -\log [H_3O^+]$$

---

* Professor Johannes Nicolaus Brønsted (1879-1947), Universidade de Copenhagen, Dinamarca; Professor Thomas Martin Lowry (1874-1936), Universidade de Cambridge, Inglaterra.

DESTAQUE QUÍMICO 2-1

O ácido do estômago e a digestão dos alimentos

O estômago humano produz, em média, 2 L de ácido clorídrico 0,02 M por dia. O pH do suco gástrico está entre 1,0 e 2,5, diminuindo quando a produção de HCl aumenta em resposta aos estímulos do gosto, do cheiro ou mesmo do aspecto da comida. O ácido do estômago destrói as formas naturais dobradas das moléculas de proteínas do alimento, expondo-as ao ataque e à fragmentação por uma variedade de enzimas digestivas.

Você pode perguntar como o estômago se protege dessas condições fortemente ácidas – afinal, o tecido do próprio estômago é constituído por moléculas de proteínas. O interior do estômago é revestido por uma camada de células chamada de *mucosa gástrica*, cujas secreções isolam a parede do estômago do suco gástrico ácido. Quando certas células logo abaixo da mucosa gástrica são ativadas pelos estímulos descritos, elas liberam moléculas sinalizadoras chamadas de *histamina*, que fazem as *células parietais* localizadas em poços no revestimento estomacal liberarem HCl no estômago. A *cimetidina*, a *famotidina* e a *ranitidina*, ingredientes ativos nos chamados medicamentos de redução de acidez, bloqueiam a histamina, impedindo-a de atingir as células parietais, interrompendo o sinal que liberaria ácido no estômago. Estes produtos são úteis no tratamento de doenças como a *hiperacidez*, a secreção de quantidades desnecessariamente altas de ácido, e as *úlceras pépticas*, feridas que resultam de infecções bacterianas que enfraquecem a mucosa, expondo o revestimento estomacal ao ataque do ácido.

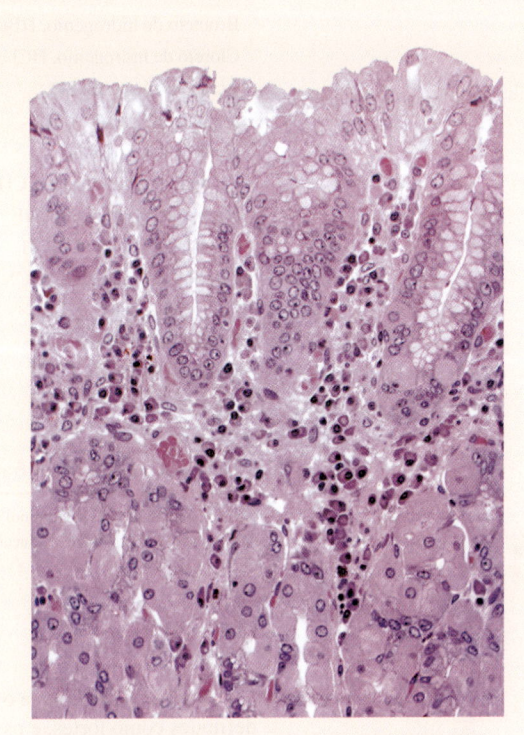

As células parietais nos poços gástricos liberam ácido clorídrico ao serem ativadas pela histamina.

Assim, o pH da água pura é +7. As soluções em água que têm pH menor do que 7 são ácidas e as que têm pH maior do que 7 são básicas.

A acidez de um ácido geral, HA, é expressa pela seguinte equação geral, com a constante de equilíbrio associada.

$$HA + H_2O \xrightleftharpoons{K} H_3O^+ + A^- \qquad K = \frac{[H_3O^+][A^-]}{[HA][H_2O]}$$

Em solução diluída em água, $[H_2O]$ é constante e igual a 55 mol L^{-1}, de modo que este número pode ser incorporado em uma nova constante, a **constante de dissociação do ácido**, K_a.

$$K_a = K[H_2O] = \frac{[H_3O^+][A^-]}{[HA]} \text{ mol L}^{-1}$$

Do mesmo modo que a concentração de H_3O^+ relaciona-se com o pH, esta grandeza também pode ser colocada em uma escala logarítmica, definindo pK_a.

$$pK_a = -\log K_a*$$

---

* K_a tem as unidades de molaridade, ou mol L^{-1}, porque é o produto de uma constante adimensional de equilíbrio K pela concentração $[H_2O]$, que é igual a 55 mol L^{-1}. No entanto, a função logarítmica pode operar apenas em números adimensionais. Portanto, pK_a é definido como o log negativo do *valor numérico* de K_a, isto é, K_a dividido pelas unidades de concentração. (Para simplificar, vamos omitir as unidades de K_a em exercícios e problemas.)

Tabela 2-2   Acidez relativa de alguns compostos comuns (25°C)

Ácido	K_a	pK_a
Iodeto de hidrogênio, HI (ácido mais forte)	$\sim 1{,}0 \times 10^{10}$	$-10{,}0$
Brometo de hidrogênio, HBr	$\sim 1{,}0 \times 10^{9}$	$-9{,}0$
Cloreto de hidrogênio, HCl	$\sim 1{,}0 \times 10^{8}$	$-8{,}0$
Ácido sulfúrico, H_2SO_4	$\sim 1{,}0 \times 10^{3}$	$-3{,}0^a$
Íon hidrônio, H_3O^+	50	$-1{,}7$
Ácido nítrico, HNO_3	25	$-1{,}4$
Ácido metanossulfônico, CH_3SO_3H	16	$-1{,}2$
Fluoreto de hidrogênio, HF	$6{,}3 \times 10^{-4}$	$3{,}2$
Ácido acético, CH_3COOH	$2{,}0 \times 10^{-5}$	$4{,}7$
Cianeto de hidrogênio, HCN	$6{,}3 \times 10^{-10}$	$9{,}2$
Íon amônio, NH_4^+	$5{,}7 \times 10^{-10}$	$9{,}3$
Metanotiol, CH_3SH	$1{,}0 \times 10^{-10}$	$10{,}0$
Metanol, CH_3OH	$3{,}2 \times 10^{-16}$	$15{,}5$
Água, H_2O	$2{,}0 \times 10^{-16}$	$15{,}7$
Amônia, NH_3	$1{,}0 \times 10^{-35}$	35
Metano, CH_4 (ácido mais fraco)	$\sim 1{,}0 \times 10^{-50}$	~ 50

A acidez aumenta ↑

Nota: $K_a = [H_3O^+][A^-]/[HA]$ mol L^{-1}.
^aPrimeiro equilíbrio de dissociação.

O pK_a é o pH em que o ácido está 50% dissociado. Os ácidos que têm pK_a menor do que 1 são definidos como fortes, e os que têm pK_a maior do que 4, como fracos. A Tabela 2-2 lista a acidez de vários ácidos comuns e as compara com a de compostos com valores de pK_a mais elevados. O ácido sulfúrico e os halogenetos de hidrogênio, com exceção do HF, são ácidos muito fortes. Do cianeto de hidrogênio para a água, o metanol, a amônia e o metano, temos um decréscimo na acidez, sendo que estes dois últimos são extremamente fracos.

A espécie A^- derivada do ácido HA é, com frequência, referida como a sua **base conjugada** (*conjugatus*, do latim, junto). Por outro lado, HA é o **ácido conjugado** da base A^-. As forças de duas substâncias que compõem um par ácido-base conjugado são inversamente relacionadas: as bases conjugadas de ácidos fortes são fracas e os ácidos conjugados de bases fortes são fracos. Por exemplo, HCl é um ácido forte porque o equilíbrio é muito favorável para a dissociação em H^+ e Cl^-. O processo inverso, a reação de combinação do Cl^- com H^+, é desfavorável, assim, identificando o Cl^- como uma base fraca.

$$H-\ddot{\underset{..}{Cl}}: \rightleftarrows H^+ + :\ddot{\underset{..}{Cl}}:^- \quad \text{Equilíbrio deslocado para a direita}$$

Ácido forte   A base conjugada é fraca

Já a dissociação de CH_3OH para produzir CH_3O^- e H^+ é desfavorável, logo, o CH_3OH é um ácido fraco. O inverso, a combinação de CH_3O^- com H^+, é favorável e, portanto, CH_3O^- é uma base forte.

$$CH_3\ddot{\underset{..}{O}}-H \rightleftarrows H^+ + CH_3\ddot{\underset{..}{O}}:^- \quad \text{Equilíbrio deslocado para a esquerda}$$

Ácido fraco   A base conjugada é forte

Nesses exemplos, utilizamos setas curvas para mostrar o movimento de pares de elétrons em ambos os sentidos, para a frente e para trás. Para simplificar, usamos também o símbolo H$^+$ para representar a dissociação do próton. Na realidade, o próton livre não existe em solução. Ele está sempre associado com o par de elétrons de outra espécie presente, em geral o solvente. Como vimos, em água, H$^+$ é representado pelo íon hidrônio, H$_3$O$^+$. Em metanol, seria o íon metoxônio CH$_3$OH$_2^+$, em metoximetano (Figura 1-22B), (CH$_3$)$_2$OH$^+$, e assim por diante. Veremos mais tarde que, em muitas reações orgânicas realizadas em condições ácidas, existem vários receptores em potencial de um próton dissociado e é complicado mostrá-los todos. Por isso, utilizaremos a notação abreviada H$^+$.

EXERCÍCIO 2-8

Escreva a fórmula da base conjugada de cada um dos seguintes ácidos. (a) Ácido sulfuroso, H$_2$SO$_3$; (b) ácido clórico, HClO$_3$; (c) sulfeto de hidrogênio, H$_2$S; (d) dimetiloxônio, (CH$_3$)$_2$OH$^+$; (e) sulfato de hidrogênio, HSO$_4^-$.

EXERCÍCIO 2-9

Escreva a fórmula do ácido conjugado de cada uma das seguintes bases. (a) Dimetilamida, (CH$_3$)$_2$N$^-$, (b) sulfeto, S^{2-}, (c) amônia, NH$_3$, (d) acetona, (CH$_3$)$_2$C=O, (e) 2,2,2-trifluoro-etóxido, CF$_3$CH$_2$O$^-$.

EXERCÍCIO 2-10

Qual é o ácido mais forte, o ácido nitroso (HNO$_2$, pK_a = 3,3) ou o ácido fosforoso (H$_3$PO$_3$, pK_a = 1,3)? Calcule o K_a de cada um.

Podemos estimar as forças relativas de ácidos e bases a partir da estrutura de suas moléculas

A relação entre a estrutura e a função é evidente na química de ácidos e bases. De fato, três características estruturais permitem estimar, pelo menos qualitativamente, a força relativa de um ácido HA (e, portanto, a fraqueza de sua base conjugada):

1. A *eletronegatividade* de A cresce à medida que prosseguimos da esquerda para a direita em uma linha da Tabela Periódica. Quanto maior for a eletronegatividade do átomo ao qual se liga o hidrogênio ácido, mais polar será a ligação e mais ácido será o próton. Por exemplo, a ordem crescente de acidez segue, na série H$_4$C < H$_3$N < H$_2$O < HF, a ordem crescente da eletronegatividade de A (Tabela 1-2).

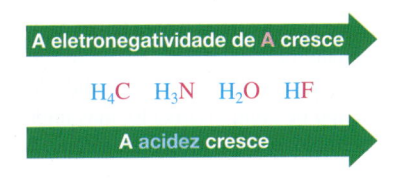

   A eletronegatividade de A cresce →

   H$_4$C   H$_3$N   H$_2$O   HF

   A acidez cresce →

2. O *volume* de A cresce à medida que descemos em uma coluna da Tabela Periódica. A acidez dos halogenetos de hidrogênio cresce na ordem HF < HCl < HBr < HI. A dissociação para dar H$^+$ e A$^-$ é favorecida quando o volume de A aumenta, porque a superposição de seus orbitais mais externos, que são maiores, com o orbital 1s do hidrogênio é pequena,

enfraquecendo a ligação H—A. Além disso, os orbitais mais externos são maiores e permitem que os elétrons ocupem um volume maior, reduzindo, assim, a repulsão elétron-elétron no ânion resultante.*

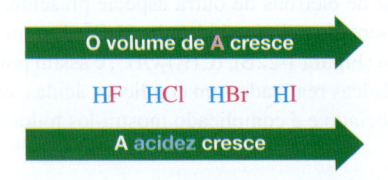

O volume de A cresce →

HF   HCl   HBr   HI

A acidez cresce →

3. A *ressonância* em A⁻ permite a deslocalização da carga sobre vários átomos. Este efeito aumenta, com frequência, quando outros átomos eletronegativos ocorrem em A⁻. Por exemplo, o ácido acético é mais ácido do que o metanol. Em ambos os casos, a ligação O—H dissocia-se em íons. O metóxido, a base conjugada do metanol, possui uma carga negativa localizada no oxigênio. Por outro lado, o íon acetato tem duas formas de ressonância que permitem a deslocalização da carga pelo outro átomo de oxigênio. Logo, no íon acetato, a carga negativa se acomoda melhor (Seção 1-5), efeito que estabiliza o acetato e o torna uma base mais fraca.

O ácido acético é mais forte do que o metanol porque o acetato é estabilizado por ressonância

$$CH_3\ddot{O}—H + H_2\ddot{O} \rightleftharpoons CH_3—\ddot{O}:^- + H_3\ddot{O}^+$$

Ácido mais fraco   Base mais forte

$$CH_3C(=\ddot{O})—\ddot{O}—H + H_2\ddot{O} \rightleftharpoons [CH_3C(=\ddot{O})—\ddot{O}:^- \longleftrightarrow CH_3C(—\ddot{O}:^-)=\ddot{O}] + H_3\ddot{O}^+$$

Ácido mais forte   Base mais fraca

O efeito da ressonância é ainda mais acentuado no ácido sulfúrico. A disponibilidade dos orbitais d do enxofre permite escrever estruturas de Lewis com camadas de valência expandidas com até 12 elétrons (Seções 1-4 e 1-5). Também é possível usar estruturas com separação de cargas, com uma ou duas cargas positivas sobre o átomo de enxofre. Ambas as representações sugerem que o pK_a do H_2SO_4 deve ser baixo.

$$[HO—S^{2+}(:\ddot{O}:^-)(:\ddot{O}:^-)—\ddot{O}:^- \longleftrightarrow HO—S^+(=\ddot{O})(:\ddot{O}:^-)—\ddot{O}:^- \longleftrightarrow HO—S(=\ddot{O})(=\ddot{O})—\ddot{O}:^- \longleftrightarrow HO—S(=\ddot{O})(:\ddot{O}:^-)=\ddot{O} \longleftrightarrow etc.]$$

Íon hidrogenossulfato

Como regra, a acidez de HA *cresce* para a direita e para baixo na Tabela Periódica, logo, a basicidade de A⁻ *decresce* da mesma maneira.

A mesma molécula pode agir como ácido em certas condições e como base em outras. A água é o exemplo mais comum deste tipo de comportamento, mas muitas outras substâncias também possuem esta capacidade. Por exemplo, o ácido nítrico atua como ácido na presença de água, mas comporta-se como base frente ao ácido mais forte H_2SO_4:

---

* O argumento da força de ligação é, com frequência, a única razão dada para a ordem de acidez na série dos halogenetos de hidrogênio: o HF tem a ligação mais forte, o HI, a mais fraca. No entanto, essa correlação falha para a série H_4C, H_3N, H_2O, HF, em que o ácido mais fraco, CH_4, tem também a ligação H—A *mais fraca*. Como veremos no Capítulo 3, as forças de ligação só são aplicáveis indiretamente ao processo de dissociação de uma ligação em *íons*.

Ácido nítrico atuando como ácido

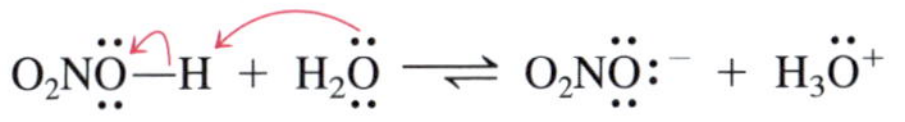

$$O_2N\ddot{\underset{..}{O}}\overset{\curvearrowleft}{-}H + H_2\ddot{\underset{..}{O}} \rightleftharpoons O_2N\ddot{\underset{..}{O}}{:}^- + H_3\ddot{O}^+$$

Ácido nítrico atuando como base

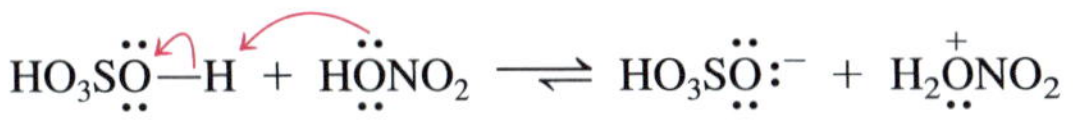

$$HO_3S\ddot{\underset{..}{O}}\overset{\curvearrowleft}{-}H + H\ddot{\underset{..}{O}}NO_2 \rightleftharpoons HO_3S\ddot{\underset{..}{O}}{:}^- + H_2\overset{+}{\underset{..}{O}}NO_2$$

De maneira semelhante, o ácido acético protona a água, como vimos anteriormente nesta seção, mas ele é protonado por ácidos mais fortes, como o HBr:

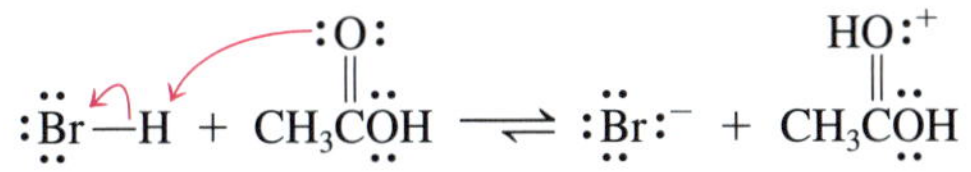

$$:\!\ddot{\underset{..}{Br}}\!\!-\!\!H + CH_3\overset{:\ddot{O}:}{\underset{\|}{C}}OH \rightleftharpoons :\!\ddot{\underset{..}{Br}}\!:^- + CH_3\overset{HO:^+}{\underset{\|}{C}}OH$$

EXERCÍCIO 2-11

Explique o sítio de protonação do ácido acético na equação anterior. (**Sugestão:** tente colocar o primeiro próton em um e depois no outro átomo de oxigênio da molécula e decida qual das duas estruturas resultantes é mais bem estabilizada por ressonância).

EXERCÍCIO 2-12

Trabalhando com os conceitos: determinação do pK_a

O ácido benzoico, $C_6H_5CO_2H$ (na margem), se dissocia na água em 25°C de acordo com a seguinte equação:

$$C_6H_5CO_2H \rightleftharpoons C_6H_5CO_2^- + H^+$$

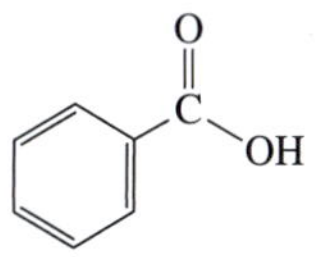

Os parâmetros termodinâmicos deste processo são $\Delta H° = -67$ cal mol^{-1} e $\Delta S° = -19{,}44$ cal K^{-1} mol^{-1}. Calcule a constante de dissociação, K_a, e o pK_a do ácido benzoico. Como o ácido benzoico compara-se em força com o ácido acético, cujo pK_a é 4,7?

Estratégia

As constantes de dissociação dos ácidos descrevem os equilíbrios e estão relacionadas diretamente aos valores de $\Delta G°$. Portanto, para calcular a constante de dissociação do ácido devemos, primeiro, determinar o $\Delta G°$ da reação de dissociação em 25°C (298 K). Então, precisamos converter K_a a pK_a e o menor pK_a corresponderá ao ácido mais forte.

Solução

- Temos

$$\Delta G° = \Delta H° - T\Delta S° = -(67 \text{ cal mol}^{-1}) - [(298 \text{ K}) \times (-19{,}44 \text{ cal K}^{-1}\text{ mol}^{-1})]$$
$$= -(67 \text{ cal mol}^{-1}) + (5793 \text{ cal mol}^{-1}) = +5726 \text{ cal mol}^{-1} = +5{,}726 \text{ kcal mol}^{-1}$$

- Usando $\Delta G° = -1{,}36 \log K$, temos que $\log K_a = -4{,}2$, correspondendo a um pK_a de 4,2 e a um K_a de $6{,}4 \times 10^{-5}$.
- Como o pK_a que determinamos para o ácido benzoico é menor do que o do ácido acético (4,7), o ácido benzoico é o ácido mais forte.

Ácido benzoico

EXERCÍCIO 2-13

Tente você

Quão mais forte como ácido é o ácido acético (pK_a = 4,7) comparado com a água (pK_a = 15,7)?

Os ácidos e bases de Lewis interagem pelo compartilhamento de um par de elétrons

Uma descrição mais geral da interação ácido-base em termos do compartilhamento de elétrons foi proposta por Lewis. Um **ácido de Lewis** é uma espécie que tem um átomo cuja camada mais externa é deficiente em, pelo menos, dois elétrons. Uma **base de Lewis** tem, pelo menos, um par de elétrons livres. O símbolo X representa qualquer halogênio, e R, um grupo orgânico (Seção 2-3).

Os ácidos de Lewis têm a camada de valência não preenchida

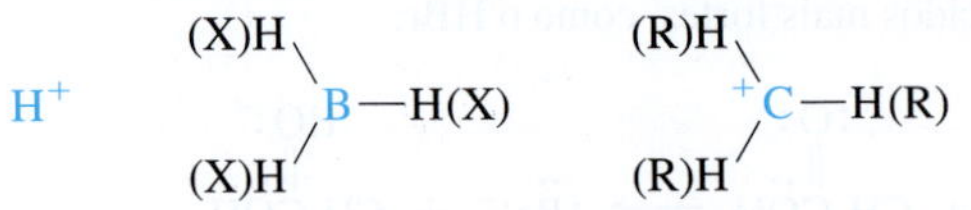

$$H^+ \quad (X)H\text{-}B\text{-}H(X) \quad (R)H\text{-}{}^+C\text{-}H(R) \quad MgX_2, AlX_3,\text{ muitos sais de halogenetos de metais de transição}$$

As bases de Lewis têm pares de elétrons disponíveis

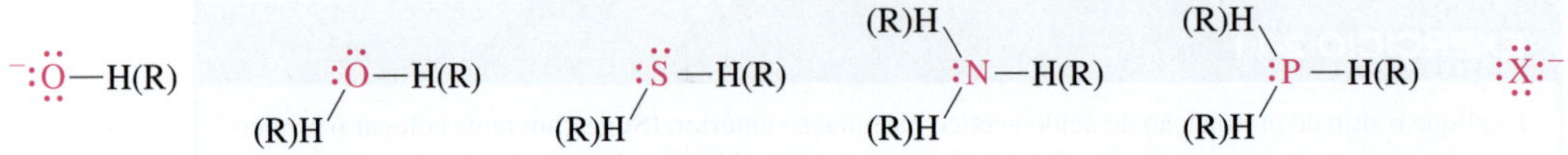

$$:\!\!\ddot{O}\text{-}H(R) \quad (R)H\text{-}\ddot{O}\text{-}H(R) \quad (R)H\text{-}\ddot{S}\text{-}H(R) \quad (R)H\text{-}\ddot{N}\text{-}H(R) \quad (R)H\text{-}\ddot{P}\text{-}H(R) \quad :\!\!\ddot{X}\!\!:^-$$

Uma base de Lewis compartilha seu par de elétrons livres com um ácido de Lewis para formar uma ligação covalente. Uma interação ácido-base de Lewis pode ser, portanto, representada por uma seta que aponta na direção do movimento do par de elétrons – da base para o ácido. A reação ácido-base de Brønsted entre o íon hidróxido e um próton também é um exemplo de um processo ácido-base de Lewis.

Reações ácido-base de Lewis

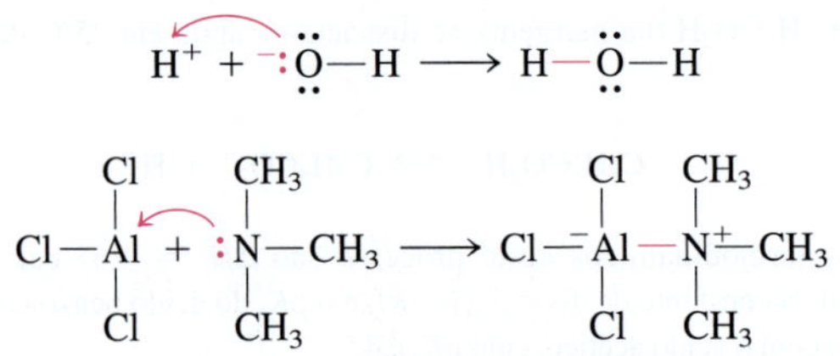

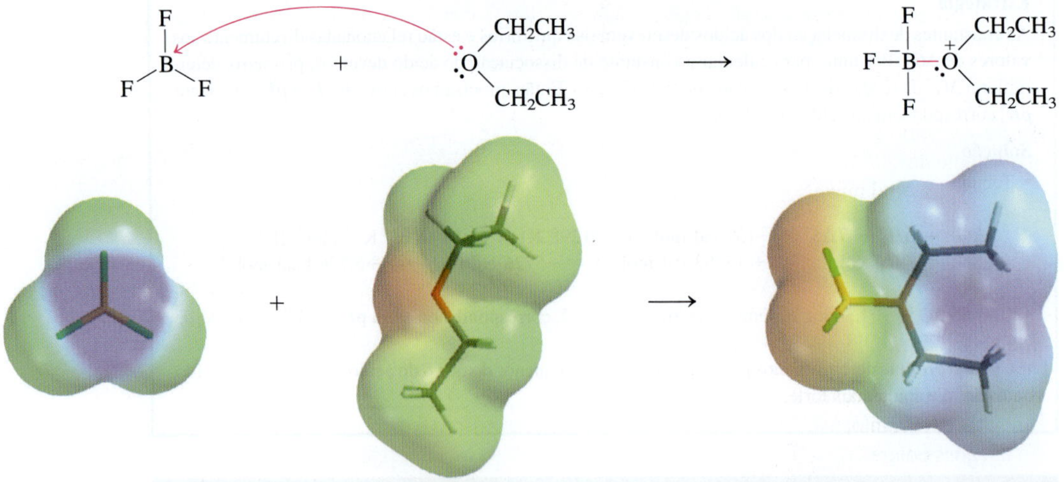

$$H^+ + :\!\!\ddot{O}\text{-}H \longrightarrow H\text{-}\ddot{O}\text{-}H$$

$$\begin{array}{c}Cl\\|\\Cl\text{-}Al\\|\\Cl\end{array} + :\!\!N\begin{array}{c}CH_3\\|\\\text{-}CH_3\\|\\CH_3\end{array} \longrightarrow \begin{array}{c}Cl\\|\\Cl\text{-}Al\\|\\Cl\end{array}\text{-}\overset{\pm}{N}\begin{array}{c}CH_3\\|\\\text{-}CH_3\\|\\CH_3\end{array}$$

$$\begin{array}{c}F\\|\\F\text{-}B\\|\\F\end{array} + :\!\!\ddot{O}\begin{array}{c}CH_2CH_3\\\\CH_2CH_3\end{array} \longrightarrow \begin{array}{c}F\\|\\F\text{-}\overset{-}{B}\\|\\F\end{array}\text{-}\overset{+}{\ddot{O}}\begin{array}{c}CH_2CH_3\\\\CH_2CH_3\end{array}$$

A reação entre trifluoreto de boro e etóxietano (dietil-éter) para formar o produto da reação ácido-base de Lewis foi mostrada anteriormente, inclusive na forma de mapas de potencial eletrostático. Conforme a densidade eletrônica é transferida, o oxigênio torna-se mais positivo (em azul), e o boro, mais negativo (em rosa).

A dissociação de um ácido de Brønsted, HA, é apenas o inverso da combinação do ácido de Lewis H⁺ com a base de Lewis A⁻. Escrevemos da seguinte forma:

Dissociação de uma ácido de Brønsted

$$H-A \longrightarrow H^+ + :A^-$$

Eletrófilos e nucleófilos também interagem por meio do movimento de um par de elétrons

Muitos processos da química orgânica mostram características de reações ácido-base. Por exemplo, o aquecimento de uma mistura de hidróxido de sódio diluído e clorometano, CH_3Cl, produz metanol e cloreto de sódio. Este processo envolve o mesmo tipo de movimento de pares de elétrons que ocorre na reação ácido-base entre o íon hidróxido e HCl e também pode ser descrito por setas curvas de "fluxo de elétrons".

Reação de hidróxido de sódio e clorometano

$$CH_3\ddot{Cl}: + NaÖH \xrightarrow{H_2O, \Delta} CH_3\ddot{O}H + Na\ddot{Cl}:$$
$$\text{Metanol}$$

Fluxo de elétrons usando a representação de setas curvas

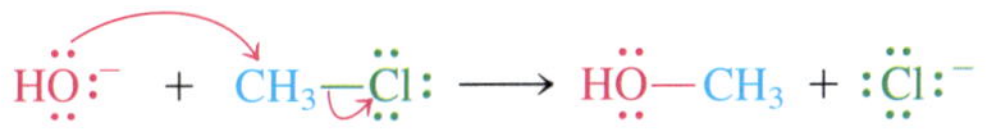

$$H\ddot{O}:^- + CH_3-\ddot{Cl}: \longrightarrow H\ddot{O}-CH_3 + :\ddot{Cl}:^-$$

Compare com a reação ácido-base de Brønsted

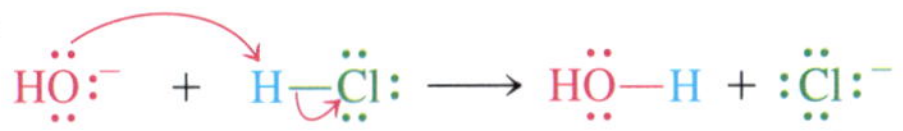

$$H\ddot{O}:^- + H-\ddot{Cl}: \longrightarrow H\ddot{O}-H + :\ddot{Cl}:^-$$

Assim como o átomo de hidrogênio do HCl, o átomo de carbono do clorometano está na extremidade positiva de uma ligação polar (Seção 1-3). Logo, ele tende a reagir com espécies que possuem um par de elétrons não compartilhado. Diz-se que o carbono é **eletrofílico** (literalmente, "amigo de elétrons", *philos*, do grego, amigo). Por sua vez, os átomos que têm um par de elétrons livres, como o oxigênio do íon hidróxido, são ditos **nucleofílicos** ("amigo de núcleos"). Esta reação é um exemplo de **substituição nucleofílica**, porque um nucleófilo substitui um átomo ou grupo de átomos do material inicial.

Por definição, os termos *nucleófilo* e *base de Lewis* são sinônimos. *Todos os nucleófilos são bases de Lewis.* Usamos o termo *nucleófilo* para nos referir a uma base de Lewis que está atacando um átomo eletrofílico *que não o hidrogênio*, em geral um átomo de carbono. Os nucleófilos, frequentemente abreviados como Nu, podem ter carga negativa, como o grupo hidróxido, ou ser neutros, como a água, mas todos eles têm, no mínimo, um par de elétrons não compartilhado. Todos os ácidos de Lewis são eletrófilos, como mostramos nos exemplos de reações ácido-base de Lewis. Entretanto, moléculas como o HCl e o CH_3Cl, cujos átomos têm camadas externas completas e, portanto, não são ácidos de Lewis, podem comportar-se como eletrófilos porque elas têm ligações polares.

A substituição nucleofílica é uma reação geral dos **halogenoalcanos**, compostos orgânicos com ligações carbono-halogênio. As duas equações seguintes são outros exemplos:

$$CH_3\overset{\overset{\displaystyle H}{|}}{\underset{\underset{\displaystyle :\ddot{B}r:}{|}}{C}}CH_2CH_3 + :\ddot{\underline{I}}:^- \longrightarrow CH_3\overset{\overset{\displaystyle H}{|}}{\underset{\underset{\displaystyle :\ddot{I}:}{|}}{C}}CH_2CH_3 + :\ddot{\underline{B}}\ddot{r}:^-$$

$$CH_3CH_2\ddot{\underline{I}}: + :NH_3 \longrightarrow CH_3CH_2\overset{\overset{\displaystyle H}{|}}{\underset{\underset{\displaystyle H}{|}}{\overset{+}{N}}}H + :\ddot{\underline{I}}:^-$$

EXERCÍCIO 2-14

Trabalhando com os conceitos: uso de setas curvas

Usando os exemplos desta seção como modelos, adicione setas curvas para a primeira das duas reações anteriores.

Estratégia

No substrato orgânico, identifique a ligação que provavelmente reage e sua polarização. Classifique as outras espécies reativas e procure no texto reações de tipos de substâncias semelhantes.

Solução

- A ligação C—Br é o sítio reativo no substrato e está polarizada como (δ^+)C—Br(δ^-). O iodeto é uma base de Lewis e, portanto, um nucleófilo em potencial (doador de par de elétrons). Assim, a situação se assemelha à encontrada na reação entre o hidróxido e o CH₃Cl e na do Exemplo 3 no início da seção.
- Siga os padrões anteriores para adicionar as setas apropriadas.

$$:\ddot{\underline{I}}:^- + H\overset{\overset{\displaystyle CH_2CH_3}{|}}{\underset{\underset{\displaystyle CH_3}{|}}{\overset{\delta^+}{C}}}\overset{\delta^-}{\ddot{\underline{B}}\ddot{r}}: \longrightarrow I\overset{\overset{\displaystyle CH_2CH_3}{|}}{\underset{\underset{\displaystyle CH_3}{|}}{C}}H + :\ddot{\underline{B}}\ddot{r}:^-$$

EXERCÍCIO 2-15

Tente você

Adicione setas curvas para a segunda das reações que aparecem antes do Exercício 2-14 no texto.

Embora os halogenoalcanos desses exemplos tenham diferentes halogênios e vários átomos de carbono e hidrogênio em diversos arranjos, eles se comportam de forma muito semelhante frente a nucleófilos. A conclusão é que a *presença da ligação carbono-halogênio* governa o comportamento químico dos halogenoalcanos: a ligação C—X é a característica estrutural determinante da reatividade química – *a estrutura determina a função*. A ligação C—X é o **grupo funcional**, o centro da reatividade química, dos halogenoalcanos. Na próxima seção, veremos as principais classes de compostos orgânicos, identificando seus grupos funcionais e analisando brevemente suas reatividades.

EM RESUMO, em termos da teoria de Brønsted-Lowry, os ácidos são doadores de prótons, e as bases, aceitadoras de prótons. As interações ácido-base são governadas por equilíbrios, que são descritos quantitativamente por uma constante de dissociação ácida, K_a. A remoção de um próton de um ácido gera a base conjugada, e a ligação de um próton a uma base gera o ácido conjugado. As bases de Lewis doam um par de elétrons para formar uma ligação covalente com ácidos de

Lewis, um processo descrito por uma seta curva que aponta do par de elétrons livres da base para o ácido. Os eletrófilos e os nucleófilos são espécies da química orgânica que interagem entre si de forma muito semelhante a ácidos e bases. A ligação carbono-halogênio dos halogenoalcanos é o seu grupo funcional. Ela inclui um átomo de carbono eletrofílico, que reage com nucleófilos, um processo chamado de substituição nucleofílica.

2-3 Grupos funcionais: centros de reatividade

Muitas moléculas orgânicas consistem, predominantemente, em um esqueleto de carbonos e hidrogênios em ligações simples. As cadeias podem também ter ligações duplas ou triplas entre dois átomos de carbono e outros elementos. Estes átomos ou grupos de átomos tendem a ser sítios de alta reatividade química e são chamados de **grupos funcionais**. Os grupos funcionais têm propriedades características que *controlam a reatividade da molécula*.

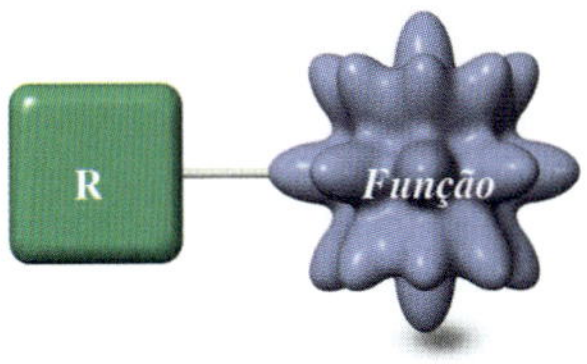

O molde de carbonos dá a estrutura

Os grupos funcionais dão a reatividade

Hidrocarbonetos são moléculas que têm apenas hidrogênio e carbono

Iniciamos nosso estudo com os hidrocarbonetos, cuja fórmula empírica é C_xH_y. Os que têm apenas ligações simples, como o metano, o etano e o propano, são chamados de **alcanos**. Moléculas como o ciclo-hexano, em que os átomos de carbono formam um anel, são chamadas de **cicloalcanos**. Os *alcanos não têm grupos funcionais* e, em consequência, são relativamente não polares e pouco reativos. As propriedades e a química dos alcanos são descritas neste capítulo e nos Capítulos 3 e 4.

Alcanos

CH_4 CH_3-CH_3 $CH_3-CH_2-CH_3$ $CH_3-CH_2-CH_2-CH_3$
Metano   Etano   Propano   Butano

Cicloalcanos

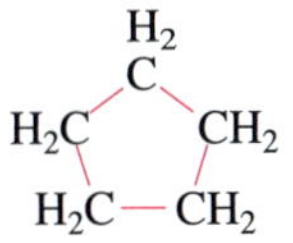

Ciclopentano

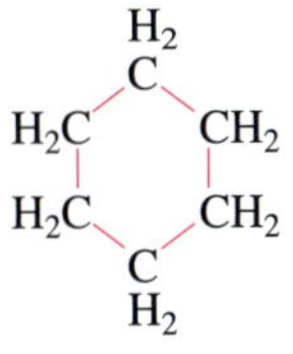

Ciclo-hexano

As ligações duplas e triplas são os grupos funcionais de **alquenos** e **alquinos**, respectivamente. Suas propriedades e sua química são objeto dos Capítulos 11 a 13.

Alquenos e alquinos

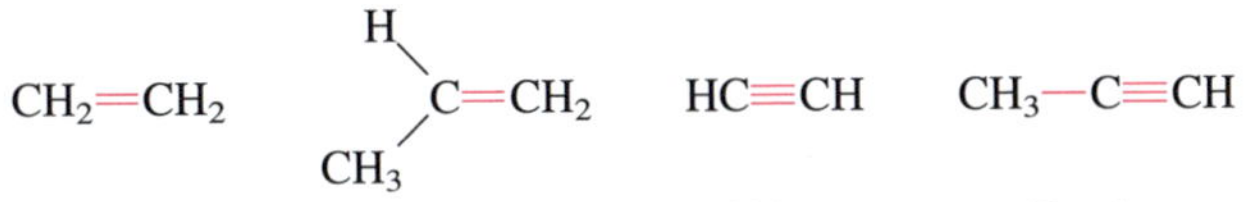

$CH_2=CH_2$ $CH_3-CH=CH_2$ $HC\equiv CH$ $CH_3-C\equiv CH$
Eteno (Etileno)   Propeno   Etino (Acetileno)   Propino

Um hidrocarboneto especial é o **benzeno**, C_6H_6, em que três ligações duplas fazem parte de um anel de seis átomos de carbono. O benzeno e seus derivados são chamados, tradicionalmente, de **aromáticos**, porque alguns benzenos substituídos têm odor forte. Os compostos aromáticos, também chamados de **arenos**, são discutidos nos Capítulos 15, 16, 22 e 25.

Compostos aromáticos (arenos)

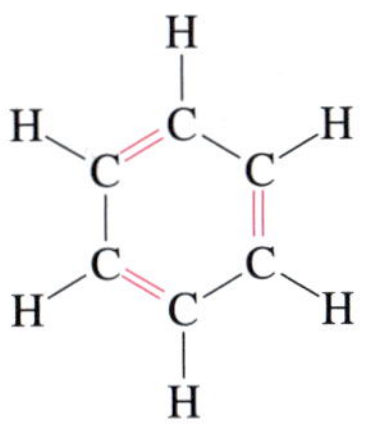

Benzeno 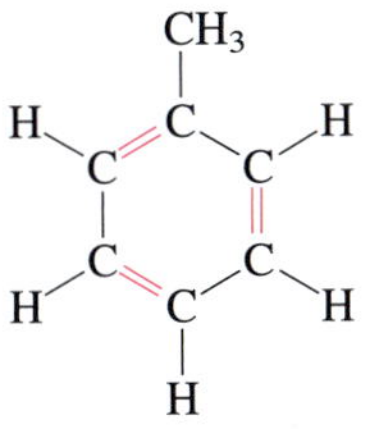   Metilbenzeno (Tolueno)

Tabela 2-3 Grupos funcionais comuns

Classe do composto	Estrutura geral[a]	Grupo funcional	Exemplo
Alcanos (Capítulos 3, 4)	R—H	Nenhum	$CH_3CH_2CH_2CH_3$ **Butano**
Halogenoalcanos (Capítulos 6, 7)	R—Ẍ: (X = F, Cl, Br, I)	—Ẍ:	CH_3CH_2—B̈r: **Bromoetano**
Álcoois (Capítulos 8, 9)	R—ÖH	—ÖH	$(CH_3)_2C$—ÖH **2-Propanol (Álcool isopropílico)**
Éteres (Capítulo 9)	R—Ö—R'	—Ö—	CH_3CH_2—Ö—CH_3 **Metoxietano (Etil-metil-éter)**
Tióis (Capítulo 9)	R—S̈H	—S̈H	CH_3CH_2—S̈H **Etanotiol**
Alquenos (Capítulos 11, 12)	(H)R\\C=C/R(H) com (H)R e R(H)	\\C=C/	CH_3\\C=CH_2/CH_3 **2-Metil-propeno**
Alquinos (Capítulo 13)	(H)R—C≡C—R(H)	—C≡C—	CH_3C≡CCH_3 **2-Butino**
Compostos aromáticos (Capítulos 15, 16, 22)	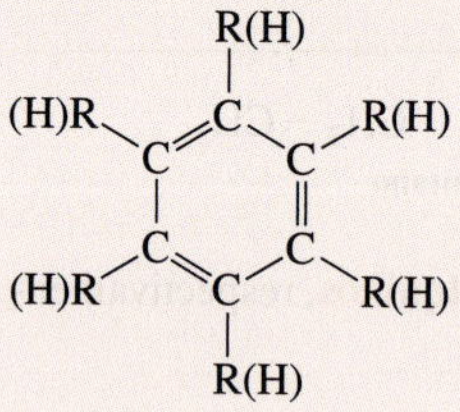 (anel aromático com R(H))	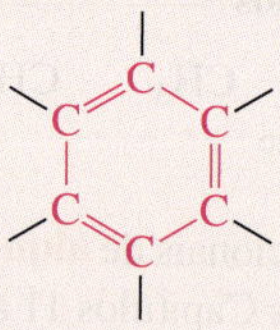 (anel aromático)	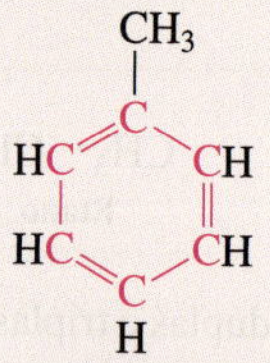 **Metilbenzeno (Tolueno)**
Aldeídos (Capítulos 17, 18)	:Ö: ‖ R—C—H	:Ö: ‖ —C—H	:Ö: ‖ CH_3CH_2CH **Propanal**
Cetonas (Capítulos 17, 18)	:Ö: ‖ R—C—R'	:Ö: ‖ —C—	:Ö: ‖ CH_3CH_2C$CH_2CH_2CH_3$ **3-Hexanona**
Ácidos carboxílicos (Capítulos 19, 20)	:Ö: ‖ R—C—Ö—H	:Ö: ‖ —C—ÖH	:Ö: ‖ CH_3CH_2CÖH **Ácido propanoico**
Anidridos (Capítulos 19, 20)	:Ö: :Ö: ‖ ‖ R—C—Ö—C—R'(H)	:Ö: :Ö: ‖ ‖ —C—Ö—C—	:Ö: :Ö: ‖ ‖ CH_3CH_2CÖCCH_2CH_3 **Anidrido propanoico**
Ésteres (Capítulos 19, 20, 23)	:Ö: ‖ (H)R—C—Ö—R'	:Ö: ‖ —C—Ö—	:Ö: ‖ CH_3CH_2CÖCH_3 **Propanoato de metila (Propionato de metila)**
Amidas (Capítulos 19, 20, 26)	:Ö: ‖ R—C—N—R'(H) | R"(H)	:Ö: ‖ —C—N⟨	:Ö: ‖ $CH_3CH_2CH_2$CNH_2 **Butanamida**

Tabela 2-3   (*continuação*)

Classe do composto	Estrutura geral[a]	Grupo funcional	Exemplo
Nitrilas (Capítulo 20)	R—C≡N:	—C≡N:	CH$_3$C≡N: **Etanonitrila** (Acetonitrila)
Aminas (Capítulo 21)	R—N̈—R'(H) | R"(H)	—N̈⟨	(CH$_3$)$_3$N: ***N,N*-Dimetilmetanamina** (Trimetilamina)

[a] A letra R representa um grupo alquila (veja o texto). Grupos alquila diferentes são distinguidos pela adição de apóstrofos à letra R: R', R" e assim por diante.

Muitos grupos funcionais têm ligações polares

As ligações polares determinam o comportamento de muitas classes de moléculas. Lembre-se de que a polaridade resulta da diferença de eletronegatividade entre os dois átomos ligados (Seção 1-3). Já vimos os **halogenoalcanos**, cujo grupo funcional são as ligações polares C—X. No Capítulo 6 e 7, vamos explorar sua química de forma mais aprofundada. Outro grupo funcional é o grupamento **hidroxila**, —O—H, característico dos **álcoois**. A unidade funcional característica dos **éteres** é um oxigênio ligado a dois átomos de carbono (—C—O—C—). Os grupos funcionais dos álcoois e de alguns éteres podem ser convertidos em vários outros, o que os torna importantes em transformações sintéticas. Sua química é o assunto dos Capítulos 8 e 9.

Halogenoalcanos

CH$_3$C̈l̈:   CH$_3$CH$_2$C̈l̈:
Clorometano   Cloroetano
(cloreto de metila)   (cloreto de etila)

(Anestésicos tópicos)

Álcoois

CH$_3$ÖH   CH$_3$CH$_2$ÖH
Metanol   Etanol

(Álcool de madeira)   (Álcool de grãos)

Éteres

CH$_3$ÖCH$_3$ CH$_3$CH$_2$ÖCH$_2$CH$_3$
Metoximetano   Etoxietano
(Dimetiléter)   (Dietiléter)

(Um líquido refrigerante)   (Um anestésico de inalação)

O grupo funcional **carbonila**, C=O, é encontrado em **aldeídos** e **cetonas** e, quando ligado a um grupo —OH, nos **ácidos carboxílicos**. Os aldeídos e as cetonas são discutidos nos Capítulos 17 e 18, e os ácidos carboxílicos e seus derivados, nos Capítulos 19 e 20.

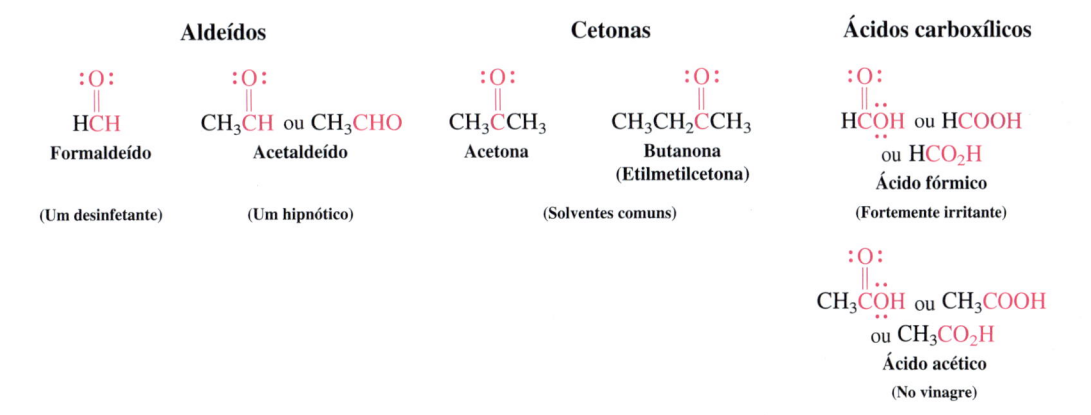

Aldeídos

:Ö: :Ö:
‖   ‖
HCH   CH$_3$CH ou CH$_3$CHO
Formaldeído   Acetaldeído

(Um desinfetante)   (Um hipnótico)

Cetonas

:Ö: :Ö:
‖   ‖
CH$_3$CCH$_3$ CH$_3$CH$_2$CCH$_3$
Acetona   Butanona
                 (Etilmetilcetona)

(Solventes comuns)

Ácidos carboxílicos

:Ö:
‖
HC̈ÖH   ou   HCOOH
ou   HCO$_2$H
Ácido fórmico

(Fortemente irritante)

:Ö:
‖
CH$_3$C̈ÖH   ou   CH$_3$COOH
ou   CH$_3$CO$_2$H
Ácido acético

(No vinagre)

Outros elementos formam outros grupos funcionais característicos. Por exemplo, os compostos alquil-nitrogênio são **aminas**. A substituição do oxigênio dos álcoois por enxofre gera **tióis**.

	Aminas		Um tiol
CH₃N̈H₂	CH₃N̈CH₃	ou (CH₃)₂N̈H	CH₃S̈H
	H (acima)		
Metanamina (metilamina)	**N-metil-metanamina** (dimetilamina)		**Metanotiol**
	(Usada em curtimento de couro)		(Produzido na digestão de aspargos)

R representa uma parte de uma molécula de alcano

A Tabela 2-3 mostra uma seleção de grupos funcionais comuns, a classe de compostos que eles originam, a estrutura geral e um exemplo. Nas estruturas gerais, usamos comumente o símbolo **R** (de *radical* ou *resíduo*) para representar um **grupo alquila**, um fragmento molecular obtido pela remoção de um átomo de hidrogênio de um alcano (Seção 2-5). Assim, a fórmula geral de um halogenoalcano é R—X, em que R representa qualquer grupo alquila, e X, qualquer halogênio. Os álcoois são representados como R—OH. Quando as estruturas têm mais de um grupo alquila, adicionamos um sinal simples (') ou duplo (") ao símbolo R para distinguir dois ou mais grupos diferentes. Assim, a fórmula geral de um éter em que os dois grupos alquila são iguais (um **éter simétrico**) é R—O—R, e a de um éter em que os dois grupos são diferentes (um **éter assimétrico**) é R—O—R'.

2-4 Alcanos lineares e ramificados

Os grupos funcionais de moléculas orgânicas ligam-se, em geral, à estrutura de um hidrocarboneto formado por ligações simples. As substâncias compostas inteiramente de ligações simples de átomos de carbono e hidrogênio e que não possuem grupos funcionais são chamadas de **alcanos**. Eles são classificados em vários tipos, de acordo com a estrutura: os **alcanos de cadeia linear**, os **alcanos ramificados**, em que a cadeia de carbono contém um ou mais pontos de ramificação, e os alcanos cíclicos, ou **cicloalcanos**, que veremos no Capítulo 4.

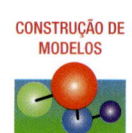

Um alcano linear	Um alcano ramificado	Um cicloalcano
CH₃—CH₂—CH₂—CH₃	CH₃—C(CH₃)(CH₃)—H	CH₂—CH₂ / CH₂—CH₂
Butano, C₄H₁₀	2-Metilpropano, C₄H₁₀ (Isobutano)	Ciclobutano, C₄H₈

Alcanos de cadeia linear formam uma série homóloga

Nos alcanos de cadeia linear, cada carbono está ligado a dois carbonos vizinhos e a dois átomos de hidrogênio. As exceções são os dois carbonos das extremidades, que se ligam a um átomo de carbono e três átomos de hidrogênio. A série de alcanos de cadeia linear é descrita pela fórmula geral H—(CH₂)$_n$—H. Cada membro da série difere do anterior pela adição de um grupo metileno, —CH₂—. As moléculas relacionadas desta maneira são ditas **homólogas** (*homos*, do grego, o mesmo) e a série é uma **série homóloga**. O metano ($n = 1$) é o primeiro membro da série homóloga dos alcanos, o etano ($n = 2$), o segundo, e assim por diante.

Alcanos ramificados são isômeros de constituição dos alcanos de cadeia linear

Os alcanos ramificados são derivados dos alcanos de cadeia linear pela substituição de um hidrogênio de um grupo metileno (CH_2) por um grupo alquila. Os alcanos de cadeia linear e os ramificados têm a mesma fórmula geral, C_nH_{2n+2}. O menor alcano ramificado é o 2-metil-propano: ele tem a mesma fórmula molecular do butano (C_4H_{10}), mas difere na conectividade. Os dois compostos formam, portanto, um par de isômeros de constituição (Seção 1-9).

Para os homólogos de alcanos maiores ($n > 4$), mais de dois isômeros são possíveis. Existem três pentanos, C_5H_{12}, como mostrado a seguir; cinco hexanos, C_6H_{14}; nove heptanos, C_7H_{16}; e 18 octanos, C_8H_{18}.

Isômeros dos pentanos

$CH_3-CH_2-CH_2-CH_2-CH_3$
Pentano

$CH_3-CH_2-CH(CH_3)-CH_3$ (com CH_3 ramificado)
2-Metilbutano (Isopentano)

$CH_3-C(CH_3)_2-CH_3$
2-Dimetilpropano (Neopentano)

Tabela 2-4 Número de isômeros possíveis de alcanos, C_nH_{2n+2}

n	Isômeros
1	1
2	1
3	1
4	2
5	3
6	5
7	9
8	18
9	35
10	75
15	4.347
20	366.319

O número de possibilidades de ligar n carbonos entre si e $2n + 2$ hidrogênios cresce consideravelmente com o tamanho de n (Tabela 2-4).

CONSTRUÇÃO DE MODELOS

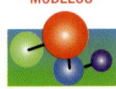

EXERCÍCIO 2-16

(a) Desenhe a estrutura dos cinco hexanos isômeros. (b) Desenhe a estrutura de todos os possíveis homólogos imediatamente superiores e imediatamente inferiores do 2-metil-butano.

2-5 Nomenclatura dos alcanos

As muitas possibilidades de ligar átomos de carbono e de colocar vários substituintes explicam a existência de inúmeras moléculas orgânicas. Esta diversidade cria um problema: como diferenciar sistematicamente todos estes compostos pelo nome? Seria possível, por exemplo, nomear todos os isômeros C_6H_{14} de maneira que as informações desejadas sobre qualquer um deles (como o ponto de ebulição, o ponto de fusão, as reações) sejam facilmente encontradas em uma base de dados ou em um catálogo de laboratório? Há uma maneira de nomear compostos que nunca vimos, a fim de desenhar sua estrutura?

O problema de nomear as moléculas orgânicas acompanha a química orgânica desde seus primórdios, e os métodos adotados não eram sistemáticos. Os compostos já foram batizados em homenagem a seus descobridores ("hidrocarboneto de Nenitzescu"), a localidades ("sidnonas"), à forma ("cubano", "basquetano") e a suas fontes naturais ("vanilina"). Muitos desses **nomes comuns** ou **triviais** ainda são muito usados. No entanto, dispomos hoje de um sistema preciso para dar nomes aos alcanos. A **nomeclatura sistemática**, em que o nome de um composto descreve sua estrutura, foi proposta pela primeira vez em um congresso químico em Genebra, Suíça, em 1892. Ela tem sido revisada desde então, principalmente pela União Internacional de Química Pura e Aplicada (IUPAC – International Union of Pure and Applied Chemistry). A Tabela 2-5 dá os nomes sistemáticos dos 20 primeiros alcanos lineares. A raiz do nome, em geral de origem grega, dá o número de átomos de carbono da cadeia. Por exemplo, o nome heptadecano é formado pela palavras gregas *hepta*, sete, e *deka*, dez. Os primeiros quatro alcanos têm nomes especiais que foram aceitos na nomeclatura sistemática, porém todos eles terminam por **-ano**. É importante conhecer estes nomes, porque eles formam a base para nomear grande parte das

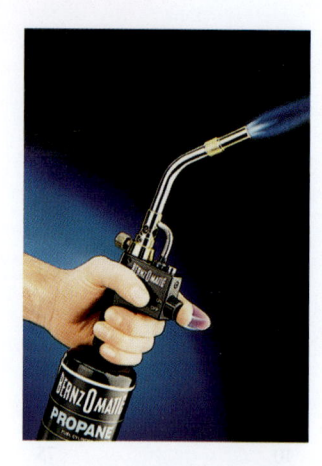

O propano, liquefeito e armazenado sob pressão em um cilindro como este, é um combustível comum, usado em tochas, lanternas e fornos para cozinhar ao ar livre.

Tabela 2-5 Nomes e propriedades físicas dos alcanos lineares

n	Nome	Fórmula	Ponto de ebulição (°C)	Ponto de fusão (°C)	Densidade em 20°C (g mL^{-1})
1	Metano	CH_4	−161,7	−182,5	0,466 (em −164°C)
2	Etano	CH_3CH_3	−88,6	−183,3	0,572 (em −100°C)
3	Propano	$CH_3CH_2CH_3$	−42,1	−187,7	0,5853 (em −45°C)
4	Butano	$CH_3CH_2CH_2CH_3$	−0,5	−138,3	0,5787
5	Pentano	$CH_3(CH_2)_3CH_3$	36,1	−129,8	0,6262
6	Hexano	$CH_3(CH_2)_4CH_3$	68,7	−95,3	0,6603
7	Heptano	$CH_3(CH_2)_5CH_3$	98,4	−90,6	0,6837
8	Octano	$CH_3(CH_2)_6CH_3$	125,7	−56,8	0,7026
9	Nonano	$CH_3(CH_2)_7CH_3$	150,8	−53,5	0,7177
10	Decano	$CH_3(CH_2)_8CH_3$	174,0	−29,7	0,7299
11	Undecano	$CH_3(CH_2)_9CH_3$	195,8	−25,6	0,7402
12	Dodecano	$CH_3(CH_2)_{10}CH_3$	216,3	−9,6	0,7487
13	Tridecano	$CH_3(CH_2)_{11}CH_3$	235,4	−5,5	0,7564
14	Tetradecano	$CH_3(CH_2)_{12}CH_3$	253,7	5,9	0,7628
15	Pentadecano	$CH_3(CH_2)_{13}CH_3$	270,6	10	0,7685
16	Hexadecano	$CH_3(CH_2)_{14}CH_3$	287	18,2	0,7733
17	Heptadecano	$CH_3(CH_2)_{15}CH_3$	301,8	22	0,7780
18	Octadecano	$CH_3(CH_2)_{16}CH_3$	316,1	28,2	0,7768
19	Nonadecano	$CH_3(CH_2)_{17}CH_3$	329,7	32,1	0,7855
20	Icosano	$CH_3(CH_2)_{18}CH_3$	343	36,8	0,7886

$$CH_3-\underset{\underset{H}{|}}{\overset{\overset{CH_3}{|}}{C}}-(CH_2)_n-CH_3$$

Um isoalcano
(por exemplo, n = 1, isopentano)

$$CH_3-\underset{\underset{CH_3}{|}}{\overset{\overset{CH_3}{|}}{C}}-(CH_2)_n-H$$

Um neoalcano
(por exemplo, n = 2, neo-hexano)

moléculas orgânicas. Alguns alcanos ramificados pequenos têm nomes comuns que ainda são usados. Eles utilizam os prefixos **iso-** e **neo-** (na margem), como em isobutano, isopentano e neo-hexano.

EXERCÍCIO 2-17

Desenhe as estruturas do iso-hexano e do neopentano.

Grupos alquila

CH_3-
Metila

CH_3-CH_2-
Etila

$CH_3-CH_2-CH_2-$
Propila

Como vimos na Seção 2-4, um grupo **alquila** é formado pela remoção de um hidrogênio de um alcano. O nome é dado pela substituição da terminação **-ano** do alcano correspondente por **-ila**, como em metila, etila e propila. Na nomenclatura sistemática, o "a" final é removido. A Tabela 2-6 mostra alguns grupos alquila ramificados que têm nomes comuns. Note que alguns têm os prefixos *sec-* (ou *s-*), para secundário, e *terc-* (ou *t-*), para terciário. Esses prefixos são empregados para classificar a hibridação sp^3 (tetraédrica) dos átomos de carbono nas moléculas orgânicas. Um carbono **primário** se liga diretamente apenas a outro átomo de carbono. Por exemplo, todos os átomos de carbono terminais das cadeias de alcanos são primários. Os hidrogênios ligados a estes carbonos são chamados de hidrogênios primários, e os grupos alquila criados pela remoção de um hidrogênio primário também são chamados de primários. Um carbono **secundário** é ligado diretamente a outros dois átomos de carbono, e um carbono **terciário**, a outros três. Seus hidrogênios são rotulados do mesmo modo. Como mostrado na Tabela 2-6, a remoção de um hidrogênio secundário leva a um grupo alquila secundário, e a remoção de um hidrogênio terciário, a um grupo alquila terciário. Finalmente, um carbono ligado a quatro grupos alquila é chamado de **quaternário**.

Tabela 2-6 Grupos alquila ramificados

Estrutura	Nome comum	Exemplo de um nome comum ainda em uso	Nome sistemático	Tipo de grupo
$CH_3-\underset{\underset{H}{\|}}{\overset{\overset{CH_3}{\|}}{C}}-$	Isopropila	$CH_3-\underset{\underset{H}{\|}}{\overset{\overset{CH_3}{\|}}{C}}-Cl$ (cloreto de isopropila)	1-Metil-etila	Secundário
$CH_3-\underset{\underset{H}{\|}}{\overset{\overset{CH_3}{\|}}{C}}-CH_2-$	Isobutila	$CH_3-\underset{\underset{H}{\|}}{\overset{\overset{CH_3}{\|}}{C}}-CH_3$ (Isobutano)	2-Metil-propila	Primário
$CH_3-CH_2-\underset{\underset{H}{\|}}{\overset{\overset{CH_3}{\|}}{C}}-$	sec-Butila	$CH_3-CH_2-\underset{\underset{H}{\|}}{\overset{\overset{CH_3}{\|}}{C}}-NH_2$ (sec-Butilamina)	1-Metil-propila	Secundário
$CH_3-\underset{\underset{CH_3}{\|}}{\overset{\overset{CH_3}{\|}}{C}}-$	terc-Butila	$CH_3-\underset{\underset{CH_3}{\|}}{\overset{\overset{CH_3}{\|}}{C}}-Br$ (Brometo de terc-butila)	1,1-Dimetil-etila	Terciário
$CH_3-\underset{\underset{CH_3}{\|}}{\overset{\overset{CH_3}{\|}}{C}}-CH_2-$	Neopentila	$CH_3-\underset{\underset{CH_3}{\|}}{\overset{\overset{CH_3}{\|}}{C}}-CH_2-OH$ (Álcool neopentílico)	2,2-Dimetil-propila	Primário

Carbonos e hidrogênios primários, secundários e terciários

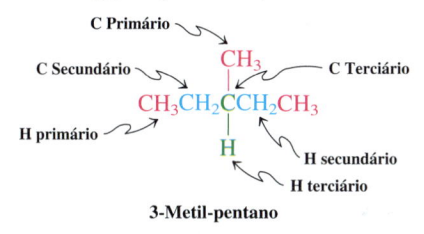

$CH_3CH_2\underset{\underset{H}{\|}}{\overset{\overset{CH_3}{\|}}{C}}CH_2CH_3$

C Primário, C Secundário, C Terciário
H primário, H secundário, H terciário

3-Metil-pentano

EXERCÍCIO 2-18

Rotule os hidrogênios primários, secundários e terciários do 2-metil-pentano (iso-hexano).

As informações da Tabela 2-5 permitem nomear os 20 primeiros alcanos lineares. Como fazer para nomear os sistemas ramificados? Um conjunto de regras da IUPAC simplifica esta tarefa, desde que elas sejam seguidas cuidadosamente e em sequência.

Regra 1 da IUPAC. *Localize a maior cadeia da molécula e dê-lhe um nome.* Esta tarefa não é tão simples como parece. Um problema é que, nas fórmulas condensadas, os alcanos complexos podem ser escritos de maneira a mascarar a identidade da cadeia mais longa. *Não* suponha que ela é sempre descrita na horizontal! Nos exemplos a seguir, a cadeia mais longa, ou **cadeia principal**, está marcada claramente, e o alcano linear dá seu nome à molécula. Outros grupos diferentes de hidrogênio ligados à cadeia principal são chamados de **substituintes**.

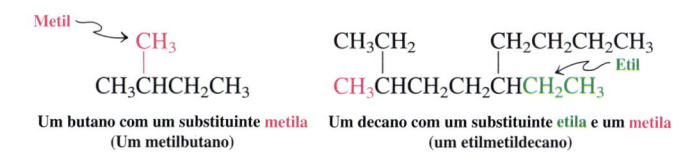

Metil → CH_3
$CH_3CHCH_2CH_3$
Um butano com um substituinte metila
(Um metilbutano)

$CH_3CH_2 \quad CH_2CH_2CH_2CH_3$
$CH_3CHCH_2CH_2CHCH_2CH_3$ ← Etil
Um decano com um substituinte etila e um metila
(um etilmetildecano)

A cadeia principal é mostrada em preto nos exemplos desta seção.

Se a molécula tem duas ou mais cadeias de mesmo comprimento, a cadeia com o maior número de substituintes é a cadeia principal.

$$\underset{\substack{\text{4 substituintes}\\\text{Um heptano}\\\text{cadeia principal correta}}}{\text{CH}_3\text{CHCHCHCHCH}_2\text{CH}_3} \quad \text{não} \quad \underset{\substack{\text{3 substituintes}\\\text{Um heptano}\\\text{cadeia principal incorreta}}}{\text{CH}_3\text{CHCHCHCHCH}_2\text{CH}_3}$$

Aqui estão mais dois exemplos, desenhados com a notação em linha:

Um metilbutano   Um etil-metil-decano

Regra 2 da IUPAC. *Nomeie todos os grupos ligados à cadeia principal como substituintes alquila.* Para substituintes lineares, a Tabela 2-5 pode ser usada para derivar o nome do grupo alquila. E se o substituinte da cadeia for ramificado? Neste caso, as mesmas regras da IUPAC se aplicam aos substituintes mais complexos: primeiro, encontre a cadeia mais longa do substituinte e, depois, dê nomes a todos os *seus* substituintes.

Regra 3 da IUPAC. *Numere os carbonos da cadeia mais longa a começar da extremidade mais próxima de um substituinte.*

E se dois substituintes estão em *igual* distância das duas terminações da cadeia principal, use a ordem alfabética para decidir a numeração. O substituinte cuja letra inicial vier primeiro na ordem alfabética está ligado ao carbono que toma o menor número.

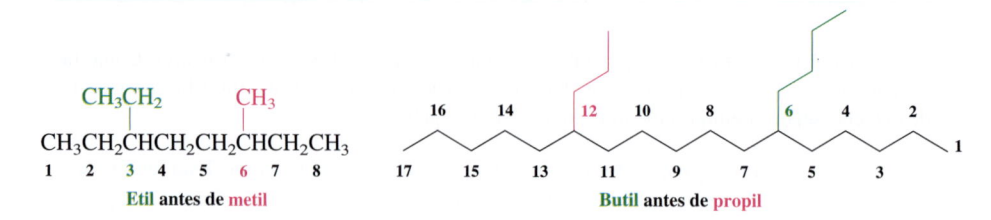

Etil antes de metil   Butil antes de propil

E se existirem três ou mais substituintes? Então numere a cadeia na direção que dá o menor número à *primeira diferença encontrada* entre os esquemas de numeração possíveis. Este procedimento segue o **princípio do primeiro ponto de diferença**.

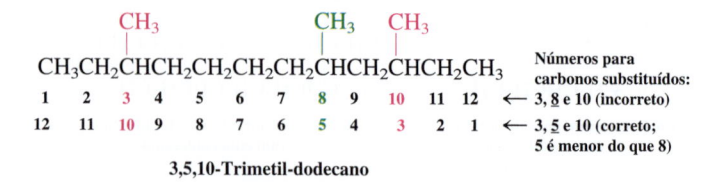

3,5,10-Trimetil-dodecano

Números para carbonos substituídos:
← 3, 8 e 10 (incorreto)
← 3, 5 e 10 (correto; 5 é menor do que 8)

Os grupos substituintes são numerados a partir da cadeia principal, e o carbono ligado à cadeia principal toma o número 1.

Regra 4 da IUPAC. *Escreva o nome do alcano arranjando, inicialmente, todos os substituintes em ordem alfabética (cada um precedido pelo número do carbono ao qual ele está ligado, separado por um hífen) e então adicionando o nome do alcano principal.* Se a molécula tiver mais de um substituinte idêntico, seu nome é precedido pelos prefixos di, tri, tetra, penta e assim por diante. As posições de ligação à cadeia principal são dadas juntas antes do nome do substituinte, separadas por vírgulas. Os prefixos numéricos, bem como *sec-* e *terc-*, não são considerados para a ordem alfabética, exceto quando eles fazem parte do nome de um substituinte complexo.

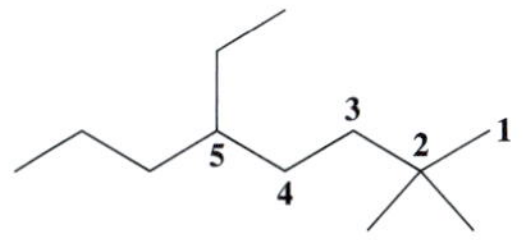

5-Etil-2,2-dimetil-octano
("di" não é considerado na ordem alfabética)
mas

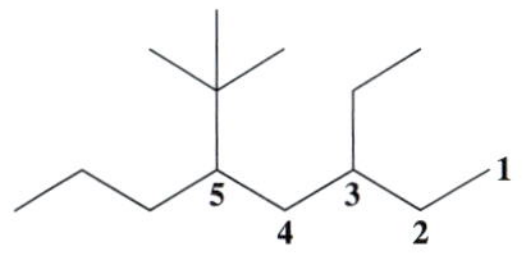

5-(1,1-dimetil-etil)-3-etil-octano
("di" é considerado: parte do nome do substituinte)

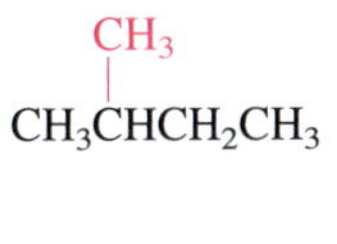

2-Metilbutano

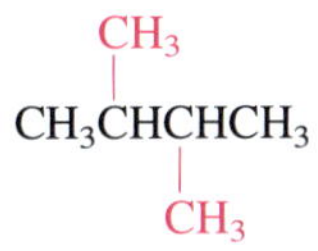

2,3-Dimetil-butano

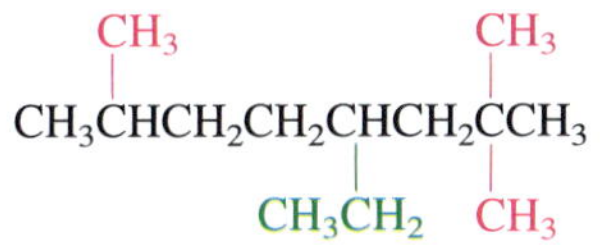

4-Etil-2,2,7-trimetil-octano

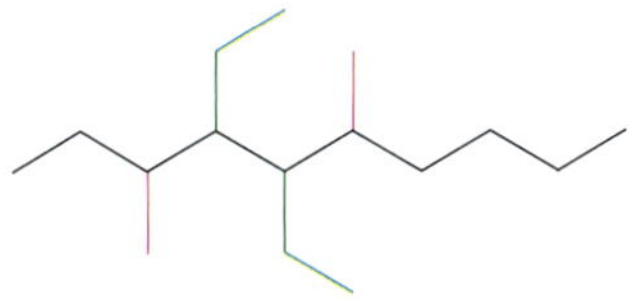

4,5-Dietil-3,6-dimetil-decano

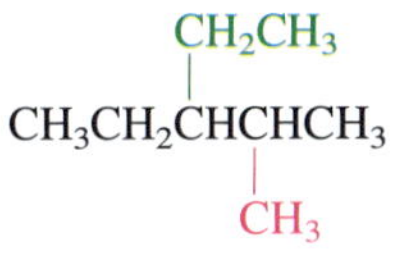

3-Etil-2-metil-pentano

Os cinco nomes comuns dos grupos da Tabela 2-6 são permitidos pela IUPAC: isopropila, isobutila, *sec*-butila, *terc*-butila e neopentila. Esses cinco são usados correntemente na comunicação entre cientistas e é necessário conhecer as estruturas a que eles se referem. No entanto, é preferível o uso de nomes sistemáticos, em especial quando se busca informações sobre um composto químico. Os bancos de dados automatizados que contêm informações relevantes são construídos de modo a só reconhecer nomes *sistemáticos*. Logo, o uso de um nome comum como entrada pode não resultar na recuperação completa do conjunto de informações desejadas.

O nome sistemático de um substituinte complexo deve ser colocado entre parênteses para evitar ambiguidades. Se um substituinte complexo está presente mais de uma vez, um conjunto especial de prefixos é colocado na frente do parêntesis: bis, tris, tetraquis, pentaquis e assim por diante, para 2, 3, 4, 5, etc. Na cadeia de um substituinte complexo, o carbono que toma o número um (C1) é *sempre* o átomo de carbono ligado diretamente à cadeia principal.

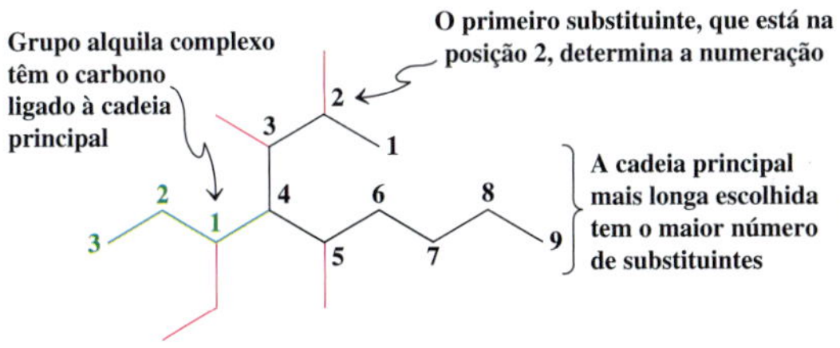

Grupo alquila complexo têm o carbono ligado à cadeia principal

O primeiro substituinte, que está na posição 2, determina a numeração

A cadeia principal mais longa escolhida tem o maior número de substituintes

4-(1-Etil-propil)-2,3,5-trimetil-nonano

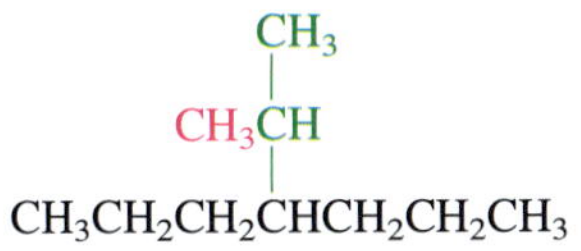

4-(1-Metil-etil)-heptano
(4-Isopropil-heptano)

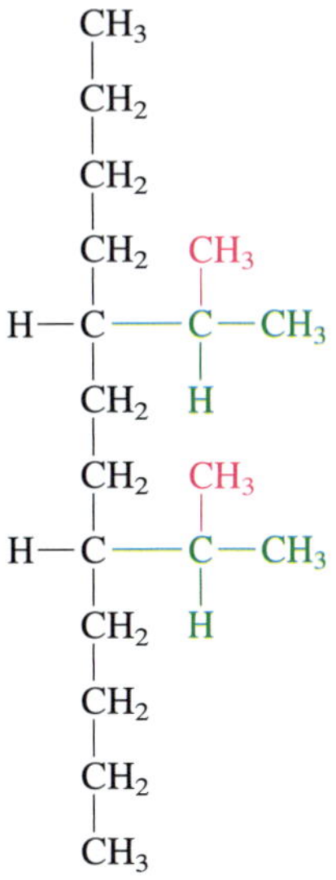

5,8-Bis(1-metil-etil)-dodecano

> **EXERCÍCIO 2-19**
>
> Escreva os nomes dos oito alcanos ramificados apresentados anteriormente, feche o livro e desenhe suas estruturas a partir dos nomes.

Para nomear os halogenoalcanos, tratamos o halogênio como um substituinte do esqueleto do alcano. Como de costume, a maior cadeia (cadeia principal) é numerada de modo a dar ao primeiro substituinte, a partir de qualquer extremidade, o menor número. Os substituintes são ordenados alfabeticamente e os nomes de substituintes complexos são dados de acordo com as regras usadas para os grupos alquila complexos.

CH_3I **Iodo**metano

2-**Bromo**-2-**metil**-propano

1-**Fluoro**-2-**metil**-propano

6-(2-**Cloro**-2,3,3-**trimetil**-butil)-undecano

Os nomes comuns são baseados no termo mais antigo *haleneto de alquila*. Por exemplo, as primeiras três estruturas têm como nomes comuns iodeto de metila, brometo de *terc*-butila e fluoreto de isobutila, respectivamente. Alguns solventes clorados têm nomes comuns: por exemplo, tetracloreto de carbono, CCl_4, clorofórmio, $CHCl_3$, e cloreto de metileno, CH_2Cl_2.

> **EXERCÍCIO 2-20**
>
> Desenhe a estrutura do 5-butil-3-cloro-2,2,3-trimetil-decano.

Outras instruções sobre a nomenclatura serão dadas quando novas classes de compostos, como cicloalcanos, forem apresentadas.

EM RESUMO, quatro regras fundamentais devem ser aplicadas em sequência ao nomear um alcano ramificado: (1) descubra a cadeia mais longa, (2) encontre os nomes de todos os grupos alquila ligados à cadeia principal, (3) numere a cadeia, (4) nomeie o alcano, colocando os nomes dos substituintes na ordem alfabética, precedidos pelos números de localização. Os nomes dos halogenoalcanos são dados de acordo com as regras usadas para a nomenclatura de alcanos, com o substituinte halogênio sendo tratado como se fosse um grupo alquila.

2-6 Propriedades estruturais e físicas dos alcanos

A característica estrutural comum a todos os alcanos é a cadeia de carbonos. A cadeia influencia as propriedades físicas não só dos alcanos, mas também de quaisquer moléculas orgânicas de estrutura semelhante. Nesta seção abordaremos as propriedades e o estado físico dessa estruturas.

Alcanos têm estruturas e propriedades moleculares regulares

As características estruturais dos alcanos são notavelmente regulares. Os átomos de carbono são tetraédricos com ângulos de ligação próximos de 109° e os comprimentos das ligações C—H ($\approx$ 1,10 Å) e C—C ($\approx$ 1,54 Å) são regulares. As cadeias dos alcanos adotam geralmente, o padrão em ziguezague usado na notação em bastão (Figura 2-3). Para descrever estruturas tridimensionais, usaremos a notação em linhas tracejadas e em cunhas cheias (veja a Figura 1-23). A cadeia principal e um hidrogênio de cada extremidade são desenhados no plano da página (Figura 2-4).

> **EXERCÍCIO 2-21**
>
> Desenhe as estruturas em ziguezague e em linhas tracejadas e em cunhas do 2-metil-butano e do 2,3-dimetil-butano.

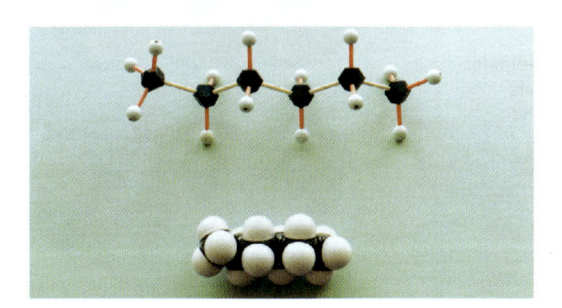

Figura 2-3 Modelos moleculares de bastão e bolas (acima) e de volume cheio (abaixo) do hexano, mostrando o padrão em ziguezague típico das cadeias de carbono dos alcanos. [*Modelos moleculares por cortesia de Maruzen Co., Ltd., Tóquio*]

A regularidade da estrutura dos alcanos sugere que suas constantes físicas devem ser previsíveis. Na verdade, a inspeção dos dados apresentados na Tabela 2-5 mostra aumentos regulares ao longo da série homóloga. Por exemplo, na temperatura normal (25°C), os homólogos inferiores dos alcanos são gases ou líquidos incolores, e os homólogos superiores são ceras sólidas. Do pentano até o pentadecano, cada grupo CH_2 a mais provoca um aumento de 20 a 30°C no ponto de ebulição (Figura 2-5).

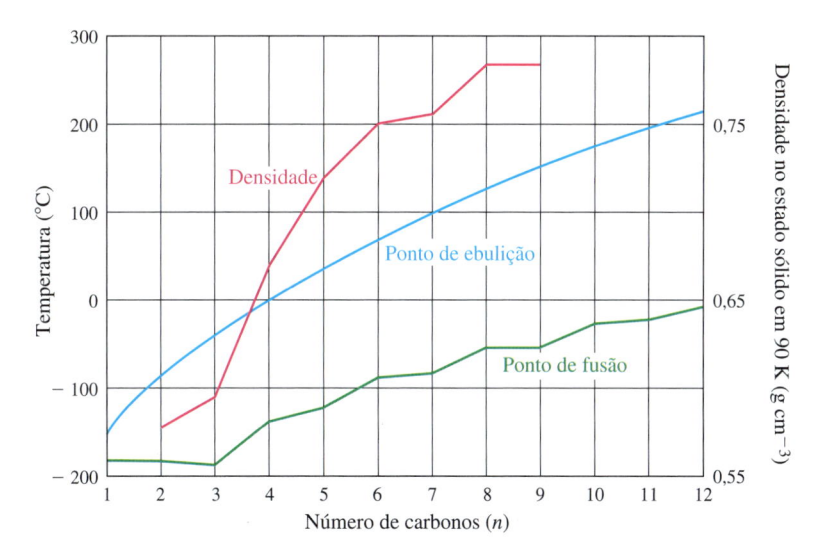

Figura 2-4 Notação em linhas tracejadas e em cunhas cheias das estruturas do metano até o pentano. Observe o arranjo em ziguezague da cadeia principal e dois dos hidrogênios terminais.

Figura 2-5 Constantes físicas dos alcanos de cadeia linear. Os valores crescem com o aumento do tamanho porque as forças de London aumentam. Observe que, quando o número de carbonos é par, os pontos de fusão são um pouco mais altos do que o esperado. Esses sistemas são mais bem empacotados no estado sólido (repare nas densidades maiores), o que permite uma atração mais forte entre as moléculas.

As forças atrativas entre as moléculas governam as propriedades físicas dos alcanos

Por que as propriedades físicas dos alcanos são previsíveis? Tais tendências existem por causa das **forças intermoleculares** ou **forças de van der Waals***. As moléculas exercem vários tipos de forças atrativas umas sobre as outras, levando à agregação em arranjos organizados como sólidos e líquidos. Muitas substâncias sólidas existem como cristais altamente ordenados. Os compostos *iônicos*, como os sais, mantêm-se rígidos em uma rede cristalina, principalmente devido às fortes forças de Coulomb. As moléculas não iônicas mas *polares*, como o clorometano (CH_3Cl), são atraídas por interações dipolo-dipolo mais fracas, também

---

* Professor Johannes D. van der Waals (1837-1923), Universidade de Amsterdam, Holanda, Prêmio Nobel de 1910 (física).

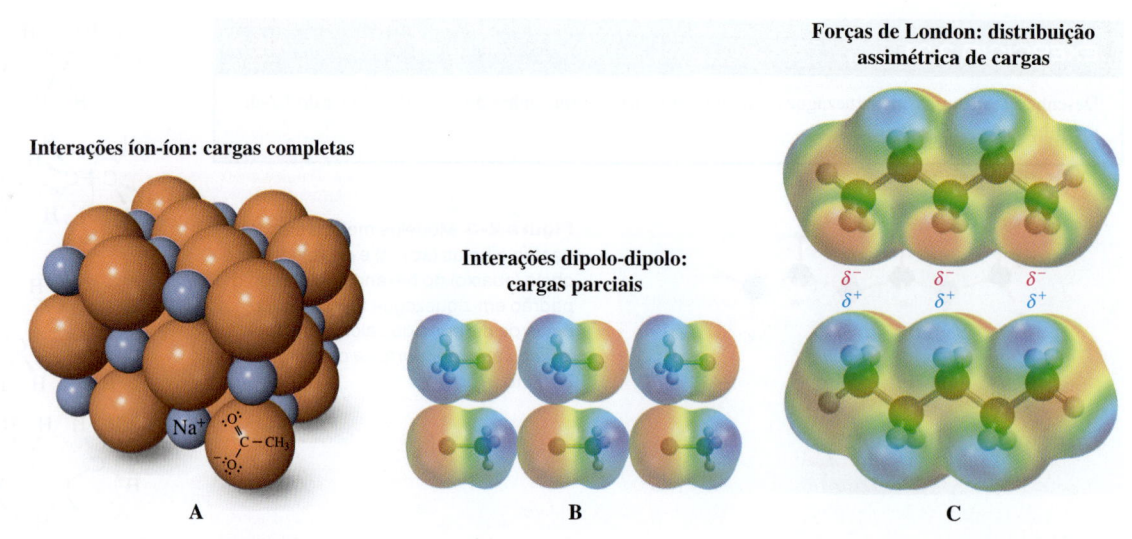

Figura 2-6 (A) Atração de Coulomb em um composto iônico: acetato de sódio cristalino, o sal de sódio do ácido acético. (B) Interações dipolo-dipolo no clorometano sólido. As moléculas polares se organizam para favorecer a atração de Coulomb. (C) Forças de London no pentano cristalino. Nesta figura simplificada, as nuvens de elétrons interagem mutuamente para produzir cargas parciais muito pequenas e de sinais opostos. A distribuição de carga nas duas moléculas muda continuamente conforme os movimentos correlacionados dos elétrons.

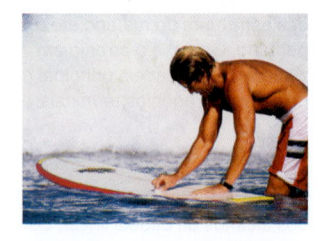

Esta prancha de surfe está sendo encerada com parafina para melhorar seu desempenho.

Octano

2,2,3,3-Tetrametil-butano

de origem coulômbica (Seções 1-2 e 6-1). Finalmente, as moléculas dos alcanos *não polares* atraem-se pelas **forças de London*** devido à **correlação eletrônica**. Quando uma molécula de alcano se aproxima de outra, a repulsão entre os elétrons de uma molécula e os elétrons da outra provoca a correlação do movimento dos elétrons, o que causa a polarização temporária das ligações de uma das moléculas e a polarização na direção oposta na outra, resultando em atração entre as moléculas. A Figura 2-6 compara de forma simplificada as atrações iônicas, dipolares e de London.

As forças de London são muito fracas. Diferentemente das forças de Coulomb, que variam com o quadrado da distância entre as cargas, as forças de London decaem com a sexta potência da distância entre as moléculas. Há também um limite para a distância em que essas forças podem manter as moléculas juntas. Em pequenas distâncias, as repulsões núcleo-núcleo e elétron-elétron superam essas atrações.

Como essas forças afetam as constantes físicas dos elementos e compostos? A resposta é que energia, comumente na forma de calor, é necessária para a fusão dos sólidos e a ebulição dos líquidos. Por exemplo, para causar a fusão, as forças atrativas responsáveis pelo estado cristalino, precisam ser vencidas. Em um composto iônico, como o acetato de sódio (Figura 2-6A), as fortes forças interiônicas exigem temperaturas muito elevadas (324°C) para a fusão. Nos alcanos, o ponto de fusão aumenta com o tamanho da molécula: moléculas com superfícies relativamente grandes estão sujeitas a maiores atrações de London. Entretanto, essas forças ainda são relativamente fracas e mesmo os alcanos de alto peso molecular têm pontos de fusão baixos. Por exemplo, uma mistura de alcanos lineares de $C_{20}H_{42}$ a $C_{40}H_{82}$ formam uma cera de parafina que tem ponto de fusão abaixo de 64°C.

Para uma molécula escapar dessas mesmas forças atrativas no estado líquido e passar à fase gás, mais calor tem de ser aplicado. Quando a pressão de vapor do líquido fica igual à pressão atmosférica, ocorre a ebulição. Os pontos de ebulição dos compostos também são relativamente altos se as forças intermoleculares forem relativamente grandes. Esses efeitos levam a um aumento gradual dos pontos de ebulição mostrados na Figura 2-5.

Os alcanos ramificados têm uma área superficial menor do que a de seus isômeros lineares. Como resultado, eles em geral estão sujeitos a menores atrações de London e são incapazes de um

---

*Professor Fritz London (1900-1954), Universidade Duke, Carolina do Norte, Estados Unidos. *Nota*: nas referências mais antigas, o termo "forças de van der Waals" referia-se exclusivamente ao que agora chamamos de *forças de London*; atualmente, as *forças de van der Waals* referem-se coletivamente a *todas* as atrações intermoleculares.

DESTAQUE QUÍMICO 2-2

"Trapaça sexual" por meio do mimetismo químico

As abelhas polinizam as flores. Todos nós já vimos programas sobre a natureza e ouvimos dos narradores, cheios de autoridade, que "o instinto diz às abelhas que flores devem polinizar...", etc, etc. Instinto... instinto coisa nenhuma! O *sexo* diz às abelhas que flores elas devem polinizar. As abelhas fêmeas da espécie *Andrena nigroaenea* produzem uma mistura complexa de pelo menos 14 alcanos e alquenos contendo de 21 a 29 átomos de carbono. O odor desta mistura atrai os machos da mesma espécie. Tais atraentes sexuais, ou *feromônios* (veja a Seção 12-17), onipresentes no reino animal, são bastante específicos para cada espécie. A orquídea *Ophrys sphegodes* depende do macho da abelha *Andrena* para a polinização. Curiosamente, a composição da cera das folhas dessa orquídea é quase idêntica à da mistura de feromônios da *Andrena*: os três componentes principais do feromônio e da cera são os alcanos de cadeia linear tricosano ($C_{23}H_{48}$), pentacosano ($C_{25}H_{52}$) e heptacosano ($C_{27}H_{56}$) na relação 3:3:1. Este é um exemplo do que é chamado de "mimetismo químico", o uso, por uma espécie, de uma substância química para obter uma determinada resposta, não necessariamente normal, de outra espécie.

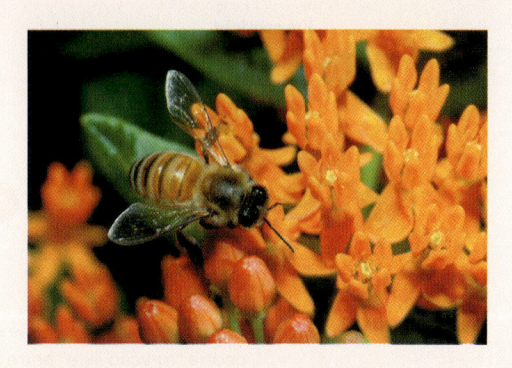

A orquídea é ainda mais inovadora do que a maior parte das plantas, porque a sua *flor*, cuja forma e cor se parecem com as do inseto, também produz a mistura semelhante ao feromônio em alta concentração. Assim, a abelha macho é irremediavelmente atraída por esta orquídea específica, no que foi descrito pelos descobridores do fenômeno como um caso de "trapaça sexual".

---

bom empacotamento no estado cristalino. As atrações mais fracas resultam em menores pontos de fusão e ebulição. Moléculas ramificadas com estruturas altamente compactas são exceções. Por exemplo, o 2,2,3,3-tetrametil-butano funde a +101°C devido a seu empacotamento cristalino altamente favorável (compare com o octano, p.f. –57°C). Por outro lado, a maior área superficial do octano comparada com a estrutura mais esférica do 2,2,3,3,-tetrametil-butano é demonstrada em seus pontos de ebulição (126°C e 106°C, respectivamente). Diferenças no empacotamento cristalino também afetam os pontos de fusão dos alcanos lineares com número ímpar de átomos de carbono, que são ligeiramente menores do que o esperado em relação aos de número par (Figura 2-5).

EM RESUMO, os alcanos de cadeia linear têm estruturas regulares. Seus pontos de fusão, pontos de ebulição e densidades aumentam com o tamanho da molécula e da área superficial por causa do aumento da atração entre as moléculas.

2-7 Rotação em torno de ligações simples: conformações

Vimos como as forças intermoleculares afetam as propriedades físicas das moléculas. Essas forças agem *entre* moléculas. Nesta seção, veremos como as forças que atuam *dentro* das moléculas (isto é, as forças intramoleculares) tornam alguns arranjos geométricos dos átomos energeticamente mais favoráveis do que outros. Capítulos posteriores mostrarão como a geometria da molécula afeta a reatividade química.

Rotações interconvertem as conformações do etano

Se construirmos um modelo molecular do etano, veremos que os dois grupos metila giram facilmente um em relação ao outro. A energia necessária para que os átomos de hidrogênio fiquem no mesmo plano, a *barreira de rotação*, é de apenas 2,9 kcal mol^{-1} (12,1 kJ mol^{-1}). Este valor é tão pequeno que os químicos falam de "rotação livre" dos grupos metila. Em geral, *a rotação em torno de todas as ligações simples é livre* na temperatura normal.

A Figura 2-7 usa a representação em linhas tracejadas e em cunhas cheias (Seção 1-9) para mostrar o movimento de rotação do etano. O etano pode assumir duas formas extremas: a conformação em oposição e a conformação em coincidência. Ao olhar a **conformação em oposição**

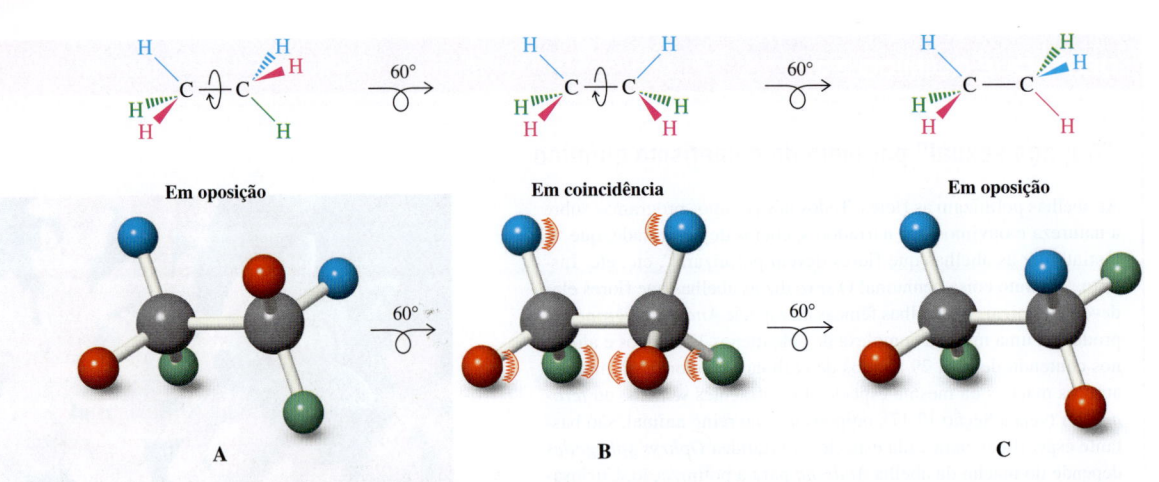

Figura 2-7 Rotação no etano: (A e C) conformações em oposição; (B) em coincidência. Na prática, ocorre "rotação livre" entre os confôrmeros.

ao longo do eixo C—C, os átomos de hidrogênio do primeiro carbono ficam nas bissetrizes dos ângulos HCH formados pelo segundo carbono. A segunda forma extrema é obtida pela rotação, por 60°, de um dos grupos metila em torno da ligação C—C. Agora, se esta **conformação em coincidência** é vista ao longo do eixo C—C, todos os átomos de hidrogênio do primeiro carbono ocultam os átomos de hidrogênio do segundo carbono – isto é, os primeiros escondem os segundos. Outra rotação de 60° converte a forma em coincidência em outro arranjo em oposição. Entre esses dois extremos, a rotação do grupo metila resulta em infinitos arranjos adicionais, chamados coletivamente de **conformações torcidas**.

As infinitas formas do etano (e, como veremos, de seus análogos substituídos) criados pela rotação são chamadas de **conformações** (ou **confôrmeros**). Eles todos se interconvertem rapidamente à temperatura ambiente. O estudo de sua termodinâmica e seu comportamento cinético é chamado de **análise conformacional**.

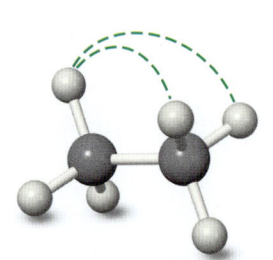

Em oposição: mais estável porque as ligações C—H da frente estão na distância máxima (linhas tracejadas)

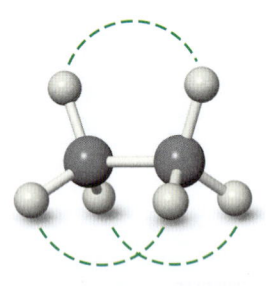

Em coincidência: menos estável porque as ligações da frente estão na distância mínima (linhas tracejadas)

As projeções de Newman descrevem as conformações do etano

Uma alternativa simples para a representação das estruturas dos confôrmeros do etano em linhas tracejadas e em cunhas é a **projeção de Newman***. Podemos chegar à projeção de Newman a partir de uma molécula desenhada em linhas tracejadas e em cunhas cheias colocando a estrutura perpendicularmente ao plano do papel e observando-a ao longo do eixo C—C (Figura 2-8A e B). Nesta representação, o carbono da frente cobre o carbono de trás, mas os substituintes dos dois carbonos são visíveis. O carbono da frente é representado pelo ponto da junção das três ligações que ele faz, sendo uma delas comumente desenhada na vertical e apontada para cima. O carbono de trás é representado por um círculo (Figura 2-8C). As ligações deste carbono se projetam a partir da circunferência do círculo. As conformações extremas do etano são facilmente desenhadas desta maneira (Figura 2-9). Para tornar os três átomos de hidrogênio de trás mais visíveis nas conformações em coincidência, eles são deslocados um pouco para retirá-los da coincidência perfeita.

Os confôrmeros do etano têm energias potenciais diferentes

Os confôrmeros do etano não têm a mesma energia potencial. O confôrmero em oposição é o mais estável e corresponde ao estado de menor energia da molécula. Conforme a rotação ocorre em torno do eixo da ligação C—C, a energia potencial aumenta à medida que a estrutura se afasta da geometria em oposição, através das formas torcidas, até chegar à conformação em coincidência. Nesta posição, a molécula tem energia mais alta, cerca de 2,9 kcal mol^{-1} acima da conformação em oposição. A variação de energia resultante da rotação a partir da conformação em oposição para a conformação em coincidência é chamada de **energia rotacional** ou **torcional**, ou de **tensão torcional**.

---

* Professor Melvin S. Newman (1908-1993), Universidade do Estado de Ohio, Ohio, Estados Unidos.

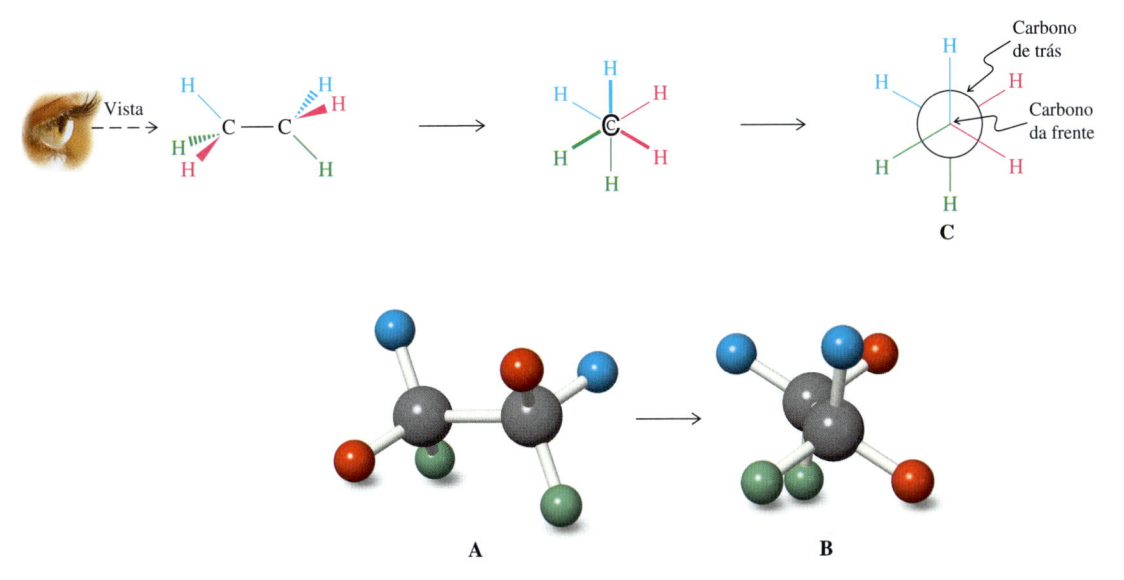

Figura 2-8 Representações do etano. (A) Visão lateral da molécula. (B) Visão de topo do etano, mostrando a coincidência dos átomos de carbono e os hidrogênios em oposição. (C) Projeção de Newman do etano obtida com a vista mostrada em (B). O carbono da "frente" corresponde à intercessão dos três hidrogênios a ele ligados. As ligações dos outros três átomos de hidrogênio terminam na circunferência do círculo que representa o carbono de trás.

A origem da tensão torcional no etano permanece controversa. Como a rotação para a geometria em coincidência aproxima pares de ligações C—H dos dois carbonos, a repulsão entre os elétrons destas ligações aumenta. A rotação também causa pequenas mudanças nas interações entre os orbitais na molécula, enfraquecendo a ligação C—C na conformação em coincidência. A relativa importância desses efeitos tem sido tema de debate por décadas, com a mais recente pesquisa teórica publicada (2007) favorecendo a repulsão dos elétrons como a maior contribuição para a energia rotacional.

Um diagrama de energia potencial (Seção 2-1) é usado para ilustrar as mudanças de energia associadas à rotação de uma ligação. No diagrama de rotação da ligação C—C do etano (Figura 2-10), o eixo *x* refere-se ao ângulo de rotação, comumente chamado de **ângulo torcional**. O ponto de partida é definido arbitrariamente como 0° em tais gráficos. Na Figura 2-10, 0° corresponde a um mínimo de energia de uma conformação em oposição, a geometria mais estável da molé-

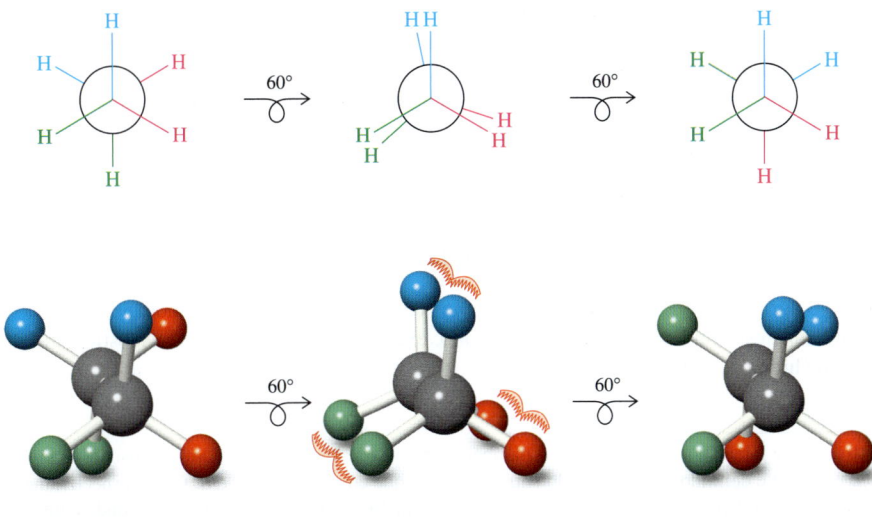

Figura 2-9 Projeções de Newman e modelo de bastão e bolas dos confôrmeros em oposição e em coincidência do etano. Nestas representações, o carbono de trás gira no sentido horário por incrementos de 60°.

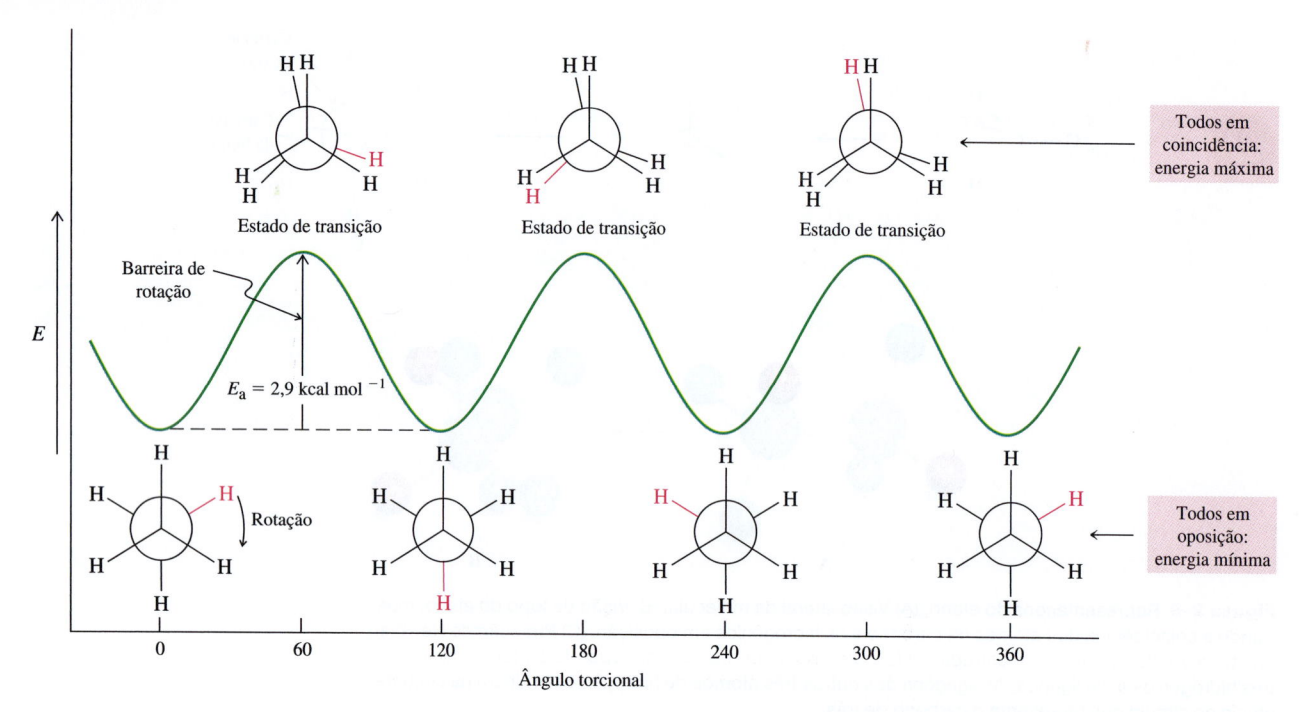

Figura 2-10 Diagrama de energia potencial da isomeria rotacional do etano. Como as conformações em coincidência têm energias maiores, elas correspondem aos picos do diagrama. Estes máximos podem ser vistos como estados de transição entre os confôrmeros em oposição mais estáveis. A energia de ativação (E_a) corresponde à barreira de rotação.

cula do etano*. Note que o confôrmero em coincidência ocorre em um máximo de energia: seu tempo de vida é extremamente curto (menos de 10^{-12} s) e ele pode ser considerado um estado de transição entre o equilíbrio rápido entre arranjos em oposição. Portanto, a diferença de energia de 2,9 kcal mol^{-1} entre as conformações em oposição e em coincidência corresponde à energia de ativação do processo de rotação.

A rotação de todas as moléculas orgânicas com esqueletos semelhantes aos dos alcanos têm este comportamento. As próximas seções ilustrarão esses princípios em alcanos mais complexos. Os capítulos posteriores mostrarão como a reatividade química de moléculas funcionalizadas pode depender de suas características conformacionais.

EM RESUMO, as forças intermoleculares controlam o arranjo dos substituintes de átomos de carbono vizinhos ligados. No etano, as conformações em coincidência relativamente mais estáveis se interconvertem por rotação passando por estados de transição de maior energia em que os átomos de hidrogênio estão em coincidência. Como a barreira de energia deste movimento é pequena, a rotação é extremamente rápida nas temperaturas ordinárias. O diagrama de energia potencial descreve de modo conveniente a variação de energia durante a rotação em torno da ligação C—C.

2-8 Rotação em etanos substituídos

Como o diagrama de energia potencial muda nos etanos substituídos? Vejamos, por exemplo, o propano, cuja estrutura é semelhante à do etano, exceto que um grupo metila substitui um dos átomos de hidrogênio do etano.

---

* Estritamente falando, o ângulo torcional (também chamado de ângulo diedro) em uma cadeia de átomos A—B—C—D é definido como o ângulo entre os planos que contêm A, B, C e B, C, D, respectivamente. Assim, na Figura 2-10 e nas figuras da próxima seção, um ângulo torcional de 0° corresponde a uma das conformações em coincidência.

O impedimento estérico aumenta a barreira de energia da rotação

A Figura 2-11 mostra o diagrama de energia potencial para a rotação em torno da ligação C—C no propano. As projeções de Newman do propano diferem daquelas do etano somente pelo substituinte metila. Novamente, as conformações extremas estão em oposição e em coincidência. A barreira de ativação que separa os dois é de 3,2 kcal mol^{-1} (13,4 kJ mol^{-1}), ligeiramente maior do que a do etano. Esta diferença deve-se à interferência desfavorável entre o substituinte metila e o hidrogênio em coincidência no estado de transição, um fenômeno chamado de **impedimento estérico**. Este efeito decorre do fato de que dois átomos ou grupos de átomos não podem ocupar a mesma região do espaço.

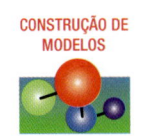

O impedimento estérico no propano é, na verdade, maior do que o valor de E_a da rotação indicada. A substituição por metila aumenta a energia da conformação em coincidência, bem como, a da conformação em oposição (de menor energia ou estado *fundamental*). Nesta última, o efeito é menor por causa do menor impedimento. Entretanto, como a energia de ativação é a *diferença* de energia entre os dois estados, o resultado final é apenas um aumento pequeno de E_a.

Pode existir mais de uma conformação em oposição e mais de uma conformação em coincidência: análise conformacional do butano

Se construirmos um modelo e olharmos a rotação em torno da ligação C—C do butano, descobriremos que existe mais de uma conformação em oposição e em coincidência (Figura 2-12). Vejamos o confôrmero em oposição em que os dois grupos metila estão mais afastados um do outro. Este arranjo, chamado de **anti** (isto é, oposto), é o mais estável porque o impedimento estérico é minimizado. A rotação do carbono que está atrás nas projeções de Newman, em qualquer direção (na Figura 2-12, no sentido horário), produz uma conformação em coincidência com duas interações CH$_3$—H. Este confôrmero tem 3,6 kcal mol^{-1} (15,1 kJ mol^{-1}) a mais de energia do que o confôrmero *anti*. Outra rotação dá uma *nova* estrutura em oposição na qual os dois grupos metila estão mais próximos do que na conformação *anti*. Para distinguir este confôrmero dos outros, ele é chamado de **vici** (*vicinus*, do latim, vizinho). Em consequência do impedimento estérico, o confôrmero *vici* tem 0,9 kcal mol^{-1} (3,8 kJ mol^{-1}) a mais de energia potencial do que o confôrmero *anti*.

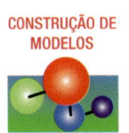

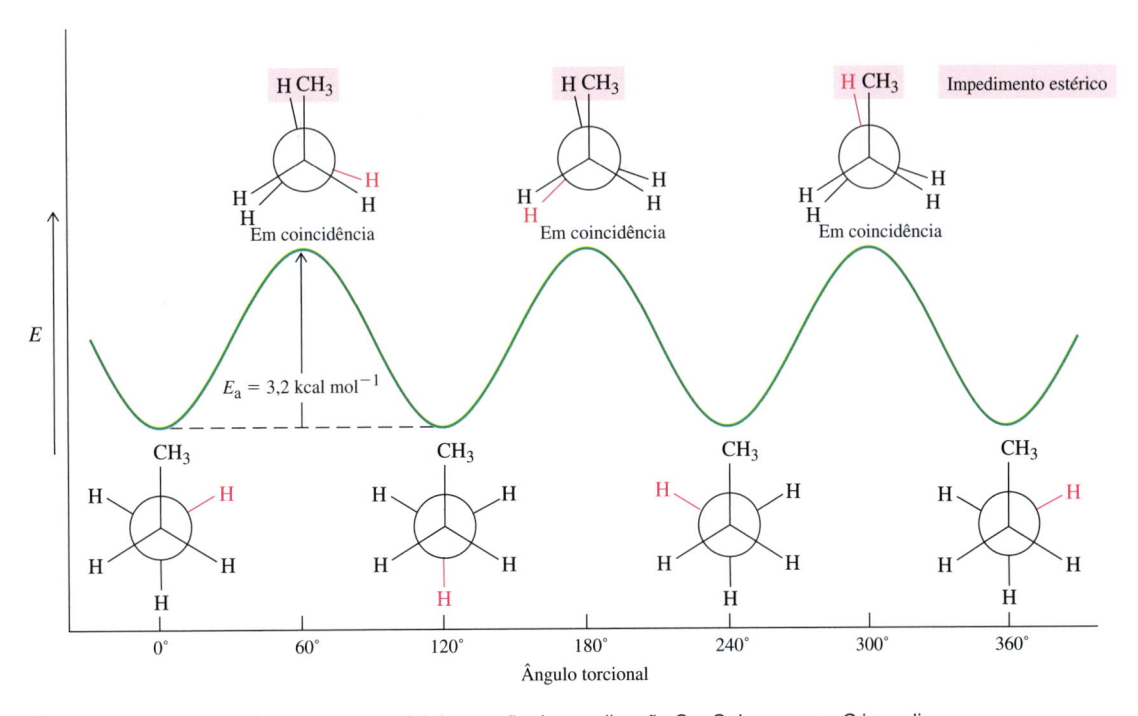

Figura 2-11 Diagrama de energia potencial da rotação de uma ligação C—C do propano. O impedimento estérico aumenta a energia relativa da forma em coincidência.

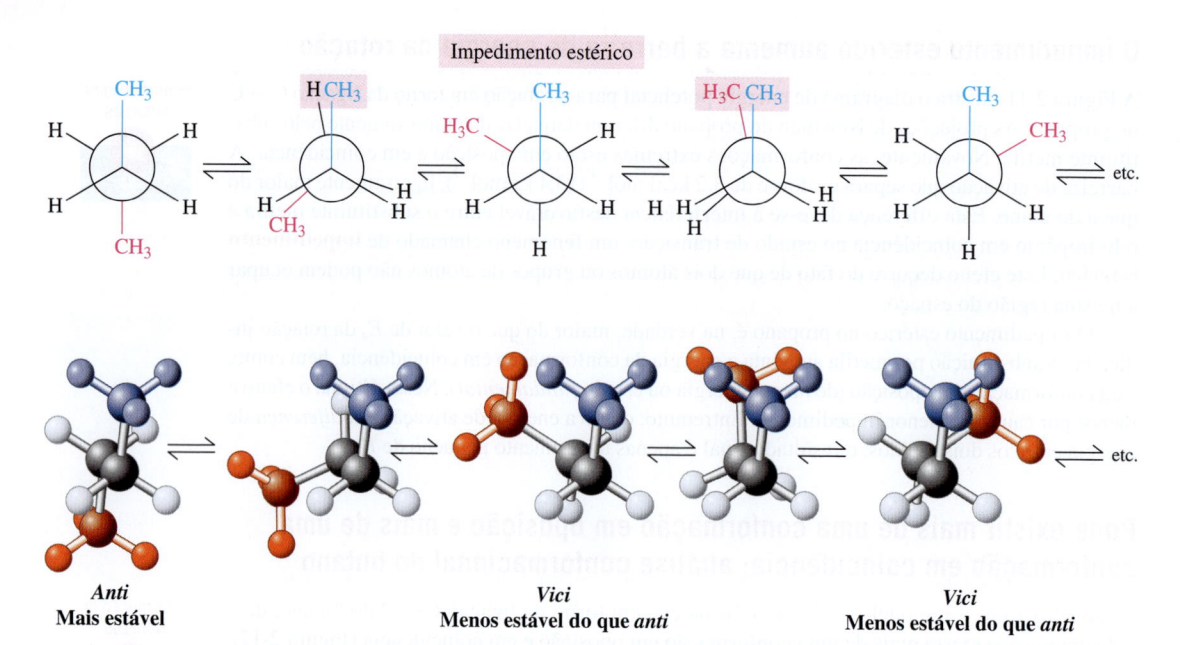

Figura 2-12 Rotação do carbono de trás no sentido horário ao longo da ligação C2—C3 do butano na projeção de Newman (acima) e em um modelo de bastão e bolas (abaixo).

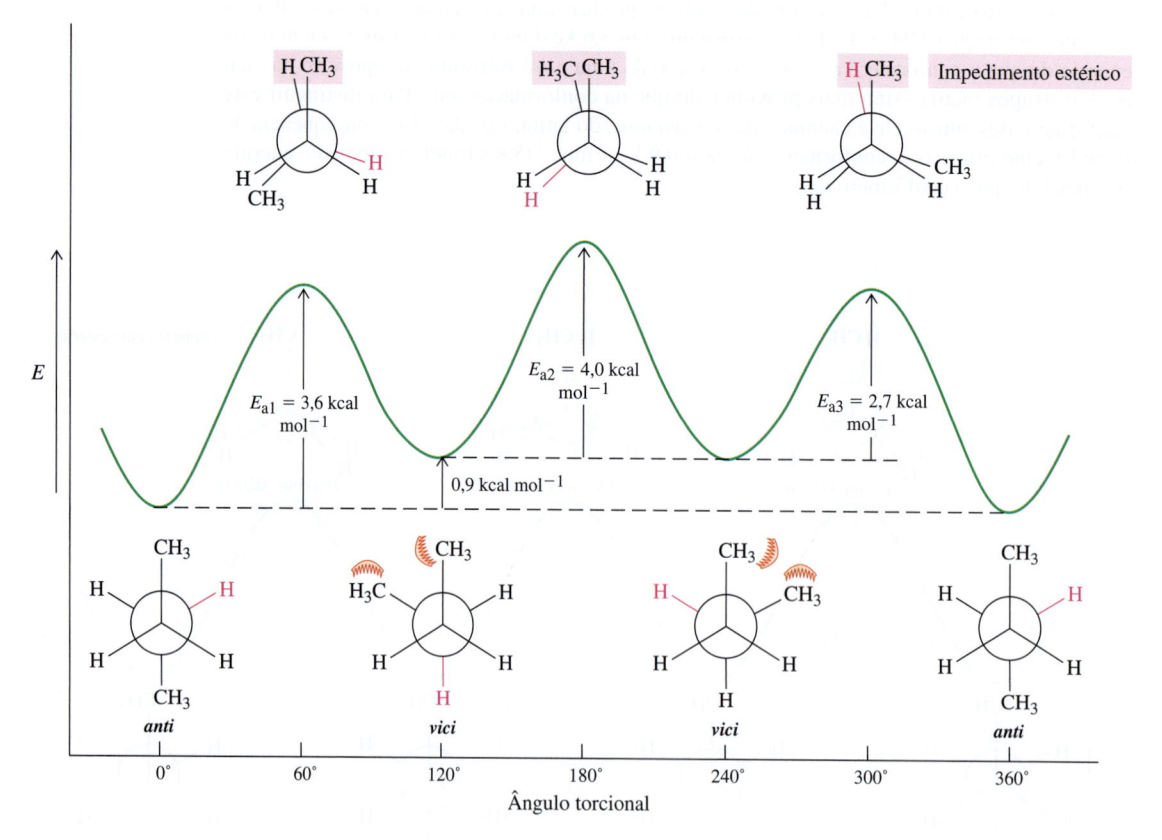

Figura 2-13 Diagrama de energia potencial da rotação em torno da ligação C2—C3 do butano. Existem três processos: a conversão *anti* a *vici*, com E_{a1} = 3,6 kcal mol^{-1}, a rotação *vici* a *vici*, com E_{a2} = 4,0 kcal mol^{-1} e a transformação *vici* a *anti*, com E_{a3} = 2,7 kcal mol^{-1}.

Outra rotação (Figura 2-12) resulta em um *novo* arranjo em coincidência em que os dois grupos metila estão muito próximos. Como os dois substituintes mais volumosos estão em coincidência, este confôrmero tem energia potencial mais alta, 4,9 kcal mol^{-1} (20,5 kJ mol^{-1}) a mais do que a estrutura *anti* mais estável. Outra rotação leva a outro confôrmero *vici*. A energia de ativação para a interconversão *vici* ⇌ *vici* é 4,0 kcal mol^{-1} (16,7 kJ mol^{-1}). O diagrama de energia potencial resume as energias de rotação (Figura 2-13). O confôrmero mais estável *anti* é o mais abundante em solução (cerca de 72% em 25°C). O confôrmero menos estável, *vici*, está presente em concentração menor (28%).

Vemos na Figura 2-13 que conhecendo a diferença de estabilidade termodinâmica de dois confôrmeros (por exemplo, 0,9 kcal mol^{-1} entre os isômeros *anti* e *vici*) e a energia de ativação para a transformação do primeiro no segundo (neste caso, 3,6 kcal mol^{-1}, 15,1 kJ mol^{-1}), podemos estimar a barreira de ativação da transformação inversa. Neste caso, E_a para a conversão *vici-anti* é 3,6 − 0,9 = 2,7 kcal mol^{-1} (11,3 kJ mol^{-1}).

EXERCÍCIO 2-22

Trabalhando com os conceitos: conformações

Desenhe um diagrama qualitativo de energia potencial da rotação em torno da ligação C3—C4 do 2-metil-pentano. Mostre as projeções de Newman de todas as conformações correspondentes aos máximos e mínimos do seu gráfico. Descreva semelhanças e diferenças com outras moléculas discutidas nesta seção.

Estratégia

Primeiro identifique a estrutura da molécula em questão e a ligação a ser examinada:

$$CH_3-CH(CH_3)-CH_2-CH_2-CH_3$$
(ligação C3–C4)

Foi pedida a análise da rotação em torno da ligação entre dois grupos CH$_2$ contendo, cada um, um substituinte alquila. Esta situação lembra, portanto, a rotação em torno da ligação C2—C3 do butano (ver Figuras 2-12 e 2-13), e as projeções de Newman e os diagramas de energia potencial devem ser semelhantes.

Solução

• Usando as Figuras 2-12 e 2-13 como guia, produzimos as seguintes projeções de Newman e o diagrama de energia potencial:

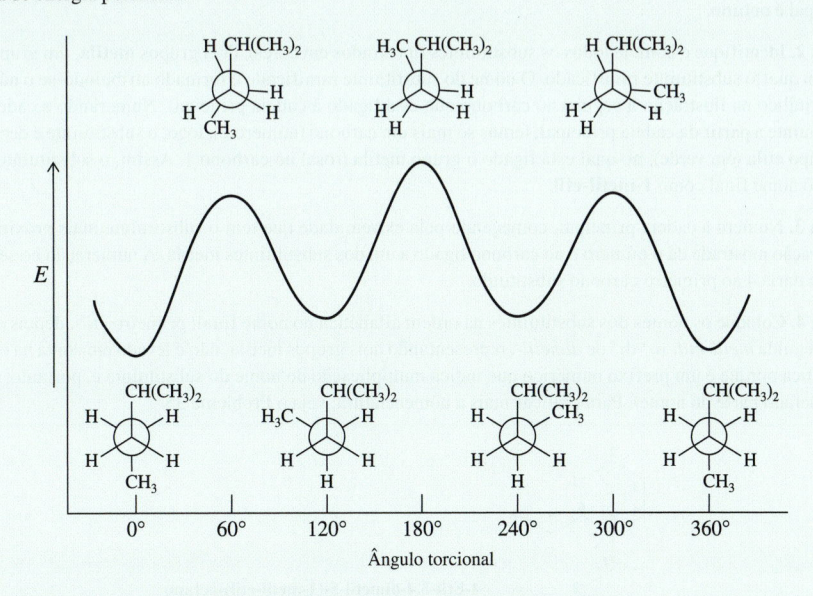

• A única diferença é que um dos grupos alquila é um substituinte 1-metil-etila (isopropila) em vez de CH$_3$. Devido a sua maior dimensão, as energias de todas as interações estéricas serão maiores, especialmente em conformações que aproximam muito os dois grupos alquila. Portanto, as diferenças de energia entre as conformações *anti* e as demais conformações vão aumentar, com o maior aumento em 180°.

> **EXERCÍCIO 2-23**
>
> **Tente você**
>
> Desenhe o diagrama de energia potencial esperado para a rotação em torno da ligação C2—C3 do 2,3-dimetil-butano. Inclua as projeções de Newman de cada conformação em oposição e em coincidência.

A IDEIA GERAL

A química familiar de ácidos e bases fornece os fundamentos para a compreensão de muitas das reações mais importantes entre moléculas orgânicas. Muito da química que exploraremos nos próximos capítulos expande o conceito de que eletrófilos e nucleófilos são espécies que se atraem mutuamente, como os ácidos e as bases. A identificação dos sítios polares das moléculas permite compreender e até mesmo prever os tipos de reações que essas moléculas podem sofrer.

Os sítios de reatividade nas moléculas orgânicas são chamados de grupos funcionais. Os grupos funcionais servem para caracterizar as classes principais dos compostos orgânicos. Começando no Capítulo 6 e indo até o final do livro, discutiremos essas classes de compostos uma a uma, examinando como suas propriedades e reatividade decorrem de suas características estruturais.

A maior parte das moléculas orgânicas consiste em um esqueleto de hidrocarboneto com grupos funcionais a ele ligados. Começamos o estudo destes esqueletos com a discussão dos nomes e da estrutura dos alcanos, hidrocarbonetos que não têm grupos funcionais. Apresentamos conceitos de movimentos moleculares e as mudanças de energia a eles associados. Essas ideias serão revistas com frequência, pois elas fundamentam o comportamento das moléculas de todos os tipos.

PROBLEMAS DE INTEGRAÇÃO

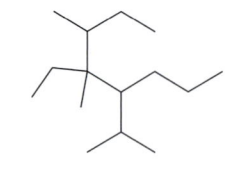

2-24 Considere o alcano mostrado na margem

a. Dê o nome desta molécula de acordo com as regras da IUPAC.

SOLUÇÃO

Etapa 1. Localize a cadeia principal, a mais longa da molécula (mostrada em preto a seguir). Não se deixe enganar. O desenho da cadeia principal pode ter qualquer formato. A cadeia tem oito carbonos, logo, o nome principal é **octano**.

Etapa 2. Identifique e nomeie todos os substituintes (mostrados em cores): dois grupos **metila**, um grupo **etila** e um quarto substituinte ramificado. O nome do substituinte ramificado é formado atribuindo-se o número 1 (em itálico na ilustração a seguir) ao carbono que está ligado à cadeia principal. Numerando a cadeia do substituinte a partir da cadeia principal, temos só mais um carbono (número 2), logo, o substituinte é derivado do grupo etila (em verde), no qual está ligado o grupo metila (rosa) no carbono 1. Assim, o substituinte aparece no nome final como **1-metil-etil**.

Etapa 3. Numere a cadeia principal, começando pela extremidade que tem o substituinte mais próximo. A numeração mostrada dá o número 3 ao carbono ligado a um dos substituintes metila. A numeração no sentido oposto daria 4 ao primeiro carbono substituído.

Etapa 4. Coloque os nomes dos substituintes na ordem alfabética no nome final: primeiro *etil-*, depois *metil-* e em seguida *metil-etil-* (o "di" de *dimetil-*, representando dois grupos metila, não é levado em conta na ordem alfabética porque é um prefixo numérico que indica multiplicação do nome do substituinte e, portanto, não é considerado parte do nome). Para praticar mais a nomenclatura, veja o Problema 35.

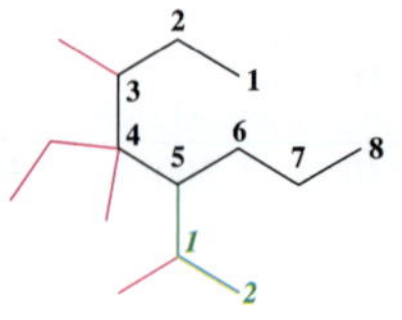

4-Etil-3,4-dimetil-5-(1-metil-etil)-octano

b. Desenhe estruturas que representem a rotação em torno da ligação C6—C7. Correlacione as estruturas que você desenhou com um diagrama qualitativo de energia potencial.

SOLUÇÃO

Etapa 1. Identifique a ligação em questão. Note que uma boa parte da molécula pode ser tratada simplesmente como um substituinte volumoso e complexo ligado a C6, cuja estrutura não é muito importante. Para o propósito desta questão, o substituinte volumoso pode ser substituído por R. O importante neste problema é o que ocorre entre C6 e C7:

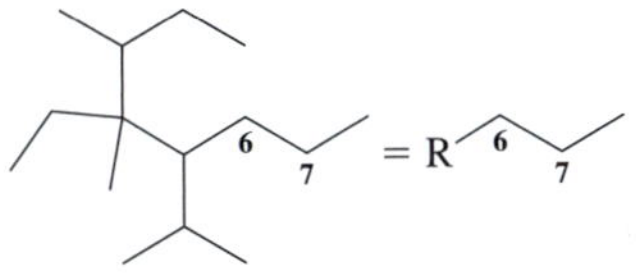

Etapa 2. Vemos que a etapa 1 simplificou o problema. A rotação em torno de C6—C7 dará resultados muito semelhantes à rotação da ligação C2—C3 do butano. A única diferença é que o grupo volumoso R substituiu um dos grupos metila relativamente pequenos do butano.

Etapa 3. Desenhe as conformações usando o butano como modelo (Seção 2-8) e coloque-as nas posições adequadas em um diagrama de energia semelhante ao da Figura 2-13. A única diferença entre este diagrama e o do butano é que não sabemos as diferenças exatas de energia entre os máximos e mínimos. Entretanto, espera-se que sejam maiores, pois o nosso grupo R é maior do que um grupo metila e acredita-se que tenha um impedimento estérico maior.

c. Dois álcoois derivados do alcano estão ilustrados na margem. Os álcoois são classificados pelo tipo de átomo de carbono ligado ao grupo –OH (primários, secundários ou terciários). Classifique os álcoois mostrados na margem.

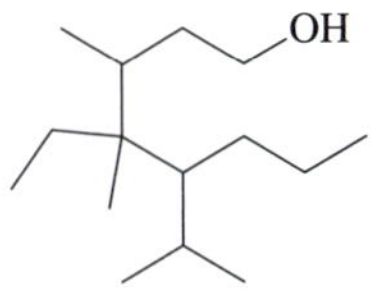

SOLUÇÃO

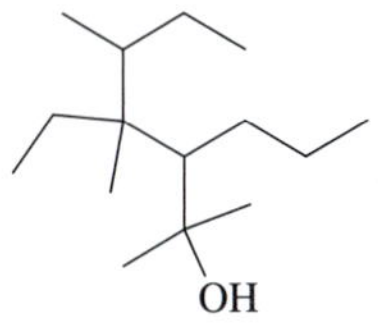

No álcool 1, o grupo –OH está ligado a um átomo de carbono que está diretamente ligado a outro carbono, um carbono primário. Portanto, o álcool 1 é um álcool primário. Da mesma forma, o grupo –OH no álcool 2 está em um carbono terciário (um carbono ligado a três outros átomos de carbono). O álcool 2 é um álcool terciário.

d. A ligação —O—H dos álcoois tem acidez semelhante à da água. Os álcoois primários têm $K_a \approx 10^{-16}$, e os álcoois terciários, $K_a \approx 10^{-18}$. Quais são os valores aproximados do pK_a dos álcoois 1 e 2? Qual é o ácido mais forte?

SOLUÇÃO

O pK_a do álcool 1 é aproximadamente 16 ($-\log K_a$), e o do álcool 2, cerca de 18. O álcool 1, que tem valor de pK_a menor, é o ácido mais forte.

e. Qual é o sentido mais favorável no equilíbrio a seguir? Calcule K, a constante de equilíbrio, e $\Delta G°$, a variação de energia livre, associadas com a reação escrita da esquerda para a direita.

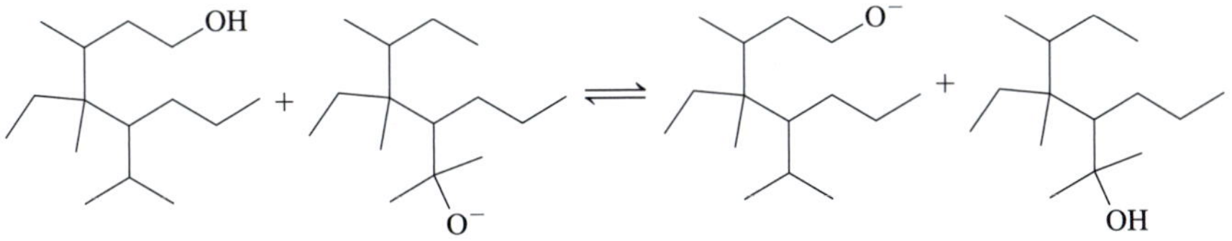

SOLUÇÃO

O ácido mais forte (álcool 1) está à esquerda, e o mais fraco (álcool 2), à direita. Lembre-se da relação entre ácidos e bases conjugadas: o ácido mais forte tem a base mais fraca e vice-versa, portanto, temos:

Álcool 1	+	Base conjugada do álcool 2	⇌	Base conjugada do álcool 1	+	Álcool 2
(Ácido mais forte)		(Base mais forte)		(Base mais fraca)		(Ácido mais fraco)

A direção do equilíbrio é para a esquerda, isto é, do par ácido-base mais forte para o mais fraco. Lembre-se de que $K > 1$ e $\Delta G° < 0$ em uma reação termodinamicamente favorecida escrita da esquerda para a direita. *Use* esta informação para certificar-se da magnitude de K e do sinal correto de $\Delta G°$. A constante de equilíbrio, K, do processo é a razão dos valores de K_a, com a constante da direção termodinamicamente favorável no numerador, $(10^{-16}/10^{-18}) = 10^2$ (e não 10^{-2}). Fazendo referência à Tabela 2-1, o valor de K igual a 100 corresponde a $\Delta G°$ igual a $-2,73$ kcal mol^{-1} (e não a $+2,73$). Se a reação fosse escrita na direção oposta, com o equilíbrio deslocando-se para a esquerda, os valores corretos seriam os que estão entre parênteses. Para ganhar mais prática com ácidos e bases, veja o Problema 27.

2-25. a. Calcule as concentrações no equilíbrio do butano *vici* e *anti* em 25°C usando os dados da Figura 2-13.

SOLUÇÃO

As equações relevantes estão na Seção 2-1. Para simplificar, a relação entre a energia livre de Gibbs e a constante de equilíbrio em 25°C é $\Delta G° = -1,36 \log K$. A diferença de energia entre as conformações é de 0,9 kcal mol^{-1}. A substituição deste valor na equação dá $K = 0,219 = [vici]/[anti]$. A conversão em porcentagem pode ser feita reconhecendo que % vici = 100% $\times$ [vici]/([anti] + [vici]). Assim, encontramos que a % vici = 100% $\times$ (0,219)/ (1,0 + 0,219) = 18% e, portanto, a % anti = 82 %. O problema é que tivemos a resposta na página 83: em 25°C, o butano é composto de 28% *vici* e 72% *anti*. O que houve de errado?

O erro vem do fato de que os valores de energia dados nas Seções 2-7 e 2-8 são entalpias, e não energias livres, e não conseguimos incluir a contribuição da *entropia* à equação de energia livre $\Delta G° = \Delta H° - T\Delta S°$. Como corrigir este problema? Poderíamos olhar as equações para calcular $\Delta S°$, mas vamos usar uma abordagem mais intuitiva. Estude novamente a Figura 2-13. Note que, durante a rotação de 360°, a molécula de butano sai da conformação *anti* e passa por *duas conformações vici distintas* antes de voltar à geometria *anti* original. O termo de entropia surge da existência de duas conformações *vici* em equilíbrio com uma única *anti*. Assim, realmente temos *três* espécies em equilíbrio e não duas. Existe uma maneira de resolver este problema sem calcular $\Delta S°$ e $\Delta G°$? A resposta é sim, e não é muito difícil.

Retornando à Figura 2-13, vamos rotular as duas formas vici como A e B para distingui-las. Quando calculamos K em nossa solução original, o que realmente determinamos foi o valor associado ao equilíbrio entre os confôrmeros *anti* e apenas *um* dos dois confôrmeros *vici*, digamos $vici_A$. Certamente o valor para $vici_B$ é idêntico, porque as duas conformações têm a mesma energia. Assim, $K = [vici_A]/[anti] = 0,219$ e $K = [vici_B]/[anti] = 0,219$.

Finalmente, reconhecendo que $[vici] = [vici_A] + [vici_B]$, temos, portanto, que % vici = 100% $\times$ ($[vici_A] + [vici_B]$)/([anti] + [vici_A] + [vici_B]), que resulta em % vici = 100% $\times$ (0,219 + 0,219)/ (1,0 + 0,219 + 0,219) = 30%, logo, % anti = 70%, em melhor concordância com os valores dados para as porcentagens de equilíbrio no texto.

b. Calcule as concentrações do butano nas conformações *vici* e *anti* no equilíbrio em 100°C.

SOLUÇÃO

Como antes, determinamos K a partir da diferença de entalpias da Figura 2-13, usando este valor como entrada para $\Delta G°$ na equação mais geral $\Delta G° = -2,303 \, RT \log K$. Em seguida, fazemos a correção para as duas conformações *vici* no equilíbrio geral. Não se esqueça de que devemos usar graus Kelvin, 373k, para T. Resolvendo, obtemos $K = 0,297 = [vici_A]/[anti] = [vici_B]/[anti]$. Portanto, % vici = 100% $\times$ (0,297 + 0,297)/ (1,0 + 0,297 +0,297) = 37%, logo, % anti = 63%.

As conformações menos estáveis predominam em altas temperaturas, uma consequência direta da distribuição de Boltzmann, que afirma que mais moléculas têm energias maiores nas temperaturas mais elevadas (Seção 2-1). Para ganhar mais prática com as conformações, veja os Problemas 42, 44 e 50.

Conceitos importantes

1. As reações químicas podem ser descritas como equilíbrios controlados por parâmetros **termodinâmicos** e **cinéticos**. A mudança de **energia livre de Gibbs**, $\Delta G°$, está relacionada com a **constante de equilíbrio** por $\Delta G° = -RT \ln K = -1,36 \log K$ (em 25°C). A energia livre tem contribuições da mudança de **entalpia**, $\Delta H°$, e de **entropia**, $\Delta S°$: $\Delta G° = \Delta H° - T\Delta S°$. As mudanças de entalpia são resultantes principalmente de diferenças entre as forças das ligações que se formam e das que se quebram. A reação é **exotérmica** quando as primeiras são maiores do que as últimas. Ela é **endotérmica** no caso contrário. As mudanças de entropia são controladas pelo grau relativo da energia de dispersão nos reagentes em comparação com a dos produtos. Quanto maior for o aumento na energia de dispersão, maior o valor positivo de $\Delta S°$.

2. A velocidade de uma reação química depende principalmente das concentrações dos reagentes, da energia de ativação e da temperatura. Essas correlações são expressas pela **equação de Arrhenius**: a constante de velocidade $k = Ae^{-E_a/RT}$.

3. Se a velocidade de reação depende da concentração de só um dos reagentes, diz-se que a reação é de **primeira ordem**. Se a velocidade depende das concentrações de dois reagentes, a reação é de **segunda ordem**.

4. Os **ácidos de Brønsted** são doadores de prótons, e as **bases de Brønsted**, aceitadoras de prótons. A força de um ácido é dada pela **constante de acidez**, K_a; pK_a = − log K_a. Os ácidos e suas formas desprotonadas correspondentes estão **conjugados**. Os **ácidos e as bases de Lewis** são aceitadores e doadores de pares de elétrons, respectivamente.

5. Os átomos deficientes em elétrons atacam os átomos ricos em elétrons e são chamados de **eletrófilos**. Por outro lado, os átomos ricos em elétrons atacam os átomos deficientes em elétrons e são chamados de **nucleófilos**. Quando um nucleófilo, que pode ter carga negativa ou ser neutro, ataca um eletrófilo, ele doa um par de elétrons livres para formar uma nova ligação com o eletrófilo.

6. Uma molécula orgânica é composta por um esqueleto de carbono com **grupos funcionais** ligados a ele.

7. Os **hidrocarbonetos** são compostos de carbono e hidrogênio. Os hidrocarbonetos que só têm ligações simples são chamados de **alcanos**. Eles não têm grupos funcionais. Um alcano pode existir como uma única cadeia contínua ou ser ramificado ou cíclico. A fórmula empírica para **alcanos de cadeia linear** e **ramificada** é C_nH_{2n+2}.

8. Moléculas que diferem apenas no número de grupos metileno, CH_2, na cadeia são chamadas de **homólogas** e pertencem a uma série homóloga.

9. Um carbono sp^3 ligado diretamente a outro carbono apenas é chamado de **primário**. Um **carbono secundário** está ligado a dois, e um **carbono terciário**, a três outros átomos de carbono. Os átomos de hidrogênio ligados a estes carbonos são designados como primários, secundários ou terciários.

10. As **regras da IUPAC** de nomenclatura dos hidrocarbonetos saturados são (a) encontrar a cadeia contínua mais longa da molécula e nomeá-la; (b) nomear todos os grupos ligados à cadeia mais longa como substituintes alquila; (c) numerar os átomos de carbono da cadeia mais longa; e (d) escrever o nome do alcano, citando todos os substituintes como prefixos arrumados na ordem alfabética, precedidos por números que designam as suas posições.

11. Os alcanos se atraem por meio das **forças de London**, que são fracas; as moléculas polares, pelas interações dipolo-dipolo, mais fortes; e os sais, principalmente pelas interações iônicas, que são muito fortes.

12. A rotação em torno das ligações simples carbono-carbono é relativamente fácil e dá origem a **conformações** (confôrmeros). Os substituintes dos átomos de carbono adjacentes podem estar **em oposição** ou **em coincidência**. A conformação em coincidência é um estado de transição entre confôrmeros em oposição. A energia necessária para atingir o estado em coincidência é chamada de energia de ativação da rotação. Quando ambos os carbonos da ligação suportam grupos alquila ou outros grupos, podem ocorrer conformações adicionais: quando os substituintes volumosos estão mais próximos (60°), o confôrmero é chamado de *vici*; e quando eles estão diretamente opostos (180°), de *anti*. As moléculas tendem a adotar as conformações em que o impedimento estérico, como nas conformações *vici*, seja mínimo.

Problemas

26. O hidrocarboneto propeno (CH_3—CH=CH_2) pode reagir de duas maneiras com o bromo (Capítulos 12 e 14).

    (i) CH_3—CH=CH_2 + Br_2 ⟶ CH_3—CHBr—CH_2Br

    (ii) CH_3—CH=CH_2 + Br_2 ⟶ CH_2Br—CH=CH_2 + HBr

Ligação	Força média (kcal mol^{-1})
C—C	83
C=C	146
C—H	99
Br—Br	46
H—Br	87
C—Br	68

(a) Use as forças de ligação (kcal mol^{-1}) dadas na margem e calcule o $\Delta H°$ de cada uma dessas reações. (b) $\Delta S° \approx 0$ cal K^{-1} mol^{-1} de uma das reações e −35 cal K^{-1} mol^{-1} da outra. A que reação cada $\Delta S°$ corresponde? Explique brevemente sua resposta. (c) Calcule o $\Delta G°$ de cada reação em 25°C e em 600°C. Ambas as reações são favorecidas pela termodinâmica em 25°C? E em 600°C?

27. (i) Determine se cada espécie nas seguintes equações age como um ácido ou como uma base de Brønsted e assinale-as. (ii) Indique se o equilíbrio tende para a esquerda ou para a direita. (iii) Estime o valor de K de cada equação, se possível. (**Sugestão**: use os dados da Tabela 2-2).

(a) $H_2O + HCN \rightleftharpoons H_3O^+ + CN^-$
(b) $CH_3O^- + NH_3 \rightleftharpoons CH_3OH + NH_2^-$
(c) $HF + CH_3COO^- \rightleftharpoons F^- + CH_3COOH$
(d) $CH_3^- + NH_3 \rightleftharpoons CH_4 + NH_2^-$
(e) $H_3O^+ + Cl^- \rightleftharpoons H_2O + HCl$
(f) $CH_3COOH + CH_3S^- \rightleftharpoons CH_3COO^- + CH_3SH$

28. Use setas curvas para mostrar o movimento dos elétrons em cada reação ácido-base do Problema 27.

29. Identifique as seguintes espécies como ácido ou como base de Lewis e escreva uma equação que ilustre uma reação ácido-base de Lewis para cada uma. Use setas curvas para descrever o movimento do par de elétrons. Certifique-se de que o produto de cada reação é descrito corretamente por uma estrutura de Lewis completa.

(a) CN^-
(b) CH_3OH
(c) $(CH_3)_2CH^+$
(d) $MgBr_2$
(e) CH_3BH_2
(f) CH_3S^-

30. Em cada exemplo da Tabela 2-3, identifique todas as ligações covalentes polarizadas e identifique os átomos apropriados com uma carga parcial positiva ou negativa. (Não considere as ligações carbono-hidrogênio).

31. Caracterize os seguintes átomos como nucleofílicos ou eletrofílicos.

(a) Íon iodeto, I^-
(b) Íon hidrogênio, H^+
(c) O carbono no cátion metila, $^+CH_3$
(d) O enxofre no sulfeto de hidrogênio, H_2S
(e) O alumínio no cloreto de alumínio, $AlCl_3$
(f) O magnésio no óxido de magnésio, MgO

32. Circule e identifique pelo nome cada grupo funcional nos compostos a seguir.

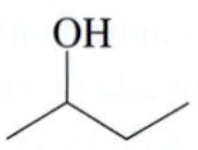

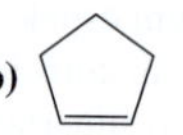

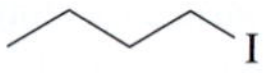

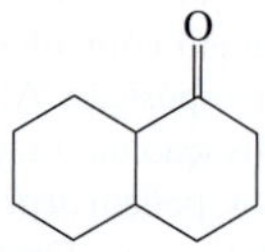

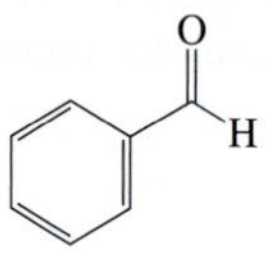

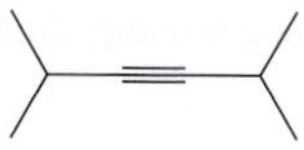

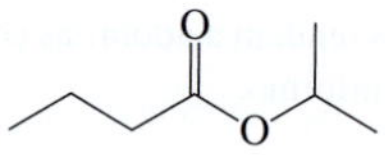

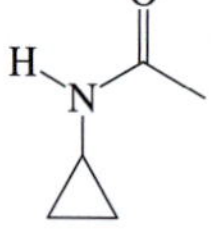

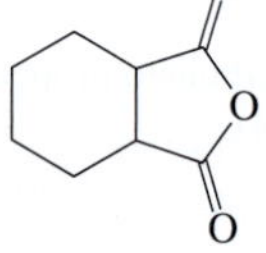

33. Com base na eletrostática (atração de Coulomb), prediga que átomo, em cada uma das seguintes moléculas orgânicas, provavelmente reage com o reagente indicado. Escreva "não reage" se nenhuma reação parecer provável. (Veja a Tabela 2-3 para as estruturas das moléculas orgânicas). (a) Bromoetano com o oxigênio de HO^-; (b) propanal com o nitrogênio de NH_3; (c) metoxietano com H^+; (d) 3-hexanona com o carbono de CH_3^-; (e) etanonitrila (acetonitrila) com o carbono de CH_3^+; (f) butano com HO^-.

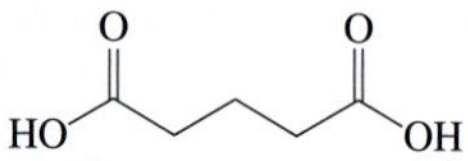

34. Use setas curvas para mostrar o movimento dos elétrons nas reações do Problema 33.

35. Dê o nome das seguintes moléculas de acordo com o sistema IUPAC de nomenclatura.

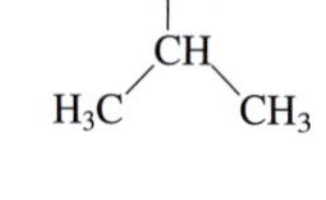

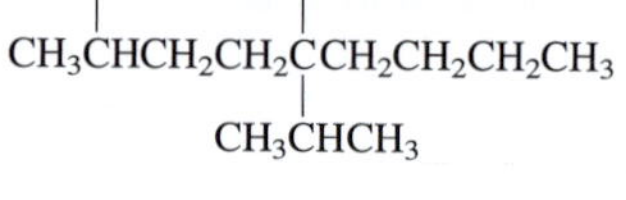

(c) 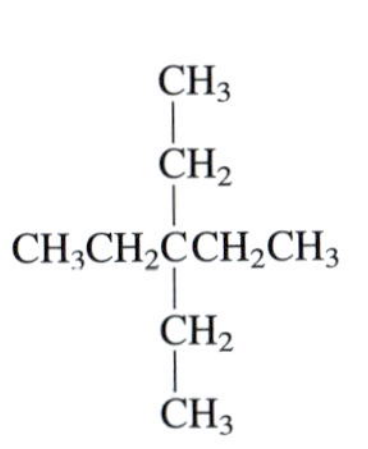 CH₃
    |
    CH₂
    |
CH₃CH₂CCH₂CH₃
    |
    CH₂
    |
    CH₃

(d) 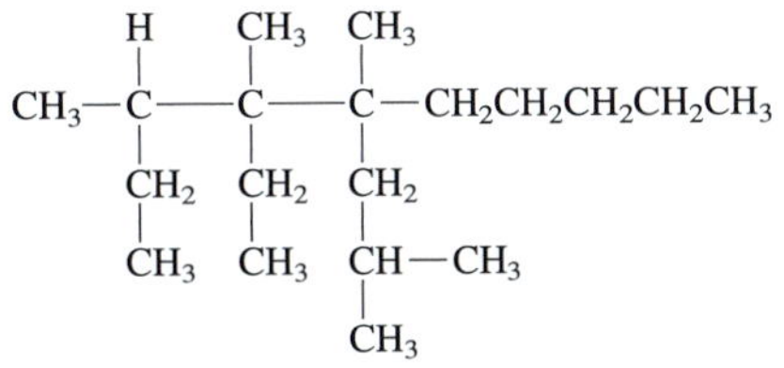
           H   CH₃ CH₃
           | | |
    CH₃—C—C—C—CH₂CH₂CH₂CH₂CH₃
           | | |
           CH₂ CH₂ CH₂
           | | |
           CH₃ CH₃ CH—CH₃
                     |
                     CH₃

(e) CH₃CH(CH₃)CH(CH₃)CH(CH₃)CH(CH₃)₂

(f) 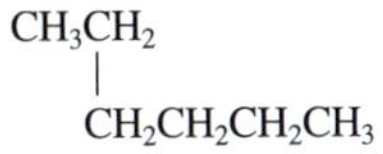
        CH₃CH₂
        |
        CH₂CH₂CH₂CH₃

(g), 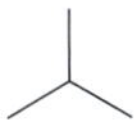 (h), 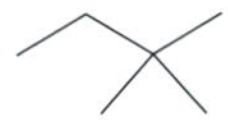 (i), 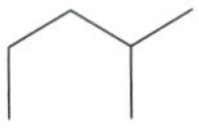 (j) 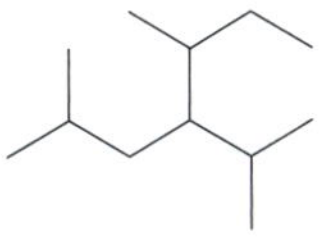 [estruturas em linha]

36. Converta os seguintes nomes nas estruturas moleculares correspondentes. Após fazer isso, verifique se o nome dado a cada molécula está de acordo com o sistema IUPAC de nomenclatura. Se não, dê o nome correto à molécula. (**a**) 2-metil-3-propil-pentano; (**b**) 5-(1,1-dimetil-propil)-nonano; (**c**) 2,3,4-trimetil-4--butil-heptano; (**d**) 4-*terc*-butil-5-isopropil-hexano; (**e**) 4-(2-etil-butil)-decano; (**f**) 2,4,4-trimetil-pentano; (**g**) 4-*sec*-butil-heptano; (**h**) iso-heptano; (**i**) neo-heptano.

37. Desenhe as estruturas que correspondem aos seguintes nomes. Corrija quaisquer nomes que não estejam de acordo com as regras sistemáticas de nomenclatura.

(**a**) 4-Cloro-5-metil-hexano
(**b**) 3-Metil-3-propil-pentano
(**c**) 1,1,1-Trifluoro-2-metil-propano
(**d**) 4-(3-Bromo-butil)-nonano

38. Desenhe e nomeie todos os isômeros possíveis do C_7H_{16} (heptanos isômeros)

39. Identifique os átomos de carbono e de hidrogênio primários, secundários e terciários em cada uma das seguintes moléculas: (**a**) etano; (**b**) pentano; (**c**) 2-metil-butano; (**d**) 3-etil-2,2,3,4-tetrametil-pentano.

40. Identifique cada um dos seguintes grupos alquila como primário, secundário ou terciário e dê seu nome IUPAC.

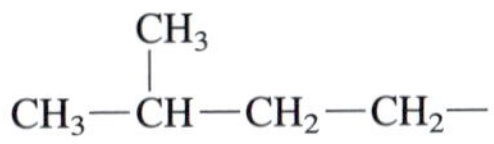

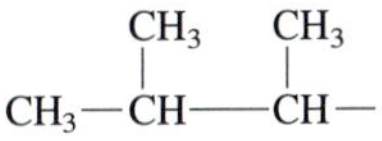

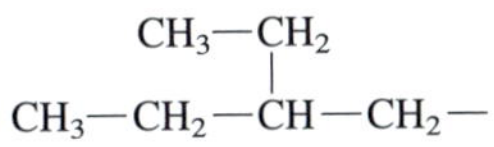

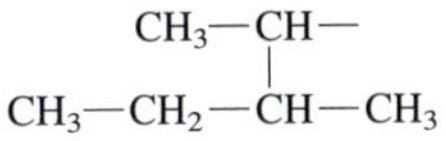

(**a**) —CH₂—CH(CH₃)—CH₂—CH₃

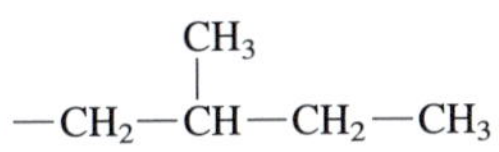

(**b**) CH₃—CH(CH₃)—CH₂—CH₂—

(**c**) CH₃—CH(CH₃)—CH(CH₃)—

(**d**) CH₃—CH₂—CH(CH₂CH₃)—CH₂—

(**e**) CH₃—CH₂—CH(CH(CH₃)CH₃)—CH₃ ... CH₃—CH₂—CH—CH₃ com CH₃—CH— acima

(**f**) CH₃—CH₂—C(CH₃)(CH₂CH₃)—CH₃

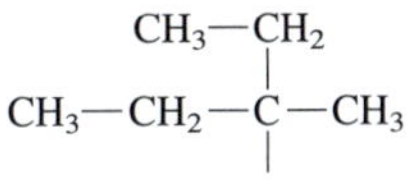

41. Coloque as seguintes moléculas em ordem crescente de ponto de ebulição (sem olhar os valores reais): (**a**) 3-metil-heptano; (**b**) octano; (**c**) 2,4-dimetil-hexano; (**d**) 2,2,4-trimetil-pentano.

42. Use projeções de Newman e desenhe cada uma das seguintes moléculas na conformação mais estável com relação à ligação indicada: (**a**) 2-metil-butano, ligação C2—C3; (**b**) 2,2-dimetil-butano, ligação C2—C3; (**c**) 2,2-dimetil-pentano, ligação C3—C4; (**d**) 2,2,4-trimetil-pentano, ligação C3—C4.

43. Baseado nas diferenças de energia para várias conformações do etano, do propano e do butano nas Figuras 2-10, 2-11 e 2-13, determine:

(**a**) A energia associada a uma única interação em coincidência hidrogênio-hidrogênio
(**b**) A energia associada a uma única interação em coincidência metila-hidrogênio
(**c**) A energia associada a uma única interação em coincidência metila-metila
(**d**) A energia associada a uma única interação em coincidência metila-metila em *vici*.

44. Na temperatura ambiente, o 2-metil-butano existe principalmente em duas conformações em oposição em torno da ligação C2—C3. Cerca de 90% das moléculas existem na conformação mais favorável, e 10%, na conformação menos favorável. (**a**) Calcule a variação de energia livre ($\Delta G°$, conformação mais favorecida – conformação menos favorecida) entre estas conformações. (**b**) Desenhe o diagrama de energia potencial para a rotação em torno da ligação C2—C3 no 2-metil-butano. Dê o melhor da sua capacidade e atribua valores de energias relativas a todas as conformações de seu diagrama. **(c)** Desenhe as projeções de Newman de todos os confôrmeros em oposição e em coincidência de (b) e indique os dois mais favoráveis.

45. Para cada um dos seguintes compostos de ocorrência natural, identifique a(s) classe(s) de compostos a que pertence e trace um círculo em volta de todos os grupos funcionais.

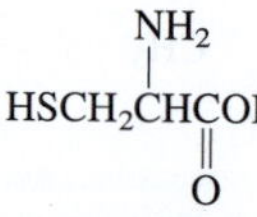

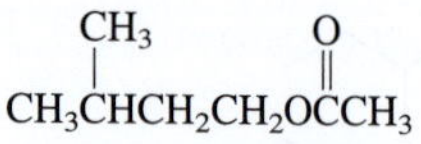

Acetato de 3-metil-butila
(No óleo de banana)

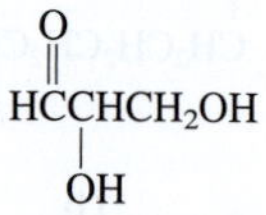

2,3-Di-hidróxi-propanal
(O açúcar mais simples)

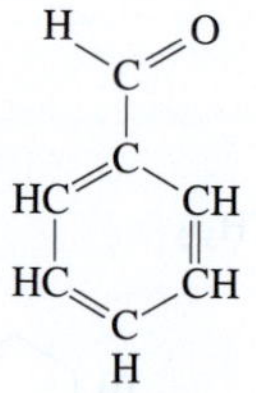

Benzaldeído
(Nos caroços de frutas)

Cisteína
(Em proteínas)

$CH_3CH=CHC\equiv CC\equiv CCH=CHCH_2OH$

Matricarianol
(Da camomila)

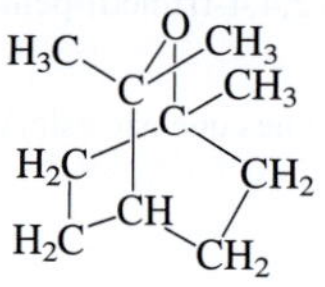

Cineol
(Do eucalipto)

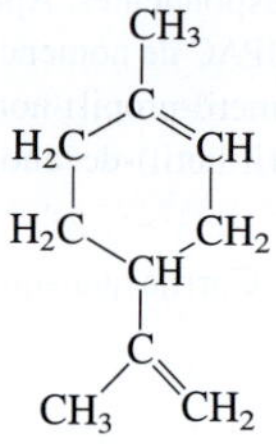

Limoneno
(Em limões)

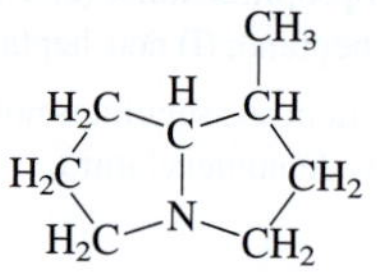

Heliotridano
(Um alcaloide)

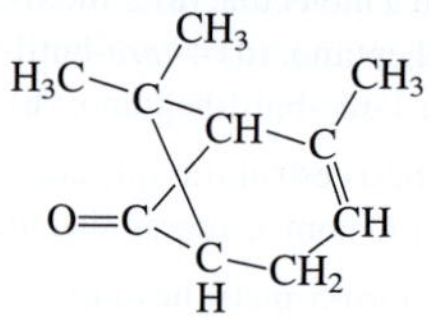

Crisantenona
(Nos crisântemos)

46. Dê os nomes IUPAC de todos os grupos alquila marcados por linhas tracejadas em cada um dos compostos biologicamente importantes. Identifique cada grupo como um substituinte alquila primário, secundário ou terciário.

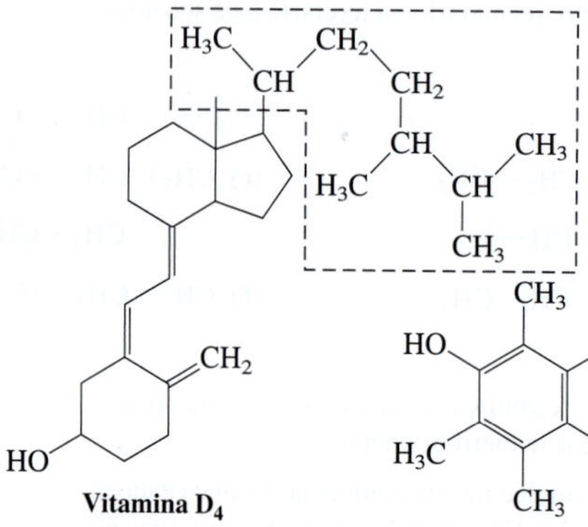

Vitamina D$_4$

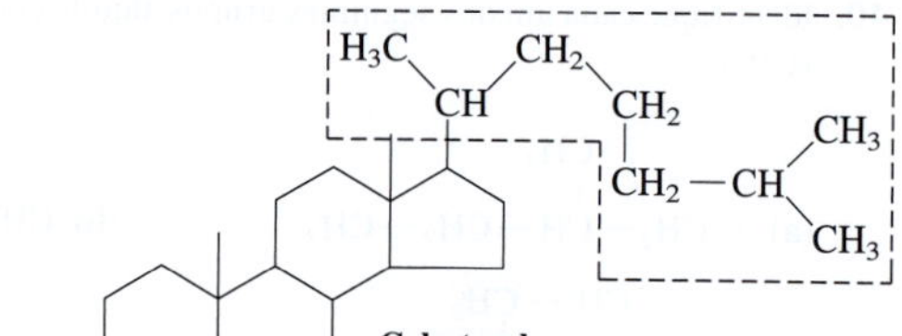

Colesterol
(Um esteroide)

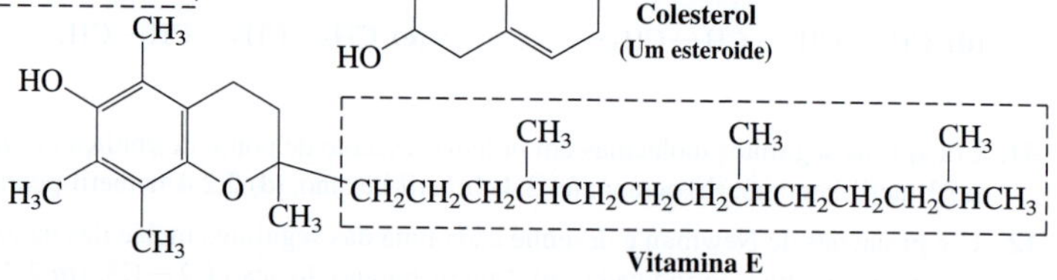

Vitamina E

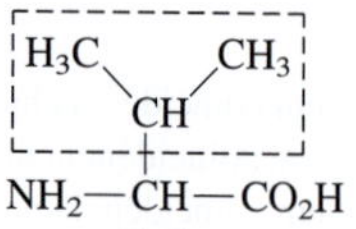

Valina
(Um aminoácido)

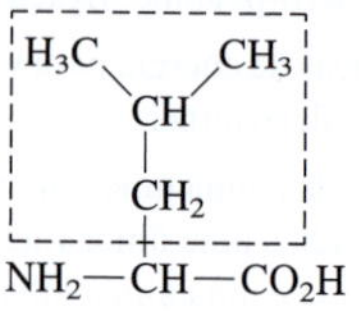

Leucina
(Outro aminoácido)

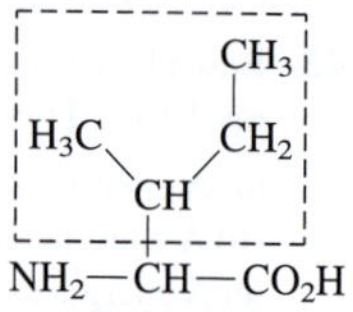

Isoleucina
(Outro aminoácido)

47. DESAFIO Usando a equação de Arrhenius, calcule o efeito em k de incrementos de temperatura de 10, 30 e 50 graus (Celsius) para as seguintes energias de ativação. Use 300 K (aproximadamente a temperatura normal) como o seu valor inicial de T e suponha que A é uma constante. **(a)** $E_a = 15$ kcal mol^{-1}; **(b)** $E_a = 30$ kcal mol^{-1}; **(c)** $E_a = 45$ kcal mol^{-1}.

48. DESAFIO A equação de Arrhenius pode ser reescrita de maneira a permitir a determinação experimental das energias de ativação. Para este fim, tomamos o logaritmo natural de ambos os lados da equação e convertemos para o logaritmo na base 10.

$$\ln k = \ln (Ae^{-E_a/RT}) = \ln A - E_a/RT \quad \text{torna-se} \quad \log k = \log A - \frac{E_a}{2{,}3RT}$$

A constante de velocidade, k, é medida em várias temperaturas, T, e faz-se o gráfico de $\log k$ versus $1/T$, dando uma linha reta. Qual é a inclinação desta reta? Qual é a sua intercessão (isto é, o valor de $\log k$ em que $1/T = 0$)? Como se calcula E_a?

49. Reexamine suas respostas do Problema 33. Reescreva-as na forma de uma equação completa que expresse o processo ácido-base de Lewis, mostrando o produto e usando setas curvas para descrever o movimento do par de elétrons. [**Sugestão**: para (b) e (d), comece com uma estrutura de Lewis que represente a segunda forma de ressonância da molécula orgânica de partida.]

50. DESAFIO A equação que relaciona $\Delta G°$ a K contém um termo que depende da temperatura. Use sua resposta do problema 44(a) para calcular as respostas das seguintes questões. Você vai precisar saber que $\Delta S°$ para a formação do confôrmero mais estável do 2-metil-butano a partir do próximo confôrmero mais estável é $+1{,}4$ cal K^{-1} mol^{-1}. **(a)** Calcule a diferença de entalpia ($\Delta H°$) entre estes dois confôrmeros a partir da equação $\Delta G° = \Delta H° - T\Delta S°$. Este valor está de acordo com o $\Delta H°$ calculado a partir do número de interações *vici* em cada confôrmero? **(b)** Supondo que $\Delta H°$ e $\Delta S°$ não se alteram com a temperatura, calcule $\Delta G°$ entre as duas conformações nas seguintes temperaturas: $-250°C$, $-100°C$ e $+500°C$. **(c)** Calcule K para essas duas conformações nas três temperaturas.

Problema em grupo

51. Considere a diferença de velocidade entre as seguintes reações de substituição de segunda ordem.

Reação 1: a reação de bromoetano com o íon iodeto para produzir o iodoetano e o íon brometo é de segunda ordem, ou seja, a velocidade da reação depende das concentrações do bromoetano e do íon iodeto:

$$\text{Velocidade} = k[CH_3CH_2Br][I^-] \text{ mol L}^{-1} \text{ s}^{-1}$$

Reação 2: a reação de 1-bromo-2,2-dimetil-propano (brometo de neopentila) com o íon iodeto para produzir o iodeto de neopentila e o íon brometo é 10.000 vezes mais lenta do que a reação do bromoetano com o íon iodeto.

$$\text{Velocidade} = k[\text{brometo de neopentila}][I^-] \text{ mol L}^{-1} \text{ s}^{-1}$$

(a) Escreva cada reação usando a notação bastão em seus esquemas de reação.
(b) Identifique o sítio reativo do halogenoalcano inicial como primário, secundário ou terciário.
(c) Discuta como a reação acontece, ou seja, como as espécies interagem para que a reação ocorra. Lembre-se de que a reação é de segunda ordem e *ambos* os reagentes devem estar presentes no estado de transição. Use seu conjunto de modelos para visualizar a trajetória de aproximação do íon iodeto em direção ao bromoalcano, que permite, simultaneamente, a formação da ligação com o iodeto e a quebra da ligação do brometo, necessárias para a cinética de segunda ordem dessas duas reações. De todas as possibilidades, qual delas explica melhor a diferença de velocidade determinada experimentalmente entre as reações?
(d) Use a notação em linhas tracejadas e em cunhas e desenhe uma estrutura tridimensional para a trajetória com a qual você concorda.

Problemas pré-profissionais

52. O composto 2-metil-butano

(a) não tem H secundários
(b) não tem H terciários
(c) não tem H primários
(d) tem duas vezes mais H secundários do que H terciários
(e) tem duas vezes mais H primários do que H secundários

53.

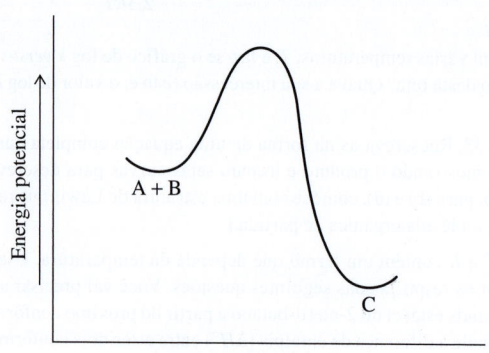

Este perfil de diagrama de energia representa

(a) uma reação endotérmica
(b) uma reação exotérmica
(c) uma reação rápida
(d) uma reação termolecular

54. No 4-(1-metil-etil)-heptano, qualquer ângulo H—C—C tem o valor de

(a) 120°   (b) 109,5°   (c) 180°   (d) 90°   (e) 360°

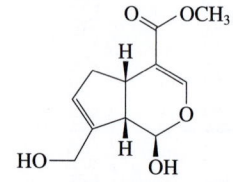

55. A representação estrutural mostrada na margem é uma projeção de Newman do confôrmero do butano que é

(a) *vici* em coincidência   (b) *anti* vici   (c) *anti* em oposição   (d) *anti* em coincidência

56. A genipina (margem) é uma erva medicinal chinesa eficaz contra diabetes. A que classe de compostos a seguir a genipina *não* pertence?

(a) álcool   (b) alqueno   (c) éster   (d) éter   (e) cetona

CAPÍTULO 3

Reações de Alcanos

Energias de dissociação de ligação, halogenação via radicais e reatividade relativa

A combustão de alcanos produz a maior parte da energia que sustenta a moderna sociedade industrializada. Vimos no Capítulo 2 que os alcanos não têm grupos funcionais; se é assim, como ocorre a combustão? Veremos neste capítulo que os alcanos não são muito reativos, mas sofrem vários tipos de transformações. Esses processos, dos quais a combustão é um exemplo, não envolvem a química de ácidos e bases, e são chamados de **reações via radicais**. Não exploraremos as reações de radicais em profundidade neste curso, ainda que elas tenham um papel importante na bioquímica (nos processos de envelhecimento e nas doenças), no meio ambiente (na destruição da camada de ozônio da Terra) e na indústria (na fabricação de tecidos sintéticos e plásticos).

As reações via radicais começam com a quebra de uma ligação, isto é, pela **dissociação de uma ligação**. Vamos estudar as mudanças de energia nesse processo e discutir as condições nas quais ele ocorre. Trataremos, na maior parte do capítulo, da **halogenação**, uma reação via radicais em que o átomo de hidrogênio de um alcano é substituído por um halogênio. A importância da halogenação está no fato de que ela introduz um grupo funcional reativo na molécula original, transformando um alcano em um halogenoalcano, o que permite novas transformações químicas. Para cada um desses processos, discutiremos o **mecanismo** envolvido a fim de explicar em detalhes como a reação ocorre. Veremos que alcanos diferentes, e que ligações diferentes da mesma molécula de alcano, podem reagir em velocidades diferentes e por que isso acontece.

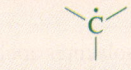

Um radical de carbono

Basta um número relativamente limitado de mecanismos para descrever as inúmeras reações da química orgânica. Os mecanismos permitem compreender como e por que as reações ocorrem e predizer os produtos que provavelmente se formarão. Neste capítulo, aplicaremos conceitos de mecanismos para explicar os efeitos das substâncias que contêm halogênios sobre a camada de ozônio da estratosfera. Concluiremos com uma breve discussão da combustão dos alcanos e mostraremos como esse processo fornece informações termodinâmicas sobre as moléculas orgânicas.

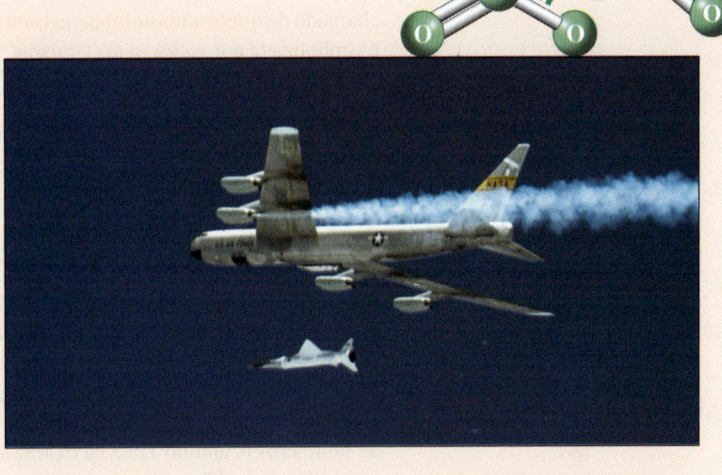

O avião hipersônico de pesquisa da NASA, X-43A, é lançado da parte de baixo da asa de um B-52B Stratofortress em 02 de junho de 2001. A maior parte dos aviões supersônicos emite gases que contêm moléculas como o óxido nítrico (NO), cujas reações via radicais destroem a camada de ozônio (O_3) da estratosfera da Terra. Na década de 1970, os Estados Unidos abandonaram os planos para construir uma frota de aviões supersônicos (SST, ou transportes supersônicos) exatamente por esse motivo. Já o X-43A usa hidrogênio como combustível, e não representa qualquer risco à camada de ozônio da estratosfera, podendo vir a ser o primeiro passo para o desenvolvimento de aviões de alta velocidade ambientalmente aceitáveis. Em 2008, a Boeing usou com sucesso a primeira aeronave tripulada impulsionada por célula combustível a hidrogênio, outro marco da aviação.

3-1 Força das ligações dos alcanos: radicais

Na Seção 1-2, explicamos como se formam as ligações e como ocorre liberação de energia no processo. Assim, quando dois átomos de hidrogênio se aproximam até a distância de ligação, são produzidas 104 kcal mol^{-1} (435 kJ mol^{-1}) de calor (veja as Figuras 1-1 e 1-12).

$$H\cdot + H\cdot \xrightarrow{\text{Formação da ligação}} H-H \quad \Delta H° = -104 \text{ kcal mol}^{-1} \ (-435 \text{ kJ mol}^{-1})$$
Calor liberado: exotérmica

Logo, quebrar uma ligação *exige* calor – na verdade, uma quantidade de calor igual a que foi liberada na formação da ligação. Chamamos essa energia de **energia de dissociação de ligação**, $DH°$, uma medida quantitativa da **força de ligação**.

$$H-H \xrightarrow{\text{Quebra da ligação}} H\cdot + H\cdot \quad \Delta H° = DH° = 104 \text{ kcal mol}^{-1} \ (435 \text{ kJ mol}^{-1})$$
Calor consumido: endotérmica

Os radicais formam-se por quebra homolítica

Em nosso exemplo, a ligação entre dois átomos se quebra de maneira que os dois elétrons da ligação se distribuem igualmente entre os dois átomos ou fragmentos gerados. Esse processo é chamado de **quebra homolítica** ou **homólise da ligação**. A separação dos dois elétrons da ligação é simbolizada por *meias-setas* ("anzóis") que se dirigem da ligação para cada um dos átomos.

> A meia-seta ⌒ indica o movimento de um *único* elétron.

Quebra homolítica: separação dos elétrons da ligação

$$A\!-\!B \longrightarrow A\cdot + \cdot B$$
Radicais

Os fragmentos que se formam têm um elétron desemparelhado, por exemplo, H·, Cl·, CH$_3$· e CH$_3$CH$_2$·. Quando estas espécies são compostas por mais de um átomo, elas são chamadas de **radicais**. Devido aos elétrons desemparelhados, os radicais e os átomos livres são muito reativos e, em geral, não são isolados. Entretanto, radicais e átomos livres ocorrem em baixa concentração como *intermediários* não detectados em muitas das reações em que ocorrem, como na produção de polímeros (Capítulo 12) e na oxidação de gorduras que leva à deterioração de alimentos perecíveis (Capítulo 22).

Vimos, na Seção 2-2, um processo alternativo para quebrar uma ligação, no qual o par de elétrons da ligação é doado a um dos átomos. O processo é uma **quebra heterolítica** que leva à formação de **íons**.

:Cl̈·
Átomo de cloro

H
|
H—C·—H
|
(H)
Radical metila

H
|
H$_3$C—C·
|
H
Radical etila

Quebra heterolítica: os elétrons da ligação movem-se como um par

$$A\!-\!B \longrightarrow A^+ + :B^-$$
Íons

> A seta dupla curva ⤴ indica o movimento de um *par* de elétrons.

As quebras homolíticas são observadas em solventes apolares ou em fase gás. Já as quebras heterolíticas ocorrem normalmente em solventes polares, capazes de estabilizar os íons. As quebras heterolíticas restringem-se também a situações em que a eletronegatividade dos átomos A e B e dos grupos a eles ligados consegue estabilizar cargas positivas e negativas.

As energias de dissociação, $DH°$, referem-se somente às quebras homolíticas. Elas têm valores que são característicos das várias ligações que se formam entre os elementos. A Tabela 3-1 lista as energias de dissociação de algumas ligações comuns. Valores maiores de $DH°$ correspondem a ligações mais fortes. Observe a energia relativamente alta das ligações com o hidrogênio, como em H—F e H—OH. Apesar de estas ligações terem valores altos de $DH°$, elas sofrem facilmente a quebra heterolítica em água, com formação dos íons H$^+$ e F$^-$ ou HO$^-$, portanto, *não devemos confundir processos homolíticos e heterolíticos.*

Tabela 3-1 Energia de dissociação de várias ligações A—B em fase gasosa [$DH°$ em kcal mol^{-1} (kJ mol^{-1})]

A em A—B	B em A—B						
	—H	—F	—Cl	—Br	—I	—OH	—NH$_2$
H—	104 (435)	136 (569)	103 (431)	87 (364)	71 (297)	119 (498)	108 (452)
CH$_3$—	105 (439)	110 (460)	85 (356)	70 (293)	57 (238)	93 (389)	84 (352)
CH$_3$CH$_2$—	101 (423)	111 (464)	84 (352)	70 (293)	56 (234)	94 (393)	85 (356)
CH$_3$CH$_2$CH$_2$—	101 (423)	110 (460)	85 (356)	70 (293)	56 (234)	92 (385)	84 (352)
(CH$_3$)$_2$CH—	98,5 (412)	111 (464)	84 (352)	71 (297)	56 (234)	96 (402)	86 (360)
(CH$_3$)$_3$C—	96,5 (404)	110 (460)	85 (356)	71 (297)	55 (230)	96 (402)	85 (356)

Nota: (a) $DH° = \Delta H°$ para processos A—B → A· + ·B. (b) Esses números estão sendo revisados continuamente por causa do aperfeiçoamento dos métodos de medida. (c) As tendências observadas para a ligação A—H são significativamente alteradas para ligações polares A—B por causa da contribuição dipolar para $DH°$.

As ligações são mais fortes quando elas são formadas pelo entrosamento de orbitais próximos em energia e tamanho (Seção 1-7). Por exemplo, a força da ligação entre os halogênios e o hidrogênio diminui na ordem F > Cl > Br > I porque o orbital *p* do halogênio envolvido na ligação cresce e torna-se mais difuso ao longo da série. Por isso, a eficiência do entrosamento do orbital *p* com o orbital 1*s* do hidrogênio, que é relativamente pequeno, diminui. A mesma explicação vale para as diferenças entre as ligações dos halogênios com o carbono.

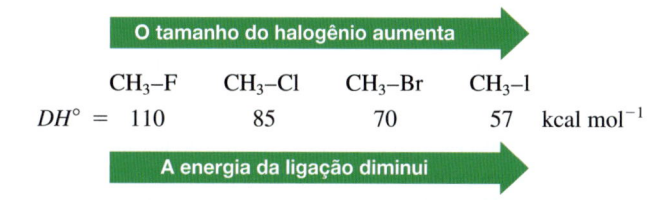

O tamanho do halogênio aumenta →

	CH$_3$–F	CH$_3$–Cl	CH$_3$–Br	CH$_3$–I	
$DH°$ =	110	85	70	57	kcal mol^{-1}

A energia da ligação diminui →

EXERCÍCIO 3-1

Trabalhando com conceitos: compreensão da energia de ligação

Compare as energias de dissociação de CH$_3$—F, CH$_3$—OH e CH$_3$—NH$_2$. Por que as ligações tornam-se mais fracas ao longo da série, apesar de os orbitais que participam do entrosamento ficarem mais próximos em tamanho e energia?

Estratégia

Que fatores contribuem para a energia de uma ligação? Como vimos anteriormente, os tamanhos e as energias dos orbitais são muito importantes. Entretanto, as contribuições coulômbicas podem aumentar a energia da ligação covalente. Vamos olhar cada fator para ver se um supera o outro nessas três ligações.

Solução

- Em uma ligação, a melhor combinação de tamanho e energia dos orbitais entre dois átomos permitirá o melhor entrosamento entre eles (veja a Figura 1-2). Entretanto, a diminuição do tamanho do orbital na série C, N, O, F é pequena e, portanto, a variação no entrosamento é muito pequena, indo de C—F para C—O e para C—N.
- Na progressão que vai do N ao O e ao F, a carga nuclear aumenta, intensificando a atração entre o núcleo e os elétrons. O aumento da eletronegatividade nessa série confirma esse efeito (Tabela 1-2). Como a eletronegatividade do elemento ligado ao carbono aumenta, ele atrai o par de elétrons compartilhado da ligação covalente. Assim, a polaridade e a separação de cargas na ligação aumentam, dando origem a uma carga positiva parcial (δ^+) sobre o carbono e uma carga negativa parcial (δ^-) sobre o átomo mais eletronegativo.
- A atração coulômbica entre as cargas opostas intensifica a ligação resultante do entrosamento covalente e torna a ligação mais forte. Nessa série de ligações, o aumento da atração coulômbica se sobrepõe à diminuição do entrosamento partindo de N para O e para F, levando ao resultado observado.

Tabela 3-2 Energia de dissociação de ligação para alguns alcanos

Composto	$DH°$ [kcal mol^{-1} (kJ mol^{-1})]	Composto	$DH°$ [kcal mol^{-1} (kJ mol^{-1})]
CH$_3$─H	105 (439)	CH$_3$─CH$_3$	90 (377)
C$_2$H$_5$─H	101 (423)	C$_2$H$_5$─CH$_3$	89 (372)
C$_3$H$_7$─H	101 (423)	C$_2$H$_5$─C$_2$H$_5$	88 (368)
(CH$_3$)$_2$CHCH$_2$─H	101 (423)	(CH$_3$)$_2$CH─CH$_3$	88 (368)
(CH$_3$)$_2$CH─H	98,5 (412)	(CH$_3$)$_3$C─CH$_3$	87 (364)
(CH$_3$)$_3$C─H	96,5 (404)	(CH$_3$)$_2$CH─CH(CH$_3$)$_2$	85,5 (358)
		(CH$_3$)$_3$C─C(CH$_3$)$_3$	78,5 (328)

$DH°$ diminui

Nota: Veja a nota de rodapé da Tabela 3-1.

EXERCÍCIO 3-2

Tente você

Nas séries C─C (no etano, H$_3$C─CH$_3$), N─N (na hidrazina, H$_2$N─NH$_2$), O─O (no peróxido de hidrogênio, HO─OH), a energia da ligação diminui de 90 para 60 e para 50 kcal mol^{-1}. Explique. (**Sugestão:** pares de elétrons livres em átomos adjacentes se repelem).

A estabilidade do radical determina a energia da ligação C─H

Qual é a força das ligações C─H e C─C dos alcanos? A Tabela 3-2 lista a energia de dissociação de ligação de vários alcanos. Observe que as energias de ligação geralmente diminuem quando se passa do metano para carbonos primários, secundários e terciários, na ordem. A ligação C─H do metano, por exemplo, tem $DH°$ igual a 105 kcal mol^{-1}, um valor elevado. No etano, a energia é menor: $DH° = 101$ kcal mol^{-1}. Esse é um valor típico das ligações C─H de carbonos primários, como se pode ver no propano. A energia de uma ligação C─H de carbonos secundários é ainda menor, com $DH°$ igual a 98,5 kcal mol^{-1}, e a ligação de um átomo de carbono terciário com hidrogênio tem $DH°$ igual a 96,5 kcal mol^{-1} apenas.

Energia da ligação C─H nos alcanos

$$\text{CH}_3\text{–H} > \text{R}_{\text{primário}}\text{–H} > \text{R}_{\text{secundário}}\text{–H} > \text{R}_{\text{terciário}}\text{–H}$$
$$DH° = \quad 105 \quad\quad 101 \quad\quad\quad 98{,}5 \quad\quad\quad 96{,}5 \quad \text{kcal mol}^{-1}$$

A força da ligação diminui →

Observa-se um comportamento semelhante nas ligações C─C (Tabela 3-2). Os casos extremos são H$_3$C─CH$_3$ ($DH° = 90$ kcal mol^{-1}) e (CH$_3$)$_3$C─CH$_3$ ($DH° = 87$ kcal mol^{-1}).

Por que esses processos de dissociação têm valores diferentes de $DH°$? Os radicais formados têm energias diferentes. Por razões que veremos na próxima seção, a estabilidade dos radicais *aumenta* quando se passa do radical primário para o secundário e para o terciário e, consequentemente, a energia necessária para formá-los *decresce*.

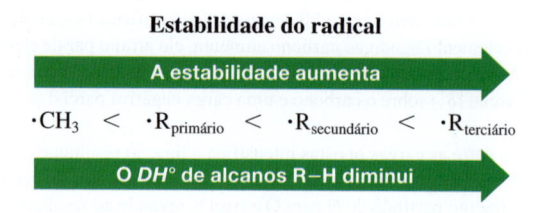

Estabilidade do radical

A estabilidade aumenta →

$$·\text{CH}_3 < ·\text{R}_{\text{primário}} < ·\text{R}_{\text{secundário}} < ·\text{R}_{\text{terciário}}$$

O $DH°$ de alcanos R─H diminui →

A Figura 3-1 ilustra essa conclusão em um diagrama de energia. Começamos (na parte inferior) com um alcano contendo uma ligação C─H primária, uma secundária e uma terciária. A dissociação de uma ligação primária é endotérmica por $DH° = 101$ kcal mol^{-1}, isto é, estamos

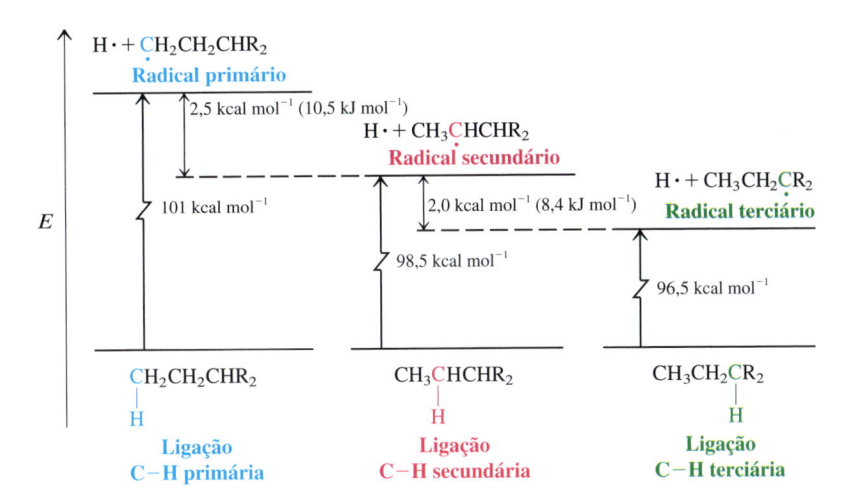

Figura 3-1 Diferenças de energia necessárias para formar radicais a partir do alcano $CH_3CH_2CHR_2$. A estabilidade do radical aumenta do primário para o secundário e deste para o terciário.

aumentando a energia por esse valor até alcançar o radical primário. O custo da formação do radical secundário é menor, 98,5 kcal mol^{-1}. Assim, o radical secundário é mais estável do que o primário por 2,5 kcal mol^{-1}. A formação do radical terciário requer ainda menos energia, 96,5 kcal mol^{-1}, e este radical é mais estável do que seu análogo secundário por 2,0 kcal mol^{-1} (ou do que seu análogo primário por 4,5 kcal mol^{-1}).

EXERCÍCIO 3-3

Qual ligação C—C se quebraria primeiro: a ligação do etano ou a do 2,2-dimetilpropano?

EM RESUMO, a homólise das ligações dos alcanos leva a radicais e átomos livres. O calor necessário para que isso ocorra é chamado de energia de dissociação, $DH°$. Esse valor é característico somente para a ligação entre os dois elementos que dela participam. A quebra da ligação que leva a radicais terciários utiliza menos energia do que a que leva a radicais secundários. Os radicais secundários são formados mais facilmente do que os radicais primários. O radical metila é o mais difícil de ser obtido por este caminho.

3-2 A estrutura dos radicais alquila: hiperconjugação

O que justifica a ordem de estabilidade dos radicais alquila? Para responder esta questão, precisamos analisar mais detalhadamente a estrutura dessas espécies. Considere a estrutura do radical metila que se forma pela remoção de um átomo de hidrogênio do metano. Medidas espectroscópicas mostram que o radical metila (e, provavelmente, outros radicais alquila) adota uma configuração *aproximadamente plana*, mais bem descrita pela hibridação sp^2 (Figura 3-2). O elétron desemparelhado ocupa o orbital p perpendicular ao plano da molécula.

Vejamos como a estrutura plana dos radicais alquila ajuda a explicar suas estabilidades relativas. A Figura 3-3A mostra que existe um confôrmero do radical etila em que a ligação C—H

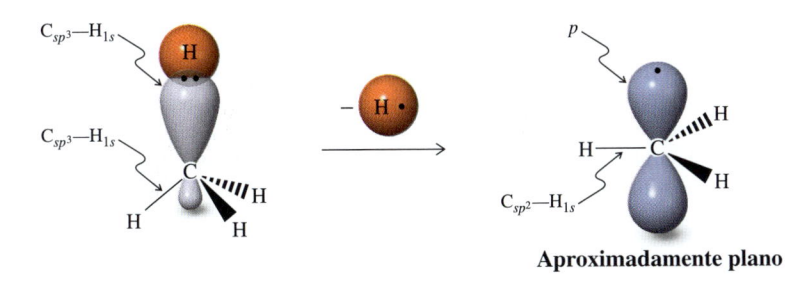

Figura 3-2 Mudança da hibridação do carbono durante a formação do radical metila a partir do metano. O arranjo aproximadamente plano lembra a hibridação do BH_3 (Figura 1-17).

·ĊH₂CH₃

Radical etila

A

CH₃—ĊH—CH₃

**Radical 1-metil-etila
(Isopropila)**

B

CH₃—Ċ—CH₃
         |
         CH₃

**Radical 1,1-dimetil-etila
(*terc*-Butila)**

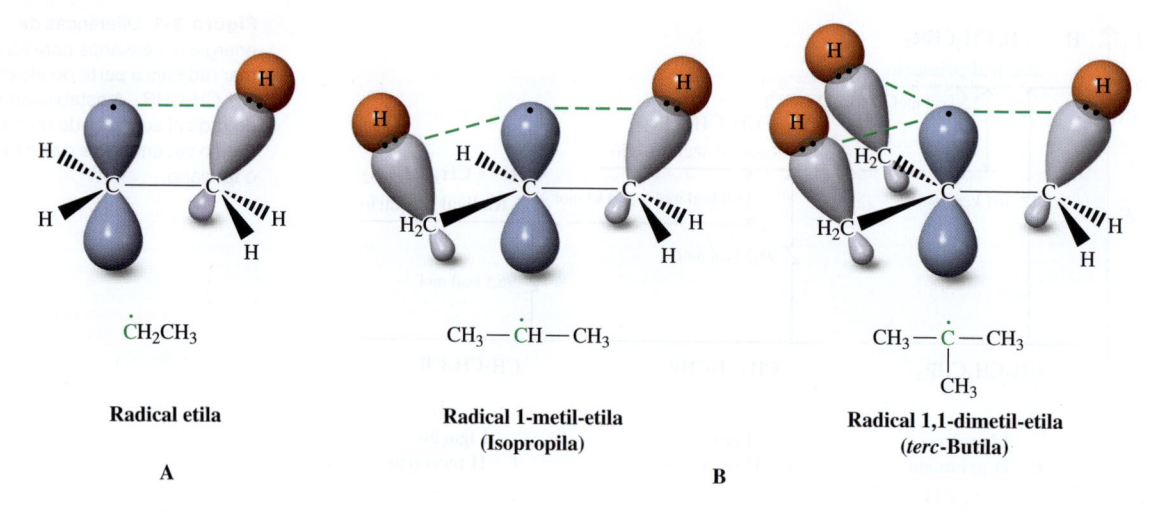

Figura 3-3 A hiperconjugação (linhas verdes tracejadas) é o resultado da doação de elétrons de um orbital hibridado sp^3 para o orbital *p* parcialmente preenchido (A) no radical etila e (B) nos radicais 1-metil-etila e 1,1-dimetil-etila. A deslocalização da densidade eletrônica leva à estabilização.

CONSTRUÇÃO DE MODELOS

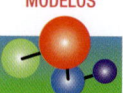

do grupo metila está alinhada de forma a permitir o entrosamento com um dos lobos do orbital *p* do radical já ocupado por um elétron. Esta configuração leva à deslocalização do par de elétrons de ligação do orbital σ para o orbital *p*, um processo que chamamos de **hiperconjugação**. A interação entre um orbital completo e um orbital com apenas um elétron estabiliza o sistema (veja o Exercício 1-14). A hiperconjugação e a ressonância (Seção 1-5) são formas de deslocalização dos elétrons que se diferenciam pelo tipos de orbitais envolvidos. A ressonância refere-se, normalmente, a um entrosamento do tipo π entre orbitais *p*, e a hiperconjugação envolve o entrosamento com orbitais de ligações σ. *Os radicais são estabilizados por hiperconjugação.*

O que acontece quando substituímos um hidrogênio ligado ao radical de carbono por um grupo alquila? Cada grupo alquila adicional aumenta a estabilização por hiperconjugação (Figura 3-3B). A ordem de estabilidade dos radicais é uma consequência deste efeito. A Figura 3-1 mostra que o aumento de estabilidade causado pelas interações de hiperconjugação é relativamente pequeno [2,0−2,5 kcal mol^{-1} (8,4−10,5 kJ mol^{-1})]. Veremos adiante que a estabilização do radical por ressonância é consideravelmente maior (Capítulo 14). Outra contribuição para a relativa estabilidade dos radicais secundários e terciários é a diminuição da repulsão estérica entre os substituintes quando a geometria passa de tetraédrica, no alcano, a plana, no radical.

Mesmo um olhar superficial das energias de dissociação de ligação entre um átomo de carbono e outros átomos mais eletronegativos (Tabela 3-1) sugere que a hiperconjugação e a estabilidade do radical, apenas, não fornecem uma explicação completa. Por exemplo, todas as ligações entre o carbono e quaisquer dos halogênios mostram um $DH°$ idêntico, independentemente do tipo de carbono. Várias interpretações têm sido propostas para explicar estas observações. Efeitos polares provavelmente estão envolvidos (como mencionado na nota de rodapé da tabela). Além disso, ligações longas entre carbono e átomos volumosos reduzem a repulsão estérica entre os átomos em torno desse carbono, diminuindo sua influência sobre as energias de dissociação.

3-3 Conversão do petróleo: pirólise

Na natureza, os alcanos são produzidos pela decomposição lenta de materiais de origem animal e vegetal na presença de água e ausência de oxigênio, um processo que leva milhões de anos. Os alcanos menores – metano, etano, propano e butano – ocorrem no gás natural, porém o metano é, de longe, o componente principal. Pode-se obter muitos alcanos líquidos e sólidos a partir do petróleo cru, mas apenas a destilação não atende a enorme demanda por alcanos de baixo peso molecular utilizados como gasolina, querosene e combustíveis baseados em hidrocarbonetos. Aquecimento adicional é necessário para quebrar as cadeias maiores dos componentes do petróleo e formar moléculas menores. Como isso ocorre? Vamos primeiramente analisar o efeito do aquecimento forte nos alcanos simples e depois voltaremos à questão do petróleo.

Temperaturas elevadas provocam a homólise de ligações

Quando os alcanos são aquecidos em temperaturas elevadas, as ligações C—H e C—C se rompem, um processo conhecido como **pirólise**. Na ausência de oxigênio, os radicais formados podem se combinar para formar alcanos de peso molecular maior ou menor. Os radicais podem, também, perder um hidrogênio de um átomo de carbono adjacente ao do elétron livre, com formação de alquenos, um processo chamado de *abstração de hidrogênio*. O resultado é que na pirólise forma-se uma mistura complicada de alquenos e alcanos. Em condições especiais, no entanto, estas transformações podem ser controladas de modo a produzir grandes quantidades de hidrocarbonetos com o comprimento das cadeias predefinido.

Pirólise do hexano

Exemplos de quebras para formar radicais:

$$\underset{\text{Hexano}}{\overset{1\ \ \ 2\ \ \ 3\ \ \ 4}{CH_3CH_2CH_2CH_2CH_2CH_3}} \begin{cases} \xrightarrow{\text{quebra C1-C2}} CH_3\cdot\ +\ \cdot CH_2CH_2CH_2CH_2CH_3 \\ \xrightarrow{\text{quebra C2-C3}} CH_3CH_2\cdot\ +\ \cdot CH_2CH_2CH_2CH_3 \\ \xrightarrow{\text{quebra C3-C4}} CH_3CH_2CH_2\cdot\ +\ \cdot CH_2CH_2CH_3 \end{cases}$$

Exemplos de reações de combinação de radicais:

$$CH_3\cdot\ \cdot CH_2CH_3 \longrightarrow \underset{\text{Propano}}{CH_3CH_2CH_3}$$

$$CH_3CH_2CH_2CH_2CH_2\cdot\ \cdot CH_2CH_2CH_3 \longrightarrow \underset{\text{Octano}}{CH_3CH_2CH_2CH_2CH_2CH_2CH_2CH_3}$$

Exemplos de reações de abstração de hidrogênio:

$$CH_3CH_2\cdot\ \ CH_3\overset{H}{\underset{|}{C}}H\text{—}CH_2\cdot \longrightarrow \underset{\text{Etano}}{CH_3\overset{H}{\underset{|}{C}}H_2} + \underset{\text{Propeno}}{CH_3CH\text{=}CH_2}$$

$$CH_3CH_2CH_2\cdot\ \ \overset{H}{\underset{|}{C}}H_2\text{—}CH_2\cdot \longrightarrow \underset{\text{Propano}}{CH_3CH_2\overset{H}{\underset{|}{C}}H_2} + \underset{\text{Eteno}}{CH_2\text{=}CH_2}$$

Observe o uso das meias-setas (anzol) nos exemplos para mostrar como a combinação de dois elétrons leva à formação de uma nova ligação covalente. Nas reações de abstração de hidrogênio, os elétrons de uma ligação que está sendo quebrada se combinam com elétrons desemparelhados para formar novas ligações.

O controle destes processos requer frequentemente o uso de **catalisadores** especiais, como os aluminossilicatos de sódio cristalinos, também chamados de zeólitas. Por exemplo, a pirólise do dodecano catalisada por zeólitas leva a uma mistura de hidrocarbonetos que contém, predominantemente, compostos com três a seis átomos de carbono.

$$\text{Dodecano} \xrightarrow{\text{Zeólita, 482°C, 2 min}} \underset{17\%}{C_3} + \underset{31\%}{C_4} + \underset{23\%}{C_5} + \underset{18\%}{C_6} + \underset{11\%}{\text{outros produtos}}$$

A função de um catalisador

Qual é a função do catalisador zeólita? Ele acelera a pirólise para que o processo ocorra em uma temperatura mais baixa do que em sua ausência. O catalisador também permite que certos produtos se formem preferencialmente. Essa maior *seletividade* da reação é uma característica observada com frequência em reações catalisadas. Como isso acontece?

Em geral, os catalisadores são aditivos que aceleram as reações e que permitem novos caminhos pelos quais reagentes e produtos se interconvertem. Esses caminhos têm energia de ativação menor, E_{cat}, do que os caminhos usados na ausência de catalisador, E_a. Na Figura 3-4, ambos os

Figura 3-4 Diagrama de energia potencial que compara um dado processo catalisado e não catalisado. Embora somente uma etapa seja mostrada, as reações catalisadas normalmente se processam em várias etapas.

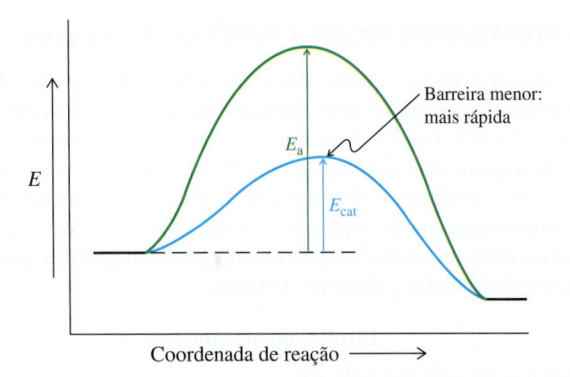

processos, não catalisado e catalisado, são mostrados de forma simplificada, consistindo em uma única etapa e uma barreira de ativação. Veremos que a maior parte das reações envolve mais de uma etapa. No entanto, independentemente do número de etapas, a energia de ativação de uma reação catalisada é sempre muito inferior à energia da mesma reação não catalisada. Embora o catalisador não seja consumido durante a reação, ele a facilita, participando ativamente por meio da formação de espécies reativas intermediárias a partir das quais ele se regenera. Portanto, basta uma pequena quantidade de catalisador para efetuar a conversão de uma grande quantidade de reagentes. Os catalisadores modificam a *cinética* das reações, ou seja, elas mudam a velocidade na qual se estabelece o equilíbrio. No entanto, os catalisadores não afetam a posição do equilíbrio. Os valores de $\Delta H°$, de $\Delta S°$ e, portanto, de $\Delta G°$ dos processos catalisados e não catalisados são os mesmos: um catalisador *não* afeta a *termodinâmica* de uma reação.

Muitas reações orgânicas ocorrem em velocidade razoável devido à presença do catalisador. O catalisador pode ser um ácido (um próton), uma base (hidróxido), uma superfície de metal, um metal ou uma molécula orgânica complexa. Na natureza, as *enzimas* normalmente cumprem esta função. O grau de aceleração de uma reação induzida por um catalisador pode ser muito grande. As reações catalisadas por enzimas são até 10^{19} vezes mais rápidas do que os processos não catalisados. O uso de catalisadores permite que muitas transformações aconteçam em temperaturas mais baixas e em condições mais brandas do que ocorreriam em sua ausência.

O petróleo é uma fonte importante de alcanos

A quebra de alcanos em fragmentos menores é um processo conhecido como **craqueamento**. Esses processos são importantes na indústria de refino de petróleo para a produção de gasolina e de outros combustíveis líquidos.

Como vimos na introdução deste capítulo, acredita-se que o petróleo, ou óleo cru, é o resultado da degradação microbiológica de organismos vivos que existiram há centenas de milhões de anos. O óleo cru, um líquido viscoso e preto, é uma mistura de várias centenas de hidrocarbonetos diferentes, principalmente alcanos lineares, alguns alcanos ramificados, bem como quantidades variáveis de hidrocarbonetos aromáticos. A destilação produz várias frações com uma distribuição típica de componentes (Tabela 3-3). A composição do petróleo varia muito e depende da origem do óleo.

Tabela 3-3 Distribuição de produtos em uma destilação típica de petróleo cru

Quantidade (% do volume)	Ponto de ebulição (°C)	Átomos de carbono	Produtos
1–2	<30	C_1—C_4	Gás natural, metano, propano, butano, gás liquefeito de petróleo (GLP)
15–30	30–200	C_4—C_{12}	Éter de petróleo ($C_{5,6}$), ligroína (C_7), nafta, gasolina[a]
5–20	200–300	C_{12}—C_{15}	Querosene, óleo de aquecedores
10–40	300–400	C_{15}—C_{25}	Óleo de alto ponto de ebulição ("gás-óleo"), óleo diesel, óleo lubrificante, graxas, asfalto
8–69	>400 (não voláteis)	>C_{25}	Óleo residual, parafinas, asfalto (piche)

[a] Refere-se à gasolina diretamente obtida do petróleo, sem tratamento.

Para aumentar a quantidade da fração de gasolina, de grande valor econômico, as frações de pontos de ebulição mais altos são craqueadas por pirólise. O craqueamento do óleo residual obtido da destilação do petróleo cru produz cerca de 30% de gás, 50% de gasolina e 20% de óleos de maior peso molecular, além de um resíduo chamado de *coque*.

DESTAQUE QUÍMICO 3-1

Sustentabilidade e as necessidades do século XXI: química "verde"

O petróleo e o gás natural suprem boa parte da demanda energética dos Estados Unidos e da maior parte dos países industrializados. Em 2007, as fontes americanas de energia incluíam gás (23%), petróleo (40%), carvão (22%), nuclear (8%), hidroelétrica e hidrotérmica (3%), além de outras renováveis (4%). De fato, *essas porcentagens não se alteraram sensivelmente em mais de uma década*. Muito dessa demanda é satisfeita por derivados de petróleo importados, cujo custo em rápido aumento provoca um impacto significativo na economia doméstica. Essas substâncias também constituem os materiais brutos de grande parte da indústria química americana, por meio de sua conversão em hidrocarbonetos mais simples, como alquenos, o ponto de partida para inúmeros processos industriais. No entanto, essa economia baseada em petróleo é atormentada por vários problemas: ela consome energia de forma intensiva, sofre da necessidade frequente de descartar material tóxico e gera resíduos na forma de subprodutos, solventes e sais inorgânicos. Além disso, ela não se sustentará no futuro porque as reservas de petróleo da Terra são limitadas.

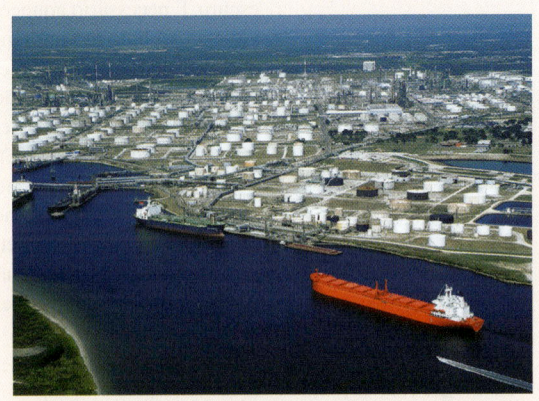

O terminal marítimo de Alyeska, Valdez, Alasca. O Alasca é o segundo produtor de óleo dos Estados Unidos, somente atrás do Texas.

Os químicos na academia e na indústria respondem a isso explorando ativamente fontes alternativas de matérias-primas. Combustíveis fósseis menos explorados, como o metano, estão sendo investigados, assim como matérias-primas renováveis, geralmente derivadas de fontes agrícolas. Estas últimas consistem em madeiras, grãos, partes e óleos de plantas e carboidratos, e são de longe as mais abundantes. O crescimento vegetal consome CO_2 pela fotossíntese, uma característica desejável em uma época de preocupação com a concentração crescente de CO_2 na atmosfera e seu efeito a longo prazo no clima global. No entanto, a conversão dessas matérias-primas em produtos representa um desafio importante. Os processos desenvolvidos para essas conversões devem ser ao mesmo tempo eficientes e ambientalmente aceitáveis. O que isso significa?

Ao longo da última década o termo *química verde* tem sido cada vez mais usado para descrever processos que cumprem certos requisitos ambientais. O termo foi criado, em 1994, pelo Dr. Paul T. Anastas da Agência de Proteção Ambiental Americana (EPA, U.S. Environmental Protection Agency) para descrever atividades químicas que visam a alcançar os objetivos de proteção ambiental e desenvolvimento sustentável. Especificamente, isso significa a prevenção da poluição, pela redução ou eliminação do uso, ou da geração, de materiais nocivos no planejamento, na fabricação e na aplicação de produtos químicos, e a mudança do uso de substâncias químicas baseadas em petróleo para as que são geradas pela natureza. Alguns dos princípios da química verde são (resumidamente):

1. É melhor não ter resíduos do que ter de limpá-los.
2. Métodos de síntese devem incorporar o máximo possível das matérias-primas nos produtos finais ("economia de átomos").
3. Reações devem usar e gerar substâncias eficazes que sejam pouco ou não tóxicas.
4. Exigências energéticas devem ser reduzidas, fazendo-se as reações na temperatura e pressão normais.
5. Matérias-primas devem ser renováveis.
6. Processos catalíticos são superiores aos estequiométricos.

Um caso de abordagem "verde" para o craqueamento do petróleo é a descoberta recente de um processo catalítico que converte alcanos lineares em seus homólogos superiores e inferiores com boa seletividade. Por exemplo, quando o butano passa por um catalisador de Ta depositado sobre sílica em 150°C, ele sofre uma metátese (*metatithenai*, do grego, que significa transpor) para propano e pentano, principalmente:

$$H_3C-\underset{H_2}{\overset{H_2}{C}}-\underset{H_2}{C}-CH_3 \xrightarrow[150°C]{Ta\ sobre\ SiO_2,} H_3C-\underset{H_2}{C}-CH_3 + H_3C-\underset{H_2}{\overset{H_2}{C}}-\underset{H_2}{C}-CH_3$$

Butano   **Propano**   **Pentano**

Esse processo não possui resíduos, tem completa economia de átomos, não é tóxico, ocorre em uma temperatura muito inferior à do processo convencional de craqueamento, e é catalítico, cumprindo, portanto, todos os requisitos de uma reação "verde". Métodos como este estão construindo um novo paradigma para a prática da química no século XXI.

3-4 Cloração do metano: o mecanismo em cadeia via radicais

Vimos que os alcanos sofrem transformações químicas quando submetidos à pirólise e que o processo produz radicais como intermediários. Os alcanos sofrem outros tipos de reações? Veremos, nesta seção, como se comporta um alcano (metano) ao entrar em contato com um halogênio (cloro). A reação de **cloração**, da qual os radicais também são intermediários importantes, produz clorometano e cloreto de hidrogênio. Analisaremos cada etapa desta reação para estabelecer seu *mecanismo*.

O cloro converte metano em clorometano

Não ocorre reação quando os gases metano e cloro se misturam na temperatura normal e no escuro. É necessário aquecer a mistura até cerca de 300°C (símbolo Δ) *ou* irradiá-la com luz ultravioleta (símbolo $h\nu$) para que a reação aconteça. Um dos dois produtos iniciais é o clorometano, derivado do metano em que um átomo de hidrogênio é removido e substituído por cloro. O outro produto desta transformação é o cloreto de hidrogênio. Substituições subsequentes levam a diclorometano (cloreto de metileno), CH_2Cl_2, triclorometano (clorofórmio), $CHCl_3$ e tetraclorometano (tetracloreto de carbono), CCl_4.

Por que essa reação ocorre? Considere o valor de $\Delta H°$. Na reação, uma ligação C—H do metano ($DH° = 105$ kcal mol^{-1}) e uma ligação Cl—Cl ($DH° = 58$ kcal mol^{-1}) se quebram, e uma ligação C—Cl do clorometano ($DH° = 85$ kcal mol^{-1}) e uma ligação H—Cl ($DH° = 103$ kcal mol^{-1}) se formam. O resultado é a liberação de 25 kcal mol^{-1} e a formação de ligações mais fortes. A reação é *exotérmica* (libera calor).

$$CH_3\text{—}H + :\ddot{\underset{..}{Cl}}\text{—}\ddot{\underset{..}{Cl}}: \xrightarrow{\Delta \text{ ou } h\nu} CH_3\text{—}\ddot{\underset{..}{Cl}}: + H\text{—}\ddot{\underset{..}{Cl}}:$$

105   58   85   103
$DH°$ (kcal mol^{-1})   Clorometano

$\Delta H°$ = energia absorvida – energia liberada
= $\Sigma DH°$ (ligações quebradas) – $\Sigma DH°$ (ligações formadas)
= $(105 + 58) - (85 + 103)$
= -25 kcal mol^{-1} (-105 kJ mol^{-1})

Por que, então, a cloração térmica do metano não ocorre na temperatura normal? O fato de a reação ser exotérmica não significa, necessariamente, que ela seja rápida e espontânea. Lembre-se (Seção 2-1) de que a velocidade das reações depende da energia de ativação que, neste caso, é certamente alta. E por que é assim? Qual é a função da luz quando a reação ocorre na temperatura ambiente? As respostas destas indagações requerem a investigação do mecanismo da reação.

O mecanismo explica as condições experimentais necessárias para que a reação ocorra

Um **mecanismo** é a descrição detalhada, etapa por etapa, de todas as alterações que as ligações sofrem durante a reação (Seção 1-1). Mesmo reações aparentemente simples podem incluir muitas etapas. O mecanismo mostra a sequência de quebra e formação das ligações, bem como as energias associadas a cada etapa. Essas informações são muito úteis na análise das transformações de moléculas complexas e na compreensão das condições necessárias para que a reação aconteça.

O mecanismo da cloração do metano, como outros mecanismos que envolvem radicais, consiste em três estágios: iniciação, propagação e terminação. Veremos em detalhes estes três estágios e as evidências experimentais que dão suporte a cada um deles.

A cloração do metano pode ser estudada etapa por etapa

Observação experimental. Como vimos, a cloração só ocorre quando uma mistura de CH_4 e Cl_2 é aquecida até 300°C ou irradiada com luz. Nestas condições, o metano é estável, mas o cloro sofre homólise, com formação de dois átomos de cloro.

Interpretação. A primeira etapa da reação de cloração do metano é a quebra homolítica, induzida por calor ou luz, da ligação Cl—Cl (que é a ligação mais fraca na mistura inicial, com $DH°$ =

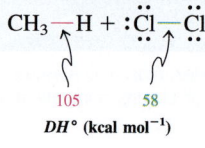

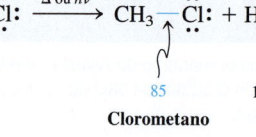

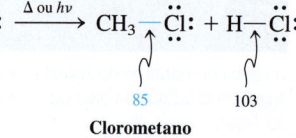

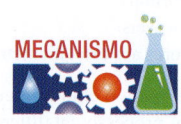

58 kcal mol^{-1}). Este evento é necessário para iniciar o processo de cloração e, por isso, é chamado de etapa de **iniciação**. Como o nome indica, a etapa de iniciação gera espécies reativas (neste caso, átomos de cloro) que permitem que as etapas subsequentes se processem.

Iniciação: quebra homolítica da ligação Cl—Cl

$$:\!\ddot{\underset{..}{Cl}}\!-\!\ddot{\underset{..}{Cl}}\!: \xrightarrow{\Delta \text{ ou } h\nu} 2\ :\!\ddot{\underset{..}{Cl}}\!\cdot$$
Átomo de cloro

$\Delta H° = DH°(Cl_2)$
$= +58$ kcal mol^{-1} ($+243$ kJ mol^{-1})

Nota: neste esquema e nos seguintes, todos os radicais e átomos livres estão em verde.

Observação experimental. Um número relativamente pequeno de eventos de iniciação (por exemplo, fótons de luz) é suficiente para que muitas moléculas de metano e cloro se convertam nos produtos.

Interpretação. As etapas que ocorrem após a iniciação são autossustentadas ou autopropagadas, isto é, elas ocorrem inúmeras vezes sem que seja necessária a adição de outro átomo de cloro proveniente da homólise de Cl$_2$. Duas etapas de **propagação** são necessárias. Na primeira, um átomo de cloro abstrai um átomo de hidrogênio do metano. Os produtos resultantes são o cloreto de hidrogênio e o radical metila.

Etapa de propagação 1: abstração de um átomo de H por $:\!\ddot{\underset{..}{Cl}}\!\cdot$

$$:\!\ddot{\underset{..}{Cl}}\!\cdot\ +\ H\!-\!\underset{\underset{H}{|}}{\overset{\overset{H}{|}}{C}}\!-\!H\ \longrightarrow\ :\!\ddot{\underset{..}{Cl}}\!-\!H\ +\ \underset{\underset{H}{|}}{\overset{\overset{H}{|}}{C}}\!-\!H$$

$DH°$ (kcal mol^{-1}): 105, 103

Radical metila

$\Delta H° = DH°(CH_3–H)$
$\quad - DH°(H–Cl)$
$= +2$ kcal mol^{-1} ($+8$ kJ mol^{-1})

O $\Delta H°$ desta transformação é positivo, isto é, o processo é *endotérmico* (absorve calor), logo, o equilíbrio é ligeiramente desfavorável. Qual é a energia de ativação, E_a? Existe calor suficiente para vencer esta barreira? Neste caso, a resposta é sim. A Figura 3-5 apresenta uma descrição por orbitais moleculares do estado de transição (Seção 2-1) da abstração do hidrogênio do metano e alguns detalhes do processo. O hidrogênio que reage ocupa uma posição entre o carbono e o

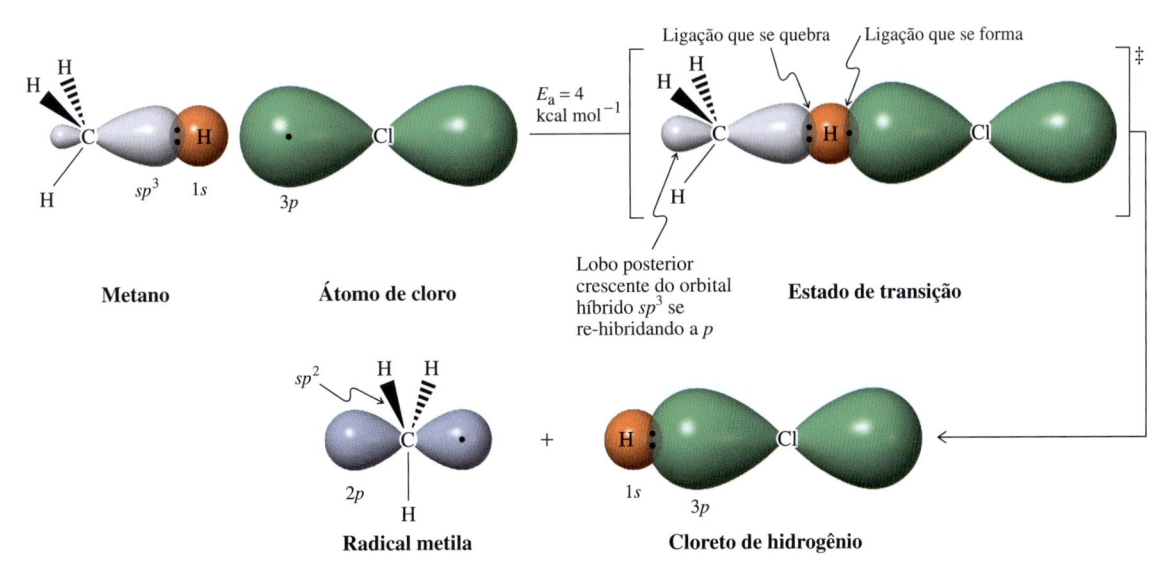

Figura 3-5 Descrição aproximada por orbitais moleculares da abstração de hidrogênio por um átomo de cloro com formação do radical metila e do cloreto de hidrogênio. Observe a re-hibridação do átomo de carbono para formar o radical metila plano. Os três pares de elétrons não ligantes do cloro foram omitidos. Os orbitais não estão em escala. O símbolo ‡ identifica o estado de transição.

Figura 3-6 Diagrama de energia potencial da reação de metano com um átomo de cloro. As ligações parciais do estado de transição estão representadas por linhas pontilhadas. Este processo, que é a etapa 1 da propagação na cloração via radicais do metano, é ligeiramente endotérmico.

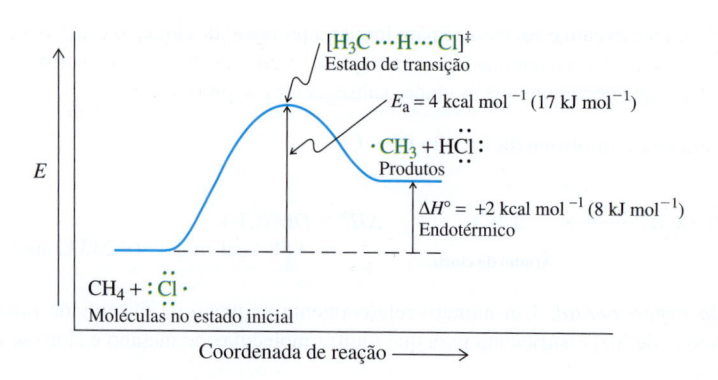

[H₃C···H···Cl]‡
Estado de transição

$E_a = 4$ kcal mol⁻¹ (17 kJ mol⁻¹)

·CH₃ + HCl:
Produtos

$\Delta H° = +2$ kcal mol⁻¹ (8 kJ mol⁻¹)
Endotérmico

CH₄ + :Cl·
Moléculas no estado inicial

Coordenada de reação →

cloro, e está parcialmente ligado aos dois: a ligação H—Cl está se formando, e a ligação C—H, se quebrando. O estado de transição, marcado com o símbolo ‡, está localizado a apenas 4 kcal mol⁻¹ acima do estado inicial. A Figura 3-6 mostra o diagrama de energia potencial que descreve esta etapa.

A etapa 1 da propagação leva a um dos produtos da reação de cloração: HCl. E de onde vem o produto orgânico, CH₃Cl? O clorometano forma-se na *segunda* etapa de propagação. Nela, o radical metila abstrai um átomo de cloro de uma molécula inicial de Cl₂, com a formação de clorometano *e de um novo átomo de cloro*. Este último reinicia a etapa 1 de propagação e reage com outra molécula de metano. Este esquema fecha um ciclo de propagação e inicia outro, *sem que seja necessária outra etapa de iniciação*. Observe que a etapa 2 de propagação é exotérmica por −27 kcal mol⁻¹, o que é suficiente para manter a reação do metano com o cloro.

Etapa de propagação 2: abstração de um átomo de Cl por ·CH₃

$$H-CH_2-H + :Cl-Cl: \longrightarrow H-CH_2-Cl + ·Cl:$$

$$\Delta H° = DH°(Cl_2) - DH°(CH_3-Cl)$$
$$= -27 \text{ kcal mol}^{-1} (-113 \text{ kJ mol}^{-1})$$

$DH°$ (kcal mol⁻¹): 58, 85

Como a etapa 2 de propagação é exotérmica, o equilíbrio desfavorável da primeira etapa de propagação é compensado, e o rápido consumo do radical metila gerado desloca a reação no sentido da formação dos produtos.

$$CH_4 + Cl· \rightleftharpoons CH_3· + HCl \xrightarrow{Cl_2} CH_3Cl + Cl· + HCl$$

Ligeiramente desfavorável | Muito favorável; "desloca" o primeiro equilíbrio

O diagrama de energia potencial da Figura 3-7 ilustra este ponto dando continuidade à Figura 3-6 no processo de reação. A etapa 1 de propagação tem energia de ativação mais alta e é, portanto, mais lenta que a etapa 2. O diagrama mostra também que o $\Delta H°$ total da reação é a soma dos valores de $\Delta H°$ de cada etapa de propagação: $+2 - 27 = -25$ kcal mol⁻¹. É possível confirmar isso ao adicionar as equações das duas etapas de propagação.

	$\Delta H°$ [kcal mol⁻¹ (kJ mol⁻¹)]
:Cl· + CH₄ ⟶ CH₃· + HCl:	+2 (+8)
CH₃· + Cl₂ ⟶ CH₃Cl: + :Cl·	−27 (−113)
CH₄ + Cl₂ ⟶ CH₃Cl: + HCl:	−25 (−105)

Observação experimental. Pode-se identificar pequenas quantidades de *etano* nos produtos da reação da cloração do metano.

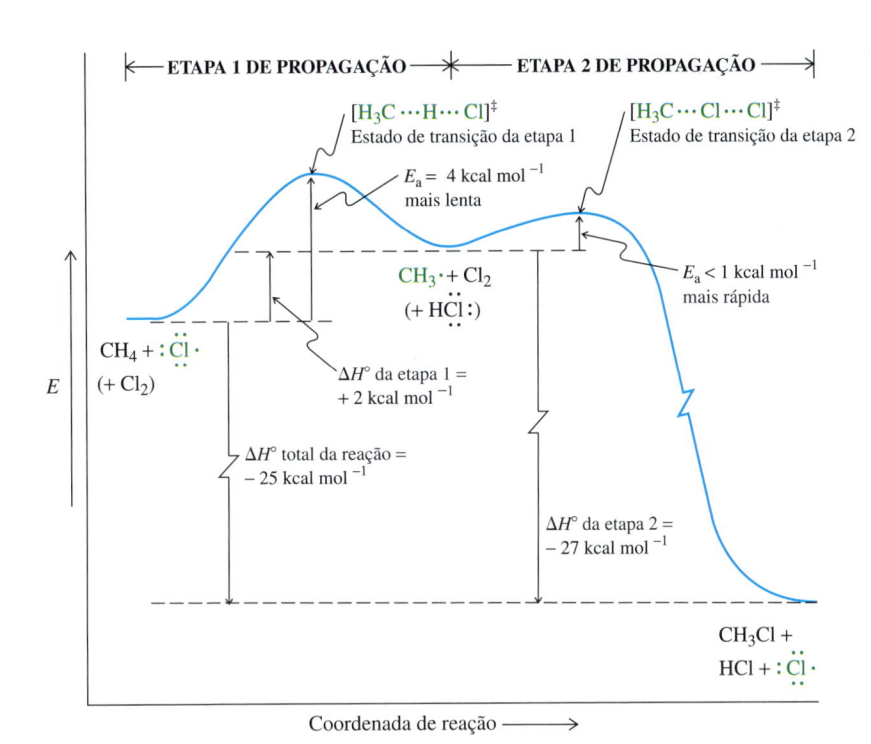

Figura 3-7 Diagrama completo de energia potencial da formação de CH_3Cl a partir de metano e cloro. A etapa 1 de propagação tem o estado de transição de maior energia e, portanto, é a mais lenta. O $\Delta H°$ da reação total $CH_4 + Cl_2 \rightarrow CH_3Cl + HCl$ é igual a -25 kcal mol^{-1} (-105 kJ mol^{-1}), a soma dos valores de $\Delta H°$ das duas etapas de propagação.

Interpretação. Os radicais e átomos livres são capazes de formar ligações covalentes entre eles. Na cloração do metano, três processos de combinação são possíveis, um deles sendo a reação entre dois grupos metila para formar o etano. Como a concentração de radicais ou átomos livres na mistura reacional é muito baixa, a chance de um radical ou átomo livre encontrar outro é pequena. As combinações entre radicais são, portanto, pouco frequentes. Quando acontece um evento como este, a propagação da cadeia é interrompida. As combinações de radicais são conhecidas como etapas de **terminação**.

Terminação de cadeia: combinação radical-radical

$$:\ddot{Cl}\cdot + \cdot\ddot{Cl}: \longrightarrow Cl-Cl$$
$$:\ddot{Cl}\cdot + \cdot CH_3 \longrightarrow CH_3-\ddot{Cl}:$$
$$CH_3\cdot + \cdot CH_3 \longrightarrow CH_3-CH_3$$

O mecanismo da cloração do metano é um exemplo de **mecanismo em cadeia via radicais**.

Um mecanismo em cadeia via radicais

Iniciação

$$X_2 \longrightarrow 2:\ddot{X}\cdot$$

Etapas de propagação

$$:\ddot{X}\cdot + RH \longrightarrow R\cdot + H\ddot{X}:$$
$$X_2 + R\cdot \longrightarrow R\ddot{X}: + :\ddot{X}\cdot$$

Consumido — Regenerado

Terminação de cadeia

$$:\ddot{X}\cdot + :\ddot{X}\cdot \longrightarrow X_2$$
$$R\cdot + :\ddot{X}\cdot \longrightarrow RX$$
$$R\cdot + R\cdot \longrightarrow R_2$$

São necessários somente alguns átomos de halogênio para iniciar a reação porque as etapas de propagação são autossuficientes em $:\ddot{X}\cdot$. A primeira etapa de propagação consome um átomo de halogênio, mas a segunda produz outro. O átomo de halogênio gerado entra novamente no ciclo de propagação na primeira etapa. Deste modo, milhares de ciclos da *reação em cadeia via radicais* podem ocorrer.

> **EXERCÍCIO 3-4**
>
> **Trabalhando com os conceitos: mecanismo em cadeia via radicais**
>
> Escreva um mecanismo detalhado para a monocloração do etano, iniciada por luz, que fornece o cloroetano. Calcule o $\Delta H°$ de cada etapa.
>
> **Estratégia**
>
> Comece escrevendo a equação total da reação e calcule o $\Delta H°$, usando os dados das Tabelas 3-1 e 3-2 e a fórmula $\Delta H° = \Sigma DH°$ (ligações quebradas) $- \Sigma DH°$ (ligações formadas). Depois, escreva as etapas de iniciação, propagação e terminação para um mecanismo em cadeia via radicais típico.
>
> **Solução**
>
> - A equação da reação é
>
> $$CH_3CH_2-H + \overset{..}{\underset{..}{Cl}}-\overset{..}{\underset{..}{Cl}} \longrightarrow CH_3CH_2-\overset{..}{\underset{..}{Cl}} + H-\overset{..}{\underset{..}{Cl}}$$
>
> $$\Delta H° = 101 + 58 - 84 - 103 = -28 \text{ kcal mol}^{-1}$$
>
> A reação é mais exotérmica do que a cloração do metano, principalmente porque a quebra da ligação C—H do etano requer menos energia do que a quebra da ligação C—H do metano.
>
> - A etapa de iniciação do mecanismo é a dissociação do Cl_2 induzida pela luz:
>
> Iniciação $\overset{..}{\underset{..}{Cl}}-\overset{..}{\underset{..}{Cl}} \xrightarrow{h\nu} 2 \overset{..}{\underset{..}{Cl}}\cdot$ $\Delta H° = +58 \text{ kcal mol}^{-1}$
>
> - Usando as etapas de propagação da cloração do metano como modelo, formule etapas análogas para o etano. Na etapa 1, um átomo de cloro abstrai um átomo de hidrogênio:
>
> Propagação 1 $CH_3CH_2-H + \cdot\overset{..}{\underset{..}{Cl}} \longrightarrow CH_3CH_2\cdot + H-\overset{..}{\underset{..}{Cl}}$
>
> $$\Delta H° = 101 - 103 = -2 \text{ kcal mol}^{-1}$$
>
> - Na etapa 2, o radical etila formado na etapa 1 abstrai um átomo de cloro do Cl_2:
>
> Propagação 2 $CH_3CH_2\cdot + \overset{..}{\underset{..}{Cl}}-\overset{..}{\underset{..}{Cl}} \longrightarrow CH_3CH_2-\overset{..}{\underset{..}{Cl}} + \cdot\overset{..}{\underset{..}{Cl}}$
>
> $$\Delta H° = 58 - 84 = -26 \text{ kcal mol}^{-1}$$
>
> Observe que a soma dos valores de $\Delta H°$ das duas etapas de propagação é igual ao $\Delta H°$ da equação total. Isso ocorre porque, na soma das espécies presentes nas duas etapas de propagação, os radicais etila e os átomos de cloro se cancelam levando à estequiometria total.
>
> - Por fim, podemos escrever as seguintes etapas de terminação:
>
> Terminação $\cdot\overset{..}{\underset{..}{Cl}} + \cdot\overset{..}{\underset{..}{Cl}} \longrightarrow Cl_2$ $\Delta H° = -58 \text{ kcal mol}^{-1}$
>
> $CH_3CH_2\cdot + \cdot\overset{..}{\underset{..}{Cl}} \longrightarrow CH_3CH_2\overset{..}{\underset{..}{Cl}}$ $\Delta H° = -84 \text{ kcal mol}^{-1}$
>
> $CH_3CH_2\cdot + \cdot CH_2CH_3 \longrightarrow CH_3CH_2CH_2CH_3$ $\Delta H° = -88 \text{ kcal mol}^{-1}$

Um dos problemas práticos da cloração do metano é o controle da seletividade na formação do produto. Como vimos, a reação não se interrompe na formação de clorometano, mas continua para gerar o di-, o tri- e tetraclorometano em substituições sucessivas. Uma solução prática desse problema é usar um grande excesso de metano. Nessas condições, o átomo de cloro reativo estará sempre cercado por um número muito maior de moléculas de metano do que do produto, CH_3Cl. Assim, a chance de um $Cl\cdot$ encontrar uma molécula de CH_3Cl para formar CH_2Cl_2 é muito reduzida, e obtém-se a seletividade na formação do produto.

Capítulo 3 Reações de Alcanos   109

> **EXERCÍCIO 3-5**
>
> **Tente você**
>
> Escreva a equação total e as etapas de propagação do mecanismo da cloração do clorometano ao diclorometano, CH_2Cl_2. (**Cuidado:** escreva cada etapa do mecanismo de forma separada e completa. Certifique-se de incluir as estruturas de Lewis de todas as espécies e as setas adequadas para mostrar o movimento dos elétrons.)

EM RESUMO, o cloro transforma metano em clorometano. A reação ocorre por um mecanismo em que o calor ou a luz provocam a homólise de um pequeno número de moléculas de Cl_2 para formar átomos de cloro (iniciação). Os átomos de cloro induzem e mantêm uma sequência de reações em cadeia via radicais em duas etapas (propagação): (1) a abstração de um hidrogênio para gerar o radical metila e HCl e (2) a conversão de $CH_3\cdot$ em CH_3Cl pelo Cl_2 e a regeneração do $Cl\cdot$. A cadeia termina pela combinação de radicais e átomos livres. Calcula-se o calor de reação de cada etapa ao comparar as forças das ligações que se quebram com as das que se formam.

3-5 Outras halogenações do metano via radicais

O flúor e o bromo, mas não o iodo, também reagem com metano por meio de um mecanismo via radicais semelhante para produzir os halogenometanos correspondentes. As energias de dissociação de X_2 (X = F, Br, I) são menores do que as do Cl_2, o que assegura a etapa de iniciação da reação em cadeia via radicais (Tabela 3-4).

Tabela 3-4 Valores de $DH°$ para os halogênios

Halogênio	$DH°$ [kcal mol^{-1} (kJ mol^{-1})]
F_2	38 (159)
Cl_2	58 (243)
Br_2	46 (192)
I_2	36 (151)

O flúor é o mais reativo, e o iodo, o menos reativo

Comparemos as entalpias da primeira etapa de propagação das reações do metano com os diversos halogênios (Tabela 3-5). No caso do flúor, esta etapa é exotérmica por -31 kcal mol^{-1}. Já tínhamos visto que, no caso do cloro, ela é ligeiramente endotérmica. No caso do bromo ela é bastante endotérmica, e no caso do iodo, ainda mais. Isso acontece porque a força da ligação do halogeneto de hidrogênio diminui na ordem flúor, cloro, bromo, iodo (Tabela 3-1). A maior reatividade do flúor nas reações de abstração de hidrogênio é uma consequência da maior força da ligação hidrogênio-flúor. O flúor é mais reativo do que o cloro, que é mais reativo do que o bromo; o iodo é o átomo de halogênio menos reativo.

O contraste entre o flúor e o iodo é ilustrado pela comparação dos diagramas de energia potencial da reação de abstração de hidrogênio do metano (Figura 3-8). A reação muito exotérmica do flúor tem barreira de ativação desprezível. Além disso, no estado de transição, o átomo de flúor está relativamente afastado do hidrogênio sendo transferido e a distância $H-CH_3$ é pouco maior do que na molécula de CH_4. Por que isso acontece? A ligação $H-CH_3$ é cerca de 30 kcal mol^{-1} (125 kJ mol^{-1}) mais fraca do que a ligação $H-F$ (Tabela 3-1). Ou seja, basta uma pequena aproximação entre o H e o F$\cdot$ para que a ligação entre os dois se forme, superando a ligação entre o hidrogênio e o carbono. Se olharmos a coordenada de reação como uma medida do grau do

Tabela 3-5 Entalpias das etapas de propagação da halogenação do metano [kcal mol^{-1} (kJ mol^{-1})]

Reação	F	Cl	Br	I
$\ddot{\underset{..}{X}}\cdot + CH_4 \longrightarrow \cdot CH_3 + H\ddot{\underset{..}{X}}$:	-31 (-130)	$+2$ ($+8$)	$+18$ ($+75$)	$+34$ ($+142$)
$\cdot CH_3 + X_2 \longrightarrow CH_3\ddot{\underset{..}{X}}: + :\ddot{\underset{..}{X}}\cdot$	-72 (-301)	-27 (-113)	-24 (-100)	-21 (-88)
$CH_4 + X_2 \longrightarrow CH_3\ddot{\underset{..}{X}}: + H\ddot{\underset{..}{X}}$:	-103 (-431)	-25 (-105)	-6 (-25)	$+13$ ($+54$)

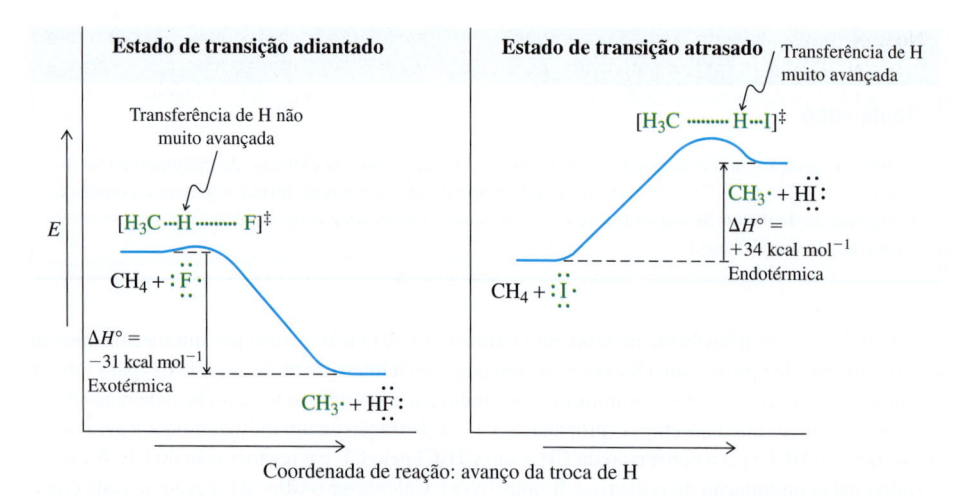

Figura 3-8 Diagramas de energia potencial: (à *esquerda*) a reação de um átomo de flúor com CH_4, um processo exotérmico com estado de transição adiantado e (à *direita*) a reação de um átomo de iodo com CH_4, um processo endotérmico com estado de transição atrasado. Os dois processos estão, portanto, de acordo com o postulado de Hammond.

Reatividades relativas de X· nas abstrações de hidrogênio

F· > Cl· > Br· > I·

Reatividade decrescente

deslocamento do hidrogênio do carbono para o flúor, o estado de transição é alcançado *cedo* e ele é mais parecido com os reagentes do que com os produtos. **Estados de transição adiantados** são, em geral, característicos de processos rápidos e exotérmicos.

Por outro lado, a reação de I· com CH_4 tem E_a muito alta [pelo menos tão grande quanto sua endotermicidade, +34 kcal mol^{-1} (+142 kJ mol^{-1}), Tabela 3-5]. Assim, o estado de transição não é atingido até que a ligação H—C esteja quase totalmente quebrada, e a ligação H—I, quase totalmente formada. Diz-se que o estado de transição é alcançado *tarde* no caminho da reação. Ele está substancialmente mais adiante em termos de coordenada de reação e está mais próximo da estrutura dos produtos desse processo, CH_3· e HI. Os **estados de transição atrasados** são frequentemente característicos de processos lentos e endotérmicos. Essas regras sobre os estados de transição adiantados e atrasados são conhecidas como **postulado de Hammond***.

A segunda etapa de propagação é exotérmica

Consideremos, agora, a segunda etapa de propagação das reações de halogenação da Tabela 3-5. O processo é exotérmico para todos os halogênios. Novamente, o processo é mais rápido e mais exotérmico no caso do flúor. A soma das entalpias das duas etapas da fluoração do metano resulta em um $\Delta H°$ igual a -103 kcal mol^{-1} (-431 kJ mol^{-1}). A formação do clorometano é menos exotérmica, e a do bromometano, menos ainda. Neste último caso, a primeira etapa, apreciavelmente endotérmica [$\Delta H° = +18$ kcal mol^{-1} (+75 kJ mol^{-1})], é superada por pouco pela entalpia da segunda etapa [$\Delta H° = -24$ kcal mol^{-1} (-100 kJ mol^{-1})]. O resultado é uma mudança favorável de energia de apenas -6 kcal mol^{-1} (-25 kJ mol^{-1}) para a reação total. Por fim, o iodo não reage com o metano para dar iodeto de metila e iodeto de hidrogênio: a primeira etapa custa tanta energia, que a segunda etapa, apesar de exotérmica, não consegue promover a reação.

EXERCÍCIO 3-6

Quando o metano reage com uma mistura equimolecular de cloro e bromo, somente se observa a abstração de hidrogênio pelos átomos de cloro. Explique.

EM RESUMO, o flúor, o cloro e o bromo reagem com o metano para formar os halogenometanos. As três reações seguem o mecanismo em cadeia via radicais que descrevemos para a cloração.

---

* Professor George S. Hammond (1921-2005), Universidade Georgetown, Washington, D.C.

No processo, a primeira etapa de propagação é sempre a mais lenta das duas. Ela se torna mais exotérmica e sua energia de ativação decresce na ordem bromo, cloro, flúor. Isso explica a ordem de reatividade relativa dos halogênios. O flúor é o mais reativo. A iodação do metano é endotérmica e não ocorre. As reações muito exotérmicas se caracterizam, com frequência, por estados de transição adiantados. Já as reações endotérmicas em geral têm estados de transição atrasados.

3-6 Cloração dos alcanos de cadeia longa: reatividade e seletividade relativa

O que acontece na halogenação via radicais de outros alcanos? Os diferentes tipos de ligações R—H – primárias, secundárias e terciárias – reagem como as ligações C—H do metano? Como vimos no Exercício 3-4, a monocloração do etano fornece cloroetano como produto.

Cloração do Etano

$$CH_3CH_3 + Cl_2 \xrightarrow{\Delta \text{ ou } h\nu} CH_3CH_2Cl + HCl \quad \Delta H° = -28 \text{ kcal mol}^{-1}$$
$$\text{Cloroetano} \quad (-117 \text{ kJ mol}^{-1})$$

Esta reação ocorre por um mecanismo em cadeia via radicais análogo ao observado para o metano. Como no metano, os átomos de hidrogênio do etano são indistinguíveis uns dos outros. Por isso, só se observa um produto de monocloração, cloroetano, não importando qual átomo de hidrogênio é inicialmente abstraído na primeira etapa de propagação.

Etapas de propagação do mecanismo de cloração do etano

$$CH_3CH_3 + :\ddot{C}l\cdot \longrightarrow CH_3CH_2\cdot + H\ddot{C}l: \quad \Delta H° = -2 \text{ kcal mol}^{-1}$$
$$(-8 \text{ kJ mol}^{-1})$$

$$CH_3CH_2\cdot + Cl_2 \longrightarrow CH_3CH_2\ddot{C}l: + :\ddot{C}l\cdot \quad \Delta H° = -26 \text{ kcal mol}^{-1}$$
$$(-109 \text{ kJ mol}^{-1})$$

O que podemos esperar para o próximo homólogo, o propano?

As ligações C—H secundárias são mais reativas do que as primárias

Os oito hidrogênios do propano são divididos em dois grupos: seis hidrogênios primários e dois secundários. Se as velocidades de abstração dos hidrogênios primários e secundários pelos átomos de cloro fossem iguais, esperaríamos uma mistura de produtos contendo três vezes mais 1-cloropropano do que 2-cloropropano. Esta é a chamada **razão estatística dos produtos**, porque ela deriva do fato de o propano ter três vezes mais sítios de reação primários do que secundários. Em outras palavras, a colisão de um átomo de cloro com um dos seis hidrogênios primários é três vezes mais provável do que com um dos dois hidrogênios secundários.

As ligações C—H secundárias são, no entanto, mais fracas do que as primárias ($DH° = 98,5$ *versus* 101 kcal mol^{-1}). A abstração do hidrogênio secundário é, portanto, mais exotérmica e tem barreira de ativação menor (Figura 3-9). É razoável esperar que os hidrogênios secundários reajam mais rapidamente do que os primários, com produção de mais 2-cloropropano do que de 1-cloropropano. O que é observado na prática? A razão experimental entre o 1-cloropropano e o 2-cloropropano, em 25°C, é 43:57. Este resultado indica que tanto os fatores estatísticos quanto a energia de ligação são determinantes na formação dos produtos.

$CH_3CH_2CH_3$
Propano
Seis hidrogênios primários (em azul)
Dois hidrogênios secundários (em rosa)
Razão 3:1

Cloração do propano

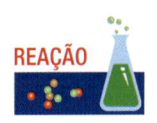

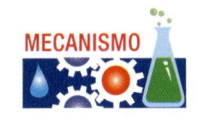

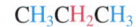

$$Cl_2 + CH_3CH_2CH_3 \xrightarrow{h\nu} CH_3CH_2CH_2Cl + CH_3\overset{\overset{Cl}{|}}{CH}CH_3 + HCl$$
$$\text{1-cloro-propano} \quad \text{2-cloro-propano}$$

Razão estatística esperada	3 :	1
Razão de reatividade esperada para a ligação C—H	Menos :	Mais
Razão experimental (25°C)	43 :	57

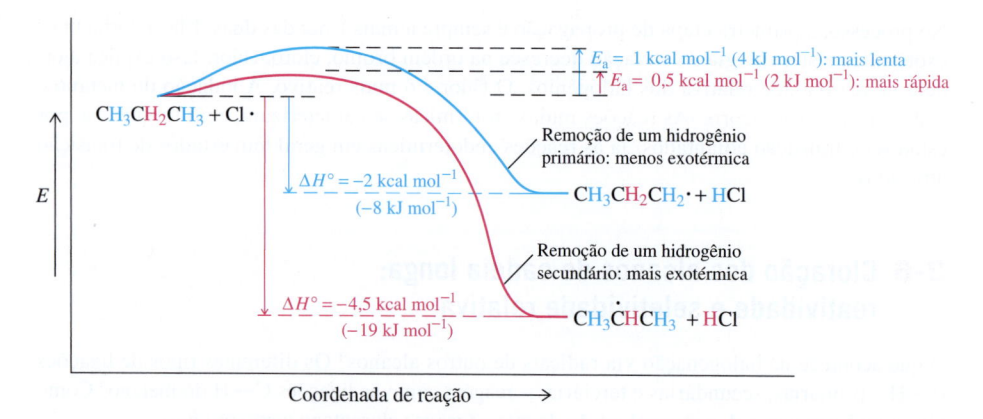

Figura 3-9 A abstração do hidrogênio do carbono secundário do propano por um átomo de cloro é mais exotérmica e mais rápida do que a abstração do hidrogênio do carbono primário.

Seria bom conhecer a *reatividade relativa dos hidrogênios secundário e primário* na cloração do propano e, por extrapolação, dos alcanos em geral. Para este propósito, é preciso descontar a contribuição estatística dos hidrogênios no propano da razão de produtos. Em outras palavras, o que queremos saber é: quanto um hidrogênio primário contribui para o "43" na razão de produtos, e quanto um hidrogênio secundário contribui para o "57" dessa razão? Para descobrir, basta dividir estes valores pelo número de hidrogênios que lhes dão origem: 43 é dividido por 6 (≈ 7), e 57, por 2 (≈ 28).

$$\frac{\text{Reatividade do H}_{sec}}{\text{Reatividade do H}_{prim}} = \frac{\text{rendimento do 2-cloropropano/número de H}_{sec}}{\text{rendimento do 1-cloropropano/número de H}_{prim}} = \frac{57/2}{43/6} \approx \frac{28}{7} = 4$$

Assim, a reatividade relativa do H secundário *versus* primário no propano é cerca de 28/7 = 4. Diz que a cloração tem uma **seletividade** de 4:1 para a remoção do hidrogênio secundário em relação ao primário em 25°C.

Poderíamos imaginar, a partir desta análise, que *todos* os hidrogênios secundários são quatro vezes mais reativos do que os primários em *todas* as reações via radicais em cadeia. Esta predição é verdadeira? Infelizmente não. Embora as ligações C—H secundárias em geral se dissociem mais rapidamente do que as primárias, sua reatividade relativa depende da natureza da outra espécie que participa da reação, X·, da força da ligação H—X que está sendo formada e da temperatura. Por exemplo, em 600°C, a cloração do propano leva a uma distribuição estatística dos produtos: cerca de três moléculas de 1-cloropropano para cada molécula de 2-cloropropano. Como a temperatura é elevada, praticamente qualquer colisão entre um átomo de cloro e qualquer dos hidrogênios da molécula do propano tem energia suficiente para que ocorra a reação. Diz-se que nessa temperatura a reação é **não seletiva** e que a razão entre os produtos é governada apenas por fatores estatísticos.

> **EXERCÍCIO 3-7**
>
> Quais são os produtos esperados na monocloração do butano? Em que razão eles se formarão em 25°C?

As ligações C—H terciárias são mais reativas do que as secundárias

(CH$_3$)CH$_2$CH$_3$
2-metil-propano
Nove hidrogênios primários (em azul)
Um hidrogênio terciário (em rosa)
Razão 9:1

Vamos agora examinar a reatividade relativa de um hidrogênio terciário na cloração dos alcanos. Para isso, usaremos o 2-metil-propano, uma molécula que contém um hidrogênio terciário e nove primários nas condições de cloração em 25°C. Os dois produtos resultantes, o 2-cloro-2-metil-propano (cloreto de *terc*-butila) e o 1-cloro-2-metil-propano (cloreto de isobutila), formam-se com rendimentos relativos de 36 e 64%, respectivamente.

Cloração do 2-metil-propano

$$Cl_2 + CH_3-\underset{\underset{CH_3}{|}}{\overset{\overset{CH_3}{|}}{C}}-H \xrightarrow{h\nu} ClCH_2-\underset{\underset{CH_3}{|}}{\overset{\overset{CH_3}{|}}{C}}-H + CH_3-\underset{\underset{CH_3}{|}}{\overset{\overset{CH_3}{|}}{C}}-Cl + HCl$$

64%   36%
1-Cloro-2-metil-propano   2-Cloro-2-metil-propano
(Cloreto de isobutila)   (Cloreto de *terc*-butila)

Razão estatística esperada	9 :	1
Razão de reatividade esperada para a ligação C—H	Menos :	Mais
Razão experimental (25°C)	64 :	36

Determinamos a reatividade dos hidrogênios terciários em relação aos primários da mesma forma usada para a relação entre os hidrogênios secundários e primários. Combinamos o resultado experimental da cloração no carbono primário (64%) e no terciário (36%) do 2-metil-propano, fazendo a correção estatística de nove hidrogênios primários para um terciário do alcano de partida. A medida da reatividade por átomo de hidrogênio é dada pela divisão da proporção observada de cada produto pelo número de hidrogênios que contribuem para sua formação:

$$\frac{\text{Reatividade do } H_{terc}}{\text{Reatividade do } H_{prim}} = \frac{\text{rendimento do 2-cloro-2-metil-propano/número de } H_{terc}}{\text{rendimento do 1-cloro-2-metil-propano/número de } H_{prim}} = \frac{36/1}{64/9} \approx \frac{36}{7} \approx 5$$

Assim, os hidrogênios terciários são cerca de cinco vezes mais reativos do que os primários. Como antes, a seletividade decresce com o aumento da temperatura. Entretanto, podemos dizer que, em 25°C, a reatividade relativa das várias ligações C—H na cloração é aproximadamente

Terciário: secundário: primário = 5 : 4 : 1

⬅ **A reatividade do R—H aumenta**

Este resultado está qualitativamente de acordo com a reatividade relativa esperada com base na força das ligações: a ligação C—H terciária é mais fraca do que a secundária que, por sua vez, é mais fraca do que a primária.

EM RESUMO, a reatividade relativa dos hidrogênios primários, secundários e terciários segue a tendência esperada com base nas forças relativas das ligações C—H. As razões entre as reatividades relativas podem ser calculadas descontando-se a contribuição estatística. Elas dependem da temperatura, com maior seletividade nas temperaturas mais baixas.

EXERCÍCIO 3-8

Trabalhando com os conceitos: determinação da razão dos produtos a partir dos dados de seletividade

Considere a monocloração do 2-metil-butano. Quantos produtos diferentes você espera? Estime seus rendimentos.

Estratégia

A primeira etapa é identificar todos os grupos de hidrogênios não equivalentes no alcano de partida e contar quantos hidrogênios estão em cada grupo. Isso indicará quantos produtos diferentes são esperados para a reação. Para calcular o rendimento *relativo* de cada produto, multiplique o número de hidrogênios do *alcano de partida* que dá esse produto pela reatividade relativa correspondente a esse tipo de hidrogênio (primário, secundário ou terciário). Para encontrar o rendimento percentual absoluto, normalize a 100% dividindo cada rendimento relativo pela soma dos rendimentos de todos os produtos.

Solução

- O 2-metil-butano contém nove hidrogênios primários, dois hidrogênios secundários e um hidrogênio terciário. No entanto, os nove hidrogênios primários não são equivalentes, isto é, eles não são todos indistinguíveis uns dos outros: Em vez disso, podemos identificar dois grupos distintos de hidrogênios primários. Como sabemos que esses grupos são diferentes? A cloração de qualquer um dos seis hidrogênios do grupo A dá 1-cloro-2-metil-butano e a reação de qualquer um dos três hidrogênios do grupo B dá 1-cloro-3-metil-butano. Esses produtos são isômeros de constituição e têm nomes diferentes – isso indica que eles vieram da substituição de hidrogênios distintos, ou seja, de grupos não equivalentes. Assim, teremos quatro produtos estruturalmente diferentes e não três:

Cloração do 2-metil-butano

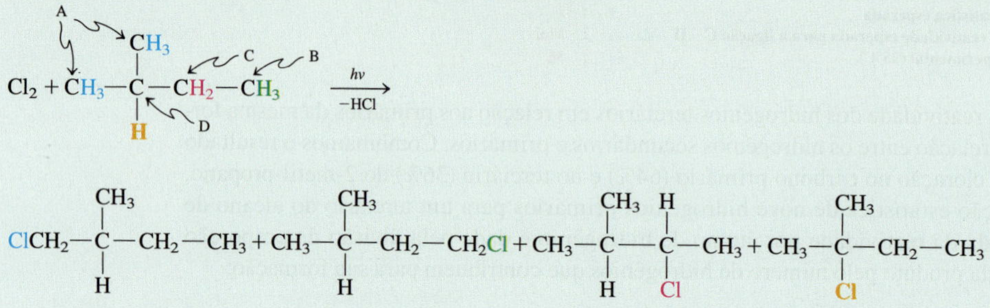

$$Cl_2 + CH_3-\underset{\underset{H}{|}}{\overset{\overset{CH_3}{|}}{C}}-CH_2-CH_3 \xrightarrow[-HCl]{h\nu}$$

$$ClCH_2-\underset{\underset{H}{|}}{\overset{\overset{CH_3}{|}}{C}}-CH_2-CH_3 + CH_3-\underset{\underset{H}{|}}{\overset{\overset{CH_3}{|}}{C}}-CH_2-CH_2Cl + CH_3-\underset{\underset{H}{|}}{\overset{\overset{CH_3}{|}}{C}}-\underset{\underset{Cl}{|}}{\overset{\overset{H}{|}}{C}}-CH_3 + CH_3-\underset{\underset{Cl}{|}}{\overset{\overset{CH_3}{|}}{C}}-CH_2-CH_3$$

1-Cloro-2-metil-butano (Cloração em A)   1-Cloro-3-metil-butano (Cloração em B)   2-Cloro-3-metil-butano (Cloração em C)   2-Cloro-2-metil-butano (Cloração em D)

Substituição nos carbonos primários   Substituição no carbono secundário   Substituição no carbono terciário

- Fazendo os cálculos conforme descrito na **estratégia**, temos a seguinte tabela:

Produto	Rendimento relativo	Rendimento absoluto
1-Cloro-2-metil-butano (A, seis primários)	6 × 1 = 6	6/22 = 0,27 = 27%
1-Cloro-3-metil-butano (B, três primários)	3 × 1 = 3	3/22 = 0,14 = 14%
2-Cloro-3-metil-butano (C, dois secundários)	2 × 4 = 8	8/22 = 0,36 = 36%
2-Cloro-2-metil-butano (D, um terciário)	1 × 5 = 5	5/22 = 0,23 = 23%
Soma dos rendimentos relativos dos quatro produtos	22	

EXERCÍCIO 3-9

Tente você

Dê os produtos e a relação esperada para a monocloração do 3-metil-pentano em 25°C. (**Cuidado:** certifique-se de levar em conta o número de hidrogênios em cada grupo distinto do *alcano de partida*.)

3-7 Seletividade na halogenação via radicais com flúor e bromo

Quão seletiva é a halogenação de um alcano por outros halogênios que não o cloro? A Tabela 3-5 e a Figura 3-8 mostram que o flúor é o halogênio mais reativo. A abstração de hidrogênio é muito exotérmica e a energia de ativação é desprezível. Por outro lado, o bromo é muito menos reativo porque a abstração de hidrogênio tem $\Delta H°$ mais positivo e a barreira de ativação maior. Esta diferença afeta a seletividade da halogenação de alcanos?

Para responder esta questão, vamos examinar a reação do flúor e do bromo com 2-metil-propano. A fluoração em 25°C dá dois produtos com razões muito próximas das esperadas estatisticamente.

Fluoração do 2-metil-propano

$$F_2 + (CH_3)_3CH \xrightarrow{h\nu} FCH_2-\underset{\underset{CH_3}{|}}{\overset{\overset{CH_3}{|}}{C}}-H \quad + \quad (CH_3)_3CF \quad + \quad HF$$

86%   14%
1-Fluoro-2-metil-propano   **2-Fluoro-2-metil-propano**
(Fluoreto de isobutila)   (Fluoreto de *terc*-butila)

Razão estatística esperada	9 :	1
Razão de reatividade esperada para a ligação C—H	Menos :	Mais
Razão experimental (25°C)	86 :	14

O flúor tem, portanto, seletividade muito pequena. Por quê? Porque os estados de transição dos dois processos em competição são alcançados muito cedo e suas energias e estruturas são semelhantes às do alcano (Figura 3-10).

Por outro lado, *a bromação do mesmo composto é muito seletiva* e leva quase exclusivamente ao brometo terciário. A abstração de hidrogênio pelo bromo passa por um estado de transição *atrasado* em que a quebra da ligação C—H e a formação da ligação H—Br já estão quase completas. Assim, as estruturas e energias dos estados de transição se assemelham às dos radicais formados. Em consequência, as barreiras de ativação da reação do bromo com hidrogênios primários e terciários, respectivamente, são quase tão diferentes em estabilidade quanto são um radical primário e um terciário (Figura 3-11), o que leva à grande seletividade observada (superior a 1700:1).

Bromação do 2-metil-propano

$$Br_2 + (CH_3)_3CH \xrightarrow{h\nu} (CH_3)_3CBr \quad + \quad BrCH_2-\underset{\underset{CH_3}{|}}{\overset{\overset{CH_3}{|}}{C}}-H \quad + \quad HBr$$

>99%   <1%
2-Bromo-2-metil-propano   **1-Bromo-2-metil-propano**
(Brometo de *terc*-butila)   (Brometo de isobutila)

EM RESUMO, o aumento da reatividade acompanha a redução da seletividade nas reações de substituição via radicais. O flúor e o cloro, os halogênios mais reativos, discriminam muito menos os vários tipos de ligações C—H do que o bromo, que é menos reativo (Tabela 3-6).

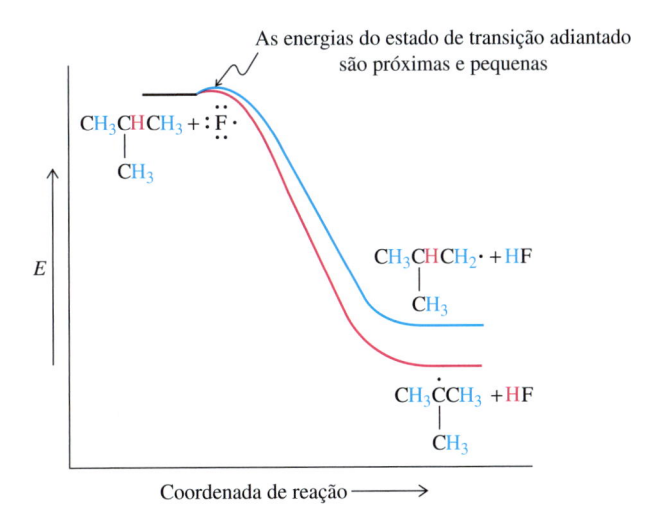

Figura 3-10 Diagrama de energia potencial da abstração de um hidrogênio primário ou terciário do 2-metil-propano por um átomo de flúor. As energias dos estados de transição adiantados são muito próximas e só um pouco maiores do que a do alcano (na verdade, os dois valores de E_a estão muito próximos de zero), o que leva à pequena seletividade.

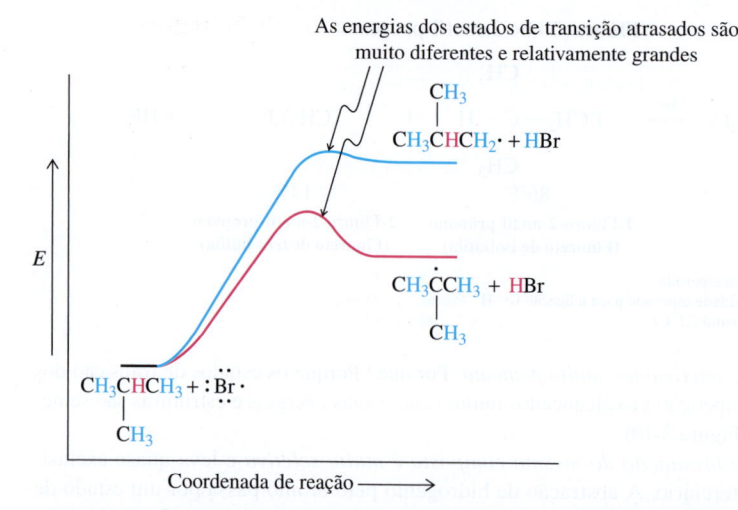

Figura 3-11 Diagrama de energia potencial da abstração de um hidrogênio primário ou terciário do 2-metil-propano por um átomo de bromo. As energias dos estados de transição atrasados são muito diferentes entre si, refletindo a diferença de energia entre os radicais primário e terciário resultantes e levando aos produtos com maior seletividade.

3-8 Halogenações via radicais úteis em sínteses

A halogenação converte alcanos sem função característica em halogenoalcanos que são funcionalizados e que (como veremos em breve) são materiais de partida úteis em uma série de transformações. Assim, desenvolver halogenações eficientes e econômicas têm valor prático. Para isso, devemos levar em conta a segurança, a conveniência, a seletividade, a eficiência e o custo de matérias-primas e reagentes – considerações da química verde (veja o Destaque Químico 3-1).

As reações de fluoração não são interessantes porque o flúor é relativamente caro e corrosivo. Ainda pior, suas reações são muito violentas e de difícil controle. As reações de iodação via radicais, no outro extremo, falham porque elas são termodinamicamente desfavoráveis.

As clorações são importantes, particularmente na indústria, porque o cloro é barato. (Ele é preparado pela eletrólise do cloreto de sódio, o sal de cozinha). A desvantagem da cloração é a baixa seletividade, que leva a uma mistura de isômeros de difícil separação. Para contornar este problema, pode-se usar como substrato um alcano com apenas um tipo de hidrogênio, que conduz (pelo menos inicialmente) a um único produto. O ciclopentano é um bom exemplo representado aqui na notação de linhas (Seção 1-9).

Tabela 3-6 Reatividade relativa dos quatro tipos de ligações C—H de alcanos nas halogenações

Ligação C—H	F· (25°C, gás)	Cl· (25°C, gás)	Br· (150°C, gás)
CH_3—H	0,5	0,004	0,002
RCH_2—H[a]	1	1	1
R_2CH—H	1,2	4	80
R_3C—H	1,4	5	1700

[a]Para cada halogênio, as reatividades dos quatro tipos de ligação C—H foram normalizadas à reatividade da ligação C—H primária.

Cloração de uma molécula que tem apenas um tipo de hidrogênio

$$\text{Ciclopentano} + Cl_2 \xrightarrow{h\nu} \text{Clorociclopentano (92,7\%)} + HCl$$

Ciclopentano (Grande excesso)   Clorociclopentano

Para reduzir a formação de compostos com mais de um átomo de cloro, ele é usado como reagente limitante (Seção 3-4). Mesmo assim, substituições múltiplas podem complicar a reação. Convenientemente, os produtos mais clorados têm pontos de ebulição mais altos e podem ser separados por destilação.

Devido à seletividade da bromação (e ao fato de o bromo ser líquido), a reação é frequentemente escolhida para a halogenação de alcanos em pequena escala nos laboratórios de pesquisa. A reação ocorre no carbono mais substituído, mesmo em situações estatisticamente desfavoráveis. Os solventes típicos são metanos clorados (CCl_4, $CHCl_3$, CH_2Cl_2) que reagem pouco com o bromo.

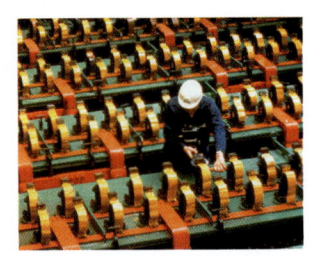

Uma bateria de células de mercúrio para a eletrólise do cloreto de sódio em água no salão de células de uma fábrica de cloro. No processo eletrolítico, o gás cloro é liberado no anodo de grafite (eletrodo positivo) e o sódio, no catodo de mercúrio (eletrodo negativo). O sódio se dissolve no mercúrio e forma um amálgama, que flui para uma segunda célula em que reage com água para formar hidrogênio e hidróxido de sódio. Os três produtos (cloro, hidrogênio e hidróxido de sódio) são muito utilizados na indústria química.

EXERCÍCIO 3-10

Trabalhando com os conceitos: avaliação da utilidade em sínteses

Você consideraria a monocloração do metilciclopentano (margem) útil em sínteses?

Estratégia

As reações úteis em sínteses são as que produzem um único produto com alta seletividade e bom rendimento. Essa seria uma delas? O composto de partida contém 12 átomos de hidrogênio. Considere o produto de substituição de cada um destes hidrogênios pelo cloro. Eles são todos iguais ou são estruturalmente diferentes? Se mais de um pode se formar, devemos estimar as quantidades relativas.

Solução

Os 12 hidrogênios da molécula se dividem em três primários (no grupo CH_3), um terciário (em C1) e oito secundários (C2 a C5). Além disso, os oito hidrogênios secundários se dividem em dois grupos, quatro em C2 e C5 e quatro em C3 e C4. Assim, vários isômeros devem ocorrer na monocloração. Essa reação só será útil em sínteses se um desses isômeros for produzido em rendimento muito superior aos demais.

Lembrando a reatividade relativa dos hidrogênios para a cloração (terciário = 5, secundário = 4 e primário = 1), fica evidente que todos esses produtos se formarão em quantidades semelhantes. Ao multiplicar o número de hidrogênios em cada grupo da estrutura inicial pela reatividade relativa de seu tipo, veremos que as razões reais para A, B, C e D serão 5 (1 × 5): 3 (3 × 1): 16 (4 × 4): 16 (4 × 4). Esse processo *não* será útil em sínteses!

Metilciclopentano

DESTAQUE QUÍMICO 3-2

Cloração, cloral e DDT

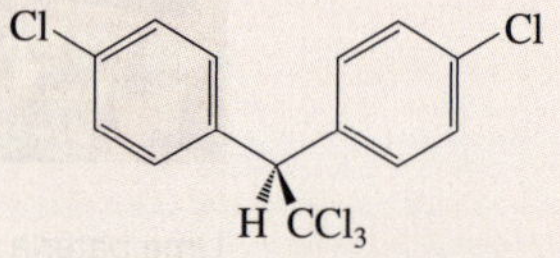

1,1,1-Tricloro-2,2-bis(4-cloro-fenil)etano
(DDT, para "dicloro-difenil-tricloro-etano")

A cloração de etanol para produzir tricloroacetaldeído, CCl_3CHO, foi primeiramente descrita em 1832. Sua forma hidratada, chamada de *cloral*, é um hipnótico poderoso que ganhou o apelido de "gotas nocaute." O cloral é um reagente-chave na síntese do DDT, preparado pela primeira vez em 1874. Paul Mueller*, em 1939, mostrou que o DDT é um poderoso inseticida. Sua importância na supressão de doenças transmitidas por insetos foi descrita em um relatório de 1970 da U.S. National Academy of Sciences: "Poucas são as substâncias químicas a que o homem deve tanto como ao DDT.... Em pouco mais de duas décadas, o DDT preveniu 500 milhões de mortes de humanos pela malária que, de outra forma, teriam sido inevitáveis." O DDT mata de forma efetiva o mosquito *Anopheles*, o principal vetor do parasita da malária. A malária aflige centenas de milhões de pessoas ao redor do mundo e é responsável por mais de 2 milhões de mortes a cada ano. (em sua maioria, crianças com menos de 5 anos).

Apesar de sua toxicidade para os mamíferos ser baixa, o DDT é muito resistente à biodegradação. Sua acumulação na cadeia alimentar o torna perigoso para aves e peixes. Ele interfere particularmente no desenvolvimento apropriado das cascas dos ovos de muitas espécies. O DDT foi proibido pela U.S. Environmental Protection em 1972. No entanto, por conta de sua incrível eficácia contra a malária, 13 países nos quais a doença é um grande problema de saúde continuam a usar o DDT, ainda que de forma muito controlada.

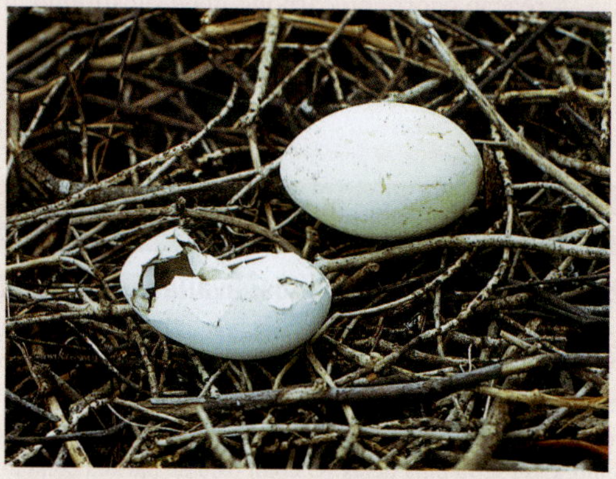

Cascas de ovos danificadas por altas concentrações de poluentes ambientais.

---
* Dr. Paul Mueller (1899–1965), J. R. Geigy Co., Basel, Suíça, Prêmio Nobel de 1948 (fisiologia ou medicina).

EXERCÍCIO 3-11

Tente você

Você acha que a monocloração ou a monobromação do 2,3-dimetil-butano seria um processo útil em sínteses?

EM RESUMO, embora mais caro, o bromo é o reagente comumente escolhido para as halogenações via radicais seletivas. A cloração leva a misturas de produtos, um problema que pode ser reduzido pela escolha de alcanos com um único tipo de átomos de hidrogênio e pelo uso do cloro como reagente limitante.

3-9 Os compostos clorados sintéticos e a camada de ozônio da estratosfera

Vimos que a homólise de ligações é provocada por calor ou luz. Esses eventos químicos podem ocorrer em grande escala na natureza, com sérias consequências para o meio ambiente. Nesta seção, exploraremos um exemplo da química de radicais que tem e continuará a ter um efeito importante em nossas vidas pelo menos nos próximos 50 anos.

A camada de ozônio protege a superfície da Terra da luz ultravioleta de alta energia

A atmosfera da Terra é dividida em várias camadas distintas. A mais baixa, que chega até cerca de 15 km de altitude, é a troposfera, a região onde as mudanças climáticas ocorrem. Acima da troposfera, se estende a estratosfera até a altitude de cerca de 50 km. Embora a densidade da estratosfera seja muito baixa para sustentar a vida terrestre, nela está a **camada de ozônio**, que tem um papel crítico para a manutenção da vida na Terra (Figura 3-12). O ozônio (O_3) e o oxigênio molecular (O_2) se interconvertem na estratosfera sob a ação da luz ultravioleta do sol:

Interconversão de ozônio e oxigênio molecular na estratosfera

$$O_2 \xrightarrow{h\nu} 2 \cdot \ddot{\underset{..}{O}} \cdot$$

$$O_2 + \cdot \ddot{\underset{..}{O}} \cdot \longrightarrow \underset{\text{Ozônio}}{O_3}$$

$$\underset{\text{Ozônio}}{O_3} \xrightarrow{h\nu} O_2 + \cdot \ddot{\underset{..}{O}} \cdot$$

Nas duas primeiras reações, a radiação solar de alta energia decompõe O_2 em dois átomos de oxigênio, que podem se combinar com outras moléculas de O_2 para produzir ozônio, um gás azulado de odor forte e penetrante. É possível detectar ozônio nas proximidades de equipamentos de alta tensão como resultado da conversão de O_2 em O_3 por descargas elétricas. Em áreas urbanas, produz-se dióxido de nitrogênio (NO_2) pela oxidação do óxido nítrico (NO), um produto de reações de combustão em altas temperaturas. O dióxido de nitrogênio, por sua vez, libera átomos de oxigênio sob a ação da luz solar, com produção posterior de O_3 na atmosfera inferior.

A presença de ozônio como poluente do ar perto da superfície da Terra provoca irritação das membranas respiratórias e dos olhos. No entanto, na atmosfera superior, a terceira reação apresentada, de interconversão do ozônio em oxigênio molecular, ocorre com absorção de luz ultravioleta na faixa de comprimento de onda de 200 até 300 nm. A radiação nesses comprimentos de onda é capaz de destruir as moléculas complexas dos sistemas biológicos. O ozônio serve como um filtro atmosférico natural, impedindo que 99% da luz desses comprimentos de onda alcance a superfície, protegendo a vida na Terra.

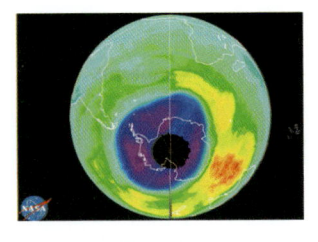

Uma visão com cores aumentadas da atmosfera superior sobre a Antártica mostra a região em que a concentração de ozônio ficou abaixo de 35% do normal (áreas violeta e cinza). O buraco de ozônio varia consideravelmente em tamanho e forma, tendo alcançado sua maior extensão – 30 milhões de quilômetros quadrados – em 2003 e em 2006. Em 2008, o buraco chegou a 27 milhões de quilômetros quadrados, o dobro do tamanho da Antártica e suficientemente grande para representar um perigo em potencial para as pessoas da América do Sul.

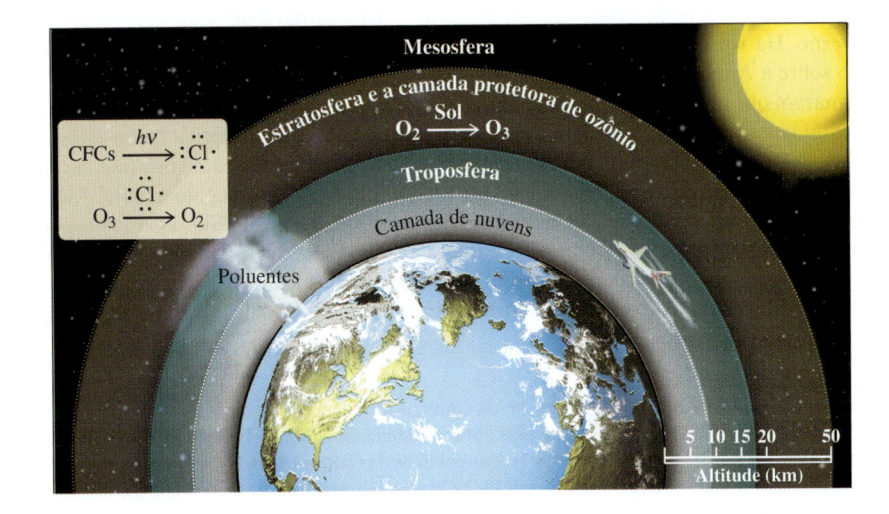

Figura 3-12 Produtos químicos emanam da Terra e destroem o ozônio quando atingem a estratosfera.

Sob irradiação ultravioleta, os CFC liberam átomos de cloro

CFC comuns

$CFCl_3$
CFC-11 (Freon 11)

CF_2Cl_2
CFC-12 (Freon 12)

CF_3Cl
CFC-13 (Freon 13)

$CFCl_2CF_2Cl$
CFC-113 (Freon 113)

Os **clorofluorocarbonetos (CFC)**, ou **freons**, são alcanos em que todos os hidrogênios foram substituídos por flúor ou cloro. Em geral, os clorofluorocarbonetos são gases termicamente estáveis, inodoros e não tóxicos. Entre as suas muitas aplicações comerciais, predomina o uso como líquido refrigerante, porque eles absorvem grande quantidade de calor ao vaporizar. A compressão liquefaz o CFC, que flui pelas serpentinas dos refrigeradores, congeladores e aparelhos de ar condicionado. Ao evaporar nas serpentinas, o líquido absorve calor do ambiente. O gás formado é novamente comprimido e o ciclo continua.

Até recentemente, os CFC estavam entre os compostos orgânicos sintéticos mais usados na sociedade moderna. Por que, então, as nações de todo o mundo decidiram, quase unanimemente, excluir o seu uso? Este evento notável teve sua origem no final dos anos 1960 e início dos 1970, quando os químicos Johnston, Crutzen, Rowland e Molina* apontaram a existência de mecanismos via radicais que podem converter muitos tipos de compostos, incluindo os CFC, em espécies reativas capazes de destruir o ozônio da estratosfera da Terra (Figura 3-12).

Sob irradiação com luz UV, a ligação fraca C—Cl das moléculas de CFC sofre homólise, com produção de átomos de cloro.

Etapa de iniciação: freon 13 se dissocia sob a luz do sol

$$F_3C-\ddot{\underset{..}{Cl}}: \xrightarrow{h\nu} F_3C\cdot + :\ddot{\underset{..}{Cl}}\cdot$$

Os átomos de cloro, por sua vez, atacam com eficiência o ozônio em uma reação em cadeia via radicais.

Etapa de propagação: ozônio se decompõe por uma reação em cadeia via radicais

$$:\ddot{\underset{..}{Cl}}\cdot + O_3 \longrightarrow :\ddot{\underset{..}{Cl}}-\ddot{\underset{..}{O}}\cdot + O_2$$

$$:\ddot{\underset{..}{Cl}}-\ddot{\underset{..}{O}}\cdot + O \longrightarrow O_2 + :\ddot{\underset{..}{Cl}}\cdot$$

O resultado dessas duas etapas é a conversão de uma molécula de ozônio e de um átomo de oxigênio em duas moléculas de oxigênio. Como em outros processos em cadeia via radicais que vimos neste capítulo, porém, a espécie reativa consumida em uma das etapas da propagação, $:\ddot{\underset{..}{Cl}}\cdot$, é regenerada na outra. A consequência disso é que uma pequena quantidade de átomos de cloro é suficiente para destruir muitas moléculas de ozônio. Tal processo realmente ocorre na atmosfera?

O ozônio da estratosfera sofreu redução de quase 6% desde 1978

Desde as primeiras medidas da composição da atmosfera, foram observadas reduções significativas na concentração de ozônio da estratosfera. O decréscimo é sazonal, sendo mais severo no inverno. Há variações extremas com a latitude, com uma grande redução da camada de ozônio sobre a Antártica que começou a ser notada em 1978. Medidas por satélite, em 1987, confirmaram que a quantidade total de ozônio naquela parte da atmosfera era menor do que a metade do valor usual, e a cada ano, desde 1995, mais de 85% do ozônio da baixa estratosfera acima da Antártica é destruído a cada primavera. Em certas regiões da Antártica, a camada de ozônio praticamente desapareceu. Em outubro de 2000, um "buraco de ozônio" 2,5 vezes maior do que a área da Europa se estendia até o sul da América do Sul. Isso fez o governo chileno alertar seus cidadãos da cidade de Punta Arenas e da Terra do Fogo que a exposição da pele por 7 minutos ao sol poderia causar graves queimaduras. Em novembro de 2001, uma diminuição de 40% do ozônio sobre o norte da Europa foi observada. Nuvens estratosféricas,

---

* Professor Harold S. Johnston (nascido em 1920), Universidade da Califórnia em Berkeley; Professor Paul Crutzen (nascido em 1933), Instituto Max Planck, Mainz, Alemanha, Prêmio Nobel de 1995 (química); Professor F. Sherwood Rowland (nascido em 1927), Universidade da Califórnia em Irvine, Prêmio Nobel de 1995 (química); Professor Mario Molina (nascido em 1943), Massachusetts Institute of Technology, Prêmio Nobel de 1995 (química).

que só se formam nas regiões de frio polar, parecem participar de um complexo processo em cadeia no qual átomos de halogênio provocam a formação de buracos na camada de ozônio.

A redução do ozônio total em regiões temperadas do Hemisfério Norte é atualmente 6% em média. Estudos epidemiológicos sugerem que uma redução da ordem de 1% na densidade de ozônio estratosférico pode provocar um aumento de 1 a 3% nos casos de câncer de pele. Como consequência, um esforço considerável está sendo feito para determinar as causas da redução do ozônio. Os CFC são os responsáveis? Ou fontes naturais de cloro atmosférico ou outras substâncias também podem contribuir significativamente para o problema?

Obter uma resposta para estas perguntas foi possível por meio de estudos sistemáticos feitos entre 1987 e 1994: o monóxido de cloro (ClO), um componente crítico da cadeia de destruição do ozônio ilustrada anteriormente, cresce mais de 500 vezes acima do nível normal na região do buraco de ozônio da Antártica, onde a concentração de O_3 é mais baixa. Além disso, descobriu-se que o monóxido de cloro e pelo menos 75% do cloro estratosférico vêm dos CFC. A ligação foi provada pela observação de quantidades equivalentes de fluoreto de hidrogênio (HF) na estratosfera. Nem o fluoreto de hidrogênio nem outros compostos de flúor ocorrem na natureza ou são gerados por processos químicos naturais no planeta. No entanto, sabe-se que a decomposição dos CFC na atmosfera na presença de hidrocarbonetos leva à produção de HF. Observações mostraram também que fontes naturais, como erupções vulcânicas ou maresia, não contribuem significativamente para a formação de cloro na estratosfera em relação aos CFC. Os aerossóis de origem vulcânica, no entanto, contribuem indiretamente para a diminuição da concentração de ozônio porque interferem nos processos químicos que convertem o cloro estratosférico em compostos menos reativos.

O mundo está à procura de substitutos para os CFC

O Protocolo de Montreal sobre Substâncias que Degradam a Camada de Ozônio, assinado em 1987, colocava como objetivo a diminuição do uso dos CFC em 50% até 1998. Evidências alarmantes relativas à degradação da camada de ozônio levaram à elaboração de emendas em 1990 e 1992 que marcaram uma data-limite para que a produção de CFC fosse interrompida: 31 de dezembro de 1995 representou o fim da produção de praticamente todos os CFC no mundo industrializado. Enquanto isso, alguns hidroclorofluorocarbonetos (HCFC) e hidrofluorocarbonetos (HFC) foram desenvolvidos para substituir os CFC em suas aplicações comerciais. Os HCFC são mais reativos do que os CFC e, portanto, se decompõem mais facilmente em altitudes mais baixas. Sua ameaça ao ozônio da estratosfera é menor porque somente uma pequena porção sobrevive pelo tempo necessário para alcançar a atmosfera superior. Atualmente, o HCF-134a substitui o CFC-12 nos refrigeradores e compressores de ar-condicionado. Os HCFC-22 e HCFC-141b substituem o CFC-11 na fabricação de espuma isolante.

Os hidroclorofluorocarbonetos são agentes destruidores de ozônio em potencial e seu uso deverá ser banido totalmente nos Estados Unidos até 2030. Esforços para substituir todos os HCFC por HFC estão sendo realizados. Espera-se que este engajamento mundial resolva o problema da destruição da camada de ozônio no futuro próximo. A recuperação dos níveis de ozônio até os valores normais só deverá ocorrer na metade do próximo século.

Substitutos do CFC

CH_2FCF_3
HFC-134a

$CHClF_2$
HCFC-22

$CHCl_2CF_3$
HCFC-123

CH_3CCl_2F
HCFC-141b

CH_3CClF_2
HCFC-142b

3-10 A combustão e a estabilidade relativa de alcanos

Vamos rever o que aprendemos neste capítulo até agora. Começamos definindo a força de ligação como a energia necessária para quebrar a molécula homoliticamente. Alguns valores típicos apresentados nas Tabelas 3-1 e 3-2 foram explicados pela estabilidade relativa dos radicais, levando em conta, principalmente, a hiperconjugação. Com essas informações, calculamos os valores de $\Delta H°$ das etapas do mecanismo da halogenação via radicais, cuja discussão levou ao entendimento da reatividade e da seletividade da reação. Ficou claro que é importante conhecer as energias de dissociação para a análise termodinâmica das transformações orgânicas, uma ideia que exploraremos mais adiante. Como esses números são obtidos experimentalmente?

Os químicos determinam a força das ligações obtendo, primeiro, a energia relativa de moléculas inteiras, ou sua posição relativa no eixo de energia no diagrama de energia potencial. A reação escolhida para este fim é a oxidação total (literalmente, "queima") ou **combustão**, um processo comum a quase todas as estruturas orgânicas, no qual todos os átomos de carbono são convertidos em CO_2 (gás), e todos os átomos de hidrogênio, em H_2O (líquido).

Ambos os produtos da combustão de alcanos têm energia interna muito baixa e, consequentemente, sua formação está associada a um valor muito negativo de $\Delta H°$, liberado na forma de calor.

$$2\ C_nH_{2n+2} + (3n+1)\ O_2 \longrightarrow 2n\ CO_2 + (2n+2)\ H_2O + \text{calor de combustão}$$

O calor liberado na queima de uma molécula é chamado de **calor de combustão**, $\Delta H°_{comb}$. Muitos calores de combustão já foram medidos com alta precisão, permitindo, assim, a comparação da energia relativa dos alcanos (Tabela 3-7) e de outros compostos. Este tipo de comparação deve levar em consideração o estado físico do composto (gás, líquido ou sólido). Por exemplo, a diferença entre os calores de combustão do etanol líquido e em gás corresponde ao calor de vaporização, $\Delta H°_{vap} = 9,7$ kcal mol^{-1} (40,6 kJ mol^{-1}).

Não é surpreendente que o $\Delta H°_{comb}$ dos alcanos aumente com o tamanho da cadeia, já que existem mais átomos de carbono e de hidrogênio para queimar quando se avança na série homóloga. Já os alcanos isômeros têm o mesmo número de carbonos e de hidrogênios e se deveria esperar que as combustões respectivas fossem igualmente exotérmicas. No entanto, esse não é o caso.

A comparação dos calores de combustão dos vários isômeros dos alcanos mostra que em geral eles *não* são iguais. Vejamos o butano e o 2-metil-propano. Na combustão do butano temos $\Delta H°_{comb}$ de $-687,4$ kcal mol^{-1}, e na de seu isômero, $\Delta H°_{comb}$ de $-685,4$ kcal mol^{-1}, uma diferença de 2 kcal mol^{-1} (Tabela 3-7). Isso significa que o 2-metil-propano tem conteúdo de energia *menor* do que o butano, porque a combustão leva ao mesmo tipo de produtos, na mesma quantidade, e produz menos energia (Figura 3-13). Diz-se que o butano é *termodinamicamente menos estável* do que seu isômero. O Exercício 3-12 mostra a origem dessa diferença de energia.

> Moléculas com alta energia são termodinamicamente menos estáveis do que moléculas com baixa energia.

EXERCÍCIO 3-12

A conversão térmica hipotética de butano em 2-metil-propano deveria ter $\Delta H° = -2,0$ kcal mol^{-1}. Que valor você obteria usando os dados de dissociação de ligações da Tabela 3-2? (Use $DH° = 89$ kcal mol^{-1} para a ligação metil-propila do butano.)

Tabela 3-7 Calores de combustão [kcal mol^{-1} (kJ mol^{-1}), normalizada para 25°C] de vários compostos orgânicos

Composto (estado)	Nome	$\Delta H°_{comb}$
CH_4 (gás)	Metano	$-212,8\ (-890,4)$
C_2H_6 (gás)	Etano	$-372,8\ (-1559,8)$
$CH_3CH_2CH_3$ (gás)	Propano	$-530,6\ (-2220,0)$
$CH_3(CH_2)_2CH_3$ (gás)	Butano	$-687,4\ (-2876,1)$
$(CH_3)_3CH$ (gás)	2-metil-propano	$-685,4\ (-2867,7)$
$CH_3(CH_2)_3CH_3$ (gás)	Pentano	$-845,2\ (-3536,3)$
$CH_3(CH_2)_3CH_3$ (líquido)	Pentano	$-838,8\ (-3509,5)$
$CH_3(CH_2)_4CH_3$ (gás)	Hexano	$-1002,5\ (-4194,5)$
$CH_3(CH_2)_4CH_3$ (líquido)	Hexano	$-995,0\ (-4163,1)$
(líquido) [ciclo-hexano]	Ciclo-hexano	$-936,9\ (-3920,0)$
CH_3CH_2OH (gás)	Etanol	$-336,4\ (-1407,5)$
CH_3CH_2OH (líquido)	Etanol	$-326,7\ (-1366,9)$
$C_{12}H_{22}O_{11}$ (sólido)	Cana-de-açúcar (sacarose)	$-1348,2\ (-5640,9)$

Nota: Os produtos de combustão são CO_2 (gás) e H_2O (líquido).

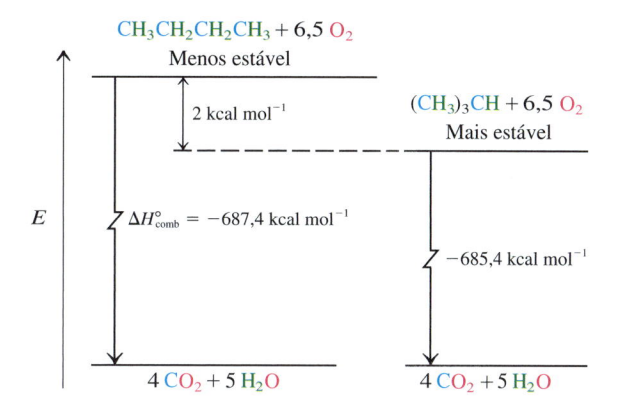

Figura 3-13 O butano tem energia maior do que o 2-metil-propano com base na energia de combustão liberada. Portanto, o butano é termodinamicamente menos estável do que seu isômero.

Diagrama de energia:
- $CH_3CH_2CH_2CH_3 + 6,5\ O_2$ (Menos estável)
- $2\ kcal\ mol^{-1}$
- $(CH_3)_3CH + 6,5\ O_2$ (Mais estável)
- $\Delta H°_{comb} = -687,4\ kcal\ mol^{-1}$
- $-685,4\ kcal\ mol^{-1}$
- $4\ CO_2 + 5\ H_2O$

EM RESUMO, os calores de combustão de alcanos e de outras moléculas dão estimativas quantitativas de seu conteúdo de energia e, consequentemente, de sua estabilidade relativa.

A IDEIA GERAL

Os alcanos não têm grupos funcionais e, por isso, não podem sofrer as reações eletrofílicas e nucleofílicas típicas dos compostos funcionalizados. Na verdade, os alcanos são muito pouco reativos. Sob determinadas condições, porém, eles sofrem quebra homolítica das ligações com a formação de radicais, espécies reativas com número ímpar de elétrons. Esta é outra situação em que a *estrutura* de uma classe de compostos determina sua *função*. Diferentemente dos processos heterolíticos, em que em geral ocorre deslocamento de *pares* de elétrons para formar ou quebrar ligações, nos processos homolíticos a quebra de uma ligação covalente gera espécies que têm *um* elétron desemparelhado, capazes de se combinar para formar novas ligações.

Na química orgânica, as reações via radicais não são tão frequentes como as de grupos funcionais polares. Entretanto, elas têm um papel importante na química biológica, ambiental e industrial.

A halogenação de alcanos, um processo via radicais em que o hidrogênio é substituído por halogênio, forma o grupo funcional dos halogenoalcanos. O estudo da halogenação permite o aprendizado de diversas características comuns a muitas transformações, incluindo a obtenção de informações sobre os mecanismos das reações a partir de observações experimentais, as relações entre termodinâmica e cinética e as noções de reatividade e seletividade. Os produtos da halogenação, os halogenoalcanos, podem ser usados como ponto de partida de inúmeras reações, como veremos nos Capítulos 6 a 9.

Antes de estudarmos outras classes de compostos e suas propriedades, é necessário aprender mais sobre as estruturas e, em especial, sobre as formas geométricas das moléculas orgânicas. No Capítulo 4, veremos compostos cujos átomos formam anéis, e no Capítulo 5, outras formas adicionais de isomeria. As ideias aqui discutidas formam a base necessária para o estudo sistemático das reações polares de halogenoalcanos e de álcoois descritas nos capítulos seguintes.

PROBLEMAS DE INTEGRAÇÃO

3-13. O iodo-metano reage com o iodeto de hidrogênio em condições de formação de radicais ($h\nu$) para dar metano e iodo. A equação geral da reação é

$$CH_3I + HI \xrightarrow{h\nu} CH_4 + I_2$$

a. Escreva um mecanismo para este processo que inclua as etapas de iniciação, de propagação e pelo menos uma etapa de terminação. Use os dados de força de ligação das Tabelas 3-1 e 3-4.

SOLUÇÃO

Etapa 1. Comecemos propondo uma etapa de **iniciação** razoável. Lembre-se – veja a Seção 3-4, por exemplo – de que a etapa de iniciação de uma reação via radicais inclui a quebra da ligação *mais fraca* dos compostos de partida. De acordo com as Tabelas 3-1 e 3-4, é a ligação carbono-iodo do CH_3I, com $DH° = 57$ kcal mol^{-1}. Logo,

Etapa de iniciação

$$H_3C-I \xrightarrow{h\nu} H_3C\cdot + :\ddot{\underset{..}{I}}\cdot$$

Etapa 2. Usemos novamente o modelo da Seção 3-4 para propor uma etapa de **propagação** em que uma das espécies produzidas na etapa de iniciação reaja com uma das moléculas descritas na equação da reação total. Tente escrever uma etapa em que um dos produtos corresponda a uma das moléculas formadas na equação total e o outro a uma espécie que possa dar origem à segunda etapa de propagação. As possibilidades são

(i) $H_3C\cdot + HI \longrightarrow CH_4 + :\ddot{\underset{..}{I}}\cdot$ (iii) $:\ddot{\underset{..}{I}}\cdot + HI \longrightarrow I_2 + H\cdot$

(ii) $H_3C\cdot + CH_3I \longrightarrow CH_4 + \cdot CH_2I$ (iv) $:\ddot{\underset{..}{I}}\cdot + CH_3I \longrightarrow I_2 + \cdot CH_3$

As etapas de propagação (i) e (ii) convertem o radical metila em metano pela remoção de um átomo de hidrogênio de HI e de CH_3I, respectivamente. Os processos (iii) e (iv) mostram a remoção do átomo de iodo de HI ou de CH_3I para dar I_2. As quatro etapas convertem um dos reagentes da equação total em um dos produtos. Como decidir qual é a etapa correta? *Analise os radicais produzidos em cada etapa de propagação hipotética. As duas etapas corretas são aquelas em que os radicais formados em uma são consumidos na outra.* A etapa de propagação (i) consome um radical metila e produz um átomo de iodo. Na etapa (iv) o iodo é consumido para produzir o radical metila. Portanto, as etapas (i) e (iv) são as etapas do ciclo de propagação.

Etapas de propagação

$$H_3C\cdot + HI \longrightarrow CH_4 + :\ddot{\underset{..}{I}}\cdot$$

$$:\ddot{\underset{..}{I}}\cdot + CH_3I \longrightarrow I_2 + \cdot CH_3$$

Você pode testar esta resposta adicionando as espécies à direita e à esquerda destas equações para verificar se o resultado corresponde aos reagentes e produtos da reação total. É o que acontece: os radicais se cancelam, deixando apenas as moléculas corretas.

Etapa 3. Finalmente, a combinação de *quaisquer pares de radicais* para dar uma molécula é uma **etapa de terminação**. Existem três:

$$2 :\ddot{\underset{..}{I}}\cdot \longrightarrow I_2$$
$$2 H_3C\cdot \longrightarrow H_3C-CH_3 \quad (\text{etano})$$
$$H_3C\cdot + :\ddot{\underset{..}{I}}\cdot \longrightarrow CH_3I$$

b. Calcule as mudanças de entalpia, $\Delta H°$, associadas com a reação total e com cada etapa do mecanismo proposto. Use as Tabelas 3-1, 3-2 e 3-4.

SOLUÇÃO

Quebrar uma ligação requer *absorção* de energia, e formar uma ligação, exige *liberação* de energia, logo, $\Delta H° = $ (energia absorvida) $-$ (energia liberada). Para a equação total, é preciso usar os seguintes valores de força de ligação:

$$CH_3-I + H-I \xrightarrow{h\nu} CH_3-H + I-I$$
$$DH°: \quad 57 \quad\quad 71 \quad\quad\quad\quad 105 \quad\quad 36$$

A resposta é $\Delta H° = (57 + 71) - (105 + 36) = -13$ kcal mol^{-1} (veja também a Tabela 3-5).

O mesmo princípio se aplica a cada etapa do mecanismo. Com uma exceção, esses quatro valores de $DH°$ são suficientes porque eles correspondem às únicas quatro ligações formadas ou quebradas em qualquer uma das etapas do mecanismo.

Etapa de iniciação: $\Delta H° = DH° (CH_3-I) = +57$ kcal mol^{-1}

Etapa de propagação (i): $\Delta H° = DH° (H-I) - DH° (CH_3-H) = -34$ kcal mol^{-1}

Etapa de propagação (iv): $\Delta H° = DH° (CH_3-I) - DH° (I-I) = +21$ kcal mol^{-1}

Observe que a soma dos valores de $\Delta H°$ das etapas de propagação é igual ao $\Delta H°$ da equação total da reação. *Isso é sempre verdadeiro.*

Etapas de terminação: $\Delta H° = -DH°$ para cada ligação formada, -36 kcal mol^{-1} para I$_2$, -57 kcal mol^{-1} para CH$_3$—I, e -90 kcal mol^{-1} para a ligação C—C do etano.

3-14. Veja o processo descrito no Exercício 3-6, a reação do metano com quantidades equimoleculares de Cl$_2$ e Br$_2$. Analise todo o processo do ponto de vista do mecanismo e prediga os produtos da reação.

Antes de apresentar a solução para esse problema, vamos introduzir uma estratégia que pode ser útil: uma abordagem "organizada para resolver problemas" ("the WHIP approach"). Essa abordagem será desenvolvida em detalhes na Seção Interlúdio, que segue o Capítulo 11, mas vamos introduzi-la aqui para ilustrar suas características. A abordagem "organizada para resolver problemas" tem quatro etapas:

O que o problema está pedindo? – Você entendeu a pergunta?
*C*omo começar? – Qual é o primeiro passo a tomar?
*I*nformações necessárias? – Você precisa procurar dados ou revisar o material já apresentado?
*P*roceda logicamente, passo a passo. – *Não* pule etapa!

Vamos aplicar esta estratégia ao problema proposto.

SOLUÇÃO

O que o problema está pedindo? Duas coisas: você deve escrever as etapas do mecanismo envolvidas na reação e decidir que produto ou produtos serão formados.

*C*omo começar? Comece com as etapas de propagação, *porque elas descrevem a formação dos produtos.*

*I*nformações necessárias? Volte ao Exercício 3-6 (e sua solução no Apêndice A): o problema refere-se à halogenação via radicais do metano, descrita nas Seções 3-4 e 3-5. Os dados de entalpia das Tabelas 3-1 e 3-3 e o texto provavelmente serão úteis.

*P*roceda, passo a passo:

Iniciação

Cl$_2$ e Br$_2$ sofrem dissociação a átomos sob calor ou luz. Assim, átomos de cloro e de bromo estão presentes.

Etapa 1 da propagação

Embora os átomos de cloro e bromo *possam* reagir com o metano, nota-se que a reação do cloro ocorre com $\Delta H° = +2$ kcal mol^{-1} e $E_a = 4$ kcal mol^{-1} (Seção 3-4), enquanto a reação do bromo tem $\Delta H° = +18$ kcal mol^{-1} e $E_a \approx 19\text{-}20$ kcal mol^{-1} (Seção 3-5). A grande diferença em E_a significa que o cloro abstrai um átomo de hidrogênio do metano muito mais rapidamente do que o bromo. Assim, para todos os efeitos práticos, a única etapa de propagação que devemos considerar é

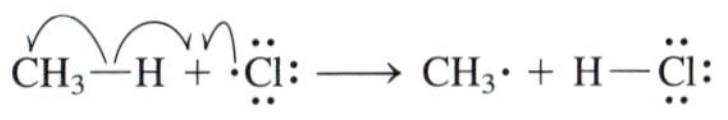

$$CH_3\text{—}H + \cdot\ddot{\underset{..}{Cl}}: \longrightarrow CH_3\cdot + H\text{—}\ddot{\underset{..}{Cl}}:$$

Isso significa que somente CH$_3$Cl será um produto final? Se você pulou para esta conclusão, você não "procedeu logicamente, passo a passo, *sem* pular etapas!". Você entendeu mal o problema! Por quê? Pergunte a si mesmo a seguinte questão: a etapa de propagação 1 inclui a formação do produto final? Não! Os produtos dessa etapa são HCl e o radical metila, não CH$_3$Cl. Até esse ponto, ainda não estamos preparados para responder a pergunta sobre o produto final. *Temos de olhar primeiro a etapa de propagação 2. E aqui as coisas começam a ficar interessantes.*

Etapa de propagação 2

A etapa de propagação 1 forma os radicais metila. A etapa de propagação 2 é a reação do radical metila com o halogênio X$_2$ (X$_2$ = Cl$_2$ ou Br$_2$) para dar um átomo de halogênio e o produto final, CH$_3$X (X = Cl ou Br). O que aprendemos neste capítulo sobre as reações do radical metila com esses halogênios? Nas seções 3-4 e 3-5 encontramos

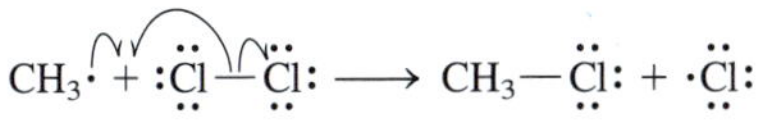

$$CH_3\cdot + :\ddot{\underset{..}{Cl}}\text{—}\ddot{\underset{..}{Cl}}: \longrightarrow CH_3\text{—}\ddot{\underset{..}{Cl}}: + \cdot\ddot{\underset{..}{Cl}}: \quad \Delta H° = -27 \text{ kcal mol}^{-1}$$
$$E_a \approx 0 \text{ kcal mol}^{-1}$$

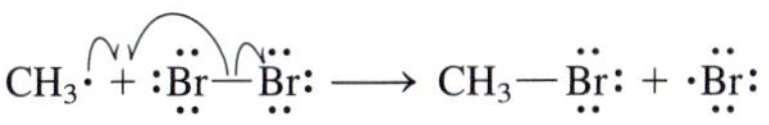

$$CH_3\cdot + :\ddot{\underset{..}{Br}}\text{—}\ddot{\underset{..}{Br}}: \longrightarrow CH_3\text{—}\ddot{\underset{..}{Br}}: + \cdot\ddot{\underset{..}{Br}}: \quad \Delta H° = -24 \text{ kcal mol}^{-1}$$
$$E_a \approx 0 \text{ kcal mol}^{-1}$$

Olhe com cuidado! Os radicais metila, uma vez formados, têm a opção de atacar *tanto* o Cl$_2$ *como* o Br$_2$ em reações quase igualmente exotérmicas e, principalmente, devido às suas energias de ativação muito baixas, *quase com a mesma rapidez*! É aqui, na etapa de propagação 2, que a formação do produto final, CH₃Cl ou CH₃Br, é decidida. Descobrimos que essa etapa de propagação acontece quase com a mesma velocidade, independentemente da reação do radical metila com o bromo ou o cloro. Assim, chegamos ao resultado experimental observado, isto é, CH₃Cl e CH₃Br são formados em *quantidades quase iguais*.

Esse resultado pouco intuitivo seria impossível de predizer (ou de entender, segundo o resultado experimental) sem analisar os detalhes do mecanismo, como fizemos. Observe que tanto CH₃Cl quanto CH₃Br são derivados dos radicais metila gerados na reação do metano *apenas* com os átomos de cloro na etapa de propagação 1. Para praticar mais as reações via radicais, veja os Problemas 24, 39 e 40.

Conceitos importantes

1. O $\Delta H°$ da **homólise de uma ligação** é definido como a **energia de dissociação da ligação**, $DH°$. A homólise de uma ligação leva a radicais ou átomos livres.

2. A força da ligação C—H em alcanos decresce na ordem

$$CH_3-H > RCH_2-H > R-\underset{H}{\underset{|}{CH}}-H > R-\underset{R}{\underset{|}{\overset{R}{\overset{|}{C}}}}-H$$

Metila (mais forte)   Primário   Secundário   Terciário (mais fraco)

porque a ordem de estabilidade dos radicais alquila é

$$CH_3\cdot < RCH_2\cdot < R-\underset{H}{\underset{|}{CH}}\cdot < R-\underset{R}{\underset{|}{\overset{R}{\overset{|}{C}}}}\cdot$$

Metila (o menos estável)   Primário   Secundário   Terciário (o mais estável)

Esta é a ordem crescente da estabilização por **hiperconjugação**.

3. Os **catalisadores** aumentam a velocidade de estabelecimento do equilíbrio entre reagentes e produtos.

4. Os alcanos reagem com os halogênios (exceto o iodo) por um **mecanismo via radicais em cadeia** para formar halogenoalcanos. O mecanismo inclui uma **etapa de iniciação** com formação de um átomo de halogênio, duas **etapas de propagação** e várias **etapas de terminação**.

5. Na primeira etapa de propagação, a mais lenta das duas, um átomo de hidrogênio é abstraído do alcano, com formação de um radical alquila e HX. Por isso, a **reatividade** aumenta de I₂ até F₂. A **seletividade** decresce na mesma direção e com o aumento da temperatura.

6. O **Postulado de Hammond** diz que as reações rápidas e exotérmicas são caracterizadas por **estados de transição adiantados**, cuja estrutura é muito semelhante à dos reagentes. Por outro lado, as reações lentas e endotérmicas são caracterizadas por **estados de transição atrasados**, cuja estrutura é semelhante à dos produtos.

7. O $\Delta H°$ de uma reação pode ser calculado a partir dos valores de $DH°$ das ligações que participam do processo. Como a seguir:

$$\Delta H° = \Sigma\, DH°_{\text{ligações quebradas}} - \Sigma\, DH°_{\text{ligações formadas}}$$

8. O $\Delta H°$ de uma reação de halogenação via radicais é igual à soma dos valores de $\Delta H°$ das etapas de propagação.

9. As reatividades relativas dos vários tipos de ligações C—H de alcanos nas halogenações podem ser estimadas descontando-se a contribuição estatística. Elas são aproximadamente constantes nas mesmas condições e seguem a ordem

$$CH_4 < \underset{CH}{\text{Primário}} < \underset{CH}{\text{Secundário}} < \underset{CH}{\text{Terciário}}$$

As diferenças de reatividade entre esses tipos de ligações CH são maiores para a bromação, tornando-a a mais *seletiva* halogenação via radicais. A cloração é muito menos seletiva e a fluoração mostra muito pouca seletividade.

10. O $\Delta H°$ de combustão de um alcano é chamado de **calor de combustão**, $\Delta H°_{\text{comb}}$. Os calores de combustão de isômeros medem experimentalmente as estabilidades relativas dos alcanos.

Problemas

15. Indique os hidrogênios primários, secundários e terciários de cada um dos seguintes compostos.

(a) $CH_3CH_2CH_2CH_3$ (b) $CH_3CH_2CH_2CH_2CH_3$ (c) 2-metilbutano (com CH₃ ramificado) (d) metilciclopentano

16. Nomeie cada radical alquila nos conjuntos a seguir. Identifique-os como primários, secundários ou terciários; coloque-os em ordem decrescente de estabilidade e esquematize os orbitais do radical mais estável, mostrando as interações de hiperconjugação.
(a) $CH_3CH_2\dot{C}HCH_3$ e $CH_3CH_2CH_2CH_2\cdot$
(b) $(CH_3CH_2)_2\dot{C}HCH_2\cdot$ e $(CH_3CH_2)_2\dot{C}CH_3$
(c) $(CH_3)_2CH\dot{C}HCH_3$, $(CH_3)_2\dot{C}CH_2CH_3$ e $(CH_3)_2CHCH_2CH_2\cdot$

17. Escreva todos os produtos que você acha que podem se formar na quebra pirolítica do propano. Suponha que o único processo inicial é a quebra da ligação C—C.

18. Responda a questão proposta no Problema 17 para (a) o butano e (b) o 2-metil-propano. Use o dados da Tabela 3-2 para determinar que ligação provavelmente sofrerá a quebra homolítica. Utilize esta reação de quebra como primeira etapa.

19. Calcule os valores de $\Delta H°$ para as seguintes reações.
(a) $H_2 + F_2 \rightarrow 2\ HF$;
(b) $H_2 + Cl_2 \rightarrow 2\ HCl$;
(c) $H_2 + Br_2 \rightarrow 2\ HBr$;
(d) $H_2 + I_2 \rightarrow 2\ HI$;
(e) $(CH_3)_3CH + F_2 \rightarrow (CH_3)_3CF + HF$;
(f) $(CH_3)_3CH + Cl_2 \rightarrow (CH_3)_3CCl + HCl$;
(g) $(CH_3)_3CH + Br_2 \rightarrow (CH_3)_3CBr + HBr$;
(h) $(CH_3)_3CH + I_2 \rightarrow (CH_3)_3CI + HI$.

20. Determine, para cada composto do Problema 15, quantos isômeros de constituição podem ser formados a partir da mono-halogenação. (**Sugestão:** identifique todos os grupos de hidrogênios distintos que aparecem em cada molécula.)

21. (a) Com as informações das Seções 3-6 e 3-7, escreva os produtos da monocloração via radicais (i) do pentano e (ii) do 3-metil-pentano. (b) Estime, para cada um, a razão entre os produtos isômeros da monocloração que podem se formar em 25°C. (c) Com as forças de ligação da Tabela 3-1, determine os valores de $\Delta H°$ das etapas de propagação da cloração do 3-metil-pentano na posição C3. Qual é o valor total de $\Delta H°$ desta reação?

22. Escreva o mecanismo completo da monobromação do metano. Certifique-se de incluir as etapas de iniciação, propagação e terminação.

23. Esquematize os diagramas de energia potencial/coordenada de reação das duas etapas de propagação da monobromação do metano (Problema 22).

24. Escreva um mecanismo via radicais para a bromação do benzeno, C_6H_6 (veja a estrutura na Seção 2-3). Use etapas de propagação semelhantes às descritas para a halogenação de alcanos, mostrada nas Seções 3-4 a 3-6. Calcule os valores de $\Delta H°$ de cada etapa e da reação total. Como esta reação se compara termodinamicamente com a bromação de outros hidrocarbonetos? Dados: $DH°(C_6H_5-H) = 112$ kcal mol^{-1}, $DH°(C_6H_5-Br) = 81$ kcal mol^{-1}. Note o **Cuidado** do Exercício 3-5.

25. Esquematize os diagramas de energia potencial/coordenada de reação das duas etapas de propagação da monobromação do benzeno (Problema 24).

26. Mostre, em cada diagrama esquematizado no Problema 25, o estado de transição adiantado e atrasado.

27. Escreva os produtos principais, se for o caso, para cada uma das seguintes reações.

(a) $CH_3CH_3 + I_2 \xrightarrow{\Delta}$

(b) $CH_3CH_2CH_3 + F_2 \longrightarrow$

(c) metilciclopentano $+ Br_2 \xrightarrow{\Delta}$

(d) $CH_3\underset{|}{\overset{CH_3}{C}}H-CH_2-\underset{\underset{CH_3}{|}}{\overset{\overset{CH_3}{|}}{C}}CH_3 + Cl_2 \xrightarrow{h\nu}$

(e) $CH_3\underset{|}{\overset{CH_3}{C}}H-CH_2-\underset{\underset{CH_3}{|}}{\overset{\overset{CH_3}{|}}{C}}CH_3 + Br_2 \xrightarrow{h\nu}$

28. Calcule as razões entre os produtos de cada uma das reações do Problema 27. Use os dados de reatividade relativa de F_2 e Cl_2 em 25°C e de Br_2 em 150°C (Tabela 3-6).

29. Quais reações do Problema 27, se houver alguma, levam a um produto principal com seletividade razoável (ou seja, são "métodos de síntese" úteis)?

30. (a) Qual seria o produto principal da monobromação do pentano em 125°C? (b) Desenhe projeções de Newman de todas as conformações em oposição possíveis para a rotação ao longo da ligação C2—C3 desse produto. (c) Faça um gráfico qualitativo da energia potencial *versus* ângulo torcional para a rotação ao longo da ligação C2—C3 dessa molécula. (**Nota:** o átomo de bromo é consideravelmente menor do ponto de vista estérico do que um grupo metila.)

31. (a) Faça o gráfico de energia potencial/coordenada de reação que mostra as duas etapas de propagação da monobromação do pentano ao produto principal (Problema 30). Use as informações $DH°$ (Tabela 3-1, 3-2 e 3-4). (b) Indique os estados de transição e se cada um é adiantado ou atrasado. (c) Faça um gráfico semelhante para a reação do pentano com I_2. Como ele difere do gráfico da bromação?

32. Na temperatura normal, o 1,2-dibromo-etano existe como uma mistura em equilíbrio em que 89% das moléculas estão na conformação *anti*, e 11%, *vici*. Nas mesmas condições, o butano está na razão 72% *anti* e 28% *vici*. Sugira uma explicação para essa diferença, tendo em mente que o Br é *menor* do ponto de vista estérico do que o CH_3 (veja Problema 30). (**Sugestão:** considere a polaridade da ligação C—Br e, consequentemente, os efeitos eletrostáticos.)

33. Escreva equações balanceadas para as reações de combustão das seguintes substâncias (as fórmulas moleculares podem ser obtidas na Tabela 3-7): (a) metano, (b) propano, (c) ciclo-hexano, (d) etanol e (e) sacarose.

34. O propanal ($CH_3CH_2\overset{\overset{O}{\|}}{C}H$) e a acetona ($CH_3\overset{\overset{O}{\|}}{C}CH_3$) são isômeros de fórmula C_3H_6O. O calor de combustão do propanal é igual a $-434,1$ kcal mol^{-1}, e o da acetona, a $-427,9$ kcal mol^{-1}. (a) Escreva a equação total balanceada da combustão dos dois compostos. (b) Qual é a diferença de energia entre o propanal e a acetona? Qual deles tem o menor conteúdo de energia? (c) Qual destas substâncias é a mais estável termodinamicamente, propanal ou acetona? (**Sugestão:** faça um diagrama semelhante ao da Figura 3-13.)

35. O cloreto de sulfurila (SO_2Cl_2, veja a estrutura na margem) é um reagente líquido que pode ser usado para a cloração de alcanos em substituição ao gás cloro. Proponha um mecanismo para a cloração do metano com cloreto de sulfurila. (**Sugestão:** siga o modelo usual de uma reação em cadeia via radicais, substituindo o Cl_2 por SO_2Cl_2 onde for necessário.)

Cloreto de sulfurila (p.e. 69°C)

36. Use a equação de Arrhenius (Seção 2-1) para estimar a razão entre as constantes de velocidade k das reações de uma ligação C—H do metano com um átomo de cloro e com um átomo de bromo em 25°C. Suponha que os valores de A são os mesmos para os dois processos e use $E_a = 19$ kcal mol^{-1} para a reação do átomo de bromo com o metano.

37. **DESAFIO** Quando um alcano que tem tipos diferentes de ligação C—H, como acontece com o propano, reage com uma mistura equimolecular de Br_2 e Cl_2, a seletividade na formação dos produtos bromados é muito menor do que a observada quando a reação é feita somente com Br_2. (Na verdade, a seletividade é muito próxima à observada na *cloração*). Explique.

38. A bromação do 1-bromo-propano dá os seguintes resultados:

$$CH_3CH_2CH_2Br \xrightarrow{Br_2, 200°C} CH_3CH_2CHBr_2 + CH_3CHBrCH_2Br + BrCH_2CH_2CH_2Br$$
$$90\% \quad\quad\quad 8,5\% \quad\quad\quad 1,5\%$$

Calcule as reatividades relativas dos hidrogênios de cada um dos três carbonos em relação aos átomos de bromo. Compare estes resultados com os obtidos na bromação de alcanos simples, como o propano, e sugira uma explicação para quaisquer diferenças.

39. Um mecanismo hipotético alternativo para a halogenação do metano tem as seguintes etapas de propagação.
(i) $X\cdot + CH_4 \rightarrow CH_3X + H\cdot$
(ii) $H\cdot + X_2 \rightarrow HX + X\cdot$
(a) Com os valores de $DH°$ das tabelas apropriadas, calcule o $\Delta H°$ dessas etapas usando qualquer um dos halogênios. (b) Compare os valores de $\Delta H°$ que você obteve com os do mecanismo aceito (Tabela 3-5). Você acha que este mecanismo alternativo pode competir com o mecanismo normalmente aceito? (**Sugestão:** considere as energias de ativação.)

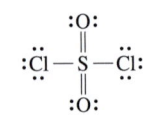

40. **DESAFIO** A adição de certas substâncias, chamadas de inibidores de radicais, às reações de halogenação praticamente interrompe seu desenvolvimento. Um exemplo é a inibição da cloração do metano por I_2. Explique como isso ocorre (**Sugestão:** calcule os valores de $\Delta H°$ das reações possíveis entre as várias espécies presentes no sistema e o I_2 e avalie a possível reatividade dos produtos destas reações.)

41. Os hidrocarbonetos comumente usados como combustíveis (por exemplo, o 2,2,4-trimetil-pentano, um componente da gasolina) têm calores de combustão muito semelhantes quando calculados em quilocalorias *por grama*. (a) Calcule os calores de combustão por grama de alguns hidrocarbonetos representativos da Tabela 3-7. (b) Faça o mesmo para o etanol (Tabela 3-7). (c) Na avaliação da viabilidade de uso de uma mistura de 90% de gasolina e 10% de etanol como combustível de motores de explosão, estimou-se que um automóvel correndo com etanol puro teria quilometragem 40% menor do que usando a gasolina padrão. Esta estimativa está de acordo com os resultados de (a) e (b)? O que você pode dizer, de maneira geral, sobre a eficiência como combustível de moléculas que contêm oxigênio em comparação com hidrocarbonetos?

42. Duas moléculas orgânicas simples usadas como aditivos de combustíveis são o metanol (CH_3OH) e o 2-metóxi-2-metil-propano [*terc*-butil-metil-éter, $(CH_3)_3COCH_3$]. Os valores de $\Delta H°_{comb}$ destes compostos na fase gás são $-182,6$ kcal mol^{-1} para o metanol e $-809,7$ kcal mol^{-1} para o 2-metóxi-2-metil-propano. (a) Escreva a equação total balanceada da combustão completa destes compostos até CO_2 e H_2O. (b) Use a Tabela 3-7 e compare os valores de $\Delta H°_{comb}$ destes compostos com os de alcanos com peso molecular semelhante.

43. **DESAFIO** A Figura 3-9 compara as reações de Cl· com os hidrogênios primários e secundários do propano. (a) Faça diagramas semelhantes para comparar as reações de Br· com os hidrogênios primários e secundários do propano. (Sugestão: obtenha, primeiro, os valores de $DH°$ na Tabela 3-1 e, depois, calcule o $\Delta H°$ das reações de abstração dos hidrogênios primários e secundários. Outros dados: $E_a = 15$ kcal mol^{-1} para o Br· que reage com uma ligação C—H primária e $E_a = 13$ kcal mol^{-1} para o Br· que reage com uma ligação C—H secundária.) (b) Quais desses estados de transição podem ser chamados de "adiantados" ou "atrasados"? (c) Julgando pela posição dos estados de transição destas reações ao longo da coordenada de reação, eles teriam maior ou menor caráter de radicais do que os estados de transição correspondentes da cloração (Figura 3-9)? (d) Sua resposta para a pergunta (c) é coerente com as diferenças de seletividade entre o Cl· que reage com o propano e o Br· que reage com o propano? Explique.

44. Duas das etapas de propagação do sistema Cl·/O_3 consomem ozônio e átomos de oxigênio (que são necessários para a produção de ozônio), respectivamente (Seção 3-9).

$$Cl + O_3 \longrightarrow ClO + O_2$$
$$ClO + O \longrightarrow Cl + O_2$$

Calcule $\Delta H°$ para cada uma destas etapas de propagação. Use $DH°$ para ClO = 64 kcal mol^{-1}, $DH°$ para $O_2 = 120$ kcal mol^{-1} e $DH°$ para uma ligação O—O_2 em $O_3 = 26$ kcal mol^{-1}. Escreva a equação total descrita pela combinação destas duas etapas e calcule o $\Delta H°$. Decida se o processo é favorável termodinamicamente ou não.

Trabalho em grupo

45. (a) Dê a nomenclatura IUPAC de cada um dos isômeros que você desenhou no Exercício 2-16(a). (b) Para cada isômero que você desenhou e nomeou, dê todos os produtos de monocloração e monobromação via radicais livres que são isômeros estruturais. (c) Refira-se à Tabela 3-6 e discuta que alcano e que halogênio dariam o menor número de produtos isômeros.

Problemas pré-profissionais

46. A reação $CH_4 + Cl_2 \longrightarrow CH_3Cl + HCl$ é um exemplo de:
    (a) neutralização
    (b) reação ácida
    (c) isomerização
    (d) reação iônica
    (e) reação em cadeia via radicais

47.
$$\begin{array}{c} CH_2Cl \\ | \\ CH_2-CHCH_3 \\ | \\ CH_3CH_2CH_2CHCH_2CH_2CH_3 \end{array}$$

A soma de todos os dígitos que aparecem no nome IUPAC deste composto é:
(a) Cinco
(b) Seis
(c) Sete
(d) Oito
(e) Nove

48. Em uma reação em competição, uma quantidade equimolecular de quatro alcanos reage com uma mesma quantidade limitada de Cl_2 em 300°C. Qual destes alcanos reagirá em maior proporção?
 (a) Pentano
 (b) 2-metil-propano
 (c) Butano
 (d) Propano

49. A reação de CH_4 com Cl_2 para dar CH_3Cl e HCl é bem conhecida. Com base nos valores da tabela a seguir, a entalpia $\Delta H°$ (kcal mol^{-1}) desta reação é
 (a) +135
 (b) −135
 (c) +25
 (d) −25

Energias de dissociação de ligação $DH°$ (kcal mol^{-1})			
H–Cl	103	Cl–Cl	58
H$_3$C–Cl	85	H$_3$C–H	105

CAPÍTULO 4

Cicloalcanos

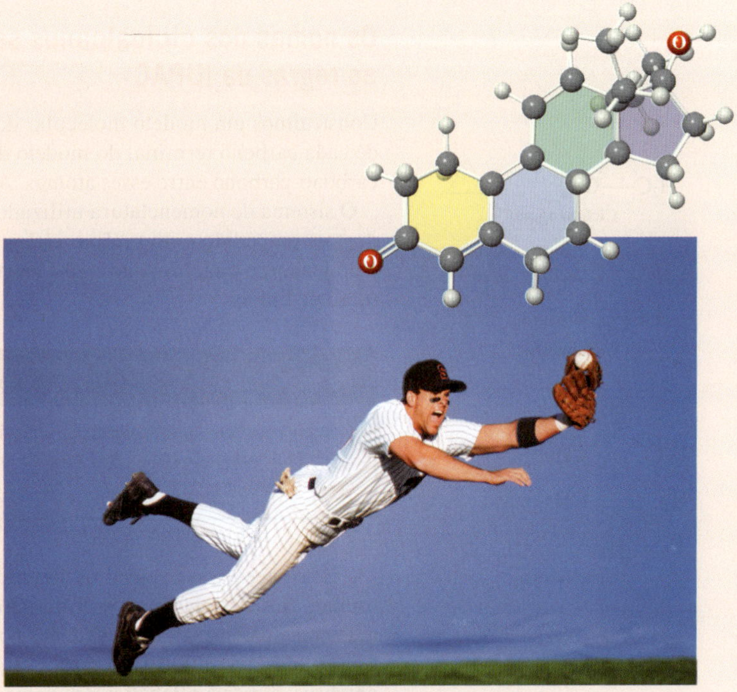

Ao ouvir ou ler a palavra *esteroides*, duas coisas provavelmente vêm à mente: atletas que usam esteroides ilegais para desenvolver a musculatura e a pílula anticoncepcional, utilizada no controle da natalidade. Mas, o que você sabe sobre esteroides, além dessa associação genérica? Qual é a estrutura desses compostos e sua função? Em que um esteroide difere de outro? Onde eles são encontrados na natureza?

Um exemplo de esteroide natural é a diosgenina, obtida de extratos das raízes do inhame mexicano e usada como material de partida na síntese de vários esteroides de uso comercial. Chama a atenção o número de anéis do composto.

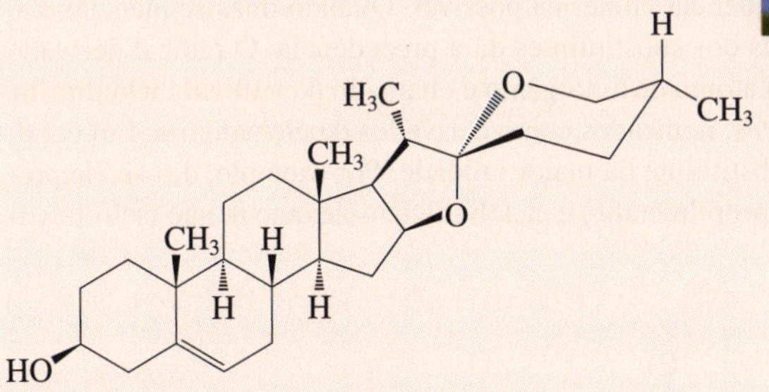

Diosgenina

Os hidrocarbonetos em que os átomos de carbono se unem por ligações simples e formam anéis são chamados de **alcanos cíclicos, carbociclos** (em oposição aos heterociclos, Capítulo 25) ou **cicloalcanos**. Os compostos orgânicos naturais, em sua maioria, têm ciclos em sua estrutura. Na verdade, são tantas as funções biológicas fundamentais que dependem da química destes compostos cíclicos que a vida, como a conhecemos, não poderia existir sem eles.

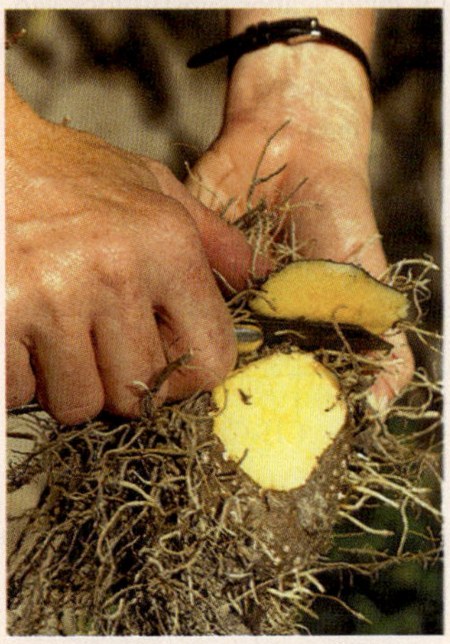

Uma raiz do inhame mexicano

Os esteroides têm efeitos benéficos importantes sobre o bem-estar humano, como nos medicamentos e no controle da fertilidade. No entanto, o uso de esteroides nas competições esportivas para aumentar o desempenho dos atletas ocasionalmente vem à tona. Assim, o mundo dos esportes foi abalado quando o uso ilícito do esteroide tetra-hidrogestrinona (THG) foi descoberto em 2003 – "projetado" para não ser detectado em testes de dopagem.

Um carbociclo

Este capítulo trata dos nomes, das propriedades físicas, dos detalhes estruturais e das características conformacionais dos cicloalcanos. Devido a sua natureza cíclica, os compostos dessa classe podem exibir outros tipos de tensão da cadeia de carbonos, como a tensão angular e as interações entre anéis. Veremos no fim do capítulo a importância bioquímica de alguns carbociclos e seus derivados, incluindo esteroides.

4-1 Nomes e propriedades físicas dos cicloalcanos

A nomenclatura dos cicloalcanos segue as regras da IUPAC e suas propriedades em geral são diferentes das dos análogos de cadeia aberta (também chamados de acíclicos) que têm o mesmo número de carbonos. Veremos que esses compostos têm um tipo de isomeria que é característico das moléculas cíclicas.

Os nomes dos cicloalcanos seguem as regras da IUPAC

Construímos um modelo molecular de um cicloalcano ao remover um átomo de hidrogênio de cada carbono terminal do modelo de um alcano de cadeia linear e formando uma ligação carbono-carbono entre esses átomos. A fórmula empírica de um cicloalcano é C_nH_{2n} ou $(CH_2)_n$. O sistema de nomenclatura utilizado é muito simples: o nome do alcano linear correspondente é precedido pelo prefixo **ciclo-**. Três representantes da série homóloga – começando pelo menor, o ciclopropano – são mostrados na margem, em fórmulas condensadas e na notação de linhas.

Ciclopropano

Ciclobutano

Ciclo-hexano

> ### EXERCÍCIO 4-1
> Construa modelos moleculares da série dos cicloalcanos, do ciclopropano ao ciclodecano. Compare a flexibilidade conformacional relativa dos anéis da série entre si e com os alcanos de cadeia aberta correspondentes.

Só é necessário numerar os átomos do anel no caso dos cicloalcanos com mais de um substituinte. Nos sistemas monossubstituídos, o átomo de carbono com o grupo substituinte é definido como o número 1. Nos sistemas polissubstituídos, os números correspondentes aos átomos substituídos devem formar a menor sequência numérica possível. Quando duas sequências são possíveis, a ordem alfabética dos nomes dos substituintes dá a precedência. O radical derivado de um cicloalcano pela abstração de um átomo de hidrogênio é chamado de **radical cicloalquila**. Os cicloalcanos substituídos são, às vezes, nomeados como derivados de cicloalquila. Em geral, a menor unidade é tratada como um substituinte da maior unidade. Por exemplo, diz-se, de preferência, metilciclopropano (e não ciclopropilmetano) e ciclobutilciclo-hexano (e não ciclo-hexil-ciclo-butano).

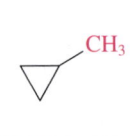

Metilciclopropano
(sem numeração)

1-Etil-1-metil-ciclo-butano
(ordem alfabética)

1-Cloro-2-metil-4-propil-ciclo-pentano
(ordem alfabética; e não 2-cloro-1-metil-4-propil-ciclo-pentano)

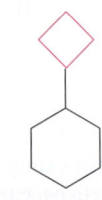

Ciclo-butil-ciclo-hexano
(o substituinte é o anel menor)

Os cicloalcanos dissubstituídos podem existir como estereoisômeros

A inspeção visual dos modelos moleculares de cicloalcanos dissubstituídos em que dois substituintes estão localizados em diferentes carbonos mostra que *são possíveis dois isômeros* para cada estrutura. No primeiro, os dois substituintes estão localizados na *mesma* face, isto é, no mesmo lado do anel. No segundo, os substituintes estão localizados em faces *opostas*, isto é, em diferentes lados do anel. No primeiro caso, diz-se que os substituintes são **cis** (*cis*, do latim, no mesmo lado) e no segundo, que os substituintes são **trans** (*trans*, do latim, em lados opostos).

Pode-se usar fórmulas com linhas tracejadas e cunhas para descrever os arranjos tridimensionais dos cicloalcanos substituídos. Nem sempre as posições dos hidrogênios remanescentes são mostradas.

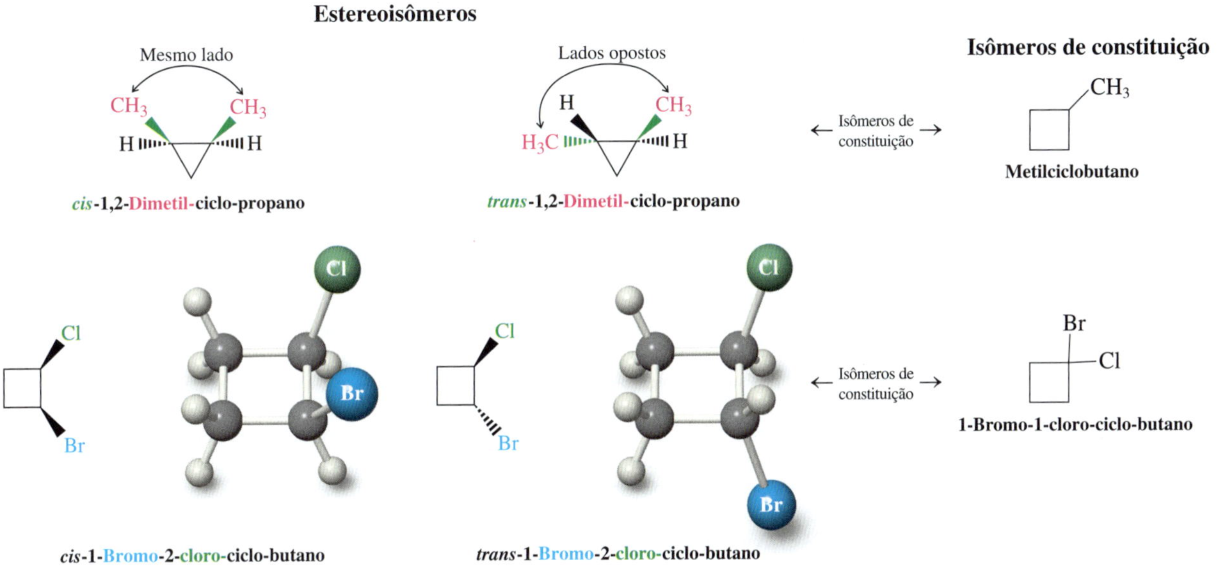

CONSTRUÇÃO DE MODELOS

Estereoisômeros

Mesmo lado — *cis*-1,2-Dimetil-ciclo-propano
Lados opostos — *trans*-1,2-Dimetil-ciclo-propano

cis-1-Bromo-2-cloro-ciclo-butano
trans-1-Bromo-2-cloro-ciclo-butano

Isômeros de constituição

Metilciclobutano

1-Bromo-1-cloro-ciclo-butano

Diz-se que os isômeros cis e trans são **estereoisômeros**, isto é, são compostos com a mesma conectividade (ou seja, os átomos ligam-se na mesma sequência), mas que diferem na disposição dos átomos no espaço. Eles não se confundem com os isômeros de constituição ou isômeros estruturais (Seções 1-9 e 2-4), que são compostos em que os átomos se ligam com conectividades diferentes. Por esta definição, os confôrmeros (Seções 2-7 e 2-8) também são considerados estereoisômeros. Contudo, diferentemente dos isômeros cis e trans, que só se interconvertem pela *quebra* de ligações químicas (tente isso com seus modelos), os confôrmeros existem em equilíbrio porque a *rotação* de certas ligações químicas é relativamente fácil. Abordaremos a estereoisomeria com mais detalhes no Capítulo 5.

Devido à isomeria estrutural e cis-trans, várias possibilidades estruturais ocorrem nos cicloalcanos substituídos. Por exemplo, existem oito isômeros do bromo-metilciclo-hexano (três dos quais mostrados a seguir), todos eles com propriedades físicas e químicas diferentes.

Isômeros conformacionais

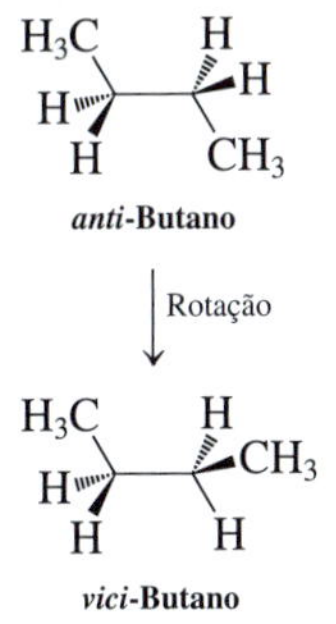

anti-Butano

↓ Rotação

vici-Butano

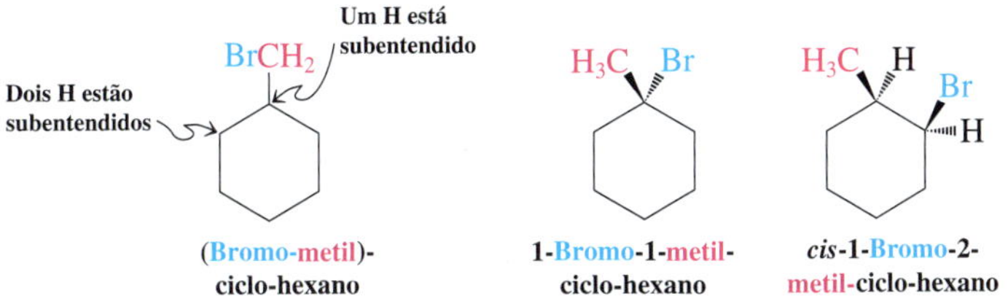

Dois H estão subentendidos
Um H está subentendido
BrCH$_2$

(Bromo-metil)-ciclo-hexano

1-Bromo-1-metil-ciclo-hexano

cis-1-Bromo-2-metil-ciclo-hexano

> **EXERCÍCIO 4-2**
>
> **Trabalhando com os conceitos: nomenclatura de cicloalcanos**
>
> Dê o nome do cicloalcano mostrado a seguir usando as regras da IUPAC (cadeia).
>
> **Estratégia**
> É preciso, primeiro, decidir nomear essa molécula como um alcano de cadeia linear ou como um cicloalcano. Em seguida, usamos as regras IUPAC da Seção 2-5, junto com as novas regras para nomear cicloalcanos, para chegar ao nome correto.
>
> **Solução**
> • O pedaço mais longo de cadeia linear na estrutura é etila, duas delas ligadas no mesmo carbono. Os anéis contêm três e sete átomos de carbono, respectivamente. Portanto, os grupos etila devem ser nomeados como substituintes.
> • O ciclo-heptano corresponde a um anel maior do que o ciclopropano: a molécula deve ser nomeada como um ciclo-heptano substituído.
> • Na numeração do anel de sete átomos, usa-se a menor sequência possível: 1,1,4-, em vez de, por exemplo, 1,1,5-.
> • Os nomes dos substituintes são etil-, especificamente dietil-, e ciclopropil-, especificamente dimetilciclopropil-.
> • Precisamos especificar as posições e a estereoquímica dos grupos metila do ciclo-propila. Primeiro, definimos o ponto de ligação como "1" e, portanto, estamos lidando com um substituinte 2,3-dimetil--ciclo-propila-. A segunda observação é que os dois grupos metila são cis.
> • Podemos agora dar o nome completo do alcano colocando os substituintes na ordem alfabética (regra 4 da IUPAC). A esse respeito, lembre-se que o prefixo "di" em "dietil" *não* é contado, porque significa apenas a quantidade de substituintes de nome "etil". Já o "di" em "dimetil-ciclo-propil" faz parte do nome do substituinte complexo e, portanto, *é* contado na ordem alfabética. Assim, dimetil-ciclo-propil vem antes de dietil (que na ordem alfabética é contado como "etil"). O resultado é 4-(*cis*-2,3-dimetil--ciclo-propil)-1,1-dietil-ciclo-heptano.

> **EXERCÍCIO 4-3**
>
> **Tente você**
>
> Antes do Exercício 4-2, mostramos as estruturas e os nomes de três isômeros do bromo-metil-ciclo--hexano. Faça o mesmo para os outros cinco isômeros.

As propriedades dos cicloalcanos diferem das de seus análogos de cadeia aberta

A Tabela 4-1 lista as propriedades físicas de alguns cicloalcanos. Note que, em comparação com os alcanos lineares correspondentes (Tabela 2-5), os cicloalcanos têm pontos de ebulição e de fusão mais altos e são mais densos. Essas diferenças surgem, em grande parte, do aumento das interações de London devido à maior rigidez relativa e à maior simetria dos sistemas cíclicos. A comparação dos cicloalcanos de baixo peso molecular com número ímpar de carbonos com os que têm número par de carbonos mostra alternância acentuada dos pontos de fusão. Este fenômeno é atribuído a diferenças nas forças responsáveis pelo empacotamento dos cristais nas duas séries de compostos.

Tabela 4-1 Propriedades físicas de vários cicloalcanos

Cicloalcano	Ponto de fusão (°C)	Ponto de ebulição (°C)	Densidade em 20°C (g mL^{-1})
Ciclopropano (C_3H_6)	−127,6	−32,7	0,617[b]
Ciclobutano (C_4H_8)	−50,0	−12,5	0,720
Ciclopentano (C_5H_{10})	−93,9	49,3	0,7457
Ciclo-hexano (C_6H_{12})	6,6	80,7	0,7785
Ciclo-heptano (C_7H_{14})	−12,0	118,5	0,8098
Ciclo-octano (C_8H_{16})	14,3	148,5	0,8349
Ciclododecano ($C_{12}H_{24}$)	64	160 (100 torr)	0,861
Ciclopentadecano ($C_{15}H_{30}$)	66	110 (0,1 torr^a)	0,860

[a]Ponto de sublimação.
[b]Em 25°C.

EM RESUMO, os nomes dos cicloalcanos derivam-se diretamente dos nomes dos alcanos lineares correspondentes. Quando o anel tem apenas um substituinte, o átomo de carbono substituído é definido como C1. Os cicloalcanos dissubstituídos podem dar origem a isômeros cis e trans, dependendo da orientação espacial relativa dos substituintes. As propriedades físicas mostram a mesma tendência dos alcanos lineares, porém os pontos de fusão e de ebulição e a densidade são mais altos nos compostos cíclicos de mesmo número de átomos de carbono.

4-2 Tensão de anel e estrutura dos cicloalcanos

Os modelos moleculares construídos no Exercício 4-1 revelam diferenças entre o ciclopropano, o ciclobutano, o ciclopentano e os demais, em comparação com os alcanos de cadeia aberta correspondentes. Uma característica notável dos dois primeiros é a dificuldade de fechar a cadeia de carbonos sem quebrar os tubos de plástico usados para representar as ligações. Esta questão está ligada à **tensão de anel**. A razão está no modelo tetraédrico que representa o átomo de carbono. Os ângulos C—C—C do ciclopropano (60°) e do ciclobutano (90°) são bastante diferentes do ângulo do tetraedro (109,5°). A tensão diminui com o aumento do tamanho do anel, por isso, pode-se construir o modelo do ciclo-hexano sem distorção ou tensão.

Essa observação diz alguma coisa a respeito da estabilidade relativa dos cicloalcanos – medida, por exemplo, pelos seus calores de combustão, $\Delta H°_{comb}$? Como a tensão no anel afeta a estrutura e a função? Trataremos destas questões nesta seção e na Seção 4-3.

CONSTRUÇÃO DE MODELOS

Os calores de combustão dos cicloalcanos mostram a tensão de anel

A Seção 3-10 apresentou o conteúdo calorífico como uma medida da estabilidade das moléculas. Vimos também que o conteúdo calorífico de um alcano é estimado pela medida do calor de combustão, $\Delta H°_{comb}$ (Tabela 3-7). Para saber se existe algo especial na estabilidade dos cicloalcanos, poderíamos comparar seu calor de combustão com o dos alcanos de cadeia aberta correspondentes. No entanto, essa comparação direta é falha, porque as fórmulas empíricas dos cicloalcanos, C_nH_{2n}, diferem das dos alcanos de cadeia aberta, C_nH_{2n+2}, por dois hidrogênios. Para resolver este problema, usamos uma abordagem indireta, baseada no fato de que podemos reescrever as fórmulas dos cicloalcanos como $(CH_2)_n$. Assim, se tivéssemos um número experimental para a contribuição de um fragmento de CH_2 "livre de tensão" para o $\Delta H°_{comb}$ de alcanos de cadeia aberta, então, o $\Delta H°_{comb}$ correspondente de um cicloalcano seria simplesmente um múltiplo desse número. O caso contrário sinalizaria a existência de tensão.

O $\Delta H°_{comb}$ **de um cicloalcano livre de tensão deveria ser múltiplo do** $\Delta H°_{comb}$ **(CH_2)**

$$\Delta H°_{comb}(C_nH_{2n}) = n \times \Delta H°_{comb}(CH_2)$$

Como obter o valor de $\Delta H°_{comb}$ do CH_2? Vamos voltar à Tabela 3-7 que mostra os dados de combustão para alcanos de cadeia aberta. Podemos ver que $\Delta H°_{comb}$ aumenta na série homóloga em aproximadamente 157 kcal mol^{-1} por fragmento de CH_2 adicional.

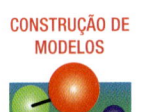

Valores de ΔH°comb de uma série de alcanos de cadeia aberta

CH₃CH₂CH₃ (gás)	−530,6	Incremento = −156,8
CH₃CH₂CH₂CH₃ (gás)	−687,4	Incremento = −157,8 kcal mol⁻¹
CH₃(CH₂)₃CH₃ (gás)	−845,2	Incremento = −157,3
CH₃(CH₂)₄CH₃ (gás)	−1002,5	

Quando calculamos a média usando os dados de muitos alcanos, esse valor se aproxima de 157,4 kcal mol⁻¹ (658,6 kJ mol⁻¹), que é nosso valor para o $\Delta H°_{comb}$ (CH₂)!

Com esse número, podemos calcular o $\Delta H°_{comb}$ esperado dos cicloalcanos, (CH₂)ₙ, ou seja, −(n × 157,4) kcal mol⁻¹. Por exemplo, para o ciclopropano, n = 3, o $\Delta H°_{comb}$ deveria ser −472,2 kcal mol⁻¹; para o ciclobutano, −629,6 kcal mol⁻¹, e assim por diante (Tabela 4-2, coluna 2). No entanto, quando medimos os calores de combustão dessas moléculas, eles têm, geralmente, *maior magnitude* (Tabela 4-2, coluna 3). Assim, o valor experimental do ciclopropano é −499,8 kcal mol⁻¹, com uma discrepância entre o valor experimental e o esperado igual a 27,6 kcal mol⁻¹. Portanto, o ciclopropano tem mais energia do que o esperado para uma molécula sem tensão. A energia extra é atribuída a uma propriedade do ciclopropano que já conhecemos por meio dos modelos que construímos: *a tensão de anel*. A tensão por grupo CH₂ dessa molécula é 9,2 kcal mol⁻¹.

Tensão de anel no ciclopropano

Valor calculado para a molécula sem tensão:

$\Delta H°_{comb}$ = −(3 × 157,4) = −472,2 kcal mol⁻¹

Valor experimental: $\Delta H°_{comb}$ = −499,8 kcal mol⁻¹

Tensão: 499,8 − 472,2 = 27,6 kcal mol⁻¹

Um cálculo semelhante para o ciclobutano (Tabela 4-2) leva a uma tensão de anel igual a 26,3 kcal mol⁻¹, ou cerca de 6,6 kcal mol⁻¹ por grupo CH₂. No ciclopentano, esse efeito é muito menor (a tensão total é de 6,5 kcal mol⁻¹). O ciclo-hexano praticamente não tem tensão. No entanto, os compostos seguintes da série mostram novamente uma tensão considerável até chegar aos anéis muito grandes (veja a Seção 4-5). Devido a esse comportamento, os químicos orgânicos definiram quatro grupos de cicloalcanos:

1. *Anéis pequenos* (ciclopropano, ciclobutano)
2. *Anéis comuns* (ciclopentano, ciclo-hexano e ciclo-heptano)
3. *Anéis médios* (de 8 a 12 átomos)
4. *Anéis grandes* (13 ou mais átomos)

Tabela 4-2 Calores de combustão calculados e experimentais em kcal mol⁻¹ (kJ mol⁻¹) de diversos cicloalcanos

Tamanho do anel (Cₙ)	$\Delta H°_{comb}$ (calculado)	$\Delta H°_{comb}$ (experimental)	Tensão total	Tensão por grupo CH₂
3	−472,2 (−1976)	−499,8 (−2091)	27,6 (115)	9,2 (38)
4	−629,6 (−2634)	−655,9 (−2744)	26,3 (110)	6,6 (28)
5	−787,0 (−3293)	−793,5 (−3320)	6,5 (27)	1,3 (5,4)
6	−944,4 (−3951)	−944,5 (−3952)	0,1 (0,4)	0,0 (0,0)
7	−1101,8 (−4610)	−1108,2 (−4637)	6,4 (27)	0,9 (3,8)
8	−1259,2 (−5268)	−1269,2 (−5310)	10,0 (42)	1,3 (5,4)
9	−1416,6 (−5927)	−1429,5 (−5981)	12,9 (54)	1,4 (5,9)
10	−1574,0 (−6586)	−1586,0 (−6636)	14,0 (59)	1,4 (5,9)
11	−1731,4 (−7244)	−1742,4 (−7290)	11,0 (46)	1,1 (4,6)
12	−1888,8 (−7903)	−1891,2 (−7913)	2,4 (10)	0,2 (0,8)
14	−2203,6 (−9220)	−2203,6 (−9220)	0,0 (0,0)	0,0 (0,0)

Nota: Os números calculados baseiam-se no valor de − 157,4 kcal mol⁻¹ (−658,3 kJ mol⁻¹) por grupo CH₂.

Que fatores contribuem para a tensão nos cicloalcanos? Responderemos a esta questão ao explorar os detalhes das estruturas de vários destes compostos.

A tensão de anel afeta as estruturas e as conformações dos cicloalcanos pequenos

Como acabamos de ver, o menor dos cicloalcanos, o *ciclopropano*, é muito menos estável do que o esperado para três grupos metileno. Por que isso acontece? Por duas razões: tensão torcional e tensão angular.

A Figura 4-1 mostra a estrutura do ciclopropano. Vemos que todos os hidrogênios do metileno estão em coincidência, assim como os hidrogênios do etano na conformação em coincidência (Seção 2-7). Sabe-se que a energia da forma em coincidência do etano é mais alta do que a conformação em oposição, mais estável, um efeito que atribuímos à **tensão de coincidência (torcional)**. Esse efeito ocorre também no ciclopropano. Além disso, o esqueleto de carbonos do ciclopropano é plano e rígido, o que impede a rotação das ligações que aliviaria a tensão torcional.

Notamos também que os ângulos das ligações C—C—C do ciclopropano são iguais a 60°, o que é um desvio significativo do ângulo do tetraedro regular (109,5°). Como é possível que três átomos de carbono supostamente tetraédricos mantenham uma ligação química com tamanha distorção nos ângulos? A Figura 4-2 ilustra melhor o problema ao comparar a ligação do "ciclopropano aberto" livre de tensão, o dirradical trimetileno ·CH$_2$CH$_2$CH$_2$·, com a forma cíclica. Vemos que as duas terminações do dirradical trimetileno não podem se aproximar sem que ocorra a distorção das ligações C—C já existentes. Todavia, se as três ligações C—C adotarem uma configuração "curva" (ângulo entre os orbitais de 104°, veja a Figura 4-2B), o entrosamento dos orbitais é suficiente para a formação da ligação. A energia necessária para distorcer os carbonos tetraédricos até que o anel se feche é chamada de **tensão angular**. A tensão total observada no anel do ciclopropano é devido às contribuições da forma em coincidência e dos ângulos de ligação.

Em consequência dessa estrutura, as ligações C—C do ciclopropano são relativamente fracas [$DH°$ = 65 kcal mol^{-1} (272 kJ mol^{-1})]. Este valor é baixo [lembre-se de que a energia da ligação C—C do etano é igual a 90 kcal mol^{-1} (377 kJ mol^{-1})] porque a quebra da ligação abre o anel, reduzindo a tensão do sistema. Por exemplo, a reação com hidrogênio na presença de paládio como catalisador abre o anel para dar propano.

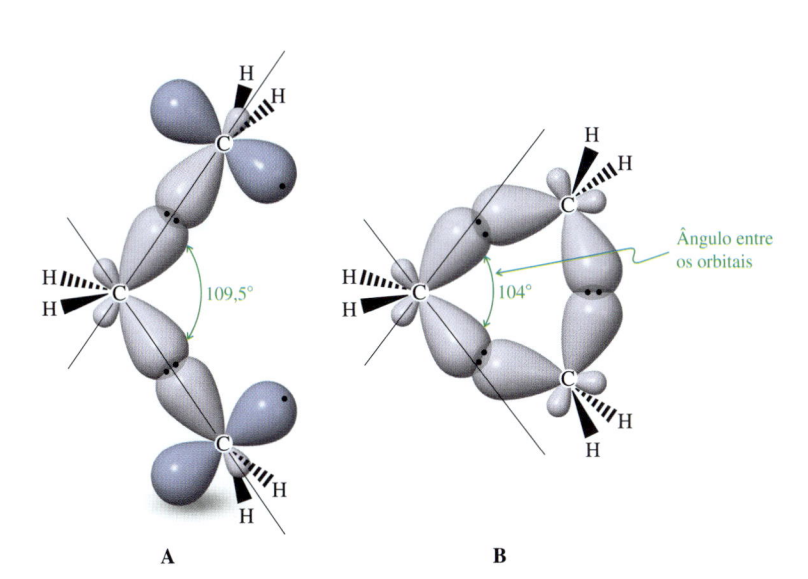

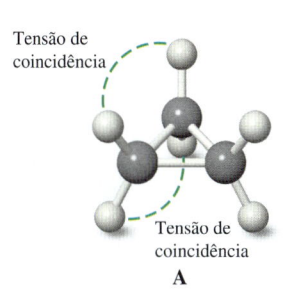

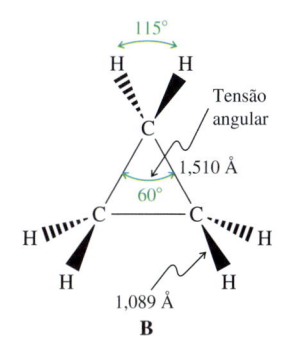

△ + H$_2$ $\xrightarrow{\text{catalisador Pd}}$ CH$_3$CH$_2$CH$_3$ $\Delta H°$ = −37,6 kcal mol^{-1} (−157 kJ mol^{-1})
Propano

Figura 4-1 Ciclopropano: (A) modelo molecular; (B) comprimentos e ângulos de ligação.

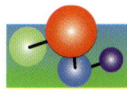

Figura 4-2 Representação dos orbitais (A) do dirradical trimetileno e (B) ligações "curvas" do ciclopropano. Somente os orbitais híbridos que formam as ligações C—C são mostrados. Observe o ângulo de 104° entre os orbitais do ciclopropano.

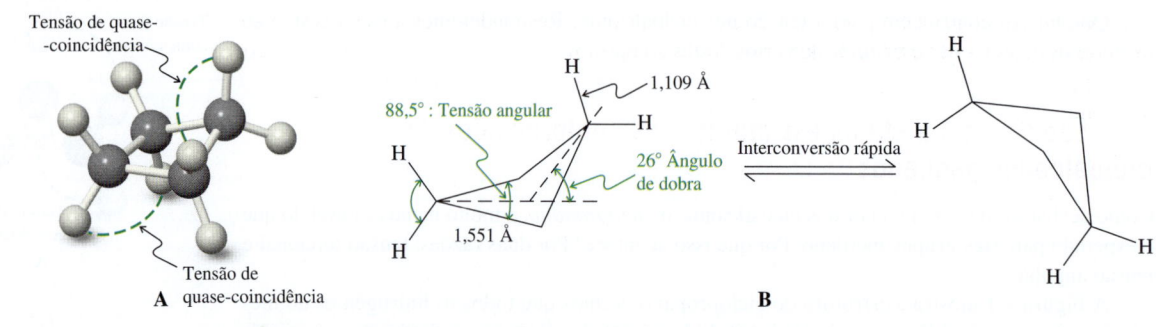

Figura 4-3 Ciclobutano: (A) modelo molecular; (B) comprimento e ângulos de ligação. A molécula não planar se interconverte rapidamente de um confôrmero para o outro.

EXERCÍCIO 4-4

O *trans*-1,2-dimetil-ciclo-propano é mais estável do que o *cis*-1,2-dimetil-ciclo-propano. Por quê? Desenhe uma figura que ilustre sua resposta. Que isômero libera mais calor na combustão?

O que acontece com os demais cicloalcanos? A estrutura do *ciclobutano* (Figura 4-3) mostra que a molécula não é plana, e sim dobrada, com um ângulo de dobra de cerca de 26°. A estrutura, no entanto, não é muito rígida. A molécula passa rapidamente da conformação dobrada em um sentido para a conformação dobrada no sentido oposto. A construção de um modelo molecular mostra por que a distorção do anel de quatro átomos em relação à estrutura plana é favorável: ela reduz a tensão torcional provocada pelos oito hidrogênios em coincidência. Além disso, a tensão angular é menor do que no caso do ciclopropano, embora ainda seja necessário usar ligações "curvas" para obter o máximo entrosamento entre os orbitais e a formação das ligações. A energia da ligação C—C no ciclobutano também é baixa [cerca de 63 kcal mol^{-1}(264 kJ mol^{-1})], devido à redução da tensão pela abertura do anel e ao baixo entrosamento dos orbitais nas ligações "curvas". O ciclobutano é menos reativo do que o ciclopropano, mas também sofre abertura do anel.

$DH° = 63$ kcal mol^{-1}

$DH° = 88$ kcal mol^{-1}

☐ + H$_2$ $\xrightarrow{\text{Catalisador Pd}}$ CH$_3$CH$_2$CH$_2$CH$_3$
Butano

O *ciclopentano* deveria ser plano porque os ângulos do pentágono regular são iguais a 108°, praticamente as do tetraedro. A estrutura planar, porém, teria *dez* interações H—H em coincidência. Uma dobra no anel reduz esse efeito, como se vê na estrutura da molécula (Figura 4-4). Se por um lado a dobra alivia a coincidência, por outro, ela aumenta a tensão angular. A conformação de menor energia vem de um meio-termo entre estes dois efeitos que reduz ao mínimo a energia do sistema.

Duas conformações dobradas são possíveis para o ciclopentano: **envelope** e **meia-cadeira**. Existe uma pequena diferença de energia entre elas, mas a barreira de ativação para a interconversão rápida é muito baixa, logo, a energia é a média de todas as posições dos carbonos e

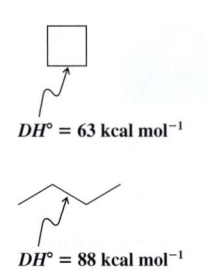

Figura 4-4 Ciclopentano: (A) modelo molecular da conformação em meia-cadeira; (B) comprimento e ângulos de ligação. A molécula é flexível, com pouca tensão.

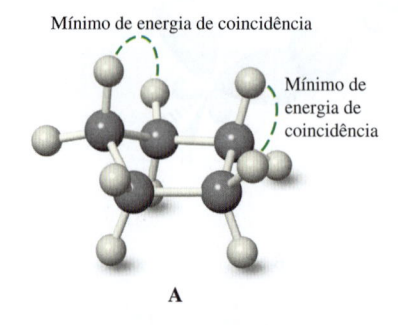

hidrogênios (como no ciclobutano). De modo geral, o ciclopentano tem pouca tensão no anel, e a força da ligação C—C [$DH° = 81$ kcal mol^{-1} (338 kJ mol^{-1})] é próxima da dos alcanos acíclicos (Tabela 3-2). Em consequência, ele não reage como os cicloalcanos de três e quatro átomos de carbono.

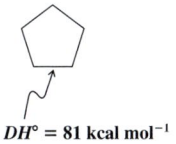

$DH° = 81$ kcal mol^{-1}

Envelope   Meia-cadeira

EXERCÍCIO 4-5

Trabalhando com os conceitos: estimativa da tensão

O calor da reação do hidrogênio com o hidrocarboneto de aparência exótica biciclo[2.1.0]pentano (A), um alcano bicíclico tensionado (veja a Seção 4-6), para dar o ciclopentano é -56 kcal mol^{-1}. Esta reação é consideravelmente mais exotérmica do que a do ciclopropano na p. 137 (-37,6 kcal mol^{-1}), indicando maior tensão. Como você estimaria a energia de tensão em A? (**Sugestão:** para resolver este problema, é útil rever a Seção 2-1 e consultar as Tabelas 3-1, 3-2 e 4-2.)

$$A + H—H \xrightarrow{\text{Catalisador}} \quad \Delta H° = -56 \text{ kcal mol}^{-1}$$

Estratégia 1

Possivelmente, a maneira mais rápida de estimar a tensão em A seria olhar a Tabela 4-2 e simplesmente somar as tensões dos anéis do ciclopropano (27,6 kcal mol^{-1}) e do ciclobutano (26,3 kcal mol^{-1}): 53,9 kcal mol^{-1}. (**Cuidado:** essa abordagem ignora o efeito provável que os dois anéis têm em suas respectivas tensões ao compartilhar uma ligação. Você pode verificar esse efeito construindo um modelo do ciclobutano e depois convertê-lo em um modelo de A. O anel de quatro átomos torna-se completamente plano e os ângulos de ligação da ponte CH$_2$ do ciclopropano ficam consideravelmente mais distorcidos do que os dos dois hidrogênios correspondentes do ciclobutano).

Estratégia 2

Outra forma de abordar esse problema é estimar a tensão da ligação compartilhada em A e igualar esse valor à tensão total da molécula. Para isso, precisamos determinar a força da ligação correspondente e compará-la com um modelo não tensionado, por exemplo, a ligação central do 2,3-dimetil-butano, $DH° = 815,5$ kcal mol^{-1} (Tabela 3-2). Como fazemos isso? Podemos usar o calor da reação do problema e aplicar a equação dada na Seção 2-1, em que a variação de entalpia da reação relaciona-se às mudanças nas forças de ligação.

Solução

• Reescreva a reação de A com hidrogênio e marque as ligações relevantes com os dados disponíveis (em kcal mol^{-1}) a partir das Tabelas 3-1 e 3-2.

$$x + H—H \xrightarrow{\text{Catalisador}} \quad \Delta H° = -56 \text{ kcal mol}^{-1}$$
$$\quad \quad 104 \quad \quad \quad 98,5 \quad 98,5$$

• Aplique a equação da Seção 2-1:

$\Delta H° = \Sigma$(força das ligações quebradas) $- \Sigma$(força das ligações formadas)
$256 = (104 - x) - 197$
$x = 37$ kcal mol^{-1}

Essa é mesmo uma ligação muito fraca! Em comparação com a ligação central C—C do 2,3-dimetil-butano (85,5 kcal mol^{-1}), sua tensão é de 48,5 kcal mol^{-1}.
• Esse número reflete completamente a tensão em A? (**Cuidado:** não é bem assim, porque o ciclopentano tem uma pequena tensão residual de 6,5 kcal mol^{-1} que não é liberada na reação em A.) Portanto, uma estimativa razoável da tensão no anel A é de $48,5 + 6,5 = 55$ kcal mol^{-1}, muito parecida com a nossa "solução rápida", a soma das tensões dos dois anéis separadamente (53,9 kcal mol^{-1}). É gratificante ver que esse valor está próximo do valor experimental, baseado no calor de combustão: 57,3 kcal mol^{-1}.

EXERCÍCIO 4-6

Tente você

A energia de tensão no hidrocarboneto A mostrado ao lado é 50,7 kcal mol^{-1}. Estime o calor de sua reação com hidrogênio para dar o ciclo-hexano.

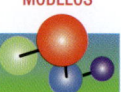

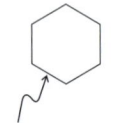

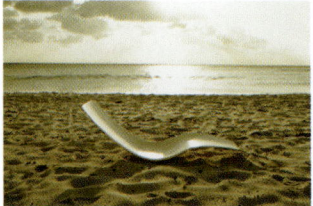

$DH° = 88$ kcal mol^{-1}

Cadeira

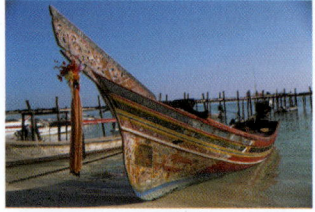

Bote

Uma cadeira e um bote. Você pode reconhecê-los no ciclo-hexano?

4-3 O ciclo-hexano: um cicloalcano livre de tensão

O anel de ciclo-hexano é uma das unidades estruturais mais comuns e importantes da química orgânica. Os derivados substituídos fazem parte de muitos produtos naturais (veja a Seção 4-7) e a compreensão de sua mobilidade conformacional é um aspecto importante da química orgânica. A Tabela 4-2 mostra que, dentro do erro experimental, o ciclo-hexano não tem tensão angular ou torcional. Por quê?

A conformação em cadeira do ciclo-hexano é livre de tensão

Um ciclo-hexano hipotético plano teria 12 interações H—H em coincidência e seis ângulos de ligação tensionados (o ângulo interno do hexágono regular é 120°). Uma conformação do ciclo-hexano, porém, obtida com o afastamento dos carbonos 1 e 4 em direções opostas do plano, não tem tensão (Figura 4-5). Esta estrutura é chamada de **conformação cadeira** do ciclo-hexano (porque ela lembra uma cadeira). Nela, a coincidência entre os átomos de hidrogênio está completamente ausente e os ângulos são muito próximos dos do tetraedro regular. Como vemos na Tabela 4-2, o $\Delta H°_{comb}$ do ciclo-hexano ($-944,4$ kcal mol^{-1}), com base no modelo livre de tensão ($CH_2)_6$, é muito próximo do valor experimental ($-944,5$ kcal mol^{-1}). Na verdade, a força de ligação C—C, $DH° = 88$ kcal mol^{-1} (368 kJ mol^{-1}), é normal (Tabela 3-2).

Quando olhamos para o modelo molecular do ciclo-hexano, podemos avaliar a estabilidade conformacional da molécula. Se olharmos na direção de qualquer uma das ligações C—C, veremos que os substituintes estão na conformação em oposição. É mais fácil perceber isso se usarmos a projeção de Newman (Figura 4-6). Devido a este arranjo sem tensão, o ciclo-hexano é tão inerte quanto um alcano linear.

EXERCÍCIO 4-7

Desenhe projeções de Newman das ligações carbono-carbono do ciclopropano, do ciclobutano e do ciclopentano nas conformações mais estáveis. Use os modelos que você preparou para o Exercício 4-1 e leve em conta a Figura 4-6. Quais são os ângulos de torção aproximados entre as ligações C—H em cada estrutura?

A
Ciclo-hexano plano
(ângulo de ligação igual a 120°; 12 hidrogênios em coincidência)

B
Ciclo-hexano cadeira
(ângulo de ligação quase igual ao do tetraedro; nenhum hidrogênio em coincidência)

C

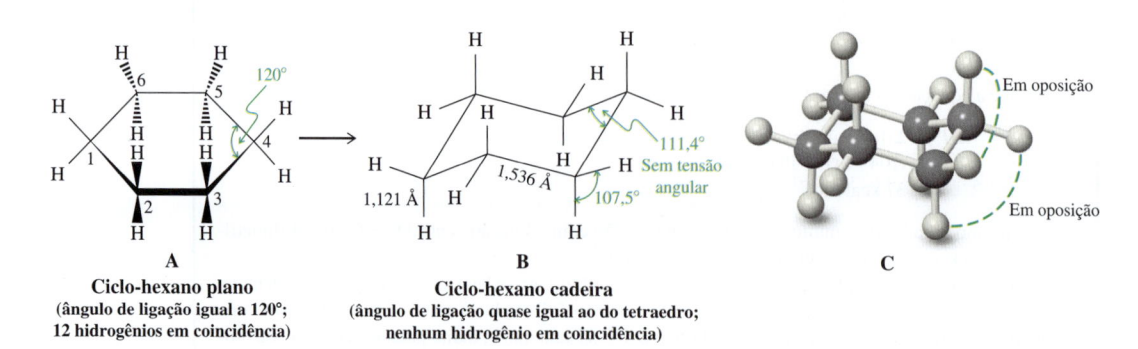

Figura 4-5 Conversão de (A) um ciclo-hexano plano hipotético na (B) conformação cadeira, mostrando os comprimentos e ângulos de ligação; (C) modelo molecular. A conformação cadeira não tem tensão.

Figura 4-6 Vista da conformação cadeira do ciclo-hexano ao longo das ligações C—C. Note o arranjo em oposição de todos os substituintes.

O ciclo-hexano também tem outras conformações menos estáveis

O ciclo-hexano também assume outras conformações menos estáveis. Uma delas é a **forma bote**, na qual os carbonos 1 e 4 afastam-se do plano do anel *no mesmo* sentido (Figura 4-7). A forma bote é 6,9 kcal mol^{-1} menos estável do que a forma cadeira. Uma razão para essa diferença é a conformação em coincidência dos oito átomos de hidrogênio da base do bote. Outra razão é o impedimento estérico (Seção 2-8) decorrente da proximidade entre os dois hidrogênios internos da forma bote. A distância entre estes átomos é de 1,83 Å, suficiente para provocar uma energia de repulsão da ordem de 3 kcal mol^{-1} (13 kJ mol^{-1}). Este efeito é um exemplo de **tensão transanelar**, isto é, a tensão resultante da aproximação de dois grupos do mesmo anel (*trans*, do latim, através, e *annellu*, do latim, anel).

Ciclo-hexano plano   **Ciclo-hexano na forma bote**

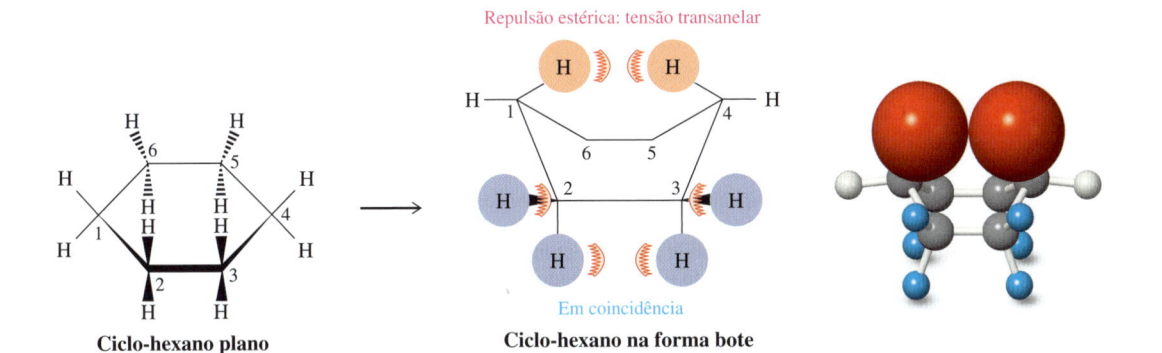

Figura 4-7 Conversão do ciclo-hexano planar hipotético para a forma bote. Na forma bote, os hidrogênios dos carbonos 2, 3, 5 e 6 estão em coincidência e provocam tensão torsional. Os hidrogênios dos carbonos 1 e 4 estão voltados para o "interior" da estrutura e interferem estericamente um no outro através do anel. O volume ocupado por esses dois hidrogênios, refletindo o tamanho real das respectivas nuvens eletrônicas, é mostrado no modelo bola-bastão à direita.

A forma bote do ciclo-hexano é razoavelmente flexível. A torção de uma das ligações C—C em relação à outra estabiliza a forma bote porque a interação transanelar se reduz. A nova conformação do ciclo-hexano obtida é chamada de **conformação em bote torcido** (ou **em bote dobrado**) (Figura 4-8). A estabilização é de cerca de 1,4 kcal mol^{-1} em relação à forma bote. A Figura 4-8 mostra que duas formas em bote torcido são possíveis. Elas se interconvertem rapidamente, com a forma bote sendo um *estado de transição* (verifique isso com os modelos moleculares). Assim, não se pode isolar normalmente a forma bote do ciclo-hexano. A forma em bote torcido ocorre em pequena proporção e a forma cadeira é o confôrmero principal (Figura 4-9). A barreira de ativação que separa a forma cadeira mais estável das formas em bote é de 10,8 kcal mol^{-1}. Veremos que o equilíbrio descrito na Figura 4-9 tem importantes consequências estruturais no que diz respeito às posições dos substituintes no anel do ciclo-hexano.

Bote

Bote torcido (dobrado)

Figura 4-8 A conversão entre dois botes torcidos passa pela conformação bote.

O ciclo-hexano tem hidrogênios axiais e equatoriais

O modelo do ciclo-hexano na conformação cadeira mostra que a molécula tem dois tipos de hidrogênio. As seis ligações carbono-hidrogênio paralelas ao eixo principal da molécula são chamadas

Química Orgânica

Meia-cadeira Meia-cadeira

Bote

E

1,4 kcal mol^{-1}
(6,3 kJ mol^{-1})

10,8 kcal mol^{-1}
(45,2 kJ mol^{-1})

Bote torcido   Bote torcido
5,5 kcal mol^{-1}
(23,0 kJ mol^{-1})

Cadeira   Cadeira

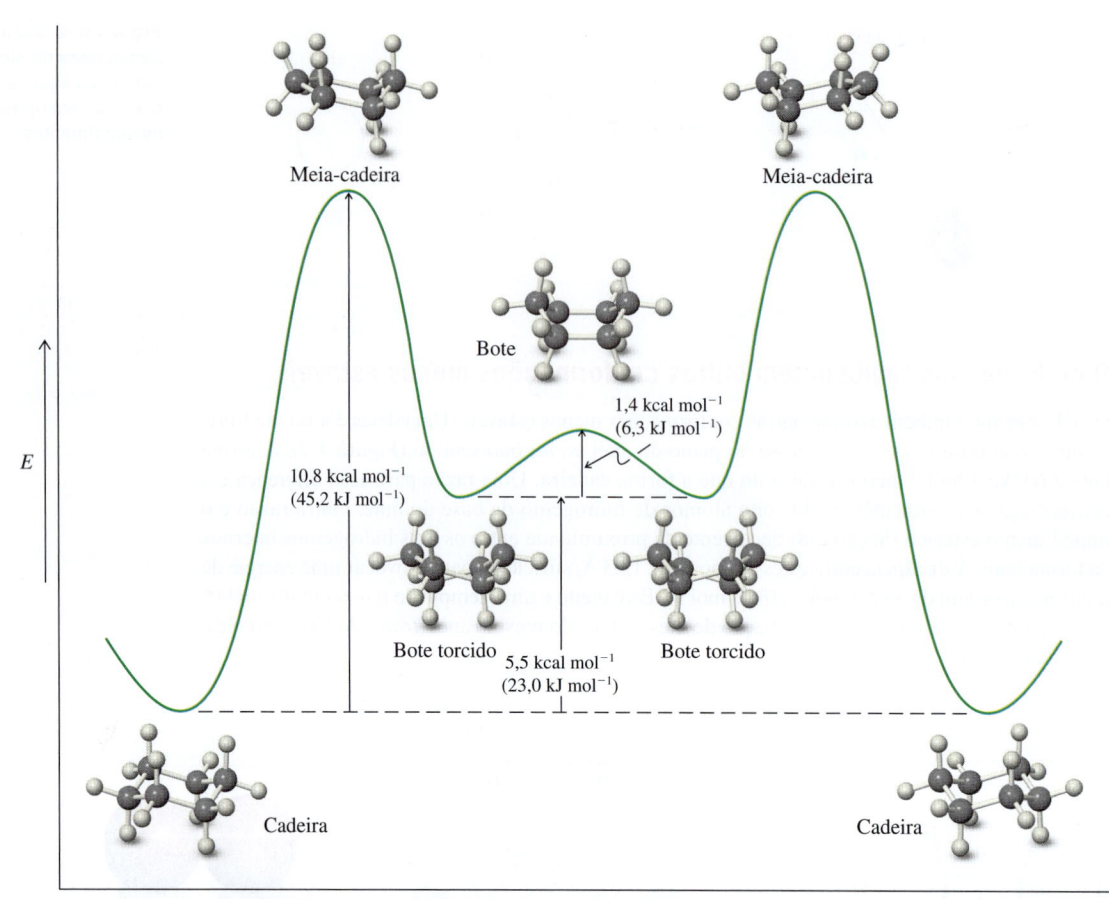

Coordenada de reação para interconversão dos confôrmeros do ciclo-hexano ⟶

Figura 4-9 Diagrama de energia potencial da interconversão cadeira-cadeira do ciclo-hexano passando pelas formas bote torcido e bote. Da esquerda para a direita, a cadeira converte-se em bote torcido (pela torção de uma das ligações C—C) passando por uma barreira de ativação de 10,8 kcal mol^{-1}. A estrutura do estado de transição é chamada de meia-cadeira. A forma bote torcido transforma-se em outra forma bote torcido (como na Figura 4-8) passando pela conformação bote, um estado de transição de energia 1,4 kcal mol^{-1} mais alta. A última estrutura em bote torcido transforma-se, então, em outra forma cadeira com o anel em orientação oposta à da estrutura inicial. Use modelos moleculares para acompanhar essas mudanças.

de **axiais** (Figura 4-10). As outras seis ligações são quase perpendiculares ao eixo principal e estão próximas do plano equatorial, sendo chamadas de **equatoriais***.

Aprender a desenhar corretamente as conformações cadeira do ciclo-hexano ajuda a compreender a química dos anéis de seis átomos. É importante seguir algumas regras.

Como desenhar o ciclo-hexano na forma cadeira

1. Desenhe a cadeira de forma a colocar os átomos C2 e C3 abaixo e ligeiramente à direita de C5 e C6, com a extremidade 1 apontando para baixo à esquerda e a extremidade 4 apontando para cima à direita. As ligações opostas no anel (ligações 1-6 e 3-4; 2-3 e 6-5; 1-2 e 5-4) devem estar paralelas entre si.

ANIMAÇÃO: Fig. 4-9, Diagrama de energia potencial do ciclo-hexano

---

* O plano equatorial é, por definição, perpendicular ao eixo de rotação de um corpo que gira e é equidistante de seus polos, como o Equador do planeta Terra.

Posições axiais

Posições equatoriais

Posições axiais (a) e equatoriais (e)

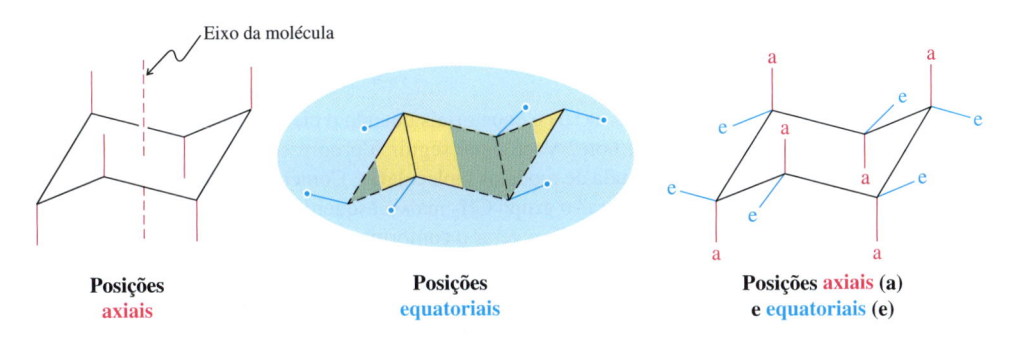

Figura 4-10 Hidrogênios nas posições axiais e equatoriais da conformação cadeira do ciclo-hexano. A sombra azul representa o plano equatorial que engloba os hidrogênios equatoriais (em azul). As áreas em amarelo e verde se localizam acima e abaixo deste plano.

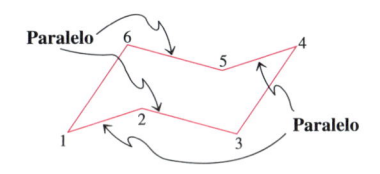

2. Adicione as ligações axiais como linhas verticais apontando para baixo em C1, C3 e C5, e para cima em C2, C4 e C6. Em outras palavras, as ligações axiais se alternam para cima e para baixo.

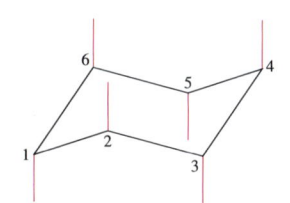

3. Desenhe as duas ligações equatoriais em C1 e C4 de modo que elas façam um pequeno ângulo com a horizontal, apontando para cima em C1 e para baixo em C4, e estejam paralelas às ligações entre C2 e C3 (ou entre C6 e C5).

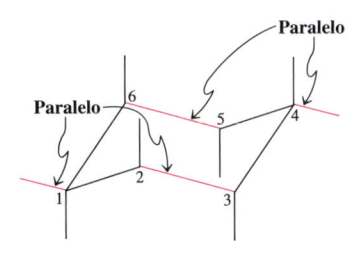

4. Esta regra é a mais difícil de seguir: adicione as ligações equatoriais restantes de C2, C3, C5 e C6, deixando-as *paralelas* à ligação C—C afastada por um carbono, como mostrado a seguir.

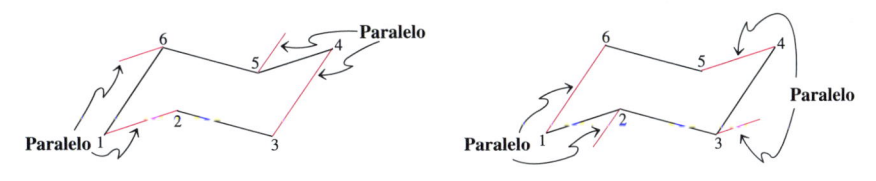

A mudança conformacional interconverte os hidrogênios equatoriais e axiais

O que acontece com os hidrogênios axiais e equatoriais quando o ciclo-hexano na forma cadeira entra em equilíbrio com a forma bote? Você pode seguir o progresso da interconversão entre confôrmeros, Figura 4-9, com a ajuda de modelos moleculares. Começando com a forma cadeira à esquerda, você simplesmente "dobra" o grupo CH_2 mais à esquerda (C1 na seção anterior) para cima, através do plano equatorial, de modo a gerar o confôrmero bote. Agora, se você fizer a molécula voltar à forma cadeira, dobrando, porém, para baixo o grupo CH_2 oposto ao que você usou inicialmente (C4), perceberá que os grupos axiais e equatoriais originais trocaram de posição. Em outras palavras, a interconversão entre as duas formas cadeira do ciclo-hexano transforma os hidrogênios axiais de uma estrutura em equatoriais na outra e vice-versa (Figura 4-11). A energia de ativação deste processo é de 10,8 kcal mol^{-1} (Figura 4-9). Como vimos nas Seções 2-7 e 2-8, este valor é tão baixo que, na temperatura normal, as duas formas cadeira se interconvertem rapidamente (200.000 vezes por segundo, aproximadamente).

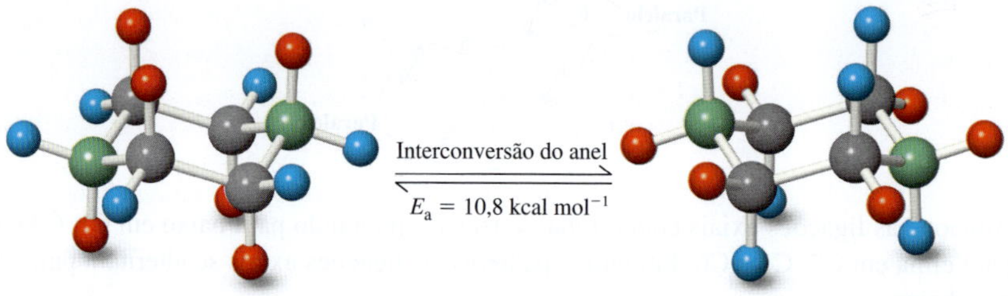

ANIMAÇÃO: Fig. 4-11, interconversão do anel de ciclo-hexano

Interconversão do anel
$E_a = 10,8$ kcal mol^{-1}

Figura 4-11 Interconversões cadeira-cadeira ("inversão do anel") no ciclo-hexano. No processo, rápido à temperatura normal, um carbono (em verde) em uma das extremidades da molécula move-se para cima e o da extremidade oposta (também em verde) move-se para baixo. Todos os grupos que originalmente estavam nas posições axiais (em rosa na figura à esquerda) tornam-se equatoriais e os que estavam nas posições equatoriais (em azul) tornam-se axiais.

As duas formas cadeira mostradas na Figura 4-11 são idênticas, exceto pelo código de cores. Podemos acabar com esta degenerescência adicionando substituintes. Uma forma cadeira com um substituinte na posição equatorial é diferente do confôrmero em que o substituinte é axial. A preferência por uma das orientações afeta muito a estereoquímica e a reatividade dos ciclo-hexanos. Descreveremos as consequências deste efeito na próxima seção.

EM RESUMO, a diferença entre os calores de combustão dos cicloalcanos calculados e obtidos experimentalmente é atribuída a três formas de tensão: tensão angular (deformação do carbono tetraédrico), tensão torcional (provocada pela coincidência dos hidrogênios) e tensão transanelar (através do anel). Devido à tensão, os cicloalcanos pequenos são quimicamente reativos e sofrem abertura do anel. O ciclo-hexano não tem tensão. A forma cadeira do ciclo-hexano é a estrutura de mais baixa energia. Ele existe também em outras estruturas de maior energia, como a forma bote. A interconversão cadeira-cadeira é rápida na temperatura normal e, nesse processo, os hidrogênios axiais e equatoriais se interconvertem.

4-4 Ciclo-hexanos substituídos

Podemos agora aplicar o que sabemos de análise conformacional aos ciclo-hexanos substituídos. Vejamos o ciclo-hexano substituído mais simples, o metilciclo-hexano.

Os metilciclo-hexanos axial e equatorial não são equivalentes em energia

No metilciclo-hexano, o grupo metila pode estar na posição equatorial ou axial.

Nenhuma interação 1,3-diaxial
Mais estável

Interações 1,3-diaxiais
Menos estável

Razão = 95:5

As duas formas são equivalentes? Claramente não. No confôrmero equatorial, o grupo metila aponta para fora do espaço da molécula. Já no confôrmero axial, o grupo metila está próximo dos hidrogênios axiais que estão do mesmo lado da molécula. A distância até estes hidrogênios é suficientemente pequena (cerca de 2,7 Å) para provocar repulsão estérica, outro exemplo de tensão transanelar. Por ser produzido por substituintes axiais em átomos de carbono que têm uma relação 1,3 (no desenho, 1,3 e 1,3'), chamamos esse efeito de **interação 1,3-diaxial**. Esta interação é do mesmo tipo da que ocorre no confôrmero *vici* do butano (Seção 2-8). Assim, o grupo metila axial é *vici* em relação a dois carbonos do anel (C3 e C3') e o grupo metila equatorial é *anti* em relação aos mesmos núcleos.

As duas formas cadeira do metilciclo-hexano existem em equilíbrio. *O confôrmero equatorial é mais estável* do que o confôrmero axial por cerca de 1,7 kcal mol^{-1} (7,1 kJ mol^{-1}) e é favorecido na razão de 95:5 em 25°C (Seção 2-1). A energia de ativação para a interconversão cadeira--cadeira é semelhante à do ciclo-hexano [cerca de 11 kcal mol^{-1} (45 kJ mol^{-1})], e o equilíbrio entre os dois confôrmeros se estabelece rapidamente na temperatura normal.

As interações 1,3-diaxiais desfavoráveis que o substituinte axial sofre são facilmente vistas nas projeções de Newman do anel ao longo da ligação C—C ligada ao substituinte. Ao contrário do que ocorre na forma axial (*vici* para duas ligações do anel), no confôrmero equatorial o substituinte (*anti* para duas ligações do anel) está distante dos hidrogênios axiais (Figura 4-12).

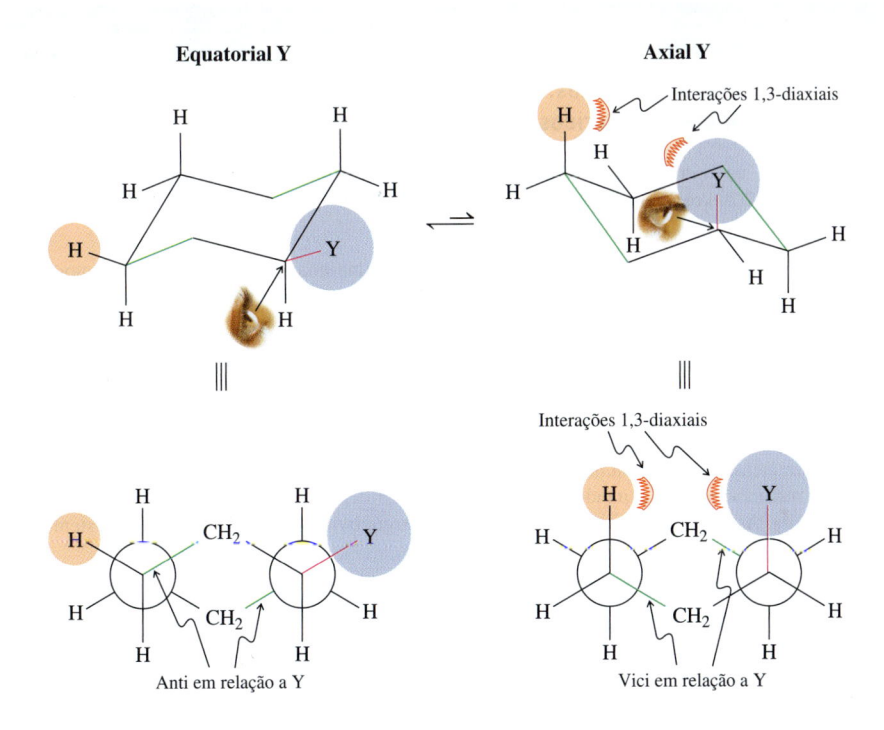

Figura 4-12 Projeção de Newman do ciclo-hexano. A conformação em que o substituinte Y está na posição axial é menos estável devido às interações 1,3-diaxiais, das quais mostramos apenas uma (veja o "olho" que determina a projeção de Newman). O substituinte Y axial é *vici* em relação às ligações do anel mostradas em verde. O substituinte Y equatorial é *anti*.

Tabela 4-3 Variação de energia livre na conversão do confôrmero de ciclo-hexano com o substituinte equatorial indicado no confôrmero com o substituinte axial

Substituinte	$\Delta G°$ [kcal mol^{-1} (kJ mol^{-1})]		Substituinte	$\Delta G°$ [kcal mol^{-1} (kJ mol^{-1})]	
H	0	(0)	F	0,25	(1,05)
CH$_3$	1,70	(7,11)	Cl	0,52	(2,18)
CH$_3$CH$_2$	1,75	(7,32)	Br	0,55	(2,30)
(CH$_3$)$_2$CH	2,20	(9,20)	I	0,46	(1,92)
(CH$_3$)$_3$C	≈5	(21)	HO	0,94	(3,93)
HO—C(=O)	1,41	(5,90)	CH$_3$O	0,75	(3,14)
CH$_3$O—C(=O)	1,29	(5,40)	H$_2$N	1,4	(5,9)

O tamanho aumenta → $\Delta G°$ aumenta

Nota: Em todos os exemplos, o confôrmero mais estável é o que tem o substituinte equatorial.

EXERCÍCIO 4-8

Calcule K para a interconversão metilciclo-hexano equatorial em axial a partir do valor de $\Delta G°$ igual a 1,7 kcal mol^{-1}. Use a expressão $\Delta G°$ (em kcal mol^{-1}) = $-1,36 \log K$. (**Sugestão:** Se $\log K = x$, então $K = 10^x$). Seu resultado está de acordo com a razão dos confôrmeros igual a 95:5 apresentada no texto?

As diferenças de energia entre as formas axial e equatorial de diversos ciclo-hexanos monossubstituídos foram medidas (a Tabela 4-3 mostra alguns destes valores). Em muitos casos (porém nem todos), particularmente quando o substituinte é um grupo alquila, a diferença de energia entre as duas formas aumenta com o tamanho do substituinte, uma consequência direta do aumento das interações 1,3-diaxiais desfavoráveis. Esse efeito é acentuado no (1,1-dimetil-etil)-ciclo-hexano (*terc*-butil-ciclo-hexano). A diferença de energia é tão grande neste caso (cerca de 5 kcal mol^{-1}) que muito pouco (cerca de 0,01%) do confôrmero axial ocorre no equilíbrio.

EXERCÍCIO 4-9

Trabalhando com os conceitos: construção de modelos para visualizar efeitos estéricos

O valor de $\Delta G°$ na inversão equatorial a axial do ciclo-hexil-ciclo-hexano é o mesmo do (1-metil-etil)-ciclo-hexano: 2,20 kcal mol^{-1}. Isso é razoável? Explique.

Estratégia

Quando tentamos resolver problemas conformacionais, uma boa estratégia é construir modelos moleculares.

Solução

- Os modelos moleculares mostram que o ciclo-hexil-ciclo-hexano pode ser visto como um análogo cíclico do (1-metil-etil)-ciclo-hexano, com os dois grupos metila ligados por uma cadeia (CH$_2$)$_3$ (Seção 4-1).
- Ambas as estruturas são flexíveis e têm vários confôrmeros. Você verá, entretanto, que o substituinte aparentemente mais volumoso, o grupamento ciclo-hexila (cadeira) do ciclo-hexil-ciclo-hexano, pode rodar livremente, evitando qualquer interação 1,3-diaxial além da que ocorre no fragmento 1-metil-etila. Assim, a semelhança da variação de energia livre de Gibbs entre os dois sistemas é razoável.

> **EXERCÍCIO 4-10**
>
> **Tente você**
>
> As conformações preferenciais dos hidrocarbonetos isômeros A e B (veja na margem) têm o grupo metila na posição equatorial, embora B seja mais estável do que A por 2,3 kcal mol^{-1}. Qual é a origem dessa diferença? (**Cuidado:** os isômeros A e B são interconversíveis? **Sugestão:** construa os modelos e observe a natureza dos confôrmeros do anel de ciclo-hexano substituído por metila.)

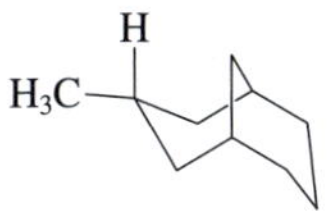

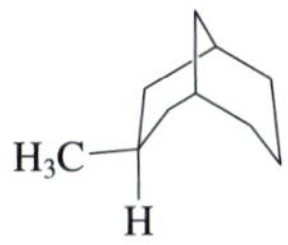

Os substituintes competem pelas posições equatoriais

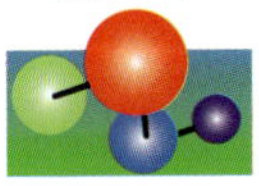

Para predizer qual é o confôrmero mais estável em um ciclo-hexano com mais de um substituinte, deve-se considerar o efeito cumulativo dos substituintes axiais e equatoriais, bem como as interações 1,3-diaxiais e 1,2-*vici* (Seção 2-8). Em muitos casos, porém, podemos ignorar estes dois últimos efeitos e aplicar os valores da Tabela 4-3.

Olhemos para alguns isômeros do dimetilciclo-hexano para ilustrar este ponto. No 1,1-dimetil-ciclo-hexano, um dos grupos metila é equatorial, e o outro, axial. As duas formas cadeira são idênticas, logo, elas têm a mesma energia.

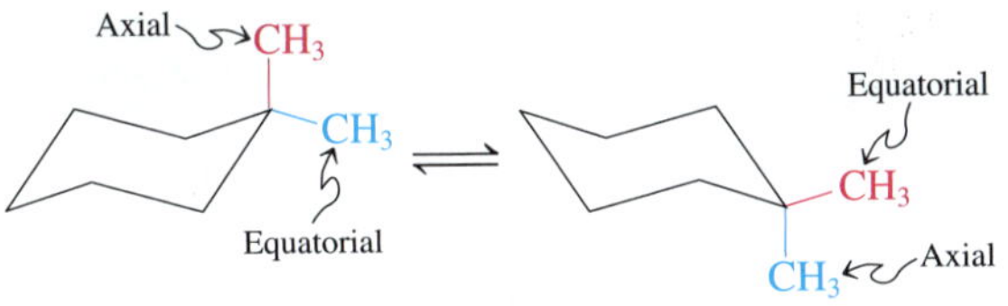

Um CH$_3$ axial
Um CH$_3$ equatorial

1,1-Dimetil-ciclo-hexano
(Conformações de mesma energia e estabilidade)

No *cis*-1,4-dimetil-ciclo-hexano, ambas as formas cadeira têm um substituinte axial e outro equatorial, logo, elas também têm a mesma energia.

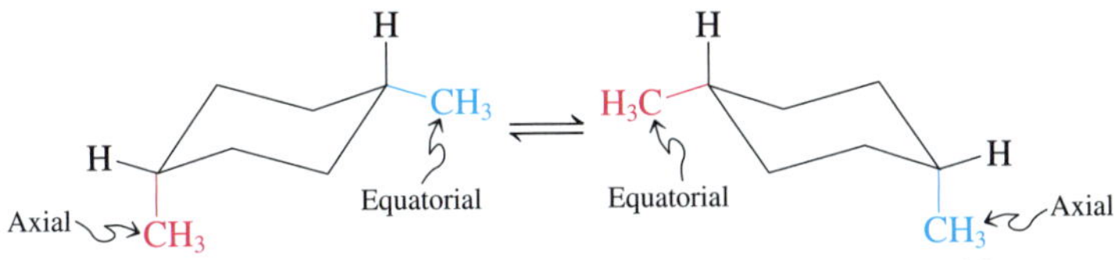

Um axial, um equatorial

***cis*-1,4-Dimetil-ciclo-hexano**

> As ligações dos grupos metila apontam para baixo, logo, são *cis* (isto é, estão no mesmo lado), *independentemente* da conformação.

Por outro lado, o isômero trans pode existir em duas conformações cadeira diferentes: uma com os dois grupos metila axiais (diaxial), e a outra, com os dois grupos metila equatoriais (diequatorial).

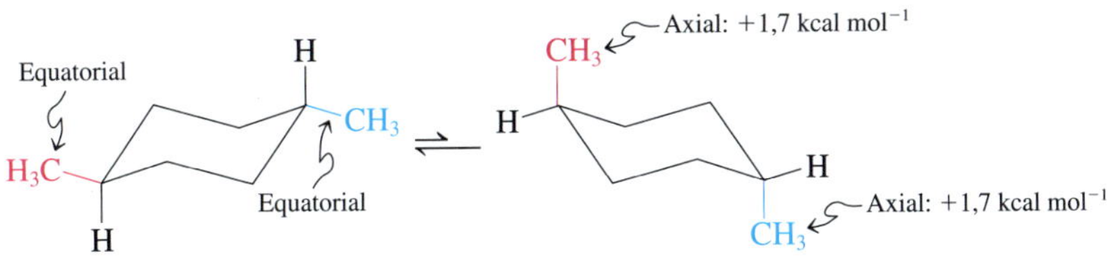

Axial: +1,7 kcal mol^{-1}
Axial: +1,7 kcal mol^{-1}

Metilas diequatoriais
Mais estável

Metilas diaxiais
Menos estável: +3,4 kcal mol^{-1} (14,2 kJ mol^{-1})

***trans*-1,4-Dimetil-ciclo-hexano**

> A ligação de um grupo metila aponta para baixo, e a do outro, para cima. Elas são *trans* (isto é, estão de lados opostos do anel), *independentemente* da conformação.

A forma diequatorial é, experimentalmente, 3,4 kcal mol^{-1} mais estável do que a diaxial, duas vezes o valor de $\Delta G°$ determinado para o metilciclo-hexano. O comportamento aditivo dos valores da Tabela 4-3 aplica-se a muitos outros ciclo-hexanos substituídos. Por exemplo, o $\Delta G°$ (diaxial ⇌ diequatorial) do *trans*-1-fluoro-4-metil-ciclo-hexano é igual a −1,95 kcal mol^{-1} [-(1,70 kcal mol^{-1} para o CH$_3$ mais 0,25 kcal mol^{-1} para o F)]. Já no *cis*-1-fluoro-4-metil-ciclo-hexano, os dois grupos competem pela posição equatorial e o $\Delta G°$ correspondente é igual a $-1,45$ kcal mol^{-1} [$-(1,70$ kcal mol^{-1} menos $0,25$ kcal mol^{-1})], com o grupo metila, que é maior, dominando o substituinte flúor.

Axial: $+1,7$ kcal mol^{-1} — CH$_3$
F — Equatorial
Grupo maior axial
Grupo menor equatorial
Menos estável

⇌

F — Axial: $+0,25$ kcal mol^{-1}
CH$_3$ — Equatorial
Grupo menor axial
Grupo maior equatorial
Mais estável

$\Delta G° = -1,45$ kcal mol^{-1} ($-6,07$ kJ mol^{-1})

cis-1-Fluoro-4-metil-ciclo-hexano

EXERCÍCIO 4-11

Calcule o $\Delta G°$ de equilíbrio entre os dois confôrmeros cadeira em: (**a**) 1-etil-1-metil-ciclo-hexano, (**b**) *cis*-1-etil-4-metil-ciclo-hexano, (**c**) *trans*-1-etil-4-metil-ciclo-hexano.

EXERCÍCIO 4-12

Desenhe as conformações em cadeira dos seguintes isômeros: (**a**) *cis*-1,2-dimetil-ciclo-hexano, (**b**) *trans*-1,2-dimetil-ciclo-hexano, (**c**) *cis*-1,3-dimetil-ciclo-hexano, (**d**) *trans*-1,3-dimetil-ciclo-hexano. Qual desses isômeros tem sempre o mesmo número de substituintes axiais e equatoriais? Qual deles existe como uma mistura em equilíbrio das formas diaxial e diequatorial?

EXERCÍCIO 4-13

Trabalhando com os conceitos: perturbações adicionais na interconversão conformacional do ciclo-hexano

Embora na Tabela 4-3 os valores dos substituintes sejam aditivos e usados para indicar a posição de equilíbrio entre os dois confôrmeros de um ciclo-hexano substituído, o valor de $\Delta G°$ pode ser alterado por interações adicionais do tipo 1,3-diaxial e 1,2-*vici*. Por exemplo, como no *trans*-1,4-dimetil--ciclo-hexano, seu isômero *cis*-1,3-dimetil-ciclo-hexano existe em equilíbrio diequatorial-diaxial e, portanto, deveria ter o mesmo valor de $\Delta G°$ de 3,4 kcal mol^{-1}. Todavia, os valores encontrados são maiores (5,4 kcal mol^{-1}). Explique. (**Sugestão:** no *cis*-1,3-dimetil-ciclo-hexano, verifique todas as interações 1,3-diaxiais e compare-as com as do *trans*-1,4-dimetil-ciclo-hexano diaxial).

Estratégia
Novamente, uma boa estratégia para o estudo conformacional é construir os modelos moleculares. Construa o modelo do *cis*-1,3-dimetil-ciclo-hexano e faça a transformação diequatorial para diaxial. Qual é a diferença entre este sistema e o metilciclo-hexano "tomado duas vezes"?

Solução
- No confôrmero diequatorial, os dois grupos metila estão na mesma região do espaço do metilciclo--hexano.
- Isso é verdadeiro para o confôrmero diaxial? A resposta é não. O $\Delta G° = 1,7$ kcal mol^{-1} da interconversão para o metilciclo-hexano axial é devido a duas interações CH$_3$/H 1,3-diaxiais [um CH$_3$ com dois hidrogênios, como na figura para o (1,1-dimetil-etil)-ciclo-hexano mostrada na p. 145; veja também a Figura 4-12], 0,85 kcal mol^{-1} para cada uma. No *cis*-1,3-dimetil-ciclo-hexano, o confôrmero diaxial também sofre duas interações CH$_3$/H (dois grupos CH$_3$ com um único H) levando ao mesmo total de 1,7 kcal mol^{-1}. A tensão extra é proveniente da *proximidade dos dois grupos metila axiais*, totalizando 3,7 kcal mol^{-1}.

- Assim, a conformação diaxial do *cis*-1,3-dimetil-ciclo-hexano é menos estável do que a diequatorial por mais de 3,4 kcal mol^{-1}.

EXERCÍCIO 4-14

Tente você

Como no *cis*-1,3-dimetil-ciclo-hexano do Exercício 4-13, seu isômero *trans*-1,2-dimetil-ciclo-hexano existe em equilíbrio diequatorial-diaxial e espera-se um $\Delta G°$ igual ao do *trans*-1,4-dimetil-ciclo-hexano, isto é, 3,4 kcal mol^{-1}. No entanto, o valor medido é inferior (2,5 kcal mol^{-1}). Explique. (**Sugestão:** leve em consideração a proximidade dos grupos metila; veja as conformações *vici-anti* para o butano, Seção 2-8).

EM RESUMO, a análise conformacional do ciclo-hexano permite predizer a estabilidade relativa de seus vários confôrmeros e até mesmo a diferença de energia aproximada entre dois confôrmeros na forma cadeira. Substituintes volumosos, particularmente o grupo 1,1-dimetil-etila, tendem a ocupar, no equilíbrio, a posição equatorial.

4-5 Cicloalcanos maiores

Essas relações são válidas para os cicloalcanos maiores? A Tabela 4-2 mostra que os cicloalcanos com anéis maiores do que o ciclo-hexano também têm mais tensão, resultante da distorção de ângulos de ligação, da coincidência de átomos de hidrogênio e de repulsões estéricas transanelares. Não é possível para os anéis médios aliviar todas essas interações produtoras de tensão em uma única conformação. O resultado é que a molécula existe em inúmeras geometrias, com diferenças de energia muito pequenas. Mostramos na margem uma das conformações do ciclodecano, com energia de tensão igual a 14 kcal mol^{-1} (59 kJ mol^{-1}).

Conformações livres de tensão só são possíveis para os cicloalcanos grandes, como o ciclotetradecano (Tabela 4-2). Nesses anéis, a cadeia de carbonos adota uma estrutura muito semelhante à dos alcanos lineares (Seção 2-6), com os hidrogênios em oposição e configuração totalmente *anti*. Contudo, mesmo nesses sistemas, a adição de substituintes provoca tensão. A maior parte das moléculas cíclicas descritas neste livro não está livre de tensão.

4-6 Alcanos policíclicos

Os cicloalcanos apresentados até agora só têm um anel e são chamados de alcanos monocíclicos. Em estruturas mais complexas – hidrocarbonetos bicíclicos, tricíclicos, tetracíclicos e policíclicos superiores – dois ou mais anéis compartilham átomos de carbono. Muitos desses compostos têm substituintes alquila ou grupos funcionais e ocorrem na natureza. Vejamos algumas das várias estruturas possíveis.

Os alcanos policíclicos podem ter anéis fundidos ou anéis ligados em ponte

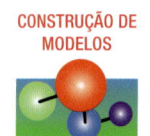

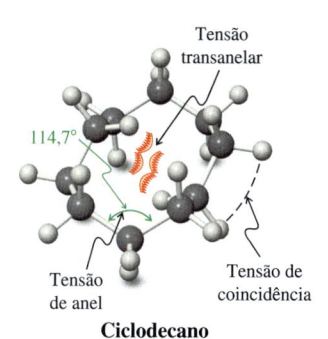

Pode-se construir facilmente modelos moleculares de alcanos policíclicos ao ligar os átomos de carbono de dois substituintes alquila de um alcano monocíclico. Por exemplo, se você remover um átomo de hidrogênio de cada um dos grupos metila do 1,2-dietil-ciclo-hexano e ligar os dois grupos CH$_2$, o resultado é uma nova molécula cujo nome vulgar é decalina. Na decalina, dois ciclo-hexanos compartilham dois átomos de carbono adjacentes, e diz-se que os dois anéis estão **fundidos**. Os compostos construídos desta forma são chamados de **biciclos fundidos**, e os átomos de carbono compartilhados são os **carbonos da fusão dos anéis**. Os substituintes ligados a estes carbonos são ditos **substituintes da fusão dos anéis**.

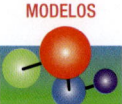

Se tratarmos o modelo molecular do *cis*-1,3-dimetil-ciclo-pentano da mesma forma, obteremos outro esqueleto de carbonos, o do norbornano, que é um exemplo de um **biciclo em ponte**. Em tais sistemas, dois carbonos não adjacentes, os carbonos das **cabeças-de-ponte**, pertencem a ambos os anéis.

Se imaginarmos que um dos anéis é substituinte do outro, conseguimos identificar relações estereoquímicas nas fusões dos anéis. Em específico, os sistemas bicíclicos podem ser fundidos como cis ou trans. A esteroquímica da fusão dos anéis é mais facilmente reconhecida pela inspeção dos substituintes da fusão dos anéis. Por exemplo, os hidrogênios da fusão dos anéis da *trans*-decalina são trans entre si, e os da *cis*-decalina, cis (Figura 4-13).

Figura 4-13 Desenhos convencionais e conformações em cadeira da *trans*- e da *cis*-decalina. O isômero trans tem ligações carbono-carbono equatoriais na fusão dos anéis. O isômero cis tem duas ligações C—C equatoriais (em verde) e duas ligações C—C axiais (em rosa), uma em cada anel.

EXERCÍCIO 4-15

Construa modelos moleculares para a *cis*-decalina e a *trans*-decalina. O que você pode dizer da flexibilidade conformacional destes sistemas?

Os hidrocarbonetos têm limites de tensão?

A busca dos limites da tensão nos hidrocarbonetos é uma área de pesquisa fascinante que levou à síntese de muitas moléculas exóticas. É surpreendente o nível de distorção dos ângulos de ligação que um átomo de carbono é capaz de tolerar. Um caso interessante na série dos biciclos é o biciclobutano, com energia de tensão igual a 66,5 kcal mol^{-1} (278 kJ mol^{-1}). É até surpreendente que a substância exista, mas ela pode ser isolada e armazenada.

Diversos compostos tensionados que atraíram muito a atenção dos químicos de sínteses têm estrutura geometricamente equivalente à dos sólidos platônicos: *tetraedro* (tetraedrano), *hexaedro* (cubano) e *dodecaedro* pentagonal (dodecaedrano; veja na margem, página 152). Nesses poliedros, todas as faces são compostas por anéis de mesmo tamanho – ciclopropano, ciclobutano e ciclopentano, respectivamente. O hexaedro foi sintetizado pela primeira vez em 1964, um hi-

DESTAQUE QUÍMICO 4-1

Ciclo-hexano, adamantano e diamantoides: "moléculas-diamante"

O rápido olhar no mundo dos hidrocarbonetos policíclicos da Seção 4-6 leva a outros exemplos da diversidade das estruturas de carbono na química orgânica (veja na Tabela 2-4, por exemplo, o número de possíveis alcanos acíclicos isômeros). Sempre que possível, essas moléculas adotam estruturas em que os anéis de ciclo-hexano estão na conformação cadeira, como a *trans*-decalina. Construímos esta molécula fundindo um anel de ciclo-hexano a outro pelas posições equatoriais. Outra maneira de construir policiclos de anéis de ciclo-hexano fundidos, ainda na conformação cadeira, é pelas posições axiais. Assim, se adicionarmos três grupos CH_2 axiais ao ciclo-hexano e ligá-los a uma unidade de CH, chegamos a uma gaiola tetracíclica com todos os ciclo-hexanos em conformação cadeira, $C_{10}H_{16}$, chamada de adamantano (*adamos*, do grego, diamante; leia mais para saber o porquê). Construa um modelo e você vai reconhecer sua simetria simples: as quatro faces são idênticas.

O adamantano é o mais estável da família dos isômeros $C_{10}H_{16}$. Sua forma compacta permite um empacotamento excepcionalmente bom no sólido, o que se reflete no ponto de fusão elevado, 270°C (veja a Seção 2-6). Em comparação, o decano linear funde em −29,7°C (Tabela 2-5). O adamantano foi descoberto no petróleo em 1933, pode ser facilmente sintetizado e está disponível comercialmente em quantidades da ordem de quilograma.

Se aplicarmos o processo descrito em três posições axiais de qualquer um dos anéis do adamantano, teremos o diamantano, um policiclo formado por sete ciclo-hexanos na conformação cadeira com seis faces equivalentes. A continuação do processo leva ao triamantano, o primeiro dessa série que contém um carbono quaternário. A partir do triamantano, podemos construir três tetramantanos desta forma, dos quais mostramos apenas um, com dois carbonos quaternários.

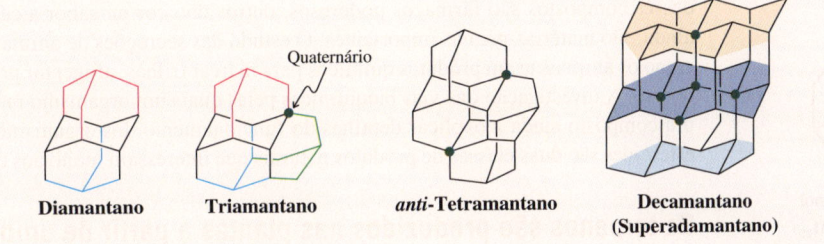

O número de isômeros possíveis aumenta rapidamente para "oligomantanos" maiores; existem 7 pentamantanos, 24 hexamantanos e 88 heptamantanos. O decamantano, $C_{35}H_{36}$, é um isômero especial apelidado de "superadamantano" por causa da simetria compacta. Ele tem um carbono quaternário cercado por outros quatro carbonos quaternários. Sua estrutura ilustra como se pode construir uma matriz tridimensional de camadas formadas por ciclo-hexanos (destacados em cor) ligados na conformação cadeira contendo somente carbono. Este polímero é conhecido: ele é a forma cristalina do carbono a que chamamos diamante (veja também o Destaque Químico 15-1)!

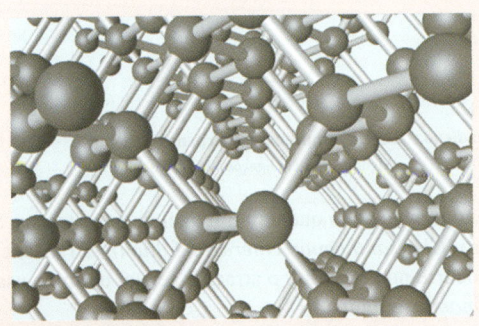

No interior da estrutura do diamante.

O nome *diamantoides* foi dado aos oligomantanos porque eles correspondem a "microdiamantes" em que todos os carbonos periféricos estão saturados com hidrogênios (chamados diamantes com hidrogênios terminais). Os diamantoides superiores só foram obtidos a partir de 2003 (ver a abertura do Capítulo 1), quando um grupo da Chevron, na Califórnia, identificou os membros da série até undecamantano em frações de alto ponto de ebulição da destilação de petróleo. O interesse por essas moléculas decorre não só da sua relação com os diamantes e de seu potencial para atuar como sementes na produção de diamantes industriais, mas também por sua estabilidade e inércia. Assim, eles podem funcionar como suportes biologicamente compatíveis para novos fármacos, cosméticos e materiais poliméricos.

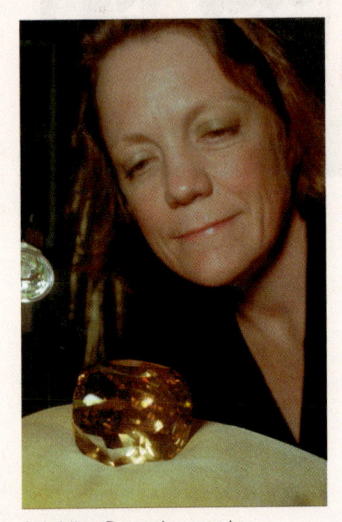

O Jubileu Dourado, o maior diamante do mundo.

Tensão = 66,5 kcal mol⁻¹
Biciclobutano

Tensão = 129 kcal mol⁻¹
Tetraquis(1,1-dimetil-etil)-tetraedrano

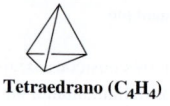

Tetraedrano (C_4H_4)

Tensão = 166 kcal mol⁻¹
Cubano (C_8H_8)

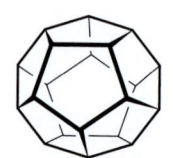

Tensão = 61 kcal mol⁻¹
Dodecaedrano ($C_{20}H_{20}$)

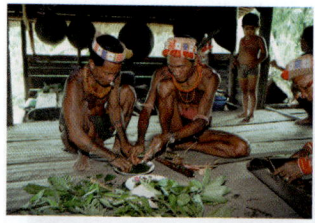

O sucesso desses xamãs baseia-se na descoberta e aplicação de produtos naturais fisiologicamente ativos.

drocarboneto de fórmula C_8H_8 em forma de cubo que foi chamado de cubano. A energia de tensão experimental da molécula [166 kcal mol⁻¹ (695 kJ mol⁻¹)] é maior do que a de seis ciclobutanos. Embora o tetraedrano seja desconhecido, um de seus derivados, o tetra(1,1-dimetil-etil)-tetraedrano foi sintetizado em 1978. Apesar da tensão experimental (a partir do $\Delta H°_{comb}$) igual a 129 kcal mol⁻¹ (540 kJ mol⁻¹), o composto é estável e tem ponto de fusão de 135°C. A síntese do dodecaedrano foi alcançada em 1982. Foram necessárias 23 etapas de síntese a partir de um derivado do ciclopentano. A última etapa rendeu 1,5 mg do composto puro. Embora pequena, esta quantidade foi suficiente para permitir a completa caracterização da molécula. Seu ponto de fusão, 430°C, é extremamente alto para um hidrocarboneto C_{20} e sugere um composto de alta simetria. Em comparação, o icosano, também com 20 carbonos, funde a 36,8°C (Tabela 2-5). Como você poderia esperar com base na tensão dos anéis de cinco átomos, a tensão no dodecaedrano é de "apenas" 61 kcal mol⁻¹ (255 kJ mol⁻¹), muito inferior à de seus homólogos menores.

EM RESUMO, os átomos de carbono dos compostos bicíclicos fundidos ou em ponte são compartilhados pelos anéis. As ligações dos carbonos são capazes de suportar tensões elevadas, particularmente quando outros átomos de carbono estão envolvidos. Esta capacidade permite a síntese de estruturas em que o carbono tem a geometria severamente distorcida em relação ao tetraedro regular.

4-7 Produtos carbocíclicos na natureza

Vejamos alguns dos tipos de moléculas cíclicas da natureza. **Produtos naturais** são compostos orgânicos produzidos por organismos vivos. Alguns destes compostos, como o metano, são extremamente simples; outros são estruturalmente complexos. Os cientistas classificam a diversidade dos produtos naturais de várias maneiras. Quatro esquemas de classificação são geralmente utilizados: (1) pela estrutura química, (2) pela atividade fisiológica, (3) pela especificidade da planta ou organismo (taxonomia) e (4) pela origem bioquímica.

Várias razões justificam o interesse dos químicos orgânicos pelos produtos naturais. Muitos desses compostos são fármacos poderosos, outros dão cor ou sabor a certos produtos e outros, ainda, são matérias-primas importantes. O estudo das secreções de animais, por exemplo, mostra como os animais usam produtos químicos para marcar trilhas, afugentar predadores e atrair o sexo oposto. A investigação das vias bioquímicas pelas quais um organismo metaboliza ou transforma um composto ajuda a explicar detalhes do funcionamento dos organismos vivos. Os terpenos e esteroides são duas classes de produtos naturais que interessam muito aos químicos orgânicos.

Os terpenos são produzidos nas plantas a partir de unidades de isopreno

Muitos de vocês já sentiram o odor forte de folhas de plantas ou de cascas de laranja recém-maceradas. Este odor deve-se à liberação de uma mistura de compostos voláteis chamados **terpenos**, que em geral contêm 10, 15 ou 20 átomos de carbono. Os terpenos são usados como flavorizantes em alimentos (extratos de cravo-da-índia e hortelã), como perfumes (rosa, lavanda, sândalo) ou como solventes (terebintina).

Os terpenos são sintetizados nas plantas pela junção de, pelo menos, duas unidades moleculares, cada uma com cinco átomos de carbono. A estrutura destas unidades é semelhante à do 2-metil-1,3-butadieno (isopreno) e, por isso, elas são chamadas de **unidades isopreno**. Dependendo do número de unidades isopreno incorporadas à estrutura, os terpenos são classificados como monoterpenos (C_{10}), sesquiterpenos (C_{15}) e diterpenos (C_{20}). (As unidades isopreno estão em cores nos exemplos apresentados).

2-Metil-1,3-butadieno
(Isopreno)

Unidade isopreno nos terpenos
(Algumas contêm ligações duplas)

O ácido crisantêmico é um terpeno monocíclico que tem um anel de três átomos. Seus ésteres, encontrados nas flores do piretro (*Chrysanthemum cinerariaefolium*), são inseticidas naturais. Um fragmento de ciclobutano ocorre no grandisol, o atraente sexual químico usado pelo macho do gorgulho do algodão (*Anthonomus grandis*).

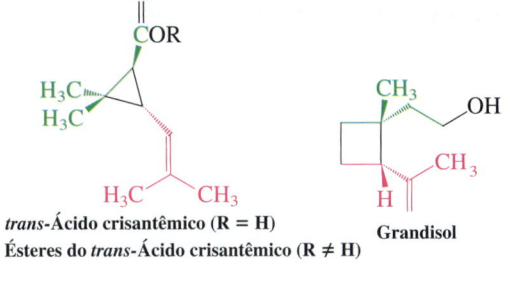

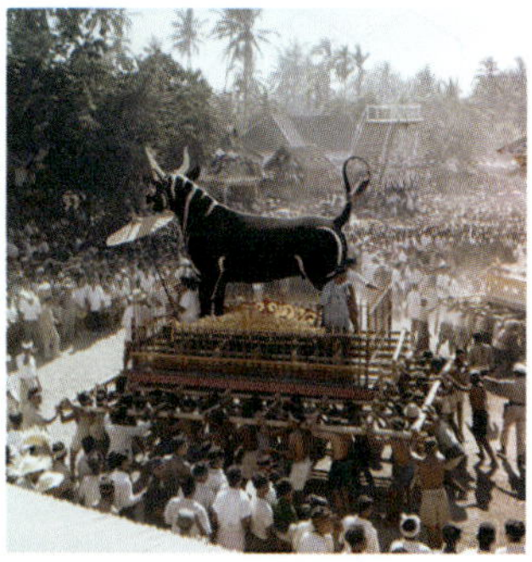

trans-Ácido crisantêmico (R = H)
Ésteres do trans-Ácido crisantêmico (R ≠ H)

Grandisol

O mentol (óleo de hortelã-pimenta) é um exemplo de composto natural com um fragmento ciclo-hexano substituído na estrutura. A cânfora (da canforeira) e o β-cadineno (do zimbro e do cedro) são terpenos bicíclicos simples. O primeiro é um derivado do norbornano, e o segundo, da decalina.

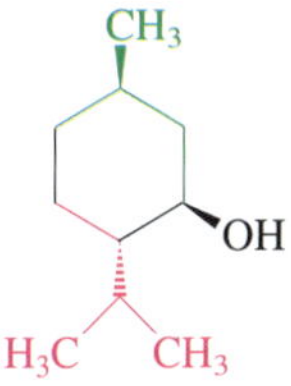

Muitos objetos cerimoniais são feitos com a madeira de sândalo que tem cheiro agradável. O touro negro da figura é o centro de um funeral de Bali.

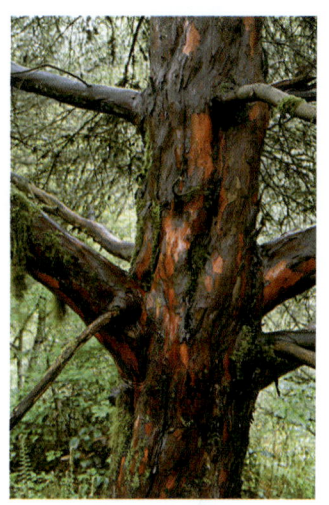

Mentol **Cânfora** **β-Cadineno**

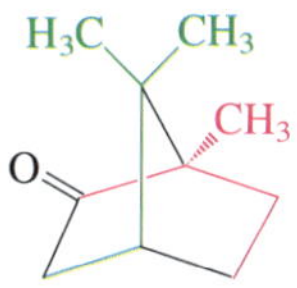

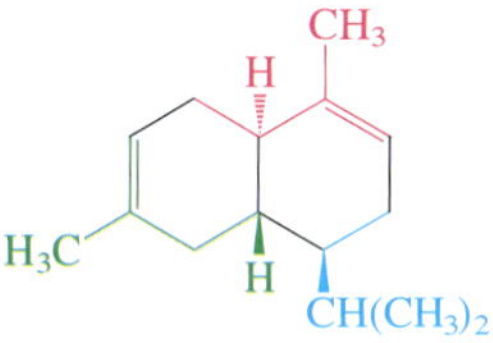

O **taxol** (paclitaxel) é um diterpeno funcionalizado de estrutura complexa, isolado em 1962 da casca do teixo do Pacífico, *Taxus brevifolia*, como parte de um programa do Instituto Nacional do Câncer (EUA) de busca de produtos naturais ativos contra o câncer.

Taxol

A árvore teixo do Pacífico: a fonte do taxol.

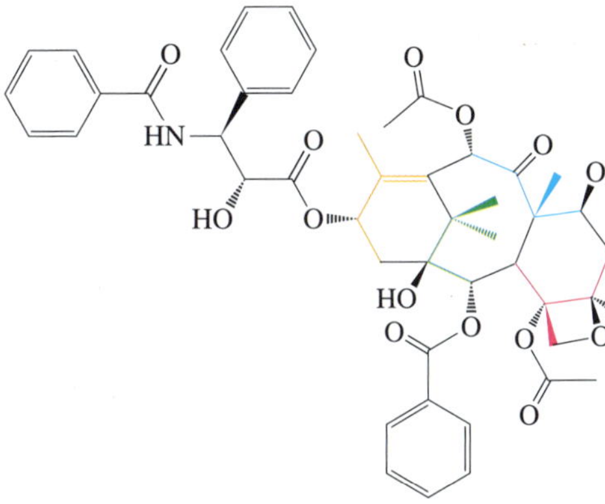

O taxol foi um dos anticâncerígenos mais interessantes dentre mais de 100.000 compostos extraídos de mais de 35.000 espécies de plantas, e é um dos fármacos antitumorais mais efetivos do mercado. Como mais de seis árvores têm de ser sacrificadas para tratar um único paciente, muito esforço está sendo feito para aumentar sua eficácia e disponibilidade, bem como seu rendimento. Grande parte desse trabalho deve-se aos químicos orgânicos de sínteses, que conseguiram desenvolver dois métodos de síntese total do taxol, que foram publicados em 1994. (Uma síntese "total" é uma metodologia de produção de uma substância a partir de compostos simples, preferencialmente comerciais, com cinco átomos de carbono ou menos). Além disso, os químicos encontraram maneiras de converter produtos naturais abundantes de estrutura semelhante em taxol, um processo descrito como "síntese parcial". Como resultado, o taxol usado no tratamento do câncer foi obtido a partir de um composto encontrado nas agulhas do teixo inglês comum, uma fonte muito mais abundante e que não está ameaçada.

EXERCÍCIO 4-16

Desenhe a conformação cadeira mais estável do mentol.

Química Orgânica

EXERCÍCIO 4-17

As estruturas de dois terpenos utilizados por insetos para defesa (veja Seção 12-17) são mostradas na margem. Classifique-as como monoterpenos, sesquiterpenos ou diterpenos. Identifique a unidade isopreno em cada uma.

EXERCÍCIO 4-18

Reveja a Seção 2-3 e especifique os grupos funcionais dos terpenos mostrados na Seção 4-7.

Os esteroides são produtos naturais tetracíclicos com atividades fisiológicas importantes

Os **esteroides** são abundantes na natureza e muitos deles e seus derivados têm atividade fisiológica. Eles funcionam muitas vezes como **hormônios**, isto é, reguladores de processos bioquímicos. No corpo humano, eles controlam o desenvolvimento sexual e a fertilidade, além de outras funções. Devido a estas características, muitos esteroides, com frequência sintetizados em laboratório, são usados no tratamento do câncer, da artrite e de alergias, e no controle da natalidade.

Nos esteroides, três anéis de ciclo-hexano são fundidos de maneira a formar um ângulo, também chamado de **fusão angular**. As junções dos anéis em geral são trans, como na *trans-decalina*. O quarto anel é um ciclopentano, completando a estrutura tetracíclica característica. Os quatro anéis são rotulados como A, B, C, D e os átomos de carbono são numerados de acordo com um esquema específico para os esteroides. Muitos esteroides têm grupos metila ligados em C10 e C13 e átomos de oxigênio em C3 e C17. Além disso, cadeias laterais longas podem estar ligadas a C17. A fusão trans dos anéis leva a uma estrutura em cadeira com menos tensão, em que os grupos metila e os hidrogênios das junções ocupam posições axiais. Essas características são ilustradas a seguir na epiandrosterona, um esteroide encontrado na urina humana normal.

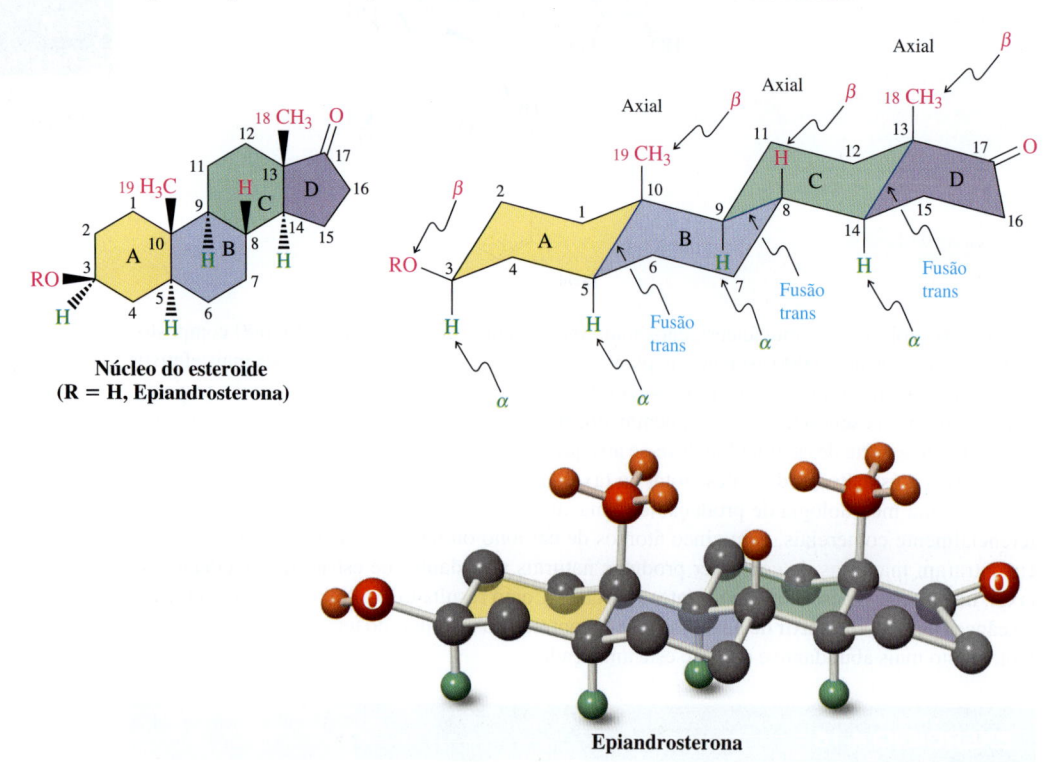

Núcleo do esteroide
(R = H, Epiandrosterona)

Epiandrosterona

DESTAQUE QUÍMICO 4-2

Colesterol: como e quão ruim ele é?

"Colesterol demais!": quantas vezes você já ouviu esta advertência quando estava prestes a comer três ovos no café da manhã ou um doce de chocolate na sobremesa? A razão desse aviso é que altos níveis de colesterol têm sido relacionados à aterosclerose e a doenças do coração. A aterosclerose é o acúmulo de placas que podem estreitar ou até mesmo bloquear os vasos sanguíneos. No coração, um evento como esse pode causar um ataque cardíaco. Placas podem se quebrar e viajar pelo sistema circulatório, levando o caos a toda parte. Por exemplo, um vaso bloqueado no cérebro pode levar a um derrame.

Em torno de 20% da população dos Estados Unidos têm níveis de colesterol que excedem o total recomendado. Adultos típicos possuem cerca de 150g em seu corpo e por um bom motivo – o colesterol é vital para o funcionamento do corpo. Um componente essencial da construção de membranas celulares, em especial do sistema nervoso, do cérebro e da medula espinhal, o colesterol também é um intermediário químico chave na produção biológica de outros esteroides, especialmente os hormônios sexuais e corticoides, incluindo a cortisona. Precisamos do colesterol para produzir ácidos biliares (que, por sua vez, são substâncias químicas importantes que ajudam a digerir as gorduras que consumimos) e a vitamina D, que nos permite utilizar cálcio para a construção óssea.

Você provavelmente já ouviu falar muito de colesterol "bom" e "ruim". Esses adjetivos se referem às proteínas que se ligam à molécula para formar as chamadas lipoproteínas, que são solúveis em água e, por isso, permitem o transporte do colesterol pelo sangue (para a estrutura geral das proteínas, veja a Seção 26-4). Há dois agregados desse tipo: as lipoproteínas de baixa densidade (LDL) e as lipoproteínas de alta densidade (HDL). As LDL levam o colesterol do fígado para outras partes do corpo, onde quer que seja necessário. As HDL retêm o colesterol em excesso e o levam até o fígado para sua conversão em ácidos biliares. Se esse equilíbrio cuidadoso for perturbado e as LDL ficarem em excesso, isso é "ruim", porque o colesterol se deposita na forma das placas perigosas mencionadas. Se as HDL estiverem presentes, isso é "bom".

Apesar do aviso da abertura, muito pouco colesterol vem de nossa comida. Nosso corpo, especialmente nosso fígado, produz cerca de um grama diário, que é quatro vezes mais do que uma dieta de alto colesterol conseguiria fornecer. Então, por que todo esse alarde? Isso tem a ver com 15 a 20% do nosso consumo de comida. Em pessoas com níveis de colesterol moderadamente elevados, prestar atenção na dieta pode fazer toda a diferença. É aí que entra a questão das gorduras (veja a Seção 20-5). Para digerir gorduras, precisamos de ácidos biliares. O consumo de gorduras em excesso estimula a produção de ácidos biliares que, por sua vez, aumentam a síntese de colesterol e seus níveis no sangue. Por isso, uma dieta balanceada com pouca gordura, livre de colesterol, ajuda a manter o nível recomendado de colesterol: 200 mg por 100 mL de sangue.

Quando esse tipo de dieta não é suficiente, fármacos são necessários. Um tipo de fármaco, como a hidróxi-propil-metil-celulose (HPMC; para a estrutura de celulose, veja a Seção 24-12), retém o colesterol no estômago e impede sua absorção pelo organismo. Ironicamente, a HPCM é usada como espessante em comidas, incluindo tortas de queijo e sobremesas! Outro tipo de fármaco impede a produção de colesterol diretamente no fígado e tem sido utilizado na última década com muito sucesso. Exemplos são a Simvastatina (Zocor) e Atorvastatina (Lipitor), ambas na lista dos "10 mais", com vendas de mais de US$ 10 bilhões (veja a Tabela 25-1).

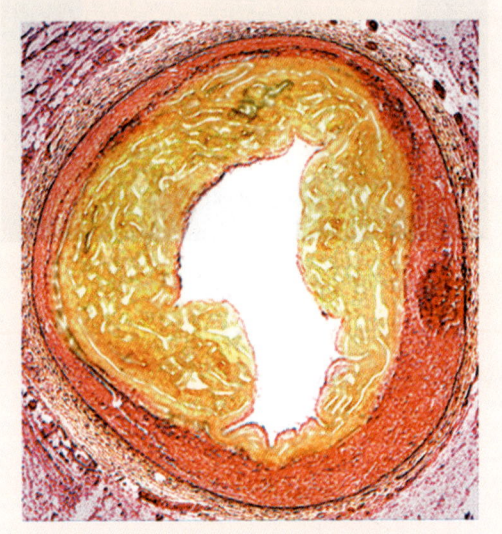

Seção de uma artéria coronária humana do coração bloqueada por placas de colesterol (em amarelo).

Os grupos que estão acima do plano da molécula do esteroide são chamados de substituintes β, e os que estão abaixo, de substituintes α. Assim, a estrutura da epiandrosterona têm substituintes 3β-OH, 5α-H e 10β-CH_3.

O colesterol, um dos esteroides mais comuns, ocorre em quase todos os tecidos humanos (Destaque Químico 4-2). Os ácidos biliares são produzidos no fígado e fazem parte de um fluido que age no duodeno para ajudar a emulsificação, a digestão e a absorção de gorduras. Um exemplo é o ácido cólico. A cortisona, muito usada no tratamento de inflamações reumáticas, é um dos hormônios adrenocorticais. Ela é produzida na parte externa (córtex) das glândulas suprarrenais. Esses hormônios participam da regulação da concentração de eletrólitos no organismo, assim como no metabolismo de proteínas e carboidratos.

DESTAQUE QUÍMICO 4-3

Controle da fertilidade: da "pílula" ao RU-486

O ciclo menstrual é controlado por três hormônios proteicos da glândula pituitária. O hormônio folículo-estimulante (FSH) induz o crescimento do óvulo, e o hormônio luteinizante (LH), sua liberação dos ovários e a formação de um tecido ovariano chamado de *corpus luteum*. O terceiro hormônio pituitário (hormônio luteotrópico, também chamado de luteotropina ou prolactina) estimula o *corpus luteum* e mantém sua função.

Quando o ciclo começa e o crescimento do óvulo se inicia, o tecido que o rodeia secreta quantidades crescentes de estrogênios.

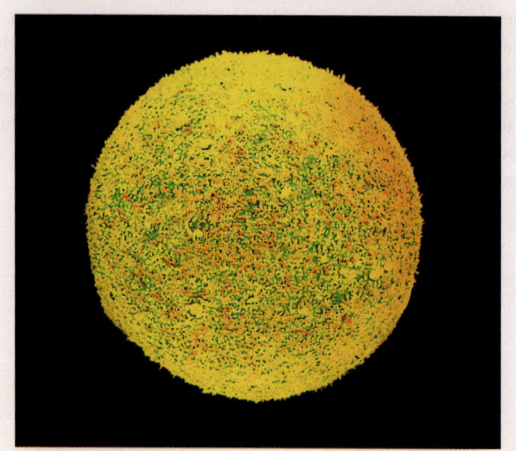

Quando um certo nível de estrogênio é atingido na corrente sanguínea, cessa a produção de FSH. Neste momento, o óvulo é liberado em resposta ao LH. Quando ocorre a ovulação, o hormônio LH provoca a formação do *corpus luteum* que, por sua vez, começa a secretar cada vez mais progesterona. Este último hormônio suprime a ovulação posterior ao provocar a interrupção da produção de LH. Se o óvulo não for fertilizado, o *corpus luteum* atrofia, expelindo o óvulo e o *endométrio* (revestimento uterino), o processo conhecido como menstruação. A gravidez, por outro lado, leva à produção crescente de estrogênio e progesterona para evitar a secreção dos hormônios pituitários e, portanto, nova ovulação.

A pílula anticoncepcional é uma mistura de derivados sintéticos potentes de estrogênio e progesterona, mais potentes do que os hormônios naturais e que, se ingeridos durante a maior parte do ciclo menstrual, previnem o crescimento do óvulo e a ovulação pela desativação da produção de FSH e LH. O corpo feminino é induzido a acreditar que está grávido. Algumas das pílulas comerciais contêm uma combinação de noretindrona e etinil-estradiol. Outras formulações incluem compostos análogos, com pequenas variações estruturais.

Óvulo humano fertilizado antes dos processos de mitose (zigoto), com tamanho aproximado de 100 μm.

Noretindrona, R = CH₃
Levonorgestrel, R = CH₃CH₂

Colesterol **Ácido cólico** **Cortisona**

Os hormônios sexuais são divididos em três grupos: (1) os hormônios sexuais masculinos ou *androgênios*, (2) os hormônios femininos ou *estrogênios* e (3) os hormônios da gravidez ou *progestinas*. A testosterona é o principal hormônio sexual masculino. Produzido nos testículos, é responsável pelas características masculinas (voz mais grave, barba e a constituição física em geral). Análogos sintéticos da testosterona são usados na medicina para promover o crescimento de músculos e tecidos, por exemplo, em pacientes com atrofia muscular (esteroides anabólicos, *ana-*, do grego, para cima, crescer – isto é, "anabólico", o contrário de "metabólico"). Infelizmente, esses esteroides são consumidos de forma abusiva e ilegal, mais comumente por fisiculturistas e atletas, que ignoram os inúmeros riscos para a saúde envolvidos, que incluem câncer de fígado, doenças coronarianas e esterilidade. O estradiol é o principal hormônio se-

Etinil-estradiol

RU-486 (mifepristona)

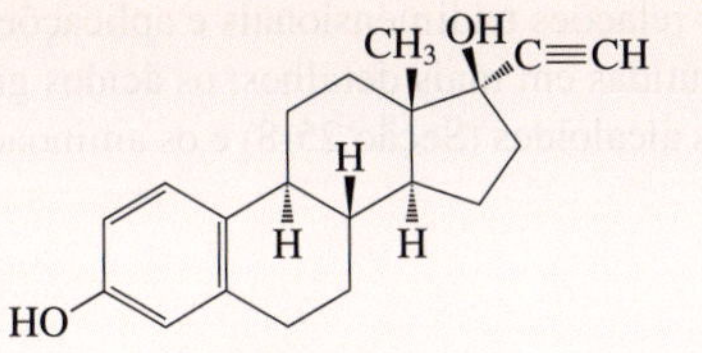

Os contraceptivos pós-coitais, como Preven ou Plano B, contêm levonorgestrel ou etilnil-estradiol, ou ambos. O RU-486 (mifepristona) é um esteroide sintético que se liga nos receptores de progesterona no útero, bloqueando a ação da progesterona. Usado em combinação com uma prostaglandina (Destaque Químico 11-1) que induz contrações uterinas, o RU-486 provoca aborto quando ministrado no início da gravidez. A droga está disponível na Europa desde 1988, e depois de muita discussão e testes, o FDA (Food and Drug Admistration) norte-americano aprovou seu uso no ano 2000.

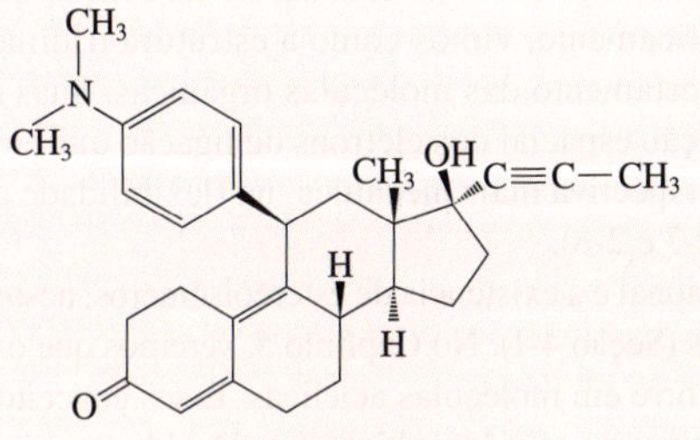

Você deve ter notado a ligação tripla, C≡C, em C17 nesses compostos sintéticos. Essa alteração torna as drogas especialmente potentes. Essas ligações triplas podem ser hidrogenadas ("saturadas") na presença de um catalisador (Seção 13-6). Suspeita-se que essa reação simples permitiu transformar o fármaco comercial gestrinona no dopante tetra-hidrogestrinona (THG; veja a abertura do capítulo).

Gestrinona

Tetra-hidrogestrinona (THG)

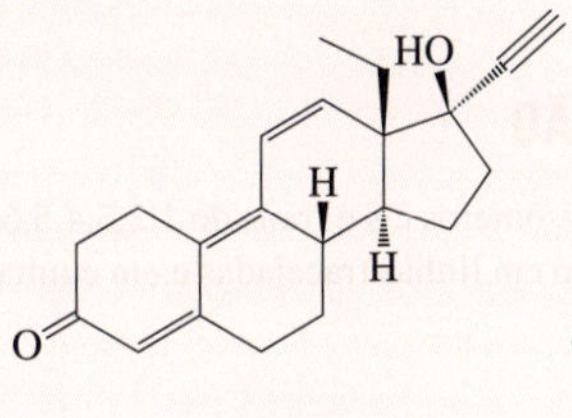

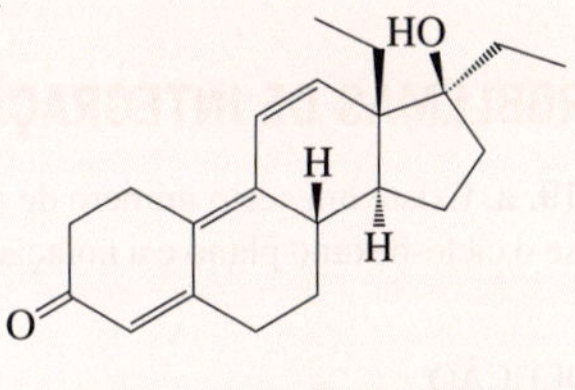

xual feminino. Ele foi isolado pela primeira vez pela extração de quatro toneladas de ovários de porcas, que rendeu somente alguns miligramas do esteroide puro. O estradiol é responsável pelo desenvolvimento das características femininas secundárias e participa do controle do ciclo menstrual. A progesterona, um exemplo de progestina, é responsável pela preparação do útero para a implantação do óvulo fecundado.

Testoterona

Estradiol

Progesterona

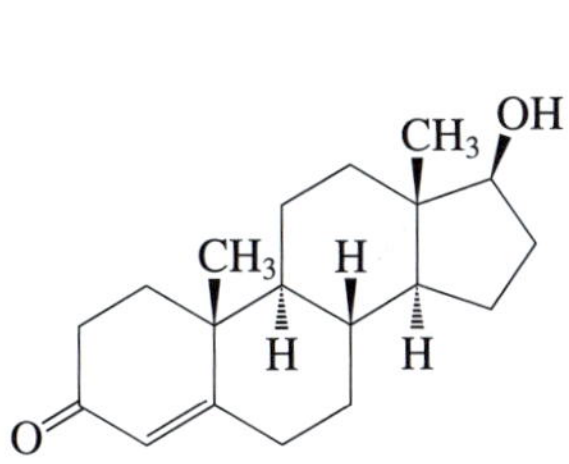

A semelhança estrutural dos hormônios esteroides é marcante se considerarmos a diversidade de suas atividades. Os ingredientes ativos da pílula anticoncepcional são esteroides, atuando como agentes infertilizantes no controle do ciclo menstrual feminino e da ovulação. Estima-se que cerca de 70 milhões de mulheres no mundo usem a "pílula" como principal forma de contracepção (Destaque Químico 4-3).

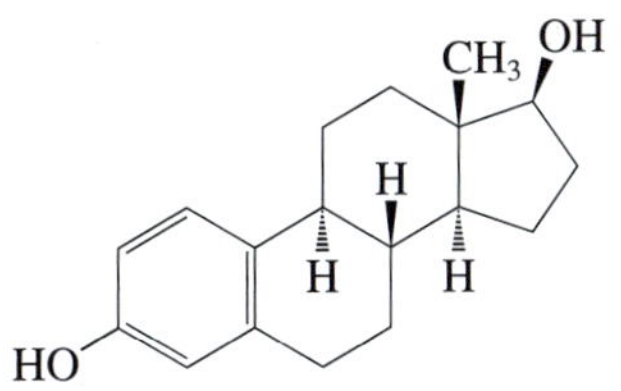

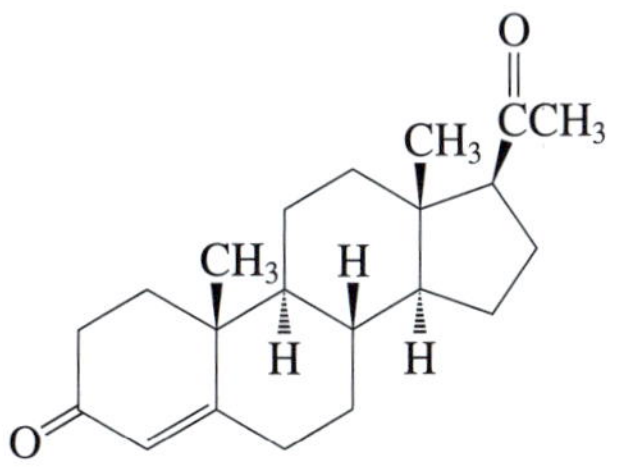

EM RESUMO, a estrutura e a função de produtos orgânicos naturais, como os terpenos e os esteroides, variam muito. Mencionaremos frequentemente os produtos naturais em outros capítulos para ilustrar a presença e a química de um grupo funcional, mostrar estratégias de síntese ou o uso de determinados reagentes e exemplificar relações tridimensionais e aplicações medicinais. Várias classes de produtos naturais serão discutidas em mais detalhes: os ácidos graxos (Seções 19-13 e 20-5), os carboidratos (Capítulo 24), os alcaloides (Seção 25-8) e os aminoácidos e ácidos nucleicos (Capítulo 26).

A IDEIA GERAL

Neste capítulo, ampliamos nosso conhecimento a respeito da estrutura e da função de compostos orgânicos cíclicos e policíclicos. Especificamente, vimos como a estrutura tridimensional é importante para explicar e predizer o comportamento das moléculas orgânicas. Suas estruturas são baseadas, em última análise, na distribuição espacial dos elétrons de ligação que envolvem os núcleos (Seções 1-3 e 1-6 a 1-9) e, de uma perspectiva mais mecânica, na flexibilidade conformacional inerente das ligações C—C (Seções 2-7 e 2-8).

Uma consequência da estrutura tridimensional é a existência de estereoisômeros, neste caso, isômeros cis e trans dos cicloalcanos substituídos (Seção 4-1). No Capítulo 5, veremos que o fenômeno da estereoisomeria é mais geral e também ocorre em moléculas acíclicas. Esses conceitos influenciam diversas áreas, como as reatividades relativas e a eficiência biológica. Devido a sua importância e utilidade em aplicações biológicas, a estereoquímica é um tema recorrente em todo este livro.

PROBLEMAS DE INTEGRAÇÃO

4-19. a. Existe um certo número de isômeros cis e trans do 1,2,3,4,5,6-hexacloro-ciclo-hexano. Tendo como base o ciclo-hexano plano e a notação em linhas tracejadas e em cunhas, desenhe todos eles.

SOLUÇÃO

Antes de começar a resolver esta parte por tentativa e erro, pense em um modo mais sistemático. Comece com a situação mais simples, com todos os átomos de cloro cis uns em relação aos outros (use cunhas). Anote as várias permutações obtidas ao colocar um número sucessivamente maior de substituintes na situação trans (use linhas tracejadas). Podemos parar no ponto em que existem três átomos de cloro "para cima" e três "para baixo", porque "dois para cima e quatro para baixo" é o mesmo que "quatro para cima e dois para baixo", e assim por diante. As duas situações iniciais, com "seis para cima" (A) e com "cinco para cima e um para baixo" (B), são únicas porque só existe uma possibilidade estrutural para cada uma delas:

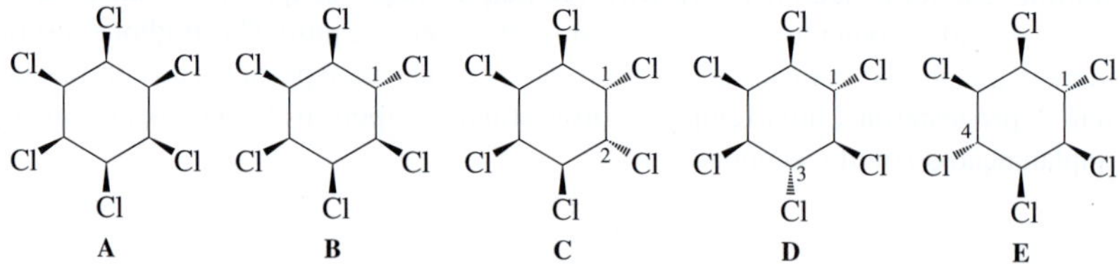

Olhe agora para os isômeros do tipo "quatro para cima e dois para baixo". Três formas de colocar dois cloros "para baixo" são possíveis: 1,2 (C), 1,3 (D) e 1,4 (E), já que as opções 1,5 e 1,6 são idênticas a 1,3 e 1,2, respectivamente. O mesmo raciocínio mostra que só é possível colocar três cloros "para baixo" de três maneiras: 1,2,3 (F), 1,2,4 (G) e 1,3,5 (H):

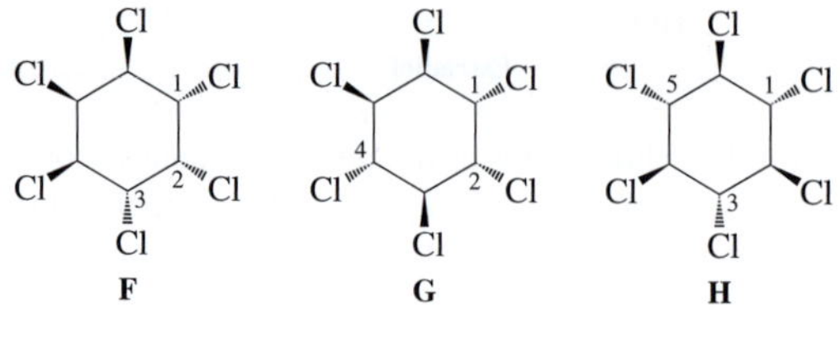

b. O chamado isômero γ é um inseticida (lindano, gamexano) que tem a estrutura:

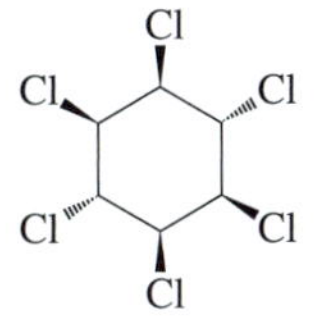

γ-Hexacloro-ciclo-hexano

Desenhe as duas conformações em cadeira deste composto. Qual delas é a mais estável?

SOLUÇÃO

Observe que o isômero γ corresponde à estrutura E em (a). Use a Figura 4-11 para facilitar a conversão das estruturas planares do ciclo-hexano nas conformações cadeira. Repare na alternância dos membros dos dois grupos de hidrogênios na figura. Ao olhar a disposição dos átomos ao redor do anel, percebe-se que os vizinhos, ou seja, os grupos que estão na relação "1,2" em cada conjunto (vizinhos axiais ou equatoriais), são sempre trans. Por outro lado, em cada conjunto a relação 1,3 é sempre cis, ao passo que a relação 1,4 é de novo trans. Da mesma maneira, em uma estrutura em linhas pontilhadas e cunhas, quando dois substituintes vizinhos (isto é, em relação 1,2) são cis, um dos substituintes será axial e o outro equatorial em ambas as conformações cadeira da molécula. Quando eles forem trans, uma das formas cadeira vai mostrá-los diequatoriais, e a outra, diaxiais. No caso de substituintes 1,3 a relação é alternada, isto é, cis leva a um par de confôrmeros diaxial-diequatorial, e trans, a um par axial-equatorial ou equatorial-axial, e assim por diante. Essas relações estão resumidas na Tabela 4-4.

Tabela 4-4 Relação da estereoquímica cis-trans em ciclo-hexanos substituídos para as posições equatorial-axial nas duas formas cadeira

cis-1,2	Axial-equatorial	Equatorial-axial
trans-1,2	Axial-axial	Equatorial-equatorial
cis-1,3	Axial-axial	Equatorial-equatorial
trans-1,3	Axial-equatorial	Equatorial-axial
cis-1,4	Axial-equatorial	Equatorial-axial
trans-1,4	Axial-axial	Equatorial-equatorial

Como se vê, as duas formas cadeira do γ-hexacloro-ciclo-hexano são idênticas:

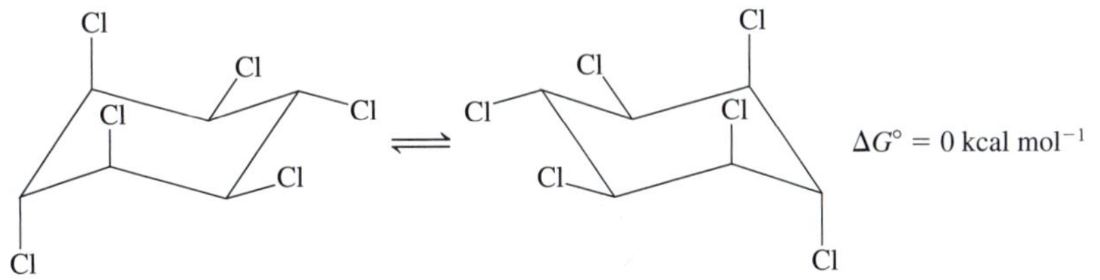

$\Delta G° = 0$ kcal mol^{-1}

Ambas as estruturas possuem três substituintes cloro equatoriais e três axiais e têm obviamente a mesma energia.

c. Em que isômero a diferença de energia entre as duas formas cadeira é maior? Estime o valor de $\Delta G°$.

SOLUÇÃO

O maior valor de $\Delta G°$ para a transformação cadeira-cadeira é aquela em que todos os substituintes cloro do anel estão na posição equatorial em uma das formas cadeira e na posição axial na outra. O uso da Tabela 4-4 e da Figura 4-11 mostra que isso só é possível para o isômero no qual todos os substituintes são trans. A Tabela 4-3 dá o $\Delta G°$ (equatorial-axial) para Cl como 0,52 kcal mol^{-1}; portanto, neste exemplo, $\Delta G° = 6 \times 0,52 = 3,12$ kcal mol^{-1}.

$$\Delta G° = +3{,}12 \text{ kcal mol}^{-1}$$

Hexacloro-ciclo-hexano (todos trans)

Note que este valor é apenas uma estimativa. Foram ignoradas, por exemplo, as seis interações *vici* de Cl—Cl na forma com todos os substituintes equatoriais, o que reduziria a energia entre os dois confôrmeros. Também foram descartadas as seis interações 1,3 diaxiais na forma em que todos os substituintes são axiais, o que tenderia a contrapôr aquele efeito. Para outros exemplos, tente os Problemas 30 a 33.

4-20. a. Acredita-se que o alcano tetracíclico tensionado A isomeriza-se termicamente ao isômero alqueno cíclico B. Sugira um mecanismo possível.

SOLUÇÃO

Ao lidar com problemas mecanísticos você deve assimilar cuidadosamente todas as informações disponíveis, como, aliás, aconteceria com um experimentalista que observasse a reação e encontrasse o mesmo desafio. O primeiro ponto é que o composto A é tensionado. Mas, quanto? *Resposta* (Seções 4-2 e 4-6): ele é um alcano policíclico que tem três anéis de quatro átomos ligados. O segundo ponto é que a conversão de A em B é uma isomerização. Podemos verificar rapidamente a veracidade desta afirmação ao observar que ambos os compostos têm a mesma fórmula molecular, $C_{12}H_{18}$. O terceiro ponto é que o processo é "puramente" térmico: não são mencionados outros reagentes que possam atacar A, adicionar-se a ele ou serem eliminados. O quarto ponto é: que mudanças topológicas (de conectividade) ocorreram? *Resposta*: um tetraciclo transforma-se em um monociclo, ou seja, os três anéis de ciclobutano abrem-se para gerar um ciclododecatrieno. O quinto ponto é: quais são as mudanças qualitativas nas ligações? *Resposta*: três ligações simples são perdidas e três ligações duplas são formadas.

De posse dos resultados desta análise, já é possível escrever um mecanismo: precisamos quebrar três ligações C—C por pirólise (Seção 3-3). O resultado é um hexa-radical bastante estranho, mas, uma inspeção mais cuidadosa mostra que os átomos que acomodam os seis radicais são adjacentes, isto é, formam-se três pares de elétrons em carbonos adjacentes que dão origem às três ligações duplas. Portanto, é possível propor para o processo um mecanismo com apenas uma etapa.

b. Sem levar em conta o mecanismo, a isomerização é possível do ponto de vista termodinâmico? Estime o valor aproximado de $\Delta H°$, usando o valor de 65 kcal mol^{-1} para a força da ligação π (Seção 11-2).

SOLUÇÃO

Vamos, primeiro, esclarecer a pergunta. A questão *não* é se a quebra das três ligações dos ciclobutanos é factível do ponto de vista cinético, como sugerido pelo mecanismo da parte (a) ou por outro caminho. A questão é saber qual é a direção preferencial do equilíbrio A ⇌ B. Ele está no sentido do produto (Seção 2-1)? Vimos que é possível obter uma estimativa da resposta calculando $\Delta H°$ = (a soma das energias das ligações quebradas) – (a soma das energias das ligações formadas) (Seções 2-1 e 3-4). O segundo termo na equação é simples porque estamos formando três ligações π, com 195 kcal mol^{-1} no total. Como lidar com as três ligações σ que são quebradas? A Tabela 3-2 estima a energia de uma ligação C_{sec}—C_{sec} como 85,5 kcal mol^{-1}. No nosso caso, esta ligação é enfraquecida pela tensão de anel (Seção 4-2, Tabela 4-2): 85,5 − 26,3 = 59,2 kcal mol^{-1}. Multiplicando este valor por 3, temos o primeiro termo da equação de $\Delta H°$, 177,6 kcal mol^{-1}. Assim, o $\Delta H°$ (A ⇌ B) ≈ −17,4 kcal mol^{-1}. Conclusão: de fato, essa reação acontece! Note como a tensão inerente à estrutura A afeta sua função na termólise. Sem a tensão, a reação seria endotérmica.

Conceitos importantes

1. A nomenclatura dos **cicloalcanos** baseia-se na dos alcanos lineares.
2. Todos os cicloalcanos, menos os 1,1-dissubstituídos, existem como dois isômeros: quando ambos os substituintes estão na mesma face da molécula, eles são ditos **cis**, se estão em faces opostas, **trans**. Os isômeros cis e trans são **estereoisômeros**, isto é, os compostos têm a mesma conectividade, mas o arranjo espacial de seus átomos é diferente.
3. Alguns cicloalcanos **têm tensão**. Distorções nas ligações do carbono tetraédrico introduzem **tensões angulares**. A **tensão de coincidência** (**torcional**) ocorre quando as ligações C—C da estrutura não podem adotar conformações em oposição. A repulsão estérica entre átomos do anel gera a **tensão transanelar**.
4. A tensão angular em cicloalcanos pequenos é reduzida pela formação de ligações "curvas".
5. Ângulo de ligação, coincidência e outras tensões que ocorrem nos cicloalcanos maiores do que o ciclopropano (que é necessariamente plano) são acomodadas por desvios de planaridade.
6. A tensão de anel em cicloalcanos pequenos dá origem a reações que levam à abertura do anel.
7. Desvios da planaridade levam a estruturas com conformações flexíveis. É o caso do ciclo-hexano, que pode existir como **cadeira**, **bote** ou **bote torcido**. O ciclo-hexano cadeira é quase livre de tensão.
8. O ciclo-hexano cadeira tem hidrogênios: **axial** e **equatorial**. Estes se interconvertem rapidamente na temperatura normal por **interconversão cadeira-cadeira**, com energia de ativação de 10,8 kcal mol^{-1} (45,2 kJ mol^{-1}).
9. Em ciclo-hexanos monossubstituídos, o $\Delta G°$ de equilíbrio entre duas conformações cadeira depende do tipo de substituinte presente. Os substituintes axiais sofrem **interações 1,3-diaxiais**.
10. Em ciclo-hexanos muito substituídos, o efeito dos substituintes é frequentemente **aditivo**. Os substituintes mais volumosos tendem a ficar na posição equatorial.
11. Os cicloalcanos que podem adotar a conformação *anti* e não têm repulsões transanelares são livres de tensão.
12. Os sistemas **bicíclicos** podem ser **fundidos** ou **em ponte**. A fusão pode ser cis ou trans.
13. Os produtos naturais podem ser classificados de acordo com sua estrutura, atividade fisiológica, taxonomia ou origem bioquímica. Os **terpenos** são exemplos desta última classe, e os **esteroides**, da primeira.
14. Os terpenos são constituídos por unidades **isopreno**, com cinco carbonos.
15. Os esteroides têm três anéis de ciclo-hexano fundidos em ângulo (anéis A, B e C) ligados a um anel de ciclopentano, D. Os substituintes beta estão acima do plano molecular, e os substituintes alfa, abaixo.
16. Uma classe importante de esteroides é a dos **hormônios sexuais**, que exercem várias funções fisiológicas, incluindo o controle da fertilidade.

Problemas

21. Escreva todas as estruturas com um anel que você puder para a fórmula C_5H_{10}. Dê nome a todas elas.
22. Escreva todas as estruturas com um anel que você puder para a fórmula C_6H_{12}. Dê nome a todas elas.
23. Nomeie as seguintes moléculas segundo a nomenclatura IUPAC.

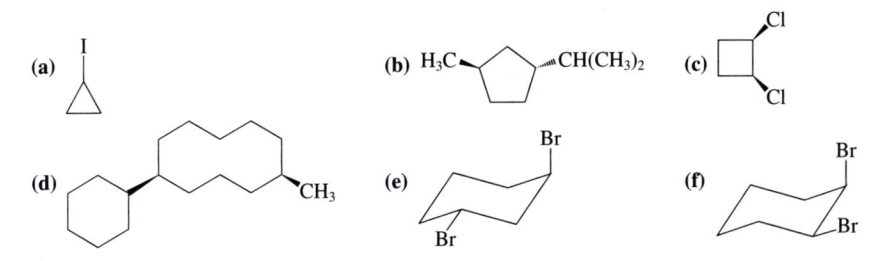

24. Desenhe as estruturas das seguintes moléculas. Dê um nome sistemático para qualquer composto cujo nome não está de acordo com a nomenclatura IUPAC: (**a**) isobutil-ciclo-pentano; (**b**) ciclo-propil-ciclo-butano; (**c**) ciclo-hexil-etano; (**d**) (1-etil-etil)-ciclo-hexano; (**e**) (2-cloro-propil)-ciclo-pentano e (**f**) *terc*-butil-ciclo-heptano.

25. Desenhe as estruturas das seguintes moléculas: (**a**) *trans*-1-cloro-2-etil-ciclo-propano; (**b**) *cis*-1-bromo-2-cloro-ciclo-pentano; (**c**) 2-cloro-1,1-dietil-ciclo-propano; (**d**) *trans*-2-bromo-3-cloro-1,1-dietil-ciclo-propano; (**e**) *cis*-1,3-dicloro-2,2-dimetil-ciclo-butano e (**f**) *cis*-2-cloro-1,1-difluoro-3-metil-ciclo-pentano.

Reatividade por hidrogênio frente ao radical Cl·

Cicloalcano	Reatividade
ciclopentano	0,9
ciclobutano	0,7
ciclopropano	0,1

Nota: relativo ao ciclo-hexano = 1,0; em 68°C, $h\nu$, solvente CCl_4.

26. Os dados cinéticos da cloração via radicais de alguns cicloalcanos (veja a tabela ao lado) mostram que as ligações C—H do ciclopropano e, em menor extensão, do ciclobutano são diferentes do esperado. (**a**) O que estes dados dizem sobre a força da ligação C—H no ciclopropano e sobre a estabilidade do radical ciclopropila? (**b**) Sugira uma razão para a estabilidade característica do radical ciclopropila. (**Sugestão:** compare a tensão angular do radical com a do ciclopropano.)

27. Escreva um mecanismo para a monobromação via radicais do ciclo-hexano, mostrando as etapas de iniciação, propagação e terminação. Desenhe o produto em sua conformação mais estável.

28. Use os dados das Tabelas 3-2 e 4-2 para estimar os valores de $DH°$ das ligações C—C em: (**a**) ciclopropano; (**b**) ciclobutano; (**c**) ciclopentano e (**d**) ciclo-hexano.

29. Desenhe cada um dos seguintes ciclobutanos nas duas conformações dobradas que se interconvertem (Figura 4-3). Quando as duas conformações tiverem energias diferentes, identifique a forma mais estável e indique que tipos de tensão aumentam a energia da estrutura menos estável. (**Sugestão**: o ciclobutano dobrado tem posições axiais e equatoriais semelhantes às do ciclo-hexano cadeira.) (**a**) metilciclobutano (**b**) *cis*-1,2-dimetil-ciclo-butano (**c**) *trans*-1,2-dimetil-ciclo-butano (**d**) *cis*-1,3-dimetil-ciclo-butano (**e**) *trans*-1,3-dimetil-ciclo-butano

Qual é o mais estável: o *cis*- ou o *trans*-1,2-dimetil-ciclo-butano; o *cis*- ou o *trans*-1,3-dimetil-ciclo-butano?

30. Indique, para cada um dos seguintes derivados do ciclo-hexano, (i) se a molécula é um isômero cis ou trans e (ii) se ela está na conformação mais estável. Se a resposta do item (ii) for não, desenhe a conformação mais estável.

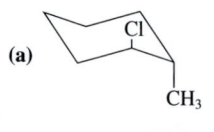

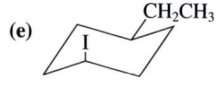

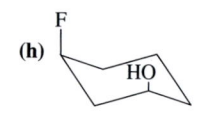

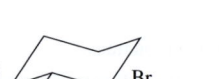

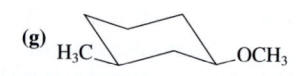

31. Use a Tabela 4-3 e calcule $\Delta G°$ da conversão para outra conformação do anel em cada uma das estruturas do Problema 30. Preste atenção ao sinal correto dos valores de energia (isto é, se eles são negativos ou positivos).

32. Desenhe a conformação mais estável de cada um dos seguintes ciclo-hexanos substituídos. Desenhe a molécula na forma cadeira de mais alta energia: (**a**) ciclo-hexanol; (**b**) *trans*-3-metil-ciclo-hexanol (veja as estruturas na margem); (**c**) *cis*-1-metil-3-(1-metil-etil)-ciclo-hexano; (**d**) *trans*-1-etil-3-metóxi-ciclo-hexano (veja a estrutura na margem) e (**e**) *trans*-1-cloro-4-(1,1-dimetil-etil)-ciclo-hexano.

33. Estime, para cada molécula do Problema 32, as diferenças de energia entre a conformação mais estável e a segunda melhor conformação. Calcule a razão aproximada entre as duas em 300 K.

34. Construa o diagrama de energia potencial (semelhante ao da Figura 4-9) da interconversão entre os confôrmeros do metilciclo-hexano. Coloque as duas conformações cadeira nas extremidades da curva de coordenada de reação *versus* energia de interconversão conformacional.

35. Desenhe todos os confôrmeros em cadeira possíveis do ciclo-hexil-ciclo-hexano.

36. Dentre os quatro confôrmeros em *bote* do metilciclo-hexano, qual é o mais estável e por quê?

37. A conformação mais estável do *trans*-1,3-bis(1,1-dimetil-etil)-ciclo-hexano não é a forma cadeira. Que conformação você predizeria para esta molécula? Explique.

38. O hidrocarboneto bicíclico formado pela fusão de um anel de ciclo-hexano com um anel ciclopentano é conhecido como hexa-hidroindano (na margem). Usando os desenhos da *trans*- e da *cis*-decalina como referência (Figura 4-13), desenhe as estruturas do *trans*- e do *cis*- hexa-hidroindano, mostrando cada anel em sua conformação mais estável.

39. Consulte a estrutura da *cis*- e da *trans*-decalina na Figura 4-13. Qual dos isômeros é o mais estável na sua opinião? Estime a diferença de energia entre eles.

40. Vários compostos tricíclicos na natureza têm um anel de ciclopropano fundido a uma estrutura de *cis*-decalina, como se vê na molécula do triciclo[$5.4.0^{1,3}.0^{1,7}$]undecano (na margem). Em vários países, algumas dessas substâncias têm um histórico de uso como remédios tradicionais para fins de contracepção. Faça um modelo desse composto. Como o anel ciclopropano afeta as conformações dos dois anéis de ciclo-hexano? Os anéis de ciclo-hexano da *cis*-decalina são capazes (simultaneamente) de fazer a interconversão cadeira-cadeira (relembre o Exercício 4-13). Isso também é verdadeiro para o triciclo[$5.4.0^{1,3}.0^{1,7}$]undecano?

41. A glicose, um açúcar natural (Capítulo 24), existe nas duas formas cíclicas isômeras mostradas a seguir. Elas são chamadas de α e β, respectivamente, e estão em equilíbrio. Veremos os detalhes deste processo químico no Capítulo 17.

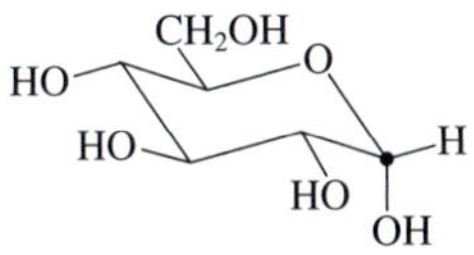

forma α da glicose 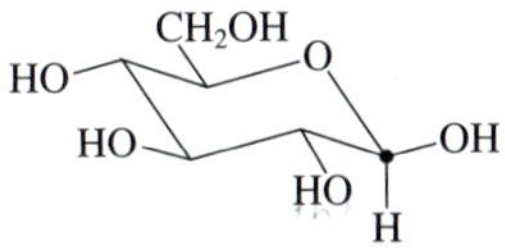   **forma β da glicose**

(a) Qual das duas formas é a mais estável?
(b) No equilíbrio, as duas formas estão na razão aproximada de 64:36. Calcule a diferença de energia livre que corresponde a essa razão. Como este valor se correlaciona com os dados da Tabela 4-3?

42. Identifique cada uma das moléculas seguintes como monoterpenos, sesquiterpenos ou diterpenos (todos os nomes são comuns).

(a) 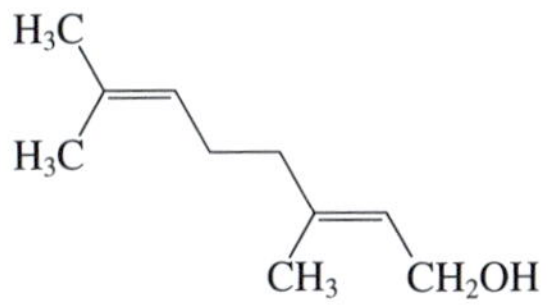 Geraniol

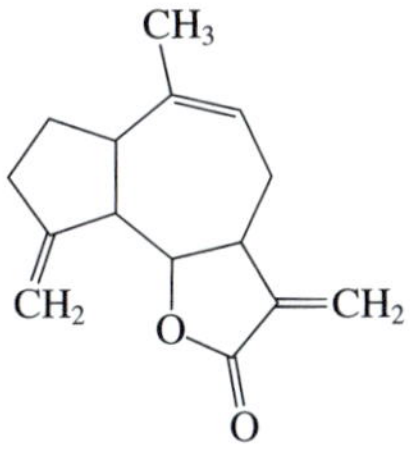

(b) Eremantina

(c) 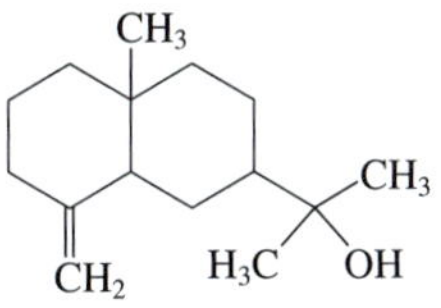 Eudesmol

(d) 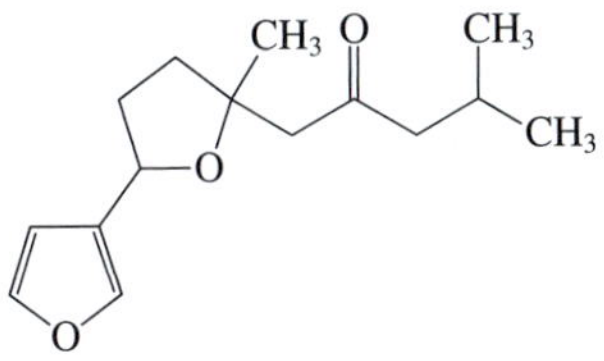 Ipomeamarona

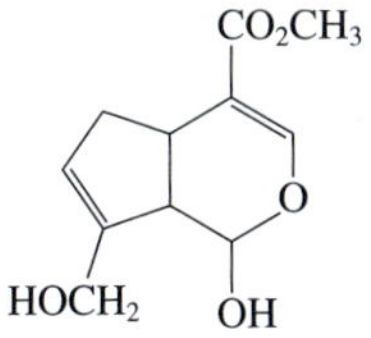

(e) Genipina

(f) 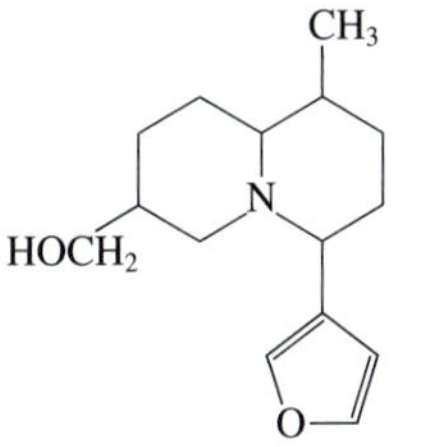 Castoramina

(g) 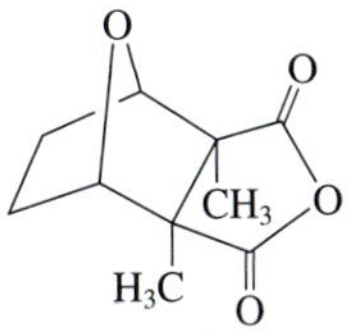 Cantaridina

(h) 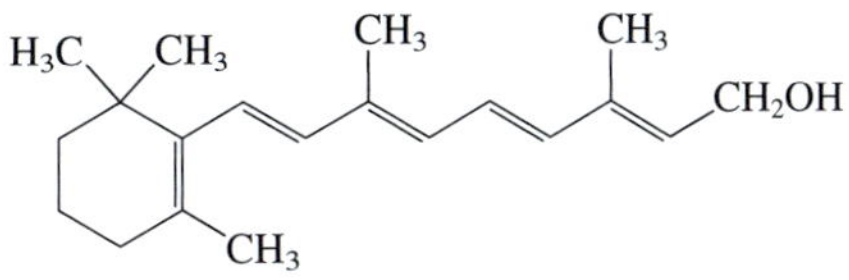 Vitamina A

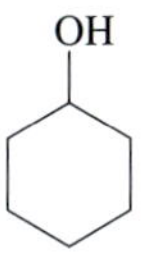

Ciclo-hexanol

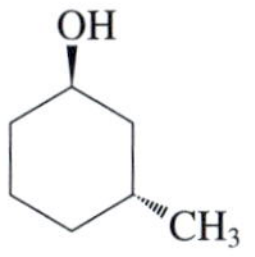

trans-3-Metil-ciclo-hexanol

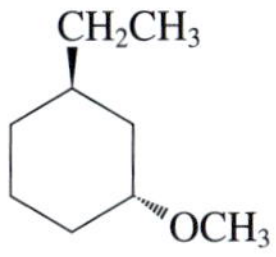

trans-1-Etil-3-metóxi-ciclo-hexano

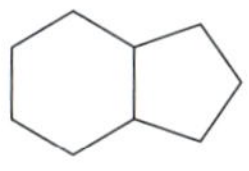

Hexa-hidroindano

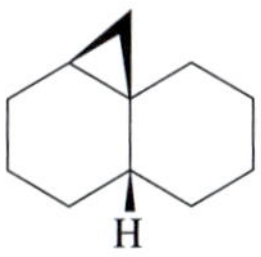

Triciclo[$5.4.0^{1,3}.0^{1,7}$]undecano

43. Marque com um círculo os grupos funcionais das estruturas do Problema 42 e identifique-os pelo nome.

44. Assinale as unidades 2-metil-1,3-butadieno (isopreno) em cada uma das moléculas orgânicas naturais do Problema 42.

45. Marque com um círculo os grupos funcionais dos três esteroides ilustrados na Seção 4-7 e identifique-os pelo nome. Marque todas as ligações polarizadas, atribuindo cargas parciais positivas ou negativas (δ^+ ou δ^-).

46. Mostramos aqui outros exemplos de moléculas que ocorrem na natureza e têm anéis com tensão.

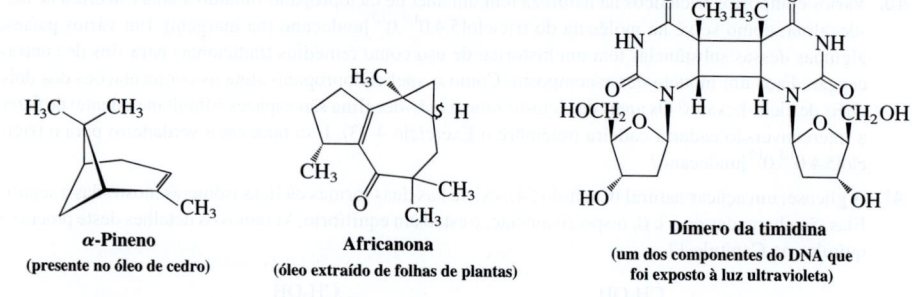

Ácido-1-amino-ciclo-propanoico
(presente nas plantas, esta molécula é importante no amadurecimento das frutas e na queda das folhas no outono)

α-Pineno
(presente no óleo de cedro)

Africanona
(óleo extraído de folhas de plantas)

Dímero da timidina
(um dos componentes do DNA que foi exposto à luz ultravioleta)

Identifique os terpenos (se for o caso). Encontre as unidades 2-metil-1,3-butadieno em cada estrutura. Classifique os compostos como monoterpenos, sesquiterpenos ou diterpenos.

47. DESAFIO Se o ciclobutano fosse plano, os ângulos C—C—C— seriam iguais a 90° e, teoricamente, as ligações C—C seriam formadas por orbitais *p* puros. Que hibridação dos átomos de carbono da molécula permitiria que as ligações C—H fossem equivalentes? Onde, exatamente, estaria localizado cada átomo de hidrogênio? Que características estruturais da molécula do ciclobutano contradizem esta hipótese?

48. Compare a estrutura do ciclodecano em cadeira com a *trans*-decalina. Explique por que o ciclodecano em cadeira tem muita tensão, enquanto a *trans*-decalina quase não tem tensão. Construa os modelos.

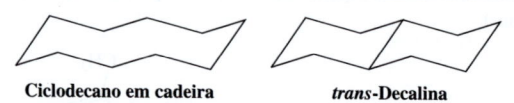

Ciclodecano em cadeira   **trans-Decalina**

49. O ácido fusídico é um produto microbiano semelhante a um esteroide com atividade potente como antibiótico de amplo espectro. Sua estrutura molecular bastante incomum revelou aos pesquisadores detalhes dos métodos usados pela natureza na síntese de esteroides.

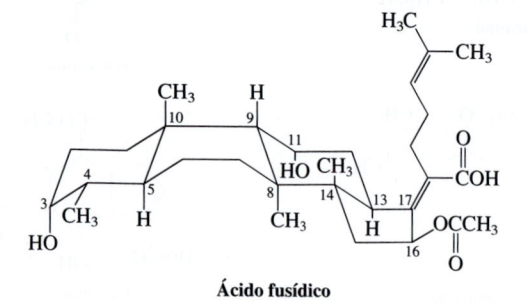

Ácido fusídico

(a) Localize todos os anéis do ácido fusídico e determine suas conformações.
(b) Identifique todas as fusões de anéis da molécula definindo sua geometria como cis ou trans.
(c) Identifique todos os substituintes α e β ligados aos anéis.
(d) Descreva em detalhes como esta molécula difere de um esteroide típico pela geometria e pela estereoquímica. (Para ajudar a responder esta questão, os átomos de carbono da cadeia principal da molécula foram numerados.)

50. A oxidação enzimática de alcanos a álcoois é uma versão simplificada das reações que produzem os hormônios esteroides adrenocorticais. Na biossíntese da corticosterona a partir da progesterona (Seção 4-7), duas dessas oxidações ocorrem sucessivamente (*a, b*). Acredita-se que as mono-oxigenases atuem como um complexo doador de oxigênio nessas reações. Um mecanismo sugerido, aplicado aqui ao ciclo-hexano, inclui as duas etapas a seguir.

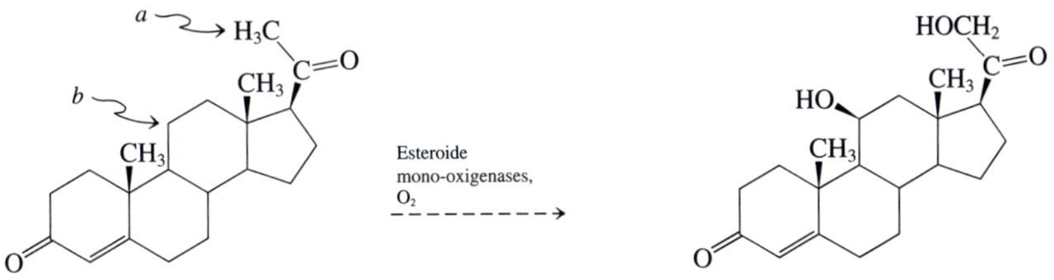

Progesterona → (Esteroide mono-oxigenases, O_2) → **Corticosterona**

Ciclo-hexano + O (átomo) →(Enzima)→ ciclo-hexil• + •OH → ciclo-hexanol

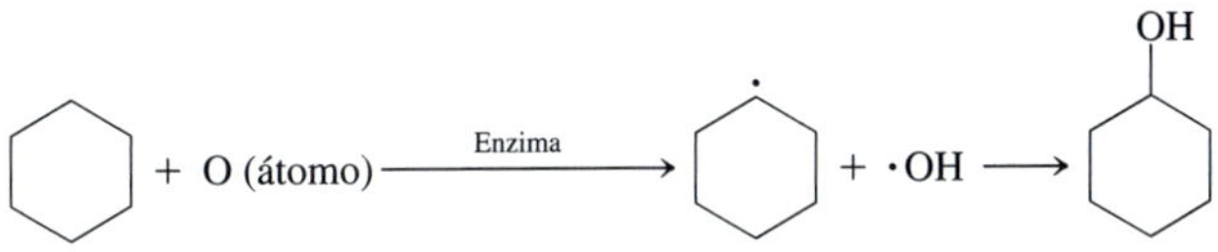

Calcule o $\Delta H°$ de cada etapa e da reação total de oxidação do ciclo-hexano. Use os seguintes valores de $DH°$: ligação C—H do ciclo-hexano, 98,5 kcal mol^{-1}, ligação O—H do radical, 102,5 kcal mol^{-1}, ligação C—O do ciclo-hexanol, 96 kcal mol^{-1}.

51. DESAFIO O dicloreto de iodobenzeno, formado na reação entre o iodobenzeno e o cloro, é um reagente usado na cloração das ligações C—H de alcanos. As clorações com este reagente são iniciadas por luz.

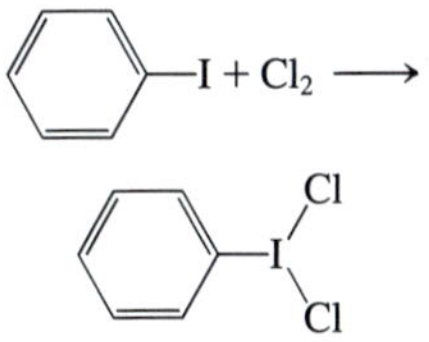

C₆H₅—I + Cl₂ →

C₆H₅—ICl₂

Dicloreto de iodobenzeno

(a) Proponha um mecanismo via radicais para a cloração de um alcano típico, RH, usando o dicloreto de iodobenzeno. Para ajudar, a equação total da reação e a etapa de iniciação são dadas a seguir.

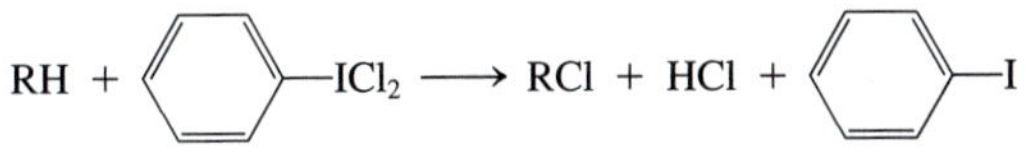

RH + C₆H₅—ICl₂ → RCl + HCl + C₆H₅—I

Iniciação: C₆H₅—ICl₂ →(hν) C₆H₅—İ—Cl + Cl•

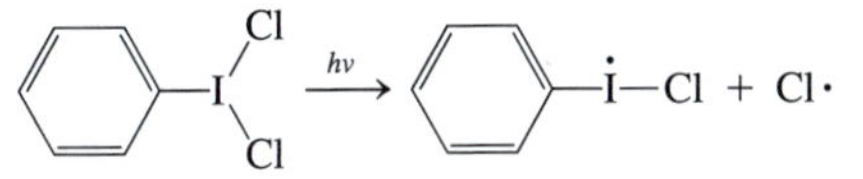

(b) A cloração via radicais de esteroides típicos, com o auxílio do dicloreto de iodobenzeno, dá, predominantemente, três isômeros monoclorados. Com base na reatividade (terciário, secundário, primário) e considerando os efeitos estéricos (que podem impedir que um reagente se aproxime de uma ligação C—H, reduzindo, assim, sua reatividade), prediga os três sítios de reação mais importantes da molécula do esteroide. Construa um modelo ou analise cuidadosamente os desenhos do núcleo do esteroide da Seção 4-7.

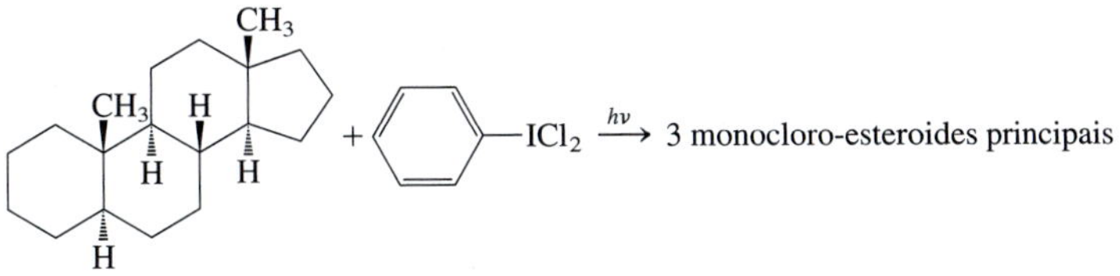

esteroide + C₆H₅—ICl₂ →(hν) 3 monocloro-esteroides principais

52. DESAFIO Na natureza, como o Problema 50 indica, as reações enzimáticas que introduzem grupos funcionais no núcleo de um esteroide são altamente seletivas, diferentemente da cloração em laboratório descrita no Problema 51. Todavia, a adaptação, de forma inteligente, desta reação permite mimetizar parcialmente no laboratório a seletividade observada na natureza. Dois exemplos são dados a seguir:

(a) [reação de esteroide iodado com Cl₂, hv, adicionando Cl]

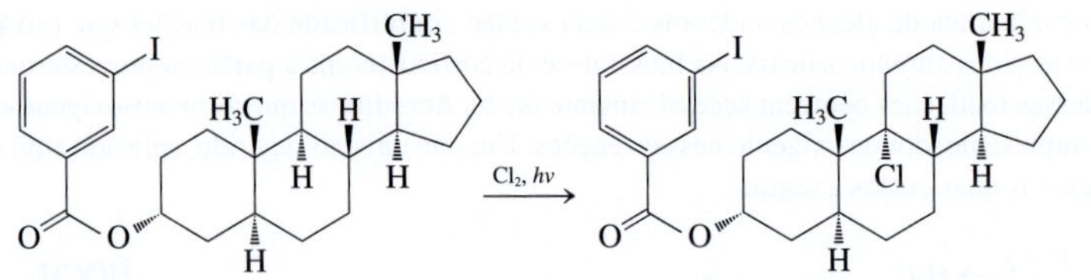

(b) [reação análoga com isômero para do iodobenzeno]

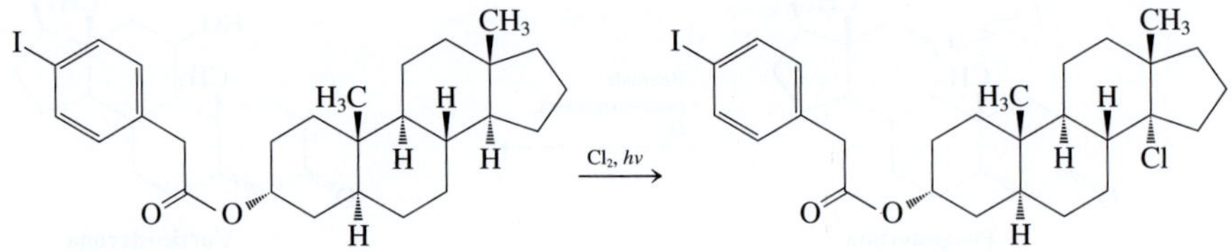

Proponha explicações razoáveis para os resultados dessas duas reações. Construa um modelo do produto de adição de Cl₂ a cada composto iodado (compare com o Problema 51) para ajudar na análise.

Trabalho em grupo

53. Considere os seguintes compostos:

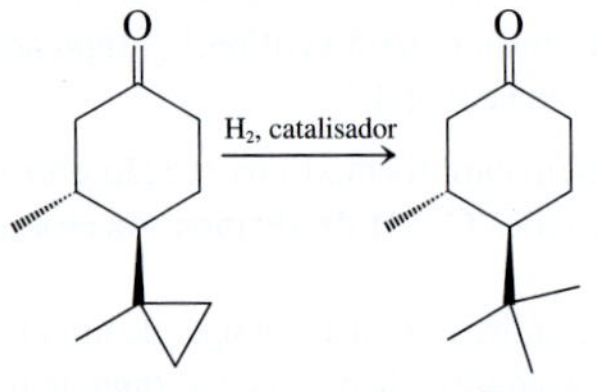

A → (H₂, catalisador) → B

A análise conformacional revela que, embora o composto A exista na conformação cadeira, isto não acontece com o composto B.

(a) Construa um modelo de A. Desenhe as conformações em cadeira e identifique os substituintes como equatoriais ou axiais. Marque com um círculo a conformação mais estável. (Note que o carbono da carbonila tem hibridação sp^2 e, portanto, o oxigênio ligado não é nem equatorial nem axial. Não deixe que isso o engane.)

(b) Construa um modelo de B. Considere as interações transanelar e *vici* em sua análise das duas formas cadeira. Discuta os problemas estéricos destas conformações em comparação às de A. Ilustre os pontos principais de sua discussão com projeções de Newman. Sugira uma conformação de B menos impedida estericamente.

Problemas pré-profissionais

54. Qual dos seguintes cicloalcanos tem a maior tensão no anel?
    (a) ciclopropano   **(b)** ciclobutano   **(c)** ciclo-hexano   **(d)** ciclo-heptano

55. A molécula

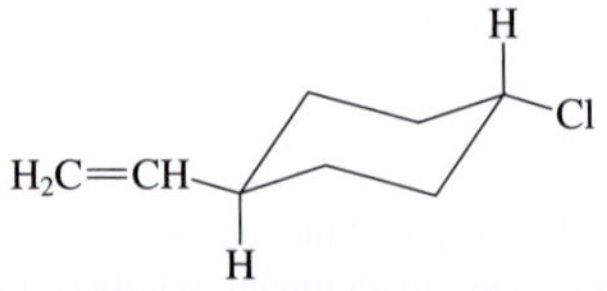

[estrutura: ciclo-hexano com H₂C=CH– e Cl como substituintes]

tem **(a)** um cloro axial e um carbono sp^2, **(b)** um cloro axial e dois carbonos sp^2, **(c)** um cloro equatorial e um carbono sp^2 ou **(d)** um cloro equatorial e dois carbonos sp^2.

56. No composto

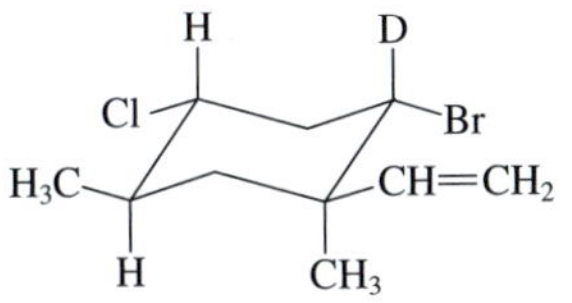

(a) D é equatorial
(b) As metilas são equatoriais
(c) Cl é axial
(d) O deutério é axial

57. Qual das seguintes estruturas tem o menor calor de combustão?

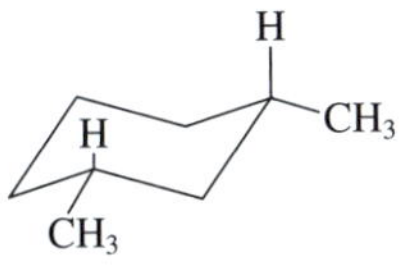

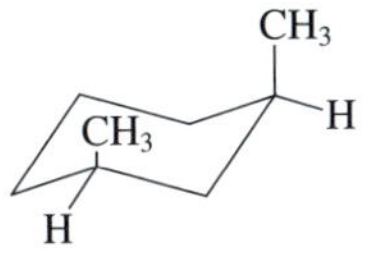

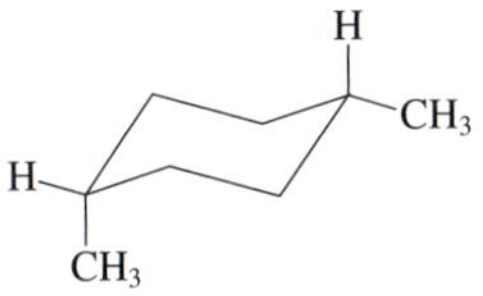

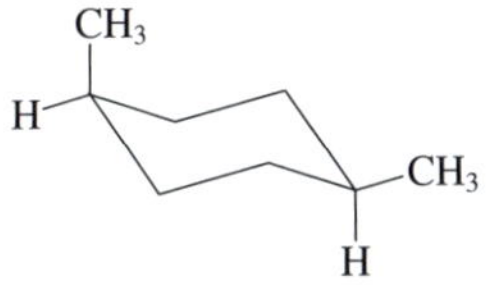

CAPÍTULO 5

[Estereoisômeros]

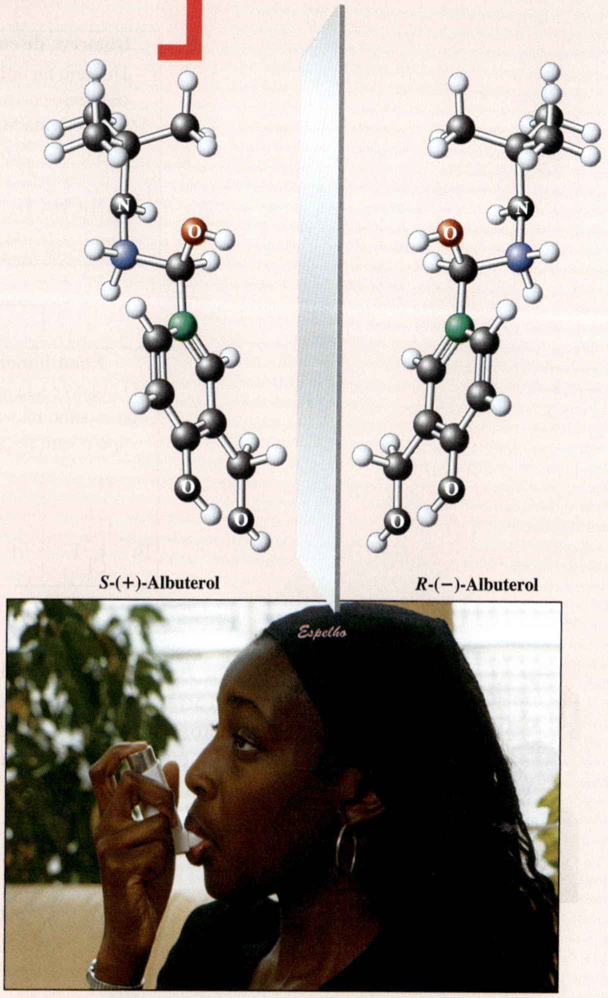

S-(+)-Albuterol   *R*-(−)-Albuterol

Certamente você já se olhou no espelho pela manhã e disse: "Este aí não sou eu"! Bem, você estava certo. A imagem que você vê no espelho não é idêntica a seu corpo: você e sua imagem no espelho não são *superponíveis*. Você pode verificar isso facilmente tentando cumprimentar sua imagem no espelho: se você usar a mão direita, ela lhe oferecerá a mão esquerda! Veremos que várias moléculas têm essa propriedade – isto é, o objeto e sua imagem no espelho não são superponíveis e, portanto, não são idênticas. Como classificamos essas estruturas? Elas têm comportamento diferente e, em caso afirmativo, no que diferem?

Como têm a mesma fórmula molecular, essas moléculas são isômeras, porém sua isomeria é diferente das que encontramos até agora. Vimos nos capítulos anteriores dois tipos de isomeria: a de constituição (também chamada de estrutural) e a estereoisomeria (Figura 5.1). A **isomeria de constituição** diz respeito aos compostos que têm mesma fórmula molecular mas diferem na ordem em que os átomos estão ligados (Seções 1-9 e 2-4).

Os efeitos fisiológicos do objeto e da imagem no espelho do broncodilatador albuterol são bem diferentes. A estrutura *R* aumenta o diâmetro das vias aéreas dos brônquios; a estrutura *S* cancela esse efeito e suspeita-se de que seja um agente inflamatório.

Isômeros de constituição

C_4H_{10} $CH_3CH_2CH_2CH_3$ $H_3C-\underset{CH_3}{\overset{CH_3}{CH}}$

   Butano   2-Metilpropano

C_2H_6O CH_3CH_2OH CH_3OCH_3
               Etanol   Metoximetano
                                   (Dimetil éter)

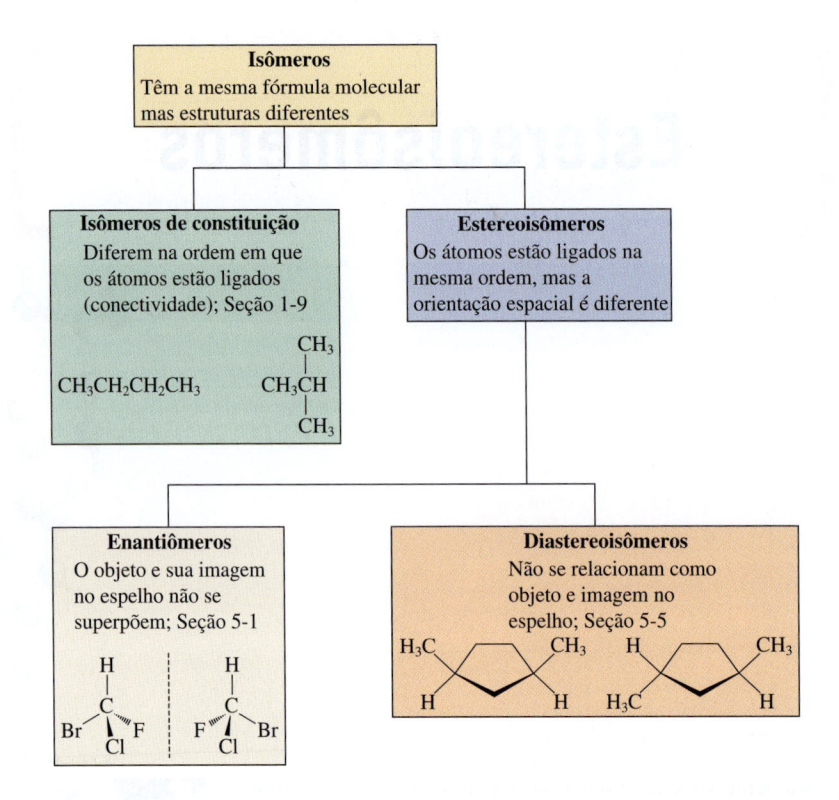

Figura 5-1 Relações entre os diferentes tipos de isômeros.

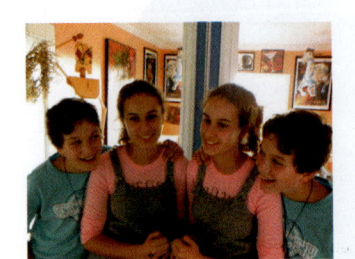

```
                    ┌─────────────────────────────┐
                    │         Isômeros            │
                    │ Têm a mesma fórmula molecular│
                    │   mas estruturas diferentes │
                    └──────────────┬──────────────┘
                       ┌───────────┴───────────┐
        ┌──────────────▼──────────┐  ┌─────────▼──────────────┐
        │ Isômeros de constituição│  │    Estereoisômeros     │
        │  Diferem na ordem em que│  │ Os átomos estão ligados│
        │   os átomos estão ligados│ │    na mesma ordem, mas │
        │ (conectividade); Seção 1-9│ │ a orientação espacial │
        │                          │ │      é diferente       │
        └──────────────────────────┘  └───────────┬────────────┘
                                      ┌───────────┴───────────┐
                          ┌───────────▼─────┐    ┌────────────▼─────────┐
                          │  Enantiômeros   │    │   Diasetereoisômeros │
                          │ O objeto e sua  │    │  Não se relacionam   │
                          │ imagem no espelho│    │ como objeto e imagem│
                          │ não se superpõem;│    │  no espelho; Seção  │
                          │    Seção 5-1    │    │        5-5          │
                          └─────────────────┘    └──────────────────────┘
```

Isômeros de constituição exemplos:
CH₃CH₂CH₂CH₃   CH₃CH(CH₃)CH₃

Julien e Paloma Sat-Vollhardt e suas imagens no espelho.

A **estereoisomeria** descreve isômeros em que seus átomos são ligados na mesma ordem, mas em arranjos espaciais diferentes. Como exemplos de estereoisômeros, podemos mencionar os isômeros cis-trans, que são relativamente estáveis e podem ser isolados, e os isômeros conformacionais, que se equilibram entre si rapidamente e em geral não são isolados (Seções 2-5 a 2-7 e 4-1).

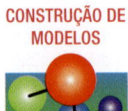

Estereoisômeros

cis-1,3-Dimetil-ciclo-pentano   *trans*-1,3-Dimetil-ciclo-pentano

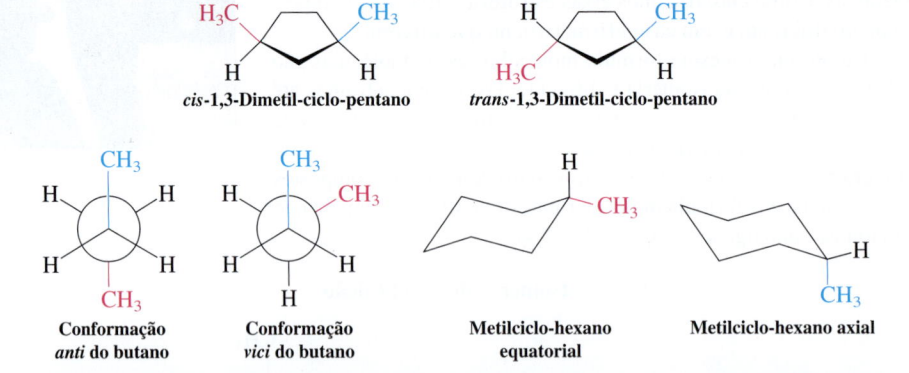

Conformação *anti* do butano   Conformação *vici* do butano   Metilciclo-hexano equatorial   Metilciclo-hexano axial

CONSTRUÇÃO DE MODELOS

EXERCÍCIO 5-1

O ciclo-propil-ciclo-pentano e o ciclo-butil-ciclo-butano são isômeros?

EXERCÍCIO 5-2

Desenhe outros estereoisômeros (conformacionais) do metilciclo-hexano (**Sugestão:** utilize modelos moleculares baseados na Figura 4-8.)

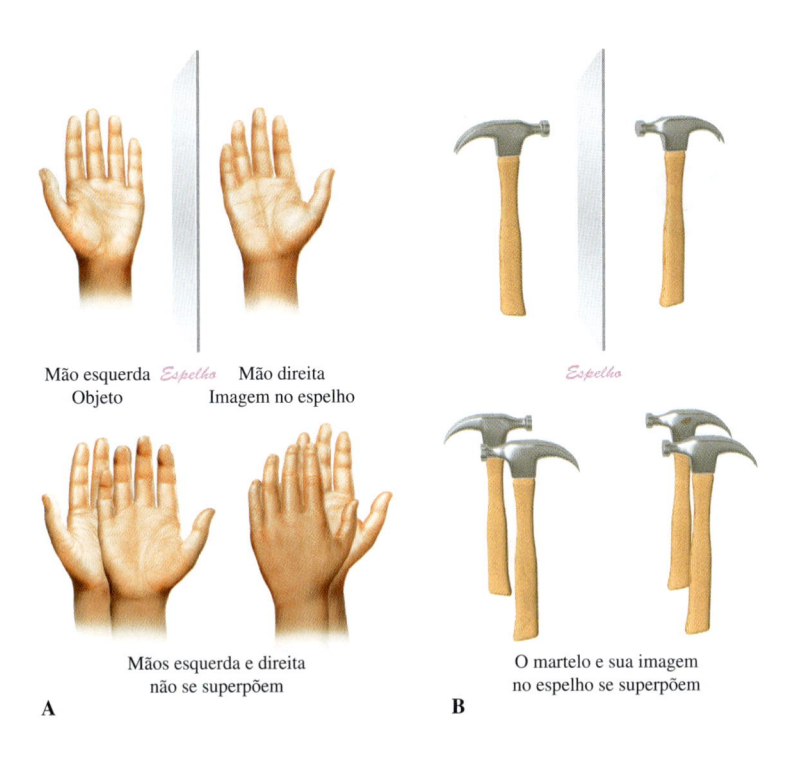

Figura 5-2 (A) As mãos esquerda e direita são modelos para a estereoisomeria objeto-imagem no espelho. (B) Um martelo e sua imagem no espelho se superpõem.

Neste capítulo, introduzimos outro tipo de estereoisomeria, a **estereoisomeria da imagem no espelho**. Dizemos que essa classe de moléculas tem "assimetria", como acontece com sua mão esquerda que não se superpõe a sua mão direita, mas cuja imagem no espelho corresponde à mão direita (Figura 5-2A). Sob este aspecto, as mãos diferem dos objetos que se superpõem a suas imagens no espelho, como acontece com um martelo (Figura 5-2B). A propriedade de assimetria das moléculas é muito importante na natureza, porque grande parte dos compostos biologicamente relevantes são como a "mão direita" ou a "mão esquerda". Por isso, eles reagem de modo diferente um do outro, como cumprimentar um de seus amigos com a mão direita ou com a esquerda. A Figura 5-1 resume as relações entre isômeros.

5-1 Moléculas quirais

O que faz existirem moléculas que são imagens no espelho umas das outras mas que não se superpõem? Examinemos o radical da bromação do butano. A reação ocorre principalmente em um dos carbonos secundários para dar o 2-bromo-butano. Um modelo molecular do reagente *parece* indicar que a substituição de qualquer um dos dois hidrogênios do carbono secundário por bromo gera somente uma forma de 2-bromo-butano (Figura 5-3). Isso é verdade?

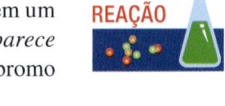

Figura 5-3 A troca de um dos hidrogênios secundários do butano leva aos dois estereoisômeros do 2-bromo-butano.

Moléculas quirais não são superponíveis em suas imagens no espelho

Observe mais atentamente os 2-bromo-butanos obtidos pela substituição de cada um dos hidrogênios de metileno por bromo. As duas estruturas resultantes não se superpõem e, portanto, *não são idênticas* (veja a página a seguir). As duas moléculas têm uma relação de objeto e imagem no espelho e a conversão de uma na outra requer a quebra de ligações. Dizemos que uma molécula que não se superpõe a sua imagem no espelho é **quiral**. Cada um dos isômeros do par objeto/imagem no espelho é chamado de **enantiômero** (*enantios*, do grego, oposto). No exemplo da bromação do butano, forma-se uma mistura 1:1 dos enantiômeros.

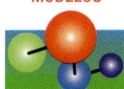

Objeto — **Imagem no espelho**

Espelho

Objeto visto de cima na mesma posição

Imagem no espelho de cima girada para coincidir os grupos etila (em azul) e metila (em verde)

Não se superpõe ao objeto

Os dois enantiômeros do 2-bromo-butano não se superpõem

Enantiômeros

| Objeto, quiral | Imagem no espelho, quiral | Quiral | Aquiral | Aquiral | Quiral |

Plano do espelho — Não se superpõe à imagem no espelho — Superpõe-se à imagem no espelho — Não se superpõe à imagem no espelho

Centro quiral

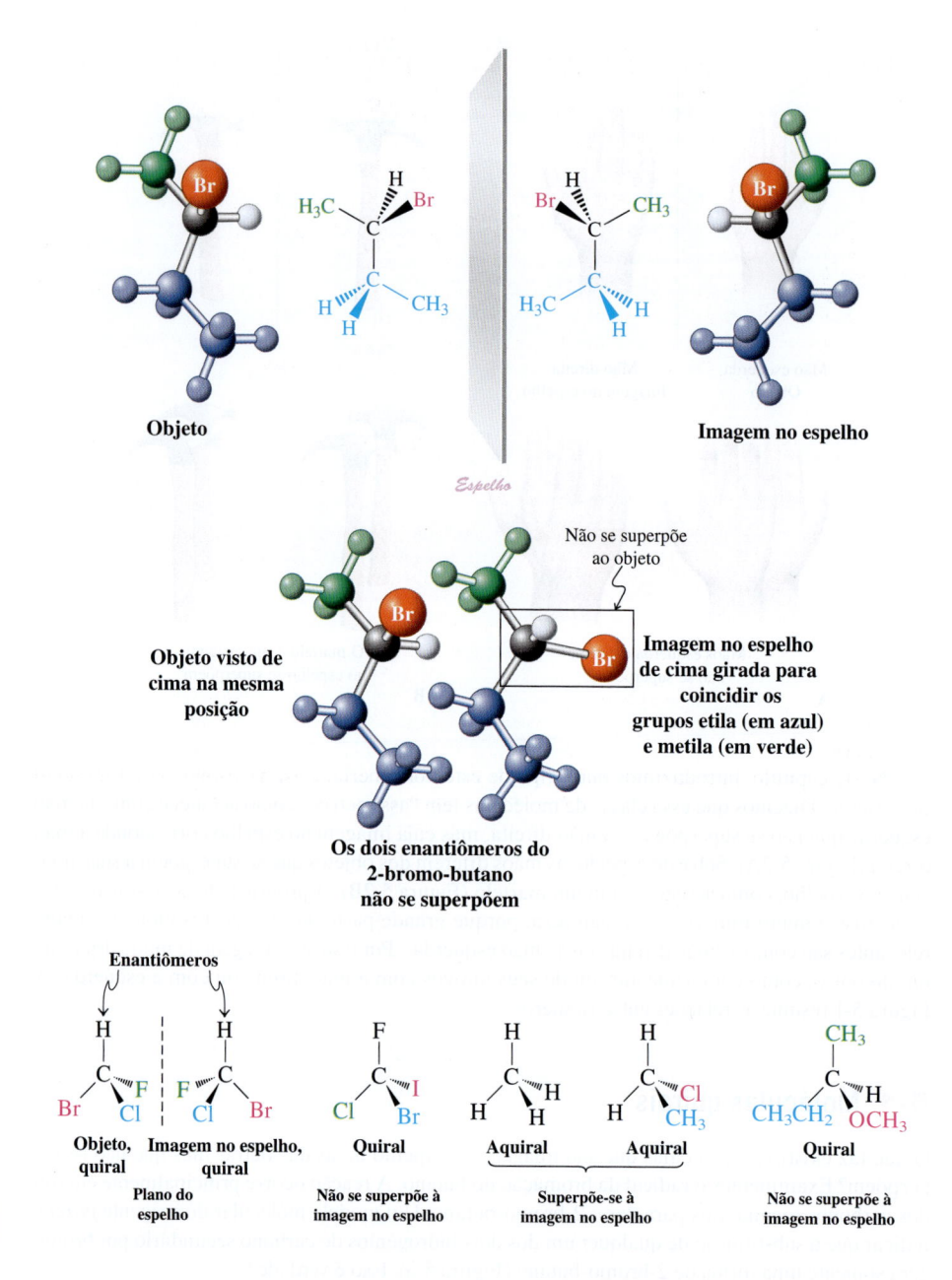

Imagem — Imagem no espelho

Plano do espelho

(C* = um centro quiral baseado na assimetria do carbono)

Contrastando com as moléculas quirais, como o 2-bromo-butano, diz-se que uma molécula que se superpõe a sua imagem é **aquiral**. Exemplos de moléculas quirais e aquirais foram dados anteriormente. As duas primeiras estruturas quirais são enantiômeras.

Todos os exemplos de moléculas quirais apresentados têm um átomo ligado a quatro grupos substituintes *diferentes*. Este tipo de átomo é chamado de **átomo assimétrico** (por exemplo, carbono assimétrico) ou um **centro quiral**. Centros deste tipo são, às vezes, marcados com um asterisco. *Moléculas com um centro quiral são sempre quirais*. (Veremos, na Seção 5-6, que estruturas com mais de um centro desse tipo *não* são necessariamente quirais.)

EXERCÍCIO 5-3

Dentre os produtos naturais mostrados na Seção 4-7, quais são quirais e quais são aquirais? Dê o número de centros quirais em cada caso.

A simetria das moléculas ajuda a distinguir estruturas quirais e aquirais

A palavra *quiral* é derivada do grego *cheir*, que significa "mãos" ou "se assemelha às mãos". As mãos humanas têm uma relação de objeto com sua imagem no espelho típica dos enantiômeros (veja a Figura 5-2A). Dentre muitos outros objetos quirais estão os pares de sapatos, as orelhas, os parafusos e as escadas em espiral. Por outro lado, existem inúmeros objetos aquirais, como as bolas, os copos de vidro comuns, os martelos (Figura 5-2B) e os pregos.

Muitos objetos quirais, como as escadas em espiral, não têm centros quirais. Isso também é verdadeiro para muitas moléculas quirais. *Lembre-se de que o único critério para a quiralidade é o objeto não ser superponível a sua imagem no espelho.* Neste capítulo, limitaremos a discussão às moléculas quirais que resultam da presença de centros quirais. Mas como determinar se uma molécula é quiral ou não? Como você sem dúvida já percebeu, nem sempre é fácil dizer. A melhor maneira é construir modelos moleculares da molécula e de sua imagem no espelho e ver se há superposição. Entretanto, este procedimento consome muito tempo, sendo mais simples observar a simetria da molécula de interesse.

DESTAQUE QUÍMICO 5-1

Substâncias quirais na natureza

Como vimos na introdução deste capítulo, o corpo do ser humano é quiral. Na verdade, a quiralidade é muito comum no mundo natural macroscópico. Além disso, geralmente há predominância de uma forma quiral em relação à outra. Por exemplo, a maioria dos humanos é manidestra; o coração está do lado esquerdo do corpo, e o fígado, do lado direito; a trepadeira ipomeia enrola-se em um suporte formando sempre uma hélice inversa (anti-horária) e a madressilva prefere a direção oposta; dentre as conchas, predominam as que têm a espiral direita (em ambos os lados do Equador); e assim por diante.

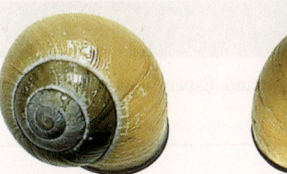

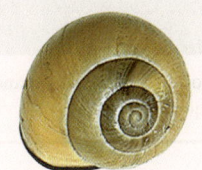

Conchas de caramujos comestíveis: a razão entre as que têm a espiral no sentido direito (horário) (à esquerda) e as que a têm no sentido inverso (anti-horário) é de 20.000:1.

Essa "assimetria" preferencial também ocorre no mundo nanoscópico das moléculas; na verdade, é a presença de blocos moleculares quirais que, muitas vezes, dá a quiralidade macroscópica. Assim, muitos compostos orgânicos quirais existem na natureza apenas como um dos enantiômeros e outros existem em ambas as formas. A quiralidade está associada a uma função biológica específica, ditada pela presença de sítios receptores quirais no corpo (veja o Destaque Químico 5-5). Por exemplo, a *alanina* é um aminoácido natural abundante encontrado somente em uma forma. O *ácido láctico*, porém, ocorre no sangue e nos fluidos musculares na forma de um dos enantiômeros, mas no leite fermentado e em algumas frutas e plantas, como uma mistura dos dois.

Ácido 2-amino-propanoico (Alanina)

Ácido 2-hidróxi-propanoico (Ácido láctico)

Outro exemplo é a *carvona* [2-metil-5-(1-metil-etenil)-2-ciclo-hexenona], que tem um centro quiral em um anel de seis átomos. Este átomo de carbono tem quatro substituintes diferentes, se levarmos em conta que os dois átomos vizinhos do anel são dois substituintes diferentes. Na verdade, eles são diferentes porque, a partir do centro quiral, a sequência dos átomos no sentido horário difere da sequência no outro sentido. A carvona ocorre na natureza na forma dos dois enantiômeros, cada uma com um odor muito característico: um dos enantiômeros tem o odor do cominho, e o outro o aroma da hortelã.

Neste livro, você encontrará muitos exemplos de moléculas quirais naturais que existem na forma de só um dos enantiômeros.

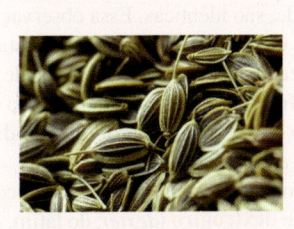

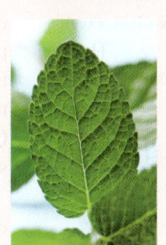

Semente de cominho Espelho Hortelã

Enantiômeros da carvona

Química Orgânica

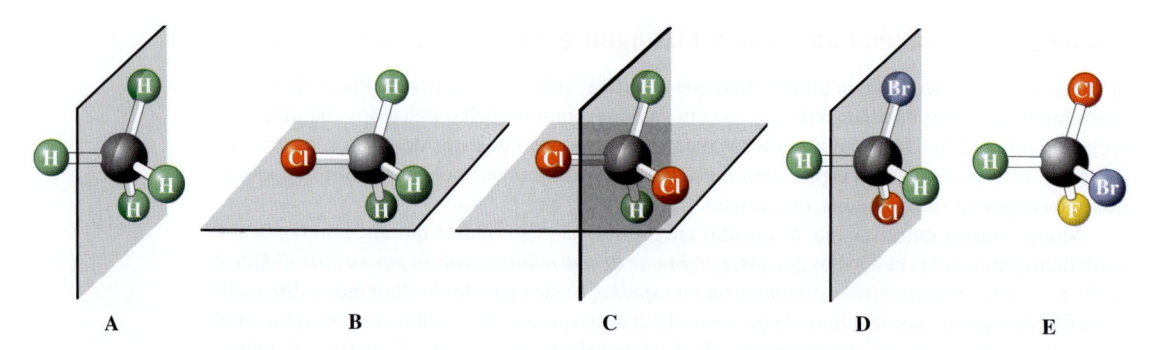

Figura 5-4 Exemplos de planos de simetria: (A) o metano tem seis planos de simetria (incluindo os seis vértices do tetraedro, dois a dois), dos quais somente um é mostrado; (B) o clorometano tem três planos de simetria, dos quais só um é mostrado; (C) o diclorometano só tem dois planos de simetria; (D) o bromo-cloro-metano só tem um plano de simetria e (E) o bromo-cloro-fluoro-metano não tem planos de simetria. As moléculas quirais não podem ter planos de simetria.

CONSTRUÇÃO DE MODELOS

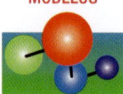

No caso da maior parte das moléculas orgânicas, basta usar um critério simples para verificar a quiralidade: a existência ou a ausência de um plano de simetria. Um **plano de simetria** (o **plano do espelho**) é um plano que secciona a molécula, de modo que a parte da molécula que está em um dos lados é a imagem no espelho da parte que está no outro lado. Por exemplo, o metano tem seis planos de simetria, o clorometano, três, o diclorometano, dois, o bromo-cloro-metano, um, e o bromo-cloro-fluoro-metano, nenhum (Figura 5-4).

Como utilizar esse critério para distinguir uma molécula quiral de uma aquiral? *As moléculas quirais não podem ter planos de simetria*. Por exemplo, os primeiros quatro metanos da Figura 5-4 são claramente aquirais porque têm um plano de simetria. Você será capaz de classificar a maior parte das moléculas deste livro como quirais ou aquirais simplesmente determinando se há ou não um plano de simetria.

EXERCÍCIO 5-4

Desenhe os seguintes objetos aquirais, indicando o plano de simetria em cada caso: uma bola, um copo de água comum, um martelo, uma cadeira, uma mala e uma escova de dentes.

EXERCÍCIO 5-5

Desenhe as estruturas de todos os isômeros do dimetilciclobutano. Especifique quais são quirais. Mostre os planos de simetria das estruturas aquirais.

EM RESUMO, uma molécula quiral existe em uma das duas formas estereoisoméricas chamadas de enantiômeros, que se relacionam como um objeto e a sua imagem no espelho não superponível. A maior parte das moléculas orgânicas quirais têm um centro quiral, embora existam estruturas quirais que não têm centro quiral. As moléculas que têm um plano de simetria são aquirais.

5-2 Atividade óptica

Enantiômeros do 2-Bromo-butano

Propriedades físicas idênticas, exceto:

Rotação do plano da luz no sentido *horário*: **dextrógiro**

Rotação do plano da luz no sentido *anti-horário*: **levógiro**

Nossos primeiros exemplos de moléculas quirais foram os dois enantiômeros do 2-bromo-butano. Se quiséssemos isolar cada enantiômero na forma pura, veríamos que suas propriedades físicas, como os pontos de ebulição, de fusão e a densidade, são idênticas. Essa observação não deve surpreender. As ligações são as mesmas, bem como o conteúdo de energia. Entretanto, quando um tipo especial de luz, chamada de luz plano-polarizada, passa por uma amostra de um dos enantiômeros, o plano de polarização da luz incidente sofre *rotação* (no sentido horário ou anti-horário). Quando o mesmo experimento é repetido com o outro enantiômero, o plano da luz polarizada sofre rotação pelo mesmo ângulo, *mas no sentido oposto*.

Um enantiômero que desvia o plano da luz polarizada no sentido horário, com o observador estando de frente para a fonte de luz, é chamado de **dextrógiro** (*dexter*, do latim, direita) e o composto é arbitrariamente designado como enantiômero (+). O outro enantiômero desvia o plano da luz polarizada no sentido anti-horário e é chamado de **levógiro** (*laevus*, do latim, esquerda) e é chamado arbitrariamente de enantiômero (−). Essa interação especial com a luz é a **atividade óptica** e os enantiômeros são frequentemente chamados de **isômeros ópticos**.

Mede-se a rotação óptica com um polarímetro

O que é a luz plano-polarizada e como medir sua rotação? A luz comum é um feixe de ondas eletromagnéticas que oscilam simultaneamente em todos os planos perpendiculares à direção do raio de luz. Quando a luz passa através de um material denominado polarizador, todas menos uma dessas ondas de luz são eliminadas, resultando em um feixe que oscila em um só plano: a **luz plano-polarizada** (Figura 5-5).

Figura 5-5 Medida da rotação óptica do enantiômero (−) do 2-bromo-butano com um polarímetro.

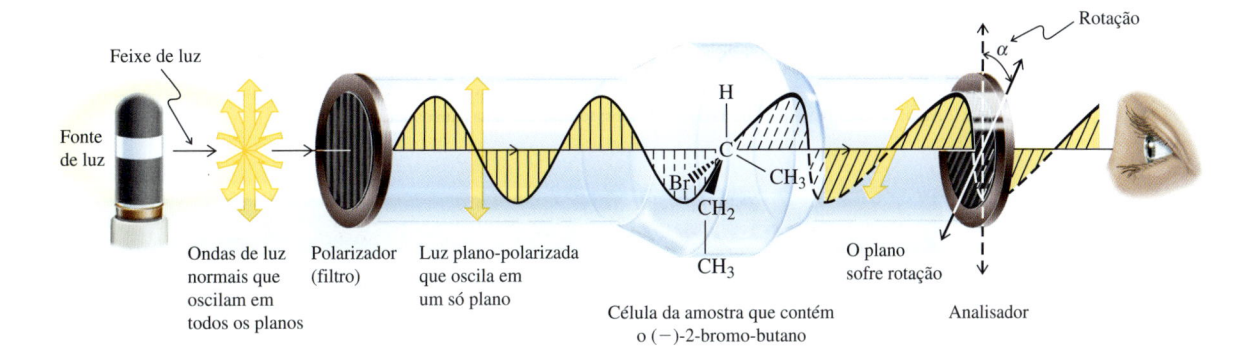

Quando a luz passa por uma molécula, os elétrons ao redor do núcleo e das várias ligações interagem com o campo elétrico do feixe de luz. Se um feixe de luz plano-polarizada passa por uma substância quiral, o campo elétrico interage diferentemente com, digamos, a metade "à esquerda" e a metade "à direita" da molécula. Essa interação provoca a rotação do plano de polarização, chamada de **rotação óptica**. As amostras que provocam o desvio são ditas **opticamente ativas**.

As rotações ópticas são medidas com um **polarímetro** (Figura 5-5). Nesse tipo de instrumento, a luz é inicialmente polarizada antes de atravessar uma célula que contém a amostra. O ângulo de rotação do plano de polarização é medido alinhando-se outro polarizador – chamado de analisador – de modo que o máximo de transmitância do feixe de luz atinja o olho do observador. A rotação medida (em graus) é a **rotação óptica observada**, α, da amostra. O ângulo de rotação depende da concentração e da estrutura da molécula opticamente ativa, do caminho óptico da célula, do comprimento de onda da luz utilizada, do solvente e da temperatura. Para evitar ambiguidades, os químicos utilizam um valor normalizado de α, a **rotação específica**, $[\alpha]$, característica de cada composto. Esta quantidade depende do solvente e é definida como

Rotação específica*

$$[\alpha]_\lambda^{t°} = \frac{\alpha}{l \cdot c}$$

Em que $[\alpha]$ = rotação específica
t = temperatura em graus Celsius
λ = comprimento de onda da luz incidente; para uma lâmpada de vapor de sódio, comumente usada, toma-se a linha de emissão amarela D (em geral indicada por D) com $\lambda = 589$ nm.
α = rotação óptica observada em graus
l = caminho óptico da célula em decímetros; esse valor é frequentemente igual a 1 (isto é, 10 cm).
c = concentração (gramas por mililitro de solução).

---

* As dimensões de $[\alpha]$ são graus.cm^2.g^{-1}, as unidades (para $l = 1$) são 10^{-1}.graus.cm^2.g^{-1}. (Lembre-se: 1 mL = 1 cm^3.) Devido à complexidade, na prática é comum usar $[\alpha]$ sem unidade, em contraste com a rotação observada α (graus). Por razões práticas de solubilidade, algumas referências listam c em gramas por 100 mL, isto é, a rotação observada tem de ser multiplicada por 100.

Tabela 5-1 Rotação específica de vários compostos quirais $[\alpha]_D^{25°C}$

Composto	$[\alpha]$	Composto	$[\alpha]$
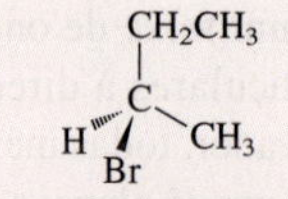 (−)-2-Bromo-butano	−23,1	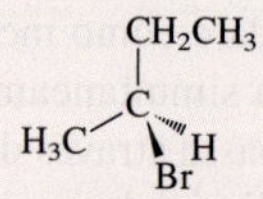 (+)-2-Bromo-butano	+23,1
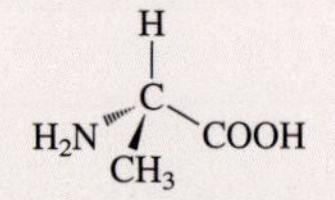 Ácido (+)-2-amino-propanoico [(+)-Alanina]	+8,5	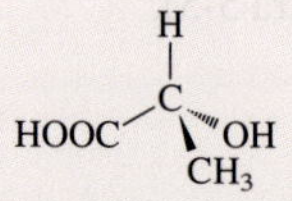 Ácido (−)-2-hidróxi-propanoico [Ácido (−)-láctico]	−3,8

Nota: líquidos puros para os halogenoalcanos; solução em água para os ácidos.

EXERCÍCIO 5-6

Uma solução com 0,1 g.mL^{-1} de açúcar comum (a sacarose natural) em água, colocada em uma célula de 10 cm, tem rotação óptica de (+) 6,65°. Calcule $[\alpha]$. Esta informação dá o valor de $[\alpha]$ do enantiômero da sacarose natural?

A rotação específica de uma molécula opticamente ativa é uma constante física característica, como o ponto de fusão, o ponto de ebulição ou a densidade. A Tabela 5-1 lista quatro valores de rotação específica.

A rotação óptica indica a composição dos enantiômeros

Como vimos, os enantiômeros desviam o plano da luz polarizada em ângulos iguais, porém em direções opostas. Assim, no caso do 2-bromo-butano, o enantiômero (−) desvia o plano no sentido anti-horário em 23,1°, e sua imagem no espelho, o (+)-2-bromo-butano, no sentido horário em 23,1°. Uma mistura 1:1 dos enantiômeros (+) e (−) não mostra rotação e é, portanto, opticamente inativa. Misturas como essa são chamadas de **misturas racêmicas**. Se um determinado enantiômero entra em equilíbrio com o outro enantiômero do par, dizemos que ele sofreu **racemização**. Por exemplo, aminoácidos como a (+)-alanina (Tabela 5-1) sofrem um processo muito lento de racemização em depósitos fósseis, resultando na redução da sua atividade óptica.

A atividade óptica de uma amostra de molécula quiral é diretamente proporcional à razão entre os dois enantiômeros. Ela é máxima quando só um dos enantiômeros está presente, isto é, a amostra é opticamente pura. Ela é zero quando os dois enantiômeros ocorrem em quantidades iguais, isto é, a amostra é racêmica e opticamente inativa. Na prática, muitas vezes encontra-se misturas em que um enantiômero está em excesso em relação ao outro. O **excesso de enantiômero** (*ee*) quantifica a relação:

Excesso de enantiômero (*ee*) = % do enantiômero majoritátio − % do enantiômero minoritário

Como um racemato é uma mistura 1:1 dos dois (*ee* = 0), o *ee* mede a quantidade de um enantiômero em excesso no racemato. O *ee* é obtido a partir da % de rotação óptica da mistura em relação à do enantiômero puro, também chamada de **pureza óptica**:

Pureza óptica e excesso de enantiômero

$$\text{Excesso de enantiômero } (ee) = \text{pureza óptica} = \frac{[\alpha]_{\text{Mistura}}}{[\alpha]_{\text{Enantiômero puro}}} \times 100\%$$

EXERCÍCIO 5-7

Trabalhando com os conceitos: *ee* e pureza óptica

Uma solução de (+)-alanina de um fóssil tem [α] = +4,25. Qual é o *ee* e a pureza óptica? Qual é a composição dos enantiômeros da amostra e como se obtém a rotação óptica observada a partir dela?

Estratégia
Precisamos saber qual é a rotação específica da (+)-alanina pura e, então, usar a equação anterior para obter as respostas.

Solução
- A Tabela 5-1 dá a rotação específica da (+)-alanina pura: + 8,5.
- Nossa equação diz: Excesso enatiomérico (*ee*) = pureza óptica = (4,25/8,5) × 100% = 50%
- Isso significa que 50% da amostra são do isômero (+) puro e os 50% restantes são da mistura racêmica. Como a parte racêmica tem quantidades iguais dos enantiômeros (+) e (−), a composição real da amostra é 75% (+)-alanina e 25% (−)-alanina.
- Os 25% do enantiômero (−) cancelam a rotação de uma quantidade correspondente do enantiômero (+). Essa mistura é, portanto, 75% − 25% = 50% opticamente pura, e a rotação óptica é a metade da observada para o enantiômero dextrógiro puro.

EXERCÍCIO 5-8

Tente você

Qual é a rotação óptica de uma amostra de (+)-2-bromo-butano que é 75% opticamente pura? Quais são as porcentagens dos enantiômeros (+) e (-) presentes na amostra? Responda as mesmas questões para amostras com 50% e 25% de pureza óptica.

EM RESUMO, dois enantiômeros podem ser diferenciados pela atividade óptica, isto é, por sua interação com o plano da luz polarizada, medida em um polarímetro. Um dos enantiômeros desvia o plano da luz polarizada no sentido horário (dextrógiro), e o outro, no sentido anti-horário (levógiro) pelo mesmo ângulo. A rotação específica, [α], é uma constante física observada somente nas moléculas quirais. A interconversão entre enantiômeros leva à racemização e ao desaparecimento da atividade óptica.

5-3 Configuração absoluta: regras de sequência R-S

Como estabelecer a estrutura de um enantiômero puro de um composto quiral? E, se soubermos a resposta, existe uma forma de nomear essa estrutura inequivocamente e distingui-la do outro enantiômero?

A difração de raios X pode estabelecer a configuração absoluta

Todas as características físicas de um enantiômero são idênticas às do outro enantiômero do par, com exceção do sinal da rotação óptica. Será que existe uma correlação entre o sinal da rotação óptica e o arranjo espacial dos grupos substituintes, a **configuração absoluta**? Seria possível determinar a estrutura de um enantiômero medindo o valor de [α]? Infelizmente, a resposta de ambas as perguntas é não. *Não existe correlação direta entre o sinal da rotação e a estrutura de um determinado enantiômero*. Por exemplo, a conversão do ácido láctico (Tabela 5-1) no sal de sódio muda o sinal (e o ângulo) da rotação, mas a configuração absoluta do centro quiral permanece a mesma (veja na margem).

$[\alpha]_D^{25°C} = -3,8$
Ácido (−)-láctico
(Levógiro)

NaOH, H₂O

$[\alpha]_D^{25°C} = +13,5$
(+)-Lactato de sódio
(Dextrógiro)

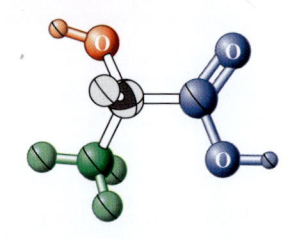

Estrutura do ácido (+)-láctico deduzida por difração de raios X

Esquema de prioridade em cores

$a > b > c > d$

Se o sinal da rotação nada diz sobre a estrutura, como saber de que enantiômero de uma molécula quiral estamos falando? Em outras palavras, como saber que o enantiômero levógiro do 2-bromo-butano tem a estrutura indicada na Tabela 5-1 (e, portanto, que o enantiômero dextrógiro tem a configuração oposta)? Essa informação pode ser obtida diretamente pela análise da difração de raios X de cristais simples (Seção 1-9 e a figura da margem). Isso não quer dizer que todo o composto quiral deve ser submetido à análise de raios X para a determinação de sua estrutura. A configuração absoluta também pode ser estabelecida por comparação química com uma molécula que já teve sua estrutura determinada por esse método. Por exemplo, o conhecimento da configuração do centro quiral do ácido (−)-láctico por raios X também fornece a configuração absoluta do (+)-sal de sódio (que é a mesma).

Os centros quirais são definidos como *R* ou *S*

Para nomear inequivocamente os enantiômeros, é necessário um sistema que permita indicar a quiralidade da molécula, uma nomenclatura tipo "mão direita" *versus* "mão esquerda". Um sistema deste tipo foi desenvolvido pelos químicos R.S. Cahn, C. Ingold e V. Prelog.*

Vejamos como especificar a quiralidade do átomo do carbono assimétrico. O primeiro passo é ordenar os quatro substituintes em ordem de prioridade decrescente, de acordo com as regras dadas a seguir. O substituinte *a* tem a maior prioridade, *b*, a segunda maior, *c* a terceira, e *d*, a menor prioridade. A seguir, posicionamos a molécula (mentalmente, no papel ou usando modelos moleculares) de modo que o substituinte de menor prioridade esteja o mais longe possível do observador (Figura 5-6). Este processo resulta em dois (e apenas dois) possíveis arranjos para os substituintes restantes. Se a progressão decrescente dos substituintes *a*, *b*, *c* estiver no sentido anti-horário, a configuração do centro quiral é chamada de *S* (*sinister*, do latim, esquerda). Por outro lado, se a progressão estiver no sentido horário, o centro é chamado de *R* (*rectus*, do latim, direita). Os símbolos *R* e *S* são colocados em itálico, como um prefixo entre parênteses antes do nome completo do composto quiral, como em (*R*)-2-bromo-butano e (*S*)-2-bromo-butano. Uma mistura racêmica é chamada de *R*,*S*, se necessário, como em (*R*,*S*)-bromo-cloro-fluoro-metano. O sinal da rotação do plano da luz polarizada também pode ser adicionado, se for conhecido, como em (*S*)--(+)-2-bromo-butano e (*R*)-(−)-2-bromo-butano. Entretanto, é importante lembrar que os símbolos *R* e *S não* estão necessariamente correlacionados com os sinais de *α*.

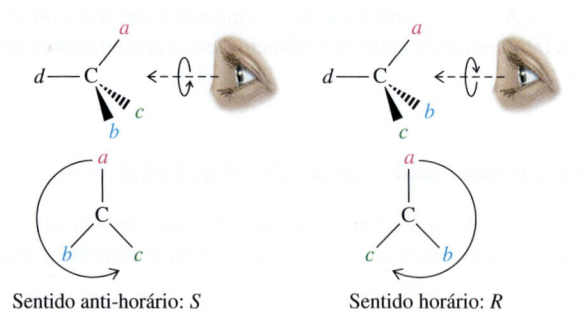

Figura 5-6 Assinalamento da configuração *R* ou *S* de um centro quiral tetraédrico. O grupo de menor prioridade é colocado o mais longe possível do observador. Em muitas das estruturas desenhadas neste capítulo, a prioridade dos substituintes é caracterizada pelas cores – na ordem decrescente, rosa > azul > verde > preto.

Sentido anti-horário: *S*   Sentido horário: *R*

As regras de sequência atribuem prioridade aos substituintes

Antes de utilizar a nomenclatura *R*,*S* para um centro quiral, é necessário primeiro atribuir as prioridades usando as regras de sequência.

---

* Dr. Robert S. Cahn (1899-1981), Membro do Instituto Real de Química, Londres, Inglaterra; Professor Christopher Ingold (1893-1970), University College, Londres, Inglaterra; Professor Vladimir Prelog (1906-1998), Instituto Federal de Tecnologia (ETH), Zurique, Suíça, Prêmio Nobel de 1975 (química).

Regra 1. Olhamos primeiro os átomos ligados diretamente ao centro quiral. O átomo de maior número atômico tem prioridade sobre os de menor número atômico. Consequentemente, o substituinte de menor prioridade é o hidrogênio. No caso de isótopos, o átomo de maior massa atômica tem a prioridade maior.

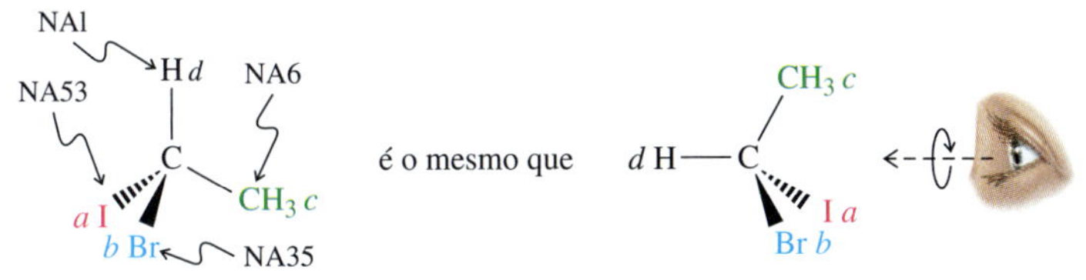

NA = número atômico

(*R*)-1-Bromo-1-iodo-etano

Regra 2. E se dois substituintes tiverem a mesma prioridade quando consideramos os átomos diretamente ligados ao centro quiral? Neste caso, continuamos ao longo das duas cadeias dos substituintes até encontrarmos um ponto de diferença.

Por exemplo, um substituinte etila tem prioridade sobre metila. Por quê? No ponto de ligação com o centro quiral, cada substituinte tem um átomo de carbono de igual prioridade. Entretanto, continuando a partir desse centro, a metila tem somente átomos de hidrogênio, mas a etila tem um átomo de carbono (de maior prioridade).

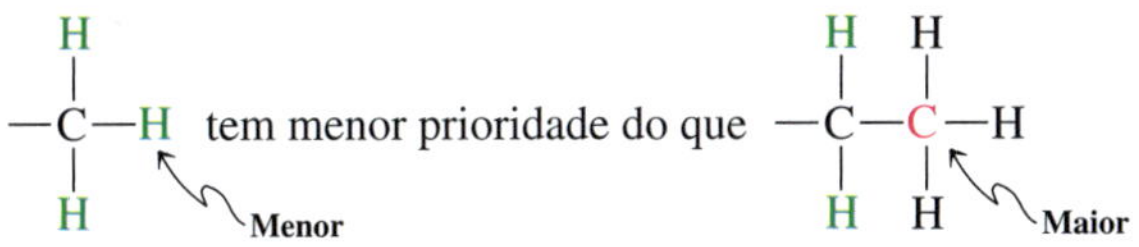

Nota: os substituintes ligam-se ao centro quiral da molécula de interesse.

No entanto, 1-metil-etila tem prioridade sobre etila, porque no grupo etila o primeiro carbono está ligado somente a outro carbono, mas em 1-metil-etila ele está ligado a dois. De modo semelhante, 2-metil-propila tem prioridade maior do que butila e menor do que 1,1-dimetil-etila.

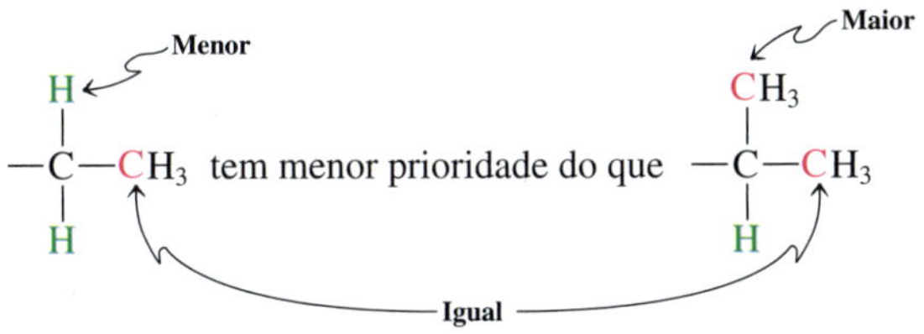

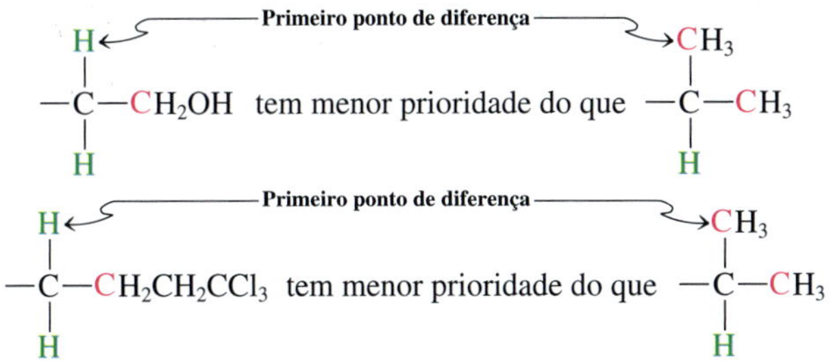

Prioridade em —C$_4$H$_9$

—CH$_2$CH$_2$CH$_2$CH$_3$
Butila

tem menor prioridade do que

—CH$_2$CCH$_3$ (CH$_3$, H)

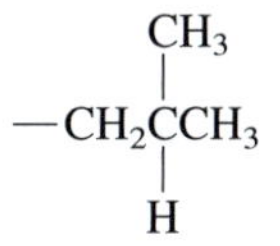

2-Metil-propila

que tem menor prioridade do que

—CCH$_3$ (CH$_3$, CH$_3$)

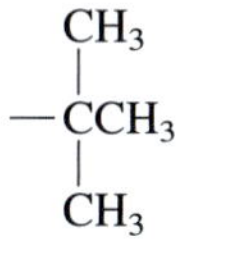

1,1-Dimetil-etila
(*terc*-butila)

Lembre-se de que a decisão da prioridade é feita no *primeiro* ponto de diferença ao longo das cadeias substituintes semelhantes. Uma vez resolvido este ponto, a constituição do resto da cadeia é irrelevante.

Durante o processo, ao chegar a um átomo da cadeia em que ocorre ramificação, escolhemos a ramificação que tem maior prioridade. Quando dois substituintes têm ramificações semelhantes, determina-se a prioridade de cada elemento das cadeias até que ocorra uma diferença.

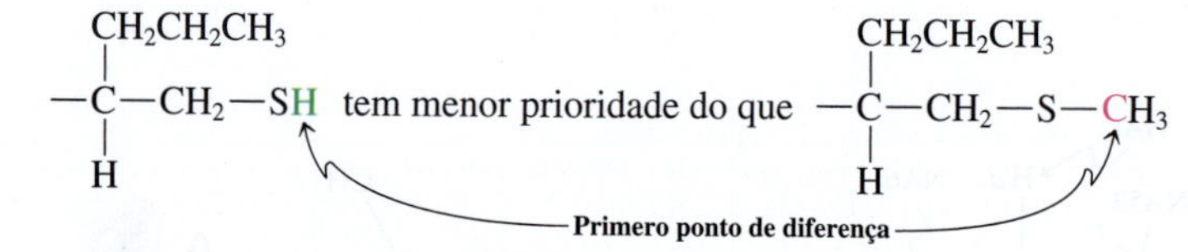

$$\begin{array}{c} CH_2CH_2CH_3 \\ | \\ -C-CH_2-SH \\ | \\ H \end{array} \text{ tem menor prioridade do que } \begin{array}{c} CH_2CH_2CH_3 \\ | \\ -C-CH_2-S-CH_3 \\ | \\ H \end{array}$$

— Primeiro ponto de diferença —

Dois exemplos são apresentados a seguir.

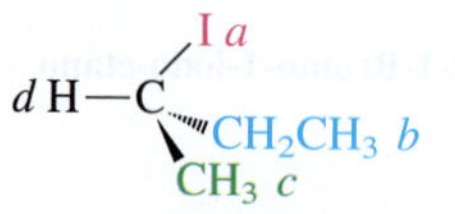

$$d\ H-\overset{I\ a}{\underset{CH_3\ c}{C}}\!\!\!\overset{}{\text{\tiny{...}}}CH_2CH_3\ b \qquad d\ H-\overset{C(CH_3)_3\ a}{\underset{CH(CH_3)_2\ b}{C}}\!\!\!\overset{}{\text{\tiny{...}}}CH_2CH_3\ c$$

(R)-2-Iodo-butano 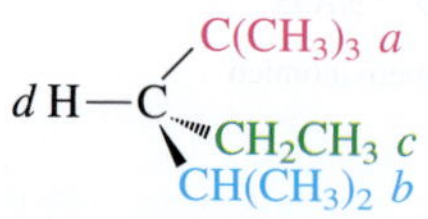 (S)-3-Etil-2,2,4-trimetil-pentano

Regra 3. As ligações duplas e triplas são tratadas como se fossem ligações simples, mas os átomos envolvidos nessas ligações são duplicados ou triplicados nos dois átomos das insaturações.

> Os átomos em rosa mostrados nos grupos que estão no lado direito da representação não estão realmente ali. Eles foram adicionados somente para a atribuição das prioridades dos grupos correspondentes que estão à esquerda.

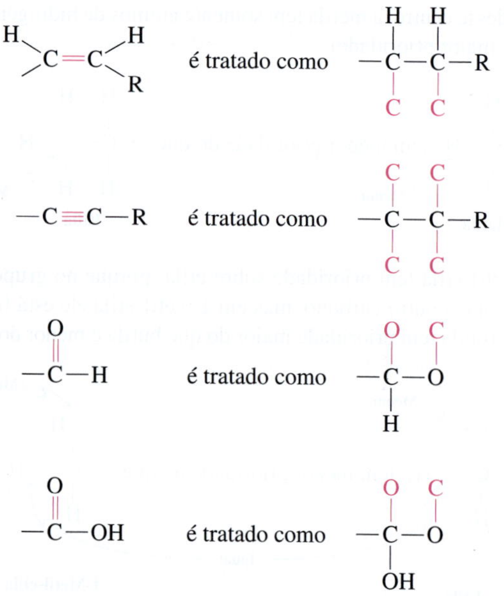

$$\underset{R}{\overset{H}{\underset{}{C}}}\!\!=\!\!\underset{}{\overset{H}{C}} \quad \text{é tratado como} \quad \begin{array}{c} H\ H \\ | \ | \\ -C-C-R \\ | \ | \\ C\ C \end{array}$$

$$-C\equiv C-R \quad \text{é tratado como} \quad \begin{array}{c} C\ C \\ | \ | \\ -C-C-R \\ | \ | \\ C\ C \end{array}$$

$$\underset{}{\overset{O}{\underset{}{\parallel}}}\!\!-C-H \quad \text{é tratado como} \quad \begin{array}{c} O\ C \\ | \ | \\ -C-O \\ | \\ H \end{array}$$

$$\underset{}{\overset{O}{\underset{}{\parallel}}}\!\!-C-OH \quad \text{é tratado como} \quad \begin{array}{c} O\ C \\ | \ | \\ -C-O \\ | \\ OH \end{array}$$

$$d\ H-\overset{CH=CH_2\ b}{\underset{OH\ a}{C}}\!\!\!\overset{}{\text{\tiny{...}}}CH_3\ c$$
R

$$d\ H-\overset{a\ HO\ \ \ O}{\underset{CH_2OH\ c}{C}}\!\!\!\overset{\diagdown\ \ \diagup}{\text{\tiny{...}}}CH\ b$$
R

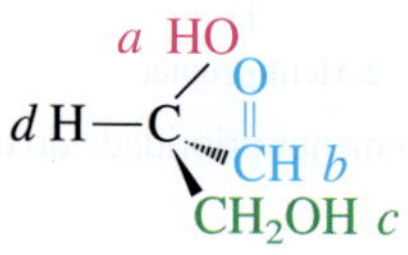

Exemplos são mostrados na margem e nas estruturas do S- e do R-albuterol que aparecem na abertura do capítulo.

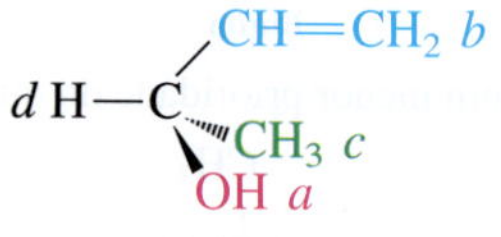

EXERCÍCIO 5-9

Desenhe as estruturas dos seguintes substituintes e coloque-os na ordem de prioridade decrescente.
(a) Metila, bromometila, triclorometila, etila; (b) 2-metil-propila (isobutila), 1-metil-etila (isopropila), ciclo-hexila; (c) butila, 1-metil-propila (sec-butila), 2-metil-propila (isobutila), 1,1-dimetil-etila (terc-butila); (d) etila, 1-cloro-etila, 1-bromo-etila, 2-bromo-etila.

EXERCÍCIO 5-10

Trabalhando com os conceitos: assinalamento de *R* e *S*

Assinale a configuração absoluta do (−)-2-bromo-butano dada na Tabela 5-1.

Estratégia
Para estabelecer a configuração absoluta de uma molécula, não podemos levar em consideração se ela é levógira ou dextrógira. Em vez disso, nos concentramos no centro quiral e posicionamos a molécula no espaço de forma que o substituinte com menor prioridade fique o mais afastado possível. Portanto, a primeira tarefa é atribuir as prioridades, e a segunda é posicionar a molécula no espaço como requerido.

Solução
Vejamos o (−)-2-bromo-butano, reproduzido a seguir (rotulado como **A**) como aparece na Tabela 5-1.

- De acordo com as regras de Cahn–Ingold–Prelog, Br é *a*, CH_2CH_3 é *b*, CH_3 é *c* e H é *d*, conforme mostrado na estrutura **B**.
- Organizar a molécula no espaço pode ser difícil no início, mas fica mais fácil com a prática. Uma abordagem segura é descrita na Figura 5-6, em que você move o esqueleto tetraédrico de forma a colocar a ligação C-*d* no plano da página, apontando para a esquerda, e imagina esse eixo sendo olhado a partir da direita. Para a estrutura **B**, este procedimento significa girar o átomo de carbono para chegar à estrutura **C** (com a ligação C-*d* no plano da página) e então girar no sentido horário para chegar a **D**. Olhando **D** a partir da direita, como mostrado, temos a configuração absoluta: *R*.
- Quanto mais desses assinalamentos fizer, mais você ficará apto a ver as moléculas em três dimensões e a visualizá-las de modo que o trio *a*, *b*, *c* aponte em sua direção, e o grupo *d*, para longe de você.

EXERCÍCIO 5-11

Tente você

Assinale a configuração absoluta das três moléculas restantes da Tabela 5-1.

EXERCÍCIO 5-12

Desenhe um enantiômero de sua escolha (especifique qual, *R* ou *S*) do 2-cloro-butano, 2-cloro-2-fluoro-butano e (HC≡C)(CH_2=CH)(Br)(CH_3).

Para assinalar corretamente a estrutura espacial de estereoisômeros, é bom desenvolver uma "visão" tridimensional ou "estereopercepção". Na maior parte das estruturas que usamos para ilustrar as regras de prioridade, o substituinte de menor prioridade foi colocado à esquerda do carbono central e no plano da página, e os substituintes restantes, à direita, com o grupo que está acima também no plano da página. Entretanto, sabemos que esta não é a única forma correta de desenhar estruturas em linhas pontilhadas e em cunhas; existem outras igualmente corretas. Veja a seguir outras formas de desenhar o (*S*)-2-bromo-butano. Todas são visões diferentes da mesma molécula.

CONSTRUÇÃO DE MODELOS

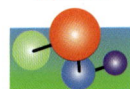

EM RESUMO, o sinal da rotação óptica não pode ser usado para estabelecer a configuração absoluta de um estereoisômero. Para fazer isso, utiliza-se a técnica da difração de raios X (ou correlações químicas). Expressamos a configuração absoluta de uma molécula quiral como *R* ou *S* aplicando as regras de sequência que permitem estabelecer uma ordem de prioridade decrescente dos substituintes. Ao colocar o grupo de menor prioridade atrás do plano do papel, os demais substituintes podem estar no sentido horário (*R*) ou anti-horário (*S*).

Seis maneiras de representar (S)-2-bromo-butano

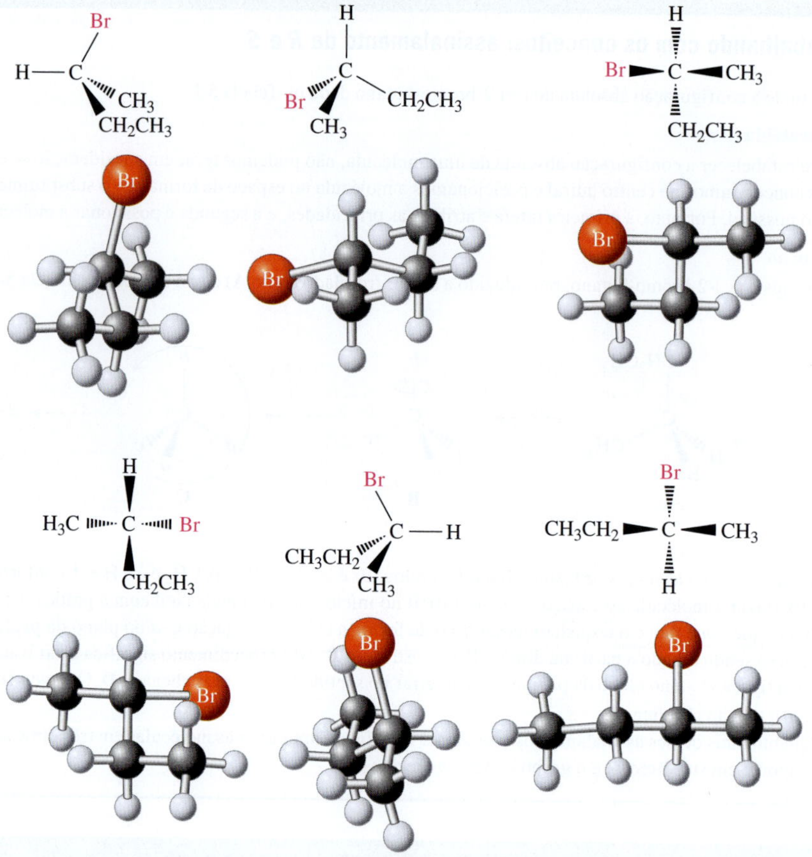

5-4 Projeções de Fischer

Representação de Fischer

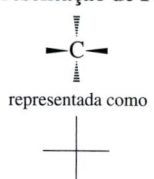

Uma **projeção de Fischer** (Destaque Químico 5-2) é uma forma simplificada de representar os átomos de carbono tetraédricos e seus substituintes em duas dimensões. Nesse método, a molécula é desenhada na forma de cruz, com o átomo central no ponto de interseção. As linhas horizontais representam as ligações que estão *na direção do observador*, e as linhas verticais, as ligações que se *afastam do observador*. As estruturas em linhas tracejadas e em cunhas devem ser arranjadas desta forma para facilitar sua conversão para projeções de Fischer.

Conversão das estruturas em linhas tracejadas e em cunhas do 2-bromo-butano em projeções de Fischer (do centro quiral)

Estruturas em linhas tracejadas e em cunhas   Projeção de Fischer   Estruturas em linhas tracejadas e em cunhas   Projeção de Fischer

(*R*)-2-Bromo-butano   (*S*)-2-Bromo-butano

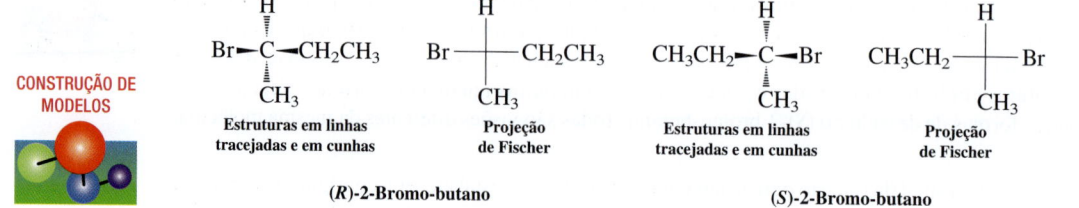

Note que, como existem diversas formas corretas de representar uma molécula com linhas tracejadas e em cunhas, há várias projeções de Fischer corretas do mesmo centro quiral.

DESTAQUE QUÍMICO 5-2

Configuração absoluta: um nota histórica

Antes do desenvolvimento da técnica de difração de raios X, as configurações absolutas das moléculas quirais não eram conhecidas. Curiosamente, o primeiro assinalamento da estrutura tridimensional de uma molécula quiral foi uma *adivinhação* feita há mais de um século pelo químico de açúcares Emil Fischer*. Ele a fez em um artigo de 1891, a fim de simplificar a representação das relações estereoquímicas complicadas do açúcar da uva (glicose) e de outros açúcares, um tópico que veremos no Capítulo 24. Sua escolha (por correlação química) associou o enantiômero dextrógiro natural do 2,3-di-hidróxi-propanal (gliceraldeído) à estrutura tridimensional rotulada como D-gliceraldeído. A letra "D" não define o sinal da rotação do plano da luz polarizada, e sim o arranjo espacial dos grupos substituintes.

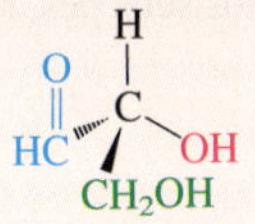

D-(+)-2,3-Di-hidróxi-propanal
[D-(+)-Gliceraldeído] $[\alpha]_D^{25°C} = +8,7$

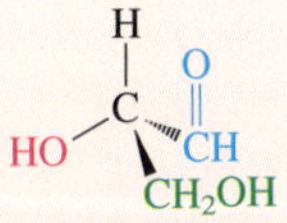

L-(−)-2,3-Di-hidróxi-propanal
[L-(−)-Gliceraldeído] $[\alpha]_D^{25°C} = -8,7$

O outro isômero foi chamado de L-gliceraldeído. A todos os compostos quirais que pudessem ser convertidos em D-(+)-gliceraldeído por reações que não afetassem a configuração do centro quiral era atribuída a configuração D, e a suas imagens no espelho, a configuração L.

Configurações D

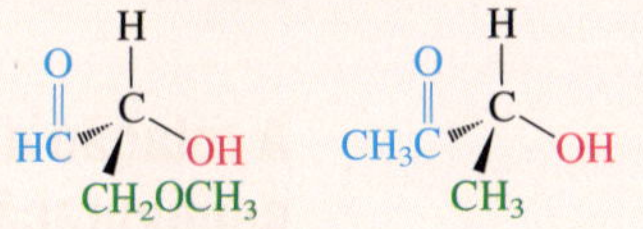

Configurações L

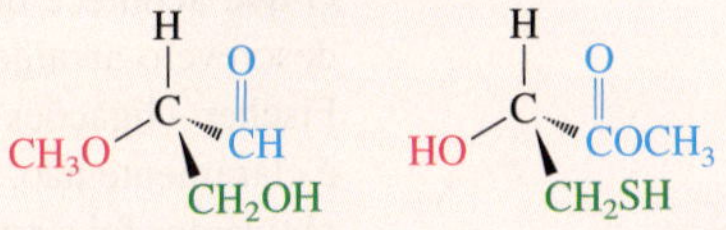

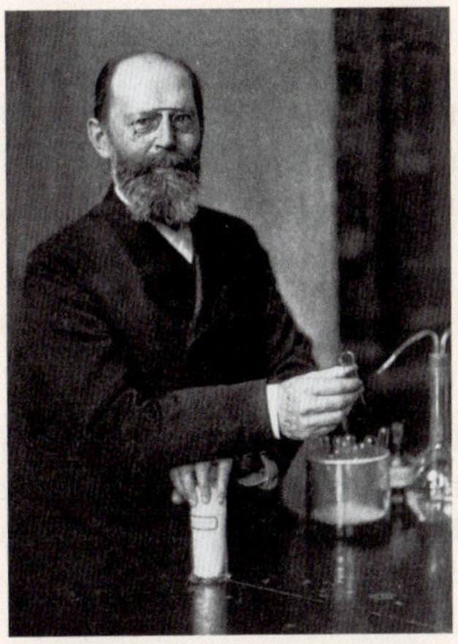

O Professor Emil Fischer em seu laboratório.

Em 1951, o cristalógrafo holandês Johannes Bijvoet[†] estabeleceu a configuração absoluta desses compostos por análise de difração de Raio X de um sal do ácido tartárico que tinha sido correlacionado por métodos químicos com os açúcares de Fischer e, por sua vez, com o gliceraldeído. Como Bijvoet afirma em seu artigo (abreviado): "O resultado é que a convenção de Emil Fischer... parece corresponder à realidade." Palpite de sorte!

A nomenclatura D,L ainda é usada em açúcares (Capítulo 24) e aminoácidos (Capítulo 26).

---

* Professor Emil Fischer (1852-1919), Universidade de Berlim, Alemanha, Prêmio Nobel de 1902 (química).
[†] Professor Johannes M. Bijvoet (1892-1980), Universidade de Utrecht, Holanda.

Duas projeções adicionais do (R)-2-bromo-butano

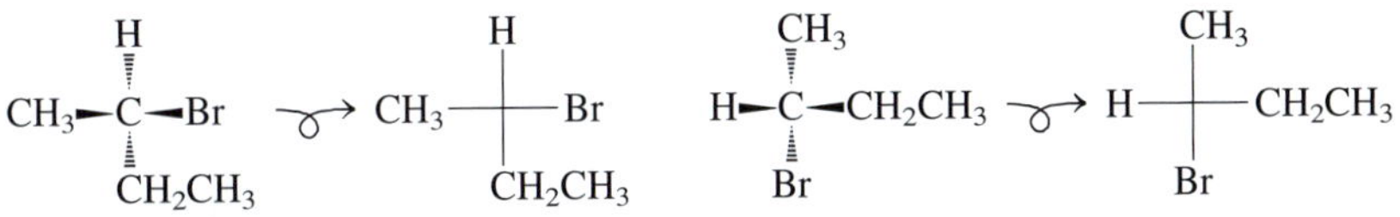

Um procedimento mental simples, que permite a conversão segura de qualquer estrutura com linhas tracejadas e em cunhas em projeções de Fischer, é imaginar que você tem o mesmo tamanho das moléculas, e pegar quaisquer dois substituintes da representação em linhas tracejadas e em cunhas com suas mãos enquanto observa o átomo central, como mostrado a seguir. Nesse desenho, esses substituintes são arbitrariamente rotulados *a* e *c*. Se você imaginar que está se encostando na página, ainda segurando a molécula, os dois substituintes restantes (posicionados atrás do carbono central) irão entrar pela página, dirigindo-se para trás, e suas mãos esquerda e direita estarão na horizontal, com os grupos em cunha na orientação correta. Este procedimento coloca os dois grupos restantes com linhas tracejadas na vertical (posicionados na sua cabeça e nos seus pés, respectivamente).

Um exercício mental simples: conversão de estruturas em linhas tracejadas e em cunhas em projeções de Fischer

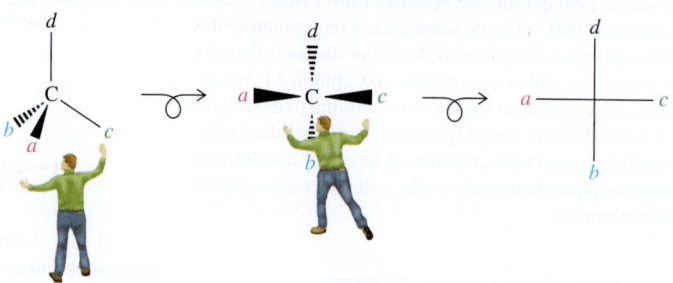

Tendo realizado esta conversão, você pode transformar uma projeção de Fischer em outra para a mesma molécula usando certas manipulações: rotações e troca de substituintes. Entretanto, é preciso tomar cuidado para não interconverter inadvertidamente configurações *R* em *S*.

A rotação de uma projeção de Fischer pode ou não mudar a configuração absoluta

O que acontece quando giramos em 90° a projeção de Fischer no plano do papel? O resultado descreve o arranjo espacial da molécula original? De acordo com a definição das projeções de Fischer – ligações horizontais acima do plano do papel e as ligações verticais abaixo –, a resposta é claramente não, porque a rotação *trocou* a disposição espacial relativa dos dois grupos e o que obtivemos foi a representação do outro enantiômero. Por outro lado, a rotação de 180° é excelente, porque as linhas horizontais e verticais não foram trocadas: o desenho resultante representa o mesmo enantiômero.

EXERCÍCIO 5-13

Desenhe as projeções de Fischer de todas as moléculas dos Exercícios 5-10 até 5-12.

A troca dos substituintes em uma projeção de Fischer também muda a configuração absoluta

Como no caso das estruturas em linhas tracejadas e em cunhas, é possível escrever várias projeções de Fischer do mesmo enantiômero, uma situação que pode levar à confusão. Como saber, rapidamente, se duas projeções de Fischer estão representando o mesmo enantiômero ou se são duas imagens no espelho? Temos de encontrar uma maneira de converter uma projeção de Fischer em outra de modo a deixar a configuração absoluta inalterada ou a convertê-la em seu oposto. Isso pode ser feito simplesmente pela troca da posição dos substituintes. É possível verificar que, por meio de modelos moleculares, uma *única* troca transforma um enantiômero em sua imagem no espelho. Duas trocas de posição (de quaisquer dois substituintes diferentes) produzem a configuração absoluta original. Como mostrado a seguir, esta operação leva meramente a uma representação diferente da mesma molécula.

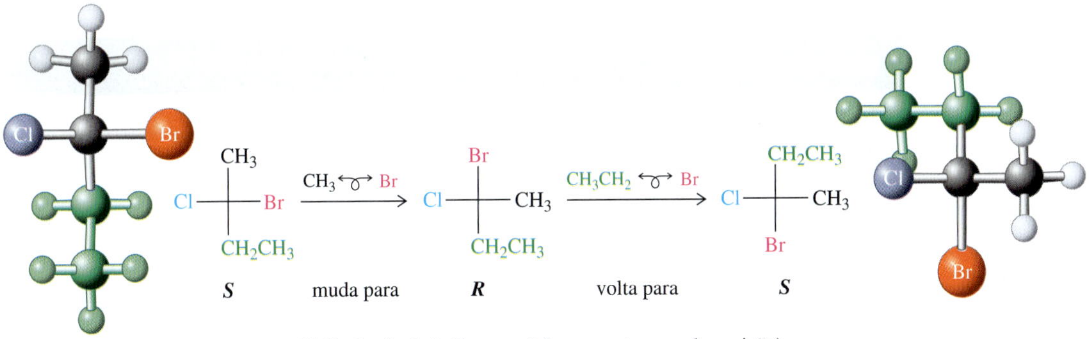

(A flecha dupla indica que dois grupos trocam de posição)

Agora temos uma forma simples de decidir se duas projeções de Fischer diferentes representam a mesma configuração ou configurações opostas. Se a conversão de uma das estruturas na outra é o resultado de um número par de trocas, elas são idênticas. Se a conversão requer um número ímpar de trocas, as estruturas guardam a relação objeto-imagem no espelho.

Considere, por exemplo, as duas projeções de Fischer A e B. Elas representam moléculas com a mesma configuração? A resposta é rapidamente obtida. Convertemos A em B com duas trocas; então, A é igual a B.

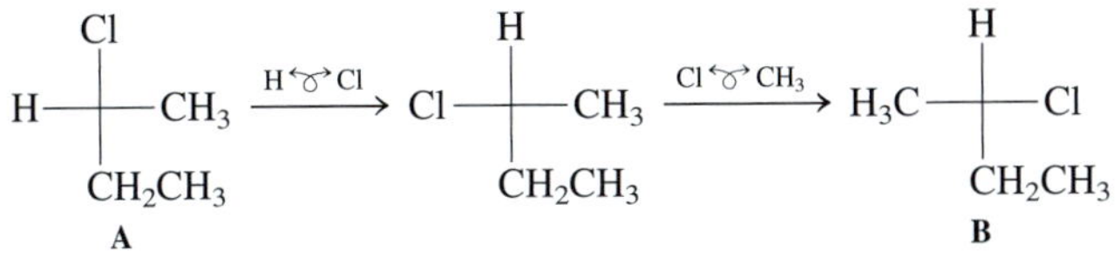

EXERCÍCIO 5-14

Desenhe estruturas em linhas tracejadas e em cunhas correspondentes às projeções de Fischer A e B mostradas anteriormente. É possível transformar A em B pela rotação de uma das ligações? Caso afirmativo, identifique a ligação e o ângulo de rotação. Use modelos se necessário.

As projeções de Fischer mostram a configuração absoluta

As projeções de Fischer permitem assinalar a configuração absoluta sem a necessidade de visualizar o arranjo tridimensional dos átomos. Para este propósito:

> Primeiro desenhamos a molécula em qualquer uma das projeções de Fischer.
>
> Em seguida, classificamos todos os substituintes de acordo com as regras de sequência.
>
> Finalmente, se necessário, colocamos o grupo *d* no topo fazendo uma troca dupla.

Com *d* no topo, os três grupos restantes de prioridades *a*, *b* e *c* podem adotar somente dois arranjos: no sentido horário ou anti-horário. O primeiro corresponde, inequivocamente, ao *R*, e o segundo, à configuração *S*.

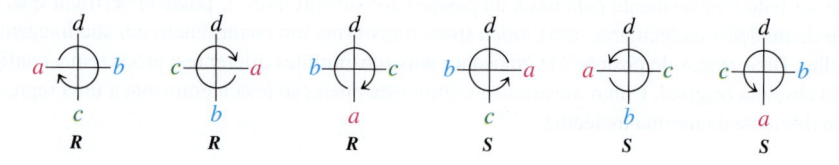

EXERCÍCIO 5-15

Trabalhando com os conceitos: assinalamento de *R* e *S* usando projeções de Fischer

Qual é a configuração absoluta de

$$\begin{array}{c} Br \\ H\!-\!\!\!\!-\!\!\!\!-\!D \\ CH_3 \end{array}$$

Estratégia

Esta molécula, o 1-bromo-1-deutero-etano, é quiral devido à presença de um átomo de carbono com quatro substituintes diferentes, um deles é o deutério, um isótopo do hidrogênio. A primeira tarefa é assinalar as prioridades e a segunda, colocar em projeção de Fischer, com o substituinte de menor prioridade no topo.

Solução

- De acordo com as regras de Cahn – Ingold – Prelog, Br é *a*, CH_3 é *b*, D é *c* e H é *d*.
- Para simplificar, trocamos os substituintes pelas designações de suas prioridades esteroquímicas.

- A seguir, aplicamos (qualquer) protocolo de "duas trocas" (que deixa a configuração absoluta intacta) de modo a colocar *d* no topo. Na abordagem mostrada a seguir, *d* troca com *a*, e *b* com *c*. Este arranjo coloca os substituintes restantes no sentido horário: *R*.

- Poderíamos ter feito outras trocas duplas, com *d* acabando no topo. Tente, por exemplo, tocar *d/a* e depois *a/c*, ou a sequência *d/c*, *a/d*, e confirme que todas levam à mesma resposta!

EXERCÍCIO 5-16

Tente você

Assinale a configuração absoluta das duas moléculas descritas a seguir.

$$\begin{array}{c} Cl \\ | \\ F\!-\!\!\!\!-\!\!\!\!-\!Br \\ | \\ I \end{array} \qquad \begin{array}{c} CH_3 \\ | \\ H_2N\!-\!\!\!\!-\!\!\!\!-\!COH \\ \parallel \\ | \quad O \\ H \end{array}$$

EXERCÍCIO 5-17

Converta as projeções de Fischer dos Exercícios 5-15 e 5-16 em fórmulas em linhas tracejadas e em cunhas e determine suas configurações absolutas usando o procedimento descrito na Seção 5-3. Quando o grupo de menor prioridade estiver colocado no topo da projeção de Fischer, ele estará no plano da página ou atrás dele? Isso explica por que o procedimento descrito na p. 186, para a determinação da configuração das projeções de Fischer, funciona?

EM RESUMO, a projeção de Fischer é uma forma conveniente de desenhar moléculas quirais. Podemos girar de 180° estas projeções no plano (retendo a configuração absoluta), mas não de 90° (mudando a configuração absoluta). A troca de substituintes inverte a configuração absoluta, se feita um número ímpar de vezes, mas a deixa intacta quando é feita em um número par de vezes. Ao colocar o substituinte de menor prioridade no topo, podemos assinalar a configuração absoluta.

5-5 Moléculas com mais de um centro quiral: diastereoisômeros

Muitas moléculas contêm diversos centros quirais. Como a configuração de cada centro pode ser R ou S, várias estruturas são possíveis, todas isômeras.

Dois centros quirais podem levar a quatro estereoisômeros: cloração do 2-bromo-butano em C3

Vimos na Seção 5-1 como criar um centro quiral no carbono pela halogenação via radicais do butano. Vamos agora considerar a cloração do 2-bromo-butano racêmico para gerar (entre outros produtos) o 2-bromo-3-cloro-butano. A introdução de um átomo de cloro em C3 produz um novo centro quiral na molécula, e ele pode ter a configuração R ou S. A reação pode ser convenientemente mostrada com projeções de Fischer. Para isso, desenhamos a linha vertical com os centros quirais na interseção com as linhas horizontais. Quantos estereoisômeros são possíveis para o 2-bromo-3-cloro-butano? Há quatro, como podemos ver completando um simples exercício de permutação. Cada centro quiral pode ser R ou S, e, portanto, são possíveis as combinações RR, RS, SR e SS. Você consegue facilmente estabelecer a existência de quatro estereoisômeros ao reconhecer que cada substituinte halogênio pode ser colocado à direita ou à esquerda da linha vertical, respectivamente, em um total de quatro combinações (veja a seguir e na Figura 5-7).

CONSTRUÇÃO DE MODELOS

2-Bromo-butano racêmico → Quatro estereoisômeros do 2-bromo-3-cloro-butano (Cl₂, hv / −HCl)

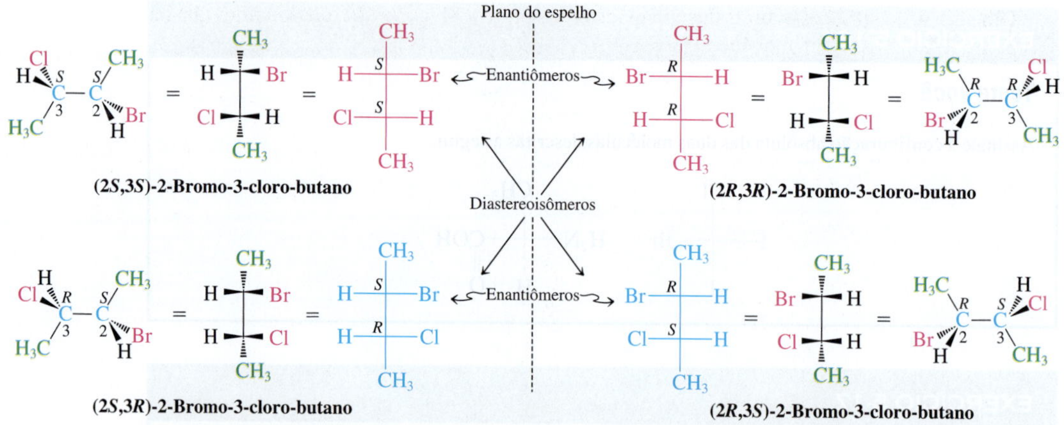

Figura 5-7 Os quatro estereoisômeros do 2-bromo-3-cloro-butano. Cada molécula é o enantiômero de uma das três estruturas restantes (sua imagem no espelho), bem como um diastereoisômero das duas restantes. Por exemplo, o isômero 2*R*,3*R* é o enantiômero do composto 2*S*,3*S* e diastereoisômero dos isômeros 2*S*,3*R* e 2*R*,3*S*. Observe que duas estruturas somente formam um par de enantiômeros quando elas têm configuração oposta em *todos* os centros quirais.

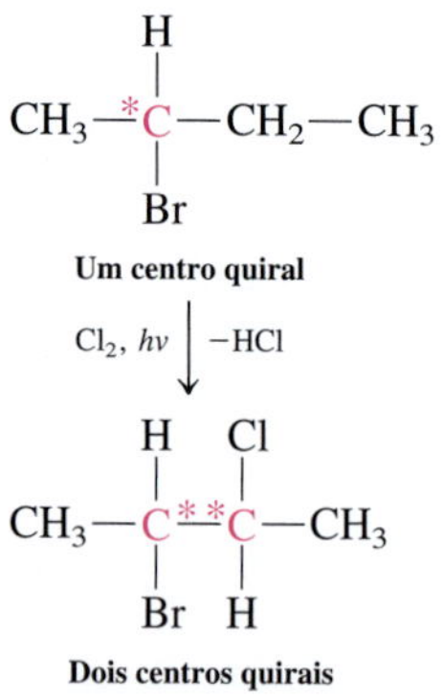

2-Bromo-3-cloro-butano

Como todas as linhas horizontais das projeções de Fischer significam que as ligações estão dirigidas para o observador, a representação de Fischer está em uma conformação *em coincidência* e, portanto, não descreve a molécula em sua forma mais estável, que é *anti*. Isso é ilustrado a seguir para o (2*S*,3*S*)-2-bromo-3-cloro-butano (veja também a Figura 5-7).

(2*S*,3*S*)-2-Bromo-3-cloro-butano: da projeção de Fischer em coincidência à conformação *anti*

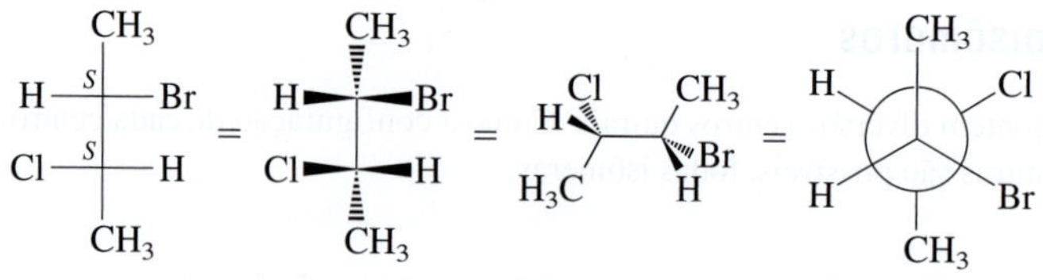

Projeção de Fischer | **Estrutura *anti* em linhas tracejadas e em cunhas** | **Projeção de Newman**

Para fazer os assinalamentos estereoquímicos, trate *separadamente* cada um dos centros quirais e considere o grupo que contém o outro centro quiral como um simples substituinte (Figura 5-8).

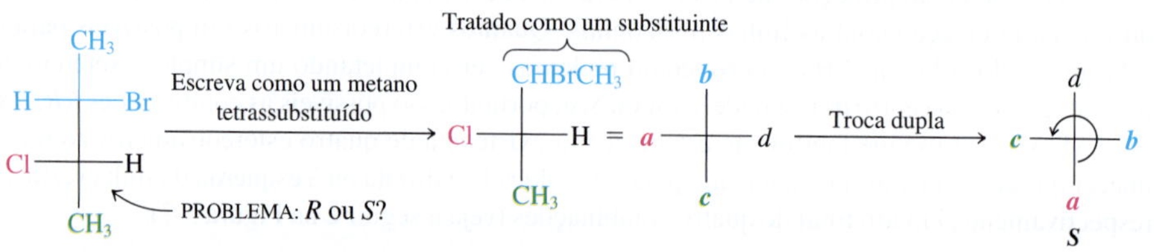

SOLUÇÃO: o centro em questão é *S*.

Figura 5-8 Assinalamento da configuração absoluta de C3 no 2-bromo-3-cloro-butano. Consideramos o grupo que contém o centro quiral C2 como um dos quatro substituintes. As prioridades (em cores diferentes) são assinaladas da forma usual ($Cl > CHBrCH_3 > CH_3 > H$), dando origem à representação mostrada no centro. Duas trocas de posição colocam o substituinte de menor prioridade (hidrogênio) no topo da projeção de Fischer para facilitar o assinalamento.

Capítulo 5 Estereoisômeros 189

Olhando de perto as estruturas dos quatro estereoisômeros (Figura 5-7), constatamos que há dois pares de compostos relacionados: um par *R,R/S,S* e um par *R,S/S,R*. Os membros de cada par são imagem no espelho um do outro e, portanto, são enantiômeros. Por outro lado, nenhum membro de um dos pares é a imagem no espelho de qualquer membro do outro par e, portanto, não são enantiômeros. Estereoisômeros que não têm a relação objeto-imagem no espelho e, portanto, não são enantiômeros, são chamados de **diastereoisômeros** (*dia*, do grego, separado).

EXERCÍCIO 5-18

Os dois aminoácidos isoleucina e aloisoleucina estão descritos a seguir nas conformações alternadas. Converta-as a projeções de Fischer. (Lembre-se de que as projeções de Fischer representam as *conformações em coincidência*). Os dois compostos são enantiômeros ou diastereoisômeros?

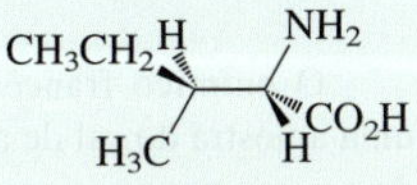

Isoleucina 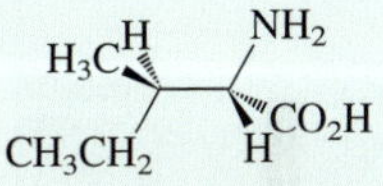   Aloisoleucina

Em contraste com os enantiômeros, os diastereoisômeros, porque *não* são imagens no espelho um do outro, são moléculas com *propriedades físicas e químicas diferentes* (veja, por exemplo, o Destaque Químico 5-3). Suas interações estéricas e energias são diferentes. Eles podem ser separados por destilação fracionada, cristalização ou cromatografia. Eles têm diferentes pontos de fusão, de ebulição e densidades, como qualquer isômero de constituição. Além disso, eles têm rotações específicas diferentes.

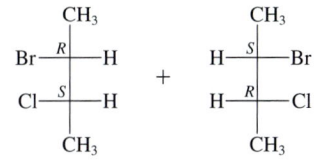

2-Bromo-3-cloro-butano
R,S/S,R-Racemato:
p.e 31−33°C (sob 16 torr)

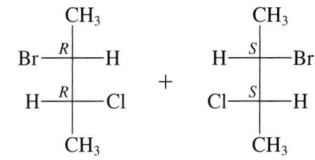

EXERCÍCIO 5-19

Quais são as relações estereoquímicas (idênticos, enantiômeros, diastereoisômeros) entre as quatro moléculas a seguir? Assinale a configuração absoluta de cada centro quiral.

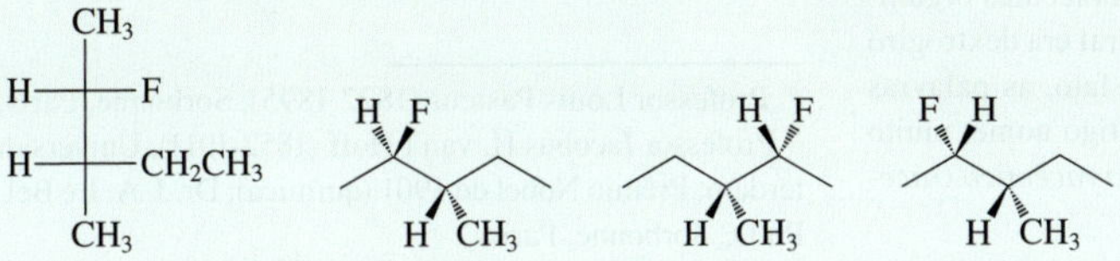

1   2   3   4

2-Bromo-3-cloro-butano
R,R/S,S-Racemato:
p.e 38−38,5°C (sob 16 torr)

Isômeros cis e trans são diastereoisômeros cíclicos

É instrutivo comparar os estereoisômeros do 2-bromo-3-cloro-butano com seu análogo cíclico, o 1-bromo-2-cloro-ciclo-butano (Figura 5-9). Em ambos os casos, existem quatro estereoisômeros: *R,R*, *S,S*, *R,S* e *S,R*. No composto cíclico, entretanto, a relação estereoisomérica do primeiro par com o segundo é facilmente reconhecida: um par tem estereoquímica cis, o outro trans. Os isômeros cis e trans (Seção 4-1) dos cicloalcanos são, na verdade, diastereoisômeros.

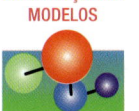

CONSTRUÇÃO DE MODELOS

Mais de dois centros quirais significa mais estereoisômeros

Que variedades estruturais esperamos para compostos que têm três centros quirais? Podemos abordar este problema permutando as várias possibilidades. Se rotularmos os três centros consecutivamente como *R* ou *S*, a seguinte sequência aparece:

RRR   RRS   RSR   SRR   RSS   SRS   SSR   SSS

DESTAQUE QUÍMICO 5-3

Estereoisômeros do ácido tartárico

Ácido (+)-tartárico
$[\alpha]_D^{20°C} = +12,0$
p.e. 168–170°C
Densidade (g mL^{-1}) $d = 1,7598$

Ácido (−)-tartárico
$[\alpha]_D^{20°C} = -12,0$
p.e. 168–170°C
$d = 1,7598$

Ácido *meso*-tartárico
$[\alpha]_D^{20°C} = 0$
p.e. 146–148°C
$d = 1,666$

O ácido tartárico (nome sistemático: ácido 2,3-di-hidróxi-butanodioico), um ácido dicarboxílico encontrado na natureza, tem dois centros quirais com substituintes idênticos. Portanto, ele existe como um par de enantiômeros (que têm propriedades físicas idênticas e desviam o plano da luz polarizada em direções opostas) e um composto meso aquiral (com propriedades físicas e químicas diferentes das dos diastereoisômeros quirais).

O enantiômero dextrógiro do ácido tartárico é muito comum na natureza. Ele ocorre em muitas frutas, e o sal de monopotássio é encontrado no resíduo da fermentação do suco de uva. O ácido tartárico levógiro puro e o isômero meso são raros.

O ácido tartárico tem importância histórica, porque foi a primeira molécula quiral cujo racemato foi separado em dois enantiômeros. Isso aconteceu em 1848, muito antes de se reconhecer que o carbono poderia ser tetraédrico em moléculas orgânicas. Em 1848, já se sabia que o ácido tartárico natural era dextrógiro e o racemato já tinha sido isolado das uvas. [De fato, as palavras "racemato" e "racêmico" são derivadas de um antigo nome, muito comum, dado a esta forma de ácido tartárico, *ácido racêmico* (*racemus*, do latim, cacho de uvas)].

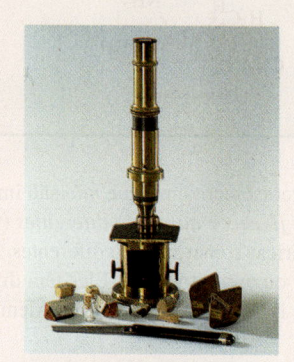

Polarímetro de Pasteur e cristais dos ácidos (+)- e (−)-tartárico

O químico francês Louis Pasteur* obteve uma amostra do sal de amônio e sódio deste ácido e notou que existiam dois tipos de cristais: um deles sendo a imagem no espelho do outro. Em outras palavras, os cristais eram quirais.

Por separação manual dos cristais, dissolução em água e medida da rotação óptica, Pasteur descobriu que uma das formas cristalinas era o sal puro do ácido (+)-tartárico, e a outra, a forma levógira. Notavelmente, a quiralidade das moléculas, neste caso raro, dá origem à quiralidade macroscópica dos cristais. Ele concluiu, a partir de sua observação, que as moléculas deveriam ser quirais. Essas e outras descobertas conduziram à primeira proposta, em 1874, de van't Hoff e Le Bel[†], de forma independente, de que os carbonos saturados têm um arranjo tetraédrico e não, por exemplo, de quadrado plano. (Por que a ideia de um carbono com arranjo espacial plano é incompatível com centros quirais?)

---

* Professor Louis Pasteur (1822-1895), Sorbonne, Paris.
[†] Professor Jacobus H. van't Hoff (1852-1911), Universidade de Amsterdam, Prêmio Nobel de 1901 (química); Dr. J. A. Le Bel (1847-1930), Ph.D., Sorbonne, Paris.

---

um total de oito estereoisômeros. Eles podem ser arranjados para formar quatro pares de enantiômeros que são diastereoisômeros.

Objeto	*RRR*	*RRS*	*RSS*	*SRS*
Imagem no espelho	*SSS*	*SSR*	*SRR*	*RSR*

Em geral, *um composto com n centros quirais pode ter um máximo de 2^n estereoisômeros*. Portanto, um composto com três centros dá origem a no máximo oito estereoisômeros; um com quatro centros produz 16, um com cinco, 32, e assim por diante. As possibilidades estruturais são enormes em sistemas maiores.

EXERCÍCIO 5-20

Desenhe todos os estereoisômeros do 2-bromo-3-cloro-4-fluoro-pentano.

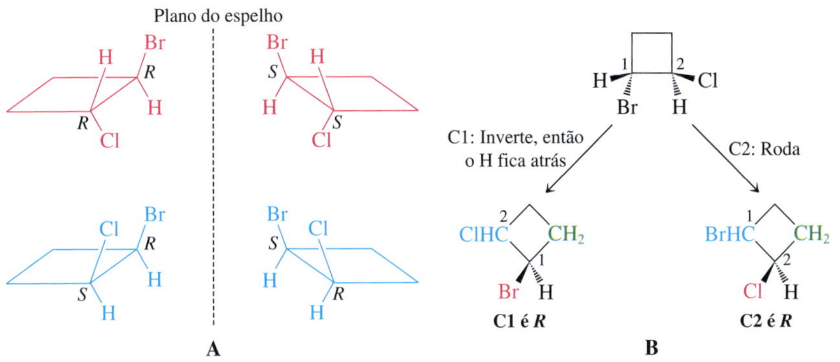

Figura 5-9 (A) Relação de diastereoisômeros de *cis*- e *trans*-1-bromo-2-cloro-ciclo-butano. (B) Assinalamento da estereoquímica do estereoisômero *R,R*. Lembre-se de que o esquema de cores indica a ordem de prioridade dos grupos em torno de cada centro quiral: rosa > azul > verde > preto.

EM RESUMO, a presença de mais de um centro quiral em uma molécula dá origem a diastereoisômeros. Estes são estereoisômeros que não se relacionam um com o outro como objeto e imagem no espelho. Enquanto os enantiômeros têm configurações opostas em cada um dos centros quirais, dois diastereoisômeros não têm. Uma molécula com *n* centros quirais pode existir como 2^n estereoisômeros. Em compostos cíclicos, os isômeros cis e trans são diastereoisômeros.

5-6 Compostos meso

Vimos que a molécula de 2-bromo-3-cloro-butano tem dois centros quirais distintos, cada um como um substituinte halogênio *diferente*. Quantos estereoisômeros seriam esperados se ambos os centros tivessem substituintes iguais?

Dois centros quirais com substituintes iguais dão origem a apenas três estereoisômeros

Considere, por exemplo, o 2,3-dibromo-butano, que pode ser obtido pela bromação via radicais do 2-bromo-butano. Como fizemos no caso do 2-bromo-3-cloro-butano, temos de considerar as quatro estruturas resultantes das várias permutações de configurações *R* e *S* (Figura 5-10).

CONSTRUÇÃO DE MODELOS

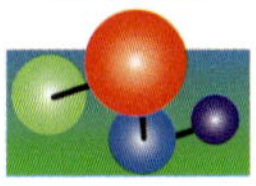

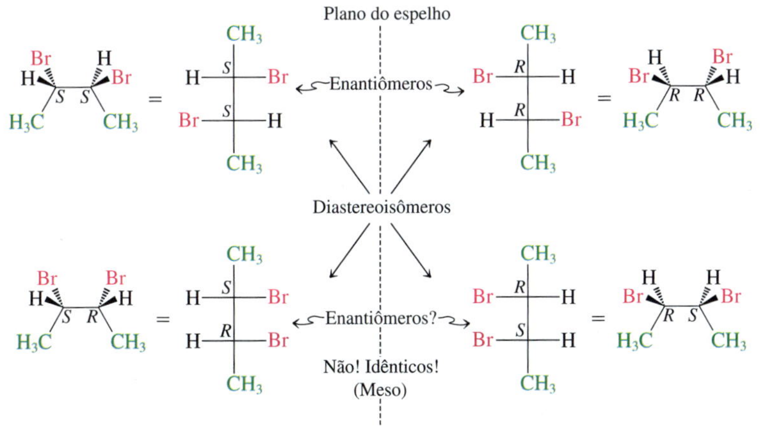

Figura 5-10 Relações estereoquímicas entre os estereoisômeros do 2,3-dibromo-butano. As duas estruturas do par inferior são idênticas. (Construa um modelo.)

$$CH_3\overset{H}{\underset{Br}{\overset{|}{\underset{|}{*C}}}}CH_2CH_3 \xrightarrow[-HBr]{Br_2,\ h\nu} H_3C-\overset{H}{\underset{Br}{\overset{|}{\underset{|}{*C}}}}-\overset{Br}{\underset{H}{\overset{|}{\underset{|}{*C}}}}-CH_3$$

Um centro quiral   Dois centros quirais
2,3-Dibromo-butano

O primeiro par de estereoisômeros, com configurações *R,R* e *S,S*, é claramente reconhecido como um par de enantiômeros. No entanto, um olhar mais atento sobre o segundo par revela que (*S,R*) e sua imagem no espelho (*R,S*) são superponíveis e, portanto, idênticos. Assim, o diastereoisômero *S,R* do 2,3-dibromo-butano é aquiral e opticamente inativo, embora tenha dois centros quirais. A identidade das duas estruturas pode ser rapidamente confirmada com o uso de modelos moleculares.

Um composto que contém dois (ou, como veremos, mais de dois) centros quirais mas que é superponível com sua imagem no espelho é um **composto meso** (*mesos*, grego, meio). Uma característica importante dos compostos meso é a *presença de um plano de simetria* que divide a molécula em duas metades, uma das quais é a imagem no espelho da outra. Por exemplo, no 2,3-dibromo-butano, o centro 2*R* é o reflexo do centro 3*S*. Este arranjo pode ser melhor visto na estrutura em coincidência em linhas tracejadas e em cunhas (Figura 5-11). A presença de um plano de simetria em *qualquer* conformação energeticamente acessível de uma molécula (Seções 2-7 e 2-8) é suficiente para torná-la aquiral (Seção 5-1). Como consequência, 2,3-dibromo-butano existe na forma de três estereoisômeros apenas: um par (necessariamente quiral) de enantiômeros e um diastereoisômero aquiral meso.

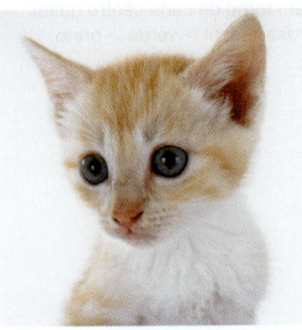

A face deste gato parece ser perfeitamente meso.

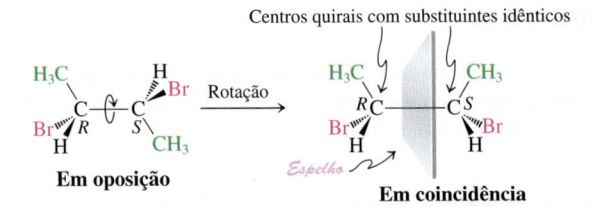

Figura 5-11 O *meso*-2,3-dibromo-butano tem um plano de simetria quando na conformação em coincidência mostrada. Uma molécula com mais de um centro quiral é meso e aquiral se tiver um plano de simetria em qualquer uma das conformações acessíveis. Os compostos meso têm centros quirais com substituintes idênticos.

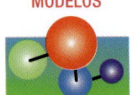

Os diastereoisômeros meso podem existir em moléculas com mais de dois centros quirais. Exemplos são o 2,3,4-tribromo-pentano e 2,3,4,5-tetrabromo-hexano

Compostos meso com múltiplos centros quirais

Plano de simetria

EXERCÍCIO 5-21

Desenhe todos os estereoisômeros do 2,4-dibromo-3-cloro-pentano.

Compostos cíclicos também podem ser meso

É instrutivo comparar, novamente, a estereoquímica do 2,3-dibromo-butano com a da molécula análoga cíclica: 1,2-dibromo-ciclo-butano. Vemos que o *trans*-1,2-dibromo-ciclo-butano existe

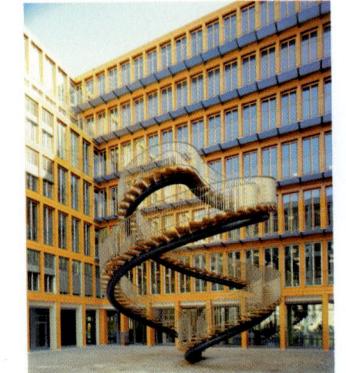

Quiral ou meso.

como dois enantiômeros (*R,R* e *S,S*), podendo ser opticamente ativo. O isômero cis, entretanto, tem um plano de simetria interno que o torna meso, aquiral e opticamente inativo (Figura 5-12).

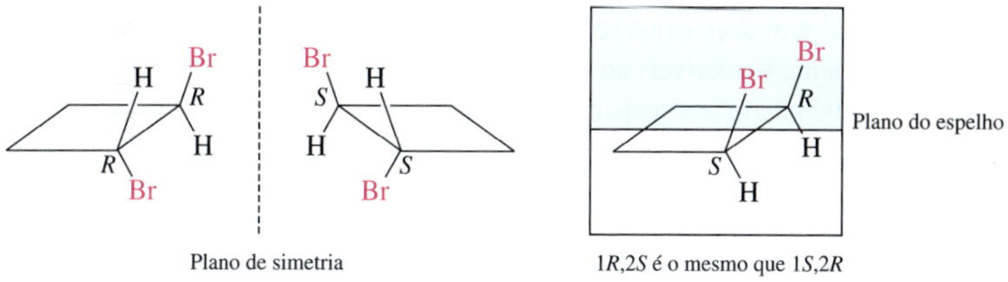

Plano de simetria
Enantiômeros do diastereoisômero quiral
trans-1,2-Dibromo-ciclo-butano

1*R*,2*S* é o mesmo que 1*S*,2*R*
Diastereoisômero meso
cis-1,2-Dibromo-ciclo-butano

Plano do espelho

Figura 5-12 O isômero *trans* do 1,2-dibromo-ciclo-butano é quiral; o isômero *cis* é um composto meso e opticamente inativo.

Note que desenhamos o anel como se fosse plano para deixar mais claro o plano de simetria, embora saibamos, desde o Capítulo 4, que os cicloalcanos com quatro ou mais carbonos no anel não são planos. Isso é justificável? Em geral sim, porque estes compostos, como seus análogos acíclicos, possuem várias conformações facilmente acessíveis na temperatura ambiente (Seções 4-2 a 4-4 e Seção 5-1). Pelo menos uma destas conformações tem o plano de simetria necessário para tornar aquirais quaisquer cicloalcanos cis-dissubstituídos com centros quirais de mesma constituição. Para simplificar, os compostos cíclicos são eventualmente tratados como *se fossem planos* para identificar o plano de simetria.

EXERCÍCIO 5-22

Desenhe cada um dos compostos seguintes, representando o anel na forma plana. Quais deles são quirais? Quais são meso? Indique a posição do plano de simetria de cada composto meso. (**a**) *cis*-1,2--dicloro-ciclo-pentano, (**b**) seu isômero *trans*, (**c**) *cis*-1,3-dicloro-ciclo-pentano, (**d**) seu isômero *trans*, (**e**) *cis*-1,2-dicloro-ciclo-hexano, (**f**) seu isômero *trans*, (**g**) *cis*-1,3-dicloro-ciclo-hexano, (**h**) seu isômero *trans*.

EXERCÍCIO 5-23

Para cada composto meso do Exercício 5-22, desenhe a conformação que contém o plano de simetria. Consulte as Seções 4-2 a 4-4 para identificar as conformações energeticamente acessíveis nestes sistemas cíclicos.

EM RESUMO, os compostos meso são diastereoisômeros que têm um plano de simetria. Logo, eles se superpõem a suas imagens no espelho e são aquirais. Moléculas com dois ou mais centros quirais com substituintes idênticos podem existir como estereoisômeros meso.

5-7 Estereoquímica em reações químicas

Já sabemos que uma reação química, como a halogenação de um alqueno, pode introduzir quiralidade em uma molécula. Como exatamente isso ocorre? Para encontrar a resposta, precisamos olhar mais de perto a conversão de butano aquiral em 2-bromo-butano quiral, que dá um material racêmico. Tendo feito isso, poderemos entender a halogenação do 2-bromo-butano e o efeito de um centro quiral já presente na molécula sobre a estereoquímica da reação.

O mecanismo via radicais explica por que a bromação do butano leva a um racemato

MECANISMO

A bromação via radicais do butano em C2 cria moléculas quirais (Figura 5-3). Isso acontece porque um dos hidrogênios do metileno é substituído por um novo grupo, formando um centro quiral – um átomo de carbono com quatro substituintes diferentes.

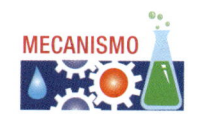

Na primeira etapa do mecanismo da halogenação via radicais (Seções 3-4 e 3-6), um destes dois hidrogênios é abstraído pelo ataque do átomo de bromo. Não importa qual dos dois é removido: esta etapa não gera um centro quiral. Ela produz um radical plano, com hibridação sp^2, portanto, aquiral. Este radical tem dois sítios reativos equivalentes – os dois lobos do orbital p (Figura 5-13) – que são igualmente suscetíveis ao ataque do bromo na segunda etapa. Podemos ver que os estados de transição que levam aos respectivos enantiômeros do 2-bromo-butano são imagens no espelho um do outro. Eles são enantiômeros, portanto, energeticamente equivalentes. As velocidades de formação dos produtos R e S são iguais e forma-se um racemato. Em geral, *a formação de compostos quirais* (por exemplo, 2-bromo-butano) *a partir de reagentes aquirais* (no caso, butano e bromo) *leva a racematos*. Em outras palavras, *reagentes opticamente inativos dão produtos opticamente inativos*.*

A presença de um centro quiral afeta o resultado da reação: cloração do (*S*)-2-bromo-butano

Agora já entendemos por que a halogenação de uma molécula aquiral produz um haleto racêmico. Que produtos devemos esperar da halogenação de uma molécula quiral, enantiomeri-

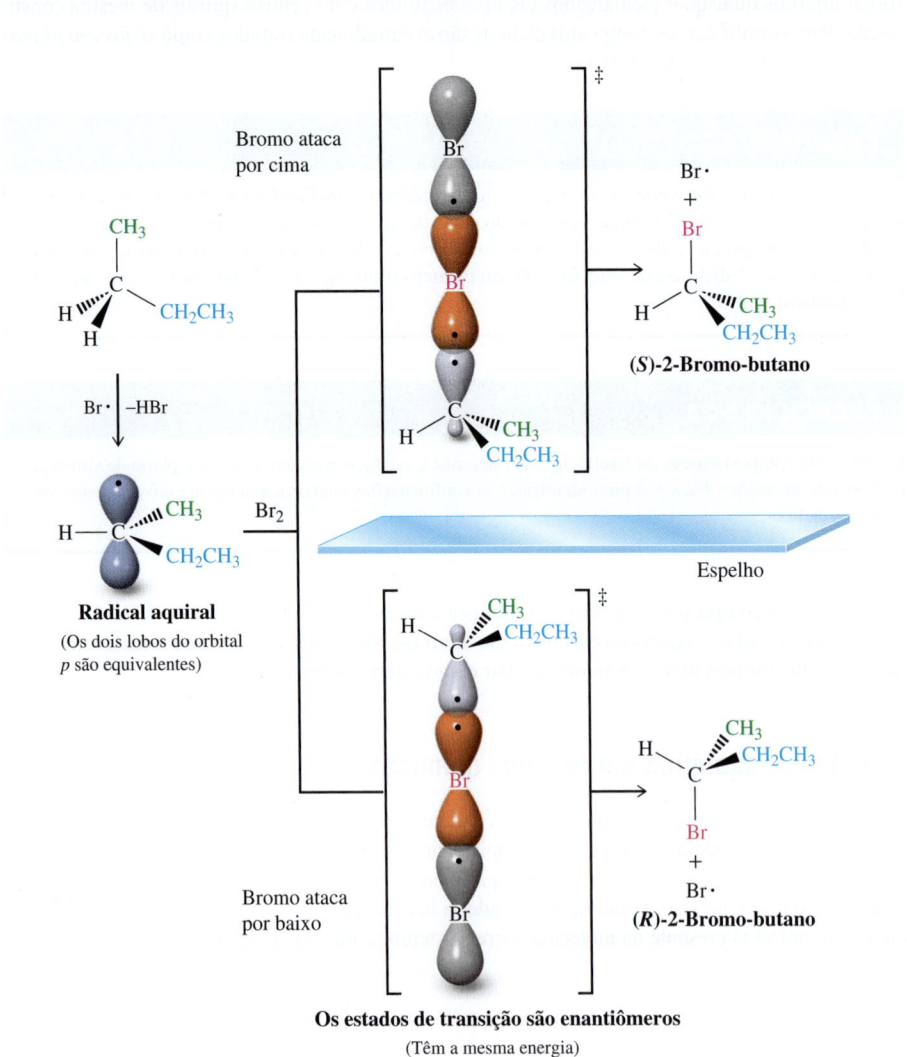

Figura 5-13 Formação do 2-bromo-butano racêmico a partir do butano pela bromação via radicais em C2. A abstração de um dos hidrogênios do metileno pelo bromo gera um radical aquiral. A reação de Br_2 com este radical é igualmente provável pela face superior ou inferior, uma condição que leva à mistura racêmica dos produtos.

---

* Veremos mais adiante que *é* possível gerar produtos opticamente ativos a partir de reagentes opticamente inativos se usarmos um reagente ou catalisador opticamente ativo (veja, por exemplo, o Destaque Químico 5-4).

camente pura? Em outras palavras, como a presença de um centro quiral na estrutura afeta seu comportamento na reação?

Por exemplo, considere a cloração via radicais do enantiômero S do 2-bromo-butano. Neste caso, o átomo de cloro tem várias posições para atacar: os dois grupos metila terminais, o hidrogênio em C2 e os dois hidrogênios em C3. Examinemos cada um desses modos de reação.

Cloração do (S)-2-bromo-butano em C1 ou C4

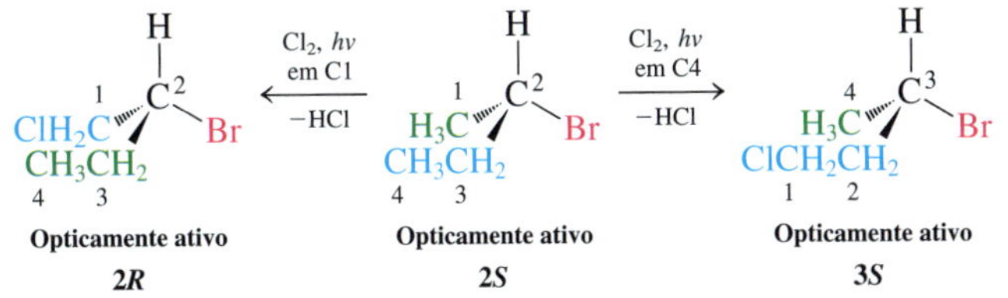

Lembre-se de usar as cores para indicar as prioridades dos grupos:
a Maior – em rosa
b Segunda maior – em azul
c Terceira maior – em verde
d Menor – em preto

A cloração de qualquer grupo metila terminal é simples: acontecendo em C1 dá 2-bromo-1-cloro-butano, e em C4, 3-bromo-1-cloro-butano. Neste último, o C4 original passou a ser C1, para manter a menor numeração possível para os substituintes. *Ambos os produtos da cloração são opticamente ativos porque o centro quiral original permanece intacto.* Observe, porém, que a conversão do grupo metila em C1 no clorometila altera a sequência de prioridades em torno de C2. Assim, embora o centro quiral não participe da reação, ocorre mudança da configuração de S para R.

E quanto à halogenação no centro quiral em C2? O produto da cloração do (S)-2-bromo-butano em C2 é o 2-bromo-2-cloro-butano. Mesmo que o padrão de substituição do centro quiral tenha mudado, a molécula ainda é quiral. No entanto, a tentativa de medir o valor de [α] para o produto mostra que não há atividade óptica: *a halogenação de um centro quiral leva a uma mistura racêmica.* Como explicar isso? Para responder, precisamos olhar novamente para a estrutura do radical formado no curso do mecanismo da reação.

Um racemato forma-se neste caso porque a abstração do hidrogênio de C2 dá um radical plano, hibridado sp^2, que é aquiral.

Cloração do (S)-2-bromo-butano em C2

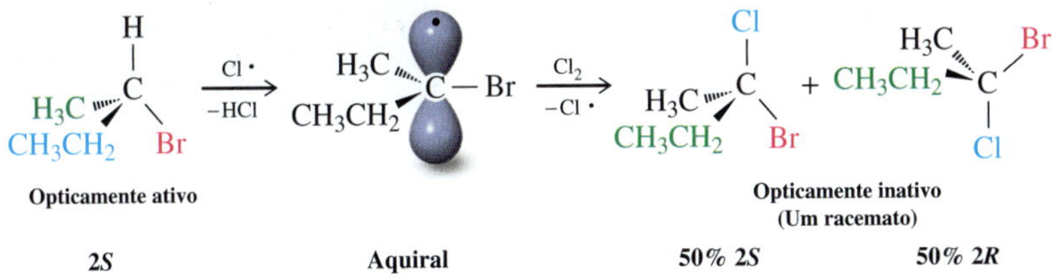

A cloração pode ocorrer em ambos os lados, levando a estados de transição de mesma energia, como na bromação do butano (Figura 5-13), produzindo (S)- e (R)-2-bromo-2-cloro-butano na mesma velocidade e em quantidades iguais. Esta reação é um exemplo de transformação na qual um composto opticamente ativo leva a um produto opticamente inativo (um racemato).

EXERCÍCIO 5-24

Que halogenações do (S)-2-bromo-butano, além das já descritas, levariam a produtos opticamente inativos?

A cloração do (S)-2-bromo-butano em C3 não afeta o centro quiral existente. Entretanto, *a formação de um segundo centro quiral dá origem a diastereoisômeros.* Especificamente, a ligação do cloro no lado esquerdo de C3 na figura gera o (2S,3S)-2-bromo-3-cloro-butano, enquanto a ligação no lado direito dá o diastereoisômero 2S,3R.

DESTAQUE QUÍMICO 5-4

Fármacos quirais: racêmico ou enantiomericamente puro?

Até recentemente, a maioria dos fármacos quirais sintéticos era preparada na forma de misturas racêmicas e comercializada dessa maneira. As razões para isso eram principalmente de natureza prática. As reações que convertem moléculas aquirais em moléculas quirais geralmente produzem racematos (Seção 5-7). Além disso, os enantiômeros têm, muitas vezes, atividades fisiológicas semelhantes ou um deles (o "errado") é inativo, assim, achava-se desnecessária a resolução do racemato. Por fim, a resolução dos racematos em grande escala é cara e aumenta substancialmente o custo do desenvolvimento do fármaco.

Entretanto, constatou-se que em vários casos um dos enantiômeros de um determinado fármaco bloqueia o sítio receptor biológico e reduz a atividade do outro enantiômero. Mais grave, um dos enantiômeros pode ter atividade totalmente diferente da desejada e, algumas vezes, tóxica. Esse fenômeno é um tanto geral, uma vez que os sítios receptores naturais são quirais (Destaque Químico 5-5). Vários exemplos de comportamento bioativo entre os enantiômeros são mostrados a seguir.

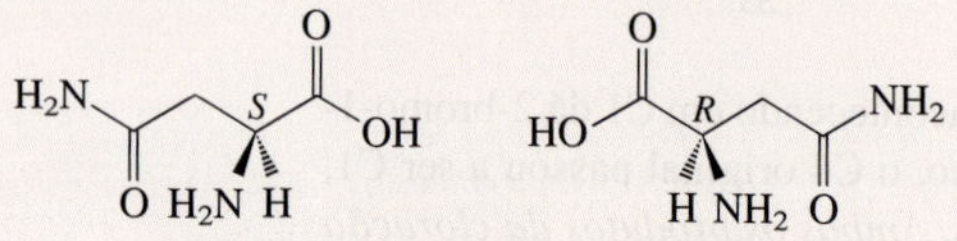

Asparagina
(Aminoácido. Veja o Capítulo 26.)
Amargo / Doce

Diclorprope (Herbicida)
Ativo / Inativo

Albuterol (veja também a abertura do capítulo)
Antagonista / Broncodilatador

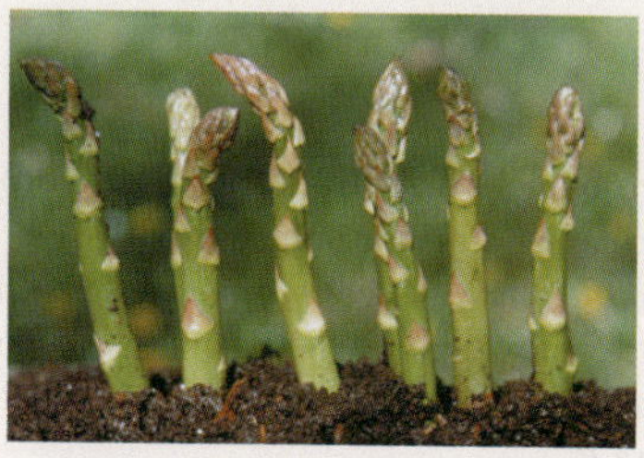

Em 1806, a asparagina foi o primeiro aminoácido a ser isolado da natureza, a partir do suco de aspargos.

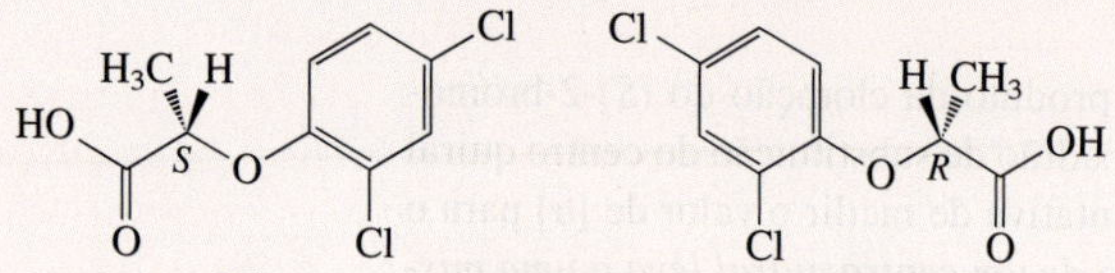

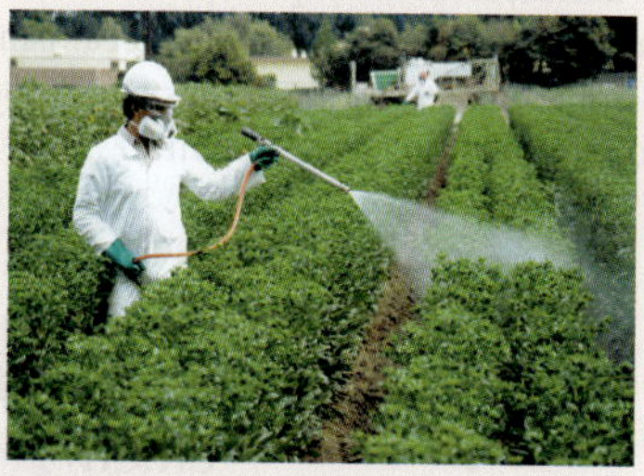

Controle de erva daninha com diclorprope.

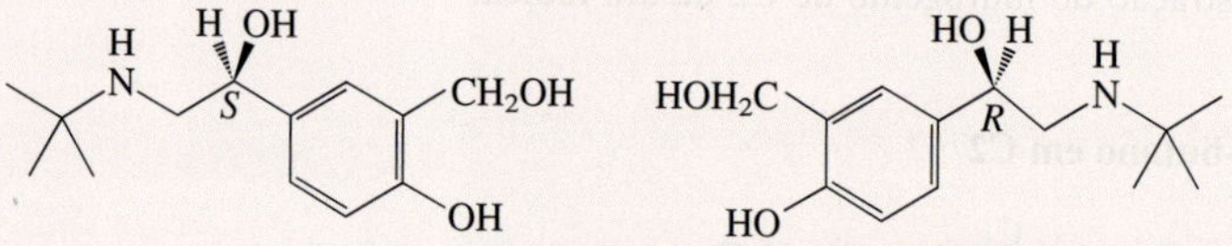

Cloração do (S)-2-bromo-butano em C3

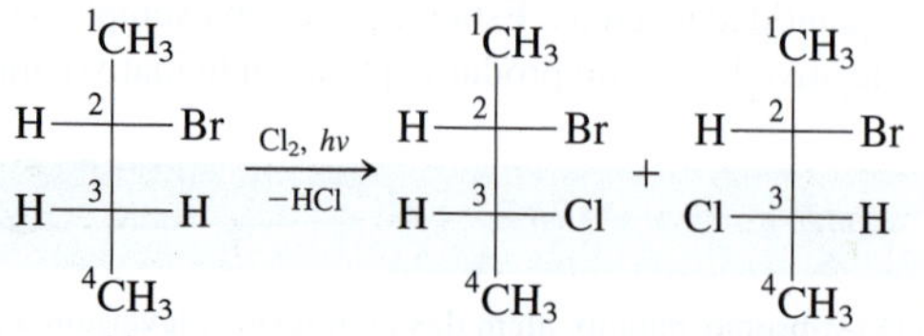

$$2S \xrightarrow{Cl_2,\ h\nu,\ -HCl} 2S,3R + 2S,3S$$

Opticamente ativo → Opticamente ativo + Opticamente ativo
(Quantidades diferentes)

A cloração em C2 resulta em uma mistura 1:1 de enantiômeros. A reação em C3 também dá uma mistura equimolar de diastereoisômeros? A resposta é não. Isso é facilmente explicado se olharmos os dois estados de transição que levam aos produtos (Figura 5-14). A abstração de qualquer um dos hidrogênios leva a um radical em C3. Porém, em contraste com o radical formado na cloração em C2, as duas faces deste radical *não* são imagens no espelho uma da outra, porque o

Devido a esses problemas, as autoridades sanitárias dos Estados Unidos (U.S. Food and Drug Administration – FDA) alteraram as normas de comercialização de fármacos quirais, tornando mais vantajosa para as empresas a fabricação dos enantiômeros puros dos produtos de uso medicinal. As metodologias de teste dos enantiômeros puros são mais simples, as atividades biológicas obtidas são mais altas e, potencialmente, o tempo de duração da patente de um fármaco eficiente pode ser estendido trocando-se a comercialização do racemato pela do enantiômero ativo ('troca quiral'). O resultado foi o aumento das atividades de pesquisa na resolução de racematos e, ainda melhor, no desenvolvimento de *sínteses enantiosseletivas*. A essência desta estratégia é imitar a natureza nas reações catalisadas por enzimas (veja a oxidação da dopamina na Seção 5-7): um reagente aquiral converte-se em um produto quiral em um ambiente enantiomericamente puro, frequentemente um catalisador quiral. Como nesses meios os estados de transição enantiômeros (Figura 5-13) se tornam diastereoisoméricos (Figura 5-14; note que, nesse caso, o "ambiente" quiral do carbono envolvido na reação é fornecido pelo centro quiral vizinho), pode-se obter alta estereosseletividade. Essa seletividade é um belo exemplo de adesão a alguns dos princípios da química verde: evita a geração de 50% de "resíduos" na forma do enantiômero errado, bem como a separação difícil associada (Seção 5-8), obtém economia atômica e usa catálise. Como mostrado a seguir, esses métodos são aplicados na síntese de fármacos com alta pureza enantiomérica, como o *naproxeno*, que é analgésico e combate a artrite, e o anti-hipertensivo *propranolol*.

Para dar uma ideia da importância dessa tecnologia emergente, basta saber que o faturamento mundial de fármacos quirais atingiu US$ 200 bilhões por ano. Atualmente, 80% dos fármacos de baixo peso molecular aprovados pela FDA são quirais (veja a Tabela 25-1 para os fármacos quirais mais vendidos). O Prêmio Nobel de química de 2001 foi dado a três pesquisadores responsáveis por descobertas fundamentais no campo da catálise enantiosseletiva.*

---

* Dr. William S. Knowles (nascido em 1917), Companhia Monsanto, St. Louis, Missouri; Professor Ryoji Noyori (nascido em 1938), Universidade de Nagoya, Japão; Professor K. Barry Sharpless (nascido em 1941), The Scripps Research Institute, La Jolla, Califórnia.

---

radical retém a assimetria da molécula original como resultado da presença do centro quiral em C2. Assim, os dois lados do orbital *p* não são equivalentes.

Quais são as consequências dessa inequivalência? Se a velocidade do ataque às duas faces do radical é diferente, conforme previsto por razões estéricas, então as velocidades de formação dos dois diastereoisômeros devem ser diferentes, como, aliás, ocorre: o (2*S*,3*R*)-2-bromo-3-cloro-butano é preferido em relação ao isômero 2*S*,3*S* por uma fator de três (veja a Figura 5-14). Os dois estados de transição que levam aos produtos não são imagens no espelho um do outro e não são superponíveis: eles são diastereoisômeros. Portanto, eles têm energias diferentes e correspondem a caminhos de reação diferentes.

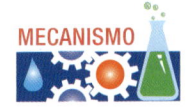

A cloração do 2-bromo-butano racêmico dá racematos

Na discussão anterior, usamos como material de partida o (*S*)-2-bromo-butano enantiomericamente puro para ilustrar as consequências estereoquímicas de uma halogenação posterior. Esta escolha foi arbitrária com relação à configuração absoluta e poderíamos ter selecionado o enantiômero *R*. O resultado seria o mesmo, exceto que todos os produtos opticamente ativos, ou seja, o

Figura 5-14 A cloração do (S)-2-bromo-butano em C3 produz os dois diastereoisômeros do 2-bromo-3-cloro-butano em quantidades não equivalentes como resultado da quiralidade em C2.

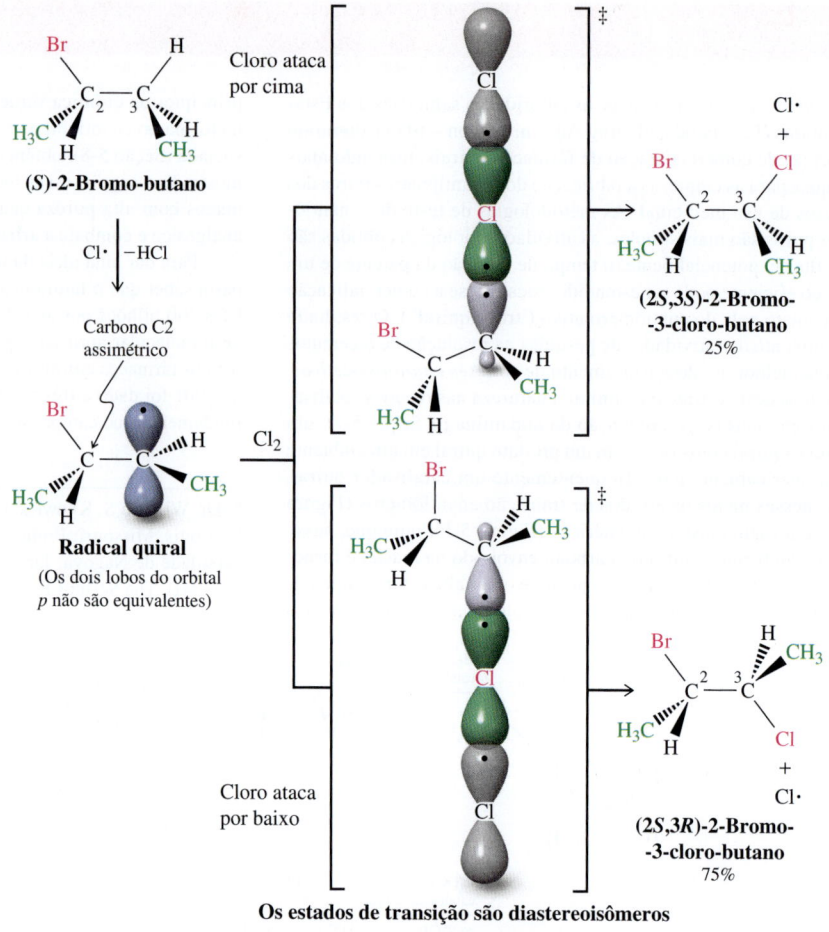

(S)-2-Bromo-butano

Carbono C2 assimétrico

Radical quiral
(Os dois lobos do orbital p não são equivalentes)

Cloro ataca por cima

Cloro ataca por baixo

(2S,3S)-2-Bromo-3-cloro-butano
25%

(2S,3R)-2-Bromo-3-cloro-butano
75%

Os estados de transição são diastereoisômeros
(Com energia diferente)

resultado das clorações em C1, C3 e C4, teriam configurações opostas às que mostramos: (2S)-2-bromo-1-cloro-butano, (2R,3R)- e (2R,3S)-2-bromo-3-cloro-butano (na razão de 1:3) e (3R)-3-bromo-1-cloro-butano, respectivamente. O ataque em C2 forneceria novamente um racemato, porque a estereoquímica do centro quiral é perdida durante o processo. Que tal fazer essa reação com o 2-bromo-butano racêmico?

Lembrando a regra que diz que "materiais de partida opticamente inativos fornecem produtos opticamente inativos," esperamos racematos para todos os produtos. Assim, o ataque em C1, C2 ou C4 resultará em 2-bromo-1-cloro-butano, 2-bromo-2-cloro-butano e 3-bromo-1-cloro-butano racêmicos, respectivamente. É importante notar que no ataque em C3 serão obtidos dois compostos racêmicos, ou seja, os diastereoisômeros 2S,3S/2R,3R (25%) e 2S,3R/2R,3S (75%) do 2-bromo-3-cloro-butano.

Quais são as convenções para escrever equações químicas quando racematos estão envolvidos? Salvo especificações indicadas pela notação R/S, pelo sinal da rotação óptica ou por algum texto indicativo, supõe-se que todos os ingredientes em uma reação sejam racêmicos. Para evitar a confusão de escrever ambos os enantiômeros nesses casos, mostra-se somente um deles, supondo-se que o outro se forme em quantidade equimolar. A cloração do 2-bromo-butano racêmico em C3 é escrita da seguinte forma:

DESTAQUE QUÍMICO 5-5

Por que a natureza é "quiral"?

Neste capítulo, vimos que muitas das moléculas orgânicas encontradas na natureza são quirais. O mais importante é que muitos dos compostos naturais existentes nos organismos vivos não somente são quirais, mas também ocorrem apenas em uma das formas enantioméricas. Um exemplo é a classe dos compostos chamados de *aminoácidos*, as unidades que formam os *polipeptídeos*. Os polipeptídeos naturais maiores são chamados de *proteínas* ou, quando catalisam biotransformações, de *enzimas*.

Configuração absoluta dos aminoácidos e polipeptídeos naturais

Aminoácido (R variável)

Polipeptídeo — Aminoácido 1, Aminoácido 2, Aminoácido 3

Esquema do reconhecimento enantiomérico no sítio receptor de uma enzima

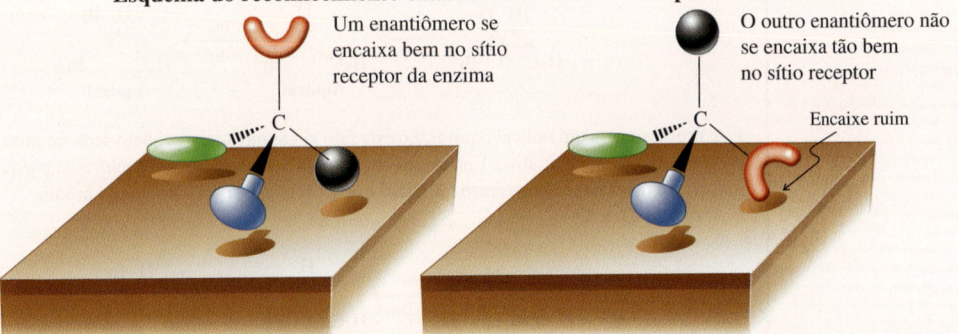

Um enantiômero se encaixa bem no sítio receptor da enzima

O outro enantiômero não se encaixa tão bem no sítio receptor

Encaixe ruim

Formadas por pequenas unidades quirais, as enzimas se organizam em aglomerados maiores que também são quirais e mostram assimetria. Assim como uma mão direita distingue prontamente outra mão direita de uma mão esquerda, as enzimas (e outras biomoléculas) têm "cavidades" que, em virtude de suas características estereoquímicas bem definidas, são capazes de reconhecer e processar somente um dos enantiômeros de um racemato. As diferenças de atividade fisiológica dos dois enantiômeros de um fármaco quiral baseiam-se neste reconhecimento (Destaque Químico 5-4). Uma boa analogia é a de uma chave quiral (e não sua imagem no espelho) que se ajusta apenas a sua fechadura. O ambiente quiral gerado por essas estruturas é capaz de promover conversões muito enantiosseletivas de reagentes aquirais em produtos quirais enantiomericamente puros. Assim, a maneira como a natureza preserva e expande sua própria quiralidade pode ser facilmente entendida (em princípio, pelo menos).

O que é mais difícil de entender é como a homogeneidade enantiomérica da natureza foi gerada. Em outras palavras, por que somente uma das configurações dos aminoácidos foi escolhida e não a outra? Tentar entender este mistério fascina muitos cientistas porque o problema está provavelmente relacionado à evolução da vida como a conhecemos. A especulação inclui desde a invocação da separação dos enantiômeros ao acaso ("resolução espontânea") até a postulação da operação de forças físicas quirais, como a radiação quiral (como se observa no decaimento de elementos radioativos ou na chamada luz circularmente polarizada). Outra hipótese sugere que o excesso enantiômero (ou talvez a própria vida) foi simplesmente importado de outros planetas, tendo meteoritos como veículo (o que somente prolonga a discussão, sem resolvê-la). Muito esforço têm sido gasto na tentativa de detectar aminoácidos não racêmicos em amostras de meteoros (e em outros corpos planetários), até agora sem sucesso.

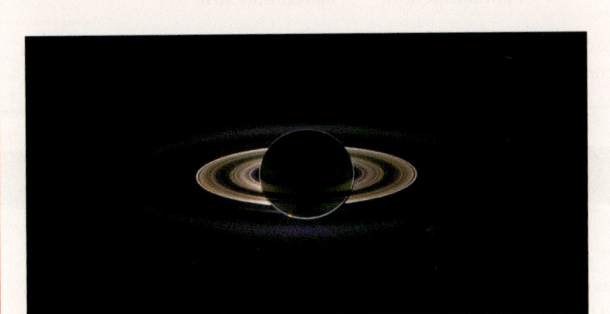

Com o objetivo de explorar o espaço e encontrar sinais de vida extraterrestre, a missão Cassini foi lançada em 1997 para alcançar Saturno em 2004. A nave espacial orbita esse planeta desde então, explorando o seu entorno, incluindo as suas luas. Na foto, a Terra é um ponto invisível no quadrante superior esquerdo.

EXERCÍCIO 5-25

Trabalhando com os conceitos: escrevendo todos os produtos da halogenação de um composto quiral

Escreva todos os produtos da monobromação do (R)-1-bromo-1-deutero-etano, A, (veja também o Exercício 5-15) e especifique se eles são quirais e opticamente ativos ou opticamente inativos. Lembre-se de que D é um isótopo de H e que reagirá qualitativamente do mesmo modo.

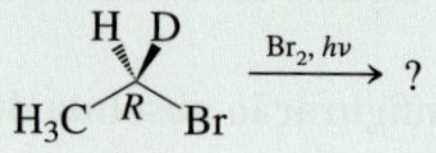

$$H_3C-\overset{H\ \ D}{\underset{Br}{C}}(R) \xrightarrow{Br_2,\ h\nu} ?$$
A

Estratégia

Primeiro vamos listar os sítios possíveis de serem atacados em A por Br·. Eles são o H em C1, o D em C1 e os três hidrogênios da metila C2. Vamos agora analisar o resultado de cada abstração de hidrogênio e ver como o radical resultante influencia a formação dos produtos.

Solução

- Ataque no H de C1

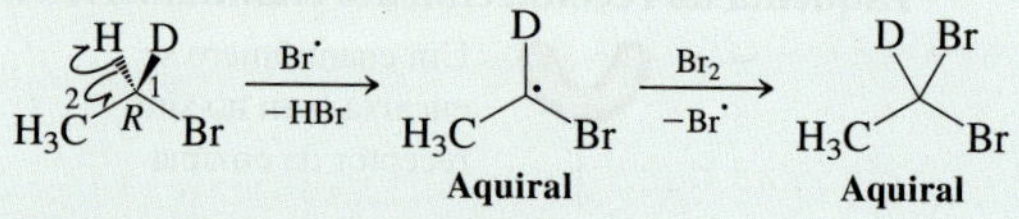

$$H_3C-\overset{H\ \ D}{\underset{Br}{C}}(R) \xrightarrow[-HBr]{Br\cdot} H_3C-\overset{D}{\underset{Br}{C}}\cdot \xrightarrow[-Br\cdot]{Br_2} H_3C-\overset{D\ \ Br}{\underset{Br}{C}}$$
Aquiral   Aquiral

Este processo gera um radical aquiral. Só este fato já garante que o produto será, no mínimo, racêmico, portanto, opticamente inativo. Entretanto, no caso da bromação, isto é irrelevante porque, de qualquer maneira, o produto perde o centro quiral, já que C1 tem agora dois átomos de bromo.

- Ataque no D de C1

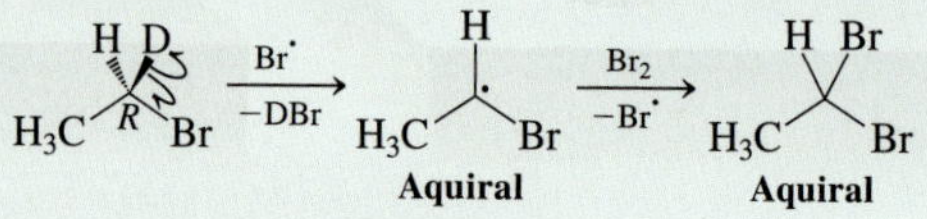

$$H_3C-\overset{H\ \ D}{\underset{Br}{C}}(R) \xrightarrow[-DBr]{Br\cdot} H_3C-\overset{H}{\underset{Br}{C}}\cdot \xrightarrow[-Br\cdot]{Br_2} H_3C-\overset{H\ \ Br}{\underset{Br}{C}}$$
Aquiral   Aquiral

A situação aqui é semelhante: um radical aquiral é produzido, mas a ausência de estereoquímica é irrelevante porque o produto 1,1-dibromo-etano é aquiral.

- Ataque no H de C2

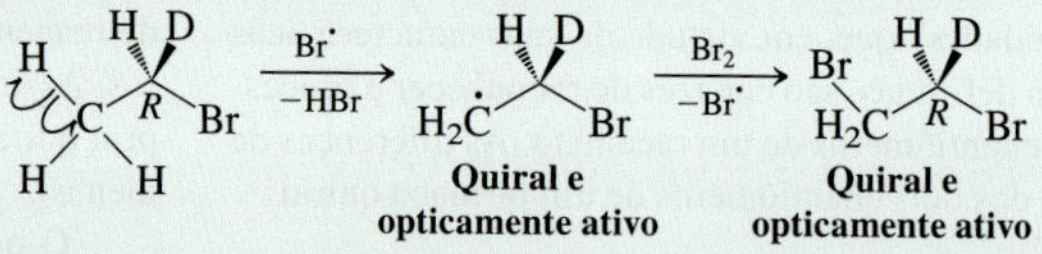

$$\overset{H}{\underset{H}{C}}H-\overset{H\ \ D}{\underset{Br}{C}}(R) \xrightarrow[-HBr]{Br\cdot} H_2\dot{C}-\overset{H\ \ D}{\underset{Br}{C}} \xrightarrow[-Br\cdot]{Br_2} Br-H_2C-\overset{H\ \ D}{\underset{Br}{C}}(R)$$
Quiral e   Quiral e
opticamente ativo   opticamente ativo

O ataque em C2 mantém intacto o centro quiral. Assim, o radical intermediário é quiral, assim como o produto 1,2-dibromo-1-deutero-etano (R) que, portanto, é opticamente ativo.

EXERCÍCIO 5-26

Tente você

Escreva as estruturas dos produtos da monobromação de (S)-2-bromo-pentano em cada um dos átomos de carbono. Nomeie os produtos e especifique quais são quirais e quais são aquirais, se eles são formados em quantidades iguais ou não e quais são opticamente ativos.

> **EXERCÍCIO 5-27**
>
> Escreva os produtos de monocloração do bromo-ciclo-hexano em C2. (**Cuidado:** o material de partida é quiral?)

Estereosseletividade é a preferência por um estereoisômero

Uma reação que leva predominantemente (ou exclusivamente) à formação de um dos muitos estereoisômeros possíveis é dita **estereosseletiva**. Por exemplo, a cloração do (S)-2-bromo-butano em C3 é estereosseletiva, como uma consequência da quiralidade do radical intermediário. A cloração correspondente em C2, entretanto, não é estereosseletiva: o radical intermediário é aquiral e forma-se um racemato.

    Até que ponto é possível aumentar a estereosseletividade? A resposta depende muito do substrato, dos reagentes, da reação em questão e das condições utilizadas. No laboratório, os químicos usam reagentes ou catalisadores enantiomericamente puros para converter compostos aquirais em um dos enantiômeros do produto (enantiosseletividade; veja o Destaque Químico 5-4). Na natureza, as enzimas fazem esse trabalho (veja o Destaque Químico 5-5). Em todos os casos, a quiralidade do reagente, do catalisador ou da enzima é a responsável pela introdução de um centro quiral compatível com sua própria quiralidade. Um exemplo disso na natureza é a oxidação, catalisada por enzima, da dopamina a (−)-norepinefrina, discutida em detalhes no Problema 65 no final do capítulo. O ambiente quiral criado pela enzima leva a 100% de estereosseletividade, favorecendo o enantiômero mostrado. A situação é muito semelhante a modelar objetos flexíveis aquirais com as mãos. Por exemplo, apertar um pedaço de argila de modelagem com a mão esquerda dá um objeto que é a imagem no espelho de um objeto pressionado com a mão direita.

EM RESUMO, as reações químicas, como vimos na halogenação via radicais, podem ser ou não estereosseletivas. A partir de materiais aquirais, como o butano, forma-se um produto racêmico (não estereosseletivo) pela halogenação em C2. Os dois hidrogênios dos carbonos do metileno do butano são igualmente suscetíveis à substituição, e a etapa de halogenação do mecanismo de bromação via radicais ocorre por meio de um intermediário aquiral e de dois estados de transição enantiômeros de mesma energia. Do mesmo modo, a partir do 2-bromo-butano quiral enantiomericamente puro, a cloração do centro quiral também dá um produto racêmico. Entretanto, a estereosseletividade é possível quando há formação de um novo centro quiral, porque o ambiente quiral mantido na molécula resulta em dois modos diferentes de ataque ao radical intermediário. Os dois estados de transição têm uma relação diastereoisomérica, uma condição que leva à formação de produtos com velocidades diferentes.

5-8 Resolução: separação de enantiômeros

Como sabemos, a geração de uma estrutura quiral a partir de um material aquiral leva a uma mistura racêmica. Como, então, obter enantiômeros puros de um composto quiral?

    Uma abordagem possível é começar com o racemato e separar os enantiômeros. Este processo é chamado de **resolução** dos enantiômeros. Alguns enantiômeros, como os do ácido tartárico, cristalizam na forma de enantiômeros que podem ser separados manualmente (como fez Pasteur, veja o Destaque Químico 5-3). Entretanto, este processo consome muito tempo, não é econômico, só é feito em separações de pequena escala e aplicável em casos raros.

Uma estratégia melhor para a resolução baseia-se na diferença de propriedades físicas dos diastereoisômeros. Suponhamos que encontramos uma reação que converte um racemato em uma mistura de diastereoisômeros. Todas as moléculas de forma *R* da mistura original de enantiômeros podem então ser separadas das moléculas de forma *S* por cristalização fracionada, destilação ou cromatografia dos diastereoisômeros. Como desenvolver este processo? O truque é adicionar um reagente enantiomericamente puro capaz de se ligar aos dois componentes da mistura racêmica. Podemos, por exemplo, imaginar a reação de um racemato $X_{R,S}$ (no qual X_R e X_S são os dois enantiômeros) com um composto opticamente puro Y_S (a escolha da configuração *S* é arbitrária; a imagem no espelho do enantiômero *R* puro funcionaria igualmente bem). A reação produz dois diastereoisômeros opticamente ativos, $X_R Y_S$ e $X_S Y_S$, separáveis por técnicas padrão (Figura 5-15). Agora, quebra-se a ligação entre X e Y em cada um dos diastereoisômeros separados e purificados, liberando X_R e X_S no estado enantiomericamente puro. Além disso, o reagente opticamente ativo, Y_S, pode ser recuperado e utilizado de novo.

O que precisamos, então, é ter prontamente disponível um composto enantiomericamente puro, Y, que possa ser ligado à mistura de moléculas a ser resolvida em uma reação química facilmente reversível. Na verdade, a natureza fornece inúmeras moléculas opticamente ativas que podem ser obtidas no estado puro para serem usadas. Um exemplo é o ácido (+)-2,3-di-hidróxi-butanodioico [ácido (+)-(*R,R*)-tartárico]. Uma reação muito popular empregada na resolução de enantiômeros é a formação de sal entre ácidos e bases. Por exemplo, o ácido (+)-tartárico é um eficiente agente de resolução de aminas racêmicas. A Figura 5-16 mostra como isso funciona para a 3-butino-2-amina. O racemato é inicialmente tratado com o ácido (+)-tartárico para formar dois tartaratos diastereoisômeros. O sal que contém a amina *R* cristaliza em repouso e pode ser filtrado, enquanto o sal da amina *S*, mais solúvel, permanece em solução. O tratamento do (+)-sal com base diluída libera a amina livre, (+)-(*R*)-3-butino-2-amina. O tratamento semelhante da solução leva ao enantiômero (−)-(*S*) (com alguma impureza: note que a rotação óptica é ligeiramente menor). Este processo é só uma das muitas maneiras de usar a formação de diastereoisômeros na resolução de racematos.

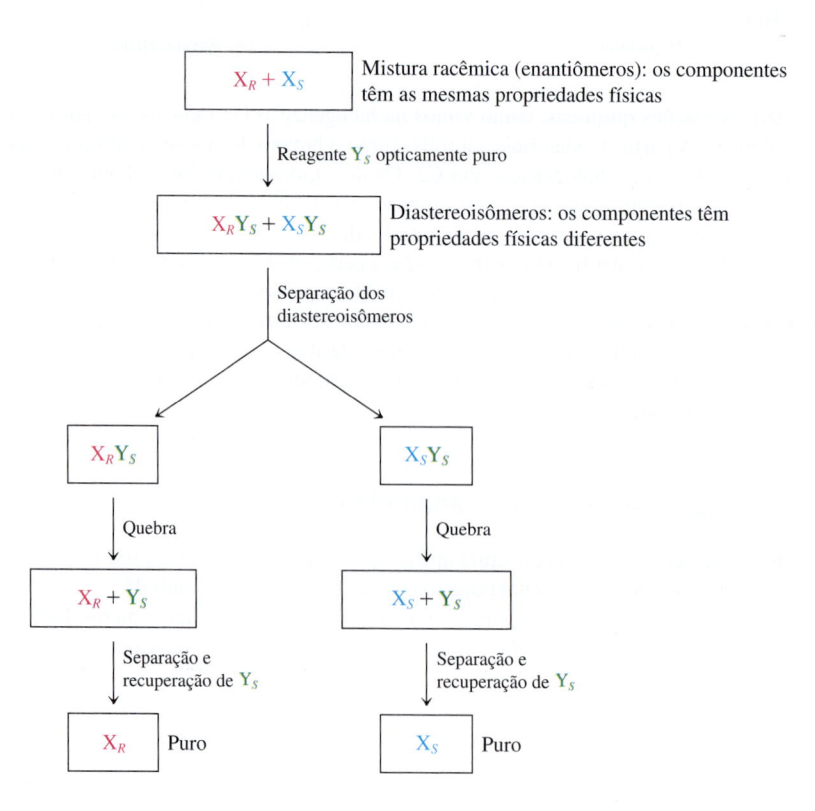

Figura 5-15 Diagrama da separação (resolução) de dois enantiômeros. O procedimento baseia-se na conversão em diastereoisômeros separáveis por meio de uma reação com um composto opticamente puro.

$X_R + X_S$ — Mistura racêmica (enantiômeros): os componentes têm as mesmas propriedades físicas

↓ Reagente Y_S opticamente puro

$X_R Y_S + X_S Y_S$ — Diastereoisômeros: os componentes têm propriedades físicas diferentes

↓ Separação dos diastereoisômeros

$X_R Y_S$ $X_S Y_S$

↓ Quebra   ↓ Quebra

$X_R + Y_S$ $X_S + Y_S$

↓ Separação e recuperação de Y_S ↓ Separação e recuperação de Y_S

X_R Puro X_S Puro

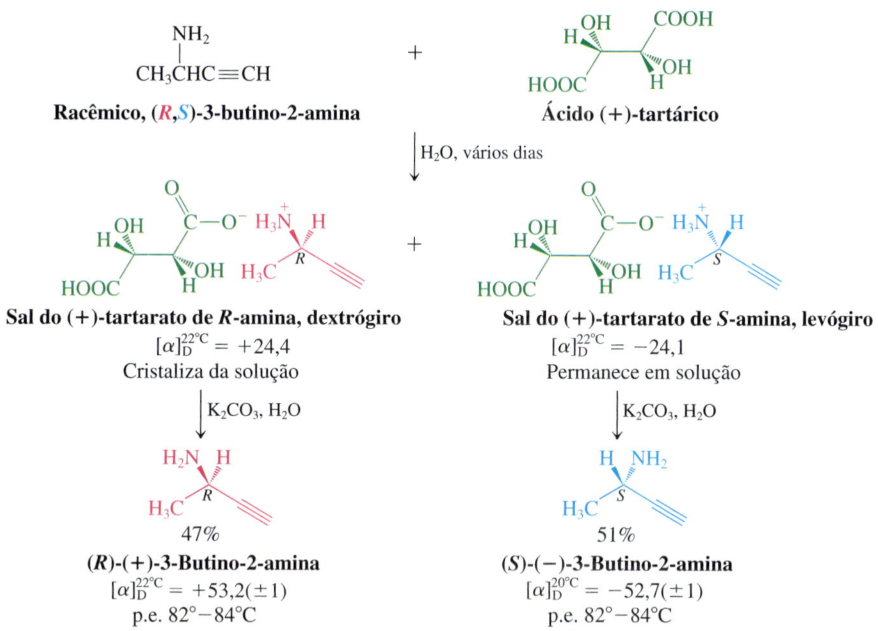

$$\underset{\text{Racêmico, }(R,S)\text{-3-butino-2-amina}}{\text{CH}_3\text{CHC}\equiv\text{CH}} \;+\; \underset{\text{Ácido (+)-tartárico}}{\text{(+)-tartárico}}$$

↓ H₂O, vários dias

Sal do (+)-tartarato de R-amina, dextrógiro
$[\alpha]_D^{22°C} = +24{,}4$
Cristaliza da solução

Sal do (+)-tartarato de S-amina, levógiro
$[\alpha]_D^{22°C} = -24{,}1$
Permanece em solução

↓ K₂CO₃, H₂O ↓ K₂CO₃, H₂O

47%
(R)-(+)-3-Butino-2-amina
$[\alpha]_D^{22°C} = +53{,}2(\pm 1)$
p.e. 82°–84°C

51%
(S)-(−)-3-Butino-2-amina
$[\alpha]_D^{20°C} = -52{,}7(\pm 1)$
p.e. 82°–84°C

Figura 5-16 Resolução da 3-butino-2-amina com o ácido (+)-2,3-di-hidróxi-butanodioico [ácido (+)-tartárico]. É puramente acidental que os valores de [α] dos dois tartaratos diastereoisômeros sejam semelhantes em magnitude e tenham sinais opostos.

Um modo muito conveniente de separação de enantiômeros, sem a necessidade de isolar os diastereoisômeros, é a chamada **cromatografia quiral** (Figura 5-17). O princípio é o mesmo ilustrado na Figura 5-16, exceto que o auxiliar opticamente ativo [ácido (+)-tartárico ou qualquer outro material opticamente ativo barato] é imobilizado em um suporte sólido (sílica gel, SiO₂, ou alumina, Al₂O₃). Este material é usado para preencher uma coluna através da qual se faz passar uma solução que contém o racemato. Cada enantiômero interagirá reversivelmente com o suporte quiral em diferentes graus (porque esta interação é diastereoisômera) e, portanto, ficarão retidos na coluna por períodos de tempo (tempo de retenção) diferentes. Assim, um dos enantiômeros sai (elui) da coluna antes do outro, permitindo a separação.

A IDEIA GERAL

O final deste capítulo define um marco em seu aprendizado da química orgânica. A partir daqui, adicionaremos poucas ideias *fundamentalmente* novas ao que já sabemos sobre as estruturas moleculares. Em vez disso, vamos usar os princípios básicos descritos até agora. Volte aos Capítulos 1 a 5 sempre que for necessário lembrar os diferentes conceitos complementares utilizados na análise da estrutura das moléculas:

1. As moléculas são conjuntos de núcleos rodeados por elétrons. As regras que governam suas interações são as Leis de Coulomb, as estruturas de Lewis e os orbitais (Capítulo 1).
2. Os esqueletos dos hidrocarbonetos das moléculas orgânicas, como exemplificado pelos alcanos, são vistos como cadeias de átomos de carbono que sofrem rotações, mudam de conformação e têm exigências espaciais, podendo adotar ângulos de ligação diferentes dos ideais (Capítulo 2 e 4).
3. A diversidade das estruturas da química orgânica deve-se à capacidade dos átomos de carbono de formar cadeias lineares, ramificadas, cíclicas ou policíclicas, que podem estar ligadas a muitos substituintes e grupos funcionais. Devido às ligações do carbono na geometria tetraédrica, as moléculas orgânicas assumem várias formas tridimensionais, que têm consequências importantes nas propriedades físicas e na reatividade.

Figura 5-17 Resolução de um racemato em uma coluna quiral. A amostra é aplicada na parte superior de uma coluna preenchida com um suporte quiral enantiopuro. Um dos enantiômeros (em verde) interage mais fortemente com o suporte do que o outro (em vermelho) e leva mais tempo para passar pela coluna. Assim, o enantiômero em vermelho elui antes do outro (em verde). As colunas comerciais usam geralmente a celulose, um polímero da glicose (Seção 24-12), como fase estacionária quiral.

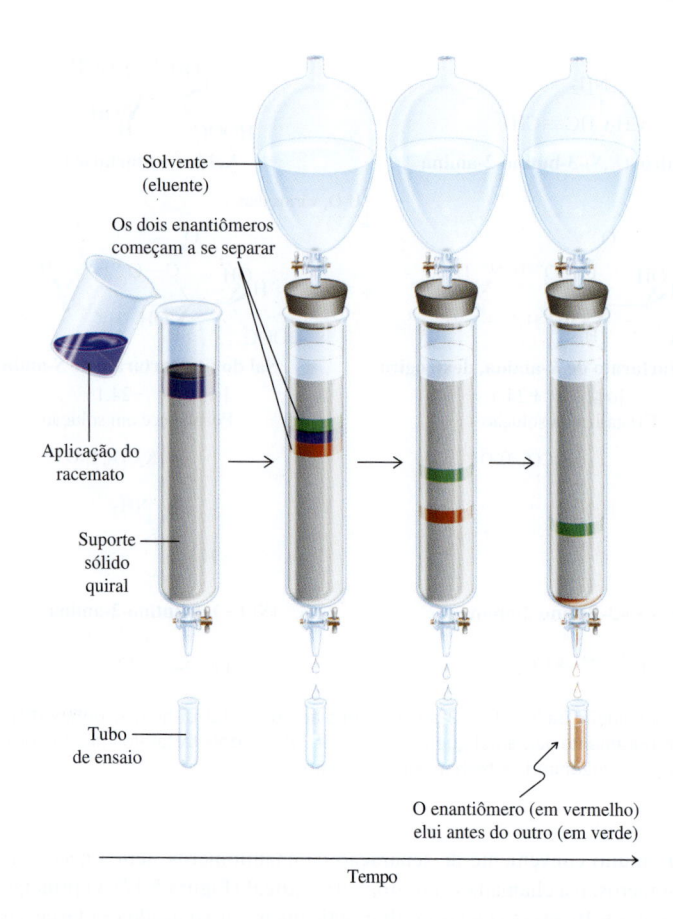

4. O carbono em geometria tetraédrica com quatro substituintes diferentes é um centro quiral que dá origem a enantiômeros – o objeto e sua imagem no espelho não se superpõem. Dois ou mais centros quirais geram novos estereoisômeros, que diferem apenas no arranjo espacial de seus grupos componentes.

5. As moléculas orgânicas podem ser atacadas por reagentes externos. O ataque ocorre, em geral, em núcleos cuja ligação com o resto da molécula é relativamente fraca ou em funções polares, e está sujeito a tensões eletrônicas e estéricas.

A maior parte do restante deste livro examina as diversas classes de compostos orgânicos caracterizados por grupos funcionais. Veremos inicialmente as reações desses compostos, com ênfase em como o mecanismo de cada reação é afetado por detalhes estruturais da molécula. O número de mecanismos de reação diferentes é limitado. Entender esses mecanismos e as condições que favorecem um deles em relação aos outros é a chave para a compreensão da química orgânica.

PROBLEMAS DE INTEGRAÇÃO

5-28. A seletividade das reações químicas é um dos principais objetivos dos químicos de sínteses. Vimos como a seletividade pode ser obtida, pelo menos até certo ponto, nas halogenações via radicais: nas Seções 3-6 e 3-7, quanto ao tipo de hidrogênio a ser substituído (isto é, primário *versus* secundário *versus* terciário) e, na Seção 5-7, quanto à estereoquímica. Você deve ter notado que devido à reatividade dos radicais e à planaridade do átomo de carbono que tem o elétron desemparelhado dos radicais intermediários, as halogenações via radicais não são, com frequência, seletivas. Assim, qualquer planejamento de síntese que as considere deve levar em conta todos os resultados possíveis de uma proposta de conversão. Por exemplo, olhando novamente para a estrutura geral de um esteroide (Seção 4-7), vemos que há muitos tipos de hidrogênios, todos, em princípio, suscetíveis à abstração por um átomo de halogênio.

Como os esteroides são moléculas biologicamente importantes, sua funcionalização seletiva é o foco de muitos pesquisadores. Ao desenvolver condições cuidadosamente controladas com agentes de halogenação especiais, os químicos foram capazes de limitar o ataque aos centros terciários e, também seletivamente, a C5, C9 e C14 (veja também os Problemas 48-50 do Capítulo 4). O problema seguinte ilustra o tipo de análise que eles fizeram usando um fragmento ciclo-hexano menos complexo do núcleo do esteroide.

Quantos produtos podem ser obtidos na monobromação via radicais do (S)-1-bromo-2,2-dimetil-ciclo-hexano em C1 e C3? Desenhe a estrutura do material de partida, dê nomes aos dibromo-dimetil-ciclo-hexanos obtidos, diga se eles são quirais ou aquirais, e especifique se eles se formam em quantidades iguais ou diferentes e se são opticamente ativos ou não.

SOLUÇÃO

Comecemos pelo desenho da estrutura do nosso material de partida, inicialmente ignorando a estereoquímica (A).

A fim de evitar a complicação dos átomos de carbono mudarem seus números durante as reações da molécula A, usamos nomes que não estão de acordo com as regras de numeração da IUPAC em várias estruturas deste problema.

Então, determinamos a prioridade da sequência (B) de acordo com as regras da Seção 5-3. Temos agora uma escolha entre dois enantiômeros (C e D), e a tarefa é orientar a molécula na nossa mente de forma a colocar o substituinte de menor prioridade (o átomo de H) o mais afastado possível. Para ajudar neste exercício mental, coloque-se na escala molecular (encolha por um fator de 10^{10}) e fique na frente do centro quiral em questão com a ligação C–H afastada de você. Os três substituintes restantes vão rodeá-lo no sentido horário (R) ou anti-horário (S). D é a estrutura correta do enantiômero S.

Agora estamos prontos para colocar o bromo em C1 ou em C3. É importante lembrar o mecanismo da halogenação via radicais. O intermediário crucial é o centro que contém o elétron livre – em nosso caso, C1 (E) ou C3 (F) – que pode ser atacado pelo átomo de halogênio por ambos os lados do orbital p (Seção 3-4).

Em E, a molécula é simétrica e a velocidade de ataque por cima e por baixo é a mesma. Se a halogenação fosse feita usando F_2 ou Cl_2, C_1 continuaria a ser um centro quiral, e os enantiômeros R e S seriam formados na mesma quantidade (racematos, Seção 5-7, Figura 5-13). Entretanto, no nosso caso, a bromação em C1 remove a assimetria do carbono: o composto G, 1,1-dibromo-2,2-dimetil-ciclo-hexano, é aquiral e, portanto, opticamente inativo.

Em F, a situação é diferente. Aqui, a existência de um centro quiral que não é modificado (C1 em D) faz as duas faces do radical intermediário serem diferentes. Dois diastereoisômeros (H e I) formam-se em velocidades diferentes e, portanto, em quantidades diferentes (Seção 5-7, Figura 5-14). Em H, cis-1,3-dibromo-2,2--dimetil-ciclo-hexano, o segundo bromo liga-se de forma a introduzir um plano de simetria na molécula: H é um composto meso, aquiral e, portanto, opticamente inativo (Seção 5-6). Outra forma de descrever o que aconteceu é que a quiralidade de C1 em D – ou seja, S – é cancelada pela introdução de sua imagem no espelho em C3 – ou seja, R. Os dois estereoisômeros são indistinguíveis porque (1S,3R)-H é o mesmo que (1R,3S)-H. (Você pode verificar este ponto simplesmente rodando o composto H pela linha tracejada que representa o plano de simetria.)

Por outro lado, o composto I, (1*S*,3*S*)-1,3-dibromo-2,2-dimetil-ciclo-hexano, não tem um plano de simetria: a molécula é quiral, enantiomericamente pura e, portanto, opticamente ativa. Em outras palavras, a reação deixa a integridade esteroquímica e a identidade de C1 intactas, gerando apenas um enantiômero do produto, que não se superpõe em sua imagem no espelho, o diastereoisômero (1*R*,3*R*) (Seção 5-5).

5-29. Veremos nas Seções 11-5 e 12-2 que as ligações duplas em alquenos podem ser hidrogenadas usando o gás hidrogênio e catalisadores metálicos específicos (Seção 3-3) para dar os alcanos correspondentes:

(*S*)-Limoneno

(*R*)-Limoneno

Os dois enantiômeros do limoneno (mostrados na margem) têm cheiros bem diferentes. O isômero *S* ocorre nos cones de abetos e tem um odor como o da terebintina. O isômero *R* dá à laranja a sua fragrância característica. O *R*-limoneno é um subproduto da indústria de suco de laranja e é o constituinte principal do óleo da casca de frutas cítricas. Todo ano, mais de 50 milhões de quilos de óleo são obtidos somente nos Estados Unidos. Desenhe os produtos da hidrogenação de ambas as ligações duplas do (*R*)-limoneno e do *(S)*--limoneno. Esses produtos são isômeros, idênticos, quirais, aquirais ou opticamente ativos/inativos?

SOLUÇÃO

Primeiro desenhe os produtos da hidrogenação das ligações duplas do (*R*)- e do *(S)*-limoneno. Como indicado, os dois hidrogênios podem ser adicionados pelo lado de cima e pelo lado de baixo da ligação π (veja a Figura 1-21). Isso não afeta a hidrogenação do substituinte, mas é importante na hidrogenação do anel: um dos modos leva ao anel trans-ciclo-hexano, e o outro, ao cis-ciclo-hexano. Assim, obtém-se dois estereoisômeros a partir de cada enantiômero. Como os respectivos pares de produtos obtidos dos materiais de partida (*R*) e (*S*) se relacionam entre si? É evidente que os dois isômeros trans e os dois isômeros cis são superponíveis: eles são idênticos. Em outras palavras, os dois enantiômeros do limoneno dão misturas idênticas de estereoisômeros. eles são quirais? A resposta é não: os 1,4-ciclo-hexanos dissubstituídos têm um plano de simetria. Consequentemente, a hidrogenação do limoneno causa a simetrização da molécula, tornando-a aquiral. Portanto, os produtos são opticamente inativos.

(*S*)-Limoneno

(*R*)-Limoneno   Plano de simetria   Plano de simetria

Conceitos importantes

1. Os isômeros têm a mesma fórmula molecular, mas são compostos diferentes. Os isômeros constitucionais (estruturais) diferem entre si pela ordem em que os átomos se ligam. Os estereoisômeros têm a mesma conectividade, mas diferem no arranjo tridimensional dos átomos. Os **estereoisômeros de imagem no espelho** são relacionados entre si como objeto e imagem no espelho.

2. Um objeto que não se superpõe a sua imagem no espelho é **quiral**.

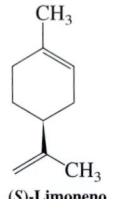

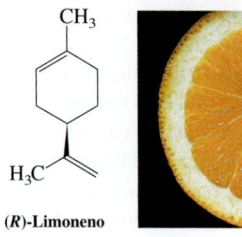

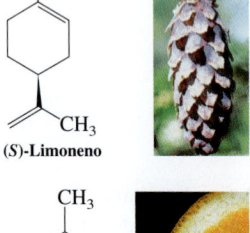

3. Um átomo de carbono com quatro substituintes diferentes (**carbono assimétrico**) é um exemplo de um **centro quiral**.

4. Dois estereoisômeros que se relacionam um ao outro como objeto e imagem no espelho não superponíveis são chamados de **enantiômeros**.

5. Um composto que contém um centro quiral é quiral e existe como um par de enantiômeros. A mistura 1:1 de enantiômeros é um **racemato** (**mistura racêmica**).

6. Moléculas quirais não podem ter planos de simetria (plano do espelho). Se a molécula tem um **plano de simetria**, ela é **aquiral**.

7. Os **diastereoisômeros** são estereoisômeros que não se relacionam entre si como objeto e imagem no espelho. Os isômeros cis e trans de compostos cíclicos são exemplos de diastereoisômeros.

8. Dois centros quirais em uma molécula resultam em até quatro estereoisômeros – dois pares de enantiômeros que são diastereoisômeros entre si. O número máximo de estereoisômeros que um composto com n centros quirais pode ter é 2^n. Este número é reduzido quando centros quirais com os mesmos substituintes dão origem a um plano de simetria. Uma molécula que contém centros quirais *e* um plano de simetria é idêntica a sua imagem no espelho (é aquiral) e é chamada de **composto meso**. A existência de um plano de simetria em qualquer conformação energeticamente acessível de uma molécula é suficiente para torná-la aquiral.

9. Quase todas as propriedades físicas dos enantiômeros são as mesmas. A maior exceção é a interação com o **plano da luz polarizada**: um dos enantiômeros gira o plano de polarização no sentido horário (**dextrógiro**), e o outro, no sentido anti-horário (**levógiro**). Este fenômeno é chamado de **atividade óptica**. A medida da rotação é dada em graus e é expressa como a **rotação específica**, $[\alpha]$. Os racematos e os compostos meso têm rotação zero. O **excesso enantiômero**, ou **pureza óptica**, de uma mistura inequivalente de enantiômeros é dado por

$$\text{Excesso enantiômero } (ee) = \text{pureza óptica} = \left(\frac{[\alpha]_{\text{observado}}}{[\alpha]}\right) \times 100\%$$

10. A "assimetria" de um centro quiral (sua configuração absoluta) é revelada pela difração de raios X e pode ser assinalada como ***R*** ou ***S***, usando as **regras de sequência** de Cahn, Ingold e Prelog.

11. As **projeções de Fischer** são um modo de desenhar rapidamente moléculas com centros quirais.

12. A quiralidade pode ser introduzida em um composto aquiral por halogenação via radicais. Quando os estados de transição são enantiômeros (relacionam-se como objeto e imagem no espelho), o resultado é um racemato porque as faces do radical plano reagem com a mesma velocidade.

13. A halogenação via radicais de uma molécula que contém um centro quiral dará um racemato se a reação ocorrer no centro quiral. Quando a reação ocorre em outras posições e leva a dois diastereoisômeros, eles se formam em quantidades diferentes.

14. A preferência pela formação de um dos estereoisômeros, quando muitos deles são possíveis, é chamada de **estereosseletividade**.

15. A separação dos enantiômeros é chamada de **resolução**. Ela é obtida pela reação do racemato com um enantiômero puro de um composto quiral para produzir diastereoisômeros que podem ser separados. A remoção química do reagente quiral libera ambos os enantiômeros do racemato original. Outra forma de separação de enantiômeros é a **cromatografia quiral** com um suporte opticamente ativo.

Problemas

30. Classifique os seguintes objetos comuns como quirais ou aquirais. Suponha em cada caso que o objeto esteja em sua forma mais simples, sem decorações ou etiquetas: (**a**) uma escada portátil, (**b**) uma porta, (**c**) um ventilador elétrico, (**d**) um refrigerador, (**e**) a Terra, (**f**) uma bola de beisebol, (**g**) um bastão de beisebol, (**h**) uma luva de beisebol, (**i**) uma folha plana de papel, (**j**) um garfo, (**k**) uma colher, (**l**) uma faca.

31. Cada parte deste problema lista dois objetos ou conjuntos de objetos. Descreva, com a maior precisão possível, a relação entre os dois grupos usando a terminologia deste capítulo, isto é, diga se são idênticos, enantiômeros ou diastereoisômeros: (**a**) um carrinho de brinquedo brasileiro comparado com um carrinho de brinquedo inglês (de mesma cor e forma, mas com os volantes em lados diferentes); (**b**) dois sapatos esquerdos comparados com dois sapatos direitos (mesma cor, tamanho e estilo); (**c**) um par de patins comparado com dois patins esquerdos (mesma cor, tamanho e estilo); (**d**) uma luva direita em cima de uma luva esquerda (palma com palma) comparada com uma luva esquerda em cima de uma luva direita (palma com palma; mesma cor, tamanho e estilo).

32. Para cada par das seguintes moléculas, indique se seus membros são idênticos, isômeros estruturais, confôrmeros ou estereoisômeros. Como você descreveria a relação entre as conformações quando elas são mantidas em uma temperatura tão baixa que não permite sua interconversão?

(a) 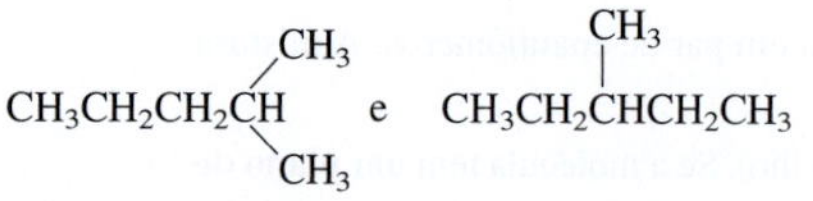 CH₃CH₂CH₂CH(CH₃)₂   e   CH₃CH₂CH(CH₃)CH₂CH₃

(b) *cis*-1,2-dimetilciclobutano e *trans*-1,2-dimetilciclobutano (estruturas em anel)

(c) ClCH₂CH₂-ciclopentanol (com H, H)   e   CH₃CHCl-ciclopentanol (com H, H)

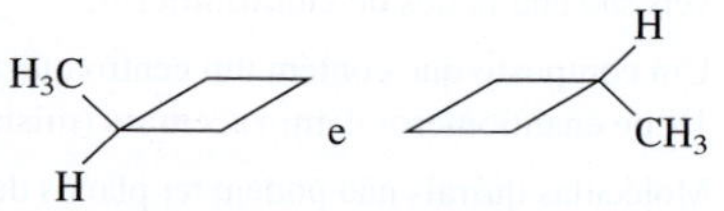

(d) Projeções de Newman com CH₃, Br, H, H, H

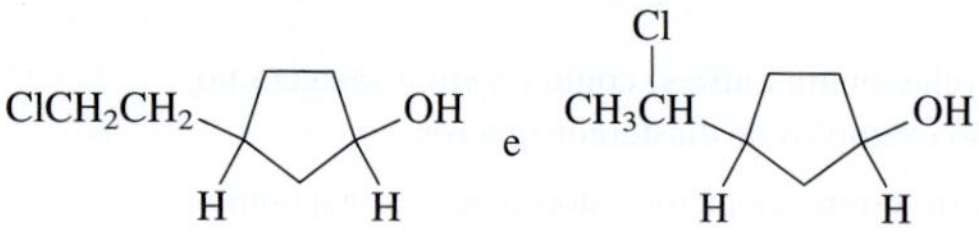

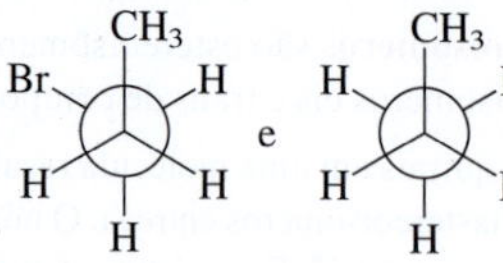

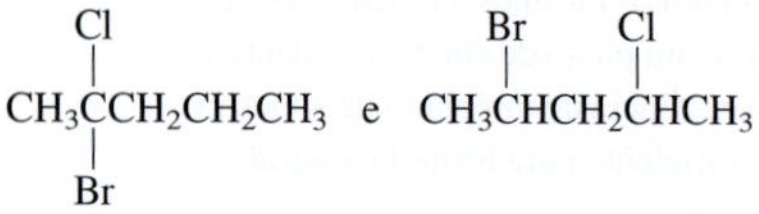

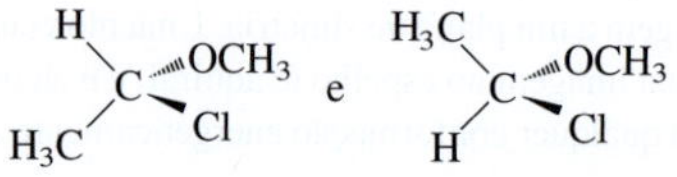

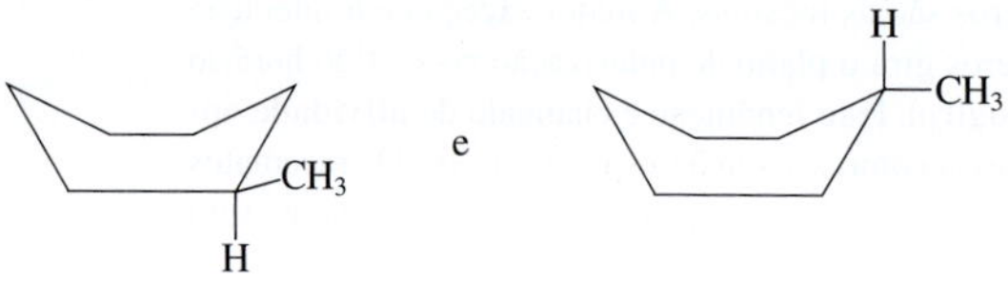

(e) CH₃CCl(Br)CH₂CH₂CH₃   e   CH₃CHBrCH₂CHClCH₃

(f) C(H)(OCH₃)(CH₃)(Cl)   e   C(H₃C)(OCH₃)(H)(Cl)

(g) metilciclohexano (axial) e metilciclohexano (equatorial)

(h) Cl—△—H com H, CH₃   e   H—△—CH₃ com Cl, H (ciclopropanos)

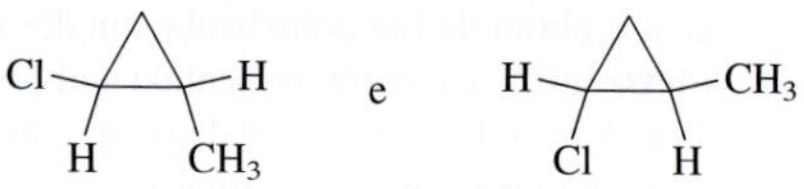

33. Quais dentre os seguintes compostos são quirais? (**Sugestão**: observe os centros quirais.)
(a) 2-Metil-heptano
(b) 3-Metil-heptano
(c) 4-Metil-heptano
(d) 1,1-Dibromo-propano
(e) 1,2-Dibromo-propano
(f) 1,3-Dibromo-propano
(g) Eteno, H₂C=CH₂
(h) Etino, HC≡CH

(i) Benzeno, (anel) (Nota: como no eteno, no benzeno todos os carbonos têm hibridação sp^2 e a molécula é plana.)

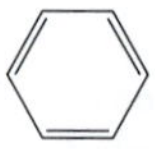

(j) Epinefrina, HO-C₆H₃(OH)-CH(OH)CH₂NHCH₃

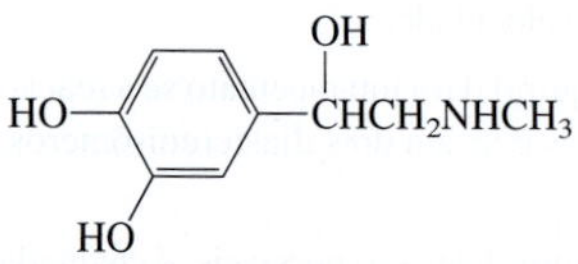

(k) Vanilina, HO-C₆H₃(OCH₃)-CHO

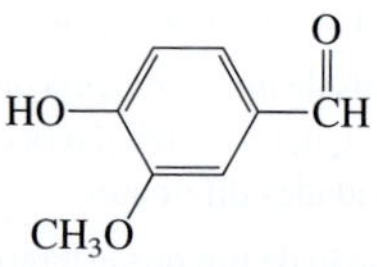

(l) Ácido cítrico, HOOCCH₂C(OH)(COOH)CH₂COOH

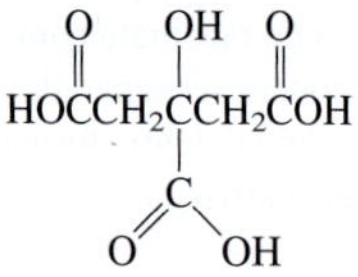

(m) Ácido ascórbico

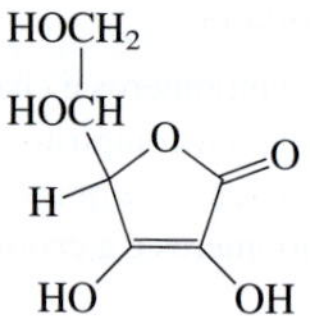

(n) *p*-Mentano-1,8-diol (hidrato de terpina)

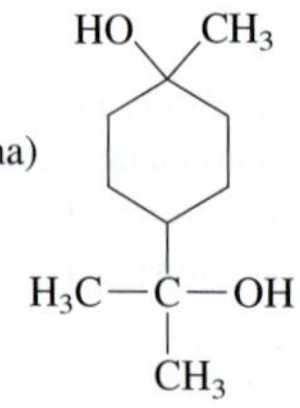

(o) Meperidina (demerol)

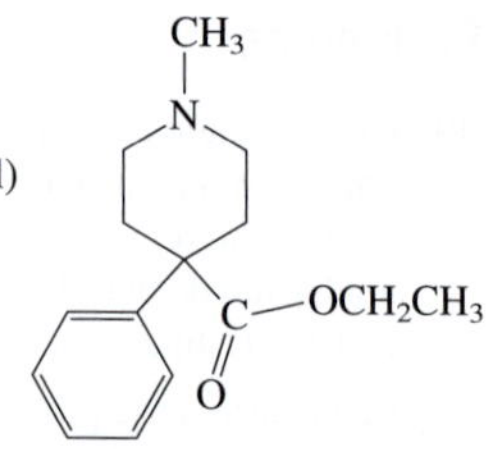

34. Cada uma das moléculas a seguir tem a fórmula molecular C₅H₁₂O (verifique você mesmo). Quais delas são quirais?

(a) 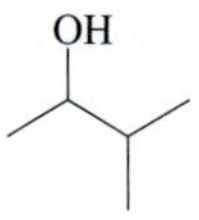 3-metil-2-butanol
(b) 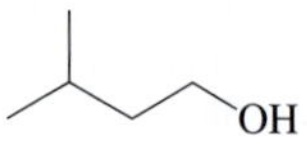 3-metil-1-butanol
(c) 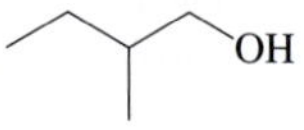 2-metil-1-butanol
(d) 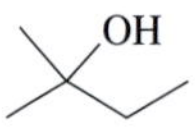 2-metil-2-butanol
(e) 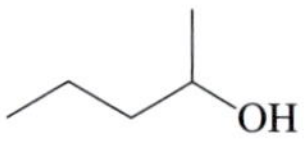 2-pentanol
(f) 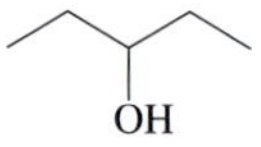 3-pentanol

35. Desenhe um dos enantiômeros para cada molécula quiral no Problema 34 e rotule o centro quiral como *R* ou *S*.

36. Quais dentre os seguintes derivados de ciclo-hexano são quirais? Quando o propósito é determinar a quiralidade de um composto cíclico, o anel geralmente pode ser considerado plano.

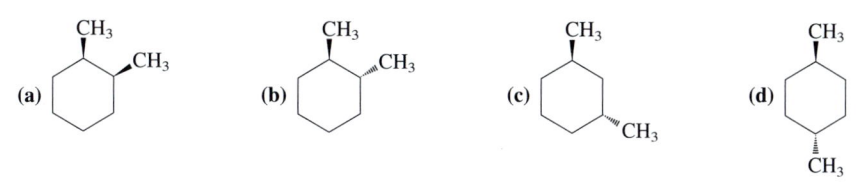

37. Especifique cada centro quiral nas moléculas do Problema 36 como *R* ou *S*.

38. Faça um círculo em torno de cada molécula quiral. Coloque um asterisco (*) ao lado de cada carbono quiral e especifique-o como *R* ou *S*.

39. Para cada par de estruturas a seguir, indique quando as duas espécies são isômeros constituicionais, enantiômeros, diastereoisômeros ou moléculas idênticas.

40. Para cada uma das seguintes fórmulas, identifique todos os isômeros estruturais que contêm um ou mais centros quirais, dê o número de estereoisômeros de cada um deles e desenhe e escreva o nome completo de pelo menos um dos estereoisômeros em cada caso.
(a) C_7H_{16} (b) C_8H_{18} (c) C_5H_{10}, com um anel

41. Assinale a designação apropriada para a configuração do centro quiral (R ou S) de cada um dos seguintes enantiômeros. (**Sugestão:** no caso de estruturas cíclicas contendo centros quirais, trate o anel como dois substituintes independentes ligados um ao outro pelas extremidades da molécula – olhe o primeiro ponto de diferença, assim como você faria para as estruturas acíclicas.)

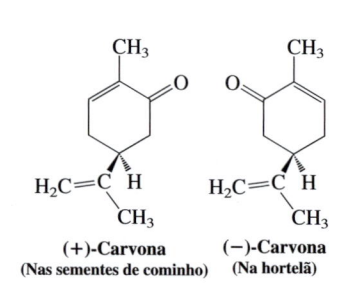

42. Marque os centros quirais de cada uma das moléculas quirais do Problema 33. Desenhe qualquer um dos estereoisômeros destas moléculas e especifique a designação apropriada (R ou S) de cada centro quiral.

43. Os dois enantiômeros da carvona [nome sistemático: 2-metil-5-(1-metil-etenil)-2-ciclo-hexenona; Destaque Químico 5-1] estão desenhados na margem. Qual é R e qual é S?

44. Desenhe as estruturas de cada uma das seguintes moléculas. Garanta que sua estrutura mostre claramente a configuração do centro quiral. (**Sugestão:** você pode desenhar primeiro o enantiômero que você acha que tem a configuração mais fácil de determinar e, então, se necessário, modificar a estrutura até a solicitada pelo problema.)
(a) (R)-2-cloro-pentano; (b) (S)-2-metil-3-bromo-hexano; (c) (S)-1,3-dicloro-butano; (d) (R)-2-cloro-1,1,1-trifluoro-3-metil-butano.

45. Desenhe as estruturas de cada uma das seguintes moléculas. Garanta que sua estrutura mostre claramente a configuração em cada centro quiral. (a) (R)-3-bromo-3-metil-hexano, (b) (3R,5S)-3,5-dimetil-heptano, (c) (2R,3S)-2-bromo-3-metil-pentano, (d) (S)-1,1,2-trimetil-ciclo-propano, (e) (1S,2S)-1-cloro-1-(trifluoro-metil)-2-metil-ciclo-butano, (f) (1R,2R,3S)-1,2-dicloro-3-etil-ciclo-hexano.

46. Desenhe e nomeie todos os possíveis estereoisômeros de $(CH_3)_2CHCHBrCHClCH_3$.

47. DESAFIO Para cada uma das seguintes questões, suponha que todas as medidas foram feitas em um polarímetro com caminho óptico de 10 cm. (a) 10 mL de uma solução de 0,4 g de 2-butanol opticamente ativo em água tem rotação óptica de $-0,56°$. Qual é a rotação específica? (b) A rotação específica da sacarose (açúcar comum) é $+66,4$. Qual seria a rotação óptica observada em uma solução que contém 3 g de sacarose? (c) Uma solução de (S)-2-bromo-butano puro em etanol tem α observado $= 57,3°$. Se $[\alpha]$ do (S)-2-bromo-butano é 23,1, qual é a concentração da solução?

48. A epinefrina natural, $[\alpha]_D^{25°C} = -50$, é utilizada medicinalmente. Seu enantiômero é medicinalmente inútil e, na verdade, tóxico. Suponha que você é um farmacêutico e recebeu uma solução cujo rótulo diz conter 1 g de epinefrina em 20 mL de líquido, mas cuja pureza óptica não é especificada. Quando você a coloca em um polarímetro (tubo de 10 cm), obtém uma leitura de $-2,5°$. Qual é a pureza óptica da amostra? Ela é segura para uso medicinal?

49. O hidrogeno-(S)-glutamato de sódio [(S)-glutamato de monossódio], $[\alpha]_D^{25°C} = +24$, é a fragrância ativa do promotor de sabor conhecido como MSG. A fórmula condensada do MSG é mostrada na margem. (a) Desenhe a estrutura do enantiômero S do MSG. (b) Se uma amostra comercial de MSG tivesse $[\alpha]_D^{25°C} = +8$, qual seria sua pureza óptica? Quais seriam as porcentagens dos enantiômeros R e S na mistura? (c) Responda as mesmas questões para uma amostra com $[\alpha]_D^{25°C} = +16$.

50. A molécula da margem é o mentol com a estereoquímica omitida. (a) Identifique todos os centros quirais do mentol. (b) Quantos estereoisômeros existem para a estrutura do mentol? (c) Desenhe todos os estereoisômeros do mentol e identifique todos os pares de enantiômeros.

51. DESAFIO O (−)-mentol natural, o óleo essencial responsável pelo sabor e aroma da hortelã-pimenta, é o estereoisômero 1R, 2S, 5R. **(a)** Identifique o (−)-mentol a partir das estruturas que você desenhou para o problema 50, parte (b). **(b)** Outro diastereoisômero de ocorrência natural do mentol é o (+)-isomentol, o estereoisômero 1S, 2R, 5R. Identifique o (+)-isomentol entre suas estruturas. **(c)** Um terceiro é o (+)-neomentol, um composto 1S, 2S, 5R. Encontre o (+)-neomentol entre suas estruturas. **(d)** Baseado em nossa compreensão de confôrmeros de ciclo-hexanos substituídos (Seção 4-4), qual é a ordem de estabilidade (a partir do mais estável para o menos) para os três diastereoisômeros mentol, isomentol e neomentol?

52. Dos estereoisômeros descritos nos dois problemas anteriores, (−)-mentol ([α]$_D$ = −51) e (+) − neomentol ([α]$_D$= +21) são os principais constituintes do óleo de menta, sua principal fonte natural. A mistura mentol-neomentol em uma amostra natural de óleo de menta tem [α]$_D$= −33. Quais são as porcentagens de mentol e neomentol deste óleo?

53. Para cada um dos seguintes pares de estruturas, indique se os dois compostos são idênticos ou enantiômeros.

54. Especifique cada centro quiral nas estruturas do Problema 53 como R ou S.

55. O composto da margem é um açúcar chamado (−)-arabinose, e sua rotação específica é −105. **(a)** Desenhe o enantiômero da (−)-arabinose. **(b)** A (−)-arabinose tem outros enantiômeros? **(c)** Desenhe um diastereoisômero da (−)-arabinose. **(d)** A (−)-arabinose tem outros diastereoisômeros? **(e)** Se possível, prediga a rotação específica da estrutura que você desenhou para (a). **(f)** Se possível, prediga a rotação específica da estrutura que você desenhou para (c). **(g)** A (−)-arabinose tem diastereoisômeros opticamente inativos? Se isso ocorre, desenhe a estrutura de um deles.

56. Escreva o nome IUPAC completo do seguinte enantiômero (não esqueça de especificar a estereoquímica).

A reação deste composto com 1 mol de Cl_2 na presença de luz produz diversos isômeros de fórmula $C_5H_9Cl_3$. Para cada parte do problema, dê as seguintes informações: quantos estereoisômeros se formam? Se mais de um se forma, eles são gerados em quantidades iguais ou diferentes? Assinale cada centro quiral de cada estereoisômero como R ou S.
(a) Cloração em C3   **(b)** Cloração em C4   **(c)** Cloração em C5

57. A monocloração do metilciclopentano pode resultar em diversos produtos. Dê as mesmas informações solicitadas no Problema 56 para a monocloração de metilciclopentano em C1, C2 e C3.

58. Dê todos os produtos possíveis da cloração do (S)-2-bromo-1,1-dimetil-ciclo butano. Especifique se eles são quirais ou aquirais, se eles se formam em quantidades iguais ou diferentes, e se são opticamente ativos quando se formam.

59. Ilustre como resolver a 1-fenil-etanamina racêmica (mostrada na margem), usando o método de conversão reversível em diastereoisômeros.

60. Dê um fluxograma dos diagramas para um método de resolução do ácido 2-hidróxi-propanoico racêmico (ácido láctico, Tabela 5-1), utilizando (S)-1-fenil-etanamina.

61. Quantos estereoisômeros diferentes formam-se na monobromação de **(a)** *trans*-1,2-dimetil-ciclo-hexano racêmico e **(b)** (R,R)-1,2 dimetil-ciclo-hexano puro? **(c)** Em suas respostas de (a) e (b), indique se espera quantidades iguais ou diferentes dos vários produtos formados. Indique em que medida os produtos podem ser separados com base nas diferentes propriedades físicas (como solubilidade, ponto de ebulição).

62. DESAFIO Faça um modelo do *cis*-1,2-dimetil-ciclo-hexano em sua conformação mais estável. Se a molécula estivesse presa nessa conformação, ela seria quiral? (Teste a sua resposta fazendo um modelo da imagem no espelho e verificando se ocorre superposição.)
Inverta o anel no modelo. Qual é a relação estereoisomérica entre a conformação original e a conformação após a inversão do anel? Como os resultados que você obtem neste problema se relacionam com a sua resposta do Problema 36 (a)?

63. Morfinano é uma substância representativa da ampla classe de moléculas quirais conhecidas como alcaloides da morfina. Curiosamente, os enantiômeros (+) e (−) de compostos dessa família têm propriedades fisiológicas bem diferentes. Os compostos (−), como a morfina, são "analgésicos narcóticos" (eliminam a dor), enquanto os compostos (+) são "antitussígenos" (ingredientes de xarope para tosse). O dextrometorfano é um dos mais simples e comuns deste último grupo.

Morfinano   **Dextrometorfano**

(a) Localize e identifique todos os centros quirais do dextrometorfano. (b) Desenhe os enantiômeros do dextrometorfano. (c) Faça o melhor que puder (não é fácil) e assinale as configurações R e S de todos os centros quirais do dextrometorfano.

64. Veremos no Capítulo 18 que os hidrogênios localizados no átomo de carbono adjacente ao grupo funcional carbonila (C=O) são ácidos. O composto (S)-3-metil-2-pentanona perde sua atividade óptica quando dissolvido em uma solução contendo uma quantidade catalítica de base. Explique.

(S)-3-Metil-2-pentanona

65. A introdução enzimática de um grupo funcional em uma molécula biologicamente importante é específica não só com respeito à localização em que a reação ocorre na molécula (ver Capítulo 4, Problema 50), mas também na estereoquímica obtida. A biossíntese da epinefrina requer primeiro que um grupo hidroxila seja introduzido especificamente para produzir (−)-norepinefrina a partir do substrato aquiral dopamina. (A conclusão da síntese da epinefrina será apresentada no Problema 71 do Capítulo 9.) Somente o enantiômero (−) é funcional para o uso fisiológico apropriado, então, a síntese deve ser altamente estereosseletiva.

Dopamina → Dopamina β-mono-oxigenase, O_2 → **(−)-Norepinefrina**

(a) A configuração da (−)-norepinefrina é R ou S? (b) Na ausência de uma enzima, os estados de transição de uma oxidação via radicais que leva à (−)-norepinefrina e à (+)-norepinefrina têm energias iguais ou diferentes? Que termo descreve a relação entre esses estados de transição? (c) Descreva, com suas próprias palavras, como a enzima deve afetar a energia dos estados de transição para favorecer a produção do enantiômero (−). A enzima tem de ser quiral ou pode ser aquiral?

Trabalho em grupo

66. Estudos mostraram que um dos estereoisômeros do composto A é um agente eficaz contra certos tipos de transtornos neurodegenerativos. Verifique que a estrutura A contém um sistema tipo decalina, como ilustrado na estrutura B, e que o nitrogênio pode ser tratado como se fosse um carbono.

A   **B**

(a) Use seus modelos para analisar a junção do anel. Construa modelos das junções do anel cis e trans da estrutura B. O grupo deve ter quatro modelos diferentes. Identifique as relações estereoquímicas entre eles como diastereoisômeras ou enantiômeras. Desenhe os isômeros e assinale a configuração R ou S para os centros quirais na junção de anel.

(b) Apesar de a junção trans do anel ser a mais favorável energeticamente, o composto com junção de anel cis é o estereoisômero da estrutura A que tem atividade biológica. Faça modelos da estrutura A exclusivamente com a junção cis de anel. Defina a estereoquímica de C3 tal como mostrado na estrutura A e varie a estereoquímica de C6 em relação a C3. Novamente, existem quatro modelos diferentes. Desenhe-os e e mostre que eles não são enantiômeros ao especificar as configurações *R* ou *S* dos quatros centros quirais de cada um dos compostos.

(c) O estereoisômero do composto A com maior atividade biológica tem uma junção de anel cis com os substituintes em C3 e C6 equatoriais. Qual dos estereoisômeros que o grupo desenhou tem essas especificações? Identifique-o após a especificação das configurações absolutas de C3, C4a, C6 e C8a.

Problemas pré-profissionais

67. Que compostos *não* terão atividade óptica? (Note que todos estão em projeções de Fischer.)

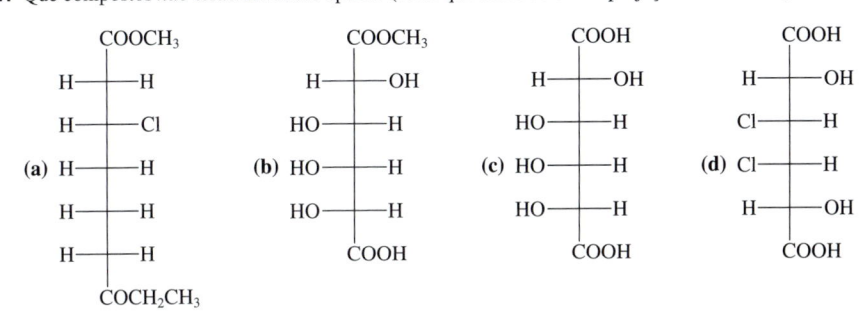

(a) Fischer projection with COOCH₃ at top, H—H, H—Cl, H—H, H—H, H—H, COCH₂CH₃ at bottom

(b) Fischer projection with COOCH₃ at top, H—OH, HO—H, HO—H, HO—H, COOH at bottom

(c) Fischer projection with COOH at top, H—OH, HO—H, HO—H, HO—H, COOH at bottom

(d) Fischer projection with COOH at top, H—OH, Cl—H, Cl—H, H—OH, COOH at bottom

68. O enantiômero do

$$\text{H}-\underset{\underset{CH_3}{|}}{\overset{\overset{Cl}{|}}{C}}_{S}-CH_2CH_3$$

(a) é $\text{CH}_3\text{CH}_2-\underset{\underset{CH_3}{|}}{\overset{\overset{Cl}{|}}{C}}_{R}-H$

(b) pode existir somente em temperaturas baixas
(c) não é isômero
(d) não existe

69. A molécula que tem configuração *R*, de acordo com as convenções de Cahn-Ingold-Prelog, é (lembre-se de que são projeções de Fischer):

(a) H₃C—CH₂Cl (H top, CH₃ bottom)
(b) H₃C—CH₂Cl (H top, CH₂Br bottom)
(c) H₃C—CH₂Cl (CH₂Br top, H bottom)
(d) H₃C—CH₂F (H top, CH₂Br bottom)
(e) H₃C—CH₂Br (CH₂Br top, CH₂Cl bottom)

70. Que composto *não* é meso?

(a) ciclopropano com H, H, Cl, Cl
(b) ciclobutano com H, CH₃, H, Cl, Cl
(c) ciclohexano com Cl, H, Cl, H
(d) ciclobutano com Cl, H, CH₃, H, CH₃
(e) ciclopropano com Cl, H, Cl, H, Br, Br

CAPÍTULO 6

Propriedades e Reações de Halogenoalcanos

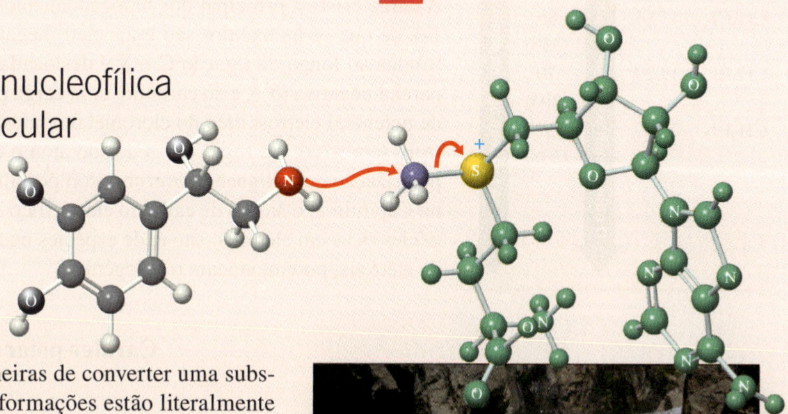

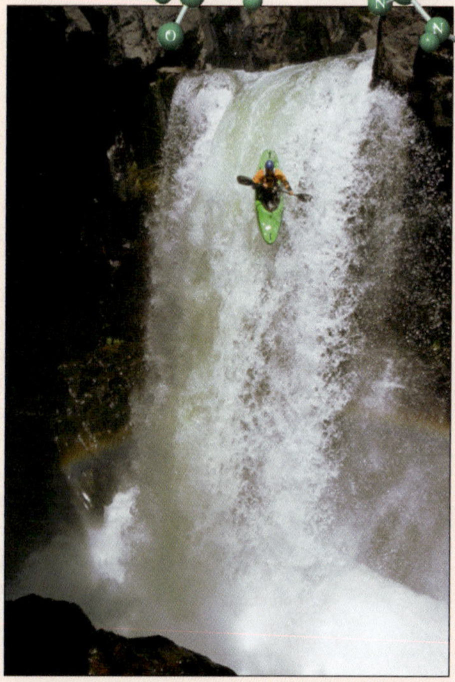

Substituição nucleofílica bimolecular

A Química Orgânica proporciona muitas maneiras de converter uma substância em outra, e os produtos dessas transformações estão literalmente à nossa volta. No entanto, lembre-se de que vimos no Capítulo 2 que os grupos funcionais são os centros da reatividade das moléculas orgânicas; logo, antes de usar a química orgânica para fins práticos, temos de desenvolver nossa capacidade de trabalhar com os grupos funcionais. No Capítulo 3, vimos a halogenação dos alcanos, um processo em que o grupo carbono-halogênio entra em uma estrutura que, inicialmente, não estava funcionalizada. Para onde podemos ir a partir daí?

Neste capítulo voltamos à química dos produtos da halogenação, os halogenoalcanos. Veremos como a ligação polar carbono-halogênio governa a reatividade dessas substâncias e como podemos convertê-las em outros grupos funcionais. Com base na cinética observada nas reações comuns dos halogenoalcanos, veremos um novo mecanismo e aprenderemos como diferentes solventes podem afetar esses processos. Vamos rever os princípios que governam os mecanismos das moléculas com grupos funcionais polares. Finalmente, começaremos a aplicar esses princípios e ver o papel que eles desempenham em muitas conversões dos compostos orgânicos halogenados em outras substâncias, como os aminoácidos – as unidades que formam as proteínas.

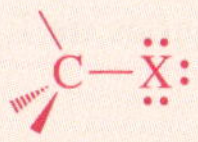

C—X:
Um halogenoalcano

No corpo, o nitrogênio do grupo amino da noradrenalina ataca o grupo metila da S-adenosilmetionina via substituição nucleofílica para dar adrenalina. A adrenalina é um hormônio do tipo "lutar ou fugir", liberado na corrente sanguínea durante situações de estresse e emergência, e é responsável pela "aceleração" sentida em experiências emocionantes.

6-1 Propriedades físicas de halogenoalcanos

As propriedades físicas dos halogenoalcanos são bem diferentes das dos alcanos correspondentes. Para entender esta diferença, é preciso levar em conta o tamanho do substituinte halogênio e a polaridade da ligação carbono-halogênio. Vejamos como estes fatores afetam a força da ligação, o comprimento da ligação, a polaridade da molécula e o ponto de ebulição.

A energia da ligação C—X diminui com o aumento do tamanho de X

As energias de dissociação das ligações C—X dos halogenometanos, CH_3X, diminuem ao longo da série F, Cl, Br, I. Ao mesmo tempo, os comprimentos das ligações C—X aumentam (Tabela 6-1). A ligação entre o carbono e o halogênio é feita principalmente pelo entrosamento de um

Tabela 6-1 Comprimento da ligação em C-X e força da ligação em CH$_3$X

Haloge-nome-tano	Compri-mento de ligação (Å)	Energia de ligação [Kcal mol^{-1} (KJ mol^{-1})]
CH$_3$F	1,385	110 (460)
CH$_3$Cl	1,784	85 (356)
CH$_3$Br	1,929	70 (293)
CH$_3$I	2,139	57 (238)

O comprimento da ligação aumenta → A força da ligação diminui

orbital híbrido sp^3 do carbono com o orbital p do halogênio (Figura 6-1). Na progressão flúor-iodo na Tabela Periódica, o tamanho do halogênio aumenta e a nuvem eletrônica em torno do átomo de halogênio torna-se mais difusa. Em consequência da diferença de tamanho entre o orbital p do halogênio e o orbital relativamente compacto do carbono, o entrosamento dos orbitais diminui ao longo da série, levando a ligações C—X mais longas e fracas. Este fenômeno é geral: *ligações curtas são mais fortes do que ligações longas.*

A ligação C—X é polar

A característica principal dos halogenoalcanos é sua ligação C—X polar. Lembre-se, da Seção 1-3, de que os halogênios são mais eletronegativos do que o carbono. Por isso, a densidade eletrônica ao longo da ligação C—X é deslocada na direção de X, dando ao halogênio uma carga parcial negativa (δ^-), e ao carbono, uma carga parcial positiva (δ^+). A polarização é vista no mapa de potencial eletrostático do clorometano, mostrado na margem. O átomo de cloro é rico em elétrons (em rosa), e a região ao redor do átomo de carbono, pobre em elétrons (em azul). Como a polarização desta ligação governa o comportamento químico dos halogenoalcanos? Como vimos no Capítulo 2, o átomo de carbono eletrofílico δ^+ está sujeito ao ataque de ânions ou de outras espécies ricas em elétrons, isto é, de espécies nucleofílicas. Os cátions e outras espécies deficientes de elétrons, porém, atacam o halogênio δ^-.

Caráter polar da ligação C–X

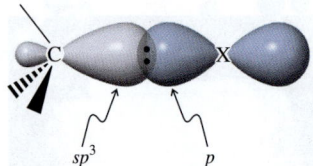

Figura 6-1 Ligação entre o carbono de um grupo alquila e um halogênio. O tamanho do orbital p é muito maior do que o mostrado quando X = Cl, Br e I.

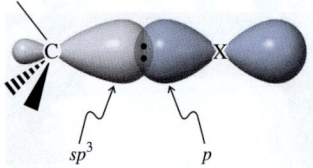

Os halogenoalcanos têm pontos de ebulição superiores aos dos alcanos correspondentes

A polaridade da ligação C—X afeta as propriedades físicas dos halogenoalcanos de maneira previsível. O ponto de ebulição é, em geral, maior do que o dos alcanos correspondentes (Tabela 6-2). A contribuição mais importante para este efeito é a atração coulômbica entre as extremidades δ^+ e δ^- do dipolo da ligação C—X no estado líquido (*interação dipolo-dipolo,* Figura 2-6).

O ponto de ebulição também cresce com o tamanho de X como resultado das interações de London maiores (Seção 2-6). Lembre-se de que as forças de London são uma decorrência da correlação mútua dos elétrons entre moléculas (Figura 2-6). Este efeito é maior porque os elétrons mais distantes são pouco afetados pelos núcleos, como ocorre nos átomos maiores. Para medir este efeito, define-se a **polarizabilidade** de um átomo ou grupo de átomos como o grau de deformação que a nuvem eletrônica sofre sob a influência de um campo elétrico externo. Os átomos ou grupos mais polarizáveis sofrerão interações de London mais efetivas e o ponto de ebulição será maior.

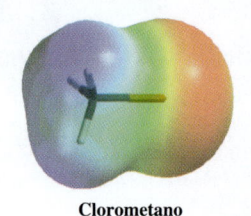

Clorometano

Atração dipolo-dipolo

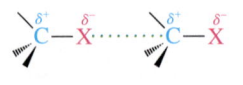

Tabela 6-2 Pontos de ebulição de halogenoalcanos (R—X)

R	X=	Ponto de ebulição (°C)				
		H	F	Cl	Br	I
CH$_3$		−161,7	−78,4	−24,2	3,6	42,4
CH$_3$CH$_2$		−88,6	−37,7	12,3	38,4	72,3
CH$_3$(CH$_2$)$_2$		−42,1	−2,5	46,6	71,0	102,5
CH$_3$(CH$_2$)$_3$		−0,5	32,5	78,4	101,6	130,5
CH$_3$(CH$_2$)$_4$		36,1	62,8	107,8	129,6	157,0
CH$_3$(CH$_2$)$_7$		125,7	142,0	182,0	200,3	225,5

DESTAQUE QUÍMICO 6-1

Esteroides halogenados como agentes anti-inflamatórios e antiasmáticos

Cortisol

Propionato de fluticasona

O cortisol (também conhecido como *hidrocortisona*) é um membro da classe de compostos de ocorrência natural chamada de *corticosteroides*, assim chamados por serem secretados pelo córtex da glândula adrenal. Os corticosteroides são agentes anti-inflamatórios que têm inúmeras aplicações medicinais. Nos últimos anos, tornou-se claro que a inflamação das vias respiratórias é um fator que contribui para a broncoconstrição associada com ataques de asma. Assim, a administração oral de corticosteroides junto com a inalação de broncodilatadores tornou-se um tratamento eficaz. No entanto, a ingestão de esteroides expõe os pacientes a potenciais efeitos colaterais. Ao contrário dos esteroides utilizados de forma ilícita para aumentar o desempenho atlético (abertura do Capítulo 4), os corticosteroides administrados em altas doses podem inibir o crescimento, um efeito colateral que é de especial preocupação em relação às crianças. Como resultado, foram desenvolvidos corticoides sintéticos que podem ser inalados e não são absorvidos de forma significativa pelo organismo.

Um desses esteroides sintéticos é mostrado acima, o propionato de fluticasona. A presença da função halogenoalcano tem um efeito marcante sobre a potência anti-inflamatória. A fluticasona é um dentre um número crescente de fármacos sintéticos nos quais o hidrogênio é substituído por flúor, o que gera um efeito terapêutico novo ou melhora propriedades já existentes. Como o menor elemento da segunda fileira da Tabela Periódica, o tamanho do flúor é mais próximo ao do hidrogênio. Portanto, moléculas contendo flúor são estericamente semelhantes a seus homólogos não substituídos naturais e muitas vezes podem interagir com as mesmas biomoléculas nos sistemas vivos. Além disso, as ligações C—F altamente polarizadas podem induzir atrações dipolares que fortalecem essas interações. No caso da fluticasona, o esteroide se junta a uma proteína presente nos núcleos das células chamada de *receptor glicocorticoide*, interrompendo a resposta inflamatória do organismo.

Um estudo internacional publicado em meados de 2004 mostrou que a fluticasona é eficaz na redução de inflamações induzidas por asma em bebês de 1 a 3 anos de idade, mas não tem efeito significativo sobre o crescimento. No entanto, a bioquímica do receptor glicocorticoide é complexa – ele faz muito mais do que apenas mediar a inflamação – e a busca continua por novos compostos sintéticos cuja interação com o receptor sejam mais específicas e que não interferiram nas outras funções biológicas essenciais do receptor. Além disso, os corticoides sintéticos são clinicamente úteis em outras condições, incluindo doenças inflamatórias intestinais e rejeição de transplantes, para as quais é preferível a administração oral. Assim, o projeto de variantes seguras para uso dessa maneira é uma área ativa de pesquisa.

Aplicações e riscos de halogenoalcanos: alternativas "mais verdes"

As propriedades dos halogenoalcanos fizeram desta classe de compostos uma rica fonte de substâncias comercialmente úteis. Por exemplo, os bromometanos líquidos totalmente halogenados, como o $CBrF_3$ e o $CBrClF_2$ ("Halons"), são extremamente eficientes no combate ao fogo. A quebra da ligação C—Br fraca induzida por calor libera átomos de bromo, que suprimem a combustão pela inibição das reações em cadeia via radicais livres que ocorrem nas chamas (veja o Capítulo 3, Problema 40). Entretanto, a exemplo dos líquidos refrigerantes, como o Freon, os bromoalcanos consomem ozônio (Seção 3-9) e seu uso foi proibido, exceto em sistemas de supressão de fogo de aeronaves. O tribrometo de fósforo, PBr_3, um líquido que não consome ozônio e tem alta porcentagem em peso de bromo, é um substituto promissor. Em 2006, um sistema de extinção de incêndio, baseado no PBr_3 (sob o nome comercial PhostrEx™), foi aprovado pela Agência de Proteção Ambiental Americana (EPA) e pela Administração Federal de Aviação Americana (FAA). Ele já está em uso comercial no avião a jato Eclipse 500.

A polaridade da ligação carbono-halogênio torna os halogenoalcanos úteis em aplicações como a limpeza de roupas a seco e o desengorduramento de componentes mecânicos e eletrônicos. As alternativas para esses usos incluem os solventes fluorados, como o

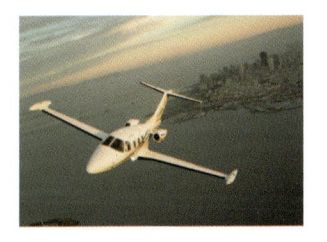

O jato Eclipse 500 sobre São Francisco.

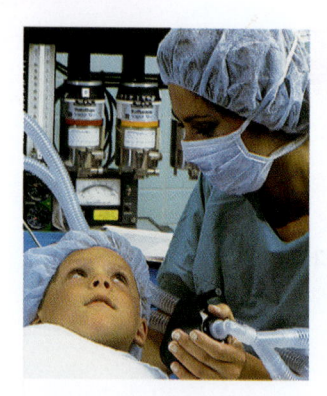

1,1,1,2,2,3,4,5,5,5-decafluoro-pentano ($CF_3CF_2CHFCHFCF_3$), um produto da DuPont ™ que não se decompõe liberando átomos de halogênio destruidores de ozônio, porque a ligação C—F é forte. Este solvente, seguro e estável, pode ser utilizado em muitas funções industriais e é facilmente recuperado e reciclado. O Problema 50 introduz outra classe de solventes "verdes" – os líquidos iônicos – que estão revolucionando a indústria química.

EM RESUMO, os orbitais dos halogênios tornam-se mais difusos ao longo da série F, Cl, Br, I. Consequentemente, (1) a força da ligação C—X diminui, (2) o comprimento da ligação C—X aumenta, (3) para o mesmo R, o ponto de ebulição aumenta, (4) a polarizabilidade de X aumenta e (5) as interações de London aumentam. Veremos que esses efeitos interrelacionados também têm um papel importante nas reações dos halogenoalcanos.

Anestésicos inalatórios, como o halotano, $CF_3CHBrCl$, têm suas atividades biológicas derivadas da natureza polar das ligações C—X.

6-2 Substituição nucleofílica

Os halogenoalcanos têm um átomo de carbono eletrofílico que pode reagir com nucleófilos, substâncias que têm um par de elétrons desemparelhados. O nucleófilo pode ser um ânion, como o íon hidróxido ($^-$:ÖH), ou uma espécie neutra, como a amônia (:NH_3). Neste processo, chamado de **substituição nucleofílica**, o reagente ataca o halogenoalcano e substitui o halogênio. Muitas espécies são transformadas desta maneira, particularmente em solução. A reação é comum na natureza e pode ser controlada com eficácia até mesmo em escala industrial. Vejamos em mais detalhes como isso ocorre.

Nucleófilos atacam centros eletrofílicos

A substituição nucleofílica dos halogenoalcanos é descrita por meio de duas equações gerais. Lembre-se (Seção 2-2) de que as setas curvas simbolizam o movimento de um par de elétrons.

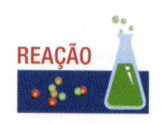

REAÇÃO

Substituições nucleofílicas

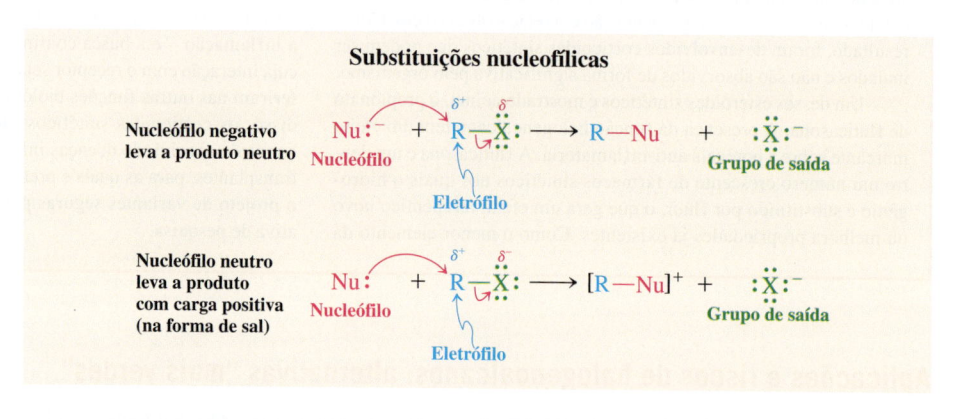

Nucleófilo negativo leva a produto neutro:
$$Nu:^- + R-X: \longrightarrow R-Nu + :X:^-$$
Nucleófilo (δ+) Eletrófilo (δ−) Grupo de saída

Nucleófilo neutro leva a produto com carga positiva (na forma de sal):
$$Nu: + R-X: \longrightarrow [R-Nu]^+ + :X:^-$$
Nucleófilo (δ+) Eletrófilo (δ−) Grupo de saída

Código de cores
Nucleófilos: em rosa
Eletrófilos: em azul
Grupos de saída: em verde

No primeiro exemplo, um nucleófilo com carga negativa reage com o halogenoalcano para formar um produto de substituição neutro. No segundo exemplo, um Nu neutro reage para formar um produto com carga positiva que, com o contra-íon, forma um sal. Nos dois casos, o grupo que se desloca é o íon halogeneto, :X:$^-$, chamado de **grupo de saída**. Veremos mais tarde que existem outros grupos de saída além de :X:$^-$. Exemplos específicos destes dois tipos de substituição nucleofílica estão na Tabela 6-3. Como será o caso em muitas equações e mecanismos a seguir, os nucleófilos, os eletrófilos e os grupos de saída são mostrados nas cores rosa, azul e verde, respectivamente. O termo geral **substrato** (*substratus*, do latim, ter sido submetido) é aplicado ao material orgânico de partida – neste caso, o halogenoalcano – que é alvo do ataque do nucleófilo.

A substituição nucleofílica tem diversidade considerável

A substituição nucleofílica muda o grupo funcional da molécula. Muitos nucleófilos conseguem participar deste tipo de processo e, portanto, uma grande variedade de moléculas novas são acessíveis por substituição. Observe que a Tabela 6-3 descreve somente reações que envolvem halogenetos de metila, primários e secundários. No Capítulo 7, veremos que os substratos

Tabela 6-3 A diversidade da substituição nucleofílica

Número da reação	Substrato		Nucleófilo		Produto		Grupo de saída
1.	$CH_3\ddot{C}l:$ Clorometano	+	$H\ddot{O}:^-$	$\longrightarrow$	$CH_3\ddot{O}H$ Metanol	+	$:\ddot{C}l:^-$
2.	$CH_3CH_2\ddot{I}:$ Iodoetano	+	$CH_3\ddot{O}:^-$	$\longrightarrow$	$CH_3CH_2\ddot{O}CH_3$ Metoxietano	+	$:\ddot{I}:^-$
3.	$CH_3\underset{:\ddot{B}r:}{\overset{H}{C}}CH_2CH_3$ 2-Bromo-butano	+	$:\ddot{I}:^-$	$\longrightarrow$	$CH_3\underset{:\ddot{I}:}{\overset{H}{C}}CH_2CH_3$ 2-Iodo-butano	+	$:\ddot{B}r:^-$
4.	$CH_3\underset{CH_3}{\overset{H}{C}}CH_2\ddot{I}:$ 1-Iodo-2-metil-propano	+	$:N\equiv C:^-$	$\longrightarrow$	$CH_3\underset{CH_3}{\overset{H}{C}}CH_2C\equiv N:$ 3-Metil-butanonitrila	+	$:\ddot{I}:^-$
5.	(ciclo-hexil)–$\ddot{B}r:$ Bromo-ciclo-hexano	+	$CH_3\ddot{S}:^-$	$\longrightarrow$	(ciclo-hexil)–$\ddot{S}CH_3$ (Metil-tio)-ciclo-hexano	+	$:\ddot{B}r:^-$
6.	$CH_3CH_2\ddot{I}:$ Iodoetano	+	$:NH_3$	$\longrightarrow$	$CH_3CH_2\overset{H}{\underset{H}{\overset{\mid}{N^+}}}H$ Iodeto de etilamônio	+	$:\ddot{I}:^-$
7.	$CH_3\ddot{B}r:$ Bromometano	+	$:P(CH_3)_3$	$\longrightarrow$	$CH_3\overset{CH_3}{\underset{CH_3}{\overset{\mid}{P^+}}}CH_3$ Brometo de tetrametilfosfônio	+	$:\ddot{B}r:^-$

Nota: Lembre-se de que os nucleófilos estão em rosa, os eletrófilos, em azul, e os grupos de saída, em verde. Os nucleófilos aniônicos levam a produtos neutros (Reações 1-5). Os nucleófilos neutros produzem sais (Reações 6 e 7).

terciários se comportam de forma diferente com relação aos nucleófilos e que os halogenetos secundários podem, algumas vezes, levar também a outros produtos. Os halogenetos de metila e outros halogenetos primários levam a substituições "mais limpas", relativamente livres de produtos laterais.

Vejamos essas transformações mais detalhadamente. Na Reação 1, um íon hidróxido, em geral derivado dos hidróxidos de sódio ou de potássio, desloca o cloreto do clorometano para dar metanol. Esta substituição é um método geral de conversão de um halogenoalcano primário ou de metila em um álcool.

Uma variação desta transformação é a Reação 2. O íon metóxido reage com iodoetano levando ao metoxietano, um exemplo de síntese de um éter (Seção 9-6).

Nas Reações 1 e 2, as espécies que atacam o halogenoalcano são nucleófilos oxigenados aniônicos. A Reação 3 mostra que o íon halogeneto, além de ser um grupo de saída, pode funcionar também como um nucleófilo.

A Reação 4 usa um carbono nucleofílico, o cianeto (com frequência utiliza-se o cianeto de sódio, $Na^+{}^-CN$), que leva à formação de uma nova ligação carbono-carbono, uma modificação importante da estrutura molecular.

A Reação 5 mostra um análogo sulfurado da Reação 2, evidenciando que nucleófilos da mesma coluna da Tabela Periódica reagem de forma semelhante e levam a produtos análogos. Esta conclusão é confirmada pelas Reações 6 e 7. No entanto, os nucleófilos dessas duas últimas reações são *neutros* e a expulsão do grupo de saída com carga negativa leva a uma espécie catiônica, um sal de amônio ou de fosfônio, respectivamente.

Todos os nucleófilos da Tabela 6-3 são muito reativos, porém não pelas mesmas razões. Alguns são reativos porque são muito básicos (HO^-, CH_3O^-). Outros são bases fracas (I^-) cuja nucleofilicidade deriva de outras características. Observe que, em cada exemplo, o grupo de saída é um íon halogeneto. Os halogenetos são interessantes porque podem servir como grupos de saída e como nucleófilos (o que torna a Reação 3 reversível). Isso, porém, não é verdade para alguns dos outros nucleófilos da Tabela 6-3 (em especial as bases fortes) e o equilíbrio dessas reações está extremamente deslocado na direção mostrada. Esses tópicos serão discutidos nas Seções 6-7 e 6-8 como fatores que afetam a reversibilidade das reações de deslocamento. Antes, porém, veremos o mecanismo das substituições nucleofílicas.

EXERCÍCIO 6-1

Quais são os produtos de substituição na reação de 1-bromo-butano com (a) $:\ddot{I}:^-$; (b) $CH_3CH_2\ddot{O}:^-$; (c) N_3^-; (d) $:As(CH_3)_3$; (e) $(CH_3)_2\ddot{S}e$?

EXERCÍCIO 6-2

Trabalhando com os conceitos: planejamento de uma síntese

Sugira materiais de partida para a preparação (síntese) de $CH_3CH_2SCH_3$.

Estratégia

A questão não especifica um método de preparação desta molécula, mas faz sentido usar nossa nova reação, a substituição nucleofílica. Um poderoso método para planejar preparações envolve a análise *retroativa* a partir da estrutura da molécula-alvo e é chamado de **análise retrossintética**. Mostraremos a ideia aqui e retornaremos a ela na Seção 8-9. Comece reformulando a questão para "que substâncias devem reagir por substituição nucleofílica para dar o produto desejado?". Escreva a estrutura completa para ver com clareza todas as ligações e identifique as que precisam ser formadas no curso da substituição nucleofílica.

Solução

- O exemplo 5 da Tabela 6-3 fornece um modelo de reação que forma um composto de enxofre com duas ligações C—S. Proceda da mesma forma, embora o problema não informe que halogeneto é o grupo de saída a ser deslocado pelo nucleófilo de enxofre. Podemos escolher qualquer um que funcione, ou seja, cloreto, brometo ou iodeto:

$$H_3C\overset{\displaystyle\text{Corte a ligação C—S}}{\underset{\displaystyle\text{Ligue qualquer halogeneto adequado como grupo de saída}}{\ddot{S}\diagdown CH_2\diagup CH_3}} \Longrightarrow H_3C-\ddot{S}:^- \quad Br-CH_2-CH_3$$

- Terminamos escrevendo a preparação na *direção* do produto, o modo que queremos executar:

$$CH_3\ddot{S}:^- + CH_3CH_2\ddot{B}r: \longrightarrow CH_3\ddot{S}CH_2CH_3 + :\ddot{B}r:^-$$

- Note que poderíamos facilmente ter feito a análise inversa ao cortar a ligação entre o enxofre e o carbono de metila, em vez do carbono de etila. Isso nos daria outro método de preparação igualmente correto:

$$CH_3\ddot{I}: + \,^-\!:\ddot{S}CH_2CH_3 \longrightarrow CH_3\ddot{S}CH_2CH_3 + :\ddot{I}:^-$$

Como antes, a escolha do halogeneto como grupo de saída é pouco importante.

EXERCÍCIO 6-3

Tente você

Sugira materiais de partida para a preparação de $(CH_3)_4N^+I^-$. (**Sugestão:** veja a reação da Tabela 6-3 que leva a um produto semelhante.)

EM RESUMO, a substituição nucleofílica é uma reação relativamente geral de halogenoalcanos primários e secundários. A função halogeneto participa do processo como um grupo de saída e muitos tipos de átomos nucleofílicos podem ser usados.

6-3 Mecanismos de reações envolvendo grupos funcionais polares: usando setas de fluxo de elétrons

Em nossas considerações sobre a halogenação via radicais no Capítulo 3, vimos que o conhecimento do mecanismo foi útil para explicar as características experimentais do processo. O mesmo ocorre no caso das substituições nucleofílicas e para qualquer um dos processos químicos que encontraremos. A substituição nucleofílica é um exemplo de reação polar: inclui espécies carregadas e ligações polares. Lembre-se (Capítulo 2) de que um entendimento da eletrostática é essencial para a compreensão desses processos. Cargas opostas se atraem – nucleófilos são atraídos por eletrófilos – e este princípio fundamenta a compreensão dos mecanismos das reações orgânicas polares. Nesta seção, vamos expandir o conceito de *fluxo de elétrons* e rever os métodos convencionais de ilustração dos mecanismos de reações polares usando o *movimento de elétrons* dos sítios mais ricos em elétrons para os mais pobres.

Setas curvas descrevem o movimento dos elétrons

Como vimos na Seção 2-2, os processos ácido-base requerem o movimento de elétrons. Vamos reexaminar brevemente o processo de Brønsted-Lowry em que o ácido HCl doa um próton para uma molécula de água em solução.

Descrição de uma reação ácido-base de Brønsted-Lowry usando setas curvas

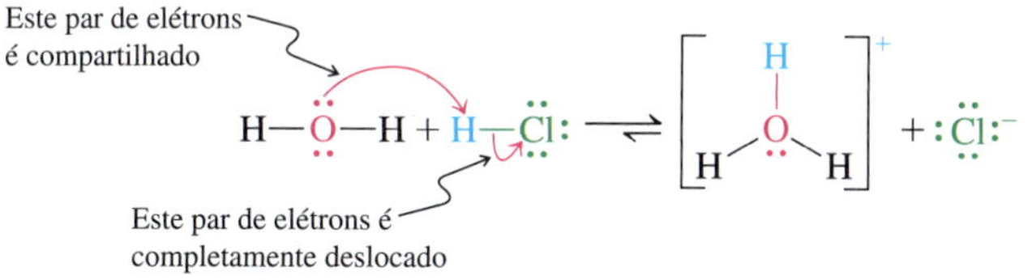

Observe que a seta começa no par de elétrons livres do oxigênio e termina no hidrogênio do HCl, *não* implicando que o par de elétrons livres deixou completamente o oxigênio. Os elétrons só se tornaram um par *compartilhado* entre o átomo de oxigênio e o átomo para o qual a seta está apontando. Já a seta que começa na ligação H—Cl e termina no átomo de cloro *significa* a quebra heterolítica da ligação. O par de elétrons deixa o hidrogênio e se transfere completamente para o íon cloreto.

EXERCÍCIO 6-4

Use setas curvas para descrever o fluxo de elétrons em cada uma das seguintes reações ácido-base: **(a)** íon hidrogênio + íon hidróxido; **(b)** íon fluoreto + trifluoreto de boro, BF_3; **(c)** amônia + cloreto de hidrogênio; **(d)** sulfeto de hidrogênio, H_2S, + metóxido de sódio, $NaOCH_3$; **(e)** íon dimetiloxônio, $(CH_3)_2OH^+$, + água; **(f)** a autoionização da água para dar o íon hidrônio e o íon hidróxido.

As setas curvas de fluxo de elétrons são o meio utilizado para descrever os mecanismos na química orgânica. Já notamos o estreito paralelismo entre as reações ácido-base e as reações orgânicas entre eletrófilos e nucleófilos (Seção 2-2). As setas curvas mostram como as substituições nucleofílicas ocorrem quando um par de elétrons livres do nucleófilo transforma-se em uma nova ligação com um carbono eletrofílico, "empurrando" o par de elétrons ligante do carbono para o grupo de saída. Entretanto, a substituição nucleofílica é apenas um dos muitos tipos de processos em que se usam setas de fluxo de elétrons para descrever os mecanimos das interações eletrófilo-nucleófilo. Vários outros exemplos baseados nos tipos de reação introduzidos no Capítulo 2 são mostrados aqui.

Representações com setas curvas para vários tipos comuns de mecanismos

$H-\ddot{O}:^- + -\overset{\mid}{\underset{\mid}{C}}-\ddot{\underset{\cdot\cdot}{Cl}}:$	Substituição nucleofílica $\longrightarrow$ $-\overset{\mid}{\underset{\mid}{C}}-\ddot{O}H + :\ddot{\underset{\cdot\cdot}{Cl}}:^-$	Compare com a reação ácido-base de Brønsted
$-\overset{\mid}{\underset{\mid}{C}}-\ddot{\underset{\cdot\cdot}{Cl}}:$	Dissociação $\longrightarrow$ $-\overset{\mid}{\underset{\mid}{C}}{}^+ + :\ddot{\underset{\cdot\cdot}{Cl}}:^-$	Reação ácido-base de Lewis inversa
$H-\ddot{O}:^- + \;\;C=\ddot{O}$	Adição nucleofílica $\longrightarrow$ $\overset{H\ddot{O}:}{\underset{\mid}{-\overset{\mid}{C}-}}\ddot{O}:^-$	Quebra-se apenas uma das duas ligações entre C e O
$C=C + H^+$	Adição eletrofílica $\longrightarrow$ $\overset{H}{\underset{\mid}{\overset{+}{C}-\overset{\mid}{C}-}}$	A ligação dupla carbono-carbono age como uma base de Lewis

Em todos os casos as setas curvas começam em um par de elétrons livres de um átomo ou no centro de uma ligação. As setas curvas *nunca* começam em um átomo deficiente em elétrons, como H^+ (última equação): o movimento de um próton é descrito por uma seta que *parte de uma fonte de elétrons* (par de elétrons livres ou uma ligação) *e chega ao próton*. Embora isso pareça contra intuitivo a princípio, é um aspecto muito importante do formalismo das setas curvas. As setas curvas representam o movimento de elétrons, não de átomos.

O primeiro e o terceiro exemplos ilustram uma propriedade característica do movimento dos elétrons: se um par de elétrons move-se para um átomo, esse átomo deve ter "um lugar para colocar esse par de elétrons", por assim dizer. Nas substituições nucleofílicas, o átomo de carbono do halogenoalcano começa com uma camada externa de elétrons completa e outro par de elétrons não pode ser adicionado sem o deslocamento de um par de elétrons da ligação do carbono para o halogênio. Os dois pares de elétrons podem ser vistos como um "fluxo" sincronizado: quando um par de elétrons chega à camada de valência fechada de um átomo, o outro sai, evitando assim a violação da regra do octeto no átomo de carbono. Ao descrever o movimento dos elétrons com setas curvas, *é absolutamente essencial ter em mente as regras de desenho das estruturas de Lewis*. O uso correto das setas de fluxo de elétrons ajuda a desenhar tais estruturas, porque todos os elétrons se movem para os destinos apropriados.

Existem outros tipos de processos, mas, surpreendentemente, *não são muitos*. Um dos resultados mais poderosos, de se estudar a química orgânica do ponto de vista dos mecanismos é a maneira como essa abordagem destaca as semelhanças entre os tipos de reações polares, até quando os átomos e as ligações específicas não são os mesmos.

EXERCÍCIO 6-5

Identifique os sítios eletrofílicos e nucleofílicos nos quatro mecanismos mostrados anteriormente usando a representação das setas curvas.

EXERCÍCIO 6-6

Escreva em detalhes as equações das reações do Exercício 6-2 usando setas curvas para descrever o movimento dos pares de elétrons.

EXERCÍCIO 6-7

Reescreva as reações da Tabela 6-3 adicionando setas curvas para indicar o fluxo de elétrons.

EXERCÍCIO 6-8

Proponha uma representação usando setas curvas do fluxo de elétrons em cada um dos processos a seguir, que serão vistos em detalhes neste capítulo e no Capítulo 7.

(a) —C⁺ + Cl⁻ ⟶ —C—Cl (b) HO⁻ + H—C—C— ⟶ H₂O + C=C

EM RESUMO, as setas curvas descrevem o movimento dos pares de elétrons nos mecanismos de reações. Os elétrons movem-se a partir dos sítios nucleofílicos, ou bases de Lewis, para os átomos do sítio eletrofílico, ou ácidos de Lewis. Se um par de elétrons se aproxima de um átomo cuja camada de valência já está completa, outro par de elétrons deixa este átomo para não exceder a capacidade máxima dos orbitais de valência.

6-4 Uma visão mais detalhada do mecanismo de substituição nucleofílica: cinética

Muitas questões podem ser levantadas neste ponto. Qual é a cinética das reações nucleofílicas e como esta informação ajuda a determinar o mecanismo? O que acontece com os halogenoalcanos opticamente ativos? Podemos predizer as velocidades relativas de reações de substituição? Essas questões serão abordadas no restante deste capítulo.

Quando uma mistura de clorometano e hidróxido de sódio em água é aquecida (a operação é simbolizada pela letra grega maiúscula *delta*, Δ, à direita da seta na equação da margem), o resultado é a formação, em alto rendimento, de dois compostos: metanol e cloreto de sódio. Este resultado, porém, nada diz sobre *como* os materiais de partida convertem-se em produtos. Que procedimentos experimentais podem ser usados para responder esta pergunta?

Uma das mais poderosas técnicas empregadas pelos químicos é a medida da *cinética* das reações (Seção 2-1). Pela comparação das velocidades de formação dos produtos em várias concentrações diferentes do material de partida, podemos estabelecer a equação de velocidade, ou **lei de velocidade**, de um processo químico. Vejamos o que este experimento diz sobre a reação do clorometano com o hidróxido de sódio.

$CH_3Cl + NaOH$
$\downarrow H_2O, \Delta$
$CH_3OH + NaCl$

"Δ" significa que a mistura de reação foi aquecida.

A reação do clorometano com o hidróxido de sódio é bimolecular

Acompanhamos a velocidade da reação ao medir o consumo de um dos reagentes ou o aparecimento de um dos produtos. Ao aplicar o método à reação do clorometano com o hidróxido de sódio, vemos que a velocidade da reação depende das concentrações iniciais de *ambos* os reagentes. Por exemplo, ao dobrar a concentração do íon hidróxido, dobramos a velocidade com que a reação se processa. Da mesma forma, em uma concentração fixa do hidróxido, se dobrarmos a concentração de clorometano, teremos o mesmo efeito. Ao dobrar a concentração de ambos os reagentes, quadruplicamos a velocidade. Esses resultados são coerentes com um processo de *segunda ordem* (Seção 2-1), governado pela seguinte equação de velocidade:

$$\text{Velocidade} = k[CH_3Cl][HO^-] \text{ mol } L^{-1} s^{-1}$$

Todos os exemplos apresentados na Tabela 6-3 mostram a mesma cinética de segunda ordem. Suas velocidades são diretamente proporcionais às concentrações do substrato e do nucleófilo.

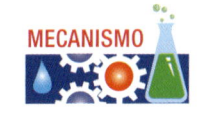

EXERCÍCIO 6-9

Trabalhando com os conceitos: concentrações e velocidades

Quando uma solução contendo 0,01M de azida de sódio ($Na^+N_3^-$) e 0,01M de iodometano, em metanol em 0°C, é acompanhada cineticamente, o resultado revela que o íon iodeto é produzido com a velocidade de $3,0 \times 10^{-10}$ mol L^{-1} s^{-1}. Escreva a fórmula do produto orgânico desta reação e calcule a constante de velocidade k. Qual seria a velocidade de formação de I^- para as concentrações iniciais de reagentes $[NaN_3] = 0,02$ M e $[CH_3I] = 0,01$ M?

Estratégia

Escreva a fórmula para essa reação encontrando um exemplo análogo na Tabela 6-3. Então determine k resolvendo a equação da velocidade com as informações dadas.

Solução

- O exemplo 1 da Tabela 6-3 é o modelo. O nucleófilo é azida em vez de hidróxido, e o substrato é iodometano em vez de clorometila. Assim,

$$CH_3I + Na^+N_3^- \longrightarrow CH_3N_3 + Na^+I^-$$

- A velocidade de aparecimento de I^- é igual à de aparecimento do produto orgânico e à velocidade de desaparecimento de ambas as matérias de partida. Resolva a equação para k:

$$3,0 \times 10^{-10} \text{ mol } L^{-1} s^{-1} = k(10^{-2} \text{ mol } L^{-1})(10^{-2} \text{ mol } L^{-1})$$
$$k = 3,0 \times 10^{-6} \text{ L mol}^{-1} s^{-1}$$

- Agora, use k para resolver a nova velocidade trocando o conjunto das concentrações iniciais.

$$\text{Nova velocidade} = (3,0 \times 10^{-6} \text{ L mol}^{-1} s^{-1})(2 \times 10^{-2} \text{ mol } L^{-1})(10^{-2} \text{ mol } L^{-1})$$
$$= 6,0 \times 10^{-10} \text{ mol } L^{-1} s^{-1}$$

(**Sugestão**: como um atalho para problemas deste tipo, basta multiplicar a velocidade original pelo fator pelo qual as concentrações mudaram. **Cuidado**: considere apenas as alterações na concentração das substâncias *que aparecem na equação de velocidade*.)

EXERCÍCIO 6-10

Tente você

Qual é a velocidade de aparecimento de I^- na reação do Exercício 6-9 para as seguintes concentrações iniciais de reagentes? **(a)** $[NaN_3] = 0,03$ M e $[CH_3I] = 0,01$ M; **(b)** $[NaN_3] = 0,02$ M e $[CH_3I] = 0,02$ M; **(c)** $[NaN_3] = 0,03$ M e $[CH_3I] = 0,03$ M.

Que tipo de mecanismo é coerente com uma lei de velocidade de segunda ordem? O mais simples é aquele em que os dois reagentes interagem em uma única etapa. Processos deste tipo são chamados de processos **bimoleculares**. O termo geral aplicado às reações de substituição deste tipo é **substituição nucleofílica bimolecular**, abreviada como **S_N2** (S para substituição, N para nucleofílica e 2 para bimolecular).

A substituição nucleofílica bimolecular é um processo "concertado" em uma etapa

A substituição nucleofílica bimolecular é uma transformação em uma etapa: o nucleófilo ataca o halogenoalcano, com expulsão simultânea do grupo de saída. A formação da nova ligação e a quebra da ligação existente ocorrem ao *mesmo tempo*. Como os dois eventos ocorrem "em concerto", chamamos o processo de **reação concertada**.

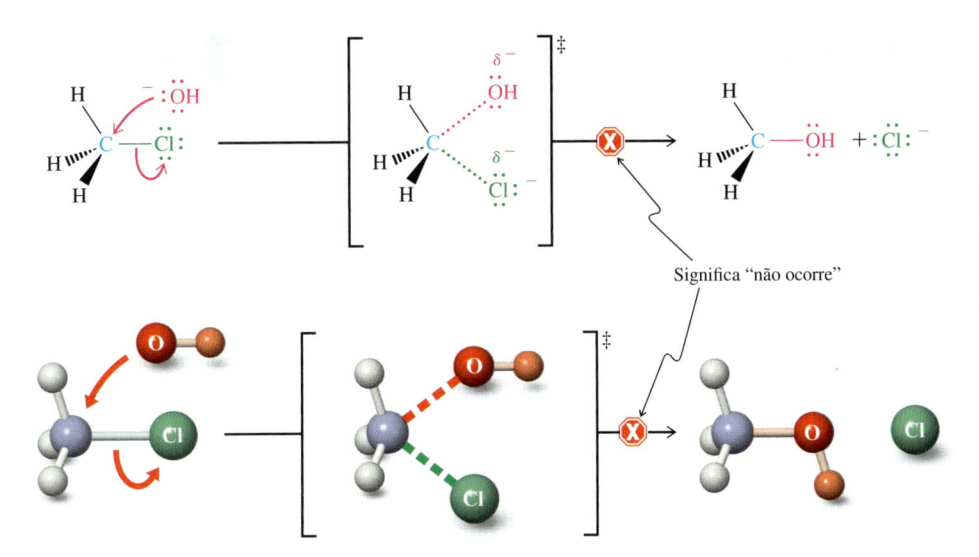

Figura 6-2 Substituição nucleofílica hipotética pelo lado da frente (não ocorre). O estado de transição (hipotético) está entre colchetes e rotulado pelo símbolo ‡.

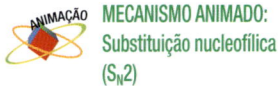

O símbolo ‡ indica um estado de transição que tem vida muito curta e não pode ser isolado (relembre as Seções 2-1 e 3-4).

MECANISMO ANIMADO: Substituição nucleofílica (S_N2)

Pode-se imaginar duas alternativas estereoquimicamente diferentes para o deslocamento concertado. O nucleófilo pode se aproximar do substrato pelo mesmo lado do grupo de saída, trocando um grupo pelo outro. Este caminho é chamado de **deslocamento pela frente** (Figura 6-2). Como veremos na próxima seção, ele não ocorre. A segunda possibilidade é o **deslocamento por trás**, em que o nucleófilo se aproxima do carbono pelo lado oposto ao do grupo de saída (Figura 6-3). Nas duas equações, um par de elétrons do oxigênio do íon hidróxido com carga negativa transfere-se para o carbono, formando uma ligação C—O, enquanto o par de elétrons da ligação C—Cl move-se para o átomo de cloro, que é eliminado como :Cl:⁻. Em ambos os estados de transição, a carga negativa distribui-se entre os átomos de oxigênio e cloro.

Note que a formação do estado de transição *não* é uma etapa separada. Ele só descreve o arranjo geométrico das espécies reativas no *ponto máximo de energia* de um processo em *uma etapa* (Seção 2-1).

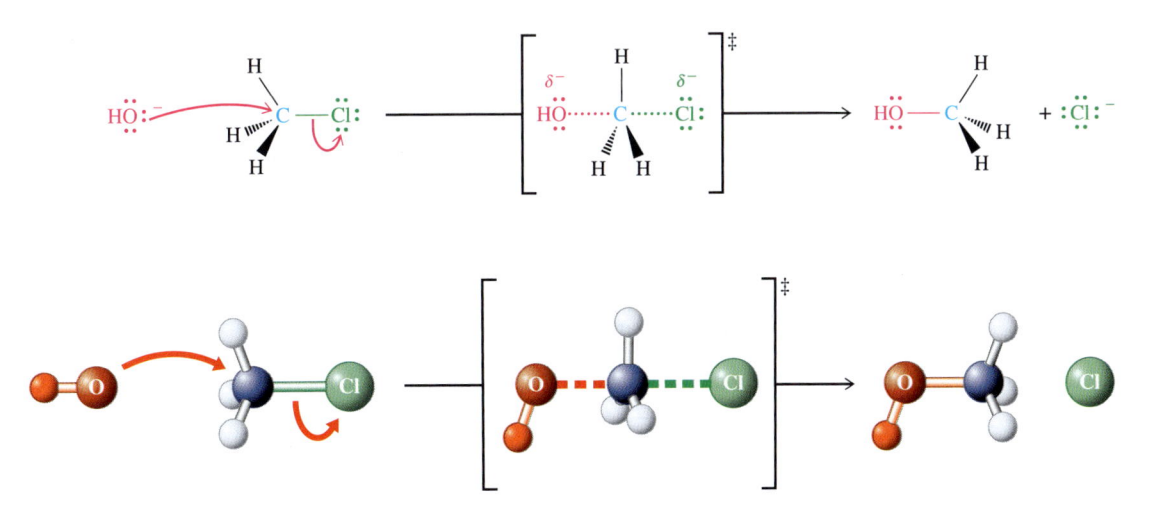

Figura 6-3 Substituição nucleofílica por trás. O ataque é feito pelo lado *oposto* ao do grupo de saída. A natureza concertada da formação de uma ligação (com o OH) e da quebra de outra (do Cl) é indicada pelas linhas pontilhadas, que representam a ligação parcial dos dois átomos com o carbono no estado de transição.

> **EXERCÍCIO 6-11**
>
> Desenhe as representações dos mecanismos hipotéticos de deslocamento pela frente e por trás para a reação S_N2 de iodeto de sódio com 2-bromo-butano (Tabela 6-3). Use setas como as mostradas nas Figuras 6-2 e 6-3 para representar o movimento dos pares de elétrons.

EM RESUMO, a reação do clorometano com o hidróxido para formar metanol e cloreto, bem como outras transformações semelhantes de diversos nucleófilos com halogenoalcanos, são exemplos dos processos bimoleculares conhecidos como reações S_N2. Dois mecanismos em uma etapa podem ser imaginados para a reação – ataque pela frente e por trás. Ambos são processos concertados e coerentes com a cinética de segunda ordem obtida experimentalmente. Será possível distinguir os dois? Para responder a esta questão, vejamos novamente, com mais detalhes, a estereoquímica.

6-5 Ataque pelo lado da frente ou pelo lado de trás? A estereoquímica das reações S_N2

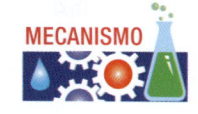

Ao comparar o arranjo espacial dos átomos nos desenhos das estruturas das Figuras 6-2 e 6-3, pode-se observar imediatamente que, na primeira conversão, os três átomos de hidrogênio permanecem no lado esquerdo do carbono, enquanto na segunda eles se "movem" para a direita. De fato, as duas estruturas do metanol se relacionam como objeto/imagem no espelho. Neste exemplo, elas se superpõem e são, portanto, indistinguíveis – propriedade de uma molécula aquiral. A situação é inteiramente diferente no caso dos halogenoalcanos quirais, em que o carbono eletrofílico é o centro quiral.

A reação S_N2 é estereoespecífica

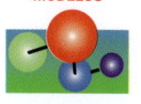

Considere a reação do (S)-2-bromo-butano com o íon iodeto. O deslocamento pela frente formaria o 2-iodo-butano com a *mesma* configuração do substrato (S), e o deslocamento por trás levaria ao produto com a configuração *oposta*.

O que se observa, realmente? Que o (S)-2-bromo-butano tratado com iodeto forma o (R)-2--iodo-butano: *esta e outras reações S_N2 levam à* **inversão de configuração**. Um processo cujo mecanismo requer que cada estereoisômero do material de partida transforme-se em um estereoisômero específico do produto é descrito como **estereoespecífico**. A reação S_N2 é, portanto, estereoespecífica, e ocorre por um mecanismo de deslocamento por trás para levar à inversão de configuração no sítio de reação.

Nas três equações que se seguem, mostramos o progresso da reação do (S)-2-bromo-butano com o iodeto por meio de desenhos convencionais, modelos moleculares e mapas de potencial eletrostático. Note que, no estado de transição, a carga negativa do nucleófilo se distribui parcialmente pelo grupo de saída. Quando a reação caminha para o término, o grupo de saída evolui para um ânion com a carga total. No mapa de potencial eletrostático do estado de transição, esse processo se reflete na cor rosa menos intensa em torno dos dois núcleos de halogênio, em comparação com o vermelho vivo dos íons halogenetos no início e no fim. Lembre-se de que, nos esquemas de reação anteriores, usamos cores para representar o mecanismo (verde para o grupo de saída, não vermelho). No mais, as cores foram mantidas como você esperaria.

Estereoquímica do mecanismo de deslocamento por trás para reações S_N2

(Quiral e opticamente ativo) — S — Deslocamento por trás — R (Quiral e opticamente ativo; configuração invertida)

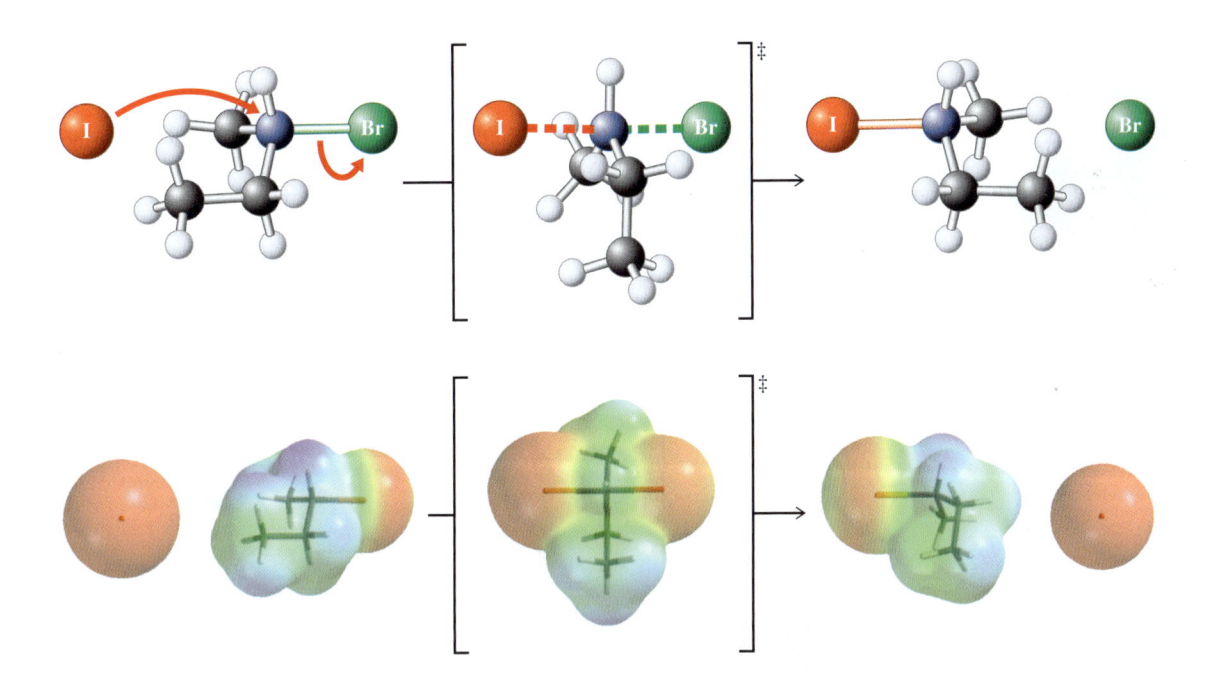

A estereoquímica do deslocamento em um carbono primário é mais difícil de observar diretamente, pois um átomo de carbono primário está ligado a dois hidrogênios, além do grupo de saída: ele não é um centro quiral. Este obstáculo pode ser superado pela substituição de um dos dois átomos de hidrogênio por deutério, o isótopo do hidrogênio com massa = 2. O resultado é um centro quiral em um carbono primário e uma molécula quiral. Esta estratégia foi utilizada para confirmar que o deslocamento S_N2 em um átomo de carbono primário ocorre, de fato, com inversão de configuração, como ilustra o exemplo a seguir.

Estereoquímica do deslocamento S_N2 em um átomo de carbono primário

Um "centro quiral primário"

$CH_3CH_2CH_2$
$H \cdots C-Cl$
D
$\xrightarrow[\text{com 100\% de inversão}]{\text{NaN}_3, \text{CH}_3\text{OH}, \text{H}_2\text{O}}$
$N_3-C \cdots H$
$CH_2CH_2CH_3$
D
70%

S-1-Cloro-1-deutero-butano
(Quiral e opticamente ativo)

R-1-Azido-1-deutero-butano
(Quiral e opticamente ativo; configuração invertida)

O nucleófilo, íon azida (N_3^-), dá origem ao deslocamento estereoespecífico do cloreto pelo lado de trás, que leva ao produto azido-alcano com a configuração invertida no carbono quiral.

EXERCÍCIO 6-12

Escreva os produtos das seguintes reações S_N2. **(a)** (*R*)-3-cloro-heptano + Na^{+-}SH; **(b)** (*S*)-2-bromo-octano + N(CH$_3$)$_3$; **(c)** (3*R*,4*R*)-4-iodo-3-metil-octano + K^{+-}SeCH$_3$.

EXERCÍCIO 6-13

Escreva as estruturas dos produtos das reações S_N2 de cianeto com **(a)** *meso*-2,4-dibromo-pentano (reação S_N2 dupla); **(b)** *trans*-1-iodo-4-metil-ciclo-hexano.

O estado de transição de uma reação S$_N$2 pode ser descrito por orbitais

A Figura 6-4 mostra como o estado de transição das reações S$_N$2 pode ser descrito em termos de orbitais. Como o nucleófilo se aproxima do lobo de trás do orbital hibridado sp^3 usado pelo carbono na ligação com o átomo de halogênio, o resto da molécula torna-se plano no estado de transição, com a mudança da hibridação do carbono para sp^2. Como a reação continua na direção dos produtos, o movimento de inversão é concluído e o carbono retoma a configuração tetraédrica sp^3. A Figura 6-5 mostra o caminho da reação em um diagrama de energia potencial.

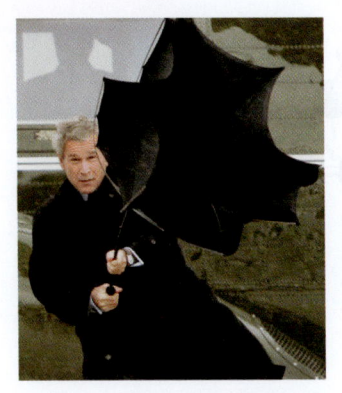

Experiência de um ex-presidente com a inversão de configuração.

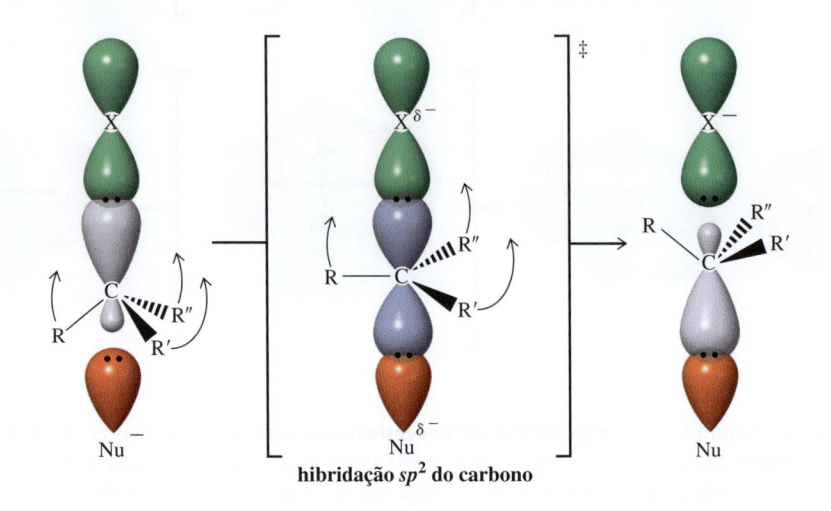

Figura 6-4 Descrição por orbitais do ataque por trás em uma reação S$_N$2. O processo lembra a inversão de um guarda-chuva exposto a um vento muito forte.

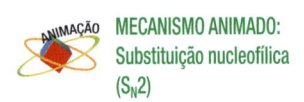

MECANISMO ANIMADO: Substituição nucleofílica (S$_N$2)

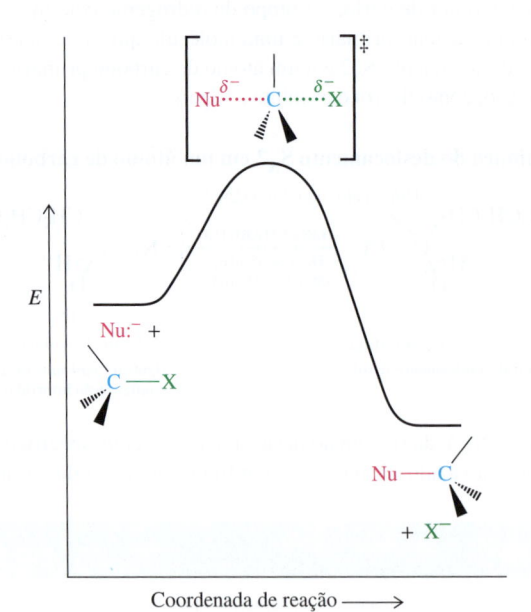

Figura 6-5 Diagrama de energia potencial de uma reação S$_N$2. O processo ocorre em uma única etapa, com um único estado de transição.

6-6 Consequências da inversão nas reações S$_N$2

Quais são as consequências da inversão da estereoquímica nas reações S$_N$2? Como a reação é estereoespecífica, podemos estabelecer modos de usar reações de deslocamento para sintetizar um estereoisômero desejado.

Podemos sintetizar um determinado enantiômero usando reações S_N2

Considere a conversão de 2-bromo-octano em 2-octanotiol pela reação com o íon hidrogenossulfeto, HS^-. Se o reagente usado fosse o brometo R opticamente puro, obteríamos apenas o tiol S e nenhum enantiômero R.

Inversão de configuração de um composto opticamente puro pela reação S_N2

$HS:^- +$ $CH_3(CH_2)_4CH_2$–C(H)(CH_3)–$\ddot{B}r: \longrightarrow$ $H\ddot{S}$–C(H)(CH_3)–$CH_2(CH_2)_4CH_3$ $+ :\ddot{B}r:^-$

(R)-2-bromo-octano   (S)-2-octanotiol
([α] = −34,6)   ([α] = +36,4)

Código de cores por prioridades (veja a Seção 5-3)
Maior: em rosa
Segunda maior: em azul
Terceira maior: em verde
Menor: em preto.

Mas se quiséssemos converter o (R)-2-bromo-octano no R tiol? Uma técnica é usar uma sequência de *duas* reações S_N2, cada uma invertendo uma vez a configuração do centro quiral. Por exemplo, uma reação S_N2 com iodeto geraria primeiro o (S)-2-iodo-octano. Em seguida, usaríamos este halogenoalcano com a configuração invertida como substrato de um segundo deslocamento, agora com o íon HS^-, para obter o tiol R. A sequência de inversão dupla usando dois processos S_N2 dá o resultado desejado, levando à **retenção de configuração**.

CONSTRUÇÃO DE MODELOS

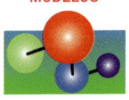

Uso da inversão dupla para obter a retenção de configuração

(R)-2-Bromo-octano $\xrightarrow[-Br^-]{I^-}$ (S)-2-Iodo-octano $\xrightarrow[-I^-]{HS^-}$ (R)-2-Octanotiol
([α] = −34,6)   Primeira inversão de configuração   ([α] = +46,3)   Segunda inversão de configuração   ([α] = −36,4)

EXERCÍCIO 6-14

Como na carvona (Capítulo 5, Problema 43), os enantiômeros podem, às vezes, ser distinguidos pelo odor ou pelo sabor. O 3-octanol e alguns de seus derivados são exemplos: os compostos dextrógiros são encontrados no óleo de hortelã natural e os levógiros contribuem para a essência de lavanda. Mostre como você sintetizaria amostras puras dos enantiômeros do acetato de 3-octila a partir do (S)-3-iodo-octano. (Mostraremos a conversão de acetatos em álcoois na Seção 8-5.)

$$\underset{\text{Acetato de 3-octila}}{CH_3CH_2CHCH_2CH_2CH_2CH_3}$$
$$|$$
$$O\overset{O}{\overset{\|}{C}}CH_3$$

EXERCÍCIO 6-15

Trabalhando com os conceitos: consequências estereoquímicas do deslocamento S_N2

O tratamento do (S)-2-iodo-octano com NaI em solução elimina a atividade óptica do reagente. Explique.

Estratégia
Se você escrever a equação desta reação, notará algo incomum: essa reação S_N2 usa iodeto como nucleófilo e como grupo de saída. Assim, o *iodeto desloca o iodeto*. Esta é a chave para abordar o problema.

Solução

• A atividade óptica do (S)-2-iodo-octano decorre do fato de ele ser quiral e um enantiômero puro. Sua estrutura aparece no texto da página anterior. O centro quiral é C2, o carbono ligado ao átomo de iodo. O (S)-2-iodo-octano é um halogenoalcano secundário e, como vimos em vários exemplos neste capítulo, pode sofrer reação S_N2 por deslocamento por trás com a inversão do sítio de reação.

• Como já vimos, I^- é um bom nucleófilo *e* um bom grupo de saída. Como ele tem as duas funções nesta reação, a transformação acontece rapidamente. Cada vez que o deslocamento ocorre, o centro quiral sofre inversão de estereoquímica. Como o processo é rápido, ele ocorre várias vezes para todas as moléculas do substrato, invertendo a estereoquímica a cada vez. Em última análise, isso leva ao equilíbrio, isto é, uma mistura dos estereoisômeros (R) e (S) (racêmica) do composto inicial (e final).

EXERCÍCIO 6-16

Tente você

Os aminoácidos são os blocos de construção de peptídeos e proteínas na natureza. Eles podem ser preparados em laboratório pelo deslocamento S_N2 do halogênio de ácidos 2-halogeno-carboxílicos usando amônia como nucleófilo, processo ilustrado pela conversão do ácido 2-bromo-propanoico em alanina.

$$\underset{\text{Ácido 2-bromo-propanoico}}{CH_3\overset{Br}{\underset{|}{C}}HCOOH} \xrightarrow[-HBr]{NH_3,\ H_2O,\ 25°C,\ 4\ dias} \underset{\text{Alanina}}{CH_3\overset{^+NH_3}{\underset{|}{C}}HCOO^-}$$

O centro quiral da alanina, como na maior parte dos aminoácidos de ocorrência natural, tem a configuração *S*. Desenhe as estruturas com a estereoquímica definida da *S*-alanina e do enantiômero do ácido 2-bromo-propanoico necessário para produzir a *S*-alanina conforme a equação dada.

Nos substratos com mais de um centro quiral, a inversão ocorre *somente* no carbono que reage com o nucleófilo. Observe que a reação de (2*S*,4*R*)-2-bromo-4-cloro-pentano com excesso de cianeto leva ao produto meso. Este resultado é facilmente reconhecido quando se usa projeções de Fischer.

CONSTRUÇÃO DE MODELOS

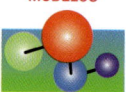

Reações S_N2 em moléculas com dois centros quirais

Nessas equações, o etanol e a acetona, respectivamente, são os *solventes* das transformações indicadas. Estes solventes são polares (Seção 1-3) e particularmente bons para a dissolução de sais. Voltaremos à influência da natureza do solvente em reações S_N2 na Seção 6-8. Observe no segundo exemplo que a reação ocorre em C2 sem efeito sobre o centro quiral em C3.

EXERCÍCIO 6-17

Para ajudar na predição da estereoquímica, os químicos orgânicos frequentemente usam a regra "diastereoisômeros produzem diastereoisômeros". Substitua o reagente inicial de cada um dos dois exemplos precedentes por um de seus diastereoisômeros e escreva o produto do deslocamento S_N2 com o nucleófilo mostrado. As estruturas resultantes estão de acordo com essa "regra"?

A substituição nucleofílica em um halogenocicloalcano substituído pode mudar a relação estereoquímica entre os substituintes. Por exemplo, no ciclo-hexano dissubstituído a seguir, a estereoquímica muda de cis para trans.

CONSTRUÇÃO DE MODELOS

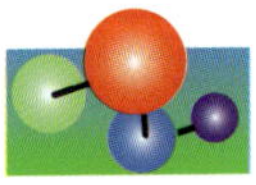

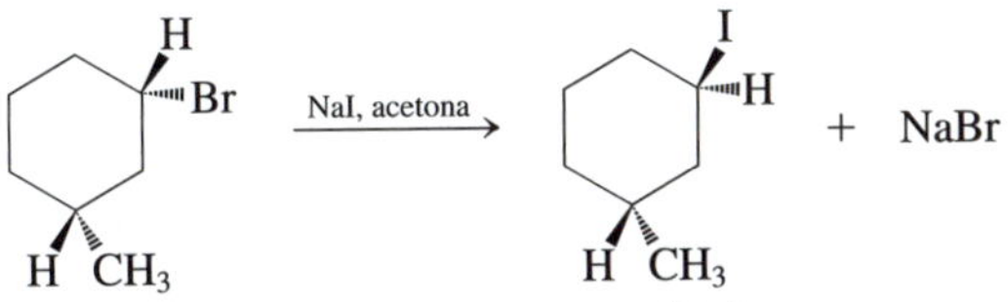

cis-1-Bromo--3-metil-ciclo-hexano → (NaI, acetona) → *trans*-1-Iodo--3-metil-ciclo-hexano + NaBr

EM RESUMO, a inversão de configuração nas reações S_N2 tem consequências estereoquímicas distintas. Substratos opticamente ativos levam a produtos opticamente ativos, a menos que o nucleófilo e o grupo de saída sejam iguais ou se forme um composto meso. Nos sistemas cíclicos, as relações estereoquímicas cis e trans podem se interconverter.

6-7 Estrutura e reatividade das reações S_N2: o grupo de saída

A facilidade relativa dos deslocamentos S_N2 depende de diversos fatores, incluindo a natureza do grupo de saída, a reatividade do nucleófilo (que é afetada pela escolha do solvente) e a estrutura da porção alquila do substrato. Usaremos a cinética como uma ferramenta para avaliar até que ponto as mudanças de cada uma dessas características *estruturais* afetam a *função* nas reações S_N2. Começamos examinando o grupo de saída. Veremos o nucleófilo e o substrato nas seções subsequentes.

Algumas variáveis que afetam a reação S_N2

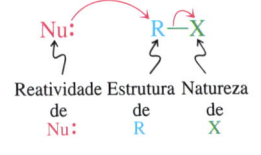

Nu: → R—X

Reatividade de Nu: Estrutura de R   Natureza de X

A capacidade de saída de um grupo é uma medida da facilidade de seu deslocamento

Como regra, a substituição nucleofílica só ocorre quando o grupo a ser deslocado, X, é capaz de sair, levando com ele o par de elétrons da ligação C—X. Existem características estruturais que permitam predizer, pelo menos qualitativamente, quando um grupo de saída é "bom" ou "ruim"? Não é surpreendente que a velocidade relativa com a qual um grupo de saída pode ser deslocado, a **capacidade de saída do grupo**, correlacione-se com a sua capacidade de acomodar carga negativa. Lembre-se de que uma certa quantidade de carga negativa é transferida para o grupo de saída no estado de transição (Figura 6-4).

Nos halogênios, a capacidade de saída do grupo aumenta ao longo da série na direção flúor--iodo. Assim, o iodo é considerado um "bom" grupo de saída. O flúor, porém, é um grupo de saída tão "ruim" que as reações S_N2 com fluoro-alcanos raramente são observadas.

Capacidade do grupo de saída

$I^- > Br^- > Cl^- > F^-$

Melhor ← Aumenta → Pior

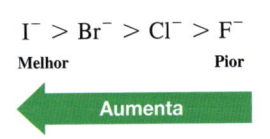

> **EXERCÍCIO 6-18**
>
> Prediga o produto da reação do 1-cloro-6-iodo-hexano com um equivalente de metilseleneto de sódio (Na$^+$ $^-$SeCH$_3$).

Os halogenetos não são os únicos grupos que podem ser deslocados por nucleófilos nas reações S$_N$2. Outros exemplos de bons grupos de saída são os derivados de enxofre do tipo ROSO$_3^-$ e RSO$_3^-$, como o íon metilsulfato, CH$_3$OSO$_3^-$ e vários íons sulfonato. Os grupos de saída do tipo sulfato de alquila e sulfonato são tão usados que nomes triviais, por exemplo, mesilato, triflato e tosilato, são comuns na literatura química.

Grupos de saída sulfato e sulfonato

Íon metilsulfato Íon metanossulfonato (Íon mesilato) Íon trifluoro-metanossulfonato (Íon triflato) Íon 4-metil-benzenossulfonato (Íon *p*-toluenossulfonato, íon tosilato)

Bases fracas são bons grupos de saída

Basicidade

I$^-$ < Br$^-$ < Cl$^-$ < F$^-$

Menor   Maior

← Diminui

Será que existe alguma propriedade característica que distinga um grupo de saída bom de um grupo de saída ruim? Sim: *a capacidade de saída do grupo é inversamente relacionada à basicidade*. As bases mais fracas acomodam melhor a carga negativa e são melhores grupos de saída. Dentre os halogenetos, o iodeto é a base mais fraca e o melhor grupo de saída da série. Os sulfatos e sulfonatos também são bases fracas.

Existe uma maneira fácil de reconhecer bases fracas? Quanto mais fraca é a base X$^-$, mais forte é seu ácido conjugado HX. Assim, *os bons grupos de saída são bases conjugadas de ácidos fortes*. Esta regra se aplica aos quatro halogenetos: HF é o mais fraco dos ácidos conjugados, HCl é mais forte, e HBr e HI são ainda mais fortes. A Tabela 6-4 lista alguns ácidos, na ordem decrescente de força, e seus valores de pK_a. Suas bases conjugadas estão listadas ao lado, na ordem crescente de força e, portanto, na ordem decrescente de capacidade de saída do grupo.

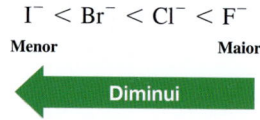

Tabela 6-4 Força das bases e grupos de saída

Ácido conjugado	pK_a	Grupo de saída		Ácido conjugado	pK_a	Grupo de saída
Forte		*Bom*		*Fraco*		*Ruim*
HI (mais forte)	−10,0	I$^-$ (melhor)		HF	3,2	F$^-$
HBr	−9,0	Br$^-$		CH$_3$CO$_2$H	4,7	CH$_3$CO$_2^-$
HCl	−8,0	Cl$^-$		HCN	9,2	NC$^-$
H$_2$SO$_4$	−3,0	HSO$_4^-$		CH$_3$SH	10,0	CH$_3$S$^-$
H$_3$O$^+$	−1,7	H$_2$O		CH$_3$OH	15,5	CH$_3$O$^-$
CH$_3$SO$_3$H	−1,2	CH$_3$SO$_3^-$		H$_2$O	15,7	HO$^-$
				NH$_3$	35	H$_2$N$^-$
				H$_2$ (mais fraco)	38	H$^-$ (pior)

↑ Ácido mais forte   ↑ Melhor grupo de saída   ↑ Ácido mais forte   ↑ Melhor grupo de saída

EXERCÍCIO 6-19

Prediga a acidez relativa em cada um dos seguintes grupos. Volte à Seção 2-2, se necessário. **(a)** H_2S, H_2Se; **(b)** PH_3, H_2S; **(c)** $HClO_3$, $HClO_2$; **(d)** HBr, H_2Se; **(e)** NH_4^+, H_3O^+. Identifique em cada grupo a base conjugada e prediga a capacidade relativa de saída do grupo.

EXERCÍCIO 6-20

Prediga a basicidade relativa em cada um dos seguintes grupos. **(a)** ^-OH, ^-SH, **(b)** $^-PH_2$, ^-SH;, **(c)** I^-, ^-SeH; **(d)** $HOSO_2^-$, $HOSO_3^-$. Prediga em cada grupo a acidez relativa dos ácidos conjugados.

EM RESUMO, a capacidade de saída de um substituinte se correlaciona com a força do ácido conjugado. Ambas dependem da capacidade do grupo de saída de acomodar uma carga negativa. Além dos halogenetos Cl^-, Br^- e I^-, os sulfatos e sulfonatos (como os metanossulfonatos e os 4-metil-benzenossulfonatos) também são bons grupos de saída. Os bons grupos de saída são bases fracas, isto é, são bases conjugadas de ácidos fortes. Voltaremos ao uso de sulfatos e sulfonatos como grupos de saída em sínteses na Seção 9-4.

6-8 Estrutura e reatividade da reação S_N2: o nucleófilo

Agora que vimos o efeito do grupo de saída, vamos examinar os nucleófilos. Como predizer a força relativa de um nucleófilo, isto é, sua **nucleofilicidade**? Veremos que a nucleofilicidade depende de vários fatores: a carga, a basicidade, o solvente, a polarizabilidade e a natureza dos substituintes. Para compreender a importância relativa de cada um desses efeitos, comparemos os resultados de uma série de experimentos.

O aumento da carga negativa aumenta a nucleofilicidade

Se o mesmo átomo nucleofílico for usado, a carga afeta a reatividade de um dado nucleófilo estimada pela velocidade de suas reações S_N2? Os experimentos a seguir respondem essa questão.

Experimento 1

$CH_3Cl: + HO:^- \longrightarrow CH_3OH + :Cl:^-$ **Rápido**

$CH_3Cl: + H_2O \longrightarrow CH_3OH_2^+ + :Cl:^-$ **Muito lento**

Experimento 2

$CH_3Cl: + H_2N:^- \longrightarrow CH_3NH_2 + :Cl:^-$ **Muito rápido**

$CH_3Cl: + H_3N: \longrightarrow CH_3NH_3^+ + :Cl:^-$ **Mais lento**

Conclusão. Em um par de nucleófilos com o mesmo átomo reativo, a espécie que tem carga negativa é o nucleófilo mais poderoso. Em outras palavras, entre uma base e seu ácido conjugado, a base é sempre mais nucleófila. Esta conclusão é intuitivamente razoável. Como o ataque nucleofílico é caracterizado pela formação de uma ligação com o centro eletrofílico, quanto mais negativa for a espécie que ataca, mais rápida deve ser a reação.

EXERCÍCIO 6-21

Prediga que membro de cada par é o melhor nucleófilo: **(a)** HS^- ou H_2S; **(b)** CH_3SH ou CH_3S^-; **(c)** CH_3NH^- ou CH_3NH_2; **(d)** HSe^- ou H_2Se.

A nucleofilicidade decresce para a direita da Tabela Periódica

Os experimentos 1 e 2 compararam pares de nucleófilos que têm o mesmo elemento nucleofílico (por exemplo, o oxigênio em H_2O versus HO^- e o nitrogênio em H_3N versus H_2N^-). O que acontece com os nucleófilos que têm estrutura semelhante mas átomos nucleofílicos diferentes? Vejamos os elementos ao longo de uma linha da Tabela Periódica.

Experimento 3

$$CH_3CH_2\ddot{B}r\colon + H_3N\colon \longrightarrow CH_3CH_2NH_3^+ + \colon\!\ddot{B}r\colon^- \quad \text{Rápido}$$

$$CH_3CH_2\ddot{B}r\colon + H_2\ddot{O} \longrightarrow CH_3CH_2\ddot{O}H_2^+ + \colon\!\ddot{B}r\colon^- \quad \text{Muito lento}$$

Experimento 4

$$CH_3CH_2\ddot{B}r\colon + H_2\ddot{N}\colon^- \longrightarrow CH_3CH_2\ddot{N}H_2 + \colon\!\ddot{B}r\colon^- \quad \text{Muito rápido}$$

$$CH_3CH_2\ddot{B}r\colon + H\ddot{O}\colon^- \longrightarrow CH_3CH_2\ddot{O}H + \colon\!\ddot{B}r\colon^- \quad \text{Mais lento}$$

Conclusão. A nucleofilicidade parece novamente se correlacionar com a basicidade: a espécie mais básica é o nucleófilo mais reativo. Portanto, no sentido da esquerda para a direita da Tabela Periódica, a nucleofilicidade decresce. A ordem aproximada de reatividade para os nucleófilos na primeira linha é

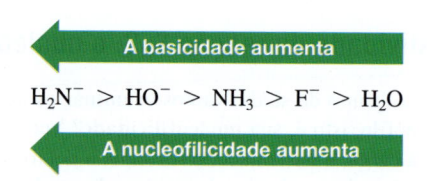

⟵ **A basicidade aumenta**

$$H_2N^- > HO^- > NH_3 > F^- > H_2O$$

⟵ **A nucleofilicidade aumenta**

Observações usando outros nucleófilos mostram que a tendência revelada nos Experimentos 1-4 são aplicáveis, em geral, a todos os elementos não metálicos (grupos 15-17) da Tabela Periódica. Aumentar a carga negativa (Experimentos 1 e 2) tem, em geral, um efeito maior do que mover um grupo para a esquerda da tabela (Experimentos 3 e 4). Assim, na ordem de reatividade mostrada, HO^- e NH_3 são mais nucleofílicos do que a água, mas HO^- é mais nucleofílico do que NH_3.

> **EXERCÍCIO 6-22**
>
> Em cada um dos seguintes pares de moléculas, prediga qual é o mais nucleofílico: **(a)** Cl^- ou CH_3S^-; **(b)** $P(CH_3)_3$ ou $S(CH_3)_2$; **(c)** $CH_3CH_2Se^-$ ou Br^-; **(d)** H_2O ou HF.

> Lembre-se da Seção 2-2 de que as espécies a que chamamos de bases ou nucleófilos são as mesmas: a distinção está no modo de ação. Quando atacam um próton, elas são chamadas de *base* (frequentemente representadas por A^- ou B:); quando atacam quaisquer outros núcleos, por exemplo, o carbono, elas são chamadas de *nucleófilos* (frequentemente representadas por Nu^- ou Nu:).

A basicidade e a nucleofilicidade devem se correlacionar?

Os paralelos entre a nucleofilicidade e a basicidade descritos primeiramente na Seção 2-1 fazem sentido: bases fortes são normalmente bons nucleófilos. Entretanto, uma diferença fundamental entre as duas propriedades baseia-se na forma de medida. A basicidade é uma propriedade *termodinâmica*, medida pela constante de equilíbrio:

$$A^- + H_2O \xrightleftharpoons{K} AH + HO^- \qquad K = \text{constante de equilíbrio}$$

Já a nucleofilicidade é uma propriedade *cinética*, quantificada pela comparação entre velocidades de reações:

$$Nu^- + R-X \xrightarrow{k} Nu-R + X^- \qquad k = \text{constante de velocidade}$$

Apesar desta diferença inerente, observamos que existe uma boa correlação entre a basicidade e a nucleofilicidade no caso de nucleófilos carregados *versus* neutros ao longo de uma linha da tabela periódica. O que acontece no caso de nucleófilos ao longo de uma coluna da Tabela Periódica? Veremos que a situação muda, porque agora o solvente desempenha uma função importante.

A solvatação dificulta a nucleofilicidade

Se é uma regra que a nucleofilicidade se correlaciona com a basicidade, então o poder nucleófilico dos elementos deveria decrescer de cima para baixo em uma coluna da Tabela Periódica. Lembre-se (Seção 2-2) de que a basicidade decresce de modo semelhante. Para testar esta hipótese, vamos considerar outra série de experimentos. Nas equações a seguir, adicionamos o solvente metanol ao esquema da reação porque, como veremos, o solvente será importante no entendimento do resultado desses experimentos.

Experimento 5

$$CH_3CH_2CH_2OSO_2CH_3 + :\ddot{Cl}:^- \xrightarrow{CH_3OH \ (Solvente)} CH_3CH_2CH_2\ddot{Cl}: + \ ^-O_3SCH_3 \quad \textbf{Lento}$$

$$CH_3CH_2CH_2OSO_2CH_3 + :\ddot{Br}:^- \xrightarrow{CH_3OH \ (Solvente)} CH_3CH_2CH_2\ddot{Br}: + \ ^-O_3SCH_3 \quad \textbf{Mais rápido}$$

$$CH_3CH_2CH_2OSO_2CH_3 + :\ddot{I}:^- \xrightarrow{CH_3OH \ (Solvente)} CH_3CH_2CH_2\ddot{I}: + \ ^-O_3SCH_3 \quad \textbf{Muito mais rápido}$$

Experimento 6

$$CH_3CH_2CH_2\ddot{Br}: + CH_3\ddot{O}:^- \xrightarrow{CH_3OH \ (Solvente)} CH_3CH_2CH_2\ddot{O}CH_3 + :\ddot{Br}:^- \quad \textbf{Não muito rápido}$$

$$CH_3CH_2CH_2\ddot{Br}: + CH_3\ddot{S}:^- \xrightarrow{CH_3OH \ (Solvente)} CH_3CH_2CH_2\ddot{S}CH_3 + :\ddot{Br}:^- \quad \textbf{Muito rápido}$$

Conclusão. Surpreendentemente, a nucleofilicidade *aumenta* de cima para baixo na Tabela Periódica, uma tendência *diretamente oposta* à esperada para a basicidade dos nucleófilos testados. Por exemplo, na série dos halogenetos, o iodeto é muito mais rápido, embora seja uma base bem mais fraca.

<--- **A basicidade aumenta**

$$F^- < Cl^- < Br^- < I^-$$

A nucleofilicidade aumenta em CH$_3$OH --->

Passando para uma coluna à esquerda da Tabela Periódica, os nucleófilos de sulfeto são mais reativos do que os análogos de óxido e, como outras experiências mostram, os homólogos de selênio são ainda mais reativos. Assim, esta coluna revela a mesma tendência observada nos halogenetos. O fenômeno é geral para as demais colunas da Tabela Periódica.

Como explicar essa tendência? Um aspecto importante é a interação do solvente metanol com o nucleófilo aniônico. Até agora, ignoramos o solvente em nossa discussão das reações orgânicas, em especial, das halogenações via radicais (Capítulo 3), em que eles desempenham uma função pouco importante. A substituição nucleofílica se caracteriza por materiais de partida polares e um mecanismo polar, e a natureza do solvente é mais importante. Vejamos como incluir o solvente.

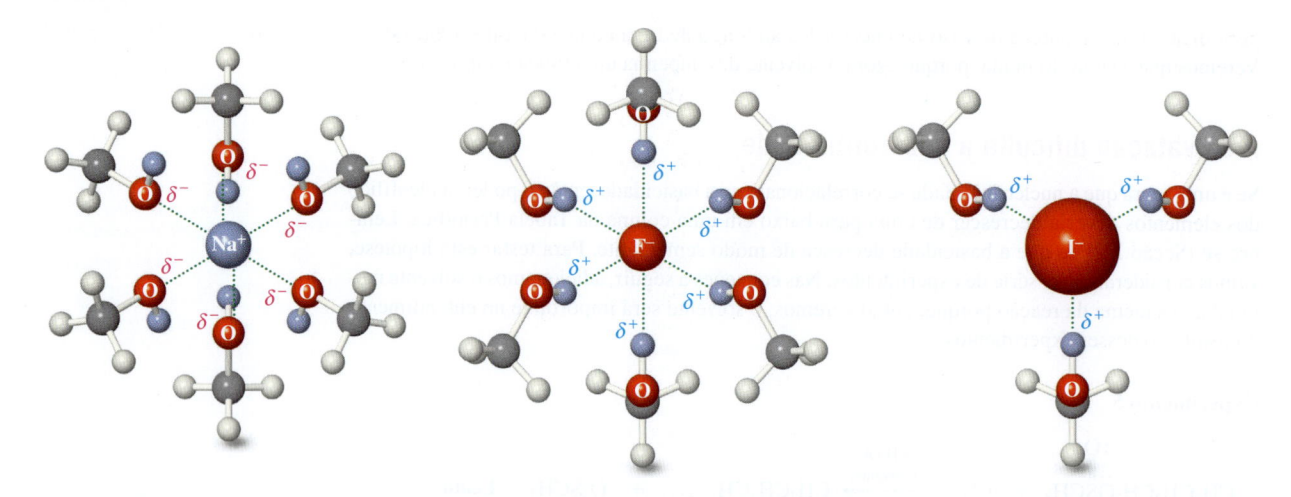

Figura 6-6 (A) Solvatação de Na⁺ por interações íon-dipolo com metanol. (B) Representação aproximada da solvatação relativamente densa do íon pequeno F⁻ por ligações hidrogênio em metanol. (C) Representação aproximada da solvatação comparativamente reduzida do íon grande I⁻ por ligações hidrogênio em metanol. A camada de solvatação mais densa em torno do F⁻ reduz muito a sua capacidade de participar de reações de substituição nucleofílica.

MECANISMO ANIMADO: Substituição nucleofílica (S_N2)

Tabela 6-5 Solventes polares apróticos

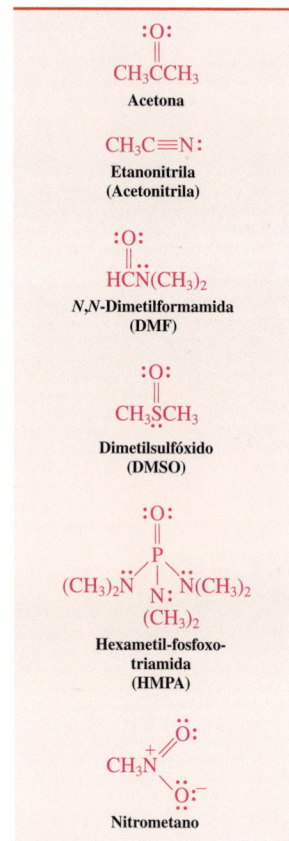

:O:
‖
CH_3CCH_3
Acetona

$CH_3C\equiv N$:
Etanonitrila (Acetonitrila)

:O:
‖
$HCN(CH_3)_2$
N,N-Dimetilformamida (DMF)

:O:
‖
CH_3SCH_3
Dimetilsulfóxido (DMSO)

:O:
‖
P
$(CH_3)_2\ddot{N}$ $\ddot{N}(CH_3)_2$
N
|
$(CH_3)_2$
Hexametil-fosfoxo-triamida (HMPA)

$CH_3\overset{+}{N}\overset{\overset{\ddot{O}:}{\|}}{\underset{\ddot{O}:^-}{}}$
Nitrometano

Quando um sólido se dissolve, as forças intermoleculares que o mantêm (Seção 2-6; Figura 2-6) são substituídas por forças entre as moléculas e o solvente. Tais moléculas, especialmente os íons derivados de sais em muitas reações S_N2, estão **solvatadas**. Os sais se dissolvem bem em álcool e água, porque esses solventes têm ligações altamente polarizadas $^{\delta+}H{-}O^{\delta-}$ que agem por interações íon-dipolo. Assim, os cátions são solvatados por oxigênios com polarização negativa (Figura 6-6A), e os ânions, por hidrogênios com polarização positiva (Figura 6-6B e C). A solvatação dos ânions é particularmente forte porque o tamanho pequeno dos núcleos de hidrogênio torna a carga $\delta+$ relativamente densa. Vamos estudar essas interações, chamadas de **ligações hidrogênio**, mais detalhadamente no Capítulo 8. Os solventes capazes de ligações hidrogênio são chamados de **próticos**, em contraste com os solventes **apróticos**, como a acetona, que serão discutidos adiante.

Retornando aos nossos resultados experimentais: qual é a explicação do aumento da nucleofilicidade dos nucleófilos com carga negativa de cima para baixo em uma coluna da Tabela Periódica? A resposta é que *solvatação enfraquece o nucleófilo* ao formar uma camada de moléculas do solvente ao redor do nucleófilo, reduzindo sua capacidade de atacar um eletrófilo. Descendo na Tabela Periódica de F⁻ para I⁻, o íon solvatado tem volume maior e carga mais difusa. Como resultado, a solvatação diminui ao longo da série e a nucleofilicidade aumenta. As Figuras 6-6B e C representam esse efeito para F⁻ e I⁻. O íon fluoreto, menor, é muito mais fortemente solvatado do que o iodeto, que é maior. Isso também é verdadeiro para outros solventes?

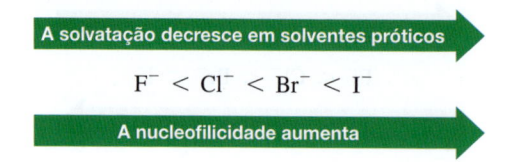

A solvatação decresce em solventes próticos →

$F^- < Cl^- < Br^- < I^-$

A nucleofilicidade aumenta →

Solventes apróticos: o efeito da solvatação diminui

Outros solventes úteis em reações S_N2 são muito polares, mas apróticos. A Tabela 6-5 mostra vários exemplos comuns. Em todos eles não existem prótons capazes de ligações hidrogênio, porém eles têm ligações polarizadas. O nitrometano existe como uma espécie em que as cargas estão separadas.

Os solventes apróticos polares também dissolvem sais por meio de interações íon-dipolo, mas não tão bem como os solventes próticos. Como eles não podem formar ligações hidrogênio, eles solvatam os nucleófilos aniônicos de maneira relativamente fraca. Isso tem duas consequências. Primeiro, em comparação com os solventes próticos, *a reatividade do nucleófilo aumenta*, às

Tabela 6-6 Velocidades relativas das reações S_N2 do iodometano com o íon cloreto em vários solventes

| Solvente | | | Velocidade |
Fórmula	Nome	Classificação	relativa (K_{rel})
CH_3OH	Metanol	Prótico	1
$HCONH_2$	Formamida	Prótico	12,5
$HCONHCH_3$	N-Metil-formamida	Prótico	45,3
$HCON(CH_3)_2$	N,N-Dimetilformamida	Aprótico	1.200.00

MECANISMO ANIMADO: Substituição nucleofílica (S_N2)

vezes drasticamente. Por exemplo, a reação do bromometano com o iodeto de potássio é 500 vezes mais rápida em acetona do que em metanol. A Tabela 6-6 compara as velocidades das reações S_N2 de iodometano com cloreto em três solventes próticos – metanol, formamida e N-metil-formamida – e um solvente *aprótico*, N,N-dimetilformamida (DMF). (Formamida e N-metil-formamida podem formar ligações hidrogênio em virtude das ligações N—H polares). A velocidade em DMF é mais de um milhão de vezes maior do que em metanol.

A segunda consequência da solvatação comparativamente mais fraca dos ânions por solventes apróticos é que a tendência da nucleofilicidade observada em solventes próticos inverte-se. Assim, enquanto a reatividade de todos os ânions aumenta, os ânions menores *aumentam mais* do que os outros. Para muitos nucleófilos, incluindo a série dos halogenetos, a força da base prevalece sobre a solvatação: voltamos à nossa expectativa inicial!

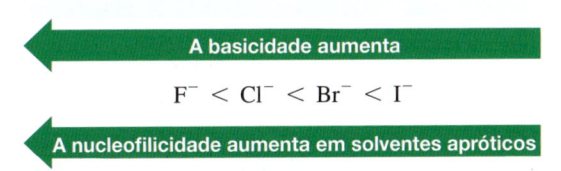

← A basicidade aumenta

$F^- < Cl^- < Br^- < I^-$

← A nucleofilicidade aumenta em solventes apróticos

O aumento da polarizabilidade melhora o poder nucleofílico

Os efeitos de solvatação que acabamos de descrever só deveriam ser acentuados para nucleófilos com carga. No entanto, o grau de nucleofilicidade aumenta de cima para baixo na Tabela Periódica, mesmo para os *nucleófilos neutros*, nos quais os efeitos do solvente deveriam ser mais fracos, por exemplo, $H_2Se > H_2S > H_2O$ e $PH_3 > NH_3$. Portanto, outro fator deve estar envolvido.

Este fator é a polarizabilidade do nucleófilo (Seção 6-1). Elementos mais volumosos têm nuvens de elétrons maiores, mais difusas e mais polarizáveis. Essas nuvens de elétrons permitem o entrosamento mais efetivo dos orbitais no estado de transição S_N2 (Figura 6-7). O resultado é que a energia do estado de transição é menor, e a substituição nucleofílica, mais rápida.

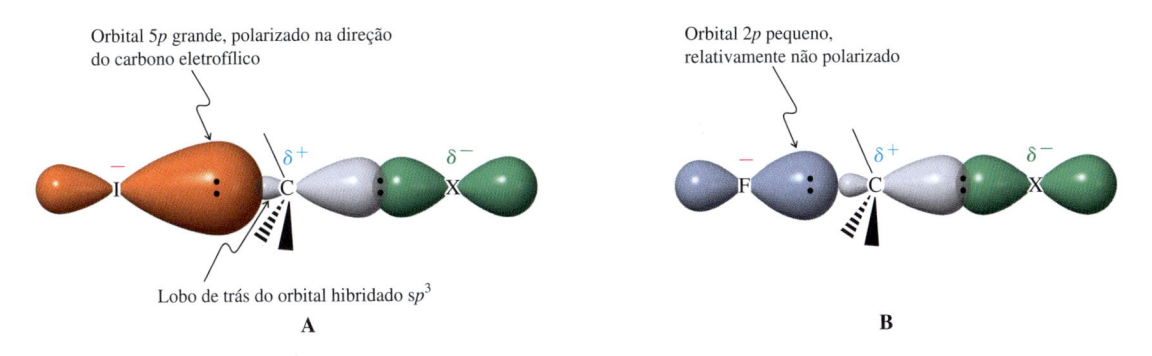

Figura 6-7 Comparação entre I^- e F^- na reação S_N2. (A) Em solventes próticos, o iodeto, maior, é um nucleófilo melhor, em parte porque o orbital polarizável 5p se distorce na direção do átomo de carbono eletrofílico. (B) O orbital 2p do flúor, menor e menos polarizável, não interage de forma tão efetiva com o carbono eletrofílico em um ponto ao longo da coordenada de reação comparável com o da reação de (A).

EXERCÍCIO 6-23

Quais são as espécies mais nucleofílicas: (a) CH_3SH ou CH_3SeH; (b) $(CH_3)_2NH$ ou $(CH_3)_2PH$?

Nucleófilos estericamente impedidos são reagentes menos eficientes

Vimos que a camada de solvente circundante afeta o poder nucleofílico, outro exemplo de impedimento estérico (Seção 2-8). Esse impedimento também pode ser causado por substituintes do nucleófilo. Seu efeito na velocidade da reação é observado no Experimento 7.

Experimento 7

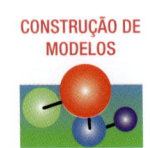

$$CH_3\ddot{\underset{\cdot\cdot}{I}}: + CH_3\ddot{\underset{\cdot\cdot}{O}}:^- \longrightarrow CH_3\ddot{\underset{\cdot\cdot}{O}}CH_3 + :\ddot{\underset{\cdot\cdot}{I}}:^- \quad \text{Rápido}$$

$$CH_3\ddot{\underset{\cdot\cdot}{I}}: + CH_3\underset{\underset{CH_3}{|}}{\overset{\overset{CH_3}{|}}{C}}\ddot{\underset{\cdot\cdot}{O}}:^- \longrightarrow CH_3\ddot{\underset{\cdot\cdot}{O}}\underset{\underset{CH_3}{|}}{\overset{\overset{CH_3}{|}}{C}}CH_3 + :\ddot{\underset{\cdot\cdot}{I}}:^- \quad \text{Muito lento}$$

Conclusão. Os nucleófilos com impedimento estérico reagem mais lentamente.

EXERCÍCIO 6-24

Qual dos dois nucleófilos nos seguintes pares reage mais rapidamente com o bromometano?

(a) CH_3S^- ou $CH_3\underset{\underset{}{}}{\overset{\overset{CH_3}{|}}{C}}HS^-$ (b) $(CH_3)_2NH$ ou $(CH_3CH)_2NH$ com CH_3 no carbono central

EXERCÍCIO 6-25

Trabalhando com os conceitos: sugerindo um produto de reação pelo raciocínio mecanístico

O tratamento do 4-cloro-1-butanol, $:\!\ddot{\underset{\cdot\cdot}{Cl}}CH_2CH_2CH_2CH_2\ddot{\underset{\cdot\cdot}{O}}H$, com NaOH em DMF como solvente leva à formação rápida de um composto de fórmula molecular C_4H_8O. Proponha uma estrutura para este produto e sugira um mecanismo para a sua formação.

Estratégia

Em vez de tentar descobrir a estrutura do produto da reação, muitas vezes é mais produtivo "pensar mecanisticamente" e considerar os caminhos possíveis para a reação. Se o primeiro caminho não funcionar, tente refinar o problema – que mudança ocorre na molécula, e como se dá essa mudança?

Solução

- O mecanismo mais óbvio é o caminho S_N2 para o substrato e o hidróxido:

$$H\ddot{\underset{\cdot\cdot}{O}}:^- + H\ddot{\underset{\cdot\cdot}{O}}CH_2CH_2CH_2\!\!-\!\!CH_2\!\!-\!\!\ddot{\underset{\cdot\cdot}{Cl}}: \longrightarrow H\ddot{\underset{\cdot\cdot}{O}}CH_2CH_2CH_2CH_2\ddot{\underset{\cdot\cdot}{O}}H + :\ddot{\underset{\cdot\cdot}{Cl}}:^-$$

- Infelizmente, o produto desta equação não é o correto, porque sua fórmula molecular é $C_4H_{10}O_2$ e não C_4H_8O.
- Vamos considerar outra abordagem. O substrato tem fórmula molecular C_4H_9OCl. Portanto, a mudança para a sua conversão para C_4H_8O é a perda de um hidrogênio e do cloro – isto é, uma molécula de um ácido forte HCl. Como poderíamos efetuar essa mudança?
- O hidróxido é uma base além de um nucleófilo, portanto, uma alternativa razoável à reação S_N2 anterior (incorreta) é uma reação ácido-base com o hidrogênio mais ácido do substrato:

$$H\ddot{\underset{\cdot\cdot}{O}}:^- + H\!\!-\!\!\ddot{\underset{\cdot\cdot}{O}}CH_2CH_2CH_2CH_2\ddot{\underset{\cdot\cdot}{Cl}}: \longrightarrow :\ddot{\underset{\cdot\cdot}{O}}CH_2CH_2CH_2CH_2\ddot{\underset{\cdot\cdot}{Cl}}: + H_2\ddot{\underset{\cdot\cdot}{O}}$$

- A fórmula do produto orgânico desta transformação é $C_4H_8OCl^-$; para chegar ao produto correto falta apenas remover o cloreto. Como induzir o íon cloreto a sair sem o auxílio de outra espécie? Por deslocamento, utilizando o oxigênio nucleofílico com carga negativa que está no *extremo oposto* da molécula, com a formação de um anel:

$$:\ddot{O}-CH_2CH_2CH_2-CH_2-\ddot{C}l: \longrightarrow \begin{array}{c} H_2C \\ | \\ H_2C-CH_2 \end{array}\!\!\!\!\!\begin{array}{c} :\ddot{O}: \\ \diagdown \\ CH_2 \end{array} + :\ddot{C}l:^-$$

Na verdade, reações S_N2 intramoleculares são muito utilizadas na síntese de compostos cíclicos. Você pode perguntar por que essa reação segue este caminho. Há duas razões principais. Primeiro, as reações ácido-base de Brønsted-Lowry – a transferência de um próton de um átomo básico para outro – geralmente são mais rápidas do que outros processos. Portanto, a remoção de um próton do grupo hidroxila do substrato pelo íon hidróxido (segunda equação) é mais rápida do que o deslocamento do cloreto pelo mesmo íon hidróxido em um processo S_N2 (primeira equação). Segundo, as reações que formam anéis de cinco e seis átomos são geralmente favorecidas, cinética e termodinamicamente, sobre processos análogos entre duas moléculas distintas. Assim, o deslocamento interno do cloreto pelo alcóxido na última equação é preferível à opção S_N2 anterior. Nesse exemplo, o deslocamento interno produz duas espécies (o produto cíclico e o íon cloreto) a partir de uma, aumentando a dispersão da energia e, portanto, gerando uma variação de entropia favorável.

EXERCÍCIO 6-26

Tente você

O aquecimento suave de uma solução de 5-cloro-1-pentanamina, $Cl(CH_2)_5NH_2$, no solvente etóxietano (éter dietílico, $CH_3CH_2OCH_2CH_3$) leva à precipitação de um sal sólido branco. Sugira uma estrutura para o produto e explique sua formação.

Substituições nucleofílicas podem ser reversíveis

Os íons halogenetos Cl^-, Br^- e I^- são bons nucleófilos e bons grupos de saída. Por isso, suas reações S_N2 são reversíveis. Por exemplo, em acetona, as reações entre o cloreto de lítio e bromoalcanos e iodoalcanos primários atingem um equilíbrio favorável aos cloroalcanos:

$$CH_3CH_2CH_2CH_2I + LiCl \underset{}{\overset{Acetona}{\rightleftarrows}} CH_3CH_2CH_2CH_2Cl + LiI$$

Este resultado está de acordo com as estabilidades relativas dos reagentes e produtos, que favorecem o cloroalcano. No entanto, esse equilíbrio pode ser deslocado na direção inversa com um simples "truque": enquanto todos os halogenetos de lítio são solúveis em acetona, a solubilidade dos halogenetos de *sódio* decresce consideravelmente na ordem $NaI > NaBr > NaCl$, sendo este último praticamente insolúvel. De fato, a reação entre NaI e cloroalcanos primários ou secundários em acetona se direciona *completamente* para o iodoalcano (o contrário da reação anterior) pela precipitação de NaCl.

$$CH_3CH_2CH_2CH_2Cl + NaI \underset{}{\overset{Acetona}{\rightleftarrows}} CH_3CH_2CH_2CH_2I + NaCl\downarrow$$
Insolúvel em acetona

A direção do equilíbrio da reação 3 da Tabela 6-3 pode ser alterada exatamente da mesma forma. Entretanto, quando o nucleófilo da reação S_N2 é uma base forte (p. ex. HO^- ou CH_3O^-, veja a Tabela 6-4), ele é incapaz de agir como grupo de saída. Nestes casos, o K_{eq} será muito grande e o deslocamento será, essencialmente, um processo irreversível (Tabela 6-3, reações 1 e 2).

EM RESUMO, a nucleofilicidade é controlada por vários fatores. O aumento da carga negativa e a progressão da direita para a esquerda e para baixo (solvente prótico) ou para cima (solvente aprótico) na Tabela Periódica geralmente aumentam o poder nucleofílico. A Tabela 6-7 compara a

Tabela 6-7 Velocidades relativas da reação de vários nucleófilos com iodometano em metanol (solvente prótico)

Nucleófilo	Velocidade relativa
CH_3OH	1
NO_3^-	~32
F^-	500
$CH_3CO_2^-$	20.000
Cl^-	23.500
$(CH_3CH_2)_2S$	219.000
NH_3	316.000
CH_3SCH_3	347.000
N_3^-	603.000
Br^-	617.000
CH_3O^-	1.950.000
CH_3SeCH_3	2.090.000
CN^-	5.010.000
$(CH_3CH_2)_3As$	7.940.000
I^-	26.300.000
HS^-	100.000.000

(A nucleofilicidade aumenta ↓)

Tabela 6-8 Velocidades relativas da reação S_N2 entre bromoalcanos ramificados e iodeto

Bromoalcano	Velocidade
CH₃	145
CH₃CH₂	1
CH₃CHBr CH₃	0,0078
CH₃CBr CH₃ CH₃	Muito pequena

O tamanho de R aumenta ↓
A reatividade da reação S_N2 diminui ↓

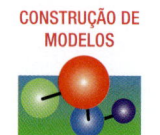

CONSTRUÇÃO DE MODELOS

Figura 6-8 Estados de transição das reações S_N2 do íon hidróxido com
(A) clorometano,
(B) cloroetano,
(C) 2-cloropropano e
(D) 2-cloro-2-metil-propano.

reatividade de vários nucleófilos em relação ao metanol, que é um nucleófilo muito fraco (arbitrariamente fixado como 1). Podemos confirmar a validade das conclusões desta seção ao analisar as várias entradas. O uso de solventes apróticos aumenta a nucleofilicidade, especialmente no caso de ânions pequenos, por meio da eliminação das ligações hidrogênio.

6-9 Estrutura e reatividade da reação S_N2: o substrato

Por fim, como a estrutura da porção alquila do substrato, particularmente na vizinhança do átomo ligado ao grupo de saída, afeta a velocidade do ataque nucleofílico? De novo, comparamos as reatividades analisando as velocidades relativas. Examinemos alguns dados de cinética que já foram obtidos.

Ramificações no carbono que reage reduzem a velocidade da reação S_N2

O que acontece se substituirmos sucessivamente os hidrogênios de um halogenometano por grupos metila? Isso afetará a velocidade das reações S_N2? Em outras palavras, quais são as reatividades relativas das reações nucleofílicas bimoleculares dos halogenetos de metila, primários, secundários e terciários? Os experimentos cinéticos mostram que a reatividade diminui rapidamente na ordem dada na Tabela 6-8.

Encontramos uma explicação comparando os estados de transição das quatro substituições. A Figura 6-8A mostra essa estrutura no caso da reação do clorometano com o íon hidróxido. O carbono está cercado pelo nucleófilo, pelo grupo de saída e pelos três substituintes (hidrogênios neste caso). Embora a presença destes cinco grupos aumente o número de grupos sobre o carbono em relação ao estado inicial, os hidrogênios são pequenos e não provocam interações estéricas sérias com o nucleófilo. A substituição de um hidrogênio por um grupo metila, como no halogenoetano, porém, aumenta a repulsão estérica com o nucleófilo, elevando, assim, a energia do estado de transição (Figura 6-8B). Este efeito retarda significativamente o ataque nucleofílico. Se continuarmos a trocar os átomos de hidrogênio por grupos metila, descobriremos que o impedimento estérico ao ataque nucleofílico aumenta drasticamente. Os dois grupos metila no substrato secundário bloqueiam severamente o lado oposto do carbono ligado ao grupo de saída, e a velocidade da reação diminui consideravelmente (Figura 6-8C e Tabela 6-8). Por fim, no substrato terciário, com três grupos metila, o acesso ao carbono ligado ao halogênio pelo lado de trás é quase totalmente bloqueado (Figura 6-8D), elevando a energia do estado de transição da substituição S_N2.

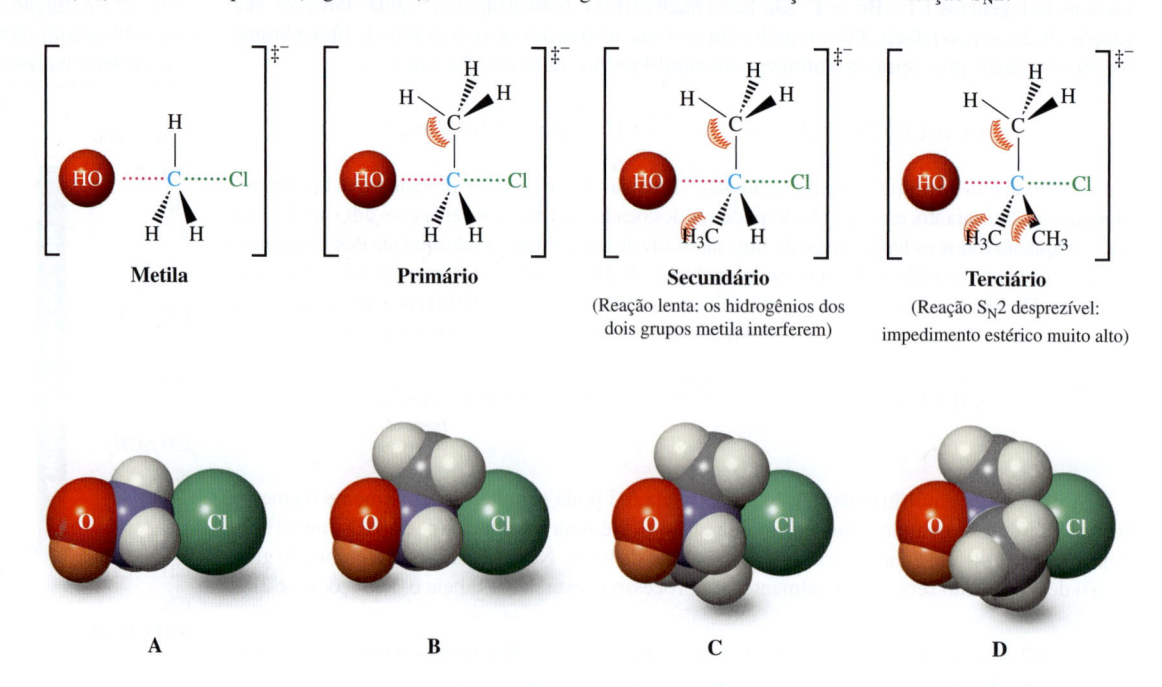

Metila — **Primário** — **Secundário** (Reação lenta: os hidrogênios dos dois grupos metila interferem) — **Terciário** (Reação S_N2 desprezível: impedimento estérico muito alto)

A B C D

DESTAQUE QUÍMICO 6-2

O dilema do bromometano: extremamente útil, mas muito tóxico

O bromometano, CH₃Br, é uma substância com inúmeras utilidades. Com preparo fácil e de baixo custo, ele é utilizado como inseticida na fumigação de grandes espaços, como armazéns e vagões de via férrea. É também efetivo na erradicação de infestações de insetos no solo e em plantações, inclusive de batatas e tomates. Não é surpreendente que parte de sua ação deve-se à alta toxicidade, atribuída à sua reatividade para reações S_N2. A química da vida depende muito de algumas moléculas que contêm nucleófilos, como aminas ($-NH_2$ e funções relacionadas) e tióis ($-SH$). Os papéis bioquímicos destes substituintes são muitos e variados, o que os torna críticos para a sobrevivência dos organismos vivos. Os eletrófilos muito reativos como o bromometano interferem de forma destrutiva no equilíbrio bioquímico pela *alquilação* indiscriminada desses nucleófilos, isto é, pela reação via mecanismo S_N2 para incorporar grupos alquila (neste caso metila) (veja como exemplo a reação a seguir). Alguns destes processos podem gerar HBr como produto secundário, o que amplifica a toxicidade do material para os sistemas vivos.

A toxicidade do bromometano não se limita a insetos. Sabe-se que a exposição do homem a este composto causa inúmeros problemas de saúde. O contato direto com a pele provoca queimaduras, a exposição prolongada causa danos aos rins, ao fígado e ao sistema nervoso central, e sua inalação em concentrações elevadas pode levar à destruição do tecido pulmonar, a edemas e à morte. A concentração máxima tolerável de bromometano no ambiente de trabalho é de 20 partes por milhão de vapor no ar. Como acontece com muitas outras substâncias cuja aplicação em grande escala é útil na nossa sociedade, a alta toxicidade do bromometano representa um dilema que requer o controle responsável de seu uso. A decisão entre a utilidade e a segurança nem sempre é fácil, e os custos humanos, ambientais e econômicos devem ser avaliados cuidadosamente.

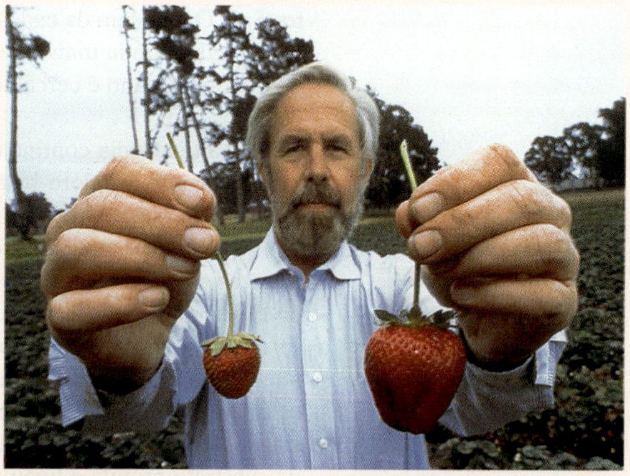

O patologista de plantas Frank Westerlung mostra a "diferença bromoetano" entre morangos fumigados (à direita) e não fumigados (à esquerda). Esses últimos sofreram o ataque do fungo verticilium e murcharam.

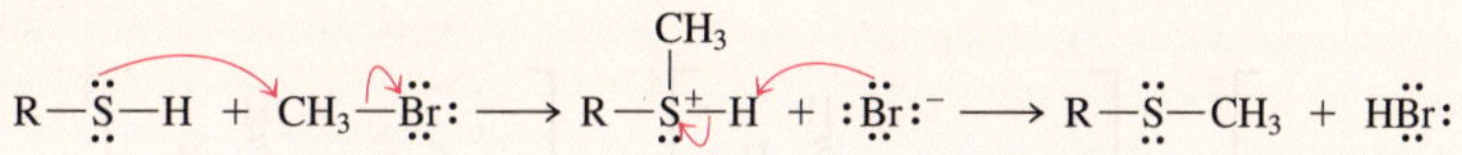

$$R-\ddot{S}-H \; + \; CH_3-\ddot{B}r: \longrightarrow R-\overset{CH_3}{\underset{|}{\overset{+}{S}}}-H \; + \; :\ddot{B}r:^- \longrightarrow R-\ddot{S}-CH_3 \; + \; H\ddot{B}r:$$

O deslocamento de um halogenoalcano terciário por este mecanismo é raramente observado. Para resumir, a substituição sucessiva dos hidrogênios por grupos metila (ou grupos alquila, em geral) em halogenometanos reduz a reatividade da reação S_N2 na seguinte ordem:

Reatividade relativa do deslocamento S_N2 em halogenoalcanos

Metila	>	primário	>	secundário	≫	terciário
Rápido		**Mais lento**		**Muito lento**		**Praticamente nulo**

⬅ A reatividade S_N2 aumenta

EXERCÍCIO 6-27

Preveja as velocidades relativas das reações S_N2 de cianeto com os seguintes pares de substratos.

(a) 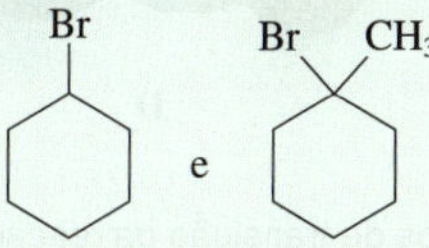 bromociclohexano e 1-bromo-1-metilciclohexano

(b) $CH_3CH_2\underset{\underset{CH_3}{|}}{\overset{\overset{CH_3}{|}}{C}}Br$ e $CH_3CH_2CH_2Br$

Agora que já vimos o efeito de mudanças estruturais sobre a reatividade do substrato no processo S_N2, podemos avaliar os efeitos de modificações estruturais mais sutis. Em todos os casos, constatamos que o impedimento estérico ao ataque pelo lado de trás do carbono reativo é a consideração mais importante.

O aumento da cadeia de um ou dois carbonos reduz a reatividade S_N2

Como vimos, a substituição de um átomo de hidrogênio em um halogenometano por um grupo metila (Figura 6-8B) causa significativo impedimento estérico e reduz a velocidade da reação S_N2. O cloroetano é cerca de duas vezes menos reativo do que o clorometano para deslocamentos S_N2. O aumento da cadeia alquila em um substrato primário pela adição de grupos metileno (CH_2) reduz ainda mais a reatividade da S_N2? Experiências cinéticas mostraram que a reação do 1-cloropropano é cerca de duas vezes mais lenta do que a reação com o cloroetano com nucleófilos como I^-.

Esta tendência continua quando a cadeia aumenta? A resposta é *não*: os halogenoalcanos maiores, como o 1-cloro-butano e o 1-cloro-pentano, reagem com velocidades aproximadamente iguais às do 1-cloropropano.

Novamente, uma análise do estado de transição do deslocamento por trás oferece uma explicação para essas observações. Nas Figuras 6-9A e 6-9B, um dos hidrogênios do grupo metila do cloroetano está parcialmente obstruindo o caminho do ataque do nucleófilo. Os 1-halogeno-propanos têm mais um grupo metila junto ao centro do carbono reativo. Se a reação ocorre a partir do confôrmero *anti*, o mais estável do substrato, o nucleófilo sofre forte impedimento estérico (Figura 6-9C). Entretanto, a rotação até uma conformação *vici* antes do ataque leva a um estado de transição S_N2 semelhante ao do halogenoetano (Figura 6-9D). A reatividade relativa do substrato propila é ligeiramente reduzida em comparação com a etila, diminuição resultante da energia necessária para atingir a conformação *vici*. O aumento progressivo da cadeia não tem efeito, porque a adição de átomos de carbono não aumenta o impedimento estérico no entorno do carbono reativo no estado de transição.

CONSTRUÇÃO DE MODELOS

Metila	Etila	1-Propila (*anti* CH_3 e Cl)	1-Propila (*vici*, CH_3 e Cl)
(Menor impedimento estérico)	(Um hidrogênio está no caminho do nucleófilo)	(Impedimento estérico sério entre a metila e o nucleófilo)	(Semelhante ao caso da etila)

A B C D

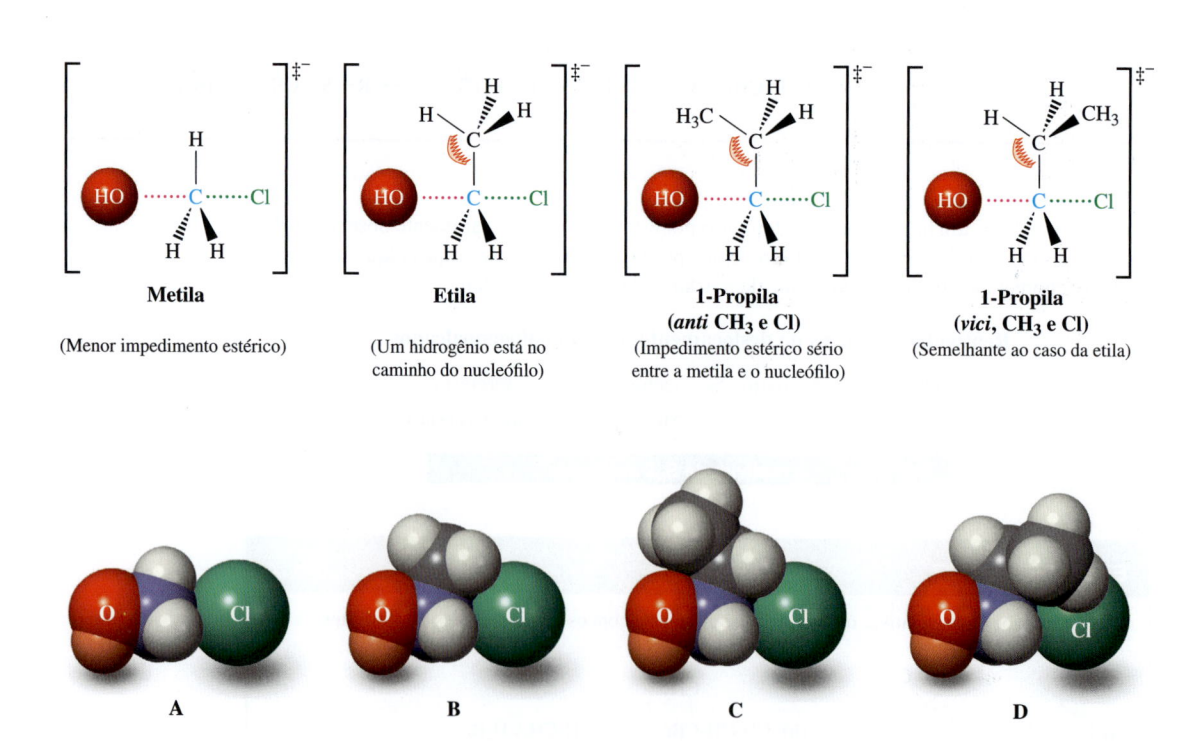

Figura 6-9 Representações em linhas e cunhas e em bolas dos estados de transição da reação S_N2 do íon hidróxido com (A) clorometano; (B) cloroetano; (C e D) dois confôrmeros do 1-cloropropano: (C) *anti* e (D) *vici*. O impedimento estérico é ilustrado na representação em bolas. As cargas foram omitidas para maior clareza. (Veja a Figura 6-3.)

Ramificações próximas do carbono reativo também retardam a substituição

O que acontece com múltiplas substituições no átomo *seguinte* ao do carbono eletrofílico? Vamos comparar a reatividade do bromoetano e de seus derivados (Tabela 6-9). Uma considerável redução na velocidade é vista com o aumento da substituição: o 1-bromo-2-metil-propano é cerca de 25 vezes menos reativo com o íon iodeto do que o 1-bromo-propano, e o 1-bromo-2,2-dimetil-propano é praticamente inerte. Substituições em posições mais afastadas do sítio de reação têm um efeito muito pequeno.

Sabemos que a rotação até a conformação *vici* é necessária para permitir o ataque nucleofílico a um 1-halogeno-propano (Figura 6-10A). Podemos usar o mesmo quadro para entender a Tabela 6-9. No caso de um 1-halogeno-2-metil-propano, a única conformação que permite a aproximação do nucleófilo pelo lado de trás do carbono da reação tem *duas interações vici* metila-halogeneto, uma situação consideravelmente pior (Figura 6-10B). Com a adição de um terceiro grupo metila, como no 1-halogeno-2,2-dimetil-propano, comumente conhecido como halogeneto de *neopentila*, o ataque por trás é quase totalmente bloqueado (Figura 6-10C).

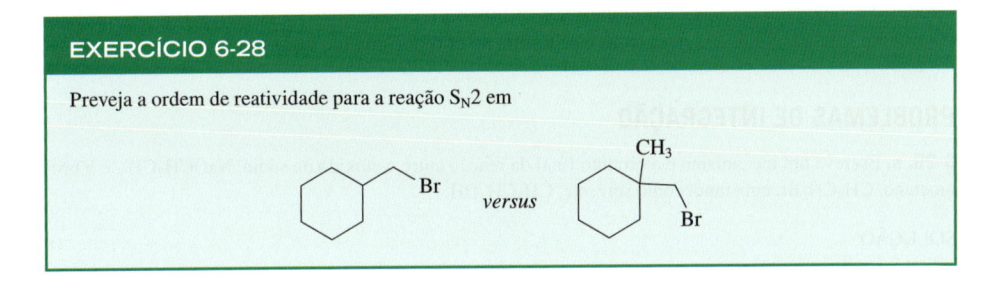

Tabela 6-9 Reatividade relativa de bromoalcanos ramificados com iodeto

Bromoalcano	Velocidade relativa
H—CCH$_2$Br (H, H)	1
CH$_3$CCH$_2$Br (H, H)	0,8
CH$_3$CCH$_2$Br (H, CH$_3$)	0,03
CH$_3$CCH$_2$Br (CH$_3$, CH$_3$)	$1,3 \times 10^{-5}$

Reatividade decrescente ↓ — O tamanho de R aumenta ↓

EXERCÍCIO 6-28

Preveja a ordem de reatividade para a reação S$_N$2 em

(ciclo-hexil-CH$_2$Br) *versus* (1-metilciclo-hexil-CH$_2$Br)

EM RESUMO, a estrutura da parte alquila do halogenoalcano pode ter um efeito acentuado na velocidade do ataque nucleofílico. O aumento da cadeia além de três carbonos tem um efeito pequeno sobre a velocidade da reação S$_N$2. Entretanto, o aumento das ramificações leva a um forte impedimento estérico e à diminuição da velocidade.

1-Propila
(*vici* CH$_3$ e Cl)

2-Metil-1-propila
(dois *vici* CH$_3$ e Cl)
(Estado de transição de alta energia: a reação é mais lenta)

2,2-Dimetil-1-propila
(Todas as conformações têm um sério impedimento estérico)

CONSTRUÇÃO DE MODELOS

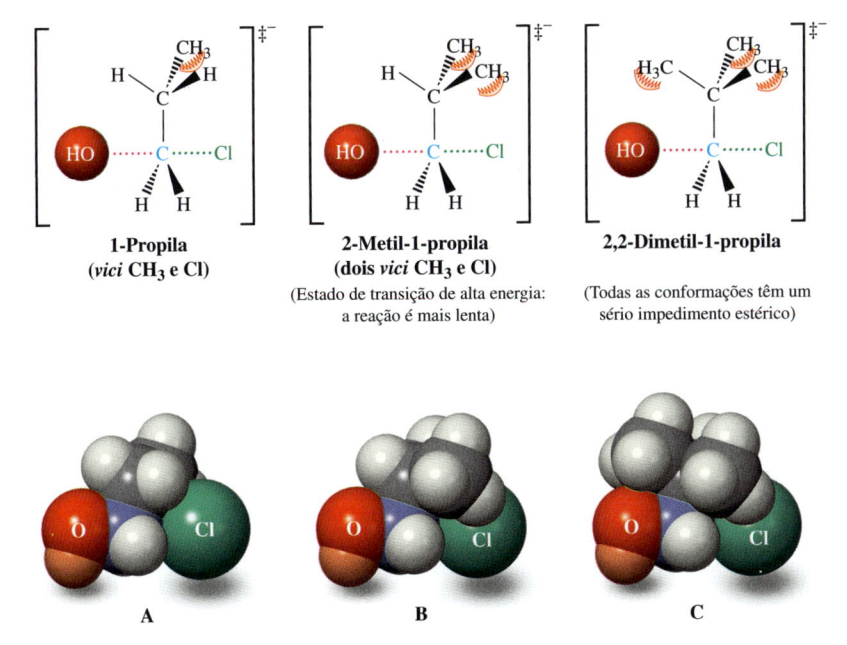

Figura 6-10 Representações em linhas e cunhas e em bolas dos estados de transição da reação S$_N$2 do íon hidróxido com (A) 1-cloropropano; (B) 1-cloro-2-metil-propano e (C) 1-cloro-2,2-dimetil-propano. O aumento do impedimento estérico a partir da segunda interação *vici* reduz a velocidade da reação em (B). A reatividade S$_N$2 em (C) é quase totalmente eliminada porque os grupos metila impedem o ataque por trás do nucleófilo em todas as conformações acessíveis do substrato (veja também as Figuras 6-8 e 6-9).

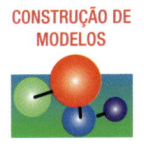

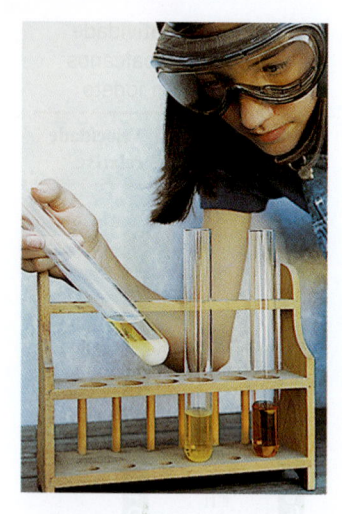

Stefanie Schore demonstra visualmente a reatividade relativa da reação S_N2. Os três tubos de ensaio contêm, da esquerda para a direita, soluções de 1-bromo-butano, 2-bromo-propano e 2-bromo-2-metil-propano em acetona, respectivamente. A adição de algumas gotas de NaI em cada um deles provoca a formação imediata de NaBr (o precipitado branco) a partir do bromoalcano primário (*à esquerda*), precipitação lenta de NaBr após aquecimento no caso do substrato secundário (*no centro*) e nenhuma formação de NaBr no caso do halogeneto terciário, mesmo depois de aquecimento intenso (*à direita*).

A IDEIA GERAL

Nos primeiros cinco capítulos, examinamos as ideias mais básicas da química orgânica. Aplicamos os princípios da química geral, como a teoria dos orbitais, a termodinâmica e a cinética, às moléculas orgânicas, bem como introduzimos tópicos particularmente relevantes para a química orgânica, como a isomeria e a estereoquímica. As propriedades e reações dos alcanos permitiram a observação e a aplicação de muitos desses princípios básicos.

Os produtos da halogenação dos alcanos, os halogenoalcanos, são moléculas funcionalizadas. A ligação carbono-halogênio é um grupo tipicamente polar que reage por um mecanismo de substituição nucleofílica bimolecular, ou mecanismo S_N2. Este processo, envolvendo o deslocamento por trás, é um dos mecanismos fundamentais da química orgânica. Suas características incluem a sensibilidade ao tipo de nucleófilo, à estrutura do substrato e à natureza do grupo de saída e do solvente. A atenção dada a esses detalhes permite entender *por que* a reação ocorre e quando ela é mais fácil ou mais difícil – em suma, como as mudanças de *estrutura* afetam a *função*. Com essa compreensão vem a capacidade de predizer: a *extrapolação por analogia* a partir de exemplos de reações conhecidas para reações que ainda não conhecemos. A predição racional é um elemento essencial do raciocínio científico, que ilustraremos com frequência ao longo deste livro a partir do próximo capítulo. Nele, expandiremos nossos estudos dos halogenoalcanos e examinaremos os novos processos que eles podem sofrer. Nosso foco continuará sendo o efeito das mudanças estruturais no comportamento químico.

PROBLEMAS DE INTEGRAÇÃO

6-29. a. Escreva um mecanismo e o produto final da reação entre o etóxido de sódio, $NaOCH_2CH_3$, e o bromoetano, CH_3CH_2Br, em etanol como solvente, CH_3CH_2OH.

SOLUÇÃO

O mecanismo é o ataque por trás com o átomo nucleofílico do reagente atacando o átomo do substrato ligado ao grupo de saída (Seção 6-5). Começamos identificando cada um desses componentes. O átomo nucleofílico é o oxigênio com carga negativa do íon etóxido, $CH_3CH_2-\overset{..}{\underset{..}{O}}{}^-$. O ataque ocorre no carbono ligado ao bromo na molécula do substrato, CH_3-CH_2Br:

$$CH_3CH_2\overset{..}{\underset{..}{O}}{:}^- + \overset{H_3C}{\underset{H}{\overset{|}{\underset{|}{C}}}}-\overset{..}{\underset{..}{Br}}{:} \longrightarrow CH_3CH_2\overset{..}{\underset{..}{O}}-CH_2CH_3 + :\overset{..}{\underset{..}{Br}}{:}^-$$

Os produtos são o íon brometo e o etóxietano, $CH_3CH_2\overset{..}{\underset{..}{O}}CH_2CH_3$, um éter.

b. Como a reação é afetada pelas seguintes mudanças?

1. Substituição do bromoetano por fluoroetano.
2. Substituição do bromoetano por bromometano.
3. Substituição do etóxido de sódio por etanotiolato de sódio, $NaSCH_2CH_3$.
4. Substituição do etanol por dimetilformamida (DMF).

SOLUÇÃO

1. A Tabela 6-4 mostra que o fluoreto é uma base mais forte do que o brometo e, portanto, um grupo de saída pior. A reação ainda pode acontecer, mas é muito mais lenta. (A velocidade medida experimentalmente é cerca de 10^4 vezes menor.)

2. O carbono que contém o grupo de saída no bromometano é menos impedido estericamente do que no bromoetano, logo, a velocidade da reação deve aumentar (Seção 6-9). O produto da reação deve ser o $CH_3OCH_2CH_3$, metoxietano.

3. O etóxido e o etanotiolato têm carga negativa. O oxigênio do etóxido é mais básico do que o enxofre do etanotiolato (Tabela 6-4), mas o átomo de enxofre no etanotiolato é maior, mais polarizável e menos fortemente solvatado por ligações hidrogênio em etanol (compare com a Figura 6-6). Sabemos que as bases fortes são bons nucleófilos, mas a força da base é compensada pelo aumento da polarizabilidade e pela redução da solvatação dos átomos grandes ao longo da mesma coluna da Tabela Periódica (Seção 6-9). O etanotiolato reage centenas de vezes mais rapidamente, levando ao produto $CH_3CH_2SCH_2CH_3$, um exemplo de um sulfeto (Seção 9-10).

4. A substituição de um solvente prótico, capaz de formar ligações hidrogênio, por um solvente polar aprótico acelera enormemente a reação pela redução da solvatação do átomo de oxigênio com carga negativa (compare com a Tabela 6-6). Veja o Problema 57 para um exercício semelhante.

6-30. a. Quais dos seguintes compostos devem reagir com velocidade razoável via S_N2 com azida de sódio, NaN_3, em etanol? Quais não reagem? Por quê?

(i) CH₃CH₂NH₂ (ii) (CH₃)₃C–I (iii) (CH₃)₂CHCH₂CH₂–Br (iv) (CH₃)₂CH–OH (v) ciclopentil-CH₂CH₂–Cl (vi) CH₃CH₂–CN

SOLUÇÃO

Como fizemos no Problema de Integração 3-14, vamos aplicar a abordagem "organizada para resolver problemas" para dividir o processo de resolução. Lembramos que esta estratégia será descrita em detalhes no Anexo que se segue ao Capítulo 11.

O que o problema está pedindo? Isso parece óbvio – na parte 'a' deve-se identificar apenas que compostos reagem com azida em etanol pelo processo S_N2. No entanto, há um pouco mais do que isso e a pista é o "por quê?" na pergunta. As perguntas "como" e "por que" invariavelmente requerem um olhar mais atento para a situação, em geral levando em conta o mecanismo. Será necessário examinar os detalhes do mecanismo S_N2 à luz da estrutura de cada uma das seis moléculas do substrato.

*C*omo começar? Caracterize cada substrato no contexto do processo S_N2. Ele contém um grupo de saída viável? Em que tipo de átomo de carbono liga-se o grupo de saída em potencial? Existem outras características estruturais relevantes?

*I*nformações necessárias? Cada uma das seis moléculas tem um bom grupo de saída? Se necessário olhe a Seção 6-7 para orientação: para ser um bom grupo de saída, a espécie deve ser uma base fraca. A seguir, você pode dizer se o grupo de saída está ligado a um átomo de carbono primário, secundário ou terciário? Veja as definições na Seção 2-5. Mais alguma coisa? A Seção 6-9 diz que você deve procurar por um impedimento estérico no substrato que poderia obstruir a aproximação do nucleófilo.

*P*rossiga. Identificamos primeiro as moléculas com bons grupos de saída. Tomando como referência a Tabela 6-4, vemos que, como regra, somente as espécies que são bases conjugadas de ácidos fortes (ou seja, com valores de $pK_a < 0$) estão qualificadas. Então, (i), (iv) e (vi) não sofrerão deslocamento S_N2. Eles carecem de bons grupos de saída: ⁻NH₂, ⁻OH e ⁻CN são bases muito fortes para isso (o que responde o "por que não" para esses três). O substrato (ii) tem um bom grupo de saída, mas o sítio de reação é um carbono terciário e o mecanismo S_N2 é estericamente muito desfavorável. Isso deixa os substratos (iii) e (v), e ambos são halogenoalcanos primários com impedimento estérico muito pequeno em torno do sítio de substituição. Ambos serão transformados facilmente pelo mecanismo S_N2.

b. Compare as velocidades das reações S_N2 dos substratos (iii) e (v) com azida.

SOLUÇÃO

Seguindo a abordagem "organizada para resolver problemas", procuramos diferenças entre os dois substratos que possam ser significativas no contexto do mecanismo S_N2. Os volumes estéricos para o deslocamento por trás são semelhantes: as ramificações só ocorrem no remoto carbono γ, sem consequências estéricas adversas. Isso deixa como o único fator de decisão razoável as características dos grupos de saída. O brometo é melhor do que o cloreto neste aspecto (HBr é um ácido mais forte do que HCl – Tabela 6-4) e é mais facilmente deslocado. Portanto, esperamos que a velocidade de reação de (iii) seja maior. O Problema 56 requer um raciocínio semelhante.

c. Nomeie os substratos (iii) e (v) de acordo com o sistema IUPAC.

SOLUÇÃO

Reveja as Seções 2-5 e 4-1, se necessário.

(**iii**) 1-Bromo-3-metil-butano   (**v**) (2-Cloro-etil)-ciclo-pentano

Conceitos importantes

1. Os **halogenoalcanos**, comumente chamados de halogenetos de alquila, são formados por um grupo alquila e um halogênio.

2. As propriedades físicas dos halogenoalcanos são fortemente afetadas pela polarização da ligação C—X e pela polarizabilidade de X.

3. Os reagentes com pares de elétrons livres são chamados **nucleofílicos** quando atacam centros de polarização positiva (que não sejam prótons). Estes centros são chamados de **eletrofílicos**. A reação que leva ao deslocamento de um substituinte é uma **substituição nucleofílica**. O grupo que está sendo deslocado pelo nucleófilo é o **grupo de saída**.

4. A cinética das reações de nucleófilos com halogenoalcanos primários (e alguns secundários) é de segunda ordem, indicando um mecanismo **bimolecular**. Este processo é chamado de **substituição nucleofílica bimolecular** (**reação S$_N$2**). É uma reação **concertada**, em que uma ligação se quebra e outra se forma, simultaneamente. Setas curvas são usadas para descrever o fluxo de elétrons nas reações.

5. A reação S$_N$2 é **estereoespecífica** e ocorre pelo **deslocamento por trás**, produzindo a **inversão de configuração** do centro de reação.

6. A descrição do **estado de transição S$_N$2** por orbitais inclui o carbono do centro de reação com hibridação sp^2, com uma ligação parcial sendo formada entre o nucleófilo e o carbono eletrofílico e uma quebra parcial simultânea da ligação entre o carbono e o grupo de saída. O nucleófilo e o grupo de saída suportam cargas parciais.

7. A **capacidade do grupo de saída**, uma medida da facilidade do deslocamento, é aproximadamente proporcional à força do ácido conjugado. Grupos de saída especialmente bons são bases fracas, como cloreto, brometo, iodeto e sulfonatos.

8. A **nucleofilicidade** aumenta (a) com a carga negativa, (b) para elementos mais à esquerda e abaixo na Tabela Periódica e (c) em solventes apróticos.

9. **Solventes polares apróticos** aceleram as reações S$_N$2 porque os nucleófilos estão bem separados dos contra-íons, mas não estão bem solvatados.

10. **Ramificações** do substrato no carbono reativo ou no carbono seguinte levam ao impedimento estérico no estado de transição da reação S$_N$2 e diminuem a velocidade da substituição bimolecular.

Problemas

31. Nomeie as seguinte moléculas de acordo com o sistema IUPAC.

(a) CH$_3$CH$_2$Cl   (b) BrCH$_2$CH$_2$Br   (c) CH$_3$CH$_2$CHCH$_2$F
                                                                     |
                                                                 CH$_2$CH$_3$
(d) (CH$_3$)$_3$CCH$_2$I   (e) C$_6$H$_{11}$—CCl$_3$ (f) CHBr$_3$

32. Desenhe as estruturas para cada uma das seguintes moléculas. (a) 3-etil-2-iodo-pentano; (b) 3-bromo-1,1-dicloro-butano; (c) *cis*-1-(bromo-metil)-2-(2-cloro-etil)-ciclo-butano; (d) (tricloro-metil)-ciclo-propano; (e) 1,2,3-tricloro-2-metil-propano.

33. Desenhe e nomeie todos os isômeros estruturais possíveis de fórmula C$_3$H$_6$BrCl.

34. Desenhe e nomeie todos os isômeros estruturais de fórmula C$_5$H$_{11}$Br.

35. Para cada isômero estrutural dos Problemas 33 e 34, identifique todos os centros quirais e dê o número total de estereoisômeros que podem existir para a estrutura.

36. Para cada reação da Tabela 6-3, identifique o nucleófilo, o átomo nucleofílico (desenhe primeiro a estrutura de Lewis), o átomo eletrofílico do substrato e o grupo de saída.

37. Pode-se desenhar uma segunda estrutura de Lewis para um dos nucleófilos do Problema 36. (a) Identifique e desenhe a estrutura alternativa (que é simplesmente outra forma de ressonância). (b) Existe um segundo átomo nucleofílico no nucleófilo? Se assim for, reescreva a reação do Problema 36 usando o novo átomo nucleofílico e escreva a estrutura de Lewis correta do produto.

38. Para cada reação mostrada a seguir, identifique o nucleófilo, o átomo nucleofílico, o átomo eletrofílico na molécula do substrato e o grupo de saída. Escreva os produtos orgânicos das reações.

(a) CH$_3$I + NaNH$_2$ →

(b) C$_5$H$_9$—Br + NaSH →

(c) CH$_3$CH$_2$—O—S(O)$_2$—CF$_3$ + NaI →

(d) CH$_3$CH(Cl)(H) + NaN$_3$ →

(e) CH$_3$Cl + CH$_3$CH$_2$N(CH$_3$)CH$_2$CH$_3$ →

(f) (iodo-ciclohexano) + KSeCN →

39. Para cada reação do Problema 38, escreva o mecanismo usando a notação de setas curvas.

40. Uma solução contendo 0,1 M de CH$_3$Cl e 0,1M de KSCN em DMF reage dando CH$_3$SCN e KCl com velocidade inicial igual a 2×10^{-8} mol L^{-1} s^{-1}. (a) Qual é a constante de velocidade dessa reação?

(b) Calcule a velocidade inicial para cada um dos seguintes conjuntos de concentrações de reagentes: (i) [CH$_3$Cl] = 0,2 M, [KSCN] = 0,1 M; (ii) [CH$_3$Cl] = 0,2 M, [KSCN] = 0,3 M; (iii) [CH$_3$Cl] = 0,4 M, [KSCN] = 0,4 M.

41. Escreva o produto para as seguintes substituições bimoleculares. O solvente está indicado acima da seta de reação.

(a) CH$_3$CH$_2$CH$_2$Br + Na$^+$I$^-$ $\xrightarrow{\text{Acetona}}$

(b) (CH$_3$)$_2$CHCH$_2$I + Na$^+$ $^-$CN $\xrightarrow{\text{DMSO}}$

(c) CH$_3$I + Na$^+$ $^-$OCH(CH$_3$)$_2$ $\xrightarrow{(CH_3)_2CHOH}$

(d) CH$_3$CH$_2$Br + Na$^+$ $^-$SCH$_2$CH$_3$ $\xrightarrow{CH_3OH}$

(e) ⬠—CH$_2$Cl + CH$_3$CH$_2$SeCH$_2$CH$_3$ $\xrightarrow{\text{Acetona}}$

(f) (CH$_3$)$_2$CHOSO$_2$CH$_3$ + N(CH$_3$)$_3$ $\xrightarrow{(CH_3CH_2)_2O}$

42. Determine as configurações R e S dos materiais de partida e dos produtos das seguintes reações S$_N$2. Quais produtos são opticamente ativos?

(a) CH$_3$—C(H)(Cl)—CH$_2$CH$_3$ + Br$^-$

(b) H$_3$C—C(Cl)(H)—C(Br)(H)—CH$_3$ + 2 I$^-$

(c) [cyclohexane with Cl up, HO down] + $^-$OCCH$_3$ (with C=O)

(d) [cyclohexane with Cl up, HO down] + $^-$OCCH$_3$ (with C=O)

43. Para cada reação apresentada nos Problemas 41 e 42, escreva o mecanismo usando a notação de setas curvas.

44. Liste os produtos da reação de 1-bromo-propano com cada um dos reagentes dados a seguir. Escreva "não há reação" quando apropriado. (**Sugestão:** avalie cuidadosamente o potencial nucleofílico de cada reagente.)

(a) H$_2$O (b) H$_2$SO$_4$ (c) KOH (d) CsI (e) NaCN
(f) HCl (g) (CH$_3$)$_2$S (h) NH$_3$ (i) Cl$_2$ (j) KF

45. Indique o produto em potencial para as seguintes reações. Como no Problema 44, escreva "não há reação" quando apropriado. (**Sugestão:** identifique os grupos de saída em cada substrato e avalie sua capacidade de sofrer deslocamento.)

(a) CH$_3$CH$_2$CH$_2$CH$_2$Br + K$^+$ $^-$OH $\xrightarrow{CH_3CH_2OH}$

(b) CH$_3$CH$_2$I + K$^+$Cl$^-$ $\xrightarrow{DMF}$

(c) C$_6$H$_5$—CH$_2$Cl + Li$^+$ $^-$OCH$_2$CH$_3$ $\xrightarrow{CH_3CH_2OH}$

(d) (CH$_3$)$_2$CHCH$_2$Br + Cs$^+$I$^-$ $\xrightarrow{CH_3OH}$

(e) CH$_3$CH$_2$CH$_2$Cl + K$^+$ $^-$SCN $\xrightarrow{CH_3CH_2OH}$

(f) CH$_3$CH$_2$F + Li$^+$Cl$^-$ $\xrightarrow{CH_3OH}$

(g) CH$_3$CH$_2$CH$_2$OH + K$^+$I$^-$ $\xrightarrow{DMSO}$

(h) CH$_3$I + Na$^+$ $^-$SCH$_3$ $\xrightarrow{CH_3OH}$

(i) CH$_3$CH$_2$OCH$_2$CH$_3$ + Na$^+$ $^-$OH $\xrightarrow{H_2O}$

(j) CH$_3$CH$_2$I + K$^+$ $^-$OCCH$_3$ (with C=O) $\xrightarrow{DMSO}$

46. Mostre como cada uma das seguintes transformações pode ser feita.

(a) (R)-CH$_3$CH(OSO$_2$CH$_3$)CH$_2$CH$_3$ ⟶ (S)-CH$_3$CH(N$_3$)CH$_2$CH$_3$

(b) [stereocenter: H—Br, CH$_3$O—H, with CH$_3$ top/bottom] ⟶ [stereocenter: H—CN, CH$_3$O—H, with CH$_3$ top/bottom]

(c) [bicyclic ring with H, ⋯Br, H] ⟶ [bicyclic ring with H, —SCH$_3$, H]

(d) [N-methylpiperidine] ⟶ [N,N-dimethylpiperidinium]

47. Coloque as espécies de cada um dos seguintes grupos em ordem de basicidade, nucleofilicidade e capacidade do grupo de saída. Explique brevemente suas respostas. **(a)** H_2O, HO^-, $CH_3CO_2^-$; **(b)** Br^-, Cl^-, F^-, I^-; **(c)** $^-NH_2$, NH_3, $^-PH_2$; **(d)** ^-OCN, ^-SCN; **(e)** F^-, HO^-, $^-SCH_3$; **(f)** H_2O, H_2S, NH_3.

48. Escreva os produtos para cada uma das seguintes reações. Escreva "não há reação" como resposta quando apropriado.

(a) $CH_3CH_2CH_2CH_3 + Na^+Cl^- \xrightarrow{CH_3OH}$

(b) $CH_3CH_2Cl + Na^{+-}OCH_3 \xrightarrow{CH_3OH}$

(c) [Newman projection with H₃C, H₃C, H, H, Br, H] $+ Na^+I^- \xrightarrow{Acetona}$

(d) [structure with Cl, H, CH₃CH₂, CH₃] $+ Na^{+-}SCH_3 \xrightarrow{Acetona}$

(e) $CH_3\overset{OH}{\underset{|}{C}}HCH_3 + Na^{+-}CN \longrightarrow$

(f) $CH_3\overset{OSO_2CH_3}{\underset{|}{C}}HCH_3 + HCN \xrightarrow{CH_3CH_2OH}$

(g) $CH_3\overset{OSO_2CH_3}{\underset{|}{C}}HCH_3 + Na^{+-}CN \xrightarrow{CH_3CH_2OH}$

(h) $H_3C-\text{C}_6H_4-SO_2CH_2CH(CH_3)_2 + K^{+-}SCN \xrightarrow{CH_3OH}$

(i) $CH_3CH_2NH_2 + Na^+Br^- \xrightarrow{DMSO}$

(j) $CH_3I + Na^{+-}NH_2 \xrightarrow{NH_3}$

49. Escreva o mecanismo de cada reação do Problema 48 que realmente gera produto usando a notação de setas curvas.

50. A substância hexafluoro-fosfato de 1-butil-3-metil-imidazólio (BMIM) (na margem) é um líquido na temperatura ambiente, embora seja um sal formado por íons positivos e negativos. O BMIM e outros líquidos iônicos formam uma nova classe de solventes para reações orgânicas, porque são capazes de dissolver substâncias orgânicas e inorgânicas. Mais importante, eles são relativamente benignos em termos ambientais, ou "verdes", pois podem ser facilmente separados dos produtos de reação e reutilizados praticamente por tempo indefinido. Portanto, eles não são um problema de descarte de resíduo, ao contrário dos solventes convencionais. **(a)** Como você caracterizaria o BMIM como solvente: polar ou apolar? Prótico ou aprótico? **(b)** Como a mudança de solvente de etanol para BMIM afeta a velocidade da reação de substituição nucleofílica entre o cianeto de sódio e o 1-cloro-pentano?

51. A (2S,3S)-3-hidróxi-leucina é um aminoácido (Capítulo 26) que é o componente-chave nas estruturas de muitos antibióticos "depsipeptídeos", como a sanjoinina (na margem). **(a)** Encontre na estrutura da sanjoinina a parte que corresponde à (2S,3S)-3-hidróxi-leucina. **(b)** Apesar de muitos antibióticos da classe dos depsipeptídeos ocorrerem na natureza, as quantidades disponíveis são muito pequenas para serem úteis em termos farmacêuticos e, portanto, essas moléculas devem ser sintetizadas. A (2S,3S)-3-hidróxi-leucina, que também não está disponível em grande quantidade na natureza, ser sintetizada. Possíveis compostos de partida são os quatro diastereoisômeros do ácido 2-bromo-3--hidróxi-4-metil-pentanoico (na margem). Desenhe as fórmulas estruturais de cada um desses diastereoisômeros e identifique o melhor composto de partida para a preparação da (2S,3S)-3-hidróxi--leucina.

52. DESAFIO Os iodoalcanos são facilmente preparados a partir dos compostos de cloro correspondentes por reações S_N2 com o iodeto de sódio em acetona. Este método é especialmente útil porque o produto inorgânico, o cloreto de sódio, é insolúvel em acetona, e sua precipitação desloca o equilíbrio na direção desejada. Assim, não é necessário o uso de excesso de NaI e o processo se completa em pouco tempo. Devido à sua grande conveniência, este método leva o nome de seu descobridor (reação de Finkelstein). Na tentativa de sintetizar (R)-2-iodo-heptano opticamente puro, um estudante preparou uma solução de (S)-2-cloro-heptano em acetona. Para assegurar o sucesso do procedimento, ele adicionou excesso de iodeto de sódio e deixou a mistura sob agitação pelo fim de semana. O rendimento de 2-iodo-heptano foi alto, mas, para seu desespero, ele descobriu que seu produto era racêmico. Explique.

53. DESAFIO Usando as informações dos Capítulos 3 e 6, proponha as melhores sínteses possíveis para os seguintes compostos, com propano como composto de partida orgânico e outros reagentes necessários. [**Sugestão:** com base nas informações da Seção 3-7, você não deveria esperar encontrar boas respostas para (a), (c) e (e). Entretanto, um bom tratamento geral pode ser proposto.]

(a) 1-Cloropropano **(b)** 2-Cloropropano **(c)** 1-Bromo-propano
(d) 2-Bromo-propano **(e)** 1-Iodo-propano **(f)** 2-Iodo-propano

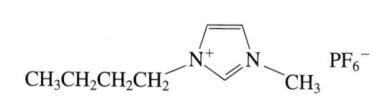

$CH_3CH_2CH_2CH_2-\text{N}^+\text{(imidazole ring)}\text{N}-CH_3 \quad PF_6^-$

Hexafluoro-fosfato de 1-butil-3-metil-imidazólio (BMIM)

(2S,3S)-3-Hidróxi-leucina

Sanjoinina

Ácido 2-bromo-3-hidróxi-4--metil-pentanoico

54. Proponha duas sínteses para o *trans*-1-metil-2-(metiotio)-ciclo-hexano (na margem), começando com o composto de partida (**a**) *cis*-1-cloro-2-metil-ciclo-hexano; (**b**) *trans*-1-cloro-2-metil-ciclo-hexano.

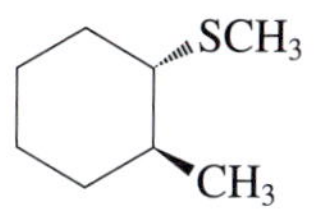

55. Indique o membro de cada par mais adequado para funcionar como uma reação S_N2.

(**a**) Nucleófilo: NH_3, PH_3 (**b**) Substrato: [ciclopentil-CH(CH₃)-CH₂-Br], [ciclopentil-CH₂CH₂CH₂-Br]

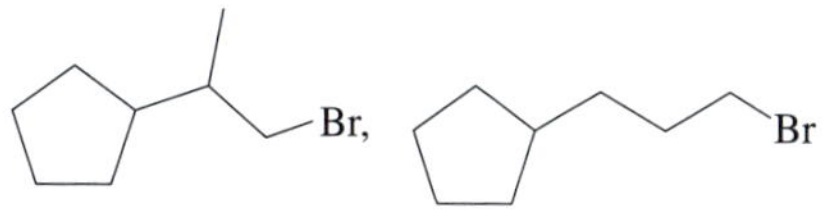

(**c**) Solvente: $H-C(=O)-N(CH_3)_2$, $H-C(=O)-NH_2$ (**d**) Grupo de saída: CH_3OH, CH_3SH

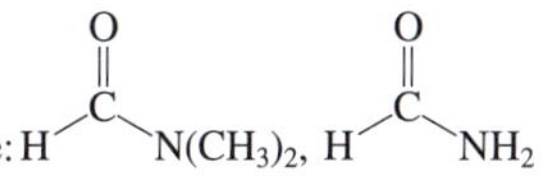

56. Coloque cada um dos seguintes conjuntos de moléculas em ordem crescente de reatividade S_N2.

(**a**) CH_3CH_2Br, CH_3Br, $(CH_3)_2CHBr$

(**b**) $(CH_3)_2CHCH_2CH_2Cl$, $(CH_3)_2CHCH_2Cl$, $(CH_3)_2CHCl$

(**c**) CH_3CH_2Cl, CH_3CH_2I, ciclo-hexil-Cl

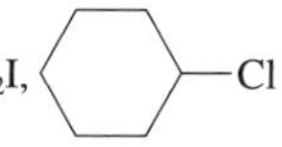

(**d**) $(CH_3CH_2)_2CHCH_2Br$, $CH_3CH_2CH_2CH(CH_3)Br$, $(CH_3)_2CHCH_2Br$

57. Preveja o efeito das alterações propostas a seguir na velocidade da reação

$$CH_3Cl + {}^-OCH_3 \xrightarrow{CH_3OH} CH_3OCH_3 + Cl^-.$$

(**a**) Mudança do substrato de CH_3Cl para CH_3I; (**b**) mudança do nucleófilo de CH_3O^- para CH_3S^-;
(**c**) mudança do substrato de CH_3Cl para $(CH_3)_2CHCl$; (**d**) mudança do solvente de CH_3OH para $(CH_3)_2SO$.

58. A seguinte tabela mostra os dados de velocidade das reações de CH_3I com três nucleófilos diferentes em dois solventes diferentes. O que significam estes resultados no que diz respeito à reatividade relativa dos nucleófilos sob diferentes condições?

Nucleófilo	k_{rel}, CH_3OH	k_{rel}, DMF
Cl^-	1	$1,2 \times 10^6$
Br^-	20	6×10^5
$NCSe^-$	4000	6×10^5

59. Explique mecanisticamente o resultado das seguintes transformações.

(**a**) $HSCH_2CH_2Br + NaOH \xrightarrow{CH_3CH_2OH}$ tiirano

(**b**) $BrCH_2CH_2CH_2CH_2CH_2Br + NaOH \xrightarrow{DMF}$ tetra-hidropirano
         Excesso

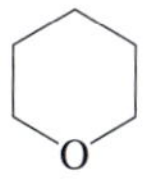

(**c**) $BrCH_2CH_2CH_2CH_2CH_2Br + NH_3 \xrightarrow{CH_3CH_2OH}$ piperidina
         Excesso

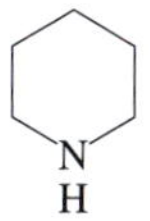

60. DESAFIO As reações S_N2 dos substratos halogenociclopropano e halogenociclobutano são mais lentas do que as de seus análogos halogenoalcanos acíclicos secundários. Sugira uma explicação para esta conclusão. (**Sugestão:** leve em conta o efeito da tensão angular da ligação sobre a energia do estado de transição, veja a Figura 6-4.)

61. O ataque nucleofílico sobre os halogenociclo-hexanos também é um pouco desacelerado em comparação ao ataque sobre os halogenoalcanos secundários acíclicos, embora neste caso a tensão angular da ligação *não* seja um fator importante. Explique. (**Sugestão:** faça um modelo e consulte o Capítulo 4 e a Seção 6-9.)

Trabalho em grupo

62. Os compostos A a H são bromoalcanos isômeros com fórmula molecular $C_5H_{11}Br$. Com o auxílio de seu grupo, desenhe os oito isômeros de constituição. Indique quaisquer centros quirais, mas não os identifique como *R* ou *S* até que você tenha completado a sua análise. Usando os dados a seguir, dê as estruturas dos compostos A a H. O problema deve ser dividido em partes iguais para que todo o grupo compartilhe o esforço de encontrar uma solução. Reúna o grupo para discutir as análises. Neste ponto, deve-se indicar a estereoquímica com linhas tracejadas e em cunhas, como apropriado.

- O tratamento dos compostos A a G com NaCN em DMF obedece a uma cinética de segunda ordem e mostra as seguintes velocidades relativas:

$$A \cong B > C > D \cong E > F \gg G$$

- O composto H não sofre reação S_N2 nas condições anteriores.
- Os compostos C, D e F são opticamente ativos e têm configuração absoluta *S* no centro quiral. As reações de substituição de D e F com NaCN em DMF ocorrem com inversão de configuração, mas o tratamento de C, nas mesmas condições, acontece com retenção de configuração.

Problemas pré-profissionais

63. O mecanismo da reação S_N2 aplica-se melhor para

(a) ciclopropano e hidrogênio (b) 1-cloro-butano e NaOH aquoso
(c) KOH e NaOH   (d) etano e H_2O

64. A reação $CH_3Cl + OH^-$ é de primeira ordem para o clorometano e hidróxido. Dada a constante de velocidade $k = 3{,}5 \times 10^{-3}$ mol L^{-1} s^{-1}, qual é a velocidade observada nas seguintes concentrações?

$$[CH_3Cl] = 0{,}50 \text{ mol L}^{-1} \qquad [OH^-] = 0{,}015 \text{ mol L}^{-1}$$

(a) $2{,}6 \times 10^{-5}$ mol L^{-1} s^{-1} (b) $2{,}6 \times 10^{-6}$ mol L^{-1} s^{-1} (c) $2{,}6 \times 10^{-3}$ mol L^{-1} s^{-1}
(d) $1{,}75 \times 10^{-3}$ mol L^{-1} s^{-1} (e) $1{,}75 \times 10^{-5}$ mol L^{-1} s^{-1}

65. Que íon é o nucleófilo mais forte em água?
(a) F^- (b) Cl^- (c) Br^- (d) I^- (e) todos são igualmente fortes

66. Somente um dos seguintes processos ocorrerá mensuravelmente à temperatura ambiente. Qual?

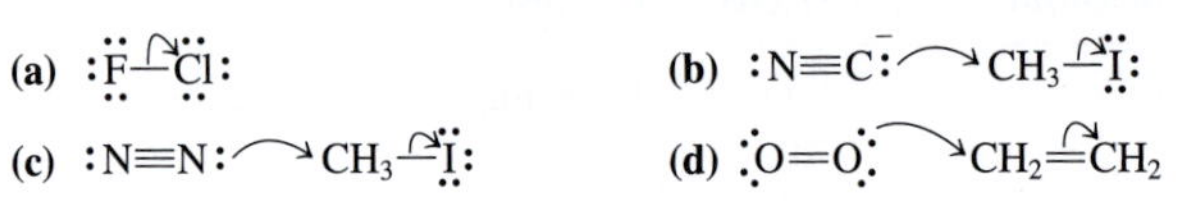

(a) $:\!\ddot{\underset{..}{F}}{:}^- \curvearrowright \ddot{\underset{..}{Cl}}{:}$
(b) $:\!N\!\equiv\!C\!:^- \curvearrowright CH_3\!-\!\ddot{\underset{..}{I}}{:}$

(c) $:\!N\!\equiv\!N\!: \curvearrowright CH_3\!-\!\ddot{\underset{..}{I}}{:}$
(d) $:\!\ddot{O}\!=\!\ddot{O}\!: \curvearrowright CH_2\!=\!CH_2$

CAPÍTULO 7

Outras Reações de Halogenoalcanos

Substituição unimolecular e caminhos de eliminação

Vimos que o processo de substituição S_N2 é um caminho de reação importante dos halogenoalcanos. Mas seria este o único mecanismo disponível para a substituição, ou existem outros tipos de transformação, fundamentalmente diferentes, que os halogenoalcanos podem sofrer? Veremos, neste capítulo, que os halogenoalcanos podem seguir outros caminhos de reação além da substituição S_N2, em especial no caso de halogenoalcanos terciários ou secundários. Na verdade, a substituição bimolecular é apenas um de *quatro* modos de reação possíveis. Os outros três são a substituição unimolecular e dois processos diferentes de eliminação. As reações de eliminação geram ligações duplas por perda de HX e servirão como introdução à preparação de compostos orgânicos com ligações múltiplas.

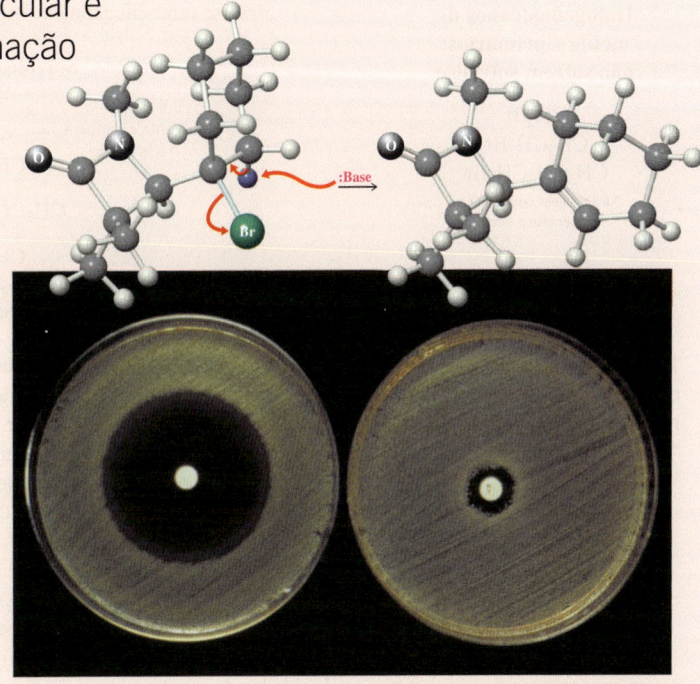

Os químicos medicinais usam muitas reações para explorar as relações estrutura-atividade em compostos fisiologicamente ativos. Acima, o substituinte bromo-ciclo-hexila de uma β-lactama converte-se em um grupo ciclo-hexenila por eliminação de HBr. As β-lactamas são amidas cíclicas de quatro átomos que ocorrem na estrutura de muitos antibióticos, como penicilinas e cefalosporinas, e sua modificação é essencial no combate à resistência às drogas. A foto mostra placas de Petri contendo culturas de duas linhagens da bactéria Staphylococcus aureus (opaco e cinzento), um organismo que causa furúnculos, abcessos e infecções do trato urinário. À esquerda, uma linhagem mostra sensibilidade à penicilina (pastilha branca), como se pode ver pela zona transparente de inibição do crescimento ao redor dela. À direita, uma segunda linhagem de bactéria mostra resistência à droga e seu crescimento não é inibido.

7-1 Solvólise de halogenoalcanos terciários e secundários

Vimos que a velocidade da reação S_N2 diminui drasticamente quando o centro de reação passa de primário para secundário e, depois, para terciário. Essas observações, entretanto, dizem respeito somente à substituição *bimolecular*. Os halogenetos secundários e terciários também sofrem substituição, porém seguem outro mecanismo. Na verdade, esses substratos dão facilmente produtos de substituição, mesmo na presença de nucleófilos fracos.

Por exemplo, quando o 2-bromo-2-metil-propano (brometo de *terc*-butila) é misturado com água, ele converte-se rapidamente em 2-metil-2-propanol (álcool *terc*-butílico) e brometo de hidrogênio. Aqui, a água é o nucleófilo, mesmo sendo fraco para isso. Uma transformação em que o substrato sofre substituição por moléculas do *solvente* é chamada de **solvólise**, como a metanólise, a etanólise e assim por diante. Quando o solvente é a água, usa-se o termo **hidrólise**.

Um exemplo de solvólise: hidrólise

O nucleófilo é fraco mas ainda reage rapidamente!

$$CH_3CBr(CH_3)_2 + H-\ddot{O}H \xrightleftharpoons{\text{Relativamente rápido}} CH_3COH(CH_3)_2 + HBr$$

2-Bromo-2-metil-propano (Brometo de *terc*-butila) → 2-Metil-2-propanol (Álcool *terc*-butílico)

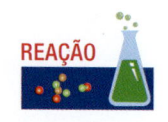

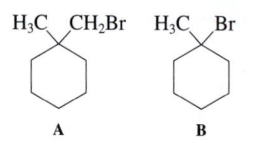

O 2-bromo-propano hidrolisa-se de maneira semelhante, embora a reação seja muito mais lenta. O 1-bromo-propano, o bromoetano e o bromometano mantêm-se *inalterados* nas mesmas condições.

Hidrólise de um halogenoalcano secundário

$$CH_3CHBrCH_3 + H-\ddot{O}H \underset{}{\overset{\text{Relativamente lento}}{\rightleftharpoons}} CH_3CHOHCH_3 + H\ddot{B}r:$$

2-Bromo-propano (Brometo de isopropila) — 2-Propanol (Álcool isopropílico)

A solvólise também acontece quando os solventes são álcoois.

Solvólise de 2-cloro-2-metil-propano em metanol

Solvólise – o solvente é também o nucleófilo

$$(CH_3)_3CCl: + CH_3\ddot{O}H \rightleftharpoons (CH_3)_3COCH_3 + H\ddot{C}l:$$

2-Cloro-2-metil-propano — Solvente — 2-Metóxi-2-metil-propano

Lembrete
Nucleófilo: em rosa
Eletrófilo: em azul
Grupo de saída: em verde

Halogenoalcanos de metila e primários: não sofrem solvólise

CH_3Br
CH_3CH_2Br
$CH_3CH_2CH_2Br$

Não reagem com H$_2$O na temperatura normal

Tabela 7-1 Reatividade relativa de vários bromoalcanos com água

Bromoalcano	Velocidade relativa
CH_3Br	1
CH_3CH_2Br	1
$(CH_3)_2CHBr$	12
$(CH_3)_3CBr$	$1,2 \times 10^6$

A reatividade da solvólise aumenta

A Tabela 7-1 mostra as velocidades relativas das reações do 2-bromo-propano e do 2-bromo-2-metil-propano com a água para dar os álcoois correspondentes, e as compara com as velocidades correspondentes da hidrólise dos halogenoalcanos não ramificados. Embora os processos levem aos produtos que seriam esperados a partir de uma reação S$_N$2, a ordem de reatividade é o *inverso* da observada nas condições típicas de S$_N$2. Assim, os halogenetos primários reagem muito lentamente com a água, os halogenetos secundários são um pouco mais reativos e os halogenetos terciários reagem cerca de *1 milhão de vezes* mais rapidamente do que os primários.

Essas observações sugerem que o mecanismo da solvólise dos halogenoalcanos secundários e, em especial, dos terciários, *tem de ser diferente* do mecanismo da substituição bimolecular. Para entender os detalhes dessa transformação, usaremos os mesmos métodos do estudo dos processos S$_N$2: a cinética, a estereoquímica e o efeito da estrutura do substrato e do solvente nas velocidades de reação.

(ciclohexano com CH$_2$Br) A   (ciclohexano com Br) B

EXERCÍCIO 7-1

Enquanto o composto A (mostrado na margem) é completamente estável em etanol, B converte-se rapidamente em outro composto. Explique.

7-2 Substituição nucleofílica unimolecular

Nesta seção, veremos um novo caminho de substituição nucleofílica. Lembre-se de que as reações S$_N$2:

- têm cinética de segunda ordem;
- geram produtos estereoespecificamente, com inversão de configuração;
- são mais rápidas com halogenometanos e progressivamente mais lentas com halogenetos primários e secundários;
- não ocorrem nos substratos terciários.

Já as solvólises:

- seguem uma lei de velocidade de *primeira ordem*;
- *não* são estereoespecíficas;
- são caracterizadas pela ordem *oposta* de reatividade.

Vejamos, por meio de mecanismos, como acomodar essas constatações.

Solvólises seguem cinéticas de primeira ordem

No Capítulo 6, a cinética das reações entre halogenometanos e nucleófilos revelou um estado de transição bimolecular: a velocidade da reação S_N2 é proporcional à concentração de *ambos* os reagentes. Estudos semelhantes foram realizados variando-se as concentrações de 2-bromo-2--metil-propano e água em ácido fórmico (um solvente polar de nucleofilicidade muito pequena) e medindo-se as velocidades de solvólise. Os resultados desses experimentos mostraram que *a velocidade de hidrólise do brometo é proporcional somente à concentração do halogeneto de partida*, e **não** da água:

$$\text{Velocidade} = k[(CH_3)_3CBr] \text{ mol L}^{-1} \text{ s}^{-1}$$

O que esta observação significa? É evidente, primeiro, que o halogenoalcano tem de sofrer alguma transformação por si só antes de acontecer alguma outra coisa. Em segundo lugar, como o produto final contém o grupo hidróxido, a água (ou, em geral, qualquer nucleófilo) tem de reagir em um estágio posterior e de modo a não afetar a lei de velocidade. O único modo de explicar esse comportamento é postular que todas as etapas posteriores à reação inicial do halogeneto são relativamente mais rápidas. Em outras palavras, *a velocidade observada é a da etapa mais lenta da sequência*: a **etapa que controla a velocidade de reação**. A consequência disso é que só as espécies que participam do estado de transição da etapa lenta entram na expressão de velocidade: neste caso, o halogenoalcano de partida.

Por analogia, pense na etapa que controla a velocidade como se fosse um gargalo. Imagine uma mangueira de água com várias braçadeiras restringindo o fluxo (Figura 7-1). Podemos ver que a velocidade que vai sair da mangueira é controlada pela restrição mais estreita. Se invertêssemos o fluxo (para modelar a reversibilidade de uma reação), de novo a velocidade do fluxo seria controlada pela mesma restrição. Isso é o que acontece nas transformações que ocorrem em mais de uma etapa – por exemplo, as solvólises. Quais são as etapas, então, em nosso exemplo?

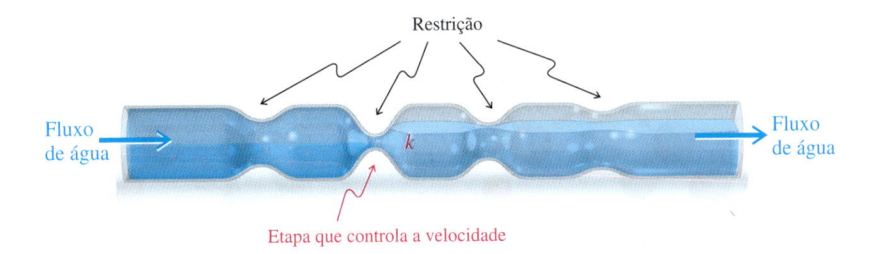

Figura 7-1 A velocidade k com que a água flui pela mangueira é controlada pela restrição mais estreita.

O mecanismo de solvólise inclui a formação de carbocátions

A hidrólise do 2-bromo-2-metil-propano ocorre por meio de uma **substituição nucleofílica unimolecular**, abreviada como S_N1. O número 1 indica que somente uma molécula, o halogenoalcano, participa da etapa que controla a velocidade da reação: a velocidade de reação *não* depende da concentração do nucleófilo. O mecanismo inclui três etapas.

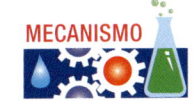

Etapa 1. A etapa que controla a velocidade de reação é a dissociação do halogenoalcano a um cátion alquila e um brometo.

MECANISMO ANIMADO: Substituição nucleofílica (S_N1) do $(CH_3)_3CBr$ com HOH

Dissociação do halogeneto para formar um carbocátion

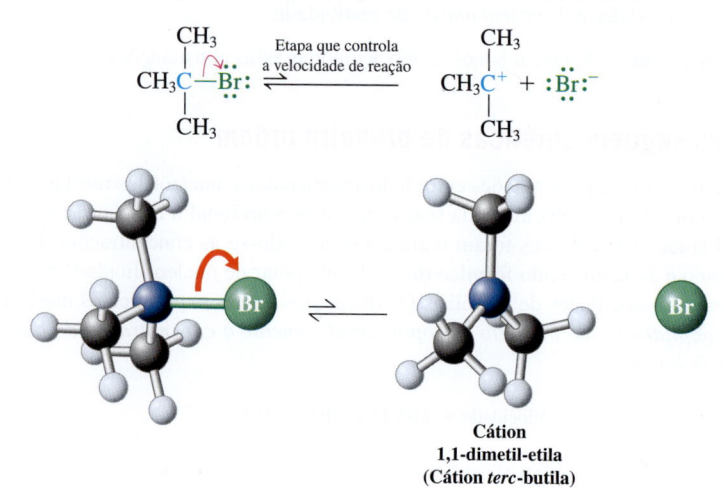

$$CH_3\underset{CH_3}{\overset{CH_3}{C}}-\ddot{\underset{\cdot\cdot}{Br}}: \underset{\text{Etapa que controla a velocidade de reação}}{\rightleftarrows} CH_3\underset{CH_3}{\overset{CH_3}{C^+}} + :\ddot{\underset{\cdot\cdot}{Br}}:^-$$

A quebra heterolítica da ligação carbono-halogênio separa cargas opostas, o que faz essa etapa controlar a velocidade de reação.

Cátion 1,1-dimetil-etila
(Cátion *terc*-butila)

Esta conversão é um exemplo de quebra heterolítica. O hidrocarboneto produzido tem um átomo de carbono com carga positiva ligado a três outros grupos, isto é, tem somente um sexteto de elétrons. Esse tipo de estrutura é chamado de **carbocátion**.

Os termos "armadilha" ou "captura" descrevem o ataque rápido de outra espécie química em um intermediário reativo.

Etapa 2. O cátion 1,1-dimetil-etila (*terc*-butila) que se forma na etapa 1 é um eletrófilo poderoso que é imediatamente capturado pela água circundante. Este processo pode ser visto como um ataque nucleofílico do solvente ao carbono deficiente em elétrons.

Ataque nucleofílico pela água

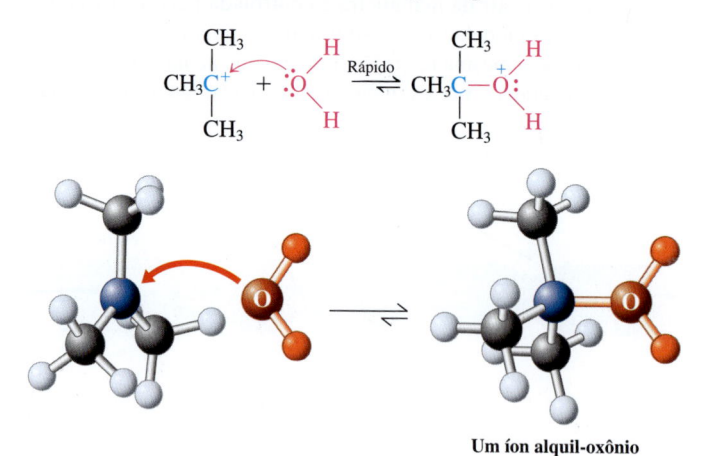

$$CH_3\underset{CH_3}{\overset{CH_3}{C^+}} + :\ddot{O}\underset{H}{\overset{H}{}} \underset{\text{Rápido}}{\rightleftarrows} CH_3\underset{CH_3}{\overset{CH_3}{C}}-\overset{+}{\underset{H}{\overset{H}{O}}}:$$

$$R-\ddot{\underset{\cdot\cdot}{O}}-H + H^+ \rightleftarrows R-\overset{+}{\underset{H}{\overset{H}{O}}}$$

Íon alquil-oxônio

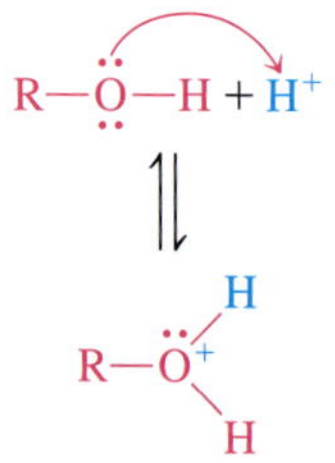

Um íon alquil-oxônio

A espécie resultante é um exemplo de **íon alquil-oxônio**, o ácido conjugado de um álcool – neste caso, o 2-metil-2-propanol, o produto final da sequência.

Etapa 3. Assim como o íon hidrônio, H_3O^+, o primeiro membro da série dos íons oxônio*, todos os íons alquil-oxônio são ácidos fortes. Eles são, portanto, facilmente desprotonados pela água no meio de reação para dar o álcool final.

---

* A IUPAC recomenda o uso do nome íon oxônio em vez de íon hidrônio para H_3O^+.

Desprotonação

$$CH_3\overset{CH_3}{\underset{CH_3}{C}}\overset{+}{\underset{H}{\overset{H}{O:}}} + \overset{..}{O}H_2 \underset{}{\overset{\text{Rápido}}{\rightleftharpoons}} CH_3\overset{CH_3}{\underset{CH_3}{C}}\overset{..}{O}H + H\overset{+}{\overset{..}{O}}H_2$$

Íon alquil-oxônio
(Fortemente ácido)

2-Metil-2-propanol

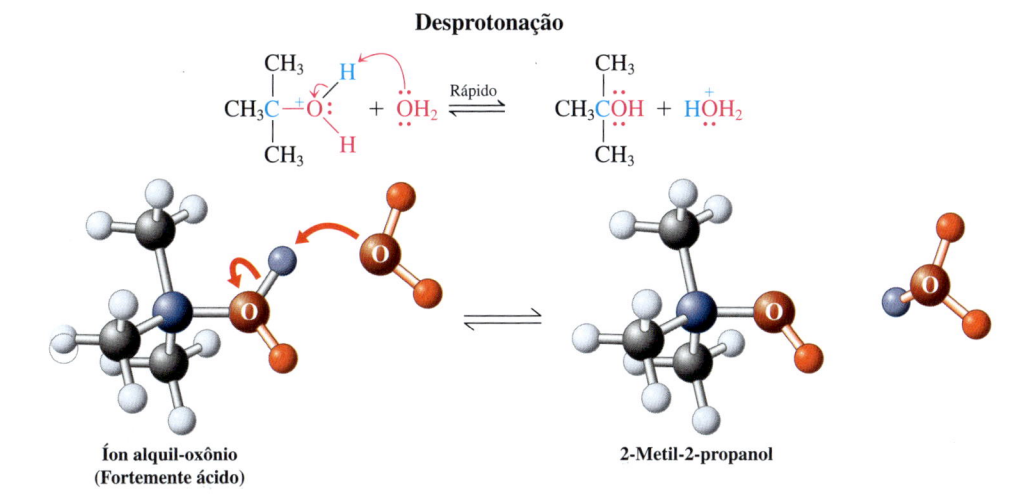

A Figura 7-2 compara os diagramas de energia potencial da reação S_N2 do clorometano com o íon hidróxido e da reação S_N1 do 2-bromo-2-metil-propano com a água. O diagrama S_N1 mostra três estados de transição, um para cada etapa no mecanismo. O primeiro tem maior energia – e, portanto, é a etapa que controla a velocidade de reação – porque exige a separação de cargas opostas.

EXERCÍCIO 7-2

Calcule, usando os dados de força de ligação da Tabela 3-1, o $\Delta H°$ da hidrólise do 2-bromo-2-metil-propano a 2-metil-2-propanol e brometo de hidrogênio. [**Cuidado:** não fique confuso com o mecanismo iônico dessas reações. O $\Delta H°$ é uma medida termodinâmica da reação total que não depende do mecanismo (Seção 2-1).]

S_N2: uma etapa

$$\left[\overset{H}{\underset{H\ \ H}{\overset{\delta-}{HO}\cdots\overset{}{C}\cdots\overset{\delta-}{Cl}}} \right]^{\ddagger}$$

Somente um estado de transição

$CH_3Cl + {}^-OH$

$CH_3OH + Cl^-$

Coordenada de reação →

A

S_N1: três etapas

$$\left[\overset{H_3C}{\underset{H_3C}{\overset{H_3C}{\cdots C^{\delta+}\cdots X^{\delta-}}}} \right]^{\ddagger}$$

Estado de transição que controla a velocidade de reação

$(CH_3)_3C^+$

$(CH_3)_3CBr + HOH$

$(CH_3)_3C\overset{+}{O}\overset{H}{\underset{H}{}}$

$(CH_3)_3COH + HBr$

Coordenada de reação →

B

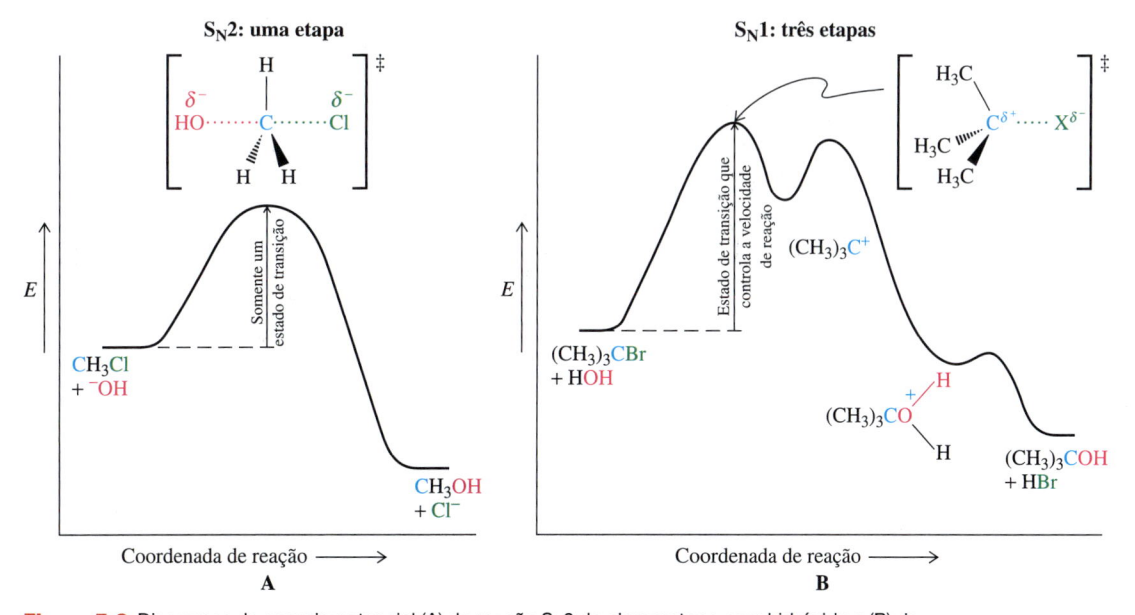

Figura 7-2 Diagramas de energia potencial (A) da reação S_N2 do clorometano com hidróxido e (B) da hidrólise S_N1 do 2-bromo-2-metil-propano. Considerando que o mecanismo S_N2 ocorre em uma única etapa, o mecanismo S_N1 consiste em três etapas distintas: a dissociação do halogenoalcano, na etapa que controla a velocidade de reação, em íon haleneto e carbocátion, o ataque nucleofílico da água ao carbocátion para gerar um íon alquil-oxônio e a perda do próton para dar o produto final. *Nota*: para maior clareza, as espécies inorgânicas foram omitidas nos estágios intermediários de (B).

MECANISMO ANIMADO: Substituição nucleofílica (S_N1) do $(CH_3)_3CBr$ com HOH

As três etapas do mecanismo de solvólise são reversíveis. O equilíbrio total entre elas pode ser deslocado nos dois sentidos pela escolha adequada das condições de reação. Assim, um grande excesso do solvente nucleofílico garante a solvólise completa. No Capítulo 9, veremos como essa reação pode se inverter para permitir a síntese de halogenoalcanos terciários a partir de álcoois.

EM RESUMO, a cinética da solvólise de halogenoalcanos leva a um mecanismo em três etapas. É crucial para a etapa controladora da velocidade de reação a dissociação inicial do grupo de saída no composto de partida para formar um carbocátion. Como só a molécula do substrato participa da etapa que controla a velocidade de reação, o processo é chamado de *substituição nucleofílica unimolecular*, S_N1. Veremos agora outras observações experimentais que esclarecem o mecanismo S_N1.

7-3 Consequências estereoquímicas das reações S_N1

O mecanismo proposto para a substituição nucleofílica unimolecular tem consequências estereoquímicas previsíveis por causa da estrutura do carbocátion intermediário. Para reduzir ao mínimo a repulsão eletrônica, o carbono com carga positiva assume a geometria trigonal plana da hibridação sp^2 (Seções 1-3 e 1-8). O intermediário é, portanto, aquiral (faça um modelo). Assim, a partir de um halogenoalcano secundário ou terciário opticamente ativo em que o centro quiral contém o halogênio, devemos obter produtos racêmicos se as condições forem favoráveis para a reação S_N1 (Figura 7-3). Este resultado é, de fato, observado em muitas solvólises. Em geral, a formação de produtos racêmicos a partir de substratos opticamente ativos é uma forte evidência para um intermediário simétrico, isto é, uma espécie aquiral, como o carbocátion.

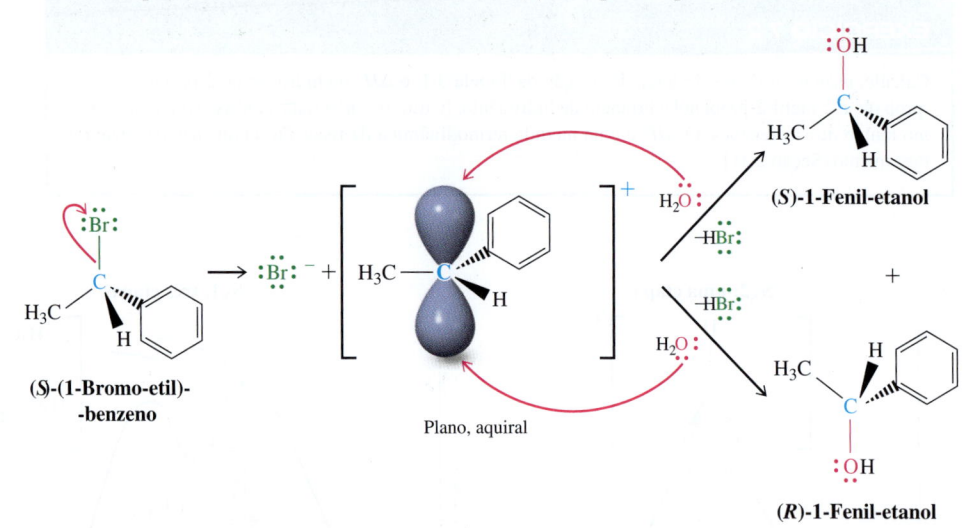

Figura 7-3 O mecanismo da hidrólise do (S)-(1-bromo-etil)-benzeno explica a estereoquímica da reação. A ionização inicial leva a um carbocátion planar aquiral. Este íon, quando capturado pela água, produz o álcool racêmico.

EXERCÍCIO 7-3

O (R)-3-bromo-3-metil-hexano perde a sua atividade óptica quando dissolvido em nitrometano, um solvente muito polar, mas não nucleofílico. Explique usando um mecanismo detalhado. (**Cuidado:** quando escrever o mecanismo, use setas para descrever o fluxo de elétrons, faça cada etapa separadamente, desenhe estruturas completas, incluindo cargas e pares de elétrons relevantes, e desenhe setas explícitas das reações indicando materiais de partida ou intermediários com seus respectivos produtos. Não use atalhos e não seja descuidado!)

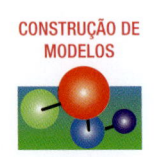

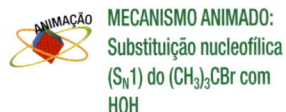

Capítulo 7 Outras Reações de Halogenoalcanos 257

EXERCÍCIO 7-4

Trabalhando com os conceitos: consequências estereoquímicas do deslocamento S_N1

O aquecimento brando do (2R,3R)-2-iodo-3-metil-hexano em metanol dá dois metil-éteres estereoisômeros. Como eles se relacionam entre si? Explique usando mecanismos.

Estratégia

O substrato é secundário, logo, a substituição pode ocorrer pelo mecanismo S_N1 ou pelo mecanismo S_N2. Vejamos as condições da reação para ver qual é a mais provável e quais são as consequências.

Solução

- A reação ocorre em metanol, CH_3OH, um nucleófilo fraco (desfavorecendo S_N2), mas que é um solvente muito polar e prótico, indicado para a dissociação de halogenoalcanos secundários e terciários em íons (favorecendo S_N1).
- A dissociação do excelente grupo de saída I^- leva a um carbocátion trigonal plano em C2. O metanol pode atacar por ambas as faces (compare as etapas 1 e 2 do mecanismo da Seção 7-2), dando dois íons oxônio estereoisômeros. O oxigênio com carga positiva torna muito ácido o hidrogênio a ele ligado e a perda do próton leva a dois éteres estereoisômeros (etapa 3 do mecanismo da Seção 7-2; veja também a Figura 7-3). Temos aqui outro exemplo de solvólise (especificamente, metanólise), porque o nucleófilo é o solvente (metanol).

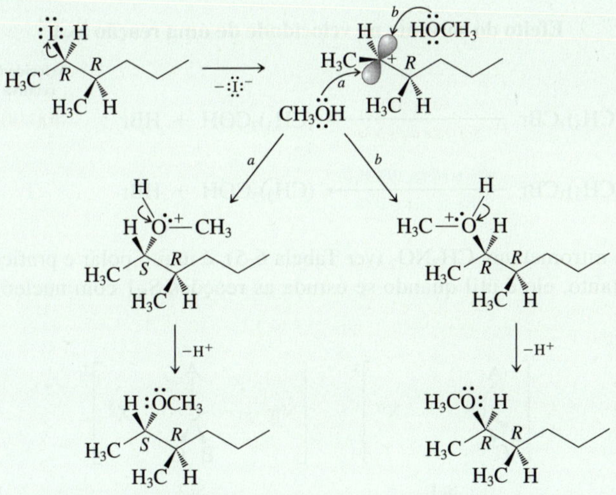

(**Cuidado!** Ao descrever o mecanismo S_N1, *evite esses dois erros muito comuns*: (1) *Não* dissocie CH_3OH para dar metóxido (CH_3O^-) e um próton antes de ligá-lo ao carbono do cátion. O metanol é um *ácido fraco* cuja dissociação não é termodinamicamente favorável. (2) *Não* dissocie CH_3OH em um cátion metila e íon hidróxido. Embora a presença do grupo funcional OH nos álcoois possa lembrá-lo das fórmulas de hidróxidos inorgânicos, os álcoois *não* são fontes do íon hidróxido).

- Os dois éteres produzidos são diastereoisômeros, 2S,3R e 2R,3R. No sítio da reação, C2, as configurações R e S vêm dos dois caminhos possíveis de ataque do metanol, *a* e *b*. No centro quiral C3, onde não ocorre reação, a configuração original, R, permanece inalterada.

EXERCÍCIO 7-5

Tente você

A hidrólise da molécula A (mostrada na margem) leva a dois álcoois. Explique.

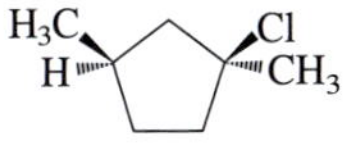

7-4 Efeitos do solvente, do grupo de saída e do nucleófilo na substituição unimolecular

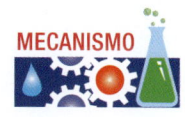

Como nas reações S_N2, mudanças no solvente, no grupo de saída e no nucleófilo afetam muito a substituição unimolecular.

Solventes polares aceleram a reação S_N1

A quebra heterolítica da ligação C—X na etapa que controla a velocidade da reação S_N1 implica uma estrutura do estado de transição altamente polarizada (Figura 7-4), que leva a dois íons. Em contrapartida, não há criação de cargas no estado de transição S_N2 típico, mas sim dispersão (veja a Figura 6-4).

Devido a este estado de transição polar, a velocidade das reações S_N1 aumenta quando cresce a polaridade do solvente. O efeito é particularmente impressionante quando o solvente passa de aprótico a prótico. Por exemplo, a hidrólise do 2-bromo-2-metil-propano é muito mais rápida em água pura do que na mistura 9:1 de acetona e água. O solvente prótico acelera a reação S_N1 porque ele estabiliza o estado de transição mostrado na Figura 7-4 pela formação de uma ligação hidrogênio com o grupo de saída. Lembre-se de que, ao contrário, a reação S_N2 sofre aceleração em solventes polares *apróticos*, devido principalmente ao efeito do solvente sobre a reatividade do *nucleófilo*.

Efeito do solvente na velocidade de uma reação S_N1

Velocidade relativa

$(CH_3)_3CBr \xrightarrow[\text{Solvente mais polar}]{100\% \ H_2O} (CH_3)_3COH + HBr$ 400.000

$(CH_3)_3CBr \xrightarrow[\text{Solvente menos polar}]{90\% \ \text{acetona}, 10\% \ H_2O} (CH_3)_3COH + HBr$ 1

O solvente nitrometano, CH_3NO_2 (ver Tabela 6-5), é muito polar e praticamente não nucleofílico. Portanto, ele é útil quando se estuda as reações S_N1 com nucleófilos que não o solvente.

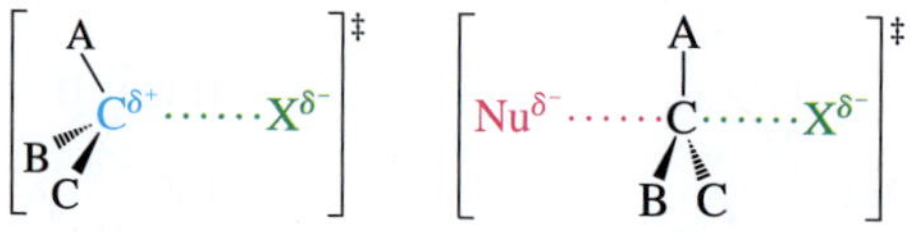

$$\left[\begin{array}{c} A \\ C^{\delta+}\cdots\cdots X^{\delta-} \\ BC \end{array} \right]^{\ddagger}$$
S_N1
As cargas opostas se separam

$$\left[\begin{array}{c} A \\ Nu^{\delta-}\cdots\cdots C\cdots\cdots X^{\delta-} \\ BC \end{array} \right]^{\ddagger}$$
S_N2
A carga negativa se dispersa

Figura 7-4 Os estados de transição respectivos das reações S_N1 e S_N2 explicam por que o processo S_N1 é fortemente acelerado por solventes polares. A quebra heterolítica implica a separação de cargas, um processo facilitado pela solvatação polar.

A reação S_N1 sofre aceleração com melhores grupos de saída

Por causa da perda do grupo de saída na etapa que controla a velocidade da reação S_N1, não é surpreendente que a velocidade de reação aumente com a melhoria da capacidade de saída do grupo. Assim, os iodoalcanos terciários sofrem solvólise mais facilmente do que os brometos correspondentes, e os brometos são mais reativos do que os cloretos. Os sulfonatos particularmente são bons grupos de saída.

Velocidade relativa da solvólise de RX (R = alquila terciária)

$X = -OSO_2R' > -I > -Br > -Cl$

⬅ A velocidade aumenta

A força do nucleófilo afeta a distribuição dos produtos, mas não a velocidade de reação

A mudança de nucleófilo afeta a velocidade da reação S_N1? A resposta é não. Lembre-se de que no processo S_N2 a velocidade de reação cresce significativamente quando a nucleofilicidade da espécie atacante aumenta. Entretanto, como a etapa que controla a velocidade da substituição unimolecular *não* inclui o nucleófilo, mudar sua estrutura (ou concentração) *não* altera a velocidade de desaparecimento do halogenoalcano. Contudo, quando dois ou mais nucleófilos competem pela captura do carbocátion intermediário, suas forças relativas e as concentrações podem afetar muito a *distribuição dos produtos*.

Por exemplo, a hidrólise de uma solução de 2-cloro-2-metil-propano dá o 2-metil-2-propanol (álcool *terc*-butílico) esperado, com constante de velocidade k_1. Obtém-se um resultado muito diferente quando o mesmo experimento é realizado na presença do sal solúvel formato de cálcio: o formato de 1,1-dimetil-etila (formato de *terc*-butila) substitui o álcool como produto, mas a reação ainda se processa com a *mesma* velocidade k_1. Neste caso, o íon formato, um nucleófilo melhor do que a água, ganha a competição e liga-se com o carbocátion intermediário. A velocidade de desaparecimento do composto de partida é determinada por k_1 (independentemente do produto que se forma), mas o rendimento relativo dos *produtos* depende das reatividades relativas e das concentrações dos nucleófilos concorrentes.

Nucleófilos em competição na reação S_N1

$(CH_3)_3CCl$ + HOH + ½ $Ca(OCCH)_2$ (Formato de cálcio) $\xrightarrow{k_1 \text{ Controla a velocidade de reação}}$ $(CH_3)_3C^+ + Cl^-$

A água e o íon formato competem pelo cátion:
- $(CH_3)_3COH$ + HCl (2-Metil-2-propanol)
- $(CH_3)_3COCH$ + ½ $CaCl_2$ (Formato de 1,1-dimetil-etila / Formato de *terc*-butila)

EXERCÍCIO 7-6

Trabalhando com os conceitos: nucleófilos em competição

Uma solução de metanossulfonato de 1,1-dimetil-etila (*terc*-butila) em um solvente polar aprótico contendo quantidades iguais de fluoreto de sódio e brometo de sódio produz 75% de 2-fluoro-2-metil-propano e apenas 25% de 2-bromo-2-metil-propano. Explique. (**Sugestão:** consulte a Seção 6-8 e o Problema 58 no Capítulo 6 para obter informações relativas à força do nucleófilo dos íons halogeneto em solventes apróticos.)

Estratégia

O substrato é terciário, portanto, a substituição só pode ocorrer pelo mecanismo S_N1. Quantidades iguais de dois nucleófilos estão presentes, mas os dois produtos de substituição não se formam com o mesmo rendimento. A explicação deve estar na diferença da força dos nucleófilos e na velocidade de captura do carbocátion sob as condições da reação.

Solução

- Não ocorrem ligações hidrogênio em solventes polares apróticos, logo, a nucleofilicidade é determinada pela polarizabilidade e pela basicidade.
- O brometo é um íon maior e mais polarizado, mas o fluoreto é uma base mais forte (veja as Tabelas 2-2 e 6-4). Que efeito predomina? Eles são mais ou menos iguais, mas a Tabela do Problema 6-58 dá a resposta: em DMF (Tabela 6-5), Cl^-, a base mais forte, é cerca de duas vezes mais nucleofílica do que Br^-. O fluoreto é ainda mais básico; consequentemente, ele supera os demais halogenetos no ataque ao carbocátion intermediário.

> **EXERCÍCIO 7-7**
>
> **Tente você**
>
> Preveja o produto de substituição principal da mistura de 2-bromo-2-metil-propano com amônia concentrada em água. (**Cuidado:** apesar de a amônia em água formar hidróxido de amônio de acordo com a equação $NH_3 + H_2O \rightleftharpoons NH_4^+ \; {}^-OH$, K_{eq} deste processo é muito pequena. Assim, a concentração de hidróxido é muito baixa.)

EM RESUMO, encontramos muitas evidências que suportam o mecanismo S_N1 para a reação de halogenoalcanos terciários (e secundários) com certos nucleófilos. A estereoquímica do processo, os efeitos do solvente e da capacidade de saída do grupo sobre a velocidade e a ausência destes efeitos quando a força do nucleófilo varia são coerentes com o mecanismo unimolecular.

7-5 Efeito do grupo alquila sobre a reação S_N1: estabilidade do carbocátion

O que há de tão especial nos halogenoalcanos terciários que os leva à conversão pelo mecanismo S_N1, enquanto os sistemas primários seguem S_N2? Como os halogenoalcanos secundários se encaixam neste esquema? De alguma forma, o grau de substituição do carbono reativo controla o mecanismo da reação dos halogenoalcanos (e derivados relacionados) com os nucleófilos. Veremos que só os sistemas secundários e terciários podem formar carbocátions. Por essa razão, os halogenetos terciários, *cujo impedimento estérico impede as reações S_N2*, reagem unicamente pelo mecanismo S_N1, os halogenoalcanos primários, somente via S_N2, e os halogenoalcanos secundários, por ambos, dependendo das condições.

A estabilidade dos carbocátions cresce na ordem primário, secundário e terciário

Aprendemos que os halogenoalcanos primários sofrem *apenas* substituição nucleofílica bimolecular. Já os sistemas secundários transformam-se com frequência via intermediários carbocátions, e os sistemas terciários sempre o fazem. São duas as razões para isso. Em primeiro lugar, o impedimento estérico cresce ao longo da série, tornando o caminho S_N2 mais lento. Em segundo lugar, o aumento do número de substituintes estabiliza os carbocátions. Somente os cátions secundários e terciários são energeticamente viáveis nas condições da reação S_N1.

Estabilidade relativa dos carbocátions

$$CH_3CH_2CH_2\overset{+}{C}H_2 \; < \; CH_3CH_2\overset{+}{C}HCH_3 \; < \; (CH_3)_3\overset{+}{C}$$

Primário   <   Secundário   <   Terciário

→ A estabilidade do carbocátion aumenta

Agora podemos ver por que os halogenoalcanos terciários sofrem solvólise tão facilmente. Como os carbocátions terciários são mais estáveis do que os menos substituídos, eles se formam mais facilmente. Mas qual é a razão desta ordem de estabilidade?

A hiperconjugação estabiliza a carga positiva

Repare que a ordem de estabilidade dos carbocátions é paralela à dos radicais. Ambas as tendências têm suas raízes no mesmo fenômeno: a *hiperconjugação*. Lembre-se, da Seção 3-2, de que a hiperconjugação é o resultado da sobreposição de um orbital *p* ao orbital molecular de ligação vizinho, como o de uma ligação C—H ou C—C. Em um radical, o orbital *p* está ocupado com um elétron; em um carbocátion, ele está vazio. Em ambos os casos, o grupo alquila doa densidade eletrônica para o centro deficiente em elétrons e, portanto, o estabiliza. A Figura 7-5 compara as

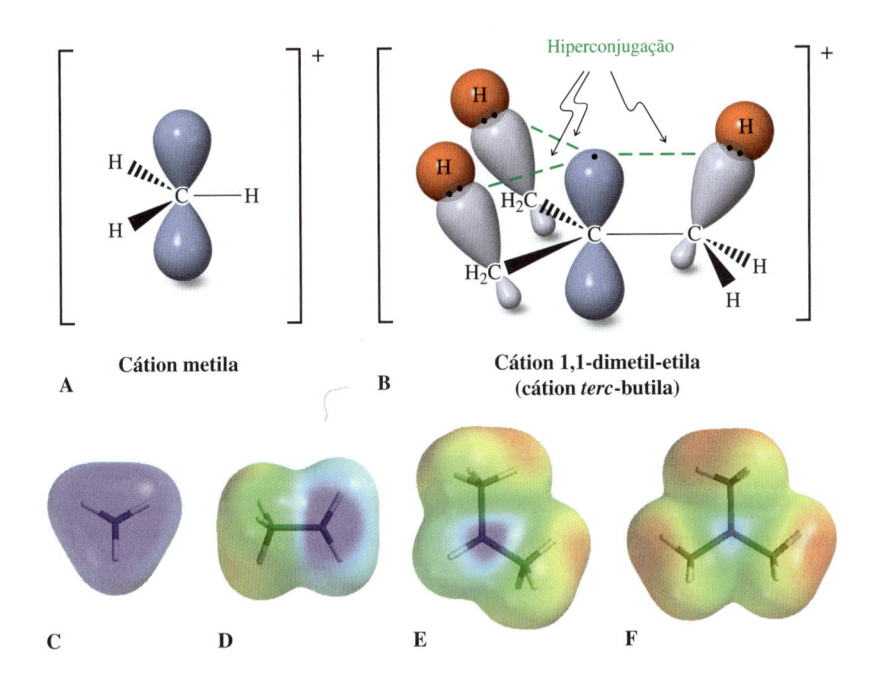

Figura 7-5 (A) A representação parcial dos orbitais do cátion metila mostra por que ele não pode ser estabilizado por hiperconjugação. (B) Já o cátion 1,1-dimetil-etila (*terc*-butila) é beneficiado por três interações por hiperconjugação. Os mapas de potencial eletrostático dos cátions (C) metila, (D) etila, (E) 1-metil-etila (isopropila) e (F) 1,1-dimetil-etila (*terc*-butila) mostram como o carbono central, inicialmente muito deficiente em elétrons (azul), perde cada vez mais a cor azul ao longo da série devido ao aumento da hiperconjugação.

imagens dos orbitais dos cátions metila e 1,1-dimetil-etila (*terc*-butila) e mostra os mapas de potencial eletrostático dos cátions metila, etila, 1-metil-etila (isopropila) e 1,1-dimetil-etila. A Figura 7-6 mostra a estrutura do sistema butila terciário, que é suficientemente estabilizado para ser isolado e caracterizado por medidas de difração de raios X.

Os sistemas secundários reagem via S_N1 e via S_N2

Como você pode perceber da discussão precedente, os halogenoalcanos secundários têm um comportamento de substituição mais variado. *Ambas* as reações S_N2 e S_N1 são possíveis: o efeito estérico retarda, mas não impede, o ataque nucleofílico bimolecular. Ao mesmo tempo, a dissociação unimolecular se torna competitiva devido à estabilidade relativa dos carbocátions secundários. O caminho escolhido depende das condições de reação: o solvente, o grupo de saída e o nucleófilo.

O uso de um substrato com um grupo de saída muito bom, um nucleófilo fraco e um solvente polar prótico (condições S_N1) favorece a substituição *unimolecular*. Se houver alta concentração de um bom nucleófilo, um solvente polar aprótico e um halogenoalcano com um grupo de saída razoável (condições S_N2), então a substituição *bimolecular* predomina. A Tabela 7-2 resume nossas observações sobre a reatividade dos halogenoalcanos com respeito aos nucleófilos.

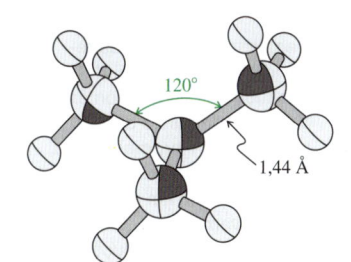

Figura 7-6 Determinação por raios X da estrutura do cristal do cátion 1,1-dimetil-etila (*terc*-butila). Os quatro carbonos estão no mesmo plano com ângulos de ligação C—C—C iguais a 120°, o que é coerente com a hibridação sp^2 do carbono central. O comprimento das ligações C—C é 1,44 Å, menor do que o das ligações simples normais (1,54 Å), uma consequência da superposição hiperconjugativa.

Tabela 7-2 Reatividade de R–X em substituições nucleofílicas: R–X + Nu⁻ ⟶ R–Nu + X⁻

R	S_N1	S_N2
CH_3	Não observada em solução (o cátion metila tem energia muito alta)	Frequente; rápida com bons nucleófilos e bons grupos de saída
Primário	Não observada em solução (os carbocátions primários têm energia muito alta)[a]	Frequente; rápida com bons nucleófilos e bons grupos de saída, lenta quando uma ramificação em C2 ocorre em R
Secundário	Relativamente lenta; melhor com bons grupos de saída e solventes polares próticos	Relativamente lenta; melhor em altas concentrações de bons nucleófilos em solventes polares apróticos
Terciário	Frequente; particularmente rápida em solventes polares próticos e com bons grupos de saída	Extremamente lenta

[a] As exceções são os carbocátions estabilizados por ressonância; veja o Capítulo 14.

Substituição de um substrato secundário sob condições S$_N$1

$$\underset{\underset{H}{|}}{\overset{\underset{H_3C}{|}}{C}}-\ddot{\overset{..}{O}}SCF_3 \xrightarrow{H_2\ddot{O}} \underset{\underset{H}{|}}{\overset{\underset{H_3C}{|}}{C}}-\ddot{\overset{..}{O}}H + CF_3SO_3H$$

Substituição de um halogenoalcano secundário em condições S$_N$2

$$\underset{\underset{H}{|}}{\overset{\underset{H_3C}{|}}{C}}-\ddot{\underset{..}{Br}}: + CH_3\ddot{\underset{..}{S}}:^- \xrightarrow{\text{Acetona}} CH_3\ddot{\underset{..}{S}}-\underset{\underset{H}{|}}{\overset{\underset{CH_3}{|}}{C}}\diagdown CH_3 + :\ddot{\underset{..}{Br}}:^-$$

CONSTRUÇÃO DE MODELOS

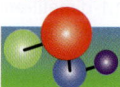

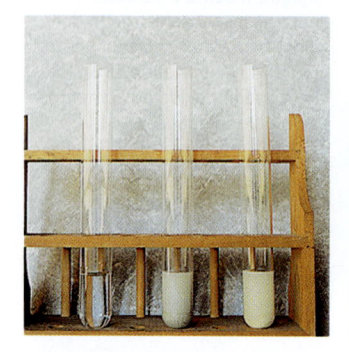

Demonstração visual da reatividade relativa em S$_N$1. Os três tubos de ensaio contêm, da esquerda para a direita, soluções de 1-bromo-butano, 2-bromo-propano e 2-bromo-2--metil-propano em etanol, respectivamente. A adição de algumas gotas de solução de AgNO$_3$ a cada uma provoca a imediata formação de um precipitado denso de AgBr com *terc--bromo-alcano* (*à direita*), a menor precipitação de AgBr com o substrato secundário (*centro*) e a não formação de precipitado de AgBr com halogeneto primário (*esquerda*).

EXERCÍCIO 7-8

Trabalhando com os conceitos: halogenoalcanos secundários

Explique os seguintes resultados:

(a) [estrutura com Cl, H — R] + CN$^-$ $\xrightarrow{\text{Acetona}}$ [estrutura com H, CN — S]

(b) [estrutura com I, H — R] + CH$_3$OH $\longrightarrow$ [estrutura com OCH$_3$ — R + S]

Estratégia

Ambas as reações têm substratos secundários com bons grupos de saída, dando opções de substituição pelos caminhos S$_N$1 e S$_N$2. Como fizemos no Exercício 7-4, vamos examinar os nucleófilos e solventes em cada caso.

Solução

- Na reação (**a**), o íon cianeto, CN$^-$, é um bom nucleófilo (Tabela 6-7) e a acetona é um solvente polar aprótico, uma combinação que favorece o mecanismo S$_N$2. O ataque por trás ocorre, levando à inversão no sítio do deslocamento (veja a Figura 6-4).
- Na reação (**b**), o metanol, CH$_3$OH, é solvente e nucleófilo. Como no Exercício 7-4, temos as condições para solvólise via mecanismo S$_N$1, levando aos dois éteres enantiômeros como produto.

EXERCÍCIO 7-9

Tente você

O tratamento do (*R*)-2-cloro-butano com amônia em água seria um bom método de síntese para a preparação da (*R*)-2-butanamina, (*R*)-CH$_3$CH$_2$CH(NH$_2$)CH$_3$? Por que sim ou por que não? Você pode pensar em uma síntese melhor?

As primeiras cinco seções deste capítulo permitiram a compreensão do mecanismo da reação S$_N$1 e de como certos fatores o favorecem. É importante ter em mente que duas condições devem ser satisfeitas para que ocorra a dissociação de uma ligação carbono-halogênio em íons: o átomo de carbono deve ser secundário ou terciário para que o carbocátion tenha

> **DESTAQUE QUÍMICO 7-1**
>
> ## Deslocamento S_N1 estereosseletivo surpreendente na síntese de uma droga anticâncer
>
> Normalmente, os deslocamentos S_N1 produzem misturas de estereoisômeros. O carbocátion intermediário de alta energia reage com a primeira espécie nucleofílica que encontra, independentemente do lobo do orbital p do carbocátion de que o nucleófilo se aproxima. O exemplo a seguir é uma exceção *muito* incomum: um halogenoalcano secundário, um bom grupo de saída (brometo), um solvente prótico muito polar, mas um nucleófilo fraco (água) – circunstâncias ideais para uma reação S_N1 – porém, o deslocamento do brometo pela água ocorre com mais de 90% de *retenção* de configuração!
>
> A estrutura do carbocátion relevante está à direita. A aproximação do nucleófilo pelo lobo superior do orbital p é parcialmente bloqueada pelo grupo etila afastado de dois átomos de carbonos e, em menor extensão, pela função éster a um carbono mais longe (verde). Além disso, o grupo hidróxido, na face inferior do anel, "dirige" a adição nucleofílica da molécula de água por baixo, via ligação hidrogênio, como mostramos.
>
> Esse resultado estereoquímico é crucial porque o produto, chamado *aclavinona*, faz parte da estrutura de um fármaco anticâncer poderoso, a *aclacinomicina A*. Este composto pertence a uma classe de agentes quimioterápicos chamados de *antraciclinas*, cuja utilidade clínica é comprometida pela toxicidade. A aclacinomicina é menos cardiotóxica do que outras antraciclinas e, portanto, está sob estudo cuidadoso por pesquisadores da área médica há mais de duas décadas.

estabilidade termodinâmica suficiente para se formar, *e* a reação deve ocorrer em um solvente polar capaz de interagir e estabilizar os íons positivos *e* negativos. Os carbocátions são intermediários comuns que aparecerão nas reações de muitas das classes de compostos que estudaremos nos próximos capítulos.

Qual é o "mais verde": S_N1 ou S_N2?

A diferença de resultado estereoquímico dos mecanismos S_N1 e S_N2 afeta diretamente as vantagens comparativas dos dois processos em sínteses. O processo S_N2 é *estereoespecífico*: a reação de um dos estereoisômeros dá um único estereoisômero (Seção 6-6). Em contrapartida, praticamente todas as reações S_N1 em um centro quiral dão misturas de estereoisômeros. E piora: a química dos carbocátions, os intermediários de todas as reações S_N1, é complexa. Como veremos no Capítulo 9, essas espécies tendem a se rearranjar, resultando, com frequência, em misturas complexas de produtos. Além disso, os carbocátions sofrem outra transformação importante que será descrita a seguir: *a perda de um próton* para formar uma ligação dupla.

Na análise final, as reações S_N1, ao contrário dos processos S_N2, são de uso limitado em sínteses porque elas falham nos dois primeiros critérios das reações "verdes" (ver Destaque Químico 3-1): elas são ruins na economia atômica e no total de resíduos, porque tendem a formar misturas de estereoisômeros por substituição, bem como outros compostos orgânicos. Logo, S_N2 é "mais verde".

EM RESUMO, os halogenoalcanos terciários reagem com nucleófilos, apesar de serem muito impedidos estericamente para sofrerem reações S_N2: o carbocátion terciário forma-se facilmente porque é estabilizado por hiperconjugação. Ele é subsequentemente capturado por um nucleófilo, como um solvente (solvólise), levando ao produto de substituição nucleofílica. Os halogenoalcanos primários não reagem desta maneira: o cátion primário tem energia alta (instável) e não se forma em solução. O substrato primário segue o mecanismo S_N2. Os sistemas secundários convertem-se em produtos de substituição por ambos os mecanismos, dependendo da natureza do grupo de saída, do solvente e do nucleófilo.

7-6 Eliminação unimolecular: E1

Sabemos que os nucleófilos atacam os carbocátions facilmente no carbono com carga positiva. Entretanto, este não é o único modo de reação dos carbocátions. Uma alternativa competitiva é a desprotonação, com o nucleófilo agindo como base, para dar uma nova classe de compostos, os alquenos. Este processo é possível porque o próton vizinho à carga positiva é excepcionalmente ácido.

Competição entre os ataques nucleofílico e básico em um carbocátion

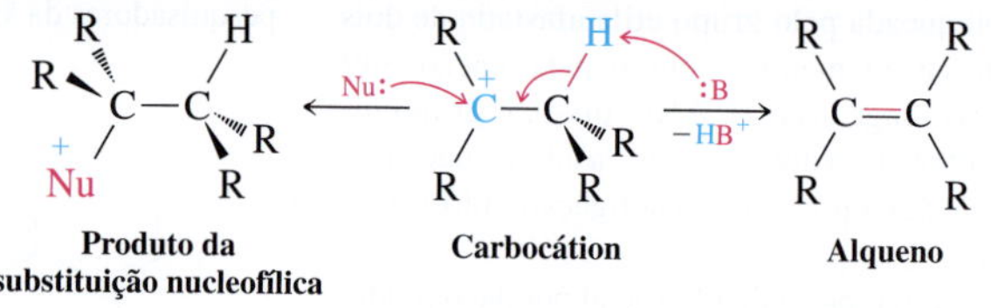

Produto da substituição nucleofílica ← **Carbocátion** → **Alqueno**

A partir de um halogenoalcano, a transformação total é a eliminação de HX com a geração simultânea de uma ligação dupla. O nome geral desse processo é **eliminação**, abreviado como **E**.

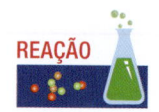

Eliminação

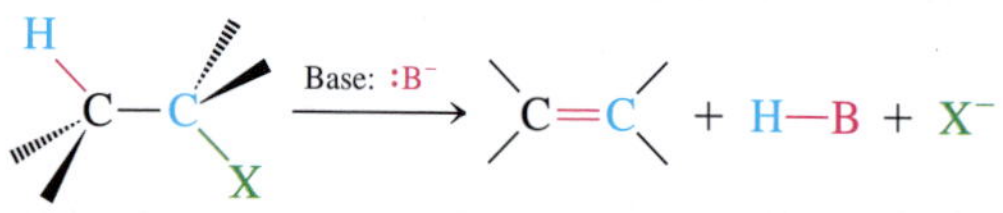

As eliminações podem ocorrer por diversos mecanismos. Vamos primeiro estabelecer o mecanismo seguido na solvólise.

Quando o 2-bromo-2-metil-propano dissolve-se em metanol, ele desaparece rapidamente. Como esperado, o produto principal, 2-metóxi-2-metil-propano, é obtido por solvólise. Entretanto, obtém-se também uma quantidade significativa de outro composto, o 2-metil-propeno, produto da *eliminação* de HBr do substrato original. Assim, em competição com o processo S_N1 em que ocorre o deslocamento do grupo de saída, os halogenetos terciários reagem por outro mecanismo com a formação de um alqueno. Como é este mecanismo? Ele está relacionado à reação S_N1?

Mais uma vez, recorremos à análise cinética e verificamos que a velocidade de formação do alqueno depende *apenas* da concentração do halogeneto de partida, isto é, a reação é de primeira ordem. Como são unimoleculares, as eliminações desse tipo são chamadas de **E1**. *A etapa que controla a velocidade de reação no processo E1 é a mesma das reações S_N1: dissociação a um carbocátion.* Este intermediário tem, então, um segundo caminho à sua disposição além da captura do nucleófilo: a perda de um próton do carbono adjacente ao da carga positiva.

Competição entre E1 e S_N1 na metanólise do 2-bromo-2-metil-propano

$(CH_3)_3C\ddot{B}r\!:\ \rightleftharpoons\ H_3C\!-\!\overset{+}{\underset{CH_3}{\underset{|}{C}}}\!-\!CH_3\ +\ :\!\ddot{B}r\!:^-$

2-Bromo-2--metil-propano

E1 ↙ ↘ S_N1 | $CH_3\ddot{O}H$

$H_2C\!=\!\underset{CH_3}{\overset{CH_3}{C}}\ +\ H^+\ +\ :\!\ddot{B}r\!:^-$ 　　　$(CH_3)_3C\ddot{O}CH_3\ +\ H^+\ +\ :\!\ddot{B}r\!:^-$

20%　　　　　　　　　　　　　80%
2-Metil-propeno　　　　　　**2-Metóxi-2--metil-propano**

Como ocorre a perda do próton? A Figura 7-7 usa orbitais para descrever o processo. Embora mostremos muitas vezes os prótons envolvidos em processos químicos usando a notação H^+, em condições usuais os prótons "livres" não participam das reações orgânicas. Em geral, uma base de Lewis remove o próton (Seção 2-2). Em água, obtém-se H_3O^+. Aqui, o próton é removido pelo CH_3OH na forma de $CH_3OH_2^+$, um íon alquil-oxônio. O carbono à esquerda re-hibrida-se de sp^3 a sp^2. Como a ligação C—H se quebra, seus elétrons se deslocam para formar uma ligação π por sobreposição ao orbital p vazio do átomo positivo vizinho. O resultado é um hidrocarboneto contendo uma ligação dupla: um alqueno. O mecanismo completo é mostrado a seguir.

CONSTRUÇÃO DE MODELOS

Carbocátion　　　**Estado de transição**　　　**Alqueno**

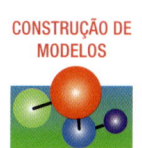

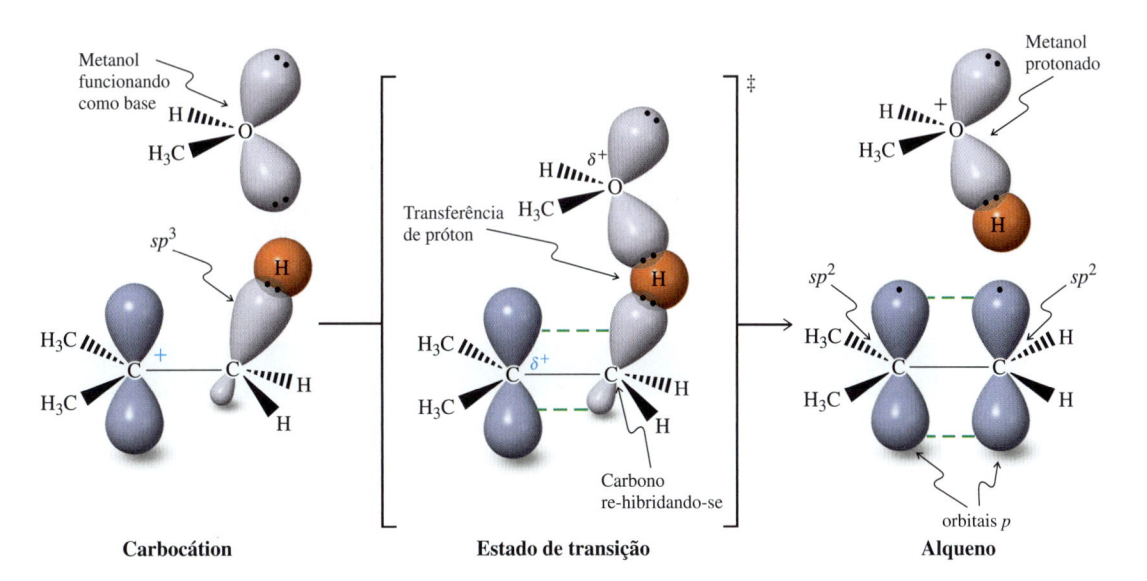

Figura 7-7 Etapa de formação do alqueno na eliminação unimolecular (E1): desprotonação de um cátion 1,1-dimetil-etila (*terc*-butila) pelo solvente (metanol). Na descrição da abstração do próton por orbitais, um par de elétrons do átomo de oxigênio do solvente ataca um dos hidrogênios do carbono adjacente ao que tem carga positiva. O próton transfere-se, deixando um par de elétrons. Como o carbono se re-hibrida de sp^3 a sp^2, estes elétrons se redistribuem pelos dois orbitais p da nova ligação dupla.

O mecanismo da reação E1

$$CH_3\underset{CH_3}{\overset{CH_3}{|}}C-\ddot{B}\ddot{r}: \xrightleftharpoons{CH_3OH} :\ddot{B}\ddot{r}:^- + \underset{H_3C}{\overset{H_3C}{\diagdown}}\overset{+}{C}-\underset{H}{\overset{H}{\underset{|}{C}}}\overset{H\ddot{O}CH_3}{\underset{|}{\overset{|}{H}}} \longrightarrow \underset{H_3C}{\overset{H_3C}{\diagdown}}C=C\underset{H}{\overset{H}{\diagdown}} + \underset{H}{\overset{H}{\diagdown}}\overset{+}{\ddot{O}}CH_3$$

Qualquer um dos hidrogênios de *quaisquer carbonos vizinhos do centro ligado ao grupo de saída* pode participar da reação E1. O cátion 1,1-dimetil-etila (*terc*-butila) tem nove hidrogênios deste tipo, todos igualmente reativos. Neste caso, o produto é o mesmo, independentemente do próton perdido. Em outros casos, mais de um produto pode se formar. Essas possibilidades serão discutidas em mais detalhes no Capítulo 11.

A reação E1 pode dar misturas de produtos

$$(CH_3CH_2)_2CH-\underset{Cl}{\overset{CH_3}{\underset{|}{\overset{|}{C}}}}-CH(CH_3)_2 \xrightarrow[-HCl^*]{CH_3OH, \Delta} (CH_3CH_2)_2CH-\underset{OCH_3}{\overset{CH_3}{\underset{|}{\overset{|}{C}}}}-CH(CH_3)_2$$

Produto S_N1

$$+ \quad (CH_3CH_2)_2CH\underset{}{\overset{CH_2}{\underset{}{\overset{\|}{C}}}}CH(CH_3)_2 \quad + \quad (CH_3CH_2)_2CH\underset{}{\overset{CH_3}{\underset{CH_3}{\overset{}{C}=C}}}\overset{CH_3}{\underset{}{}} \quad + \quad CH_3CH_2\underset{CH_3CH_2}{\overset{}{\overset{}{C}=C}}\overset{CH_3}{\underset{CH(CH_3)_2}{}}$$

Produtos E1

Tabela 7-3 Razão entre os produtos S_N1 e E1 na hidrólise de 2-halogeno-2--metil-propanos em 25°C

X em (CH_3)_3CX	Razão S_N1:E1
Cl	95:5
Br	95:5
I	96:4

A natureza do grupo de saída não deveria afetar a razão substituição/eliminação, porque o carbocátion formado é o mesmo nos dois casos. Isso é o que se observa na prática (Tabela 7-3). A razão entre os produtos pode se alterar pela adição de uma base, mas em baixas concentrações de base o efeito em geral é pequeno. Lembre-se de que as bases fortes também são bons nucleófilos (Seção 6-8), logo, a adição de uma base não favorece a desprotonação do carbocátion em relação ao ataque nucleofílico, e a razão dos produtos E1 e S_N1 permanece aproximadamente constante. De fato, a eliminação pelo mecanismo E1 não passa de uma *reação lateral secundária* que acompanha a substituição S_N1. Há um modo de tornar majoritária a eliminação e obter alquenos como produtos principais? Sim: ao usar *altas* concentrações de uma base forte, a proporção de eliminação aumenta drasticamente. Entretanto, este efeito não provém de uma mudança na razão E1:S_N1. Trata-se de um novo mecanismo de eliminação que será descrito na próxima seção.

> ### EXERCÍCIO 7-10
>
> Quando dissolve-se 2-bromo-2-metil-propano em etanol e água em 25°C, obtém-se uma mistura de $(CH_3)_3COCH_2CH_3$ (30%), $(CH_3)_3COH$ (60%) e $(CH_3)_2C=CH_2$ (10%). Explique.

EM RESUMO, os carbocátions formados nas reações de solvólise não somente são capturados pelos nucleófilos para dar produtos S_N1, mas também são desprotonados em uma reação de eliminação (E1). Neste processo, o nucleófilo (em geral o solvente) atua como uma base.

---

* Esta notação indica que os elementos do ácido foram eliminados a partir do material de partida. Na verdade, o próton acaba protonando a base de Lewis. Este simbolismo será usado ocasionalmente em outras reações de eliminação neste livro.

7-7 Eliminação bimolecular: E2

Além das reações S_N2, S_N1 e E1, existe um quarto modo de reação dos halogenoalcanos com nucleófilos *que também são bases fortes*: a eliminação pelo mecanismo *bimolecular*. Este método é empregado quando a formação do alqueno é o resultado desejado.

Efeito de bases fortes na eliminação bimolecular

Vimos na seção anterior que a eliminação unimolecular pode competir com a substituição. Entretanto, observa-se uma mudança considerável da cinética em concentrações elevadas de bases fortes. A velocidade de formação dos alquenos torna-se proporcional às concentrações do halogeneto de partida *e* da base: as cinéticas de eliminação são agora de segunda ordem e o processo é chamado de **eliminação bimolecular**, abreviado como **E2**.

Cinética da reação E2 do 2-cloro-2-metil-propano

$$(CH_3)_3CCl + Na^+\,{}^-OH \xrightarrow{k} CH_2=C(CH_3)_2 + NaCl + H_2O$$

$$\text{Velocidade} = k[(CH_3)_3CCl][{}^-OH]\ \text{mol}\ L^{-1}\ s^{-1}$$

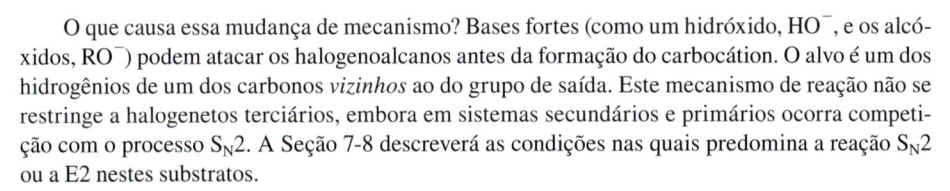

O que causa essa mudança de mecanismo? Bases fortes (como um hidróxido, HO^-, e os alcóxidos, RO^-) podem atacar os halogenoalcanos antes da formação do carbocátion. O alvo é um dos hidrogênios de um dos carbonos *vizinhos* ao do grupo de saída. Este mecanismo de reação não se restringe a halogenetos terciários, embora em sistemas secundários e primários ocorra competição com o processo S_N2. A Seção 7-8 descreverá as condições nas quais predomina a reação S_N2 ou a E2 nestes substratos.

EXERCÍCIO 7-11

Que produtos você esperaria da reação do bromo-ciclo-hexano com o íon hidróxido?

EXERCÍCIO 7-12

Dê os produtos (se existirem) da reação E2 dos seguintes substratos: CH_3CH_2I; CH_3I; $(CH_3)_3CCl$; $(CH_3)_3CCH_2I$.

Reações E2 ocorrem em uma única etapa

O mecanismo da eliminação bimolecular tem uma *única etapa*. As mudanças das ligações que ocorrem no estado de transição são mostradas aqui com setas que indicam o fluxo dos elétrons, e na Figura 7-8, com orbitais. Três mudanças ocorrem:

1. Desprotonação pela base
2. Expulsão do grupo de saída
3. Re-hibridação dos átomos de carbono envolvidos de sp^3 para sp^2, a fim de fornecer os dois orbitais *p* e formar a ligação dupla.

O mecanismo da reação E2

As três trocas ocorrem *simultaneamente*: a reação E2 é um processo em uma etapa, isto é, *concertado*.

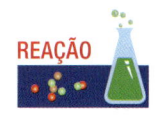

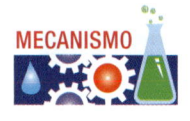

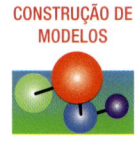

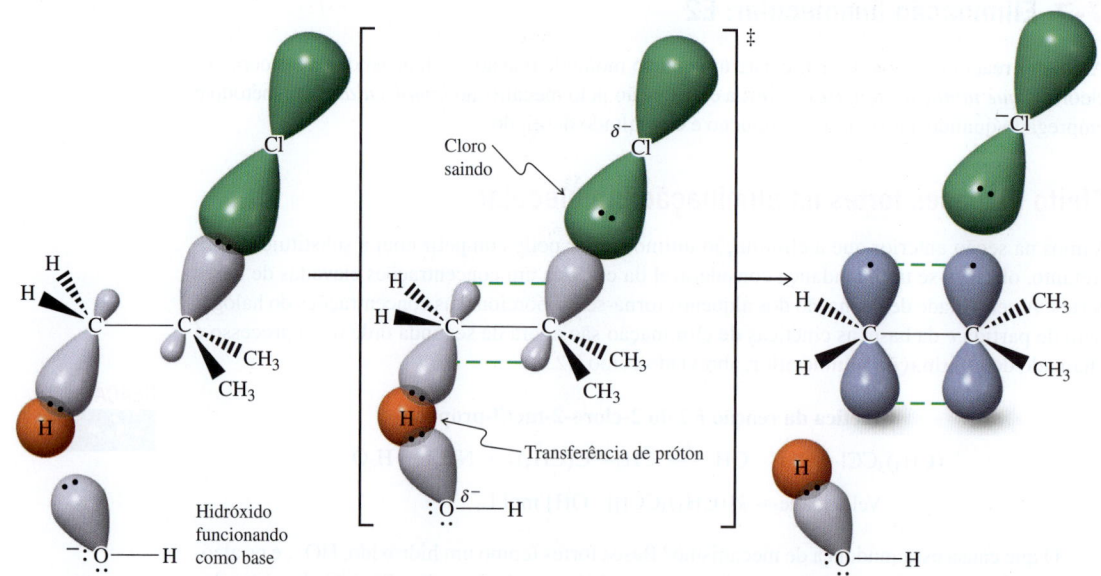

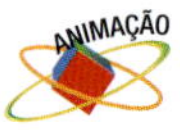

Figura 7-8 Descrição por orbitais da reação E2 do 2-cloro-2-metil-propano com o íon hidróxido.

MECANISMO ANIMADO: Reação de eliminação (E2) do 2-cloro-2-metil-propano

Projeção de Newman do estado de transição E2

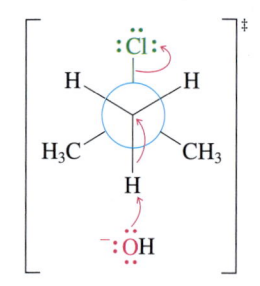

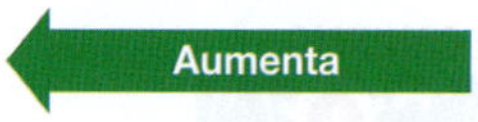

Reatividade relativa em reações E2

RI > RBr > RCl > RF

Aumenta

Observe que os mecanismos E1 (Figura 7-7) e E2 são muito semelhantes, diferindo somente na sequência de eventos. Na reação bimolecular, a abstração do próton e a expulsão do grupo de saída são simultâneas, como descrito no estado de transição (para a projeção de Newman, veja a margem). No processo E1, o halogeneto sai primeiro, seguindo-se o ataque da base. Uma boa maneira de ver a diferença é imaginar que a base forte que participa da reação E2 é mais agressiva. Ela não espera pela dissociação do halogeneto terciário ou secundário e ataca o substrato diretamente.

Experimentos para elucidar a estrutura detalhada do estado de transição E2

Quais são as evidências experimentais que apoiam um processo em uma etapa com o estado de transição descrito na Figura 7-8? São três as informações relevantes. Em primeiro lugar, a equação da velocidade da reação de segunda ordem requer que o halogenoalcano e a base forte participem da etapa que controla a velocidade. Em segundo lugar, os melhores grupos de saída são eliminados mais rapidamente. Isso significa que a ligação do grupo de saída é parcialmente quebrada no estado de transição.

EXERCÍCIO 7-13

Explique o resultado da reação

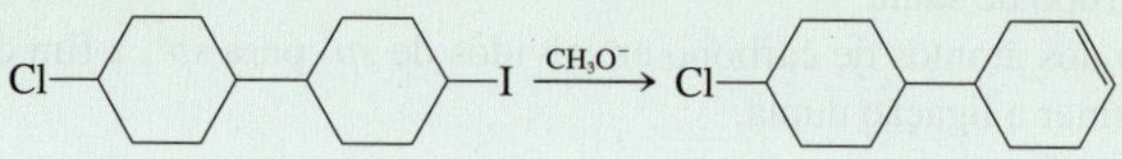

Cl—⬡—⬡—I $\xrightarrow{CH_3O^-}$ Cl—⬡—⬡

A terceira observação não apenas sugere que ambas as ligações C—H e C—X quebram-se no estado de transição, mas também descreve suas orientações relativas no espaço durante o evento. A Figura 7-8 ilustra uma característica da reação E2: sua estereoquímica. O substrato reage em uma conformação que coloca as ligações C—H e C—X, que estão se quebrando, na relação *anti*. Como estabelecer a estrutura do estado de transição com essa precisão? Para isso, podemos usar os princípios da conformação e da estereoquímica. O tratamento do *cis*-1-bromo-4-(1,1-dimetil-etil)-ciclo-hexano com uma base forte leva à eliminação bimolecular rápida com a formação do alqueno correspondente. Em contrapartida, nas mesmas condições, o isômero *trans* reage muito lentamente. Por quê? O exame da conformação cadeira mais estável do composto cis mostra que os dois hidrogênios estão na posição *anti* em relação ao substituinte bromo axial. Esta geometria é muito semelhante à exigida pelo estado de transição E2 e, consequentemente, a eliminação é fácil. Por outro lado, o sistema trans não tem ligações C—H nas posições *anti* em relação ao grupo de saída equatorial (monte um modelo). A eliminação E2, neste caso, requereria a conversão do anel para o confôrmero diaxial (ver Seção 4-4) ou a remoção de um hidrogênio *vici* em relação ao bromo, duas condições energeticamente desfavoráveis. Este último processo seria um exemplo de eliminação por um estado de transição *sin* (do grego *syn*, junto), que é desfavorável. Voltaremos à eliminação E2 no Capítulo 11.

CONSTRUÇÃO DE MODELOS

A eliminação *anti* ocorre rapidamente para o *cis*-, mas não para o *trans*-1-bromo-4-(1,1-dimetil-etil)-ciclo-hexano

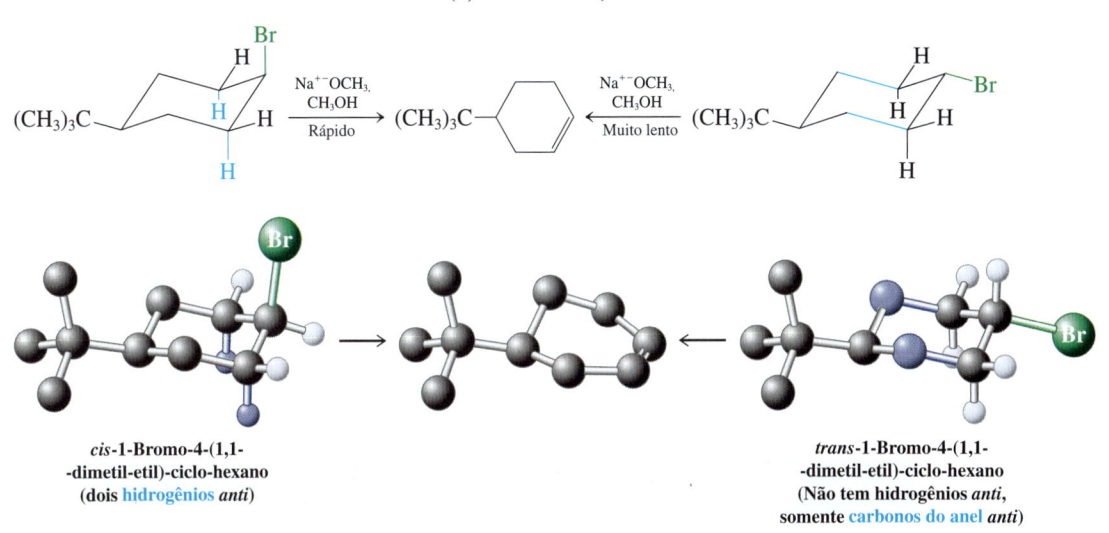

cis-1-Bromo-4-(1,1-
-dimetil-etil)-ciclo-hexano
(dois hidrogênios *anti*)

trans-1-Bromo-4-(1,1-
-dimetil-etil)-ciclo-hexano
(Não tem hidrogênios *anti*,
somente carbonos do anel *anti*)

EXERCÍCIO 7-14

Trabalhando com os conceitos: velocidade de eliminação e mecanismo

A velocidade de eliminação no *cis*-1-bromo-4-(1,1-dimetil-etil)-ciclo-hexano é proporcional à concentração do substrato e da base, mas no isômero trans é proporcional *somente* à concentração do substrato. Explique.

Estratégia

Neste problema temos de explicar as informações das velocidades que foram dadas. Vimos, ao longo dos Capítulos 6 e 7, como a cinética da reação pode ajudar a definir o mecanismo. Aplique os ensinamentos: considere a ordem cinética de cada reação e as consequências do mecanismo correspondente.

Solução

• Como a eliminação promovida pela base no *cis*-1-bromo-4-(1,1-dimetil-etil)-ciclo-hexano ocorre com uma velocidade proporcional à concentração do substrato *e* da base, o mecanismo deve ser E2.
• A reação E2 é favorecida pela orientação *anti* do grupo de saída em relação ao próton removido. O gráfico (acima, à esquerda) mostra que essa orientação já ocorre na conformação cadeira mais estável da molécula do substrato. Assim, o mecanismo E2 é rápido, com a base removendo um H (azul) e iniciando a saída simultânea de Br (verde).
• Já no isômero trans (no gráfico acima, à direita), a melhor conformação coloca o Br na posição equatorial, com a ligação C—Br *anti* em relação às duas ligações C—C do anel do ciclo-hexano (azul). Nenhum hidrogênio dos carbonos adjacentes é *anti* em relação ao Br. Assim, E2 não pode ocorrer facilmente a partir desta conformação.
• Para que o isômero trans sofra a reação E2 com facilidade, deveria ocorrer primeiro a inversão do anel para tornar o Br axial. No entanto, a energia envolvida nesta inversão é muito desfavorável, pois o resultado seria uma conformação de energia muito alta, com o grupo butila terciário, muito volumoso, também na posição axial (veja a Tabela 4-3).

- De fato, a velocidade da eliminação a partir do isômero trans é proporcional apenas à concentração do substrato e *não* à da base, indicando que seu mecanismo é E1 e não E2.
- Considerando as possíveis opções (a seguir), os experimentos cinéticos dizem que o caminho preferencial é a dissociação inicial do grupo de saída, levando à eliminação unimolecular. A inversão da cadeia para dar a conformação adequada para E2 não é competitiva.

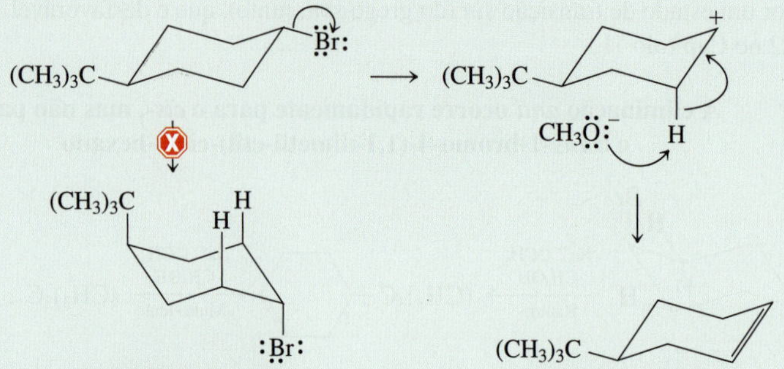

Conformação requerida para a eliminação *anti*: energia muito alta

Produto formado via E1

(**Cuidado:** no mecanismo E2, o hidrogênio removido pela base está ligado a um átomo de carbono *adjacente* ao átomo que contém o grupo de saída. *Não remova um H do carbono que contém o grupo de saída!*)

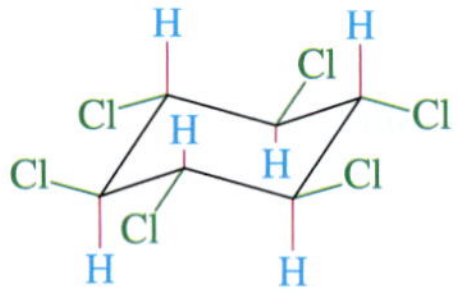

EXERCÍCIO 7-15

Tente você

O isômero do 1,2,3,4,5,6-hexacloro-ciclo-hexano, mostrado na margem, sofre eliminação E2 7.000 vezes *mais lentamente* do que qualquer um de seus estereoisômeros. Explique.

EM RESUMO, bases fortes reagem com halogenoalcanos por substituição mas também por eliminação. As cinéticas destas reações são de segunda ordem, uma observação que aponta um mecanismo bimolecular. Um estado de transição *anti* é preferido, no qual a base abstrai um próton ao mesmo tempo que o grupo de saída é eliminado.

7-8 Competição entre substituição e eliminação: a estrutura determina a função

Os vários mecanismos de reação – S_N2, S_N1, E2 e E1 – que os halogenoalcanos podem seguir na presença de nucleófilos talvez pareçam confusos. Devido aos muitos parâmetros que afetam a importância relativa dessas transformações, há algumas orientações simples que permitam predizer, grosso modo ao menos, o resultado de uma determinada reação? A resposta é um cauteloso sim. Abordamos nesta seção como a *força da base* e o *impedimento estérico* das espécies que reagem podem nos ajudar a decidir se predomina a substituição ou a eliminação. Veremos que a variação desses parâmetros até permite o controle do mecanismo da reação.

Nucleófilos fracamente básicos dão substituição

Os bons nucleófilos que são bases mais fracas do que o hidróxido dão bons rendimentos para produtos S_N2 com halogenetos primários e secundários e para produtos S_N1 com substratos terciários. Exemplos incluem I^-, Br^-, RS^-, N_3^-, $RCOO^-$ e PR_3. Assim, o 2-bromo-propano reage com o íon iodeto e com o íon acetato claramente via S_N2, quase sem competição com a eliminação.

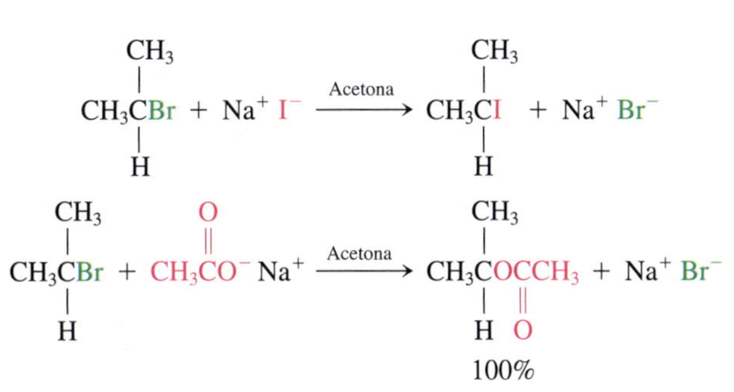

$$\text{CH}_3\underset{\underset{\text{H}}{|}}{\overset{\overset{\text{CH}_3}{|}}{\text{C}}}\text{Br} + \text{Na}^+ \text{I}^- \xrightarrow{\text{Acetona}} \text{CH}_3\underset{\underset{\text{H}}{|}}{\overset{\overset{\text{CH}_3}{|}}{\text{C}}}\text{I} + \text{Na}^+ \text{Br}^-$$

$$\text{CH}_3\underset{\underset{\text{H}}{|}}{\overset{\overset{\text{CH}_3}{|}}{\text{C}}}\text{Br} + \text{CH}_3\overset{\text{O}}{\text{C}}\text{O}^- \text{Na}^+ \xrightarrow{\text{Acetona}} \underset{100\%}{\text{CH}_3\underset{\underset{\text{H}}{|}}{\overset{\overset{\text{CH}_3}{|}}{\text{C}}}\text{OCCH}_3} + \text{Na}^+ \text{Br}^-$$

Os nucleófilos fracos, como a água e os álcoois, reagem com velocidades apreciáveis somente com os halogenetos secundários e terciários, substratos capazes de seguir o caminho S_N1. A eliminação unimolecular é, em geral, só uma reação secundária.

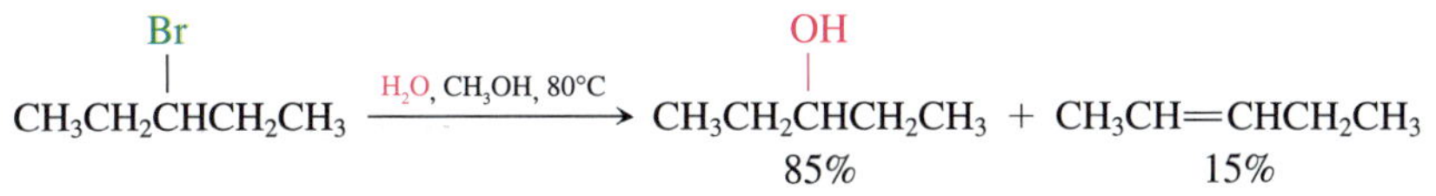

$$\text{CH}_3\text{CH}_2\overset{\overset{\text{Br}}{|}}{\text{CH}}\text{CH}_2\text{CH}_3 \xrightarrow{\text{H}_2\text{O, CH}_3\text{OH, 80°C}} \underset{85\%}{\text{CH}_3\text{CH}_2\overset{\overset{\text{OH}}{|}}{\text{CH}}\text{CH}_2\text{CH}_3} + \underset{15\%}{\text{CH}_3\text{CH}=\text{CHCH}_2\text{CH}_3}$$

Os nucleófilos básicos fortes dão mais eliminação quando o impedimento estérico aumenta

Vimos (Seção 7-7) que as bases fortes podem dar eliminação via E2. Existe algum modo simples de predizer quanto ocorre de eliminação em competição com a substituição em qualquer situação? Sim, mas outros fatores precisam ser considerados. Examinemos as reações do etóxido de sódio, uma base forte, com vários halogenetos, medindo as quantidades relativas de éter e alqueno produzidas em cada caso.

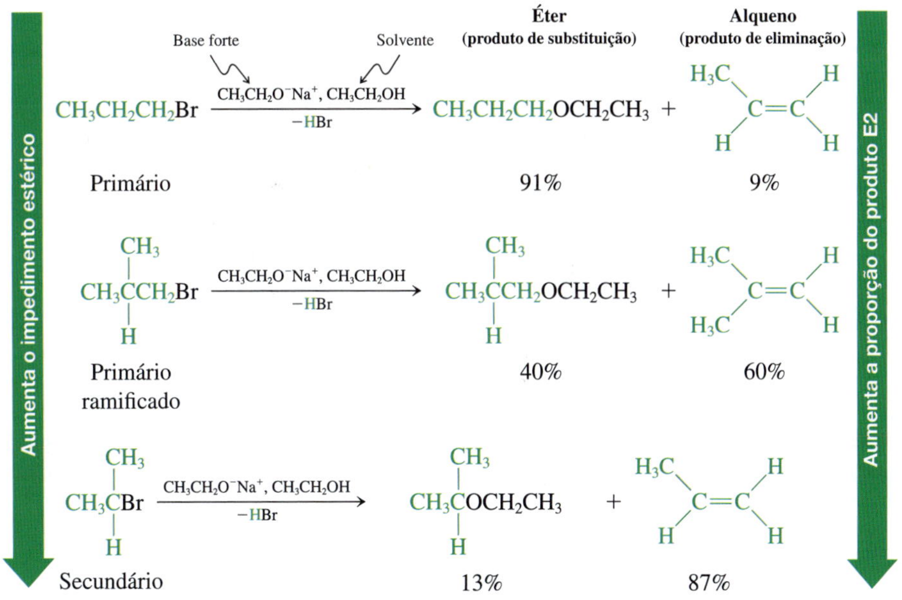

As reações de halogenetos primários simples com nucleófilos básicos fortes dão principalmente produtos S_N2. Quando o impedimento estérico aumenta em torno do átomo que contém o grupo de saída, a substituição é retardada em relação à eliminação porque o ataque ao carbono está sujeito a um impedimento estérico maior do que o ataque ao hidrogênio. Assim, substratos primários ramificados dão aproximadamente a mesma proporção de produtos E2 e S_N2, enquanto E2 é o produto principal nos substratos secundários.

O mecanismo S_N2 é desfavorável para halogenetos terciários. Os mecanismos S_N1 e E1 competem em condições neutras ou fracamente básicas. Entretanto, altas concentrações de uma base forte dão exclusivamente reação E2.

Nucleófilos básicos estericamente impedidos favorecem a eliminação

Vimos que os halogenoalcanos primários reagem por substituição com bons nucleófilos, incluindo bases fortes. A situação muda quando o volume do nucleófilo dificulta o ataque ao carbono eletrofílico. Neste caso, a eliminação pode predominar, mesmo em sistemas primários, por meio da desprotonação na posição periférica menos impedida da molécula.

$$CH_3CH_2CH_2CH_2Br \xrightarrow[-HBr]{(CH_3)_3CO^-K^+,\ (CH_3)_3COH} CH_3CH_2CH=CH_2 + CH_3CH_2CH_2CH_2OC(CH_3)_3$$
$$85\% \qquad\qquad 15\%$$

(Base forte, estericamente impedida; Solvente)

Dois exemplos de bases estericamente impedidas empregadas com frequência em eliminações são o *terc*-butóxido de potássio e a di-isopropilamida de lítio (LDA). A primeira contém um grupo alquila terciário ligado ao oxigênio, e a segunda, dois grupos alquila ligados ao nitrogênio. Para uso em tais reações, estas bases são frequentemente dissolvidas em seus ácidos conjugados, 2-metil-2-propanol (álcool *terc*-butílico) e 1-metil-*N*-(1-metil-etil)-etanamida (di-isopropilamina), respectivamente.

Bases estericamente impedidas

terc-butóxido de potássio

Di-isopropilamida de lítio (LDA)

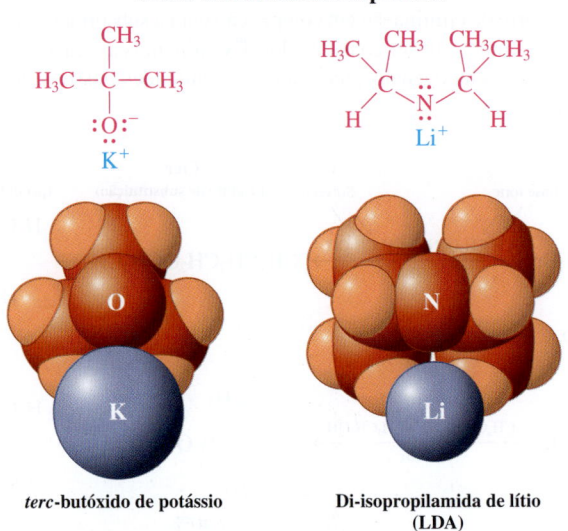

EM RESUMO, identificamos os três principais fatores que afetam a competição entre a substituição e a eliminação: a basicidade do nucleófilo, o impedimento estérico no halogenoalcano e o volume em torno do átomo nucleófilo (básico).

Fator 1. Força básica do nucleófilo

Bases fracas	Bases fortes
H_2O,* ROH,* PR_3, **halogenetos**, RS^-, N_3^-, NC^-, $RCOO^-$	HO^-, RO^-, H_2N^-, R_2N^-
Substituição é mais provável	Probabilidade de eliminação aumentada

---

* Reage apenas com substratos S_N1; nenhuma reação com halogenetos primários simples ou metílicos.

Fator 2. Impedimento estérico em torno do carbono reativo

Estericamente desimpedido	Estericamente impedido
Halogenoalcanos primários	Halogenoalcanos primários ramificados, secundários e terciários
Substituição é mais provável	Probabilidade de eliminação aumenta

Fator 3. Impedimento estérico no nucleófilo (base forte)

Estericamente desimpedido	Estericamente impedido
HO^-, CH_3O^-, $CH_3CH_2O^-$, H_2N^-	$(CH_3)_3CO^-$, $[(CH_3)_2CH]_2N^-$
Substituição pode ocorrer	Eliminação é muito favorecida

Para fins de predição, supomos que esses fatores sejam igualmente importantes na determinação da proporção entre a eliminação e a substituição, logo, eles são as "regras principais". Este método de análise é bastante confiável. Verifique se ele se aplica aos exemplos desta seção e da seção de resumo que se segue.

EXERCÍCIO 7-16

Que nucleófilo em cada um dos seguintes pares dará uma razão de produtos de eliminação:substituição maior na reação com 1-bromo-2-metil-propano?

(a) $N(CH_3)_3$, $P(CH_3)_3$
(b) H_2N^-, $(CH_3CH)_2N^-$ com CH_3 no carbono central
(c) I^-, Cl^-

EXERCÍCIO 7-17

Em todos os casos em que a substituição e a eliminação competem, temperaturas elevadas levam a altas proporções de produtos de eliminação. Assim, a proporção do produto de eliminação que acompanha a hidrólise do 2-bromo-2-metil-propano dobra quando a temperatura aumenta de 25°C para 65°C e a da reação do 2-bromo-2-propano com o íon etóxido aumenta de 80%, em 25°C, para quase 100%, em 55°C. Explique.

7-9 Resumo da reatividade dos halogenoalcanos

A Tabela 7-4 resume a química da substituição e eliminação para halogenoalcanos primários, secundários e terciários. Cada linha indica o(s) mecanismo(s) principal(ais) observado(s) para uma dada combinação de substrato e tipo de nucleófilo.

Halogenoalcanos primários. Os substratos alquila primários não impedidos sempre reagem pela via bimolecular e quase sempre geram produtos de substituição, exceto quando são empregadas

Tabela 7-4 Mecanismos prováveis de reação dos halogenoalcanos com nucleófilos (bases)

Tipo de halogenoalcano	Tipo de nucleófilo (base)			
	Nucleófilo ruim (por exemplo, H_2O)	Base fraca, bom nucleófilo (por exemplo, I^-)	Base forte, nucleófilo desimpedido (por exemplo, CH_3O^-)	Base forte, nucleófilo impedido (por exemplo, $(CH_3)_3CO^-$)
Metila	Sem reação	S_N2	S_N2	S_N2
Primário				
Desimpedido	Sem reação	S_N2	S_N2	E2
Ramificado	Sem reação	S_N2	E2	E2
Secundário	S_N1, E1 lentos	S_N2	E2	E2
Terciário	S_N1, E1	S_N1, E1	E2	E2

bases fortes estericamante impedidas, como o *terc*-butóxido de potássio. Nestes casos, o caminho S_N2 é suficientemente retardado por razões estéricas, permitindo que o mecanismo E2 domine. Outro modo de reduzir a substituição é a introdução de ramificações. Mesmo nesses casos, bons nucleófilos ainda dão predominantemente produtos de substituição. Apenas as bases fortes, como os alcóxidos, RO^-, ou amidas, R_2N^-, tendem a reagir por eliminação.

EXERCÍCIO 7-18

Escreva a estrutura do produto orgânico principal da reação do 1-bromo-propano com (**a**) NaCN em acetona, (**b**) $NaOCH_3$ em CH_3OH, (**c**) $(CH_3)_3COK$ em $(CH_3)_3COH$.

EXERCÍCIO 7-19

Escreva a estrutura do produto orgânico principal da reação do 1-bromo-2-metil-propano com (**a**) NaI em acetona, (**b**) $NaOCH_2CH_3$ em CH_3CH_2OH.

Os halogenoalcanos primários (e de metila) reagem tão lentamente com nucleófilos fracos que, para fins práticos, consideramos a combinação como "sem reação".

Halogenoalcanos secundários. Os sistemas alquila secundários sofrem, dependendo das condições, eliminação e substituição por qualquer dos caminhos possíveis: unimolecular ou bimolecular. Bons nucleófilos favorecem S_N2; bases fortes resultam em E2; e um meio polar fracamente nucleofílico dá principalmente S_N1 e E1.

EXERCÍCIO 7-20

Escreva a estrutura do produto orgânico principal da reação do 2-bromo-propano com (**a**) CH_3CH_2OH, (**b**) $NaSCH_3$ em CH_3CH_2OH e (**c**) $NaOCH_2CH_3$ em CH_3CH_2OH.

Halogenoalcanos terciários. Os sistemas terciários eliminam (E2) com bases fortes concentradas e são substituídos em meio não básico (S_N1). A substituição bimolecular quase nunca é observada, mas a eliminação E1 acompanha a substituição S_N1.

EXERCÍCIO 7-21

Escreva a estrutura do produto orgânico principal da reação de (**a**) 2-bromo-2-metil-butano com água em acetona, (**b**) 3-cloro-3-etil-pentano com $NaOCH_3$ em CH_3OH.

EXERCÍCIO 7-22

Prediga qual reação em cada um dos seguintes pares terá uma maior razão de produtos E2:E1 e explique por quê.

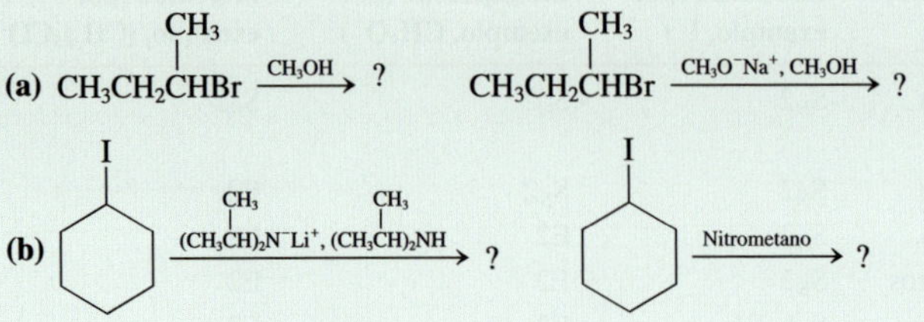

(**a**) $CH_3CH_2CHBr(CH_3)$ $\xrightarrow{CH_3OH}$? $CH_3CH_2CHBr(CH_3)$ $\xrightarrow{CH_3O^-Na^+,\ CH_3OH}$?

(**b**) cicloexil-I $\xrightarrow{(CH_3CH)_2N^-Li^+,\ (CH_3CH)_2NH}$?   cicloexil-I $\xrightarrow{Nitrometano}$?

A IDEIA GERAL

Completamos nosso estudo dos halogenoalcanos com a descrição de três novos mecanismos de reação – S_N1, E1 e E2 – que estão disponíveis para essa classe de compostos, junto com o processo S_N2. Agora vemos que *detalhes* fazem uma grande diferença! Pequenas alterações na estrutura do substrato podem mudar completamente o curso seguido pela reação do halogenoalcano com um nucleófilo. Do mesmo modo, identificar corretamente o produto da reação pode exigir a determinação de um reagente como nucleófilo ou o conhecimento de sua força como base.

As duas seções finais deste capítulo mostraram como a combinação destes fatores afeta o resultado de uma reação. Entretanto, aprender a resolver problemas deste tipo corretamente requer o uso de informações acuradas. Por isso, fazemos a seguinte *sugestão de estudo:* pratique a resolução de problemas primeiro *consultando* o livro-texto e suas notas de aula, para que você possa encontrar as informações corretas a fim de elaborar uma solução. Lembre-se de que grande parte do trabalho de resolução de problemas que você fará neste curso precisará da extrapolação de exemplos dados em vários contextos. Se você se sente confortável estudando em pequenos grupos, proponha problemas envolvendo reações aos demais colegas e analise seu conteúdo de modo a determinar que processo ou processos podem estar ocorrendo.

Para onde iremos a partir daqui? Examinaremos, na sequência, compostos que contêm ligações simples carbono-oxigênio polares, comparando-as com as ligações carbono-halogênio polares. Os álcoois serão os primeiros porque eles também têm a característica polar da ligação O—H. Nos próximos dois capítulos, veremos que algumas conversões desses e de compostos relacionados seguem mecanismos muito semelhantes, como acontece com as reações de halogenoalcanos. Os paralelos entre as estruturas de grupos funcionais e os mecanismos de suas reações são uma base útil para a compreensão do extenso conteúdo da química orgânica.

PROBLEMAS DE INTEGRAÇÃO

7-23 Considere a seguinte reação. Ela ocorrerá por substituição ou por eliminação? Que fatores determinam o mecanismo mais provável? Escreva o produto esperado e o mecanismo pelo qual ele se forma.

SOLUÇÃO

O fato de o composto ser cíclico não altera a forma de abordar o problema. O substrato é secundário porque o grupo de saída está ligado a um carbono secundário. O nucleófilo (o íon etóxido, na forma de $NaOCH_2CH_3$) é bom, mas, como o hidróxido e o metóxido (veja a Tabela 6-4), também é uma base forte. Considerando os critérios de avaliação das Seções 7-8 e 7-9, a combinação de um substrato secundário e um nucleófilo fortemente básico irá favorecer a eliminação via E2 (Tabela 7-4). Este mecanismo tem requisitos específicos quanto ao arranjo geométrico para o grupo de saída e o hidrogênio que está sendo removido pela base: eles devem estar na conformação *anti* com relação à ligação carbono-carbono entre eles (Seção 7-7). Para preparar uma representação estrutural razoável da molécula, devemos usar o que aprendemos no Capítulo 4 (Seção 4-4) sobre as conformações dos ciclo-hexanos substituídos. A melhor forma é a cadeira mostrada a seguir, em que os dois substituintes, incluindo o grupo volumoso 1-metil-etila (isopropila), são equatoriais. Repare que o grupo de saída é axial e um dos carbonos vizinhos tem um hidrogênio axial, isto é, na orientação *anti* em relação ao cloro necessária para a reação:

Desenhamos as setas curvas apropriadas para o mecanismo E2 em uma etapa, chegando à estrutura do produto, um alqueno cíclico, com a ligação dupla localizada na posição indicada. O grupo metila do carbono do alqueno se move para o plano da ligação dupla (lembre-se, da Seção 1-8, de que os carbonos de alquenos têm geometria trigonal plana – hibridação sp^2). Observe que os dois outros grupos alquila restantes, que eram cis, permanecem cis um em relação ao outro, porque nenhuma alteração química ocorreu nos carbonos do anel em que eles se localizam.

Evite o erro muito comum de remover um hidrogênio do átomo de carbono errado no processo E2. No mecanismo correto, o hidrogênio sai de um átomo de carbono *adjacente* ao que contém o grupo de saída, *nunca* do mesmo carbono.

7-24. a. O 2-bromo-2-metil-propano (brometo de *terc*-butila) reage facilmente em nitrometano com os íons cloreto e iodeto.

1. Escreva as estruturas dos produtos de substituição e o mecanismo completo da formação de cada um deles.
2. Suponha concentrações iguais de todos os reagentes e prediga as velocidades relativas dessas duas reações.
3. Que reação dará uma maior proporção de produtos de eliminação? Escreva seu mecanismo.

SOLUÇÃO

1. Comecemos analisando as espécies participantes para, em seguida, estabelecer o tipo de reação mais provável. O substrato é um halogenoalcano com um bom grupo de saída ligado a um carbono *terciário*. De acordo com a Tabela 7-4, o deslocamento pelo mecanismo S_N2 não é uma opção provável, mas os processos S_N1, E1 e E2 são possíveis. Cloreto e iodeto são bons nucleófilos e bases fracas, sugerindo que a substituição deve predominar para dar $(CH_3)_3CCl$ e $(CH_3)_3CI$, respectivamente, como produtos (Seção 7-8). O mecanismo (S_N1) foi mostrado na Seção 7-2 exceto que, após a ionização inicial da ligação C—Br para dar o carbocátion, o íon halogeneto ataca o carbono para dar diretamente o produto final. O nitro-metano, muito polar, é um bom solvente para reações S_N1 (Seção 7-4).

2. Vimos na Seção 7-4 que diferenças de poder nucleofílico não afetam as velocidades dos processos unimoleculares. As velocidades devem ser (e experimentalmente são) idênticas.

3. Esta parte requer um pouco mais de reflexão. De acordo com a Tabela 7-4 e a Seção 7-8, a eliminação E1 sempre acompanha o deslocamento S_N1. Entretanto, o aumento da basicidade do nucleófilo pode disparar o mecanismo E2, aumentando a proporção do produto de eliminação. Nas Tabelas 6-4 e 6-7, vemos que o cloreto é mais básico (e menos nucleofílico) do que o iodeto. Observa-se, de fato, maior proporção de produtos de eliminação com o íon cloreto do que com o íon iodeto. O mecanismo é o da Figura 7-7, com o cloreto atuando como base para remover um próton do carbocátion.

b. A tabela da margem mostra dados das reações que ocorrem quando o composto clorado a seguir dissolve-se em acetona contendo diferentes quantidades de água e azida de sódio, NaN_3:

H_2O %	$[N_3^-]$	RN_3 %	k_{rel}
10	0 M	0	1
10	0,05 M	60	1,5
15	0,05 M	60	7
20	0,05 M	60	22
50	0,05 M	60	*
50	0,10 M	75	*
50	0,20 M	85	*
50	0,50 M	95	*

*Muito rápida para ser medida

$$H_3C{-}C_6H_4{-}CH(Cl){-}C_6H_4{-}CH_3 \xrightarrow{H_2O, NaN_3, \text{acetona}}$$

$$H_3C{-}C_6H_4{-}CH(OH){-}C_6H_4{-}CH_3 + H_3C{-}C_6H_4{-}CH(N_3){-}C_6H_4{-}CH_3$$

Na tabela, H_2O% é a porcentagem de água por volume no solvente; $[N_3^-]$, a concentração inicial de azida de sódio; RN_3%, a porcentagem de azida orgânica na mistura de produtos (o restante é o álcool); e k_{rel}, a constante de velocidade relativa para a reação, derivada a partir da velocidade com que o material de partida é consumido. A concentração inicial do substrato é 0,04 M em todos os experimentos. Responda as seguintes questões:

1. Descreva e explique os efeitos da mudança da porcentagem de H_2O na velocidade de reação e na distribuição dos produtos.
2. Faça o mesmo para o efeito da mudança em $[N_3^-]$. Informações adicionais: as velocidades de reação mostradas são as mesmas quando outros íons – por exemplo, Br^- ou I^- – são usados em vez de azida.

SOLUÇÃO

1. Vamos começar examinando os dados da tabela, mais especificamente as linhas 2 a 5, que comparam as reações na presença de quantidades diferentes de água em uma concentração constante de azida. A velocidade da substituição cresce rapidamente quando a proporção de água aumenta, mas a razão dos dois produtos permanece a mesma: 60% de azida e 40% de álcool. Estes dois resultados sugerem que o único efeito do aumento da porcentagem de água é elevar a polaridade do solvente, acelerando, assim, a ionização inicial do substrato. Mesmo quando a proporção de água é de apenas 10%, ela está em grande excesso e captura o carbocátion o mais rápido possível, em comparação com a velocidade com que o íon azida reage com os mesmos intermediários (Seção 7-2).

2. Observamos nas linhas 1 e 2 da tabela que a velocidade da reação aumenta em cerca de 50% com a adição de NaN_3. Sem outras informações, suporíamos que este efeito fosse uma consequência da ocorrência do mecanismo S_N2. No entanto, se esse fosse o caso, outros ânions deveriam afetar a velocidade de modo diferente. Porém, ficamos sabendo que o brometo e o iodeto, nucleófilos muito mais poderosos, afetam a velocidade de reação exatamente como a azida. Explicaremos esta observação supondo que o deslocamento ocorre inteiramente pelo mecanismo S_N1 e que a adição de íons só afeta a velocidade ao aumentar a polaridade da solução, acelerando a ionização (Seção 7-4).

Nas linhas 5 a 8 da tabela, observa-se que o aumento da concentração de íons azida aumenta a porcentagem do produto que contém azida. Em concentrações mais altas, a azida, um nucleófilo mais eficaz do que a água, compete melhor pela reação com o carbocátion intermediário.

Novas reações

1. **Substituição Bimolecular – S_N2 (Seções 6-2 a 6-9, 7-5)**

Apenas substratos primários e secundários

$$\underset{\text{Deslocamento direto por trás com 100\% de inversão de configuração}}{\overset{H_3C}{\underset{CH_2CH_3}{\overset{|}{\underset{H}{C}}}}-I \xrightarrow{:Nu^-} Nu-\overset{CH_3}{\underset{CH_2CH_3}{\overset{|}{\underset{H}{C}}}} + I^-}$$

2. **Substituição Unimolecular – S_N1 (Seções 7-1 a 7-5)**

Apenas substratos secundários e terciários

$$\underset{\text{Via carbocátion: sistemas quirais são racemizados}}{CH_3-\overset{CH_3}{\underset{CH_3}{\overset{|}{C}}}Br \xrightarrow{-Br^-} CH_3-\overset{CH_3}{\underset{CH_3}{\overset{|}{C^+}}} \xrightarrow{:Nu^-} CH_3-\overset{CH_3}{\underset{CH_3}{\overset{|}{C}}}Nu}$$

3. **Eliminação Unimolecular – E1 (Seção 7-6)**

Apenas substratos secundários e terciários

$$\underset{\text{Via carbocátion}}{CH_3-\overset{CH_3}{\underset{CH_3}{\overset{|}{C}}}Cl \xrightarrow{-Cl^-} CH_3-\overset{CH_3}{\underset{CH_3}{\overset{|}{C^+}}} \xrightarrow{:B^-} \overset{CH_2}{\underset{H_3C\quad CH_3}{\overset{\|}{C}}} + BH}$$

4. **Eliminação Bimolecular – E2 (Seção 7-7)**

$$\underset{\text{Eliminação simultânea do grupo de saída e do próton vizinho}}{CH_3CH_2CH_2I \xrightarrow{:B^-} CH_3CH=CH_2 + BH + I^-}$$

Conceitos importantes

1. Em meio polar, os halogenoalcanos secundários sofrem **substituição unimolecular** lenta, e os terciários, rápida. Quando o solvente serve como nucleófilo, o processo é chamado de **solvólise**.
2. A etapa mais lenta, ou etapa que controla a velocidade de reação, na substituição unimolecular é a dissociação da ligação C—X para formar um **carbocátion** intermediário. A adição de um nucleófilo forte muda o produto, mas não a velocidade de reação.
3. Os carbocátions são estabilizados por **hiperconjugação**: os terciários são os mais estáveis, seguidos pelos secundários. Cátions primários e metila são muito instáveis para se formar em solução.
4. A **racemização** muitas vezes acontece quando a substituição unimolecular ocorre em um carbono quiral.
5. A **eliminação unimolecular** com formação de um alqueno acompanha a substituição em sistemas secundários e terciários.
6. Altas concentrações de uma base forte podem provocar a **eliminação bimolecular**. A expulsão do grupo de saída acompanha a remoção pela base de um hidrogênio de um carbono vizinho. A estereoquímica exige um arranjo conformacional *anti* do hidrogênio em relação ao grupo de saída.
7. A substituição é favorecida por substratos desimpedidos e nucleófilos pequenos e pouco básicos.
8. A eliminação é favorecida por substratos impedidos e nucleófilos volumosos e mais básicos.

Problemas

25. Qual é o principal produto de substituição de cada uma das seguintes reações de solvólise?

(a) $CH_3CBr(CH_3)_2 \xrightarrow{CH_3CH_2OH}$

(b) $(CH_3)_2CBrCH_2CH_3 \xrightarrow{CF_3CH_2OH}$

(c) 1-cloro-1-etil-ciclopentano $\xrightarrow{CH_3OH}$

(d) 1-bromo-1-metil-ciclo-hexil com CH₃ $\xrightarrow{HCOOH}$

(e) $CH_3CCl(CH_3)_2 \xrightarrow{D_2O}$

(f) 1-cloro-1-metil-ciclo-hexano $\xrightarrow{OD}$

26. Para cada reação do Problema 25, escreva um mecanismo completo, etapa por etapa, usando a notação de setas curvas. Mostre cada uma delas *separadamente* e dê as estruturas completas dos produtos de cada etapa antes de passar à próxima.

27. Escreva os dois principais produtos de substituição da reação mostrada na margem. (a) Escreva um mecanismo que explique a formação de cada um. (b) O monitoramento da reação mostra que um *isômero* do composto de partida é um intermediário. Desenhe sua estrutura e explique como ele se forma.

28. Dê os dois principais produtos de substituição da seguinte reação.

$$\text{(projeção de Newman com OSO}_2\text{CH}_3, H_3C, C_6H_5, H_3C, C_6H_5, H) \xrightarrow{CH_3CH_2OH}$$

29. Como as reações do Problema 25 seriam afetadas pela adição de cada uma das seguintes substâncias à mistura de solvólise?

(a) H_2O (b) KI
(c) NaN_3 (d) $CH_3CH_2OCH_2CH_3$ (**Sugestão:** baixa polaridade)

30. Coloque os seguintes carbocátions na ordem decrescente de estabilidade.

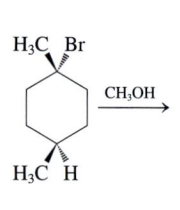

31. Coloque os compostos em cada um dos seguintes grupos na ordem decrescente de velocidade de solvólise em acetona/água.

(a) CH₃CHCH₂CH₂Cl CH₃CHCHCH₃ CH₃CCH₂CH₃
      | | |
      CH₃   CH₃   CH₃
                           | |
                           Cl   Cl

(b) [ciclo-hexil-OC(=O)CH₃]   [ciclo-hexil-Cl]   [ciclo-hexil-OH]

(c) [ciclo-hexil-Br]   [ciclo-hexil-Cl]   [1-cloro-1-metil-ciclo-hexano]

32. Dê os produtos das seguintes reações de substituição. Indique se elas provêm do processo S_N1 ou S_N2. Escreva os mecanismos detalhados de sua geração.

(a) $(CH_3)_2CHOSO_2CF_3 \xrightarrow{CH_3CH_2OH}$

(b) [1-bromo-1-metil-ciclopentano] $\xrightarrow{\text{Excesso } CH_3SH,\ CH_3OH}$

(c) $CH_3CH_2CH_2CH_2Br \xrightarrow{(C_6H_5)_3P,\ DMSO}$

(d) $CH_3CH_2CHClCH_2CH_3 \xrightarrow{NaI,\ \text{acetona}}$

33. Dê os produtos de cada uma das seguintes reações de substituição. Qual delas deveria ocorrer mais rapidamente em um solvente polar aprótico (como a acetona ou o DMSO) do que em um solvente polar prótico (como a água ou o CH_3OH)? Explique sua resposta com base no mecanismo que você espera que opere em cada caso.

(a) $CH_3CH_2CH_2Br\ +\ Na^+\ {}^-CN \longrightarrow$

(b) $(CH_3)_2CHCH_2I\ +\ Na^+\ N_3^- \longrightarrow$

(c) $(CH_3)_3CBr\ +\ HSCH_2CH_3 \longrightarrow$

(d) $(CH_3)_2CHOSO_2CH_3\ +\ HOCH(CH_3)_2 \longrightarrow$

34. Proponha uma síntese de (R)—$CH_3CHN_3CH_2CH_3$ a partir de (R)-2-cloro-butano.

35. Mostramos a seguir duas reações de substituição de (S)-2-bromo-butano. Dê a estereoquímica dos produtos.

(S)-$CH_3CH_2CHBrCH_3 \xrightarrow{HCOH \text{ (O)}}$

(S)-$CH_3CH_2CHBrCH_3 \xrightarrow{HCO^-Na^+,\ DMSO \text{ (O)}}$

36. Proponha uma síntese controlada estericamente para o *cis*-1-acetóxi-3-metil-ciclo-pentano (na margem), a partir de *trans*-1-cloro-3-metil-ciclo-pentano.

cis-1-Acetóxi-3-metil-ciclo-pentano

37. As duas reações aparentemente semelhantes mostradas a seguir dão resultados diferentes.

$CH_3CH_2CH_2CH_2Br \xrightarrow{NaOH,\ CH_3CH_2OH} CH_3CH_2CH_2CH_2OH$

$CH_3CH_2CH_2CH_2Br \xrightarrow{NaSH,\ CH_3CH_2OH} CH_3CH_2CH_2CH_2SH$

cis-1-acetóxi-3--metil-ciclo-pentano

A primeira dá alto rendimento. O rendimento do produto na segunda, entretanto, é diminuído pela formação de $(CH_3CH_2CH_2CH_2)_2S$ em proporção razoável. Discuta a formação deste subproduto usando mecanismos e explique por que ele ocorre no segundo caso mas não no primeiro.

38. Escreva todos os possíveis produtos E1 de cada reação do Problema 25.

39. Formule mecanismos completos, etapa por etapa, de todos os processos E1 que você identificou no Problema 38.

40. Escreva os produtos das seguintes reações de eliminação. Especifique o mecanismo predominante (E1 ou E2) e o escreva em detalhes.

(a) $(CH_3CH_2)_3CBr \xrightarrow{NaNH_2,\ NH_3}$

(b) $CH_3CH_2CH_2CH_2Cl \xrightarrow{KOC(CH_3)_3,\ (CH_3)_3COH}$

(c) cicloexil–CH(Br)–cicloexil $\xrightarrow{\text{Excesso de KOH, } CH_3CH_2OH}$

(d) 1-cloro-1-metil-cicloexano $\xrightarrow{NaOCH_3,\ CH_3OH}$

41. A partir da lista de reagentes (**a**) – (**f**) a seguir, escolha os que têm mais probabilidade de dar principalmente (**i**) reação S_N2 com RX primário; (**ii**) reação E2 com RX primário; (**iii**) reação S_N2 com RX secundário; (**iv**) reação E2 com RX secundário.

(a) $NaSCH_3$ em CH_3OH
(b) $(CH_3)_2CHOLi$ em $(CH_3)_2CHOH$
(c) $NaNH_2$ em NH_3 líquida
(d) KCN em DMSO
(e) 2,2,6,6-tetrametilpiperidina-N-lítio em 2,2,6,6-tetrametilpiperidina
(f) $CH_3CH_2CH_2CO_2Na$ em DMF

42. Prediga o(s) produto(s) principal(ais) que deve(m) se formar a partir da reação entre 1-bromo-butano e cada uma das seguintes substâncias. Qual é o mecanismo de formação de cada um – S_N1, S_N2, E1 ou E2? Se você achar que a reação não ocorre ou é extremamente lenta, escreva "sem reação". Suponha que cada reagente está em grande excesso. O solvente de cada reação é dado.

(a) KCl em DMF
(b) KI em DMF
(c) KCl em CH_3NO_2
(d) NH_3 em CH_3CH_2OH
(e) $NaOCH_2CH_3$ em CH_3CH_2OH
(f) CH_3CH_2OH
(g) $KOC(CH_3)_3$ em $(CH_3)_3COH$
(h) $(CH_3)_3P$ em CH_3OH
(i) CH_3CO_2H

43. Prediga o(s) produto(s) principal(ais) e o(s) mecanismo(s) da reação entre 2-bromo-butano (brometo de *sec*-butila) e cada um dos reagentes do Problema 42.

44. Prediga o(s) produto(s) principal(ais) e o(s) mecanismo(s) da reação entre 2-bromo-2-metil-propano (brometo de *terc*-butila) e cada um dos reagentes do Problema 42.

45. Mostramos a seguir três reações do 2-cloro-2-metil-propano. (**a**) Escreva o produto principal de cada uma delas. (**b**) Compare as velocidades das três reações. Suponha que as polaridades das soluções e a concentração dos reagentes sejam iguais. Explique usando mecanismos.

$(CH_3)_3CCl \xrightarrow{H_2S,\ CH_3OH}$

$(CH_3)_3CCl \xrightarrow{CH_3CO^-K^+,\ CH_3OH}$

$(CH_3)_3CCl \xrightarrow{CH_3O^-K^+,\ CH_3OH}$

46. Dê o(s) produto(s) principal(ais) das seguintes reações. Indique qual(ais) dos seguintes mecanismos está(ão) envolvido(s): S_N1, S_N2, E1 ou E2. Se a reação não ocorrer, escreva "sem reação".

(a) (1-clorometil-1-H-ciclopentano) $\xrightarrow{KOC(CH_3)_3,\ (CH_3)_3COH}$

(b) $CH_3CHFCH_2CH_3 \xrightarrow{KBr,\ acetona}$

(c) $H_3C\underset{H}{\overset{CH_2CH_3}{|}}C-Br \xrightarrow{H_2O}$

(d) iodocicloexano $\xrightarrow{NaNH_2,\ NH_3\ \text{líquida}}$

(e) $(CH_3)_2CHCH_2CH_2CH_2Br \xrightarrow{NaOCH_2CH_3,\ CH_3CH_2OH}$

(f) 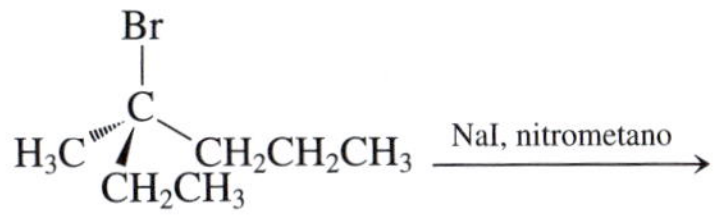
$$H_3C\overset{\overset{Br}{|}}{\underset{\underset{CH_2CH_3}{|}}{C}}CH_2CH_2CH_3 \xrightarrow{NaI,\ nitrometano}$$

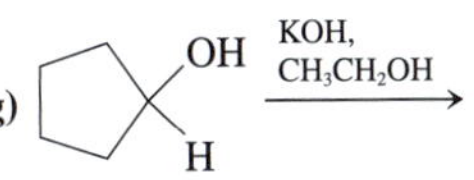

(g) cyclopentanol with OH and H $\xrightarrow{KOH,\ CH_3CH_2OH}$

(h) Cl—⟨cyclohexyl⟩—$CH_2CH_2CH_2Br \xrightarrow{\text{Excesso de}\ KCN,\ CH_3OH}$

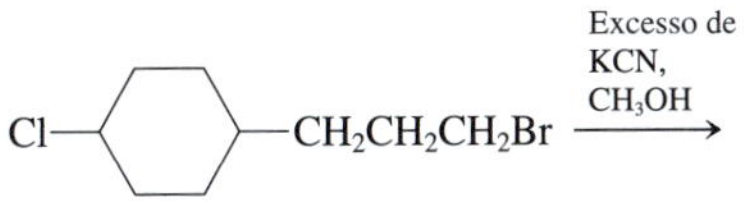

(i) 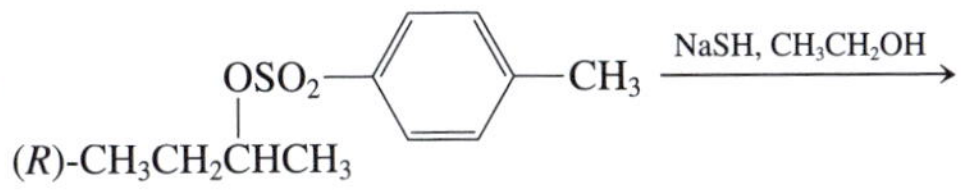 (R)-$CH_3CH_2CHCH_3$—OSO_2—⟨C_6H_4⟩—$CH_3 \xrightarrow{NaSH,\ CH_3CH_2OH}$

(j) 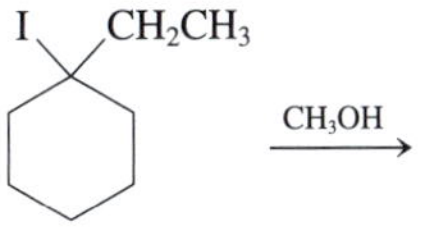 cyclohexane with I and CH_2CH_3 $\xrightarrow{CH_3OH}$

(k) 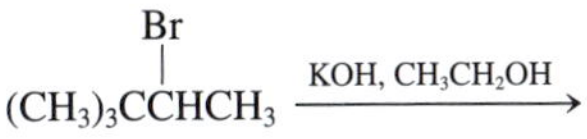 $(CH_3)_3C\overset{\overset{Br}{|}}{C}HCH_3 \xrightarrow{KOH,\ CH_3CH_2OH}$

(l) 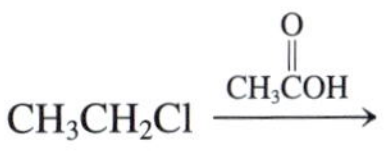 $CH_3CH_2Cl \xrightarrow{CH_3\overset{\overset{O}{\|}}{C}OH}$

47. Complete as lacunas na seguinte tabela com o(s) produto(s) principal(ais) da reação de cada halogenoalcano com os reagentes dados.

Halogenoalcano	Reagente			
	H_2O	$NaSeCH_3$	$NaOCH_3$	$KOC(CH_3)_3$
CH_3Cl				
$CH_3CH_2CH_2Cl$				
$(CH_3)_2CHCl$				
$(CH_3)_3CCl$				

48. Indique o(s) mecanismo(s) principal(ais) (simplesmente especifique S_N1, S_N2, E2 ou E1) necessário(s) para a formação de cada um dos produtos que você escreveu no Problema 47.

49. Indique se cada reação a seguir funcionaria bem, mal ou se não funcionaria. Identifique produtos alternativos, se apropriado.

(a) 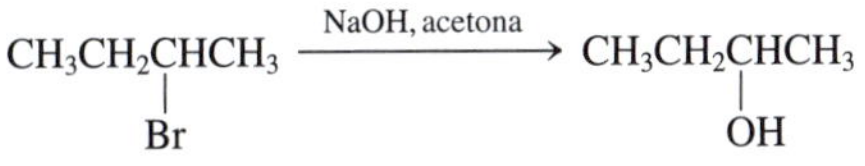 $CH_3CH_2\overset{\overset{}{|}}{\underset{\underset{Br}{|}}{C}}HCH_3 \xrightarrow{NaOH,\ acetona} CH_3CH_2\overset{}{\underset{\underset{OH}{|}}{C}}HCH_3$

(b) $\overset{H_3C}{\underset{}{}}CHCH_2Cl \xrightarrow{CH_3OH} \overset{H_3C}{\underset{}{}}CHCH_2OCH_3$

(c) cyclohexane with H, Cl $\xrightarrow{HCN,\ CH_3OH}$ cyclohexane with H, CN

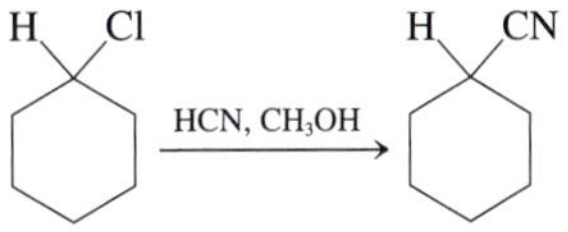

(d) 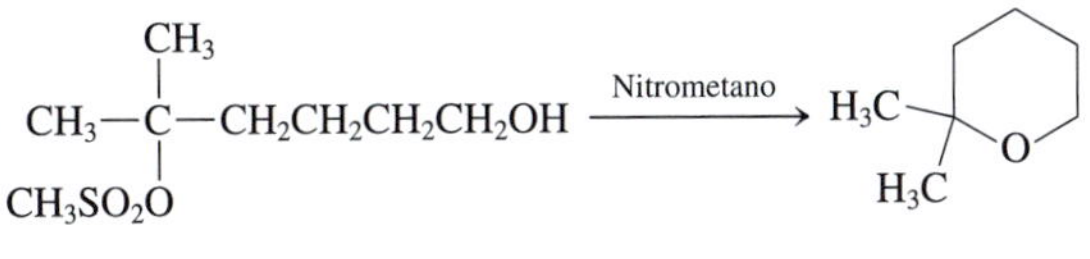 $CH_3-\overset{\overset{CH_3}{|}}{\underset{\underset{CH_3SO_2O}{|}}{C}}-CH_2CH_2CH_2CH_2OH \xrightarrow{Nitrometano} $ tetrahydropyran with two H_3C groups

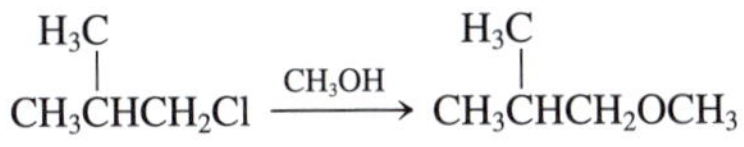

(e) 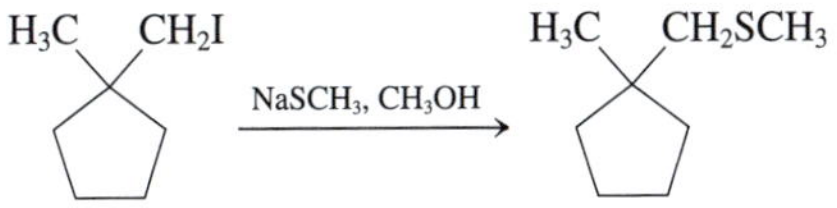 cyclopentane with H_3C, CH_2I $\xrightarrow{NaSCH_3,\ CH_3OH}$ cyclopentane with H_3C, CH_2SCH_3

(f) $CH_3CH_2CH_2Br \xrightarrow{NaN_3,\ CH_3OH} CH_3CH_2CH_2N_3$

(g) $(CH_3)_3CCl \xrightarrow{NaI,\ nitrometano} (CH_3)_3CI$

(h) $(CH_3CH_2)_2O \xrightarrow{CH_3I} (CH_3CH_2)_2\overset{+}{O}CH_3 + I^-$

(i) $CH_3I \xrightarrow{CH_3OH} CH_3OCH_3$

(j) $(CH_3CH_2)_3COCH_3 \xrightarrow{NaBr,\ CH_3OH} (CH_3CH_2)_3CBr$

(k) $CH_3\underset{\underset{CH_3}{|}}{C}HCH_2CH_2Cl \xrightarrow{NaOCH_2CH_3,\ CH_3CH_2OH} CH_3\underset{\underset{CH_3}{|}}{C}HCH=CH_2$

(l) $CH_3CH_2CH_2CH_2Cl \xrightarrow{NaOCH_2CH_3,\ CH_3CH_2OH} CH_3CH_2CH=CH_2$

50. Proponha sínteses para as seguintes moléculas a partir dos compostos de partida indicados. Use outros reagentes ou solventes necessários. Em alguns casos, pode não haver alternativa a não ser usar uma reação que leva a uma mistura de produtos. Se isso acontecer, use os reagentes e as condições que aumentarão ao máximo o rendimento do produto desejado (compare com o Problema 53 no Capítulo 6).

(a) $CH_3CH_2CHICH_3$, a partir de butano
(b) $CH_3CH_2CH_2CH_2I$, a partir de butano
(c) $(CH_3)_3COCH_3$, a partir de metano e 2-metilpropano
(d) Ciclo-hexeno, a partir de ciclo-hexano
(e) Ciclo-hexanol, a partir de ciclo-hexano
(f) [1,3-dithiolane structure], a partir de 1,3-dibromo-propano

51. DESAFIO O [(1-bromo-1-metil)-etil]-benzeno mostrado na margem sofre solvólise em um processo unimolecular, estritamente de primeira ordem. A velocidade de reação para [RBr] = 0,1 M. O RBr em 9:1 acetona:água é 2×10^{-4} mol L^{-1} s^{-1}. **(a)** Calcule a constante de velocidade k a partir destes dados. Qual é produto desta reação? **(b)** Na presença de 0,1 M LiCl, a velocidade aumenta para 4×10^{-4} mol L^{-1} s^{-1}, embora a reação continue sendo estritamente de primeira ordem. Calcule a nova constante de velocidade k_{LiCl} e sugira uma explicação. **(c)** Quando 0,1 M de LiBr substitui LiCl, a velocidade medida *cai* para $1,6 \times 10^{-4}$ mol L^{-1} s^{-1}. Explique esta observação e escreva as equações químicas apropriadas das reações.

52. Neste capítulo, encontramos muitos exemplos de reações de solvólise via S_N1, todas se processando de acordo com o seguinte esquema:

$$R-X \xrightarrow{Velocidade_1 = k_1[RX]} X^- + R^+ \xrightarrow{Velocidade_2 = k_2[R^+][Nu:]} R-\overset{+}{\underset{..}{O}}H_2$$

A perda de um próton dá o produto final. Apesar de existirem evidências consideráveis para a intermediação de um carbocátion, em geral ele não é observado diretamente, porque a reação com um nucleófilo é muito rápida. Recentemente, foram encontrados exemplos de solvólises via S_N1 que dão origem a observações muito incomuns. Um exemplo é

$$CH_3O-C_6H_4-\underset{\underset{H}{|}}{\overset{\overset{Cl}{|}}{C}}-C_6H_4-OCH_3 \xrightarrow{CF_3CH_2OH} CH_3O-C_6H_4-\underset{\underset{H}{|}}{\overset{\overset{OCH_2CF_3}{|}}{C}}-C_6H_4-OCH_3$$

Após a mistura do substrato incolor com o solvente, observa-se imediatamente uma cor vermelho-alaranjada, sinalizando a formação de um carbocátion intermediário. Esta cor desbota ao longo de um período de cerca de um minuto, e a análise da solução revela a presença do produto final em 100% de rendimento. **(a)** Há duas razões para o acúmulo de uma concentração detectável do carbocátion neste caso. Uma é que o carbocátion derivado da dissociação deste substrato específico é excepcionalmente estável (por razões que vamos explorar no Capítulo 22). A outra é que o solvente (2,2,2-trifluoro-etanol) é um nucleófilo extraordinariamente fraco, mesmo em comparação com álcoois comuns, como o etanol. Sugira uma explicação para a fraca nucleofilicidade do solvente. **(b)** O que você pode dizer sobre as velocidades relativas das duas etapas (velocidade$_1$ e velocidade$_2$) e como elas se comparam com o mecanismo de reação S_N1 usual? **(c)** Como o aumento da estabilidade do carbocátion e a diminuição da nucleofilicidade do solvente podem afetar a magnitude relativa da velocidade$_1$ e da velocidade$_2$ em um processo S_N1? **(d)** Escreva o mecanismo completo da reação apresentada.

53. Correlacione cada uma das seguintes transformações com o perfil de reação correto e desenhe as estruturas das espécies que ocorrem em todos os pontos da curva de energia marcados por letras maiúsculas.

$RBr = $ [structure: phenyl-C(CH_3)_2-Br]

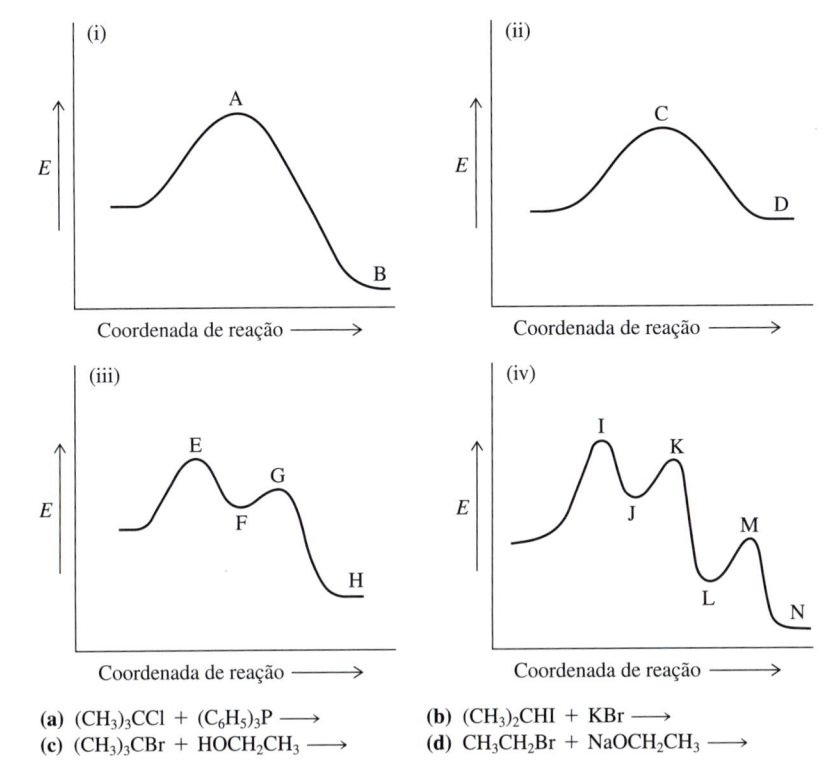

(i) [gráfico com pico A e ponto final B]
(ii) [gráfico com pico C e ponto final D]
(iii) [gráfico com picos E, G e intermediário F, ponto final H]
(iv) [gráfico com picos I, K, M e intermediários J, L, ponto final N]

Coordenada de reação →

(a) $(CH_3)_3CCl + (C_6H_5)_3P \longrightarrow$
(b) $(CH_3)_2CHI + KBr \longrightarrow$
(c) $(CH_3)_3CBr + HOCH_2CH_3 \longrightarrow$
(d) $CH_3CH_2Br + NaOCH_2CH_3 \longrightarrow$

54. Dê a estrutura do produto mais provável da seguinte reação do 4-cloro-4-metil-1-pentanol em solução polar neutra.

$$(CH_3)_2\overset{Cl}{\underset{|}{C}}CH_2CH_2CH_2OH \longrightarrow HCl + C_6H_{12}O$$

Em solução fortemente *básica*, o composto de partida converte-se novamente em uma molécula com fórmula molecular $C_6H_{12}O$, mas com estrutura completamente diferente. Qual? Explique a diferença entre os dois resultados.

55. A seguinte reação pode ocorrer pelos mecanismos E1 ou E2.

$$C_6H_5CH_2\overset{CH_3}{\underset{\underset{CH_3}{|}}{\overset{|}{C}}}Cl \xrightarrow{NaOCH_3,\ CH_3OH} C_6H_5CH=C(CH_3)_2 + C_6H_5CH_2\overset{CH_3}{\underset{|}{C}}=CH_2$$

Em concentração 0,02 M do halogenoalcano, a constante de velocidade para E1 é $k_{E1} = 1,4 \times 10^{-4}$ mol L^{-1} s^{-1} e a constante de velocidade para E2 é $k_{E2} = 1,9 \times 10^{-4}$ mol L^{-1} s^{-1}. (**a**) Qual é o mecanismo de eliminação predominante com 0,5 M de $NaOCH_3$? (**b**) Qual é o mecanismo de eliminação predominante com 2,0 M de $NaOCH_3$? (**c**) Em que concentração de base exatamente 50% do composto inicial reage pela via E1 e 50% pela via E2?

56. O composto a seguir é um exemplo de éster metílico. Os ésteres metílicos reagem com iodeto de lítio para dar sais de carboxilato de lítio. O solvente neste exemplo é a piridina (na margem).

[estrutura: decalina com grupo $-C(=O)OCH_3$] $\xrightarrow[\text{piridina}]{Li^+I^-}$ [estrutura: decalina com grupo $-C(=O)O^-Li^+$] + CH_3I

Piridina

Sugira vários experimentos que permitiriam a determinação do provável mecanismo deste processo.

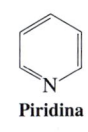

57. DESAFIO Os éteres que contêm o grupo 1,1-dimetil-etila (*terc*-butila) são facilmente clivados com ácido forte diluído, como mostra o exemplo a seguir.

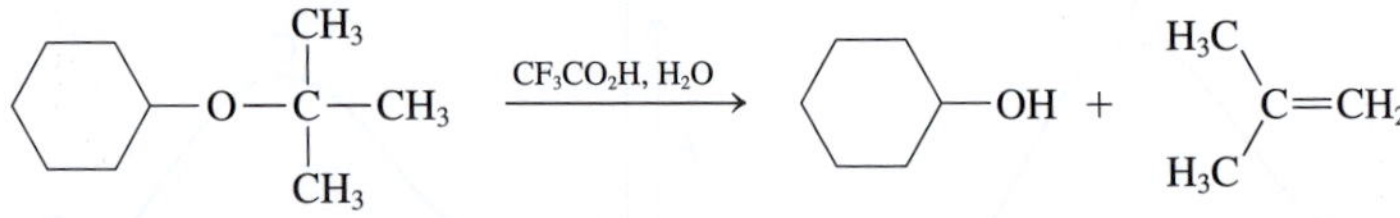

$$\text{Ciclohexil-O-C(CH}_3)_3 \xrightarrow{CF_3CO_2H, H_2O} \text{Ciclohexil-OH} + (CH_3)_2C=CH_2$$

Sugira um mecanismo plausível para este processo. Que papel o ácido forte pode desempenhar?

58. Dê o mecanismo e o produto principal da reação de um halogenoalcano secundário em um solvente polar aprótico com os seguintes nucleófilos. Os valores de pK_a do ácido conjugado do nucleófilo estão entre parênteses.

(a) N_3^- (4,6) (b) H_2N^- (35) (c) NH_3 (9,5)
(d) HSe^- (3,7) (e) F^- (3,2) (f) $C_6H_5O^-$ (9,9)
(g) PH_3 (−12) (h) NH_2OH (6,0) (i) NCS^- (−0,7)

59. A cortisona é um importante agente anti-inflamatório esteroidal. Ela pode ser sintetizada com eficiência a partir do alqueno mostrado aqui.

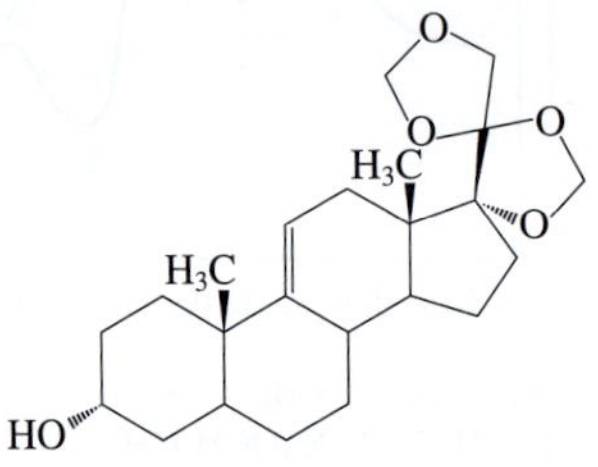

Alqueno 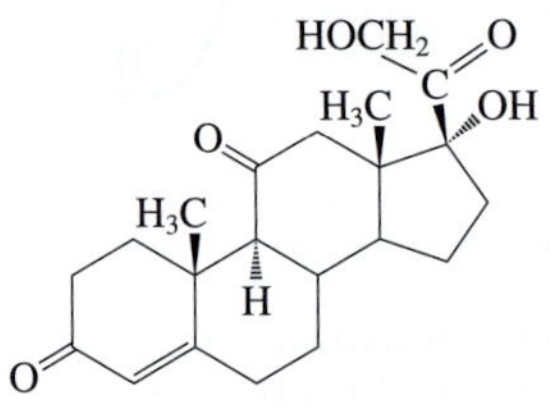   Cortisona

Dos três compostos clorados a seguir, dois dão rendimentos razoáveis do alqueno mostrado anteriormente por eliminação E2 com base, mas o outro não. Qual deles não funciona bem e por quê? Que produto se forma na tentativa de eliminação E2? (**Sugestão:** considere a geometria de cada sistema.)

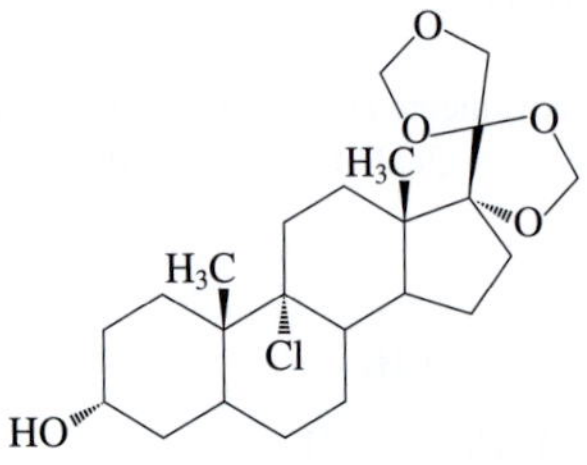

A 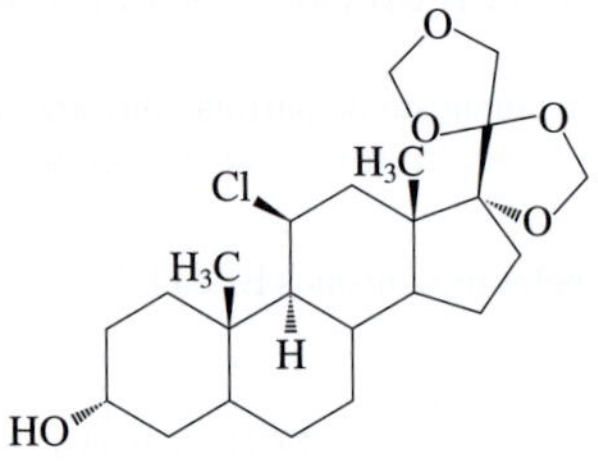   B 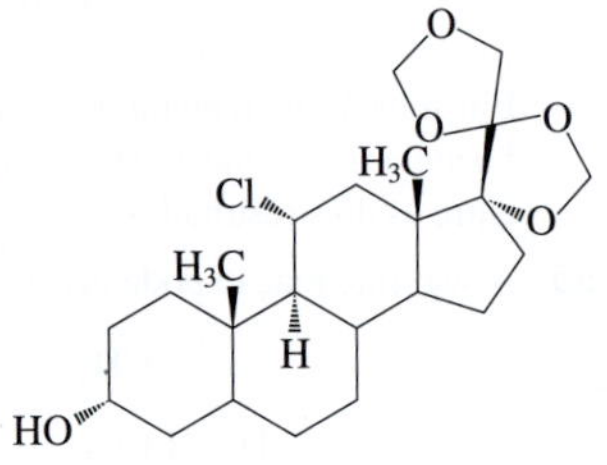   C

60. DESAFIO A química de derivados da *trans*–decalina é interessante porque este sistema de anéis faz parte da estrutura dos esteroides. Faça modelos dos sistemas bromados (i e ii) para ajudá-lo a responder as seguintes questões:

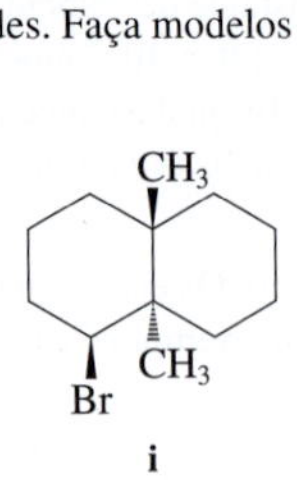

i 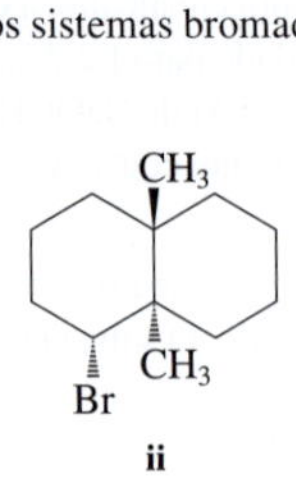   ii

(a) Uma das moléculas sofre reação E2 com $NaOCH_2CH_3$ em CH_3CH_2OH muito mais rapidamente do que a outra. Identifique-a. Explique. (b) Os seguintes análogos deuterados dos sistemas i e ii reagem com bases para dar os produtos mostrados.

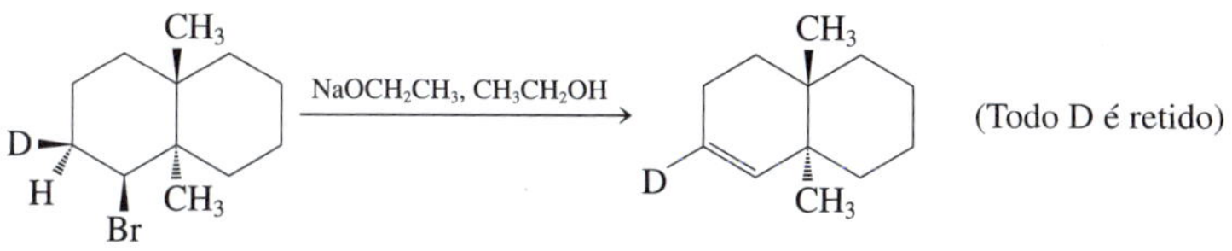

Especifique se ocorreram eliminações *anti* ou *sin*. Desenhe as conformações que as moléculas devem adotar para que ocorra eliminação. A sua resposta para o item (b) ajuda a resolver o item (a)?

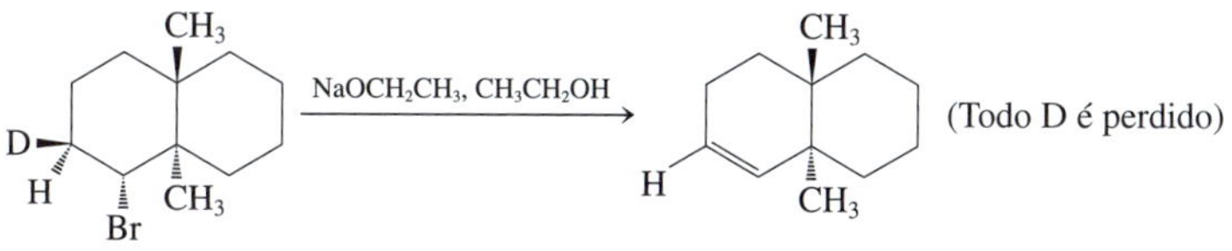

Problema em grupo

61. Considere as reações gerais de substituição–eliminação dos bromoalcanos.

$$R\text{—}Br \xrightarrow{Nu/base} R\text{—}Nu + alqueno$$

Como diferem os mecanismos de reação e a formação de produtos quando a estrutura do substrato e as condições de reação mudam? Para desvendar os detalhes das reações de substituição e eliminação bimolecular e unimolecular, concentre-se no tratamento dos bromoalcanos A até D sob as condições (a) até (e). Divida o problema igualmente entre o grupo de modo que cada um aborde as questões de mecanismos de reação e a distribuição qualitativa de produtos, se existirem. Reúnam-se para discutir suas conclusões e chegar a um consenso. Ao explicar um mecanismo de reação para os demais, use setas curvas para mostrar o fluxo dos elétrons. Indique a estereoquímica dos compostos de partida e dos produtos como *R* ou *S*, conforme o caso.

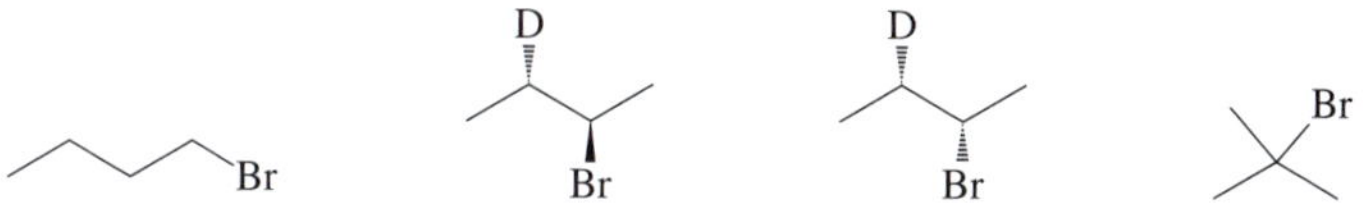

(a) NaN$_3$, DMF   (b) LDA, DMF   (c) NaOH, DMF   (d) CH$_3$CO$^-$Na$^+$, CH$_3$COH   (e) CH$_3$OH

Problemas pré-profissionais

62. Qual dos seguintes halogenoalcanos sofre hidrólise mais rapidamente?

(a) (CH$_3$)$_3$CF   (b) (CH$_3$)$_3$CCl   (c) (CH$_3$)$_3$CBr   (d) (CH$_3$)$_3$CI

63. A reação

$$(CH_3)_3CCl \xrightarrow{CH_3O^-} \underset{H_3C}{\overset{H_3C}{>}}C=CH_2$$

é um exemplo de qual dos seguintes processos?

(a) E1   (b) E2   (c) S$_N$1   (d) S$_N$2

64. Nessa transformação

$$A \xrightarrow{H_2O,\ acetona} CH_3CH_2\underset{OH}{\overset{|}{C}}(CH_3)_2$$

qual é a melhor estrutura para A?

(a) $BrCH_2CH_2CH(CH_3)_2$

(b) $CH_3CH_2\underset{CH_3}{\overset{CH_3}{\overset{|}{\underset{|}{C}}}}Br$

(c) $CH_3CH_2\underset{CH_2Br}{\overset{CH_3}{\overset{|}{\underset{|}{C}H}}}$

(d) $CH_3\underset{Br}{\overset{|}{C}H}CH(CH_3)_2$

65. Qual dos seguintes carbocátions isômeros é o mais estável?

(a) 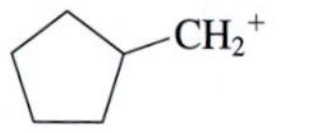 ciclopentil-CH$_2^+$

(b) 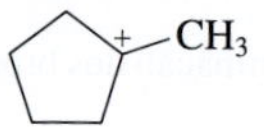 1-metilciclopentil cátion (CH$_3$ no carbono com +)

(c) 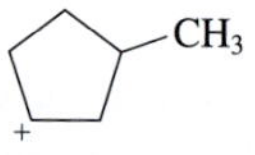 ciclopentil com + no anel, CH$_3$ substituinte

(d) 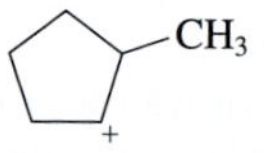 ciclopentil com + no anel, CH$_3$ substituinte

66. Que intermediário de reação está envolvido na seguinte reação?

$$\text{2-Metilbutano} \xrightarrow{Br_2,\ h\nu} \text{2-bromo-3-metil-butano}$$
(não é o produto principal)

(a) Um radical secundário
(b) Um radical terciário
(c) Um carbocátion secundário
(d) Um carbocátion terciário

CAPÍTULO 8

Grupo Funcional Hidroxila: Álcoois

Propriedades, preparação e estratégia de síntese

Qual é o seu primeiro pensamento ao ouvir a palavra "álcool"? Sem dúvida, agradavelmente ou não, o nome se relaciona de alguma forma com o etanol, o álcool das bebidas alcoólicas. A euforia provocada pelo consumo (limitado) do etanol é conhecida e usada propositalmente há milhares de anos. Isso talvez não cause surpresa, porque o etanol é gerado na fermentação natural dos carboidratos. Por exemplo, a adição de levedura a uma solução de açúcar em água provoca a evolução de CO_2 e a formação de etanol.

$$C_6H_{12}O_6 \xrightarrow{\text{Enzimas de leveduras}} 2\ CH_3CH_2OH + 2\ CO_2$$
Açúcar → Etanol

Atualmente, a fermentação é empregada em larga escala para suprir as grandes quantidades de etanol necessárias como fonte renovável do combustível "verde" chamado de bioetanol ou, quando usado como um aditivo de 10% à gasolina, de gasool. Várias matérias-primas, como cana-de-açúcar, milho, gramíneas ("switchgrass") e palha, podem ser convertidas com eficiência a etanol dessa forma (veja o Destaque Químico 3-1). A produção mundial em 2008 foi estimada em 60 bilhões de litros.

O etanol é um membro da vasta família de compostos chamados de **álcoois**, cuja química será abordada neste capítulo. Sabemos, do Capítulo 2, que os álcoois têm esqueletos de carbono e o substituinte OH, o grupo funcional **hidroxila**. Eles podem ser vistos como derivados da água em que um átomo de hidrogênio foi substituído por um grupo alquila. A troca do segundo hidrogênio gera um **éter** (Capítulo 9). A função hidroxila converte-se facilmente em outros grupos

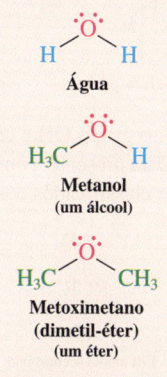

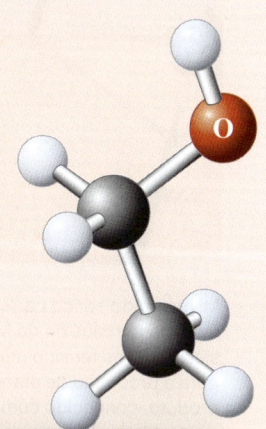

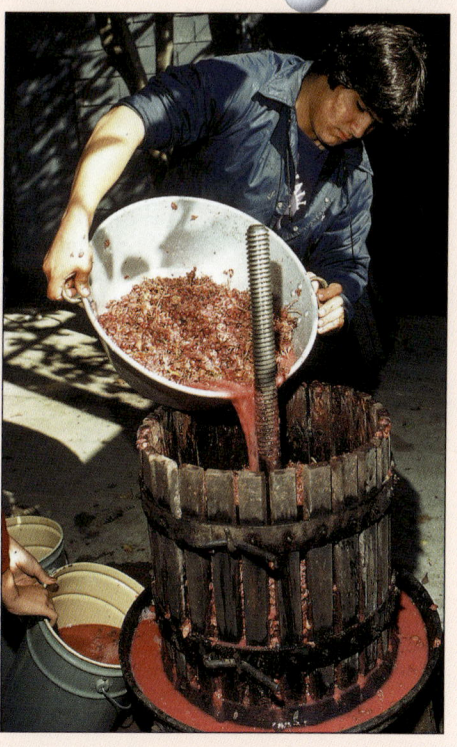

H–Ö–H
Água

H₃C–Ö–H
Metanol
(um álcool)

H₃C–Ö–CH₃
Metoximetano
(dimetil-éter)
(um éter)

A fermentação do suco de uvas espremidas produz etanol no vinho. Nesta foto de Portugal, o processo de fabricação segue a forma tradicional.

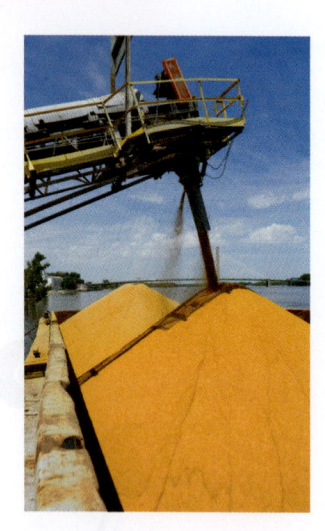

Milho moído sendo carregado em uma barcaça no rio Mississippi após ter sido utilizado para a produção de etanol. Este produto, conhecido como grão de destilaria, é usado como ração comercial para o gado.

funcionais, como as ligações duplas C=C de alquenos (Capítulos 7, 9 e 11) ou as ligações C=O de aldeídos e cetonas (neste capítulo e no Capítulo 17).

Os álcoois são abundantes na natureza e têm estrutura variada (veja, por exemplo, a Seção 4-7). Alguns álcoois simples são usados como solventes, outros participam da síntese de moléculas mais complexas. Eles são um bom exemplo de como os grupos funcionais modelam a estrutura e as funções dos compostos orgânicos.

Nossa discussão inicia-se com a nomenclatura dos álcoois, seguindo-se uma breve descrição das estruturas e de outras propriedades físicas, que serão comparadas com as dos alcanos e halogenoalcanos. Por fim, examinaremos a preparação de álcoois, nosso primeiro estudo de estratégias eficientes de síntese de novos compostos orgânicos.

8-1 Nomenclatura dos álcoois

Como outros compostos, os álcoois podem ter nomes sistemáticos e nomes comuns. A nomenclatura sistemática trata os álcoois como derivados de alcanos. A terminação *–o* dos alcanos é substituída por **–ol.** Assim, um alcano se converte em um **alcanol**. Por exemplo, o álcool mais simples deriva-se do metano: o metanol. O etanol vem do etano, o propanol, do propano, e assim por diante. Em sistemas ramificados mais complexos, o nome do álcool baseia-se na cadeia mais longa *que contém o substituinte OH* – que não é necessariamente a cadeia mais longa na molécula.

Um **metil**-heptan**ol**   Um **metil**propil**octanol**

Para localizar as posições ao longo da cadeia, numera-se cada carbono a partir do átomo mais próximo do grupo OH. Os nomes de outros substituintes da cadeia são adicionados ao nome do alcanol como prefixos. Substituintes alquila complexos são nomeados de acordo com as regras da IUPAC para os hidrocarbonetos (Seção 2-5), e os enantiômeros, de acordo com as regras *R,S* (Seção 5-4). Quando houver mais de um grupo hidroxila na cadeia do alcano, a molécula é chamada de diol, triol e assim por diante.

$\overset{3}{\text{CH}_3}\overset{2}{\text{CH}_2}\overset{1}{\text{CH}_2\text{OH}}$ $\overset{1}{\text{CH}_3}\overset{2}{\text{CH}}\overset{3}{\text{CH}_2}\overset{4}{\text{CH}_2}\overset{5}{\text{CH}_3}$ com OH em C2   (3R)-2,2,5-Trimetil-3-hexanol   1,4-Butanodiol

1-Propanol   **2-Pentanol**   (**3***R*)-**2,2,5-Trimetil-3-hexanol**   **1,4-Butanodiol**

Os álcoois cíclicos são chamados de **cicloalcanóis**. Neles, o carbono ligado ao grupo funcional recebe automaticamente o número 1.

Ciclo-hexanol   **1-Etil-ciclo-pentanol**   *cis*-**3-Cloro-ciclo-butanol**

Ácido (−)-2-hidróxi-propanoico
[ácido (−)-láctico]

Quando nomeado como um substituinte, o grupo OH é chamado de *hidróxi*. Isso ocorre quando um grupo funcional de maior prioridade está presente, como nos ácidos hidroxicarboxílicos. Como os halogenoalcanos, os álcoois podem ser classificados como primários, secundários e terciários.

RCH₂OH   RCR′ com H   RCR′ com R″
Um álcool primário   Um álcool secundário   Um álcool terciário

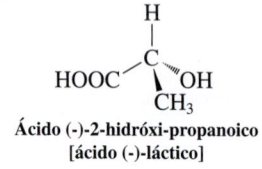

> **EXERCÍCIO 8-1**
>
> Dê as estruturas dos seguintes álcoois. (a) (S)-3-metil-3-hexanol, (b) *trans*-2-bromo-ciclo-pentanol, (c) 2,2-dimetil-1-propanol (álcool neopentílico).

> **EXERCÍCIO 8-2**
>
> Dê nomes aos seguintes compostos.
>
> (a) CH₃CHCH₂CHCH₃ (com CH₃ e OH) (b) CH₃CH₂— ciclo-hexil com OH (c) CH₃CHCHCH₂OH (com Br e Cl)

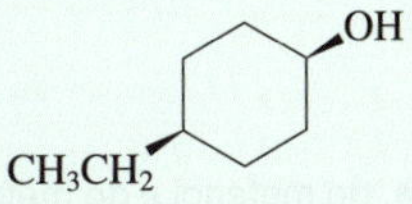

Na nomenclatura comum, o nome do grupo alquila é precedido pela palavra *álcool*, escrita separadamente. Os nomes comuns são encontrados na literatura mais antiga e, embora seu uso seja desaconselhado, devemos reconhecê-los.

CH₃OH — **Álcool metílico**

(CH₃)₂CHOH — **Álcool isopropílico**

(CH₃)₃COH — **Álcool *terc*-butílico**

EM RESUMO, os álcoois podem ser nomeados como alcanóis (IUPAC) ou como álcoois alquílicos. Na nomenclatura IUPAC, o nome deriva da cadeia que contém o grupo hidroxila, a cuja posição dá-se o menor número possível.

8-2 Propriedades estruturais e físicas dos álcoois

O grupo funcional hidroxila modula as características físicas dos álcoois. Ele afeta a estrutura molecular e permite que eles participem de ligações hidrogênio. Como resultado, seus pontos de ebulição e suas solubilidades em água aumentam.

A estrutura dos álcoois lembra a da água

A Figura 8-1 mostra como a estrutura do metanol se parece com a da água e a do metoximetano (dimetil-éter). Em todas elas, os ângulos de ligação refletem o efeito da repulsão dos elétrons e o aumento do volume dos substituintes no oxigênio central. Embora isso não seja estritamente correto (ver Exercício 1-17), você pode imaginar o oxigênio tendo hibridação sp^3, como na amônia e no metano (Seção 1-8), com ângulos de ligação aproximadamente tetraédricos ao redor do heteroátomo. Os dois pares de elétrons livres são, então, colocados nos dois orbitais híbridos sp^3 não ligantes.

A ligação O—H é consideravelmente menor do que a ligação C—H, em parte devido à alta eletronegatividade do oxigênio em relação à do carbono. Lembre-se de que a eletronegatividade (Tabela 1-2) determina quão fortemente os núcleos sofrem a influência dos demais elétrons ao seu redor, incluindo os elétrons de ligação. A ordem de força de ligação é coerente com esse encurtamento das ligações: $DH°_{O-H} = 104$ kcal mol^{-1} (435 kJ mol^{-1}); $DH°_{C-H} = 98$ kcal mol^{-1} (410 kJ mol^{-1}).

A eletronegatividade do oxigênio provoca uma distribuição assimétrica da carga nos álcoois. Este efeito polariza a ligação O—H, dando ao hidrogênio uma carga parcial positiva, e origina um dipolo molecular (Seção 1-3), semelhante ao observado na molécula de água.

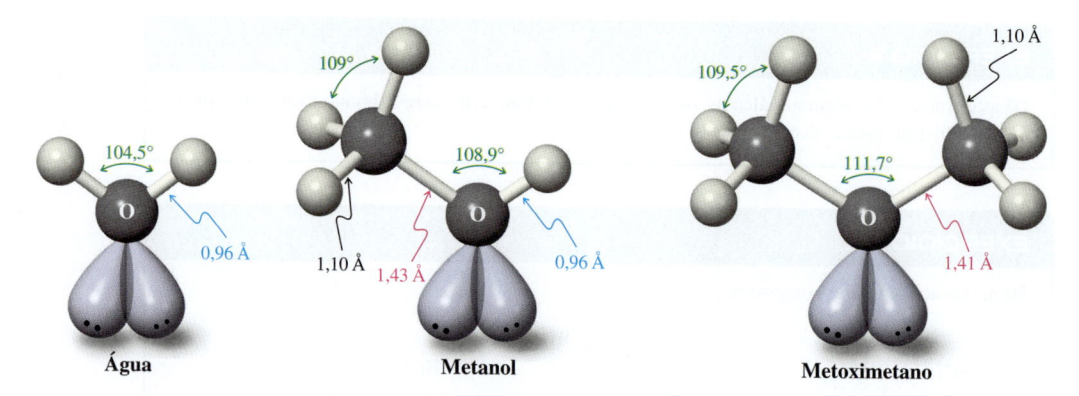

Figura 8-1 Semelhança de estrutura da água, do metanol e do metoximetano.

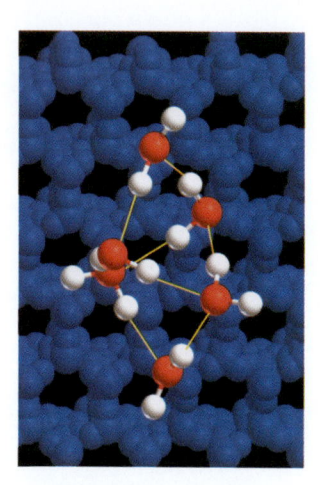

As consequências da polarização podem ser vistas nos mapas de potencial eletrostático da água e do metanol.

Ligação e dipolos moleculares da água e do metanol

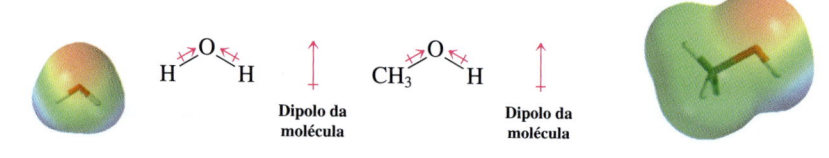

Aglomerados de água na fase gás foram analisados por físico-químicos. Esta imagem (cortesia do Professor Richard Saykally) mostra a estrutura de energia mais baixa do hexâmero da água contra um fundo formado pela estrutura do gelo. As linhas amarelas representam as ligações hidrogênio.

A formação de ligação hidrogênio aumenta o ponto de ebulição e a solubilidade em água dos álcoois

Na Seção 6-1, invocamos a polaridade dos halogenoalcanos para explicar por que seus pontos de ebulição são maiores do que os dos alcanos apolares de mesmo peso molecular. A polaridade dos álcoois é semelhante à dos halogenoalcanos. Isso significa que os pontos de ebulição dos halogenoalcanos e dos álcoois são semelhantes? A inspeção da Tabela 8-1 mostra que não: os álcoois têm pontos de ebulição muito mais altos do que os dos alcanos e halogenoalcanos correspondentes.

A explicação está na ligação hidrogênio. Ligações hidrogênio podem se formar entre os átomos de oxigênio de uma molécula de álcool e os átomos de hidrogênio da hidroxila de outra. Os álcoois têm uma extensa rede dessas interações (Figura 8-2). Embora as ligações hidrogênio sejam

Tabela 8-1 Propriedades físicas de álcoois e halogenoalcanos e alcanos correspondentes selecionados

Composto	Nome IUPAC	Nome comum	Ponto de fusão (°C)	Ponto de ebulição (°C)	Solubilidade em H_2O em 23°C
CH_3OH	Metanol	Álcool metílico	−97,8	65,0	Infinita
CH_3Cl	Clorometano	Cloreto de metileno	−97,7	−24,2	0,74 g/100 mL
CH_4	Metano		−182,5	−161,7	3,5 mL (gás)/100 mL
CH_3CH_2OH	Etanol	Álcool etílico	−114,7	78,5	Infinita
CH_3CH_2Cl	Cloroetano	Cloreto de etila	−136,4	12,3	0,447 g/100 mL
CH_3CH_3	Etano		−183,3	−88,6	4,7 mL (gás)/100 mL
$CH_3CH_2CH_2OH$	1-Propanol	Álcool propílico	−126,5	97,4	Infinita
$CH_3CH_2CH_3$	Propano		−187,7	−42,1	6,5 mL (gás)/100 mL
$CH_3CH_2CH_2CH_2OH$	1-Butanol	Álcool butílico	−89,5	117,3	8,0 g/100 mL
$CH_3(CH_2)_4OH$	1-Pentanol	Álcool pentílico	−79	138	2,2 g/100 mL

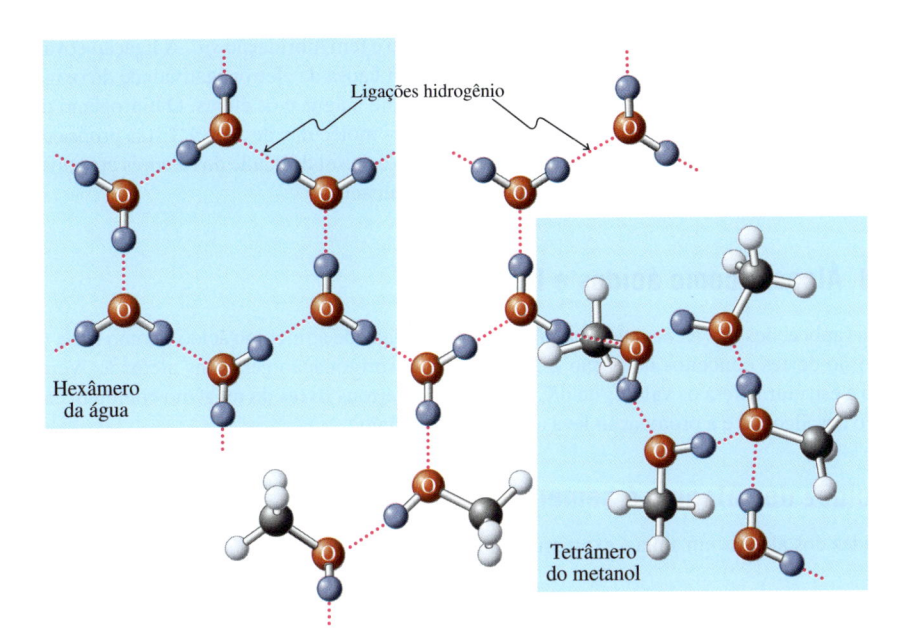

Figura 8-2 Ligações hidrogênio em uma solução de metanol em água. As moléculas formam uma matriz tridimensional complexa da qual mostramos somente uma camada. A água pura (no gelo, por exemplo) tende a se arranjar em unidades cíclicas de hexâmeros (acima, à esquerda). Os álcoois puros menores preferem estruturas cíclicas tetraméricas (abaixo, à direita).

mais longas e mais fracas [$DH° \sim$ 5-6 kcal mol^{-1} (21−25 kJ mol^{-1})] do que as ligações covalentes O—H ($DH°$ 104 kcal mol^{-1}), formam-se tantas delas que suas energias combinadas dificultam a evaporação das moléculas. O resultado é um ponto de ebulição mais alto.

O efeito é ainda mais acentuado na água, que tem dois hidrogênios disponíveis para a ligação hidrogênio (veja a Figura 8-2). Este fenômeno explica por que a água, cujo peso molecular é somente 18, tem o ponto de ebulição em 100°C. Sem essa propriedade, a água seria um gás na temperatura normal. Considerando a importância da água nos organismos vivos, imagine como a ausência do líquido teria afetado o desenvolvimento da vida em nosso planeta.

A ligação hidrogênio nos álcoois e na água é responsável por outra propriedade: muitos álcoois são apreciavelmente solúveis em água (Tabela 8-1). Este comportamento contrasta com o dos alcanos, apolares, que são muito pouco solvatados neste meio. Devido à sua insolubilidade em água, dizemos que os alcanos são **hidrofóbicos** (*hydro*, do grego, água, *phobos*, do grego, medo). O mesmo ocorre com as cadeias alquila. O efeito hidrofóbico tem sua origem em dois fenômenos. Primeiro, a dissolução das cadeias alquila em água requer a quebra da rede de ligações hidrogênio do solvente. Segundo, as cadeias alquila podem se autoagregar por forças de London (Seção 2-6).

Contrastando com o comportamento hidrofóbico dos grupos alquila, o grupo OH e outros substituintes polares, como COOH e NH$_2$, são **hidrofílicos**: eles aumentam a solubilidade em água.

Como os valores da Tabela 8-1 mostram, quanto maior for a cadeia alquila (hidrofóbica) de um álcool, menor é sua solubilidade em água. Ao mesmo tempo, a cadeia alquila aumenta a solubilidade do álcool em solventes apolares (Figura 8-3). A estrutura "semelhante à água" dos álcoois menores, particularmente metanol e etanol, os torna excelentes solventes para compostos polares e até mesmo sais. Não é surpreendente, então, que os álcoois sejam *solventes próticos* populares nas reações S$_N$2 (Seção 6-8).

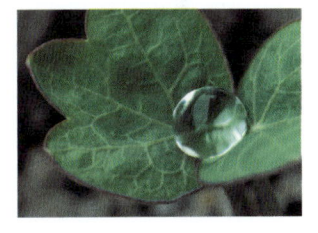

Uma gota de água na superfície hidrofóbica de uma planta.

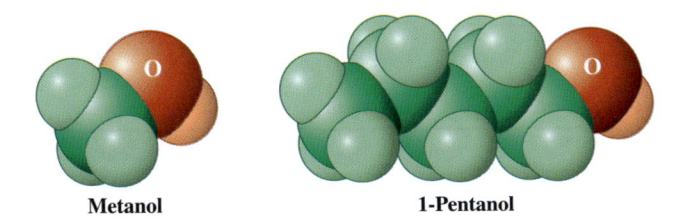

Metanol   **1-Pentanol**

Figura 8-3 Partes hidrofóbicas e hidrofílicas do metanol e do 1-pentanol (modelo em bolas). O grupo funcional polar domina as propriedades físicas do metanol: a molécula é completamente solúvel em água, mas é parcialmente solúvel em hexano. Por outro lado, o aumento do tamanho da parte hidrofóbica no 1-pentanol leva à solubilidade infinita em hexano, mas à solubilidade reduzida em água (Tabela 8-1).

EM RESUMO, o oxigênio de álcoois (e éteres) é tetraédrico e tem hibridação sp^3. A ligação covalente O—H é menor e mais forte do que a ligação C—H. Por causa da eletronegatividade do oxigênio, os álcoois exibem apreciável polaridade molecular, como a água e os éteres. O hidrogênio da hidroxila é capaz de fazer ligações hidrogênio com outras moléculas de álcool. Estas propriedades levam a um aumento substancial dos pontos de ebulição e da solubilidade dos álcoois em solventes polares, em comparação com os alcanos e os halogenoalcanos.

8-3 Álcoois como ácidos e bases

Muitas aplicações dos álcoois dependem de sua capacidade de agir como ácido e como base. (Veja a revisão destes conceitos na Seção 2-2.) Assim, a desprotonação gera íons alcóxido. Veremos como a estrutura afeta os valores de pK_a. Os pares de elétrons livres do oxigênio conferem caráter básico aos álcoois, e a protonação leva a íons alquil-oxônio.

A acidez dos álcoois é semelhante à da água

A acidez dos álcoois em água é expressa pela constante de equilíbrio K.

$$R\ddot{O}-H + H_2\ddot{O} \overset{K}{\rightleftharpoons} R\ddot{O}:^- + H_3O:^+$$
$$\text{Íon alcóxido}$$

Usando a concentração constante da água (55 mol L^{-1}, Seção 2-2), derivamos uma nova constante de equilíbrio K_a.

$$K_a = K[H_2O] = \frac{[H_3O^+][RO^-]}{[ROH]} \text{ mol L}^{-1}, \text{ e } pK_a = -\log K_a$$

A Tabela 8-2 lista os pK_a de vários álcoois. A comparação desses valores com os da Tabela 2-2 dos ácidos minerais e de outros ácidos fortes mostra que os álcoois, como a água, são ácidos muito fracos. Sua acidez é muito maior, entretanto, do que a dos alcanos e halogenoalcanos.

Por que os álcoois são ácidos e os alcanos e halogenoalcanos não? A resposta está na eletronegatividade relativamente forte do oxigênio a que o próton está ligado, que estabiliza a carga negativa do íon alcóxido.

Para deslocar o equilíbrio entre o álcool e o alcóxido na direção da base conjugada, é necessário usar uma base *mais forte* do que o alcóxido formado (ou seja, uma base derivada de um ácido conjugado *mais fraco* do que o álcool, veja também a Seção 9-1). Um exemplo é a reação da amida de sódio, NaNH$_2$, com o metanol para dar metóxido de sódio e amônia.

$$\underset{pK_a = 15,5}{CH_3\ddot{O}-H} + Na^+ \ ^-:\ddot{N}H_2 \overset{K}{\rightleftharpoons} \underset{pK_a = 35}{CH_3\ddot{O}:^- Na^+} + :NH_3$$
$$\qquad\qquad\qquad \text{Amida} \qquad\qquad \text{Metóxido}$$
$$\qquad\qquad\qquad \text{de sódio} \qquad\qquad \text{de sódio}$$

Esse equilíbrio está bem à direita ($K \approx 10^{35-15,5} = 10^{19,5}$), porque o metanol é um ácido muito mais forte do que a amônia ou, dito de outra forma, porque a amida é uma base muito mais forte do que o íon metóxido.

Tabela 8-2 Valores de pK_a de álcoois em água

Composto	pK_a	Composto	pK_a
HOH	15,7	ClCH$_2$CH$_2$OH	14,3
CH$_3$OH	15,5	CF$_3$CH$_2$OH	12,4
CH$_3$CH$_2$OH	15,9	CF$_3$CH$_2$CH$_2$OH	14,6
(CH$_3$)$_2$CHOH	17,1	CF$_3$CH$_2$CH$_2$CH$_2$OH	15,4
(CH$_3$)$_3$COH	18		

Algumas vezes, é suficiente gerar alcóxidos em concentrações inferiores às estequiométricas. Para este fim, podemos adicionar um hidróxido de metal alcalino ao álcool.

$$CH_3CH_2\ddot{\underset{..}{O}}-H + Na^+ \; ^-{:}\ddot{\underset{..}{O}}H \underset{}{\overset{K}{\rightleftharpoons}} CH_3CH_2\ddot{\underset{..}{O}}{:}^- Na^+ + H_2\ddot{\underset{..}{O}}$$

$pK_a = 15{,}9$ $\qquad\qquad\qquad\qquad\qquad pK_a = 15{,}7$

Na presença desta base, aproximadamente metade do álcool permanece na forma de alcóxido, se supormos concentrações equimolares dos materiais de partida. Se o álcool for o solvente (isto é, estiver em grande excesso), entretanto, essencialmente toda a base vai estar na forma de alcóxido.

EXERCÍCIO 8-3

Trabalhando com os conceitos: estimativa do equilíbrio ácido-base

Você quer preparar metóxido de potássio pelo tratamento de metanol com KCN. Este procedimento funcionará?

Estratégia

Precisamos visualizar a reação desejada escrevendo-a. Adicionamos à equação, então, os valores de pK_a dos ácidos em cada lado (consulte as Tabelas 2-2 ou 6-4 e a Tabela 8-2). Se o pK_a do ácido (conjugado), à direita, é 2 unidades maior do que o do metanol, à esquerda, o equilíbrio estará > 99% para a direita ($K > 100$).

Solução

- A reação de equilíbrio e os valores de pK_a associados são

$$CH_3OH + K^+CN^- \rightleftharpoons CH_3O^- K^+ + HCN$$

$pK_a = 15{,}5 \qquad\qquad\qquad pK_a = 9{,}2$

- O pK_a do HCN é 6,3 unidades menor do que o do metanol, logo, ele é um ácido muito mais forte.
- O equilíbrio estará deslocado para a esquerda; $K = 10^{-6{,}3}$. Esta abordagem para preparar metóxido de potássio não funcionará.

EXERCÍCIO 8-4

Tente você

Quais das seguintes bases são suficientemente fortes para desprotonar completamente o metanol? O pK_a do ácido conjugado está entre parênteses.
(a) $CH_3CH_2CH_2CH_2Li$ (50); (b) CH_3CO_2Na (4,7); (c) $LiN[CH(CH_3)_2]_2$ (LDA, 40);
(d) KH (38); (e) CH_3SNa (10).

O impedimento estérico e o efeito indutivo controlam a acidez dos álcoois

A Tabela 8-2 evidencia uma variação de quase um milhão de vezes na acidez dos álcoois. A leitura mais atenta da primeira coluna mostra a redução da acidez (aumento do pK_a) do metanol aos sistemas primários, secundários e terciários.

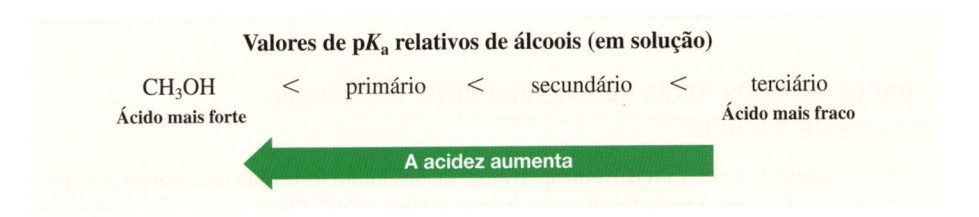

Valores de pK_a relativos de álcoois (em solução)

CH_3OH < primário < secundário < terciário

Ácido mais forte $\qquad\qquad\qquad\qquad\qquad\qquad$ Ácido mais fraco

← A acidez aumenta

Figura 8-4 O íon metóxido, menor, é melhor solvatado do que o íon butóxido terciário, maior. (S = moléculas de solvente)

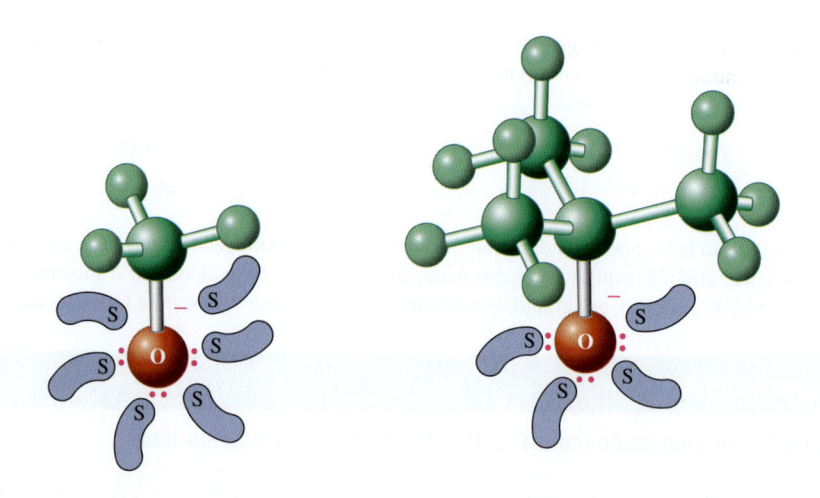

Efeito indutivo do cloreto no 2-cloro-etóxido

$$\overset{\leftarrow}{Cl}-\overset{\leftarrow}{CH_2}-\overset{\leftarrow}{CH_2}-\overset{..}{\underset{..}{O}}:^-$$

← Efeito indutivo aumenta

Esta ordem é atribuída ao impedimento estérico na solvatação e à formação de ligações hidrogênio no alcóxido (Figura 8-4). Como a solvatação e a formação de ligação de hidrogênio estabilizam a carga negativa no oxigênio, a interferência destes processos aumenta o pK_a.

A segunda coluna da Tabela 8-2 mostra outra contribuição para o pK_a dos álcoois: a presença de halogênios aumenta a acidez. Lembre-se de que o carbono da ligação C—X tem polarização positiva como resultado da alta eletronegatividade de X (Seções 1-3 e 6-1). A retirada de elétrons pelo halogênio também contribui para a criação de pequenas cargas positivas em átomos a uma certa distância. Este fenômeno de transmissão de carga, tanto negativa quanto positiva, por meio das ligações σ em uma cadeia de átomos é chamado de **efeito indutivo**. Aqui ele estabiliza a carga negativa do oxigênio do alcóxido por atração eletrostática. O efeito indutivo nos álcoois aumenta com o número de grupos eletronegativos, mas diminui com a distância a partir do oxigênio.

EXERCÍCIO 8-5

Liste os seguintes álcoois em ordem crescente de acidez.

EXERCÍCIO 8-6

Que lado da seguinte reação de equilíbrio é favorecido (suponha concentrações equimolares dos materias de partida)?

$$(CH_3)_3CO^- + CH_3OH \rightleftharpoons (CH_3)_3COH + CH_3O^-$$

Tabela 8-3 Valores de pK_a de quatro álcoois protonados

Composto	pK_a
$CH_3\overset{+}{O}H_2$	−2,2
$CH_3CH_2\overset{+}{O}H_2$	−2,4
$(CH_3)_2CH\overset{+}{O}H_2$	−3,2
$(CH_3)_3C\overset{+}{O}H_2$	−3,8

O par de elétrons livres do oxigênio torna os álcoois fracamente básicos

Os álcoois também são bases relativamente fracas. Ácidos muito fortes são necessários para protonar o grupo OH, conforme indicado pelos baixos valores de pK_a (forte acidez) dos ácidos conjugados, os íons alquil-oxônio (Tabela 8-3). As moléculas que podem ser ácidas ou básicas são chamadas de **anfóteras** (*ampho*, do grego, ambos).

A natureza anfotérica do grupo funcional hidroxila caracteriza a reatividade química dos álcoois. Em ácidos fortes, eles existem como íons alquil-oxônio, em meio neutro, como álcoois, e em bases fortes, como alcóxidos.

Os álcoois são anfóteros

$$R-\overset{+}{\underset{H}{O}}{:}\overset{H}{\underset{}{}} \underset{\text{Base moderada}}{\overset{\text{Ácido forte}}{\rightleftarrows}} R\ddot{O}H \underset{\text{Ácido moderado}}{\overset{\text{Base forte}}{\rightleftarrows}} R\ddot{O}{:}^-$$

Íon alquil-oxônio Álcool Íon alcóxido

EM RESUMO, os álcoois são anfotéricos. Eles são ácidos, devido à eletronegatividade do oxigênio, e convertem-se em alcóxidos por bases fortes. Em solução, o impedimento estérico das ramificações inibe a solvatação do alcóxido e aumenta o pK_a do álcool correspondente. Substituintes que retiram elétrons, próximos do grupo funcional, diminuem o pK_a por efeito indutivo. Os álcoois também são fracamente básicos e podem ser protonados por ácidos fortes para gerar íons alquil-oxônio.

8-4 Fontes industriais de álcoois: monóxido de carbono e eteno

Voltemo-nos, agora, para a preparação dos álcoois. Começamos nesta seção com métodos de especial importância na indústria. As seções subsequentes mostram os procedimentos mais usados nos laboratórios de sínteses para introduzir o grupo hidroxila em diversas moléculas orgânicas.

O metanol é preparado na escala de muitos milhões de toneladas a partir de uma mistura de CO e H_2 sob pressão chamada de **gás de síntese**. A reação usa um catalisador de cobre, óxido de zinco e óxido de cromo(III).

$$CO + 2\,H_2 \xrightarrow{\text{Cu–ZnO–Cr}_2\text{O}_3,\ 250°C,\ 50–100\ \text{atm}} CH_3OH$$

A mudança do catalisador para ródio ou rutênio leva ao 1,2-etanodiol (etilenoglicol), um produto químico industrial importante que é o principal componente dos fluidos anticongelantes usados nos automóveis.

$$2\,CO + 3\,H_2 \xrightarrow{\text{Rh ou Ru, pressão, calor}} \underset{\text{1,2-Etanodiol (etilenoglicol)}}{\underset{OH\quad OH}{CH_2-CH_2}}$$

Outras reações que permitiriam a formação seletiva de um dado álcool a partir do gás de síntese são o foco de muitas pesquisas, porque o gás de síntese é facilmente obtido pela gaseificação do carvão ou de outra biomassa na presença de água ou pela oxidação parcial do metano.

$$\text{Carvão} \xrightarrow{\text{Ar, H}_2\text{O, }\Delta} x\,CO + y\,H_2 \xleftarrow{\text{Ar}} CH_4$$

O metanol produzido a partir de gás de síntese custa apenas cerca de US$ 0,26 por litro e como seu conteúdo calorífico é alto [182,5 kcal mol^{-1} (763,6 kJ mol^{-1}); compare os valores da Tabela 3-7], ele se tornou a base de uma estratégia de biocombustíveis. Um desenvolvimento importante foi a célula de combustível a metanol, em que os elétrons liberados mediante a conversão do metanol em CO_2 são usados em carros e aparelhos eletrônicos, como telefones celulares, computadores portáteis, e em pequenas unidades geradoras de energia para uso doméstico.

O etanol é preparado em grandes quantidades pela fermentação de açúcares (veja a abertura do capítulo) ou pela hidratação do eteno (etileno) catalisada pelo ácido fosfórico. A hidratação (e outras reações de adição) de alquenos será vista em detalhes no Capítulo 12.

$$CH_2{=}CH_2 + HOH \xrightarrow{\text{H}_3\text{PO}_4,\ 300°C} \underset{H\quad OH}{CH_2-CH_2}$$

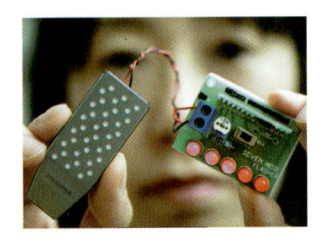

A menor célula combustível a metanol do mundo.

EM RESUMO, a preparação industrial do metanol e do 1,2-etanodiol é feita pela redução de monóxido de carbono com hidrogênio. O etanol é preparado por fermentação ou pela hidratação de eteno (etileno) catalisada por ácido.

8-5 Síntese de álcoois por substituição nucleofílica

Podemos preparar álcoois em uma escala menor do que a industrial a partir de muitos compostos de partida. Por exemplo, a conversão de halogenoalcanos em álcoois via S_N2 e S_N1 com hidróxidos e água, respectivamente, como nucleófilos foram descritas nos Capítulos 6 e 7. No entanto, estes métodos não são tão usados como se poderia pensar, porque os halogenetos necessários somente são acessíveis a partir dos álcoois correspondentes (Capítulo 9). Eles também sofrem os inconvenientes usuais da substituição nucleofílica: a eliminação bimolecular pode ser uma reação lateral importante nos sistemas com impedimento estérico e os halogenoalcanos terciários formam carbocátions que podem sofrer reações E1. Alguns desses inconvenientes são contornados pelo uso de solventes polares apróticos (Tabela 6-5).

Álcoois por substituição nucleofílica

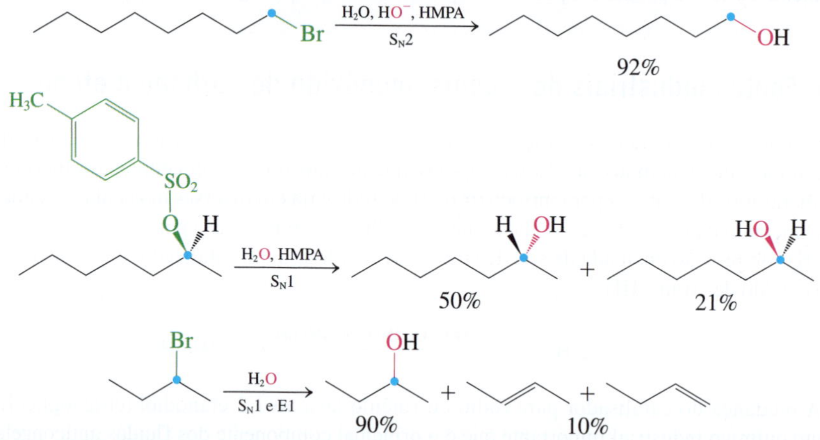

EXERCÍCIO 8-7

Mostre como converter os seguintes halogenoalcanos em álcoois. (a) Bromoetano; (b) clorociclo-hexano; (c) 3-cloro-3-metil-pentano.

Um modo de contornar o problema da eliminação nas reações S_N2 de nucleófilos oxigenados com substratos secundários ou primários ramificados com impedimento estérico é o uso de equivalentes funcionais da água menos básicos, como o acetato (Seção 6-8). O resultado é um acetato de alquila (um éster) que pode, depois, ser convertido no álcool desejado com hidróxido em água. Veremos essa reação, conhecida como *hidrólise dos ésteres*, no Capítulo 20.

Álcoois a partir de halogenoalcanos via substituição de acetato – hidrólise

Etapa 1. Formação do acetato (reação S_N2)

1-Bromo-3-metil-pentano

Acetato de 3-metil-pentila (um éster)

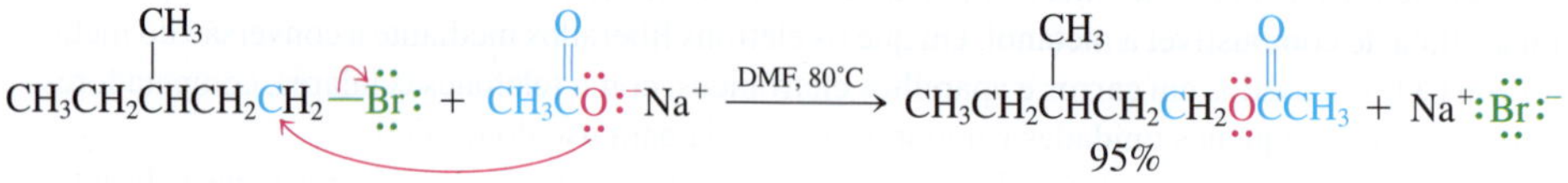

Etapa 2. Conversão em álcool (hidrólise de éster)

$$\underset{}{\text{CH}_3\text{CH}_2\overset{\overset{\text{CH}_3}{|}}{\text{CH}}\text{CH}_2\text{CH}_2\ddot{\text{O}}\!\!+\!\!\overset{\overset{\text{O}}{\|}}{\text{C}}\text{CH}_3} + \text{Na}^+ \ ^-\text{OH} \xrightarrow[-\text{CH}_3\overset{\text{O}}{\underset{\|}{\text{C}}}\text{O}^-\text{Na}^+]{\text{H}_2\text{O}} \underset{\substack{85\% \\ \text{3-Metil-1-pentanol}}}{\text{CH}_3\text{CH}_2\overset{\overset{\text{CH}_3}{|}}{\text{CH}}\text{CH}_2\text{CH}_2\ddot{\text{O}}\text{H}}$$

EM RESUMO, os álcoois podem ser preparados a partir de halogenoalcanos por substituição nucleofílica, desde que o halogenoalcano seja facilmente disponível e que não haja interferência de reações laterais, como a eliminação.

8-6 Síntese de álcoois: relação de oxidação-redução entre álcoois e compostos carbonilados

Esta seção descreve uma importante síntese de álcoois: a redução de aldeídos e cetonas. Mais tarde, veremos que os aldeídos e as cetonas podem ser convertidos em álcoois pela adição de reagentes organometálicos, com a formação de uma nova ligação carbono-carbono. Devido a esta versatilidade dos aldeídos e cetonas em sínteses, ilustraremos também sua preparação pela oxidação de álcoois.

Oxidação e redução têm significados especiais na química orgânica

Reconhecemos de imediato os processos inorgânicos de oxidação e redução como correspondentes à perda e ao ganho de elétrons, respectivamente. No caso dos compostos orgânicos, nem sempre é claro se elétrons estão sendo ganhos ou perdidos em uma reação. Por isso, os químicos orgânicos acham mais útil definir a oxidação e a redução com outros termos. Um processo que adiciona átomos eletronegativos, como halogênio ou oxigênio, ou remove hidrogênio a partir de uma molécula é uma **oxidação**. Por outro lado, a remoção de halogênio ou oxigênio ou a adição de hidrogênio é definida como **redução**. Você pode visualizar facilmente esta definição na oxidação etapa por etapa do metano, CH_4, em dióxido de carbono, CO_2.

Oxidação etapa por etapa de CH_4 a CO_2

$$CH_4 \xrightarrow{+O} CH_3OH \xrightarrow{-2H} H_2C=O \xrightarrow{+O} H\overset{\overset{O}{\|}}{C}OH \xrightarrow{-2H} O=C=O$$

Esta definição de uma relação oxidação-redução permite ligar os álcoois aos aldeídos e cetonas. A adição de dois átomos de hidrogênio à ligação dupla de um grupo carbonila é a redução ao álcool correspondente. Os aldeídos dão álcoois primários, e as cetonas, álcoois secundários. O processo inverso, a remoção de hidrogênio para formar compostos carbonilados, é um exemplo de oxidação. Juntos, estes processos são chamados de **reações redox**.

A relação redox entre álcoois e compostos carbonilados

$$\underset{\text{Aldeído}}{\overset{R}{\underset{H}{>}}C=O} \underset{\text{Oxidação}}{\overset{\text{Redução}}{\rightleftharpoons}} \underset{\substack{\text{Álcool} \\ \text{primário}}}{R-\overset{\overset{H}{|}}{\underset{\underset{H}{|}}{C}}-O-H} \qquad \underset{\text{Cetona}}{\overset{R}{\underset{R'}{>}}C=O} \underset{\text{Oxidação}}{\overset{\text{Redução}}{\rightleftharpoons}} \underset{\substack{\text{Álcool} \\ \text{secundário}}}{R-\overset{\overset{H}{|}}{\underset{\underset{R'}{|}}{C}}-O-H}$$

Como esses processos são realizados em laboratório? O restante desta seção apresenta os métodos mais comuns de redução de compostos carbonilados e de oxidação de álcoois.

DESTAQUE QUÍMICO 8-1

Oxidação e redução biológica

Nos sistemas biológicos, os álcoois são metabolizados por oxidação a compostos carbonilados. O etanol, por exemplo, converte-se em acetaldeído pela ação do agente oxidante catiônico *nicotinamida-adenina-dinucleotídeo* (abreviado como NAD$^+$, veja o Destaque Químico 25-2). O processo é catalisado pela enzima *álcool desidrogenase*. (A enzima também catalisa o processo inverso, a redução de aldeídos e cetonas a álcoois, veja os Problemas 58 e 59 no final deste capítulo.) Quando os dois enantiômeros do 1-deutero-etanol são submetidos à enzima, a oxidação bioquímica é estereoespecífica: o NAD$^+$ remove somente o hidrogênio em C1, marcado pela seta na primeira reação a seguir (Destaque Químico 25-2).

Outros álcoois são oxidados bioquimicamente de modo semelhante. A toxicidade relativamente alta do metanol ("álcool de madeira") deve-se em grande parte à sua oxidação a formaldeído, que interfere em um sistema responsável pela transferência de fragmentos de um carbono entre sítios nucleofílicos nas biomoléculas.

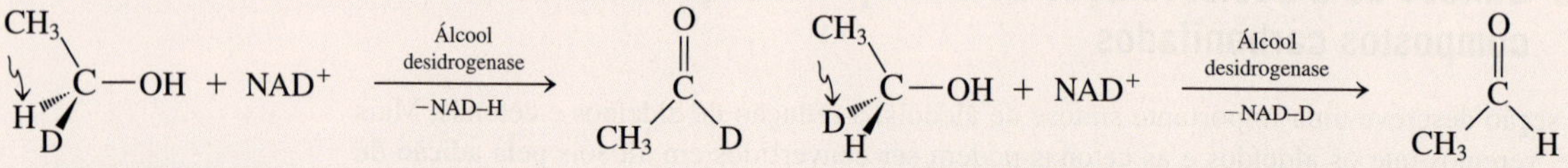

A propriedade dos álcoois de sofrer oxidação enzimática os torna importantes estações retransmissoras no metabolismo. Uma das funções da degradação metabólica dos alimentos que comemos é a "queima" controlada (isto é, a combustão, veja a Seção 3-10) para liberar o calor e a energia química de que precisamos para que nossos corpos funcionem. Outra função é a introdução seletiva de certos grupos, especialmente grupos hidroxila, em partes não funcionalizadas das moléculas – em outras palavras, em substituintes alquila. Este processo é chamado de hidroxilação. As proteínas *citocromos* são biomoléculas essenciais que ajudam a realizar essa tarefa. Estas moléculas ocorrem em quase todas as células vivas e surgiram há cerca de 1,5 bilhão de anos, antes do desenvolvimento de plantas e animais como espécies separadas. O citocromo P-450 (veja a Seção 22-9) usa O$_2$ para realizar a hidroxilação direta de moléculas orgânicas. No fígado, este processo serve para desintoxicar o corpo de substâncias estranhas a ele (xenobióticas), muitas das quais são remédios que tomamos. Com frequência, o efeito principal da hidroxi-

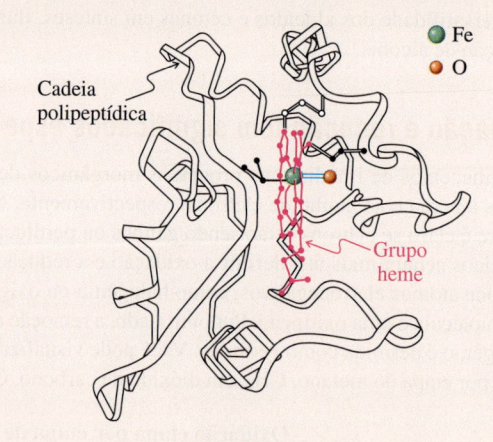

Os álcoois podem ser formados pela redução por hidreto de um grupo carbonila

Conceitualmente, a maneira mais fácil de reduzir a um grupo carbonila seria adicionar hidrogênio, H—H, à ligação dupla carbono-oxigênio diretamente. Embora isso possa ser feito, altas pressões e catalisadores especiais são necessários. A maneira mais conveniente é um processo polar, no qual o íon hidreto, H:$^-$, e um próton, H$^+$, são adicionados à ligação dupla de maneira simultânea ou sequencial. O resultado final é o mesmo, porque H:$^-$ + H$^+$ = H—H. Como isso funciona na prática?

Os elétrons do grupo carbonila não se distribuem igualmente entre os dois átomos da ligação. Como o oxigênio é mais eletronegativo do que o carbono, o carbono do grupo carbonila é eletrofílico, e o oxigênio, nucleofílico. Esta polarização pode ser representada por uma forma de ressonância com separação de cargas (Seção 1-5). Isso é visto no mapa de potencial eletrostático do formaldeído, H$_2$C=O, na margem.

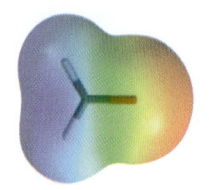

Formaldeído

Caráter polar da função carbonila

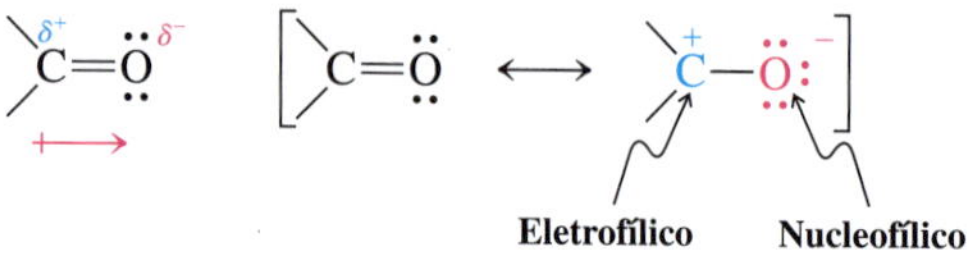

lação é simplesmente aumentar a solubilidade em água, acelerando, assim, a excreção de um fármaco e prevenindo sua acumulação em níveis tóxicos.

A hidroxilação *seletiva* é importante na síntese de esteroides (Seção 4-7). Por exemplo, a progesterona converte-se em cortisol por hidroxilação tripla em C17, C21 e C11. A proteína não só seleciona posições específicas como alvo para a introdução de grupos funcionais com completa estereosseletividade, mas também controla a sequência com que estas reações acontecem. Você terá uma vaga ideia da origem dessa seletividade ao examinar o modelo do citocromo mostrado na página anterior.

O sítio ativo é um átomo de Fe preso firmemente por uma ligação muito forte com o grupo heme (veja a Seção 26-8) embebido em uma cadeia de polipeptídeo (proteína). O Fe se liga a O_2 para gerar a espécie Fe—O_2, que é então reduzida a H_2O e Fe=O. Este óxido reage como um radical (Seção 3-4) com uma unidade R—H, conforme mostrado, produzindo um intermediário Fe—OH na presença de R·. O carbono que contém o radical então abstrai OH para produzir o álcool.

Progesterona

↓ Citocromo P-450, O_2

Cortisol

$$Fe^{3+} \xrightarrow{+e, O_2} Fe^{3+}-O_2^- \xrightarrow{+e} Fe^{3+}-O_2^{2-}$$

$$\xrightarrow{2H^+}_{-H_2O} [Fe^{3+}=O \longleftrightarrow \cdot Fe^{4+}-O\cdot]$$

$$\xrightarrow{RH} [Fe^{3+}-OH + R\cdot] \longrightarrow Fe^{3+} + ROH$$

O ambiente estérico e eletrônico criado pelo envoltório do polipeptídeo permite que substratos, como a progesterona, abordem o sítio ativo do ferro somente em orientações muito específicas, levando à oxidação apenas em determinadas posições, como C17, C21 e C11.

Portanto, deve ser possível adicionar hidreto ao carbono e próton ao oxigênio, desde que os reagentes adequados contendo hidrogênio nucleofílico estejam disponíveis. Tais reagentes são boro-hidreto de sódio, $Na^+{}^-BH_4$, e hidreto de alumínio e lítio, $Li^+{}^-AlH_4$. Os ânions nestas espécies são eletrônica e estruturalmente semelhantes ao metano (veja o Problema 1-23), mas como o boro e o alumínio estão à esquerda do carbono na Tabela Periódica (Tabela 1-1), os ânions têm carga negativa. Portanto, os hidrogênios são "hidrídicos" e capazes de atacar o carbono da carbonila, transferindo seu par de elétrons de ligação para gerar um íon alcóxido. Você pode ver esta transformação ao deslocar os elétrons da ligação B—H para o oxigênio da carbonila (na margem). Em um processo separado (ou simultâneo), ocorre protonação do oxigênio pelo solvente (álcool, no caso de $NaBH_4$) ou pelo tratamento final com água (no caso de $LiAlH_4$).

Reduções gerais por hidreto de aldeídos e cetonas a álcoois

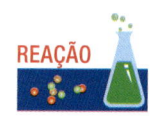

$$\underset{R}{\overset{O}{\underset{\|}{C}}}-H + NaBH_4 \xrightarrow{CH_3CH_2OH} R-\underset{H}{\overset{OH}{\underset{|}{C}}}-H$$

$$\underset{R}{\overset{O}{\underset{\|}{C}}}-R' + LiAlH_4 \xrightarrow{(CH_3CH_2)_2O} \xrightarrow{\text{tratamento com } H_2O} R-\underset{H}{\overset{OH}{\underset{|}{C}}}-R'$$

MECANISMO ANIMADO: Redução do pentanal com boro-hidreto de sódio

Química Orgânica

Nota: a redução da ciclobutanona apresenta uma convenção simples que descreve as várias etapas em sequência. Na etapa 1, o composto de partida reage com LiAlH$_4$ em etóxietano (dietil-éter). Na etapa 2, o produto desta transformação reage com ácido diluído. É importante compreender esta convenção e usá-la corretamente. Por exemplo, a mistura dos reagentes de 1 e 2 causaria hidrólise violenta do LiAlH$_4$.

Exemplos de reduções por hidreto de aldeídos e cetonas a álcoois

$$CH_3CH_2CH_2CH_2\overset{O}{\underset{}{C}}H \xrightarrow{\underset{CH_3CH_2OH}{NaBH_4,}} CH_3CH_2CH_2CH_2\overset{OH}{\underset{H}{C}}H$$

Pentanal → 1-Pentanol (85%)

Ciclobutanona $\xrightarrow[\text{2. H}^+,\text{H}_2\text{O}]{\text{1. LiAlH}_4,\,(CH_3CH_2)_2O^*}$ Ciclobutanol (90%)

EXERCÍCIO 8-8

Escreva todos os produtos esperados da redução com NaBH$_4$ dos seguintes compostos. (**Sugestão:** lembre-se da possibilidade de estereoisomeria.)

(a) $CH_3\overset{O}{\underset{}{C}}CH_2CH_2CH_3$ (b) $CH_3CH_2\overset{O}{\underset{}{C}}CH_2CH_3$ (c) $CH_3CH_2\overset{O}{\underset{}{C}}\overset{CH_3}{\underset{H}{C}}CH_2CH_3$

EXERCÍCIO 8-9

Devido à repulsão dos elétrons, o ataque nucleofílico à função carbonila não ocorre perpendicularmente (ângulo de 90°) à ligação π, mas em um ângulo de 107° em relação ao oxigênio com polarização negativa. Consequentemente, o nucleófilo se aproxima do carbono que vai reagir em uma posição relativamente próxima dos substituintes. Por esta razão, as reduções com hidretos podem ser estereosseletivas, com o hidrogênio atacando o lado menos impedido da molécula de substrato. Preveja a estereoquímica do tratamento do composto **A** com NaBH$_4$. (**Sugestão:** desenhe a forma cadeira de **A**.)

A

Por que não usar reagentes mais simples, como LiH ou NaH (Seção 1-3), nessas reduções? A razão é a basicidade reduzida do hidreto na forma de BH$_4^-$ e AlH$_4^-$, bem como a maior solubilidade dos reagentes de B e de Al em solventes orgânicos. Por exemplo, o íon hidreto livre é uma base forte que é imediatamente protonada em solventes próticos [veja o Exercício 8-4 (d)], mas quando ligado ao boro em BH$_4^-$, sua reatividade torna-se consideravelmente moderada, o que permite o uso de NaBH$_4$ em solventes como o etanol. Neste meio, o reagente doa hidretos ao carbono da carbonila com protonação simultânea do oxigênio da carbonila pelo solvente. O etóxido gerado a

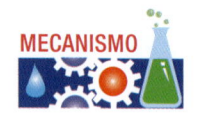

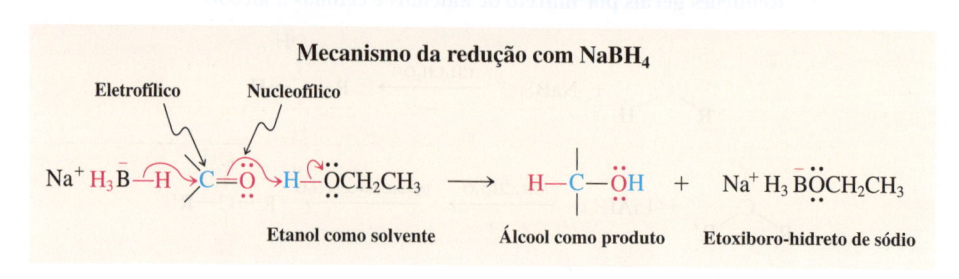

MECANISMO

Mecanismo da redução com NaBH$_4$

Eletrofílico   Nucleofílico

$$Na^+\ H_3\bar{B}{-}H\ \curvearrowright\ C{=}\ddot{O}\ \curvearrowleft\ H{-}\ddot{O}CH_2CH_3 \longrightarrow H{-}C{-}\ddot{O}H\ +\ Na^+\ H_3\bar{B}OCH_2CH_3$$

Etanol como solvente → Álcool como produto + Etoxiboro-hidreto de sódio partir do etanol combina-se com o BH$_3$ resultante (que é deficiente em elétrons, com 6 elétrons, veja a Seção 1-8), para dar etoxiboro-hidreto.

O etoxiboro-hidreto, por sua vez, pode atacar mais três substratos carbonilados até que tenham sido usados todos os hidretos do reagente original. Como resultado, um equivalente de boro-hidreto é capaz de reduzir *quatro* equivalentes de aldeído, ou cetona, a álcool. No fim, o reagente de boro converte-se em tetraetoxiborato, $^-$B(OCH$_2$CH$_3$)$_4$.

O hidreto de alumínio e lítio é mais reativo do que o boro-hidreto de sódio (e, portanto, menos seletivo, veja a Seção 8-7 e capítulos posteriores). Como Al é menos eletronegativo (mais eletropositivo) do que B (Tabela 1-2), os hidrogênios de $^-$AlH$_4$ estão ligados menos fortemente ao metal e são mais negativamente polarizados. Eles são, portanto, muito mais básicos (e mais nucleofílicos) e são vigorosamente atacados pela água e pelos álcoois para dar o gás hidrogênio. Logo, as reduções utilizando hidreto de alumínio e lítio são conduzidas em solventes apróticos, como o etóxietano (dietil-éter).

Reação de hidreto de alumínio e lítio com solventes próticos

$$\text{LiAlH}_4 + 4\ \text{CH}_3\ddot{\text{O}}\text{H} \xrightarrow{\text{Rápido}} \text{LiAl}(\ddot{\text{O}}\text{CH}_3)_4 + 4\ \text{H—H}\uparrow$$

A adição de hidreto de alumínio e lítio a um aldeído ou uma cetona gera, inicialmente, o hidreto de alcoxialumínio, que continua a transferir hidreto para mais três grupos carbonila, reduzindo, desta forma, um total de quatro equivalentes de aldeído ou cetona. O tratamento com água consome o excesso de reagente, hidrolisa o tetra-alcoxialuminato a hidróxido de alumínio, Al(OH)$_3$, e libera o álcool como produto.

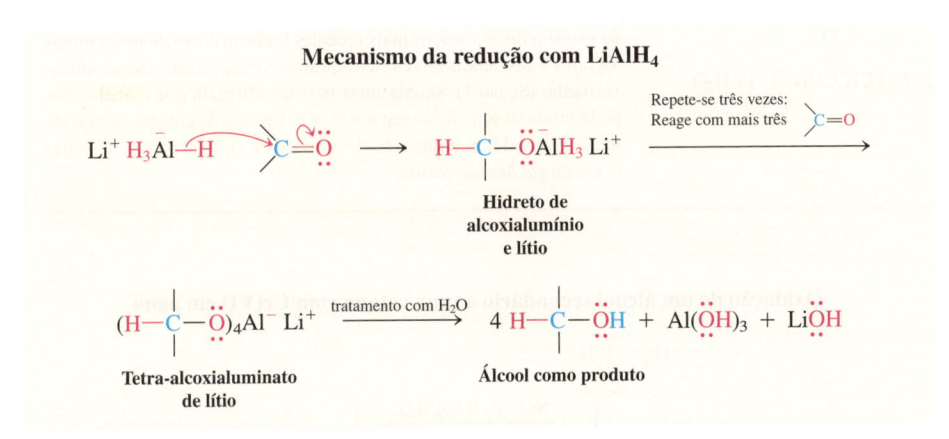

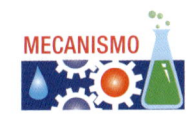

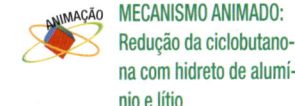

Mecanismo da redução com LiAlH$_4$

$$\text{Li}^+\ \text{H}_3\ddot{\text{Al}}\text{—H} \quad \text{C}=\ddot{\text{O}} \longrightarrow \text{H—C—}\ddot{\text{O}}\text{AlH}_3\ \text{Li}^+ \quad \xrightarrow[\text{Reage com mais três}]{\text{Repete-se três vezes:}} \quad \text{C}=\text{O}$$

Hidreto de alcoxialumínio e lítio

$$(\text{H—C—}\ddot{\text{O}})_4\text{Al}^-\ \text{Li}^+ \xrightarrow{\text{tratamento com H}_2\text{O}} 4\ \text{H—C—}\ddot{\text{O}}\text{H} + \text{Al}(\ddot{\text{O}}\text{H})_3 + \text{Li}\ddot{\text{O}}\text{H}$$

Tetra-alcoxialuminato de lítio | Álcool como produto

MECANISMO

MECANISMO ANIMADO: Redução da ciclobutanona com hidreto de alumínio e lítio

EXERCÍCIO 8-10

Descreva reduções que possam dar os seguintes álcoois. (**a**) 1-decanol; (**b**) 4-metil-2-pentanol; (**c**) ciclo-pentil-metanol; (**d**) 1,4-ciclo-hexanodiol.

A síntese de álcoois por redução pode ser revertida: reagentes de crômio

Acabamos de aprender como preparar álcoois a partir de aldeídos e cetonas pela redução com hidretos. O processo inverso também é possível: os álcoois podem ser oxidados a aldeídos e cetonas. Um bom reagente para isso é um metal de transição em alto estado de oxidação: o crômio(VI). Nesta forma, o crômio tem cor amarelo-alaranjada. Quando exposta a um álcool, a espécie Cr(VI) reduz-se a Cr(III), verde-escuro (veja o Destaque Químico 8-2). O reagente é normalmente usado na forma de um sal dicromato (K$_2$Cr$_2$O$_7$ ou Na$_2$Cr$_2$O$_7$) ou como CrO$_3$. A oxidação de álcoois secundários a cetonas é feita frequentemente em ácido diluído, em que todos os reagentes de crômio geram quantidades variáveis de ácido crômico, H$_2$CrO$_4$, dependendo do pH.

CrO$_3$ + H$_2$O

$\updownarrow$ pH > 6

CrO$_4^{2-}$

$\updownarrow$ pH = 2–6

HCrO$_4^-$ + Cr$_2$O$_7^{2-}$

$\updownarrow$ pH < 1

H$_2$CrO$_4$

DESTAQUE QUÍMICO 8-2

O teste do bafômetro

A mudança de cor do Cr(VI) (laranja) na presença de álcoois para o Cr(III) (verde) é usada na determinação preliminar de níveis de etanol na respiração (e, portanto, no sangue) de pessoas suspeitas de intoxicação com álcool, especialmente motoristas. (Para os efeitos psicológicos do álcool, veja a Seção 9-11). O resultado positivo justifica a solicitação pelos policiais de testes mais acurados de sangue e urina. Ele funciona devido à difusão do álcool do sangue para o pulmão e daí para a expiração, na razão de distribuição de cerca de 2.100:1 (isto é, 2.100 mL de ar expirado contêm a mesma quantidade de etanol de um 1 mL de sangue). Na versão mais simples deste teste, o participante é convidado a soprar por 10 a 20 segundos em um tubo contendo $K_2Cr_2O_7$ e H_2SO_4 suportados em sílica gel (SiO_2) (tempo indicado pela inflação de um saco plástico ligado ao final do tubo). O álcool presente na expiração se oxida a ácido acético (ácido etanoico), uma reação sinalizada pela mudança progressiva da cor laranja para verde ao longo do tubo, de acordo com a seguinte equação balanceada.

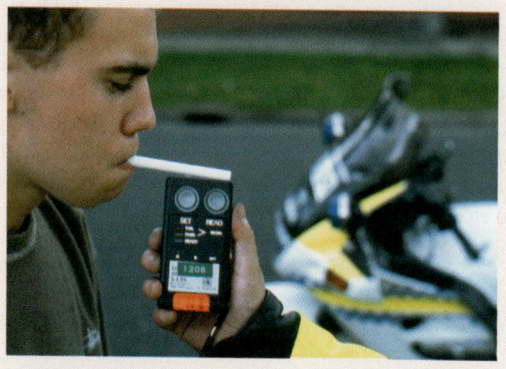

$$\underset{\text{Laranja}}{2\ K_2Cr_2O_7} + 8\ H_2SO_4 + 3\ CH_3CH_2OH \longrightarrow$$

$$\underset{\text{Verde}}{2\ Cr_2(SO_4)_3} + 2\ K_2SO_4 + 3\ CH_3\overset{O}{\underset{\|}{C}}OH + 11\ H_2O$$

Testando o hálito para a presença de álcool

Se a progressão da cor verde vai além da metade do tubo, isso indica que a concentração de álcool no sangue é superior a 0,08%, o que já é considerado crime em alguns países. Uma versão mais elaborada deste procedimento simples usa técnicas espectrofotométricas para quantificar a extensão da oxidação, os chamados *testes analisadores de respiração*, e avanços mais recentes incluem o uso de minicromatógrafos a gás, analisadores eletroquímicos e espectrômetros de infravermelho (Seção 11-8). Algumas pessoas afirmam que o analisador pode produzir um "falso negativo" com fumaça de cigarro, gomas de mascar de café ou a ingestão de alho ou de clorofila antes do teste: *essas alegações são falsas*.

Oxidação de um álcool secundário a uma cetona com Cr(VI) em água

REAÇÃO

ciclohexanol $\xrightarrow{Na_2Cr_2O_7,\ H_2SO_4,\ H_2O}$ ciclohexanona

96%

Em água, os álcoois primários tendem a se *sobreoxidar* a ácidos carboxílicos, como mostramos para o 1-propanol. A razão é que os aldeídos em água estão em equilíbrio com os dióis correspondentes, formados por adição de água. Uma das funções hidróxi do diol reage, então, com o excesso do reagente de cromo para formar o ácido carboxílico. Discutiremos a hidratação de aldeídos e cetonas no Capítulo 17.

$$CH_3CH_2CH_2OH \xrightarrow[H_2SO_4,\ H_2O]{K_2Cr_2O_7,} \underset{\text{Propanal}}{CH_3CH_2\overset{O}{\underset{\|}{C}}H} \underset{\rightleftarrows}{\xrightarrow{H^+,\ H_2O}} \underset{\text{1,1-Propanodiol}}{CH_3CH_2\underset{OH}{\overset{OH}{C}H}} \xrightarrow{\text{Sobreoxidação}} \underset{\text{Ácido propanoico}}{CH_3CH_2\overset{O}{\underset{\|}{C}}OH}$$

Na ausência de água, entretanto, os aldeídos não são suscetíveis à sobreoxidação. Por esse motivo, foi desenvolvida uma forma de Cr(VI) livre de água pela reação do CrO_3 com HCl, seguida pela adição da base orgânica piridina. O resultado é o agente oxidante **clorocromato de piridínio**, abreviado como $pyH^+CrO_3Cl^-$ ou **PCC** (na margem, próxima página), que dá aldeídos em excelentes rendimentos com álcoois primários no solvente diclorometano.

Oxidação de um álcool primário a um aldeído com PCC

$$CH_3(CH_2)_8CH_2OH \xrightarrow{pyH^+ CrO_3Cl^-, CH_2Cl_2} \underset{92\%}{CH_3(CH_2)_8\overset{O}{\underset{\|}{C}}H}$$

A oxidação com PCC é comumente usada com álcoois secundários porque as condições de reação, relativamente não ácidas, reduzem as reações laterais (por exemplo, a formação de carbocátion, Seções 7-2, 7-3 e 9-3) e, muitas vezes, dão rendimentos melhores do que o método dos cromatos em água. Os álcoois terciários não reagem com Cr(VI) porque eles não têm hidrogênios próximos da função OH e, portanto, não podem formar uma ligação dupla carbono-oxigênio.

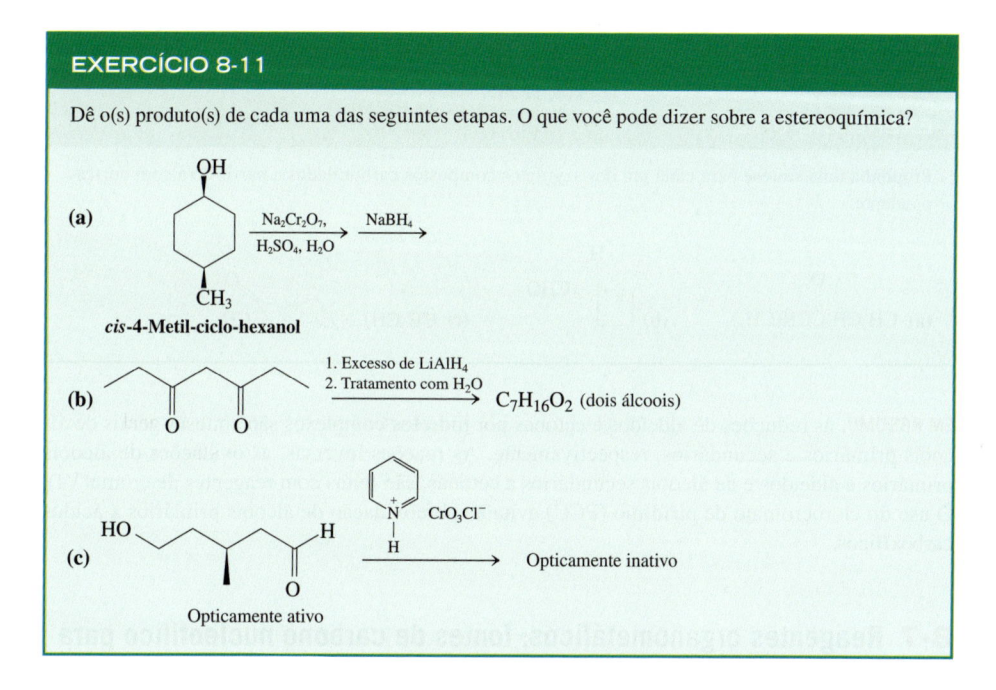

Piridina (uma base) + HCl

Formação do sal de piridínio

Clorocromato de piridínio (PCC ou pyH$^+$CrO$_3$Cl$^-$)

EXERCÍCIO 8-11

Dê o(s) produto(s) de cada uma das seguintes etapas. O que você pode dizer sobre a estereoquímica?

(a) cis-4-Metil-ciclo-hexanol $\xrightarrow[H_2SO_4, H_2O]{Na_2Cr_2O_7} \xrightarrow{NaBH_4}$

(b) (heptano-2,6-diona) $\xrightarrow[\text{2. Tratamento com } H_2O]{\text{1. Excesso de LiAlH}_4}$ C$_7$H$_{16}$O$_2$ (dois álcoois)

(c) Opticamente ativo $\xrightarrow{pyH^+ CrO_3Cl^-}$ Opticamente inativo

---

Ésteres crômicos são intermediários da oxidação de álcoois

Qual é o mecanismo da oxidação de álcoois com crômio(VI)? A primeira etapa é a formação de um intermediário chamado **éster crômico**. O estado de oxidação do crômio não se altera neste processo.

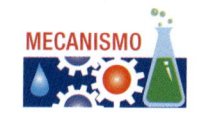

Formação de éster crômico a partir de um álcool

$$RCH_2\ddot{O}H + H\ddot{O}-Cr(VI)-\ddot{O}H \rightleftharpoons RCH_2\ddot{O}-Cr(VI)-\ddot{O}H + H_2\ddot{O}$$

Ácido crômico → Éster crômico

MECANISMO

A próxima etapa da oxidação do álcool é equivalente a uma reação E2. Aqui a água (ou a piridina, no caso do PCC) age como base fraca, removendo o próton próximo ao oxigênio do álcool. Este próton torna-se muito ácido pelo poder retirador de elétrons do Cr(VI) (lembre-se de que ele tende a ser reduzido!). O HCrO$_3$ é um grupo de saída excepcionalmente bom, porque a doação de um par de elétrons para o crômio muda seu estado de oxidação em duas unidades, gerando Cr(IV).

Formação de aldeído a partir de um éster crômico: uma reação E2

$$\underset{H_2\ddot{O}}{\overset{\displaystyle H\;\;\;\;\;\;\;\;\;:\ddot{O}:\;\;\ddot{O}H}{\underset{\displaystyle\;\;\;\;\;\;H}{R-\overset{|}{\underset{|}{C}}-\ddot{O}-\overset{Cr(VI)}{\underset{\|}{\ddot{O}:}}\;\ddot{O}:}}} \longrightarrow \underset{R}{\overset{H}{C}}=\ddot{O} + H_3\ddot{O}:^+ + {}^-O_3Cr(IV)H$$

Em contrate com os tipos de reações E2 que vimos até agora, esta eliminação gera uma ligação dupla carbono-oxigênio em vez de uma ligação dupla carbono-carbono. As espécies Cr(IV) formadas sofrem reação redox com outra espécie idêntica gerando Cr(III) e Cr(V); esta última espécie pode funcionar como um agente de oxidação independente. No final, todo o Cr(VI) reduz-se a Cr(III).

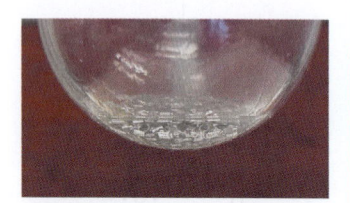

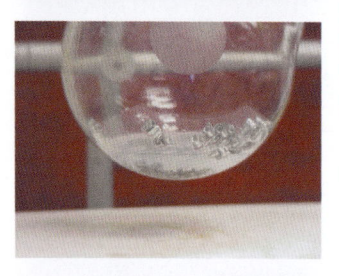

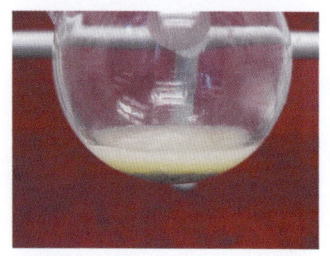

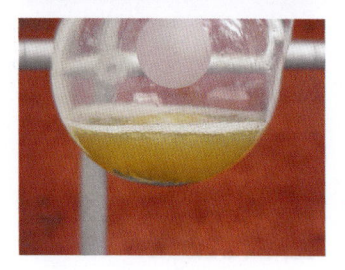

> ### EXERCÍCIO 8-12
>
> Proponha uma síntese para cada um dos seguintes compostos carbonilados a partir do álcool correspondente.
>
> (a) $CH_3CH_2\overset{O}{\overset{\|}{C}}CH(CH_3)_2$ (b) [ciclobutil]-CHO com H   (c) CH_3CH_2-[ciclohexanona]-CH_3

EM RESUMO, as reduções de aldeídos e cetonas por hidretos complexos são sínteses gerais de álcoois primários e secundários, respectivamente. As reações inversas, as oxidações de álcoois primários a aldeídos e de álcoois secundários a cetonas, são feitas com reagentes de cromo(VI). O uso do clorocromato de piridínio (PCC) evita a sobreoxidação de álcoois primários a ácidos carboxílicos.

8-7 Reagentes organometálicos: fontes de carbono nucleofílico para a síntese de álcoois

A redução de aldeídos e cetonas com hidretos complexos é uma forma útil de sintetizar álcoois. Esta estratégia seria ainda mais poderosa se pudéssemos usar, no lugar do hidreto, uma fonte de *carbono nucleofílico*. O ataque de um nucleófilo de carbono a um grupo carbonila daria um álcool com formação simultânea de uma ligação carbono-carbono. Esse tipo de reação – adição de átomos de carbono a uma molécula – é de importância prática para a síntese de novos compostos a partir de reagentes mais simples.

Para obter estas transformações, precisamos encontrar uma maneira de produzir nucleófilos à base de carbono, R:⁻. Esta seção descreve como alcançar esse objetivo. Metais, particularmente lítio e magnésio, reagem com halogenoalcanos para gerar novos compostos, chamados de **reagentes organometálicos**, em que um átomo de carbono de um grupo orgânico liga-se a um metal. Essas espécies são bases fortes e bons nucleófilos e, como tal, são extremamente úteis em sínteses orgânicas.

Preparação de reagentes alquil-lítio e alquil-magnésio a partir de halogenoalcanos

Os compostos organometálicos de lítio e de magnésio são preparados de modo mais conveniente pela reação direta de um halogenoalcano com um metal suspenso em etóxietano (dietil-éter) ou em oxaciclopentano (tetra-hidrofurano, THF). A reatividade do halogenoalcano aumenta na ordem Cl < Br < I; os fluoretos são relativamente inativos e, em geral, não são usados como compostos de partida nestas reações. Os compostos organomagnésio, RMgX,

Sequência de eventos durante a preparação de um reagente de Grignard. De cima para baixo: pedaços de magnésio submersos em éter; início da formação do reagente de Grignard, após a adição do halogeneto orgânico; mistura de reação mostrando a crescente dissolução do magnésio; solução final do reagente, pronta para a transformação.

são também chamados de **reagentes de Grignard**, em homenagem a seu descobridor, F. A. Victor Grignard.*

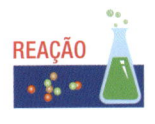

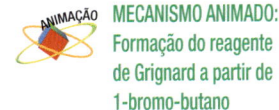

Síntese de alquil-lítios

$$CH_3Br + 2\ Li \xrightarrow{(CH_3CH_2)_2O,\ 0°-10°C} CH_3Li + LiBr$$
Metil-lítio

Síntese de alquil-magnésios (de Grignard)

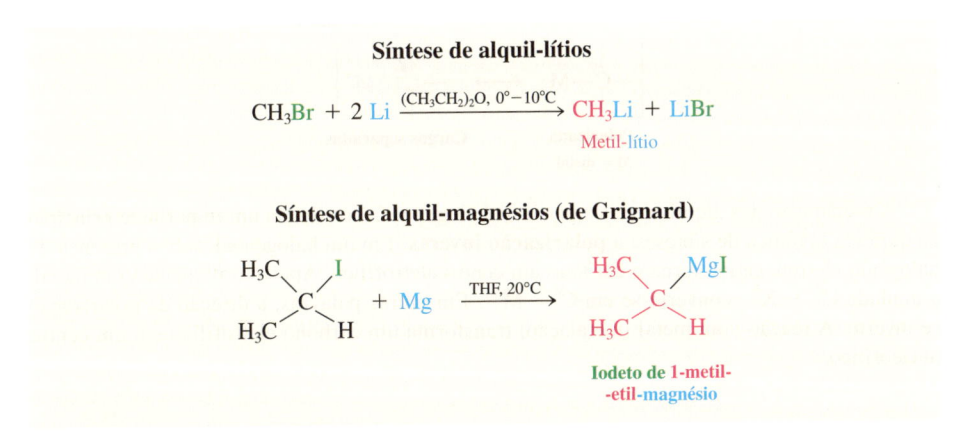

$$\underset{H_3C}{\overset{H_3C}{\diagdown}}\!\!\overset{I}{\underset{H}{C}}\!\!\diagup + Mg \xrightarrow{THF,\ 20°C} \underset{H_3C}{\overset{H_3C}{\diagdown}}\!\!\overset{MgI}{\underset{H}{C}}\!\!\diagup$$
Iodeto de 1-metil--etil-magnésio

REAÇÃO

MECANISMO ANIMADO: Formação do reagente de Grignard a partir de 1-bromo-butano

Os alquil-lítios e os reagentes de Grignard são raramente isolados. Eles se formam em solução e são usados imediatamente na reação desejada. Sensíveis ao ar e à umidade, eles devem ser preparados e manuseados sob condições rigorosas de ausência de ar e de água. Exemplos simples, como metil-lítio, brometo de metilmagnésio, butil-lítio e outros, estão disponíveis comercialmente.

As fórmulas RLi e RMgX são representações simplificadas das verdadeiras estruturas destes reagentes. Como estão escritos, os íons metálicos são altamente deficientes em elétrons. Para formar o octeto de elétrons, eles funcionam como ácidos de Lewis (Seção 2-2) e se ligam a moléculas de solventes que são bases de Lewis. Por exemplo, os halogenetos de alquil-magnésio são estabilizados pela ligação com duas moléculas de éter. Diz-se que o solvente está **coordenado** com o metal. Mostra-se raramente esta coordenação nas equações, mas ela é crucial para a formação das espécies de Grignard.

Os reagentes de Grignard coordenam-se com o solvente

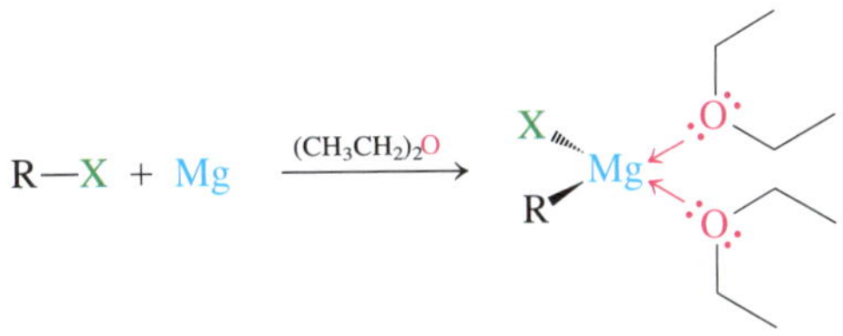

$$R\!-\!X + Mg \xrightarrow{(CH_3CH_2)_2O} \begin{array}{c} X\cdots\!Mg\!\cdots\!O \\ R \end{array}$$

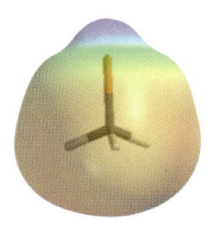

Metil-lítio

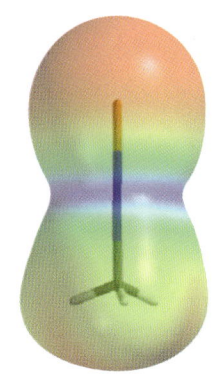

Cloreto de metilmagnésio

A ligação alquil-metal é fortemente polar

As ligações carbono-metal dos alquil-lítios e alquil-magnésios são fortemente polarizadas, e o metal fortemente eletropositivo (Tabela 1-2) é a parte positiva do dipolo, como na margem para o CH_3Li e o CH_3MgCl. O grau de polarização é, às vezes, referido como "porcentagem de caráter iônico da ligação". A ligação carbono-lítio, por exemplo, tem aproximadamente 40% de caráter iônico, e a ligação carbono-magnésio, 35%. Estes sistemas reagem quimicamente como se contivessem um carbono com carga negativa. Para representar este comportamento, podemos mostrar a ligação carbono-metal na forma de ressonância em que a carga total negativa está no átomo de carbono: um **carbânion**. Os carbânions, R^-, relacionam-se aos radicais alquila, R• (Seção 3-2), e aos carbocátions, R^+ (Seção 7-5), pela remoção sucessiva de um elétron. Devido à repulsão de carga, o carbono nos carbânions assume a hibridação sp^3 e a estrutura tetraédrica (Exercício 1-16).

---

* Professor François Auguste Victor Grignard (1871-1935), Universidade de Lyon, França, Prêmio Nobel de 1912 (química).

**Ligação carbono-metal
em compostos alquil-lítio e alquil-magnésio**

$$\left[-\overset{|}{\underset{|}{C}}\overset{\delta-}{-}\overset{\delta+}{M} \longleftrightarrow -\overset{|}{\underset{|}{C}}:^{-} M^{+} \right]$$

Polarizada — Cargas separadas — Carbânion
M = metal

A preparação dos alquil-metais a partir de halogenoalcanos ilustra um importante princípio da química orgânica de sínteses: a **polarização inversa**. Em um halogenoalcano, a presença do halogênio eletronegativo torna o carbono um centro eletrofílico. Após o tratamento com metal, a unidade $C^{\delta+}-X^{\delta-}$ converte-se em $C^{\delta-}-M^{\delta+}$. Em outras palavras, a direção da polarização se inverte. A reação com metal (metalação) transforma um carbono eletrofílico em um centro nucleofílico.

O grupo alquila em alquil-metais é fortemente básico

Os carbânions são bases muito fortes. Na verdade, os alquil-metais são muito mais básicos do que as amidas ou os alcóxidos, porque o carbono é consideravelmente menos eletronegativo do que o nitrogênio ou o oxigênio (Tabela 1-2) e muito menos capaz de suportar uma carga negativa. Lembre-se (Tabela 2-2, Seção 2-2) de que os alcanos são ácidos *extremamente* fracos: o pK_a do metano é estimado em 50. Não surpreende, portanto, que os carbânions sejam bases tão fortes: eles são, afinal, *as bases conjugadas dos alcanos*. Sua basicidade torna os reagentes organometálicos sensíveis à umidade e incompatíveis com OH ou grupos funcionais ácidos semelhantes. Portanto, é impossível preparar organolítios ou compostos de Grignard a partir de halogenoálcoois ou ácidos halogenocarboxílicos. Por outro lado, como os alquil-metais podem ser usados como bases eficientes para converter álcoois nos alcóxidos correspondentes (veja a Seção 8-3), o subproduto é um alcano. O resultado desta transformação é previsível por razões puramente eletrostáticas.

Formação de alcóxido com metil-lítio

$$(CH_3)_3C\overset{\delta-}{O}-\overset{\delta+}{H} + \overset{\delta+}{Li}-\overset{\delta-}{CH_3} \longrightarrow (CH_3)_3CO^- Li^+ + H-CH_3$$

1,1-Dimetil-etanol (Álcool *terc*-butílico) pK_a = 18 — Metil-lítio — *terc*-Butóxido de lítio — Metano p$K_a \simeq 50$

De modo semelhante, organometálicos sofrem hidrólise – muitas vezes violentamente – para produzir um hidróxido do metal e alcano.

Hidrólise de um reagente organometálico

$$CH_3CH_2\overset{\underset{|}{CH_3}}{C}HCH_2CH_2MgBr + HOH \longrightarrow CH_3CH_2\overset{\underset{|}{CH_3}}{C}HCH_2CH_2H + BrMgOH$$

100%

Brometo de 3-metil-pentil-magnésio — 3-Metil-pentano

A sequência de formação do reagente de Grignard (ou do alquil-lítio), também chamada de metalação, seguida por hidrólise, converte um halogenoalcano em um alcano. Uma forma mais direta de conseguir o mesmo objetivo é a reação de um halogenoalcano com o forte doador de hidretos, o hidreto de alumínio e lítio, por um deslocamento S_N2 do haleto com H^-. O $NaBH_4$ é menos reativo e incapaz de fazer a substituição.

$$CH_3(CH_2)_7CH_2-Br \xrightarrow[-LiBr]{LiAlH_4,\ (CH_3CH_2)_2O} CH_3(CH_2)_7CH_2-H$$

1-Bromo-nonano   **Nonano**

Outra aplicação útil da metalação-hidrólise é a introdução de isótopos do hidrogênio, como o deutério, em uma molécula pela reação do composto organometálico com água deuterada (veja na margem).

Introdução de deutério pela reação de um reagente organometálico com D$_2$O

$$(CH_3)_3CCl \xrightarrow[2.\ D_2O]{1.\ Mg} (CH_3)_3CD$$

EXERCÍCIO 8-13

Trabalhando com os conceitos: deuterando um hidrocarboneto

Mostre como você prepararia o monodeutero-ciclo-hexano a partir do ciclo-hexano.

Estratégia

Você deve trocar um dos hidrogênios do seu composto de partida por deutério. O melhor caminho para achar uma solução para este problema é trabalhar no sentido oposto da pergunta que foi feita: o que eu sei sobre a preparação de alcanos deuterados?

A resposta foi dada nos parágrafos precedentes: você viu dois caminhos para converter um *halogenoalcano* em um alcano deuterado. Os dois reagentes empregados são o LiAlD$_4$ ou o Mg, seguido de D$_2$O. Este problema requer um destes reagentes e um halogenociclo-hexano. Como você pode fazer um halogenociclo-hexano a partir de ciclo-hexano? A resposta está no Capítulo 3: halogenação via radicais.

Solução

Colocando tudo junto, uma possível solução é o esquema

$$\text{C}_6\text{H}_{12} \xrightarrow{Br_2,\ h\nu} \text{C}_6\text{H}_{11}Br \xrightarrow{Mg} \text{C}_6\text{H}_{11}MgBr \xrightarrow{D_2O} \text{C}_6\text{H}_{11}D$$

Nota: você deve ter percebido que estamos começando a aplicar nosso conhecimento de reações químicas em problemas cada vez mais complexos. Este processo não é diferente do aprendizado de um idioma: cada reação deve ser vista como parte de um vocabulário, e agora estamos aprendendo a formar as sentenças. A "sentença" a ser escrita aqui leva o ciclo-hexano ao ciclo-hexano monodeuterado. Veremos na Seção 8-9 que, para nossa sentença fazer sentido, é mais fácil trabalhar na direção inversa a partir do produto.

EXERCÍCIO 8-14

Tente você

Você tem uma pequena quantidade do precioso CD$_3$OH, mas o que você realmente precisa é que ele esteja completamente deuterado CD$_3$OD. Como você pode fazer isso?

EM RESUMO, os halogenoalcanos podem ser convertidos em compostos organometálicos de lítio ou de magnésio (reagentes de Grignard) pela reação com os respectivos metais em éteres como solventes. Nestes compostos, o grupo alquila tem polarização negativa, uma distribuição de carga oposta à dos halogenoalcanos. Embora a ligação alquil-metal tenha amplo caráter covalente, o carbono ligado ao metal se comporta como um carbânion fortemente básico, o que é exemplificado por sua rápida protonação.

8-8 Reagentes organometálicos na síntese de álcoois

Entre as aplicações mais úteis dos reagentes organometálicos de magnésio e de lítio estão aquelas em que o grupo alquila com polarização negativa reage como um nucleófilo. Como os hidretos, estes reagentes podem atacar a carbonila de um aldeído ou de uma cetona para produzir um álcool (após tratamento com água). A diferença é que uma nova ligação carbono-carbono forma-se no processo.

Química Orgânica

REAÇÃO

Síntese de álcoois a partir de aldeídos, cetonas e organometálicos

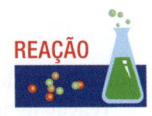

$$\overset{\delta-}{:\ddot{O}:} \quad \overset{\delta+}{M} \longrightarrow \quad :\ddot{O}:^- M^+ \quad \xrightarrow{H-\ddot{O}H} \quad OH$$
$$\underset{\delta+}{C} \quad \overset{\delta-}{R} \longrightarrow \quad \underset{R}{C} \quad \xrightarrow{-M^+ \; -:\ddot{O}H} \quad \underset{R}{C}$$

M = Li ou MgX

Seguir o fluxo de elétrons pode ajudar a entender a reação. Na primeira etapa, o grupo alquila nucleofílico do composto organometálico ataca o carbono da carbonila. Ao se mover para gerar uma nova ligação carbono-carbono, um par de elétrons do grupo alquila "empurra" dois elétrons da ligação dupla para o oxigênio, produzindo um alcóxido do metal. A adição de ácido diluído gera o álcool pela hidrólise da ligação metal-oxigênio, outro exemplo de tratamento com água.

A reação de compostos organometálicos com o *formaldeído* leva a *álcoois primários*. Nos mapas de potencial eletrostático do exemplo a seguir, o carbono rico em elétrons (em laranja avermelhado) do brometo de butilmagnésio é visto atacando o carbono deficiente em elétrons (em azul) do formaldeído, para dar o 1-pentanol.

Formação de um álcool primário a partir de um reagente de Grignard e formaldeído

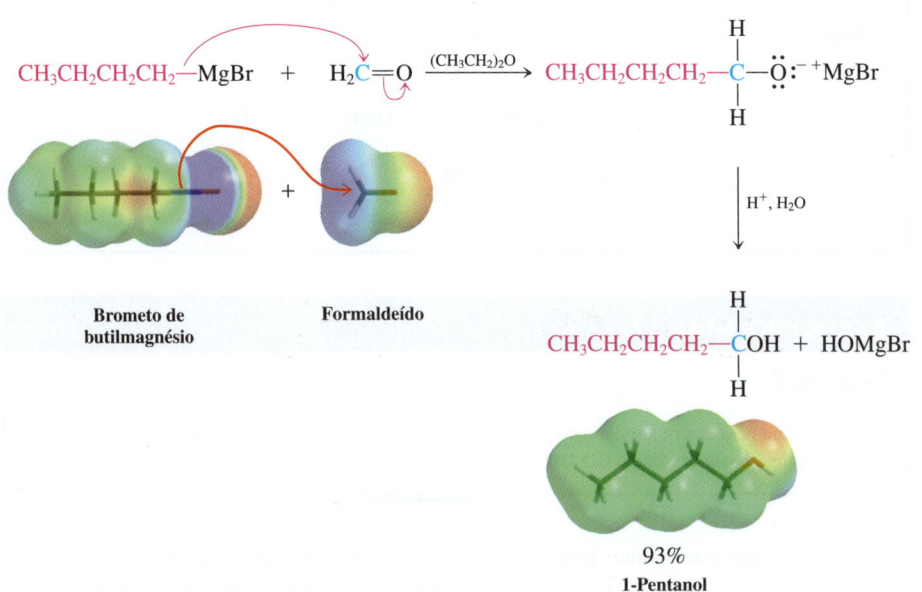

$$CH_3CH_2CH_2CH_2-MgBr \; + \; H_2C=O \xrightarrow{(CH_3CH_2)_2O} CH_3CH_2CH_2CH_2-\underset{H}{\overset{H}{C}}-\ddot{O}:^- \; ^+MgBr$$

$$\downarrow H^+, H_2O$$

$$CH_3CH_2CH_2CH_2-\underset{H}{\overset{H}{C}}OH \; + \; HOMgBr$$

Brometo de butilmagnésio   Formaldeído

93%
1-Pentanol

Outros *aldeídos* que não o formaldeído convertem-se em *álcoois secundários*.

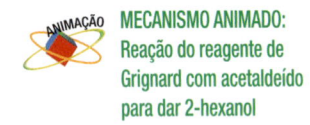

MECANISMO ANIMADO:
Reação do reagente de Grignard com acetaldeído para dar 2-hexanol

Formação de um álcool secundário a partir de um reagente de Grignard e um aldeído

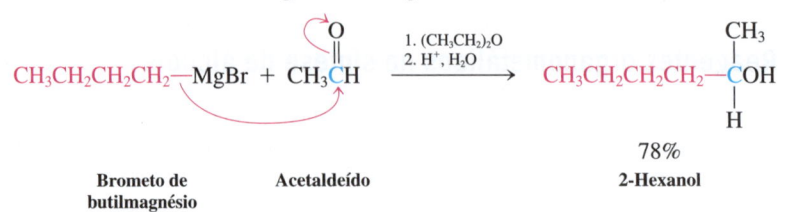

$$CH_3CH_2CH_2CH_2-MgBr \; + \; CH_3\overset{O}{\underset{}{C}}H \xrightarrow[2.\; H^+, H_2O]{1.\; (CH_3CH_2)_2O} CH_3CH_2CH_2CH_2-\underset{H}{\overset{CH_3}{C}}OH$$

Brometo de butilmagnésio   Acetaldeído

78%
2-Hexanol

As cetonas dão *álcoois terciários*.

Formação de um álcool terciário a partir de um reagente de Grignard e uma cetona

$$CH_3CH_2CH_2CH_2-MgBr + CH_3\overset{O}{\underset{}{C}}CH_3 \xrightarrow[2.\ H^+,\ H_2O]{1.\ THF} CH_3CH_2CH_2CH_2-\underset{CH_3}{\overset{CH_3}{\underset{|}{\overset{|}{C}}}}OH$$

Brometo de butilmagnésio   Acetona   95% 2-Metil-2-hexanol

EXERCÍCIO 8-15

Esquematize um método de conversão do 2-bromo-propano, $(CH_3)_2CHBr$, em 2-metil-1-propanol, $(CH_3)_2CHCH_2OH$.

EXERCÍCIO 8-16

Proponha sínteses eficientes para os seguintes produtos a partir de compostos de partida que não contenham mais de quatro carbonos.

(a) $CH_3(CH_2)_4OH$

(b) $CH_3CH_2CH_2\overset{OH}{\underset{|}{C}H}CH_2CH_2CH_3$

(c) ⬜—$C(CH_3)_3$ / —OH (ciclobutano com substituintes)

(d) $CH_3CH_2CH_2\overset{OH}{\underset{CH_3}{\underset{|}{\overset{|}{C}}}}CH_2CH_3$

Embora a adição nucleofílica de alquil-lítios e reagentes de Grignard ao grupo carbonila seja um método poderoso de formação de ligações carbono-carbono, o ataque nucleofílico é muito lento nos halogenoalcanos e eletrófilos assemelhados, como os da Seção 6-7. É este problema cinético que permite obter os reagentes organometálicos descritos na Seção 8-7: o produto alquil-metal não ataca o halogenoalcano que lhe dá origem (Destaque Químico 8-3).

EM RESUMO, os reagentes alquil-lítio e alquil-magnésio se adicionam a aldeídos e cetonas gerando álcoois em que o grupo alquila dos reagentes organometálicos liga-se ao carbono da carbonila original.

8-9 Álcoois complexos: uma introdução à estratégia de sínteses

As reações que vimos até agora fazem parte do "vocabulário" da química orgânica e, a menos que saibamos o vocabulário, não poderemos falar a linguagem da química orgânica. Essas reações permitem manipular as moléculas e interconverter grupos funcionais, logo, é importante familiarizar-se com essas transformações – seus tipos, os reagentes usados, as condições em que ocorrem (especialmente quando as condições são cruciais para o sucesso do processo) e as limitações de cada tipo.

Esta tarefa parece monumental, exigindo muita memorização. Mas *ela é facilmente feita pela compreensão dos mecanismos das reações*. Já sabemos que a reatividade pode ser predita levando em conta alguns fatores, como a eletronegatividade, as forças coulômbicas e as forças de ligação. Vamos ver como os químicos orgânicos aplicam estas noções para elaborar estratégias úteis de sínteses, isto é, sequências de reações que permitem a construção de uma molécula desejada em um número mínimo de etapas de alto rendimento.

Estricnina

A síntese total da estricnina, um produto natural complexo (Seção 25-8) que contém sete anéis fundidos e seis centros quirais, tem sido continuamente melhorada ao longo de meio século de desenvolvimento de métodos de sínteses. A primeira síntese, publicada em 1954 por R. B. Woodward (Seção 14-9), partia de um derivado simples do indol (Seção 25-4) e requeria 28 etapas para chegar ao alvo, com o rendimento total de 0,00006%. A síntese mais recente (2000) incluiu 10 etapas com rendimento total de 1,4%.

DESTAQUE QUÍMICO 8-3

Reações de acoplamento cruzado catalisadas por metais de transição

A reação de acoplamento geral de um halogenoalcano que contém um carbono com polarização positiva com um alquil-metal que contém um carbono com polarização negativa é muito exotérmica.

$$\overset{\delta+}{R}-\overset{\delta-}{X} + \overset{\delta-}{R'}-\overset{\delta+}{M} \longrightarrow R-R' + MX$$

No entanto, no caso do Li e Mg, esses acoplamentos ou são muito lentos na temperatura normal ou levam a misturas de produtos quando aquecidos. Como esse processo é uma das reações mais fundamentais de formação de ligação C—C, não é surpreendente que os químicos de sínteses dediquem considerável esforço para a solução do problema. Uma solução inicial foi o uso de sais de cobre como catalisadores. Os catalisadores aceleram reações por meio de mecanismos que levam a estados de transição de energia mais baixa (Seção 3-3).

$$\text{Br-CH}_2\text{CH}_2\text{-O-CH}_2\text{CH}_3 + CH_3(CH_2)_5CH_2MgCl \xrightarrow[-MgBrCl]{5\% \text{ CuI}} CH_3(CH_2)_8OCH_2CH_3 \quad 82\%$$

O método foi aplicado em escala industrial na fabricação de muscalura, um atrativo sexual da mosca doméstica. Em conjunto com um ingrediente tóxico, ela é usada no controle de pragas, particularmente em aves, suínos e gado leiteiro, em matadouros e estábulos (veja também a Seção 12-17).

$$\underset{H \quad H}{CH_3(CH_2)_7 \diagup\diagdown (CH_2)_7CH_2Br} + CH_3(CH_2)_3CH_2MgBr \xrightarrow[-MgBr_2]{CuI} \underset{H \quad H}{CH_3(CH_2)_7 \diagup\diagdown (CH_2)_{12}CH_3} \quad 80\%$$

Muscalura

O mecanismo destas reações envolve espécies organocobre, também chamadas de *cupratos* (veja a Seção 18-10), que podem ser geradas e usadas estequiometricamente a partir, por exemplo, de reagentes alquil-lítio.

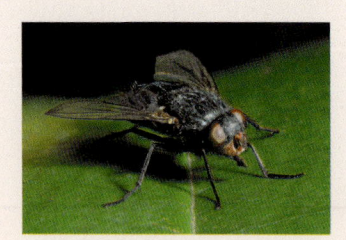

A atração fatal pela muscalura significa a ruína para a mosca comum.

Vamos começar com alguns exemplos nos quais prevemos a reatividade em termos de mecanismos. Depois voltaremos às sínteses – a construção de moléculas. Como os químicos desenvolvem novos métodos de sínteses e como fazer uma molécula "alvo" com a maior eficiência possível? Estes dois tópicos estão relacionados. O segundo, conhecido como **síntese total**, requer uma série de reações. Ao estudar estes problemas, revemos muitas das reações químicas apresentadas até agora.

Os mecanismos ajudam a prever o resultado de uma reação

Primeiro, lembremos de como prever o resultado de uma reação. Quais são os fatores que permitem que um dado mecanismo vá adiante? Aqui estão três exemplos.

Como prever o resultado de uma reação em termos de mecanismos

Exemplo 1. O que acontece quando você adiciona I^- a $FCH_2CH_2CH_2Br$?

$$ICH_2CH_2CH_2Br \quad \overset{I^-}{\underset{\text{Não se forma}}{\longleftarrow}} \; \text{✗} \; FCH_2CH_2CH_2Br \xrightarrow{I^-} FCH_2CH_2CH_2I$$

Explicação. O brometo é um grupo de saída melhor do que o fluoreto.

Capítulo 8 Grupo Funcional Hidroxila: Álcoois 311

$$2\ CH_3CH_2CH_2CH_2Li + CuI \longrightarrow (CH_3CH_2CH_2CH_2)_2CuLi + LiI$$
Dibutilcuprato de lítio

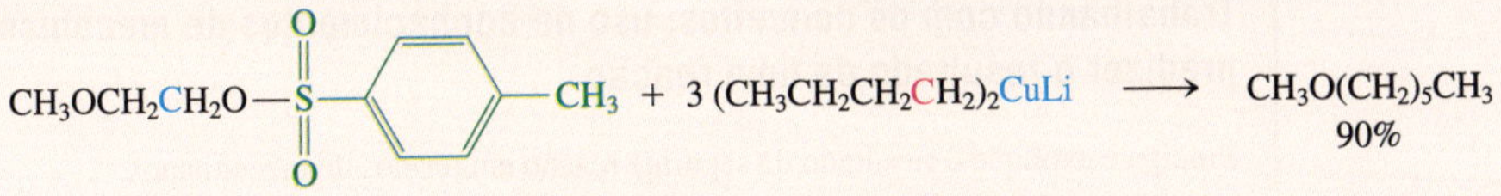

$$CH_3OCH_2CH_2O-\underset{\underset{O}{\|}}{\overset{\overset{O}{\|}}{S}}-\!\!\!\!\!\!\begin{array}{c}\\ \end{array}\!\!\!\!\!\!-CH_3 + 3\ (CH_3CH_2CH_2CH_2)_2CuLi \longrightarrow \underset{90\%}{CH_3O(CH_2)_5CH_3}$$

Mais recentemente, muitas variantes do tema foram exploradas, empregando M = Zn, Sn, Al e outros, na presença de catalisadores baseados em Ni, Pd, Fe e Rh, só para citar alguns. O objetivo é melhorar a eficiência, bem como a tolerância a grupos funcionais. Por exemplo, ao contrário dos alquil-lítios e dos reagentes de Grignard, os compostos correspondentes de Zn não atacam a função carbonila.

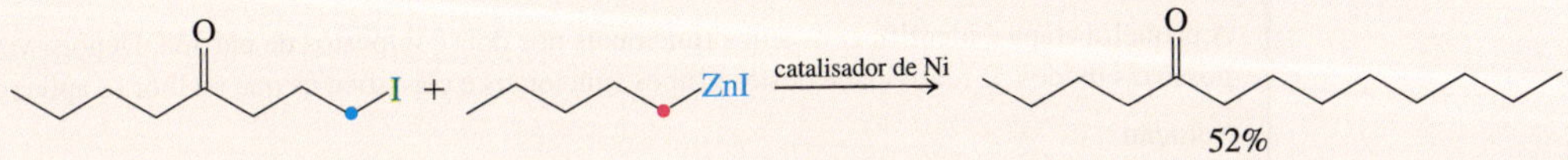

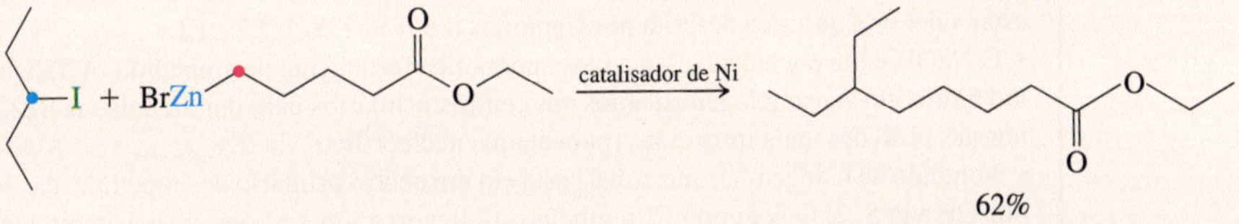

[Reação 1: cetona com I + alquil-ZnI, catalisador de Ni → cetona acoplada, 52%]

[Reação 2: alquil-I + BrZn-éster, catalisador de Ni → éster ramificado, 62%]

Nestes casos, o mecanismo não é a substituição nucleofílica direta, mas o arranjo dos dois fragmentos R e R' em torno do catalisador, como esquematizado a seguir de forma simplificada.

$$R-X \xrightarrow{+\ Ni} R-Ni-X \xrightarrow[-\ ZnX_2]{R'ZnX} R-Ni-R' \xrightarrow{-\ Ni} R-R'$$

O desenvolvimento de reações de formação de ligações C—C catalisadas por metais de transição cresceu muito na última década. A abrangência dos métodos que empregam metais em acoplamentos com alquenos e alquinos será discutida nos Destaques Químicos 12-4 e 13-1 e nas Seções 13-9, 18-10 e 20-2.

Exemplo 2. Como um reagente de Grignard se adiciona a uma carbonila?

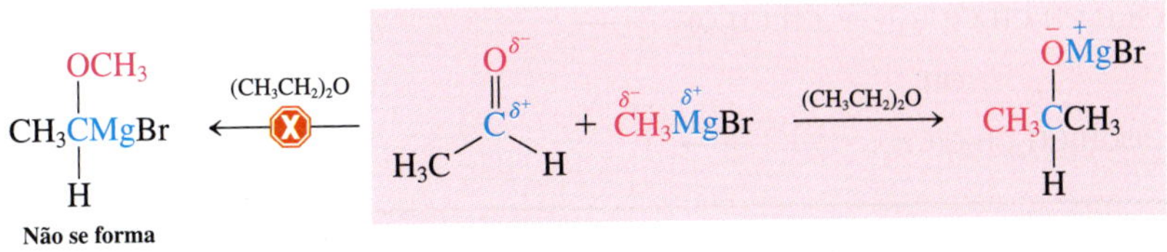

[Esquema mostrando que não se forma CH₃C(OCH₃)(H)MgBr; em vez disso, CH₃MgBr + acetaldeído em (CH₃CH₂)₂O → CH₃CH(OMgBr)CH₃]

Explicação. O carbono da carbonila tem polarização positiva e forma uma ligação com o grupo alquila do reagente organometálico que tem polarização negativa.

Exemplo 3. Qual é o produto da bromação via radicais do metilciclo-hexano?

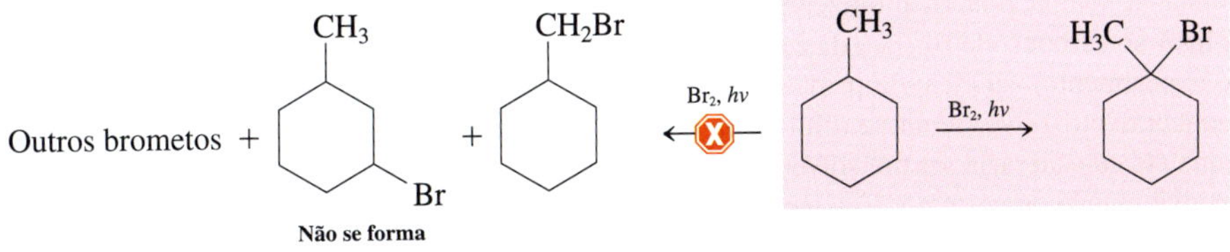

[Esquema: metilciclo-hexano + Br₂, hν → 1-bromo-1-metilciclo-hexano; não se formam "outros brometos" + (bromometil)ciclo-hexano + 3-bromo-metilciclo-hexano]

Explicação. A ligação C—H terciária é mais fraca do que as ligações C—H primárias ou secundárias, e Br$_2$ é bastante seletivo nas halogenações via radicais.

EXERCÍCIO 8-17

Trabalhando com os conceitos: uso de conhecimentos de mecanismos para predizer o resultado de uma reação

Prediga e explique o resultado da seguinte reação em termos de mecanismos.

$$\text{ClCH}_2\text{CH}_2\text{CH}_2\text{C}(\text{CH}_3)_2(\text{CH}_2\text{Cl}) + \text{NaOH} \xrightarrow{\text{H}_2\text{O}}$$

Estratégia

A primeira etapa é identificar os sítios funcionais nos dois compostos de partida. Depois, você lista os possíveis modos de reatividade destes grupos funcionais e classifica os que melhor se aplicam.

Solução

- O componente orgânico é um di-halogenoalcano. Assim, ele tem dois sítios de reação que podem estar sujeitos à química descrita nos Capítulos 6 e 7: S$_N$2, S$_N$1, E2 e E1.
- O NaOH é um nucleófilo e uma base inorgânica fortemente desimpedida. A Tabela 7-4 mostra que o íon hidróxido ataca halogenoalcanos nos centros primários para dar álcoois via S$_N$2, mas forma alquenos nas posições mais impedidas (para ataque nucleofílico) via E2.
- Voltando ao halogenoalcano, um Cl está em um centro primário desimpedido; ele deve ser substituído por OH via S$_N$2. O segundo Cl também está ligado a um carbono primário, no entanto, ele é estericamente impedido pela ramificação em β. Este impedimento estérico retarda o ataque nucleofílico, levando ao favorecimento da reação E2, mas somente nos casos em que o hidrogênio β está disponível para desprotonação. No presente caso, o carbono se assemelha à neopentila e a reação E2 não é possível. Portanto, nenhuma reação ocorre neste centro. Consequentemente, o produto é

$$\text{HO}-\text{CH}_2-\text{C}(\text{CH}_3)_2-\text{CH}_2\text{Cl}$$

EXERCÍCIO 8-18

Tente você

Prediga e explique o resultado das seguintes reações em termos de mecanismos.

(a) ClCH$_2$CH$_2$CH$_2$C(Br)(CH$_3$)$_2$ + CH$_3$CH$_2$OH $\longrightarrow$

(b) HOCH$_2$CH$_2$CH$_2$C(OH)(CH$_3$)$_2$ $\xrightarrow{\text{PCC, CH}_2\text{Cl}_2}$

Novas reações levam a novos métodos de sínteses

Novas reações são encontradas por planejamento ou por acidente. Por exemplo, considere como dois estudantes poderiam descobrir a reatividade de um reagente de Grignard com uma cetona para dar um álcool. O primeiro estudante, conhecendo a eletronegatividade e a distribuição eletrônica da cetona, poderia predizer que o grupo alquila nucleófilo do reagente de Grignard deveria se ligar ao carbono eletrofílico da carbonila. Este estudante ficaria satisfeito com o bom resultado do experimento, verificando princípios químicos na prática. O segundo estudante, com menos conhecimento, talvez tentasse diluir uma solução concentrada de um reagente de Grignard com o que ele consideraria ser um solvente razoavelmente polar: acetona. A reação violenta revelaria imediatamente que esta noção é incorreta, e a investigação mais profunda mostraria o potencial poderoso do reagente na síntese de álcoois.

Quando uma reação é descoberta, é importante mostrar sua abrangência e suas limitações. Para isso, testa-se muitos substratos diferentes, observa-se a formação de produtos laterais (se for o caso), submete-se novos grupos funcionais às condições da reação e estuda-se os mecanismos. Se esses estudos mostrarem que a nova reação tem aplicação geral, ela é adicionada como um novo método de síntese ao arsenal dos químicos orgânicos.

Como uma reação gera uma mudança muito específica em uma molécula, é útil enfatizar a natureza geral desta "alteração molecular". Um exemplo simples é a adição de um reagente de Grignard ou de um alquil-lítio ao formaldeído. Que mudança estrutural ocorre nesta transformação? Um fragmento com um carbono adiciona-se a um grupo alquila. Este método é importante porque ele permite aumentar a cadeia em um carbono, o que também é chamado de *homologação*.

Mesmo que o nosso vocabulário de sínteses, neste estágio, seja relativamente limitado, já temos um bom número de alterações moleculares à nossa disposição. Por exemplo, os bromoalcanos são excelentes pontos de partida para numerosas transformações.

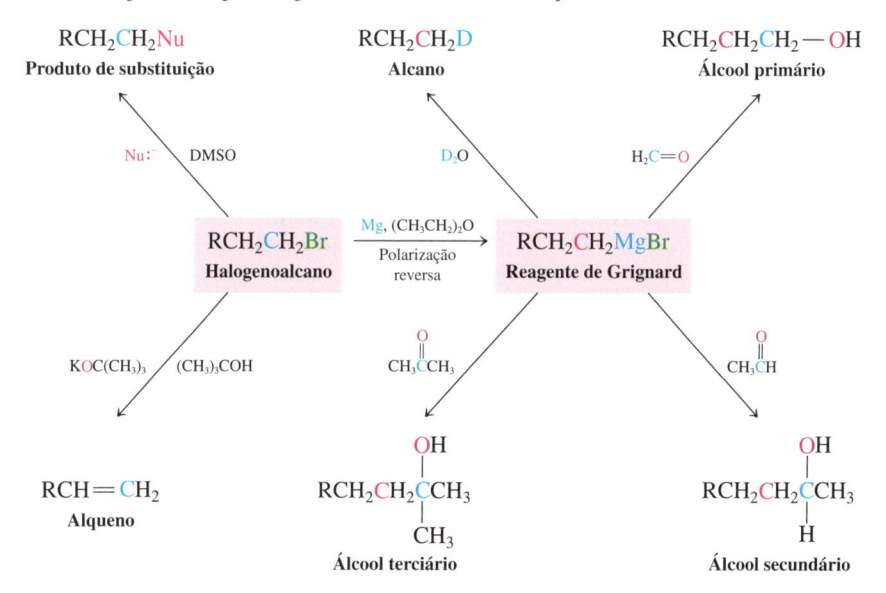

Homologação

$$R-M$$
Grupo alquila
$+$
$$H_2C=O$$
Um fragmento com um carbono
$\downarrow$
$$R-CH_2-OH$$

Cada um dos produtos do esquema pode participar de outras transformações que levam a produtos mais complicados.

Quando perguntamos "Quão boa é uma reação? Que tipo de estruturas podemos fazer ao aplicá-la?", estamos tratando de um problema de *metodologia de síntese*. Façamos uma pergunta diferente. Suponha que queiramos preparar uma molécula-alvo específica. Como elaborar um caminho eficiente para isso? Como achar os compostos de partida apropriados? O problema que estamos tratando agora é de *síntese total*.

Os químicos orgânicos desejam fazer moléculas complexas para propósitos específicos. Por exemplo, certos compostos têm propriedades medicinais valiosas, mas não estão facilmente disponíveis de fontes naturais. Os bioquímicos precisam de uma determinada molécula isotopicamente marcada para acompanhar os caminhos metabólicos. Os físico-químicos orgânicos desenham novas estruturas para estudá-las. Há muitas razões para a síntese total de moléculas orgânicas.

Qualquer que seja o objetivo final, uma síntese bem-sucedida caracteriza-se pelo pequeno número de etapas e pelo alto rendimento total. Os compostos de partida devem estar disponíveis, isto é, de preferência, comerciais e baratos. Os princípios da química "verde" precisam ser abordados (veja o Destaque Químico 3-1) a fim de reduzir os problemas ambientais e de segurança, como as condições de reação e os ingredientes potencialmente perigosos e a produção de resíduos tóxicos.

A análise retrossintética simplifica os problemas de síntese

Muitos compostos comercialmente disponíveis e baratos são pequenos e contêm seis átomos de carbono ou menos. Portanto, a tarefa mais frequente do planejamento de uma síntese é a construção de moléculas maiores e complicadas a partir de fragmentos menores e mais simples. A melhor

94%
(*R*)-1,2-Propanodiol

O hidrogênio é o agente redutor "mais verde". Em grande escala, as reduções de compostos carbonilados na indústria são feitas preferencialmente por hidrogenação catalítica (embora pressão seja necessária), neste caso utilizando um catalisador quiral para dar apenas um enantiômero do produto.

estratégia para a preparação da molécula-alvo é trabalhar a síntese no papel *de trás para frente*, um procedimento chamado de **análise retrossintética*** (*retro*, do latim, para trás). Nesse tipo de análise, as ligações carbono-carbono estratégicas *do alvo* são "quebradas" em pontos onde a formação das ligações parece possível. Esta maneira de pensar de trás para frente parece estranha à primeira vista, porque você está acostumado a aprender as reações na outra direção – por exemplo, "A mais B *dá* C." A retrossíntese requer que você pense no processo da maneira inversa – por exemplo, "C é *derivado* de A mais B" (relembre o Exercício 6-2, p. 220).

Por que retrossíntese? A resposta é que, na "construção" de uma estrutura complexa a partir de blocos de construção mais simples, o número de possibilidades de adição de novos fragmentos aumenta drasticamente quando se vai na direção do produto desejado e inclui inúmeras opções que não levam a lugar algum. Em contrapartida, quando trabalhamos de trás para frente, a complexidade diminui e as soluções que não funcionam são reduzidas. Uma simples analogia é um quebra-cabeças: é mais fácil desmontá-lo passo a passo do que montá-lo. Por exemplo, a análise retrossintética da síntese do 3-hexanol, a partir de duas unidades de três carbonos, sugere sua formação a partir de um composto organometálico de propila e propanal.

**Análise retrossintética da síntese de 3-hexanol
a partir de dois fragmentos com três carbonos**

$$\underset{}{CH_3CH_2CH_2 \dashv CHCH_2CH_3} \overset{OH}{\underset{}{|}} \Longrightarrow \underset{\text{Brometo de propilmagnésio}}{CH_3CH_2CH_2MgBr} + \underset{\text{Propanal}}{\overset{O}{\underset{}{||}} HCCH_2CH_3}$$

A seta de haste dupla indica os chamados **desligamentos estratégicos**. Reconhecemos que podemos construir a ligação "quebrada" nesta análise, entre C3 e C4 no produto, usando uma transformação que conhecemos, $CH_3CH_2CH_2MgBr + CH_3CH_2CHO$. Neste caso, somente uma reação é necessária para fazer a ligação, mas, em outros, várias etapas podem ser exigidas.

Por que não escolher outra possibilidade de desligamento C—C, por exemplo, entre C4 e C5? No nosso exemplo, essa estratégia é perfeitamente razoável e exige butanal e brometo de etilmagnésio como compostos de partida. Em geral, porém, desligamentos retrossintéticos devem ser feitos de modo a fornecer fragmentos moleculares de mesmo tamanho ou próximos. Portanto, nossa primeira análise é a melhor.

Desligamento retrossintético do 3-hexanol em C4—C5

$$\underset{}{CH_3CH_2CH_2CH \dashv CH_2CH_3} \overset{OH}{\underset{}{|}} \Longrightarrow \underset{\text{Butanal}}{\overset{O}{\underset{}{||}} CH_3CH_2CH_2CH} + \underset{\text{Brometo de etilmagnésio}}{BrMgCH_2CH_3}$$

Duas retrossínteses alternativas, mas inferiores, do 3-hexanol são

$$\underset{}{CH_3CH_2CH_2\overset{OH}{\underset{\underset{H}{|}}{C}}CH_2CH_3} \Longrightarrow NaBH_4 + \underset{}{CH_3CH_2CH_2\overset{O}{\underset{}{||}}CCH_2CH_3}$$

$$\underset{}{CH_3CH_2CH_2\overset{OH}{\underset{}{|}}CHCH_2CH_3} \Longrightarrow NaO\overset{O}{\underset{}{||}}CCH_3 + CH_3CH_2CH_2\overset{Br}{\underset{}{|}}CHCH_2CH_3$$

---

* Metodologia primeiramente proposta pelo Professor Elias J. Corey (nascido em 1928), Universidade Harvard, Prêmio Nobel de 1990 (química).

Elas não são tão boas quanto a primeira porque elas não *simplificam* significativamente a estrutura-alvo: não há ligações carbono-carbono sendo "quebradas".

A análise retrossintética auxilia a construção de álcoois

Vamos aplicar a análise retrossintética à preparação de um álcool terciário, o 4-etil-4-nonanol. Por causa do impedimento estérico e da natureza hidrofóbica, este álcool e seus homólogos têm aplicações industriais importantes como cossolventes e aditivos em certos processos de polimerização (Seção 12-14). Há dois passos a seguir em cada etapa do processo. Primeiro, identificamos todos os possíveis desligamentos estratégicos, "quebrando" todas as ligações que podem ser formadas por reações que já conhecemos. Segundo, avaliamos os méritos relativos destes desligamentos, procurando um que simplifique melhor a estrutura-alvo. As ligações estratégicas do 4-etil-4-nonanol são as que estão em volta do grupo funcional. Existem três desligamentos que levam a precursores mais simples. O caminho *a* quebra o grupo etila em C4, sugerindo como compostos de partida o brometo de etilmagnésio e a 4-nonanona. A quebra *b* é uma alternativa que leva a um reagente de Grignard de propila e 3-octanona como precursores. Por fim, o desligamento *c* revela um terceiro caminho de síntese derivado da adição de brometo de pentil-magnésio a 3-hexanona.

Análise retrossintética parcial da síntese de 4-etil-4-nonanol

$$CH_3CH_2MgBr + CH_3CH_2CH_2\overset{\overset{O}{\|}}{C}CH_2CH_2CH_2CH_2CH_3$$
Brometo de etil-magnésio   **4-Nonanona**

$$CH_3CH_2\underset{\underset{CH_2CH_2CH_2CH_2CH_3}{|}}{\overset{\overset{OH}{|}}{\underset{a}{-}C\underset{b}{-}CH_2CH_2CH_3}}$$
4-Etil-4-nonanol

$$\xrightarrow{b} CH_3CH_2CH_2MgBr + CH_3CH_2\overset{\overset{O}{\|}}{C}CH_2CH_2CH_2CH_2CH_3$$
Brometo de propilmagnésio   **3-Octanona**

$$\xrightarrow{c} CH_3CH_2CH_2CH_2CH_2MgBr + CH_3CH_2\overset{\overset{O}{\|}}{C}CH_2CH_2CH_3$$
Brometo de pentilmagnésio   **3-Hexanona**

A avaliação mostra que o caminho *c* é o melhor: os blocos de construção necessários são quase do mesmo tamanho, com cinco e seis carbonos, assim, este desligamento simplifica mais a estrutura.

> ### EXERCÍCIO 8-19
>
> Aplique a análise retrossintética ao 4-etil-4-nonanol, quebrando a ligação carbono-*oxigênio*. Isso leva a uma síntese eficiente? Explique.

Podemos acompanhar os fragmentos resultantes do desligamento pelo caminho *c* até compostos de partida mais simples? Sim. Lembre-se (Seção 8-6) de que as cetonas são obtidas por oxidação de álcoois secundários com reagentes de Cr(VI). Podemos, portanto, imaginar a preparação da 3-hexanona a partir do álcool correspondente, o 3-hexanol.

$$CH_3CH_2CH_2\overset{\overset{O}{\|}}{C}CH_2CH_3 \implies Na_2Cr_2O_7 + CH_3CH_2CH_2\overset{\overset{OH}{|}}{C}HCH_2CH_3$$
3-Hexanona   **3-Hexanol**

Como identificamos anteriormente um desligamento eficiente do 3-hexanol em dois fragmentos com três carbonos, estamos agora em condições de apresentar nosso esquema de síntese completo:

Síntese do 4-etil-4-nonanol

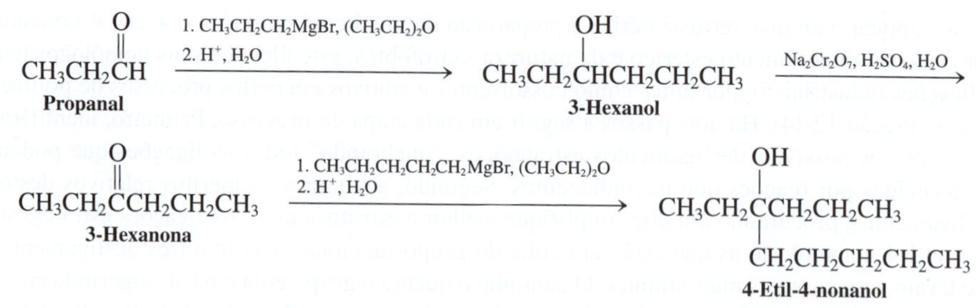

$$\underset{\text{Propanal}}{CH_3CH_2CH=O} \xrightarrow[\text{2. } H^+, H_2O]{\text{1. } CH_3CH_2CH_2MgBr, (CH_3CH_2)_2O} \underset{\text{3-Hexanol}}{CH_3CH_2\underset{OH}{\overset{|}{C}H}CH_2CH_2CH_3} \xrightarrow{Na_2Cr_2O_7, H_2SO_4, H_2O}$$

$$\underset{\text{3-Hexanona}}{CH_3CH_2\overset{O}{\overset{\|}{C}}CH_2CH_2CH_3} \xrightarrow[\text{2. } H^+, H_2O]{\text{1. } CH_3CH_2CH_2CH_2CH_2MgBr, (CH_3CH_2)_2O} \underset{\underset{\text{4-Etil-4-nonanol}}{CH_2CH_2CH_2CH_2CH_3}}{CH_3CH_2\underset{OH}{\overset{|}{C}}CH_2CH_2CH_3}$$

Este exemplo ilustra uma sequência geral muito poderosa de construção de álcoois complexos: primeiro, a adição de Grignard ou de um organolítio a um aldeído para dar um álcool secundário; em seguida, oxidação à cetona e, por fim, a adição de outro reagente organometálico para dar o álcool terciário.

Utilidade das oxidações de álcoois em sínteses

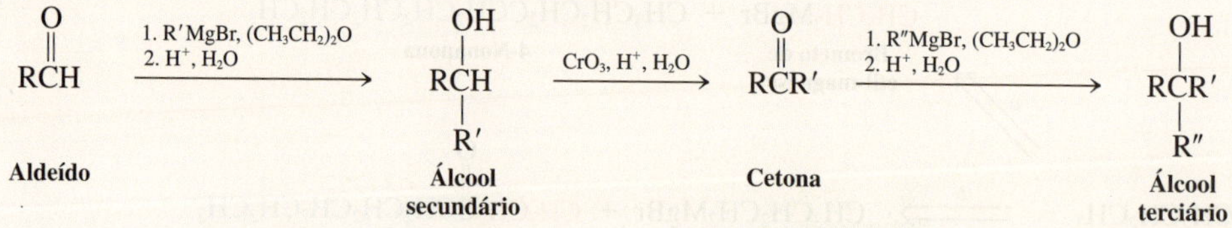

$$\underset{\text{Aldeído}}{R\overset{O}{\overset{\|}{C}}H} \xrightarrow[\text{2. } H^+, H_2O]{\text{1. } R'MgBr, (CH_3CH_2)_2O} \underset{\text{Álcool secundário}}{R\underset{R'}{\overset{OH}{\overset{|}{C}}H}} \xrightarrow{CrO_3, H^+, H_2O} \underset{\text{Cetona}}{R\overset{O}{\overset{\|}{C}}R'} \xrightarrow[\text{2. } H^+, H_2O]{\text{1. } R''MgBr, (CH_3CH_2)_2O} \underset{\text{Álcool terciário}}{R\underset{R''}{\overset{OH}{\overset{|}{C}}R'}}$$

EXERCÍCIO 8-20

Trabalhando com os conceitos: o trabalho para trás por meio da retrossíntese

Proponha uma análise retrossintética do 3-(ciclo-butil)-3-heptanol a partir de compostos de quatro carbonos ou menos.

Estratégia

Aplique as etapas já discutidas para a análise retrossintética: identifique todos os possíveis desligamentos estratégicos e, em seguida, avalie seus méritos relativos. Neste caso, a avaliação tem que levar em conta a restrição de que os materiais de partida devem ter quatro carbonos ou menos.

Solução

• Aplicando o que aprendemos até agora, podemos desligar o produto retrossinteticamente em três caminhos possíveis: *a*, *b* e *c*.

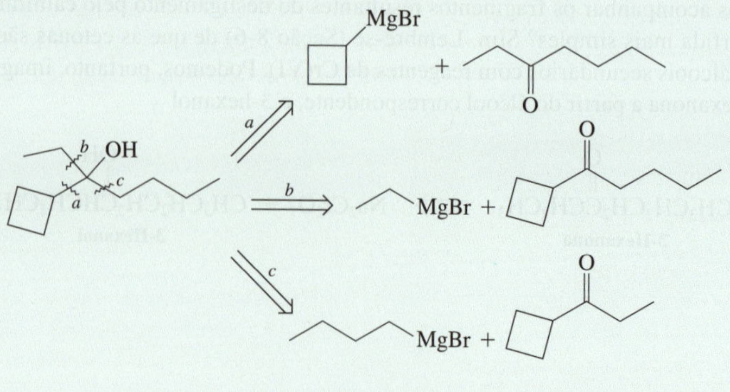

- Todos eles quebram o alvo em fragmentos menores, mas nenhum leva a fragmentos do tamanho estipulado: quatro carbonos ou menos. Assim, as cetonas resultantes contêm sete ou nove átomos carbono, respectivamente, exigindo sínteses independentes a partir de fragmentos menores.
- Como a cetona resultante do caminho *b* é muito grande para ser gerada diretamente a partir de dois pedaços de quatro carbonos, os desligamentos *a* e *c* parecem ser os melhores para prosseguir em nossa análise. Em ambos os casos, primeiro precisamos avançar uma etapa na retrossíntese até os respectivos álcoois (que sabemos como oxidar, Seção 8-6). As estruturas dos álcoois podem, então, ser submetidas a um desligamento C—C adicional (como indicado pelas linhas onduladas):

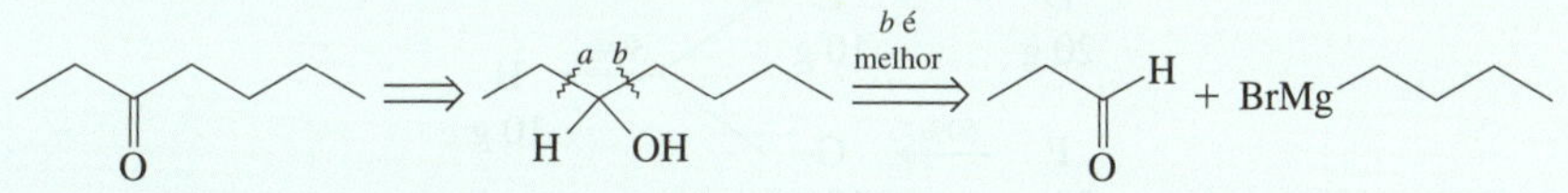

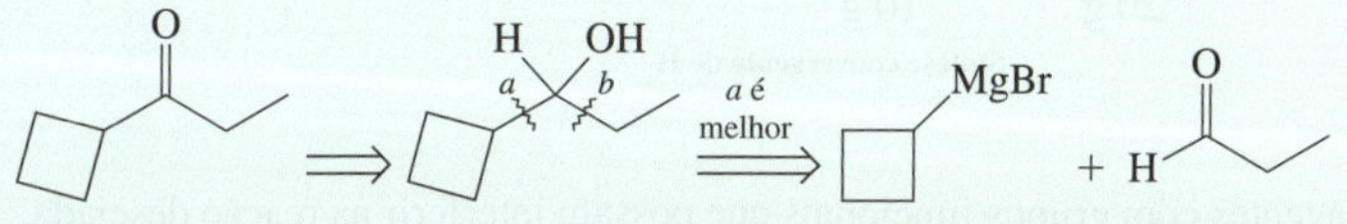

Em ambos os casos, somente um dos desligamentos gera os fragmentos de quatro e três carbonos requeridos.
- Temos duas soluções perfeitamente razoáveis para nosso problema: uma introduz a porção ciclobutila mais cedo, e a outra, mais tarde. Qual das duas é preferível? Pode-se argumentar pelo segundo caminho. O anel tensionado é sensível e está sujeito a reações laterais, então, introduzi-lo mais tarde leva a uma síntese vantajosa.

EXERCÍCIO 8-21

Tente você

Mostre como você prepararia o 2-metil-2-propanol a partir de metano como o único composto orgânico de partida.

Cuidado com as armadilhas no planejamento de sínteses

Temos de ter em mente vários fatores ao praticar a química de sínteses. Isso ajudará a evitar abordagens mal-sucedidas e de baixo rendimento para a síntese de uma molécula-alvo.

Primeiro, tente reduzir ao mínimo o número total de transformações requeridas para converter os compostos de partida no produto desejado.

Este ponto é tão importante que, em alguns casos, vale a pena aceitar uma etapa com baixo rendimento se ela permitir a redução significativa da sequência de síntese. Por exemplo (com o pressuposto de que todos os materiais de partida são de custo comparável), uma síntese com sete etapas em que cada etapa tem um rendimento de 85% é inferior a uma síntese com quatro etapas (sendo três de rendimento 95% e uma de 45%). A eficiência geral da primeira sequência é (0,85 × 0,85 × 0,85 × 0,85 × 0,85 × 0,85 × 0,85) × 100 = 32%, enquanto a segunda síntese, além de ser três etapas mais curta, dá (0,95 × 0,95 × 0,95 × 0,45) × 100 = 39%.

Nestes exemplos, todas as etapas acontecem consecutivamente, um procedimento chamado de **síntese linear**. Em geral, a melhor abordagem para alvos complexos é por meio de dois ou mais caminhos concorrentes, desde que o número total de etapas seja o mesmo, uma estratégia chamada de **síntese convergente**. Embora um cálculo simples do rendimento total não seja possível para a estratégia convergente, você é facilmente convencido de sua maior eficiência ao comparar as *quantidades* reais dos materiais de partida necessários pelas duas estratégias para preparar a mesma quantidade de produto. No exemplo seguinte, 10 g de um produto H são preparados inicialmente em três etapas (50% cada uma) por uma sequência linear A → B → C → H, e a segunda, por uma sequência convergente partindo de D e F, respectivamente, mediante E e G. Se supormos (só para simplificar) que os pesos moleculares destes compostos são iguais, a primeira preparação requer 80 g de compostos de partida, e a segunda, só (uma combinação) 40 g.

$$A \xrightarrow{50\%} B \xrightarrow{50\%} C \xrightarrow{50\%} H$$
$$80\ g \qquad 40\ g \qquad 20\ g \qquad 10\ g$$

Síntese linear de H

$$\begin{array}{c} D \xrightarrow{50\%} E \\ 20\ g \qquad 10\ g \end{array} \searrow$$
$$ \xrightarrow{50\%} H$$
$$\begin{array}{c} F \xrightarrow{50\%} G \\ 20\ g \qquad 10\ g \end{array} \nearrow 10\ g$$

Síntese convergente de H

> Segundo, não use reagentes com grupos funcionais que possam interferir na reação desejada.

Por exemplo, o tratamento de um hidroxialdeído com um reagente de Grignard leva a uma reação ácido-base que destrói o reagente organometálico, e não à formação da ligação carbono-carbono.

$$HOCH_2CH_2\overset{\overset{OH}{|}}{\underset{\underset{CH_3}{|}}{C}}H \quad \xleftarrow{\ \otimes\ } \quad HOCH_2CH_2\overset{\overset{O}{\|}}{C}H + CH_3MgBr \longrightarrow BrMgOCH_2CH_2\overset{\overset{O}{\|}}{C}H + \overset{H}{\underset{}{C}}H_3$$

Uma possível solução para este problema seria adicionar dois equivalentes de reagente de Grignard: *um* equivalente para reagir com o hidrogênio ácido e *outro* para fazer a adição desejada ao grupo carbonila. Outra solução é "proteger" a função hidroxila na forma de um éter. Encontraremos esta estratégia na Seção 9-8.

Halogenoalcanos 2,2-dissubstituídos impedidos

$$\underset{\underset{CH_3}{|}}{\overset{\overset{CH_3}{|}}{CH_3CH_2C}}CH_2Br$$

[estrutura: ciclohexano com CH₃ e CH₂Cl]

[estrutura: norbornano com H₃C e Br]

Não tente preparar o reagente de Grignard a partir de uma bromocetona. Esse reagente não é estável porque ele se decompõe, logo após ser formado, pela reação com o seu próprio grupo carbonila (na mesma ou em outra molécula). Aprenderemos a proteger a função carbonila na Seção 17-8.

[esquema: decalona com Br → Mg → BrMg-decalona com "Incompatível"]

> Terceiro, leve em conta quaisquer restrições mecanísticas ou estruturais que afetem as reações de interesse.

Por exemplo, as bromações via radicais são mais seletivas do que as clorações. Tenha em mente as limitações estruturais das reações nucleofílicas e não se esqueça da falta de reatividade de 2,2-dimetil-1-halogeno-propanos. Embora algumas vezes seja difícil de reconhecer, muitos halogenoalcanos têm estruturas com impedimento estérico e são também inertes. Mesmo assim, esses sistemas formam reagentes organometálicos e podem ainda ser funcionalizados desta maneira. Por exemplo, o tratamento do reagente de Grignard preparado a partir de 1-bromo-2,2-dimetil-propano com o formaldeído leva ao álcool correspondente.

$$(CH_3)_3CCH_2Br \xrightarrow[\substack{2.\ CH_2=O \\ 3.\ H^+,\ H_2O}]{1.\ Mg} (CH_3)_3CCH_2CH_2OH$$

1-Bromo-2,2-dimetil-propano   **3,3-dimetil-1-butanol**

Os halogenoalcanos terciários, se incorporados em estruturas mais complexas, também são algumas vezes difíceis de reconhecer. Lembre-se de que os halogenetos terciários não sofrem reações S_N2, mas sofrem eliminação na presença de bases.

A competência em síntese, como em muitos outros aspectos da química orgânica, se desenvolve em grande parte com a prática. Planejar a síntese de moléculas complexas requer uma revisão das reações e dos mecanismos vistos nas seções anteriores. O conhecimento assim adquirido pode, então, ser aplicado à solução de problemas de sínteses.

A IDEIA GERAL

Onde estamos agora e para onde vamos? No Capítulo 8, após os halogenoalcanos, começamos a discutir uma segunda classe funcional importante de compostos: os álcoois. Usamos os halogenoalcanos para apresentar dois dos principais tipos de mecanismos: as reações via radicais (para obter os halogenoalcanos, Capítulo 3) e as reações iônicas (para mostrar sua reatividade na substituição e na eliminação, Capítulos 6 e 7). Em contrapartida, usamos os álcoois para introduzir novos tipos de reações: oxidações, reduções e adições de organometálicos a aldeídos e cetonas. Esta discussão permitiu que examinássemos o planejamento de uma síntese, que nos obriga a começar com o produto desejado e trabalhar de trás para frente (análise retrossintética) a fim de determinar que reagentes e condições de reação são necessários para a obtenção desse produto. À medida que avançamos ao longo do curso e enriquecemos nosso conhecimento com novas famílias de compostos e sua química, retornaremos sempre às estratégias de sínteses como uma forma de classificar e aplicar essas informações.

Este capítulo e o próximo seguem um formato que usaremos para apresentar os demais grupos funcionais: (a) como nomeá-los; (b) a descrição de suas estruturas e propriedades gerais; (c) sua síntese e (d) os tipos de reações que sofrem e como podemos aplicar essas reações.

PROBLEMAS DE INTEGRAÇÃO

8-22 Os álcoois terciários são aditivos importantes em alguns processos industriais que utilizam como catalisadores compostos de metais que são ácidos de Lewis (Seção 2-2). O álcool dá ao metal um ambiente hidrofóbico estericamente protegido (veja a Figura 8-3; veja também o Destaque Químico 8-1), que garante solubilidade em solventes orgânicos, tempos de vida mais longos e seletividade na ativação de substratos. A preparação desses álcoois terciários segue os princípios de sínteses descritos na Seção 8-9.

A partir do ciclo-hexano e usando quaisquer outros blocos de construção com quatro carbonos ou menos e outros reagentes necessários, proponha uma síntese para o álcool terciário A.

SOLUÇÃO

Antes de começar uma abordagem aleatória por tentativa e erro para resolver este problema, é melhor fazer um inventário do que é dado. Em primeiro lugar, temos o ciclo-hexano e notamos que o fragmento correspondente é um substituinte do álcool terciário A. Em segundo lugar, sete carbonos a mais aparecem no produto e, por isso, nossa síntese vai exigir que juntemos fragmentos menores, pois não podemos usar compostos com mais de quatro carbonos. Em terceiro lugar, o alvo, A, é um álcool terciário, que deveria ser tratável por uma análise retrossintética como a discutida na Seção 8-9 (M = metal):

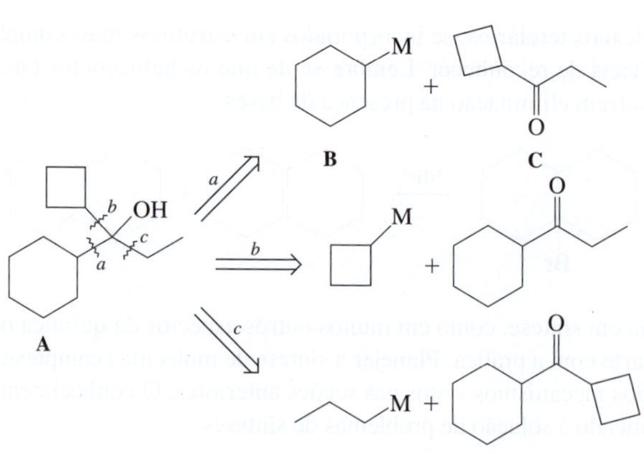

A abordagem *a* é claramente a melhor escolha porque ela quebra o álcool terciário A em fragmentos de tamanhos semelhantes B e C.

Escolhido o caminho *a* como o mais adequado para encontrar os precursores diretos de A, passamos a trabalhar de trás para frente: quais são os precursores apropriados de B e de C, respectivamente? A retrossíntese relaciona o composto B ao nosso hidrocarboneto de partida, o ciclo-hexano: o precursor do composto organometálico B deve ser um halogenociclo-hexano, que pode, por sua vez, ser preparado a partir do ciclo-hexano por halogenação via radicais livres.

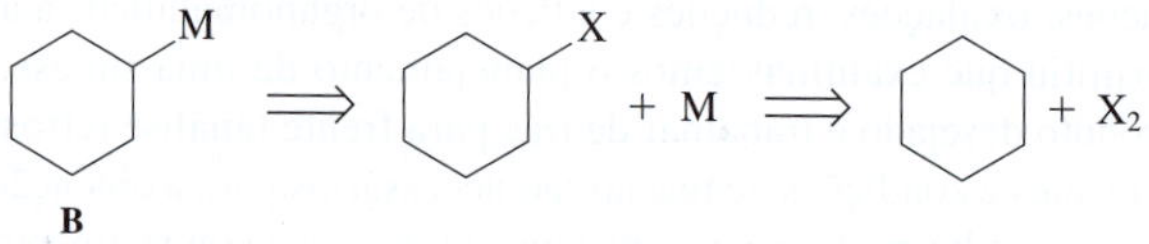

A cetona C pode ser desligada em dois componentes menores. A melhor maneira seria uma combinação "quatro + três" de carbonos: é a solução mais equilibrada em tamanho e que sugere o uso de derivados de ciclobutila. Como o único desligamento C—C que conhecemos, até agora, é o do álcool, a primeira etapa retrossintética a partir de C deve ter o álcool como precursor (além de um oxidante de cromo). A próxima retrossíntese, então, fornece os blocos de partida necessários D e E.

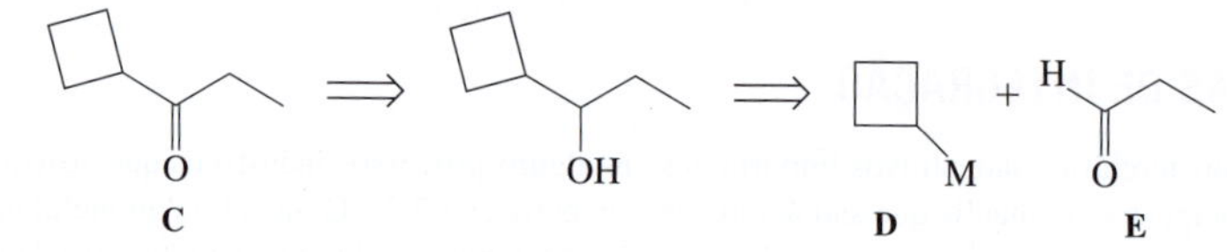

Agora podemos escrever o esquema sintético detalhado na forma direta, com o ciclo-hexano e os blocos D e E como compostos de partida:

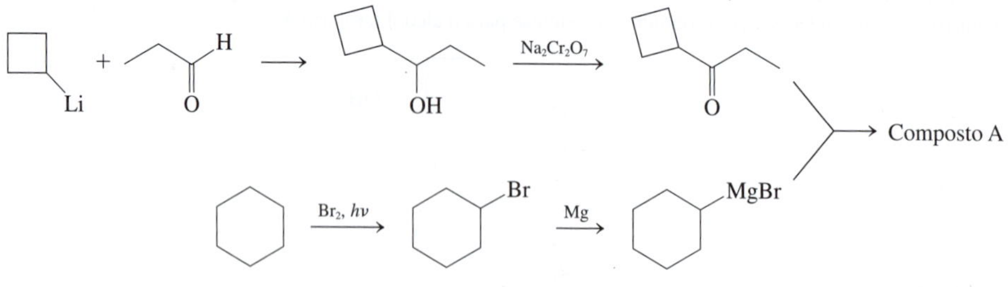

Uma nota final: neste e nos exercícios de sínteses subsequentes deste livro, a análise retrossintética requer que você domine todas as reações na forma direta (do início ao fim, ou seja, composto de partida + reagente → produto), mas também na inversa (ou seja, produto ← material de partida + reagente). Os dois conjuntos se referem a duas questões diferentes. A primeira questão é: que produtos posso fazer a partir do meu composto de partida com todos os reagentes que eu conheço? A segunda é: quais são os compostos de partida imagináveis que, com os reagentes apropriados, levarão ao meu produto? Os dois tipos de resumos esquemáticos de reações que você verá no final deste capítulo e dos subsequentes enfatizam este ponto.

8-23 Neste capítulo, apresentamos as reações redox que interconvertem álcoois com aldeídos e cetonas. Os reagentes empregados foram Cr(VI) (na forma de cromatos, por exemplo, $Na_2Cr_2O_7$) e H^- (na forma de $NaBH_4$ e $LiAlH_4$). Os químicos orgânicos em geral não se preocupam com os produtos inorgânicos destes processos, porque eles são rotineiramente descartados. Entretanto, para fins de contabilidade dos elétrons (e estabelecimento dos procedimentos experimentais), é útil (essencial) escrever as reações balanceadas, mostrando quanto de um dado composto de partida está "entrando" na reação e quanto de qualquer produto possível está "saindo". Você já deve ter visto problemas envolvendo o balanceamento de equações na química introdutória, mas provavelmente só lidou com as trocas redox entre metais. Você consegue balancear a seguinte oxidação geral de um álcool primário a um aldeído?

$$RCH_2OH + H_2SO_4 + Na_2Cr_2O_7 \longrightarrow RCHO + Cr_2(SO_4)_3 + Na_2SO_4 + H_2O$$

SOLUÇÃO

É melhor pensar nesta transformação como duas reações separadas que ocorrem simultaneamente: (1) a oxidação do álcool, (2) a redução das espécies de Cr(VI) a Cr(III). Estas duas partes são chamadas de **semirreações**. Em água, o solvente comum deste e de outros processos redox semelhantes, balanceamos as semirreações

a. tratando quaisquer átomos de hidrogênio consumidos ou produzidos como H_3O^+ (ou, para simplificar, H^+);

b. tratando quaisquer átomos de oxigênio consumidos ou produzidos como H_2O (em soluções ácidas) ou ^-OH (em soluções básicas);

c. adicionando elétrons explicitamente no lado deficiente em cargas negativas.

Apliquemos essas instruções para a equação (1), que pode ser pensada como a remoção de dois hidrogênios do álcool. Estes hidrogênios são escritos como prótons ao lado do produto (regra a) e as cargas são balanceadas pela adição de dois elétrons (regra c):

$$RCH_2OH \longrightarrow RCHO + 2\,H^+ + 2\,e \qquad (1)$$

Na semirreação da espécie de cromo, sabemos que $Cr_2O_7^{2-}$ converte-se em (dois) íons Cr^{3+}:

$$Cr_2O_7^{2-} \longrightarrow 2\,Cr^{3+}$$

Sete átomos de oxigênio precisam estar no lado direito, logo, a regra (b) estipula sete moléculas de H_2O:

$$Cr_2O_7^{2-} \longrightarrow 2\,Cr^{3+} + 7\,H_2O$$

Esta mudança requer que 14 hidrogênios sejam adicionados do lado esquerdo. Pela regra (a) são 14 átomos de H^+:

$$14\,H^+ + Cr_2O_7^{2-} \longrightarrow 2\,Cr^{3+} + 7\,H_2O$$

A carga está balanceada? Não, a regra (c) diz que temos de adicionar seis elétrons do lado esquerdo para obter a equação balanceada (2).

$$14\,H^+ + Cr_2O_7^{2-} + 6\,e \longrightarrow 2\,Cr^{3+} + 7\,H_2O \qquad (2)$$

A inspeção das duas semirreações mostra que, como está escrito, (1) gera $2e$ (uma oxidação, Seção 8-6) e (2) consome $6e$ (uma redução, Seção 8-6). Como a equação química não mostra os elétrons, precisamos balancear a produção e o consumo de elétrons. Fazemos isso simplesmente multiplicando (1) por 3

$$3\,RCH_2OH \longrightarrow 3\,RCHO + 6\,H^+ + 6\,e \qquad (3)$$

Agora combinamos as duas semirreações balanceadas adicionado uma a outra, isto é, (3) + (2), um procedimento que cancela os elétrons e dá a equação (4).

$$3 \text{ RCH}_2\text{OH} \longrightarrow 3 \text{ RCH} \!\!\stackrel{\text{O}}{\|} + 6 \text{ H}^+ + 6\,e \qquad (3)$$

$$14 \text{ H}^+ + \text{Cr}_2\text{O}_7^{2-} + 6\,e \longrightarrow 2 \text{ Cr}^{3+} + 7 \text{ H}_2\text{O} \qquad (2)$$

$$3 \text{ RCH}_2\text{OH} + 14 \text{ H}^+ + \text{Cr}_2\text{O}_7^{2-} \longrightarrow 3 \text{ RCH} \!\!\stackrel{\text{O}}{\|} + 6 \text{ H}^+ + 2 \text{ Cr}^{3+} + 7 \text{ H}_2\text{O} \qquad (4)$$

Nessa forma, (4) contém H$^+$ em ambos os lados. Podemos simplificar a reação pela remoção do "excesso" de H$^+$ para obter a reação (5).

$$3 \text{ RCH}_2\text{OH} + 8 \text{ H}^+ + \text{Cr}_2\text{O}_7^{2-} \longrightarrow 3 \text{ RCH} \!\!\stackrel{\text{O}}{\|} + 2 \text{ Cr}^{3+} + 7 \text{ H}_2\text{O} \qquad (5)$$

Finalmente, adicionamos os "íons espectadores" inertes desta reação para mostrar a estequiometria apropriada da equação (6).

$$3 \text{ RCH}_2\text{OH} + 4 \text{ H}_2\text{SO}_4 + \text{Na}_2\text{Cr}_2\text{O}_7 \longrightarrow 3 \text{ RCH} \!\!\stackrel{\text{O}}{\|} + \text{Cr}_2(\text{SO}_4)_3 + \text{Na}_2\text{SO}_4 + 7 \text{ H}_2\text{O} \qquad (6)$$

A equação balanceada (6) mostra muito bem por que a reação é feita em meio ácido: há consumo de H$_2$SO$_4$. Ela também destaca o poder oxidante do dicromato: um mol é suficiente para efetuar a oxidação de três mols do álcool.

Novas reações

1. Propriedades ácido-base dos álcoois (Seção 8-3)

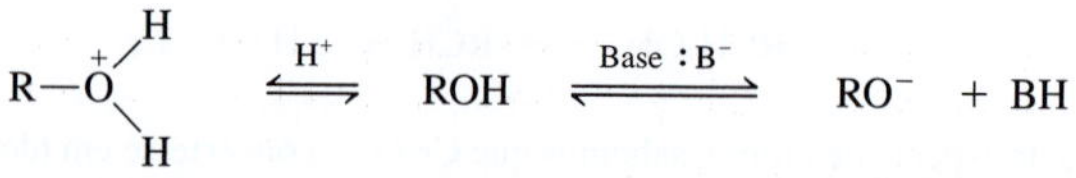

$$R\!-\!\overset{+}{\underset{H}{\overset{H}{O}}} \; \underset{\text{H}^+}{\rightleftharpoons} \; ROH \; \underset{\text{Base : B}^-}{\rightleftharpoons} \; RO^- + BH$$

Íon alquil-oxônio   Álcool   Alcóxido

Acidez: **R−O−H ≈ HO−H > H$_2$N−H > H$_3$C−H**
Basicidade: **RO$^-$ ≈ HO$^-$ < H$_2$N$^-$ < H$_3$C$^-$**

Preparação de álcoois em laboratório

2. Deslocamento nucleofílico de halogenetos e outros grupos de saída por hidróxido (Seção 8-5)

$$RCH_2X + HO^- \xrightarrow[S_N2]{H_2O} RCH_2OH + X^-$$

X = halogeneto, sulfonato
Primário, secundário (terciário dá eliminação)

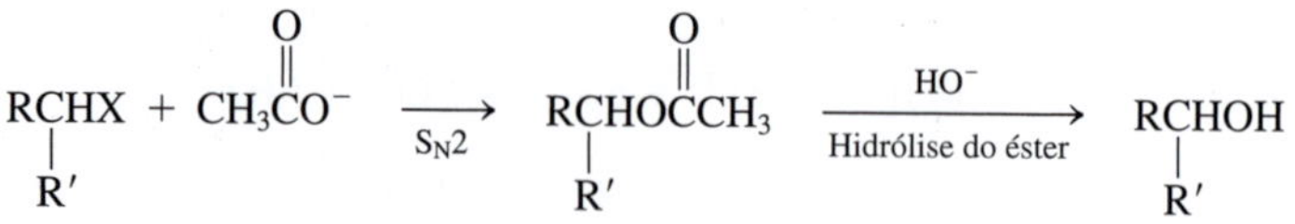

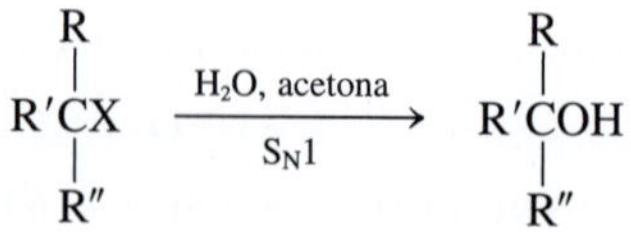

$$\underset{R'}{\overset{}{RCHX}} + CH_3CO^-\!\!\stackrel{\text{O}}{\|} \xrightarrow{S_N2} \underset{R'}{\overset{}{RCHOCCH_3}}\!\!\stackrel{\text{O}}{\|} \xrightarrow[\text{Hidrólise do éster}]{HO^-} \underset{R'}{\overset{}{RCHOH}}$$

$$\underset{R''}{\overset{R}{\underset{|}{R'CX}}} \xrightarrow[S_N1]{H_2O,\ \text{acetona}} \underset{R''}{\overset{R}{\underset{|}{R'COH}}}$$

O melhor método para terciário

3. **Redução de aldeídos e cetonas via hidretos (Seção 8-6)**

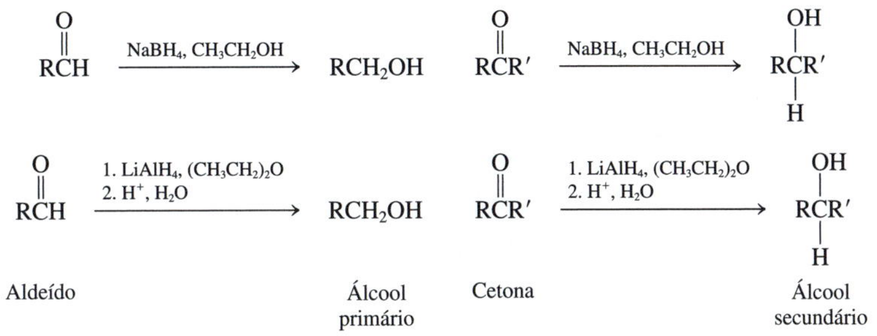

$$RCH(=O) \xrightarrow{NaBH_4,\ CH_3CH_2OH} RCH_2OH \qquad RCR'(=O) \xrightarrow{NaBH_4,\ CH_3CH_2OH} RCR'(OH)(H)$$

$$RCH(=O) \xrightarrow[2.\ H^+,\ H_2O]{1.\ LiAlH_4,\ (CH_3CH_2)_2O} RCH_2OH \qquad RCR'(=O) \xrightarrow[2.\ H^+,\ H_2O]{1.\ LiAlH_4,\ (CH_3CH_2)_2O} RCR'(OH)(H)$$

Aldeído → Álcool primário   Cetona → Álcool secundário

Oxidação de álcoois

4. **Reagentes de cromo (Seção 8-6)**

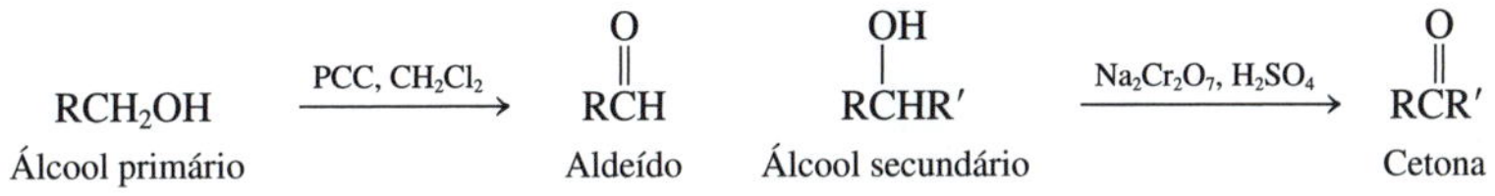

$$RCH_2OH \xrightarrow{PCC,\ CH_2Cl_2} RCH(=O) \qquad RCHR'(OH) \xrightarrow{Na_2Cr_2O_7,\ H_2SO_4} RCR'(=O)$$

Álcool primário → Aldeído   Álcool secundário → Cetona

Reagentes organometálicos

5. **Reação de metais com halogenoalcanos (Seção 8-7)**

$$RX + Li \xrightarrow{(CH_3CH_2)_2O} RLi$$
Reagente alquil-lítio

$$RX + Mg \xrightarrow{(CH_3CH_2)_2O} RMgX$$
Reagente de Grignard

R não pode conter grupos ácidos, como O—H, ou grupos eletrofílicos, como C=O.

6. **Hidrólise (Seção 8-7)**

$$RLi\ ou\ RMgX + H_2O \longrightarrow RH$$
$$RLi\ ou\ RMgX + D_2O \longrightarrow RD$$

7. **Reação de compostos organometálicos com aldeídos e cetonas (Seção 8-8)**

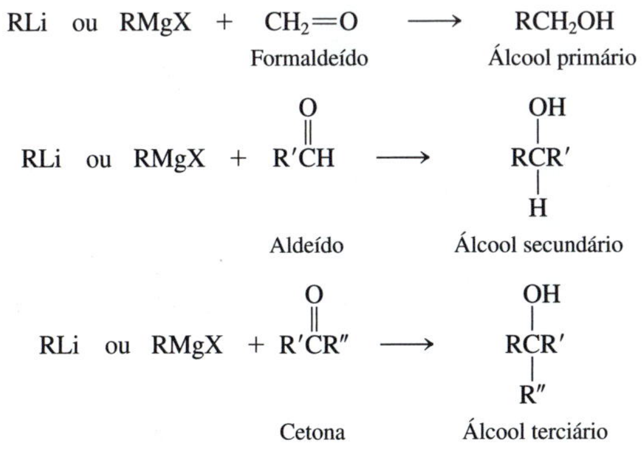

$$RLi\ ou\ RMgX + CH_2=O \longrightarrow RCH_2OH$$
Formaldeído → Álcool primário

$$RLi\ ou\ RMgX + R'CH(=O) \longrightarrow RCR'(OH)(H)$$
Aldeído → Álcool secundário

$$RLi\ ou\ RMgX + R'CR''(=O) \longrightarrow RCR'(OH)(R'')$$
Cetona → Álcool terciário

Aldeídos ou cetonas não podem conter outros grupos que possam reagir com reagentes organometálicos, como O—H ou outros grupos C=O.

8. **Alcanos a partir de halogenoalcanos e hidreto de alumínio e lítio (Seção 8-7)**

$$RX + LiAlH_4 \xrightarrow{(CH_3CH_2)_2O} RH$$

Química Orgânica

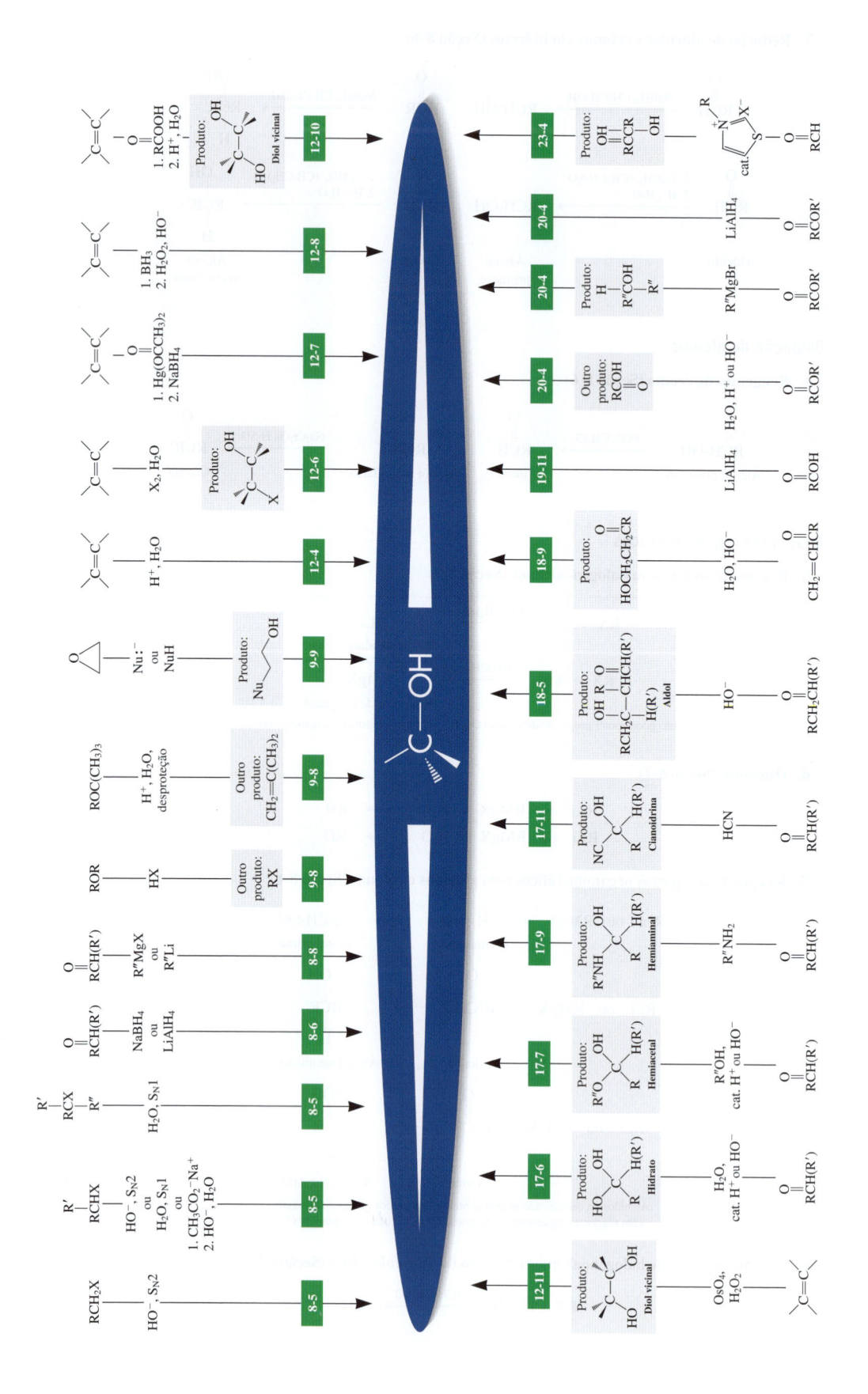

Preparação de álcoois

Número da seção

Capítulo 8 Grupo Funcional Hidroxila: Álcoois

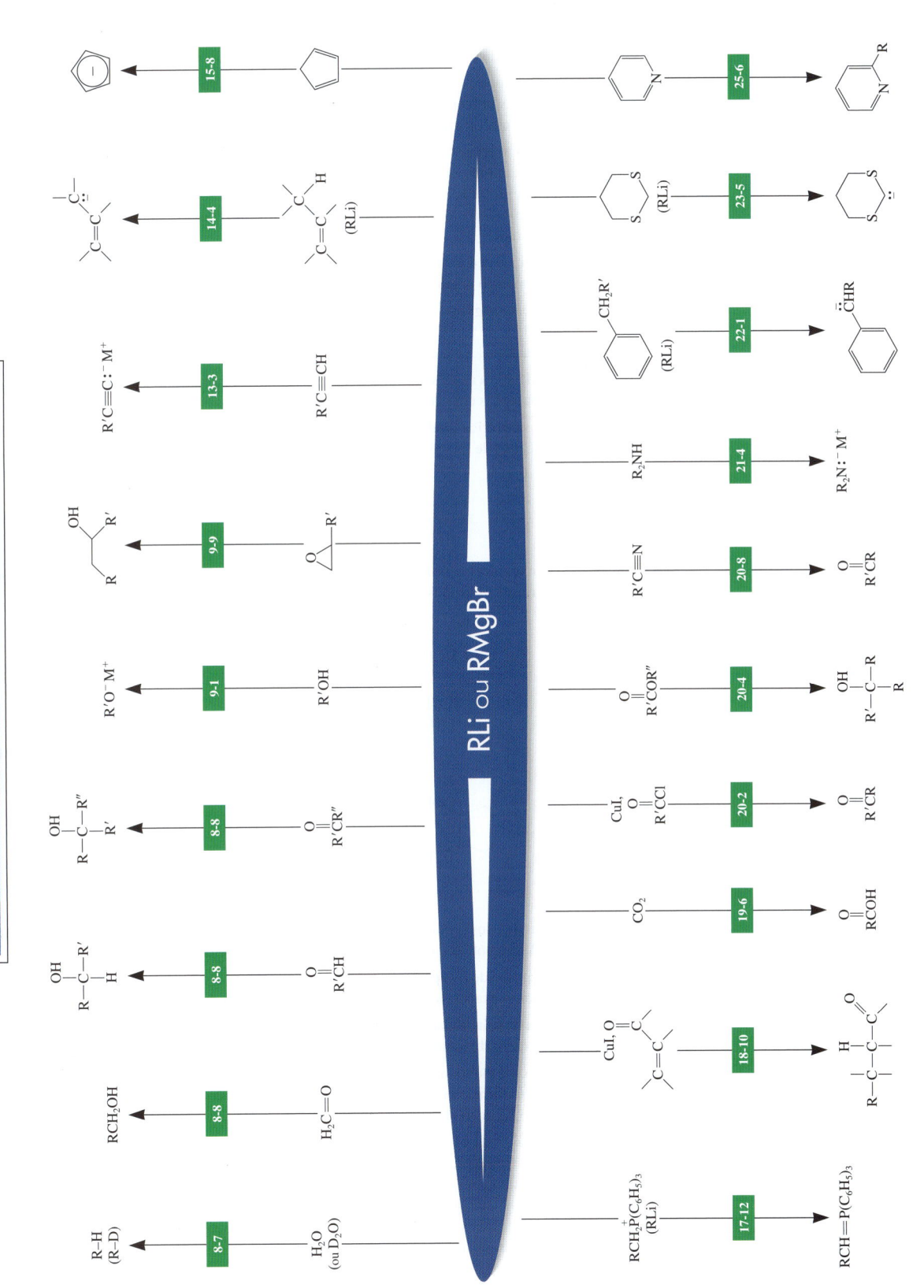

Reações de alquil-lítios e reagentes de Grignard

Central reagent: **RLi ou RMgBr**

Reactions (section numbers shown in green boxes):

- H$_2$O (ou D$_2$O) — **8-7** → R–H (R–D)
- H$_2$C=O — **8-8** → RCH$_2$OH
- R'CH=O — **8-8** → R–CH(OH)–R'
- R'COR'' — **8-8** → R–C(OH)(R')–R''
- R'OH — **9-1** → R'O$^-$ M$^+$
- epoxide (O with R') — **9-9** → RCH(R)–CH(OH)R'
- R'C≡CH — **13-3** → R'C≡C:$^-$ M$^+$
- (CH$_3$)$_2$C=C(CH$_3$)–H (RLi) — **14-4** → (CH$_3$)$_2$C=C(CH$_3$)–:
- ciclopentadieno — **15-8** → ciclopentadienila ânion
- RCH$_2$P$^+$(C$_6$H$_5$)$_3$ (RLi) — **17-12** → RCH=P(C$_6$H$_5$)$_3$
- enona (CuI) — **18-10** → adição 1,4
- CO$_2$ — **19-6** → RCOOH
- R'CCl=O (CuI) — **20-2** → R'CR=O
- R'COR'' — **20-4** → R'–C(OH)(R)–R
- R'C≡N — **20-8** → R'CR=O
- R$_2$NH — **21-4** → R$_2$N:$^-$ M$^+$
- ArCH$_2$R' (RLi) — **22-1** → ArC̈HR
- 1,3-ditiano (RLi) — **23-5** → 2-substituído 1,3-ditiano
- piridina — **25-6** → 2-R-piridina

Conceitos importantes

1. Álcoois são **alcanóis** na nomenclatura IUPAC. A raiz que contém o grupo funcional dá nome ao álcool. Os substituintes alquila e halogênio são adicionados como prefixos.

2. Como a água, os álcoois têm uma ligação O—H curta e **polarizada**. O grupo hidroxila é **hidrofílico** e participa de **ligações hidrogênio**. Consequentemente, os álcoois em geral têm pontos de ebulição mais altos e, em muitos casos, a solubilidade em água é apreciável. A parte alquila da molécula é **hidrofóbica**.

3. Novamente como a água, os álcoois são **anfotéricos**: eles são ácidos e básicos. A desprotonação completa a um **alcóxido** ocorre quando a base do ácido conjugado é consideravelmente mais fraca do que o álcool. A protonação gera um **íon alquil-oxônio**. Em solução, a ordem de acidez dos álcoois é primário > secundário > terciário. Os substituintes que retiram elétrons aumentam a acidez (e reduzem a basicidade).

4. A conversão de um grupo alquila eletrofílico de um halogenoalcano, $C^{\delta+}—X^{\delta-}$, em seu análogo nucleofílico em um composto **organometálico**, $C^{\delta-}—M^{\delta+}$, é um exemplo de **polarização inversa**.

5. O átomo de carbono no **grupo carbonila**, C=O, de um aldeído ou uma cetona é eletrofílico e, portanto, está sujeito ao ataque de nucleófilos, como os hidretos em **reagentes de hidreto** ou as alquilas em compostos organometálicos. Após tratamento com água, os produtos dessas transformações são álcoois.

6. A **oxidação** de álcoois a aldeídos ou cetonas por reagentes de cromo (VI) abre importantes possibilidades de sínteses baseadas em reações posteriores com compostos organometálicos.

7. A **análise retrossintética** ajuda no planejamento da síntese de moléculas orgânicas complexas por meio da identificação de ligações estratégicas que podem ser construídas em uma sequência eficiente de reações.

Problemas

24. Nomeie os seguintes álcoois de acordo com o sistema de nomenclatura IUPAC. Indique a estereoquímica (se houver) e rotule os grupos hidroxila como primários, secundários ou terciários.

(a) $CH_3CH_2CHCH_3$ com OH
(b) $CH_3CHCH_2CHCH_2CH_3$ com Br e OH
(c) $HOCH_2CH(CH_2CH_2CH_3)_2$
(d) estrutura com CH_2Cl, H_3C, H, OH
(e) ciclobutanol com CH_2CH_3 e OH
(f) ciclohexano com OH e Br
(g) $C(CH_2OH)_4$
(h) estrutura com CH_2OH, H—OH, H—OH, CH_2OH
(i) ciclopentano com OH e CH_2CH_2OH
(j) H_3C—C com CH_2OH, Cl, CH_2CH_3

25. Desenhe as estruturas dos seguintes álcoois: (a) 2-(Trimetil-silil)-etanol; (b) 1-metil-ciclo-propanol; (c) 3-(1-metil-etil)-2-hexanol; (d) (R)-2-pentanol; (e) 3,3-dibromo-ciclo-hexanol.

26. Classifique cada grupo de compostos em ordem crescente de ponto de ebulição. (a) Ciclo-hexano, ciclo-hexanol, clorociclo-hexano; (b) 2,3-dimetil-2-pentanol, 2-metil-2-hexanol, 2-heptanol.

27. Explique a ordem de solubilidade em água dos compostos de cada um dos seguintes grupos. (a) Etanol > cloroetano > etano; (b) metanol > etanol > 1-propanol.

28. O 1,2-etanodiol existe muito mais na conformação *vici* do que o 1,2-dicloro-etano. Explique. Você esperaria que a razão conformacional *vici:anti* do 2-cloro-etanol fosse mais próxima da do 1,2-dicloro-etano ou mais como a do 1,2-etanodiol?

29. A conformação mais estável do *trans*-1,2-ciclo-hexanodiol é a cadeira com ambos os grupos hidroxila equatoriais. (a) Desenhe a estrutura, ou, melhor ainda, faça um modelo do composto nessa conformação. (b) A reação deste diol com o clorosilano R_3SiCl, R = $(CH_3)_2CH$ (isopropila), dá o éter dissilil correspondente mostrado na margem. Surpreendentemente, essa transformação interconverte a cadeira a uma conformação em que ambos os grupos silil-éter estão na posição *axial*. Explique essa observação usando desenhos de estruturas ou modelos.

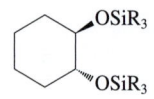

30. Coloque os compostos de cada grupo na ordem decrescente de acidez.
(a) $CH_3CHClCH_2OH$, $CH_3CHBrCH_2OH$, $BrCH_2CH_2CH_2OH$
(b) $CH_3CCl_2CH_2OH$, CCl_3CH_2OH, $(CH_3)_2CClCH_2OH$
(c) $(CH_3)_2CHOH$, $(CF_3)_2CHOH$, $(CCl_3)_2CHOH$

31. Escreva uma equação apropriada para mostrar como cada um dos seguintes álcoois age como uma base em solução e, depois, como um ácido em solução. Como as forças das bases e dos ácidos de cada um deles comparam-se ao metanol? (a) $(CH_3)_2CHOH$; (b) CH_3CHFCH_2OH; (c) CCl_3CH_2OH.

32. Dados os pK_a de −2,2 para $CH_3\overset{+}{O}H_2$ e 15,5 para CH_3OH, calcule o pH no qual (a) o metanol conterá uma quantidade exatamente igual de $CH_3\overset{+}{O}H_2$ e de CH_3O^-; (b) 50% de CH_3OH e 50% de $CH_3\overset{+}{O}H_2$ estarão presentes; (c) 50% de CH_3OH e 50% de CH_3O^- estarão presentes.

33. Você espera que a hiperconjugação seja importante na estabilização dos íons alquil-oxônio (por exemplo, $R\overset{+}{O}H_2$, $R_2\overset{+}{O}H$)? Explique sua resposta.

34. Avalie cada uma das possíveis sínteses de álcoois como boa (o álcool desejado é o produto principal ou o único produto), não tão boa (o álcool desejado é um produto minoritário) ou sem interesse. (**Sugestão:** consulte a Seção 7-9 se necessário.)

(a) $CH_3CH_2CH_2CH_2Cl \xrightarrow{H_2O,\ CH_3\overset{O}{\overset{\|}{C}}CH_3} CH_3CH_2CH_2CH_2OH$

(b) $CH_3OSO_2\text{—}\text{—}CH_3 \xrightarrow{HO^-,\ H_2O,\ \Delta} CH_3OH$

(c) cyclohexyl-I $\xrightarrow{HO^-,\ H_2O,\ \Delta}$ cyclohexyl-OH

(d) $CH_3\overset{I}{\underset{|}{C}}HCH_2CH_2CH_3 \xrightarrow{H_2O,\ \Delta} CH_3\overset{OH}{\underset{|}{C}}HCH_2CH_2CH_3$

(e) $CH_3\overset{CN}{\underset{|}{C}}HCH_3 \xrightarrow{HO^-,\ H_2O,\ \Delta} CH_3\overset{OH}{\underset{|}{C}}HCH_3$

(f) $CH_3OCH_3 \xrightarrow{HO^-,\ H_2O,\ \Delta} CH_3OH$

(g) 1-bromo-1-methylcyclopentane $\xrightarrow{H_2O}$ 1-hydroxy-1-methylcyclopentane

(h) $CH_3\overset{CH_3}{\underset{|}{C}}HCH_2Cl \xrightarrow{HO^-,\ H_2O,\ \Delta} CH_3\overset{CH_3}{\underset{|}{C}}HCH_2OH$

35. Para cada processo no Problema 34, que deu o produto desejado em rendimento baixo, sugira um método melhor, se possível.

36. Dê o(s) produto(s) principal(is) de cada uma das seguintes reações. As etapas de tratamento posterior com a água (quando necessárias) foram omitidas.

(a) $CH_3CH=CHCH_3 \xrightarrow[(\text{Sugestão: veja a Seção 8-4.})]{H_3PO_4,\ H_2O,\ \Delta}$

(b) $CH_3\overset{O}{\overset{\|}{C}}CH_2CH_2\overset{O}{\overset{\|}{C}}CH_3 \xrightarrow[2.\ H^+,\ H_2O]{1.\ LiAlH_4,\ (CH_3CH_2)_2O}$

(c) cyclohexyl-CHO $\xrightarrow{NaBH_4,\ CH_3CH_2OH}$

(d) bromocyclopentane $\xrightarrow{LiAlH_4,\ (CH_3CH_2)_2O}$

(e) (2-methyl-5-isopropylcyclohexanone) $\xrightarrow{NaBH_4,\ CH_3CH_2OH}$

(f) (decalone) $\xrightarrow{NaBH_4,\ CH_3CH_2OH}$

37. Qual é a direção do seguinte equilíbrio? (**Sugestão:** o pK_a de H_2 é aproximadamente 38.)

$$H^- + H_2O \rightleftharpoons H_2 + HO^-$$

38. Dê o produto de cada uma das seguintes reações. O solvente em cada caso é $(CH_3CH_2)_2O$.

(a) $CH_3\overset{O}{\overset{\|}{C}}H \xrightarrow{\text{1. LiAlD}_4 \\ \text{2. H}^+, H_2O}$

(b) $CH_3\overset{O}{\overset{\|}{C}}H \xrightarrow{\text{1. LiAlH}_4 \\ \text{2. D}^+, D_2O}$

(c) $CH_3CH_2I \xrightarrow{\text{LiAlD}_4}$

39. Escreva um mecanismo para cada reação descrita no Problema 38.

40. Dê o(s) produto(s) principal(is) para cada uma das seguintes reações [após tratamento com ácido diluído em (d), (f) e (h)].

(a) $CH_3(CH_2)_5\overset{Cl}{\overset{|}{C}}HCH_3 \xrightarrow{\text{Mg, (CH}_3\text{CH}_2)_2\text{O}}$

(b) Produto de (a) $\xrightarrow{D_2O}$

(c) cyclopentyl-Br $\xrightarrow{\text{Li, (CH}_3\text{CH}_2)_2\text{O}}$

(d) Produto de (c) + cyclopentanone $\longrightarrow$

(e) $CH_3CH_2CH_2Cl + Mg \xrightarrow{(CH_3CH_2)_2O}$

(f) Produto de (e) + $C_6H_5\overset{O}{\overset{\|}{C}}CH_3 \longrightarrow$

(g) cyclobutyl-Br $+ 2\text{ Li} \xrightarrow{(CH_3CH_2)_2O}$

(h) 2 mols do produto de (g) + 1 mol $CH_3\overset{O}{\overset{\|}{C}}CH_2CH_2\overset{O}{\overset{\|}{C}}CH_3 \longrightarrow$

41. A prática comum de lavar a vidraria de laboratório com acetona pode levar a consequências indesejáveis. Por exemplo, um estudante planeja preparar iodeto de metilmagnésio, CH_3MgI, que ele adicionará ao benzaldeído, C_6H_5CHO. Que composto ele está pretendendo sintetizar após o tratamento com água? Usando sua vidraria recém-lavada, ele faz a reação e descobre que produziu um inesperado álcool terciário como produto. Que substância ele preparou? Como ela se formou?

42. Quais dos seguintes compostos halogenados podem ser usados, com sucesso, na preparação de um reagente de Grignard para a síntese de álcoois com reação subsequente com aldeídos ou cetonas? Quais não podem e por quê?

(a) $H_3C\underset{Br}{\overset{CH_3}{\overset{|}{C}}}CH_2CH_3$ (chiral)

(b) $H\underset{Cl}{\overset{OH}{\overset{|}{C}}}$ (chiral)

(c) $I\overset{H}{\overset{|}{C}}CH_2OCH_3$ (chiral)

(d) cyclopentanone com Cl (chiral)

(e) $H\underset{Br}{\overset{|}{C}}C\equiv CH$ (chiral)

(Sugestão: veja o Problema 49 no Capítulo 1.)

43. Dê o(s) produto(s) principal(is) de cada uma das seguintes reações (após tratamento com água). O solvente em cada caso é etóxietano (dietil-éter).

(a) cyclopropyl–MgBr + $H\overset{O}{\overset{\|}{C}}H \longrightarrow$

(b) $CH_3\overset{CH_3}{\overset{|}{C}}HCH_2MgCl + CH_3\overset{O}{\overset{\|}{C}}H \longrightarrow$

(c) $C_6H_5CH_2Li + C_6H_5\overset{O}{\overset{\|}{C}}H \longrightarrow$

(d) $CH_3\overset{MgBr}{\overset{|}{C}}HCH_3 +$ cyclohexanone $\longrightarrow$

(e) 1-MgCl-1-H-cyclopentyl + $CH_3CH_2\overset{O}{\overset{\|}{C}}HCH_2CH_3$ ... (aldehyde) $\longrightarrow$

44. Para cada reação do Problema 43, escreva etapa por etapa o mecanismo completo utilizando a notação de setas curvas. Inclua o tratamento com ácido diluído.

45. Escreva as estrutura dos produtos da reação do brometo de etilmagnésio, CH₃CH₂MgBr, com cada um dos seguintes compostos carbonilados. Identifique quaisquer reações que deem mais de um estereoisômero e diga se você esperaria a formação dos produtos em quantidades iguais ou diferentes.

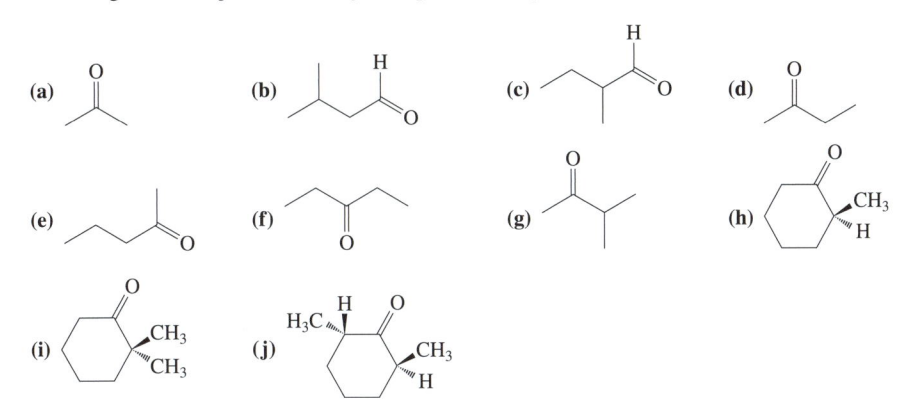

(a) acetona (b) 3-metilbutanal (c) 2-metilbutanal (d) butan-2-ona

(e) pentan-2-ona (f) pentan-3-ona (g) 3-metilbutan-2-ona (h) (R)-2-metilciclohexanona

(i) 2,2-dimetilciclohexanona (j) cis-2,6-dimetilciclohexanona

46. Dê o produto principal esperado de cada uma das seguintes reações. PCC é a abreviação de clorocromato de piridínio (Seção 8-6).

(a) $CH_3CH_2CH_2OH \xrightarrow{Na_2Cr_2O_7,\ H_2SO_4,\ H_2O}$

(b) $(CH_3)_2CHCH_2OH \xrightarrow{PCC,\ CH_2Cl_2}$

(c) ciclohexil-CH₂OH $\xrightarrow{Na_2Cr_2O_7,\ H_2SO_4,\ H_2O}$

(d) ciclohexil-CH₂OH $\xrightarrow{PCC,\ CH_2Cl_2}$

(e) ciclohexil-OH $\xrightarrow{PCC,\ CH_2Cl_2}$

47. Escreva um mecanismo para cada reação do Problema 46.

48. Dê o produto principal esperado de cada uma das seguintes *sequências* de reações. PCC refere-se a clorocromato de piridínio.

(a) $(CH_3)_2CHOH \xrightarrow[\text{3. H}^+,\ H_2O]{\substack{1.\ CrO_3,\ H_2SO_4,\ H_2O \\ 2.\ CH_3CH_2MgBr,\ (CH_3CH_2)_2O}}$

(b) $CH_3CH_2CH_2CH_2Cl \xrightarrow[\substack{3.\ \text{ciclopentil-Li},\ (CH_3CH_2)_2O \\ 4.\ H^+,\ H_2O}]{\substack{1.\ {}^-OH,\ H_2O \\ 2.\ PCC,\ CH_2Cl_2}}$

(c) Produto de (b) $\xrightarrow[\text{3. H}^+,\ H_2O]{\substack{1.\ CrO_3,\ H_2SO_4,\ H_2O \\ 2.\ LiAlD_4,\ (CH_3CH_2)_2O}}$

49. DESAFIO Ao contrário dos reagentes de Grignard e dos organolítios, os compostos organometálicos dos metais mais eletropositivos (Na, K, etc.) reagem rapidamente com halogenoalcanos. Como resultado, as tentativas de converter RX em RNa ou RK por reação com o metal correspondente levam a alcanos pela reação chamada acoplamento de *Wurtz*.

$$2\ RX + 2\ Na \longrightarrow R\text{—}R + 2\ NaX$$

que é o resultado de

$$R\text{—}X + 2\ Na \longrightarrow R\text{—}Na + NaX$$

seguida rapidamente por

$$R\text{—}Na + R\text{—}X \longrightarrow R\text{—}R + NaX$$

Quando ainda estava em uso, o acoplamento de *Wurtz* era empregado principalmente para a preparação de alcanos pelo acoplamento de dois grupos alquila idênticos (por exemplo, equação 1 a seguir). Por que o acoplamento de *Wurtz* não é um método útil para o acoplamento de grupos alquila *diferentes* (equação 2)?

$$2\ CH_3CH_2CH_2Cl + 2\ Na \longrightarrow CH_3CH_2CH_2CH_2CH_2CH_3 + 2\ NaCl \qquad (1)$$

$$CH_3CH_2Cl + CH_3CH_2CH_2Cl + 2\ Na \longrightarrow CH_3CH_2CH_2CH_2CH_3 + 2\ NaCl \qquad (2)$$

50. A reação de dois equivalentes de Mg com 1,4-dibromo-butano produz o composto A. A reação de A com dois equivalentes de CH_3CHO (acetaldeído), seguida pelo tratamento com ácido aquoso diluído, produz o composto B, com a fórmula $C_8H_{18}O_2$. Quais são as estruturas de A e B?

51. Sugira a melhor síntese de cada um dos seguintes álcoois simples, usando em cada caso um alcano simples como molécula inicial de partida. Quais são algumas das desvantagens de iniciar sínteses com alcanos?
(**a**) Metanol
(**b**) Etanol
(**c**) 1-Propanol
(**d**) 2-Propanol
(**e**) 1-Butanol
(**f**) 2-Butanol
(**g**) 2-Metil-2-propanol

52. Para cada álcool do Problema 51, sugira (se possível) duas sínteses que partam, primeiro, de um aldeído e, segundo, de uma cetona.

53. Esquematize o melhor método para a preparação de cada um dos seguintes compostos a partir de um álcool apropriado.

(**a**) ciclopentanona (**b**) $CH_3CH_2CH_2CH_2COOH$ (**c**) ciclohexanocarbaldeído (**d**) CH_3CHCCH_3 com CH_3 e O (**e**) CH_3CH com O

54. Sugira três diferentes sínteses para o 2-metil-2-hexanol. Cada uma delas deve utilizar um dos seguintes compostos de partida. Use qualquer número de etapas e quaisquer outros reagentes necessários.

(**a**) acetona (**b**) 2-hexanona (**c**) pentanal

55. Proponha três sínteses diferentes para 3-octanol partindo de (**a**) uma cetona; (**b**) um aldeído; (**c**) um aldeído diferente do usado em (b).

56. Preencha as setas com o(s) reagente(s) necessário(s) para converter cada molécula na próxima no esquema de síntese a seguir. Se uma transformação exigir mais de uma etapa, numere os reagentes de cada etapa da sequência.

decalina →A→ bromodecalina →B→ 1-metil-decalinol

$$CH_3(CH_2)_{14}\overset{O}{\underset{\|}{C}}O(CH_2)_{15}CH_3$$
Hexadecanoato de 1-hexadecila

57. As ceras são ésteres de ocorrência natural (alcanoatos de alquila) com longas cadeias lineares. O óleo de baleia contém a cera hexadecanoato de 1-hexadecila, mostrada na margem. Como você sintetizaria esta cera usando uma reação S_N2?

58. A forma reduzida da coenzima nicotinamida-adenina-dinucleotídeo (NAD^+, Destaque Químico 8-1) é abreviada como NADH. Na presença de vários catalisadores enzimáticos, ela age como um doador biológico de hidreto, capaz de reduzir aldeídos e cetonas a álcoois, de acordo com a fórmula geral

$$\underset{\|}{\overset{O}{R\!C\!R}} + NADH + H^+ \xrightarrow{\text{Enzima}} \underset{|}{\overset{OH}{R\!C\!H\!R}} + NAD^+$$

O grupo funcional COOH dos ácidos carboxílicos não é reduzido. Escreva os produtos da redução por NADH de cada uma das seguintes moléculas.

(a) CH₃CH(=O) + NADH $\xrightarrow{\text{Álcool desidrogenase}}$

(b) CH₃C(=O)COOH + NADH $\xrightarrow{\text{Lactato desidrogenase}}$ Ácido láctico
Ácido 2-oxo-propanoico
(Ácido pirúvico)

(c) HOCCH₂CCOH (Ácido 2-oxo-butanodioico / Ácido oxaloacético) + NADH $\xrightarrow{\text{Malato desidrogenase}}$ Ácido málico

59. As reduções via NADH (Problema 58) são estereoespecíficas, com a estereoquímica do produto controlada por uma enzima (veja o Destaque Químico 8-1). As formas comuns de lactato e malato desidrogenase produzem exclusivamente os estereoisômeros *S* dos ácidos láctico e málico, respectivamente. Desenhe estes estereoisômeros.

60. DESAFIO Os esteróis quimicamente modificados são cada vez mais importantes na medicina. Dê o(s) possível(is) produto(s) das seguintes reações. Em cada caso, identifique o estereoisômero principal formado com base na posição de ataque do reagente a partir do lado menos impedido da molécula do substrato. (**Sugestão:** construa modelos e consulte a Seção 4-7.)

(a) [esteróide com grupos C=O e CH(OH)CH₃] $\xrightarrow{\text{1. Excesso CH}_3\text{MgI} \\ \text{2. H}^+, \text{H}_2\text{O}}$

(b) [esteróide com dois grupos C=O] $\xrightarrow{\text{1. Excesso CH}_3\text{Li} \\ \text{2. H}^+, \text{H}_2\text{O}}$

61. DESAFIO Por que as duas reações do Problema 60 exigem o uso de excesso de CH₃MgI e CH₃Li, respectivamente? Quantos equivalentes dos reagentes organometálicos são necessários em cada caso? Quais são os produtos da reação nos sítios funcionalizados de cada molécula?

Problema em grupo

62. Seu grupo deve elaborar uma síntese do álcool terciário 2-ciclo-hexil-2-butanol, A. O laboratório está bem abastecido com os reagentes orgânicos e inorgânicos usuais e com solventes. Uma verificação do inventário revela que existem muitos bromoalcanos e álcoois apropriados à mão. O grupo deve analisar o álcool A retrossinteticamente e propor todos os possíveis desligamentos estratégicos. A partir do inventário, considere se uma síntese particular é viável em termos dos compostos de partida disponíveis. Em seguida, as propostas têm de ser divididas entre o grupo, a fim de avaliar o mérito e as armadilhas dessas estratégias. Cada um de vocês deve escrever um plano de síntese detalhado da retrossíntese que escolheu para a síntese do 2-ciclo-hexil-2-butanol. Reúnam-se para defender ou rejeitar os planos. Por fim, levem em consideração o preço dos seus materiais de partida. Qual das suas propostas para A é a mais barata?

Molécula-alvo	Inventário (preço)	
2-Ciclo-hexil-2-butanol (A)	2-Bromo-butano ($57/500g) Bromo-ciclo-hexano ($91/kg) Bromoetano ($36/kg) Bromo-metano ($640/kg) 2-Butanol ($31/kg)	Ciclo-hexanol ($16/kg) 1-Ciclo-hexil-etanol ($106/25kg) Ciclo-hexil-metanol ($21/25g) (Bromo-metil)-ciclo-hexano ($137/100g)

Problemas pré-profissionais

63. Um composto que contém somente C, H e O dá o seguinte resultado de microanálise (pesos atômicos: C = 12,0; H = 1,00; O = 16,0): 52,1% C; 13,1% H. Seu ponto de ebulição é 78°C. Sua estrutura é

(a) CH_3OCH_3
(b) CH_3CH_2OH
(c) $HOCH_2CH_2CH_2CH_2OH$
(d) $HOCH_2CH_2CH_2OH$
(e) nenhum desses

64. O composto cuja estrutura é $(CH_3)_2CHCH_2CHCH_2CH_3$ é melhor nomeado por (IUPAC):
                                                    |
                                                    OH

(a) 2-metil-4-hexanol
(b) 5-metil-3-hexanol
(c) 1,4,4-trimetil-2-butanol
(d) 1-isopropil-2-hexanol

65. Nesta transformação, qual é a melhor estrutura para "A"?

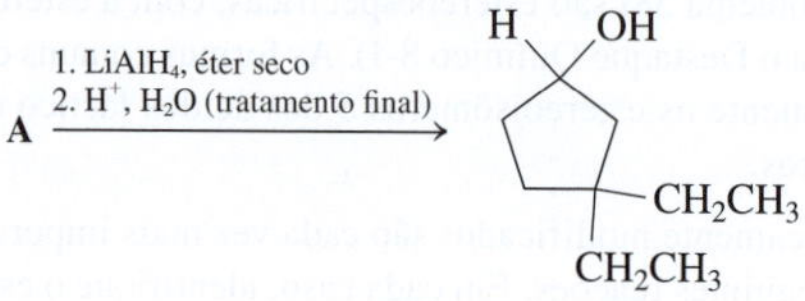

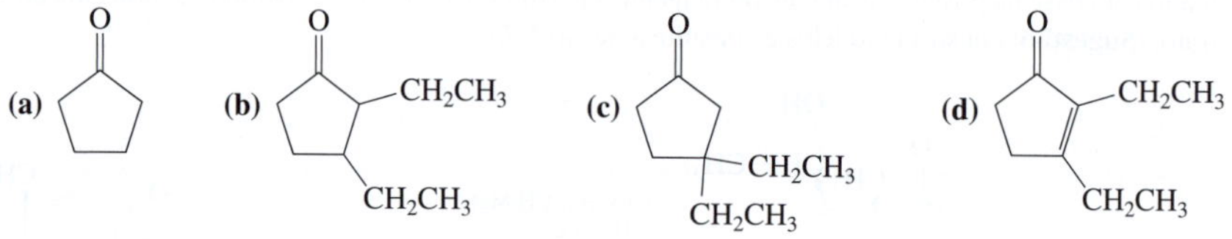

$$A \xrightarrow[\text{2. H}^+, \text{H}_2\text{O (tratamento final)}]{\text{1. LiAlH}_4, \text{éter seco}}$$

(estrutura: ciclopentano com H, OH em um carbono e dois grupos CH_2CH_3 em outro carbono)

(a) ciclopentanona
(b) 2-etil-3-etilciclopentanona
(c) 3,3-dietilciclopentanona
(d) 2-etil-3-etilciclopent-2-enona

66. A hidrólise de ésteres é melhor ilustrada por

(a) $CH_3OCCH_3 \xrightarrow{H^+, H_2O} CH_3OCH_3 + CO$
         ‖
         O

(b) $CH_3OCCH_3 \xrightarrow{H^+, H_2O} CH_3OH + HOCCH_3$
         ‖   ‖
         O   O

(c) $CH_3OCH_2OH \xrightarrow{H_2O} CH_3OH + H-C-H$
                                            ‖
                                            O

(d) $CH_3OH + CH_3CO_2H \xrightarrow{H_2O} CH_3OCCH_3$
                                                ‖
                                                O

CAPÍTULO 9

Outras Reações dos Álcoois e a Química dos Éteres

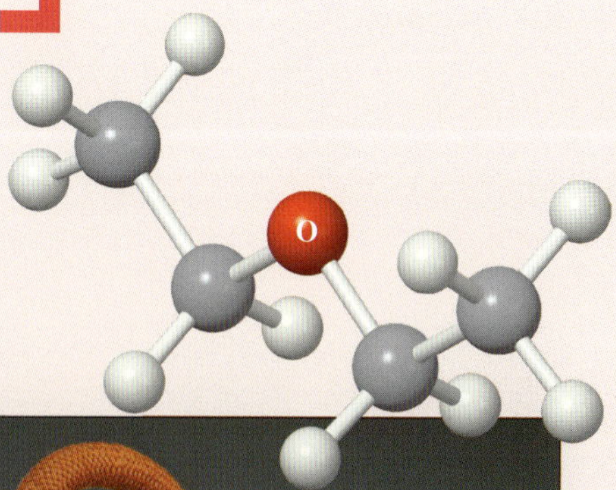

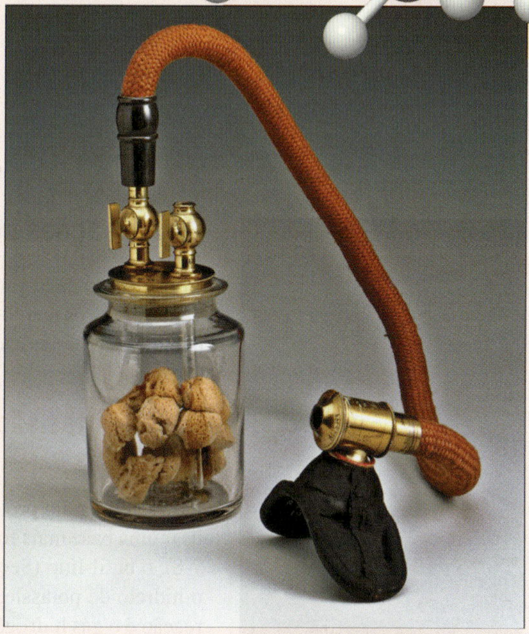

Você se lembra do zumbido que ocorreu quando você (ou seu professor) jogou um pequeno pedaço de sódio na água? A reação violenta que aconteceu deve-se à conversão do metal e da água em NaOH e no gás H_2. Os álcoois, que podem ser vistos como "água alquilada" (Seção 8-2), sofrem a mesma reação, porém menos vigorosa, com a formação de H_2 e NaOR. Neste capítulo, veremos esta e outras transformações do substituinte hidróxi.

A Figura 9-1 descreve várias das reações dos álcoois. Via de regra, quebra-se pelo menos uma das quatro ligações marcadas, *a*, *b*, *c* ou *d*. Vimos no Capítulo 8 que a oxidação a aldeído ou cetona quebra as ligações *a* e *d*. Descobrimos que o uso desta reação, combinada com a adição de reagentes organometálicos, permite a preparação de álcoois de considerável diversidade estrutural.

Para explorar ainda mais as reações de álcoois, começaremos revendo sua acidez e basicidade. A desprotonação da ligação *a* fornece alcóxidos (Seção 8-3), que agem como bases fortes e como nucleófilos (Seção 7-8). Ácidos fortes transformam os álcoois em íons alquil-oxônio (Seção 8-3), convertendo OH (um grupo de saída ruim) em H_2O (um bom grupo de saída). Subsequentemente, a ligação *b* pode se quebrar, levando à substituição, ou pode ocorrer eliminação pela quebra das ligações *b* e *c*. Veremos que os carbocátions intermediários obtidos pelo tratamento de álcoois secundários e terciários com ácidos têm química muito variada.

A uma introdução à preparação de ésteres e suas aplicações em síntese segue-se a química de éteres e de compostos de enxofre. Os álcoois e éteres e seus análogos de enxofre são comuns na natureza e têm inúmeras aplicações na indústria e na medicina.

O etoxietano (éter dietílico ou simplesmente "éter") foi descoberto como anestésico em 1846, levando a uma manchete de jornal "Vencemos a dor." A foto mostra um inalador de éter daquela época. É um frasco de vidro com esponjas embebidas em éter, ligado por uma tubulação a uma máscara. Apesar de sua inflamabilidade, o éter é relativamente seguro, mas tem efeitos pós-anestésicos indesejáveis, como dores de cabeça e náuseas. Ele foi substituído por uma série de fármacos mais efetivos na supressão da dor, mas ainda é popular em algumas nações em desenvolvimento.

Figura 9-1 Quatro reações típicas de álcoois. Em cada uma delas, uma ou mais das quatro ligações marcadas como a-d são quebradas (as linhas onduladas representam a quebra da ligação): (*a*) desprotonação por bases; (*b*) protonação por ácidos, seguida pela substituição unimolecular ou bimolecular; (*b, c*) eliminação; e (*a, d*) oxidação.

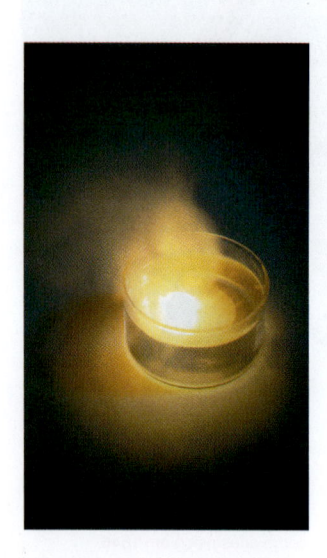

O sódio reage vigorosamente com a água, liberando o gás hidrogênio.

9-1 Reações de álcoois com bases: preparação de alcóxidos

Como vimos na Seção 8-3, os álcoois podem funcionar como ácidos ou como bases. Nesta seção, vamos rever os métodos de desprotonação do grupo hidróxi dos álcoois com a formação das bases conjugadas, os alcóxidos.

Bases fortes são necessárias para desprotonar completamente os álcoois

Para remover um próton do grupo OH de um álcool (Figura 9-1, quebra da ligação *a*), precisamos usar uma base mais forte do que o alcóxido. Exemplos incluem a di-isopropilamida de lítio (Seção 7-8), o butil-lítio (Seção 8-7) e os hidretos de metais alcalinos (Seção 8-6, Exercício 8-4), como o hidreto de potássio, KH. Os hidretos são particularmente úteis porque o único subproduto da reação é o gás hidrogênio.

Três maneiras de preparar o metóxido a partir de metanol

$$CH_3OH + Li^+ \; {}^-NCH(CH_3)_2\text{CH}(CH_3)_2 \xrightleftharpoons{K=10^{24,5}} CH_3O^-Li^+ + HNCH(CH_3)_2\text{CH}(CH_3)_2$$

$pK_a = 15{,}5$ — Di-isopropilamida de lítio — $pK_a = 40$

$$CH_3OH + CH_3CH_2CH_2CH_2Li \xrightleftharpoons{K=10^{34,5}} CH_3O^-Li^+ + CH_3CH_2CH_2CH_2H$$

$pK_a = 15{,}5$ — Butil-lítio — $pK_a = 50$

$$CH_3OH + K^+H^- \xrightleftharpoons{K=10^{22,5}} CH_3O^-K^+ + H-H$$

$pK_a = 15{,}5$ — Hidreto de potássio — $pK_a = 38$

> **EXERCÍCIO 9-1**
>
> Encontraremos adiante muitas reações que necessitam de um catalisador básico, por exemplo, o metóxido de sódio catalítico em metanol. Suponha que você quisesse fazer uma solução contendo 10 mmols de NaOCH$_3$ em 1 litro de CH$_3$OH. Bastaria adicionar 10 mmol de NaOH ao solvente? (**Cuidado:** comparar os valores de pK_a (Tabela 2-2) não basta. **Sugestão:** veja a Seção 2-2).

Os metais alcalinos também desprotonam os álcoois – porém, por redução do H$^+$

Outro modo comum de obtenção de alcóxidos é a reação de álcoois com metais alcalinos, como o lítio. Esses metais reduzem a água – em alguns casos, violentamente –, produzindo os hidróxidos dos metais alcalinos e o gás hidrogênio. Quando os metais mais reativos (sódio, potássio e césio) são expostos à água na atmosfera, o hidrogênio gerado pode inflamar-se espontaneamente ou até mesmo explodir.

$$2\ H-OH\ +\ 2\ M\ (Li,\ Na,\ K,\ Cs)\ \longrightarrow\ 2\ M^{+\ -}OH\ +\ H_2$$

Os metais alcalinos agem de forma semelhante com os álcoois para dar alcóxidos, mas a transformação é menos vigorosa. Eis dois exemplos.

Alcóxidos a partir de álcoois e metais alcalinos

$$2\ CH_3CH_2OH\ +\ 2\ Na\ \longrightarrow\ 2\ CH_3CH_2O^-Na^+\ +\ H_2$$
$$2\ (CH_3)_3COH\ +\ 2\ K\ \longrightarrow\ 2\ (CH_3)_3CO^-K^+\ +\ H_2$$

A reatividade dos álcoois usados neste processo decresce com o aumento da substituição, isto é, o metanol é o mais reativo, e os álcoois terciários, os menos reativos.

Reatividade relativa de ROH com metais alcalinos

$$R\ =\ CH_3\ >\ \text{primário}\ >\ \text{secundário}\ >\ \text{terciário}$$

→ A reatividade decresce

O 2-metil-2-propanol reage tão lentamente que pode ser usado com segurança na destruição de resíduos de potássio no laboratório.

Para que servem os alcóxidos? Já vimos que eles podem ser reagentes úteis nas sínteses orgânicas. Por exemplo, a reação de alcóxidos impedidos com halogenoalcanos leva à eliminação.

$$CH_3CH_2CH_2CH_2Br\ \xrightarrow[E2]{(CH_3)_3CO^-K^+,\ (CH_3)_3COH}\ CH_3CH_2CH=CH_2\ +\ (CH_3)_3COH\ +\ K^+Br^-$$

Os alcóxidos menos impedidos atacam os halogenoalcanos primários via S$_N$2 para dar éteres. Este método é descrito na Seção 9-6.

EM RESUMO, uma base forte converte álcoois em alcóxidos por uma reação ácido-base. Quanto mais forte for a base, mais o equilíbrio estará deslocado para o lado do alcóxido. Os metais alcalinos reagem com os álcoois para gerar o gás hidrogênio e um alcóxido por redução. Este processo é retardado pelo impedimento estérico.

9-2 Reações de álcoois com ácidos fortes: íons alquil-oxônio em reações de substituição e eliminação de álcoois

Vimos que a quebra heterolítica da ligação O—H em álcoois é facilmente obtida com bases fortes. É possível quebrar a ligação C—O (ligação *b*, Figura 9-1) com a mesma facilidade? Sim, mas precisamos de um ácido. Lembre-se (Seção 2-2) de que o pK_a da água é alto (15,7): ela é um ácido fraco. Consequentemente, a hidróxi, a base conjugada, é um grupo de saída muito ruim. *Para que os álcoois sofram reações de substituição ou eliminação, o grupo OH deve ser convertido em um grupo de saída melhor.*

Halogenoalcanos a partir de álcoois primários e HX: a água pode ser um grupo de saída em reações S_N2

A maneira mais simples de tornar o substituinte hidróxi dos álcoois um melhor grupo de saída é protonar o oxigênio para formar um íon alquil-oxônio. Lembre-se (Seção 8-3) de que, neste processo, um dos pares de elétrons livres do oxigênio se liga a um próton. A carga positiva, portanto, fica no oxigênio. *A protonação transforma o OH de um grupo de saída ruim em água neutra, que é um bom grupo de saída.*

Esta reação é reversível e, sob condições normais, o equilíbrio está do lado do álcool não protonado. No entanto, isso torna-se irrelevante quando um nucleófilo capaz de capturar as espécies oxônio estiver presente na mistura. Por exemplo, os íons alquil-oxônio obtidos de álcoois primários sofrem esse tipo de ataque nucleofílico. Assim, o íon butil-oxônio resultante do tratamento de 1-butanol com HBr concentrado sofre deslocamento por brometo com formação de 1-bromo-butano. O oxigênio originalmente nucleofílico (em rosa) é protonado pelo próton eletrofílico (em azul) para dar o íon alquil-oxônio, que contém um carbono eletrofílico (em azul) e água como grupo de saída (em verde). Na reação S_N2 subsequente, o brometo ataca como um nucleófilo.

Síntese de bromoalcanos primários a partir de um álcool

$$CH_3CH_2CH_2CH_2\ddot{\underset{..}{O}}H + H\ddot{\underset{..}{Br}}: \rightleftharpoons CH_3CH_2CH_2CH_2\overset{+}{\underset{..}{O}}H_2 + :\ddot{\underset{..}{Br}}:^- \longrightarrow$$

$$CH_3CH_2CH_2CH_2\ddot{\underset{..}{Br}}: + H_2\ddot{\underset{..}{O}}$$

Síntese de iodoalcanos

HO(CH$_2$)$_6$OH + 2 HI
1,6-Hexanodiol

↓

I(CH$_2$)$_6$I + 2 H$_2$O
85%
1,6-Di-iodo-hexano

A reação de álcoois primários com HI concentrado é semelhante e fornece iodoalcanos primários (margem). Por outro lado, o HCl concentrado é lento na conversão de álcoois primários em cloroalcanos, porque o íon cloreto é um nucleófilo relativamente fraco. Logo, esta conversão, embora possível, é normalmente feita com outros reagentes (Seção 9-4). Em geral, a reação S_N2 catalisada por ácido de álcoois *primários* com HBr ou HI é um bom modo de preparar halogenoalcanos *primários* simples. E quanto aos álcoois secundários e terciários?

Álcoois secundários e terciários e HX: a água pode ser um grupo de saída para formar carbocátions nas reações S_N1 e E1

Os íons alquil-oxônio derivados de álcoois secundários e terciários, ao contrário dos seus homólogos primários, perdem água com facilidade cada vez maior para formar carbocátions. A razão desta diferença de comportamento é a diferença de estabilidade dos carbocátions (Seção 7-5). Os carbocátions primários têm energia muito alta para serem gerados nas condições normais de laboratório, mas os carbocátions secundários e terciários são gerados com facilidade crescente. Assim, os íons alquil-oxônio primários sofrem somente reações S_N2, enquanto seus correspondentes secundários e terciários reagem via S_N1 e E1. Na presença de bons nucleófilos, observa-se produtos S_N1.

Reatividade dos íons oxônios

Não se dissocia: somente S_N2 | Dissocia: S_N1 e E1

$$R_{prim}-\overset{+}{O}H_2 \ll R_{sec}-\overset{+}{O}H_2 < R_{tert}-\overset{+}{O}H_2$$

A facilidade de formação do carbocátion aumenta →

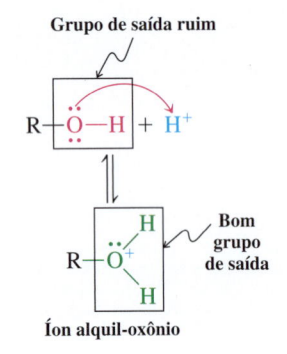

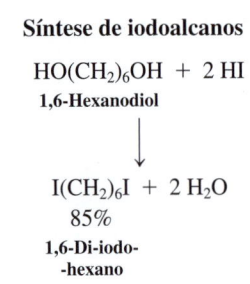

Em sínteses, isso é explorado na preparação de halogenoalcanos *terciários* a partir de álcoois *terciários* na presença de excesso do halogeneto de hidrogênio concentrado em água. Os produtos formam-se em poucos minutos na temperatura normal. O mecanismo é justamente o inverso do da solvólise (Seção 7-2).

Conversão de 2-Metil-2-propanol em 2-bromo-2-metil-propano

$$(CH_3)_3COH + HBr \rightleftharpoons (CH_3)_3CBr + H_2O$$
(Excesso)

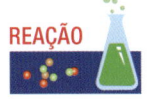

Mecanismo da reação S_N1 de álcoois terciários com halogenetos de hidrogênio

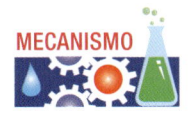

$$(CH_3)_3C-\ddot{O}H + H-\ddot{B}r: \rightleftharpoons (CH_3)_3C-\overset{+}{O}H_2 + :\ddot{B}r:^-$$

$$\rightleftharpoons H_2\ddot{O} + (CH_3)_3\overset{+}{C} + :\ddot{B}r:^- \rightleftharpoons H_2\ddot{O} + (CH_3)_3C-\ddot{B}r:$$

A razão para o sucesso deste processo é que temperaturas relativamente baixas são suficientes para gerar o carbocátion terciário, impedindo, assim, a competição das reações E1 (Seção 7-6). De fato, em temperaturas elevadas (ou na ausência de bons nucleófilos) a eliminação passa a dominar*. Isso explica por que os álcoois *secundários* protonados têm o comportamento mais complexo na presença de HX e reagem via S_N2, S_N1 e E1: eles são relativamente impedidos em comparação com os primários (isto é, a reatividade S_N2 atrasa) e relativamente lentos na formação de carbocátions em comparação com os terciários (isto é, a reatividade S_N1 atrasa); reveja a Seção 7-9.

A reação E1, aqui chamada de **desidratação** porque é o resultado da perda de uma molécula de água (Figura 9-1, pela quebra das ligações *b* e *c*; veja também as Seções 9-3 e 9-7), é um dos métodos de síntese de alquenos (Seção 11-7). Em vez dos ácidos "nucleofílicos" HBr e HI, assim chamados porque suas bases conjugadas são bons nucleófilos, usa-se ácidos "não nucleofílicos", como H_3PO_4 ou H_2SO_4.

Desidratação de álcoois pelo mecanismo E1

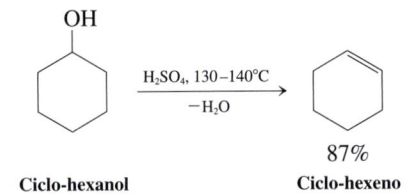

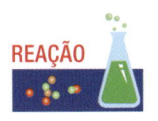

Ciclo-hexanol $\xrightarrow[-H_2O]{H_2SO_4,\ 130-140°C}$ Ciclo-hexeno (87%)

Mecanismo da desidratação do ciclo-hexanol

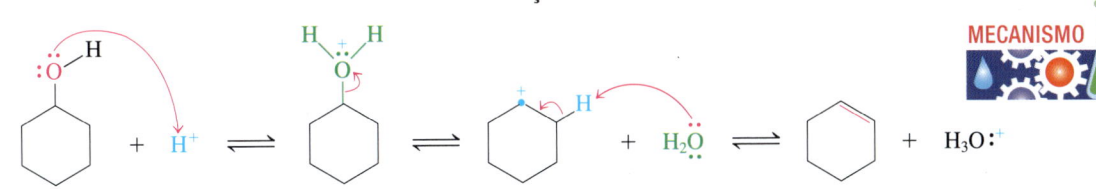

No exemplo, a base conjugada do ácido é um nucleófilo fraco, HSO_4^-, e observa-se a perda do próton do carbocátion intermediário. A desidratação do álcool terciário é ainda mais fácil e comumente ocorre um pouco acima da temperatura normal.

> **EXERCÍCIO 9-2**
>
> Escreva a estrutura do produto esperado para a reação do 4-metil-1-pentanol com HI concentrado em água. Dê o mecanismo da reação.

---

* A preferência pela eliminação em temperaturas elevadas tem origem na entropia positiva relativamente alta (Seção 2-1), com duas moléculas (alqueno + H_2O) formando-se a partir de uma (álcool). O termo $\Delta S°$ na expressão $\Delta G° = \Delta H - T\Delta S°$ aumenta com a temperatura (veja também o Exercício 7-17).

EXERCÍCIO 9-3

Escreva a estrutura dos produtos esperados para a reação do 1-metil-ciclo-hexanol com (**a**) HCl concentrado e (**b**) H_2SO_4 concentrado. Compare os mecanismos dos dois processos. (**Sugestão:** compare a nucleofilicidade relativa de Cl^- e HSO_4^-. **Cuidado:** ao escrever os mecanismos, use "setas curvas" para descrever o fluxo de elétrons, faça cada etapa separadamente, mostre as estruturas completas, incluindo as cargas e os pares de elétrons relevantes e desenhe as setas de reação que ligam os compostos de partida ou intermediários aos produtos. Não use atalhos e não seja descuidado!)

EM RESUMO, o tratamento de álcoois com ácidos fortes leva à protonação com formação de íons alquil-oxônio que, quando primários, sofrem reações S_N2 na presença de bons nucleófilos. Os íons alquil-oxônio de álcoois secundários ou terciários convertem-se em carbocátions, que dão produtos de substituição e eliminação (desidratação).

$$R\ddot{O}H \xrightarrow{H^+} R-\overset{+}{\underset{H}{\overset{H}{O}}}: \begin{array}{l} \xrightarrow{X^-, S_N2}_{R = prim} RX + H_2\ddot{O} \\ \xrightarrow{-H_2O}_{R = sec, terc} R^+ \begin{array}{l} \xrightarrow{X^-, S_N1} RX \\ \xrightarrow{-H^+, E1} Alqueno \end{array} \end{array}$$

9-3 Rearranjos de carbocátions

Os carbocátions que se formam a partir dos álcoois estão sujeitos a rearranjos. Dois tipos de rearranjos, conhecidos como migração de hidretos e migração de grupos alquila, podem ocorrer em muitos tipos de carbocátions. As moléculas rearranjadas podem, então, sofrer reações S_N1 ou E1. O resultado provável é uma mistura complexa, exceto quando as estabilidades termodinâmicas são diferentes e favorecem um produto específico.

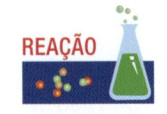

As migrações de hidreto dão novos produtos S_N1

O tratamento do 2-propanol com brometo de hidrogênio concentrado dá o 2-bromo-propano, como esperado. Entretanto, a exposição do álcool secundário mais altamente substituído 3-metil-2-butanol às mesmas condições de reação leva a um resultado surpreendente. O produto esperado via S_N1, o 2-bromo-3-metil-butano, é só um componente secundário da reação. O produto principal é o 2-bromo-2-metil-butano.

Reação S_N1 normal de um álcool (sem rearranjo)

$$CH_3\underset{OH}{C}HCH_3 + HBr \xrightarrow{0°C} CH_3\underset{Br}{C}HCH_3 + H-OH$$

Migração de hidreto na reação S_N1 de um álcool com HBr

$$\underset{\underset{H_3C}{|}}{CH_3C}\overset{H}{\underset{|}{-}}\underset{\underset{H}{|}}{\overset{OH}{C}CH_3} \xrightarrow{HBr, 0°C} \underset{\underset{H_3C}{|}}{CH_3C}\overset{H}{\underset{|}{-}}\underset{\underset{H}{|}}{\overset{Br}{C}CH_3} + \underset{\underset{H_3C}{|}}{CH_3C}\overset{Br}{\underset{|}{-}}\underset{\underset{H}{|}}{\overset{H}{C}CH_3} + H-OH$$

3-Metil-2-butanol → 2-Bromo-3-metil-butano (produto secundário) (produto normal) + 2-bromo-2-metil-butano (Produto principal) (produto de rearranjo)

Qual é o mecanismo desta transformação? A resposta é que *os carbocátions podem sofrer rearranjos* por **migração de hidreto**, em que o hidrogênio (em amarelo) move-se com *o par de elétrons* de sua posição original até o carbono vizinho. A protonação inicial do álcool, seguida de perda de água, leva ao carbocátion secundário esperado. A migração do hidrogênio terciário para o vizinho deficiente em elétrons gera, então, um cátion terciário, *que é mais estável*. Esta espécie é finalmente capturada pelo íon brometo para dar o produto S_N1 rearranjado.

MECANISMO ANIMADO: Rearranjo de carbocátions

Mecanismo do rearranjo de carbocátions

Etapa 1. Protonação

$$\text{CH}_3\text{C}-\text{CCH}_3 \;+\; \text{H}^+ \;\rightleftharpoons\; \text{CH}_3\text{C}-\text{CCH}_3$$
(com grupos H, :ÖH, H₃C, H nos carbonos, tornando-se H, Ö⁺H H, H₃C, H)

Etapa 2. Eliminação de água

$$\text{CH}_3\text{C}-\text{CCH}_3 \;\rightleftharpoons\; \text{CH}_3\text{C}-\overset{+}{\text{C}}\text{CH}_3 \;+\; \text{H}_2\ddot{\text{Ö}}$$

Etapa 3. Migração de hidreto

$$\text{CH}_3\text{C}-\overset{+}{\text{C}}\text{CH}_3 \;\longrightarrow\; \text{CH}_3\overset{+}{\text{C}}-\text{CCH}_3$$

Carbocátion secundário (menos estável) → Carbocátion terciário (mais estável)

Etapa 4. Captura pelo brometo

$$\text{CH}_3\overset{+}{\text{C}}-\text{CCH}_3 \;+\; :\!\ddot{\text{Br}}\!:^- \;\rightleftharpoons\; \text{CH}_3\overset{\ddot{\text{Br}}:\,H}{\text{C}}-\text{CCH}_3$$

Os detalhes do estado de transição da migração de hidreto observada estão esquematizados na Figura 9-2. Uma regra simples a ser lembrada na migração de hidretos em carbocátions é que *o hidrogênio e a carga positiva trocam formalmente de lugar* entre os dois átomos de carbono vizinhos que participam da reação.

As migrações de hidreto em carbocátions são normalmente muito rápidas – mais rápidas do que as reações S_N1 e E1. Isso se deve, em parte, à hiperconjugação, que enfraquece a ligação C—H (Seção 7-5 e Figura 9-2B). Elas são particularmente favorecidas quando o novo carbocátion é mais estável do que o original, como ocorre no exemplo da Figura 9-2.

A cor é usada para indicar o caráter dos centros de reação, eletrofílico (em azul), nucleofílico (em rosa) e do grupo de saída (em verde). Portanto, a cor pode "mudar" de um grupo ou átomo para outro com a evolução da reação.

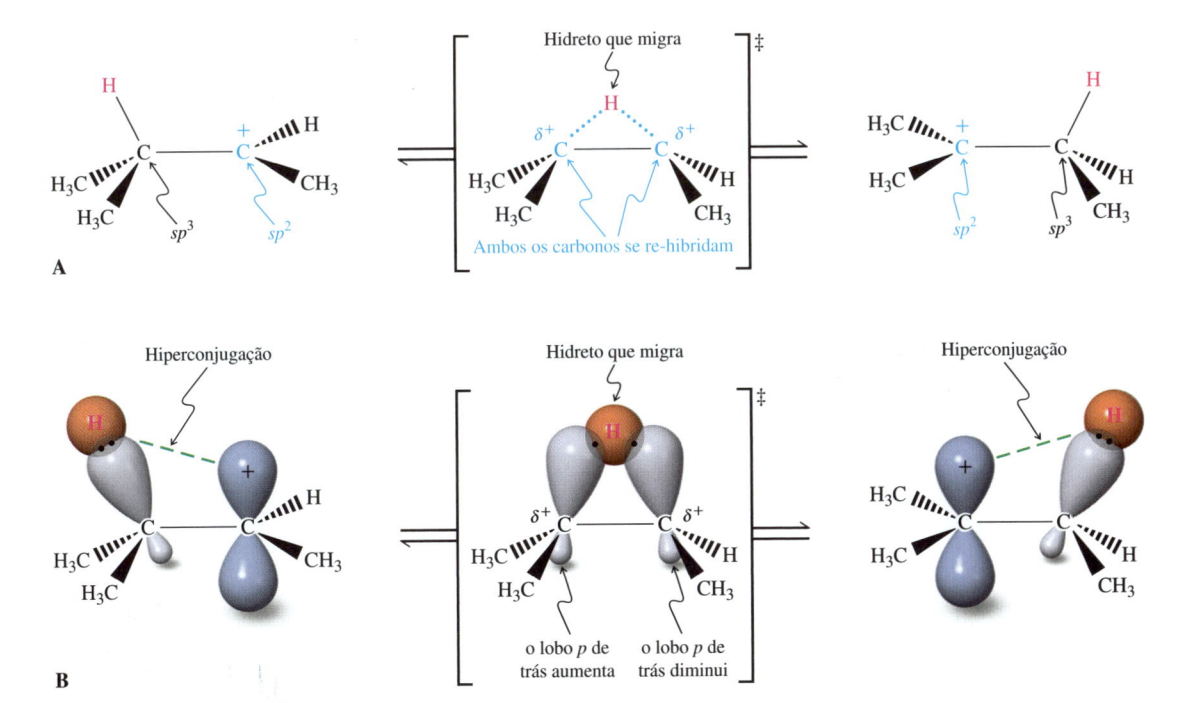

Figura 9-2 Rearranjo de um carbocátion por migração de hidreto: (A) notação de linhas tracejadas, (B) representação dos orbitais. Note que o hidrogênio que migra e a carga positiva trocam de lugar. Além disso, pode-se ver como a hiperconjugação enfraquece a ligação C—H ao transferir parcialmente elétrons para o orbital π vizinho, que está vazio.

EXERCÍCIO 9-4

Trabalhando com os conceitos: formulando um rearranjo de carbocátion

O tratamento de 2-metil-ciclo-hexanol com HBr dá o 1-bromo-1-metil-ciclo-hexano. Explique usando mecanismos.

Estratégia
Vamos detalhar o problema fazendo um levantamento ponto a ponto:
- Que mudanças de topologia/conectividade ocorrem? *Resposta*: o anel de seis átomos permanece intacto, mas a função migrou de um carbono secundário para um carbono terciário.
- Qual é a mudança na fórmula molecular? *Resposta*: começamos com $C_7H_{14}O$ e terminamos com $C_7H_{13}Br$. A conclusão é que OH está sendo trocado por Br; nenhum carbono foi adicionado ou subtraído.
- O que vem à mente quando consideramos o grupo funcional e o reagente a que ele foi exposto? *Resposta*: temos um álcool que é tratado com HBr, um ácido forte. A função hidróxi será protonada, transformando-se em um bom grupo de saída e, portanto, devemos considerar a substituição e a eliminação como possíveis caminhos de reação.

Solução
- A resposta do ponto 1 (rearranjo) e a consideração do ponto 3 (álcool e ácido) implica um rearranjo catalisado por ácido mediante um carbocátion.
- Para chegar ao carbocátion necessário, é preciso protonar o álcool e dissociar o grupo de saída. O resultado é um carbocátion secundário.

[esquema: 2-metil-ciclo-hexanol + H⁺ ⇌ cátion oxônio protonado, -H₂O ⇌ **Carbocátion secundário**]

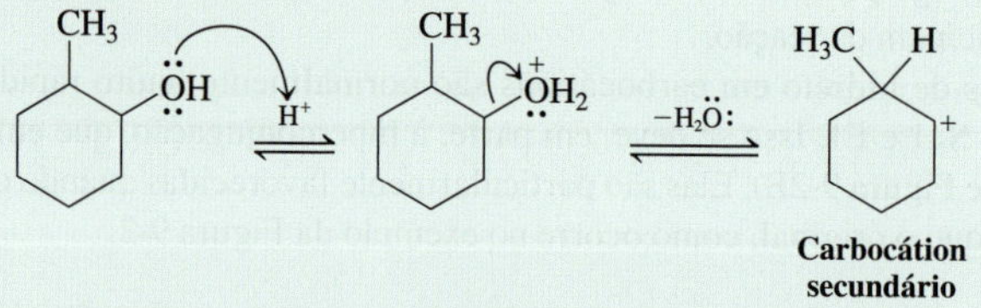

- Sabemos que o produto da reação tem o substituinte Br no centro terciário vizinho. Assim, para justificar a transferência de funcionalidade, temos de recorrer à migração de hidreto.
- O carbocátion terciário formado é, então, capturado pelo brometo para dar o produto.

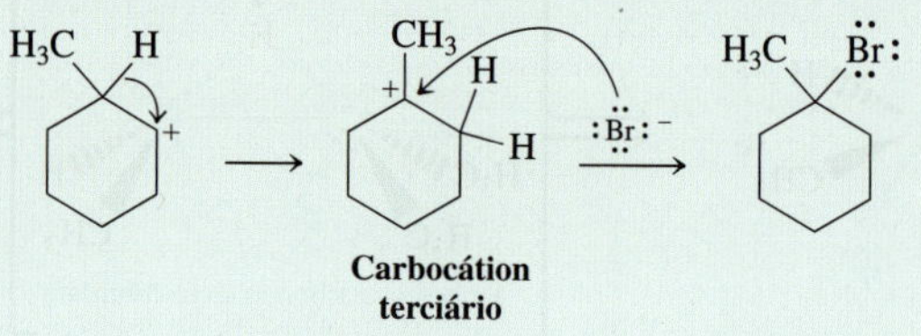

[esquema: migração de hidreto → **Carbocátion terciário** + :Br:⁻ → 1-bromo-1-metil-ciclo-hexano]

EXERCÍCIO 9-5

Tente você

Preveja o produto principal das seguintes reações.

(a) 2-Metil-3-pentanol + H_2SO_4, CH_3OH solvente

(b) 1-metil-ciclo-hexanol (com OH e H indicados) + HCl

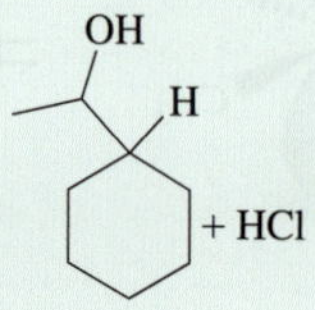

Os carbocátions primários são muito instáveis para serem formados por rearranjo. Entretanto, carbocátions de estabilidade comparável – por exemplo, os pares secundário-secundário ou terciário-terciário – entram rapidamente em equilíbrio. Neste caso, qualquer nucleófilo presente capturará todos os carbocátions em equilíbrio, o que leva a uma mistura de produtos.

$$\underset{\underset{H}{|}}{\overset{\overset{OH}{|}}{CH_3CCH_2CH_2CH_3}} \xrightarrow{HBr,\ 0°C} \underset{\underset{H}{|}}{\overset{\overset{Br}{|}}{CH_3CCH_2CH_2CH_3}} + \underset{\underset{H}{|}}{\overset{\overset{Br}{|}}{CH_3CH_2CCH_2CH_3}}$$

Os rearranjos de carbocátions ocorrem independentemente da natureza do precursor do carbocátion: álcoois (nesta seção), halogenoalcanos (Capítulo 7) e sulfonatos de alquila (Seção 6-7). A solvólise de 2-bromo-3-etil-2-metil-pentano em etanol (etanólise), por exemplo, dá os dois éteres terciários possíveis.

Rearranjo na solvólise de um halogenoalcano

$$\underset{\text{2-Bromo-3-etil--2-metil-pentano}}{\overset{\overset{Br\ \ \ \ H}{|\ \ \ \ |}}{\underset{\underset{H_3C\ \ \ CH_2CH_3}{|\ \ \ \ |}}{CH_3C-CCH_2CH_3}}} \xrightarrow{CH_3CH_2OH} \underset{\text{3-Etil-2-etóxi-2--metil-pentano (produto normal)}}{\overset{\overset{CH_3CH_2O\ \ H}{|\ \ \ \ |}}{\underset{\underset{H_3C\ \ \ CH_2CH_3}{|\ \ \ \ |}}{CH_3C-CCH_2CH_3}}} + \underset{\text{3-Etil-3-etóxi-2--metil-pentano (produto do rearranjo)}}{\overset{\overset{H\ \ \ \ OCH_2CH_3}{|\ \ \ \ |}}{\underset{\underset{H_3C\ \ \ CH_2CH_3}{|\ \ \ \ |}}{CH_3C-CCH_2CH_3}}} + H-Br$$

> **EXERCÍCIO 9-6**
>
> Dê um mecanismo para a reação anterior. Preveja, a seguir, o resultado da reação do 2-cloro-4-metil--pentano com o metanol. (**Sugestão:** tente duas *migrações* de hidreto sucessivas até o carbocátion mais estável.)

Os rearranjos de carbocátions também dão novos produtos E1

Como o rearranjo dos intermediários afeta o resultado de reações sob condições que favorecem a eliminação? Em temperaturas elevadas e em meios pouco nucleofílicos, os carbocátions rearranjados formam alquenos pelo mecanismo E1 (Seção 9-2). O tratamento do 2-metil-2-pentanol com ácido sulfúrico em água em 80°C, por exemplo, dá como produto principal o mesmo alqueno que se forma a partir do 4-metil-2-pentanol. A conversão deste último álcool inclui a migração de hidreto do carbocátion inicial, seguida por desprotonação.

Rearranjo na eliminação E1

$$\underset{\text{2-Metil-2-pentanol}}{\overset{\overset{OH}{|}}{\underset{\underset{CH_3}{|}}{CH_3C-CH_2CH_2CH_3}}} \xrightarrow[-H_2O]{H_2SO_4,\ 80°C} \underset{\underset{\text{2-Metil-2-penteno}}{\text{Produto principal}}}{\overset{H_3C\ \ \ \ \ \ \ \ \ CH_2CH_3}{\underset{H_3C\ \ \ \ \ \ \ \ \ H}{C=C}}} \xleftarrow[\underset{\text{Com rearranjo}}{-H_2O}]{H_2SO_4,\ 80°C} \underset{\text{4-Metil-2-pentanol}}{\overset{\overset{H\ \ \ \ \ OH}{|\ \ \ \ |}}{\underset{\underset{CH_3\ \ \ H}{|\ \ \ |}}{CH_3C-CH_2CCH_3}}}$$

> **EXERCÍCIO 9-7**
>
> (**a**) Dê mecanismos para as reações E1 precedentes. (**b**) O tratamento do 4-metil-ciclo-hexanol com ácido a quente dá 1-metil-ciclo-hexeno. Explique usando mecanismos. (**Sugestão:** considere uma sequência de migrações de H.)

Outros rearranjos de carbocátions devem-se a migrações de alquilas

Os carbocátions, particularmente na falta de hidrogênios adequados (secundários e terciários) ao lado do carbono com a carga positiva, podem sofrer outro modo de rearranjo, conhecido como **migração de grupos alquila** ou **migração de alquila.**

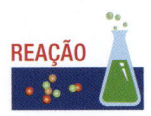

Rearranjo por migração de alquila na reação S_N1

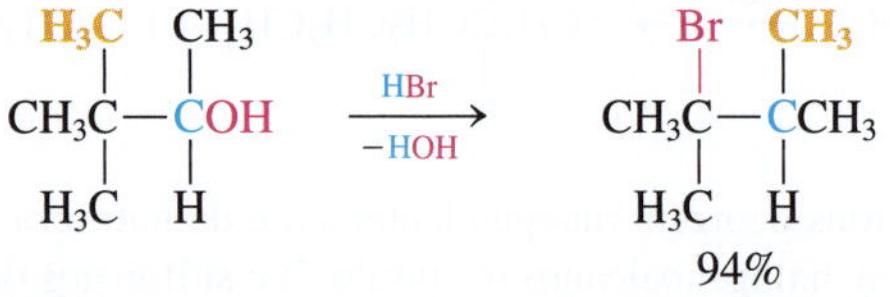

$$\underset{\text{3,3-Dimetil-2-butanol}}{\underset{\underset{CH_3}{|}}{\overset{\overset{H_3C}{|}}{CH_3C}}-\underset{\underset{H}{|}}{\overset{\overset{CH_3}{|}}{COH}}} \xrightarrow[-HOH]{HBr} \underset{\underset{\text{2-Bromo-2,3-dimetil-butano}}{94\%}}{\underset{\underset{H_3C}{|}}{\overset{\overset{Br}{|}}{CH_3C}}-\underset{\underset{H}{|}}{\overset{\overset{CH_3}{|}}{CCH_3}}}$$

Como na migração de hidreto, o grupo que migra leva seu par de elétrons e forma outra ligação com o carbono vizinho de carga positiva. *O grupo alquila que se move e a carga positiva trocam formalmente de lugar.*

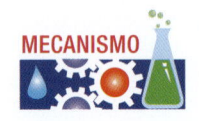

Mecanismo do rearranjo de alquila

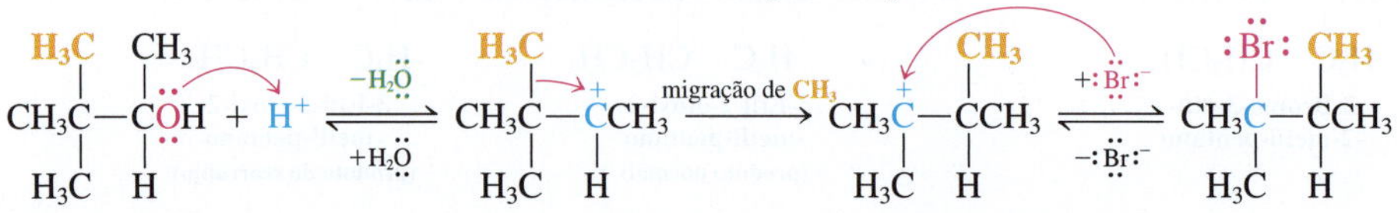

As velocidades de migração de grupos alquila e hidretos são comparáveis quando levam a carbocátions de estabilidade semelhante. Entretanto, qualquer um dos tipos de migração é mais rápido quando gera carbocátions terciários do que quando se formam carbocátions secundários. Isso explica por que, na discussão precedente da migração de hidretos, o rearranjo do grupo alquila não foi observado: ocorreria formação do cátion menos substituído. Só se observam exceções a esse comportamento se existirem outras razões que alterem a preferência pela migração de alquila, como a estabilização eletrônica ou a redução do impedimento estérico (veja o Problema de Integração 9-26 e o Problema 9-61).

EXERCÍCIO 9-8

Trabalhando com os conceitos: formulando um rearranjo de carbocátion mais complexo

As moléculas do tipo A desidratam a B. Proponha um mecanismo.

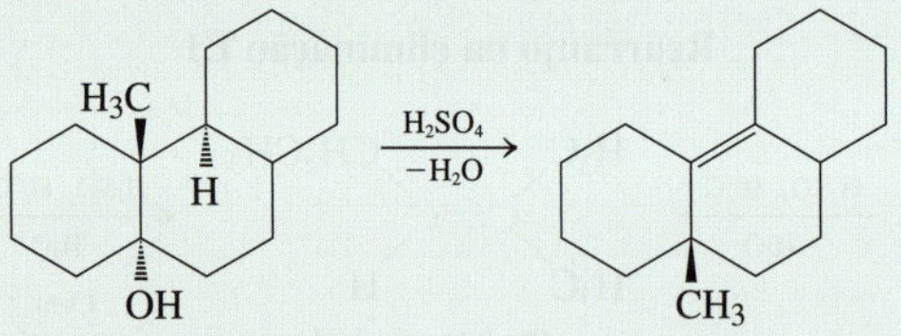

Estratégia

Primeiro, precisamos olhar cuidadosamente para a(s) função(ões) em A e B, bem como para o reagente: reconhecemos a presença de um álcool terciário que é tratado com ácido. Essas condições sugerem a formação de um carbocátion. Além disso, a reação é uma desidratação, indicando um processo E1. Depois, é importante inspecionar o esqueleto de carbono de A e compará-lo com o de B: vemos que o grupo metila migrou para o carbono vizinho. Conclusão: estamos lidando com um rearranjo de carbocátion com migração de metila.

Solução

• As primeiras etapas são a protonação seguida por perda de água para gerar o carbocátion.

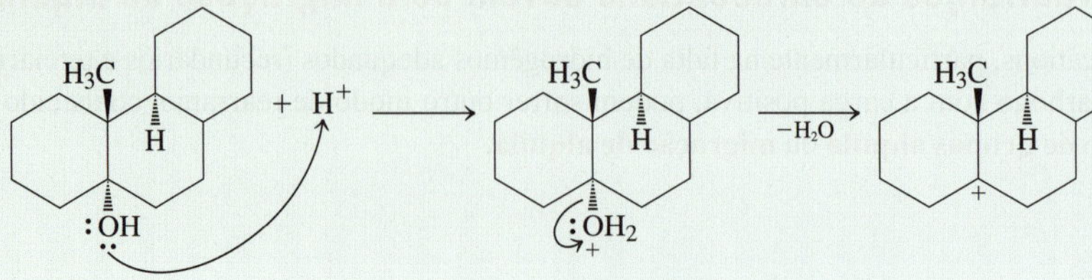

- Este cátion tem, em princípio, várias opções. Por exemplo, ele poderia ser capturado pelo HSO$_4^-$ como um nucleófilo (S$_N$1). No entanto, HSO$_4^-$ é muito ruim para isso (é uma base fraca; Seção 6-8). Além disso, mesmo se ocorresse ligação com o centro catiônico, ela seria facilmente reversível (HSO$_4^-$ é um excelente grupo de saída; Seção 6-7). O cátion formado também poderia perder um próton por dois caminhos possíveis. Este processo também é reversível e não é observado. Em vez disso, o cátion permite a remoção do grupo metila para a posição vizinha, como em B, por rearranjo.
- Por fim, a desprotonação por HSO$_4^-$ (escrito como "perda de próton") fornece o produto.

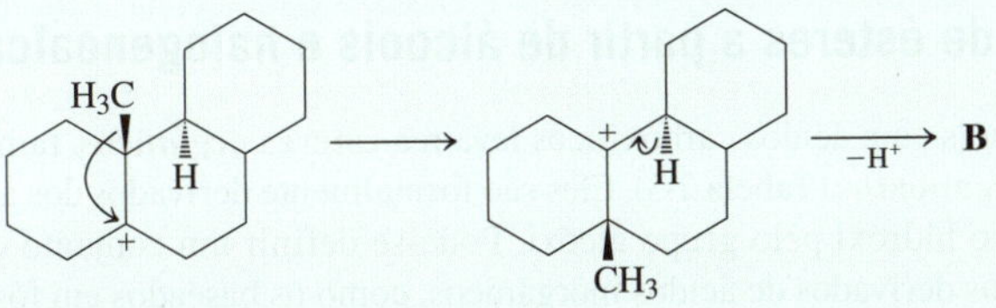

EXERCÍCIO 9-9

Tente você

Em 100°C, o 3,3-dimetil-2-butanol dá três produtos de reação E1: um deriva-se do carbocátion inicial antes do rearranjo e os outros dois formam-se após a migração de alquila. Dê as estruturas dos produtos de eliminação.

Os álcoois primários podem sofrer rearranjo

O tratamento de álcoois primários com HBr ou HI normalmente produz os halogenoalcanos correspondentes pela reação S$_N$2 do íon alquil-oxônio (Seção 9-2). No entanto, em alguns casos é possível observar a migração de alquila ou de hidreto para os carbonos primários ligados a grupos de saída, ainda que não haja formação de carbocátions primários na solução. Por exemplo, o tratamento do 2,2-dimetil-1-propanol (álcool neopentílico) com ácidos fortes causa rearranjo, mesmo que um carbocátion primário não seja o intermediário.

Rearranjo em um substrato primário

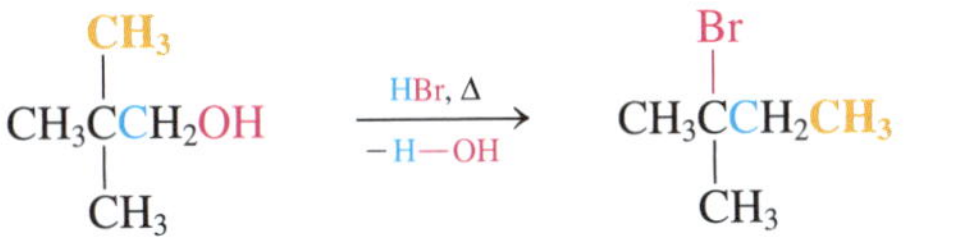

CH$_3$CC(CH$_3$)$_2$CH$_2$OH $\xrightarrow[-\text{H}-\text{OH}]{\text{HBr}, \Delta}$ CH$_3$CC(CH$_3$)$_2$CH$_2$CH$_3$ com Br

2,2-Dimetil-1-propanol (Álcool neopentílico) → 2-bromo-2-metil-butano

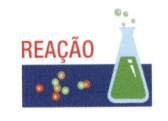

Neste caso, após a protonação para formar o íon alquil-oxônio, o impedimento estérico interfere no deslocamento direto pelo brometo (Seção 6-9). Assim, a água sai *ao mesmo tempo* que o grupo metila migra do carbono vizinho, evitando a formação do carbocátion primário.

Mecanismo concertado de migração de alquila

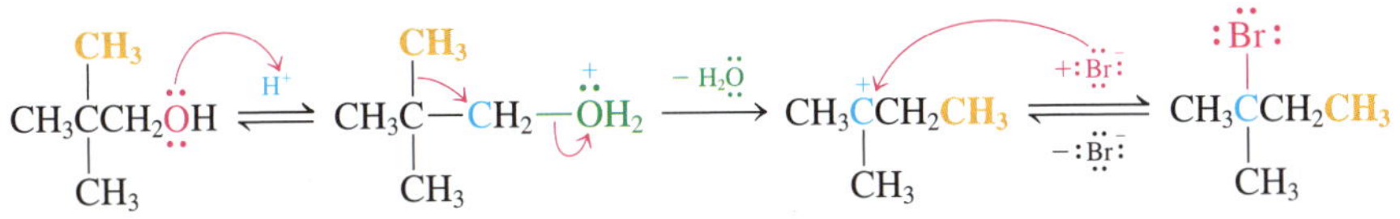

Nucleófilo: em rosa
Eletrófilo: em azul
Grupo de saída: em verde

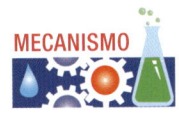

Os rearranjos de substratos primários são processos relativamente difíceis, em geral exigindo altas temperaturas e longos tempos de reação.

EM RESUMO, outro modo de reação dos carbocátions, além dos processos S_N1 e $E1$, é o rearranjo com migração de hidreto ou de alquila. Nos rearranjos, o grupo que se desloca leva consigo o par de elétrons da ligação para o carbono vizinho com carga positiva, trocando formalmente de lugar com a carga. O rearranjo talvez leve a um cátion mais estável – como na conversão de um cátion secundário a terciário. Os álcoois primários também sofrem rearranjo, mas por caminhos concertados que evitam a formação de cátions primários como intermediários.

9-4 Síntese de ésteres a partir de álcoois e halogenoalcanos

As reações de álcoois com ácidos carboxílicos levam a **ésteres orgânicos**, também chamados de **carboxilatos** ou **alcanoatos** (Tabela 2-3). Eles são formalmente derivados dos ácidos carboxílicos pela troca do grupo hidróxi pelo grupo alcóxi. Pode-se definir um conjunto correspondente de **ésteres inorgânicos** derivados de ácidos inorgânicos, como os baseados em fósforo e enxofre em vários estados de oxidação.

Ésteres orgânicos e inorgânicos

Um ácido carboxílico (Um ácido orgânico)	Ácido fosfórico	Ácido fosforoso	Um ácido sulfônico	Ácido sulfuroso
	(Ácidos inorgânicos)			

Um éster carboxilato (Um éster orgânico)	Um éster fosfato	Um éster fosfito	Um éster sulfonato	Um éster sulfito
	(Ésteres inorgânicos)			

Nesses ésteres inorgânicos, a adição de um heteroátomo transforma o grupo OH dos álcoois, normalmente um grupo de saída ruim, em um bom grupo de saída (destacado pelos quadrados verdes), que pode ser usado na síntese de halogenoalcanos (veja também a Seção 9-2). Já mencionamos a capacidade dos grupos sulfato e sulfonato de atuar como bons grupos de saída em reações S_N2 (Seção 6-7). Veremos aqui como determinados reagentes de fósforo e enxofre realizam esta tarefa:

$$R-OH \xrightarrow{\text{Reagente}} R-L \xrightarrow{X^-} R-X$$
Álcool — Éster inorgânico — Halogenoalcano

Os álcoois reagem com ácidos carboxílicos para dar ésteres orgânicos

Os álcoois reagem com ácidos carboxílicos na presença de quantidades catalíticas de um ácido inorgânico forte, como H_2SO_4 ou HCl, para dar ésteres orgânicos e água, um processo chamado de **esterificação**. Os compostos de partida e os produtos desta transformação participam de um equilíbrio que pode ser deslocado em ambas as direções. A formação e as reações dos ésteres orgânicos serão apresentadas em detalhes nos Capítulos 19 e 20.

Esterificação

$$\underset{\text{Ácido acético}}{CH_3COOH} + \underset{\substack{\text{Solvente} \\ \text{etanol}}}{CH_3CH_2OH} \underset{}{\overset{H^+}{\rightleftharpoons}} \underset{\text{Acetato de etila}}{CH_3COOCH_2CH_3} + HOH$$

Os halogenoalcanos podem ser feitos a partir de álcoois por meio de ésteres inorgânicos

Devido às dificuldades e complicações eventualmente encontradas nas conversões de álcoois a halogenoalcanos catalisadas por ácido (Seção 9-2), várias alternativas foram desenvolvidas. Esses métodos dependem de uma série de reagentes inorgânicos capazes de transformar a função hidróxi em um bom grupo de saída em condições mais brandas. Assim, os álcoois primários e secundários reagem com tribrometo de fósforo, um composto disponível no mercado, para dar bromoalcanos e ácido fosfórico. Este método é um caminho geral para fazer bromoalcanos a partir de álcoois. Os três átomos de bromo são transferidos do fósforo para os grupos alquila.

Síntese de bromoalcanos com PBr$_3$

$$3 \text{ (3-Pentanol)} + \text{PBr}_3 \xrightarrow{(CH_3CH_2)_2O} 3 \text{ (3-Bromo-pentano, 47\%)} + H_3PO_3$$

3-Pentanol   Tribrometo de fósforo   3-Bromo-pentano   Ácido fosforoso

Qual é o mecanismo de ação do PBr$_3$? Na primeira etapa, o álcool ataca o reagente de fósforo como um nucleófilo para formar o éster inorgânico protonado, um derivado do ácido fosforoso.

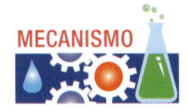

Etapa 1

$$RCH_2\overset{..}{\underset{..}{O}}H + \underset{Br}{\overset{Br}{P}}-Br \longrightarrow RCH_2\overset{+}{\underset{H}{O}}-PBr_2 + :Br:^-$$

A seguir, o HOPBr$_2$, um bom grupo de saída, é deslocado (S$_N$2) pelo íon brometo gerado na etapa 1, com a produção do halogenoalcano.

Etapa 2

$$:Br:^- + RCH_2-\overset{+}{\underset{H}{O}}-PBr_2 \longrightarrow RCH_2Br: + HOPBr_2$$

Este método de síntese de halogenoalcanos é especialmente eficiente, porque o HOPBr$_2$ continua a reagir com mais duas moléculas de álcool, convertendo-as, sucessivamente, em halogenoalcanos.

$$2\ RCH_2\overset{..}{\underset{..}{O}}H + H\overset{..}{\underset{..}{O}}PBr_2 \longrightarrow \longrightarrow 2\ RCH_2\overset{..}{\underset{..}{Br}}: + H_3PO_3$$

E se, em vez de um bromoalcano, quiséssemos o iodoalcano correspondente? O tri-iodeto de fósforo necessário, PI$_3$, deve ser gerado no meio da reação em que vamos usá-lo, porque ele é muito reativo. Isso é feito com a adição de fósforo vermelho e iodo ao álcool (na margem). O reagente é consumido assim que formado.

Um agente de cloração comumente usado na conversão de álcoois em cloroalcanos é o cloreto de tionila, SOCl$_2$. O aquecimento de um álcool com esse reagente provoca a evolução de SO$_2$ e HCl e a formação do cloroalcano.

Síntese de cloroalcano com SOCl$_2$

$$CH_3CH_2CH_2OH + SOCl_2 \longrightarrow CH_3CH_2CH_2Cl\ (91\%) + O{=}S{=}O + HCl$$

Em termos de mecanismo, o álcool RCH$_2$OH forma inicialmente um éster inorgânico, o RCH$_2$O$_2$SCl.

$$CH_3(CH_2)_{14}CH_2OH$$
$$\downarrow P,\ I_2,\ \Delta$$
$$CH_3(CH_2)_{14}CH_2I$$
85%
+
H$_3$PO$_3$

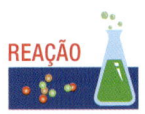

MECANISMO

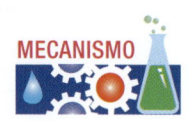

Etapa 1

$$RCH_2-\ddot{O}H + :\ddot{C}l-\overset{\overset{\displaystyle :O:}{\|}}{S}-\ddot{C}l: \longrightarrow RCH_2-\ddot{O}-\overset{\overset{\displaystyle :O:}{\|}}{S}-\ddot{C}l: + H^+ + :\ddot{C}l:^-$$

O íon cloreto criado no processo age como um nucleófilo e ataca o éster em uma reação S_N2, formando SO_2 e HCl.

Etapa 2

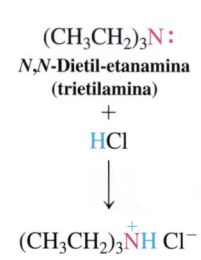

$$H^+ + :\ddot{C}l:^- + \underset{R}{CH}_2-\ddot{O}-\overset{\overset{\displaystyle :\ddot{O}:}{\|}}{S}-\ddot{C}l: \longrightarrow :\ddot{C}l-CH_2R + :\ddot{O}=S=\ddot{O}: + H\ddot{C}l:$$

$(CH_3CH_2)_3N:$
***N,N*-Dietil-etanamina (trietilamina)**
+
HCl
↓
$(CH_3CH_2)_3\overset{+}{N}H\ Cl^-$

A reação funciona melhor na presença de uma amina, que neutraliza o cloreto de hidrogênio gerado. Um desses reagentes é a *N,N*-dietil-etanamina (trietilamina), que forma um cloreto de amônio.

Os sulfonatos de alquila são substratos versáteis para reações de substituição

Os ésteres inorgânicos obtidos nas reações com $SOCl_2$ são exemplos de grupos de saída especiais derivados de ácidos de enxofre. Eles estão relacionados com os sulfonatos (Seção 6-7). Os sulfonatos de alquila têm grupos de saída excelentes e podem ser facilmente preparados a partir dos cloretos de sulfonila correspondentes e um álcool. Bases fracas, como piridina ou aminas terciárias, são adicionadas para remover o HCl que se forma.

Síntese de um sulfonato de alquila

$$\underset{\text{2-Metil-1-propanol}}{CH_3\underset{\underset{\displaystyle CH_3}{|}}{C}HCH_2OH} + \underset{\underset{\text{(cloreto de mesila)}}{\text{Cloreto de metanossulfonila}}}{CH_3\overset{\overset{\displaystyle O}{\|}}{\underset{\underset{\displaystyle O}{\|}}{S}}Cl} + \underset{\text{Piridina}}{\text{pyridine}} \longrightarrow \underset{\underset{\text{(mesilato de 2-metil-propila)}}{\text{Metanossulfonato de 2-metil-propila}}}{CH_3\underset{\underset{\displaystyle CH_3}{|}}{C}HCH_2O\overset{\overset{\displaystyle O}{\|}}{\underset{\underset{\displaystyle O}{\|}}{S}}CH_3} + \underset{\text{Cloridrato de piridínio}}{\text{piridinium}}\ Cl^-$$

Ao contrário dos ésteres inorgânicos derivados do tribrometo de fósforo e do cloreto de tionila, os sulfonatos de alquila em geral são sólidos cristalinos que podem ser isolados e purificados antes de outra reação, o que permite seu uso em reações com vários nucleófilos para dar os produtos de substituição nucleofílica correspondentes.

Sulfonatos intermediários no deslocamento nucleofílico do grupo hidróxi em álcoois

$$R-OH \longrightarrow R-O\overset{\overset{\displaystyle O}{\|}}{\underset{\underset{\displaystyle O}{\|}}{S}}R' \longrightarrow R-Nu$$

O deslocamento dos grupos sulfonato por íons halogeneto (Cl^-, Br^-, I^-) produz halogenoalcanos rapidamente, em especial em sistemas primários e secundários em que a reatividade S_N2 é boa. Além disso, no entanto, os alquil-sulfonatos permitem a substituição do grupo hidróxi por *qualquer* nucleófilo bom: eles não estão limitados aos halogenetos, como acontece com os halogenetos de hidrogênio, de fósforo e de tionila.

Capítulo 9 Outras Reações dos Álcoois e a Química dos Éteres 347

Reações de substituição em sulfonatos de alquila

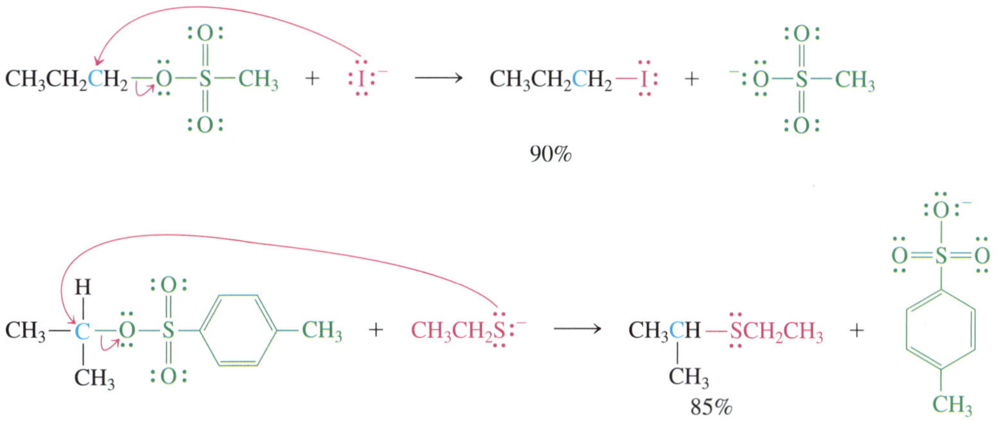

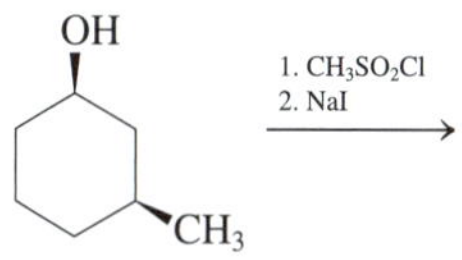

$$CH_3CH_2CH_2-O-S(=O)(=O)-CH_3 + :I:^- \longrightarrow CH_3CH_2CH_2-I: + ^-:O-S(=O)(=O)-CH_3$$
90%

$$CH_3-CH(H)(CH_3)-O-S(=O)(=O)-C_6H_4-CH_3 + CH_3CH_2S:^- \longrightarrow CH_3CH(CH_3)-SCH_2CH_3 + ^-O_3S-C_6H_4-CH_3$$
85%

EXERCÍCIO 9-10

Qual é o produto da sequência de reações mostrada na margem?

OH
⟶ (1. CH₃SO₂Cl, 2. NaI)
(ciclohexano com CH₃)

EXERCÍCIO 9-11

Dê os reagentes com os quais você prepararia os seguintes halogenoalcanos a partir dos álcoois correspondentes.

(a) I(CH₂)₆I   (b) (CH₃CH₂)₃CCl   (c) CH₂Br-CH(CH₃)-CH₂CH₂CH₃

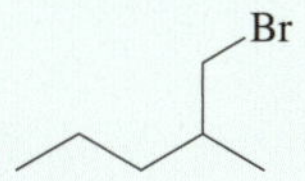

EM RESUMO, os álcoois reagem com os ácidos carboxílicos com perda de água para dar ésteres orgânicos. Eles também reagem com halogenetos inorgânicos, como PBr₃, SOCl₂ e RSO₂Cl, com perda de HX, para dar ésteres inorgânicos. Estes ésteres inorgânicos têm bons grupos de saída em reações de substituição nucleofílica, que são deslocados, por exemplo, por íons halogeneto para dar os halogenoalcanos correspondentes.

9-5 Nomes e propriedades físicas dos éteres

Os éteres podem ser considerados derivados dos álcoois em que o próton da hidróxi foi substituído por um grupo alquila. Vamos agora apresentar sistematicamente essa classe de compostos. Nesta seção veremos as regras de nomeação dos éteres e descreveremos algumas de suas propriedades físicas.

CH₃OCH₂CH₃
Metoxietano

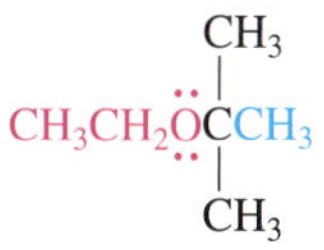

CH₃CH₂OC(CH₃)₃
2-**Etóxi**-2-**metil**-propano

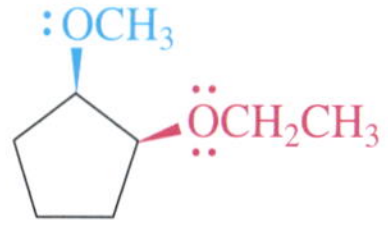

(ciclopentano com OCH₃ e OCH₂CH₃ cis)
cis-1-**Etóxi**-2--**metóxi**-ciclo-pentano

No sistema IUPAC, os éteres são alcoxialcanos

O sistema IUPAC de nomeação de **éteres** trata-os como alcanos com um substituinte alcóxi – isto é, como alcoxialcanos. O menor substituinte é considerado parte do grupo alcóxi e a cadeia maior define a raiz do nome.

Na nomenclatura comum, os nomes dos dois grupos alquila são seguidos pela palavra *éter*. Dessa forma, CH₃OCH₃ é o dimetil-éter, CH₃OCH₂CH₃ é o etilmetil-éter, e assim por diante.

Os éteres, em geral por serem pouco reativos (exceto os derivados cíclicos tensos; veja a Seção 9-9), são muito usados como solventes em reações orgânicas. Alguns deles são cíclicos e podem incluir várias funções éter. Todos eles têm nomes comuns.

Éteres usados como solventes e seus nomes

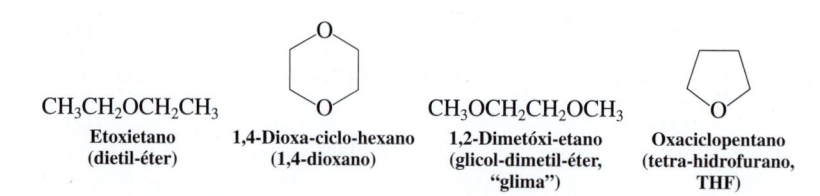

CH₃CH₂OCH₂CH₃
Etoxietano
(dietil-éter)

1,4-Dioxa-ciclo-hexano
(1,4-dioxano)

CH₃OCH₂CH₂OCH₃
1,2-Dimetóxi-etano
(glicol-dimetil-éter,
"glima")

Oxaciclopentano
(tetra-hidrofurano,
THF)

Os éteres cíclicos são membros de uma classe de cicloalcanos em que um ou mais carbonos foram substituídos por um *heteroátomo* – neste caso, o oxigênio. (Um **heteroátomo** é definido como qualquer átomo exceto carbono e hidrogênio.) Os compostos cíclicos deste tipo, chamados **heterociclos**, serão discutidos com mais detalhes no Capítulo 25.

O sistema mais simples de nomear os éteres cíclicos baseia-se na raiz **oxacicloalcano**, na qual o prefixo *oxa* indica que um carbono do anel foi substituído por oxigênio. Assim, os éteres cíclicos de três átomos são os oxaciclopropanos (outros nomes usados são oxiranas, epóxidos e óxidos de etileno), os sistemas com quatro átomos são os oxaciclobutanos, e os dois homólogos seguintes são os oxaciclopentanos (tetra-hidrofuranos) e os oxaciclo-hexanos (tetra-hidropiranos). Os compostos são numerados a partir do oxigênio e prosseguem ao redor do anel.

Os poliéteres cíclicos que têm vários grupos funcionais éter baseados na unidade 1,2-etanodiol são os **éteres-coroa**, assim chamados porque a molécula adota uma conformação semelhante à de uma coroa no estado sólido e, possivelmente, em solução. O poliéter 18-coroa-6 é mostrado na Figura 9-3; 18 se refere ao número total de átomos do anel, e 6, ao número de oxigênios. O mapa de potencial eletrostático, à direita da Figura 9-3, mostra que o interior do anel é bastante rico em elétrons devido aos pares de elétrons dos oxigênios dos éteres.

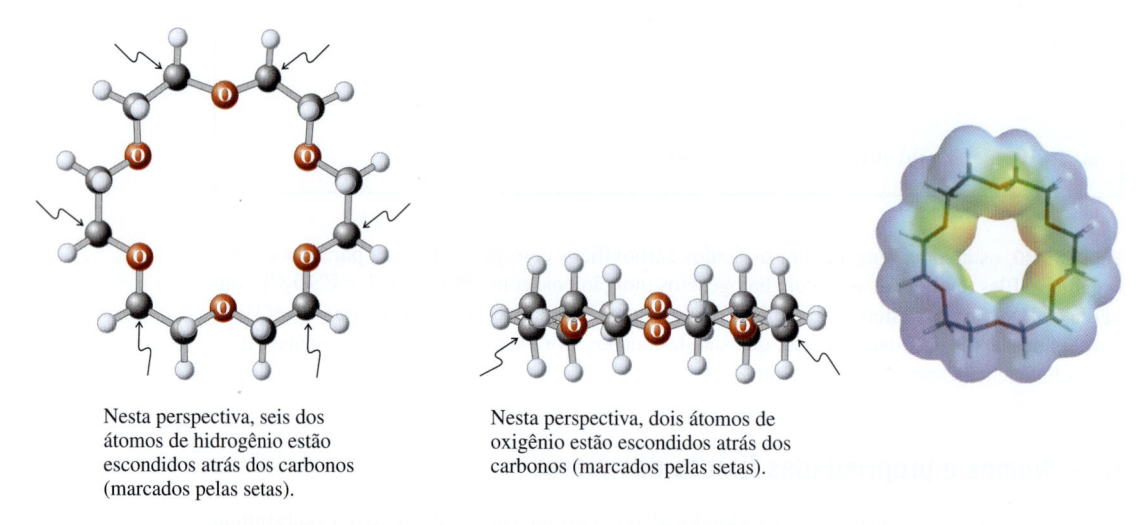

Nesta perspectiva, seis dos átomos de hidrogênio estão escondidos atrás dos carbonos (marcados pelas setas).

Nesta perspectiva, dois átomos de oxigênio estão escondidos atrás dos carbonos (marcados pelas setas).

Figura 9-3 Arranjo estrutural do éter 18-coroa-6, semelhante a uma coroa.

A ausência de ligações hidrogênio afeta as propriedades físicas dos éteres

A fórmula molecular dos alcoxialcanos simples é $C_nH_{2n+2}O$, a mesma dos alcanóis. Entretanto, devido à ausência de ligações hidrogênio, os pontos de ebulição dos éteres são muito inferiores aos dos álcoois isômeros correspondentes (Tabela 9-1). Os dois menores membros da série são miscíveis com a água, mas os éteres se tornam cada vez menos solúveis em água quando a cadeia de hidrocarbonetos aumenta. Por exemplo, o metoximetano é completamente solúvel em água, enquanto o etoxietano só se solubiliza em água até 10%, aproximadamente.

Tabela 9-1 Pontos de ebulição dos éteres e dos 1-alcanóis isômeros

Éter	Nome	Ponto de ebulição (°C)	1-Alcanol	Ponto de ebulição (°C)
CH_3OCH_3	Metoximetano (Dimetil-éter)	−23,0	CH_3CH_2OH	78,5
$CH_3OCH_2CH_3$	Metoxietano (Etilmetil-éter)	10,8	$CH_3CH_2CH_2OH$	82,4
$CH_3CH_2OCH_2CH_3$	Etoxietano (Dietil-éter)	34,5	$CH_3(CH_2)_3OH$	117,3
$(CH_3CH_2CH_2CH_2)_2O$	1-Butóxi-butano (Dibutil-éter)	142	$CH_3(CH_2)_7OH$	194,5

Os poliéteres solvatam íons de metais: éteres coroa e ionóforos

Nos éteres, como nos álcoois, o oxigênio é uma base de Lewis (Seção 2-2), isto é, os pares de elétrons livres podem se coordenar a metais deficientes em elétrons, como o magnésio dos reagentes de Grignard (Seção 8-7). Este poder de solvatação é particularmente notável nos poliéteres, em que vários átomos de oxigênio podem envolver o íon de metal. A estrutura dos éteres coroa permite que eles funcionem como fortes ligantes de cátions, incluindo cátions encontrados em sais comuns. Assim, os éteres coroa podem solubilizar sais em solventes orgânicos. O permanganato de potássio ($KMnO_4$), um sólido violeta escuro, completamente insolúvel em benzeno, por exemplo, dissolve-se facilmente neste solvente com a adição de 18-coroa-6. A utilidade disso é permitir que oxidações com permanganato de potássio sejam feitas em solventes orgânicos. A dissolução é possível pela solvatação efetiva do íon do metal pelos seis oxigênios do éter-coroa.

CONSTRUÇÃO DE MODELOS

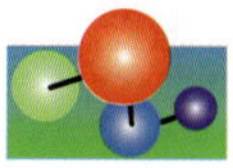

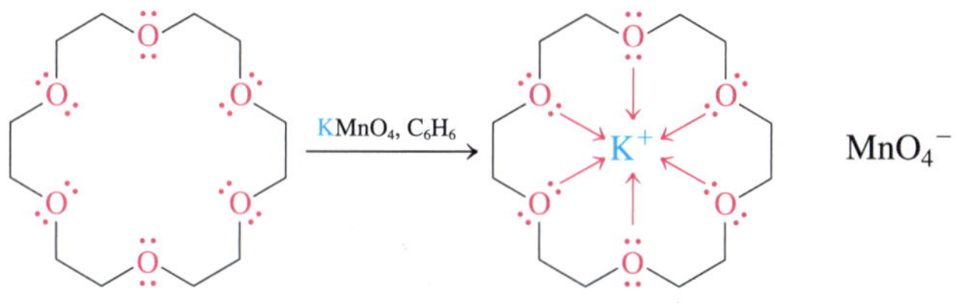

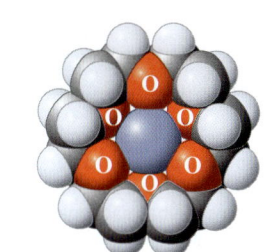

Modelo de bolas do cátion [K^+ 18-coroa-6].

O tamanho da "cavidade" do éter coroa pode ser adaptado para permitir a ligação seletiva de alguns cátions – aqueles em que o raio iônico se acomoda melhor ao poliéter. Este conceito foi estendido com sucesso para três dimensões por meio da síntese de éteres policíclicos, também chamados de **criptanos** (*kriptos*, do grego, escondido), que são extremamente seletivos para a ligação com metais alcalinos e outros (Figura 9-4). A importância destes

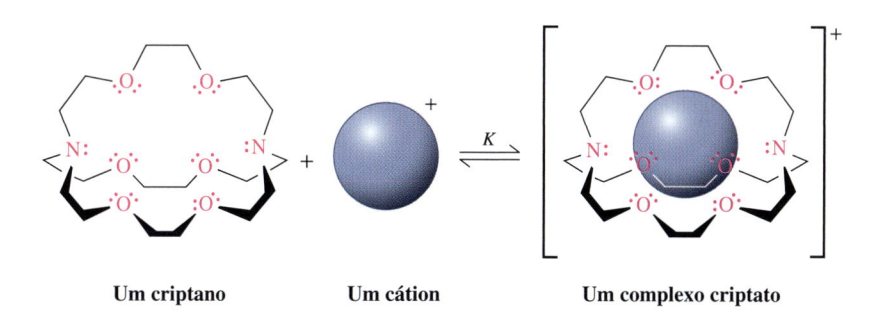

Um criptano   Um cátion   Um complexo criptato

Figura 9-4 A ligação de um cátion com um éter policíclico (criptano) forma um complexo (criptato). O sistema mostrado liga-se seletivamente ao íon potássio com constante de ligação $K = 10^{10}$. A ordem de seletividade é $K^+ > Rb^+ > Na^+ > Cs^+ > Li^+$. A constante de ligação do lítio é cerca de 100. Portanto, a variação total na série dos metais alcalinos é de oito ordens de magnitude.

compostos foi reconhecida pela atribuição do Prêmio Nobel de química, em 1987, a Cram, Lehn e Pedersen*.

Os éteres coroa e os criptanos são frequentemente chamados de **agentes transportadores de íons** e fazem parte da classe geral dos **ionofóros** (-*phoros*, do grego, portador, portanto, "íon carregador"), compostos que se organizam ao redor dos cátions por coordenação. Em geral, o resultado desta interação é que a natureza hidrofílica polar do íon é mascarada por uma capa hidrofóbica, o que torna o íon muito mais solúvel em solventes apolares. Na natureza, os ionofóros podem transportar íons através de membranas celulares hidrofóbicas. O balanço de íons entre o interior e o exterior da célula é cuidadosamente regulado para assegurar a sobrevivência da célula e qualquer perturbação indevida causa sua destruição. Esta propriedade tem uso medicinal no combate a organismos invasores com poliéteres antibióticos. No entanto, como os transportadores de íons afetam a neurotransmissão, alguns ionofóros de ocorrência natural são, também, neurotoxinas mortais (ver a seguir e na capa deste livro).

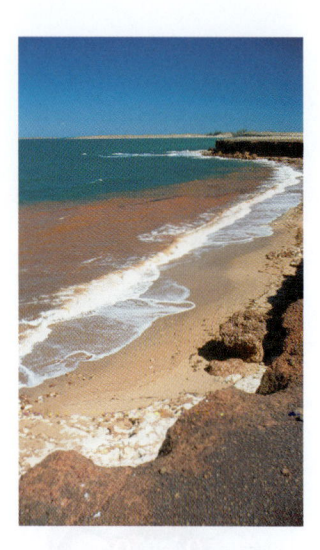

Monensina
(antibiótico de uma cepa de *streptomyces*)

Tetrodotoxina
(a toxina de nervos do peixe baiacu ou fugu)

Brevetoxina B
(neurotoxina produzida por algas marinhas associadas com a maré vermelha)

Ocorrência de maré vermelha em uma praia perto de Queensland, Nova Zelândia. As marés vermelhas são uma vasta proliferação de fitoplâncton que tornam o mar vermelho, marrom ou verde. As algas que proliferam durante esses eventos podem produzir poliéteres neurotóxicos, como a brevetoxina B, responsável pela morte de peixes e pela intoxicação de seres humanos que comeram frutos do mar infectados. A brevetoxina B liga-se aos canais de sódio das membranas celulares dos nervos e músculos, causando a morte celular.

EM RESUMO, os éteres acíclicos podem ser nomeados como alcoxialcanos ou como alquil-éteres. Os isômeros cíclicos são chamados de oxacicloalcanos. Os éteres têm pontos de ebulição inferiores aos dos álcoois correspondentes porque eles não podem formar ligações hidrogênio entre si. A basicidade de Lewis dos pares de elétrons livres do oxigênio, particularmente em poliéteres, permite a complexação eficiente de íons de metais.

9-6 Síntese de Williamson de éteres

Os alcóxidos são excelentes nucleófilos. Esta seção descreve seu uso no método mais comum de preparação de éteres.

Os éteres são preparados por reações S_N2

O modo mais simples de síntese de um éter é a reação de um alcóxido com um halogenoalcano ou com um éster sulfonato em condições S_N2 típicas (Capítulo 6). Esta abordagem é conhecida

---

* Professor Donald J. Cram (1919-2001), Universidade da Califórnia, Los Angeles; Professor Jean-Marie Lehn (nascido em 1939), Universidade de Estrasburgo e Colégio da França, Paris; Dr. Charles J. Pedersen (1904-1989), E. I. du Pont de Nemours & Company, Wilmington, Delaware.

como **Síntese de Williamson de éteres***. O álcool do qual o alcóxido deriva pode ser usado como solvente (se não for caro), mas outras moléculas polares, como o dimetilsulfóxido (DMSO) ou a hexametil-fosforamida (HMPA), são melhores (Tabela 6-5).

Síntese de Williamson de éteres

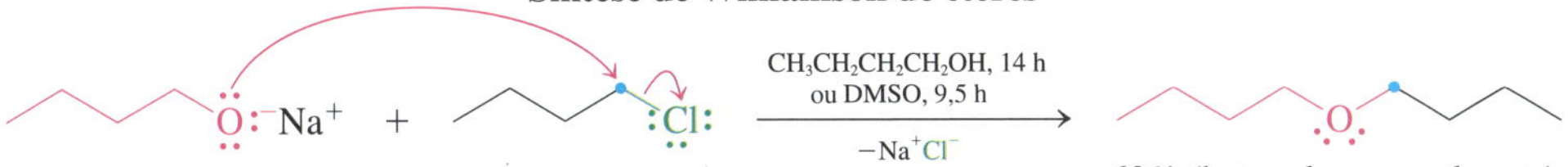

60% (butanol como solvente)
95% (DMSO como solvente)
1-Butóxi-butano

---

* Professor Alexander W. Williamson (1824-1904), University College, Londres.

DESTAQUE QUÍMICO 9-1

Quimioluminescência dos 1,2-Dioxa-ciclo-butanos

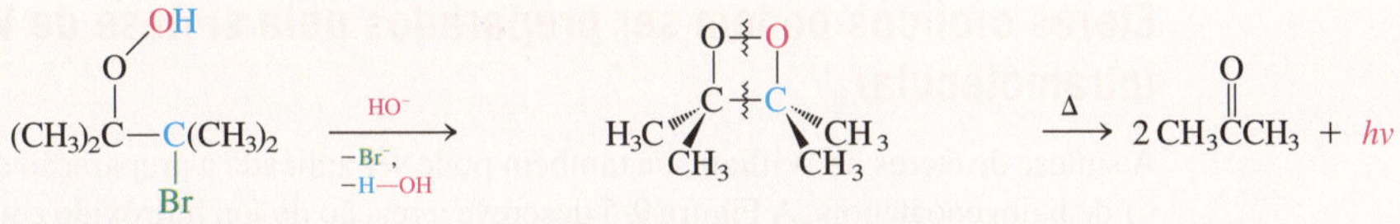

Um 2-bromo-hidro-peróxido → 3,3,4,4-Tetrametil-1,2-dioxa-ciclo-butano (uma 1,2-dioxetana) → 2 CH_3CCH_3 + $h\nu$ Acetona

Um tipo especial de reação de Williamson intramolecular é a dos 2-bromo-hidro-peróxidos. O produto é um derivado do 1,2-dioxa-ciclo-butano (1,2-dioxetana). Este composto é incomum porque ele se decompõe em compostos carbonilados com emissão de luz (*quimioluminescência*). Os dioxaciclobutanos parecem ser os responsáveis pela *bioluminescência* de certas espécies da natureza. Organismos terrestres, como os vaga-lumes ou pirilampos e certos escaravelhos, são bem conhecidos como emissores de luz. Contudo, as espécies bioluminescentes, em sua maioria, vivem no oceano e vão de bactérias e plânctons microscópicos a peixes. A luz emitida tem várias funções e parece importante na comunicação, na diferenciação sexual, na caça e na defesa contra os predadores.

Um exemplo de molécula quimiluminescente natural é a luciferina dos vaga-lumes. A oxidação desta molécula, catalisada por base, fornece uma dioxaciclobutanona como intermediário, que se decompõe de forma semelhante ao 3,3,4,4-tetrametil-1,2-dioxa-ciclo-butano para dar um heterociclo complexo e dióxido de carbono com emissão de luz.

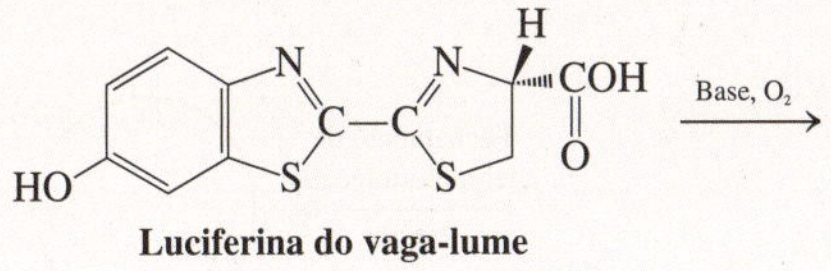

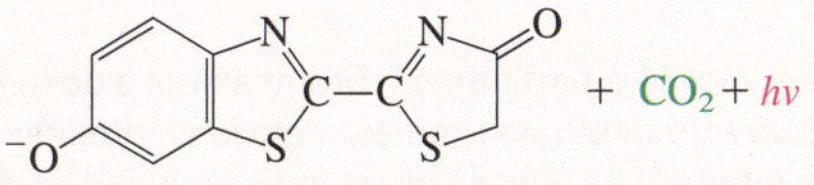

A bioluminescência é extraordinariamente eficiente. O vaga-lume, por exemplo, converte cerca de 40% da energia do processo químico envolvido em luz visível. Para comparação, uma lâmpada comum tem apenas 10% de eficiência, com a maior parte da energia (elétrica) sendo emitida na forma de calor.

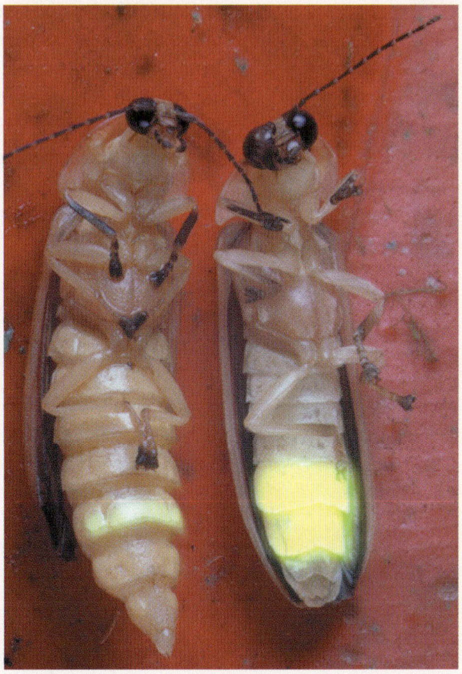

Luciferina do vaga-lume

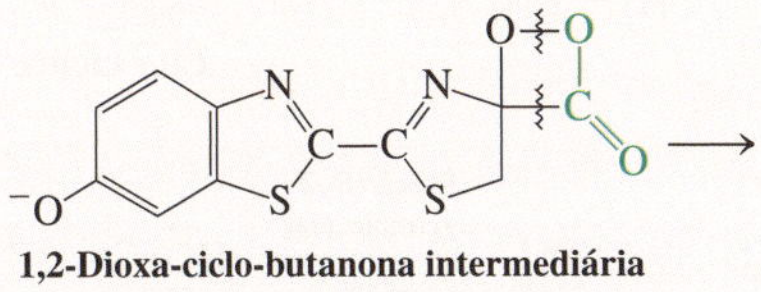

1,2-Dioxa-ciclo-butanona intermediária

+ CO_2 + $h\nu$

Vaga-lumes macho e fêmea brilhando em concerto.

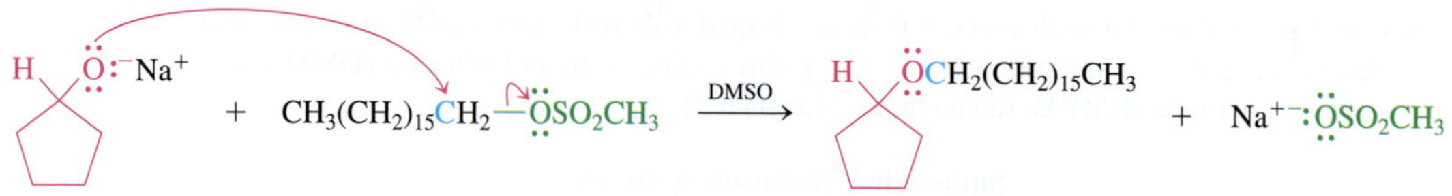

+ CH₃(CH₂)₁₅CH₂—ÖSO₂CH₃ →(DMSO) [ciclopentil-O-CH₂(CH₂)₁₅CH₃] + Na⁺ ⁻:ÖSO₂CH₃

91%
Ciclo-pentóxi-heptadecano

Nucleófilo: em rosa
Eletrófilo: em azul
Grupo de saída: em verde

Como os alcóxidos são bases fortes, seu uso na síntese de éteres é restrito a agentes de alquilação primários não impedidos, caso contrário, formam-se quantidades importantes do produto E2 (Seção 7-8).

> ### EXERCÍCIO 9-12
>
> Os seguintes éteres podem, em princípio, ser feitos por mais de uma síntese de Williamson. Considere os méritos relativos de cada abordagem. (**a**) 1-Etóxi-butano; (**b**) 2-metóxi-pentano; (**c**) propóxi-ciclo-hexano; (**d**) 1,4-dietóxi-butano. [**Cuidado:** os alcóxidos são bases fortes. O que está errado no uso do 4-bromo-1-butanol como um composto de partida para (**d**)?]

Éteres cíclicos podem ser preparados pela síntese de Williamson intramolecular

A síntese de éteres de Williamson também pode ser aplicada à preparação de éteres cíclicos a partir de halogenoálcoois. A Figura 9-5 descreve a reação do íon hidróxido com um bromoálcool. As linhas curvas em preto representam a cadeia de átomos de carbono que liga os grupos funcionais. O mecanismo consiste na formação inicial de um bromo-alcóxido por transferência rápida do próton para a base, seguida pelo fechamento do anel para dar o éter cíclico. O fechamento de anel é um exemplo de deslocamento intramolecular. A formação do éter cíclico é muito mais rápida do que a reação lateral mostrada na Figura 9-5, o deslocamento intermolecular do brometo para formar o diol. A razão é entrópica (Seção 2-1). Na reação intramolecular, os dois centros reativos estão na mesma molécula; no estado de transição, uma molécula do bromoalcóxido se transforma em duas moléculas de produto, o éter e o grupo de saída. Na reação intermolecular, o alcóxido e o eletrófilo têm que se encontrar no estado de transição com um custo entrópico e, no total, o número de moléculas permanece o mesmo. Nos casos em que a reação S$_N$2 intermolecular compete com a reação intramolecular, o processo intermolecular pode ser suprimido pelo uso de condições de alta diluição, que reduzem drasticamente a velocidade do processo bimolecular (Seção 2-1).

A síntese de Williamson intramolecular permite a preparação de éteres cíclicos de vários tamanhos, inclusive anéis pequenos.

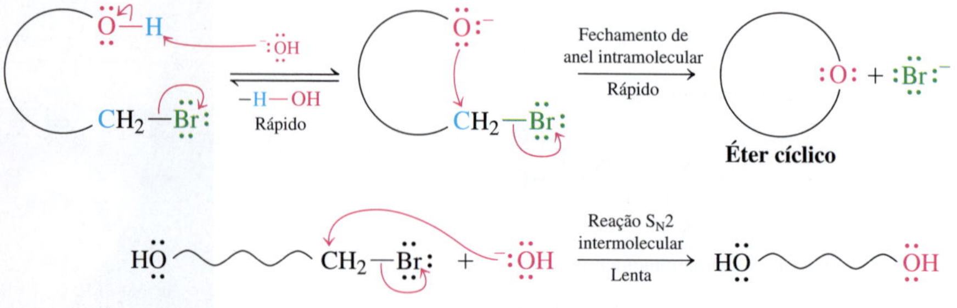

Figura 9-5 Mecanismo da síntese de um éter cíclico a partir de um bromoálcool e do íon hidróxido (*reação superior*). Observe também o deslocamento direto do brometo pelo íon hidróxido, uma reação lateral competitiva, porém mais lenta (*reação inferior*). As linhas curvas indicam a cadeia de átomos de carbono.

Capítulo 9   Outras Reações dos Álcoois e a Química dos Éteres

Síntese de éteres cíclicos

HOCH₂CH₂Br: + HO:⁻ ⟶ [oxaciclopropano, posições 2,3,1-O] + :Br:⁻ + HOH

Oxaciclopropano
(oxirana, óxido de etileno)

HO(CH₂)₄CH₂Br: + HO:⁻ ⟶ [oxaciclo-hexano, posições 1-6] + :Br:⁻ + HOH

Oxaciclo-hexano
(tetra-hidropirano)

O ponto azul indica o átomo de carbono do produto que corresponde à posição de fechamento do anel no composto de partida.

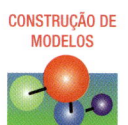

CONSTRUÇÃO DE MODELOS

EXERCÍCIO 9-13

O produto da reação do 5-bromo-3,3-dimetil-1-pentanol com hidróxido é um éter cíclico. Sugira um mecanismo de sua formação.

O tamanho do anel controla a velocidade de formação do éter cíclico

A comparação entre as velocidades relativas de formação de éteres cíclicos revela um fato surpreendente: os anéis de três átomos formam-se rapidamente, quase tanto quanto os anéis de cinco átomos. Os sistemas de anéis de seis átomos, os de quatro átomos e os oxacicloalcanos maiores são gerados mais lentamente.

Velocidades relativas de formação de éteres cíclicos

$$k_3 \geq k_5 > k_6 > k_4 \geq k_7 > k_8$$

k_n = velocidade de reação, n = tamanho do anel

O que está acontecendo? Como estamos preocupados com as velocidades, precisamos comparar as estruturas e, portanto, as energias dos estados de transição da síntese de éter intramolecular de Williamson. Veremos que a resposta tem *contribuições entálpicas e entrópicas* (Seção 2-1). Lembre-se de que a entalpia reflete a mudança das forças de ligação durante uma reação, bem como a variação de tensão (Seção 4-2). A entropia, por outro lado, relaciona-se às mudanças do grau de ordenamento (ou dispersão de energia) do sistema. Quais são as diferenças entre os vários estados de transição para a formação do anel com relação a essas quantidades?

À medida que avançamos para anéis maiores do que três átomos, o efeito entálpico mais óbvio é a mudança da tensão do anel. Se esse efeito fosse dominante, os anéis mais tensos deveriam ser formados com velocidades menores, embora o efeito total da tensão talvez não seja sentido na estrutura dos estados de transição respectivos. No entanto, isso não é observado, o que nos faz olhar os outros fatores que complicam essa simples análise. Um desses fatores é a entropia.

Para entender como a entropia entra no jogo, coloque-se na posição do oxigênio nucleofílico, com carga negativa, à procura da parte de trás do carbono eletrofílico que contém o grupo de saída. Quanto mais próximo você estiver do alvo, mais fácil será encontrá-lo. Se o alvo está distante, a cadeia entre eles tem que ser arrumada ou "ordenada" de forma a trazê-lo para perto de você. Isso é mais difícil quando a cadeia cresce.

Em termos moleculares, para alcançar o estado de transição da formação do anel, as extremidades opostas da molécula devem aproximar-se uma da outra. Na conformação resultante, a rotação das ligações entre elas se restringe e a dispersão de energia na molécula se reduz: a variação de entropia fica desfavorecida (é negativa). Esse efeito é mais sério nas cadeias longas, dificultando a formação de anéis tamanhos médio e grande. Além disso, as velocidades de formação sofrem com as conformações em coincidência e *vici*, e com as tensões transanelares (Seção 4-5). Em contrapartida, a ciclização de cadeias menores exige menos restrições de rotação das ligações e, portanto, a redução desfavorável da entropia é menor: a geração dos anéis de três a seis átomos é relativamente rápida. Na verdade, com base somente nas razões entrópicas, as velocidades relativas de fechamento do anel deveriam ser $k_3 > k_4 > k_5 > k_6$. A superposição dos efeitos de tensão do anel leva à tendência observada anteriormente (veja também as estruturas na margem).

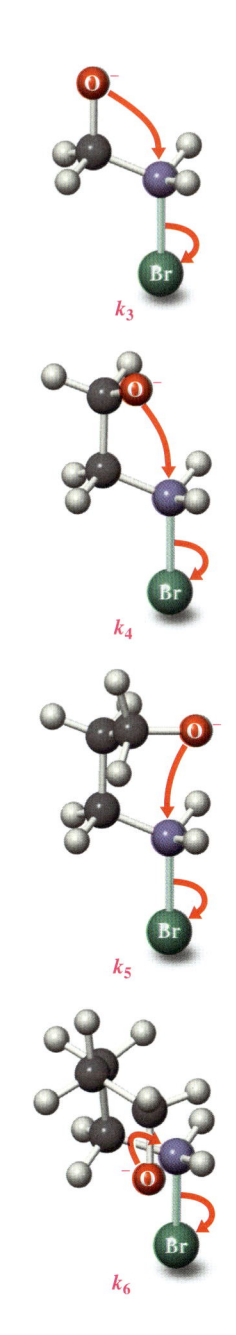

k_3

k_4

k_5

k_6

Estudos recentes mostraram que o efeito da entropia, por si só, não pode explicar por que os anéis de três átomos são gerados mais rapidamente. Um segundo fenômeno entálpico, que tem sido chamado de *efeito de proximidade*, age especialmente nos 2-halogeno-alcóxidos. Para compreendê-lo, é necessário lembrar que todas as reações S_N2 sofrem um grau variado de impedimento estérico do nucleófilo (Seção 6-9). Nos 2-halogeno-alcóxidos (e demais precursores de anéis de três átomos), a parte nucleofílica da molécula está tão próxima do carbono eletrofílico que parte da tensão do estado de transição já está agindo no estado inicial. Em outras palavras, a molécula está ativada ao longo da coordenada de reação "normal" (sem tensão) do processo de substituição. Este efeito de aceleração da velocidade, devido ao efeito de proximidade, é consideravelmente reduzido na síntese de anéis de quatro átomos (assim como a vantagem entrópica), porém a tensão do anel ainda é grande; portanto, o fechamento de anel em oxaciclobutanos é muito lento. Como veremos, as conclusões gerais alcançadas nesta seção se aplicam também a outras reações de fechamento de anel que encontraremos em capítulos posteriores.

A síntese de Williamson intramolecular é estereoespecífica

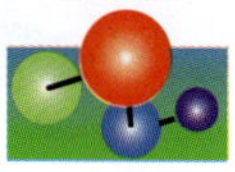

A síntese de éteres de Williamson promove a inversão da configuração do carbono ligado ao grupo de saída, como se espera em um mecanismo S_N2. O nucleófilo ataca o carbono eletrofílico pelo lado oposto ao do grupo de saída. Somente uma conformação do halogenoalcóxido pode sofrer substituição eficiente. Por exemplo, a formação do oxaciclopropano requer o arranjo *anti* entre o nucleófilo e o grupo de saída. As duas conformações alternativas *vici* não podem dar o produto (Figura 9-6).

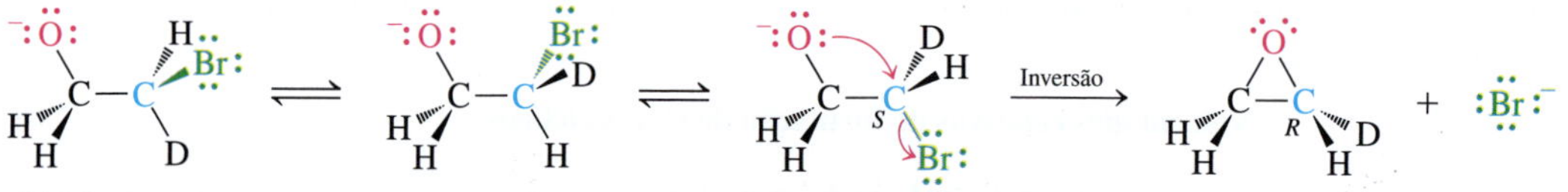

Figura 9-6 Somente a conformação *anti* de um 2-bromo-alcóxido permite a formação do oxaciclopropano. Os dois confôrmeros *vici* não podem sofrer o ataque intramolecular pelo lado de trás do átomo de carbono ligado ao bromo.

EXERCÍCIO 9-14

Trabalhando com os conceitos: estereoquímica da síntese de éter intramolecular de Williamson

O (1R,2R)-2-bromo-ciclo-pentanol reage rapidamente com o hidróxido de sódio para dar um produto opticamente inativo. Já o isômero (1S,2R) é muito menos reativo. Explique.

Estratégia

A primeira coisa a fazer é desenhar os dois bromo-ciclo-pentanóis isômeros (melhor ainda, construa os modelos!), assim você pode visualizar as diferenças. Como elas afetam a reatividade?

(1R,2R)-2-bromo-ciclo-pentanol
O oxigênio nucleofílico e o grupo de saída são trans (*anti*)

(1R,2R)-2-bromo-ciclo-pentanol
Aqui o nucleófilo e o grupo de saída são cis (*sin*)

Solução

- A liberdade conformacional ao redor da ligação entre os dois grupos funcionais é restrita (ao contrário da situação mostrada na Figura 9-6). No isômero (1R,2R) os grupos funcionais estão no arranjo trans e, portanto, em alinhamento perfeito para o deslocamento por trás do brometo via S_N2 intramolecular. O oxaciclopropano resultante tem um plano de simetria e é meso (aquiral):

- Em contrapartida, o isômero (1S,2R) tem as funções no mesmo lado do anel de cinco átomos. Para chegar ao produto (o mesmo) é necessário um deslocamento pela frente, que é muito mais difícil. Assim, o alcóxido gerado a partir do diastereoisômero (1R,2R) reage mais rapidamente do que o gerado a partir do diastereoisômero 1S,2R.

EXERCÍCIO 9-15

Tente você

O bromoálcool A se transforma rapidamente no correspondente oxaciclopropano na presença de hidróxido de sódio, o que não ocorre com o diastereoisômero B. Por quê? [**Cuidado:** ao contrário do problema anterior, ambos os substratos são *trans*-bromo-alcoóis. **Sugestão:** desenhe o ciclo-hexano mais estável de ambos os isômeros na conformação cadeira (Seção 4-4) e esboce os respectivos estados de transição da síntese de Williamson intramolecular.]

EM RESUMO, os éteres são preparados pela síntese de Williamson, uma reação S_N2 entre um alcóxido e um halogenoalcano. A reação funciona melhor com halogenetos primários ou sulfonatos que não sofrem eliminação com facilidade. Os éteres cíclicos são formados pela versão intramolecular deste método. As velocidades relativas de fechamento do anel nestes casos são maiores para anéis com três e cinco átomos.

9-7 Síntese de éteres: álcoois e ácidos minerais

Uma metodologia mais simples, embora menos seletiva, para éteres é a reação de um ácido mineral forte (H_2SO_4, por exemplo) com um álcool. A protonação do grupo OH de um álcool gera água como grupo de saída. O deslocamento nucleofílico deste grupo de saída pela segunda molécula de álcool leva a um alcoxialcano.

Álcoois dão éteres pelos mecanismos S_N2 e S_N1

Vimos que o tratamento de álcoois primários com HBr ou HI fornece os halogenoalcanos correspondentes por meio dos íons intermediários alquil-oxônio (Seção 9-2). Entretanto, quando ácidos fortes não nucleofílicos – como o ácido sulfúrico – são usados em temperaturas elevadas, os éteres são os produtos principais.

Síntese de éter simétrico a partir de um álcool primário e ácido forte

$$2\ CH_3CH_2OH \xrightarrow[\text{Temperatura relativamente alta}]{H_2SO_4,\ 130°C} CH_3CH_2OCH_2CH_3 + HOH$$

Mecanismo da síntese de éter a partir de álcoois primários: protonação e S_N2

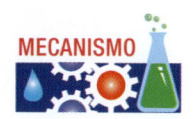

$$CH_3CH_2OH + CH_3CH_2\ddot{O}H \underset{-H^+}{\overset{+H^+}{\rightleftharpoons}} CH_3CH_2-\overset{H}{\underset{H}{\overset{+}{O}}} \overset{S_N2}{\rightleftharpoons} \underset{CH_3CH_2}{\overset{CH_3CH_2}{O^+}}-H + H_2\ddot{O} \underset{+H^+}{\overset{-H^+}{\rightleftharpoons}} \underset{CH_3CH_2}{\overset{CH_3CH_2}{\ddot{O}}} + H_3O^{:+}$$

Nesta reação, o nucleófilo mais forte em solução é o álcool de partida não protonado. O ataque nucleofílico começa assim que a molécula de álcool é protonada e os produtos finais são um éter e água.

Mecanismo E2 da desidratação de 1-propanol catalisada por ácido

Somente éteres simétricos podem ser preparados por este método.

Em temperaturas mais elevadas (veja a nota de rodapé da página 337), ocorre eliminação de água com geração de um alqueno. Esta reação se processa por um mecanismo E2 (Seções 7-7 e 11-7) no qual o álcool neutro funciona como a base que ataca o íon alquil-oxônio (na margem).

Síntese de alquenos a partir de álcool primário e ácidos fortes em altas temperaturas: E2

$$CH_3CHCH_2OH \xrightarrow[\text{Temperatura relativamente alta}]{H_2SO_4,\ 180°C} CH_3CH=CH_2 + HOH$$

1-Propanol → Propeno

Os éteres secundários e terciários também podem ser obtidos pelo tratamento ácido de álcoois secundários e terciários. Porém, neste caso, forma-se inicialmente um carbocátion que é capturado por um álcool (S_N1), como vimos na Seção 9-2.

Síntese de éter simétrico a partir de um álcool secundário

$$2\ CH_3CCH_3(OH)(H) \xrightarrow[\text{Temperatura relativamente baixa}]{H_2SO_4,\ 40°C} (CH_3)_2CHOCH(CH_3)_2 + HOH + H^+$$

2-Propanol → 2-(1-metil-etóxi)-propano (di-isopropíl-éter) 75%

Mecanismo S_N1 da formação de éter catalisada por ácido a partir de 2-propanol

A principal reação lateral segue o caminho E1 (Seções 9-2, 9-3 e 11-7) que, novamente, passa a dominar em temperaturas mais altas.

É mais difícil sintetizar éteres com dois grupos alquila diferentes porque a mistura de dois álcoois na presença de um ácido leva, geralmente, à mistura dos três produtos possíveis. No entanto, éteres mistos com um substituinte alquila terciário e outro primário ou secundário podem ser preparados, em bom rendimento, na presença de ácido diluído. Nessas condições, o carbocátion terciário forma-se muito mais rapidamente e é capturado pelo outro álcool.

Síntese de um éter misto a partir de um álcool terciário

$$CH_3\underset{CH_3}{\overset{CH_3}{C}}OH + CH_3CH_2OH\ (\text{excesso}) \xrightarrow[-HOH]{H_2SO_4,\ 15\%\ \text{em água}\ 40°C} CH_3\underset{CH_3}{\overset{CH_3}{C}}OCH_2CH_3$$

95%
2-Etóxi-2-metil-propano

EXERCÍCIO 9-16

Escreva mecanismos para as duas reações a seguir: **(a)** 1,4-Butanodiol + $H^+ \rightarrow$ oxa-ciclo-pentano (tetra-hidro-furano); **(b)** 5-metil-1,5-hexanodiol + $H^+ \rightarrow$ 2,2-dimetil-oxa-ciclo-hexano (2,2-dimetil-tetra-hidro-pirano).

Éteres também se formam via alcoólise

Como sabemos, os éteres terciários e secundários também podem se formar pela alcoólise dos halogenoalcanos ou sulfonatos de alquila correspondentes (Seção 7-1); dissolve-se o composto de partida em um álcool até completar o processo S_N1 (veja na margem).

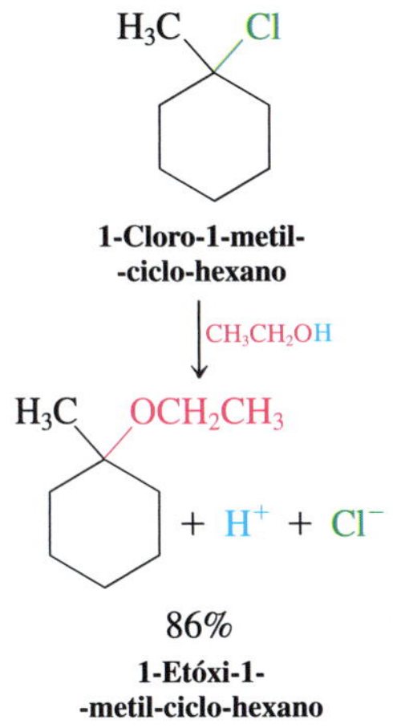

> **EXERCÍCIO 9-17**
>
> Você já conhece várias maneiras de sintetizar um éter a partir de um álcool e um halogenoalcano. Qual abordagem você escolheria para a preparação de (**a**) 2-metil-2-(1-metil-etóxi)-butano; (**b**) 2,2-dimetil-1--metóxi-propano? [**Sugestão:** o produto de (**a**) é um éter terciário, e o de (**b**), o neopentíl-éter.]

EM RESUMO, os éteres podem ser preparados pelo tratamento de álcoois com ácidos via S_N1 e S_N2, com íons alquil-oxônio ou carbocátions como intermediários, e pela alcoólise de halogenoalcanos secundários ou terciários ou sulfonatos de alquila.

1-Cloro-1-metil--ciclo-hexano

↓ CH_3CH_2OH

86%
1-Etóxi-1--metil-ciclo-hexano

9-8 Reações de éteres

Como vimos, os éteres são praticamente inertes. Eles, porém, reagem lentamente, por um mecanismo via radicais, com o oxigênio para formar hidroperóxidos e peróxidos. Como os peróxidos podem se decompor explosivamente, extremo cuidado deve ser tomado com amostras de éteres que foram expostas ao ar por vários dias.

Peróxidos a partir de éteres

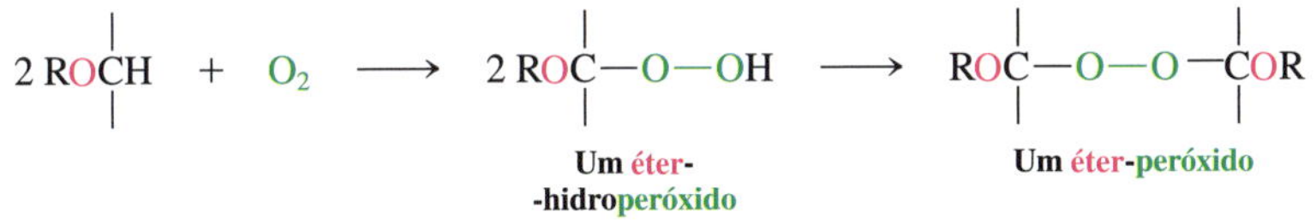

$$2\ ROCH + O_2 \longrightarrow 2\ ROC-O-OH \longrightarrow ROC-O-O-COR$$

Um éter--hidroperóxido   Um éter-peróxido

Uma reação mais útil é a quebra por ácidos fortes. O oxigênio dos éteres, como nos álcoois, pode ser protonado para gerar íons alquil-oxônio. A reatividade subsequente destes íons depende dos substituintes alquila. Com grupos *primários* e ácidos fortes nucleofílicos, como o HBr, ocorrem substituições S_N2.

Quebra de um éter primário com HBr

$$CH_3CH_2OCH_2CH_3 \xrightarrow{HBr} CH_3CH_2Br + CH_3CH_2OH$$

Etóxietano   Bromoetano   Etanol

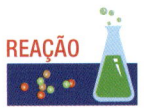

Mecanismo de quebra do éter primário: S_N2

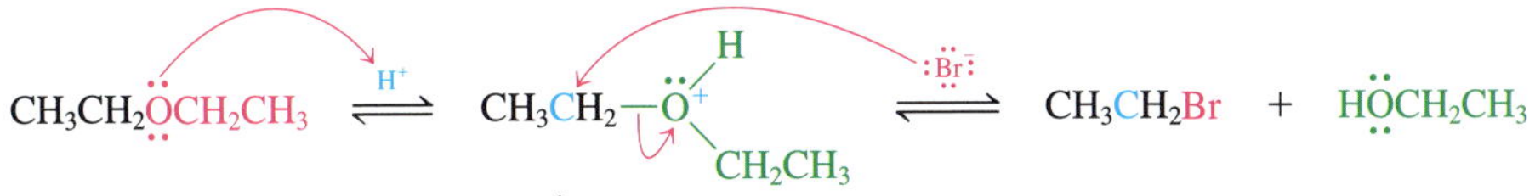

Íon alquil-oxônio

O álcool formado como segundo produto pode, por sua vez, ser atacado pelo HBr em excesso para dar mais bromoalcano.

> **EXERCÍCIO 9-18**
>
> O tratamento do metoximetano com HI concentrado, a quente, leva a dois equivalentes de iodometano. Proponha um mecanismo.

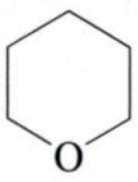

**Oxaciclo-hexano
(Tetra-hidropirano)**

> **EXERCÍCIO 9-19**
>
> A reação do oxaciclo-hexano (tetra-hidropirano, mostrado na margem) com HI concentrado, a quente, dá o 1,5-di-iodo-pentano. Dê um mecanismo para esta reação.

Os íons oxônio derivados de éteres *secundários* podem reagir via S_N2 ou S_N1 (E1), dependendo do sistema e das condições (Seção 7-9 e Tabelas 7-2 e 7-4). O 2-etóxi-propano, por exemplo, é protonado por HI aquoso e se converte em 2-propanol e iodoetano pelo ataque seletivo do iodeto ao centro primário menos impedido.

Quebra de éteres primários-secundários com HI: S_N2 no centro primário

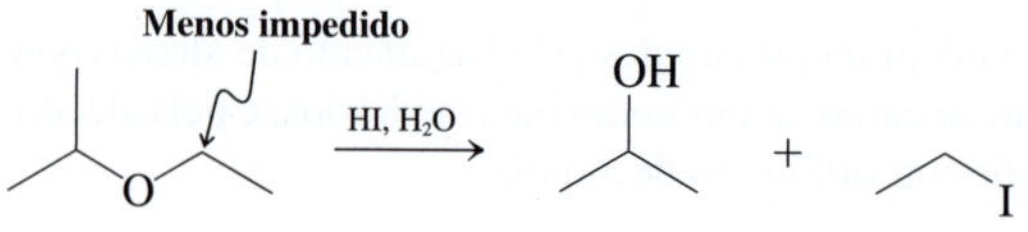

2-Etóxi-propano → (HI, H₂O) → 2-Propanol + Iodoetano

Éteres butílicos terciários funcionam como protetores para álcoois

Os éteres com grupos alquila *terciários* formam, mesmo em ácidos diluídos, carbocátions terciários intermediários que são desprotonados ou capturados por processos S_N1 na presença de bons nucleófilos:

Quebra de éteres primários-terciários com ácido diluído: S_N1 e E1 no centro terciário

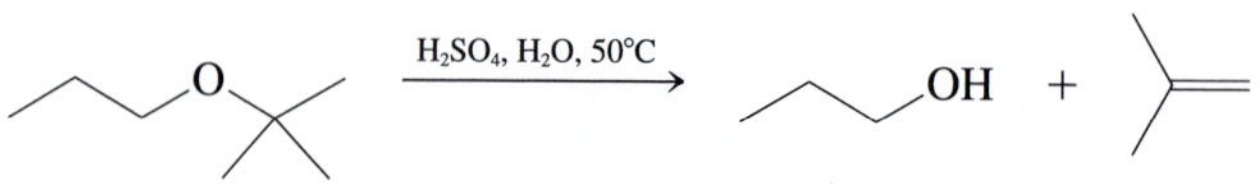

(H_2SO_4, H_2O, 50°C)

Como os éteres terciários são produzidos a partir dos álcoois em condições brandas semelhantes (Seção 9-7), eles atuam como **grupos protetores** para a função hidróxi. O grupo protetor impede a reação de uma determinada funcionalidade de uma molécula em condições em que ela normalmente ocorreria. A proteção permite que reações sejam feitas em outras posições de uma molécula sem afetar a função protegida. A função original é subsequentemente restaurada (desproteção). A reação de proteção tem de ser facilmente revertida e deve ocorrer em rendimentos elevados. Esse é o caso dos éteres terciários que protegem o álcool original da ação de bases, reagentes organometálicos, oxidantes e redutores. Outro método de proteção de álcoois é a esterificação (Seção 9-4, Destaque Químico 9-2).

Proteção de álcoois como éteres butílicos terciários

ROH $\xrightarrow[-H_2O]{(CH_3)_3COH, H^+}$ ROC(CH₃)₃ $\xrightarrow{\text{Pode-se fazer reações em R usando reagentes de Grignard, agentes oxidantes, etc.}}$ R'OC(CH₃)₃ $\xrightarrow{H^+, H_2O}$ R'OH

Etapa de proteção | Álcool protegido | R transformado em R' | | Desproteção

O uso de grupos protetores é um procedimento comum em sínteses orgânicas que permite que os químicos conduzam muitas transformações que de outro modo seriam impossíveis. Veremos estratégias de proteção de outros grupos funcionais mais adiante.

Capítulo 9 Outras Reações dos Álcoois e a Química dos Éteres 359

DESTAQUE QUÍMICO 9-2

Grupos protetores em sínteses

Os grupos de proteção, como está descrito no texto, são partes essenciais de muitas sínteses orgânicas. Um exemplo é a síntese do hormônio sexual testosterona (Seção 4-7) a partir de um derivado do colesterol. As fontes naturais de hormônios esteroidais são muito limitadas para atender às necessidades da medicina e da pesquisa e essas moléculas devem ser sintetizadas. Em nosso caso, a função hidróxi em C3 e a função carbonila em C17 do material de partida têm que "trocar de posição" para fornecer o precursor da testosterona desejado. Em outras palavras, a redução seletiva do grupo carbonila em C17 e a oxidação do grupo hidróxi em C3 são necessárias. Você notará que, no esquema mostrado, todas as "ações" acontecem nos centros reativos C3 e C17, com o restante da molécula do esteroide (aparentemente complexa) não sendo afetado.

Assim, à proteção por formação do 1,1-dimetil-etil-éter (terc-butila) em C3 segue-se a redução em C17. A segunda proteção, em C17, é a esterificação (Seção 9-4). Os ésteres são estáveis em ácidos diluídos, que hidrolisam os éteres terciários. Esta estratégia permite que o grupo hidróxi em C3 possa ser liberado e oxidado à carbonila enquanto C17 permanece protegido. Por fim, a exposição a ácido forte converte o produto da sequência aqui mostrada em testosterona.

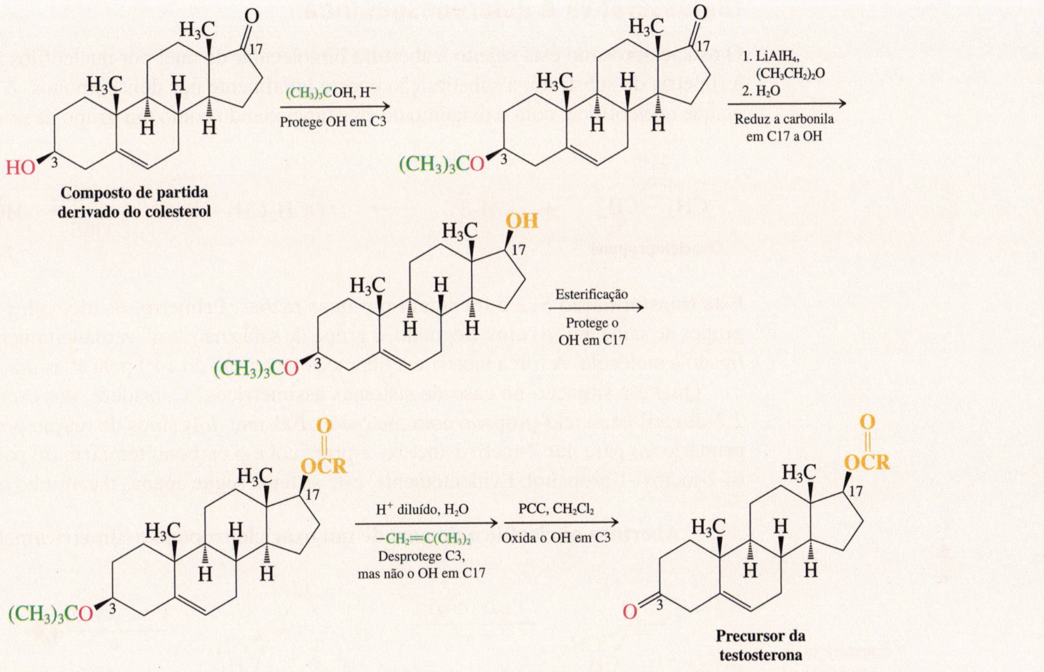

EXERCÍCIO 9-20

Mostre como você faria as seguintes interconversões (a seta tracejada indica que várias etapas são necessárias). (**Sugestão:** você precisa proteger a função OH nos dois casos.)

(a) BrCH$_2$CH$_2$CH$_2$OH - - -> DCH$_2$CH$_2$CH$_2$OH

(b) 4-hidroxiciclohexanocarbaldeído - - -> 1-(4-hidroxiciclohexil)etanol

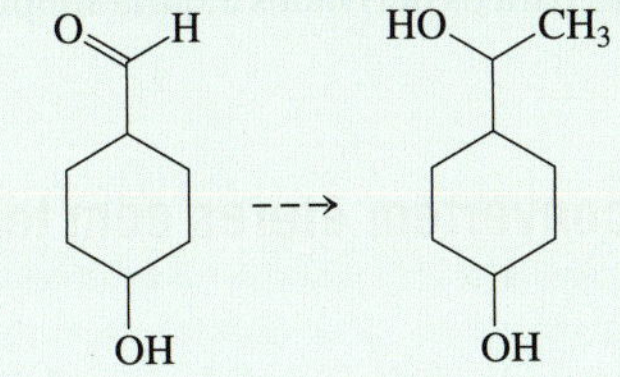

EM RESUMO, os éteres são quebrados por ácidos (fortes). A protonação de um éter contendo grupos metila ou alquila primários produz um íon alquil-oxônio, que está sujeito ao ataque S_N2. A formação de carbocátions após a protonação ocorre quando grupos alquila secundários e terciários estão presentes, levando a produtos S_N1 e E1. O grupo hidróxi dos álcoois pode ser protegido na forma de um *terc*-butil-éter.

9-9 Reações de oxaciclopropanos

Apesar de os éteres comuns serem relativamente inertes, a estrutura tencionada dos oxaciclopropanos possibilita reações nucleofílicas de abertura do anel. Esta seção apresenta os detalhes destes processos.

A abertura nucleofílica do anel de oxaciclopropanos por S_N2 é regiosseletiva e estereoespecífica

O oxaciclopropano está sujeito à abertura bimolecular do anel por nucleófilos aniônicos. Devido à simetria do substrato, a substituição ocorre igualmente nos dois carbonos. A reação ocorre via ataque nucleofílico, com o oxigênio do éter funcionando como um grupo de saída intramolecular.

Esta transformação S_N2 é incomum por duas razões. Primeiro, os alcóxidos são normalmente grupos de saída muito ruins. Segundo, o grupo de saída não "sai" verdadeiramente, ele permanece ligado à molécula. A força motriz é a liberação da tensão do anel pela abertura.

Qual é a situação no caso de sistemas assimétricos? Considere, por exemplo, a reação do 2,2-dimetil-oxa-ciclo-propano com metóxido. Existem *dois* sítios de reação possíveis: o carbono primário (*a*) para dar 2-metil-1-metóxi-2-propanol e o carbono terciário (*b*) para produzir 2-metil-2-metóxi-1-propanol. Evidentemente, este sistema segue apenas o caminho *a*.

Abertura nucleofílica do anel de um oxaciclopropano assimetricamente substituído

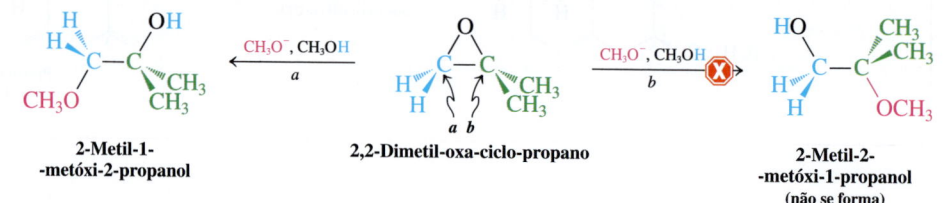

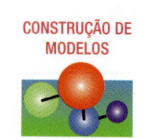

Este resultado é surpreendente? Não, pois, como sabemos, se houver mais de uma possibilidade de ataque S_N2, a reação ocorrerá no carbono *menos* substituído (Seção 6-9). A seletividade na abertura nucleofílica dos oxaciclopropanos substituídos é conhecida como **regiosseletividade**, porque, entre duas "regiões" possíveis e semelhantes, o nucleófilo só ataca uma delas.

Além disso, quando o anel se abre em um centro quiral, observa-se inversão. Assim, vemos que as regras de substituição nucleofílica desenvolvidas para os derivados alquila simples também se aplicam aos éteres cíclicos tensos.

Hidretos e reagentes organometálicos convertem éteres com tensão em álcoois

O hidreto de alumínio e lítio, altamente reativo, é capaz de abrir o anel dos oxaciclopropanos, uma reação que leva a álcoois. Os éteres comuns, que não são tensos como os oxaciclopropanos, não reagem com LiAlH$_4$. A reação também segue o mecanismo S_N2. Assim, em sistemas assimétricos, o hidreto ataca o lado menos substituído e, quando o carbono reativo é um centro quiral, observa-se inversão.

Capítulo 9 Outras Reações dos Álcoois e a Química dos Éteres   361

Abertura do anel de um oxaciclopropano por hidreto de alumínio e lítio

$$\underset{\text{Menos impedido}}{\overset{\displaystyle O}{\underset{H}{\overset{|}{C}}{-}\underset{R}{\overset{H}{\underset{|}{C}}}}} \xrightarrow[\text{2. H}^{+},\text{H}_2\text{O}]{\text{1. LiAlH}_4,\,(\text{CH}_3\text{CH}_2)_2\text{O}} \underset{H}{\overset{H}{\underset{|}{C}}}{-}\underset{R}{\overset{OH}{\underset{|}{C}}}\overset{H}{}$$

Inversão na abertura do oxaciclopropano

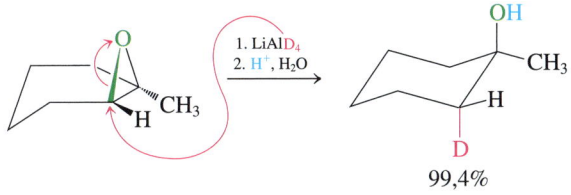

$$\xrightarrow[\text{2. H}^{+},\text{H}_2\text{O}]{\text{1. LiAlD}_4}$$

99,4%
D e OH são trans, não cis

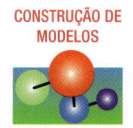

CONSTRUÇÃO DE MODELOS

EXERCÍCIO 9-21

Trabalhando com os conceitos: análise retrossintética de um oxaciclopropano

Aplicando os princípios da análise retrossintética, conforme vimos na Seção 8-9, que oxaciclopropano seria o melhor precursor para o 3-hexanol racêmico após reação com LiAlH$_4$ e posterior tratamento com ácido diluído?

Estratégia

A primeira coisa a fazer é desenhar a estrutura do 3-hexanol. Em seguida, procure os caminhos que transformam os oxaciclopropanos nessa estrutura e examine sua viabilidade.

Solução

• Podemos reconhecer dois caminhos retrossintéticos possíveis para o 3-hexanol a partir de oxaciclopropanos: a remoção de um H:⁻ anti com fechamento simultâneo do anel pelo lado "esquerdo" ou pelo lado "direito". Em nosso desenho, estes dois caminhos são indicados por *a* e *b*, respectivamente.

3-Hexanol ⟹ Via *a*   Via *b*

• Agora que desenhamos os dois precursores possíveis do 3-hexanol, vamos ver qual deles deve ser o melhor na síntese do produto desejado por reação com LiAlH$_4$. (**Cuidado:** lembre-se de que ambos os carbonos de um oxaciclopropano são eletrofílicos, assim, o ataque pelo hidreto pode ocorrer por dois caminhos possíveis.)
• A inspeção do precursor obtido no caminho retrossintético *a* mostra que ele é assimétrico. Como os dois carbonos do anel são igualmente impedidos, a abertura do anel com hidreto dará dois isômeros, o 2- e o 3-hexanol.
• Por outro lado, o caminho retrossintético *b* corresponde a um oxaciclopropano simétrico em que a regioquímica da abertura com hidreto é irrelevante. Isso torna este precursor o melhor.

Assimétrico: dará o 2-hexanol e o 3-hexanol

Simétrico: dará somente o 3-hexanol

EXERCÍCIO 9-22

Tente você

O (2R)-butanol pode ser feito pela redução de um oxaciclopropano com LiAlH$_4$. Qual?

Em contraste com os halogenoalcanos (Seção 8-8), os oxaciclopropanos são eletrófilos suficientemente reativos para serem atacados por compostos organometálicos. Assim, os reagentes de Grignard e os compostos alquil-lítios sofrem 2-hidróxi-etilação pela abertura do anel do éter, seguindo o mecanismo S$_N$2. Esta reação corresponde a uma homologação de dois carbonos em uma cadeia alquila, em oposição à homologação de um carbono de reagentes organometálicos de alquila pelo formaldeído (Seções 8-8 e 8-9).

Abertura do anel de um oxaciclopropano por um reagente de Grignard: 2-hidróxi-etilação

$$\text{H}_2\text{C}\overset{\text{O}}{-}\text{CH}_2 + \text{CH}_3\text{CH}_2\text{CH}_2\text{CH}_2\text{MgBr} \xrightarrow[\text{2. H}^+, \text{H}_2\text{O}]{\text{1. THF}} \text{CH}_3\text{CH}_2\text{CH}_2\text{CH}_2\text{CH}_2\text{CH}_2\text{OH}$$

Oxaciclopropano Brometo de butilmagnésio 1-Hexanol: "butila 2-hidróxi-etilada" (62%)

EXERCÍCIO 9-23

Proponha uma síntese eficiente do 3,3-dimetil-1-butanol a partir de compostos de partida com até quatro carbonos. (**Sugestão:** considere o produto, retrossinteticamente, como uma *terc*-butila 2-hidróxi-etilada.)

DESTAQUE QUÍMICO 9-3

Resolução cinética hidrolítica dos oxaciclopropanos

Conforme ressaltamos no Destaque Químico 5-5, a natureza é "assimétrica" e mostra uma grande, se não exclusiva, preferência por reações com apenas um dos dois enantiômeros de um composto quiral. Essa preferência tem significado particular no desenvolvimento de fármacos, porque normalmente apenas um dos enantiômeros de uma droga quiral é eficaz para uma dada atividade (Destaque Químico 5-4). Portanto, o preparo de um único enantiômero é um importante desafio "verde" para o químico de sínteses (Destaque Químico 3-1). A maneira clássica de superar este desafio tem sido a resolução de racematos pela reação (rapidamente reversível) com um composto opticamente puro que gera diastereoisômeros que podem ser separados por cromatografia ou por cristalização fracionada (Seção 5-8). Essa abordagem é equivalente a usar uma coleção de mãos direitas para separar uma coleção de pares de sapatos. Quando as mãos estiverem "posicionadas," a coleção resultante divide-se em dois grupos, ou seja, as combinações mão direita/sapato direito e mão direita/sapato esquerdo. Estes grupos não são imagem no espelho um do outro e, portanto, são diastereoisômeros. No nosso exemplo, a característica mais evidente é que os membros dos respectivos grupos têm forma completamente diferente e poderiam ser separados por um dispositivo aquiral, como uma peneira. Das duas pilhas resultantes, as mãos direitas seriam recuperadas e recicladas, separando os sapatos direitos dos esquerdos.

Uma máquina muito melhor seria um dispositivo de pesca em que o gancho fosse moldado como um pé direito (ou pé esquerdo). Essa máquina puxaria somente sapatos direitos do bolo, permitindo a marcação seletiva, por exemplo, ao anexar um peso. Sapatos direitos e esquerdos poderiam então ser separados por um dispositivo aquiral com base em seus diferentes pesos. Tal processo em nível molecular é chamado de *resolução cinética catalítica*. Um exemplo é a hidrólise do metiloxaciclopropano com água em meio básico. Normalmente, quando se começa com um racemato, o resultado é 1,2-propanodiol racêmico. Isso é de se esperar, porque os dois estados de transição das reações do éter de partida *R* e *S* são enantiômeros (Seção 5-7).

$$\text{H}_3\text{C}\overset{\text{O}}{\triangle}R + \text{H}_3\text{C}\overset{\text{O}}{\triangle}S \xrightarrow{\text{H}_2\text{O, HO}^-} \underset{R}{\text{CH}_3\text{CH(OH)CH}_2\text{OH}} + \underset{S}{\text{CH}_3\text{CH(OH)CH}_2\text{OH}}$$

Metiloxaciclopropano racêmico 1,2-Propanodiol racêmico

No entanto, na presença de um dos enantiômeros de um catalisador quiral de cobalto (o "pé direito" do dispositivo acima), a água ataca a forma *R* do composto inicial muito mais rapidamente do que o isômero *S*, convertendo-a seletivamente a (2*R*)-1,2-propanodiol (nossa "marcação seletiva"), deixando para trás (*S*)-oxaciclopropano puro. A razão é a natureza quiral do catalisador que torna diastereoisômeros

Os ácidos catalisam a abertura do anel de oxaciclopropanos

A abertura do anel de oxaciclopropanos também é catalisada por ácidos. A reação se processa por meio da formação do íon alquil-oxônio cíclico seguida pela abertura do anel via ataque nucleofílico.

Abertura do anel do oxaciclopropano por catálise ácida

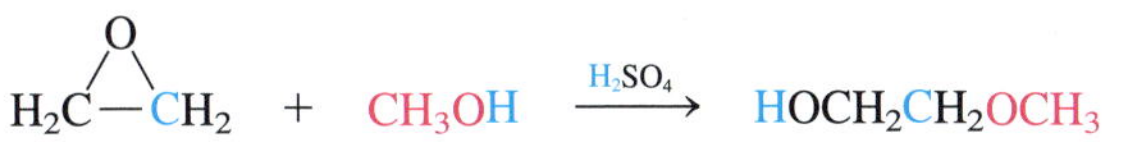

H₂C—CH₂ + CH₃OH
H₂SO₄
HOCH₂CH₂OCH₃

2-Metóxi-etanol

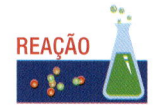

Mecanismo de abertura do anel por catálise ácida

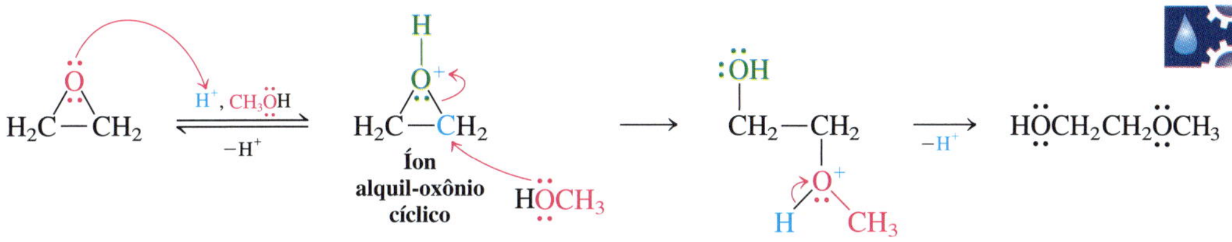

H⁺, CH₃OH
−H⁺
Íon alquil-oxônio cíclico
HOCH₃
−H⁺
HOCH₂CH₂OCH₃

A abertura nucleofílica aniônica de oxaciclopropanos que acabamos de discutir é regiosseletiva e estereoespecífica. E a catálise ácida para abertura do anel – ela também é regiosseletiva e estereoespecífica? Sim, mas os detalhes são diferentes. Assim, a metanólise do 2,2-dimetil-oxa-ciclo-propano via catálise ácida ocorre exclusivamente com a abertura do anel no carbono *mais* impedido.

os dois estados de transição da reação. Assim, suas energias são diferentes, o que faz um dos enantiômeros do oxaciclopropano se hidrolisar mais rapidamente do que o outro.

Mostramos a seguir a estrutura do enantiômero catalisador. Pode-se ver o ambiente quiral ao redor do metal, fornecido pela estrutura do ciclo-hexano substituído. O cobalto ataca seletivamente os pares livres no substrato (*R*)-oxaciclopropano como um ácido de Lewis (Seção 2-2), facilitando a abertura do anel pela água.

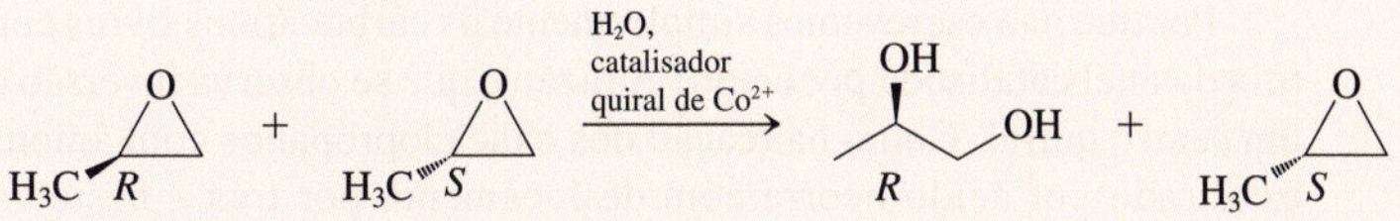

H₂O, catalisador quiral de Co²⁺
H₃C R
H₃C S
OH
OH
R
H₃C S

Metiloxaciclopropano racêmico

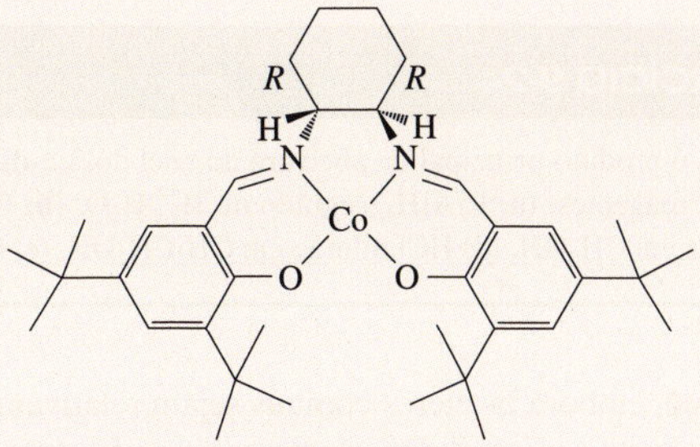

Catalisador de cobalto

Quando se utiliza o catalisador que é a imagem no espelho do anterior obtém-se o resultado complementar: somente o (*S*)-metiloxaciclopropano sofre o ataque e forma o (*S*)-diol, deixando para trás o composto de partida *R* que não reagiu. Estas moléculas quirais pequenas e altamente funcionalizadas são de grande valor nas sínteses de fármacos e outros produtos da química fina e, portanto, são muito apreciados pelos químicos de sínteses. Como resultado, essa resolução cinética descrita foi refinada de modo a utilizar menos de 1 kg de catalisador para fazer 1 tonelada de produto e está sendo empregada pela Daiso Co., no Japão, na escala de 50 toneladas/ano.

REAÇÃO

Abertura do anel do 2,2-dimetil-oxa-ciclo-propano por catálise ácida

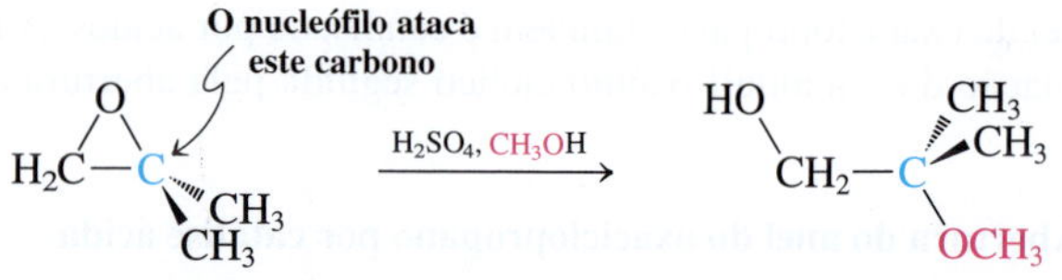

$$2,2\text{-Dimetil-oxa-ciclo-propano} \xrightarrow{H_2SO_4,\ CH_3OH} 2\text{-Metil-2-metóxi-1-propanol}$$

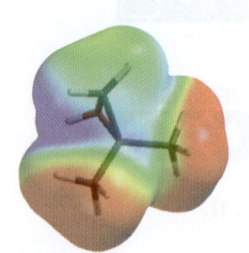

(O nucleófilo ataca este carbono)

2,2-Dimetil-oxa-ciclo-propano protonado

Por que a posição mais impedida é atacada? A protonação no oxigênio do éter gera um íon alquil-oxônio intermediário reativo com as ligações oxigênio-carbono bastante polarizadas. Esta polarização cria uma carga parcial positiva sobre os carbonos do anel. Como os grupos alquila agem como doadores de elétrons (Seção 7-5), a carga positiva está mais localizada sobre o carbono terciário do que sobre o primário. Você pode ver essa diferença no mapa de potencial eletrostático da margem, em que a molécula é vista na perspectiva de ataque do nucleófilo. O carbono terciário inferior é mais positivo (em azul) do que o vizinho primário superior (em verde). O próton ao fundo está fortemente azulado. A escala de energia por cores do mapa foi alterada para tornar perceptível a gradação das cores.

Mecanismo da abertura do anel do 2,2-dimetil-oxa-ciclo-propano por metanol catalisada por ácido

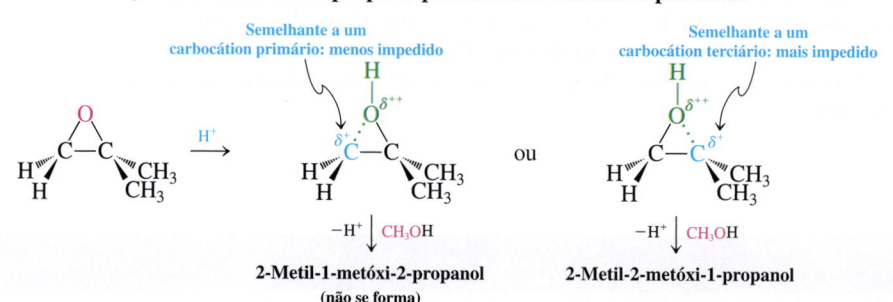

Semelhante a um carbocátion primário: menos impedido

Semelhante a um carbocátion terciário: mais impedido

2-Metil-1-metóxi-2-propanol (não se forma)

2-Metil-2-metóxi-1-propanol

Esta distribuição de cargas desigual contraria o impedimento estérico: o metanol é atraído pelas forças coulômbicas maiores no centro terciário do que no primário. Embora o resultado seja bastante claro neste exemplo, isso não ocorre no caso em que os dois carbonos são parecidos. Por exemplo, formam-se misturas de produtos isômeros na abertura do anel do 2-metil-oxa-ciclo-propano catalisada por ácido.

Por que não escrevemos simplesmente os carbocátions livres como intermediários da abertura do anel catalisada por ácido? A razão é que se observa inversão quando a reação ocorre em um centro quiral. Como na reação dos oxaciclopropanos com ânions nucleofílicos, o processo catalisado por ácido ocorre com deslocamento por trás – neste caso, em um íon altamente polarizado.

EXERCÍCIO 9-24

Preveja o produto principal da abertura do anel do 2,2-dimetil-oxa-ciclo-propano tratado com os seguintes reagentes: (**a**) $LiAlH_4$, seguido de H^+, H_2O, (**b**) $CH_3CH_2CH_2MgBr$, seguido de H^+, H_2O, (**c**) CH_3SNa em CH_3OH, (**d**) HCl diluído em CH_3CH_2OH, (**e**) HBr concentrado em água.

EM RESUMO, embora os éteres comuns sejam relativamente inertes, o anel dos oxaciclopropanos pode ser aberto regiosseletiva e estereoespecificamente. No caso dos nucleófilos aniônicos, as regras usuais da substituição nucleofílica bimolecular se mantêm: o ataque ocorre no carbono menos impedido, que sofre inversão. A catálise ácida, no entanto, muda a regiosseletividade (mas não a estereoespecificidade): o ataque agora é no centro mais impedido. Os hidretos e reagentes organometálicos se comportam como nucleófilos aniônicos, dando álcoois via S_N2.

9-10 Análogos de enxofre dos álcoois e éteres

O enxofre localiza-se abaixo do oxigênio na Tabela Periódica e, portanto, seria de se esperar que os análogos de enxofre dos álcoois e éteres se comportassem de maneira bastante semelhante. Nesta seção, veremos se isso é verdade.

Os análogos de enxofre dos álcoois e éteres são os tióis e os sulfetos

Os análogos de enxofre dos álcoois, R—SH, são chamados de **tióis** no sistema IUPAC (*theion*, do grego, enxofre). A terminação *tiol* é adicionada ao nome do alcano para formar o nome alcanotiol. O grupo SH é chamado de **mercapto**, do latim *merçurium*, mercúrio, e *captare*, capturar, devido à sua capacidade de precipitar o íon mercúrio (e outros metais pesados). Sua localização é dada pela numeração da cadeia mais longa, como na nomenclatura dos alcanóis. O grupo funcional mercapto tem menor precedência do que o grupo hidróxi.

$CH_3\ddot{S}H$ $CH_3CH_2\overset{CH_3}{\underset{|}{CH}}CH_2\ddot{S}H$ $CH_3CH_2\overset{:\ddot{S}H}{\underset{|}{CH}}CH_2CH_3$ Ciclo-hexanotiol $H\ddot{S}CH_2CH_2\ddot{O}H$

Metanotiol   2-**Metil**-1-butano**tiol**   3-**Pentano**tiol   Ciclo-hexano**tiol**   2-**Mercapto**-etanol

Os análogos de enxofre dos éteres (nome vulgar, tioéteres) são chamados de **sulfetos**, como na nomenclatura dos éteres. O grupo RS é chamado de **alquiltio**, e o grupo RS⁻, de **alcanotiolato**.

$CH_3\ddot{S}CH_2CH_3$ $CH_3\overset{CH_3}{\underset{\underset{CH_3}{|}}{C}}S(CH_2)_6CH_3$ $CH_3\ddot{S}CH_2CH_2\ddot{O}H$ $CH_3\ddot{S}:^-$

Etilmetil**sulfeto**   **Heptil**-(1,1-dimetil--etil)-**sulfeto**   2-**Metil**-tio**etanol**   **Íon metanotiolato**

Os tióis têm ligações hidrogênio mais fracas e são mais ácidos do que os álcoois

O enxofre, devido a seu tamanho maior, a seus orbitais difusos e à ligação S—H relativamente não polarizada (Tabela 1-2), não participa de ligações hidrogênio com eficiência. Por isso, os pontos de ebulição dos tióis não são tão anormalmente altos como os dos álcoois; porém, suas volatilidades estão próximas às dos halogenoalcanos análogos (Tabela 9-2).

Em parte devido à ligação S—H relativamente fraca, os tióis são mais ácidos do que a água, com valores de pK_a entre 9 e 12. Logo, eles são desprotonados mais facilmente pelos íons hidróxido e alcóxido.

Acidez de tióis

$R\ddot{S}H$ + $H\ddot{O}:^-$ $\rightleftharpoons$ $R\ddot{S}:^-$ + HOH
pK_a = 9–12   pK_a = 15,7
Mais ácido   Menos ácido

Tabela 9-2 Comparação dos pontos de ebulição de tióis, halogenoalcanos e álcoois

Composto	Ponto de ebulição (°C)
CH_3SH	6,2
CH_3Br	3,6
CH_3Cl	−24,2
CH_3OH	65,0
CH_3CH_2SH	37
CH_3CH_2Br	38,4
CH_3CH_2Cl	12,3
CH_3CH_2OH	78,5

Tióis e sulfetos reagem de forma semelhante a álcoois e éteres

Muitas das reações de tióis e sulfetos são semelhantes às dos análogos de oxigênio. O enxofre nestes compostos é ainda mais nucleofílico e menos básico do que o oxigênio dos álcoois e éteres. Por isso, os tióis e sulfetos são facilmente formados pelo ataque nucleofílico de RS⁻ ou HS⁻ a halogenoalcanos, com pouca concorrência da eliminação. Um grande excesso de HS⁻ é usado na preparação dos tióis para assegurar que o produto desejado não reaja com o halogeneto de partida dando o sulfeto de dialquila.

$$\underset{\text{Excesso}}{\text{CH}_3\overset{\overset{\displaystyle\text{CH}_3}{|}}{\text{CH}}\text{Br} + \text{Na}^+ {}^-\text{SH}} \xrightarrow{\text{CH}_3\text{CH}_2\text{OH}} \underset{\text{2-Propanotiol}}{\text{CH}_3\overset{\overset{\displaystyle\text{CH}_3}{|}}{\text{CH}}\text{SH}} + \text{Na}^+\text{Br}^-$$

Os sulfetos são preparados de maneira análoga pela alquilação de tióis em meio básico, como hidróxidos. A base gera o alcanotiolato, que reage com o halogenoalcano via S_N2. Devido à grande nucleofilicidade dos tiolatos, não há competição com o íon hidróxido neste deslocamento.

Sulfetos por alquilação de tióis

$$\text{RSH} + \text{R'Br} \xrightarrow{\text{NaOH}} \text{RSR'} + \text{NaBr} + \text{H}_2\text{O}$$

A nucleofilicidade do enxofre também explica a capacidade dos sulfetos de atacar halogenoalcanos para dar **íons sulfônio**.

$$(\text{H}_3\text{C})_2\ddot{\text{S}} + \text{CH}_3-\text{I} \longrightarrow (\text{H}_3\text{C})_2\overset{+}{\text{S}}-\text{CH}_3 + \text{I}^-$$

95%
Iodeto de trimetilsulfônio

Os sais de sulfônio estão sujeitos a ataque nucleofílico no carbono, com o sulfeto funcionando como grupo de saída (veja também a abertura do Capítulo 6).

$$\text{HO}^- + \text{CH}_3-\overset{+}{\text{S}}(\text{CH}_3)_2 \longrightarrow \text{HOCH}_3 + \ddot{\text{S}}(\text{CH}_3)_2$$

EXERCÍCIO 9-25

O sulfeto A (margem) é um veneno poderoso conhecido como "gás mostarda", um agente de guerra química devastador usado na Primeira Guerra Mundial e, novamente, na guerra de oito anos entre o Iraque e o Irã, na década de 1980. O fantasma das armas químicas e biológicas ressurgiu durante a Guerra do Golfo, em 1990-1991, e uma condição clínica conhecida como "síndrome da Guerra do Golfo" foi por vezes atribuída à suspeita de exposição de tropas terrestres a agentes químicos e, talvez, biológicos durante a campanha. O protocolo de Genebra de 1925 bane o uso de armas químicas e biológicas. As convenções de Armas Biológicas de 1982 e Químicas de 1993 (ratificadas pelos Estados Unidos em 1997) proíbem a posse de tais materiais, mas há muita preocupação quanto ao cumprimento e à execução dessas convenções. Um dos problemas é a facilidade relativa com que agentes químicos tóxicos podem ser produzidos, como destacamos nesse problema. **(a)** Proponha uma síntese de A partindo do oxaciclopropano. (**Sugestão:** sua análise retrossintética deve passar pelo diol precursor de A.) **(b)** Acredita-se que seu mecanismo de ação inclua o sal de sulfônio B, que se imagina reagir com os nucleófilos no corpo. Como se forma o composto B e como ele reagiria com os nucleófilos?

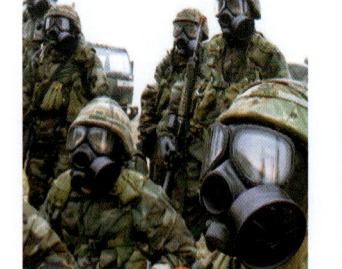

Soldados com roupas de proteção contra produtos químicos.

$\text{ClCH}_2\text{CH}_2\text{SCH}_2\text{CH}_2\text{Cl}$
A

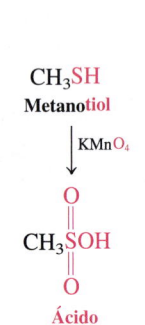

$\text{ClCH}_2\text{CH}_2\overset{+}{\text{S}}\begin{pmatrix}\text{CH}_2\\|\\\text{CH}_2\end{pmatrix}\text{Cl}^-$
B

CH_3SH
Metanotiol

↓ KMnO_4

$\text{CH}_3\overset{\overset{\displaystyle\text{O}}{\|}}{\underset{\underset{\displaystyle\text{O}}{\|}}{\text{S}}}\text{OH}$

Ácido metanossulfônico

A expansão da camada de valência do enxofre explica a reatividade especial de tióis e sulfetos

Sendo um elemento da terceira linha, com orbitais d, a camada de valência do enxofre pode se expandir para acomodar mais elétrons do que a regra do octeto permite (Seção 1-4). Já vimos que, em alguns destes compostos, o enxofre é rodeado por 10 ou mesmo 12 elétrons de valência e essa capacidade permite que os compostos de enxofre sofram reações inacessíveis aos análogos de oxigênio correspondentes. Por exemplo, a oxidação de tióis com agentes oxidantes fortes, como o peróxido de hidrogênio ou o permanganato de potássio, dá os ácidos sulfônicos correspondentes. Assim, o metanotiol converte-se em ácido metanossulfônico. Os ácidos sulfônicos reagem com PCl_5 para dar cloretos de sulfonila, que são usados na síntese de sulfonatos, como vimos na Seção 9-4.

Uma oxidação mais cuidadosa de tióis, com o uso de iodo, leva à **dissulfetos**, os análogos de enxofre dos peróxidos (Seção 9-8). Os dissulfetos são prontamente reduzidos a tióis por agentes de redução brandos, como o boro-hidreto de sódio em água.

A reação redox tiol-dissulfeto

Oxidação:

$$2\ CH_3CH_2CH_2\underset{\text{1-Propanotiol}}{S-H} + I_2 \longrightarrow \underset{\text{Dipropildissulfeto}}{CH_3CH_2CH_2S-SCH_2CH_2CH_3} + 2\ HI$$

Redução:

$$CH_3CH_2CH_2S-SCH_2CH_2CH_3 + NaBH_4 \xrightarrow{H_2O} 2\ CH_3CH_2CH_2SH$$

A formação de dissulfetos por oxidação de tióis e sua reversão são importantes processos biológicos, embora a natureza utilize reagentes e condições muito mais suaves do que as descritas. Muitas proteínas e peptídeos contêm grupos SH livres que formam pontes de dissulfeto. A natureza explora esse mecanismo para ligar cadeias de aminoácidos. Assim, ajudando a controlar a estrutura tridimensional das enzimas, o mecanismo torna a biocatálise muito mais eficiente e seletiva.

Os sulfetos são facilmente oxidados a **sulfonas**, um processo de transformação que passa pelo intermediário **sulfóxido**. Por exemplo, a oxidação do sulfeto de dimetila dá inicialmente o dimetilsulfóxido (DMSO) e, subsequentemente, a dimetil-sulfona. O dimetilsulfóxido já foi mencionado como um solvente altamente polar aprótico de grande utilidade na química orgânica, particularmente nas substituições nucleofílicas (veja a Seção 6-8 e a Tabela 6-5).

EM RESUMO, a nomenclatura dos tióis e sulfetos segue o sistema usado nos álcoois e éteres. Os tióis são mais voláteis, mais ácidos e mais nucleofílicos do que os álcoois. Os tióis e sulfetos podem ser oxidados: os tióis, a dissulfetos ou a ácidos sulfônicos, e os sulfetos, a sulfóxidos e sulfonas.

9-11 Propriedades fisiológicas e usos de álcoois e éteres

Como vivemos em uma atmosfera oxidante, não é de estranhar que o oxigênio seja encontrado em abundância nos produtos químicos da natureza. Muitos deles são álcoois e éteres com variadas funções biológicas e que são explorados pelos químicos medicinais na síntese de fármacos. Os químicos industriais produzem álcoois e éteres em grande escala para serem usados como solventes e intermediários em sínteses. Esta seção apresenta uma visão rápida da versatilidade dessas classes de compostos.

O *metanol*, feito em grandes quantidades pela hidrogenação catalítica do monóxido de carbono (Seção 8-4), é vendido como solvente para tintas e outros materiais, como combustível para fogões de acampamento e tochas de solda e como um intermediário de sínteses. Ele é muito venenoso – a ingestão ou a exposição crônica pode levar à cegueira. Mortes por ingestão de apenas 30 mL são conhecidas. Às vezes ele é adicionado ao etanol comercial para torná-lo impróprio para consumo (álcool desnaturado). A toxicidade do metanol é atribuída à oxidação metabólica a formaldeído, $CH_2=O$, o que interfere nos processos físico-químicos da visão. A oxidação posterior a ácido fórmico, HCOOH, provoca acidose, a diminuição anormal do pH do sangue. Esta condição interrompe o transporte de oxigênio no sangue, levando ao coma.

O metanol está sendo estudado como um possível precursor da gasolina. Certos catalisadores de zeólitas (Seção 3-3), por exemplo, permitem a conversão do metanol em uma mistura de hidrocarbonetos, com o comprimento da cadeia variando de quatro a dez carbonos, e composição que, por destilação, dá bom rendimento de gasolina (veja a Tabela 3-3).

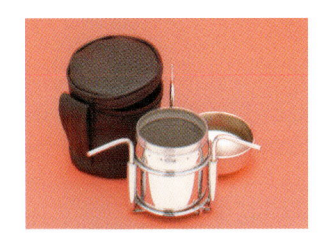

Fogão de metanol simples usado em acampamentos.

$$n\,CH_3OH \xrightarrow{\text{Zeólita, 340°–375°C}} \underset{67\%}{C_nH_{2n+2}} + \underset{6\%}{C_nH_{2n}} + \underset{27\%}{\text{aromáticos}}$$

O *etanol* – diluído com água aromatizada em proporções variadas – é uma bebida alcoólica. Ele é classificado farmacologicamente como um depressivo geral, porque induz a depressões não seletivas, reversíveis, do sistema nervoso central. Aproximadamente 95% do álcool ingerido é metabolizado pelo organismo (normalmente no fígado) a produtos que são, finalmente, transformados em dióxido de carbono e água. Embora rico em calorias, o etanol tem pouco valor nutricional.

A velocidade do metabolismo da maior parte dos fármacos no fígado aumenta com a concentração, mas isso não acontece com o álcool, que é degradado linearmente com o tempo. Um adulto metaboliza cerca de 10 mL de etanol puro por hora, mais ou menos o conteúdo em etanol de um coquetel, de uma dose pequena de destilado ou de uma lata de cerveja. Após dois ou três drinques – dependendo do peso da pessoa, do teor de etanol do drinque e da velocidade com que ele é consumido – pode-se alcançar um nível de álcool no sangue superior a 0,08%, concentração igual ou acima do limite legal para a condução de veículos motorizados nos Estados Unidos.

O etanol é venenoso. A concentração letal na corrente sanguínea é estimada em 0,4%. Seus efeitos incluem euforia progressiva, desinibição, desorientação e redução da capacidade de julgamento (embriaguez), seguida por anestesia geral, coma e morte. Ele dilata os vasos sanguíneos, produzindo uma "sensação de calor", mas, na realidade, diminui a temperatura do corpo. Embora a ingestão de quantidades moderadas a longo prazo (o equivalente a duas cervejas por dia) não seja aparentemente prejudicial, quantidades maiores podem ser a causa de uma variedade de sintomas físicos e psicológicos, comumente descritos pelo termo geral *alcoolismo*. Esses sintomas incluem alucinações, agitação psicomotora, cirrose hepática, demência, gastrites e dependência.

Curiosamente, uma dose quase tóxica de etanol é ministrada em casos de envenenamento agudo por metanol ou por 1,2-etanodiol (etilenoglicol). Este tratamento evita o metabolismo dos álcoois mais tóxicos e permite sua excreção antes que concentrações prejudiciais de produtos secundários possam se acumular.

O etanol destinado ao consumo humano é preparado pela fermentação de açúcares ou de amido (arroz, batata, milho, trigo, flores, frutas, etc. Capítulo 24). A fermentação é catalisada por enzimas em uma sequência com várias etapas que converte os carboidratos em etanol e dióxido de carbono.

$$\underset{\text{Amido}}{(C_6H_{10}O_5)_n} \xrightarrow{\text{Enzimas}} \underset{\text{Glicose}}{C_6H_{12}O_6} \xrightarrow{\text{Enzimas}} \underset{\text{Etanol}}{2\,CH_3CH_2OH} + 2\,CO_2$$

O interesse na produção de etanol a partir de tais fontes "verdes" ("bioetanol") subiu devido ao seu potencial como aditivo da gasolina ("gasool") ou mesmo substituto (veja a abertura do Capítulo 8). No Brasil, por exemplo, que tem o maior programa mundial de biocombustíveis, o etanol fornece cerca de 30% das necessidades de combustíveis automotivos do país. Embora não tão calorífica quanto a mistura de hidrocarbonetos da gasolina (veja a Tabela 3-7), a queima do etanol é mais limpa e eficiente:

$$CH_3CH_2OH + 3\,O_2 \xrightarrow{\text{Combustão}} 2\,CO_2 + 3\,H_2O \quad -326{,}7\,\text{kcal mol}^{-1}$$

Portanto, uma economia de biocombustíveis, em essência, converte glicose em dióxido de carbono e água:

$$\underset{\text{Glicose}}{C_6H_{12}O_6} + 6\,O_2 \longrightarrow 6\,CO_2 + 6\,H_2O + \text{calor (quilometragem do carro)}$$

Este processo é sustentável porque as plantas verdes utilizam a luz solar para o processo inverso, chamado *fotossíntese* (Destaque Químico 24-3):

$$6\,CO_2 + 6\,H_2O \xrightarrow[\text{Fotossíntese}]{\text{Luz solar}} \underset{\text{Glicose}}{C_6H_{12}O_6} + 6\,O_2$$

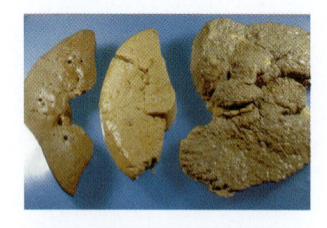

Assim, a ideia é simplesmente alimentar os nossos carros com a luz solar por via indireta. Na prática, porém, a mudança para os biocombustíveis tem os seus problemas, principalmente por causa do tamanho das nossas necessidades de combustível. Por exemplo, em 2006, os Estados Unidos comprometeram 20% da sua safra de milho para a preparação de 18 bilhões de litros de etanol. Compare isso ao nosso consumo *diário* de quase 1,5 bilhão de litros de gasolina e você perceberá o alcance deste empreendimento! O potencial impacto negativo sobre o meio ambiente, ao comprometer grandes áreas agrícolas de nosso planeta para a produção de biocombustíveis, e sobre a economia e a oferta (daí o preço) dos alimentos é preocupante. Em um nível mais fundamental, alguns críticos argumentam que, pelo menos para determinadas culturas, o processo completo de cultivo, colheita, fermentação e, depois, distribuição dos biocombustíveis consome mais energia do que ele retorna, um golpe fatal para a viabilidade desses esforços.

O álcool comercial não destinado às bebidas é produzido pela hidrogenação do eteno (Seção 8-4). Ele é usado, por exemplo, como solvente em perfumes, vernizes e goma-laca e como um intermediário de sínteses, como mostramos nas equações anteriores.

O *1,2-etanodiol* (etilenoglicol) é preparado pela oxidação do eteno a oxaciclopropano, seguida pela hidrólise, em quantidades superiores a 3,5 milhões de toneladas nos Estados Unidos por ano. Seu baixo ponto de fusão (-11,5°C), seu alto ponto de ebulição (198°C) e sua completa miscibilidade com água o tornam um agente anticongelante muito útil. A toxicidade é semelhante à de outros álcoois simples.

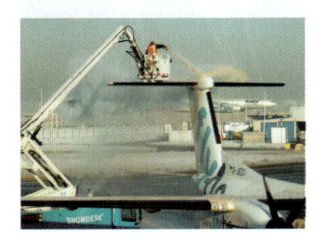

$$CH_2=CH_2 \xrightarrow{Oxidação} \underset{\substack{\text{Oxaciclopropano}\\\text{(Óxido de etileno)}}}{\triangle\!O} \xrightarrow{H_2O} \underset{\substack{\text{1,2-Etanodiol}\\\text{(Etilenoglicol)}}}{HOCH_2CH_2OH}$$

Eteno (Etileno)

O etilenoglicol é eficiente no degelo de aviões.

O *1,2,3-propanotriol* (glicerol, glicerina), $HOCH_2CHOHCH_2OH$, é uma substância viscosa gordurosa, solúvel em água e não tóxica. Ele é obtido pela hidrólise alcalina de triglicerídeos, o componente principal do tecido adiposo. Os sais de sódio e potássio de ácidos de cadeias alquila longas (ácidos graxos) produzidos a partir das gorduras ("ácidos graxos", Capítulo 19) são vendidos na forma de sabão.

$$\underset{\substack{\text{Triglicerídeo}\\\text{("Gordura")}\\ R = \text{cadeia alquila longa}}}{\begin{array}{c}CH_2OCR\\|\\HCOCR\\|\\CH_2OCR\end{array}} \xrightarrow{H_2O, NaOH} \underset{\substack{\text{1,2,3-propanotriol}\\\text{(Glicerol, glicerina)}}}{\begin{array}{c}CH_2OH\\|\\HCOH\\|\\CH_2OH\end{array}} + \underset{\text{Sabão}}{RCO^-Na^+}$$

Os ésteres fosfóricos do 1,2,3-propanotriol (fosfoglicerídeos, Seção 20-4) são os principais componentes das membranas celulares.

O 1,2,3-propanotriol está presente em loções e outros cosméticos, bem como em preparações medicinais. O tratamento com ácido nítrico leva a um éster trinitrato conhecido como *nitroglicerina*, utilizado medicinalmente no tratamento dos sintomas da angina, especialmente na dor no peito causada pelo fluxo insuficiente de sangue no coração. A droga relaxa os vasos sanguíneos, aumentando, assim, o fluxo de sangue. Uma aplicação totalmente diferente da nitroglicerina é seu uso como um explosivo extremamente potente. O potencial explosivo desta substância é o resultado da decomposição fortemente exotérmica, induzida por choque, que gera produtos gasosos (N_2, CO_2, H_2O gasosa e O_2), aumenta a temperatura até acima de 3000°C e cria pressões acima de 2000 atmosferas em frações de segundos (veja também o Destaque Químico 16-1).

O *etoxietano* (dietil-éter) foi usado, por algum tempo, como anestésico geral (veja a abertura do capítulo). Ele produz inconsciência pela depressão da atividade do sistema nervoso central. Devido a efeitos adversos, como a irritação do trato respiratório e náuseas extremas, seu uso foi descontinuado e o 1-metóxi-propano (metilpropil-éter, "neotil") e outros compostos o substituem nessas aplicações. O etoxietano e outros éteres tornam-se explosivos quando misturados com o ar.

O *oxaciclopropano* (oxirana, óxido de etileno) é um intermediário químico produzido em grandes volumes e usado como agente de fumigação de grãos e sementes. Na natureza, os

$$\begin{array}{c}CH_2OH\\|\\HCOH\\|\\CH_2OH\end{array} + 3\,HONO_2$$
$$\downarrow$$
$$\underset{\text{Nitroglicerina}}{\begin{array}{c}CH_2ONO_2\\|\\HCONO_2\\|\\CH_2ONO_2\end{array}} + 3\,H_2O$$

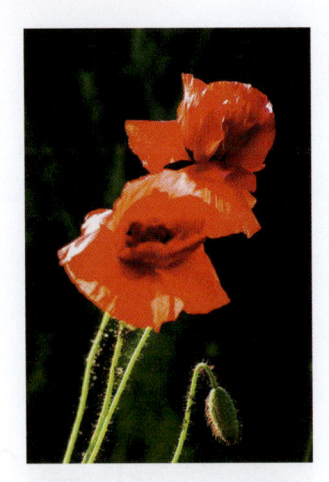

A papoula-dormideira é a fonte da morfina, o ingrediente ativo do ópio.

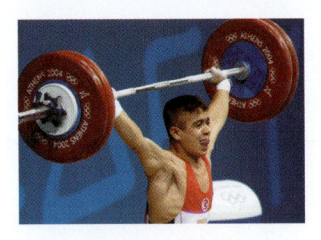

O levantador de pesos turco Halil Mutlu completa, suado, seu movimento de arremesso na categoria de 56 kg, em seu caminho para a medalha de ouro nos Jogos Olímpicos de Atenas de 2004.

derivados de oxaciclopropano controlam a metamorfose dos insetos (veja o Destaque Químico 12-1) e são formados no decorrer da oxidação de hidrocarbonetos aromáticos catalisada por enzimas, muitas vezes levando a produtos muito **carcinogênicos** (causadores de câncer) (veja a Seção 16-7).

Muitos *produtos naturais,* alguns dos quais bastante ativos fisiologicamente, contêm grupos álcool e éter. A morfina, por exemplo, é um poderoso analgésico. Seu acetato sintético, a heroína, é uma droga de rua muito difundida. O tetra-hidrocanabinol é o principal agente ativo da maconha (*Cannabis*), cujos efeitos de alteração de humor são conhecidos há milhares de anos. Esforços estão em curso nos Estados Unidos e no mundo para legalizar o uso da maconha com fins medicinais, com base na constatação de que ela protege temporariamente pacientes que sofrem de câncer, AIDS, esclerose múltipla e outras doenças dos efeitos da náusea, da dor e da perda de apetite.

Morfina
(R = H)
Heroína
$\left(R = CCH_3 \atop O \right)$

Tetra-hidrocanabinol

Os tióis e sulfetos de baixo peso molecular são mais conhecidos pelo odor fétido. O *etanotiol* é detectado pelo odor mesmo quando diluído em 50 partes por milhão de ar. Os componentes voláteis principais do jato de defesa dos gambás são o 3-metil-1-butanotiol, o *trans*-2-buteno-1-tiol e o *trans*-2-butenil-metil-dissulfeto. O "CC" (cheiro corporal) proveniente das axilas suadas, familiar a todos, foi analisado pelos químicos de perfumes em 2004. A substância culpada principal é o 3-mercapto-3-metil-1-hexanol, especificamente o detestável enantiômero *S*. Ele é excretado em mistura com 25% de seu enantiômero que, curiosamente, tem odor de frutas.

3-Metil-1-butanotiol

***trans*-2-Buteno-1--tiol**

***trans*-2-Butenil-metil--dissufeto**

3-Mercapto-3-metil-1-hexanol

Estranhamente, quando altamente diluídos, os compostos de enxofre podem ter odor bastante agradável. Por exemplo, o odor de cebolas recém-cortadas ou de alho é devido à presença de tióis e sulfetos de baixo peso molecular (Destaque Químico 9-4). O dissulfeto de dimetila é um componente do aroma do chá preto. O composto 2-(4-metil-3-ciclo-hexenil)-2-propanotiol (na margem) é responsável pelo sabor único da toranja, na qual está presente em concentrações inferiores a uma parte por bilhão (ppb, isto é, 1 em 10^9). O gosto pode ser sentido mesmo em concentrações ainda menores, da ordem de 10^{-4} ppb. Em outras palavras, é possível notar a presença de 1 mg deste composto quando ele é dissolvido em 10 milhões de litros de água!

(*R,S*)-2-(4-metil-3-ciclo-hexenil)-2--propanotiol

Muitos fármacos benéficos contêm enxofre em sua estrutura molecular. Os mais conhecidos são as *sulfonamidas* ou *sulfas*, poderosos agentes bactericidas (Seção 15-10):

Sulfadiazina
(Uma droga bactericida)

Diamino-difenil-sulfona
(Uma droga antilepra)

DESTAQUE QUÍMICO 9-4

Alho e enxofre

Que delícia melhorar sua refeição com saborosos componentes do gênero *Allium*: alho, cebola, alho-poró e cebolinha! Os odores de todos esses alimentos baseiam-se no mesmo elemento: o enxofre. O que surpreende é que, em muitos casos, os compostos que originam o odor desejável não estão presentes nas plantas intactas, mas são biossintetizados ao esmagar, fritar ou ferver a "matéria-prima". Por exemplo, um dente de alho, por si só, não tem cheiro, e cebolas não fatiadas nem são saborosas nem fazem seus olhos lacrimejarem.

No caso do alho, quando se esmaga o dente ocorre liberação das chamadas *enzimas alinase* que convertem sulfóxidos precursores em ácidos sulfênicos intermediários. Estes ácidos posteriormente dimerizam-se com perda de água para dar flavorizantes, como a alicina. O alho gera desta forma uma série de outros compostos com grupos funcionais sulfetos, RSR', sulfóxidos,

O
‖
RSR', e dissulfetos, RSSR'. Alguns desses compostos são ativos medicinalmente. Por exemplo, a alicina é um poderoso agente antibacteriano. Antes dos antibióticos modernos se tornarem disponíveis, usava-se preparações com alho no tratamento do tifo, da cólera, da disenteria e da tuberculose. É provável que a planta do alho use esses compostos como agentes de guerra química contra organismos invasores. Na China, uma redução significativa do risco de câncer gástrico foi observada em paralelo com o consumo de alho. Alega-se que o alho previne e combate o resfriado comum, inibe a agregação de plaquetas no sangue e pode ser que ajude a regular os níveis de açúcar no sangue. Vários estudos que sugeriam que ele diminui os níveis de colesterol foram refutados por um ensaio clínico financiado pelo National Institutes of Health em 2007.

Um dos efeitos "negativos" mais notáveis do alho é o mau hálito, que se origina nos pulmões, por meio do sangue, e não, como você pode imaginar, de vestígios de alho na boca. Na verdade, o alho ingerido pode permanecer em sua urina de 3 a 4 dias. A alicina é rapidamente absorvida pela pele (uma propriedade compartilhada com o dimetilsulfóxido). Assim, já se disse que esfregar alho no pé leva rapidamente ao gosto de alho na boca, uma afirmação confirmada por um dos autores deste texto.

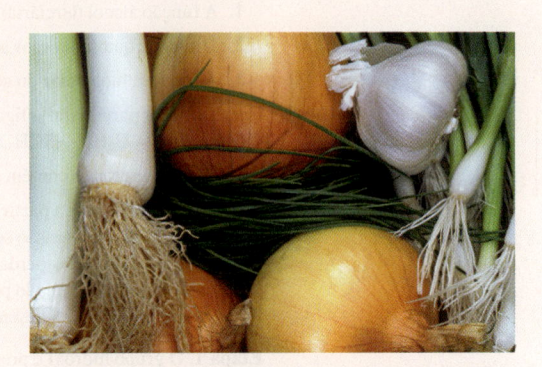

Componente do alho íntegro → (Enzimas alinase) → **Um ácido sulfênico** → (−H₂O) → **Alicina (Um flavorizante)**

O sabor do alho, do alho-poró e da cebola deve-se à extrusão de compostos sulfurados voláteis durante o corte.

EM RESUMO, os álcoois e éteres têm vários usos como matérias-primas em química ou como agentes medicinais. Muitos de seus derivados podem ser encontrados na natureza e outros são sintetizados com facilidade.

A IDEIA GERAL

Completamos a nossa cobertura dos álcoois, a segunda maior classe de grupos funcionais deste livro. Isso não significa, entretanto, que não os encontraremos mais. Pelo contrário, eles aparecerão novamente nos capítulos seguintes, muitas vezes em conjunto com substituintes característicos de novos grupos funcionais.

Também examinamos neste capítulo a última complicação que pode ser encontrada nas reações de RX com nucleófilos/bases – os rearranjos de carbocátions. Veremos mais tarde que outros mecanismos possibilitam rearranjos do esqueleto de carbonos, mas a catálise ácida é de longe a mais importante.

Antes de prosseguirmos a apresentação de mais classes de compostos orgânicos, com outros grupos funcionais, examinaremos algumas das principais técnicas analíticas empregadas pelos químicos orgânicos para determinar a estrutura molecular. Você já deve ter experiência suficiente com os fundamentos de estrutura e função para entender que diferenças sutis nas estruturas podem levar a mudanças importantes no ambiente eletrônico das moléculas. Pela análise da interação das moléculas com várias formas de radiação eletromagnética, os químicos obtêm muitas informações sobre a estrutura molecular. Isso é a base para a ferramenta analítica fundamental disponível: a espectroscopia.

PROBLEMAS DE INTEGRAÇÃO

9-26 O tratamento do álcool A com uma solução ácida de metanotiol dá o sulfeto B. Explique este resultado com um mecanismo.

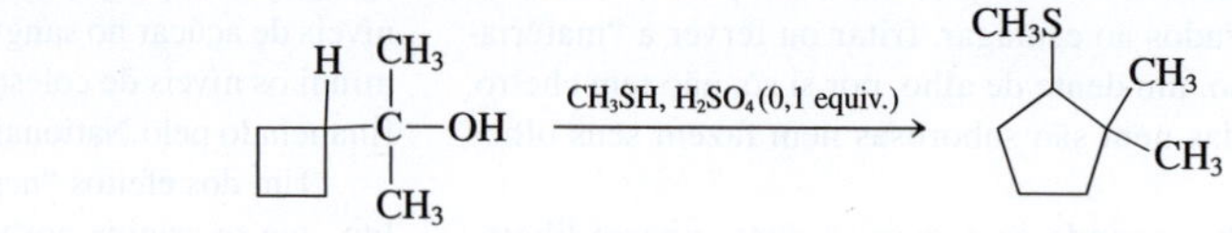

SOLUÇÃO

Este é um exemplo de problema de mecanismos, não de síntese. Em outras palavras, para resolvê-lo, não podemos adicionar reagentes como faríamos em uma sequência de síntese em várias etapas. Temos de trabalhar com o que vemos. Façamos um levantamento dos dados:

1. A função álcool (terciária) desaparece e a unidade tioéter (secundária) (a partir de CH_3SH) é incorporada.
2. O anel de quatro átomos se transforma em ciclopentila.
3. A fórmula molecular do composto A, $C_7H_{14}O$, se transforma no composto B, $C_8H_{16}S$.

Focalizando a parte alquila ligada ao respectivo grupo funcional, podemos reescrever estas mudanças como $C_7H_{13}-OH \rightarrow C_7H_{13}-SCH_3$.

4. O meio de reação contém ácido como catalisador na presença de um álcool terciário.

O que concluímos a partir dessas informações? Temos um rearranjo de carbocátion (Seção 9-3), no qual o anel ciclobutano sob tensão se expande até um ciclopentano substituído. O carbocátion inicial deve derivar da sequência protonação-perda de água (Seção 9-2) aplicada a A, e o produto B deve se formar via S_N1 por captura do cátion rearranjado pelo CH_3SH.

Podemos começar a descrever, etapa por etapa, estas ideias.

Etapa 1. O grupo hidróxi é protonado e eliminado como água.

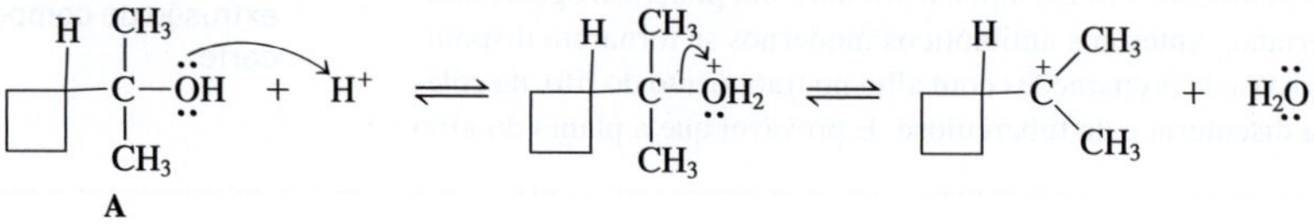

Etapa 2. O carbocátion terciário sofre expansão do anel por migração de alquila (o carbono que migra está marcado com um ponto).

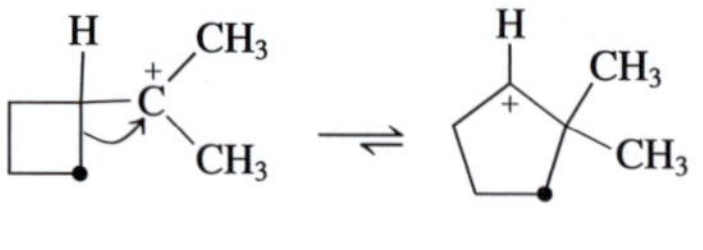

Etapa 3. O novo carbocátion é capturado pelo enxofre do CH_3SH, que é relativamente nucleofílico (em comparação com a água), seguindo-se a perda do próton para dar o produto B (Seção 9-10).

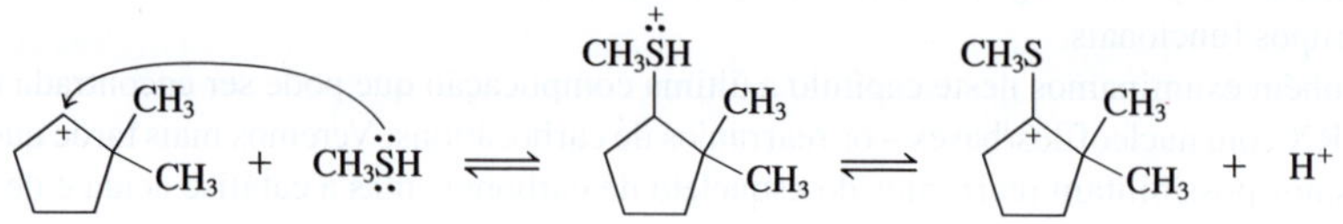

Visualmente, a etapa mais difícil de seguir nesta sequência é a etapa 2, porque ela inclui uma mudança topológica bastante extrema: o carbono que migra "arrasta" com ele a ligação da cadeia anexa, que faz parte do anel. Uma boa maneira de eliminar a confusão é rotular as "peças em ação" na sua molécula, como fizemos no esquema da etapa 2, e lembrar que uma parte do "esqueleto" de um grupo alquila (ou H) está migrando.

Assim, apenas três átomos importantes participam: o centro catiônico, que receberá o grupo que migra; o carbono vizinho, que passará a ter a carga; e o átomo que migra. Lembre-se de que a característica básica de um rearranjo de carbocátion é a afirmação: "a carga e o centro que migra trocam de lugar".

Por fim, note que o rearranjo da etapa 2 converte um carbocátion terciário em um carbocátion secundário. A força motriz é o alívio da tensão do anel que vai de quatro (26,3 kcal mol^{-1} de tensão) para cinco átomos (6,5 kcal mol^{-1} de tensão, Seção 4-2). No nosso caso, o carbocátion secundário é capturado pelo enxofre altamente nucleofílico do tiol antes do rearranjo por migração de metila ao carbocátion terciário, fonte potencial de outros produtos, que não são observados. Os Problemas 36 e 61 permitem praticar com outros mecanismos relacionados.

9-27. Escreva um esquema de síntese que converta com eficiência o enantiômero A no enantiômero B.

SOLUÇÃO

Este é um exemplo de um problema de sínteses, não de mecanismos. Em outras palavras, para resolvê-lo, precisamos usar reagentes, especificar condições e usar tantas etapas quantas forem necessárias para nos levar do composto de partida ao produto final. Façamos um levantamento do que temos:

1. O anel sob tensão do oxaciclopropano está aberto no produto, que é outro éter.

2. A fórmula molecular de A, C_4H_8O, torna-se $C_{11}H_{22}O$ em B. O incremento adicionado é, portanto, C_7H_{14}. Um componente óbvio deste incremento é o grupo ciclopentila, C_5H_9. A subtração leva a C_2H_5. Isso se parece com um grupo etila, porém a comparação dos substituintes em A (duas metilas) com os substituintes em B sugere que os dois carbonos extras devem-se à introdução de duas metilas (além do grupo ciclopentila).

3. Temos dois centros quirais (ambos S) no composto de partida e apenas um (S) no produto. Lembre-se de que a nomenclatura R,S não se correlaciona, necessariamente, a mudanças na configuração absoluta, apenas à sequência de prioridades dos substituintes do centro quiral (Seção 5-3). Como o centro quiral de B se relaciona aos de A? Obtemos a resposta ao reescrever B em uma conformação B' que é visualmente mais clara com respeito ao arranjo estereoquímico em torno do centro quiral, com o CH_3 e H ligados à cadeia por cunhas e linhas tracejadas, respectivamente, como em A. Isso revela que o oxigênio do éter em A foi substituído por um grupo ciclopentila com inversão.

Que sugestões essa análise nos dá? Fica claro que o centro quiral de B pode derivar de A pela abertura nucleofílica do anel com um organometálico de ciclopentila:

Entretanto, isso forneceria um álcool C, não um éter, e o oxigênio ligado ao carbono perde o grupo metila extra.

Vamos trabalhar retrossinteticamente. O desligamento do éter via retrossíntese de Williamson (Seção 9-6) dá o álcool terciário D. Como chegar a D a partir de C? *Resposta:* voltamos à Seção 8-9, reconhecendo que os álcoois complexos podem ser obtidos de álcoois mais simples pela adição de organometálicos a compostos carbonilados:

Química Orgânica

A solução, portanto, é a seguinte:

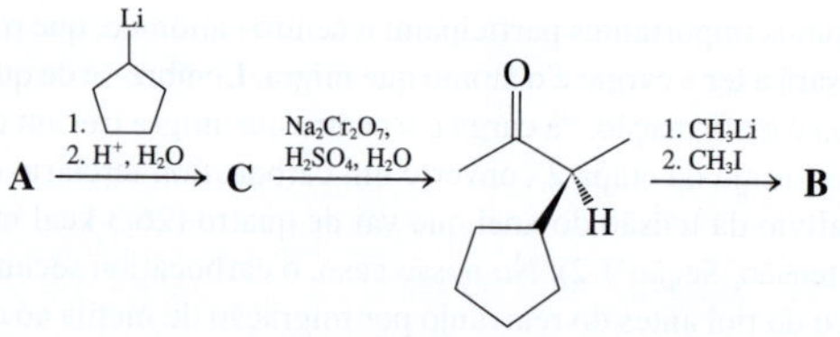

$$A \xrightarrow[\text{2. H}^+, \text{H}_2\text{O}]{\text{1. ciclopentil-Li}} C \xrightarrow{\text{Na}_2\text{Cr}_2\text{O}_7, \text{H}_2\text{SO}_4, \text{H}_2\text{O}} \text{(cetona)} \xrightarrow[\text{2. CH}_3\text{I}]{\text{1. CH}_3\text{Li}} B$$

O Problema 55 contém exercícios semelhantes de sínteses.

Novas reações

1. Alcóxidos a partir de álcoois (Seções 8-3 e 9-1)

Com bases fortes

$$\text{ROH} \xrightleftharpoons{\text{Base forte}} \text{RO}^-$$

Exemplos de bases fortes: $\text{Li}^{+-}\text{N}[\text{CH}(\text{CH}_3)_2]_2$; $\text{CH}_3\text{CH}_2\text{CH}_2\text{CH}_2\text{Li}$; K^+H^-

Com metais alcalinos

$$\text{ROH} + \text{M} \longrightarrow \text{RO}^-\text{M}^+ + \tfrac{1}{2}\text{H}_2$$
$$\text{M} = \text{Li, Na, K}$$

Halogenoalcanos a partir de álcoois

2. Com halogenetos de hidrogênio (Seções 8-3, 9-2, 9-3)

$$\text{ROH primário} \xrightarrow{\text{HX conc.}} \text{RX} \qquad \text{ROH secundário ou terciário} \xrightarrow{\text{HX conc.}} \text{RX}$$
$$X = \text{Br ou I (mecanismo S}_N2) \qquad X = \text{Cl, Br ou I (mecanismo S}_N1)$$

3. Com reagentes de fósforo (Seção 9-4)

$$3 \text{ ROH} + \text{PBr}_3 \longrightarrow 3 \text{ RBr} + \text{H}_3\text{PO}_3$$
$$6 \text{ ROH} + 2 \text{ P} + 3 \text{ I}_2 \longrightarrow 6 \text{ RI} + 2 \text{ H}_3\text{PO}_3$$

Mecanismo S_N2 com ROH primário e secundário
Menor possibilidade de rearranjos do carbocátion do que com HX

4. Com reagentes de enxofre (Seção 9-4)

$$\text{ROH} + \text{SOCl}_2 \xrightarrow{\text{N}(\text{CH}_2\text{CH}_3)_3} \text{RCl} + \text{SO}_2 + (\text{CH}_3\text{CH}_2)_3\overset{+}{\text{N}}\text{H Cl}^-$$

$$\text{ROH} + \text{R}'\text{SO}_2\text{Cl} \longrightarrow \underset{\text{Sulfonato de alquila}}{\text{ROSO}_2\text{R}'} \xrightarrow{\text{Nu}^-, \text{DMSO}} \text{RNu} + \text{R}'\text{SO}_3^-$$

Rearranjo de carbocátions em álcoois

5. Rearranjo de carbocátions com migração de hidreto e de grupos alquila (Seção 9-3)

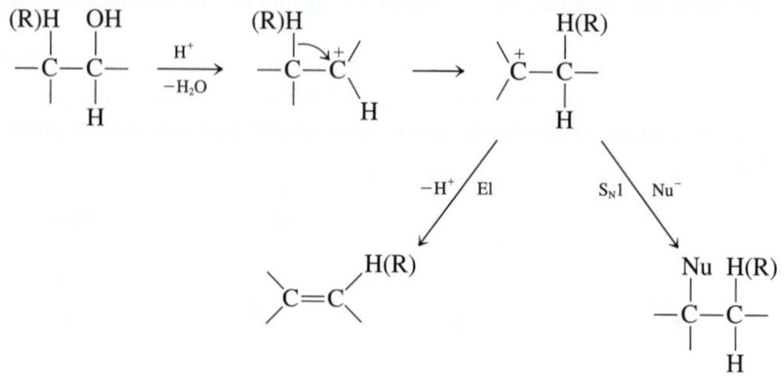

6 **Migração concertada de grupos alquila em álcoois primários (Seção 9-3)**

$$R-\underset{R''}{\underset{|}{\overset{R'}{\overset{|}{C}}}}-CH_2OH \xrightarrow{H^+} R-\underset{R''}{\underset{|}{\overset{R'}{\overset{|}{C}}}}-CH_2-\overset{+}{O}H_2 \xrightarrow{-H_2O} \underset{R''}{\overset{R}{\overset{|}{\overset{+}{C}}}}-CH_2R' \longrightarrow \text{etc.}$$

Reações de eliminação em álcoois

7. **Desidratação com ácidos fortes não nucleofílicos (Seções 9-2, 9-3, 9-7, 11-5)**

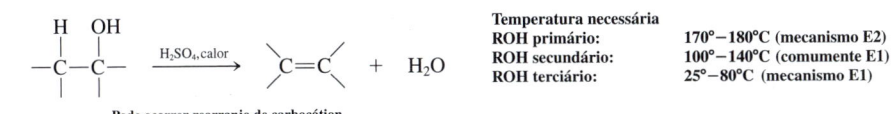

$$-\underset{|}{\overset{H}{\overset{|}{C}}}-\underset{|}{\overset{OH}{\overset{|}{C}}}- \xrightarrow{H_2SO_4,\text{calor}} \quad \text{C}=\text{C} \quad + \quad H_2O$$

Pode ocorrer rearranjo de carbocátion

	Temperatura necessária
ROH primário:	170°–180°C (mecanismo E2)
ROH secundário:	100°–140°C (comumente E1)
ROH terciário:	25°–80°C (mecanismo E1)

Preparação de éteres

8. **Síntese de Williamson (Seção 9-6)**

$$ROH \xrightarrow{NaH,\ DMSO} RO^- Na^+ \xrightarrow[S_N2]{R'X,\ DMSO} ROR'$$

R' deve ser metila ou primário
ROH pode ser primário ou secundário (alcóxidos terciários em geral formam produtos E2, a menos que R' = metila)
Facilidade para a versão intramolecular que leva a éteres cíclicos: $k_3 \geq k_5 > k_6 > k_4 \geq k_7 > k_8$
(k_n = constante de velocidade de reação, n = tamanho do anel)

9. **Método via ácidos minerais (Seção 9-7)**
   Álcoois primários:

$$RCH_2OH \xrightarrow{H^+,\ \text{temperatura baixa}} RCH_2\overset{+}{O}H_2 \xrightarrow[-H_2O]{RCH_2OH,\ 130°-140°C} RCH_2OCH_2R$$

Álcoois secundários:

$$\underset{RCHR}{\overset{OH}{|}} \xrightarrow[-H_2O]{H^+} \underset{R}{\overset{R}{|}}CH-O-CH\underset{R}{\overset{R}{|}} + \text{produtos E1}$$

Álcoois terciários:

$$R_3COH + R'OH \xrightarrow[S_N1,\ -H_2O]{NaHSO_4,\ H_2O} R_3C-OR' + \text{produtos E1}$$

R' = (principalmente) primário

Reações de éteres

10. **Quebra por halogenetos de hidrogênio (Seção 9-8)**

$$ROR \xrightarrow{HX\ \text{conc.}} RX + ROH \xrightarrow{HX\ \text{conc.}} 2\ RX$$

X = Br ou I
R primário: mecanismo S_N2
R secundário: mecanismo S_N1 ou S_N2
R terciário: mecanismo S_N1

11. **Abertura nucleofílica de oxaciclopropanos (Seções 9-9 e 25-2)**
    Nucleófilos aniônicos:

$$\underset{\underset{\ddot{N}u^-}{}}{\overset{O}{\triangle}}\!\!\underset{R}{\overset{R}{<}} \xrightarrow{H^+,\ H_2O} NuCH_2\underset{}{\overset{OH}{\overset{|}{C}}}R_2$$

Exemplos de Nu⁻: HO⁻, RO⁻, RS⁻

Abertura catalisada por ácidos:

$$\underset{\underset{\text{Nu}}{\ddot{\text{:}}}}{\overset{\overset{H}{|}}{\overset{+}{O}}}\underset{R}{\overset{R}{\triangle}} \longrightarrow \text{HOCH}_2\text{CR}_2\text{Nu}$$

Exemplos de Nu: H$_2$O, ROH, halogeneto

12. Abertura nucleofílica de oxaciclopropanos por hidreto de alumínio e lítio (Seção 9-9)

$$\text{H}_2\text{C}-\text{CH}_2 \text{ (O)} \xrightarrow[\text{2. H}^+, \text{H}_2\text{O}]{\text{1. LiAlH}_4, \text{(CH}_3\text{CH}_2)_2\text{O}} \text{CH}_3\text{CH}_2\text{OH}$$

13. Abertura nucleofílica de oxaciclopropanos por compostos organometálicos (Seção 9-9)

$$\text{RLi ou RMgX} + \text{H}_2\text{C}-\text{CH}_2 \text{ (O)} \xrightarrow{\text{THF}} \xrightarrow{\text{H}^+, \text{H}_2\text{O}} \text{RCH}_2\text{CH}_2\text{OH}$$

Compostos de enxofre

14. Preparação de tióis e sulfetos (Seção 9-10)

$$\text{RX} + \underset{\text{Excesso}}{\text{HS}^-} \longrightarrow \underset{\text{Tiol}}{\text{RSH}}$$

$$\text{RSH} + \text{R'X} \xrightarrow{\text{Base}} \underset{\text{Sulfeto de alquila}}{\text{RSR'}}$$

15. Acidez de tióis (Seção 9-10)

$$\underset{\text{Acidez de RSH} > \text{H}_2\text{O} \sim \text{ROH}}{\text{RSH} + \text{HO}^-} \rightleftharpoons \text{RS}^- + \text{H}_2\text{O} \quad \text{p}K_a(\text{RSH}) = 9\text{--}12$$

16. Nucleofilicidade de sulfetos (Seção 9-10)

$$\text{R}_2\ddot{\text{S}} + \text{R'X} \longrightarrow \underset{\text{Sal de sulfônico}}{\text{R}_2\overset{+}{\text{S}}\text{R'} \text{ X}^-}$$

17. Oxidação de tióis (Seção 9-10)

$$\text{RSH} \xrightarrow{\text{KMnO}_4 \text{ ou H}_2\text{O}_2} \underset{\text{Ácido alcanossulfônico}}{\text{RSO}_3\text{H}} \qquad \text{RSH} \underset{\text{NaBH}_4}{\overset{\text{I}_2}{\rightleftharpoons}} \underset{\text{Dialquil-dissulfeto}}{\text{RS}-\text{SR}}$$

18. Oxidação de sulfetos (Seção 9-10)

$$\text{R}\ddot{\text{S}}\text{R'} \xrightarrow{\text{H}_2\text{O}_2} \underset{\text{Dialquil-sulfóxido}}{\overset{\overset{O}{\|}}{\text{R}\ddot{\text{S}}\text{R'}}} \xrightarrow{\text{H}_2\text{O}_2} \underset{\text{Dialquil-sulfona}}{\overset{\overset{O}{\|}}{\underset{\underset{O}{\|}}{\text{R}\ddot{\text{S}}\text{R'}}}}$$

Conceitos importantes

1. A reatividade de ROH com metais alcalinos na formação de **alcóxidos** e hidrogênio segue a ordem R = CH$_3$ > primário > secundário > terciário.

2. Na presença de ácido e de um contra-íon nucleofílico, os álcoois primários sofrem reação S$_N$2. Os álcoois secundários e terciários tendem a formar **carbocátions** na presença de ácidos, que podem levar a produtos E1 e S$_N$1, antes e depois de sofrerem **rearranjo**.

3. Os **rearranjos de carbocátions** são o resultado da **migração** de **hidreto** ou de grupos **alquila**. Eles envolvem normalmente a interconversão de carbocátions secundários ou a conversão de um carbocátion secundário em um terciário. Os íons **alquil-oxônio** primários podem se rearranjar por um processo concertado que envolve perda de água e migração simultânea de hidreto ou grupo alquila para dar carbocátions secundários ou terciários.

4. A síntese de halogenoalcanos primários e secundários pode ser obtida, com menor risco de rearranjo, usando-se **ésteres inorgânicos**.

5. Os éteres são preparados pela **síntese de Williamson de éter** ou pela reação de álcoois com ácidos fortes não nucleofílicos. O primeiro método é melhor quando a reatividade S_N2 é alta. No outro, a eliminação (desidratação) é um processo competitivo em altas temperaturas.

6. Os **éteres coroa** e os **criptanos** são exemplos de **ionofóros**, isto é, poliéteres que coordenam íons de metais tornando-os solúveis em meios hidrofóbicos.

7. Enquanto a **abertura nucleofílica de oxaciclopropanos** por ânions ocorre no carbono menos substituído do anel de acordo com as regras das reações S_N2, a abertura catalisada por ácido é mais favorável no carbono mais substituído devido ao controle exercido pelas cargas no ataque nucleofílico.

8. O enxofre tem orbitais mais difusos do que o oxigênio. Nos **tióis**, a ligação S—H é menos polarizada do que a ligação O—H dos álcoois, **diminuindo a energia das ligações hidrogênio**. Além disso, a ligação S—H é mais fraca do que O—H, tornando os tióis **mais ácidos** do que os álcoois.

9. **Nota sobre o uso das cores**: em todo o corpo do texto, a partir do Capítulo 6, as espécies reativas nos mecanismos e nos exemplos de novas transformações são codificadas por cores, **rosa** para **nucleófilos**, **azul** para **eletrófilos** e **verde** para **grupos de saída**. Este código de cores *não* é usado em exercícios, nos sumários de novas reações ou nos problemas finais de cada capítulo.

Problemas

28. Para que lado da equação você esperaria que o equilíbrio se deslocasse em cada caso (esquerda ou direita)?

(a) $(CH_3)_3COH + K^+\ ^-OH \rightleftharpoons (CH_3)_3CO^-K^+ + H_2O$

(b) $CH_3OH + NH_3 \rightleftharpoons CH_3O^- + NH_4^+$ ($pK_a = 9,2$)

(c) CH_3CH_2OH + piperidina-N^-Li^+ $\rightleftharpoons CH_3CH_2O^-Li^+$ + piperidina-NH ($pK_a = 40$)

(d) $NH_3 (pK_a = 35) + Na^+H^- \rightleftharpoons Na^+\ ^-NH_2 + H_2$ ($pK_a \sim 38$)

29. Dê o produto principal esperado em cada uma das seguintes reações.

(a) $CH_3CH_2CH_2OH \xrightarrow{HI\ conc.}$

(b) $(CH_3)_2CHCH_2CH_2OH \xrightarrow{HBr\ conc.}$

(c) ciclo-hexil-H,OH $\xrightarrow{HI\ conc.}$

(d) $(CH_3CH_2)_3COH \xrightarrow{HCl\ conc.}$

30. Escreva um mecanismo detalhado, etapa por etapa, para cada reação do Problema 29.

31. Para cada um dos seguintes álcoois, escreva a estrutura do íon alquil-oxônio produzido após a protonação por ácido forte. Se o íon alquil-oxônio for capaz de perder água rapidamente, escreva a estrutura do carbocátion resultante. Se o carbocátion for suscetível a rearranjo, escreva as estruturas de todos os novos carbocátions que poderiam razoavelmente se formar.

(a) $CH_3CH_2CH_2OH$

(b) CH_3CHCH_3 com OH

(c) $CH_3CH_2CH_2CH_2OH$

(d) $(CH_3)_2CHCH_2OH$

(e) $(CH_3)_3CCH_2CH_2OH$

(f) 3-metilciclopentanol

(g) 1-(1,1-dimetiletil)ciclo-hexan-1-ol

(h) 2,2,6-trimetilciclo-hexan-1-ol

32. Escreva todos os produtos da reação dos álcoois do Problema 31 com H_2SO_4 concentrado em condições de eliminação.

Química Orgânica

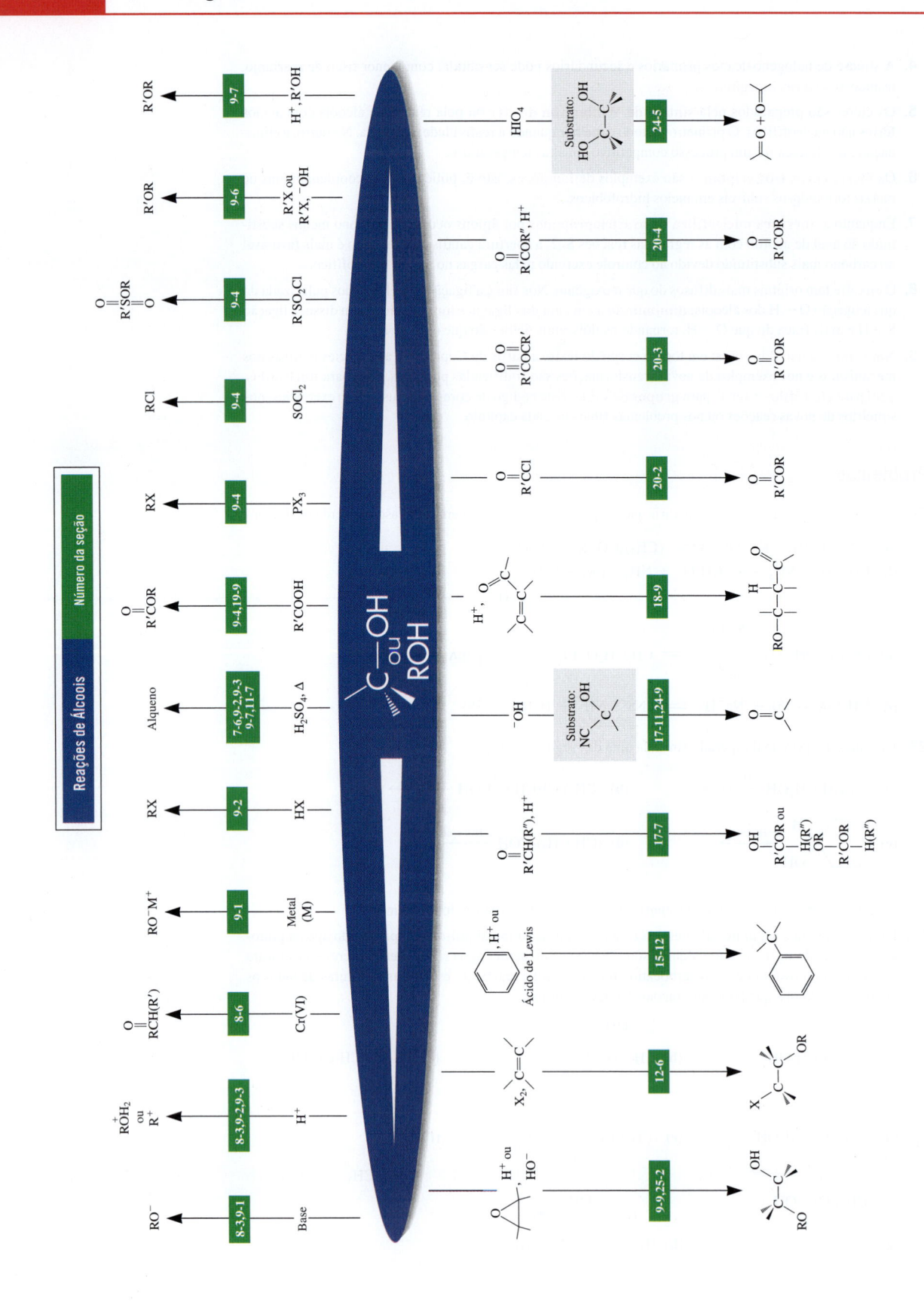

Reações de Álcoois

Legend:
- Green box: Número da seção
- Blue: Reações de Álcoois

Central substrate: C—OH ou ROH

Reactions (left side, top to bottom):
- H⁺, R'OH → [9-7] → R'OR
- R'X ou R'X, ⁻OH → [9-6] → R'OR
- R'SO₂Cl → [9-4] → R'SO₂R' (R'SOR with =O)
- SOCl₂ → [9-4] → RCl
- PX₃ → [9-4] → RX
- R'COOH → [9-4,19-9] → R'COR (ester)
- H₂SO₄, Δ → [7-6,9-2,9-3, 9-7,11-7] → Alqueno
- HX → [9-2] → RX
- Metal (M) → [9-1] → RO⁻M⁺
- Cr(VI) → [8-6] → RCH(R')=O
- H⁺ → [8-3,9-2,9-3] → ⁺ROH₂ ou R⁺
- Base → [8-3,9-1] → RO⁻

Reactions (right side, top to bottom):
- HIO₄, Substrato: HO-C-C-OH → [24-5] → O=C + C=O
- R'COR'', H⁺ → [20-4] → R'COR
- R'COCR' (anhydride) → [20-3] → R'COR
- R'CCl=O → [20-2] → R'COR
- H⁺, C=C (alkene) → [18-9] → RO-C-C-H
- ⁻OH, Substrato: NC-C-OH → [17-11,24-9] → O=C
- R'CH(R'')=O, H⁺ → [17-7] → R'COR or H(R'') OH / OR R'COR H(R'')
- H⁺ ou Ácido de Lewis, benzene → [15-12] → alkylbenzene
- X₂, C=C → [12-6] → X-C-C-OR
- H⁺ ou HO⁻, epoxide → [9-9,25-2] → OH-C-C-OR

33. Escreva todos os produtos razoáveis da reação dos álcoois do Problema 31 com HBr concentrado em água.

34. Dê um mecanismo detalhado e os produtos finais da reação do 3-metil-2-pentanol com cada um dos seguintes reagentes.

(a) NaH
(b) HBr concentrado
(c) PBr$_3$
(d) SOCl$_2$
(e) H$_2$SO$_4$ concentrado, em 130°C
(f) H$_2$SO$_4$ diluído em (CH$_3$)$_3$COH

35. Os álcoois primários convertem-se normalmente em brometos pela reação com NaBr em H$_2$SO$_4$. Explique como essa reação ocorre e por que ela é considerada um método melhor do que o uso de HBr concentrado.

$$CH_3CH_2CH_2CH_2OH \xrightarrow{NaBr,\ H_2SO_4} CH_3CH_2CH_2CH_2Br$$

36. Quais são os produtos mais prováveis das seguintes reações?

(a) 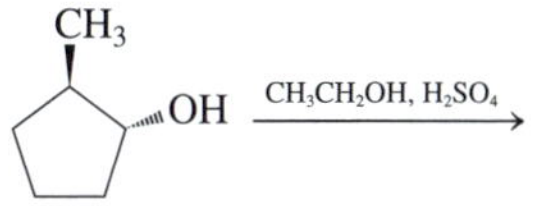 [ciclopentanol com CH$_3$ e OH] $\xrightarrow{CH_3CH_2OH,\ H_2SO_4}$

(b) 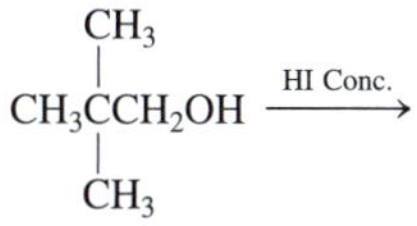 CH$_3$C(CH$_3$)(CH$_3$)CH$_2$OH $\xrightarrow{HI\ Conc.}$

(c) [ciclo-hexilmetanol, CH$_2$OH] $\xrightarrow{H_2SO_4\ Conc.\ 180°C}$

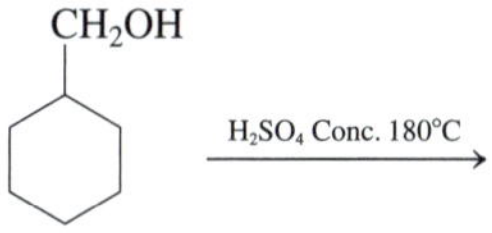

(d) 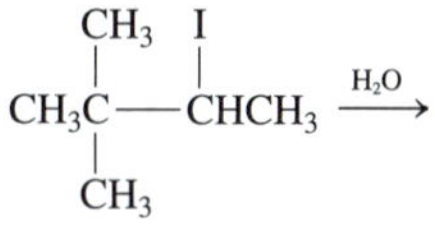 CH$_3$C(CH$_3$)(CH$_3$)—CHCH$_3$(I) $\xrightarrow{H_2O}$

37. Dê o produto principal esperado da reação dos álcoois do Problema 31 com PBr$_3$. Compare os resultados com os do Problema 33.

38. Dê o(s) produto(s) esperado(s) na reação de 1-pentanol com os seguintes reagentes.

(a) K$^+$ $^-$OC(CH$_3$)$_3$
(b) Metal sódio
(c) CH$_3$Li
(d) HI concentrado
(e) HCl concentrado
(f) FSO$_3$H
(g) H$_2$SO$_4$ concentrado, em 130°C
(h) H$_2$SO$_4$ concentrado, em 180°C
(i) CH$_3$SO$_2$Cl, (CH$_3$CH$_2$)$_3$N
(j) PBr$_3$
(k) SOCl$_2$
(l) K$_2$Cr$_2$O$_7$ + H$_2$SO$_4$ + H$_2$O
(m) PCC, CH$_2$Cl$_2$
(n) (CH$_3$)$_3$COH + H$_2$SO$_4$ (como catalisador)

39. Dê o(s) produto(s) esperado(s) da reação de *trans*-3-metil-ciclo-pentanol com os reagentes do Problema 38.

40. Sugira um bom método de síntese para a preparação dos seguintes halogenoalcanos a partir dos álcoois correspondentes.

(a) CH$_3$CH$_2$CH$_2$Cl
(b) 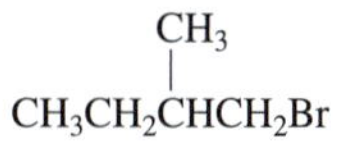 CH$_3$CH$_2$CH(CH$_3$)CH$_2$Br
(c) 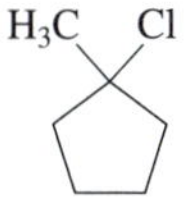 [1-cloro-1-metilciclopentano]
(d) 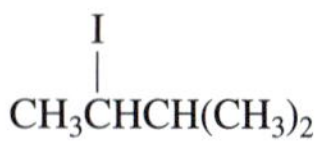 CH$_3$CHICH(CH$_3$)$_2$

41. Dê o nome das seguintes moléculas de acordo com a IUPAC.

(a) (CH$_3$)$_2$CHOCH$_2$CH$_3$
(b) CH$_3$OCH$_2$CH$_2$OH
(c) 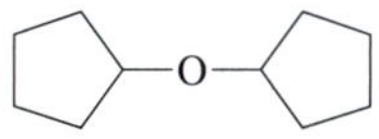 [diciclopentil éter]
(d) (ClCH$_2$CH$_2$)$_2$O
(e) 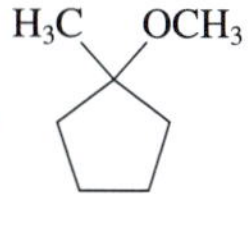 [ciclopentano com H$_3$C e OCH$_3$]
(f) 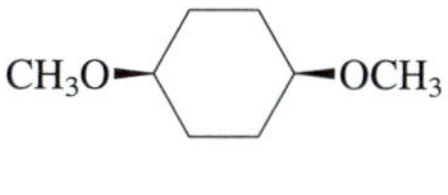 CH$_3$O—[ciclo-hexano]—OCH$_3$
(g) CH$_3$OCH$_2$Cl

42. Explique por que os pontos de ebulição dos éteres são mais baixos do que os dos álcoois isômeros. Você esperaria que a solubilidade relativa em água tivesse o mesmo comportamento?

43. Sugira as melhores sínteses para os seguintes éteres. Use álcoois ou halogenoalcanos ou ambos como seus compostos de partida.

(a), 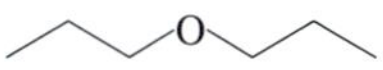 (b), 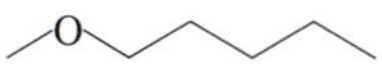 (c), 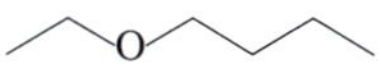 (d), 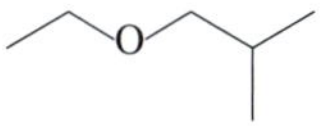 (e), 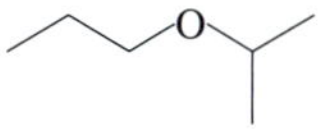 (f) 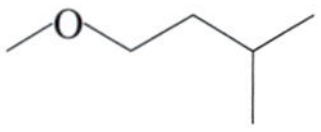 [estruturas de éteres]

44. Escreva o(s) produto(s) principal(ais) esperado(s) para cada tentativa de síntese dos seguintes éteres.

(a) $CH_3CH_2CH_2Cl + CH_3CH_2\overset{O^-}{\underset{|}{C}}HCH_2CH_3 \xrightarrow{DMSO}$

(b) $CH_3CH_2CH_2O^- + CH_3CH_2\overset{Cl}{\underset{|}{C}}HCH_2CH_3 \xrightarrow{HMPA}$

(c) [ciclohexano com H₃C e O⁻ no mesmo carbono] $+ CH_3I \xrightarrow{DMSO}$

(d) $(CH_3)_2CHO^- + (CH_3)_2CHCH_2CH_2Br \xrightarrow{(CH_3)_2CHOH}$

(e) [ciclohexano com H e O⁻] + [ciclohexano com H e Cl] $\xrightarrow{\text{Ciclo-hexanol}}$

(f) [ciclopentano-C(CH₃)(ciclopentano)-O⁻] $+ CH_3CH_2I \xrightarrow{DMSO}$

45. Escreva um mecanismo detalhado, etapa por etapa, para cada reação do Problema 44.

46. Para cada uma das sínteses propostas no Problema 44 que provavelmente não produzem o éter em bom rendimento, sugira uma síntese alternativa a partir dos álcoois ou halogenoalcanos apropriados que possam dar um resultado melhor. (**Sugestão:** veja o Problema 25 do Capítulo 7).

trans-2-Bromo-ciclo-octanol

47. (a) Qual seria o produto da reação de *trans*-2-bromo-ciclo-octanol (na margem) com NaOH? (b) Compare o efeito da entropia sobre o estado de transição desta reação com seu efeito nas reações da Figura 9-6 e do Exercício 9-14.

48. Proponha sínteses eficientes para os seguintes éteres, usando halogenoalcanos ou álcoois como compostos de partida.

(a) $CH_3CH_2\overset{CH_3}{\underset{|}{C}}HOCH_2CH_3$

(b) [ciclohexano com CH₃ e OCH₂CH₂CH₂CH₃ no mesmo carbono]

(c) [tetra-hidrofurano 2,2-dimetil]

(d) [ciclopentil-O-ciclopentil]

49. Dê o(s) produto(s) principal(ais) das seguintes reações.

(a) $CH_3CH_2OCH_2CH_2CH_3 \xrightarrow{\text{Excesso de HI conc.}}$

(b) $CH_3OCH(CH_3)_2 \xrightarrow{\text{Excesso de HBr conc.}}$

(c) $CH_3OCH_2CH_2OCH_3 \xrightarrow{\text{Excesso de HI conc.}}$

(d) [tetra-hidrofurano trans-3,4-dimetil] $\xrightarrow{\text{Excesso de HBr conc.}}$

(e) [tetra-hidrofurano cis-3,4-dimetil] $\xrightarrow{\text{Excesso de HBr conc.}}$

(f) [ciclohexano fundido com oxolano] $\xrightarrow{\text{Excesso de HBr conc.}}$

50. Dê o produto principal esperado da reação de 2,2-dimetil-oxa-ciclo-propano com os seguintes reagentes.

(a) H_2SO_4 diluído em CH_3OH
(b) $Na^{+-}OCH_3$ em CH_3OH
(c) HBr diluído em água
(d) HBr concentrado
(e) CH_3MgI seguido de H^+, H_2O
(f) C_6H_5Li seguido de H^+, H_2O

51. Proponha uma síntese para [ciclohexano com CH₂CH₂CH₂OH e OH], começando com a ciclo-hexanona, [ciclohexanona]=O, e 3-bromo-propanol. [**Sugestão:** cuidado com uma possível armadilha no planejamento desta síntese (reveja a Seção 8-9).]

52. A quebra de éteres de butila terciária requer o uso de um ácido diluído (Capítulo 7, Problema 57 e Seção 9-8). Por que bases fortes não quebram éteres (exceto oxaciclopropanos)?

53. Dê um nome IUPAC para as seguintes estruturas.

(a) 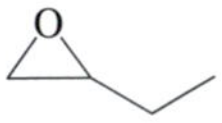 [epoxide with ethyl]   (b) 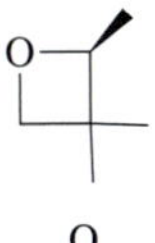 [oxetane with methyl]   (c) 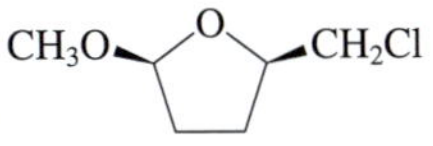 CH₃O—[tetrahydrofuran]—CH₂Cl

(d) 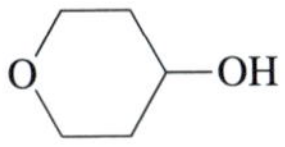 [tetrahydropyran]—OH   (e) 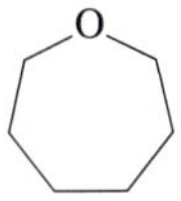 [oxepane]   (f) 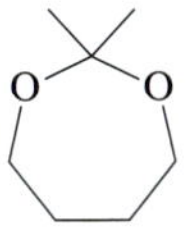 [1,3-dioxepane with gem-dimethyl]

54. Dê o(s) produto(s) principal(ais) das seguintes reações. (**Sugestão:** os oxa-ciclo-butanos com tensão reagem como os oxaciclopropanos.)

(a) 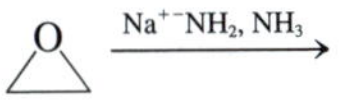 [oxirane] $\xrightarrow{Na^{+-}NH_2,\ NH_3}$

(b) 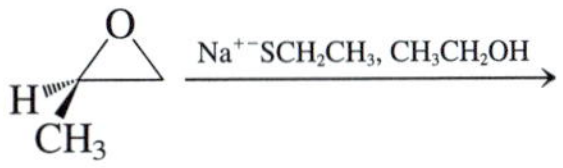 [2-methyloxirane, H on one C, CH₃ on other] $\xrightarrow{Na^{+-}SCH_2CH_3,\ CH_3CH_2OH}$

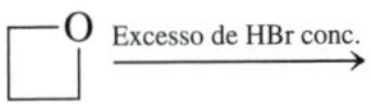

(c) [oxetane] $\xrightarrow{\text{Excesso de HBr conc.}}$

(d) 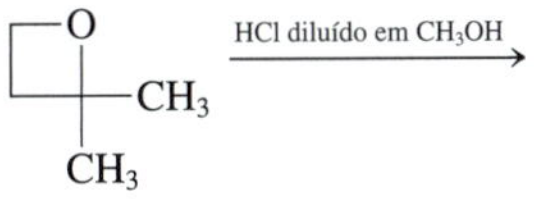 [2,2-dimethyloxetane] $\xrightarrow{\text{HCl diluído em CH}_3\text{OH}}$

(e) 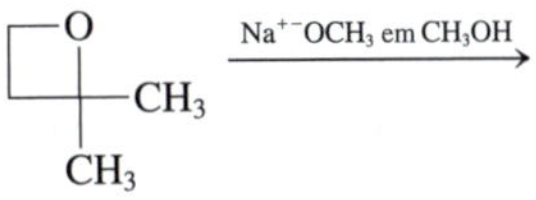 [2,2-dimethyloxetane] $\xrightarrow{Na^{+-}OCH_3\ em\ CH_3OH}$

(f) 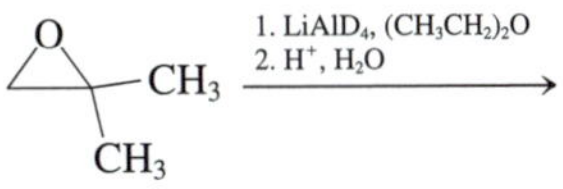 [2,2-dimethyloxirane] $\xrightarrow{1.\ LiAlH_4,\ (CH_3CH_2)_2O \atop 2.\ H^+,\ H_2O}$

(g) 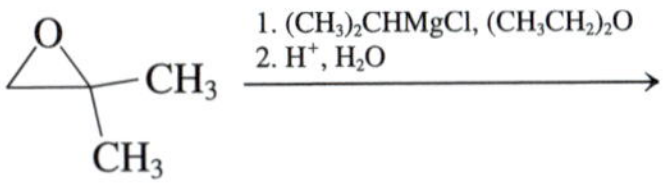 [2,2-dimethyloxirane] $\xrightarrow{1.\ (CH_3)_2CHMgCl,\ (CH_3CH_2)_2O \atop 2.\ H^+,\ H_2O}$

(h) [oxirane] $\xrightarrow{1.\ \text{cyclopentyl-Li},\ (CH_3CH_2)_2O \atop 2.\ H^+,\ H_2O}$

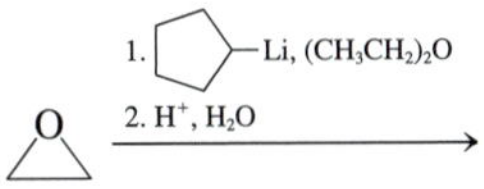

55. Sugira para os álcoois do Problema 51 do Capítulo 8 uma síntese a partir de um oxaciclopropano (se possível).

56. Dê o(s) produto(s) principal(ais) esperado(s) das reações mostradas a seguir. Observe a estereoquímica.

(a) 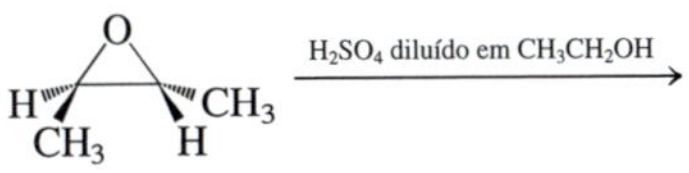 [trans-2,3-dimethyloxirane: H, CH₃ / CH₃, H] $\xrightarrow{H_2SO_4\ \text{diluído em CH}_3CH_2OH}$

(b) 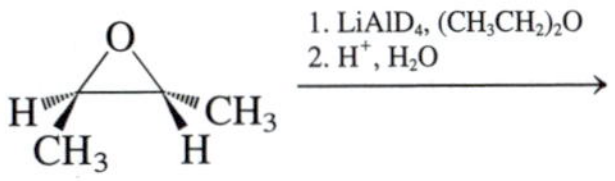 [trans-2,3-dimethyloxirane: H, CH₃ / CH₃, H] $\xrightarrow{1.\ LiAlH_4,\ (CH_3CH_2)_2O \atop 2.\ H^+,\ H_2O}$

57. Dê nomes para os seguintes compostos de acordo com a IUPAC.

(a) 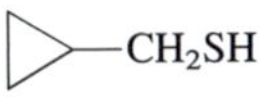 [cyclopropyl]—CH₂SH   (b) CH₃CH₂CH(CH₃)SCH₃   (c) CH₃CH₂CH₂SO₃H   (d) CF₃SO₂Cl

58. Em cada par de compostos, indique qual é o ácido mais forte e a base mais forte. (a) CH₃SH, CH₃OH, (b) HS⁻, HO⁻, (c) H₃S⁺, H₂S.

59. Dê produtos razoáveis para as seguintes reações.

(a) ClCH₂CH₂CH₂CH₂Cl $\xrightarrow{\text{Um equivalente de Na}_2\text{S}}$

(b) 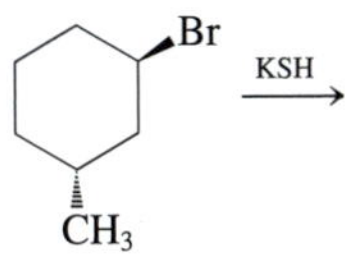 [cis-1-bromo-3-methylcyclohexane] $\xrightarrow{KSH}$

(c) 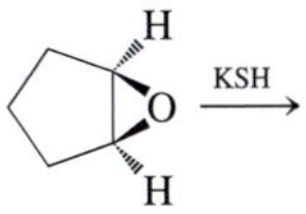 [cyclopentene oxide, H,H cis] $\xrightarrow{KSH}$

(d) 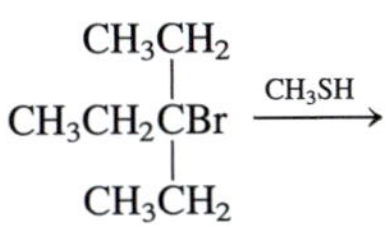 (CH₃CH₂)₃CBr $\xrightarrow{CH_3SH}$

(e) 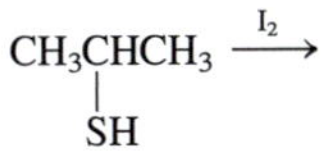 CH₃CH(SH)CH₃ $\xrightarrow{I_2}$

(f) 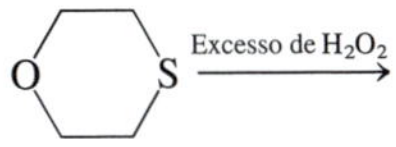 [1,4-thioxane] $\xrightarrow{\text{Excesso de H}_2\text{O}_2}$

60. Dê as estruturas dos compostos A, B e C (com a estereoquímica) a partir do seguinte esquema. (**Sugestão:** A é acíclico.) A que classe de composto pertence o produto?

$$A \xrightarrow{2\ CH_3SO_2Cl,\ (CH_3CH_2)_3N,\ CH_2Cl_2} B \xrightarrow{Na_2S,\ H_2O,\ DMF} C \xrightarrow{\text{Excesso de } H_2O_2}$$

$C_6H_{14}O_2 \qquad\qquad C_8H_{18}S_2O_6 \qquad C_6H_{12}S$

61. Em uma tentativa de fazer o 1-cloro-1-ciclo-butil-pentano, usou-se a seguinte sequência de reações. O produto isolado não foi a molécula desejada, mas um isômero. Sugira uma estrutura para o produto e dê uma explicação mecanística para sua formação. (**Sugestão:** veja o Problema de Integração 9-26.)

62. Sugira melhores métodos para a etapa final no Problema 61.

63. **DESAFIO** Em um estudo da estereoquímica dos deslocamentos nucleofílicos, o (*R*)-1-deutero-1-pentanol opticamente puro foi tratado com cloreto de 4-metil-fenil-sulfonila (tosila) para obter o tosilato correspondente. O tosilato foi, então, tratado com excesso de amônia para conversão em 1-deutero-1-pentanamina:

(*R*)-CH$_3$CH$_2$CH$_2$CH$_2$CHDOH $\xrightarrow{\text{CH}_3\text{—C}_6\text{H}_4\text{—SO}_2\text{Cl}}$ $\xrightarrow{\text{Excesso de NH}_3}$ CH$_3$CH$_2$CH$_2$CH$_2$CHDNH$_2$
(*R*)-1-Deutero-1-pentanol   1-Deutero-1-pentanamina

(**a**) Descreva a estereoquímica que você espera observar em C1 no intermediário tosilato e na amina final.

(**b**) Quando a sequência de reações é feita no laboratório, não são obtidos os resultados esperados. Em vez disso, a amina final é isolada como uma mistura 70:30 de (*S*)- e (*R*)-deutero-1-pentanamina. Sugira uma explicação mecanística. (**Sugestão:** lembre-se de que a reação de um álcool com cloreto de sulfonila desloca o íon cloreto, *que é um nucleófilo*.)

64. Qual é o produto da reação mostrada na margem? (Preste atenção na estereoquímica dos centros de reação). Qual é a ordem cinética desta reação?

65. **DESAFIO** Proponha sínteses para as moléculas dadas a seguir. Escolha materiais de partida razoáveis com base nos princípios da estratégia de sínteses apresentados nos capítulos anteriores, particularmente na Seção 8-9. As posições sugeridas para a formação da ligação carbono-carbono são indicadas por linhas onduladas.

(**a**) CH$_3$CH$_2$CH⫲CH$_2$CH$_2$SO$_3$H (ciclopentil)

(**b**) CH$_3$CH$_2$CH$_2$⫲C(CH$_3$)(CH$_2$CH$_3$)⫲CHO

66. Proponha sínteses eficientes para os seguintes compostos, começando com o composto de partida indicado.

(**a**) *trans*-1-Bromo-2-metil-ciclo-pentano a partir de *cis*-2-metil-ciclo-pentanol

(**b**) (CH$_3$CH$_2$)$_2$CHCN a partir de 3-pentanol

(**c**) 3-Cloro-3-metil-hexano a partir de 3-metil-2-hexanol

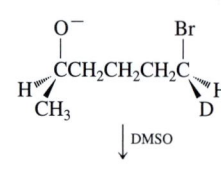

(**d**) 1,4-oxatiano, a partir de 2-bromo-etanol (dois equivalentes)

67. Compare os seguintes métodos de síntese de alquenos a partir de álcoois primários. Liste as vantagens e desvantagens de cada um.

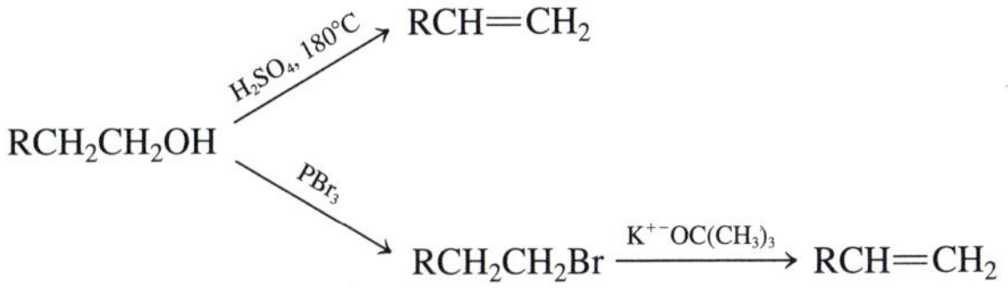

$$RCH_2CH_2OH \xrightarrow{H_2SO_4, 180°C} RCH=CH_2$$

$$RCH_2CH_2OH \xrightarrow{PBr_3} RCH_2CH_2Br \xrightarrow{K^+ \,^-OC(CH_3)_3} RCH=CH_2$$

68. Sendo compostos poli-hidroxilados (Capítulo 24), os açúcares sofrem reações características de álcoois. Em uma das últimas etapas da glicólise (o metabolismo da glicose), um dos metabólitos da glicose com um grupo hidróxi remanescente, o ácido 2-fosfoglicérico, converte-se em ácido 2-fosfoenolpirúvico. Esta reação é catalisada pela enzima enolase na presença de um ácido de Lewis como o Mg^{2+}. (**a**) Como você classificaria esta reação? (**b**) Qual é o provável papel do íon de metal do ácido de Lewis?

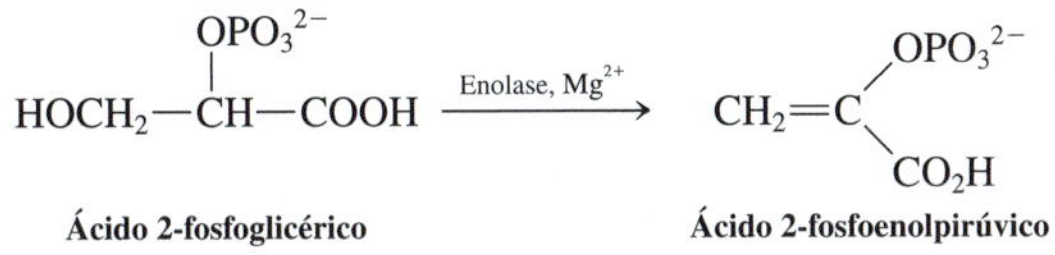

$$HOCH_2-\underset{\underset{\text{Ácido 2-fosfoglicérico}}{}}{\overset{OPO_3^{2-}}{\underset{|}{CH}}}-COOH \xrightarrow{\text{Enolase, } Mg^{2+}} \underset{\text{Ácido 2-fosfoenolpirúvico}}{CH_2=C\begin{smallmatrix}OPO_3^{2-}\\CO_2H\end{smallmatrix}}$$

69. A molécula de formidável aparência do ácido 5-metil-tetra-hidro-fólico (abreviado como 5-metil-FH_4) é o produto das sequências de reações biológicas que convertem átomos de carbono de várias moléculas simples, como o ácido fórmico e o aminoácido histidina, em grupos metila.

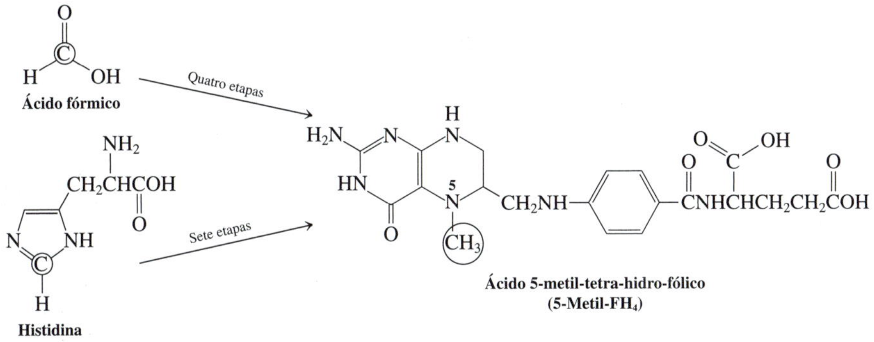

A síntese mais simples do ácido 5-metil-tetra-hidro-fólico parte do ácido tetra-hidrofólico (FH_4) e do íon trimetilsulfônio, uma reação realizada por microorganismos do solo.

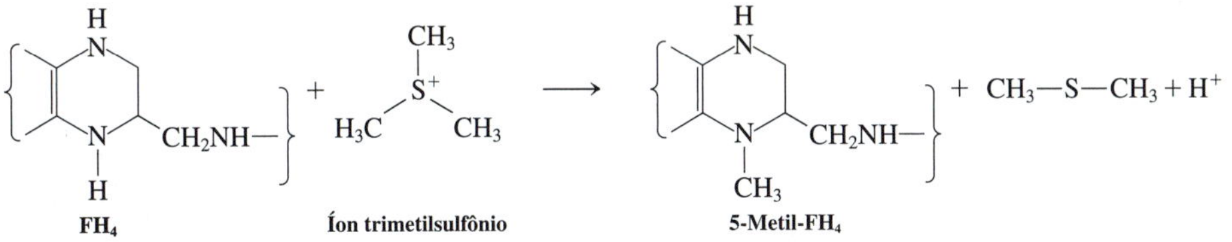

(**a**) É razoável que esta reação possa ser entendida como ocorrendo via substituição nucleofílica? Escreva o mecanismo usando a notação com setas indicando o fluxo dos elétrons. (**b**) Identifique o nucleófilo, os átomos nucleofílicos e eletrofílicos que participam da reação e o grupo de saída. (**c**) Com base nos conceitos apresentados nas Seções 6-7, 6-8, 9-2 e 9-9, todos os grupos que você identificou em (b) agem da forma esperada nesta reação? Ajudaria saber que espécies como H_3S^+ são ácidos muito fortes (por exemplo, o pK_a de $CH_3SH_2^+$ é -7)?

70. DESAFIO O papel do 5-metil-FH$_4$ (Problema 69) na biologia é servir como um doador de grupos metila para moléculas pequenas. A síntese do aminoácido metionina a partir da homocisteína talvez seja o exemplo mais conhecido.

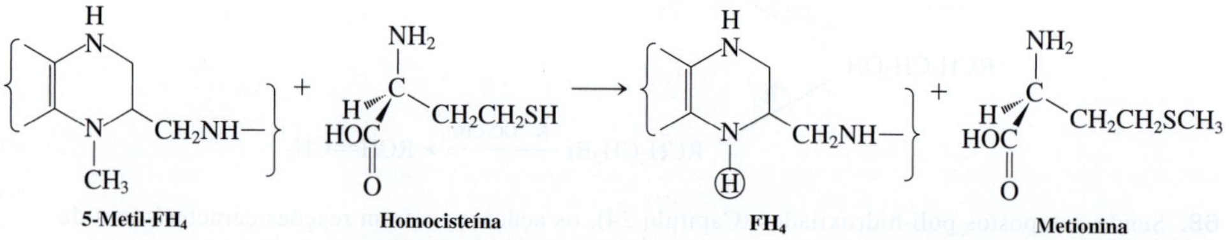

$$\text{5-Metil-FH}_4 + \text{Homocisteína} \longrightarrow \text{FH}_4 + \text{Metionina}$$

Responda, para este problema, as mesmas perguntas propostas no Problema 69. O pK_a do hidrogênio circulado em FH$_4$ é 5. Isso causa algum problema com qualquer característica do seu mecanismo? Na verdade, as reações de transferência de metila pelo 5-metil-FH$_4$ requerem uma fonte de prótons. Reveja o material da Seção 9-2, especialmente a subseção intitulada "Halogenoalcanos a partir de álcoois primários e HX". Então, sugira um papel útil para um próton na reação ilustrada aqui.

71. A epinefrina (adrenalina; veja também a abertura do Capítulo 6) é produzida no corpo em um processo em duas etapas que realiza a transferência de um grupo metila da metionina (Problema 70) para a norepinefrina (veja as reações 1 e 2 a seguir). **(a)** Explique em detalhes o que está acontecendo nessas duas reações em termos de mecanismos e analise o papel desempenhado pela molécula de ATP. **(b)** Você esperaria que a metionina reagisse diretamente com a norepinefrina? Explique. **(c)** Proponha uma síntese de laboratório para a epinefrina a partir da norepinefrina.

Reação 1

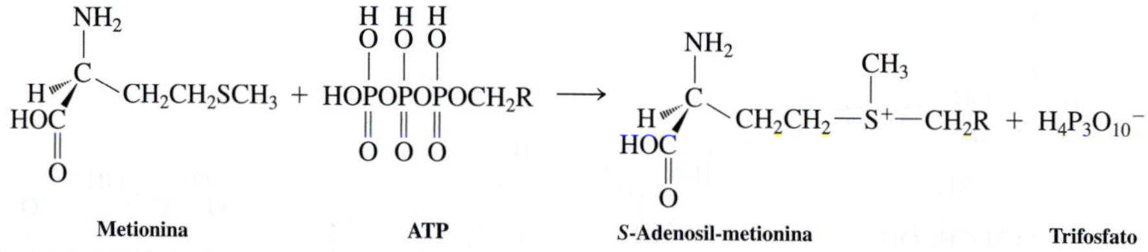

$$\text{Metionina} + \text{ATP} \longrightarrow S\text{-Adenosil-metionina} + \text{H}_4\text{P}_3\text{O}_{10}^-\text{ (Trifosfato)}$$

Reação 2

$$S\text{-Adenosil-metionina} + \text{Norepinefrina} \longrightarrow S\text{-Adenosil-homocisteína} + \text{Epinefrina} + \text{H}^+$$

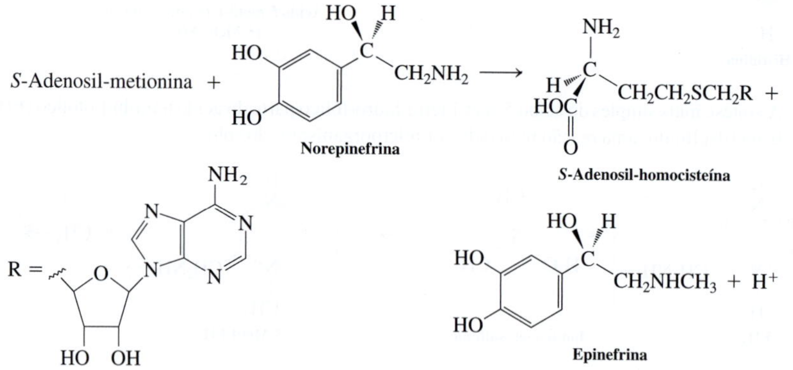

72. (a) Somente o isômero trans do 2-bromo-ciclo-hexanol pode reagir com o hidróxido de sódio para formar um produto que contém o anel oxaciclopropano. Explique a falta de reatividade do isômero cis. [**Sugestão:** desenhe as conformações dos isômeros cis e trans ao redor da ligação C1—C2 (compare com a Figura 4-12). Use modelos se necessário.] **(b)** As sínteses de alguns esteroides que contêm oxaciclopropanos foram alcançadas com um procedimento em duas etapas a partir de bromocetonas esteroidais. Sugira os reagentes apropriados para realizar uma conversão como a seguinte.

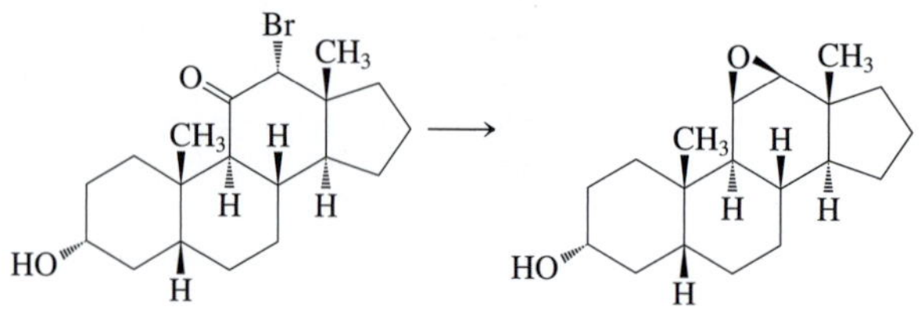

(c) Alguma das etapas da sequência proposta tem requisitos estereoquímicos específicos para que a etapa de formação do oxaciclopropano seja um sucesso?

73. O alho recém-cortado contém alicina, o composto responsável pelo odor do alho (veja o Destaque Químico 9-4). Proponha uma síntese curta para a alicina a partir do 3-cloro-propeno.

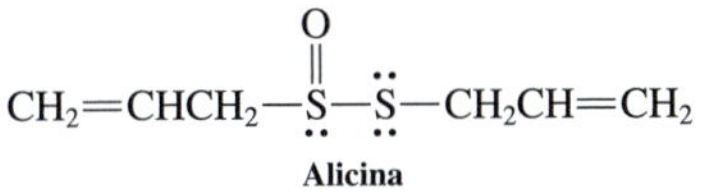

$$CH_2=CHCH_2-\overset{O}{\underset{\ddot{.}}{\underset{\|}{S}}}-\ddot{\underset{\ddot{.}}{S}}-CH_2CH=CH_2$$
Alicina

Problema em grupo

74. Existem quatro diastereoisômeros (A – D, na margem) para o (4S)-2-bromo-4-fenil-ciclo-hexanol. Como um grupo, escreva as estruturas e desenhe cada um dos diastereoisômeros na conformação cadeira mais estável (veja a Tabela 4-3; o valor de $\Delta G°$ entre as posições axial *versus* equatorial do C_6H_5 é 2,9 kcal mol^{-1}). Divida o grupo em partes iguais para analisar o produto da reação de cada isômero com a base ($^-$OH).

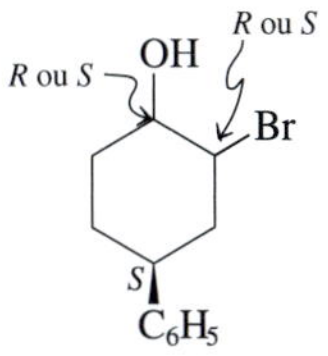

Diastereoisômeros A-D do (4S)-2-bromo-4--fenil-ciclo-hexanol

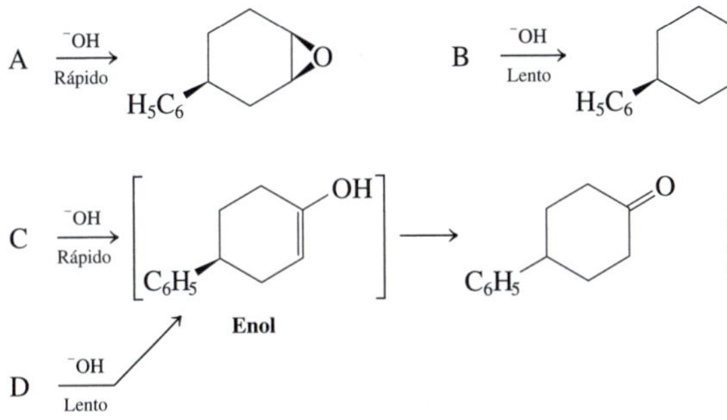

Nota: C_6H_5 igual a

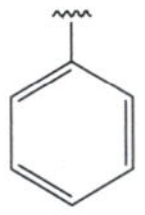

(a) Usando a notação de setas curvas (Seção 6-3), mostre o fluxo de elétrons no ataque da base aos vários confôrmeros do ciclo-hexano. Reúnam-se e apresentem os seus mecanismos para o grupo, justificando as estruturas propostas para A-D. Encontrem uma explicação para as diferenças qualitativas nas velocidades e nos caminhos divergentes das reações de A e B *versus* C e D.
(b) Quando os compostos A-D são colocados em condições que favoreçam a dissociação do brometo na presença de sais de Ag$^+$ (para acelerar a heterólise pela formação de AgBr insolúvel), A, C e D dão os mesmos produtos obtidos pelo tratamento com base. Discutam o mecanismo como um grupo.
(c) Curiosamente, o composto B segue outro caminho nas condições descritas em (b), isto é, ele se rearranja ao aldeído E. Discutam um mecanismo possível para esta contração de anel. (**Sugestão:** tenham em mente os princípios discutidos na Seção 9-3. O mecanismo ocorre por meio de um hidroxicátion. Qual é a força motriz de sua formação?)

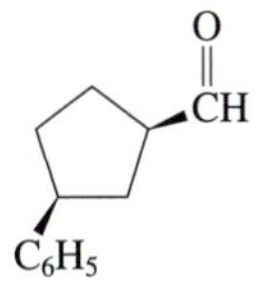

Problemas pré-profissionais

75. O composto cuja estrutura é

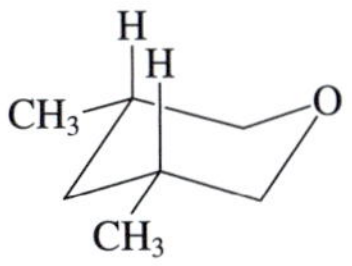

($C_7H_{14}O$)

é melhor nomeado (IUPAC) como

(a) 3,5-dimetil-ciclo-pentil-éter
(b) 3,5-dimetil-ciclo-pentano-oxo
(c) *cis*-3,5-dimetil-oxa-ciclo-hexano
(d) *trans*-3,5-dimetil-oxa-ciclo-hexano

76. A primeira etapa do mecanismo detalhado da desidratação de 1-propanol com H_2SO_4 concentrado seria

(a) perda de OH$^-$
(b) formação de um éster sulfato
(c) protonação do álcool
(d) perda de H$^+$ pelo álcool
(e) eliminação de H_2O pelo álcool

77. Identifique o nucleófilo na seguinte reação:

$$RX + H_2O \longrightarrow ROH + H^+X^-$$

(a) X^- (b) H^+ (c) H_2O (d) ROH   (e) RX

78. Que método você escolheria para preparar o éter $(CH_3CH_2)_3COCH_3$?

(a) $CH_3Br + (CH_3CH_2)_3CO^-K^+$
(b) $(CH_3CH_2)_3COH + CH_3MgBr$
(c) $(CH_3CH_2)_3CMgBr + CH_3OH$
(d) $(CH_3CH_2)_3CBr + CH_3O^-K^+$

CAPÍTULO 10

O Uso da Espectroscopia de Ressonância Magnética Nuclear para Determinar a Estrutura

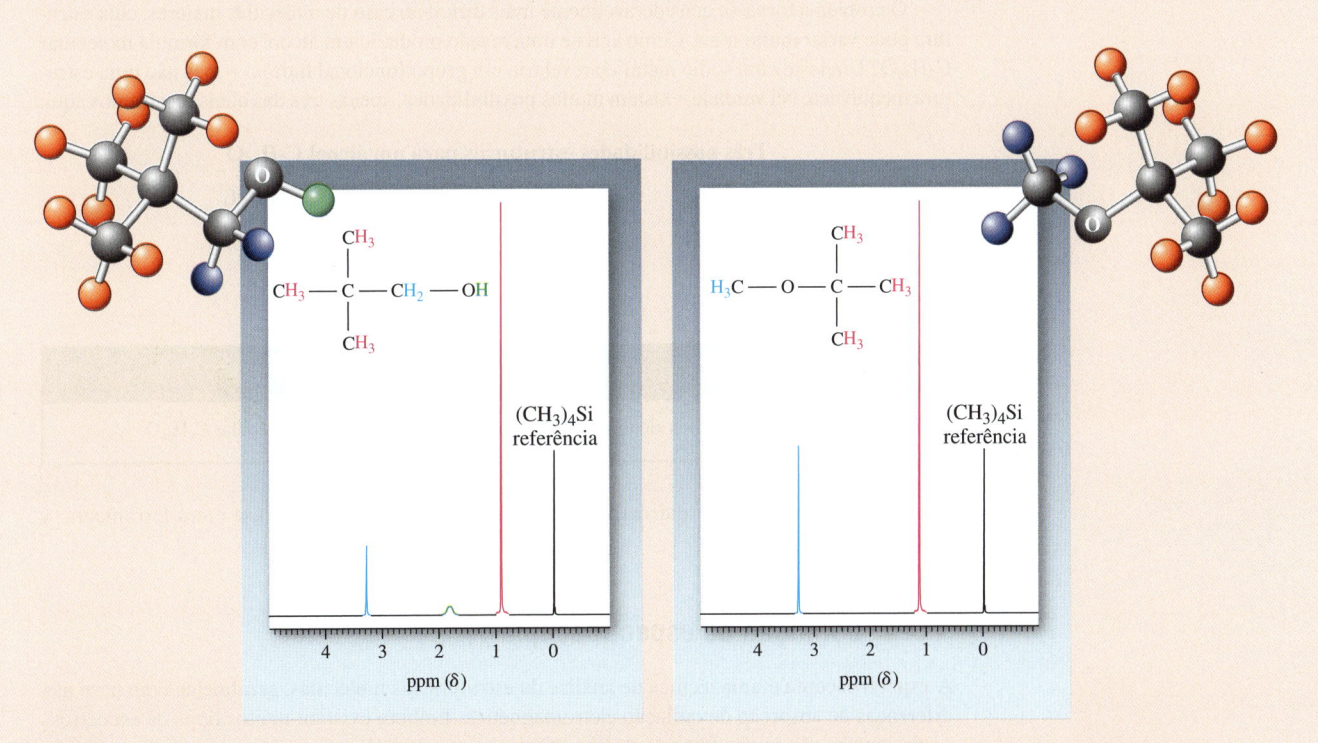

Vimos que um dos principais objetivos do estudo da química orgânica é apreciar como certos detalhes da estrutura molecular afetam o modo de funcionamento das moléculas nas reações – se essas reações ocorrem em ambientes industriais, nas sínteses de laboratório ou dentro dos organismos. Mas como saber qual é a estrutura detalhada das moléculas? Como identificar novos produtos ou ter certeza de que isolamos o produto desejado de uma mistura de reação? Não seria bom se tivéssemos uma técnica que permitisse reconhecer a presença de certos núcleos em uma molécula, contar sua abundância relativa, descrever a natureza do ambiente eletrônico e saber se eles se ligam a outros núcleos?

Dispomos dessa técnica, conhecida como espectroscopia de ressonância magnética nuclear (RMN). Este método permite identificar a estrutura de uma molécula orgânica e pode, também, ser usado para gerar imagens dos órgãos completos de um organismo, uma variação conhecida como ressonância magnética de imagem (IRM). Assim como a espectroscopia de RMN tornou-se uma das ferramentas mais poderosas do químico orgânico, a IRM tornou-se uma das técnicas mais poderosas usadas no diagnóstico médico.

Começaremos com uma breve discussão de como medidas físicas clássicas e testes químicos podem ajudar a determinar a estrutura de um composto. Veremos, em seguida, como a espectros-

Você vê dois isômeros, o 2,2-dimetil-1-propanol (à esquerda) e o 2-metil-2-metóxi-propano (à direita). Qual é qual? A espectroscopia por ressonância magnética de hidrogênio dá a resposta: o primeiro isômero tem três tipos de hidrogênios (e dá origem a três sinais), e o segundo, apenas dois.

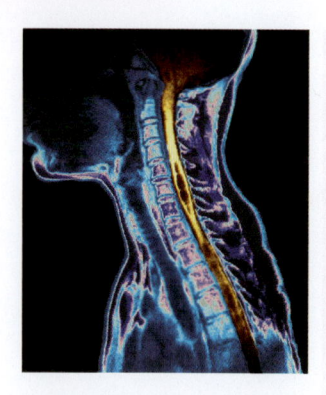

IRM da área do pescoço de um paciente com seringomielia cervicodorsal. Esta condição caracteriza-se pela presença de cavidades cheias de líquido na substância da medula espinhal.

copia funciona, como interpretamos seus resultados e que informações podemos obter com os avanços recentes em instrumentação e técnicas espectroscópicas.

10-1 Testes físicos e químicos

Suponhamos que você completou uma reação e produziu um composto não identificado. Para estudar a amostra, é preciso primeiro purificá-la – por cromatografia, destilação ou recristalização. Podemos, então, comparar seus pontos de fusão e de ebulição e outras propriedades físicas com dados de compostos conhecidos. Mesmo quando nossos resultados correspondem aos valores da literatura (ou de manuais apropriados), não conseguimos ter certeza razoável da identidade e da estrutura de nosso composto. Além disso, muitas substâncias produzidas em laboratório são originais: dados sobre elas não existem. Precisamos saber como determinar suas estruturas *pela primeira vez*.

A análise elementar revelará a composição química bruta da amostra. Os testes químicos ajudam a identificar seus grupos funcionais. Por exemplo, vimos na Seção 1-9 que podemos distinguir entre metoximetano e etanol com base nas propriedades físicas. A Seção 9-1 mostrou outra forma de fazer isso ao considerar a diferença de reatividade, por exemplo, na presença de sódio (o etanol formará etóxido de sódio e hidrogênio, e o metoximetano será inerte).

O problema torna-se consideravelmente mais difícil no caso de moléculas maiores, cuja estrutura pode variar muito mais. Como agir se uma reação produziu um álcool com fórmula molecular $C_7H_{16}O$? Um teste com sódio metálico revelaria um grupo funcional hidróxi – mas não uma estrutura inequívoca. Na verdade, existem muitas possibilidades, apenas três das quais mostramos aqui.

Três possibilidades estruturais para um álcool $C_7H_{16}O$

$$CH_3(CH_2)_5CH_2OH \qquad \underset{\underset{CH_3}{|}}{\overset{\overset{CH_3}{|}}{CH_3CCH_2CH_2CH_2OH}} \qquad \underset{\underset{CH_3}{|}}{\overset{\overset{CH_2CH_3}{|}}{CH_3CCH_2OH}}$$

EXERCÍCIO 10-1

Escreva as estruturas de vários álcoois secundários e terciários de fórmula molecular $C_7H_{16}O$.

Para diferenciar essas alternativas, um químico orgânico moderno usa outra ferramenta: a espectroscopia.

10-2 Definição de espectroscopia

A **espectroscopia** é uma técnica de análise da estrutura das moléculas, geralmente com base nas diferenças de absorção de radiação eletromagnética. Embora existam muitos tipos de espectroscopia, quatro são muito importantes na química orgânica: (1) a espectroscopia de ressonância magnética nuclear (RMN); (2) a espectroscopia de infravermelho (IV); (3) a espectroscopia de ultravioleta (UV) e (com base em um princípio muito diferente) (4) a espectrometria de massas (EM). A primeira, a **espectroscopia de RMN**, sonda a estrutura nas proximidades de cada núcleo, particularmente hidrogênios e carbonos, e fornece informações muito detalhadas sobre a conectividade dos átomos da molécula.

Começaremos com uma visão simples das espectroscopias de RMN, IV e UV. Em seguida, descreveremos o funcionamento de um espectrômetro. Finalmente, veremos em detalhes os princípios e as aplicações da espectroscopia de RMN. Voltaremos às outras formas importantes de espectroscopia nos Capítulos 11 e 14.

As moléculas sofrem excitações características

A radiação eletromagnética pode ser descrita na forma de ondas (ou de partículas; Seção 1-6). Uma onda é definida por seu comprimento de onda, λ (veja na margem), ou por sua frequência, ν. As duas grandezas relacionam-se pelas expressões

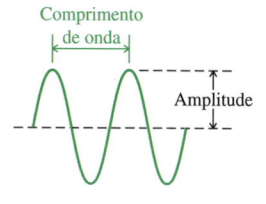

$$\nu = \frac{c}{\lambda} \quad \text{ou} \quad \lambda\nu = c$$

em que c é a velocidade da radiação, "a velocidade da luz," 3×10^{10} cm s^{-1}. A frequência é dada em ciclos por segundo (cps) ou hertz (Hz, em homenagem ao físico alemão R. H. Hertz). A espectroscopia funciona porque as moléculas absorvem a radiação eletromagnética em "pacotes" discretos de energia ou **quanta**. A absorção da radiação só ocorre quando a radiação incidente é formada pelo pacote correto para o composto investigado. Se a frequência da radiação incidente é ν, o pacote tem energia $\Delta E = h\nu$ (Figura 10-1).

A energia absorvida provoca o "movimento" mecânico ou eletrônico da molécula, um processo chamado **excitação**. Este movimento também é quantizado e, como uma molécula pode sofrer vários tipos diferentes de excitação, cada tipo de movimento tem sua energia distinta. Os raios X, por exemplo, uma forma de radiação de alta energia, podem promover elétrons das camadas interiores dos átomos até as exteriores. Essa mudança, chamada de **transição eletrônica**, requer energia superior a 300 kcal mol^{-1}. A radiação ultravioleta e visível, em contrapartida, só excita os elétrons da camada de valência, normalmente a partir de um orbital molecular ligante ocupado até um antiligante vazio (veja a Figura 1-12A). Nesse caso, a energia necessária varia de 40 a 300 kcal mol^{-1}. Percebemos a radiação eletromagnética visível como cor. A radiação de infravermelho provoca a excitação vibracional das ligações de um composto ($\Delta E = 2$ a 10 kcal mol^{-1}), mas os quanta de radiação de microondas provocam a rotação de ligações ($\Delta E = \sim 10^{-4}$ kcal mol^{-1}). Por fim, as ondas de rádio alteram o alinhamento do magnetismo nuclear em um campo magnético ($\Delta E = \sim 10^{-6}$ kcal mol^{-1}). Na próxima seção, veremos como esse fenômeno é a base da espectroscopia de ressonância nuclear magnética.

A Figura 10-2 mostra as várias formas de radiação, a energia (ΔE) relacionada a cada forma, os comprimentos de onda correspondentes e as frequências. Note que a frequência também pode ser expressa em unidades de números de onda, definida como $\tilde{\nu} = 1/\lambda$. O número de ondas por centímetro é uma medida de energia usada na espectroscopia de infravermelho. Comprimentos de onda, λ, em nanômetros (nm) são empregados na espectroscopia de UV e visível.

Voltaremos repetidamente à Figura 10-2, já que discutiremos os vários tipos de espectroscopia. Por enquanto, basta lembrar que a energia da radiação aumenta quando a frequência (ν), ou o número de ondas ($\tilde{\nu}$), cresce, ou quando o comprimento de onda (λ) diminui (veja na margem).

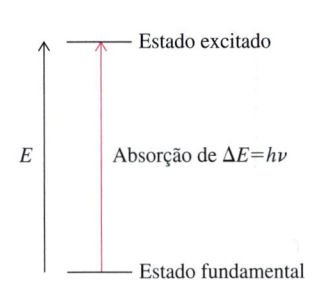

Figura 10-1 Ocorre absorção de energia quando a radiação incidente tem a frequência exata, ν, de modo que a energia $h\nu$ se iguala à diferença de energia, ΔE, entre o estado fundamental e o estado excitado de uma molécula [ν, frequência da radiação absorvida; h (constante de Planck) = 6,626 $\times$ 10^{-34} J s].

> O comprimento de onda λ diminui
>
> A frequência ν aumenta
>
> A energia E aumenta

EXERCÍCIO 10-2

Que tipo de radiação (em comprimentos de onda, λ) seria minimamente necessário para iniciar a cloração do metano via radicais? [**Sugestão:** a iniciação requer a quebra da ligação Cl–Cl (veja a Seção 3-4).]

Um espectrômetro registra a absorção de radiação

A Figura 10-1 mostra que a absorção de quanta de radiação por uma molécula provoca transições de seu estado fundamental (normal) a vários estados excitados. A espectroscopia é um procedimento que permite acompanhar essas absorções com a ajuda de instrumentos chamados de **espectrômetros**.

A Figura 10-3 mostra o princípio usado nos espectrômetros. Ele tem uma fonte de radiação eletromagnética com frequências na região de interesse (visível, infravermelha ou de rádio). O instrumento é projetado de modo que a radiação de uma faixa de comprimentos de onda especificados (RMN, IV, UV, etc.) passe através da amostra. No espectrômetro tradicional de onda contínua (OC), a frequência da radiação se altera continuamente e sua intensidade é medida em um detector e registrada em papel calibrado. Na ausência de absorção, a varredura da radiação aparece como uma linha reta, a **linha base**. Sempre que a amostra absorve radiação eletromagnética, porém, sua intensidade no detector se altera e é registrada como um **pico**, ou desvio da linha base. O desenho resultante é o **espectro** (do latim, aparição, aparência) da amostra.

As novas gerações de espectrômetros usam uma técnica diferente e muito mais rápida de aquisição do espectro, na qual um pulso de radiação eletromagnética que cobre toda a faixa de frequência da análise (RMN, IV, ou UV) é usado para obter instantaneamente o espectro completo. Além disso, em vez da simples absorção como em instrumentos tradicionais do tipo OC, pode-se gravar o decaimento do evento de absorção com o tempo, um procedimento que requer uma análise computacional mais elaborada, chamada **transformação de Fourier (FT)**, em homenagem

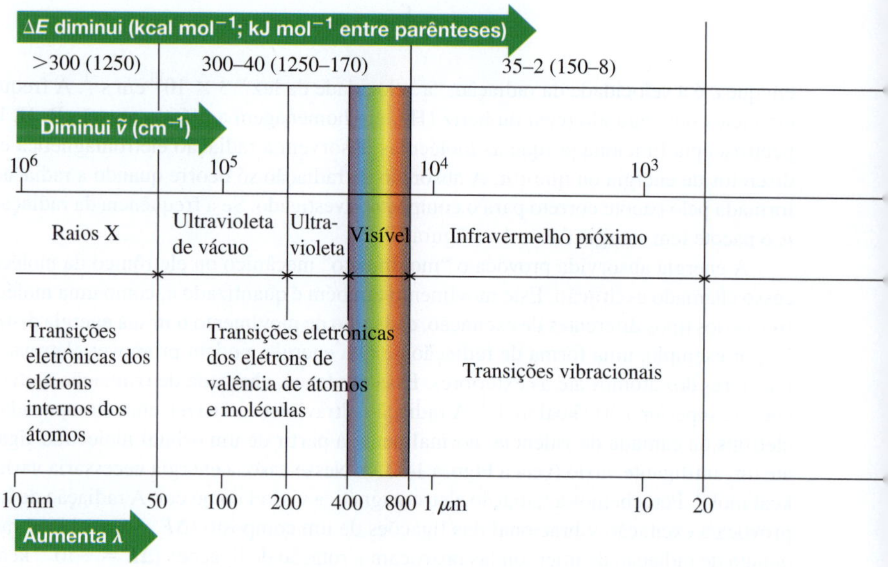

Figura 10-2 O espectro de radiação eletromagnética. A linha superior é uma escala de energia, em quilocalorias por mol (kilojoules por mol entre parênteses), que aumenta da direita para a esquerda. A próxima linha contém os números de onda correspondentes, $\tilde{\nu}$, em centímetros recíprocos. Os tipos de radiação associados com os tipos principais de espectroscopia e as transições induzidas por eles são mostradas no meio. A escala de comprimento de onda está na parte inferior (λ, em nanômetros, 1 nm = 10^{-9} m; micrômetros, 1 μm = 10^{-6} m; milímetros, ΔE (kcal mol^{-1}) = 28.600/λ e metros, m).

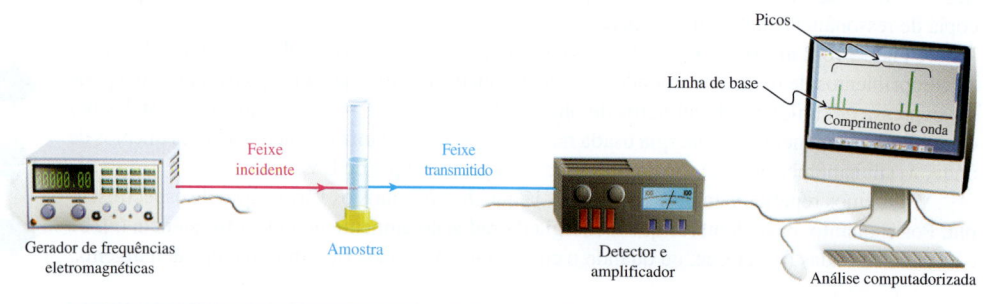

ΔE diminui (kcal mol^{-1}; kJ mol^{-1} entre parênteses)

>300 (1250)   300–40 (1250–170)   35–2 (150–8)

Diminui $\tilde{\nu}$ (cm^{-1})

10^6 10^5 10^4 10^3

Raios X | Ultravioleta de vácuo | Ultravioleta | Visível | Infravermelho próximo

Transições eletrônicas dos elétrons internos dos átomos | Transições eletrônicas dos elétrons de valência de átomos e moléculas | Transições vibracionais

10 nm   50   100   200   400   800 1 μm   10   20

Aumenta λ

Figura 10-3 Diagrama geral de um espectrômetro. A radiação eletromagnética atravessa uma amostra e interage com ela por absorção em frequências determinadas. O feixe incidente altera-se a um feixe transmitido e as alterações são detectadas, amplificadas e processadas pelo computador para gerar um espectro.

Gerador de frequências eletromagnéticas — Feixe incidente — Amostra — Feixe transmitido — Detector e amplificador — Análise computadorizada — Picos — Linha de base — Comprimento de onda

ao matemático francês Joseph Fourier (1768-1830). Além da velocidade dessa técnica, o acúmulo de múltiplos pulsos do mesmo espectro aumenta a sensibilidade, o que é muito útil quando só se dispõe de pequenas quantidades de amostra.

EM RESUMO, as moléculas absorvem a radiação eletromagnética em quanta discretos de energia incidente medidos por espectroscopia. Os espectrômetros varrem as amostras sob investigação com radiações de diferentes comprimentos de onda e registram a variação das absorções que ocorrem em determinadas energias em um gráfico: o espectro.

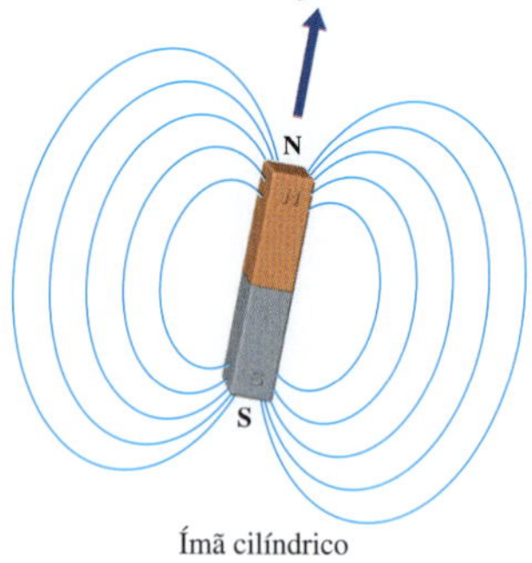

10-3 Ressonância magnética nuclear de hidrogênio

A espectroscopia de ressonância magnética nuclear requer radiação de baixa energia na faixa de radiofrequência (RF). Esta seção descreve os princípios dessa técnica.

Spins nucleares podem ser excitados pela absorção de ondas de rádio

Pode-se imaginar que muitos núcleos atômicos girem em torno de um eixo e, portanto, têm um **spin nuclear**. Um desses núcleos é o hidrogênio, escrito como ^{1}H (o isótopo do hidrogênio de massa 1) para diferenciá-lo de outros isótopos [deutério (^{2}H), trítio (^{3}H)]. Vamos considerar a forma mais simples de hidrogênio, o hidrogênio do ^{1}H. Como o hidrogênio tem carga positiva, seu movimento de rotação cria um campo magnético (como acontece com qualquer partícula carregada em movimento). O resultado é que o hidrogênio pode ser visto como um minúsculo ímã cilíndrico (uma barra de agitação) flutuando livremente em solução ou no espaço (veja na margem). Quando o hidrogênio está em um campo magnético *externo* de intensidade H_0, ele pode

Direção do campo magnético

N
S

Ímã cilíndrico

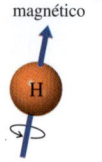

Direção do campo magnético

H

Próton em movimento circular

O próton em movimento circular cria um campo magnético

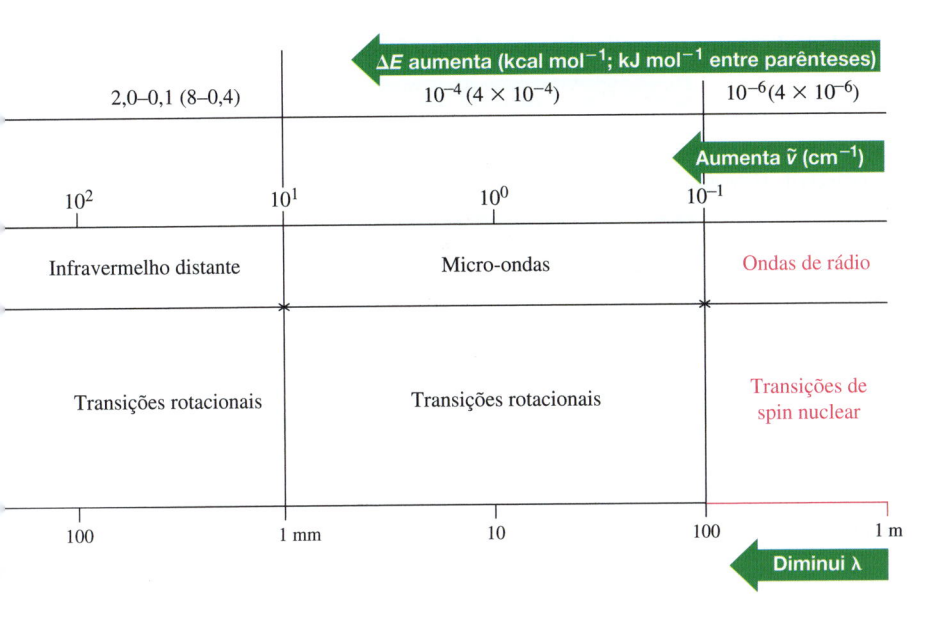

Capítulo 10 O Uso da Espectroscopia de Ressonância Magnética ... 391

ΔE aumenta (kcal mol⁻¹; kJ mol⁻¹ entre parênteses)

| 2,0–0,1 (8–0,4) | 10^{-4} (4×10^{-4}) | 10^{-6} (4×10^{-6}) |

Aumenta $\tilde{\nu}$ (cm⁻¹)

10^2 — 10^1 — 10^0 — 10^{-1}

Infravermelho distante	Micro-ondas	Ondas de rádio
Transições rotacionais	Transições rotacionais	Transições de spin nuclear

100 — 1 mm — 10 — 100 — 1 m

Diminui λ

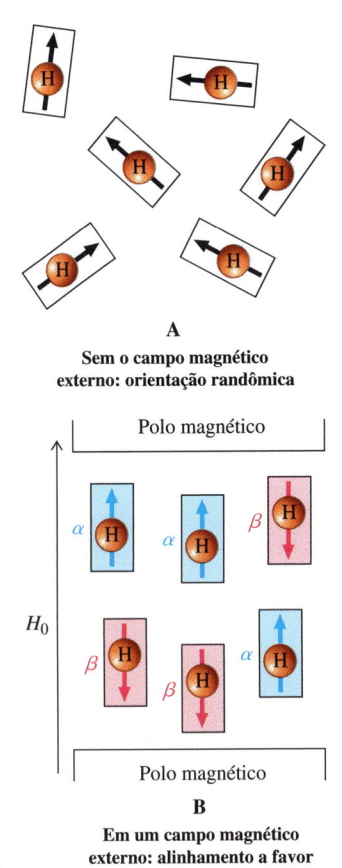

A
Sem o campo magnético externo: orientação randômica

B
Em um campo magnético externo: alinhamento a favor (α) ou contra (β) H_0

assumir uma de duas orientações: alinhar-se com H_0, uma escolha energeticamente favorável, ou (diferentemente de um ímã normal) alinhar-se contra H_0, uma orientação de mais alta energia. As duas possibilidades são chamadas de **estados de spin** α e β, respectivamente (Figura 10-4).

A existência desses dois estados de energias diferentes é a condição necessária para a espectroscopia. A irradiação da amostra na frequência exata para igualar a diferença de energia entre os estados α e β produz a **ressonância**, isto é, a absorção de energia, ΔE, quando um hidrogênio β "inverte-se" e passa ao estado de spin α. Esse fenômeno é ilustrado por um par de hidrogênios na Figura 10-5. Após a excitação, os núcleos relaxam e retornam ao estado original por vários caminhos (que não discutiremos aqui). Na ressonância, portanto, ocorre contínua excitação e relaxação, alternadamente.

Conforme esperado, o aumento da intensidade do campo magnético H_0 dificulta a mudança do spin α → β. Na verdade, a diferença de energia ΔE entre os dois estados de spin é diretamente proporcional a H_0. Consequentemente, como ΔE = hν, a frequência de ressonância também é proporcional à intensidade do campo magnético. Você pode ver esta relação nos espectrômetros comerciais, em que a intensidade do campo magnético é dada em teslas (T)* e a frequência de ressonância do hidrogênio em megahertz (MHz).

---

* Nikola Tesla (1856-1943), inventor americano (de origem sérvia), físico e engenheiro mecânico e elétrico.

Figura 10-4 (A) Os hidrogênios do hidrogênio (H) agem como pequenos ímãs. (B) Em um campo magnético, H_0, os spins nucleares se alinham quase igualmente a favor (α) ou contra (β) o campo.

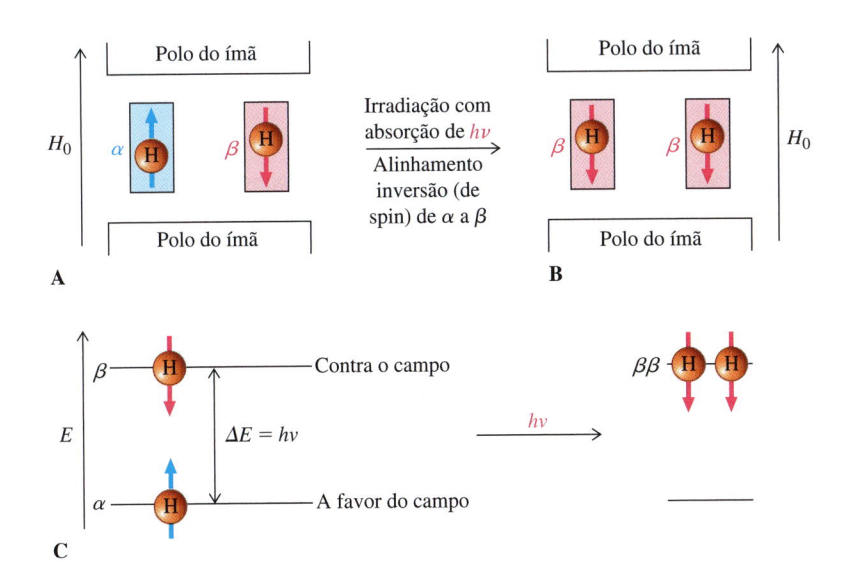

Figura 10-5 (A) Uma versão mais simples da Figura 10-4B: em um campo magnético externo, os hidrogênios alinham-se quase igualmente a favor (menor energia, α) e contra (maior energia, β) o campo, com a diferença de energia dada por ΔE, como se vê na parte C. (B) A irradiação com energia de frequência exata ν provoca a absorção, "invertendo" o spin nuclear de um hidrogênio que está no estado α para o estado β (também chamada de ressonância). (C) Diagrama de energia que mostra um hidrogênio que adquire a energia ΔE = hν e sofre a "inversão de spin" de α a β. Ao olhar para esta figura, lembre-se de que os dois núcleos representados estão cercados pelo resto da amostra e que o excesso dos estados α sobre β é muito pequeno. A absorção aproxima essa relação de 1:1.

A intensidade do campo magnético é proporcional à frequência de ressonância

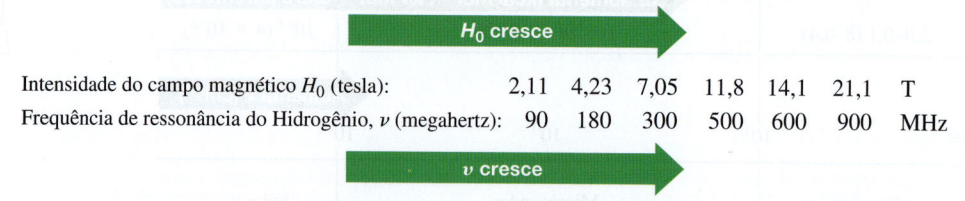

H_0 cresce →

Intensidade do campo magnético H_0 (tesla):	2,11	4,23	7,05	11,8	14,1	21,1 T
Frequência de ressonância do Hidrogênio, ν (megahertz):	90	180	300	500	600	900 MHz

ν cresce →

Para dar uma ideia do tamanho desses ímãs, a intensidade máxima do campo magnético da Terra em qualquer lugar da superfície é cerca de 0,00007 T.

Quanta energia deve ser gasta para a inversão de um hidrogênio de α a β? Como $\Delta E_{\beta-\alpha} = h\nu$, podemos fazer o cálculo. A quantidade é muito pequena, isto é, $\Delta E_{\beta-\alpha}$ em 300 MHz é da ordem de 3×10^{-5} kcal mol^{-1} ($1,5 \times 10^{-4}$ kJ mol^{-1}). O equilíbrio entre os dois estados é rápido e normalmente apenas um pouco mais da metade de todos os núcleos dos hidrogênios em um campo magnético adotará o estado α, com o restante tendo spin β. Na ressonância, esta diferença reduz-se, quando os spins α se invertem a β, mas a proporcionalidade original não é muito perturbada.

Muitos núcleos sofrem a ressonância magnética

O hidrogênio não é o único núcleo capaz de sofrer ressonância magnética. A Tabela 10-1 lista um conjunto de núcleos sensíveis à RMN e importantes na química orgânica, bem como outros que não têm atividade na RMN. Em geral, os núcleos que têm número ímpar de hidrogênios, como ^{1}H (e seus isótopos), ^{14}N, ^{19}F e ^{31}P, ou número ímpar de nêutrons, como ^{13}C, têm um comportamento magnético. Por outro lado, quando o número de hidrogênios e o número de nêutrons são *ambos* pares, como em ^{12}C ou ^{16}O, o núcleo não tem atividade magnética.

Quando expostos ao mesmo campo magnético, *os diferentes núcleos ativos na RMN entram em ressonância em valores de ν diferentes*. Por exemplo, se fizéssemos um espectro hipotético de uma amostra de clorofluorometano, CH_2ClF, em um ímã de 7,05-T, observaríamos seis absorções correspondentes aos seis núcleos sensíveis à RMN da amostra: os muito abundantes de ^{1}H, ^{19}F, ^{35}Cl e ^{37}Cl e os muito menos abundantes de ^{13}C (1,11%) e ^{2}H (0,015%), como se vê na Figura 10-6.

A espectroscopia de RMN de alta resolução pode diferenciar núcleos do mesmo elemento

Considere agora o espectro de RMN do cloro-metóxi-metano [(cloro-metil)-metil-éter], $ClCH_2OCH_3$. Uma varredura em 7,05 T de 0 a 300 MHz daria um pico para cada elemento presente (Figura 10-7A). Assim como um microscópio permite amplificar um pequeno detalhe do mundo macroscópico, podemos escolher qualquer um destes sinais e expandi-los para revelar muito mais. Assim, usando a técnica de **espectroscopia de RMN de alta resolução**, podemos estudar hidrogênios que entram

Tabela 10-1 Atividade na RMN e abundância natural de alguns núcleos

Núcleo	Atividade na RMN	Abundância natural (%)	Núcleo	Atividade na RMN	Abundância natural (%)
^{1}H	Ativo	99,985	^{16}O	Inativo	99,759
^{2}H (D)	Ativo	0,015	^{17}O	Ativo	0,037
^{3}H (T)	Ativo	0	^{18}O	Inativo	0,204
^{12}C	Inativo	98,89	^{19}F	Ativo	100
^{13}C	Ativo	1,11	^{31}P	Ativo	100
^{14}N	Ativo	99,63	^{35}Cl	Ativo	75,53
^{15}N	Ativo	0,37	^{37}Cl	Ativo	24,47

Abreviações: D, deutério; T, trítio.

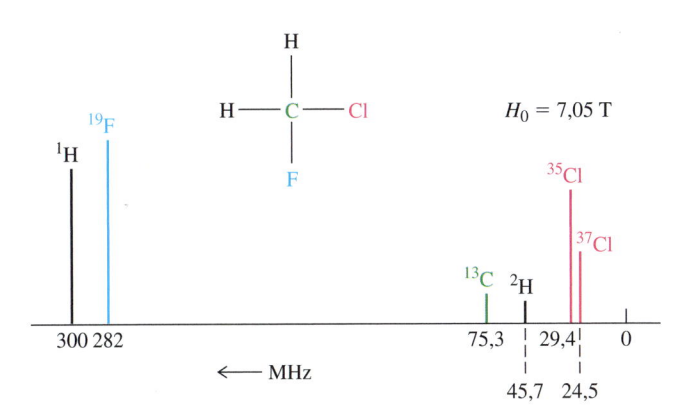

Figura 10-6 Um espectro de RMN hipotético de CH_2ClF em 7,05 T. Como cada núcleo ativo na RMN entra em ressonância em uma frequência característica, há seis linhas. Mostramos as linhas com alturas semelhantes para simplificar, embora a abundância natural dos isótopos ^2H e ^{13}C seja muito menor do que a dos demais. O espectro, como está, não poderia ser obtido em um único experimento porque, em geral, os instrumentos são sintonizados para examinar um núcleo, como o ^1H, de cada vez.

$H_0 = 7{,}05$ T

^1H 300 ^{19}F 282 ^{13}C 75,3 ^2H 45,7 ^{35}Cl 29,4 ^{37}Cl 24,5   0

← MHz

DESTAQUE QUÍMICO 10-1

Obtenção de um espectro de RMN

Para a obtenção de um espectro de RMN, dissolve-se a amostra a ser estudada (alguns miligramas) em um solvente (0,3-0,5 mL) que de preferência não contenha átomos que absorvam na faixa de RMN sob investigação. Os solventes típicos são deuterados, como o tricloro-deutero-metano (deutero-clorofórmio), $CDCl_3$; a hexadeutero-acetona, CD_3COCD_3; o hexadeutero-benzeno, C_6D_6, e o octadeutero-oxa-ciclo-pentano (octadeutero-tetra-hidrofurano), C_4D_8O. O efeito da substituição de hidrogênio por deutério é a remoção de eventuais picos do solvente do espectro de hidrogênio. Observe que a frequência de ressonância do deutério ocorre em uma região espectral completamente diferente do hidrogênio (^1H) (Figura 10-6). Transfere-se a solução para um tubo de RMN (um tubo cilíndrico de vidro), que é inserido em um ímã supercondutor (fotografia à esquerda). Para garantir que todas as moléculas da amostra ocupem, na média, a mesma posição no campo magnético, o tubo de RMN gira rapidamente, guiado por um jato de ar, no interior da bobina de rádio-frequência (RF, veja o diagrama). A amostra é irradiada com um pulso de RF em toda a região espectral, a resposta é registrada em um detector e o decaimento dos sinais espectrais com o tempo é tratado por transformação de Fourier em um computador para dar o espectro final. A fotografia à direita retrata uma estudante na estação de trabalho, analisando seus dados de RMN.

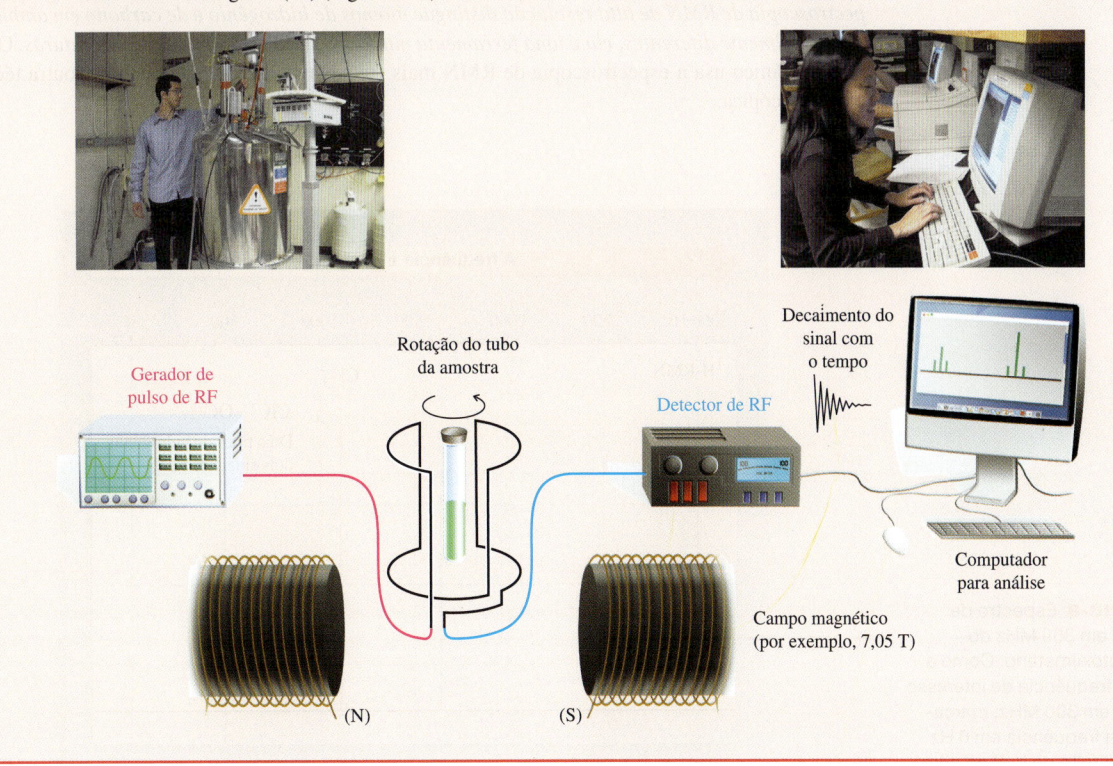

Gerador de pulso de RF
Rotação do tubo da amostra
Detector de RF
Decaimento do sinal com o tempo
Computador para análise
Campo magnético (por exemplo, 7,05 T)
(N) (S)

Figura 10-7 A alta resolução pode revelar novos picos no espectro de RMN. (A) Em baixa resolução, o espectro de ClCH$_2$OCH$_3$ em 7,05 T mostra seis picos para os seis isótopos ativos presentes na RMN. (B) Em alta resolução, o espectro do hidrogênio mostra dois picos, um para cada conjunto de hidrogênios (um em azul na estrutura, o outro em rosa). Note que a varredura em alta resolução cobre apenas 0,001% da varredura utilizada em baixa resolução. (C) O espectro de alta resolução de ^{13}C (veja a Seção 10-9) mostra os picos dos dois átomos de carbono diferentes da molécula.

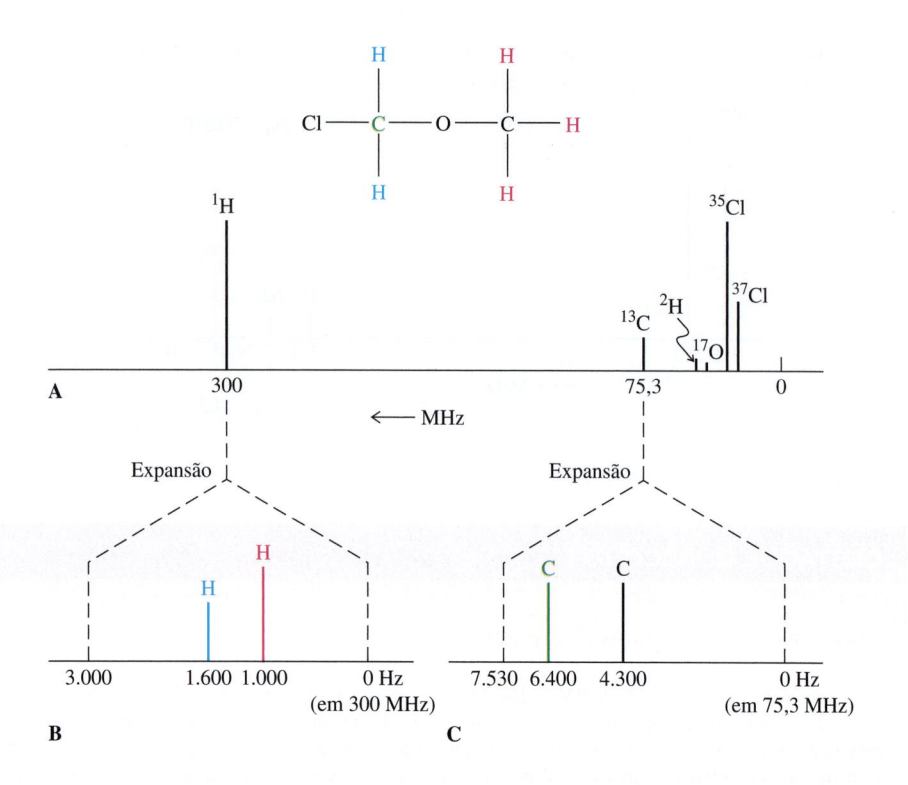

em ressonância de 300.000.000 a 300.003.000 Hz. Constatamos que o que parecia ser um único pico naquela região na verdade são dois picos que não foram resolvidos inicialmente (Figura 10-7B). Da mesma forma, o espectro de ^{13}C em alta resolução feito nas proximidades de 75,3 Hz mostra dois picos (Figura 10-7C). Essas absorções revelam a presença de *dois* tipos de hidrogênio e carbonos, respectivamente. A Figura 10-8 mostra um espectro real de ^{1}H-RMN do ClCH$_2$OCH$_3$. *Como a espectroscopia de RMN de alta resolução distingue átomos de hidrogênio e de carbono em ambientes estruturalmente diferentes, ela é uma ferramenta muito útil para a elucidação de estruturas.* O químico orgânico usa a espectroscopia de RMN mais frequentemente do que qualquer outra técnica espectroscópica.

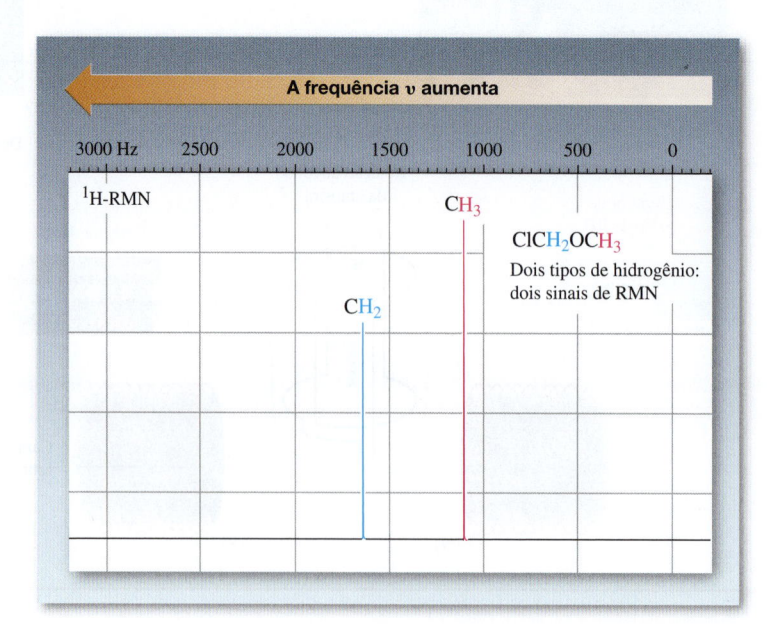

Figura 10-8 Espectro de ^{1}H-RMN em 300 MHz do cloro(metoxi)metano. Como a faixa de frequência de interesse começa em 300 MHz, marcamos esta frequência em 0 Hz no lado direito do gráfico para simplificar.

EM RESUMO, certos núcleos, como ^1H e ^{13}C, podem ser vistos como pequenos ímãs atômicos que, quando colocados em um campo magnético, alinham-se a favor (α) ou contra (β) o campo. Estes dois estados não têm a mesma energia, uma condição explorada na espectroscopia de ressonância magnética nuclear. Quando em ressonância, radiação de radiofrequência é absorvida pelos núcleos e ocorrem transições de α para β (excitação). Os núcleos no estado β relaxam ao estado α liberando energia (na forma de quantidades pequenas de calor). A frequência de ressonância, característica do núcleo e de seu ambiente, é proporcional à intensidade do campo magnético externo.

10-4 Uso dos espectros de RMN para analisar a estrutura molecular: o deslocamento químico do hidrogênio

Por que os dois grupos diferentes de hidrogênios do cloro(metoxi)metano dão origem a dois picos distintos? Como a estrutura molecular afeta a posição do sinal de RMN? Esta seção responderá a estas questões.

A posição de uma absorção na RMN, também chamada de **deslocamento químico**, depende da densidade de elétrons em torno do hidrogênio. A densidade é, por sua vez, controlada pelo ambiente estrutural do núcleo observado. Portanto, *os deslocamentos químicos dos hidrogênios de uma molécula na RMN são pistas importantes para a determinação da sua estrutura molecular*. Ao mesmo tempo, a estrutura de uma molécula determina como ela "funciona" em um experimento de RMN.

A posição de um sinal de RMN depende do ambiente eletrônico do núcleo

O espectro de ^1H RMN de alta resolução do cloro(metoxi)metano mostrado na Figura 10-8 revela que os dois tipos de hidrogênio dão origem a duas absorções separadas na ressonância. Qual é a origem deste efeito? É o ambiente eletrônico diferente dos respectivos núcleos de hidrogênio. Um hidrogênio livre não é perturbado pelos elétrons. As moléculas orgânicas, no entanto, têm ligações covalentes com os núcleos de hidrogênio, isto é, *não* há o envolvimento de hidrogênios livres, e os elétrons dessas ligações afetam as absorções da ressonância magnética nuclear.*

Os hidrogênios ligados estão cercados por orbitais cuja densidade eletrônica varia, dependendo da polaridade da ligação, da hibridação do átomo a ele ligado e da presença de grupos doadores ou aceitadores de elétrons. Quando um núcleo rodeado de elétrons está em um campo magnético H_0, os elétrons movem-se de modo a gerar um pequeno **campo magnético local**, h_{local}, que *se opõe a* H_0. Como consequência, a intensidade total do campo próximo do núcleo de hidrogênio *reduz-se* e diz-se que o núcleo está **blindado** com relação a H_0 por sua nuvem de elétrons (Figura 10-9). O grau

---

* Nas discussões de RMN, os termos *hidrogênio* e *hidrogênio* se confundem (embora incorretamente). "RMN de hidrogênio" e "hidrogênios em moléculas" são usados mesmo em relação a hidrogênios em ligação covalente.

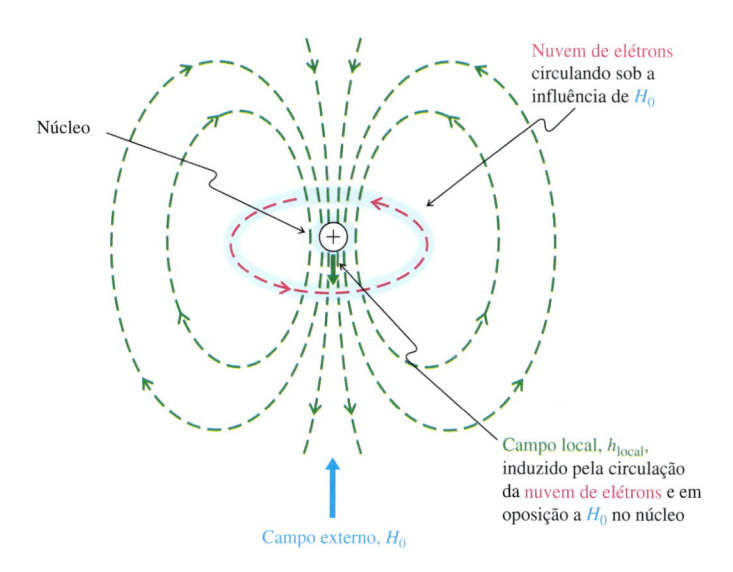

Figura 10-9 O campo externo, H_0, provoca o movimento dos elétrons de ligação em torno do núcleo de hidrogênio. Esta corrente, por sua vez, gera um campo magnético local em oposição a H_0. [Essa é a Lei de Lenz, em homenagem ao físico russo Heinrich Friedrich Emil Lenz (1804-1865). Note que a direção do movimento dos elétrons se opõe à da corrente elétrica correspondente, que é definida como o fluxo do anodo (+) para o catodo (−)].

Figura 10-10 Efeito da blindagem em um hidrogênio em ligação covalente. O núcleo, H⁺, que não tem elétrons de ligação, é o menos *blindado*, em outras palavras, seu sinal ocorre à esquerda do espectro, ou em *campo baixo*. Um hidrogênio ligado, por exemplo, ao carbono é *blindado* pelos elétrons da ligação e o sinal aparece mais à direita.

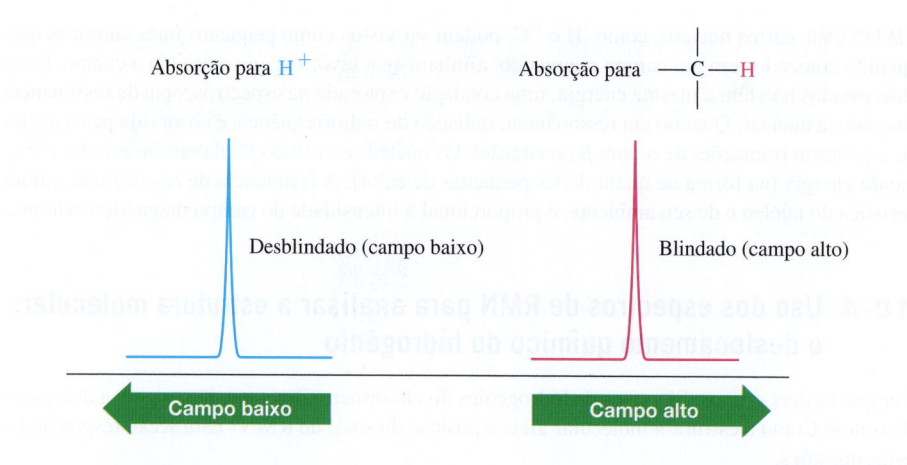

Absorção para H⁺   Absorção para —C—H

Desblindado (campo baixo)   Blindado (campo alto)

← Campo baixo   Campo alto →

de blindagem depende da densidade eletrônica em torno do núcleo. A adição de elétrons aumenta a blindagem; a remoção de elétrons provoca a **desblindagem**.

Qual é o efeito da blindagem sobre a posição relativa de uma absorção de RMN? Como resultado da forma de apresentação dos espectros de RMN, a *blindagem* desloca o pico de absorção para a *direita* do espectro, e a *desblindagem*, para a *esquerda* (Figura 10-10). Os químicos não usam os termos *direita* e *esquerda*, porque estão acostumados com a terminologia utilizada para os espectros obtidos antes do uso das transformações de Fourier. Para compensar a blindagem, a intensidade do campo externo H_0 tem de ser aumentada para que ocorra a ressonância (lembre-se de que H_0 é proporcional a ν) e, por isso, dizemos que o pico está em **campo mais alto**, ou deslocado para **campo alto** (à direita). Por outro lado, a desblindagem faz o sinal aparecer em **campo mais baixo** (à esquerda).

Como cada hidrogênio quimicamente distinto tem um ambiente eletrônico único, ele dá origem a uma ressonância característica. Além disso, *os hidrogênios quimicamente equivalentes mostram picos de RMN na mesma posição*. Os hidrogênios quimicamente equivalentes são os que se relacionam por simetria, como os hidrogênios dos grupos metila, os hidrogênios de metileno no butano ou todos os hidrogênios dos cicloalcanos (veja, contudo, a Seção 10-5).

¹H-RMN: diferentes tipos de hidrogênio dão origem a sinais diferentes

$H_3C—O—CH_3$ $H_3C—\underset{CH_3}{\overset{CH_3}{C}}—O—CH_3$ $H_3C—O—CH_2—CH_3$ $H_3C—\underset{CH_3}{\overset{CH_3}{C}}—CH_2—OH$

Um tipo de H: um sinal   Dois tipos de H: dois sinais   Três tipos de H: três sinais   Três tipos de H: três sinais

Descreveremos em mais detalhes alguns testes para a equivalência química na próxima seção, mas no caso das moléculas simples tal equivalência é óbvia. Um exemplo é o espectro de RMN do 2,2-dimetil-1-propanol na Figura 10-11: existem três absorções – uma (a mais blindada) para os nove hidrogênios equivalentes de metila do grupo *terc*-butila, uma para o OH e uma terceira (a mais desblindada) para os hidrogênios de CH_2.

O deslocamento químico descreve a posição de um pico de RMN

Como os dados espectrais são relatados? Como observamos anteriormente, a maior parte das absorções de hidrogênio na ¹H RMN de 300 MHz fica em uma faixa de 3000 Hz. Em vez de registrar a frequência exata de cada ressonância, nós a medimos em relação a um padrão interno, o tetrametilsilano, $(CH_3)_4Si$. Seus 12 hidrogênios equivalentes estão blindados em relação aos da maior parte das moléculas orgânicas, resultando em uma linha de ressonância convenientemente fora da faixa normal dos espectros. As posições das absorções de RMN de um composto sob investigação podem então ser medidas (em hertz) em relação ao padrão interno. Desta forma, os sinais do 2,2-dimetil-1-propanol (Figura 10-11), por exemplo, estariam localizados em 266, 541 e 978 Hz para campo mais baixo a partir do $(CH_3)_4Si$.

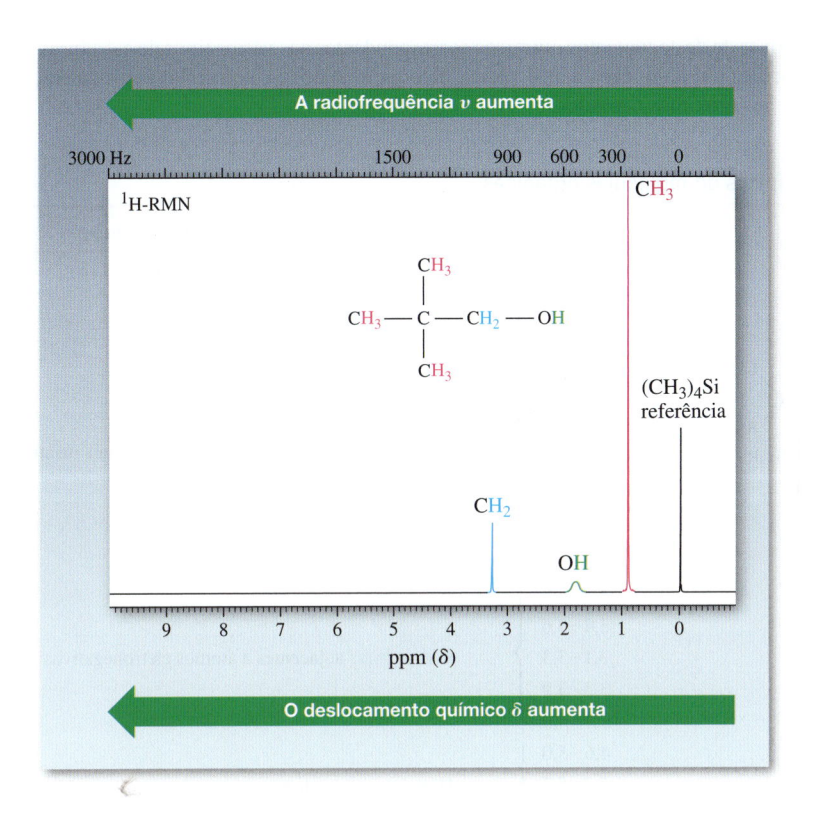

Figura 10-11 Espectro de ¹H-RMN, em 300 MHz, do 2,2-dimetil-1-propanol (contendo um pouco de tetrametilsilano como padrão interno) em clorofórmio deuterado, CDCl₃. Três sinais são observados para os três conjuntos de hidrogênios diferentes. (A escala na parte inferior indica o deslocamento químico em δ, a distância a partir do tetrametilsilano, que será definida na próxima subseção.)

Um problema com estes números, entretanto, é que *eles variam com a intensidade do campo magnético aplicado*. Como a intensidade do campo e a frequência de ressonância são diretamente proporcionais, quando a intensidade do campo duplica ou triplica, a distância (em hertz) entre os picos observados e o (CH₃)₄Si dobrará ou triplicará. Para facilitar a comparação dos espectros apresentados na literatura, padronizou-se a frequência medida dividindo-se a distância do pico até o do (CH₃)₄Si (em hertz) pela frequência do espectrômetro. Este procedimento produz um número *independente do campo*, o **deslocamento químico**, δ.

O deslocamento químico

$$\delta = \frac{\text{distância do sinal medido até o pico do } (CH_3)_4Si, \text{ em hertz}}{\text{frequência do espectrômetro, em megahertz}} \text{ ppm}$$

O deslocamento químico é relatado em partes por milhão (ppm). O valor de δ do (CH₃)₄Si é arbitrariamente definido como 0,00. O espectro de RMN do 2,2-dimetil-1-propanol (Figura 10-11) seria relatado da seguinte forma: ¹H-RMN (300 MHz, CDCl₃) δ = 0,89; 1,80; 3,26 ppm.

EXERCÍCIO 10-3

Em um instrumento de RMN de 90 MHz, os três sinais do 2,2-dimetil-1-propanol são observados em 80, 162 e 293 Hz, respectivamente, em campo baixo, a partir do (CH₃)₄Si. Calcule os valores de δ e compare-os com os obtidos em 300 MHz.

Os grupos funcionais produzem deslocamentos químicos característicos

A RMN é uma ferramenta analítica valiosa porque ela consegue identificar determinados tipos de hidrogênio em uma molécula. Cada um deles tem deslocamento químico característico, dependendo de seu ambiente estrutural. A Tabela 10-2 lista deslocamentos químicos típicos de hidrogênios de unidades estruturais comuns em moléculas orgânicas. É importante familiarizar-se com as faixas de deslocamentos químicos correspondentes aos vários tipos de estruturas descritos até agora: alcanos, halogenoalcanos, éteres, álcoois, aldeídos e cetonas. Veremos outros, em mais detalhes, nos próximos capítulos.

Tabela 10-2 Deslocamentos químicos típicos de moléculas orgânicas

Tipo de hidrogênio[a]	Deslocamento químico δ em ppm	
Alquila primária, RCH_3	0,8–1,0	}
Alquila secundária, RCH_2R'	1,2–1,4	Hidrogênios de alcano e semelhantes
Alquila terciária, R_3CH	1,4–1,7	
Alílico (ao lado de uma ligação dupla), $R_2C=C(CH_3)R'$	1,6–1,9	}
Benzílico (ao lado de um anel aromático), $ArCH_2R$	2,2–2,5	Hidrogênios adjacentes a grupos funcionais insaturados
Cetona, $RCCH_3$ (=O)	2,1–2,6	
Alquino, $RC\equiv CH$	1,7–3,1	
Cloroalcano, RCH_2Cl	3,6–3,8	}
Bromoalcano, RCH_2Br	3,4–3,6	
Iodoalcano, RCH_2I	3,1–3,3	Hidrogênios adjacentes a átomos eletronegativos
Éter, RCH_2OR'	3,3–3,9	
Álcool, RCH_2OH	3,3–4,0	
Alqueno terminal, $R_2C=CH_2$	4,6–5,0	}
Alqueno interno, $R_2C=CHR'$	5,2–5,7	Hidrogênios de alqueno
Aromático, ArH	6,0–9,5	
Aldeído, RCH (=O)	9,5–9,9	
Hidroxila de álcool, ROH	0,5–5,0	(variável)
Tiol, RSH	0,5–5,0	(variável)
Amina, RNH_2	0,5–5,0	(variável)

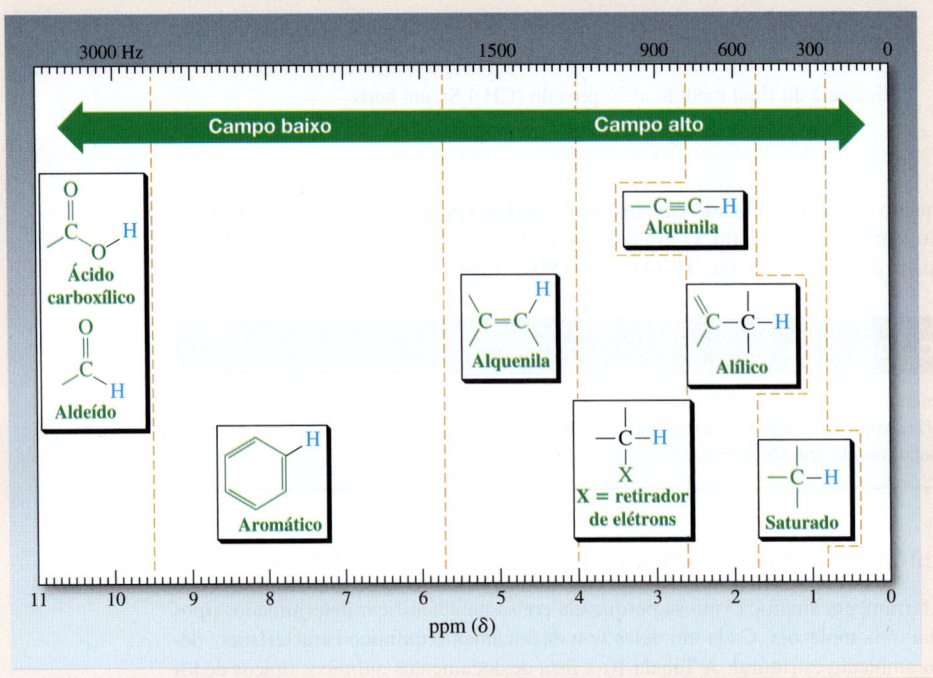

[a] R, R', grupos alquila; Ar, grupo aromático (não argônio).

Tabela 10-3 Efeito de desblindagem de átomos eletronegativos

CH₃X	Eletronegatividade de X (da Tabela 1-2)	Deslocamento químico δ do grupo CH₃ (ppm)
CH₃F	4,0	4,26
CH₃OH	3,4	3,40
CH₃Cl	3,2	3,05
CH₃Br	3,0	2,68
CH₃I	2,7	2,16
CH₃H	2,2	0,23

Aumenta a eletronegatividade → Aumenta o deslocamento químico

Note que as absorções dos hidrogênios de alcanos ocorrem em campo relativamente alto (δ = 0,8–1,7 ppm). Um hidrogênio próximo de um grupo ou átomo que retira elétrons (como um halogênio ou oxigênio) é deslocado para um campo relativamente mais baixo: esses substituintes desblindam seus vizinhos. A Tabela 10-3 mostra como os heteroátomos adjacentes afetam o deslocamento químico de um grupo metila. Quanto mais eletronegativo for o átomo, mais desblindados estarão os hidrogênios da metila em relação ao metano. Vários substituintes exercem um efeito cumulativo, conforme a série de três metanos clorados mostrada na margem. A influência da desblindagem de grupos que retiram elétrons diminui rapidamente com a distância. Esta "redução gradual" é vista no mapa de potencial eletrostático do 1-bromo-propano na margem. A região em torno do carbono ligado ao bromo é relativamente deficiente em elétrons (em azul). Ao avançar na cadeia propila, a cor passa a verde, depois a amarelo alaranjado à medida que a densidade de elétrons aumenta.

Desblindagem cumulativa nos clorometanos

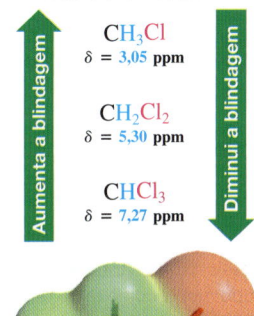

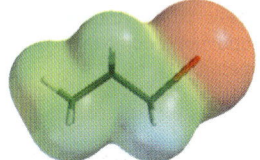

CH_3Cl δ = 3,05 ppm
CH_2Cl_2 δ = 5,30 ppm
$CHCl_3$ δ = 7,27 ppm

Aumenta a blindagem ← → Diminui a blindagem

1-Bromo-propano

1,73 ppm — CH₃
CH₃—C—Br
H
4,21 ppm

$CH_3—CH_2—CH_2—Br$
δ = 1,03   1,88   3,39 ppm

EXERCÍCIO 10-4

Explique a atribuição dos sinais de ¹H-RMN do cloro(metoxi)metano (veja o esquema de cores da Figura 10-8). (**Sugestão:** considere o número de vizinhos eletronegativos de cada tipo de hidrogênio.)

EXERCÍCIO 10-5

Consulte a Tabela 10-2 e dê os valores de δ esperados para os espectros de ¹H-RMN dos seguintes compostos.

(a) $CH_3CH_2OCO_2CH_2CH_3$
(b) $H_3C-CH=CH-CH_3$
(c) $CH_3-C(O)-H$
(d) $H-C≡C-CH_2CH_2-OH$

Como se vê na Tabela 10-2, os hidrogênios dos grupos hidroxila, mercapto e amino absorvem em uma faixa de frequências. Nos espectros dessas substâncias, o pico de absorção do hidrogênio ligado ao heteroátomo pode ser relativamente largo. A variação do deslocamento químico é devida às ligações hidrogênio e à troca de hidrogênios, e depende da temperatura, da concentração e da presença de água (isto é, umidade). Em termos simples, estes efeitos alteram o ambiente eletrônico dos núcleos de hidrogênio. A observação de um sinal largo indica normalmente a presença de grupos OH, SH ou NH_2 (NHR) (veja a Figura 10-11).

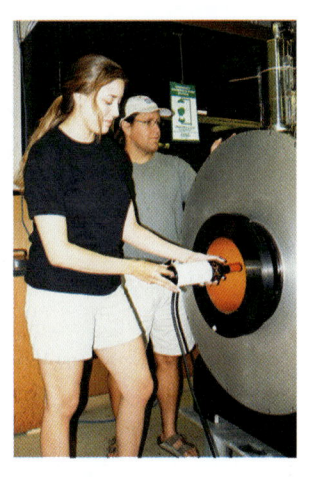

A RMN pode ser usada para detectar a presença indesejável de ácido acético em garrafas lacradas de vinhos antigos. Aqui, a Dra. April Weekly e o Prof. Matthew Augustine, da Universidade da Califórnia em Davis, Estados Unidos, estão se preparando para obter o espectro de RMN de uma garrafa de Bordeaux, 1959. (*Foto de N. Schore.*)

Figura 10-12 Rotação do grupo metila como teste de simetria.

EM RESUMO, os vários átomos de hidrogênio presentes em uma molécula orgânica podem ser reconhecidos por seus picos característicos na RMN em certos deslocamentos químicos, δ. Um ambiente pobre em elétrons é desblindado e leva as absorções para campo baixo (δ alto). Em um ambiente rico em elétrons, os picos estão blindados, isto é, em campos mais altos. O deslocamento químico δ é medido em partes por milhão com a divisão da diferença, em hertz, entre a ressonância medida e a do padrão interno, o tetrametilsilano, $(CH_3)_4Si$, pela frequência do espectrômetro em megahertz. Os espectros de RMN dos grupos OH de álcoois, SH de tióis e NH_2 (NHR) de aminas mostram picos largos característicos, com valores de δ que dependem da concentração e da umidade.

10-5 Testes para a equivalência química

Nos espectros de RMN apresentados até agora, dois ou mais hidrogênios que ocupam posições quimicamente equivalentes dão origem a *uma* única absorção de RMN. Pode-se dizer, em geral, *que hidrogênios quimicamente equivalentes têm o mesmo deslocamento químico*. Entretanto, veremos que nem sempre é fácil identificar núcleos quimicamente equivalentes. Recorreremos às operações de simetria apresentadas no Capítulo 5 para decidir que espectro de RMN devemos esperar para um dado composto.

A simetria da molécula ajuda a estabelecer a equivalência química

Para estabelecer a equivalência química, temos de reconhecer a simetria das moléculas e de seus grupos substituintes. Como sabemos, uma forma de simetria é a presença de um plano de simetria (Seção 5-1, Figura 5-4). Outra é a equivalência por rotação. Por exemplo, a Figura 10-12 mostra como duas rotações sucessivas de 120° fazem cada hidrogênio de um grupo metila ocupar a posição dos outros dois sem que a estrutura se altere. Assim, se a rotação do grupo metila for rápida, todos os hidrogênios serão equivalentes e terão o mesmo deslocamento químico. Veremos em breve que este é o caso.

A aplicação dos princípios da simetria por rotação ou do plano de simetria, ou ambos, permite a atribuição dos núcleos equivalentes em outros compostos (Figura 10-13).

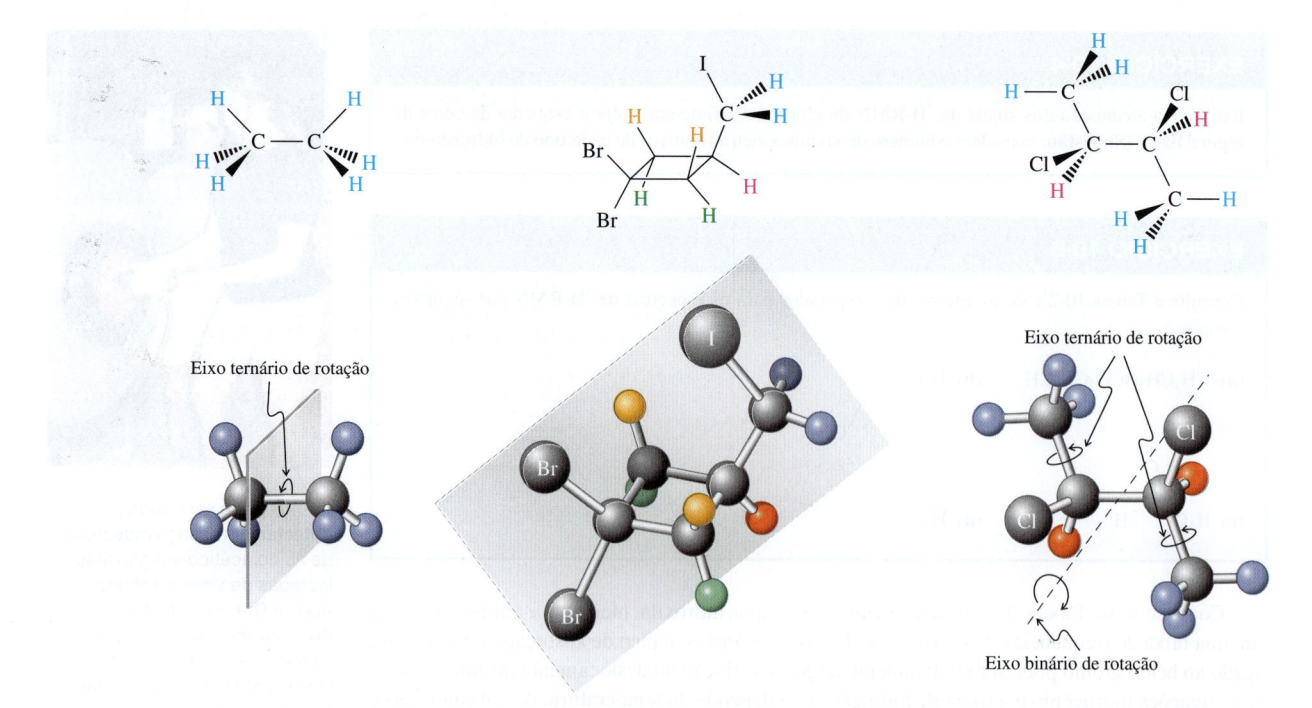

Figura 10-13 O reconhecimento da simetria por rotação e do plano de simetria nas moléculas orgânicas permite a identificação dos hidrogênios de deslocamentos químicos equivalentes. As diferentes cores distinguem os núcleos que dão origem às absorções diferentes com deslocamentos químicos distintos.

EXERCÍCIO 10-6

Trabalhando com os conceitos: como estabelecer a presença de hidrogênios equivalentes

Quantas absorções de ^{1}H-RMN você esperaria para $CH_3OCH_2CH_2OCH_2CH_2OCH_3$?

Estratégia

A melhor maneira de abordar este tipo de problema é fazer um modelo ou desenhar a estrutura em detalhes, mostrando todos os hidrogênios nas posições corretas.

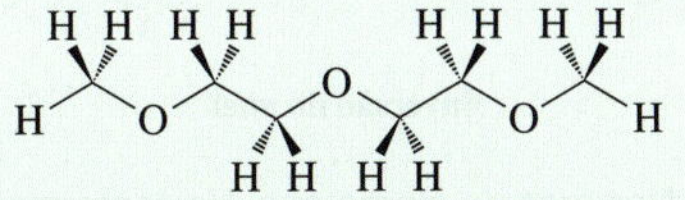

Depois, é preciso identificar possíveis planos de simetria ou eixos de rotação que tornem equivalentes os grupos de hidrogênios.

Solução

- Reconhecemos o *plano de simetria vertical 1* que coincide com o plano da molécula e torna todos os hidrogênios em cunha cheia equivalentes a seus vizinhos em cunha tracejada.
- Em seguida, vemos um segundo *plano de simetria 2* que passa pelo centro do oxigênio e é perpendicular ao plano da molécula, fazendo a metade esquerda da molécula ficar igual à metade direita.
- Por fim, os hidrogênios de metila são equivalentes por *rotação*.
- Não existem operações de simetria que transformem um grupo metileno em seu vizinho, e os grupos metila obviamente são diferentes dos grupos metileno.

Portanto, devemos esperar três sinais de ressonância de hidrogênios.

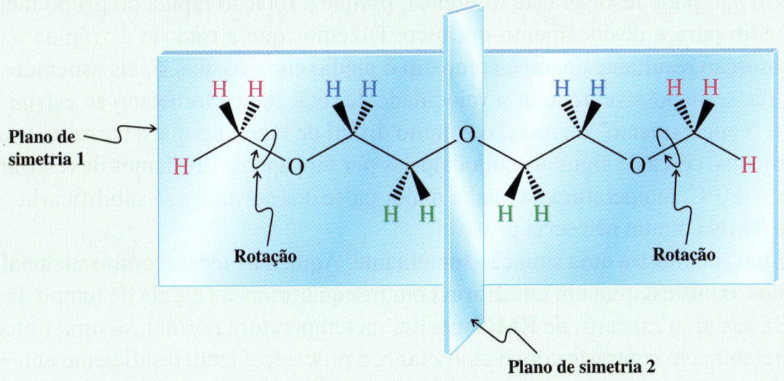

EXERCÍCIO 10-7

Tente você

Quantas absorções de ^{1}H-RMN você esperaria para (**a**) 2,2,3,3-tetrametil-butano; (**b**) oxaciclopropano?

A interconversão conformacional pode levar à equivalência na escala de tempo da RMN

Olhemos mais de perto outros dois exemplos, o cloroetano e o ciclo-hexano. O cloroetano deveria ter dois picos de RMN porque ele tem dois conjuntos de hidrogênios equivalentes, e o ciclo-hexano, que tem 12 núcleos de hidrogênios quimicamente equivalentes, deveria mostrar somente uma absorção. Estas expectativas realmente se justificam? Vejamos as conformações dessas duas moléculas (Figura 10-14).

CONSTRUÇÃO DE MODELOS

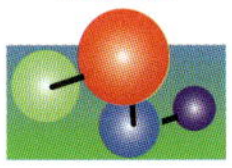

Figura 10-14 (A) Projeções de Newman do cloroetano. Na conformação inicial, H_{b1} e H_{b2} estão *vici* em relação ao cloro, e H_{b3}, *anti*, logo, não estão no mesmo ambiente. Entretanto, a rotação rápida move os H para todas as posições e, na média, todos os hidrogênios de metila são equivalentes na escala de tempo da RMN. (B) Em qualquer das conformações do ciclo-hexano, os hidrogênios axiais são diferentes dos equatoriais. No entanto, como a inversão do anel é rápida na escala de tempo de RMN, os hidrogênios axiais e equatoriais se interconvertem e observa-se apenas um sinal médio. As cores usadas aqui distinguem os ambientes e indicam os deslocamentos químicos distintos.

CH_3CH_2Cl
  b   *a*

Comecemos com o cloroetano. A conformação mais estável é o arranjo em oposição em que um dos hidrogênios de metila (H_{b3} na primeira projeção de Newman da Figura 10-14) está na posição *anti* em relação ao átomo de cloro. Deveríamos esperar que este núcleo específico tivesse um deslocamento químico diferente dos dois hidrogênios *vici* (H_{b1} e H_{b2}). Na verdade, porém, o espectrômetro não pode resolver esta diferença, porque a rotação rápida do grupo metila produz um valor médio para o deslocamento químico. Dizemos que a rotação é "rápida na escala da RMN". A absorção resultante aparece como um δ médio entre os dois sinais esperados para H_b.

Em teoria, seria possível reduzir a velocidade de rotação no cloroetano ao esfriar a amostra. Na prática, o "congelamento" da rotação é muito difícil de fazer, porque a barreira de ativação de rotação é pequena, cerca de algumas quilocalorias por mol apenas. Teríamos de resfriar a amostra até cerca de −180°C, temperatura na qual a maior parte dos solventes se solidificaria – e a espectroscopia de RMN comum não seria possível.

O ciclo-hexano mostra uma situação semelhante. Aqui, a isomeria conformacional rápida faz os hidrogênios axiais estarem em equilíbrio com os equatoriais na escala de tempo da RMN (Figura 10-14B), assim, o espectro de RMN mostra, na temperatura normal, só uma linha fina em δ = 1,36. Entretanto, em contraste com o cloroetano, o processo é lento o suficiente em −90°C para que sejam observadas duas absorções nessa temperatura, uma para os seis hidrogênios axiais em δ = 1,12 e outra para os seis hidrogênios equatoriais em δ = 1,60. A isomerização conformacional do ciclo-hexano congela-se na escala de tempo da RMN nessa temperatura porque a barreira de ativação da inversão do anel é muito mais alta [E_a = 10,8 kcal mol^{-1} (45,2 kJ mol^{-1}); Seção 4-3] do que a barreira de rotação do cloroetano.

Em geral, o tempo de vida de uma molécula em equilíbrio deve ser da ordem de um segundo para permitir a resolução por RMN. Se a molécula tem um tempo de vida substancialmente menor, obtém-se um espectro *médio*. Os químicos orgânicos utilizam a dependência dos espectros de RMN com a temperatura para medir a velocidade de processos químicos e seus parâmetros de ativação (Seção 2-1). Como uma analogia simples, você pode relacionar o fenômeno da escala de tempo de RMN com o da visão. Se você considerar seus olhos com um "espectrômetro", você só pode "resolver" eventos que ocorrem abaixo de uma certa velocidade. Tente mover sua mão para a frente e para trás diante de você. Na velocidade de uma vez por segundo, sua visão é nítida. Agora tente a mesma coisa cinco vezes por segundo: sua mão parecerá desfocada.

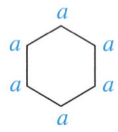

> **EXERCÍCIO 10-8**
>
> Quantos sinais você esperaria no espectro de ^{1}H-RMN do bromo-ciclo-hexano? (**Cuidado:** mesmo considerando a interconversão rápida do anel, os hidrogênios cis em relação ao bromo tornam-se equivalentes aos trans? Construa um modelo!)

EXERCÍCIO 10-9

Trabalhando com os conceitos: espectro de ^{1}H-RMN de dois estereoisômeros

Quantos sinais você esperaria nos espectros de ^{1}H-RMN de *cis*-1,2-dicloro-ciclo-butano e *trans*-1,2--dicloro-ciclo-butano?

Estratégia

Como sempre acontece em problemas de estereoquímica, é útil construir modelos. Desenhe ambas as moléculas e sua estereoquímica usando a notação em cunhas. Então procure elementos de simetria: planos de simetria e eixos de rotação.

Solução

- Olhando o isômero cis, você reconhecerá que a molécula contém um plano de simetria se dividir ao meio as ligações C1—C2 e C3—C4: a metade à esquerda (primeira estrutura a seguir) é a imagem no espelho da metade à direita, isto é, o estereoisômero é meso (Seção 5-6). Isso torna equivalentes os pares de hidrogênios correspondentes (como a cor indica). Note que os hidrogênios em verde, cis em relação aos substituintes cloro, não podem ser equivalentes aos hidrogênios em azul, trans (veja também o Exercício 10-8). Portanto, deve-se esperar três sinais no espectro de ^{1}H-RMN desse isômero.

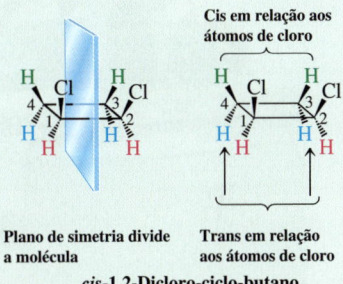

cis-1,2-Dicloro-ciclo-butano

- Voltando ao isômero trans, não há plano de simetria, o que torna a molécula quiral (Seção 5-6), mas há um eixo de rotação. Este elemento de simetria divide a molécula novamente em três pares de hidrogênios equivalentes (indicado pela cor), mas agora reparte de maneira diferente em C3 e C4: ao contrário do isômero cis, os hidrogênios da mesma cor têm uma relação trans. Os hidrogênios em verde são únicos, porque eles são cis em relação ao átomo de cloro vizinho mais próximo e trans em relação ao outro. Já os hidrogênios em azul são trans em relação ao cloro próximo e cis em relação ao outro. Assim, este composto também dará origem a três sinais, mas como ele é um estereoisômero do isômero cis, os deslocamentos químicos são diferentes. Por outro lado, sua imagem no espelho terá propriedades espectrais de RMN idênticas (Seção 5-2).

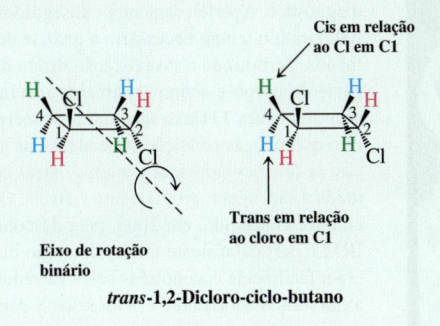

trans-1,2-Dicloro-ciclo-butano

EXERCÍCIO 10-10

Tente você

Reveja a Seção 5-5: quantos sinais você esperaria nos espectros de ^{1}H-RMN dos diastereoisômeros do 2-bromo-3-cloro-butano? (**Cuidado:** existe alguma simetria nessas moléculas?)

DESTAQUE QUÍMICO 10-2

Imagens por ressonância magnética na medicina

Depois da introdução da espectroscopia de RMN na química orgânica no final dos anos 1960, não demorou muito para que os físicos e químicos se perguntassem se a técnica poderia ser usada no diagnóstico médico. Afinal, se um espectro é uma espécie de imagem de uma molécula, por que não obter imagens de seções do corpo humano (ou de animais)? A resposta surgiu entre o começo do anos 1970 e meados dos anos 1980 e não se baseava nas informações usuais dadas pelos deslocamentos químicos, pela integração ou pelo acoplamento spin-spin, mas em um fenômeno diferente: os *tempos de relaxação dos hidrogênios*. A velocidade com que um hidrogênio induzido à inversão $\alpha \rightarrow \beta$ "relaxa" de volta ao estado α não é constante e depende do ambiente. Os tempos de relaxação podem variar de milissegundos a segundos e afetam a forma dos sinais correspondentes. No organismo, os hidrogênios da água ligados à superfície das moléculas biológicas relaxam mais rapidamente do que os do fluido livre. Além disso, existem pequenas diferenças que dependem da natureza do tecido ou da estrutura a que a água se liga. Por exemplo, em certos tumores de câncer, o tempo de relaxação da água é inferior ao da água em células saudáveis. Essas diferenças são usadas para mapear o interior do corpo humano e obter *imagens de ressonância magnética*, ou IRM. Neste tipo de aplicação, o corpo do paciente é colocado entre os polos de um grande eletroímã, e os espectros de RMN de hidrogênio são coletados e processados por um computador para dar uma série de gráficos de seções transversais de intensidade de sinal. Estes gráficos de seções transversais são combinados para produzir uma imagem tridimensional da densidade de hidrogênios no tecido, como mostra a foto à esquerda.

Como a maior parte dos sinais deve-se à água, variações do padrão normal de densidade da água podem ser detectadas e usadas no

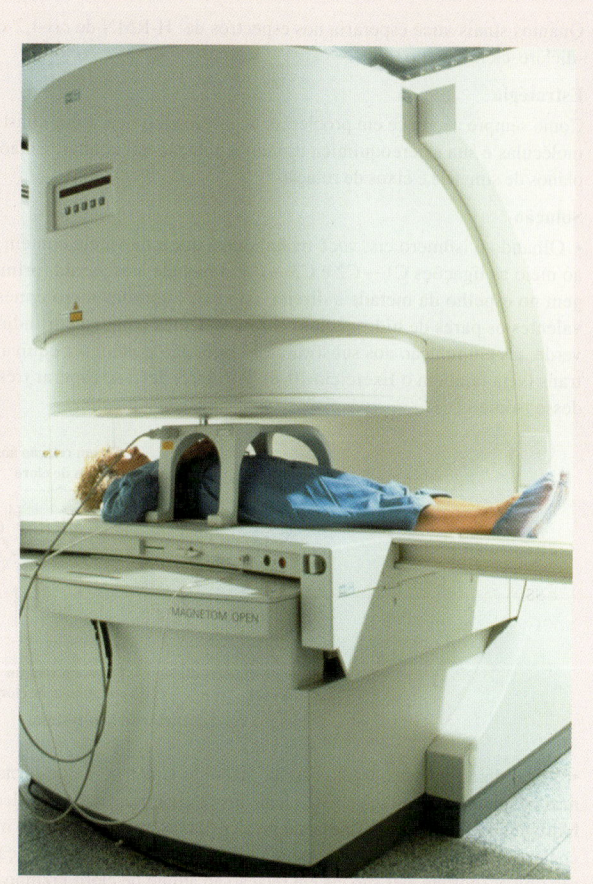

Varredura IRM do corpo.

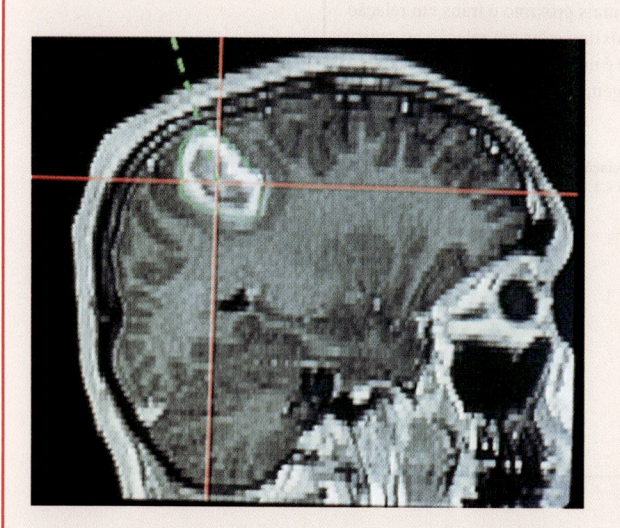

A varredura IRM do cérebro revela um tumor. Essa varredura foi usada para uma cirurgia do cérebro a laser, assistida por computador. A linha verde tracejada é o ponto de ataque cirúrgico; a face do paciente está à direita. Muitas varreduras são programadas em um microscópio poderoso que fornece um mapa em 3D de realidade virtual do tumor, o que permite que o cirurgião corte e destrua o tecido maligno com extrema precisão.

diagnóstico. Aperfeiçoamentos conseguidos durante a última década reduziram o tempo necessário à análise de minutos a segundos ou menos, permitindo a visualização direta de praticamente qualquer parte do corpo e acompanhamento instantâneo das alterações de seus ambientes. O fluxo sanguíneo, as secreções renais, o desequilíbrio químico, as condições vasculares, as anormalidades pancreáticas, as funções cardíacas e muitas outras condições de importância médica são, agora, prontamente visíveis. O Prêmio Nobel de medicina foi concedido, em 2003, pela descoberta do uso de IRM.* A IRM é particularmente útil na detecção de anormalidades que não eram facilmente encontradas pelas varreduras por TAC (tomografia axial computadorizada)[†] e pelos raios X convencionais. Ao contrário de outros métodos de imagens, esta técnica *não é invasiva* e não requer radiação ionizante ou a injeção de substâncias radioativas para a visualização.

---

* Professor Paul C. Lauterbur (1929-2007), Universidade de Illinois em Urbana-Champaign, Ilinois, Estados Unidos; Professor Sir Peter Mansfield (nasc. 1933), Universidade de Nottingham, Inglaterra.
[†] Tomografia é uma técnica de obtenção de imagens de um objeto plano específico.

EM RESUMO, os elementos de simetria, particularmente os planos e as rotações, ajudam a estabelecer a equivalência ou a não equivalência dos deslocamentos químicos de hidrogênios nas moléculas orgânicas. As estruturas que sofrem mudanças conformacionais rápidas na escala de tempo da RMN mostram espectros médios na temperatura normal. Em alguns casos, esses processos podem ser "congelados" em temperaturas baixas para permitir a observação das diferentes absorções.

10-6 Integração

Vimos até agora apenas a *posição* dos picos de RMN. Veremos nesta seção que outra propriedade útil da espectroscopia de RMN é a capacidade de medir a *intensidade* integrada relativa de um sinal, que é proporcional ao número relativo de núcleos que dão origem àquela absorção.

A integração revela o número relativo de hidrogênios de um sinal de RMN

Quanto maior for o número de hidrogênios de um determinado tipo na molécula, mais intenso é o sinal de RMN correspondente em relação aos outros sinais. Ao medir a área sob o pico (a "área integrada") e compará-la com as áreas integradas dos demais picos, pode-se estimar quantitativamente a razão entre o número de núcleos que entram em ressonância. Por exemplo, no espectro do 2,2-dimetil-1-propanol (Figura 10-15A), três sinais são observados com áreas relativas 9:2:1.

Esses números são obtidos por computador e podem ser desenhados no topo do espectro regular quando se usa o modo **integração**. Neste modo, quando começa a aparecer um pico, a pena do registrador se move verticalmente até uma distância proporcional à área sob o pico. A seguir, move-se horizontalmente até o próximo pico e assim por diante. Pode-se usar uma régua para medir a distância entre as linhas horizontais de cada pico. *O tamanho relativo dessas distâncias dá a* **razão** *entre os hidrogênios que dão origem aos vários sinais.* A Figura 10-15 mostra os espectros de ^{1}H RMN do 2,2-dimetil-1-propanol e do 1,2-dimetóxi-etano incluindo as curvas de integração.

Essas curvas de integração são úteis quando o espectro é muito complexo, ou porque a molécula tem muitos tipos de hidrogênio ou porque a amostra está impura ou é uma mistura, e a inspeção visual torna-se vantajosa. Em geral, o computador fornece automaticamente leituras digitais da intensidade integrada dos picos. Portanto, nos próximos espectros esses valores serão dados acima dos sinais correspondentes na forma de números.

Os deslocamentos químicos e a integração dos picos podem ser usados na determinação da estrutura

Consideremos os três produtos obtidos na monocloração do 1-cloropropano, $CH_3CH_2CH_2Cl$. Todos têm a mesma fórmula molecular $C_3H_6Cl_2$ e propriedades físicas muito semelhantes (os pontos de ebulição, por exemplo).

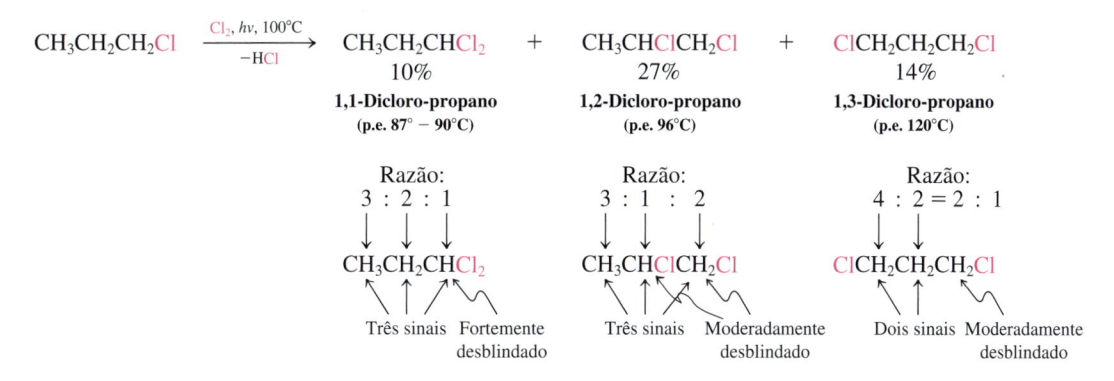

$$CH_3CH_2CH_2Cl \xrightarrow[-HCl]{Cl_2,\ h\nu,\ 100°C} CH_3CH_2CHCl_2\ +\ CH_3CHClCH_2Cl\ +\ ClCH_2CH_2CH_2Cl$$

10%   27%   14%

1,1-Dicloro-propano   **1,2-Dicloro-propano**   **1,3-Dicloro-propano**
(p.e. 87° − 90°C)   (p.e. 96°C)   (p.e. 120°C)

Razão: Razão: Razão:
3 : 2 : 1   3 : 1 : 2   4 : 2 = 2 : 1

$CH_3CH_2CHCl_2$ $CH_3CHClCH_2Cl$ $ClCH_2CH_2CH_2Cl$

Três sinais   Fortemente desblindado   Três sinais   Moderadamente desblindado   Dois sinais   Moderadamente desblindado

Figura 10-15 Espectros integrados de ¹H-RMN em 300 MHz de (A) 2,2-dimetil-1-propanol e (B) 1,2-dimetóxi-etano em CDCl₃ com adição de (CH₃)₄Si. Em (A), as áreas integradas, medidas com uma régua, são 5:2,5:22 (em mm). A normalização por divisão pelo menor número dá 2:1:9 como a razão entre os sinais. Note que a integração dá somente a *razão* e não valores absolutos para o número de hidrogênios da amostra. Assim, em (B), a razão entre os picos integrados é ~3:2, embora o composto contenha hidrogênios na razão 6:4.

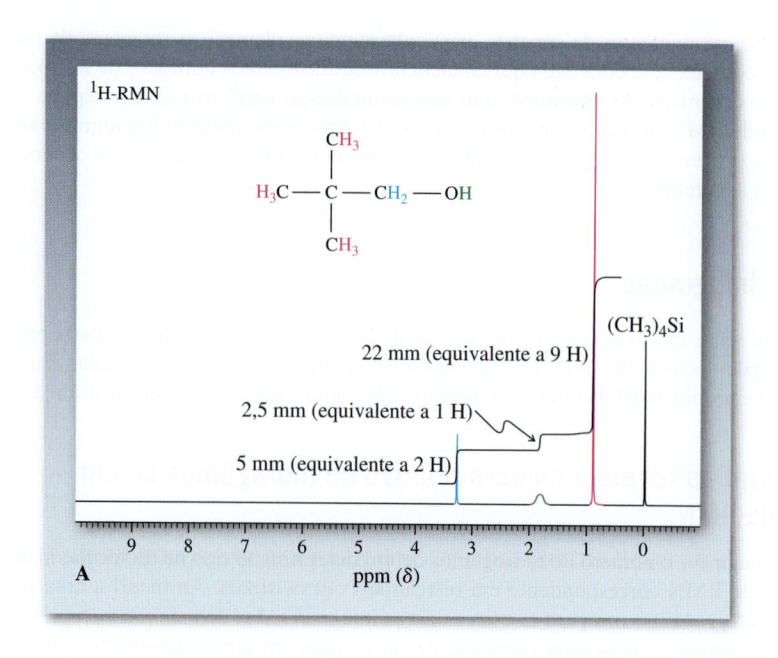

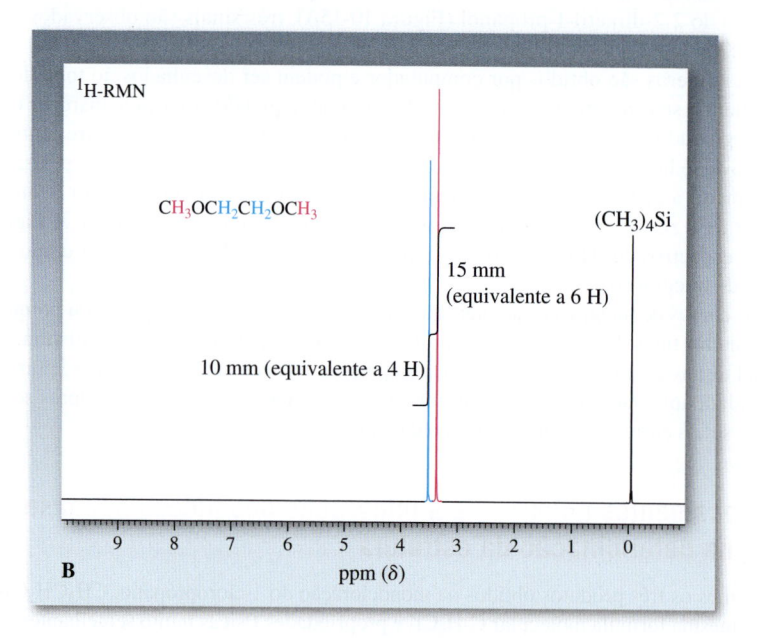

A espectroscopia de RMN distingue claramente os três isômeros. O 1,1-dicloro-propano tem três tipos de hidrogênio não equivalentes, que dão origem a três sinais de RMN na razão 3:2:1. O hidrogênio isolado absorve em campo relativamente baixo (δ = 5,93 ppm) devido ao efeito de desblindagem cumulativo dos dois átomos de halogênio; os demais absorvem em campo relativamente alto (δ = 1,01 e 2,34 ppm).

O 1,2-dicloro-propano também tem três conjuntos de sinais associados com os grupos CH₃, CH₂ e CH (veja também o Destaque Químico 10-3). Em contrapartida, seus deslocamentos químicos são bem diferentes: os dois grupos estão agora próximos de um átomo de halogênio e dão origem a sinais em campo baixo (δ = 3,68 ppm para CH₂ e δ = 4,17 ppm para CH). Somente um sinal, que, de acordo com a integração representa os três hidrogênios do grupo CH₃, aparece em campo relativamente alto (δ = 1,70 ppm).

Finalmente, o 1,3-dicloro-propano só tem dois sinais (δ = 3,71 e 2,25 ppm) na razão 2:1, um padrão claramente diferente dos outros dois isômeros. Por este processo, as estruturas dos três produtos são facilmente determinadas com uma medida simples.

> **EXERCÍCIO 10-11**
>
> A cloração do cloro-ciclo-propano dá três compostos de fórmula molecular $C_3H_4Cl_2$. Desenhe suas estruturas e descreva como identificá-los por ^{1}H-RMN. (**Sugestão:** verifique a simetria. Use o efeito de desblindagem do cloro e a integração.)

EM RESUMO, o espectrômetro de RMN no modo integração dá as áreas relativas dos diversos sinais, que correspondem aos números relativos de hidrogênios que dão origem às absorções. Essas informações, em conjunto com os deslocamentos químicos, podem ser usadas na elucidação das estruturas – por exemplo, na identificação de compostos isômeros.

10-7 Desdobramento spin-spin: o efeito dos hidrogênios vizinhos não equivalentes

Os espectros de RMN de alta resolução que apresentamos até agora têm padrões de linhas muito simples – picos únicos e finos, também chamados **singletos**. Os compostos que dão origem a estes espectros têm uma característica em comum: neles, os hidrogênios não equivalentes estão separados por pelo menos um átomo de carbono ou de oxigênio. Esses exemplos foram escolhidos por uma boa razão, porque os núcleos de hidrogênios vizinhos podem complicar o espectro como resultado de um fenômeno chamado de **desdobramento spin-spin** ou **acoplamento spin-spin**.

A Figura 10-16 mostra que o espectro de RMN do 1,1-dicloro-2,2-dietóxi-etano tem quatro absorções, características dos quatro conjuntos de hidrogênios (H_a—H_d). Em vez de picos únicos, eles adotam padrões mais complexos chamados de **multipletos:** duas absorções com dois picos ou **dubletos** (em azul e verde); uma com quatro picos ou **quarteto** (em preto) e uma com três picos ou **tripleto** (em rosa). A aparência detalhada destes multipletos depende do número e do tipo de átomos de hidrogênio adjacentes ao núcleo que dá origem à absorção.

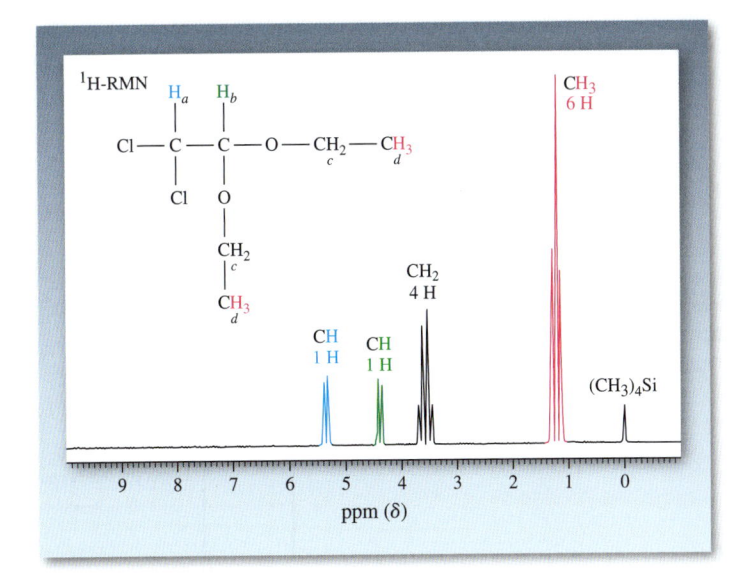

Figura 10-16 Desdobramento spin-spin no espectro de ^{1}H-RMN, em 90 MHz, do 1,1-dicloro-2,2-dietóxi-etano. Os padrões de desdobramento incluem dois dubletos, um tripleto e um quarteto para os quatro tipos de hidrogênios. Estes multipletos mostram o efeito dos hidrogênios adjacentes. *Nota*: as atribuições relativas a H_a e H_b não são óbvias (veja a Tabela 10-3) e só podem ser feitas levando em consideração outros dados.

Em conjunto com os deslocamentos químicos e a integração, os desdobramentos spin-spin com frequência ajudam a chegar à estrutura completa de um composto desconhecido. Como podemos interpretar essas informações?

Um vizinho desdobra o sinal de um núcleo em ressonância como um dubleto

Vamos primeiro considerar os dois dubletos com integração relativa 1, atribuídos aos dois hidrogênios H_a e H_b. O desdobramento desses picos é explicado pelo comportamento dos núcleos em um campo magnético externo: eles são como pequenos ímãs alinhados a favor do campo (α) ou contra o campo (β). A diferença de energia entre os dois estados é muito pequena (veja a Seção 10-3) e na temperatura normal suas populações são quase idênticas. No caso em análise, isso significa que existem dois tipos magnéticos de H_a – aproximadamente metade deles vizinhos de um H_b no estado α e outra metade vizinhos de um H_b no estado β. Reciprocamente, H_b tem dois tipos de vizinhos H_a – metade deles no estado α e metade no estado β. H_a e H_b reconhecem que são vizinhos magnéticos por comunicação por meio das três ligações entre eles. Quais são as consequências desse fenômeno no espectro de RMN?

Um hidrogênio do tipo H_a que tem como vizinho um H_b alinhado *com* o campo está exposto a um campo magnético total que é reforçado pela contribuição do spin α de H_b. Para atingir a ressonância para este tipo de H_a, o campo magnético externo requerido é menor do que aquele necessário para H_a na ausência da perturbação do vizinho. Observa-se um pico em campo mais baixo do que o esperado (Figura 10-17A). No entanto, essa absorção deve-se apenas à metade dos hidrogênios H_a. A outra metade tem H_b no estado β como vizinho. Como H_b no estado β está alinhado *contra* o campo externo, a intensidade do campo local em torno de H_a, neste caso, *diminui*. Para atingir a ressonância, o campo externo H_0 tem de aumentar e observa-se um deslocamento para campo mais alto (Figura 10-17B). O espectro resultante é um dubleto (Figura 10-17C).

Como a contribuição local de H_b para H_0, seja positiva ou negativa, é de igual magnitude, o deslocamento para campo mais baixo do sinal hipotético é igual ao deslocamento para campo

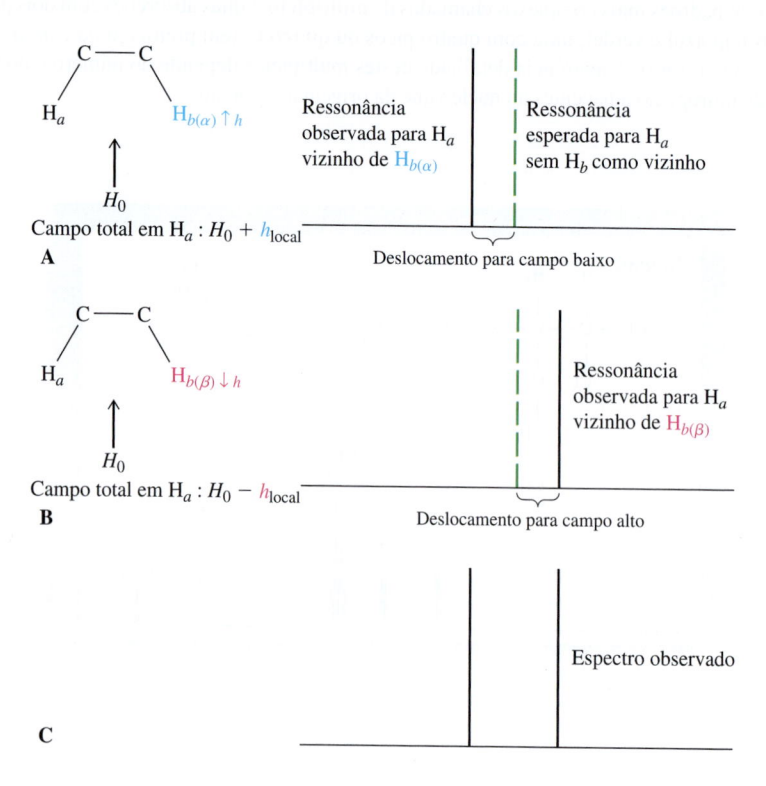

Figura 10-17 O efeito de um núcleo de hidrogênio sobre o deslocamento químico de seu vizinho é um exemplo de desdobramento spin-spin. São obtidos dois picos porque o hidrogênio de interesse tem dois tipos de vizinhos. (A) Quando o núcleo vizinho H_b está no estado α, ele adiciona um campo local, h_{local}, a H_0, deslocando o pico de H_a para campo mais baixo. (B) Quando o núcleo vizinho está no estado β, seu campo local se opõe ao campo externo e, como resultado, o pico H_a é deslocado para campo mais alto. (C) O padrão de picos observado é um dubleto.

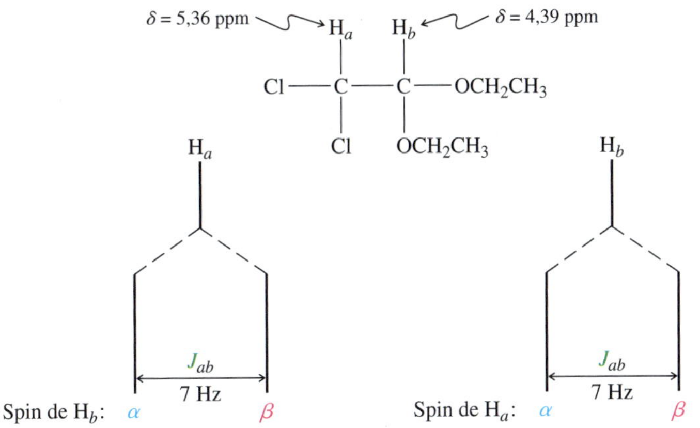

Figura 10-18 Desdobramento spin-spin entre H_a e H_b no 1,1-dicloro-2,2-dietóxi-etano. A constante de acoplamento J_{ab} é a mesma para ambos os dubletos. O deslocamento químico é registrado no centro do dubleto no seguinte formato: δ_{Ha} = 5,36 ppm (d, J = 7 Hz, 1 H), δ_{Hb} = 4,39 ppm (d, J = 7 Hz, 1 H), em que "d" representa o padrão de desdobramento (dubleto) e o último item é o valor da integração da absorção.

mais alto. Diz-se que a absorção esperada para H_a sem vizinho é *desdobrada* por H_b para dar um dubleto. A integração de cada pico deste dubleto mostra uma contribuição de 50% de cada hidrogênio. O deslocamento químico de H_a é registrado no centro do dubleto (Figura 10-18).

O sinal de H_b está sujeito às mesmas considerações. Este hidrogênio também tem dois tipos de hidrogênio como vizinhos – $H_{a(\alpha)}$ e $H_{a(\beta)}$. Consequentemente, suas linhas de absorção também aparecem como um dubleto. Assim, no jargão da RMN, H_b está desdobrado por H_a e vice-versa. A extensão do desdobramento mútuo é a mesma, isto é, a distância (em hertz) entre os dois picos individuais que formam o dubleto é idêntica. Esta distância é chamada de **constante de acoplamento**, J. No exemplo, J_{ab} = 7 Hz (Figura 10-18). Como a constante de acoplamento está relacionada somente às contribuições magnéticas dos núcleos vizinhos que se comunicam por meio de ligações, ela é *independente da intensidade do campo externo*. As constantes de acoplamento *não se alteram*, seja qual for a intensidade do campo do instrumento de RMN que está sendo usado.

O desdobramento spin-spin só é observado, em geral, entre hidrogênios que são vizinhos próximos, ligados ao mesmo átomo de carbono [**acoplamento geminal** (do latim *geminus*, gêmeo)] ou a dois carbonos adjacentes [**acoplamento vicinal** (do latim *vicinus*, vizinho)]. Os núcleos de hidrogênio separados por mais de dois átomos de carbono estão, geralmente, muito afastados para que o acoplamento seja apreciável. Além disso, *núcleos equivalentes não sofrem acoplamento spin-spin mútuo*. Por exemplo, o espectro de RMN do etano, CH_3CH_3, consiste em *uma única linha* em δ = 0,85 ppm, semelhante ao do ciclo-hexano, C_6H_{12}, que exibe uma única linha em δ = 1,36 ppm (a temperatura ambiente; ver Seção 10-5). Outro exemplo é o 1,2-dimetóxi-etano (Figura 10-15B), que dá origem a dois singletos na RMN – um para os grupos metila e um para os hidrogênios de metileno centrais que têm deslocamentos químicos equivalentes. O desdobramento só é observado entre núcleos com deslocamentos químicos *diferentes*.

Acoplamento entre hidrogênios próximos

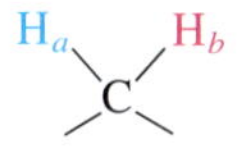

J_{ab}, acoplamento geminal, varia entre 0 e 18 Hz

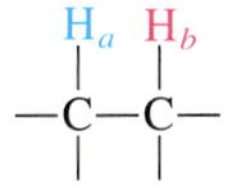

J_{ab}, acoplamento vicinal, tipicamente 6-8 Hz

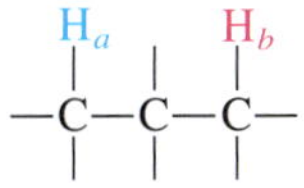

J_{ab}, acoplamento 1,3, geralmente desprezível

Contribuições de mais de um hidrogênio para o campo local são aditivas

Como lidar com núcleos que têm dois ou mais hidrogênios vizinhos? Neste caso, deve-se considerar o efeito de cada vizinho separadamente. Voltemos ao espectro do 1,1-dicloro-2,2-dietóxi-etano mostrado na Figura 10-16. Além dos dois dubletos atribuídos a H_a e H_b, este espectro mostra um tripleto correspondente aos hidrogênios das metilas H_d e um quarteto correspondente aos hidrogênios de metileno H_c. Como estes dois conjuntos de núcleos não equivalentes estão próximos um do outro, observa-se, como esperado, o acoplamento vicinal. No entanto, comparando com os padrões dos picos de H_a e H_b, os de H_c e H_d são consideravelmente mais complicados. Eles podem ser compreendidos quando se estende a explicação usada para o acoplamento mútuo de H_a e H_b.

Vejamos primeiro o tripleto cujo deslocamento químico e valor da integração indicam que ele deve ser atribuído aos hidrogênios H_d dos dois grupos metila. Em vez de um sinal, observamos

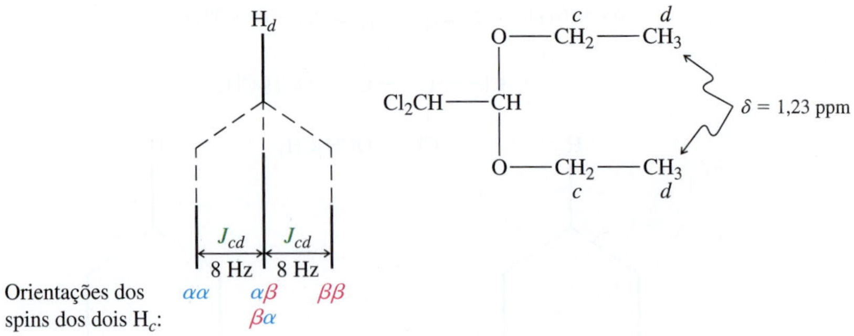

Figura 10-19 O núcleo H_d é representado por um padrão de RMN de três picos devido à presença de três combinações com vizinhos magneticamente não equivalentes: $H_{c(\alpha\alpha)}$, $H_c(\alpha\beta$ e $_{\beta\alpha})$ e $H_{c(\beta\beta)}$. O deslocamento químico da absorção é relatado pela linha central do tripleto δ_{Hd} = 1,23 ppm (t, J = 8 Hz, 6 H, em que "t" significa tripleto).

três na razão aproximada 1:2:1. O desdobramento deve ser provocado pelos acoplamentos com os grupos metileno adjacentes – mas como?

Os três hidrogênios equivalentes da metila de cada grupo etóxi têm dois hidrogênios de metileno como vizinhos e cada um destes hidrogênios pode adotar a orientação de spin α ou β. Assim, cada H_d pode "ver" seus vizinhos H_c em uma combinação $\alpha\alpha$, $\alpha\beta$, $\beta\alpha$ ou $\beta\beta$ (Figura 10-19). Os hidrogênios de metila que são adjacentes à primeira possibilidade, $H_{c(\alpha\alpha)}$, estão expostos à intensidade do campo local aumentada duas vezes e dão origem a uma absorção em campo mais baixo. Na combinação $\alpha\beta$ ou $\beta\alpha$, um dos núcleos H_c está alinhado com o campo externo e o outro está contra o campo. O resultado final é que não há contribuição para o campo local em H_d. Neste caso, um sinal do espectro aparece em um deslocamento químico igual ao esperado se não houvesse acoplamento entre H_c e H_d. Além disso, como *duas* combinações equivalentes de vizinhos H_c [$H_{c(\alpha\beta)}$ e $H_{c(\beta\alpha)}$] contribuem para este sinal (em vez de somente uma, como fez $H_{c(\alpha\alpha)}$ para o primeiro pico), a altura deve ser aproximadamente igual ao dobro da do primeiro pico. Por fim, H_d pode ter a combinação $H_{c(\beta\beta)}$ com o seu vizinho. Neste caso, o campo local reduz o campo magnético externo e um pico em campo alto com intensidade relativa igual a 1 é produzido. O resultado padrão para H_d é um *tripleto* 1:2:1 cuja integração total corresponde a seis hidrogênios (porque existem dois grupos metila). A constante de acoplamento J_{cd}, medida como a distância entre cada par de picos adjacentes, é 8 Hz.

O quarteto observado na Figura 10-16 para H_c pode ser analisado da mesma maneira (Figura 10-20). Este núcleo está exposto a quatro tipos diferentes de combinações de hidrogênios H_d vizinhos: uma com todos os hidrogênios alinhados com o campo, [$H_{d(\alpha\alpha\alpha)}$]; três arranjos equivalentes em que um H_d está oposto ao campo externo e os outros dois estão alinhados com o campo [$H_{d(\beta\alpha\alpha,\alpha\beta\alpha,\alpha\alpha\beta)}$]; outro conjunto de três arranjos equivalentes em que apenas um hidrogênio permanece alinhado com o campo [$H_{d(\beta\beta\alpha,\beta\alpha\beta,\alpha\beta\beta)}$]; e a possibilidade final em que todos os H_d estão em oposição ao campo magnético externo [$H_{d(\beta\beta\beta)}$]. O espectro resultante predito – e observado – consiste em um *quarteto 1:3:3:1* (intensidade integrada igual a 4). A constante de acoplamento J_{cd} é igual à medida no tripleto de H_d (8 Hz).

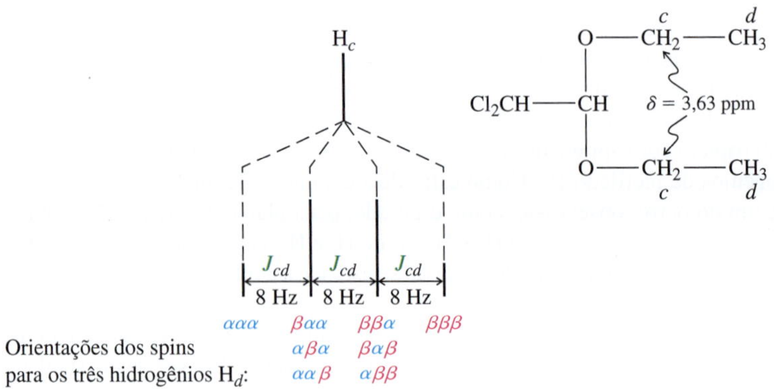

Figura 10-20 Desdobramento de H_c em um quarteto pelas várias combinações de spins de H_d. O deslocamento químico do quarteto é registrado pela posição média: δ_{Hc} = 3,63 ppm (q, J = 8 Hz, 4 H, em que "q" significa quarteto).

Tabela 10-4 Desdobramento na RMN de um conjunto de hidrogênios com *N* vizinhos equivalentes e suas razões de integração (Triângulo de Pascal)

Hidrogênios vizinhos equivalentes (*N*)	Número de picos (*N* + 1)	Nome para o padrão de picos (abreviação)	Razão de integração dos picos individuais
0	1	Singleto (s)	1
1	2	Dubleto (d)	1 : 1
2	3	Tripleto (t)	1 : 2 : 1
3	4	Quarteto (q)	1 : 3 : 3 : 1
4	5	Quinteto (quin)	1 : 4 : 6 : 4 : 1
5	6	Sexteto (sex)	1 : 5 : 10 : 10 : 5 : 1
6	7	Septeto (sep)	1 : 6 : 15 : 20 : 15 : 6 : 1

Em muitos casos, o desdobramento spin-spin é dado pela regra *N* + 1

Resumimos nossa análise até aqui em um conjunto de regras simples:

1. Núcleos equivalentes adjacentes a um hidrogênio vizinho aparecem como um *dubleto*.
2. Núcleos equivalentes adjacentes a dois hidrogênios de um segundo conjunto de núcleos equivalentes aparecem como um *tripleto*.
3. Núcleos equivalentes adjacentes a um conjunto de três hidrogênios equivalentes aparecem como um *quarteto*.

A Tabela 10-4 mostra o padrão de desdobramento esperado para núcleos adjacentes a *N* vizinhos equivalentes. Os sinais de RMN desses núcleos *desdobram-se em N* + 1 *picos*, um resultado conhecido como a **regra *N* + 1**. A razão relativa é dada pelo dispositivo matemático mnemônico chamado de triângulo de Pascal*. Cada número nesse triângulo é a soma dos dois números mais próximos a ele na linha acima. Os padrões de desdobramento de dois grupos alquila comuns, etila e 1-metil-etila (isopropila), são mostrados nas Figuras 10-21 e 10-22, respectivamente. Em ambos

---

* Blaise Pascal (1623-1662), matemático, físico e filósofo religioso francês.

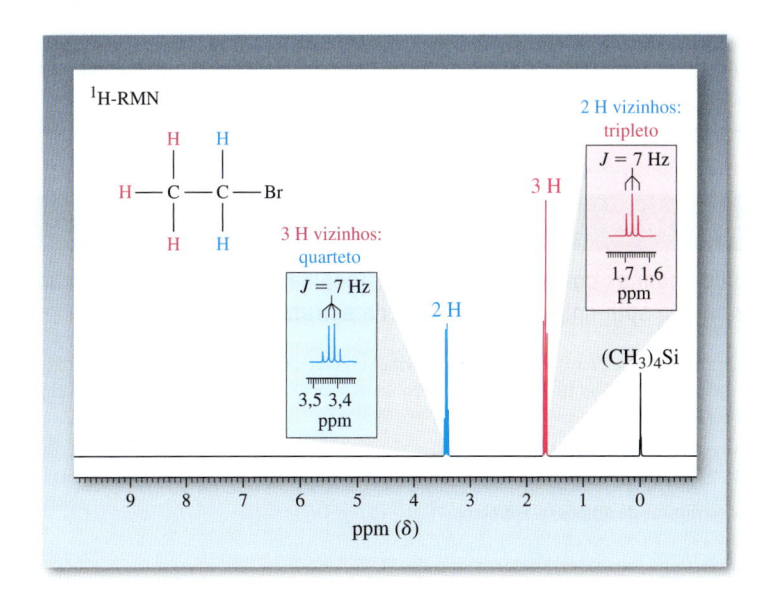

Figura 10-21 O espectro de ¹H-RMN, em 300 MHz, do bromoetano ilustra a regra *N* + 1. O grupo metileno, que tem três vizinhos equivalentes, aparece como um quarteto em δ = 3,43 ppm; *J* = 7 Hz. Os hidrogênios da metila, que têm dois vizinhos equivalentes, absorvem como um tripleto em δ = 1,67 ppm; *J* = 7 Hz.

Figura 10-22 Espectro de ¹H-RMN, em 300 MHz, do 2-iodo-propano: δ = 4,31 (sep, J = 7,5 Hz, 1 H), 1,88 (d, J = 7,5 Hz, 6 H). Os seis núcleos equivalentes dos dois grupos metila dão origem a um septeto para o hidrogênio terciário (regra N + 1).

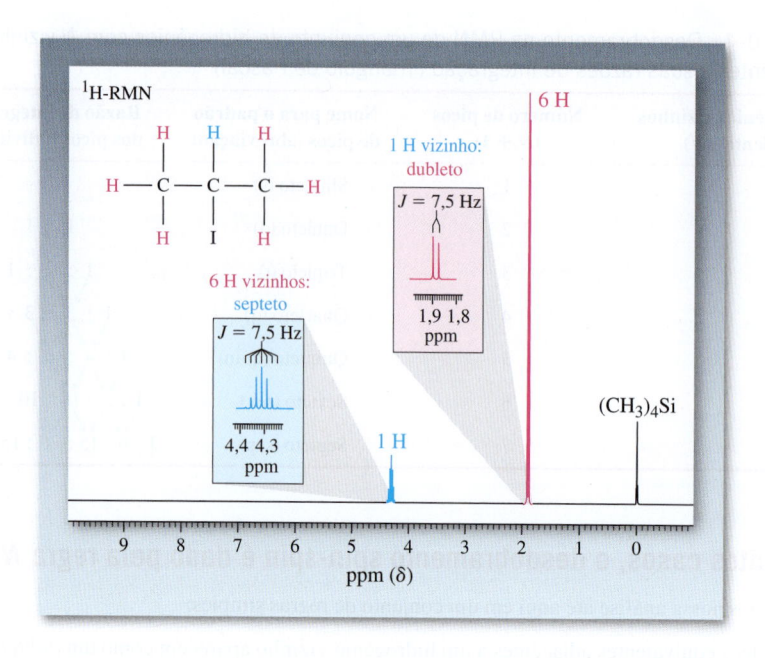

os espectros, as intensidades relativas dos picos individuais dos respectivos multipletos são preditas (aproximadamente) pelo triângulo de Pascal. Como resultado, as linhas externas do septeto do hidrogênio central no 2-iodo-propano (Figura 10-22) são raramente visíveis e facilmente perdidas. Este problema é geral para sinais desdobrados de hidrogênios que acoplam com muitos vizinhos e é preciso ter cuidado na interpretação. A tarefa é ajudada pela integração dos multipletos, que revela o número relativo de hidrogênios associados.

É importante lembrar que núcleos não equivalentes desdobram mutuamente uns aos outros. Em outras palavras, à observação de uma absorção desdobrada corresponde a presença de outro sinal de desdobramento idêntico no espectro. Além disso, as constantes de acoplamento desses padrões devem ser as mesmas. A Tabela 10-5 mostra alguns multipletos comumente encontrados e as unidades estruturais correspondentes.

EXERCÍCIO 10-12

Prediga os espectros de RMN de (**a**) etóxietano (dietil-éter); (**b**) 1,3-dibromo-propano; (**c**) 2-metil-2-butanol; (**d**) 1,1,2-tricloro-etano. Especifique, aproximadamente, os deslocamentos químicos, a abundância relativa (integração) e as multiplicidades.

EXERCÍCIO 10-13

Trabalhando com os conceitos: uso de deslocamento químico, integração e desdobramento spin-spin na elucidação de estruturas

Existem vários álcoois e éteres isômeros com fórmula molecular $C_5H_{12}O$ (veja, por exemplo, o 2,2-dimetil-1-propanol; as Figuras 10-11 e 10-15 e o Problema 47). Dois deles, A e B, têm os seguintes espectros de ¹H-RMN.

A: δ = 1,19 (s, 9 H), 3,21 (s, 3 H) ppm
B: δ = 0,93 (t, 3 H), 1,20 (t, 3 H), 1,60 (sexteto, 2 H), 3,37 (t, 2 H), 3,47 (q, 2 H) ppm

Deduza as estruturas de ambos os isômeros.

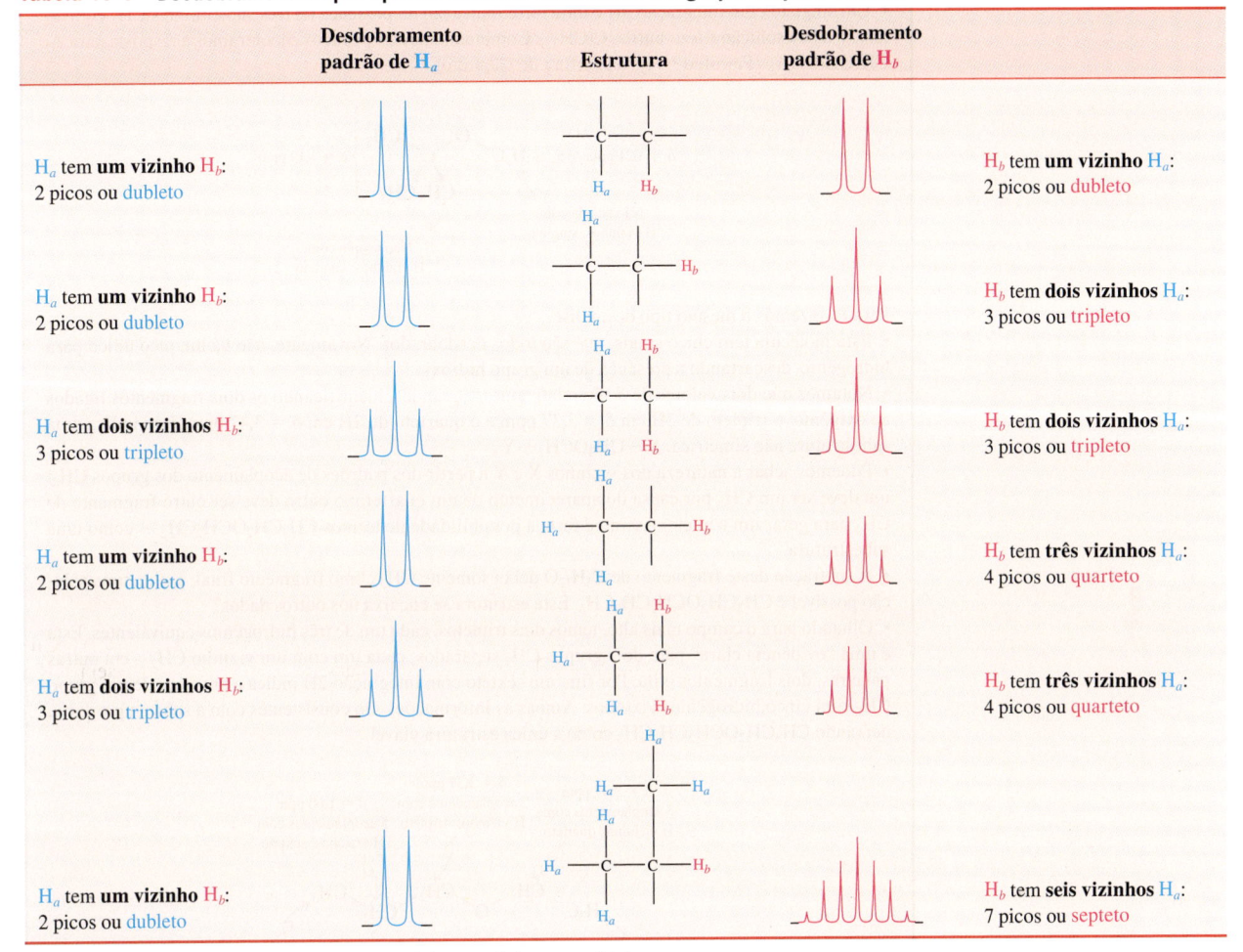

Tabela 10-5 Desdobramentos spin-spin comumente observados em grupos alquila comuns

Desdobramento padrão de H_a	Estrutura	Desdobramento padrão de H_b
H_a tem **um vizinho** H_b: 2 picos ou dubleto	—C—C— com H_a e H_b	H_b tem **um vizinho** H_a: 2 picos ou dubleto
H_a tem **um vizinho** H_b: 2 picos ou dubleto	H_a; —C—C—H_b	H_b tem **dois vizinhos** H_a: 3 picos ou tripleto
H_a tem **dois vizinhos** H_b: 3 picos ou tripleto	—C—C— com H_a e H_b	H_b tem **dois vizinhos** H_a: 3 picos ou tripleto
H_a tem **um vizinho** H_b: 2 picos ou dubleto	H_a—C—C—H_b com H_a, H_b	H_b tem **três vizinhos** H_a: 4 picos ou quarteto
H_a tem **dois vizinhos** H_b: 3 picos ou tripleto	H_a—C—C— com H_a, H_b	H_b tem **três vizinhos** H_a: 4 picos ou quarteto
H_a tem **um vizinho** H_b: 2 picos ou dubleto	H_a—C—C—H_b com H_a	H_b tem **seis vizinhos** H_a: 7 picos ou septeto

Nota: H_a e H_b não são equivalentes e não têm outros núcleos acoplados na sua vizinhança.

Estratégia

Você pode ficar tentado a resolver este problema escrevendo todos os isômeros de $C_5H_{12}O$ e depois tentar relacionar cada estrutura com os espectros dados. Esta abordagem é segura, mas consome muito tempo. Em vez disso, é melhor extrair o máximo possível de informações dos espectros antes de tentar alguma estrutura. É possível associar imediatamente certos padrões a certos fragmentos (subestruturas) da molécula. Identificadas essas subestruturas, elas podem ser retiradas da fórmula molecular, deixando fragmentos menores para analisar.

Solução

Comecemos com A.
- A presença de dois singletos indica muita simetria (Seção 10-5).
- A ausência de um pico com integração 1H exclui a presença de uma função OH; portanto, a molécula é um éter.
- Um singleto com integração 3H é uma forte indicação da presença de um substituinte CH_3. O deslocamento químico sugere que ele está ligado ao oxigênio do éter (Tabela 10-2).
- A subtração de CH_3O de $C_5H_{12}O$ deixa C_4H_9, que deve corresponder ao outro singleto em campo alto, na região de alcanos (Tabela 10-2).

- Um singleto com integração 9H é uma forte indicação da presença de três substituintes CH₃ equivalentes: a boa solução é *terc*-butila, C(CH₃)₃. Combinando esses pedaços encontramos a resposta para A: CH₃OC(CH₃)₃. (Familiar? Veja a abertura do Capítulo).

$\delta = 3{,}21$ ppm → H₃C—O—C(CH₃)₃, $\delta = 1{,}19$ ppm
Não acopla com H vizinhos: singleto
Não acopla com H vizinhos: singleto

Para B, fazemos o mesmo tipo de análise.
- Esta molécula tem cinco sinais, que são todos desdobrados. Novamente, não há um pico único para hidrogênio, descartando a presença de um grupo hidróxi.
- Notamos que dois valores de δ são relativamente grandes, identificando os dois fragmentos ligados ao oxigênio: o tripleto de 2H em $\delta = 3{,}37$ ppm e o quarteto de 2H em $\delta = 3{,}47$ ppm. Isso indica uma subestrutura não simétrica, X—CH₂OCH₂—Y.
- Podemos achar a natureza dos vizinhos X e Y a partir dos padrões de acoplamento dos grupos CH₂: um deve ser um CH₃ por causa do aparecimento de um quarteto; o outro deve ser outro fragmento de CH₂ para gerar um tripleto. Assim, é forte a possibilidade de termos CH₃CH₂OCH₂CH₂— como uma subestrutura.
- A subtração deste fragmento de C₅H₁₂O deixa somente CH₃ como fragmento final; assim, uma solução possível é CH₃CH₂OCH₂CH₂CH₃. Esta estrutura se encaixa nos outros dados?
- Olhando para o campo mais alto, temos dois tripletos, cada um de três hidrogênios equivalentes. Esta é uma "evidência clara" para dois grupos CH₃ separados, cada um com um vizinho CH₂ – em outras palavras, dois fragmentos etila. Por fim, um sexteto com integração 2H indica a presença de um grupo CH₂ com cinco hidrogênios vizinhos. Ambas as informações são consistentes com a solução proposta, deixando CH₃CH₂OCH₂CH₂CH₃ como a única estrutura viável.

$\delta = 3{,}47$ ppm, 3 acoplamentos com H vizinhos: quarteto
$\delta = 3{,}37$ ppm, 2 acoplamentos com H vizinhos: tripleto
$\delta = 1{,}60$ ppm, 5 acoplamentos com H vizinhos: sexteto

H₃C—CH₂—O—CH₂—CH₂—CH₃

$\delta = 1{,}20$ ppm, 2 acoplamentos com H vizinhos: tripleto
$\delta = 0{,}93$ ppm, 2 acoplamentos com H vizinhos: tripleto

EXERCÍCIO 10-14

Tente você

Outro isômero de C₅H₁₂O apresenta o seguinte espectro de ¹H-RMN:
$\delta = 0{,}92$ (t, 3 H), 1,20 (s, 6 H), 1,49 (q, 2 H), 1,85 (br s, 1 H) ppm.
Qual é a estrutura? (**Sugestão:** o singleto em $\delta = 1{,}85$ é largo.)

EM RESUMO, o desdobramento spin-spin ocorre entre hidrogênios vicinais e geminais não equivalentes. Em geral, N vizinhos equivalentes desdobrarão a absorção do hidrogênio em $N + 1$ picos, e suas intensidades relativas estão de acordo com o triângulo de Pascal. Grupos alquila comuns dão origem a padrões de RMN característicos.

10-8 Desdobramento spin-spin: algumas complicações

As regras que governam o aparecimento de picos desdobrados descritas na Seção 10-7 são de certa forma idealizadas. Quando a diferença de δ entre duas absorções é relativamente pequena, são observados padrões mais complicados (multipletos complexos) que não são interpretados sem o uso de computadores. Além disso, a regra $N + 1$ pode não ser diretamente aplicável quando dois ou mais tipos de hidrogênios diferentes acoplam-se com o núcleo que está em ressonância com constantes de acoplamento razoavelmente diferentes. Finalmente, o hidrogênio da hidroxila pode aparecer como um singleto (veja a Figura 10-11) mesmo quando hidrogênios vicinais estão presentes. Olhemos cada uma dessas complicações separadamente.

Padrões de picos muito próximos podem dar origem a espectros que não são de primeira ordem

Um olhar cuidadoso nos espectros das Figuras 10-16, 10-21 e 10-22 mostra que as intensidades relativas dos padrões de desdobramento não estão de acordo como as razões de picos esperadas considerando o triângulo de Pascal: os padrões não são exatamente simétricos, mas distorcidos. Especificamente, os dois multipletos dos dois hidrogênios mutuamente acoplados ficam ligeiramente distorcidos um em direção ao outro, fazendo as linhas mais próximas ficarem mais intensas do que o esperado. As razões exatas das intensidades dadas pelo triângulo de Pascal e pela regra $N + 1$ só são observadas quando as diferenças entre as frequências de ressonância dos hidrogênios acoplados é muito maior do que suas constantes de acoplamento: $\Delta\nu \gg J$. Nessas circunstâncias, dizemos que o espectro é de **primeira ordem***. No entanto, quando as diferenças diminuem, o padrão esperado se distorce de forma crescente.

Em casos extremos, as regras simples desenvolvidas na Seção 10-7 não se aplicam mais e as absorções de ressonância assumem uma forma mais complexa e diz-se que os espectros **não são de primeira ordem**. Embora esses espectros possam ser simulados com o auxílio de computadores, o assunto está além da alçada desta discussão.

Exemplos particularmente marcantes de espectros que não são de primeira ordem são aqueles que possuem cadeias alquila. A Figura 10-23 mostra o espectro de RMN do octano, que não é de primeira ordem porque todos os hidrogênios não equivalentes (existem quatro tipos) têm deslocamentos químicos semelhantes. Todos os metilenos absorvem como um multipleto largo. Além disso, há um tripleto fortemente distorcido para os grupos metila terminais.

Os espectros que não são de primeira ordem surgem quando $\Delta\nu \approx J$, logo, deve ser possível "melhorar" a aparência de um multipleto ao obter o espectro em campo mais alto, já que a frequência de ressonância é proporcional à intensidade do campo externo e a constante de acoplamento J é independente do campo (Seção 10-7). Assim, em campos cada vez mais altos, os

---

* A expressão deriva do termo *teoria de primeira ordem*, isto é, uma teoria que só leva em consideração as variáveis e os termos mais importantes de um sistema.

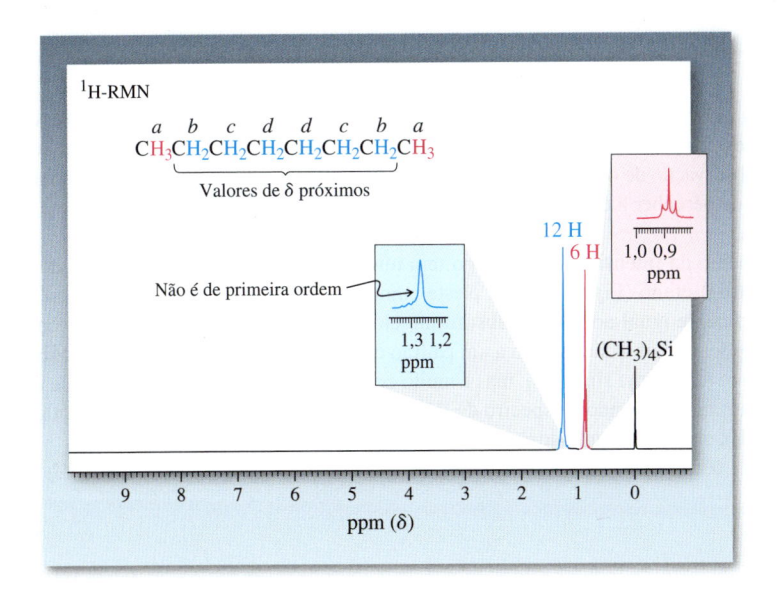

Figura 10-23 Espectro de ^{1}H RMN, em 300 MHz, do octano. Os compostos com cadeias alquila frequentemente mostram padrões que não são de primeira ordem.

Figura 10-24 Efeito do aumento da intensidade do campo em um espectro de RMN que não é de primeira ordem: 2-cloro-1-(2-cloro-etóxi)-etano em (A) 90 MHz; (B) 500 MHz. Em campo mais intenso, o multipleto complexo observado em 90 MHz simplifica-se em dois tripletos ligeiramente distorcidos, como se espera para dois grupos CH_2 mutuamente acoplados.

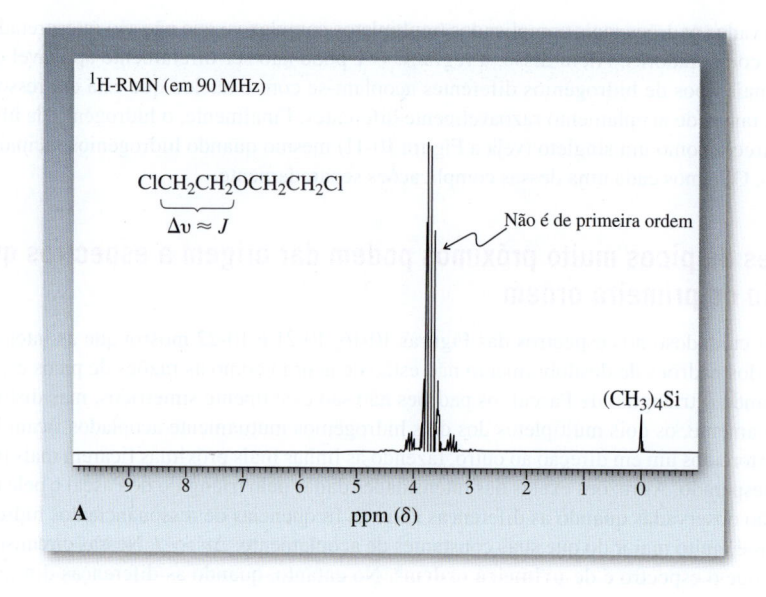

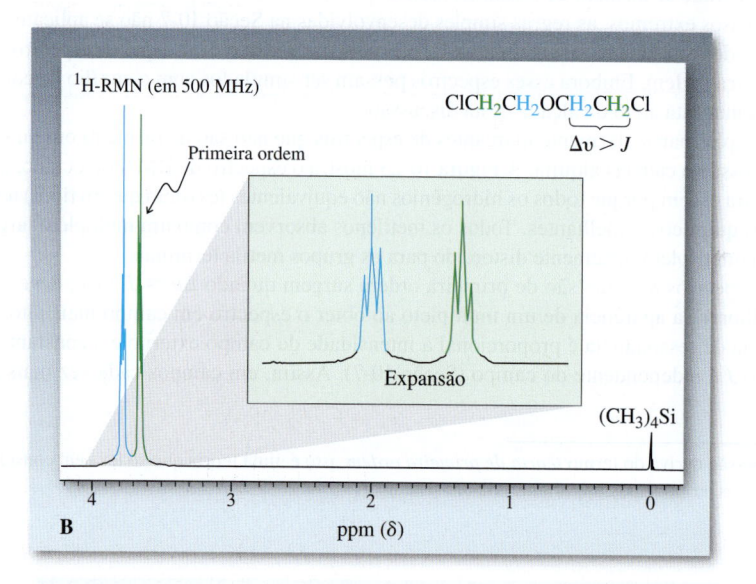

multipletos individuais se separam cada vez mais (resolvem-se) e o efeito de não primeira ordem de absorções próximas gradualmente desaparece. O efeito é semelhante ao de uma lente de aumento na observação de objetos comuns. O olho tem um poder de resolução relativamente baixo e não consegue perceber a estrutura fina de uma amostra, que só fica evidente com uma ampliação apropriada.

O aumento da intensidade do campo tem um efeito considerável no espectro do 2-cloro-1--(2-cloro-etóxi)-etano (Figura 10-24). Neste composto, o efeito de desblindagem do oxigênio é aproximadamente igual ao de um substituinte cloro. Como consequência, os dois conjuntos de hidrogênios de metileno dão origem a um padrão de sinais muito próximos. Em 90 MHz, a absorção resultante tem forma simétrica, mas é muito complicada, com mais de 32 picos de intensidade variada. Entretanto, quando o espectro de RMN é obtido em um espectrômetro de 500 MHz (Figura 10-24B), observa-se um padrão de primeira ordem.

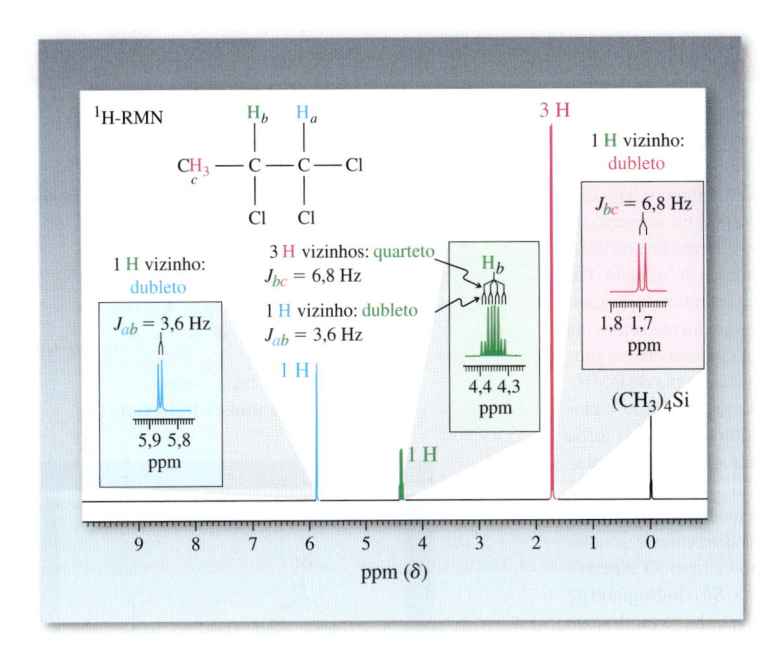

Figura 10-25 Espectro de ^{1}H-RMN, em 300 MHz, do 1,1,2-tricloro-propano. O núcleo H_b dá origem a um quarteto de dubletos em $\delta = 4{,}35$ ppm: oito picos.

O acoplamento com vizinhos não equivalentes pode modificar a regra $N + 1$ simples

Quando hidrogênios se acoplam com dois conjuntos de vizinhos não equivalentes, os padrões de desdobramento podem ser complicados. O espectro do 1,1,2-tricloro-propano ilustra este ponto (Figura 10-25). Neste composto, o hidrogênio de C2 está localizado entre um grupo metila e um grupo CHCl$_2$, e acoplado com os hidrogênios dos dois grupos independentemente e com diferentes constantes de acoplamento.

Analisemos o espectro em detalhes. Notamos dois dubletos, um em campo baixo ($\delta = 5{,}86$ ppm; $J = 3{,}6$ Hz; 1 H) e um em campo alto ($\delta = 1{,}69$ ppm; $J = 6{,}8$ Hz; 3 H). A absorção em campo baixo é atribuída ao hidrogênio de C1 (H_a), adjacente a dois halogênios que o desblindam. Os hidrogênios de metila (H_c) entram em ressonância, como esperado, em campo mais alto. De acordo com a regra $N + 1$, cada sinal desdobra-se em um dubleto pelo acoplamento com o hidrogênio de C2 (H_b). A ressonância de H_b, entretanto, tem aparência bem diferente do que esperávamos. O núcleo que dá origem a esta absorção tem como vizinhos um total de quatro hidrogênios: H_a e três H_c. A aplicação da regra $N + 1$ sugere que deveríamos observar um quinteto. Entretanto, o sinal de H_b em $\delta = 4{,}35$ ppm mostra *oito* linhas, com intensidades relativas que não obedecem aos padrões esperados para desdobramentos comuns (veja as Tabelas 10-4 e 10-5). Por que isso acontece?

A regra $N + 1$ só se aplica rigorosamente ao desdobramento por vizinhos *equivalentes*. Nessa molécula, temos dois conjuntos diferentes de núcleos adjacentes que se acoplam com H_b *com constantes de acoplamento diferentes*. O efeito desses acoplamentos pode ser entendido, entretanto, se aplicarmos a regra $N + 1$ sequencialmente. O grupo metila provoca o desdobramento da ressonância de H_b em um quarteto com um J relativamente grande, $J_{bc} = 6{,}8$ Hz. Depois, o acoplamento com H_a ainda desdobra *cada pico* do quarteto em um dubleto, com J menor, $J_{ab} = 3{,}6$ Hz, os dois desdobramentos resultando no padrão de oito linhas observado (Figura 10-26). Diz-se que o hidrogênio de C2 está desdobrado em um quarteto de dubletos.

Os hidrogênios de C2 do 1-bromo-propano também se acoplam com dois conjuntos não equivalentes de vizinhos. Neste caso, entretanto, o padrão de desdobramento resultante conforma-se com a regra $N + 1$ e observa-se um sexteto (ligeiramente distorcido) (Figura 10-27). A razão é que as constantes de acoplamento dos dois grupos diferentes são muito próximas, 6-7 Hz aproximadamente. Embora uma análise semelhante à que fizemos para o 1,1,2-tricloro-propano nos leve

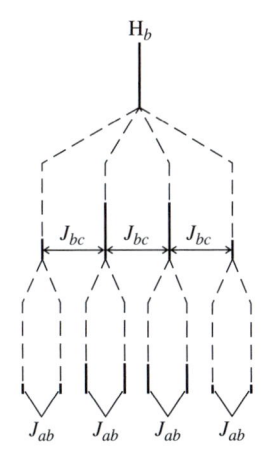

Figura 10-26 O padrão de desdobramento de H_b no 1,1,2-tricloro-propano segue a regra $N + 1$ em sequência. Cada uma das quatro linhas resultantes do acoplamento com o grupo metila ainda é desdobrada em um dubleto pelo hidrogênio de C1.

DESTAQUE QUÍMICO 10-3

A não equivalência dos hidrogênios diastereotópicos

Você provavelmente supôs que todos os grupos metileno (CH_2) têm hidrogênios equivalentes e, por isso, um único sinal no espectro de RMN. Isso ocorre quando existe um elemento de simetria que os torna equivalentes, como um plano de simetria ou um eixo de rotação. Por exemplo, os hidrogênios de metileno no butano ou no ciclo-hexano têm esta propriedade. Entretanto, a simetria é prontamente removida por substituição (Capítulos 3 e 5), uma mudança que tem efeitos profundos na estereoisomeria (Capítulo 5) e na espectroscopia de RMN.

Transformemos, por exemplo, o ciclo-hexano em bromo-ciclo-hexano por uma bromação via radicais. Esta alteração não só torna C1, C2, C3 e C4 diferentes, como faz todos os hidrogênios cis ao substituinte bromo ficarem diferentes dos hidrogênios trans. Em outras palavras, os grupos CH_2 têm hidrogênios geminais não equivalentes. Esses hidrogênios têm deslocamentos químicos diferentes e acoplamento geminal mútuo (assim como acoplamento vicinal). O espectro de 300 MHz é bem complexo, como se vê à direita. Só o hidrogênio de C1 em δ = 4,17 ppm, desblindado pelo bromo vizinho, é facilmente assinalado.

Os hidrogênios de metileno que não são equivalentes são chamados de **diastereotópicos**. A palavra é baseada no resultado estereoquímico obtido pela substituição de cada um dos hidrogênios por um substituinte: diastereoisômeros. Por exemplo, no caso do bromo-ciclo-hexano, a substituição do hidrogênio em cunha cheia (em vermelho) em C2 leva a um produto cis. A mesma alteração envolvendo o hidrogênio em cunha tracejada (em azul) gera o isômero trans. Você pode verificar que o mesmo resultado é obtido por esse procedimento quando aplicado a C3 e C4, respectivamente.

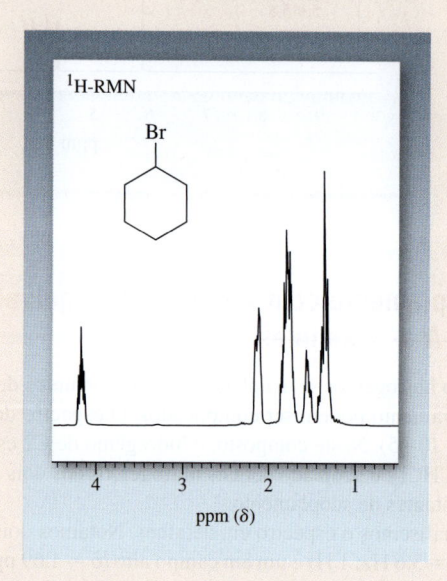

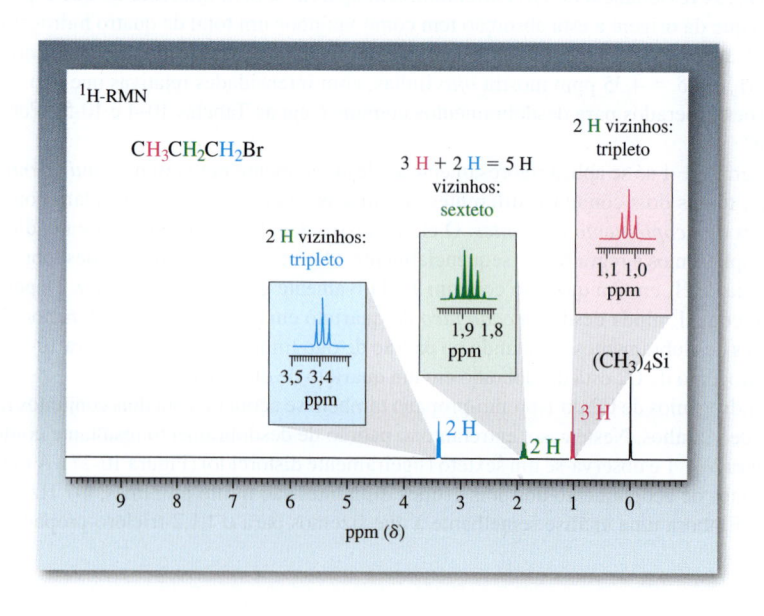

Figura 10-27 Espectro de ^{1}H-RMN, em 300 MHz, do 1-bromo-propano.

Você pode pensar que a rigidez da estrutura cíclica confere esta propriedade aos hidrogênios diastereotópicos. No entanto, isso não é verdade, como você pode perceber se rever a Seção 5-5. A cloração do 2-bromo-butano em C3 resulta em dois diastereoisômeros, logo, o grupo metileno no 2-bromo-butano também contém hidrogênios diastereotópicos. Podemos reconhecer e generalizar a origem deste efeito: a presença de um centro quiral exclui um plano de simetria pelo carbono de CH_2 e a rotação não torna equivalentes os dois hidrogênios. Para ilustrar a presença de hidrogênios diastereotópicos nessas moléculas acíclicas e quirais, voltamos a um dos três produtos da monocloração do 1-cloropropano discutidos na Seção 10-6, o 1,2-dicloro-propano. O espectro de ^{1}H-RMN em 300 MHz mostra *quatro* sinais (em vez dos três inicialmente esperados), dois dos quais são devidos aos hidrogênios diastereotópicos de C1. Especificamente, estes hidrogênios aparecem como dubletos de dubletos em δ = 3,58 e 3,76 ppm, porque eles se acoplam com $J_{geminal}$ = 10,8 Hz e, em sequência, com constantes de acoplamento com o hidrogênio de C2 ($J_{vicinal}$ = 4,7 e 9,1 Hz, respectivamente).

Com frequência, os hidrogênios diastereotópicos têm deslocamentos químicos tão próximos que a não equivalência não é percebida no espectro de RMN. Por exemplo, no 2-bromo-hexano quiral, os três grupos metileno têm hidrogênios diastereotópicos. Neste composto, apenas os dois metilenos mais próximos do centro quiral são percebidos. O terceiro está muito afastado para que a assimetria do centro quiral tenha um efeito mensurável.

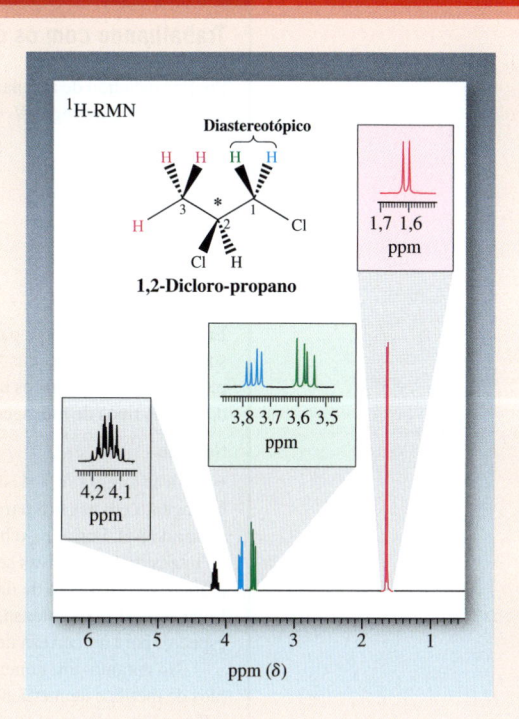

à predição de um sinal de até 12 linhas (um quarteto de tripletos), as constantes de acoplamento muito próximas sobrepõem muitas linhas, simplificando o padrão (Figura 10-28). Os hidrogênios de muitos derivados simples de alquila têm constantes de acoplamento próximas e, portanto, espectros que estão de acordo com a regra $N + 1$.

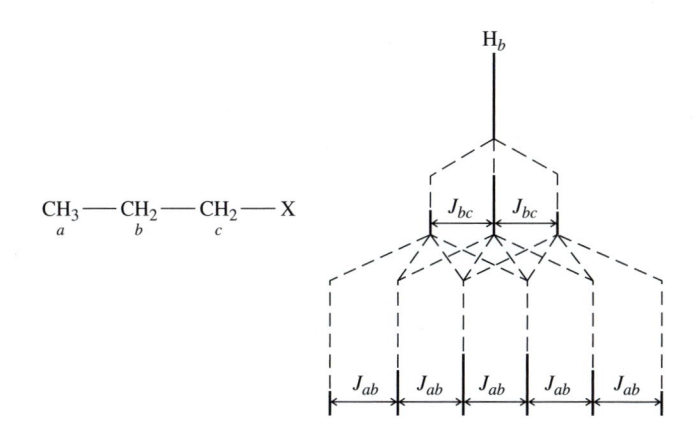

Figura 10-28 Padrão de desdobramento esperado para H_b em um derivado de propila quando $J_{ab} \approx J_{bc}$. Vários picos coincidem, dando origem a um espectro extremamente simples: um sexteto.

EXERCÍCIO 10-15

Trabalhando com os conceitos: aplicação da regra *N* + 1

Prediga o padrão de acoplamento para o hidrogênio em negrito na estrutura mostrada, primeiro de acordo com a simples regra $N + 1$ e, em seguida, de acordo com a regra $N + 1$ sequencial.

$$H_3C-\underset{\underset{H}{|}}{\overset{\overset{CH_3}{|}}{C}}-CH_2-OH$$

Estratégia

Em geral, para prever os padrões de desdobramento de hidrogênios específicos, você precisa ter clareza sobre a identidade de seus "vizinhos". Portanto, é útil construir um modelo e desenhar a estrutura completa, mostrando todos os hidrogênios. Dessa forma, você poderá reconhecer a simetria e estabelecer os diferentes tipos de hidrogênios vizinhos e sua abundância relativa.

Solução

- Aplicar a regra $N + 1$ simples é fácil: tudo o que temos a fazer é contar o número de vizinhos do hidrogênio em negrito para determinar N. Neste caso, temos duas unidades CH_3 e uma unidade CH_2, somando 8 H. Portanto, o hidrogênio em negrito deve aparecer como um noneto, isto é, com nove linhas de intensidades relativas segundo o triângulo de Pascal (Tabela 10-4): 1: 8: 28: 56: 70: 56: 28: 8: 1. Na prática, você não tem de descobrir os números exatos: basta olhar para o padrão simétrico em torno da linha central mais intensa, subindo pela esquerda e descendo pela direita. Você precisaria ampliar o espectro para ter certeza de que não perdeu as linhas mais externas.

    No entanto, um noneto simétrico é o que se espera se as constantes de acoplamento dos hidrogênios de metila e de metileno forem as mesmas.

- Temos de aplicar a regra $N + 1$ em sequência se os valores de *J* dos vizinhos desiguais forem diferentes. Nesse caso, primeiro determinamos o padrão de desdobramento esperado se houvesse apenas um tipo de vizinho presente. Por exemplo, se usarmos os grupos CH_3, seriam 6 H, dando origem a um septeto. Em seguida, aplicamos o desdobramento adicional causado por outro vizinho, em nosso caso o grupo CH_2, que desdobra cada linha do septeto original em um tripleto. O resultado é um septeto de tripletos, 21 linhas. Esta sequência é arbitrária e poderia ter sido invertida, resultando em um tripleto de septetos, as mesmas 21 linhas. Na prática, o padrão de acoplamento com o maior valor de *J* é usado inicialmente, e os demais na sequência, na ordem decrescente de *J*. Você deve estar curioso para saber que padrão de desdobramento aparece no experimento: é um noneto, com $J = 6,5$ Hz.

EXERCÍCIO 10-16

Tente você

Prediga os padrões de acoplamento dos hidrogênios em negrito nas estruturas a seguir, primeiro de acordo com a regra $N + 1$ simples e, depois, com a regra $N + 1$ em sequência.

(a) BrCH₂**CH₂**CH₂Cl

(b) CH₃**CH**CHCl₂
            |
            OCH₃

(c) Cl₂CH**CH**CHCH₃
            | |
            CH₃S Br

(d)
$$\begin{array}{c} O\quad\quad S \\ H_3C\diagup\diagdown CH_3 \\ H\quad\quad H \\ H_3C\;\;H \end{array}$$

EXERCÍCIO 10-17

Na Seção 10-6, você viu como distinguir entre os três produtos da monocloração do 1-cloropropano – 1,1-dicloro-propano, 1,2- dicloro-propano e 1,3-dicloro-propano – usando apenas os dados de deslocamento químico e a integração. Você também poderia diferenciá-los com base em seus padrões de acoplamento?

A troca rápida de hidrogênios desacopla os hidrogênios da hidroxila

Com nosso conhecimento do acoplamento vicinal, voltemos à RMN de álcoois. Notamos no espectro de RMN do 2,2-dimetil-1-propanol (Figura 10-11) que a absorção de OH aparece como um único sinal, sem qualquer desdobramento. Isso é curioso, porque o hidrogênio é adjacente a dois outros e deveria aparecer como um tripleto. Os hidrogênios de CH_2 que aparecem como um singleto deveriam, por sua vez, aparecer como um dubleto com a mesma constante de acoplamento. Por que, então, não se observa o desdobramento spin-spin? A razão é que os hidrogênios de OH são fracamente ácidos e sofrem troca rápida, na escala de tempo de RMN e na temperatura normal, com outras moléculas de álcool e com traços de água. Em consequência, o espectrômetro de RMN vê somente um sinal médio para o hidrogênio de OH. O acoplamento não é visível porque o tempo de ligação do hidrogênio ao oxigênio é muito curto (cerca de 10^{-5} s). Isso faz os núcleos de CH_2 serem igualmente desacoplados, o que leva ao singleto observado.

Troca rápida de hidrogênios entre álcoois com várias combinações de spin $CH_2 - \alpha$ e β leva a um valor médio para δ_{OH}

Troca rápida entre os hidrogênios α e β leva a um valor médio para δ_{CH_2}

Diz-se que absorções deste tipo são **desacopladas** por **troca rápida de hidrogênio**. A troca pode ser retardada pela remoção de traços de água ou ácido, ou por resfriamento. Nessa situação, a ligação OH mantém sua integridade por tempo suficiente (mais de 1s) para que o acoplamento seja observado na escala de tempo da RMN. A Figura 10-29 mostra o exemplo do metanol. Em 37°C, há dois singletos que correspondem aos dois tipos de hidrogênio, ambos sem acoplamento spin-spin. Entretanto, em −65°C, o padrão de acoplamento esperado é detectado: um quarteto e um dubleto.

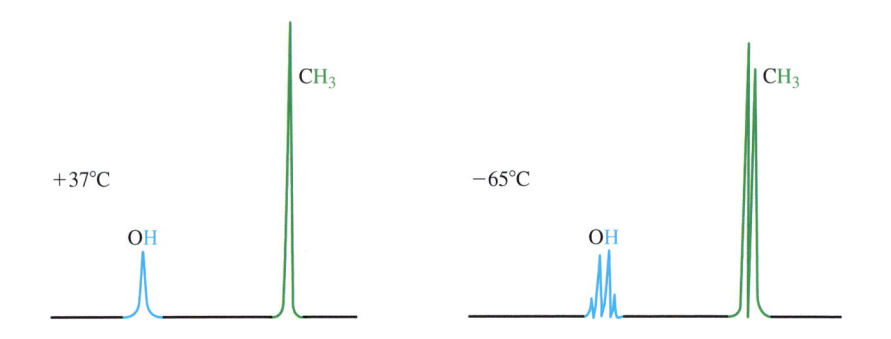

Figura 10-29 Efeito da temperatura no desdobramento spin-spin no metanol. Os singletos em 37°C ilustram o efeito da troca rápida de hidrogênios nos álcoois (*segundo H. Günther*, NMR-Spectroskopie, *Georg Thieme Verlag, Stuttgart, 1973*).

A troca magnética rápida "autodesacopla" os núcleos de cloro, bromo e iodo

Os núcleos de todos os halogênios são magnéticos. Portanto, nos espectros de ^1H RMN de halogenoalcanos seria de se esperar o desdobramento spin-spin devido à presença desses núcleos (além do acoplamento H—H normal). Na prática, somente o flúor mostra este efeito, que é muito parecido com o do hidrogênio, porém com valores muito maiores de *J*. Assim, por exemplo, o espectro de ^1H-RMN do CH_3F mostra um dubleto com *J* = 81 Hz. Como os compostos orgânicos fluorados são uma área relativamente específica, não vamos tratar de sua espectroscopia de RMN.

Voltando aos outros halogenetos, a inspeção dos espectros de halogenoalcanos descritos nas Figuras 10-16, 10-21, 10-22, 10-24, 10-25 e 10-27 (felizmente) mostra a *ausência* visível de qualquer acoplamento spin-spin com estes núcleos. A razão para isso está no equilíbrio magnético interno, relativamente rápido para a escala da RMN, que impede seu reconhecimento pelos hidrogênios adjacentes como tendo alinhamentos diferentes com o campo magnético externo H_o. Eles se "autodesacoplam", em contraste com o "desacoplamento por troca" observado no caso dos hidrogênios de hidroxila.

EM RESUMO, o padrão dos picos em muitos espectros de RMN não é de primeira ordem, porque as diferenças entre os deslocamentos químicos dos hidrogênios não equivalentes são muito próximas dos valores das constantes de acoplamento correspondentes. O uso de instrumentos de RMN em campo mais alto pode melhorar a resolução destes espectros. O acoplamento com hidrogênios vizinhos não equivalentes ocorre separadamente e com constantes de acoplamento diferentes. Em alguns casos, eles são suficientemente diferentes para permitir a análise dos multipletos. Em muitos compostos com grupos alquila, eles são suficientemente semelhantes ($J = 6-7$ Hz) para que os espectros observados sejam mais simples e sigam a regra $N + 1$. O acoplamento vicinal por meio do oxigênio em álcoois não é comumente observado devido ao desacoplamento por troca rápida de hidrogênios.

10-9 Ressonância nuclear magnética de carbono-13

A ressonância magnética nuclear de hidrogênio é um método poderoso de determinação de estruturas orgânicas porque a maior parte dos compostos orgânicos contêm hidrogênios. De utilidade potencial ainda maior é a espectroscopia de RMN de carbono. Afinal, por definição, *todos* os compostos orgânicos contêm este elemento. Em combinação com a ^{1}H-RMN, ela tornou-se a mais importante ferramenta analítica de que o químico orgânico dispõe. Veremos nesta seção que os espectros de ^{13}C-RMN são muito mais simples do que os espectros de ^{1}H-RMN, porque podemos evitar as complicações do desdobramento spin-spin.

A RMN de carbono utiliza um isótopo natural pouco abundante: ^{13}C

A RMN de carbono é possível. No entanto, existe uma complicação: o isótopo mais abundante do carbono, o carbono-12, não é ativo na RMN. Felizmente, outro isótopo, o carbono-13, ocorre na natureza na proporção de cerca de 1,11%. Seu comportamento em um campo magnético é semelhante ao do hidrogênio. Poderia-se esperar, portanto, espectros muito semelhantes aos observados na ^{1}H-RMN. Essa expectativa é parcialmente correta, por causa de duas importantes (e muito úteis) diferenças entre as duas técnicas de RMN.

Os espectros de RMN de carbono-13 (^{13}C-RMN) são muito mais difíceis de obter do que os de hidrogênio, não só por causa da baixa abundância natural do núcleo sob observação, mas também porque a ressonância magnética do ^{13}C é muito mais fraca. Assim, sob condições semelhantes, os sinais de ^{13}C têm intensidade de cerca de 1/6000 em relação aos fortes sinais do hidrogênio. A RMN com transformações de Fourier (FT-RMN; Seções 10-3 e 10-4) é particularmente útil aqui, porque permite acumular muitos pulsos de radiofrequência, intensificando o sinal.

Uma das vantagens da baixa abundância do ^{13}C é a ausência do acoplamento carbono-carbono. A exemplo dos hidrogênios, dois carbonos adjacentes, magneticamente não equivalentes (como no bromoetano), se desdobrariam mutuamente. Na prática, porém, este desdobramento não é observado. Por quê? Porque o acoplamento só pode ocorrer se dois isótopos de ^{13}C estiverem um do lado do outro. Como a abundância do ^{13}C na molécula é de 1,11%, este evento tem probabilidade muito baixa (cerca de 1% de 1%, isto é, 1 em 10.000). A maior parte dos núcleos de ^{13}C está cercada por núcleos de ^{12}C que, não tendo spin, não dão origem ao desdobramento spin-spin. Esta característica simplifica os espectros de ^{13}C sensivelmente, reduzindo o problema da análise à determinação dos padrões de acoplamento com os hidrogênios ligados aos carbonos.

A Figura 10-30 mostra o espectro de ^{13}C-RMN do bromoetano (veja o espectro de ^{1}H-RMN na Figura 10-21). O deslocamento químico, δ, é definido como na ^{1}H-RMN e determinado em relação a um padrão interno, normalmente a absorção de carbono do $(CH_3)_4Si$. A faixa de deslocamentos químicos do carbono é muito maior do que a do hidrogênio. Para a maior parte dos compostos orgânicos, ela cobre um intervalo de cerca de 200 ppm, em contraste com a "janela espectral" relativamente estreita (10 ppm) do hidrogênio. A Figura 10-30 mostra a complexidade

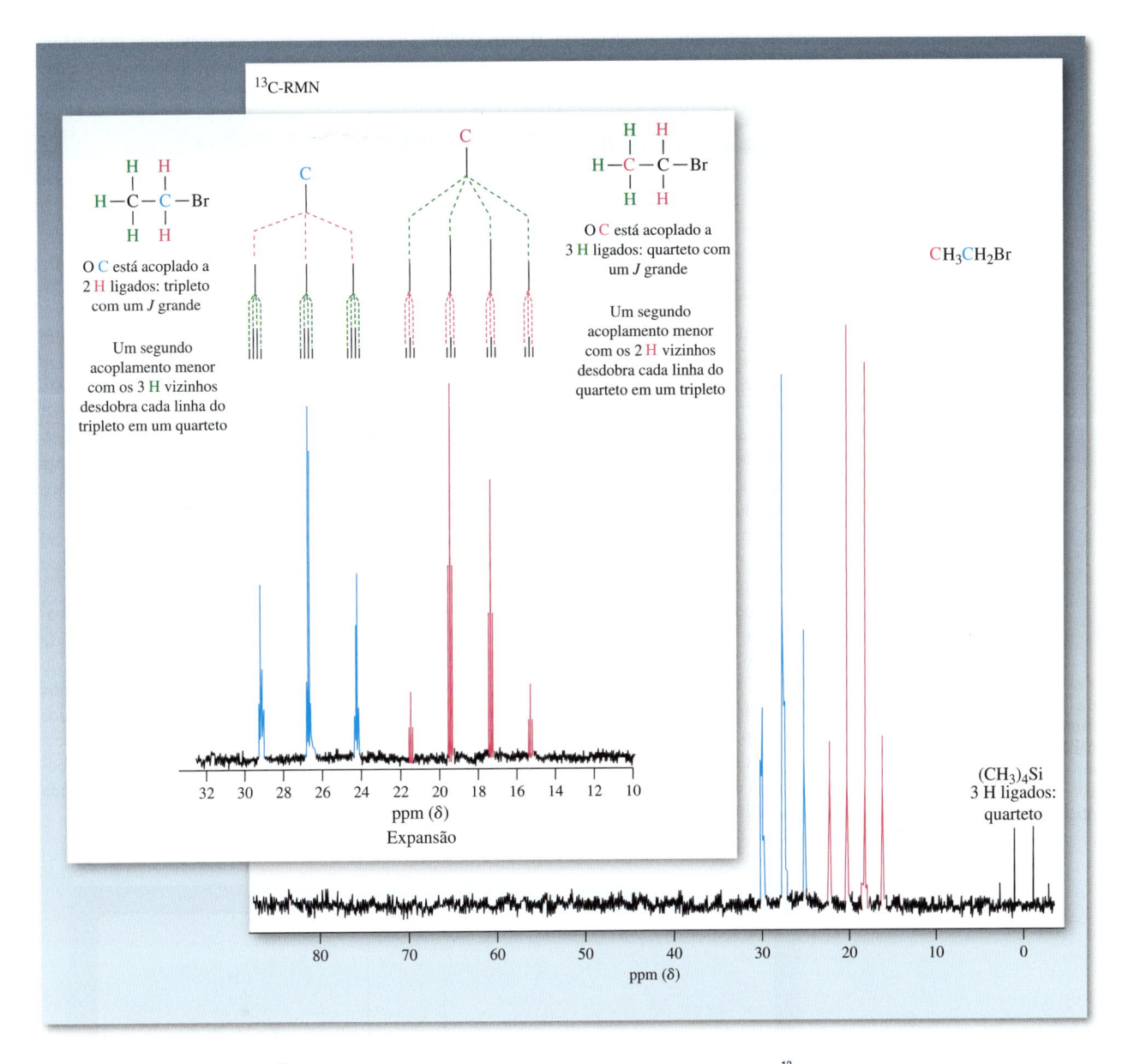

Figura 10-30 O espectro de ^{13}C RMN do bromoetano mostra a complexidade do acoplamento ^{13}C—H. Existe um quarteto em campo alto ($\delta = 18,3$ ppm; $J = 126$ Hz) e um tripleto em campo mais baixo ($\delta = 26,6$ ppm; $J = 151$ Hz), referentes às ressonâncias dos dois átomos de carbono. Observe a largura da faixa do deslocamento químico. O tetrametilsilano, definido como $\delta = 0$ ppm na ^{1}H-RMN, aparece como um quarteto ($J = 118$ Hz), devido ao acoplamento de cada carbono com os três hidrogênios equivalentes. A expansão horizontal de parte do espectro mostra a estrutura fina dos picos principais, que é devido ao acoplamento de cada ^{13}C com os hidrogênios do carbono vizinho. Assim, cada linha do quarteto (em rosa) em campo mais alto é desdobrada em um tripleto com $J = 3$ Hz, e cada linha do tripleto (em azul) em campo mais baixo é desdobrada novamente em um quarteto com $J = 5$ Hz.

relativa das absorções causadas pelos desdobramentos spin-spin ^{13}C—H. Não é surpresa que os hidrogênios ligados estejam mais fortemente acoplados (~ 125-200 Hz). O acoplamento diminui com o aumento da distância ao ^{13}C investigado, de modo que a constante de acoplamento de duas ligações $J_{13C-C-H}$ é da ordem de 0,7-6,0 Hz.

Você pode se perguntar por que observamos acoplamentos com hidrogênio na espectroscopia de ^{13}C-RMN e não notamos o inverso, ou seja, acoplamentos com os carbonos na ^{1}H-RMN. A resposta, novamente, é a baixa abundância natural do isótopo ^{13}C ativo na RMN, e a alta abundância natural do núcleo de ^{1}H. Assim, não podemos detectar o acoplamento de ^{13}C em nosso espectro de hidrogênio, porque 99% dos hidrogênios estão ligados a ^{12}C. Por outro lado, os espectros de carbono mostram o acoplamento ^{1}H porque 99,9% da amostra contêm este isótopo do hidrogênio (Tabela 10-1).

EXERCÍCIO 10-18

Prediga o padrão espectral do ^{13}C-RMN do 1-bromo-propano (veja o espectro de ^{1}H-RMN na Figura 10-27). (**Sugestão:** use a regra $N + 1$ sequencial.)

O desacoplamento dos hidrogênios dá linhas simples

Uma técnica que remove completamente o acoplamento ^{13}C—H é chamada de **desacoplamento do hidrogênio por banda larga**. Este método emprega um sinal de radiofrequência forte e largo que cobre as frequências de ressonância de todos os hidrogênios e é aplicada durante a aquisição do espectro de ^{13}C. Por exemplo, em um campo magnético de 7,05 T, o carbono-13 entra em ressonância em 75,3 MHz, e o hidrogênio, em 300 MHz (Figura 10-7). Para obter o espectro de carbono desacoplado de hidrogênio em um campo com esta intensidade, temos de irradiar a amostra em ambas as frequências. O primeiro sinal de radiofrequência produz a ressonância magnética do carbono. A exposição simultânea ao segundo sinal faz todos os hidrogênios sofrerem interconversão de spin $\alpha \rightleftharpoons \beta$ rápida o suficiente para que sua contribuição ao campo magnético local seja uma média. O resultado final é a ausência de acoplamento. O uso desta técnica simplifica o espectro de ^{13}C-RMN do bromoetano para duas linhas simples, como se vê na Figura 10-31.

O poder do desacoplamento de hidrogênio fica evidente quando as moléculas são relativamente complexas. *Cada carbono magneticamente diferente dá um único pico no espectro de ^{13}C-RMN.* Considere, por exemplo, um hidrocarboneto como o metilciclo-hexano. A análise do ^{1}H-RMN é feita com muita dificuldade por causa dos deslocamentos químicos muito próximos dos oito tipos diferentes de hidrogênio. Entretanto, o espectro de ^{13}C desacoplado dos hidrogênios mostra apenas cinco picos, deixando clara a presença de cinco tipos diferentes de carbono e a simetria da molécula (Figura 10-32). Estes espectros também mostram uma limitação da espectroscopia de ^{13}C-RMN: a integração não é, em geral, fácil. Devido ao desacoplamento por banda larga, as intensidades não correspondem ao número de núcleos.

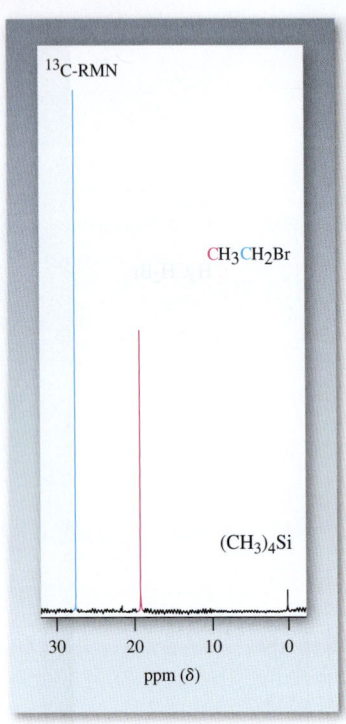

Figura 10-31 Este espectro de ^{13}C-RMN, em 62,8 MHz, do bromoetano foi obtido com desacoplamento por banda larga em 250 MHz. As linhas se simplificam a singletos, inclusive a absorção do $(CH_3)_4Si$.

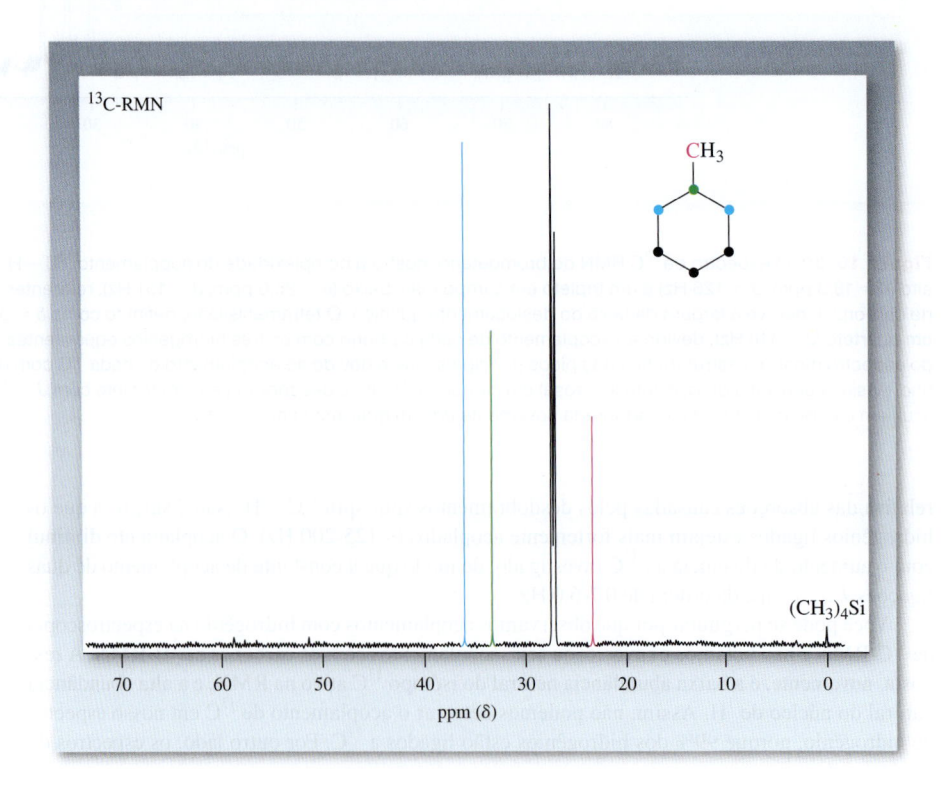

Figura 10-32 Espectro de ^{13}C-RMN do metilciclo-hexano com desacoplamento de hidrogênio. Cada um dos cinco tipos de carbono magneticamente diferentes dá origem a um pico distinto: δ = 23,1, 26,7, 26,8, 33,1 e 35,8 ppm.

Tabela 10-6 Deslocamentos típicos de ^{13}C-RMN

Tipos de carbono	Deslocamento químico δ (ppm)
Alquila primária, RCH_3	5–20
Alquila secundária, RCH_2R′	20–30
Alquila terciária, R_3CH	30–50
Alquila, quaternária, R_4C	30–45
Alílico, R_2C=CCH_2R′ (R″)	20–40
Cloroalcano, RCH_2Cl	25–50
Bromoalcano, RCH_2Br	20–40
Éter ou álcool, RCH_2OR′ ou RCH_2OH	50–90
Ácidos carboxílicos, RCOOH	170–180
Aldeído ou cetona, RCH ou RCR′ (C=O)	190–210
Alqueno, aromático, R_2C=CR_2	100–160
Alquino, RC≡CR	65–95

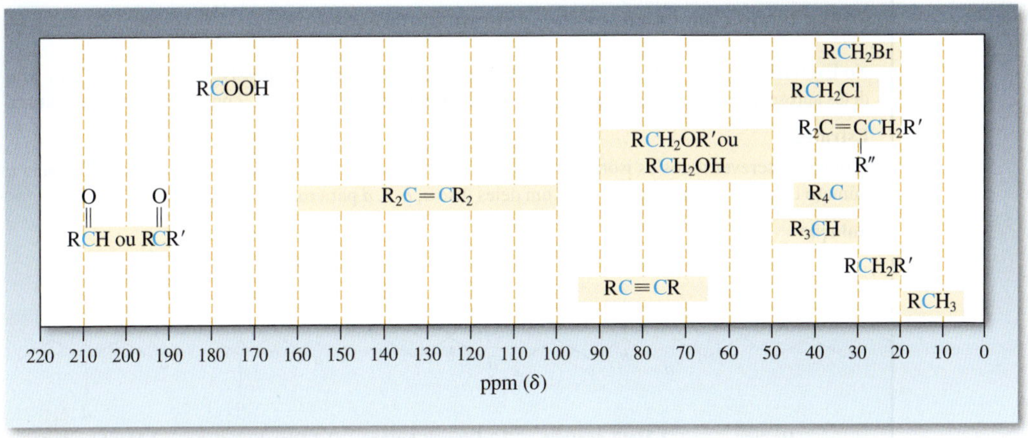

A Tabela 10-6 mostra que o carbono, como o hidrogênio (Tabela 10-2), tem deslocamentos químicos característicos dependendo do ambiente estrutural. Como na ^{1}H-RMN, grupos que retiram elétrons provocam desblindagem e os deslocamentos químicos aumentam na ordem carbono primário < secundário < terciário. Além da utilidade para o diagnóstico dos valores de δ, saber o número de átomos de carbono da molécula pode ajudar na identificação estrutural. Considere, por exemplo, a diferença entre o metilciclo-hexano e seus isômeros com fórmula molecular C_7H_{14}. Muitos deles têm um número diferente de carbonos não equivalentes e, portanto, dão espectros de carbono bastante diferentes. Observe como a simetria (ou a falta dela) da molécula afeta a complexidade do espectro de carbono.

Número de picos de ^{13}C em alguns isômeros de C_7H_{14}

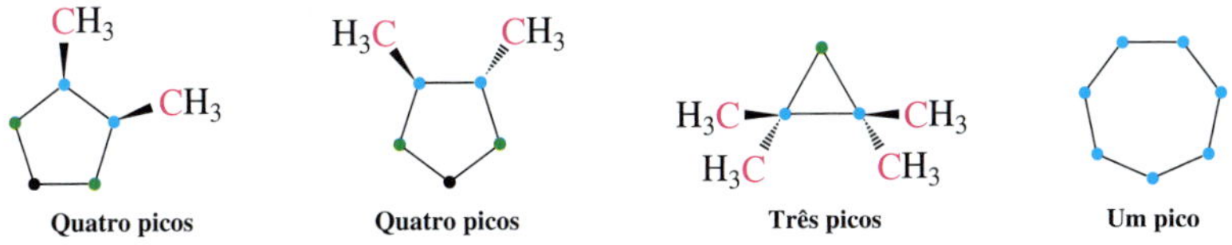

Quatro picos   Quatro picos   Três picos   Um pico

EXERCÍCIO 10-19

Quantos picos você esperaria nos espectros de ^{13}C-RMN desacoplado de hidrogênio dos seguintes compostos? (**Sugestão:** procure a simetria.)

(a) 2,2-Dimetil-1-propanol

(b) [estrutura de decalina trans com H indicados]

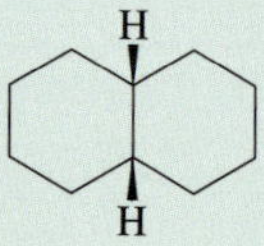

(c) [estrutura de decalina cis com H indicados]

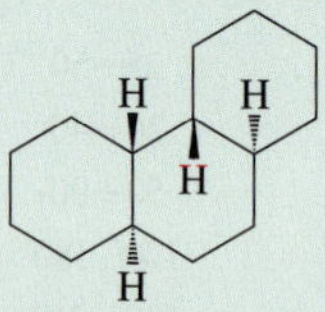

(d) [estrutura de biciclo[2.2.2]octano]

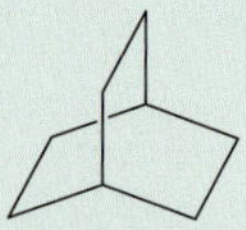

EXERCÍCIO 10-20

Trabalhando com os conceitos: diferenciando isômeros por ^{13}C-RMN

No Exercício 2-16(a), você formulou as estruturas dos cinco isômeros possíveis do hexano, C_6H_{14}. Um deles apresentou três picos no espectro de ^{13}C-RMN em δ = 13,7; 22,7 e 31,7 ppm. Deduza sua estrutura.

Estratégia

É preciso escrever todos os isômeros possíveis e ver como a simetria (ou a ausência dela) influencia o número de picos esperados para cada um deles (use *a*, *b*, *c*, *d* para rotular os carbonos).

Solução

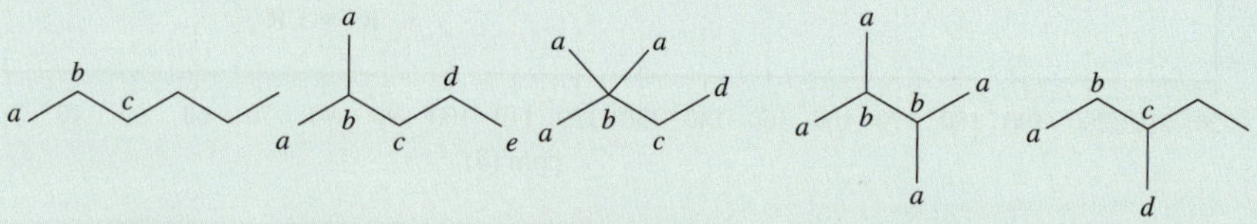

Hexano   2-Metil-pentano   2,2-Dimetil-butano   2,3-Dimetil-butano   3-Metil-pentano

• Somente um isômero tem três carbonos diferentes: o hexano.

EXERCÍCIO 10-21

Tente você

Uma pesquisadora descobre dois frascos sem rótulo no almoxarifado. Ela sabe que um deles contém o açúcar D-ribose, o outro, D-arabinose (ambos mostrados a seguir em projeções de Fischer), mas ela não sabe que frasco contém determinado açúcar. Dispondo de uma certa quantidade de $Na^{+-}BH_4$ e um espectrômetro de RMN, como ela poderia distingui-los?

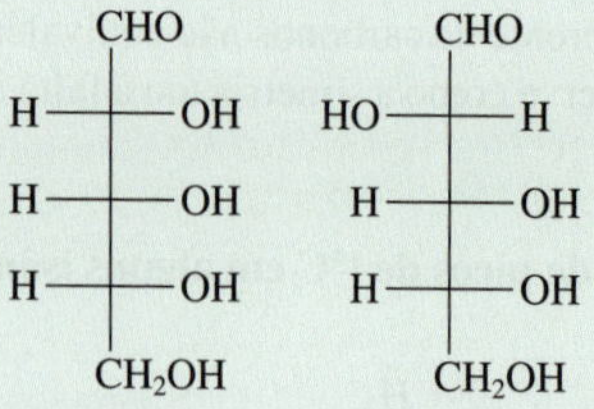

```
    CHO              CHO
H ——— OH        HO ——— H
H ——— OH         H ——— OH
H ——— OH         H ——— OH
   CH₂OH           CH₂OH
  D-Ribose       D-Arabinose
```

Avanços na FT-RMN ajudam na elucidação da estrutura: DEPT ^{13}C e 2D-RMN

A técnica FT de obtenção de espectros de RMN é extremamente versátil, permitindo que os dados sejam coletados e apresentados de várias maneiras, cada uma dando informações sobre a estrutura das moléculas. Os avanços mais recentes devem-se ao desenvolvimento de sofisticadas sequências de pulso dependentes do tempo, inclusive a aplicação da *RMN bidimensional* ou *2D--RMN* (Destaque Químico 10-4). Com estes métodos, agora é possível estabelecer o acoplamento (e, portanto, a ligação) entre hidrogênios próximos (*correlação homonuclear*) ou carbonos ligados a átomos de hidrogênios (*correlação heteronuclear*). Assim, a ^{1}H-RMN e a ^{13}C-RMN permitem a determinação da conectividade nas moléculas pela medida do efeito magnético dos átomos vizinhos em uma cadeia de carbonos.

Um exemplo dessa sequência de pulsos, agora rotina nos laboratórios de pesquisas, é o espectro **DEPT ^{13}C-RMN (intensificação do sinal sem distorção por transferência de polarização)**, que diz que tipo de carbono dá origem a um sinal específico no espectro de ^{13}C-RMN: CH_3, CH_2, CH ou $C_{quaternário}$. Ela evita as complicações decorrentes dos espectros de ^{13}C-RMN acoplados com hidrogênio (Figura 10-30), particularmente a sobreposição dos multipletos de sinais de carbonos muito próximos. A técnica DEPT consiste em uma combinação de espectros executados com sequências de pulso diferentes: o espectro normal desacoplado por banda larga e um conjunto de espectros que mostram *os sinais dos carbonos ligados somente a três hidrogênios (CH_3), dois hidrogênios (CH_2) e um hidrogênio (CH)*, respectivamente. A Figura 10-33 mostra uma série destes espectros para o limoneno (veja também o Problema 5-29).

O primeiro é o espectro normal com hidrogênios desacoplados (Figura 10-33A), que mostra o número esperado de linhas (10) e as agrupa em seis sinais de carbono de alquila e quatro de alquenila, em campos alto e baixo, respectivamente. Os espectros restantes identificam especificamente os três tipos possíveis de carbonos ligados a hidrogênios, CH_3 (em rosa; Figura 10-33B), CH_2 (em azul; Figura 10-33C) e CH (em verde; Figura 10-33D). Os sinais de carbonos

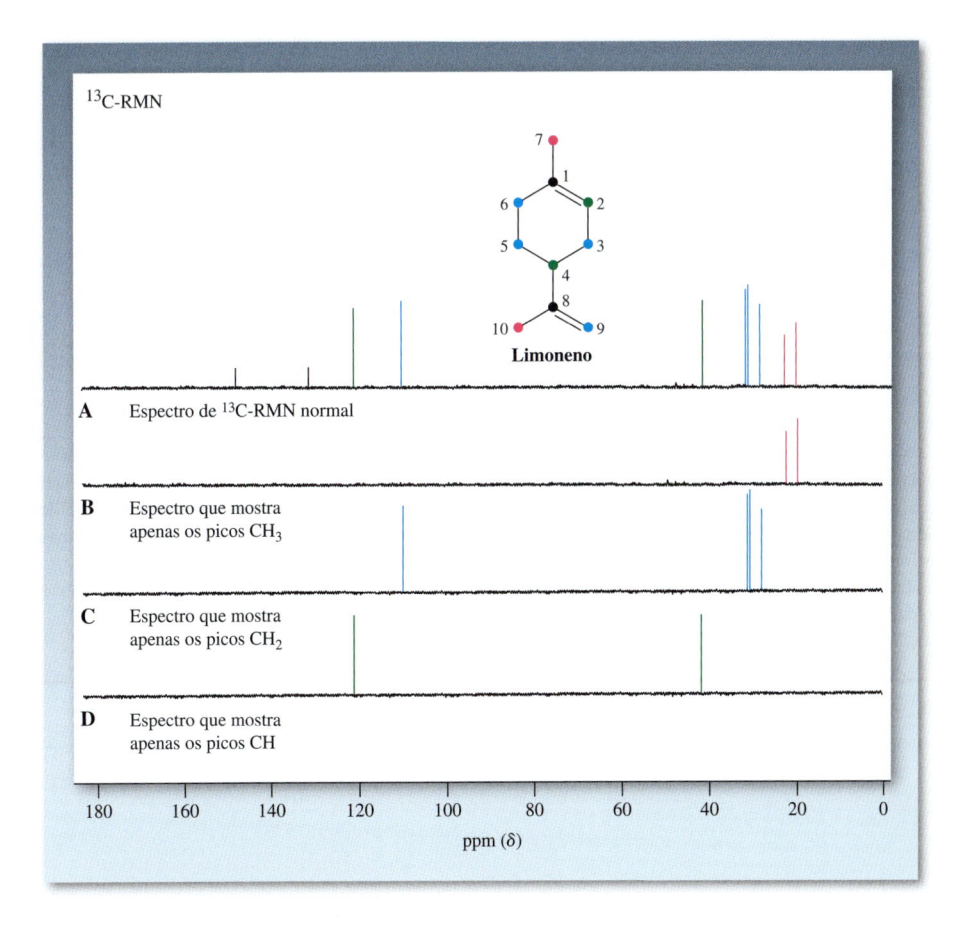

Figura 10-33 A técnica DEPT ^{13}C-RMN aplicada ao limoneno: (A) o espectro desacoplado por banda larga mostra os seis sinais de carbono de alquila em campo alto (20-40 ppm) e os quatro sinais de alquenila em campo baixo (108-150 ppm, veja a Tabela 10-6); (B) o espectro mostra somente os dois sinais de CH_3 de C7 e C10 (em rosa); (C) o espectro mostra somente os quatro sinais de CH_2 de C3, C5, C6 e C9 (em azul); (D) o espectro mostra somente os dois sinais de CH de C2 e C4 (em verde). As linhas adicionais em (A) são atribuídas aos carbonos quaternários em C1 e C8 (em preto).

DESTAQUE QUÍMICO 10-4

Espectros de correlação de RMN: COSY e HETCOR

Aprendemos que a RMN é de grande ajuda na determinação da estrutura das moléculas. Ela nos diz que tipos de núcleos estão presentes e quantos deles estão em um composto. Ela também pode revelar a conectividade ao explorar o acoplamento spin-spin através das ligações. Este último fenômeno é explorado em um tipo especial de gráfico, obtido pela aplicação de técnicas sofisticadas de pulso e análise computacional: *RMN bidimensional (2D)*. Neste método, dois espectros de uma molécula são lançados nos eixos horizontal e vertical. Os sinais mutuamente acoplados aparecem como "manchas", ou picos de correlação, no gráfico *x-y*. Como este gráfico correlaciona núcleos que estão bem próximos (e que, portanto, exibem acoplamento spin-spin), este tipo de espectroscopia também é chamado de *espectroscopia de correlação* ou *COSY*.

Vejamos um exemplo que já conhecemos: o 1-bromo-propano (veja a Figura 10-27). O espectro COSY é mostrado a seguir.

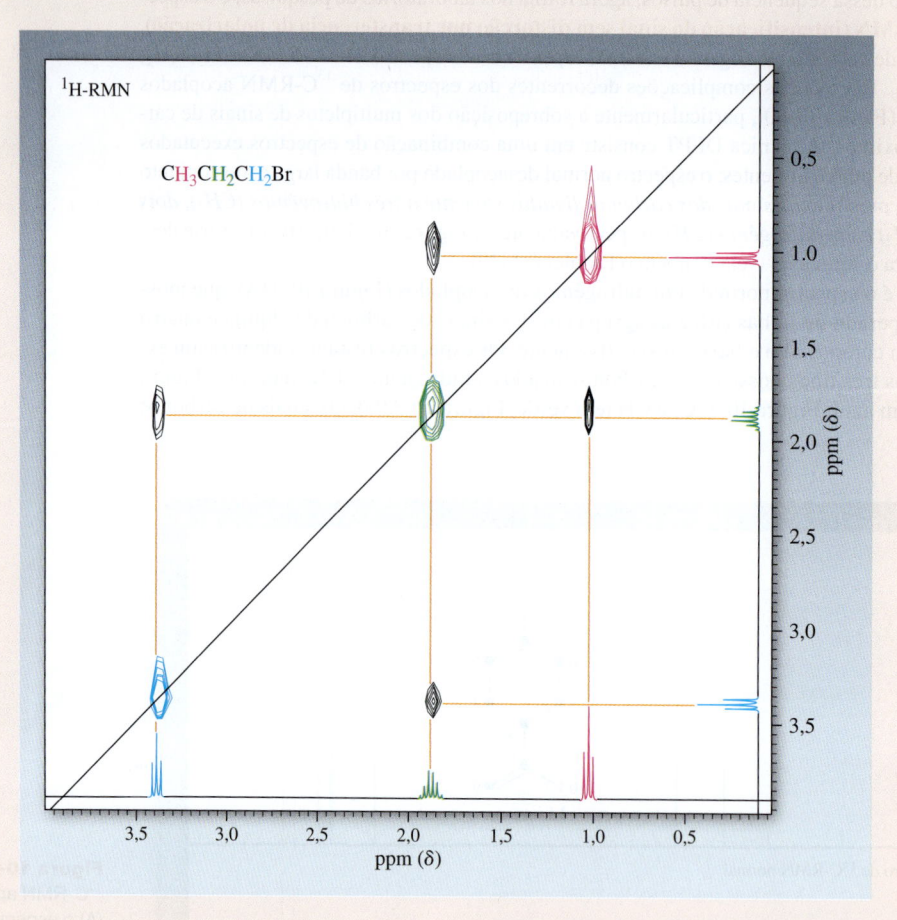

Os dois espectros ao longo dos eixos *x* e *y* são idênticos aos da Figura 10-27. As marcas na linha diagonal correlacionam os mesmos picos em cada espectro (indicados pelas "manchas" coloridas) e podem ser ignoradas. São as correlações fora da diagonal (indicadas pelas linhas laranja) que comprovam a conectividade dos hidrogênios na molécula. Assim, o tripleto da metila (em rosa) em δ = 1,05 ppm tem um pico cruzado (indicado pelas "manchas" em preto) com o sexteto do metileno (em verde) em δ = 1,88 ppm, mostrando que são vizinhos. Do mesmo modo, os picos (em azul) dos hidrogênios de metileno, desblindados pelo bromo, aparecem em δ = 3,40 ppm e também se correlacionam com um sinal centrado em δ = 1,88 ppm. Por fim, o centro da absorção mostra os picos cruzados com os sinais de ambos os seus vizinhos, provando assim a estrutura.

Cerrtamente o exemplo do 1-bromo-propano é muito simples e foi escolhido para mostrar como a técnica funciona. Pense no caso do 1-bromo-hexano. Aqui, o assinalamento rápido dos grupos metileno individuais é possível com a espectroscopia COSY. Começando por qualquer um dos dois sinais que são facilmente reconhecidos – ou seja, o atribuído à metila (um tripleto em campo alto) ou os hidrogênios de CH_2Br (um tripleto em campo baixo) – podemos "caminhar" com os sinais correlacionados de um metileno vizinho até o próximo, sucessivamente até que a conectividade completa da estrutura esteja evidente.

A conectividade é evidenciada ainda mais pela poderosa *espectroscopia de correlação heteronuclear (HETCOR)*. Aqui, um espectro de ^1H-RMN é justaposto a um espectro de ^{13}C, o que permite o mapeamento da molécula ao longo de toda a sua estrutura de C—H ao revelar a identidade dos fragmentos de C—H ligados. O princípio é ilustrado novamente com o 1-bromo-propano no espectro dado a seguir.

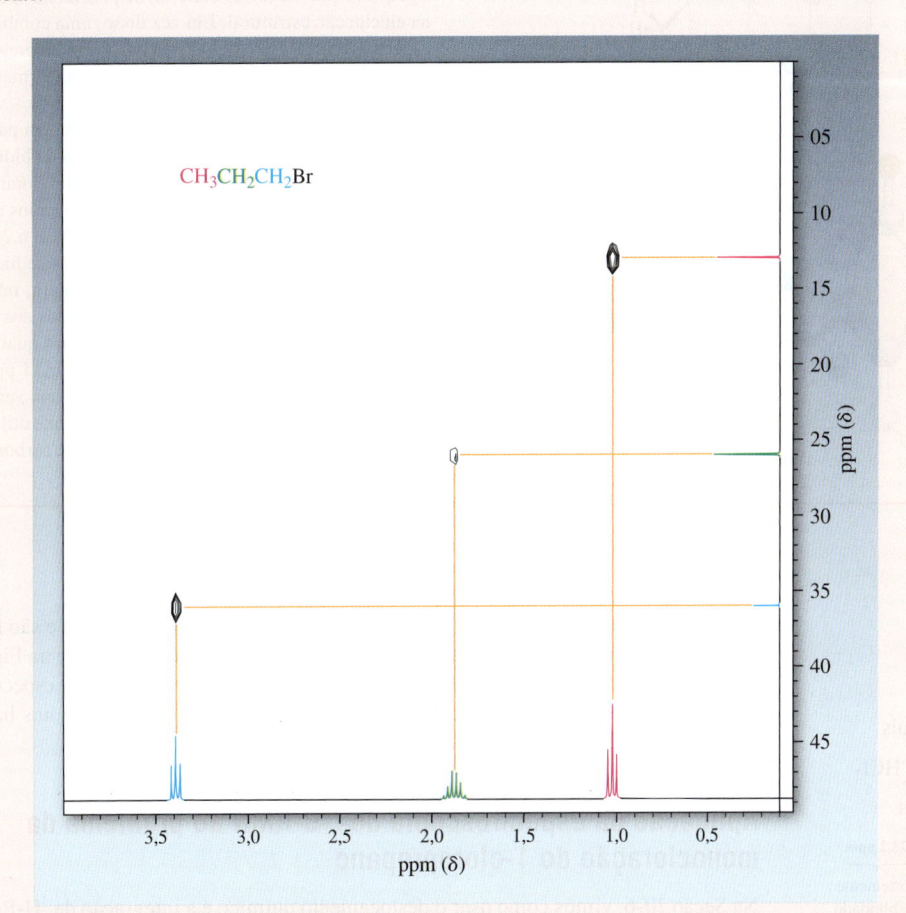

O espectro de ^{13}C-RMN é colocado no eixo y e mostra três sinais. Com base no que sabemos sobre a RMN de carbono, podemos facilmente atribuir o sinal em $\delta = 13,0$ ppm ao carbono da metila, o que está em $\delta = 26,2$ ppm ao metileno e o de $\delta = 36,0$ ppm ao carbono ligado ao bromo. Mesmo sem este conhecimento, estes assinalamentos são imediatamente evidentes a partir das correlações cruzadas dos respectivos sinais de hidrogênio (que já assinalamos) com os sinais dos carbonos a que estão ligados. Assim, o tripleto dos hidrogênios de metila correlaciona-se com o sinal de carbono em $\delta = 13,0$ ppm, o sexteto do metileno, com o sinal de carbono em $\delta = 26,2$ ppm, e o tripleto de hidrogênios em campo baixo, com o sinal de carbono em $\delta = 36,0$ ppm.

DESTAQUE QUÍMICO 10-5

Caracterização estrutural de produtos naturais: antioxidantes de sementes de uva

O mundo das plantas é uma rica fonte de substâncias farmacológicas, terapêuticas e quimioprotetoras úteis. O composto de 15 átomos de carbono viniferona (um *sesquiterpeno*, veja a Seção 4-7) foi isolado de sementes de uva em 2004, sendo uma dentre uma variedade de substâncias chamadas *proantocianidinas da semente de uva*, muito ativas contra os radicais livres (Capítulo 3) e o estresse oxidativo (veja a Seção 22-9). Somente 40 mg do composto puderam ser obtidos a partir de 10,5 kg de sementes de uva e, portanto, a análise elementar, os testes químicos e quaisquer outros procedimentos que destruíssem a pequena quantidade de material disponível não poderiam ser usados na elucidação estrutural. Em vez disso, uma combinação de técnicas espectroscópicas (RMN, IV, EM e UV) foi empregada, levando à estrutura aqui mostrada, que mais tarde foi confirmada por cristalografia de raios X.

A caracterização da viniferona contou, em parte, com dados de ^{1}H e ^{13}C-RMN. Os deslocamentos químicos de hidrogênio foram evidências para peças-chave da estrutura. Assim, foram encontrados três sinais na faixa de alquenos internos e hidrogênios aromáticos (em laranja nos desenhos da estrutura) entre $\delta = 5,9$ e $6,2$ (consulte a Tabela 10-2 para os deslocamentos químicos típicos de hidrogênios). Outros três sinais foram observados em $\delta > 3,8$ ppm, refletindo a presença de três hidrogênios (em vermelho) ligados aos carbonos que são vizinhos de oxigênios. Finalmente, existiam quatro absorções com valores de δ relativamente baixos entre 2,5 e 3,1 ppm, atribuídos aos dois pares de hidrogênios diastereotópicos (em verde) (veja o Destaque Químico 10-3). O ^{13}C-RMN foi igualmente útil (consulte a Tabela 10-6 para deslocamentos químicos típicos de carbono), já que revelou,

Viniferona

quaternários (em preto) não são mostrados nos últimos três experimentos e são localizados pela subtração de todas as linhas nas Figuras 10-33B-D do espectro completo na Figura 10-33A.

No restante do texto, sempre que apresentarmos ou descrevermos um espectro de ^{13}C-RMN que inclua o assinalamento de carbonos de CH$_3$, CH$_2$, CH ou C$_{quaternário}$, nos baseamos em um experimento DEPT.

Aplicação da espectroscopia de ^{13}C-RMN ao problema da monocloração do 1-cloropropano

Na Seção 10-6, vimos como usar o deslocamento químico e a integração de ^{1}H-RMN para distinguir entre os três isômeros do dicloropropano obtidos na cloração do 1-cloropropano. No Exercício 10-12, abordamos o uso dos padrões de desdobramento spin-spin como um meio complementar de resolução deste problema. Como poderíamos usar ^{13}C-RMN nesta tarefa? Nossa predição é simples: o 1,1- dicloro-propano e o 1,2-dicloro-propano devem mostrar três sinais de carbono cada, mas com espaçamento bastante diferente, pois o isômero 1,1 tem dois átomos de cloro, que retiram elétrons, no mesmo carbono (e, portanto, não existe cloro nos dois carbonos restantes), e o 1,2-dicloro-propano tem um cloro em C1 e outro em C2. O 1,3-dicloro-propano seria claramente distinto dos outros dois isômeros devido à sua simetria: só se observam duas linhas. Os dados experimentais são mostrados na margem e confirmam nossa expectativa. O assinalamento específico dos dois carbonos desblindados ligados aos átomos de cloro no 1,2-dicloro-propano (como está indicado na margem) pode ser feito com base na técnica DEPT: o sinal em 49,5 ppm aparece como um CH$_2$ e o em 55,8 ppm como um CH no experimento DEPT-90.

Você pode ver com este exemplo como as espectroscopias de ^{1}H-RMN e ^{13}C-RMN se completam. Os espectros de ^{1}H-RMN dão uma estimativa do ambiente eletrônico (isto é, regiões ricas e regiões pobres em elétrons) de um determinado núcleo de hidrogênio (δ), uma medida da sua

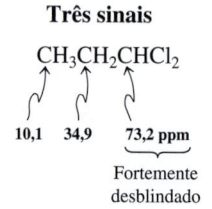

Três sinais

CH$_3$CH$_2$CHCl$_2$
10,1 34,9 73,2 ppm
Fortemente desblindado

Três sinais

CH$_3$CHClCH$_2$Cl
22,4 55,8 49,5 ppm
Moderadamente desblindado

Dois sinais

ClCH$_2$CH$_2$CH$_2$Cl
42,2 35,6 ppm
Moderadamente desblindado

claramente, os dois carbonos de C=O em δ = 171,0 e 173,4 ppm e indicou a presença de oito carbonos de alqueno e benzeno (δ > 95 ppm). Os três carbonos tetraédricos ligados ao oxigênio mostraram picos entre δ = 67 e 81 ppm, e os sinais dos dois carbonos tetraédricos remanescentes ocorreram em δ = 28,9 e 37,4 ppm. Todos eles foram confirmados pelo número de hidrogênios ligados por meio de técnicas equivalentes ao DEPT RMN.

Os acoplamentos spin-spin e os espectros de correlação de hidrogênio (COSY) (Destaque Químico 10-4) confirmaram o assinalamento estrutural. Por exemplo, focalizando o anel do éter de seis átomos, o hidrogênio em C2 (δ = 4,61 ppm) mostrou um padrão de dubleto devido ao acoplamento com o seu vizinho em C3 (δ = 3,90 ppm). Da mesma forma, os dois hidrogênios diastereotópicos em C4 (δ = 2,53 e 3,02 ppm) dão origem, cada um, a um dubleto de dubletos, devido ao acoplamento mútuo e ao acoplamento independente de cada um com o hidrogênio em C3. Não surpreendentemente, o hidrogênio em C3 produziu um multipleto não resolvido. Aspectos adicionais da determinação estrutural da viniferona serão apresentados no Capítulo 14 (Destaque Químico 14-5).

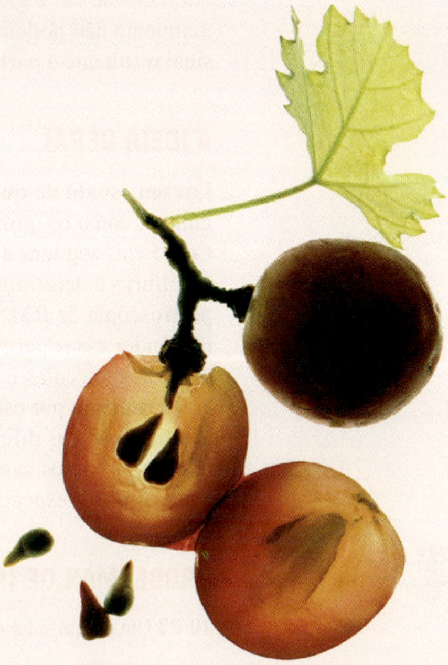

Os extratos de sementes de uvas têm sido sugeridos para a prevenção de uma séries de enfermidades, incluindo doenças cardíacas, câncer e psoríase.

abundância relativa (integração) e uma indicação de quantos vizinhos (e seus tipos) ele tem (desdobramento spin-spin). Os espectros de ^{13}C-RMN com hidrogênios desacoplados dão o número total de carbonos quimicamente diferentes, seus ambientes eletrônicos (δ) e, no modo DEPT, a quantidade de hidrogênios a eles ligados. A aplicação das duas técnicas para solucionar um problema estrutural não é muito diferente dos métodos usados para resolver palavras cruzadas. As entradas horizontais (como os dados fornecidos pela espectroscopia de ^{1}H-RMN) devem estar de acordo com as entradas verticais (isto é, as informações correspondentes a ^{13}C-RMN) para que se tenha a resposta correta.

EXERCÍCIO 10-22

Os compostos bicíclicos A e B, mostrados a seguir, podem ser distinguidos facilmente pelos espectros de ^{13}C-RMN desacoplados de hidrogênio? Os espectros DEPT podem ser usados na resolução deste problema?

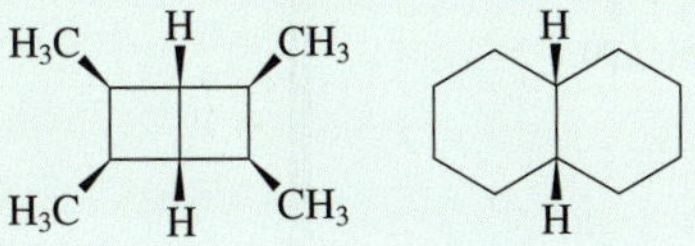

EM RESUMO, a ^{13}C-RMN exige técnicas de FT devido à baixa abundância natural do isótopo carbono-13 e a sua sensibilidade intrinsecamente baixa neste experimento. O acoplamento ^{13}C—^{13}C não é observado porque a baixa concentração do isótopo na amostra torna a probabilidade de dois núcleos de ^{13}C serem vizinhos praticamente nula. O acoplamento $^{13}C-H$ pode ser medido, mas ele é comumente removido pelo desacoplamento de hidrogênio por banda larga, fornecendo linhas únicas para cada átomo de carbono distinto da molécula investigada. A faixa de deslocamentos químicos de ^{13}C é grande, cerca de 200 ppm para estruturas orgânicas. Os espectros de ^{13}C normalmente não podem ser integrados, mas o experimento DEPT permite a identificação de cada sinal resultante a partir de unidades CH_3, CH_2, CH ou $C_{quaternário}$, respectivamente.

A IDEIA GERAL

Em seu estudo da química orgânica até agora, pode ter havido momentos em que você se perguntou: como os químicos sabem disso? Como eles estabelecem a veracidade de uma estrutura? Como eles seguem a cinética de desaparecimento de uma molécula? Como uma constante de equilíbrio é determinada? Quando eles sabem que uma reação terminou? A introdução da espectroscopia de RMN dá uma primeira visão das muitas ferramentas práticas disponíveis para responder essas perguntas. Outros tipos de espectroscopia dão mais informações importantes sobre as moléculas e eles serão vistos em conjunto com os grupos funcionais cuja identificação é determinada por esses métodos. A espectroscopia, especialmente a de RMN, é a chave para a identificação das diferentes classes de compostos orgânicos e será uma parte importante de cada um dos próximos capítulos deste livro. Será útil rever o material deste capítulo quando você for analisar novos espectros mais adiante.

PROBLEMAS DE INTEGRAÇÃO

10-23 Um pesquisador executou a seguinte sequência de reações na preparação do (S)-2-cloro-butano:

(R)-2-metil-oxa-ciclo-propano → [CH₃Li] → (HO,H,H₃C,CH₃) → [SOCl₂, −SO₂, −HCl] → (S)-2-cloro-butano

A cromatografia a gás preparativa do produto da reação (p.e. 68,2°C) permitiu a separação de uma pequena quantidade de outro composto, C_4H_9Cl (p.e. 68,5°C), opticamente inativo, com os espectros de RMN dados a seguir. Qual é a estrutura deste composto e como ele se formou?

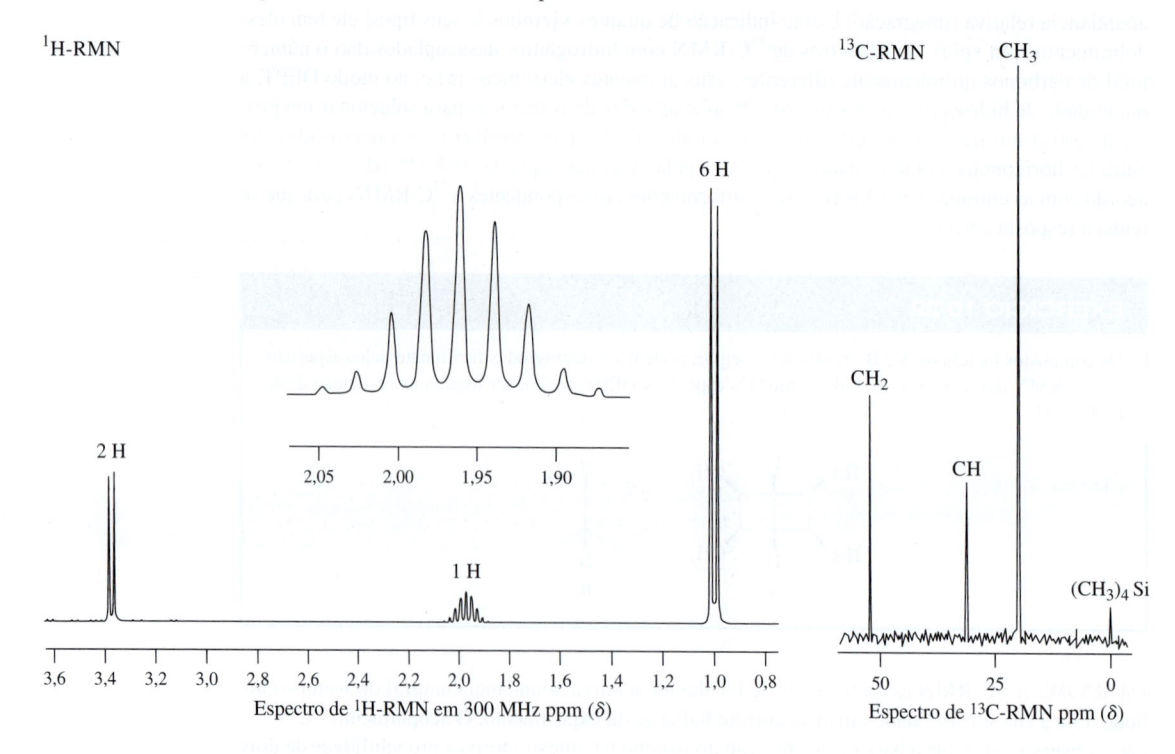

SOLUÇÃO

Como fizemos nos Problemas de Integração 3-14 e 6-30, vamos aplicar a abordagem "organizada para resolver problemas" a fim de facilitar a resolução deste exercício. Esta estratégia será descrita em detalhes no Interlúdio que segue o Capítulo 11.

*Q*ual é a pergunta do problema? Primeiramente temos de deduzir a estrutura do produto minoritário da reação. Em seguida, foi perguntado "como" explicar a formação do composto. Como vimos, as perguntas "como" e "por quê" normalmente necessitam de algum raciocínio de mecanismos. Vamos colocar as coisas em ordem.

*C*omo começar? A composição molecular do composto desconhecido, C_4H_9Cl, diz que ele é um isômero do produto principal observado. Temos os espectros de ^1H e ^{13}C-RMN para análise. Também conhecemos os reagentes que convertem a matéria-prima no produto principal. Que informações são mais úteis para nos ajudar a começar? Poderíamos tentar chegar aos resultados alternativos das duas reações sem examinarmos todos os dados espectroscópicos, mas, mais cedo ou mais tarde, será necessário usar os espectros para confirmar qualquer estrutura que propusermos. Faz muito mais sentido começar com eles e, pelo menos, saber se eles nos dão uma resposta inequívoca.

*I*nformações necessárias? As Seções 10-4 até 10-7 descrevem as informações contidas em um espectro de ^1H-RMN e a Seção 10-9 cobre a ^{13}C-RMN. O espectro de carbono é mais simples. Como regra de estratégia, tente extrair o máximo de informações que puder das fontes *mais simples* de analisar. Comece com o espectro de ^{13}C-RMN e depois avance para o espectro de ^1H-RMN.

*P*rocedimento. A fórmula do desconhecido é C_4H_9Cl. Ele tem quatro átomos de carbono, mas o espectro de ^{13}C-RMN (atribuições por DEPT) mostra apenas *três* linhas. Portanto, uma dessas três linhas deve surgir de dois átomos de carbono equivalentes. A linha mais afastada em campo baixo, em $\delta = 51$ ppm (CH_2), é a mais desblindada e, portanto, tem a maior probabilidade de ser o carbono ligado ao único átomo de cloro (Tabela 10-6). Este raciocínio sugere a presença da subestrutura $-CH_2Cl$. As outras duas linhas estão na região de alquila, a cerca de $\delta = 20$ (CH_3) e 31 ppm (CH). Uma dessas duas deve ser devido a dois núcleos de carbonos equivalentes. Podemos usar a fórmula molecular e o nosso conhecimento da subestrutura $-CH_2Cl$ para identificar cada uma. Assim, se o sinal (de CH) em $\delta = 31$ ppm for devido a dois carbonos idênticos, então poderíamos chegar a uma fórmula molecular $CH_3 + 2\ CH + CH_2Cl = C_4H_7Cl$, que não combina com esses dados. Por outro lado, se o sinal em $\delta = 20$ ppm (CH_3) corresponder a dois carbonos, então temos $2\ CH_3 + CH + CH_2Cl = C_4H_9Cl$, a fórmula correta. Portanto, o desconhecido contém dois grupos CH_3 equivalentes. Poderíamos ligar esses fragmentos para obter uma solução provável, mas vamos ter um pouco de paciência e ver o que o espectro de ^1H-RMN pode nos dizer.

Este espectro mostra três tipos de hidrogênios em cerca de $\delta = 1,0$; 1,9 e 3,4 ppm. Seguindo a mesma lógica que aplicamos na atribuição anterior do átomo de carbono mais desblindado, os hidrogênios mais desblindados devem ser os que estão no carbono ligado ao cloro (Seção 10-4). Os valores integrados dos três sinais de hidrogênio são 6, 1 e 2, respectivamente, totalizando os nove hidrogênios presentes (Seção 10-6). Finalmente, há o desdobramento spin-spin. Ambos os sinais em campo mais alto e em campo mais baixo são dubletos, com valores de *J* quase idênticos. Isso significa que cada um desses conjuntos de hidrogênios (6 + 2, ou 8 no total) tem um único vizinho (o nono H). O hidrogênio do meio aparece como um padrão de nove linhas, como esperado pela regra $N + 1$ ($N = 8$; Seção 10-7).

Agora, vamos combinar essas informações para chegar à estrutura. Como na maior parte dos quebra-cabeças, pode-se chegar à resposta de várias maneiras. Em problemas de espectros de RMN, muitas vezes é melhor começar com a formulação de estruturas parciais, determinadas pelo espectro de ^1H-RMN, e usar as outras informações para corroborar as evidências. Assim, o dubleto em campo alto de integração 6 H indica uma subestrutura $(CH_3)_2CH-$. Da mesma forma, em campo baixo temos $-CH_2CH-$. Combinando os dois, temos $-CH_2CH(CH_3)_2$ e adicionando o átomo de Cl, a solução: o aquiral (daí opticamente inativo) $ClCH_2CH(CH_3)_2$. Este assinalamento é confirmado pelo espectro de ^{13}C-RMN em que a linha em campo mais alto é devido à presença dos dois carbonos metila equivalentes. A linha central deve-se ao carbono terciário, e a absorção mais desblindada, ao carbono ligado ao cloro (Tabela 10-6). Você pode confirmar a sua solução de outra maneira, aproveitando a fórmula molecular relativamente pequena. Existem apenas quatro isômeros possíveis do clorobutano: $CH_3CH_2CH_2CH_2Cl$, $CH_3CHCH_2CH_3$ (nosso produto principal),
$\qquad\qquad\qquad\qquad\qquad\qquad\qquad\qquad\qquad\qquad\qquad\qquad\quad\ |$
$\qquad\qquad\qquad\qquad\qquad\qquad\qquad\qquad\qquad\qquad\qquad\qquad\ Cl$

$(CH_3)_2CHCH_2Cl$ (o produto secundário) e $(CH_3)_3CCl$. Os espectros de ^1H e ^{13}C-RMN são muito diferentes com respeito ao número de sinais, deslocamentos químicos, integração e multiplicidades. (Verifique.)

O segundo aspecto do problema diz respeito a mecanismos. Como obter 1-cloro-2-metil-propano a partir da sequência de reações anterior? A resposta está na análise retrossintética, usando os reagentes dados no esquema inicial.

A única maneira de obter um produto com dois grupos CH_3 ligados ao mesmo carbono é ter o grupo metila do CH_3Li adicionado ao carbono do oxaciclopropano que já contém um CH_3. Portanto, o produto secundário observado é o resultado da abertura nucleofílica do anel do composto de partida pelo ataque na posição mais impedida, geralmente negligenciada porque é menos favorecida.

10-24 a. Um estudante de pós-graduação obteve os espectros de ^1H e ^{13}C-RMN de uma amostra opticamente pura do $(1R,2R)$-*trans*-1-bromo-2-metil-ciclo-hexano (A), em nitrometano deuterado (CD_3NO_2) como solvente (Tabela 6-5) e obteve os seguintes valores: espectro de ^1H-RMN: δ = 1,06 (d, 3 H); 1,42 (m, 6 H); 1,90 (m, 2 H); 2,02 (m, 1 H); 3,37 (m, 1 H) ppm; ^{13}C-RMN (DEPT): δ = 16,0 (CH_3); 23,6 (CH_2); 23,9 (CH_2); 30,2 (CH_2); 33,1 (CH_2); 35,0 (CH); 43,2 (CH) ppm. Assinale estes espectros o melhor que puder com a ajuda das Tabelas 10-2 e 10-6.

SOLUÇÃO

Espectro de ^1H-RMN. Todos os sinais, com exceção do dubleto em campo mais alto, aparecem como multipletos complexos. Isso não é surpresa, considerando que os hidrogênios (exceto os três núcleos de CH_3) são magneticamente diferentes, que existem acoplamentos vicinais e geminais múltiplos em torno do anel e que os valores de δ (exceto os que estão nas proximidades do bromo) estão próximos. A exceção é o grupo metila que aparece em campo mais alto, como esperado, e como um dubleto, devido ao acoplamento com um hidrogênio terciário vizinho. Para completar nossos assinalamentos, teremos de confiar mais do que o usual nos deslocamentos químicos e na integração.

Qual é o efeito esperado do bromo sobre seus vizinhos? *Resposta*: o Br desblinda (Seção 10-4) principalmente os vizinhos imediatos; o efeito tem redução gradual com a distância. De fato, os valores de δ se dividem em dois grupos. Um conjunto tem valores altos (δ = 3,37; 2,02; 1,90 ppm) e outro, valores mais baixos (δ = 1,42; 1,06 ppm). O hidrogênio mais desblindado em δ = 3,37 é facilmente assinalado como o C1 vizinho do bromo. As próximas posições desblindadas são as vizinhas, em C2 e C6. Como o sinal em δ = 2,02 integra 1H somente, ele deve ser o único hidrogênio terciário em C2 e o pico em δ = 1,90 pode, então, ser assinalado como o grupo CH_2 em C6. Esta escolha também é consistente com o aspecto geral dos sinais dos hidrogênios secundários em campo mais alto do que o dos hidrogênios terciários (Tabela 10-2). Os seis hidrogênios restantes em δ = 1,42 não são resolvidos e todos absorvem mais ou menos no mesmo lugar.

Assinalamento de ^1H-RMN (ppm)   **Assinalamento de ^{13}C-RMN (ppm)**

Espectro de ^{13}C-RMN. Usar as correlações DEPT em conjunto com o efeito de desblindagem do bromo permite o pronto assinalamento dos carbonos mostrados anteriormente.

b. Para a surpresa do aluno, a atividade óptica da amostra diminuiu com o tempo, enquanto a intensidade dos picos do espectro de RMN de A diminuiu e apareceram novos picos de um isômero opticamente inativo B. ^1H-RMN: δ = 1,44 (m, 6 H); 1,86 (m, 4 H); 1,89 (s, 3H); ^{13}C-RMN: δ = 20,8 (CH_2); 26,7 (CH_2); 28,5 (CH_3); 37,6 (C_{quat}); 41,5 ppm (CH_2). O desaparecimento de A tem velocidade = k [A]. O que é B e como ele se forma?

SOLUÇÃO

Vamos analisar os espectros de B, particularmente em comparação com os de A. No espectro de ^1H-RMN, notamos que o número de sinais decresceu de cinco para três. Além disso, o pico em campo baixo em δ = 3,37 ppm do hidrogênio próximo ao átomo de bromo em A desapareceu e o dubleto de metila é agora um singleto que se moveu para campo mais baixo em relação a sua posição original. No espectro de ^{13}C-RMN, reconhecemos uma simplificação semelhante (isto é, aumentou a simetria), diminuindo de sete para cinco picos. Além disso, os carbonos terciários (CH) desapareceram, existem somente três tipos de CH_2 e apareceu um carbono quaternário. O carbono de CH_3, relativamente desblindado, também é evidente.

Conclusões. O átomo de bromo deve ser agora localizado na mesma posição do substituinte CH_3, como no 1-bromo-1-metil-ciclo-hexano aquiral:

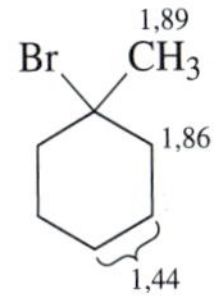

B
Assinalamento de ^{1}H-RMN (ppm)

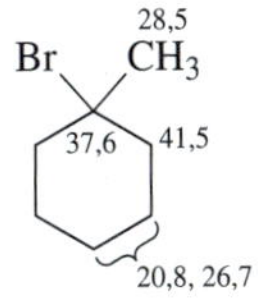

B
Assinalamento de ^{13}C-RMN (ppm)

Como este rearranjo pode ter acontecido? *Resposta*: temos um caso de reação S_N1 (Seção 7-2) por meio de um rearranjo de carbocátion (Seção 9-3):

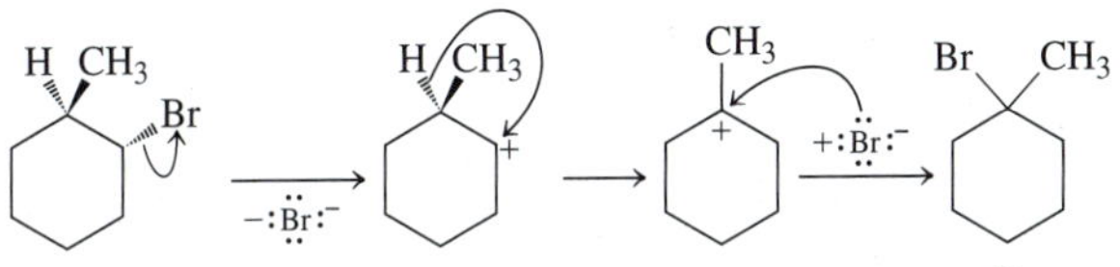

O mecanismo explica todas as observações: a perda de atividade óptica, o desaparecimento em primeira ordem e a formação de B.

Conceitos importantes

1. A **RMN** é a ferramenta espectroscópica mais importante na elucidação das **estruturas** das moléculas orgânicas.

2. A **espectroscopia** é possível porque as moléculas existem em vários estados de energia, com os de menor energia sendo convertidos nos de maior energia pela absorção de quanta discretos de **radiação eletromagnética**.

3. A RMN é possível porque certos núcleos, especialmente ^{1}H e ^{13}C, quando expostos a um campo magnético forte, se alinham a **favor** (α) ou **contra** o campo (β). A transição de α para β pode ser efetuada por radiação de radiofrequências, levando à **ressonância** e a um espectro com absorções características. Quanto maior for a intensidade do campo externo, maior a frequência de ressonância. Por exemplo, um campo magnético de 7,05 T faz o hidrogênio absorver em 300 MHz, um campo magnético de 14,1 T faz o hidrogênio absorver em 600 MHz.

4. A **RMN de alta resolução** permite diferenciar núcleos de hidrogênio e carbono em ambientes químicos diferentes. Suas posições características no espectro são dadas em **deslocamento químico, δ**, em ppm, a partir de um padrão interno, o tetrametilsilano.

5. O deslocamento químico é fortemente dependente da presença (causando a **blindagem**) ou ausência (causando a **desblindagem**) de densidade eletrônica. A blindagem resulta em picos em campos relativamente altos [à direita, na direção do $(CH_3)_4Si$], e a desblindagem, em campos mais baixos. Portanto, substituintes doadores de elétrons blindam, e substituintes que retiram elétrons desblindam. O hidrogênio dos heteroátomos de álcoois, tióis e aminas têm deslocamentos químicos variáveis e, com frequência, aparecem como picos largos por causa da ligação hidrogênio e das trocas de hidrogênio.

6. Os hidrogênios e carbonos quimicamente equivalentes têm o mesmo deslocamento químico. A equivalência é mais bem estabelecida pela aplicação das operações de **simetria**, como as que usam o **plano de simetria** e as **rotações**.

7. O número de hidrogênios que dão origem a um pico é medido por **integração**.

8. O número de hidrogênios vizinhos a um núcleo é dado pelo padrão de **desdobramento spin-spin** de sua ressonância na RMN, seguindo a **regra $N + 1$**. Os hidrogênios equivalentes não mostram desdobramento mútuo spin-spin.

9. Quando a diferença de deslocamentos químicos entre hidrogênios acoplados é comparável à constante de acoplamento, observa-se **espectros com padrões complicados que não são de primeira ordem**.
10. Quando as constantes de acoplamento de tipos não equivalentes de hidrogênios vizinhos são diferentes, a **regra $N + 1$** é aplicada em **sequência**.
11. A **RMN de carbono** utiliza a baixa abundância do isótopo ^{13}C. O acoplamento carbono-carbono não é observado em espectros comuns de ^{13}C. O acoplamento carbono-hidrogênio pode ser removido por desacoplamento do hidrogênio, simplificando a maior parte dos espectros de ^{13}C a um conjunto de picos isolados.
12. O ^{13}C RMN (**DEPT**) permite assinalar as absorções de CH_3, CH_2, CH e carbonos quaternários, respectivamente.

Problemas

25. Onde na tabela da Figura 10-2 estariam localizadas as seguintes frequências: ondas de rádio AM ($v \sim$ 1 MHz = 1.000 kHz = 10^6 Hz = 10^6 s^{-1} ou ciclos s^{-1}) e as frequências de transmissão em FM ($v \sim$ 100 MHz = 10^8 s^{-1})?

26. Converta cada uma das seguintes quantidades nas unidades especificadas: **(a)** 1050 cm^{-1} em λ, em μm; **(b)** 510 nm (luz verde) em v, em s^{-1} (ciclos s^{-1} ou hertz); **(c)** 6,15 μm em $\tilde{v}$, em cm^{-1}; **(d)** 2250 cm^{-1} em v, em s^{-1} (Hz).

27. Converta cada uma das seguintes quantidades em energias, em kcal mol^{-1}: **(a)** a rotação de uma ligação em 750 números de ondas (cm^{-1}); **(b)** a vibração de uma ligação em 2900 números de ondas (cm^{-1}); **(c)** uma transição eletrônica em 350 nm (luz ultravioleta capaz de queimar a pele); **(d)** a frequência de transmissão do sinal de áudio do canal 6 da TV (87,25 MHz; antes do advento da TV digital em 2009); **(e)** um feixe de raios X "duro" com um comprimento de onda de 0,07 nm.

28. Calcule, com três algarismos significativos, a quantidade de energia absorvida por um hidrogênio que sofre transição de α para β em um campo de **(a)** um ímã de 2,11 T (v = 90 MHz); **(b)** um ímã de 11,75 T (v = 500 MHz).

29. Diga se cada uma das seguintes transformações corresponde a uma mudança para a direita ou para a esquerda em um espectro de RMN: **(a)** aumento da radiofrequência (com a intensidade do campo magnético constante); **(b)** aumento da intensidade do campo magnético (com a radiofrequência constante e movendo para "campo alto"; Seção 10-4); **(c)** aumento do deslocamento químico; **(d)** aumento da blindagem.

30. Esboce um espectro hipotético de RMN de baixa resolução das seguintes moléculas. Mostre as posições dos picos de ressonância de todos os núcleos magnéticos. Suponha um campo magnético externo de 2,11 T. Como se alteraria o espectro se o campo magnético fosse de 8,46 T?

(a) $CFCl_3$ (Freon 11)   **(b)** CH_3CFCl_2 (HCFC-141b)   **(c)** $CF_3-\underset{Br}{\overset{Cl}{C}}-H$ (Halotano)

31. Se os espectros de RMN das moléculas do Problema 30 fossem obtidos com alta resolução para cada núcleo, que diferenças seriam observadas?

32. O espectro de ^1H-RMN do $CH_3COCH_2C(CH_3)_3$, 4,4-dimetil-2-pentanona, em 300 MHz, mostra sinais nas seguintes posições: 307, 617 e 683 Hz, em campo baixo em relação ao tetrametilsilano. **(a)** Quais são os deslocamentos químicos (δ) desses sinais? **(b)** Quais seriam suas posições em Hz, relativas ao tetrametilsilano, se o espectro fosse obtido em 90 MHz? Em 500 MHz? **(c)** Atribua cada sinal ao conjunto de hidrogênios na molécula.

33. Ordene os sinais de ^1H-RMN dos seguintes compostos pela posição do deslocamento químico (do mais baixo para o mais alto). Qual deles é o de campo mais alto? E o de campo mais baixo?

(a) H_3C-CH_3 **(b)** $H_2C=CH_2$ **(c)** $H_3C-O-CH_3$

(d) $H_3C-\overset{\overset{O}{\|}}{C}-CH_3$ **(e)** (benzeno)   **(f)** $H_3C-\underset{}{\overset{CH_3}{N}}-CH_3$

34. Que hidrogênios das seguintes moléculas apresentam o sinal em campo mais baixo em relação ao $(CH_3)_4$ Si no experimento de RMN? Explique.

(a) $(CH_3)_2O$ ou $(CH_3)_3N$ (b) 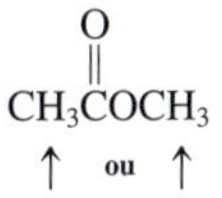 $CH_3\overset{O}{\overset{\|}{C}}OCH_3$ (c) $CH_3CH_2CH_2OH$ (d) $(CH_3)_2S$ ou $(CH_3)_2S=O$
$\quad\quad\quad\quad\quad\quad\quad\quad\quad\quad\quad\quad\quad\uparrow$ ou $\uparrow\quad\quad\quad\uparrow$ ou $\uparrow$

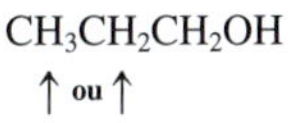

35. Quantos sinais estariam presentes no espectro de ^{1}H-RMN dos derivados do ciclopropano mostrados a seguir? Considere cuidadosamente os ambientes geométricos em torno de cada hidrogênio.

(a), 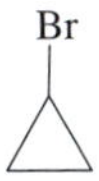 (b), 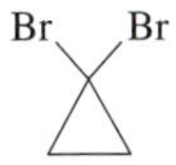 (c), 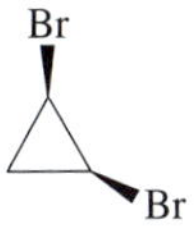 (d), 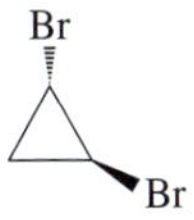 (e) 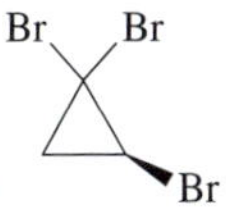 [estruturas de ciclopropanos com Br]

36. Quantos sinais estariam presentes no espectro de ^{1}H-RMN das seguintes moléculas? Qual seria o deslocamento químico *aproximado* de cada um desses sinais? Ignore o desdobramento spin-spin.

(a) $CH_3CH_2CH_2CH_3$ (b) 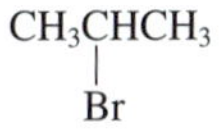 CH_3CHCH_3 (c) 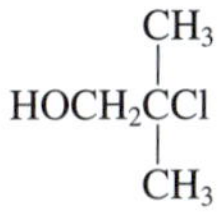 $HOCH_2CCl$ (d) $CH_3CHCH_2CH_3$
$\quad\quad\quad\quad\quad\quad\quad\quad\quad\quad\quad\quad\quad\quad\;\;|\quad\quad\quad\quad\quad\quad\quad\quad\;\;|\quad\quad\quad\quad\quad\quad\quad\quad\quad\quad\;\;|$
$\quad\quad\quad\quad\quad\quad\quad\quad\quad\quad\quad\quad\quad\quad Br\quad\quad\quad\quad\quad\quad\;\;CH_3\quad\quad\quad\quad\quad\quad\quad\quad CH_3$
(com CH_3 nos topos de (c) e (d))

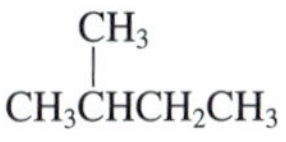

(e) 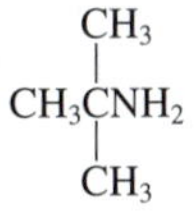 CH_3CNH_2 (com CH_3 acima e abaixo) (f) $CH_3CH_2CH(CH_2CH_3)_2$ (g) $CH_3OCH_2CH_2CH_3$ (h) 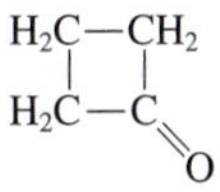 ciclobutanona

(i) 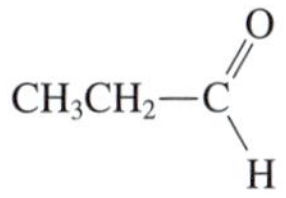 $CH_3CH_2-C(=O)H$ (j) 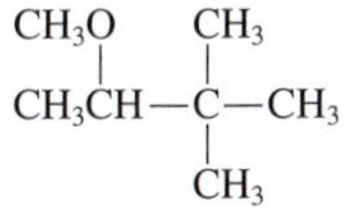 $CH_3CH-C(CH_3)(OCH_3)-CH_3$

37. Para os compostos de cada um dos seguintes grupos de isômeros, indique o número de sinais no espectro de ^{1}H-RMN, o deslocamento químico *aproximado* de cada sinal e a razão de integração dos sinais. Ignore o desdobramento spin-spin. Indique se é possível distinguir todos os isômeros de cada grupo só com essas três informações.

(a) 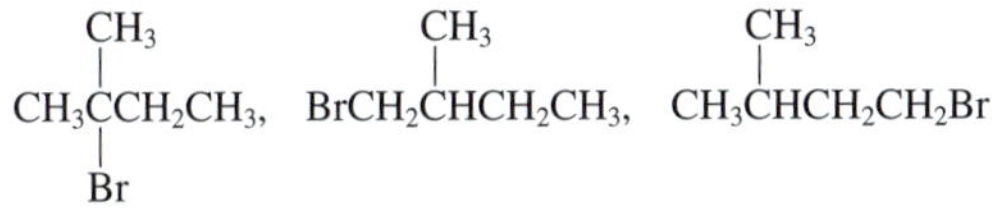 $CH_3CCH_2CH_3$, $BrCH_2CHCH_2CH_3$, $CH_3CHCH_2CH_2Br$
$\quad\;\;|\quad\quad\quad\quad\quad\quad\quad\quad|\quad\quad\quad\quad\quad\quad\;\;|$
$\quad\;Br\quad\quad\quad\quad\quad\quad\;\;CH_3\quad\quad\quad\quad\quad CH_3$
(com CH_3 no topo do primeiro)

(b) 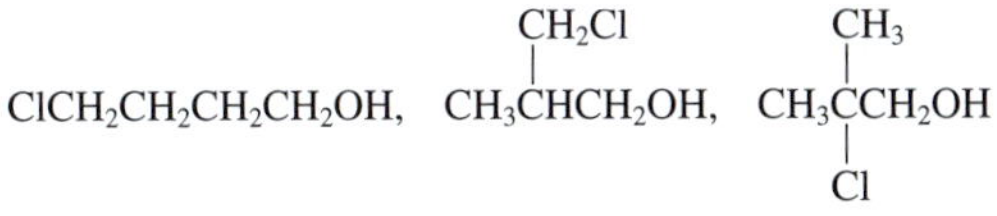 $ClCH_2CH_2CH_2CH_2OH$, CH_3CHCH_2OH, CH_3CCH_2OH
$\quad\quad\quad\quad\quad\quad\quad\quad\quad\quad\quad\quad\quad\quad\quad\quad|\quad\quad\quad\quad\quad\;|$
$\quad\quad\quad\quad\quad\quad\quad\quad\quad\quad\quad\quad\quad\quad CH_2Cl\quad\quad\quad Cl$
(com CH_3 no topo do terceiro)

(c) 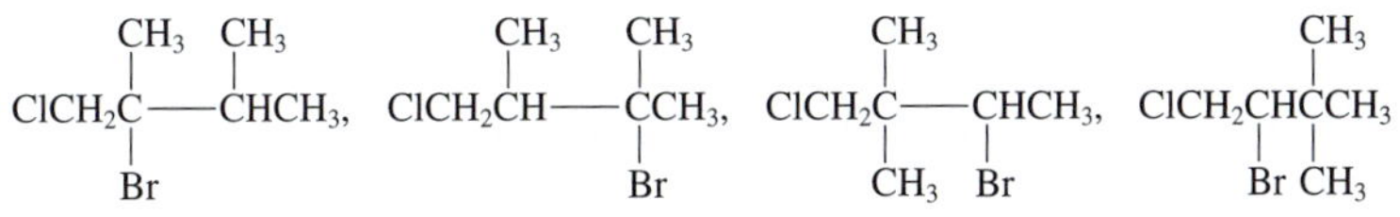 $ClCH_2C-CHCH_3$, $ClCH_2CH-CCH_3$, $ClCH_2C-CHCH_3$, $ClCH_2CHCCH_3$
(com grupos CH_3, Br apropriados)

38. Os espectros de ^{1}H-RMN de dois halogenoalcanos são mostrados a seguir. Proponha estruturas para estes compostos que sejam consistentes com os espectros (**a**) $C_5H_{11}Cl$, espectro A; (**b**) $C_4H_8Br_2$, espectro B.

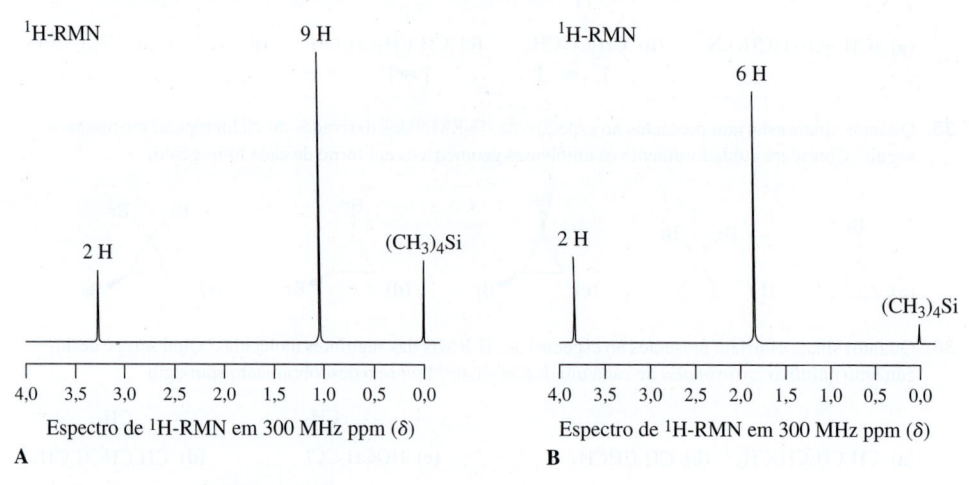

^{1}H-RMN

9 H

2 H

$(CH_3)_4Si$

| 4,0 | 3,5 | 3,0 | 2,5 | 2,0 | 1,5 | 1,0 | 0,5 | 0,0 |

Espectro de ^{1}H-RMN em 300 MHz ppm (δ)

A

^{1}H-RMN

6 H

2 H

$(CH_3)_4Si$

| 4,0 | 3,5 | 3,0 | 2,5 | 2,0 | 1,5 | 1,0 | 0,5 | 0,0 |

Espectro de ^{1}H-RMN em 300 MHz ppm (δ)

B

39. Os seguintes sinais de ^{1}H-RMN são de três moléculas com grupos funcionais éter. Todos eles são singletos (picos simples e agudos). Proponha estruturas para estes compostos. (**a**) $C_3H_8O_2$, δ = 3,3 e 4,4 ppm (razão 3:1); (**b**) $C_4H_{10}O_3$, δ = 3,3 e 4,9 ppm (razão 9:1); (**c**) $C_5H_{12}O_2$, δ = 1,2 e 3,1 ppm (razão 1:1). Compare estes espectros com o do 1,2-dimetóxi-etano (Figura 10-15B).

40. (**a**) O espectro de ^{1}H-RMN de uma cetona de fórmula molecular $C_6H_{12}O$ tem δ = 1,2 e 2,1 ppm (razão 3:1). Proponha uma estrutura para esta molécula. (**b**) Cada um dos dois isômeros relacionados à cetona de (a) tem fórmula molecular $C_6H_{12}O_2$. Seus espectros de ^{1}H-RMN são descritos a seguir: isômero 1, δ = 1,5 e 2,0 ppm (razão 3:1); isômero 2, δ = 1,2 e 3,6 ppm (razão 3:1). Todos os sinais nestes espectros são singletos. Proponha estruturas para estes compostos. A que classe de compostos eles pertencem?

41. Liste as quatro características importantes da ^{1}H-RMN e as informações que você pode deduzir a partir delas. (**Sugestão:** veja as Seções 10-4 até 10-7.)

42. Descreva de que forma os espectros de ^{1}H-RMN dos seguintes compostos seriam semelhantes e como eles seriam diferentes. Utilize cada uma das quatro características que você listou no Problema 41. A que classe de compostos cada um deles pertence?

$$CH_3CH_2-\overset{O}{\underset{\|}{C}}-O-CH_3 \quad\quad CH_3-\overset{O}{\underset{\|}{C}}-O-CH_2CH_3 \quad\quad CH_3CH_2-\overset{O}{\underset{\|}{C}}-CH_3 \quad\quad CH_3CH_2CH_2-\overset{O}{\underset{\|}{C}}-H$$

43. A seguir, à esquerda, estão três isômeros de $C_4H_8Cl_2$ e, à direita, três conjuntos de dados de ^{1}H-RMN que seriam esperados pela regra $N + 1$ simples. Relacione as estruturas com os dados espectrais. (**Sugestão:** você pode esboçar os espectros em um rascunho.)

(**a**) $CH_3CH_2\overset{Cl}{\underset{|}{C}}H\overset{Cl}{\underset{|}{C}}H_2$ (**i**) δ = 1,5 (d, 6 H) e 4,1 (q, 2 H) ppm

(**b**) $CH_3\overset{Cl}{\underset{|}{C}}H\overset{Cl}{\underset{|}{C}}HCH_3$ (**ii**) δ = 1,6 (d, 3 H), 2,1 (q, 2 H), 3,6 (t, 2 H) e 4,2 (sex, 1 H) ppm

(**c**) $CH_3\overset{Cl}{\underset{|}{C}}HCH_2\overset{Cl}{\underset{|}{C}}H_2$ (**iii**) δ = 1,0 (t, 3 H), 1,9 (quin, 2 H), 3,6 (d, 2 H) e 3,9 (quin, 1 H) ppm

44. Preveja o desdobramento spin-spin dos espectros de RMN dos compostos do Problema 36 (**Lembrete**: os hidrogênios ligados a oxigênio e nitrogênio normalmente não mostram desdobramento spin-spin.)

45. Prediga o desdobramento spin-spin nos espectros de RMN dos compostos do Problema 37.

46. Os deslocamentos químicos de ^{1}H-RMN são dados para os seguintes compostos. Assinale cada sinal ao grupo de hidrogênio apropriado na molécula e esboce um espectro de cada composto, incorporando os desdobramentos spin-spin apropriados. **(a)** Cl_2CHCH_2Cl, δ = 4,0 e 5,8 ppm; **(b)** $CH_3CHBrCH_2CH_3$, δ = 1,0, 1,7, 1,8, e 4,1 ppm; **(c)** $CH_3CH_2CH_2COOCH_3$, δ = 1,0, 1,7, 2,3 e 3,6 ppm; **(d)** $ClCH_2CHOHCH_3$, δ = 1,2, 3,0, 3,4 e 3,9 ppm.

47. Os espectros de ^{1}H-RMN C a F (ver a seguir) correspondem a quatro álcoois isômeros de fórmula molecular $C_5H_{12}O$. Tente propor estruturas.

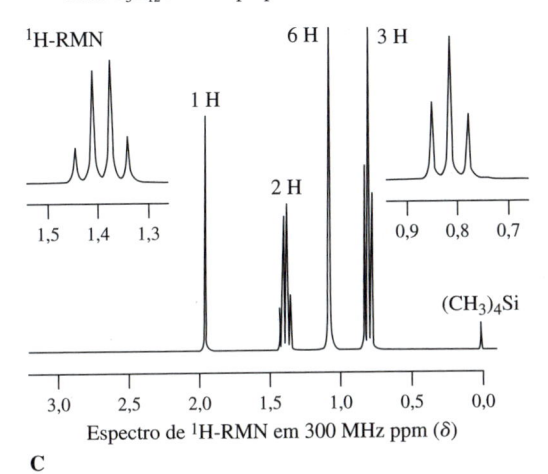

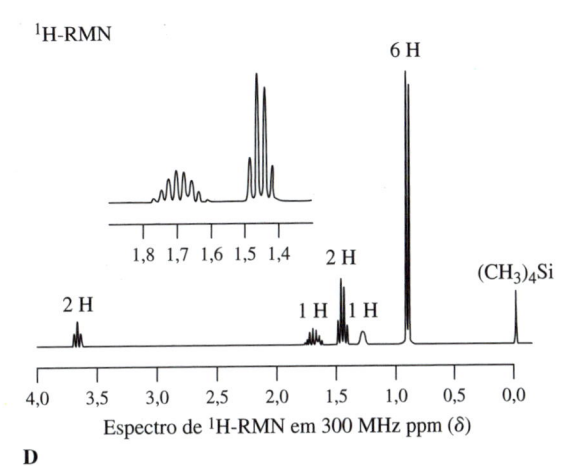

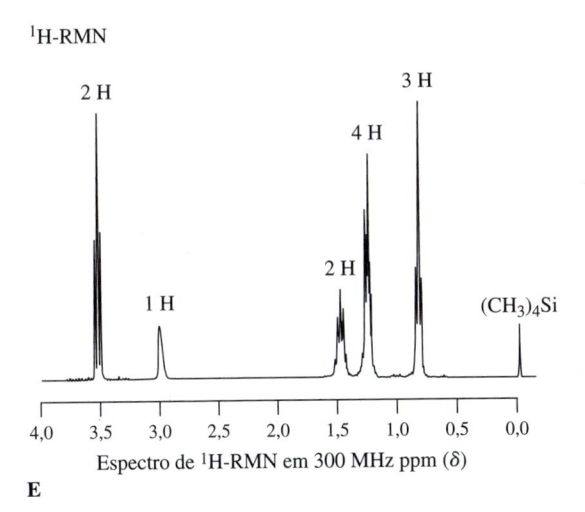

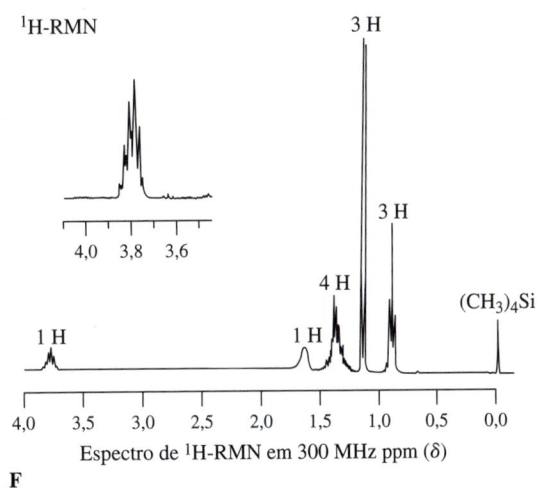

48. Esboce os espectros de ^{1}H-RMN dos seguintes compostos. Estime os deslocamentos químicos (veja a Seção 10-4) e mostre as multiplicidades dos picos que exibem acoplamento spin-spin. **(a)** $CH_3CH_2OCH_2Br$; **(b)** $CH_3OCH_2CH_2Br$; **(c)** $CH_3CH_2CH_2OCH_2CH_2CH_3$; **(d)** $CH_3CH(OCH_3)_2$.

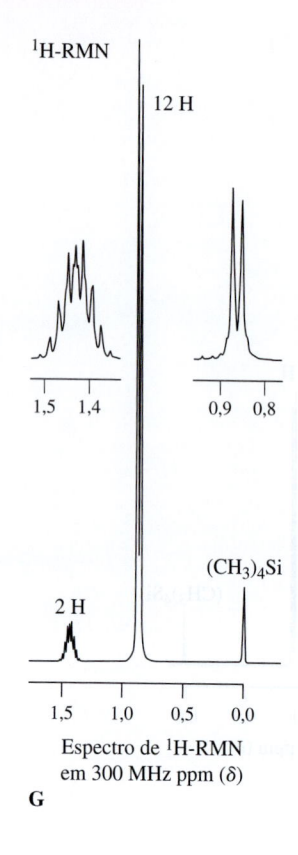

49. Um hidrocarboneto de fórmula C_6H_{14} dá origem ao espectro de ^{1}H-RMN G (na margem). Qual é sua estrutura? Esta molécula tem uma característica estrutural semelhante a de outro composto cujo espectro foi ilustrado neste capítulo. Que molécula é esta? Explique as semelhanças e diferenças entre os dois espectros.

50. O tratamento do álcool que corresponde ao espectro de RMN D do Problema 47 com HBr concentrado, a quente, dá uma substância com fórmula $C_5H_{11}Br$. Seu espectro de ^{1}H-RMN tem sinais em $\delta = 1,0$ (t, 3 H), 1,2 (s, 6 H) e 1,6 (q, 2 H) ppm. Explique. (**Sugestão:** veja o espectro C de RMN no Problema 42.)

51. Os espectros de ^{1}H-RMN do 1-cloro-pentano são dados em 60 MHz (espectro H) e em 500 MHz (espectro I). Explique as diferenças na aparência dos dois espectros e assinale os picos de hidrogênios da molécula.

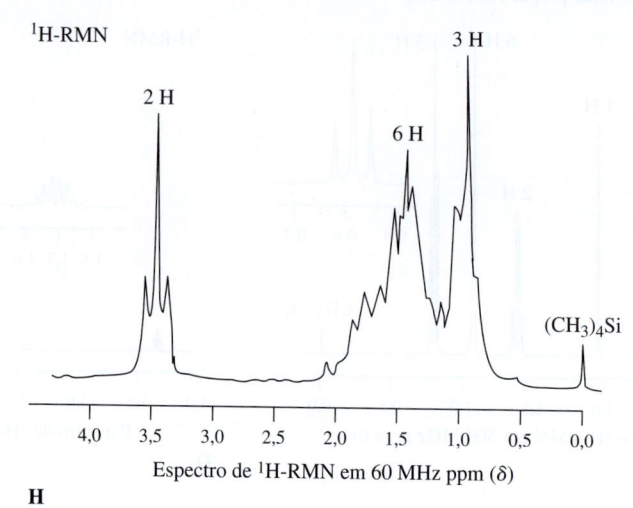

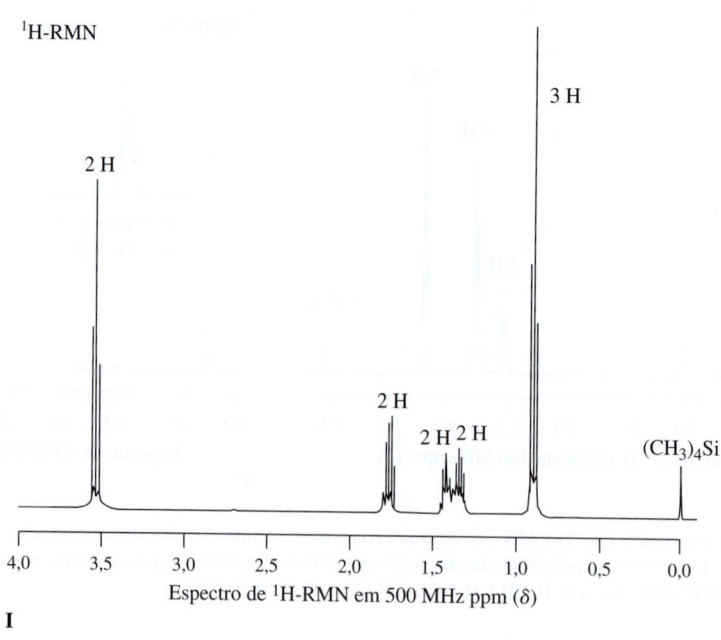

52. Descreva os padrões de desdobramento spin-spin que você espera para cada sinal dos espectros de ^{1}H-RMN dos cinco derivados de bromo-ciclo-propano ilustrados no Problema 35. Observe que, nestes compostos, as constantes de acoplamento geminais (isto é, entre hidrogênios não equivalentes no mesmo átomo de carbono – Seção 10-7) e as constantes de acoplamento vicinais trans são menores (cerca de 5 Hz) do que as constantes de acoplamento vicinais cis (cerca de 8 Hz).

53. Os três pentanos isômeros podem ser distinguidos, sem ambiguidades, *somente* a partir dos seus espectros de ^{13}C-RMN desacoplado de hidrogênio por banda larga? Os cinco hexanos isômeros podem ser distinguidos da mesma forma?

54. Preveja os espectros de ^{13}C-RMN dos compostos do Problema 36, com e sem desacoplamento de hidrogênios.

55. Resolva novamente o Problema 37 usando a espectroscopia de ^{13}C-RMN.

56. Como os espectros de ^{13}C-RMN (DEPT) dos compostos que foram discutidos nos Problemas 35 e 37 diferem dos espectros de ^{13}C-RMN comuns?

57. De cada grupo de três moléculas, escolha aquela cuja estrutura é mais coerente com os dados de ^{13}C-RMN desacoplado de hidrogênios. Explique suas escolhas. **(a)** $CH_3(CH_2)_4CH_3$, $(CH_3)_3CCH_2CH_3$, $(CH_3)_2CHCH(CH_3)_2$; δ = 19,5 e 33,9 ppm. **(b)** 1-Cloro-butano, 1-cloro-pentano, 3-cloro-pentano; δ = 13,2, 20,2, 34,6 e 44,6 ppm. **(c)** Ciclopentanona, ciclo-heptanona, ciclononanona; δ = 24,0, 30,0, 43,5, e 214,9 ppm. **(d)** $ClCH_2CHClCH_2Cl$, $CH_3CCl_2CH_2Cl$, $CH_2{=}CHCH_2Cl$; δ = 45,1, 118,3 e 133,8 ppm. (**Sugestão:** consulte a Tabela 10-6.)

58. Proponha uma estrutura razoável para cada uma das seguintes moléculas com base na fórmula molecular fornecida e nos dados de ^{1}H-RMN e ^{13}C-RMN desacoplado de hidrogênio. **(a)** $C_7H_{16}O$, espectros J e K (* = CH_2 pelo DEPT); **(b)** $C_8H_{18}O_2$, espectros L e M (os assinalamentos em M foram feitos por DEPT).

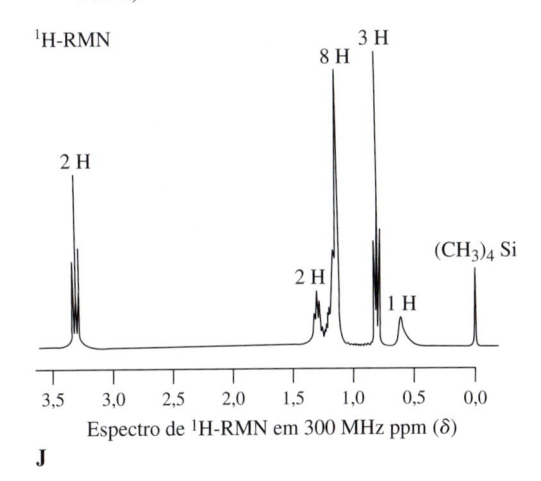

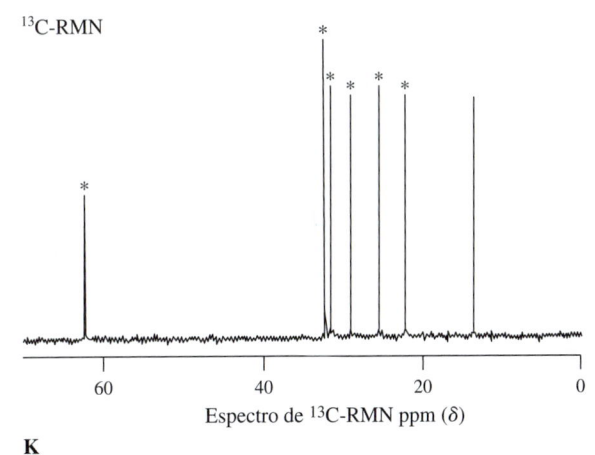

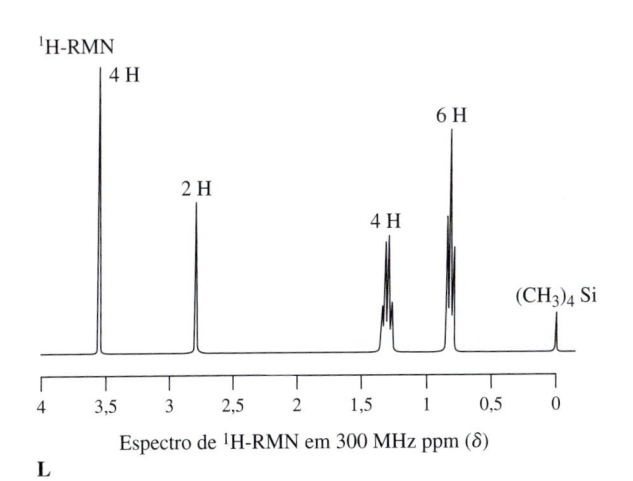

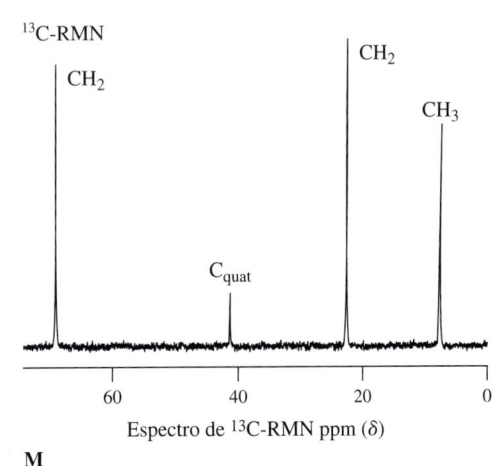

59. DESAFIO O espectro de ¹H-RMN do benzoato de colesterila (ver Seção 4-7) é o espectro N. Embora complexo, ele contém certas características distintas. Analise as absorções marcadas com valores de integração. A expansão do sinal em δ = 4,85 ppm mostra um padrão de acoplamento aproximadamente de primeira ordem. Como você descreveria este padrão? (**Sugestão:** os padrões dos picos em δ = 2,5, 4,85 e 5,4 ppm são simplificados pela ocorrência de deslocamento químico ou de equivalências de constantes de acoplamento.)

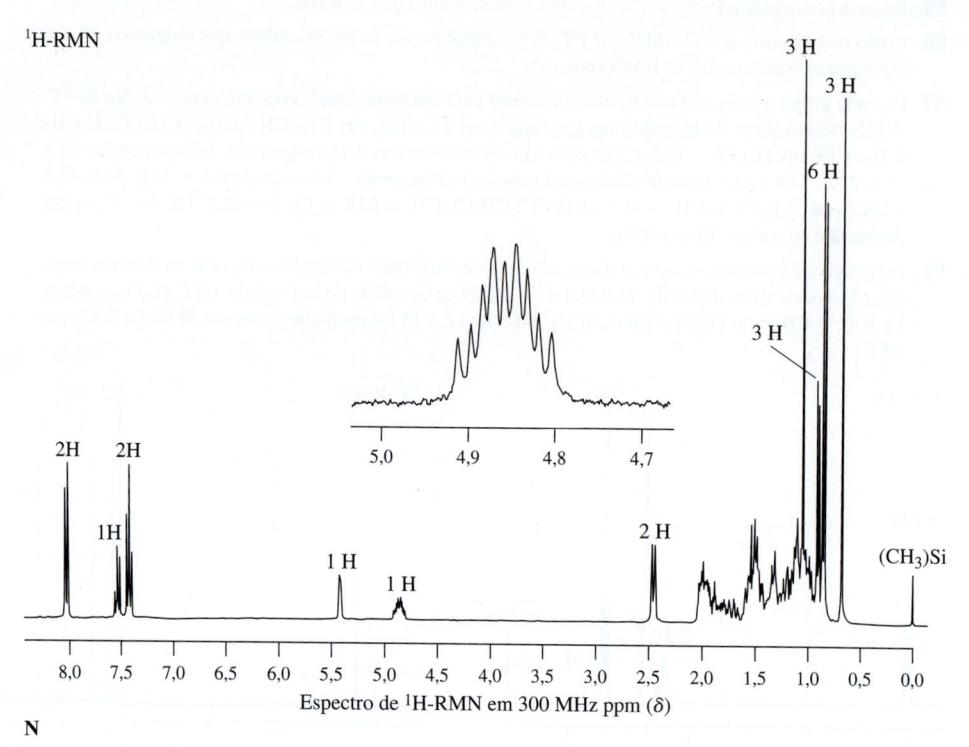

¹H-RMN

Espectro de ¹H-RMN em 300 MHz ppm (δ)

N

Benzoato de colesterila

60. DESAFIO O terpeno α-terpineol tem fórmula molecular $C_{10}H_{18}O$ e é um constituinte do óleo de pinho. Como o sufixo *-ol* no nome sugere, ele é um álcool. Use o espectro de ¹H-RMN (espectro O, p. 443) para deduzir o máximo que você puder sobre a estrutura do α-terpineol. [**Sugestões:** (1) o α-terpineol tem o mesmo esqueleto do 1-metil-4-(1-metil-etil)-ciclo-hexano de inúmeros outros terpenos (por exemplo, a carvona, Problema 43 do Capítulo 5). (2) Na análise do espectro O, concentre-se nos aspectos mais óbvios (picos em δ = 1,1, 1,6 e 5,4 ppm) e use os deslocamentos químicos, a integração e o desdobramento spin-spin do sinal em δ = 5,4 ppm como ajuda.]

¹H-RMN

	6 H
3 H	
5,4 5,3	6 H 2 H (CH₃)₄Si

Espectro de 1H-RMN, 300 MHz ppm (δ)

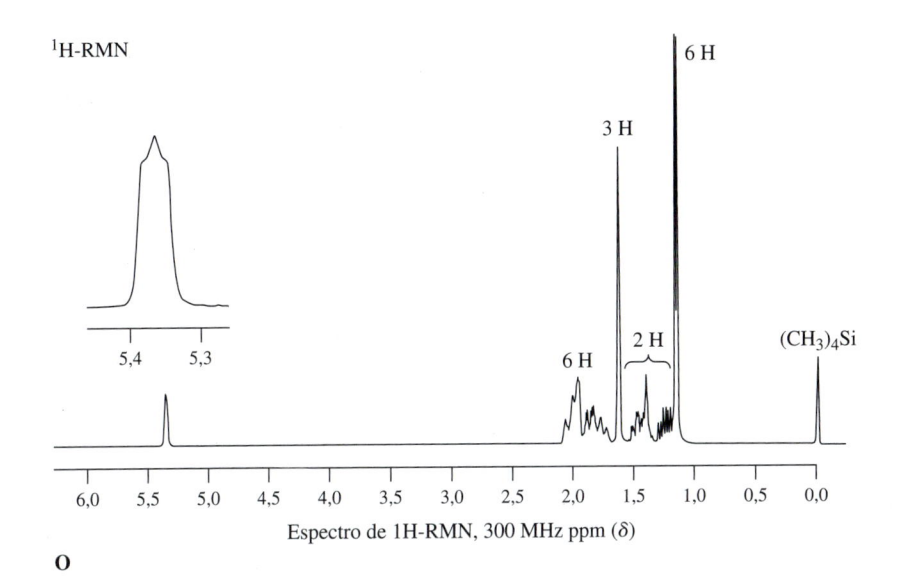

6,0 5,5 5,0 4,5 4,0 3,5 3,0 2,5 2,0 1,5 1,0 0,5 0,0

61. **DESAFIO** O estudo da solvólise de derivados do mentol [5-metil-2-(1-metil-etil)-ciclo-hexanol] melhorou muito nossa compreensão desses tipos de reações. O aquecimento do isômero do éster 4-metil-benzenossulfonato, dado a seguir, em 2,2,2-trifluoro-etanol (um solvente muito ionizante de baixa nucleofilicidade) leva a dois produtos com fórmula molecular $C_{10}H_{18}$. **(a)** O produto principal tem 10 sinais diferentes no espectro de ¹³C-RMN. Dois deles estão em campo relativamente baixo, cerca de δ = 120 e 145 ppm, respectivamente. O espectro de ¹H-RMN tem um multipleto perto de δ = 5 ppm (1 H); os demais sinais estão em campo mais alto do que δ = 3 ppm. Identifique este composto. **(b)** O produto secundário só tem sete sinais de ¹³C-RMN. Novamente, dois estão em campo baixo (δ ~125 e 140 ppm), mas, ao contrário dos dados do espectro de ¹H-RMN do isômero principal, não há sinais em campo abaixo de δ = 3 ppm. Identifique este produto e use mecanismos para explicar sua formação. **(c)** Quando a solvólise é feita a partir do éster marcado com deutério em C2, o espectro de ¹H do isômero que foi o produto principal em (a) mostra redução significativa da intensidade do sinal em δ = 5 ppm, um resultado que indica a incorporação *parcial* de deutério na posição associada a este pico. Como este resultado pode ser explicado? [**Sugestão:** a resposta está no mecanismo de formação do produto secundário em (b).]

[Structure: ciclohexano com CH₃, OSO₂-C₆H₄-CH₃, CH(CH₃)₂ e (D)H em C2] $\xrightarrow{CF_3CH_2OH, \Delta}$ dois produtos $C_{10}H_{18}$

Problema em grupo

62. Seu grupo tem um problema. Quatro isômeros, A—D, com fórmula molecular C_4H_9BrO, reagem com KOH para produzir E—G com fórmula molecular C_4H_8O. As moléculas A e B produzem os compostos E e F, respectivamente. Os espectros de RMN dos compostos C e D são idênticos e ambos dão o mesmo produto, G. Embora alguns reagentes iniciais tenham atividade óptica, nenhum dos produtos a têm. Além disso, E, F e G têm apenas dois sinais de ¹H-RMN com diferentes deslocamentos químicos, nenhum deles localizados entre δ = 4,6 e 5,7 ppm. Os sinais de ressonância de E e G são complexos, enquanto F mostra dois singletos. Os espectros de ¹³C-RMN com desacoplamento de hidrogênio de E e G têm apenas dois picos, enquanto o de F tem três. Usando essas informações dos espectros, trabalhem juntos para determinar que isômeros de C_4H_9BrO irão produzir os isômeros de C_4H_8O. Após ter identificado reagentes e produtos, dividam entre vocês a tarefa de predizer os espectros de RMN de hidrogênio e carbono de E, F e G. Estimem os deslocamentos químicos de ¹H e ¹³C e predigam os espectros DEPT.

Problemas pré-profissionais

63. A molécula de $(CH_3)_4Si$, tetrametilsilano, é usada como um padrão interno na espectroscopia de ^1H-RMN. Uma das seguintes propriedades é especialmente útil. Qual é?

(a) Muito paramagnético
(b) Muito colorido
(c) Muito volátil
(d) Muito nucleofílico

64. Um dos seguintes compostos tem um dubleto como parte do seu espectro de ^1H-RMN. Qual é?

(a) CH_4 (b) $ClCH(CH_3)_2$ (c) $CH_3CH_2CH_3$ (d) $H_2C\!-\!CH_2$ com C central ligado a Br e Br

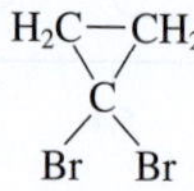

65. No espectro de ^1H-RMN do 1-fluoro-butano, os hidrogênios mais desblindados são os ligados ao

(a) C_4 (b) C_3 (c) C_2 (d) C_1

66. Um dos seguintes compostos terá um pico no espectro de ^1H-RMN e dois picos no espectro de ^{13}C-RMN. Qual é?

(a) ciclohexano (b) ciclopropano (c) $CH_3\!-\!CH_3$ (d) $CH_3CHCHCH_3$ com Cl nos dois carbonos centrais (e) 1,3-dioxolano com dois F no C2

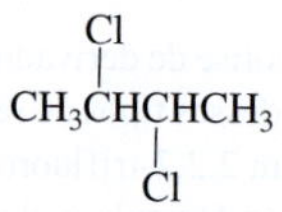

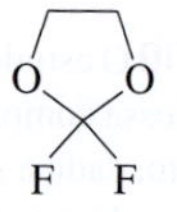

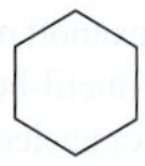

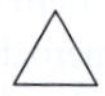

CAPÍTULO 11

[Alquenos – Espectroscopia de Infravermelho e Espectrometria de Massas]

O que diferencia uma gordura sólida de um óleo de cozinha? Surpreendentemente, a *única* diferença estrutural significativa é que as moléculas do líquido têm ligações duplas entre carbonos, e as do sólido, não. Os óleos de cozinha são derivados de **alquenos**, os compostos orgânicos mais simples que possuem ligações duplas. Neste capítulo e no Capítulo 12, veremos as propriedades, a formação e a reatividade dos alquenos.

Em vários dos capítulos anteriores, aprendemos que os halogenoalcanos e os álcoois, duas classes importantes de compostos cujos grupos funcionais têm ligações simples, podem, sob condições apropriadas, sofrer eliminação para formar alquenos. Neste capítulo, retornaremos a esses processos e exploraremos algumas outras características que afetam seus resultados. Analisaremos no Capítulo 12, as reações de alquenos e descobriremos que eles podem ser convertidos de volta a substâncias com ligações simples por reações de adição. Assim, veremos como os alquenos servem como intermediários em muitas conversões sintéticas. Eles são materiais de partida úteis e economicamente importantes para a obtenção de plásticos, fibras sintéticas, materiais de construção e muitas outras substâncias industriais relevantes. Por exemplo, as reações de adição de muitos alquenos gasosos levam a óleos como produtos, razão pela qual esta classe de compostos costumava ser chamada de "olefina" (*oleum facere,* do latim, produzir óleo). Na verdade, "margarina" é uma versão reduzida do nome original deste produto, oleomargarina*. Como os alquenos podem sofrer reações de adição, eles são descritos como compostos **insaturados**. Em contrapartida, os alcanos que possuem o número máximo de ligações simples e, portanto, são inertes com relação à adição, são chamados de **saturados**.

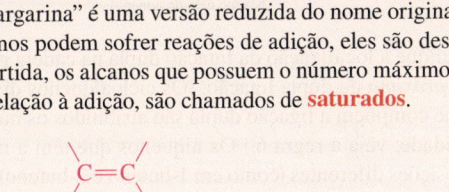

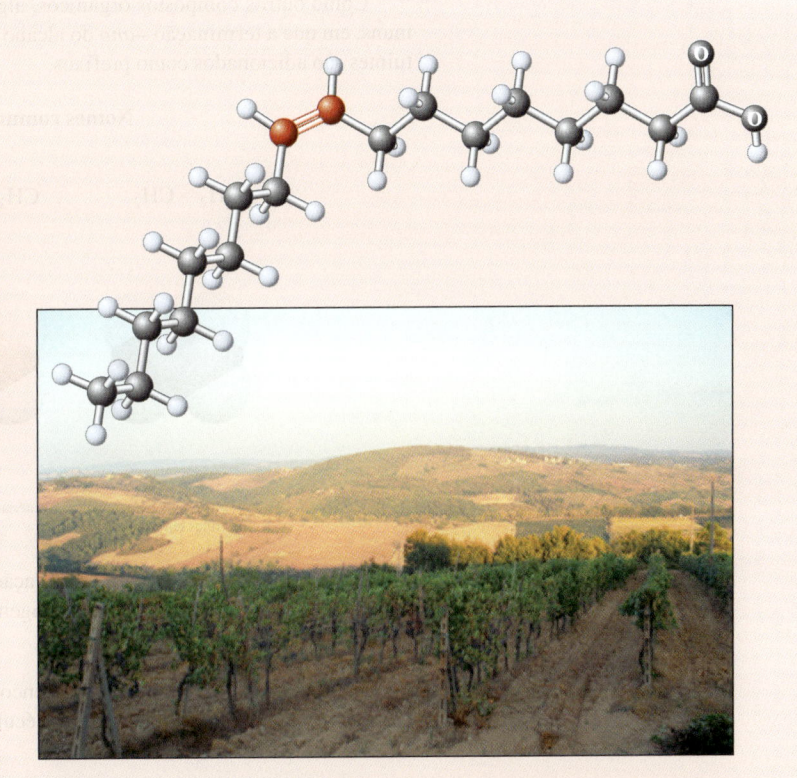

C=C
Ligação dupla de alqueno

O ácido *cis*-9-octadecenoico, também conhecido como *ácido oleico*, compõe mais de 80% do óleo natural de oliva extraído do fruto da oliveira europeia, sendo reconhecido como um dos alimentos derivados de gorduras e óleos mais benéficos para a saúde cardiovascular humana. Já, o composto isômero, em que a ligação dupla está na geometria trans em vez de cis, tem inúmeros efeitos adversos à saúde.

---

* O nome margarina origina-se indiretamente do grego, *margaron*, pérola, e diretamente do ácido margárico, o nome comum dado a um dos ácidos graxos que constituem a margarina, o ácido heptadecanoico, por causa do brilho "perolado" dos cristais que ele forma.

Começaremos com a nomenclatura e as propriedades físicas dos alquenos e mostraremos como avaliar a estabilidade relativa de seus isômeros. Uma revisão das reações de eliminação permite aprofundar a discussão da preparação de alquenos.

Também introduziremos dois outros métodos de determinação da estrutura molecular: um segundo tipo de espectroscopia – a espectroscopia de infravermelho (IV) – e uma técnica para determinar a composição elementar de uma molécula – a espectrometria de massas (EM). Esses métodos complementam o RMN pela determinação direta da presença ou ausência de grupos funcionais e suas ligações características (O—H, C=C, etc.), bem como de sua disposição na estrutura geral.

11-1 Nomenclatura dos alquenos

A ligação dupla carbono-carbono é característica do grupo funcional dos alquenos. Sua fórmula geral é C_nH_{2n}, a mesma dos cicloalcanos.

Como outros compostos orgânicos, alguns alquenos ainda são conhecidos pelos nomes comuns, em que a terminação –*ano* do alcano respectivo é trocada por **-ileno**. Os nomes dos substituintes são adicionados como prefixos.

Nomes comuns de alquenos típicos

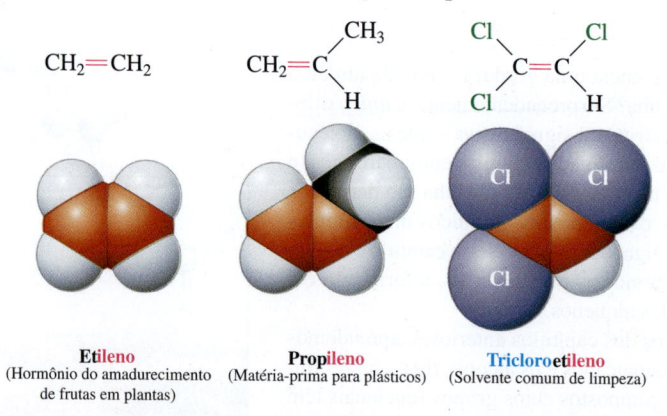

$CH_2=CH_2$ $CH_2=C(CH_3)H$ $ClC(Cl)=C(Cl)H$

Etileno
(Hormônio do amadurecimento de frutas em plantas)

Propileno
(Matéria-prima para plásticos)

Tricloroetileno
(Solvente comum de limpeza)

Na nomenclatura IUPAC, a terminação **-eno** é usada no lugar de –ileno, como em eteno e propeno. Sistemas mais complicados exigem adaptações e extensões das regras de nomenclatura dos alcanos (Seção 2-5).

Regra 1. Para achar o nome principal, encontre a cadeia de carbonos mais longa que *inclua ambos* os carbonos da ligação dupla. A molécula pode ter cadeias mais longas, mas ignore isso.

Um **metil**pent**eno**

Um **propil**oct**eno**
(Não é um derivado nem de hexeno nem de nonano)

Um **etil**metil**dec**eno
(Não é um derivado de penteno, de hepteno ou de octeno)

Regra 2. Indique a localização da ligação dupla na cadeia principal numerando a partir da terminação *mais próxima* da dupla ligação. (Os cicloalquenos dispensam o prefixo numérico, mas aos carbonos que compõem a ligação dupla são atribuídos os números 1 e 2, a menos que outro grupo tenha prioridade; veja a regra 6.) Os alquenos que têm a mesma fórmula molecular e a ligação dupla em posições diferentes (como em 1-buteno e 2-buteno) são isômeros de constituição também chamados de **isômeros de ligação dupla.** Um 1-alqueno é referido como um **alqueno terminal**, os outros são chamados de **alquenos internos**. Observe como é fácil descrever os alquenos com a notação de linhas.

Capítulo 11 Alquenos – Espectroscopia de Infravermelho e Espectrometria de Massas   447

$$\overset{1}{C}H_2=\overset{2}{C}H\overset{3}{C}H_2\overset{4}{C}H_3$$

1-Buteno
(Um alqueno terminal;
não 3-buteno)

$$\overset{1}{C}H_3\overset{2}{C}H=\overset{3}{C}H\overset{4}{C}H_3$$

2-Buteno
(Um alqueno interno
e isômero de ligação
dupla do 1-buteno)

2-Penteno
(Não 3-penteno)

Ciclo-hexeno

Regra 3. Adicione como prefixos ao nome do alqueno os substituintes e suas posições. Se a cadeia do alqueno é simétrica, comece da extremidade que dá ao primeiro substituinte ao longo da cadeia o número mais baixo possível. Se duas possibilidades de numeração da cadeia principal do alqueno forem possíveis, comece a numeração pela extremidade que dá aos substituintes os menores números possíveis.

$$\overset{1}{C}H_2=\overset{2}{C}H\overset{3}{\underset{\underset{CH_3}{|}}{C}}H\overset{4}{C}H_2\overset{5}{C}H_3$$

3-Metil-1-penteno

3-Metil-ciclo-hexeno
(Não 6-metil-ciclo-hexeno)

$$\overset{1}{C}H_3\overset{2}{\underset{\underset{CH_3}{|}}{C}}H\overset{3}{C}H=\overset{4}{C}H\overset{5}{C}H_2\overset{6}{C}H_3$$

2-Metil-3-hexeno
(Não 5-metil-3-hexeno)

EXERCÍCIO 11-1

Nomeie os dois alquenos a seguir.

(a)   (b)

Regra 4. Identifique quaisquer estereoisômeros. Em um eteno 1,2-dissubstituído, os dois substituintes podem estar do mesmo lado da molécula ou em lados opostos. O primeiro arranjo estereoquímico é chamado cis, e o segundo, trans, em analogia com os nomes cis-trans dos cicloalcanos dissubstituídos (Seção 4-1). Dois alquenos de mesma fórmula molecular que diferem somente na estereoquímica são chamados de **isômeros geométricos** ou **cis-trans** e são exemplos de diastereoisômeros: estereoisômeros que não são imagens no espelho um do outro.

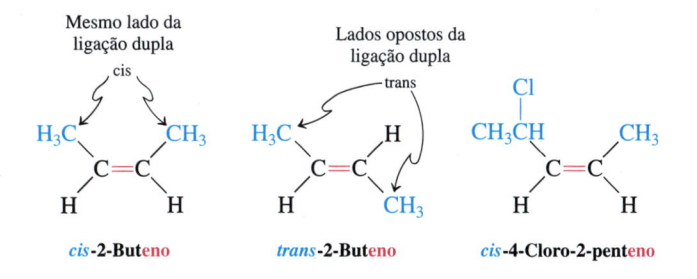

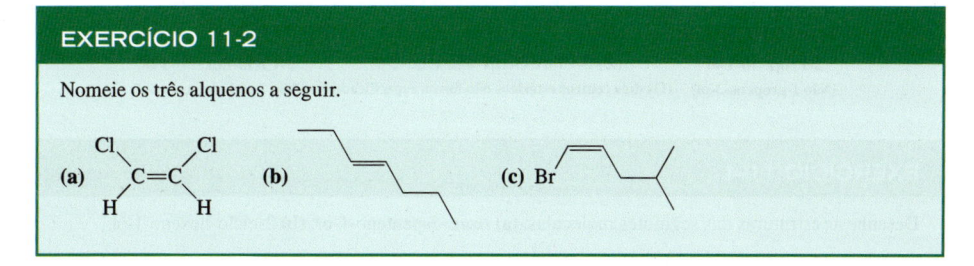

cis-**2-Buteno**

trans-**2-Buteno**

cis-**4-Cloro-2-penteno**

EXERCÍCIO 11-2

Nomeie os três alquenos a seguir.

(a)   (b)   (c)

Nos cicloalquenos substituídos menores, a ligação dupla só pode existir na configuração cis. O arranjo trans é proibido devido à tensão (como pode-se ver em um modelo). Todavia, em sistemas maiores, o isômero trans é estável.

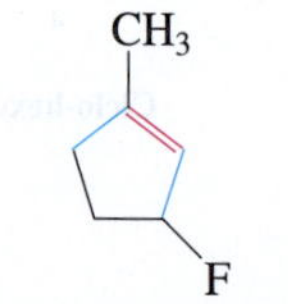
CH3
F

3-Fluoro-1-metil-ciclo-penteno

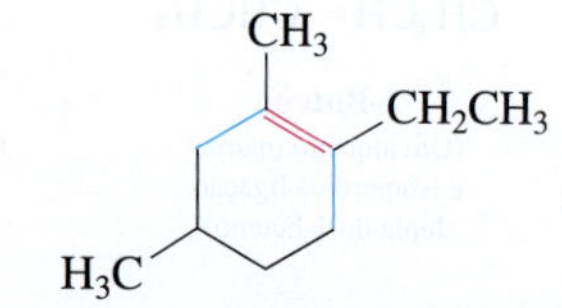
CH3
CH2CH3
H3C

1-Etil-2,4-dimetil-ciclo-hexeno

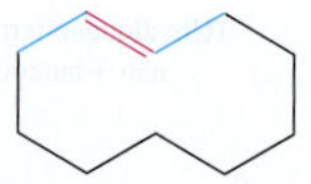

***trans*-Ciclo-deceno**

(Em ambos os casos, somente o isômero cis é estável.)

Regra 5. Os rótulos *cis* e *trans* não podem ser aplicados quando existirem três ou quatro substituintes diferentes ligados aos carbonos da ligação dupla. Um sistema alternativo de nomenclatura de alquenos foi adotado pela IUPAC: o **sistema E,Z**. Nesta convenção, as regras de sequência concebidas para estabelecer as prioridades nos nomes *R,S* (Seção 5-3) são aplicadas, separadamente, aos dois substituintes de cada carbono da ligação dupla. Quando os dois grupos de maior prioridade estão em lados opostos, a molécula tem a configuração *E* (E de *entgegen*, alemão, oposto). Quando os dois substituintes de maior prioridade estão no mesmo lado, a molécula é o isômero *Z* (Z de *zusammen*, alemão, juntos).

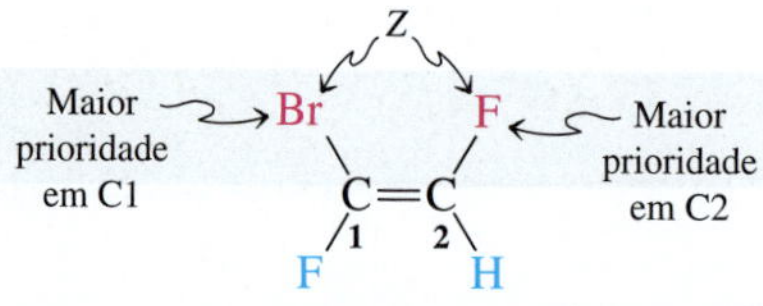
Z
Maior prioridade em C1
Br
F
Maior prioridade em C2
C=C
1
2
F
H

(*Z*)-1-Bromo-1,2-difluoro-eteno

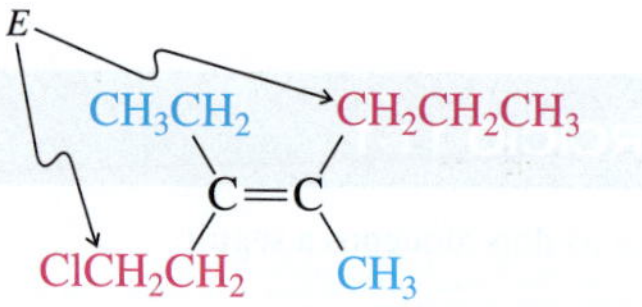
E
CH3CH2
CH2CH2CH3
C=C
ClCH2CH2
CH3

(*E*)-1-Cloro-3-etil-4-metil-3-hepteno

EXERCÍCIO 11-3

Nomeie os três alquenos a seguir.

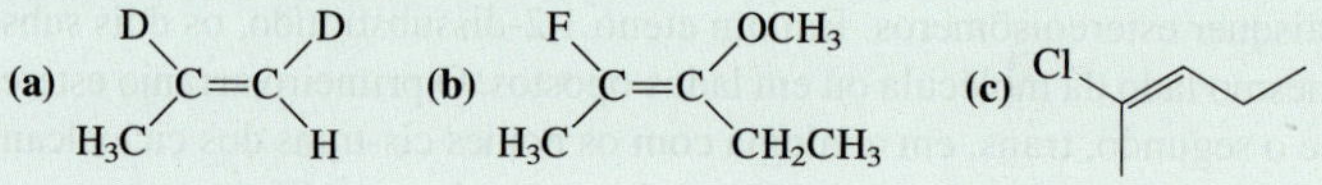
(a)
D
D
C=C
H3C
H
(b)
F
OCH3
C=C
H3C
CH2CH3
(c)
Cl

Regra 6. Com os alquenos, estamos introduzindo um novo grupo funcional depois dos álcoois. Esta regra aborda o problema que surge quando as duas funções aparecem em um composto: devemos chamá-lo de alqueno ou de álcool? A resposta é dar prioridade ao grupo funcional hidróxi sobre a ligação dupla. Portanto, nomeamos os álcoois que contêm ligações duplas como **alquenóis**, e a *cadeia* que *incorpora as duas funções* é numerada de modo a dar ao carbono que contém o grupo OH o menor número possível.

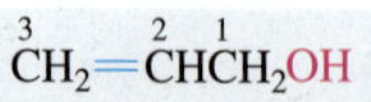
3 2 1
CH2=CHCH2OH

2-Propeno-1-ol
(Não 1-propeno-3-ol)

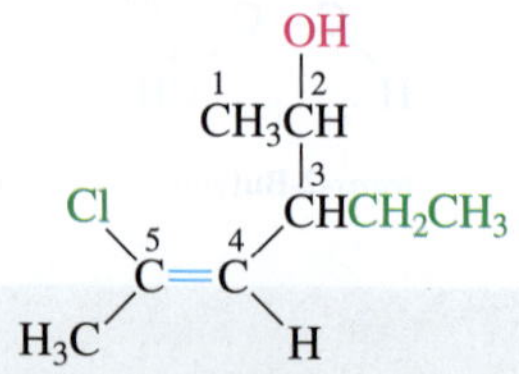
OH
1 2
CH3CH
3
CHCH2CH3
Cl
5 4
C=C
H3C
H

(*Z*)-5-Cloro-3-etil-4-hexeno-2-ol
(Os dois centros estéricos não foram especificados)

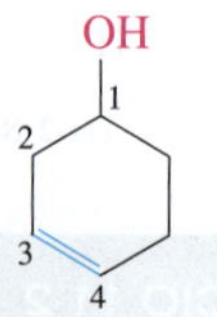
OH
1
2
3
4

3-Ciclo-hexeno-1-ol
(Não 1-ciclo-hexeno-4-ol)

EXERCÍCIO 11-4

Desenhe as estruturas das seguintes moléculas: **(a)** *trans*-3-penteno-1-ol; **(b)** 2-ciclo-hexeno-1-ol.

Capítulo 11 Alquenos – Espectroscopia de Infravermelho e Espectrometria de Massas 449

Regra 7. Os substituintes que contêm uma ligação dupla são chamados de **alquenilas**: por exemplo, etenila (nome comum, vinila), 2-propenila (alila) e *cis*-1-propenila.

$$CH_2=CH-\qquad CH_2=CH-CH_2-\qquad \begin{array}{c}H\\H_3C\end{array}C=C\begin{array}{c}H\\H\end{array}$$

Etenila　　　　**2-Propenila**　　　***cis*-1-Propenila**
(Vinila)　　　　　(Alila)

Como de costume, a numeração da cadeia de um substituinte começa no ponto em que ele se liga à cadeia principal. O exemplo a seguir é de um alquenol. No entanto, não podemos incorporar ambos os grupos funcionais no nome da cadeia principal. Portanto, a ligação dupla faz parte de um dos substituintes do ciclo-octanol.

trans-3-(4-**Pentenil**)-ciclo-octan**ol**

EXERCÍCIO 11-5

(a) Desenhe a estrutura do *trans*-2-etenil-ciclo-propanol. (b) Nomeie a estrutura mostrada na margem.

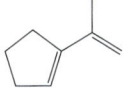

11-2 Estrutura e ligação no eteno: a ligação pi

A ligação dupla carbono-carbono dos alquenos tem características eletrônicas e estruturais especiais. Esta seção analisa a hibridação dos átomos de carbono neste grupo funcional, a natureza das suas duas ligações (σ e π) e suas forças relativas. Consideremos o eteno, o mais simples dos alquenos.

A ligação dupla tem componentes sigma e pi

O eteno é plano, com dois carbonos trigonais e ângulos de ligação próximos de 120° (Figura 11-1). Portanto, os átomos de carbono são mais bem descritos tendo hibridação sp^2 (Seção 1-8, Figura 1-21). Dois orbitais híbridos sp^2 em cada átomo de carbono se sobrepõem a um orbital 1s do hidrogênio para formar as quatro ligações σ C—H. Os dois orbitais sp^2 restantes, um em cada carbono, se superpõem para formar a ligação σ carbono-carbono. Os carbonos também possuem orbitais 2p que se alinham paralelamente e estão perto o suficiente para que ocorra superposição com formação de uma **ligação π** (Figura 11-2A). A densidade eletrônica da ligação π é distribuída sobre os dois carbonos, *acima e abaixo* do plano da molécula, como indicado na Figura 11-2B.

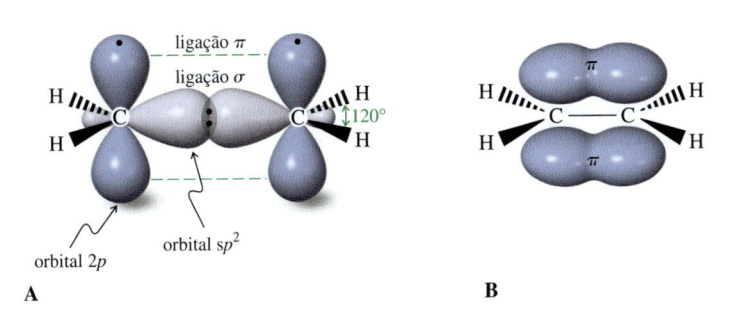

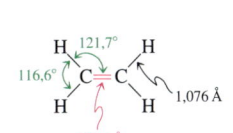

Figura 11-1 Estrutura molecular do eteno.

Figura 11-2 Representação dos orbitais da ligação dupla do eteno. A ligação σ carbono-carbono forma-se pela superposição de orbitais sp^2—sp^2. Os dois orbitais p perpendiculares ao plano da molécula do eteno superpõem-se para formar uma ligação π adicional. Para maior clareza, esta superposição é indicada em (A) por linhas verdes pontilhadas. Os lobos dos orbitais estão artificialmente separados. Outra maneira de representar a ligação π está em (B), com a "nuvem eletrônica π" acima e abaixo do plano da molécula.

A ligação pi do eteno é relativamente fraca

Qual é a contribuição de cada ligação σ e π para a força total da ligação dupla? Sabemos, da Seção 1-7, que as ligações são feitas pela superposição de orbitais e que suas forças relativas dependem da eficácia destas superposições. Portanto, podemos esperar que nas ligações σ a superposição seja consideravelmente melhor do que nas ligações π, porque os orbitais sp^2 estão ao longo do eixo internuclear (Figura 11-2). Esta situação é ilustrada nos diagramas de níveis de energia-interação (Figuras 11-3 e 11-4) análogos aos usados para descrever a ligação da molécula de hidrogênio (Figuras 1-11 e 1-12). A Figura 11-5 resume nossas previsões das energias relativas dos orbitais moleculares que formam a ligação dupla do eteno.

Figura 11-3 A superposição dos dois orbitais híbridos sp^2 (cada um com um elétron – em vermelho) determina a força relativa da ligação σ do eteno. A interação em fase entre as regiões da função de onda que têm o *mesmo* sinal reforça a ligação (compare com a superposição em fase de ondas, Figura 1-4B) e cria um *orbital molecular ligante*. [Lembre-se: estes sinais não se relacionam com cargas, as designações + são arbitrariamente escolhidas (veja a Figura 1-11)]. Os dois elétrons ocupam este orbital, com grande probabilidade de estarem próximos do eixo internuclear. A energia de estabilização do orbital, ΔE_σ, é a força da ligação σ. A interação fora de fase entre regiões de sinais *opostos* (compare com a Figura 1-4C), resulta em um *orbital molecular antiligante* vazio (designado por σ^*) com um nodo.

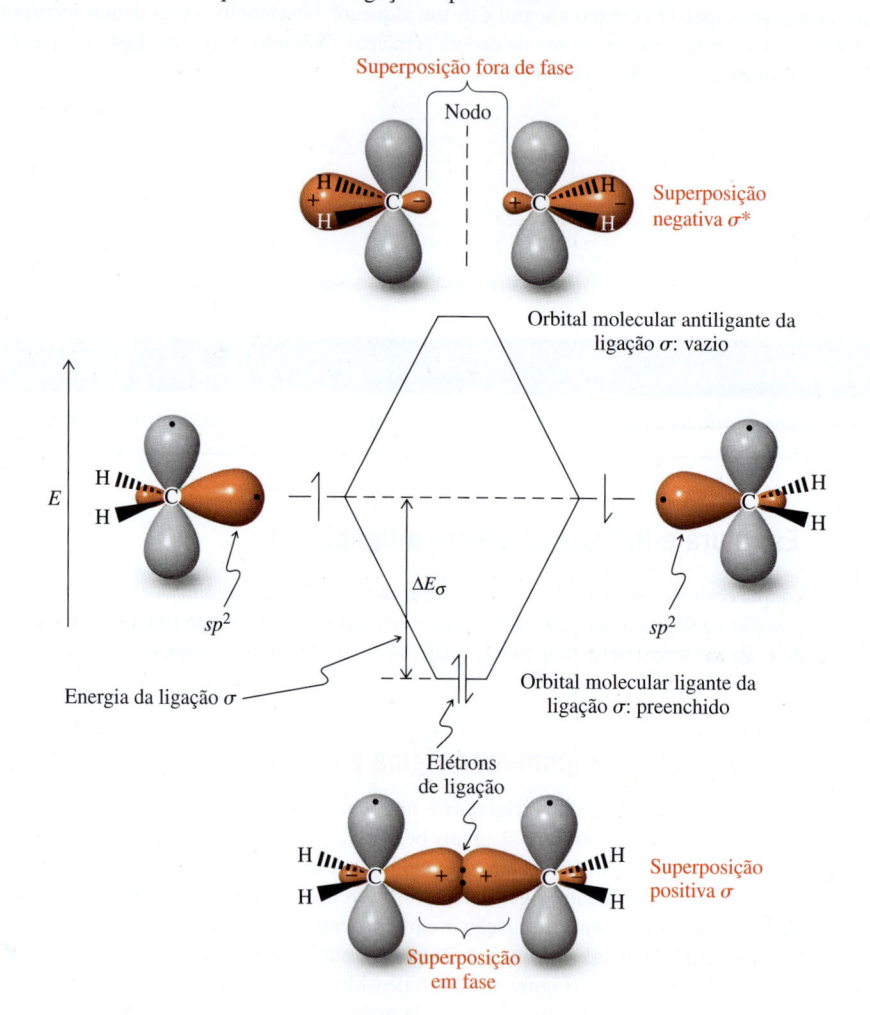

A isomerização térmica permite medir a força da ligação pi

Como estas previsões da força das ligações π se comparam com os valores experimentais? Podemos medir a energia necessária para converter a forma cis de um alqueno substituído – por exemplo, o 1,2-dideutero-eteno – com seu isômero trans. Neste processo, chamado de **isomerização térmica**, os dois orbitais p que formam a ligação π giram 180°. Na metade dessa rotação – 90° – a ligação π (mas não a σ) quebrou-se (Figura 11-6). Assim, a energia de ativação da reação pode ser mais ou menos equiparada com a energia π da ligação dupla.

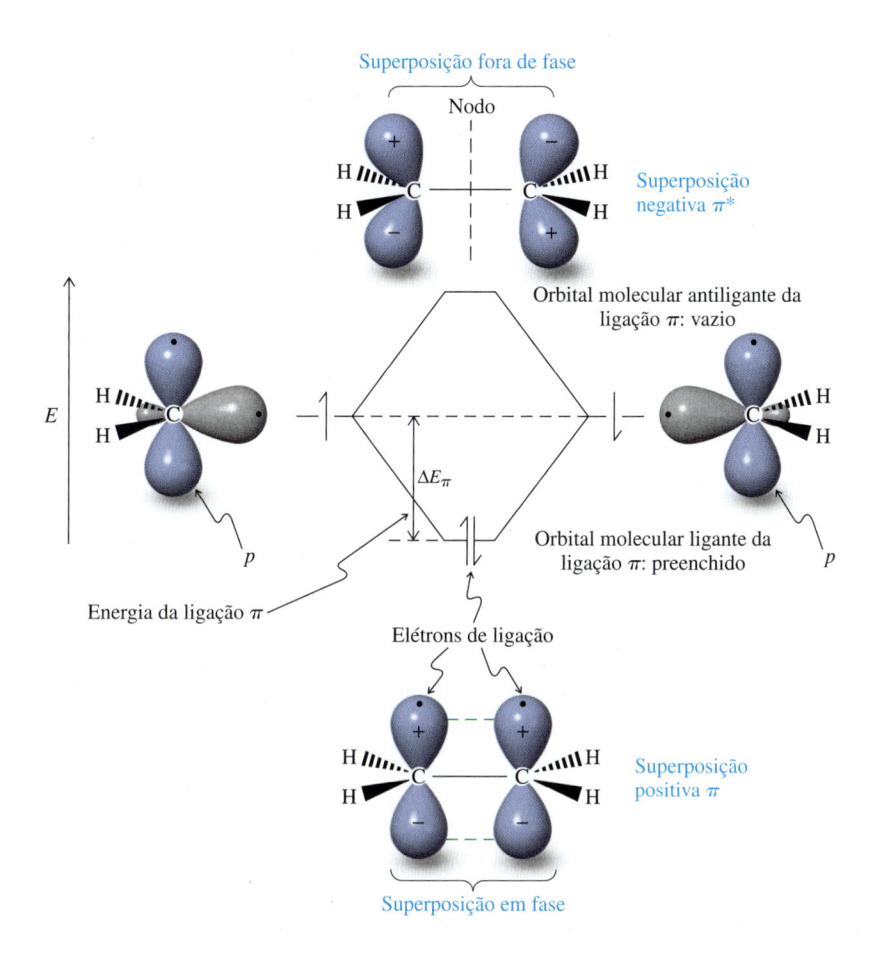

Figura 11-4 Compare esta representação da formação da ligação π do eteno com a Figura 11-3. A interação em fase entre os dois orbitais *p* paralelos (com um elétron cada; em azul) resulta em superposição positiva e um orbital ligante π preenchido. A representação deste orbital indica a probabilidade de encontrar os elétrons entre os carbonos, acima e abaixo do plano da molécula. Como a superposição π é menos efetiva do que a σ, a energia de estabilização, ΔE_π, é menor do que ΔE_σ. A ligação π é, portanto, mais fraca do que a ligação σ. A interação fora de fase resulta em um orbital molecular antiligante, π^*.

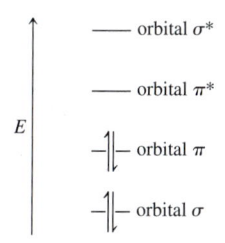

Figura 11-5 Ordenação pela energia dos orbitais moleculares que formam a ligação dupla. Os quatro elétrons ocupam somente os orbitais ligantes.

A isomerização térmica ocorre, mas apenas em altas temperaturas (> 400°C). Sua energia de ativação é 65 kcal mol^{-1} (272 kJ mol^{-1}), valor que podemos associar à força da ligação π. Abaixo de 300°C, as ligações duplas são estáveis; e não ocorre isomerização, isto é, cis permanece cis e trans permanece trans. A força da ligação dupla do eteno – a energia necessária para a dissociação em dois fragmentos CH$_2$ – é 173 kcal mol^{-1} (724 kJ mol^{-1}). Consequentemente, a ligação σ C—C

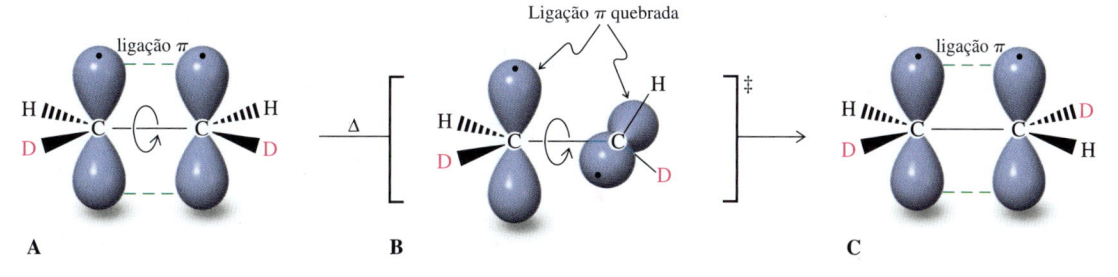

Figura 11-6 A isomerização térmica do *cis*-dideutero-eteno ao isômero trans exige a quebra da ligação π. A reação se processa a partir do composto de partida (A) pela rotação em torno da ligação C—C até atingir o ponto de maior energia, o estado de transição (B). Neste estágio, os dois orbitais *p* usados para construir a ligação π estão perpendiculares um ao outro. Outra rotação na mesma direção leva ao produto com os dois átomos de deutério na posição trans (C).

Lembre-se: o símbolo ‡ na Figura 11-6 representa um estado de transição.

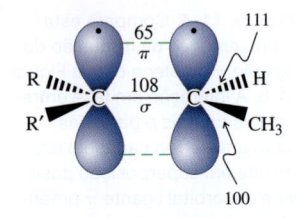

Figura 11-7 Energias de ligação aproximadas de um alqueno (em kcal mol⁻¹). Note a fraqueza relativa da ligação π.

tem cerca de 108 kcal mol^{-1} (452 kJ mol^{-1}, Figura 11-7). Note que as outras ligações σ do carbono de alquenila são mais fortes do que as ligações análogas dos alcanos (Tabela 3-2). Este efeito é em grande parte devido ao aumento da superposição envolvendo os orbitais sp^2 relativamente compactos. Uma consequência disso é que os hidrogênios fortemente ligados da alquenila *não* são abstraídos em reações via radicais. Em vez disso, as adições à ligação mais fraca π caracterizam a reatividade dos alquenos (Capítulo 12).

EM RESUMO, o esquema da hibridação da ligação dupla de um alqueno explica suas características físicas e eletrônicas. Os alquenos têm uma ligação dupla plana formada por átomos de carbono trigonais. Sua hibridação explica as ligações σ fortes e as ligações π fracas, a estabilidade dos isômeros cis e trans e a força das ligações dos grupos alquenila substituídos. Os alquenos tendem a sofrer reações de adição na ligação mais fraca, π, mas a ligação σ C—C não se quebra.

11-3 Propriedades físicas dos alquenos

A ligação dupla carbono-carbono altera muitas das propriedades físicas dos alquenos em relação às dos alcanos. A exceção são os pontos de ebulição, que são muito semelhantes, principalmente devido à similaridade das forças de London (Figura 2-6C). Como nos alcanos correspondentes, o eteno, o propeno e os butenos são gases na temperatura ambiente. Os pontos de fusão, entretanto, dependem do empacotamento das moléculas na estrutura cristalina, que é função da forma da molécula. A ligação dupla em alquenos cis-dissubstituídos impõe uma forma de U à molécula, que atrapalha o empacotamento e reduz o ponto de fusão abaixo do alcano correspondente e do alqueno isômero trans (Tabela 11-1). A ligação dupla cis é responsável pelos pontos de fusão abaixo da temperatura normal dos óleos vegetais.

Dependendo da sua estrutura, os alquenos podem exibir fraco caráter dipolar. Por quê? As ligações entre os grupos alquila e um carbono alquenila são polarizadas na direção do átomo hibridado sp^2, porque o grau de caráter *s* em um orbital híbrido sp^2 é maior do que em um sp^3. Os elétrons em orbitais com menor caráter *s* estão mais próximos do núcleo do que os orbitais com maior caráter *p*. Esse efeito torna o carbono sp^2 relativamente mais eletronegativo (embora muito menos do que os átomos fortemente eletronegativos, como O e Cl) e cria um dipolo fraco ao longo da ligação fraca substituinte alquenila – carbono.

Nos alquenos cis-dissubstituídos, os dois dipolos individuais se combinam para dar um dipolo molecular. Estes dipolos são opostos nos alquenos trans-dissubstituídos e tendem a se cancelar. Os alquenos cis-dissubstituídos mais polares têm muitas vezes pontos de ebulição ligeiramente maiores do que os trans correspondentes. A diferença de ponto de ebulição é maior quando os dipolos das ligações individuais são maiores, como no caso dos dois isômeros do 1,2-dicloro-eteno, em que o átomo de cloro, altamente eletronegativo, também causa a inversão da direção dos dipolos da ligação.

Tabela 11-1 Comparação dos pontos de fusão de alquenos e alcanos

Composto	Ponto de fusão (°C)
Butano	−138
trans-2-Buteno	−106
cis-2-Buteno	−139
Pentano	−130
trans-2-Penteno	−135
cis-2-Penteno	−180
Hexano	−95
trans-2-Hexeno	−133
cis-2-Hexeno	−141
trans-3-Hexeno	−115
cis-3-Hexeno	−138

Polarização em alquenos: C_{sp^2} puxa elétrons do C_{sp^3}

Outra consequência do caráter atraente de elétrons do carbono sp^2 é o aumento da acidez dos hidrogênios de alquenila. Enquanto o etano tem pK_a aproximadamente igual a 50, o do eteno é um pouco mais ácido, com pK_a igual a 44. Mesmo assim, o eteno é um ácido muito fraco em comparação com outros compostos, como os ácidos carboxílicos ou os álcoois.

Acidez do hidrogênio da etenila

$$CH_3-CH_2-H \underset{K \approx 10^{-50}}{\rightleftarrows} CH_3-\ddot{C}H_2^- + H^+$$
Ânion etila

Relativamente mais ácido

$$CH_2=C\underset{H}{\overset{H}{\diagup}} \underset{K \approx 10^{-44}}{\rightleftarrows} CH_2=\ddot{C}H^- + H^+$$
Ânion etenila (vinila)

EXERCÍCIO 11-6

O etenil-lítio (vinil-lítio) não é preparado, em geral, por desprotonação direta do eteno, mas a partir do cloroeteno (cloreto de vinila) por metalação (Seção 8-7).

$$CH_2=CHCl + 2\,Li \xrightarrow{(CH_3CH_2)_2O} CH_2=CHLi + LiCl$$
60%

O tratamento do etil-lítio com acetona, seguido por adição de água, leva a um líquido incolor em 74% de rendimento. Proponha uma estrutura para o produto.

EM RESUMO, a presença da ligação dupla não afeta significativamente os pontos de ebulição dos alquenos, em comparação com os alcanos, mas os alquenos cis-dissubstituídos em geral têm ponto de fusão menor do que os isômeros trans correspondentes, porque seu empacotamento no estado sólido é menos eficiente. Os hidrogênios de alquenila são mais ácidos do que os dos alcanos devido ao caráter eletronegativo do carbono hibridado sp^2.

11-4 Ressonância magnética nuclear dos alquenos

A ligação dupla exerce um efeito característico nos deslocamentos químicos de ^1H e ^{13}C dos alquenos (veja as Tabelas 10-2 e 10-6). Vejamos como usar estas informações na elucidação estrutural.

Os elétrons pi desblindam os hidrogênios de alquenila

A Figura 11-8 mostra o espectro de ^1H-RMN do *trans*-2,2,5,5-tetrametil-3-hexeno. Observam-se somente dois sinais, um para os 18 hidrogênios equivalentes das metilas e um para os 2 hidrogênios da alquenila. As absorções aparecem como singletos porque os hidrogênios de metila estão muito longe dos hidrogênios de alquenila para produzir um acoplamento detectável. A ressonância dos hidrogênios de alquenila em campo baixo ($\delta = 5{,}30$ ppm) é típica dos átomos de hidrogênio ligados aos carbonos de alquenila. Os hidrogênios terminais de alquenilas (RR'C=CH$_2$) entram em ressonância em $\delta = 4{,}6 - 5{,}0$ ppm, e seus homólogos internos (RCH=CHR'), em $\delta = 5{,}2 - 5{,}7$ ppm.

Por que a desblindagem é tão acentuada em hidrogênios de alquenila? Embora o caráter eletronegativo do carbono hibridado sp^2 seja parcialmente responsável, outro fenômeno é mais importante: o *movimento dos elétrons na ligação* π. Quando submetidos a um campo magnético externo perpendicular ao eixo da ligação dupla, esses elétrons entram em movimento circular. O movimento induz um campo magnético local que *reforça* o campo externo nas extremidades da ligação dupla (Figura 11-9). Como consequência, os hidrogênios de alquenila são fortemente desblindados (Seção 10-4).

Figura 11-8 Espectro de ¹H-RMN em 300 MHz do *trans*-2,2,5,5-tetra-metil-3-hexeno, ilustrando o efeito de desblindagem da ligação π nos alquenos. Ele mostra dois conjuntos de hidrogênios: os 18 hidrogênios de metila em δ = 0,97 ppm e os dois hidrogênios de alquenila, muito desblindados, em δ = 5,30 ppm.

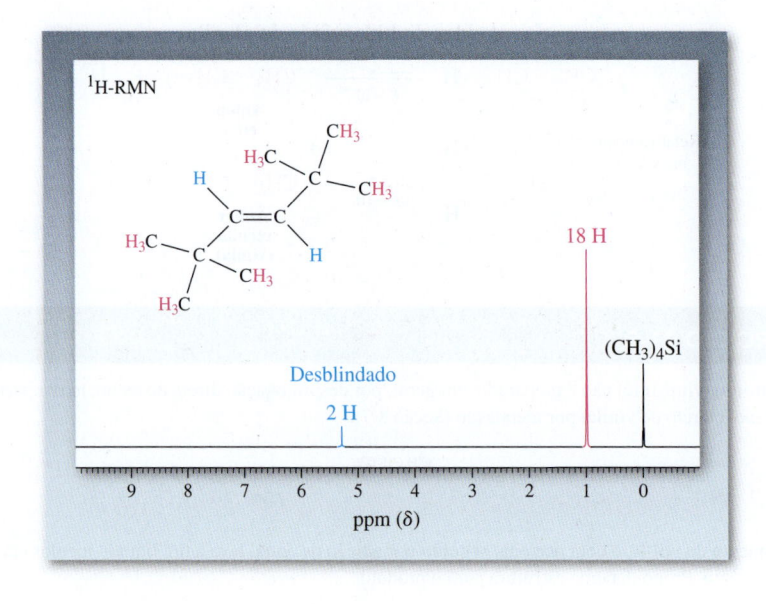

Figura 11-9 O movimento dos elétrons na ligação π causa desblindagem acentuada dos hidrogênios de alquenila. Um campo externo, H_0, induz o movimento circular dos elétrons π (em rosa) acima e abaixo do plano da ligação dupla. Este movimento, por sua vez, induz um campo magnético local (em verde) que se opõe a H_0 no centro da ligação dupla, mas o reforça nas regiões ocupadas pelos hidrogênios de alquenila.

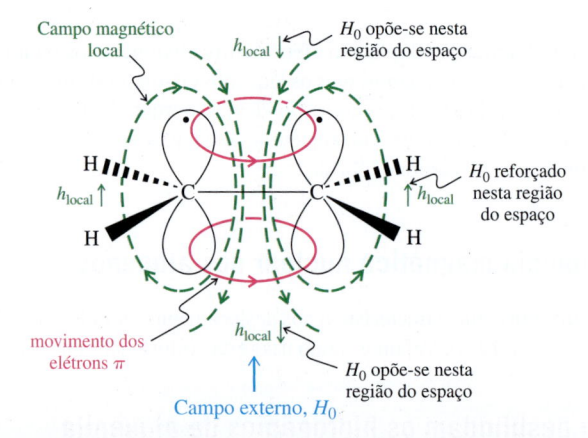

EXERCÍCIO 11-7

Os hidrogênios de grupos metila ligados aos carbonos de alquenila entram em ressonância em cerca de δ = 1,6 ppm (veja a Tabela 10-2). Explique a desblindagem destes hidrogênios em relação aos hidrogênios de grupos metila em alcanos. (**Sugestão:** tente aplicar os princípios da Figura 11-9.)

O acoplamento cis através de uma ligação dupla é diferente do acoplamento trans

Quando uma ligação dupla não é substituída simetricamente, os hidrogênios de alquenila não são equivalentes, uma situação que leva a um acoplamento spin-spin como o dos espectros dos ácidos *cis*-3-cloro-propenoico e *trans*-3-cloro-propenoico (Figura 11-10). Note que a constante de acoplamento dos hidrogênios cis ($J = 9$ Hz) é diferente da dos hidrogênios trans ($J = 14$ Hz). A Tabela 11-2 dá a magnitude de vários acoplamentos possíveis ao redor da ligação dupla. Embora a faixa de J_{cis} se superponha à de J_{trans}, em um determinado grupo de isômeros, J_{cis} é sempre menor do que J_{trans}, o que permite a fácil distinção entre os isômeros cis e trans.

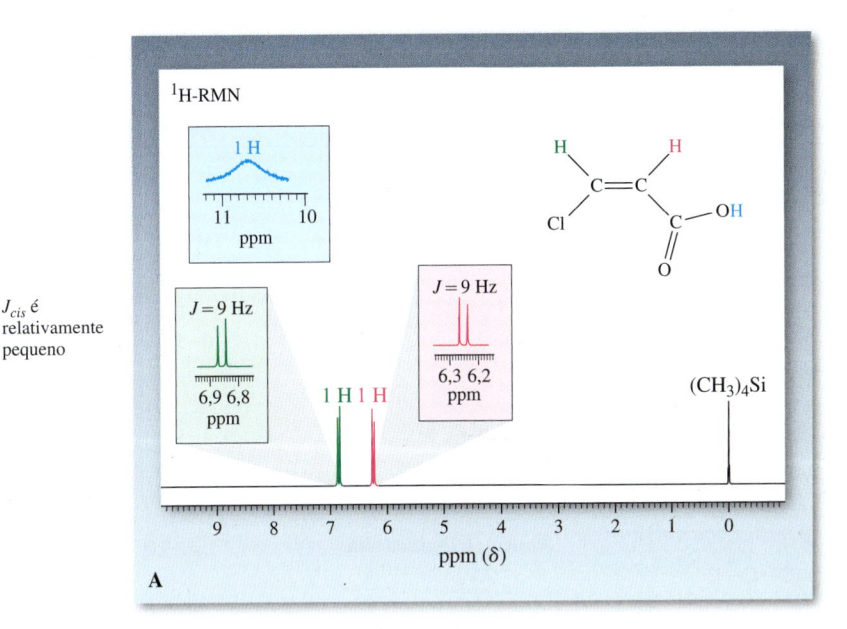

Figura 11-10 Espectros de ¹H-RMN em 300 MHz de (A) ácido *cis*-3-cloro-propenoico e (B) do isômero *trans* correspondente. Os dois hidrogênios de alquenila não são equivalentes e se acoplam. O sinal largo de hidrogênio do ácido carboxílico ($-CO_2H$) entra em ressonância em $\delta = 10{,}80$ ppm e é mostrado no detalhe.

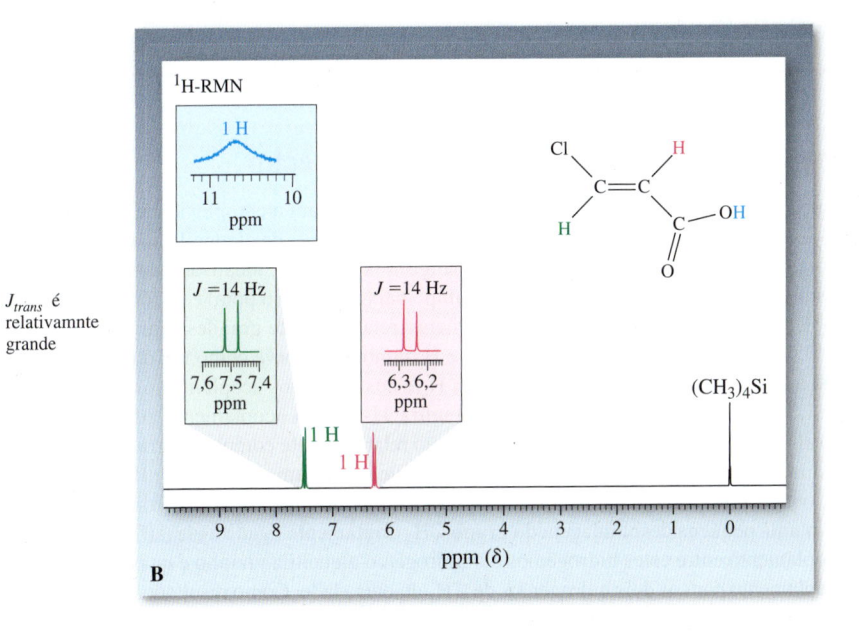

J_{cis} é relativamente pequeno

J_{trans} é relativamente grande

O acoplamento entre os hidrogênios de átomos de carbonos adjacentes, como em J_{cis} e J_{trans}, é chamado de acoplamento **vicinal**. O acoplamento entre hidrogênios não equivalentes no mesmo átomo de carbono é dito **geminal**. Nos alquenos, o acoplamento geminal é normalmente pequeno (Tabela 11-2). O acoplamento com hidrogênios alquila vizinhos (**alílicos**, veja a Seção 11-1) e através da ligação dupla (**1,4-** ou **a longa distância**) também é possível, às vezes dando origem a padrões espectrais complicados. Portanto, a regra simples usada nos sistemas saturados de ignorar o acoplamento entre hidrogênios separados por mais de dois átomos não vale para os alquenos.

Tabela 11-2 Constantes de acoplamento em torno de uma ligação dupla

Tipo de acoplamento	Nome	J (Hz) Faixa	J (Hz) Típico
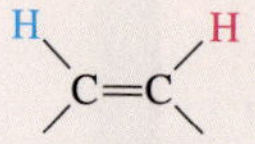 H₂C=CH₂ (cis)	Vicinal, cis	6–14	10
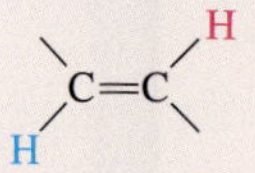 H₂C=CH₂ (trans)	Vicinal, trans	11–18	16
geminal	Geminal	0–3	2
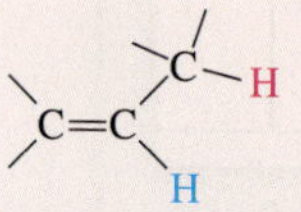 alil	Nenhum	4–10	6
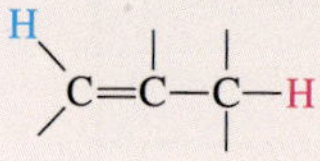 C=C–C–H	Alílico, (1,3)-cis ou trans	0,5–3,0	2
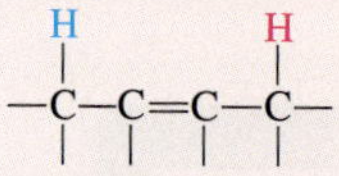 –C–C=C–C–	(1,4)- ou longa distância	0,0–1,6	1

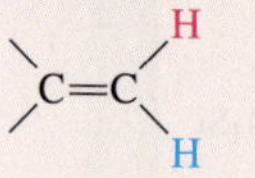

Outros acoplamentos complicam mais o espectro

Os espectros do 3,3-dimetil-1-buteno e do 1-penteno ilustram a complexidade potencial dos padrões de acoplamento. Em ambos os espectros, os hidrogênios de alquenila aparecem como multipletos complexos. No 3,3-dimetil-1-buteno (Figura 11-11A), H_a, localizado no átomo de carbono mais substituído, entra em ressonância em campo baixo ($\delta = 5,86$ ppm) e na forma de um dubleto de dubletos com duas constantes de acoplamento relativamente grandes (trans $J_{ab} = 18$ Hz, cis $J_{ac} = 10,5$ Hz). Cada um dos hidrogênios H_b e H_c também absorve como um dubleto de dubletos, devido a seus respectivos acoplamentos com H_a e aos pequenos acoplamentos entre si (geminal $J_{bc} = 1,5$ Hz). No espectro do 1-penteno (Figura 11-11B), o acoplamento adicional devido ao grupo alquila (veja a Tabela 11-2) cria um padrão relativamente complexo para os hidrogênios de alquenila, embora os dois conjuntos (terminal e interno) sejam claramente diferenciados. Além disso, o efeito retirador de elétrons do carbono sp^2 e o movimento dos elétrons π (Figura 11-9) causam uma pequena desblindagem do grupo CH_2 diretamente ligado a ele (alílico). A magnitude do acoplamento entre estes hidrogênios e o hidrogênio alquenila vizinho é quase igual (6-7 Hz) à do acoplamento com os dois hidrogênios de CH_2 do outro lado. Como resultado, o multipleto deste grupo CH_2 alílico aparece como um quarteto (com acoplamentos à longa distância adicionais com os hidrogênios de alquenila terminais), de acordo com a regra simples $N + 1$: $N = $ (2H do CH_2) $+ \left(1H \text{ do } =C\diagup_H\right) = 3$.

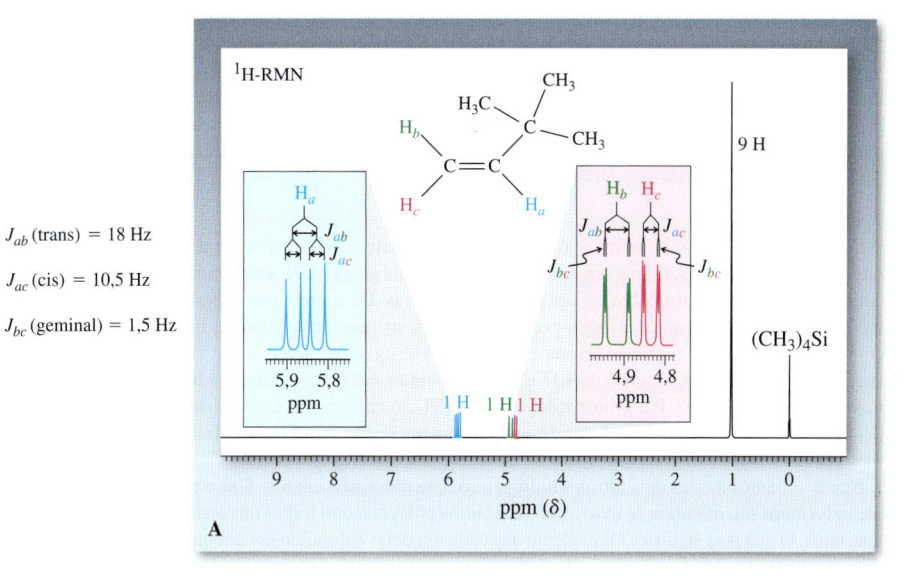

Figura 11-11 Espectros de ¹H-RMN em 300 MHz de (A) 3,3-dimetil-1-buteno e (B) 1-penteno.

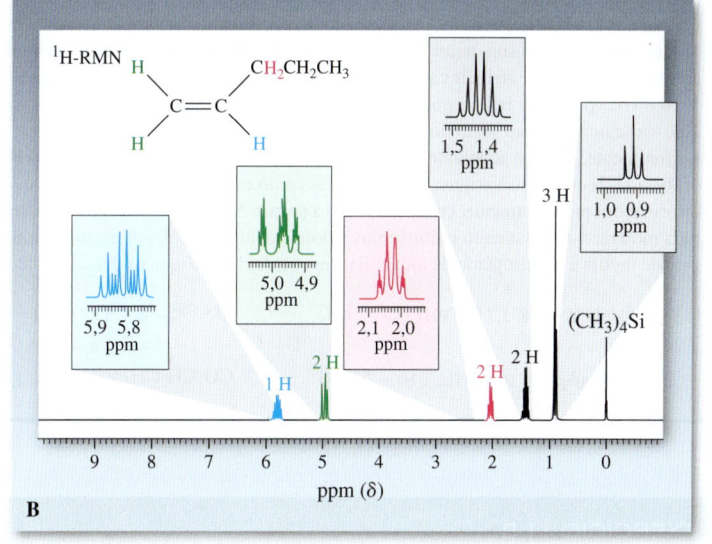

J_{ab} (trans) = 18 Hz

J_{ac} (cis) = 10,5 Hz

J_{bc} (geminal) = 1,5 Hz

Os multipletos de hidrogênios de alquenila não são de primeira ordem

---

EXERCÍCIO 11-8

Trabalhando com os conceitos: interpretação de espectros de RMN de alquenos

O 2-butenoato de etila (crotonato de etila), $CH_3CH=CHCO_2CH_2CH_3$, em CCl_4 tem o seguinte espectro de ¹H-RMN: δ = 6,95 (dq, J = 16; 6,8 Hz, 1H); 5,81 (dq, J = 16; 1,7 Hz, 1H); 4,13 (q, J = 7 Hz, 2H); 1,88 (dd, J = 6,8; 1,7 Hz, 3H) e 1,24 (t, J = 7 Hz, 3H) ppm; dd significa um dubleto de dubletos, e dq, um dubleto de quartetos. Assinale os vários hidrogênios e indique se a ligação dupla é cis ou trans (consulte a Tabela 11-2).

Tabela 11-3 Comparação dos deslocamentos químicos de carbono entre as absorções de ^{13}C-RMN dos alquenos e dos alcanos correspondentes (em ppm)

$$\underset{18,9}{H_3C}\underset{}{}\overset{122,8}{\underset{}{C=C}}\underset{}{}\underset{}{CH_3}$$

$$\underset{12,3}{\underset{H_3C}{}}\overset{H}{\underset{123,7\rightarrow}{}}C=C\overset{H\leftarrow 132,7}{\underset{CH_2CH_3}{}}$$
$$\underset{20,514,0}{}$$
Alquenos

$$\underset{19,2}{H_3C}\underset{}{}\overset{34,0}{\underset{}{CH-CH}}\underset{}{}\underset{}{CH_3}$$

$$\underset{22,2}{}$$
$$\underset{13,534,1}{CH_3CH_2CH_2CH_2CH_3}$$
Alcanos

Estratégia

Você tem a estrutura do composto e os dados de RMN. Portanto, a essência do problema é decifrar as informações. O espectro de ^{1}H-RMN mostra cinco sinais, um para cada um dos cinco hidrogênios em ambientes distintos na molécula. Cada sinal tem um valor de integração que diz o número de hidrogênios correspondentes a ele e é por aí que começamos. Depois analisaremos a localização e a multiplicidade (se houver) de cada sinal, um de cada vez.

Solução

- Começando com o sinal de mais alto campo (menor valor de δ em ppm) em $\delta = 1,24$ ppm, com integração igual a 3H, que deve ser atribuído a um dos dois grupos CH$_3$ da molécula. Olhando melhor, constatamos que ele se desdobra em um tripleto, três linhas. De acordo com a regra $N+1$ para o acoplamento spin–spin, isso significa que o grupo CH$_3$ que dá origem a este sinal é adjacente a um carbono com dois hidrogênios, o grupo CH$_2$ na estrutura (2 hidrogênios vizinhos +1 = 3 linhas). Podemos encontrar o sinal deste CH$_2$ em $\delta = 4,13$ e, como esperado, ele é um quarteto (3 hidrogênios da metila vizinha + 1 = 4 linhas). Por eliminação, o grupo CH$_3$ no carbono do alqueno deve ser o responsável pelo sinal em $\delta = 1,88$. Este sinal está desdobrado em um *dubleto de dubletos*, indicando *dois* hidrogênios isolados *distintos*: os dois hidrogênios diferentes do alqueno.
- Agora voltamos a estes dois últimos hidrogênios, que dão sinais em $\delta = 5,81$ e 6,95 ppm, respectivamente. Ambos são *dubletos de quartetos* – em outras palavras, oito linhas que aparecem como pares de quartetos. O que isso significa? É evidente que cada um deles é dividido em um quarteto pelo CH$_3$ ligado ao carbono do alqueno (3 + 1 = 4). Além disso, como os dois hidrogênios do alqueno são vizinhos e estão em ambientes químicos diferentes, eles dividem um ao outro, produzindo os dubletos de cada um (1 vizinho + 1 = 2 linhas). Qual é qual? O hidrogênio de alqueno em $\delta = 6,95$ ppm tem constante de acoplamento maior no quarteto, 6,8 Hz, o que sugere que ele é adjacente ao grupo CH$_3$. O outro hidrogênio de alqueno, em $\delta = 5,81$ ppm, tem uma constante de acoplamento muito menor no quarteto, 1,7 Hz, coerente com sua maior distância da metila. Observe que a ordem na qual as informações são apresentadas permite atribuir cada constante de acoplamento a sua multiplicidade: a partir de "dq, $J = 16$; 6,8 Hz," podemos inferir que a primeira multiplicidade (d) corresponde ao primeiro valor de J (16 Hz), e a segunda (q), ao segundo J (6,8 Hz).
- Finalmente, como o acoplamento mútuo dos hidrogênios de alqueno é $J = 16$ Hz, podemos concluir (Tabela 11-2) que eles são trans. Em problemas como este, muitas vezes é instrutivo reproduzir todas as informações pictoricamente, como mostrado a seguir. Note que essa representação é especialmente útil para mostrar o acoplamento mútuo pelos valores idênticos de J, por exemplo, 6,8 Hz para os hidrogênios de metila e o hidrogênio de alquenila à esquerda. Identifique os demais você mesmo.

$$\delta = 1,88 \text{ (dd, } J = 6,8, 1,7 \text{ Hz, 3 H)} \rightarrow H_3C \quad\quad H \leftarrow \delta = 5,81 \text{ (dq, } J = 16, 1,7 \text{ Hz, 1 H)}$$
$$C=C \quad\quad \delta = 4,13 \text{ (q, } J = 7 \text{ Hz, 2 H)}$$
$$\delta = 6,95 \text{ (dq, } J = 16, 6,8 \text{ Hz, 1 H)} \rightarrow H \quad\quad CO_2CH_2CH_3 \leftarrow \delta = 1,24 \text{ (t, } J = 7 \text{ Hz, 3 H)}$$

EXERCÍCIO 11-9

Tente você

O acetato de etenila, $CH_3\overset{\overset{O}{\|}}{C}OCH=CH_2$, mostra os seguintes dados de ^{1}H-RMN: $\delta = 7,23$ (dd, $J = 14,4$; 6,8 Hz, 1 H), 4,73 (dd, $J = 14,4$; 1,6 Hz, 1 H), 4,52 (dd, $J = 6,8$; 1,6 Hz, 1 H), 2,10 (s, 3 H). Interprete este espectro.

Os carbonos de alquenila são desblindados na ^{13}C-RMN

As absorções do carbono na RMN de alquenos são altamente reveladoras. Em relação aos alcanos, os carbonos de alquenila correspondentes (com substituintes semelhantes) absorvem em cerca de 100 ppm em campo mais baixo (veja a Tabela 10-6). A Tabela 11-3 mostra dois exemplos nos quais os deslocamentos químicos dos carbonos de um alqueno são comparados com os dos alcanos correspondentes. Lembre-se de que na espectroscopia de ^{13}C-RMN desacoplada por banda larga, todos os carbonos magneticamente equivalentes absorvem como uma única linha fina (Seção 10-9). Por isso é muito fácil determinar a presença de carbonos sp^2 por esse método.

DESTAQUE QUÍMICO 11-1

Prostaglandinas

As análises por RMN são muito usadas na determinação das estruturas de moléculas complexas com vários grupos funcionais. Os três primeiros compostos mostrados são membros da família das prostaglandinas (PG) de ocorrência natural e biologicamente ativas. Os espectros de ^{1}H-RMN destas PGs revelam alguns aspectos das estruturas, mas, em geral, eles são muito complicados, com muitas superposições de sinais. Em contrapartida, ^{13}C-RMN permite uma distinção rápida entre derivados de PGs, apenas contando os picos em três faixas de deslocamento químico. Por exemplo, PGE$_2$ é facilmente reconhecida pela presença de dois sinais perto de $\delta = 70$ ppm dos dois carbonos do grupo hidróxi, quatro sinais de ^{13}C de alqueno em $\delta = 125$ e 140 ppm e dois sinais das carbonilas acima de $\delta = 170$ ppm.

As prostaglandinas são substâncias semelhantes a hormônios e extremamente potentes, com muitas funções biológicas, incluindo a estimulação dos músculos, a inibição da agregação plaquetária, a redução da pressão arterial, o aumento de reações inflamatórias e a indução do trabalho de parto. De fato, os efeitos anti-inflamatórios da aspirina (veja o Destaque Químico 22-2) devem-se à sua capacidade de suprimir a biossíntese de prostaglandinas. Um efeito colateral indesejável do uso de aspirina é a ulceração gástrica, porque algumas prostaglandinas têm a função de proteger o estômago. A substância sintética misoprostol, semelhante às prostaglandinas, tem efeito protetor semelhante e é frequentemente administrada com a aspirina ou com outros agentes anti-inflamatórios para prevenir a formação de úlceras.

EM RESUMO, o espectro de RMN de hidrogênio estabelece com muita eficiência a presença de ligações duplas em moléculas orgânicas. Os hidrogênios e carbonos de alquenilas são fortemente desblindados. A ordem dos acoplamentos é $J_{gem} < J_{cis} < J_{trans}$. As constantes de acoplamento de substituintes alílicos têm valores bem característicos. O espectro de ^{13}C-RMN permite identificar os carbonos de alquenila pelos seus deslocamentos em campo baixo anormais em comparação com os dos carbonos de alcanos.

11-5 Hidrogenação catalítica de alquenos: estabilidade relativa das ligações duplas

Quando um alqueno e hidrogênio (gás) são misturados na presença de catalisadores como paládio ou platina, dois átomos de hidrogênio adicionam-se à ligação dupla para formar um alcano (veja a Seção 12-2). Esta reação, chamada de **hidrogenação**, é muito exotérmica. O calor liberado, o **calor de hidrogenação**, em geral é -30 kcal mol^{-1} (-125 kJ mol^{-1}) por ligação dupla, aproximadamente.

Hidrogenação de um alqueno

$\Delta H° \approx -30$ kcal mol^{-1}

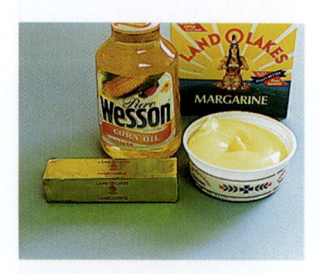

As moléculas de gordura da manteiga e das margarinas duras (na barra) são muito saturadas, enquanto as dos óleos vegetais têm alta proporção de alquenos *cis*. A hidrogenação parcial desses óleos produz margarinas cremosas (no pote).

Os calores de hidrogenação podem ser medidos com acurácia e podem ser usados na determinação do conteúdo de energia relativo e, portanto, as estabilidades termodinâmicas dos alquenos. Vejamos como fazer isso.

O calor de hidrogenação é uma medida da estabilidade

Na Seção 3-10, mostramos um método de determinação da estabilidade relativa: a medida do calor de combustão. Quanto menos estável for a molécula, maior será seu conteúdo de energia e mais energia é liberada no processo. Uma conexão muito semelhante pode ser estabelecida com os calores de hidrogenação.

Por exemplo, quais são as estabilidades relativas dos três isômeros 1-buteno, *cis*-2-buteno e *trans*-2-buteno? A hidrogenação de cada um dos isômeros leva ao mesmo produto, o butano. Se os conteúdos de energia são iguais, os calores de hidrogenação também deveriam ser iguais. Entretanto, como as reações da Figura 11-12 mostram, eles não são. A hidrogenação da ligação dupla terminal libera mais calor. A reação mais exotérmica a seguir é a do *cis*-2-buteno e, por fim, a do isômero trans, que libera menos calor. Portanto, a estabilidade termodinâmica dos butenos aumenta na ordem 1-buteno < *cis*-2-buteno < *trans*-2-buteno (Figura 11-12).

Os alquenos mais substituídos são os mais estáveis; os isômeros trans são mais estáveis do que os isômeros cis

Os resultados das reações de hidrogenação anteriores podem ser generalizados: a estabilidade relativa dos alquenos aumenta com o número de substituintes e normalmente os isômeros trans são mais estáveis do que os isômeros cis. A primeira tendência é devido, em parte, à hiperconjugação. Assim como a estabilidade de um radical aumenta com o aumento do número de substituintes al-

$$\text{1-Buteno} + H_2 \xrightarrow{Pt} \text{Butano} \quad \Delta H° = -30,3 \text{ kcal mol}^{-1} \ (-126,8 \text{ kJ mol}^{-1})$$

$$\textit{cis}\text{-2-Buteno} + H_2 \xrightarrow{Pt} \text{Butano} \quad \Delta H° = -28,6 \text{ kcal mol}^{-1} \ (-119,7 \text{ kJ mol}^{-1})$$

$$\textit{trans}\text{-2-Buteno} + H_2 \xrightarrow{Pt} \text{Butano} \quad \Delta H° = -27,6 \text{ kcal mol}^{-1} \ (-115,5 \text{ kJ mol}^{-1})$$

O calor de hidrogenação aumenta ↑

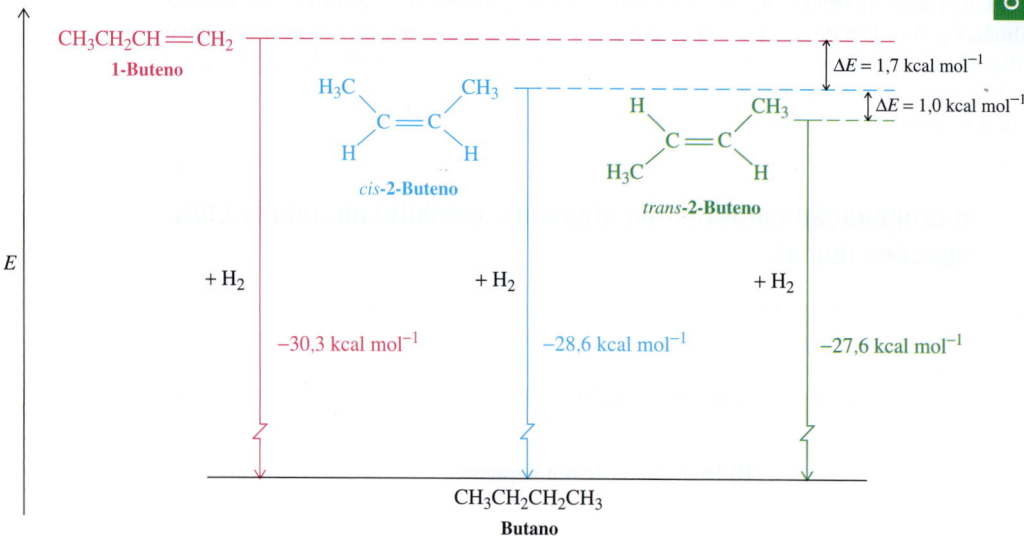

Figura 11-12 O conteúdo relativo de energia dos isômeros do buteno, medido pelos seus calores de hidrogenação, dá as estabilidades relativas. O diagrama não está em escala.

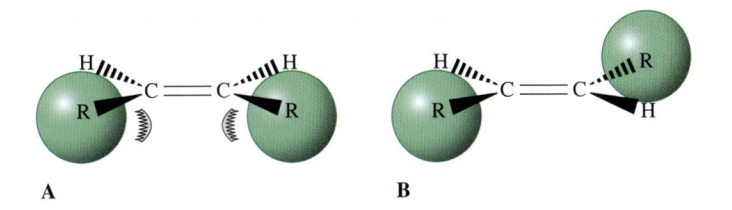

Figura 11-13 (A) O impedimento estérico em alquenos cis dissubstituídos e (B) sua ausência em alquenos trans explica a maior estabilidade dos isômeros trans.

quila (Seção 3-2), os orbitais *p* de uma ligação π podem ser estabilizados por substituintes alquila. A segunda conclusão é facilmente entendida se olharmos os modelos moleculares. Em alquenos cis dissubstituídos, os grupos substituintes estão frequentemente muito próximos um do outro.

Estabilidades relativas dos alquenos

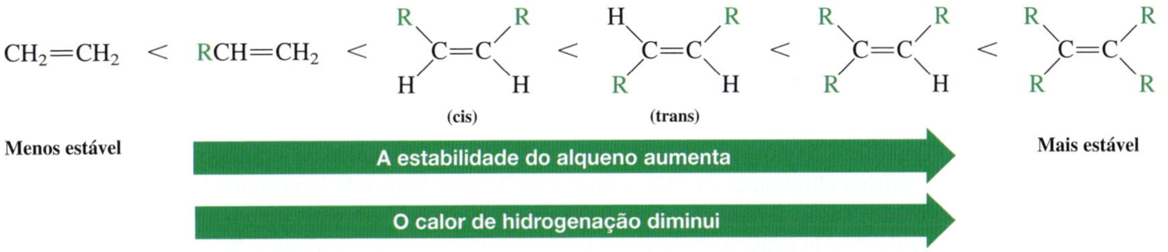

$$CH_2=CH_2 \; < \; RCH=CH_2 \; < \; \underset{(cis)}{\overset{R\;\;\;\;\;R}{\underset{H\;\;\;\;\;H}{C=C}}} \; < \; \underset{(trans)}{\overset{H\;\;\;\;\;R}{\underset{R\;\;\;\;\;H}{C=C}}} \; < \; \overset{R\;\;\;\;\;R}{\underset{R\;\;\;\;\;H}{C=C}} \; < \; \overset{R\;\;\;\;\;R}{\underset{R\;\;\;\;\;R}{C=C}}$$

Menos estável →→→ A estabilidade do alqueno aumenta →→→ Mais estável

→→→ O calor de hidrogenação diminui →→→

Esta interferência estérica é energeticamente desfavorável e não ocorre no isômero trans correspondente (Figura 11-13).

EXERCÍCIO 11-10

Coloque os seguintes alquenos em ordem de estabilidade da ligação dupla para a hidrogenação (ordem dos $\Delta H°$ de hidrogenação): 2,3-dimetil-2-buteno, *cis*-3-hexeno, *trans*-4-octeno e 1-hexeno.

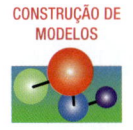

CONSTRUÇÃO DE MODELOS

Modelo molecular do *trans*-ciclo-octeno

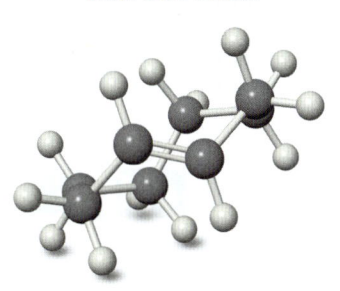

Os cicloalquenos são uma exceção à generalização de que os alquenos trans são mais estáveis do que os isômeros cis. Nos anéis médios e menores dessa classe de compostos (Seção 4-2), os isômeros trans sofrem muito mais tensão (Seção 11-1). O menor cicloalqueno trans já isolado é o *trans*-ciclo-octeno. Ele é 9,2 kcal mol^{-1} (38,5 kJ mol^{-1}) menos estável do que o isômero cis e tem uma estrutura muito torcida.

EXERCÍCIO 11-11

O alqueno A é hidrogenado ao composto B e libera cerca de 65 kcal mol^{-1}, mais do que o dobro dos valores da Figura 11-12. Explique.

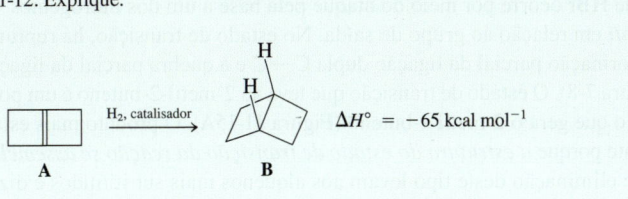

$$A \xrightarrow{H_2, \text{catalisador}} B \quad \Delta H° = -65 \text{ kcal mol}^{-1}$$

EM RESUMO, as energias relativas dos isômeros de alquenos podem ser estimadas pela medida de seus calores de hidrogenação. Os alquenos de maior energia têm $\Delta H°$ de hidrogenação mais alto. A estabilidade aumenta com o número de substituintes devido à hiperconjugação. Os isômeros trans são mais estáveis do que os isômeros cis devido ao impedimento estérico. As exceções são os alquenos cíclicos de anéis médios e pequenos, nos quais o isômero cis é mais estável do que o isômero trans devido à tensão no anel.

11-6 Preparação de alquenos a partir de halogenoalcanos e sulfonatos de alquila: a eliminação bimolecular revista

Tendo como base a estrutura e a estabilidade dos alquenos, retornemos aos vários métodos de preparação dos alquenos. A abordagem mais geral é a *eliminação*, em que dois grupos adjacentes de uma cadeia de carbonos são removidos. A reação E2 (Seção 7-7) é o método mais comum de obtenção de alquenos no laboratório. Outro método de síntese de alquenos, a desidratação de álcoois será tratada na Seção 11-7.

Eliminação geral

$$-\overset{|}{\underset{A}{C}}-\overset{|}{\underset{B}{C}}- \longrightarrow \overset{|}{C}=\overset{|}{C} + AB$$

A regiosseletividade das reações E2 depende da base

No Capítulo 7, vimos que os halogenoalcanos (ou os sulfonatos de alquila) na presença de base forte sofrem eliminação de HX, com formação simultânea da ligação dupla carbono-carbono. Em muitos casos, a remoção do hidrogênio pode ocorrer em mais de um átomo de carbono da molécula, dando origem a isômeros de constituição (da ligação dupla). Nessas situações, podemos controlar que hidrogênio é removido – isto é, a *regiosseletividade* da reação (Seção 9-9)? A resposta é sim, até certo ponto. Um exemplo simples é a eliminação de brometo de hidrogênio do 2-bromo-2-metil-butano. A reação com etóxido de sódio em etanol a quente fornece, principalmente, o 2-metil-2-buteno, mas também algum 2-metil-1-buteno.

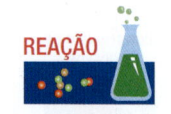

Lembre-se: "—HBr", sob a seta de reação, indica que a espécie foi removida a partir do composto de partida na reação de eliminação.

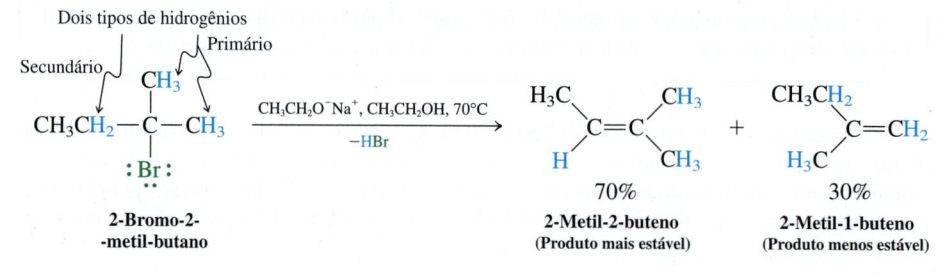

Reação E2 do 2-bromo-2-metil-butano com etóxido

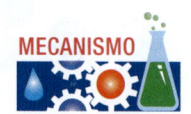

Dois tipos de hidrogênios
Secundário, Primário

$$CH_3CH_2-\underset{:\overset{..}{Br}:}{\overset{CH_3}{\underset{|}{C}}}-CH_3 \xrightarrow[-HBr]{CH_3CH_2O^-Na^+,\ CH_3CH_2OH,\ 70°C} \underset{H}{\overset{H_3C}{}}C=C\underset{CH_3}{\overset{CH_3}{}} + \underset{H_3C}{\overset{CH_3CH_2}{}}C=CH_2$$

2-Bromo-2-metil-butano

2-Metil-2-buteno (Produto mais estável) 70%

2-Metil-1-buteno (Produto menos estável) 30%

No nosso exemplo, o produto principal contém uma ligação dupla trissubstituída, por isso ele é termodinamicamente mais estável do que o produto minoritário. De fato, muitas eliminações que seguem este caminho são regiosseletivas, com predominância do produto mais estável. Esse resultado pode ser explicado pela análise do estado de transição da reação (Figura 11-14). A eliminação de HBr ocorre por meio do ataque pela base a um dos hidrogênios vizinhos que está na posição *anti* em relação ao grupo de saída. No estado de transição, há ruptura parcial da ligação C—H, a formação parcial da ligação dupla C—C e a quebra parcial da ligação C—Br (compare com a Figura 7-8). O estado de transição que leva ao 2-metil-2-buteno é um pouco mais estabilizado do que o que gera o 2-metil-1-buteno (Figura 11-15A). O produto mais estável é formado mais rapidamente porque *a estrutura do estado de transição da reação se assemelha aos produtos*. As reações de eliminação deste tipo levam aos alquenos mais substituídos e dizemos que seguem a **Regra de Saytzev***: a ligação dupla forma-se preferencialmente entre o carbono que contém o grupo de saída e *o carbono adjacente mais substituído* ligado a um hidrogênio.

---

* Alexander M. Saytzev (também escrito Zaitsev ou Saytzeff; 1841-1910), químico russo.

Figura 11-14 Os dois estados de transição levam a produtos de desidrobromação do 2-bromo-2--metil-butano. Com bases desimpedidas (CH₃CH₂O⁻Na⁺), o estado de transição A é preferido em relação ao estado de transição B, porque existem mais substituintes na ligação dupla parcial (Regra de Saytzev). No caso de bases impedidas [(CH₃)₃CO⁻K⁺], o estado de transição B é preferido em relação a A, porque há menos impedimento estérico na abstração dos hidrogênios primários (Regra de Hofmann).

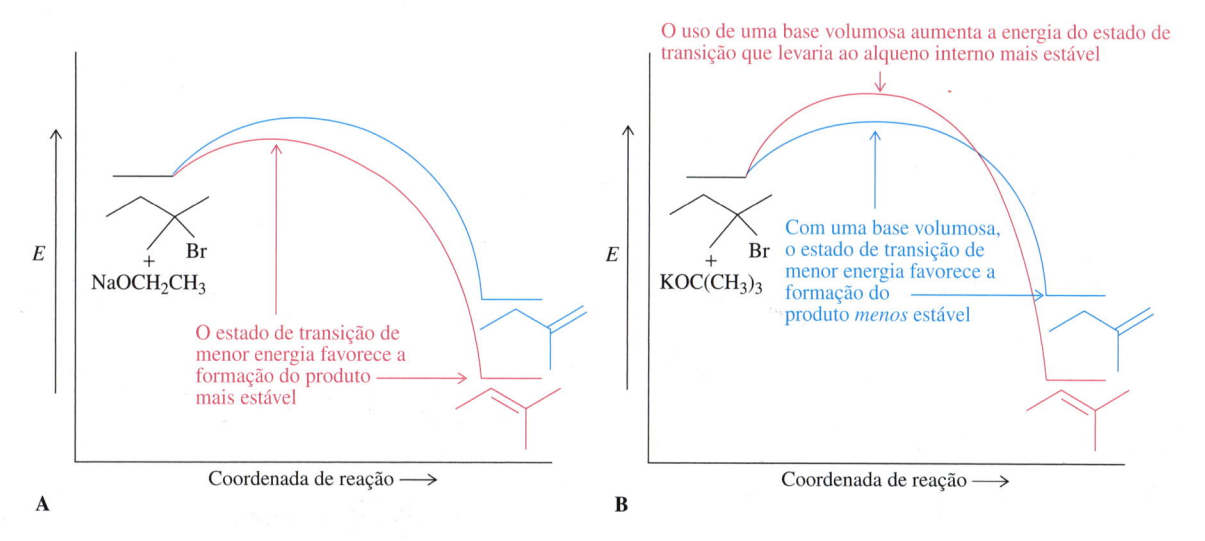

Figura 11-15 Diagramas de energia potencial das reações E2 do 2-bromo-2-metil-butano com (A) etóxido de sódio (Regra de Saytzev) e (B) *terc*-butóxido de potássio (Regra de Hofmann).

Ocorre uma distribuição diferente de produtos quando uma base mais volumosa é usada: obtém-se mais do alqueno *terminal*, termodinamicamente *menos* favorecido.

Reação E2 do 2-bromo-2-metil-butano com o *terc*-butóxido, uma base impedida

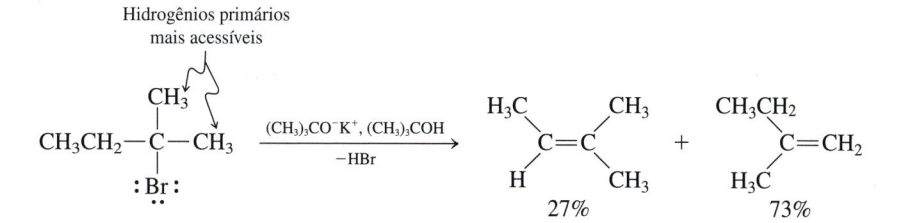

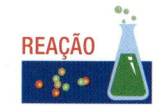

Para entender por que o alqueno terminal é favorecido, temos de examinar, mais uma vez, o estado de transição. A remoção de um hidrogênio secundário (do C3 no brometo de partida) é estericamente mais difícil do que a abstração de um dos hidrogênios do grupo metila mais exposto. Quando se usa uma base volumosa como o *terc*-butóxido, a energia do estado de transição que leva ao produto mais estável aumenta devido à interferência estérica em relação ao estado de transição que leva ao isômero menos substituído. Isso torna o isômero menos substituído o produto principal (Figura 11-15B). Dizemos que uma reação E2 que gera o isômero termodinamicamente menos favorecido segue a **Regra de Hoffmann***, em homenagem ao químico que investigou uma série de eliminações sujeitas a este modo particular de regiosseletividade (Seção 21-8).

EXERCÍCIO 11-12

Trabalhando com os conceitos: regiosseletividade em eliminações

Quando a seguinte reação é feita com *terc*-butóxido em 2-metil-2-propanol (álcool *terc*-butílico), dois produtos, A e B, formam-se na razão de 23:77. Quando se usa etóxido em etanol, a razão muda para 82:18. Quais são os produtos A e B e como você explica a diferença nas razões nos dois experimentos?

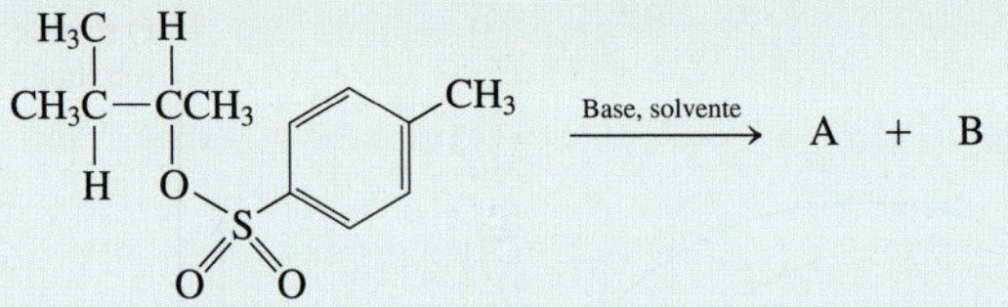

Estratégia

A diferença entre os dois experimentos é o uso de uma base impedida (*terc*-butóxido) em um, e de uma base desimpedida (etóxido) no outro. Seguindo as ideias apresentadas no texto, devemos esperar que A e B sejam produtos regioisômeros de reações E2, obtidos pela remoção de hidrogênio de átomos de carbono diferentes, adjacentes ao que se liga ao grupo de saída sulfonato.

Solução

- No caso do volumoso *terc*-butóxido, é mais provável a abstração de um átomo de hidrogênio do átomo de carbono adjacente menos impedido (metila), dando principalmente B, o produto da Regra de Hofmann:

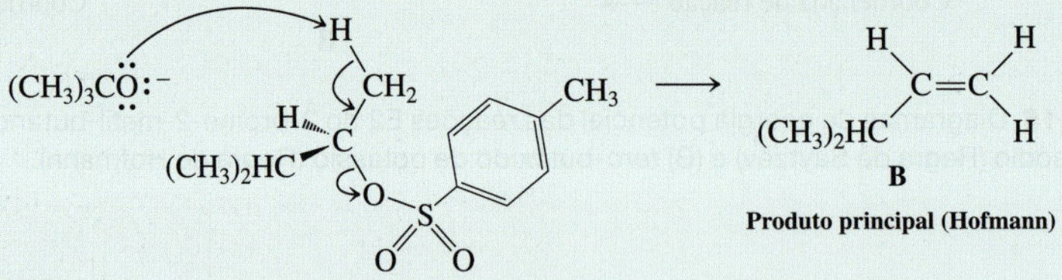

- O etóxido remove preferencialmente um hidrogênio do carbono terciário do lado oposto, porque o resultado é o alqueno trissubstituído mais estável, A, o produto da Regra de Saytzev.

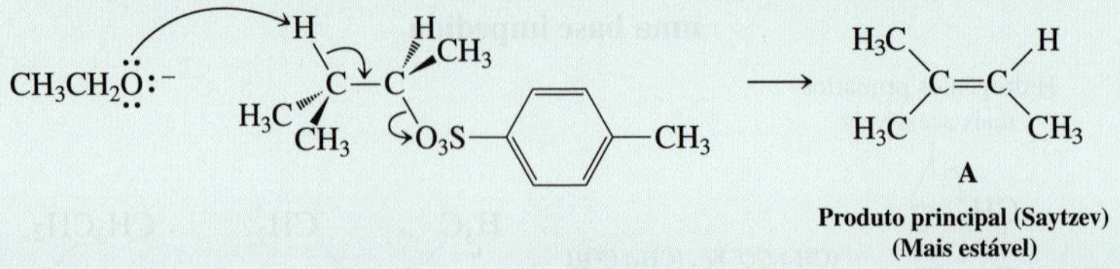

---

* Professor August Wilhelm von Hofmann (1818-1892), Universidade de Berlin.

EXERCÍCIO 11-13

Tente você

(a) A reação E2 do 2-bromo-2,3-dimetil-butano, $(CH_3)_2CBrCH(CH_3)_2$, dá dois produtos, A e B, na razão 79:21 usando etóxido em etanol, mas na razão 27:73 com *terc*-butóxido em 2-metil-2-propanol. Quais são A e B? **(b)** O uso de $(CH_3CH_2)_3CO^-$ como base leva a um razão de 8:92 de A e B. Explique.

As reações E2 favorecem, com frequência, trans sobre cis

Dependendo da estrutura do substrato alquila, a reação E2 pode levar a misturas de alquenos cis e trans, em alguns casos, com seletividade. Por exemplo, o tratamento de 2-bromo-pentano com etóxido de sódio dá 51% de *trans*- e apenas 18% de *cis*-2-penteno, sendo o restante o regioisômero terminal. O resultado desta e de reações relacionadas parece ser novamente controlado até certo ponto pelas estabilidades termodinâmicas relativas dos produtos, a ligação dupla mais estável trans sendo formada preferencialmente.

Desidrobromação estereosseletiva do 2-bromo-pentano

$$CH_3CH_2CH_2\overset{CH_3}{\underset{H}{\overset{|}{C}Br}} \xrightarrow[-HBr]{CH_3CH_2O^-Na^+,\ CH_3CH_2OH} \underset{51\%}{\overset{CH_3CH_2}{\underset{H}{\diagup}}C=C\overset{H}{\underset{CH_3}{\diagup}}} + \underset{18\%}{\overset{CH_3CH_2}{\underset{H}{\diagup}}C=C\overset{CH_3}{\underset{H}{\diagup}}} + \underset{31\%}{CH_3CH_2CH_2CH=CH_2}$$

Infelizmente, do ponto de vista de sínteses, a seletividade trans completa é rara nas reações E2. O Capítulo 13 mostra métodos alternativos de preparação de alquenos cis e trans estereosseletivamente puros.

Alguns processos E2 são estereoespecíficos

Lembre-se (Seção 7-7) de que o estado de transição preferido da eliminação coloca o hidrogênio a ser removido e o grupo de saída em uma relação *anti* um ao outro. Assim, antes que a reação E2 possa prosseguir, ocorre rotação da ligação ao confôrmero *anti*. Este fato tem outras consequências quando a reação pode levar a estereoisômeros Z ou E. Por exemplo, a reação E2 dos dois diastereoisômeros do 2-bromo-3-metil-pentano para dar 3-metil-2-penteno é estereoespecífica. Tanto o isômero (R,R) como o (S,S) produzem *exclusivamente* o isômero (E) do alqueno. Já os diastereoisômeros (R,S) e (S,R) dão apenas o alqueno (Z). (Construa os modelos!)

De acordo com as estruturas tridimensionais na página seguinte, a eliminação *anti* do HBr determina a configuração final em torno da ligação dupla. A reação é estereoespecífica: um diastereoisômero (e sua imagem no espelho) produz apenas um dos alquenos estereoisômeros e o outro leva à configuração oposta.

CONSTRUÇÃO DE MODELOS

EXERCÍCIO 11-14

Que diastereoisômero do 2-bromo-3-deutero-butano dá o (*E*)-2-deutero-2-buteno e que diastereoisômero dá o isômero Z?

EM RESUMO, os alquenos em geral são obtidos por reações E2. Normalmente, os alquenos internos, termodinamicamente mais estáveis, formam-se mais rapidamente do que os isômeros terminais (Regra de Saytzev). As bases volumosas podem favorecer a formação de produtos com ligações duplas termodinamicamente menos estáveis (por exemplo, terminais – Regra de Hofmann). A eliminação pode ser estereosseletiva, produzindo quantidades maiores do isômero trans do que do cis a partir de materiais de partida racêmicos. Ela também pode ser estereoespecífica, com certos diastereoisômeros de halogenoalcanos fornecendo apenas um dos dois estereoisômeros possíveis dos alquenos.

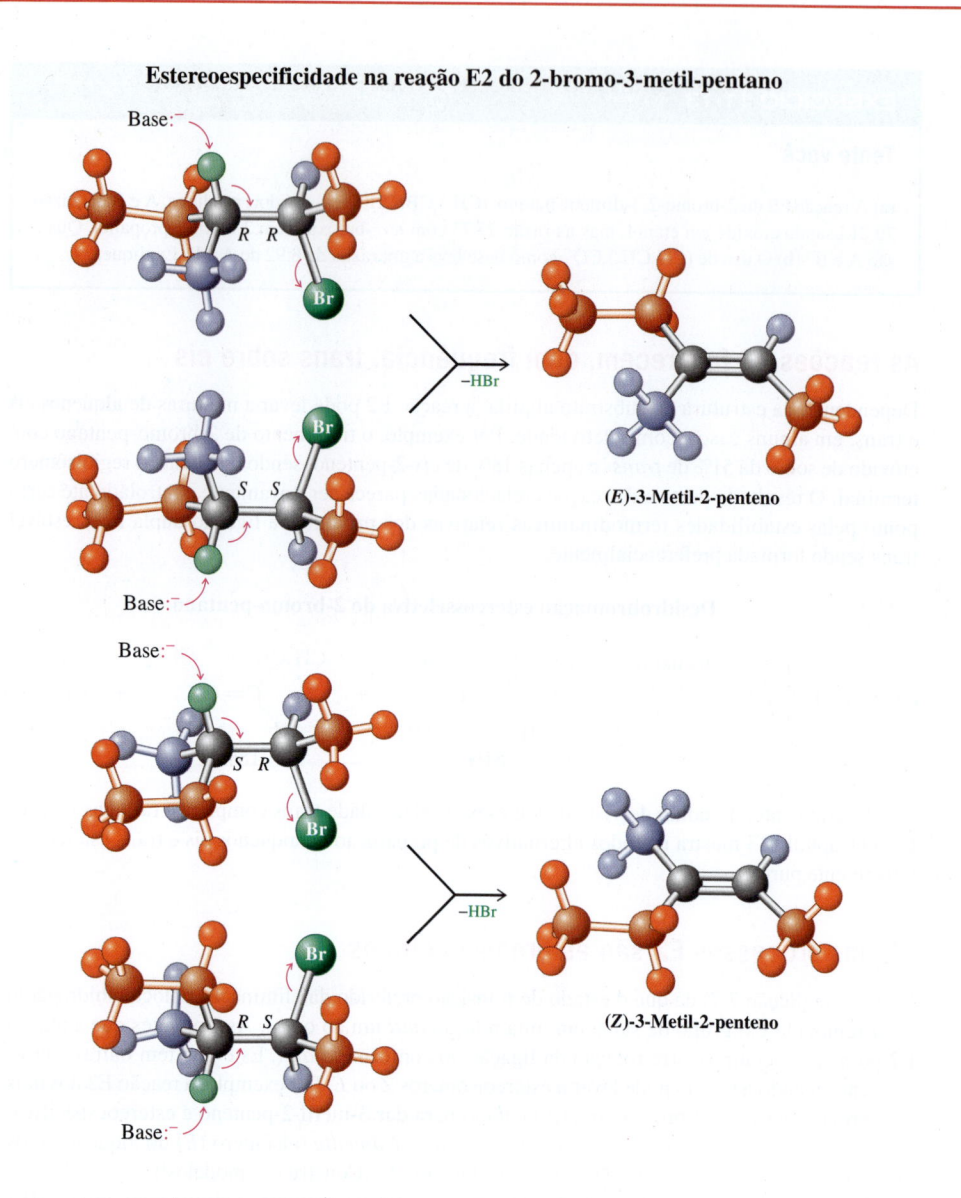

Estereoespecificidade na reação E2 do 2-bromo-3-metil-pentano

(E)-3-Metil-2-penteno

(Z)-3-Metil-2-penteno

11-7 Preparação de alquenos por desidratação de álcoois

Vimos que o tratamento de álcoois com ácidos minerais em temperaturas elevadas leva à formação de alquenos por eliminação de água, um processo conhecido como **desidratação**, que pode ocorrer via E1 ou E2 (Capítulos 7 e 9). Esta seção revisa essa química, agora sob a perspectiva da formação de alquenos. O modo usual de desidratação de um álcool é aquecê-lo na presença de ácido sulfúrico ou fosfórico em temperaturas relativamente elevadas (120-170°C).

Desidratação de álcoois catalisada por ácido

$$-\overset{|}{\underset{H}{C}}-\overset{|}{\underset{:\ddot{O}H}{C}}- \xrightarrow{\text{Ácido, }\Delta} \!\!\!\!\!\!\!\!\!>\!\!C\!=\!C\!< + \text{H}\ddot{\text{O}}\text{H}$$

A facilidade de eliminação da água a partir de álcoois aumenta com a substituição no carbono ligado ao grupo hidróxi.

Reatividade relativa dos álcoois (RÖH) nas reações de desidratação

R = primário < secundário < terciário

A facilidade de desidratação aumenta →

$$CH_3CH_2\ddot{O}H \xrightarrow[-HOH]{H_2SO_4 \text{ conc., } 170°C} CH_2=CH_2$$

Álcool primário

$$\underset{\text{Álcool secundário}}{CH_3\underset{H}{\overset{H\ddot{O}:\ H}{\underset{|}{C}}}-\underset{H}{\overset{|}{C}}CH_3} \xrightarrow[-HOH]{50\% \text{ H}_2\text{SO}_4, 100°C} \underset{80\%}{CH_3CH=CHCH_3} + \underset{\text{Traços}}{CH_2=CHCH_2CH_3}$$

$$\underset{\text{Álcool terciário}}{(CH_3)_3C\ddot{O}H} \xrightarrow[-HOH]{\text{H}_2\text{SO}_4 \text{ diluído}, 50°C} \underset{100\%}{H_2C=C\underset{CH_3}{\overset{CH_3}{<}}}$$

Os álcoois secundários e terciários desidratam-se via eliminação unimolecular (E1), discutida nas Seções 7-6 e 9-2. A protonação do oxigênio do grupo hidróxi fracamente básico forma um íon alquil-oxônio com água como um bom grupo de saída em potencial. A perda de H$_2$O fornece os carbocátions secundários ou terciários respectivos e a desprotonação leva ao alqueno. A reação está sujeita a todas as reações laterais de que os carbocátions são capazes, particularmente a migração de hidretos e de grupos alquila (Seção 9-3).

Desidratação com rearranjo

$$CH_3\underset{H}{\overset{CH_3}{\underset{|}{C}}}-CH_2-\underset{H}{\overset{:\ddot{O}H}{\underset{|}{C}}}CH_3 \xrightarrow[-H_2O]{H_2SO_4, \Delta} \underset{54\%}{\underset{\text{Produto de rearranjo}}{\overset{H_3C}{\underset{H_3C}{>}}C=C\overset{H}{\underset{CH_2CH_3}{<}}}} + \underset{8\%}{CH_3\underset{H}{\overset{CH_3}{\underset{|}{C}}}CH=CHCH_3} + \text{outros isômeros secundários}$$

EXERCÍCIO 11-15

Volte às Seções 7-6 e 9-3 e escreva um mecanismo para a reação anterior. (**Cuidado:** conforme repetidamente enfatizado, ao escrever mecanismos, use "setas curvas" para descrever o fluxo de elétrons; escreva cada etapa separadamente; formule estruturas completas, incluindo cargas e pares de elétrons relevantes; e desenhe setas de reação explícitas para ligar os materiais de partida ou intermediários a seus respectivos produtos. Não use atalhos e não seja descuidado.)

A desidratação unimolecular na presença de ácido geralmente produz o alqueno mais estável termodinamicamente ou uma mistura de alquenos. Assim, sempre que possível, obtém-se o sistema mais substituído. Se houver escolha, os alquenos substituídos trans predominam sobre os isômeros cis. Por exemplo, a desidratação catalisada por ácido do 2-butanol dá uma mistura em equilíbrio de butenos, contendo 74% de *trans*-2-buteno, 23% do isômero cis e apenas 3% de 1-buteno.

O tratamento de álcoois primários com ácidos minerais em temperaturas elevadas também leva a alquenos; por exemplo, o etanol dá eteno e o 1-propanol produz propeno (Seção 9-7).

$$CH_3CH_2CH_2OH \xrightarrow{H_2SO_4 \text{ conc., } 180°C} CH_3CH=CH_2$$

O mecanismo desta reação começa com a protonação inicial do oxigênio. Então, o ataque pelo íon hidrogenossulfato ou por outra molécula de álcool leva à eliminação bimolecular de um próton de um átomo de carbono e uma molécula de água do outro.

> **EXERCÍCIO 11-16**
>
> (**a**) Proponha um mecanismo para a formação de propeno a partir do 1-propanol pelo tratamento com H_2SO_4 concentrado a quente. (**b**) O propeno também se forma quando o propóxi-propano (dipropil-éter) é submetido às mesmas condições. Explique.
>
> $$CH_3CH_2CH_2OCH_2CH_2CH_3 \xrightarrow{H_2SO_4 \text{ conc., } 180°C} 2\ CH_3CH{=}CH_2 + H_2O$$

EM RESUMO, os alquenos podem ser feitos por desidratação de álcoois. Os sistemas secundários e terciários reagem via carbocátions, mas os álcoois primários podem sofrer reações E2 a partir de íons alquil-oxônio intermediários. Todos os sistemas estão sujeitos a rearranjos e frequentemente dão misturas.

11-8 Espectroscopia de infravermelho

As seções restantes deste capítulo tratam de dois métodos de determinação da estrutura de compostos orgânicos: a **espectroscopia de infravermelho (IV)** e a **espectrometria de massas (EM)**. A espectroscopia de IV é uma ferramenta muito útil, porque permite determinar ligações características de muitos grupos funcionais por meio da absorção da luz infravermelha. A espectroscopia de IV mede a excitação vibracional dos átomos em torno de suas ligações. As posições das linhas de absorção associadas a essa excitação dependem do tipo de grupo funcional, e o espectro de IV como um todo exibe um padrão único para cada substância.

A absorção de luz infravermelha causa vibrações moleculares

Em energias ligeiramente inferiores às da radiação visível, a luz causa a **excitação vibracional** das ligações de uma molécula. Esta parte do espectro eletromagnético é a região do infravermelho (veja a Figura 10-2). A faixa intermediária, ou **infravermelho médio**, é a mais útil para o químico orgânico. As bandas de absorção no IV são descritas por um comprimento de onda, λ, da luz absorvida em micrômetros (10^{-6} m, $\lambda \approx 2{,}5\text{-}16{,}7\ \mu m$, veja a Figura 10-2), ou por seu valor recíproco, chamado de número de onda, $\tilde{\nu}$ (em cm^{-1}, $\tilde{\nu} = 1/\lambda$). Assim, um espectro de infravermelho típico varia entre $\tilde{\nu} = 600$ e $4000\ cm^{-1}$, e as mudanças de energia associadas às absorções variam entre 1 e 10 kcal mol^{-1} (4 a 42 kJ mol^{-1}).

A Figura 10-3 descreveu os princípios de um espectrômetro, que também se aplicam a um instrumento de infravermelho. Os sistemas modernos usam técnicas sofisticadas de varredura rápida e são acoplados a computadores. Estes equipamentos permitem o armazenamento de dados, a manipulação dos espectros e a busca em bibliotecas computadorizadas, permitindo a comparação de espectros de compostos desconhecidos com os espectros armazenados.

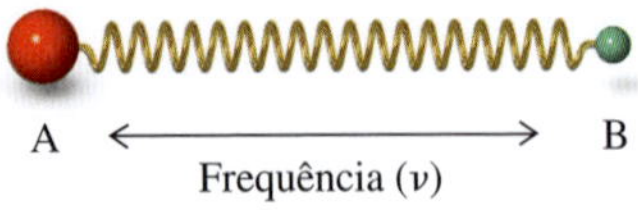

Podemos imaginar a excitação vibracional simplesmente pensando em dois átomos, A e B, ligados por uma ligação *flexível*. Imagine os dois átomos como duas massas ligadas por uma ligação que se estica e se comprime com uma certa frequência, ν, como uma mola (Figura 11-16). Neste modelo, a frequência das vibrações dos dois átomos depende da força da ligação entre eles e de seus pesos atômicos. Na verdade, ela é governada pela Lei de Hooke*, exatamente como o movimento de uma mola.

Figura 11-16 Duas massas desiguais em uma mola que oscila ("vibra"): um modelo para a excitação vibracional de uma ligação.

---

* Professor Robert Hooke (1635-1703), físico do Gresham College, Londres.

Figura 11-17 Vários modos de vibração de um carbono tetraédrico. Os movimentos são identificados como deformações axiais simétricas e assimétricas e deformações angulares simétricas e assimétricas, no plano ou fora do plano.

Deformação axial simétrica (os átomos das extremidades movem-se alternadamente na direção do centro)

Deformação angular simétrica no plano ("scissoring")

Deformação angular assimétrica fora do plano ("twisting")

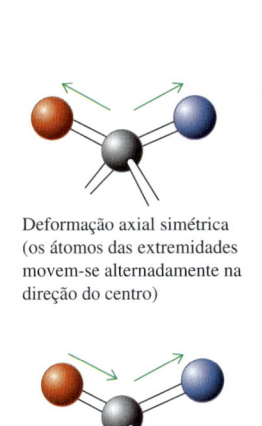

Deformação axial assimétrica (um dos átomos se afasta do centro enquanto o outro se aproxima)

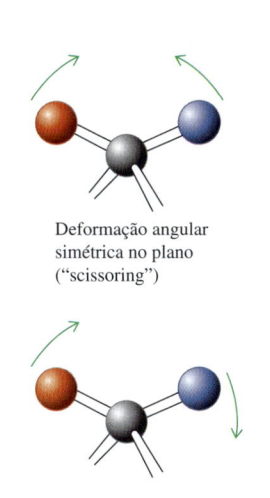

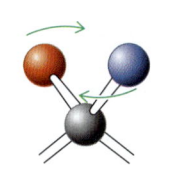

Deformação angular assimétrica no plano ("rocking")

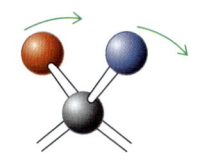

Deformação angular simétrica fora do plano ("wagging")

Lei de Hooke e excitação vibracional

$$\tilde{\nu} = k\sqrt{f\frac{(m_1 + m_2)}{m_1 m_2}}$$

$\tilde{\nu}$ = frequência vibracional em número de ondas (cm^{-1})
k = constante
f = constante de força, correspondente à força da mola (ligação)
m_1, m_2 = massas dos átomos ligados

Esta equação pode levar a crer que cada ligação de uma molécula tem uma absorção específica no espectro de infravermelho. Na prática, porém, a interpretação do espectro de infravermelho completo é consideravelmente mais complexa e está além das necessidades do químico orgânico. Isso acontece porque as moléculas que absorvem luz infravermelha não sofrem apenas deformações axiais, mas também deformações angulares (Figura 11-17), bem como combinações delas. As vibrações angulares são, em geral, de intensidade mais fraca, superpõem-se a outras absorções e podem produzir padrões complicados. Além disso, para que a ligação absorva luz no infravermelho, o movimento de vibração deve alterar o dipolo da molécula. Logo, vibrações de ligações polares dão bandas fortes de absorção no infravermelho, mas as absorções associadas com ligações apolares podem ser fracas ou mesmo estar ausentes. O químico orgânico experiente pode usar com eficácia a espectroscopia de IV por duas razões: as bandas vibracionais de muitos grupos funcionais aparecem em frequências características e o espectro de infravermelho total de qualquer composto é único em seus detalhes e pode ser distinguido do espectro de qualquer outra substância.

Grupos funcionais têm absorções típicas no infravermelho

A Tabela 11-4 lista os números de ondas característicos das deformações axiais das ligações (em rosa) de algumas unidades estruturais comuns. Note como muitas delas absorvem na região acima de 1500 cm^{-1}. Vamos mostrar o espectro de IV típico de novos grupos funcionais quando introduzirmos as diversas classes de compostos em capítulos subsequentes.

As Figuras 11-18 e 11-19 mostram os espectros de IV do pentano e do hexano. Acima de 1500 cm^{-1}, vemos apenas as absorções de deformações axiais de C—H típicas de alcanos na região

Tabela 11-4 Faixas características de deformação axial no infravermelho para compostos orgânicos

Ligação ou grupo funcional	$\tilde{\nu}$ (cm^{-1})	Ligação ou grupo funcional	$\tilde{\nu}$ (cm^{-1})
RO—H (álcoois)	3200–3650	RC≡N (nitrilas)	2220–2260
RCO—H (ácidos carboxílicos)	2500–3300	RCH, RCR′ (aldeídos e cetonas)	1690–1750
R$_2$N—H (aminas)	3250–3500	RCOR′ (ésteres)	1735–1750
RC≡C—H (alquinos)	3260–3330	RCOH (ácidos carboxílicos)	1710–1760
C=C—H (alquenos)	3050–3150	C=C (alquenos)	1620–1680
—C—H (alcanos)	2840–3000	RC—OR′ (álcoois e éteres)	1000–1260
RC≡CH (alquinos)	2100–2260		

Ligações com o hidrogênio: C—H, O—H, N—H
Ligações triplas: C≡C, C≡N
Ligações duplas: C=C, C=O, C=N
Ligações simples: C—C, C—O, C—N, C—X

Átomos mais leves = frequência mais alta
Ligações mais fortes = frequência mais alta
Região de impressão digital

4000 3500 3000 2500 2000 1500 1000 600 cm^{-1}
Número de ondas

Número de ondas (energia) cresce

Figura 11-18 Espectro de IV do pentano. Note o formato: o número de ondas é registrado (diminuindo da esquerda para a direita) contra a porcentagem de transmitância. A transmitância igual a 100 % significa *nenhuma* absorção, portanto, os "picos" no espectro de IV apontam *para baixo*. O espectro mostra absorções em $\tilde{\nu}_{\text{C—H axial}}$ = 2960, 2930 e 2870 cm^{-1}; $\tilde{\nu}_{\text{C—H angular}}$ = 1460, 1380 e 730 cm^{-1}. A região entre 600 e 1300 cm^{-1} expandida (em rosa) revela detalhes do padrão da região da impressão digital.

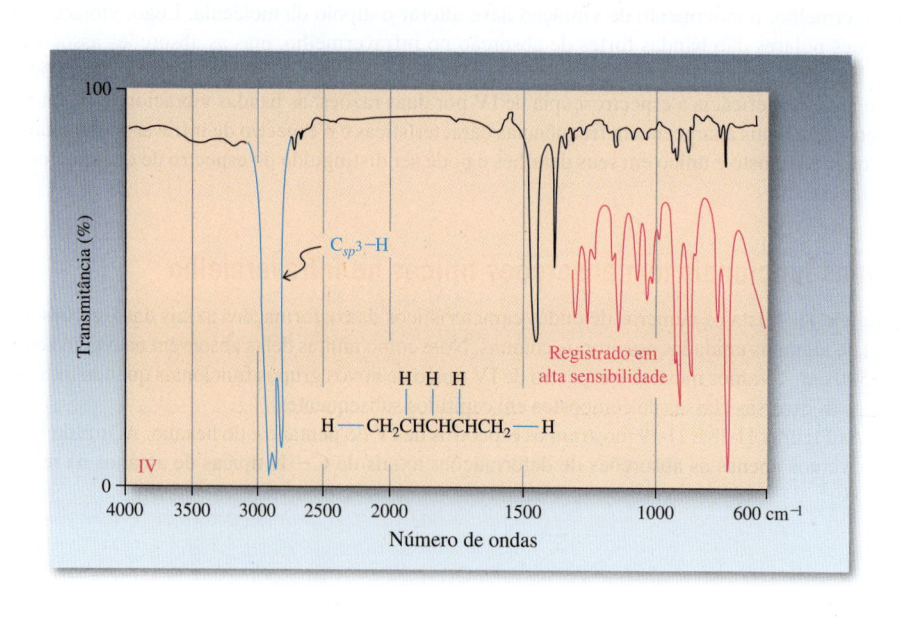

H—CH$_2$CHCHCHCH$_2$—H

Registrado em alta sensibilidade

C$_{sp^3}$—H

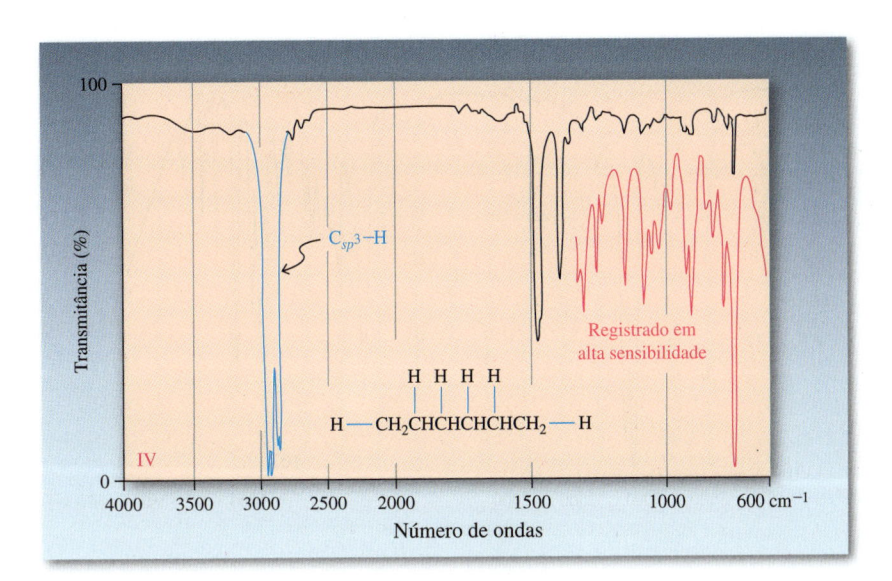

Figura 11-19 Espectro de IV do hexano. A comparação com o do pentano (Figura 11-18) mostra que a posição e a aparência das bandas principais são bastante semelhantes, mas as duas regiões de impressão digital são bem diferentes em alta sensibilidade (em rosa).

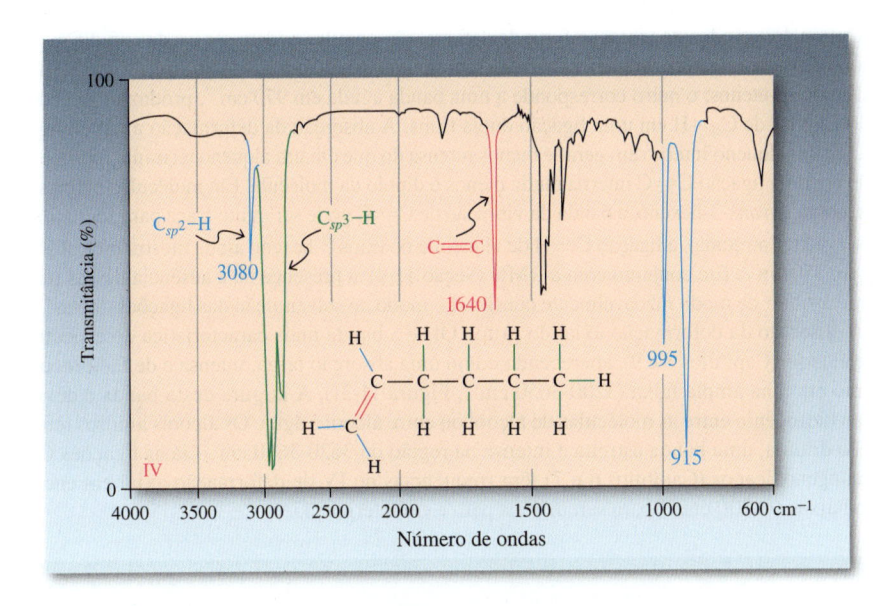

Figura 11-20 Espectro de IV do 1-hexeno: $\tilde{\nu}_{C_{sp^2}-H\,axial} = 3080$ cm^{-1}; $\tilde{\nu}_{C=C\,axial} = 1640$ cm^{-1}; $\tilde{\nu}_{C_{sp^2}-H\,angular} = 995$ e 915 cm^{-1}.

de 2840 a 3000 cm^{-1}; nenhum grupo funcional está presente e os dois espectros são muito semelhantes nesta região. No entanto, abaixo de 1500 cm^{-1} os espectros diferem, como mostram as varreduras de maior sensibilidade. Esta é a região conhecida como **impressão digital**, em que as absorções devido às deformações axiais da ligação C—C e de deformações angulares de C—C e C—H se superpõem, formando padrões complexos. As bandas em 1460, 1380 e 730 cm^{-1}, aproximadamente, são comuns a todos os hidrocarbonetos saturados.

A Figura 11-20 mostra o espectro de IV do 1-hexeno. Uma característica marcante dos alquenos quando comparados com os alcanos é a ligação C_{sp^2}—H forte, que deve, portanto, corresponder a uma banda de maior energia no espectro de IV. De fato, como mostra a Figura 11-20, há uma banda fina em 3080 cm^{-1} em razão da deformação axial, em um número de onda ligeiramente superior ao das demais deformações axiais C—H. Uma regra útil é que as ligações C_{sp^3}—H dão origem a picos abaixo de 3000 cm^{-1}, enquanto ligações C_{sp^2}—H absorvem acima de 3000 cm^{-1}. De acordo com a Tabela 11-4, a banda da deformação axial de C=C deve aparecer entre 1620 e 1680 cm^{-1}. A Figura 11-20 mostra uma banda fina em 1640 cm^{-1} atribuída a essa vibração. Os demais picos intensos resultam de deformações angulares. Por exemplo, os dois sinais em 915 e 995 cm^{-1} são típicos de alquenos terminais.

Figura 11-21 Espectro de IV do ciclo-hexanol: $\tilde{\nu}_{\text{O-H axial}} = 3345\ \text{cm}^{-1}$, $\tilde{\nu}_{\text{C-O}} = 1070\ \text{cm}^{-1}$. Note a banda larga e muito intensa que corresponde à ligação polar O—H.

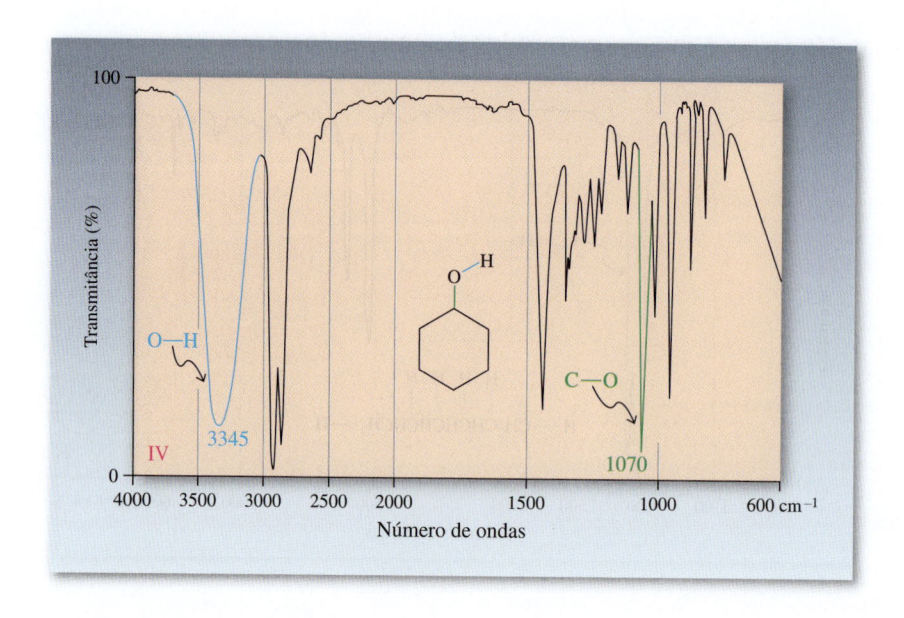

Frequências de infravermelho aproximadas das principais deformações angulares de alquenos

$$\underset{H}{\overset{R}{>}}C=C\underset{H}{\overset{H}{<}}$$
915, 995 cm^{-1}

$$\underset{R}{\overset{R}{>}}C=C\underset{H}{\overset{H}{<}}$$
890 cm^{-1}

$$\underset{H}{\overset{R}{>}}C=C\underset{R}{\overset{H}{<}}$$
970 cm^{-1}

Outros dois modos de vibração forte de deformação angular podem ser usados no diagnóstico do modo de substituição em alquenos. Um deles, com uma banda única em 890 cm^{-1}, é característico de 1,1-dialquil-etenos; o outro corresponde a uma banda aguda em 970 cm^{-1}, produzida pela deformação angular de C_{sp^2}–H em uma ligação dupla trans. A absorção da deformação axial da ligação C=C de um alqueno interno em geral é menos intensa do que em um alqueno terminal, porque a vibração em uma ligação C=C interna muda menos o dipolo da molécula. Em moléculas muito simétricas, como o *trans*-3-hexeno, a banda da vibração de C=C pode ser muito fraca para ser facilmente observada. Entretanto, a ligação C—H de alquenila no trans-3-hexeno ainda mostra uma absorção forte em 970 cm^{-1}. Em conjunto com a RMN (Seção 11-4), a presença ou a ausência dessas bandas permite atribuir de modo razoavelmente confiável o modo de substituição das ligações duplas.

A absorção da deformação axial do grupo OH é a banda mais característica do espectro de IV de álcoois (Capítulos 8 e 9), aparecendo como uma absorção larga, intensa e de fácil reconhecimento em uma ampla faixa (3200-3650 cm^{-1}, Figura 11-21). A largura desta banda é devido à ligação hidrogênio entre as moléculas de álcool ou entre álcool e água. Os álcoois anidros têm, em solução diluída, uma banda estreita e intensa na região de 3620-3650 cm^{-1}. Já as ligações C—X dos halogenoalcanos (Capítulos 6 e 7) têm frequências no IV de deformação axial em energias muito baixas (< 800 cm^{-1}) para serem úteis para a caracterização.

EXERCÍCIO 11-17

Três alquenos de fórmula C_4H_8 têm as seguintes bandas de IV: alqueno A, 964 cm^{-1}, alqueno B, 908 e 986 cm^{-1}, alqueno C, 890 cm^{-1}. Proponha uma estrutura para cada alqueno.

EM RESUMO, a presença de grupos funcionais específicos pode ser demonstrada pela espectroscopia de infravermelho. A luz infravermelha provoca a excitação vibracional das ligações das moléculas. Ligações fortes e átomos leves vibram em frequências de deformação axial relativamente elevadas, medidas em número de ondas (inverso do comprimento de onda). Por outro lado, as ligações fracas e os átomos pesados absorvem em números de ondas menores, como previsto pela Lei de Hooke. Ligações muito polares tendem a mostrar bandas mais intensas de absorção. Devido à variedade de modos de deformação axial e angular, os espectros de IV normalmente têm um padrão complexo. Contudo, esses padrões formam a região da impressão digital característica de cada composto. A presença de alquenos substituídos pode ser detectada pelos sinais de deformação axial em 3080 (C—H) e 1640 (C=C) cm^{-1} e pelos modos de deformação angular entre 890 e 990 cm^{-1}. Os álcoois mostram uma banda característica do grupo OH na faixa de 3200 a 3650 cm^{-1}. Como regra geral, as bandas localizadas na metade à esquerda do espectro de IV (acima de 1500 cm^{-1}) identificam grupos funcionais, e as da metade à direita (abaixo de 1500 cm^{-1}) caracterizam compostos específicos.

11-9 Medida da massa molecular de compostos orgânicos: espectrometria de massas

Nos vários exemplos e problemas envolvendo a determinação da estrutura de compostos orgânicos que vimos até agora, sabíamos a fórmula molecular do composto "desconhecido". Como é obtida essa informação? A análise elementar (Seção 1-9) dá uma fórmula *empírica*, que nos diz a *razão* entre os diferentes elementos de uma substância. As fórmulas empírica e molecular, porém, não são necessariamente idênticas. A análise elementar do ciclo-hexano, por exemplo, revela a presença de átomos de carbono e hidrogênio na razão 1:2, mas não diz que a molécula contém 6 carbonos e 12 hidrogênios.

Para determinar as massas moleculares, o químico moderno usa outra técnica física importante de caracterização de compostos orgânicos: a **espectrometria de massas**. Esta seção começa com uma descrição do equipamento usado e dos princípios físicos envolvidos. Depois, veremos os processos de fragmentação das moléculas nas condições requeridas para a medida da massa molecular, que dão origem ao registro padrão característico chamado de **espectro de massas**. O espectro de massas ajuda os químicos a distinguir isômeros constitucionais e a identificar a presença de muitas funções, como grupos hidróxi e alquenilas.

O espectrômetro de massas distingue os íons pela massa

A espectrometria de massas não é uma forma de espectroscopia no sentido convencional porque não há absorção de radiação (Seção 10-2). Uma amostra de um composto orgânico é introduzida em uma câmara de injeção (Figura 11-22, em cima, à esquerda), é vaporizada e uma pequena quantidade entra na câmara da fonte do espectrômetro. Ali, as moléculas neutras (M) são atingidas por um feixe de elétrons de alta energia [em geral 70 eV, ou cerca de 1600 kcal mol^{-1} (6700 kJ mol^{-1})]. Após o impacto com os elétrons, algumas moléculas perdem um elétron e formam um cátion-radical, M$^{+\cdot}$, chamado de **íon principal** ou **íon molecular**. A maior parte das moléculas orgânicas sofre apenas uma única ionização.

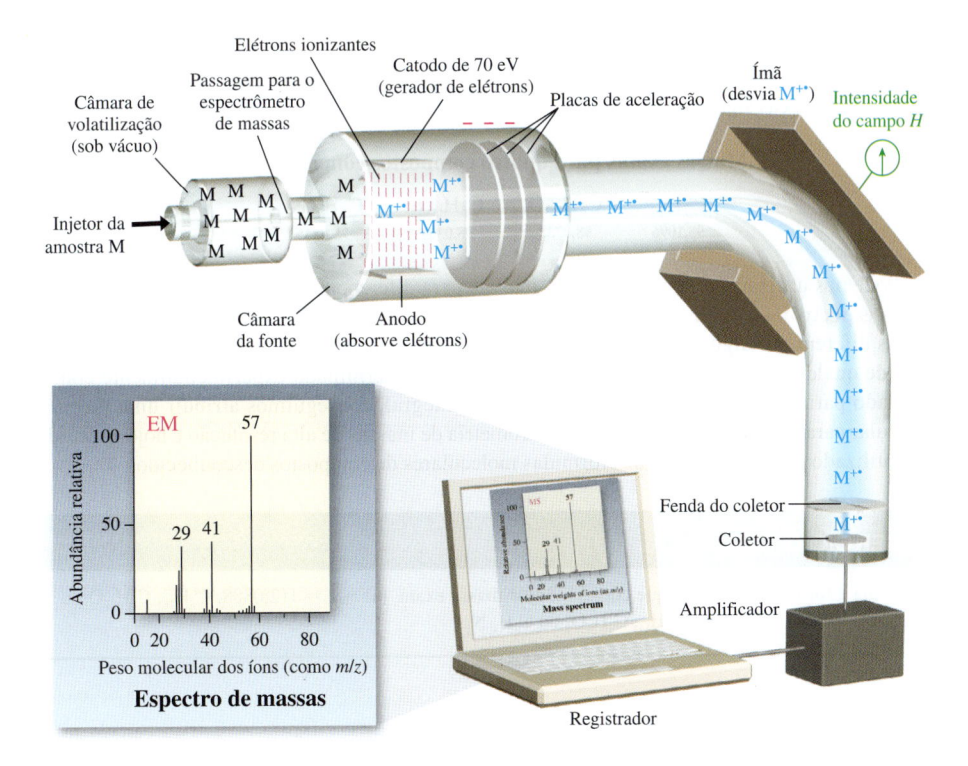

Figura 11-22 Diagrama de um espectrômetro de massas.

Ionização de uma molécula por impacto de elétrons

$$M + e\ (70\ eV) \longrightarrow M^{+\cdot} + 2e$$

Molécula neutra — Feixe ionizante — Cátion-radical (Íon molecular)

Massas moleculares de moléculas orgânicas

CH_4
$m/z = 16$

CH_3OH
$m/z = 32$

$$CH_3\overset{\overset{O}{\|}}{C}CH_3$$
$m/z = 74$

Como são partículas carregadas, os íons moleculares são então acelerados por um campo elétrico até altas velocidades. (As moléculas que não são ionizadas permanecem na câmara de origem e são bombeadas para fora.) Os íons acelerados $M^{+\cdot}$ são posteriormente submetidos a um campo magnético que os desvia de uma trajetória linear para uma circular. A curvatura desta trajetória é uma função da intensidade do campo magnético. Como em um espectrômetro de RMN (Seção 10-3), a intensidade do campo pode variar e, portanto, ser ajustada para dar a curvatura adequada para que os íons atinjam a fenda e passem para o coletor, onde são detectados e contados. Como as espécies mais leves sofrem um desvio maior do que as mais pesadas, a intensidade do campo necessária para que os íons passem pela fenda do coletor é uma função da massa de $M^{+\cdot}$ e, portanto, da molécula original M. Assim, em um determinado campo magnético, *somente os íons com uma dada massa podem passar pela fenda do coletor.* As demais colidem com as paredes internas do instrumento. Por fim, o impacto dos íons no coletor é traduzido eletronicamente por um sinal e registrado em um gráfico. O gráfico mostra a razão massa/carga, m/z (na abscissa) contra a altura do pico (na ordenada); a altura do pico mede o número relativo de íons com uma dada razão m/z. Como normalmente somente espécies com carga unitária são formadas, $z = 1$, e m/z é igual à massa do íon detectado.

> **EXERCÍCIO 11-18**
>
> Três compostos desconhecidos que contêm somente C, H e O têm os seguintes pesos moleculares. Desenhe todas as estruturas razoáveis para eles que você puder. **(a)** $m/z = 46$; **(b)** $m/z = 30$; **(c)** $m/z = 56$.

A espectrometria de alta resolução fornece as fórmulas moleculares

Considere as substâncias com as seguintes fórmulas moleculares: C_7H_{14}, $C_6H_{10}O$, $C_5H_6O_2$ e $C_5H_{10}N_2$. Todas têm a mesma **massa molecular inteira**, isto é, quando consideramos apenas o número inteiro mais próximo, seria de se esperar que as quatro tivessem um íon molecular em $m/z = 98$. No entanto, os pesos atômicos dos elementos são uma média das massas de seus isótopos naturais *e não são inteiros*. Assim, se usarmos as massas atômicas dos isótopos mais abundantes do C, H, O e N (Tabela 11-5) para calcular a **massa exata** de cada uma dessas substâncias, encontraremos diferenças significativas.

Massas exatas para quatro compostos com $m/z = 98$

C_7H_{14}	$C_6H_{10}O$	$C_5H_6O_2$	$C_5H_{10}N_2$
98,1096	98,0732	98,0368	98,0845

Tabela 11-5 Massas exatas de vários isótopos comuns

Isótopo	Massa
^1H	1,00789
^{12}C	12,00000
^{14}N	14,0031
^{16}O	15,9949
^{32}S	31,9721
^{35}Cl	34,9689
^{37}Cl	36,9659
^{79}Br	78,9183
^{81}Br	80,9163

Podemos utilizar a espectrometria de massas para diferenciar estas espécies? Sim. Os modernos **espectrômetros de massa de alta resolução** são capazes de distinguir entre íons cujas massas diferem por alguns milésimos da unidade de massa. Portanto, podemos medir a massa exata de qualquer íon molecular. Ao comparar o valor determinado experimentalmente com o calculado para cada espécie com a mesma massa integral, conseguimos atribuir uma fórmula molecular para o íon desconhecido. A espectrometria de massas de alta resolução é hoje o método mais utilizado de determinação das fórmulas moleculares de compostos desconhecidos.

> **EXERCÍCIO 11-19**
>
> Escolha a fórmula molecular que corresponde à massa exata. **(a)** $m/z = 112,0888$, C_8H_{16}, $C_7H_{12}O$ ou $C_6H_8O_2$; **(b)** $m/z = 86,1096$, C_6H_{14}, $C_4H_6O_2$ ou $C_4H_{10}N_2$.

DESTAQUE QUÍMICO 11-2

Segurança no século XXI: aplicações de IV e EM

Os métodos espectroscópicos estão revolucionando a nossa capacidade de detectar em tempo real substâncias ambientais perigosas. Detectores portáteis de imagem infravermelha (câmeras de alta tecnologia) que identificam com exatidão a localização, a extensão e o movimento de nuvens de gases tóxicos estão disponíveis no mercado. Estes dispositivos monitoram o espectro IV da imagem de cada pixel do campo de visão da câmera. Os detectores são programados para alertar o usuário da presença de vários agentes por comparação das regiões da impressão digital nos espectros de infravermelho com uma base de dados customizada armazenada na memória do dispositivo.

Os avanços tecnológicos na identificação de substâncias químicas por suas massas moleculares levaram ao desenvolvimento das máquinas "sopradoras" vistas nos postos de segurança dos aeroportos norte-americanos. O passageiro fica em pé embaixo de um arco do aparelho e um sopro de ar é liberado, passando por seu corpo, e levado a um detector. O detector utiliza muitos dos recursos básicos do espectrômetro de massas: ele ioniza as moléculas da corrente de ar e detecta suas massas. Ele não diferencia as massas pela curvatura do percurso em campos elétricos no vácuo, mas pela rapidez com que passam através de uma série de anéis com carga na pressão atmosférica normal, daí o nome de espectrometria de mobilidade iônica (EMI). A mobilidade iônica, uma função da massa, da forma e do tamanho de uma partícula, permite a identificação inequívoca da molécula original por comparação com um banco de dados padrão. Em 10 segundos ou menos, estes dispositivos detectam os íons positivos e negativos a partir de uma amostra muito pequena (inferior a 10^{-9} g) de muitos explosivos, produtos químicos industriais tóxicos, narcóticos ilegais e agentes de guerra química.

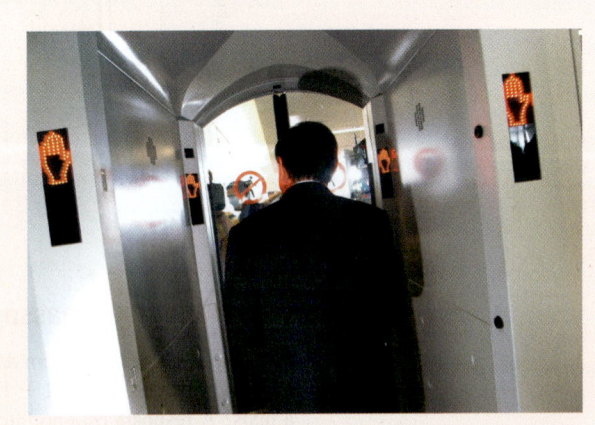

O Portal de Detecção de Vestígios de Explosivos em operação no Aeroporto Internacional de São Francisco.

Os íons moleculares sofrem fragmentação

A espectrometria de massas não dá somente informações sobre o íon molecular, mas também sobre partes da estrutura que o compõem. Como a energia do feixe ionizante excede em muito a energia necessária para quebrar as ligações típicas de compostos orgânicos, alguns íons moleculares quebram-se nas muitas combinações possíveis de fragmentos neutros e ionizados. A **fragmentação** origina outros picos no espectro de massas, *todos com massa inferior* à do íon molecular de que se derivam. O espectro resultante é chamado de **padrão de fragmentação do espectro de massas**. O pico mais intenso do espectro é chamado de **pico base**. Sua intensidade relativa é definida como 100 e a intensidade dos demais picos é tomada como uma porcentagem de sua intensidade. O pico base no espectro de massas pode ser o pico do íon molecular ou um pico de um dos fragmentos.

Por exemplo, o espectro de massas do metano contém, além do pico do íon molecular, linhas para CH_3^+, $CH_2^{+\bullet}$ CH^+ e $C^{+\bullet}$ (Figura 11-23). Estas linhas são formadas pelos processos mostrados na margem. A abundância relativa destas espécies, dada pela altura dos picos, fornece uma indicação útil da facilidade relativa de sua formação. Pode-se ver que a primeira ligação C—H quebra-se facilmente e o pico em $m/z = 15$ corresponde a 85% da abundância do íon molecular que, neste caso, é o pico base. A quebra posterior das ligações C—H é cada vez mais difícil e os íons correspondentes têm baixa abundância relativa. A Seção 11-10 apresenta os processos de fragmentação em mais detalhes e mostra como os padrões de fragmentação podem ser usados para ajudar na determinação da estrutura molecular.

Fragmentação do metano no espectrômetro de massas

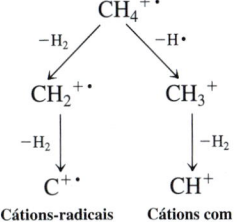

$$CH_4^{+\bullet}$$

$-H_2 \swarrow \qquad \searrow -H\bullet$

$$CH_2^{+\bullet} \qquad CH_3^+$$

$\downarrow -H_2 \qquad \qquad \downarrow -H_2$

$$C^{+\bullet} \qquad CH^+$$

Cátions-radicais com número ímpar de elétrons

Cátions com número par de elétrons

Figura 11-23 Espectro de massas do metano. À esquerda está o espectro experimental; à direita, o espectro está em forma de tabela, com o maior pico (pico base) sendo definido como 100%. No caso do metano, o pico base em $m/z = 16$ é devido ao íon molecular. A fragmentação dá origem a picos com massas menores.

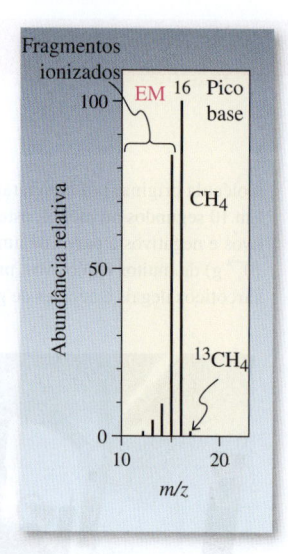

Espectro tabelado

m/z	Abundância relativa (%)	Íon molecular ou fragmento ionizado
17	1,1	$(M+1)^{+\bullet}$
16	100,0 (pico base)	$M^{+\bullet}$ (íon molecular)
15	85,0	$(M-1)^{+}$
14	9,2	$(M-2)^{+\bullet}$
13	3,9	$(M-3)^{+}$
12	1,0	$(M-4)^{+\bullet}$

Os espectros de massa revelam a presença de isótopos

Uma característica incomum do espectro de massas do metano é um pico pequeno (1,1%) em $m/z = 17$, designado como $(M+1)^{+\bullet}$. Como é possível ocorrer um íon com uma unidade de massa a mais? A resposta está no fato de que o carbono não é isotopicamente puro. Cerca de 1,1% do carbono natural é do isótopo ^{13}C (veja a Tabela 10-1), o que leva ao pico adicional. No espectro de massas do etano, a altura do pico $(M+1)^{+\bullet}$, em $m/z = 31$, é cerca de 2,2% do íon molecular. A razão para isso é estatística. A probabilidade de encontrar um átomo de ^{13}C em um composto com

---

DESTAQUE QUÍMICO 11-3

Detecção de substâncias que aumentam o desempenho por espectrometria de massas

Recentes e notórios casos de uso de substâncias ilícitas para aumentar o desempenho de atletas evidenciam a tecnologia que possibilitou a detecção destas substâncias (veja a abertura do Capítulo 4). Um instrumento chamado de cromatógrafo a gás (CG) separa uma amostra de teste em seus componentes, que são analisados por espectrometria de massas de alta resolução. O sucesso deste método na detecção das "trapaças" está na sua sensibilidade apurada e extrema precisão quantitativa.

Em casos de uso suspeito de esteroides anabolizantes, como a testosterona (Seção 4-7), duas abordagens são utilizadas. A primeira compara a proporção de testosterona (T) em relação a seu estereoisômero epitestosterona (E; idêntico ao T, exceto que o grupo hidróxi do anel de cinco átomos é "para baixo" em vez de "para cima"). E e T ocorrem naturalmente em seres humanos em quantidades aproximadamente iguais, mas E, ao contrário de T, não melhora o desempenho. Tomar T sintético altera a razão T:E, o que é facilmente detectado. Portanto, alguns atletas têm tomado T sintético e E juntos, para manter a relação T:E dentro dos limites normais. A espectrometria de massas identifica essas situações devido a uma peculiaridade da biologia: os esteroides sintéticos são fabricados a partir de precursores de origem vegetal, que têm um conteúdo de ^{13}C um pouco inferior (em relação a ^{12}C) ao dos esteroides biossintetizados naturalmente no corpo humano. As diferenças são muito pequenas (partes por mil), mas são facilmente detectáveis: após a separação por CG, os esteroides sofrem combustão a CO_2, e o espectrômetro de massas mede a proporção de $^{13}CO_2$ para $^{12}CO_2$. A razão $^{13}C:^{12}C$ muito diferente da encontrada em condições normais de esteroides humanos e que se aproxima da dos derivados sintéticos de origem vegetal é considerada uma forte evidência de "doping".

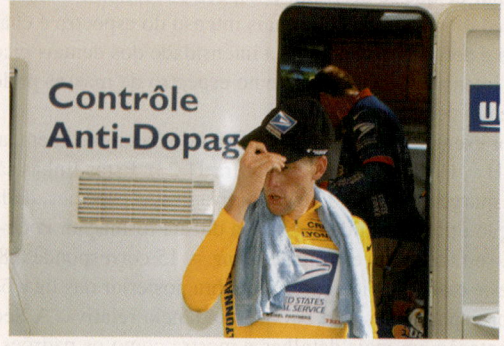

O astro americano do ciclismo Lance Armstrong saindo da estação de teste de dopagem durante o *Tour de France* 2001.

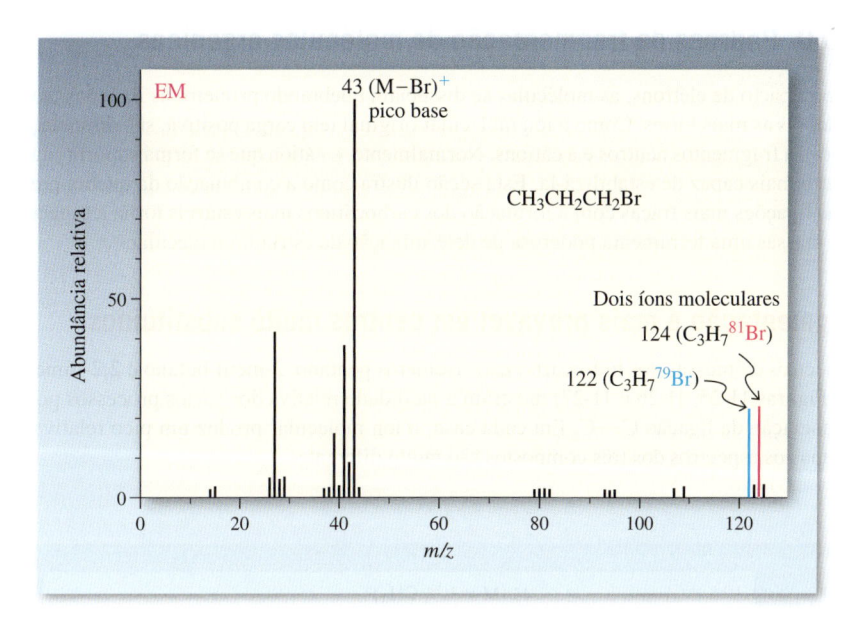

Figura 11-24 Espectro de massas do 1-bromo-propano. Observe as intensidades quase iguais dos picos em *m/z* = 122 e 124, devido às abundâncias quase iguais dos dois isótopos do bromo.

dois carbonos é o dobro da esperada para uma molécula com um átomo de carbono. Para um com três carbonos, seria o triplo, e assim por diante.

Outros elementos também têm isótopos naturais em alta porcentagem, como o hidrogênio (deutério, ^{2}H, cerca de 0,015% de abundância), o nitrogênio (0,366% de ^{15}N) e o oxigênio (0,038% de ^{17}O e 0,200% de ^{18}O). Estes isótopos também contribuem para a intensidade dos picos de massas maiores do que M$^{+\cdot}$, porém menos do que ^{13}C.

O flúor e iodo são isotopicamente puros. No entanto, o cloro (75,53% de ^{35}Cl e 24,47% de ^{37}Cl) e o bromo (50,54% de ^{79}Br e 49,46% de ^{81}Br) existem como uma mistura dos dois isótopos e dão padrões isotópicos facilmente identificados. Por exemplo, o espectro de massas do 1-bromo-propano (Figura 11-24) mostra dois picos de intensidade aproximadamente iguais em *m/z* = 122 e 124. Por quê? A composição isotópica da molécula é uma mistura quase 1:1 de CH$_3$CH$_2$CH$_2$^{79}Br e CH$_3$CH$_2$CH$_2$^{81}Br. Da mesma maneira, os espectros dos monocloroalcanos têm dois íons separados por duas unidades de massa com razão de intensidade de 3:1, devido à presença de cerca de 75% de R^{35}Cl e 25% de R^{37}Cl. Os padrões de picos como esses são úteis para revelar a presença de cloro ou bromo.

EXERCÍCIO 11-20

Que padrão de picos você esperaria para o íon molecular do dibromo-metano?

EXERCÍCIO 11-21

Os compostos que não são radicais e contêm C, H e O têm pesos moleculares pares, os que contêm C, H, O e um número ímpar de átomos de N têm pesos moleculares ímpares, mas os que têm um número par de átomos de N são pares. Explique.

EM RESUMO, as moléculas podem ser ionizadas por um feixe de elétrons com 70 eV para formar cátions-radicais que são acelerados em um campo elétrico e separados pela diferença de suas trajetórias em um campo magnético. Em um espectrômetro de massas, este efeito é usado para medir as massas moleculares de substâncias. Em alta resolução, a massa do íon molecular permite a determinação da fórmula molecular. O íon molecular é normalmente acompanhado por fragmentos de massas menores e "satélites" isotópicos decorrentes da presença de isótopos menos abundantes. Em alguns casos, como Cl e Br, mais de um isótopo pode estar presente em quantidades substanciais.

11-10 Padrões de fragmentação de moléculas orgânicas

Após o impacto de elétrons, as moléculas se dissociam quebrando primeiro as ligações mais fracas e depois as mais fortes. Como o íon molecular original tem carga positiva, sua dissociação em geral leva a fragmentos neutros e a cátions. Normalmente, o cátion que se forma suporta sua carga no centro mais capaz de estabilizá-la. Esta seção ilustra como a combinação da quebra preferencial das ligações mais fracas com a formação dos carbocátions mais estáveis torna a espectrometria de massas uma ferramenta poderosa de determinação da estrutura molecular.

A fragmentação é mais provável em centros muito substituídos

Os espectros de massas dos hidrocarbonetos isômeros pentano, 2-metil-butano e 2,2-dimetilpropano (Figuras 11-25, 11-26 e 11-27) mostram a facilidade relativa dos vários processos possíveis de dissociação da ligação C—C. Em cada caso, o íon molecular produz um pico relativamente fraco, mas os espectros dos três compostos são muito diferentes.

Figura 11-25 O espectro de massas do pentano, mostrando que todas as ligações C—C da cadeia quebram-se.

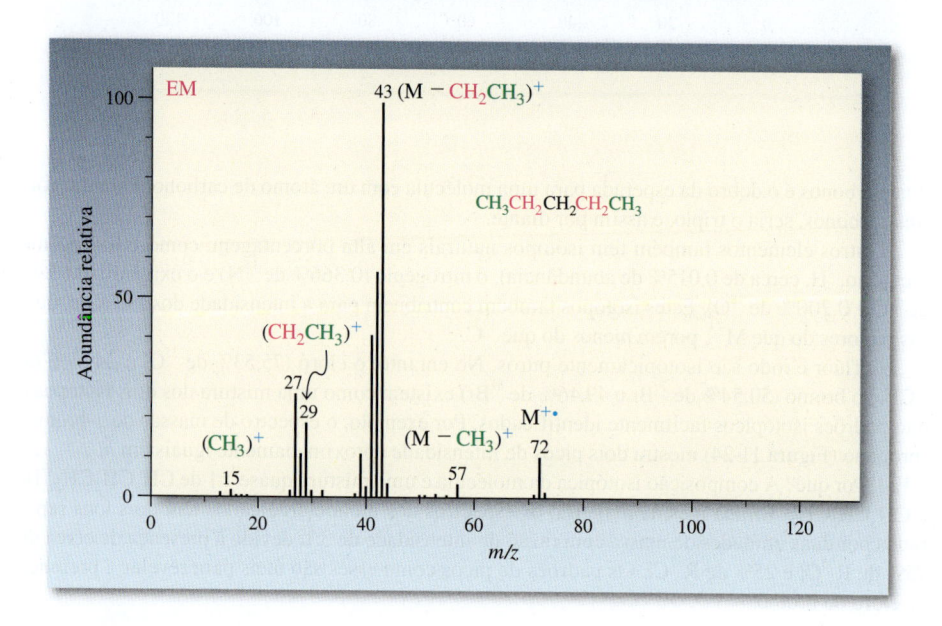

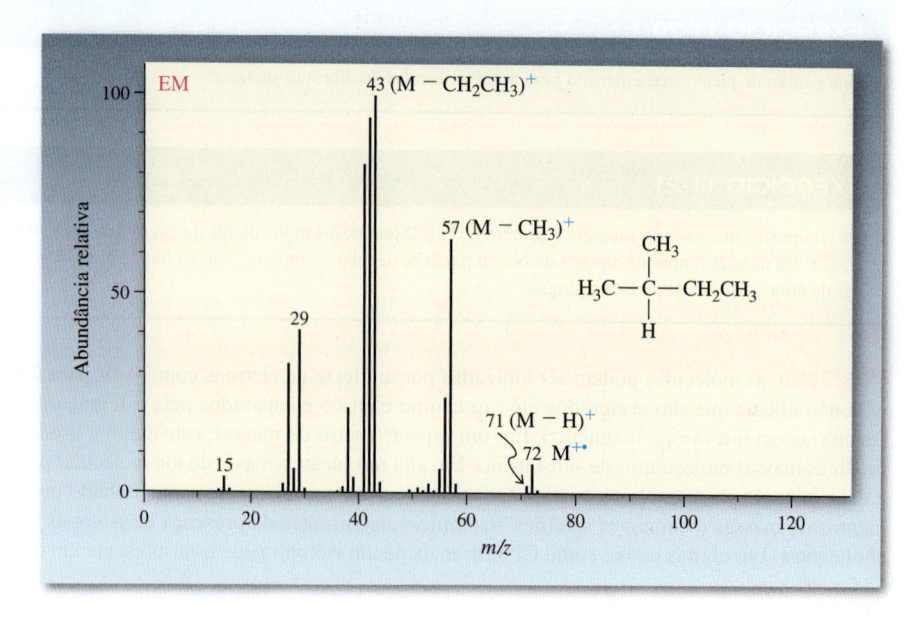

Figura 11-26 O espectro de massas do 2-metil-butano. Os picos em m/z = 43 e 57 vêm da fragmentação preferida em C2 para dar carbocátions secundários.

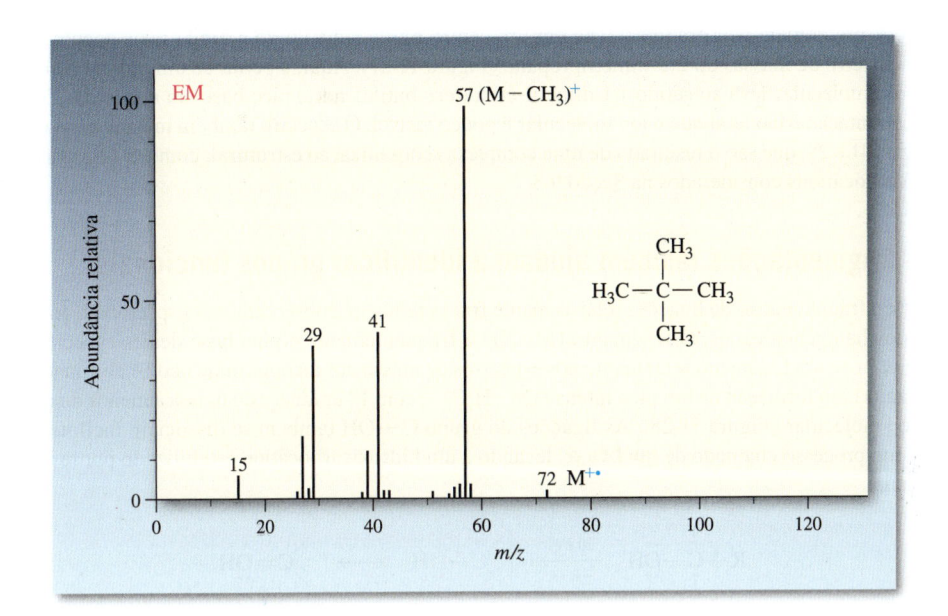

Capítulo 11 Alquenos – Espectroscopia de Infravermelho e Espectrometria de Massas

Figura 11-27 O espectro de massas do 2,2-dimetilpropano. Observa-se apenas um pico fraco do íon molecular, porque a fragmentação favorece um cátion terciário.

O pentano se fragmenta pela quebra da ligação C—C por quatro caminhos diferentes, cada um dos quais dá um carbocátion e um radical. Somente o cátion com carga positiva é observado no espectro de massas (veja na margem). Como o radical é neutro, ele é "invisível". Por exemplo, um processo quebra a ligação C1—C2 para dar um cátion metila e um radical butila. O pico em $m/z = 15$ de CH_3^+ no espectro de massas (Figura 11-25) é muito fraco, o que é consistente com a instabilidade deste carbocátion (Seção 7-5). Da mesma forma, o pico em $m/z = 57$ também é fraco, porque ele deriva da fragmentação em um cátion butila e um radical metila e, apesar de o cátion butila primário ser mais estável do que CH_3^+, o radical metila é uma espécie de alta energia. Por isso, este modo de fragmentação não é favorecido. A quebra da ligação favorecida dá os picos em $m/z = 29$ e 43, que correspondem aos cátions etila e propila, respectivamente. Essas fragmentações geram um cátion primário e um radical primário, e evitam a formação de um fragmento metila. Cada pico é cercado por um grupo de linhas menos intensas devido à presença de ^{13}C que leva a picos com uma unidade de massa a mais, e à perda de hidrogênios que leva a picos com uma ou mais unidades de massa a menos. Note que a perda de H• não leva a picos intensos, mesmo quando o carbocátion formado é estável: o átomo de hidrogênio é uma espécie de alta energia (Seção 3-1).

O espectro de massas do 2-metil-butano (Figura 11-26) mostra um padrão semelhante ao do pentano; no entanto, as intensidades relativas dos vários picos diferem. Assim, o pico em $m/z = 71$ $(M-1)^+$ é intenso, porque a perda de H• a partir de C2 leva a um cátion terciário. Os sinais em $m/z = 43$ e 57 são mais intensos porque têm origem na perda de um radical alquila de C2 para formar um carbocátion secundário.

Fragmentos ionizados do pentano

CH_3^+ $C_3H_7^+$
$m/z = 15$ $m/z = 43$

$[CH_3-CH_2-CH_2-CH_2-CH_3]^{+\bullet}$
$m/z = 72$

$C_2H_5^+$ $C_4H_9^+$
$m/z = 29$ $m/z = 57$

Fragmentação preferida do 2-metilbutano

$$\begin{bmatrix} & CH_3 & \\ H_3C-&C-&CH_3 \\ & CH_3 & \end{bmatrix}^{+\cdot}$$

m/z = 72

↓

$$H_3C-\underset{CH_3}{\overset{CH_3}{C^+}}$$

m/z = 57

A preferência pela fragmentação em um centro muito substituído é ainda mais acentuada no espectro de massas do 2,2-dimetilpropano (Figura 11-27). Aqui, a perda de um radical metila do íon molecular leva ao cátion 1,1-dimetil-etila (*terc*-butila) como pico base em m/z = 57. Esta fragmentação é tão fácil que o íon molecular é pouco visível. O espectro também mostra picos em m/z = 41 e 29, que são o resultado de uma complexa reorganização estrutural, como os rearranjos de carbocátions considerados na Seção 9-3.

As fragmentações também ajudam a identificar grupos funcionais

A fácil fragmentação de ligações relativamente fracas também é observada nos espectros de massa dos halogenoalcanos. O fragmento $(M-X)^+$ é frequentemente o pico base destes espectros. Observa-se um fenômeno semelhante nos espectros de massa dos álcoois, onde ocorre eliminação de água com formação de um pico intenso $(M-H_2O)^{+\cdot}$, com 18 unidades de massa a menos do que o íon molecular (Figura 11-28). As ligações do grupo C—OH também se dissociam facilmente em um processo chamado de **quebra α**, levando a um hidroxicarbocátion estabilizado por ressonância:

$$R \overset{|}{\underset{|}{\not{C}}} - \ddot{\overset{..}{O}}H \xrightarrow[-R\cdot]{70\ eV} \left[\overset{+}{\underset{}{C}} - \ddot{\overset{..}{O}}H \longleftrightarrow \overset{}{\underset{}{C}} = \overset{+}{O}H \right]$$

O pico intenso em m/z = 31 no espectro de massas do 1-butanol é devido ao cátion hidroximetila, $^+CH_2OH$, resultante de uma quebra α.

Fragmentação do álcool por desidratação e quebra α

$$\begin{bmatrix} HO & H \\ R-C-CHR' \\ H \end{bmatrix}^{+\cdot} \longrightarrow [RCH=CHR']^{+\cdot} + H_2O$$

$M^{+\cdot}$ $(M-18)^{+\cdot}$

$\swarrow_{-R\cdot}$ $\downarrow_{-H\cdot}$ $\searrow_{-R'CH_2\cdot}$

$$\begin{bmatrix} HO \\ C \\ H \quad CH_2R' \end{bmatrix}^+ \begin{bmatrix} HO \\ C \\ R \quad CH_2R' \end{bmatrix}^+ \begin{bmatrix} HO \\ C \\ R \quad H \end{bmatrix}^+$$

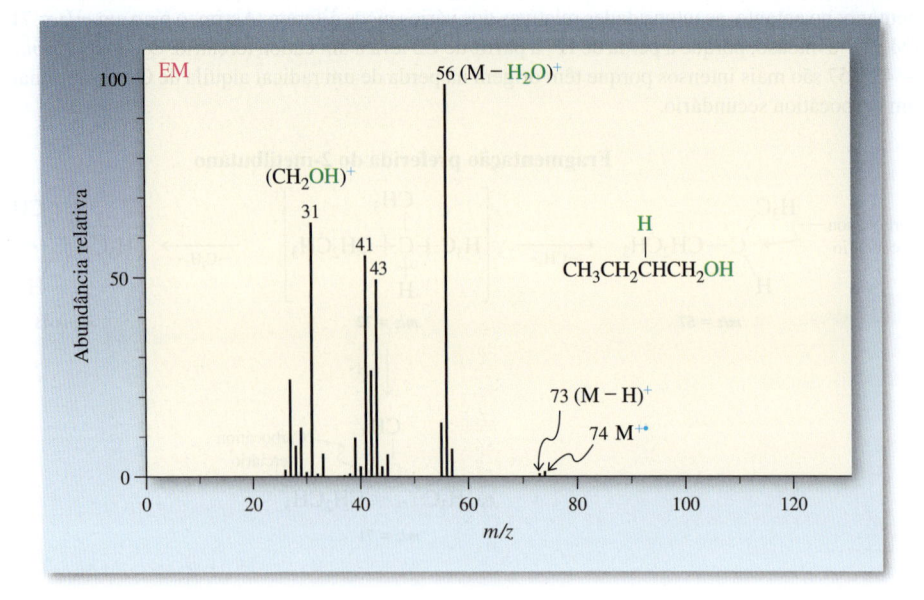

Figura 11-28 Espectro de massas do 1-butanol. O íon molecular em m/z = 74 é pouco intenso devido à perda fácil de água com produção do íon em m/z = 56. Outros fragmentos devido às quebras α são propila (m/z = 43), 2-propenila (alila) (m/z = 41) e hidroximetila (m/z = 31).

EM: 56 $(M-H_2O)^+$; 31 $(CH_2OH)^+$; 41; 43; 73 $(M-H)^+$; 74 $M^{+\cdot}$

$CH_3CH_2\overset{H}{\underset{|}{C}}HCH_2OH$

Capítulo 11 Alquenos – Espectroscopia de Infravermelho e Espectrometria de Massas

> **EXERCÍCIO 11-22**
>
> Tente predizer a aparência do espectro de massas do 3-metil-3-heptanol.

Alquenos fragmentam para dar cátions estabilizados por ressonância

Os padrões de fragmentação de alquenos também refletem a tendência de quebra das ligações mais fracas e de formação da espécie catiônica mais estável. A quebra das ligações a um átomo de distância da função alqueno – as chamadas ligações *alílicas* – é relativamente fácil porque o resultado é um carbocátion estabilizado por ressonância. Por exemplo, os espectros de massa dos alquenos lineares terminais, como 1-buteno, mostram a formação do cátion 2-propenila (alila) em $m/z = 41$, o pico base do espectro (Figura 11-29A).

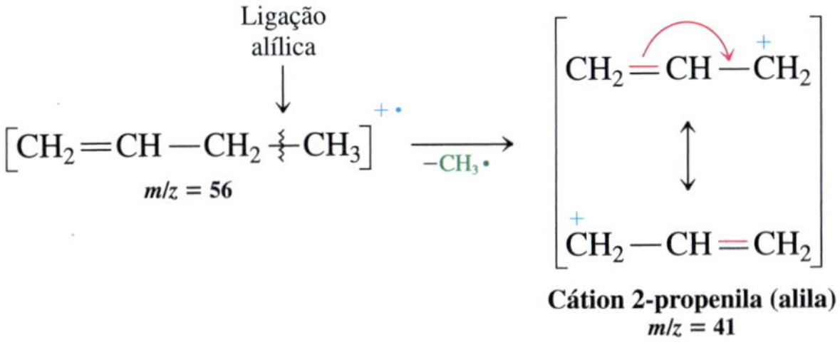

$$[CH_2=CH-CH_2 \,\dagger\, CH_3]^{+\cdot} \xrightarrow{-CH_3\cdot} \begin{bmatrix} CH_2=CH-\overset{+}{C}H_2 \\ \updownarrow \\ \overset{+}{C}H_2-CH=CH_2 \end{bmatrix}$$

$m/z = 56$ Ligação alílica   Cátion 2-propenila (alila) $m/z = 41$

Os alquenos ramificados e internos fragmentam-se de modo semelhante às ligações alílicas. A Figura 11-29B mostra o espectro de massas do 2-hexeno, em que o pico base em $m/z = 55$ corresponde à formação do cátion 2-butenila estabilizado por ressonância.

$$[CH_3-CH=CH-CH_2 \,\dagger\, CH_2-CH_3]^{+\cdot} \xrightarrow{-C_2H_5\cdot} \begin{bmatrix} CH_3-CH=CH-\overset{+}{C}H_2 \\ \updownarrow \\ CH_3-\overset{+}{C}H-CH=CH_2 \end{bmatrix}$$

$m/z = 84$ Cátion 2-butenila $m/z = 55$

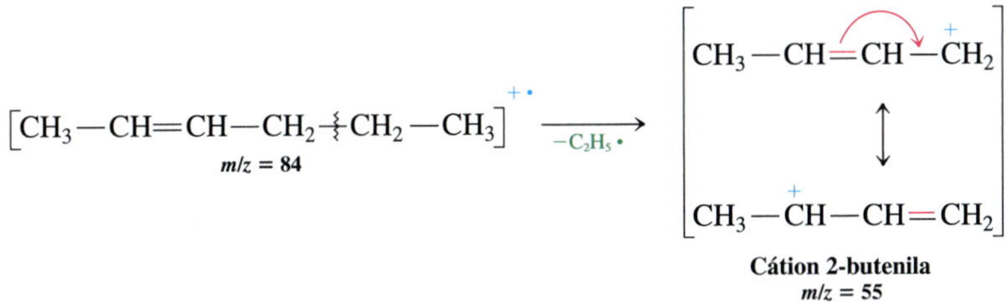

Figura 11-29 Espectros de massas do (A) 1-buteno, mostrando um pico em $m/z = 41$ da quebra que leva ao cátion 2-propenila (alila) estabilizado por ressonância; (B) 2-hexeno mostrando quebra semelhante entre C4 e C5 para dar o cátion 2-butenila, com $m/z = 55$.

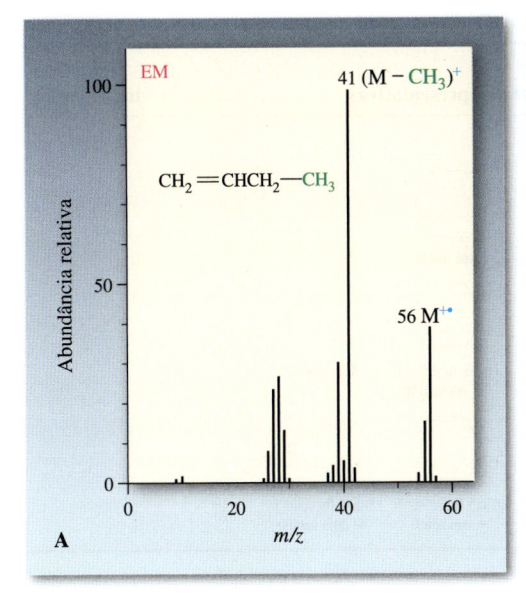

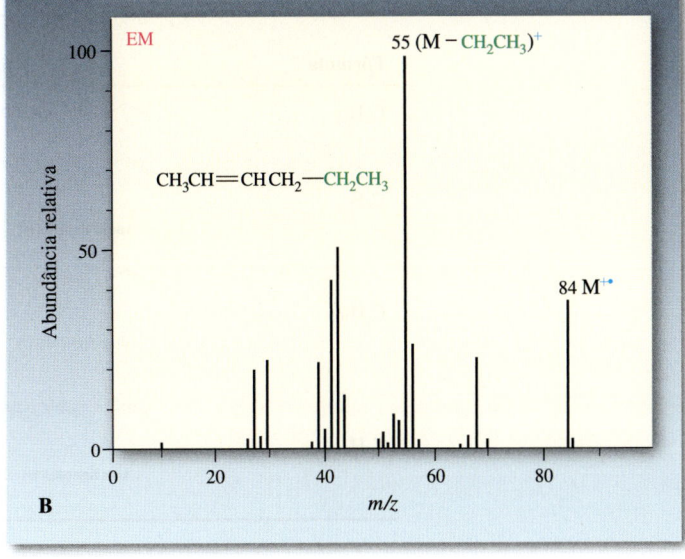

> **EXERCÍCIO 11-23**
>
> O espectro de massas do 4-metil-2-hexeno mostra picos em m/z = 69, 83 e 98. Explique a origem de cada um.

EM RESUMO, os padrões de fragmentação podem ser interpretados para a elucidação estrutural. Por exemplo, os cátions radicais de alcanos quebram-se com formação de fragmentos mais estáveis com carga positiva; os halogenoalcanos fragmentam-se por ruptura da ligação carbono-halogênio; os álcoois desidratam-se facilmente e sofrem quebra α; e os alquenos quebram ligações alílicas para formar carbocátions estabilizados por ressonância.

11-11 Grau de insaturação: outra ajuda na identificação da estrutura molecular

As espectroscopias de RMN e IV e a espectrometria de massas são ferramentas importantes para a determinação da estrutura de um composto desconhecido. Entretanto, a fórmula molecular de cada composto contém informações que podem facilitar o trabalho. Considere um alcano acíclico saturado: sua fórmula molecular é C_nH_{2n+2}. Por outro lado, um alqueno com uma ligação dupla contém dois hidrogênios a menos, C_nH_{2n}, e é chamado de insaturado. Os cicloalcanos também têm fórmula geral C_nH_{2n}. Você pode ver que os hidrocarbonetos com várias ligações duplas ou anéis são diferentes da fórmula "saturada" C_nH_{2n+2} porque têm número menor de hidrogênios. O **grau de insaturação** é definido como a *soma do número de anéis e ligações π* presentes na molécula. A Tabela 11-6 mostra a relação entre a fórmula molecular, a estrutura e o grau de insaturação para vários hidrocarbonetos.

Como a Tabela 11-6 mostra, cada incremento do grau de insaturação corresponde a um decréscimo de *dois* hidrogênios na fórmula molecular. Portanto, começando com a fórmula geral dos alcanos acíclicos (saturados; grau de insaturação = 0), C_nH_{2n+2} (Seção 2-4), o grau de insaturação pode ser determinado para qualquer hidrocarboneto pela comparação do número de hidrogênios presentes com o número necessário para saturar a molécula, ou seja, $2n+2$, em que n = número de átomos de carbono presentes. Por exemplo, qual é o grau de insaturação de um hidrocarboneto de fórmula C_5H_8? Um composto *saturado* de cinco carbonos tem fórmula C_5H_{12} (C_nH_{2n+2}, com n = 5). Como C_5H_8 tem quatro hidrogênios a menos para ser saturado, o grau de insaturação é 4/2 = 2. Todas as moléculas com esta fórmula têm uma combinação de anéis e ligações π até o total de dois.

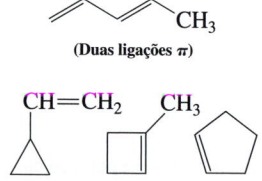

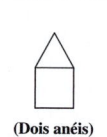

Alguns hidrocarbonetos C_5H_8

Tabela 11-6 Grau de insaturação como uma chave para a estrutura

Fórmula	Estruturas representativas	Grau de insaturação
C_6H_{14}		0
C_6H_{12}	(uma ligação π) ; (um anel)	1
C_6H_{10}	(duas ligações π) ; (uma ligação π + um anel) ; (dois anéis)	2
C_6H_8	(três ligações π) ; (duas ligações π + um anel) ; (uma ligação π + dois anéis)	3

A presença de heteroátomos pode afetar o cálculo. Vamos comparar as fórmulas moleculares de vários compostos saturados: etano, C_2H_6, e etanol, C_2H_6O, têm o mesmo número de átomos de hidrogênio; cloroetano, C_2H_5Cl, tem um a menos; etanamina, C_2H_7N, tem um a mais. O número de hidrogênios necessários para a saturação é reduzido pela presença do halogênio, aumenta quando o nitrogênio está presente e não é afetado pelo oxigênio. Generalizamos o procedimento para a determinação do grau de insaturação de uma fórmula molecular da seguinte forma.

Etapa 1. Determine a partir do número de carbonos (n_C), halogênios (n_X) e nitrogênios (n_N) na fórmula molecular o número de hidrogênios necessários para a molécula ser saturada, H_{sat}.

$$H_{sat} = 2n_C + 2 - n_X + n_N \quad \text{(Oxigênio e enxofre são desconsiderados.)}$$

Etapa 2. Compare H_{sat} com o número real de hidrogênios da fórmula molecular, H_{real}, para determinar o grau de insaturação.

$$\text{Grau de insaturação} = \frac{H_{sat} - H_{real}}{2}$$

Alternativamente, estas etapas podem ser combinadas em uma fórmula:

$$\text{Grau de insaturação} = \frac{2n_C + 2 + n_N - n_H - n_X}{2}$$

EXERCÍCIO 11-24

Calcule o grau de insaturação para cada uma das seguintes fórmulas. (a) C_5H_{10}; (b) $C_9H_{12}O$; (c) C_8H_7ClO; (d) $C_8H_{15}N$; (e) $C_4H_8Br_2$.

EXERCÍCIO 11-25

Trabalhando com os conceitos: determinação do grau de insaturação de uma estrutura

Os dados espectroscópicos de três compostos com fórmula molecular C_5H_8 são dados a seguir; m indica um multipleto complexo. Proponha uma estrutura para cada composto. (**Sugestão:** um é acíclico e os outros contêm um anel cada.) (a) IV 910, 1000, 1650, 3100 cm^{-1}; ^{1}H-RMN δ = 2,79 (t, J = 8 Hz); 4,8-6,2 (m) ppm, razão das intensidades integradas dos sinais = 1:3. (b) IV 900, 995, 1650, 3050 cm^{-1}; ^{1}H-RMN δ = 0,5 – 1,5 (m); 4,8-6,0 (m) ppm, razão das intensidades integradas dos sinais = 5:3. (c) IV 1611, 3065 cm^{-1}; ^{1}H-RMN δ = 1,5 – 2,5 (m); 5,7 (m) ppm, razão das intensidades integradas dos sinais = 3:1. Há mais de uma possibilidade?

Estratégia

Encontre o grau de insaturação a fim de definir limites para o número de ligações π e anéis. Use os dados de IV para determinar a presença ou a ausência de ligações π. Em seguida, continue usando os dados de RMN para definir uma estrutura razoável.

Solução

• A fórmula molecular C_5H_8 corresponde a um grau de insaturação = 2. Portanto, todas as moléculas devem conter uma combinação de ligações π e anéis somando dois. Analisando um de cada vez:
(a) Quatro bandas são listadas no espectro de IV: as que estão em 1650 e 3100 cm^{-1} correspondem, inequivocamente, às deformações axiais C=C do alqueno e do CH de alquenila; as bandas em 910 e 1000 cm^{-1} sugerem fortemente a presença do grupo —CH=CH$_2$ terminal (Seção 11-8). O espectro de RMN mostra dois sinais com razão de intensidade igual a 1:3. Como a molécula contém um total de oito hidrogênios, esta informação evidencia dois grupos de hidrogênios, um com dois e o outro com seis. O sinal de dois hidrogênios mostra um tripleto em δ = 2,79, que parece ser devido a uma unidade —CH$_2$—, que se acopla com dois hidrogênios vizinhos dos carbonos adjacentes. O sinal de seis hidrogênios está na faixa δ = 4,8-6,2, típica de hidrogênios de alquenila, e deve, portanto, corresponder aos dois grupos —CH=CH$_2$. Combinando estes fragmentos, obtemos a estrutura CH$_2$=CH—CH$_2$—CH=CH$_2$.

(b) Os dados de IV são essencialmente idênticos aos de (a), evidenciando a presença de uma unidade —CH=CH$_2$. O espectro de RMN mostra um sinal com cinco hidrogênios em campo alto e outro sinal de três hidrogênios na região de alquenila. O sinal de três hidrogênios é consistente com —CH=CH$_2$, nos deixando com um fragmento C$_3$H$_5$ com sinais de RMN na região de alcanos. Portanto, a molécula deve conter um anel como o segundo grau de insaturação, deixando ▷—CH=CH$_2$ como a única resposta.

(c) Os dados de IV são limitados às bandas de C≡C e C—H de alquenila, sem informações sobre absorções abaixo de 1000 cm^{-1}. De novo, precisamos confiar no espectro de RMN que, novamente, mostra dois sinais, um em campo mais alto que é três vezes mais intenso do que o outro que está em campo mais baixo. A molécula deve conter seis hidrogênios de alquila e dois de alquenila. Não existe um modo de construir uma molécula com a fórmula correta com mais de uma ligação dupla, logo, um anel também deve estar presente. A opção mais simples é ⬠, com ▷—CH$_2$—CH$_3$ como uma segunda possibilidade. Esta última é menos provável porque o RMN deveria mostrar um tripleto claro do grupo —CH$_3$, que não é observado no espectro.

EXERCÍCIO 11-26

Tente você

Proponha uma estrutura para outro composto com fórmula molecular C$_5$H$_8$. Seu espectro de IV, no entanto, não mostra qualquer absorção na região entre 1600 e 2500 cm^{-1}.

EM RESUMO, o grau de insaturação é igual à soma do número de anéis e ligações π em uma molécula. O cálculo deste parâmetro facilita a resolução de estruturas pelos métodos espectroscópicos.

A IDEIA GERAL

Neste capítulo, abordamos os alquenos, uma classe caracterizada pela ligação dupla carbono-carbono. Nos Capítulos 7 e 9, aprendemos que os alquenos são preparados por reações de eliminação de halogenoalcanos e de álcoois. Neste capítulo, examinamos essas reações em mais profundidade. Vimos que a estrutura da base determina os produtos que se formam na eliminação E2 a partir de halogenoalcanos. Da mesma forma, a estrutura de um álcool submetido à desidratação catalisada por ácido determina o mecanismo e a facilidade com que a reação ocorre.

Também examinamos três outros métodos usados pelos químicos orgânicos para determinar a estrutura molecular: o cálculo do grau de insaturação a partir das fórmulas moleculares, a espectroscopia de infravermelho (IV) e a espectrometria de massas (EM). A espectrometria de massas é o método mais importante para a obtenção da fórmula molecular; o grau de insaturação fornece o número de anéis e ligações π de uma molécula; e os espectros de IV ajudam a identificar a presença das ligações características de muitos grupos funcionais. Combinadas com o espectro de RMN, essas informações são normalmente suficientes para determinar a estrutura molecular. Nos próximos capítulos, apresentaremos a espectroscopia de ultravioleta (UV), que dá informações sobre ligações π conjugadas.

No próximo capítulo, voltaremos às reações dos alquenos, para ver como a insaturação define seu comportamento químico e os compostos em que eles podem ser convertidos.

PROBLEMAS DE INTEGRAÇÃO

11-27 As velocidades relativas da reação E2 do bromoetano, do 2-bromo-propano e do 2-bromo-2-metil-propano com etóxido de sódio em etanol em 25°C (com concentrações idênticas de substrato e base) são as seguintes: CH$_3$CH$_2$Br, 1; CH$_3$CHBrCH$_3$, 5; (CH$_3$)$_3$CBr, 40. Explique qualitativamente estes dados.

SOLUÇÃO

A reação E2 é um processo em uma etapa. Portanto, a velocidade depende da energia de ativação desta etapa que, por sua vez, está relacionada à energia do estado de transição E2 (Seção 11-6). Além disso, se alguma outra reação compete com o processo E2, a velocidade de eliminação observada reduz-se à medida que algumas moléculas do substrato preferem reagir pelo caminho de reação alternativo. Por exemplo, lembre-se de que o bromoetano, um halogeneto primário, reage com o etóxido, um nucleófilo básico não volumoso, predominantemente pelo mecanismo S_N2 (Seção 7-9). A comparação com o 2-bromo-propano, um substrato secundário, ilustra dois pontos: (i) o aumento do impedimento estérico no 2-bromo-propano interfere na substituição, reduzindo a competição do mecanismo S_N2; e (ii) o estado de transição E2, que se parece com o eteno no caso do bromoetano, tem energia menor no caso do 2-bromo-propano, porque ele agora se parece com o propeno, um alqueno mais estável. Ambos os argumentos podem ser usados no caso do 2-bromo-2--metil-propano, um halogeneto terciário, porque (i) o mecanismo S_N2 é estericamente impedido e (ii) o estado de transição E2 agora se assemelha ao 2-metil-propeno, um alqueno ainda mais estável. Embora os processos unimoleculares sejam possíveis em concentrações de base forte de moderadas a altas, o substrato terciário reage preferencialmente via E2.

11-28 A desidratação catalisada por ácido do 2-metil-2-pentanol (H_2SO_4 diluído, 50°C) dá um produto principal e um secundário. A análise elementar revela que eles contêm apenas carbono e hidrogênio na razão 1:2, e a EM de alta resolução dá a massa de 84,0940 para os íons moleculares de ambos os compostos. Os dados espectroscópicos destes compostos são os seguintes:

1. Produto principal: IV 1660 e 3080 cm^{-1}; ^{1}H-RMN δ = 0,91 (t, J = 7 Hz, 3H); 1,60 (s, 3H); 1,70 (s, 3H); 1,98 (quint, J = 7 Hz, 2H) e 5,08 (t, J = 7 Hz, 1H ppm).
2. Produto secundário: IV 1640 e 3090 cm^{-1}; ^{1}H-RMN δ = 0,92 (t, J = 7 Hz, 3H); 1,40 (sex, J = 7 Hz, 2H); 1,74 (s, 3H); 2,02 (t, J = 7 Hz, 2H) e 4,78 (s, 2H ppm).

Deduza as estruturas dos produtos, sugira mecanismos para suas formações e discuta por que o produto principal se forma em maior quantidade.

SOLUÇÃO

Primeiro, vamos escrever a estrutura do composto de partida (nomenclatura de álcoois, Seção 8-1) e o que sabemos sobre a reação:

$$\text{2-Metil-2-pentanol} \xrightarrow{H_2SO_4 \text{ diluído, 50°C}}$$

Esta é uma reação de álcool terciário catalisada por ácido (Seção 11-7). Mesmo que saibamos o suficiente para fazer uma previsão razoável, vamos começar pela interpretação do primeiro espectro e ver se as respostas obtidas são consistentes com nossas expectativas.

Os dois compostos têm a mesma fórmula molecular – eles são isômeros. A análise elementar dá a fórmula empírica de CH_2. A massa exata para CH_2 é 12,000 + 2(1,00783) = 14,01566. Assim, a EM nos diz que a fórmula molecular é 6(CH_2) = C_6H_{12}, porque 84,0940/14,01566 = 6.

Para o produto principal, os picos em 1660 e 3080 cm^{-1} do espectro de IV estão nas regiões das frequências características das deformações axiais de C=C e C—H de alquenos (1620-1680 e 3050-3150 cm^{-1}, Tabela 11-3). Com essas informações, passsamos ao espectro de RMN e procuramos sinais na região característica dos hidrogênios de alqueno, δ = 4,6-5,7 ppm (Tabela 10-2 e Seção 11-4). De fato, encontramos um sinal em δ = 5,08 ppm. A informação que acompanha a posição do deslocamento químico (t, J = 7 Hz, 1H) nos diz que o sinal é dividido em um tripleto, com uma constante de acoplamento de 7 Hz e com a integração relativa correspondente a um hidrogênio. O espectro também mostra três sinais com integração de 3H cada; é razoável supor que sinais simples com intensidade 3 entre δ = 0-4 ppm indicam a presença de grupos metila, a menos que haja razões contrárias. Dois dos grupos metila são singletos e o outro é um tripleto. Por fim, um sinal integrando 2H em δ = 1,98 ppm é dividido em cinco linhas. Supondo que o grupo CH_2 dá origem ao último sinal, temos os seguintes fragmentos a considerar na montagem da estrutura: CH=C, 3CH$_3$ e CH$_2$. A soma dos átomos destes fragmentos é C_6H_{12}, de acordo com a fórmula dada para o produto, o que dá uma certa confiança de que estamos no caminho certo. Existe um número limitado de maneiras de ligar esses pedaços em uma estrutura adequada:

$$CH_3—CH=C(CH_3)—CH_2—CH_3 \text{ (ignorando a estereoquímica)} \quad e \quad CH_3—CH_2—CH=C(CH_3)—CH_3$$

Podemos usar nosso conhecimento químico ou, novamente, voltar à espectroscopia para determinar a estrutura correta. Com os dados de padrão de acoplamento do espectro de RMN, uma decisão rápida pode ser feita. Usando a regra $N + 1$ (Seção 10-7), temos que, em condições ideais, um sinal de RMN pode ser dividido pelos N hidrogênios vizinhos em $N + 1$ linhas. Na primeira estrutura, o hidrogênio de alquenila é vizinho de um grupo CH_3 e deve, portanto, aparecer como 3 + 1 = 4 linhas, um quarteto. O espectro mostra este sinal como um tripleto. Além disso, esta estrutura contém três grupos metila, mas eles têm 0, 1 e 2 hidrogênios vizinhos, respectivamente, e devem aparecer como um singleto, um dubleto e um tripleto, de novo em desacordo com o espectro experimental. Porém, a segunda estrutura se encaixa: o hidrogênio de alquenila tem dois vizinhos, o que é consistente com o tripleto observado, e dois dos três grupos CH_3 estão em um carbono de alqueno que não tem hidrogênios vizinhos e seriam singletos. Usando nosso conhecimento químico, notamos que a estrutura correta tem a mesma conectividade dos carbonos do que o composto de partida, enquanto a incorreta teria exigido um rearranjo.

Voltando ao produto secundário, usamos a mesma lógica: novamente, o espectro de IV mostra a deformação axial de C=C (1640 cm^{-1}) de um alqueno e a deformação axial de C—H de alquenila em 3090 cm^{-1}. O espectro de RMN mostra um singleto em δ = 4,78, integrando 2 H, isto é, dois hidrogênios de alquenila. Ele também mostra dois sinais de metila, bem como dois outros sinais integrando 2H cada. Portanto, temos 2 CH_3, 2 CH_2 e 2H de alquenila, somando novamente (contando os dois carbonos de alquenila) C_6H_{12}. Apesar de muitas combinações possíveis serem concebidas neste ponto, utilizamos as informações dos acoplamentos no RMN para achar rapidamente a resposta. Um dos grupos metila é um singleto, o que indica que ele deve estar ligado a um carbono sem hidrogênios. Se olharmos para o padrão de fragmentos precedente, este último carbono só pode ser um carbono de alquenila. Assim, temos CH_3—**C**=C, no qual o átomo em negrito *não* está ligado a hidrogênio. Portanto, pelo processo de eliminação, ambos os hidrogênios de alquenila devem estar ligados ao *outro* carbono de alquenila: CH_3–$\overset{|}{C}$=CH_2. Os fragmentos restantes só podem estar ligados a esta subestrutura de uma forma, dando a estrutura final:

$$CH_3—CH_2—CH_2$$
$$CH_3—\overset{|}{C}=CH_2$$

Assim, completamos a equação apresentada no início do problema da seguinte maneira:

2-Metil-2-pentanol $\xrightarrow{H_2SO_4 \text{ diluído, } 50°C}$ Produto principal +

Este resultado está de acordo com nossa expectativa química? Vamos considerar o mecanismo (Seção 11-7). A desidratação de um álcool secundário ou terciário sob condições ácidas começa com a protonação do átomo de oxigênio, criando um bom grupo de saída em potencial (água). A perda do grupo de saída leva a um carbocátion, e a remoção de um próton do átomo de carbono vizinho (provavelmente com uma segunda molécula de álcool agindo como base de Lewis) leva ao alqueno por um processo E1.

O produto principal é o que tem a ligação dupla mais substituída, o alqueno termodinamicamente mais estável (Seções 11-5 e 11-7), como é típico das desidratações E1.

Novas reações

1. **Hidrogenação de alquenos (Seção 11-5)**

$$\text{C=C} + H_2 \xrightarrow{Pd \text{ ou } Pt} -\overset{|}{\underset{H}{C}}-\overset{|}{\underset{H}{C}}- \quad \Delta H° \approx -30 \text{ kcal mol}^{-1}$$

Ordem de estabilidade da ligação dupla

$$\underset{R}{\overset{R}{>}}C=CH_2 \quad < \quad \underset{H}{\overset{R}{>}}C=C\underset{H}{\overset{R}{<}} \quad < \quad \underset{H}{\overset{R}{>}}C=C\underset{R}{\overset{H}{<}} \quad < \text{ alqueno mais substituído}$$

Preparação de alquenos

2. A partir de halogenoalcanos, E2 com bases não impedidas (Seção 11-6)

$$\text{R-CH(X)-CH(H)-CH}_3 \xrightarrow[-HX]{CH_3CH_2O^-Na^+, \, CH_3CH_2OH} \text{R}_2\text{C=C(CH}_3\text{)R} \quad \text{Regra de Saytzev}$$

Alqueno mais substituído
(mais estável)

3. A partir de halogenoalcanos, E2 com bases estericamente impedidas (Seção 11-6)

$$\text{R-CH(X)-CH(H)-CH}_3 \xrightarrow[-HX]{(CH_3)_3CO^-K^+, \, (CH_3)_3COH} \text{R-CH(H)-C(R)=CH}_2 \quad \text{Regra de Hofmann}$$

Alqueno menos substituído
(menos estável)

4. Estereoquímica da reação E2 (Seção 11-6)

$$\underset{R}{\overset{H}{\text{C}}}(\text{R''})\text{-}\underset{X}{\overset{R''}{\text{C}}}(\text{R'''}) \xrightarrow[-HX]{\text{Base}} \underset{R}{\overset{R'}{\text{C}}}=\underset{R'''}{\overset{R''}{\text{C}}}$$

Eliminação *anti*

5. Desidratação de álcoois (Seção 11-7)

$$-\underset{H}{\overset{|}{\text{C}}}-\underset{OH}{\overset{|}{\text{C}}}- \xrightarrow[-H_2O]{H_2SO_4, \, \Delta} \text{C=C}$$

O alqueno mais estável é o produto principal
Primário: mecanismo E2
Secundário e terciário: mecanismo E1
Os carbocátions podem sofrer rearranjo

Ordem de reatividade: primário < secundário < terciário

Conceitos importantes

1. Os **alquenos** são moléculas **insaturadas**. Seus nomes IUPAC são derivados dos nomes dos alcanos e a maior cadeia que inclui a ligação dupla é a cadeia principal. Os **isômeros de ligação dupla** podem ser **terminais** ou **internos** e estar em arranjos **cis** ou **trans**. Os alquenos trissubstituídos e tetrassubstituídos são nomeados de acordo com o **sistema E,Z**, em que se aplicam as regras de prioridade R,S.

2. A ligação dupla é composta por uma ligação σ e uma ligação π. A ligação σ é obtida pela superposição de dois lobos híbridos sp^2 dos carbonos, e a ligação π, pela interação dos dois orbitais p restantes. A **ligação π** é mais fraca (~ 65 kcal mol^{-1}) do que a ligação σ (~ 108 kcal mol^{-1}), mas é forte o suficiente para permitir a existência de isômeros cis e trans estáveis.

3. O grupo funcional dos alquenos é plano, com a **hibridação sp^2** sendo responsável pela possibilidade de formação de dipolos e pela acidez relativamente alta do hidrogênio da alquenila.

4. Os hidrogênios e carbonos de alquenila ocorrem em **campo baixo** nos experimentos de ^{1}H-RMN (δ = 4,6–5,7 ppm) e de ^{13}C-RMN (δ = 100–140 ppm), respectivamente. J_{trans} é maior do que J_{cis}, $J_{geminal}$ é muito pequeno e $J_{alílico}$ é variável, porém pequeno.

5. A estabilidade relativa dos alquenos isômeros pode ser estabelecida pela comparação dos **calores de hidrogenação**. A estabilidade decresce com o número de substituintes; os isômeros trans são mais estáveis do que os isômeros cis.

6. A eliminação de halogenoalcanos (e de outros derivados de alquila) pode seguir a **Regra de Saytzeff** (base não volumosa, formação de alqueno interno) ou a **Regra de Hofmann** (base volumosa, formação de alqueno terminal). Os alquenos trans produzidos predominam sobre os alquenos cis. A eliminação é **estereoespecífica**, como ditado pelo estado de transição *anti*.

7. A **desidratação** dos álcoois na presença de ácidos fortes leva geralmente a uma mistura de produtos, com o alqueno mais estável sendo o constituinte principal.

8. A **espectroscopia de infravermelho** mede a **excitação vibracional**. A energia da radiação incidente varia de cerca de 1 a 10 kcal mol^{-1} ($\lambda \approx$ 2,5–16,7 μm; $\tilde{\nu} \approx$ 600–4000 cm^{-1}). Picos característicos são observados para determinados grupos funcionais, uma consequência das deformações axiais, das deformações angulares e de outros modos de vibração e suas combinações. Além disso, cada molécula tem um padrão espectral característico no infravermelho na região de **impressão digital** abaixo de 1500 cm^{-1}.

9. Os alcanos mostram bandas de IV características das ligações de C—H na faixa de 2840 a 3000 cm^{-1}. A deformação axial C=C de alquenos está na faixa de 1620 a 1680 cm^{-1}, e a ligação C—H de alquenila, em cerca de 3100 cm^{-1}. Os modos de deformação angular algumas vezes dão picos abaixo de 1500 cm^{-1} úteis para a identificação. Os álcoois são comumente caracterizados por um pico largo da deformação axial de O—H entre 3200 e 3650 cm^{-1}.

10. A **espectrometria de massas** é uma técnica de ionização das moléculas com separação dos íons resultantes em um ímã de acordo com a massa molecular. Como o feixe ionizante tem alta energia, as moléculas ionizadas também **fragmentam-se** em partículas menores, todas separadas e registradas como o **espectro de massas** de um composto. Os dados de **espectro de massas de alta resolução** permitem a determinação das fórmulas moleculares a partir das **massas exatas**. A presença de certos elementos (como Cl, Br) pode ser detectada por seus padrões isotópicos. A presença de sinais de fragmentos iônicos no espectro de massas pode ser usada para deduzir a estrutura das moléculas.

11. O **grau de insaturação** (número de anéis + número de ligações π) é calculado a partir da fórmula molecular usando a equação

$$\text{Grau de insaturação} = \frac{H_{sat} - H_{real}}{2}$$

em que $H_{sat} = 2n_C + 2 - n_X + n_N$ (oxigênio e enxofre são desconsiderados).

Problemas

29. Desenhe as estruturas das moléculas que têm os seguintes nomes.
    (a) *trans*-4,4-Dicloro-2-octeno
    (b) (Z)-4-Bromo-2-iodo-2-penteno
    (c) 5-Metil-*cis*-3-hexen-1-ol
    (d) (R)-1,3-Dicloro-ciclo-heptano
    (e) (E)-2-Metil-3-metóxi-2-buteno-1-ol

30. Nomeie cada uma das seguintes moléculas de acordo com o sistema IUPAC de nomenclatura.

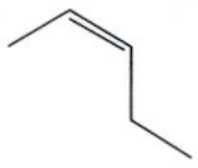

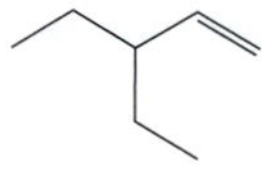

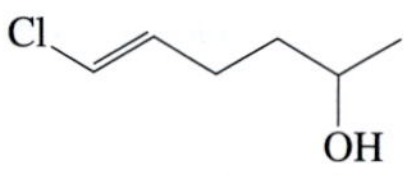

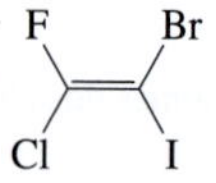

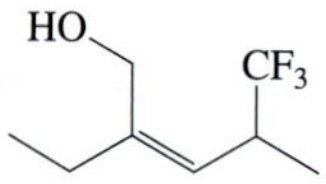

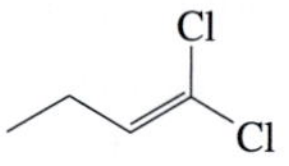

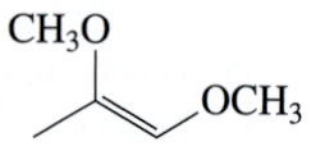

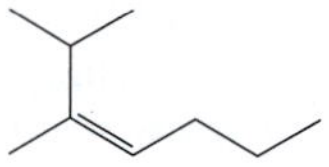

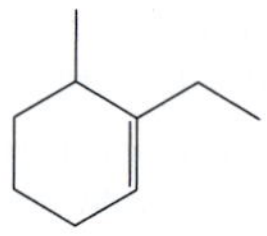

31. Nomeie cada um dos compostos a seguir. Use as designações cis/trans e/ou E/Z, se apropriado, para designar a estereoquímica.

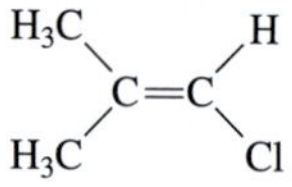

32. Que composto em cada par deve ter o maior momento de dipolo? E o maior ponto de ebulição? (a) *cis*- ou *trans*-1,2-Difluoro-eteno; (b) Z- ou E-1,2-difluoro-propeno; (c) Z- ou E-2,3-difluoro-2-buteno

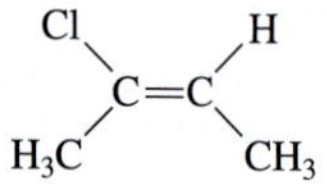

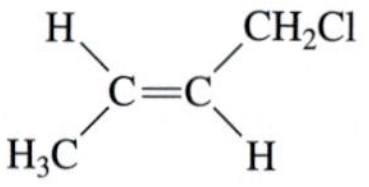

33. Desenhe as estruturas de cada um dos seguintes compostos, coloque-os em ordem de acidez e faça um círculo no(s) hidrogênio(s) mais ácido(s) de cada um: ciclopentano, ciclopentanol, ciclopenteno, 3-ciclo-penteno-1-ol.

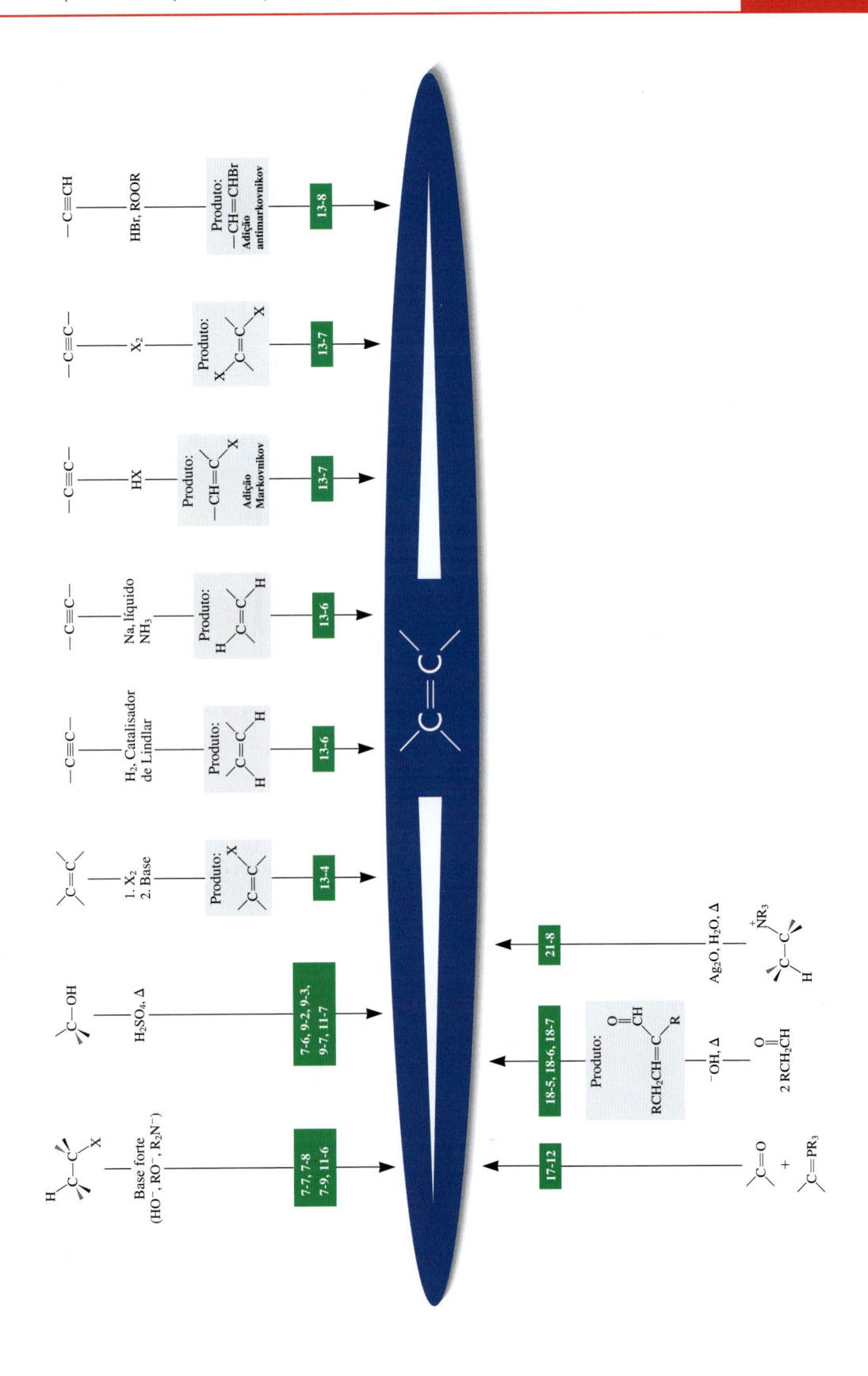

Capítulo 11 Alquenos – Espectroscopia de Infravermelho e Espectrometria de Massas 489

Preparação de Alquenos

Número da seção

$-C\equiv CH \xrightarrow{\text{HBr, ROOR}}$ Produto: $-CH=CHBr$ Adição antimarkovnikov — **13-8**

$-C\equiv C- \xrightarrow{X_2}$ Produto: $\underset{X}{\overset{X}{C}}=C$ — **13-7**

$-C\equiv C- \xrightarrow{HX}$ Produto: $-CH=C\underset{}{\overset{X}{}}$ Adição Markovnikov — **13-7**

$-C\equiv C- \xrightarrow[NH_3]{\text{Na, líquido}}$ Produto: $\underset{H}{\overset{}{C}}=\overset{H}{\underset{}{C}}$ — **13-6**

$-C\equiv C- \xrightarrow[\text{de Lindlar}]{H_2, \text{Catalisador}}$ Produto: $\underset{H}{\overset{}{C}}=\underset{H}{\overset{}{C}}$ — **13-6**

$C=C \xrightarrow[\text{2. Base}]{1. X_2}$ Produto: $\underset{}{\overset{X}{C}}=C$ — **13-4**

$C-OH \xrightarrow{H_2SO_4, \Delta}$ — **7-6, 9-2, 9-3, 9-7, 11-7**

$\underset{H}{\overset{X}{C}}-C \xrightarrow[(HO^-, RO^-, R_2N^-)]{\text{Base forte}}$ — **7-7, 7-8, 7-9, 11-6**

$C=C$

← **21-8** $\xleftarrow{Ag_2O, H_2O, \Delta}$ $\underset{H}{\overset{+NR_3}{C}}-C$

← **18-5, 18-6, 18-7** $\xleftarrow{^-OH, \Delta}$ Produto: $RCH_2CH=C\underset{R}{\overset{O=CH}{}}$ ← $2\ RCH_2CH=O$

← **17-12** $C=O + C=PR_3$

34. Dê as estruturas das seguintes moléculas com base nos espectros de ^{1}H-RMN indicados de A a E. Considere a estereoquímica, quando possível.

(a) C_4H_7Cl, espectro de RMN A; (b) $C_5H_8O_2$, espectro de RMN B;
(c) C_4H_8O, espectro de RMN C; (d) outro C_4H_8O, espectro de RMN D (próxima página);
(e) $C_3H_4Cl_2$, espectro de RMN E (próxima página).

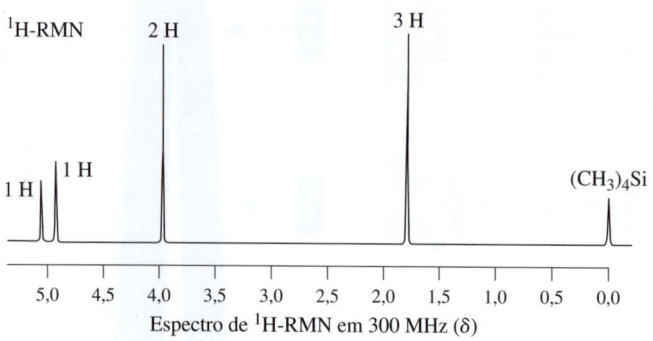

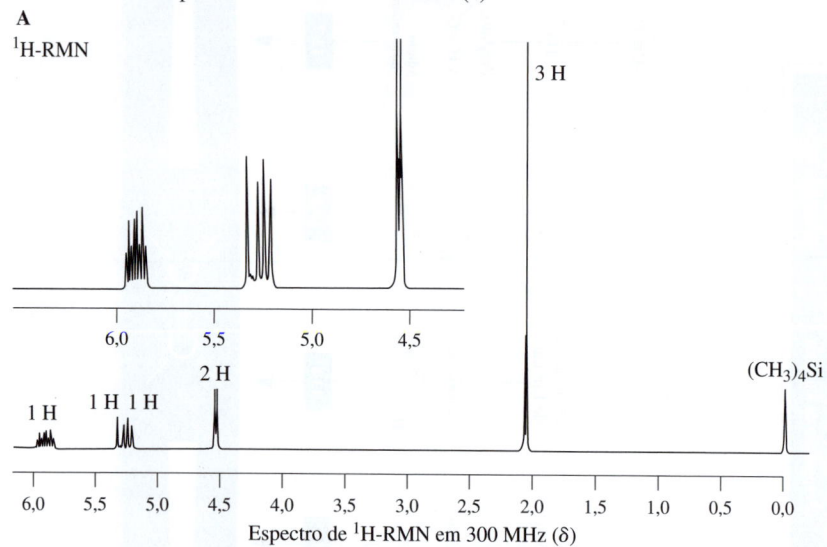

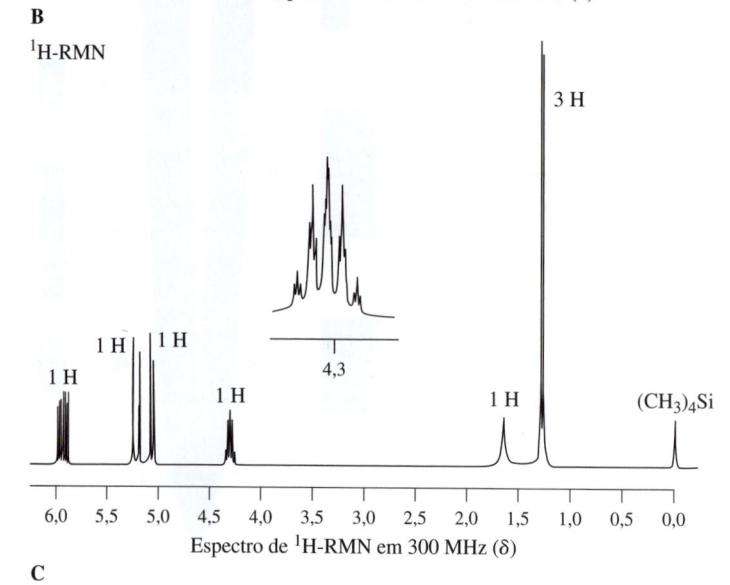

Capítulo 11 Alquenos – Espectroscopia de Infravermelho e Espectrometria de Massas

¹H-RMN

Espectro de ¹H-RMN em 300 MHz (δ)

D

¹H-RMN

Espectro de ¹H-RMN em 300 MHz (δ)

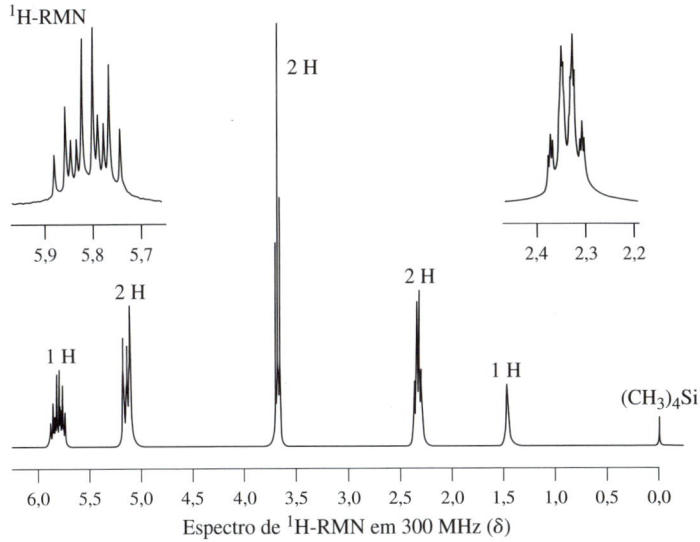

E

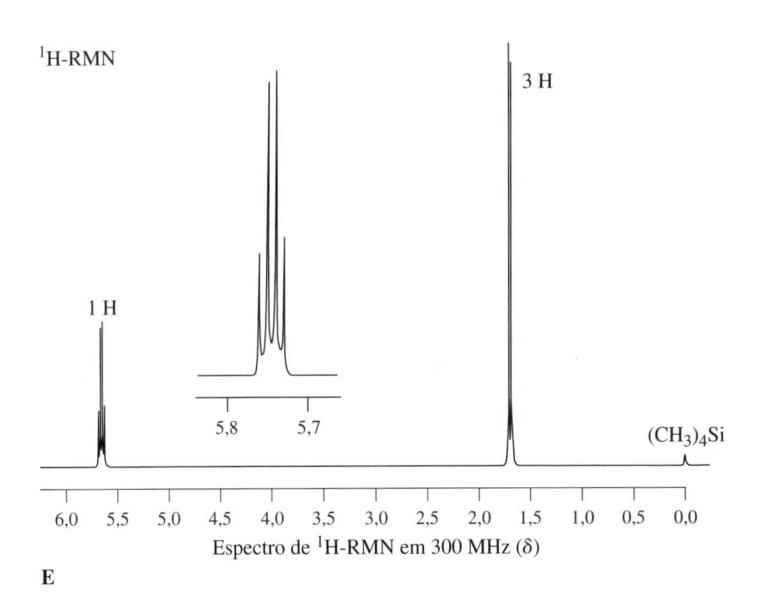

35. Explique os padrões de acoplamento do espectro D de ¹H-RMN. Os detalhes foram ampliados cinco vezes.

36. Para cada par de alquenos a seguir, diga se medidas de polaridade seriam suficientes para distinguir os compostos entre si. Quando possível, assinale o composto mais polar.

(a) $\underset{H_3C}{\overset{H}{>}}C=C\underset{H}{\overset{CH_3}{<}}$ e $CH_3CH_2CH=CH_2$

(b) $\underset{H}{\overset{H_3C}{>}}C=C\underset{H}{\overset{CH_2CH_2CH_3}{<}}$ e $\underset{H}{\overset{CH_3CH_2}{>}}C=C\underset{H}{\overset{CH_2CH_3}{<}}$

(c) $\underset{H}{\overset{H_3C}{>}}C=C\underset{H}{\overset{CH_2CH_2CH_3}{<}}$ e $\underset{CH_3CH_2}{\overset{H}{>}}C=C\underset{H}{\overset{CH_2CH_3}{<}}$

37. Coloque os alquenos de cada grupo na ordem crescente de estabilidade da ligação dupla e de calor de hidrogenação.

(a) $CH_2=CH_2$; (H₃C)(H₃C)C=C(CH₃)(CH₃) ; (H₃C)(H₃C)C=CH₂

(b) (H)(H₃C)C=C(H)(CH(CH₃)₂) ; (H)(H₃C)C=C(CH(CH₃)₂)(H) ; (H)((CH₃)₂CH)C=C(H)(CH(CH₃)₂)

(c) [três estruturas de decalina/octalina com dupla ligação em posições diferentes]

(d) 1-metil-ciclopenteno ; metileno-metilciclopentano ; 1-metil-ciclopenteno (isômero)

(e) ciclobutano (quadrado) ; ciclo-hexeno ; ciclopropeno (triângulo)

38. Escreva as estruturas de todos os alquenos simples que, após a hidrogenação catalítica com H_2 sobre Pt, darão como produto (a) 2-metil-butano; (b) 2,3-dimetil-butano; (c) 3,3-dimetil-pentano; (d) 1,1,4-trimetil-ciclo-hexano. Se você identificar mais de um alqueno como resposta, coloque-os na ordem de estabilidade.

39. A reação entre 2-bromo-butano e etóxido de sódio em etanol dá origem a três produtos E2. Quais são? Prediga a proporção entre eles.

40. Qual é a principal característica estrutural que distingue os halogenoalcanos que dão mais de um estereoisômero na eliminação E2 (por exemplo, 2-bromo-butano, Problema 39) daqueles que dão apenas um único isômero (por exemplo, 2-bromo-3-metil-pentano, Seção 11-6)?

41. Escreva o(s) produto(s) mais provável(eis) de cada um dos seguintes halogenoalcanos com etóxido de sódio em etanol ou com *terc*-butóxido de potássio em 2-metil-2-propanol (álcool *terc*-butílico). (a) Clorometano; (b) 1-bromo-pentano; (c) 2-bromo-pentano; (d) 1-cloro-1-metil-ciclo-hexano; (e) (1-bromo-etil)-ciclo-pentano; (f) (2R,3R)-2-cloro-3-etil-hexano; (g) (2R,3S)-2-cloro-3-etil-hexano; (h) (2S,3R)-2-cloro-3-etil-hexano.

42. Referindo-se aos dados no Problema de Integração 11-27, preveja como a velocidade de reação E2 entre 1-bromo-propano e etóxido de sódio em etanol se compara com as dos três substratos discutidos naquele problema nas mesmas condições de reação.

43. Desenhe as Projeções de Newman dos quatro estereoisômeros do 2-bromo-3-metil-pentano na conformação necessária para a eliminação E2. (Veja as estruturas rotuladas "Estereoespecificidade na Reação E2 de 2-Bromo-3-metil-pentano" na p. 466.) As conformações reativas são também as mais estáveis? Explique.

44. Refira-se à resposta do Problema 38 do Capítulo 7 e prediga (qualitativamente) as proporções dos alquenos isômeros formados nas reações de eliminação mostradas.

45. Refira-se às respostas do Problema 30 do Capítulo 9 e prediga (qualitativamente) os rendimentos relativos de todos os alquenos formados em cada reação.

46. Compare e mostre as diferenças entre os produtos principais da de-hidro-halogenação do 2-cloro-4-metil-pentano com (a) etóxido de sódio em etanol e (b) *terc*-butóxido de potássio em 2-metil-2-propanol (álcool *terc*-butílico). Escreva o mecanismo de cada processo. Considere, em seguida, a reação de 4-metil-2-pentanol com H_2SO_4 concentrado, em 130°C, e compare seu(s) produto(s) e mecanismo(s) de formação com os da de-hidro-halogenação em (a) e (b). (**Sugestão:** a desidratação dá um produto principal que não é observado nas de-hidro-halogenações.)

47. Refira-se ao Problema 59 do Capítulo 7 e escreva a estrutura do alqueno que você esperaria que se formasse como produto principal da eliminação E2 de cada um dos esteroides clorados mostrados.

48. O 1-metil-ciclo-hexeno é mais estável do que o metilenociclo-hexano (A, na margem), mas o metilenociclopropano (B) é mais estável do que o 1-metil-ciclo-propeno. Explique.

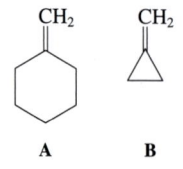

A: metilenociclo-hexano (CH_2=ciclo-hexano)
B: metilenociclopropano (CH_2=ciclopropano)

49. Dê os produtos de eliminação bimolecular de cada um dos seguintes compostos halogenados isômeros.

(a)
```
      Br  H
       \ /
  C₆H₅—C—C—C₆H₅
       / \
      H   CH₃
```

(b)
```
      Br  H
       \ /
  C₆H₅—C—C—C₆H₅
       / \
      H₃C  H
```

Um desses compostos sofre eliminação 50 vezes mais rápido do que o outro. Qual deles? Por quê? (**Sugestão:** veja o Problema 41.)

50. Explique a diferença entre os mecanismos que dão origem aos seguintes resultados experimentais.

[Reação 1: trans-1-metil-2-cloro-4-isopropilciclohexano com Na⁺ ⁻OCH₂CH₃, CH₃CH₂OH → produto com CH₃ e CH(CH₃)₂, 100%]

[Reação 2: cis-1-metil-2-cloro-4-isopropilciclohexano com Na⁺ ⁻OCH₂CH₃, CH₃CH₂OH → dois produtos, 25% + 75%]

51. As fórmulas moleculares e os dados de ^{13}C-RMN (em ppm) de vários compostos são apresentados aqui. O tipo de carbono, determinado pelo espectro DEPT, é especificado em cada caso. Deduza a estrutura de cada composto. (**a**) C_4H_6: 30,2 (CH_2); 136,0 (CH); (**b**) C_4H_6O: 18,2 (CH_3); 134,9 (CH); 153,7 (CH); 193,4 (CH); (**c**) C_4H_8: 13,6 (CH_3); 25,8 (CH_2); 112,1 (CH_2); 139,0 (CH); (**d**) $C_5H_{10}O$: 17,6 (CH_3); 25,4 (CH_3); 58,8 (CH_2); 125,7 (CH); 133,7 ($C_{quaternário}$); (**e**) C_5H_8: 15,8 (CH_2); 31,1 (CH_2); 103,9 (CH_2); 149,2 ($C_{quaternário}$); (**f**) C_7H_{10}: 25,2 (CH_2); 41,9 (CH); 48,5 (CH_2); 135,2 (CH). (**Sugestão:** este é difícil. A molécula tem uma ligação dupla. Quantos anéis ela deve ter?)

52. Os dados dos espectros de ^{13}C-RMN e DEPT de vários compostos com fórmula C_5H_{10}, são apresentados aqui. Deduza a estrutura para cada composto. (**a**) 25,3 (CH_2); (**b**) 13,3 (CH_3); 17,1 (CH_3); 25,5 (CH_3); 118,7 (CH); 131,7 ($C_{quaternário}$); (**c**) 12,0 (CH_3); 13,8 (CH_3); 20,3 (CH_2); 122,8 (CH); 132,4 (CH).

53. A partir da equação da Lei de Hooke, você esperaria que as ligações C—X dos halogenoalcanos comuns (X = Cl, Br, I) tenham as bandas de IV em números de ondas maiores ou menores do que os das ligações entre carbono e átomos mais leves (por exemplo, oxigênio)?

54. Converta cada uma das seguintes frequências de IV em micrômetros.

(a) 1720 cm^{-1} (C=O)
(b) 1650 cm^{-1} (C=C)
(c) 3300 cm^{-1} (O–H)
(d) 890 cm^{-1} (deformação angular de alqueno)
(e) 1100 cm^{-1} (C–O)
(f) 2260 cm^{-1} (C≡N)

55. Combine cada uma das seguintes estruturas com os dados de IV. Abreviações: f = fraca, m = média, F=forte, l=larga. (**a**) 905 (F), 995 (m), 1040 (m), 1640 (m), 2850-2980 (F), 3090 (m), 3400 (F, l) cm^{-1}; (**b**) 2840 (F), 2930 (F) cm^{-1}; (**c**) 1665 (m), 2890-2990 (F), 3030 (m) cm^{-1}; (**d**) 1040 (m), 2810-2930 (F), 3300 (F, l) cm^{-1}.

A: ciclohexano
B: CH₃(CH₂)₄CH₂OH
C: CH₂=CH(CH₂)₃CH₂OH
D: cis-CH₃CH₂CH=CHCH₂CH₃

56. Você entrou no almoxarifado de química para procurar bromo-pentanos isômeros. Existem três frascos na prateleira marcados como $C_5H_{11}Br$, mas seus rótulos caíram. Como o instrumento de RMN está quebrado, você imaginou o seguinte experimento para tentar determinar que isômero está em cada frasco: tratar uma amostra de cada frasco com NaOH em etanol diluído em água e, então, obter o espectro de IV para cada produto ou mistura de produtos. Aqui estão os resultados obtidos:

(i) isômero $C_5H_{11}Br$ do frasco A + $\xrightarrow{\text{NaOH}}$ bandas no IV em 1660, 2850-3020 e 3350 cm^{-1};

(ii) isômero $C_5H_{11}Br$ do frasco B + $\xrightarrow{\text{NaOH}}$ bandas no IV em 1670 e 2850-3020 cm^{-1};

(iii) isômero $C_5H_{11}Br$ do frasco C + $\xrightarrow{\text{NaOH}}$ bandas no IV em 2850-2960 e 3350 cm^{-1}.

(a) O que os dados lhe dizem a respeito de cada produto ou mistura de produtos?
(b) Sugira possíveis estruturas para o conteúdo de cada frasco.

57. Um composto orgânico tem o espectro F de IV. Dentre as estruturas a seguir, escolha a que corresponde melhor com o espectro.

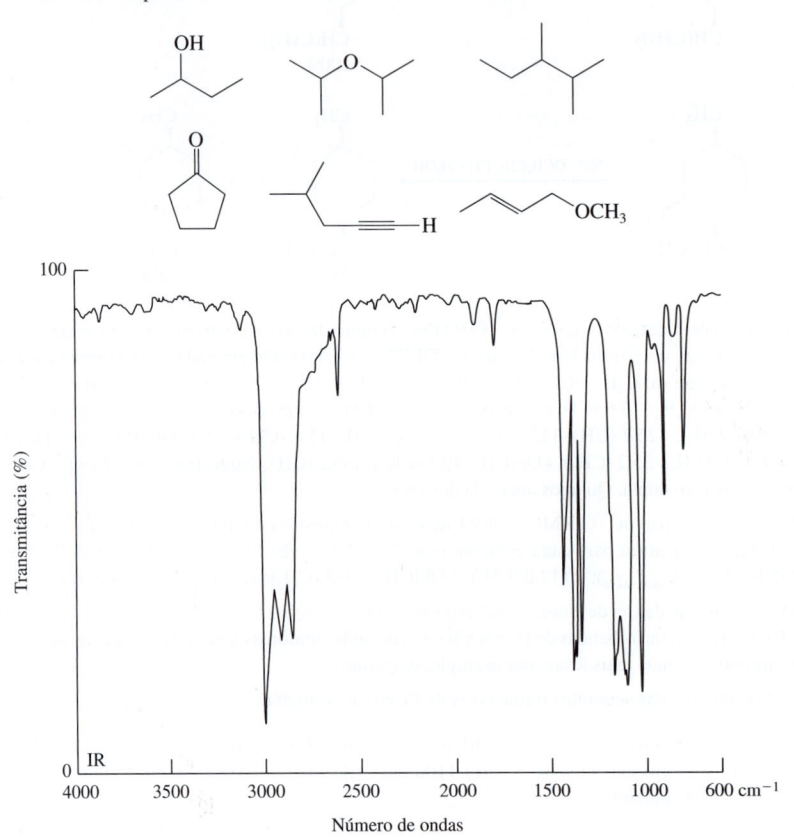

F

58. Os três compostos hexano, 2-metil-pentano e 3-metil-pentano correspondem aos três espectros de massas mostrados a seguir. Com base no padrão de fragmentação, correlacione os compostos com os espectros.

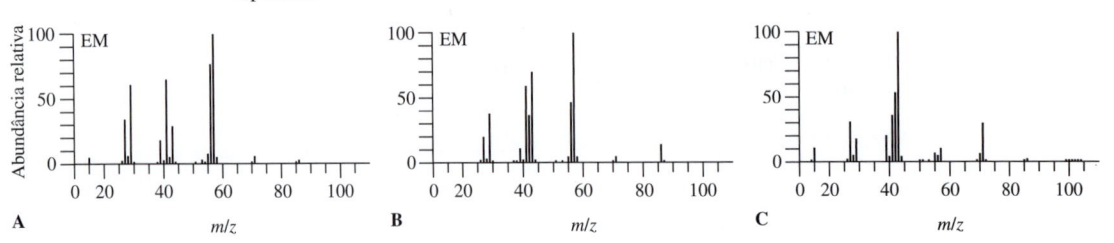

59. Atribua o maior número de picos que você conseguir no espectro de massas do 1-bromo-propano, (Figura 11-24).

60. A tabela a seguir lista dados selecionados do espectro de massas de três álcoois isômeros de fórmula molecular $C_5H_{12}O$. Com base nas posições e intensidades dos picos, sugira estruturas para eles. Um traço indica que o pico é muito fraco ou está completamente ausente.

Intensidade relativa dos picos			
m/z	Isômero A	Isômero B	Isômero C
88 M$^+$	—	—	—
87 (M − 1)$^+$	2	2	—
73 (M − 15)$^+$	—	7	55
70 (M − 18)$^+$	38	3	3
59 (M − 29)$^+$	—	—	100
55 (M − 15 − 18)$^+$	60	17	33
45 (M − 43)$^+$	5	100	10
42 (M − 18 − 28)$^+$	100	4	6

61. Determine as fórmulas moleculares correspondentes a cada uma das seguintes estruturas. Para cada estrutura, calcule o número de graus de insaturação a partir da fórmula molecular e avalie se os seus cálculos estão de acordo com as estruturas mostradas.

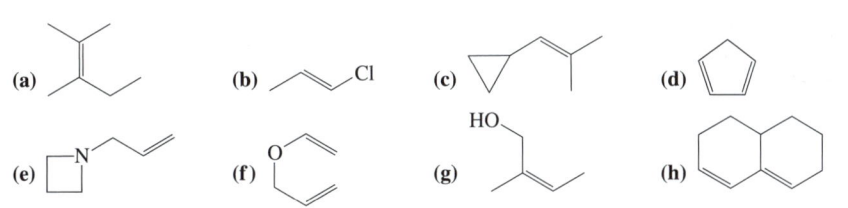

(a) (b) (c) (d)

(e) (f) (g) (h)

62. Calcule o grau de insaturação que corresponde a cada uma das seguintes fórmulas moleculares.
(a) C_7H_{12}; (b) $C_8H_7HO_2$; (c) C_6Cl_6; (d) $C_{10}H_{22}O_{11}$; (e) $C_6H_{10}S$; (f) $C_{18}H_{28}O_2$.

63. Um hidrocarboneto com massa molecular exata 96,0940 tem os seguintes dados espectroscópicos: ^{1}H-RMN, δ = 1,3 (m, 2H); 1,7 (m, 4H); 2,2 (m, 4H) e 4,8 (quint, J = 3 Hz, 2H) ppm; ^{13}C-RMN, δ = 26,8, 28,7, 35,7, 106,9 e 149,7 ppm. O espectro de IV é dado a seguir (espectro G). A hidrogenação dá um produto com a massa molecular exata 98,1096. Sugira uma estrutura consistente com estes dados.

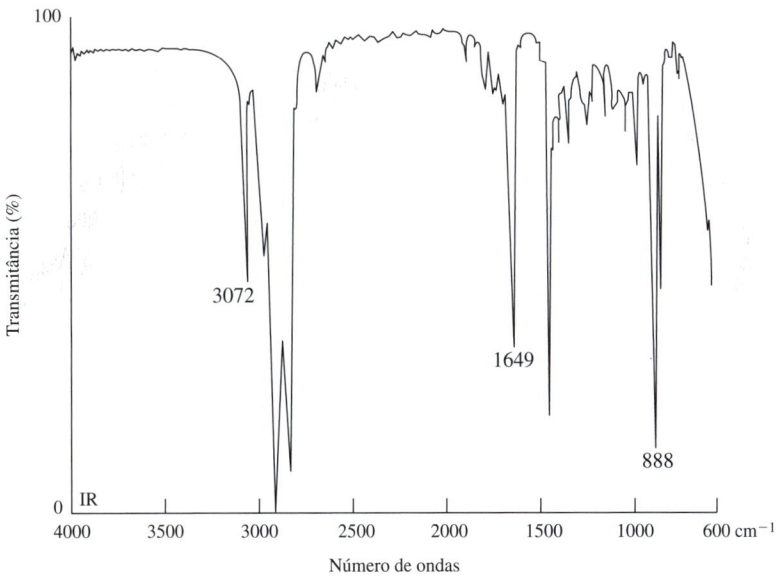

G

64. O isolamento de uma nova forma de carbono molecular, C_{60}, foi relatada em 1990. A substância tem estrutura semelhante à de uma bola de futebol e foi apelidada de "buckyball" (você não vai querer saber o nome IUPAC). A hidrogenação produz um hidrocarboneto com a fórmula molecular $C_{60}H_{36}$. Qual é o grau de insaturação do C_{60}? E do $C_{60}H_{36}$? O resultado da hidrogenação estabelece o limite dos números de ligações π e anéis do "buckyball"? (Mais sobre C_{60} é encontrado no Destaque Químico 15-1).

65. DESAFIO Você acaba de ser nomeado presidente de uma famosa companhia de perfumes, Aromas "R" Us. Procurando um item de grande potencial para o mercado, você encontra uma garrafa rotulada apenas como $C_{10}H_{20}O$, que contém um líquido com um maravilhoso aroma de rosas. Você quer uma quantidade maior e decide elucidar a estrutura. Use os seguintes dados: (i) ^{1}H-RMN: sinais claros em δ = 0,94 (d, J = 7 Hz, 3H); 1,63 (s, 3 H); 1,71 (s, 3 H); 3,68 (t, J = 7 Hz, 2 H); 5,10 (t, J = 6 Hz, 1 H) ppm; os outros 8 H têm as absorções superpostas na região de δ = 1,3-2,2 ppm. (ii) ^{13}C-RMN (^{1}H desacoplado): δ = 60,7, 125,0, 130,9 ppm; os outros sete sinais estão em campo mais alto em δ = 40 ppm. (iii) IV: $\tilde{\nu}$ = 1640 e 3350 cm^{-1}. (iv) A oxidação com PCC tamponado (Seção 8-6) fornece um composto com fórmula molecular $C_{10}H_{18}O$, cujo espectro mostra as seguintes mudanças quando comparado ao composto de partida: ^{1}H-RMN: o sinal em δ = 3,68 ppm desapareceu, mas um novo sinal aparece em δ = 9,64 ppm; ^{13}C-RMN: o sinal em δ = 60,7 ppm desapareceu e foi substituído por outro em δ = 202,1 ppm; IV: perde o sinal em $\tilde{\nu}$ = 3350 cm^{-1}, novo pico em $\tilde{\nu}$ = 1728 cm^{-1}. (v) A hidrogenação dá $C_{10}H_{22}O$, idêntico ao formado na hidrogenação do produto natural geraniol (na margem).

66. Usando as informações da Tabela 11-4, relacione cada conjunto dos seguintes sinais de IV com um desses produtos naturais: cânfora, mentol, éster crisantêmico, epiandrosterona. Você encontrará as estruturas destes compostos na Seção 4-7. **(a)** 3355 cm-1; **(b)** 1630, 1725, 3030 cm^{-1}; **(c)** 1730, 3410 cm^{-1}; **(d)** 1738 cm^{-1}.

67. DESAFIO Identifique os compostos A, B e C a partir das seguintes informações e explique a química que está ocorrendo. A reação do álcool mostrado na margem com cloreto de 4-metil-benzenossulfonila em piridina produziu A ($C_{15}H_{20}O_3S$). A reação de A com di-isopropilamida de lítio (LDA, Seção 7-8) produz um único produto, B (C_8H_{12}), que mostra no ^{1}H-RMN um multipleto de dois prótons em torno de δ = 5,6 ppm. Se, no entanto, o composto A é tratado com NaI antes da reação com LDA, dois produtos são formados: B e um isômero, C, cuja RMN tem um multipleto em δ = 5,2 ppm que integra apenas um próton.

68. DESAFIO O *ciclo do ácido cítrico* é uma série de reações biológicas que desempenham um papel central no metabolismo celular. O ciclo inclui reações de desidratação dos ácidos málico e cítrico, produzindo os ácidos fumárico e aconítico, respectivamente (todos nomes comuns). Ambos seguem estritamente um mecanismo de eliminação *anti* catalisada por enzima.

$$\underset{\text{Ácido málico}}{\begin{array}{c}CO_2H\\H\!-\!\!|\!-\!H^*\\H\!-\!\!|\!-\!OH\\CO_2H\end{array}} \xrightarrow[-H_2O]{\text{Fumarase}} \text{Ácido fumárico} \qquad \underset{\text{Ácido cítrico}}{\begin{array}{c}CO_2H\\H\!-\!\!|\!-\!H^*\\HO\!-\!\!|\!-\!CH_2CO_2H\\CO_2H\end{array}} \xrightarrow[-H_2O]{\text{Aconitase}} \text{Ácido aconítico}$$

(a) Em cada desidratação, somente o hidrogênio identificado por um asterisco é removido, junto com o grupo OH do carbono inferior. Escreva as estruturas dos ácidos fumárico e aconítico formados nessas reações. Certifique-se de que a estereoquímica de cada produto esteja claramente indicada. **(b)** Especifique a estereoquímica de cada um destes produtos, usando as notações cis e trans, ou *E,Z*, quando apropriado. **(c)** O ácido isocítrico (mostrado na margem) também é desidratado pela aconitase. Quantos estereoisômeros podem existir para o ácido isocítrico? Lembrando que esta reação se processa por meio de uma eliminação *anti,* escreva a estrutura de um estereoisômero do ácido isocítrico que vai dar na desidratação o mesmo isômero do ácido aconítico que é formado a partir do ácido cítrico. Assinale os carbonos quirais neste isômero do ácido isocítrico, usando a notação *R,S*.

Trabalho em grupo

69. Os seguintes dados indicam que a desidratação de certos derivados de aminoácidos é estereoespecífica.

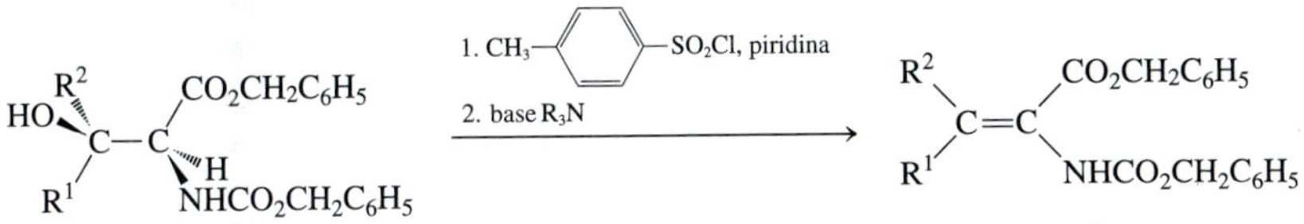

	R^1	R^2
a	CH_3	H
b	H	CH_3
c	$CH(CH_3)_2$	H
d	H	$CH(CH_3)_2$

Dividam a tarefa de analisar esses dados entre vocês para determinar a natureza destas eliminações estereocontroladas. Assinalem a configuração absoluta (R,S) dos compostos **1a-1d** e as configurações E,Z dos compostos **2a-2d**. Desenhem a projeção de Newman da conformação ativa de cada composto de partida (**1a-1d**). Como um grupo, apliquem seus conhecimentos destas informações para determinar a configuração absoluta do centro quiral não assinalado (marcado com um asterisco) no composto **3**, que foi desidratado para gerar o composto **4**, um intermediário da síntese do composto **5**, um agente antitumoral.

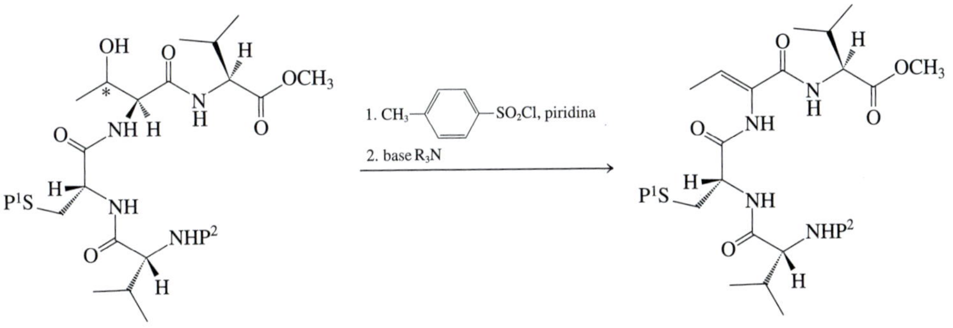

(P^1 e P^2 são grupos protetores)

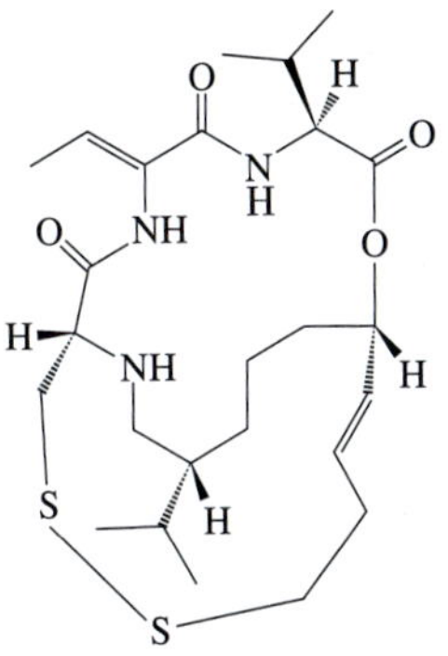

Problemas pré-profissionais

70. Qual é a fórmula empírica do composto A (veja na margem)?

 (a) C_8H_{14}; (b) C_8H_{16}; (c) C_8H_{12}; (d) C_4H_7

71. Qual é o grau de insaturação do ciclobutano?

 (a) Zero; (b) Um; (c) Dois; (d) Três

72. Qual é o nome IUPAC do composto B (veja na margem)?

 (a) (*E*)-2-metil-3-penteno; (b) (*E*)-3-metil-2-penteno; (c) (*Z*)-2-metil-3-penteno; (d) (*Z*)-3-metil-2-penteno

73. Qual das seguintes moléculas teria o menor calor de hidrogenação?

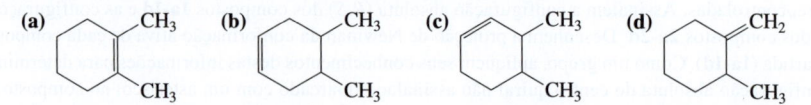

74. Um certo hidrocarboneto contendo oito carbonos tem dois graus de insaturação, mas nenhuma banda de absorção no espectro de IV em 1640 cm^{-1}. A melhor estrutura para este composto é

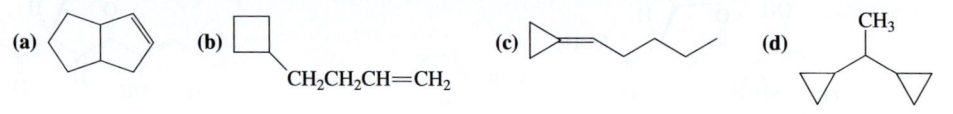

[Interlúdio]

Como resolver problemas de química orgânica

Já vimos aproximadamente um terço do curso de química orgânica, portanto, vamos testar sua capacidade de resolver problemas e encontrar possíveis soluções para as dificuldades que você talvez tenha encontrado. Este interlúdio tem a seguinte estrutura:

Compreensão da questão
Tipos de problemas em química orgânica
Uma abordagem geral para solucionar problemas: a estratégia "organizada para resolver problemas"
Resolução de problemas que perguntam "qual"

Nomenclatura
Acidez
Energia
Estabilidade
Espectroscopia

Resolução de problemas que perguntam "como" ou "por quê"

Qual é o produto de uma reação?
Como o produto se forma?
Que reagente(s) você precisa para converter uma molécula em outra?

Compreensão da questão

Talvez a declaração mais comum feita pelos estudantes que vêm a nossa sala é "Eu não entendo!". Quando pedimos que expliquem, descobrimos que eles não entendem a *pergunta* – menos ainda a solução. Na verdade, essa situação é comum em aulas de ciências ou que se relacionam às ciências. Os exames não testam somente os conhecimentos dos alunos, mas avaliam também sua capacidade de entender uma pergunta escrita e de reorganizá-la para que seja respondida.

Tipos de problemas em química orgânica

Qual é o tipo de pergunta? Talvez estejamos simplificando demais, porém existem basicamente duas categorias de perguntas em química orgânica. Categorizar a questão é o primeiro passo para compreendê-la e definir o que está sendo solicitado.

A questão "qual?"

- Qual é o nome IUPAC?
- Qual é o ácido mais forte?
- Calcule o $\Delta H°$ e determine de que maneira o equilíbrio se encontra.
- Qual é o confôrmero mais estável?
- Interprete os seguintes espectros de uma molécula e sugira uma estrutura possível.

Todas estas questões são do tipo "Qual?". Elas pedem que você (1) lembre informações e (2) use-as em uma situação relativamente simples. Como veremos logo a seguir, as abordagens para a resolução de questões do tipo"Qual?" em geral são simples (porém *não* significa que sejam necessariamente fáceis).

A questão "como" ou "por quê"

E o segundo tipo de perguntas? Estas são as que têm foco em uma ou mais reações químicas a partir de várias perspectivas:

- Qual é o produto?
- Qual é o mecanismo pelo qual ele se forma?
- Que reagente(s) você precisa para converter uma molécula em outra?

Estas perguntas podem parecer com as do tipo "Qual", mas na verdade elas têm muito mais a ver com "Como" e "Por que" as coisas acontecem em química orgânica. Uma abordagem mais sofisticada do que a usada para a pergunta do tipo "Qual" é necessária. *Você pode às vezes reconhecer em uma questão um "Como" ou um "Por que" se perguntar a você mesmo: "Alguma transformação está ocorrendo?". Se a resposta for sim, então a questão muito provavelmente será do tipo "Como" ou "Por quê".*

Antes de dar alguns exemplos, apresentaremos uma abordagem geral para a resolução de problemas.

Uma abordagem geral para solucionar problemas: a estratégia "organizada para resolver problemas"

Ter sucesso em química orgânica requer tempo, empenho e trabalho árduo, bem como o desenvolvimento da capacidade de resolver problemas. Na estratégia "organizada para resolver problemas", avance etapa por etapa:

- *O* que o problema pede?
  Leia o texto que descreve o problema e não comece a trabalhar a resposta até entender *tudo* o que se deseja saber. Não está claro para você? Leia a pergunta devagar e em voz alta. Procure palavras-chave que caracterizem o tipo de problema. A questão é apenas a procura de uma informação (Qual?) ou ela pede que você responda alguma coisa mais elaborada (Como? Por quê?)?

- *C*omo começar?
  Qual é o ponto de partida? Até onde você precisa ir? Pondere ambas as questões até descobrir seu objetivo. Por exemplo, para deduzir o produto de uma reação, você deve identificar as características estruturais relevantes do(s) composto(s) de partida (como os grupos funcionais) e a natureza química do reagente que está atuando sobre ele(s) (eletrófilo? nucleófilo? agente oxidante ou redutor?). Avalie no sentido geral o que *poderia* acontecer.

- *I*nformações necessárias?
  Você esqueceu algum detalhe crucial, como a identidade de um reagente? Ou então, você não tem certeza sobre detalhes que podem ser importantes, por exemplo, a reatividade de um carbono primário *versus* a de um secundário ou terciário? *Procure a resposta* – no livro, em suas anotações ou simplesmente pergunte – *antes* de avançar na tentativa de resolver o problema. Ao "resolver" os exercícios incorretamente por causa de informações inadequadas, você acaba tendo de "desaprender" uma abordagem errada, além de reconhecer a correta. Sob o estresse de um exame, a confusão fica muito mais provável.

- *P*roceder logicamente – sem atalhos!
  Não salte etapas na formulação da solução de um problema! Seja minucioso em sua acurácia: escreva estruturas completas, se necessário, na forma de Lewis; complete suas setas de fluxo de elétrons; adicione setas de reação e os reagentes de cada etapa; "rabisque" numa folha de papel separada – a química orgânica é muito visual e até mesmo uma estrutura errada, quando desenhada, pode levar sua mente ao caminho da estrutura correta. Pratique sua capacidade de resolver problemas na frente de outras pessoas. Por fim, confie que os vários processos que você aprendeu o levarão às respostas.

Resolução de problemas que perguntam "qual?"

- **Nomenclatura**: Problemas de nomenclatura podem pedir que você dê um nome a uma estrutura ou que desenhe a estrutura que corresponde a um nome. Por exemplo:

Problema I-1. Dê o nome IUPAC para a molécula dada a seguir.

O *Q*ual é simples: o nome da molécula.

*C*omo começar? Antes de nomear uma estrutura, "leia-a" para determinar a conectividade e (se aplicável) a estereoquímica.

*I*nformações necessárias? Você precisa conhecer as regras de escolha de uma cadeia principal (ou anel), numerá-la e dar nomes aos seus substituintes. Assim:

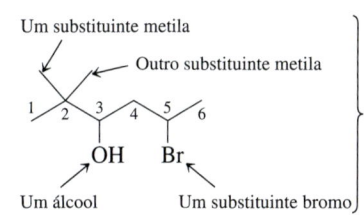

"Leia" a estrutura:
1. Cadeia mais longa de seis carbonos.
2. Quatro substituintes (identificados como mostrado).
3. A função hidroxila tem precedência sobre os outros substituintes e define a numeração da cadeia principal.

*P*roceda etapa por etapa. Aplique as regras de nomenclatura: (1) é um "hexanol"; (2) a numeração começa na extremidade mais próxima do grupo OH (de maior precedência); (3) use a ordem alfabética para construir o nome ("di-" não conta – é apenas um multiplicador para "metila").

A resposta é: **5-Bromo-2,2-dimetil-3-hexanol**

- **Acidez**:

Problema I-2. Qual é o ácido mais forte, CH_3NH_2 ou CH_3OH?

Novamente, um *Q*ual simples.

*C*omo começar? Ao lhe pedirem para avaliar a força de um ácido, olhe para sua base conjugada. *A base conjugada mais estável* (tendo como referência a eletronegatividade dos átomos e a estabilização pelos efeitos indutivo e de ressonância) *corresponde ao ácido mais forte* (Seção 2-2).

Então, desenhe todas as bases conjugadas por meio da remoção de um próton (H^+) de cada ponto possível de cada molécula:

$$^-:CH_2NH_2 \quad CH_3NH:^- \quad ^-:CH_2OH \quad CH_3O:^-$$

Qual é a base conjugada mais estável? Essas quatro espécies têm cargas negativas em três átomos diferentes: C, N e O. Como esses átomos diferem?

*I*nformações necessárias! Os três átomos têm eletronegatividade diferente: O > N > C (Tabela 1-2). Quanto mais eletronegativo for um átomo, mais ele atrairá elétrons. Logo, o átomo mais eletronegativo estabiliza melhor o par de elétrons excedente e a carga negativa da base conjugada correspondente.

Por fim, *P*roceda logicamente: (1) o oxigênio é o mais eletronegativo dos três, então, com o par de elétrons excedente e a carga negativa no O, CH_3O^- é a base conjugada mais estável das quatro; (2) a partir desta conclusão, **CH_3OH** deve ser o ácido mais forte e o hidrogênio ligado ao oxigênio deve ser o mais ácido de seus quatro átomos de hidrogênio.

- **Energia**: A variação de energia é um dos princípios fundamentais que regem as reações químicas. A quebra de ligações requer energia; a formação de ligações libera energia. $\Delta H° = $ (energia recebida) – (energia liberada). O equilíbrio é favorecido no sentido da reação quando $\Delta G°$ é negativo, o que muitas vezes é determinado por um $\Delta H°$ negativo (pelo menos quando $\Delta S°$ é pequeno).

Problema I-3. A hidrogenação de alquenos é aproximadamente $\Delta H° = -30$ kcal mol^{-1}. Quais das seguintes informações são sempre verdadeiras? **(a)** A mistura de um alqueno com H$_2$ resulta em uma reação rápida; **(b)** a reação de um alqueno com H$_2$ é exotérmica; **(c)** as reações de todos os alquenos com H$_2$ são igualmente favorecidas.

*Q*ual? Esta é uma questão verdadeiro-falso em três partes. É preciso analisar cada afirmativa separadamente.

(a) *C*omeço: a termodinâmica favorável determina necessariamente a velocidade da reação? *I*nformação: não. O que determina? Lembra-se da cinética? Das energias de ativação (Seções 3-3 e 11-5)? Assim, *P*roceda: falso.

(b) *C*omeço: defina exotérmico. *I*nformação: exotérmico corresponde a um $\Delta H°$ negativo (Seção 2-1). *P*roceda: esta afirmativa é verdadeira.

(c) *C*omeço: *leia cuidadosamente!* O problema diz *igualmente* favorecidas, o que significa que, se a afirmativa for verdadeira, as hidrogenações de *todos* os alquenos terão exatamente o mesmo $\Delta H°$. *I*nformação: olhe a Figura 11-12. Não têm. *P*roceda: Falso! Assim, a única afirmativa verdadeira é (b).

- **Estabilidade:**

Problema I-4. Coloque em ordem decrescente de estabilidade os quatro hidrocarbonetos isômeros: **(a)** 1-ciclo-propil-pentano; **(b)** *cis*-1-etil-2-propil-ciclo-propano; **(c)** etil-ciclo-hexano; **(d)** *cis*-1,4-dimetil-ciclo-hexano.

O que o problema pede? Estabelecer a ordem aproximada de conteúdo de energia de quatro moléculas e, assim, estimar sua estabilidade relativa.

*C*omo começar? Desenhe cuidadosamente as estruturas, porque elas o ajudarão a reconhecer as características que podem estabilizar ou desestabilizar os hidrocarbonetos uns em relação aos outros. Note que o problema inclui um componente de nomenclatura: é preciso converter cada nome em uma estrutura. Por fim, para fazer a comparação correta, precisamos desenhar o confôrmero mais estável de cada hidrocarboneto.

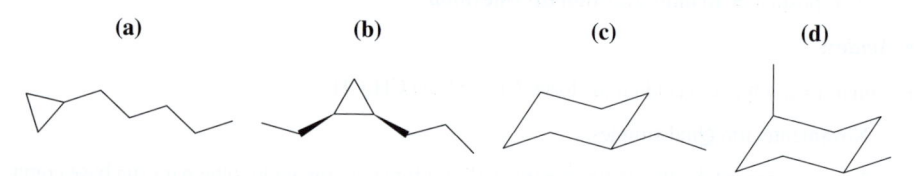

*I*nformação: quanto menor o conteúdo de energia da estrutura, mais estável ela é. O impedimento estérico aumenta o conteúdo de energia e diminui a estabilidade (Seção 2-8). Assim, uma conformação em oposição é mais estável do que uma em coincidência; *anti* é mais estável do que *vici*; equatorial é mais estável do que axial (Seção 4-4). Em cada caso, a opção mais estável tem menor impedimento estérico. Note quaisquer outros efeitos desestabilizadores (como a tensão angular).

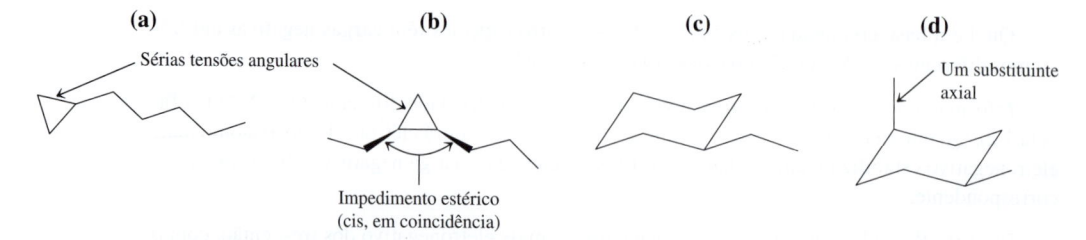

*P*roceda: como mostrado, identificamos as características estruturais que afetam a estabilidade. Qual é a importância de cada uma delas? Encontre as informações quantitativas: a tensão angular em ciclopropanos é o fator mais desestabilizador (27,6 kcal mol^{-1}; Seção 4-2). Em seguida, adicione a coincidência forçada em (b) que é, pelo menos, tão ruim quanto à do confôrmero de maior energia do butano que é 4,9 kcal mol^{-1} (Figura 2-13). Os ciclo-hexanos não sofrem tensão angular, mas (d) não pode evitar que um substituinte seja axial (1,7 kcal mol^{-1}, Tabela 4-3). Com esses dados em mãos, aplique a lógica: conteúdo energético maior = menos estável. A ordem de estabilidade é, portanto, (c) o mais estável, depois (d), (a) e, finalmente, (b) o menos estável. (Se necessário, você pode até dar as diferenças aproximadas de energia pela adição dos incrementos de conteúdo de energia de cada composto.)

- *Espectroscopia*: a espectroscopia é a ferramenta mais poderosa de determinação da estrutura de um composto orgânico. A resolução de problemas de espectroscopia é quase como identificar e combinar os pedaços de um quebra-cabeças para construir a "imagem" final. Como na resolução de quaisquer outros tipos de quebra-cabeças, existem estratégias eficientes que você pode aprender a usar.

Problema I-5. Qual é a estrutura da molécula que tem os seguintes dados espectroscópicos: ^{1}H-RMN δ = 1,30 (s largo, 1H); 3,89 (d, J = 7,8 Hz, 2H); 5,49 (t, J = 7,8 Hz, 1H) ppm; IV 1670 (fraco), 3310 (forte, largo) cm^{-1}; EM m/z = 88 (M$^+$). Um *Q*ual simples.

*C*omece reconhecendo o que cada tipo de espectro revela. Idealmente, gostaríamos de saber:

(a) composição (fórmula molecular) dada ou obtida por espectrometria de massas;

(b) grupos funcionais presentes, a partir de um espectro de infravermelho;

(c) número e localização dos hidrogênios a partir do espectro de ^{1}H-RMN.

*I*nformação:

(a) A composição da molécula não é dada. Você tem a massa, o peso molecular é 88 e você poderia descobrir, por tentativa e erro, algumas combinações de átomos comuns com massa molecular 88, o que seria ineficiente. Coloque essa informação de lado por enquanto e volte-se para os espectros de IV e ^{1}H-RMN.

(b) O espectro de IV diagnostica o grupo funcional OH, devido à absorção forte e larga em 3310 cm^{-1}. A absorção fraca em 1670 cm^{-1} sugere uma ligação dupla C=C (Seção 11-8).

(c) Agora veja o espectro de ^{1}H-RMN: o singleto largo em δ = 1,30 ppm é quase certamente devido ao hidrogênio de OH (Seção 10-8). O sinal em δ = 5,49 ppm revela a presença de um hidrogênio de alquenila. Por fim, temos em δ = 3,89 ppm o sinal para dois hidrogênios desblindados pela vizinhança do grupo OH (Tabela 10-2).

*P*roceda logicamente, etapa por etapa: temos alguns fragmentos da molécula – nossas "peças do quebra-cabeça." Como juntamos tudo? As peças são um OH – ligado evidentemente a um CH$_2$ – e uma ligação dupla ligada a um hidrogênio: C=CH. Com base nas integrações e multiplicidades (spin-spin) dos sinais de ^{1}H-RMN (o hidrogênio de alquenila é desdobrado em um tripleto e o C**H**$_2$OH em um dubleto, então, eles têm de ser vizinhos; Seção 10-7), devemos ter algo com a seguinte subestrutura:

$$\text{=C}\begin{array}{c}\text{CH}_2\text{—OH}\\\text{H}\end{array}$$

(Não há multiplicidade do H no oxigênio devido à troca rápida; Seção 10-8)
Multiplicidade (spin-spin) observada

Isso não é, obviamente, a molécula inteira. Além disso, a soma das massas atômicas dá apenas 44. Estão faltando átomos certamente, mas não existem sinais adicionais no espectro de ^{1}H-RMN. O que fazer? O peso molecular de nossa subestrutura dá uma sugesão forte: ele é a metade exata do valor dado para a molécula inteira. Logo, a molécula é simétrica: ela contém outro conjunto de átomos de hidrogênio (e de carbono e oxigênio) em ambientes idênticos aos já mostrados. Essa linha de raciocínio nos leva à estrutura:

$$\text{HO—CH}_2\text{—C(H)=C(H)—CH}_2\text{—OH}$$

Três conjuntos de hidrogênios idênticos

Esta resposta se encaixa nos dados? A composição é C$_4$H$_8$O$_2$, com massa 48 + 8 + 32 = 88. O espectro de IV se encaixa bem. E quanto ao espectro de ^{1}H-RMN? As integrações dadas são 1H, 2H e 1H, sugerindo uma molécula com somente quatro hidrogênios, mas vimos anteriormente que era um beco sem saída. Lembre-se, no entanto, de que as integrações no RMN dão apenas os números *relativos* de átomos de hidrogênio em cada ambiente (Seção 10-6). Os valores dados são a metade do número real de hidrogênios que correspondem a cada sinal. É comum encontrar problemas de espectroscopia que envolvem uma molécula orgânica simples simétrica, por isso, você deve estar ciente dessa possibilidade.

Neste ponto, estabelecemos que todos os dados se encaixam na estrutura sugerida. Existem alternativas? A resposta é sim, o isômero trans. No entanto, o exame minucioso da Seção 11-8 mostra que os alquenos trans mostram uma banda fina de deformação angular em 970 cm^{-1} no IV. Como essa banda não está nos dados, nossa resposta é a melhor disponível.

Uma observação final: o problema teria sido bem mais fácil se tivéssemos a composição molecular. Mesmo a massa molecular exata a partir de um espectro de massa de alta resolução teria sido útil (Seção 11-9): a massa exata da molécula, 88,0524, nos diz que a fórmula é $C_4H_8O_2$ (pela adição das massas atômicas da Tabela 11-5), ao contrário de alternativas com uma massa próxima a 88, como $C_4H_{12}N_2$ (88,1002) ou $C_5H_{12}O$ (88,0889).

Resolução de problemas que perguntam "como" ou "por quê"

Passamos agora para o segundo tipo de questão, relacionado às reações químicas: os processos que ocorrem quando as moléculas se *transformam* em outras.

- **Qual é o produto de uma reação?** Ainda que tenha memorizado o máximo que puder, você ainda precisará reconhecer o tipo de reação e aplicar o mecanismo relevante para chegar à estrutura do produto. Esse tipo de questão raramente é um "Qual?" simples. Por exemplo, considere a seguinte questão de um exame simulado e siga a análise:

Problema I-6. (5 pontos) Escreva o(s) produto(s) principal(is) da seguinte reação.

À primeira vista, este é um problema do tipo Qual simples. Será? Vamos ver.

Como começar? Identifique a molécula orgânica de partida e o reagente pelas categorias de compostos às quais eles pertencem. veja se isso leva você a uma solução.

Hidróxido – bom nucleófilo – você imediatamente pensa em substituição nucleofílica?

Halogenoalcano   Você escreve [estrutura com OH] como resposta e rapidamente segue em frente? Se assim for, você acabou de perder a maior parte dos 5 pontos.

Devagar! Dê uma segunda olhada: o substrato é *terciário* e $^-$OH é uma *base forte*.

Informação: a Tabela 7-4 nos diz *como* acontece uma reação entre um substrato terciário e uma base forte: por eliminação, pelo mecanismo E2. Mas você ainda não terminou. Mais de um isômero pode se formar. A Seção 11-6 abrange a regioquímica da eliminação: bases desimpedidas (como o hidróxido) levam ao alqueno mais estável (Regra de Saytzev).

Agora, finalmente, você pode ***P***roceder:

Hofmann (secundário) + Saytzev (principal) ← A *única* resposta completamente correta

- **Como o produto se forma? Por quê? Explique!** Estas palavras significam "escreva o mecanismo." Se você não abordou o mecanismo da reação, você não respondeu a questão "como" ou "por que", nem "explicou" a reação química. As etapas individuais da reação são as *palavras* na linguagem da química orgânica – o vocabulário. No entanto, você precisa da *gramática* para juntar as palavras. Os mecanismos são a gramática.

Problema I-7. Qual das reações a seguir é a mais rápida, (a) ou (b)? Qual é o produto? Explique.

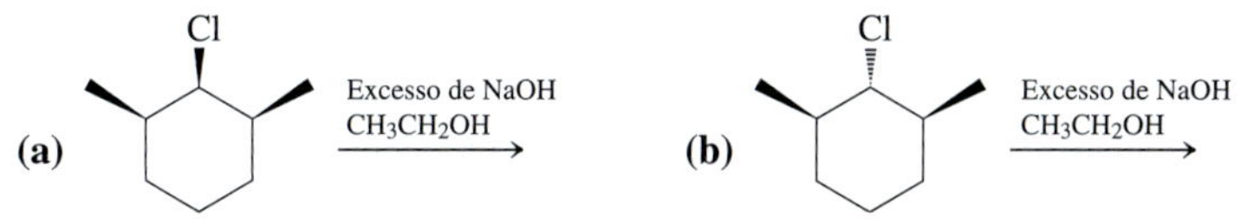

O que a questão pede? *"Explique!"* Aí está a sua deixa: este é um problema de *mecanismo*.

*C*omo começar? Como no exemplo anterior, caracterize os substratos: aqui eles são cloro-alcanos *secundários*, com impedimento estérico adicional no carbono adjacente. Novamente, o reagente é um nucleófilo e uma base forte.

*I*nformação: o deslocamento S_N2 é improvável; como no Problema I-6, E2 deve ser favorecida (Tabela 7-4). Qual é a próxima etapa?

*P*roceder logicamente: use a questão como uma sugestão de procedimento. *Por que* essas duas reações deveriam ocorrer com velocidades diferentes? Em que os substratos diferem? Resposta: na estereoquímica. Então, redesenhe os materiais de partida na forma cadeira do ciclo-hexano que é mais útil.

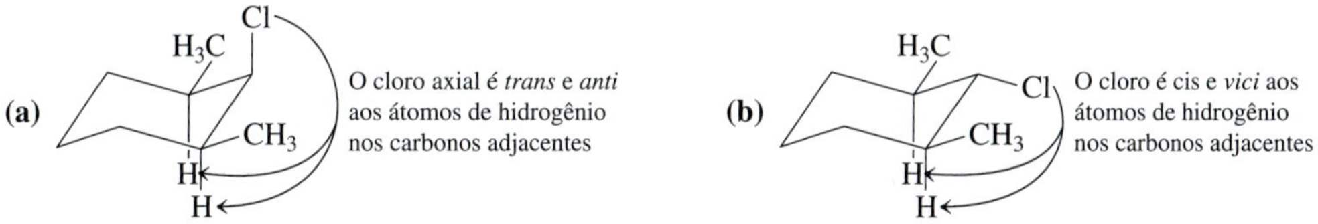

(a) O cloro axial é *trans* e *anti* aos átomos de hidrogênio nos carbonos adjacentes

(b) O cloro é cis e *vici* aos átomos de hidrogênio nos carbonos adjacentes

O mecanismo E2 acontece mais rapidamente na geometria em que o grupo de saída e o átomo de hidrogênio a ser removido do átomo de carbono adjacente estão na posição *anti* (Seção 11-6). Somente o substrato da reação (a) é capaz de alcançar esse arranjo. A transformação de (a) será, portanto, mais rápida, dando o alqueno cíclico [estrutura] como produto principal.

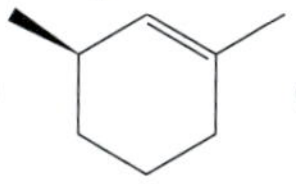

E se lhe pedirem para escrever um mecanismo para essa transformação, baseie sua resposta na *I*nformação relativa ao processo E2 apresentada na Seção 7-7 e Figura 7-8. O átomo de carbono ligado ao Cl tem polarização δ^+. A reação ocorre em uma única etapa pelo movimento simultâneo de três pares de elétrons. O primeiro se origina no íon hidróxido, a base, que ataca o átomo de hidrogênio β em relação ao grupo de saída. O segundo vem da quebra da ligação C—H e vai para o átomo de carbono δ^+ para formar a nova ligação π. O terceiro par sai com o íon cloreto, o grupo de saída. Usando setas curvas para descrever o fluxo de elétrons, temos:

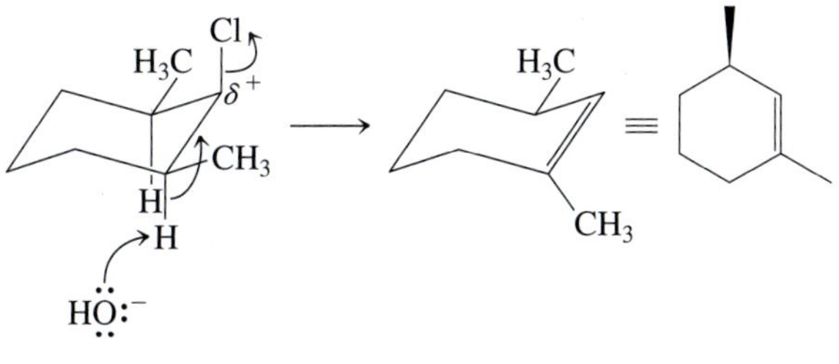

• **Que reagente(s) você precisa para converter uma molécula em outra específica?** A síntese requer que você tenha o comando de seu vocabulário de reações de modo que você saiba se e exatamente como transformar um tipo de composto em outro. Os mapas de reações que precedem as seções de Problemas no final de muitos dos capítulos são projetados com o objetivo de ajudar você a organizar seus estudos para atingir esse propósito. A análise retrossintética (Seção 8-9) fornece uma base para elaborar soluções aos problemas de síntese.

Problema I-8. Proponha uma síntese da ~~~O (3-hexanona) a partir de quaisquer moléculas orgânicas que não tenham mais de três carbonos.

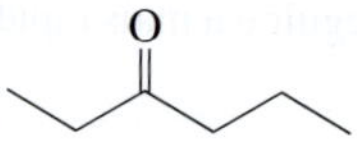

O que o problema pede? Na verdade, várias coisas. O produto é uma cetona, então, você tem que construir esse grupo funcional. Ele tem seis carbonos e você só tem permissão para usar moléculas de até três carbonos, logo, você tem de construir (pelo menos) uma ligação carbono-carbono. Você também tem que decidir os compostos de partida e que reações vai usar. Isso é muito!

*C*omo começar (1): você precisa construir uma cetona. Você conhece reações que geram cetonas?

*I*nformação (1): até agora, apenas uma – a oxidação de um álcool secundário com um reagente de cromo (VI) (Seção 8-6).

*P*roceda (1): do ponto de vista da retrossíntese, dizemos que a cetona é *derivada de* um álcool secundário (a seguir, à esquerda). A reação que fornece a cetona é mostrada a seguir à direita. Este deve ser o passo final na sua resposta:

Análise retrossintética

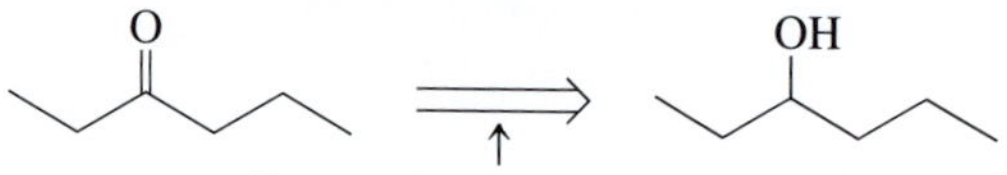

O=⟨estrutura⟩ ⟹ HO–⟨estrutura⟩
↑
Esta seta significa "derivado de"

Etapa final da síntese (sentido direto)

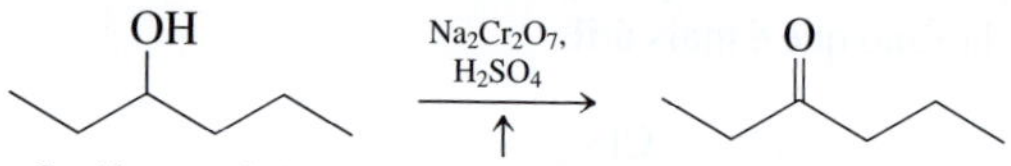

HO–⟨estrutura⟩ —Na₂Cr₂O₇, H₂SO₄→ O=⟨estrutura⟩
↑
Certifique-se de incluir os reagentes reais acima da seta de reação

O que o problema pergunta a seguir? Você está agora diante de um novo problema de síntese: fazer o material de partida para *esta* reação (3-hexanol). Ele é um álcool secundário.

*C*omo começar (2): pergunte a si mesmo: você conhece algum modo de preparar álcoois secundários?

*I*nformação (2): você conhece dois caminhos, a redução de cetonas com reagentes hidretos (Seção 8-6) e a adição de um reagente de Grignard a um aldeído (Seção 8-8).

*P*roceda (2): verifique a viabilidade destas duas opções. A redução de uma cetona não é um método útil aqui, porque a cetona que deveríamos reduzir para obter o 3-hexanol é a que estamos tentando fazer: 3-hexanona. Estaríamos apenas rodando em círculos. Retornando ao segundo método, vejamos que combinações de reagentes de Grignard e aldeídos dariam o 3-hexanol. Pensando retrossinteticamente, vemos que existem duas combinações possíveis: fazer a ligação carbono-carbono à esquerda do álcool (ligação *a*) ou à direita (ligação *b*):

Análise retrossintética do 3-Hexanol: duas opções

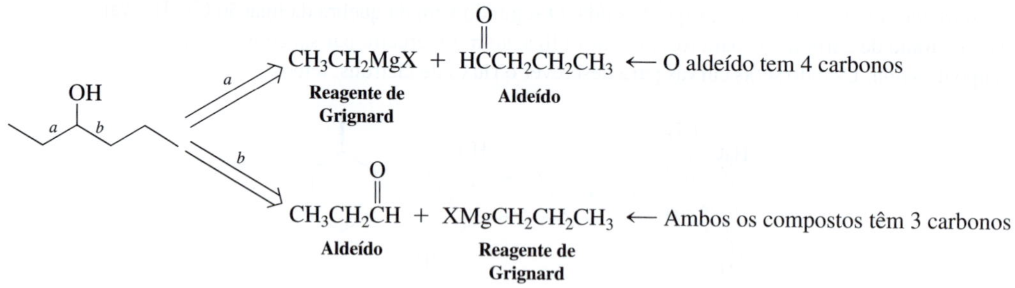

⟨OH estrutura com ligações *a* e *b*⟩

a → CH₃CH₂MgX + HCCH₂CH₂CH₃ (=O) ← O aldeído tem 4 carbonos
       Reagente de Grignard   **Aldeído**

b → CH₃CH₂CH(=O) + XMgCH₂CH₂CH₃ ← Ambos os compostos têm 3 carbonos
      Aldeído   **Reagente de Grignard**

Você pode fazer a ligação *a*, mas um dos materiais de partida é um aldeído de quatro carbonos. Como estamos autorizados a usar somente materiais de partida com três carbonos ou menos, teríamos de obter esse aldeído a partir de moléculas menores. Por outro lado, podemos construir a ligação *b* usando a reação de Grignard a partir de dois componentes com três carbonos. O reagente de Grignard necessário é gerado de um halogenoalcano, como o 1-bromo-propano, e magnésio (Seção 8-7). O esquema de síntese final pode ser apresentado agora:

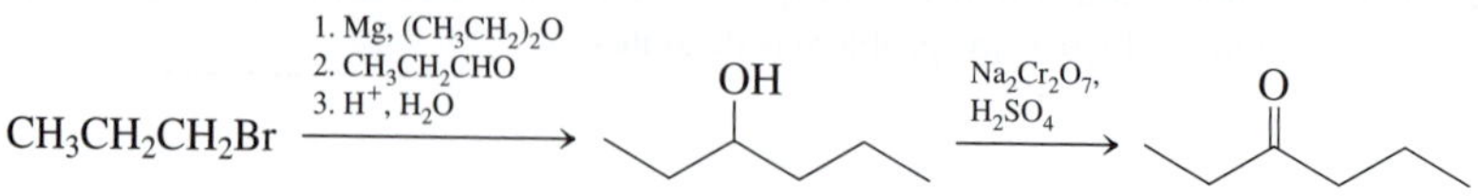

CH₃CH₂CH₂Br —1. Mg, (CH₃CH₂)₂O; 2. CH₃CH₂CHO; 3. H⁺, H₂O→ ⟨3-hexanol⟩ —Na₂Cr₂O₇, H₂SO₄→ ⟨3-hexanona⟩

CAPÍTULO 12

Reações de Alquenos

Dê uma olhada em seu quarto. Você consegue imaginar como tudo seria diferente se todo o material polimérico (incluindo plásticos) fosse removido? Os polímeros afetaram muito a sociedade moderna. A química de alquenos subjaz nossa capacidade de produzir polímeros com diversas estruturas, resistência, elasticidade e função. Nas próximas seções deste capítulo, veremos os processos que dão origem a essas substâncias. Eles são, porém, apenas um subconjunto dos vários tipos de reações que os alquenos sofrem.

As adições levam a produtos saturados e formam o maior grupo dentre as reações de alquenos. Pela adição, tiramos vantagem do fato de que o grupo funcional alqueno liga *dois* carbonos e conseguimos modificar a estrutura molecular em ambos. Felizmente para nós, muitas das adições às ligações π são exotérmicas: elas quase certamente ocorrerão se um caminho mecanístico estiver disponível.

Além da possibilidade de adição à ligação dupla, outras características da ligação aumentam ainda mais a utilidade e a versatilidade das reações de adição. Diversos alquenos têm estereoquímica definida (E ou Z) e, como veremos em nossa discussão, *muitas das reações de adição têm estereoquímica definida*. Combinando isso com o fato de que as adições a alquenos assimétricos também podem ser regiosseletivas, conseguimos exercer um alto grau de controle sobre o curso dessas reações e, consequentemente, sobre as estruturas dos produtos formados. Este controle foi refinado na síntese de compostos enantiomericamente puros de uso farmacêutico (veja os Destaques Químicos 5-4 e 12-2 e a Seção 12-2).

Começaremos com uma discussão da hidrogenação, enfatizando os detalhes da ativação catalítica. Depois, veremos a maior classe de reações de adição, em que eletrófilos, como prótons, halogênios e íons metálicos, adicionam-se ao alqueno. Outras reações de adição que contribuirão ainda mais para nosso repertório de sínteses incluem a hidroboração, vários tipos de oxidação (que podem levar à quebra completa da ligação dupla, se desejado) e as reações via radicais. Cada uma dessas transformações leva a direções diferentes. O Mapa do Resumo de Reações no final do capítulo dá uma visão geral dessas interconversões e da versatilidade dessa classe de compostos.

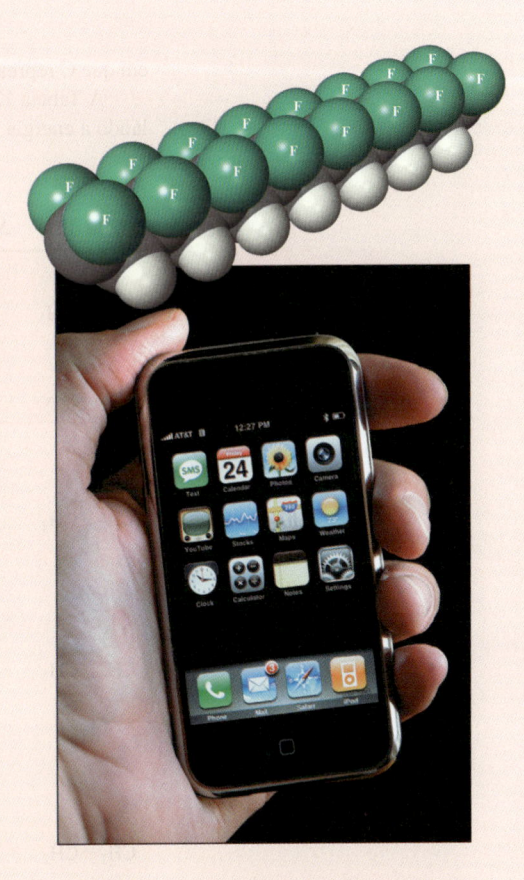

Os dispositivos eletrônicos modernos (por exemplo, o iPhone da foto) utilizam baterias que podem ser recarregadas milhares de vezes. A polimerização de 1,1-difluoro-eteno dá uma membrana de alta performance [poli(fluoreto de vinilideno)], que permite o fluxo de cargas entre as células das baterias de lítio e protege-as contra curto-circuitos internos e falhas. As baterias poliméricas de íons Li oferecem vantagens significativas no peso e na capacidade de energia em relação aos primeiros projetos baseados em íons Li e níquel. Seu uso está aumentando em aparelhos eletrônicos, como telefones celulares e computadores portáteis, e elas estão sendo desenvolvidas para aplicações em veículos híbridos.

12-1 Por que as reações de adição acontecem: viabilidade termodinâmica

A ligação π carbono-carbono é relativamente fraca e a química dos alquenos é em grande parte governada por suas reações. A transformação mais comum é a **adição** de um reagente A—B para dar um composto saturado. No processo, a ligação A—B quebra-se e A e B formam ligações simples com os carbonos. A *viabilidade termodinâmica* desse processo depende da energia da ligação π, da energia de dissociação, $DH°_{A-B}$, e das forças das novas ligações formadas com A e B.

Adição à ligação dupla do alqueno

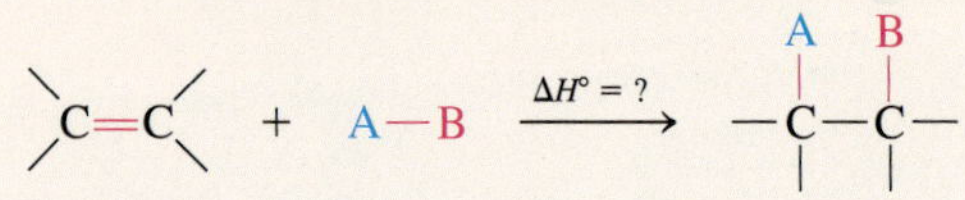

$$\ce{>C=C< + A-B ->[\Delta H° = ?] -\underset{|}{\overset{A}{C}}-\underset{|}{\overset{B}{C}}-}$$

Lembre-se de que podemos *estimar* o valor de $\Delta H°$ dessas reações, subtraindo as energias das ligações que estão sendo quebradas das que estão sendo formadas (Seção 3-4):

$$\Delta H° = (DH°_{\pi\,\text{ligação}} + DH°_{A-B}) - (DH°_{C-A} + DH°_{C-B})$$

em que C representa o carbono.

A Tabela 12-1 dá os valores de $DH°$ [obtidos a partir dos dados das Tabelas 3-1 e 3-4, igualando a energia da ligação π a 65 kcal mol^{-1} (272 kJ mol^{-1})] e os valores estimados de $\Delta H°$ para

Tabela 12-1 $\Delta H°$ estimado (todos os valores em kcal mol^{-1}) para a adição ao eteno[a]

$CH_2=CH_2$	+	A—B	→	H—C(A)(H)—C(B)(H)—H		
$DH°_{\text{ligação }\pi}$		$DH°_{A-B}$		$DH°_{A-C}$	$DH°_{B-C}$	$\sim \Delta H°$
			Hidrogenação			
$CH_2=CH_2$	+	H—H	→	CH_2—CH_2 com H H		−33
65		104		101	101	
			Bromação			
$CH_2=CH_2$	+	:Br—Br:	→	H—C(Br)(H)—C(Br)(H)—H		−29
65		46		70	70	
			Hidrocloração			
$CH_2=CH_2$	+	H—Cl:	→	H—C(H)(H)—C(Cl)(H)—H		−17
65		103		101	84	
			Hidratação			
$CH_2=CH_2$	+	H—ÖH	→	H—C(H)(H)—C(OH)(H)—H		−11
65		119		101	94	

[a]Estes valores são estimados: eles não levam em conta as mudanças das energias de ligação σ C—C e C—H que acompanham as mudanças de hibridação.

várias reações de adição ao eteno. Em todos os exemplos, as energias das ligações formadas excedem, algumas vezes significativamente, as das ligações quebradas. Portanto, do ponto de vista termodinâmico, as *adições a alquenos devem liberar energia ao formar produtos*.

> **EXERCÍCIO 12-1**
>
> Calcule o $\Delta H°$ da adição de H_2O_2 ao eteno para dar 1,2-etanodiol (etilenoglicol) [$DH°_{HO-OH}$ = 49 kcal mol^{-1} (205 kJ mol^{-1})].

12-2 Hidrogenação catalítica

A reação mais simples de uma ligação dupla é a saturação com hidrogênio. Como vimos na Seção 11-5, esta reação permite estimar a estabilidade relativa de alquenos substituídos a partir dos calores de hidrogenação. O processo requer catalisadores, que podem ser heterogêneos ou homogêneos – isto é, insolúveis ou solúveis no meio de reação.

A hidrogenação ocorre na superfície de um catalisador heterogêneo

A hidrogenação de um alqueno a alcano, apesar de exotérmica, não ocorre, mesmo em temperaturas elevadas. Eteno e hidrogênio podem ser aquecidos em fase gás em 200°C por períodos prolongados sem qualquer alteração mensurável. No entanto, na presença de um catalisador, forma-se o produto de hidrogenação com velocidade apreciável mesmo na temperatura normal. Os catalisadores são com frequência materiais insolúveis, como o paládio (por exemplo, paládio disperso em carbono, Pd—C), platina (catalisador de Adams*, PtO_2, que se converte no metal platina coloidal na presença de hidrogênio) e níquel (finamente disperso, como na preparação do níquel de Raney[†], Ra—Ni).

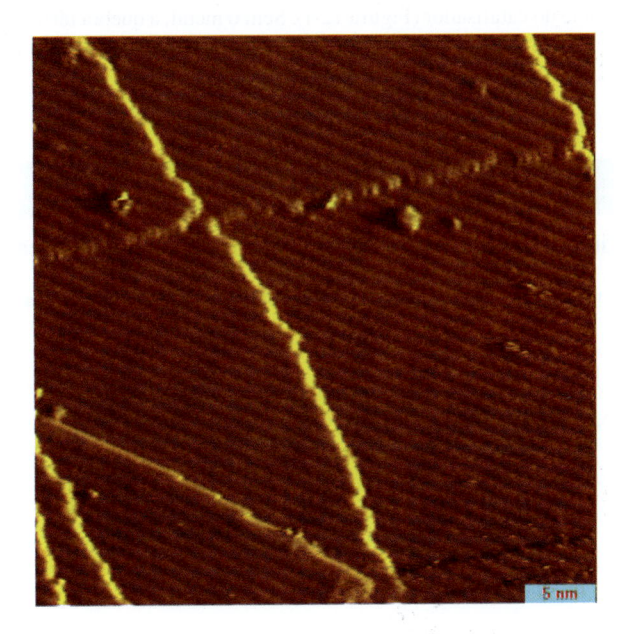

Imagem da superfície de um catalisador de Pt feita no microscópio de tunelamento com varredura (STM). A STM fornece imagens com resolução atômica (a barra no canto inferior direito indica 5 nm = 50 Å). Pode-se ver os padrões altamente ordenados dos arranjos paralelos dos átomos de Pt em marrom. As "linhas cruzadas" em amarelo indicam regiões da superfície em que ocorre grande parte da atividade catalítica. *(Cortesia do Professor Gabor A. Somorjai e do Dr. Feng Tao, Universidade da Califórnia em Berkeley, Estados Unidos.)*

---

* Professor Roger Adams (1889–1971), Universidade de Illinois em Urbana-Champaign, Estados Unidos.
[†] Dr. Murray Raney (1885–1966), Raney Catalyst Co., South Pittsburg, Tennessee, Estados Unidos.

Química Orgânica

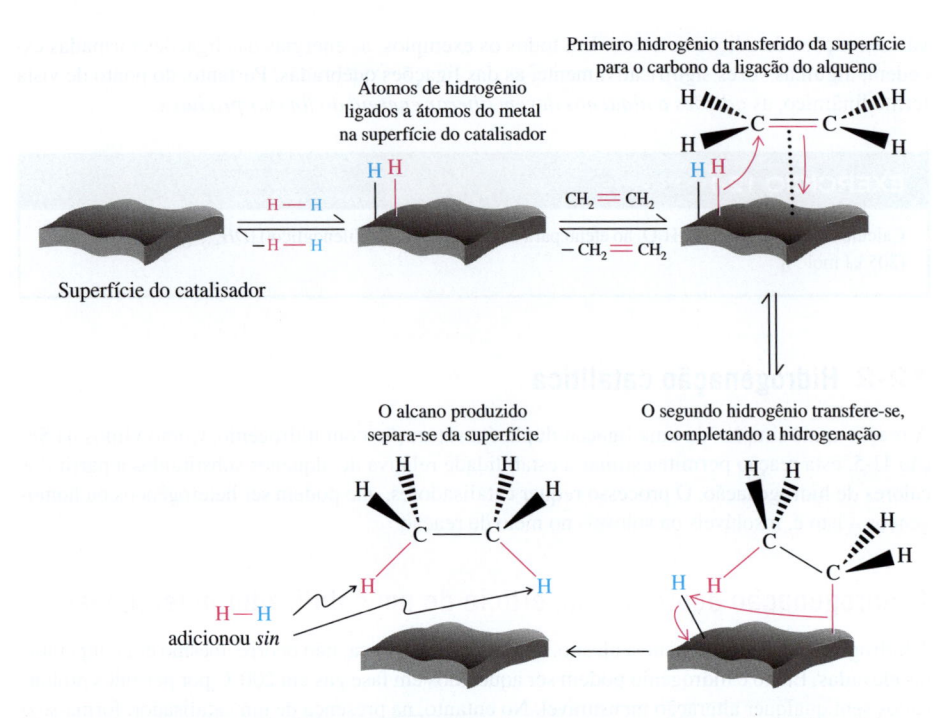

Figura 12-1 Mecanismo da hidrogenação catalítica do eteno para produzir etano. Os hidrogênios ligam-se à superfície do catalisador e são transferidos para os carbonos do alqueno adsorvido na superfície.

A função principal do catalisador é a ativação do hidrogênio para gerar a ligação metal-hidrogênio na superfície do catalisador (Figura 12-1). Sem o metal, a quebra térmica da forte ligação H—H é energeticamente proibitiva. Os solventes comumente usados nas hidrogenações incluem metanol, etanol, ácido acético e acetato de etila.

EXERCÍCIO 12-2

Trabalhando com os conceitos: isomerização cis-trans de alquenos sob condições de hidrogenação

Durante a hidrogenação catalítica da ligação dupla cis no ácido oleico, um ácido graxo de ocorrência natural, observa-se a formação de pequena quantidade do isômero trans. Explique.

$$R = C_8H_{17}$$

Ácido oleico

Estratégia
Examine o mecanismo na Figura 12-1. Procure um caminho que (1) permita a rotação da ligação entre os carbonos originalmente envolvidos na ligação dupla, seguida pela (2) regeneração da ligação dupla na configuração trans.

Solução
- O mecanismo possui duas características fundamentais aplicáveis a este problema. Primeiro, as três primeiras etapas são *reversíveis*. Segundo, os dois átomos de hidrogênio adicionam-se aos carbonos da ligação dupla original *um de cada vez*. Vejamos como utilizar essas características para definir um caminho para a isomerização.

- Escreva o mecanismo, começando com a ligação do alqueno à superfície do catalisador. (**Cuidado**: *não* combine etapas! Cada etapa em *qualquer* mecanismo deve ser escrita separadamente. Caso contrário, você pode perder um intermediário crítico.) O mecanismo passa pela adição do primeiro hidrogênio desta forma:

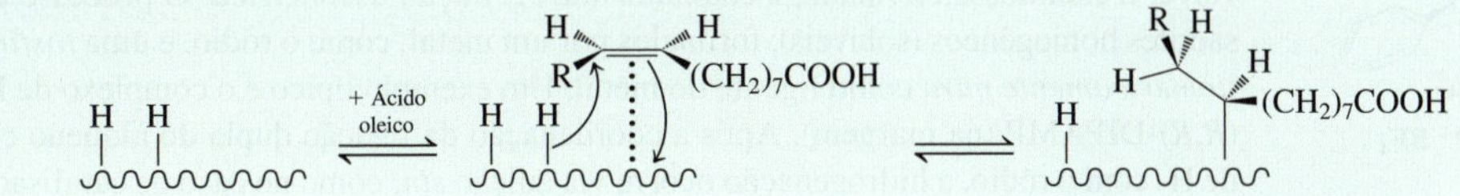

Intermediário da transferência de um único hidrogênio

- De acordo com a descrição geral da Figura 12-1, sabemos o que acontece a seguir: o segundo hidrogênio transfere-se, liberando o produto hidrogenado [ácido esteárico, $CH_3(CH_2)_{16}COOH$]. Observe, porém, que a etapa final é irreversível. Uma vez ocorrendo, não há como voltar a um alqueno, cis ou trans. Assim, a etapa de isomerização cis-trans precisa envolver apenas as espécies que escrevemos no mecanismo parcial anterior.
- Olhe atentamente para o intermediário da transferência de um único hidrogênio. Ele tem uma *ligação simples* entre os dois carbonos formadores do alqueno que são conformacionalmente flexíveis (Seção 2-8). A rotação de 120° e a *reversão* da transferência de hidrogênio que leva a esta espécie nos dá um alqueno com a ligação dupla trans:

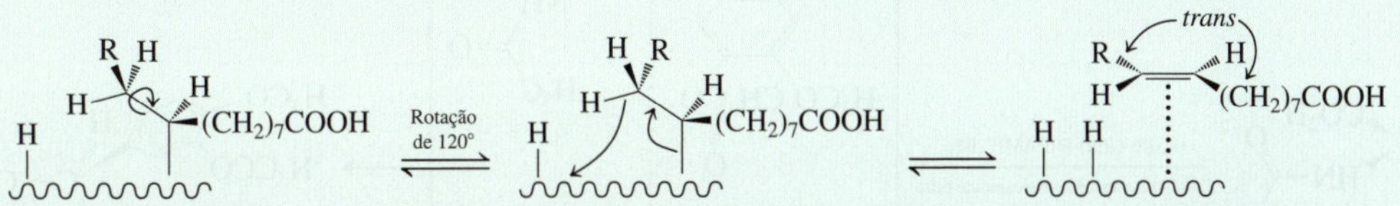

- A liberação do alqueno da superfície do catalisador completa a isomerização. Esta transformação é exatamente o que ocorre durante a hidrogenação parcial de óleos vegetais, que é o processo comercial para a formação de margarina e outras gorduras parcialmente saturadas. As ligações duplas trans nestes produtos – os chamados **ácidos graxos trans** – têm vários efeitos adversos à saúde que serão descritos com mais detalhes no Destaque Químico 19-3.

EXERCÍCIO 12-3

Tente você

Durante o curso da hidrogenação catalítica do 3-metil-1-buteno, forma-se um pouco de 2-metil-2-buteno. Explique.

A hidrogenação é estereoespecífica

Uma característica importante da hidrogenação catalítica é a *estereoespecificidade*. Os dois átomos de hidrogênio se adicionam pela mesma face da ligação dupla (**adição sin**). Por exemplo, o 1-etil-2-metil-ciclo-hexeno é hidrogenado sobre platina para dar o *cis*-1-etil-2-metil-ciclo-hexano. A adição de hidrogênio pode ocorrer por cima ou por baixo do plano da molécula com igual probabilidade. Portanto, cada centro quiral é gerado na relação de objeto e imagem, e o produto é racêmico.

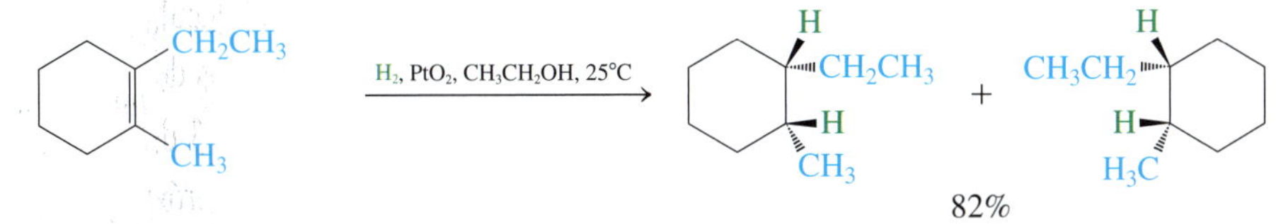

1-Etil-2-metil-ciclo-hexeno → H_2, PtO_2, CH_3CH_2OH, 25°C → *cis*-**1-Etil-2-metil-ciclo-hexano** (Racêmico) 82%

Rh-(*R*,*R*)-DIPAMP$^+$ BF$_4^-$

L-DOPA
(mostrado na conformação em coincidência)

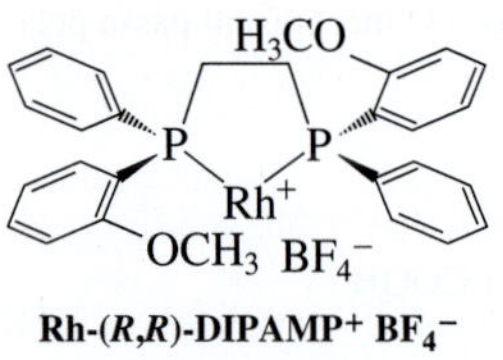

Os catalisadores quirais permitem hidrogenações enantiosseletivas

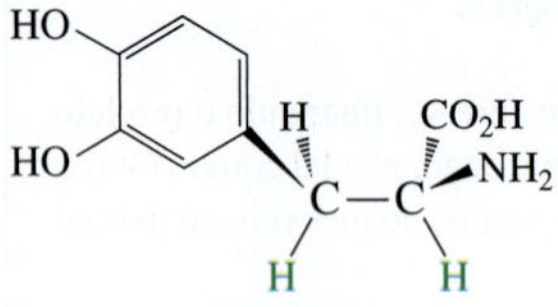

Quando o impedimento estérico inibe a hidrogenação por uma das faces de uma ligação dupla, a adição ocorrerá exclusivamente pela face *menos impedida*. Este princípio é utilizado para desenvolver a enantiosseletividade, a chamada *hidrogenação assimétrica*. O processo emprega catalisadores homogêneos (solúveis), formados por um metal, como o ródio, e uma *fosfina quiral enantiomericamente pura* como ligante do metal. Um exemplo típico é o complexo de Rh da difosfina (*R*,*R*)-DIPAMP (na margem). Após a coordenação da ligação dupla do alqueno e uma molécula de H_2 com o ródio, a hidrogenação ocorre via adição *sin*, como no caso de catalisadores metálicos insolúveis. No entanto, o arranjo assimétrico dos grupos volumosos do ligante quiral impede a adição do hidrogênio por uma das faces, resultando na formação de um dos dois enantiômeros possíveis como produto de hidrogenação (veja também o Destaque Químico 5-4).

Esta abordagem provou ser um método poderoso de síntese de compostos enantiomericamente puros de importância farmacêutica. A síntese industrial da L-DOPA (na margem), um agente antiparkinson, emprega em sua etapa-chave a hidrogenação assimétrica do alqueno mostrado para dar exclusivamente o estereoisômero *S* desejado como produto de redução.

O hidrogênio é transferido do Rh para somente uma das faces da ligação dupla

Único enantiômero (na conformação em coincidência)

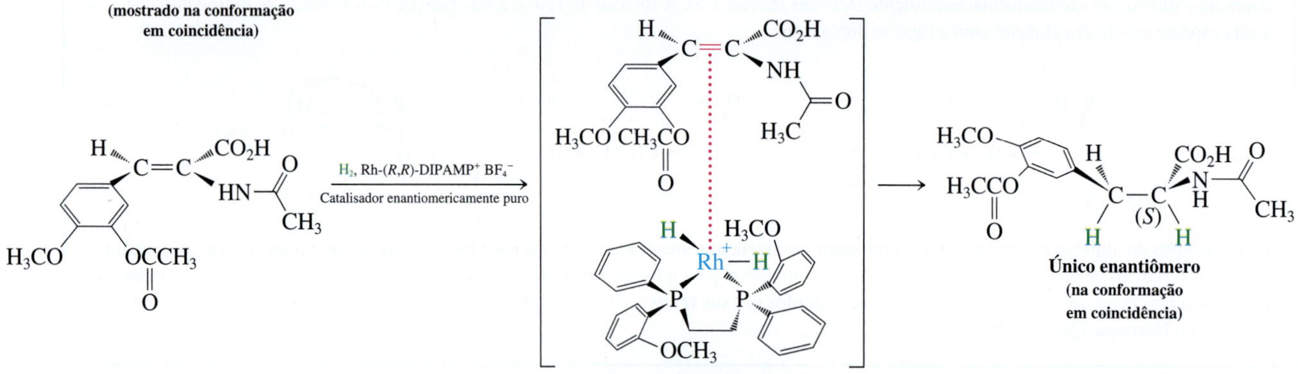

EXERCÍCIO 12-4

A hidrogenação catalítica do (*S*)-2,3-dimetil-1-penteno leva a um único produto opticamente ativo. Mostre o produto e explique o resultado. [**Sugestão:** a adição de H_2 (1) cria um novo centro quiral ou (2) afeta uma das ligações ao redor de um centro quiral já existente?]

EM RESUMO, a hidrogenação de uma ligação dupla de alquenos requer um catalisador. Esta transformação ocorre estereoespecificamente por adição *sin* e, quando existe mais de uma possibilidade, pelo lado menos impedido da molécula. Este princípio fundamenta o desenvolvimento da hidrogenação enantiosseletiva utilizando catalisadores quirais.

12-3 Caráter nucleofílico da ligação pi: adição eletrofílica de halogenetos de hidrogênio

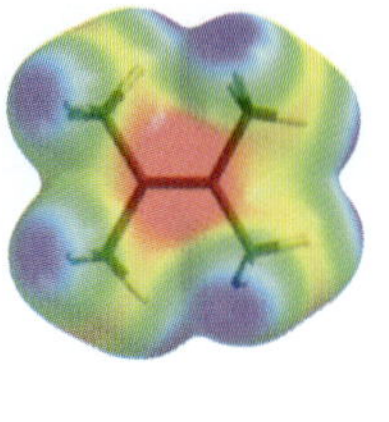

Como já vimos, os elétrons π de uma ligação dupla não são fortemente ligados como os de uma ligação σ. A nuvem eletrônica π, localizada acima e abaixo do plano da molécula do alqueno, é polarizável e capaz de agir como nucleófilo, como os pares de elétrons livres de uma base de Lewis típica. A densidade eletrônica relativamente alta da ligação dupla do 2,3-dimetil-buteno é indicada (em vermelho) no mapa de potencial eletrostático na margem. Nas próximas seções, discutiremos as reações entre a ligação π nucleofílica de alquenos com diversos eletrófilos. Como na hidrogenação, o resultado final destas reações é a adição. Entretanto, existem vários mecanismos diferentes para essas transformações, chamadas coletivamente de *adições eletrofílicas*, e elas podem ser regiosseletivas e estereosseletivas. Comecemos pelo eletrófilo mais simples, o próton.

O ataque eletrofílico de prótons leva a carbocátions

O próton de um ácido forte pode adicionar-se a uma ligação dupla para produzir um carbocátion. Este processo é o inverso da etapa de desprotonação da reação E_1 e tem o mesmo estado de transição (Figura 7-7). Na presença de um bom nucleófilo, particularmente em temperaturas baixas, o carbocátion é interceptado e dá o produto da **adição eletrofílica**. Por exemplo, o tratamento de alquenos com halogenetos de hidrogênio leva aos halogenoalcanos correspondentes. O mapa de potencial eletrostático do esquema geral mostra o fluxo de densidade eletrônica durante o processo.

Mecanismo da adição eletrofílica de HX a alquenos

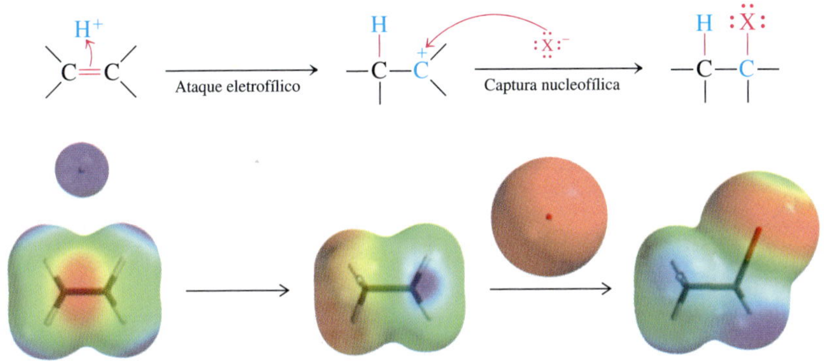

> Embora escrevamos H^+ como uma espécie reativa em muitos mecanismos, reconhecemos que ele está comumente ligado a uma base de Lewis em solução, como X^- neste exemplo.

Na primeira etapa, um par de elétrons se move da ligação π (em vermelho-alaranjado na imagem à esquerda) para o próton eletrofílico (em roxo), formando uma nova ligação σ. O mapa de densidade eletrônica do carbocátion produzido nesta etapa (no centro) mostra que a deficiência de elétrons está centrada no carbono catiônico. A seguir, ocorre a adição de um íon halogeneto negativo (e, portanto, em vermelho). No produto halogenoalcano, à direita, a polaridade da nova ligação C—X é refletida pela cor vermelho-alaranjada para o átomo de halogênio fortemente δ^-, e a gama de cores de azul-esverdeado ao roxo para o resto da estrutura, indicando a distribuição do caráter δ^+ entre os átomos restantes.

Em uma experiência típica, borbulha-se o halogeneto de hidrogênio gasoso, que pode ser HCl, HBr ou HI, no alqueno puro ou em solução. Alternativamente, pode-se adicionar HX a um solvente, como o ácido acético. O tratamento com água leva ao halogenoalcano em alto rendimento.

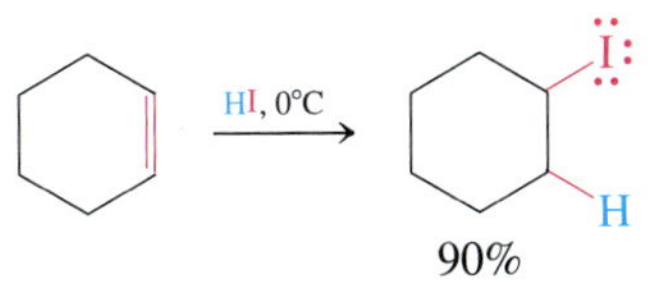

Ciclo-hexeno → (HI, 0°C) → **Iodo-ciclo-hexano** 90%

EXERCÍCIO 12-5

Escreva dois mecanismos etapa por etapa para a adição de HI ao ciclo-hexeno mostrado anteriormente. No primeiro, use um próton livre como eletrófilo. No segundo, use HI não dissociado na etapa de adição eletrofílica. Certifique-se de incluir todas as setas curvas necessárias para descrever os movimentos dos pares de elétrons.

A Regra de Markovnikov prevê a regiosseletividade das adições eletrofílicas

As adições de HX a alquenos assimétricos são regiosseletivas? Para responder esta pergunta, vamos considerar a reação do propeno com cloreto de hidrogênio. Dois produtos são possíveis: o 2-cloropropano e o 1-cloropropano. No entanto, o único produto observado é o 2-cloropropano.

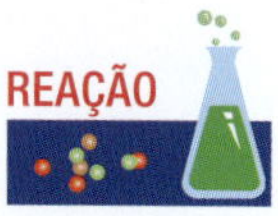

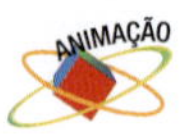

Adição eletrofílica regiosseletiva ao propeno

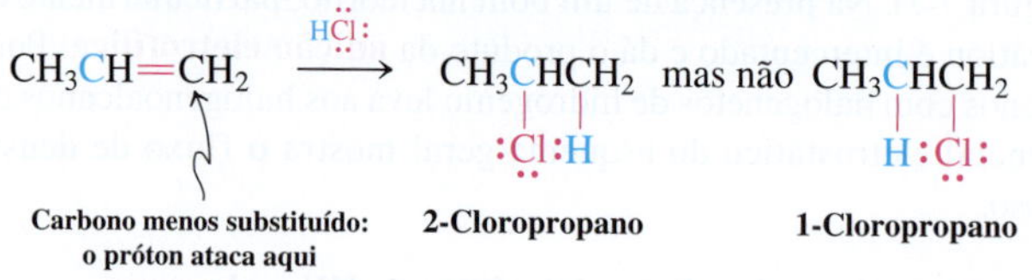

$$CH_3CH=CH_2 \xrightarrow{HCl} CH_3CHCH_2 \text{ mas não } CH_3CHCH_2$$
$$\phantom{CH_3CH=CH_2 \xrightarrow{HCl}} \quad\;\; Cl\;\;H \qquad\qquad\qquad H\;\;Cl$$

Carbono menos substituído: o próton ataca aqui — 2-Cloropropano — 1-Cloropropano

Da mesma forma, a reação do 2-metil-propeno com brometo de hidrogênio leva somente ao 2-bromo-2-metil-propano, e o 1-metil-ciclo-hexeno reage com HI fornecendo o 1-iodo-1-metil-ciclo-hexano.

Dois outros exemplos de adições regiosseletivas

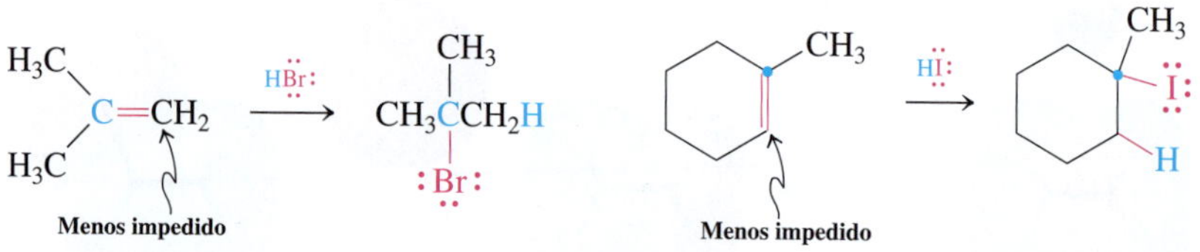

(H₃C)₂C=CH₂ + HBr → CH₃C(CH₃)CH₂H com Br — Menos impedido

1-metil-ciclo-hexeno + HI → 1-iodo-1-metil-ciclo-hexano — Menos impedido

Podemos ver a partir destes exemplos que, se os átomos de carbonos que participam da ligação dupla não são igualmente substituídos, *o próton do halogeneto de hidrogênio ataca o carbono menos substituído*. Como consequência, o halogênio acaba no átomo de carbono mais substituído. Este fenômeno, conhecido como **Regra de Markovnikov***, pode ser explicado com o que já sabemos sobre os mecanismos de adição eletrofílica de prótons a alquenos. *A chave é a estabilidade relativa dos carbocátions intermediários resultantes.*

Considere a adição de HCl ao propeno. A regioquímica da reação é determinada na primeira etapa, em que o próton ataca o sistema π para dar o carbocátion intermediário. A geração do carbocátion é a etapa que determina a velocidade e, uma vez que ela ocorre, a reação com o íon cloreto é rápida. Examinemos a primeira etapa em mais detalhes. Em princípio, o próton pode atacar qualquer um dos carbonos da ligação dupla. A adição ao carbono interno leva ao cátion propila primário.

Protonação do propeno em C2 – o carbono mais substituído (não ocorre)

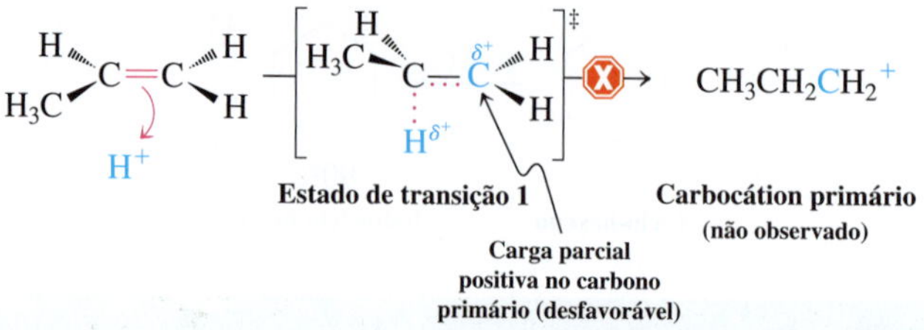

H₃C–CH=CH₂ + H⁺ → [Estado de transição 1: H₃C–C⋯C com Hδ⁺ e Cδ⁺] ⊗→ CH₃CH₂CH₂⁺

Carbocátion primário (não observado)

Carga parcial positiva no carbono primário (desfavorável)

Já a protonação do carbono terminal resulta na formação do cátion secundário 1-metil-etila (isopropila).

---

* Professor Vladimir Markovnikov (1838-1904), Universidade de Moscou, Rússia. Ele formulou esta regra em 1869.

Protonação do propeno em C1 – carbono menos substituído

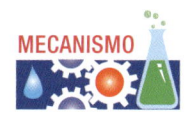

$$CH_3CH=CH_2 + H^+ \longrightarrow [\text{Estado de transição 2}]^{\ddagger} \longrightarrow CH_3\overset{+}{C}HCH_3$$

Carga parcial positiva no carbono secundário (preferível) — Estado de transição 2 — Carbocátion secundário (Favorecido)

Como sabemos, um carbocátion primário em solução é muito instável para ser um intermediário razoável da reação. Em contrapartida, a formação dos cátions secundários é relativamente rápida. Além disso, note que os estados de transição dos dois modos possíveis de adição mostram a formação de carga positiva nos carbonos primário e secundário, respectivamente. *Assim, as energias e as estabilidades dos estados de transição refletem as energias relativas dos cátions que vão se formar.* A energia do estado de transição (e, portanto, a energia de ativação) que leva ao cátion secundário é mais baixa, indicando que a formação deste cátion é muito mais rápida. A Figura 12-2 é um diagrama de energia potencial que mostra a competição entre os dois caminhos. Pode-se ver que esses estados de transição são atrasados, com energias semelhantes às dos cátions intermediários.

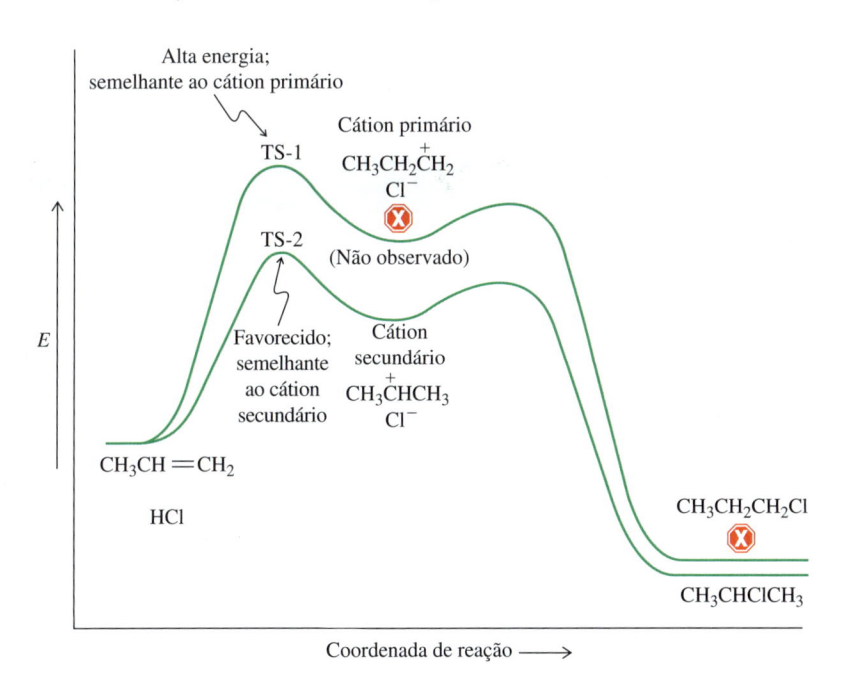

Figura 12-2 Diagrama de energia potencial dos dois modos possíveis de adição de HCl ao propeno. O estado de transição 1 (ET-1), que leva a um cátion propila primário de alta energia, é menos favorecido do que o estado de transição 2 (ET-2), que dá o cátion 1-metil-etila (isopropila).

Com base nesta análise, podemos reformular a regra empírica de Markovnikov: HX se adiciona a alquenos assimétricos de modo que a *protonação inicial dê o carbocátion mais estável*. Quando a substituição é semelhante em ambos os carbonos sp^2, espera-se a formação de misturas de produtos, porque são gerados carbocátions de estabilidade semelhante. Por analogia com outras reações de carbocátions (por exemplo, S_N1, Seção 7-3), quando a adição a um alqueno aquiral gera um produto quiral, este produto é obtido como uma mistura racêmica.

EXERCÍCIO 12-6

Preveja o resultado da adição de HBr a (**a**) 1-hexeno; (**b**) *trans*-2-penteno; (**c**) 2-metil-2-buteno; (**d**) 4-metil-ciclo-hexeno. Quantos isômeros podem se formar em cada caso?

EXERCÍCIO 12-7

Desenhe um diagrama de energia potencial para a reação (c) do Exercício 12-6.

Pode ocorrer rearranjo de carbocátions após a adição eletrofílica

Na ausência de um bom nucleófilo, rearranjos de carbocátions podem ocorrer após a adição de um eletrófilo à ligação dupla de alquenos (Seção 9-3). Os rearranjos são favorecidos nas adições eletrofílicas de ácidos cujas bases conjugadas são nucleófilos fracos. Um exemplo é o ácido trifluoro-acético, CF_3CO_2H. O contra-íon trifluoro-acetato é muito menos nucleofílico do que os íons halogeneto. Assim, a adição do ácido trifluoro-acético ao 3-metil-1-buteno dá somente 43% do produto normal da adição Markovnikov. O produto principal provém da migração de um hidreto, que converte o cátion secundário em um cátion terciário, mais estável, antes do ataque do trifluoro-acetato.

Um rearranjo acompanha a adição do ácido trifluoro-acético ao 3-metil-1-buteno

$(CH_3)_2C-CH=CH_2$ $\xrightarrow{H-\ddot{O}-C(=O)-CF_3}$

Produtos:

- $(CH_3)_2C(H)-CH(OC(=O)CF_3)-CH_2H$ — 43%
  Trifluoro-acetato de 3-metil-2-butila
  Produto normal da adição Markovnikov

- $(CH_3)_2C(OC(=O)CF_3)-CH(H)-CH_2H$ — 57%
  Trifluoro-acetato de 2-metil-2-butila
  Produto resultante do rearranjo do carbocátion

(Migração de hidreto)

EXERCÍCIO 12-8

Escreva um mecanismo detalhado etapa por etapa para a reação descrita anteriormente. Consulte a Seção 9-3, se necessário.

A extensão do rearranjo de carbocátions é difícil de prever: ela depende da estrutura do alqueno, do solvente, da força e da concentração do nucleófilo e da temperatura. Em geral, os rearranjos são favorecidos em condições fortemente ácidas e com nucleófilos fracos.

EM RESUMO, as adições de halogenetos de hidrogênio a alcanos são reações eletrofílicas que começam com a protonação da ligação dupla para dar um carbocátion. O carbocátion é capturado pelo íon halogeneto para dar o produto final. A Regra de Markovnikov prevê a regiosseletividade da hidro-halogenação para halogenoalcanos. Como em quaisquer reações com carbocátions, rearranjos podem ocorrer na ausência de bons nucleófilos.

12-4 Síntese de álcoois por hidratação eletrofílica: controle termodinâmico

Até agora, vimos o ataque de um próton à ligação dupla, seguido pelo ataque nucleofílico de seu contra-íon ao carbocátion intermediário. Outros nucleófilos podem participar? Na exposição de um alqueno a uma solução de ácido sulfúrico *em água*, com um contra-íon fracamente nucleofílico, a *água* age como nucleófilo capturando o carbocátion formado pela protonação inicial. O resultado final é a adição de água à ligação dupla, uma **hidratação eletrofílica**. A adição segue a Regra de Markovnikov em que H^+ se adiciona ao carbono menos substituído e o grupo OH termina no carbono mais substituído. Como a água é um nucleófilo fraco, rearranjos de carbocátions podem ocorrer durante o processo de hidratação.

A adição é o inverso da eliminação de água, induzida por ácido, a partir de álcoois (desidratação, Seção 11-7). Seu mecanismo é o mesmo, porém o sentido é o inverso, como vê-se na hidratação do 2-metil-propeno, uma reação de importância industrial que leva ao 2-metil-2-propanol (álcool *terc*-butílico).

Hidratação eletrofílica

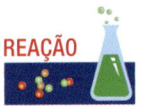

$$\underset{\text{2-Metil-propeno}}{(CH_3)_2C=CH_2} \xrightarrow{50\% \text{ HOH, } H_2SO_4} \underset{\underset{92\%}{\text{2-Metil-2-propanol}}}{H_3C-\underset{\underset{OH}{|}}{\overset{\overset{CH_3}{|}}{C}}-CH_2-H}$$

Mecanismo da hidratação do 2-metil-propeno

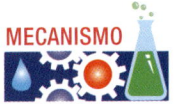

$$(CH_3)_2C=CH_2 \underset{-H^+}{\overset{H^+}{\rightleftarrows}} (CH_3)_3C^+ \underset{-HOH}{\overset{+HOH}{\rightleftarrows}} (CH_3)_3C-\overset{+}{O}H_2 \underset{+H^+}{\overset{-H^+}{\rightleftarrows}} (CH_3)_3C-OH$$

A hidratação de alquenos e a desidratação de álcoois são processos em equilíbrio

No mecanismo de hidratação de alquenos, *todas as etapas são reversíveis*. O próton age como catalisador e não é consumido na reação. Na verdade, na ausência do ácido não ocorre a hidratação. Os alquenos são estáveis em água pura. Na presença de ácido, entretanto, ocorre um equilíbrio entre o alqueno e o álcool. Este equilíbrio pode ser deslocado no sentido do álcool em temperaturas baixas e grande excesso de água. Por outro lado, vimos (Seção 11-7) que o tratamento do álcool com ácido *concentrado* favorece a desidratação, especialmente em temperaturas elevadas.

$$\text{Álcool} \underset{H_2SO_4, \text{ excesso de } H_2O, \text{ baixa temperatura}}{\overset{H_2SO_4 \text{ conc, alta temperatura}}{\rightleftarrows}} \text{alqueno} + H_2O$$

Equilíbrio de hidratação-desidratação

$$RCH=CH_2 + H_2\ddot{O}:$$
$$\updownarrow \text{catalisador } H^+$$
$$R\underset{\underset{:\ddot{O}H}{|}}{CH}CH_3$$

EXERCÍCIO 12-9

Use um mecanismo para explicar por que o tratamento do 2-metil-propeno com ácido sulfúrico deuterado como catalisador (D_2SO_4) em D_2O dá $(CD_3)_3COD$.

A reversibilidade da protonação de alquenos leva ao equilíbrio entre alquenos

Na Seção 11-7 explicamos que a desidratação de álcoois catalisada por ácido dá uma mistura de alquenos em que predominam os isômeros mais estáveis. O rearranjo de carbocátions em equilíbrio, seguido por E1, é, em parte, responsável por esses resultados. No entanto, mais importante para atingir o equilíbrio termodinâmico é que o processo E1 é *reversível*: vimos anteriormente que os alquenos podem ser protonados pelo ácido para formar carbocátions.

Ilustremos a característica de reversibilidade da protonação imaginando o que pode acontecer na desidratação do 2-butanol sob condições ácidas. Para evitar as complicações da S_N1, empregaremos ácido sulfúrico, que tem um contra-íon pouco nucleofílico. A primeira coisa que acontece é a protonação do grupo hidróxi. A perda de água no álcool protonado dá o carbocátion secundário correspondente. Esta espécie pode sofrer E1 por três caminhos diferentes para dar os três produtos observados: 1-buteno, *cis*-2-buteno e *trans*-2-buteno. A razão inicial entre os três isômeros é controlada pelas energias relativas dos estados de transição que levam a eles: a reação está sob controle cinético (Seção 2-1). Entretanto, sob condições fortemente ácidas, um próton pode voltar a se adicionar à ligação dupla de qualquer um dos isômeros. No caso dos 2-butenos, este processo gera os carbocátions correspondentes. No caso do 1-buteno, como vimos, a adição de Markovnikov regiosseletiva leva ao mesmo íon. Como este cátion pode perder novamente um próton para dar qualquer um dos mesmos três isômeros, o resultado final é a *interconversão* dos isômeros até a *mistura em equilíbrio*, em que o isômero termodinamicamente mais estável é o componente principal. Este sistema é, portanto, um exemplo de reação sob *controle termodinâmico* (Seção 2-1).

Controle termodinâmico na desidratação catalisada por ácido do 2-butanol

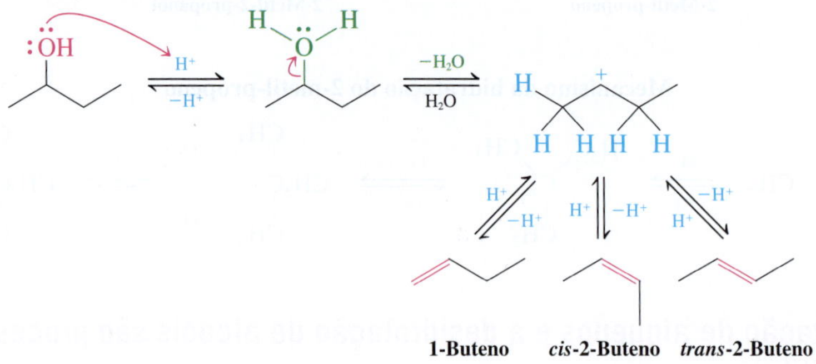

1-Buteno   *cis*-2-Buteno   *trans*-2-Buteno

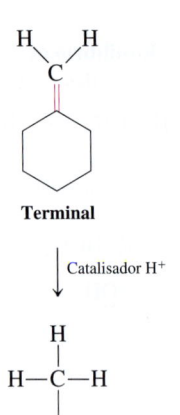

Por este procedimento catalítico, os alquenos menos estáveis podem ser convertidos em seus isômeros mais estáveis (veja a seguir e na margem).

Equilíbrio de alquenos catalisado por ácido

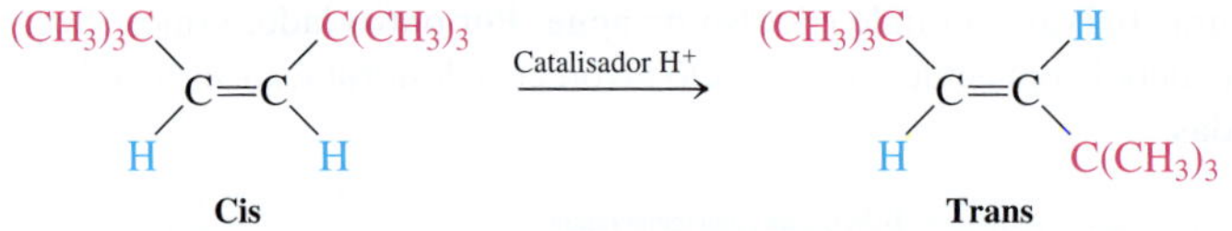

$(CH_3)_3C$, $C(CH_3)_3$, H, H → Catalisador H^+ → $(CH_3)_3C$, H, H, $C(CH_3)_3$

Cis   Trans

Terminal

Catalisador H^+

Interno

EXERCÍCIO 12-10

Escreva um mecanismo para este rearranjo. Que efeito domina a reação?

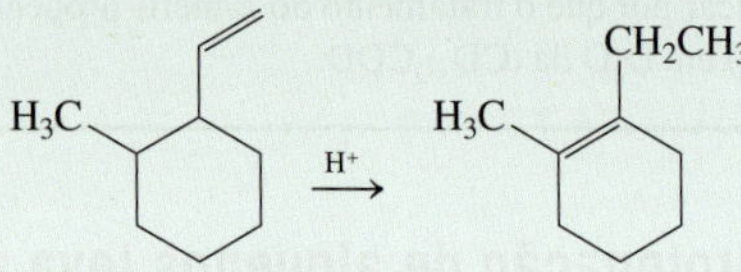

H_3C — (cicloexano com vinil) →H^+→ H_3C — (cicloexeno com CH_2CH_3)

EM RESUMO, o carbocátion formado pela adição de um próton a um alqueno pode ser capturado pela água para dar um álcool, o inverso da síntese de alquenos pela desidratação de álcool. A protonação reversível equilibra alquenos na presença de ácidos, formando uma mistura de isômeros sob controle termodinâmico.

12-5 Adição eletrofílica de halogênios a alquenos

Os halogênios, apesar de aparentemente não conterem átomos eletrofílicos, adicionam-se à ligação dupla dos alquenos para dar di-halogenoalcanos vicinais. Estes compostos são usados como solventes em lavagens a seco e como aditivos antidetonantes na gasolina.

A adição de halogênio ocorre melhor com o cloro e o bromo. A reação com flúor é violenta demais para ser de uso geral e a adição de iodo não é normalmente favorável do ponto de vista termodinâmico.

Halogenação de alquenos

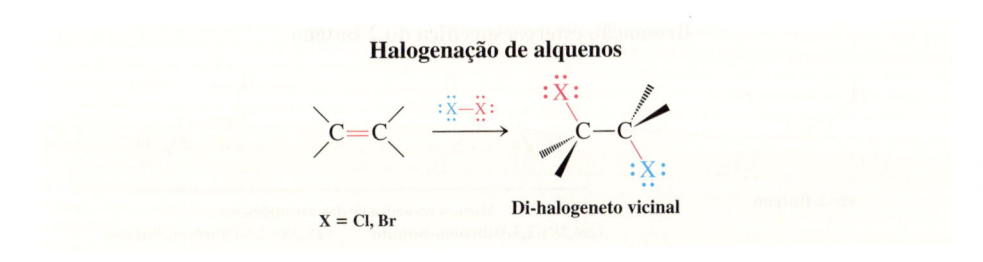

$$\underset{X = Cl, Br}{\overset{}{\text{C}=\text{C}}} \xrightarrow{\ddot{\text{X}}-\ddot{\text{X}}} \underset{\text{Di-halogeneto vicinal}}{\overset{:\ddot{\text{X}}:}{\underset{:\ddot{\text{X}}:}{\text{C}-\text{C}}}}$$

EXERCÍCIO 12-11

Calcule (como na Tabela 12-1) os valores de $\Delta H°$ para a adição de F_2 e I_2 ao eteno. (Para $DH°_{X_2}$, veja a Seção 3-5.)

A adição de bromo é particularmente fácil de observar porque as soluções de bromo mudam imediatamente de vermelho a incolor quando expostas a um alqueno. Este fenômeno é algumas vezes usado como um teste de cor para insaturações.

As halogenações são comumente feitas na ou abaixo da temperatura normal, em solventes halogenados inertes como o tetraclorometano (tetracloreto de carbono).

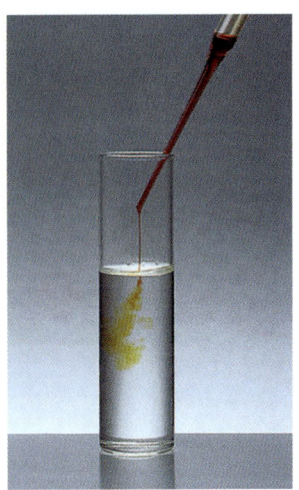

A adição de bromo a um alqueno resulta na perda quase imediata da cor vermelho-marrom do Br_2.

Adição eletrofílica do halogênio Br_2 ao 1-hexeno

$$CH_3(CH_2)_3CH=CH_2 \xrightarrow{:\ddot{\text{Br}}-\ddot{\text{Br}}:, CCl_4} \underset{\underset{:\ddot{\text{Br}}:}{|}}{CH_3(CH_2)_3CHCH_2\ddot{\text{Br}}:}$$

1-Hexeno → 1,2-Dibromo-hexano (90%)

As adições de halogênios às ligações duplas podem parecer semelhantes às hidrogenações. Entretanto, seu mecanismo é bem diferente, como sabemos pela estereoquímica da bromação; o mesmo vale para os outros halogênios.

Duas topologias para a adição do alqueno

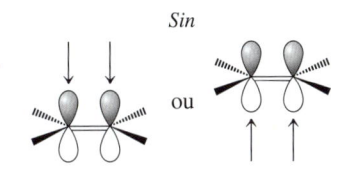

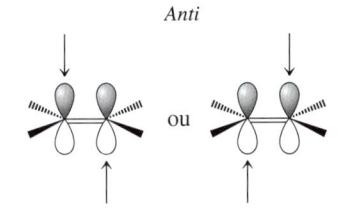

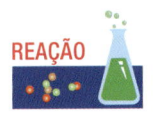

Sin

Anti

A bromação ocorre por meio da adição *anti*

Qual é a estereoquímica da bromação? Os dois átomos de bromo adicionam-se do mesmo lado da ligação dupla (*sin*, como na hidrogenação catalítica) ou por lados opostos (veja na margem)? Analisemos a bromação do ciclo-hexeno. A adição pelo mesmo lado deveria dar o *cis*-1,2-dibromo--ciclo-hexano. A alternativa daria o *trans*-1,2-dibromo-ciclo-hexano. O segundo caminho é confirmado experimentalmente – só se observa a **adição *anti***. Como a adição *anti* aos dois átomos de carbono da ligação dupla pode ocorrer com a mesma probabilidade nos dois caminhos possíveis – nos dois casos, por cima ou por baixo da ligação π – o produto é racêmico.

Bromação *anti* do ciclo-hexeno

83%
trans-1,2-Dibromo-ciclo-hexano racêmico

No caso dos alquenos acíclicos, a reação também é claramente estereoespecífica. Por exemplo, o *cis*-2-buteno sofre bromação para dar a mistura racêmica de (2*R*,3*R*)-2,3-dibromo-butano e (2*S*,3*S*)-2,3-dibromo-butano. O *trans*-2-buteno leva ao diastereoisômero meso.

Bromação estereoespecífica do 2-buteno

cis-2-Buteno → (Br$_2$, CCl$_4$) →

Mistura racêmica de dois enantiômeros
(2R,3R)-2,3-Dibromo-butano + (2S,3S)-2,3-Dibromo-butano

trans-2-Buteno → (Br$_2$, CCl$_4$) →

Idênticos
meso-2,3-Dibromo-butano

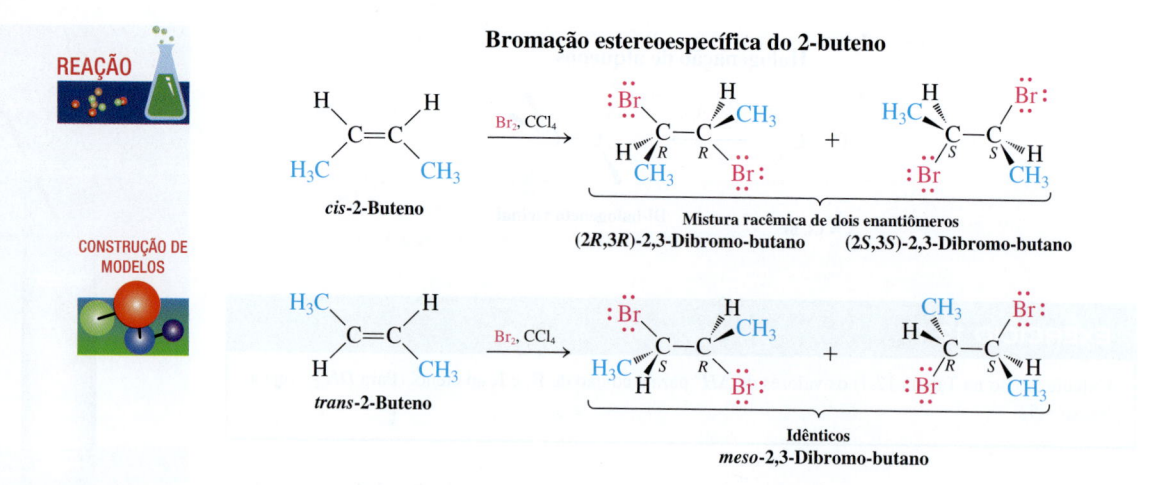

Os íons bromônio cíclicos explicam a estereoquímica

Como o bromo pode atacar uma ligação dupla rica em elétrons se, aparentemente, ele não contém um centro eletrofílico? A resposta está na polarizabilidade da ligação Br—Br, que permite a quebra heterolítica na reação com nucleófilos. A nuvem de elétrons π do alqueno é nucleofílica e ataca uma das extremidades da molécula de bromo, com eliminação simultânea do segundo átomo de bromo como íon brometo, em um processo semelhante a uma reação S$_N$2. Que produto se forma? Podemos esperar um carbocátion, por analogia com as adições de prótons que discutimos nas Seções 12-3 e 12-4. No entanto, se a primeira etapa da adição de bromo ao ciclo-hexeno levasse a um carbocátion, o íon brometo liberado neste processo poderia atacar o átomo de carbono, com carga positiva, pelo mesmo lado ou pelo lado oposto do anel, levando à mistura *cis*-1,2-dibromo-ciclo-hexano e *trans*-1,2-dibromo-ciclo-hexano. Entretanto, como vimos, *só* se obtém o produto trans. Como explicar esse resultado?

Fazemos isso propondo que o ataque inicial do bromo à ligação dupla leva a um **íon bromônio** cíclico, em que o bromo faz uma ponte com ambos os átomos de carbono da ligação dupla original para formar um anel de três átomos (Figura 12-3). A estrutura deste íon é rígida e só pode ser atacada pelo íon brometo pelo lado oposto à ponte formada pelo átomo de bromo. O anel de três átomos abre-se estereoespecificamente (compare com a abertura nucleofílica dos anéis de oxaciclopropanos na Seção 9-9). O grupo de saída é o átomo de bromo da ponte. Nos íons bromônio simétricos, o ataque é igualmente provável em ambos os átomos de carbono, obtendo-se produtos racêmicos (ou meso).

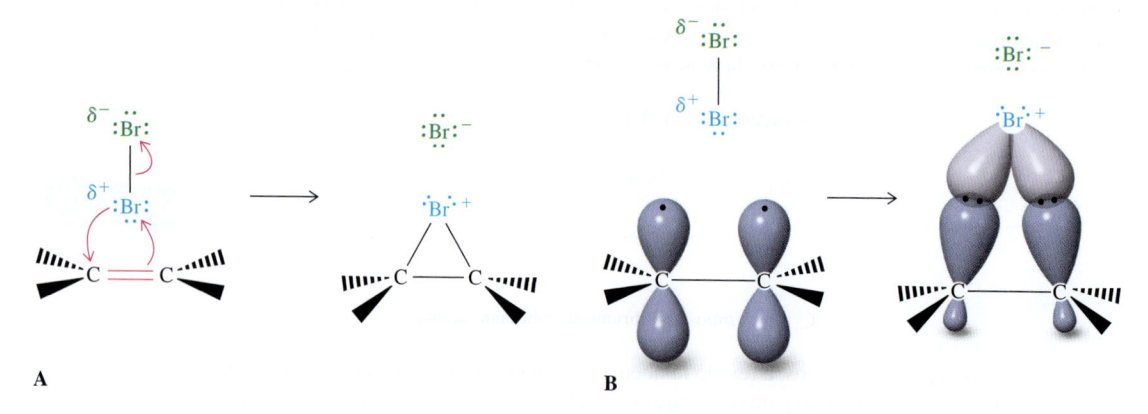

Figura 12-3 (A) Esquema da formação do íon bromônio cíclico mostrando o movimento dos elétrons. O alqueno (em rosa) age como um nucleófilo e desloca o íon brometo (em verde) do bromo. O bromo molecular comporta-se como se estivesse fortemente polarizado, como se um átomo fosse um cátion, e o outro, um ânion. (B) Esquema de orbitais da formação do íon bromônio.

Formação e abertura nucleofílica de um íon bromônio cíclico

MECANISMO

ANIMAÇÃO MECANISMO ANIMADO: Bromação estereoespecífica dos 2-butenos

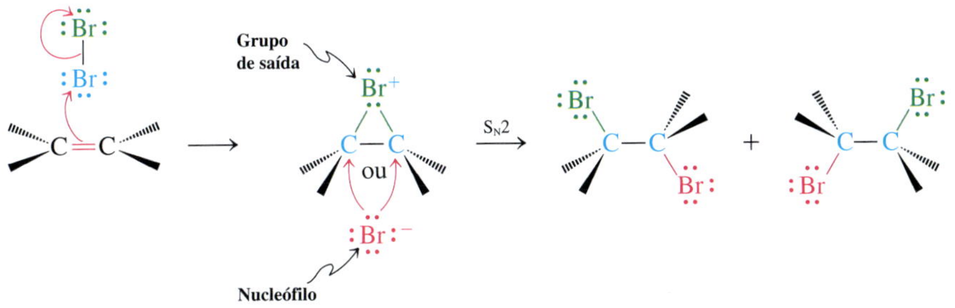

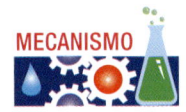

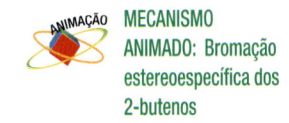

EXERCÍCIO 12-12

Desenhe o intermediário da bromação do ciclo-hexeno, usando a conformação da figura. Mostre por que o produto é racêmico. O que você pode dizer sobre a conformação inicial do produto?

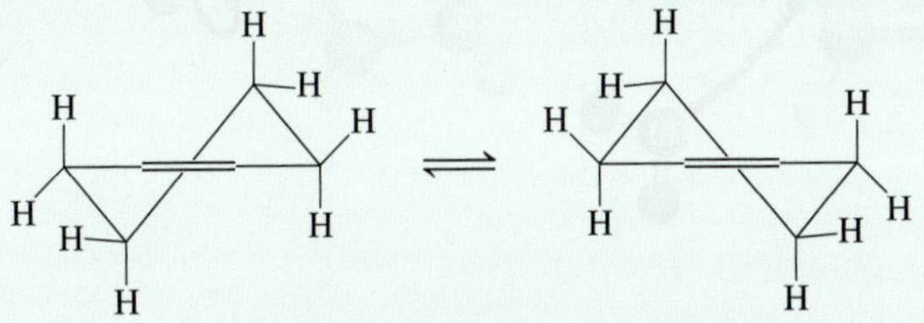

Interconversão das conformações no ciclo-hexeno

A halogenação de alquenos não deve ser confundida com a halogenação de *alcanos* (Seções 3-4 até 3-8). A adição de alquenos segue um mecanismo em que um nucleófilo (ligação π do alqueno) interage com uma espécie eletrofílica (como as moléculas de Cl_2 ou Br_2) pelo movimento de pares de elétrons. A halogenação dos *alcanos* é um processo via radicais que exige uma etapa de iniciação para gerar átomos de halogênio. Esta etapa precisa de calor, de luz ou de um radical iniciador (como um peróxido) e prossegue por um mecanismo que envolve o movimento de um elétron.

EM RESUMO, os halogênios adicionam-se a alquenos como eletrófilos para produzir di-halogenetos vicinais. A reação começa com a formação do íon halônio em ponte. Este intermediário é aberto estereoespecificamente pelo íon halogeneto gerado na etapa inicial, ocorrendo a adição *anti* à ligação dupla. Nas seções subsequentes, veremos que produtos com outra estereoquímica são possíveis, dependendo do eletrófilo.

12-6 A generalidade da adição eletrofílica

Os halogênios são apenas uma das muitas combinações eletrófilo-nucleófilo que se adicionam às ligações duplas de alquenos. Nesta seção, iniciaremos um levantamento de alguns desses processos importantes, começando com a adição de halogênios (a fonte de eletrófilos) na presença de água (o nucleófilo). Os produtos, 2-halogeno-álcoois, comumente conhecidos como haloidrinas, são utilizados em diversas aplicações industriais e de síntese, atuando como intermediários particularmente importantes na síntese de oxaciclopropanos (epóxidos, Seção 9-9).

O íon bromônio pode ser capturado por outros nucleófilos

A criação de um íon bromônio na bromação de alquenos sugere que, na presença de outros nucleófilos, pode ocorrer uma competição pela captura do intermediário. Por exemplo, a bromação do ciclopenteno em água dá o bromoálcool vicinal (comumente chamado de bromoidrina). Neste caso, o íon bromônio é atacado pela água, presente em grande excesso. O resultado da transformação é a adição *anti* de Br e OH à ligação dupla. O outro produto formado é HBr. Os cloroálcoois (cloroidrinas) correspondentes podem ser produzidos com cloro em água por meio de um íon clorônio intermediário.

Síntese de bromoálcoois (bromoidrina)

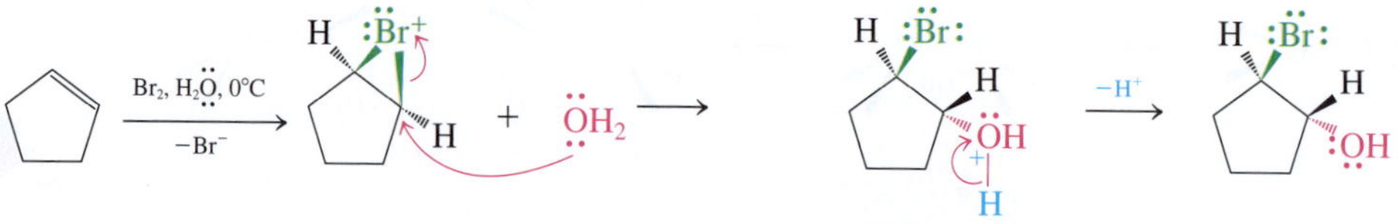

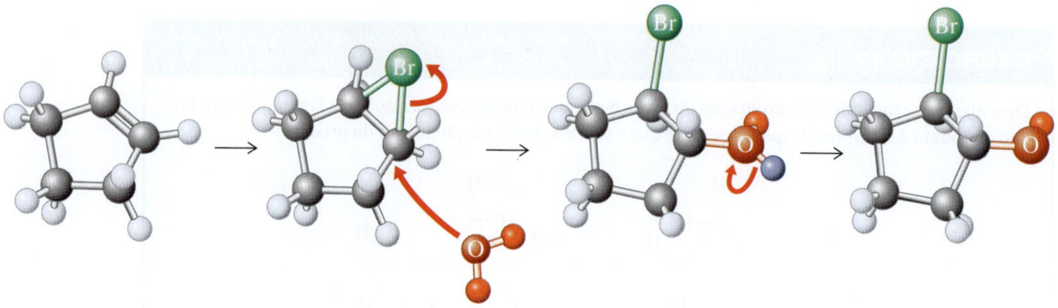

Ciclopenteno → → → *trans*-2-Bromo--ciclo-pentanol

EXERCÍCIO 12-13

Escreva o produto esperado na reação de (a) *trans*-2-buteno e (b) *cis*-2-penteno com cloro diluído em água. Mostre claramente a estereoquímica.

Os halogenoálcoois vicinais sofrem o fechamento do anel intramolecular na presença de base para dar os oxaciclopropanos (Seção 9-9) e, por isso, são intermediários úteis na síntese orgânica.

Síntese de halogenoéteres vicinais

Formação de oxaciclopropano a partir de um alqueno via halogenoálcool

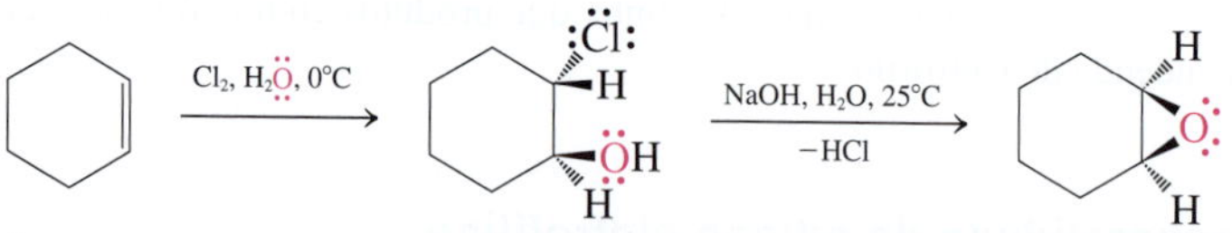

70–73%   70–73%

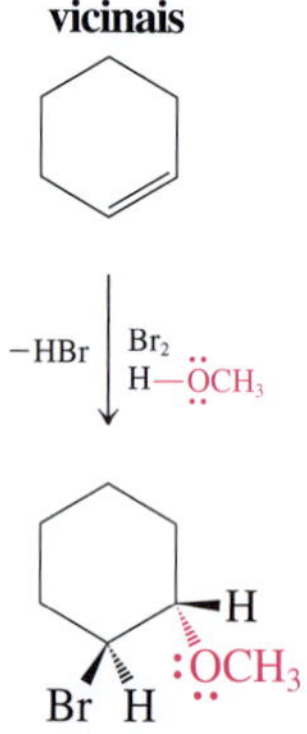

76%
trans-1-Bromo-2--metóxi-ciclo-hexano

Se álcool for usado como solvente em vez da água nesta halogenação, formam-se os correspondentes halogenoéteres vicinais, conforme apresentado na margem.

A abertura do íon halogenônio pode ser regiosseletiva

Ao contrário da adição de dois halogênios idênticos, as adições mistas a ligações duplas podem apresentar problemas de regioquímica. A adição de Br e OH (ou OR) a uma ligação dupla assimétrica é seletiva? A resposta é sim. Por exemplo, o 2-metil-propeno converte-se em bromo em água em 1-bromo-2-metil-2-propanol apenas; não se forma o regioisômero alternativo, 2-bromo-2-metil-1-propanol.

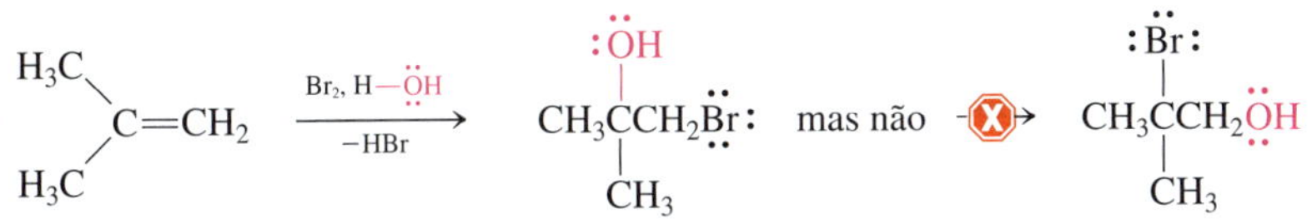

$$(H_3C)_2C=CH_2 \xrightarrow[-HBr]{Br_2, H-\ddot{O}H} \underset{\underset{\text{1-Bromo-2-metil-2-}}{\text{82\% de rendimento}}}{\underset{CH_3}{\overset{:\ddot{O}H}{\underset{|}{CH_3C}CH_2\ddot{B}r:}}} \text{ mas não } \xrightarrow{\otimes} \underset{\underset{\text{2-Bromo-2-metil-1-}}{\text{-propanol}}}{\underset{CH_3}{\overset{:\ddot{B}r:}{\underset{|}{CH_3C}CH_2\ddot{O}H}}}$$

No produto, o halogênio eletrofílico liga-se sempre ao carbono menos substituído da ligação dupla original. O ataque subsequente do nucleófilo ocorre sempre no centro mais substituído.

Como explicar isso? A situação é muito semelhante à da abertura nucleofílica do anel de oxaciclopropano catalisada por ácido (Seção 9-9), em que o intermediário tem um oxigênio protonado no anel de três átomos. Em ambas as reações, *o nucleófilo ataca o carbono mais substituído do anel, porque este carbono tem mais polarização positiva do que o outro.*

Lembre-se:
Nucleófilo – em rosa
Eletrófilo – em azul
Grupo de saída – em verde

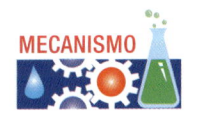

Abertura regiosseletiva do íon bromônio formado a partir do 2-metil-propeno

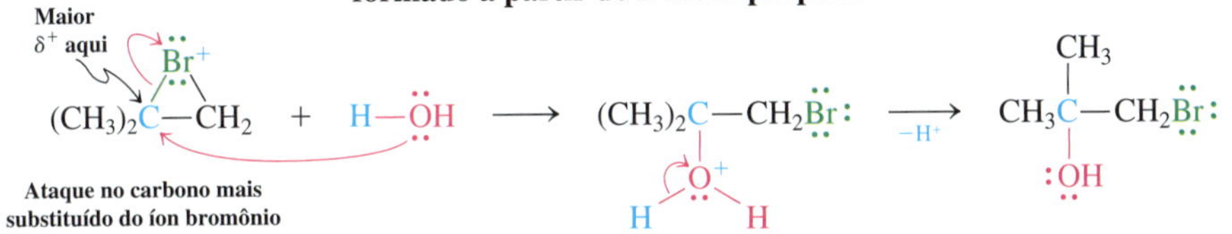

Maior δ^+ aqui

$(CH_3)_2C-CH_2 + H-\ddot{O}H \longrightarrow (CH_3)_2C-CH_2\ddot{B}r: \xrightarrow{-H^+} CH_3\overset{CH_3}{\underset{:\ddot{O}H}{\overset{|}{C}}}-CH_2\ddot{B}r:$

Ataque no carbono mais substituído do íon bromônio

Uma regra simples é que as adições nucleofílicas em reagentes assimétricos desse tipo seguem a Regra de Markovnikov, com a parte eletrofílica ligando-se ao carbono menos substituído da ligação dupla. Formam-se misturas somente quando os dois carbonos não são suficientemente diferentes [veja o Exercício 12-14(b)].

EXERCÍCIO 12-14

Quais são os produtos das seguintes reações?

(a) $CH_3CH=CH_2 \xrightarrow{Cl_2, CH_3OH}$

(b) [ciclohexeno com substituinte H₃C] $\xrightarrow{Br_2, H_2O}$

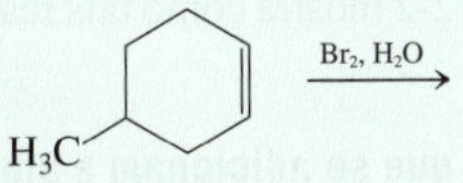

EXERCÍCIO 12-15

Trabalhando com os conceitos: mecanismo de adição eletrofílica a alquenos

Escreva um mecanismo para a reação mostrada no Exercício 12-14(a).

Estratégia

Este problema é muito semelhante à transformação mostrada na página precedente. Temos simplesmente de trocar bromo por cloro.

Solução

- O ataque inicial da ligação π do alqueno a uma molécula de Cl_2 dá origem a um íon *clorônio* cíclico:

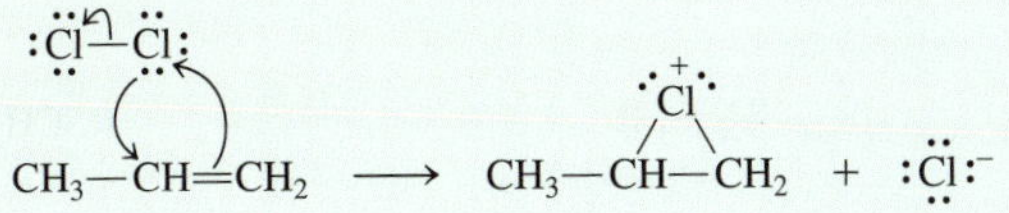

$CH_3-CH=CH_2 \xrightarrow{:\ddot{Cl}-\ddot{Cl}:} CH_3-CH-CH_2 + :\ddot{Cl}:^-$

• Esta espécie não é simétrica: entre os dois carbonos ligados ao cloro positivo, o carbono interno (secundário) é mais polarizado positivamente. O ataque do solvente nucleofílico, o metanol, ocorre preferencialmente neste centro. A perda do próton do íon oxônio resultante completa a reação:

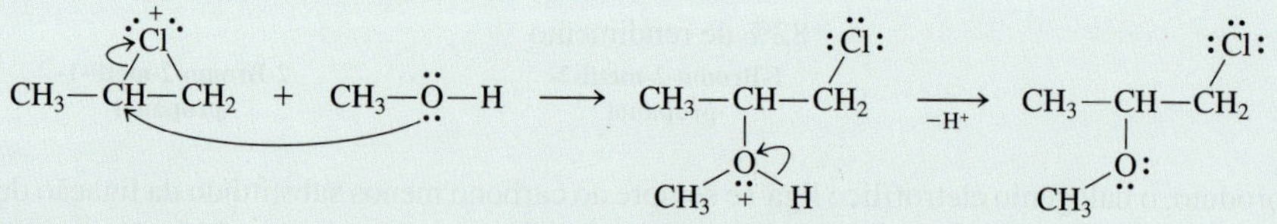

$$CH_3-CH-CH_2 + CH_3-\ddot{O}-H \longrightarrow CH_3-CH-CH_2 \xrightarrow{-H^+} CH_3-CH-CH_2$$

EXERCÍCIO 12-16

Tente você

Escreva um mecanismo para a reação mostrada no Exercício 12-14 (b). [**Cuidado:** a presença do grupo metila no anel do ciclo-hexano tem um efeito significativo na estereoquímica (em comparação com outros exemplos na seção)! **Sugestão:** a adição inicial do halogênio à ligação π do alqueno pode ocorrer pela mesma face do anel que contém o grupo metila ou pela face oposta. Quantos isômeros você espera que resultem desta adição?]

EXERCÍCIO 12-17

Que alqueno seria um bom precursor para a produção de uma mistura racêmica de $(2R,3R)$-2-bromo-3-metóxi-pentano e $(2S,3S)$-2-bromo-3-metóxi-pentano? Que outros isômeros você esperaria encontrar como produtos da reação que propôs?

Em geral, os alquenos podem sofrer adições estereoespecíficas e regioespecíficas com reagentes do tipo A—B, em que a ligação A—B é polarizada com A agindo como o eletrófilo A^+, e B, como o nucleófilo B^-. A Tabela 12-2 mostra como tais reagentes adicionam-se ao 2-metil-propeno.

Tabela 12-2 Reagentes A—B que se adicionam a alquenos por ataque eletrofílico

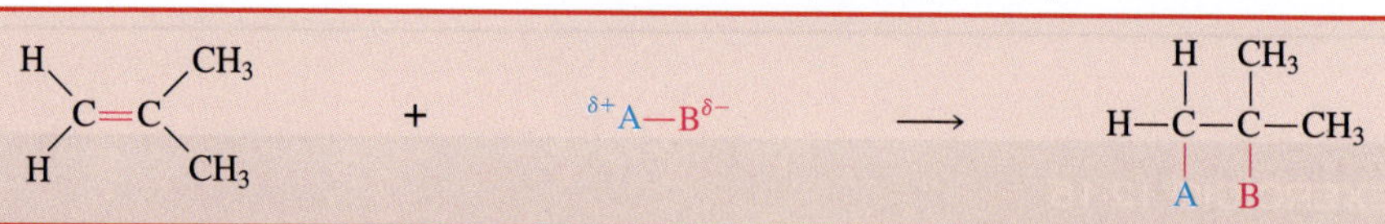

$$\begin{array}{c} H \\ \\ H \end{array} C=C \begin{array}{c} CH_3 \\ \\ CH_3 \end{array} + \quad {}^{\delta+}A-B^{\delta-} \longrightarrow H-\underset{\underset{A}{|}}{\overset{H}{\underset{|}{C}}}-\underset{\underset{B}{|}}{\overset{CH_3}{\underset{|}{C}}}-CH_3$$

Nome	Estrutura	Produto de adição ao 2-metil-propeno
Cloreto de bromo	$:\!\ddot{B}r-\ddot{C}l\!:$	$:\!\ddot{B}rCH_2C(CH_3)_2$ $\|$ $:\!\ddot{C}l\!:$
Brometo de cianogênio	$:\!\ddot{B}r-CN\!:$	$:\!\ddot{B}rCH_2C(CH_3)_2$ $\|$ $CN\!:$
Cloreto de iodo	$:\!\ddot{I}-\ddot{C}l\!:$	$:\!\ddot{I}CH_2C(CH_3)_2$ $\|$ $:\!\ddot{C}l\!:$
Cloretos de sulfenila	$R\ddot{S}-\ddot{C}l\!:$	$R\ddot{S}CH_2C(CH_3)_2$ $\|$ $:\!\ddot{C}l\!:$
Sais mercúricos	$XHg-X^a, H\ddot{O}H$	$XHgCH_2C(CH_3)_2$ $\|$ $:\!\ddot{O}H$

^{a}X aqui significa acetato.

EM RESUMO, os íons halogenônios estão sujeitos à abertura regiosseletiva e estereosseletiva do anel de modo mecanisticamente semelhante à abertura nucleofílica dos oxaciclopropanos protonados. Os íons halogenônios podem ser capturados por íons halogenetos, água ou, álcoois para dar di--halogenoalcanos, halogenoálcoois ou halogenoéteres, respectivamente. O princípio das adições eletrofílicas pode ser aplicado a quaisquer reagentes A—B contendo uma ligação polarizada ou polarizável.

12-7 Oximercuração-desmercuração: uma adição eletrofílica especial

O último exemplo na Tabela 12-2 é a adição nucleofílica de um sal de mercúrio a um alqueno. Esta reação é chamada de **mercuração** e o composto resultante é um derivado alquil-mercúrio, do qual pode-se remover o mercúrio em uma etapa subsequente. Uma sequência de reações particularmente útil é a **oximercuração-desmercuração**, em que o acetato de mercúrio age como reagente. Na primeira etapa (oximercuração), o tratamento de um alqueno com esta espécie na presença de água leva ao produto de adição correspondente.

Oximercuração

Acetato de mercúrio   Acetato de alquil-mercúrio

Na desmercuração subsequente, o substituinte que contém o mercúrio é substituído por hidrogênio por tratamento com boro-hidreto de sódio em meio básico. O resultado final é a hidratação da ligação dupla para dar o álcool.

Desmercuração

1-Metil-ciclo-pentanol

A oximercuração é estereoespecífica *anti* e regiosseletiva. Este resultado sugere um mecanismo semelhante ao das reações de adição eletrofílica já discutidas. O reagente de mercúrio dissocia--se inicialmente em íon acetato e em uma espécie catiônica que contém mercúrio. Este cátion de mercúrio ataca a ligação dupla do alqueno para dar um íon mercurínio cuja estrutura é semelhante à do íon bromônio cíclico. A água presente ataca o carbono mais substituído (regra de regiosseletividade de Markovnikov) e leva a um intermediário, o acetato de alquil-mercúrio. A substituição do mercúrio por hidrogênio (desmercuração) é feita pela redução com boro-hidreto de sódio por meio de um mecanismo complexo e não completamente entendido. A reação não é estereoespecífica.

O álcool obtido após a desmercuração é o mesmo obtido na hidratação Markovnikov (Seção 12-4) do mesmo material de partida. A oximercuração-desmercuração, porém, é uma alternativa valiosa para a hidratação catalisada por ácido porque não envolve carbocátions. Portanto, as reações de *oximercuração-desmercuração não sofrem rearranjos, comuns em condições ácidas* (Seção 12-3). Seu uso é limitado pelo custo e pela toxicidade do reagente, que requer remoção cuidadosa do mercúrio presente no produto e descarte seguro.

Mecanismo da oximercuração-desmercuração

Etapa 1. Dissociação

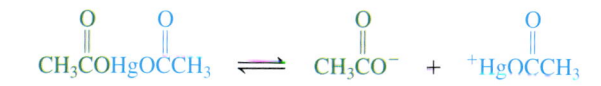

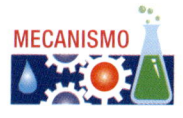

DESTAQUE QUÍMICO 12-1

Análogos do hormônio juvenil na batalha contra doenças transmitidas por insetos

Hormônio juvenil (HJ) é uma substância que controla a metamorfose nos insetos, produzida pela mariposa da seda macho selvagem, *Hyalophora cecropia L.*, e sua presença retarda a maturação de larvas do inseto até que o estágio adequado de desenvolvimento seja alcançado. A exposição ao HJ interrompe a metamorfose do inseto na fase pupa: os mosquitos expostos ao HJ não se desenvolvem como adultos capazes de picar e pôr ovos. O HJ, portanto, tem potencial para uso no controle de doenças transmitidas por mosquitos, como a malária, a febre amarela e o vírus do Nilo Ocidental. Este potencial é limitado pela instabilidade do HJ e pela dificuldade de isolamento da natureza ou de preparo por síntese. Em consequência disso, os cientistas procuram análogos que sejam mais estáveis, bioativos e fáceis de preparar.

O composto sintético metopreno possui todas essas características desejáveis. Sua síntese utiliza diversas reações que estudamos, incluindo a oximercuração-desmercuração para dar o éter metilterciário, a hidrólise de ésteres (Seção 8-5) e a oxidação com PCC de um álcool primário a aldeído (Seção 8-6).

Levando em conta as tentativas anteriores para preparar análogos do HJ que levaram a compostos com atividade muito pobre, o metopreno é até 1000 vezes mais bioativo do que o HJ em relação a várias pragas. É eficaz contra pulgas, mosquitos e formigas de fogo e é comercializado sob diversos nomes. O metopreno pode ser usado dentro de casa para eliminar infestações de pulgas, reduzindo a necessidade de inseticidas convencionais. Embora o produto não mate os insetos que já atingiram a idade adulta, seus ovos após a exposição não se desenvolverão até adultos. Espalhar metopreno granulado em áreas de reprodução dos mosquitos impede sua sobrevivência após o estágio de pupa. O metopreno possui toxicidade relativamente baixa para os vertebrados e, ao contrário de inseticidas clorados, como o DDT (Destaque Químico 3-2), ele não persiste no meio ambiente. Embora estável o suficiente para ser eficaz após semanas ou meses da aplicação, é degradado ao longo do tempo pela luz solar em moléculas menores, que são inócuas. O metopreno e vários outros análogos do HJ, portanto, tornaram-se novas ferramentas importantes para o controle de pragas.

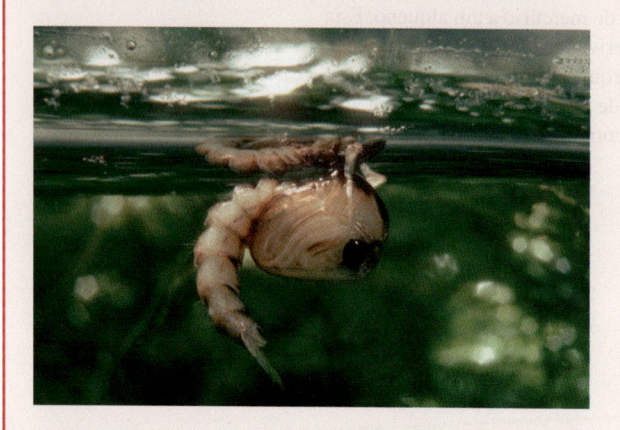

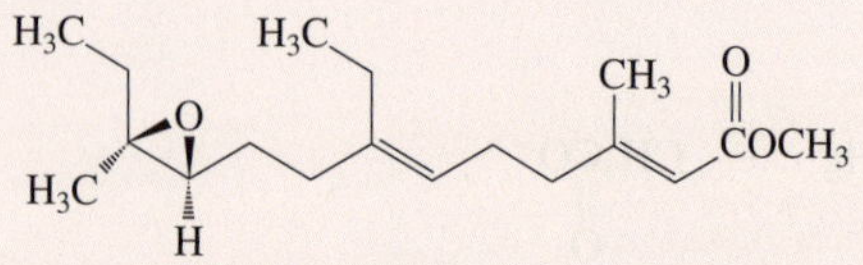

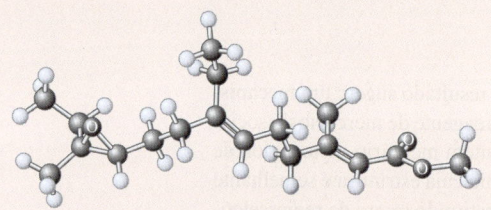

O hormônio juvenil para o desenvolvimento do mosquito na fase de pupa mostrado na foto. Pupas de mosquitos vivem na água e respiram o ar da superfície por meio de um par de tubos em suas costas.

Hormônio juvenil

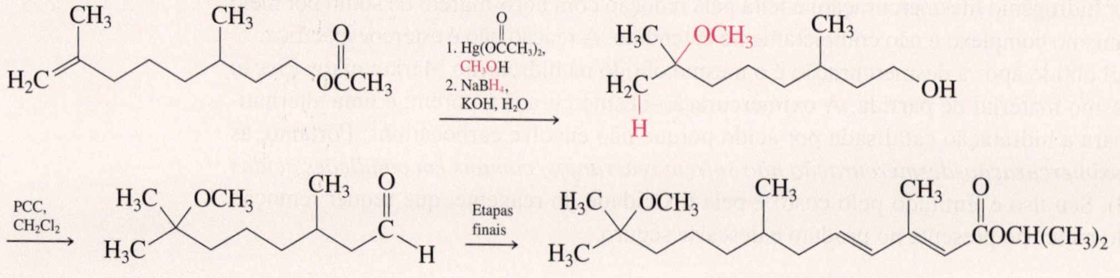

Metopreno (análogo do HJ)

Etapa 2. Ataque eletrofílico

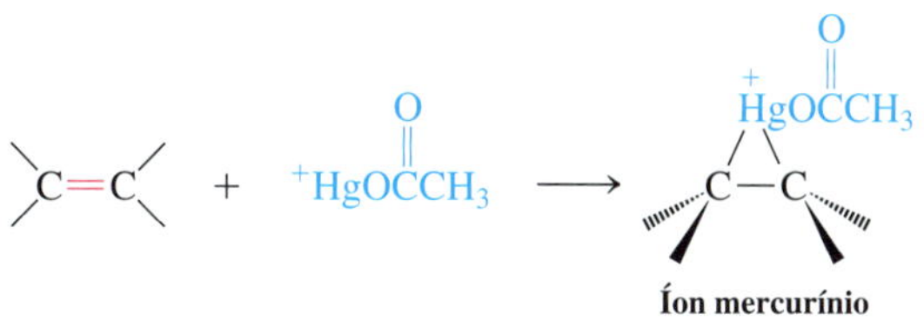

Íon mercurínio

Etapa 3. Abertura nucleofílica (regiosseletividade Markovnikov)

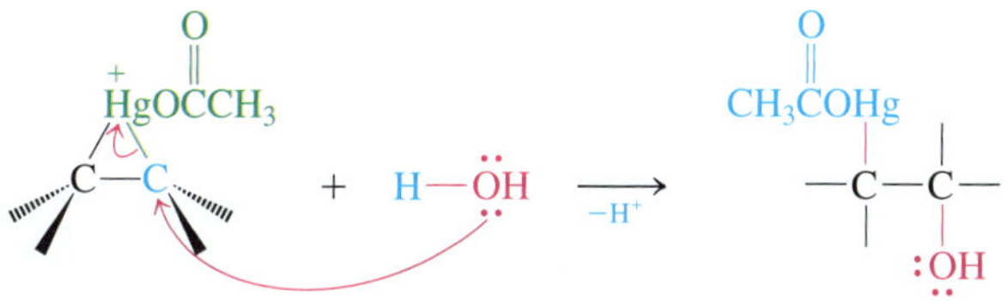

Acetato de alquil-mercúrio

Etapa 4. Redução

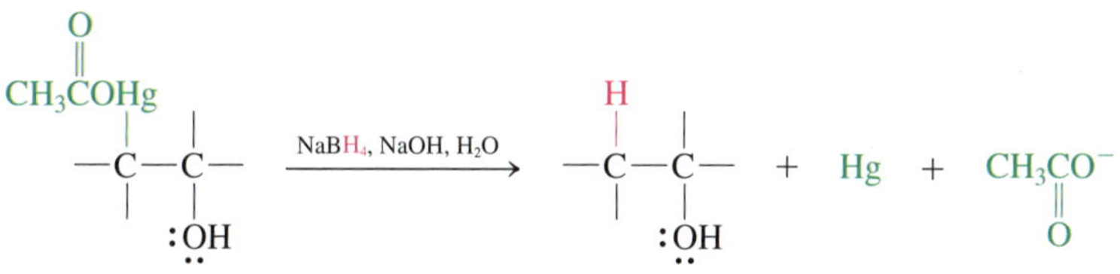

Quando a oximercuração de um alqueno é feita em álcool como solvente, a desmercuração leva a um éter, conforme mostrado na margem.

Síntese de éteres por oximercuração--desmercuração

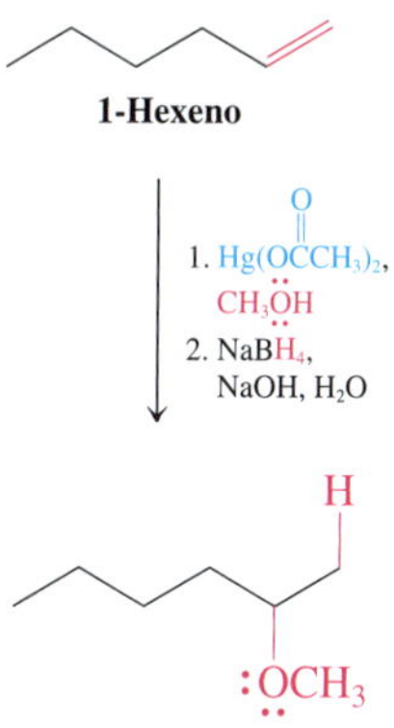

1-Hexeno

1. $Hg(OCCH_3)_2$, $CH_3\ddot{O}H$
2. $NaBH_4$, $NaOH$, H_2O

65%
2-Metóxi-hexano

EXERCÍCIO 12-18

Trabalhando com os conceitos: estudo de um problema difícil de mecanismos

Explique o resultado mostrado a seguir.

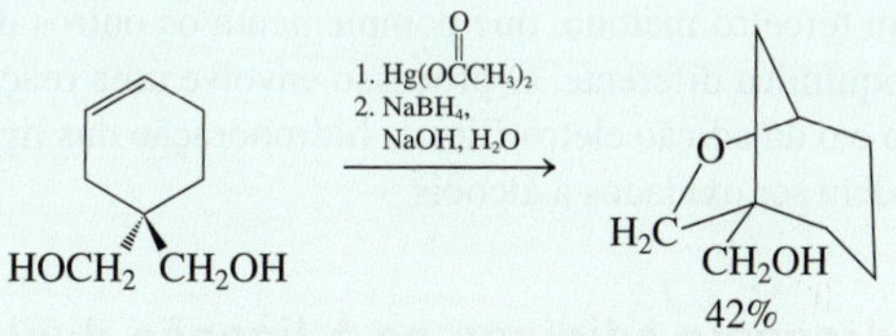

1. $Hg(OCCH_3)_2$
2. $NaBH_4$, $NaOH$, H_2O

42%

Estratégia

Comece visualizando as diferenças aparentes entre a estrutura do substrato e a do produto. Você pode ver com mais clareza o caminho para uma solução numerando os átomos de carbono no substrato e identificando os átomos correspondentes no produto. Assim, você pode começar o processo de *pensar por mecanismos* – seguindo as etapas do processo como nós as entendemos para ver aonde levam.

Solução

- Comece pela mercuração da ligação dupla:

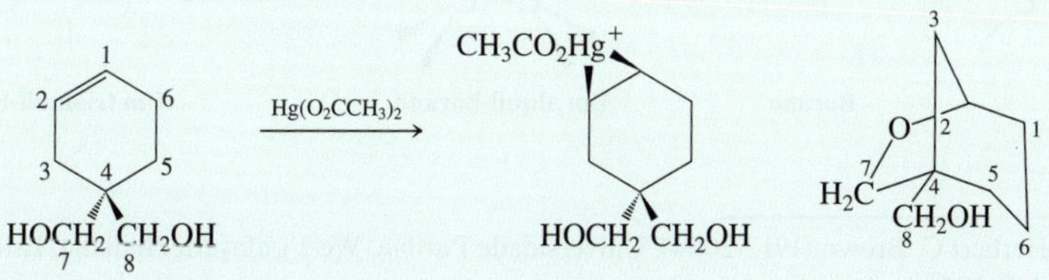

$Hg(O_2CCH_3)_2$

- Em todos os exemplos anteriores, a etapa seguinte envolve uma molécula de solvente – água ou álcool – que fornece um átomo de oxigênio nucleofílico para se adicionar a um carbono do íon mercurínio e abrir o anel. Neste caso, no entanto, podemos ver que um átomo de oxigênio, *já presente no substrato* (no C7), liga-se a um dos carbonos no produto (C2) que originalmente era da ligação dupla. Este é um processo de formação de ligação *intramolecular*. Depois da remoção do mercúrio por $NaBH_4$, chegamos ao produto final:

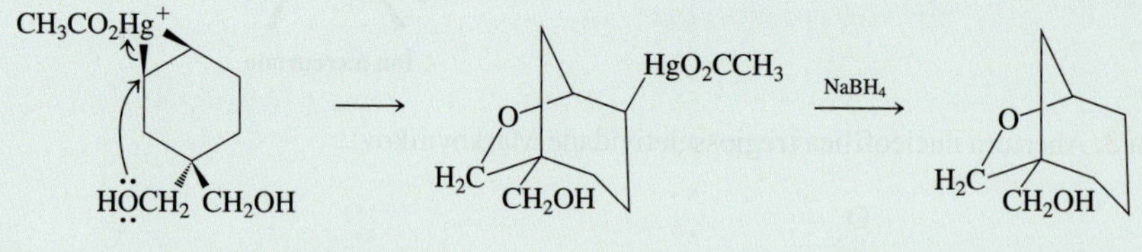

EXERCÍCIO 12-19

Tente você

A reação a seguir leva a um produto cíclico que é isômero do material de partida. Sugira uma estrutura para ele. (**Sugestão:** pense por mecanismos. Comece com o ataque eletrofílico apropriado. Depois, utilize o átomo nucleofílico já presente no substrato para completar o processo de adição. **Cuidado:** há um problema de regiosseletividade para resolver. Use os exemplos apresentados na seção do capítulo como guia.)

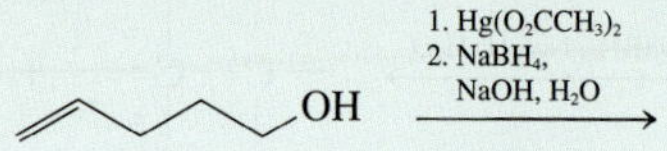

1. $Hg(O_2CCH_3)_2$
2. $NaBH_4$, $NaOH$, H_2O

EM RESUMO, a oximercuração-desmercuração é um método de síntese útil na conversão regiosseletiva de alquenos em álcoois ou éteres (seguindo a Regra de Markovnikov). Carbocátions não estão envolvidos, portanto, não ocorrem rearranjos.

12-8 Hidroboração-oxidação: uma hidratação antimarkovnikov estereoespecífica

Vimos, neste capítulo, duas maneiras diferentes de adicionar água a alquenos para obter álcoois. Esta seção apresenta um terceiro método, que complementa os outros dois em sínteses e leva a um resultado com regioquímica diferente. O processo envolve uma reação cujo mecanismo está entre o da hidrogenação e o da adição eletrofílica: a hidroboração das ligações duplas. Os alquil-boranos resultantes podem ser oxidados a álcoois.

A ligação boro-hidrogênio adiciona-se à ligação dupla

O borano, BH_3, adiciona-se às ligações duplas sem necessidade de ativação catalítica, uma reação conhecida como **hidroboração**, descoberta por H. C. Brown.*

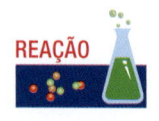

Hidroboração de alquenos

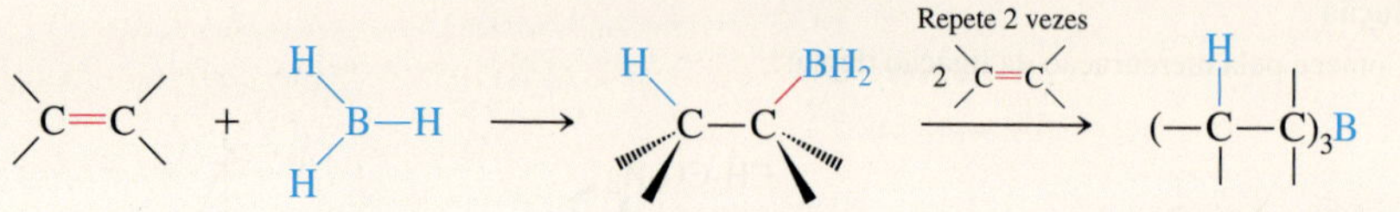

Borano → Um alquil-borano → (Repete 2 vezes) → Um trialquil-borano

---

* Professor Herbert C. Brown (1912-2004), Universidade Purdue, West Lafayette, Indiana, Estados Unidos, Prêmio Nobel de 1979 (química).

O borano (que existe como um dímero, B_2H_6) está comercialmente disponível na forma de soluções em éter etílico ou em tetra-hidrofurano (THF). Nessas soluções, o borano existe como um complexo ácido-base de Lewis com o oxigênio do éter (veja as Seções 2-2 e 9-5), um agregado que deixa o átomo de boro com um octeto de elétrons (a Figura 1-17 mostra uma representação esquemática dos orbitais moleculares do BH_3).

Como a unidade B—H adiciona-se à ligação π? A ligação π é rica em elétrons, e o borano, pobre em elétrons. Então, é razoável formular um complexo ácido-base de Lewis inicial semelhante ao do íon bromônio (Figura 12-3), que requer a participação do orbital p vazio do BH_3. Isso transfere densidade eletrônica do alqueno para o boro. A seguir, um dos hidrogênios transfere-se para um dos átomos de carbono, por meio de um estado de transição de quatro centros, e o átomo de boro liga-se ao outro carbono. A estereoquímica da adição é *sin*. As três ligações B—H reagem. O boro no produto alquil-borano está novamente deficiente em elétrons. Os mapas de potencial eletrostático do esquema geral a seguir (em uma escala que realça as mudanças de cores desejadas) mostra como o boro, no borano, começa como uma espécie deficiente em elétrons (em azul), torna-se rico em elétrons no complexo (em rosa) e perde densidade eletrônica no produto (em azul).

Ácido de Lewis

Base de Lewis

Complexo Borano-THF

Mecanismo da hidroboração

Orbital p vazio

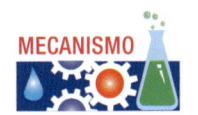

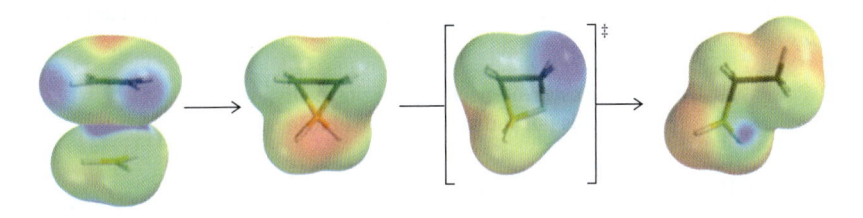

Complexo Borano-alqueno

Estado de transição de quatro centros

MECANISMO

MECANISMO ANIMADO:
Hidroboração-oxidação

A hidroboração é estereoespecífica (adição *sin*) e regiosseletiva. Ao contrário das adições eletrofílicas já descritas, os fatores estéricos são mais importantes no controle da regiosseletividade do que os fatores eletrônicos: o boro se liga ao carbono menos impedido (menos substituído). As reações dos trialquil-boranos formados na hidroboração são especialmente interessantes, como veremos na próxima seção.

Regiosseletividade da hidroboração

$$3 \, RCH=CH_2 \, + \, BH_3$$

Carbono menos impedido

A oxidação dos alquil-boranos leva a álcoois

Os trialquil-boranos podem ser oxidados com peróxido de hidrogênio em meio básico para dar álcoois em que a função hidróxi substitui o átomo de boro. O resultado da sequência de duas etapas, a **hidroboração-oxidação**, é a adição de água à ligação dupla. Em contraste com as hidratações descritas nas Seções 12-4 e 12-7, no entanto, a regiosseletividade é oposta. Nesta sequência, o grupo OH liga-se ao carbono *menos* substituído, um exemplo de **adição antimarkovnikov**.

Sequência hidroboração-oxidação

$$3 \text{ RCH}=\text{CHR} \xrightarrow{\text{BH}_3,\text{ THF}} (\text{RCH}_2\text{CHR})_3\text{B} \xrightarrow{\text{H}_2\text{O}_2,\text{ NaOH},\text{ H}_2\text{O}} 3 \text{ RCH}_2\overset{R}{\underset{|}{\text{C}}}\text{H}\ddot{\text{O}}\text{H}$$

$$(\text{CH}_3)_2\text{CHCH}_2\text{CH}=\text{CH}_2 \xrightarrow[\text{2. H}_2\text{O}_2,\text{ NaOH},\text{ H}_2\text{O}]{\text{1. BH}_3,\text{ THF}} (\text{CH}_3)_2\text{CHCH}_2\text{CH}_2\text{CH}_2\ddot{\text{O}}\text{H}$$

4-Metil-1-penteno → 4-Metil-1-pentanol (80%)

No mecanismo da oxidação de alquil-boranos, o íon hidroperóxido nucleofílico ataca o átomo de boro deficiente em elétrons. A espécie resultante rearranja-se com migração do grupo alquila com seu par de elétrons – e com *retenção* de configuração – para o átomo de oxigênio vizinho, eliminando um íon hidróxido no processo.

Mecanismo da oxidação do alquil-borano

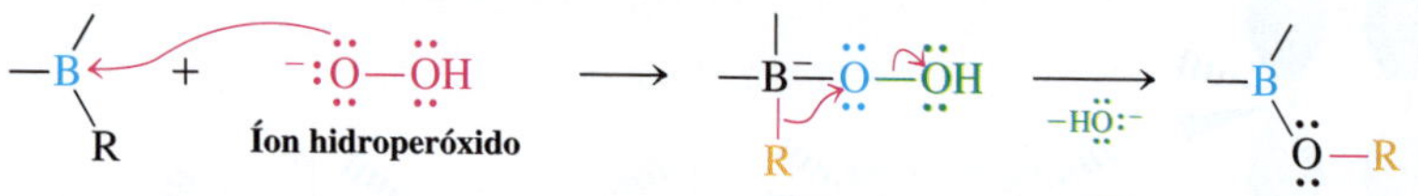

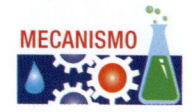

O processo se repete até que três grupos alquila tenham migrado para os átomos de oxigênio, com formação de um trialquil-borato, $(\text{RO})_3\text{B}$. Este éster inorgânico é depois hidrolisado por base para dar o álcool e o íon borato.

$$(\text{RO})_3\text{B} + 3 \text{ NaOH} \xrightarrow{\text{H}_2\text{O}} \text{Na}_3\text{BO}_3 + 3 \text{ ROH}$$

Como as reações de adição de borano às ligações duplas com posterior oxidação são muito seletivas, esta sequência permite a síntese regiosseletiva e estereoespecífica de álcoois a partir de alquenos. A regiosseletividade antimarkovnikov da sequência hidroboração-oxidação complementa a hidratação catalisada por ácido e a oximercuração-desmercuração. Além disso, a hidroboração, como a oximercuração, ocorre sem participação de carbocátions e, portanto, *não são observados rearranjos*.

Uma síntese estereoespecífica e regiosseletiva para álcoois por hidroboração-oxidação

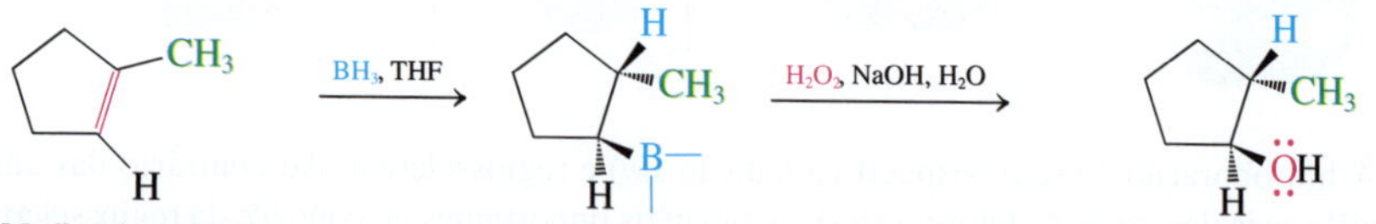

1-Metil-ciclo-penteno → *trans*-2-Metil-ciclo-pentanol (86%)

EXERCÍCIO 12-20

Dê os produtos da hidroboração-oxidação do (**a**) propeno e (**b**) (*E*)-3-metil-2-penteno. Mostre a estereoquímica.

EM RESUMO, a hidroboração-oxidação é outro método de hidratação de alquenos. A adição inicial é *sin* e regiosseletiva, e o boro liga-se ao átomo de carbono menos impedido. A oxidação dos alquil-boranos com peróxido de hidrogênio em meio básico leva a álcoois antimarkovnikov, com retenção da configuração do grupo alquila.

12-9 Diazometano, carbenos e a síntese de ciclopropanos

Os ciclopropanos ocorrem em alvos de síntese interessantes. O estudo de sua estrutura muito tensa (Seção 4-2) é fascinante, assim como as contribuições funcionais que eles dão em diversos compostos naturais de origem biológica (Seção 4-7). Os ciclopropanos podem ser facilmente preparados pela adição de espécies reativas, chamadas de **carbenos**, às ligações duplas de alquenos. Os carbenos têm a estrutura geral $R_2C\colon$, em que o átomo de carbono central possui um sexteto de elétrons. Apesar de neutros, os carbenos são deficientes em elétrons e agem como eletrófilos em relação aos alquenos.

O diazometano forma metileno, que converte alquenos em ciclopropanos

O **diazometano**, CH_2N_2, uma substância pouco comum, é um gás amarelo, muito tóxico e explosivo. Ele se decompõe quando exposto à luz, ao calor e ao metal cobre com eliminação de N_2. O resultado é o **metileno**, uma espécie altamente reativa, $H_2C\colon$, o carbeno mais simples.

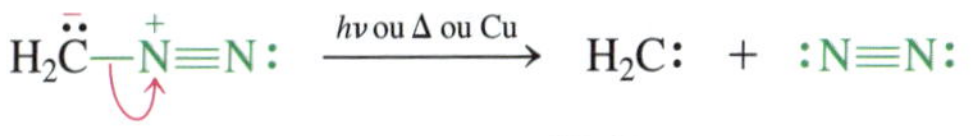

$$H_2\ddot{C}-\overset{+}{N}\equiv N\colon \xrightarrow{h\nu \text{ ou } \Delta \text{ ou Cu}} H_2C\colon \; + \; \colon N\equiv N\colon$$

Diazometano → **Metileno**

Quando o metileno é gerado na presença de um composto contendo ligações duplas, ocorre adição com formação de ciclopropanos. O processo é, em geral, estereoespecífico, com retenção da configuração original da ligação dupla.

Adições de metileno às ligações duplas

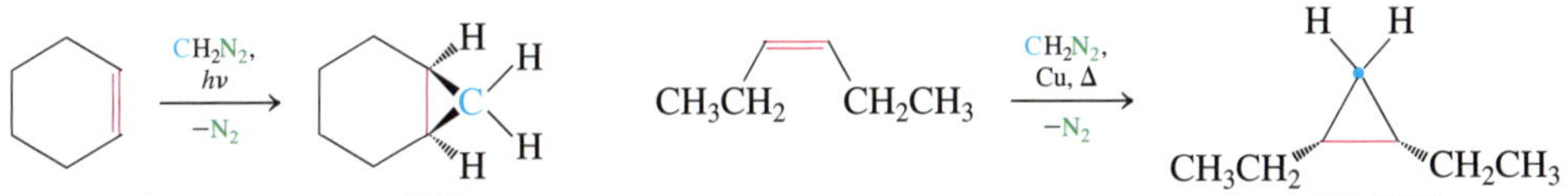

Biciclo[4.1.0]heptano (40%)

cis-Dietil-ciclo-propano (50–70%)

EXERCÍCIO 12-21

O diazometano é o membro mais simples da classe dos compostos chamados de *diazoalcanos* ou *compostos diazo*, $R_2C=N_2$. Quando um composto diazo, A, é irradiado em uma solução de heptano em $-78°C$, obtém-se um hidrocarboneto, C_4H_6, com três sinais de ^{1}H-RMN e dois sinais de ^{13}C-RMN, todos na região de alifáticos. Sugira uma estrutura para esta molécula.

$$CH_2=CHCH_2CH=\overset{+}{N}=\overset{..}{N}\colon^-$$
A

Os carbenos halogenados e os carbenoides também dão ciclopropanos

Os ciclopropanos também podem ser sintetizados a partir de carbenos halogenados, preparados a partir de halogenometanos. Por exemplo, o tratamento do triclorometano (clorofórmio) com bases fortes provoca uma reação de eliminação pouco comum, em que o próton e o grupo de saída são removidos do mesmo carbono. O produto é o diclorocarbeno, que dá ciclopropanos quando gerado na presença de alquenos.

Diclorocarbeno a partir de clorofórmio e sua captura pelo ciclo-hexeno

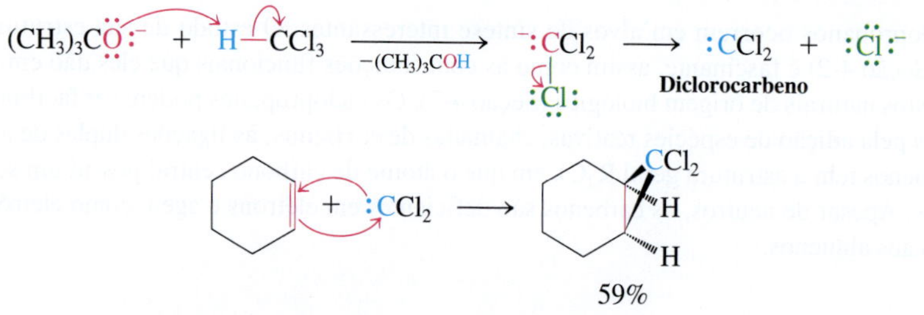

$(CH_3)_3C\ddot{O}:^- + H-CCl_3 \xrightarrow[-(CH_3)_3COH]{} :CCl_2 \longrightarrow :CCl_2 + :\ddot{C}l:^-$
   :Cl: **Diclorocarbeno**

[ciclo-hexeno] + $:CCl_2 \longrightarrow$ [norcarano com CCl₂ e H,H] 59%

Em outro caminho para ciclopropanos, o di-iodo-metano é tratado com zinco em pó (normalmente ativado com cobre) para gerar ICH_2ZnI, chamado de **reagente de Simmons-Smith***. Essa espécie representa os **carbenoides**, substâncias parecidas com os carbenos, porque elas também convertem estereoespecificamente alquenos em ciclopropanos. O uso do reagente de Simmons-Smith na síntese de ciclopropanos evita os riscos associados à utilização do diazometano.

Reagente de Simmons-Smith na síntese de ciclopropanos

$$\underset{H_3CH}{\overset{HCH_3}{C=C}} + CH_2I_2 \xrightarrow[-\text{Iodeto de metal}]{Zn-Cu,\,(CH_3CH_2)_2O} \underset{H_3CH}{\overset{CH_2}{\underset{|}{C-C}}} \overset{}{}CH_3$$

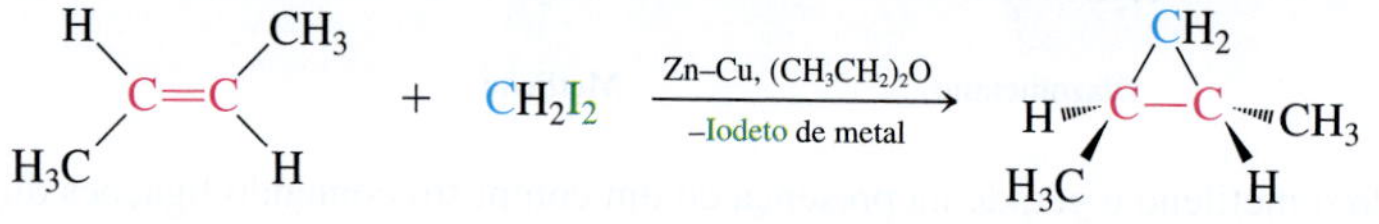

Um exemplo impressionante do uso do reagente de Simmons-Smith na construção de produtos naturais é o agente antifúngico FR-900848, potente e pouco comum, obtido em 1990 a partir de um caldo de fermentação de *Streptoverticillium fervens* e sintetizado pela primeira vez em 1996. Sua característica mais notável é o resíduo de ácido graxo, que contém cinco ciclopropanos, sendo quatro contíguos, todos feitos pela ciclo-propanação de Simmons-Smith.

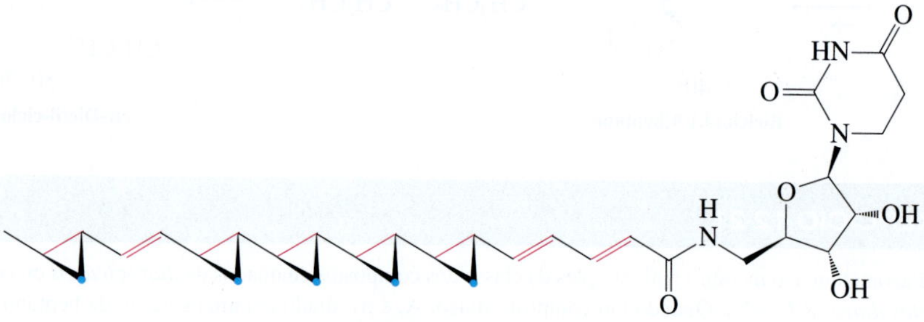

FR-900848

EM RESUMO, o diazometano é um intermediário útil em sínteses como fonte de metileno para a formação de ciclopropanos a partir de alquenos. Os carbenos halogenados, formados pela de-hidro-halogenação de halogenometanos, e o reagente de Simmons-Smith, um carbenoide resultante da reação de di-iodometano com zinco, também convertem alquenos em ciclopropanos. As adições de carbenos a alquenos diferem de outros processos de adição porque um *único átomo de carbono* se liga aos *dois* carbonos do alqueno.

12-10 Síntese de oxaciclopropanos (epóxidos): epoxidação com ácidos peroxicarboxílicos

Esta seção descreve como um reagente oxidante eletrofílico é capaz de ligar um único átomo de *oxigênio* aos dois carbonos de uma ligação dupla. O resultado são oxaciclopropanos que podem, por sua vez, converter-se em dióis vicinais *anti*. Nas Seções 12-11 e 12-12, veremos

---

* Dr. Howard E. Simmons (1929-1997) e Dr. Ronald D. Smith (nascido em 1930), ambos da E. I. du Pont de Nemours Co., Wilmington, Delaware, Estados Unidos.

métodos para ligar átomos de oxigênio a *um* dos carbonos do alqueno para dar dióis vicinais *sin* pela quebra parcial da ligação dupla, ou compostos carbonilados pela quebra completa da ligação dupla.

Ácidos peroxicarboxílicos transferem átomos de oxigênio para as ligações duplas

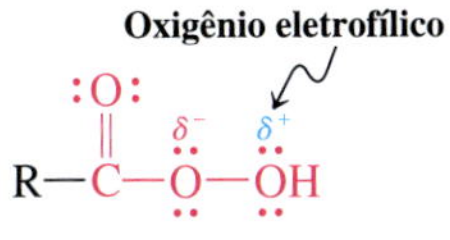

O grupo OH dos ácidos peroxicarboxílicos, RCOOH, contém um oxigênio *eletrofílico*. Estes compostos reagem com alquenos adicionando o oxigênio à ligação dupla para dar oxaciclopropanos. O outro produto da reação é um ácido carboxílico. Essas transformações são interessantes porque, como sabemos, os oxaciclopropanos são intermediários versáteis em sínteses (Seção 9-9). Elas são feitas na temperatura normal e em solventes inertes, como clorofórmio, diclorometano ou benzeno. A reação é comumente conhecida como **epoxidação**, um termo derivado de *epóxido*, um dos nomes comuns dos oxaciclopropanos. Um ácido peroxicarboxílico popular usado nos laboratórios de pesquisas é o ácido *meta*-cloro-peróxi-benzoico (AMCPB). Para reações em escala maior com fins industriais, no entanto, o AMCPB, sensível ao atrito (explosivo), é substituído pelo monoperóxi-ftalato de magnésio (MPFM).

Formação de oxaciclopropanos: epoxidação de uma ligação dupla

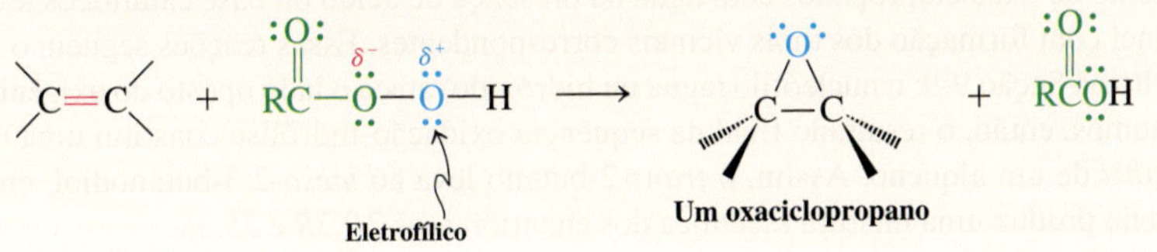

A transferência de oxigênio é estereoespecífica e *sin*, isto é, a estereoquímica do alqueno de partida mantém-se no produto. Por exemplo, o *trans*-2-buteno dá o *trans*-2,3-dimetil-oxa-ciclo-propano; já o *cis*-2-buteno produz o *cis*-2,3-dimetil-oxa-ciclo-propano.

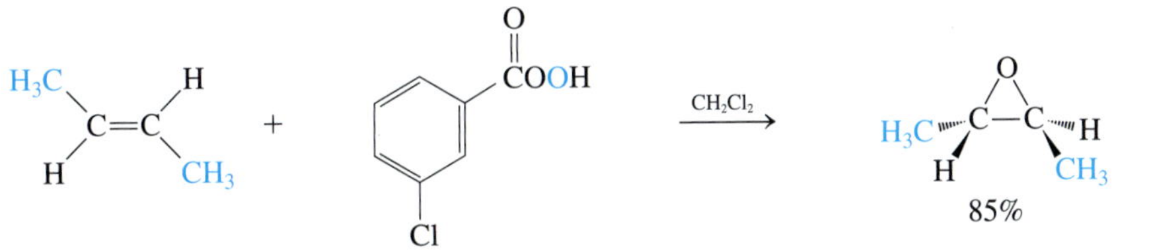

trans-2-Buteno + Ácido *meta*-cloro-peróxi-benzoico (AMCPB) → *trans*-2,3-Dimetil-oxa-ciclo-propano (85%)

Qual é o mecanismo desta oxidação? Ele está relacionado, mas não completamente, ao da halogenação eletrofílica (Seção 12-5). Na epoxidação, podemos escrever um estado de transição cíclico em que o oxigênio eletrofílico adiciona-se à ligação π simultaneamente à transferência do próton do ácido peroxicarboxílico para seu próprio grupo carbonila, liberando uma molécula de ácido carboxílico, um bom grupo de saída. As duas novas ligações C—O do produto oxaciclopropano são formalmente derivadas dos pares de elétrons da ligação π do alqueno e da quebra da ligação O—H.

Mecanismo da formação do oxaciclopropano

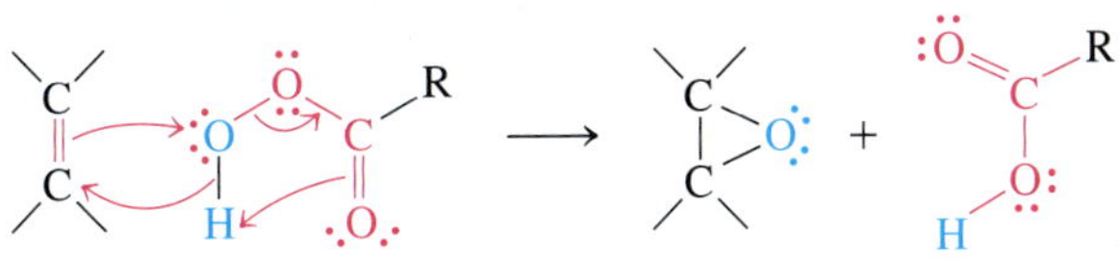

Ácidos peroxicarboxílicos

Um ácido peroxicarboxílico

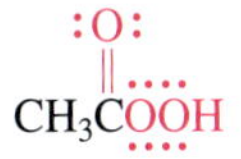

Ácido peróxi-etanoico (ácido peracético)

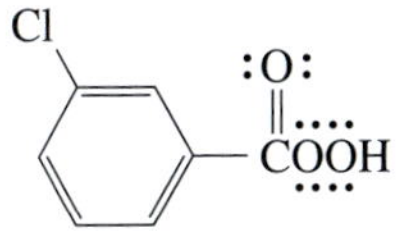

Ácido *meta*-cloro-peroxibenzoico (AMCPB)

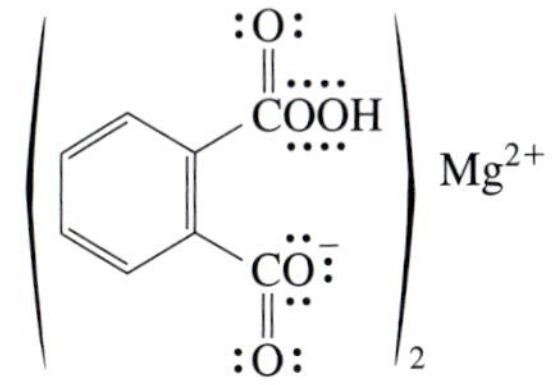

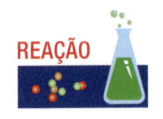

Monoperóxi-ftalato de magnésio (MPFM)

REAÇÃO

MECANISMO

MECANISMO ANIMADO: Oxaciclopropanação

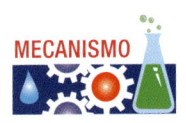

EXERCÍCIO 12-22

Sugira uma síntese curta para o *trans*-2-metil-ciclo-hexanol a partir do ciclo-hexeno. (**Sugestão:** reveja as reações de oxaciclopropanos na Seção 9-9.)

De acordo com o mecanismo eletrofílico, a reatividade dos alquenos em relação aos ácidos peroxicarboxílicos aumenta com a substituição com alquilas, levando a oxidações seletivas. Por exemplo,

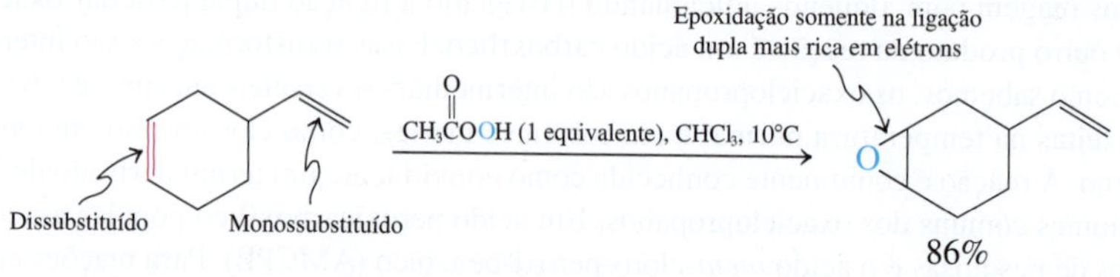

Epoxidação somente na ligação dupla mais rica em elétrons
CH_3COOH (1 equivalente), $CHCl_3$, 10°C
Dissubstituído
Monossubstituído
86%

A hidrólise de oxaciclopropanos dá os produtos *anti* de di-hidroxilação de um alqueno

O tratamento de oxaciclopropanos com água na presença de ácido ou base catalíticos leva à abertura do anel com formação dos dióis vicinais correspondentes. Essas reações seguem o mecanismo descrito na Seção 9-9: o nucleófilo (água ou hidróxido) ataca o lado oposto do oxigênio do anel de três átomos, então, o resultado final da sequência oxidação-hidrólise constitui uma **di-hidroxilação *anti*** de um alqueno. Assim, o *trans*-2-buteno leva ao *meso*-2,3-butanodiol, enquanto o *cis*-2-buteno produz uma mistura racêmica dos enantiômeros 2*R*,3*R* e 2*S*,3*S*.

Di-hidroxilação vicinal *anti* de alquenos

1. AMCPB, CH_2Cl_2
2. H^+, H_2O

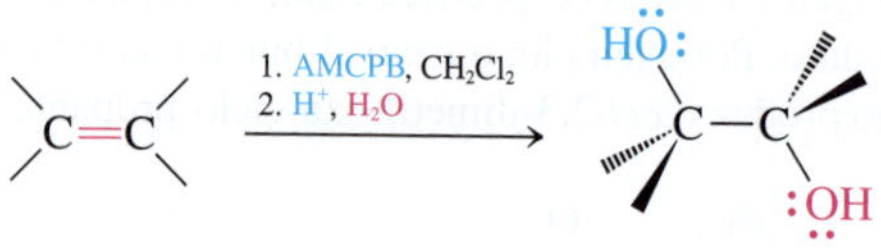

Síntese de isômeros do 2,3-butanodiol

CONSTRUÇÃO DE MODELOS

1. AMCPB, CH_2Cl_2
2. H^+, H_2O

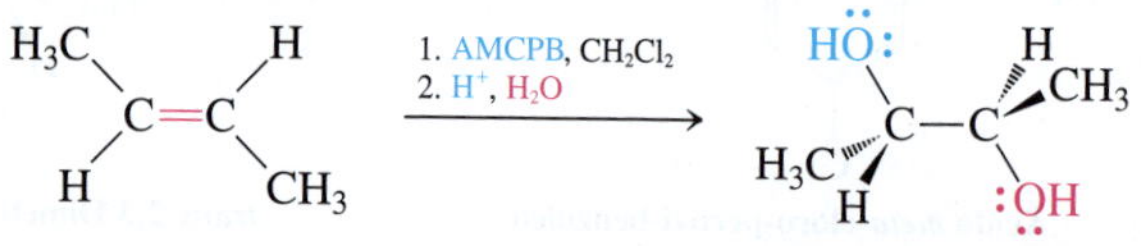

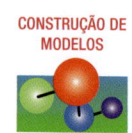

***trans*-2-Buteno** → ***meso*-2,3-Butanodiol**

1. AMCPB, CH_2Cl_2
2. H^+, H_2O

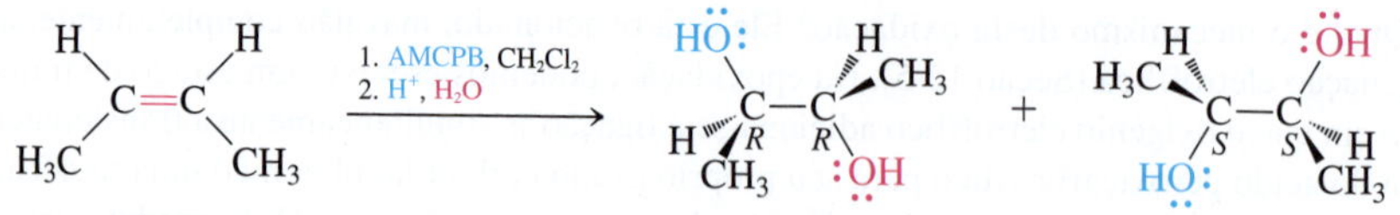

***cis*-2-Buteno** → **(2*R*,3*R*)-2,3-Butanodiol** + **(2*S*,3*S*)-2,3-Butanodiol**
(Mistura racêmica)

EXERCÍCIO 12-23

Dê os produtos obtidos pela reação dos seguintes alquenos com AMCPB e posterior tratamento com ácido diluído. (**a**) 1-hexeno; (**b**) ciclo-hexeno; (**c**) *cis*-2-penteno; (**d**) *trans*-2-penteno.

EM RESUMO, os ácidos peroxicarboxílicos fornecem um átomo de oxigênio para converter alquenos em oxaciclopropanos (epoxidação). As reações de oxidação-hidrólise com ácidos peroxicarboxílicos dão dióis vicinais com estereoquímica *anti*.

12-11 Di-hidroxilação vicinal *sin* com tetróxido de ósmio

O tetróxido de ósmio reage com alquenos em duas etapas que levam estereoespecificamente aos dióis *sin* correspondentes. Esse processo complementa a sequência epoxidação-hidrólise descrita na seção anterior, que é seletivamente *anti*.

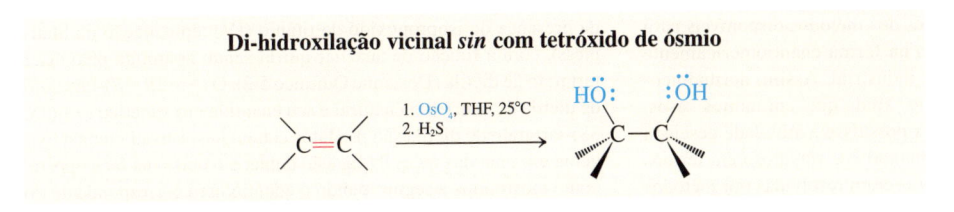

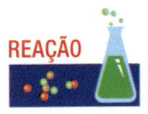

Di-hidroxilação vicinal *sin* com tetróxido de ósmio

$$\text{C}=\text{C} \xrightarrow[\text{2. H}_2\text{S}]{\text{1. OsO}_4, \text{THF, 25°C}} \text{HO–C–C–OH}$$

O processo leva inicialmente a um éster cíclico que pode ser isolado, que é hidrolisado redutivamente com H$_2$S ou bissulfito de sódio, NaHSO$_3$. Por exemplo,

(esquema de reação com OsO$_4$, THF, 25°C, 48 h, seguido por H$_2$S, rendimento 90%)

Qual é o mecanismo dessa transformação? A reação inicial da ligação π com tetróxido de ósmio é uma adição concertada (Seção 6-4) na qual os três pares de elétrons movem-se simultaneamente para dar o éster cíclico contendo Os(VI). O processo pode ser visto como um ataque eletrofílico ao alqueno: dois elétrons passam do alqueno ao metal, que se reduz [Os(VIII) → Os(VI)]. Por razões estéricas, o produto só se forma por um caminho que introduz os dois átomos de oxigênio na *mesma* face da ligação dupla – *sin*. Este intermediário geralmente não é isolado e converte-se ao diol livre pelo tratamento redutivo final.

Mecanismo da oxidação de alquenos com tetróxido de ósmio

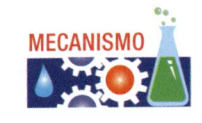

Como o OsO$_4$ é caro e muito tóxico, são comumente utilizadas quantidades catalíticas do reagente de ósmio e quantidades estequiométricas de outro oxidante, como o H$_2$O$_2$, que serve para reoxidar o ósmio reduzido.

Um reagente mais antigo para a di-hidroxilação vicinal *sin* de alquenos é o permanganato de potássio, KMnO$_4$. Apesar de o mecanismo de ação deste reagente ser semelhante ao do OsO$_4$, ele é menos útil na síntese de dióis porque tende a dar baixos rendimentos por conta da superoxidação. No entanto, as soluções de permanganato de potássio, de cor púrpura escura, são úteis como um teste de cor para alquenos: na reação, o reagente púrpura converte-se imediatamente em um precipitado marrom, o produto da redução, MnO$_2$.

Teste com permanganato de potássio para ligações duplas de alquenos

$$\text{C}=\text{C} + \text{KMnO}_4 \longrightarrow \text{HO–C–C–OH} + \text{MnO}_2$$

Cor púrpura escura — Precipitado marrom

DESTAQUE QUÍMICO 12-2

Síntese de drogas antitumorais: oxaciclopropanação e di-hidroxilação enantiosseletiva de Sharpless

Na década de 1990, ocorreu uma mudança significativa na síntese de novos fármacos. Antes disso, muitos dos métodos disponíveis para a preparação de moléculas quirais na forma enantiomericamente pura eram impraticáveis na escala industrial. Assim, normalmente misturas racêmicas eram geradas, ainda que, em muitos casos, só um dos enantiômeros da mistura possuísse a atividade desejada (veja o Destaque Químico 5-4). Quando era vantajoso em termos médicos e financeiros, essas misturas eram resolvidas por métodos clássicos (Seção 5-8). No entanto, avanços conceituais fundamentais em catálise mudaram esta situação. Alguns dos exemplos mais úteis são uma série de reações de oxidação altamente enantiosseletivas de ligações duplas desenvolvidas por K. B. Sharpless (veja o Destaque Químico 5-4). O primeiro processo é uma variante da reação de oxaciclopropanação discutida na Seção 12-10, aplicada especificamente aos álcoois de 2-propenila (alila). Entretanto, em vez de um ácido peroxicarboxílico, o reagente é o hidroperóxido de *terc*-butila na presença de isopropóxido de titânio (IV) (epoxidação de Sharpless), com a função de auxiliar quiral sendo assumida pelo éster tartarato de dietila (Destaque Químico 5-3). O (+)-(2R, 3R)-tartarato de dietila de ocorrência natural e seu enantiômero sintético (−)-(2S, 3S)-tartarato de dietila são produtos comerciais. Um adiciona o oxigênio em uma das faces da ligação dupla, e o outro, na face oposta, como mostramos a seguir, dando o enantiômero correspondente do oxaciclopropano em excesso enantiomérico alto (Seção 5-2). A reação funciona muito bem porque o tetraisopropóxido de Ti troca os quatro grupos alcóxi pelos grupos hidróxi dos outros componentes da mistura, dois do tartarato, um do hidroperóxido e um do álcool alílico. Uma vez todos reunidos em torno do metal central, o estado de transição experimenta o máximo da influência do controle estérico promovido pelo auxiliar quiral.

O papel do ligante quiral coordenado é fornecer um ambiente em que o substrato só pode estar em uma orientação espacial. Neste aspecto, ele tem as características encontradas em muitas enzimas, catalisadores biológicos que funcionam essencialmente da mesma maneira (veja o Destaque Químico 5-5 e o Capítulo 26). Na ausência do ligante quiral, forma-se a mistura racêmica.

A oxaciclopropanação enantiosseletiva de Sharpless tem sido explorada em muitas sínteses quirais, a fim de construir blocos enantiomericamente puros para a síntese de fármacos importantes. Um exemplo é a etapa-chave de uma síntese do poderoso agente antitumoral aclacinomicina A (veja também o Destaque Químico 7-1), descrita na próxima página.

Sharpless aplicou o mesmo princípio do uso de um metal central, que pode conter um grupo quiral orientador próximo a um substrato alqueno, em uma versão enantiosseletiva da di-hidroxilação de alquenos catalisada por OsO_4 (Seção 12-11). Aqui, o essencial do auxiliar quiral é uma amina derivada da família dos alcaloides naturais chamada de *cinchona* (Seção 25-8). Uma dessas aminas é a di-hidroquinina, que se liga na forma de dímero como se vê na pág. 537. Em vez de H_2O_2 como oxidante estequiométrico (Seção 12-11), usa-se o Fe^{3+} [como $K_3Fe(CN)_6$]. Este método foi aplicado por E. J. Corey (Seção 8-9) na síntese enantiosseletiva da ovalicina, um membro de uma classe de produtos naturais derivados de fungos chamada de *agentes antiangiogênese*: eles inibem o crescimento de novos vasos sanguíneos, cortando o suprimento de sangue dos tumores sólidos. A chave para a síntese de Corey é a enantiosseletividade *sin* da di-hidroxilação do derivado do ciclo-hexeno aquiral mostrada a seguir.

Um derivado sintético recém-identificado da ovalicina, chamado de TNP-470, possui atividade antiangiogênese e é quimicamente estável, não tóxico, não inflamatório e potencialmente passível de administração oral. Vários estudos preliminares revelaram a eficácia do TNP-470 contra tumores em animais. No início de 2004, o TNP-

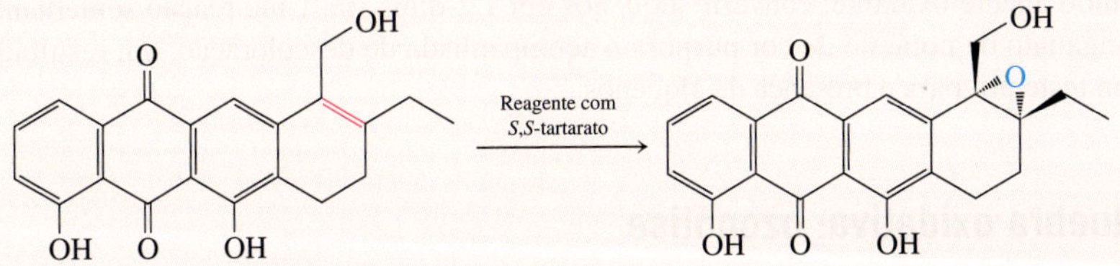

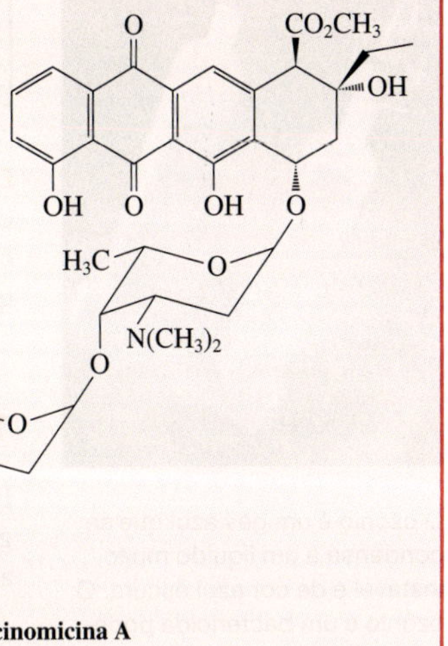

Aclacinomicina A

Reagente de Sharpless para Di-hidroxilação

catalisador OsO$_4$
+
K$_3$Fe(CN)$_6$
+

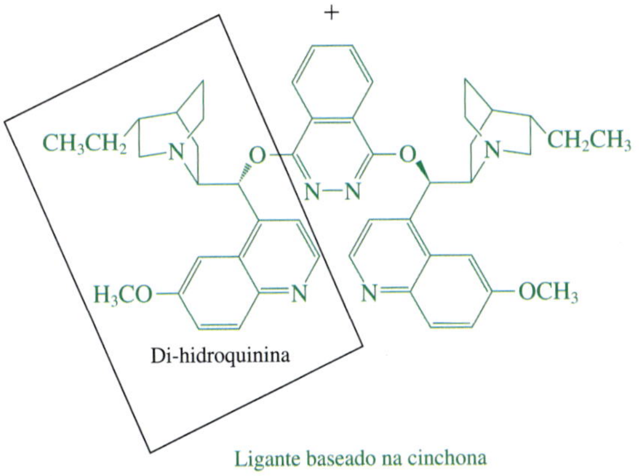

Di-hidroquinina

Ligante baseado na cinchona

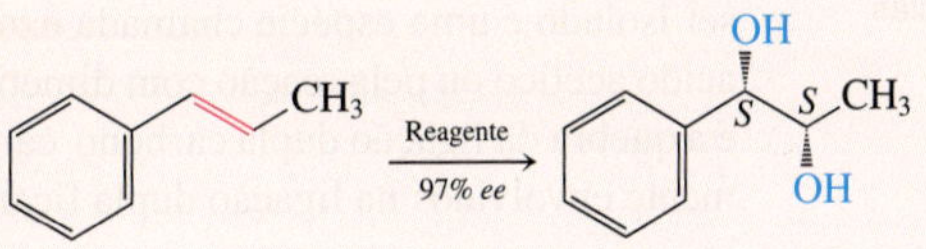

Estado de Transição

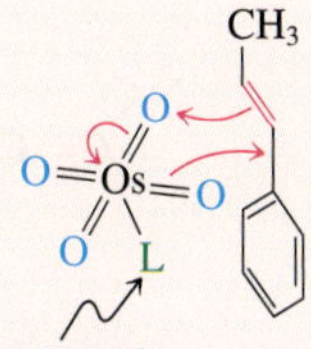

Ligante baseado na cinchona

Etapa-chave para a ovalicina

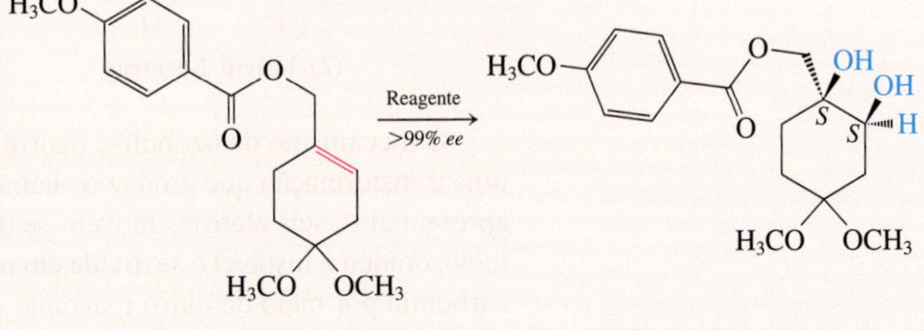

(-) Ovalicina

TNP-470

470 foi usado em inúmeros ensaios clínicos em humanos para determinar sua aplicabilidade para o tratamento dos cânceres de mama, cérebro, colo do útero, fígado e próstata, bem como do sarcoma de Kaposi, relacionado com a AIDS, de linfomas e da leucemia. Infelizmente, como é frequente em casos de fármacos, os testes clínicos foram suspensos devido aos efeitos neurológicos colaterais. Estes problemas foram resolvidos com a ligação de uma cadeia polimérica no término clorado da molécula e esperava-se, no início de 2009, que esta droga pudesse finalmente chegar ao mercado.

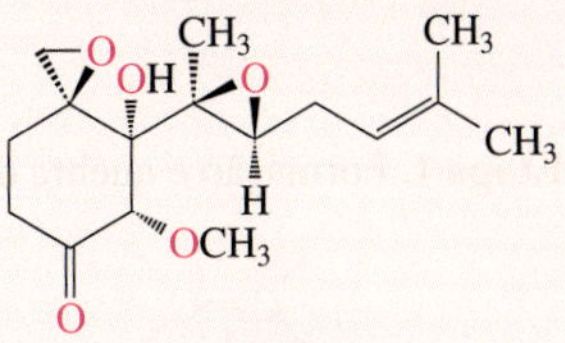

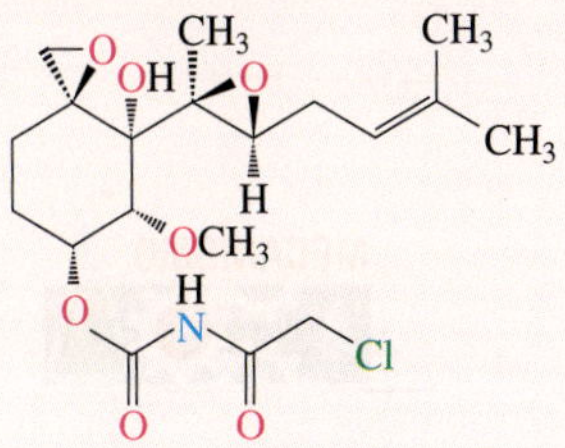

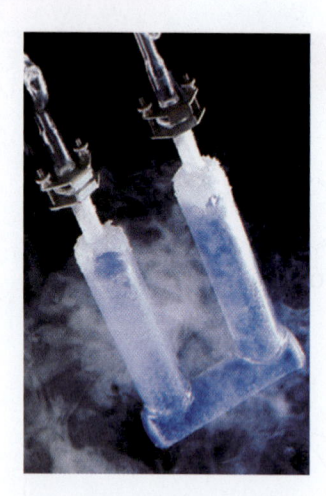

O ozônio é um gás azul que se condensa a um líquido muito instável e de cor azul escura. O ozônio é um bactericida poderoso, por isso, os ozonizadores são usados para desinfetar a água de piscinas e estâncias termais.

> **EXERCÍCIO 12-24**
>
> As consequências estereoquímicas da di-hidroxilação vicinal *sin* de alquenos são complementares às das di-hidroxilações vicinais *anti*. Mostre os produtos (indicando a estereoquímica) da di-hidroxilação vicinal *sin* do *cis*- e do *trans*-2-buteno.

EM RESUMO, o tetróxido de ósmio, em quantidades estequiométricas ou catalíticas em conjunto com um segundo agente oxidante, converte alquenos em 1,2-dióis *sin*. Uma reação semelhante com o permanganato de potássio de cor púrpura é acompanhada de descoloração, um resultado que a torna um teste útil para a presença de alquenos.

12-12 Quebra oxidativa: ozonólise

Embora a oxidação de alquenos com o tetróxido de ósmio quebre somente a ligação π, outros reagentes podem romper também a ligação σ. O método mais geral e brando de quebra oxidativa de alquenos é a reação com ozônio, a **ozonólise**. Os produtos são compostos carbonilados.

O ozônio, O_3, é produzido no laboratório em um aparelho chamado *ozonizador*, no qual uma descarga elétrica gera 3-4% de ozônio em um fluxo de oxigênio seco. A mistura de gases passa por uma solução do alqueno em metanol ou diclorometano. O primeiro intermediário que pode ser isolado é uma espécie chamada **ozonídeo**, que é reduzida na etapa subsequente por zinco em ácido acético ou pela reação com dimetilsulfeto. O resultado final da sequência ozonólise-redução é a quebra da ligação dupla carbono-carbono da molécula. Os dois carbonos que estavam originalmente envolvidos na ligação dupla ficam oxigenados.

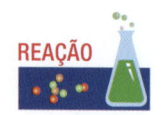

Reação de ozonólise dos alquenos

(Z)-3-Metil-2-penteno → 2-Butanona (90%) + Acetaldeído

O mecanismo da ozonólise ocorre pela adição eletrofílica inicial de ozônio à ligação dupla, uma transformação que produz o chamado **molozonídeo**. Nesta reação, como em várias outras já apresentadas, seis elétrons movem-se de forma concertada em um estado de transição cíclico. O molozonídeo é instável e se divide em um fragmento carbonilado e em um fragmento de óxido de carbonila por meio de outro rearranjo cíclico de seis elétrons. A recombinação dos fragmentos, como mostrada, produz o ozonídeo.

Mecanismo da ozonólise

Etapa 1. Formação e quebra do molozonídeo

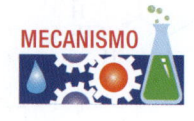

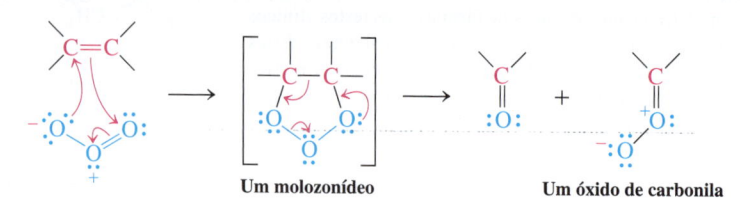

Um molozonídeo → Um óxido de carbonila

Etapa 2. Formação e redução do ozonídeo

$$\text{Ozonídeo} \xrightarrow[\text{Zn, CH}_3\text{COH}]{(CH_3)_2S} \begin{array}{l} 2\ \text{C}=\text{O} + (CH_3)_2S=O \\ \\ 2\ \text{C}=\text{O} + ZnO \end{array}$$

EXERCÍCIO 12-25

O espectro de ^{1}H-RMN de um hidrocarboneto desconhecido de fórmula $C_{12}H_{20}$ tem um multipleto complexo entre 1,0 e 2,2 ppm. A ozonólise do composto dá dois equivalentes de ciclo-hexanona, cuja estrutura é mostrada na margem. Qual é a estrutura do hidrocarboneto desconhecido?

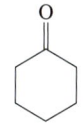

EXERCÍCIO 12-26

Dê os produtos das seguintes reações.

(a) 2-metil-2-(vinil)ciclopentanona $\xrightarrow[\text{2. (CH}_3)_2\text{S}]{1.\ O_3,\ CH_2Cl_2}$

(b) metilenociclopentano $\xrightarrow[\text{2. Zn, CH}_3\text{COH}]{1.\ O_3,\ CH_2Cl_2}$

(c) 1-metilciclo-hexeno $\xrightarrow[\text{2. (CH}_3)_2\text{S}]{1.\ O_3,\ CH_2Cl_2}$

EXERCÍCIO 12-27

Trabalhando com os conceitos: dedução da estrutura de um substrato da ozonólise

Qual é a estrutura do seguinte composto de partida?

$$C_{10}H_{16} \xrightarrow[\text{2. (CH}_3)_2\text{S}]{1.\ O_3} \text{ciclodecano-1,6-diona}$$

Estratégia

Comece *contando os átomos*: como a fórmula molecular do produto compara-se com a do composto de partida? Depois, *considere a reação*: que tipo de reação é essa e que transformação ela realiza? Juntar essas informações permitirá a reconstrução do composto de partida.

Solução

- A fórmula molecular do produto é $C_{10}H_{16}O_2$, idêntica à do composto de partida mais dois átomos de oxigênio. Esta informação simplifica o problema: como estes oxigênios foram introduzidos? Podemos imaginar desfazer esse processo a fim de identificar a estrutura original?
- A reação é a ozonólise, cuja transformação total é

$$\text{C}=\text{C} \longrightarrow \text{C}=O + O=\text{C}$$

isto é, a adição de dois átomos de oxigênio ao material inicial, que é exatamente a mudança observada no problema.

- Reconstruir a molécula inicial, portanto, só requer a remoção dos dois átomos de oxigênio e a conexão dos dois carbonos da carbonila por uma ligação dupla:

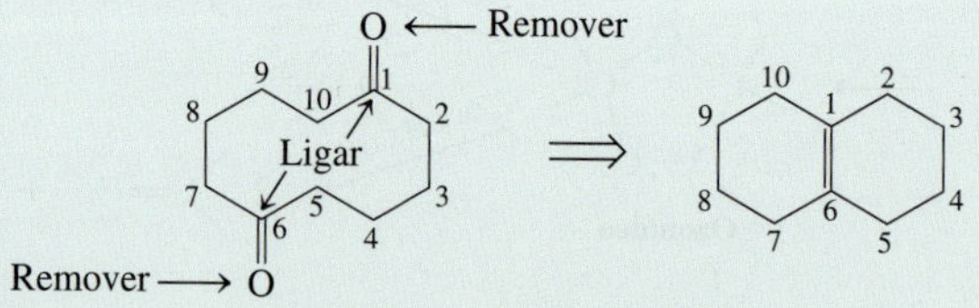

À primeira vista, isso parece mais fácil de falar do que de fazer, por causa da maneira como escrevemos o produto dicarbonilado. No entanto, se numerarmos os carbonos como mostrado, e lembrarmos que as ligações simples carbono-carbono dão origem a moléculas flexíveis com múltiplas conformações, descobrimos que ligar estes dois átomos não é tão difícil.

EXERCÍCIO 12-28

Tente você

Sugira uma estrutura para uma substância que, após a ozonólise seguida pelo tratamento com $(CH_3)_2S$, dá como único produto $CH_3COCH_2CH_2CH_2CH_2CHO$. (**Sugestão:** comece escrevendo uma fórmula em bastão deste produto para que você visualize sua estrutura e o número de átomos de carbono.)

EM RESUMO, a ozonólise seguida de redução produz aldeídos e cetonas. Do ponto de vista do mecanismo, as reações apresentadas nas Seções 12-10 a 12-12 podem ser relacionadas, pois o ataque inicial de um agente oxidante eletrofílico leva à quebra da ligação π. Diferentemente das reações estudadas nas Seções 12-10 e 12-11, a ozonólise quebra as ligações σ e π.

12-13 Adições via radicais: formação do produto antimarkovnikov

Nesta seção, todos os radicais e átomos estão em verde, como no Capítulo 3.

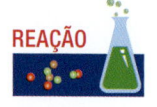

Como os radicais não têm a camada externa completa, eles são capazes de reagir com as ligações duplas. No entanto, um radical só requer um elétron para a formação de uma ligação, diferentemente dos eletrófilos apresentados até agora neste capítulo, que utilizam os dois elétrons da ligação π na adição. O produto da adição via radicais a um alqueno é um radical alquila, e os produtos finais têm regioquímica antimarkovnikov, como os produtos da hidroboração-oxidação (Seção 12-8).

O brometo de hidrogênio pode adicionar-se a alquenos na orientação antimarkovnikov: uma mudança de mecanismo

Quando o 1-buteno recém-destilado é exposto ao brometo de hidrogênio, só ocorre a adição Markovnikov para dar o 2-bromo-butano. Este resultado está de acordo com o mecanismo iônico para a adição eletrofílica de HBr discutido na Seção 12-3. Curiosamente, a mesma reação, feita com uma amostra de 1-buteno exposta ao ar, é mais rápida e leva a um resultado totalmente diferente. Neste caso, isola-se o 1-bromo-butano, formado pela adição antimarkovnikov.

No início dos estudos da química de alquenos, estes resultados causaram considerável confusão, porque um pesquisador obtinha somente um produto de hidrobromação, enquanto outro poderia obter um produto diferente ou até misturas a partir de reações aparentemente idênticas. O mistério só foi resolvido por Kharasch* nos anos 1930, que descobriu que radicais formados por peróxidos, ROOR, são os responsáveis pelas adições antimarkovnikov em alquenos armazenados na presença de ar. Na prática, para efetuar a hidrobromação antimarkovnikov, iniciadores de radicais, como peróxidos, são deliberadamente adicionados à mistura de reação.

REAÇÃO

Adição Markovnikov de HBr

$CH_3CH_2CH\!=\!CH_2$
(Recém-destilado)

$\downarrow$ HBr
24 h

$:\!\ddot{B}r\!:$
|
$CH_3CH_2CHCH_2H$
90%
Produto Markovnikov
(Por um mecanismo *iônico*)

---

*Professor Morris S. Kharasch (1895-1957), Universidade de Chicago, Estados Unidos.

O mecanismo da reação de adição nestas condições não é uma sequência iônica, mas uma **sequência via radicais em cadeia**, que é *muito mais rápida*. A razão é que as energias de ativação das etapas das reações via radicais são muito pequenas, como já vimos na discussão da halogenação de alcanos via radicais (Seção 3-4). Consequentemente, na presença de radicais, a hidrobromação antimarkovnikov ultrapassa o caminho iônico da adição. As etapas da iniciação são:

1. a quebra homolítica da ligação fraca RO—OR [$DH° \approx 39$ kcal mol^{-1} (163 kJ mol^{-1})] e
2. a reação do radical alcóxila resultante com o brometo de hidrogênio.

A segunda etapa (exotérmica) é favorecida pela formação da ligação forte O—H. O átomo de bromo gerado nesta etapa ataca a ligação dupla e inicia a propagação da cadeia. Um dos elétrons π combina-se com o elétron desemparelhado do átomo de bromo para formar a ligação carbono--bromo. O outro elétron π permanece no carbono, dando origem a um radical.

O ataque do átomo de halogênio é *regiosseletivo* e leva ao radical secundário, mais estável do que o primário. Este resultado lembra a adição iônica do brometo de hidrogênio (Seção 12-3), exceto pelo fato de o próton e o bromo terem papéis inversos. No mecanismo iônico, o próton ataca primeiro para gerar o carbocátion mais estável que é, então, capturado pelo íon brometo. *No mecanismo via radicais, um átomo de bromo é a espécie atacante* que forma o radical mais estável. O radical alquila reage posteriormente com HBr abstraindo um hidrogênio e regenerando o átomo de bromo da cadeia de propagação. As duas etapas de propagação são exotérmicas e a reação é rápida. Como sempre, as etapas de terminação são combinações entre radicais ou outro tipo de remoção das espécies da cadeia de propagação (Seção 3-4).

Adição Antimarkovnikov de HBr

$$CH_3CH_2CH=CH_2$$
(Exposto a oxigênio)

$\downarrow$ HBr, 4 h

$$CH_3CH_2\overset{H}{\underset{|}{C}}HCH_2\ddot{\underset{..}{Br}}:$$
65%
Produto antimarkovnikov
(Por um mecanismo via *radicais*)

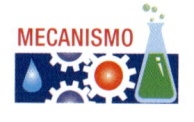

Mecanismo da hidrobromação via radicais

Etapas de iniciação

$$RO\!-\!OR \xrightarrow{\Delta} 2\,RO\cdot \qquad \Delta H° \approx +39 \text{ kcal mol}^{-1}$$
$$(+163 \text{ kJ mol}^{-1})$$

$$RO\cdot + H\!:\!\ddot{Br}\!: \xrightarrow{\Delta} RO H + :\!\ddot{Br}\cdot \qquad \Delta H° \approx -17 \text{ kcal mol}^{-1}$$
$$(-71 \text{ kJ mol}^{-1})$$

Etapas de propagação

$$\underset{CH_3CH_2}{\overset{H}{\diagdown}}C\!=\!CH_2 + \cdot\ddot{Br}\!: \longrightarrow CH_3CH_2\dot{C}H\!-\!CH_2\ddot{Br}\!: \qquad \Delta H° \approx -5 \text{ kcal mol}^{-1}$$
Radical secundário $\qquad (-21 \text{ kJ mol}^{-1})$

$$CH_3CH_2\dot{C}HCH_2Br + H\!:\!\ddot{Br}\!: \longrightarrow CH_3CH_2\overset{H}{\underset{|}{C}}HCH_2\ddot{Br}\!: + :\!\ddot{Br}\cdot \qquad \Delta H° \approx -11{,}5 \text{ kcal mol}^{-1}$$
$$(-48 \text{ kJ mol}^{-1})$$

MECANISMO ANIMADO: Hidrobromação do 1-buteno via radicais

As adições via radicais são gerais?

O cloreto de hidrogênio e o iodeto de hidrogênio não dão produtos de adição antimarkovnikov com alquenos. Nos dois casos, uma das reações de propagação é endotérmica e, por isso, é tão lenta que a cadeia de reação termina. Assim, HBr é o *único* halogeneto de hidrogênio que se adiciona a um alqueno via radicais para dar produtos antimarkovnikov. As adições de HCl e HI só ocorrem por mecanismos iônicos e dão os produtos normais de Markovnikov, independentemente da presença ou ausência de radicais. Outros reagentes, como os tióis, no entanto, sofrem adições via radicais a alquenos.

Adição de um tiol a um alqueno via radicais

$$CH_3CH=CH_2 + CH_3CH_2\ddot{S}H \xrightarrow{ROOR} CH_3\underset{|}{\overset{}{C}}HCH_2SCH_2CH_3$$
$$\phantom{CH_3CH=CH_2 + CH_3CH_2\ddot{S}H \xrightarrow{ROOR} CH_3}H$$

Etanotiol $\qquad\qquad$ **Etilpropilsulfeto**

(CH₃)₃C—O—O—C(CH₃)₃
Bis(1,1-dimetil-etil)-peróxido
(Di-*terc*-butil-peróxido)

H₅C₆—C(=O)—O—O—C(=O)—C₆H₅
Dibenzoil-peróxido

Neste exemplo, o radical alcoxila inicial abstrai um hidrogênio do enxofre levando a CH₃CH₂S̈·, que depois ataca a ligação dupla. O bis(1,1-dimetil-etil)-peróxido (di-*terc*-butil-peróxido) e o dibenzoil-peróxido são iniciadores de reações de adição via radicais disponíveis no mercado.

EXERCÍCIO 12-29

A irradiação no ultravioleta de uma mistura de 1-octeno e difenilfosfina, $(C_6H_5)_2PH$, fornece 1-(difenil-fosfino)-octano por adição via radicais. Proponha um mecanismo plausível para esta reação.

$$(C_6H_5)_2PH + H_2C=CH(CH_2)_5CH_3 \xrightarrow{h\nu} (C_6H_5)_2P-CH_2-CH_2(CH_2)_5CH_3$$

Como vimos no caso da hidroboração (Seção 12-8), as adições antimarkovnikov são úteis em sínteses porque seus produtos complementam os obtidos em adições iônicas. A capacidade de controlar a regioquímica é uma característica importante no desenvolvimento de novos métodos de síntese.

EM RESUMO, os iniciadores via radicais mudam a adição de HBr a alquenos de um mecanismo iônico para um mecanismo em cadeia via radicais. A consequência é a regiosseletividade antimarkovnikov. Outras espécies, principalmente tióis, mas não HCl ou HI, são capazes de sofrer reações semelhantes.

12-14 Dimerização, oligomerização e polimerização de alquenos

É possível que alquenos reajam um com o outro? Na verdade sim, mas apenas na presença de um catalisador adequado – por exemplo, um ácido, um radical, uma base ou um metal de transição. Nessas reações, os centros insaturados do monômero alqueno (*monos*, do grego, único, *meros*, do grego, parte), ligam-se para formar dímeros, trímeros, **oligômeros** (*oligos*, do grego, pouco, pequeno) e, por fim, **polímeros** (*polymeres*, do grego, muitas partes), que são substâncias de grande importância industrial.

Polimerização

Monômeros → Polímero

Carbocátions atacam as ligações pi

O tratamento do 2-metil-propeno com ácido sulfúrico diluído a quente dá dois dímeros: 2,4,4-trimetil-1-penteno e 2,4,4-trimetil-2-penteno. Esta transformação é possível porque o 2-metil-propeno pode ser protonado, sob as condições de reação, formando o cátion 1,1-dimetil-etila (cátion *terc*-butila). Esta espécie pode atacar a ligação dupla rica em elétrons do 2-metil-propeno com formação de uma nova ligação carbono-carbono. A adição eletrofílica segue a Regra de Markovnikov, gerando o carbocátion mais estável. A subsequente desprotonação de qualquer um dos carbonos adjacentes leva à mistura de dois produtos observada.

Dimerização do 2-metil-propeno

REAÇÃO

$$CH_2=C(CH_3)_2 + CH_2=C(CH_3)_2 \xrightarrow{H^+} CH_3\underset{CH_3}{\overset{CH_3}{C}}CH_2\underset{}{\overset{CH_3}{C}}=CH_2 + CH_3\underset{CH_3}{\overset{CH_3}{C}}CH=C(CH_3)_2$$

2,4,4-Trimetil-1-penteno   2,4,4-Trimetil-2-penteno

Mecanismo da dimerização do 2-metil-propeno

$$CH_2=C(CH_3)_2 \xrightarrow{H^+} CH_3\overset{+}{C}(CH_3)_2 \xrightarrow{CH_2=C(CH_3)_2}$$

$$(CH_3)_3C-CH_2-\overset{+}{C}(CH_3)_2 \xrightarrow{-H^+} CH_3C(CH_3)_2CH_2C(CH_3)=CH_2 \;+\; CH_3C(CH_3)_2CH=C(CH_3)_2$$

A partir da desprotonação *a*   A partir da desprotonação *b*

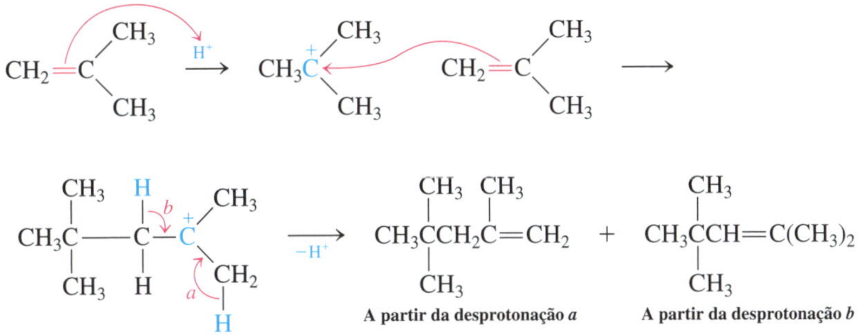

Ataques sucessivos podem levar à oligomerização e à polimerização

Os dois dímeros do 2-metil-propeno tendem a reagir com o alqueno inicial. Por exemplo, quando o 2-metil-propeno é tratado com ácido forte concentrado, formam-se trímeros, tetrâmeros, pentâmeros, e assim por diante, pelo ataque eletrofílico sucessivo dos carbocátions intermediários à ligação dupla do monômero. Este processo, que leva a cadeias de alcanos com tamanhos intermediários, é chamado de **oligomerização**.

Oligomerização dos dímeros do 2-metil-propeno

[Esquema de oligomerização sucessiva dos dímeros do 2-metil-propeno com carbocátions intermediários, resultando em trímeros, tetrâmeros, etc.]

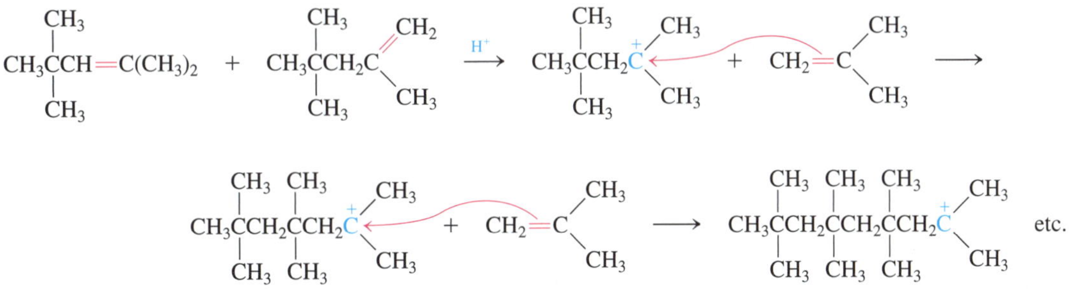

Em temperaturas mais altas, a oligomerização dos alquenos continua para dar polímeros contendo muitas subunidades. Para controlar a temperatura dessas reações altamente exotérmicas, minimizar E_1 (veja a nota na p. 337) e maximizar o comprimento do polímero, processos industriais são executados com resfriamento extensivo.

Polimerização do 2-metil-propeno

$$n\,CH_2=C(CH_3)_2 \xrightarrow{H^+,\,-100°C} H-(CH_2-\underset{CH_3}{\overset{CH_3}{C}})_{n-1}-CH_2\underset{CH_3}{\overset{CH_3}{C}}=CH$$

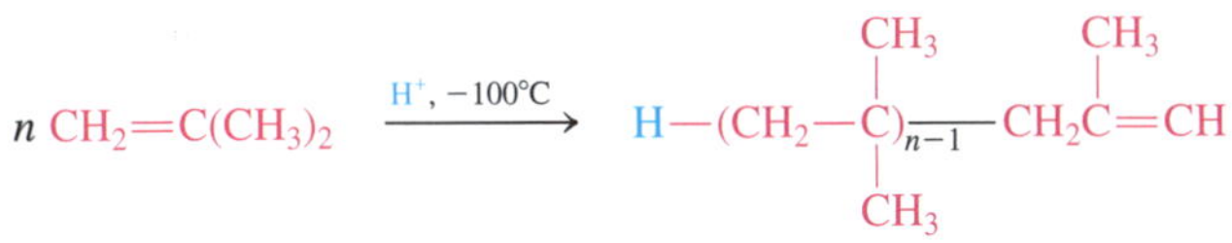

Poli(2-metil-propeno)
(poli-isobutileno)

EM RESUMO, a catálise ácida provoca a adição de alquenos a outros alquenos, um processo que forma dímeros, trímeros e oligômeros contendo vários componentes e, finalmente, polímeros, que têm inúmeras subunidades de alquenos.

12-15 Síntese de polímeros

Muitos alquenos são monômeros suscetíveis à polimerização. A polimerização é uma reação extremamente importante na indústria química, porque muitos polímeros possuem propriedades desejáveis, como durabilidade, resistência a muitos produtos químicos, elasticidade, transparência e resistência elétrica e térmica.

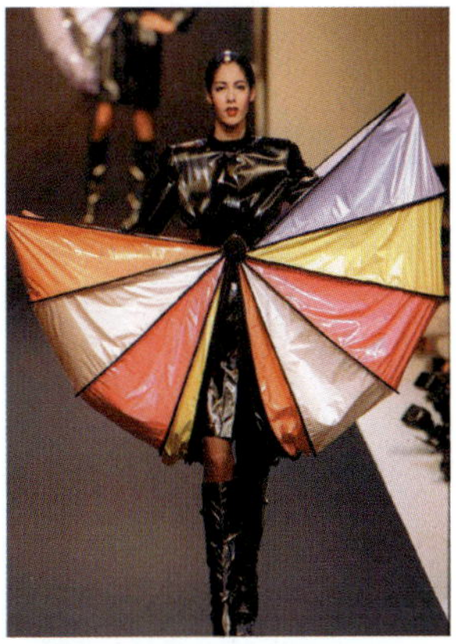

Este vestido espetacular, concebido pelo estilista espanhol Paco Rabanne, não teria sido possível sem polímeros sintéticos.

Tabela 12-3 Polímeros comuns e seus monômeros

Monômero	Estrutura	Polímero (nome comum)	Estrutura	Usos
Eteno	$H_2C=CH_2$	Polietileno	$-(CH_2CH_2)_n-$	Sacolas para armazenamento de comida, recipientes
Cloroeteno (cloreto de vinila)	$H_2C=CHCl$	Poli(cloreto de vinila) (PVC)	$-(CH_2CH)_n-$ $\|$ Cl	Tubos, tecidos de vinil
Tetrafluoro-eteno	$F_2C=CF_2$	Teflon	$-(CF_2CF_2)_n-$	Panelas antiaderentes
Etenilbenzeno (estireno)	$C_6H_5-CH=CH_2$	Poliestireno	$-(CH_2CH)_n-$ $\|$ C_6H_5	Material de espuma para embalagem
Propenonitrila (acrilonitrila)	$H_2C=C(H)(C\equiv N)$	Orlon	$-(CH_2CH)_n-$ $\|$ CN	Roupas, tecidos sintéticos
2-Metil-propenoato de metila (metacrilato de metila)	$H_2C=C(CH_3)(COOCH_3)$	Plexiglas	$-(CH_2C(CH_3))_n-$ $\|$ CO_2CH_3	Painéis resistentes a impacto
2-Metil-propeno	$H_2C=C(CH_3)_2$	Elastol (isobutileno)	$-(CH_2C(CH_3)_2)_n-$	Limpeza de derramamentos de petróleo

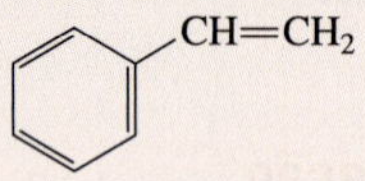

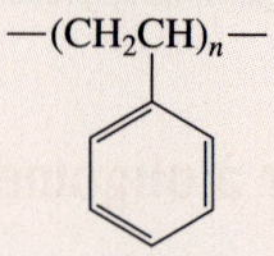

Embora a produção de polímeros tenha contribuído para a poluição – muitos deles não são biodegradáveis – eles têm variados usos, como fibras sintéticas, filmes, tubos, revestimentos e artigos moldados. Os polímeros também estão sendo usados cada vez mais em implantes na medicina. Nomes como polietileno, poli(cloreto de vinila) (PVC), Teflon, poliestireno, Orlon e Plexiglas (Tabela 12-3) tornaram-se familiares.

As polimerizações catalisadas por ácido, como a descrita para o poli(2-metil-propeno), são feitas com H_2SO_4, HF e BF_3 como iniciadores. Como passam por carbocátions intermediários, elas também são chamadas de *polimerizações catiônicas*. A polimerização também pode ocorrer *via radicais*, *via ânions* e *via catálise por metais*.

Polimerizações via radicais levam a materiais comercialmente úteis

Um exemplo de **polimerização via radicais** é a reação do eteno na presença de um peróxido orgânico em alta temperatura e pressão. Ela acontece por um mecanismo que, no estágio inicial, se assemelha à adição via radicais a alquenos (Seção 12-13). O iniciador peróxido se decompõe em radicais alcoxila, que começam a polimerização ao se adicionar à ligação dupla do eteno. O radical alquila assim criado ataca a ligação dupla de outra molécula de eteno, formando outro radical, e assim por diante. A terminação da polimerização pode ser por dimerização, desproporcionação do radical ou por outras reações de captura de radicais (Seção 3-4).

Mecanismo via radicais da polimerização do eteno

Etapas de iniciação

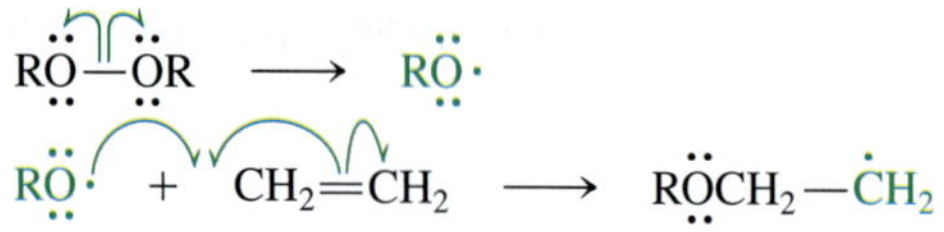

$$RO-OR \longrightarrow RO\cdot$$

$$RO\cdot + CH_2=CH_2 \longrightarrow ROCH_2-\dot{C}H_2$$

DESTAQUE QUÍMICO 12-3

Polímeros na limpeza de derramamentos de óleo

O poli(2-metil-propeno) (poli-isobutileno) é o ingrediente principal do produto conhecido como Elastol que, por mais de duas décadas, mostrou ser um agente eficaz na limpeza de derramamentos de óleo. Quando o Elastol é pulverizado sobre uma mancha de óleo, suas cadeias poliméricas, que normalmente estão enroladas umas nas outras, se desenrolam e se misturam com o óleo. O óleo liga-se ao polímero, formando um tapete viscoso que pode ser retirado da superfície da água. O Elastol absorve cerca de 100 vezes o seu volume em petróleo de peso médio ou pesado. Uma característica importante deste método é que o óleo pode ser recuperado a partir do processamento do polímero com uma bomba especial. O Elastol também é eficaz na remoção de contaminantes de águas subterrâneas, como os hidrocarbonetos aromáticos e o MTBE (*terc*-butil-metil-éter, que substituiu os compostos de chumbo como aditivo para aumentar a octanagem da gasolina, mas que pode contaminar águas subterrâneas, criando preocupações ambientais). O Elastol foi usado para controlar o derramamento de petróleo no porto de New Haven, em Connecticut, nos rios Potomac e Neches (Texas) e no entorno dos oleodutos no Ártico russo. O Elastol mostrou-se útil na limpeza, com segurança, de pássaros e outros animais afetados por vazamentos de óleo: ele se liga seletivamente aos contaminantes à base de óleo, sem afetar os óleos naturais da pele do animal.

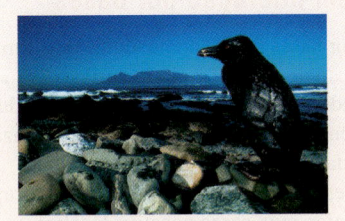

Este pinguim é vítima da nossa economia à base de óleo: derramamento de petróleo na costa da África do Sul.

Poli(2-metil-propeno)
(Poli-isobutileno)

Etapas de propagação

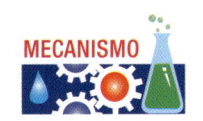

$$\ddot{R}\ddot{O}CH_2CH_2 \cdot + CH_2=CH_2 \longrightarrow \ddot{R}\ddot{O}CH_2CH_2CH_2CH_2 \cdot$$

$$\ddot{R}\ddot{O}CH_2CH_2CH_2CH_2 \cdot \xrightarrow{(n-1)\ CH_2=CH_2} R\ddot{O}-(CH_2CH_2)_n-CH_2CH_2 \cdot$$

MECANISMO

O **polieteno** (polietileno) produzido desta forma não tem a estrutura linear esperada. Ocorre *ramificação* por abstração de um hidrogênio durante o crescimento da cadeia com formação de novos radicais a partir dos quais cadeias laterais começam a crescer. O peso molecular médio do polieteno é de quase 1 milhão.

O **poli(cloroeteno)** [poli(cloreto de vinila), PVC] é feito por uma polimerização via radicais semelhante. Curiosamente, a reação é regiosseletiva. O iniciador peróxido e as cadeias de radicais intermediárias se adicionam somente ao carbono não substituído do monômero porque o radical formado no carbono vizinho do cloro é relativamente estável. Assim, o PVC tem uma *estrutura cabeça-cauda* muito regular de peso molecular que excede 1,5 milhão. Apesar de o PVC ser bastante duro e quebradiço, ele pode ser amolecido pela adição de ésteres de ácidos carboxílicos (Seção 20-4), os chamados **plastificantes** (*plastikos*, do grego, dar forma). O material elástico resultante é usado no "couro de vinil", em tampas plásticas e em mangueiras de jardim.

$$CH_2=CHCl \xrightarrow{ROOR} -(CH_2CH)_n- \\ \quad\quad\quad\quad\quad\quad\quad\quad\quad\quad | \\ \quad\quad\quad\quad\quad\quad\quad\quad\quad\quad Cl$$

Poli(cloroeteno)
[Cloreto de poli(vinila)]

A exposição ao cloroeteno (cloreto de vinila) pode estar ligada à incidência de uma rara forma de câncer de fígado (angiocarcinoma). As autoridades de saúde ocupacional dos Estados Unidos (Occupational Safety and Health Administration – OSHA) estabeleceram o limite da exposição humana a menos de uma média de 1 ppm por 8 horas de trabalho por dia.

Polimerização via radicais do eteno

$$n\ CH_2=CH_2$$

$$\Big\downarrow\ \text{ROOR, 1000 atm, >100°C}$$

$$-(CH_2-CH_2)_n-$$

Polieteno
(polietileno)

(Mais isômeros ramificados)

Ramificações no Polieteno (Polietileno)

~~~CH₂CCH₂CH₂~~~
       |
       H
       |
      CH₂
       |
      CH₂
       ⁞

Um composto de ferro, o $FeSO_4$, na presença de peróxido de hidrogênio promove a polimerização via radicais da propenonitrila (acrilonitrila). A **polipropenonitrila** (poliacrilonitrila), $-(CH_2CHCN)_n-$, também conhecida como Orlon, é usada para fazer fibras. Polimerizações semelhantes de outros monômeros fornecem o Teflon e o Plexiglas.

> ### EXERCÍCIO 12-30
>
> Antes de 2005, o filme plástico de cozinha para embalar alimentos (embalagem de Saran) era feito pela polimerização via radicais de 1,1-dicloro-eteno e cloroeteno juntos. Proponha uma estrutura. Nota: esta é um "copolimerização", em que os dois monômeros se alternam no polímero final.

Polimerizações aniônicas requerem iniciação por bases

As **polimerizações aniônicas** são iniciadas por bases fortes, como alquil-lítio, amidas, alcóxidos e hidróxidos. Por exemplo, o 2-ciano-propenoato de metila (α-ciano-acrilato de metila) polimeriza-se rapidamente na presença de traços de hidróxido. Quando espalhado entre duas superfícies, ele forma um filme sólido resistente que cimenta as duas superfícies. Por esta razão, as preparações comerciais deste monômero são conhecidas como Super Cola.

Como se explica essa facilidade de polimerização? Quando a base ataca o grupo metileno do α-ciano-acrilato de metila, ela gera um carbânion cuja carga negativa localiza-se no átomo vizinho dos grupos nitrila e éster, que são fortes retiradores de elétrons. O ânion é estabilizado porque o nitrogênio e oxigênio polarizam suas ligações múltiplas no sentido $^{\delta+}C\equiv N^{\delta-}$ e $^{\delta+}C=O^{\delta-}$ e porque a carga negativa é deslocalizada por ressonância.

Polimerização aniônica da super cola (α-ciano-acrilato de metila)

$HO:^- + CH_2=C \begin{smallmatrix} COCH_3 \\ \\ C\equiv N: \end{smallmatrix} \longrightarrow HOCH_2\overset{-}{C} \begin{smallmatrix} COCH_3 \\ \\ C\equiv N: \end{smallmatrix} \longrightarrow HOCH_2C \begin{smallmatrix} COCH_3 \\ | \\ CN: \end{smallmatrix} -CH_2\overset{-}{C} \begin{smallmatrix} COCH_3 \\ | \\ CN: \end{smallmatrix} \longrightarrow etc.$

2-Ciano-propenoato de metila
(α-Ciano-acrilato de metila, super cola)

As polimerizações catalisadas por metal produzem cadeias muito regulares

Uma **polimerização catalisada por metal** importante é a iniciada por catalisadores de Ziegler-Natta*. Eles em geral são feitos com tetracloreto de titânio e um trialquil-alumínio, como o trietil-alumínio, $Al(CH_2CH_3)_3$. O sistema polimeriza alquenos, particularmente o eteno, em pressões relativamente baixas com notável facilidade e eficiência.

Não examinaremos aqui o mecanismo, mas duas características importantes das polimerizações Ziegler-Natta são a regularidade das cadeias de alcanos substituídas produzidas a partir de alquenos substituídos, como o propeno, e a alta linearidade das cadeias. Os polímeros resultantes têm alta densidade e são muito mais resistentes do que os obtidos pela polimerização via radicais. Um exemplo desta diferença é encontrado nas propriedades do polieteno (polietileno) preparado pelos dois métodos. As cadeias ramificadas que ocorrem durante a polimerização via radicais do eteno levam a um material flexível e transparente (*polietileno de baixa densidade*) usado para armazenar alimentos. O método Ziegler-Natta produz um plástico duro e quimicamente resistente (*polietileno de alta densidade*) que pode ser moldado.

---

* Professor Karl Ziegler (1898-1973), Instituto Max Planck para a Pesquisa em Carvão, Mülheim, Alemanha, Prêmio Nobel de 1963 (química); Professor Giulio Natta (1903-1979), Instituto Politécnico de Milão, Itália, Prêmio Nobel de 1963 (química).

EM RESUMO, os alquenos sofrem o ataque de carbocátions, radicais, ânions e metais de transição para dar polímeros. Em princípio, qualquer alqueno pode funcionar como um monômero. Os intermediários são comumente formados de acordo com as regras que governam a estabilidade dos centros carregados ou via radicais.

12-16 Eteno: uma importante matéria-prima

O uso do eteno (etileno) é um exemplo da importância dos alquenos na química industrial. Este monômero é a base da produção de polieteno (polietileno), cuja produção somente nos Estados Unidos chega a milhões de toneladas anualmente. A fonte principal do eteno é a pirólise do petróleo ou de hidrocarbonetos derivados do gás natural, como o etano, o propano e outros alcanos e cicloalcanos (Seção 3-3).

Além do uso direto como monômero, o eteno é o composto de partida para muitos outros processos industriais. Por exemplo, o acetaldeído é obtido na reação do eteno com água na presença de um catalisador de paládio(II), ar e $CuCl_2$. O produto formado inicialmente, o etenol (álcool vinílico), é instável e rearranja-se espontaneamente ao aldeído (veja os Capítulos 13 e 18). A conversão catalítica do eteno ao acetaldeído é conhecida como *processo Wacker**.

O processo Wacker

$$CH_2=CH_2 \xrightarrow{H_2O,\ O_2,\ PdCl_2\ \text{catalítico},\ CuCl_2} CH_2=CHÖH \longrightarrow CH_3\overset{\overset{\displaystyle :\ddot{O}:}{\|}}{C}H$$

Etenol (Álcool vinílico) (Instável)   Acetaldeído

O cloroeteno (cloreto de vinila) é produzido a partir do eteno pela sequência cloração–desidro-cloração, na qual a adição de Cl_2 produz o 1,2-dicloro-etano. Este composto é convertido no produto desejado pela eliminação de HCl.

Síntese de cloroeteno (cloreto de vinila)

$$CH_2=CH_2 \xrightarrow{Cl_2} \underset{\text{1,2-dicloro-etano}}{CH_2-CH_2\ (\ddot{C}l,\ \ddot{C}l)} \xrightarrow[-HCl]{\Delta} \underset{\substack{\text{Cloroeteno}\\\text{(Cloreto de vinila)}}}{CH_2=CH\ddot{C}l:}$$

A oxidação do eteno com oxigênio na presença de prata fornece o oxaciclopropano (óxido de etileno), cuja hidrólise leva ao 1,2-etanodiol (etilenoglicol) (Seção 9-11). A hidratação do eteno leva ao etanol (Seção 9-11).

$$CH_2=CH_2 \xrightarrow{O_2,\ \text{Ag catalítico}} \underset{\substack{\text{Oxaciclopropano}\\\text{(Óxido de etileno)}}}{H_2C-CH_2\ \text{(O)}} \xrightarrow{H^+,\ H_2O} \underset{\substack{\text{1,2-Etanodiol}\\\text{(Etilenoglicol)}}}{CH_2-CH_2\ (\ddot{O}H,\ \ddot{O}H)}$$

EM RESUMO, o eteno é uma fonte valiosa de vários materiais industriais, incluindo o etanol, o 1,2-etanodiol (etilenoglicol) e vários monômeros importantes para a indústria de polímeros.

---

* Dr. Alexander Wacker (1846–1922), Companhia Química Wacker, Munique, Alemanha.

12-17 Alquenos na natureza: feromônios de insetos

Muitos produtos naturais contêm ligações π, e vários deles foram mencionados nas Seções 4-7 e 9-11. Esta seção descreve um grupo específico de alquenos de ocorrência natural, os **feromônios de insetos** (*pherein*, do grego, carregar, *hormon*, do grego, estimular).

Feromônios de insetos

Mariposa de videira europeia

Besouro japonês

DESTAQUE QUÍMICO 12-4

Metátese de alqueno catalisada por metal para a construção de anéis médios e grandes

Um dos exemplos mais surpreendentes da química catalisada por metal é a metátese (dupla troca) de alquenos, uma reação em que dois alquenos trocam seus átomos de carbono da ligação dupla, como mostramos na forma geral.

$$W_2C=CX_2 + Y_2C=CZ_2 \xrightarrow{\text{Catalisador}} \begin{array}{c}CW_2\\||\\CY_2\end{array} + \begin{array}{c}CX_2\\||\\CZ_2\end{array}$$

O equilíbrio neste processo reversível pode ser deslocado pela remoção de um dos quatro componentes (Princípio de Le Chatelier). Esta ideia tem sido empregada para formar anéis médios e grandes que são muito difíceis de construir por causa de tensões desfavoráveis e fatores entrópicos. O exemplo a seguir ilustra o fechamento do anel de um composto de partida acíclico com ligações duplas terminais. Os produtos são um alqueno cíclico e o eteno que, por ser gás, sai do meio de reação deslocando o equilíbrio para o produto.

Uma recente e extraordinária aplicação é a metátese na síntese de ciguatoxina por Hirama.* A ciguatoxina é produzida por um micro-organismo marinho associado com algas e acumulada em cerca de 400 espécies de peixes que vivem nas águas mornas dos recifes.

A ciguatoxina é 100 vezes mais venenosa do que a brevetoxina, a toxina da "maré vermelha" (Seção 9-5), e é responsável por mais intoxicações humanas por consumo de frutos do mar do que qualquer outra substância: mais de 20.000 pessoas ficam doentes por este motivo por ano, desenvolvendo alterações gastrointestinais, cardiovasculares e neurológicas que podem levar à paralisia, ao coma e à morte.

As quantidades de ciguatoxina em peixes são muito pequenas para ter qualquer efeito sobre o sabor ou odor do alimento. Assim, uma fonte desse material é necessária para o desenvolvimento de métodos sensíveis de detecção. A ciguatoxina contém 13 anéis de éter e 30 centros quirais, tornando-a um formidável alvo de síntese. Sua síntese foi um esforço maravilhoso de 12 anos, culminando com a ligação de duas moléculas policíclicas contendo anéis de cinco e sete átomos, respectivamente, e o fechamento final do anel "F" de nove membros usando a metátese de alquenos. O catalisador, desenvolvido

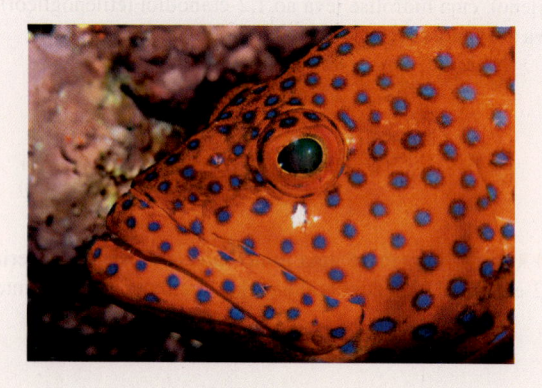

A garoupa coral pode ser letal quando a ciguatoxina se acumula em seus tecidos.

---

*Professor Masahiro Hirama (nasc. 1948), Universidade Tohoku, Japão.

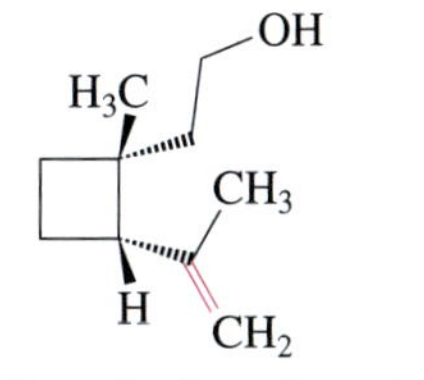

Caruncho de casulo macho

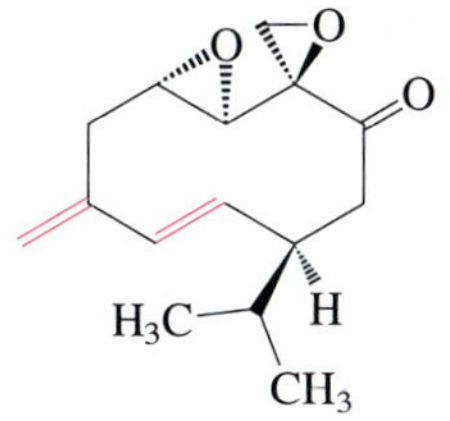

Barata americana

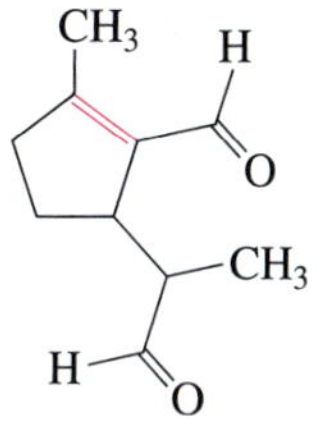

(Dois enantiômeros)
Feromônio de defesa das larvas do besouro crisomélido

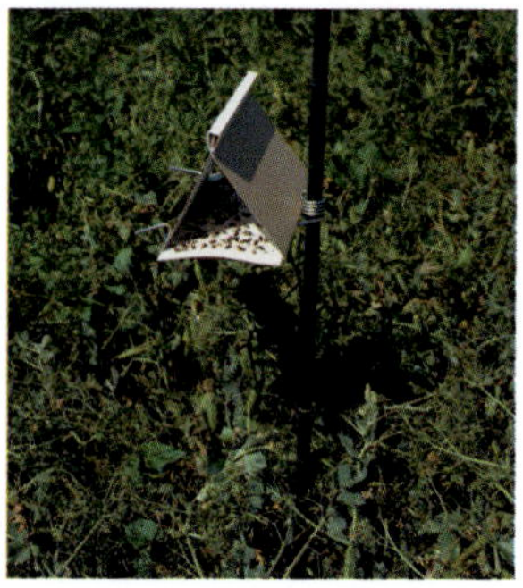

Os feromônios são substâncias químicas usadas na comunicação entre os seres vivos. Existem feromônios de sexo, trilha, alarme e defesa, entre outros. Muitos dos feromônios de insetos são alquenos simples, que são isolados por extração de certas partes do inseto e separados da mistura resultante por técnicas cromatográficas. Com frequência, quantidades extremamente pe-

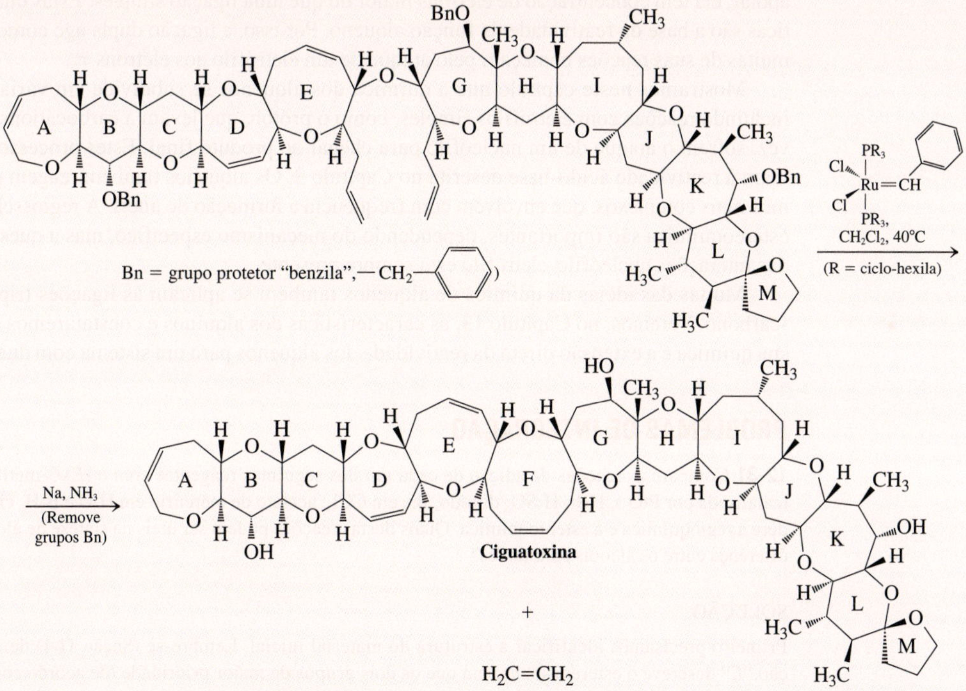

Esta armadilha contendo feromônios tira os machos das mariposas de ervilhas, *Cydia nigricana*, de circulação.

Bn = grupo protetor "benzila", —CH$_2$—⟨ ⟩)

$\xrightarrow{\text{Na, NH}_3 \atop \text{(Remove grupos Bn)}}$

Ciguatoxina

+

H$_2$C=CH$_2$

por Grubbs,* contém um átomo de rutênio em ligação dupla com um carbono, um exemplo de um complexo chamado carbeno de metal. Os carbenos de metal foram propostos (por Chauvin)† e confirmados como intermediários na metátese de alquenos décadas atrás. Mais tarde, Grubbs e Schrock* prepararam carbenos estáveis de Ru e Mo, respectivamente, que catalisam o processo de maneira controlada. A metátese de alquenos é hoje um dos métodos mais confiáveis e mais usados de construção de anéis médios e grandes.

---

* Professor Robert H. Grubbs (nasc. 1942), Instituto de Tecnologia da Califórnia, Estados Unidos, Prêmio Nobel 2005 (química).
† Professor Yves Chauvin (nasc. 1930), Instituto Francês do Petróleo, Rueil-Malmaison, França, Prêmio Nobel 2005 (química).

---

* Professor Richard R. Schrock (nasc. 1945), Instituto de Tecnologia de Massachusetts, Prêmio Nobel 2005 (química).

Bombicol

quenas do composto bioativo são obtidas e, neste caso, o químico orgânico de sínteses tem um papel importante no desenho e na execução da síntese total. É interessante acrescentar que a atividade específica de um feromônio depende, muitas vezes, da configuração da ligação dupla (isto é, *E* ou *Z*), bem como da configuração absoluta dos centros quirais presentes na molécula (*R*, *S*) e da composição da mistura de isômeros. Por exemplo, o atrativo sexual do macho da traça do bicho-da-seda, o 10-*trans*-12-*cis*-hexadecadieno-1-ol (conhecido como bombicol, na margem), é 10 bilhões de vezes mais ativo do que o isômero 10-*cis*-12-*trans* e 10 *trilhões* de vezes mais ativo do que o composto trans, trans.

Como no caso dos hormônios juvenis (Destaque Químico 12-1), a pesquisa de feromônios será uma oportunidade importante para o controle de pragas. Quantidades muito pequenas de feromônios sexuais podem ser usadas por hectare de terra para confundir o macho com relação à localização das fêmeas. Assim, estes feromônios serviriam como isca em armadilhas para a remoção efetiva de insetos sem a pulverização das culturas com grandes quantidades de outros produtos químicos. Está claro que os químicos orgânicos e os biólogos que estudam os insetos darão uma contribuição importante nesta área nos próximos anos.

A IDEIA GERAL

Vimos no Capítulo 11 que, nas ligações duplas de alquenos, as ligações π são mais fracas do que as ligações σ. Assim, o processo geral de adição, no qual as ligações π são substituídas por ligações σ, costuma ser favorável energeticamente. Vimos também que, embora a ligação C=C seja apolar, ela tem concentração de elétrons maior do que uma ligação simples. Estas duas características são a base da reatividade da função alqueno. Por isso, a ligação dupla age como nucleófilo e muitas de suas reações começam pelo ataque de um eletrófilo aos elétrons π.

Mostramos neste capítulo que a química dos alquenos se subdivide em várias categorias, incluindo reações com eletrófilos simples, como o próton, que levam a carbocátions que, por sua vez, sofrem o ataque de um nucleófilo para chegar ao produto final. Estes processos se assemelham à reatividade ácido-base descrita no Capítulo 2. Os alquenos também reagem por mecanismos mais complexos, que envolvem com frequência a formação de anéis. A regiosseletividade e a estereoquímica são importantes, dependendo do mecanismo específico, mas a questão essencial das interações nucleófilo-eletrófilo está sempre presente.

Muitas das ideias da química de alquenos também se aplicam às ligações triplas carbono-carbono. Veremos, no Capítulo 13, as características dos alquinos e constataremos que muito de sua química é a extensão direta da reatividade dos alquenos para um sistema com duas ligações π.

PROBLEMAS DE INTEGRAÇÃO

12-31 Compare as reações de adição de cada um dos seguintes reagentes com o (*E*)-3-metil-3-hexeno: H_2 (catalisada por PtO_2), HBr, H_2SO_4 diluído, Br_2 em CCl_4, acetato de mercúrio em H_2O e B_2H_6 em THF. Considere a regioquímica e a estereoquímica. Quais destas reações podem ser úteis na síntese de álcoois? Qual é a diferença entre os álcoois resultantes?

SOLUÇÃO

Primeiro precisamos identificar a estrutura do material inicial. Lembre-se (Seção 11-1) de que a designação "*E*" descreve o estereoisômero em que os dois grupos de maior prioridade (de acordo com as regras de Cahn-Ingold-Prelog, Seção 5-3) estão em lados opostos da ligação dupla (isto é, são *trans* um em relação ao outro). No 3-metil-3-hexeno, os dois grupos etila têm a maior prioridade. Portanto, estamos começando com o composto mostrado na margem.

Vejamos agora quais são as características deste alqueno em relação a nossa lista de reagentes. Em cada caso, pode ser necessário escolher entre duas regioquímicas e duas estereoquímicas para as adições. Reconhecemos esta situação porque o alqueno inicial tem dois substituintes diferentes em cada um dos carbonos da ligação dupla, uma característica regioquímica, e tem estereoquímica (*E*) definida. Para responder estas questões de forma *completamente* correta, é essencial considerar o *mecanismo* de cada reação – isto é, *pensar* por mecanismos.

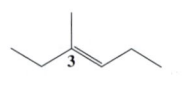

Assim, a adição de H_2 catalisada por PtO_2 é um exemplo de hidrogenação catalítica. Como o mesmo tipo de átomo (hidrogênio) se adiciona aos dois carbonos do alqueno, a regioquímica não é uma consideração importante. A estereoquímica, no entanto, pode ser. A hidrogenação catalítica é uma adição *sin*, em que os dois átomos de hidrogênio atacam a mesma face da ligação π do alqueno (Seção 12-2). Se visualizarmos o alqueno em um plano perpendicular ao plano da página (Figura 12-1), a adição ocorrerá 50% das vezes pela face superior e 50% pela face inferior:

Mistura racêmica

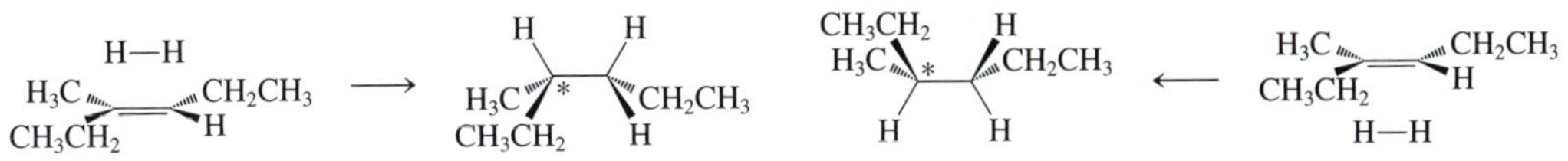

A adição gera um centro quiral (marcado com um asterisco em cada um dos dois produtos no esquema), portanto, as moléculas de produto são quirais (Seção 5-1). Como os produtos se formam em quantidades iguais, o resultado é uma mistura racêmica de (*R*)- 3-metil-hexano e (*S*)-3-metil-hexano.

As duas outras reações, com HBr e H_2SO_4 diluído, começam com a adição do eletrófilo H^+ (Seções 12-3 e 12-4). Estes processos geram carbocátions e seguem a regioquímica prevista pela Regra de Markovnikov: a adição ocorre com a ligação de um H^+ ao carbono de alquenila menos substituído para dar o carbocátion mais estável. O carbocátion é capturado por qualquer nucleófilo disponível – Br^- no caso do HBr e H_2O no caso do H_2SO_4 diluído. As duas etapas ocorrem sem estereosseletividade e, como o carbocátion formado já é terciário, não há rearranjo para um carbocátion mais estável. Então, temos o seguinte resultado:

X = Br (a partir de HBr) ou OH (de H_2SO_4 diluído)
Mistura racêmica

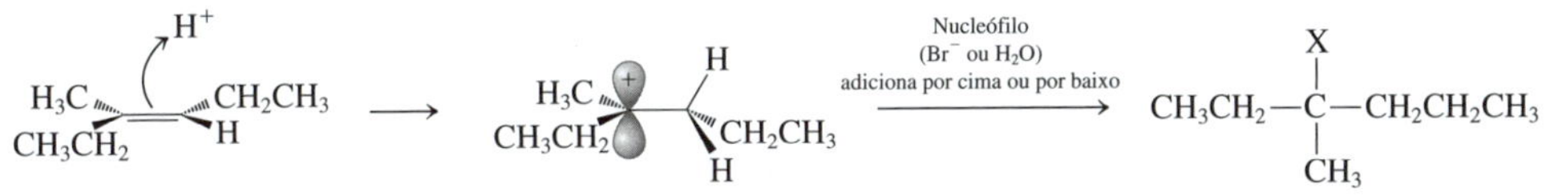

Os dois exemplos seguintes são adições de eletrófilos que formam intermediários catiônicos em ponte: um íon bromônio cíclico no primeiro caso (Seção 12-5) e um íon mercurínio cíclico no segundo (Seção 12-7). Estas adições são, portanto, estereoespecíficas e *anti*, porque o íon cíclico só pode ser atacado pelo lado do anel oposto à ponte eletrofílica (Figura 12-3). No caso do Br_2, átomos idênticos se adicionam aos dois carbonos no alqueno, assim, a regioquímica não é uma consideração importante. Na oximercuração, o nucleófilo é a água, que se adiciona ao átomo de carbono mais substituído do alqueno, porque ele é terciário e tem a maior carga parcial positiva. A estereoquímica tem de ser considerada porque a adição do eletrófilo pode ocorrer com igual probabilidade na face superior e inferior com criação de centros quirais. Temos, então:

$E^+ = Br^+$ (de Br_2) ou $Hg(O_2CCH_3)^+$ (de $Hg[O_2CCH_3]_2$)

E = Br (de Br_2) ou $Hg(O_2CCH_3)$
Nu = Br (de Br_2) ou OH (de H_2O)

Mistura racêmica

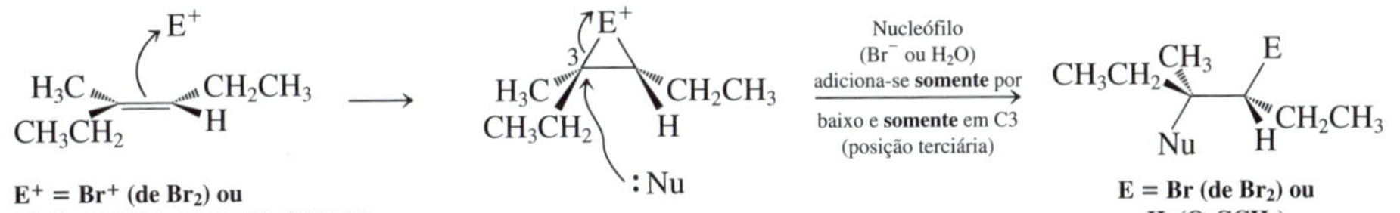

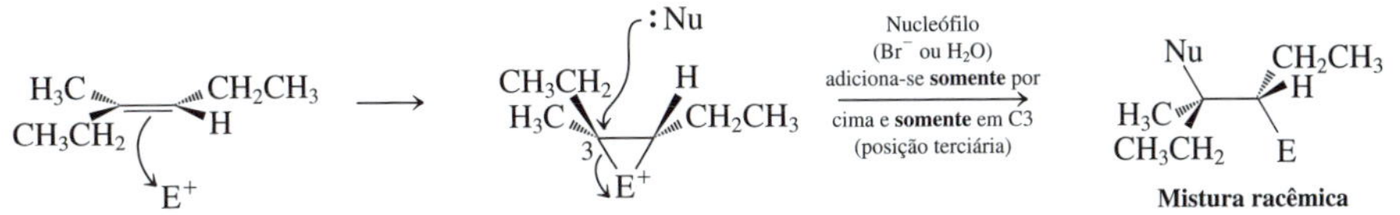

Formam-se quantidades iguais, a mistura racêmica, dos dois produtos quirais enantiomericamente relacionados.

Por fim, temos a hidroboração. Novamente, é preciso examinar a regiosseletividade e a estereosseletividade. Como na hidrogenação, a estereoquímica é *sin*. Ao contrário das adições eletrofílicas, a regioquímica é antimarkovnikov: o boro liga-se ao carbono *menos* substituído do alqueno:

Mistura racêmica

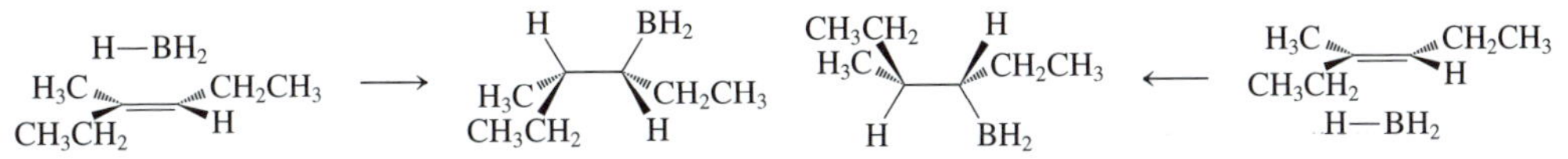

Para simplificar, mostramos apenas a adição de uma ligação B—H. A situação é muito parecida com a hidrogenação, mas, devido à assimetria do reagente, os dois carbonos do alqueno se transformam em centros quirais.

Três das seis reações são úteis na síntese de álcoois: a hidratação catalisada por ácido, a oximercuração (após a redução da ligação C—Hg com NaBH$_4$) e a hidroboração (após a oxidação da ligação C—B com H$_2$O$_2$). Comparemos o álcool obtido por hidratação (mostrado anteriormente) com o obtido pela desmercuração do produto da oxi-mercuração:

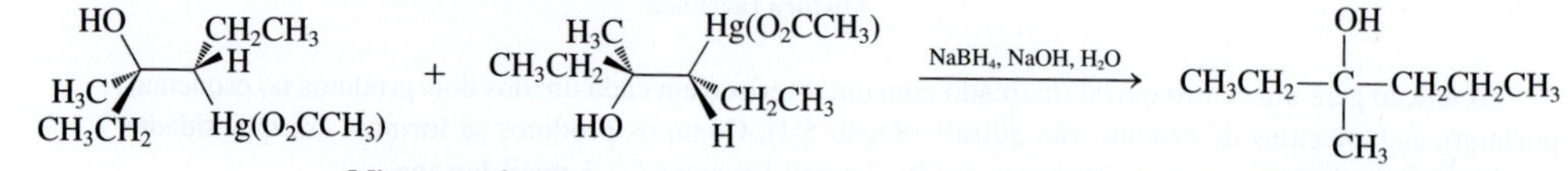

Eles são o mesmo composto. Se um rearranjo tivesse acontecido durante a hidratação, este resultado poderia não ter sido o mesmo (Seção 9-3).

A oxidação do produto de hidroboração leva a um resultado diferente, dando álcoois regioisômeros contendo dois centros quirais também como mistura racêmica (os átomos de boro são mostrados sem os grupos alquila adicionais):

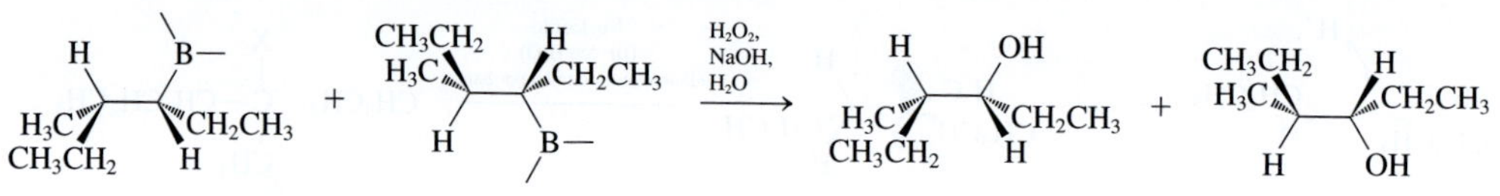

12-32 O tujeno, que existe em vários óleos de plantas, é um monoterpeno de fórmula molecular C$_{10}$H$_{16}$ (Seção 4-7). Várias características químicas e espectroscópicas do tujeno são dadas a seguir. Que conclusões se pode tirar destas informações sobre a estrutura do tujeno? (i) O tujeno reage instantaneamente com um equivalente de KMnO$_4$ em água com descoramento da solução púrpura do permanganato e formação de um precipitado marrom. A adição de excesso da solução de KMnO$_4$ não altera a cor. (ii) A hidroboração-oxidação do tujeno dá um composto C$_{10}$H$_{18}$O, chamado de *álcool tujílico*, cujo espectro de ^{1}H-RMN tem um sinal de 1H em δ = 3,40 ppm. (iii) A oximercuração-desmercuração do tujeno dá um álcool diferente, de fórmula C$_{10}$H$_{18}$O, cujo espectro de ^{1}H-RMN não mostra sinais em campo abaixo de δ = 3,00 ppm. (iv) A ozonólise do tujeno leva a

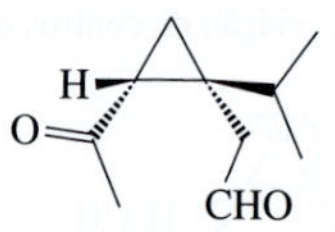

SOLUÇÃO

Começando com a fórmula molecular, verificamos que o tujeno tem três graus de insaturação (Seção 11-11): [(2 × 10 + 2) − 16]/2 = 6/2 = 3. (i) Como o tujeno reage com um equivalente de KMnO$_4$, apenas uma das insaturações é uma ligação π (Seção 12-11) e as demais correspondem a anéis. (ii) O espectro de RMN do álcool tujílico é consistente com um álcool secundário, porque o sinal na região entre δ = 3,00 e 4,00 ppm tem integração igual a um hidrogênio. (iii) Já o produto de oximercuração tem um RMN sem sinais nessa região, o que significa que o produto não pode ter um hidrogênio no carbono ligado à hidroxila: Em outras palavras, o álcool é necessariamente terciário. Estes três resultados sugerem que o tujeno tem dois anéis e uma ligação dupla trissubstituída. O resultado da ozonólise resolve a questão porque leva a um produto com 10 carbonos. Logo, este produto é o tujeno com a função alqueno quebrada em duas unidades C=O, uma sendo um aldeído e outra uma cetona. No processo reverso temos:

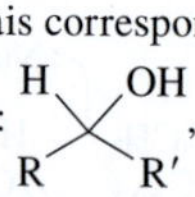

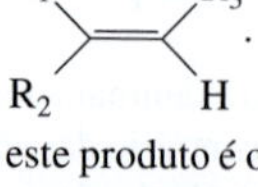

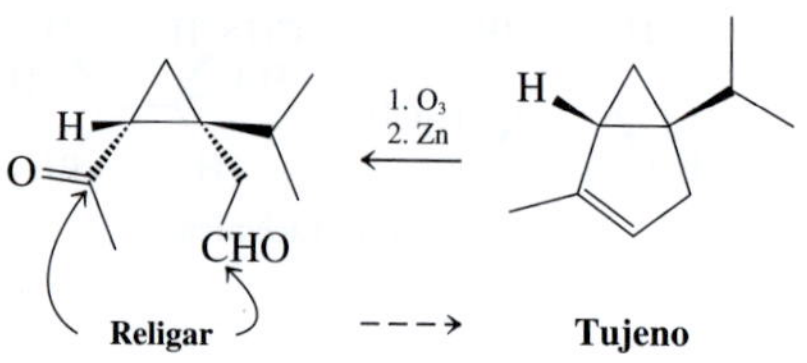

Novas reações

1. **Adição geral a alquenos (Seção 12-1)**

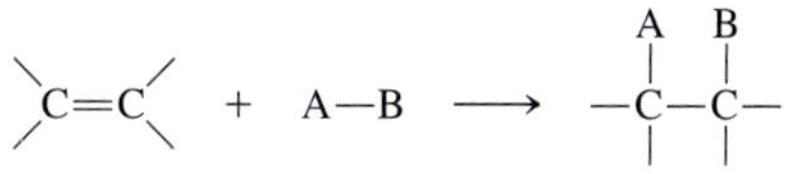

$$\text{C=C} + \text{A—B} \longrightarrow -\overset{A}{\underset{|}{C}}-\overset{B}{\underset{|}{C}}-$$

2. **Hidrogenação (Seção 12-2)**

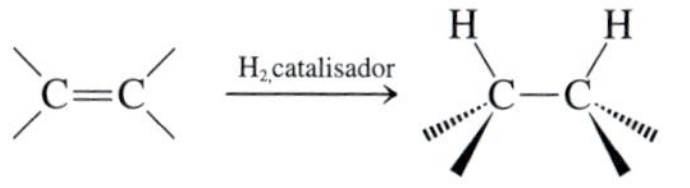

$$\text{C=C} \xrightarrow{\text{H}_2\text{catalisador}} \overset{H}{\underset{}{C}}-\overset{H}{\underset{}{C}}$$

Adição *sin*

Catalisadores típicos: PtO_2, Pd–C, Ra–Ni

Adições eletrofílicas

3. **Hidro-halogenação (Seção 12-3)**

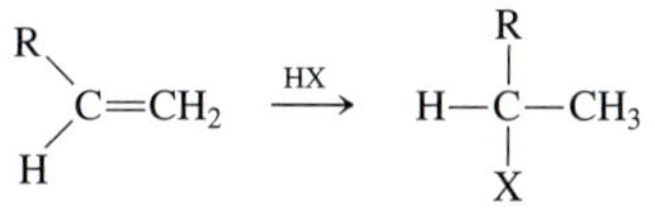

$$\underset{H}{\overset{R}{>}}\text{C=CH}_2 \xrightarrow{HX} H-\overset{R}{\underset{X}{C}}-CH_3$$

Regioespecífica
(Regra de Markovnikov)
Por meio do carbocátion mais estável

4. **Hidratação (Seção 12-4)**

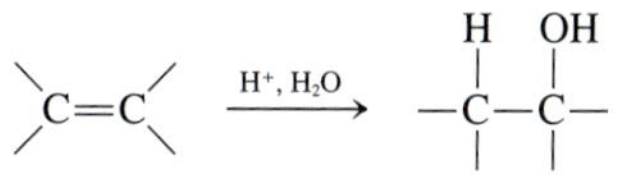

$$\text{C=C} \xrightarrow{H^+, H_2O} -\overset{H}{\underset{|}{C}}-\overset{OH}{\underset{|}{C}}-$$

Por meio do carbocátion mais estável

5. **Halogenação (Seção 12-5)**

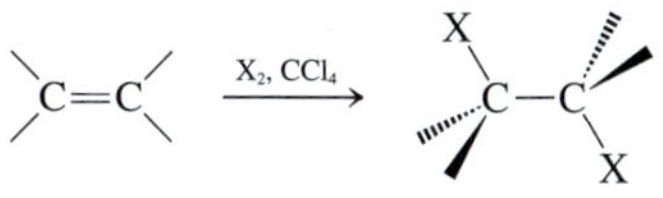

$$\text{C=C} \xrightarrow{X_2, CCl_4} \overset{X}{\underset{}{C}}-\overset{}{\underset{X}{C}}$$

Estereoespecífica (*anti*)
$X_2 = Cl_2$ ou Br_2, mas não I_2

6. **Síntese de halogeno álcoois vicinais (Seção 12-6)**

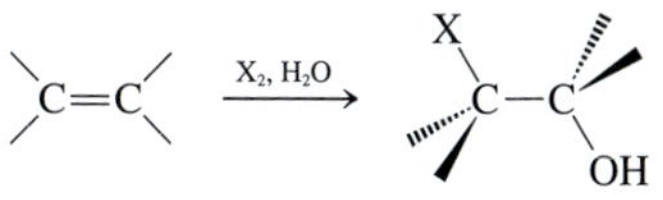

$$\text{C=C} \xrightarrow{X_2, H_2O} \overset{X}{\underset{}{C}}-\overset{}{\underset{OH}{C}}$$

OH liga-se ao carbono mais substituído

7. **Síntese de halogenoéteres vicinais (Seção 12-6)**

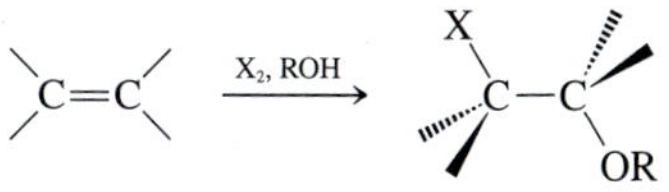

$$\text{C=C} \xrightarrow{X_2, ROH} \overset{X}{\underset{}{C}}-\overset{}{\underset{OR}{C}}$$

OR liga-se ao carbono mais substituído

8. **Adições eletrofílicas gerais (Seção 12-6, Tabela 12-2)**

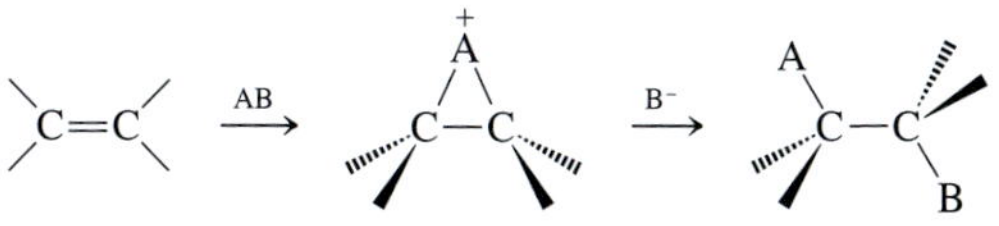

$$\text{C=C} \xrightarrow{AB} \overset{\overset{+}{A}}{\underset{}{C-C}} \xrightarrow{B^-} \overset{A}{\underset{B}{C-C}}$$

A = eletropositivo, B = eletronegativo
B liga-se ao carbono mais substituído

9. **Oximercuração-desmercuração (Seção 12-7)**

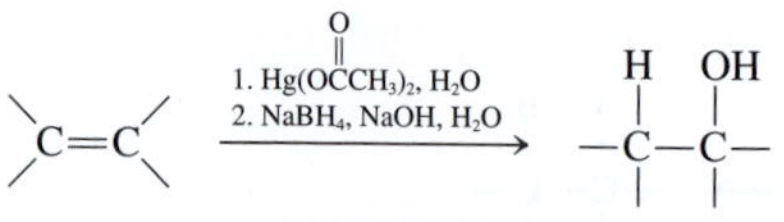

>C=C< —[1. Hg(OCCH$_3$)$_2$, H$_2$O; 2. NaBH$_4$, NaOH, H$_2$O]→ —C(H)—C(OH)—

A adição inicial é *anti*, via íon mercurínio

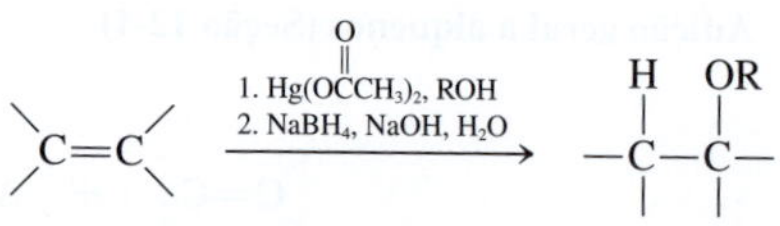

>C=C< —[1. Hg(OCCH$_3$)$_2$, ROH; 2. NaBH$_4$, NaOH, H$_2$O]→ —C(H)—C(OR)—

OH ou OR ligam-se ao carbono mais substituído

10. **Hidroboração (Seção 12-8)**

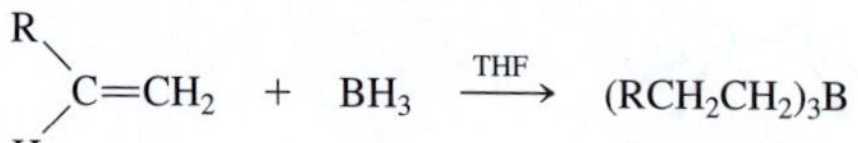

R(H)C=CH$_2$ + BH$_3$ —[THF]→ (RCH$_2$CH$_2$)$_3$B

Regioespecífica

B liga-se ao carbono menos substituído

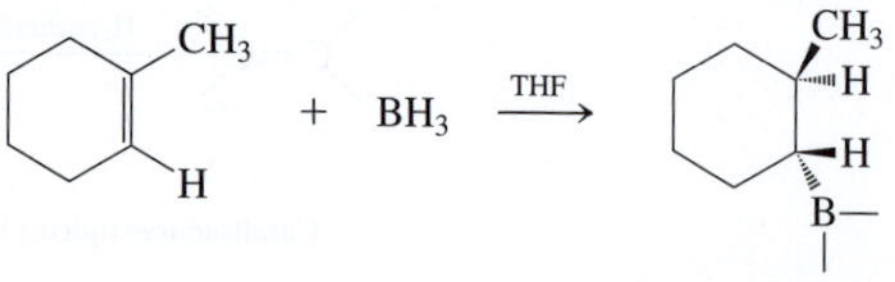

1-metilciclohexeno + BH$_3$ —[THF]→ trans-2-metilciclohexil-borano

Estereoespecífica (*sin*) e antimarkovnikov

11. **Hidroboração-oxidação (Seção 12-8)**

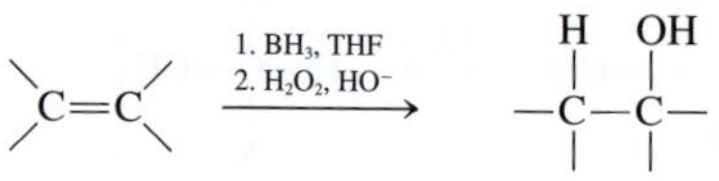

>C=C< —[1. BH$_3$, THF; 2. H$_2$O$_2$, HO$^-$]→ —C(H)—C(OH)—

Estereoespecífica (*sin*) e antimarkovnikov

OH liga-se ao carbono menos substituído

12. **Adição de carbeno para a síntese de ciclopropanos (Seção 12-9)**

Usando diazometano:

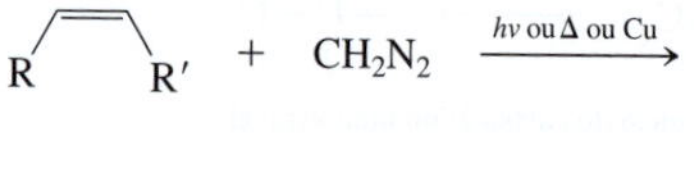

R(H)C=C(H)R' + CH$_2$N$_2$ —[$h\nu$ ou Δ ou Cu]→ ciclopropano (R, R')

Estereoespecífica

Outras fontes de carbenos ou carbenoides:

CHCl$_3$ —[Base]→ :CCl$_2$ CH$_2$I$_2$ —[Zn–Cu]→ ICH$_2$ZnI

Oxidação

13. **Formação de oxaciclopropano (Seção 12-10)**

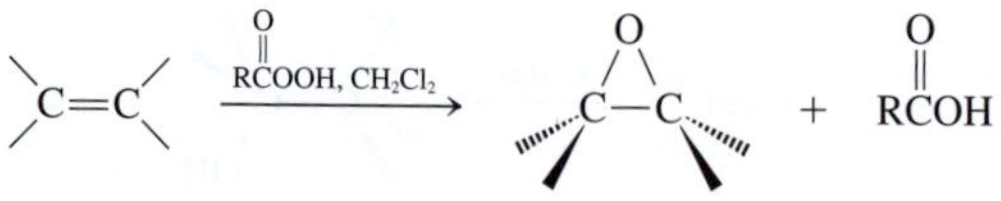

>C=C< —[RCOOH, CH$_2$Cl$_2$]→ epóxido + RCOH

Estereoespecífica (*sin*)

14. **Di-hidroxilação vicinal *anti* (Seção 12-10)**

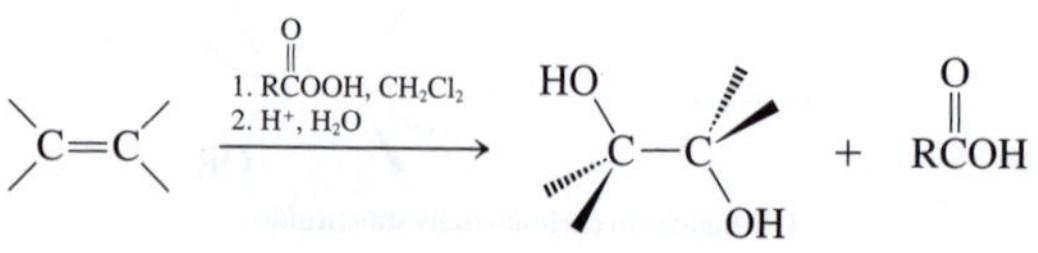

>C=C< —[1. RCOOH, CH$_2$Cl$_2$; 2. H$^+$, H$_2$O]→ HO—C—C—OH (*anti*) + RCOH

15. **Di-hidroxilação vicinal *sin* (Seção 12-11)**

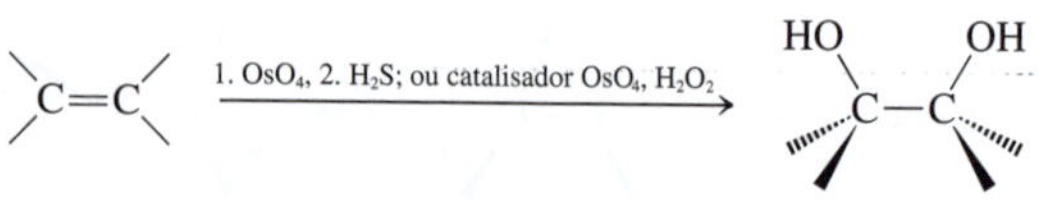

>C=C< —[1. OsO$_4$, 2. H$_2$S; ou catalisador OsO$_4$, H$_2$O$_2$]→ HO—C—C—OH (*sin*)

Por meio de intermediários cíclicos

16. **Ozonólise (Seção 12-12)**

$$\diagup C=C \diagdown \xrightarrow[\text{2. } (CH_3)_2S; \text{ ou } Zn, CH_3\overset{O}{\overset{\|}{C}}OH]{\text{1. } O_3, CH_3OH} \diagup C=O \ + \ O=C\diagdown$$

Por meio dos intermediários molozonídeo e ozonídeo

Adições via radicais

17. **Hidrobromação via radicais (Seção 12-13)**

$$\diagup C=CH_2 \xrightarrow{HBr, ROOR} -\underset{\underset{H}{|}}{\overset{\overset{H}{|}}{C}}-\underset{\underset{H}{|}}{\overset{\overset{Br}{|}}{C}}-H$$

antimarkovnikov
Não ocorre com HCl ou HI

18. **Outras adições via radicais (Seção 12-13)**

$$\diagup C=C\diagdown \xrightarrow{RSH, ROOR} -\underset{|}{\overset{\overset{H}{|}}{C}}-\underset{|}{\overset{\overset{SR}{|}}{C}}-$$

antimarkovnikov

Monômeros e polímeros

19. **Dimerização, oligomerização e polimerização (Seções 12-14 e 12-15)**

$$n \diagup C=C\diagdown \xrightarrow{H^+ \text{ ou } RO\cdot \text{ ou } B^-} -(\underset{|}{\overset{|}{C}}-\underset{|}{\overset{|}{C}})_n-$$

Conceitos importantes

1. A reatividade da ligação dupla manifesta-se nas reações de **adição** exotérmicas que levam a produtos **saturados**.

2. A **hidrogenação** de alquenos é extremamente lenta, a menos que um **catalisador** capaz de romper a forte ligação H—H seja usado. Possíveis catalisadores são o paládio sobre carbono, platina (como PtO_2) e níquel de Raney. A adição de hidrogênio está sujeita a controle estérico; a face menos impedida da ligação dupla menos substituída com frequência é atacada preferencialmente.

3. Sendo uma base de Lewis, a ligação π está sujeita ao ataque de ácidos e de **eletrófilos**, como H^+, X_2 e Hg^{2+}. Se o intermediário inicial é um **carbocátion** livre, forma-se o carbocátion mais substituído. Alternativamente, se um **íon ônio cíclico** é gerado, ele sofre abertura nucleofílica do anel no carbono mais substituído. A formação do carbocátion leva ao controle da regioquímica (**Regra de Markovnikov**); a formação do íon "ônio" leva ao controle da regioquímica e da estereoquímica.

4. Do ponto de vista do mecanismo, a **hidroboração** está entre a hidrogenação e a adição eletrofílica. A primeira etapa é a complexação do boro deficiente em elétrons com a ligação π, e a segunda, a transferência concertada de hidrogênio para o carbono. A **hidroboração-oxidação** resulta na **hidratação antimarkovnikov** de alquenos.

5. Os **carbenos** e carbenoides são úteis na síntese de **ciclopropanos** a partir de alquenos.

6. Os **ácidos peroxicarboxílicos** têm um átomo de oxigênio eletrofílico, transferível a fim de alquenos a fim de dar **oxaciclopropanos**. O processo é chamado de *epoxidação*.

7. O tetróxido de ósmio age como um oxidante eletrofílico de alquenos. No curso da reação, o estado de oxidação do metal reduz-se em duas unidades. A adição é concertada e *sin*, e ocorre por meio de estados de transição cíclicos de seis elétrons para formar dióis vicinais.

8. A **ozonólise**, seguida de redução, produz compostos carbonilados resultantes da quebra da ligação dupla.

9. Nas **adições em cadeia via radicais** a alquenos, o iniciador da cadeia adiciona-se à ligação π para dar o radical mais substituído. Este método leva à hidrobromação antimarkovnikov, bem como à adição de tióis e alguns halogenometanos.

10. Os alquenos reagem entre si com iniciação por meio de espécies com carga, radicais ou alguns metais de transição com formação de **polímeros**. O ataque inicial à ligação dupla leva a um intermediário reativo que propaga a reação de formação de ligações carbono-carbono.

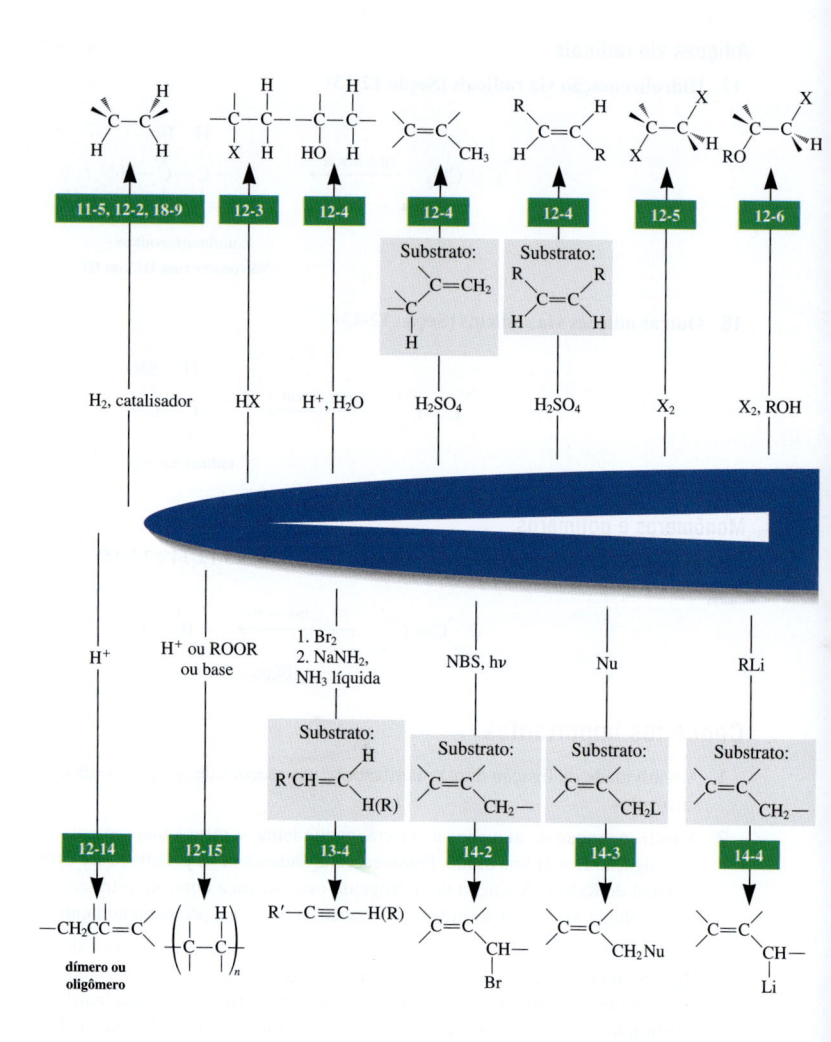

Problemas

33. Com a ajuda dos valores de $DH°$ das Tabelas 3-1 e 3-4, calcule os valores de $\Delta H°$ para a adição das seguintes moléculas ao eteno, usando 65 kcal mol^{-1} como a força da ligação π carbono-carbono.

(a) Cl_2
(b) IF ($DH° = 67$ kcal mol^{-1})
(c) IBr ($DH° = 43$ kcal mol^{-1})
(d) HF
(e) HI
(f) HO–Cl ($DH° = 60$ kcal mol^{-1})
(g) Br–CN ($DH° = 83$ kcal mol^{-1}; $DH°$ para C_{sp^3}–CN $= 124$ kcal mol^{-1})
(h) CH_3S–H ($DH° = 88$ kcal mol^{-1}; $DH°$ para C_{sp^3}–S $= 60$ kcal mol^{-1})

Capítulo 12 Reações de Alquenos 557

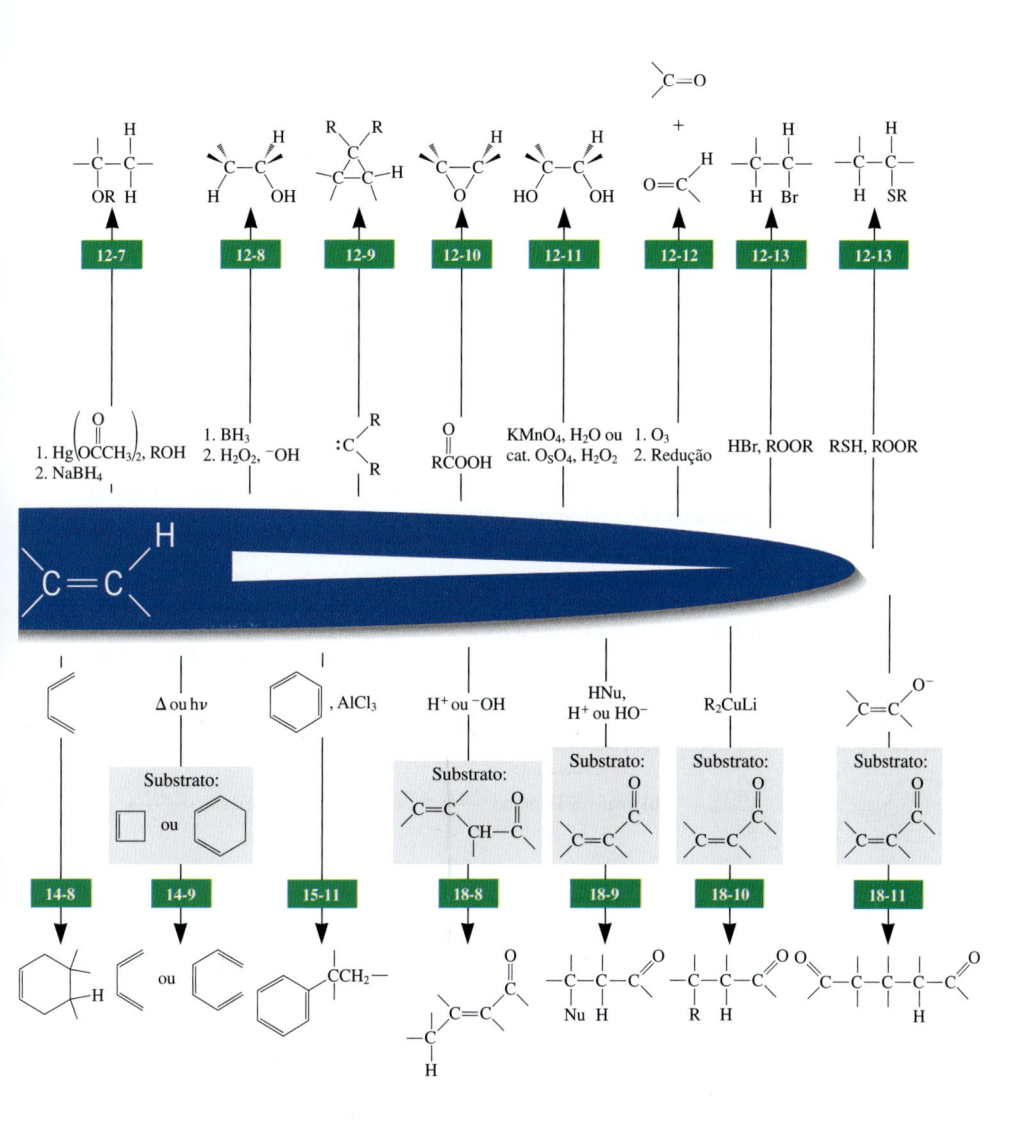

34. O alqueno bicíclico 3-careno, um componente da terebintina, sofre hidrogenação catalítica para dar apenas um dos dois estereoisômeros possíveis. O produto tem o nome comum *cis*-careno, indicando que o grupo metila e o anel ciclopropano estão na mesma face do anel ciclo-hexano. Sugira uma explicação para esta estereoquímica.

35. Dê o produto principal esperado na hidrogenação catalítica de cada um dos seguintes alquenos. Mostre e explique a estereoquímica das moléculas resultantes.

(a) [estrutura: 1-metil-4-isopropil-ciclohexeno com H em cunha]   (b) [estrutura: decalina com CH₃ e dupla ligação]   (c) [estrutura: biciclo com =CH₂ exocíclico e H]

36. Você esperaria que a hidrogenação catalítica de alquenos cíclicos com anéis pequenos, como o ciclobuteno, fosse mais exotérmica ou menos exotérmica do que a hidrogenação do ciclo-hexeno? (**Sugestão:** qual deles tem a maior tensão angular, o ciclobuteno ou o ciclo-hexeno?)

37. Dê o produto principal esperado na reação de cada alqueno com (i) HBr livre de peróxidos e (ii) HBr na presença de peróxidos.

(**a**) 1-Hexeno;   (**b**) 2-metil-1-penteno;   (**c**) 2-metil-2-penteno;   (**d**) (Z)-3-hexeno;   (**e**) ciclo-hexeno.

38. Dê o produto da adição de Br₂ a cada um dos alquenos do Problema 37. Preste atenção na estereoquímica.

39. Que álcool seria obtido no tratamento de cada um dos alquenos do Problema 37 com ácido sulfúrico diluído? Alguns destes alquenos poderiam dar produtos diferentes pela oximercuração-desmercuração? E pela hidroboração-oxidação?

40. Dê os reagentes e as condições necessárias para cada uma das seguintes transformações e comente a termodinâmica de cada uma: (**a**) ciclo-hexanol → ciclo-hexeno; (**b**) ciclo-hexeno → ciclo-hexanol; (**c**) clorociclopentano → ciclopenteno; (**d**) ciclopenteno → clorociclopentano.

41. O Problema 51 do Capítulo 6 mostrou uma estratégia de síntese do aminoácido (2S,3S)-3-hidróxi-leucina, usando como composto de partida um estereoisômero específico do ácido 2-bromo-3-hidróxi-4-metil-pentanoico. A adição de bromo e água ao 4-metil-2-pentenoato de metila (na margem) dá o éster correspondente do ácido 2-bromo-3-hidróxi-4-metil-pentanoico. (**a**) Que estereoisômero do éster insaturado, cis ou trans, é necessário para que essa adição dê como produto o estereoisômero desejado? (**b**) Esta estratégia pode dar o bromoálcool como um único enantiômero, ou não? Explique usando mecanismos.

(CH₃)₂CHCH=CHCO₂CH₃
4-Metil-2-pentenoato de metila

42. Escreva o(s) produto(s) esperado(s) em cada uma das seguintes reações. Mostre a estereoquímica.

(**a**) [ciclohexilideno-CH₂CH₃] →^{HCl}   (**b**) *trans*-3-Hepteno →^{Cl₂}   (**c**) 1-Etil-ciclo-hexeno →^{Br₂, H₂O}

(**d**) Produto de (c) →^{NaOH, H₂O}   (**e**) [1-metil-ciclopenteno] →^{1. Hg(OCCH₃)₂, CH₃OH; 2. NaBH₄, CH₃OH}   (**f**) *cis*-2-Buteno →^{Br₂, excesso de Na⁺N₃⁻}

(**g**) [metil-decalina] →^{1. BH₃, THF; 2. H₂O₂, NaOH, H₂O}

43. Mostre como você sintetizaria as moléculas seguintes a partir de um alqueno de estrutura apropriada (à sua escolha).

(**a**) [3-metil-2-butanol]   (**b**) Cl—CH₂CH(O-iPr)CH₃   (**c**) [dibromo-octano] (isômero *meso*-4R,5S)

(**d**) [dibromo-octano com H,Br cunhas] + [dibromo-octano] (Racemato dos isômeros 4R,5R e 4S,5S)

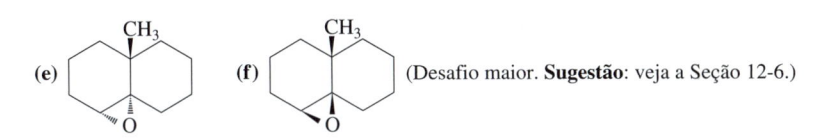

(e) [structure with CH₃ and O] (f) [structure with CH₃ and O] (Desafio maior. **Sugestão**: veja a Seção 12-6.)

44. Proponha métodos eficientes para realizar as seguintes transformações. A maioria vai exigir mais de uma etapa.

(a) [sec-butyl bromide] → [1-iodobutane]

(b) [2,3-butanediol with HO, HO] → [meso diol] (isômero *meso*-2R,3S)

(c) [2,3-butanediol] → [2R,3R diol] + [2S,3S diol] (Racemato dos isômeros 2R,3R e 2S,3S)

(d) [diene structure] → [epoxy aldehyde structure]

45. Revisão de reações. Sem consultar o Roteiro de Reações das páginas 556-557, sugira um reagente para converter o alqueno geral, $\overset{\diagdown}{}C=C\overset{H}{\underset{\diagdown}{}}$, em cada um dos tipos de compostos.

(a) —C(Br)—C(Br)H—

(b) —C(OH)—C(H)H— (produto de Markovnikov)

(c) —C—C—H (epóxido)
     \O/

(d) —C(I)—C(H)H—

(e) —C(H)—C(OH)H— (produto antimarkovnikov)

(f) —C(H)—C(H)H—

(g) —C(OH)—C(OH)H—

(h) —C(H)—C(Br)H— (produto antimarkovnikov)

(i) —C—C—H
     \CH₂/

(j) —C(CH₃O)—C(H)H—

(k) —C(Br)—C(H)H— (produto de Markovnikov)

(l) —C(OH)—C(Br)H—

(m) —C(Cl)—C(H)H—

(n) ─(C(H)—C(H)H)ₙ─ (polímero)

(o) —C(CH₃O)—C(Br)H—

(p) $\diagdown$C=O + O=C$\diagup$

(q) —C(H)—C(SCH₂CH₃)H— (produto antimarkovnikov)

46. Dê os produtos esperados na reação do 2-metil-1-penteno com cada um dos seguintes reagentes.

(a) H_2, PtO_2, CH_3CH_2OH (b) D_2, $Pd–C$, CH_3CH_2OH (c) BH_3, THF seguido de $NaOH + H_2O_2$
(d) HCl (e) HBr (f) HBr + peróxidos
(g) HI + peróxidos (h) $H_2SO_4 + H_2O$ (i) Cl_2
(j) ICl (k) $Br_2 + CH_3CH_2OH$ (l) CH_3SH + peróxidos

(m) AMCPB, CH_2Cl_2 (n) OsO_4, seguido de H_2S (o) O_3, seguido de $Zn + CH_3\overset{O}{\underset{\|}{C}}OH$

(p) $Hg(O\overset{O}{\underset{\|}{C}}CH_3)_2 + H_2O$, seguido de $NaBH_4$ (q) Catalisador H_2SO_4 + calor

47. Quais são os produtos da reação do (E)-3-metil-3-hexeno com cada um dos reagentes do Problema 46?

48. Escreva os produtos esperados na reação do 1-etil-ciclo-penteno com cada um dos reagentes do Problema 46.

49. Escreva o mecanismo detalhado, passo a passo, para as reações **(c), (e), (f), (h), (j), (k), (m), (n), (o)** e **(p)** do Problema 46.

50. Qual é o monômero (alqueno) que dá o seguinte polímero?

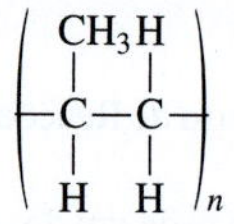

$$\left(\begin{array}{cc} CH_3 & H \\ | & | \\ -C- & C- \\ | & | \\ H & H \end{array} \right)_n$$

51. Dê o produto principal esperado na reação do 3-metil-1-buteno com cada um dos seguintes reagentes. Explique as diferenças dos produtos mecanisticamente.

(a) H_2SO_4 50% em água; (b) $Hg(O\overset{O}{\underset{\|}{C}}CH_3)_2$ em H_2O, seguido por $NaBH_4$;
(c) em BH_3 em THF, seguido por NaOH e H_2O_2

52. Responda a questão proposta no Problema 51 para o ciclo-hexil-eteno.

53. Dê o produto principal esperado na reação do monoperóxi-ftalato de magnésio (MPFM) com cada alqueno. Em cada caso, dê também a estrutura do material formado após a hidrólise do produto inicial com ácido diluído.

(a) 1-Hexeno; (b) (Z)-3-etil-2-hexeno; (c) (E)-3-etil-2-hexeno;
(d) (E)-3-hexeno; (e) 1,2-dimetil-ciclo-hexeno

54. Dê o produto principal esperado na reação de OsO_4, seguida de H_2S, com cada alqueno do Problema 53.

55. Dê o produto principal da reação de CH_3SH, na presença de peróxidos, com cada alqueno do Problema 53.

56. Proponha um mecanismo para a reação de CH_3SH, iniciada por peróxidos, com 1-hexeno.

57. Escreva os produtos esperados para cada uma das seguintes reações.

(a) (E)-2-Penteno + $CHCl_3$ $\xrightarrow{KOC(CH_3)_3,\ (CH_3)_3COH}$

(b) 1-Metil-ciclo-hexeno + CH_2I_2 $\xrightarrow{Zn-Cu,\ (CH_3CH_2)_2O}$

(c) Propeno + CH_2N_2 $\xrightarrow{Cu,\ \Delta}$

(d) (Z)-1,2-Difenil-eteno + $CHBr_3$ $\xrightarrow{KOC(CH_3)_3,\ (CH_3)_3COH}$

(e) (E)-1,3-Pentadieno + 2 CH_2I_2 $\xrightarrow{Zn-Cu,\ (CH_3CH_2)_2O}$

(f) $CH_2=CHCH_2CH_2CH_2CHN_2$ $\xrightarrow{h\nu}$

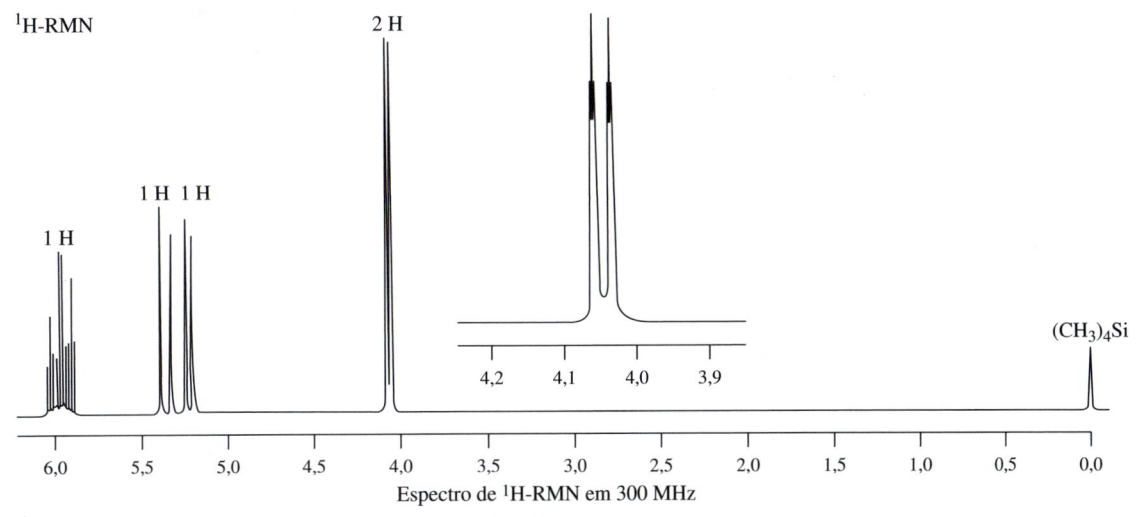

58. O espectro A de ¹H-RMN corresponde a uma substância de fórmula C_3H_5Cl. Ela tem bandas relevantes no IV em 730 (veja o Problema 53 do Capítulo 11), 930, 980, 1630 e 3090 cm^{-1}. **(a)** Deduza a estrutura da molécula. **(b)** Assinale cada sinal de RMN a um hidrogênio ou grupo de hidrogênios. **(c)** O "dubleto" em $\delta = 4{,}05$ ppm tem $J = 6$ Hz. Isso está de acordo com o seu assinalamento em (b)? **(d)** Este "dubleto" expandido cinco vezes aparece como um dubleto de tripletos (dentro do espectro A), com $J \approx 1$ Hz para o tripleto. Qual é a origem deste tripleto? Isso é razoável diante do seu assinalamento em (b)?

59. A reação de C_3H_5Cl (Problema 48, espectro A) com Cl_2 em H_2O dá dois produtos, ambos de fórmula $C_3H_6Cl_2O$, cujos espectros são mostrados em B e C. A reação de qualquer um desses compostos com KOH produz a mesma molécula, C_3H_5ClO (espectro D, na próxima página). As inserções mostram a expansão de alguns multipletos. O espectro de IV mostra bandas em 720 e 1260 cm^{-1} e ausência de sinais entre 1600 e 1800 cm^{-1} e entre 3200 e 3700 cm^{-1}. **(a)** Deduza as estruturas dos compostos que dão origem aos espectros B, C e D. **(b)** Por que a reação do composto clorado de partida com Cl_2 e H_2O dá dois isômeros? **(c)** Escreva o mecanismo da formação do produto C_3H_5ClO a partir de ambos os isômeros de $C_3H_6Cl_2O$.

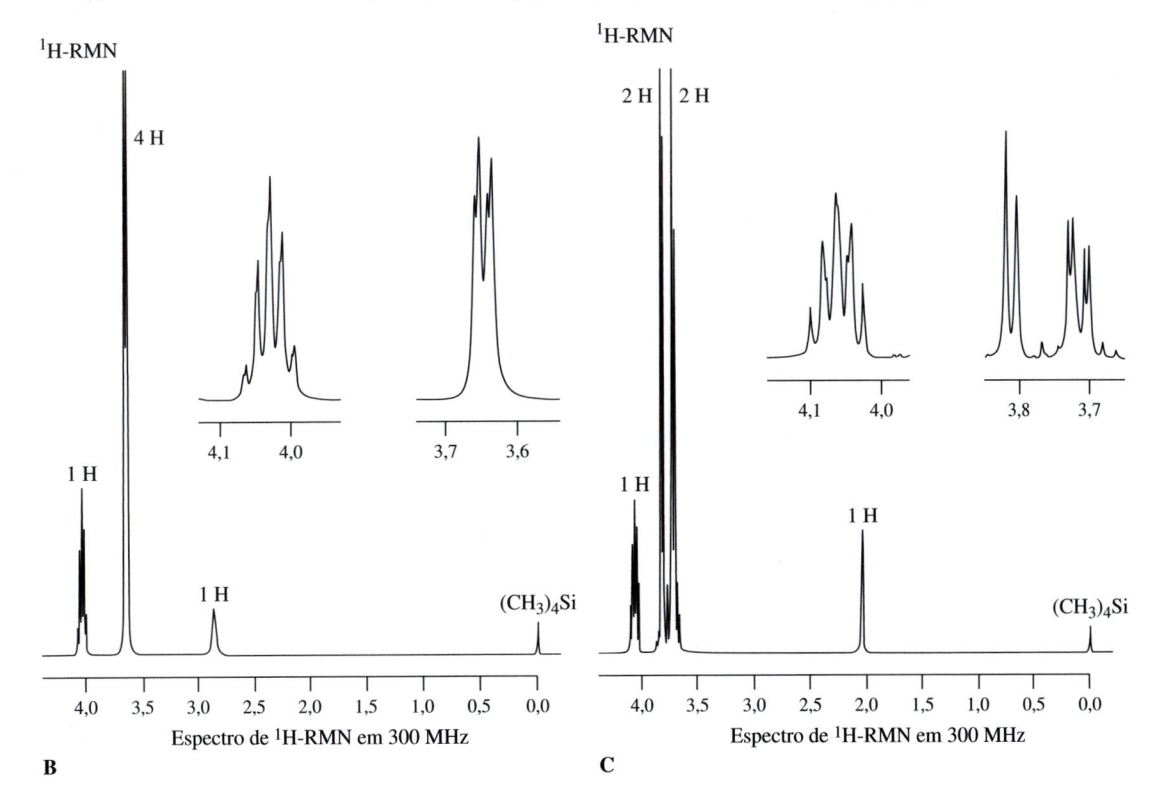

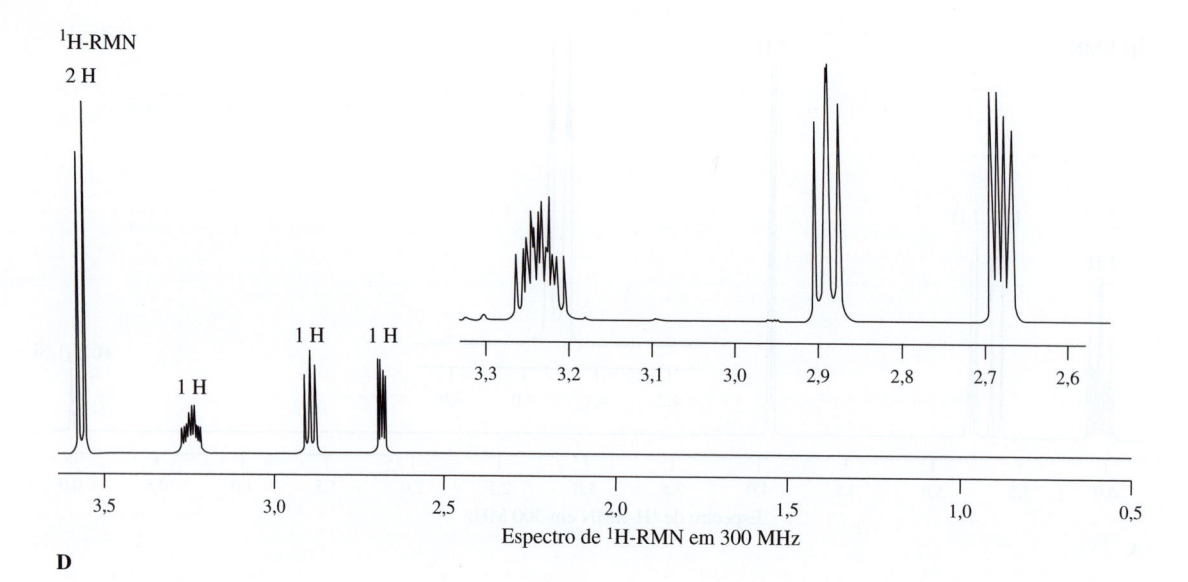

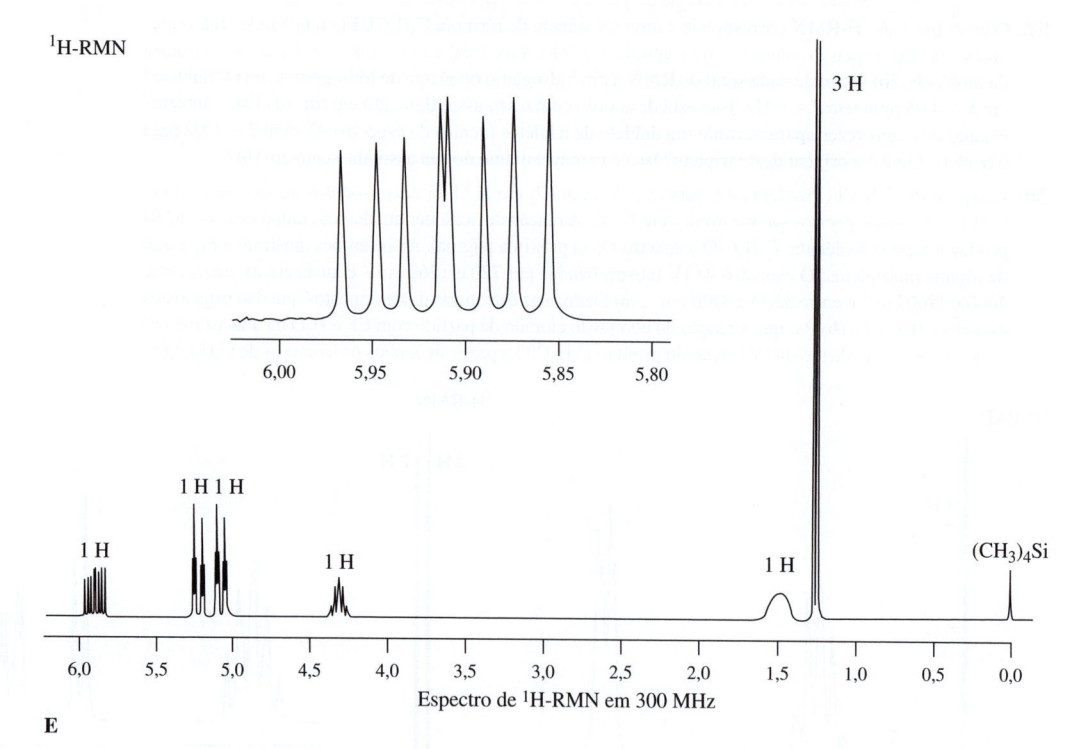

60. O espectro E de ¹H-RMN corresponde a uma substância de fórmula C_4H_8O. Seu espectro de IV tem importantes bandas em 945, 1015, 1665, 3095 e 3360 cm^{-1}. (**a**) Determine a estrutura do composto desconhecido. (**b**) Assinale cada sinal de RMN e IV. (**c**) Explique os padrões de multiplicidade dos sinais em δ = 1,3, 4,3 e 5,9 ppm (veja a expansão de 10 vezes dentro do espectro).

61. A reação do composto do espectro E com $SOCl_2$ produz um cloroalcano, C_4H_7Cl, cujo espectro de RMN é bastante parecido com o do espectro de E, exceto pela ausência do sinal largo em δ = 1,5 ppm. O espectro de IV tem bandas em 700 (Problema 53, Capítulo 11), 925, 985, 1640 e 3090 cm^{-1}. O tratamento com H_2 sobre PtO_2 resulta em C_4H_9Cl (espectro F, próxima página). Seu espectro de IV mostra a ausência de todas as bandas citadas para o seu precursor, exceto a banda de 700 cm^{-1}. Identifique essas duas moléculas.

¹H-RMN

Espectro de ¹H-RMN em 300 MHz

F

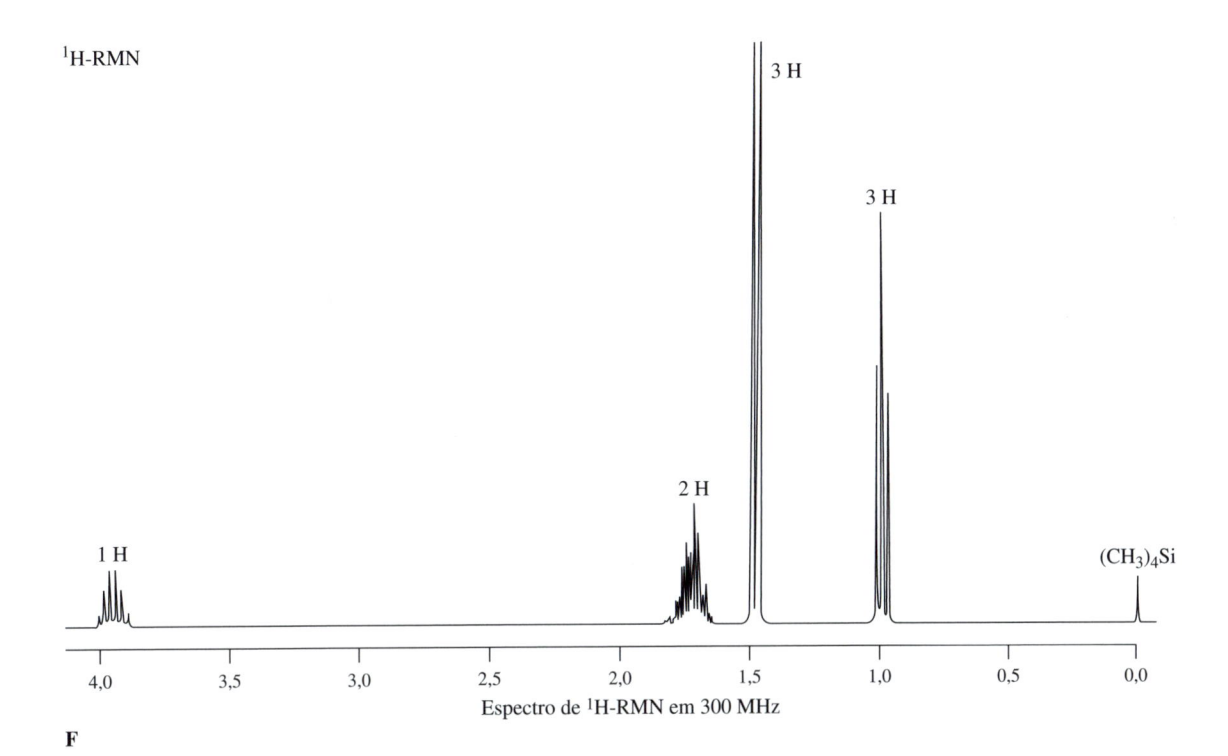

62. O espectro de massas de ambos os compostos descritos no Problema 61 mostra dois picos de íon molecular, separados por duas unidades de massa, com intensidade relativa de cerca de 3:1. Explique.

63. Apresente a estrutura de um alqueno que dará os seguintes compostos carbonilados, após ozonólise seguida por redução com $(CH_3)_2S$.

(a) CH_3CHO somente   (b) CH_3CHO e CH_3CH_2CHO (c) $(CH_3)_2C=O$ e $H_2C=O$

(d) $CH_3CH_2\overset{O}{\underset{\|}{C}}CH_3$ e CH_3CHO (e) Ciclopentanona e CH_3CH_2CHO

64. DESAFIO Planeje a síntese de cada um dos seguintes compostos, utilizando as técnicas de análise retrossintética. Os compostos de partida estão entre parênteses. Entretanto, outros alcanos ou alquenos simples também podem ser usados, desde que você inclua na síntese pelo menos uma etapa de formação de uma ligação carbono-carbono.

(a) $CH_3CH_2\overset{O}{\underset{\|}{C}}CHCH_3$ (propeno)   (b) $CH_3CH_2CH_2\underset{\underset{Cl}{|}}{CH}CH_2CH_2CH_3$ (propeno, novamente)   (c) (estrutura: ciclo-hexano com H₃C e OH em cis) (ciclo-hexeno)
$\underset{CH_3}{|}$

65. Mostre como você converteria ciclopentano em cada uma das seguintes moléculas.

(a) *cis*-1,2-Dideutero-ciclo-pentano   (b) *trans*-1,2-Dideutero-ciclo-pentano

(c) (ciclopentano com SCH_2CH_3 e Cl)   (d) (ciclopentano=CH_2)   (e) (ciclopentanona com CH_3)

(f) 1,2-dimetil-ciclo-pentano   (g) *trans*-1,2-Dimetil-1,2-ciclo-pentanodiol

66. Dê o(s) produto(s) principal (ais) esperado(s) nas seguintes reações.

(a) $CH_3OCH_2CH_2CH=CH_2$ $\xrightarrow{\text{1. Hg(OCCH}_3)_2,\text{ CH}_3\text{OH}}_{\text{2. NaBH}_4,\text{ CH}_3\text{OH}}$

(b) $H_2C=C(CH_3)(CH_2OH)$ $\xrightarrow{\text{1. CH}_3\text{COOH, CH}_2\text{Cl}_2}_{\text{2. H}^+,\text{ H}_2\text{O}}$

(c) ciclobutil-CH=CH$_2$ $\xrightarrow{\text{HI conc.}}$

(d) $CH_3CH_2CH=CHCH_2CH_2$-ciclohexenil $\xrightarrow{\text{1. Excesso de O}_3,\text{ CH}_2\text{Cl}_2}_{\text{2. (CH}_3)_2\text{S}}$

(e) $(H_3C)(CH_3CH_2)C=C(H)(CH_3)$ $\xrightarrow{\text{BrCN}}$

(f) 3-cloro-ciclopenteno $\xrightarrow{\text{1. OsO}_4,\text{ THF}}_{\text{2. NaHSO}_3}$

(g) $CH_3CH=CH_2$ $\xrightarrow{\text{catalisador HF}}$

(h) $CH_2=CHNO_2$ $\xrightarrow{\text{catalisador KOH}}$

(**Sugestão**: desenhe as estruturas de Lewis para o grupo NO$_2$).

67. O (*E*)-5-hepteno-1-ol reage com os seguintes compostos para dar os produtos com as fórmulas indicadas. Determine suas estruturas e explique sua formação por meio de mecanismos detalhados. (**a**) HCl, $C_7H_{14}O$ sem Cl!, (**b**) Cl_2, $C_7H_{13}ClO$ (IV: 740 cm^{-1}, nenhum sinal entre 1600 e 1800 cm^{-1} e entre 3200 e 3700 cm^{-1}).

68. Quando um alqueno cis é misturado com pequenas quantidades de I$_2$ na presença de calor ou luz, ele se isomeriza parcialmente ao isômero trans. Proponha um mecanismo detalhado que explique esta observação.

69. O tratamento do α-terpineol (Capítulo 10, Problema 60) com acetato mercúrico em água seguido da redução com boro-hidreto de sódio leva predominantemente a um isômero do composto de partida ($C_{10}H_{18}O$) em vez do produto de hidratação. Este isômero é o componente principal do óleo de eucalipto, conhecido como eucaliptol, popularmente usado como essência em medicamentos devido ao gosto e aroma agradáveis. Deduza a estrutura para o eucaliptol com base no mecanismo e nos dados do espectro de ^{13}C-RMN desacoplado (**Sugestão**: o espectro de IV não tem bandas entre 1600 e 1800 cm^{-1} e entre 3200 e 3700 cm^{-1}.)

α-Terpineol $\xrightarrow{\text{1. Hg(OCCH}_3)_2,\text{ H}_2\text{O}}_{\text{2. NaBH}_4,\text{ H}_2\text{O}}$ eucaliptol, ($C_{10}H_{18}O$)

^{13}C-RMN: δ = 22,8, 27,5, 28,8, 31,5, 32,9, 69,6, e 73,5 ppm

Limoneno

70. O borano e o AMCPB reagem com alta seletividade com moléculas, como o limoneno, que têm ligações duplas em ambientes químicos muito diferentes. Preveja os produtos da reação do limoneno com (**a**) um equivalente de BH$_3$ em THF, seguida por H$_2$O$_2$ em meio básico diluído e (**b**) um equivalente de AMCPB em CH$_2$Cl$_2$. Explique suas respostas.

71. O óleo de orégano contém uma substância com um cheiro agradável semelhante ao do limão, $C_{10}H_{16}$ (composto G). Após ozonólise, G forma dois produtos. Um deles, H, tem fórmula $C_8H_{14}O_2$ e pode ser sintetizado da seguinte maneira.

$(H_3C)_2C=CHCH_2Br$ $\xrightarrow{\text{1. Mg, (CH}_3\text{CH}_2)_2\text{O}}_{\text{2. H}_2\text{C}-\text{CHCH}_3\text{ (epóxido)}}$ $C_8H_{16}O$ (**I**) $\xrightarrow{\text{PCC, CH}_2\text{Cl}_2}$ $C_8H_{14}O$ (**J**) $\xrightarrow{\text{1. BH}_3,\text{ THF}}_{\text{2. H}_2\text{O}_2,\text{ NaOH}}^{\text{3. PCC, CH}_2\text{Cl}_2}$ **H**

A partir destas informações, proponha estruturas razoáveis para os compostos G até J.

72. DESAFIO O humuleno e o álcool α-cariofileno são terpenos constituintes de extratos de cravo. O primeiro converte-se no último pela hidratação catalisada por ácido em uma única etapa. Escreva o mecanismo. (**Sugestão**: siga na retrossíntese os átomos de carbonos marcados. O mecanismo inclui ciclizações induzidas por carbocátions e migrações de hidrogênio de grupos alquila).

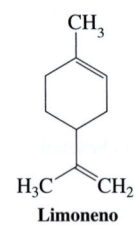

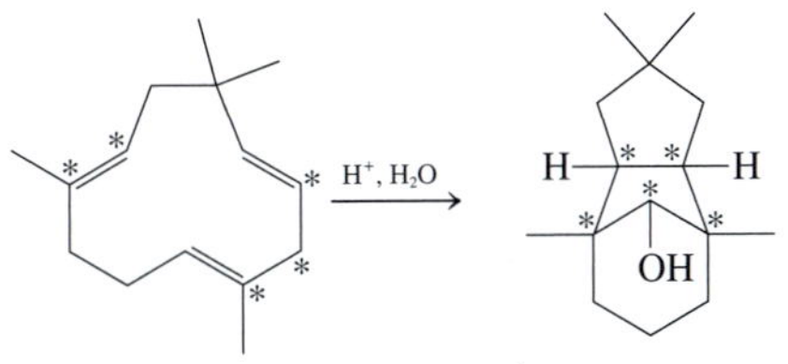

Humuleno **Álcool α-cariofileno**

73. Preveja o(s) produto(s) da ozonólise do humuleno (Problema 72), seguida pela redução com zinco em ácido acético. Se você não tivesse conhecido antes a estrutura do humuleno, a identidade destes produtos de ozonólise permitiriam que você determinasse sua estrutura inequivocamente?

74. **DESAFIO** O cariofileno ($C_{15}H_{24}$) é um sesquiterpeno familiar porque é o principal responsável pelo odor do cravo-da-índia. Determine sua estrutura a partir das seguintes informações. (**Cuidado:** a estrutura é totalmente diferente da do álcool α-cariofileno do Problema 72.)

Reação 1

$$\text{Cariofileno} \xrightarrow{H_2,\ Pd\text{–}C} C_{15}H_{28}$$

Reação 2

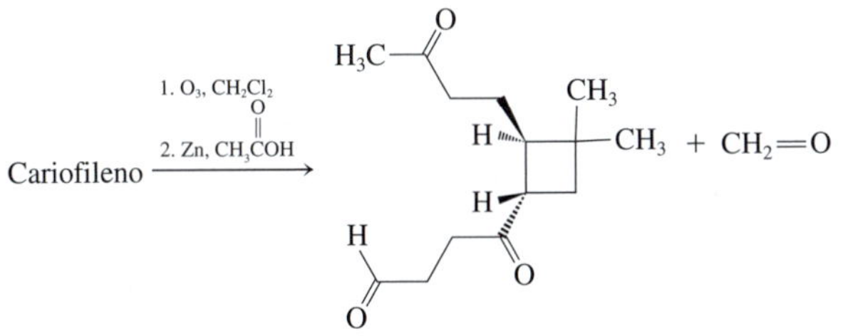

Reação 3

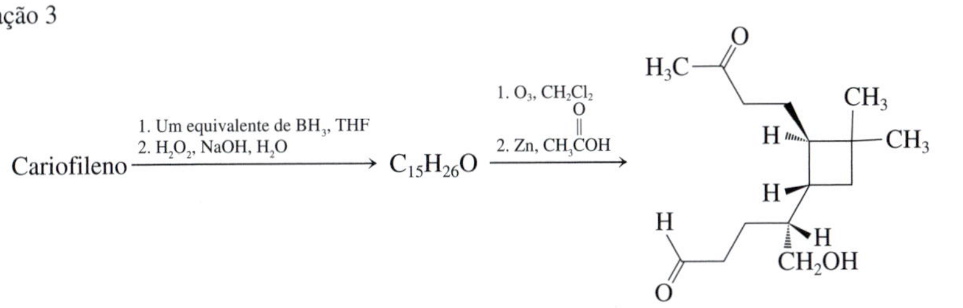

Um isômero, o isocariofileno, leva aos mesmos produtos que o cariofileno sob condições de hidrogenação e ozonólise. A hidroboração-oxidação do isocariofileno dá um isômero, $C_{15}H_{26}O$, como mostrado na Reação 3, entretanto, a ozonólise converte este composto no mesmo produto final mostrado. Qual é a diferença entre o cariofileno e seu isômero?

75. O hormônio juvenil (HJ, Destaque Químico 12-1) é sintetizado de diversas maneiras. Dois intermediários são mostrados em (a) e (b). Proponha uma síntese para HJ partindo de cada um deles. Sua síntese de (a) deve ser estereoespecífica. Observe que, em (a), a ligação dupla entre C10 e C11 é a mais reativa para reagentes eletrofílicos.

(a) 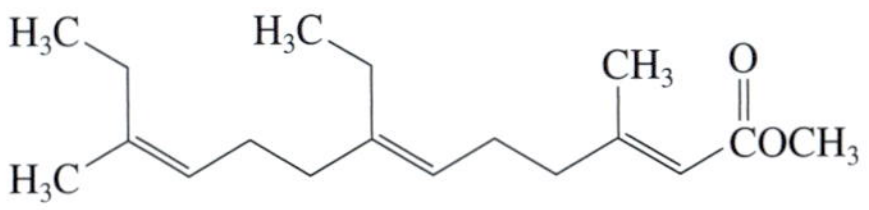

(b) 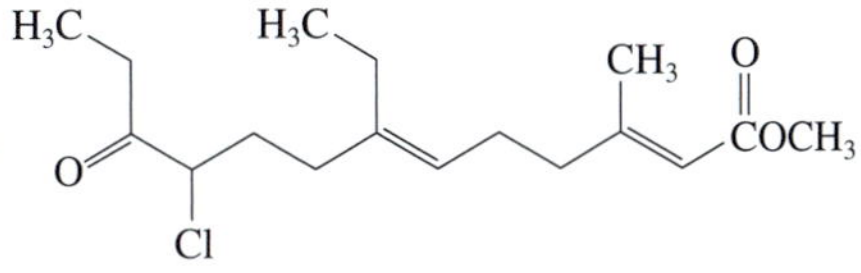

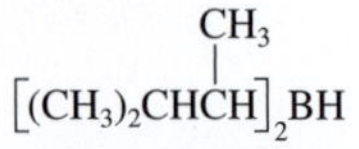

Bis(1,2-dimetil-propil)-borano
(disiamil-borano)

[(CH$_3$)$_2$CHCH(CH$_3$)]$_2$BH

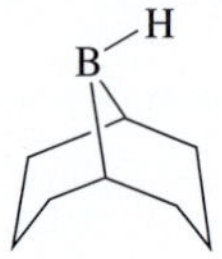

9-BBN

Trabalho em grupo

76. A seletividade da hidroboração aumenta com o aumento do volume dos substituintes do reagente borano.
(a) Por exemplo, o 1-penteno é hidroborado seletivamente na presença de *cis*- e *trans*-2-penteno quando tratado com bis(1,2-dimetil-propil)-borano (disiamilborano) ou com 9-bora-biciclo[3,3,1]nonano, 9-BBN. Dividam entre vocês a tarefa de formular a estrutura do alqueno inicial usado na preparação destes reagentes volumosos de boranos. Construam modelos para visualizar as características destes reagentes que dirigem a seletividade estrutural.

(b) Em uma abordagem para preparar enantiosseletivamente álcoois secundários, dois equivalentes de um enantiômero do α-pineno são tratados com BH$_3$. O borano resultante é tratado com *cis*-2-buteno, seguido por peróxido de hidrogênio em meio básico para dar o 2-butanol, opticamente ativo.

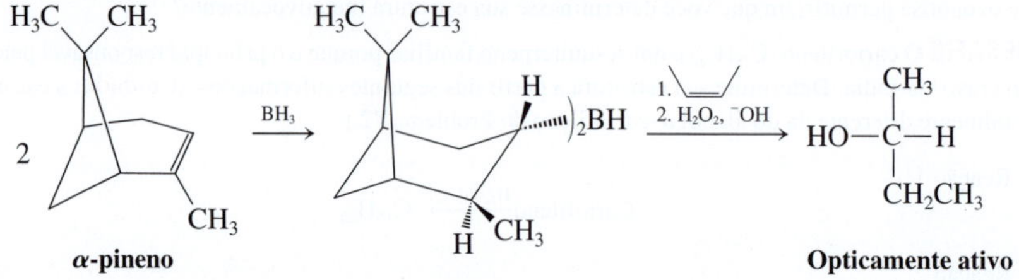

Compartilhem os seus conjuntos de modelos para fazer um modelo do α-pineno e do borano resultante. Discuta o que está dirigindo a enantiosseletividade destas reações de hidroboração-oxidação. Que produtos além do 2-butanol se formam na etapa de oxidação?

Problemas pré-profissionais

77. Um composto quiral, C$_5$H$_8$, dá, por hidrogenação catalítica, um composto aquiral, C$_5$H$_{10}$. Qual é o melhor nome para o primeiro composto? **(a)** 1-Metil-ciclo-buteno; **(b)** 3-metil-ciclo-buteno; **(c)** 1,2-dimetil-ciclo-propeno; **(d)** ciclopenteno.

78. Um químico reagiu 300g de 1-buteno com excesso de Br$_2$ (em CCl$_4$), em 25°C. Ele isolou 418 g de 1,2-dibromo-butano. Qual é o rendimento percentual? (Pesos atômicos: C = 12,0, H = 1,00, Br = 80,0.) **(a)** 26; **(b)** 36; **(c)** 46; **(d)** 56; **(e)** 66.

79. O *trans*-3-hexeno e o *cis*-3-hexeno diferem em uma das características seguintes. Qual? **(a)** Produtos de hidrogenação; **(b)** produtos de ozonólise; **(c)** produtos de adição de Br$_2$ em CCl$_4$; **(d)** produtos de hidroboração-oxidação; (e) produtos de combustão.

80. Que intermediário de reação deve fazer parte da seguinte reação?

$$RCH=CH_2 \xrightarrow{HBr, ROOR} RCH_2CH_2Br$$

(a) Radical; **(b)** carbocátion; **(c)** oxaciclopropano; **(d)** íon bromônio.

81. Quando 1-penteno é tratado com acetato mercúrico, seguido por boro-hidreto de sódio, qual dos seguintes compostos é o produto resultante? **(a)** 1-Pentino; **(b)** pentano; **(c)** 1-pentanol; **(d)** 2-pentanol.

CAPÍTULO 13

Alquinos

A ligação tripla carbono-carbono

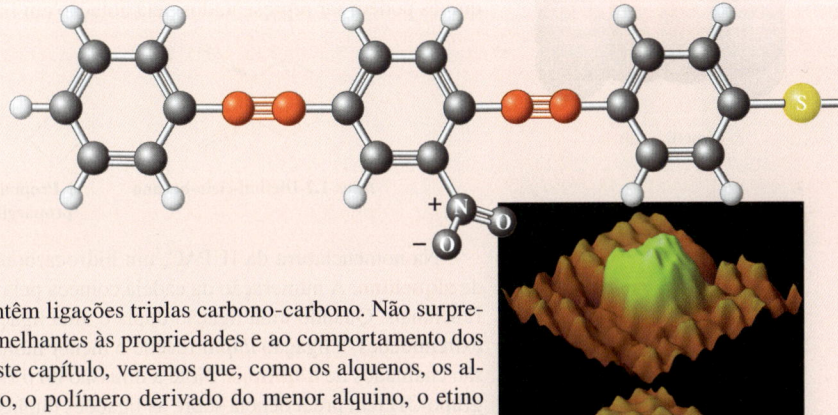

Os alquinos são hidrocarbonetos que contêm ligações triplas carbono-carbono. Não surpreende que suas características sejam semelhantes às propriedades e ao comportamento dos alquenos, que têm ligações duplas. Neste capítulo, veremos que, como os alquenos, os alquinos têm inúmeros usos hoje. Por exemplo, o polímero derivado do menor alquino, o etino (HC≡CH), pode ser moldado em folhas leves que conduzem eletricidade e são usadas nas baterias totalmente poliméricas. O etino também tem conteúdo relativamente alto de energia, uma propriedade que é explorada nos maçaricos de oxiacetileno. Muitos alquinos, naturais e sintéticos, são usados em medicina devido a suas atividades antibacterianas, antiparasíticas e antifúngicas.

$$—C\equiv C—$$
Ligação tripla de alquino

Como o grupo funcional —C≡C— tem duas ligações π (perpendiculares entre si; lembre-se da Figura 1-21), sua reatividade é muito semelhante à da ligação dupla. Como nos alquenos, por exemplo, os alquinos, que são ricos em elétrons, sofrem o ataque eletrofílico. Muitos alquenos usados como monômeros na produção de tecidos poliméricos, elásticos e plásticos são preparados por reações de adição eletrofílica ao etino e a outros alquinos. Os alquinos podem ser preparados por reações de eliminação semelhantes às usadas para gerar os alquenos e, como eles, são mais estáveis quando a ligação múltipla é interna do que quando ela é terminal. Outra característica útil é que o hidrogênio ligado ao grupo alquinila é muito mais ácido do que os ligados à alquenila ou à alquila, uma propriedade que permite a desprotonação fácil com bases fortes. Os ânions alquenila resultantes são reagentes nucleofílicos valiosos em sínteses.

Começaremos pela nomenclatura, características estruturais e espectroscopia dos alquinos. Nas seções subsequentes, veremos métodos de síntese dos compostos desta classe e as reações típicas que eles sofrem. Finalizaremos com uma revisão dos principais usos industriais e das características fisiológicas dos alquinos.

A microscopia de tunelamento de varredura (STM, do inglês *Scanning Tunneling Microscopy*) é um método indireto de obter imagens de átomos e moléculas em uma superfície sólida. O dialquino cuja estrutura mostramos acima brilha no topo da imagem STM porque ele está em uma conformação de alta condutividade elétrica. Na imagem inferior, porém, a mudança da conformação da molécula "desliga" sua condutividade e o dialquino "escurece". Essas moléculas são protótipos de "comutadores moleculares", que prometem revolucionar os campos de componentes eletrônicos e computadores no século XXI.

13-1 Nomenclatura dos alquinos

A ligação tripla carbono-carbono é o grupo funcional característico dos **alquinos**. A fórmula geral dos alquinos é C_nH_{2n-2}, a mesma dos cicloalquenos. Os nomes comuns de muitos alquinos ainda estão em uso, incluindo *acetileno*, o nome comum do menor alquino, C_2H_2. Outros alquinos podem ser tratados como derivados do acetileno – por exemplo, os alquil-acetilenos.

Nomes comuns de alquinos

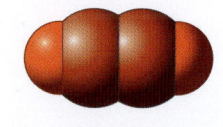

HC≡CH

Acetileno

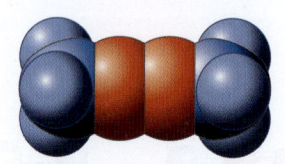

CH₃C≡CCH₃

Dimetilacetileno

CH₃CH₂CH₂C≡CH

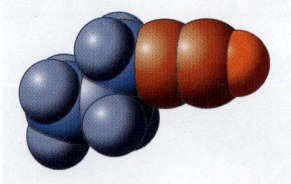

Propilacetileno

As regras da IUPAC para a nomenclatura dos alquenos (Seção 11-1) também se aplicam aos alquinos, sendo a terminação –*eno* substituída pela terminação **-ino**. Um número indica a localização da ligação tripla na cadeia principal.

$$HC \equiv CH \qquad CH_3C \equiv CCH_3 \qquad \overset{1}{C}H_3\overset{2}{C} \equiv \overset{3}{C}\overset{4}{C}H\overset{5}{C}H_2\overset{6}{C}H_3 \qquad \overset{4}{C}H_3\overset{3}{C}\overset{2}{C} \equiv \overset{1}{C}H$$
(com Br no C4 do 4-bromo-2-hexino; com dois CH₃ no C3 do 3,3-dimetil-1-butino)

Etino   **2-But**ino   **4-Bromo-2-hex**ino (Um alquino interno)   **3,3-Dimetil-1-but**ino (Um alquino terminal)

Os alquinos com estrutura geral RC≡CH são chamados de **terminais**, e os que têm a estrutura RC≡CR′ são chamados de **internos**.

Os substituintes com uma ligação tripla são os grupos **alquinila**. O substituinte —C≡CH é chamado de **etinila** e seu homólogo —CH₂C≡CH, de **2-propinila** (propargila). Quando usados como prefixos, os nomes dos substituintes perdem o **a** final. Como os alcanos e alquenos, os alquinos podem ser representados pela notação em linhas.

trans-**1,2-Dietinil**-ciclo-hexano   **2-Propinil**-ciclo-butano (propargil-ciclo-butano)   **2-Propino-1-ol** (álcool propargílico)

Na nomenclatura da IUPAC, um hidrocarboneto com ligações duplas e triplas é chamado de **alquenino**. A numeração da cadeia começa pela extremidade mais próxima de um dos grupos funcionais. Quando uma ligação dupla e uma ligação tripla estão em posições equidistantes das extremidades, a ligação *dupla* recebe o menor número. Os alquinos que contêm a função hidróxi são chamados de **alquinóis**. Note a omissão do *o* final do –eno em –enino e do –ino em –inol. O grupo OH tem precedência sobre as ligações duplas e triplas na numeração da cadeia.

3-Hexeno-1-ino (não 3-hexeno-5-ino)   **1-Penteno-4-ino** (não 4-penteno-1-ino)   **5-Hexino-2-ol** (não 1-hexino-5-ol)

EXERCÍCIO 13-1

Dê os nomes da IUPAC para **(a)** todos os alquinos de composição C₆H₁₀;

(b) [estrutura: H₃C e H ligados a um C, conectado a —C≡CH e a —CH=CH₂]

(c) todos os butinóis. Lembre-se de incluir e especificar os estereoisômeros.

13-2 Propriedades e a ligação nos alquinos

A natureza da ligação tripla ajuda a explicar as propriedades físicas e químicas dos alquinos. Quanto a orbitais moleculares, veremos que os carbonos têm hibridação *sp* e que os quatro orbitais *p* com um elétron formam duas ligações π perpendiculares.

Os alquinos são relativamente apolares

Os alquinos têm pontos de ebulição muito semelhantes aos dos alquenos e alcanos correspondentes. O etino é incomum porque não entra em ebulição na pressão atmosférica. Ele sublima a

–84°C. O propino (p.e. –23,2°C) e o 1-butino (p.e. 8,1°C) são gases, e o 2-butino é um líquido muito volátil (p.e. 27°C) na temperatura normal. Os alquinos de tamanho médio são líquidos que podem ser destilados. Deve-se ter cuidado na manipulação dos alquinos, porque eles se polimerizam com muita facilidade – com frequência violentamente. O etino explode sob pressão, mas pode ser transportado em cilindros de gás pressurizados contendo acetona e um enchimento poroso, como pedra-pomes, que funcionam como estabilizadores.

Energias de dissociação de ligações C—C

$HC \equiv CH$

$DH° = 229$ kcal mol^{-1}
(958 kJ mol^{-1})

$H_2C = CH_2$

$DH° = 173$ kcal mol^{-1}
(724 kJ mol^{-1})

$H_3C - CH_3$

$DH° = 90$ kcal mol^{-1}
(377 kJ mol^{-1})

O etino é linear e tem ligações curtas e fortes

No etino, os dois carbonos têm hibridação *sp* (Figura 13-1A). Um dos orbitais híbridos de cada carbono se superpõe ao do hidrogênio, e uma ligação σ entre os dois átomos de carbono resulta da superposição dos orbitais híbridos *sp* remanescentes. Os orbitais *p* perpendiculares em cada carbono contêm um elétron. Estes dois conjuntos se superpõem para formar duas ligações π perpendiculares (Figura 13-1B). Como as ligações π são difusas, a distribuição dos elétrons da ligação tripla se assemelha a uma nuvem cilíndrica (Figura 13-1C). Como consequência da hibridação e das duas interações π, a força da ligação tripla é cerca de 229 kcal mol^{-1}, consideravelmente mais forte do que as ligações simples ou duplas (na margem). Como acontece com os alquenos, porém, as ligações π dos alquinos são muito mais fracas do que o componente σ da ligação tripla, uma característica que dá origem a grande parte de sua reatividade química. A energia de dissociação da ligação C—H dos alquinos terminais também é substancial, 131 kcal mol^{-1} (548 kJ mol^{-1}).

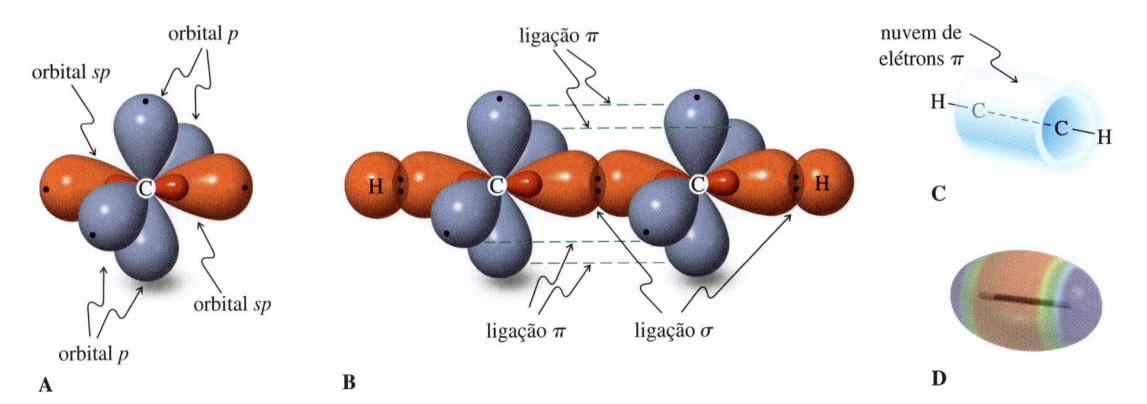

Figura 13-1 (A) Esquema dos orbitais do carbono hibridado *sp*, mostrando os dois orbitais *p* perpendiculares. (B) A ligação tripla no etino: os orbitais dos dois fragmentos CH com hibridação *sp* se superpõem para formar uma ligação σ e duas ligações π. (C) As duas ligações π produzem uma nuvem cilíndrica de elétrons em torno do eixo molecular do etino. (D) O mapa de potencial eletrostático mostra o cinturão de alta densidade eletrônica (em vermelho) em torno da parte central do eixo da molécula.

Devido à hibridação *sp* de ambos os carbonos, a estrutura do etino é linear (Figura 13-2). O comprimento da ligação carbono-carbono é de 1,20 Å, mais curta do que a de uma ligação dupla (1,33Å, Figura 11-1). A ligação carbono-hidrogênio também é mais curta devido ao alto grau de caráter *s* dos híbridos *sp* usados para formá-la. Os elétrons destes orbitais (e das ligações que eles formam pela superposição com outros orbitais) ficam relativamente próximos ao núcleo e produzem ligações mais curtas (e mais fortes).

1,203 Å

H—C≡C—H

1,061 Å   180°

Etino linear

Figura 13-2 Estrutura molecular do etino.

Os alquinos são compostos de alta energia

A ligação tripla dos alquinos caracteriza-se pela concentração de quatro elétrons π em um volume relativamente pequeno. A repulsão elétron-elétron resultante contribui para a fraqueza relativa das duas ligações π e para o alto conteúdo de energia da molécula. Devido a esta propriedade, os alquinos frequentemente reagem com liberação de quantidades consideráveis de energia. Além de ser propenso à decomposição explosiva, o etino tem calor de combustão de 311 kcal mol^{-1}. Como se pode ver na equação da combustão do etino, esta energia distribui-se entre três moléculas de produto apenas, uma de água e duas de CO_2, o que as aquece até temperaturas extremamente altas (> 2500°C), o suficiente para o uso em maçaricos.

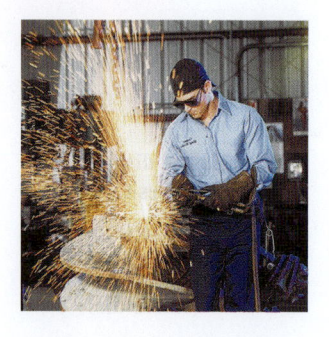

As altas temperaturas necessárias para a soldagem são obtidas pela combustão do etino (acetileno).

Combustão do etino

$$HC{\equiv}CH + 2{,}5\,O_2 \longrightarrow 2\,CO_2 + H_2O \qquad \Delta H° = -311 \text{ kcal mol}^{-1}$$
$$(-1301 \text{ kJ mol}^{-1})$$

Como vimos na discussão da estabilidade dos alquenos (Seção 11-5), os calores de hidrogenação são medidas convenientes das estabilidades relativas dos alquinos isômeros. Na presença de quantidades catalíticas de platina ou de paládio sobre carvão, os dois isômeros do butino sofrem hidrogenação por adição de dois equivalentes molares de H_2 para dar o butano. Como no caso dos alquenos, a hidrogenação do alquino interno libera menos energia, o que nos leva a concluir que o 2-butino é o mais estável dos dois isômeros. A hiperconjugação é a razão para a maior estabilidade dos alquinos internos em relação aos alquinos terminais.

$$CH_3CH_2C{\equiv}CH + 2\,H_2 \xrightarrow{\text{Catalisador}} CH_3CH_2CH_2CH_3 \qquad \Delta H° = -69{,}9 \text{ kcal mol}^{-1}$$
$$(-292{,}5 \text{ kJ mol}^{-1})$$

$$CH_3C{\equiv}CCH_3 + 2\,H_2 \xrightarrow{\text{Catalisador}} CH_3CH_2CH_2CH_3 \qquad \Delta H° = -65{,}1 \text{ kcal mol}^{-1}$$
$$(-272{,}4 \text{ kJ mol}^{-1})$$

EXERCÍCIO 13-2

Será que os calores de hidrogenação dos butinos estão de acordo com a noção de que os alquinos são compostos de alta energia? Explique. (**Sugestão:** compare-os com os calores de hidrogenação das ligações duplas dos alquenos.)

Alquinos terminais são notavelmente ácidos

Estabilidade relativa dos alquinos

$$RC{\equiv}CH < RC{\equiv}CR'$$

Mais estável →

Desprotonação de 1-alquinos

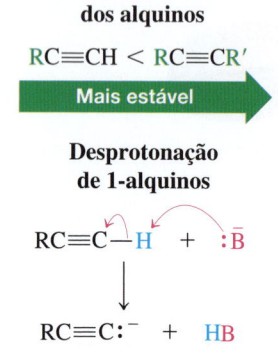

$$RC{\equiv}C{-}H + :\bar{B}$$
$$\downarrow$$
$$RC{\equiv}C:^- + HB$$

Na Seção 2-2, você viu que a força de um ácido, H—A, cresce com o aumento da eletronegatividade, isto é, a capacidade de atrair elétrons, do átomo A. Será que a eletronegatividade de um átomo é a mesma em todos os ambientes estruturais? A resposta é não. A eletronegatividade varia com a hibridação. Os elétrons de orbitais s são atraídos mais fortemente pelo núcleo de um átomo do que os elétrons de orbitais p. Em consequência, quando um átomo tem orbitais híbridos com alto caráter s (por exemplo, sp, com 50% de caráter s e 50% de caráter p), ele fica um pouco mais eletronegativo do que o mesmo átomo com orbitais híbridos com menor caráter s (sp^3, 25% de caráter s e 75% de caráter p). Este efeito é ilustrado a seguir nos mapas de potencial eletrostático do etano, do eteno e do etino. A crescente polarização positiva dos átomos de hidrogênio reflete-se na cor progressivamente azulada quando os átomos de carbono tornam-se mais ricos em elétrons (em vermelho) ao longo da série. O caráter s relativamente alto dos orbitais híbridos do carbono dos alquinos terminais torna-os mais ácidos do que os alcanos e alquenos. O pK_a do etino, por exemplo, é 25, notavelmente baixo em comparação com os do eteno e do etano.

Acidez relativa de alcanos, alquenos e alquinos

	$H_3C{-}CH_3$	<	$H_2C{=}CH_2$	<	$HC{\equiv}CH$
Hibridação:	sp^3		sp^2		sp
pK_a:	50		44		25

A acidez aumenta →

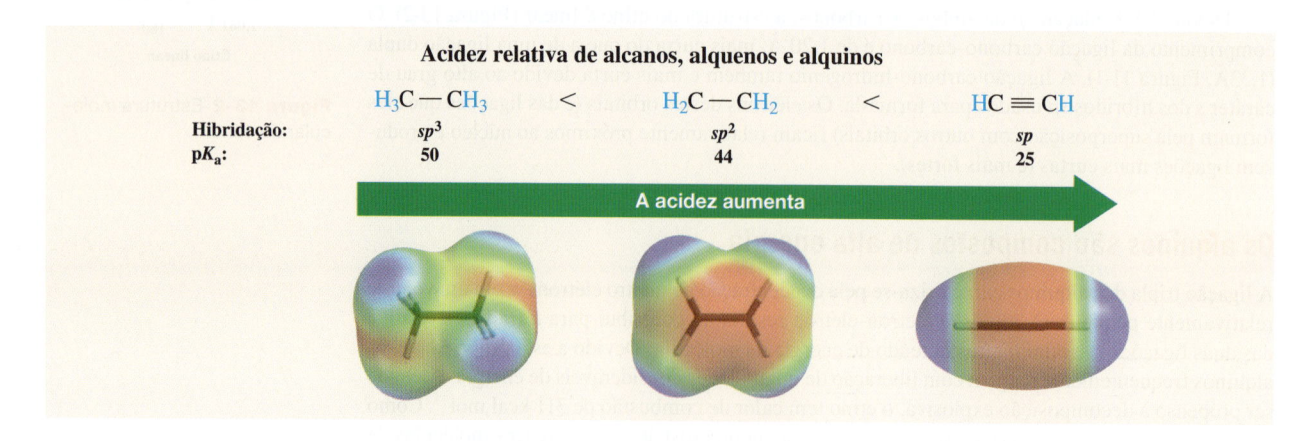

Esta propriedade é útil, porque bases fortes como a amida de potássio em amônia líquida, os alquil-lítios e os reagentes de Grignard podem desprotonar os alquinos terminais liberando os **ânions alquinila** correspondentes. Estas espécies reagem como bases e como nucleófilos, de forma muito semelhante a de outros carbânions (Seção 13-5).

Desprotonação de um alquino terminal

$$\underset{\text{(Ácido mais forte)}}{CH_3CH_2C\equiv C\overset{pK_a \approx 25}{H}} + \underset{\text{(Base mais forte)}}{CH_3CH_2CH_2CH_2Li} \xrightarrow{(CH_3CH_2)_2O} \underset{\text{(Base mais fraca)}}{CH_3CH_2C\equiv CLi} + \underset{\text{(Ácido mais fraco)}}{CH_3CH_2CH_2C\overset{pK_a \approx 50}{H}_2}$$

EXERCÍCIO 13-3

Trabalhando com os conceitos: desprotonação de alquinos

Qual é a constante de equilíbrio, K_{eq}, da reação ácido-base mostrada anteriormente? Os valores explicam por que a reação é escrita com a seta para a direita, sugerindo que ela é "irreversível"?

Estratégia

Lembre-se de como os valores de pK_a relacionam as constantes de dissociação. Use essa informação para determinar o valor de K_{eq}.

Solução

• O pK_a é o logaritmo negativo da constante de dissociação do ácido. A dissociação do alquino, portanto, tem um $K_a \approx 10^{-25}$, muito desfavorável, pelo menos em comparação com ácidos mais familiares. Entretanto, o butil-lítio é a base conjugada do butano, que tem um $K_a \approx 10^{-50}$. Como um ácido, o butano é 25 ordens de magnitude mais fraco do que o alquino terminal. Assim, o butil-lítio é uma base 25 ordens de magnitude mais forte do que o ânion alquinila.
• O K_{eq} da reação é encontrado pela divisão do K_a do ácido à esquerda pelo K_a do ácido à direita: $10^{-25}/10^{-50} = 10^{25}$. A reação é *muito* favorável da esquerda para a direita e, para todos os efeitos práticos, pode ser considerada irreversível. (**Cuidado:** Use o bom senso para evitar grandes erros na resolução de problemas ácido-base. Use esta **regra**: A direção favorável de uma reação ácido-base converte o par ácido mais forte/base mais forte no par ácido mais fraco/base mais fraca.)

EXERCÍCIO 13-4

Tente você

Outras bases fortes, diferentes das que mencionamos para a desprotonação de alquinos, já foram apresentadas neste texto. Dois exemplos são o *terc*-butóxido de potássio e a di-isopropilamida de lítio (LDA, do inglês *lithium diisopropylamide*). Será que algum desses compostos (ou ambos) seriam apropriados para a preparar o ânion etinila a partir do etino? Explique, em termos dos valores de pK_a.

EM RESUMO, o esquema de hibridação característico da ligação tripla de um alquino controla suas características físicas e eletrônicas. Ele é responsável pelas ligações fortes, pela estrutura linear e pelo hidrogênio de alquinila relativamente ácido. Além disso, os alquinos são compostos que têm muita energia. Os isômeros internos são mais estáveis do que os terminais, como mostra a relação dos calores de hidrogenação.

13-3 Espectroscopia dos alquinos

Os hidrogênios (e carbonos) de alquenilas são desblindados e dão sinais de RMN em campos relativamente mais baixos em comparação com os dos alcanos saturados (Seção 11-4). Em contraste, os hidrogênios de alquinila têm deslocamentos químicos em campos relativamente altos, muito mais perto dos alcanos. Da mesma forma, os carbonos com hibridação *sp* absorvem em uma faixa entre a registrada para os alquenos e para os alcanos. Os alquinos, especialmente os terminais, também são facilmente identificados por espectroscopia de IV. Finalmente, a espectrometria de massas pode ser uma ferramenta útil para identificar e elucidar a estrutura de alquinos.

Figura 13-3 Espectro de ¹H-RMN em 300MHz do 3,3-dimetil-1-butino, mostrando a posição em campo alto ($\delta = 2{,}06$) do sinal do hidrogênio de alquinila.

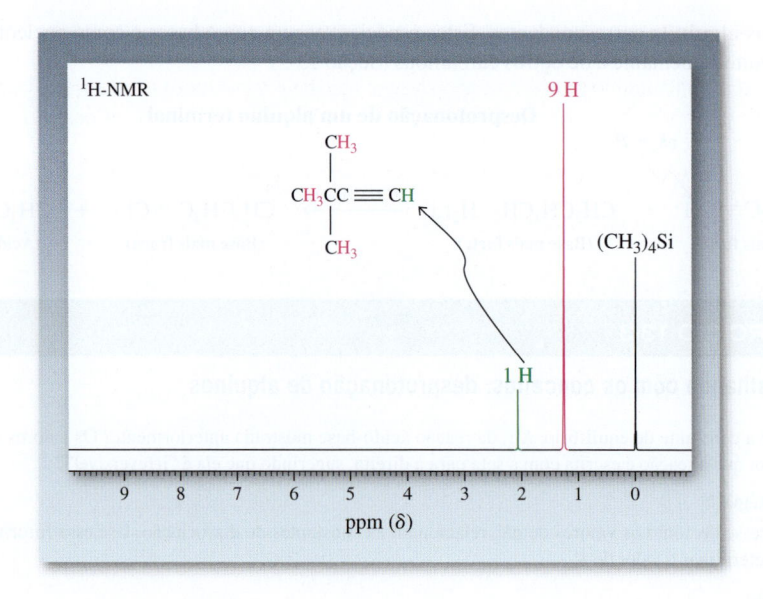

As absorções de RMN dos hidrogênios de alquinos mostram a blindagem característica

Ao contrário dos hidrogênios de alquenila, que são desblindados e dão sinais na ¹H-RMN em $\delta = 4{,}6\text{-}5{,}7$, os prótons ligados a átomos de carbono com hibridação *sp* são encontrados em δ 1,7-3,1 (Tabela 10-2). Por exemplo, no espectro de RMN do 3,3-dimetil-1-butino, o hidrogênio de alquinila é observado em $\delta = 2{,}06$ (Figura 13-3).

Por que o hidrogênio terminal do alquino é tão blindado? Como os elétrons π dos alquenos, os elétrons da ligação tripla entram em movimento circular quando o alquino está sujeito a um campo magnético externo (Figura 13-4). Entretanto, a distribuição cilíndrica destes elétrons (Figura 13-1C) faz com que a direção principal do movimento seja perpendicular à dos alquenos, gerando um campo magnético local que se *opõe* a H_0 na vizinhança do hidrogênio de alquinila. O resultado é um forte efeito de *blindagem* que cancela a tendência à desblindagem do carbono hibridado *sp*, que retira elétrons, e dá origem a um deslocamento químico em campo relativamente alto.

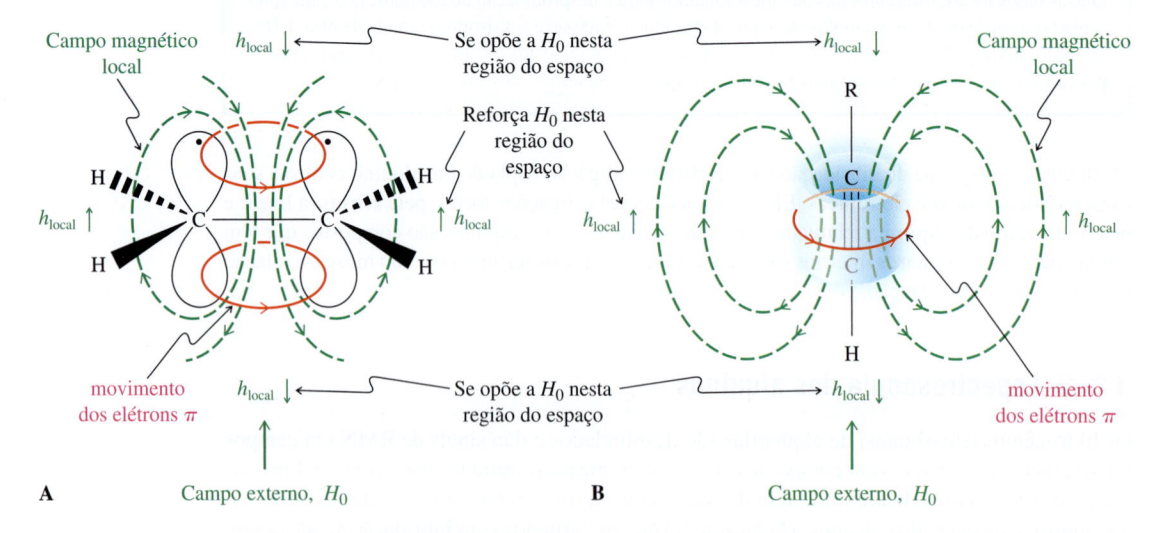

Figura 13-4 A circulação de elétrons sob um campo magnético externo gera campos magnéticos locais que causam os deslocamentos característicos dos hidrogênios de alquenila e alquinila. (A) Os hidrogênios de alquenila estão localizados na região do espaço em que h_{local} reforça H_0. Por isso, eles estão relativamente desblindados. (B) A circulação dos elétrons em um alquino gera um campo local que se opõe a H_0 na vizinhança do hidrogênio de alquinila, causando a blindagem.

A ligação tripla transmite o acoplamento spin-spin

O grupo funcional alquino transmite o acoplamento tão bem que o hidrogênio terminal é dividido pelos hidrogênios do outro lado da ligação tripla, embora esteja separado deles por três carbonos. Este resultado é um exemplo de acoplamento a longa distância. As constantes de acoplamento são pequenas e estão na faixa de 2 a 4 Hz. A Figura 13-5 mostra o espectro de RMN do 1-pentino. O sinal do hidrogênio de alquinila em $\delta = 1,94$ ppm é um tripleto ($J = 2,5$ Hz) devido ao acoplamento com os dois hidrogênios equivalentes de C3, que aparecem em $\delta = 2,16$ ppm. Estes últimos, por sua vez, dão origem a um dubleto de tripletos, que corresponde ao acoplamento dos dois hidrogênios em C4 ($J = 6$ Hz) e deles com C1 ($J = 2,5$ Hz).

Acoplamento a longa distância em alquinos

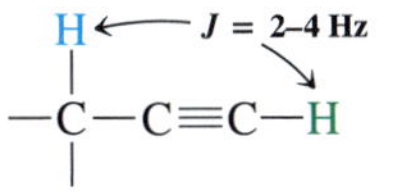

$$H \longleftarrow J = 2\text{--}4 \text{ Hz}$$
$$-\underset{|}{\overset{|}{C}} - C \equiv C - H$$

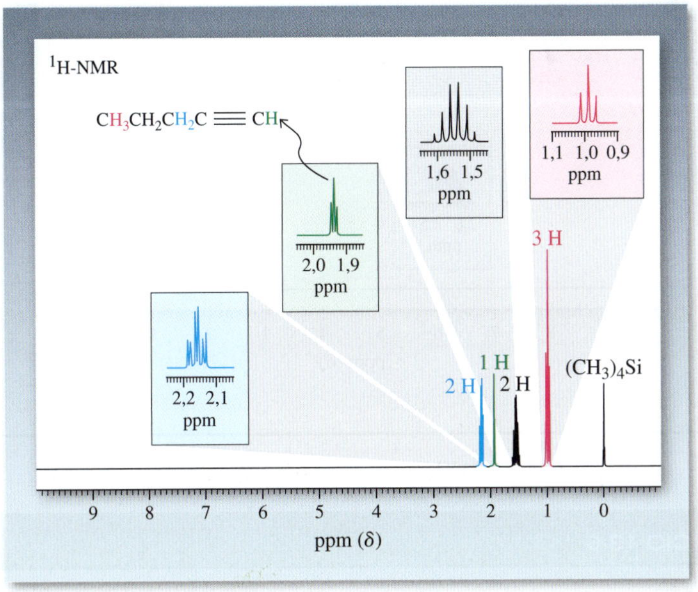

Figura 13-5 Espectro de ^{1}H-RMN em 300MHz do 1-pentino, mostrando o acoplamento entre os hidrogênios de alquinila (em verde) e os propargílicos (em azul).

EXERCÍCIO 13-5

Trabalhando com os conceitos: previsão de um espectro de RMN

Prediga a multiplicidade de primeira ordem do espectro de ^{1}H-RMN do 3-metil-1-butino.

Estratégia

Primeiro, escreva a estrutura. Em seguida, identifique os grupos de hidrogênios que estão a uma distância capaz de acoplar com seus vizinhos e os que estão a longa distância. Finalmente, use os valores aproximados das constantes de acoplamento (e a regra $N + 1$) para gerar a multiplicidade esperada.

Solução

A estrutura da molécula é

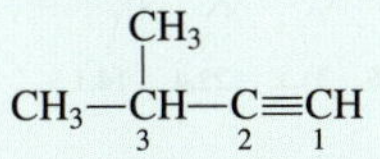

$$CH_3 - \underset{3}{CH}(CH_3) - \underset{2}{C} \equiv \underset{1}{CH}$$

- Os dois grupos metila são equivalentes e dão um sinal que é desdobrado em um dubleto pelo único átomo de hidrogênio em C3 ($N + 1 = 2$ linhas). A constante de acoplamento (valor de J) para este desdobramento é 6-8 Hz, o valor típico dos sistemas saturados (Seção 10-7).
- O hidrogênio de alquinila —C≡CH sente o acoplamento a longa distância do mesmo H em C3, aparecendo também como um dubleto, mas com um J menor, de cerca de 3 Hz.
- Finalmente, o sinal do hidrogênio de C3 aparece como um padrão mais complexo. O desdobramento com $J = 6$-8 Hz pelos grupos metila dá um septeto ($N + 1 = 7$ linhas). Cada linha deste septeto é ainda

desdobrada pelo acoplamento adicional de 3 Hz com o H de alquinila. Como o espectro real abaixo mostra, as linhas mais externas deste sinal, um dubleto de septetos, são tão pequenas que quase não são visíveis (veja as Tabelas 10-4 e 10-5). (**Cuidado:** quando interpretar um espectro de ^{1}H-RMN, lembre que as intensidades das linhas mais externas dos sinais muito desdobrados são muito pouco intensas. Na verdade, é sempre prudente supor que nesse tipo de sinal possam existir mais linhas do que as que são visíveis.)

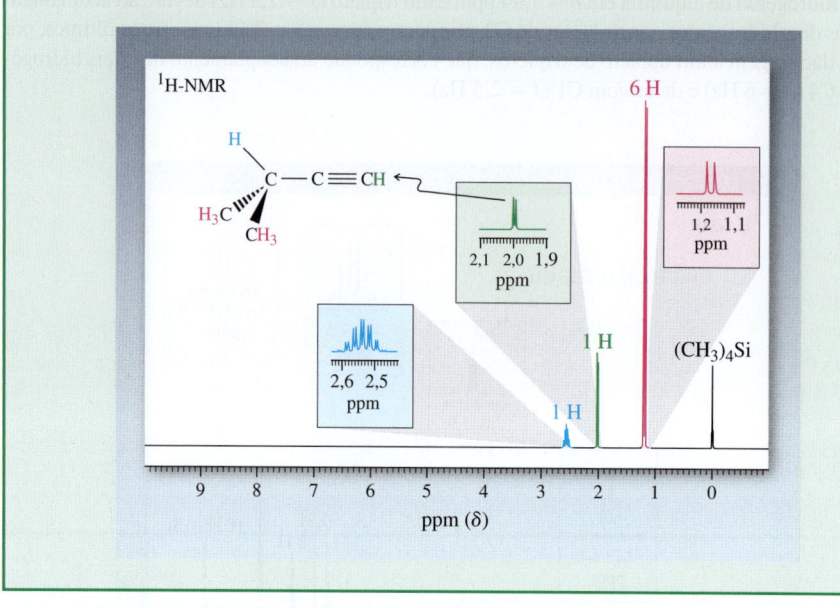

EXERCÍCIO 13-6

Tente você

Prediga o desdobramento de primeira ordem do espectro de ^{1}H-RMN do 2-pentino.

Os deslocamentos químicos de ^{13}C-RMN dos carbonos de alquinos são diferentes dos de alcanos e alquenos

A espectroscopia de RMN de carbono-13 também é útil na dedução da estrutura de alquinos. Por exemplo, os carbonos da ligação tripla de alquinos com substituintes alquila entram em ressonância na faixa de δ = 65-95 ppm, bem separados dos deslocamentos químicos dos alcanos (δ = 5-45 ppm) e dos alquenos (δ = 100-150 ppm) análogos (Tabela 10-6).

Deslocamentos químicos típicos do ^{13}C-RMN de alquinos

HC≡CH   HC≡CCH$_2$CH$_2$CH$_2$CH$_3$ CH$_3$CH$_2$C≡CCH$_2$CH$_3$

δ = 71,9   68,6 84,0 18,6 31,1 22,4 14,1   81,1 15,6 13,2 ppm

Os alquinos terminais têm duas absorções características na região do infravermelho

A espectroscopia de infravermelho é útil na identificação de alquinos terminais. Bandas características de deformação axial do hidrogênio de alquinila aparecem em 3260–3300 cm^{-1}, e da ligação C≡C em 2100-2260 cm^{-1}. Há também uma absorção de deformação angular de $\tilde{\nu}$C$_{sp}$—H em 640 cm^{-1}, usada como diagnóstico (Figura 13-6). Esses dados são especialmente úteis quando

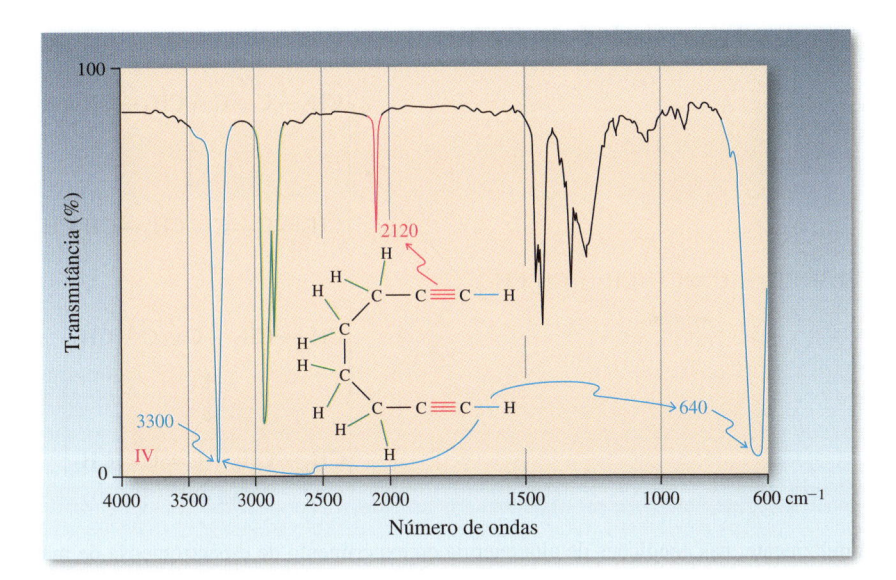

Figura 13-6 Espectro de IV do 1,7-octadiino:
$\tilde{\nu}_{C_{sp}-H \text{ def. axial}} = 3300 \text{ cm}^{-1}$;
$\tilde{\nu}_{C\equiv C \text{ def. axial}} = 2120 \text{ cm}^{-1}$;
$\tilde{\nu}_{C_{sp}-H \text{ def. angular}} = 640 \text{ cm}^{-1}$.

os espectros de ^{1}H-RMN são complexos e difíceis de interpretar. A banda de deformação axial de C≡C dos alquinos internos, porém, é normalmente muito fraca (Seção 11-8), reduzindo assim o valor da espectroscopia de IV para a caracterização desses sistemas.

A fragmentação no espectro de massas de alquinos dá cátions estabilizados por ressonância

O espectro de massas de alquinos, como os dos alquenos, mostra, com frequência, íons moleculares proeminentes. Assim, os espectros de alta resolução podem revelar a fórmula molecular e, portanto, a existência dos dois graus de insaturação referentes à ligação tripla.

Além disso, a fragmentação no carbono vizinho à ligação tripla dá cátions estabilizados por ressonância. Por exemplo, o espectro de massas do 3-heptino (Figura 13-7) mostra um intenso íon molecular em $m/z = 96$ e a perda do fragmento metila (clivagem *a*) e do fragmento etila (clivagem *b*) dando dois cátions estabilizados diferentes com $m/z = 81$ e 67 (pico base), respectivamente:

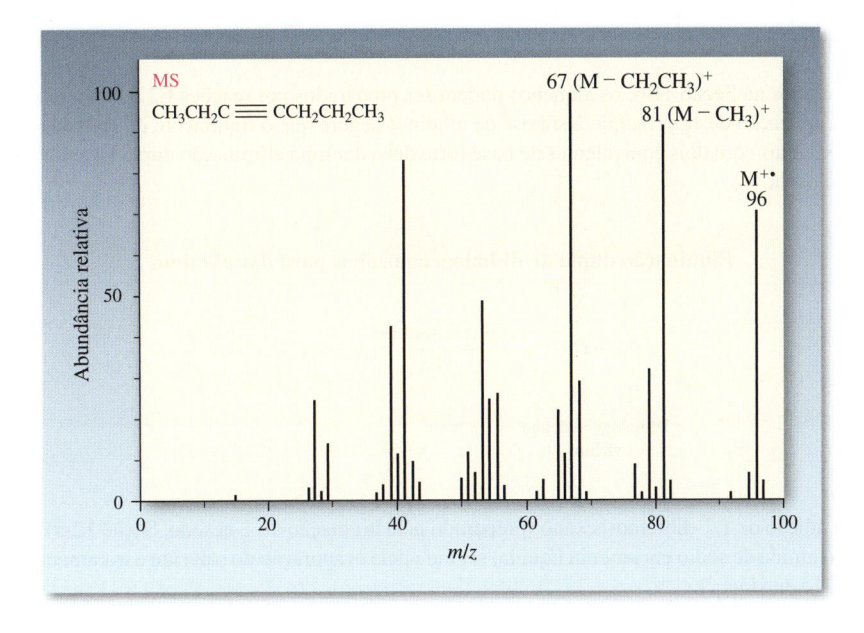

Figura 13-7 Espectro de massas do 3-heptino, mostrando M$^{+\cdot}$ em $m/z = 96$ e fragmentos importantes em $m/z = 67$ e 81 resultantes da quebra das ligações C1—C2 e C5—C6.

Fragmentação de um alquino no espectrômetro de massas

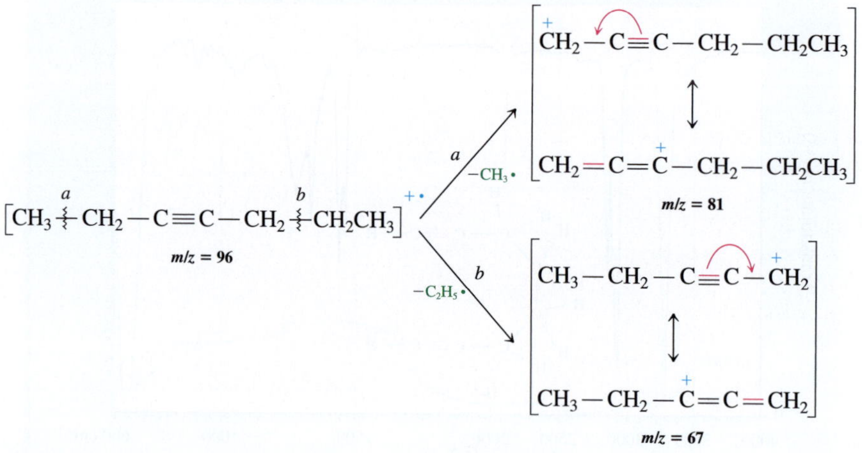

$$[CH_3 \overset{a}{\dagger} CH_2-C\equiv C-CH_2 \overset{b}{\dagger} CH_2CH_3]^{+\cdot}$$
m/z = 96

$\xrightarrow[-CH_3\cdot]{a}$ $[\overset{+}{CH_2}-C\equiv C-CH_2-CH_2CH_3 \leftrightarrow CH_2=C=\overset{+}{C}-CH_2-CH_2CH_3]$
m/z = 81

$\xrightarrow[-C_2H_5\cdot]{b}$ $[CH_3-CH_2-C\equiv C-\overset{+}{CH_2} \leftrightarrow CH_3-CH_2-\overset{+}{C}=C=CH_2]$
m/z = 67

Infelizmente, nas condições de alta energia do experimento de espectrometria de massas, pode ocorrer migração da ligação tripla. Assim, a fragmentação não é muito útil para a identificação da ligação tripla em alquinos de cadeia longa.

EM RESUMO, a nuvem π cilíndrica em torno da ligação tripla carbono-carbono induz campos magnéticos locais que levam o deslocamento químico dos hidrogênios de alquinila na RMN para campos mais altos do que os dos hidrogênios de alquenila. Observa-se acoplamento a longa distância através da ligação C≡C. A espectroscopia de infravermelho é um complemento útil dos dados de RMN e mostra bandas características das ligações C≡C e ≡C—H de alquinos terminais. Na espectrometria de massas, os alquinos fragmentam-se dando cátions estabilizados por ressonância.

13-4 Preparação de alquinos por eliminação dupla

Os dois métodos principais usados para preparar alquinos são a eliminação dupla a partir de 1,2-di-halogeno-alcanos e a alquilação de ânion alquinila. Esta seção trata do primeiro método, que é um caminho de síntese de alquinos a partir de alquenos. Apresentaremos na Seção 13-5 a segunda, a conversão de alquinos terminais em alquinos internos, mais complexos.

Os alquinos são preparados a partir de di-halogenoalcanos por eliminação

Como vimos na Seção 11-6, os alquenos podem ser preparados por reações E2 de halogenoalcanos. A aplicação deste princípio à síntese de alquinos sugere que o tratamento de di-halogenoalcanos vicinais com dois equivalentes de base forte deve dar uma eliminação dupla levando a uma ligação tripla.

Eliminação dupla de di-halogenoalcanos para dar alquinos

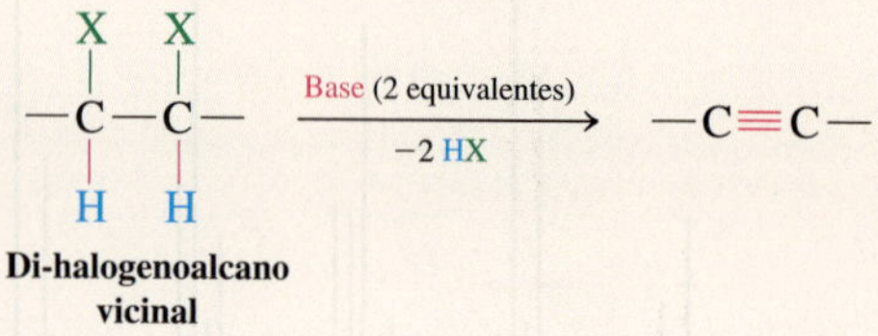

$$\underset{\substack{\text{Di-halogenoalcano} \\ \text{vicinal}}}{-\overset{\overset{X}{|}}{\underset{\underset{H}{|}}{C}}-\overset{\overset{X}{|}}{\underset{\underset{H}{|}}{C}}-} \xrightarrow[-2\,HX]{\text{Base (2 equivalentes)}} -C\equiv C-$$

A adição de 1,2-dibromo-hexano (preparado pela bromação do 1-hexeno, Seção 12-5) a uma solução amida de sódio em amônia líquida, seguida pela evaporação do solvente e tratamento com água, dá 1-hexino.

Exemplo de de-hidro-halogenação dupla para dar um alquino

$$CH_3CH_2CH_2CH_2\underset{Br}{CH}-CH_2Br \xrightarrow[-2\,HBr]{\text{1. 3 NaNH}_2,\,NH_3\text{ líquida}\atop\text{2. H}_2O} CH_3CH_2CH_2CH_2C\equiv CH$$

São necessários três equivalentes de NaNH$_2$ para preparar um alquino terminal, porque, quando o alquino se forma, seu hidrogênio ácido (Seção 13-2) protona imediatamente uma quantidade equivalente de base. As eliminações em amônia líquida são usualmente realizadas em seu ponto de ebulição, $-33°C$.

Como os di-halogenoalcanos vicinais são facilmente obtidos pela halogenação dos alquenos, esta sequência, chamada de **halogenação/de-hidro-halogenação dupla**, é um método prático de conversão de alquenos nos alquinos correspondentes.

Uma halogenação/dupla de-hidro-halogenação usada na síntese de alquinos

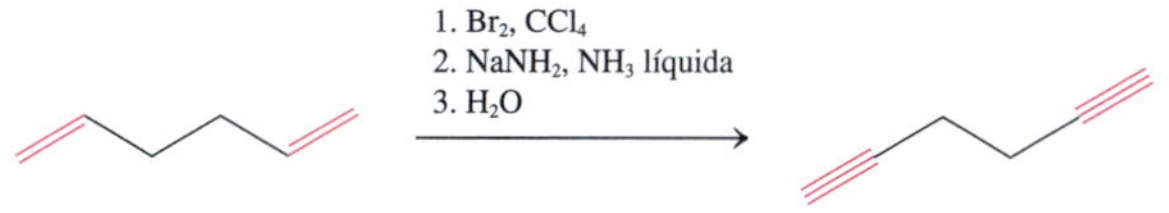

1,5-Hexadieno $\xrightarrow{\text{1. Br}_2,\,CCl_4 \atop \text{2. NaNH}_2,\,NH_3\text{ líquida} \atop \text{3. H}_2O}$ 1,5-Hexadiino (53%)

EXERCÍCIO 13-7

Ilustre o uso da halogenação/de-hidro-halogenação dupla na síntese dos alquinos (**a**) 2-pentino; (**b**) 1-octino; (**c**) 2-metil-3-hexino.

Os halogenoalquenos são intermediários na síntese de alquinos por eliminação

A de-hidro-halogenação de di-halogenoalcanos se processa através de intermediários halogenoalquenos, também conhecidos por **halogenetos de alquenila**. Apesar de misturas de *E*- e *Z*-halogeno-alquenos serem, em princípio, possíveis, com di-halogenoalcanos vicinais diastereoisomericamente puros forma-se apenas um produto, porque a eliminação é estereoespecífica e *anti* (Seção 11-6).

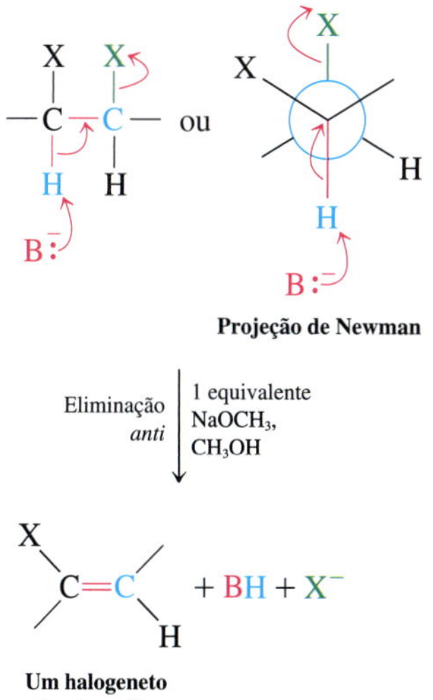

EXERCÍCIO 13-8

Dê a estrutura do bromo-alqueno intermediário na bromação/desidrobromação dupla do *cis*-2-buteno a 2-butino. Faça o mesmo para o isômero trans (**Cuidado:** a estereoquímica está envolvida em ambas as etapas. **Sugestão:** consulte a Seção 12-5 para obter informações úteis e use modelos).

A estereoquímica do halogenoalqueno intermediário não é importante quando a sequência é usada na síntese de alquinos. Ambos *E*- e *Z*-halogeno-alquenos sofrem eliminação com bases para dar o mesmo alquino.

EM RESUMO, os alquinos são preparados a partir de di-halogenoalcanos vicinais por eliminação dupla. Os halogenetos de alquenila são intermediários e são formados estereoespecificamente na primeira eliminação.

13-5 Preparação de alquinos a partir de ânions alquinila

Os alquinos também podem ser preparados a partir de outros alquinos. A reação de ânions alquinila terminais com agentes alquilantes, como os halogenoalcanos primários, os oxaciclopropanos, os aldeídos ou as cetonas, resulta na formação de uma ligação carbono-carbono. Como sabemos

(Seção 13-2), esses ânions são facilmente preparados a partir de alquinos terminais pela desprotonação com bases fortes (principalmente alquil-lítios, amida de sódio em amônia líquida ou reagentes de Grignard). A alquilação com halogenometanos ou halogenoalcanos primários é feita, normalmente, em amônia líquida ou em éter como solvente. O processo não é comum, porque os compostos organometálicos de alquila comuns não reagem com os halogenoalcanos. Os ânions alquinila são, porém, uma exceção.

Alquilação de um ânion alquinila

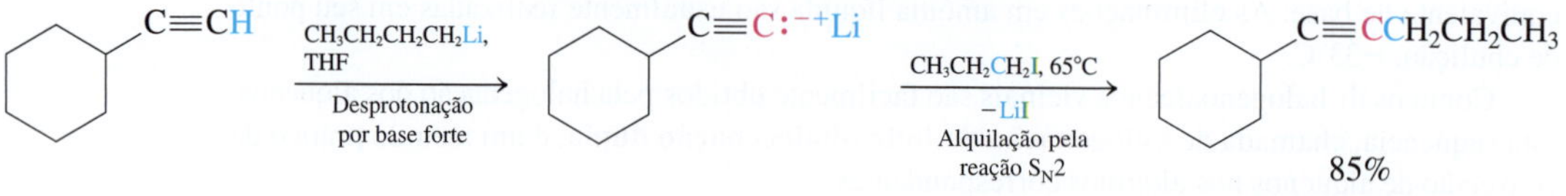

ciclo-hexil-C≡CH $\xrightarrow[\text{Desprotonação por base forte}]{CH_3CH_2CH_2CH_2Li, \text{ THF}}$ ciclo-hexil-C≡C:⁻ ⁺Li $\xrightarrow[\substack{-LiI \\ \text{Alquilação pela reação } S_N2}]{CH_3CH_2CH_2I, 65°C}$ ciclo-hexil-C≡CCH₂CH₂CH₃

85%
1-Pentinil-ciclo-hexano

A tentativa de alquilação de ânions alquinila com halogenoalcanos secundários ou terciários leva aos produtos E2 devido ao forte caráter básico do nucleófilo (lembre-se da Seção 7-8). O etino pode ser alquilado em uma série de etapas através da formação seletiva do monoânion para dar derivados mono- e dialquilados.

Os ânions alquinila reagem com outros eletrófilos de carbono como os oxaciclopropanos e os compostos carbonilados da mesma maneira que outros reagentes organometálicos (Seções 8-8 e 9-9).

Reação de ânions alquinila

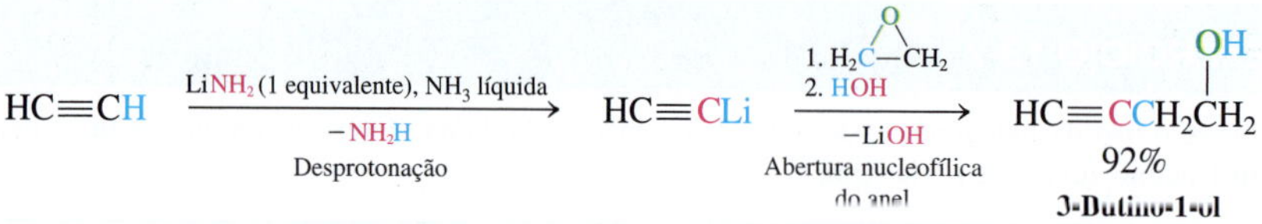

$HC\equiv CH \xrightarrow[\substack{-NH_2H \\ \text{Desprotonação}}]{LiNH_2 (1 \text{ equivalente}), NH_3 \text{ líquida}} HC\equiv CLi \xrightarrow[\substack{-LiOH \\ \text{Abertura nucleofílica do anel}}]{1. H_2C-CH_2 \text{ (epóxido)} \\ 2. HOH} HC\equiv CCH_2CH_2OH$

92%
3-Butino-1-ol

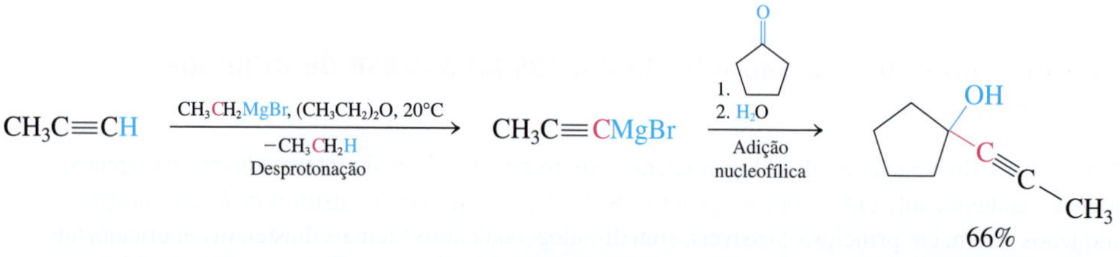

$CH_3C\equiv CH \xrightarrow[\substack{-CH_3CH_2H \\ \text{Desprotonação}}]{CH_3CH_2MgBr, (CH_3CH_2)_2O, 20°C} CH_3C\equiv CMgBr \xrightarrow[\substack{\text{Adição nucleofílica}}]{1. \text{ ciclopentanona} \\ 2. H_2O}$ 1-(1-propinil)-ciclopentanol (estrutura com OH e C≡C-CH₃)

66%
1-(1-Propinil)-ciclo-pentanol

EXERCÍCIO 13-9

Sugira sínteses curtas e eficientes destes dois compostos (**Sugestão:** revise a Seção 8-9).

(a) 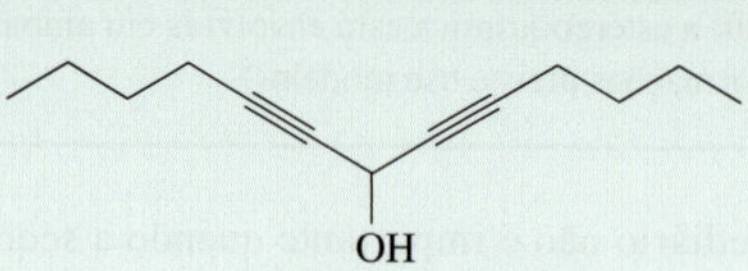 [estrutura com dois C≡C e OH central] a partir de [hex-1-ino]

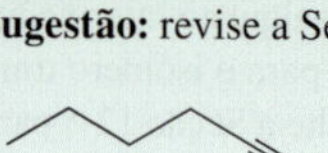

(b) 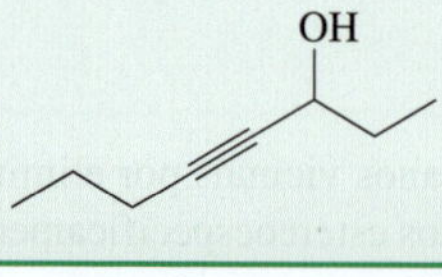 [estrutura com C≡C e OH] a partir de etino

---

EXERCÍCIO 13-10

O 3-butino-2-ol é uma importante matéria-prima da indústria farmacêutica. Ele é o ponto de partida para síntese de vários alcaloides medicinais valiosos (Seção 25-8), esteroides (Seção 4-7) e prostaglandinas (Destaques Químicos 11-1, Seção 19-13), bem como das vitaminas E (Seção 22-9) e K. Proponha uma síntese curta do 3-butino-2-ol utilizando as técnicas descritas nesta seção.

EM RESUMO, os alquinos podem ser preparados a partir de outros alquinos pela alquilação com halogenoalcanos primários, oxaciclopropanos ou compostos carbonilados. O etino pode ser alquilado em uma série de etapas.

13-6 Redução dos alquinos: a reatividade relativa das duas ligações pi

Passemos agora da preparação de alquinos para as reações características da ligação tripla. Em muitos aspectos, os alquinos são como os alquenos, exceto pela disponibilidade de duas ligações π. Assim, os alquinos também podem sofrer adições, como a hidrogenação, e ataques eletrofílicos.

Reagentes de adição A—B a alquinos

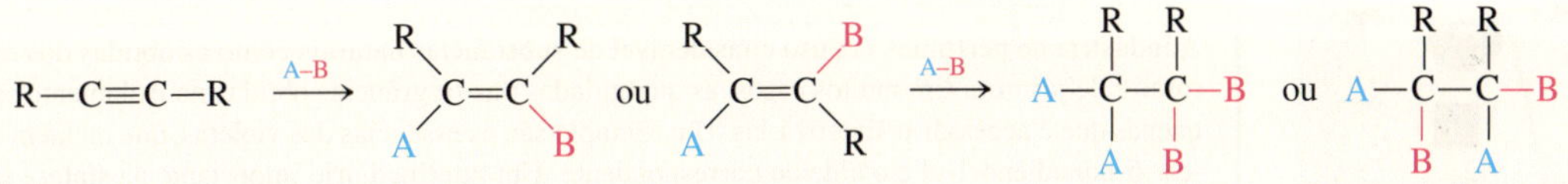

$$R-C\equiv C-R \xrightarrow{A-B} \underset{A\quad B}{\overset{R\quad R}{C=C}} \text{ ou } \underset{A\quad R}{\overset{R\quad B}{C=C}} \xrightarrow{A-B} \underset{A\quad B}{\overset{R\quad R}{A-C-C-B}} \text{ ou } \underset{B\quad A}{\overset{R\quad R}{A-C-C-B}}$$

Nesta seção, apresentaremos duas novas reações de adição de hidrogênio: a hidrogenação por etapas e a redução com sódio dissolvido, que dão alquenos cis e trans, respectivamente.

Os alquenos cis podem ser sintetizados por hidrogenação catalítica

Os alquinos podem ser hidrogenados nas mesmas condições usadas para os alquenos. Normalmente, um catalisador de platina ou de paládio suportado em carvão é colocado em uma solução que contém o alquino, e a mistura é exposta a uma atmosfera de hidrogênio. Nessas condições, a ligação tripla é completamente saturada.

Hidrogenação completa de alquinos

$$CH_3CH_2CH_2C\equiv CCH_2CH_3 \xrightarrow{H_2, Pt} CH_3CH_2CH_2CH_2CH_2CH_2CH_3$$

3-Heptino → Heptano (100%)

A hidrogenação é um processo gradual que pode ser interrompido no estágio do alqueno intermediário pelo uso de catalisadores modificados, como o **catalisador de Lindlar***. Esse catalisador é feito de paládio precipitado em carbonato de cálcio e tratado com acetato de chumbo e quinolina. A superfície do metal rearranja-se a uma configuração menos ativa do que a do paládio sobre carvão e apenas a primeira ligação π do alquino é hidrogenada. Como a hidrogenação catalítica de alquenos (Seção 12-2), a adição de H_2 é um processo *sin*. Como resultado, o método permite a síntese estereosseletiva de alquenos cis a partir de alquinos.

Hidrogenação com o catalisador de Lindlar

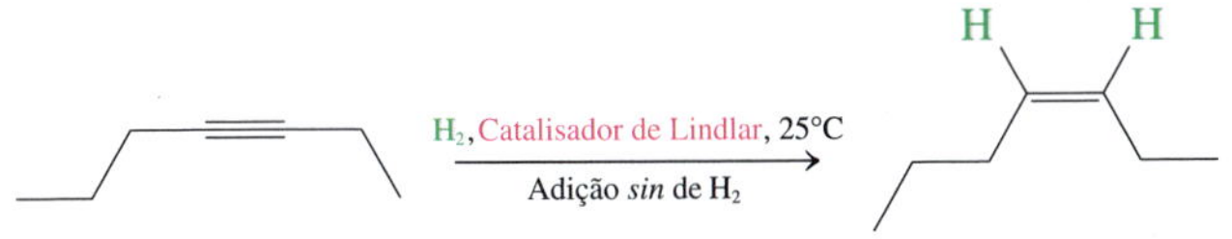

3-Heptino $\xrightarrow[\text{Adição }sin\text{ de }H_2]{H_2,\text{ Catalisador de Lindlar, 25°C}}$ cis-3-Hepteno (100%)

Catalisador de Lindlar
5% Pd–CaCO$_3$,
Pb(OCCH$_3$)$_2$, 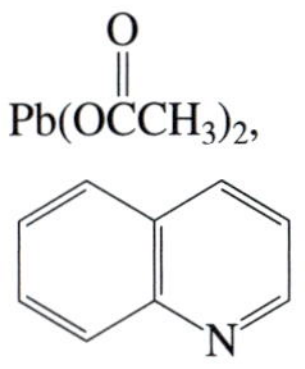
Quinolina

---

* Dr. Herbert H. M. Lindlar (nascido em 1909), Hoffman-La Roche Ltd., Basileia, Suíça.

EXERCÍCIO 13-11

Escreva a estrutura do produto esperado na seguinte reação:

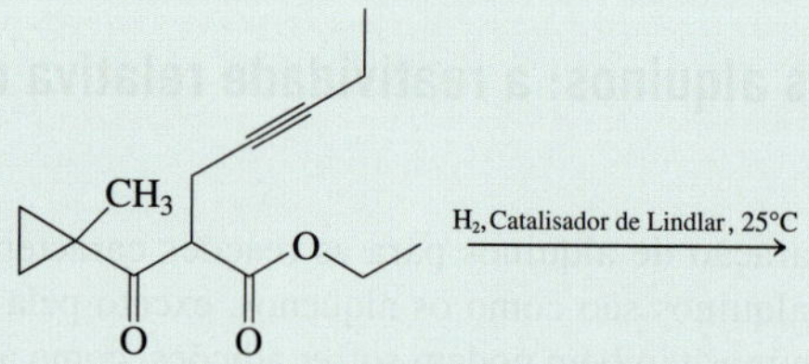

[estrutura com ciclopropano substituído com CH₃, grupo carbonila, éster etílico e alquino] $\xrightarrow{H_2, \text{Catalisador de Lindlar, 25°C}}$

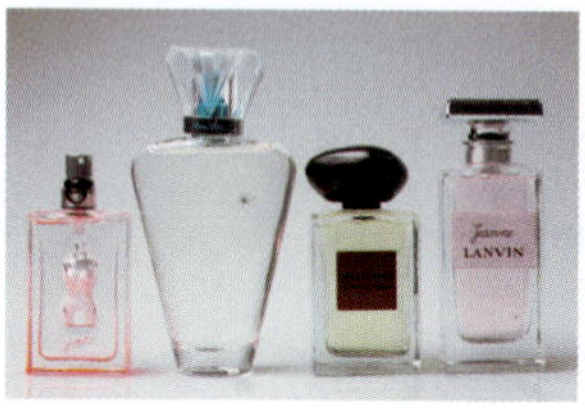

EXERCÍCIO 13-12

A indústria de perfumes faz uso considerável de substâncias naturais como as obtidas dos extratos de rosas e de jasmim. Em muitos casos, as quantidades das fragrâncias obtidas no isolamento são tão pequenas que é necessário sintetizá-las. Um exemplo são as essências das violetas, que incluem o *trans*-2--*cis*-6-nonadieno-1-ol e o aldeído correspondente. Um intermediário importante na síntese em grande escala deste composto é o *cis*-3-hexeno-1-ol, cuja preparação industrial é descrita como um "segredo bem guardado". Usando os métodos apresentados nesta seção e nas anteriores, proponha uma síntese deste composto a partir do 1-butino.

Alguns perfumes têm qualidade de estrelas (da esquerda para a direita): Jean Paul Gaultier Madame Perfume, Paris Hilton Fairy Dust, Armani Prive Oranger Alhambra e Jeanne Lanvin.

Com um método para a construção de alquenos cis a nossa disposição, podemos perguntar: Será que podemos modificar a redução de alquinos para produzir apenas alquenos trans? A resposta é sim, com um agente redutor que opera através de um mecanismo diferente.

A redução por um elétron de alquinos em sequência produz alquenos trans

O uso do *metal sódio* dissolvido em amônia líquida (**redução por metal dissolvido**) como reagente para a redução de alquinos leva aos alquenos trans. Por exemplo, o 3-heptino reduz-se a *trans*-3-hepteno, desta forma. Ao contrário da amida de sódio em amônia líquida, que funciona como base forte, o sódio elementar em amônia líquida atua como um poderoso doador de elétrons (isto é, um agente redutor).

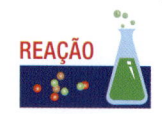

REAÇÃO

Redução de um alquino por metal dissolvido

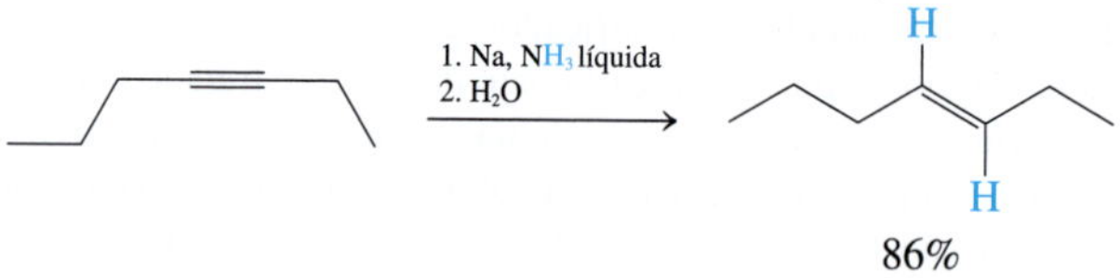

3-Heptino $\xrightarrow[\text{2. H}_2\text{O}]{\text{1. Na, NH}_3 \text{ líquida}}$ *trans*-3-Hepteno (86%)

Na primeira etapa do mecanismo desta redução, o sistema π da ligação tripla aceita um elétron para dar um ânion-radical. Este ânion é protonado pela amônia, o solvente, (etapa 2) dando um radical alquenila, que também é reduzido (etapa 3) aceitando um outro elétron para dar um ânion alquenila. Esta espécie é, então, novamente protonada (etapa 4) para dar o alqueno, que é estável e não sofre mais redução. A estereoquímica trans do alqueno final é determinada nas duas primeiras etapas do mecanismo, que dão origem, preferencialmente, ao radical alquenila trans, estericamente menos impedido. Sob as condições da reação (NH₃ líquida em −33°C), a transferência do segundo elétron é mais rápida do que o estabelecimento do equilíbrio cis-trans do radical. Esse tipo de redução fornece, geralmente, o alqueno trans, com pureza estereoquímica superior a 98%.

Mecanismo da redução de alquinos por sódio em amônia líquida

Etapa 1. Transferência de um elétron

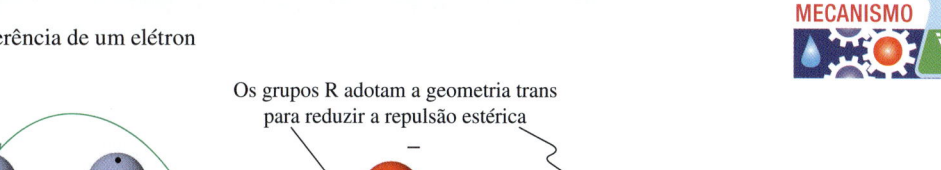

Os grupos R adotam a geometria trans para reduzir a repulsão estérica

A

Ânion radical do alquino

Etapa 2. Primeira protonação

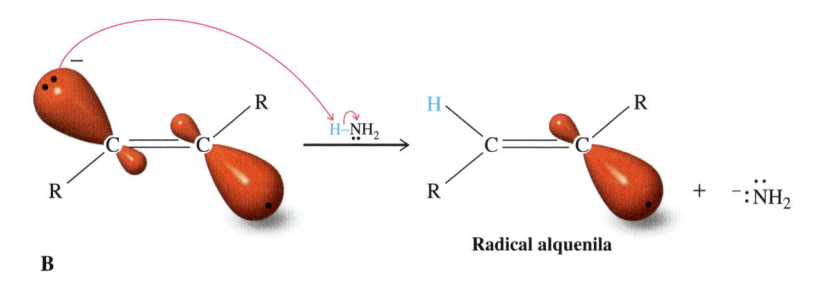

B

Radical alquenila

Etapa 3. Segunda transferência de um elétron

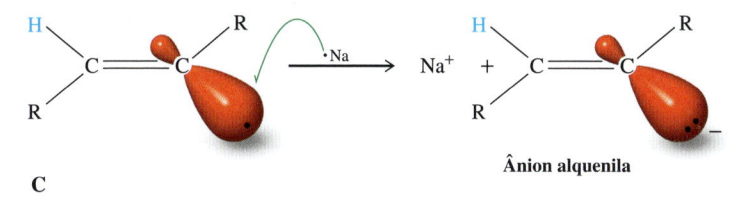

C

Ânion alquenila

Etapa 4. Segunda protonação

D

Alqueno trans

A equação a seguir ilustra a aplicação da redução por metal dissolvido na síntese do feromônio sexual da lagarta (*Choristoneura occidentalis*), que é a praga mais destrutiva de abetos das florestas norte-americanas. O feromônio "isca" é empregado em centenas de lugares nos Estados Unidos e Canadá como parte de um estratégia integrada de manejo de pragas (Seção 12-17). A reação-chave é a redução do 11-tetradecino-1-ol ao correspondente trans alquenol. A oxidação subsequente ao aldeído completa a síntese.

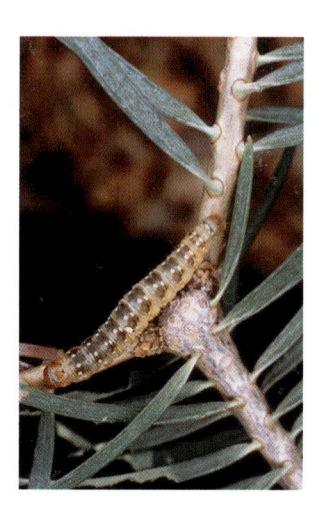

A lagarta do abeto, uma praga séria.

$HO(CH_2)_{10}C{\equiv}CCH_2CH_3$ $\xrightarrow[\text{Redução}]{Na,\ NH_3\ \text{líquida}}$ *trans*-11-Tetradeceno-1-ol $\xrightarrow[\text{(Seção 8-6)}]{PCC,\ CH_2Cl_2\ \text{Oxidação}}$ Feromônio sexual da lagarta do abeto

11-Tetradecino-1-ol

Álcool primário

Oxidação com PCC a aldeído

> ### EXERCÍCIO 13-13
>
> **Trabalhando com os conceitos: seletividade na redução**
>
> Quando o 1,7-undecadiino (11 carbonos) é tratado com uma mistura de sódio e amida de sódio em amônia líquida, somente a ligação interna foi reduzida para dar *trans*-7-undeceno-1-ino. Explique. (**Sugestão:** que reação ocorre entre a amida de sódio e um alquino terminal? Note que o pK_a de NH_3 é 35.)
>
> **Estratégia**
>
> Primeiro, escreva equação da reação. Então considere a funcionalidade do substrato no contexto das condições de reação.
>
> **Solução**
>
> - A equação é
>
> $$\text{HC} \equiv \text{C-CH}_2\text{-CH}_2\text{-CH}_2\text{-CH(C}_3\text{H}_7\text{)-C} \equiv \text{C-C}_2\text{H}_5 \xrightarrow{\text{Na, NaNH}_2, \text{NH}_3} \text{HC} \equiv \text{C-CH}_2\text{-CH}_2\text{-CH}_2\text{-CH=CH-C}_3\text{H}_7$$
>
> - As condições são fortemente redutoras (Na), mas também fortemente *básicas* (NaNH$_2$). Vimos antes, neste capítulo, que o pK_a do hidrogênio terminal do alquino é cerca de 25. A amida de sódio, que é a base conjugada da amônia, um ácido extremamente fraco, desprotona facilmente o alquino terminal, dando um ânion alquinila, RC≡C:⁻.
> - O processo de redução por metal dissolvido requer a transferência de elétron para a ligação tripla. Entretanto, a carga negativa do alquino *terminal* desprotonado repele qualquer tentativa de introdução de outros elétrons, fazendo a ligação tripla em questão ser imune à redução. Por isso, somente a ligação tripla interna é reduzida, produzindo um alqueno trans.

> ### EXERCÍCIO 13-14
>
> **Tente você**
>
> Qual deve ser o resultado do tratamento do 2,7-undecadiino com uma mistura de excesso de sódio e amida de sódio em amônia líquida? Explique quaisquer diferenças entre este resultado e os encontrados no Exercício 13-13.

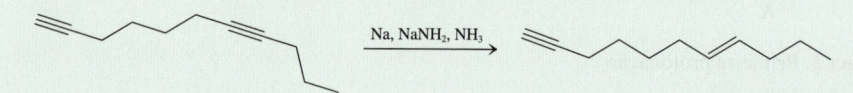

EM RESUMO, os alquinos são muito semelhantes aos alquenos em reatividade, exceto pelo fato de que eles têm duas ligações π, sendo que ambas podem ser saturadas por reações de adição. A hidrogenação da primeira ligação π, que dá alquenos cis, é mais eficiente quando se usa o catalisador de Lindlar. Os alquinos convertem-se em alquenos trans pelo tratamento com sódio em amônia líquida, um processo que envolve duas reduções sucessivas por um elétron.

13-7 Reações de adição eletrofílica de alquinos

Como um centro de alta densidade eletrônica, a ligação tripla é facilmente atacada por eletrófilos. Esta seção descreve os resultados de três processos: a adição de halogenetos de hidrogênio, a reação com halogênios e a hidratação. A hidratação é catalisada por íons mercúrio(II). Como no caso das adições eletrofílicas de alquenos assimétricos (Seção 12-3), a Regra de Markovnikov se aplica às transformações de alquinos terminais: O eletrófilo adiciona-se ao átomo de carbono terminal (menos substituído).

A adição de halogenetos de hidrogênio forma halogenoalquenos e di-halogenoalcanos geminais

A adição do brometo de hidrogênio ao 2-butino produz o (Z)-2-bromo-buteno. O mecanismo é análogo ao da adição de halogenetos de hidrogênio a um alqueno (Seção 12-3).

Adição de um halogeneto de hidrogênio a um alquino interno

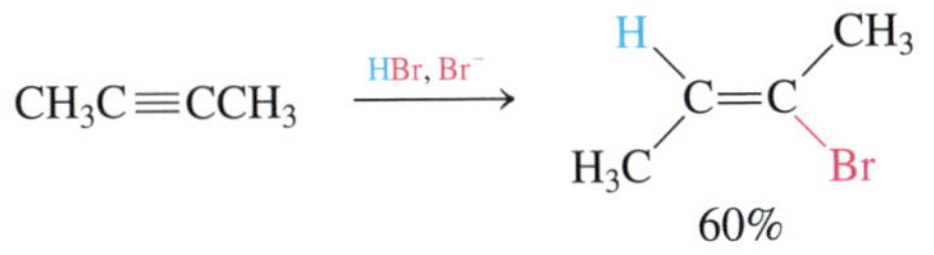

$$CH_3C\equiv CCH_3 \xrightarrow{HBr,\ Br^-} \underset{\underset{\text{(Z)-2-Bromo-butano}}{60\%}}{\overset{H_3C}{\underset{H}{>}}C=C\overset{CH_3}{\underset{Br}{<}}}$$

A estereoquímica deste tipo de adição é normalmente *anti*, em especial quando se usa em excesso o íon halogeneto. Uma segunda molécula de brometo de hidrogênio pode ser adicionada, com a regiosseletividade da Regra de Markovnikov, dando o produto em que os dois átomos de bromo estão ligados ao mesmo carbono, um di-halogenoalcano **geminal**.

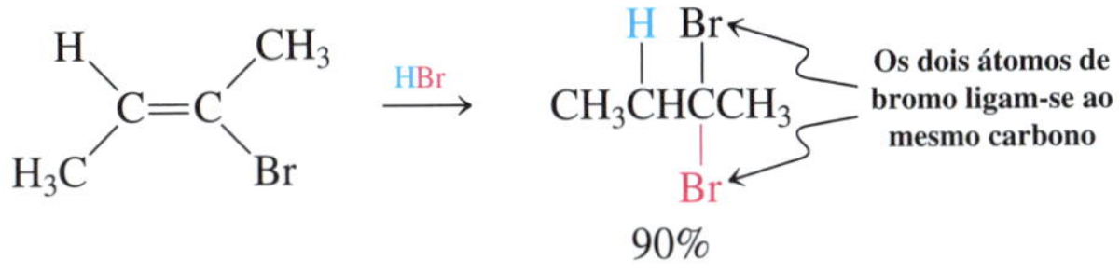

$$\overset{H_3C}{\underset{H}{>}}C=C\overset{CH_3}{\underset{Br}{<}} \xrightarrow{HBr} \underset{\underset{\text{2,2-Dibromo-butano}}{90\%}}{CH_3CH\overset{Br}{\underset{Br}{C}}CH_3} \quad \text{Os dois átomos de bromo ligam-se ao mesmo carbono}$$

A adição de halogenetos de hidrogênio a alquinos terminais também segue a Regra de Markovnikov.

Adição a um alquino terminal

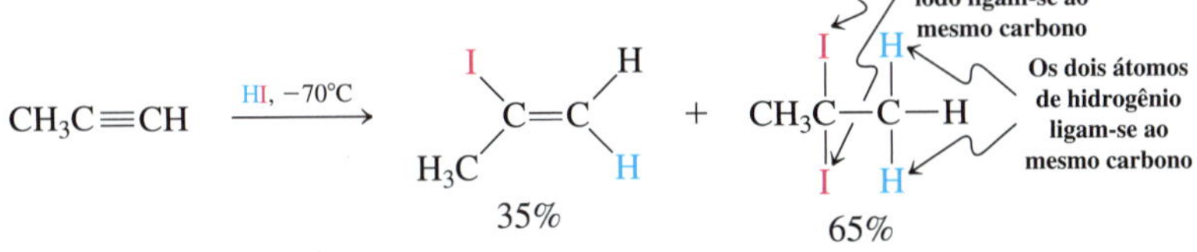

$$CH_3C\equiv CH \xrightarrow{HI,\ -70°C} \underset{35\%}{\overset{H_3C}{\underset{I}{>}}C=C\overset{H}{\underset{H}{<}}} + \underset{65\%}{CH_3\overset{I}{\underset{I}{C}}-\overset{H}{\underset{H}{C}}-H}$$

Os dois átomos de iodo ligam-se ao mesmo carbono

Os dois átomos de hidrogênio ligam-se ao mesmo carbono

Geralmente é difícil limitar essas reações de adição a uma única molécula de HX.

EXERCÍCIO 13-15

Escreva um mecanismo, etapa por etapa, para a adição dupla de HBr ao 2-butino para dar o 2,2-dibromo-butano. Mostre claramente a estrutura do intermediário em cada etapa.

A halogenação também pode ocorrer uma ou duas vezes

A adição eletrofílica de halogênios a alquinos ocorre através de di-halogenoalquenos vicinais, os produtos de uma primeira adição *anti* que podem ser isolados. A reação com mais halogênio dá tetra-halogenoalcanos. Por exemplo, a halogenação do 3-hexino dá, como esperado, o (*E*)-di-halogeno-alcano e o tetra-halogenoalcano.

Halogenação dupla de um alquino

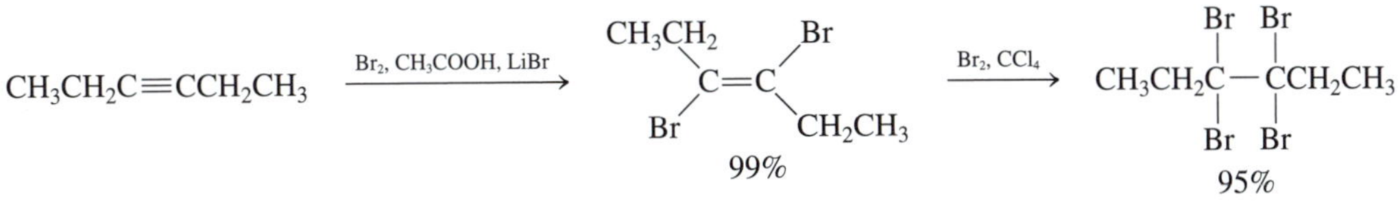

$$CH_3CH_2C\equiv CCH_2CH_3 \xrightarrow{Br_2,\ CH_3COOH,\ LiBr} \underset{99\%}{\overset{CH_3CH_2}{\underset{Br}{>}}C=C\overset{Br}{\underset{CH_2CH_3}{<}}} \xrightarrow{Br_2,\ CCl_4} \underset{95\%}{CH_3CH_2\overset{Br}{\underset{Br}{C}}-\overset{Br}{\underset{Br}{C}}CH_2CH_3}$$

3-Hexino   (*E*)-3,4-Dibromo-3-hexeno   3,3,4,4-Tetrabromo-hexano

EXERCÍCIO 13-16

Dê os produtos da adição de uma e de duas moléculas de Cl_2 ao 1-butino.

A hidratação de alquinos catalisada pelo íon mercúrico fornece cetonas

Em um processo análogo à hidratação dos alquenos, a água pode ser adicionada a alquinos segundo a Regra de Markovnikov para dar álcoois – neste caso **enóis**, no qual o grupo hidroxila é ligado a um carbono da ligação dupla. Como mencionamos na Seção 12-6, os enóis espontaneamente se rearranjam ao isômero carbonilado. Este processo, chamado de **tautomeria**, interconverte dois isômeros pelo deslocamento simultâneo de um próton e da ligação dupla. Diz-se que o enol se **tautomeriza** no composto carbonilado, e as duas espécies são chamadas de **tautômeros** (*tauto*, do grego, o mesmo; *meros*, do grego, parte). Estudaremos a tautomeria em mais detalhes no Capítulo 18, ao investigarmos o comportamento dos compostos carbonilados. A hidratação seguida pela tautomeria converte os alquinos em cetonas. A reação é catalisada por íons Hg(II).

Hidratação de alquinos

$$RC\equiv CR \xrightarrow{HOH, H^+, HgSO_4} RCH=CR(OH) \xrightarrow{Tautomeria} RC(H_2)-CR(=O)$$

Enol → Cetona

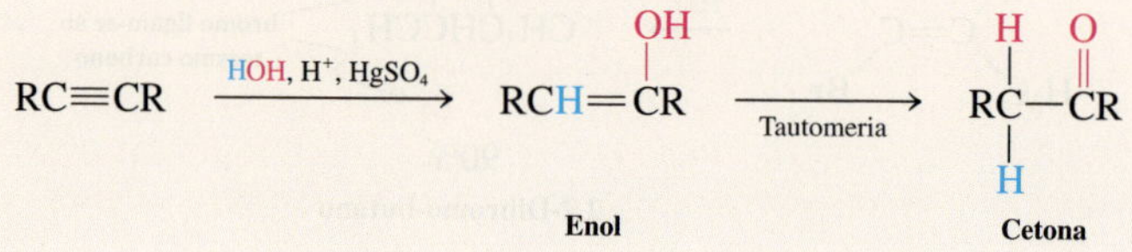

A hidratação segue a Regra de Markovnikov: os alquinos terminais dão metilcetonas.

Hidratação de um alquino terminal

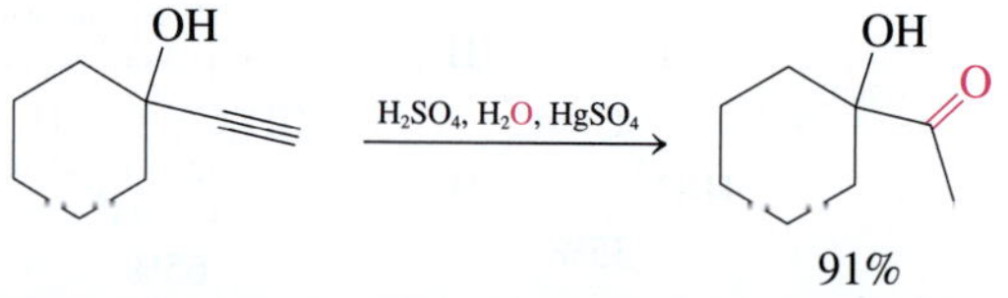

(ciclohexanol com grupo etinila) $\xrightarrow{H_2SO_4, H_2O, HgSO_4}$ (ciclohexanol com grupo acetila) 91%

EXERCÍCIO 13-17

Dê a estrutura do enol intermediário da reação acima.

Os alquinos internos simétricos dão um único composto carbonilado. Os sistemas assimétricos levam a uma mistura de cetonas.

Hidratação de alquinos internos

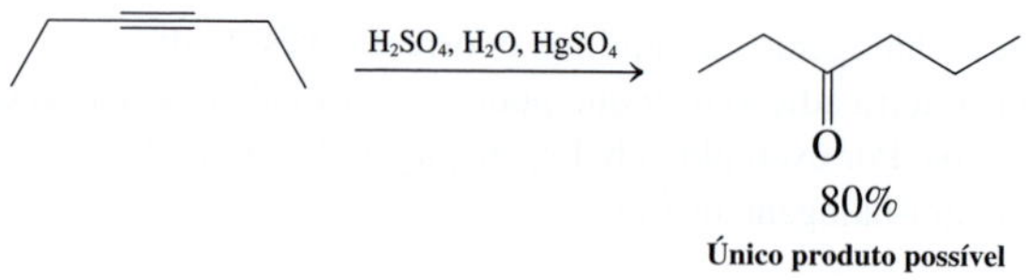

(3-hexino) $\xrightarrow{H_2SO_4, H_2O, HgSO_4}$ (3-hexanona) 80%
Único produto possível

Exemplo de hidratação de um alquino interno que dá uma mistura de duas cetonas

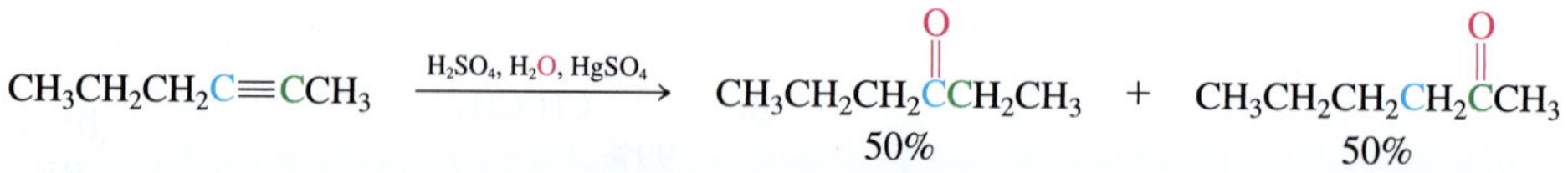

$$CH_3CH_2CH_2C\equiv CCH_3 \xrightarrow{H_2SO_4, H_2O, HgSO_4} CH_3CH_2CH_2\overset{O}{\underset{\|}{C}}CH_2CH_3 + CH_3CH_2CH_2CH_2\overset{O}{\underset{\|}{C}}CH_3$$
50%   50%

EXERCÍCIO 13-18

Dê os produtos da hidratação catalisada pelo íon mercúrico de (**a**) etino; (**b**) propino; (**c**) 1-butino; (**d**) 2-butino; (**e**) 2-metil-3-hexino.

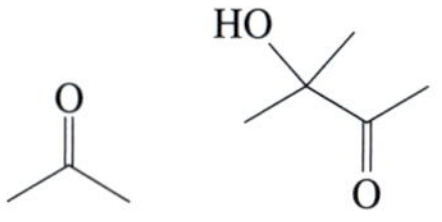

EXERCÍCIO 13-19

Trabalhando com os conceitos: uso de alquinos em síntese

Proponha um esquema de síntese para converter o composto A em B (veja na margem). [**Sugestão:**
Considere um caminho que passe através do álcool de alquinila $(CH_3)_2\overset{OH}{\underset{|}{C}}C\equiv CH$.]

Estratégia

A sugestão dá uma possibilidade de análise retrossintética do problema:

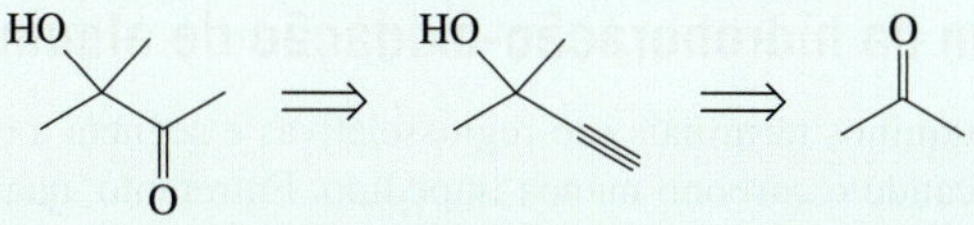

Lembremo-nos do que aprendemos até agora neste capítulo que pode ser útil. Esta seção mostrou como os alquinos podem ser convertidos em cetonas por hidratação catalisada por íon mercúrio. Na Seção 13-5, apresentamos uma nova estratégia de formação de ligações carbono-carbono através do uso de ânions alquinila. Começando com a cetona A de três carbonos (acetona), nossa primeira tarefa é adicionar uma unidade alquinila de dois carbonos. Referindo-se a Seção 13-5, podemos usar qualquer um dos métodos para converter o etino no ânion correspondente.

Solução

- A adição do ânion à acetona dá o álcool intermediário necessário:

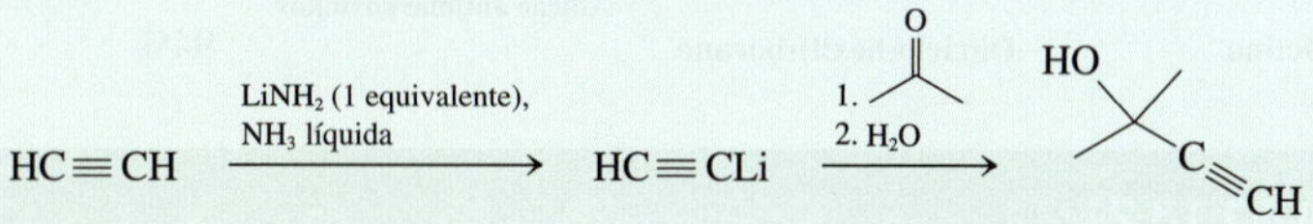

$$HC\equiv CH \xrightarrow[NH_3 \text{ líquida}]{LiNH_2 \text{ (1 equivalente),}} HC\equiv CLi \xrightarrow[2.\ H_2O]{1.\ \text{acetona}} \text{álcool}$$

- Finalmente, a hidratação do alquino terminal, como ilustrado para o derivado de ciclo-hexila mostrado anteriormente, completa a síntese:

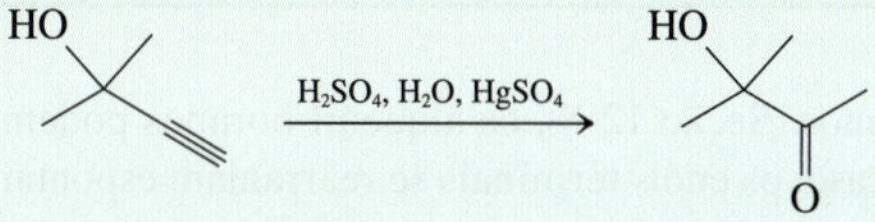

$$\text{álcool alquinila} \xrightarrow{H_2SO_4,\ H_2O,\ HgSO_4} \text{B}$$

EXERCÍCIO 13-20

Tente você

Proponha uma síntese do trans-3-hexeno a partir do 1-butino.

EM RESUMO, os alquinos podem reagir uma ou duas vezes com eletrófilos, como os halogenetos de hidrogênio e os halogênios. Os alquinos terminais se transformam de acordo com a Regra de Markovnikov. A hidratação catalisada por íon mercúrico fornece os enóis, que se convertem em cetonas por um processo chamado de tautomeria.

13-8 Adições antimarkovnikov às ligações triplas

Assim como existem métodos que permitem adições antimarkovnikov às ligações duplas (Seções 12-8 e 12-13), técnicas semelhantes permitem que adições a alquinos terminais também sejam feitas de uma maneira antimarkovnikov.

A adição via radicais de HBr dá 1-bromo-alquenos

Como nos alquenos, o brometo de hidrogênio pode adicionar-se às ligações triplas por um mecanismo antimarkovnikov via radicais, sob luz ou com outros iniciadores de radicais. Adições *sin* e *anti* são observadas.

$$CH_3(CH_2)_3C\equiv CH \xrightarrow{HBr,\ ROOR} CH_3(CH_2)_3CH=CHBr$$

1-Hexino → 74% *cis*- e *trans*-1-Bromo-1-hexeno

Aldeídos resultam da hidroboração-oxidação de alquinos terminais

As hidroborações de alquinos terminais são regiosseletivas e seguem a orientação antimarkovnikov, com o boro atacando o carbono menos impedido. Entretanto, quando se usa o borano, a reação leva, em última análise, à hidroboração em sequência das ligações π. Para interromper a reação no estágio do alquenil-borano, é preciso usar reagentes de borano substituídos volumosos, como o diciclo-hexil-borano.

Hidroboração de um alquino terminal

$$CH_3(CH_2)_5C\equiv CH + (C_6H_{11})_2BH \xrightarrow{THF} \underset{94\%}{\underset{\text{Adição antimarkovnikov}}{CH_3(CH_2)_5\text{-}CH=CH\text{-}B(C_6H_{11})_2}}$$

1-Octino   Di(ciclo-hexil)-borano

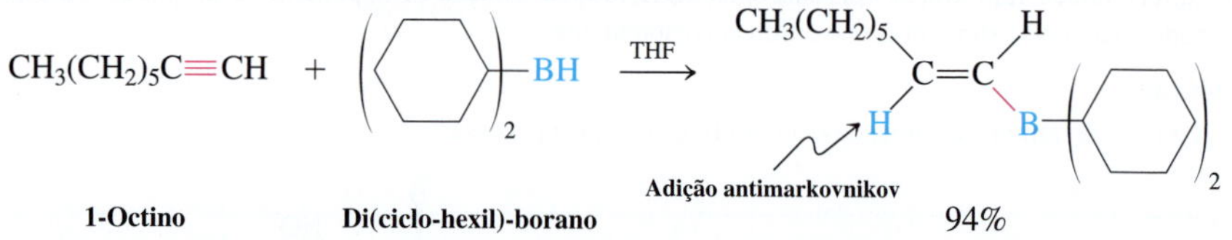

EXERCÍCIO 13-21

O di(ciclo-hexil)-borano é preparado por uma reação de hidroboração. Quais são os materiais iniciais de sua preparação?

Como os alquil-boranos (Seção 12-8), os alquenil-boranos podem ser oxidados aos álcoois correspondentes – neste caso, os enóis terminais se rearranjam espontaneamente a aldeídos.

Hidroboração-oxidação de um alquino terminal

$$CH_3(CH_2)_5C\equiv CH \xrightarrow[\text{Hidroboração antimarkovnikov seguida de oxidação}]{1.\ \text{Diciclo-hexil-borano} \atop 2.\ H_2O_2,\ HO^-} [CH_3(CH_2)_5\text{-}CH=CH\text{-}OH] \xrightarrow{\text{Tautomeria}} \underset{70\%\ \text{Octanal}}{CH_3(CH_2)_5CH_2CHO}$$

Enol (OH no carbono menos substituído)

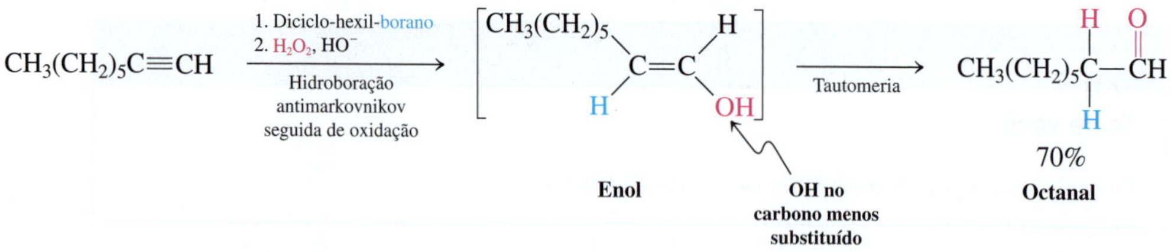

EXERCÍCIO 13-22

Dê os produtos da hidroboração-oxidação de (**a**) etino; (**b**) 1-propino; (**c**) 1-butino.

EXERCÍCIO 13-23

Proponha uma síntese da molécula abaixo a partir do 3,3-dimetil-1-butino.

$$(CH_3)_3CCH_2CHO$$

EM RESUMO, o HBr na presença de peróxidos sofre adição antimarkovnikov a alquinos terminais para dar 1-bromo-alquenos. A hidroboração-oxidação com boranos volumosos dá enóis intermediários que se tautomerizam a aldeídos, que são os produtos finais.

13-9 Química dos halogenoalquenos

Encontramos halogenoalquenos – halogenetos de alquenila – como intermediários da preparação de alquinos pela de-hidro-halogenação dupla e da adição de halogenetos de hidrogênio a alquinos. Os halogenetos de alquenila tornaram-se importantes nos últimos anos em sínteses como resultado do desenvolvimento da química de organometálicos. Esses sistemas não seguem, porém, os mecanismos que encontramos no estudo de halogenoalcanos (Capítulos 6 e 7). Esta seção discute sua reatividade.

Os halogenetos de alquenila não sofrem reações S_N2 ou S_N1

Ao contrário dos halogenoalcanos, os halogenetos de alquenila são relativamente pouco reativos frente a nucleófilos. Embora saibamos que os halogenetos de alquenila sofrem reações de eliminação, na presença de bases fortes, para dar alquinos, eles não reagem com bases fracas nem com nucleófilos pouco básicos, como o íon iodeto. Da mesma forma, as reações S_N1 normalmente não acontecem, porque os cátions alquenila intermediários são espécies de alta energia.

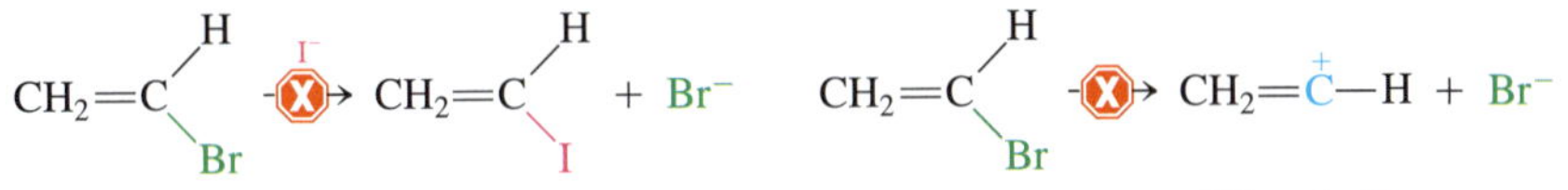

Cátion etenila (vinila)

Não acontece

Não acontece

Os halogenetos de alquenila, entretanto, podem reagir através da formação de intermediários organometálicos de alquenila (ver Exercício 11-6). Estas espécies permitem o acesso a vários alquenos substituídos.

Organometálicos de alquenila em sínteses

90%

65%

1-Bromo-eteno (Brometo de vinila)

Brometo de etenilmagnésio (Um reagente de Grignard de vinila)

2-Metil-3-buteno-2-ol

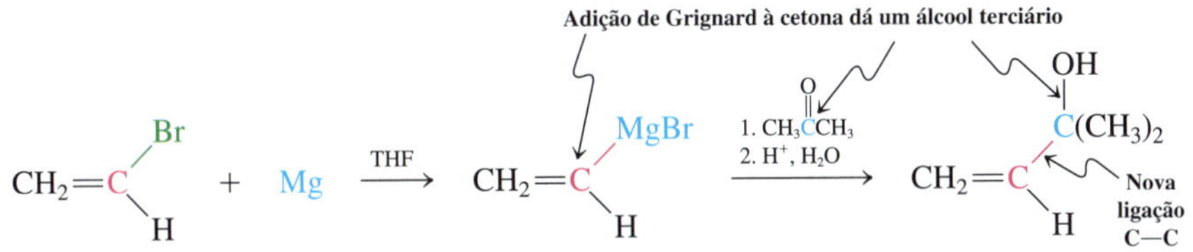

Catalisadores metálicos no acoplamento de halogenetos de alquenila a alquenos na reação de Heck

Na presença de complexos solúveis de metais como Ni e Pd, os halogenetos de alquenila formam uma ligação carbono-carbono com alquenos para produzir dienos. No processo, chamado de **reação de Heck***, uma molécula de halogeneto de hidrogênio é liberada.

* Professor Richard F. Heck (nasc. 1931), Universidade de Delaware, Estados Unidos.

DESTAQUE QUÍMICO 13-1

Reações de acoplamento de Stille, Suzuki e Sonogashira catalisadas por metais

Três processos adicionais, as reações de Stille, Susuki e Sonogashira*, ampliam mais ainda o escopo dos processos de formação de ligações catalisadas por metais de transição. Todos utilizam catalisadores de paládio ou níquel: as diferenças estão na natureza e funcionalidade dos substratos comumente empregados.

No acoplamento de Stille, o paládio catalisa a ligação direta entre o halogeneto de alquenila e os compostos alquenil-estanhos:

Reação de acoplamento de Stille

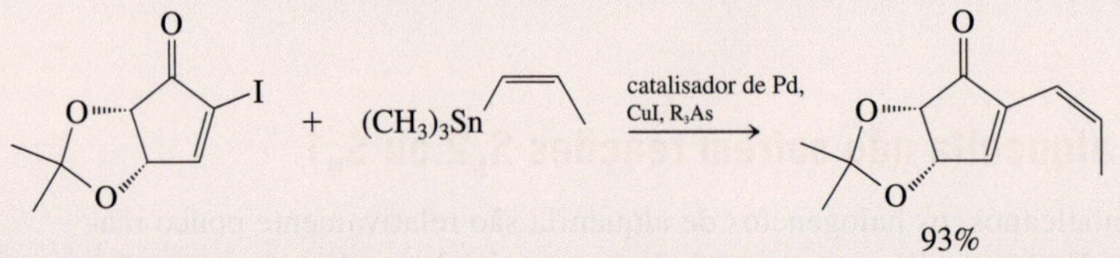

O iodeto de cobre (I) e um ligante derivado de arsênio, R_3As, tornam este processo muito eficiente. O produto mostrado foi convertido em uma estrutura próxima da de um produto derivado microbiano natural que inibe um fator associado com respostas imunes e inflamatórias. Este fator também afeta os processos de ativação do HIV e da morte celular que são interrompidos no câncer.

A reação de Susuki troca estanho por boro e fornece um espectro de utilidades diferente. Em particular,

Reação de acoplamento de Susuki

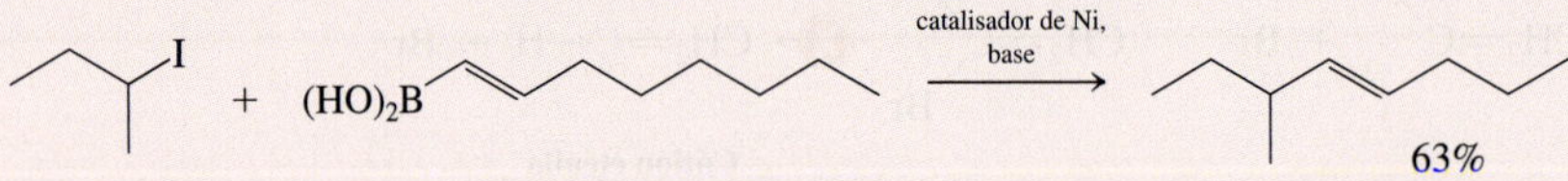

---

* Professor John K. Stille (1930-1990), Universidade do Estado do Colorado, Estados Unidos; Professor Akira Susuki (nascido em 1930) Universidade Kurashiki, Japão; Kenkichi Sonogashira (nascido em 1931), Universidade da Cidade de Osaka, Japão.

A reação de Heck

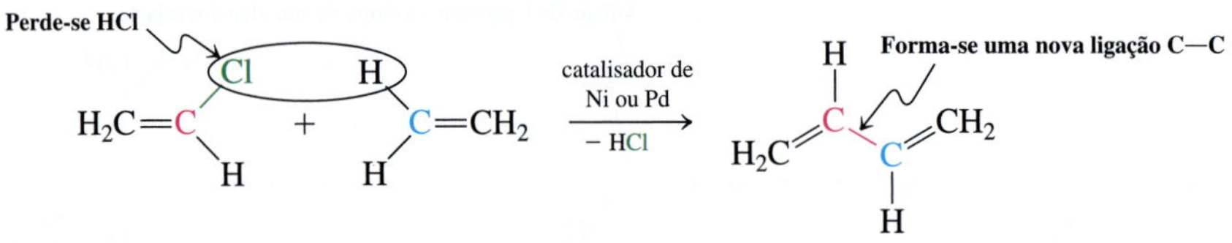

Em comum com os outros acoplamentos cruzados catalisados por metais de transição (veja o Destaque Químico 8-3), o arranjo dos fragmentos em torno do catalisador precede a formação da ligação carbono-carbono. Um mecanismo simplificado para a reação de Heck começa com a reação entre o metal e o halogeneto de alquenila para dar um halogeneto de alquenil-metal (1). O alqueno, então, se complexa com o metal (2) e se insere na ligação carbono-metal, formando a nova ligação carbono-carbono (3). Finalmente, a eliminação de HX de uma maneira parecida com uma reação E2 dá o dieno como produto e libera o catalisador de metal (4).

Mecanismo da reação de Heck

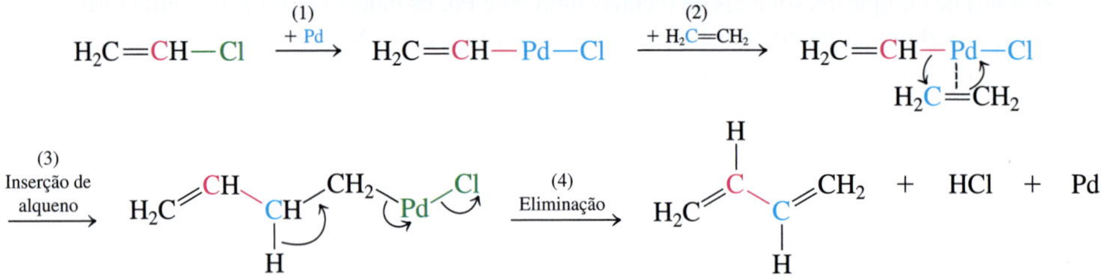

O acoplamento de Susuki tem sucesso com halogenoalcanos primários e secundários, que são substratos ruins para o acoplamento de Stille. No exemplo abaixo, Ni dá melhor resultado que Pd.

O substrato contendo boro (um **ácido borônico**) é eficientemente preparado por hidroboração de um alquino terminal com um reagente especial, o catecol-borano:

Preparação de um ácido alquenil-borônico

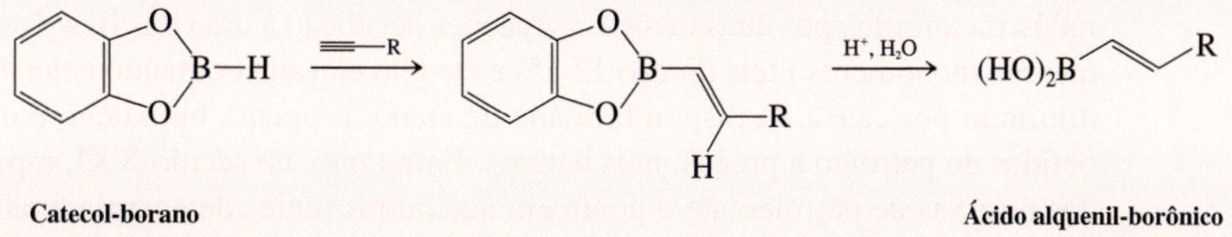

Catecol-borano → Ácido alquenil-borônico

Ácidos borônicos são preparados comercialmente em quantidades muito grandes, e o acoplamento de Susuki tornou-se um importante processo industrial. Os ácidos borônicos são estáveis e de manuseio mais fácil do que os compostos organoestanhos, que são tóxicos e com os quais se deve ter muito cuidado.

Finalmente, a reação de Sonogashira tem um nicho próprio como um dos métodos preferidos para ligar porções alquenila e alquinila. Como no processo de Stille, Pd, CuI e ligantes derivados dos elementos do grupo do nitrogênio são empregados. No entanto, não há necessidade de estanho: os alquinos terminais reagem diretamente. A base adicionada remove o subproduto HI.

Reação de acoplamento de Sonogashira

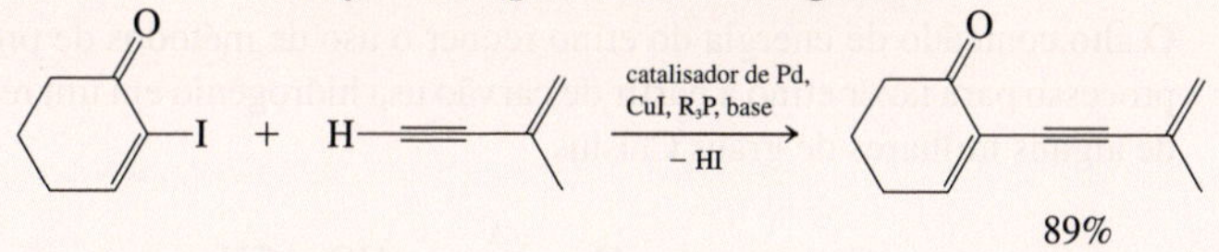

89%

A crescente popularidade da reação de Heck decorre de sua versatilidade e eficiência. Em especial, ela exige apenas um pequena quantidade de catalisador em comparação com a quantidade de substrato: normalmente, é suficiente 1% de acetato de paládio na presença de um ligante de fosfina (R_3P).

Exemplos de reações de Heck

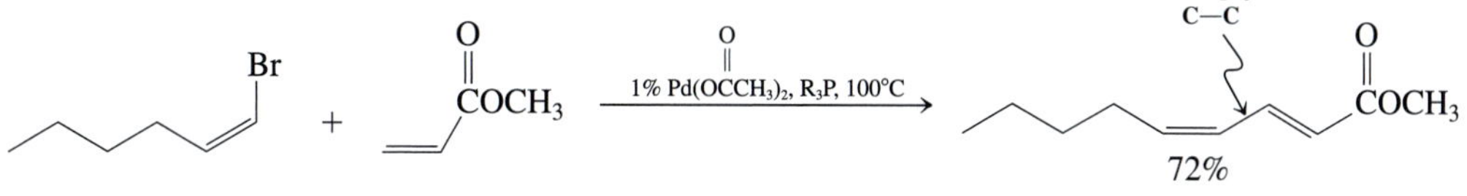

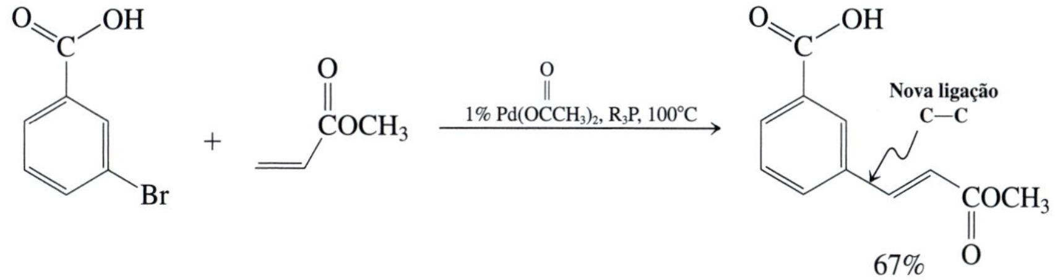

72%

67%

EXERCÍCIO 13-24

Escreva um mecanismo detalhado, etapa por etapa, para o primeiro dos dois exemplos da reações de Heck.

EM RESUMO, os halogenetos de alquenila não reagem por substituição nucleofílica. Entretanto, podem participar de reações de formação de ligação carbono-carbono depois de serem convertidos em alquenil-lítios ou em reagentes de Grignard de alquenila, ou na presença catalisadores de metais de transição, como o Ni e Pd.

13-10 Etino como matéria-prima industrial

O etino já foi considerado como uma das quatro ou cinco matérias-primas mais importantes da indústria química por duas razões: as reações de adição a uma das ligações π produzem alquenos que são monômeros úteis (Seção 12-15) e ele tem elevado conteúdo calorífico. Seu uso industrial diminuiu por causa da disponibilidade de eteno, propeno, butadieno e outros hidrocarbonetos obtidos do petróleo a preços mais baratos. Entretanto, no século XXI, espera-se uma diminuição das reservas de petróleo até o ponto em que outras fontes de energia terão de ser desenvolvidas. Uma dessas fontes é o carvão. Atualmente, não se conhece processos para a conversão direta do carvão nos alquenos mencionados acima, porém, o etino pode ser produzido a partir de carvão e hidrogênio ou a partir de coque (um resíduo de carvão obtido após a remoção dos componentes voláteis) e cal, através da formação de carbeto de cálcio. Consequentemente, ele pode se tornar novamente uma matéria-prima industrial importante.

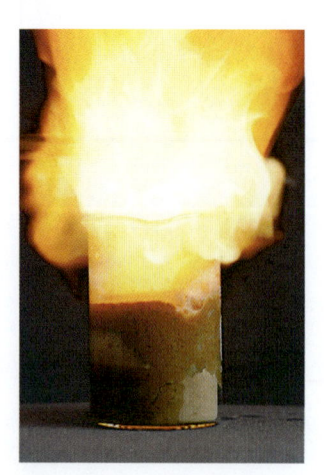

A produção do etino a partir de carvão requer altas temperaturas

O alto conteúdo de energia do etino requer o uso de métodos de produção que são custosos. Um processo para fazer etino a partir de carvão usa hidrogênio em um reator em arco em temperaturas de alguns milhares de graus Celsius.

$$\text{Carvão} + \text{H}_2 \xrightarrow{\Delta} \underset{33\% \text{ de conversão}}{\text{HC}\equiv\text{CH}} + \text{sais não voláteis}$$

O método mais antigo de preparação do etino em grande quantidade é através de carbeto de cálcio. A cal (óxido de cálcio) e o coque são aquecidos em cerca de 2000°C, resultando o produto desejado e monóxido de carbono.

$$\underset{\text{Coque}}{3\,\text{C}} + \underset{\text{Cal}}{\text{CaO}} \xrightarrow{2000°C} \underset{\text{Carbeto de cálcio}}{\text{CaC}_2} + \text{CO}$$

O carbeto de cálcio é, então, tratado com água na temperatura normal, dando etino e hidróxido de cálcio.

$$\text{CaC}_2 + 2\,\text{H}_2\text{O} \longrightarrow \text{HC}\equiv\text{CH} + \text{Ca(OH)}_2$$

Demonstração vívida da combustão do etino, gerada pela adição de água ao carbeto de cálcio.

O etino é uma fonte de monômeros importantes para a indústria

A química do etino sofreu um desenvolvimento comercial importante nas décadas de 1930 e 1940 nos laboratórios da Badische Anilin und Sodafabriken (BASF), em Ludwigshafen, Alemanha. O etino sob pressão reage com monóxido de carbono, compostos carbonilados, álcoois e ácidos, na presença de catalisadores, para dar muitas matérias-primas valiosas para serem usadas em transformações posteriores. Por exemplo, a carbonila de níquel catalisa a adição de monóxido de carbono e água ao etino para formar o ácido propenoico (ácido acrílico). A mesma reação com álcoois ou aminas, no lugar da água, leva aos derivados de ácidos correspondentes. Todos estes produtos são monômeros importantes (ver Seção 12-15).

Química industrial do etino

$$\text{HC}\equiv\text{CH} + \text{CO} + \text{H}_2\text{O} \xrightarrow{\text{Ni(CO)}_4,\ 100\ \text{atm},\ >250°C} \underset{\substack{\text{Ácido propenoico}\\ \text{(ácido acrílico)}}}{\text{H}_2\text{C}=\text{CHCOOH}}$$

A polimerização do ácido propenoico (ácido acrílico) e seus derivados produz materiais de utilidade considerável. Os ésteres poliméricos (**poliacrilatos**) são polímeros fortes, resistentes e flexíveis que substituíram a borracha natural (ver Seção 14-10) em muitas aplicações. O poli(acrilato de etila) é usado na produção de "O-rings", selos de válvulas e, com objetivos semelhantes, em automóveis. Outros poliacrilatos são encontrados em aplicações biomédicas e dentais, como dentaduras.

A adição de formaldeído ao etino é feita com alta eficiência usando acetileto de cobre como catalisador.

$$HC\equiv CH + CH_2=O \xrightarrow{Cu_2C_2-SiO_2,\ 125°C,\ 5\ atm} \underset{\substack{\text{2-Propino-1-ol}\\\text{(álcool propargílico)}}}{HC\equiv CCH_2OH} \text{ ou } \underset{\text{2-Butino-1,4-diol}}{HOCH_2C\equiv CCH_2OH}$$

Os álcoois resultantes são intermediários úteis em sínteses. Por exemplo, o 2-butino-1,4-diol é um precursor da produção de oxaciclopentano (tetra-hidrofurano, um dos solventes mais empregados para reagentes de Grignard e organolítios) por hidrogenação, seguida da desidratação catalisada por ácido.

Síntese do oxaciclopentano (tetra-hidrofurano)

$$HOCH_2C\equiv CCH_2OH \xrightarrow{\text{Catalisador, }H_2} HO(CH_2)_4OH \xrightarrow[-H_2O]{\substack{H_3PO_4,\ pH\ 2,\\260-280°C,\ 90-100\ atm}} \underset{\substack{\text{99\%}\\\text{Oxaciclopentano}\\\text{(tetra-hidrofurano, THF)}}}{\text{[estrutura cíclica com O]}}$$

Vários processos técnicos têm sido desenvolvidos em que reagentes do tipo $^{\delta+}A\text{—}B^{\delta-}$, na presença de um catalisador, adicionam-se às ligações triplas. Por exemplo, a adição de cloreto de hidrogênio catalisada dá o cloroeteno (cloreto de vinila) e a adição de cianeto de hidrogênio produz propenonitrila (acrilonitrila).

Reações de adição do etino

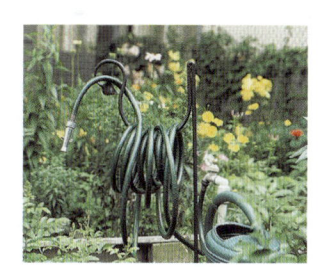

$$HC\equiv CH + HCl \xrightarrow{Hg^{2+},\ 100-200°C} \underset{\substack{\text{Cloroeteno}\\\text{(cloreto de vinila)}}}{\begin{array}{c}H\\\\H\end{array}\!\!C=CHCl}$$

$$HC\equiv CH + HCN \xrightarrow{Cu^+,\ NH_4Cl,\ 70-90°C,\ 1,3\ atm} \underset{\substack{80-90\%\\\text{Propeno-nitrila}\\\text{(acrilonitrila)}}}{\begin{array}{c}H\\\\H\end{array}\!\!C=CHCN}$$

O poli(cloreto de vinila) é amplamente usado na indústria da construção para tubulações de água e esgoto.

Em 2007, o mundo produziu 2,5 milhões de toneladas de fibras acrílicas, polímeros contendo pelo menos 85% de propanonitrila (acrilonitrila). Suas aplicações incluem vestuário (Orlon), tapetes e isolantes. Os copolímeros de acrilonitrila com 10 a 15% de cloreto de vinila têm a propriedade de retardar a chama e são usados em pijamas para crianças.

EM RESUMO, o etino foi, e poderá vir a ser novamente, uma matéria-prima industrial importante devido a sua capacidade de reagir com um grande número de substratos para produzir monômeros úteis e outros compostos funcionalizados. Ele pode ser preparado a partir de carvão e H_2 em temperaturas elevadas ou a partir da hidrólise de carbeto de cálcio. Algumas das reações industriais que ele sofre são a carbonilação, a adição de formaldeído e as reações de adição com HX.

13-11 Alquinos fisiologicamente ativos que ocorrem na natureza

Embora os alquinos são sejam muito abundantes na natureza, eles existem em algumas plantas e organismos. A primeira substância deste tipo a ser isolada, em 1826, foi o éster de desidromatricária, da flor da camomila. Mais de mil compostos naturais como estes são, agora, conhecidos, e alguns deles são fisiologicamente ativos. Por exemplo, algumas etinil-cetonas naturais, como a capilina, um óleo encontrado no crisântemo, têm atividade fungicida.

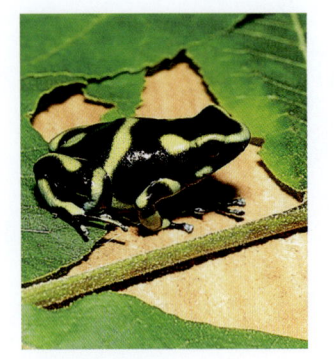

$CH_3C\equiv C-C\equiv C-C\equiv C-CH=CH-COCH_3$

Éster de desidromatricária

$CH_3C\equiv C-C\equiv C-CO-C_6H_5$

Capilina
(atividade contra fungos da pele)

Rã flecha venenosa.

O alquino ictiotereol é um dos ingredientes ativos de uma substância venenosa usada nas pontas de flechas pelos índios do baixo Amazonas. Ele causa convulsões em mamíferos. Dois grupos funcionais enino fazem parte do composto histrionicotoxina. Este composto é uma das substâncias isoladas da pele de uma rã venenosa muito colorida do gênero *Dendrobates*. Esta rã secreta este e outros compostos semelhantes como venenos defensivos e como substâncias irritantes de mucosas contra mamíferos e répteis. A biossíntese dessas unidades alquino não é clara.

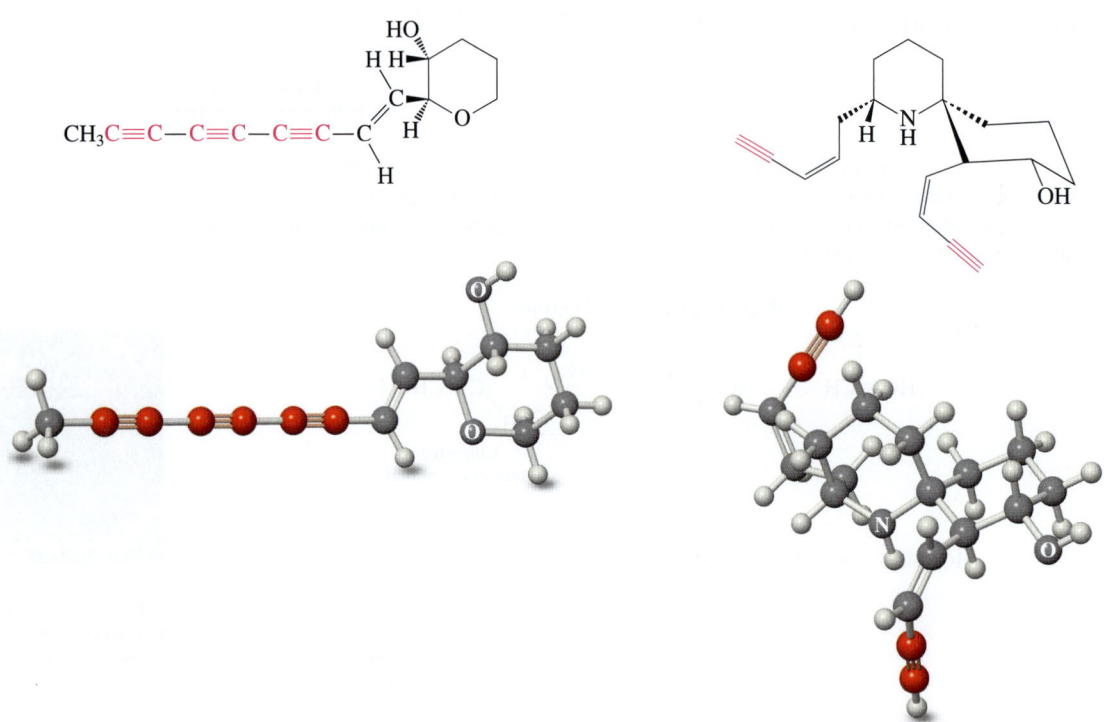

Ictiotereol (um convulsante)

Histrionicotoxina

Muitas drogas são modificadas por sínteses para incluir substituintes alquino, porque os compostos resultantes são, com frequência, mais facilmente absorvidos pelo organismo, são menos tóxicos e mais ativos do que os alquenos ou alcanos correspondentes. Por exemplo, o 3-metil-1-pentino-3-ol pode ser usado como um hipnótico sem prescrição, e vários outros alquinóis são igualmente efetivos.

Os grupos funcionais enediino (—C≡C—CH=CH—C≡C—) e trissulfeto (RSSSR), muito reativos, caracterizam uma classe de agentes antibióticos e antitumorais naturais, que foram descobertos no fim da década de 1980, da qual são exemplos a caliqueamicina e a esperamicina.

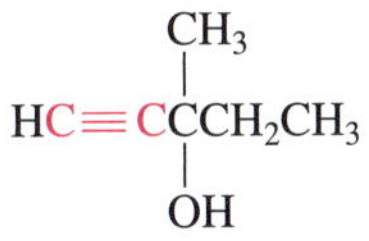

3-Metil-1-pentino-3-ol
(hipnótico)

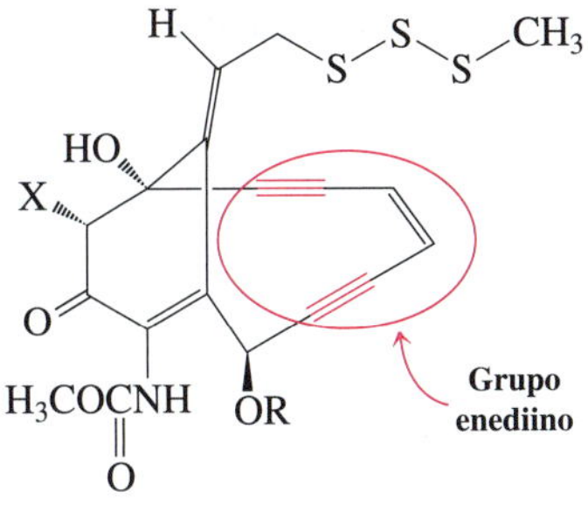

Caliqueamicina (X = H)
Esperamicina (X = OR′)
R e R′ = açúcares (Capítulo 24)

Grupo enediíno

Os estrogênios que contêm etinila, como o 17-etinil-estradiol, são anticoncepcionais consideravelmente mais potentes do que os hormônios naturais (veja a Seção 4-7). O diamino-alquino tremorina induz sintomas característicos do mal de Parkinson: espasmos e movimentos descontrolados. É interessante notar que um homólogo cíclico simples da tremorina atua como relaxante muscular e contra os efeitos da tremorina. Os compostos que cancelam os efeitos fisiológicos de outros compostos são chamados de antagonistas (*antagonizesthai*, do grego, lutar contra). Finalmente, anfetaminas contendo etinila foram preparadas na busca de uma alternativa, mais ativa, mais específica e menos viciante para os estimulantes do sistema nervoso central.

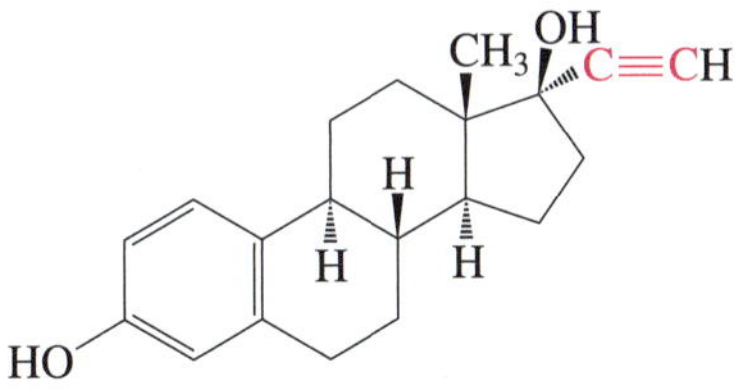

17-Etinil-estradiol

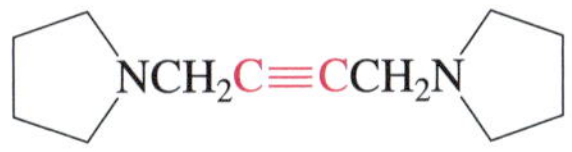

Tremorina

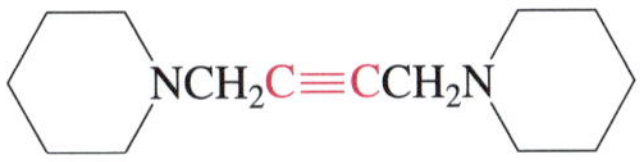

Antagonista da tremorina

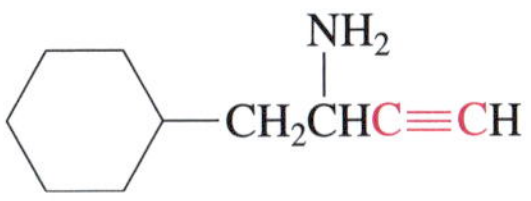

Um análogo da anfetamina
(Ativo no sistema nervoso central)

EM RESUMO, a unidade alquino ocorre em muitos compostos fisiologicamente ativos de origem sintética ou natural.

A IDEIA GERAL

Como dissemos no fim do capítulo anterior, muito do que vimos em nosso estudo dos alquinos é a extensão do que já havíamos aprendido com os alquenos. As reações de adição ocorrem em condições de reação muito semelhantes e obedecem as mesmas regras de regioquímica e estereoquímica. Reagentes como os halogenetos de hidrogênio e os halogênios podem se adicionar uma ou duas vezes. A adição dos elementos da água a uma das ligações π, no entanto, nos leva a outra direção: o alquenol resultante (ou enol, para abreviar) se rearranja (tautomeriza) a um aldeído ou uma cetona. Por fim, os alquinos terminais mostram um tipo de reatividade que, comumente, não aparece nos alquenos (aliás, nem nos alcanos), já que o hidrogênio da função —C≡C—H é incomumente ácido. Sua desprotonação forma ânions nucleofílicos capazes de formar novas ligações carbono-carbono pela reação com vários grupos funcionais que possuem átomos de carbono eletrofílicos.

No próximo capítulo, veremos compostos que contêm várias ligações duplas, incluindo algumas feitas pelo processo de Heck, uma nova reação de organometálicos que acabamos de ver. Os mesmos princípios que apareceram, repetidamente, nos Capítulos 11 a 13, continuarão a fundamentar o comportamento dos próximos sistemas que cobriremos.

PROBLEMAS DE INTEGRAÇÃO

13-25 Proponha uma síntese eficiente da 2,7-dimetil-4-octanona a partir de substâncias orgânicas com até quatro carbonos.

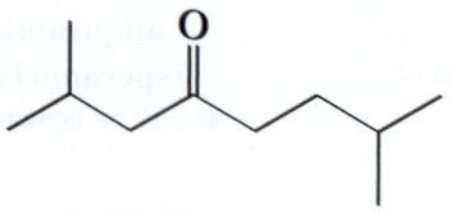

2,7-Dimetil-4-octanona

SOLUÇÃO

Comecemos pela análise retrossintética do problema (Seção 8-9). Que métodos conhecemos para a preparação de cetonas? Podemos oxidar álcoois (Seção 8-6). Será que esta linha de análise seria produtiva? Se olharmos para o álcool precursor correspondente, podemos imaginar sua síntese pela adição de um reagente organometálico apropriado a um aldeído para formar a ligação *a* ou a ligação *b*.

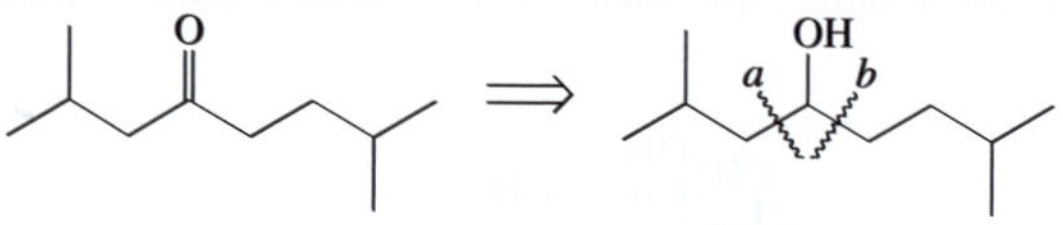

Molécula-alvo ⟹ **Álcool precursor**

Vamos contar os átomos de carbono dos fragmentos necessários para cada uma dessas vias sintéticas. Para fazer a ligação *a*, é necessário adicionar um composto organometálico com quatro carbonos a um aldeído de seis carbonos. Na alternativa da ligação *b*, é preciso usar duas unidades, com cinco carbonos cada uma. Lembre-se de que somente substratos com até quatro carbonos são permitidos. Deste ponto de vista, nenhuma das alternativas anteriores é atraente. Vamos examinar, novamente, o caminho *a*, e não o *b*. Você percebe por quê? Este último exigiria a construção inicial de 2 unidades de cinco carbonos, enquanto o anterior necessita a formação de apenas 1 unidade de seis carbonos a partir de fragmentos contendo quatro carbonos ou menos.

Vamos, agora, considerar uma síntese de cetona fundamentalmente diferente – a hidratação de um alquino (Seção 13-7). Qualquer um dos dois precursores, o 2,7-dimetil-3-octino e o 2,7-dimetil-4-octino, levariam à molécula-alvo. Como mostrado, entretanto, apenas o último, um alquino *simétrico*, sofre hidratação para dar só uma cetona, independentemente da direção inicial da adição.

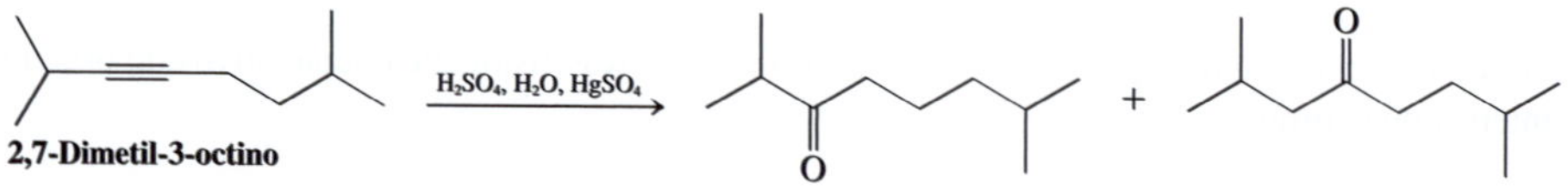

2,7-Dimetil-3-octino $\xrightarrow{H_2SO_4, H_2O, HgSO_4}$ +

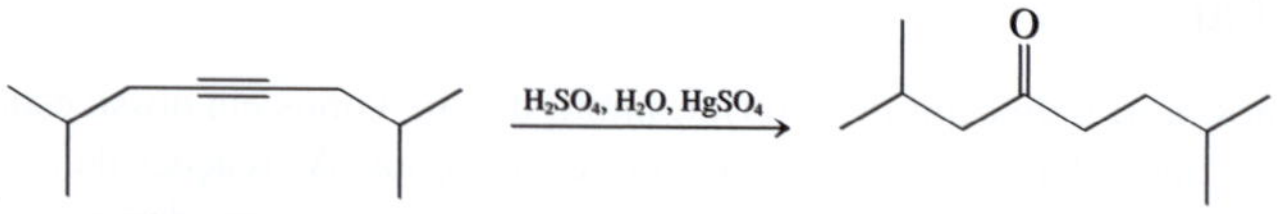

2,7-Dimetil-4-octino $\xrightarrow{H_2SO_4, H_2O, HgSO_4}$

A melhor escolha parece ser, portanto, o 2,7-dimetil-4-octino, e, por isso, vamos investigar sua síntese a partir de substratos com até quatro carbonos. A alquilação de alquinos terminais (Seção 13-5) nos dá um método de formação de ligações que permite dividir a molécula em três fragmentos apropriados, mostrados na seguinte análise:

A síntese segue diretamente:

$$\text{Br-CH}_2\text{CH(CH}_3)_2 \xrightarrow{\text{LiC≡CH, DMSO}} \text{alquino terminal} \xrightarrow{\text{LiNH}_2, \text{NH}_3 \text{ líquida}} \text{Li-C≡C-R} \xrightarrow{\text{Br-CH}_2\text{CH(CH}_3)_2, \text{DMSO}} \text{2,7-Dimetil-4-octino}$$

Embora esta síntese de três etapas seja a melhor resposta, voltemos a nossa proposta inicial de síntese da cetona a partir de um álcool. Ela também envolve um alquino. A construção da ligação *a* da molécula de interesse, mostrada anteriormente, requer a adição de um reagente organometálico a um aldeído com seis carbonos, o qual pode ser produzido pela hidroboração-oxidação (Seção 13-8) do alquino terminal mostrado no esquema anterior.

$$\text{HC≡C-CH}_2\text{CH(CH}_3)_2 \xrightarrow[\text{2. H}_2\text{O}_2, \text{NaOH, H}_2\text{O}]{\text{1. Diciclo-hexil-borano}} \text{OHC-CH}_2\text{CH}_2\text{CH(CH}_3)_2 \xrightarrow[\text{2. H}^+, \text{H}_2\text{O}]{\text{1. Li-CH(CH}_3)_2, \text{THF}} \text{álcool}$$

A oxidação desse álcool com um reagente de Cr(VI) (Seção 8-6) completa uma síntese que é apenas um pouco mais longa do que a melhor síntese descrita anteriormente.

13-26 Prediga o produto esperado no tratamento de um alquino terminal com bromo em água, por exemplo,

$$\text{CH}_3\text{CH}_2\text{C≡CH} \xrightarrow{\text{Br}_2, \text{H}_2\text{O}}$$

SOLUÇÃO

Considere o problema do ponto de vista do mecanismo. O bromo adiciona-se às ligações π para formar um íon bromônio cíclico que está sujeito à abertura do anel pelo ataque de qualquer nucleófilo disponível. Na reação semelhante com alquenos (Seções 12-5 e 12-6), o ataque nucleofílico é direcionado para o carbono mais substituído do alqueno, ou seja, ocorre no átomo de carbono que tem a maior carga parcial positiva. Podemos fazer uma analogia neste caso e usar a água como nucleófilo, postulando os seguintes passos de um mecanismo razoável:

$$\text{CH}_3\text{CH}_2\text{C≡CH} \xrightarrow{:\ddot{\text{Br}}-\ddot{\text{Br}}:} \underset{\text{CH}_3\text{CH}_2 \quad H}{\overset{+\ddot{\text{Br}}:}{\text{C=C}}} \xrightarrow{\text{H}_2\ddot{\text{O}}} \underset{\text{H-O}^+\text{-H} \quad H}{\overset{\text{CH}_3\text{CH}_2 \quad \text{Br}}{\text{C=C}}} \xrightarrow{-\text{H}^+} \underset{\text{HO}: \quad H}{\overset{\text{CH}_3\text{CH}_2 \quad \text{Br}}{\text{C=C}}}$$

O produto desta sequência é um enol, que, como já vimos (Seção 13-8), é instável e rapidamente se tautomeriza a um composto carbonilado. Neste caso, o produto final é $\text{CH}_3\text{CH}_2-\overset{\overset{:\text{O}:}{\|}}{\text{C}}-\text{CH}_2\text{Br}$, uma bromocetona.

Novas reações

1. **Acidez de 1-alquinos (Seção 13-2)**

$$\text{RC≡CH} + :\text{B}^- \rightleftharpoons \text{RC≡C}:^- + \text{BH}$$
$\text{p}K_\text{a} \approx 25$
Base (B): NaNH_2–líquida NH_3; RLi–$(\text{CH}_3\text{CH}_2)_2\text{O}$; RMgX–THF

Preparação de alquinos

2. Eliminação dupla a partir de di-halogenoalcanos (Seção 13-4)

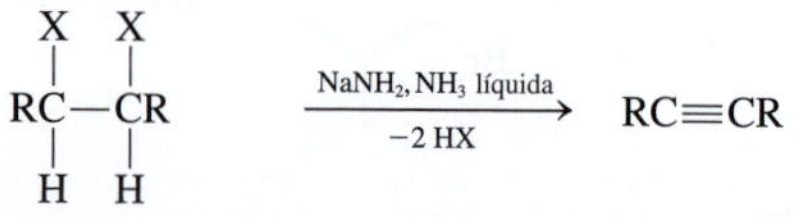

$$\underset{\text{Di-halogenoalcanos Vicinais}}{\text{RCH(X)-CR(X)H}} \xrightarrow[-2\,HX]{NaNH_2,\,NH_3\text{ líquida}} RC\equiv CR$$

3. A partir de alquenos pela halogenação-de-hidro-halogenação (Seção 13-4)

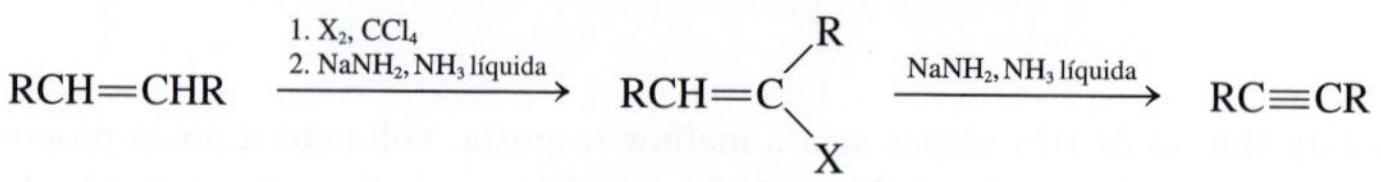

$$RCH=CHR \xrightarrow[\text{2. } NaNH_2,\,NH_3\text{ líquida}]{\text{1. } X_2,\,CCl_4} \underset{\substack{\text{Halogeneto de alquenila} \\ \text{intermediário}}}{RCH=C(R)(X)} \xrightarrow{NaNH_2,\,NH_3\text{ líquida}} RC\equiv CR$$

Conversão de alquinos em outros alquinos

4. Alquilação com ânions alquinila (Seção 13-5)

$$RC\equiv CH \xrightarrow[\text{2. } R'X]{\text{1. } NaNH_2,\,NH_3\text{ líquida}} RC\equiv CR'$$

Reação S_N2: R' tem de ser primário

5. Alquilação com oxaciclopropano (Seção 13-5)

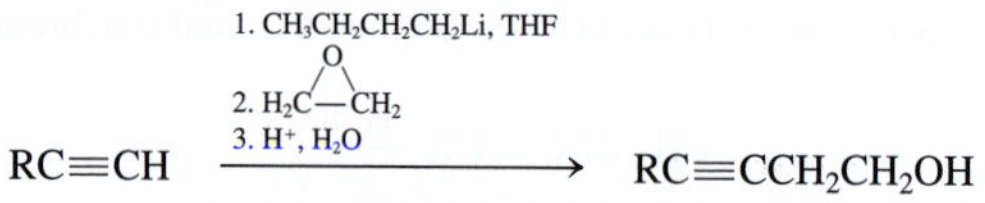

$$RC\equiv CH \xrightarrow[\substack{\text{2. } H_2C\text{—}CH_2\,(\text{oxaciclopropano}) \\ \text{3. } H^+,\,H_2O}]{\text{1. } CH_3CH_2CH_2CH_2Li,\,THF} RC\equiv CCH_2CH_2OH$$

Ataque ocorre no carbono menos substituído em oxaciclopropanos não simétricos

6. Alquilação com compostos carbonilados (Seção 13-5)

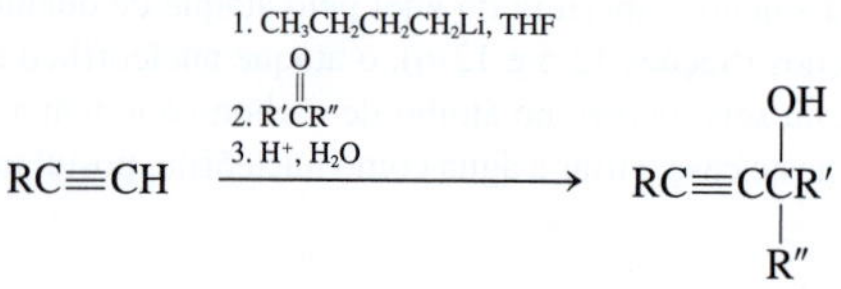

$$RC\equiv CH \xrightarrow[\substack{\text{2. } R'C(=O)R'' \\ \text{3. } H^+,\,H_2O}]{\text{1. } CH_3CH_2CH_2CH_2Li,\,THF} RC\equiv C-C(OH)(R')(R'')$$

Reações de alquinos

7. Hidrogenação (Seção 13-6)

$$RC\equiv CR \xrightarrow{\text{catalisador, } H_2} RCH_2CH_2R \qquad \Delta H° \approx -70 \text{ kcal mol}^{-1}$$

Catalisadores: Pt, Pd–C

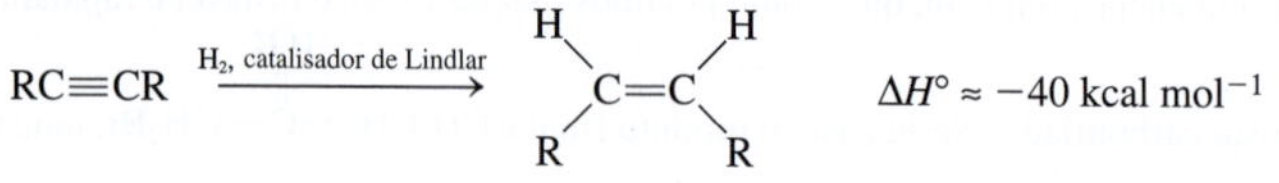

$$RC\equiv CR \xrightarrow{H_2,\text{ catalisador de Lindlar}} \underset{\text{Alqueno cis}}{\begin{array}{c} H \quad\quad H \\ C=C \\ R \quad\quad R \end{array}} \qquad \Delta H° \approx -40 \text{ kcal mol}^{-1}$$

8. Redução com sódio em amônia líquida (Seção 13-6)

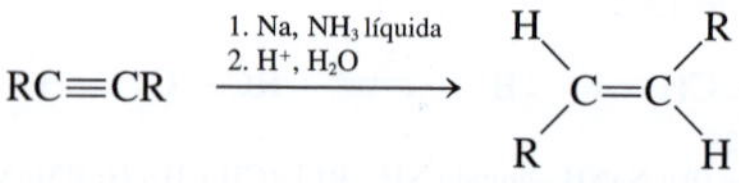

$$RC\equiv CR \xrightarrow[\text{2. } H^+,\,H_2O]{\text{1. } Na,\,NH_3\text{ líquida}} \underset{\text{Alqueno trans}}{\begin{array}{c} H \quad\quad R \\ C=C \\ R \quad\quad H \end{array}}$$

9. Adições eletrofílicas (e Markovnikov): hidro-halogenação, halogenação e hidratação (Seção 13-7)

$$RC\equiv CR \xrightarrow{HX} RCH=CXR \xrightarrow{HX} RCH_2CX_2R$$
$$\text{Di-halogenoalcano geminal}$$

$$RC\equiv CH \xrightarrow{2\ HX} RCX_2CH_3$$

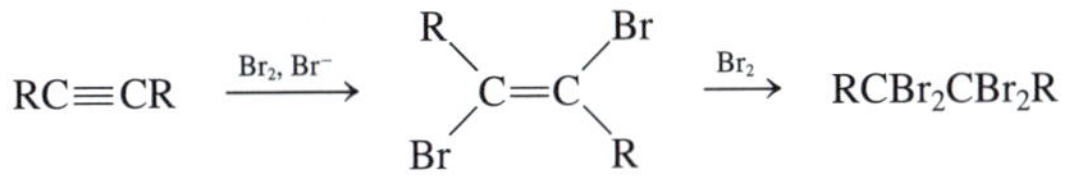

$$RC\equiv CR \xrightarrow{Br_2, Br^-} \underset{\text{Principalmente trans}}{\begin{array}{c}R\\ \diagdown \\ Br\end{array}C=C\begin{array}{c}Br\\ \diagup \\ R\end{array}} \xrightarrow{Br_2} RCBr_2CBr_2R$$

$$RC\equiv CR \xrightarrow{Hg^{2+},\ H_2O} RCH_2\overset{O}{\underset{\|}{C}}R$$

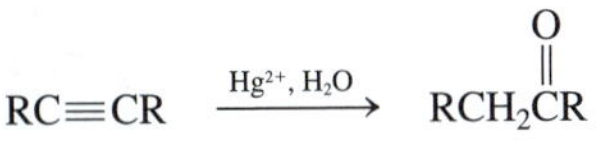

10. Adição via radicais de brometo de hidrogênio (Seção 13-8)

$$RC\equiv CH \xrightarrow{HBr,\ ROOR} RCH=CHBr$$
Antimarkovnikov
O bromo se liga ao carbono menos substituído

11. Hidroboração (Seção 13-8)

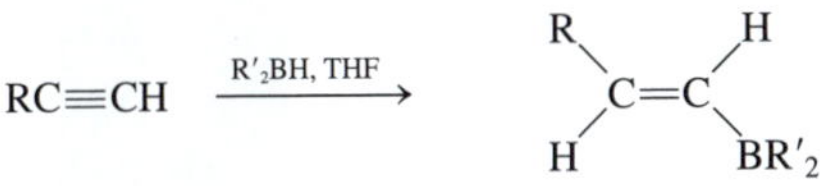

$$RC\equiv CH \xrightarrow{R'_2BH,\ THF} \begin{array}{c}R\\ \diagdown \\ H\end{array}C=C\begin{array}{c}H\\ \diagup \\ BR'_2\end{array}$$

Adição antimarkovnikov e
adição estereoespecífica (*sin*)

B liga-se ao carbono menos substituído

Di(ciclo-hexil)-borano (**R'** = ⬡—)

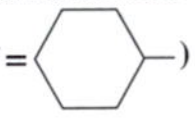

12. Oxidação de alquenil-boranos (Seção 13-8)

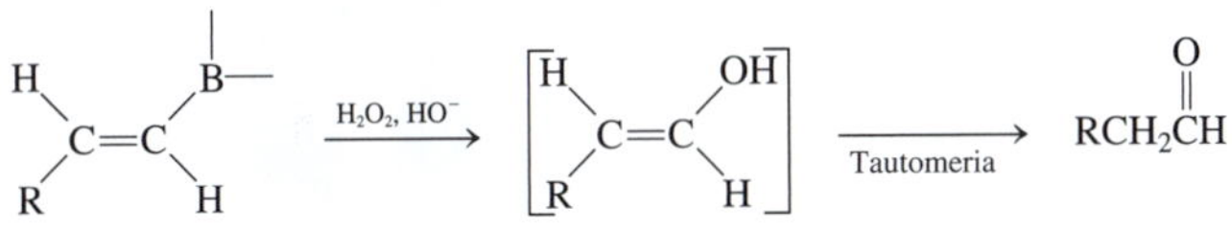

$$\begin{array}{c}H\\ \diagdown \\ R\end{array}C=C\begin{array}{c}B-\\ \diagup \\ H\end{array} \xrightarrow{H_2O_2,\ HO^-} \left[\begin{array}{c}H\\ \diagdown \\ R\end{array}C=C\begin{array}{c}OH\\ \diagup \\ H\end{array}\right] \xrightarrow{\text{Tautomeria}} RCH_2\overset{O}{\underset{\|}{C}}H$$

Enol

Reagentes organometálicos

13. Organometálicos de alquenila (Seção 13-9)

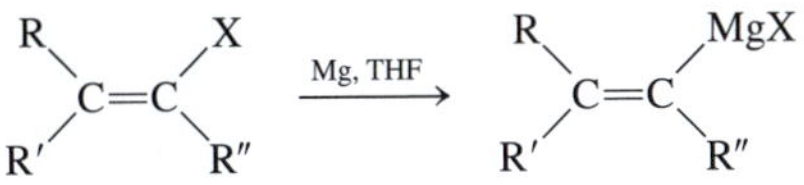

$$\begin{array}{c}R\\ \diagdown \\ R'\end{array}C=C\begin{array}{c}X\\ \diagup \\ R''\end{array} \xrightarrow{Mg,\ THF} \begin{array}{c}R\\ \diagdown \\ R'\end{array}C=C\begin{array}{c}MgX\\ \diagup \\ R''\end{array}$$

14. Reação Heck (Seção 13-9)

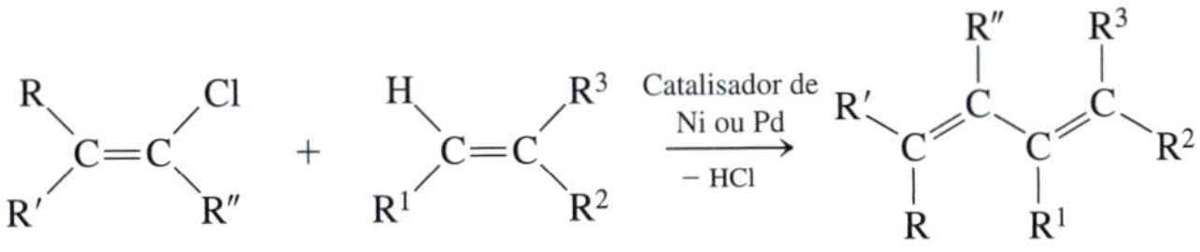

$$\begin{array}{c}R\\ \diagdown \\ R'\end{array}C=C\begin{array}{c}Cl\\ \diagup \\ R''\end{array} + \begin{array}{c}H\\ \diagdown \\ R^1\end{array}C=C\begin{array}{c}R^3\\ \diagup \\ R^2\end{array} \xrightarrow[-\ HCl]{\text{Catalisador de Ni ou Pd}} \begin{array}{c}R'\\ \diagdown \\ R\end{array}C=C\begin{array}{c}R''\\ \diagup\end{array}\begin{array}{c}R^3\\ \diagdown \\ R^1\end{array}C=C\begin{array}{c}\\ \diagup \\ R^2\end{array}$$

Química Orgânica

Reações de Alquinos

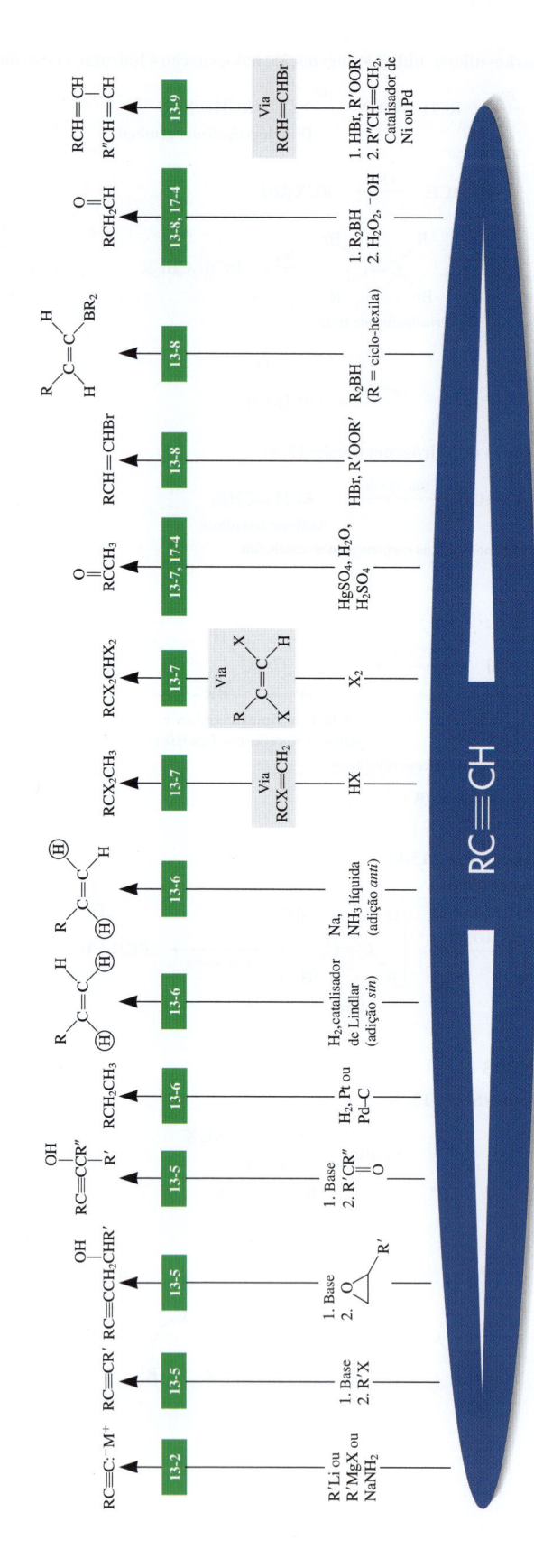

RC≡CH

- **13-2** → RC≡C:⁻ M⁺
  - R'Li ou R'MgX ou NaNH₂

- **13-5** → RC≡CR'
  - 1. Base
  - 2. R'X

- **13-5** → RC≡CCH₂CHR'
                       |
                      OH
  - 1. Base
  - 2. O—CHR' (epóxido)

- **13-5** → RC≡CCR''(OH)R'
  - 1. Base
  - 2. R'CR''=O

- **13-6** → RCH₂CH₃
  - H₂, Pt ou Pd-C

- **13-6** → cis-RCH=CHR (alceno cis)
  - H₂, catalisador de Lindlar (adição sin)

- **13-6** → trans-RCH=CHR (alceno trans)
  - Na, NH₃ líquida (adição anti)

- **13-7** → RCX₂CH₃
  - HX
  - Via RCX=CH₂

- **13-7** → RCX₂CHX₂
  - X₂
  - Via RCX=CX(R)... (intermediário di-halogenado)

- **13-7, 17-4** → RCCH₃
            ‖
            O
  - HgSO₄, H₂O, H₂SO₄

- **13-8** → RCH=CHBr
  - HBr, R'OOR'

- **13-8** → RCH=CHBR₂ (com R = ciclo-hexila)
  - R₂BH (R = ciclo-hexila)

- **13-8, 17-4** → RCH₂CH
                ‖
                O
  - 1. R₂BH
  - 2. H₂O₂, ⁻OH

- **13-9** → RCH=CH / R''CH=CH
  - Via RCH=CHBr
  - 1. HBr, R'OOR'
  - 2. R''CH=CH₂, Catalisador de Ni ou Pd

Número da seção

Conceitos importantes

1. As regras de **nomenclatura dos alquinos** são, essencialmente, as mesmas formuladas para os alquenos. As moléculas com uma ligação dupla e uma tripla são chamadas de **alqueninos**, e a ligação dupla recebe o menor número se ambas estão em posições equivalentes. Os grupos hidróxi têm prioridade na numeração dos álcoois alquinílicos (**alquinóis**).

2. A **estrutura eletrônica** da ligação tripla mostra duas ligações π, perpendiculares entre si, e uma ligação σ, formada pela sobreposição de dois orbitais híbridos sp. A força da ligação tripla é de cerca de 229 kcal mol^{-1}, e a da ligação C—H de alquinila é de 131 kcal mol^{-1}. As ligações triplas formam **estruturas lineares** com os átomos vizinhos, com ligações C—C (1,20 Å) e C—H (1,06 Å) curtas.

3. O elevado caráter s do C1 de um alquino terminal torna o hidrogênio ligado a este átomo relativamente **ácido** (p$K_a \approx 25$).

4. O **deslocamento químico** do hidrogênio de alquinila é baixo (δ = 1,7–3,1 ppm) em comparação com o dos hidrogênios de alquenila, devido ao efeito de blindagem de uma corrente de elétrons induzida em torno do eixo molecular provocada pelo campo magnético externo. A ligação tripla permite o acoplamento à distância. A **espectroscopia no IV** indica a presença de ligações C≡C e ≡C—H nos alquinos terminais pelas bandas em 2100-2260 cm^{-1} e 3260-3330 cm^{-1}, respectivamente.

5. A reação de **eliminação** com di-halogenoalcanos vicinais é regiosseletiva e estereoespecífica para dar halogenetos de alquenila.

6. A **hidrogenação** *sin* seletiva de alquinos é possível com o catalisador de Lindlar que, porque a superfície é menos ativa do que a de paládio sobre carvão, é incapaz de hidrogenar alquenos. A **hidrogenação** *anti* seletiva é possível com o metal sódio dissolvido em amônia líquida, porque os alquenos simples não podem ser reduzidos pela transferência de um elétron. A estereoquímica é definida pela maior estabilidade do radical alquenila trans intermediário.

7. Os alquinos sofrem, em geral, as mesmas reações de adição dos alquenos, mas elas podem ocorrer duas vezes consecutivas. A hidratação de alquinos não é comum. Ela requer um catalisador de Hg(II), e o produto inicial, um **enol**, se rearranja a uma cetona por **tautomeria**.

8. Usa-se dialquil-boranos, em especial o diciclo-hexil-borano, para interromper a **hidroboração** de alquinos terminais no estágio do intermediário alquenil-boro. A oxidação dos alquenil-boranos resultantes produz enóis que se tautomerizam a aldeídos.

9. A **reação de Heck** liga alquenos à halogenetos de alquenilas em um processo catalisado por metal.

Problemas

27. Desenhe as estruturas das moléculas que têm os seguintes nomes.
    (a) 1-Cloro-1-butino   (b) (Z)-4-Bromo-3-metil-3-penteno-1-ino   (c) 4-hexino-1-ol

28. Nomeie cada composto abaixo usando o sistema de nomenclatura da IUPAC.

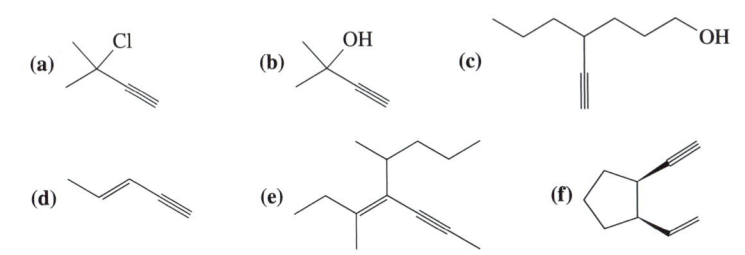

29. Compare as forças das ligações C—H no etano, eteno e etino. Correlacione estes dados com a hibridação, a polaridade da ligação e a acidez do hidrogênio.

30. Compare as ligações C2—C3 de propano, propeno e propino. Você espera que existam diferenças de comprimento ou de força de ligação? Em caso positivo, quais são as diferenças?

31. Prediga a ordem de acidez na seguinte série de espécies catiônicas: $CH_3CH_2NH_3^+$, $CH_3CH{=}NH_2^+$, $CH_3C{\equiv}NH^+$. [**Sugestão**: procure uma analogia com os hidrocarbonetos (Seção 13-2)].

32. Os calores de combustão de três compostos de fórmula molecular C_5H_8 são: ciclopenteno, $\Delta H_{comb} = -1027$ kcal mol^{-1}; 1,4-pentadieno, $\Delta H_{comb} = -1042$ kcal mol^{-1}; e 1-pentino, $\Delta H_{comb} = -1052$ kcal mol^{-1}. Explique estes dados em termos de estabilidade relativa e força de ligação.

33. Coloque na ordem de estabilidade decrescente.

(a) 1-heptino e 3-heptino

(b) ciclopentil—C≡CCH$_3$, ciclopentil—CH$_2$C≡CH, e ciclooctino

(**Sugestão:** faça um modelo da terceira estrutura. Existe alguma coisa estranha com relação à ligação tripla?)

34. Deduza as estruturas de cada um dos seguintes compostos. (**a**) A fórmula molecular é C_6H_{10}, com o espectro de RMN A, e sem bandas fortes no IV entre 2100 e 2300 cm^{-1} ou entre 3250 e 3350 cm^{-1}. (**b**) A fórmula molecular C_7H_{12}, com o espectro de RMN B, e bandas no IV em cerca de 2120 e 3330 cm^{-1}. (**c**) A composição percentual é de 71,41% de carbono e 9,59% de hidrogênio (o restante é O), e a massa molecular exata é 84,0584; os espectros de RMN e IV estão em C. A expansão no espectro de RMN em C mostra uma melhor resolução dos sinais entre 1,6 e 2,4 ppm.

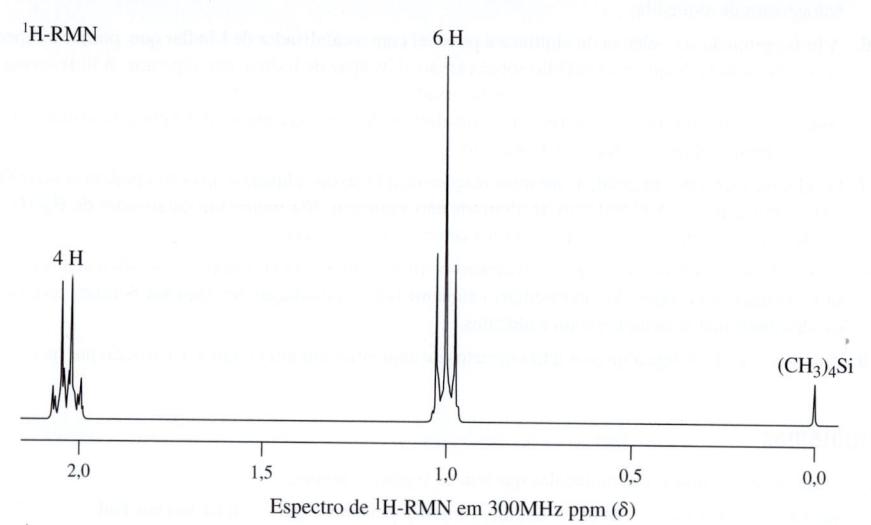

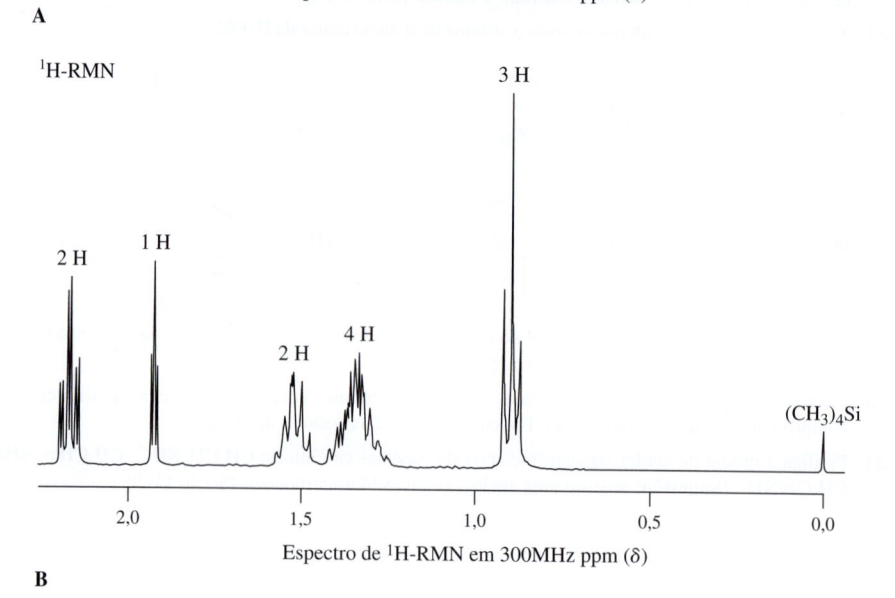

¹H-RMN

Espectro de ¹H-RMN em 300MHz ppm (δ)

A

¹H-RMN

Espectro de ¹H-RMN em 300MHz ppm (δ)

B

¹H-RMN

2 H

1 H

2 H 2 H

1 H

2,3   2,0   1,7

(CH₃)₄Si

4,0   3,5   3,0   2,5   2,0   1,5   1,0   0,5   0,0
Espectro de ¹H-RMN em 300MHz ppm(δ)

IR

4000 3500 3000 2500 2000 1500 1000 600 cm⁻¹
Número de ondas

C

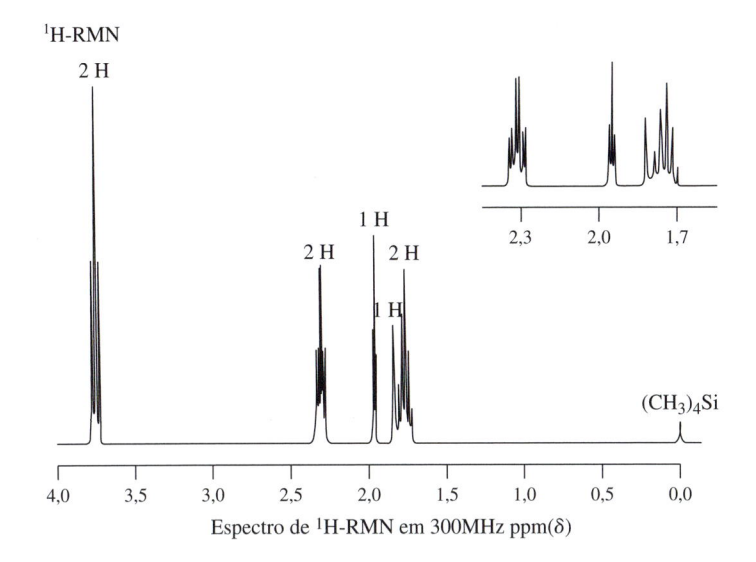

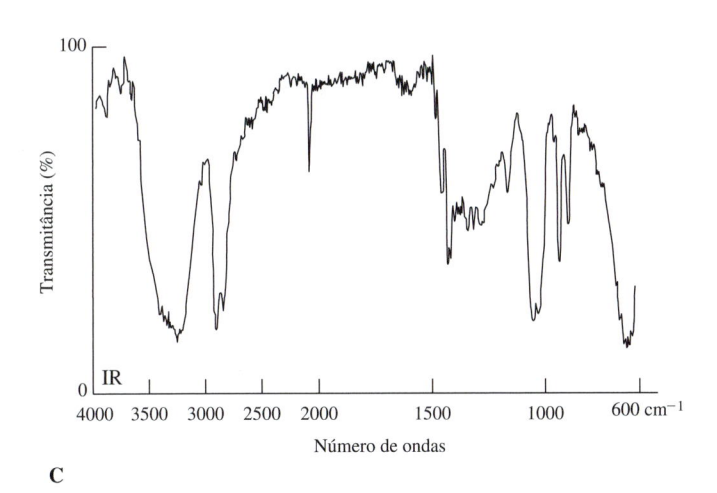

35. O espectro no IV do 1,8-nonadiino mostra uma banda estreita e intensa em 3300 cm⁻¹. Qual é a origem desta absorção? O tratamento do 1,8-nonadiino com NaNH₂, seguido de D₂O, leva à incorporação de dois átomos de deutério, sem alterar o resto da molécula. O espectro no IV mostra que o sinal em 3300 cm⁻¹ desaparece, mas um novo pico aparece em 2580 cm⁻¹. (**a**) Qual é o produto desta reação? (**b**) Que nova ligação é responsável pela absorção no IV em 2580 cm⁻¹? (**c**) Use a Lei de Hooke e calcule a posição esperada para esta nova banda a partir da estrutura da molécula original e dê seu espectro de IV. Suponha que k e f não mudaram.

36. Escreva o(s) produto(s) esperado(s) em cada uma das seguintes reações:

(**a**) CH₃CH₂CH(CH₃)CHCH₂Cl (com Cl no carbono CH) $\xrightarrow{3\ NaNH_2,\ NH_3\ líquida}$

(**b**) CH₃OCH₂CH₂CH₂CHCHCH₃ (com Br Br) $\xrightarrow{2\ NaNH_2,\ NH_3\ líquida}$

(**c**) *meso*-CH₃CHCH₂CHCHCH₂CHCH₃ (com CH₃, Cl, Cl, CH₃) $\xrightarrow{NaOCH_3\ (1\ equivalente),\ CH_3OH}$

(**d**) (4R,5R)-CH₃CHCH₂CHCHCH₂CHCH₃ (com CH₃, Cl, Cl, CH₃) $\xrightarrow{NaOCH_3\ (1\ equivalente),\ CH_3OH}$

37. (a) Escreva o produto esperado na reação do 3-octino com Na em NH₃ líquida. (b) Quando a mesma reação é feita com ciclo-octino (Problema 33b), o produto é o *cis*-ciclo-octeno e não o *trans*-ciclo-octeno. Explique usando mecanismos.

38. Escreva os produtos principais da reação do 1-propinil-lítio, $CH_3C{\equiv}C^-Li^+$, em THF, com cada uma das seguintes moléculas:

(a) CH_3CH_2Br (b) [estrutura: 3-cloro-2,4-dimetilpentano]   (c) Ciclo-hexanona

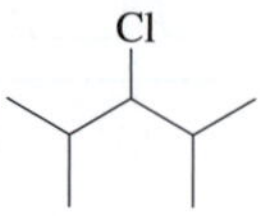

(d) [ciclopentil–C(=O)H]   (e) $CH_3CH\!-\!\overset{O}{\frown}\!CH_2$ (f) [decalona com CH_3 e H]

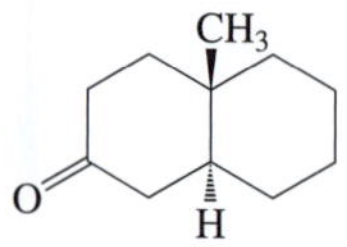

39. Escreva o mecanismo e o produto final da reação de 1-propinil-lítio com *trans*-2,3-dimetil-oxa-ciclo-propano.

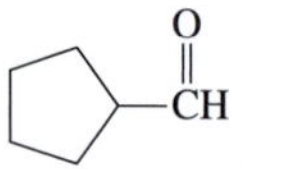

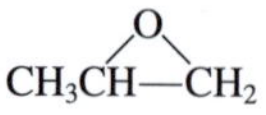

40. Qual dos seguintes métodos é o mais apropriado para uma síntese do 2-metil-3-hexino com alto rendimento, [estrutura 2-metil-3-hexino] ?

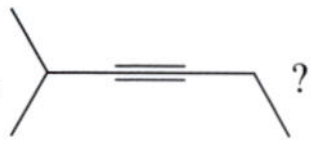

(a) [2-metil-2-hexeno] →(H₂, catalisador de Lindlar)   (b) [dicloreto] →(NaNH₂, NH₃ líquida)

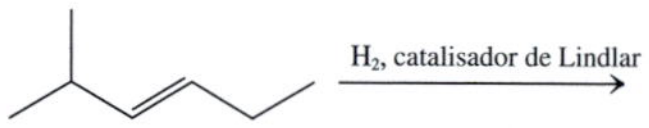

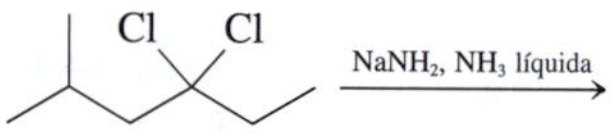

(c) [alceno] →(1. Cl₂, CCl₄; 2. NaNH₂, NH₃ líquida)   (d) [(CH₃)₂CH–C≡C–Li] + [CH₃CH₂Br]

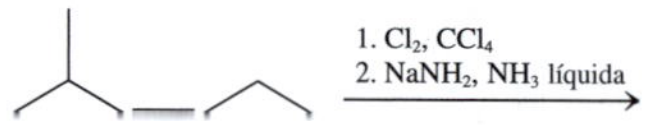

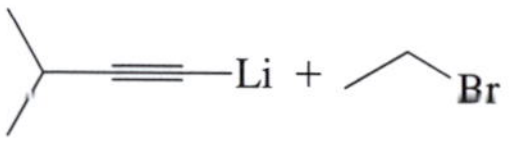

(e) [CH₃CH₂–C≡C–Li] + [(CH₃)₂CHBr]

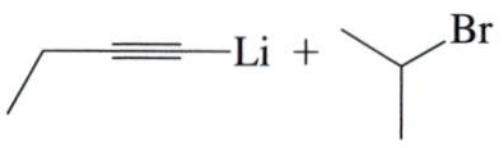

41. Proponha sínteses razoáveis para cada um dos alquinos abaixo, usando os princípios da análise retrossintética. Cada grupo funcional alquino na sua molécula-alvo deve vir de um composto *de dois carbonos* (por exemplo, etino, eteno, etanal, etc.).

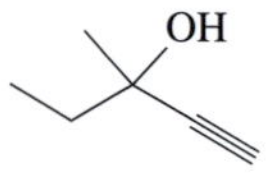

(a) [alquino interno]   (b) [álcool com alquino terminal e OH]   (c) [alquino terminal com OH]   (d) $(CH_3)_3CC{\equiv}CH$ [Cuidado! O que está errado com $(CH_3)_3CCl\ +\ {^-}\!\!:\!C{\equiv}CH?$]

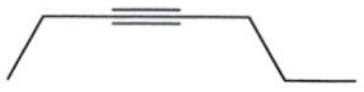

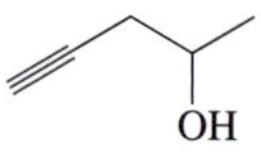

42. Desenhe a estrutura do (*R*)-4-deutero-2-hexino. Proponha um precursor retro-S_N2 apropriado para este composto.

43. Revisão de reações. Sem consultar o Mapa de Reações na p. 598, sugira reagentes para converter um alquino geral $RC{\equiv}CH$ em cada um dos seguintes tipos de compostos.

(a) $\underset{Br}{\overset{R}{}}\!C{=}C\!\underset{H}{\overset{Br}{}}$ (b) $R\!-\!\underset{Br}{\overset{Br}{C}}\!-\!\underset{Br}{\overset{Br}{C}}\!-\!H$ (c) $R\!-\!\overset{O}{\overset{\|}{C}}\!-\!\underset{H}{\overset{H}{C}}\!-\!H$ (Produto Markovnikov)

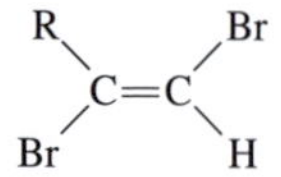

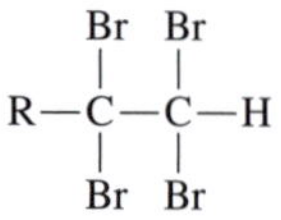

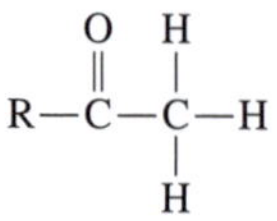

(d) 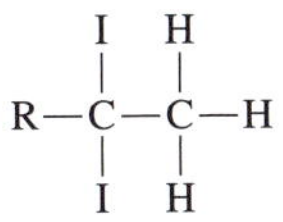 R—C(I)(I)—C(H)(H)—H   (e) R—C≡C:⁻ M⁺   (f) 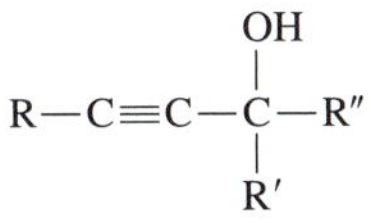 R—C≡C—C(OH)(R')—R''

(g) R—C≡C—R'   (h) R—C≡C—CH₂—CH₂OH   (i) 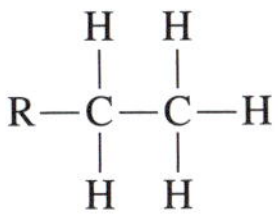 R—C(H)(H)—C(H)(H)—H

(j) 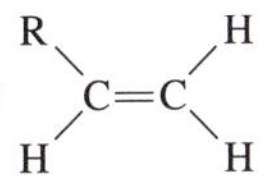 R\C=C/H with H\ /H (R and H on one carbon, H and H on the other — cis-like drawing)   (k) 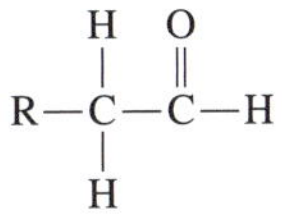 R—C(H)(H)—C(=O)—H   (Produto antimarkovnikov)

44. Dê o produto principal esperado na reação do propino com cada um dos seguintes reagentes.
(a) D₂, Pd–CaCO₃, Pb(O₂CCH₃)₂, quinolina;
(b) Na, ND3; (c) 1 equivalente HI; (d) 2 equivalentes HI; (e) 1 equivalente Br₂;
(f) 1 equivalente ICl; (g) 2 equivalentes ICl; (h) H₂O, HgSO₄, H₂SO₄;
(i) diciclo-hexil-borano, depois NaOH, H₂O₂.

45. Quais são os produtos das reações de diciclo-hexil-etino com os reagentes do Problema 44?

46. Escreva as estruturas dos enóis tautômeros inicialmente formados nas reações de propino e di(ciclo-hexil)-etino com di(ciclo-hexil)-borano seguido de NaOH e H₂O₂ (Problemas 44, parte **i**, e 45, parte **i**).

47. Dê os produtos das reações de suas duas primeiras respostas do Problema 45 com cada um dos seguintes reagentes: (a) H₂, Pd–C, CH₃CH₂OH; (b) Br₂, CCl₄; (c) BH₃, THF, depois NaOH, H₂O₂; (d) MCPBA, CH₂Cl₂; (e) OsO₄, depois H₂S.

48. Proponha sínteses para o *cis*-3-hepteno, começando com cada uma das seguintes moléculas. Indique, em cada caso, se a sequência proposta dará o composto desejado como produto principal ou secundário.
(a) 3-Cloro-heptano; (b) 4-cloro-heptano; (c) 3,4-dicloro-heptano; (d) 3-heptanol; (e) 4-heptanol; (f) *trans*-3-hepteno; (g) 3-heptino.

49. Proponha sínteses razoáveis para cada uma das seguintes moléculas. Use um alquino em cada síntese pelo menos uma vez.

(a) 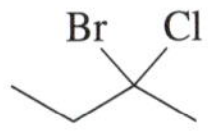 (structure with Br, Cl)   (b) 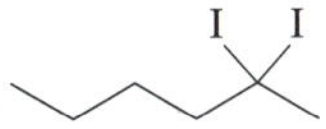 (structure with I, I)   (c) *meso*-2-3-Dibromo-butano

(d) Mistura racêmica de (2R,3R)-2,3-dibromo-butano e (2S,3S)-2,3-dibromo-butano   (e) 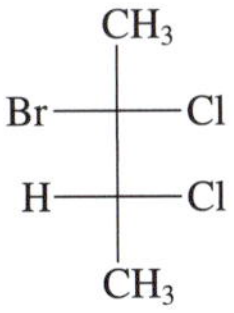 (structure with Br, Cl, CH₃, H, Cl, CH₃)   (f) (ketone structure)

(g) HO—CH₂CH₂CH(OH)CH₃   (h) (cyclopentylacetaldehyde)   (i) 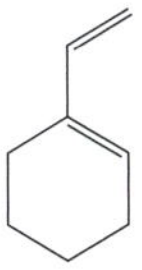 (1-vinylcyclohexene)

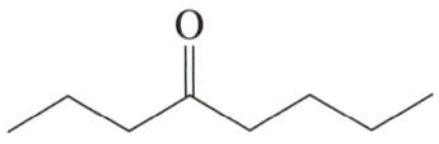

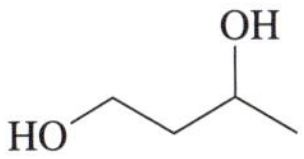

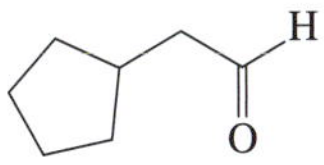

50. Mostre como a reação de Heck pode ser usada na síntese das seguintes moléculas.

(a) 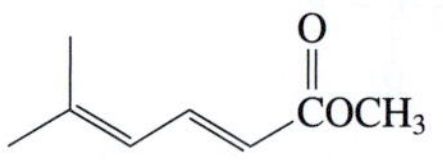 [estrutura: (CH₃)₂C=CH-CH=CH-COOCH₃] (b) 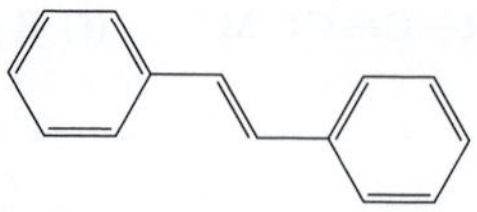 [estrutura: trans-estilbeno, Ph-CH=CH-Ph]

51. Proponha uma estrutura razoável para o carbeto de cálcio, CaC₂, com base em sua reatividade química (Seção 13-10). Qual seria um nome mais sistemático deste composto?

52. Proponha *duas sínteses diferentes* para o linalool, um terpeno encontrado nos óleos da canela, do sassafrás e da flor de laranjeira. Comece com a cetona de oito carbonos dada abaixo e use etino em ambas as sínteses como a fonte dos dois outros carbonos necessários.

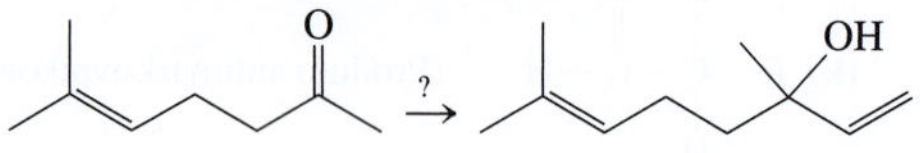

[estrutura: 6-metil-hept-5-en-2-ona → Linalool]

Linalool

53. A síntese da chamaecinona, o óleo essencial da árvore Benihi, requer a conversão de um cloroálcool em uma alquinil-cetona. Proponha uma estratégia para fazer esta transformação.

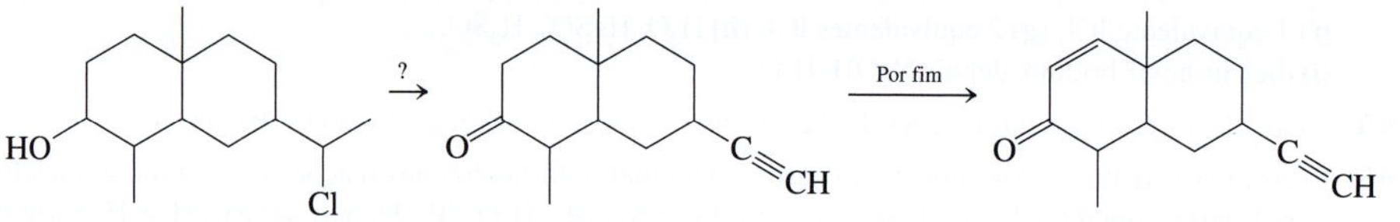

[estruturas: cloroálcool decalínico → cetona-alquino → (Por fim) Chamaecinona]

Chamaecinona

54. DESAFIO A síntese do sesquiterpeno bergamoteno é feita a partir do álcool mostrado a seguir. Sugira uma sequência para completar a síntese.

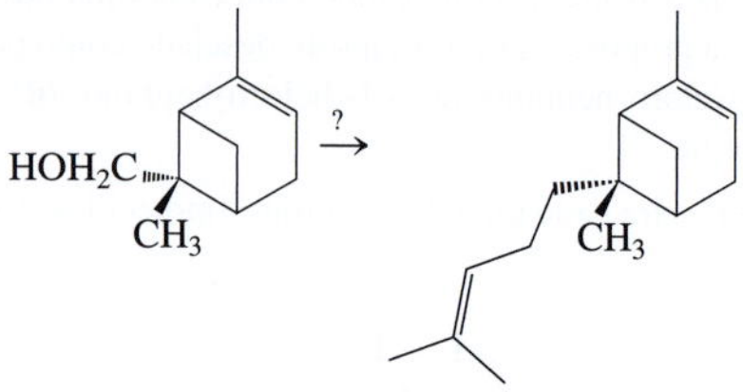

[estruturas: álcool pinânico HOH₂C-... → Bergamoteno]

Bergamoteno

55. DESAFIO Uma molécula desconhecida tem os espectros D de ¹H-RMN e de IV. A reação com H₂ na presença do catalisador de Lindlar gera um composto que, após ozonólise e tratamento com Zn em ácido diluído, forma um equivalente de CH₃CCH e dois de HCH. Qual é a estrutura da molécula original?
$$\overset{O\ O}{\underset{\|\ \|}{CH_3CCH}} \quad \overset{O}{\underset{\|}{HCH}}$$

56. DESAFIO Formule um mecanismo plausível para a hidratação do etino na presença de cloreto mercúrico. (**Sugestão**: revise a hidratação de alquenos catalisada pelo íon mercúrico, Seção 12-7.)

¹H-RMN

3 H
1 H
1 H
1 H
(CH₃)₄Si

6,0 5,5 5,0 4,5 4,0 3,5 3,0 2,5 2,0 1,5 1,0 0,5 0,0
Espectro de ¹H-RMN em 300MHz ppm (δ)

IR

4000 3500 3000 2500 2000 1500 1000 600 cm⁻¹
Número de ondas

D

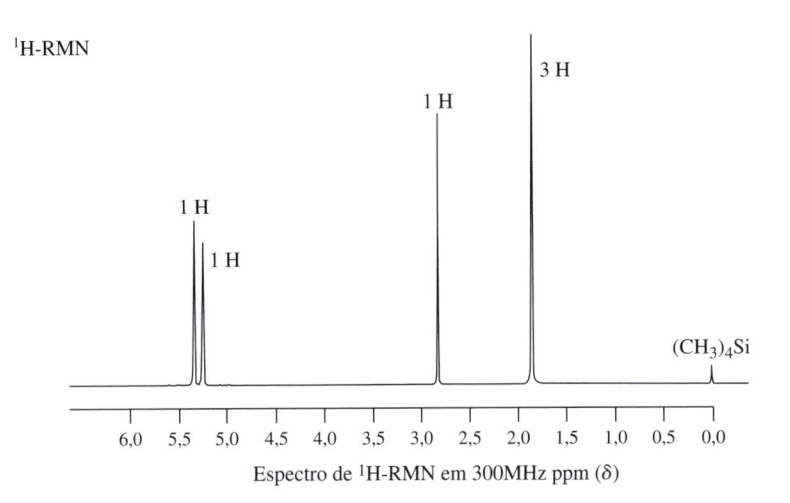

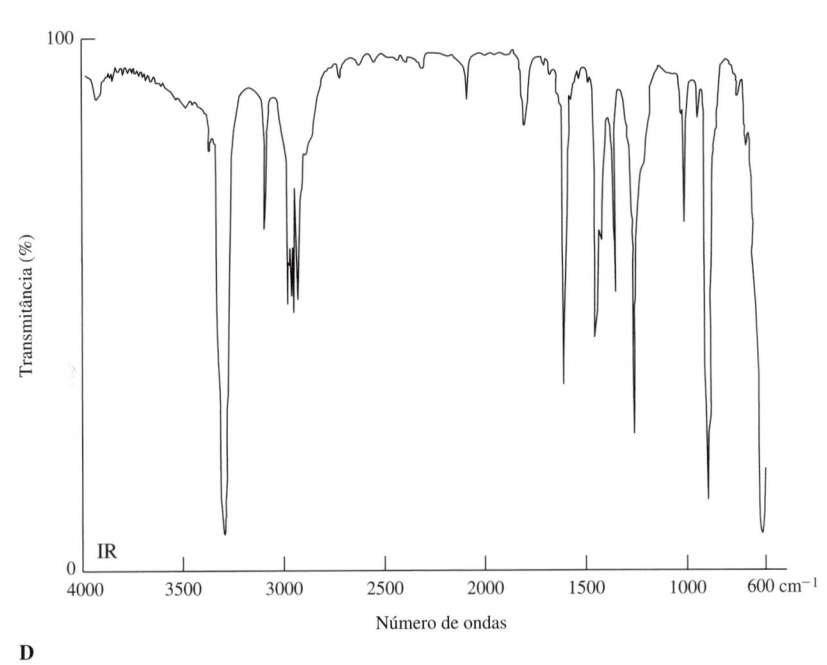

57. A síntese do sesquiterpeno farnesol requer a conversão de um composto diclorado em um alquinol, como mostrado abaixo. Sugira um modo de fazer esta transformação. (**Sugestão**: converta o composto de partida em um alquino terminal.)

Farnesol

Trabalho em grupo

58. Seu grupo está estudando o problema de um fechamento de anel intramolecular de enediinos, importantes na síntese total da dinemicina A, um composto com atividade antitumoral potente.

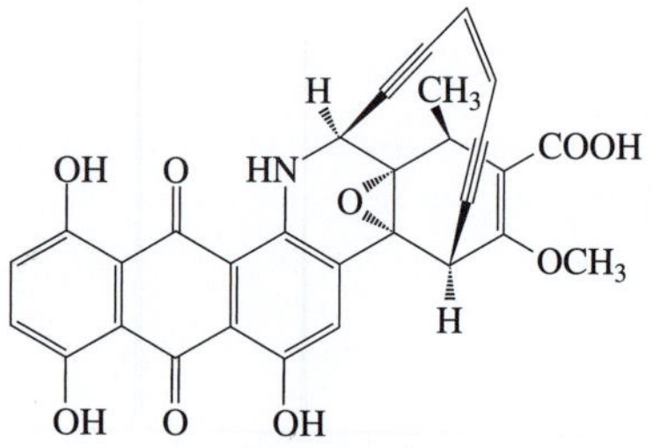

Dinemicina A

Um grupo de pesquisa tentou as seguintes abordagens para efetuar o processo. Infelizmente, todas falharam. Dividam o esquema entre vocês e deem as estruturas dos compostos A a D. (Nota: R′ e R″ são grupos de proteção).

1. 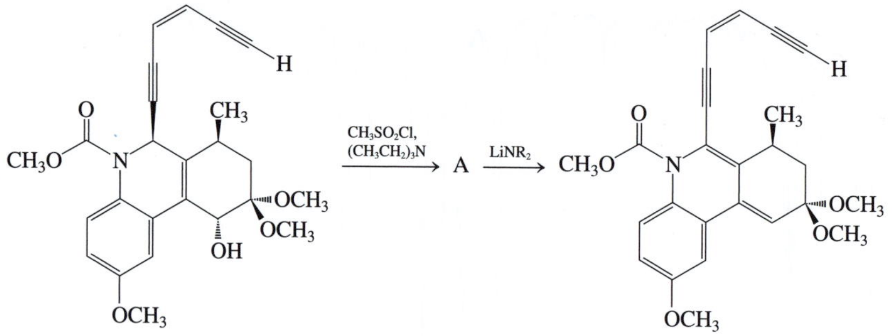 [estrutura] $\xrightarrow{CH_3SO_2Cl,\ (CH_3CH_2)_3N}$ **A** $\xrightarrow{LiNR_2}$ [estrutura]

2. [estrutura] $\xrightarrow{}$ **B** $\xrightarrow[]{\substack{1.\ (CH_3CH_2CH_2CH_2)_4N^+F^-,\\ THF\ (remove\ R')\\ 2.\ CH_3SO_2Cl,\ (CH_3CH_2)_3N}}$ **C** ⊗ $\xrightarrow{LiNR_2}$ [estrutura]

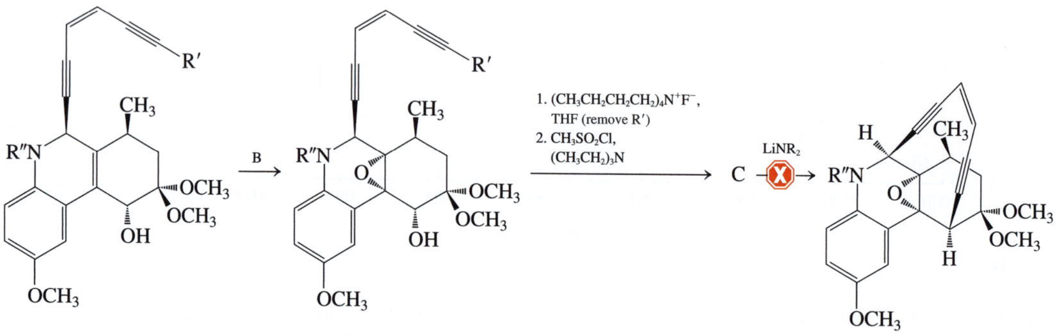

3. 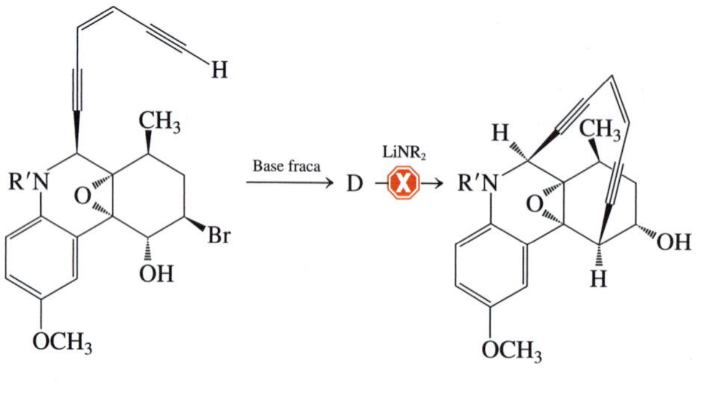 [estrutura] $\xrightarrow{Base\ fraca}$ **D** ⊗ $\xrightarrow{LiNR_2}$ [estrutura]

Um modelo de estudo bem sucedido (mostrado aqui), parte de uma estratégia alternativa para a conclusão da síntese total.

Discutam as vantagens desta abordagem e apliquem-na ao composto apropriado nas abordagens 1 a 3.

Problemas pré-profissionais

59. O melhor nome da IUPAC para o composto de estrutura H—C≡C(CH$_2$)$_3$Cl é

(a) 4-cloro-1-pentino, (b) 5-cloro-penta-1-ino, (c) 4-pentino-1-cloroino, (d) 1-cloro-penta-4-ino.

60. Um nucleófilo feito pela desprotonação de propino é

(a) ⁻:CH$_2$CH$_3$; (b) ⁻:HC=CH$_2$; (c) ⁻:C≡CH; (d) ⁻:C≡CCH$_3$;
(e) ⁻:HC=CHCH$_3$.

61. O tratamento de ciclo-octino com ácido sulfúrico diluído e HgSO$_4$ dá um novo composto. Ele é melhor representado como

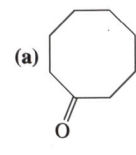

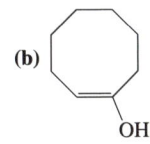

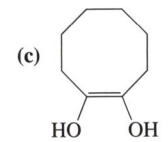

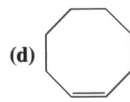

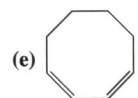

62. Dentre as escolhas mostradas a seguir, determine a que melhor descreve a estrutura do composto A.

(a) HOCH$_2$CH(CH$_2$)$_2$OH
        |
        CH$_3$

(b) HOCH$_2$CHCH$_2$OH
           |
           CH$_3$

(c) HC≡CCHCH$_2$OH
         |
         CH$_3$

(d) HC≡CCH$_2$CHCH$_2$OH
              |
              CH$_3$

63. Dentre as opções a seguir, escolha a que melhor descreve a estrutura do composto A.

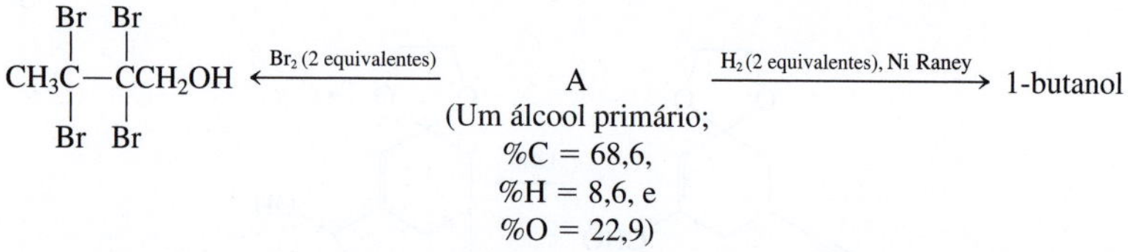

$$\text{CH}_3\underset{\underset{\text{Br}}{|}}{\overset{\overset{\text{Br}}{|}}{\text{C}}}-\underset{\underset{\text{Br}}{|}}{\overset{\overset{\text{Br}}{|}}{\text{C}}}\text{CH}_2\text{OH} \xleftarrow{\text{Br}_2 \text{ (2 equivalentes)}} \text{A} \xrightarrow{\text{H}_2 \text{ (2 equivalentes), Ni Raney}} \text{1-butanol}$$

(Um álcool primário;
%C = 68,6,
%H = 8,6, e
%O = 22,9)

(a) $CH_2=CHCH_2CH_2OH$

(b) 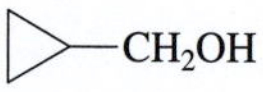 ▷—CH_2OH

(c) $CH_3C≡CCH_2OH$

(d) $CH_3CH=CH-CH=CHOH$

(e) 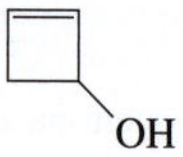 ☐—OH

CAPÍTULO 14

Sistemas Pi Deslocalizados

Investigação por espectroscopia
de ultravioleta e visível

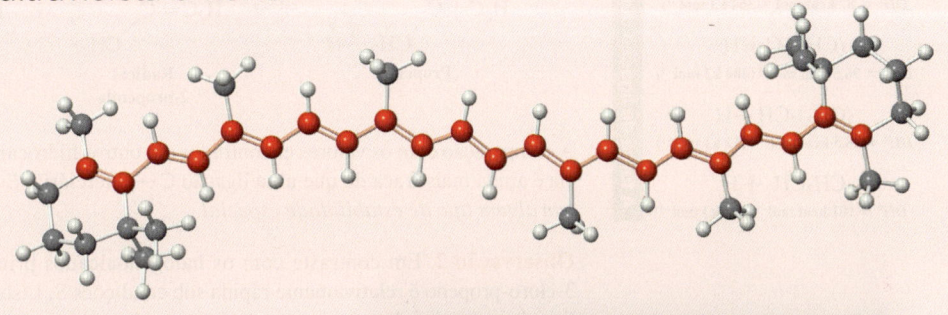

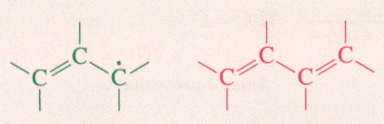

Radical alílico

Dieno conjugado

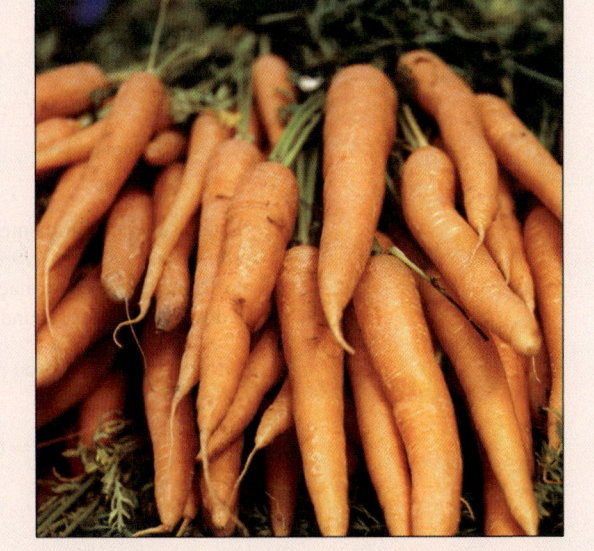

Vivemos em um universo cheio de cores. Nossa capacidade de perceber e distinguir milhares de matizes e tonalidades de cores está relacionada à capacidade que as moléculas têm de absorver diferentes frequências da luz visível. Por sua vez, esta propriedade é muitas vezes consequência da presença de ligações π múltiplas nas moléculas.

Nos três capítulos anteriores, vimos compostos que contêm ligações π carbono-carbono, os produtos da superposição de dois orbitais p adjacentes e paralelos. Descobrimos que as reações de adição nestes sistemas quimicamente versáteis levam a produtos relativamente simples, de uso em sínteses, e a produtos mais complexos, que incluem os polímeros – substâncias que afetam fortemente a vida na sociedade moderna. Neste capítulo, vamos expandir um pouco mais estes temas, estudando compostos em que *três* ou *mais* orbitais p paralelos participam da superposição do tipo π. Os elétrons destes orbitais são portanto compartilhados por três ou mais átomos e são chamados de **deslocalizados**.

Nossa discussão começa com o sistema 2-propenila – também chamado de alila –, que tem três orbitais p que interagem. Depois, passaremos para compostos que contêm *várias* ligações duplas: os dienos e análogos superiores. Estes compostos dão origem a alguns dos polímeros mais utilizados atualmente, encontrados em tudo, de pneus de automóveis aos gabinetes plásticos dos computadores que foram usados para preparar o manuscrito deste livro.

A situação especial de alternância de ligações duplas e simples dá origem a dienos, trienos e polienos **conjugados**, em que a deslocalização dos elétrons π é mais estendida. Estas substâncias mostram novos tipos de reatividade, incluindo cicloadições térmicas e fotoquímicas e fechamento de anéis, que estão entre os métodos mais poderosos de síntese de compostos cíclicos, como esteroides usados como fármacos. Esses processos são exemplos de uma classe fundamentalmente nova de mecanismos: as reações *pericíclicas*, que é o último tipo de mecanismo que veremos neste livro. Na sequência do capítulo, aproveitaremos a oportunidade de rever, em um Interlúdio,

O β-caroteno é um pigmento importante na fotossíntese. É parte da família dos carotenoides, sua produção na natureza é da ordem de 100 milhões de toneladas por ano e é responsável pela cor laranja das cenouras e de muitas outras frutas e vegetais. A cor é decorrência da presença de 11 ligações duplas contíguas que causam a absorção da luz visível.

todos os tipos principais de processos orgânicos cobertos neste curso. Concluiremos o capítulo com a discussão da absorção de luz pelas moléculas com sistemas π deslocalizados. Este processo forma a base da espectroscopia de ultravioleta e visível.

14-1 Superposição de três orbitais *p* adjacentes: deslocalização de elétrons no sistema 2-propenila (alila)

Qual é o efeito de uma ligação dupla vizinha na reatividade de um carbono? Três observações importantes respondem a esta questão.

Energias de dissociação de várias ligações C—H

$CH_2{=}CHCH_2 {\dashv} H$
$DH° = 87$ kcal mol^{-1} (364 kJ mol^{-1})

$(CH_3)_3C {\dashv} H$
$DH° = 96,5$ kcal mol^{-1} (404 kJ mol^{-1})

$(CH_3)_2CH {\dashv} H$
$DH° = 98,5$ kcal mol^{-1} (412 kJ mol^{-1})

$CH_3CH_2 {\dashv} H$
$DH° = 101$ kcal mol^{-1} (423 kJ mol^{-1})

↑ A força de ligação decresce

Observação 1. A ligação carbono-hidrogênio primária do propeno é relativamente fraca, somente 87 kcal mol^{-1}.

$$H_2C{=}C\overset{H}{\underset{CH_2-H}{}} \longrightarrow H_2C{=}C\overset{H}{\underset{CH_2\cdot}{}} + H\cdot \quad DH° = 87 \text{ kcal mol}^{-1}$$

Propeno → Radical 2-propenila

A comparação com os valores encontrados em outros hidrocarbonetos (veja a margem) mostra que ela é ainda mais fraca do que uma ligação C—H terciária. *Evidentemente, o radical 2-propenila tem algum tipo de estabilidade especial.*

Observação 2. Em contraste com os halogenoalcanos primários saturados, a dissociação do 3-cloro-propeno é relativamente rápida sob condições S_N1 (solvólise), e este composto sofre substituição unimolecular rápida através de um carbocátion intermediário.

$$H_2C{=}C\overset{H}{\underset{CH_2-\ddot{\underset{..}{Cl}}:}{}} \xrightarrow[-\ddot{\underset{..}{Cl}}:^-]{CH_3OH, \Delta} H_2C{=}C\overset{H}{\underset{CH_2^+}{}} \xrightarrow[-H^+]{CH_3\ddot{O}H} H_2C{=}C\overset{H}{\underset{CH_2\ddot{\underset{..}{O}}CH_3}{}}$$

3-Cloro-propeno — Cátion 2-propenila — 3-Metóxi-propeno (produto S_N1)

Este resultado claramente contradiz nossas expectativas (lembre-se da Seção 7-5). *Parece que o cátion derivado do 3-cloro-propeno é mais estável do que outros carbocátions primários.* Quanto? A facilidade de formação do cátion 2-propenila em reações de solvólise é mais ou menos igual à dos carbocátions secundários.

Observação 3. O pK_a do propeno é cerca de 40.

$$H_2C{=}C\overset{H}{\underset{CH_2-H}{}} \underset{K \approx 10^{-40}}{\rightleftarrows} H_2C{=}C\overset{H}{\underset{CH_2:^-}{}} + H^+$$

Ânion 2-propenila

Assim, o propeno é consideravelmente mais ácido do que o propano (p$K_a \approx 50$), e *a formação do ânion propenila por desprotonação parece ser extraordinariamente favorecida.*

Como podemos explicar essas três observações?

A deslocalização estabiliza os intermediários 2-propenila (alila)

Os três processos precedentes geram um carbono reativo – um radical, um carbocátion ou um carbânion, respectivamente – adjacente ao sistema π de uma ligação dupla. Esse arranjo parece conferir estabilidade especial. Por quê? A razão é a deslocalização dos elétrons: Cada uma dessas espécies pode ser descrita por um par de formas de ressonância equivalentes (Seção 1-5). Esses intermediários de três carbonos recebeu o nome de **alila** (antecedido pelo termo apropriado: radical, cátion ou ânion). O carbono ativado é chamado de **alílico**.

Representação por ressonância da deslocalização do sistema 2-propenila (alila)

[CH₂=CH—CH₂·] ⟷ [·CH₂—CH=CH₂]   ou   estrutura com linhas pontilhadas (H₂C⋯CH⋯CH₂ com · central)
Radical

[CH₂=CH—CH₂⁺] ⟷ [⁺CH₂—CH=CH₂]   ou   estrutura com linhas pontilhadas (H₂C⋯CH⋯CH₂ com + central)
Cátion

[CH₂=CH—CH₂⁻] ⟷ [⁻CH₂—CH=CH₂]   ou   estrutura com linhas pontilhadas (H₂C⋯CH⋯CH₂ com − central)
Ânion

> Lembre-se de que as formas de ressonância *não* são isômeros, mas representações moleculares parciais. A estrutura verdadeira (o híbrido de ressonância) é obtida por sua superposição, melhor representada pelo desenho com linhas pontilhadas à direita das imagens clássicas.

O sistema pi 2-propenila (alila) é representado por três orbitais moleculares

A estabilização do sistema 2-propenila (alila) por ressonância também pode ser descrita em termos de orbitais moleculares. Os três carbonos têm hibridação sp^2 e os orbitais p são perpendiculares ao plano da molécula (Figura 14-1). *Faça um modelo: A estrutura é simétrica e os comprimentos da ligação C—C são iguais.*

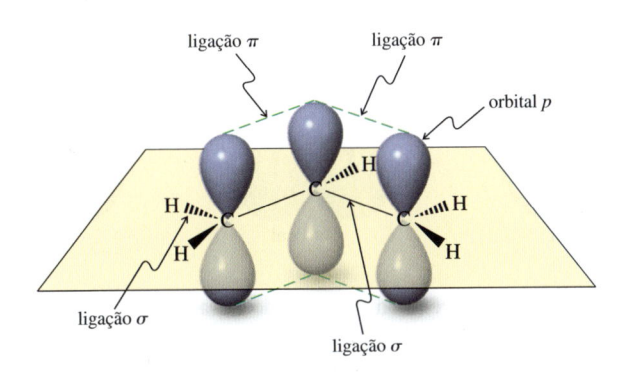

Figura 14-1 Os três orbitais p do grupo 2-propenila (alila) se superpõem, dando uma estrutura simétrica com os elétrons deslocalizados. O esqueleto σ está em linhas pretas.

Ignorando o esqueleto σ, podemos combinar matematicamente os três orbitais p para dar três orbitais moleculares. Este processo é análogo a misturar dois orbitais atômicos p para dar os dois orbitais moleculares que descrevem a ligação π (Figuras 11-2 e 11-4), exceto que agora há um terceiro orbital atômico. Dos três orbitais moleculares resultantes, mostrados na Figura 14-2, um (π_1) é ligante e não tem nodos, outro (π_2) é *não ligante* (em outras palavras, tem a mesma energia de um orbital p que não interage) e tem um nodo, e o terceiro (π_3) é antiligante e tem dois nodos. Podemos usar o princípio da construção (Aufbau) para preencher os orbitais moleculares π com o número apropriado de elétrons para o cátion, o radical e o ânion 2-propenila (Figura 14-3).

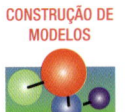

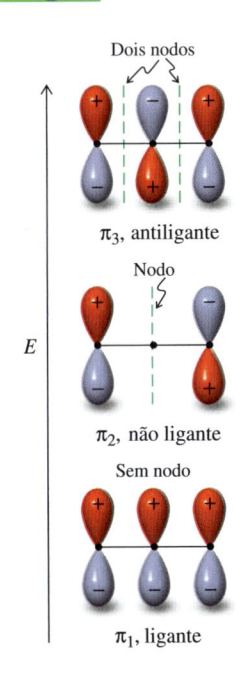

Figura 14-2 Os três orbitais moleculares π da 2-propenila (alila), obtidos pela combinação de três orbitais atômicos p.

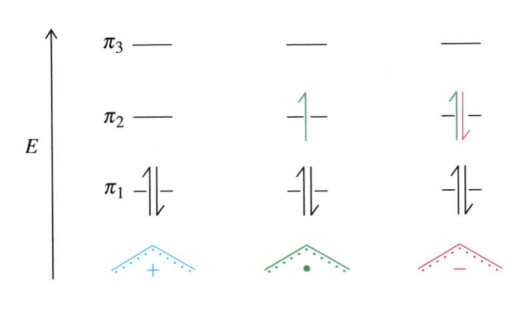

Figura 14-3 O princípio da construção (Aufbau) é usado para preencher os orbitais moleculares π do cátion, do radical e do ânion 2-propenila (alila). A energia total dos elétrons π é menor do que a de três orbitais p que não interagem. Os átomos de carbono terminais destes sistemas têm caráter parcial de cátion, radical ou ânion, resultante da localização dos lobos no orbital molecular π_2.

O cátion, com um total de dois elétrons, só tem o orbital π_1 preenchido. O radical e o ânion adicionam um ou dois elétrons a mais, respectivamente, no orbital não ligante, π_2. A energia total dos elétrons π desses sistemas é menor (mais favorável) do que a esperada para três orbitais p que não interagem – porque π_1 é muito estabilizado e tem sempre dois elétrons, enquanto o nível antiligante, π_3, permanece vazio.

As estruturas de ressonância das três espécies indicam que os dois carbonos *terminais* acomodam as cargas nos íons ou o elétron desemparelhado do radical. O diagrama de orbitais moleculares é coerente com essa visão: As três estruturas diferem apenas no número de elétrons do orbital molecular π_2, que possui um nodo no carbono central e, portanto, tem muito pouco do excesso ou da deficiência de elétrons nesta posição. Os mapas de potencial eletrostático dos três sistemas 2-propenila mostram sua natureza deslocalizada. (As imagens do cátion e do ânion foram geradas em uma escala atenuada para suavizar a intensidade das cores). De certo modo, especialmente no cátion e no ânion, você pode reconhecer a maior densidade de carga relativa nos carbonos terminais. Lembre-se de que estes mapas levam em consideração os elétrons de todos os orbitais e π.

Distribuição da densidade parcial de elétrons no sistema 2-propenila (Alila)

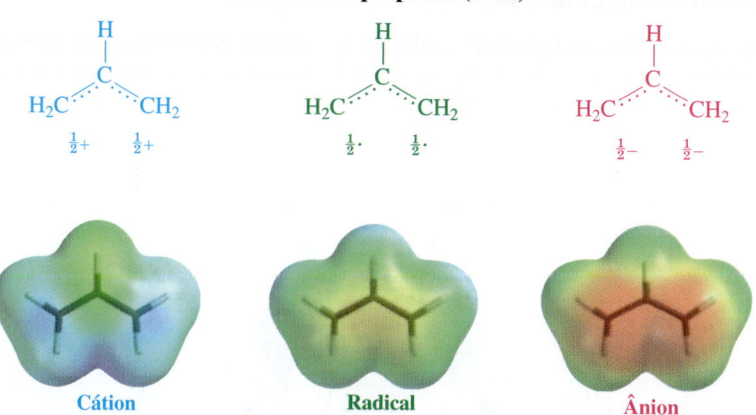

Cátion | Radical | Ânion

EM RESUMO, os radicais, os cátions e os ânions alila são extraordinariamente estáveis. Em termos da teoria de Lewis, esta estabilização é facilmente explicada pela deslocalização dos elétrons. Na descrição por orbitais moleculares, os três orbitais p que interagem formam três novos orbitais moleculares: um deles tem energia consideravelmente menor do que o nível p, outro permanece inalterado e o terceiro tem energia mais alta. Como somente os dois primeiros são ocupados por elétrons, a energia total π do sistema reduz-se.

14-2 Halogenação alílica via radicais

Uma consequência da deslocalização é que os intermediários alila estabilizados por ressonância podem participar facilmente de reações de moléculas insaturadas. Por exemplo, embora halogênios possam adicionar-se a alquenos para dar os correspondentes di-halogenetos vicinais (Seção 12-5), por um mecanismo iônico, o curso desta reação é alterado pela adição de iniciadores via radicais (ou irradiação) e quando o halogênio está em pequenas concentrações. Nestas condições, a adição iônica é suficientemente lenta para permitir que um mecanismo via radicais mais rápido ocorra, levando à **substituição alílica via radicais***.

---

* A explicação completa desta mudança requer uma análise cinética detalhada que está fora do escopo deste livro. É suficiente dizer que, em baixas concentrações de bromo, os processos de adição que estão em competição são reversíveis e a substituição alílica é favorecida.

Halogenação alílica via radicais

$$CH_2=CHCH_3 \xrightarrow{X_2 \text{ (baixa conc.), ROOR ou } h\nu} CH_2=CHCH_2X + HX$$

Um reagente frequentemente utilizado nas bromações alílicas no laboratório é a *N*-bromo--butanimida (*N*-bromo-succinimida, NBS) em suspensão em tetraclorometano. Esse reagente é praticamente insolúvel em CCl$_4$ e é uma fonte constante de pequenas quantidades de bromo, que se forma pela reação com traços de HBr (veja na margem).

NBS como fonte de bromo

N-Bromo-butanimida (*N*-Bromo-succinimida, NBS) + HBr ⇌ Butanimida + Br$_2$

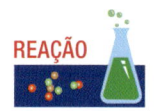

Mecanismo de geração de Br$_2$ a partir de NBS

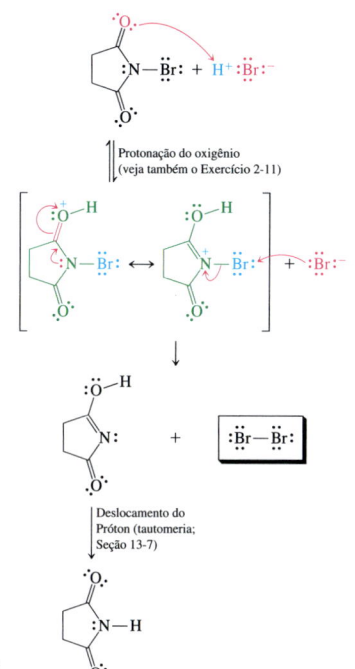

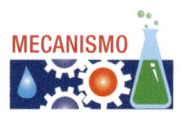

Protonação do oxigênio (veja também o Exercício 2-11)

Deslocamento do Próton (tautomeria; Seção 13-7)

Por exemplo, o NBS converte ciclo-hexeno em 3-bromo-ciclo-hexeno.

ciclo-hexeno + NBS $\xrightarrow{h\nu, \text{CCl}_4}$ 3-Bromo-ciclo-hexeno (85%) + butanimida

O bromo reage com o alqueno por um mecanismo via radicais em cadeia (Seção 3-4). O processo é iniciado por luz ou por traços de radicais iniciadores que dissociam o Br$_2$ em átomos de bromo. A propagação da cadeia envolve a abstração de um hidrogênio alílico, fracamente ligado, pelo Br·.

Mecanismo da Bromação Alílica

Etapa de iniciação

$$:\!\ddot{\text{Br}}\!-\!\ddot{\text{Br}}\!: \xrightarrow{h\nu} 2\; :\!\ddot{\text{Br}}\!\cdot$$

Etapa de propagação

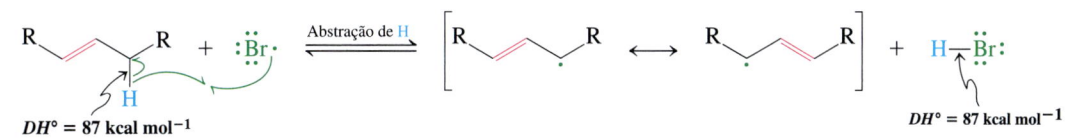

Abstração de H

$DH° = 87$ kcal mol^{-1}

$DH° = 87$ kcal mol^{-1}

Radical alílico

O radical estabilizado por ressonância pode, então, reagir com Br$_2$ em uma das extremidades do sistema alílico para gerar um brometo de alila e regenerar Br·, que propaga a cadeia. Os alquenos que formam radicais alílicos assimétricos dão misturas de produtos no tratamento com NBS. Por exemplo,

$$CH_2=CH(CH_2)_5CH_3 \xrightarrow[-HBr]{NBS,\,ROOR} [CH_2=CH\dot{C}H(CH_2)_4CH_3 \longleftrightarrow \cdot CH_2CH=CH(CH_2)_4CH_3]$$

1-Octeno

$$\downarrow Br_2 \text{ (a partir de NBS)} \quad -Br\cdot \qquad \downarrow Br_2 \text{ (a partir de NBS)} \quad -Br\cdot$$

$$\underset{\underset{\text{3-Bromo-1-octeno}}{28\%}}{CH_2=CHCH(CH_2)_4CH_3} \overset{Br}{|} \quad + \quad \underset{\underset{\text{1-Bromo-2-octeno}}{72\%}}{BrCH_2CH=CH(CH_2)_4CH_3}$$

(mistura de *cis* e *trans*)

EXERCÍCIO 14-1

Ignorando a estequiometria, dê todos os mono-bromo-heptenos isômeros possíveis no tratamento do *trans*-2-hepteno com NBS.

As clorações alílicas são importantes na indústria porque o cloro é relativamente barato. Por exemplo, o 3-cloro-propeno (cloreto de alila) é preparado comercialmente pela cloração em fase gasosa do propeno em 400°C. Ele é um substrato para a síntese da resina epóxi e de muitas outras substâncias úteis.

$$CH_3CH=CH_2 + Cl_2 \xrightarrow{400°C} \underset{\text{(cloreto de alila)}}{\underset{\text{3-Cloro-propeno}}{ClCH_2CH=CH_2}} + HCl$$

EXERCÍCIO 14-2

Prediga o resultado da mono-bromação alílica dos seguintes substratos.

(a) Ciclo-hexeno **(b)** 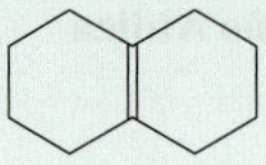 [decalina] **(c)** 1-Metil-ciclo-hexeno

---

A degradação bioquímica de moléculas insaturadas muitas vezes envolve a abstração via radicais de hidrogênios alílicos por espécies que contêm oxigênio. Veremos esses processos no Capítulo 22.

EM RESUMO, sob condições via radicais, os alquenos que contêm hidrogênios alílicos sofrem halogenação alílica. Um reagente especialmente eficiente para a bromação alílica é a *N*-bromo--butanimida (*N*-bromo-succinimida, NBS).

14-3 Substituição nucleofílica de halogenetos de alila: S_N1 e S_N2

Como mostra o nosso exemplo do 3-cloro-propeno na Seção 14-1, os halogenetos alílicos se dissociam rapidamente para produzir cátions alílicos, que podem ser capturados, em qualquer uma das extremidades, por nucleófilos em uma reação S_N1. Os halogenetos alílicos também podem sofrer transformações via S_N2.

Os halogenetos alílicos sofrem reações S_N1

A dissociação rápida de halogenetos alílicos tem importantes consequências químicas. Diferentes halogenetos alílicos podem dar o mesmo produto por solvólise se eles se dissociam para formar o mesmo cátion alílico. Por exemplo, a hidrólise de 1-cloro-2-buteno ou 3-cloro-1-buteno resulta na mesma mistura de álcoois. A razão é que o mesmo cátion alílico é o intermediário.

Hidrólise de cloretos alílicos isômeros

$$CH_3CH=CHCH_2Cl \xrightarrow[-Cl^-]{\text{Dissociação}} \begin{bmatrix} \overset{4}{C}H_3\overset{3}{C}H=\overset{2}{C}H\overset{1}{C}H_2^+ \\ \updownarrow \\ \overset{4}{C}H_3\overset{+}{\overset{3}{C}}H\overset{2}{C}H=\overset{1}{C}H_2 \end{bmatrix} \xleftarrow[-Cl^-]{\text{Dissociação}} CH_3\underset{|}{\overset{Cl}{C}}HCH=CH_2$$

1-Cloro-2-buteno   Cátion alílico   3-Cloro-1-buteno

Captura nucleofílica | HOH

$$CH_3CH=CHCH_2OH \;+\; CH_3\underset{|}{\overset{OH}{C}}HCH=CH_2 \;+\; H^+$$

2-Buteno-1-ol   3-buteno-2-ol

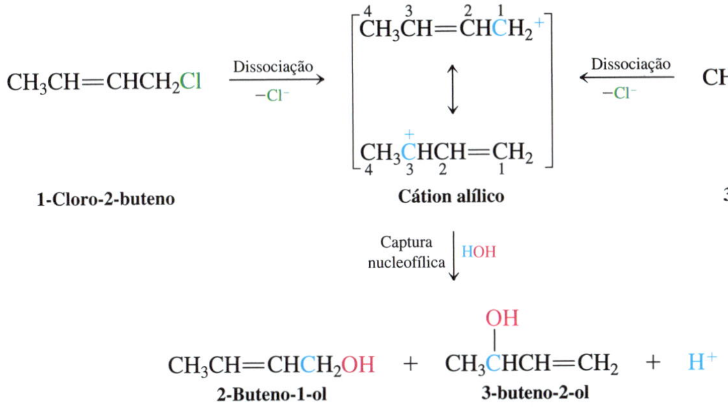

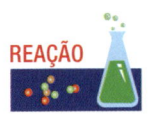

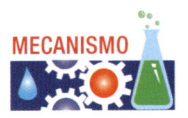

EXERCÍCIO 14-3

A hidrólise do (R)-3-cloro-1-buteno dá o 3-buteno-2-ol racêmico além do 2-buteno-1-ol. Explique. (**Sugestão:** reveja a Seção 7-3.)

EXERCÍCIO 14-4

Trabalhando com os conceitos: álcoois alílicos e ácido

O tratamento do 3-buteno-2-ol com brometo de hidrogênio a frio dá o 1-bromo-2-buteno e o 3-bromo-1--buteno. Explique usando mecanismos.

Estratégia

Inicialmente, converteremos o enunciado do problema em uma equação balanceada. Em seguida, examinaremos a estrutura do 3-buteno-2-ol, identificando seus grupos funcionais. Posteriormente, consideraremos as condições da reação e decidiremos como elas afetarão esses grupos funcionais, individualmente ou em conjunto.

Solução

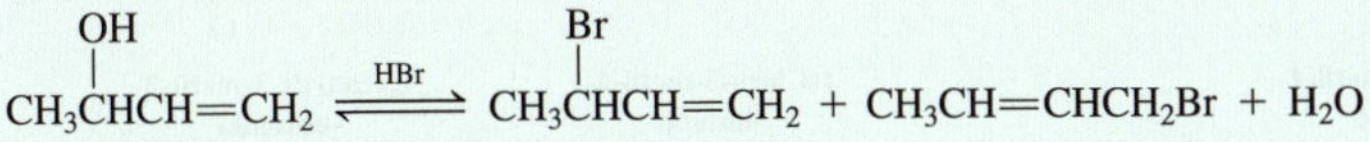

$$CH_3\underset{|}{\overset{OH}{C}}HCH=CH_2 \xrightleftharpoons{HBr} CH_3\underset{|}{\overset{Br}{C}}HCH=CH_2 \;+\; CH_3CH=CHCH_2Br \;+\; H_2O$$

- O 3-buteno-2-ol é um álcool secundário *e alílico*.
- Lembre-se (Seção 9-2) de que os álcoois são protonados por ácidos fortes e que, dependendo da estrutura, os íons oxônio resultantes podem reagir via S_N2 ou S_N1. No presente caso, claramente, ocorre uma reação S_N2.
- O cátion alílico estabilizado por ressonância é capturado pelo brometo por qualquer uma das extremidades alila, dando os produtos observados.

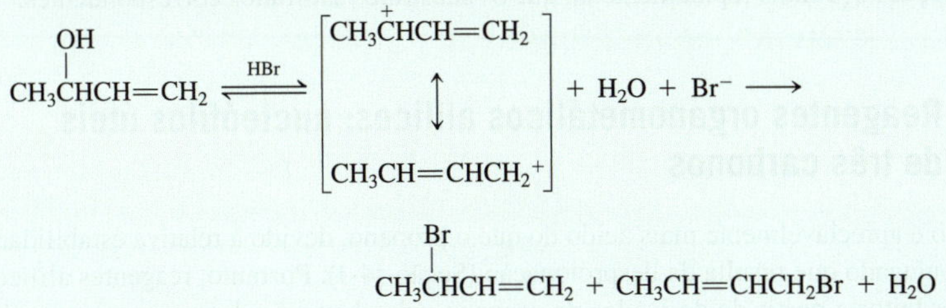

$$CH_3\underset{|}{\overset{OH}{C}}HCH=CH_2 \xrightleftharpoons{HBr} \begin{bmatrix} CH_3\overset{+}{C}HCH=CH_2 \\ \updownarrow \\ CH_3CH=CHCH_2^+ \end{bmatrix} + H_2O + Br^- \longrightarrow$$

$$CH_3\underset{|}{\overset{Br}{C}}HCH=CH_2 \;+\; CH_3CH=CHCH_2Br \;+\; H_2O$$

EXERCÍCIO 14-5

Tente você

Escreva um mecanismo para a seguinte transformação:

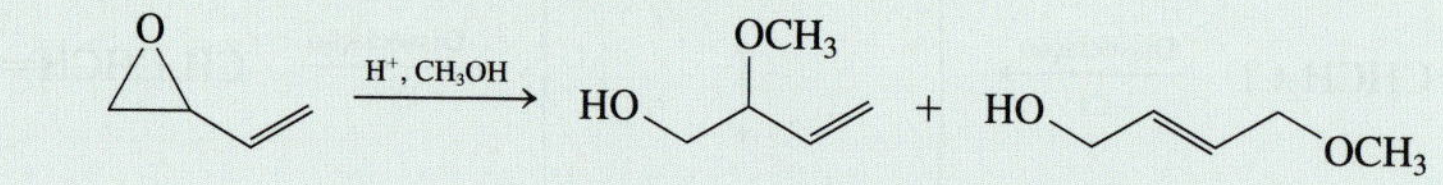

[estrutura de epóxido com vinila] →[H⁺, CH₃OH]→ HO–CH₂–CH(OCH₃)–CH=CH₂ + HO–CH₂–CH=CH–CH₂–OCH₃

Os halogenetos alílicos também podem sofrem reações S_N2

As reações S_N2 de halogenetos alílicos com bons nucleófilos (Seção 6-8) são mais rápidas do que as dos halogenoalcanos saturados correspondentes. Dois fatores contribuem para isso. Um deles é que o carbono alílico liga-se a um carbono hibridado sp^2 que retira elétrons (em oposição ao sp^3; Seção 13-2), tornando-o mais eletrofílico. O outro é que a superposição entre a ligação dupla e o orbital p no estado de transição no deslocamento S_N2 (ver Figura 6-4) o estabiliza, reduzindo a barreira de ativação.

As reações S_N2 do 3-cloro-1-propeno e do 1-cloropropano

		Velocidade relativa
$CH_2=CHCH_2Cl + I^-$ →[Acetona, 50°C]→ $CH_2=CHCH_2I + Cl^-$		73
$CH_3CH_2CH_2Cl + I^-$ →[Acetona, 50°C]→ $CH_3CH_2CH_2I + Cl^-$		1

EXERCÍCIO 14-6

A solvólise do 3-cloro-3-metil-1-buteno em ácido acético em 25°C dá, a princípio, uma mistura contendo, principalmente, o cloreto isômero juntamente com algum acetato. Após um longo período de tempo, o cloreto alílico desaparece e o acetato torna-se o único produto. Explique esse resultado.

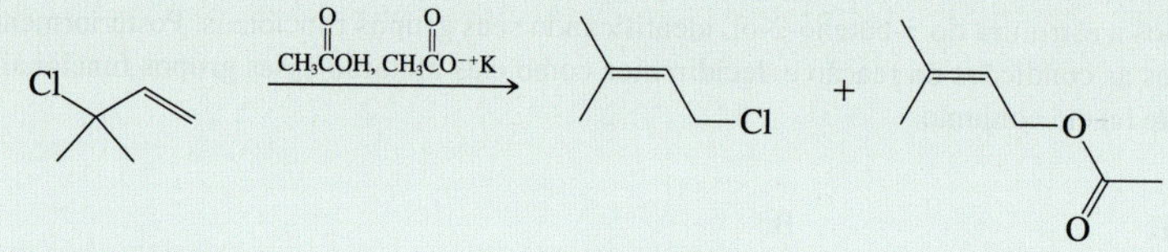

[Estruturas:]

$(CH_3)_2C(Cl)CH=CH_2$ →[CH₃COOH, CH₃CO₂⁻ ⁺K]→ $(CH_3)_2C=CHCH_2Cl$ + $(CH_3)_2C=CHCH_2OC(O)CH_3$

3-Cloro-3-metil-1-   1-Cloro-3-metil-2-   Acetato de 3-metil-2-
-buteno   -buteno   -butenila

EM RESUMO, os halogenetos alílicos sofrem reações S_N1 e S_N2. O cátion alílico intermediário da reação S_N1 pode ser capturado pelos nucleófilos em ambas as extremidades, levando a uma mistura de produtos no caso de sistemas assimétricos. Com bons nucleófilos, os halogenetos alílicos sofrem reações S_N2 mais rapidamente do que os substratos saturados correspondentes.

14-4 Reagentes organometálicos alílicos: nucleófilos úteis de três carbonos

O propeno é apreciavelmente mais ácido do que o propano, devido à relativa estabilidade do carbânion conjugado que resulta da desprotonação (Seção 14-1). Portanto, reagentes alílicos de lítio podem ser feitos a partir de derivados de propeno pela abstração de próton por um alquil-lítio. O processo é facilitado por N,N',N',N'-tetrametil-etano-1,2-diamina (tetrametil-etileno-diamina, TMEDA), um bom agente de solvatação.

Desprotonação alílica

CH₃CH₂CH₂CH₂Li + H₂C=C(CH₃)(CH₃) →[(CH₃)₂NCH₂CH₂N(CH₃)₂ (TMEDA)] H₂C=C(CH₃)(CH₂Li) + CH₃CH₂CH₂CH₂—H

Outra maneira de produzir um organometálico alílico é formar um reagente de Grignard. Por exemplo,

CH₂=CHCH₂Br →[Mg, THF, 0°C] CH₂=CHCH₂MgBr

3-Bromo-1-propeno — Brometo de 2-propenil--magnésio

Como seus análogos de alquila (Seção 8-8), os reagentes alílicos de lítio e de Grignard reagem como nucleófilos. Isso é útil, porque a ligação dupla permite funcionalizações adicionais.

EXERCÍCIO 14-7

Mostre como realizar a seguinte conversão no menor número de etapas possíveis. (**Sugestão:** os compostos alílicos organometálicos reagem com cetonas como os reagentes organometálicos comuns.)

(ciclohexanona) ----→ (1-hidroxi-1-(formilmetil)ciclohexano: HO, CH₂CHO)

EM RESUMO, os alquenos podem ser desprotonados na posição alílica, uma reação que leva aos ânions deslocalizados correspondentes. Os reagentes alílicos de lítio e Grignard podem ser preparados a partir dos halogenetos correspondentes. Como seus análogos de alquila, os organometálicos alílicos funcionam como nucleófilos.

14-5 Duas ligações duplas alternadas: dienos conjugados

Agora que entendemos melhor as consequências da deslocalização sobre três átomos, será interessante saber o que acontece se avançarmos um pouco mais. Vejamos o que acontece se adicionarmos um quarto orbital *p*, formando duas ligações duplas separadas por uma ligação simples: um **dieno conjugado** (*conjugatio*, do Latim, união). Nesses compostos, a deslocalização resulta novamente em estabilização, que pode ser medida pelos calores de hidrogenação. A superposição π estendida também afeta as estruturas moleculares e eletrônicas e em sua química.

Os hidrocarbonetos com duas ligações duplas são chamados de dienos

Os dienos conjugados devem ser comparados a seus isômeros **não conjugados**, em que as duas ligações duplas estão separadas por carbonos saturados, e aos **alenos** (ou dienos **cumulados**), nos quais as ligações π partilham um átomo de carbono hibridado *sp* e são perpendiculares entre si (Figura 14-4). Você pode ver a diferença na distribuição dos elétrons π em dienos conjugados e não conjugados nos mapas de potencial eletrostático mostrados na margem. No 1,3-butadieno, as regiões de densidade dos elétrons π (em vermelho) se superpõem, enquanto no 1,4-pentadieno elas estão separadas por um grupo metileno desprovido de elétrons π. No 1,2-propadieno (aleno), esses elétrons estão muito próximos, mas estão localizados em regiões ortogonais (perpendiculares) do espaço.

Os nomes dos dienos conjugados e não conjugados derivam-se diretamente do nome dos alquenos. Procura-se a maior cadeia que contém as ligações duplas e usa-se números para localizar as posições dos grupos funcionais e substituintes. Se necessário, prefixos cis-trans ou

---

Os dienos conjugados e não conjugados mais simples

CH₂=CH—CH=CH₂

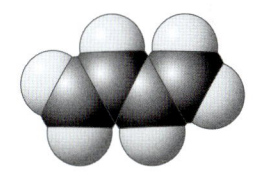

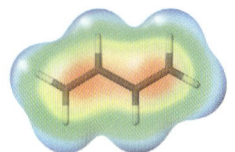

1,3-Butadieno
(Conjugado)

CH₂=CHCH₂—CH=CH₂

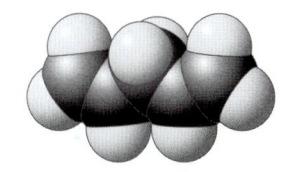

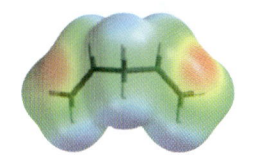

1,4-Pentadieno
(Não conjugado)

CH₂=C=CH₂

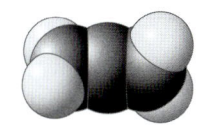

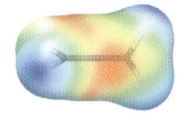

1,2-Propadieno
(Aleno, não conjugado)

Figura 14-4 As duas ligações π de um aleno compartilham um único carbono e são perpendiculares entre si.

$$CH_2 = C = CH_2$$

E,Z indicam a geometria em torno das ligações duplas. Os nomes dos dienos cíclicos seguem as mesmas regras.

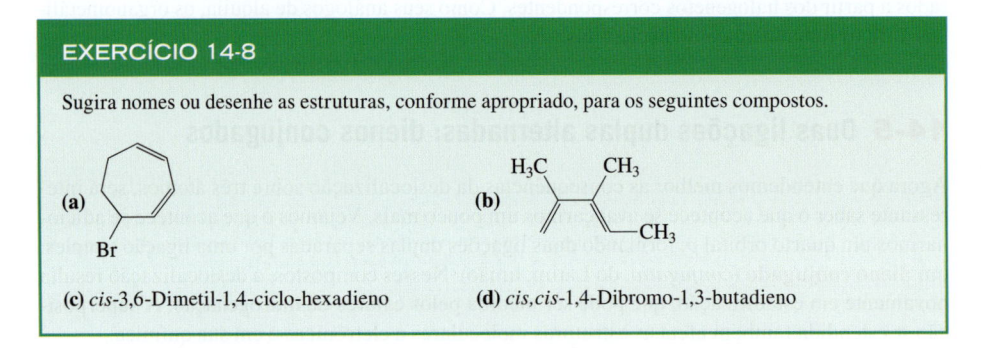

trans-1,3-Penta**dieno**   *cis*-2-*trans*-4-Hepta**dieno**   (Z)-4-**Bromo**-1,3-penta**dieno**

cis-1,4-Hepta**dieno**   1,3-Ciclo-hexa**dieno**   1,4-Ciclo-hepta**dieno**
(um dieno não conjugado)   (um dieno cíclico não conjugado)

EXERCÍCIO 14-8

Sugira nomes ou desenhe as estruturas, conforme apropriado, para os seguintes compostos.

(a)

(b)

(c) *cis*-3,6-Dimetil-1,4-ciclo-hexadieno   (d) *cis,cis*-1,4-Dibromo-1,3-butadieno

Os dienos conjugados são mais estáveis do que os dienos não conjugados

Nas seções precedentes, vimos que a deslocalização de elétrons torna os sistemas alílicos especialmente estáveis. Será que um dieno conjugado tem a mesma propriedade? Se isso for verdade, a estabilidade deve se manifestar nos calores de hidrogenação. Sabemos que o calor de hidrogenação de um alqueno terminal é cerca de -30 kcal mol^{-1} (veja a Seção 11-5). O calor de hidrogenação de compostos com duas ligações duplas terminais que *não interagem* (ou seja, estão separadas por um ou mais átomos de carbono saturados) deve ser duas vezes maior, em torno de -60 kcal mol^{-1}. De fato, a hidrogenação catalítica do 1,5-hexadieno ou do 1,4-pentadieno fornece aproximadamente essa quantidade de energia.

Calores de hidrogenação de alquenos não conjugados

$$CH_3CH_2CH=CH_2 + H_2 \xrightarrow{Pt} CH_3CH_2CH_2CH_3 \qquad \Delta H° = -30{,}3 \text{ kcal mol}^{-1} \quad (-127 \text{ kJ mol}^{-1})$$

$$CH_2=CHCH_2CH_2CH=CH_2 + 2\,H_2 \xrightarrow{Pt} CH_3(CH_2)_4CH_3 \qquad \Delta H° = -60{,}5 \text{ kcal mol}^{-1} \quad (-253 \text{ kJ mol}^{-1})$$

$$CH_2=CHCH_2CH=CH_2 + 2\,H_2 \xrightarrow{Pt} CH_3(CH_2)_3CH_3 \qquad \Delta H° = -60{,}8 \text{ kcal mol}^{-1} \quad (-254 \text{ kJ mol}^{-1})$$

Quando o mesmo experimento é conduzido com um dieno conjugado, o 1,3-butadieno, obtém-se *menos* energia.

Calor de hidrogenação do 1,3-butadieno

$$CH_2=CH-CH=CH_2 + 2\,H_2 \xrightarrow{Pt} CH_3CH_2CH_2CH_3 \qquad \Delta H° = -57{,}1 \text{ kcal mol}^{-1} \quad (-239 \text{ kJ mol}^{-1})$$

A diferença, cerca de 3,5 kcal mol^{-1} (15 kJ mol^{-1}), é o resultado de uma interação de estabilização entre as duas ligações duplas, como se vê na Figura 14-5.

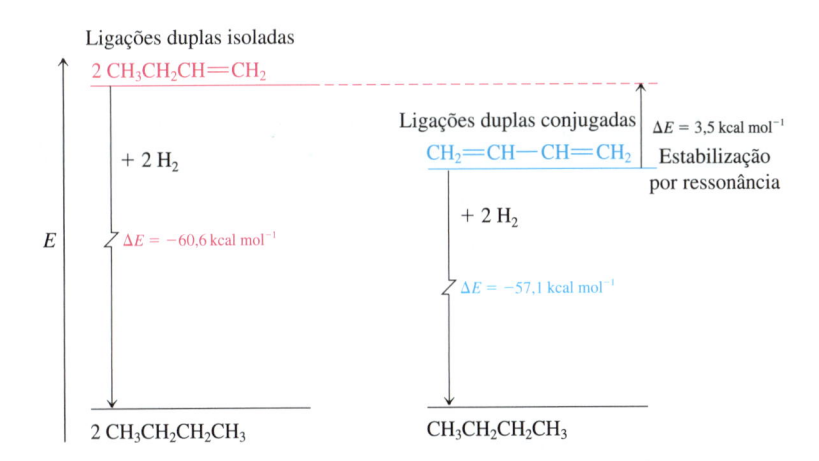

Figura 14-5 A diferença entre os calores de hidrogenação de duas moléculas de 1-buteno (um monoalqueno terminal) e uma molécula de 1,3-butadieno (um dieno conjugado duas vezes terminal) mostra suas estabilidades relativas. O valor de cerca de 3,5 kcal mol^{-1} é uma medida da estabilização do 1,3-butadieno devido à conjugação.

EXERCÍCIO 14-9

O calor de hidrogenação do *trans*-1,3-pentadieno é $-54{,}2$ kcal mol^{-1}, ou seja, 6,6 kcal mol^{-1} inferior ao do 1,4-pentadieno, e ainda menor do que o esperado para a energia de estabilização do 1,3-butadieno. Explique (**Sugestão:** veja a Seção 11-5.)

A conjugação no 1,3-butadieno resulta da superposição das ligações pi

Como as duas ligações duplas no 1,3-butadieno interagem? A resposta está no alinhamento do sistema π, um arranjo que permite a superposição dos orbitais p em C2 e C3 (Figura 14-6A). A interação π que resulta é fraca, mas chega a algumas quilocalorias por mol, porque os elétrons π estão deslocalizados sobre o sistema de quatro orbitais p.

Além de conferir estabilidade ao dieno, a interação π também aumenta a barreira de rotação em torno da ligação simples em mais de 6 kcal mol^{-1} (25 kJ mol^{-1}). A inspeção dos modelos mostra que a molécula pode adotar duas possíveis conformações extremas e coplanares. Em uma delas, chamada de *s-cis*, as duas ligações duplas ficam no mesmo lado do eixo C2—C3, e na outra, chamada de *s-trans*, as ligações π ficam em lados opostos (Figura 14-6B). O prefixo *s* se refere ao fato de que a ponte entre C2 e C3 é uma ligação *simples*. A forma *s-cis* é quase 3 kcal mol^{-1}

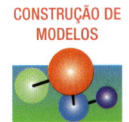

CONSTRUÇÃO DE MODELOS

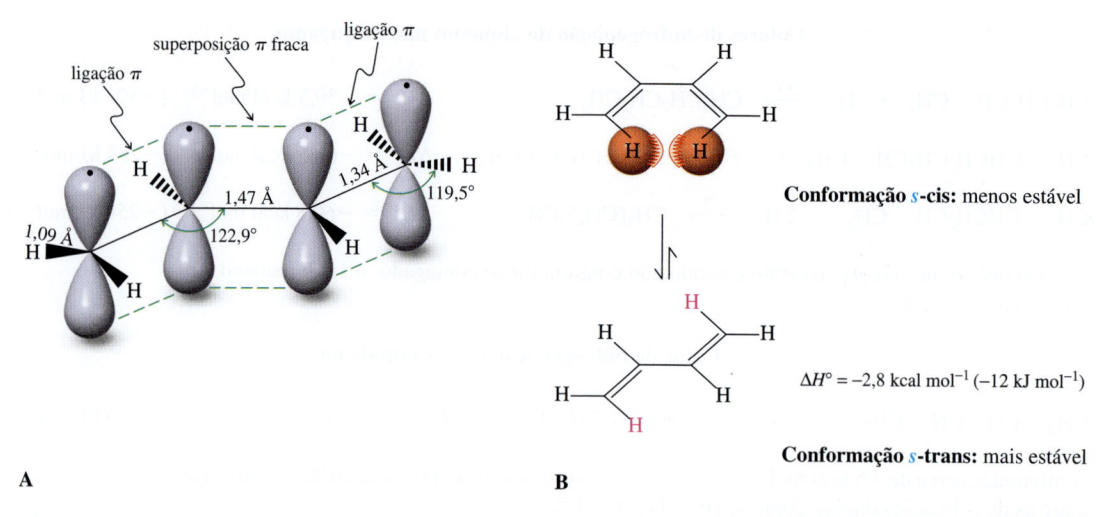

Figura 14-6 (A) Estrutura do 1,3-butadieno. A ligação central é mais curta do que em um alcano (1,54 Å para a ligação central C—C do butano). Os orbitais p alinham-se perpendicularmente ao plano molecular e formam um conjunto contíguo de interações. (B) O 1,3-butadieno pode existir em duas conformações planas. A forma s-cis apresenta impedimento estérico por causa da proximidade dos dois hidrogênios "internos" destacados em vermelho.

(12,5 kJ mol^{-1}) menos estável do que a conformação s-trans, devido à interferência estérica entre os dois hidrogênios internos da unidade dieno.*

EXERCÍCIO 14-10

A energia de dissociação da ligação C—H central do 1,4-pentadieno é somente 77 kcal mol^{-1}. Explique. (**Sugestão:** veja as Seções 14-1 e 14-2 e desenhe o produto da abstração do átomo de H.)

A estrutura eletrônica π do 1,3-butadieno pode ser descrita pela construção de quatro orbitais moleculares a partir dos quatro orbitais atômicos p (Figura 14-7).

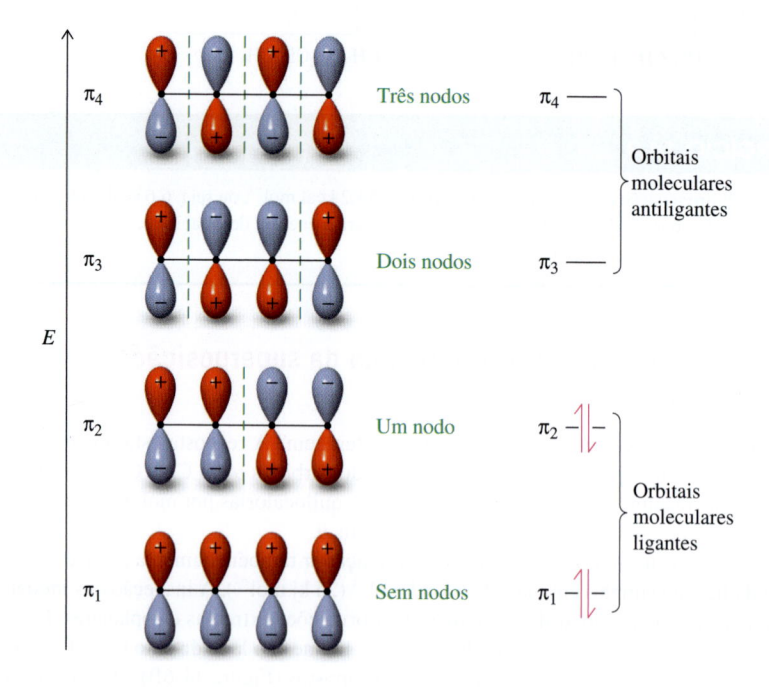

Figura 14-7 Descrição dos orbitais moleculares π do 1,3-butadieno. Seus quatro elétrons ocupam os dois orbitais π de energia mais baixa (ligantes), π_1 e π_2.

---

* A energia da conformação s-cis é muito próxima da de uma conformação não planar em que as duas ligações duplas são *vici* (Seção 2-8). Se a conformação s-cis ou a conformação *vici* é a mais estável continua a ser um assunto controverso.

EM RESUMO, os dienos são nomeados de acordo com as regras dos alquenos comuns. Os dienos conjugados são mais estáveis do que os dienos com duas ligações duplas isoladas, como mostram os calores de hidrogenação. A conjugação se manifesta na estrutura molecular do 1,3-butadieno, que tem uma ligação carbono-carbono central relativamente curta com uma pequena barreira de rotação de mais de 6 kcal mol^{-1} (25 kJ mol^{-1}). A diferença de energia entre os dois confôrmeros, *s*-trans e *s*-cis, é de cerca de 3 kcal mol^{-1} (12,5 kJ mol^{-1}). O diagrama dos orbitais moleculares do sistema π do 1,3-butadieno mostra dois orbitais ligantes e dois antiligantes. Os quatro elétrons ocupam os dois primeiros níveis ligantes.

14-6 Ataque nucleofílico em dienos conjugados: controle cinético e termodinâmico

A estrutura dos dienos conjugados afeta sua reatividade? Embora termodinamicamente mais estáveis do que os dienos com ligações duplas isoladas, os dienos conjugados são, na verdade, *mais reativos* cineticamente na presença de eletrófilos e outros reagentes. O 1,3-butadieno, por exemplo, adiciona facilmente 1 mol de brometo de hidrogênio a frio. Na adição, formam-se dois produtos isômeros: o 3-bromo-1-buteno e o 1-bromo-2-buteno.

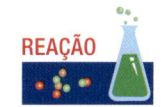

$$CH_2=CH-CH=CH_2 + HBr \xrightarrow{0°C} \underset{\underset{\text{3-Bromo-1-buteno}}{70\%}}{HCH_2-\underset{\underset{}{Br}}{CH}-CH=CH_2} + \underset{\underset{\text{1-Bromo-2-buteno}}{30\%}}{HCH_2-CH=CH-\underset{\underset{}{Br}}{CH_2}}$$

A formação do primeiro produto é facilmente compreendida em termos da química dos alquenos. É o resultado de uma adição Markovnikov a uma das ligações duplas. Mas e o segundo produto?

A presença do 1-bromo-2-buteno explica-se pelo mecanismo da reação. A protonação inicial em C1 dá o cátion alílico, termodinamicamente mais favorecido.

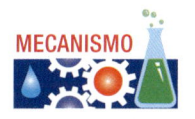

Protonação do 1,3-butadieno

$$\underset{\text{O cátion primário não deslocalizado não se forma}}{\overset{+}{C}H_2-\overset{\overset{H}{|}}{CH}-CH=CH_2} \xleftarrow{\underset{\text{Ataque em C2}}{H^+ \otimes}} \overset{1}{CH_2}=\overset{2}{CH}-\overset{3}{CH}=\overset{4}{CH_2} \xrightarrow[\text{Ataque em C1}]{H^+}$$

$$\underset{\text{O cátion alílico deslocalizado forma-se exclusivamente}}{\left[\overset{\overset{H}{|}}{CH_2}-\overset{+}{C}H-CH=CH_2 \longleftrightarrow \overset{\overset{H}{|}}{CH_2}-CH=CH-\overset{+}{C}H_2\right]} \text{ é o mesmo que } H_3C\underset{CH\overset{+}{\cdots}CH_2}{\overset{\overset{H}{|}}{C}}$$

Este cátion pode ser capturado pelo bromo por dois caminhos para formar os dois produtos observados. No carbono terminal, ele produz o 1-bromo-2-buteno e, no carbono interno, o 3-bromo-1-buteno. Dizemos que o 1-bromo-2-buteno vem da *adição 1,4* do brometo de hidrogênio ao butadieno, porque a reação ocorre nos carbonos C1 e C4 do dieno original. O outro produto forma-se pela adição 1,2 convencional.

Captura nucleofílica com o cátion formado na protonação do 1,3-butadieno

$$\underset{\text{Adição 1,2}}{CH_3\underset{\underset{Br}{|}}{CH}CH=CH_2} \xleftarrow[\text{Ataque no carbono interno}]{Br^-} CH_3CH\overset{\overset{H}{\overset{|}{C}}}{\underset{+}{\cdots}}CH_2 \xrightarrow[\text{Ataque no carbono terminal}]{Br^-} \underset{\text{Adição 1,4}}{CH_3CH=CHCH_2Br}$$

Muitas adições eletrofílicas a dienos dão misturas de produtos obtidas pelos dois modos de adição, porque o intermediário é o mesmo cátion alílico. Por exemplo, a bromação do 1,3-butadieno passa através do cátion (bromo-metil) alílico, em vez do íon bromônio cíclico encontrado nos alquenos normais (Seção 12-5; veja também o Exercício 14-13).

> **DESTAQUE QUÍMICO 14-1**
>
> ### Interação "face a face" de duas ligações duplas
>
> Vimos que a interação π nos dienos conjugados resulta em uma pequena estabilização por deslocalização de elétrons (Seção 14-5). Nesses sistemas, as duas ligações duplas são alternadas e a interação dos orbitais ocorre através da ligação simples. Após este efeito ter sido reconhecido, uma pergunta interessante foi feita pelos químicos orgânicos: Que tipo de interação podemos esperar, se forçarmos duas ligações duplas a ficarem face a face uma com a outra?
>
> **Conjugação normal do dieno**
>
> **"Dieno" face a face**
>
> **Modelo molecular de D**
>
> A molécula projetada para testar esta pergunta foi D, sintetizada a partir de A, que tem muita tensão, como mostrado. Por isso, A é muito reativo e dimeriza em 55°C, primeiro para o dirradical B, que, em seguida, fecha o anel a C. Esta espécie não pode ser isolada, mas o anel de quatro átomos recém-formado quebra-se espontaneamente, porém na direção oposta, para dar D.
>
> A — 55°C → B → C → D
>
> O dieno D é razoavelmente estável na temperatura normal, mas eventualmente decompõe-se. Uma análise de raios X estrutural (Seção 5-3), porém, forneceu detalhes de seu esqueleto de carbonos, que, como se vê no modelo molecular, é bastante distorcido. Para começar, os carbonos substituintes das ligações duplas estão dobrados para fora da ligação π por 27°. Além disso, a ligação dupla é maior (1,354 Å) do que o normal (1,330 Å; Figura 11-1), assim como as pontes C_{sp^3}–C_{sp^3}, 1,596 Å (o valor normal é 1,54 Å, Figura 2-4). A distância entre as duas ligações duplas é de 2,395 Å. Esperar-se-ia que os dois etenos atraídos por forças de London (Figura 2-6C) estivessem na distância de 3,4 Å, aproximadamente (como na grafite, veja o Destaque Químico 15-1), logo o esqueleto de carbonos em D força uma interação face a face, como projetado.
>
> A interação π-π estabiliza D? A resposta é complicada devido às distorções moleculares causadas pela conectividade incomum dos carbonos e porque existe alguma hiperconjugação (fraca) dos orbitais p (Seção 3-2) com as ligações σ adjacentes. No entanto, cálculos e medidas espectroscópicas indicam que, embora haja alguma deslocalização, a repulsão dos elétrons parece ser dominante. Duas ligações duplas parecem não gostar de ficar olhando uma para a outra, face π a face π.

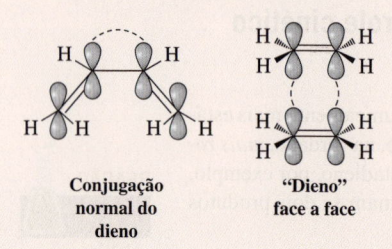

$$CH_2=CH-CH=CH_2 + Br-Br \xrightarrow{CCl_4, 20°C} Br-\overset{H_2}{C}-\overset{H}{\underset{H}{C}}\cdots\overset{+}{C}-CH_2 + Br^- \longrightarrow$$

$$\underset{\underset{Br}{|}}{CH_2}-\underset{\underset{Br}{|}}{CH}-CH=CH_2 \quad + \quad \underset{\underset{Br}{|}}{CH_2}-CH=CH-\underset{\underset{Br}{|}}{CH_2}$$

54%   46%

3,4-Dibromo-1-buteno   **1,4-Dibromo-2-buteno**

Os dienos conjugados também funcionam como monômeros em polimerizações induzidas por eletrófilos, radicais e outros iniciadores (veja as Seções 12-14 e 12-15), e serão discutidos na Seção 14-10.

> **EXERCÍCIO 14-11**
>
> Os dienos conjugados podem ser preparados pelos métodos usados para os alquenos comuns. Proponha sínteses para (a) 2,3-dimetil-butadieno a partir do 2,3-dimetil-1,4-butanodiol; (b) 1,3-ciclo-hexadieno a partir do ciclo-hexano.

> **EXERCÍCIO 14-12**
>
> Escreva os produtos da adição 1,2 e da adição 1,4 de (a) HBr e (b) DBr ao 1,3-ciclo-hexadieno. (**Cuidado:** o que é incomum nos produtos das adições 1,2 e 1,4 de HX a dienos 1,3 cíclicos não substituídos?)

Mudança da razão entre os produtos: controle cinético e termodinâmico

Quando a hidrobromação do 1,3-butadieno é feita em 40°C em vez de 0°C, obtém-se um resultado curioso: ao contrário da mistura inicial 70:30 dos adutos 1,2 e 1,4 obtida na temperatura mais baixa, observa-se a razão 15:85 entre os bromo-butanos correspondentes:

Hidrobromação do 1,3-butadieno em 0°C: controle cinético

$$CH_2=CH-CH=CH_2 \ + \ HBr \ \xrightarrow{0°C} \ HCH_2-\underset{\underset{\text{Br}}{|}}{CH}-CH=CH_2 \ + \ HCH_2-CH=CH-\underset{\underset{\text{Br}}{|}}{CH_2}$$

70%   30%
3-Bromo-1-buteno   1-Bromo-2-buteno
Mais   Menos

Hidrobromação do 1,3-butadieno em 40°C: controle termodinâmico

$$CH_2=CH-CH=CH_2 \ + \ HBr \ \xrightarrow{40°C} \ HCH_2-\underset{\underset{\text{Br}}{|}}{CH}-CH=CH_2 \ + \ HCH_2-CH=CH-\underset{\underset{\text{Br}}{|}}{CH_2}$$

15%   85%
Menos   Mais

Obtém-se esta mesma razão de brometos simplesmente aquecendo a mistura obtida na temperatura baixa ou, ainda mais surpreendente, a partir de qualquer um dos isômeros puros. Como explicar isso?

Para entender estes resultados, temos de voltar ao que discutimos na Seção 2-1 sobre a cinética e a termodinâmica, ou a velocidade e o equilíbrio, que determinam o resultado das reações. A partir de nossas observações, fica claro que, na temperatura mais alta, os dois isômeros estão em equilíbrio e a razão reflete a estabilidade termodinâmica relativa: o 1-bromo-2-buteno (com a ligação dupla interna, Seção 11-5) é um pouco mais estável do que o 3-bromo-1-buteno. Diz-se que uma reação em que a razão dos produtos reflete a estabilidade termodinâmica está sob **controle termodinâmico**. É o caso da hidrobromação do 1,3-butadieno em 40°C.

O que acontece em 0°C? Nessa temperatura, os dois isômeros não se interconvertem e, portanto, o controle termodinâmico não é atingido. Qual é, então, a origem da distribuição não termodinâmica? A resposta está nas velocidades relativas com que os dois produtos são gerados a partir do cátion alila (o ponto central de partida do esquema a seguir): o 3-bromo-1-buteno, embora termodinamicamente menos estável, forma-se mais rapidamente do que o 1-bromo-2-buteno. Diz-se que uma reação em que a distribuição de produtos reflete as velocidades relativas de formação (e, portanto, as alturas relativas das respectivas barreiras de ativação) está sob **controle cinético**. É o caso da hidrobromação do 1,3-butadieno em 0°C.

Comparação entre o controle cinético e o controle termodinâmico

$$\underset{\substack{\text{Produto menos estável,}\\\text{predomina quando}\\\text{o tempo de reação}\\\text{é pequeno ou em}\\\text{temperaturas mais baixas}}}{\text{CH}_3\text{CHCH}=\text{CH}_2}\ \underset{\substack{\text{A reação inversa}\\\text{é lenta em 0°C,}\\\text{mas rápida}\\\text{em 40°C}}}{\overset{\text{Controle}\atop\text{cinético (rápido)}}{\rightleftharpoons}}\ \left[\begin{array}{c}\text{CH}_3\text{CH}=\text{CHCH}_2^+\\\updownarrow\\\overset{+}{\text{CH}_3\text{CHCH}}=\text{CH}_2\end{array}\right]\ \overset{\text{Controle}\atop\text{termo-}\atop\text{dinâmico}\atop\text{(lento)}}{\underset{\text{Br}^-}{\rightleftharpoons}}\ \underset{\substack{\text{Produto mais estável,}\\\text{predomina quando o}\\\text{tempo de reação é}\\\text{grande ou em}\\\text{temperaturas mais altas}}}{\text{CH}_3\text{CH}=\text{CHCH}_2\text{Br}}$$

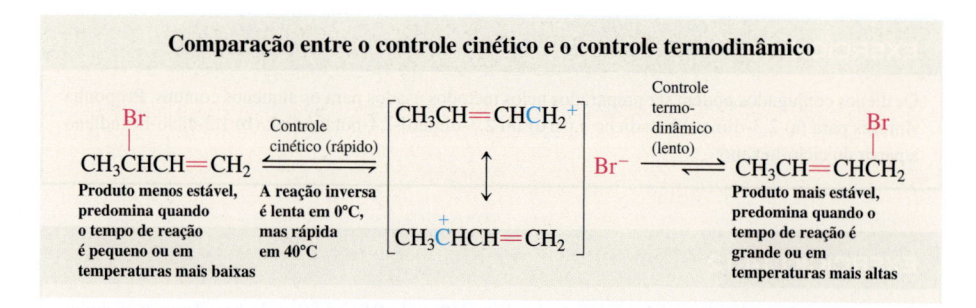

Um diagrama de energia potencial da nossa reação (Figura 14-8) ilustra a menor barreira de ativação (e maior velocidade k_1) associada com a formação do produto menos estável e a maior barreira (e menor velocidade k_2) que leva ao produto mais estável. A característica principal da reação é a reversibilidade (velocidade k_{-1}) da etapa cinética da captura do cátion intermediário. Em 0°C, o produto cinético, menos estável, 3-bromo-1-buteno predomina, porque a reversão da sua formação é relativamente lenta. Em 40°C, este produto entra em um equilíbrio rápido com o cátion precursor e, eventualmente, com o 1-bromo-2-buteno, termodinamicamente mais estável.

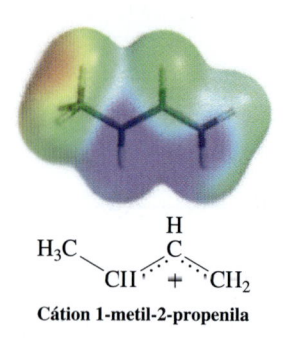

Por que o produto menos estável forma-se com uma barreira de ativação menor? O ataque de um nucleófilo (bromo, neste caso) é mais rápido em C3, o carbono mais substituído, por uma combinação de razões. Quando o HBr protona o átomo de carbono terminal do dieno, o íon brometo é liberado relativamente perto do carbono adjacente (C3) do cátion alílico recém-formado. Além disso, este cátion é assimétrico, sua carga positiva é distribuída *desigualmente* entre os carbonos 1 e 3. Mais carga positiva está localizada no carbono secundário C3, como se vê no mapa de potencial eletrostático mostrado na margem. Esta posição tem densidade eletrônica menor (está mais azul) do que as posições terminais não substituídas. Assim, o ataque em C3 é favorecido cineticamente pela maior carga positiva parcial e pela proximidade do nucleófilo recém-formado.

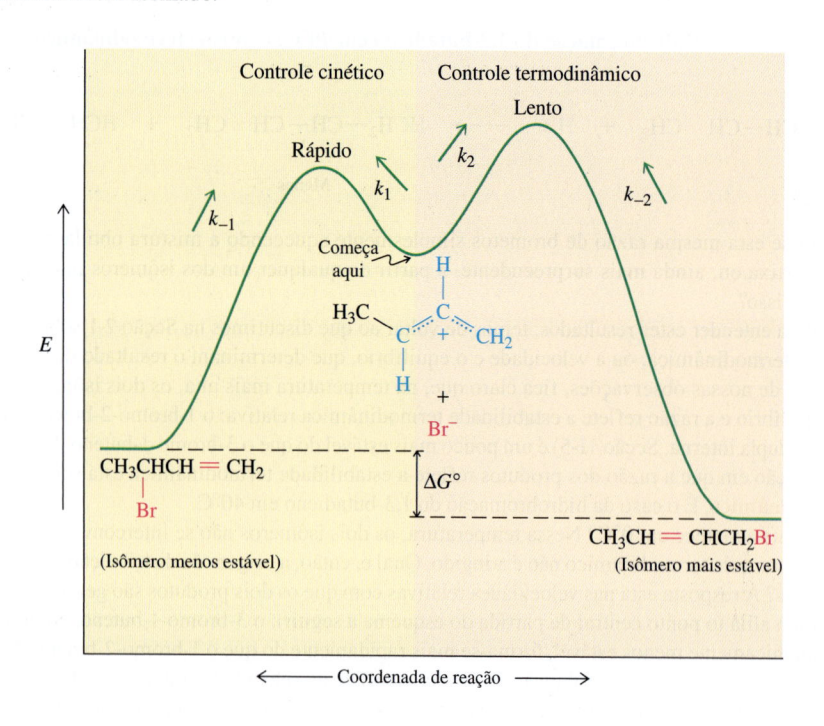

Cátion 1-metil-2-propenila

Figura 14-8 Controle cinético (à esquerda) comparado com o controle termodinâmico (à direita) na reação do cátion 1-metil-2-propenila com o íon brometo (no meio).

EXERCÍCIO 14-13

Trabalhando com os conceitos: controle cinético *versus* controle termodinâmico

A bromação do 1,3-butadieno (veja na p. 622) em 60°C dá o 3,4-dibromo-1-buteno e o 1,4-dibromo-2-buteno na razão 10:90, mas em −15°C, a razão é 60:40. Explique por um mecanismo.

Estratégia

Para resolver esse tipo de problema, é necessário escrever primeiro um mecanismo que ligue os reagentes e os produtos.

Solução

- A Seção 12-5 descreve como o bromo ataca um ligação dupla, isto é, a formação inicial do íon bromônio, A, que sofre, então, o ataque nucleofílico pelo brometo, levando à adição *anti*.
- A Seção 12-6 mostra que, quando a ligação dupla tem substituintes alquila, o íon bromônio é distorcido, como em B, de modo a dar caráter de carbocátion ao carbono mais substituído.
- No caso do butadieno, o substituinte é etenila, e o íon bromônio existe em sua forma aberta como um cátion alila deslocalizado, C.

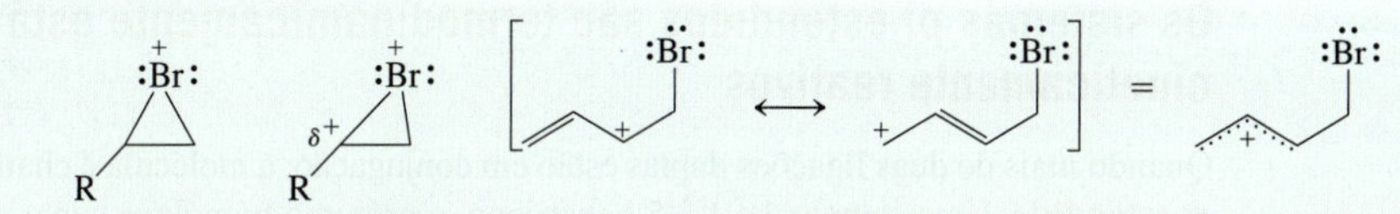

A, R = H: simétrico
B, R = alquila: não simétrico
C, R = etenila: cátion alila

- O cátion C pode, agora, ser capturado pelo íon brometo em qualquer um dos carbonos, o terminal ou o interno. Pelas razões expostas acima, o ataque do brometo ao carbono interno é ligeiramente mais rápido (controle cinético), dando na temperatura baixa a razão inicial 60:40 de 3,4-dibromo-1-buteno e *trans*-1,4-dibromo-2-buteno. Em −15°C, estes dois compostos são estáveis e não se dissociam (o inverso da formação)

Controle cinético:

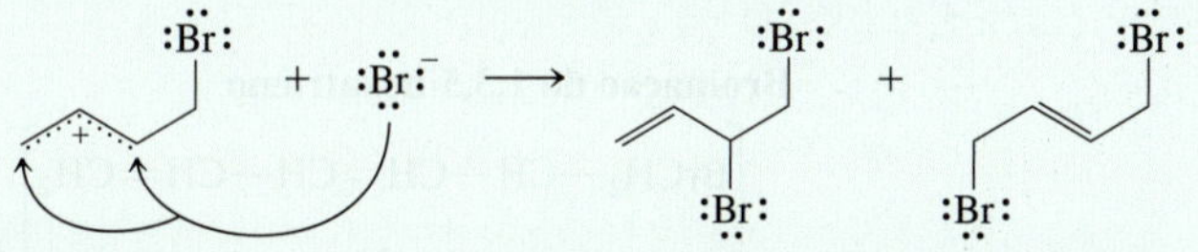

60 : 40

- O aquecimento em 60°C fornece energia suficiente para que o brometo na posição alílica funcione com um grupo de saída (como em uma reação S_N1; Seção 14-3) e, assim, regenera o cátion alila. Nesta temperatura, os produtos e o cátion entram em um equilíbrio rápido, mesmo que a concentração do cátion, de energia mais alta, seja muito pequena. Embora as velocidades relativas do ataque do brometo ao cátion sejam as mesmas, este fator torna-se irrelevante, porque a distribuição de produtos está sob controle termodinâmico, refletindo a estabilidade relativa: o isômero 1,4-dibromo é mais estável do que o isômero 3,4-dibromo e a razão observada para os produtos muda para 10:90. Você pode calcular a diferença de energia entre os dois isômeros aplicando a equação da Seção 2-1.

Controle termodinâmico:

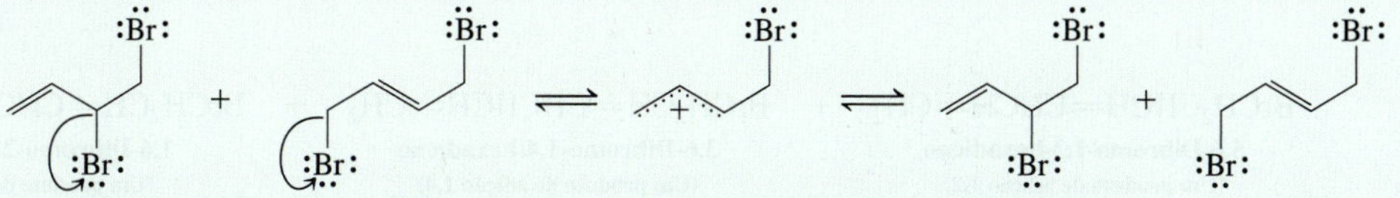

60 : 40 ⇌ ⇌ 10 : 90

EXERCÍCIO 14-14

Tente você

Na reação mostrada abaixo, qual é o produto das adições 1,2 e 1,4, respectivamente, e qual é o produto cinético e termodinâmico, respectivamente?

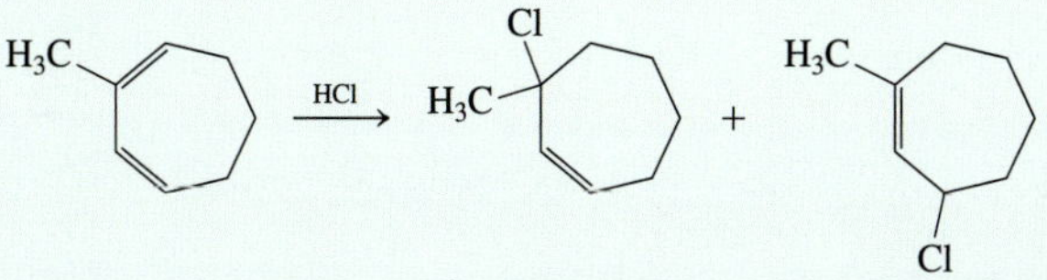

A   B

EM RESUMO, os dienos conjugados são ricos em elétrons e são atacados por eletrófilos para dar cátions alila intermediários na formação de produtos de adição 1,2 e 1,4. Estas reações estão sujeitas ao controle cinético em temperaturas relativamente baixas. Em temperaturas relativamente mais altas, a razão dos produtos cinéticos pode mudar para a razão dos produtos termodinâmicos, quando a formação desses produtos é reversível.

14-7 Deslocalização por mais de duas ligações pi: conjugação estendida e benzeno

O que acontece quando mais de duas ligações duplas conjugadas ocorrem em uma molécula? Será que a reatividade aumenta? E o que acontece se a molécula é cíclica? Será que ela reage da mesma forma que seus análogos lineares? Nesta seção, começaremos a responder a essas questões.

Os sistemas pi estendidos são termodinamicamente estáveis, mas cineticamente reativos

Quando mais de duas ligações duplas estão em conjugação, a molécula é chamada de um **sistema π estendido**. Um exemplo é o 1,3,5-hexatrieno, o próximo homólogo superior do 1,3-butadieno. Este composto é muito reativo e se polimeriza com facilidade, em especial na presença de eletrófilos. Apesar de sua reatividade como um sistema π deslocalizado, ele também é relativamente estável termodinamicamente.

A maior reatividade desse sistema π estendido deve-se às baixas barreiras de ativação para as adições eletrofílicas, que ocorrem através de carbocátions muito deslocalizados. Por exemplo, a bromação do 1,3,5-hexatrieno produz um cátion pentadienila substituído que pode ser descrito por três estruturas de ressonância.

Bromação do 1,3,5-hexatrieno

$$CH_2=CH-CH=CH-CH=CH_2 \xrightarrow{Br_2}$$
1,3,5-Hexatrieno

$$\begin{bmatrix} BrCH_2-\overset{+}{C}H-CH=CH-CH=CH_2 \\ \updownarrow \\ BrCH_2-CH=CH-\overset{+}{C}H-CH=CH_2 \\ \updownarrow \\ BrCH_2-CH=CH-CH=CH-\overset{+}{C}H_2 \end{bmatrix} + Br^-$$

$$\downarrow$$

$$\underset{\substack{\text{5,6-Dibromo-1,3-hexadieno} \\ \text{(Um produto de adição 1,2)}}}{BrCH_2\overset{|}{\underset{}{C}}HCH=CHCH=CH_2} + \underset{\substack{\text{3,6-Dibromo-1,4-hexadieno} \\ \text{(Um produto de adição 1,4)}}}{BrCH_2CH=CH\overset{|}{\underset{}{C}}HCH=CH_2} + \underset{\substack{\text{1,6-Dibromo-2,4-hexadieno} \\ \text{(Um produto de adição 1,6)}}}{BrCH_2CH=CHCH=CHCH_2Br}$$

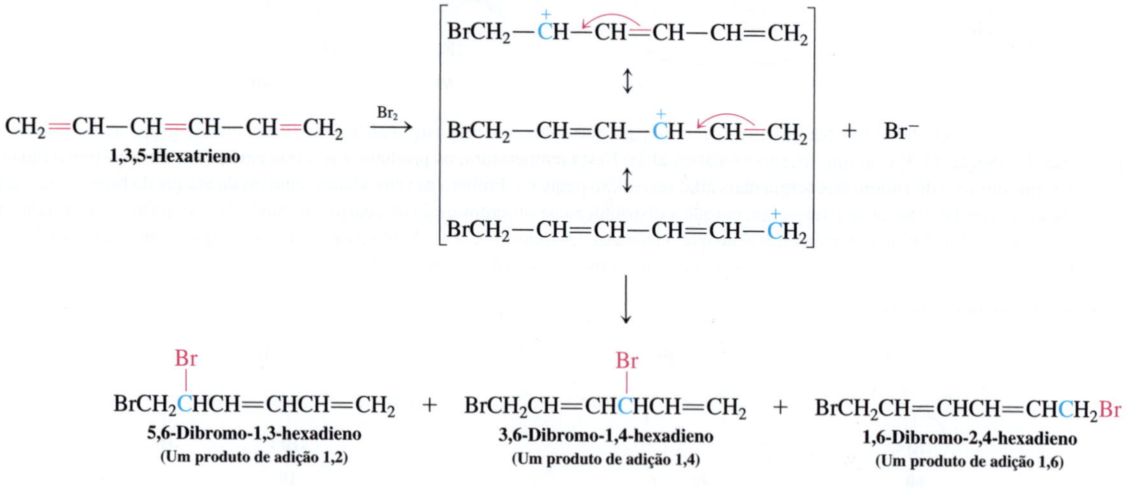

A mistura final é o resultado de adições 1,2-, 1,4- e 1,6-, e o último produto é o mais favorecido termodinamicamente, porque ele conserva um sistema dieno interno conjugado.

EXERCÍCIO 14-15

O tratamento do 1,3,5-hexatrieno com dois equivalentes de bromo produziu quantidades moderadas de 1,2,5,6-tetrabromo-3-hexeno. Escreva um mecanismo para a formação deste produto.

Alguns sistemas π muito estendidos são encontrados na natureza. São exemplos o β-caroteno, o corante laranja das cenouras (veja a Abertura do Capítulo) e o seu produto de degradação biológica, a vitamina A (retinol, abaixo; veja o Destaque Químico 18-3). Compostos deste tipo podem ser muito reativos, porque existem muitos sítios em potencial para o ataque de reagentes que se adicionam à ligação dupla. Em contraste, alguns sistemas cíclicos conjugados podem ser consideravelmente menos reativos, dependendo do número de elétrons π (veja o Capítulo 15). O exemplo mais notável deste efeito é o benzeno, o análogo cíclico do 1,3,5-hexatrieno.

β-Caroteno

Vitamina A (Retinol)

O benzeno, um trieno cíclico conjugado, é muito estável

Os **sistemas cíclicos conjugados** são casos especiais. Os exemplos mais comuns são o trieno cíclico C₆H₆, mais conhecido como benzeno, e seus derivados (Capítulos 15, 16 e 22). Em contraste com hexatrieno, o benzeno é termodinâmica e cineticamente muito estável devido a sua distribuição eletrônica especial (veja o Capítulo 15). Que o benzeno é incomum pode-se ver desenhando suas formas de ressonância: existem duas estruturas de Lewis que contribuem *igualmente*. O benzeno não sofre reações de adição, como a hidrogenação catalítica, a hidratação, a halogenação ou a oxidação, com facilidade. Na verdade, devido a sua baixa reatividade, o benzeno pode ser usado como solvente em reações orgânicas.

O benzeno é extraordinariamente pouco reativo

Reação extremamente lenta ← H₂, Pd   OsO₄, 25°C → Não reage

H⁺, H₂O, 25°C   Br₂, 25°C

Não reage   Não reage

Nos próximos capítulos, veremos que a pouca reatividade do benzeno está relacionada com o número de elétrons π de seu sistema cíclico conjugado – seis. A próxima seção apresenta uma reação que só é possível porque o seu estado de transição cíclico aproveita a superposição de seis elétrons.

EM RESUMO, nos sistemas conjugados acíclicos estendidos, a estabilidade termodinâmica e a reatividade cinética aumenta, por conta dos muitos sítios suscetíveis ao ataque por reagentes e da facilidade de formação de intermediários deslocalizados. Por outro lado, o benzeno, um "ciclo-hexatrieno", é muito estável e pouco reativo.

Benzeno e suas estruturas de ressonância

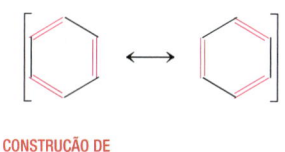

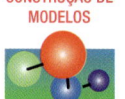

Benzeno

CONSTRUÇÃO DE MODELOS

14-8 Uma transformação especial dos dienos conjugados: a cicloadição de Diels-Alder

As ligações duplas conjugadas participam em outras reações que não as típicas dos alquenos como a adição eletrofílica. Esta seção descreve um processo em que dienos conjugados e alquenos se combinam para dar ciclo-hexenos substituídos. Nesta transformação, conhecida como cicloadição de Diels-Alder, os átomos das extremidades do dieno adicionam-se à ligação dupla do alqueno formando um anel. As novas ligações formam-se simultaneamente e são estereoespecíficas.

A cicloadição de dienos e alquenos dá ciclo-hexenos

Quando se aquece uma mistura de 1,3-butadieno e eteno na fase gás, ocorre uma reação notável em que forma-se ciclo-hexeno pela geração simultânea de duas novas ligações carbono-carbono. Este é o exemplo mais simples da **reação de Diels-Alder***, na qual um dieno conjugado se adiciona a um alqueno para produzir derivados de ciclo-hexeno. A reação de Diels-Alder é, por sua vez, um caso especial da classe geral de **reações de cicloadição** entre sistemas π, cujos produtos são chamados de **cicloadutos**. Na reação de Diels-Alder, um conjunto de quatro átomos conjugados com quatro elétrons π reage com uma ligação dupla que tem dois elétrons π. Por isso, a reação é também chamada de *cicloadição [4 + 2]*. Chamamos o componente de quatro carbonos pelo nome simples *dieno* e o alqueno, por **dienófilo**, "amigo do dieno".

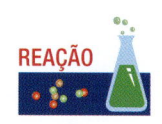

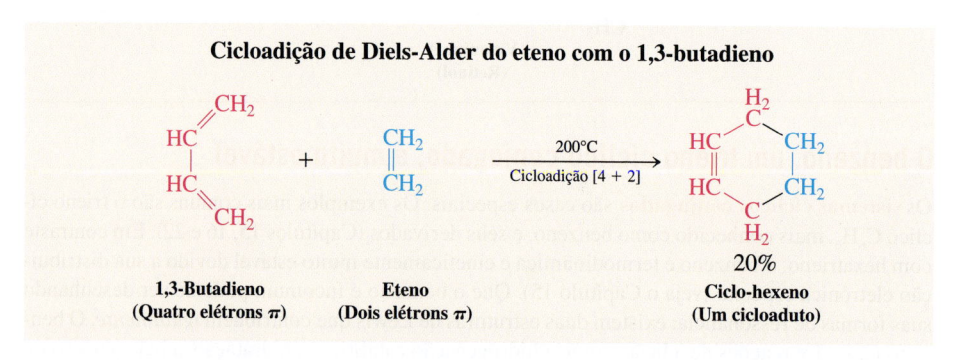

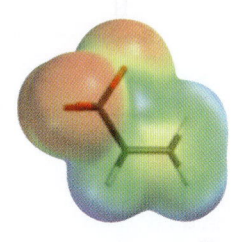

Cicloadição de Diels-Alder do eteno com o 1,3-butadieno

1,3-Butadieno (Quatro elétrons π) + Eteno (Dois elétrons π) $\xrightarrow[\text{Cicloadição [4 + 2]}]{200°C}$ Ciclo-hexeno (Um cicloaduto) 20%

O que faz uma boa reação de Diels-Alder? Reatividade do dieno e do dienófilo

A reação protótipo entre o butadieno e o eteno, na verdade, não funciona muito bem e dá o ciclo-hexeno em baixo rendimento. É muito melhor utilizar um *alqueno deficiente de elétrons* e um *dieno rico em elétrons*. Substituintes que atraem elétrons no alqueno e grupos que doam elétrons no dieno, portanto, facilitam a reação (veja na margem).

O grupo trifluoro-metila, por exemplo, atrai elétrons por indução (Seção 8-3), devido aos átomos de flúor muito eletronegativos. A presença deste substituinte aumenta a reatividade de um alqueno para as reações de Diels-Alder. Da mesma forma, os grupos alquila são doadores de elétrons por hiperconjugação (Seções 7-5, 11-3 e 11-7) e sua presença aumenta a densidade eletrônica, o que é benéfico para os dienos nas reações de Diels-Alder. Os mapas de potencial eletrostático da margem ilustram esses efeitos. A ligação dupla com o substituinte trifluoro-metila tem menor densidade eletrônica (em amarelo) do que as ligações duplas com os grupos metila (em vermelho).

Outros alquenos têm substituintes que interagem com ligações duplas por ressonância. Por exemplo, grupos que contêm carbonilas e nitrilas são bons aceptores de elétrons devido a esse efeito. As ligações duplas com estes substituintes são deficientes em elétrons, porque formas de ressonância colocam uma carga positiva em um dos átomos de carbono do alqueno.

3,3,3-Trifluoro-1-propeno
(Um alqueno pobre em elétrons)

---

* Professor Otto P. H. Diels (1876-1954), Universidade de Kiel, Alemanha, Prêmio Nobel de 1950 (química); Professor Kurt Alder (1902-1958), Universidade de Colônia, Alemanha, Prêmio Nobel de 1950 (química).

Capítulo 14 Sistemas Pi Deslocalizados

Grupos que retiram elétrons por ressonância

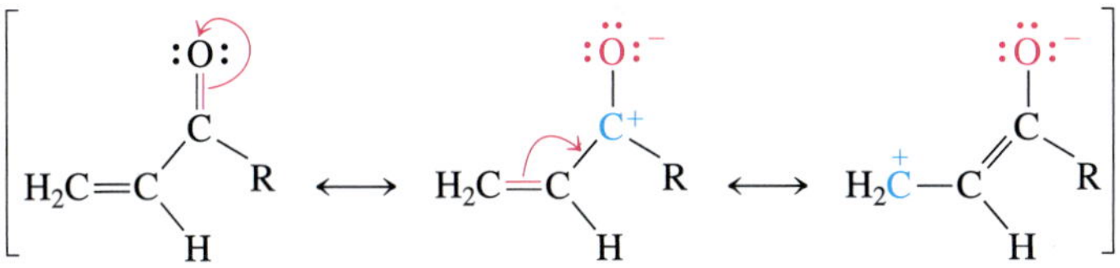

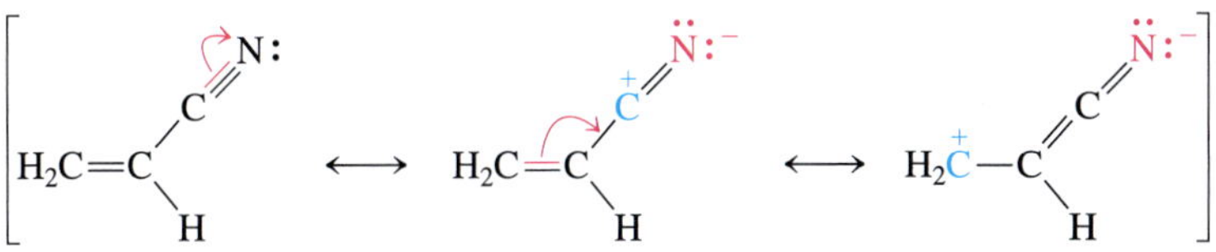

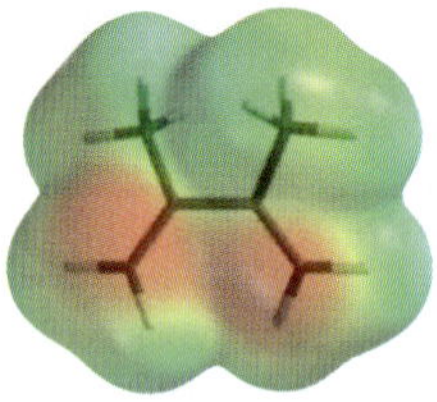

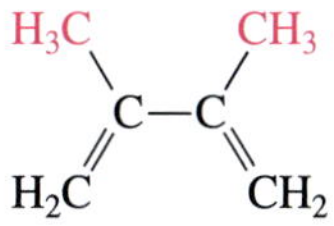

$$\left[H_2C=C\underset{H}{\overset{\ddot{O}:}{\underset{|}{C}}}R \longleftrightarrow H_2C=C\underset{H}{\overset{\ddot{O}:^-}{\underset{|}{C^+}}}R \longleftrightarrow H_2\overset{+}{C}-C\underset{H}{\overset{\ddot{O}:^-}{\underset{|}{C}}}R \right]$$

$$\left[H_2C=C\underset{H}{\overset{N:}{\underset{|}{C}}} \longleftrightarrow H_2C=C\underset{H}{\overset{\ddot{N}:^-}{\underset{|}{C^+}}} \longleftrightarrow H_2\overset{+}{C}-C\underset{H}{\overset{\ddot{N}:^-}{\underset{|}{C}}} \right]$$

2,3-Dimetil-1,3-butadieno
(Um dieno rico em elétrons)

Alguns exemplos das tendências na reatividade de dienófilos e dienos são

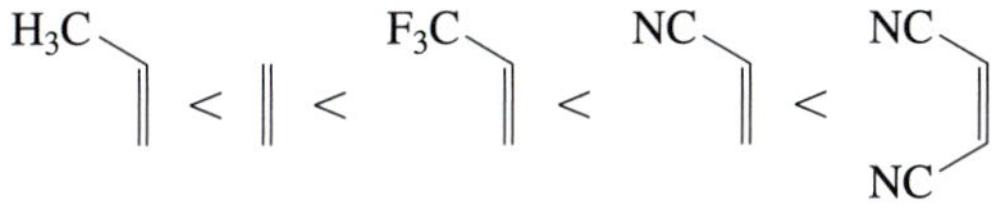

Dienófilo: H₃C–CH=CH₂ < CH₂=CH₂ < F₃C–CH=CH₂ < NC–CH=CH₂ < NC–CH=CH–CN

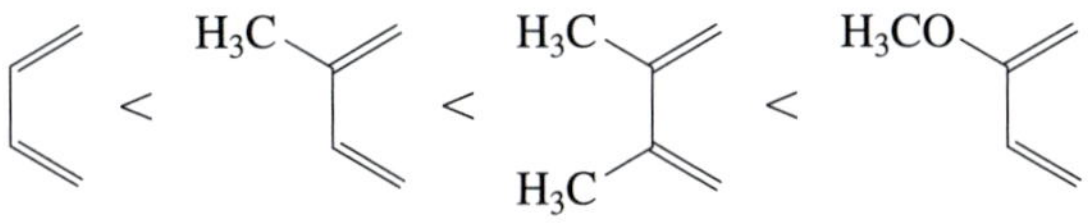

Dieno: CH₂=CH–CH=CH₂ < H₃C–C(=CH₂)–CH=CH₂ < (H₃C)₂C=CH–C(CH₃)=CH₂ (approx) < H₃CO–C(=CH₂)–CH=CH₂

A reatividade cresce →

EXERCÍCIO 14-16

Classifique cada um dos seguintes alquenos como pobre em elétrons ou rico em elétrons, em relação ao eteno. Explique sua resposta.

(a) H₂C=CHCH₂CH₃   (b) 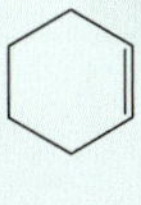 cicloexeno   (c) 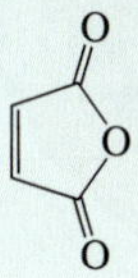 anidrido maleico   (d) 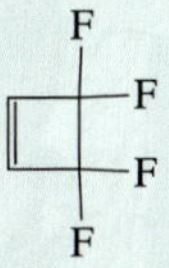 perfluorociclobutano com dupla ligação

---

EXERCÍCIO 14-17

A ligação dupla do nitroeteno, H₂C=CHNO₂, é pobre em elétrons, e a do metoxieteno, H₂C=CHOCH₃, é rica em elétrons. Explique usando estruturas de ressonância.

Exemplos de parceiros de reação que sofrem cicloadição de Diels-Alder eficiente são o 2,3-dimetil-1,3-butadieno e o propenal (acroleína).

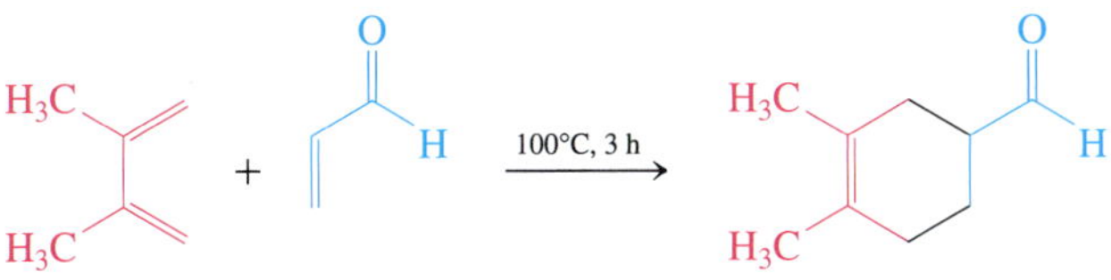

2,3-Dimetil-1,3-butadieno + Propenal (Acroleína) $\xrightarrow{100°C,\ 3\ h}$ 90% Cicloaduto de Diels-Alder

DESTAQUE QUÍMICO 14-2

Polienos condutores: novos materiais funcionais

Você pode imaginar substituir todos os fios de cobre em nossas linhas elétricas e equipamentos por um polímero orgânico? Um passo de gigante para atingir este objetivo foi feito no final de 1970 por Heeger, MacDiarmid e Shirakawa*, pelo qual receberam o Prêmio Nobel em 2000. Eles sintetizaram uma forma polimérica de etino (acetileno), que conduz eletricidade como os metais fazem. Esta descoberta provocou uma mudança fundamental na forma como polímeros orgânicos ("plásticos") eram vistos. De fato, plásticos normais são usados para isolar e nos proteger de correntes elétricas.

O que há de tão especial em polietino (poliacetileno)? Para um material ser condutor, ele deve ter elétrons livres para se mover e sustentar uma corrente, em vez de serem localizados, como na maior parte dos compostos orgânicos. Neste capítulo, vimos como atingir essa deslocalização ligando átomos de carbono sp^2 hibridados em uma cadeia crescente: polienos conjugados. Aprendemos também como uma carga positiva, um único elétron ou uma carga negativa pode "espalhar-se" ao longo da rede π, não muito diferente de um fio molecular. O poliacetileno possui a estrutura polimérica, mas os elétrons ainda são muito rígidos para se mover com a facilidade necessária para a condutividade. Para atingir este objetivo, a estrutura eletrônica é "ativada" por remoção (oxidação) ou adição de elétrons (redução), uma transformação chamada de *dopagem*. A falta de elétrons (carga positiva) ou um par de elétrons (carga negativa) deslocalizam-se sobre a estrutura poliênica, da mesma maneira que a mostrada na Seção 14-6 em cadeias alílicas estendidas. No experimento original de descoberta, o poliacetileno, feito a partir de acetileno por polimerização catalisada por metal de transição (veja a Seção 12-15), foi dopado com iodo, o que provocou um aumento espetacular da condutividade por 10 milhões de vezes. Mais tarde, o refinamento do experimento melhorou este valor para 10^{11}, essencialmente cobre orgânico!

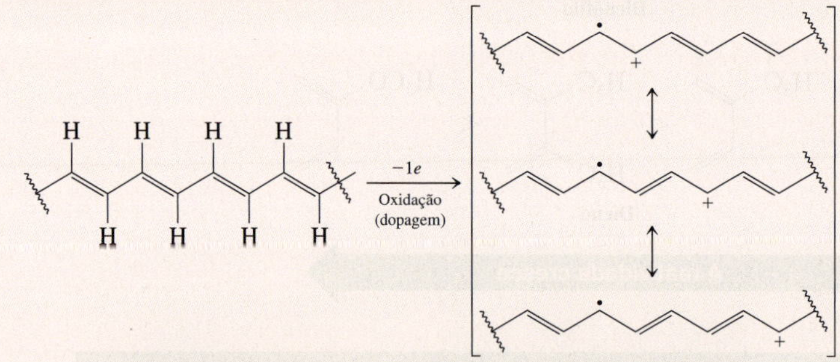

trans-Poliacetileno $\xrightarrow[\text{(dopagem)}]{-1e \text{ Oxidação}}$ Poliacetileno condutor

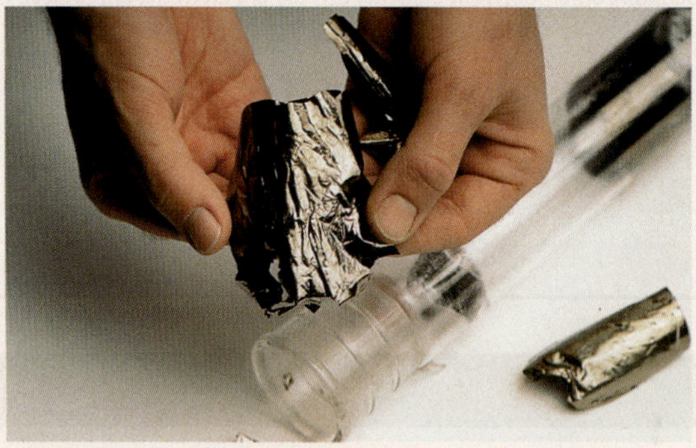

A folha preta, brilhante e flexível de poliacetileno (polietino) feito por polimerização do gás etino mostrado nas paredes do reator.

---

* Professor Alan J. Heeger (nasc. 1936), Universidade da Califórnia, Santa Barbara, Califórnia, Estados Unidos; Professor Alan G. MacDiarmid (1927-2007), Universidade da Pennsylvania, Filadélfia, Pensilvânia, Estados Unidos; Professor Hideki Shirakawa (nascido em 1936), Universidade de Tsukuba, Japão.

Devido à sua sensibilidade ao ar e umidade, o poliacetileno é difícil de usar em aplicações práticas. No entanto, a ideia de usar sistemas π orgânicos estendidos para transmitir condutividade pode ser explorada com vários materiais, que têm utilidade comprovada.

Muitos deles contêm unidades de seis elétrons π cíclicos especialmente estabilizadas, como benzeno (Seção 15-2), pirrol e tiofeno (Seção 25-4).

Condutores orgânicos e aplicações

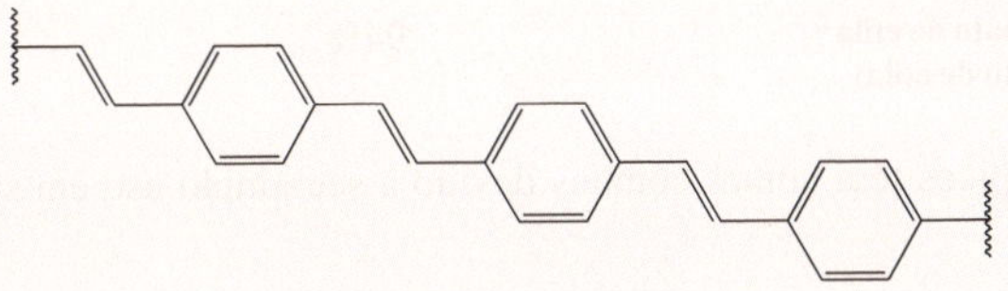

Poli(*p*-fenileno-vinileno)
(Telas eletroluminescentes de telefones celulares)

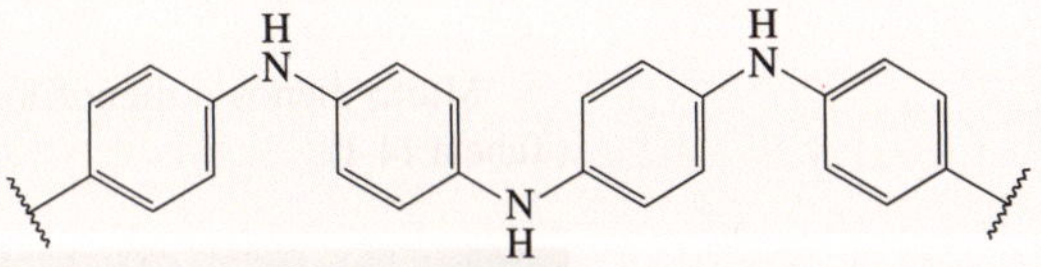

Polianilina
(Condutores; blindagem eletromagnética em circuitos eletrônicos; antiestática, como nos carpetes)

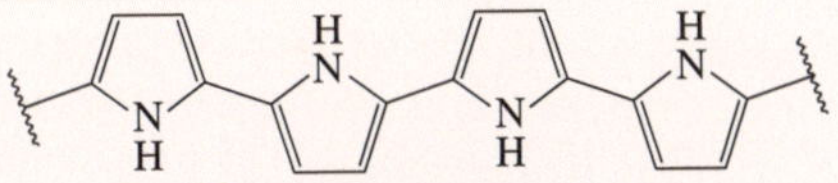

Polipirrol
(Eletrólito; revestimento de tela, dispositivos de detecção)

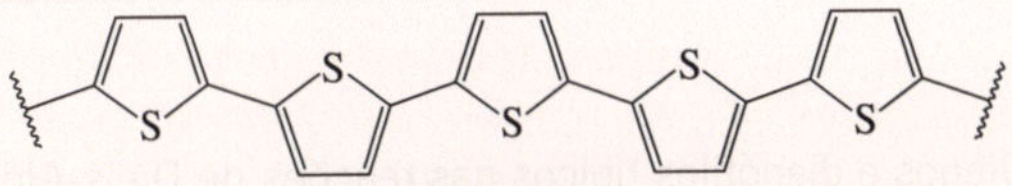

Politiofeno
(Transitores de efeito de campo, usado em portas de supermercados; antiestática, usado em filmes fotográficos)

Além destas aplicações em produtos eletrônicos, os polímeros condutores podem ser fabricados para "iluminar-se" quando excitados por um campo elétrico, um fenômeno chamado de *eletroluminescência*, muito útil na forma de diodos orgânicos emissores de luz (OLEDs organic light-emitting diodes). Esses materiais orgânicos podem ser vistos como "lâmpadas" orgânicas. Eles são relativamente leves e flexíveis e alcançam um amplo espectro de cores. Como polímeros orgânicos, eles são, em princípio, facilmente moldados em quaisquer formas e são usados na forma de telas novas e flexíveis de livros, tecidos luminosos e enfeites de parede. O futuro, de fato, parece brilhante!

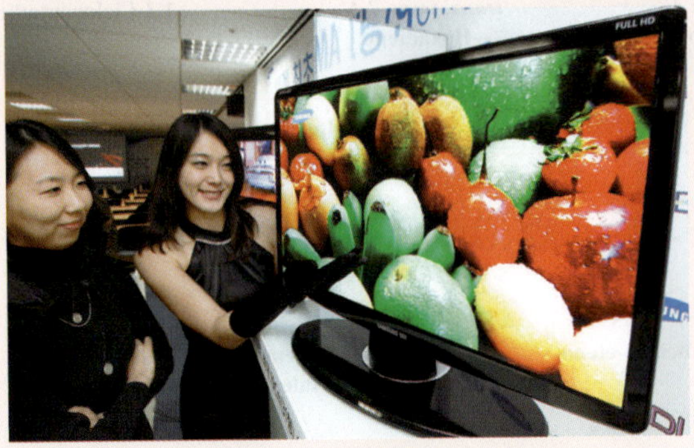

Essas cores brilhantes são obtidas com os OLEDs.

A ligação dupla carbono-carbono do cicloaduto é rica em elétrons e estericamente impedida. Por isso, ele não reage com excesso de dieno.

O 1,3-butadieno original, sem outros substituintes, é suficientemente rico em elétrons para sofrer cicloadições com alquenos deficientes em elétrons.

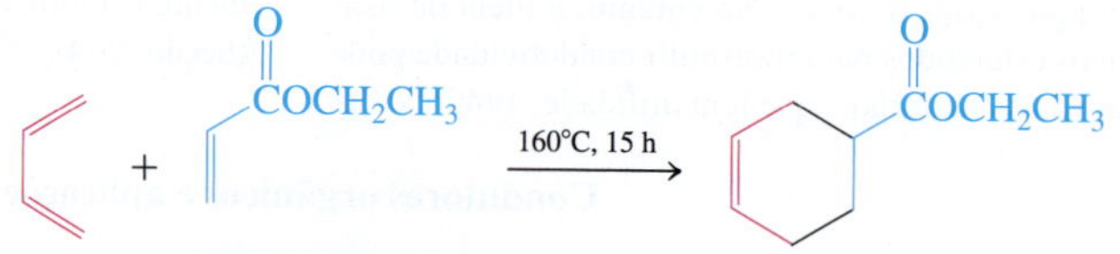

$$\text{1,3-butadieno} + \underset{\substack{\text{Propenoato de etila} \\ \text{(acrilato de etila)}}}{\text{CH}_2=\text{CHCOCH}_2\text{CH}_3} \xrightarrow{160°C,\ 15\ h} \text{ciclo-hexeno-COCH}_2\text{CH}_3 \quad 94\%$$

Muito dienos e dienófilos típicos têm nomes comuns devido a seu amplo uso em sínteses (Tabela 14-1).

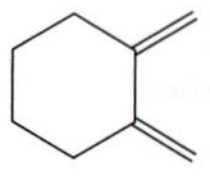

1,2-Dimetileno-ciclo-hexano

EXERCÍCIO 14-18

Dê os produtos da cicloadição [4 + 2] do tetracianoeteno com (**a**) 1,3-butadieno; (**b**) ciclopentadieno; (**c**) 1,2-dimetileno-ciclo-hexano (veja na margem).

Tabela 14-1 Dienos e dienófilos típicos nas reações de Diels-Alder

Dienos				
1,3-Butadieno	2,3-Dimetil-1,3--butadieno	*trans*, *trans*-2,4--Hexadieno	1,3-Ciclopentadieno	1,3-Ciclo-hexadieno

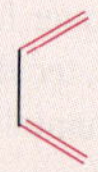

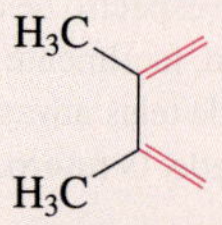

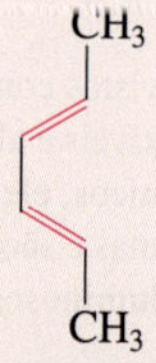

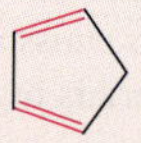

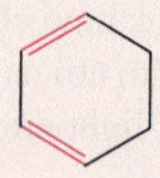

Dienófilos				
Tetracianoeteno	*cis*-1,2-Diciano-eteno	*cis*-2-Butenodioato de dimetila (Maleato de dimetila)	*trans*-2-Butenodioato de dimetila (Fumarato de dimetila)	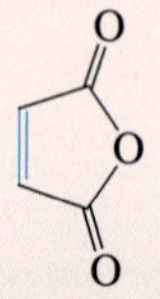
Anidrido 2-butenodioico (Anidrido maleico)	Butinodioato de dimetila (Acetilenodicarboxilato de dimetila)	$H_2C=CHCH=O$ Propenal (Acroleína)	$H_2C=CHCOCH_3$ Propenoato de metila (Acrilato de metila)	

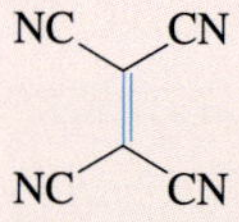

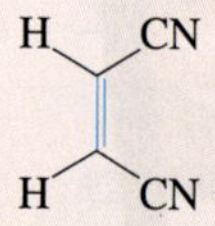

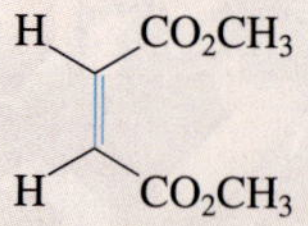

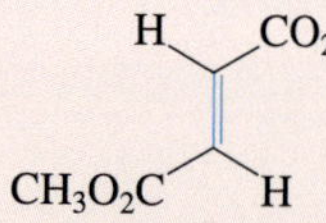

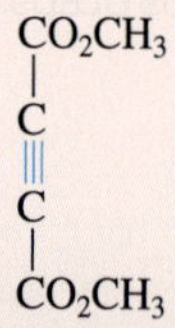

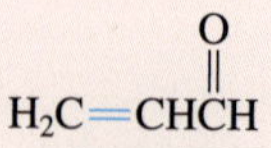

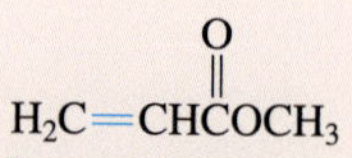

A reação de Diels-Alder é concertada

A reação de Diels-Alder ocorre em uma etapa. As novas ligações simples carbono-carbono e a nova ligação π formam-se simultaneamente à quebra das três ligações π dos reagentes. Como vimos (Seção 6-4), as reações em uma etapa, em que as ligações quebram-se e formam-se simultaneamente, são chamadas de *concertadas*. A natureza concertada desta transformação pode ser representada de duas maneiras: por um círculo tracejado representando os seis elétrons π deslocalizados ou pelo uso de setas indicando o fluxo de elétrons. Assim como a superposição de orbitais com seis elétrons estabiliza o benzeno (Seção 14-7), o mesmo acontece no estado de transição da reação de Diels-Alder.

Duas representações do estado de transição da reação de Diels-Alder

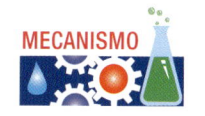

MECANISMO

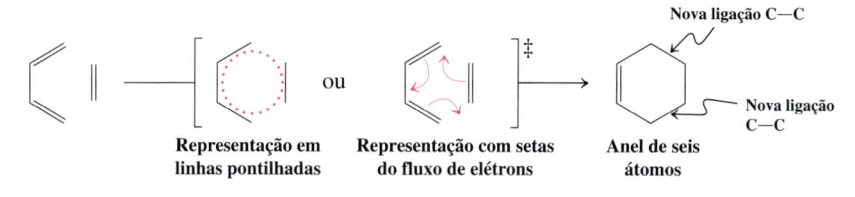

Representação em linhas pontilhadas — Representação com setas do fluxo de elétrons — Anel de seis átomos

Nova ligação C—C
Nova ligação C—C

A representação dos orbitais da Figura 14-9 mostra claramente a formação das ligações pela superposição dos orbitais *p* do dienófilo com os orbitais *p* terminais do dieno. Enquanto estes quatro carbonos se re-hibridam a sp^3, os dois orbitais *p* internos restantes do dieno dão origem a uma nova ligação π.

O mecanismo da reação de Diels-Alder requer que ambas as extremidades do dieno fiquem no mesmo sentido para que possam reagir simultaneamente com os carbonos do dienólifo. Isso significa que o dieno deve adotar a conformação *s*-cis, energeticamente menos favorecida em relação à forma mais estável *s*-trans (Figura 14-6)

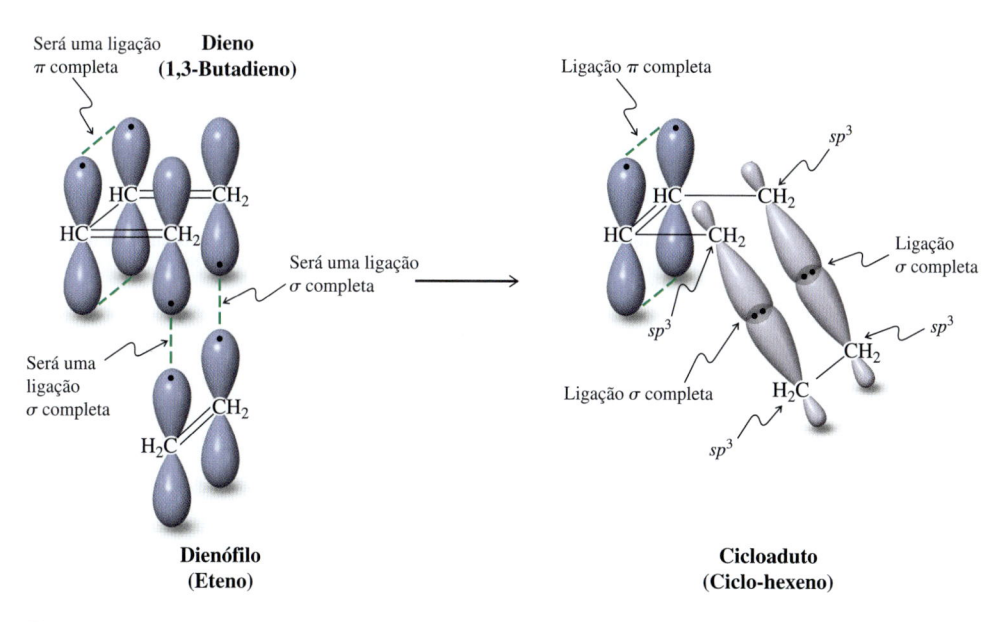

Dieno (1,3-Butadieno) — Será uma ligação π completa
Será uma ligação σ completa

Dienófilo (Eteno)

Cicloaduto (Ciclo-hexeno) — Ligação π completa, Ligação σ completa, sp^3

Figura 14-9 Representação dos orbitais da reação de Diels-Alder entre 1,3-butadieno e eteno. Os dois orbitais *p* em C1 e C4 do 1,3-butadieno e os dois orbitais *p* do eteno interagem quando os carbonos que reagem mudam sua hibridação para sp^3 e maximizam a superposição das duas novas ligações simples que se formam. Ao mesmo tempo, a superposição π entre os dois orbitais em C2 e C3 do dieno aumenta para criar uma ligação dupla completa.

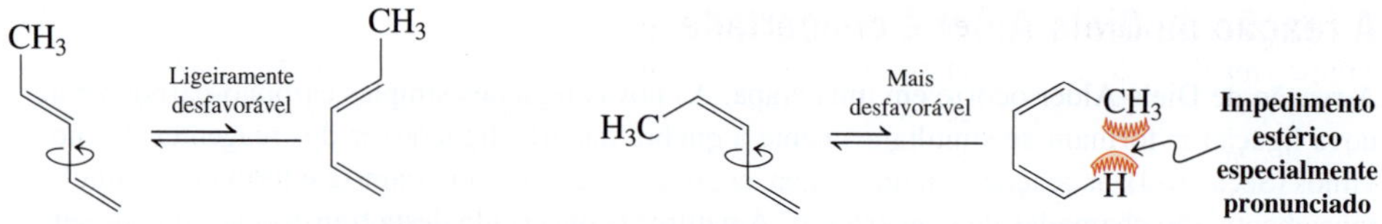

Esta necessidade afeta as velocidades das cicloadições: quando a forma *s*-cis é impedida ou impossível, a reação é mais lenta ou não ocorre. Inversamente, a reação acelera quando o dieno é forçado a atingir a geometria *s*-cis.

Dienos não reativos **Dienos particularmente reativos**

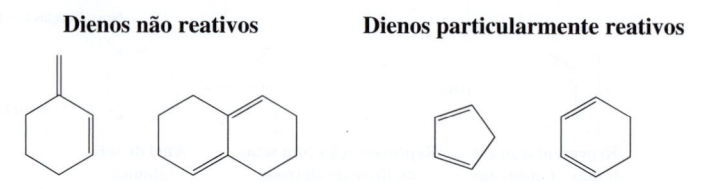

A reação de Diels-Alder é estereoespecífica

Em consequência do mecanismo concertado, a reação de Diels-Alder é *estereoespecífica*. Por exemplo, a reação do 1,3-butadieno com o *cis*-2-butenodioato de dimetila (maleato de dimetila, um alqueno cis) dá o *cis*-4-ciclo-hexeno-1,2-dicarboxilato de dimetila. *A estereoquímica da ligação dupla original do dienófilo é conservada no produto*. Na reação complementar, o *trans*-2-butenodioato de dimetila (fumarato de dimetila, um alqueno trans) dá o aduto trans.

Na reação de Diels-Alder, a estereoquímica do dienófilo conserva-se

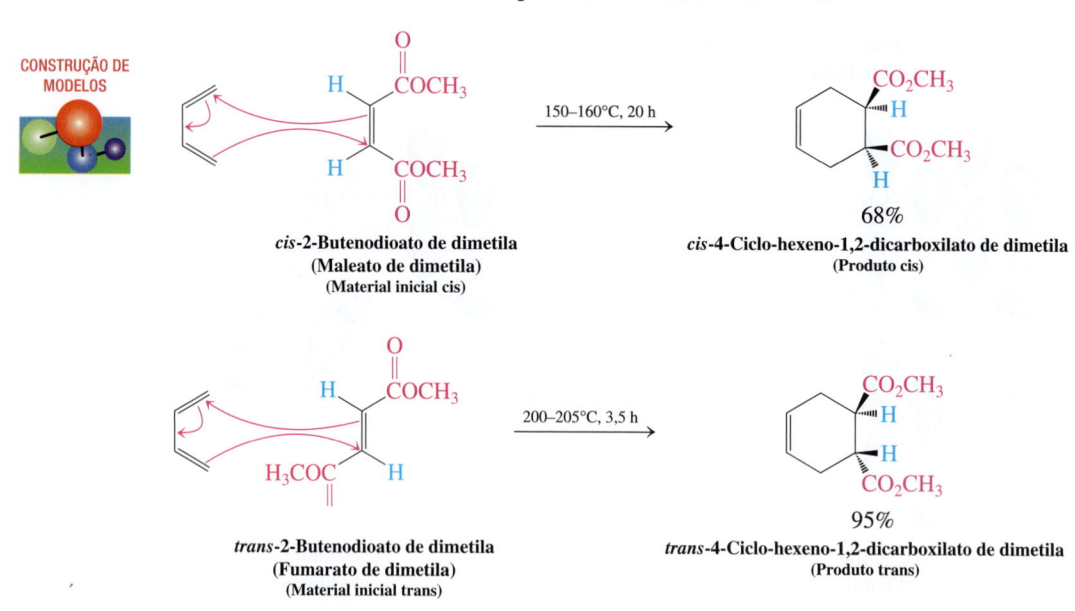

cis-2-Butenodioato de dimetila
(Maleato de dimetila)
(Material inicial cis)

150–160°C, 20 h

cis-4-Ciclo-hexeno-1,2-dicarboxilato de dimetila
(Produto cis)
68%

trans-2-Butenodioato de dimetila
(Fumarato de dimetila)
(Material inicial trans)

200–205°C, 3,5 h

trans-4-Ciclo-hexeno-1,2-dicarboxilato de dimetila
(Produto trans)
95%

Da mesma forma, *mantém-se a estereoquímica do dieno*. Note que os cicloadutos descritos contendo centros quirais podem ser meso ou quirais. No entanto, se começamos com reagentes aquirais, os produtos subsequentes, quando quirais, são formados como racematos, através de dois estados de transição de mesma energia (veja, por exemplo, as Seções 5-7 e 12-5).

Em outras palavras, a estereoespecificidade do processo de Diels-Alder refere-se à estereoquímica relativa, não à absoluta. Como sempre, estamos mostrando apenas um dos enantiômeros de um produto quiral (mas racêmico), como no caso das cicloadições ao *trans*-2-butenodiato de dimetila (mostrado anteriormente) e ao *cis, trans*-2,4-hexadieno (a seguir).

**Na reação de Diels-Alder,
a estereoquímica do dieno conserva-se**

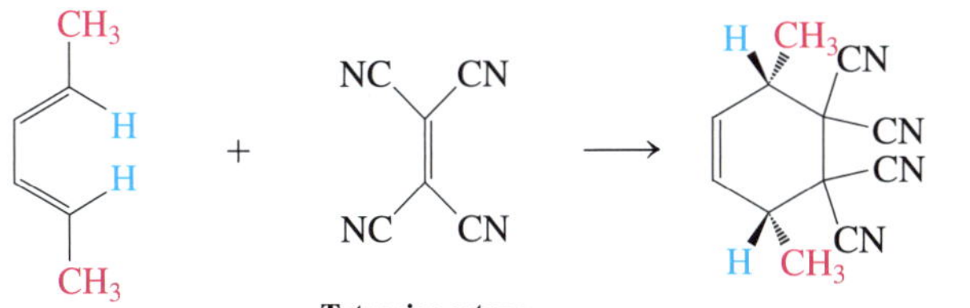

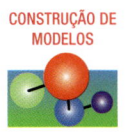

trans, *trans*-2,4-Hexadieno
(Ambas as metilas "para fora")

Tetracianoeteno

(As metila permanecem cis)

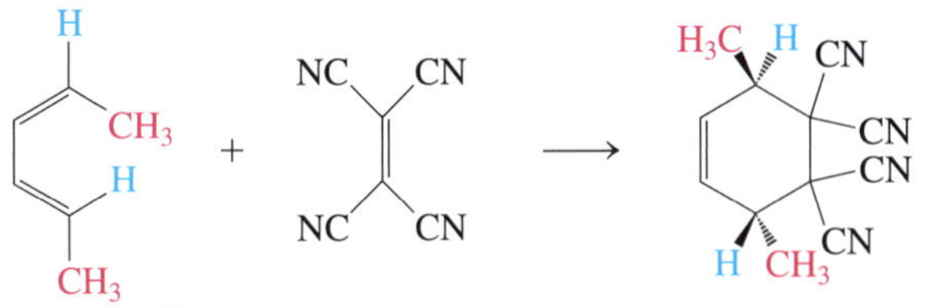

cis, *trans*-2,4-Hexadieno
(Uma metila "para dentro";
uma metila "para fora")

(As metilas permanecem trans)

CONSTRUÇÃO DE MODELOS

EXERCÍCIO 14-19

Trabalhando com os conceitos: reações de Diels-Alder

Desenhe o produto da seguinte cicloadição de Diels-Alder:

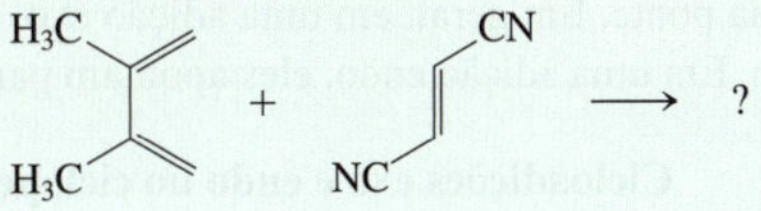

Estratégia

Ao lidar com problemas que tratam de reações de Diels-Alder, é útil lembrar-se da aproximação do dieno e do dienófilo no espaço. O ideal é usar modelos moleculares. Quando você conseguir visualizar o alinhamento dos regentes no estado de transição, pratique, desenhando-o.

Solução

- Usando a Figura 14-9 como guia, desenhe, em perspectiva, os dois reagentes antes da cicloadição.
- Complete seu desenho com os seis elétrons participantes na posição adequada para gerar as duas novas ligações σ e a nova ligação π.
- Se seu desenho ficar distorcido, refaça-o desenhando um anel de ciclo-hexeno regular e adicione os substituintes, incluindo suas estereoquímicas relativas.

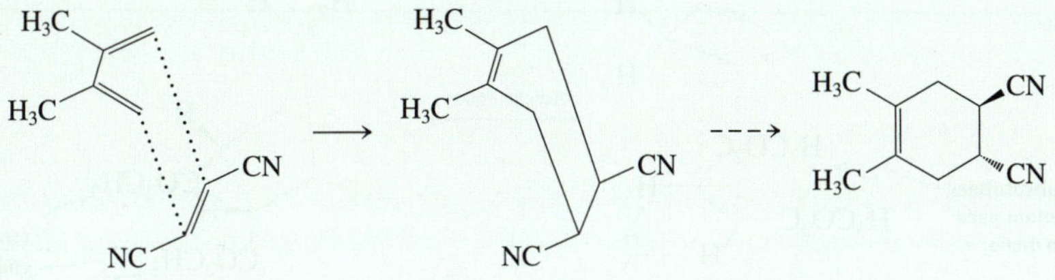

EXERCÍCIO 14-20

Tente você

Adicione as estruturas dos materiais iniciais que estão faltando nos seguintes esquemas das reações de Diels-Alder.

(a) 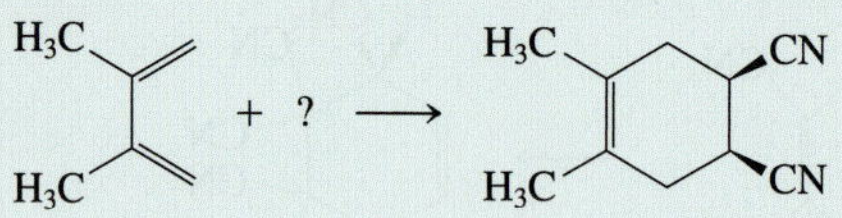 2,3-dimetil-1,3-butadieno + ? ⟶ 1,2-diciano-4,5-dimetilciclohex-4-eno

(b) 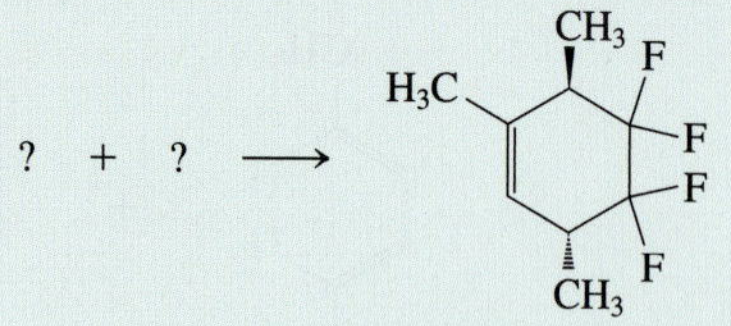 ? + ? ⟶ 1,4-dimetil-2,2,3,3-tetrafluorciclohex-5-eno

EXERCÍCIO 14-21

O *cis,trans*-2,4-hexadieno reage muito lentamente em cicloadições [4 + 2]; o isômero trans,trans reage muito mais rapidamente. Explique. [**Sugestão:** a reação de Diels-Alder requer que o dieno esteja no arranjo *s*-cis (Figura 14-9, e veja a Figura 14-6).]

As cicloadições de Diels-Alder seguem a regra endo

A reação de Diels-Alder é muito controlada estericamente, não somente em relação ao padrão de substituição das ligações duplas originais, mas também com respeito à orientação dos reagentes entre si. Considere a reação do 1,3-ciclopentadieno com o *cis*-2-butenodioato de dimetila. Dois produtos são possíveis, um em que os dois ésteres substituintes da estrutura bicíclica estão do mesmo lado (cis) da ponte de metileno e outro em que eles estão do lado oposto (trans) da ponte. O primeiro é chamado de **aduto exo**, o segundo de **aduto endo** (*exo*, do grego, para fora; *endo*, do grego, para dentro). Esses termos se referem à posição dos grupos em sistemas em ponte. Os substituintes exo estão cis com respeito à ponte mais curta e os substituintes endo estão posicionados trans em relação à mesma ponte. Em geral, em uma adição exo, os substituintes do dienófilo apontam para longe do dieno. Em uma adição endo, eles apontam para o dieno.

Cicloadições exo e endo no ciclopentadieno

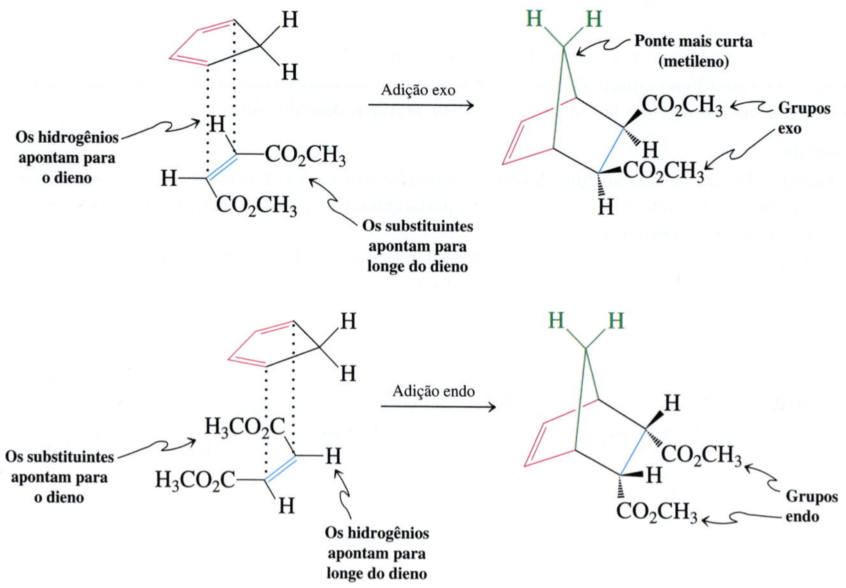

DESTAQUE QUÍMICO 14-3

A reação de Diels-Alder é "verde"

Na reação de Diels-Alder, as matérias-primas são consumidas para dar um novo produto sem gerar outros materiais. Dizemos que essas transformações têm "economia atômica", porque todos os átomos das matérias-primas incorporam-se ao produto. As reações que têm economia atômica são um ingrediente-chave da química verde (veja o Destaque Químico 3-1), e a reação Diels-Alder utiliza vários de seus princípios. Assim, ela não gera resíduos (ou pouco), incorpora todas as matérias-primas no(s) produto(s) e mantém a funcionalidade. Ela em geral não requer grupos de proteção: pode ser executada com os reagentes puros, evitando solventes, e, muitas vezes, é suficientemente eficiente para permitir a cristalização ou a destilação do produto puro, evitando assim a cromatografia em coluna. Muitas reações Diels-Alder precisam de aquecimento para atingir velocidades razoáveis, mas este problema pode ser superado com o uso de catalisadores que permitem transformações na temperatura normal. Por exemplo, os ácidos de Lewis (Seção 2-2) aceleram muito as cicloadições. Mostramos abaixo um caso em que este efeito foi quantificado. A catálise também afeta a razão exo/endo e pode resultar em enantiosseletividade quando são usados catalisadores opticamente ativos (veja, por exemplo, os Destaques Químicos 5-4 e 9-3, e a Seção 12-2). O efeito do ácido de Lewis é ativar o dienófilo por complexação com os pares de elétrons livres do oxigênio da carbonila, tornando o grupo carbonila ainda mais retirador de elétrons.

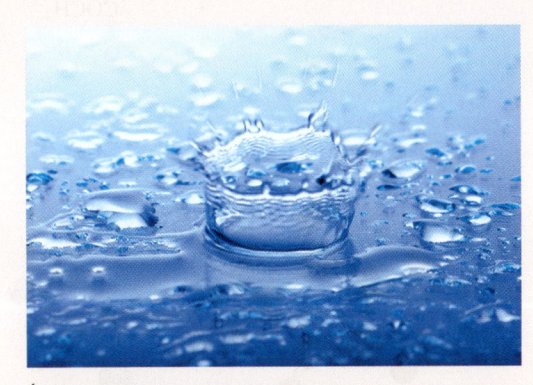

Água, o solvente mais verde.

Às vezes, os solventes são inevitáveis, como nas reações intramoleculares (Exercício 14-24), quando a alta diluição é importante (Seção 9-6). O solvente verde escolhido é, naturalmente, a água. De fato, como se vê no exemplo, a água não só é viável como solvente como pode acelerar as reações Diels-Alder, além de melhorar a estereosseletividade, especialmente quando combinada com catálise por ácido de Lewis. A influência da água é atribuída à ligação hidrogênio e ao efeito hidrofóbico (Seção 8-2) sobre o estado de transição.

		Endo		Exo
k_{rel} (em CH_3CN, não catalisada)	1	67	:	33
k_{rel} (em CH_3CN, catalisada por Cu^{2+})	158.000	94	:	6
k_{rel} (em H_2O, não catalisada)	287	84	:	16
k_{rel} (em H_2O, catalisada por Cu^{2+})	232.000	93	:	7

A reação de Diels-Alder normalmente ocorre com *seletividade endo*, isto é, o produto em que o grupo ativante que atrai elétrons do dienófilo localiza-se na posição endo forma-se mais rapidamente do que o isômero exo alternativo. Isso ocorre mesmo que o produto exo seja mais estável do que o endo. Esta observação é conhecida como **regra endo**. A preferência pela cicloadição endo tem origem em várias influências estéricas e eletrônicas sobre o estado de transição da reação. Embora o estado de transição endo tenha somente energia um pouco menor, isso é suficiente para controlar o resultado da maior parte das reações que nós encontraremos. Misturas podem surgir no caso de sistemas muito substituídos ou quando vários substituintes ativantes estão presentes.

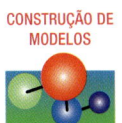

CONSTRUÇÃO DE MODELOS

A regra endo

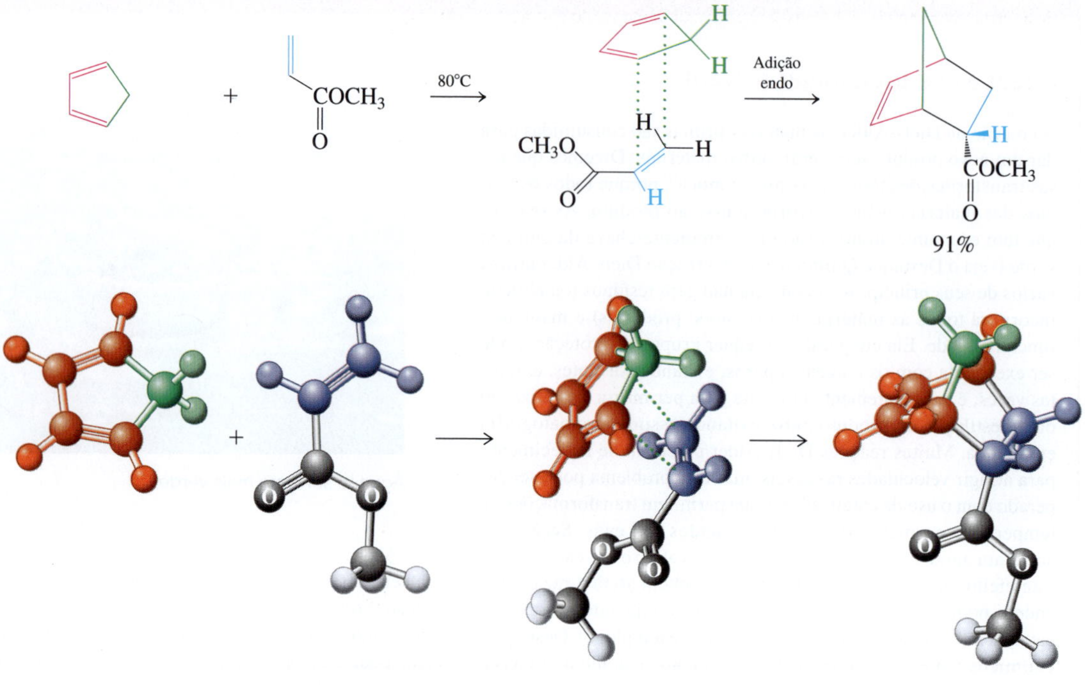

Propenoato de metila → **Produto endo** (91%)

A estereoquímica relativa do produto de uma reação geral de Diels-Alder que segue a regra endo é ilustrada abaixo. Para ajudar a localizar os substituintes e acompanhá-los durante a reação, podemos usar os rótulos gerais "o" (para fora, para o grupo que está fora do semicírculo formado pela sequência de carbonos do dieno) e "i" (para dentro) para as duas orientações estereoquímicas possíveis dos grupos ligados à extremidade do dieno. Em seguida, marcamos os substituintes do dienófilo, de acordo com sua orientação no estado de transição da reação, como endo ou exo. A estrutura do produto esperado, com todos os substituintes no lugar, é mostrada à direita da equação. Você pode ver que "o" é sempre cis para "endo". Este esquema permite que você escreva rapidamente a estrutura de um produto, sem a necessidade de desenhar o arranjo estereoquímico. Entretanto, o esquema não substitui a compreensão correta dos princípios em que ele se baseia!

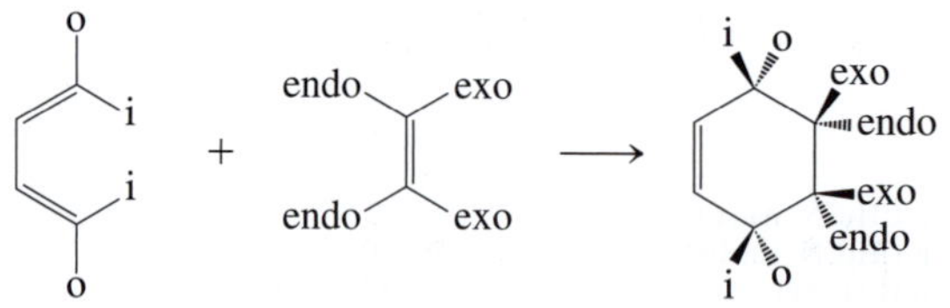

MECANISMO ANIMADO: Cicloadição de Diels-Alder (regra endo)

o = "para fora"
i = "para dentro"

EXERCÍCIO 14-22

Trabalhando com os conceitos: a regra endo

Desenhe o produto da reação de *trans,trans*-2,4-hexadieno com propenoato de metila (mostre claramente a estereoquímica).

Estratégia

Primeiro, desenhemos as estruturas dos dois reagentes, o *trans,trans*-2,4-hexadieno e o propenoato de metila. Em seguida, para obter a estereoquímica correta do produto, precisamos alinhar os reagentes como no desenho do estado de transição da Figura 14-9, um sobre o outro. A função éster do dienófilo, de acordo com a regra endo, deverá ser posicionada como endo.

Solução
- Seguindo as etapas previstas, temos

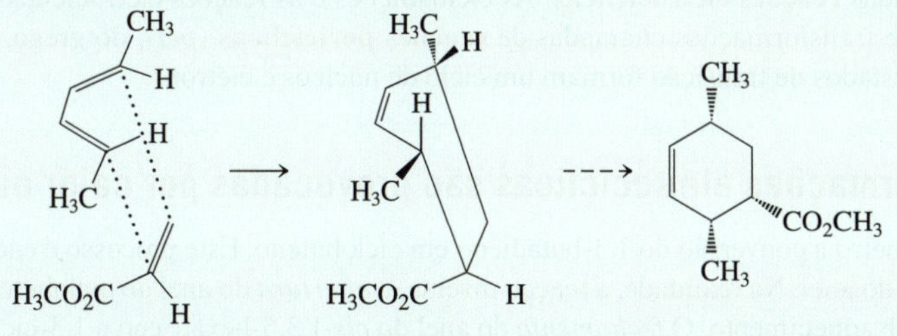

- Podemos verificar o resultado usando o formalismo geral esquemático acima. Para isso, rotulamos todos os substituintes dos reagentes: os dois grupos metila no dieno estão "para fora" e são marcados como "o". A função éster no dienófilo é rotulada como endo. A ligação desses grupos rotulados em nossa estrutura generalizada do produto confirma nossa solução.

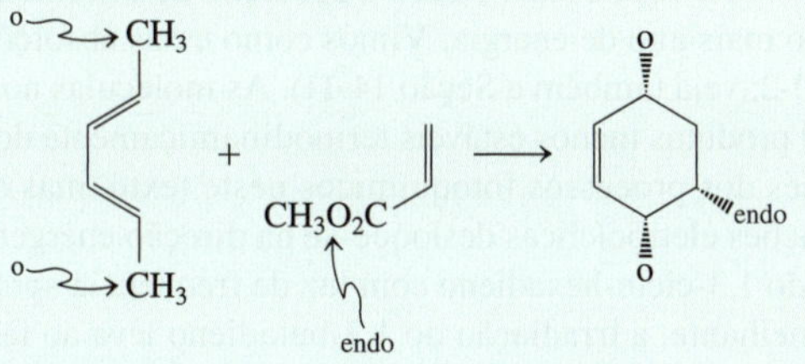

EXERCÍCIO 14-23

Tente você

Prediga os produtos das seguintes reações (mostre claramente a estereoquímica.) (**a**) *trans*-1,3-Pentadieno com anidrido 2-butenodioico (anidrido maleico); (**b**) 1,3-ciclopentadieno com *trans*-2-butenodioato de dimetila (fumarato de dimetila).

EXERCÍCIO 14-24

A reação de Diels-Alder também pode ser intramolecular. Desenhe os dois estados de transição que levam aos produtos da seguinte reação.

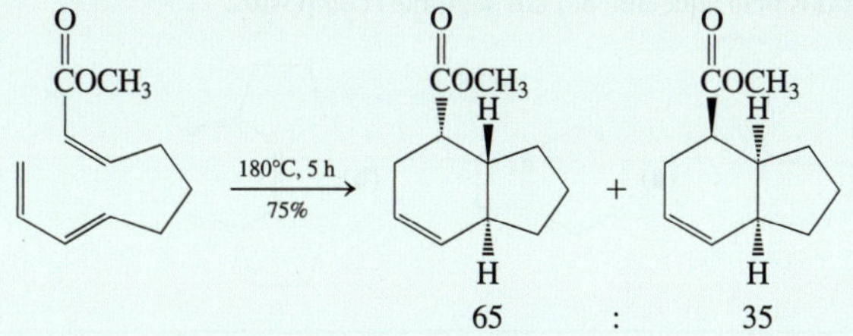

EM RESUMO, a reação de Diels-Alder é uma cicloadição concertada que se processa melhor entre 1,3-dienos ricos em elétrons e dienófilos pobres em elétrons para formar ciclo-hexenos. Ela é estereoespecífica em relação à estereoquímica das ligações duplas e em relação ao arranjo dos substituintes no dieno e no dienófilo: ela segue a regra endo.

14-9 Reações eletrocíclicas

A reação de Diels-Alder acopla as extremidades de dois sistemas π separados. Será possível formar anéis pela ligação das extremidades de um *único* sistema dieno, trieno ou polieno conjugado? Sim, e descreveremos nesta seção as condições que permitem o fechamento de anéis (e seu inverso), as chamadas **reações eletrocíclicas**. As cicloadições e as reações eletrocíclicas pertencem a uma classe de transformações chamadas de **reações pericíclicas** (*peri*, do grego, em volta de), porque seus estados de transição formam um ciclo de núcleos e elétrons.

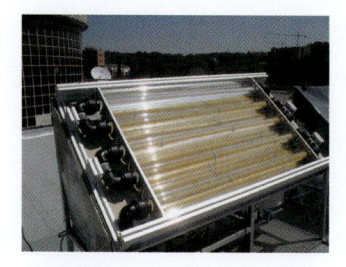

As transformações eletrocíclicas são provocadas por calor ou luz

Vejamos primeiro a conversão do 1,3-butadieno em ciclobuteno. Este processo é endotérmico devido à tensão do anel. Na realidade, a reação inversa, a *abertura* do anel do ciclobuteno, ocorre rapidamente sob aquecimento. O *fechamento* do anel do *cis*-1,3,5-hexatrieno a 1,3-ciclo-hexadieno, porém, é exotérmico e ocorre por aquecimento. Será que é possível obter essas transformações na direção termicamente desfavorável?

Sabemos que, em uma reação térmica, a tarefa é difícil, porque a termodinâmica governa o equilíbrio (Seção 2-1). Entretanto, o problema pode, em alguns casos, ser resolvido usando-se luz, as chamadas **reações fotoquímicas**. Nelas, a absorção de um fóton pelo reagente excita a molécula até um estado mais alto de energia. Vimos como essas absorções estão na base da espectroscopia (Seção 10-2; veja também a Seção 14-11). As moléculas nos estados excitados podem relaxar e fornecer produtos menos estáveis termodinamicamente do que os reagentes. Não entraremos nos detalhes dos processos fotoquímicos neste texto, mas observe que ele permite que o equilíbrio de reações eletrocíclicas desloque-se na direção energeticamente desfavorável. Portanto, a irradiação do 1,3-ciclo-hexadieno com luz de frequência apropriada produz o trieno isômero. De modo semelhante, a irradiação do 1,3-butadieno leva ao fechamento do anel para dar o ciclobuteno.

As reações fotoquímicas são cada vez mais usadas em tecnologias "verdes". Este reator em um telhado da Universidade Complutense de Madri, Espanha, é usado na desinfecção da água. O corante suportado em um polímero absorve a luz do sol e leva o oxigênio a um estado mais reativo (oxigênio singleto), que destrói as bactérias nocivas da água (a foto é cortesia do Professor Guillermo Orellana, UCM).

Reações eletrocíclicas

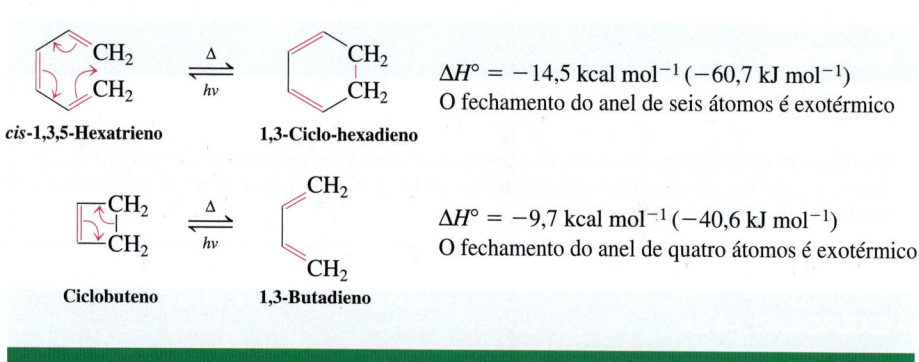

cis-1,3,5-Hexatrieno ⇌ (Δ/hν) 1,3-Ciclo-hexadieno

$\Delta H° = -14{,}5$ kcal mol^{-1} ($-60{,}7$ kJ mol^{-1})
O fechamento do anel de seis átomos é exotérmico

Ciclobuteno ⇌ (Δ/hν) 1,3-Butadieno

$\Delta H° = -9{,}7$ kcal mol^{-1} ($-40{,}6$ kJ mol^{-1})
O fechamento do anel de quatro átomos é exotérmico

> **EXERCÍCIO 14-25**
>
> Dê os produtos obtidos pelo aquecimento dos seguintes compostos.
>
> (a) (b)

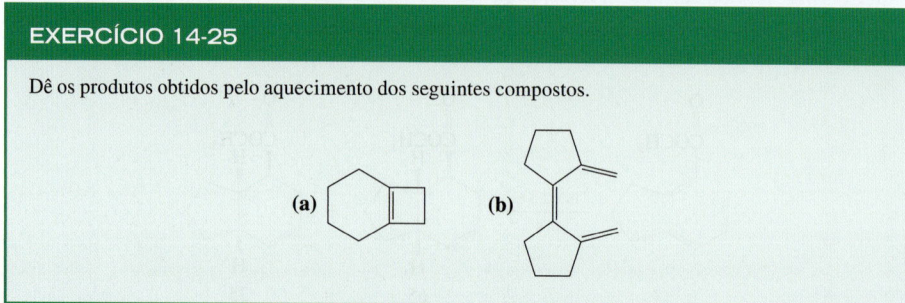

As reações eletrocíclicas são concertadas e estereoespecíficas

Como a cicloadição de Diels-Alder, as reações eletrocíclicas são concertadas e estereoespecíficas. Por isso, a isomerização térmica do *cis*-3,4-dimetil-ciclo-buteno dá somente o *cis,trans*-2,4--hexadieno.

cis-3,4-dimetil-ciclo-buteno   *cis,trans*-2,4-Hexadieno

O aquecimento do isômero *trans*-3,4-dimetil-ciclo-buteno dá apenas o *trans,trans*-2,4-hexadieno.

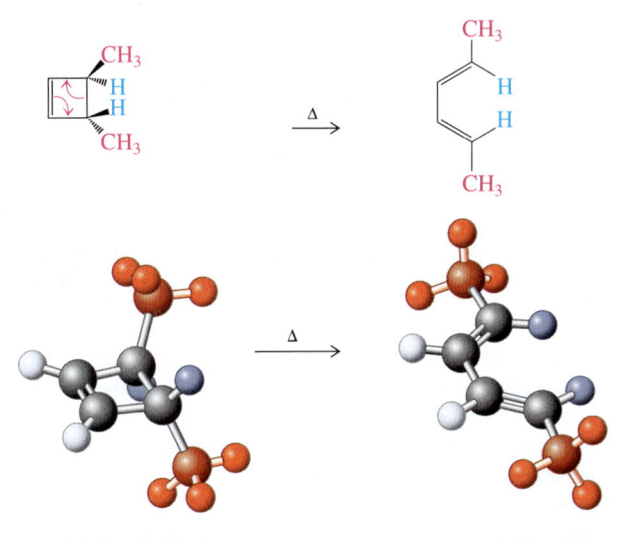

trans-3,4-dimetil-ciclo-buteno   *trans,trans*-2,4-Hexadieno

A Figura 14-10 descreve melhor estes processos. Quando a ligação entre C3 e C4 no ciclobuteno quebra-se, estes átomos de carbono precisam re-hibridar-se de sp^3 a sp^2 e rodar para permitir a superposição dos orbitais *p* emergentes e dos que já estavam presentes. Nessas aberturas térmicas do anel do ciclobuteno, os átomos de carbono giram *na mesma direção*, no sentido horário ou no sentido anti-horário. Este modo de reação é chamado de processo **conrotatório**. No caso do *cis*-3,4-dimetil-ciclo-buteno, tanto no sentido horário como no anti-horário o resultado é o mesmo produto, *cis,trans*-2,4-hexadieno. Entretanto, no caso do *trans*-3,4-dimetil-ciclo-buteno, dois produtos são possíveis. O modo anti-horário leva ao *trans,trans*-2,4-hexadieno, que é observado. A rotação no sentido oposto formaria o isômero cis,cis correspondente, mas ele é estericamente impedido e não é observado.

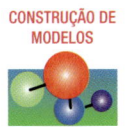

CONSTRUÇÃO DE MODELOS

A *cis*-3,4-Dimetil-ciclo-buteno → Conrotatório → *cis*,*trans*-2,4-Hexadieno

CH₃ se move para dentro / Sentido horário / Sentido horário / CH₃ se move para fora

B *trans*-3,4-Dimetil-ciclo-buteno → Δ Conrotatório → *trans*,*trans*-2,4-Hexadieno

Sentido anti-horário / Sentido anti-horário

C *trans*-3,4-Dimetil-ciclo-buteno → Δ Conrotatório → *cis*,*cis*-2,4-Hexadieno

Sentido horário / Sentido horário / Os grupos CH₃ se move para dentro

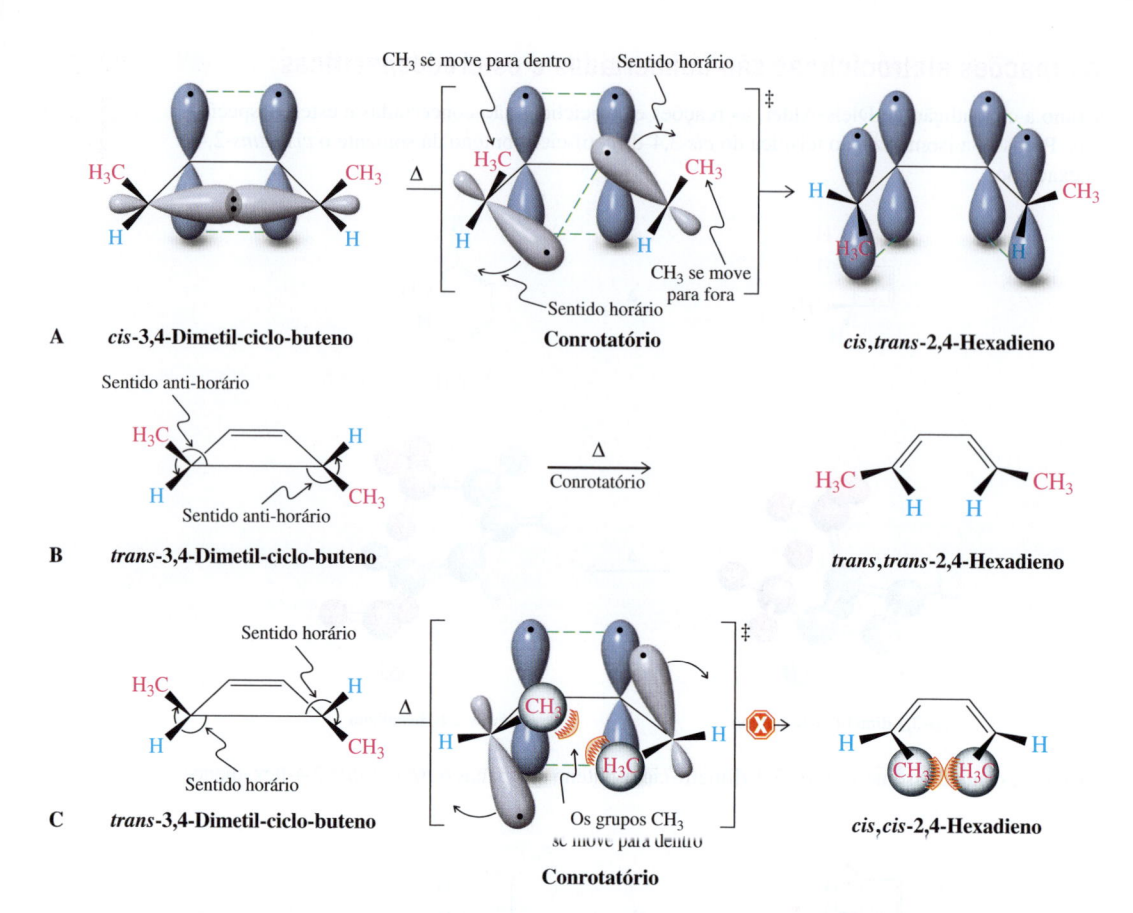

Figura 14-10 (A) Abertura conrotatória do anel do *cis*-3,4-dimetil-ciclo-buteno. Os carbonos que participam da reação rodam no sentido horário. Os lobos híbridos sp^3 do anel transformam-se nos orbitais *p* e os carbonos hibridam-se a sp^2. A superposição desses orbitais *p* com os que já estão presentes no ciclobuteno inicial cria as duas novas ligações duplas do dieno cis,trans. (B) A abertura conrotatória semelhante do *trans*-3,4-dimetil-ciclo-buteno no sentido anti-horário leva ao dieno trans,trans. (C) A abertura alternativa no sentido horário conrotatório do *trans*-3,4-dimetil-ciclo-buteno não ocorre por causa do impedimento estérico no estado de transição.

    Surpreendentemente, o fechamento fotoquímico (**fotociclização**) do butadieno ao ciclobuteno ocorre com a estereoquímica exatamente *oposta* à observada na abertura térmica. Neste caso, os produtos surgem pela rotação, em direções opostas, dos dois carbonos envolvidos na reação. Em outras palavras, um gira no sentido horário e o outro gira no sentido anti-horário. Este modo de movimento é chamado de **disrotatório** (Figura 14-11).

    Será que essas observações podem ser generalizadas? Vejamos a estereoquímica da interconversão entre o *cis*-1,3,5-hexatrieno e o ciclo-hexadieno. Surpreendentemente, o anel de seis átomos forma-se termicamente pelo modo disrotatório, como pode ser visto usando derivados. Por exemplo, o aquecimento do *trans*,*trans*-2,4,6-octatrieno dá o *cis*-5,6-dimetil-1,3-ciclo-hexadieno e o *cis*,*cis*,*trans*-2,4,6-octatrieno se converte no *trans*-5,6-dimetil-1,3-ciclo-hexadieno, e ambos os fechamentos são disrotatórios.

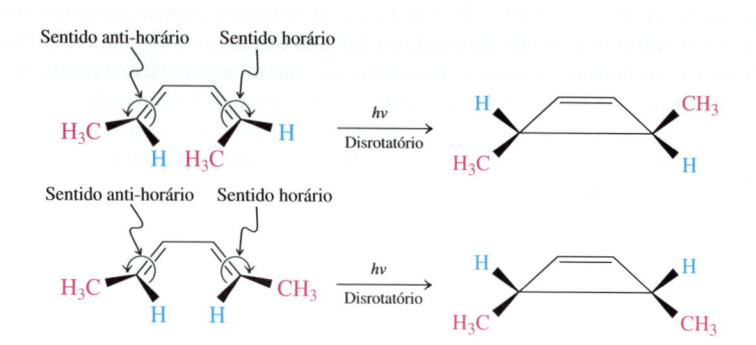

Figura 14-11 Fechamento disrotatório fotoquímico do anel do *cis*,*trans*-2,4-hexadieno e do *trans*,*trans*-2,4-hexadieno.

Estereoquímica do fechamento térmico do anel no 1,3,5-hexatrieno

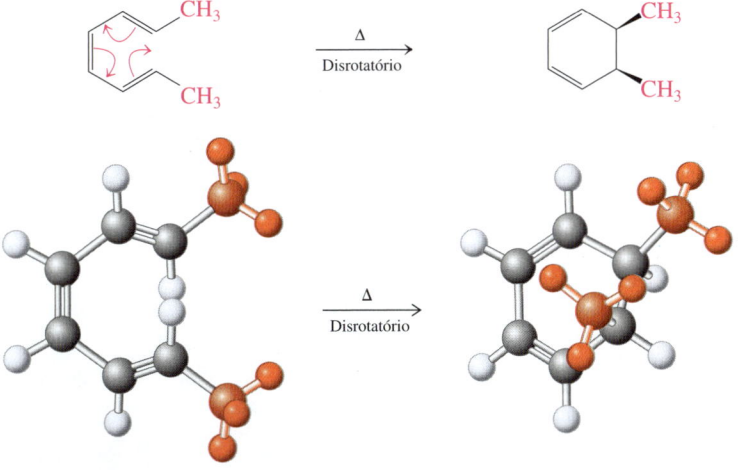

trans,cis,trans-2,4,6-Octatrieno →(Δ, Disrotatório) *cis*-5,6-Dimetil-1,3-ciclo-hexadieno

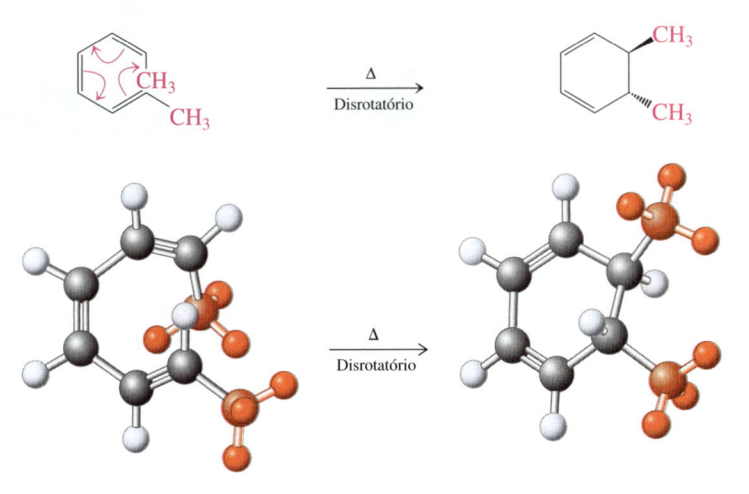

cis,cis,trans-2,4,6-Octatrieno →(Δ, Disrotatório) *trans*-5,6-Dimetil-1,3-ciclo-hexadieno

Em contraste, as reações fotoquímicas correspondentes ocorrem de forma conrotatória.

Estereoquímica do fechamento fotoquímico do anel no 1,3,5-hexatrieno

→(hν, Conrotatório)

Este tipo de controle estérico é observado em muitas outras transformações eletrocíclicas e é governado pelas propriedades de simetria dos orbitais moleculares π relevantes. As **regras de Woodward-Hoffmann*** descrevem estas interações e predizem o resultado estereoquímico de todas as reações eletrocíclicas em função do número de elétrons que participam do processo e se a reação é feita fotoquimicamente ou termicamente. O tratamento completo deste tema fica melhor em um curso mais avançado de química orgânica. Entretanto, a previsão da estereoquímica das reações eletrocíclicas pode ser resumida da maneira simples mostrada na Tabela 14-2.

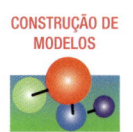

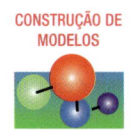

---

* Professor Robert B. Woodward (1917-1979), Universidade Harvard, Cambridge, Massachusetts, Estados Unidos, Prêmio Nobel de 1965 (química); Professor Roald Hoffmann (nascido em 1937), Universidade Cornell, Ithaca, Nova York, Estados Unidos, Prêmio Nobel de 1981 (química).

DESTAQUE QUÍMICO 14-4

Uma eletrociclização em cascata na natureza: imunossupressores a partir de culturas de Streptomicinas

Streptomyces é um grupo de bactérias encontradas predominantemente no solo e na vegetação em decomposição. Você deve tê-las notado em ação pelo odor de "terra" em pilhas de compostagem. Estas bactérias são prolíficas na produção de compostos medicinalmente úteis, biologicamente ativos e, portanto, foram investigadas exaustivamente pelos químicos orgânicos. Entre os componentes de algumas culturas de *Streptomyces* estão os polienos, incluindo o tetraeno conjugado spectinabilina. Em 2001, os imunossupressores promissores e potentes chamados de SNF 4435 C e D (as siglas referem-se ao método de triagem biológica) foram descobertos nas mesmas culturas. Os químicos notaram que estes compostos eram isômeros de spectinabilina e especularam que eles se formaram por uma cascata de duas eletrociclizações.

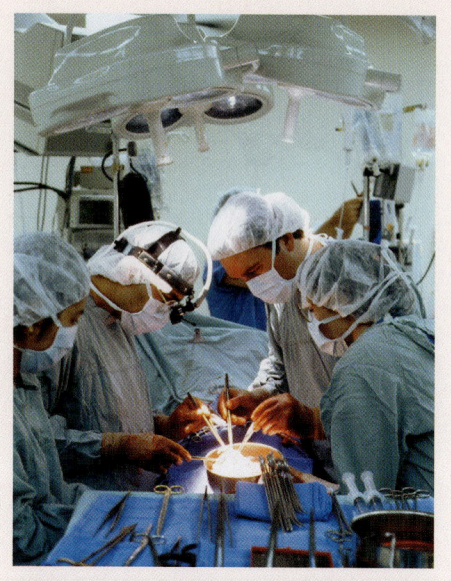

Spectinabilina

Cirurgiões se preparam para inserir um novo coração em um paciente de transplante. Os imunossupressores serão essenciais para evitar a rejeição pelo sistema imunológico do receptor.

SNF 4435 C

SNF 4435 D

A spectinabilina é um tetraeno todo trans e, portanto, incapaz de sofrer o fechamento do anel. Verificou-se, no entanto, que a isomerização cis-trans induzida por luz solar das duas ligações duplas internas fornece o isômero cis,cis que tem a configuração perfeita para a ciclização conrotatória de 8 elétrons π. Como existe um centro quiral (*), há dois modos de movimento conrotatório (no sentido horário e anti-horário), resultando em dois ciclo-octatrienos isômeros. Estes compostos são, em seguida, submetidos a um fechamento disrotatório de 6 elétrons π até os dois isômeros SNF.

Formação dos isômeros da SNF 4435 a partir da spectinabilina

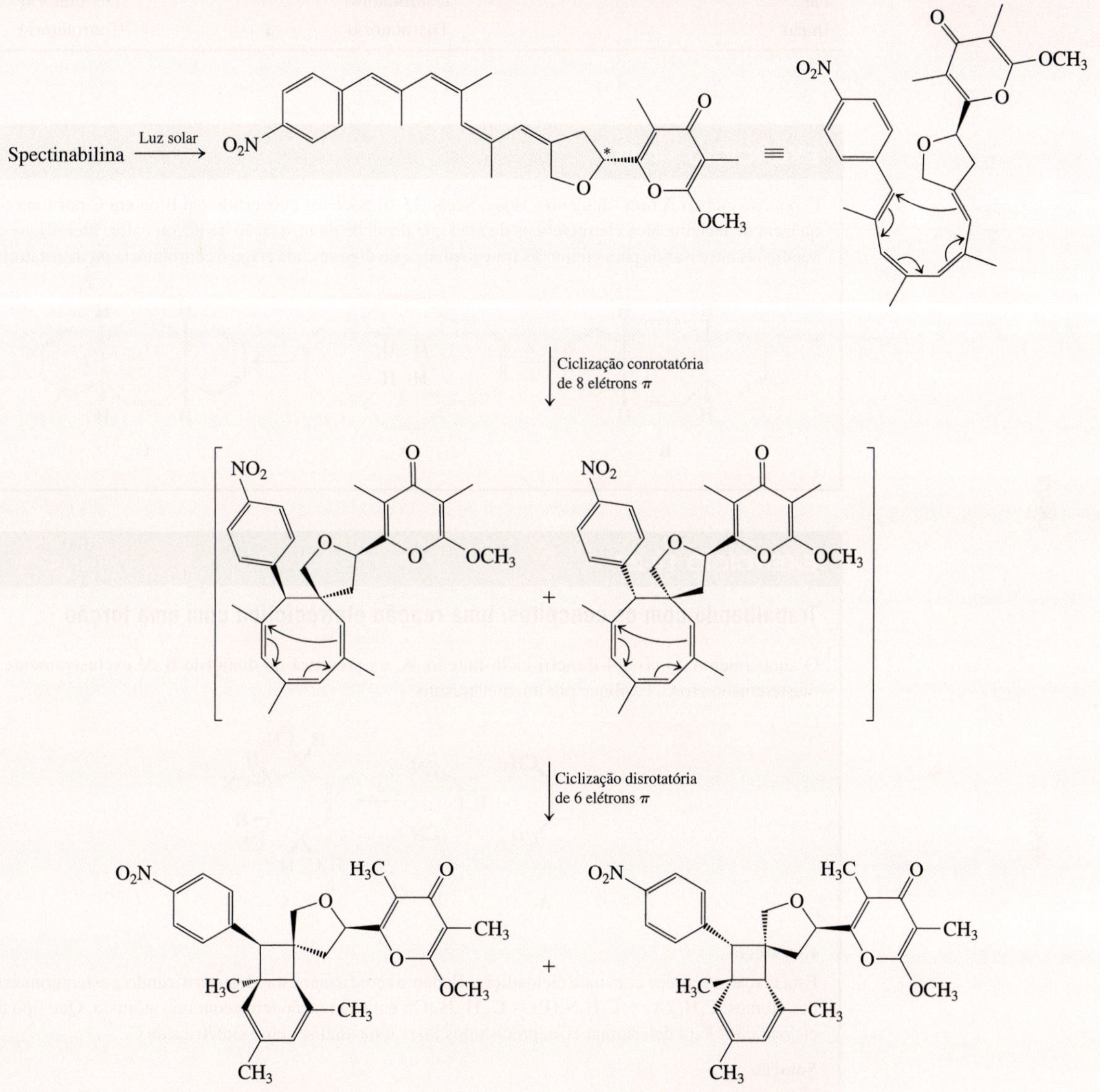

Spectinabilina
Luz solar
Ciclização conrotatória de 8 elétrons π
Ciclização disrotatória de 6 elétrons π

SNF 4435 C **SNF 4435 D**

O caminho proposto foi confirmado em 2004 e 2005 pela chamada síntese *biomimética*, que foi inspirada na proposta biogenética. Essas abordagens estavam centradas na construção direta do isômero cis,cis da spectinabilina usando um acoplamento de Stille (Destaque Químico 13-1) das duas metades da molécula. Na verdade, o tetraeno resultante converte-se nos dois isômeros SNF espontaneamente nas condições da reação.

Tabela 14-2 Estereoquímica das reações eletrocíclicas (regras de Woodward-Hoffmann)

Número de pares de elétrons participantes	Processo térmico	Processo fotoquímico
Par	Conrotatório	Disrotatório
Ímpar	Disrotatório	Conrotatório

EXERCÍCIO 14-26

O polieno cíclico A (um "anuleno"; veja a Seção 15-6) pode ser convertido em B ou em C por uma sequência de fechamentos eletrocíclicos de anel que depende da utilização de luz ou calor. Identifique as condições necessárias para efetuar as transformações e diga se cada etapa é conrotatória ou disrotatória.

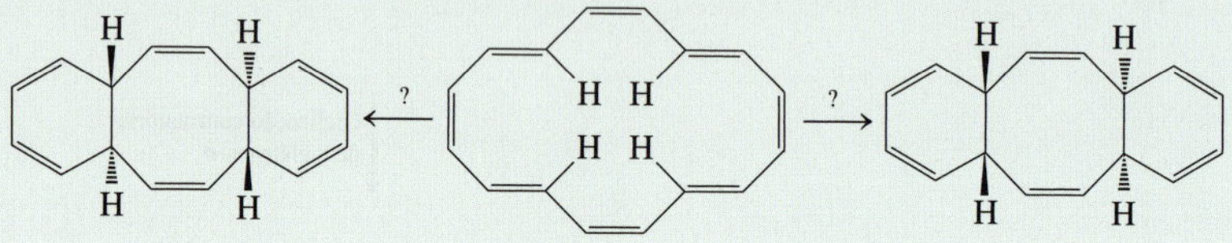

EXERCÍCIO 14-27

Trabalhando com os conceitos: uma reação eletrocíclica com uma torção

O aquecimento do *cis*-3,4-dimetil-ciclo-buteno, A, na presença do dienófilo B dá exclusivamente o diastereoisômero C. Explique por um mecanismo.

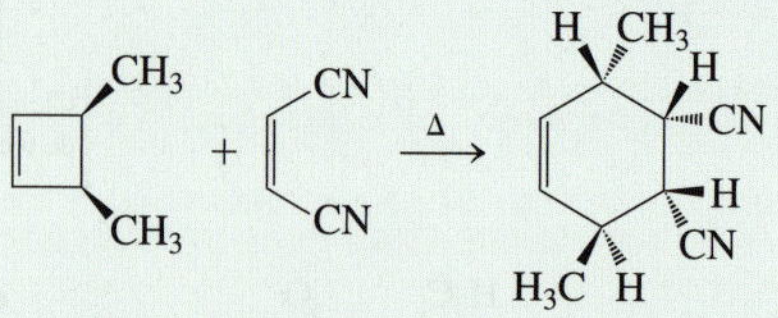

Estratégia

Esta reação se parece com uma cicloadição. Podemos confirmar esta ideia verificando a estequiometria dos átomos: C_6H_{10}(A) + $C_4H_2N_2$(B) = $C_{10}H_{12}N_2$(C), então a reação tem economia atômica. Que tipo de cicloadição? Para determinar isso, precisamos fazer uma análise retrossintética de C.

Solução

• Trabalhando de trás para frente, vemos que o ciclo-hexeno C se assemelha a um produto da adição de Diels-Alder de B a um isômero do 2,4-hexadieno. Como os dois grupos metila em C são trans um em relação ao outro, o dieno não pode ser simétrico: a única escolha é o *cis,trans*-2,4-hexadieno D:

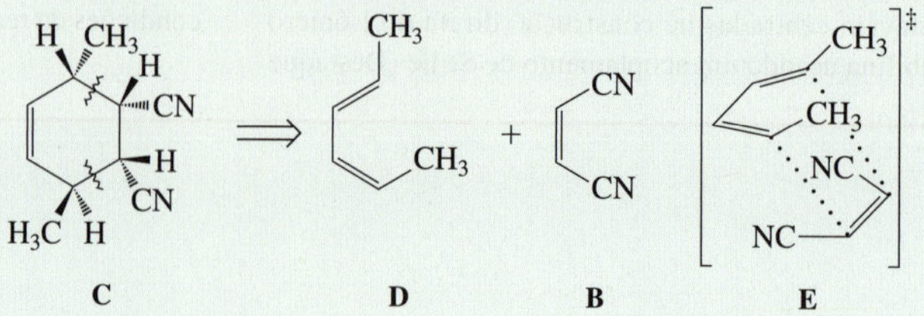

• D deve ser derivado do isômero A pela abertura eletrocíclica térmica e conrotatória do anel.
• A estereoquímica da cicloadição de B e D é exo ou endo? A inspeção das posições relativas dos substituintes nos quatro centros quirais contíguos mostra que ela é endo, como em E.

> **EXERCÍCIO 14-28**
>
> **Tente você**
>
> A irradiação do ergosterol dá a provitamina D_2, um precursor da vitamina D_2 (uma deficiência que causa o amolecimento dos ossos, principalmente em crianças). A abertura do anel é conrotatória ou disrotatória? (**Cuidado:** o produto está escrito em uma conformação mais estável do que a obtida após a abertura do anel.)
>
> Ergosterol → hv → Provitamina D_2 → Vitamina D_2

EM RESUMO, os dienos e hexatrienos conjugados são capazes de fechamento (reversível) eletrocíclico do anel para dar ciclobutenos e 1,3-ciclo-hexadienos, respectivamente. O sistema dieno-ciclo-buteno prefere os modos térmico conrotatório e fotoquímico disrotatório. O sistema trieno-ciclo-hexadieno reage de forma inversa, através dos modos térmico disrotatório e fotoquímico disrotatório. A estereoquímica das reações eletrocíclicas é governada pelas regras de Woodward-Hoffmann.

14-10 Polimerização de dienos conjugados: borracha

Como os alquenos simples (Seção 12-15), os dienos conjugados podem polimerizar-se. A elasticidade dos materiais resultantes levou a seu uso como borrachas sintéticas. O caminho bioquímico de produção da borracha natural utiliza uma forma ativada de uma unidade de cinco carbonos, o 2-metil-1,3-butadieno (isopreno, veja a Seção 4-7), que é um importante bloco de construção de moléculas na natureza.

O 1,3-butadieno pode formar polímeros com ligações cruzadas

Quando o 1,3-butadieno se polimeriza em C1 e C2, ele produz um polietenil-eteno [poli(vinil-etileno)].

Polimerização 1,2 do 1,3-butadieno

$$2n\ CH_2{=}CH{-}CH{=}CH_2 \xrightarrow{\text{Iniciador}} -(CH{-}CH_2{-}CH{-}CH_2)_n-$$

(unidade de polimerização: $CH=CH_2$; grupos laterais $CH_2=CH$)

Alternativamente, a polimerização em C1 e C4 dá uma mistura dos polímeros *trans*-polibutadieno e o *cis*-polibutadieno.

Polimerização 1,4 do 1,3-butadieno

$$n\ CH_2{=}CH{-}CH{=}CH_2 \xrightarrow{\text{Iniciador}} -(CH_2{-}CH{=}CH{-}CH_2)_n-$$
cis- ou *trans*-Polibutadieno

A polimerização do butadieno é única no sentido de que o produto em si pode ser insaturado. As ligações duplas deste polímero inicial podem ser conectadas por tratamento posterior com outros reagentes, como os iniciadores de radicais ou por radiação. Dessa forma, surgem **polímeros**

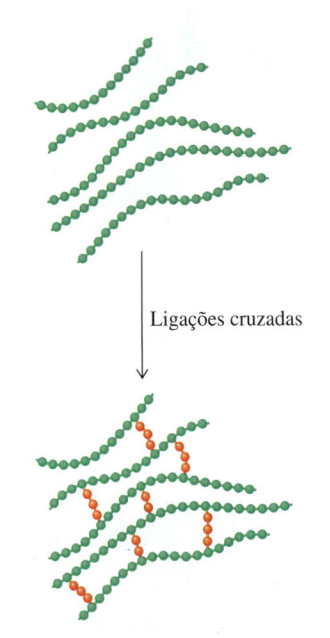

Figura 14-12 As ligações cruzadas dão elasticidade às cadeias de polibutadieno na borracha.

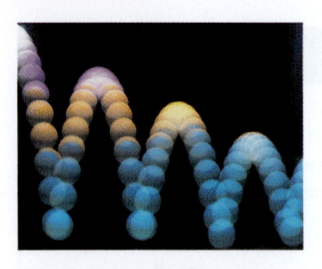

A elasticidade em ação: Esta bola foi fotografada com luz estroboscópica colorida, piscando 50 vezes por segundo, dando cerca de 75 imagens separadas. A sequência mostra que a trajetória da bola é uma parábola. A bola se move mais rapidamente perto do solo e mais lentamente no topo de um arco. A velocidade horizontal é, aproximadamente, constante, e somente a velocidade vertical se altera (devido à gravidade). A altura do salto é menor à medida que a bola perde energia ao bater no solo.

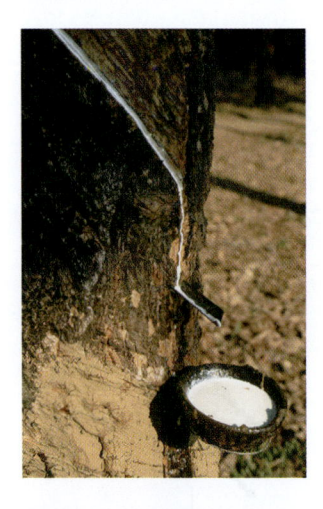

com ligações cruzadas (Figura 14-12), em que as cadeias individuais ligam-se em uma estrutura mais rígida. As ligações cruzadas geralmente aumentam a densidade e a resistência desses materiais. Ela também afeta fortemente uma propriedade característica dos polímeros de butadieno: **a elasticidade**. As cadeias individuais, *na maior parte* dos polímeros, podem ser movidas uma sobre as outras, um processo que permite a moldagem e modelagem. Em sistemas com ligações cruzadas, entretanto, essas deformações são rapidamente revertidas: a cadeia volta a sua conformação original (mais ou menos). A elasticidade é característica das borrachas.

As borrachas sintéticas derivam-se de poli-1,3-dienos

A polimerização do 2-metil-1,3-butadieno (isopreno, Seção 4-7) por um catalisador de Ziegler-Natta (Seção 12-15) resulta em uma borracha sintética (*poli-isopreno*) de configuração quase 100% Z. De modo semelhante, o 2-cloro-1,3-butadieno leva a um polímero elástico, resistente ao calor e à ação do oxigênio, chamado de neopreno, com ligações duplas trans na cadeia. Vários milhões de toneladas de borracha sintética são produzidas nos Estados Unidos a cada ano.

$$n\ H_2C=\underset{\underset{CH_3}{|}}{C}-CH=CH_2 \xrightarrow{TiCl_4,\ AlR_3} \underset{(Z)\text{-Poliisopreno}}{\overset{H_3C\quad\ \ H}{\underset{-(H_2C\quad CH_2)_n-}{C=C}}}$$

2-Metil-1,3-butadieno

$$n\ H_2C=\underset{\underset{Cl}{|}}{C}-CH=CH_2 \xrightarrow{TiCl_4,\ AlR_3} \underset{\text{Neopreno}}{\overset{Cl\quad (CH_2)_n-}{\underset{-(H_2C\quad\ \ H)}{C=C}}}$$

2-Cloro-1,3-butadieno

A borracha natural *Hevea* é um (Z)-poli(2-metil-1,3-butadieno), de estrutura semelhante à do poli-isopreno, obtido pela polimerização 1,4. Para aumentar a elasticidade, ela é tratada com enxofre elementar a quente em um processo chamado de **vulcanização** (*Vulcanus*, do latim, o deus romano do fogo), que cria ligações cruzadas com o enxofre. Esta reação foi descoberta por Goodyear* em 1839. Um dos usos mais antigos e muito bem sucedidos do produto, Vulcanite, foi a manufatura de dentaduras que podiam ser moldadas para um bom ajuste. Antes de 1860, os dentes falsos eram fixados em ossos de animais, marfim ou metal. A aparência de lábios inchados de George Washington (visível na moeda americano) é atribuída a uma dentadura mal ajustada de marfim. Nos dias de hoje, as dentaduras são feitas de acrílico (Seção 13-10). A borracha continua a ser um componente indispensável em muitos produtos comerciais, incluindo pneus (o uso principal), sapatos, capas de chuva e outras roupas que incorporam fibras elásticas.

Os copolímeros nos quais as ligações duplas do 1,3-butadieno polimerizam com as ligações duplas de outros alquenos assumiram importância crescente nos últimos anos. A variação da proporção dos diferentes monômeros na mistura de polimerização permite "ajustar" as propriedades do produto final em uma faixa considerável. Uma dessas substâncias é um copolímero de três componentes, propenonitrila, 1,3-butadieno e etenilbenzeno, conhecido como ABS (copolímero *a*crilonitrila/*b*utadieno/*es*tireno). O dieno confere flexibilidade semelhante à da borracha, enquanto a nitrila endurece o polímero. O resultado é um material altamente versátil, que pode ser fabricado na forma de folhas ou ser moldado virtualmente em qualquer formato. A resistência e capacidade de tolerar deformações e tensões permite sua utilização em praticamente tudo, desde mecanismos de relógio a maletas de câmeras e computadores, carroceria de automóveis e para-choques.

O látex, o precursor da borracha natural, é obtido da casca da *Hevea brasiliensis*.

O poli-isopreno é a base da borracha natural

Como a borracha é feita na natureza? As plantas sintetizam a estrutura de poli-isopreno das borrachas naturais usando como bloco de construção o pirofosfato de 3-metil-3-butenila (pirofosfato de isopentenila). Esta molécula é um éster do ácido pirofosfórico e do 3-metil-3-buteno-1-ol. Uma enzima equilibra uma pequena quantidade deste material com o isômero 2-butenila, um pirofosfato alílico.

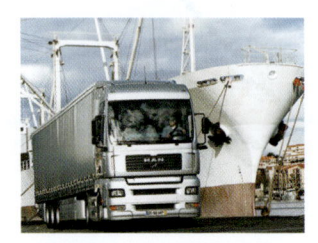

O protetor do radiador e os cantos do para-choque deste enorme caminhão são feitos do copolímero ABS.

---

* Charles Goodyear (1800-1860), inventor americano, Washington, D.C., Estados Unidos.

Capítulo 14 Sistemas Pi Deslocalizados

Biossíntese dos dois isômeros do pirofosfato de 3-metil-butenila

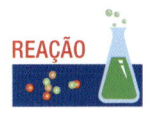

$$H_2C=C(CH_3)CH_2CH_2OH$$
3-Metil-3-buteno-1-ol

$$HO-P(=O)(OH)-OH \quad + \quad HO-P(=O)(OH)-OH$$
Ácido fosfórico

$-HOH$

$$HO-P(=O)(OH)-O-P(=O)(OH)-OH$$
Ácido pirofosfórico

$-HOH$

$$H_2C=C(CH_3)CH_2CH_2O-P(=O)(OH)-O-P(=O)(OH)-OH \quad \underset{\text{Enzima}}{\rightleftharpoons} \quad (H_3C)_2C=CHCH_2O-P(=O)(OH)-O-P(=O)(OH)-OH$$

Pirofosfato de 3-metil-3-butenila   Pirofosfato de 3-metil-2-butenila

Embora os processos subsequentes sejam controlados enzimaticamente, eles podem ser escritos de forma simples em termos de mecanismos familiares (OPP = pirofosfato).

Mecanismo da síntese da borracha natural

Etapa 1. Ionização para o cátion estabilizdo (alílico)

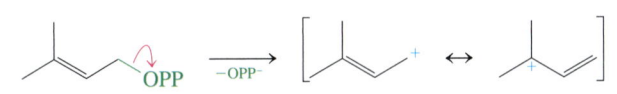

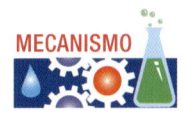

Etapa 2. Ataque eletrofílico

Etapa 3. Perda do próton

Pirofosfato de geranila

Etapa 4. Segunda oligomerização

Pirofosfato de farnesila

Na primeira etapa, a ionização do pirofosfato alílico dá um cátion alílico. O ataque por uma molécula de pirofosfato de 3-metil-3-butenila, seguido pela perda de um próton, produz um dímero chamado de pirofosfato de geranila. A repetição do processo leva à borracha natural.

Muitos produtos naturais são compostos de unidades de 2-metil-1,3-butadieno (isopreno)

Muitos produtos naturais são derivados do pirofosfato de 3-metil-3-butenila, incluindo os terpenos discutidos na Seção 4-7. Na verdade, as estruturas dos terpenos podem ser separadas em unidades de cinco carbonos, ligadas como no 2-metil-1,3-butadieno. Sua diversidade estrutural pode ser atribuída às muitas formas como as ligações do pirofostato de 3-metil-3-butenila podem ser feitas. O monoterpeno geraniol e o sesquiterpeno farnesol, duas das substâncias mais comuns no reino vegetal, formam-se pela hidrólise dos pirofosfatos correspondentes.

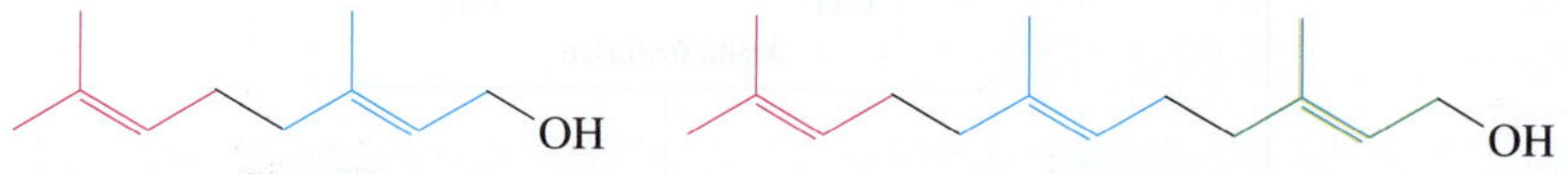

Geraniol

Farnesol

O acoplamento de duas moléculas de pirofosfato de farnesila leva ao esqualeno, um precursor biossintético dos núcleos dos esteroides (Seção 4-7).

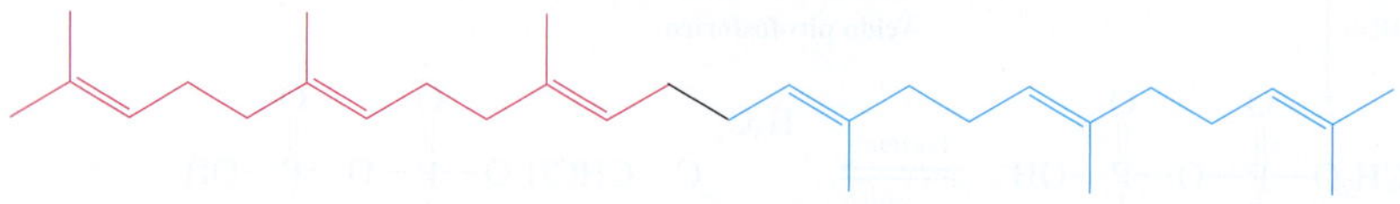

Esqualeno ⟶ Esteroides

Substâncias bicíclicas, como a cânfora, um composto químico usado em bolinhas de naftalina, *sprays* nasais e bálsamo muscular são feitas a partir do pirofosfato de geranila por reações de formação eletrofílica de ligações carbono-carbono controladas por enzimas.

Biossíntese da cânfora a partir do pirofosfato de geranila

Pirofosfato de geranila — Isomerização cis-trans → ... — −OPP → ...

é o mesmo que ... → ... → ... → **Cânfora**

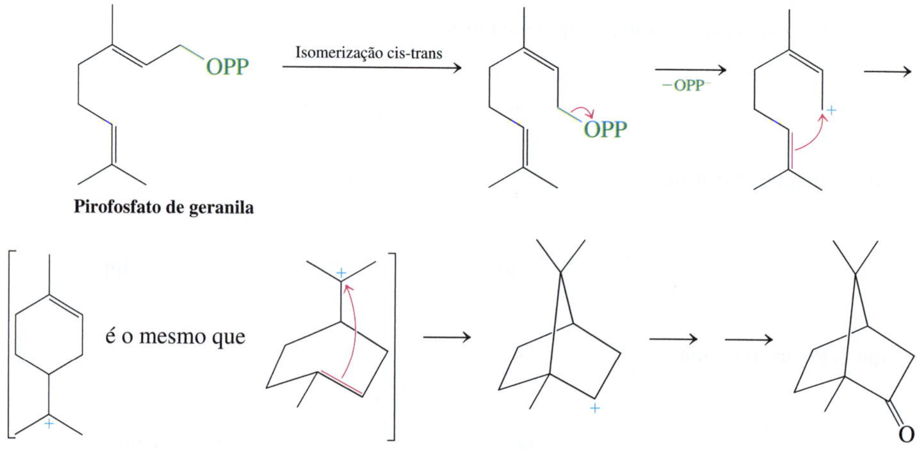

Outros terpenos maiores são construídos por reações de ciclização similares.

EM RESUMO, o 1,3-butadieno polimeriza em 1,2 ou 1,4 para dar polibutadienos com diferentes proporções de ligações cruzadas e, portanto, de elasticidade variada. A borracha sintética pode ser preparada a partir do 2-metil-1,3-butadieno e contém um número variado de ligações duplas *E* e *Z*. A borracha natural é construída pela isomerização do pirofosfato de 3-metil-3-butenila ao sistema 2-butenila, ionização e polimerização eletrofílica (passo a passo). Mecanismos semelhantes são responsáveis pela incorporação de unidades de 2-metil-1,3-butadieno (isopreno) às estruturas policíclicas de terpenos.

14-11 Espectro eletrônico: espectroscopia de ultravioleta e visível

Na Seção 10-2, explicamos que moléculas orgânicas podem absorver radiação em vários comprimentos de onda. A espectroscopia é possível porque a absorção se restringe a um *quantum* de energia definida, $h\nu$, para provocar excitações específicas com mudança de energia igual a ΔE.

$$\Delta E = h\nu = \frac{hc}{\lambda} \quad (c = \text{velocidade da luz})$$

A Figura 10-2 dividiu a faixa da radiação eletromagnética em várias regiões, dos raios X de alta energia até as frequências de rádio de baixa energia. Dentre essas regiões, uma destacou-se pela representação em cores, o espectro visível. Na verdade, esta é a única região do espectro eletromagnético que o corpo humano usando os olhos como um "espectrômetro" é capaz de detectar e resolver. O efeito de outras formas de radiação sobre nós não é tão bem definido. Os raios X e a luz ultravioleta (queimadura de sol!) são destrutivos, a radiação infravermelha é percebida como calor e as micro-ondas e as ondas de rádio não são detectadas.

Para entender como as cores são percebidas, temos que voltar a um experimento de Issac Newton, que mostrou que a luz branca, quando passa através de um prisma, sofre dispersão em um espectro completo de cores, como em um arco-íris, em que as gotas de água fazem o papel de prisma. Assim, o que percebemos como luz branca é na verdade o efeito de uma "irradiação de banda larga" (para usar um termo vindo da espectroscopia de RMN; Seção 10-9) sobre os receptores de luz de nossa retina (veja o Destaque Químico 18-3). Nós vemos um objeto (ou um composto) colorido quando ele absorve luz de parte do espectro visível e reflete o restante. Por exemplo, quando um objeto absorve a luz azul, nós o vemos como laranja, e quando ele absorve a luz verde, nós o vemos como roxo. A absorção da cor laranja torna o objeto azul e a absorção da cor roxa torna-o verde. Na química orgânica, os compostos coloridos são, com frequência, os que contêm uma série de ligações duplas conjugadas. A excitação dos elétrons nestas ligações coincidem com a energia da luz visível (e, como se pode ver, também boa parte do espectro de ultravioleta), resultando na cor. Lembre-se da cor laranja do β-caroteno (Seção 14-7) na abertura do capítulo, e, certamente, você conhece o efeito da cor azul do índigo (na margem) nas calças jeans.

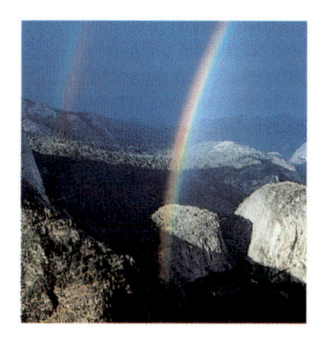

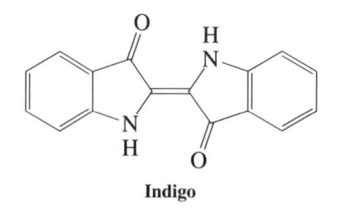

A luz solar é dividida em suas cores componentes (o espectro visível) pela gotas de chuva e dá um arco-íris.

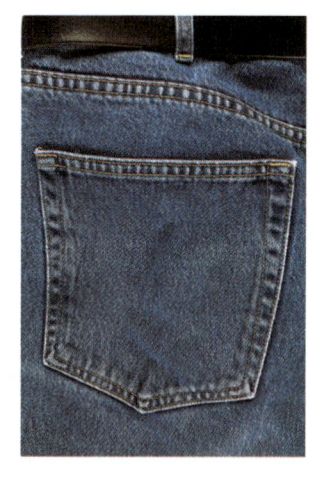

Nesta seção, vamos quantificar a cor de compostos orgânicos usando a espectroscopia na faixa de comprimentos de onda de 400 a 800 nm, chamada de **espectroscopia de visível** (veja a Figura 10-2 e a margem abaixo). Veremos também a faixa de 200 a 400 nm, conhecida como **espectroscopia de ultravioleta**. Como essas duas faixas de comprimentos de onda são muito próximas, elas são em geral medidas simultaneamente com o mesmo espectrômetro. Essas técnicas são particularmente úteis na investigação das estruturas eletrônicas de moléculas insaturadas e na medida da extensão da conjugação.

Um espectrômetro de UV-visível é construído de acordo com o esquema geral da Figura 10-3. Como na RMN, as amostras são normalmente dissolvidas em solventes que não absorvem na região espectral sob investigação. São bons exemplos o etanol, o metanol e o ciclo-hexano, pois nenhum deles tem picos de absorção acima de 200 nm. A radiação eletromagnética de comprimentos de onda no UV e visível provoca a excitação dos elétrons de orbitais moleculares ligantes preenchidos (e às vezes de orbitais não ligantes) até orbitais moleculares antiligantes vazios. As mudanças de energia dos elétrons são registradas como um **espectro eletrônico**. Como na RMN, os instrumentos com transformada de Fourier aumentaram muito a sensibilidade e a capacidade de aquisição dos dados espectrais.

Indigo

A luz ultravioleta e a luz visível provocam as excitações eletrônicas

Consideremos as ligações de uma molécula comum. Podemos assumir com segurança que, exceto no caso dos pares livres, todos os elétrons ocupam orbitais moleculares ligantes. Diz-se que o composto está no **estado eletrônico fundamental**. A espectroscopia eletrônica é possível porque a radiação no ultravioleta e no visível têm energia suficiente para transferir muitos destes elétrons para orbitais antiligantes, isto é, para levar as moléculas a um **estado eletrônico excitado** (Figura 14-13). A dissipação da energia absorvida pode ocorrer na forma de uma reação química (Seção 14-9), de emissão de luz (fluorescência, fosforescência) ou, simplesmente, como emissão de calor.

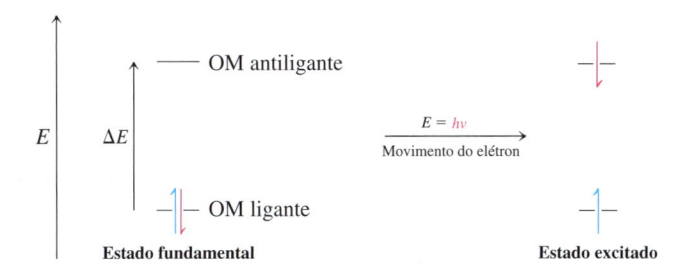

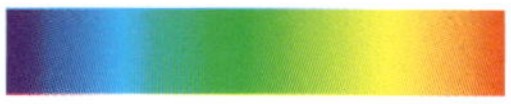

O azul da calça jeans é devido à presença de índigo.

Figura 14-13 A excitação eletrônica com transferência de um elétron de um orbital ligante para um orbital antiligante leva uma molécula do estado eletrônico fundamental a um estado excitado.

$E = h\nu$
Movimento do elétron

OM antiligante
OM ligante
Estado fundamental
Estado excitado

O espectro visível

Cor	Comprimento de onda
violeta	380–450 nm
azul	450–495 nm
verde	495–570 nm
amarela	570–590 nm
laranja	590–620 nm
vermelha	620–750 nm

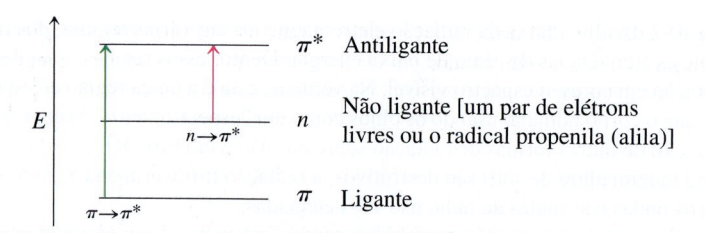

Figura 14-14 Transições eletrônicas em um sistema π simples. O comprimento de onda da radiação necessária para causar a transição aparece como um pico no espectro de ultravioleta ou visível.

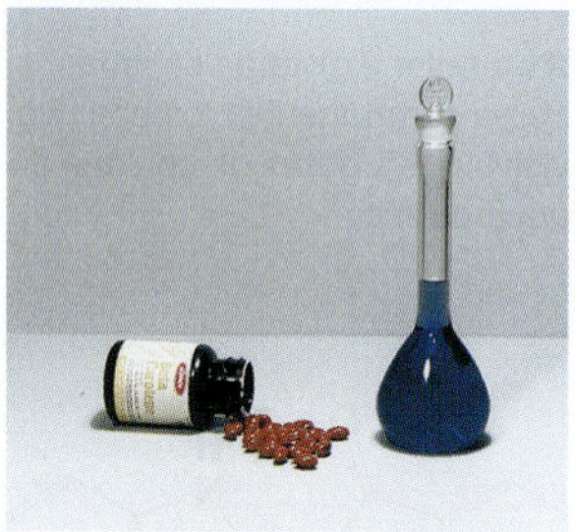

π^* Antiligante

n Não ligante [um par de elétrons livres ou o radical propenila (alila)]

π Ligante

O β-caroteno, laranja-avermelhado, e o azuleno, azul profundo, diferem na estrutura eletrônica π.

A diferença de energia entre os orbitais ligantes e antiligantes das ligações σ é muito grande. Para excitar os elétrons destas ligações, são necessários comprimentos de onda muito abaixo da faixa convencional (< 200 nm). O resultado é que a técnica tem maior uso no estudo dos sistemas π, em que os orbitais ocupados e vazios têm energias mais próximas. A excitação destes elétrons dá origem às **transições $\pi \rightarrow \pi^*$**. Os elétrons não ligantes (n) são ainda mais facilmente promovidos através de **transições $n \rightarrow \pi^*$** (Figura 14-14). Como o número de orbitais moleculares π é igual ao número dos orbitais p que os compõem, o diagrama simples apresentado na Figura 14-14 complica-se muito com a extensão da conjugação: o número de transições possíveis e a complexidade dos espectros aumenta muito.

Um espectro de UV típico é o do 2-metil-1,3-butadieno (isopreno), mostrado na Figura 14-15. A posição do pico é definida pelo comprimento de onda do máximo de absorção, o valor do λ_{max} (em nanômetros). Sua intensidade é refletida no **coeficiente de extinção molar** ou **absortividade molar**, ϵ, que é característico da molécula. O valor de ϵ é calculado dividindo a altura medida do pico (absorbância, A) pela concentração molar, C, da amostra (assumindo o comprimento de célula padrão, 1 cm).

$$\epsilon = \frac{A}{C}$$

O valor de ϵ pode variar de menos de 100 até mais de várias centenas de milhares. Ele fornece uma boa estimativa da eficiência da absorção da luz. As bandas dos espectros de absorção eletrônico são, com frequência, largas, como na Figura 14-15, e não linhas finas típicas de muitos espectros de RMN.

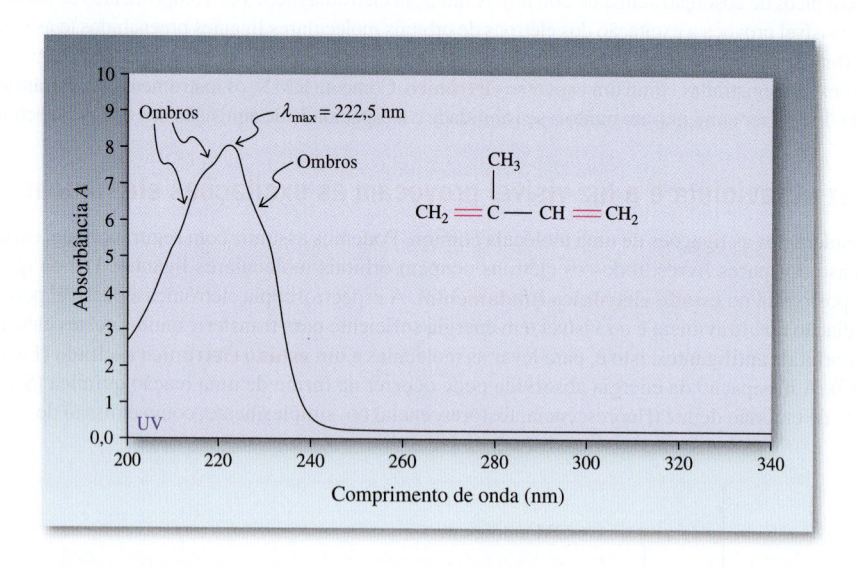

Figura 14-15 Espectro de ultravioleta do 2-metil-1,3-butadieno em metanol, λ_{max} = 222,5 nm (ϵ = 10.800). As elevações dos lados do pico principal são chamadas de ombros.

Os espectros eletrônicos nos dizem a extensão da deslocalização

Os espectros eletrônicos, muitas vezes, indicam o tamanho e o grau de deslocalização de um sistema π estendido. Quanto mais ligações duplas estiverem em conjugação, maior é o comprimento de onda da menor energia de excitação (e mais picos aparecem no espectro). Por exemplo, o eteno absorve em $\lambda_{max} = 171$ nm e um dieno não conjugado, como o 1,4-pentadieno, absorve em $\lambda_{max} = 178$ nm. Um dieno conjugado, como o 1,3-butadieno, absorve em energia muito menor ($\lambda_{max} = 217$ nm). A extensão do sistema conjugado leva a um aumento por incrementos dos valores de λ_{max}, como mostrado na Tabela 14-3. A hiperconjugação dos grupos alquila e a melhor superposição dos orbitais π em sistemas cíclicos, planos e rígidos parecem também contribuir. Acima de 400 nm (na região do visível), as moléculas são coloridas: primeiro amarelo, depois laranja, vermelho, violeta e finalmente azul-esverdeado. Por exemplo, a conjugação de 11 ligações duplas no β-caroteno (Seção 14-7) é responsável pela coloração laranja intensa característica ($\lambda_{max} = 480$ nm).

Tabela 14-3 Valores de λ_{max} das transições de mais baixa energia do eteno e de sistemas pi conjugados

Estrutura do alqueno	Nome	λ_{max} (nm)	ϵ
	Eteno	171	15.500
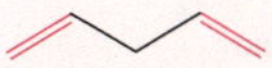	1,4-Pentadieno	178	Não medido
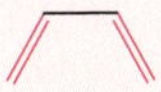	1,3-Butadieno	217	21.000
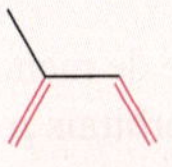	2-Metil-1,3-butadieno	222,5	10.800
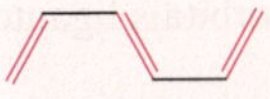	trans-1,3,5-Hexatrieno	268	36.300
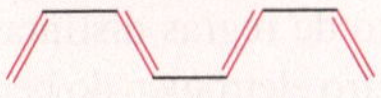	trans,trans-1,3,5,7-Octatetraeno	330	Não medido
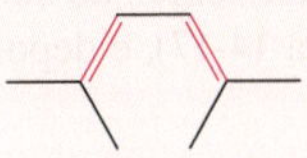	2,5-Dimetil-2,4-hexadieno	241,5	13.100
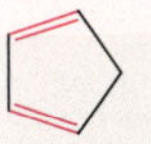	1,3-Ciclopentadieno	239	4.200
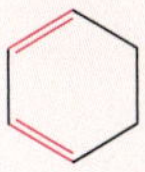	1,3-Ciclo-hexadieno	259	10.000
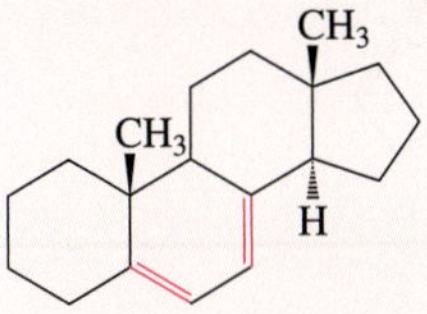	Um esteroide dieno	282	Não medido
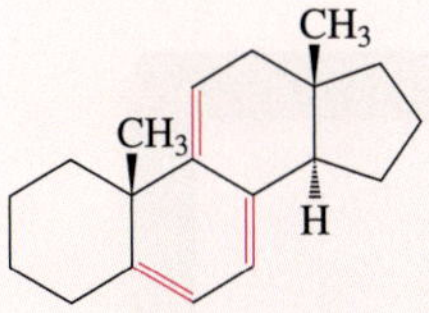	Um esteroide treino	324	Não medido
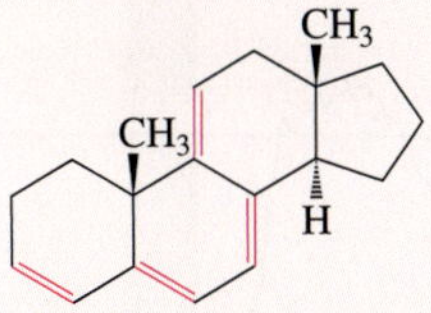	Um esteroide tetraeno	355	Não medido
(Para a estrutura, veja a Seção 14-7)	β-Caroteno (precursor da vitamina A)	497 (cor laranja)	133.000
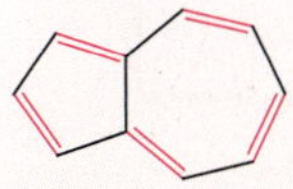	Azuleno, um hidrocarboneto cíclico conjugado	696 (cor azul-violeta)	150

Figura 14-16 A diferença de energia entre o orbital molecular ocupado mais alto e o orbital molecular desocupado mais baixo (abreviados como HOMO e LUMO, respectivamente) decresce ao longo da série eteno, radical 2-propenila (alila) e butadieno. A excitação, portanto, requer menos energia e é observada em comprimentos de onda mais longos.

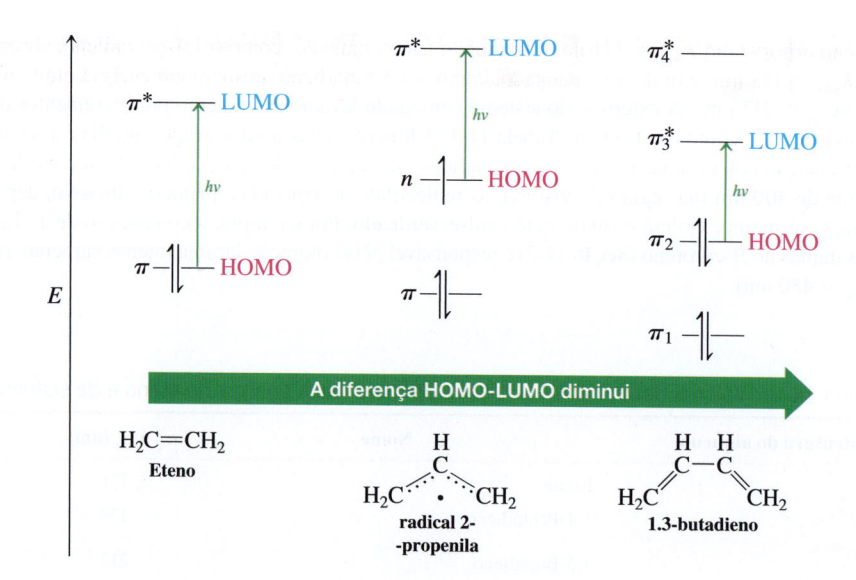

Por que os sistemas π conjugados maiores têm estados excitados mais acessíveis e de menor energia? A resposta é dada na Figura 14-16. Quando a superposição do conjunto de orbitais p é longa, a diferença de energia entre os orbitais ocupados e vazios diminui, e mais orbitais ligantes e antiligantes estão disponíveis para originar excitações eletrônicas adicionais.

Por fim, a conjugação dos ciclopolienos é governada por um conjunto de regras distintas, que serão introduzidas nos próximos dois capítulos. Basta comparar o espectro eletrônico do benzeno, que é incolor (Figura 15-6), com o do azuleno, que é azul escuro (Figura 14-17), e depois compará-los com os dados da Tabela 14-3.

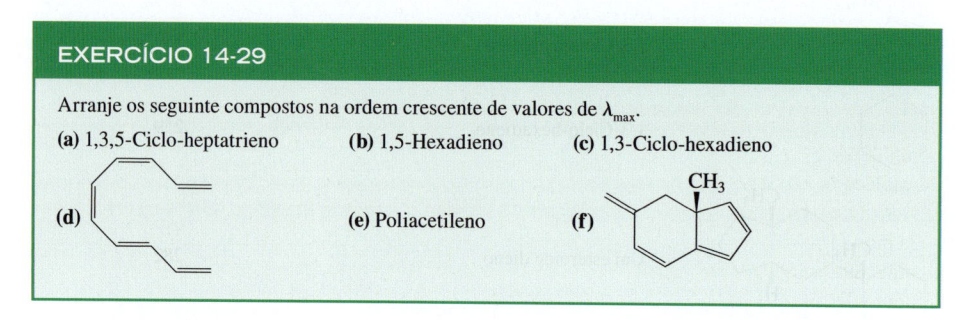

EXERCÍCIO 14-29

Arranje os seguinte compostos na ordem crescente de valores de λ_{max}.

(a) 1,3,5-Ciclo-heptatrieno (b) 1,5-Hexadieno (c) 1,3-Ciclo-hexadieno

(d) (e) Poliacetileno (f)

Figura 14-17 Espectro UV-visível do azuleno em ciclo-hexano. A absorbância está em log ϵ para comprimir a escala. O eixo horizontal que representa o comprimento de onda também não é linear.

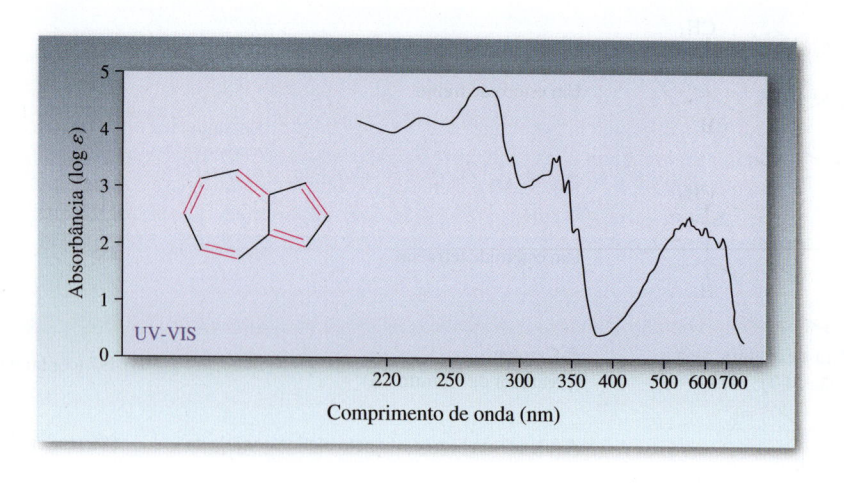

Capítulo 14 Sistemas Pi Deslocalizados   655

DESTAQUE QUÍMICO 14-5

As contribuições de IV, EM e UV para a caracterização do viniferona

Os dados de RMN de ^{1}H e de ^{13}C permitiram a elucidação de grande parte da estrutura do viniferona, antioxidante derivado da semente de uva (Destaque Químico 10-5), mostrado novamente abaixo. Em especial, estabeleceu-se a presença de dois carbonos de carbonila e um total de oito carbonos de alqueno ou de benzeno. Um anel de éter de seis átomos foi também fortemente indicado. A descoberta do resto da estrutura envolveu outras informações derivadas de medidas de massas, IV e UV.

Embora a ^{13}C-RMN tenha dado o número de átomos de carbono, a espectrometria de massas de alta resolução revelou a fórmula molecular $C_{15}H_{14}O_8$ e nove graus de insaturação (15 carbonos × 2 = 30; 30 + 2 = 32; 32 − 14 hidrogênios = 18; 18/2 = 9). A espectroscopia de IV é muito característica para anéis de cinco átomos, como os da viniferona. Bandas em 1700, 1760 e 1790 cm^{-1} para vários modos vibracionais, individuais e combinados dos grupos de C═O e uma absorção muito larga e forte entre 2500 e 3300 cm^{-1} para o O–H de ácido carboxílico também aparecem nos espectros IV do composto modelo mais simples mostrado abaixo.

Viniferona

Composto modelo

O local da ligação entre este anel e o resto da estrutura de viniferono ficou evidente a partir do espectro da ^{1}H-RMN. No modelo mais simples, os hidrogênios do alqueno aparecem em δ = 6,12 (H2) e 7,55 (H3); a viniferona mostra só um sinal em δ = 6,19. A ausência de um sinal nas proximidades de δ = 7,5-7,6 implica que o ponto de ligação é C3.

Por fim, a espectroscopia no UV ajuda a identificar o anel de benzeno substituído por oxigênio pela presença de absorções nas proximidades de 275 nm para o fragmento cíclico conjugado. Esta atribuição também complementa a identificação dos nove graus de insaturação: os dois grupos C═O, a ligação dupla C═C no anel de cinco átomos, as três ligações duplas no anel do benzeno e os três anéis.

EM RESUMO, a espectroscopia de UV-visível pode ser usada para detectar excitações eletrônicas em moléculas conjugadas. Com o aumento do número de orbitais moleculares, crescem o número de transições possíveis e, portanto, o número de bandas de absorção. A banda de comprimento de onda mais longo é normalmente associada à excitação de um elétron do orbital molecular ocupado de mais alta energia para o orbital molecular vazio de menor energia. Sua energia diminui com o aumento da conjugação.

A IDEIA GERAL

Progredimos, a partir de um único elétron em um único orbital p, como nos radicais (Seções 3-1 e 3-2), para um par de elétrons em dois orbitais p vizinhos, como nas ligações duplas (Capítulo 12), para dois pares de elétrons em orbitais p vizinhos, como nas ligações triplas (Capítulo 13), até este capítulo, que amplia este tema. Sabemos agora que um número infinito de orbitais p pode se alinhar em sequências de carbono que exibem o fenômeno da conjugação.

A conjugação deslocaliza os elétrons e, portanto, as cargas, como em um fio molecular. Ela também pode ser vista como uma maneira de uma extremidade da molécula "comunicar-se" quimicamente com a outra. Por exemplo, a protonação de um polieno conjugado tem um profundo efeito sobre a molécula ao longo de toda a cadeia de carbonos hidridados sp^2. Ainda mais impressionantes são as reações pericíclicas, que seguem o último tipo de mecanismo que iremos encontrar neste livro. Por exemplo, na cicloadição de Diels-Alder, as extremidades do dieno e do dienófilo se adicionam, uma a outra, de forma concertada, com a formação e quebra de ligações ocorrendo simultaneamente. Uma comunicação semelhante é evidente nos dados espectrais, especialmente na espectroscopia de UV-visível.

Aonde isso nos leva? Retornando à analogia de um polieno conjugado como sendo um fio molecular, poderíamos fazer uma pergunta simples: o que acontece se nós tocarmos as extremidades deste fio para fechar o circuito? Muita coisa, como os próximos dois capítulos irão revelar.

PROBLEMAS DE INTEGRAÇÃO

14-30 a. Proponha um mecanismo razoável para a transformação do *trans,trans*-2,4-hexadieno-1-ol (álcool sorbílico) em *trans*-5-etóxi-1,3-hexadieno.

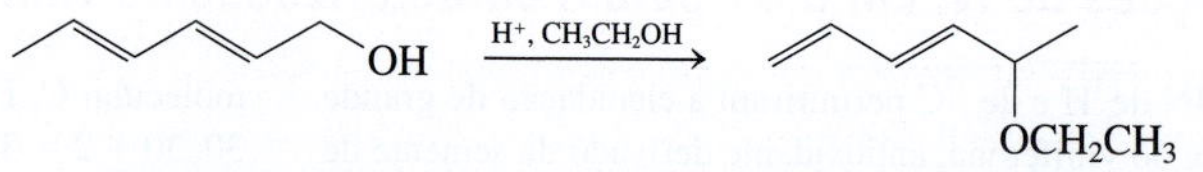

$$\text{Álcool sorbílico} \xrightarrow{H^+, CH_3CH_2OH} \textit{trans}\text{-5-etóxi-1,3-hexadieno}$$

SOLUÇÃO

Este processo acontece em uma solução de etanol acidificada (também conhecida como vinho). Começamos olhando as estruturas das moléculas inicial e final, e descobrimos que (1) um álcool se tornou um éter (2) e que as ligações duplas mudaram de lugar. Vamos lembrar das informações relevantes sobre estes grupos funcionais. A conversão de dois álcoois em um éter na presença de ácido foi introduzida na Seção 9-7. A protonação de uma molécula de álcool dá um íon alquil-oxônio, cujo o grupo de saída (água) pode ser substituído, via S_N2 ou S_N1, pela molécula do segundo álcool:

$$CH_3CH_2\overset{+}{O}H_2 + CH_3CH_2OH \xrightarrow{S_N2} CH_3CH_2OCH_2CH_3$$

$$(CH_3)_3\overset{+}{C}OH_2 + CH_3CH_2OH \xrightarrow{S_N1} (CH_3)_3COCH_2CH_3$$

Podemos adaptar esses processos para a presente questão? O álcool sorbílico é um álcool alílico, e acabamos de ver (Seção 14-3) que os *halogenetos alílicos* sofrem facilmente reações de substituição S_N2 ou S_N1. Uma boa parte do Capítulo 9 foi reservada à comparação do comportamento dos halogenoalcanos e dos álcoois: a protonação do grupo OH de um álcool abre caminho para a substituição e para a eliminação. Devemos, portanto, esperar que os álcoois alílicos tenham reatividade semelhante. Precisamos, em seguida, considerar que mecanismo, S_N2 ou S_N1, é o mais apropriado.

O fato das ligações duplas trocarem de lugar durante a reação é uma informação importante. Voltando às Seções 14-3 e 14-6, notamos que o cátion alílico que resulta da dissociação de um grupo de saída na primeira etapa de uma reação S_N1 é deslocalizado, e os nucleófilos podem atacar, portanto, em mais de uma posição. Exploremos esta linha de raciocínio examinando o carbocátion derivado da protonação e perda de água do álcool sorbílico:

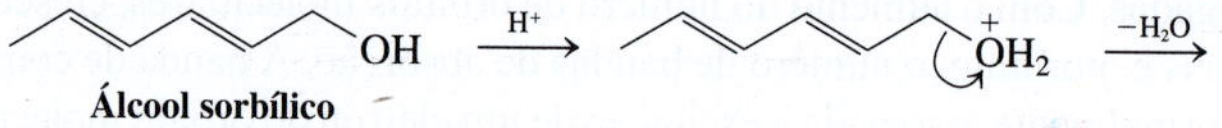

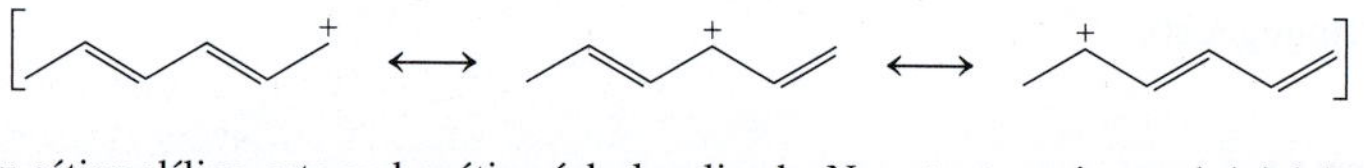

Como um cátion alílico, este carbocátion é deslocalizado. No entanto, o sistema inicial é mais estendido e o cátion resultante é um híbrido de três formas de ressonância e não de duas. Como nas adições eletrofílicas em trienos conjugados (Seção 14-7), um nucleófilo tem a opção de atacar qualquer uma das três posições. Neste caso, a ligação do etanol a um carbono secundário, que tem uma fração relativamente alta da carga positiva (Seção 14-6), é o resultado (cinético) predominante.

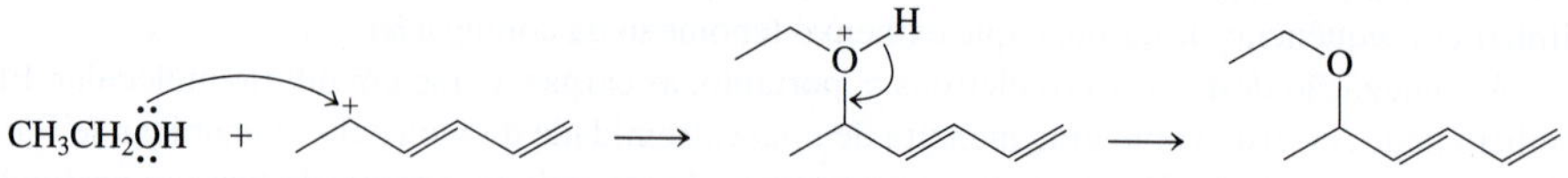

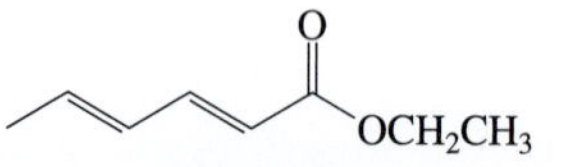

trans,trans-2,4-hexadienoato de etila
(Sorbato de etila)

b. Os ésteres de ácido sórbico sofrem reações de Diels-Alder. Prediga o produto principal do aquecimento do sorbato de etila com anidrido 2-butenodioico (anidrido maleico, ver estrutura na Tabela 14-1). Considere, cuidadosamente, todos os aspectos estereoquímicos do processo.

SOLUÇÃO

A reação de Diels-Alder é uma cicloadição entre um dieno, neste caso o sorbato de etila, e um dienófilo, comumente um alqueno deficiente em elétrons (Seção 14-8). Devemos primeiro olhar os dois reagentes para visualizar as novas ligações que se formam neste processo. Para isso, precisamos rodar a ligação simples entre o carbono 3 e o carbono 4 do sorbato de etila para colocar as ligações duplas na conformação necessária. Devemos fazer isso com cuidado para não mudar por engano a estereoquímica das ligações duplas: ambas são trans e devem permanecer assim após a rotação. A seguir, ligamos os átomos das extremidades do dieno à função alqueno do dienófilo (em linhas pontilhadas, abaixo), o que nos dá a conectividade do produto, mas não a estereoquímica:

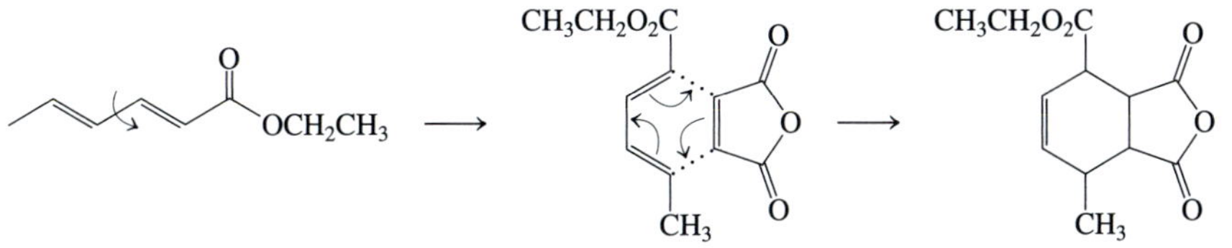

Para completar o problema, devemos finalmente levar em conta dois detalhes da reação de Diels-Alder: (1) As relações estereoquímicas dos componentes mantêm-se durante a reação, e (2), na cicloadição, os substituintes insaturados da ligação dupla do dienófilo preferem se posicionar junto ao sistema dieno (na posição endo). Fazendo uso de ilustrações semelhantes às do texto, podemos visualizar o processo da seguinte forma:

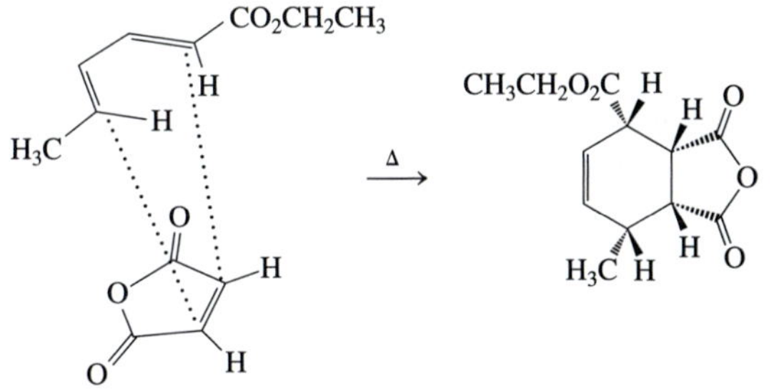

É preciso um exame cuidadoso para verificar como o arranjo espacial dos grupos no desenho do estado de transição se transforma nas posições finais no produto. Quando você trabalhar este aspecto do problema, olhe em particular para cada carbono que participa da formação das duas novas ligações simples [linhas tracejadas no estado de transição (lado esquerdo da reação)]. Examine as posições dos substituintes destes carbonos em relação às duas novas ligações. Uma vista útil para isso é obtida quando a imagem gira 90° (veja na margem). Esta perspectiva mostra claramente que os quatro átomos de hidrogênio serão cis, uns em relação aos outros, no anel recém-formado do ciclo-hexeno. Tente os Problemas 56 e 68 para adquirir mais prática com os mecanismos.

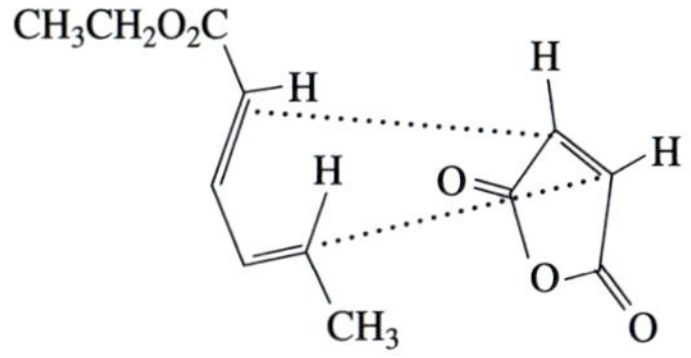

14-31 Devido a sua magnífica estereosseletividade, a reação de Diels-Alder é utilizada com frequência como etapa-chave na construção de fragmentos estruturais *acíclicos* contendo vários centros quirais definidos. A estratégia é converter retrossinteticamente em alvo a um derivado de ciclo-hexano acessível por uma cicloadição [4 + 2]. Proponha uma síntese (racêmica) para o composto A a partir de matérias-primas contendo quatro carbonos ou menos.

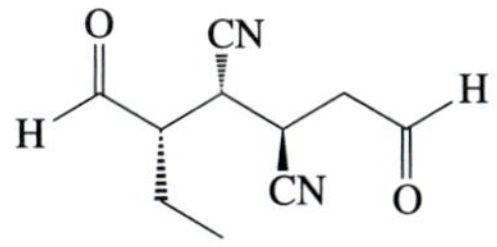

A

SOLUÇÃO

A princípio, o problema parece impossível. O truque é não focar na solução imediata, mas no processo de análise retrossintética. Assim, a primeira tarefa é encontrar um precursor para A que seja um ciclo-hexeno com os substituintes apropriados. Podemos nos preocupar com a maneira de obtê-lo mais tarde (por uma reação de Diels-Alder).

Notamos que A é um hexano substituído com funções aldeído nas duas extremidades. Existe uma etapa retrossintética que ligue estes dois carbonos funcionais para fazer um anel de seis átomos? A resposta está na Seção 12-12: a ozonólise (reversa), um processo que vai ligar os dois carbonos da carbonila através de uma ligação dupla C—C. Para desenhar o ciclo-hexeno B resultante com a estereoquímica correta, é melhor redesenhar A de outra forma, fazendo a rotação em torno das ligações indicadas, antes de remover os dois oxigênios e fechar o anel.

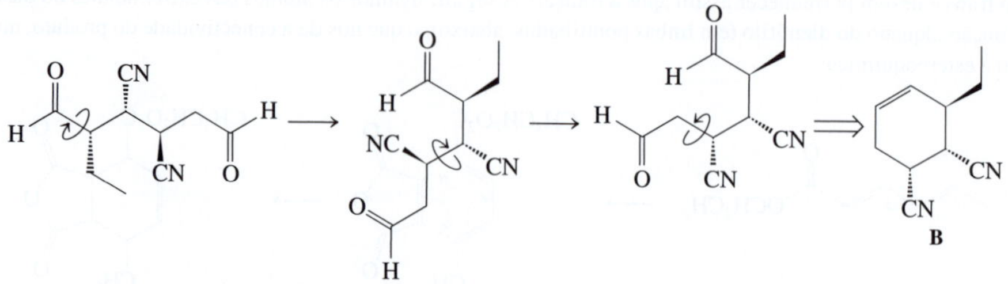

Este, como qualquer outro, ciclo-hexeno pode ser quebrado por um processo retro-endo Diels-Alder (Seção 14-8), para dar os dois reagentes C e D da reação efetiva com a estereoquímica correta.

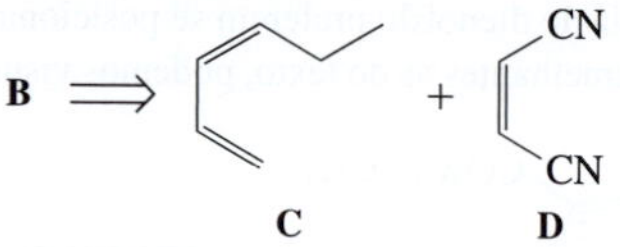

O dienólifo D é facilmente disponível (Tabela 14-1). O *cis*-1,3-hexadieno, C, terá que ser preparado, e existem várias maneiras para realizar essa tarefa. O ponto crucial da síntese é a estereoquímica da ligação dupla. Como podemos sintetizar alquenos cis? A resposta está na Seção 13-6: a hidrogenação de alquinos com o catalisador de Lindlar. Portanto, um bom precursor para C é o alquenino E, que pode ser preparado a partir de F e iodoetano (Seção 13-5).

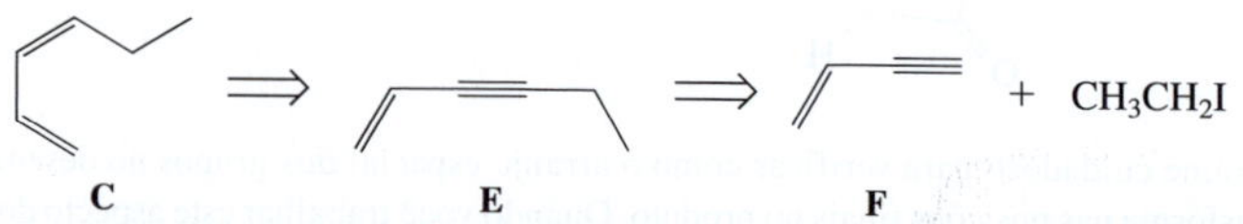

O 1-buteno-3-ino (vinil-acetileno), F, é preparado industrialmente pela dimerização do etino catalisada por CuCl. Como você faria isso? Aprendemos que os alquenos podem ser convertidos em alquinos por dupla halogenação seguida por de-hidro-halogenação (Seção 13-4). Esta estratégia sugere o 1,3-butadieno como reagente inicial. Vimos, no entanto, que a halogenação do 1,3-butadieno, como a bromação, não é simples como em um monoalqueno: ocorrem adições 1,2 e 1,4 (Seção 14-6). Isso é um problema? *Resposta*: O 1,2-di-halogeno-buteno eliminará normalmente, primeiro para o 2-bromo-butano (por desprotonação na posição alílica mais ácida) e depois para F.

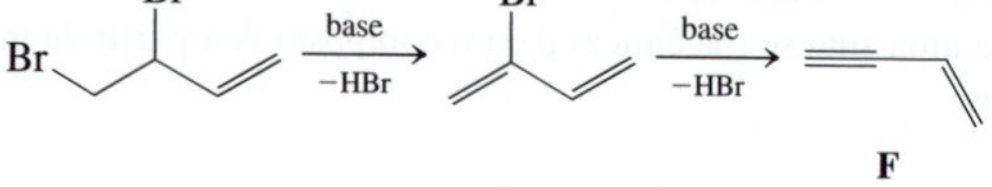

O 1,4-di-halogeno-buteno também irá eliminar, mas de uma maneira que utiliza a capacidade de conjugação da ligação dupla, produzindo o 1-bromo-1,3-butadieno como intermediário, que vai então ao produto.

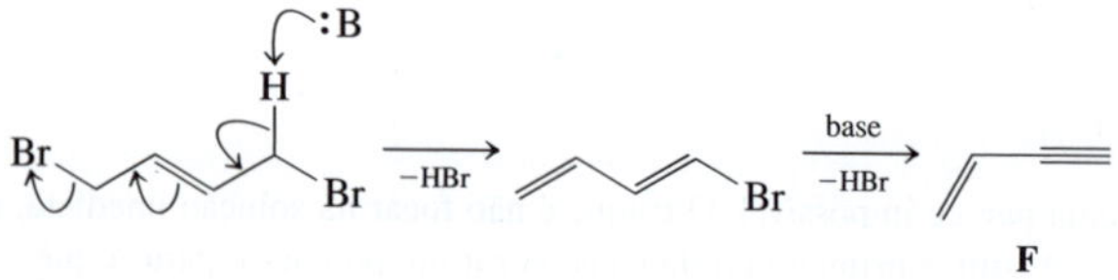

Com base nesta análise, escreva um esquema para a síntese de A, a partir de 1,3-butadieno, bromoetano e D como fontes de carbono.

Novas reações

1. Halogenações alílicas via radicais (Seção 14-2)

$$RCH_2CH=CH_2 \xrightarrow{NBS, CCl_4, h\nu} R\overset{Br}{\underset{|}{C}}HCH=CH_2 + RCH=CHCH_2Br$$

$DH°$ da ligação C—H alílica ≈ 87 kcal mol^{-1}

2. Reatividade S_N2 de halogenetos alílicos (Seção 14-3)

$$CH_2=CHCH_2X + Nu:^- \xrightarrow{Acetona} CH_2=CHCH_2Nu + X^-$$

Mais rápido do que os halogenetos primários

3. Reagentes de Grignard alílicos (Seção 14-4)

$$CH_2=CHCH_2Br \xrightarrow{Mg, (CH_3CH_2)_2O} CH_2=CHCH_2MgBr$$

Pode ser usado nas adições a compostos carbonilados

4. Reagentes alil-lítios (Seção 14-4)

$$RCH_2CH=CH_2 \xrightarrow{CH_3CH_2CH_2CH_2Li, TMEDA} R\overset{..}{\overset{-}{C}}HCH=CH_2 \; Li^+$$

pK_a das ligações C—H alílicas ≈ 40

5. Hidrogenação de dienos conjugados (Seção 14-5)

$$CH_2=CH-CH=CH_2 \xrightarrow{H_2, Pd-C, CH_3CH_2OH} CH_3CH_2CH_2CH_3 \quad \Delta H° = -57,1 \text{ kcal mol}^{-1}$$

mas compare com

$$CH_2=CH-CH_2-CH=CH_2 \xrightarrow{H_2, Pd-C, CH_3CH_2OH} CH_3(CH_2)_3CH_3 \quad \Delta H° = -60,8 \text{ kcal mol}^{-1}$$

6. Reações eletrofílicas de 1,3-dienos: adições 1,2 e 1,4 (Seção 14-6)

$$CH_2=CH-CH=CH_2 \xrightarrow{HX} CH_2=CH\overset{X}{\underset{|}{C}}HCH_3 + XCH_2CH=CHCH_3$$

$$CH_2=CH-CH=CH_2 \xrightarrow{X_2} CH_2=CH\overset{X}{\underset{|}{C}}HCH_2X + XCH_2CH=CHCH_2X$$

7. Controle termodinâmico comparado com o controle cinético nas reações S_N1 de derivados alílicos (Seção 14-6)

$$CH_3CH=CHCH_2X \xleftarrow{Lento} CH_3CH=CH\overset{+}{C}H_2 + X^- \xrightleftharpoons{Rápido} CH_3\overset{X}{\underset{|}{C}}HCH=CH_2$$

Produto mais estável | Estabilidade do cátion alílico primário ≈ cátion secundário comum | Produto menos estável (Formação reversível em alta temperatura)

8. Reação de Diels-Alder (concertada e estereoespecífica, regra endo) (Seção 14-8)

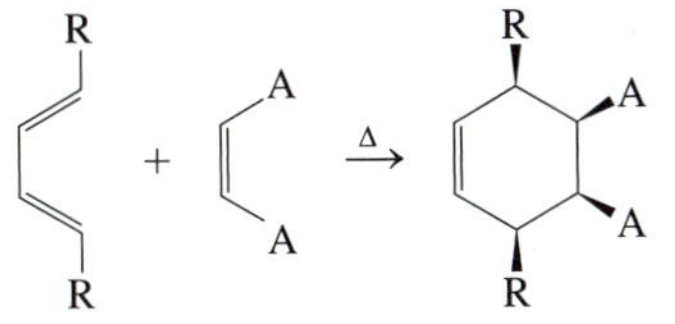

A = aceitador de elétrons
Exige um dieno s-cis; melhor com um dienófilo deficiente em elétrons

9. Reações eletrocíclicas (Seção 14-9)

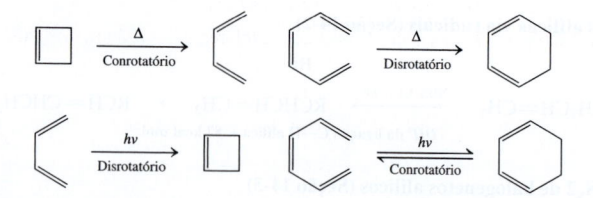

$$\square \xrightarrow[\text{Conrotatório}]{\Delta} \diagup\!\!\!\diagdown \quad\quad \bigcirc \xrightarrow[\text{Disrotatório}]{\Delta} \bigcirc$$

$$\diagup\!\!\!\diagdown \xrightarrow[\text{Disrotatório}]{h\nu} \square \quad\quad \bigcirc \xrightleftharpoons[\text{Conrotatório}]{h\nu} \bigcirc$$

10. Polimerização de 1,3-dienos (Seção 14-10)

Polimerização 1,2

$$2n\ CH_2=CH-CH=CH_2 \xrightarrow{\text{Iniciador}} -(CH-CH_2-CH-CH_2)_n- $$
$$\text{(com ramificações }CH=CH_2\text{)}$$

Polimerização 1,4

$$n\ CH_2=CH-CH=CH_2 \xrightarrow{\text{Iniciador}} -(CH_2-CH=CH-CH_2)_n-$$
$$\text{Cis ou trans}$$

11. Pirofosfato de 3-Metil-3-butenila como um elemento de construção em bioquímica (Seção 14-10)

$$\underset{\substack{\text{Pirofosfato de}\\ \text{3-metil-3-butenila}}}{CH_2=\underset{\underset{CH_3}{|}}{C}-CH_2CH_2OPP} \xrightleftharpoons{\text{Enzima}} (CH_3)_2C=CHCH_2OPP \longrightarrow \underset{\text{Cátion alílico}}{(CH_3)_2C=CHCH_2^+} + \underset{\substack{\text{Íon}\\ \text{pirofosfato}}}{^-OPP}$$

Formação de ligação C—C

Conceitos importantes

1. O sistema 2-propenila (**alila**) é estabilizado por **ressonância**. O diagrama de orbitais moleculares mostra três níveis π: um ligante, um não ligante e um antiligante. Sua estrutura é simétrica e quaisquer cargas ou elétrons desemparelhados são distribuídos igualmente entre os dois carbonos das extremidades.

2. A química do cátion 2-propenila (alila) é sujeita ao **controle termodinâmico e cinético**. A captura nucleofílica ocorre mais rapidamente em um carbono interno, que tem carga positiva relativamente maior, dando o produto termodinamicamente menos estável. O produto cinético pode se rearranjar ao isômero termodinâmico por dissociação seguida de outra captura sob controle termodinâmico.

3. A estabilidade dos radicais alílicos permite a **halogenação via radicais** de alquenos na posição alílica.

4. A reação S_N2 de halogenetos alílicos é acelerada pela superposição de orbitais no estado de transição.

5. A estabilidade especial dos ânions alílicos permite a **desprotonação alílica** por uma base forte, como o butil-lítio/TMEDA.

6. A relativa estabilidade do 1,3-dienos é devido ao efeito da **conjugação** (comparada com sistemas não conjugados) e à ligação interna relativamente curta (1,47 Å).
7. O ataque eletrofílico aos 1,3-dienos leva à formação preferencial de cátions alílicos.
8. Os **sistemas com conjugação estendida** são reativos porque têm muitas posições que podem ser atacadas e os intermediários resultantes estabilizam-se por ressonância.
9. O benzeno tem estabilidade especial devido à **deslocalização cíclica**.
10. A **reação de Diels-Alder** é uma **reação de cicloadição** concertada e estereoespecífica de um dieno *s*-cis a um dienófilo que leva a derivados de ciclo-hexeno. Ela segue a **regra endo**.
11. Os dienos e trienos conjugados equilibram-se com os seus isômeros cíclicos através de **reações eletrocíclicas** concertadas e estereoespecíficas.
12. A **polimerização** de 1,3-dienos resulta em adições 1,2 ou 1,4 dando polímeros que são capazes de fazer **ligações cruzadas**. As borrachas sintéticas podem ser sintetizadas dessa forma. A borracha natural é feita pela formação eletrofílica de uma ligação carbono-carbono envolvendo a biossíntese de cátions de cinco carbonos derivados do pirofosfato de 3-metil-3-butenila.
13. A **espectroscopia de ultravioleta e visível** é um caminho para estimar a extensão da conjugação em uma molécula. Os picos nos **espectros eletrônicos** são normalmente largos e são descritos como λ_{max} (nm). Suas intensidades relativas são dadas pela **absortividade molar** (coeficiente de extinção), ϵ.

Problemas

32. Desenhe todas as formas de ressonância e uma representação do híbrido de ressonância apropriado de cada uma das seguintes espécies.

33. Para cada uma das espécies do Problema 32, indique a forma de ressonância que contribui mais para o híbrido de ressonância. Explique sua escolha.
34. Ilustre, por meio de estruturas apropriadas (incluindo todas as formas de ressonância relevantes), as espécies inicialmente formadas (**a**) pela quebra da ligação C—H mais fraca do 1-buteno; (**b**) pelo tratamento do 4-metil-ciclo-hexeno com uma base forte (ex.: butil-lítio/TMEDA); (**c**) pelo aquecimento de uma solução de 3-cloro-1-metil-ciclo-penteno em etanol e água.
35. Coloque, na ordem de estabilidade decrescente, os radicais primários, secundários, terciários e alílicos. Faça o mesmo para os carbocátions correspondentes. O que os resultados sugerem sobre a importância relativa de hiperconjugação e ressonância na estabilização de radicais e cátions?
36. Dê o(s) produto(s) principal(is) de cada uma das seguintes reações.

37. Formule mecanismos detalhados para as reações do Problema 36 (a, c, e, f).
38. Coloque os cloretos primários, secundários, terciários e alílicos (primários) na ordem aproximada de (**a**) reatividade $S_N 1$ decrescente; (**b**) reatividade $S_N 2$ decrescente.

39. Coloque as seis moléculas seguintes na ordem decrescente aproximada de reatividade S_N1 e S_N2.

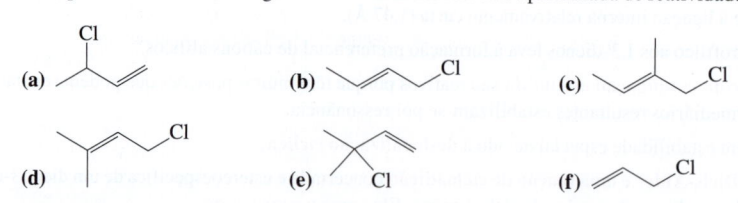

(a) [estrutura: CH₂=CH–CH(Cl)–CH₃]
(b) [estrutura: CH₃–CH=CH–CH₂Cl]
(c) [estrutura: (CH₃)C=CH–CH₂Cl com metila]
(d) [estrutura: (CH₃)₂C=CH–CH₂Cl]
(e) [estrutura: (CH₃)₃C–CH=CH₂ com Cl no carbono terciário]
(f) [estrutura: CH₂=CH–CH₂Cl]

40. Como você esperaria que as reatividades S_N2 de cloroalcanos primários, secundários e terciários saturados se comparassem com as reatividades S_N2 dos compostos do Problema 39? Faça a mesma comparação para as reatividades S_N1.

41. Dê o(s) produto(s) principal(is) de cada uma das seguintes reações.

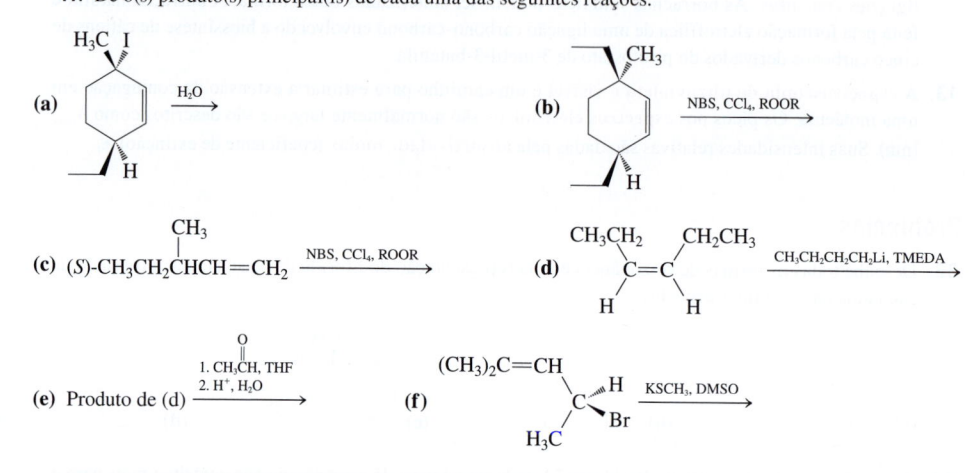

(a) [ciclohexeno com H₃C e I em um carbono, H e etila em outro] $\xrightarrow{H_2O}$

(b) [ciclohexeno com CH₃ em um carbono, H e etila em outro] $\xrightarrow{NBS, CCl_4, ROOR}$

(c) (S)-CH₃CH₂CHCH=CH₂ (com CH₃) $\xrightarrow{NBS, CCl_4, ROOR}$

(d) [alqueno cis: CH₃CH₂–C(H)=C(H)–CH₂CH₃] $\xrightarrow{CH_3CH_2CH_2CH_2Li, TMEDA}$

(e) Produto de (d) $\xrightarrow[2.\ H^+, H_2O]{1.\ CH_3\overset{O}{\overset{\|}{C}}H,\ THF}$

(f) (CH₃)₂C=CH–C(H)(CH₃)(Br) $\xrightarrow{KSCH_3, DMSO}$

42. Escreva um mecanismo detalhado, etapa por etapa, que mostre como cada um dos produtos surgiram a partir da reação no Problema 41, parte **(a)**.

43. A seguinte sequência de reações dá origem a dois produtos isômeros. Quais são eles? Explique o mecanismo de sua formação.

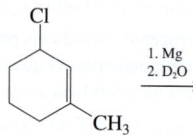

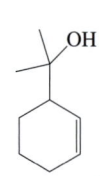

[ciclohexeno com Cl e CH₃] $\xrightarrow[2.\ D_2O]{1.\ Mg}$

44. Partindo do ciclo-hexeno, proponha uma síntese razoável do derivado de ciclo-hexeno mostrado na margem.

[estrutura na margem: ciclohexeno com C(CH₃)(OH) substituinte]

45. Dê o nome sistemático de cada uma das seguintes moléculas.

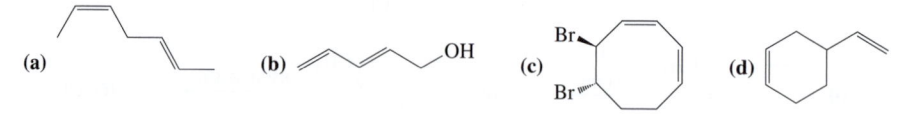

(a) [dieno] (b) [CH₂=CH–CH=CH–CH₂OH tipo] (c) [ciclooctadieno com dois Br] (d) [ciclohexeno com vinila]

46. Compare as reações de bromação alílica do 1,3-pentadieno e do 1,4-pentadieno. Qual delas deve ser mais rápida? Qual delas é energeticamente mais favorável? Como se comparam as misturas de produtos?

$$CH_2=CH-CH=CH-CH_3 \xrightarrow{NBS,\ ROOR,\ CCl_4}$$

$$CH_2=CH-CH_2-CH=CH_2 \xrightarrow{NBS,\ ROOR,\ CCl_4}$$

47. Vimos na Seção 14-6 que as adições eletrofílicas a dienos conjugados dão origem, em baixas temperaturas, a produtos na razão cinética. Além disso, essas misturas cinéticas transformam-se em misturas de produtos na razão termodinâmica quando se aumenta a temperatura. Você acha que resfriando a mistura dos produtos termodinâmicos até a temperatura baixa original da reação obtém-se, novamente, a mistura na razão cinética? Por quê?

48. Compare a adição de H^+ ao 1,3-pentadieno e ao 1,4-pentadieno (veja o Problema 46). Desenhe as estruturas dos produtos. Desenhe um gráfico que mostre qualitativamente o perfil de reação, mostrando os dienos e os produtos de adição de prótons. Que dieno sofre adição mais rapidamente? Que dieno dá o produto mais estável?

49. Que produtos você esperaria na adição eletrofílica de cada um dos seguintes reagentes ao 1,3-ciclo-heptadieno? **(a)** HI; **(b)** Br_2 em H_2O **(c)** IN_3; **(d)** H_2SO_4 em CH_3CH_2OH. (**Sugestão**: Para b e c, veja o Exercício 14-13, especificamente os desenhos A-C.)

50. Dê os produtos da reação do *trans*-1,3-pentadieno com cada um dos reagentes do Problema 49.

51. Quais são os produtos da reação do 2-metil-1,3-pentadieno com cada um dos reagentes do Problema 49?

52. Escreva um mecanismo detalhado, etapa por etapa, que mostre como cada um dos produtos surgiram na reação do Problema 51.

53. Dê os produtos esperados na reação do iodeto de deutério (DI) com **(a)** 1,3-ciclopentadieno; **(b)** *trans*-1,3-pentadieno; **(c)** 2-metil-1,3-pentadieno. Como o resultado observado na reação de DI difere da reação de HI com os mesmos substratos [compare com os Problemas 49(a), 50(a) e 51(a)]?

54. Arranje os seguintes carbocátions na ordem de estabilidade decrescente. Desenhe todas as possíveis formas de ressonância de cada um deles.

(a) $CH_2{=}CH{-}\overset{+}{C}H_2$ (b) $CH_2{=}\overset{+}{C}H$ (c) $CH_3\overset{+}{C}H_2$
(d) $CH_3{-}CH{=}CH{-}\overset{+}{C}H{-}CH_3$ (e) $CH_2{=}CH{-}CH{=}CH{-}\overset{+}{C}H_2$

55. Esboce os orbitais moleculares para o sistema pentadienila em ordem ascendente de energia (ver Figuras 14-2 e 14-7). Indique quantos elétrons estão presentes e em que orbitais para **(a)** o radical; **(b)** o cátion; **(c)** o ânion (ver Figuras 14-3 e 14-7). Desenhe todas as formas de ressonância para qualquer uma destas três espécies.

56. Os dienos podem ser preparados por reações de eliminação de compostos alílicos substituídos. Por exemplo,

$$H_3C{-}\underset{\underset{CH_3}{|}}{C}{=}CH{-}CH_2OH \xrightarrow{H_2SO_4 \text{ catalisador}, \Delta} H_2C{=}\underset{\underset{CH_3}{|}}{C}{-}CH{=}CH_2 \xleftarrow{LDA, THF} H_3C{-}\underset{\underset{CH_3}{|}}{C}{=}CH{-}CH_2Cl$$

Proponha mecanismos detalhados para cada uma dessas sínteses do 2-metil-1,3-butadieno (isopreno).

57. Dê as estruturas de todos os possíveis produtos da desidratação da vitamina A catalisada por ácido (Seção 14-7).

58. Proponha uma síntese para cada uma das seguintes moléculas usando reações de Diels-Alder.

59. Os halogenoconduritóis são membros de uma classe de compostos chamados de *inibidores de glicosidase*. Essas substâncias têm uma série de atividades biológicas intrigantes, de antidiabéticos e antifúngicos até atividade contra o vírus HIV e a metástase de câncer. Misturas esteroisoméricas do bromo-conduritol (na margem) são comumente usadas em estudos dessas propriedades. Uma síntese recente desses compostos passa pelos éteres bicíclicos A e B. **(a)** Identifique os reagentes iniciais da preparação em uma etapa desses éteres via reação de Diels-Alder. **(b)** Que molécula de partida na sua resposta é o dieno e qual é o dienófilo? **(c)** Esta reação de Diels-Alder dá uma mistura 80:20 de B e A. Explique.

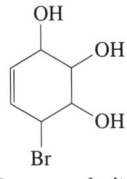

60. Dê o(s) produto(s) de cada uma das seguinte reações.

(a) 3-Cloro-1-propeno (cloreto de alila) + NaOCH$_3$
(b) cis-2-Buteno + NBS, peróxido (ROOR)
(c) 3-Bromo-ciclo-penteno + LDA
(d) trans,trans-2,4-Hexadieno + HCl
(e) trans,trans-2,4-Hexadieno + Br$_2$, H$_2$O
(f) 1,3-Ciclo-hexadieno + propenoato de metila (acrilato de metila)
(g) 1,2-Dimetileno-ciclo-hexeno + propenoato de metila (acrilato de metila)

61. DESAFIO Proponha uma síntese eficiente do ciclo-hexenol da margem, partindo, exclusivamente, de reagentes acíclicos e empregando uma estratégia retrossintética razoável. [**Sugestão**: uma reação de Diels-Alder pode ser útil, mas leve em conta as características estruturais dos dienos e dienófilos que permitem que as reações de Diels-Alder funcionem bem (Seção 14-8).]

62. O azodicarboxilato de dimetila (veja na margem) participa da reação de Diels-Alder como um dienófilo. Escreva a estrutura do produto da cicloadição desta molécula com cada um dos seguintes dienos. (a) 1,3-Butadieno; (b) trans,trans-2,4-hexadieno; (c) 5,5-dimetóxi-ciclo-pentadieno; (d) 1,2-dimetileno--ciclo-hexano. Ignore a estereoquímica do nitrogênio nos produtos (as aminas sofrem rápida inversão, como veremos na Seção 21-2).

63. O dieno bicíclico A reage rapidamente pela reação de Diels-Alder com os alquenos apropriados, mas o dieno B é totalmente inerte. Explique.

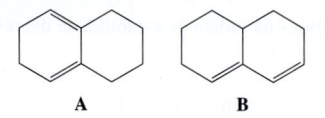

A   B

64. Dê os produtos esperados em cada uma das seguintes reações.

(a) $\xrightarrow{h\nu}$ (b) $\xrightarrow{h\nu}$ (c) $\xrightarrow{\Delta}$ (d) $\xrightarrow{\Delta}$

65. Quais dentre as reações dadas abaixo ocorrem sob a influência de calor ou luz?

66. Explique a seguinte sequência de reações

1. Pd(OCCH$_3$)$_2$, R$_3$P, K$_2$CO$_3$
2. H$_2$C=CH—COCH$_2$CH$_3$

67. Dê as estruturas abreviadas de cada um dos seguintes compostos: (a) (E)-1,4-Poli(2-metil-1,3-buta-dieno) [(E)-1,4-poliisopreno]; (b) 1,2-poli(2-metil-1,3-butadieno) (1,2-poliisopreno); (c) 3,4-poli(2--metil-1,3-butadieno) (3,4-poliisopreno); (d) o copolímero de 1,3-butadieno e etenilbenzeno (estireno, C$_6$H$_5$CH=CH$_2$, SBR, usado em pneus de automóveis); (e) o copolímero de 1,3-butadieno e propenoni-trila (acrilonitrila, CH$_2$=CHCN, látex); (f) o copolímero de 2-metil-1,3-butadieno (isopreno) e 2-metil--propeno (borracha de butila, para tubulações).

68. A estrutura do terpeno limoneno é mostrada na margem (veja também o Exercício 5-29). Identifique as duas unidades de 2-metil-1,3-butadieno (isopreno) no limoneno. (a) O tratamento de isopreno com quantidades catalíticas de ácido leva a vários oligômeros, um dos quais é o limoneno. Proponha um mecanismo detalhado para a conversão, sob catálise ácida, de duas moléculas de isopreno em limoneno.

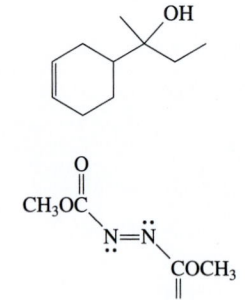

Azodicarboxilato de dimetila

Limoneno

Use somente intermediários razoáveis em cada etapa. (**b**) Duas moléculas de isopreno também podem ser convertidas em limoneno por um mecanismo completamente diferente, que ocorre na ausência absoluta de catalisadores de qualquer tipo. Descreva este mecanismo. Qual é o nome desta reação?

69. DESAFIO O carbocátion derivado do pirofosfato de geranila (Seção 14-10) é o precursor biossintético da cânfora, do limoneno (Problema 68) e do α-pineno (Capítulo 4, Problema 46). Proponha mecanismos para a formação dos últimos dois compostos.

70. Qual é o maior comprimento de onda das transições eletrônicas de cada uma das seguintes espécies? Use símbolos de orbitais moleculares como $n \rightarrow \pi^*$, $\pi_1 \rightarrow \pi_2$, na sua resposta. (**Sugestão**: prepare um diagrama de orbitais moleculares, como o da Figura 14-16, para cada uma delas.) (**a**) Cátion 2-propenila (alila); (**b**) radical 2-propenila (alila); (**c**) formaldeído, $H_2C=O$; (**d**) N_2; (**e**) ânion pentadienila (Problema 55); (**f**) 1,3,5-hexatrieno.

71. Etanol, metanol e ciclo-hexano são solventes comumente usados na espectroscopia de UV, porque eles não absorvem radiação de comprimentos de onda acima de 200 nm. Por que isso acontece?

72. O espectro de ultravioleta de uma solução 2×10^{-4} M de 3-penteno-2-ona mostra uma banda $\pi \rightarrow \pi^*$ em 224 nm com $A = 1,95$ e uma banda $n \rightarrow \pi^*$ em 314 nm com $A = 0,008$. Calcule as absortividades molares (coeficientes de extinção) dessas bandas.

73. Em um procedimento de síntese publicado, a acetona é tratada com brometo de etenilmagnésio (vinil-magnésio) e a mistura de reação é neutralizada com ácido forte em água. O produto tem o espectro de ¹H-RMN mostrado abaixo. Qual é a sua estrutura? Quando a mistura de reação é (inapropriadamente) mantida em contato com ácido em água por um longo período, observa-se um novo composto, cujo espectro de ¹H-RMN tem picos em $\delta = 1,70$ (s, 3 H); 1,79 (s, 3 H); 2,25 (s largo, 1 H); 4,10 (d, $J = 8$ Hz, 2 H) e 5,45 (t, $J = 8$ Hz, 1 H). Qual é a estrutura do segundo produto e como ele se formou?

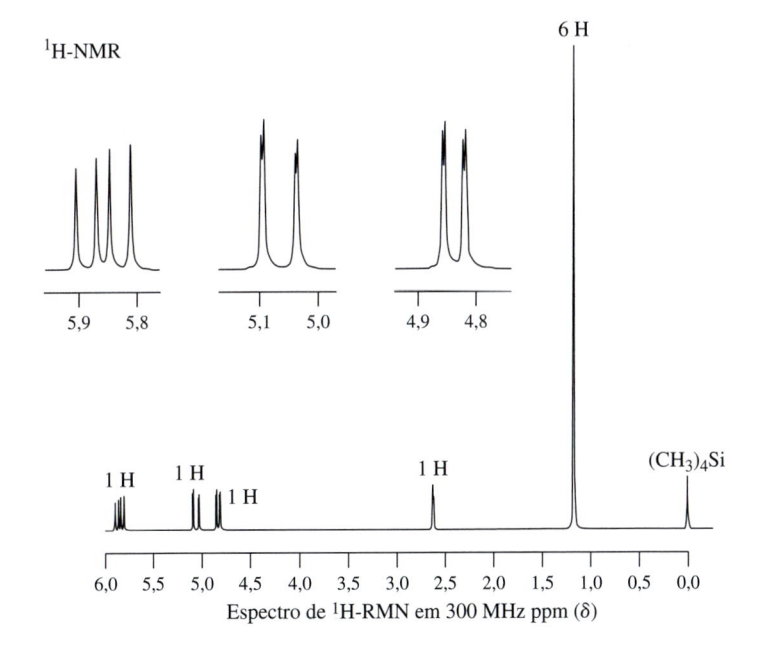

74. DESAFIO O farnesol é uma molécula que dá bom cheiro às flores (os lírios, por exemplo). O tratamento com H_2SO_4 concentrado a quente converte o farnesol primeiro em bisabolona e, depois, em cadineno, um componente dos óleos essenciais de zimbro e de cedro. Proponha mecanismos detalhados para estas conversões.

75. A razão entre as adições 1,2 e 1,4 de Br₂ ao 1,3-butadieno (Seção 14-6) depende da temperatura. Identifique os produtos cinéticos e termodinâmicos e explique suas escolhas.

76. A cicloadição de Diels-Alder do 1,3-butadieno com o dienófilo cíclico mostrado na margem ocorre somente em uma das duas ligações duplas carbono-carbono do dienófilo e gera um único produto. Dê sua estrutura e explique sua resposta. Observe a estereoquímica.
    Esta transformação foi o passo inicial na síntese total do colesterol (Seção 4-7), completada por R.B. Woodward (ver Seção 14-9) em 1951. Esta descoberta, monumental para seu tempo, revolucionou a química orgânica de sínteses.

Problema em grupo

77. Como um grupo, considerem a seguinte preparação histórica do tris(1,1-dimetil-etila), um derivado do benzeno de Dewar, B, pela isomerização fotoquímica do 1,2,4-tris(1,1-dimetil-etil)-benzeno por van Tamelen e Pappas (1962). B não volta à A por mecanismos eletrocíclicos térmicos nem fotoquímicos. Proponham um mecanismo para a conversão de A em B e expliquem a resistência cinética de B com respeito à regeneração de A.

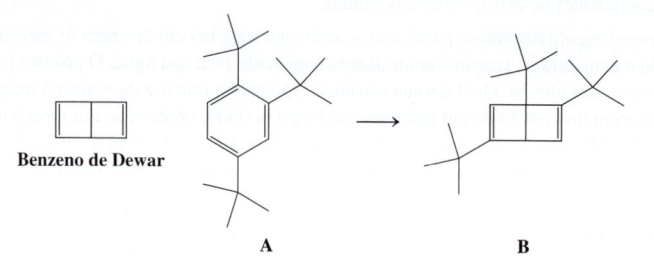

Problemas pré-profissionais

78. Quantos nodos estão presentes no LUMO (orbital molecular não ocupado de menor energia) do 1,3-butadieno?

    (a) Zero; (b) um; (c) dois; (d) três; (e) quatro

79. Arranje os três cloretos seguintes na ordem decrescente de reatividade S_N1.

    CH₃CH₂CH₂Cl   H₂C=CHCHCH₃   CH₃CH₂CHCH₃
                          | |
                          Cl   Cl
         A   B   C

    (a) A > B > C; (b) B > C > A; (c) B > A > C; (d) C > B > A.

80. Quando o ciclopentadieno é tratado com tetracianoeteno, forma-se um novo produto. Sua mais provável estrutura é

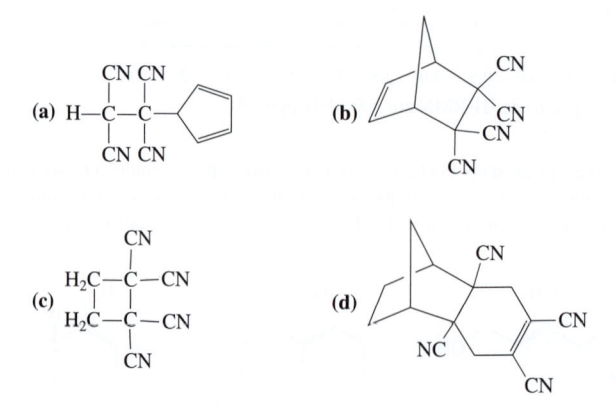

81. Que método analítico comum distingue mais rápida e claramente A de B?

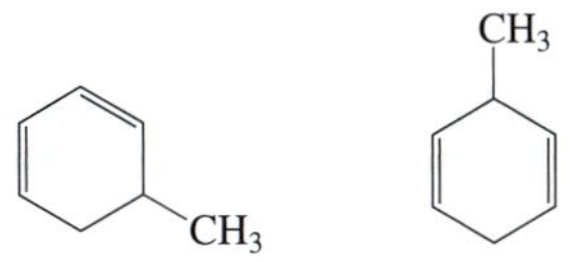

A (1-metil-2,4-ciclohexadieno com CH₃); **B** (metil-ciclohexadieno)

(a) espectroscopia IV; (b) espectroscopia UV; (c) análise por combustão;
(d) espectroscopia no visível.

[Interlúdio]

Um resumo dos mecanismos de reações orgânicas

Embora estejamos apenas na metade do nosso caminho no aprendizado de química orgânica, com o final do Capítulo 14 tivemos a oportunidade de ver alguns exemplos de cada uma das três principais classes de transformações orgânicas: os processos via radicais, os polares e os pericíclicos. Esta seção resume todos os tipos de mecanismos que encontramos até agora em cada uma destas classes de reações.

Reações via radicais seguem mecanismos em cadeia

As reações via radicais iniciam com a geração de um intermediário reativo com um elétron desemparelhado em uma etapa de iniciação e convertem os reagentes iniciais em produtos através de etapas de propagação em cadeia. Vimos as **substituições via radicais** (Capítulo 3) e as **adições via radicais** (Capítulo 12). A substituição introduz um grupo funcional em uma molécula previamente não funcionalizada. A adição via radicais é um exemplo de interconversão entre grupos funcionais. Estas subcategorias individuais estão resumidas na Tabela 1.

As reações polares constituem a maior classe de transformações orgânicas

As interações de espécies polarizadas ou com cargas leva a muitas reações na química orgânica e ao maior número de tipos de mecanismos: a química típica dos grupos funcionais orgânicos. Dois mecanismos de **substituição** e dois mecanismos de **eliminação** foram apresentados pela primeira vez nos Capítulos 6 e 7. Descobriu-se que ambos os caminhos unimolecular e bimolecular são possíveis para esses mecanismos, dependendo da estrutura dos substratos e, em alguns casos, das condições de reação. Com a introdução de grupos funcionais contendo ligações π, encontramos as **reações de adição** polares em duas formas distintas: as reações nucleofílicas no Capítulo 8 e as eletrofílicas no Capítulo 12. Estes processos estão resumidos na Tabela 2.

As reações pericíclicas não têm intermediários

A última classe de reações são as que se caracterizam pelos estados de transição cíclicos em que há uma superposição contínua e cíclica de orbitais. Estes processos ocorrem em uma única etapa, sem a intervenção de quaisquer espécies intermediárias. Elas podem combinar múltiplos componentes para formar novos anéis, como na reação de Diels-Alder e outras **reações de cicloadição**, ou elas podem levar à processos de abertura e fechamento de anéis – as **reações eletrocíclicas**. Exemplos são apresentados na Tabela 3.

Tabela 1 Tipos de reações via radicais

1. Reações de substituição

Mecanismo: Cadeia via radicais (Seção 3-4)

INICIAÇÃO

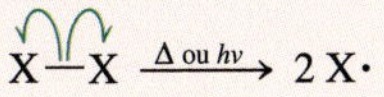

$$X-X \xrightarrow{\Delta \text{ ou } h\nu} 2\,X\cdot$$

PROPAGAÇÃO

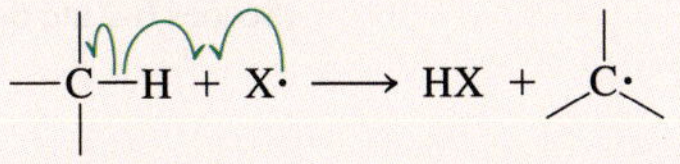

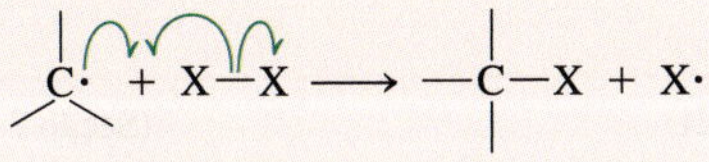

$$-\overset{|}{\underset{|}{C}}-H + X\cdot \longrightarrow HX + \overset{|}{\underset{|}{C}}\cdot$$

$$\overset{|}{\underset{|}{C}}\cdot + X-X \longrightarrow -\overset{|}{\underset{|}{C}}-X + X\cdot$$

TERMINAÇÃO

Exemplos: $\overset{|}{\underset{|}{C}}\cdot + X\cdot \longrightarrow -\overset{|}{\underset{|}{C}}-X$

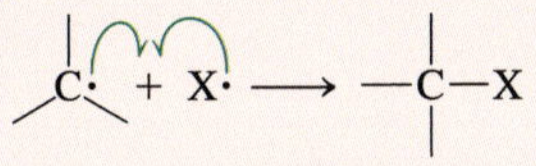

(Alcanos) $RH + X_2 \xrightarrow{h\nu} RX + HX$ (Seções 3-4 até 3-8)

(Sistemas alílicos) $CH_2=CHCH_3 + X_2 \xrightarrow{h\nu} CH_2=CHCH_2X + HX$ (Seções 14-2 e 22-9)

2. Adição via radicais

Mecanismo: Cadeia via radicais (Seção 12-13)

Exemplos:

(Alquenos) $RCH=CH_2 + HBr \xrightarrow{\text{Peróxidos}} RCH_2CH_2Br$ (Seções 12-13 e 12-15)

Produto antimarkovnikov

(Alquinos) $RC\equiv CH + HBr \xrightarrow{\text{Peróxidos}} RCH=CHBr$ (Seção 13-8)

Tabela 2 Tipos de reações polares

1. Substituição nucleofílica bimolecular

Mecanismo: Deslocamento concertado por trás (S_N2) (Seções 6-2, 6-4 e 6-5)

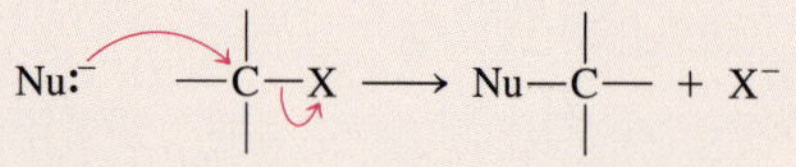

$$Nu:^- \quad -\underset{|}{\overset{|}{C}}-X \longrightarrow Nu-\underset{|}{\overset{|}{C}}- \;+\; X^-$$

Exemplo:

$$HO^- + CH_3Cl \longrightarrow CH_3OH + Cl^-$$
100% de inversão
do centro quiral (Seções 6-2 até 6-9)

2. Substituição nucleofílica unimolecular

Mecanismo: Formação de carbocátion – ataque nucleofílico (S_N1, normalmente acompanhada por E1) (Seção 7-2)

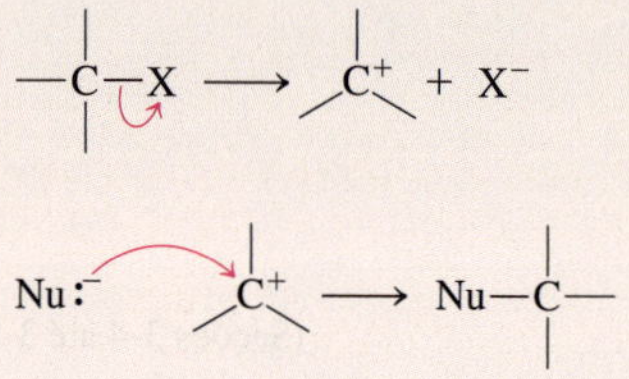

$$-\underset{|}{\overset{|}{C}}-X \longrightarrow \underset{|}{\overset{|}{C}}^+ \;+\; X^-$$

$$Nu:^- \quad \underset{|}{\overset{|}{C}}^+ \longrightarrow Nu-\underset{|}{\overset{|}{C}}-$$

Exemplo:

$$H_2O + (CH_3)_3CCl \longrightarrow (CH_3)_3COH + HCl$$
Racemização de
um centro quiral (Seções 7-2 até 7-5)

3. Eliminação bimolecular

Mecanismo: Desprotonação concertada – formação de ligação π – expulsão do grupo de saída (E2) (Seção 7-7)

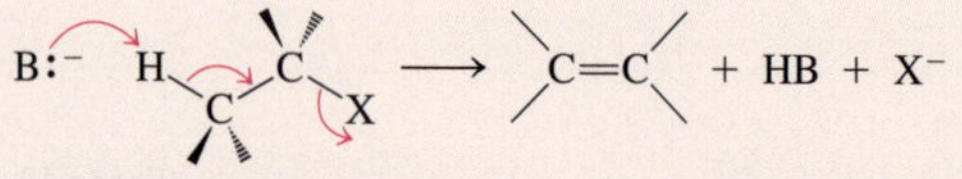

$$B:^- \quad H-\underset{|}{\overset{|}{C}}-\underset{|}{\overset{|}{C}}-X \longrightarrow \overset{}{\underset{}{C}}=\overset{}{\underset{}{C}} \;+\; HB \;+\; X^-$$

Exemplo:

$$CH_3CH_2O^- + CH_3CHClCH_3 \longrightarrow CH_3CH_2OH + CH_3CH=CH_2 + Cl^-$$
Estado de transição *anti* preferido (Seções 7-7 e 11-6)

4. Eliminação unimolecular

Mecanismo: Formação do carbocátion – desprotonação e formação de ligação π (E1) acompanha S_N1 (Seção 7-6)

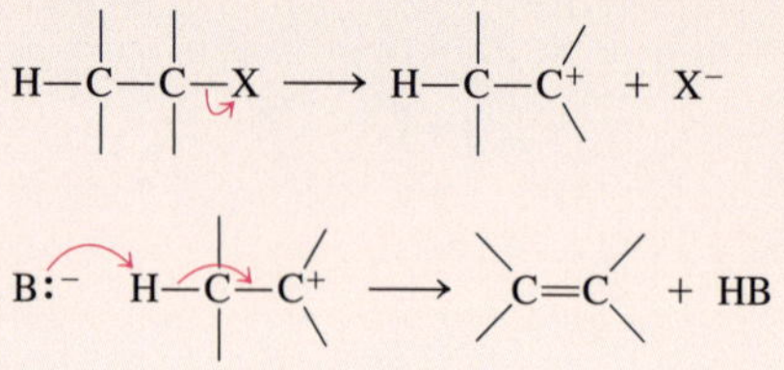

$$H-\underset{|}{\overset{|}{C}}-\underset{|}{\overset{|}{C}}-X \longrightarrow H-\underset{|}{\overset{|}{C}}-\overset{|}{C}^+ \;+\; X^-$$

$$B:^- \quad H-\underset{|}{\overset{|}{C}}-\overset{|}{C}^+ \longrightarrow \overset{}{\underset{}{C}}=\overset{}{\underset{}{C}} \;+\; HB$$

Exemplo:

$$(CH_3)_3CCl \xrightarrow{H_2O} (CH_3)_2C=CH_2 + HCl$$

(Seções 7-6 e 11-7)

Tabela 2 Tipos de reações polares [continuação]

5. Adição nucleofílica

Mecanismo: Adição nucleofílica – protonação   (Seções 8-6 e 8-8)

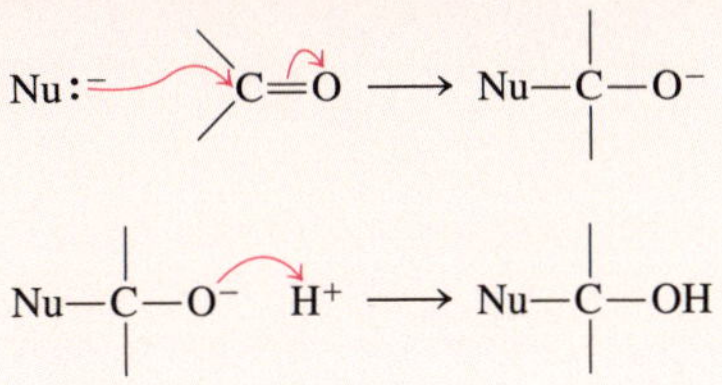

$$Nu:\diagdown C=O \longrightarrow Nu-\underset{|}{\overset{|}{C}}-O^-$$

$$Nu-\underset{|}{\overset{|}{C}}-O^- \quad H^+ \longrightarrow Nu-\underset{|}{\overset{|}{C}}-OH$$

Exemplos:

(Reagentes de hidreto) $NaBH_4 + (CH_3)_2C=O \longrightarrow (CH_3)_2CHOH$ (Seção 8-6)

(Reagentes organometálicos) $RMgX + (CH_3)_2C=O \longrightarrow R-\underset{CH_3}{\overset{CH_3}{\underset{|}{\overset{|}{C}}}}-OH$ (Seções 8-8 e 14-4)

6. Adição eletrofílica

Mecanismo: Adição eletrofílica – ataque nucleofílico   (Seções 12-3 e 12-5)

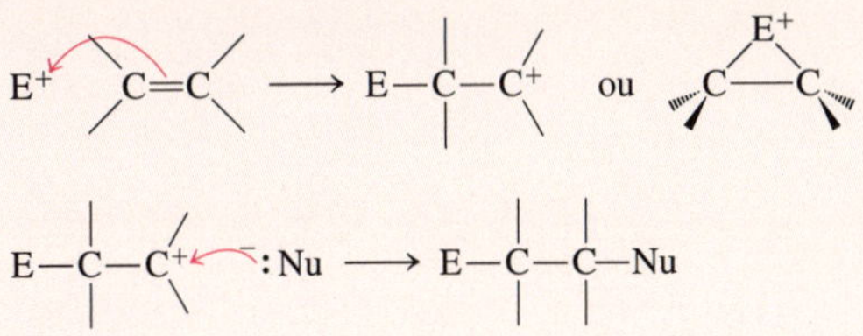

$$E^+ \quad \diagdown C=C \diagup \longrightarrow E-\underset{|}{\overset{|}{C}}-\overset{|}{\underset{|}{C}}{}^+ \quad \text{ou} \quad \overset{E^+}{\underset{\diagup \diagdown}{C \cdots C}}$$

$$E-\underset{|}{\overset{|}{C}}-\overset{|}{\underset{|}{C}}{}^+ \quad :Nu \longrightarrow E-\underset{|}{\overset{|}{C}}-\underset{|}{\overset{|}{C}}-Nu$$

Exemplo:

(Alquenos) $RCH=CH_2 + HBr \longrightarrow RCH\underset{}{\overset{Br}{\underset{|}{C}H_3}}$
Produto Markovnikov   (Seções 12-3 até 12-7)

Tabela 3 Tipos de reações pericíclicas

1. Cicloadição

Mecanismo: Concertado, através de um arranjo cíclico de elétrons (Seção 14-8)

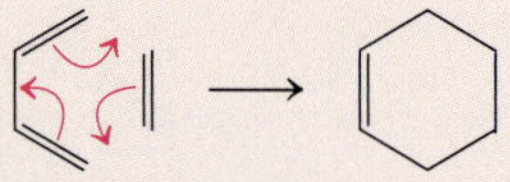

Exemplo:

(Reação de Diels-Alder)

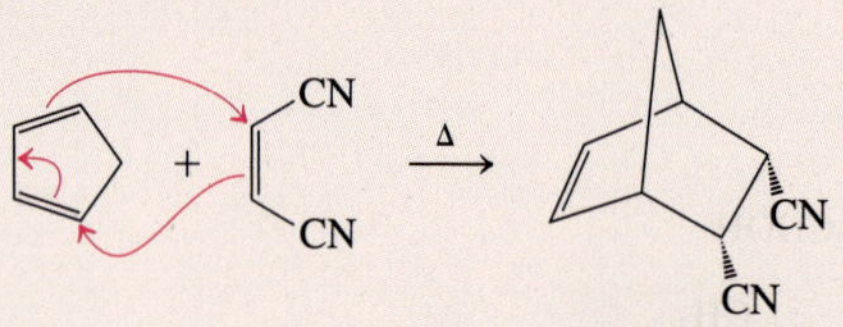

Estereoespecífica, produto endo é preferido

2. Reações eletrocíclicas

Mecanismo: Concertado, através de um arranjo cíclico de elétrons (Seção 14-9)

Exemplos:

(Ciclobuteno → butadieno)

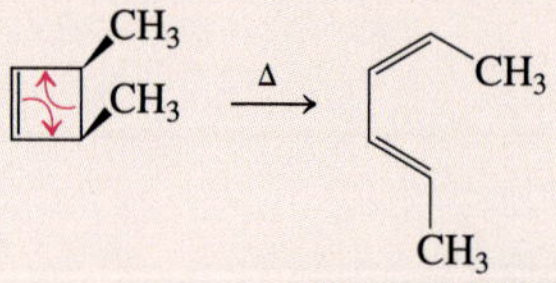

Conrotatório/térmico

(Hexatrieno → ciclo-hexadieno)

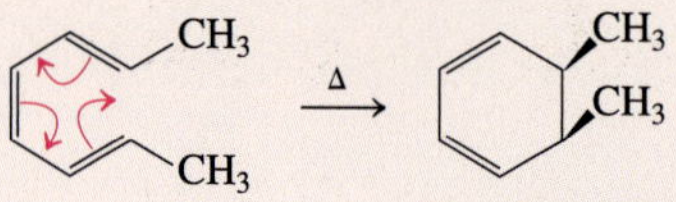

Disrotatório/térmico

(Seção 14-9)

CAPÍTULO 15

Benzeno e Aromaticidade

Substituição eletrofílica em aromáticos

No começo do século XIX, o óleo utilizado na iluminação das ruas de Londres e de outras cidades (chamado de espuma) vinha da gordura de baleia. Ansioso para determinar sua composição, o cientista inglês Michael Faraday* aqueceu, em 1825, o óleo de baleia e obteve um líquido incolor (p.e. 80,1°C; p.f. 5,5°C), de fórmula empírica CH. Este composto trouxe um problema para a teoria de que o carbono teria de ter quatro valências. Além disso, despertou grande interesse por causa de sua estabilidade e inércia química pouco comum. A substância foi chamada de **benzeno** e sua fórmula molecular, C_6H_6, foi posteriormente determinada. A produção anual de benzeno, somente nos Estados Unidos, é de 8 milhões de litros por ano.

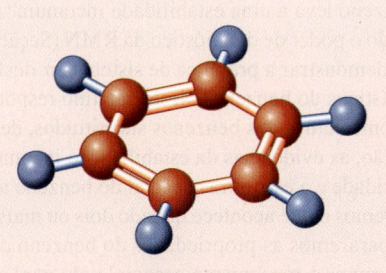

Benzeno

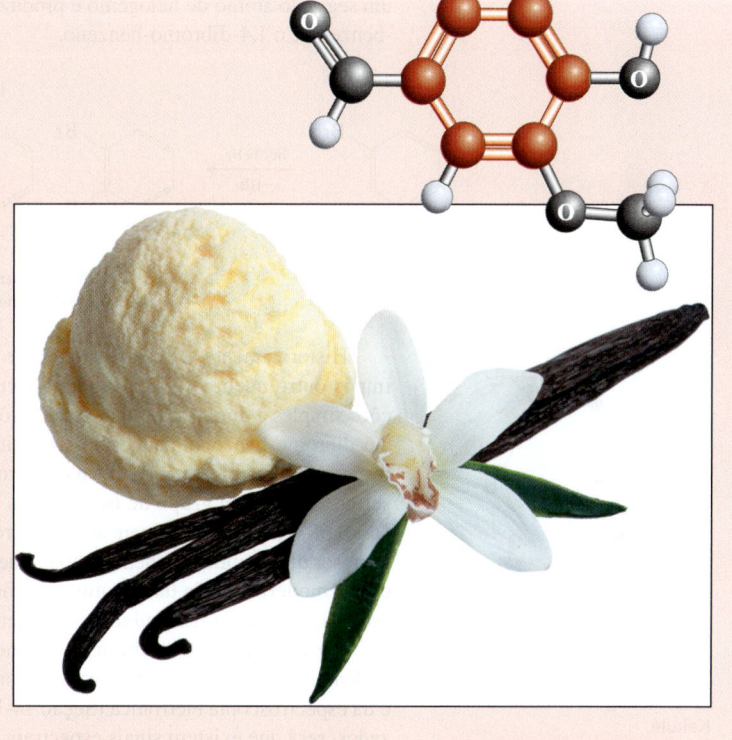

A estrutura da vanilina é a de um anel de benzeno substituído, destacado em vermelho acima e no benzeno à esquerda. A vanilina é o componente essencial do óleo de baunilha, extraído das vagens fermentadas de orquídeas do gênero *Vanila* (*Vanilla fragrans*). É o segundo condimento mais caro no mundo (após o açafrão), e a demanda global é estimada em 2.000 tons anuais.

O benzeno tem quatro graus de insaturação (veja a Tabela 11-6), que levam a uma estrutura como à do 1,3,5-ciclo-hexatrieno (um anel e três ligações duplas), primeiramente proposta por Kekulé[†] e Loschmidt[‡], embora ele não exiba o tipo de reatividade esperado para um trieno conjugado. Em outras palavras, sua estrutura aparentemente não se correlaciona com a função química observada. Ele, porém, não é completamente inerte e reage, por exemplo, com bromo, ainda que só na presença de quantidades catalíticas de um ácido de Lewis como o tribrometo de

---

* Professor Michael Faraday (1791–1867), Instituto Real de Química, Londres, Inglaterra.
[†] Professor F. August Kekulé, veja a Seção 1-4.
[‡] Professor Josef Loschmidt (1821–1895), Universidade de Viena, Áustria.

ferro, FeBr$_3$ (Seção 15-9). Surpreendentemente, o resultado não é adição, mas substituição, para dar o bromo-benzeno.

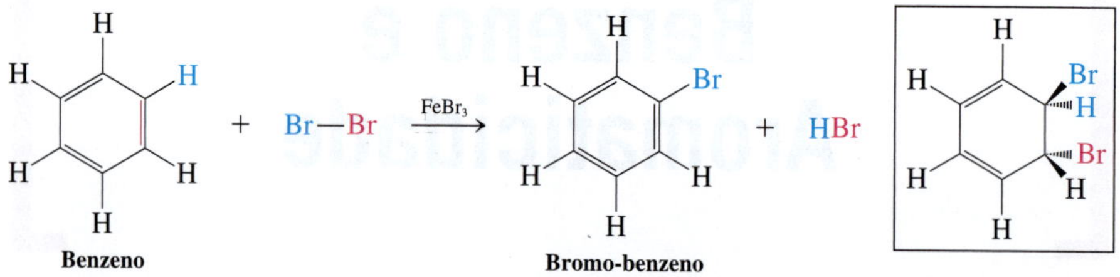

Benzeno + Br—Br $\xrightarrow{\text{FeBr}_3}$ Bromo-benzeno (Produto de substituição) + HBr

Produto de adição que não se forma

A formação de apenas um produto de monobromação é perfeitamente coerente com a simetria hexagonal da estrutura do benzeno. A reação posterior deste composto com o bromo introduz um segundo átomo de halogênio e produz três isômeros, o 1,2-dibromo-benzeno, o 1,3-dibromo-benzeno e o 1,4-dibromo-benzeno.

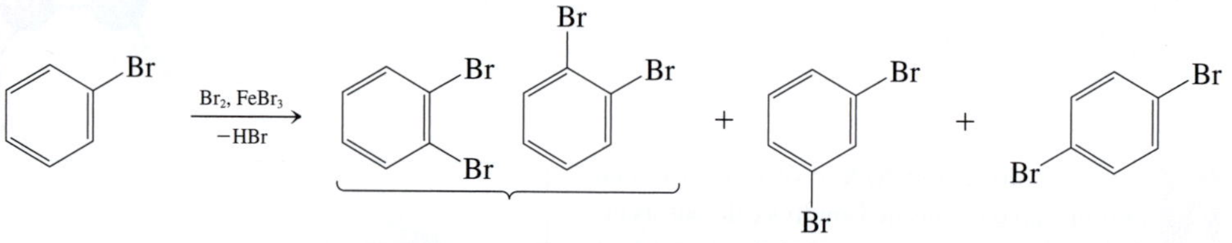

1,2-Dibromo-benzeno (igual ao 1,6-dibromo-benzeno) + 1,3-Dibromo-benzeno + 1,4-Dibromo-benzeno

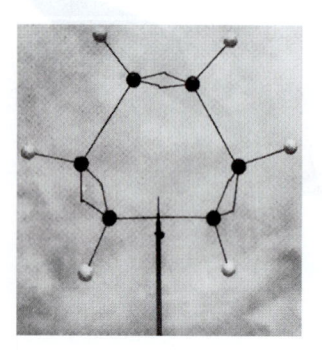

Modelo original do benzeno de Kekulé.

Historicamente, a observação de que apenas um 1,2-dibromo-benzeno é produzido na reação impôs outro quebra-cabeça. Se a molécula tem a topologia de um ciclo-hexatrieno, com ligações simples e duplas alternadas, dois isômeros deveriam se formar, o 1,2-dibromo-benzeno e o 1,6-dibromo-benzeno, com os dois substituintes em ligações carbono-carbono duplas ou simples, respectivamente. Kekulé resolveu este problema brilhantemente ao propor que o benzeno deveria ser visto como um grupo de *isômeros* do ciclo-hexatrieno em rápido equilíbrio (ele usou o verbo "oscilar"), que dariam origem ao 1,2-dibromo-benzeno e ao 1,6-dibromo-benzeno, que não poderiam ser distinguidos. Sabemos, hoje, que esta ideia não estava perfeitamente correta. De acordo com a moderna teoria da estrutura eletrônica, o benzeno é um único composto, melhor descrito por duas formas de *ressonância* equivalentes do ciclo-hexatrieno (Seção 14-7).

Por que o grupo de elétrons π do anel de benzeno leva a uma estabilidade incomum? Como podemos quantificar esta observação? Considerando o poder de diagnóstico da RMN (Seção 11-4) e da espectroscopia eletrônica (Seção 14-11) para demonstrar a presença de sistemas π deslocalizados, será que existem sinais espectrais característicos do benzeno? Neste capítulo responderemos a essas questões. Veremos, inicialmente, a nomenclatura dos benzenos substituídos, depois a estrutura eletrônica e molecular do benzeno e, então, as evidências da estabilização incomum de energia, a **aromaticidade** do benzeno. A aromaticidade e a estrutura especial do benzeno afetam suas propriedades espectrais e sua reatividade. Veremos o que acontece quando dois ou mais anéis se fundem para dar sistemas π estendidos e compararemos as propriedades do benzeno com as dos polienos cíclicos conjugados. Por fim, estudaremos o mecanismo especial pelo qual substituintes são introduzidos no anel, **a substituição eletrofílica em aromáticos**.

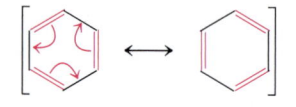

15-1 Nomeclatura dos derivados do benzeno

é igual a

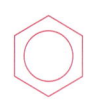

O benzeno e seus derivados foram chamados de **compostos aromáticos** porque muitos deles têm cheiro forte. O benzeno, embora não tenha um odor particularmente agradável, é considerado a molécula aromática "principal". A fórmula do anel do benzeno escrita com três ligações duplas deve ser sempre entendida como a representação de apenas uma do par de formas de ressonância que contribuem para o híbrido. Às vezes, o anel é desenhado como um hexágono regular que circunscreve um círculo.

Muitos dos benzenos monosubstituídos são nomeados pela adição à palavra "benzeno" de um prefixo que indica o substituinte.

Fluoro-benzeno   **Nitro-benzeno**   **(1,1-Dimetil-etil)-benzeno**
(*terc*-Butil-benzeno)

Exitem três arranjos possíveis de benzenos dissubstituídos. Estes arranjos são designados pelos prefixos **1,2-** (**orto**, ou *o-*) quando os substituintes estão em carbonos adjacentes, **1,3-** (**meta**, ou *m-*) para a dissubstituição **1,3-** e **1,4-** (**para**, ou *p-*) para a dissubstituição 1,4. Os substituintes são sempre listados na ordem alfabética.

1,2-Dicloro-benzeno   **1-Bromo-3-nitro-benzeno**   **1-Etil-4-(1-metil-etil)-benzeno**
(*o*-Dicloro-benzeno)   (*m*-Bromo-nitro-benzeno)   (*p*-Etil-isopropil-benzeno)

Para a nomeclatura dos benzenos trissubstituídos e mais substituídos, os seis átomos do anel são numerados de modo a dar aos substituintes o menor conjunto de números possível, como na nomeclatura dos ciclo-hexanos substituídos.

1-Bromo-2,3-dimetil-benzeno   **1,2,4-Trinitro-benzeno**   **1-Etenil-3-etil-5-etinil-benzeno**

Os seguintes derivados de benzeno serão encontrados neste livro.

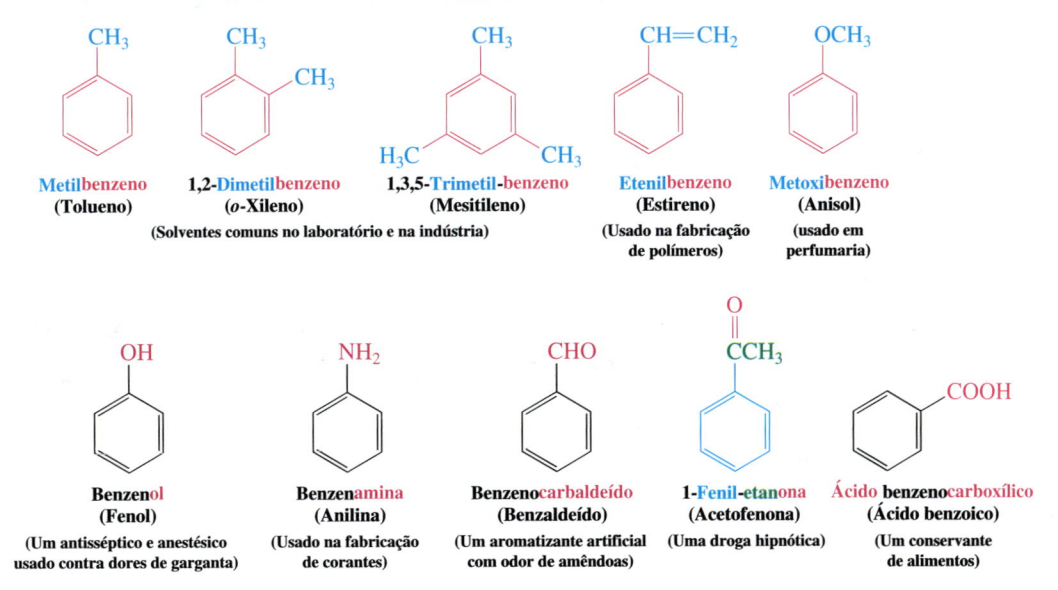

Metilbenzeno   **1,2-Dimetilbenzeno**   **1,3,5-Trimetil-benzeno**   **Etenilbenzeno**   **Metoxibenzeno**
(Tolueno)   (*o*-Xileno)   (Mesitileno)   (Estireno)   (Anisol)
(Solventes comuns no laboratório e na indústria)   (Usado na fabricação de polímeros)   (usado em perfumaria)

Benzenol   **Benzenamina**   **Benzenocarbaldeído**   **1-Fenil-etanona**   **Ácido benzenocarboxílico**
(Fenol)   (Anilina)   (Benzaldeído)   (Acetofenona)   (Ácido benzoico)
(Um antisséptico e anestésico usado contra dores de garganta)   (Usado na fabricação de corantes)   (Um aromatizante artificial com odor de amêndoas)   (Uma droga hipnótica)   (Um conservante de alimentos)

Empregaremos a nomeclatura IUPAC em todos estes sistemas, exceto em três. De acordo com as preferências de indexação do *Chemical Abstract*, mantêm-se nomes vulgares como fenol, benzaldeído e ácido benzoico, usados no lugar de seus nomes sistemáticos respectivos.

Os derivados destes compostos por substituição no anel são nomeados com o uso de números que localizam suas posições no anel ou com os prefixos *o-*, *m-*, *p-*. O substituinte que dá ao composto o nome principal é colocado no carbono 1.

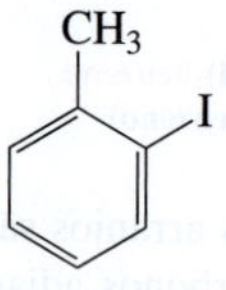

1-Iodo-2-metil-benzeno
(*o*-Iodo-tolueno)

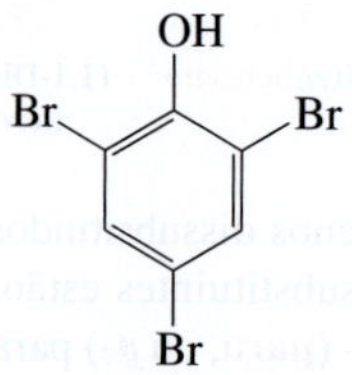

2,4,6-Tribromo-fenol

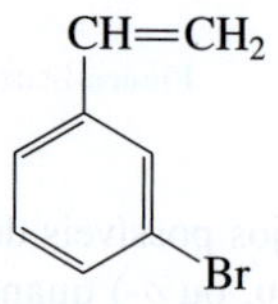

1-Bromo-3-etenil-benzeno
(*m*-Bromo-estireno)

Certos nomes comuns dos compostos aromáticos estão ligados a sua fragrância e suas fontes naturais. Vários deles foram aceitos pela IUPAC. Como anteriormente, usaremos, à medida do possível, um sistema de nomeclatura consistente e lógico para estes compostos, com os nomes comuns mencionados entre parênteses.

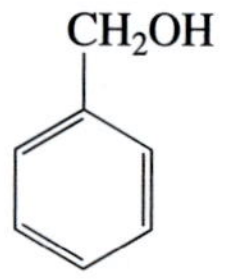

Fenilmetanol
(Álcool benzílico)

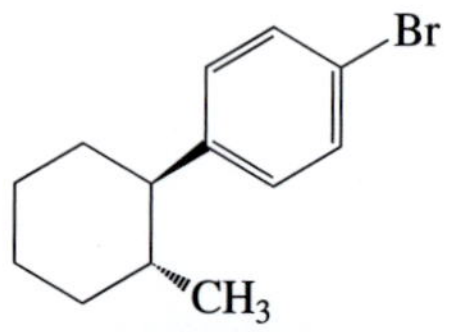

Temperos aromáticos

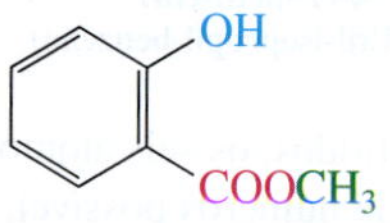

2-Hidróxi-benzoato de metila
(Salicilato de metila, óleo da sempre-viva americana ["wintergreen"])

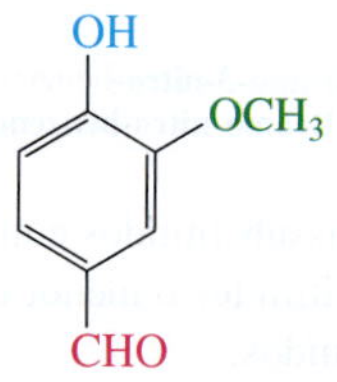

4-Hidróxi-3-metóxi-benzaldeído
(Vanilina, sabor de baunilha)

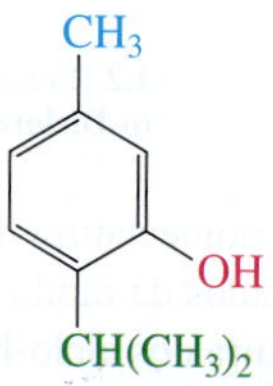

5-Metil-2-(1-metil-etil)-fenol
Timol, sabor de tomilho

trans-1-(4-Bromo-fenil)-2-
-metil-ciclo-hexano

O nome genérico dos benzenos é **areno**. Um areno usado como substituinte é chamado de **grupo arila** e abreviado como **Ar**. O substituinte arila mais simples é o grupo **fenila**, C_6H_5. O grupo $C_6H_5CH_2$—, que se relaciona com o substituinte 2-propenila (alila, Seções 14-1 e 22-1), é chamado de **fenilmetila** (**benzila**) (veja exemplos na margem).

EXERCÍCIO 15-1

Dê nomes sistemáticos e comuns aos seguintes benzenos substituídos.

(a) 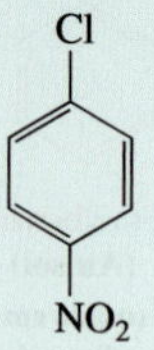 4-Cl, 1-NO₂ benzeno
(b) 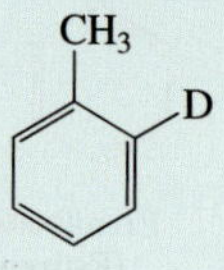 1-CH₃, 2-D benzeno
(c) 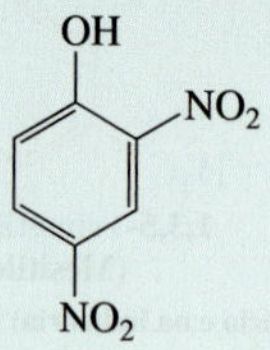 1-OH, 2-NO₂, 4-NO₂ benzeno

EXERCÍCIO 15-2

Dê as estruturas de (**a**) (1-metil-butil)-benzeno; (**b**) 1-etenil-4-nitro-benzeno (*p*-nitro-estireno); (**c**) 2-metil-1,3,5-trinitro-benzeno (2,4,6-trinitro-tolueno – o explosivo TNT; veja também o Destaque Químico 16-1).

> **EXERCÍCIO 15-3**
>
> Os seguintes nomes estão errados. Escreva-os na forma correta. (a) 3,5-dicloro-benzeno; (b) fluoreto de *o*-amino-fenila; (c) *p*-fluoro-bromo-benzeno.

EM RESUMO, a nomeclatura dos benzenos monossubstituídos simples é feita pela colocação do nome do substituinte antes da palavra "benzeno". Em sistemas mais substituídos, os prefixos 1,2-, 1,3- e 1,4- (ou orto, meta e para) indicam as posições de dissubstituição. Nos benzenos polissubstituídos, numera-se o anel e coloca-se os substituintes com seus números de localização, em ordem alfabética, no nome do composto. Muitos benzenos substituídos têm nomes comuns.

15-2 Estrutura e energia de ressonância do benzeno: uma primeira visão da aromaticidade

O benzeno é pouco reativo. Na temperatura normal, ele não reage com ácidos, H_2, Br_2 e $KMnO_4$, reagentes que se adicionam facilmente aos dienos conjugados (Seção 14-6). A razão da pouca reatividade é que o arranjo cíclico de seis elétrons π dá à molécula uma estabilidade especial na forma de uma grande energia de ressonância (Seção 14-7). Revisaremos, em primeiro lugar, as evidências da estrutura do benzeno e, depois, estimaremos a energia de ressonância pela comparação dos calores de hidrogenação do benzeno e de sistemas-modelo sem conjugação no anel, como o 1,3-ciclo-hexadieno.

O anel do benzeno tem seis orbitais *p* com a mesma superposição

Se o benzeno fosse um trieno conjugado, isto é, um "ciclo-hexatrieno", os comprimentos das ligações C—C seriam, alternadamente, próximos aos das ligações simples e duplas. Sabe-se, porém, de resultados experimentais, que a molécula de benzeno é um hexágono regular perfeito (Figura 15-1), com ligações C—C de comprimento igual a 1,39 Å, isto é, entre os valores das ligações C—C simples (1,47 Å) e duplas (1,34 Å) do 1,3-butadieno (Figura 14-6).

A Figura 15-2 mostra a estrutura eletrônica do benzeno. Todos os carbonos têm hibridação sp^2, e cada orbital *p* se superpõe igualmente ao de seus dois vizinhos. Os elétrons deslocalizados formam nuvens π circulares acima e abaixo do plano do anel. A estrutura simétrica do benzeno é uma consequência do arranjo dos elétrons σ e π na molécula. A estrutura simétrica σ atua em conjunto com o esqueleto π deslocalizado para reforçar o hexágono regular.

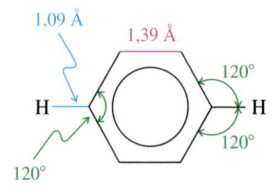

Figura 15-1 Estrutura molecular do benzeno. As seis ligações C—C são idênticas e os seis ângulos de ligação são iguais a 120°.

O benzeno é especialmente estável: calores de hidrogenação

Um modo de ordenar uma série de alquenos pela estabilidade relativa é medir e comparar seus calores de hidrogenação (Seções 11-5 e 14-5). Podemos fazer o mesmo com o benzeno e relacionar seu calor de hidrogenação com os do 1,3-ciclo-hexadieno e do ciclo-hexeno. Estas moléculas são convenientes para a comparação porque o resultado da hidrogenação das três é o mesmo, no caso, o ciclo-hexano.

A hidrogenação do ciclo-hexeno é exotérmica por $-28{,}6$ kcal mol^{-1}, o valor esperado para a hidrogenação de uma ligação dupla cis sem tensão (Seção 11-5). O calor de hidrogenação do 1,3-ciclo-hexadieno ($\Delta H° = -54{,}9$ kcal mol^{-1}) é ligeiramente menor do que o dobro do valor ob-

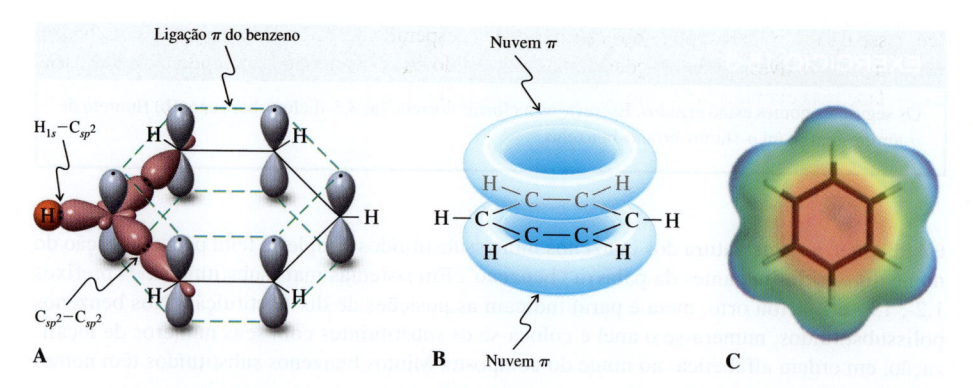

Figura 15-2 Esquema das ligações químicas do benzeno. (A) O esqueleto σ é descrito por linhas retas, exceto para um dos carbonos, em que o orbital p e os orbitais híbridos sp^2 são explícitos. (B) Os seis orbitais p se superpõem para formar uma nuvem de elétrons π localizada acima e abaixo do plano da molécula. (C) O mapa de potencial eletrostático do benzeno mostra que o anel é relativamente rico em elétrons e que a densidade de elétrons é a mesma nos seis átomos de carbono.

tido para o ciclo-hexeno, devido à estabilização por ressonância do dieno conjugado (Seção 14-5). A energia da estabilização é $(2 \times 28{,}6) - 54{,}9 = 2{,}3$ kcal mol^{-1} (9,6 kJ mol^{-1}).

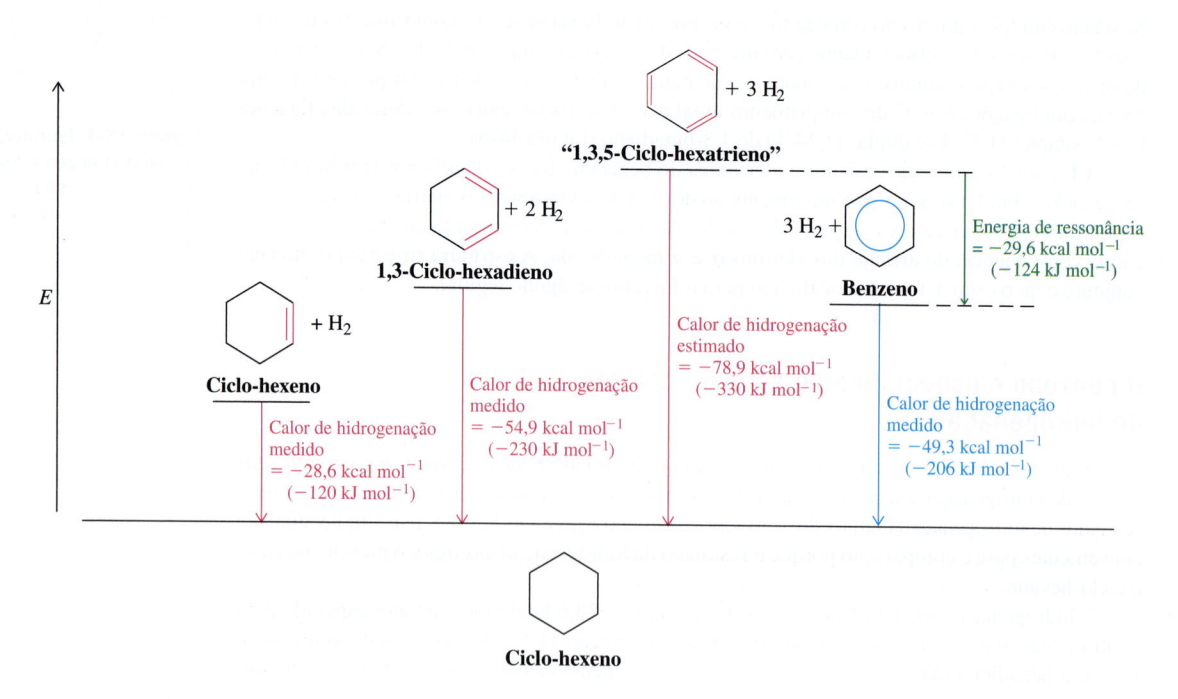

ciclohexeno + H$_2$ $\xrightarrow{\text{Catalisador Pt}}$ ciclohexano $\Delta H° = -28{,}6$ kcal mol^{-1} (-120 kJ mol^{-1})

1,3-ciclohexadieno + 2 H$_2$ $\xrightarrow{\text{Catalisador Pt}}$ ciclohexano $\Delta H° = -54{,}9$ kcal mol^{-1} (-230 kJ mol^{-1})

Figura 15-3 Os calores de hidrogenação evidenciam a estabilidade incomum do benzeno. Os valores experimentais para o ciclo-hexeno e para o 1,3-ciclo-hexadieno permitem estimar o calor de hidrogenação do hipotético "1,3,5-ciclo-hexatrieno" (veja o Destaque Químico 15-2). A comparação com o $\Delta H°$ experimental do benzeno dá um valor aproximadamente igual a 29,6 kcal mol^{-1} para a energia de ressonância.

De posse destes números, podemos estimar o valor esperado do calor de hidrogenação do benzeno, como se ele tivesse três ligações duplas como a do ciclo-hexeno, porém tendo a estabilização extra dada pela conjugação, como no 1,3-ciclo-hexadieno.

$$\text{benzeno} + 3\,H_2 \xrightarrow{\text{Catalisador}} \text{ciclo-hexano} \quad \Delta H° = ?$$

$$\Delta H° = 3\,(\Delta H° \text{ de hidrogenação do ciclo-hexeno}) + 3\,(\text{correção de ressonância no ciclo-hexadieno})$$
$$= (3 \times -28{,}6) + (3 \times 2{,}3)\ \text{kcal mol}^{-1}$$
$$= -85{,}8 + 6{,}9\ \text{kcal mol}^{-1}$$
$$= -78{,}9\ \text{kcal mol}^{-1}\ (-330\ \text{kJ mol}^{-1})$$

Vejamos, agora, os dados experimentais. Apesar da hidrogenação do benzeno ser difícil (Seção 14-7), catalisadores especiais promovem a reação e permitem a medida do calor de hidrogenação: $\Delta H = -49{,}3$ kcal mol^{-1}, muito menor do que o valor predito de $-78{,}9$ kcal mol^{-1}.

A Figura 15-3 resume estes resultados. É óbvio que o benzeno é *muito* mais estável do que um trieno cíclico com ligações simples e duplas alternadas. A diferença, chamada de **energia de ressonância** do benzeno, é de cerca de 30 kcal mol^{-1}. Outros termos usados para descrever esta quantidade são *energia de deslocalização*, *estabilização aromática* ou, simplesmente, **aromaticidade**. O significado original da palavra *aromático* mudou com o tempo e agora refere-se a uma propriedade termodinâmica e não ao odor.

EM RESUMO, a estrutura do benzeno é um hexágono regular formado por seis carbonos com hibridação sp^2. O comprimento da ligação C—C está entre o de uma ligação simples e o de uma ligação dupla. Os elétrons que ocupam os orbitais p formam nuvens π acima e abaixo do plano do anel. A estrutura do benzeno pode ser representada por duas formas de ressonância como o ciclo-hexatrieno com igual contribuição. A hidrogenação a ciclo-hexano libera cerca de 30 kcal mol^{-1}, menos energia do que se espera com base em modelos não aromáticos. Esta diferença de energia é chamada de energia de ressonância do benzeno.

15-3 Orbitais moleculares pi do benzeno

Acabamos de examinar o arranjo dos orbitais atômicos do benzeno. Vejamos agora o diagrama de orbitais moleculares para comparar os seis orbitais π do benzeno com os do 1,3,5-hexatrieno, seu análogo de cadeia aberta. Os dois conjuntos são o resultado do recobrimento de seis orbitais p, mas o sistema cíclico é consideravelmente diferente do sistema acíclico. A comparação das energias dos orbitais ligantes dos dois compostos mostra que a conjugação das três ligações duplas é mais eficiente no sistema cíclico.

O recobrimento no anel modifica as energias dos orbitais moleculares do benzeno

A Figura 15-4 compara os orbitais moleculares π do benzeno com os do 1,3,5-hexatrieno. O trieno acíclico segue um padrão semelhante ao do 1,3-butadieno (Figura 14-7), porém tem mais dois orbitais moleculares. Os orbitais têm energias diferentes e o número de nodos cresce de π_1 até π_6. O esquema do benzeno é diferente em todos os aspectos: as energias dos orbitais são diferentes, existem dois pares de orbitais degenerados (isto é, de mesma energia) e os padrões nodais são completamente diferentes.

Será que o sistema cíclico π é mais estável do que o acíclico? Para responder a esta questão é preciso comparar as energias combinadas de três diferentes orbitais ligantes em ambos os compostos. A Figura 15-5 mostra o resultado. *O sistema π cíclico é estabilizado em relação ao sistema acíclico*. Indo do 1,3,5-hexatrieno para o benzeno, dois dos orbitais ligantes (π_1 e π_3) têm menor energia e um tem maior energia. O aumento de energia é mais do que compensado pelo ganho energético nos dois que têm menor energia.

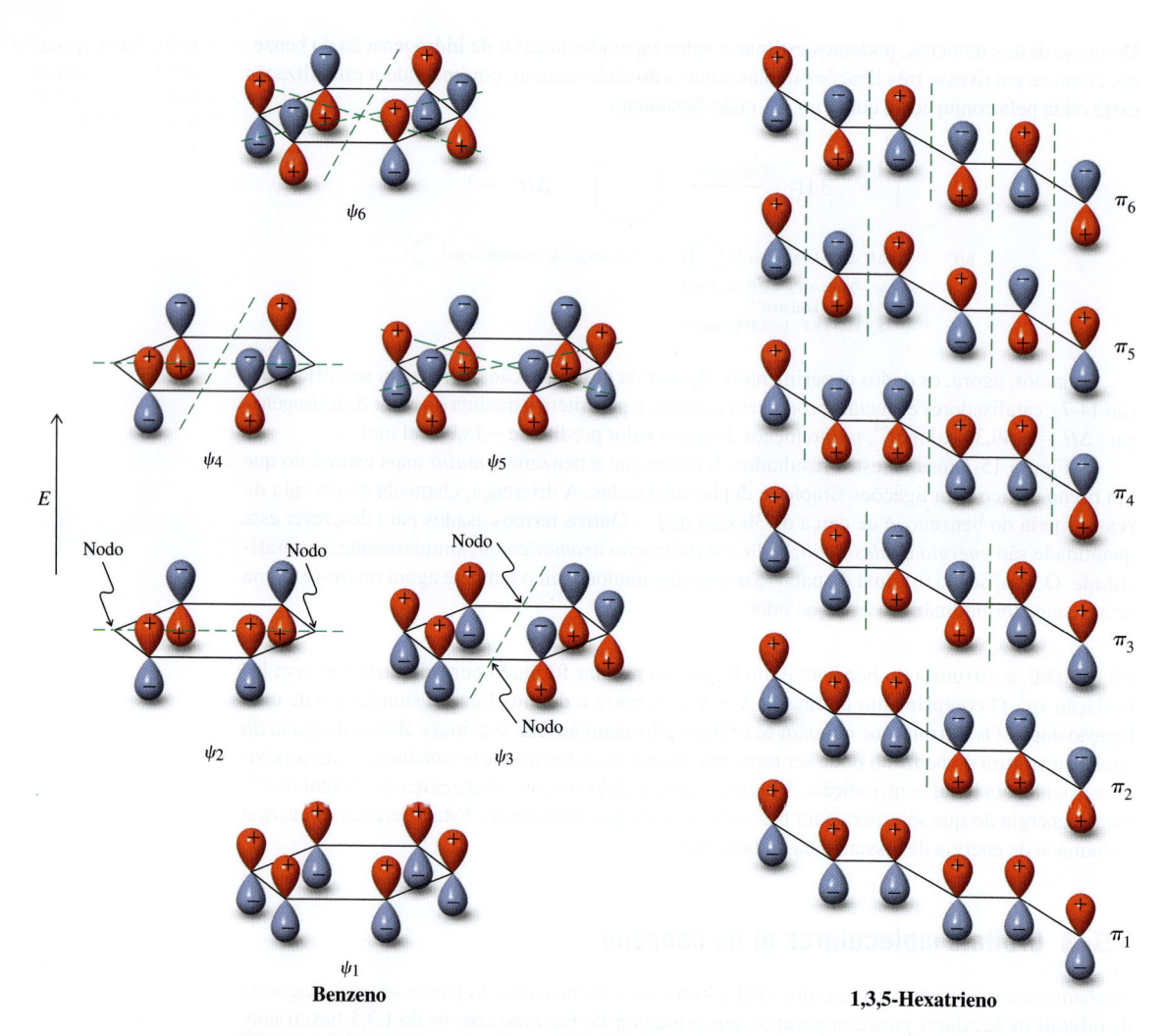

Figura 15-4 Orbitais moleculares pi do benzeno comparados com os do 1,3,5-hexatrieno. Os orbitais estão em tamanhos iguais para simplificar. Ocorre superposição favorável (ligante) entre os lobos de mesmo sinal dos orbitais. A mudança de sinal é indicada por um plano nodal (linha pontilhada). Quando o número destes planos aumenta, a energia dos orbitais cresce. Observe que o benzeno tem dois conjuntos de orbitais degenerados (de mesma energia), com o conjunto de menor energia (ψ_2, ψ_3) totalmente ocupado e o outro (ψ_4, ψ_5) vazio, conforme mostrado na Figura 15-5.

A inspeção dos sinais das funções de onda dos carbonos terminais do 1,3,5-hexatrieno (Figura 15-4) explica por que as energias dos orbitais mudam desta maneira. O fato de C1 e C6 estarem ligados promove a superposição de seus orbitais p, em fase no caso de π_1 e π_3, mas fora de fase no caso de π_2.

Algumas reações têm estados de transição aromáticos

A estabilidade relativa de seis orbitais que se superpõem em um anel explica, de um modo simples, várias reações que ocorrem facilmente por um movimento concertado aparentemente complicado de três pares de elétrons, a reação de Diels-Alder (Seção 14-8), a adição de tetróxido de ósmio a alquenos (Seção 12-11) e a primeira etapa da ozonólise (Seção 12-12). Nestes três processos, ocorre superposição de seis elétrons em orbitais π (ou orbitais com caráter π) em um ciclo.

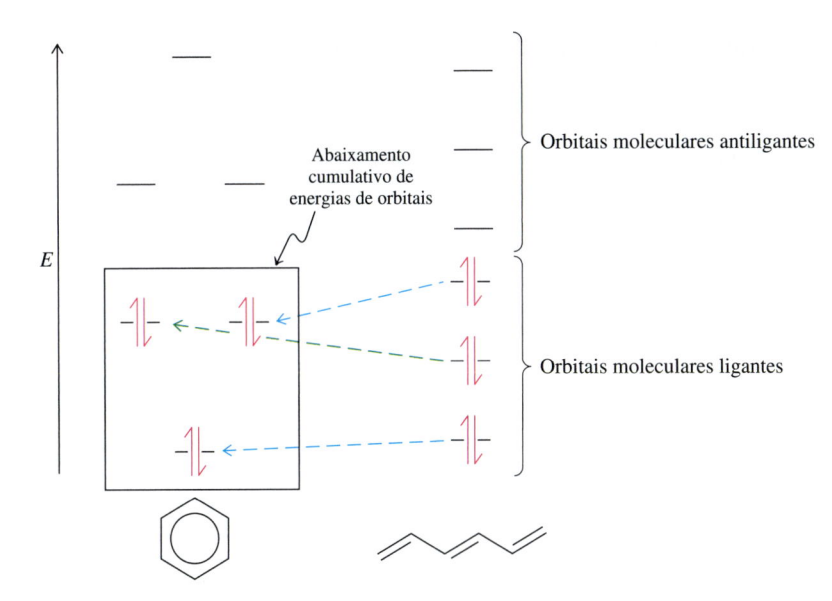

Figura 15-5 Níveis de energia dos orbitais moleculares π do benzeno e do 1,3,5-hexatrieno. Em ambos, os seis elétrons π completam os três orbitais moleculares ligantes. No benzeno, dois deles têm energia menor, e um, energia maior do que os orbitais correspondentes do 1,3,5-hexatrieno. Ao todo, a perda de energia acumulada supera o ganho. Assim, o resultado líquido é um sistema de seis elétrons π mais estável.

Este arranjo eletrônico é semelhante ao do benzeno e é energeticamente mais favorável do que um processo alternativo de quebra e formação de ligações químicas em sequência. Este tipo de estado de transição é também chamado de aromático.

Estados de transição aromáticos

Reação de Diels-Alder   Adição de tetróxido de ósmio   Ozonólise

EXERCÍCIO 15-4

Se o benzeno fosse um ciclo-hexatrieno, o 1,2-dicloro-benzeno e o 1,2,4-tricloro-benzeno deveriam existir como dois isômeros cada um. Desenhe-os.

EXERCÍCIO 15-5

A abertura térmica do anel do ciclo-buteno para dar o 1,3-butadieno é exotérmica por cerca de 10 kcal mol^{-1} (Seção 14-9). A mesma reação do benzo-ciclo-buteno, A, ao composto B (na margem) é *endotérmica* pela mesma quantidade. Explique.

$\Delta H° \sim +10$ kcal mol^{-1}

EM RESUMO, dois dos orbitais moleculares π completos do benzeno têm energia menor do que a dos orbitais correspondentes do 1,3,5-hexatrieno. O benzeno é, dessa forma, estabilizado por uma energia de ressonância consideravelmente maior do que seu análogo acíclico. Uma estrutura de orbitais semelhante à do benzeno também estabiliza estados de transição aromáticos.

15-4 Características espectrais do anel benzeno

O arranjo dos elétrons no benzeno e seus derivados dá origem a um espectro característico na região do ultravioleta. A estrutura hexagonal também se manifesta em bandas de infravermelho características. O mais impressionante é que a deslocalização dos elétrons no anel induz correntes na RMN que provocam forte desblindagem dos hidrogênios ligados ao anel aromático. Além disso, as constantes de acoplamento dos hidrogênios 1,2- (orto), 1,3- (meta) e 1,4- (para) em benzenos substituídos indicam o padrão de substituição.

O espectro do benzeno na região do UV-visível revela sua estrutura eletrônica

A deslocalização dos elétrons no anel do benzeno dá origem a um arranjo típico dos níveis de energia de seus orbitais moleculares (Figura 15-4). Em especial, a diferença de energia entre os orbitais ocupados e vazios é relativamente grande (Figura 15-5). Será que isso se manifesta no espectro eletrônico? Como vimos na Seção 14-11, a resposta é sim: espera-se para o benzeno e seus derivados valores menores de λ_{max}, em comparação com o espectro dos trienos acíclicos. Você pode verificar isso na Figura 15-6: o maior comprimento de onda de absorção do benzeno ocorre em 261 nm, mais próximo ao do 1,3-ciclo-hexadieno (259 nm, Tabela 14-3) do que ao do 1,3,5-hexatrieno (268 nm).

O espectro na região do ultravioleta-visível dos compostos aromáticos varia, dependendo dos substituintes. Este fenômeno tem sido explorado na síntese de corantes especiais (Seção 22-11). Os benzenos substituídos simples absorvem entre 250 e 290 nm. O ácido 4-amino-benzoico (ácido p-amino-benzoico, ou PABA, veja na margem), $4-H_2N-C_6H_4-CO_2H$, por exemplo, que é solúvel em água, tem λ_{max} em 289 nm, com absortividade molar bastante elevada (18.600). Por causa desta propriedade, ele é usado em loções bronzeadoras para filtrar a radiação ultravioleta danosa emitida pelo sol nesta região de comprimentos de onda. Alguns indivíduos tem baixa tolerância ao PABA devido a reações alérgicas da pele, então muitos protetores solares usam outros compostos para a proteção contra o sol ("livre de PABA").

O espectro de infravermelho revela os padrões de substituição dos derivados de benzeno

Os espectros do benzeno e seus derivados na região do infravermelho apresentam bandas características em três regiões. A primeira ocorre em 3030 cm^{-1} para o modo de deformação axial fenila-hidrogênio. A segunda aparece entre 1500 e 2000 cm^{-1} e inclui vibrações de deformação axial de C—C do anel aromático. Por fim, um grupo de bandas devido aos movimentos de deformação angular fora do plano de C—H, muito útil para a identificação, é encontrado entre 650 e 1000 cm^{-1}.

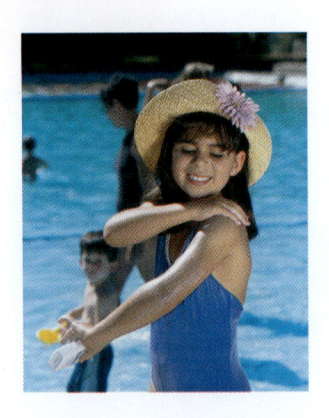

Loções com protetores solares são usadas para resguardar a pele da radiação de alta energia que provoca câncer. Elas contêm substâncias, como o PABA, que absorvem luz na região perigosa do espectro eletromagnético.

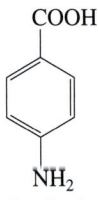

Ácido 4-amino-benzoico
(Ácido p-amino-benzoico, PABA)

Figura 15-6 Espectro característico do benzeno, $\lambda_{max}(\epsilon)$ = 234(30), 238(50), 243(100), 249(190), 255(220) e 261(150) nm; e do 1,3,5-hexatrieno, $\lambda_{max}(\epsilon)$ = 247(33.900), 258(43.700), 268(36.300) nm, no ultravioleta. As absortividades molares, ϵ, das absorções do 1,3,5-hexatrieno são muito maiores do que as do benzeno; por isso, o espectro da direita foi tirado em concentração mais baixa.

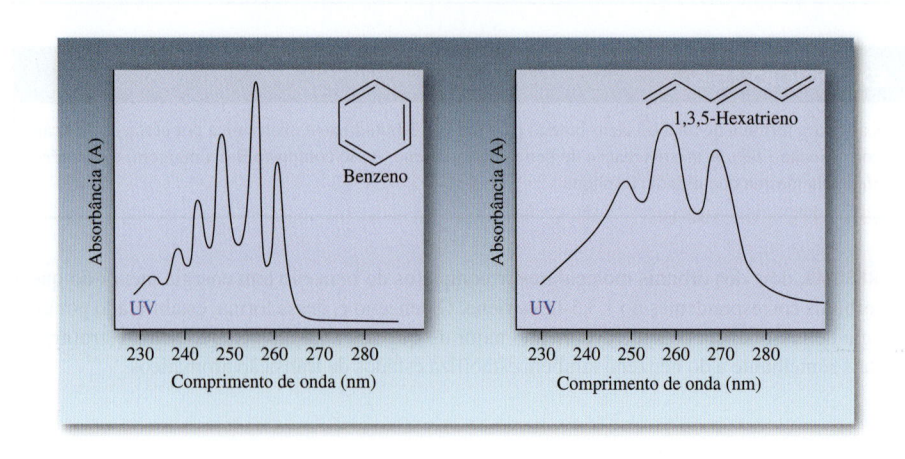

Vibrações de deformação angular fora do plano de C—H típicas de benzenos substituídos (cm⁻¹)

R	R R	R R	R R
690–710	735–770	690–710	790–840
730–770		750–810	

Sua localização precisa indica o padrão de substituição do anel. Assim, o 1,2-dimetilbenzeno (o-xileno), por exemplo, tem esta banda em 738 cm⁻¹, o isômero 1,4-dimetilbenzeno em 793 cm⁻¹ e o isômero 1,3-dimetilbenzeno (Figura 15-7) tem duas absorções neste intervalo, uma em 690 cm⁻¹ e outra em 765 cm⁻¹.

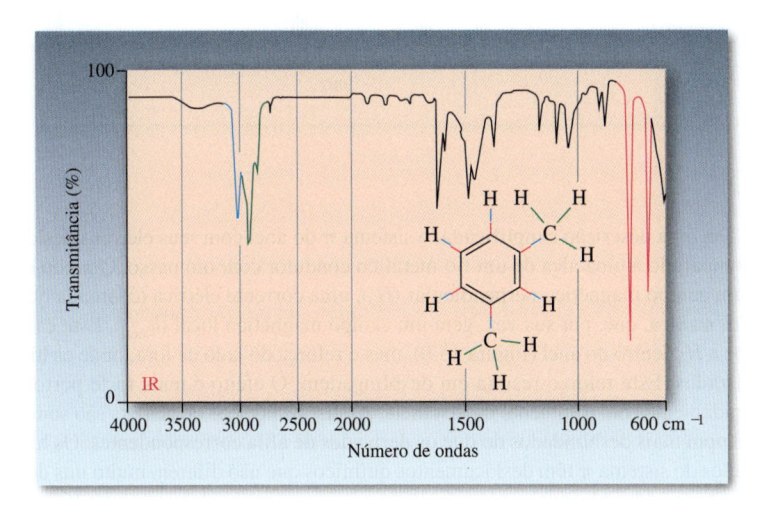

Figura 15-7 Espectro de infravermelho do 1,3-dimetilbenzeno (m-xileno). Existem duas absorções de deformação axial de C—H, uma devido às ligações de aromáticos (3030 cm⁻¹) e outra referente às ligações C—H saturadas (2920 cm⁻¹). As duas bandas em 690 e 765 cm⁻¹ são típicas de benzenos 1,3-dissubstituídos.

O espectro de massas do benzeno indica estabilidade

A Figura 15-8 mostra o espectro de massas do benzeno. É notável a falta de fragmentos, o que atesta a estabilidade pouco usual da estrutura de seis elétrons em um ciclo (Seção 15-2). O pico $(M + 1)^{+\bullet}$ tem intensidade relativa de 6,8%, como se espera para a abundância relativa do ^{13}C em uma molécula de seis átomos de carbono.

O espectros de RMN de derivados de benzeno mostram os efeitos de uma corrente eletrônica de anel

A espectroscopia de ¹H-RMN é uma técnica poderosa para a identificação do benzeno e seus derivados. A deslocalização dos elétrons no anel aromático provoca uma forte desblindagem, que faz os hidrogênios do anel entrarem em ressonância em campos muito baixos ($\delta \approx 6,5\text{-}8,5$ ppm), mais desblindados ainda do que os hidrogênios de alquenila ($\delta \approx 4,6\text{-}5,7$ ppm, veja a Seção 11-4).

O espectro de ¹H-RMN do benzeno, por exemplo, tem um singleto agudo em $\delta = 7,27$ ppm que corresponde aos seis hidrogênios equivalentes. Como esta desblindagem tão forte pode ser

Deslocamentos químicos dos hidrogênios de alila e benzila

$CH_2\!=\!CH\!-\!CH_3$

Alílico: $\delta = 1,68$ ppm

Benzílico: $\delta = 2,35$ ppm

Figura 15-8 O espectro de massas do benzeno mostra muito pouca fragmentação.

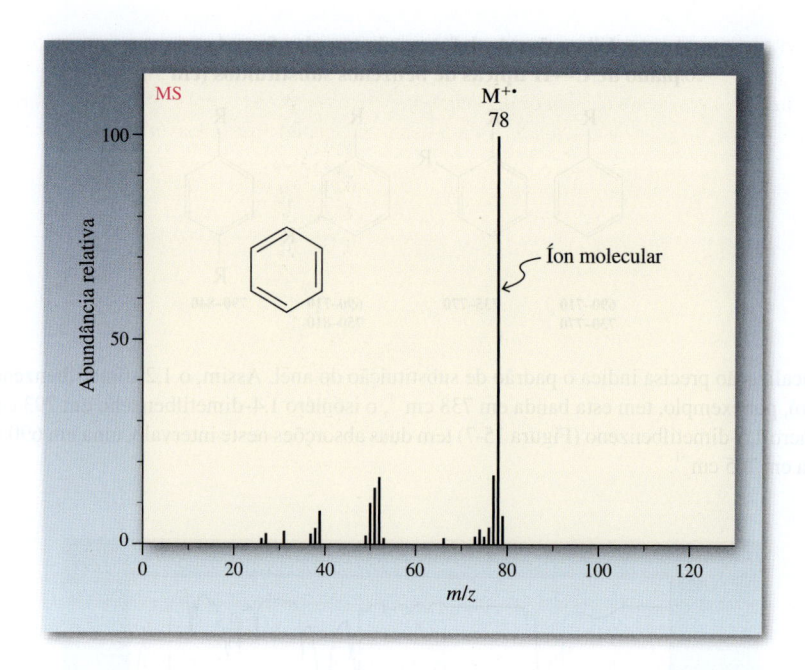

explicada? Em uma descrição simplificada, o sistema π do anel com seus elétrons deslocalizados pode ser comparado a uma alça de um fio metálico condutor com um passo. Quando esta alça é exposta a um campo magnético perpendicular (H_0), uma corrente elétrica (chamada de **corrente de anel**) flui na alça, que, por sua vez, gera um campo magnético local (h_{local}). Este campo induzido se opõe a H_0 dentro do anel (Figura 15-9), mas o reforça do lado de fora, onde os hidrogênios estão localizados. Este reforço resulta em desblingadem. O efeito é mais forte perto do anel e diminui rapidamente com o aumento da distância. Assim, os núcleos de benzila são somente cerca de 0,4 a 0,8 ppm mais desblindados do que os derivados de alila correspondentes. Os hidrogênios mais afastados do sistema π têm deslocamentos químicos que não diferem muito uns dos outros e são semelhantes aos dos alcanos.

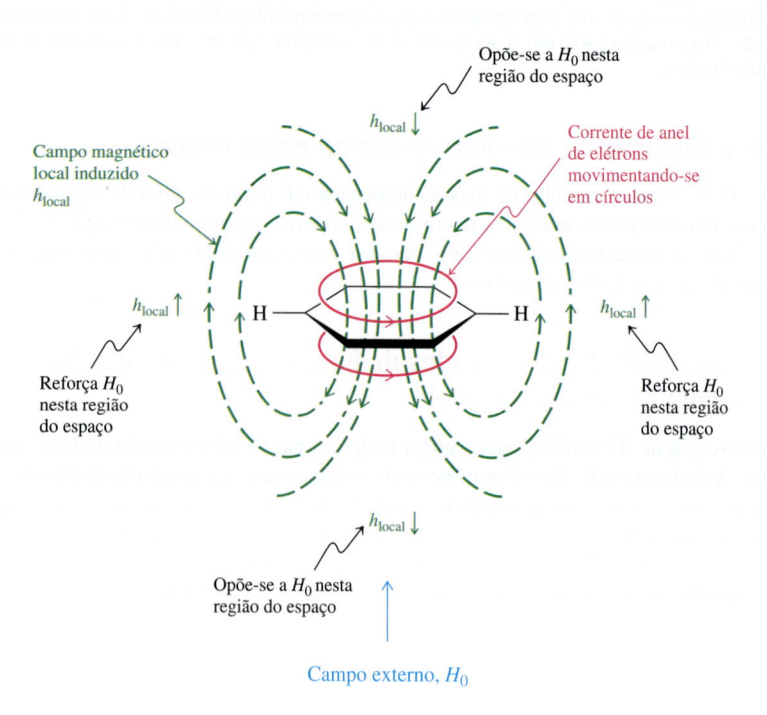

Figura 15-9 Os elétrons π do benzeno podem ser comparados aos de uma alça de metal condutor. A exposição deste anel de elétrons a um campo magnético H_0 provoca a circulação e cria uma corrente elétrica. A "corrente de anel" gera um campo local que reforça H_0 fora do anel. Assim, os hidrogênios entram em ressonância em campos mais baixos.

O espectro de RMN do benzeno tem um singleto agudo, mas os derivados substituídos podem ter padrões mais complicados. A introdução de um substituinte faz com que os hidrogênios posicionados em orto, meta e para deixem de ser equivalentes e passem a se acoplar uns com os outros. Um exemplo disso é o espectro de RMN do bromo-benzeno, em que o sinal dos hidrogênios orto está ligeiramente deslocado para um campo mais baixo em relação ao sinal do benzeno. Além disso, todos os hidrogênios não equivalentes e acoplam uns com os outros, dando um padrão espectral complexo (Figura 15-10).

A Figura 15-11 mostra o espectro de RMN do 4-(*N,N*-dimetil-amino)-benzaldeído. A grande diferença de deslocamento químico entre os dois conjuntos de hidrogênios do anel resulta em um padrão aproximadamente de primeira ordem com dois dubletos. A constante de acoplamento observada é 9 Hz, um desdobramento típico de dois hidrogênios em orto.

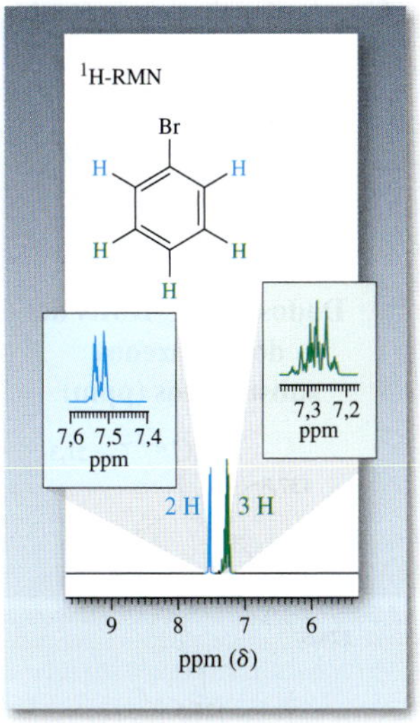

Figura 15-10 Parte do espectro de ¹H-RMN em 300 MHz do bromo-benzeno, um espectro que não é de primeira ordem.

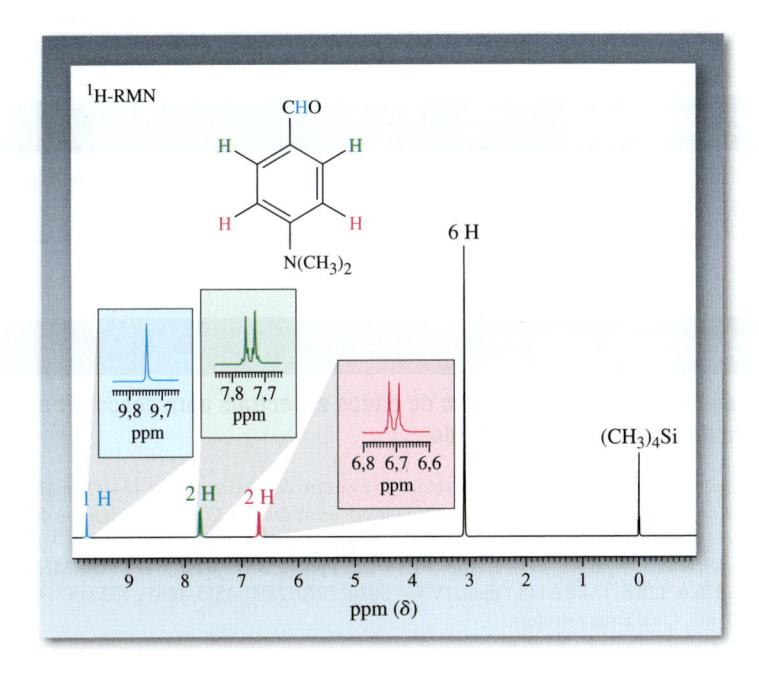

Figura 15-11 Espectro de ¹H-RMN em 300 MHz do 4-(*N,N*-dimetilamino)-benzaldeído (*p*-dimetilamino-benzaldeído). Além dos dois dubletos de aromáticos (J = 9 Hz), existem singletos para o grupo metila (δ = 3,09 ppm) e para o hidrogênio de aldeído (δ = 9,75 ppm).

A Figura 15-12 mostra um espectro de primeira ordem que revela todos os três tipos de acoplamento. O 1-metóxi-2,4-dinitro-benzeno (2,4-dinitro-anisol) tem três hidrogênios ligados ao

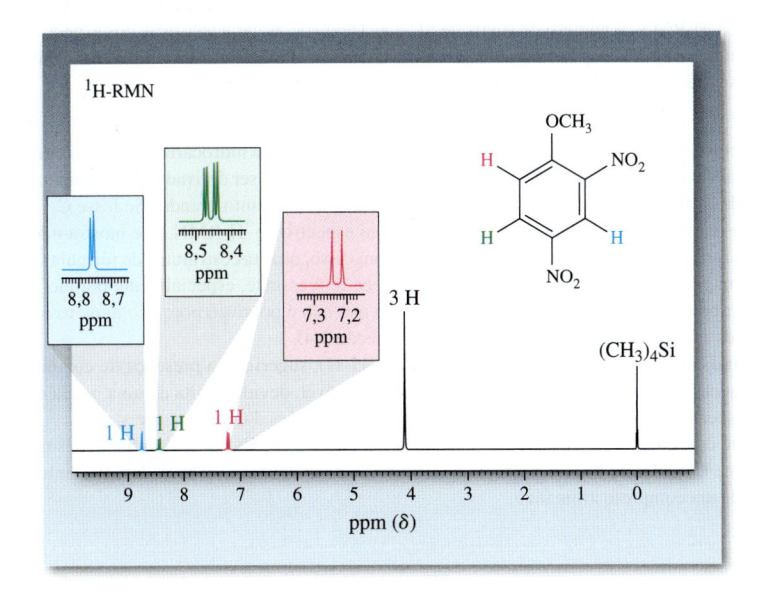

Figura 15-12 Espectro de ¹H-RMN em 300 MHz do 1-metóxi-2,4-dinitro-benzeno (2,4-dinitro-anisol).

Constantes de acoplamento em aromáticos

$J_{orto} = 6 - 9,5$ Hz
$J_{meta} = 1,2 - 3,1$ Hz
$J_{para} = 0,2 - 1,5$ Hz

Dados de ^{13}C-RMN de dois benzenos substituídos (ppm)

Tolueno: H$_3$C — 21,3; 137,8 (ipso); 129,3; 128,5; 125,6

Nitrobenzeno: NO$_2$; 148,3 (ipso); 123,4; 129,5; 134,7

anel, com diferentes deslocamentos químicos e desdobramentos distintos. O hidrogênio orto ao grupo metóxi aparece em $\delta = 7{,}23$ ppm como um dubleto com um acoplamento orto de 9 Hz. O hidrogênio vizinho dos dois grupos nitro ($\delta = 8{,}76$ ppm) também aparece como um dubleto, com um acoplamento meta pequeno (3 Hz). Por fim, os hidrogênios restantes absorvem em $\delta = 8{,}45$ ppm como um dubleto de dubletos, devido ao acoplamento simultâneo com os dois outros hidrogênios do anel. O acoplamento para entre os hidrogênios em C3 e C6 é muito pequeno (< 1 Hz) e não é resolvido. Ele aparece como um pequeno alargamento dos sinais destes hidrogênios.

Ao contrário da ^{1}H-RMN, os deslocamentos de ^{13}C-RMN em derivados de benzeno são dominados por efeitos de hibridação e substituição. Como a corrente do anel flui diretamente acima e abaixo dos carbonos aromáticos (Figura 15-9), eles são menos afetados por ela. Além disso, o intervalo de deslocamentos químicos de ^{13}C é relativamente maior, cerca de 200 ppm, e torna as contribuições da corrente de anel (apenas uns poucos ppm) menos importantes. Dessa forma, os carbonos não substituídos do anel têm deslocamentos químicos semelhantes aos dos alquenos, entre 120 e 135 ppm. O benzeno propriamente dito tem uma única linha em $\delta = 128{,}7$ ppm.

EXERCÍCIO 15-6

É possível distinguir entre os três trimetilbenzenos isômeros somente na base do número de picos e de seu espectro de ^{13}C-RMN desacoplado dos hidrogênios? Explique.

EXERCÍCIO 15-7

Trabalhando com os conceitos: uso de dados espectrais para descobrir a estrutura de um benzeno substituído

Um hidrocarboneto tem um pico de íon molecular no espectro de massas em *m/z* 134. O íon [M + 1] associado em *m/z* 135 tem cerca de 10% da intensidade do íon molecular. O pico mais intenso do espectro está em *m/z* 119. Outros dados dos espectros deste composto são: ^{1}H-RMN (90 MHz) δ = 7,02 (s largo, 4 H), 2,82 (septeto, J = 7,0 Hz, 1 H), 2,28 (s, 3 H) e 1,22 ppm (d, J = 7,0 Hz, 6 H); ^{13}C-RMN δ = 21,3, 24,2, 38,9, 126,6, 128,6, 134,8 e 145,7 ppm; IV $\tilde{\nu}$ = 3030, 2970, 2880, 1515, 1465 e 813 cm^{-1}; UV $\lambda_{max}(\epsilon)$ = 265(450) nm. Qual é sua estrutura?

Estratégia

Os espectros dão muita informação, logo seu primeiro problema é *Por onde começar*? Os pesquisadores olham primeiro, normalmente, para os dados mais importantes – os espectros de massas e de ^{1}H-RMN – e depois usam os outros espectros para corroborar as evidências. A solução proposta emprega só uma das várias estratégias que você poderia usar. Com frequência, não é necessário usar todas as informações disponíveis nos espectros, e você pode achar mais útil identificar primeiro as peças mais importantes, como o íon molecular do espectro de massas, as regiões espectrais e os desdobramentos do espectro de ^{1}H-RMN, o número de sinais de ^{13}C e as frequências características dos espectros de IV e UV. Quando você puder especificar uma estrutura (ou uma subestrutura), deve fazê-lo e depois validá-la (ou descartá-la) ao analisar outros dados. Tentativa e erro é a chave!

Solução

• O espectro de massas já é muito informativo. Não existem muitos hidrocarbonetos com um íon molecular *m/z* 134 para o qual uma fórmula molecular apropriada possa ser derivada. Por exemplo, o número máximo de carbonos tem de ser inferior a 12 (massa de C$_{12}$ 144, muito grande). Se fosse C$_{11}$, a fórmula molecular teria de ser C$_{11}$H$_2$, mas um rápido olhar no espectro de ^{1}H-RMN, que mostra mais de dois hidrogênios na molécula, elimina esta hipótese. (Além disso, quantas estruturas de fórmula C$_{11}$H$_2$ você poderia imaginar?) A próxima escolha, C$_{10}$H$_{14}$, parece interessante, especialmente porque, se fossem só nove carbonos, teríamos de ter 26 hidrogênios, o que não é possível, porque o número máximo de hidrogênios é limitado pela fórmula geral C$_n$H$_{2n+2}$ (Seção 2-4).
• C$_{10}$H$_{14}$ indica quatro graus de insaturação (Seção 11-11), sugerindo a presença de combinações de anéis, ligações duplas e triplas. A última opção é improvável, devido à falta de uma banda em ~ 2200 cm^{-1} no espectro de IV (Seção 13-3). Isso nos deixa com ligações duplas e/ou anéis.
• O exame do espectro de ^{1}H-RMN não mostra sinais para ligações duplas comuns, mas um pico de aromáticos. Um anel de benzeno tem os quatro graus de insaturação postulados. Portanto, estamos tratando de um composto aromático.

- Quando olhamos para o esquema de fragmentação do espectro de massas, podemos reconhecer que o íon em *m/z* 119 corresponde à perda de um grupo metila, que deve estar presente, portanto, em nossa molécula.
- Voltemos aos detalhes do espectro de ^{1}H-RMN. Lembrando que temos 14 hidrogênios na estrutura, podemos tentar ver como eles se distribuem. O espectro mostra 4 H na região de aromáticos, todos próximos em deslocamentos químicos, originando um singleto largo. Os sinais dos demais hidrogênios parecem ser devidos a grupos alquila. Um deles é claramente um substituinte metila em $\delta = 2{,}28$ ppm. Os outros são parte de um arranjo mais complexo, com dois grupos de núcleos mutuamente acoplados. A inspeção mais cuidadosa deste arranjo mostra que ele é composto por um septeto (isto é, seis vizinhos equivalentes) e um dubleto (isto é, um hidrogênio como vizinho), o que sugere a presença de um substituinte 1-metil-etila (Tabela 10-5). Os valores grandes de δ para o grupo metila e o hidrogênio terciário do grupo 1-metil-etila sugerem que eles estão próximos de um anel aromático (Tabela 10-2).
- Voltando ao espectro de ^{13}C-RMN, a análise precedente requer a presença de (pelo menos) três sinais de carbono com hibridação sp^3 (Tabela 10-6). De fato, existem três sinais em $\delta = 21{,}3$, $24{,}2$ e $38{,}9$ ppm, e não existem outros sinais nesta região. Além disso, pode-se observar quatro sinais de ressonância na região de aromáticos. Como o anel fenila tem seis carbonos, tem de haver algum grau de simetria na molécula.
- O espectro de IV revela a presença de C$_{aromático}$—H ($\tilde{\nu} = 3030$ cm^{-1}), e o sinal em $\tilde{\nu} = 813$ cm^{-1} indica um benzeno substituído em para.
- Por fim, o espectro eletrônico mostra a presença de um sistema conjugado, obviamente um anel fenila.
- Todas estas informações, tomadas em conjunto, sugerem que a estrutura tem um anel fenila com dois substituintes, um grupo metila e um grupo 1-metil-etila. O espectro de ^{13}C-RMN elimina a dissubstituição em orto ou meta, deixando apenas o 1-metil-4-(1-metil-etil)-benzeno como solução (veja na margem).

1-Metil-4-(1-metil-etil)-benzeno

EXERCÍCIO 15-8

Tente você

Deduza a estrutura de um composto $C_{16}H_{16}Br_2$ que produz os seguintes dados espectrais: UV λ_{max}(log ϵ) = 226omb(4,33), 235omb(4,55), 248(4,78), 261(4,43), 268(4,44), 277(4,36) nm (omb = ombro); IV $\tilde{\nu}$ = 3030, 2964, 2933, 2233, 1456, 1362, 1060, 892, 614 cm^{-1}; ^{1}H-RMN (300 MHz) δ = 7,75 (s, 1 H), 7,45 (s, 1 H), 2,41 (t, J = 7,0 Hz, 4 H), 1,64 (sexteto, J = 7,0, 4 H), 1,06 (t, J = 7,4 Hz, 6 H); ^{13}C-RMN δ = 13,51, 21,54, 21,89, 78,26, 96,68, 124,4, 125,2, 135,2, 136,8 ppm. (**Cuidado:** olhe de perto os espectros de RMN, levando em conta a fórmula molecular. Além disso, o espectro de IV dá informações importantes. **Sugestão:** a molécula é simétrica.)

EM RESUMO, o benzeno e seus derivados podem ser reconhecidos e caracterizados estruturalmente por seus dados espectrais. As absorções eletrônicas ocorrem entre 250 e 290 nm. As bandas vibracionais são encontradas na região do infravermelho, em 3030 cm^{-1} (C$_{aromático}$—H), de 1500 a 2000 cm^{-1} (C—C) e de 650 a 100 cm^{-1} (deformação fora do plano de C—H). O mais informativo é o espectro de RMN, com ressonâncias em baixo campo para os hidrogênios e carbonos de aromáticos. O acoplamento é maior entre os hidrogênios orto e menor nos isômeros meta e para.

15-5 Hidrocarbonetos policíclicos aromáticos

Os sistemas π mais estendidos, com vários anéis benzeno fundidos, são chamados de **benzenoides policíclicos** ou **hidrocarbonetos policíclicos aromáticos** (**PAH**). Nestas estruturas, dois ou mais anéis benzeno compartilham dois ou mais átomos de carbono. Será que esses compostos também têm a estabilidade especial do benzeno? Veremos nas duas próximas seções que sim.

O sistema IUPAC de nomenclatura destas estruturas não é muito simples, então usaremos seus nomes comuns. A fusão de dois anéis benzeno resulta em um composto chamado de naftaleno. A fusão de outros anéis na sequência linear dá o antraceno, o tetraceno, o pentaceno e daí por diante,

DESTAQUE QUÍMICO 15-1

Os alótropos de carbono: grafita, diamante e fulerenos

Dependendo das condições e do procedimento de síntese, os elementos podem existir sob várias formas, chamadas de *alótropos*. Assim, o carbono elementar pode se arranjar em mais de 40 configurações, a maior parte delas amorfa (isto é, não cristalina), como o coque (Seções 3-3 e 13-10), a fuligem, o negro de fumo (usado na tinta de impressão) e o carbono ativado (usado em filtros de ar e de água). São provavelmente mais conhecidas duas modificações cristalinas do carbono, a *grafita* e o *diamante*. A grafita, o mais estável dos alótropos de carbono, é um sistema π benzenoide policíclico completamente fundido, composto por folhas paralelas separadas por 3,35 Å e arrumadas em um padrão semelhante ao de uma colmeia aberta. A natureza completamente deslocalizada destas folhas (todos os carbonos têm hibridação sp^2) dá origem à cor preta e à capacidade de condução elétrica. A propriedade lubrificante da grafita é o resultado do fácil deslizamento das folhas umas contra as outras. A "grafita" dos lápis é carbono grafítico e as marcas negras deixadas pelo lápis em uma folha de papel são formadas por folhas do elemento que foram arrastadas pelo atrito.

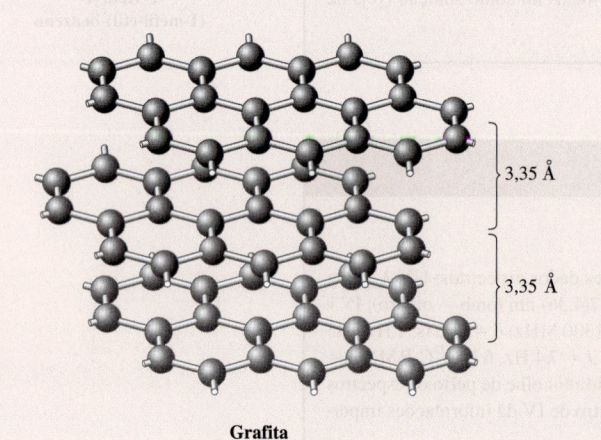

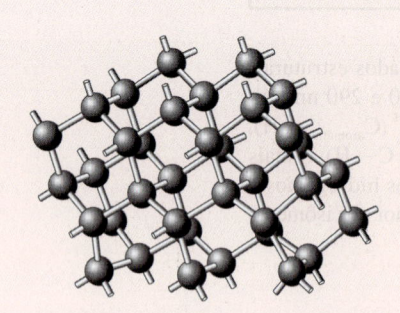

No diamante, que é incolor, os átomos de carbono (todos com hibridação sp^3) formam uma rede isolante de confôrmeros ciclo-hexano cadeira interligados. O diamante é o material mais denso e duro (menos deformável) conhecido. Ele também é menos estável do que a grafita por 0,45 kcal/g por átomo de C e transforma-se em grafita em altas temperaturas ou quando sujeito à radiação de alta energia, fato pouco apreciado no ramo de joalheria.

Uma descoberta espetacular foi feita em 1985 por Curl, Kroto e Smalley* (pela qual eles receberam, em 1996, o Prêmio Nobel): o *buckminsterfullereno*, C_{60}, um novo alótropo de carbono, de estrutura esférica, com a forma de uma bola de futebol. Eles descobriram que a evaporação da grafita com um feixe de *laser* gerava uma mistura de agregados de carbono em fase gás, dos quais o mais abundante continha 60 átomos de carbono. A melhor forma de montar tal agregado satisfazendo a tetravalência do carbono é "enrolar" 20 anéis de benzeno fundidos de modo a ligar as valências livres para gerar 12 pentágonos, isto é, um sólido chamado de icosaedro truncado que tem 60 vértices equivalentes, exatamente como uma bola de futebol. O nome da molécula é uma homenagem a Buckminster Fuller[†], porque sua forma é semelhante aos "domos geodésicos" desenhados por ele. A substância é solúvel em solventes orgânicos, o que ajudou muito a provar sua estrutura e a exploração de sua química. O espectro de ^{13}C-RMN, por exemplo, tem uma única linha em δ = 142,7 ppm, no intervalo esperado (Seções 15-4 e 15-6). Devido à curvatura, os anéis benzeno do C_{60} estão sob tensão e seu conteúdo energético em relação à grafita é 10,16 kcal g^{-1} por átomo de carbono. Esta tensão se manifesta em uma química bastante rica, que inclui reações de adição, eletrofílicas, nucleofílicas, via radicais e concertadas (Capítulo 14). O enorme interesse estimulado pela descoberta do C_{60} levou rapidamente a desenvolvimentos interessantes, como o uso de métodos de sínteses em nível multigrama (materiais comerciais são vendidos com preços de até US$ 1 por grama). Levou, também, ao isolamento de muitos outros agregados de carbono maiores, apelidados de "fulerenos", como o C_{70}, que têm a forma da bola de *rugby*, de sistemas quirais (como, por exemplo, o C_{84}), de vários isômeros, de fulerenos que engaiolam átomos hóspedes, como He e núcleos de metal ("fulerenos endoédricos"), e à síntese de sais condutores (como o Cs_3C_{60}, por exemplo, que se torna supercondutor em 40 K). Além disso, o reexame da literatura mais antiga e estudos mais recentes mostraram

Grafita

3,35 Å

3,35 Å

Diamante

---

* Professor Robert F. Curl (nascido em 1933), Universidade Rice, Houston, Texas, Estados Unidos, Professor Harold Kroto (nascido em 1943), Universidade de Sussex, Inglaterra, Professor Richard E. Smalley (nascido em 1943), Universidade Rice, Houston, Texas, Estados Unidos.

[†] Richard Buckminster Fuller (1895-1983), arquiteto norte-americano, inventor e filósofo.

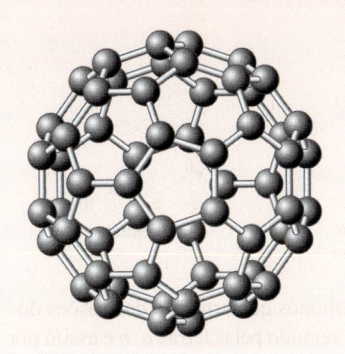

Buckminsterfulereno C_{60} 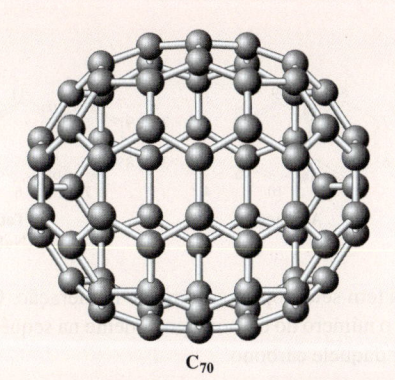   **C_{70}** 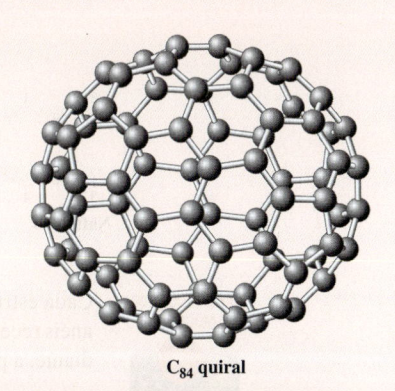   **C_{84} quiral**

que o C_{60} e outros fulerenos são produzidos comumente na combustão incompleta da matéria orgânica sob certas condições e por vários tipos de tratamento térmico da fuligem, podendo ser, dessa forma, considerados como "produtos naturais" de nosso planeta, desde os estágios iniciais de sua formação.

Do ponto de vista dos materiais, talvez tenha sido mais útil a síntese de canudos de grafita, os chamados *nanotubos*, que se baseiam na estrutura do fulereno. Os nanotubos são ainda mais duros do que os diamantes, apesar de elásticos, e têm propriedades magnéticas e elétricas pouco usuais (metálicas). Existe a perspectiva real de que nanotubos possam vir a substituir as pastilhas ("chips") na manufatura de uma nova geração de computadores mais rápidos e menores (veja também o Destaque Químico 14-2). Os nanotubos também funcionam como "material de embalagem" molecular para outras estruturas, como catalisadores metálicos e até mesmo biomoléculas. Assim, o carbono na forma de fulereno tornou-se importante para o desenvolvimento do novo campo da nanotecnologia, cujo objetivo é a construção de máquinas em nível molecular.

Devido a sua sensibilidade ao ar e umidade, o poliacetileno é difícil de usar em aplicações práticas. No entanto, a ideia de usar sistemas π orgânicos estendidos para transmitir condutividade pode ser explorada com vários materiais, que têm utilidade comprovada. Muitos deles contêm unidades de seis elétrons π cíclicos especialmente estabilizadas, como benzeno (Seção 15-2), pirrol e tiofeno (Seção 25-4).

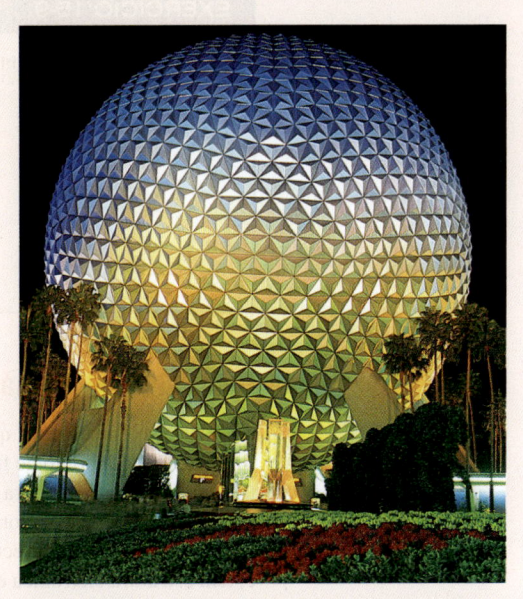

Um exemplo de um domo geodésico (do tipo cujo desenho foi feito pioneiramente por Buckminster Fuller) está na entrada do EPCOT Center, na Disney World, Flórida, Estados Unidos. Ele tem cerca de 60 metros de altura e diâmetro de 55 metros.

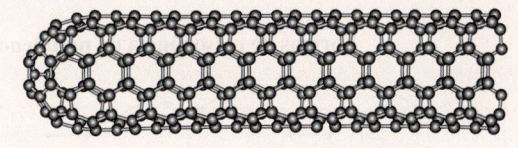

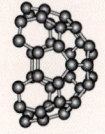

Nanotubo de carbono

compostos que formam uma série chamada de **acenos**. A fusão de outros anéis em uma sequência não linear, isto é, a **fusão angular** ("anelação") dá o fenantreno que pode ser também anelado para formar várias outras séries de compostos policícliclos benzenoides.

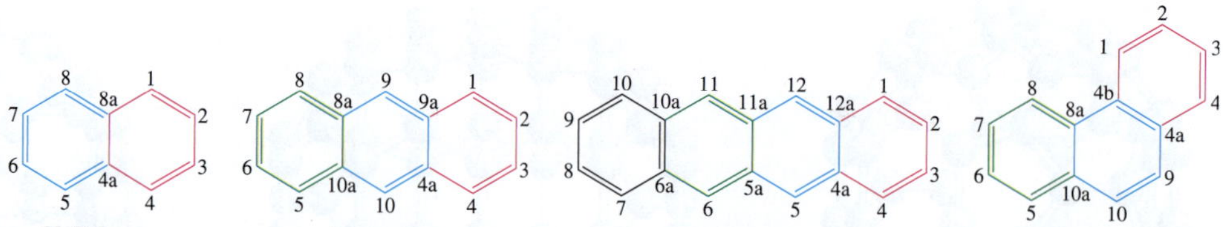

Naftaleno **Antraceno** **Tetraceno (Naftaceno)** **Fenantreno**

Cada estrutura tem seu próprio sistema de numeração. Os carbonos quaternários das fusões dos anéis recebem o número do carbono precedente na sequência, seguido pelas letras *a*, *b* e assim por diante, a partir daquele carbono.

EXERCÍCIO 15-9

Dê os nomes dos seguintes compostos ou desenhe suas estruturas, conforme o caso.
(a) 2,6-Dimetil-naftaleno **(b)** 1-Bromo-6-nitro-naftaleno **(c)** 9,10-Difenil-antraceno

(d) 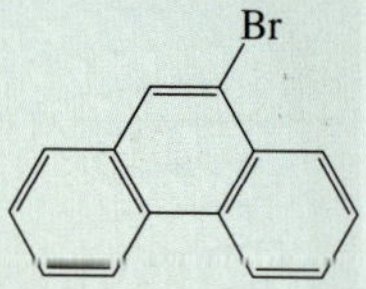 **(e)**

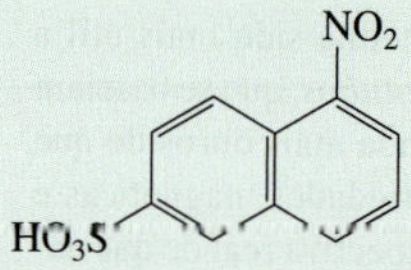

O naftaleno é aromático: evidências espectrais

Ao contrário do benzeno, que é líquido nas condições normais, o naftaleno é um material cristalino incolor com ponto de fusão de 80°C. Ele é provavelmente mais conhecido como repelente de traças e inseticida, embora tenha sido parcialmente substituído nestas aplicações por compostos clorados, como o 1,4-dicloro-benzeno (*p*-dicloro-benzeno).

As propriedades espectrais do naftaleno sugerem fortemente que a molécula é aromática, isto é, tem estrutura eletrônica e estabilidade termodinâmica semelhantes à do benzeno. Os espectros de ultravioleta e RMN são particularmente reveladores a este respeito. O espectro de ultravioleta do naftaleno (Figura 15-13) mostra um padrão típico de um sistema com conjugação estendida, com picos em comprimentos de onda de até 320 nm. Com base nessa observação, pode-se concluir que os elétrons estão mais deslocalizados do que no benzeno (Seção 15-2 e Figura 15-6). Isso significa que os quatro elétrons π adicionais se superpõem eficientemente com os do anel benzeno fundido. De fato, é possível escrever várias estruturas de ressonância.

Formas de ressonância do naftaleno

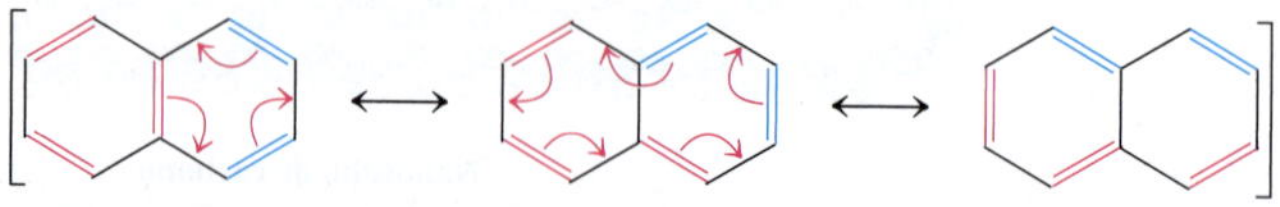

A Figura 15-14 mostra uma representação alternativa da superposição contínua dos 10 orbitais *p* e da distribuição homogênea da densidade eletrônica por todos os átomos de carbono.

De acordo com estas representações, a estrutura do naftaleno deveria ser simétrica, com anéis benzeno planares e quase hexagonais e dois planos dividindo simetricamente a molécula. As medidas de cristalografia de raios X confirmam esta predição (Figura 15-15). Os comprimentos das ligações C—C são um pouco diferentes dos comprimentos das do benzeno (1,39 Å) e bastante diferentes dos das ligações simples (1,54 Å) e duplas (1,34 Å).

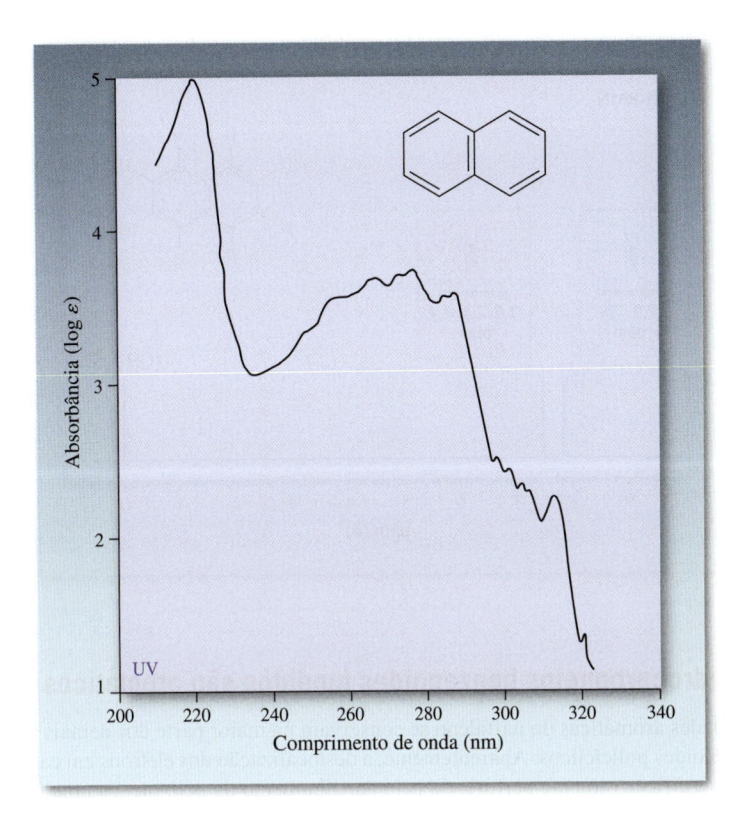

Figura 15-13 A conjugação π estendida do naftaleno manifesta-se em seu espectro de UV (medido em etanol 95%). A complexidade e a localização das absorções são típicas de sistemas π estendidos.

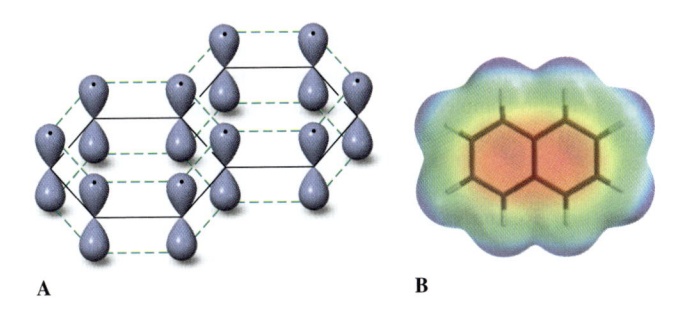

Figura 15-14 (A) Orbitais do naftaleno mostrando a superposição extensiva dos orbitais *p*. (B) Mapa de potencial eletrostático revelando a densidade eletrônica sobre os 10 átomos de carbono.

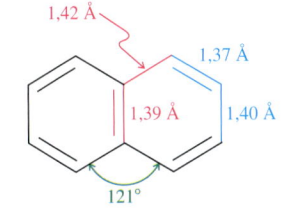

Figura 15-15 Estrutura molecular do naftaleno. Os ângulos internos são iguais a 120°.

O espectro de ^{1}H-RMN do naftaleno (Figura 15-16) mostra outra evidência da aromaticidade. Os dois multipletes simétricos observados em δ = 7,49 e 7,86 ppm são característicos de hidrogênios aromáticos desblindados pelo efeito da corrente do anel provocada pelos elétrons π deslocalizados (veja a Seção 15-4, Figura 15-9). O acoplamento no anel naftaleno é muito semelhante ao encontrado nos benzenos substituídos: J_{orto} = 7,5 Hz, J_{meta} = 1,4 Hz e J_{para} = 0,7 Hz. O espectro de ^{13}C-RMN mostra três linhas com deslocamentos químicos que estão na faixa característica de outros derivados do benzeno (veja na margem). Dessa forma, com base em critérios estruturais e espectrais, o naftaleno é aromático.

Dados de ^{13}C-RMN do Naftaleno

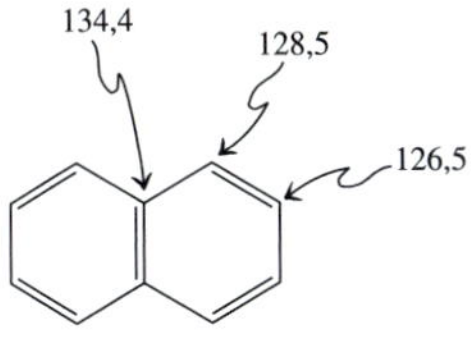

134,4; 128,5; 126,5

EXERCÍCIO 15-10

Um naftaleno substituído, $C_{10}H_8O_2$, dá as seguintes informações espectrais: ^{1}H-RMN δ = 5,20 (largo, s, 2 H); 6,92 (dd, J = 7,5 Hz e 1,4 Hz, 2 H); 7,00 (d, J = 1,4 Hz, 2 H) e 7,60 (d, J = 7,5 Hz, 2 H); ^{13}C-RMN δ = 107,5, 115,3, 123,0, 129,3, 136,8 e 155,8 ppm; IV $\tilde{\nu}$ = 3300 cm^{-1} (largo). Qual é sua estrutura? [**Sugestões**: relembre os valores para $J_{orto,meta,para}$ no benzeno (Seção 15-4). O número de picos de RMN é inferior ao máximo.]

Figura 15-16 O espectro de ¹H-RMN em 300 MHz do naftaleno mostra a desblindagem devido à corrente de elétrons π do anel.

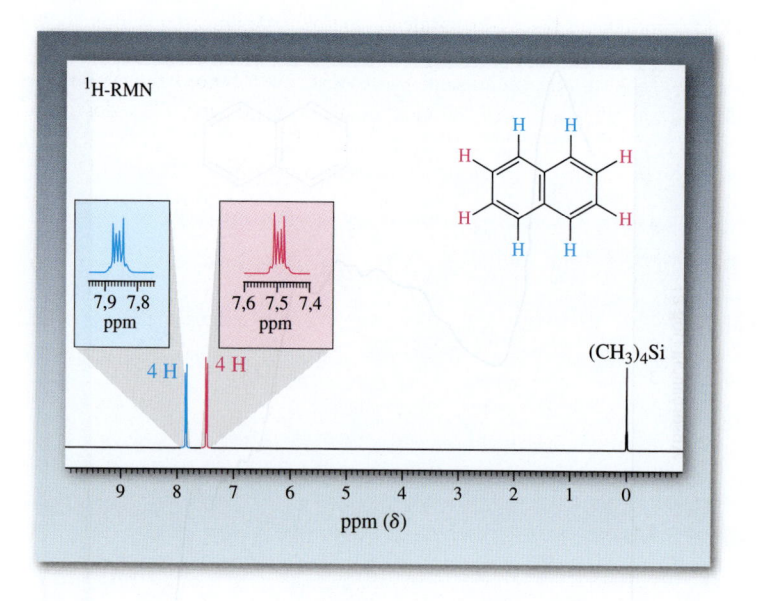

Muitos hidrocarbonetos benzenoides fundidos são aromáticos

As propriedades aromáticas do naftaleno se conservam na maior parte dos demais hidrocarbonetos benzenoides policíclicos. Aparentemente, a deslocalização dos elétrons em cada anel benzeno não é significativamente perturbada pelo partilhamento de pelo menos uma ligação π. A fusão linear ou angular de um terceiro anel ao naftaleno leva ao antraceno ou ao fenantreno que, embora sejam isômeros e aparentemente muito semelhantes, têm estabilidades termodinâmicas diferentes: o antraceno é cerca de 6 kcal mol^{-1} (25 kJ mol^{-1}) menos estável do que o fenantreno, embora sejam ambos aromáticos. Isso fica evidente quando se escreve as várias formas de ressonância destas moléculas. O antraceno tem quatro estruturas de ressonância, das quais apenas duas têm dois anéis benzeno completos (em rosa nas estruturas mostradas nesta página). Já o fenantreno tem cinco estruturas de ressonância, três das quais com dois anéis benzeno completos e uma com três.

Ressonância no antraceno

Ressonância no fenantreno

EXERCÍCIO 15-11

Dê todas as possíveis formas de ressonância do tetraceno (naftaceno, Seção 15-5). Qual é o número máximo de anéis benzeno completos nestas estruturas?

EM RESUMO, as propriedades físicas do naftaleno são típicas de um sistema aromático. Seu espectro de UV mostra a grande deslocalização dos sistemas π, sua estrutura molecular mostra comprimentos e ângulos de ligação muito semelhantes aos do benzeno, e seu espectro de ^{1}H-RMN mostra hidrogênios desblindados resultantes de uma corrente de anel típica dos aromáticos. Outros hidrocarbonetos benzenoides policíclicos têm propriedades semelhantes e também são considerados aromáticos.

15-6 Outros polienos cíclicos: a Regra de Hückel

A estabilidade especial e a reatividade associada com a deslocalização dos elétrons em sistemas cíclicos não é exclusiva do benzeno e dos benzenoides policíclicos. Veremos que outros polienos cíclicos conjugados podem ser aromáticos se o número de elétrons π, for igual a $4n + 2$ elétrons ($n = 0, 1, 2, 3,...$). Em contraste, quando os ciclos têm $4n$ elétrons π, eles são *desestabilizados* pela conjugação, isto é, são **antiaromáticos**. Este comportamento é conhecido como **Regra de Hückel***. Os sistemas cíclicos não planos, em que a superposição dos orbitais p é pouco eficiente e dá propriedades de alqueno ao composto, são classificados como **não aromáticos**. Vejamos alguns compostos deste tipo, começando com o 1,3-ciclobutadieno.

O 1,3-ciclobutadieno, o polieno cíclico mais simples, é antiaromático

O 1,3-ciclobutadieno, um sistema com $4n$ elétrons π ($n = 1$), é uma molécula sensível ao ar e extremamente reativa, em comparação com seus análogos, o 1,3-butadieno e o ciclobuteno. A molécula não tem nenhuma das propriedades das moléculas aromáticas como o benzeno e é, na verdade, desestabilizada pela superposição π por mais de 35 kcal mol^{-1} (146 kJ mol^{-1}); portanto, é antiaromática. Em consequência, ela tem a estrutura de um retângulo, e as duas formas dieno são como *isômeros*, que estão em equilíbrio via um estado de transição simétrico, e não via *estruturas de ressonância*.

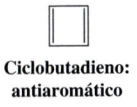

O 1,3-ciclobutadieno não é simétrico

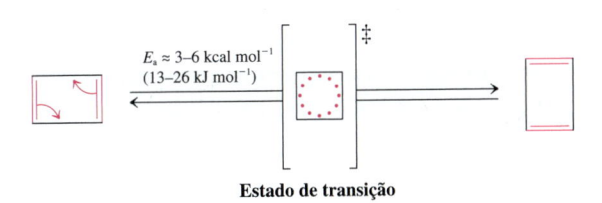

$E_a \approx 3\text{–}6$ kcal mol^{-1}
(13–26 kJ mol^{-1})

Estado de transição

Ciclobutadieno: antiaromático

O 1,3-ciclobutadieno livre só pode ser preparado e observado em temperaturas muito baixas. A reatividade do ciclobutadieno pode ser reconhecida pelas reações rápidas de Diels-Alder, em que ele atua como dieno (em rosa) e como dienófilo (em azul).

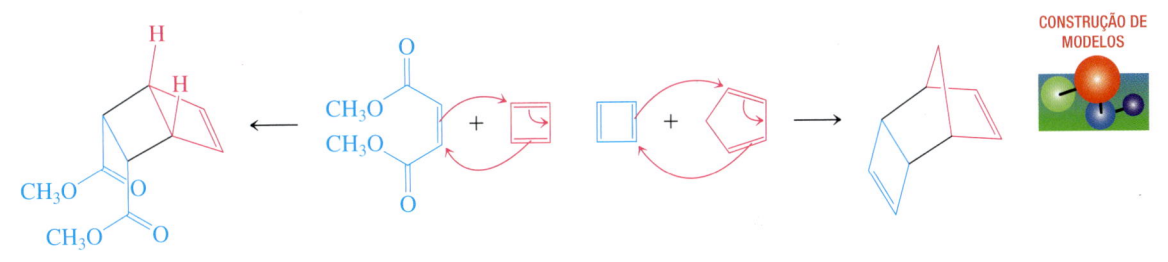

CONSTRUÇÃO DE MODELOS

---

* Professor Erich Hückel (1896-1984), Universidade de Marburg, Alemanha.

DESTAQUE QUÍMICO 15-2

Justaposição de anéis aromáticos e antiaromáticos nos hidrocarbonetos fundidos

O que ocorre quando fundimos anéis aromáticos a antiaromáticos? A resposta é que o sistema resultante tenta distorcer as subestruturas aromáticas de modo a minimizar as contribuições desestabilizantes dos anéis com 4n elétrons π. Um exemplo é a justaposição do benzeno com o ciclobutadieno, como na série de moléculas mostradas abaixo, que foi estudada por um dos autores deste livro (P. V.).

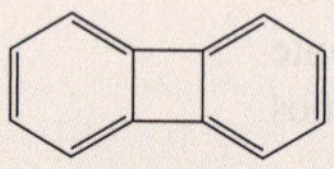

A Bifenileno

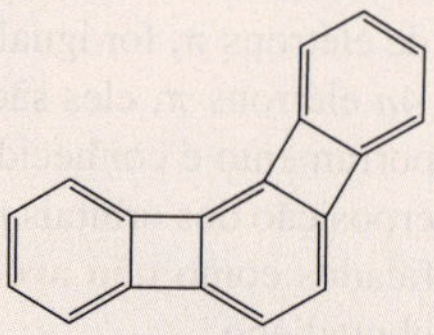

B [3]Fenileno em ângulo

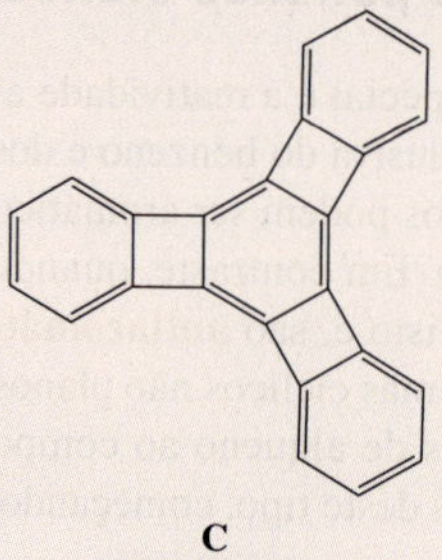

C [4]Fenileno de simetria C_3

Nestes hidrocarbonetos, a contribuição da antiaromaticidade dos anéis ciclobutadieno é reduzida pelo aumento da alternação nos anéis benzeno vizinhos, reduzindo, dessa forma, a importância relativa das formas de ressonância em que uma ligação dupla está "dentro"

Formas de ressonância do bifenileno

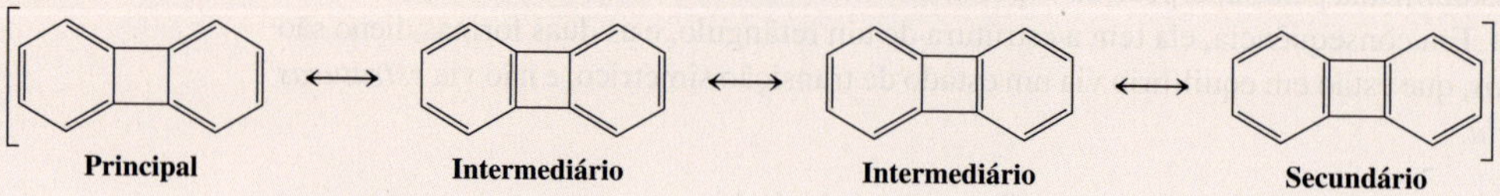

Principal ⟷ Intermediário ⟷ Intermediário ⟷ Secundário

EXERCÍCIO 15-12

O 1,3-ciclobutadieno sofre dimerização em temperaturas baixas. Em −200°C, ele dá os dois produtos mostrados. Explique, usando mecanismos.

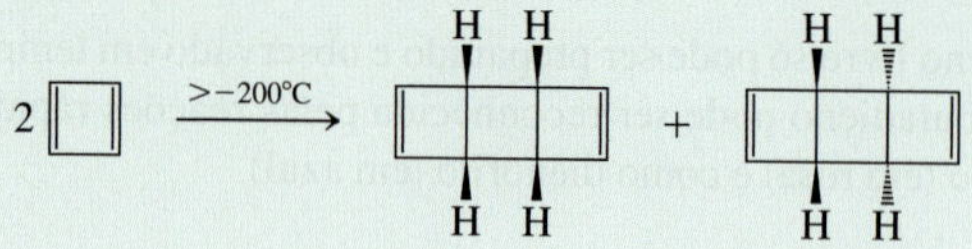

Os ciclobutadienos substituídos são menos reativos devido à proteção estérica, principalmente se os substituintes são volumosos. Isso fez com que eles fossem usados para investigar as características espectroscópicas dos sistemas cíclicos de quatro elétrons π. No espectro de ^{1}H-RMN do 1,2,3-tris(1,1-dimetil-etil)-ciclo-butadieno (1,2,3-tri-*terc*-butil-ciclo-butadieno), por exemplo, o hidrogênio do anel entra em ressonância em δ = 5,38 ppm, em campo muito mais alto do que o esperado para um sistema aromático. Esta e outras propriedades do ciclobutadieno mostram que ele é bem diferente do benzeno.

do anel de quatro membros. Este efeito é ilustrado pelas formas de ressonância específicas das moléculas A-C dadas anteriormente, que contribuem muito para os híbridos de ressonância respectivos. Como mostramos para o bifenileno A, abaixo, outras estruturas contribuem menos (ou nada) para o híbrido de ressonância. Aqui, devido à simetria, a extensão da alternação é a mesma em ambos os lados do anel do ciclobutadieno. Nos fenilenos B e C, entretanto, os anéis externos, para preservar sua própria aromaticidade, se deformam de modo a tornar máxima a alternação no anel fenila central e aumentar seu caráter de ciclo-hexatrieno (veja Seção 15-2). Uma descrição abreviada da ressonância é dada abaixo.

Formas de ressonância ilustrativas de C

[Principal ↔ Secundário]

Estas conclusões baseiam-se nas propriedades espectrais, nas estruturas de raios X e nas propriedades químicas de A-C. Assim, por exemplo, o valor de δ dos hidrogênios "aromáticos" do anel central de B é 6,13 ppm, refletindo a presença de uma corrente de anel diminuída (Seção 15-4). O grau da alternância entre as ligações simples (1,50 Å) e duplas (1,34 Å) é máximo no ciclo-hexatrieno central de C. Além disso, B e C sofrem reações de adição típica de alquenos (Capítulo 12). Mais convincentemente, o valor do $\Delta H°_{hidrogenação}$ de C ($-83,0$ a $-84,2$ kcal mol^{-1} [-347 a -35 kJ mol^{-1}]) é o que se espera na interação de três ligações duplas com interação mínima, como no ciclo-hexatrieno hipotético discutido na Seção 15-2!

Hidrocarbonetos como os fenilenos não são apenas essenciais nos esforços de entender a aromaticidade, mas também blocos de construção de uma nova geração de materiais eletrônicos orgânicos (veja também Destaques Químicos 14-2). Eles são planos como a grafita (Destaque Químico 15-1), mas têm estruturas eletrônicas ativadas, um pré-requisito para a mobilidade dos elétrons.

O 1,3,5,7-ciclo-octatetraeno não é planar e é não aromático

Vejamos agora as propriedades do polieno cíclico imediatamente *superior* ao benzeno, o 1,3,5,7-ciclo-octatetraeno, outro ciclo com 4n elétrons π (n = 2). Será que ele é antiaromático como o 1,3-ciclobutadieno? Ele foi preparado pela primeira vez por Willstätter* em 1911 e é hoje facilmente obtido em uma reação especial, a ciclotetramerização do etino catalisada por níquel. A substância é um líquido amarelo (p.e. 152°C), estável, se mantido a frio, mas que se polimeriza ao ser aquecido. Ele se oxida no ar, pode ser hidrogenado cataliticamente ao ciclo-octano e sofre adições eletrofílicas e reações de cicloadição. Esta reatividade química é característica de um polieno normal (Seção 14-7).

Os dados espectrais e estruturais confirmam que o ciclo-octatetraeno é um alqueno convencional. Assim, o espectro de ^{1}H-RMN mostra um singleto agudo em δ = 5,68 ppm, típico de alquenos. A determinação da estrutura molecular revela que o ciclo-octatetraeno *não é plano*, e sua forma lembra uma banheira (Figura 15-17). As ligações duplas são praticamente ortogonais (perpendiculares) e não se conjugam. Pode-se concluir, então, que a molécula é *não aromática*.

4 HC≡CH

$\xrightarrow{\text{Ni(CN)}_2, \ 70°C, \ 15-25 \text{ atm}}$

70%
**1,3,5,7-Ciclo-octatetraeno:
não aromático**

---

* Professor Richard Willstätter (1872-1942), Universidade Técnica, Munique, Alemanha, Prêmio Nobel de 1915 (química).

Figura 15-17 Estrutura molecular do 1,3,5,7-ciclo-octatetraeno. Note as ligações simples e duplas alternadas desta molécula não plana e não aromática.

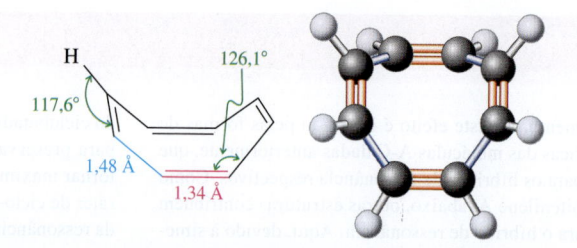

EXERCÍCIO 15-13

Você diria, na base da estrutura molecular, que as ligações duplas do 1,3,5,7-ciclo-octatetraeno são conjugadas (i.e., seu sistema π tem superposição estendida)? Seria correto desenhar duas formas de ressonância para esta molécula como fazemos para o benzeno? (**Sugestão:** construa modelos moleculares das duas formas do 1,2-dimetil-ciclo-octratetraeno.)

EXERCÍCIO 15-14

O ciclo-octatetraeno A existe em equilíbrio com menos de 0,05% de um isômero bicíclico B, que sofre cicloadição de Diels-Alder ao anidrido 2-butenodioico (anidrido maleico, Tabela 14-1) para dar o composto C.

Qual é a estrutura do isômero B? Escreva um mecanismo para a interconversão A → B → C. (**Sugestão:** trabalhe de trás para a frente, de C para B, e revise a Seção 14-9).

Somente os polienos cíclicos conjugados com 4n + 2 elétrons pi são aromáticos

Diferentemente do ciclobutadieno e do ciclo-octatetraeno, certos polienos conjugados cíclicos superiores são aromáticos. Todos eles têm duas características em comum: têm $4n + 2$ elétrons π e são suficientemente planos para que ocorra deslocalização.

O primeiro destes sistemas foi preparado em 1956 por Sondheimer*, o 1,3,5,7,9,11,13,15,7-ciclo-octadecanonaeno, com 18 elétrons π ($4n + 2$, $n = 4$). Para evitar o uso de nomes tão grandes, Sondheimer sugeriu um sistema de nomenclatura mais simples para estes polienos cíclicos conjugados. Ele chamou os hidrocarbonetos monocíclicos completamente conjugados $(CH)_N$ de **[N] anulenos**, em que N refere-se ao tamanho do anel. Assim, o ciclobutadieno seria chamado de [4] anuleno; o benzeno, de [6]anuleno; o ciclo-octatetraeno, de [8]anuleno. Após o benzeno, o primeiro sistema aromático quase sem tensão da série é o [18]anuleno.

---

* Professor Franz Sondheimer (1926-1981), University College, Londres, Inglaterra.

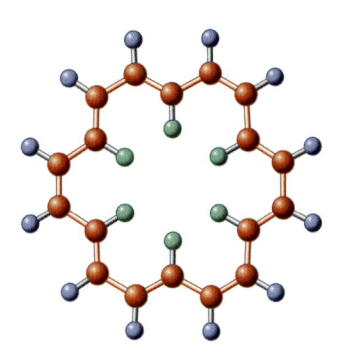

[18]anuleno
(1,3,5,7,9,11,13,15,17-ciclo-octadecanonaeno)

EXERCÍCIO 15-15

Os três isômeros do [10]anuleno mostrados abaixo foram preparados e têm comportamento não aromático. Por quê? (**Sugestão:** construa modelos.)

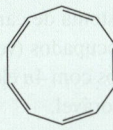

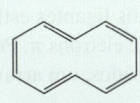

cis, cis, cis, cis, cis-[10]anuleno   *trans, cis, cis, cis, cis*-[10]anuleno   *trans, cis, trans, cis, cis*-[10]anuleno

O [18]anuleno é quase plano e mostra pouca alternância entre ligações simples e duplas. A extensão da deslocalização de seus elétrons π é ilustrada no mapa de potencial eletrostático ao lado. Como no benzeno, ele pode ser descrito por um conjunto de duas formas de ressonância equivalentes. De acordo com seu caráter aromático, a molécula é relativamente estável e sofre substituição eletrofílica em aromáticos. O espectro de ^{1}H-RMN mostra também um efeito de corrente de anel semelhante ao do benzeno (veja os Problemas 64 e 65).

Após a preparação do [18]anuleno, muitos outros anulenos foram sintetizados. Se forem planos e deslocalizados, os que têm (4n + 2) elétrons π, como o benzeno e o [18]anuleno, serão aromáticos, mas os que têm 4n elétrons π, como o ciclobutadieno e o [16]anuleno, serão antiaromáticos. Quando a deslocalização é proibida pelos ângulos ou por impedimento estérico, como no ciclo-octatetraeno ou no [10]anuleno (Exercício 15.15), os sistemas são não aromáticos. É claro que polienos cíclicos que não têm conjuntos contíguos de orbitais p não são anulenos e, portanto, não são aromáticos.

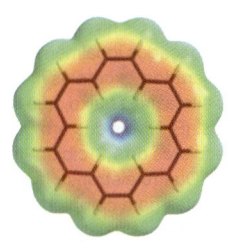

[18]Anuleno: aromático

Anulenos e outros polienos cíclicos

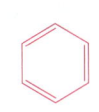

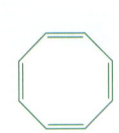

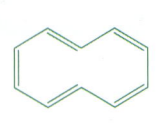

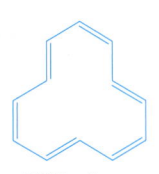

Ciclobutadieno:
plano, antiaromático

Benzeno:
plano, aromático

Ciclo-octatetraeno:
não é plano = não aromático

[10]Anuleno:
não é plano = não aromático

[12]Anuleno:
plano = antiaromático

[14]Anuleno: plano = aromático   [16]Anuleno: plano = antiaromático   [18]Anuleno: plano = aromático   1,3-Ciclopentadieno: deslocalização não cíclica = não aromático   1,4-Ciclo-hexadieno: não deslocalizado = não aromático

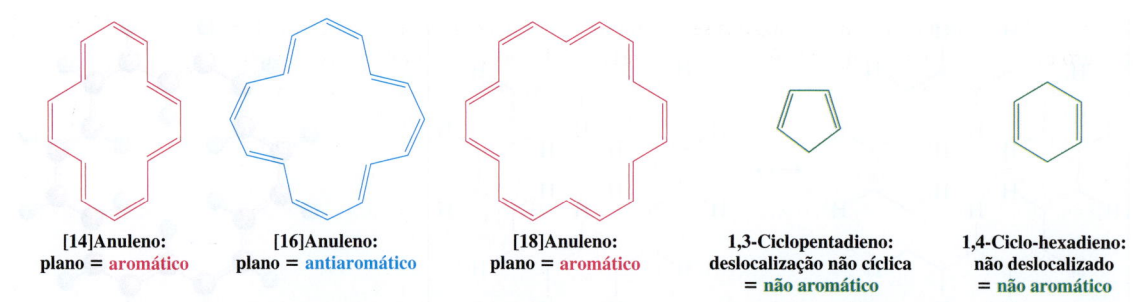

Este comportamento alternado dos anulenos entre aromáticos e não aromáticos já havia sido predito pelo químico teórico Hückel, que formulou a regra $4n + 2$ em 1931. A Regra de Hückel expressa os padrões regulares dos orbitais moleculares em polienos cíclicos conjugados. Os orbitais p se misturam de modo a dar um mesmo número de orbitais moleculares π, como se vê na Figura 15-18. Por exemplo, os quatro orbitais p do ciclobutadieno resultam em quatro orbitais moleculares, os seis orbitais p do benzeno, em seis orbitais moleculares, e assim por diante. Todos os níveis são compostos de pares degenerados, exceto o orbital ligante de mais baixa energia e o antiligante de mais alta energia, que são únicos. Assim, o ciclobutadieno tem um par de orbitais degenerados, o benzeno tem dois, e assim por diante. Um sistema de camada fechada somente é possível se todos os orbitais ligantes estiverem duplamente ocupados (veja a Seção 1-7), ou seja, apenas se existirem $4n + 2$ elétrons π. Por outro lado, os ciclos com $4n$ elétrons π têm sempre um par de orbitais mono-ocupados, um arranjo eletrônico desfavorável.

Figura 15-18 (A) A Regra de Hückel $4n + 2$ baseia-se no padrão regular dos orbitais moleculares π em polienos cíclicos conjugados. Os níveis de energia são espaçados igualmente e são degenerados, exceto os níveis mais alto e mais baixo, que são únicos. (B) Níveis dos orbitais moleculares do 1,3-ciclobutadieno. Quatro elétrons π não são suficientes para completar uma camada (em outras palavras, colocar dois elétrons em cada orbital), então a molécula não é aromática. (C) Os seis elétrons π do benzeno produzem uma configuração de camada fechada, então o benzeno é aromático.

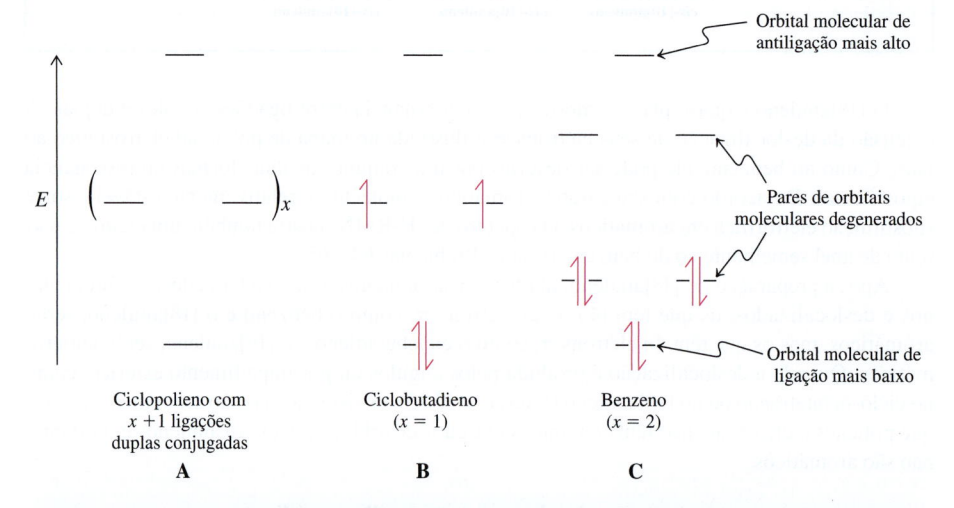

Ciclopolieno com $x + 1$ ligações duplas conjugadas
A

Ciclobutadieno ($x = 1$)
B

Benzeno ($x = 2$)
C

EXERCÍCIO 15-16

Classifique, na base na Regra de Hückel, as seguintes moléculas como aromáticas ou antiaromáticas. **(a)** [30]anuleno, **(b)** [20]anuleno, **(c)** *trans*-15-16-di-hidro-pireno, **(d)** azuleno, que tem uma forte coloração azul (Figura 14-17), **(e)** S-indaceno.

trans-15,16-Di-hidro-pireno   Azuleno   S-Indaceno

EM RESUMO, os polienos cíclicos conjugados serão aromáticos se tiverem $4n + 2$ elétrons π. Este número corresponde a um conjunto completamente preenchido de orbitais moleculares ligantes. Já os sistemas com $4n$ elétrons π têm camada aberta e estruturas antiaromáticas que são instáveis. Eles são reativos e não mostram os efeitos característicos da corrente de anel na ^{1}H-RMN. Por fim, quando restrições estéricas tornam os sistemas não planos, os polienos cíclicos comportam-se como alquenos não aromáticos.

15-7 A Regra de Hückel e moléculas com cargas

A Regra de Hückel também se aplica a moléculas com cargas, desde que ocorra deslocalização dos elétrons π no anel. A aromaticidade pode ser associada a uma relativa estabilidade termodinâmica e cinética, à observação de corrente de anel na RMN e à ausência de alternância de ligações nas estruturas cristalinas. Esta seção mostra como alguns sistemas aromáticos com carga podem ser preparados.

O ânion pentadienila e o cátion ciclo-heptatrienila são aromáticos

O 1,3-ciclopentadieno é anormalmente ácido [p$K_a \approx 16$; comparável aos álcoois (Seção 8-3)], porque o ânion ciclopentadienila resultante da desprotonação é um sistema aromático deslocalizado com seis elétrons π. A carga negativa é igualmente distribuída sobre os cinco átomos de carbono. Para comparação, o pK_a do propeno é 40. Um mapa de potencial eletrostático da molécula aparece na margem, em uma escala que atenua o efeito da carga negativa, que seria muito grande.

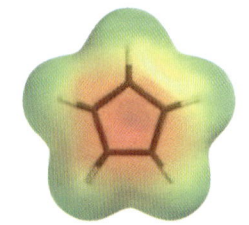

Ânion ciclopentadienila: aromático

Ânion aromático ciclopentadienila

O cátion ciclopentadienila tem o comportamento oposto, é um sistema de quatro elétrons π que só pode ser produzido em temperaturas baixas e é extremamente reativo.

Quando o 1,3,5-ciclo-heptatrieno é tratado com bromo, forma-se um sal estável, o brometo de ciclo-heptatrienila. Nesta molécula, o cátion orgânico tem seis elétrons π deslocalizados e a carga positiva está igualmente distribuída sobre sete carbonos (veja o mapa de potencial eletrostático na margem). Embora se trate de um carbocátion, o sistema é, notavelmente, pouco reativo, como seria de se esperar de um sistema aromático. Já o ânion ciclo-heptatrienila é antiaromático, como se pode ver pela acidez do ciclo-heptatrieno (p$K_a = 39$), muito menor do que a do ciclopentadieno.

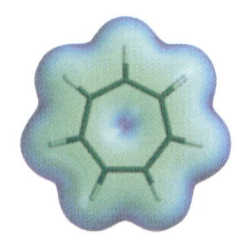

Cátion ciclo-heptatrienila: aromático

Cátion aromático ciclo-heptatrienila

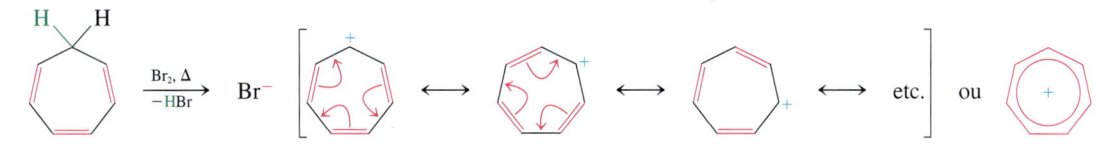

> ### EXERCÍCIO 15-17
> Desenhe um diagrama de orbitais para (**a**) o ânion ciclopentadienila e (**b**) o cátion ciclo-heptatrienila (consulte a Figura 15-2).

EXERCÍCIO 15-18

A velocidade de solvólise do composto A em 2,2,2-trifluoro-etanol, em 25°C, é maior do que a do composto B por um fator de 10^{14}. Explique.

EXERCÍCIO 15-19

Com base na Regra de Hückel, classifique as seguintes moléculas como aromáticas ou antiaromáticas.
(a) Cátion ciclopropenila, (b) ânion ciclononatetraenila, (c) ânion cicloundecapentadienila.

Os polienos cíclicos não aromáticos podem formar diânions e dicátions aromáticos

Os sistemas cíclicos com $4n$ elétrons π podem ser convertidos em sistemas aromáticos por oxidações e reduções envolvendo dois elétrons. O ciclo-octatetraeno, por exemplo, reduz-se com metais alcalinos ao diânion aromático correspondente, que é plano, tem elétrons completamente deslocalizados e é relativamente estável. O diânion também mostra uma corrente de anel aromática na ^{1}H-RMN.

O ciclo-octatetraeno não é aromático mas forma um diânion aromático

O [16]-anuleno pode ser igualmente reduzido ao diânion ou oxidado ao dicátion, e ambas as espécies são aromáticas. A configuração da molécula muda quando o dicátion se forma.

Dicátion e diânion aromáticos do [16]anuleno a partir do [16]anuleno antiaromático

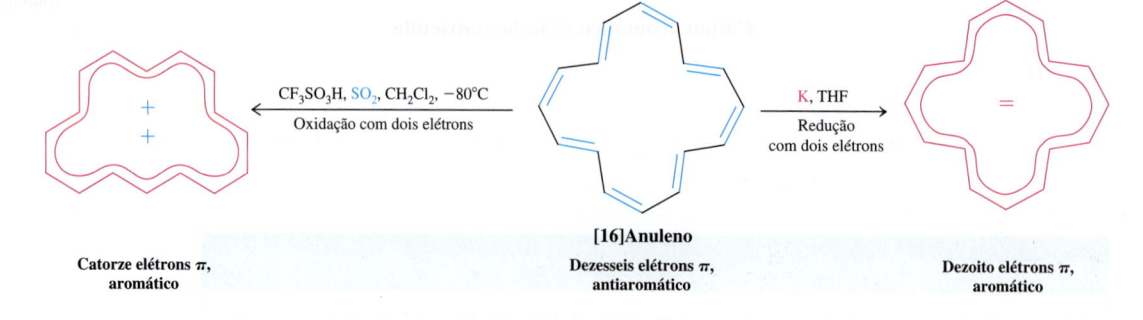

EXERCÍCIO 15-20

Trabalhando com os conceitos: reconhecimento da aromaticidade em moléculas com carga

O azuleno (veja o Exercício 15-16d) é facilmente atacado por eletrófilos em C1 e pelos nucleófilos em C4. Explique.

Estratégia

É preciso estabelecer primeiro as várias formas de ressonância das espécies que resultam dos dois modos de ataque. A inspeção dessas estruturas poderia dar a resposta.

Solução

- Ataque pelos eletrófilos em C1:

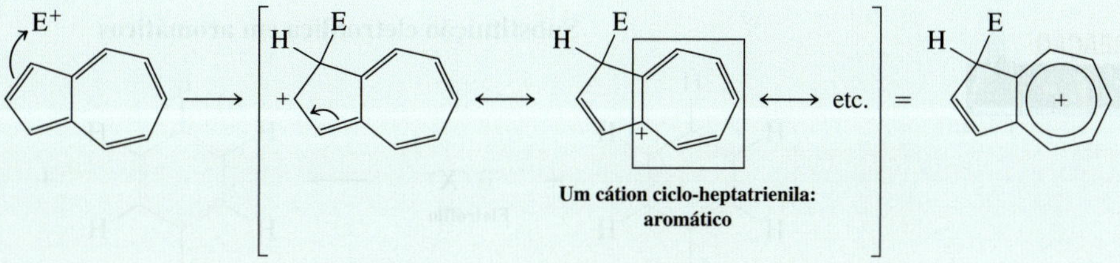

Um cátion ciclo-heptatrienila: aromático

O ataque por E^+ em C1 gera um esqueleto que contém um cátion ciclo-heptatrienila, aromático, fundido.

- Ataque pelos nucleófilos em C4:

Um ânion ciclopentadienila: aromático

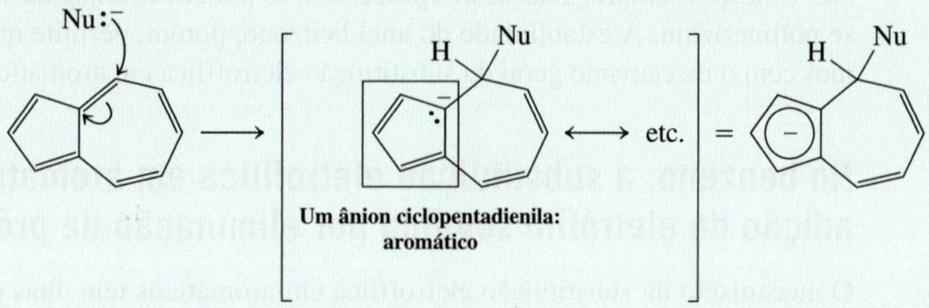

O ataque por Nu- em C4 gera um esqueleto que contém um cátion ciclopentadienila, aromático, fundido.

EXERCÍCIO 15-21

Tente você

O trieno A pode ser desprotonado duas vezes, com facilidade, para dar o diânion estável B. Entretanto, o análogo neutro de B, o tetraeno C (pentaleno), é extremamente instável. Explique.

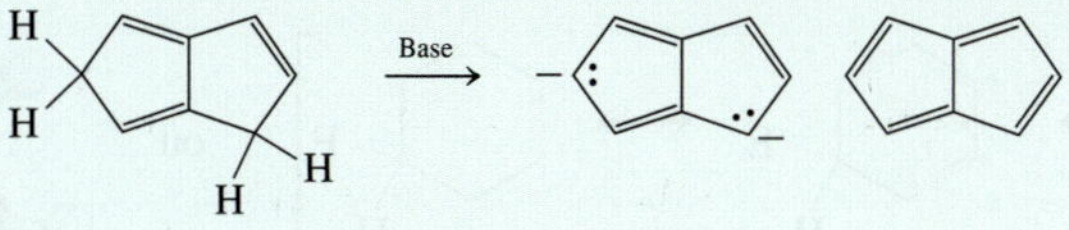

EM RESUMO, as espécies com cargas são aromáticas quando elas exibem deslocalização no anel e obedecem à regra dos $4n + 2$ elétrons π.

15-8 Síntese de derivados do benzeno: substituição eletrofílica em aromáticos

Começaremos, nesta seção, a explorar a reatividade do benzeno, o protótipo dos compostos aromáticos. A estabilidade do benzeno, devido à aromaticidade, o torna relativamente pouco reativo, apesar da presença de três ligações duplas formais. Como resultado, suas transformações químicas requerem condições especiais e ocorrem através de novos mecanismos. Não é surpresa, porém, que muito da química do benzeno vem do ataque por eletrófilos. Veremos, na Seção 22-4, que o ataque por nucleófilos é raro, mas é possível, desde que um grupo de saída adequado esteja presente.

O benzeno sofre reações de substituição com eletrófilos

O benzeno pode ser atacado por eletrófilos, mas, ao contrário das reações correspondentes dos alquenos, o resultado é a *substituição* dos hidrogênios – a **substituição eletrofílica em aromáticos** –, *não a adição* ao anel.

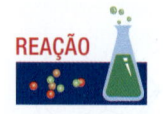

Substituição eletrofílica em aromáticos

$$C_6H_6 + E^+X^- \longrightarrow C_6H_5E + H^+X^-$$

Nas condições empregadas nestes processos, os polienos conjugados não aromáticos rapidamente se polimerizam. A estabilidade do anel benzeno, porém, permite que a reação ocorra. Comecemos com o mecanismo geral da substituição eletrofílica em aromáticos.

No benzeno, a substituição eletrofílica em aromáticos ocorre por adição do eletrófilo seguida por eliminação de próton

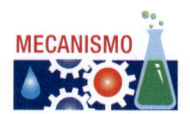

O mecanismo da substituição eletrofílica em aromáticos tem duas etapas. O eletrófilo E^+ ataca inicialmente o anel do benzeno, como atacaria uma ligação dupla comum, com formação de um cátion intermediário estabilizado por ressonância, que, então, perde um próton para regenerar o anel aromático. Note dois pontos importantes na formulação deste mecanismo geral. Primeiro, sempre se mostra o átomo de hidrogênio que está no ponto do ataque eletrofílico inicial. Segundo, a carga positiva do cátion resultante é indicada por três formas de ressonância e está colocada nos átomos de carbono orto e para em relação ao ponto do ataque inicial, um resultado devido às regras de desenho das formas de ressonância (Seções 1-5 e 14-1).

Mecanismo da substituição eletrofílica em aromáticos

Etapa 1. Ataque eletrofílico

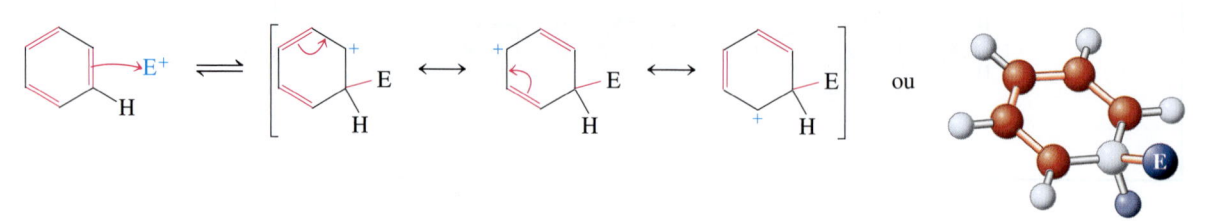

Etapa 2. Eliminação de próton

A primeira etapa deste mecanismo não é termodinamicamente favorável. Embora a carga esteja deslocalizada no cátion intermediário, a formação da ligação C—E gera um carbono com hibri-

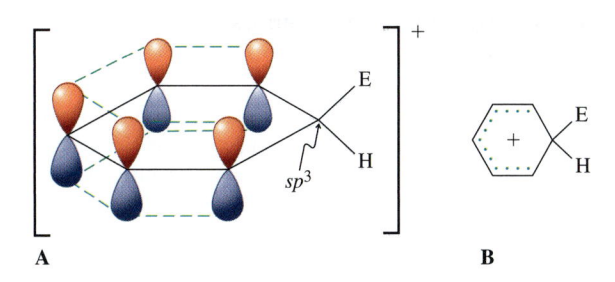

Figura 15-19 (A) Diagrama de orbitais do cátion intermediário resultante do ataque do anel do benzeno por um eletrófilo. A aromaticidade é perdida devido à interrupção da conjugação cíclica provocada pelo carbono sp^3. Os quatro elétrons π não são mostrados. (B) A notação com linha pontilhada indica a natureza deslocalizada da carga no cátion.

dação sp^3 no anel, que interrompe a conjugação cíclica. *O intermediário não é aromático* (Figura 15-19). Na segunda etapa, entretanto, a perda do próton do carbono sp^3 regenera o anel aromático, um processo mais favorável do que a captura nucleofílica do ânion que acompanha E^+, que daria origem ao produto da adição, não aromático. A substituição como um todo é exotérmica, porque as ligações formadas são mais fortes do que as ligações quebradas.

A Figura 15-20 mostra um diagrama de energia potencial em que a primeira etapa determina a velocidade de reação, um resultado cinético que se aplica à maior parte dos eletrófilos que encontraremos. A perda subsequente de próton é muito mais rápida do que o ataque eletrofílico inicial, porque ela leva ao produto, que é aromático, em uma etapa exotérmica que fornece a força motriz para a sequência completa.

Veremos em mais detalhes, nas próximas seções, o mecanismo e os reagentes mais comuns usados nesta transformação.

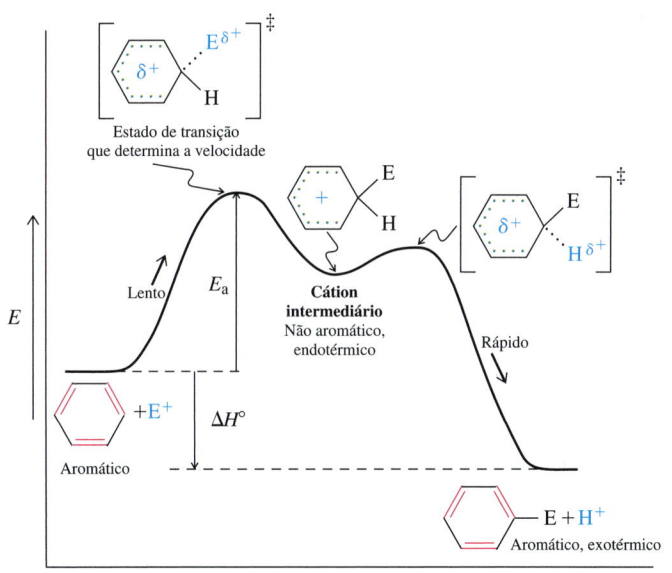

Figura 15-20 O diagrama de energia potencial descreve o curso da reação do benzeno com um eletrófilo. O primeiro estado de transição determina a velocidade da reação. A perda do próton é relativamente rápida. A velocidade total da reação é dada por E_a, e a exotermicidade é dada por $\Delta H°$.

EXERCÍCIO 15-22

Vimos na Seção 11-5 que o $\Delta H°$ de hidrogenação do *cis*-2-buteno é $-28,6$ kcal mol^{-1}. Tome este sistema como modelo para a ligação dupla do benzeno e estime o $\Delta H°$ da hidrogenação do benzeno a 1,3-ciclo-hexadieno. Qual é a diferença entre essas duas ligações duplas? (**Sugestão:** consulte a Figura 15-3.)

EM RESUMO, o mecanismo geral da substituição eletrofílica em aromáticos começa com o ataque eletrofílico por E^+ para dar um intermediário, com deslocalização de carga, mas não aromático, a etapa que controla a velocidade da reação. A eliminação posterior do próton é rápida e regenera o anel aromático (agora substituído).

Bromação do benzeno

REAÇÃO

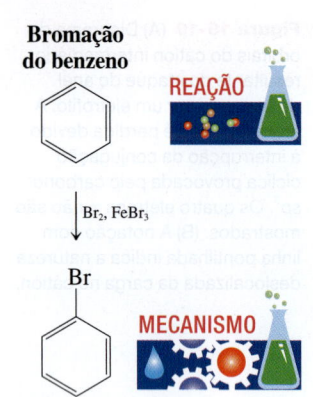

⬇ Br₂, FeBr₃

Br

MECANISMO

Bromo-benzeno

15-9 Halogenação do benzeno: a necessidade de um catalisador

A halogenação é um exemplo de substituição eletrofílica em aromáticos. O benzeno é normalmente inerte na presença de halogênios, porque eles não são suficientemente eletrofílicos para romper sua aromaticidade. Os halogênios podem, entretanto, ser ativados por catalisadores ácidos de Lewis, como os halogenetos férricos (FeX_3) e os halogenetos de alumínio (AlX_3), tornando-se eletrófilos muito mais poderosos.

Como funciona esta ativação? Os ácidos de Lewis são capazes de aceitar pares de elétrons e, por isso, quando um halogênio como o bromo é exposto ao $FeBr_3$, as duas moléculas se combinam em uma reação ácido-base de Lewis.

Ativação do bromo pelo ácido de Lewis $FeBr_3$

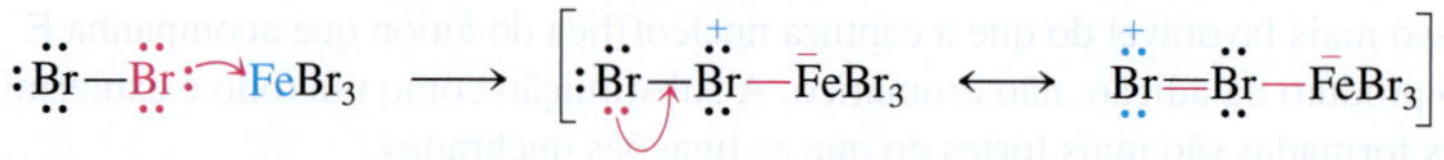

$$:\ddot{Br}-\ddot{Br}: \; \curvearrowright FeBr_3 \longrightarrow [:\ddot{Br}-\overset{+}{\ddot{Br}}-\bar{F}eBr_3 \longleftrightarrow \ddot{Br}=\overset{+}{\ddot{Br}}-\bar{F}eBr_3]$$

Neste complexo, a ligação Br—Br é polarizada e dá caráter eletrofílico aos átomos de bromo. O ataque eletrofílico no benzeno ocorre no bromo terminal e o outro átomo de bromo é eliminado com o grupo de saída $FeBr_4^-$. Em termos do fluxo de elétrons, pode-se ver este processo também como uma substituição nucleofílica de [Br_2FeBr_3] pela ligação dupla do benzeno, não muito diferente de uma reação S_N2 (veja também a Figura 15-21).

Ataque eletrofílico no benzeno pelo bromo ativado

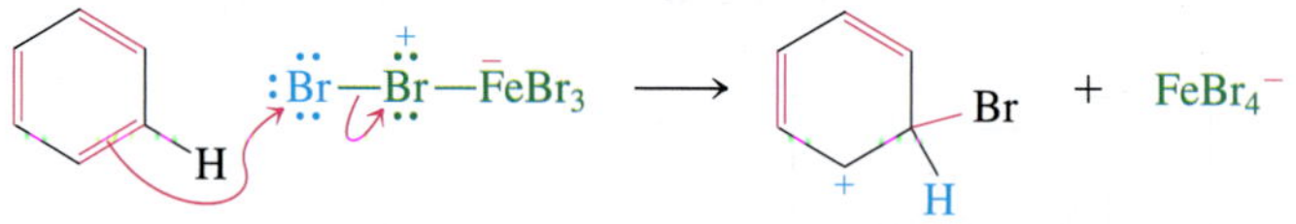

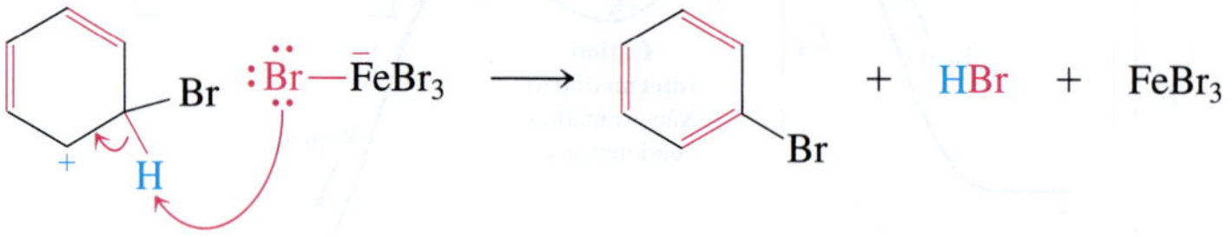

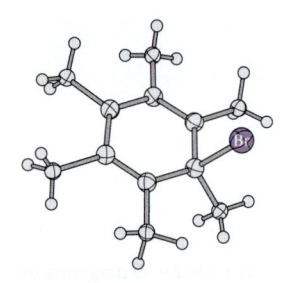

Figura 15-21 Estrutura de raios X do carbocátion produzido pelo ataque do bromo ao hexametilbenzeno. Este cátion pode ser isolado porque é estabilizado pelos substituintes metila e não tem um próton no carbono sp^3, impedindo, assim, a formação do bromo-areno.

O $FeBr_4^-$ formado nesta etapa funciona agora como base, abstraindo um próton do cátion ciclo-hexadienila intermediário. Esta transformação não apenas fornece os dois produtos da reação, bromobenzeno e brometo de hidrogênio, como também regenera o catalisador $FeBr_3$.

Formação de bromo-benzeno

Tabela 15-1 Energias de dissociação ($DH°$) de ligações A—B (kcal mol⁻¹ [kJ mol⁻¹])

A	B	$DH°$
F	F	38 (159)
Cl	Cl	58 (243)
Br	Br	46 (192)
I	I	36 (151)
F	C_6H_5	126 (527)
Cl	C_6H_5	96 (402)
Br	C_6H_5	81 (339)
I	C_6H_5	65 (272)
C_6H_5	H	112 (469)
F	H	135,8 (568)
Cl	H	103,2 (432)
Br	H	87,5 (366)
I	H	71,3 (298)

Um cálculo rápido confirma o caráter exotérmico da bromação eletrofílica do benzeno. Uma ligação fenila-hidrogênio (aproximadamente 112 kcal mol⁻¹, Tabela 15-1) e uma molécula de bromo (46 kcal mol⁻¹) são perdidas no processo. A formação de uma ligação fenila-bromo ($DH° = 81$ kcal mol⁻¹) e de uma ligação H—Br ($DH° = 87,5$ kcal mol⁻¹) contrabalança esta perda, e a reação total é exotérmica por 158 − 168,5 = −10,5 kcal mol⁻¹ (43,9 kJ mol⁻¹).

Assim como na halogenação via radicais dos alcanos (Seção 3-7), o caráter exotérmico da halogenação de aromáticos decresce do flúor para o iodo. A fluoração é tão exotérmica que a reação direta do flúor com o benzeno é explosiva. A cloração, por outro lado, é controlável, mas requer a presença de um catalisador ativante como o cloreto de alumínio ou o cloreto férrico. O mecanismo desta reação é idêntico ao da bromação. Finalmente, a iodação eletrofílica com iodo é endotérmica e normalmente não ocorre. Como na halogenação via radicais dos alcanos, a cloração e a bromação do benzeno (e dos benzenos substituídos, Capítulo 16) introduzem funções que podem ser usadas em outras reações, principalmente a formação de ligações C—C por reagentes organometálicos (veja o Problema 54, a Seção 13-9 e o Destaque Químico 13-1).

EXERCÍCIO 15-23

Quando o benzeno é dissolvido em D_2SO_4, o sinal de ^{1}H-RMN em $\delta = 7{,}27$ ppm desaparece e forma-se um novo composto de peso molecular 84. Qual é este composto? Proponha um mecanismo para sua formação. (**Cuidado:** em todos os mecanismos de substituição eletrofílica em aromáticos, desenhe sempre o átomo de H do local do ataque eletrofílico.)

EXERCÍCIO 15-24

O Professor George A. Olah* e seus colegas expuseram benzeno ao sistema superácido $HF—SbF_5$ em um tubo de RMN e observaram um novo espectro de ^{1}H-RMN com absorções em $\delta = 5{,}69$ (2 H); 8,22 (2 H); 9,42 (1 H) e 9,58 (2 H) ppm. Proponha uma estrutura para esta espécie.

EM RESUMO, o caráter exotérmico da halogenação do benzeno cresce de I_2 (endotérmico) a F_2 (exotérmico e explosivo). As clorações e bromações são possíveis com a ajuda de catalisadores ácidos de Lewis que polarizam a ligação X—X e ativam o halogênio pelo aumento do poder eletrofílico.

15-10 Nitração e sulfonação do benzeno

Os eletrófilos de outras duas substituições típicas do benzeno são o íon nitrônio (NO_2^+), que leva ao nitrobenzeno, e o trióxido de enxofre (SO_3), que dá o ácido benzenossulfônico.

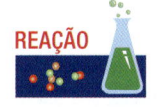

O benzeno está sujeito ao ataque nucleofílico pelo íon nitrônio

A nitração do benzeno em temperaturas moderadas não ocorre na presença de ácido nítrico concentrado, porque o nitrogênio do grupo nitrato do HNO_3 tem baixo poder eletrofílico e tem de ser ativado com ácido sulfúrico concentrado para protonar o ácido nítrico. A eliminação de água gera o **íon nitrônio**, NO_2^+, um eletrófilo forte, que tem grande parte da carga positiva no nitrogênio, como se pode ver no mapa de potencial eletrostático.

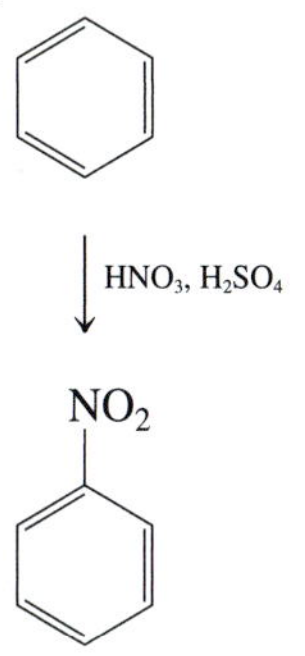

Nitração do benzeno

benzeno $\xrightarrow{HNO_3,\ H_2SO_4}$ Nitrobenzeno (NO_2)

Ativação do ácido nítrico pelo ácido sulfúrico

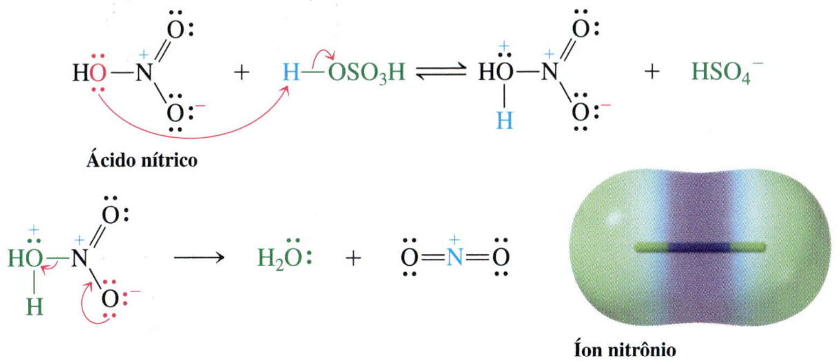

Ácido nítrico + $H—OSO_3H$ ⇌ produto protonado + HSO_4^-

produto protonado ⟶ H_2O + $\overset{..}{O}=\overset{+}{N}=\overset{..}{O}$ (Íon nitrônio)

---

* Professor George A. Olah (nascido em 1927), Universidade da Califórnia do Sul, Los Angeles, Estados Unidos, Prêmio Nobel de 1994 (química).

O íon nitrônio, com o átomo de nitrogênio positivo, pode, então, atacar o benzeno.

Mecanismo da nitração de aromáticos

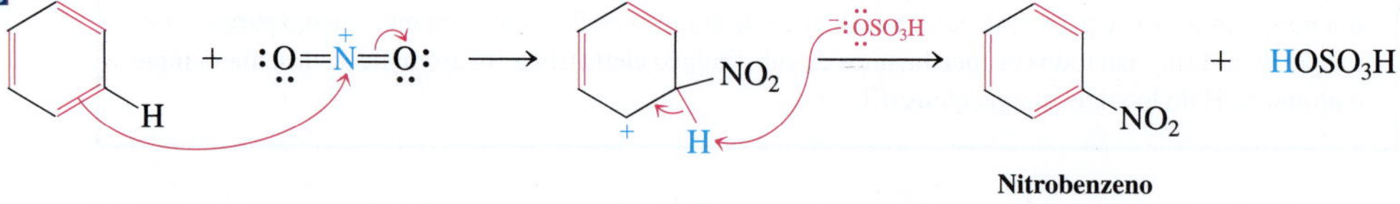

$$C_6H_6 + :O=\overset{+}{N}=O: \longrightarrow [C_6H_6\text{-}NO_2\text{-}H]^+ \xrightarrow{:\ddot{O}SO_3H} C_6H_5NO_2 + HOSO_3H$$

Nitrobenzeno

A nitração de aromáticos é a melhor maneira de introduzir no anel do benzeno substituintes que contêm nitrogênio. O grupo nitro funciona como um grupo orientador em substituições posteriores (Capítulo 16) e como uma função amino mascarada (Seção 16-5), como veremos nas benzenaminas (anilinas, Seção 22-10).

A sulfonação é reversível

O ácido sulfúrico concentrado não é capaz de sulfonar o benzeno na temperatura normal. Um reagente mais reativo, entretanto, chamado de *ácido sulfúrico fumegante*, permite o ataque eletrofílico pelo SO_3. O ácido sulfúrico fumegante comercial é feito pela adição de cerca de 8% de trióxido de enxofre, SO_3, ao ácido concentrado. Devido ao forte efeito de atração de elétrons dos três oxigênios, o enxofre no SO_3 é suficientemente eletrofílico para atacar diretamente o benzeno. A transferência posterior do próton leva ao produto sulfonado, o ácido benzenossulfônico.

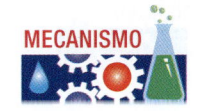

Mecanismo da sulfonação de aromáticos

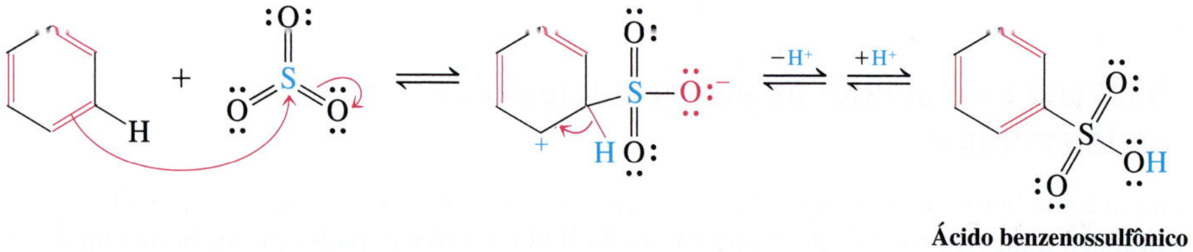

A sulfonação é facilmente reversível. A reação do trióxido de enxofre com água para dar ácido sulfúrico é tão exotérmica que o aquecimento do ácido benzenossulfônico em ácido diluído em água reverte completamente a sulfonação.

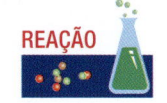

Sulfonação do benzeno

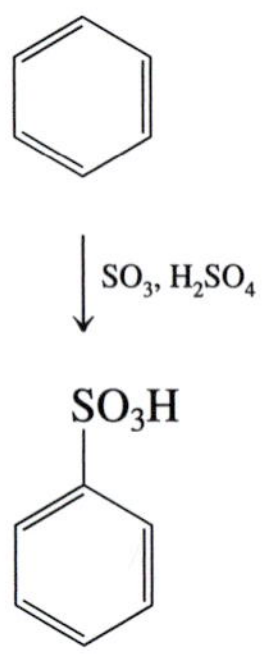

$$C_6H_6 \xrightarrow{SO_3,\ H_2SO_4} C_6H_5SO_3H$$

Ácido benzenossulfônico

Hidratação do SO_3

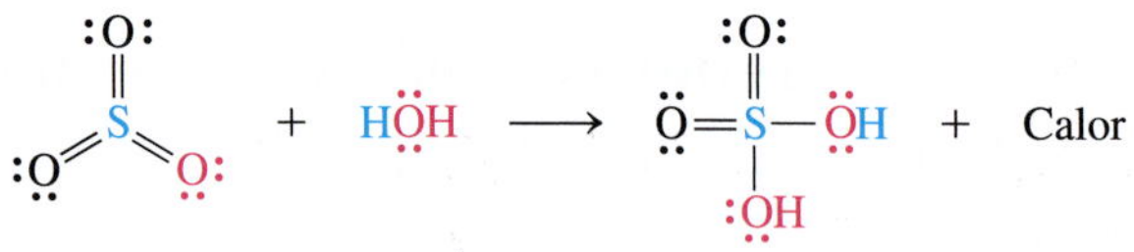

$$SO_3 + H\ddot{O}H \longrightarrow \ddot{O}=S(OH)_2 + \text{Calor}$$

Sulfonação reversa: hidrólise

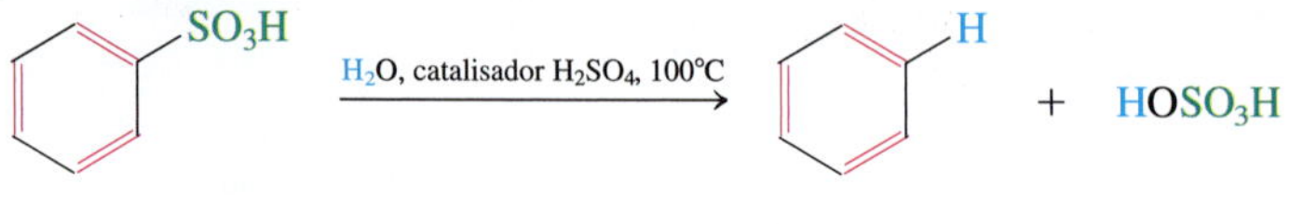

$$C_6H_5SO_3H \xrightarrow{H_2O,\ \text{catalisador } H_2SO_4,\ 100°C} C_6H_6 + HOSO_3H$$

A reversibilidade da sulfonação pode ser usada para controlar processos de substituição aromática posteriores. O anel de carbonos com o substituinte é bloqueado para o ataque e os eletrófilos são direcionados para outras posições. Assim, o ácido sulfônico pode ser introduzido para servir como *grupo bloqueador e orientador* e depois removido pela sulfonação reversa. Aplicações desta estratégia em sínteses serão descritas na Seção 16-5.

Os ácidos benzenossulfônicos têm usos importantes

A sulfonação de benzenos substituídos pode ser usada na síntese de *detergentes*. Os alquil-benzenos de cadeia longa são sulfonados aos ácidos sulfônicos correspondentes e então convertidos em sais de sódio. Como tais detergentes não são biodegradados com facilidade, eles foram sendo substituídos progressivamente por alternativas ambientalmente aceitáveis. Examinaremos esta classe de compostos no Capítulo 19.

MECANISMO ANIMADO:
Sulfonação eletrofílica em aromáticos: benzeno

Síntese de um detergente aromático

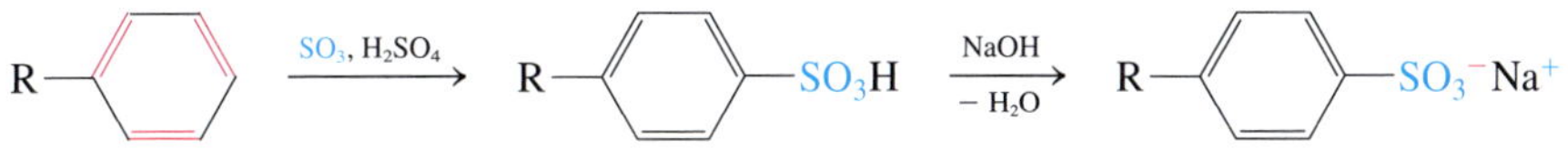

R—C₆H₄—H $\xrightarrow{SO_3, H_2SO_4}$ R—C₆H₄—SO₃H $\xrightarrow[-H_2O]{NaOH}$ R—C₆H₄—SO₃⁻Na⁺

R = grupo alquila ramificado

Outra aplicação é a fabricação de corantes, porque o grupamento ácido sulfônico faz com que as moléculas fiquem solúveis em água (Capítulo 22).

Os **cloretos de sulfonila**, isto é, os cloretos dos ácidos sulfônicos (veja a Seção 9-4), são geralmente preparados pela reação do sal de sódio do ácido com PCl_5 ou $SOCl_2$.

Preparação do cloreto de benzenossulfonila

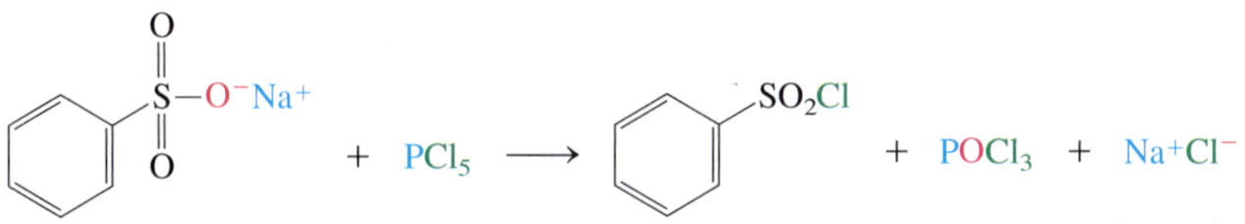

C₆H₅—SO₂—O⁻Na⁺ + PCl_5 ⟶ C₆H₅—SO₂Cl + $POCl_3$ + Na⁺Cl⁻

Os cloretos de sulfonila são frequentemente empregados em sínteses. Lembre-se, por exemplo, de que o grupo hidroxila de um álcool pode ser transformado em um bom grupo de saída pela conversão do álcool em 4-metil-benzenossulfonato (*p*-toluenossulfonato ou *tosilato*; Seções 6-7 e 9-4).

Os cloretos de sufonila são precursores importantes das **sulfonamidas**, muitas das quais são agentes quimioterapêuticos, como as *drogas sulfa* descobertas em 1932 (Seção 9-11). As sulfonamidas são o resultado da reação de um cloreto de sulfonila com uma amina. As drogas sulfa contêm especificamente a função 4-amino-benzenossulfonamida (sulfanilamida). Ela interfere com as enzimas das bactérias que ajudam a sintetizar o ácido fólico (Destaque Químico 25-4), privando-as, dessa forma, de um nutriente essencial e provocando a morte de suas células.

Sulfas

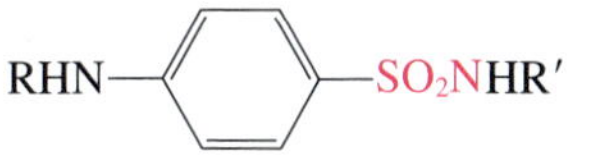

RHN—C₆H₄—SO₂NHR'
Estrutura geral

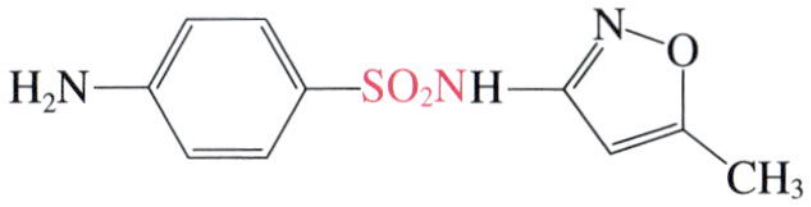

H₂N—C₆H₄—SO₂NH—(isoxazol)—CH₃
Sulfametoxazol (Gantanol)
(Antibactericida usado no tratamento de infecções urinárias)

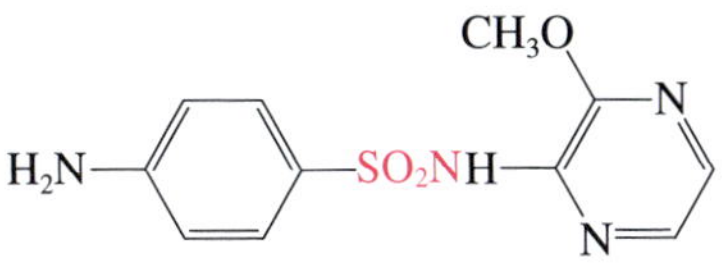

H₂N—C₆H₄—SO₂NH—(pirazina-OCH₃)
Sulfaleno (Kelfizina)
(Antiparasítico)

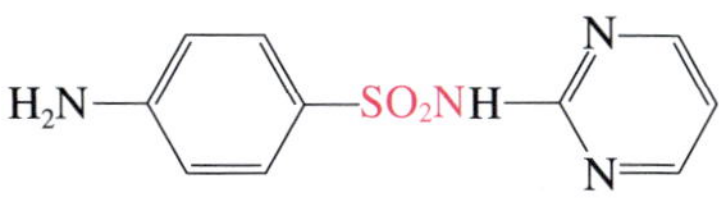

H₂N—C₆H₄—SO₂NH—(pirimidina)
Sulfadiazina
(Antimalárico)

Cerca de 15.000 derivados de sulfa já foram sintetizados e testados para atividade antibacteriana, e alguns tornaram-se novas drogas. Com o advento das novas gerações de antibióticos, o uso medicinal das sulfas diminuiu bastante, mas sua descoberta foi fundamental para o desenvolvimento sistemático da química medicinal.

> **EXERCÍCIO 15-25**
>
> Escreva mecanismos para (**a**) o inverso da sulfonação e para (**b**) a hidratação de SO_3.

EM RESUMO, a nitração do benzeno requer a geração do íon nitrônio, NO_2^+, que funciona como o eletrófilo ativo. O íon nitrônio é formado pela eliminação de água do ácido nítrico protonado. A sulfonação é feita com ácido sulfúrico fumegante, em que trióxido de enxofre, SO_3, é o eletrófilo. A sulfonação é revertida por ácido diluído em água quente. Os ácidos benzenossulfônicos são usados na preparação de detergentes, corantes, compostos com bons grupos de saída e sulfas.

15-11 A alquilação de Friedel-Crafts

Nenhuma das substituições eletrofílicas que mencionamos até agora levam à formação de ligações C—C, um dos desafios mais importantes da química orgânica. Em princípio, estas reações devem ser feitas com benzeno na presença de uma espécie de carbono suficientemente eletrofílica. Veremos, nesta seção, a primeira de duas transformações deste tipo, as **reações de Friedel-Crafts***. O segredo do sucesso de ambos os processos é o uso de um ácido de Lewis, normalmente cloreto de alumínio. Na presença deste reagente, os halogenoalcanos atacam o benzeno para formar alquil-benzenos.

Em 1877, Friedel e Crafts descobriram que os halogenoalcanos reagem com benzeno na presença de um halogeneto de alumínio. Os produtos resultantes são alquil-benzeno e halogeneto de hidrogênio. Esta reação, que pode ser feita na presença de outros catalisadores ácidos de Lewis, é chamada de **alquilação de Friedel-Crafts** do benzeno.

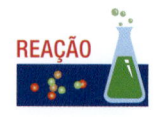

REAÇÃO

Alquilação de Friedel-Crafts

$$C_6H_5\text{-}H + RX \xrightarrow{AlX_3} C_6H_5\text{-}R + HX$$

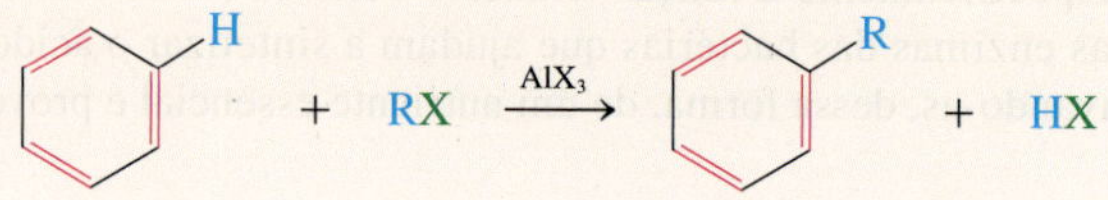

A reatividade do halogenoalcano cresce com a polaridade da ligação C—X, na ordem RI < RBr < RCl < RF. Ácidos de Lewis típicos são BF_3, $SbCl_5$, $FeCl_3$, $AlCl_3$ e $AlBr_3$.

Aquilação de Friedel-Crafts do benzeno com o cloroetano

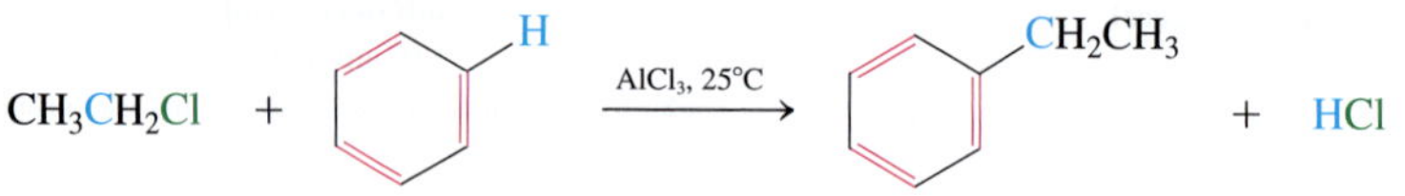

$$CH_3CH_2Cl + C_6H_5\text{-}H \xrightarrow{AlCl_3,\ 25°C} C_6H_5\text{-}CH_2CH_3 + HCl$$

28%
Etilbenzeno

---

* Professor Charles Friedel (1832-1899), Sorbonne, Paris, França; Professor James M. Crafts (1839-1917), Instituto de Tecnologia de Massachussets (MIT), Cambridge, Massachussets, Estados Unidos.

No caso dos halogenetos primários, a reação começa com a coordenação do ácido de Lewis ao halogênio do halogenoalcano, de modo semelhante à ativação dos halogênios na halogenação eletrofílica. A coordenação coloca carga parcial positiva no carbono ligado ao halogênio, tornando-o mais eletrofílico. O ataque no anel do benzeno é seguido pela perda de próton, da maneira usual, para dar o produto observado.

Mecanismo da alquilação de Friedel-Crafts com halogenoalcanos primários

Etapa 1. Ativação do halogenoalcano

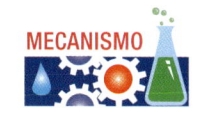

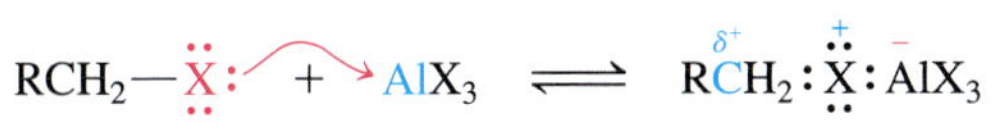

$$RCH_2-\ddot{X}: + AlX_3 \rightleftharpoons R\overset{\delta+}{C}H_2:\overset{+}{\ddot{X}}:\overset{-}{AlX_3}$$

Etapa 2. Ataque eletrofílico

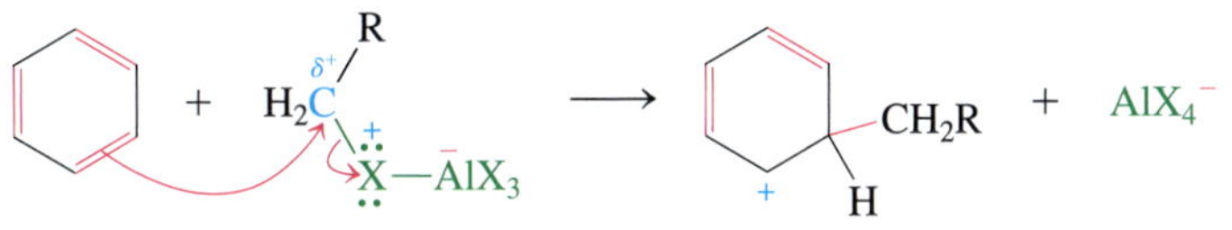

$$C_6H_6 + H_2\overset{\delta+}{C}(R)-\overset{+}{\ddot{X}}-\overset{-}{AlX_3} \longrightarrow [C_6H_6-CH_2R]^+ + AlX_4^-$$

Etapa 3. Perda do próton

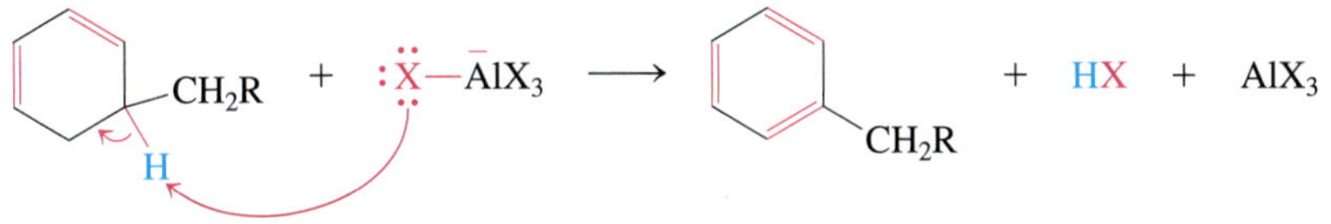

$$[C_6H_6(H)-CH_2R]^+ + :\ddot{X}-\overset{-}{AlX_3} \longrightarrow C_6H_5-CH_2R + HX + AlX_3$$

No caso dos halogenetos secundários e terciários, formam-se, comumente, carbocátions livres como intermediários, que atacam o anel do benzeno da mesma forma que o cátion NO_2^+.

EXERCÍCIO 15-26

Escreva um mecanismo para a formação do (1,1-dimetil-etil)-benzeno (*terc*-butil-benzeno) a partir do 2-cloro-2-metil-propano (cloreto de *terc*-butila), benzeno e $AlCl_3$ como catalisador.

As alquilações de Friedel-Crafts intramoleculares podem ser usadas para fundir um novo anel ao núcleo benzeno.

Uma alquilação de Friedel-Crafts intramolecular

$$\text{(arilcloropropano)} \xrightarrow[-HCl]{AlCl_3,\ CS_2\ e\ CH_3NO_2\ (solventes),\ 25°C,\ 72\ h} \text{Tetralina}$$

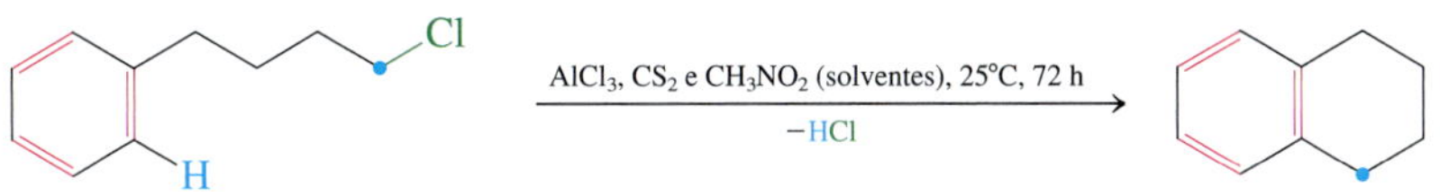

31%
Tetralina
(Nome comum)

As alquilações de Friedel-Crafts podem ser feitas com qualquer reagente que funcione como precursor de um carbocátion, como álcoois e alquenos (Seções 9-2 e 12-3).

Alquilações de Friedel-Crafts usando outros precursores de carbocátions

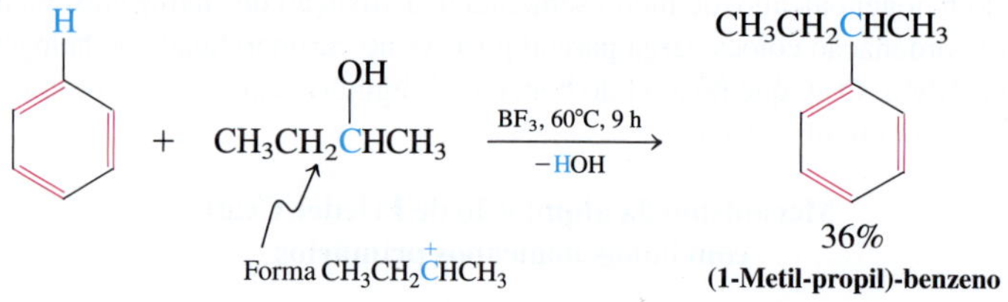

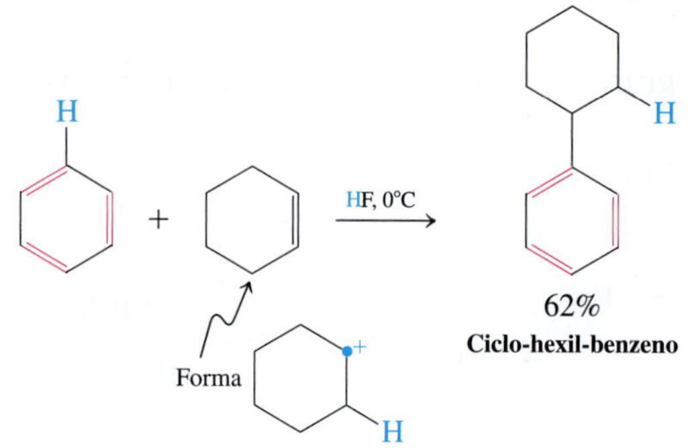

$$C_6H_6 + CH_3CH_2\overset{OH}{\underset{|}{C}}HCH_3 \xrightarrow[-HOH]{BF_3, 60°C, 9\,h} C_6H_5CH(CH_3)CH_2CH_3 \quad 36\%$$

Forma $CH_3CH_2\overset{+}{C}HCH_3$

(1-Metil-propil)-benzeno

$$C_6H_6 + \text{ciclo-hexeno} \xrightarrow{HF, 0°C} \text{ciclo-hexil-benzeno} \quad 62\%$$

Forma cátion ciclo-hexila

Halogenetos não reativos na alquilação de Friedel-Crafts

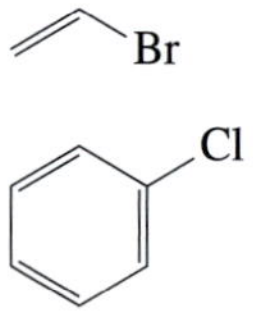

CH$_2$=CHBr

C$_6$H$_5$Cl

As vinilações ou arilações de Friedel-Crafts que empregam halogenoalquenos ou haloarenos não funcionam (veja na margem). A razão é que os cátions correspondentes são energeticamente inacessíveis (Seções 13-9 e 22-10).

EXERCÍCIO 15-27

Em 2007, mais de 3,7 milhões de toneladas de (1-metil-etil)-benzeno (isopropilbenzeno ou cumeno), um importante intermediário industrial na manufatura de fenol (Seção 22-4), foram sintetizadas, somente nos Estados Unidos, a partir de propeno e benzeno na presença de ácido fosfórico. Escreva um mecanismo para a reação.

EXERCÍCIO 15-28

Trabalhando com os conceitos: alquilações de Friedel-Crafts reversíveis

O aquecimento dos três dimetilbenzenos isômeros com HF na presença de BF$_3$ até 80°C leva à mistura em equilíbrio mostrada abaixo. Escreva um mecanismo para essas isomerizações começando com o 1,2-dimetilbenzeno e usando H$^+$ como o ácido para simplificar. Por que a concentração do isômero 1,2-substituído no equilíbrio é a menor?

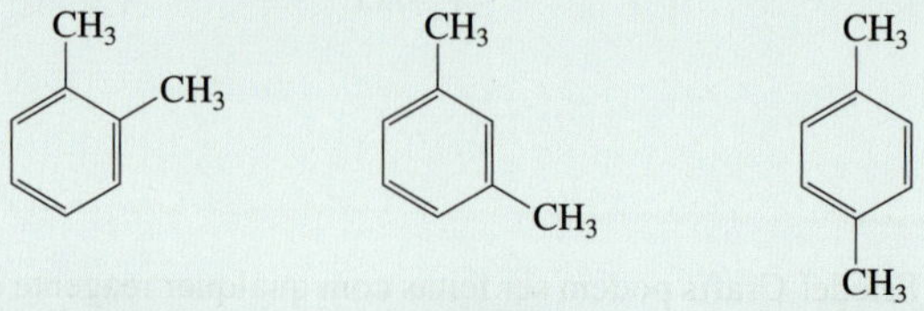

18%	58%	24%
1,2-Dimetilbenzeno (*o*-Xileno)	1,3-Dimetilbenzeno (*m*-Xileno)	1,4-Dimetilbenzeno (*p*-Xileno)

Estratégia

Do ponto de vista topológico, estas isomerizações lembram deslocamentos de alquila, que vimos em conexão com os rearranjos de carbocátions (Seção 9-3). Para gerar um carbocátion a partir de um derivado de benzeno, precisamos protonar com um ácido (Seção 15-8, Exercícios 15-23 e 15-24). A protonação pode ocorrer em quaisquer posições do anel e é reversível.

Capítulo 15 Benzeno e Aromaticidade 711

Solução

- São possíveis três carbocátions deslocalizados diferentes (escreva-os), mas o que nos interessa vem da protonação do carbono metilado, mostrado abaixo em suas formas de ressonância.

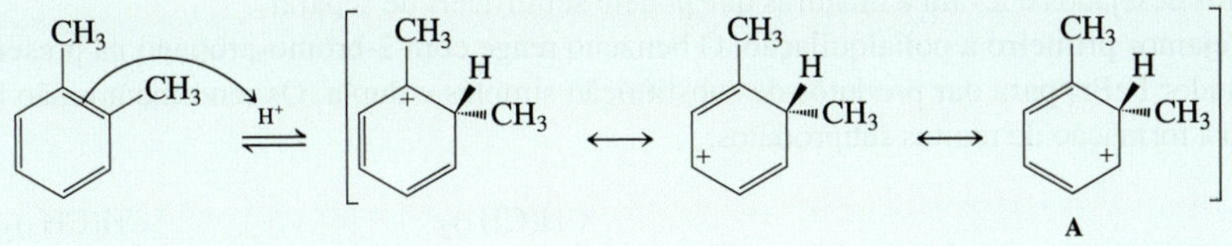

- A inspeção das formas de ressonância mostra que uma delas, a forma A, é igual ao tipo de carbocátion que descrevemos na Seção 9-3 para os deslocamentos de H e alquila.
- O deslocamento de metila de A dá um novo carbocátion, que pode eliminar um próton para dar o 1,3-dimetilbenzeno.

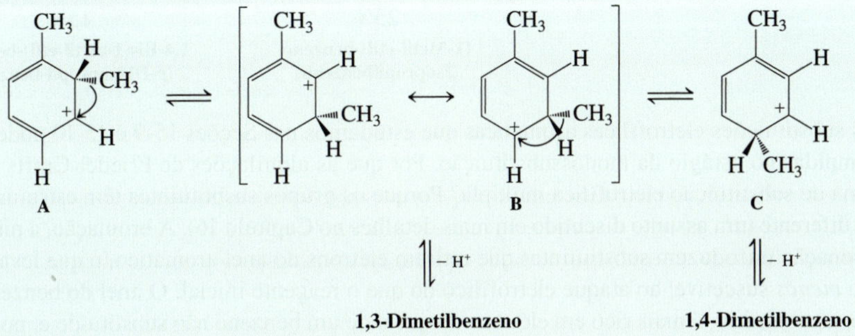

- Alternativamente, um outro deslocamento de metila (que se vê melhor a partir da forma de ressonância B) produz C, que pode eliminar um próton para dar o 1,4-dimetilbenzeno. Portanto, o mecanismo é uma sequência de deslocamentos de alquila que ocorrem no benzeno protonado.
- Por que o 1,2-dimetilbenzeno é o componente em menor concentração na mistura em equilíbrio? Você provavelmente já imaginou a resposta: interferência estérica, como a que ocorre em alquenos cis (Figura 11-13).

EXERCÍCIO 15-29

Tente você

A alquilação de Friedel-Crafts intramolecular de A deu o produto esperado B, mas também 10% de C, sugerindo que existe um mecanismo paralelo que compete com o mecanismo normal. Proponha esse mecanismo.

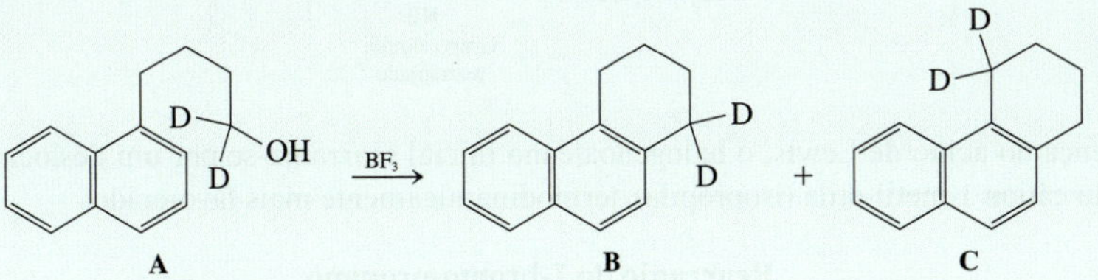

EM RESUMO, a alquilação de Friedel-Crafts produz carbocátions (ou seus equivalentes) capazes de substituição eletrofílica em aromáticos, com formação de ligações arila-carbono. Halogenoalcanos, alquenos e álcoois podem ser usados para alquilar os aromáticos na presença de ácidos de Lewis ou de ácidos minerais.

15-12 Limitações das alquilações de Friedel-Crafts

A alquilação de benzenos nas condições de Friedel-Crafts é acompanhada por duas importantes reações laterais, a *polialquilação* e *o rearranjo de carbocátions*, que reduzem o rendimento dos produtos desejados e levam a misturas que podem ser difíceis de separar.

Vejamos primeiro a polialquilação. O benzeno reage com 2-bromo-propano na presença do catalisador $FeBr_3$ para dar produtos de substituição simples e dupla. Os rendimentos são baixos devido à formação de muitos subprodutos.

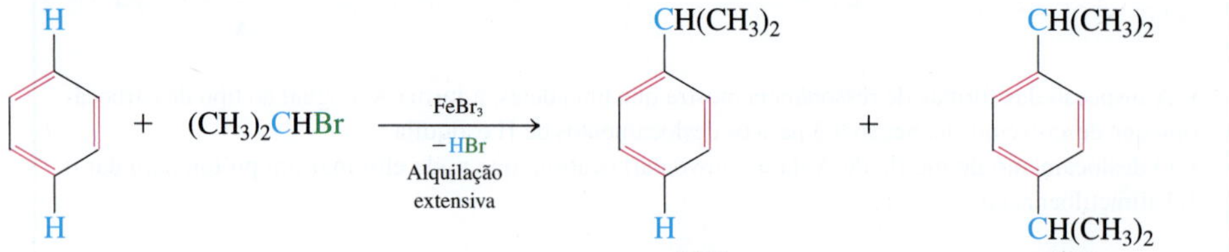

$$C_6H_6 + (CH_3)_2CHBr \xrightarrow[\text{Alquilação extensiva}]{FeBr_3, -HBr} C_6H_5CH(CH_3)_2 + 1,4\text{-}(CH(CH_3)_2)_2C_6H_4$$

25% (1-Metil-etil)-benzeno (Isopropilbenzeno)

15% 1,4-Bis(1-metil-etil)-benzeno (*p*-Di-isopropil-benzeno)

As substituições eletrofílicas aromáticas que estudamos nas Seções 15-9 e 15-10 podem ser interrompidas no estágio da monossubstituição. Por que as alquilações de Friedel-Crafts têm o problema de substituição eletrofílica múltipla? Porque os grupos susbtituintes têm estrutura eletrônica diferente (um assunto discutido em mais detalhes no Capítulo 16). A bromação, a nitração e a sulfonação introduzem substituintes que retiram elétrons do anel aromático, o que leva a um produto *menos* suscetível ao ataque eletrofílico do que o reagente inicial. O anel do benzeno alquilado, ao contrário, é mais rico em elétrons do que o de um benzeno não substituído e, por isso, é *mais* suscetível ao ataque eletrofílico.

EXERCÍCIO 15-30

O tratamento do benzeno com clorometano na presença de cloreto de alumínio leva a uma mistura complexa de tri-, tetra- e penta-metilbenzenos. Um dos componentes desta mistura cristaliza seletivamente: p.f. = 80°C; fórmula molecular = $C_{10}H_{14}$; ^{1}H-RMN δ = 2,27 (s, 12 H) e 7,15 (s, 2 H) ppm; ^{13}C-RMN δ = 19,2, 131,2 e 133,8 ppm. Dê a estrutura deste produto.

A outra reação lateral da alquilação aromática é o rearranjo da cadeia do eletrófilo (Seção 9-3). A propilação do benzeno com 1-bromo-propano e $AlCl_3$, por exemplo, produz o (1-metil-etil)-benzeno.

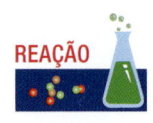

REAÇÃO

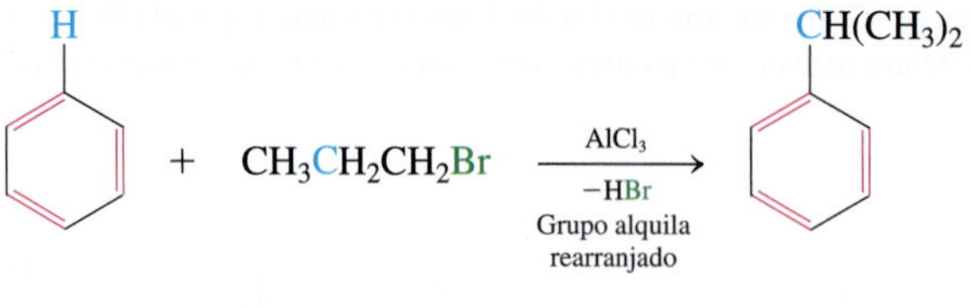

$$C_6H_6 + CH_3CH_2CH_2Br \xrightarrow[\text{Grupo alquila rearranjado}]{AlCl_3, -HBr} C_6H_5CH(CH_3)_2$$

Na presença do ácido de Lewis, o halogenoalcano inicial rearranja-se por um deslocamento de hidreto ao cátion 1-metil-etila (isopropila), termodinamicamente mais favorecido.

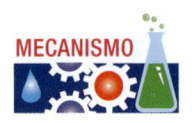

MECANISMO

Rearranjo do 1-bromo-propano ao cátion 1-metil-etila (isopropila)

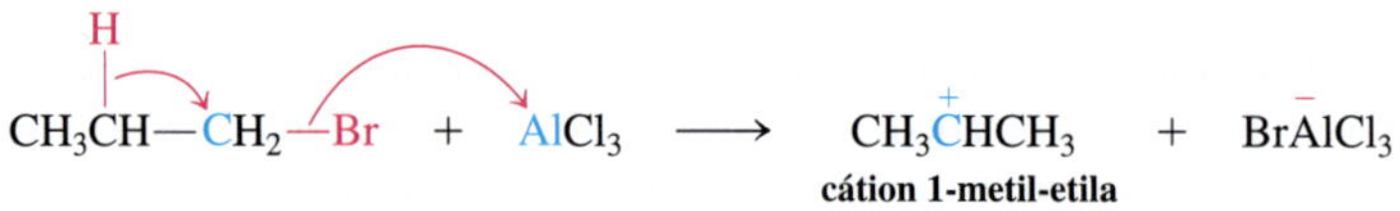

$$CH_3CH-CH_2-Br + AlCl_3 \longrightarrow CH_3\overset{+}{C}HCH_3 + \overset{-}{Br}AlCl_3$$

cátion 1-metil-etila (isopropila)

EXERCÍCIO 15-31

Trabalhando com os conceitos: rearranjos nas alquilações de Friedel-Crafts

A tentativa de alquilação do benzeno com o 1-cloro-butano na presença de AlCl₃ não dá apenas o butilbenzeno esperado. O produto principal é o (1-metil-propil)-benzeno. Escreva um mecanismo para esta reação.

Estratégia

Escreva primeiro uma equação para a transformação descrita:

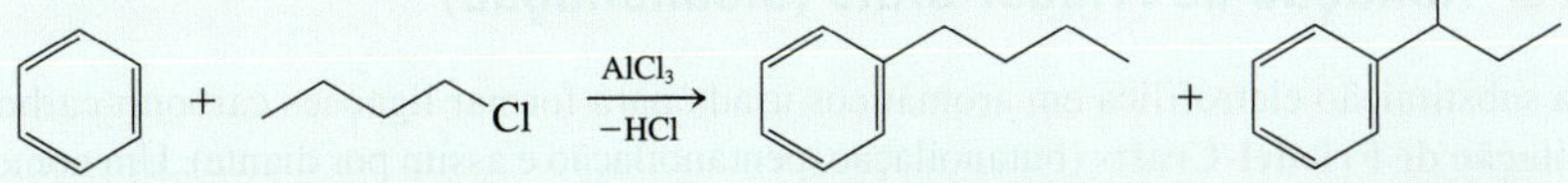

$$C_6H_6 + CH_3CH_2CH_2CH_2Cl \xrightarrow[-HCl]{AlCl_3} C_6H_5{-}CH_2CH_2CH_2CH_3 \;+\; C_6H_5{-}CH(CH_3)CH_2CH_3$$

Butilbenzeno   (1-Metil-propil)--benzeno

Examine cada produto separadamente.

Solução

- O primeiro produto deriva-se de uma alquilação de Friedel-Crafts normal:

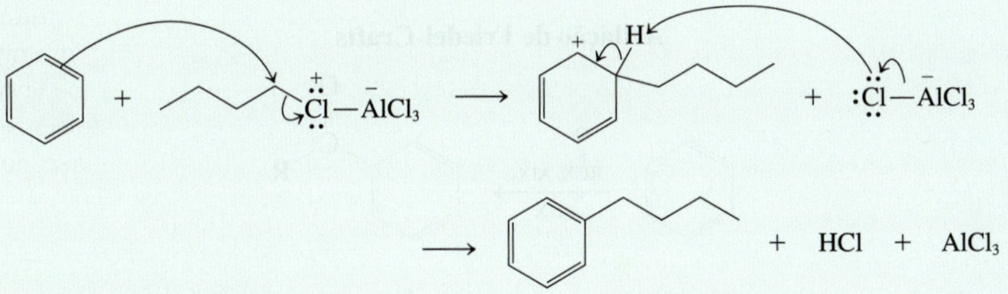

[mecanismo: benzeno + CH₃CH₂CH₂CH₂—Cl⁺—AlCl₃ → intermediário de Wheland (arênio) + :Cl⁻—AlCl₃ → butilbenzeno + HCl + AlCl₃]

- O segundo produto contém um grupo butila rearranjado e resulta da substituição eletrofílica por um cátion butila secundário. O rearranjo necessário ocorre pela migração de hidreto catalisada por um ácido de Lewis:

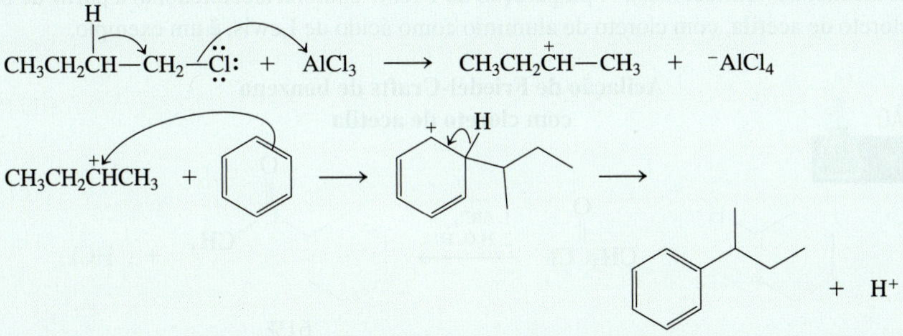

$$CH_3CH_2CH{-}CH_2{-}\overset{..}{\underset{..}{Cl}}{:} \;+\; AlCl_3 \longrightarrow CH_3CH_2\overset{+}{C}H{-}CH_3 \;+\; {}^-AlCl_4$$

$$CH_3CH_2\overset{+}{C}HCH_3 \;+\; C_6H_6 \longrightarrow [\text{intermediário de Wheland}] \longrightarrow C_6H_5{-}CH(CH_3)CH_2CH_3 \;+\; H^+$$

EXERCÍCIO 15-32

Tente você

Escreva um mecanismo para a seguinte reação:

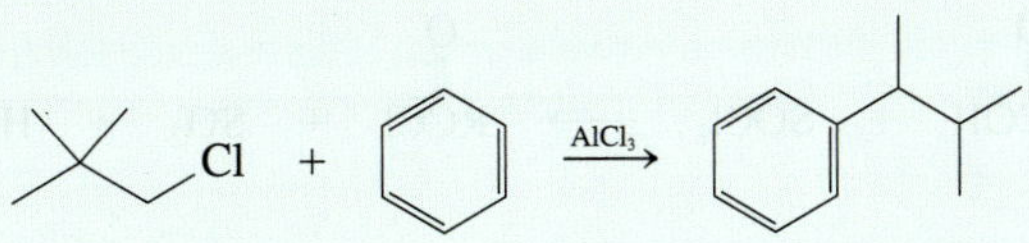

$$(CH_3)_3C{-}CH_2Cl \;+\; C_6H_6 \xrightarrow{AlCl_3} C_6H_5{-}CH(CH_3)CH(CH_3)_2$$

Devido a estas limitações, as alquilações de Friedel-Crafts raramente são usadas em sínteses. Será que podemos melhorar este processo? Seria necessário usar uma espécie eletrofílica de carbono que não sofra rearranjo e que, além disso, desative o anel para evitar a substituição posterior. Esta espécie é o cátion acílio, que é usado na segunda reação de Friedel-Crafts, o tópico da próxima seção.

EM RESUMO, a alquilação de Friedel-Crafts tem como desvantagens a polialquilação e os rearranjos da cadeia lateral por migrações de hidrogênio e de alquila.

15-13 Acilação de Friedel-Crats (alcanoilação)

A outra substituição eletrofílica em aromáticos usada para formar ligações carbono-carbono é a **alcanoilação de Friedel-Crafts** (butanoilação, pentanoilação e assim por diante). Um nome sistemático alternativo mais popular deste processo é **acilação**, que é o termo que usaremos. A IUPAC retém os nomes comuns formila para $HC\overset{O}{\underset{\|}{-}}$ e acetila para $CH_3C\overset{O}{\underset{\|}{-}}$ (Seção 17-1). A reação ocorre através de **cátions acílio** intermediários de estrutura geral $RC\equiv:O^+$. Veremos, nesta seção, como estes íons atacam o benzeno facilmente para formar cetonas.

Acilação de Friedel-Crafts

$$C_6H_6 \xrightarrow[-HX]{RCOX, AlX_3} C_6H_5-C(=O)-R$$

A acilação de Friedel-Crafts utiliza cloretos de acila

O benzeno reage com halogenetos de acila na presença de um halogeneto de alumínio para dar 1-fenil-alcanonas (fenilcetonas). A preparação da 1-fenil-etanona (acetofenona) a partir de benzeno e cloreto de acetila, com cloreto de alumínio como ácido de Lewis, é um exemplo.

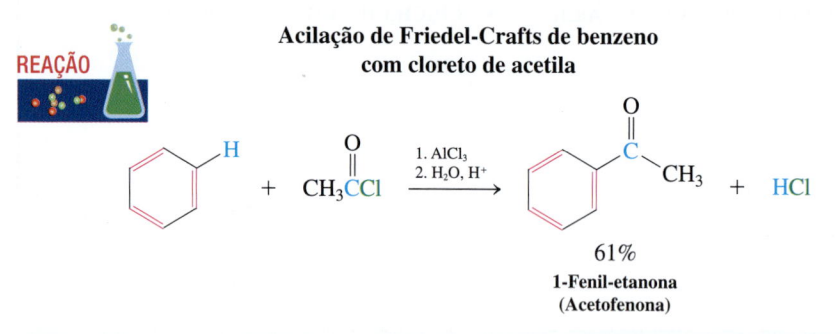

Acilação de Friedel-Crafts de benzeno com cloreto de acetila

$$C_6H_6 + CH_3COCl \xrightarrow[2. H_2O, H^+]{1. AlCl_3} C_6H_5COCH_3 + HCl$$

61%
1-Fenil-etanona
(Acetofenona)

Os cloretos de acila são compostos reativos, facilmente formados a partir de ácidos carboxílicos pela reação com o cloreto de tionila, $SOCl_2$. (Exploraremos este processo em detalhes no Capítulo 19).

Preparação de um cloreto de acila

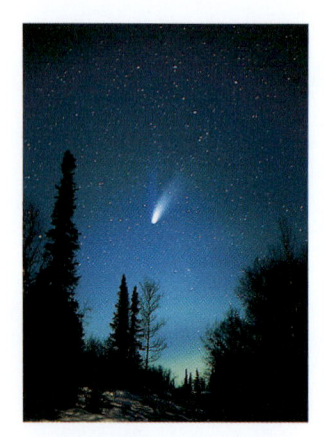

$$RCOOH + SOCl_2 \longrightarrow RCOCl + SO_2 + HCl$$

Embora seja instável e reativo, o cátion formila $H-C\equiv O^+$ é uma molécula orgânica fundamental pequena, que é (relativamente) abundante em diversos ambientes, como as chamas quentes e o frio espaço interestelar. Ele foi detectado no gás que circunda o cometa Hale-Bopp, um visitante espetacular dos céus da Terra em 1997.

Os halogenetos de acila reagem com ácidos de Lewis para produzir íons acílio

Os intermediários reativos essenciais das acilações de Friedel-Crafts são os cátions acílio. Estas espécies formam-se na reação dos halogenetos de acila com o cloreto de alumínio. O ácido de Lewis inicialmente se coordena com o átomo de oxigênio por causa da ressonância (veja o Exercício 2-11). O complexo está em equilíbrio com um isômero em que o cloreto de alumínio está ligado ao halogênio. A dissociação produz o íon acílio, que é estabilizado por ressonância e que, ao contrário dos cátions alquila, não se rearranja. O mapa de potencial eletrostático do cátion acetila, ao lado, mostra a maior parte da carga positiva (em azul) sobre o carbono da carbonila.

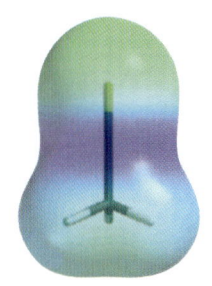

Cátion acetila

Íons acílio a partir de halogenetos de alcanoíla

Íon acílio

Às vezes, os anidridos de ácidos carboxílicos são usados na acilação em lugar dos halogenetos de acila. Estas moléculas reagem com ácidos de Lewis de modo semelhante.

Íons acílio a partir de anidridos de ácidos carboxílicos

Os íons acílio dão substituição eletrofílica em aromáticos

O íon acílio é suficientemente eletrofílico para atacar o benzeno pelo mecanismo de substituição aromática usual.

Acilação eletrofílica

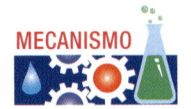

MECANISMO

Como o substituinte acila introduzido retira elétrons (ver Seções 14-8 e 16-1), ele desativa o anel e o protege de substituição posterior. A poliacilação não ocorre, mas a polialquilação sim (Seção 15-12). O efeito é acentuado pela formação de um complexo forte entre o catalisador, cloreto de alumínio, e a função carbonila do produto, a cetona.

Complexação do ácido de Lewis com 1-fenil-alcanonas

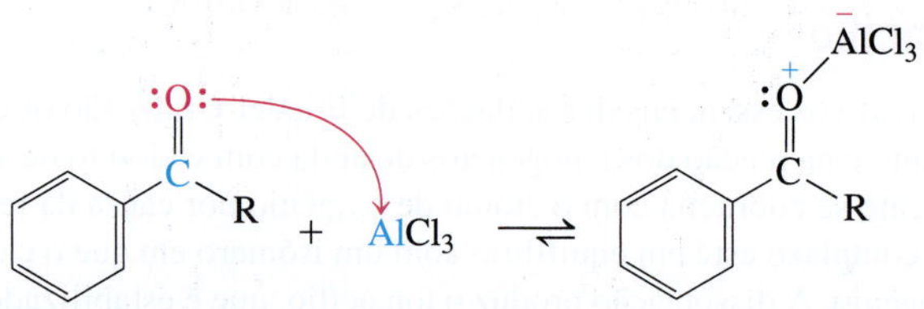

Esta complexação remove AlCl₃ da mistura de reação, o que torna necessário o uso de *pelo menos um equivalente completo* do ácido de Lewis para que a reação se complete. É necessário tratar o produto da reação com água para liberar a cetona do complexo com o alumínio, como se pode ver nos exemplos seguintes.

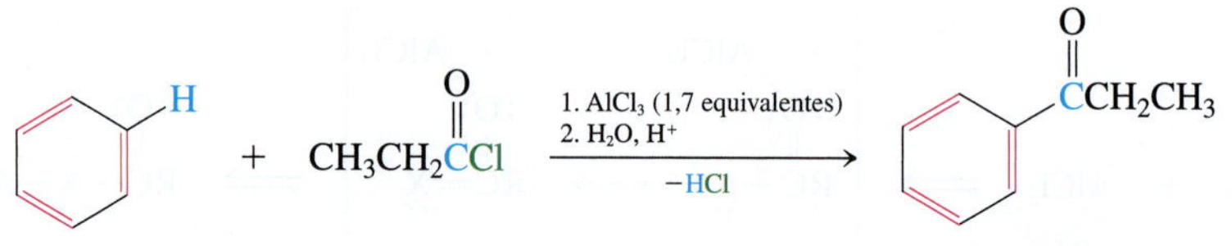

84%
1-Fenil-1-propanona
(Propiofenona)

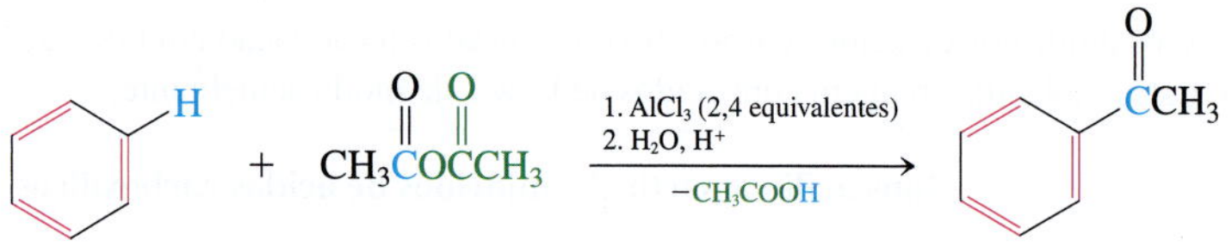

85%
1-Fenil-etanona
Acetofenona

A seletividade da acilação de Friedel-Crafts para a monossubstituição permite a introdução seletiva de cadeias de carbono no anel do benzeno, uma tarefa difícil de realizar pela alquilação de Friedel-Crafts (Seção 15-12). Como sabemos converter a função carbonila em álcool por redução com hidreto (Seção 8-6) e transformar o grupo hidróxi em um grupo de saída que pode ser também reduzido com hidreto (Seção 8-7), podemos sintetizar hidrocarbonetos. Esta sequência acilação-redução é um protocolo de alquilação indireto e seletivo. Encontraremos "desoxigenações" diretas de grupos carbonila mais à frente (Seções 16-5 e 17-10).

Preparação do hexil-benzeno pela hexanoilação-redução do benzeno

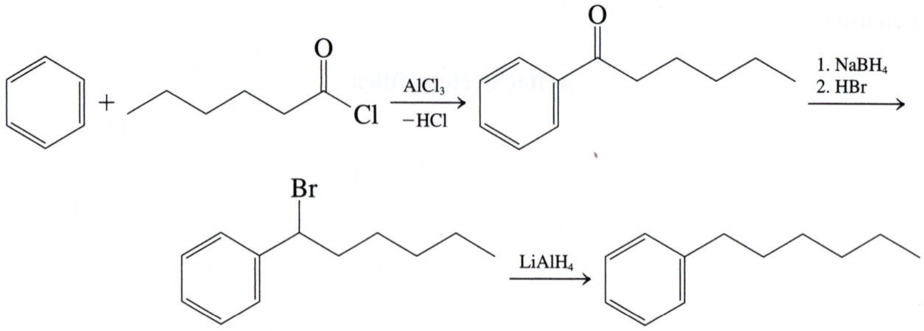

Hexil-benzeno

EXERCÍCIO 15-33

O mais simples cloreto de alcanoíla, o cloreto de formila, H–C(=O)–Cl, é instável e decompõe-se em HCl e CO quando se tenta prepará-lo. A formilação direta do benzeno é, portanto, impossível. Uma alternativa é o uso da reação de Gattermann-Koch, que possibilita a introdução do grupo formila, —CHO, no anel do benzeno pelo tratamento com CO sob pressão, na presença de HCl, com catálise por ácidos de Lewis. O metilbenzeno (tolueno), por exemplo, pode ser formilado na posição para com 51% de rendimento. O eletrófilo deste processo foi observado diretamente pela primeira vez em 1997, no tratamento de CO com HF—SbF$_5$ sob alta pressão: ^{13}C-RMN: δ = 139,5 ppm; IV: $\tilde{\nu}$ = 2110 cm^{-1}. Qual é a estrutura desta espécie e qual é o mecanismo da reação com o metilbenzeno? Explique os dados espectrais. (**Sugestão:** desenhe a estrutura de Lewis do CO e imagine a espécie que pode ser formada na presença de um ácido. Os dados espectrais do CO livre são ^{13}C-RMN δ = 181,3 ppm; IV: $\tilde{\nu}$ = 2143 cm^{-1}.)

$$\text{4-metiltolueno} + CO + HCl \xrightarrow{AlCl_3, CuCl} \text{4-metilbenzaldeído (p-CH}_3\text{-C}_6\text{H}_4\text{-CHO)}$$

EM RESUMO, os problemas da alquilação de Friedel-Crafts (substituição múltipla e rearranjos de carbocátion) são evitados na acilação de Friedel-Crafts, em que um halogeneto de acila ou um anidrido de ácido carboxílico, na presença de um ácido de Lewis, é o parceiro de reação. Os cátions acílio intermediários reagem por substituição eletrofílica em aromáticos para dar cetonas aromáticas.

A IDEIA GERAL

O conceito de aromaticidade (e antiaromaticidade) pode parecer estranho e novo, porém ele é apenas uma extensão de outros efeitos eletrônicos que encontramos anteriormente: a Lei de Coulomb (Seção 1-2), a regra do octeto (Seção 1-3) e o princípio da construção (Aufbau, Seção 1-6). Vimos outros exemplos de superposição de orbitais e deslocalização que podem ser estabilizantes ou desestabilizantes, incluindo a ordem de estabilidade de radicais (Seção 3-2) e de carbocátions (Seção 7-5) devido à hiperconjugação, e o fenômeno geral de (des)estabilização por deslocalização de elétrons π (Capítulo 14). Neste contexto, a aromaticidade é simplesmente outro tipo importante de efeito eletrônico na química orgânica.

Exploraremos outras implicações da aromaticidade no Capítulo 16, em que veremos como a monossubstituição em um anel do benzeno afeta a substituição posterior. O anel fenila ocorre em moléculas orgânicas muito variadas, desde o poliestireno à aspirina. Aprender como incorporar anéis fenila a outras moléculas e mudar os substituintes de um anel fenila é importante, sob muitos aspectos, nas sínteses orgânicas.

PROBLEMAS DE INTEGRAÇÃO

15-34 O composto A, C$_8$H$_{10}$, foi tratado com Br$_2$ na presença de FeBr$_3$ para dar o produto B, C$_8$H$_9$Br. Os dados espectrais são dados abaixo. Dê estruturas para A e B.

A: ^{1}H-RMN (CDCl$_3$): δ = 2,28 (s, 6 H); 6,95 (m, 3 H); 7,11 (td, J = 7,8, 0,4 Hz, 1 H) ppm.
^{13}C-RMN (CDCl$_3$): δ = 21,3, 126,1, 128,2, 130,0, 137,7 ppm.
IV (líquido puro) sinais selecionados: $\tilde{\nu}$ = 3016, 2946, 2961, 769, 691 cm^{-1}.
UV (CH$_3$OH): λ_{max} = 261 nm.

B: ^{1}H-RMN (CDCl$_3$): δ = 2,25 (s, 3 H); 2,34 (s, 3 H); 6,83 (dd, J = 7,9, 2,0 Hz, 1 H); 7,02 (dd, J = 2,0, 0,3 Hz, 1 H); 7,36 (dd, J = 7,9, 0,3 Hz, 1 H) ppm.
^{13}C-RMN (CDCl$_3$): δ = 20,7; 22,7; 121,6; 128,1; 131,6; 132,1; 136,9; 137,4 ppm.
IV (líquido puro) sinais selecionados: $\tilde{\nu}$ = 3012, 2961, 2923 cm^{-1}.
UV (CH$_3$OH): λ_{max} = 265 nm.

SOLUÇÃO

O exame rápido das fórmulas moleculares e dados espectrais confirma que está ocorrendo a bromação de um benzeno substituído. Um hidrogênio em A (C$_8$H$_{10}$) é substituído por um átomo de bromo (C$_8$H$_9$Br), e os dois compostos mostram picos de aromáticos nos espectros de ^{1}H-RMN e de ^{13}C-RMN. O espectro no IV confirma este assinalamento pela presença de sinais de deformação axial de C$_{aromático}$—H em A e em B. Os dados de UV são consistentes com a presença de um cromóforo fenila. A análise mais cuidadosa dos espectros mostra que os dois compostos têm dois grupos metila ligados ao sistema aromático em $\delta \approx$ 2,3 ppm (Tabela 10-2).

A subtração de 2 × CH₃ de C₈H₁₀ (A) deixa C₆H₄, um fragmento fenila. O composto A tem de ser um dos isômeros do dimetilbenzeno e, consequentemente, B tem de ser um bromo-(dimetil)-benzeno. A questão é: qual dos isômeros? Para encontrar as respostas, é útil escrever todas as opções possíveis. Para A, existem três isômeros, o *o*-dimetilbenzeno, o *m*-dimetilbenzeno e o *p*-dimetilbenzeno (xilenos, Seção 15-1).

Três possíveis estruturas para A

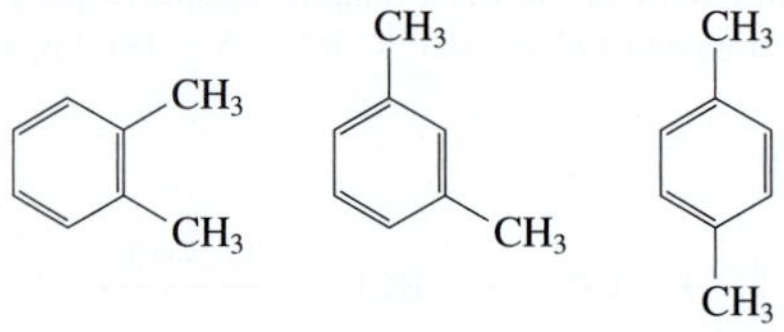

Orto   Meta   Para

A

Será que é possível distingui-los na base da espectroscopia de RMN? A resposta é sim, porque os anéis têm simetria diferente. Assim, o isômero orto deveria exibir apenas dois tipos de hidrogênios aromáticos (dois de cada) e três sinais de carbono de fenila nos espectros de RMN. O isômero para é ainda mais simétrico, tendo apenas um tipo de hidrogênio aromático e dois tipos de carbono de fenila. Esta predição é incompatível com os dados observados para A. Embora alguns dos hidrogênios aromáticos não estejam resolvidos e apareçam como um multipleto (3 H), a presença de um único hidrogênio em $\delta = 7{,}11$ ppm só é consistente com o *m*-dimetilbenzeno. (Qual dos dois hidrogênios possíveis dá origem ao sinal? **Sugestão**: olhe o padrão de acoplamento do sinal de ¹H-RMN). Este isômero tem quatro carbonos distintos e isto se confirma no espectro de ¹³C-RMN.

Conhecendo a estrutura de A, podemos agora examinar os possíveis produtos de substituição eletrofílica.

Três possíveis estruturas para B

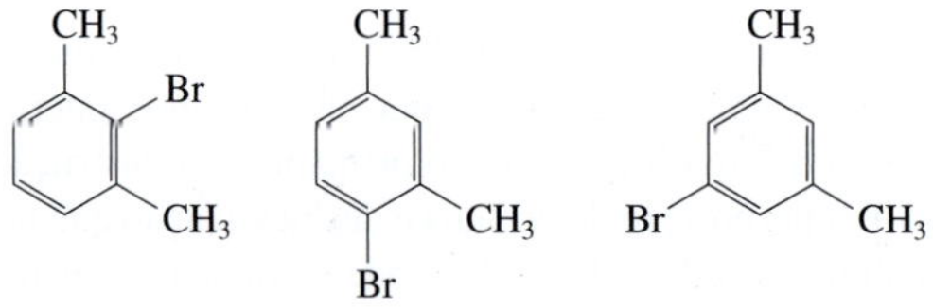

B

Qual delas é B? A simetria (ou a falta dela) permite determinar a estrutura de B. O espectro de ¹H-RMN de B mostra dois grupos metila distintos e três ressonâncias de hidrogênio de anel separados, e o espectro de ¹³C-RMN, dois picos de carbono de metila, além das seis absorções de carbono aromático. Os dados combinados são compatíveis somente com a estrutura do 1-bromo-2,4-dimetil-benzeno, acima. A transformação de A em B é, portanto,

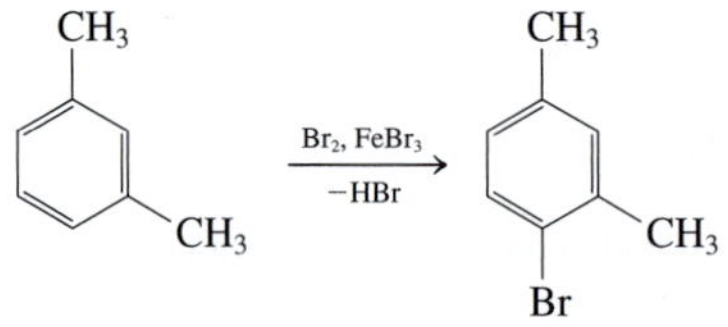

A $\xrightarrow[-HBr]{Br_2,\ FeBr_3}$ B

Por que a monossubstituição de A dá somente o isômero B? Leia o Capítulo 16! Mas antes tente resolver o Problema 39 para ganhar prática com a espectrometria.

15-35 Toneladas do inseticida DDT (veja o Destaque Químico 3-3) já foram preparadas pelo tratamento do clorobenzeno com o 2,2,-tricloro-acetaldeído na presença de H₂SO₄ concentrado. Proponha um mecanismo para esta reação.

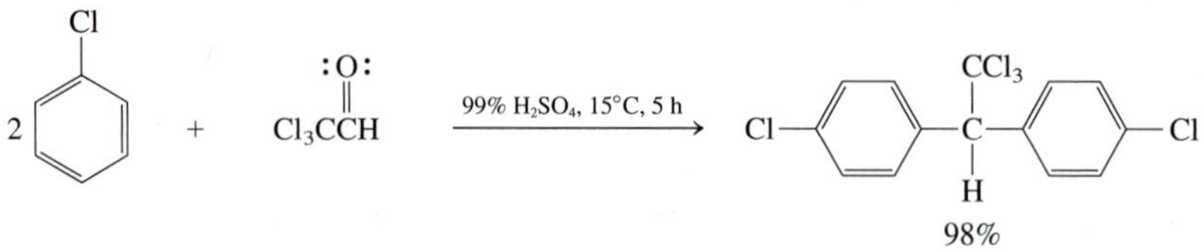

2 Clorobenzeno + Cl₃CCHO (2,2,2-Tricloro-acetaldeído) $\xrightarrow{99\%\ H_2SO_4,\ 15°C,\ 5\ h}$ DDT (98%)

SOLUÇÃO

Façamos, inicialmente, um inventário dos dados:

1. O produto é composto de duas subunidades derivadas do clorobenzeno e uma subunidade derivada de um aldeído.
2. No processo, os reagentes, dois clorobenzenos e um tricloroacetaldeído, que, juntos, correspondem à fórmula $C_{14}H_{11}Cl_5O$, transformam-se em DDT, que tem fórmula $C_{14}H_9Cl_5$. Conclusão: Falta H_2O, talvez eliminado na forma de água.
3. A transformação é, topologicamente, a substituição de um hidrogênio de um anel aromático por um substituinte alquila, o que sugere fortemente uma alquilação de Friedel-Crafts (Seção 15-12).

Podemos agora analisar os detalhes de um possível mecanismo. A alquilação de Friedel-Crafts utiliza eletrófilos de carbono com polarização positiva ou cátions. Em nosso caso, a estrutura do produto sugere claramente que o carbono da carbonila do aldeído é o agente eletrofílico. Este carbono tem polarização positiva, devido à presença de substituintes oxigênio e cloro que retiram elétrons. A forma de ressonância dipolar (Seção 1-5) ilustra este ponto.

Ativação do 2,2,2-tricloro-acetaldeído como um eletrófilo

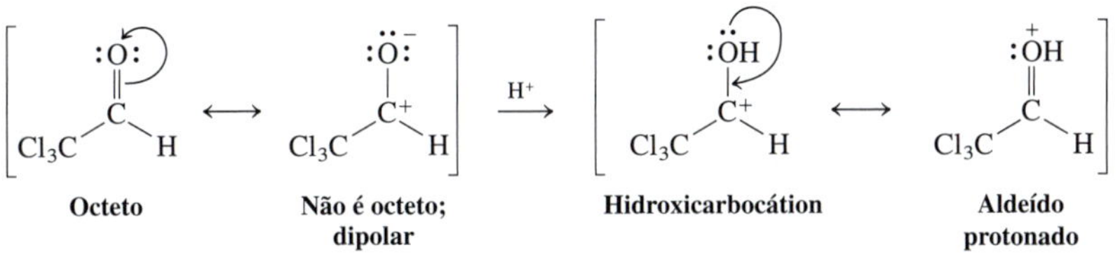

Na presença de ácido forte, a protonação do oxigênio com polarização negativa da espécie neutra gera um intermediário com carga positiva que acentua o caráter eletrofílico do composto carbonilado, como pode ser visto na forma de ressonância do carbocátion hidroxilado. Agora, é possível escrever a primeira das duas etapas de substituição eletrofílica em aromáticos (Seção 15-11).

Primeira etapa da substituição eletrofílica em aromáticos

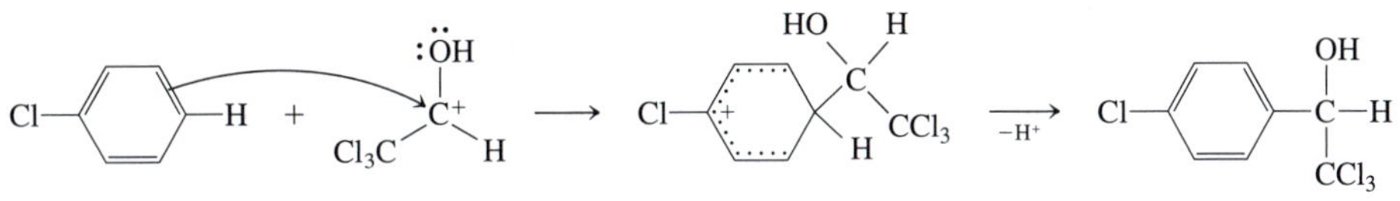

O produto desta etapa é um álcool, que pode ser convertido facilmente pelo ácido em um carbocátion (Seção 9-2), em parte porque a carga é estabilizada pelo anel fenila adjacente (*ressonância benzílica*, Seção 22-1, relacionada à *ressonância alílica*, Seções 14-1 e 14-3). O cátion formado permite a segunda etapa da substituição eletrofílica para dar o DDT. Um mecanismo mais detalhado é assunto do Problema 66.

Ativação do álcool e segunda etapa de substituição eletrofílica

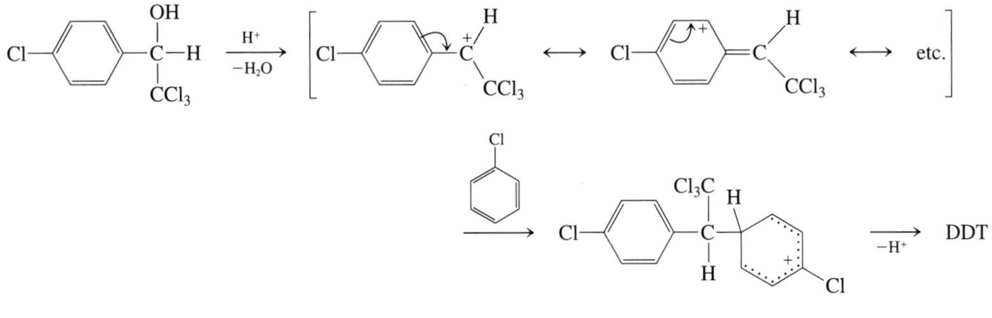

Novas reações

1. Hidrogenação do benzeno (Seção 15-2)

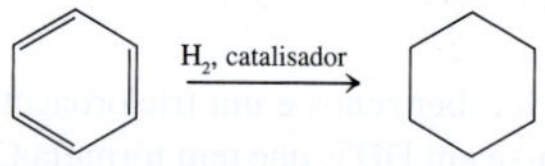

$$C_6H_6 \xrightarrow{H_2, \text{ catalisador}} C_6H_{12}$$

$\Delta H° = -49{,}3 \text{ kcal mol}^{-1}$
Energia de ressonância: $\sim -30 \text{ kcal mol}^{-1}$

Substituição eletrofílica em aromáticos

2. Cloração, bromação, nitração e sulfonação (Seções 15-9 e 15-10)

$$C_6H_6 \xrightarrow{X_2, \text{ FeX}_3} C_6H_5X + HX \qquad X = Cl, Br$$

$$C_6H_6 \xrightarrow{HNO_3, H_2SO_4} C_6H_5NO_2 + H_2O$$

$$C_6H_6 \underset{H_2SO_4, H_2O, \Delta}{\overset{SO_3, H_2SO_4}{\rightleftharpoons}} C_6H_5SO_3H \qquad \text{Reversível}$$

3. Cloretos de benzenossulfonila (Seção 15-10)

$$C_6H_5SO_3Na + PCl_5 \longrightarrow C_6H_5SO_2Cl + POCl_3 + NaCl$$

4. Alquilação de Friedel-Crafts (Seção 15-11)

$$C_6H_6 + RX \xrightarrow{AlCl_3} C_6H_5R + HX + \text{produto polialquilado}$$

R^+ está sujeito aos rearranjos de carbocátions

Intramolecular

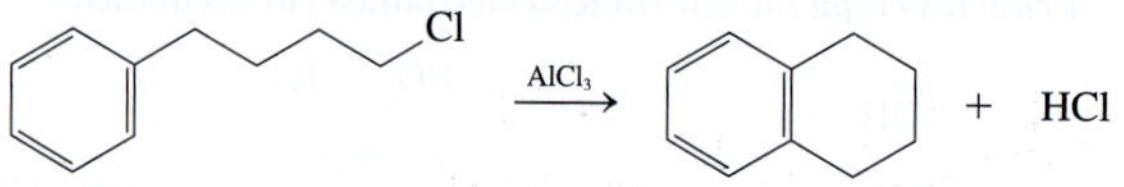

$$\text{Ph-(CH}_2\text{)}_4\text{-Cl} \xrightarrow{AlCl_3} \text{tetralina} + HCl$$

Álcoois e alquenos como substratos

$$C_6H_6 + RCHR'\text{(OH)} \xrightarrow[-H_2O]{BF_3, 60°C} C_6H_5CHRR'$$

$$C_6H_6 + RCH=CH_2 \xrightarrow{HF, 0°C} C_6H_5CH(R)CH_3$$

5. Acilação de Friedel-Crafts (Seção 15-13)

Halogenetos de acila

$$C_6H_6 + RCOCl \xrightarrow[\text{2. H}_2\text{O}]{\text{1. AlCl}_3} C_6H_5COR + HCl$$

Requer pelo menos um equivalente de ácido de Lewis

Anidridos

$$C_6H_6 + CH_3COOCCH_3 \xrightarrow[\text{2. H}_2\text{O}]{\text{1. AlCl}_3} C_6H_5COCH_3 + CH_3COOH$$

Capítulo 15 Benzeno e Aromaticidade

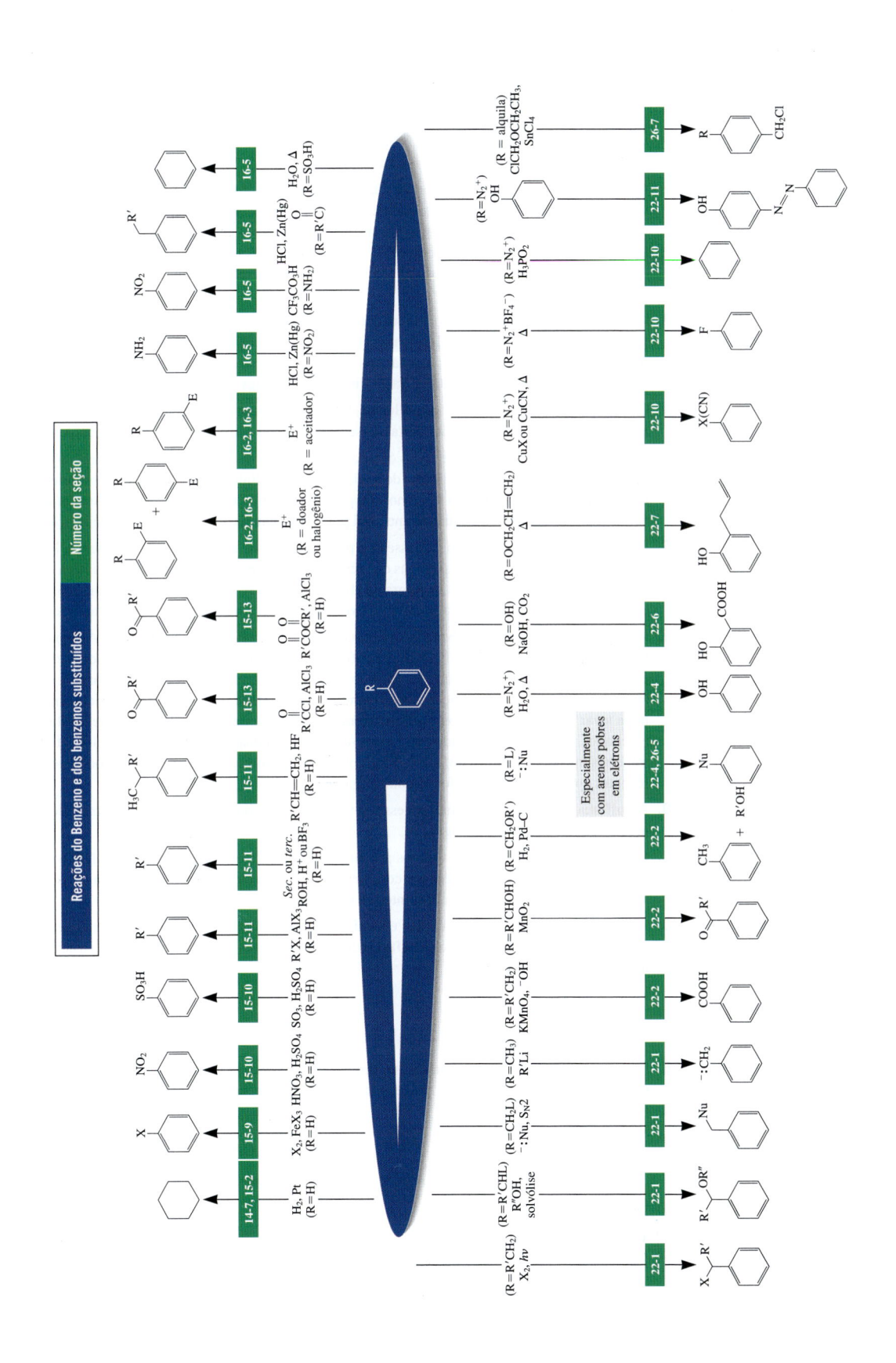

Reações do Benzeno e dos benzenos substituídos

(Figura-resumo das reações do benzeno e benzenos substituídos, com referências às seções do capítulo: 14-7, 15-2, 15-9, 15-10, 15-11, 15-13, 16-2, 16-3, 16-5, 22-1, 22-2, 22-4, 22-6, 22-7, 22-10, 22-11, 26-5, 26-7.)

Conceitos importantes

1. A nomeclatura dos benzenos substituídos é dada pela adição de prefixos ou sufixos à palavra *benzeno*. Os sistemas dissubstituídos são chamados de 1,2-, 1,3- e 1,4-, ou **orto**, **meta** e **para**, dependendo da localização dos substituintes. Muitos derivados de benzeno têm nomes comuns que são, às vezes, usados como a base da nomenclatura de seus análogos substituídos. Quando é tratado como substituinte, o sistema aromático é chamado de **arila**. O substituinte arila mais simples, C_6H_5, é chamado de **fenila**, e seu homólogo $C_6H_5CH_2$ é chamado de **fenilmetila** (**benzila**).

2. O benzeno não é um ciclo-hexatrieno, mas um sistema cíclico de seis elétrons π deslocalizados. Ele é um **hexágono regular** com seis átomos de carbono sp^2. Os seis orbitais p se superpõem igualmente com seus vizinhos. O calor de hidrogenação, anormalmente baixo, indica uma **energia de ressonância**, ou **aromaticidade**, de cerca de 30 kcal mol^{-1} (126 kJ mol^{-1}). A estabilidade resultante da deslocalização dos elétrons é importante no estado de transição de algumas reações, como a cicloadição de Diels-Alder e a ozonólise.

3. A estrutura especial do benzeno conduz a dados espectrais de UV, IV e RMN pouco usuais. A espectroscopia de ^{1}H-RMN é particularmente característica da aromaticidade, devido à desblindagem incomum dos hidrogênios dos anéis aromáticos pela **corrente de anel induzida**. Além disso, o padrão de substituição pode ser determinado pela análise das constantes de acoplamento *o*, *m* e *p*.

4. Os **hidrocarbonetos benzenoides policíclicos** são formados por anéis benzeno fundidos em linha ou em ângulo. Os membros mais simples desta classe de compostos são o naftaleno, o antraceno e o fenantreno.

5. Nestas moléculas, os anéis de benzeno **compartilham** dois (ou mais) átomos de carbono, cujos elétrons π são deslocalizados por todo o sistema de anéis. Assim, o naftaleno tem algumas das propriedades características de anel aromático do benzeno: o espectro eletrônico mostra conjugação estendida, a ^{1}H-RMN exibe desblindagem pela corrente de anel e há pouca alternância dos comprimentos de ligação.

6. O benzeno é o menor membro da casse dos polienos cíclicos aromáticos, que seguem a **Regra 4n + 2 de Hückel**. A maior parte dos sistemas que têm $4n$ elétrons π são espécies **antiaromáticas** ou **não aromáticas** relativamente reativas. A Regra de Hückel também se aplica a sistemas aromáticos com cargas, como o ânion ciclopentadienila, o cátion ciclo-heptatrienila e o diânion do ciclo-octatetraeno.

7. A reação mais importante do benzeno é a **substituição eletrofílica em aromáticos**. A etapa que controla a velocidade da reação é a adição do eletrófilo para dar um cátion hexadienila deslocalizado em que o caráter aromático do anel original foi perdido. A desprotonação rápida regenera a aromaticidade do anel (agora substituído). A substituição é exotérmica e tem preferência sobre a adição, endotérmica. A reação pode levar a halogenobenzenos e nitrobenzenos, a ácidos benzenossulfônicos e a derivados alquilados e acilados. Se necessário, ácidos de Lewis (cloração, bromação, reação de Friedel-Crafts) ou ácidos minerais (nitração, sulfonação) são usados como catalisadores. Eles aumentam o poder eletrofílico dos regentes ou geram eletrófilos fortes com carga positiva.

8. A **sulfonação** do benzeno é um processo **reversível**. O grupo ácido sulfônico é removido por aquecimento com ácido diluído em água.

9. Os **ácidos benzenossulfônicos** são os precursores dos cloretos de benzenosulfonila. Os cloretos reagem com álcoois para formar ésteres com **grupos de saída** úteis e com aminas para dar sulfonamidas, algumas das quais são muito importantes na medicina.

10. Ao contrário de outras substituições eletrofílicas em aromáticos, incluindo as acilações de Friedel-Crafts, a **alquilação de Friedel-Crafts** ativa o anel para substituições eletrofílicas posteriores e leva a misturas de produtos.

Problemas

36. Dê os nomes IUPAC de cada um dos seguintes compostos e, se possível, um nome comum alternativo razoável. (**Sugestão**: a ordem de precedência de grupos funcionais é —COOH > —CHO > —OH > —NH$_2$.)

(a) 3-clorobenzeno com COOH
(b) 1-metoxi-4-nitrobenzeno (OCH$_3$ e NO$_2$)
(c) 2-hidroxibenzaldeído (OH e CHO)

37. Dê um nome IUPAC adequado para cada uma das substâncias cujos nomes comuns são dados a seguir.

(d) ácido 3-aminobenzoico (estrutura com NH₂ e COOH em posições meta)

(e) anilina com CH₃ em orto e CH₂CH₃ em para

(f) tolueno com CH₃ em meta e Br em para (estrutura mostrada)

(g) fenol com OCH₃ em duas posições e Br

(h) C₆H₅—CH₂CH₂OH

(i) fenantreno substituído com grupo acetil (COCH₃)

38. Dê a estrutura de cada um dos seguintes compostos. Se o nome estiver incorreto, dê um nome sistemático correto. (a) *o*-Cloro-benzaldeído, (b) 2,4,6-tri-hidróxi-benzeno, (c) 4-nitro-*o*-xileno, (d) ácido *m*-isopropil-benzoico, (e) 4,5-dibromo-anilina, (f) *p*-metóxi-*m*-nitro-acetofenona.

(a) **Dureno** — benzeno com quatro CH₃ (1,2,4,5-tetrametilbenzeno)

(b) **Hexil-resorcinol** — benzeno com dois OH e CH₂(CH₂)₄CH₃

(c) **Eugenol** — benzeno com OH, OCH₃ e CH₂CH=CH₂

39. A combustão completa do benzeno é exotérmica por aproximadamente -789 kcal mol^{-1}. Qual seria este valor se o benzeno não tivesse estabilização aromática?

40. O espectro de ^{1}H-RMN do naftaleno mostra dois multipletes (Figura 15-16). A absorção em campo alto ($\delta = 7{,}49$ ppm) é devido aos hidrogênios em C2, C3, C6 e C7, e o multiplete em campo baixo ($\delta = 7{,}86$ ppm), aos hidrogênios em C1, C4, C5 e C8. Explique por que um conjunto de hidrogênios é mais desblindado do que o outro.

41. A hidrogenação completa do 1,3,5,7-ciclo-octatetraeno é exotérmica por -101 kcal mol^{-1}. A hidrogenação de ciclo-octeno tem $\Delta H° = -23$ kcal mol^{-1}. Estes dados são consistentes com a descrição do ciclo-octatetraeno apresentado no capítulo?

42. Qual das seguintes estruturas é aromática, de acordo com a Regra de Hückel?

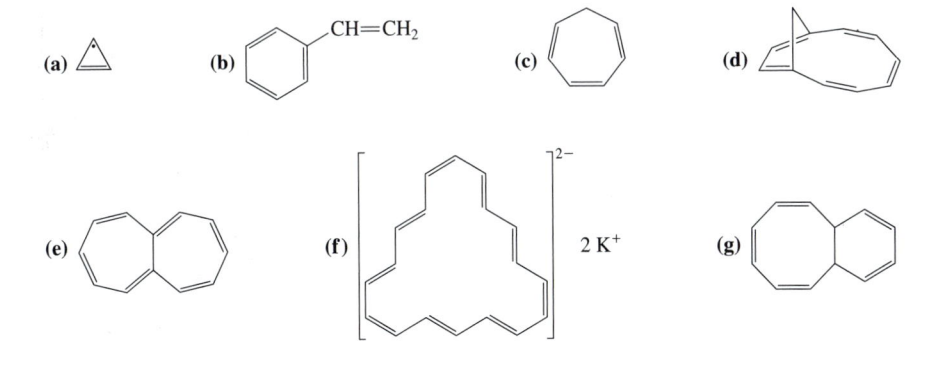

(a) ciclopropeno (b) estireno (C₆H₅—CH=CH₂) (c) cicloheptatrieno (d) biciclo com ponte

(e) benzociclohepteno (f) [18]anuleno dianion 2 K$^+$ (g) benzociclo-octatetraeno

43. Abaixo estão dados espectrométricos e outros dados de vários compostos. Proponha uma estrutura para cada um deles. (a) Fórmula molecular = $C_6H_4Br_2$. Espectro de ^{1}H-RMN, espectro A. ^{13}C-RMN: 3 picos. IV: $\tilde{\nu}$ = 745 cm^{-1} (F, larga). UV: $\lambda_{max}(\epsilon)$ = 263(150), 270(250) e 278(180) nm. (b) Fórmula molecular = C_7H_7BrO. Espectro de ^{1}H-RMN, espectro B. ^{13}C-RMN: 7 picos. IV: $\tilde{\nu}$ = 765 (F) e 680 (F) cm^{-1}. (c) Fórmula molecular = $C_9H_{11}Br$. Espectro de ^{1}H-RMN, espectro C. ^{13}C-RMN: δ = 20,6 (CH$_3$); 23,6 (CH$_3$) e 124,2 (C$_{quaternário}$), 129,0 (CH); 136,0 (C$_{quaternário}$) e 137,7 (C$_{quaternário}$) ppm. (F = Forte)

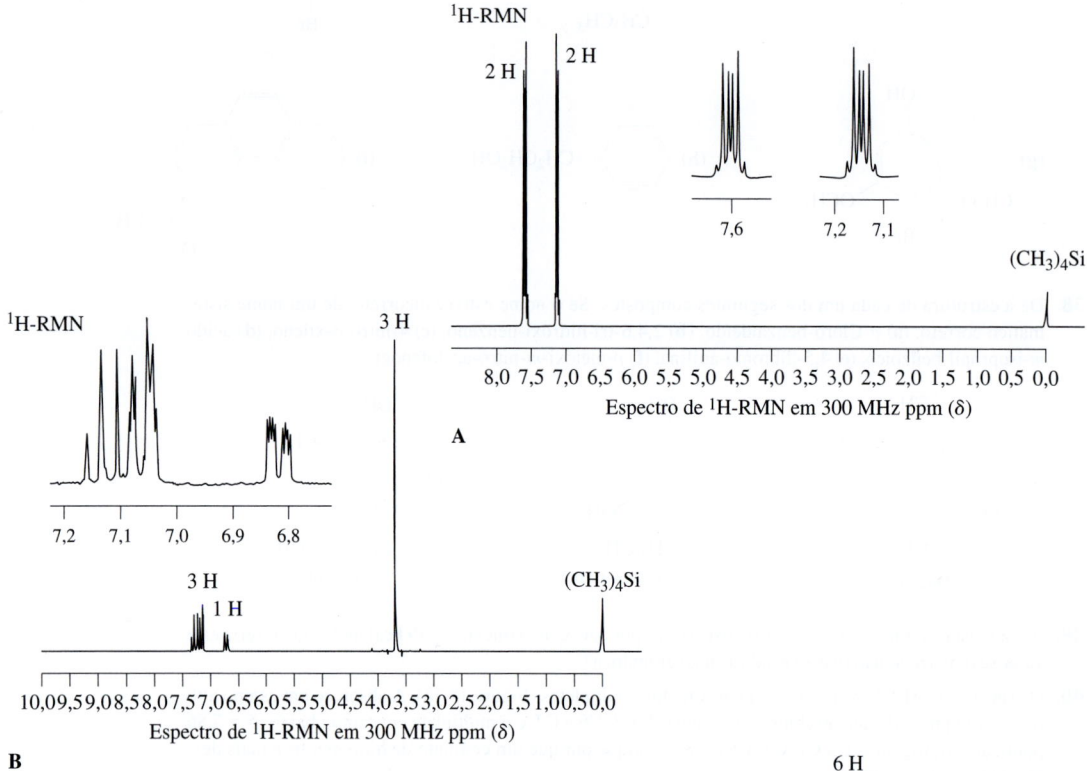

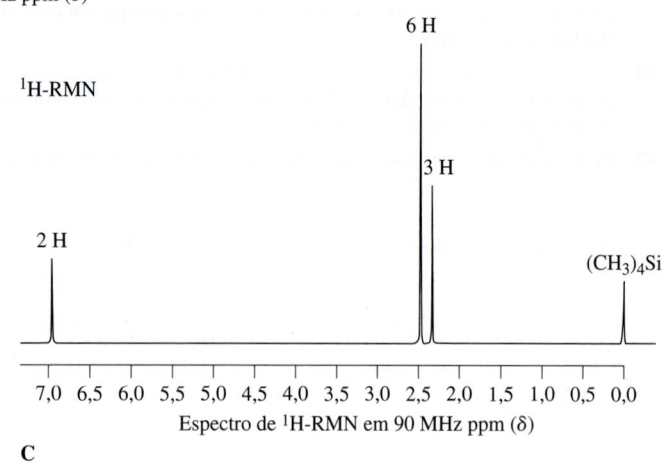

44. O metilbenzeno (tolueno) e o 1,6-heptadiino têm a fórmula molecular C₇H₈ e massa molecular 92. Qual dos dois espectros de massas mostrados abaixo corresponde a um e a outro?

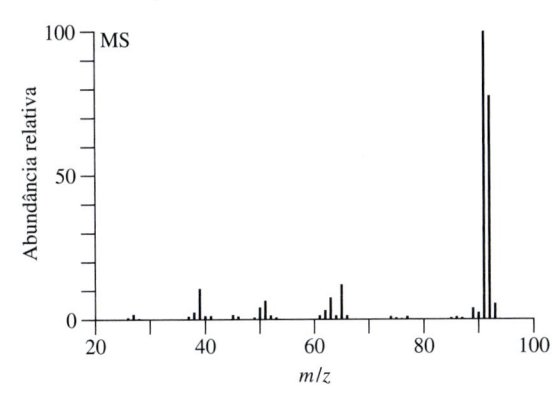

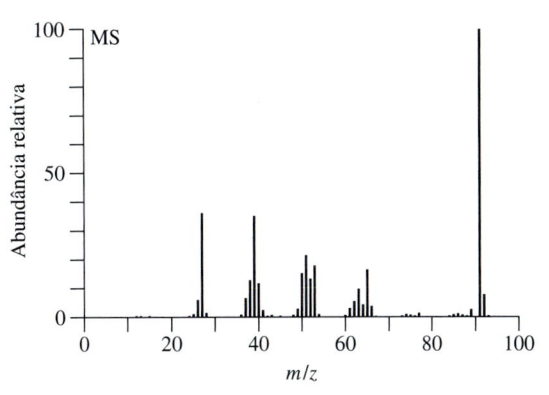

45. (a) Será que é possível distinguir os três isômeros do dimetóxi-benzeno somente na base do número de sinais do espectro de ^{13}C-RMN desacoplado de hidrogênio? Explique. (b) Quantos isômeros diferentes do dimetoxinaftaleno existem? Quantos picos cada um deveria exibir no espectro de ^{13}C-RMN com desacoplamento de hidrogênio?

46. A espécie que resulta da adição do benzeno a HF—SbF₅ (Exercício 15-24) dá as seguintes absorções no espectro de ^{13}C-RMN: δ = 52,2(CH₂), 136,9(CH), 178,1(CH) e 186,6(CH) ppm. Os sinais em δ = 136,9 e δ = 186,6 ppm são duas vezes mais intensos do que os demais picos. Explique o espectro.

47. Revisão das reações. Sem consultar o Mapa de Reações da p. 721, sugira um reagente para a conversão de benzeno em cada um dos compostos abaixo.

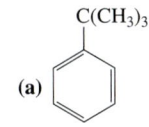

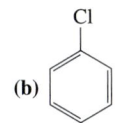

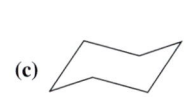

(a) C₆H₅—C(CH₃)₃   (b) C₆H₅—Cl   (c) ciclohexano   (d) C₆H₅—NO₂

(e) C₆H₅—C(O)CH₃   (f) C₆H₅—CH₂CH₃   (g) C₆H₅—SO₃H   (h) C₆H₅—Br

48. Dê o produto principal esperado na adição das seguintes misturas de reagentes ao benzeno. (**Sugestão**: Procure analogias com as reações apresentadas neste capítulo.)

(a) Cl₂ + AlCl₃
(b) T₂O + T₂SO₄ (T = trício, ³H)
(c) (CH₃)₃COH + H₃PO₄
(d) N₂O₅ (que tende a se dissociar em NO₂⁺ e NO₃⁻)
(e) (CH₃)₂C=CH₂ + H₃PO₄
(f) (CH₃)₃CCH₂CH₂Cl + AlCl₃
(g) (CH₃)₂C(Br)CH₂CH₂C(Br)(CH₃)₂ + AlBr₃
(h) H₃C—C₆H₄—COCl + AlCl₃

49. Escreva mecanismos para as reações (c) e (f) do Problema 48.

50. O hexadeutero-benzeno, C₆D₆, é um solvente muito útil na espectroscopia de ¹H-RMN, porque dissolve muitos compostos orgânicos e, por ser aromático, é muito estável. Sugira um método de preparação de C₆D₆.

51. Proponha um mecanismo para a sulfonação do benzeno usando ácido clorosulfúrico (na margem).

52. O benzeno reage com o dicloreto de enxofre, SCl_2, na presença de $AlCl_3$, para dar o sulfeto de difenila, $C_6H_5-S-C_6H_5$. Proponha um mecanismo para este processo.

53. (**a**) O cloreto de 3-fenil-propanoíla, $C_6H_5CH_2CH_2COCl$, reage com $AlCl_3$ para dar um único produto com fórmula C_9H_8O e um espectro de ^{1}H-RMN com sinais em δ = 2,53 (t, J = 8 Hz, 2 H), 3,02 (t, J = 8 Hz, 2 H) e 7,2-7,7 (m, 4 H) ppm. Proponha uma estrutura e um mecanismo para a formação deste produto.

(**b**) O produto do processo descrito em (a) sofre a seguinte sequência de reações: (1) $NaBH_4$, CH_3CH_2OH; (2) H_2SO_4 conc.; (3) H_2, Pd—C, CH_3CH_2OH. O produto final tem cinco linhas de ressonância no espectro de ^{13}C-RMN. Qual é a estrutura da substância formada após cada uma das etapas da sequência?

54. Este capítulo afirma que os benzenos substituídos com alquilas são mais suscetíveis ao ataque eletrofílico do que o benzeno. Desenhe um gráfico como o da Figura 15-20 para mostrar a diferença quantitativa dos perfis de energia da substituição eletrofílica do metilbenzeno (tolueno) e do benzeno.

55. Como os halogenoalcanos, os halogenoarenos são facilmente convertidos em reagentes organometálicos, que são fontes de carbono nucleofílico.

$C_6H_5-Br \xrightarrow{Mg, (CH_3CH_2)_2O, 25°C} C_6H_5-\overset{\delta-}{}\overset{\delta+}{MgBr}$

Brometo de fenilmagnésio

$C_6H_5-Cl \xrightarrow{Mg, THF, 50°C} C_6H_5-\overset{\delta-}{}\overset{\delta+}{MgCl}$

Cloreto de fenilmagnésio

Reagentes de Grignard

O comportamento químico destes reagentes é muito semelhante ao de seus análogos alquilados. Escreva o produto principal de cada uma das seguintes sequências.

(**a**) $C_6H_5Br \xrightarrow{\text{1. Li, }(CH_3CH_2)_2O \text{; 2. }CH_3CHO \text{; 3. }H^+, H_2O}$

(**b**) $C_6H_5Cl \xrightarrow{\text{1. Mg, THF; 2. }H_2C-CH_2 \text{ (O); 3. }H^+, H_2O}$

56. Proponha uma síntese eficiente dos seguintes compostos, a partir do benzeno. (**a**) 1-fenil-1-heptanol, (**b**) 2-fenil-2-butanol, (**c**) 1-fenil-octano. (**Sugestão**: use um dos métodos da Seção 15-14. Por que a alquilação de Friedel-Crafts não funciona?)

57. A vanilina, cuja estrutura está ao lado, na margem, e foi descrita na abertura do capítulo, é um derivado do benzeno que tem vários substituintes, cada um dos quais com sua reatividade característica. Qual o produto esperado da reação da vanilina com os seguintes reagentes?

(**a**) $NaBH_4$, CH_3CH_2OH
(**b**) NaOH, depois CH_3I

A vanilina é obtida pela extração das sementes das vagens de plantas do gênero *Vanilla*, um processo usado há mais de quinhentos anos. Os Astecas do México usavam-na para dar sabor ao *xocoatl*, uma bebida à base de chocolate. Cortez descobriu-a na corte de Montezuma e foi responsável por sua introdução na Europa. O aumento da demanda de vanilina provocou o aparecimento de procedimentos de síntese que envolvem a extração de compostos relacionados de outras fontes vegetais. Uma das mais importantes dessas fontes é o resíduo da madeira utilizada na manufatura do papel. A conversão de eugenol (extraído do cravo-da-índia) em vanilina é muito semelhante quimicamente. Primeiro, o tratamento do eugenol com KOH em 150°C em um solvente de alto ponto de ebulição faz uma isomerização de posição da ligação dupla da cadeia lateral:

Eugenol (4-(CH$_2$CH=CH$_2$)-2-CH$_3$O-fenol) $\xrightarrow{KOH, 150°C, 1,5 h}$ 4-(CH=CHCH$_3$)-2-CH$_3$O-fenol

A clivagem oxidativa (veja a Seção 12-12) completa a síntese da vanilina.

(**c**) Proponha um mecanismo para a isomerização ilustrada no esquema.

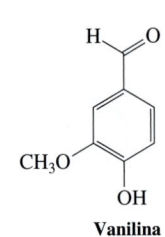

58. Devido à deslocalização no anel, as estruturas A e B mostradas aqui para o *o*-dimetilbenzeno (*o*-xileno) correspondem às duas formas de ressonância de uma mesma molécula. Pode o mesmo ser dito das duas estruturas do dimetil-ciclo-octatetraeno, C e D? Explique.

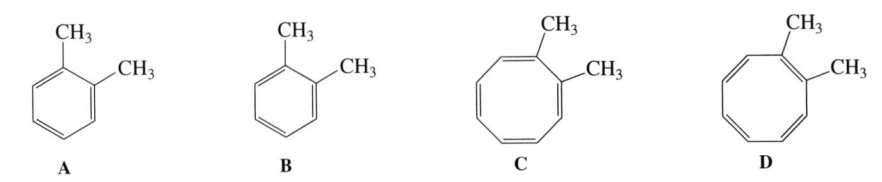

59. O diagrama abaixo compara qualitativamente os níveis de energia dos sistemas π da 2-propenila (alila) e da ciclopropenila (veja ao lado, na margem). **(a)** Desenhe os três orbitais moleculares de cada sistema, usando os sinais mais e menos e linhas pontilhadas para indicar a superposição dos ligantes e os nodos, como na Figura 15-4. Algum destes sistemas tem orbitais moleculares degenerados? **(b)** Quantos elétrons π dariam origem à estabilização máxima do sistema ciclopropenila em relação ao sistema 2-propenila (alila)? (Compare com a Figura 15-5, do benzeno.) Dê as estruturas de Lewis dos dois sistemas com este número de elétrons π e as cargas atômicas apropriadas. **(c)** O sistema ciclopropenila mostrado em (b) poderia ser classificado como sendo "aromático"? Explique.

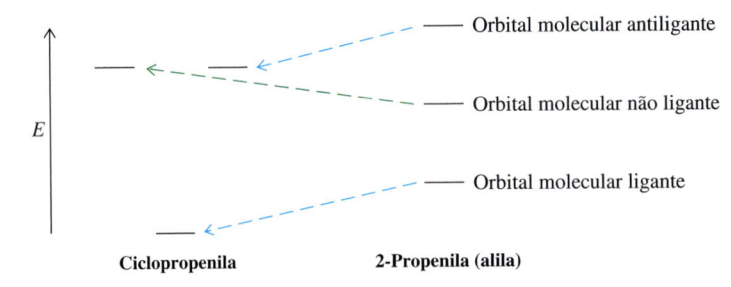

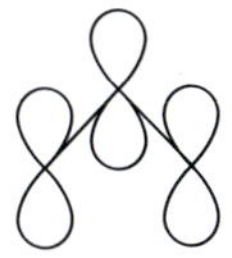

60. DESAFIO A 2,3-difenil-ciclo-propenona (veja a estrutura ao lado, na margem) dá um produto de adição com HBr que exibe propriedades de um sal iônico. Sugira uma estrutura para este produto e uma razão para sua existência como uma entidade estável.

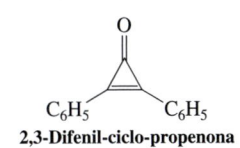

61. DESAFIO Será que o dicátion do ciclobutadieno ($C_4H_4^{2+}$) é aromático de acordo com a Regra de Hückel? Desenhe o diagrama de orbitais moleculares para dar suporte a sua resposta.

62. As moléculas mostradas abaixo são exemplos de "fulvenos", ou metileno-ciclo-pentadienos.

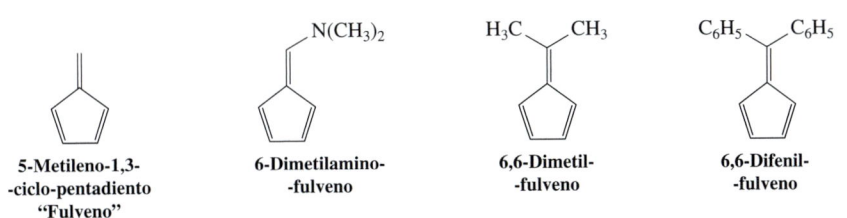

5-Metileno-1,3--ciclo-pentadiento "Fulveno"

6-Dimetilamino--fulveno

6,6-Dimetil--fulveno

6,6-Difenil--fulveno

(a) Uma dessas estruturas representa um composto consideravelmente mais ácido do que os demais, com um pK_a em torno de 20. Identifique-a e assinale o hidrogênio ácido. Explique por que o composto é um ácido tão forte embora a molécula só tenha ligações carbono-hidrogênio.
(b) Nenhum dos 7-metileno-1,3,5-ciclo-heptatrienos que correspondem às estruturas de fulvenos acima mostra acidez exepcional. Explique.

63. Uma reação característica dos fulvenos é a adição nucleofílica. Em que carbono dos fulvenos você esperaria o ataque nucleofílico e por quê?

64. DESAFIO (a) O espectro de ¹H-RMN do [18]anuleno mostra dois sinais, em δ = 9,28 (12 H) e −2,99 (6 H) ppm. O deslocamento químico negativo refere-se a uma ressonância *em campo alto* (*à direita*) do $(CH_3)_4Si$. Explique este espectro. (**Sugestão**: consulte a Figura 15-9.) **(b)** A molécula incomum 1,6-metano[10]anuleno (ao lado) mostra dois grupos de sinais no espectro de ¹H-RMN em δ = 7,10 (8 H) e −0,50 (2 H) ppm. Este resultado indica caráter aromático?

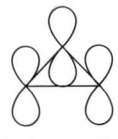

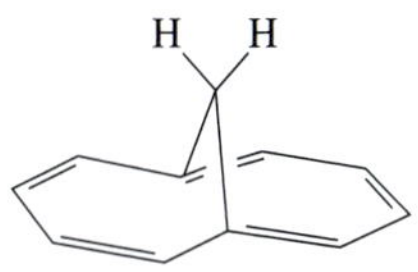

65. O espectro de ¹H-RMN do isômero mais estável do [14]anuleno mostra dois sinais, em δ = −0,61 (4 H) e 7,88 (10 H) ppm. Duas estruturas possíveis do [14]anuleno são dadas. Como elas diferem? Qual delas corresponde ao espectro de RMN descrito?

A   **B**

66. Explique, usando mecanismos, a seguinte reação e o resultado estereoquímico indicado.

Acetato de fenilmercúrio

67. Benzenos substituídos com metais têm uma longa história de uso em medicina. Antes da descoberta dos antibióticos, o uso de derivados de fenil-arsênio era o único tratamento possível para várias doenças. Os derivados de fenilmercúrio continuam a ser usados como fungicidas e agentes antimicrobiais até hoje. Com base nos princípios gerais dados neste capítulo e em seu conhecimento das características dos compostos de Hg^{+2} (veja a Seção 12-7), proponha uma síntese do acetato de fenilmercúrio (mostrado ao lado).

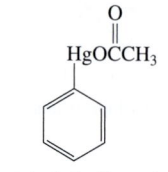

Problema em grupo

68. O grupo deve discutir os seguintes resultados experimentais complementares, pertinentes ao mecanismo da substituição eletrofílica em aromáticos.

(**a**) Uma solução de HCl em benzeno é incolor e não conduz eletricidade, mas uma solução de HCl e $AlCl_3$ em benzeno tem cor e conduz eletricidade.

(**b**) Os deslocamentos de ¹³C-RMN da espécie abaixo são:

C1 e C5: 186,6 ppm
C3: 178,1 ppm
C2 e C4: 136,9 ppm
C6: 52,2 ppm

(**c**) As velocidades relativas de cloração dos seguintes compostos são:

Composto	Velocidade relativa
Benzeno	0,0005
Metilbenzeno	0,157
1,4-Dimetilbenzeno	1,00
1,2-Dimetilbenzeno	2,1
1,2,4-Trimetil-benzeno	200
1,2,3-Trimetil-benzeno	340
1,2,3,4-Tetrametil-benzeno	2000
1,2,3,5-Tetrametil-benzeno	240.000
Pentametilbenzeno	360.000

(**d**) Quando o 1,3,5-trimetil-benzeno é tratado com fluoroetano e um equivalente de BF_3 em −80°C, pode-se isolar um sal sólido com ponto de fusão −15°C. O aquecimento do sal leva ao 1-etil-2,4,6-trimetil-benzeno.

Problemas pré-profissionais

69. *o*-Iodo-anilina é o nome comum de qual dentre os seguintes compostos?

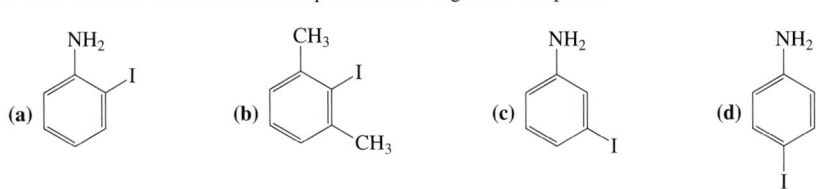

(a) 2-iodoanilina (NH₂ e I em orto) (b) 2,6-dimetil-iodobenzeno (c) 3-iodoanilina (d) 4-iodoanilina

70. A espécie que *não* é aromática de acordo com a Regra de Hückel é

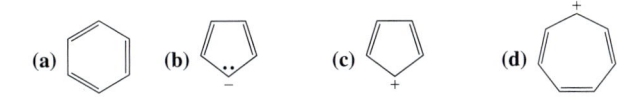

(a) benzeno (b) ciclopentadienila aniônica (c) ciclopentadienila catiônica (d) cátion tropílio

71. Quando o composto A (mostrado ao lado, na margem) é tratado com ácido mineral diluído, ocorre isomerização. Qual dos seguintes compostos é o novo isômero formado?

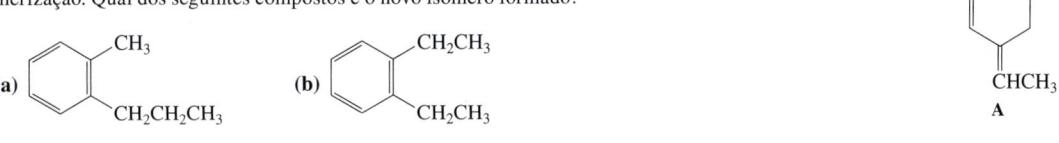

(a) 1-metil-2-propilbenzeno (b) 1,2-dietilbenzeno (c) 1,3-dimetil-4-etilbenzeno (d) 1-etil-3-etilbenzeno (m-dietilbenzeno)

72. Que conjunto de reagentes faz melhor a conversão mostrada?

benzeno → bromobenzeno

73. Um dos seguintes compostos tem ligações carbono-carbono iguais a 1,39 Å. Qual deles?

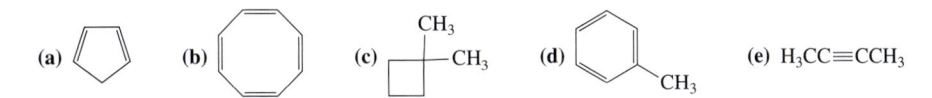

(a) ciclopentadieno (b) ciclooctatetraeno (c) 1,1-dimetilciclobutano (d) 1,4-dimetilbenzeno (e) $H_3CC{\equiv}CCH_3$

CAPÍTULO 16

Ataque Eletrofílico nos Derivados do Benzeno

Os substituintes controlam a regiosseletividade

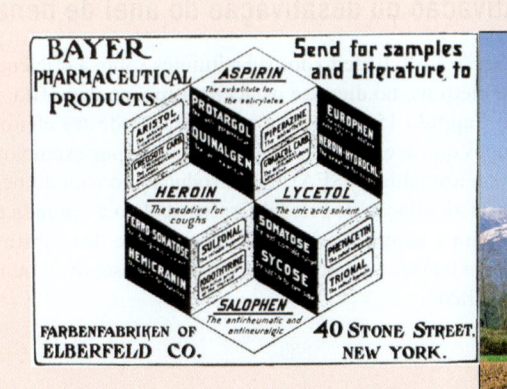

É bem possível que alguma vez em sua vida você tenha ingerido pelo menos um dos analgésicos conhecidos como aspirina, acetaminofeno, naproxeno ou ibuprofeno, talvez mais conhecidos pelos nomes comerciais, Aspirina, Tylenol, Naprosyn e Advil. A aspirina, o acetaminofeno e o ibuprofeno são benzenos dissubstituídos em orto ou para, e o naproxeno é um naftaleno dissubstituído. Como estes compostos são sintetizados? A resposta é: pela reação de substituição eletrofílica em aromáticos.

Ácido 2-acetil-benzoico
aspirina

N-(4-Hidróxi-fenil)-acetamida
acetaminofeno

Ácido 2-[2-(6-metóxi-naftil)]-propanoico
naproxeno

Ácido 2-[4-(2-metil-propil)-fenil]-propanoico
ibuprofeno

A aspirina, preparada industrialmente por substituição eletrofílica em aromáticos seletiva do fenol, pode ser considerada o fármaco mais fantástico de todos os tempos. O seu metabólito ativo, o ácido 2-hidroxibenzoico (ácido salicílico), obtido da casca do salgueiro branco, foi usado nos últimos quatro milênios no tratamento da inflamação e na redução da dor e do desconforto causados pela artrite, feridas superficiais e febre. A aspirina foi descoberta pela empresa alemã Bayer no fim do século XIX e, ironicamente, posta no mercado com outro fármaco, a heroína, cujos efeitos laterais viciantes não eram ainda conhecidos.

Vimos, no Capítulo 15, o uso desta transformação na preparação de benzenos monossubstituídos. Analisaremos, neste capítulo, o efeito de um substituinte na reatividade e na regiosseletividade (orientação) em uma segunda substituição eletrofílica em aromáticos. Veremos que os substituintes do benzeno podem ser grupados em (1) **ativantes** (doadores de elétrons), que geralmente direcionam o segundo eletrófilo para as **posições orto** e **para**, e (2) **desativantes** (aceitadores de elétrons), que geralmente direcionam o segundo eletrófilo para a **posição meta**. Poderemos, então, desenhar estratégias para a síntese de arenos polissubstituídos, como os analgésicos recém-descritos.

16-1 Ativação ou desativação do anel de benzeno pelos substituintes

Vimos, na Seção 14-8, o efeito dos substituintes sobre a eficiência da reação de Diels-Alder. Os doadores de elétrons, no dieno, e os aceitadores, no dienófilo, facilitam a cicloadição. Vimos, também, no Capítulo 15, uma outra manifestação destes efeitos: a introdução no anel do benzeno de grupos que aceitam elétrons (na nitração, por exemplo) retarda a segunda substituição eletrofílica em aromáticos (SEA), e a introdução no anel do benzeno de grupos que doam elétrons, como na alquilação de Friedel-Crafts, acelera a segunda reação. Quais são os fatores que contribuem para a natureza ativante ou desativante dos substituintes nesses processos? Como eles tornam um benzeno monossubstituído mais suscetível, ou menos suscetível, a um segundo ataque eletrofílico?

A influência dos elétrons de um substituinte é determinada pela conjugação de dois efeitos que, dependendo da estrutura do substituinte, podem atuar simultaneamente: o **efeito indutivo** e a **ressonância**. O *efeito indutivo* opera através das *ligações* σ e decai rapidamente com a distância, sendo governado pela diferença de eletronegatividade dos átomos e pela polarização induzida das ligações (Tabelas 1-2 e 8-2). A *ressonância* se propaga através das ligações π e é, portanto, de longo alcance, sendo importante principalmente em sistemas que têm cargas (Seção 1-5, Capítulo 14).

Analisemos estes efeitos em grupos típicos de substituintes que foram introduzidos no anel do benzeno por substituição eletrofílica, começando pelos doadores e aceitadores em que o efeito indutivo é dominante. Os grupos alquila simples, como o grupo metila, por exemplo, são doadores por hiperconjugação através do esqueleto σ, fenômeno que já encontramos (Seções 7-5 e 11-7). Por outro lado, o grupo trifluoro-metila (devido aos átomos de flúor que são eletronegativos) retira elétrons. Da mesma forma, os heteroátomos ligados diretamente ao anel, como N, O e halogênios (devido às suas eletronegatividades), bem como átomos polarizados com carga positiva, como os dos grupos carbonila, nitro e sulfonila, retiram elétrons por indução.

Efeito indutivo de alguns substituintes do anel benzeno

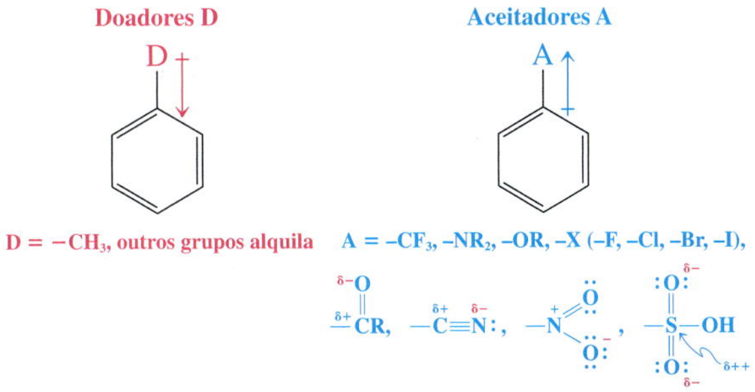

Doadores D

D = −CH₃, outros grupos alquila

Aceitadores A

A = −CF₃, −NR₂, −OR, −X (−F, −Cl, −Br, −I),

$-\overset{\delta+}{C}R$ ($\overset{\delta-}{=O}$), $-\overset{\delta+}{C}\equiv\overset{\delta-}{N}:$, $-\overset{+}{N}\overset{\ddot{O}}{\underset{:\ddot{O}:^-}{}}$, $-\overset{:\ddot{O}:^{\delta-}}{\underset{:\ddot{O}:^{\delta-}}{S}}-\ddot{O}H$

Examinemos, agora, os substituintes capazes de ressonância com o sistema π do anel. Os doadores por ressonância têm pelo menos um par de elétrons capaz de se deslocalizar pelo anel aromático; portanto, grupos como −NR₂, −OR e os halogênios pertencem a esta categoria. Note que estes grupos são aceitadores de elétrons por indução, isto é, os dois efeitos, indução e ressonância, agem em sentidos opostos. Qual deles prevalece? A resposta depende da eletronegatividade relativa dos heteroátomos (Tabela 1-2) e da capacidade de seus orbitais p de interagirem com os do sistema π aromático. No caso dos grupos amino e alcóxi, a ressonância se superpõe à indução. No caso dos halogênios, o balanço dos efeitos de indução e ressonância os torna fracos aceitadores de elétrons.

Doação por ressonância com o benzeno

D = −N̈R₂, −ÖR, −F̈:, −C̈l:, −B̈r:, −Ï:

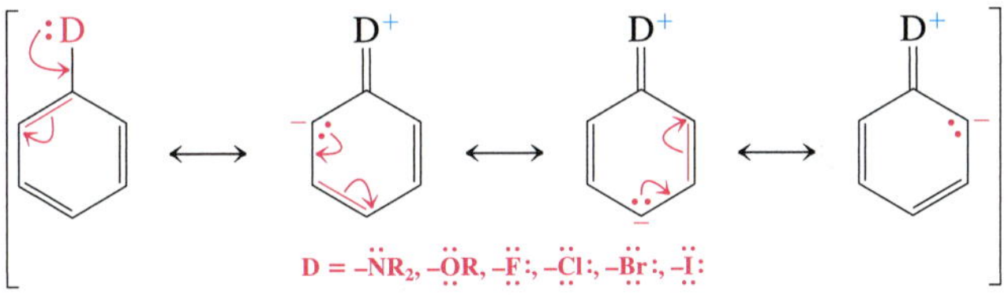

Por fim, os grupos que possuem ligações duplas ou triplas polarizadas cuja extremidade positiva (δ^+) está ligada ao anel aromático, como no caso dos grupos carbonila, ciano, nitro e sulfonila, são aceitadores por ressonância.

Aceitação por ressonância com o benzeno

$\underset{B}{\overset{A}{\|}} = -\overset{:O:}{\underset{}{C}}R, -C\equiv N:, -\overset{+}{N}\overset{:\ddot{O}:}{\underset{:\ddot{O}:^-}{}}, -\overset{:\ddot{O}:^{\delta-}}{\underset{:\ddot{O}:^{\delta-}}{S}}-\ddot{O}H$

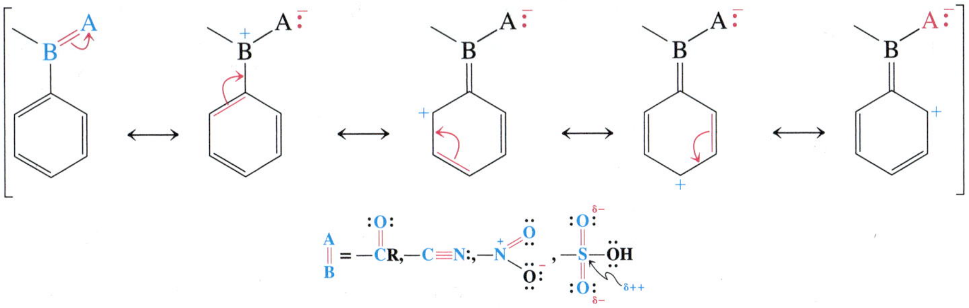

Observe que, neste caso, a ressonância reforça a indução.

Os mapas de potencial eletrostático indicam a presença de substituintes doadores de elétrons quando mostram o anel benzeno avermelhado. Os grupos aceitadores de elétrons tornam azulado (esverdeado) o anel aromático.

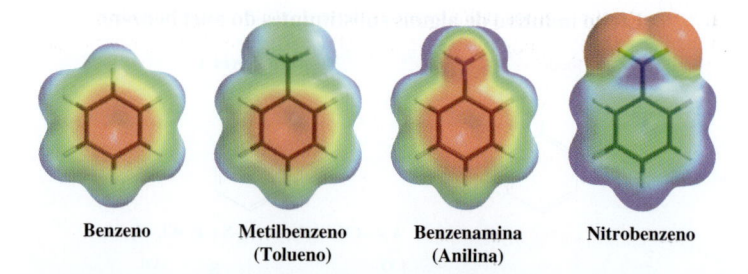

Benzeno   Metilbenzeno (Tolueno)   Benzenamina (Anilina)   Nitrobenzeno

> **EXERCÍCIO 16-1**
>
> Explique o assinalamento dos espectros de ^{1}H-RMN das Figuras 15-10 e 15-11. (**Sugestão:** desenhe as estruturas de ressonância que incluem os substituintes do anel benzeno).

> **EXERCÍCIO 16-2**
>
> O espectro de ^{13}C-RMN do fenol, C_6H_5OH, mostra quatro linhas em δ = 116,1 (C2), 120,8 (C4), 130,5 (C3) e 155,6 (C1) ppm. Explique este assinalamento. (**Sugestão:** o deslocamento químico de ^{13}C do benzeno é δ = 128,7 ppm).

Como saber se um substituinte funciona como doador ou aceitador? A resposta é simples no caso da substituição eletrofílica em aromáticos. Como a espécie que ataca o anel é um eletrófilo, quanto mais rico em elétrons for o anel, mais rápida é a reação. Ao contrário, quanto mais pobre em elétrons for o anel, mais lenta é a reação. Portanto, os doadores de elétrons ativam o anel e os aceitadores o desativam.

Velocidades relativas de nitração de C_6H_5X

X =	$NH(C_6H_5)$	>	OH	>	CH_3	>	H	>	Cl	>	$CO_2CH_2CH_3$	>	CF_3	>	NO_2
	10^6		1000		25		1		0,033		0,0037		$2,6 \times 10^{-5}$		6×10^{-8}

← Aumento da velocidade de nitração

> **EXERCÍCIO 16-3**
>
> Determine se o anel benzeno nos compostos abaixo está ativado ou desativado.
>
> (a) 1,4-bis(etil)benzeno — CH_2CH_3 / CH_2CH_3
> (b) 2-nitrotolueno — NO_2 / CH_3
> (c) ácido 4-(trifluorometil)benzoico — CO_2H / CF_3
> (d) 4-metoxi-N,N-dimetilanilina — OCH_3 / $N(CH_3)_2$

EM RESUMO, ao considerar o efeito dos substituintes sobre a reatividade dos anéis aromáticos, é necessário analisar a contribuição dos efeitos de indução e ressonância. Pode-se agrupar estes substituintes em duas classes: (1) os doadores de elétrons que aceleram as substituições eletrofílicas em aromáticos em relação ao benzeno e (2) os aceitadores de elétrons que retardam estas reações.

16-2 Orientação dos grupos alquila por efeito indutivo

Podemos tratar, agora, da questão da regiosseletividade (orientação) nas reações de substituição eletrofílica nos benzenos substituídos. O que controla a posição do anel do benzeno em que o eletrófilo vai atacar? Começemos pelas reações de substituição eletrofílica em alquil-benzenos, com o metilbenzeno (tolueno), por exemplo, no qual o grupo metila é doador por efeito indutivo.

Os grupos que doam elétrons por indução são ativantes e orientadores orto e para

A bromação eletrofílica do metilbenzeno (tolueno) é consideravelmente mais rápida do que a do benzeno. A reação também é regiosseletiva, e o produto é 60% para e 40% orto, sem que ocorra, praticamente, formação do produto meta.

A bromação eletrofílica do metilbenzeno (tolueno) leva à substituição em orto e para

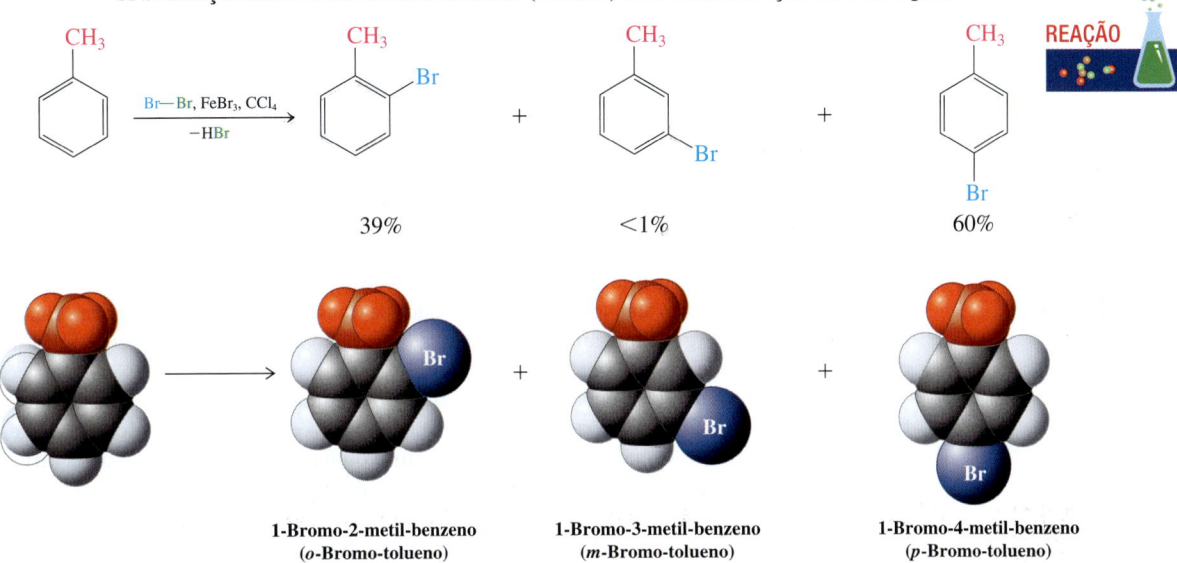

$C_6H_5CH_3 \xrightarrow{Br-Br, FeBr_3, CCl_4, -HBr}$ o-bromotolueno (39%) + m-bromotolueno (<1%) + p-bromotolueno (60%)

1-Bromo-2-metil-benzeno (*o*-Bromo-tolueno)
1-Bromo-3-metil-benzeno (*m*-Bromo-tolueno)
1-Bromo-4-metil-benzeno (*p*-Bromo-tolueno)

Será que a bromação é um caso especial? A resposta é não. A nitração, a sulfonação e as reações de Friedel-Crafts dos alquil-benzenos dão resultados semelhantes, isto é, principalmente produtos orto e para (veja também a Tabela 16-2). Evidentemente, a natureza do eletrófilo que ataca tem pouca influência na orientação observada e é o grupo alquila que importa. Como não se forma, praticamente, o produto meta, diz-se que o grupo metila ativante é **orientador orto e para**.

É possível explicar esta seletividade usando mecanismos? Olhemos as formas de ressonância dos cátions que se formam após o ataque do eletrófilo, E^+, ao anel na primeira etapa da reação, que controla a velocidade.

Ataque em orto, meta e para no metilbenzeno (tolueno)

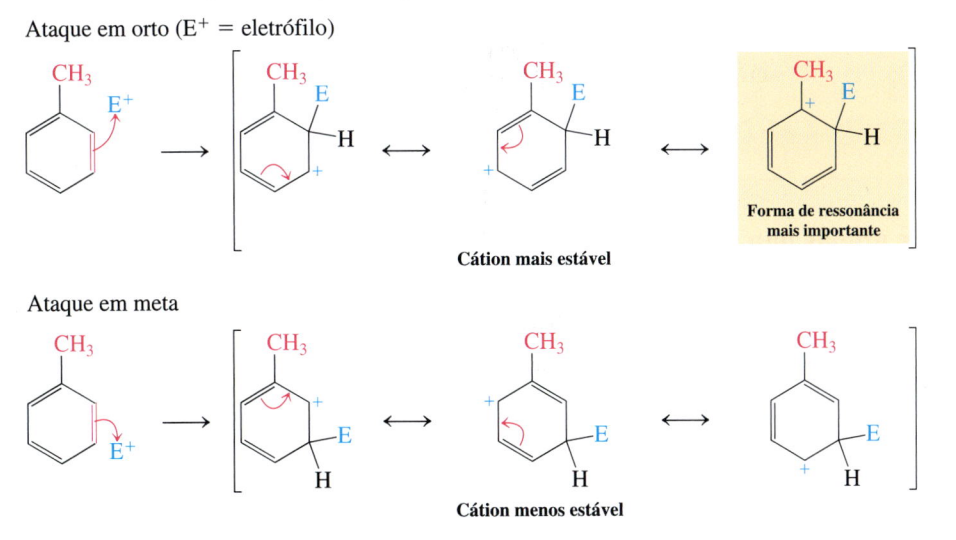

Ataque em orto (E^+ = eletrófilo)

Cátion mais estável — Forma de ressonância mais importante

Ataque em meta

Cátion menos estável

Ataque em para

Forma de ressonância mais importante

Cátion mais estável

O grupo alquila doa elétrons por indução (Seção 16-1). O ataque eletrofílico nas posições orto e para leva a um carbocátion intermediário em que uma das formas de ressonância tem carga positiva no carbono *ligado* ao substituinte alquila, conferindo àquele átomo o caráter de carbocátion terciário (Seção 7-5). Como o grupo alquila doa elétrons por efeito indutivo para estabilizar a carga positiva, esta forma de ressonância é mais importante para o híbrido de ressonância do que as demais, em que a carga positiva está em um carbono não substituído. O ataque na posição meta, por outro lado, leva a um intermediário no qual *nenhuma* das formas de ressonância se beneficia de uma estabilização direta. Assim, o ataque eletrofílico em um carbono localizado em orto ou para em relação ao grupo metila (ou outro grupo alquila) leva a intermediários catiônicos mais estáveis do que o derivado do ataque em meta. Os estados de transição que levam aos intermediários mais estáveis têm energia relativamente mais baixa (postulado de Hammond, Seção 3-5) e são, portanto, formados mais rapidamente.

Por que os produtos orto e para não se formam em quantidades iguais? A resposta mais frequente é a ação de efeitos estéricos. Assim, o ataque de um eletrófilo à posição orto em relação a um substituinte, especialmente quando ele for volumoso, é estericamente mais difícil do que o ataque em para. Portanto, os produtos em para predominam frequentemente sobre os isômeros orto. Na bromação do metilbenzeno (tolueno) a diferença é pequena. A bromação do (1,1-dimetil-etil)-benzeno (*terc*-butil-benzeno), resulta em uma razão para: orto muito maior (~ 10:1).

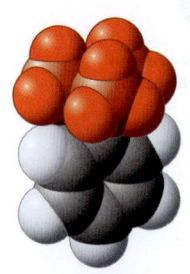

Um exemplo "verde" particularmente impressionante deste efeito (Destaque Químico 3-1) é obtido na acetilação de Friedel-Crafts do (2-metil-propil)-benzeno com anidrido acético, uma reação usada na indústria para obter um intermediário da síntese do ibuprofeno (abertura do capítulo; veja também o Exercício 16-10). Nela, um catalisador poroso, uma zeólita (veja a Seção 3-3), fornece os sítios ácidos necessários para o prosseguimento da reação e também um ambiente que aumenta a seletividade para. Este processo evita o uso do cloreto de acetila, que é corrosivo, e do $AlCl_3$, e, com isso, a formação do subproduto tóxico HCl da acetilação de Friedel-Crafts clássica. Em vez disso, o subproduto é ácido acético, que pode ser aproveitado.

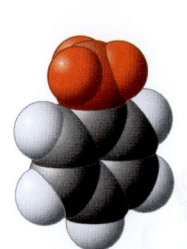

Metilbenzeno (Tolueno)

(1,1-Dimetil-etil)-benzeno (*terc*-Butil-benzeno)

Acetilação verde de um alquil-benzeno

Zeólita, 140°C

+ CH_3COOH

rendimento de 80%, seletividade para igual a 96%

Os grupos que retiram elétrons por indução são desativadores e orientadores meta

Os átomos de flúor muito eletronegativos do (trifluoro-metil)-benzeno tornam o grupo trifluoro-metila retirador de elétrons por indução (Seção 16-1). Neste caso, o anel benzeno fica desativado e a reação com eletrófilos é muito lenta. Em condições drásticas, como temperatura elevada, a substituição ocorre, porém *apenas* na posição meta, isto é, o grupo trifluoro-metila é desativante e **orientador meta**.

A nitração eletrofílica do (trifluoro-metil)-benzeno leva à substituição em meta

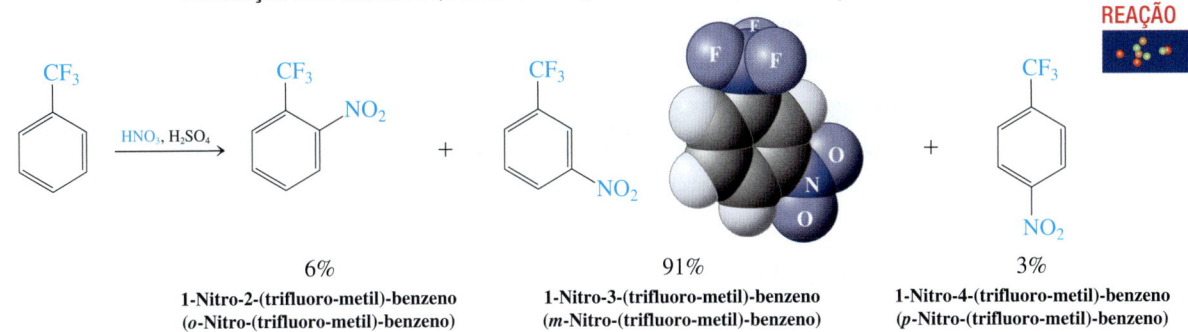

6%
1-Nitro-2-(trifluoro-metil)-benzeno
(*o*-Nitro-(trifluoro-metil)-benzeno)

91%
1-Nitro-3-(trifluoro-metil)-benzeno
(*m*-Nitro-(trifluoro-metil)-benzeno)

3%
1-Nitro-4-(trifluoro-metil)-benzeno
(*p*-Nitro-(trifluoro-metil)-benzeno)

Isso também pode ser explicado pelas várias formas de ressonância dos cátions produzidos pelo ataque em orto, meta e para.

Ataque em orto, meta e para no (trifluoro-metil)-benzeno

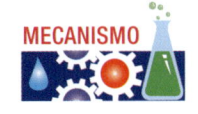

Ataque em orto

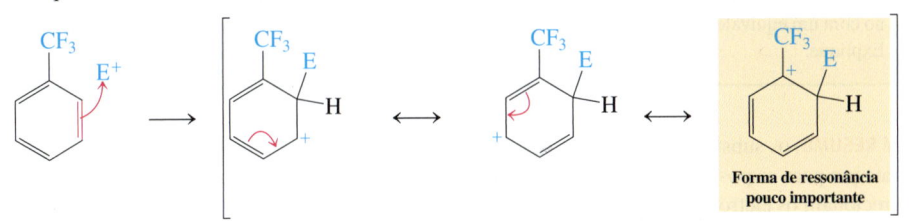

Cátion fortemente desestabilizado

Forma de ressonância pouco importante

Ataque em meta

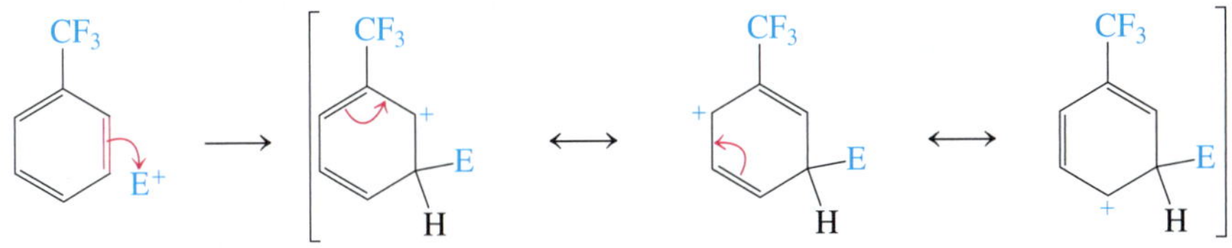

Cátion menos desestabilizado

Ataque em para

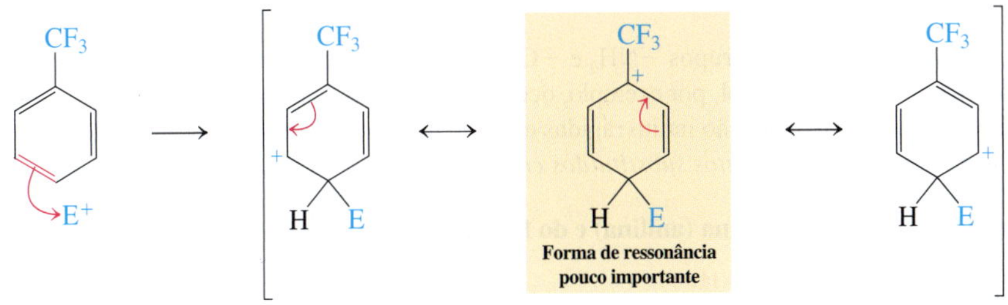

Forma de ressonância pouco importante

Cátion fortemente desestabilizado

A presença de um substituinte retirador de elétrons *desestabiliza* os carbocátions produzidos pelo ataque do eletrófilo em *todas* as posições do anel. As posições orto e para, porém, são ainda menos favorecidas do que o ataque em meta, pelas mesmas razões que as favorecem no metilbenzeno (tolueno). Nos dois casos, uma das estruturas de ressonância coloca a carga positiva no átomo ligado ao substituinte. Esta estrutura é estabilizada por grupos doadores de elétrons e *desestabilizada* por *retiradores de elétrons,* porque a remoção de densidade eletrônica de um átomo com carga positiva é energeticamente desfavorável. O ataque em meta evita esta situação. O efeito indutivo desestabilizador também se faz sentir no intermediário meta, mas em menor extensão. Portanto, o grupo trifluoro-metila retarda a substituição, mas quando ela ocorre, a orientação se dá em meta ou, mais precisamente, de forma a *evitar* os carbonos orto e para.

> **EXERCÍCIO 16-4**
>
> Coloque os compostos abaixo em ordem decrescente de atividade frente à substituição eletrofílica.
>
> (a) 1,2-(CF₃)(CH₃)-benzeno   (b) tolueno (CH₃-benzeno)   (c) CF₃-benzeno   (d) 1,2-dimetilbenzeno

> **EXERCÍCIO 16-5**
>
> A bromação eletrofílica de uma mistura equimolar de metilbenzeno (tolueno) e (trifluoro-metil)-benzeno com um equivalente de bromo forma apenas 1-bromo-2-metil-benzeno e 1-bromo-4-metil-benzeno. Explique.

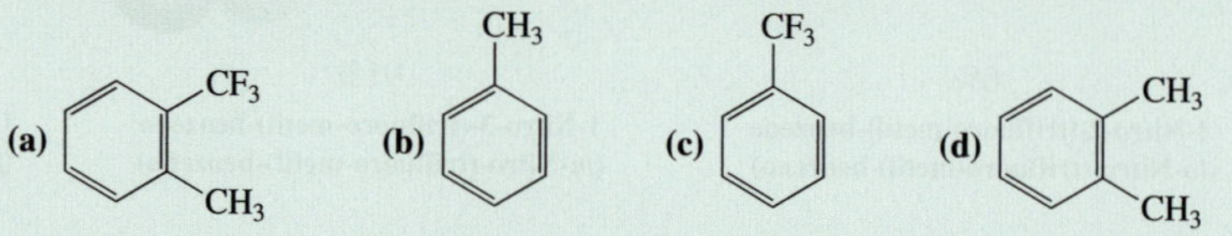

EM RESUMO, os substituintes que doam elétrons por indução ativam o anel benzeno e direcionam o ataque para as posições orto e para; os grupos que atraem elétrons desativam o anel benzeno e direcionam os eletrófilos para a posição meta.

16-3 Orientação dos substituintes por conjugação com o anel benzeno

Qual é a influência dos substituintes cujos elétrons interagem com o anel benzeno? Podemos responder a esta questão comparando, novamente, as formas de ressonância dos intermediários nos diferentes modos de ataque eletrofílico.

Os grupos que doam elétrons por ressonância ativam e orientam orto e para

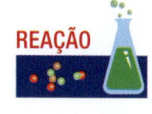

Os anéis benzeno ligados aos grupos $-NH_2$ e $-OH$ são fortemente ativados. A halogenação da benzenamina (anilina) e do fenol, por exemplo, ocorre na ausência de catalisadores e não para na monossubstituição. As reações são muito rápidas e, como no caso da ativação por indução (Seção 16-2), dão exclusivamente *produtos substituídos em orto e para.*

A bromação eletrofílica da benzenamina (anilina) e do fenol leva à substituição em orto e para

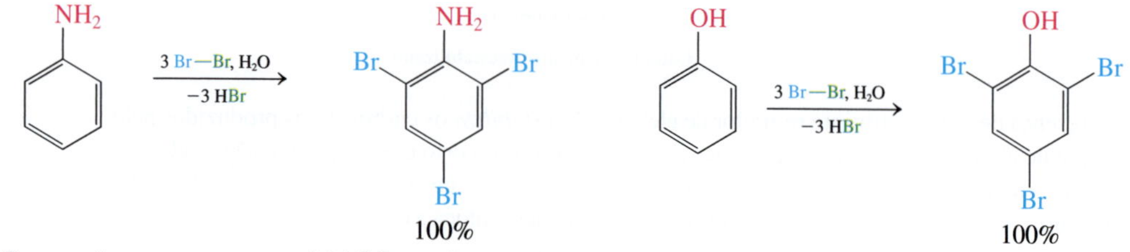

$$\text{Benzenamina (Anilina)} \xrightarrow[-3\ HBr]{3\ Br-Br,\ H_2O} \text{2,4,6-Tribromo-benzenamina (2,4,6-Tribromo-anilina)}\ 100\%$$

$$\text{Fenol} \xrightarrow[-3\ HBr]{3\ Br-Br,\ H_2O} \text{2,4,6-Tribromo-fenol}\ 100\%$$

Pode-se controlar melhor a reação modificando os grupos amino e hidróxi, preparando a N-fenil-acetamida (acetanilida) e o metoxibenzeno (anisol), por exemplo. Estes grupos também orientam orto e para, mas são ativantes mais fracos (Seção 16-5).

Nitração eletrofílica da N-fenil-acetamida (acetanilida)

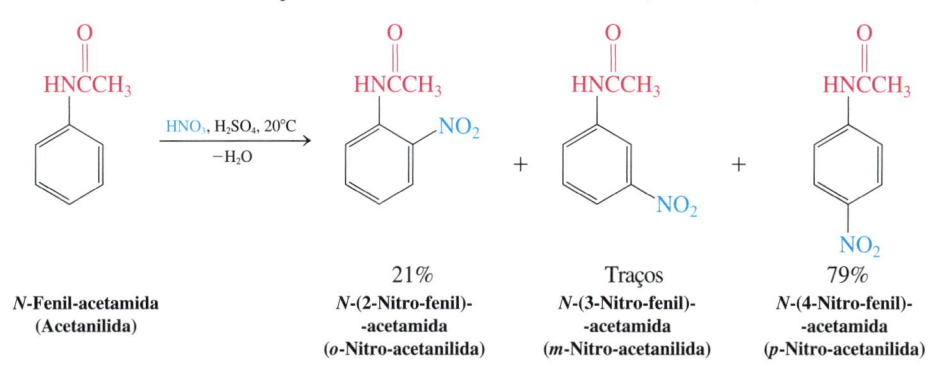

N-Fenil-acetamida (Acetanilida) $\xrightarrow[-H_2O]{HNO_3,\ H_2SO_4,\ 20°C}$ N-(2-Nitro-fenil)-acetamida (o-Nitro-acetanilida) 21% + N-(3-Nitro-fenil)-acetamida (m-Nitro-acetanilida) Traços + N-(4-Nitro-fenil)-acetamida (p-Nitro-acetanilida) 79%

A ativação e a regiosseletividade da substituição eletrofílica nestes compostos também podem ser explicadas pelas formas de ressonância dos intermediários catiônicos.

Ataque em orto, meta e para na benzenamina (anilina)

Ataque em orto

Cátion fortemente estabilizado

Forma de contribuição importante com octetos completos

Ataque em meta

MECANISMO ANIMADO: Substituição eletrofílica em aromáticos da benzenamida (orto vs meta vs para)

Ataque em para

Forma de contribuição importante com octetos completos

Cátion fortemente estabilizado

Como o nitrogênio é mais eletronegativo do que o carbono, o grupo amina da benzenamina (anilina) retira elétrons por indução (Seção 16-1). Contudo, o par de elétrons livres do nitrogênio pode participar da ressonância, estabilizando os intermediários resultantes da substituição em orto e para (mas não em meta). Esta contribuição por ressonância predomina sobre o efeito indutivo. Em comparação com os grupos alquila que atuam por efeito indutivo (Seção 16-2), a função amina fornece uma contribuição extra para a ressonância do cátion intermediário que tem, ainda, a característica importante dos octetos de Lewis. O resultado é uma grande redução da barreira de ativação para o ataque em orto e para. Isso ativa fortemente a benzenamina (anilina) para a substituição eletrofílica em relação ao benzeno, e a reação é altamente regiosseletiva, levando quase exclusivamente aos produtos orto e para.

EXERCÍCIO 16-6

Trabalhando com os conceitos: predição da regioquímica nas substituições eletrofílicas em aromáticos

Prediga o resultado da substituição eletrofílica em aromáticos do metoxibenzeno (anisol) por um eletrófilo E^+.

Estratégia

Em todos os problemas que lidam com a regiosseletividade nas reações de substituição eletrofílica em benzenos substituídos há uma regra geral: na dúvida, escreva todos os intermediários em todos os modos de ataque antes de propor uma solução.

Solução

• No caso do metoxibenzeno, isso leva aos seguintes cátions:

Ataque em orto

Ataque em meta

Ataque em para

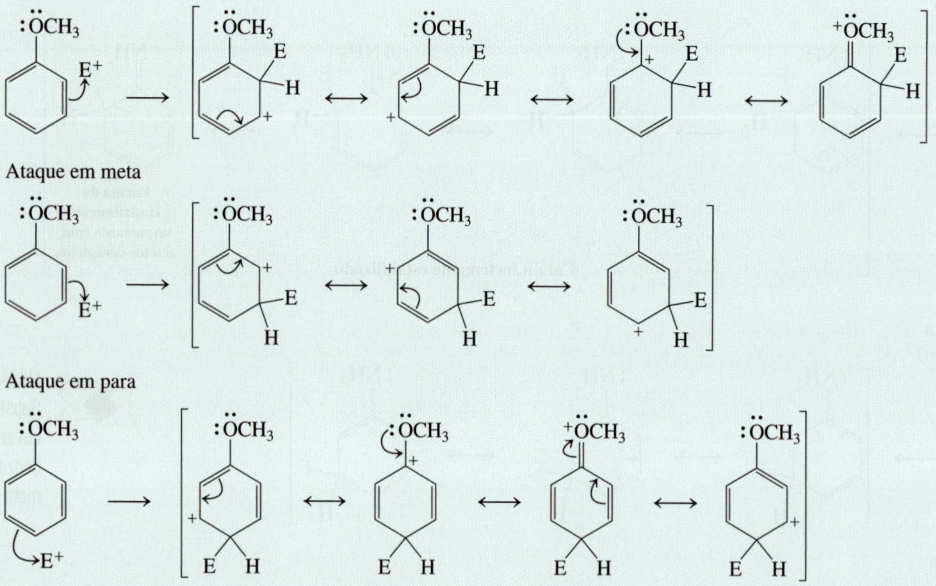

• Qual é a diferença entre eles? É fácil perceber que os ataques em orto e para levam a intermediários com quatro estruturas de ressonância e que, em ambos os casos, uma delas envolve um par de elétrons do grupo metóxi.
• Já o intermediário da substituição em meta tem apenas três formas de ressonância e em nenhuma delas ocorre participação de um par de elétrons do oxigênio.
• Por isto, a substituição ocorre exclusivamente nas posições orto e para.

EXERCÍCIO 16-7

Tente você

Em meio fortemente ácido, a benzenamina (anilina) torna-se pouco reativa frente ao ataque eletrofílico, e embora a substituição em orto e para ainda domine, ocorre também substituição na posição meta. Explique (**Sugestão:** o átomo de nitrogênio da benzenamina pode funcionar como uma base. Como você classificaria o substituinte resultante da protonação, de acordo com o que foi discutido na Seção 16-1?).

DESTAQUE QUÍMICO 16-1

Nitroarenos explosivos: TNT e ácido pícrico

A nitração completa do metilbenzeno (tolueno) e do fenol nas posições orto e para leva aos derivados trinitro correspondentes que são explosivos poderosos, o *TNT* (descoberto em 1863) e o *ácido pícrico* (1771). Ambos os compostos têm uma longa história como explosivos de uso militar e industrial.

2-Metil-1,3,5-trinitro-benzeno
(2,4,6-Trinitro-tolueno, TNT)

2,4,6-Trinitro-fenol
(Ácido pícrico)

Os explosivos são, geralmente, compostos com alta densidade de energia, capazes de decomposição extremamente rápida. Diferentemente dos propelentes (como os combustíveis de foguetes), eles não queimam, mas se autodetonam. Eles geram, com frequência, muito calor e uma grande quantidade de gases, produzindo uma onda de choque geralmente muito destrutiva. O TNT tem uma velocidade de detonação de 6.940 m s^{-1} (~ 4,3 mi s^{-1}). A explosão pode iniciar por impacto (inclusive espoletas), fricção, calor e chamas, descargas elétricas (inclusive estáticas) e radiação ultravioleta, dependendo do composto. O grupo nitro é parte importante nesses materiais, porque funciona como um oxidante dos átomos de carbono (produzindo os gases CO e CO_2) e como precursor de N_2.

O TNT é o explosivo militar mais usado da história. As razões de sua popularidade estão no baixo custo e simplicidade de preparação, segurança no manuseio (baixa sensibilidade ao impacto e à fricção), baixa volatilidade e toxicidade, compatibilidade com outros explosivos e ponto de fusão baixo, que permite a fabricação de formulações por fusão.

O TNT tornou-se um padrão, principalmente no uso militar, a tal ponto que seu poder destrutivo é usado como termo de comparação para outros explosivos, especialmente no caso de bombas. A primeira bomba atômica, por exemplo, detonada em 16 de julho de 1945 no Novo México, Estados Unidos, tinha potência equivalente a 19.000 toneladas de TNT. A bomba que foi lançada sobre Hiroshima, no Japão, e matou mais de 140.000 pessoas tinha potência de 13.000 toneladas de TNT. Apesar desses números parecerem grandes, a comparação com a bomba de hidrogênio, com o equivalente de destruição acima de 10 milhões de toneladas de TNT (10 megatons), fazem-nos pequenos. Para comparação, todas as bombas usadas na Segunda Guerra Mundial correspondem a "apenas" 2 milhões de toneladas de TNT.

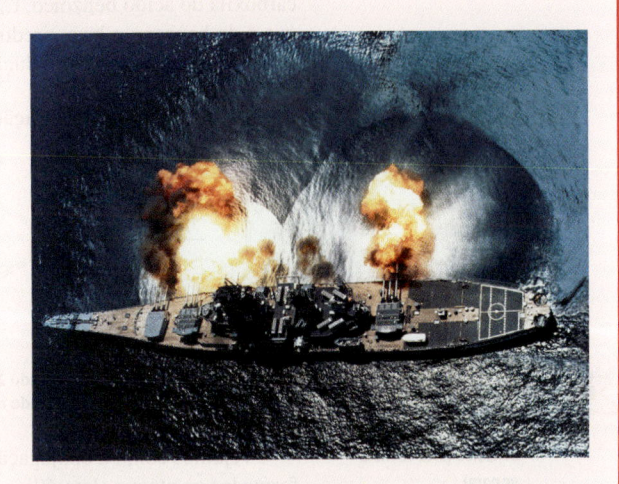

Ondas de choque esféricas geradas pelo disparo dos enormes canhões do USS Iowa são claramente visíveis na superfície do oceano.

O ácido pícrico tem outros usos comerciais além de explosivo. Ele é usado nos fósforos comuns, na indústria do couro, nas baterias elétricas e nos vidros coloridos. Ele é chamado de ácido porque a hidroxila de fenol tem acidez incomum devido à presença dos três grupos nitro que retiram elétrons ($pK_a = 0,38$; Seção 22-3), superando o ácido acético ($pK_a = 4,7$) e até o fluoreto de hidrogênio ($pK_a = 3,2$; Tabela 2-2). Esta propriedade foi, em parte, responsável por sua substituição pelo TNT em usos militares. Em bombas de artilharia, por exemplo, ele poderia corroer o metal e causar vazamentos, criando, assim, riscos desnecessários.

O TNT é, agora, raramente usado na forma pura, sendo misturado com outros compostos de alta energia, como o tetryl e o RDX. O TNT e o ácido pícrico foram substituídos pela nitroglicerina em aplicações comerciais modernas, principalmente na mineração e na demolição de prédios (Seção 9-11). Os químicos de pesquisas continuam a explorar novas estruturas. Um caso interessante é o octanitro-cubano, sintetizado em 2000, em que a tensão dos anéis ajuda a quebrar o composto. Sua fórmula molecular, $C_8N_8O_{16}$, indica uma composição propensa à formação de produtos gasosos (por exemplo, $8\ CO_2 + 4\ N_2$), associada a uma expansão de volume da ordem de 1150 e liberação de energia estimada em 830 kcal mol^{-1} (3.470 kJ mol^{-1}).

**N-Metil-N-nitro-2,4,6-
-trinitro-fenilamina
(Tetril)**

**1,3,5-Trinitro-1,3,5-
-triaza-ciclo-hexano
(RDX)**

Octanitro-cubano

Os grupos que retiram elétrons por ressonância desativam e orientam meta

Vários grupos *desativam* o anel benzeno por ressonância (Seção 16-1). Um exemplo é o grupo carboxila do ácido benzoico, $C_6H_5CO_2H$. A nitração do ácido benzoico é mil vezes mais lenta do que a do benzeno e leva, predominantemente, ao produto meta. O grupo CO_2H é desativante e, como os desativantes por indução, *orienta meta* (Seção 16-2).

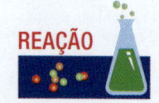

Nitração eletrofílica do ácido benzoico em meta

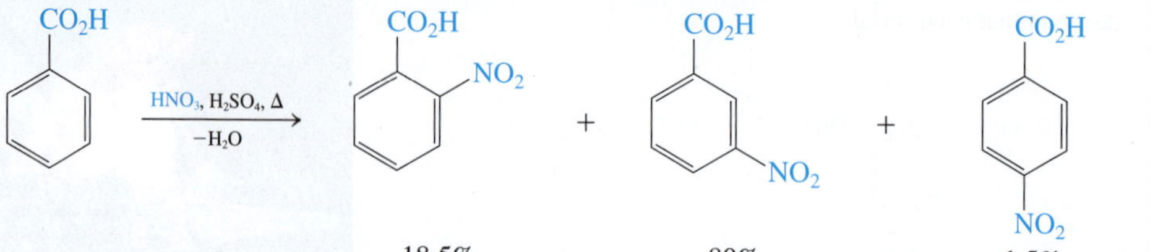

- 18,5% — Ácido 2-nitro-benzoico (Ácido *o*-nitro-benzoico)
- 80% — Ácido 3-nitro-benzoico (Ácido *m*-nitro-benzoico)
- 1,5% — Ácido 4-nitro-benzoico (Ácido *p*-nitro-benzoico)

MECANISMO ANIMADO: Substituição eletrofílica em aromáticos do ácido benzoico (orto *vs* meta *vs* para)

Vejamos como a conjugação com o grupo CO_2H afeta as formas de ressonância dos cátions formados no ataque eletrofílico ao ácido benzoico.

Ataque em orto, meta e para no ácido benzoico

Ataque em orto — Cátion fortemente desestabilizado

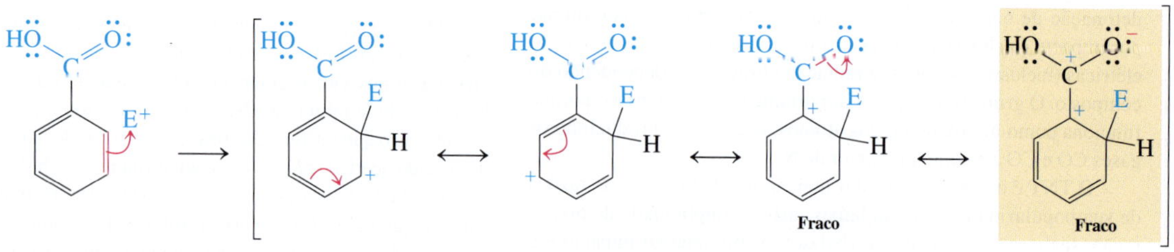

Ataque em meta — Cátion menos desestabilizado (Nenhum é fraco)

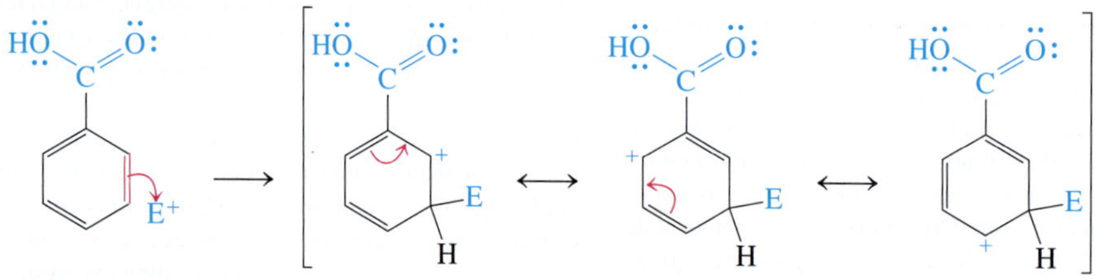

Ataque em para — Cátion fortemente desestabilizado

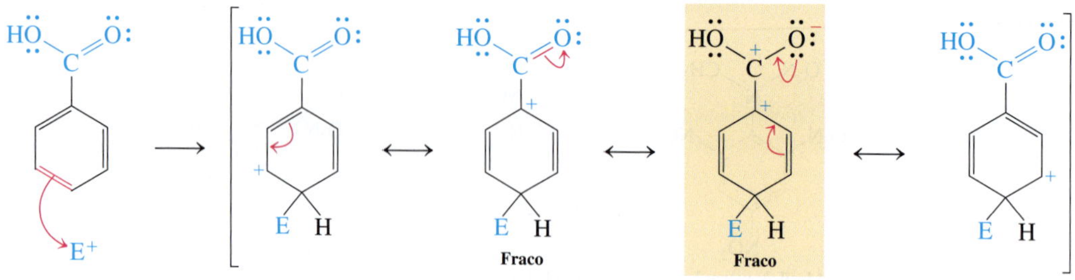

O ataque na posição meta evita que a carga positiva seja colocada no carbono ligado à carboxila. Por outro lado, o ataque em orto e para leva a estruturas de ressonância pouco estáveis. Em outras palavras, o substituinte desativa *todas* as posições, porém mais as posições orto e para do que a posição meta. Pode-se dizer que meta "ganha por ausência".

EXERCÍCIO 16-8

A nitração eletrofílica do nitrobenzeno leva quase exclusivamente ao 1,3-dinitro-benzeno. Explique este resultado a partir das estruturas de ressonância (mais desfavoráveis) dos cátions resultantes do ataque do NO_2^+ às posições orto e para.

Há sempre uma exceção: os halogênios, embora desativantes, orientam orto e para

Os halogênios são substituintes que reduzem a densidade eletrônica do anel aromático por indução (Seção 16-1), mas são doares de carga por ressonância. O efeito indutivo prevalece, e o anel aromático fica *desativado*. A substituição eletrofílica, entretanto, ocorre principalmente nas *posições orto e para*.

A bromação eletrofílica de bromo-benzeno leva ao *orto*-**dibromo-benzeno e ao** *para*-**dibromo-benzeno**

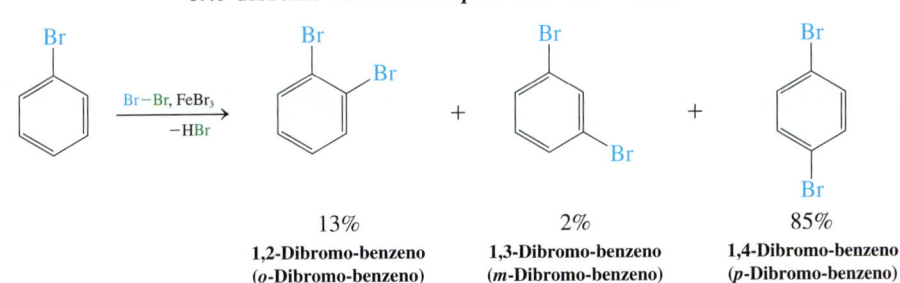

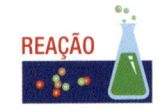

13%
1,2-Dibromo-benzeno
(*o*-Dibromo-benzeno)

2%
1,3-Dibromo-benzeno
(*m*-Dibromo-benzeno)

85%
1,4-Dibromo-benzeno
(*p*-Dibromo-benzeno)

A competição entre a ressonância e o efeito indutivo explica esta reatividade aparentemente contraditória. É necessário examinar as formas de ressonância de todos os possíveis intermediários.

Ataque em orto, meta e para em um halogenobenzeno

Ataque em orto

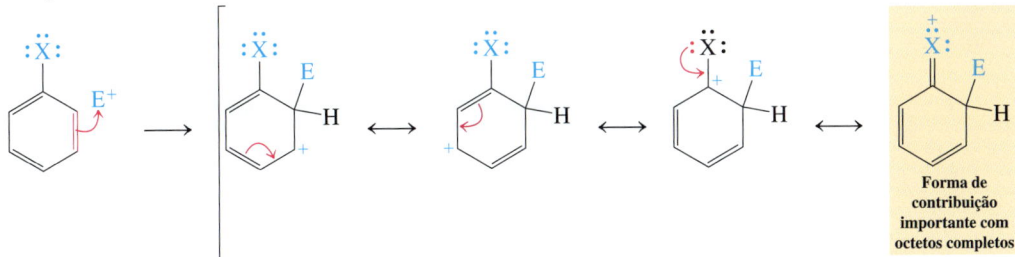

Cátion mais estável

Forma de contribuição importante com octetos completos

Ataque em meta

Cátion menos estável

Ataque em para

[Esquema de ressonância mostrando o ataque eletrofílico em para de um haloareno, com destaque para a "Forma de contribuição importante com octetos completos" e indicação do "Cátion mais estável"]

Note que os ataques em orto e para levam a formas de ressonância nas quais a carga positiva está colocada no carbono ligado ao halogênio. Embora isso possa parecer desfavorável, porque o halogênio atrai elétrons por efeito indutivo, a ressonância com um par de elétrons livres dos halogênios permite a deslocalização da carga pelo anel. Isso faz com que as substituições em orto e para sejam favorecidas. O efeito indutivo dos halogênios é suficientemente forte, porém, para desestabilizar os três cátions em relação ao cátion do benzeno. A consequência é que os halogênios têm o comportamento incomum de serem *desativadores* e *orientadores orto e para*.

Esta seção completa as informações sobre a regiosseletividade do ataque eletrofílico em benzenos monossubstituídos, resumidas na Tabela 16-1. A Tabela 16-2 relaciona vários substituintes pelo seu poder de ativação e lista a distribuição dos produtos obtidos na nitração eletrofílica do anel benzeno.

EXERCÍCIO 16-9

Explique por que (a) $-NO_2$, (b) $-^+NR_3$ e (c) $-SO_3H$ são orientadores meta. (d) Por que o grupo fenila é ativante e orienta orto e para (Tabela 16-1)? [**Sugestão:** desenhe as formas de ressonância dos cátions intermediários produzidos no ataque eletrofílico ao fenilbenzeno (bifenila)].

Tabela 16-1 Efeito dos substituintes na substituição eletrofílica em aromáticos

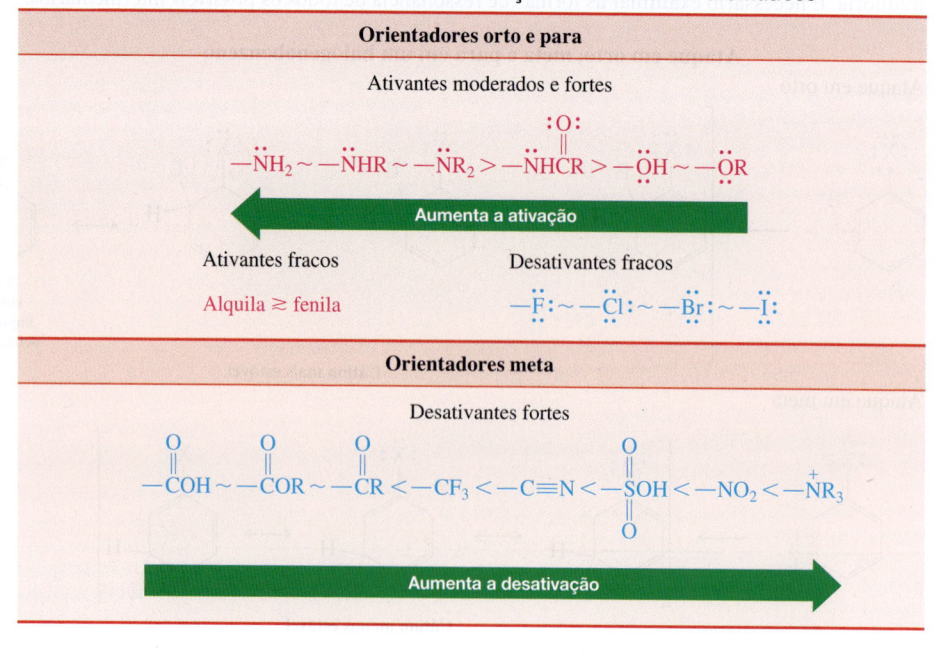

Orientadores orto e para

Ativantes moderados e fortes

$$-\ddot{N}H_2 \sim -\ddot{N}HR \sim -\ddot{N}R_2 > -\ddot{N}HCR(=O) > -\ddot{O}H \sim -\ddot{O}R$$

← Aumenta a ativação

Ativantes fracos   *Desativantes fracos*

Alquila ≥ fenila $-\ddot{\underset{..}{F}}: \sim -\ddot{\underset{..}{Cl}}: \sim -\ddot{\underset{..}{Br}}: \sim -\ddot{\underset{..}{I}}:$

Orientadores meta

Desativantes fortes

$$-COH(=O) \sim -COR(=O) \sim -CR(=O) < -CF_3 < -C\equiv N < -SO_3H < -NO_2 < -^+NR_3$$

Aumenta a desativação →

Tabela 16-2 Velocidades relativas e orientação na nitração de alguns benzenos monossubstituídos, C_6H_5R

R		Velocidade relativa		Percentagem do isômero		
				Orto	Meta	Para
Orientadores orto e para	$NH(C_6H_5)$	$8,4 \times 10^5$		71	<0,1	29
	OH	1000		40	<2	58
	CH_3	25		58	4	38
	C_6H_5	8		30	<0,6	70
	H	1				
Especial: orientadores orto e para	I	0,18		41	<0,2	59
	Cl	0,033		31	<0,2	69
Orientadores meta	$CO_2CH_2CH_3$	0,0037		24	72	4
	CF_3	$2,6 \times 10^{-5}$		6	91	3
	NO_2	6×10^{-8}		5	93	2
	$\overset{+}{N}(CH_3)_3$	$1,2 \times 10^{-8}$		0	89	11

(Ativação crescente ↑ / Desativação crescente ↓ / Aumento da velocidade de nitração ↑)

EXERCÍCIO 16-10

O composto A é um intermediário da síntese do ibuprofeno (veja a Abertura do Capítulo). Proponha uma metodologia de síntese para o composto A a partir do (2-metil-propil)-benzeno. (**Sugestão:** é preciso introduzir o grupo ciano por substituição nucleofílica).

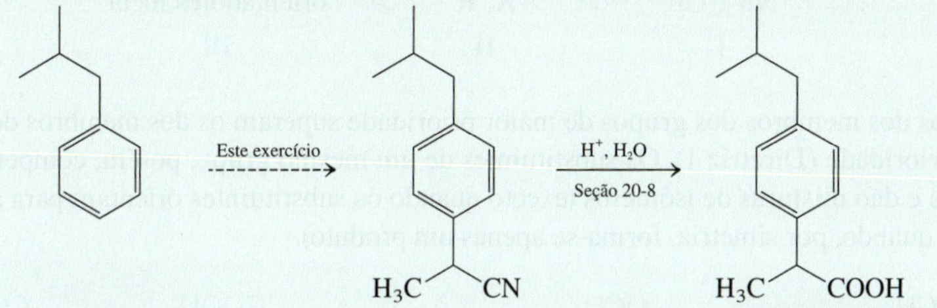

(2-Metil-propil)-benzeno —[Este exercício]→ A —[H^+, H_2O, Seção 20-8]→ Ibuprofeno

---

EM RESUMO, os grupos ativantes, operando por indução ou ressonância, direcionam os eletrófilos para as posições orto e para. Já os grupos desativantes são orientadores meta. Esta regra é verdadeira para todas as classes de substituintes, exceto os halogênios. Eles são desativantes por indução, mas estabilizam cargas positivas por ressonância e, portanto, levam à orientação orto e para.

16-4 Ataque eletrofílico em benzenos dissubstituídos

Será que as regras desenvolvidas até agora, neste capítulo, permitem a predição da reatividade e da regiosseletividade em benzenos polissubstituídos? Veremos que sim, desde que computemos o efeito de cada substituinte individualmente. Vejamos as reações de eletrófilos com os benzenos dissubstituídos.

O ativante mais forte predomina

Se quisermos tentar predizer a regiosseletividade na substituição eletrofílica em benzenos dissubstituídos, temos de aplicar os mesmos argumentos usados na explicação dos efeitos de orientação nos benzenos monossubstituídos (Seções 16-1 a 16-3). Isso pode parecer um pouco difícil no início, porque os dois substituintes podem ser orientadores orto e para, ou orientadores meta, e, além disso, podem estar no anel de três maneiras diferentes: 1,2, 1,3 ou 1,4. O problema torna-se muito mais simples, entretanto, se nos lembrarmos de que os orientadores orto e para são ativantes e, portanto, aceleram o ataque do eletrófilo nas posições orto e para em relação ao benzeno. Ao contrário, os orientadores meta são desativantes e retardam as substituições em orto e para mais do que em meta. Considerando estes fatos e os efeitos estéricos, é possível formular algumas diretrizes que permitem predizer o resultado da maior parte das substituições eletrofílicas aromáticas.

Diretriz 1. O ativante mais forte controla a posição do ataque (indicada por setas amarelas).

(Existem duas posições orto equivalentes ao grupo OH. Indica-se o ataque a uma delas apenas.)

Diretriz 2. Pode-se agrupar, experimentalmente, o poder orientador dos substituintes em três grupos:

$$NR_2, OR \quad > \quad X, R \quad > \quad \text{orientadores meta}$$
$$\text{I} \qquad\qquad\qquad \text{II} \qquad\qquad\qquad \text{III}$$

Os efeitos dos membros dos grupos de maior prioridade superam os dos membros dos grupos de menor prioridade (Diretriz 1). Os substituintes de um mesmo grupo, porém, competem uns com os outros e dão misturas de isômeros (exceto quando os substituintes orientam para a mesma posição ou quando, por simetria, forma-se apenas um produto).

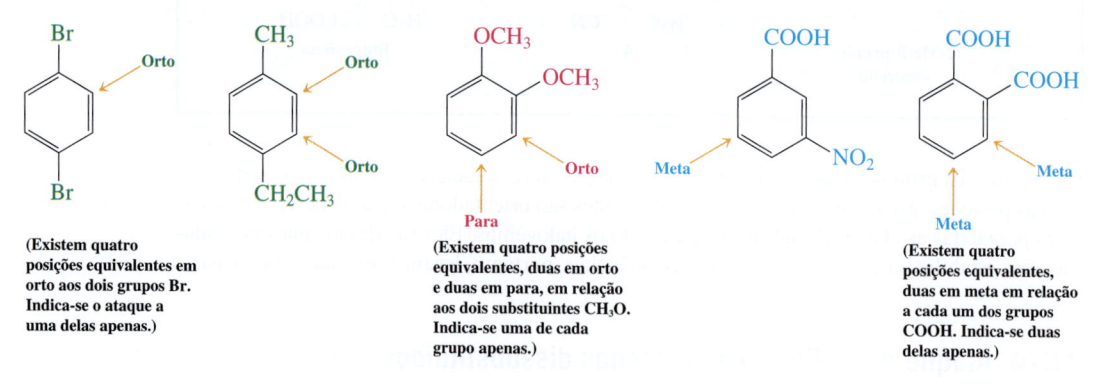

(Existem quatro posições equivalentes em orto aos dois grupos Br. Indica-se o ataque a uma delas apenas.)

(Existem quatro posições equivalentes, duas em orto e duas em para, em relação aos dois substituintes CH₃O. Indica-se uma de cada grupo apenas.)

(Existem quatro posições equivalentes, duas em meta em relação a cada um dos grupos COOH. Indica-se duas delas apenas.)

Diretriz 3. Nos casos em que se prevê a formação de uma mistura de isômeros segundo as Diretrizes 1 e 2, pode-se desprezar o ataque em orto em relação a um grupo volumoso ou entre dois substituintes (linhas tracejadas em preto).

(Existem duas posições equivalentes em orto ao grupo C(CH₃)₃. Indica-se uma delas apenas.)

(Existem quatro posições equivalentes, duas em meta em relação a cada um dos grupos SO₃H. Indica-se uma delas apenas.)

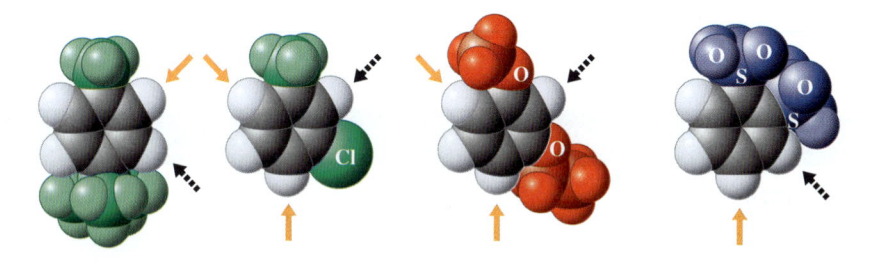

Diretriz 4. As Diretrizes 1 a 3 se aplicam aos benzenos com número maior de substituintes em que o número de posições reativas diminui, bem como o número de produtos possíveis.

EXERCÍCIO 16-11

Trabalhando com os conceitos: predição da regioquímica na substituição eletrofílica em aromáticos de benzenos dissubstituídos e mais substituídos

Prediga o resultado da mononitração de 1-bromo-2-metóxi-benzeno:

Estratégia
Sigamos as diretrizes dadas e vejamos os efeitos eletrônicos e estéricos de cada substituinte separadamente.

Solução
• O grupo metóxi é fortemente ativador e orienta orto e para.

- O bromo é um desativador fraco, mas também é orientador orto e para. Está claro que os dois substituintes orientam o eletrófilo para posições diferentes.

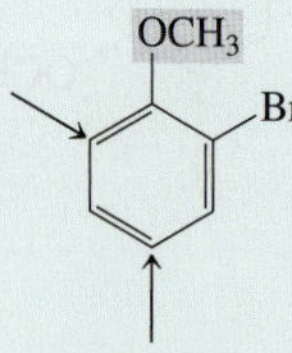

Efeito orientador do grupo metóxi

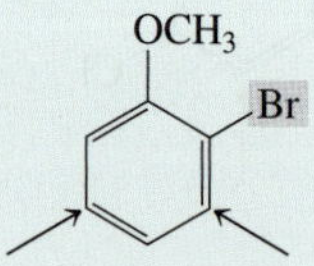

Efeito orientador do bromo

- As Diretrizes 1 e 2 permitem determinar o efeito total dos grupos. O grupo metóxi predomina.

EXERCÍCIO 16-12

Tente você

Prediga o resultado da mononitração de

(a) 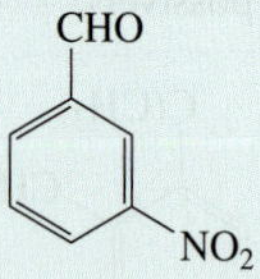 3-nitrobenzaldeído (CHO, NO$_2$)

(b) 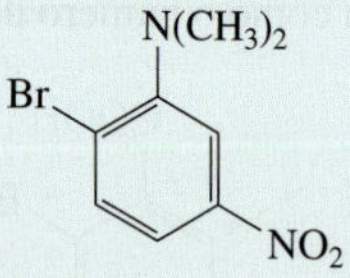 1-bromo-2-(N,N-dimetilamino)-4-nitrobenzeno (Br, N(CH$_3$)$_2$, NO$_2$)

(c) 2-cicloexil-4-metilbenzonitrila (cicloexil, CN, H$_3$C)

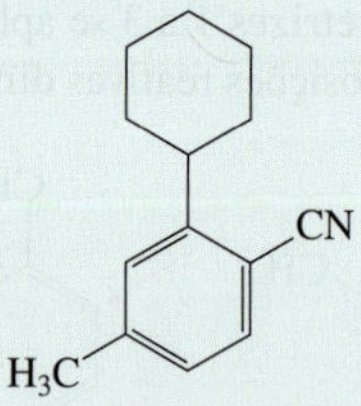

EXERCÍCIO 16-13

O químico alemão Wilhelm Körner (1839-1925) observou, em 1874, que os três dibromo-benzenos, A, B e C, fornecem um número diferente de tribromo-benzenos quando são novamente bromados. Isso permitiu assinalar as respectivas estruturas. Tente fazer o mesmo com base nos seguintes resultados:

 (i) A forma dois tribromo-benzenos em quantidades semelhantes.
 (ii) B forma três tribromo-benzenos, sendo um deles em menor quantidade.
 (iii) C forma apenas um tribromo-benzeno.

EXERCÍCIO 16-14

O conservante de alimentos BHT (hidroxitolueno *terc*-butilado) tem a estrutura abaixo. Sugira uma síntese deste composto a partir do 4-metil-fenol (p-cresol).

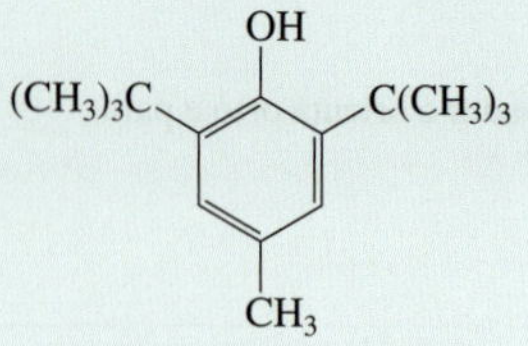

(CH$_3$)$_3$C — [fenol com OH, 2,6-bis-terc-butil, 4-CH$_3$] — C(CH$_3$)$_3$

4-Metil-2,6-bis(1,1-dimetil-etil)-fenol
(2,6-Di-*terc*-butil-4-metil-fenol)

EM RESUMO, a substituição eletrofílica aromática nos benzenos polissubstituídos é controlada pelo ativador mais forte ou, em alguns casos, por efeitos estéricos. Ocorre maior seletividade quando existe apenas um ativador dominante ou quando o padrão de substituição reduz o número de isômeros que podem ser formados.

16-5 Estratégias de síntese de benzenos substituídos

A síntese de benzenos substituídos requer planejamento, de forma a garantir que um determinado padrão de substituição seja alcançado. Como devemos planejar a síntese de uma substância cujos substituintes parecem estar em posições incompatíveis com seu efeito de orientação? Como preparar, por exemplo, uma benzenamina (anilina) substituída em meta ou um nitrobenzeno substituído em orto ou para? Para resolver problemas como estes, é preciso conhecer alguns "truques" de sínteses. Entre eles está a interconversão química entre orientadores orto, para e orientadores meta, como em nitro ⇌ amino ou carbonila ⇌ metileno. Além disso, é preciso saber da praticidade de algumas substituições eletrofílicas e conhecer o emprego de estratégias de bloqueio reversível e seletivo de certas posições com grupos ácido sulfônico ($-SO_3H$).

É possível mudar a direção do efeito de orientação dos substituintes

A nitração é a maneira mais fácil de introduzir um substituinte contendo nitrogênio em um areno. Muitos dos derivados de benzeno de interesse, entretanto, têm a função amino na estrutura. Além disso, o grupo nitro orienta para a posição meta, sendo impróprio para a preparação de sistemas substituídos em orto e para. Uma solução para isso é usar reagentes simples capazes de converter, reversivelmente, o grupo $-NO_2$, um orientador meta, em $-NH_2$, um orientador orto e para. Assim, o grupo nitro pode ser reduzido a amino por hidrogenação catalítica ou pela reação com ácidos na presença de metais ativos como o ferro ou o amálgama de zinco. A reação inversa, a oxidação da anilina a nitrobenzeno, pode ser obtida com ácido trifluoro-peracético.

Interconverção entre os grupos nitro (orientador meta) e amino (orientador orto e para)

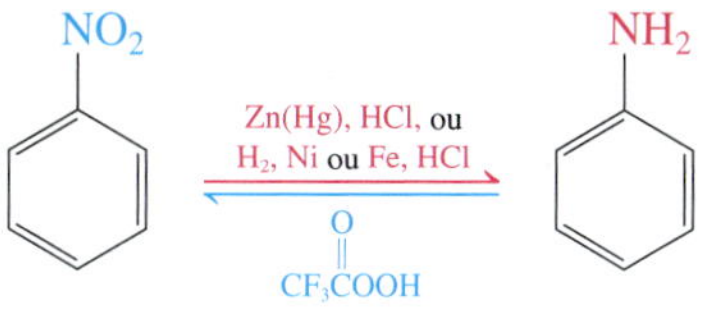

Um exemplo da aplicação desta estratégia de síntese é a preparação da 3-bromo-benzenamina. A bromação direta da benzenamina (anilina) leva à substituição em orto e para, exclusivamente (Seção 16-3), e, portanto, é inútil. A bromação do nitrobenzeno, porém, permite preparar o 3-bromo-nitro-benzeno que, por sua vez, pode ser convertido, por redução, no produto. O produto final tem dois grupos orientadores orto e para em posição meta um ao outro.

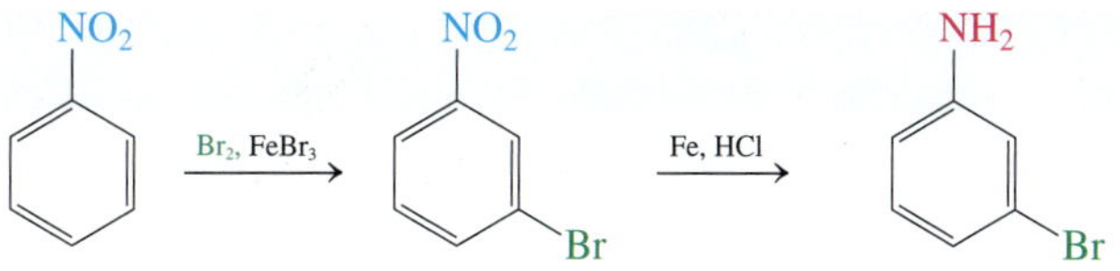

> **EXERCÍCIO 16-15**
>
> A nitração do bromo-benzeno seria uma boa alternativa para a síntese da 3-bromo-benzenamina?

EXERCÍCIO 16-16

Proponha uma síntese, a partir do benzeno, para o ácido 3-amino-benzenossulfônico [ácido metanílico, usado na síntese de corantes azo (Seção 22-11) como o amarelo de metanila e de algumas sulfas (Seção 15-10)].

EXERCÍCIO 16-17

Use os métodos descritos anteriormente e proponha uma síntese para o ácido 4-amino-benzenossulfônico a partir do benzeno. [**Sugestão**: a sulfonação ocorre seletivamente em para, porque o reagente é impedido estericamente e o processo é reversível (Seção 15-10)].

Outro exemplo da mudança da orientação de um substituinte do anel benzeno é a reação redox acila ⇌ alquila. Assim, o grupo carbonila em acil-arenos pode ser reduzido completamente pela hidrogenação catalisada por paládio ou pelo tratamento com HCl e amálgama de zinco (**redução de Clemmensen***). Por outro lado, o grupo metileno vizinho do anel aromático em alquil-arenos pode ser oxidado à carbonila com CrO_3 em H_2SO_4 (Seção 22-2).

Interconversão entre os grupos acila (orientador meta) e alquila (orientador orto e para)

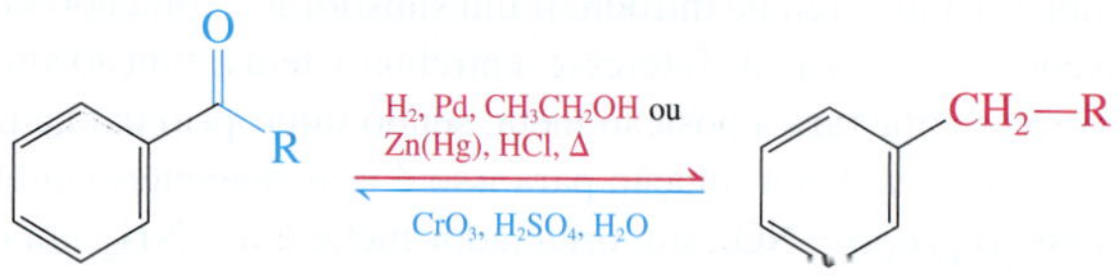

$$\text{Ar-CO-R} \xrightleftharpoons[CrO_3, H_2SO_4, H_2O]{H_2, Pd, CH_3CH_2OH \text{ ou } Zn(Hg), HCl, \Delta} \text{Ar-CH}_2\text{-R}$$

Como isso pode ser usado? Vejamos a preparação do 1-cloro-3-etil-benzeno a partir do benzeno. A análise retrossintética (Seção 8-9) sugere que nem o clorobenzeno nem o etilbenzeno são precursores imediatos do produto, porque os substituintes são orientadores orto e para. O grupo etila, porém, relaciona-se com o grupo acetila (acetila), um orientador meta. Portanto, o acetil-benzeno, que pode ser facilmente preparado pela acilação de Friedel-Crafts, é um excelente ponto de partida, já que o anel pode ser clorado em meta, e o grupo carbonila, posteriormente, reduzido ao grupo alquila desejado.

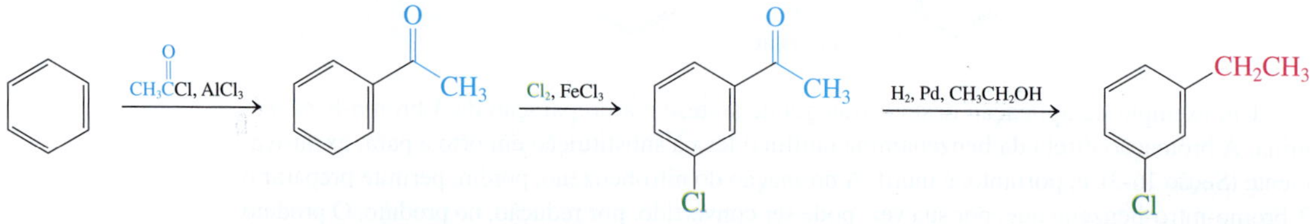

$$C_6H_6 \xrightarrow{CH_3COCl, AlCl_3} C_6H_5COCH_3 \xrightarrow{Cl_2, FeCl_3} 3\text{-Cl-}C_6H_4\text{-COCH}_3 \xrightarrow{H_2, Pd, CH_3CH_2OH} \text{1-Cloro-3-etil-benzeno}$$

EXERCÍCIO 16-18

Proponha uma síntese para o 1-cloro-3-propil-benzeno a partir do propilbenzeno.

A redução fácil de acil-arenos a alquil-arenos também permite a síntese de alquil-benzenos sem os problemas de rearranjo e polialquilação comuns aos grupos alquila. Assim, a melhor sín-

---

* E. C. Clemmensen (1876-1941), presidente da Clemmensen Chemical Corporation, Newark, New Jersey, Estados Unidos.

tese do butilbenzeno é feita pela sequência de uma acilação de Friedel-Crafts com cloreto de butanoíla, seguida pela redução de Clemmensen.

Síntese do butilbenzeno sem rearranjo

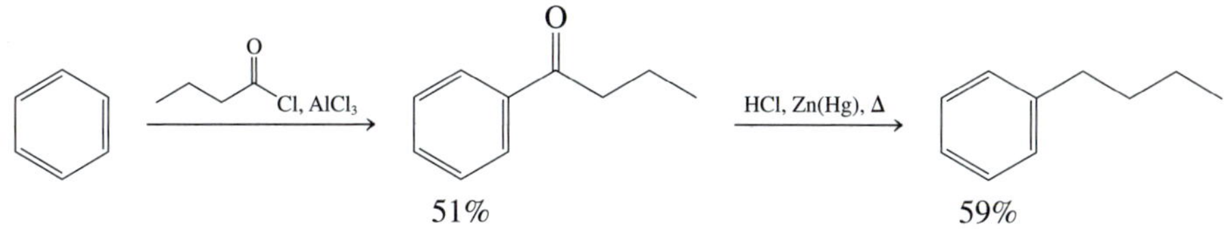

A alternativa mais direta, a butilação do benzeno via Friedel-Crafts, não pode ser usada devido à formação do produto de rearranjo, o (1-metil-propil)-benzeno (*sec*-butil-benzeno, Seção 15-12), e à di– e trialquilação.

EXERCÍCIO 16-19

Proponha uma síntese eficiente para o (2-metil-propil)-benzeno (isobutil-benzeno, o composto de partida da síntese do ibuprofeno, veja o Exercício 16-10), a partir do benzeno. [**Sugestão:** qual seria o principal produto monossubstituído da alquilação de Friedel-Crafts do benzeno com 1-cloro-2-metil--propano (cloreto de isobutila)?].

Os eletrófilos de Friedel-Crafts não atacam um anel benzeno fortemente desativado

Vejamos algumas sínteses possíveis da 1-(3-nitro-fenil)-etanona (*m*-nitro-acetofenona). Como os dois grupos são orientadores meta, podemos considerar duas possibilidades, a nitração da 1-fenil--etanona ou a acetilação de Friedel-Crafts do nitrobenzeno. Na prática, apenas a primeira possibilidade funciona bem.

Sínteses da 1-(3-nitro-fenil)etanona (*m*-nitro-acetofenona) bem-sucedidas e malsucedidas

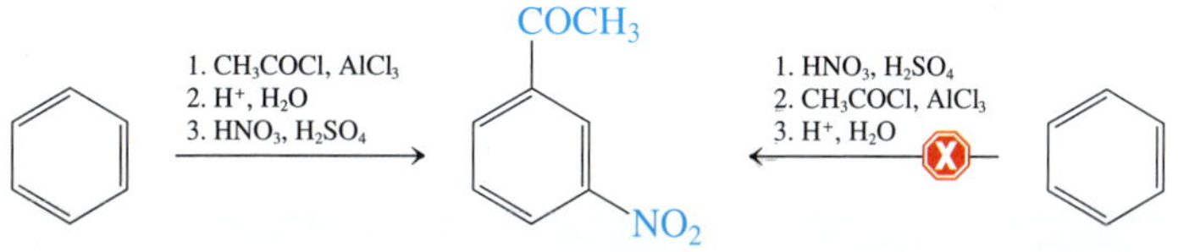

O problema com a segunda possibilidade está em uma combinação de fatores. O primeiro é a forte desativação do anel do nitrobenzeno. Outro é a baixa eletrofilicidade do íon acílio na substituição aromática em comparação com outros eletrófilos. Via de regra, as alquilações e as acilações de Friedel-Crafts não ocorrem em derivados do benzeno fortemente desativados por grupos orientadores meta.

EXERCÍCIO 16-20

Proponha um síntese para a 5-propil-1,3-benzenodiamina a partir do benzeno. (**Cuidado:** considere com muita atenção a ordem de introdução dos grupos).

A sulfonação reversível permite sínteses eficientes de benzenos orto dissubstituídos

Um outro tipo de problema surge ao tentarmos preparar um benzeno *o*-dissubstituído, mesmo quando um dos grupos é orientador orto e para. Embora uma quantidade apreciável de isômeros orto possa se formar em substituições eletrofílicas de benzenos contendo tais grupos, o isômero para é, na maior parte dos casos, o produto principal (Seções 16-2 e 16-3). Suponha que seja necessário preparar eficientemente o 1-(1,1-dimetil-etil)-2-nitro-benzeno [*o*-(*t*-(butil)-nitro-benzeno]. A nitração direta do (1,1-dimetil-etil)-benzeno (*t*-butil-benzeno) não é satisfatória.

Uma síntese ruim do 1-(1,1-dimetil-etil)-2-nitro-benzeno [*o*-(*t*-butil)-nitro-benzeno]

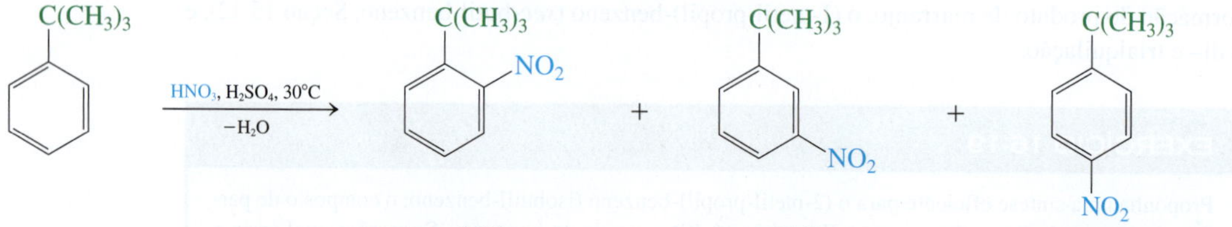

C(CH₃)₃ —HNO₃, H₂SO₄, 30°C, −H₂O→

- 16% 1-(1,1-Dimetil-etil)-2-nitro-benzeno [*o*-(*t*-Butil)-nitro-benzeno]
- 11% 1-(1,1-Dimetil-etil)-3-nitro-benzeno [*m*-(*t*-Butil)-nitro-benzeno]
- 73% 1-(1,1-Dimetil-etil)-4-nitro-benzeno [*p*-(*t*-Butil)-nitro-benzeno]

Uma solução inteligente é usar a sulfonação reversível (Seção 15-10) para bloquear a posição para. Como o substituinte *e* o eletrófilo são volumosos, o (1,1-dimetil-etil)-benzeno é sulfonado quase que inteiramente em para, bloqueando este carbono para um ataque posterior. Agora a nitração só pode ocorrer na posição orto em relação ao grupo alquila. O aquecimento posterior do produto em meio ácido remove o grupo bloqueador, completando a síntese.

A sulfonação reversível como procedimento de proteção

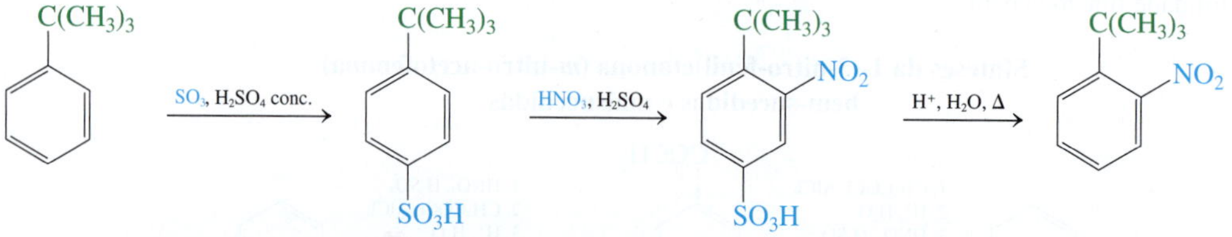

C(CH₃)₃ —SO₃, H₂SO₄ conc.→ C(CH₃)₃/SO₃H —HNO₃, H₂SO₄→ C(CH₃)₃/NO₂/SO₃H —H⁺, H₂O, Δ→ C(CH₃)₃/NO₂

EXERCÍCIO 16-21

Sugira uma síntese do 1,3-dibromo-2-nitro-benzeno a partir do benzeno.

Certas estratégias de proteção reduzem o poder ativante dos grupos amino e hidroxila

Vimos, na Seção 16-3, que o ataque eletrofílico na benzenamina (anilina) e no fenol não se limita ao produto monossubstituído, devido ao forte poder ativante dos grupos OH e NH₂. Além disso, podem ocorrer complicações nestas bases de Lewis (seção 2-2) decorrentes do ataque direto do eletrófilo ao heteroátomo. Para prevenir tais problemas, costuma-se usar grupos protetores. No caso da benzenamina, usa-se o grupo acetila (etanoíla), como na *N*-fenil-acetamida (acetanilida, Seções 20-2 e 20-6), e no caso do fenol, o grupo metila, como no metoxibenzeno. A desproteção é feita por hidrólise básica e ácida, respectivamente.

Isso permite que a halogenação, a nitração e as reações de Friedel-Crafts seletivas possam ser realizadas. A síntese da 2-nitro-benzenamina (*o*-nitro-anilina), por exemplo, emprega esta estratégia de proteção juntamente com a sulfonação para bloquear a posição para.

Uma síntese da 2-nitro-benzenenamina (*o*-nitro-anilina) via benzenamina (anilina) protegida

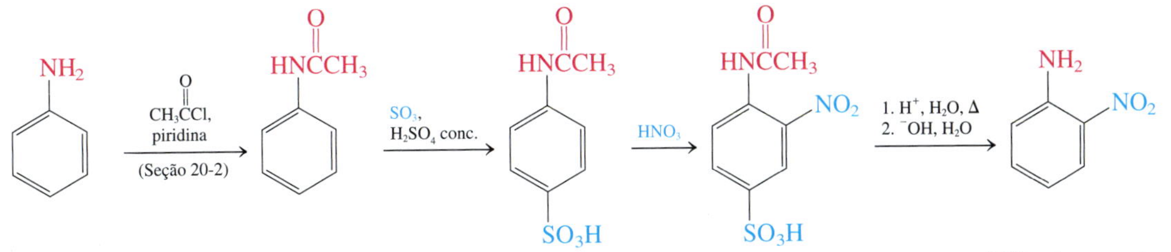

Benzenamina (Anilina) → [CH₃CCl, piridina (Seção 20-2)] → *N*-Fenil-acetamida (Acetanilida) → [SO₃, H₂SO₄ conc.] → (p-SO₃H-acetanilida) → [HNO₃] → (o-NO₂-p-SO₃H-acetanilida) → [1. H⁺, H₂O, Δ; 2. ⁻OH, H₂O] → 2-Nitro-benzenamina (*o*-Nitro-anilina)

EXERCÍCIO 16-22

Trabalhando com os conceitos: estratégias de síntese na substituição eletrofílica em aromáticos

Qual seria uma boa maneira de sintetizar o derivado A do benzeno, um intermediário da síntese de oligômeros de aminoácidos artificiais?

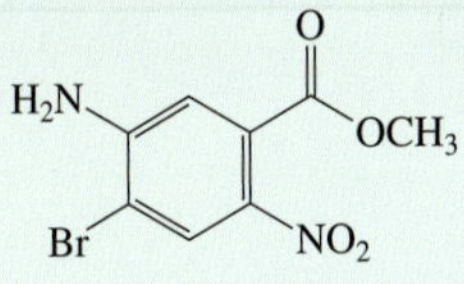

Estratégia

A princípio, o alvo parece complexo. Para simplificá-lo, temos de aplicar os princípios da retrossíntese, juntamente com o que aprendemos nesta seção. Esta discussão oferecerá uma solução, mas você pode encontrar outras! Podemos começar avaliando a direção da substituição dada por cada grupo.

Solução

- Trabalhando no sentido horário, bromo orienta orto e para, mas é desativador, e usá-lo para introduzir os grupos amino e carbonila não parece ser promissor.
- O grupo amino é melhor. Seu poderoso efeito ativador pode ser usado para nitrar em para e bromar em orto.
- As regras 1 e 2 permitem a escolha sem ambiguidade entre os dois em relação à orientação preferencial: amino ganha.
- O grupo éster é orientador meta e poderia ser útil, porque pode ser usado para introduzir o nitrogênio em meta na forma de um grupo nitro.
- Por fim, a função nitro é inútil (pelo menos como tal), porque é orientador meta e tão desativante que as substituições seriam muito lentas.
- Por essa análise, o mais útil parece ser uma etapa retrossintética que remova o bromo e leve a B. A função amino em B pode ser novamente considerada, agora como uma maneira de adicionar o grupo nitro, levando a C.
- Neste estágio, as coisas ficaram mais transparentes, porque o grupo amino meta pode ser colocado via D, o produto da nitração do benzenocarboxilato de metila (benzoato de metila), E.

Retrossíntese de A

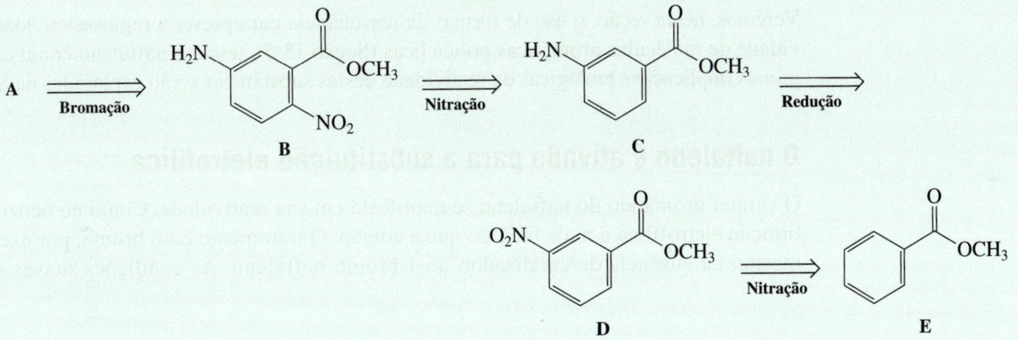

A ⟹[Bromação] B ⟹[Nitração] C ⟹[Redução] D ⟹[Nitração] E

- Com esta estratégia à disposição, executemos a síntese e vejamos se alguns outros aspectos práticos têm de ser considerados. Podemos adquirir E e a nitração de D é fácil (Seção 16-3).

Execução da síntese de A

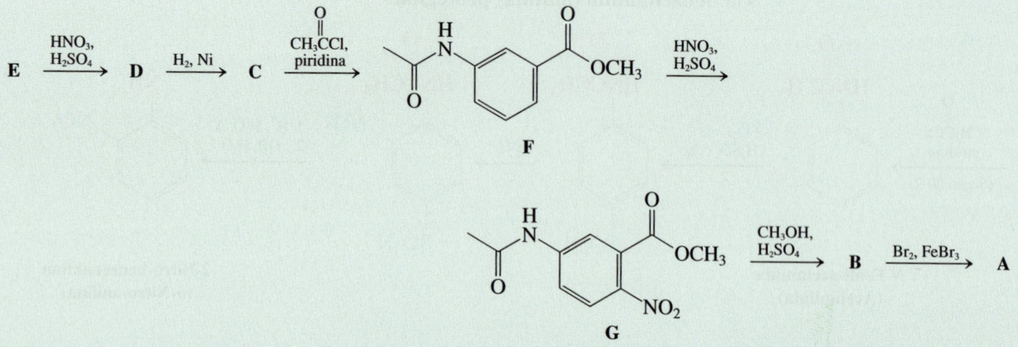

E $\xrightarrow{HNO_3, H_2SO_4}$ D $\xrightarrow{H_2, Ni}$ C $\xrightarrow{CH_3CCl, piridina}$ F $\xrightarrow{HNO_3, H_2SO_4}$ G $\xrightarrow{CH_3OH, H_2SO_4}$ B $\xrightarrow{Br_2, FeBr_3}$ A

- A redução dará C cuja nitração foi planejada para levar diretamente a B. Porém, o grupo amino livre é ativo o suficiente para causar uma segunda nitração de B e deve ser moderado pela formação de amida (F). Isso garante a mononitração e esperamos a nitração apenas em para a G devido ao efeito estérico.
- Desprotegemos a amina com ácido em metanol como solvente para garantir que o grupo éster fique intacto (Seção 9-4), dando B.
- Por fim, esperamos que a bromação final, orto à função nitrogenada, ocorra na posição menos impedida, fornecendo o alvo desejado.

EXERCÍCIO 16-23

Tente você

Aplique a estratégia discutida acima para a síntese da 2-nitro-benzenamina na síntese do 4-acetil-2-cloro-fenol a partir do fenol.

EM RESUMO, a escolha cuidadosa da sequência de introdução de grupos permite a síntese de benzenos polissubstituídos. Estas estratégias podem requerer a mudança do poder orientador dos substituintes, com alteração do seu padrão orientador, bem como o bloqueio reversível de certas posições do anel.

16-6 Reatividade dos hidrocarbonetos benzenoides policíclicos

Veremos, nesta seção, o uso de formas de ressonância para prever a regiosseletividade e a reatividade de moléculas aromáticas policíclicas (Seção 15-5), tendo o naftaleno como exemplo. Algumas implicações biológicas da reatividade destas substâncias serão exploradas na Seção 16-7.

O naftaleno é ativado para a substituição eletrofílica

O caráter aromático do naftaleno se manifesta em sua reatividade. Como no benzeno, a substituição eletrofílica é mais fácil do que a adição. O tratamento com bromo, por exemplo, leva, mesmo na ausência de catalisador, ao 1-bromo-naftaleno. As condições suaves necessárias

Capítulo 16   Ataque Eletrofílico nos Derivados do Benzeno   755

para este processo revelam que o naftaleno é ativado em relação à substituição eletrofílica em aromáticos.

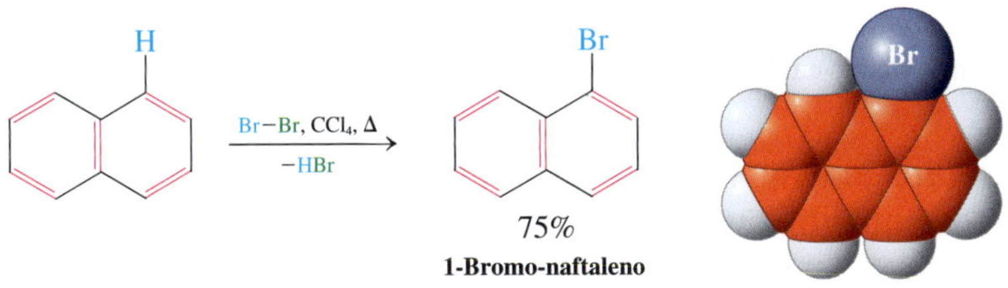

$$\text{naftaleno} \xrightarrow[-HBr]{Br-Br,\ CCl_4,\ \Delta} \text{1-Bromo-naftaleno (75\%)}$$

Outras substituições eletrofílicas são igualmente fáceis e são altamente seletivas para a reação em C1. Por exemplo,

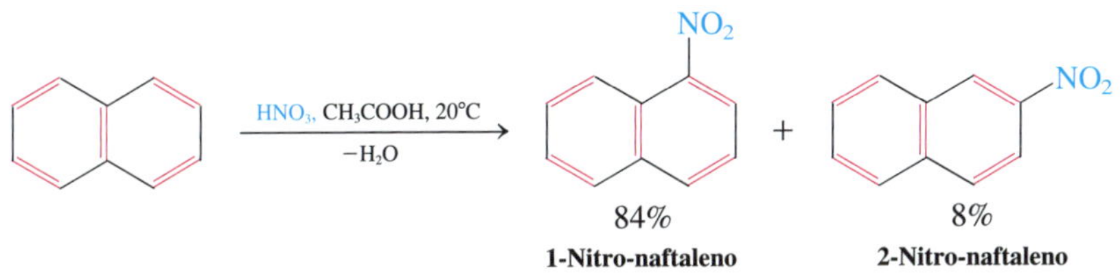

$$\text{naftaleno} \xrightarrow[-H_2O]{HNO_3,\ CH_3COOH,\ 20°C} \text{1-Nitro-naftaleno (84\%)} + \text{2-Nitro-naftaleno (8\%)}$$

A natureza altamente deslocalizada do intermediário explica a facilidade do ataque. O cátion pode ser representado como um híbrido de cinco estruturas de ressonância.

Reatividade eletrofílica do naftaleno: ataque em C1

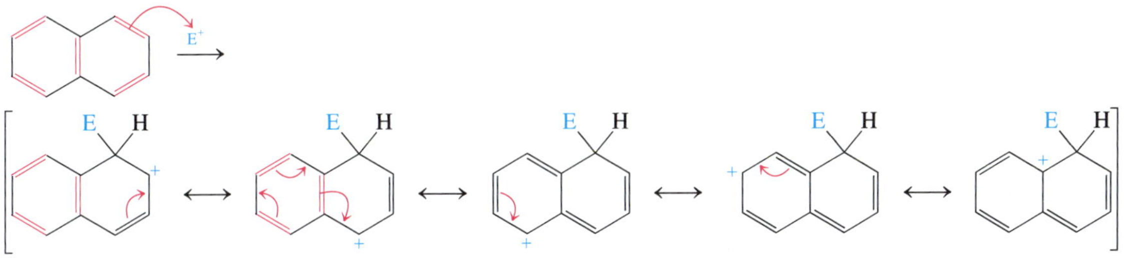

O ataque de um eletrófilo em C2, porém, também produz um cátion que pode ser descrito por cinco formas de ressonância.

Ataque eletrofílico em C2 no naftaleno

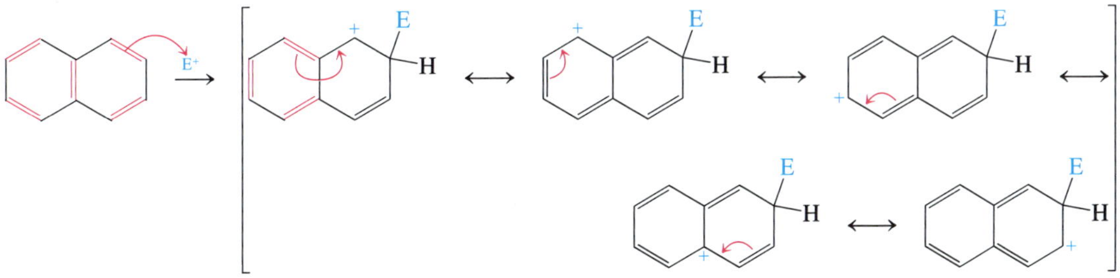

Por que, então, os eletrófilos preferem atacar o naftaleno em C1 e não em C2? A análise mais profunda das formas de ressonância dos dois cátions revela uma diferença importante: o ataque em C1 permite *duas* formas de ressonância em que um dos anéis benzeno permanece intacto, com o benefício da completa deslocalização aromática. O ataque em C2 permite apenas *uma* estrutura deste tipo, isto é, leva a um carbocátion menos estável e a um estado de transição com energia maior. Como a primeira etapa da substituição eletrofílica aromática limita a velocidade da reação, o ataque é mais rápido em C1 do que em C2.

Os eletrófilos atacam regiosseletivamente os naftalenos substituídos

As regras de orientação do ataque eletrofílico nos benzenos monossubstituídos se aplica também aos derivados do naftaleno. *O anel que carrega o substituinte é o mais afetado.* Um grupo ativante normalmente direciona o eletrófilo para o anel em que ele está, e um grupo desativante, para o outro anel. O 1-metoxinaftaleno, por exemplo, sofre nitração eletrofílica em C2 e em C4.

Nitração do 1-metóxinaftaleno

63%	Secundário
1-Metóxi-4-nitro-naftaleno	**1-Metóxi-2-nitro-naftalenol**

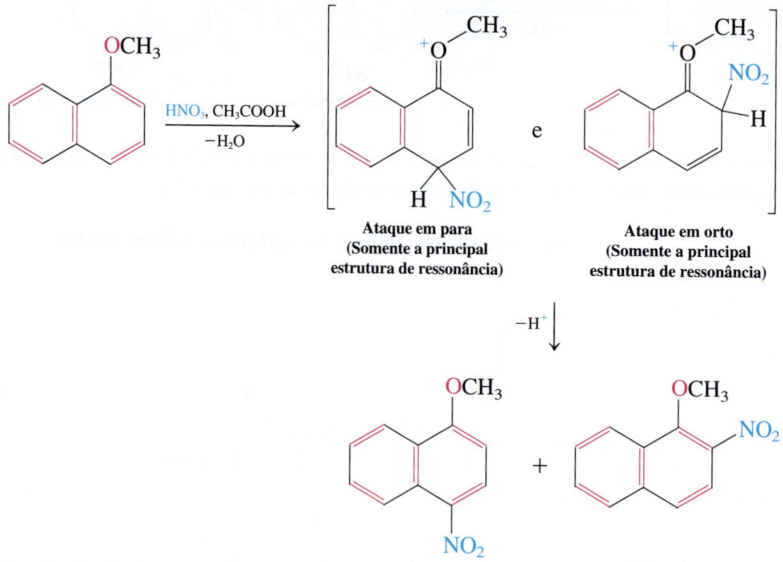

Grupos desativantes em um dos anéis geralmente direcionam a substituição eletrofílica para o outro anel, preferencialmente para C5 e C8.

30%	60%
1,8-dinitro-naftaleno	**1,5-dinitro-naftaleno**

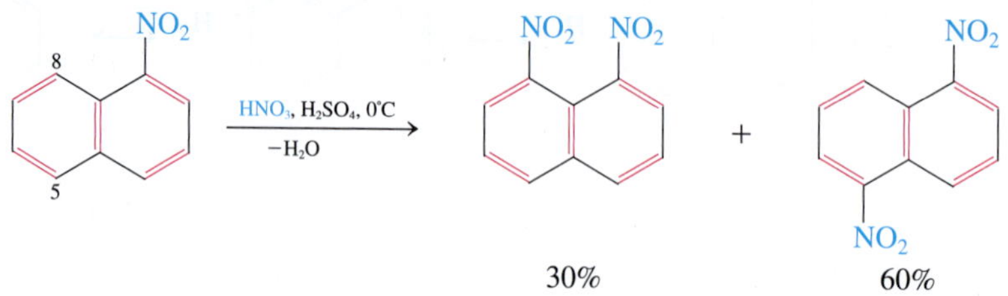

EXERCÍCIO 16-24

Trabalhando com os conceitos: predição do ataque eletrofílico nos naftalenos substituídos

Prediga a posição principal da nitração eletrofílica em aromáticos do 1-(1-metil-etil)-naftaleno.

Estratégia
Aplicamos as regras de orientação desenvolvidas nesta seção: o anel mais ativado (ou menos desativado) é o anel atacado.

Solução
- O anel substituído tem um grupo alquila, que é ativador e orientador orto e para.
- 1-Metil-etil é razoavelmente grande; portanto, o ataque em orto é impedido.
- A nitração preferencial ocorrerá em C4 para dar:

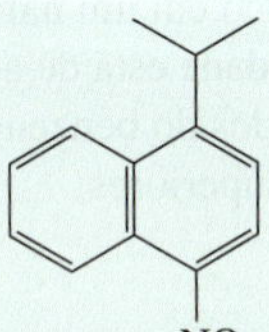

EXERCÍCIO 16-25

Tente você

Prediga a posição da nitração eletrofílica em aromáticos em (a) 2-nitro-naftaleno, (b) 5-metóxi-1-nitro-naftaleno, (c) 1,6-bis(1,1-dimetil-etil)-naftaleno. (**Cuidado:** no problema (c), ambos os anéis estão ativados. **Sugestão:** leve em conta os efeitos estéricos.)

As estruturas de ressonância ajudam a predizer a regiosseletividade em hidrocarbonetos policíclicos maiores

Os mesmos princípios de ressonância, impedimento estérico e direcionamento aplicam-se aos sistemas policíclicos maiores, derivados do naftaleno pela fusão de anéis aromáticos, como o antraceno e o fenantreno (Seção 15-5). O átomo preferido para o ataque eletrofílico no fenantreno, por exemplo, é C9 (ou C10), porque a estrutura de ressonância mais importante do cátion produzido têm dois anéis benzeno intactos, enquanto os cátions produzidos pelo ataque eletrofílico nas outras posições rompem a aromaticidade de um ou dois destes anéis.

Ataque eletrofílico no fenantreno

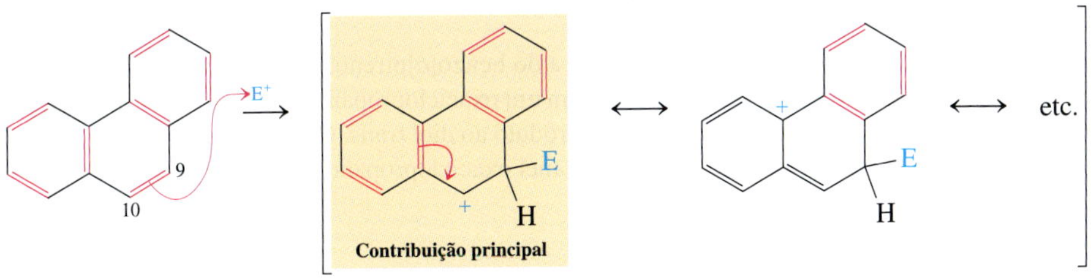

O mesmo tipo de argumento pode ser usado na predição da orientação do ataque eletrofílico no antraceno e em hidrocarbonetos aromáticos superiores.

> ### EXERCÍCIO 16-26
> Escreva uma forma de ressonância do cátion derivado do ataque eletrofílico em C9, no fenantreno, em que a aromaticidade de *todos* os anéis foi rompida.

> ### EXERCÍCIO 16-27
> A protonação eletrofílica do antraceno tem as seguintes velocidades relativas: $k(C9) : k(C1) : k(C2) \approx$ 11.000 : 7 : 1. Explique. (Para a numeração do esqueleto do antraceno, veja a Seção 15-5.)

EM RESUMO, o naftaleno é ativado para a substituição eletrofílica em aromáticos, que ocorre preferencialmente em C1. O ataque eletrofílico em um naftaleno substituído ocorre no anel ativado, e não no anel desativado. A regiosseletividade está de acordo com as regras gerais desenvolvidas para a substituição eletrofílica dos derivados do benzeno. Os mesmos argumentos se aplicam aos hidrocarbonetos policíclicos aromáticos superiores.

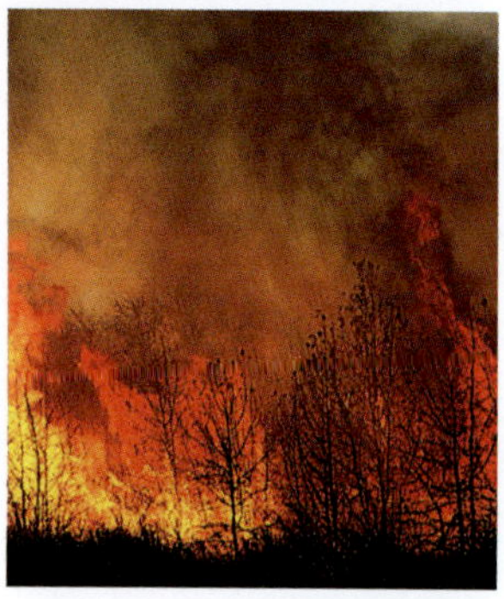

16-7 Hidrocarbonetos policíclicos aromáticos e câncer

Muitos hidrocarbonetos policíclicos aromáticos são cancerígenos. A primeira constatação de que tais compostos poderiam causar câncer foi feita em 1775, por Sir Percival Pott, um cirurgião do hospital São Bartolomeu, em Londres, Inglaterra, que associou a fuligem das chaminés ao câncer da bolsa escrotal. Desde então, muitos estudos foram feitos com o objetivo de identificar os hidrocarbonetos policíclicos benzenoides responsáveis por esta propriedade fisiológica e como suas estruturas e atividades se correlacionam. O benzo[*a*]pireno, um poluente do meio ambiente bastante comum, é uma molécula particularmente bem estudada. Ele é produzido na queima de matéria orgânica, como combustíveis de automóveis e óleos usados no aquecimento doméstico e na geração de energia em indústrias, na incineração de rejeitos, nos incêndios em florestas, nos cigarros acesos e até nas carnes de churrasco. Somente os Estados Unidos lançam cerca de 3.000 toneladas deste composto na atmosfera por ano.

Os incêndios em florestas geram poluentes ambientais importantes, inclusive o benzo[*a*]pireno.

Hidrocarbonetos benzenoides carcinogênicos

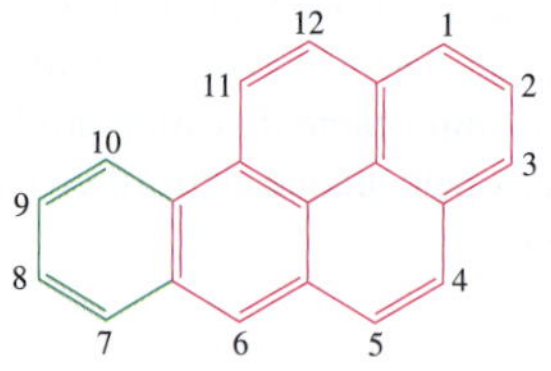

Benzo[*a*]pireno 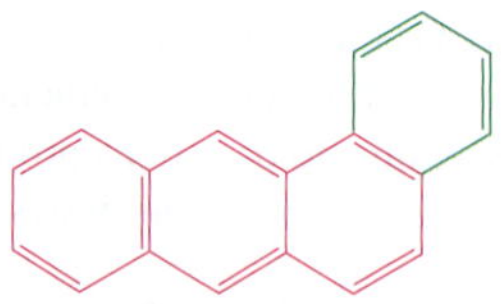   Benzo[*a*]antraceno 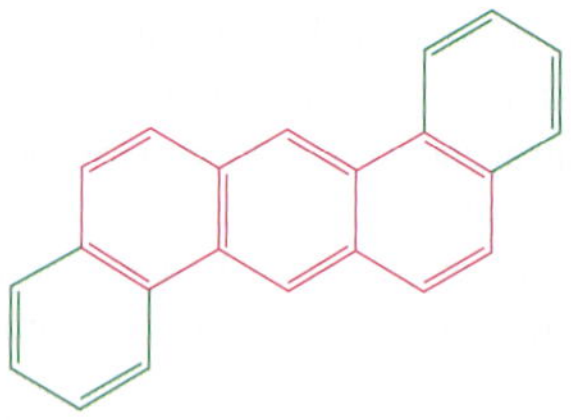   Dibenzo[*a,h*]antraceno

Qual é o mecanismo da ação carcinogênica do benzo[*a*]pireno? Uma enzima oxidante (uma *oxidase*) do fígado converte o hidrocarboneto em um oxaciclopropano em C7 e C8. Outra enzima, a (*epóxido hidratase*) catalisa a hidratação do produto ao diol trans. Outra oxidação rápida leva ao composto carcinogênico efetivo, com um novo anel oxaciclopropano em C9 e C10.

Conversão enzimática do benzo[*a*]pireno no carcinogênio efetivo

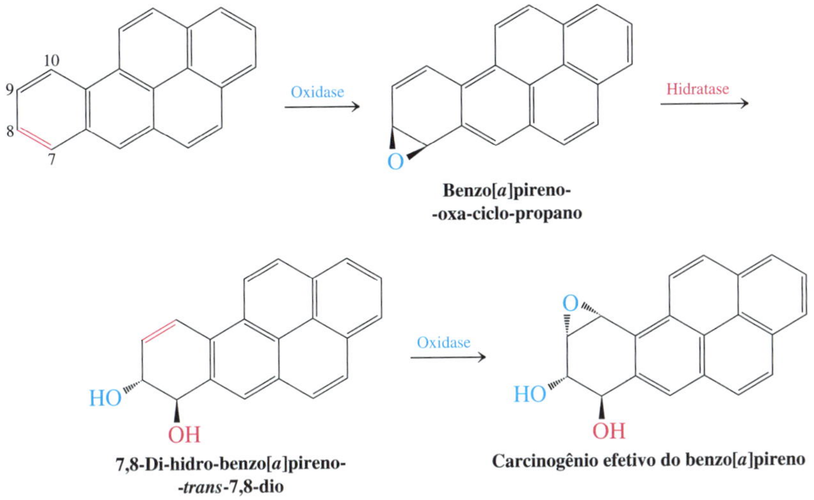

**Benzo[*a*]pireno-
-oxa-ciclo-propano**

**7,8-Di-hidro-benzo[*a*]pireno-
-*trans*-7,8-dio**

Carcinogênio efetivo do benzo[*a*]pireno

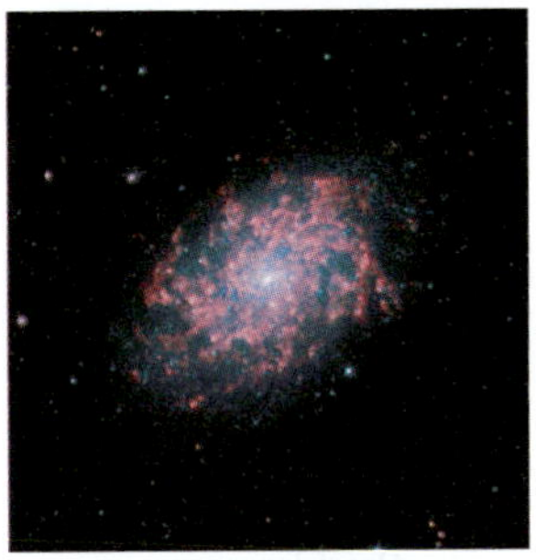

O que torna o composto carcinogênico? Acredita-se que a ação provém do ataque nucleofílico do nitrogênio do grupo amina da guanina, uma das bases do DNA (veja o Capítulo 26), ao oxaciclopropano. A guanina alterada afeta a hélice dupla do DNA, levando à replicação imperfeita da molécula.

Hidrocarbonetos aromáticos policíclicos também existem no espaço exterior. Esta foto mostra a galáxia em espiral NGC 7793, que está a cerca de 12,7 milhões de anos-luz da Terra, como vista pelo Telescópio Espacial de Infravermelho Spitzer. As cores azuladas incluem a emissão $\tilde{\nu} = 2.800$ cm^{-1} das estrelas. As cores verde e vermelha representam as emissões em $\tilde{\nu} = 1.700$ e 1.250 cm^{-1} dos hidrocarbonetos aromáticos policíclicos e, possivelmente, poeira.

Evento carcinogênico

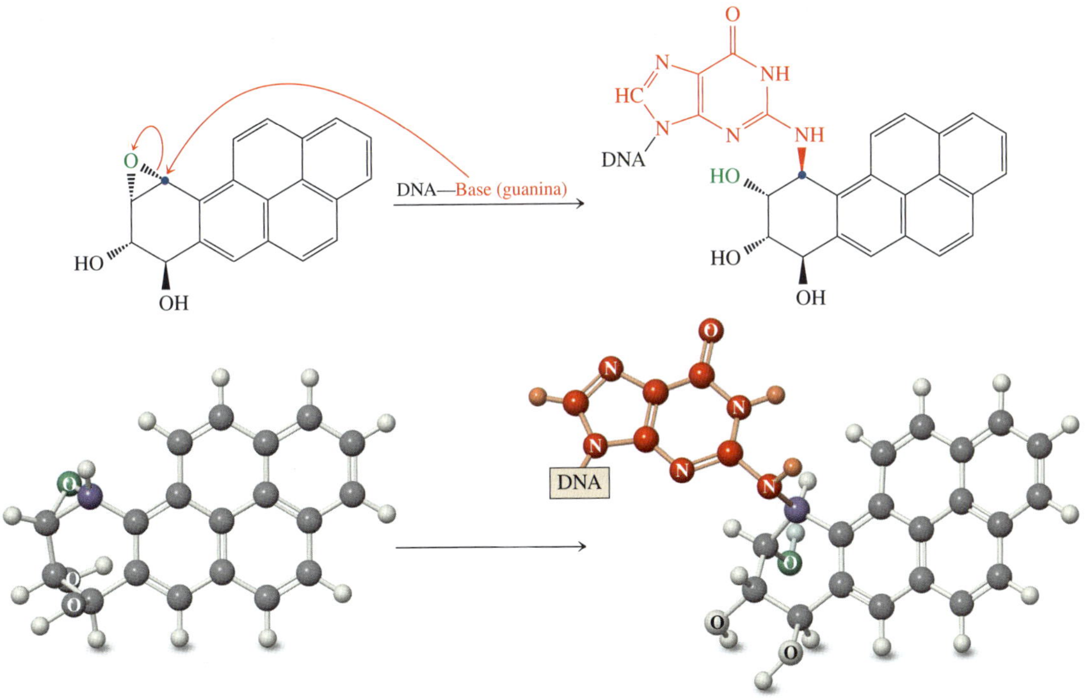

DNA—Base (guanina)

Agentes alquilantes carcinogênicos e sítios de reatividade

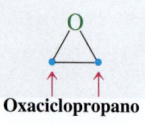

BrCH₂CH₂Br
↑   ↑
1,2-Dibromo-etano

Oxaciclopropano

ClCH₂OCH₃
↑
Cloro(metoxi)metano
[(Cloro-metil)-metil-éter]

Esta mudança pode levar à alteração (mutação) do código genético, que pode, então, provocar a multiplicação rápida e indiscriminada de células, típica do câncer. Nem todas as mutações são carcinogênicas. Na verdade, a maior parte delas leva à destruição da célula afetada. A exposição ao agente carcinogênico só aumenta a probabilidade de um evento carcinogênico.

Note que o carcinogênio efetivo atua como um agente alquilante do DNA. Isso sugere que outras substâncias alquilantes são carcinogênios em potencial, o que tem sido comprovado. Nos Estados Unidos, o Occupational Safety and Health Administration (OSHA) publica regularmente listas de agentes carcinogênicos conhecidos e outros prováveis, que inclui agentes alquilantes simples como o 1,2-dibromo-etano e o oxaciclopropano (veja o Problema 50 do Capítulo 1).

A descoberta da ação carcinogênica de muitos compostos orgânicos obrigou sua substituição em muitas sínteses. 1-Naftalenamina e 2-naftalenamina (naftilaminas) já foram muito usadas na síntese de corantes, devido às cores brilhantes de muitos de seus derivados (corantes azo, veja a Seção 22-11). Sabe-se, há muito tempo, que estas substâncias são carcinogênicas, o que levou ao desenvolvimento de sínteses alternativas que evitam seu uso como intermediários e ao descobrimento de novos corantes, com estruturas bastante diferentes. Um exemplo mais recente de substância controlada é o cloro(metoxi)metano [ClCH₂OCH₃, (cloro-metil)-metil-éter], um reagente que já foi muito usado na proteção de álcoois por formação de éter. A descoberta da ação carcinogênica deste agente de alquilação, em 1970, levou ao desenvolvimento de vários outros reagentes menos agressivos.

A IDEIA GERAL

O efeito orientador dos substituintes dos anéis aromáticos é um outro caso de regiosseletividade na química orgânica. Já encontramos seletividade, controlada por fatores estéricos ou eletrônicos (condições básicas ou ácidas, respectivamente), na abertura nucleofílica dos anéis oxaciclopropanos (Seção 9-9) e nos íons halogenônios (Seção 12-6). Encontramos, também, regiosseletividade na reação nucleofílica de cátions deslocalizados (os cátions alílicos, por exemplo, Seção 14-6), em que ocorria reversibilidade e, em consequência, a possibilidade de controle cinético ou termodinâmico. Nas substituições eletrofílicas em aromáticos, a regioquímica é (normalmente) controlada pela cinética e resulta principalmente de efeitos eletrônicos. Quando o ataque é igualmente possível em vários sítios, os fatores estéricos normalmente governam a seletividade. Para predizer o produto principal de uma reação de substituição eletrofílica em aromáticos, é necessário analisar todos os possíveis intermediários catiônicos e avaliar sua importância relativa.

Completamos, agora, o estudo dos sistemas com ligações múltiplas entre carbonos, incluindo os alquenos e alquinos, os dienos conjugados e o benzeno, e outros compostos aromáticos. Veremos, a seguir, a ligação dupla entre carbono e oxigênio que ocorre em compostos importantes que contém o grupo carbonila. Veremos que alguns dos efeitos eletrônicos que ocorrem nas ligações duplas entre carbonos também ocorrem nas ligações duplas entre carbono e oxigênio, mas que outros efeitos são característicos do grupo polar carbonila. Como resultado, a química da carbonila é uma área rica e muito importante da química orgânica. A compreensão da reatividade do grupo carbonila é essencial no estudo de muitas áreas da bioquímica, desde a ação de drogas até detalhes de genética a nível molecular. Começaremos, no Capítulo 17, a discussão do grupo carbonila de aldeídos e cetonas.

PROBLEMAS DE INTEGRAÇÃO

16-28 Certas benzenaminas (anilinas) substituídas são importantes intermediários de sínteses na química medicinal e na indústria de corantes. Proponha uma síntese seletiva do 5-cloro-2-metóxi-1,3-benzenodiamina, B, a partir do metoxibenzeno, A.

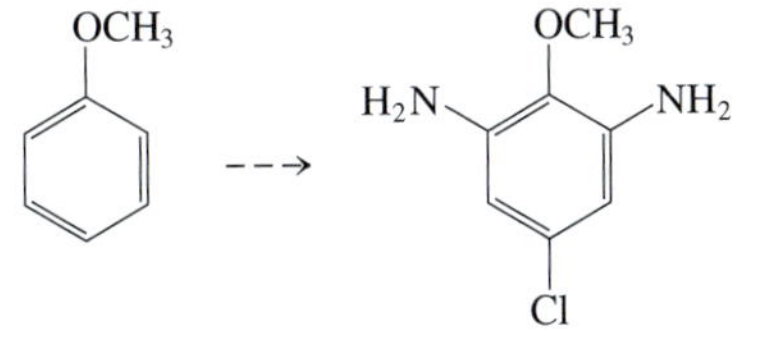

SOLUÇÃO

Quais são os desligamentos factíveis que levam diretamente a um precursor mais simples – *a*, *b*, ou *c*? A análise retrossintética abaixo (Seção 8-9) responde à questão: nenhuma. A etapa *a* propõe uma transformação impossível de fazer com nosso repertório atual de reações e, na verdade, muito difícil mesmo com reagentes especiais (que requerem uma fonte de "CH$_3$O$^+$"). Além disso, a etapa *a* parece ilógica, pois quebra uma ligação que existe no composto inicial. A etapa *c* é uma cloração eletrofílica reversível (Seção 15-9), em princípio possível, mas inviável porque não se pode esperar seletividade para C5. Enquanto o grupo CH$_3$O orienta para a posição para (portanto, para C5), como desejado, os grupos amino ativam as outras posições orto e para (portanto, para C4 e C6) mais fortemente (Seção 16-3), tornando a etapa *c* uma opção ruim, pelo menos como está escrita.

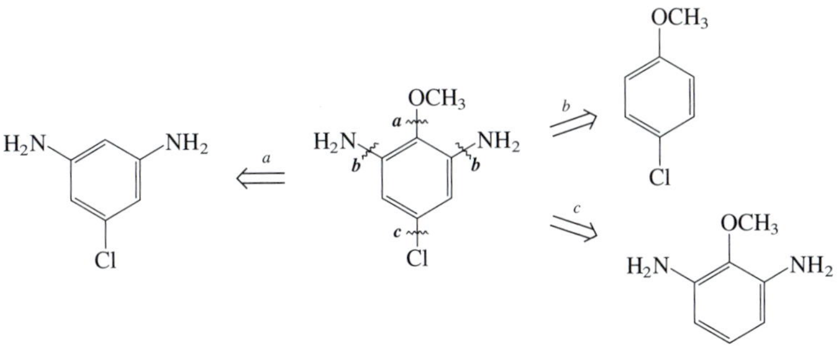

O que você acha da desconexão *b*? Embora a aminação direta dos arenos não seja possível (como também a alcoxilação e a hidroxilação), é possível fazê-la indiretamente por uma sequência de nitração-redução (Seção 16-5). Dessa forma, nosso problema se reduz à nitração do 1-cloro-4-metóxi-benzeno. Será que este caminho tem a regiosseletividade desejada? Pela Diretriz 2 da Seção 16-4, a resposta é positiva. Esta análise nos leva ao 1-cloro-4-metóxi-benzeno como precursor, obtido, juntamente com o isômero orto, pela cloração do metoxibenzeno.

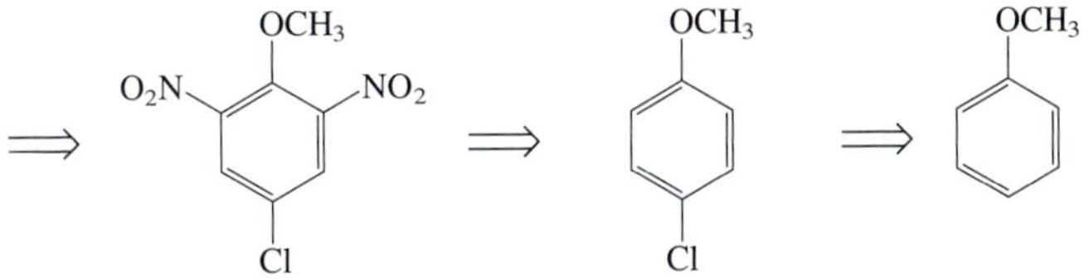

Assim, uma solução razoável para nosso problema de síntese é mostrada a seguir, na forma apropriada, com reagentes, intermediários e setas que indicam o sentido real das etapas.

Esquema de síntese: solução 1

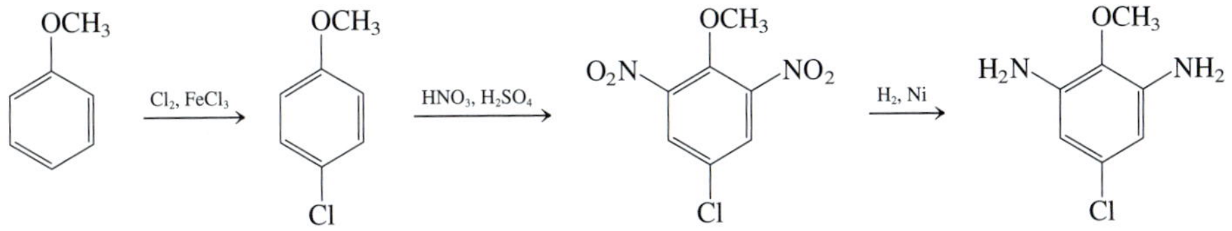

Sendo um purista, talvez você não esteja satisfeito com a falta de controle regioquímico da primeira etapa, que além de reduzir o rendimento requer uma separação complicada. Podemos incluir uma etapa de bloqueio por sulfonação (Seção 16-5). O grupo SO_3 é mais volumoso do que o cloro, o que favorece quase que exclusivamente a posição para na substituição eletrofílica do metoxibenzeno. O bloqueio da posição para permite a dinitração seletiva na posição orto em relação ao grupo metóxi. Após o desbloqueio, o cloro pode ser introduzido, como mostrado a seguir.

Esquema de síntese: solução 2

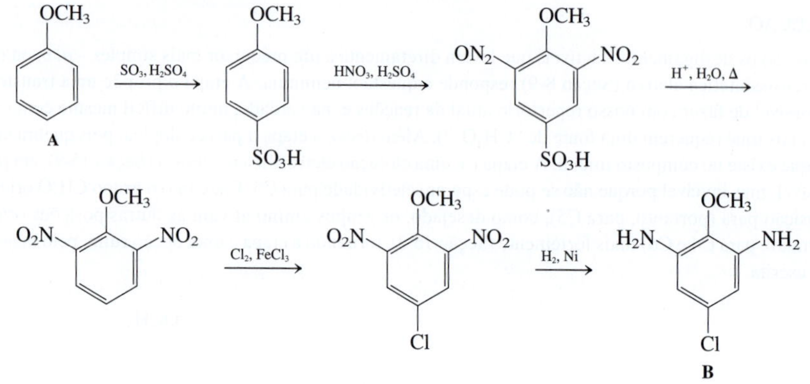

Esta sequência requer duas etapas adicionais e, do ponto de vista prático, fatores como o rendimento total, a facilidade das operações, incluindo recuperação dos reagentes, o custo da eliminação dos rejeitos, o valor e a disponibilidade dos reagentes determinam que esquema seguir.

16-29. Reações em sequência, catalisadas por ácidos, são empregadas pela natureza e pelos químicos de sínteses na construção de moléculas policíclicas complexas, incluindo esteroides (Seção 4-7). Proponha um mecanismo para a ciclização múltipla dada a seguir.

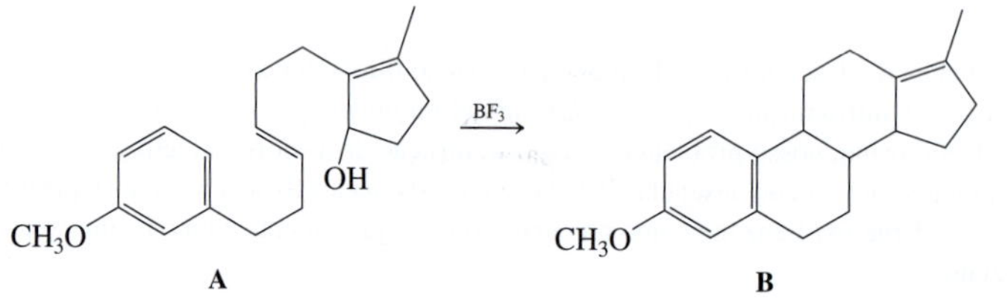

SOLUÇÃO

Este é um problema de mecanismo, não de síntese e, portanto, só podemos usar os dados fornecidos. Analisemos as características gerais desta transformação. O composto inicial tem apenas dois anéis e se converte em um produto com quatro anéis, com formação de duas novas ligações C—C. Além disso, em alguma etapa da sequência de reações, o grupo OH é perdido. BF_3 é um ácido de Lewis (Seção 2-2), ávido por elétrons, e a hidroxila é uma fonte óbvia deles. Que mudanças ocorrem durante a reação? A resposta desta questão é dada pela mudança da fórmula molecular: $C_{19}H_{26}O_2$ se transforma em $C_{19}H_{24}O$. Portanto, o processo corresponde a uma desidratação ($-H_2O$).

Após esta análise geral, podemos examinar os detalhes da reação. O que acontecerá quando um álcool (alílico) secundário for tratado com um ácido de Lewis? *Resposta*: formar-se-á um carbocátion alílico, C (Seções 9-2, 9-3 e 14-3).

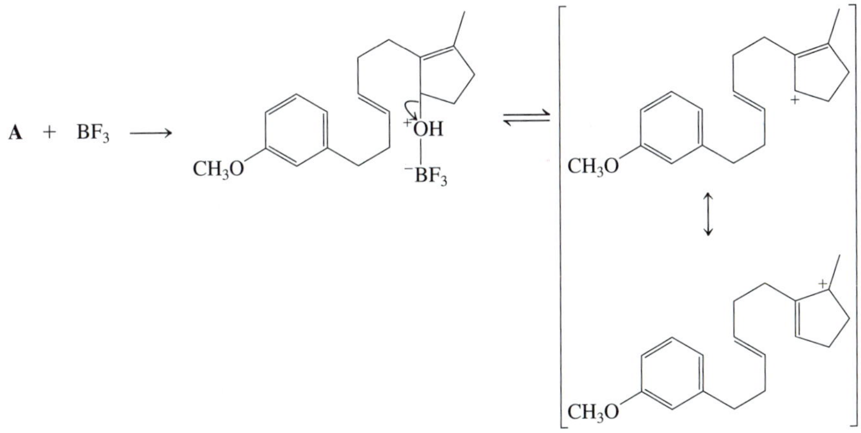

O que esperamos que aconteça com um carbocátion próximo a uma ligação dupla? *Resposta*: adição eletrofílica para formar um novo carbocátion, D (Seção 12-14):

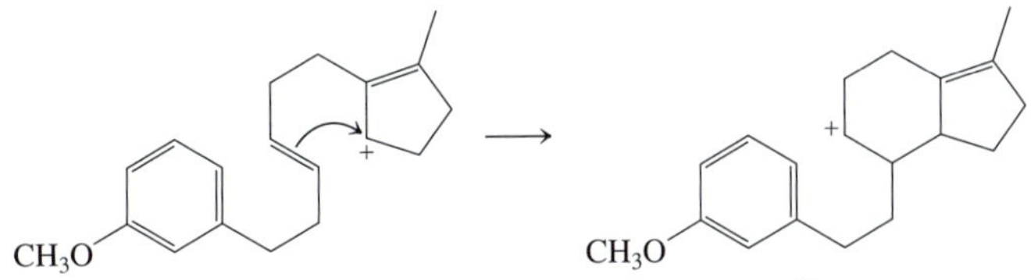

Embora esta resposta satisfaça as exigências estruturais para chegar ao produto, podemos formular várias questões sobre a seletividade na formação de D. Em primeiro lugar, C tem dois centros eletrofílicos. Por que só um reage? *Resposta*: o carbono menos impedido deve reagir primeiro. Em segundo lugar, a conversão a D forma um anel de seis átomos. Por que não acontece o ataque na outra extremidade da ligação dupla para formar um anel de cinco átomos? *Resposta*: o anel de seis átomos tem menos tensão (Seção 4-3). Em terceiro lugar, ao passar de C para D, um carbocátion estabilizado por ressonância se converte em um cátion secundário "comum". Por que isso acontece? *Resposta*: forma-se uma nova ligação carbono-carbono. A última etapa é uma alquilação de Friedel-Crafts no benzeno ativado na posição para pelo grupo metóxi.

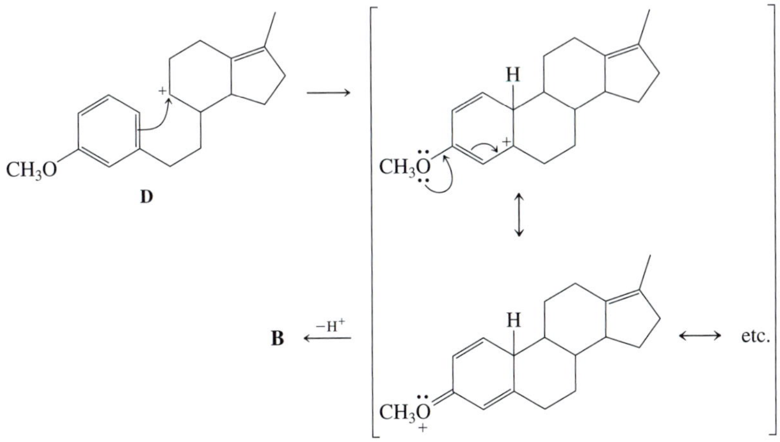

Novas reações

Substituição eletrofílica em benzenos substituídos

1. **Grupos orientadores orto e para (Seções 16-1 a 16-3)**

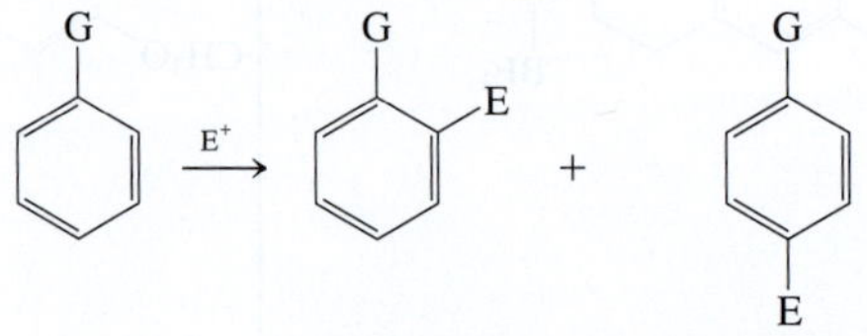

   Isômero orto + Isômero para (Normalmente predomina)

   G = NH$_2$, OH; ativante forte
   = NHCOR, OR; ativante moderado
   = alquila, arila; desativantes fracos
   = halogênios; desativantes fracos

2. **Grupos orientadores meta (Seções 16-1 a 16-3)**

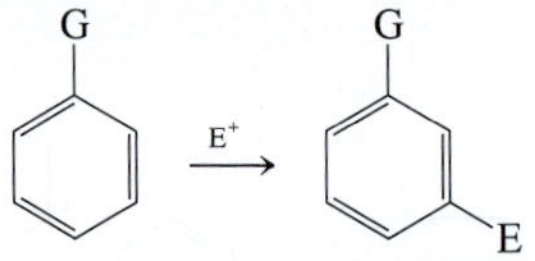

   Isômero meta

   G = $\overset{+}{\text{N}}$(CH$_3$)$_3$, NO$_2$, CF$_3$, C≡N, SO$_3$H; desativantes muito fortes
   = CHO, COR, COOH, COOR, CONH$_2$; desativantes fortes

Planejamento da síntese: troca e bloqueio do poder orientador

3. **Interconversão entre os grupos nitro e amino (Seção 16-5)**

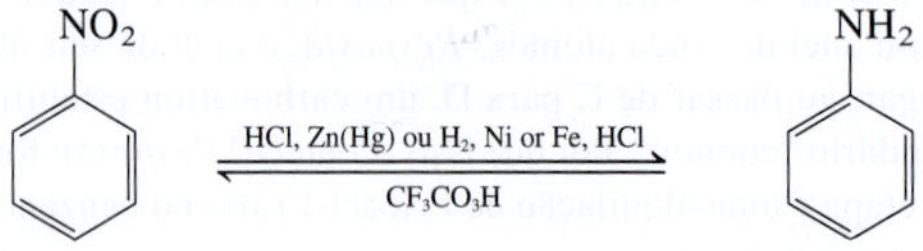

   NO$_2$ $\underset{\text{CF}_3\text{CO}_3\text{H}}{\overset{\text{HCl, Zn(Hg) ou H}_2\text{, Ni or Fe, HCl}}{\rightleftarrows}}$ NH$_2$

   Orientador meta   Orientador orto e para

4. **Interconversão entre acila e alquila (Seção 16-5)**

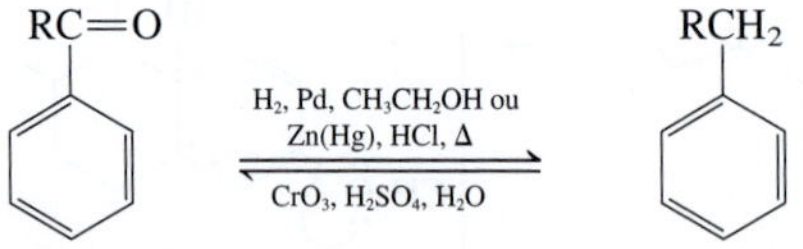

   RC=O $\underset{\text{CrO}_3\text{, H}_2\text{SO}_4\text{, H}_2\text{O}}{\overset{\text{H}_2\text{, Pd, CH}_3\text{CH}_2\text{OH ou Zn(Hg), HCl, }\Delta}{\rightleftarrows}}$ RCH$_2$

   Orientador meta   Orientador orto e para

5. **Bloqueio por sulfonação (Seção 16-5)**

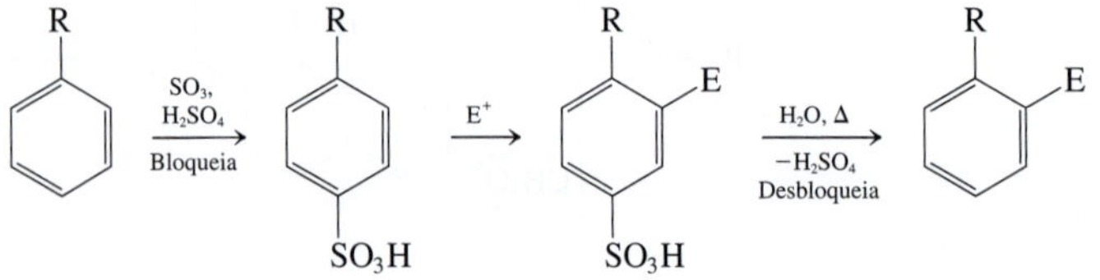

   R $\xrightarrow[\text{Bloqueia}]{\text{SO}_3, \text{H}_2\text{SO}_4}$ R–SO$_3$H $\xrightarrow{E^+}$ R(E)–SO$_3$H $\xrightarrow[\text{Desbloqueia}]{\text{H}_2\text{O, }\Delta, -\text{H}_2\text{SO}_4}$ R–E

6. Moderação de ativantes fortes por proteção (Seção 16-5)

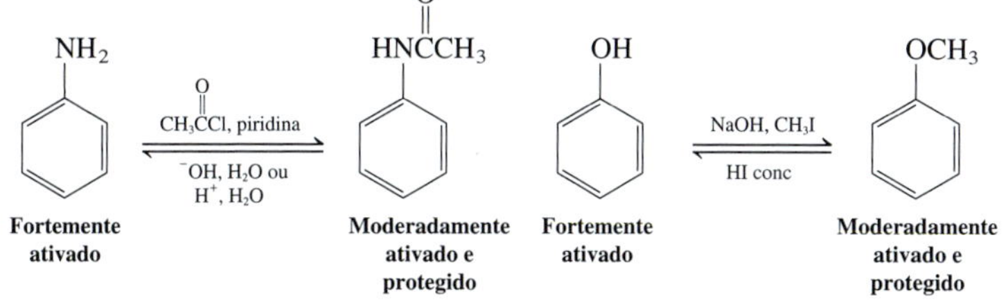

Ph-NH₂ (Fortemente ativado) →[CH₃COCl, piridina / ⁻OH, H₂O ou H⁺, H₂O] Ph-NHCOCH₃ (Moderadamente ativado e protegido)

Ph-OH (Fortemente ativado) ⇌[NaOH, CH₃I / HI conc] Ph-OCH₃ (Moderadamente ativado e protegido)

7. Substituição eletrofílica aromática no naftaleno (Seção 16-6)

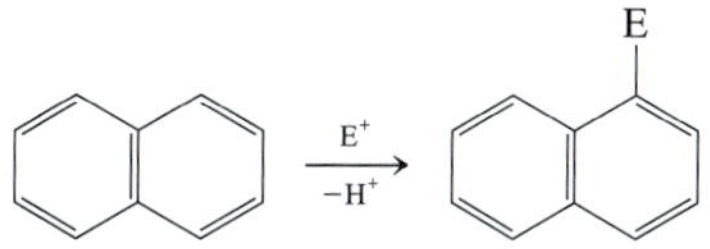

Naftaleno →[E⁺ / −H⁺] 1-E-naftaleno

Conceitos importantes

1. Os substituintes do anel benzeno podem ser divididos em duas classes: os que **ativam** o anel por **doação de elétrons** e os que **desativam** o anel por **retirada de elétrons**. Os mecanismos de doação e desativação baseiam-se em indução e ressonância. Estes efeitos podem operar simultaneamente, no mesmo sentido ou em sentidos opostos. Os substituintes amino e alcóxi são ativadores fortes. Os grupos fenila e alquila são ativadores fracos. Os grupos nitro, trifluorometila, sulfonila, oxo, nitrila e cátions são desativantes fortes, e os halogênios são desativantes fracos.

2. Os **ativadores** orientam os eletrófilos para as posições **orto** e **para**. Os **desativadores** orientam **meta** e a reação é mais lenta. As exceções são os **halogênios**, que são desativantes, mas orientam **orto** e **para**.

3. Quando há vários substituintes, o ativador mais forte (ou desativador mais fraco) controla a regiosseletividade do ataque. O grau de controle decresce na seguinte ordem:

$$NR_2, OR > X_2, R > \text{orientadores meta}$$

4. Estratégias de **síntese** de benzenos polissubstituídos dependem do **poder orientador** dos substituintes, da possibilidade de **mudar** a **orientação** destes substituintes por manipulação química e do uso de grupos de bloqueio e grupos **protetores**.

5. O **naftaleno** sofre substituição eletrofílica preferencialmente em **C1**, devido à maior estabilidade relativa do carbocátion intermediário.

6. Grupos doadores de elétrons colocados em um dos anéis do naftaleno direcionam os eletrófilos para o mesmo anel e nas posições orto e para. Grupos desativadores direcionam para o outro anel, com substituição principalmente em C5 e C8.

7. O agente carcinogênico efetivo derivado do benzo[*a*]pireno é um oxaciclopropanodiol, em que C7 e C8 têm grupos hidroxila, e C9 e C10 estão ligados em ponte por um oxigênio. Esta molécula é capaz de alquilar um dos nitrogênios de uma das bases do DNA, provocando mutações.

Problemas

30. Coloque os compostos de cada um dos grupos abaixo na ordem decrescente de reatividade frente à substituição eletrofílica. Explique.

(a) 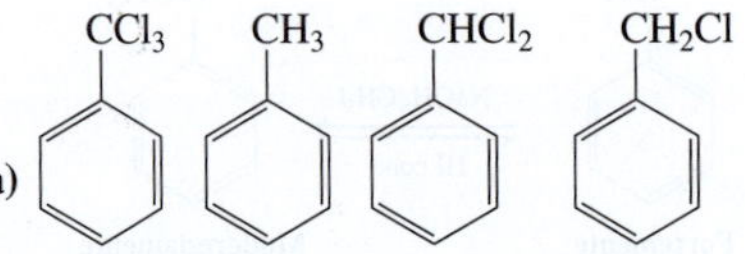 C₆H₅–CCl₃, C₆H₅–CH₃, C₆H₅–CHCl₂, C₆H₅–CH₂Cl

(b) 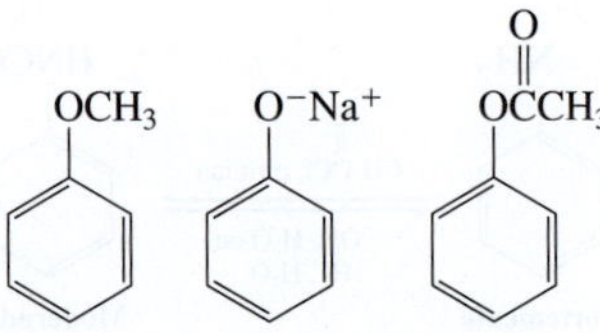 C₆H₅–OCH₃, C₆H₅–O⁻Na⁺, C₆H₅–OC(O)CH₃

(c) 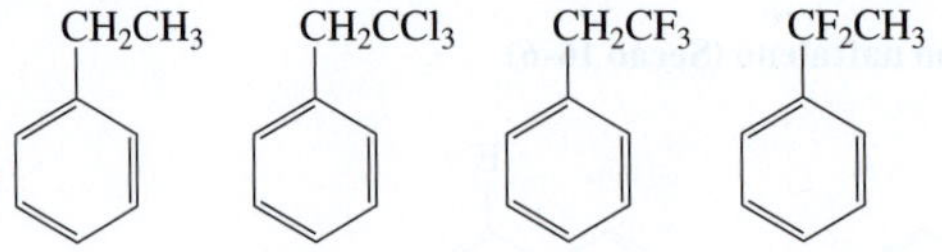 C₆H₅–CH₂CH₃, C₆H₅–CH₂CCl₃, C₆H₅–CH₂CF₃, C₆H₅–CF₂CH₃

31. A velocidade de nitração do (cloro-metil)-benzeno, C₆H₅–CH₂Cl, é 0,71 em relação à velocidade de nitração do benzeno (= 1). A mistura de (cloro-metil)-nitro-benzenos que resulta contém 32% do isômero orto, 15,5% do meta e 52,5% do para. Explique.

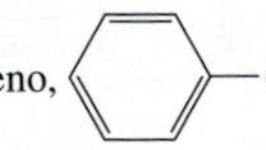

32. Especifique, em cada caso, se o anel benzeno está ativado ou desativado.

(a) 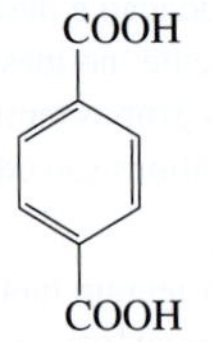 1,4-di(COOH)benzeno
(b) 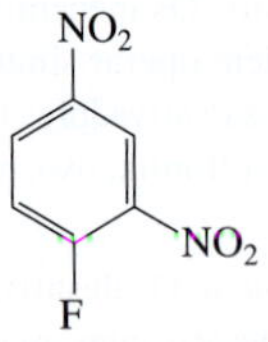 1-F-2,4-di(NO₂)benzeno
(c) 3-metilfenol
(d) difenil éter (C₆H₅–O–C₆H₅)
(e) 2-aminofenol
(f) ácido 3-nitrobenzenossulfônico
(g) 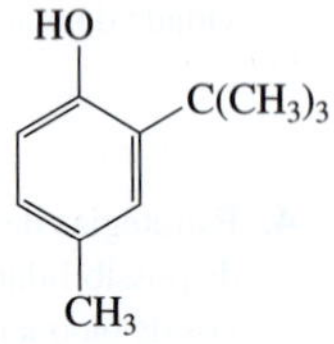 2-terc-butil-4-metilfenol

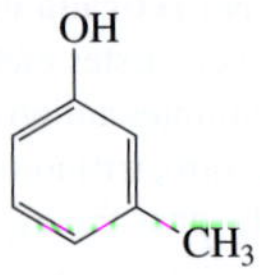

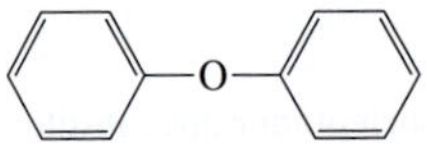

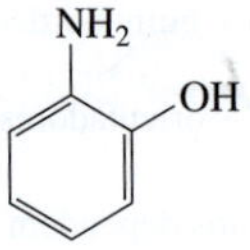

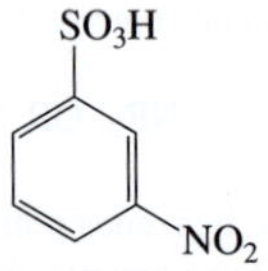

33. Coloque os compostos de cada um dos grupos abaixo na ordem decrescente de reatividade frente à substituição eletrofílica. Explique.

(a) 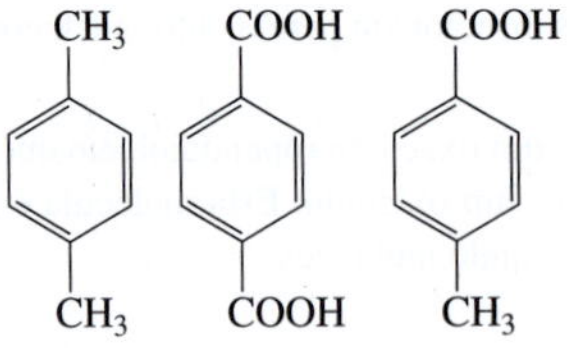 1,4-dimetilbenzeno, ácido 4-metilbenzoico, ácido tereftálico (1,4-di-COOH)

(b) 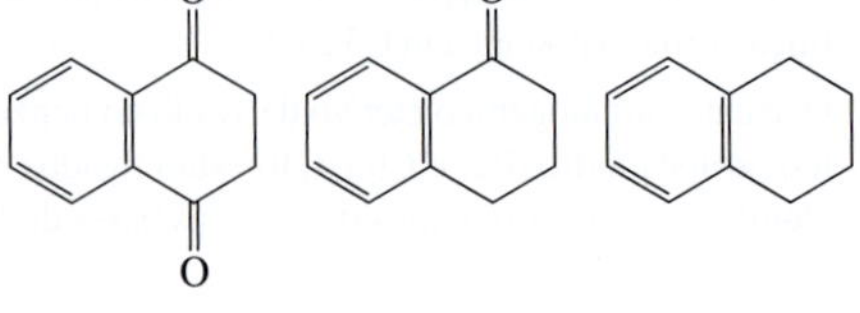 1,4-naftoquinona (diidro), 1-tetralona, tetralina

34. A halogenação do 1,3-dimetilbenzeno (*m*-xileno) é 100 vezes mais rápida do que a dos isômeros 1,2-dimetilbenzeno ou 1,4-dimetilbenzeno (*o*-xileno ou *p*-xileno). Sugira uma explicação.

35. Escreva a(s) estrutura(s) do(s) produto(s) principais de cada uma das substituições eletrofílicas em aromáticos. **(a)** Nitração do metilbenzeno (tolueno), **(b)** sulfonação do metilbenzeno (tolueno), **(c)** nitração do 1,1-(dimetil-etil)-benzeno (*terc*-butil-benzeno), **(d)** sulfonação do 1,1-(dimetil-etil)-benzeno (*terc*-butil-benzeno).

Como a mudança da estrutura dos substratos de metilbenzeno (tolueno), em (a) e (b), para 1,1-(dimetil-etil)-benzeno (*terc*-butil-benzeno), em (c) e (d), afeta a distribuição esperada dos produtos?

36. Escreva a(s) estrutura(s) do(s) produto(s) principais de cada uma das substituições eletrofílicas aromáticas. **(a)** Sulfonação do metoxibenzeno (anisol), **(b)** bromação do nitrobenzeno, **(c)** nitração do ácido benzoico e **(d)** acilação de Friedel-Crafts do clorobenzeno.

37. Desenhe estruturas de ressonância apropriadas para explicar o efeito desativador e orientador meta do grupo SO_3H no ácido benzenossulfônico.

38. Você concorda com a seguinte afirmação: "Os substituintes desativadores fortes do anel benzeno são orientadores meta porque eles desativam a posição meta menos do que as posições orto e para"? Explique sua resposta.

39. Desenhe estruturas de ressonância apropriadas para explicar o efeito ativador e orientador orto e para do substituinte fenila na bifenila (na margem).

Bifenila

40. Dê o(s) produto(s) principais de cada uma das substituições eletrofílicas em aromáticos.

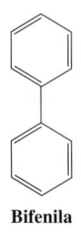

41. Revisão de reações. Sem consultar o Mapa de Reações da página 721, sugira uma combinação de reagentes e benzenos monossubstituídos que levariam aos seguintes compostos. (**Sugestão**: use a Tabela 16-2 como guia. **Cuidado:** os efeitos de orientação provêm do substituinte que já está no anel, não do que você está tentando introduzir.)

42. Revisão de reações. A preparação dos compostos abaixo exige mais de uma etapa. Como no Problema 41, sugira um benzeno monossubstiduído de partida e os reagentes para todas as etapas envolvidas na sua síntese completa.

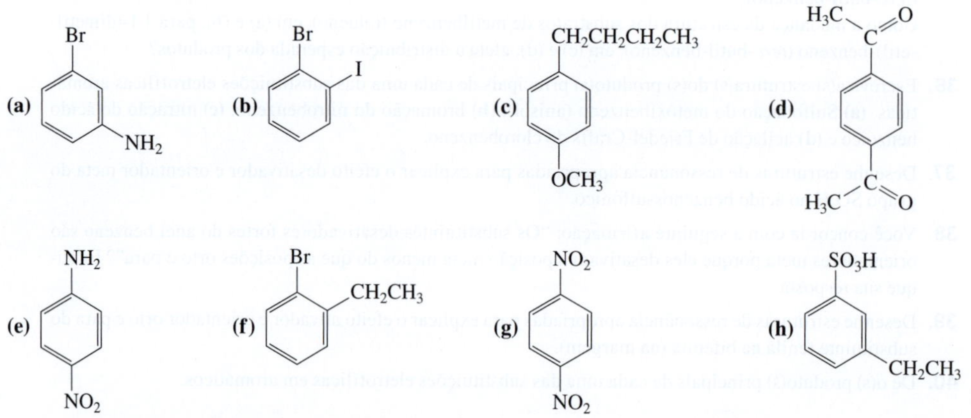

(a) 3-bromoanilina (Br, NH₂)
(b) 2-bromo-1-iodobenzeno (Br, I)
(c) 4-butilanisol (CH₂CH₂CH₂CH₃, OCH₃)
(d) 1,4-diacetilbenzeno (H₃C−C=O em 1,4)

(e) 4-nitroanilina (NH₂, NO₂)
(f) 2-bromo-1-etilbenzeno (Br, CH₂CH₃)
(g) 1,4-dinitrobenzeno (NO₂, NO₂)
(h) 3-etilbenzenossulfônico (SO₃H, CH₂CH₃)

43. Escreva o(s) produto(s) principais das reações abaixo.

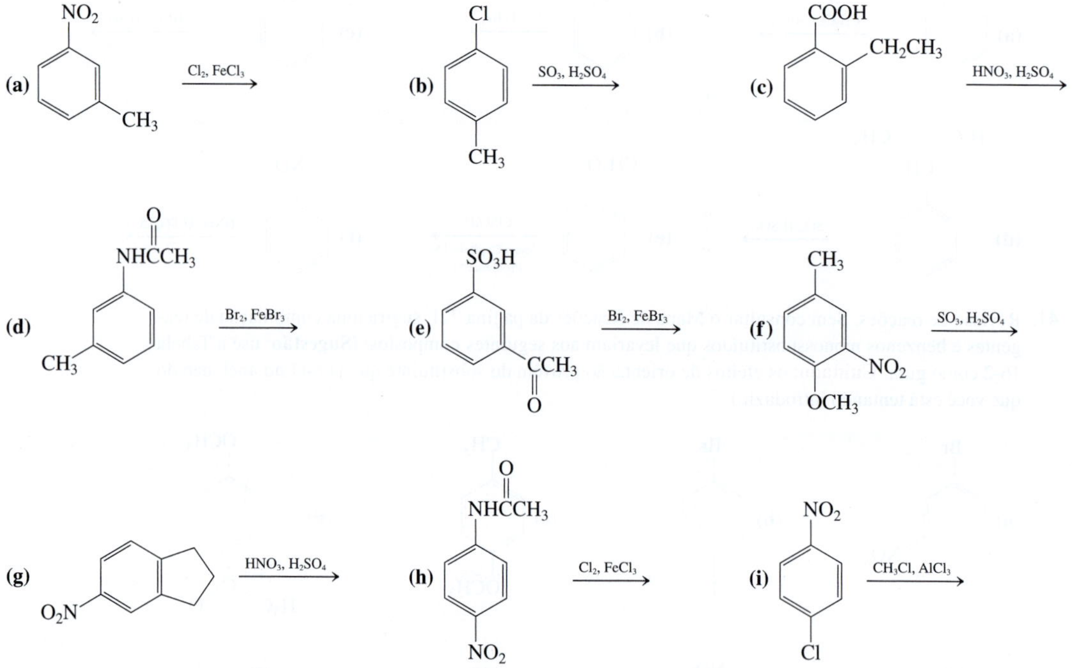

(a) 3-nitrotolueno $\xrightarrow{Cl_2,\ FeCl_3}$

(b) 4-clorotolueno $\xrightarrow{SO_3,\ H_2SO_4}$

(c) ácido 2-etilbenzoico $\xrightarrow{HNO_3,\ H_2SO_4}$

(d) 3-metilacetanilida $\xrightarrow{Br_2,\ FeBr_3}$

(e) ácido 3-acetilbenzenossulfônico $\xrightarrow{Br_2,\ FeBr_3}$

(f) 4-metoxi-3-nitrotolueno $\xrightarrow{SO_3,\ H_2SO_4}$

(g) 5-nitroindano $\xrightarrow{HNO_3,\ H_2SO_4}$

(h) 4-nitroacetanilida $\xrightarrow{Cl_2,\ FeCl_3}$

(i) 1-cloro-4-nitrobenzeno $\xrightarrow{CH_3Cl,\ AlCl_3}$

44. DESAFIO (a) Quando uma mistura de um mol de cada um dos três isômeros do dimetilbenzeno (o-xileno, m-xileno e p-xileno) é tratada com um mol de cloro na presença de um catalisador ácido de Lewis, um dos três hidrocarbonetos é clorado com 100% de rendimento. Os demais não reagem. Qual é o isômero que reage? Explique as diferenças de reatividade. **(b)** A mesma experiência feita com os três isômeros do trimetilbenzeno, a seguir, mostra um padrão semelhante de reatividade. Responda à questão (a) para esta mistura de compostos.

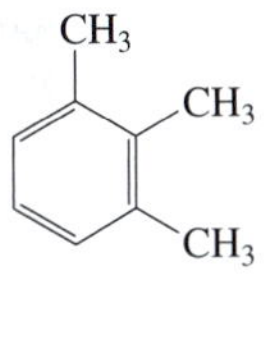

1,2,3-Trimetil-benzeno 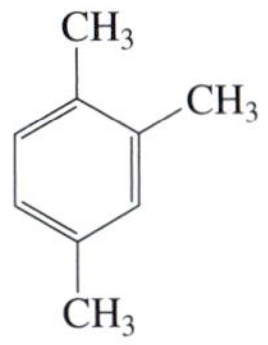   **1,2,4-Trimetil-benzeno** 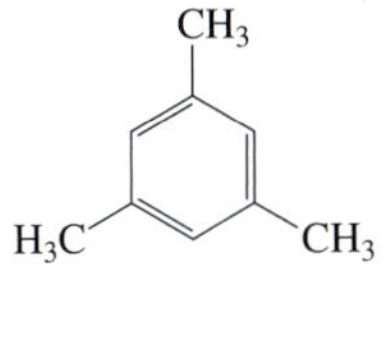   **1,3,5-Trimetil-benzeno**

45. Proponha sínteses razoáveis, a partir do benzeno, para cada um dos arenos polissubstituídos dados abaixo.

(a) (b) 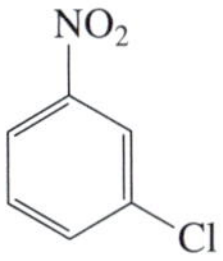 (c) 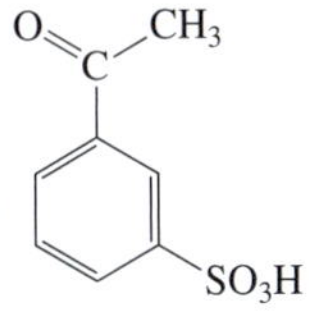 (d)

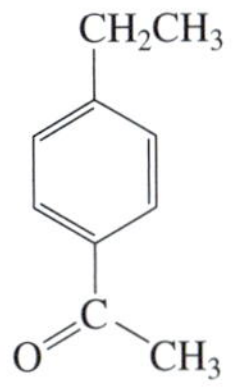

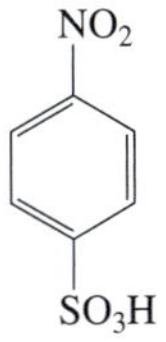

(e) 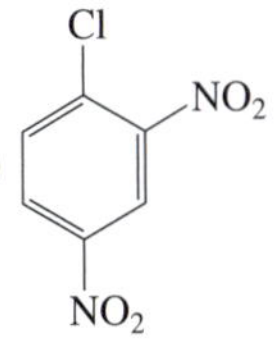 (f) 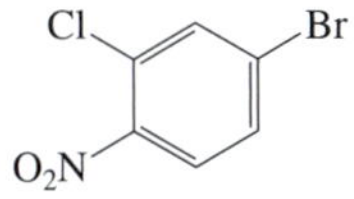 (g) 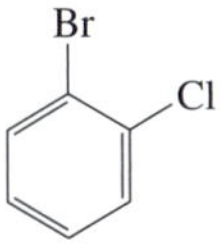 (h)

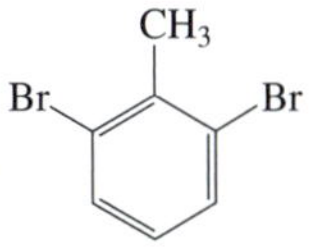

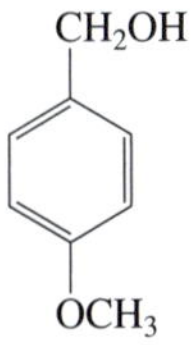

(4-Metóxi-fenil)-metanol
(Álcool anísico)

46. O (4-metóxi-fenil)-metanol (álcool anísico, veja na margem) contribui para o gosto do alcaçuz e a fragrância da lavanda. Proponha uma síntese para este composto a partir do metoxibenzeno (anisol). (**Sugestão**: considere suas opções de síntese de álcoois. Se necessário, volte ao Problema 55 do Capítulo 15.)

47. Os conhecimentos sobre o controle da dor desenvolveram-se muito nos últimos anos. O corpo lida com a dor liberando anandamida (veja a Seção 20-6). Ela, por sua vez, liga-se ao receptor canabinoide, o mesmo sítio que reconhece os ingredientes ativos da maconha. A ligação a estes centros suprime a percepção da dor. O efeito não dura muito, porque, com o tempo, outra enzima degrada a anandamida. Assim, a pesquisa recente tenta encontrar moléculas terapêuticas capazes de bloquear a enzima que destrói a anandamida. O derivado de bifenila URB597 é uma substância experimental que possui alguma capacidade de bloqueio da enzima-alvo e sabe-se que ela é capaz de aumentar a supressão da dor em ratos.

Veja a estrutura do URB597 e responda à seguinte questão: Você esperaria que o URB597 fosse uma molécula-alvo fácil ou difícil de preparar, a partir de bifenila (Problema 39)? Se a sua resposta for fácil, mostre como as reações deste capítulo poderiam ser usadas na síntese do fármaco. Se sua resposta for difícil, explique por quê.

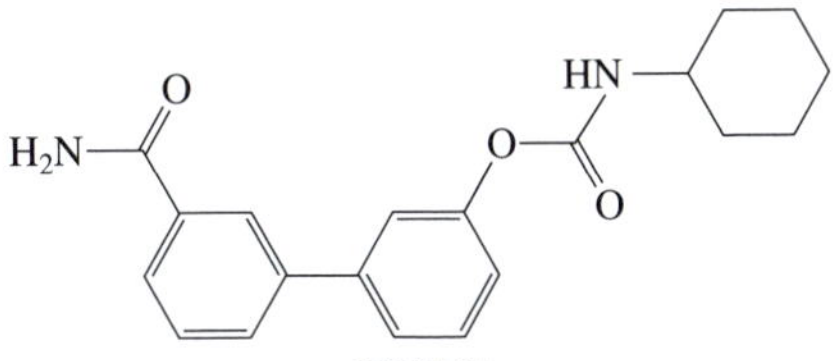

URB597

48. Os espectros de RMN e IV dos compostos A a D são dados abaixo. Possíveis fórmulas empíricas para eles (em nenhuma ordem específica) são: C_6H_5Br, C_6H_6BrN e $C_6H_5Br_2N$ (uma destas fórmulas é usada duas vezes, porque dois dos compostos são isômeros). Proponha estruturas e sugira sínteses para cada composto a partir do benzeno.

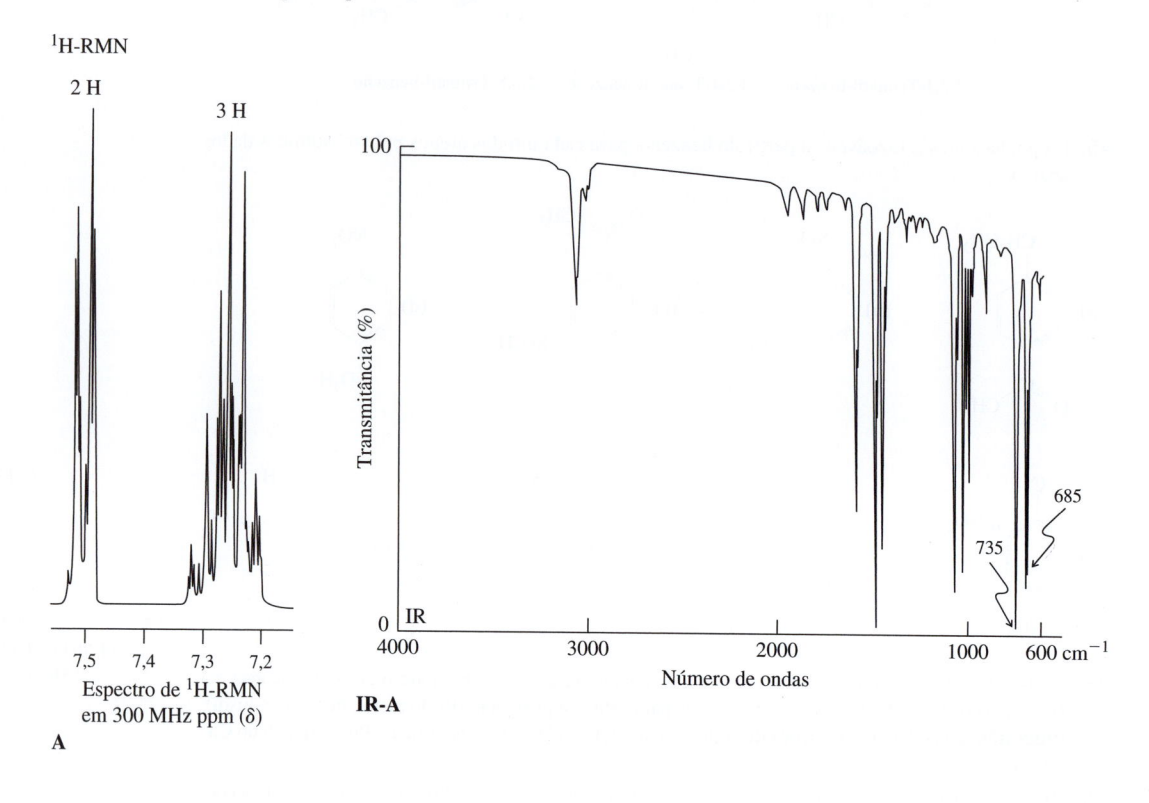

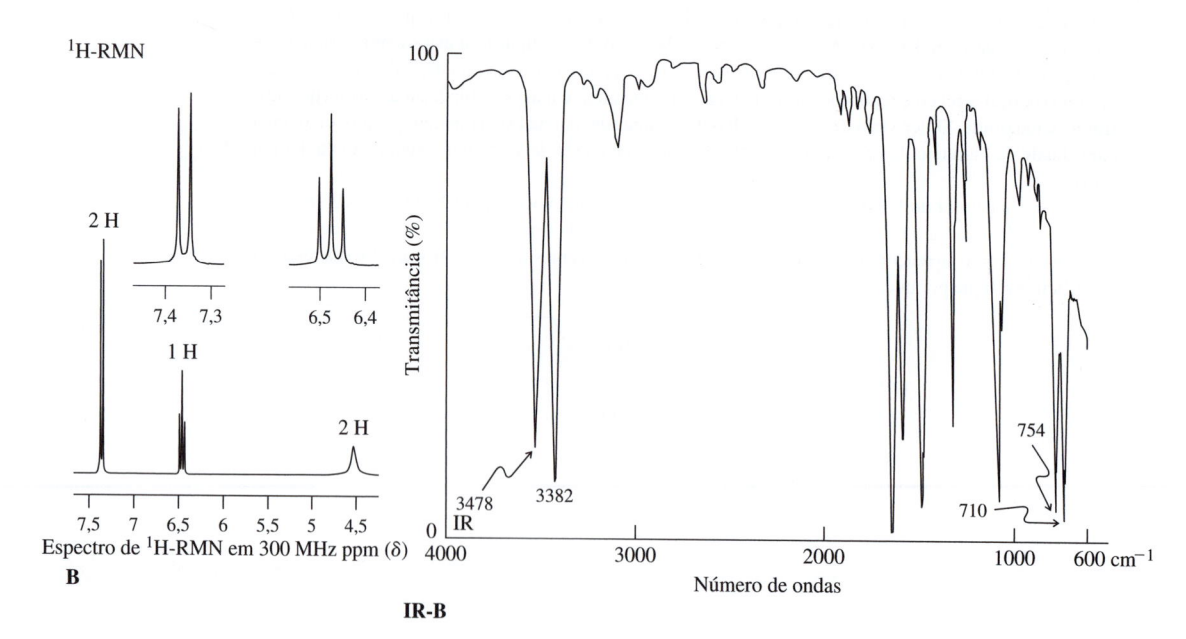

C

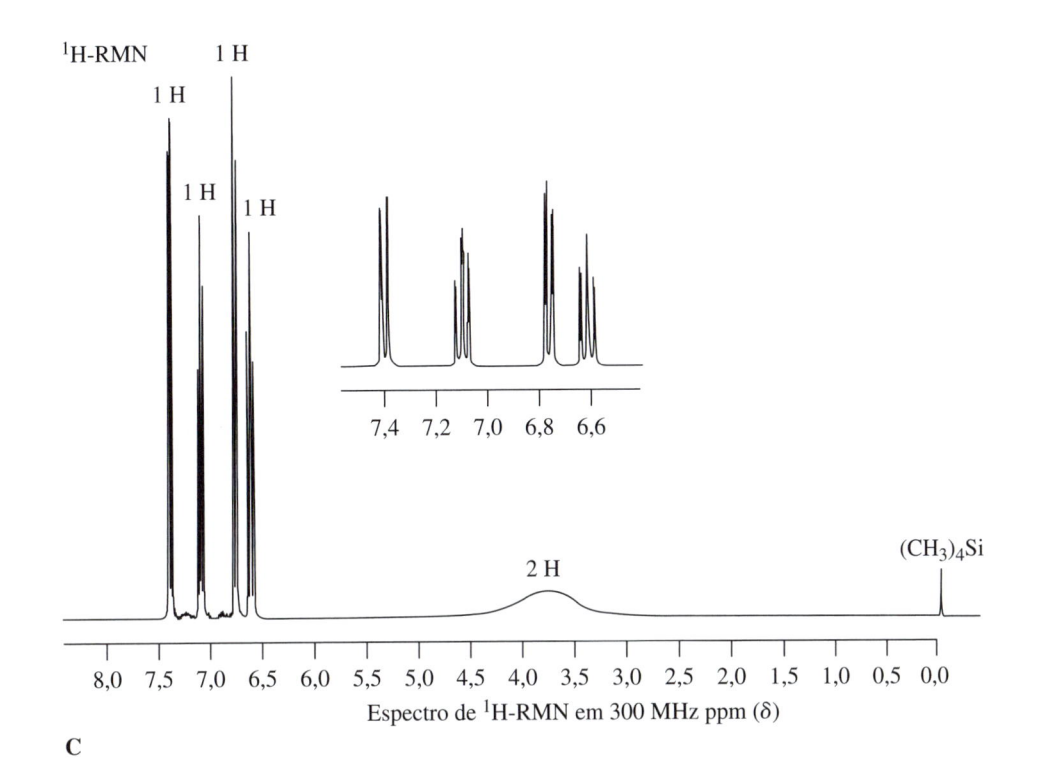

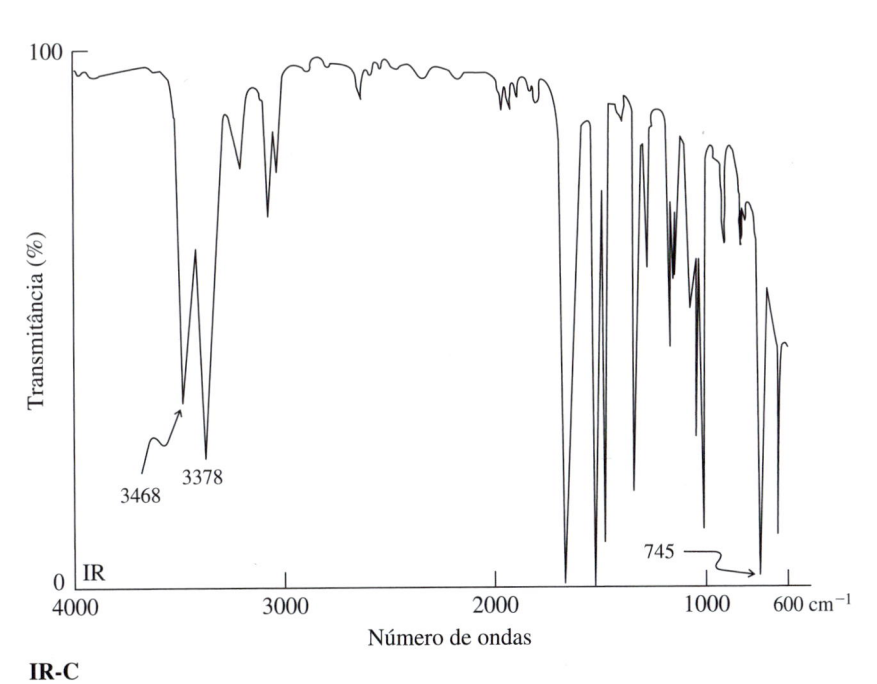

Espectro de ¹H-RMN em 300 MHz ppm (δ)

IR-C

49. A hidrogenação catalítica do naftaleno sobre Pd—C leva à adição rápida de dois mols de H₂. Proponha uma estrutura para este composto.

50. Qual é o produto principal da mononitração de cada um dos seguintes naftalenos dissubstituídos? **(a)** 1,3-dimetil-naftaleno, **(b)** 1-cloro-5-metóxi-naftaleno, **(c)** 1,7-dinitro-naftaleno, **(d)** 1,6-dicloro-naftaleno.

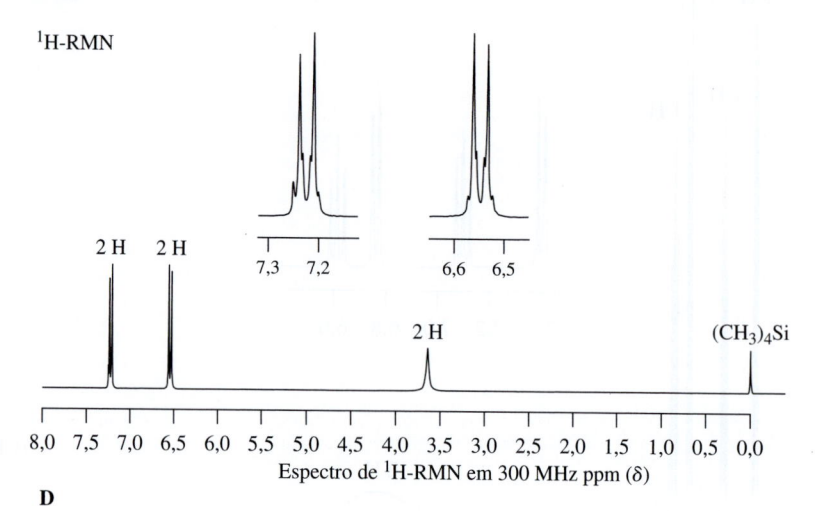

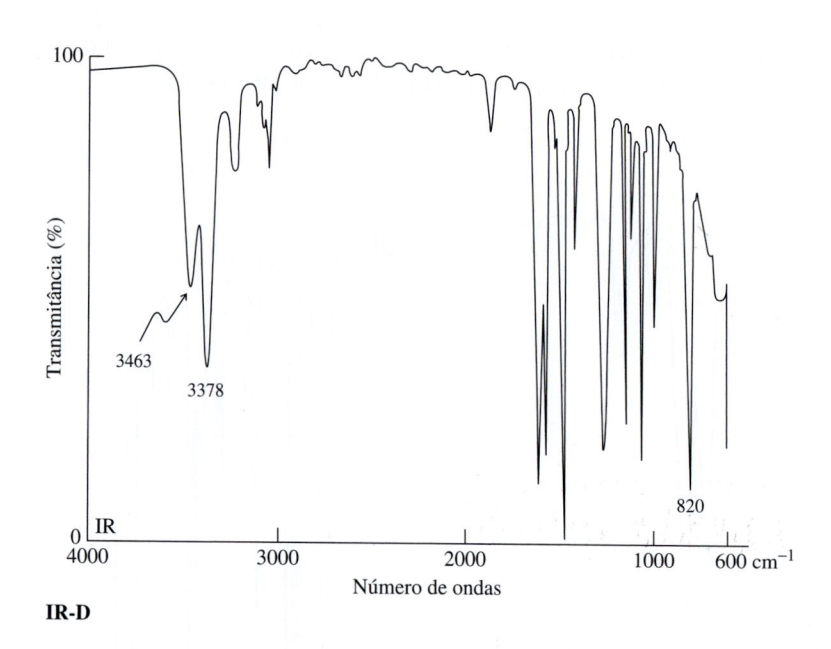

¹H-RMN

Espectro de ¹H-RMN em 300 MHz ppm (δ)

D

IR-D

51. Escreva o(s) produto(s) esperado(s) em cada uma das seguintes reações.

(a) naftaleno $\xrightarrow{Cl_2,\ CCl_4,\ \Delta}$

(b) 2-metóxi-naftaleno $\xrightarrow{HNO_3}$

(c) 1-metil-naftaleno $\xrightarrow{H_2SO_4\ conc.\ \Delta}$

(d) naftaleno $\xrightarrow{CH_3COCl,\ AlCl_3,\ CS_2}$

(e) 2-nitro-naftaleno $\xrightarrow{Br_2,\ FeBr_3}$

52. DESAFIO A sulfonação do naftaleno em 80°C leva, quase exclusivamente, ao ácido 1-nitro-naftalenossulfônico. A mesma reação em 160°C leva ao ácido 2-nitro-naftalenossulfônico. Proponha uma explicação. (**Sugestão**: veja a Seção 14-6 para entender o princípio envolvido.)

53. A substituição eletrofílica no anel do benzenotiol (tiofenol, C_6H_5SH) não é possível. Por quê? O que você acha que acontece quando o benzenotiol reage com um eletrófilo? (**Sugestão**: reveja a Seção 9-10.)

54. Embora o grupo metóxi seja um ativante forte (e orientador orto e para), as posições meta do metoxibenzeno são ligeiramente *desativadas* para a substituição eletrofílica em relação ao benzeno. Explique.

55. Prediga o resultado da mononitração de:

(a) 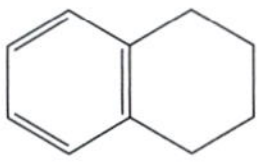 tetralina (b) 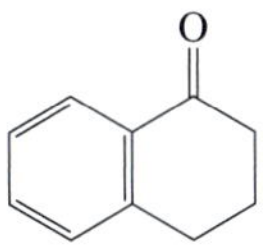 1-tetralona (c) 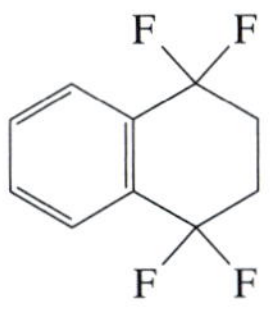 1,1,4,4-tetrafluoro-tetralina

(d) 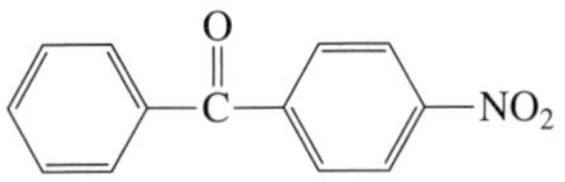 fenil-(4-nitrofenil)-cetona (e) 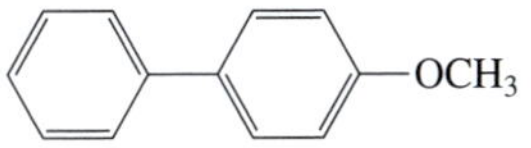 4-metoxibifenil

56. DESAFIO O grupo *nitroso*, $-NO$, atua como substituinte no anel benzeno orientando para as posições orto e para, embora seja desativante. Use a estrutura de Lewis do grupo nitroso e suas interações por ressonância e efeito indutivo com o anel benzeno para explicar este fato. (**Sugestão**: considere possíveis semelhanças com outros substituintes que também são orientadores orto e para apesar de serem desativantes.)

57. A equação abaixo ilustra as condições típicas de nitrosação. Proponha um mecanismo detalhado para a reação.

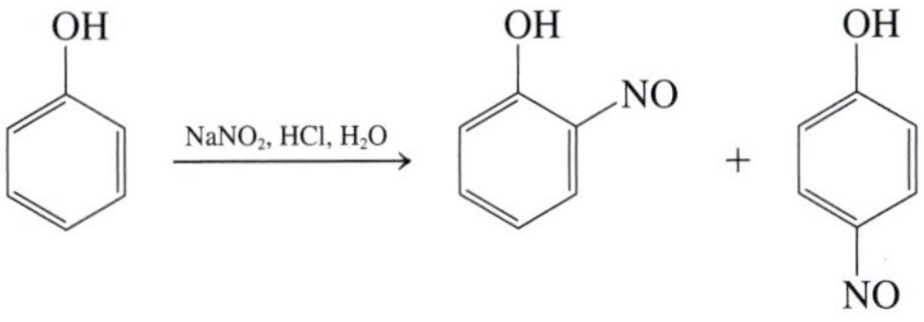

fenol $\xrightarrow{NaNO_2,\ HCl,\ H_2O}$ 2-nitrosofenol + 4-nitrosofenol

Problema em grupo

58. O poliestireno, poli(etenilbenzeno), é um polímero comum usado na manufatura de copos de espuma e recheios para empacotamento. Seria possível, em princípio, sintetizar poliestireno a partir da polimerização catiônica com ácido. Contudo, esta técnica não é viável devido à formação do dímero A.

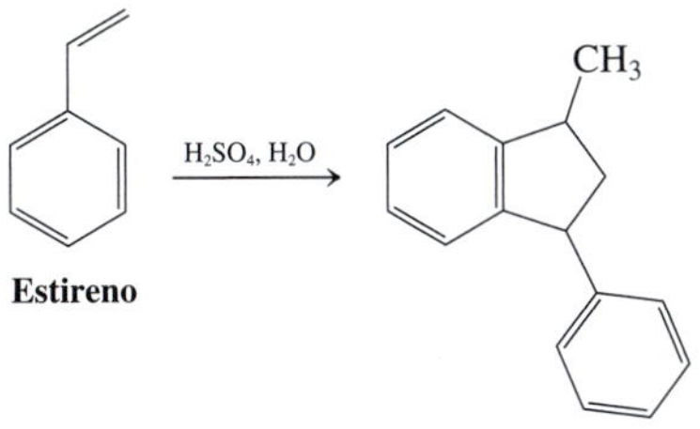

Estireno $\xrightarrow{H_2SO_4,\ H_2O}$ A

Divida seu grupo em dois times. O primeiro deve escrever um mecanismo para a polimerização catiônica do estireno em meio ácido. O segundo grupo deve fazer o mesmo para a formação de A. Juntem-se e comparem os resultados. Em que etapa a sequência da polimerização diverge para gerar A?

Problemas profissionais

59. Qual das seguintes reações é uma substituição eletrofílica em aromáticos?

(a) $C_6H_{12} \xrightarrow{Se, 300°} C_6H_6$

(b) $C_6H_5CH_3 \xrightarrow{Cl_2, h\nu} C_6H_5CH_2Cl$

(c) $C_6H_6 + (CH_3)_2CHOH \xrightarrow{BF_3, 60°C} C_6H_5CH(CH_3)_2$

(d) $C_6H_5Br \xrightarrow{Mg, \text{éter}} C_6H_5MgBr$

60. O cátion intermediário A na sequência $C_6H_6 + E^+ \rightarrow A \rightarrow C_6H_5E + H^+$ é melhor descrito como

(a), (b), (c), (d) [estruturas]

61. O espectro de ¹H-RMN de um composto desconhecido absorve em (as multiplicidades não são dadas) δ = 7,3 (5 H), 2,3 (1 H) e 0,9 (6 H) ppm. Uma das cinco estruturas abaixo satisfaz estes dados. Qual? (**Sugestão**: o ¹H-RMN do etano tem um sinal em δ = 0,9 ppm, e o do benzeno, um em δ = 7,3 ppm.)

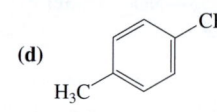

(a) $C_6H_5CH_2CH_2CH_3$ (b) [1,3-dimetilbenzeno] (c) $C_6H_5CH(CH_3)_2$ (d) [1,4-dimetilbenzeno] (e) [2-etiltolueno]

62. 135 mL de benzeno foram tratados com excesso de Cl_2 e $AlCl_3$ para dar 50 mL de clorobenzeno. Dados os pesos atômicos C = 12,0, H = 1,00 e Cl = 35,5 e as densidades do benzeno, 0,78 g/mL, e clorobenzeno, 1,10 g/mL, o rendimento percentual é próximo de (a) 15; (b) 26; (c) 35; (d) 46; (e) 55.

63. Dentre as escolhas abaixo, o grupo que *ativa* o benzeno para a substituição eletrofílica em aromáticos é:
(a) $-NO_2$; (b) $-CF_3$; (c) $-CO_2H$; (d) $-OCH_3$; (e) $-Br$.

CAPÍTULO 17

Aldeídos e Cetonas

O grupo carbonila

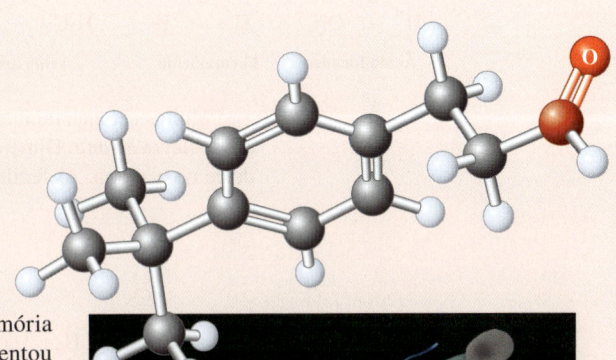

Você alguma vez sentiu um odor que, de repente, trouxe à memória uma lembrança antiga? Se isso lhe aconteceu, você experimentou um fenômeno característico do nosso sentido do olfato, um sentido muito primitivo e o único para o qual os nervos sensoriais a ele relacionados fazem parte efetiva do cérebro. Estes sensores respondem à geometria de substâncias voláteis e à presença de grupos funcionais polares. Dentre os compostos orgânicos de odores mais potentes e variados estão as moléculas que têm ligações duplas carbono-oxigênio, o **grupo carbonila**.

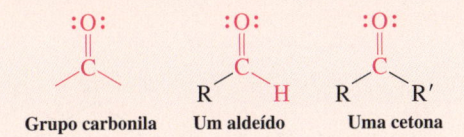

:O:	:O:	:O:
∥	∥	∥
C	C	C
/ \	/ \	/ \
		R H	R R'
Grupo carbonila	Um aldeído	Uma cetona

Neste e no próximo capítulo, focalizaremos duas classes de compostos carbonilados, os **aldeídos**, em que o átomo de carbono do grupo carbonila liga-se a pelo menos um hidrogênio, e as **cetonas**, em que o carbono liga-se a dois outros carbonos. Estes compostos são muito abundantes na natureza. Eles contribuem para o aroma e o sabor de muitos alimentos e participam das funções biológicas de muitas enzimas. Mesmo as células, como as do esperma, mostrado na ilustração, apresentam uma capacidade sensorial relacionada à do olfato. O aldeído bourgeonal age como algumas moléculas ainda não identificadas produzidas pelo sistema reprodutivo feminino para atrair o esperma mais sensível para a fertilização. A compreensão destes processos pode ter implicações valiosas para a medicina reprodutiva. Além disso, a indústria utiliza muitos aldeídos e cetonas como reagentes e solventes em síntese. Na verdade, o grupo carbonila é, com frequência, considerado como a função mais importante da química orgânica.

Depois de explicar como nomear os aldeídos e cetonas, veremos suas estruturas e propriedades físicas. Como os álcoois, o grupo carbonila possui um átomo de oxigênio com dois pares de elétrons não ligantes, uma característica estrutural que permite que a carbonila funcione como uma base de Lewis fraca. Além disso, a ligação dupla carbono-oxigênio é muito polarizada, o que torna o carbono da carbonila muito eletrofílico. No restante do capítulo, veremos como estas propriedades dominam a química deste grupo funcional muito versátil.

A bioquímica do processo reprodutivo inclui um mecanismo que seleciona o esperma (foto) para fertilização na base de sua capacidade de "cheirar" um óvulo próximo. O aldeído bourgeonal, mostrado aqui, ativa esta capacidade, enquanto o aldeído de cadeia linear e onze carbonos, undecanal, a suprime.

17-1 Nomenclatura de aldeídos e cetonas

Do ponto de vista da nomenclatura, a função carbonila é o grupo de maior prioridade estudado até agora. A função aldeído precede a função cetona. Por razões históricas, usa-se frequentemente os nomes comuns dos aldeídos mais simples. Estes nomes são derivados dos nomes comuns dos ácidos carboxílicos correspondentes, com a palavra *ácido* e as terminações *-oico* ou *-ico* substituídas pelo sufixo **-aldeído**.

Ácido fórmico **Formaldeído** **Ácido acético** **Acetaldeído** **Ácido *o*-bromo-benzoico** ***o*-Bromo-benzaldeído**

Muitas cetonas também têm nomes comuns formados pelo nome dos substituintes seguido pela palavra *cetona*. Dimetilcetona, o exemplo mais simples, é um solvente comum mais conhecido como **acetona**. As fenilcetonas têm nomes comuns terminados por **-fenona**.

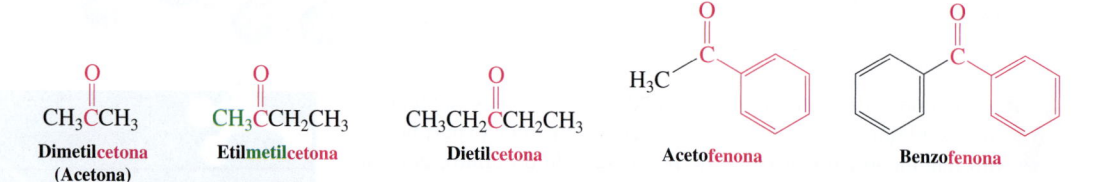

Dimetilcetona (Acetona) **Etilmetilcetona** **Dietilcetona** **Acetofenona** **Benzofenona**

A nomenclatura IUPAC trata os aldeídos como derivados de alcanos, com a terminação *-o* substituída por **-al**. Um alcano torna-se, assim, um **alcanal** Metanal, o nome sistemático do aldeído mais simples, deriva-se de metano, etanal de etano, propanal de propano e assim por diante. O *Chemical Abstracts*, no entanto, utiliza os nomes comuns dos dois primeiros, e faremos o mesmo. A numeração da cadeia começa no carbono do grupo carbonila.

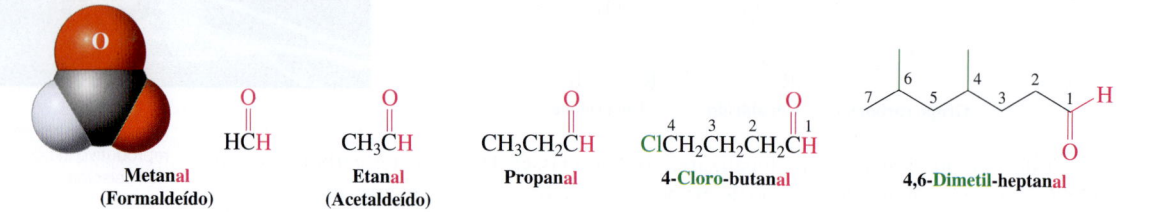

Metanal (Formaldeído) **Etanal (Acetaldeído)** **Propanal** **4-Cloro-butanal** **4,6-Dimetil-heptanal**

Observe que os nomes são semelhantes aos dos 1-alcanóis (Seção 8-1), exceto pelo fato de que a posição do grupo carbonila do aldeído não precisa ser especificada. *Este carbono é definido como C1.*

Quando o grupo —CHO está ligado a um anel, o composto é chamado de **carbaldeído**, e o átomo de carbono que está ligado ao grupo —CHO é definido como C1. O aldeído aromático principal, por exemplo, é o benzenocarbaldeído, embora seu nome comum, benzaldeído, seja tão utilizado que é aceito pelo *Chemical Abstracts*.

Ciclo-hexanocarbaldeído **Benzenocarbaldeído (Benzaldeído)** **4-Hidróxi-3-metóxi-benzenocarbaldeído (4-Hidróxi-3-metóxi-benzaldeído)**

O carbono ligado a CHO é C1

As cetonas são chamadas de **alcanonas**, e a terminação *-o* dos alcanos é substituída por **-ona**. Uma exceção é a propanona, para a qual a IUPAC aceitou o nome comum de acetona. O carbono da carbonila tem o menor número possível na cadeia, sem levar em conta outros substituintes ou os grupos funcionais OH, C=C e C≡C. As cetonas aromáticas são nomeadas como alcanonas aril-substituídas. As cetonas, diferentemente dos aldeídos, também podem fazer parte de um anel, um arranjo que dá os compostos chamados de **cicloalcanonas**.

2-Pentanona

4-Cloro-6-metil-3-heptanona (A numeração começa na extremidade mais próxima da carbonila)

2,2-Dimetil-ciclo-pentanona (O átomo de carbono da carbonila do anel é C1)

1-Fenil-etanona (Acetofenona)

Observe que o carbono do grupo carbonila tem o número 1 quando ele faz parte de um anel. Para efeito de numeração e nomeação, o grupo carbonila de um aldeído tem precedência sobre todos os grupos que encontramos até agora. Aldeídos e cetonas têm precedência sobre álcoois, mas não sobre os ácidos carboxílicos, que encontraremos no Capítulo 19, quando, então, apresentaremos um quadro com toda a ordem de precedências dos grupos funcionais comuns.

Aldeídos e cetonas com outros grupos funcionais

7-Hidróxi-7-metil-4-octeno-2-ona
(Observe que o *o* de *-eno* e *-ino* sofre elisão em *-enona* e *-inal*)

Propinal

5-Bromo-3-etinil-ciclo-hepanona

Ácido 4-formil-ciclo-hexanocarboxílico

3-Oxo-butanal

A nomenclatura sistemática do fragmento RC– aceita **alcanoíla** e **acila**. Acila é o nome mais usado, e nós o empregaremos neste livro (veja também a Seção 15-15). Tanto a IUPAC como o *Chemical Abstracts* mantêm os nomes comuns **formila** para HC– e **acetila** para CH₃C–. O termo **oxo** é usado para localizar um grupo carbonila de cetona que está presente juntamente com uma função aldeído. Aldeídos múltiplos são nomeados como -dial, trial, etc., e as cetonas respectivas, como diona, triona e assim por diante.

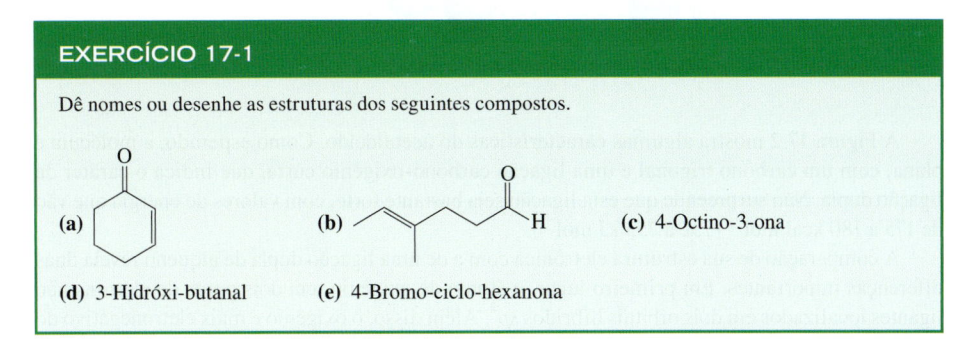

EXERCÍCIO 17-1

Dê nomes ou desenhe as estruturas dos seguintes compostos.

(a) [ciclohex-2-enona]

(b) [4-metil-4-hexenal]

(c) 4-Octino-3-ona

(d) 3-Hidróxi-butanal

(e) 4-Bromo-ciclo-hexanona

Existem várias maneiras de representar graficamente os aldeídos e cetonas. Como sempre, as fórmulas condensadas ou a notação em zigue-zague (em linhas) podem ser usadas. Observe que as fórmulas condensadas dos aldeídos são escritas como —CHO e *nunca* como —COH, para evitar a confusão com os grupos hidroxila de álcoois. Formaldeído é escrito como HCHO; acetaldeído, como CH₃CHO; propanal, como CH₃CH₂CHO, e assim por diante.

As várias maneiras de escrever as estruturas de aldeídos e cetonas

Butanal: CH₃CH₂CH₂CH(=O)   CH₃CH₂CH₂CHO (Não é um grupo hidroxila)

2-Butanona: CH₃CH₂C(=O)CH₃   CH₃CH₂COCH₃

EM RESUMO, pela nomenclatura sistemática, os aldeídos e cetonas são chamados de alcanais e alcanonas. Para fins de numeração, o grupo carbonila tem prioridade sobre as funções hidroxila e as ligações duplas e triplas. A nomenclatura utiliza estas regras e os procedimentos usuais de numeração da cadeia para localizar os demais substituintes.

17-2 Estrutura do grupo carbonila

Se pensarmos no grupo carbonila como um análogo oxigenado da função alqueno, é possível prever a descrição de seus orbitais moleculares, a estrutura de aldeídos e cetonas e algumas de suas propriedades físicas. No entanto, as ligações duplas de alquenos e a carbonila têm reatividade consideravelmente diferente, devido à eletronegatividade do oxigênio e a seus dois pares de elétrons não ligantes.

A ligação do grupo carbonila é curta, forte e muito polar

O carbono e o oxigênio do grupo carbonila estão hibridados sp^2. Esses átomos e os dois grupos ligados ao carbono estão, portanto, no mesmo plano. Os ângulos de ligação são aproximadamente iguais a 120°. Perpendiculares a este plano, estão os dois orbitais p, um no carbono e outro no oxigênio, que formam a ligação π (Figura 17-1).

Figura 17-1 Orbitais moleculares do grupo carbonila. A hibridação sp^2 e o arranjo dos orbitais são semelhantes aos do eteno (Figura 11-2). Entretanto, os dois pares de elétrons livres e a eletronegatividade do oxigênio modificam as propriedades do grupo funcional.

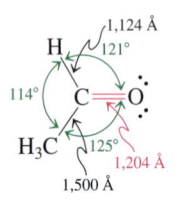

Figura 17-2 Estrutura molecular do acetaldeído.

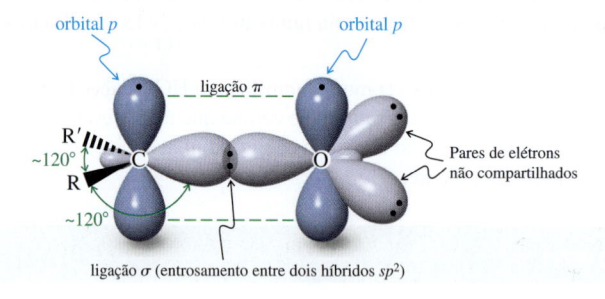

A Figura 17-2 mostra algumas características do acetaldeído. Como esperado, a molécula é plana, com um carbono trigonal e uma ligação carbono-oxigênio curta, que indica o caráter de ligação dupla. Não surpreende que esta ligação seja bastante forte, com valores de energia que vão de 175 a 180 kcal mol^{-1} (732 a 753 kJ mol^{-1}).

A comparação de sua estrutura eletrônica com a de uma ligação dupla de alqueno revela duas diferenças importantes. Em primeiro lugar, o átomo de oxigênio tem dois pares de elétrons não ligantes localizados em dois orbitais híbridos sp^2. Além disso, o oxigênio é mais eletronegativo do que o carbono. Esta propriedade polariza apreciavelmente a ligação dupla carbono-oxigênio, com uma carga parcial positiva no carbono e uma carga parcial negativa de mesmo valor no oxigênio.

Tabela 17-1 Pontos de ebulição de aldeídos e cetonas

Fórmula	Nome	Ponto de ebulição (°C)
HCHO	Formaldeído	−21
CH_3CHO	Acetaldeído	21
CH_3CH_2CHO	Propanal (propanaldeído)	49
CH_3COCH_3	Propanona (acetona)	56
$CH_3CH_2CH_2CHO$	Butanal (butanaldeído)	76
$CH_3CH_2COCH_3$	Butanona (etilmetilcetona)	80
$CH_3CHCH_2CH_2CHO$	Pentanal	102
$CH_3COCH_2CH_2CH_3$	2-Pentanona	102
$CH_3CH_2COCH_2CH_3$	3-Pentanona	102

Dessa forma, o carbono é eletrofílico e o oxigênio é nucleofílico e ligeiramente básico. Esta polarização pode ser descrita por uma forma de ressonância ou por cargas parciais. Ela pode ser vista no mapa de potencial eletrostático do formaldeído, na margem, em que a área em torno do carbono é azul (positiva) e a em torno do oxigênio é vermelha (negativa). Assim, como vimos (Seção 16-1), a carga parcial positiva do carbono da carbonila torna retiradores de elétrons os grupos acila.

Descrição de um grupo carbonila

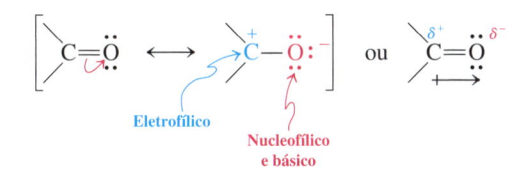

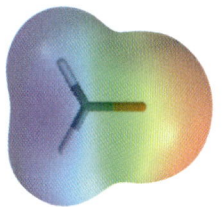

Formaldeído

A polarização influencia as constantes físicas dos aldeídos e cetonas

A polarização da função carbonila faz com que os pontos de ebulição dos aldeídos e cetonas sejam maiores do que os dos hidrocarbonetos de peso molecular semelhante (Tabela 17-1). Devido à polaridade elevada, os compostos carbonilados de baixo peso molecular como o acetaldeído e a acetona são completamente miscíveis em água. No entanto, conforme a cadeia de hidrocarboneto, que é hidrofóbica, cresce, a solubilidade em água diminui. Os compostos carbonilados com mais de seis átomos de carbono são praticamente insolúveis em água.

EM RESUMO, o grupo carbonila de aldeídos e cetonas é o análogo oxigenado da ligação dupla carbono-carbono. A eletronegatividade do oxigênio, no entanto, polariza a ligação π e torna o substituinte acila retirador de elétrons. As ligações em torno do carbono e do oxigênio estão em um arranjo planar, uma consequência da hibridação sp^2.

Desblindagem na ^{1}H-RMN de aldeídos e cetonas

RCH_2CH (=O)
$\delta \sim 2,5$ $\sim 9,8$ ppm

$RCHCCH_3$ (R', =O)
$\delta \sim 2,6$ $\sim 2,0$ ppm

17-3 Propriedades espectroscópicas dos aldeídos e cetonas

Quais são as características espectrais dos compostos carbonilados? Na ^{1}H-RMN, o hidrogênio de formila dos aldeídos está muito desblindado e aparece entre 9 e 10 ppm, um deslocamento químico característico desta classe de compostos. Há duas razões para isso. Em primeiro lugar, como nos alquenos (Seção 11-4), o fluxo dos elétrons π provoca um campo magnético local, que fortalece o campo magnético externo. Em segundo lugar, a carga positiva do carbono, decorrente

Figura 17-3 Espectro de ^{1}H-RMN em 300 MHz do propanal. O hidrogênio de formila (em δ = 9,79 ppm) está fortemente desblindado.

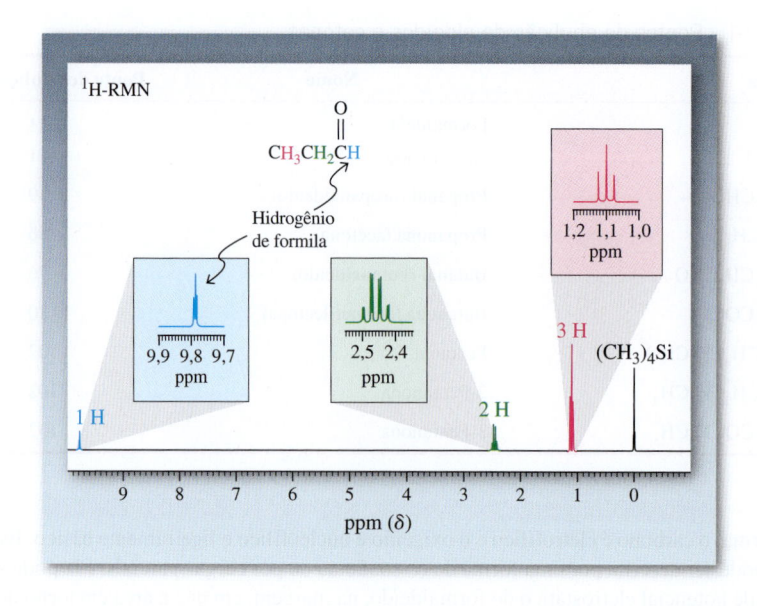

da polarização, também exerce um efeito de desblindagem. A Figura 17-3 mostra o espectro de ^{1}H-RMN do propanal, com o hidrogênio de formila como um triplete em δ = 9,79 ppm, com J = 2 Hz devido ao acoplamento pequeno com os hidrogênios vizinhos (C2). Estes hidrogênios também são ligeiramente desblindados em relação aos alcanos, devido ao caráter retirador de elétrons do grupo carbonila. O mesmo efeito pode ser também encontrado na ^{1}H-RMN de cetonas: os hidrogênios α aparecem, normalmente, na região de δ = 2,0–2,8 ppm.

Os espectros de ^{13}C-RMN de aldeídos e cetonas mostram o deslocamento químico característico do carbono da carbonila. Em parte devido à eletronegatividade do oxigênio, os carbonos das carbonilas dos aldeídos e cetonas aparecem sempre em campo mais baixo (~200 ppm) do que os carbonos sp^2 de alquenos (Seção 11-4). Os carbonos vizinhos de um grupo carbonila também são desblindados em relação aos carbonos mais afastados. A Figura 17-4 mostra o espectro de ^{13}C-RMN da ciclo-hexanona.

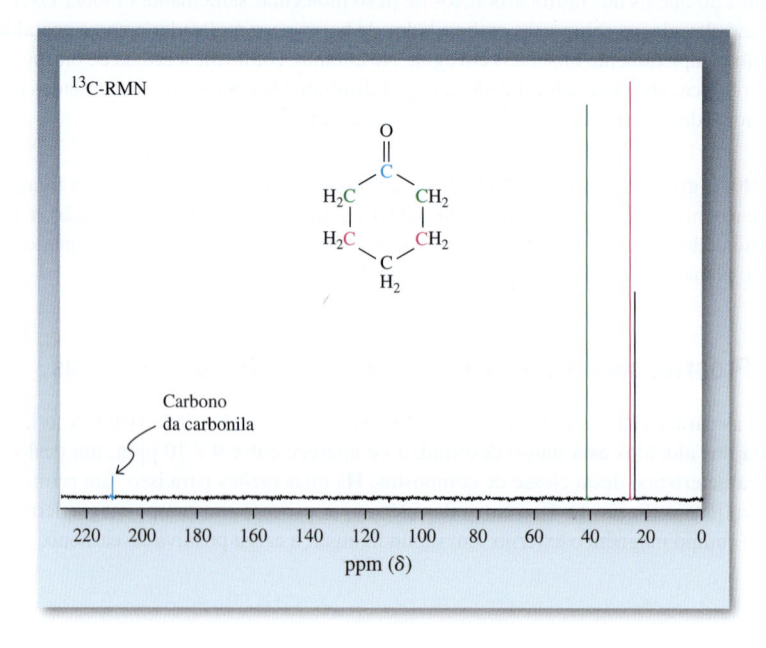

Figura 17-4 Espectro de ^{13}C-RMN da ciclo-hexanona. O carbono da carbonila em 211,8 ppm está muito desblindado em relação aos demais. Devido à simetria, a molécula tem somente quatro picos; os três carbonos de metileno absorvem em campo progressivamente mais baixo quando se aproximam do grupo carbonila.

Deslocamentos químicos de ^{13}C-RMN de aldeídos e cetonas típicos

$$\underset{\delta\,=\,31{,}2\qquad 199{,}6\text{ ppm}}{CH_3-\overset{\overset{O}{\|}}{CH}} \qquad \underset{\delta\,=\,5{,}2\qquad 36{,}7\qquad 201{,}8\text{ ppm}}{CH_3-CH_2-\overset{\overset{O}{\|}}{CH}} \qquad \underset{\delta\,=\,30{,}2\qquad 205{,}1\text{ ppm}}{CH_3\overset{\overset{O}{\|}}{C}CH_3} \qquad \underset{\delta\,=\,29{,}3\quad 206{,}6\quad 45{,}2\quad 17{,}5\quad 13{,}5\text{ ppm}}{CH_3\overset{\overset{O}{\|}}{C}-CH_2-CH_2-CH_3}$$

A espectrometria de infravermelho é útil para detectar a presença de grupos carbonila. A deformação axial da ligação C=O dá origem a uma banda intensa que aparece em uma região relativamente estreita e característica (1690-1750cm^{-1}; Figura 17-5). A absorção da carbonila de aldeídos aparece em torno de 1735 cm^{-1}; a de alcanonas e cicloalcanonas, por volta de 1715 cm^{-1}. A conjugação com os sistemas π de alquenos ou anéis fenila reduz a frequência de absorção do grupo carbonila no infravermenlho em cerca de 30-40 cm^{-1}. Assim, a 1-fenil-etanona (acetofenona) tem uma banda de carbonila em 1680 cm^{-1}. Já a frequência de deformação axial do grupo carbonila em anéis com menos de seis átomos aumenta. A ciclopentanona absorve em 1745 cm^{-1}, e a ciclobutanona, em 1780 cm^{-1}.

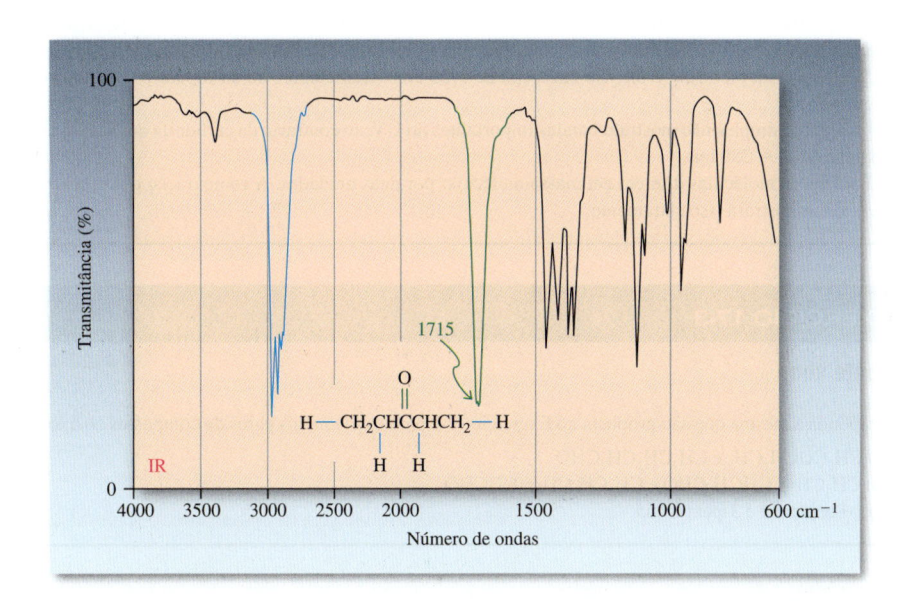

Figura 17-5 Espectro de IV da 3-pentanona; $\tilde{\nu}_{\text{deformação axial de C=O}} = 1715$ cm^{-1}.

O espectro eletrônico (UV-Vis) do grupo carbonila também é característico, devido aos pares de elétrons não ligantes do átomo de oxigênio que sofrem transições $n \rightarrow \pi^*$ de baixa energia (Figura 17-6). Assim, por exemplo, a propanona (acetona) tem uma banda $n \rightarrow \pi^*$ em 280 nm ($\epsilon = 15$) em hexano. A transição $\pi \rightarrow \pi^*$ aparece em torno de 190 nm ($\epsilon = 1100$). A conjugação com ligações duplas carbono-carbono desloca as absorções para comprimentos de ondas maiores. O espectro eletrônico da 3-buteno-2-ona, CH$_2$=CHCOCH$_3$, por exemplo, tem picos em 324 nm ($\epsilon = 24$, $n \rightarrow \pi^*$) e 219 nm ($\epsilon = 3600$, $\pi \rightarrow \pi^*$).

Transições eletrônicas da acetona e da 3-buteno-2-ona

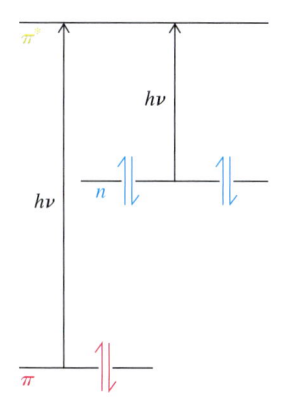

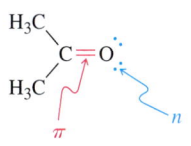

$$\underset{\textbf{Acetona}}{CH_3\overset{\overset{O}{\|}}{C}CH_3} \qquad\qquad \underset{\textbf{3-Buteno-2-ona}}{CH_2=CH\overset{\overset{O}{\|}}{C}CH_3}$$

$\lambda_{\max}(\epsilon) = 280(15) \quad n \rightarrow \pi^*$
$\qquad\qquad 190(1100) \quad \pi \rightarrow \pi^*$

$\lambda_{\max}(\epsilon) = 324(24) \quad n \rightarrow \pi^*$
$\qquad\qquad 219(3600) \quad \pi \rightarrow \pi^*$

Figura 17-6 Transições $\pi \rightarrow \pi^*$ e $n \rightarrow \pi^*$ da acetona.

EXERCÍCIO 17-2

Trabalhando com os conceitos: o uso da espectroscopia revisto

Como você usaria a espectroscopia para diferenciar $CH_3CH_2CH_2CH_2OH$ de $CH_3CH_2CH_2CHO$? Indique o método espectroscópico e as características do espectro que poderiam ser úteis em cada caso.

Estratégia

Observe as diferenças estruturais no contexto das capacidades dos quatro métodos espectroscópicos – RMN, IV, EM e UV. Julgue como cada técnica pode ajudar a completar a tarefa.

Solução

- Os compostos têm grupos funcionais muito diferentes: $-CH_2-O-H$ no álcool primário e $-CH=O$ no aldeído. As espectroscopias de RMN, IV e UV vão registrar esta diferença de modo característico. A seguir, estão as diferenças mais óbvias.
- No espectro de ^1H-RMN, as diferenças de deslocamento químico serão evidentes entre o $-CH_2-O-H$ do álcool em $\delta \approx 3{,}7$ ppm e o $CH=O$ do aldeído em $\delta \approx 9{,}7$ ppm (Tabela 10-2).
- No espectro de ^{13}C-RMN, as diferenças de deslocamento químico serão entre o CH_2-O-H do álcool em $\delta \approx 70$ ppm e o $CH=O$ do aldeído em $\delta \approx 200$ ppm (Tabela 10-6).
- A espectroscopia de IV diferencia as funções (Tabela 11-4). O álcool O—H dará uma absorção intensa e larga entre 3.200 e 3.600 cm^{-1} (compare com a Figura 11-21). Em contraste, o grupo C=O do aldeído dará um pico fino e intenso em torno de 1735 cm^{-1} (semelhante ao do espectro da cetona da Figura 17-5).
- Os álcoois simples não mostram bandas importantes no UV, ao contrário da carbonila de aldeído que aparece em $\lambda \approx 280$ nm.
- Por fim, as moléculas diferem em massa molecular por duas unidades. A comparação dos espectros de massas mostrará isso claramente.

EXERCÍCIO 17-3

Tente você

Responda a mesma questão proposta no Exercício 17-2 para cada um dos pares de compostos abaixo.

(a) $CH_3COCH_2CH_3$ e $CH_3CH_2CH_2CHO$
(b) $CH_3CH=CHCH_2CHO$ e $CH_3CH_2CH=CHCHO$
(c) 2-Pentanona e 3-pentanona

EXERCÍCIO 17-4

Um composto desconhecido de fórmula C_4H_6O tem os seguintes dados espectrais: ^1H-RMN: $\delta = 2{,}03$ (dd; $J = 6{,}7$; 1,6 Hz; 3 H), 6,06 (ddq; $J = 16{,}1$; 7,7; 1,6 Hz; 1 H), 6,88 (dq; $J = 16{,}1$; 6,7 Hz; 1 H), 9,47 (d; $J = 7{,}7$ Hz; 1 H) ppm; ^{13}C-RMN: $\delta = 18{,}4$; 132,8; 152,1; 191,4 ppm; UV $\lambda_{max}(\epsilon) = 220(15000)$ e 314(32) nm. Sugira uma estrutura.

As massas dos fragmentos de aldeídos e cetonas dá informações estruturais

Os padrões de fragmentação dos compostos carbonilados são frequentemente úteis nas identificações de estruturas. Os espectros de massas das cetonas isômeras 2-pentanona, 3-pentanona e 3-metil-2-butanona (Figura 17-7), por exemplo, mostram fragmentos iônicos muito claros e distintos. O modo de fragmentação predominante é a quebra α entre uma das ligações de alquila com a carbonila para dar um **cátion acílio** e um radical alquila.

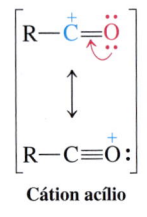

Cátion acílio

Quebra α de compostos carbonilados

Cátion acílio

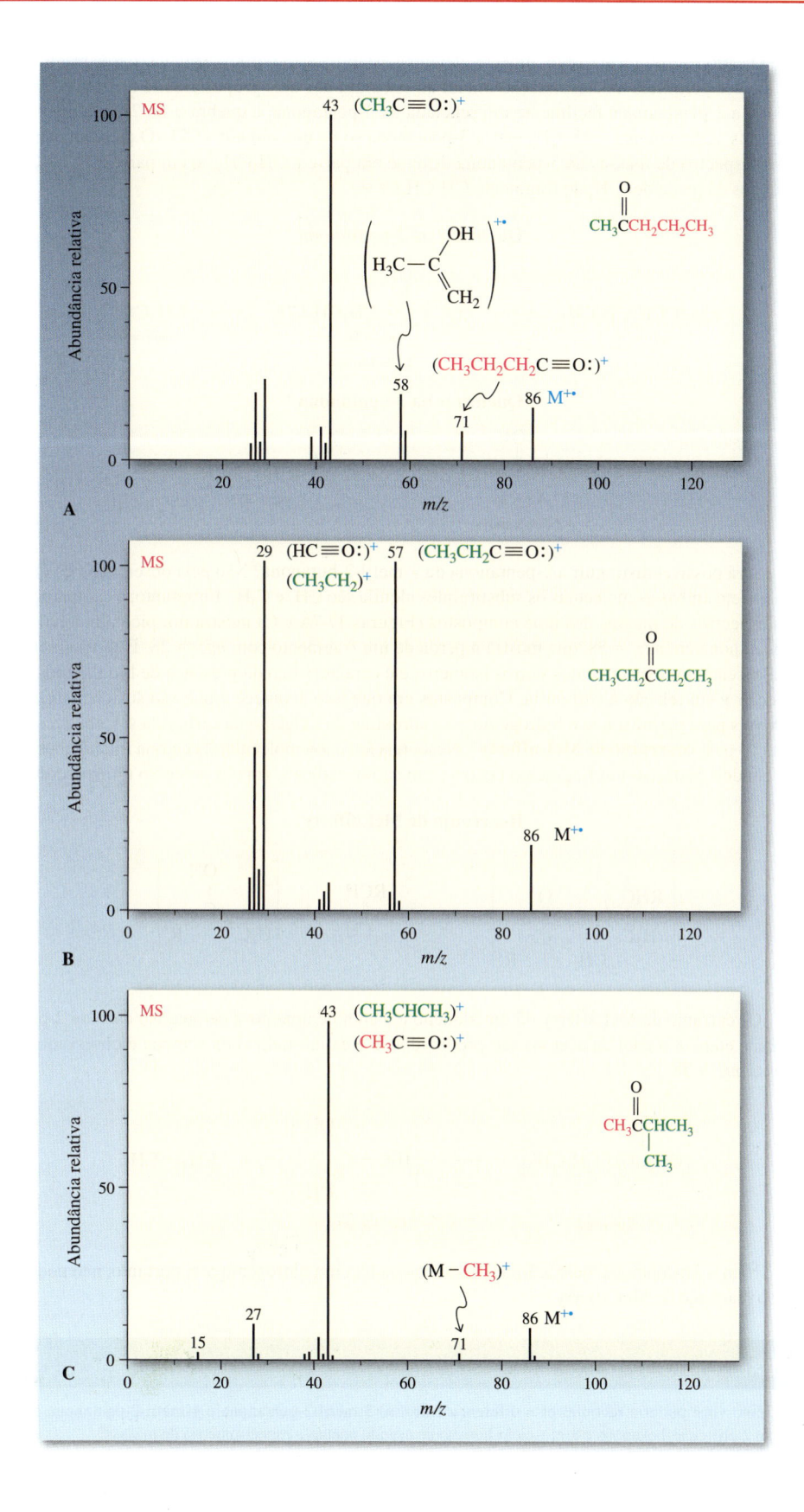

Figura 17.7 Espectros de massas de (A) 2-pentanona, mostrando dois picos da quebra α e um pico do rearranjo de McLafferty; (B) 3-pentanona, mostrando só um pico da quebra α devido à simetria; e (C) 3-metil-2-butanona, mostrando duas quebras α.

O cátion acílio forma-se facilmente, devido à estabilização por ressonância. Esses fragmentos iônicos permitem a determinação inicial da estrutura dos dois grupos alquila de uma cetona. Assim, a 2-pentanona é facilmente diferenciada da 3-pentanona: a quebra α da 2-pentanona dá dois íons acílio em m/z = 43 e 71, mas a 3-pentanona só dá um, em m/z = 57. (O pico em m/z = 29 do espectro de massas da 3-pentanona deve-se em parte a $CH_3CH_2^+$ e em parte a $HC\equiv O^+$, oriúndos da perda de C_2H_4 do fragmento $CH_3CH_2C\equiv O^+$.)

Quebra α na 2-pentanona

$:\overset{+}{O}\equiv CCH_2CH_2CH_3$ ⟵ $H_3C \dashv \overset{:\overset{\|}{O}:}{C} \vdash CH_2CH_2CH_3$ ⟶ $CH_3C\equiv \overset{+}{O}:$

$m/z = 71$ 2-Pentanona $m/z = 86$ $m/z = 43$

Quebra α na 3-pentanona

$CH_3CH_2 \dashv \overset{:\overset{\|}{O}:}{C} \vdash CH_2CH_3$ ⟶ $CH_3CH_2C\equiv \overset{+}{O}:$

$m/z = 86$ $m/z = 57$
3-Pentanona

Será possível distinguir a 2-pentanona da 3-metil-2-butanona? Não pela observação da quebra α – em ambas as moléculas os substituintes alquila são CH_3 e C_3H_7. Entretanto, a comparação dos espectros de massas dos dois compostos (Figuras 17-7A e C) mostra um pico adicional da 2-pentanona em $m/z = 58$, que mostra a perda de um fragmento com $m/z = 28$. Este fragmento está ausente nos espectros dos outros isômeros e é característico da presença de hidrogênios na posição γ em relação à carbonila. Compostos em que isso acontece e que são suficientemente flexíveis para permitir que o hidrogênio γ se aproxime do oxigênio da carbonila sofrem decomposição pelo **rearranjo de McLafferty***. Nesta reação, o íon molecular da cetona inicial quebra-se em dois pedaços (um fragmento neutro e um cátion-radical), em um processo unimolecular.

Rearranjo de McLafferty

$$\left[\begin{array}{c}\gamma\\ RHC \diagdown\!\!\!\!H\\ |\\ \beta H_2CO\\ \diagdown\!\!\!\!\|\\ C\\ CH_2R'\\ \alpha\end{array}\right]^{+\bullet} \longrightarrow \begin{array}{c}RCH\\ \|\\ CH_2\end{array} + \left[\begin{array}{c}OH\\ |\\ H_2C\overset{\|}{C}R'\end{array}\right]^{+\bullet}$$

O rearranjo de McLafferty dá um alqueno e o enol de uma nova cetona. No caso da 2-pentanona, eteno e o enol da acetona são produzidos, e o cátion-radical da acetona é observado na massa $m/z = 58$.

$$\left[\begin{array}{c}OH\\ \||\\ CH_3CCH_2CH_2CH_2\\ \alpha\beta\gamma\end{array}\right]^{+\bullet} \longrightarrow \left[\begin{array}{c}OH\\ |\\ H_3C-C\\ \|\\ CH_2\end{array}\right]^{+\bullet} + CH_2\!=\!CH_2$$

$m/z = 86$ $m/z = 58$

Nem a 3-pentanona, nem a 3-metil-2-butanona têm um hidrogênio γ e, portanto, não podem dar o rearranjo de McLafferty.

EXERCÍCIO 17-5

Como você poderia reconhecer a diferença entre **(a)** 3-metil-2-pentanona e 4-metil-2-pentanona e **(b)** 2-etil-ciclo-hexanona e 3-etil-ciclo-hexanona, usando apenas a espectrometria de massas?

---

* Professor Fred W. McLafferty (nascido em 1923), Universidade Cornell, Ithaca, Nova York, Estados Unidos.

EM RESUMO, o hidrogênio de formila e o carbono da carbonila são fortemente desblindados no espectro de RMN de aldeídos e cetonas. A ligação carbono-oxigênio dá origem a uma banda intensa no infravermelho em cerca de 1715 cm^{-1}, que é deslocada para frequências mais baixas por conjugação e para mais altas nos anéis pequenos. Ao se excitarem a um orbital molecular π^*, os elétrons não ligantes dão absorções UV características do grupo carbonila em comprimentos de onda relativamente longos. Por fim, aldeídos e cetonas dão fragmentos no espectrômetro de massas por quebras α e rearranjos de McLafferty.

17-4 Preparação de aldeídos e cetonas

Vimos muitas metodologias de preparação de aldeídos e cetonas na descrição da química de outros grupos funcionais (veja o Mapa de Reações nas páginas 816-817). Faremos, nesta seção, uma revisão dos métodos já estudados, para enfatizar características especiais e outros exemplos. Abordaremos, em capítulos posteriores, outras metodologias de síntese de aldeídos e cetonas.

Quatro metodologias comuns para a síntese de aldeídos e cetonas no laboratório

A Tabela 17-2 resume quatro metodologias de síntese de aldeídos e cetonas. Vimos primeiro (Seção 8-6) que a *oxidação* dos álcoois por reagentes de crômio(VI) leva a compostos carbonilados. Os álcoois secundários dão cetonas. Os álcoois primários dão aldeídos, mas somente na ausência de água para impedir a oxidação a ácidos carboxílicos. O crômio(VI) é seletivo e não oxida alquenos e alquinos.

Oxidação seletiva de álcoois

CH$_3$CHC≡C(CH$_2$)$_3$CH$_3$ →[CrO$_3$, H$_2$SO$_4$, acetona, 0°C] CH$_3$CC≡C(CH$_2$)$_3$CH$_3$
    |OH ||O
3-Octino-2-ol   3-Octino-2-ona
                                                                           80%

Uso do PCC (CrO$_3$ + piridina + HCl) para oxidar um álcool primário a aldeído

PCC, CH$_2$Cl$_2$, Na$^+$ $^-$OCCH$_3$ → 85%

Uma oxidação "verde" dos álcoois

Fenilmetanol (Álcool benzílico)

Ar, 1 atm, catalisador de Cu

100%
Benzenocarbaldeído (Benzaldeído)

O ar é o oxidante mais "verde" possível. Existe, hoje, um grande esforço na busca de métodos de oxidação de álcoois em condições aeróbicas brandas.

Tabela 17-2 Sínteses de aldeídos e cetonas

Reação	Ilustração
1. Oxidação de álcoois (Seção 8-6)	—CH$_2$OH →[PCC, CH$_2$Cl$_2$] —CHO
2. Ozonólise de alquenos (Seção 12-12)	C=C →[1. O$_3$, CH$_2$Cl$_2$; 2. (CH$_3$)$_2$S] C=O + O=C
3. Hidratação de alquinos (Seções 13-7 e 13-8)	—C≡C— →[H$_2$O, H$^+$, Hg^{2+}] —C(=O)—CH$_2$—
4. Acilação de Friedel-Crafts (Seção 15-13)	C$_6$H$_6$ →[1. RCOCl, AlCl$_3$; 2. H$^+$, H$_2$O] C$_6$H$_5$—C(=O)R

A oxidação de aldeídos na presença de água deve-se à hidratação a um 1,1-diol (Seção 17-6). A oxidação do diol leva ao ácido carboxílico.

A água provoca a oxidação extensiva dos álcoois primários

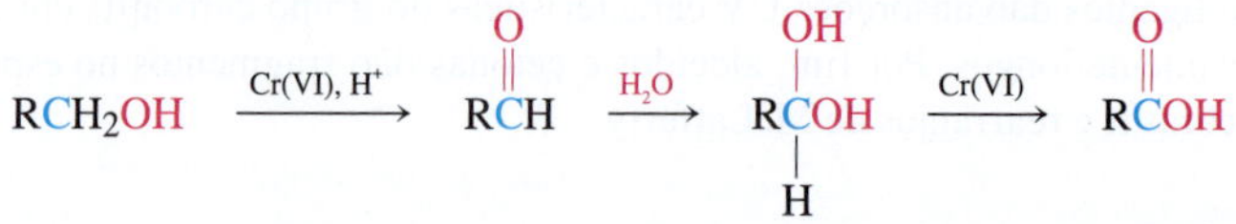

$$RCH_2OH \xrightarrow{Cr(VI),\ H^+} RCH{=}O \xrightarrow{H_2O} RC(OH)_2H \xrightarrow{Cr(VI)} RCOOH$$

Outro reagente brando, que oxida especificamente os álcoois alílicos (Seção 14-3), é o dióxido de manganês. Os álcoois não conjugados não são atacados na temperatura normal, como se pode ver abaixo na oxidação seletiva usada para formar um esteroide encontrado na glândula suprarrenal.

Oxidação alílica seletiva por dióxido de Manganês

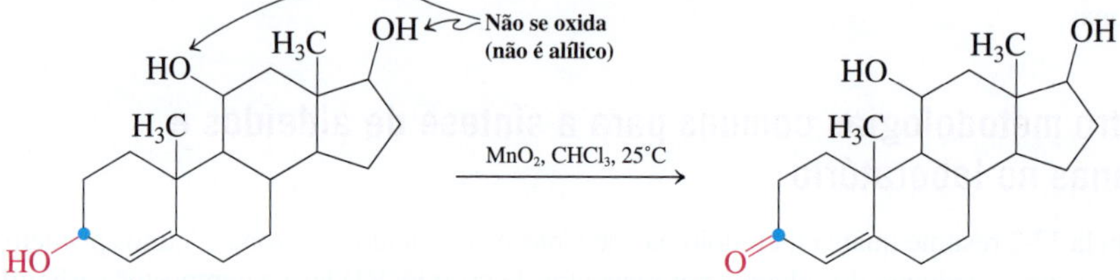

(Não se oxida — não é alílico)

$\xrightarrow{MnO_2,\ CHCl_3,\ 25°C}$ 62%

Ozonólise

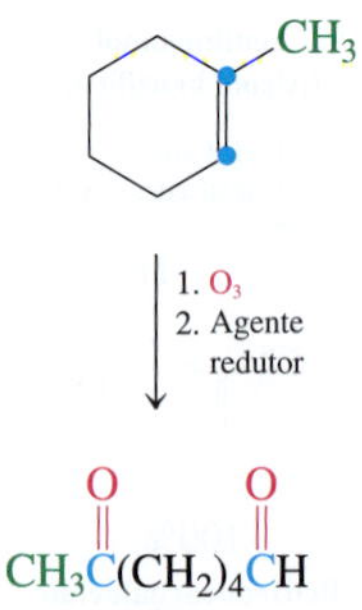

$$\text{1-metilciclo-hexeno} \xrightarrow[\text{2. Agente redutor}]{\text{1. } O_3} CH_3C(O)(CH_2)_4CH{=}O$$
85%

EXERCÍCIO 17-6

Proponha uma síntese para a ciclo-hexil-1-butino-1-ona a partir do ciclo-hexano. Você pode usar quaisquer outros reagentes.

O segundo método de preparação que estudamos foi a quebra oxidativa de ligações duplas carbono-carbono, a *ozonólise* (Seção 12-12). A exposição ao ozônio, seguida pelo tratamento com reagentes redutores brandos, como o metal zinco ou o dimetilsulfeto, quebra os alquenos em aldeídos e cetonas.

O terceiro método, *a hidratação* de uma ligação tripla carbono-carbono, dá enóis que tautomerizam aos compostos carbonilados (Seções 13-7 e 13-8). A adição de água na presença do íon mercúrico dá cetonas segundo a Regra de Markovnikov.

Hidratação Markovnikov de alquinos

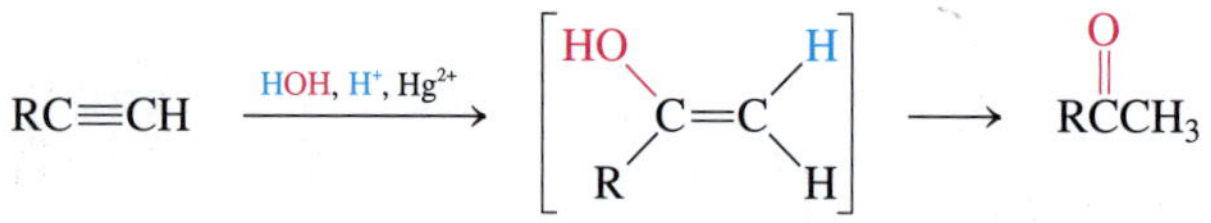

$$RC{\equiv}CH \xrightarrow{HOH,\ H^+,\ Hg^{2+}} \left[\underset{\text{Enol}}{\overset{HO\ \ \ \ H}{\underset{R\ \ \ \ H}{C{=}C}}}\right] \longrightarrow \underset{\text{Cetona}}{RCOCH_3}$$

Observa-se a adição antimarkovnikov na reação de hidroboração-oxidação.

Hidratação antimarkovnikov de alquinos

$$RC{\equiv}CH \xrightarrow{(\text{Cy})_2BH} \underset{H\ \ \ \ B(Cy)_2}{\overset{R\ \ \ \ H}{C{=}C}} \xrightarrow{H_2O_2,\ HO^-} \left[\underset{\text{Enol}}{\overset{R\ \ \ \ H}{\underset{H\ \ \ \ OH}{C{=}C}}}\right] \longrightarrow \underset{\text{Aldeído}}{RCH_2CH{=}O}$$

O boro adiciona-se ao carbono terminal do alquino

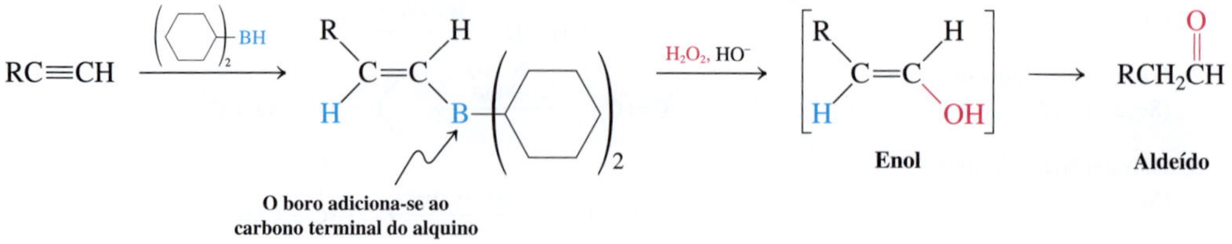

Por fim, vimos, na Seção 15-13, a síntese de aril-cetonas pela *acilação de Friedel-Crafts*, uma reação de substituição eletrofílica em aromáticos. A seguinte reação dá um aditivo de perfume industrialmente útil.

Acilação de Friedel-Crafts

CH₃O—⟨C₆H₄⟩ →[1. CH₃COCCH₃, AlCl₃, CS₂ / 2. HCl, H₂O]→ CH₃O—⟨C₆H₄⟩—C(=O)—CH₃   93%

Ativador e orientador orto, para

EM RESUMO, vimos quatro métodos de síntese de aldeídos e cetonas, a oxidação de álcoois, a quebra oxidativa de alquenos, a hidratação de alquinos e a acilação de Friedel-Crafts. Veremos outras metodologias em capítulos posteriores.

17-5 Reatividade do grupo carbonila: mecanismos de adição

Como a estrutura do grupo carbonila (Seção 17-2) ajuda a entender como ele funciona quimicamente? Veremos que a ligação dupla carbono-oxigênio dá adições como as ligações π de alquenos. No entanto, por ser mais polar, a função C=O sofre o ataque de nucleófilos no carbono e de eletrófilos no oxigênio. Começaremos a discutir, nesta seção, a química do grupo carbonila de aldeídos e cetonas.

Existem três regiões de reatividade nos aldeídos e cetonas

A maior parte das reações dos aldeídos e cetonas ocorre em três posições: o oxigênio, como base de Lewis, o carbono da carbonila, como eletrófilo, e o carbono "α" adjacente à carbonila.

Posições reativas dos aldeídos e cetonas

Carbono α — :O: ← Ataque por eletrófilos
C=C
H   R   ← Ataque por nucleófilos
Ácido

O restante do capítulo tratará das duas primeiras posições de reatividade, que levam às adições iônicas à ligação π da carbonila. Outras reações, que envolvem o hidrogênio ácido do carbono α, serão abordadas no Capítulo 18.

O grupo carbonila sofre adições iônicas

Os reagentes polares adicionam-se ao grupo carbonila dipolar de acordo com a Lei de Coulomb (Seção 1-2) e com os princípios fundamentais de interação entre ácidos de Lewis e bases de Lewis (Seção 2-2). Os nucleófilos ligam-se ao carbono da carbonila, que é eletrofílico. Os eletrófilos ligam-se ao oxigênio, que é uma base de Lewis. Vimos, nas Seções 8-6 e 8-8, várias adições de reagentes organometálicos e hidretos que levam a álcoois (Tabela 17-3). Essas adições caem na categoria mecanística geral 4(a), como vimos na Seção 2-2.

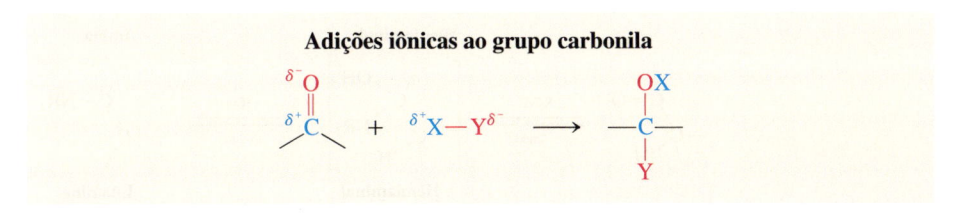

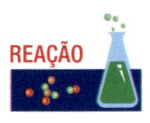

Adições iônicas ao grupo carbonila

$$\overset{\delta^+}{C}=\overset{\delta^-}{O} \;+\; \overset{\delta^+}{X}-\overset{\delta^-}{Y} \longrightarrow \;-\underset{Y}{\overset{OX}{C}}-$$

REAÇÃO

Os hidretos NaBH$_4$ e LiAlH$_4$ reduzem o grupo carbonila, mas não a ligação dupla carbono-carbono. Estes reagentes convertem, portanto, aldeídos e cetonas insaturados em álcoois insaturados.

$$\text{PhCH=CHCHO} \xrightarrow[\text{2. H}^+, \text{H}_2\text{O}]{\text{1. LiAlH}_4, (\text{CH}_3\text{CH}_2)_2\text{O}, -10°C} \text{PhCH=CHCH}_2\text{OH} \quad 90\%$$

Como os reagentes nucleofílicos ilustrados na Tabela 17-3 são bases fortes, suas reações de adição são irreversíveis. Veremos, nesta seção e nas Seções 17-6 a 17-9, as adições iônicas de nucleófilos, Nu—H, menos básicos, como a água, os álcoois, os tióis e as aminas. Estas reações não são fortemente exotérmicas e tendem a estabelecer um equilíbrio que pode ser deslocado, pela escolha das condições apropriadas, na direção desejada. A Tabela 17-4 resume estas reações.

Tabela 17-3 Adições de hidreto e reagentes organometálicos a aldeídos e cetonas

Reações		Equação		
1. Aldeído + reagente de hidreto	RCHO	$\xrightarrow{\text{NaBH}_4, \text{CH}_3\text{CH}_2\text{OH}}$	RCH$_2$OH	Álcool primário
2. Cetona + reagente de hidreto	R$_2$CO	$\xrightarrow{\text{NaBH}_4, \text{CH}_3\text{CH}_2\text{OH}}$	R$_2$CHOH	Álcool secundário
3. Formaldeído + reagente de Grignard	H$_2$CO	$\xrightarrow{\text{R'MgX}, (\text{CH}_3\text{CH}_2)_2\text{O}}$	R'CH$_2$OH^a	Álcool primário
4. Aldeído + reagente de Grignard	RCHO	$\xrightarrow{\text{R'MgX}, (\text{CH}_3\text{CH}_2)_2\text{O}}$	R'RCHOH^a	Álcool secundário
5. Cetona + reagente de Grignard	R$_2$CO	$\xrightarrow{\text{R'MgX}, (\text{CH}_3\text{CH}_2)_2\text{O}}$	R'R$_2$COH^a	Álcool terciário

^{a}Depois do tratamento com ácido diluído.

Tabela 17-4 Adições de nucleófilos moderadamente básicos a aldeídos e cetonas

Nucleófilo		Intermediário (geralmente não isolado)		Produto final (estável)
1. Água	C=O $\xrightleftharpoons[\text{Ácido ou base}]{\text{H}_2\text{O}}$	$\begin{bmatrix} \text{C}(\text{OH})(\text{OH}) \end{bmatrix}$ **Diol geminal (hidrato)**		
2. Álcool	C=O $\xrightleftharpoons[\text{Ácido ou base}]{\text{ROH}}$	$\begin{bmatrix} \text{C}(\text{OH})(\text{OR}) \end{bmatrix}$ **Hemiacetal**	$\xrightleftharpoons[\text{Ácido somente}]{\text{ROH}, -\text{H}_2\text{O}}$	C(OR)(OR) **Acetal**
3. Amônia (R = H) ou amina primária (R = alquila ou arila)	C=O $\xrightleftharpoons[\text{Ácido}]{\text{RNH}_2}$	$\begin{bmatrix} \text{C}(\text{OH})(\text{NHR}) \end{bmatrix}$ **Hemiaminal**	$\xrightleftharpoons[\text{Ácido}]{-\text{H}_2\text{O}}$	C=NR **Imina**
4. Amina secundária	$\underset{\text{H}}{\overset{}{\text{C}}}$C=O $\xrightleftharpoons[\text{Ácido}]{\text{R}_2\text{NH}}$	$\begin{bmatrix} \underset{\text{H}}{\overset{}{\text{C}}}\text{C}(\text{OH})(\text{NR}_2) \end{bmatrix}$ **Hemiaminal**	$\xrightleftharpoons[\text{Ácido}]{-\text{H}_2\text{O}}$	C=C−NR$_2$ **Enamina**

Qual é o mecanismo da adição iônica destes reagentes brandos à ligação dupla carbono-oxigênio? Duas possibilidades podem ser formuladas: a adição nucleofílica/protonação e a protonação/adição eletrofílica. A primeira, que começa com um ataque nucleofílico, ocorre em condições neutras ou, mais comumente, em condições básicas. Assim que o nucleófilo se aproxima do carbono eletrofílico, este se re-hibrida e o par de elétrons da ligação π move-se para o oxigênio, para dar um íon alcóxido. A protonação subsequente, normalmente por um solvente prótico como a água ou os álcoois, leva ao produto de adição.

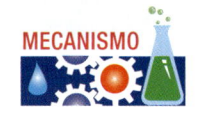

Adição nucleofílica/protonação (condições básicas)

Note a formação de uma nova ligação Nu—C que utiliza os elétrons provenientes do nucleófilo. A transformação, como um todo, lembra uma reação S_N2. Naquele processo, um grupo de saída é deslocado. Aqui, um par de elétrons que era compartilhado pelo carbono e o oxigênio desloca-se e localiza-se no átomo de oxigênio. As adições de nucleófilos fortemente básicos aos grupos carbonila seguem normalmente o mecanismo de adição nucleofílica/protonação.

O segundo mecanismo predomina em condições ácidas e começa com um ataque eletrofílico. Na primeira etapa, ocorre a protonação do oxigênio da carbonila, facilitada pela polarização da ligação C=O e pela presença de um par de elétrons não compartilhados no átomo de oxigênio. O oxigênio é somente uma base fraca, como se pode ver pelo pK_a de seu ácido conjugado, que varia entre -7 e -8. Assim, em meio ácido diluído, em que muitas das reações de adição à carbonila são feitas, a maior parte dos compostos carbonilados não está protonada. No entanto, a pequena quantidade de material protonado se comporta como um eletrófilo de carbono *muito* reativo. O ataque nucleofílico completa o processo de adição e desloca o equilíbrio da primeira etapa, que é desfavorável.

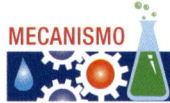

Protonação/adição nucleofílica (condições ácidas)

Grupo carbonila protonado
$pK_a \approx -8$

O mecanismo de protonação/adição eletrofílica é mais eficiente nas reações com nucleófilos relativamente pouco básicos. As condições ácidas são incompatíveis com nucleófilos fortemente básicos, porque eles seriam protonados.

EM RESUMO, existem três regiões de reatividade em aldeídos e cetonas. As duas primeiras são os dois átomos do grupo carbonila e serão o objetivo do restante deste capítulo. A terceira é o carbono adjacente ao grupo carbonila. A reatividade do grupo carbonila é governada por processos de adição. O uso de organometálicos nucleofílicos e reagentes doadores de hidretos leva à formação irreversível de álcoois (depois da protonação). As adições iônicas de NuH (Nu = OH, OR, SR, NR_2) são reversíveis e podem iniciar-se com o ataque nucleofílico ao carbono da carbonila, seguida de protonação eletrofílica rápida do íon alcóxido. Por outro lado, em meio ácido, a protonação precede a adição do nucleófilo.

17-6 Adição de água para formar hidratos

Veremos, nesta seção e nas Seções 17-7 e 17-8, as reações de aldeídos e cetonas com água e álcoois. Estes compostos atacam o grupo carbonila através dos mecanismos já mencionados, sob catálise ácida ou básica.

A água hidrata o grupo carbonila

A água ataca o grupo carbonila de aldeídos e cetonas. A reação pode ser catalisada por ácidos ou por bases e leva ao equilíbrio com os **dióis geminais** correspondentes, $RC(OH)_2R'$, também conhecidos como **hidratos de carbonila**.

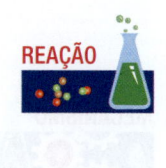

Hidratação do grupo carbonila

$$\text{C=O} + \text{HOH} \underset{K}{\overset{H^+ \text{ ou } HO^-}{\rightleftharpoons}} \text{C(OH)(OH)}$$

Diol geminal

No mecanismo catalisado por base, o íon hidróxido funciona como nucleófilo. A água protona, então, o aduto intermediário, um hidroxialcóxido, para dar o diol e regenerar o catalisador.

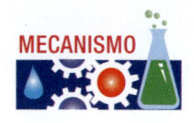

Mecanismo da hidratação catalisada por base

$$\text{C=O} + {:}\ddot{O}H^- \rightleftharpoons \text{C(HO)}-\ddot{O}{:}^- \overset{HOH}{\rightleftharpoons} \text{C(HO)}-\ddot{O}H + HO{:}^-$$

Hidroxialcóxido   Diol geminal

No mecanismo catalisado por ácido, a sequência de eventos se inverte. A protonação inicial facilita o ataque pela água, um nucleófilo fraco. Subsequentemente, o próton catalítico se perde e restaura o ciclo catalítico.

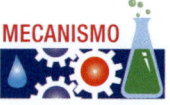

Mecanismo da hidratação catalisada por ácido

$$\text{C=}\ddot{O} + H^+ \rightleftharpoons \text{C=}\overset{+}{\ddot{O}}-H \overset{H_2\ddot{O}}{\rightleftharpoons} \text{C(}\overset{+}{HO}\text{H)}-\ddot{O}H \rightleftharpoons \text{C(HO)}-\ddot{O}H + H^+$$

Carbonila protonada   Diol geminal

A hidratação é reversível

Como indicam estas equações, a hidratação de aldeídos e cetonas é reversível. O equilíbrio está deslocado para a esquerda, no caso de cetonas, e para a direita, no caso do formaldeído e dos aldeídos com substituintes que retiram elétrons. No caso dos aldeídos comuns, a constante de equilíbrio é próxima da unidade.

Como explicar estas tendências? Olhe novamente as estruturas de ressonância do grupo carbonila, descritas na Seção 17-2 e repetidas na margem. Na forma de ressonância dipolar, o carbono tem caráter de carbocátion. Então, os grupos alquila, que estabilizam carbocátions (Seção 7-5), também estabilizam os compostos carbonilados. Os substituintes que retiram elétrons, como CCl_3 e CF_3, aumentam a carga positiva do carbono da carbonila e desestabilizam o composto carbonilado. A estabilidade dos dióis produzidos é menos afetada pelos substituintes. Como resultado, as reações de hidratação de aldeídos e cetonas são progressivamente mais endotérmicas, em relação à hidratação do formaldeído, e a hidratação de compostos carbonilados com substituintes que retiram elétrons é mais exotérmica. Estes efeitos termodinâmicos são acompanhados por diferenças nas reatividades cinéticas. Os compostos carbonilados com substituintes que retiram elétrons são os mais eletrofílicos e reativos, seguidos do formaldeído, dos demais aldeídos e, por fim, das cetonas. O mesmo comportamento governa outras reações de adição.

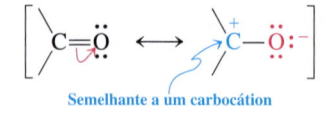

$$\left[\text{C=}\ddot{O} \longleftrightarrow \overset{+}{\text{C}}-\ddot{O}{:}^- \right]$$

Semelhante a um carbocátion

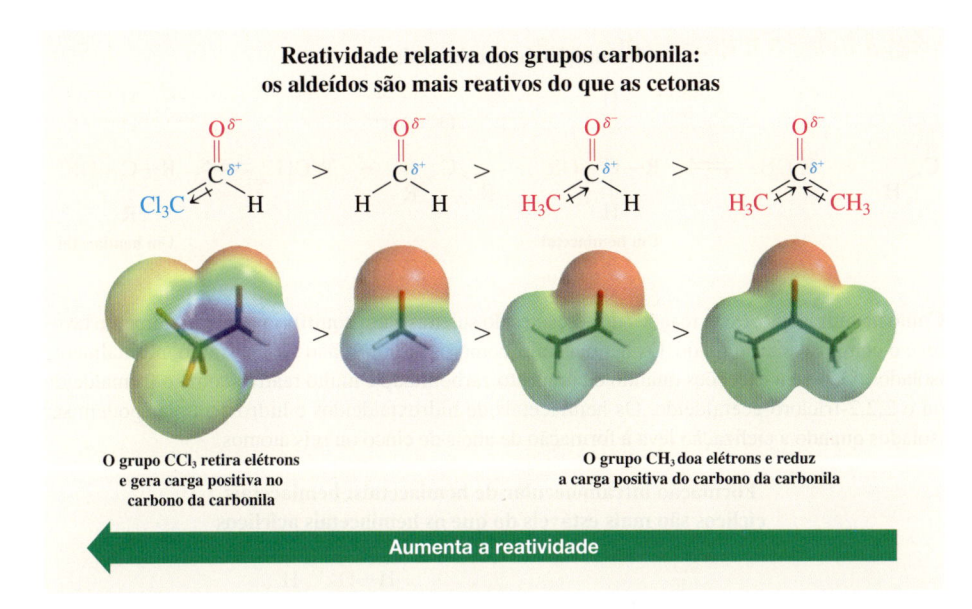

Reatividade relativa dos grupos carbonila:
os aldeídos são mais reativos do que as cetonas

$Cl_3C-\overset{O^{\delta-}}{\underset{\delta+}{C}}-H$ > $H-\overset{O^{\delta-}}{\underset{\delta+}{C}}-H$ > $H_3C-\overset{O^{\delta-}}{\underset{\delta+}{C}}-H$ > $H_3C-\overset{O^{\delta-}}{\underset{\delta+}{C}}-CH_3$

O grupo CCl_3 retira elétrons e gera carga positiva no carbono da carbonila

O grupo CH_3 doa elétrons e reduz a carga positiva do carbono da carbonila

← Aumenta a reatividade

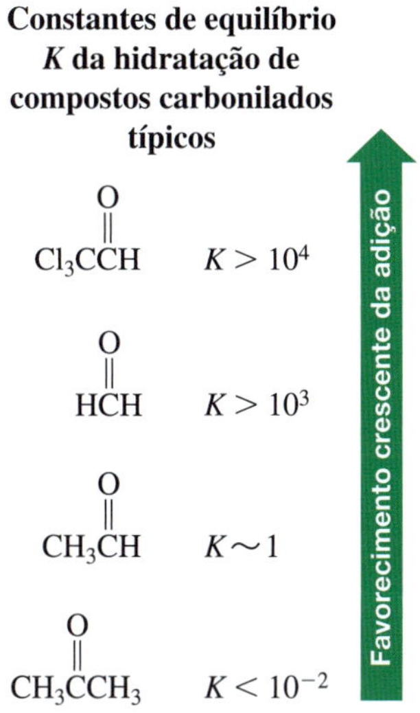

Constantes de equilíbrio K da hidratação de compostos carbonilados típicos

Cl_3CCH (=O) $K > 10^4$

HCH (=O) $K > 10^3$

CH_3CH (=O) $K \sim 1$

CH_3CCH_3 (=O) $K < 10^{-2}$

↑ Favorecimento crescente da adição

EXERCÍCIO 17-7

(a) Coloque na ordem crescente da tendência à hidratação: Cl_3CCH(=O), Cl_3CCCH_3(=O), Cl_3CCCCl_3(=O).

(b) O tratamento da propanona com $H_2{}^{18}O$ leva à formação da propanona marcada, CH_3CCH_3 (com ^{18}O). Explique.

Apesar da hidratação ser energeticamente favorável em alguns casos, *não* é possível, normalmente, isolar o hidrato da carbonila como uma substância pura. Ele perde água muito facilmente e regenera o composto carbonilado original. Os hidratos podem, no entanto, funcionar como intermediários de reação, como acontece na oxidação de aldeídos a ácidos carboxílicos em água (Seções 8-6 e 17-4).

EM RESUMO, o grupo carbonila de aldeídos e cetonas pode ser hidratado. Os aldeídos são mais reativos do que as cetonas. Os substituintes que retiram elétrons tornam o grupo carbonila mais eletrofílico. A hidratação é um processo de equilíbrio que pode ser catalisado por ácidos ou por bases.

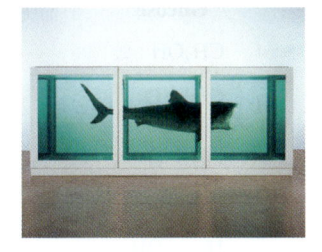

O artista inglês Damien Hirst ficou famoso por uma série de trabalhos nos quais animais mortos são preservados em uma solução de formaldeído em água, como "A Impossibilidade Física da Morte na Mente de Alguém Vivo", um tubarão tigre de 4,3 m imerso em um tanque de água.

17-7 Adição de álcoois para dar hemiacetais e acetais

Veremos, nesta seção, que, como a água, os álcoois também se adicionam ao grupo carbonila. Ácidos e bases catalisam o processo. Além disso, os ácidos catalisam a reação posterior para dar acetais pela substituição do grupo hidróxi por um grupo alcóxi.

A formação dos hemiacetais de aldeídos e cetonas é reversível

Não é surpresa verificar que os álcoois se adicionam aos aldeídos e cetonas por um mecanismo quase idêntico ao da adição de água. Os produtos são chamados de **hemiacetais** (*hemi*, do grego, metade), porque são intermediários na formação de acetais.

Química Orgânica

Formação de hemiacetais

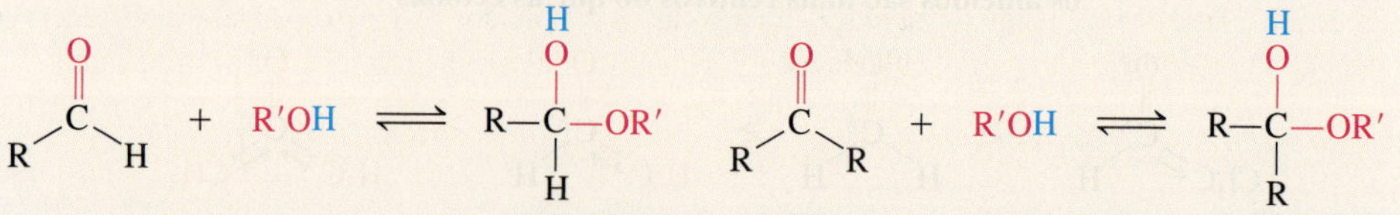

$$R-CHO + R'OH \rightleftharpoons R-\underset{H}{\underset{|}{\overset{OH}{\overset{|}{C}}}}-OR' \qquad R-CO-R + R'OH \rightleftharpoons R-\underset{R}{\underset{|}{\overset{OH}{\overset{|}{C}}}}-OR'$$

Um hemiacetal   Um hemiacetal

Como na hidratação, estas reações de adição estão sujeitas a um equilíbrio que normalmente favorece o composto carbonilado. Os hemiacetais, como os hidratos, não são, portanto, normalmente isolados. Ocorrem exceções quando o composto carbonilado é muito reativo como o formaldeído ou o 2,2,2-tricloro-acetaldeído. Os hemiacetais de hidroxialdeídos e hidroxicetonas podem ser isolados quando a ciclização leva à formação de anéis de cinco ou seis átomos.

Formação intramolecular de hemiacetais: hemiacetais cíclicos são mais estáveis do que os hemiacetais acíclicos

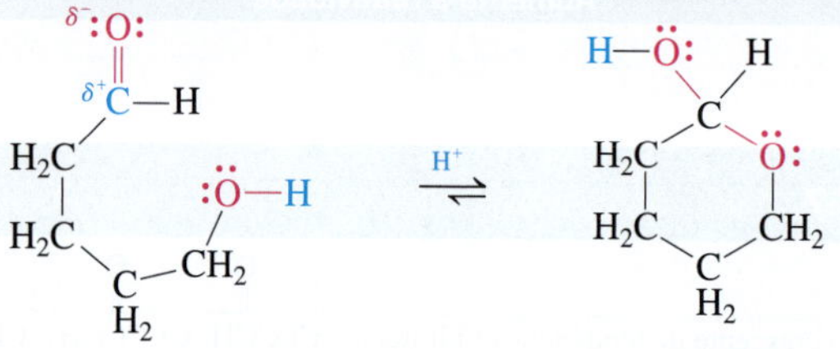

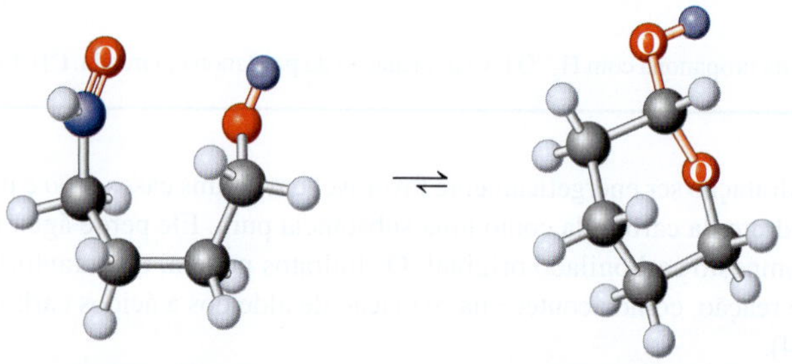

5-Hidróxi-pentanal ⇌ Um hemiacetal cíclico estável

Glicose

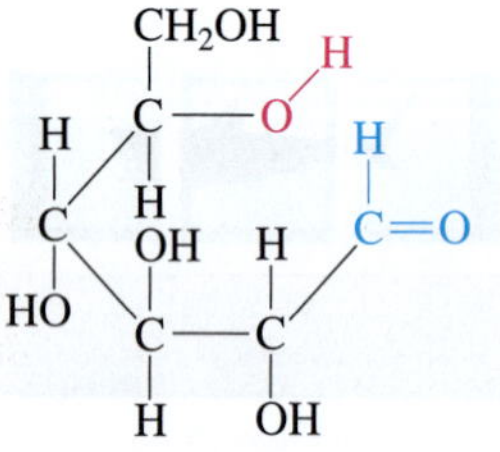

0,003%
Forma aldeído

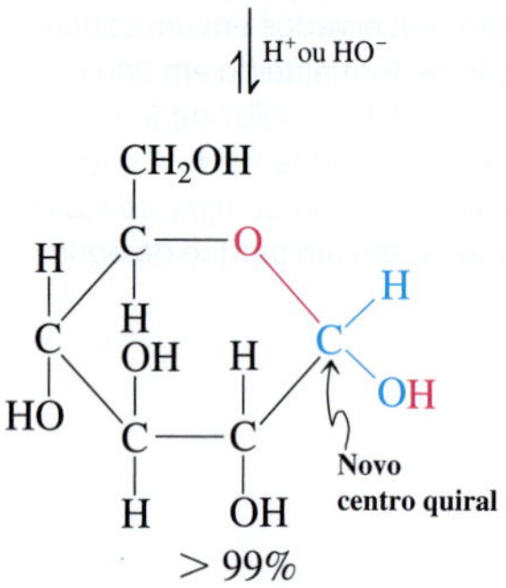

⇅ H⁺ ou HO⁻

> 99%
Hemiacetal cíclico
(Dois isômeros)

Novo centro quiral

A formação intramolecular de hemiacetais é comum na química de açúcares (Capítulo 24). A glicose, por exemplo, o açúcar simples mais comum na natureza, existe no equilíbrio entre um penta-hidroxialdeído acíclico e dois hemiacetais cíclicos estereoisômeros. As formas cíclicas formam 99% da mistura em água.

Formação do acetal catalisada por ácido

Na presença de excesso de álcool, a reação de aldeídos e cetonas catalisada por *ácido* vai além da formação de hemiacetal. Nestas condições, a função hidróxi do hemiacetal é substituída por outro grupo alcóxi derivado do álcool. Os compostos resultantes são chamados de **acetais**. (**Cetal** é um nome antigo dos acetais derivados de cetonas.)

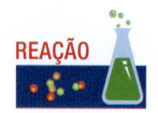

REAÇÃO

Síntese de acetais

$$R-CO-R + 2\ R'OH \xrightarrow{H^+} R-\underset{R}{\underset{|}{\overset{OR'}{\overset{|}{C}}}}-OR' + H_2O$$

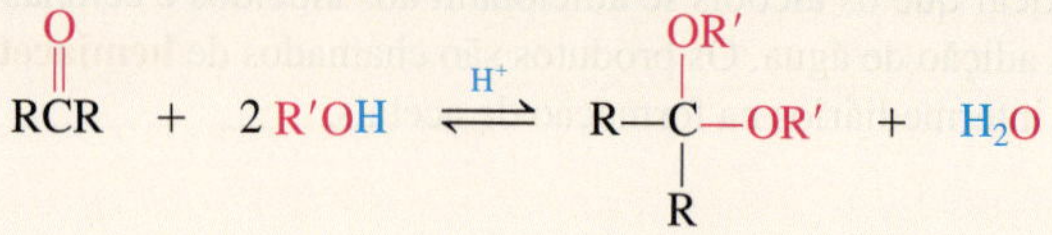

Um acetal

O resultado é a substituição do oxigênio da carbonila por dois grupos alcóxi e a formação de um equivalente de água.

Analisemos o mecanismo desta reação para o caso dos aldeídos. A reação inicial é a adição, catalisada por ácido, de uma molécula de álcool. O hemiacetal resultante pode ser protonado no grupo hidroxila, transformando o substituinte em água, um bom grupo de saída. O carbocátion resultante da perda de água é estabilizado por ressonância com o par de elétrons livres do oxigênio. Uma segunda molécula de álcool adiciona-se, então, ao carbono eletrofílico, levando inicialmente ao acetal protonado que perde o próton para dar o produto final.

Mecanismo de formação de acetal

Etapa 1. Formação do hemiacetal: adição, catalisada por ácido, da primeira molécula de álcool

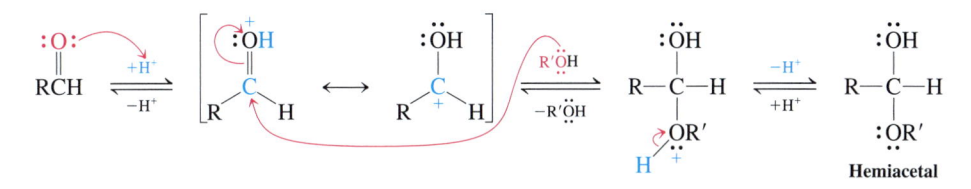

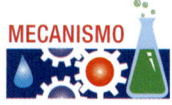

Etapa 2. Geração do acetal: deslocamento S_N1, catalisado por ácido, de água por outra molécula de álcool

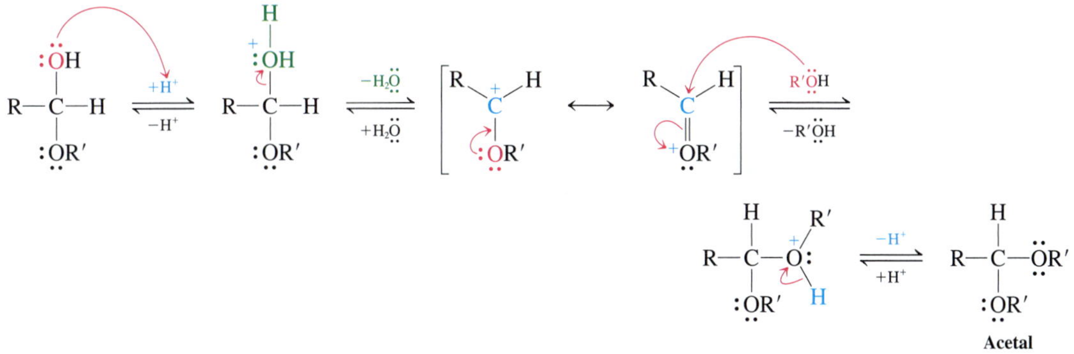

As duas etapas são reversíveis. A sequência inteira, começando com o composto carbonilado e terminando com o acetal, é um processo em equilíbrio. Na presença de um catalisador ácido, o equilíbrio pode ser deslocado em ambas as direções: para o acetal, com excesso de álcool ou remoção de água, e para o aldeído ou cetona com água em excesso. O processo é chamado de **hidrólise do acetal**. *Ao contrário dos hidratos de hemiacetais, no entanto, os acetais podem ser isolados como substâncias puras por neutralização do catalisador ácido usado em sua formação.* Na ausência de ácido, a reversão da formação do acetal não pode ocorrer. Isso faz com que os acetais possam ser preparados e usados em sínteses, como veremos na próxima seção.

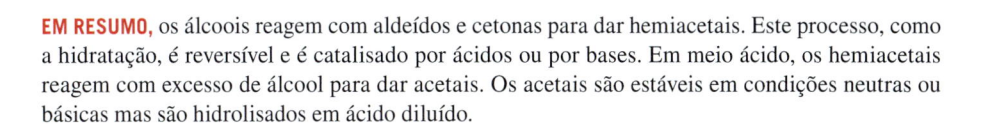

EM RESUMO, os álcoois reagem com aldeídos e cetonas para dar hemiacetais. Este processo, como a hidratação, é reversível e é catalisado por ácidos ou por bases. Em meio ácido, os hemiacetais reagem com excesso de álcool para dar acetais. Os acetais são estáveis em condições neutras ou básicas mas são hidrolisados em ácido diluído.

17-8 Acetais como grupos protetores

Na conversão de um aldeído ou cetona em acetal, a carbonila se transforma em um diéter relativamente pouco reativo. Como a transformação em acetal é reversível, este processo *mascara*, ou *protege*, o grupo carbonila. Este tipo de proteção é necessário quando se pretende fazer reações seletivas (por exemplo, com nucleófilos) em outra função da molécula e não se deseja atacar um

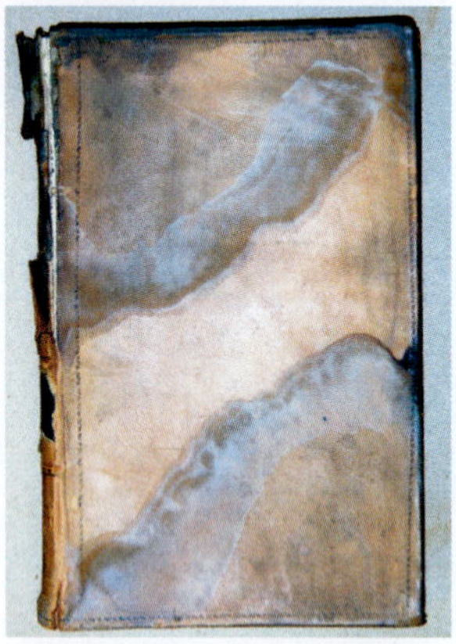

O acetaldeído sofre ciclotrimerização catalisada por ácido ao acetal comumente conhecido como paraldeído, um sedativo hipnótico que também é usado para evitar o crescimento de fungos em couros,

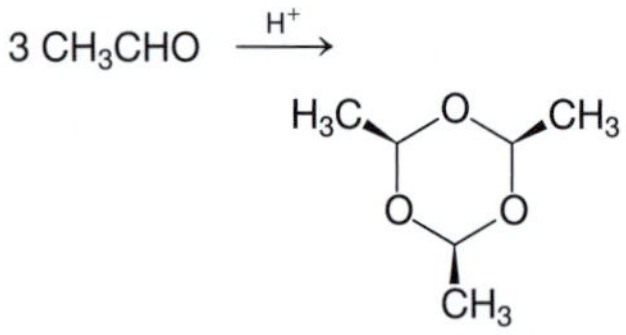

$3\ CH_3CHO \xrightarrow{H^+}$ Paraldeído

grupo carbonila desprotegido da mesma molécula. Veremos, nesta seção, alguns exemplos do uso desta estratégia de proteção.

A formação de um acetal cíclico protege carbonilas do ataque de nucleófilos

Em comparação com os álcoois normais, certos dióis, como o 1,2-etanodiol, são particularmente efetivos como reagentes de formação de acetais. A reação converte aldeídos e cetonas em acetais *cíclicos*, que são geralmente mais estáveis do que os acetais acíclicos. A maior estabilidade deve-se, em parte, à entropia relativamente mais favorável (ou melhor, menos desfavorável) de formação (Seção 2-1). No processo, duas moléculas de reagentes (o composto carbonilado e o diol) se convertem em duas moléculas de produto (o acetal e a água). No caso dos álcoois comuns, a formação do acetal (Seção 17-7) usa *três* moléculas dos reagentes (o composto carbonilado e dois equivalentes de álcool) para dar duas moléculas dos produtos.

Formação de acetais cíclicos

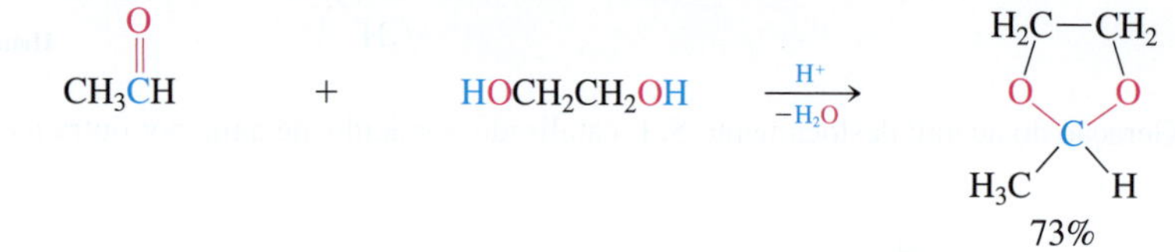

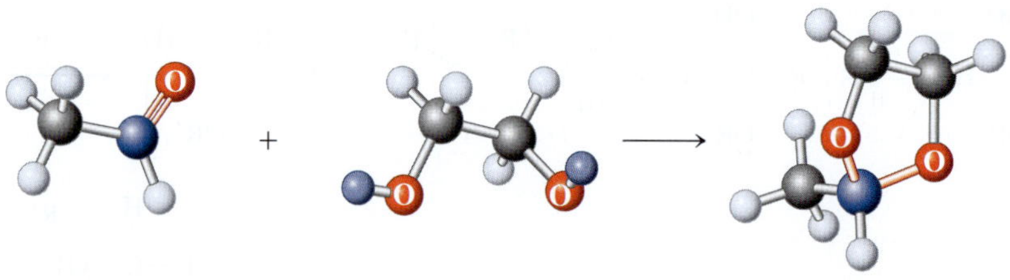

$$CH_3CH=O\ +\ HOCH_2CH_2OH \xrightarrow[-H_2O]{H^+} \text{acetal cíclico, 73\%}$$

Um acetal cíclico

Os acetais cíclicos são facilmente hidrolisados na presença de excesso de água acidulada, mas não são atacados por muitos reagentes básicos, como os organometálicos e os hidretos. Esta propriedade torna estes compostos úteis como **grupos protetores** das carbonilas de aldeídos e cetonas. Um exemplo é a alquilação de um ânion alquinila com o acetal formado pelo 1,2-etanodiol e o 3-iodo-propanal.

Uso de aldeídos protegidos em sínteses

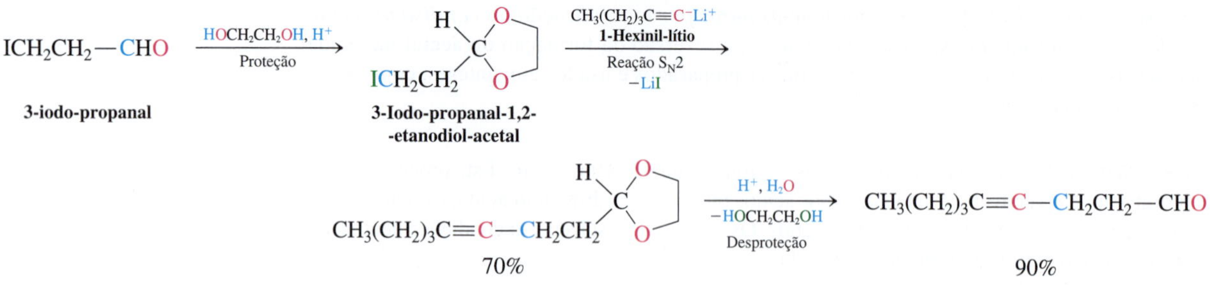

$$ICH_2CH_2-CHO \xrightarrow[\text{Proteção}]{HOCH_2CH_2OH,\ H^+} \text{3-Iodo-propanal-1,2-etanodiol-acetal} \xrightarrow[-LiI]{CH_3(CH_2)_3C\equiv C^-Li^+\ \text{1-Hexinil-lítio},\ \text{Reação }S_N2}$$

3-iodo-propanal

$$CH_3(CH_2)_3C\equiv C-CH_2CH_2-\text{acetal} \xrightarrow[-HOCH_2CH_2OH]{H^+,\ H_2O\ \text{Desproteção}} CH_3(CH_2)_3C\equiv C-CH_2CH_2-CHO$$

4-Noninal-1,2-etanodiol-acetal, 70%   4-Noninal, 90%

Quando esta alquilação é feita sem a proteção, o ânion alquinila ataca a carbonila do 3-iodo-propanal.

Capítulo 17 Aldeídos e Cetonas 795

EXERCÍCIO 17-8

Trabalhando com os conceitos: uso do acetal como grupo de proteção em sínteses

Sugira uma maneira conveniente de transformar o composto A em B. (**Cuidado:** quantos átomos de carbono estão presentes em A e B, respectivamente?)

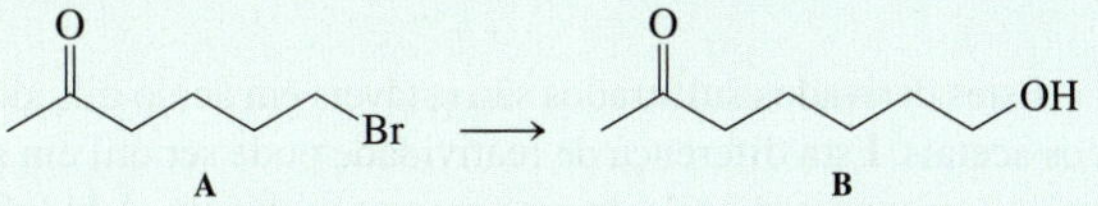

$$\text{A} \quad \longrightarrow \quad \text{B}$$

Estratégia

Comece identificando a mudança estrutural que o problema está pedindo. Note que a molécula de interesse, B, tem mais um átomo de carbono na cadeia do que o composto A. Então, a transformação requerida é RBr → RCH$_2$OH. Podemos preparar álcoois primários através da adição de reagentes de Grignard ao formaldeído (Seção 8-8).

$$\text{RMgBr} \xrightarrow[\text{2. H}^+, \text{H}_2\text{O}]{\text{1. H}_2\text{C}=\text{O, éter}} \text{RCH}_2\text{OH}$$

O problema é que o substrato A tem um grupo carbonila que interfere na preparação e no uso do reagente de Grignard. Como podemos impedir a interferência deste grupo carbonila?

Solução

- Antes de mais nada, proteja a função cetona como um acetal. Os acetais são semelhantes aos éteres e não reagem com os reagentes de Grignard.
- Após a formação do acetal, podemos usar os reagentes necessários para completar a síntese. Converta o grupo bromo-alquila em um reagente de Grignard, reaja com formaldeído para adicionar o átomo de carbono necessário e protone o alcóxido resultante com ácido diluído.
- A etapa final, o tratamento com o ácido diluído, também hidrolisa o acetal e libera a função cetona original. Esta é a etapa chamada de desproteção no exemplo do texto anterior.

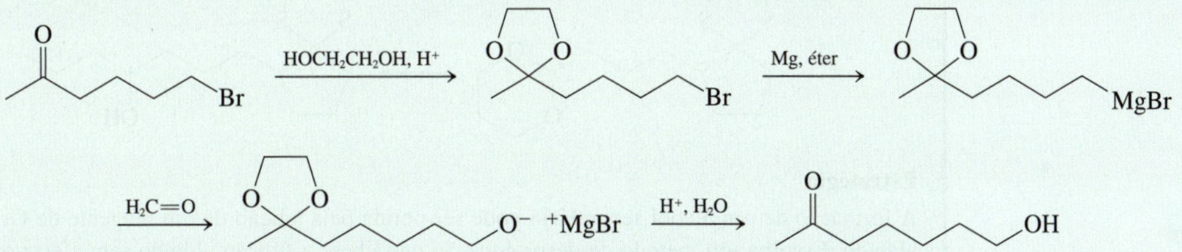

EXERCÍCIO 17-9

Tente você

Proponha um esquema de síntese para converter o bromo-benzeno em HOCH$_2$—C$_6$H$_4$—C(=O)CH$_3$.
(**Sugestão:** veja as Seções 15-13 e 16-3.)

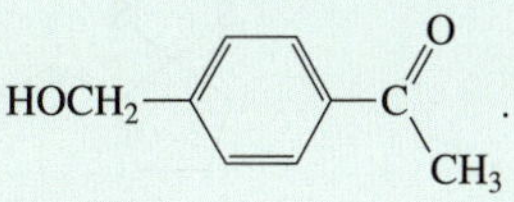

Os tióis reagem com as carbonilas para formar tioacetais

Os tióis, os análogos sulfurados dos álcoois (veja a Seção 9-10), reagem com aldeídos e cetonas por um mecanismo idêntico ao dos álcoois. No lugar da catálise com o próton, usa-se, com frequência, ácidos de Lewis, como o BF$_3$ ou o ZnCl$_2$, quando o solvente é éter. A reação produz os análogos sulfurados dos acetais, os **tioacetais**, e funciona muito bem em sistemas cíclicos.

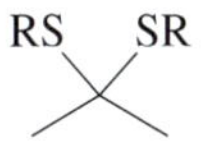

Tioacetal

Formação de um tioacetal cíclico a partir de uma cetona

$$\text{cyclopentyl-CH}_2\text{-CO-CH}_3 \xrightarrow[-H_2O]{HSCH_2CH_2SH, \ ZnCl_2, \ (CH_3CH_2)_2O, \ 25°C} \text{tioacetal cíclico}$$

95%
Um tioacetal cíclico

Estes derivados sulfurados são estáveis em ácido diluído, um meio que normalmente hidrolisa os acetais. Esta diferença de reatividade pode ser útil em sínteses quando é necessário diferenciar dois grupos carbonila de uma mesma molécula. A hidrólise dos tioacetais é feita com cloreto mercúrico em acetonitrila/água. O deslocamento do equilíbrio é feito pela formação de sulfetos mercúricos que são insolúveis e precipitam.

Hidrólise de um tioacetal

$$\xrightarrow{H_2O, \ HgCl_2, \ CaCO_3, \ CH_3CN}$$

EXERCÍCIO 17-10

Trabalhando com os conceitos: diferenciando grupos carbonila

Como você conseguiria obter a seguinte transformação? (**Sugestão:** veja a Seção 8-8.)

Estratégia
A formação de um álcool secundário pode ser obtida pela adição de um reagente de Grignard a um aldeído. Escolha um método de desprotonação que libere a função aldeído sem afetar o tioacetal de proteção da cetona cíclica.

Solução
- Hidrolise o acetal com ácido diluído.
- Reaja o aldeído resultante com o reagente de Grignard apropriado para obter o álcool desejado.

$$\xrightarrow{H^+, \ H_2O} \text{CHO}$$

$$\xrightarrow[\text{2. } H^+, H_2O]{\text{1. } CH_3CH_2CH_2MgCl}$$

Nenhuma dessas etapas afeta o tioacetal.

EXERCÍCIO 17-11

Tente você

Mostre como converter o material de partida do Exercício 17-10 no álcool que está mostrado na margem.

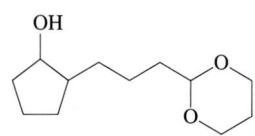

Os tioacetais são **dessulfurizados** aos hidrocarbonetos correspondentes pelo tratamento com níquel de Raney (Seção 12-2). A sequência de formação de tioacetal seguida por dessulfurização é usada na conversão do grupo carbonila em metileno em condições neutras.

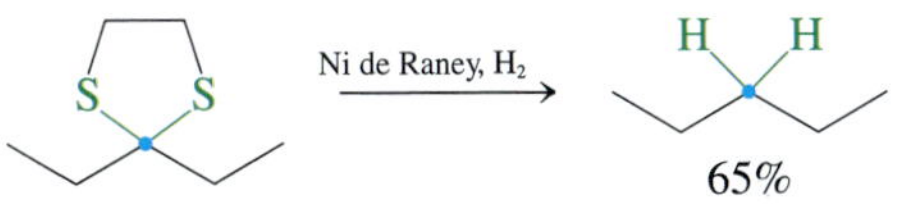

EXERCÍCIO 17-12

Sugira uma possível síntese do ciclodecano a partir de [estrutura biciclo].

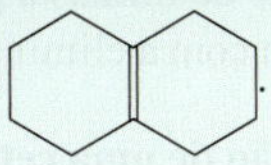

(**Cuidado:** a hidrogenação não funciona. **Sugestão:** veja a Seção 12-12.)

EM RESUMO, os acetais e tioacetais são grupos protetores de aldeídos e cetonas. Os acetais formam-se em condições ácidas e são estáveis em relação a bases e nucleófilos. Eles se hidrolisam em ácido diluído. Os tioacetais são normalmente preparados com ácidos de Lewis como catalisadores e são estáveis em relação *aos ácidos e às bases* diluídos. Usam-se sais de mercúrio para a hidrólise de tioacetais. Os tioacetais podem ser dessulfurizados a hidrocarbonetos com níquel de Raney.

17-9 Adição nucleofílica da amônia e seus derivados

A amônia e as aminas podem ser vistas como análogos nitrogenados da água e dos álcoois. Será que elas também se adicionam a aldeídos e cetonas? Na verdade, sim, e dão produtos correspondentes aos que estudamos anteriormente. Existe, no entanto, uma diferença importante. Os produtos de adição de aminas e seus derivados perdem água para dar dois novos derivados do grupo carbonila, as iminas e as enaminas.

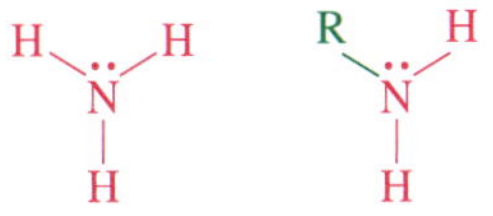

A amônia e as aminas primárias formam iminas

Em contato com aminas, os aldeídos e cetonas formam inicialmente **hemiaminais**, os análogos nitrogenados dos hemiacetais. Os hemiaminais de aminas primárias perdem água facilmente para formar uma ligação dupla carbono-nitrogênio. Esta função, chamada de **imina** (o nome antigo é **base de Schiff***), é o análogo nitrogenado do grupo carbonila.

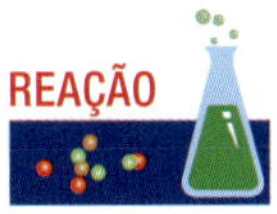

Formação de imina a partir de aminas e aldeídos ou cetonas

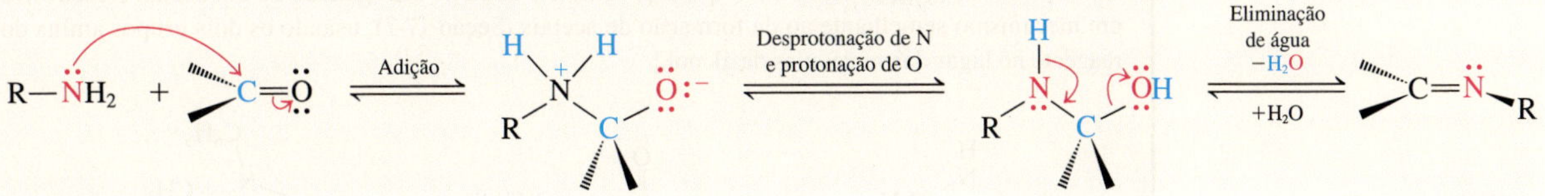

$$R-NH_2 + C=O \xrightarrow{\text{Adição}} \text{Um hemiaminal} \xrightarrow[\text{e protonação de O}]{\text{Desprotonação de N}} \xrightarrow[+H_2O]{\text{Eliminação de água} -H_2O} \text{Uma imina}$$

O mecanismo de eliminação da água a partir do hemiaminal é idêntico ao da decomposição do hemicetal em composto carbonilado e álcool. Começa pela protonação do grupo hidróxi. (A protonação do nitrogênio, mais básico, leva de volta ao composto carbonilado original.) Segue-se a desidratação e, depois, a desprotonação do **íon imínio** intermediário.

---

* Professor Hugo Schiff (1834-1915), Universidade de Florença, Itália.

Mecanismo da desidratação de hemiaminal

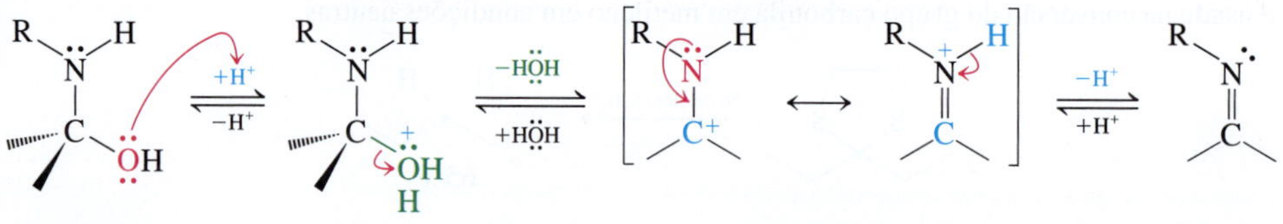

Hemiaminal → (+H⁺/−H⁺) → protonated species → (−HOH / +HOH) → **Íon imínio** ↔ resonance form → (−H⁺/+H⁺) → **Imina**

Processos como a formação de iminas a partir de aminas primárias e um aldeído ou cetona, em que duas moléculas se unem com a eliminação de água, são chamados de **condensações**.

Condensação de uma cetona com uma amina primária

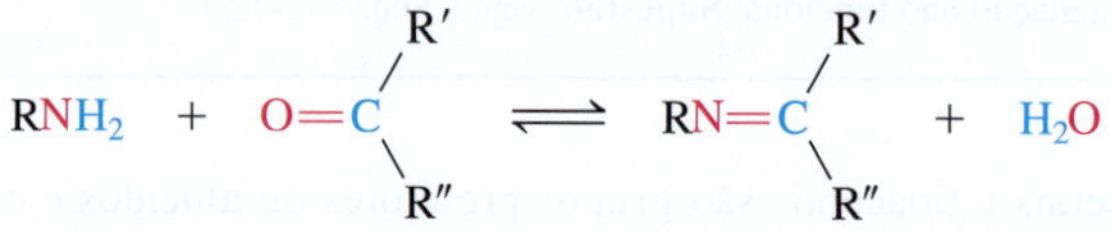

$$RNH_2 + O=C(R')(R'') \rightleftharpoons RN=C(R')(R'') + H_2O$$

As iminas são compostos úteis. Elas são muito empregadas, por exemplo, na síntese de aminas complexas (Seção 21-6). A reação de condensação dada acima, entretanto, é reversível, o que torna as iminas muito suscetíveis à hidrólise e frequentemente difíceis de isolar na forma pura. Este problema faz com que se tome a precaução, quando se utiliza uma imina como intermediário de uma sequência de síntese, de misturar a amina e o composto carbonilado apropriados na presença do reagente que vai reagir com a imina. Assim, a imina reage assim que se forma e o equilíbrio da condensação é constantemente deslocado para produzir mais imina, até que se complete totalmente a reação.

Quando se toma a precaução de remover a água formada no processo de condensação (por exemplo, por destilação da mistura de reação), pode-se isolar as iminas, frequentemente em alto rendimento. Por exemplo,

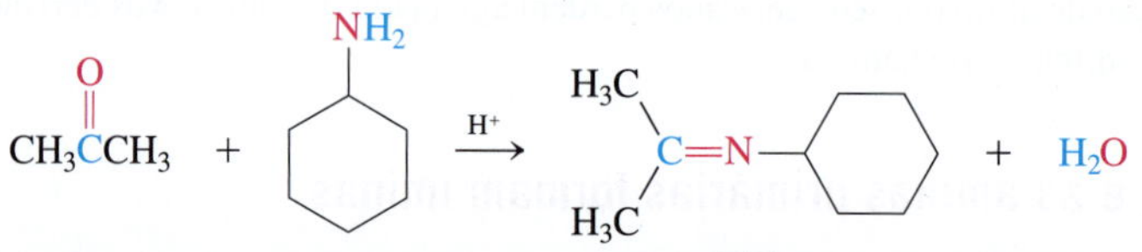

$$CH_3CCH_3\ (O) + \text{ciclo-hexilamina} \xrightarrow{H^+} (H_3C)_2C=N\text{-ciclo-hexil} + H_2O$$

95%

EXERCÍCIO 17-13

O reagente A é usado com aldeídos para preparar derivados cristalinos da imidazolidina, como B, por exemplo, com o propósito de isolamento e identificação de estruturas. Escreva um mecanismo para a formação de B. [**Sugestão:** observe que o produto é o análogo nitrogenado de um acetal. Desenvolva um mecanismo semelhante ao da formação de acetais (Seção 17-7), usando os dois grupos amina do reagente no lugar das moléculas de álcool.]

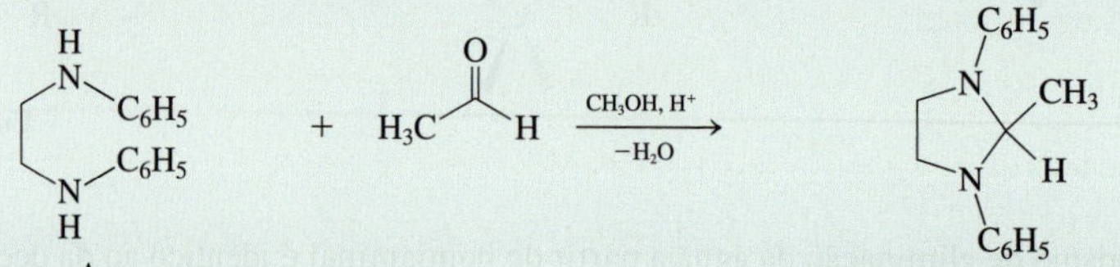

$$A + H_3C\text{-CHO} \xrightarrow[-H_2O]{CH_3OH,\ H^+} B$$

A: N,N'-Difenil-1,2-etanodiamina

B: 1,3-Difenil-2-metil-1,3-diaza-ciclo-pentano
1,3-Difenil-2-metil-imidazolina
(p.f. 102°C)

DESTAQUE QUÍMICO 17-1

Iminas em biologia

As iminas cumprem funções essenciais nas transformações biológicas de ácidos 2-amino-carboxílicos (*aminoácidos*), os constituintes das proteínas (Capítulo 26). As moléculas piridoxal e piridoxamina, dois derivados da vitamina B_6 (piridoxina), atuam na interconversão de aminoácidos e ácidos 2-oxo-carboxílicos (*cetoácidos*). As iminas são os intermediários-chave dessa transformação, na qual os aminoácidos são decompostos biologicamente (um processo chamado de *catabolismo*).

Piridoxina (Vitamina B_6)

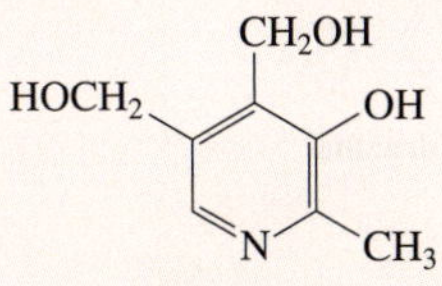

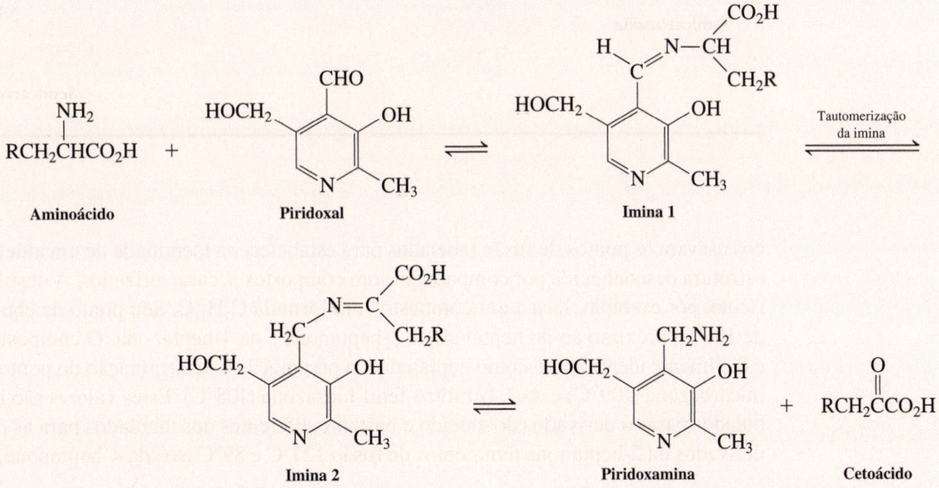

A sequência começa com a formação de uma imina a partir do aminoácido e a forma oxidada da vitamina, piridoxal. Esta imina converte-se em um isômero por tautomerismo: deslocamento simultâneo de um próton e de uma ligação dupla (Veja as Seções 13-7 e 13-8). A hidrólise desta nova imina dá a piridoxamina e o cetoácido. Dependendo das necessidades metabólicas do corpo, a piridoxamina formada pode reagir com outros cetoácidos para produzir os aminoácidos necessários (o esquema acima funciona ao contrário) ou pode servir para facilitar a eliminação de nitrogênio por excreção.

Certas iminas especiais ajudam a identificar aldeídos e cetonas

Vários derivados de aminas condensam-se com aldeídos e cetonas para formar iminas que se cristalizam bem, com ponto de fusão muito bem definido. Algumas delas são a *hidroxilamina*, os derivados da *hidrazina*, H_2NNH_2, como a *2,4-dinitro-fenil-hidrazina*, e as *semicarbazidas*. Estas iminas, chamadas de **oximas**, **hidrazonas** e **semicarbazonas**, respectivamente, são mais estáveis do que as iminas simples descritas acima. Como mostramos na margem para as oximas, estes derivados são estabilizados pela deslocalização por ressonância de um par de elétrons do oxigênio ou do nitrogênio ligado ao átomo de nitrogênio do grupo imina. A Tabela 17-5 dá a estrutura destas substâncias e dos produtos de reação com compostos carbonilados.

Estabilização por ressonância nas oximas

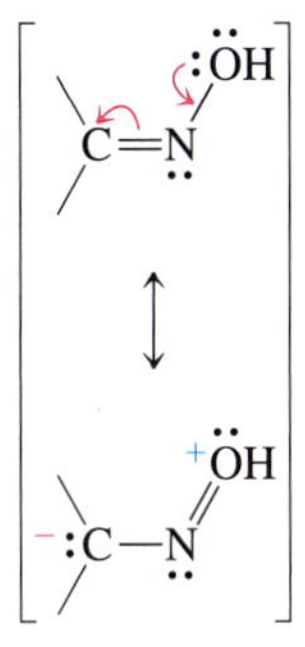

Existem tabelas que listam os pontos de fusão de iminas derivadas de milhares de aldeídos e cetonas. Antes dos métodos espectrométricos tornarem-se disponíveis rotineiramente, os quími-

Tabela 17-5 Iminas derivadas de aldeídos e cetonas

Reagente	Produto da reação com $\diagdown C=O$
H_2NOH **Hidroxilamina**	$\diagdown C=NOH$ **Oxima**
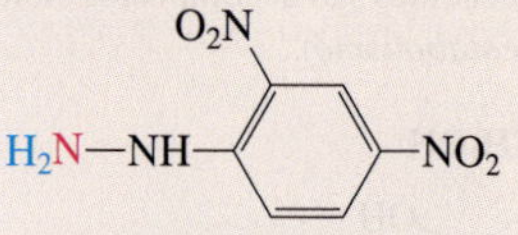 H_2N-NH-(2,4-dinitrofenil) **2,4-Dinitro-fenil-hidrazina**	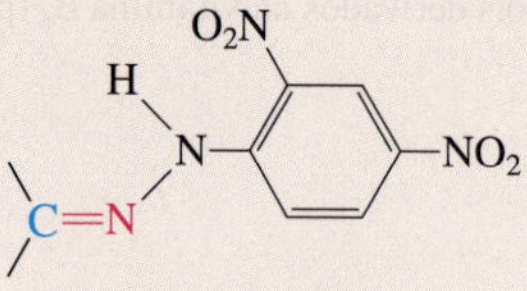 $\diagdown C=N-NH-$(2,4-dinitrofenil) **2,4-Dinitro-fenil-hidrazona**
$H_2N-NHCNH_2$ (com C=O) **Semicarbazida**	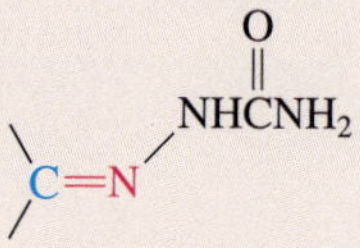 $\diagdown C=N-NHCNH_2$ (com C=O) **Semicarbazona**

cos usavam os pontos de fusão tabelados para estabelecer a identidade de um aldeído ou cetona de estrutura desconhecida por comparação com compostos já caracterizados. A destilação do óleo de rícino, por exemplo, leva a um composto com fórmula $C_7H_{14}O$. Seu ponto de ebulição é de cerca de 150°C, próximo ao do heptanal, da 2-heptanona e da 4-heptanona. O composto desconhecido é facilmente identificado como heptanal pela preparação e determinação do ponto de fusão da semicarbazona (109°C) e da 2,4-dinitro-fenil-hidrazona (108°C). Estes valores são idênticos aos tabulados para os derivados do aldeído e bastante diferentes dos tabulados para as duas cetonas: os derivados da 2-heptanona têm pontos de fusão 127°C e 89°C e os da 4-heptanona, 133°C e 75°C.

A condensação com aminas secundárias leva a enaminas

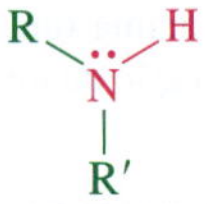

As condensações de aminas descritas até agora só são possíveis para derivados primários, porque o nitrogênio da amina tem que prover os dois hidrogênios necessários para formar a água. As reações com aminas secundárias, como o azaciclopentano (pirrolidina), seguem um curso diferente. Depois da adição inicial, a água é eliminada pela desprotonação do *carbono* para dar uma **enamina**. Este grupo funcional incorpora a função *eno* dos alquenos e o grupo *amino* das aminas.

$R-\overset{..}{N}(H)-R'$
Amina secundária

Formação de enamina

$CH_3CH_2CCH_2CH_3$ (C=O) + pirrolidina (N-H) $\rightleftharpoons$ **Adição** $CH_3CH_2-C(OH)(CH_2CH_3)-N$(pirrolidina) **Hemiaminal** $\underset{+H_2O}{\overset{-HOH}{\rightleftharpoons}}$ $CH_3CH=C(CH_2CH_3)-N$(pirrolidina) **90% Uma enamina**

Azaciclopentano (Pirrolidina)

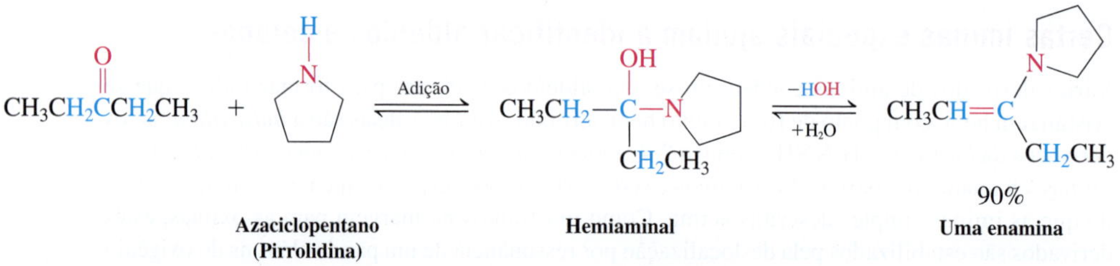

A formação da enamina é reversível e ocorre hidrólise fácil na presença de ácido diluído. As enaminas são substratos úteis nas alquilações (Seção 18-4).

EXERCÍCIO 17-14

Trabalhando com os conceitos: formação de enamina

Formule um mecanismo detalhado para a formação da enamina catalisada por ácido mostrada anteriormente.

Estratégia

Comece de modo semelhante ao mecanismo da adição de amônia e aminas primárias para dar iminas. Ao vencer as etapas, procure o ponto em que a estrutura da amina secundária força o mecanismo a divergir do da formação de imina.

Solução

- Adicione o nitrogênio nucleofílico da amina, como vimos antes nesta seção. O oxigênio com carga negativa é protonado e o nitrogênio com carga positiva perde um próton para formar o intermediário hemiaminal usual.

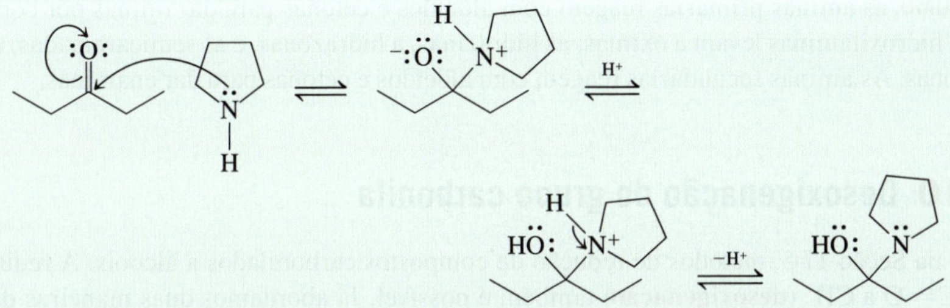

- Use o catalisador ácido para protonar o oxigênio, que se converte em um melhor grupo de saída (água). A eliminação da água dá o íon imínio, como ocorreu na formação da imina.
- Neste ponto, o nitrogênio, porém, não tem outro hidrogênio para perder: a formação de imina é impossível. O sistema tem de usar um caminho alternativo.
- Examine a estrutura da enamina (acima): está faltando um hidrogênio no carbono adjacente ao que se liga ao nitrogênio (o carbono α). Este hidrogênio foi perdido pelo intermediário imínio para dar o produto final.

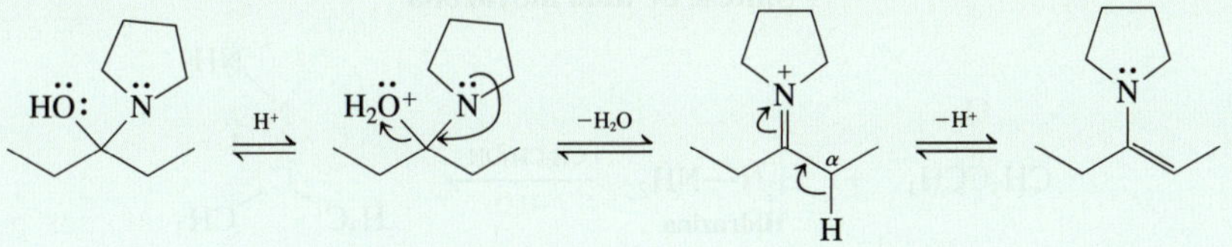

EXERCÍCIO 17-15

Tente você

Escreva o produto da seguinte reação e o mecanismo de sua formação em condições de catalise ácida.

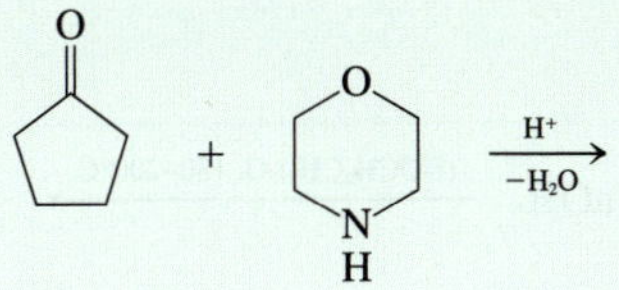

> **EXERCÍCIO 17-16**
>
> Escreva os produtos das seguintes reações em condições de catalise ácida. 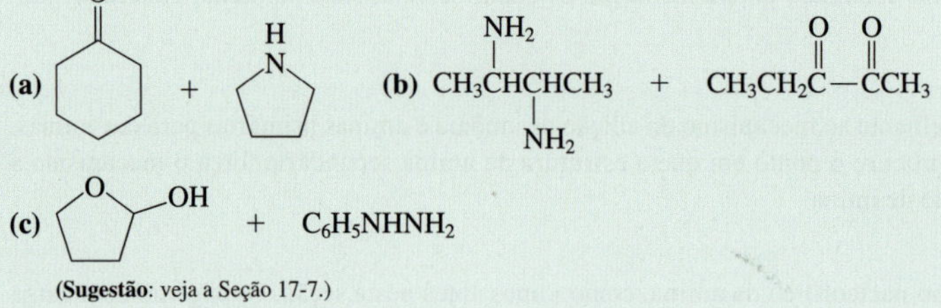
>
> (a) ciclo-hexanona + pirrolidina
>
> (b) $CH_3CHCHCH_3$ (com dois NH_2) + $CH_3CH_2\overset{O}{C}-\overset{O}{C}CH_3$
>
> (c) 2-hidroxitetra-hidrofurano + $C_6H_5NHNH_2$
>
> (**Sugestão:** veja a Seção 17-7.)

EM RESUMO, as aminas primárias reagem com aldeídos e cetonas para dar iminas por condensação. As hidroxilaminas levam a oximas, as hidrazinas, a hidrazonas, e as semicarbazidas, a semicarbazonas. As aminas secundárias reagem com aldeídos e cetonas para dar enaminas.

17-10 Desoxigenação do grupo carbonila

Vimos, na Seção 17-5, métodos de redução de compostos carbonilados a álcoois. A redução do grupo C=O a CH_2 (**desoxigenação**) também é possível. Já abordamos duas maneiras de fazer isso: as reduções de Clemmensen (Seção 16-5) e a formação de tioacetal seguida por dessulfurização (Seção 17-8). Veremos, nesta seção, um terceiro método, a redução de Wolff-Kishner.

As bases fortes convertem hidrazonas simples em hidrocarbonetos

A condensação de hidrazina com aldeídos e cetonas produz hidrazonas.

Síntese de uma hidrazona

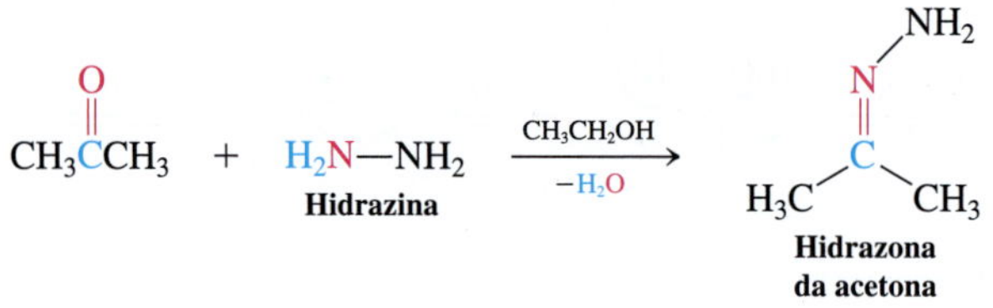

$$CH_3\overset{O}{\overset{\|}{C}}CH_3 + H_2N-NH_2 \xrightarrow[-H_2O]{CH_3CH_2OH} \underset{\substack{\text{Hidrazona}\\\text{da acetona}}}{H_3C\overset{N-NH_2}{\overset{\|}{C}}CH_3}$$
  Hidrazina

As hidrazonas se decompõem com liberação de nitrogênio quando tratadas com base em temperaturas elevadas. O produto desta reação, a **redução de Wolff-Kishner***, é o hidrocarboneto correspondente.

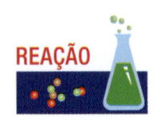

REAÇÃO

> **Redução de Wolff-Kishner**
>
> $$R\overset{N-NH_2}{\overset{\|}{C}}R' + NaOH \xrightarrow{(HOCH_2CH_2)_2O,\ 180–200°C} RCH_2R' + N_2$$

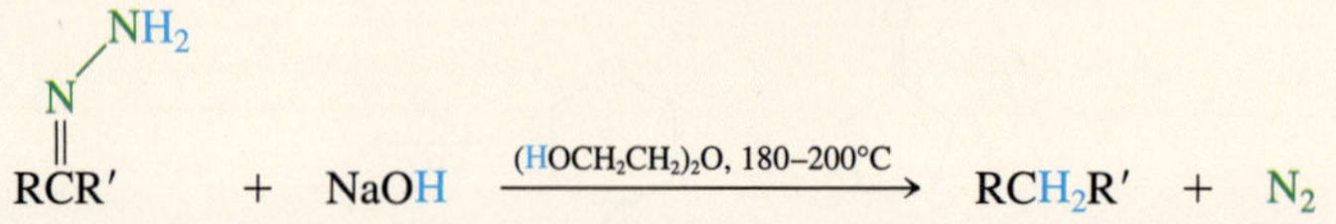

O mecanismo da eliminação de nitrogênio inclui uma sequência de deslocamento de hidrogênios mediada por base. Inicialmente, a base remove um próton da hidrazona para dar o ânion deslocalizado correspondente. A reprotonação pode ocorrer no nitrogênio para regenerar o material de partida ou no carbono para dar um azo composto. A reação deste intermediário (Seção

---

* Professor Ludwig Wolff (1857-1919), Universidade de Jena, Alemanha; Professor N. M. Kishner (1867-1935), Universidade de Moscou, Rússia.

22-11) com base remove o próton do nitrogênio e gera outro ânion, que se decompõe rápida e irreversivelmente, com perda de gás nitrogênio. O ânion alquila formado é muito básico e protona-se imediatamente em água para dar o hidrocarboneto, o produto final.

Mecanismo de eliminação de nitrogênio na redução de Wolff-Kishner

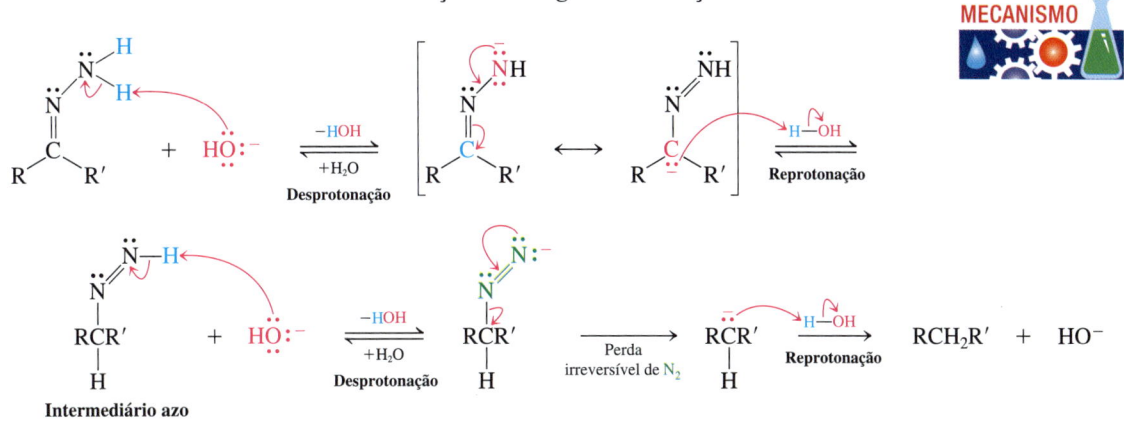

Na prática, a redução de Wolff-Kishner é feita sem o isolamento da hidrazona intermediária. Adiciona-se uma solução de hidrazina em água a 85% (hidrato de hidrazina) ao composto carbonilado em um solvente de alto ponto de ebulição. É comum o uso de dietilenoglicol ($HOCH_2CH_2OCH_2CH_2OH$, p.e. 245°C) ou trietilenoglicol ($HOCH_2CH_2OCH_2CH_2OCH_2CH_2OH$, p.e. 285°C) contendo NaOH ou KOH. A mistura é aquecida e o tratamento posterior com água leva ao hidrocarboneto puro.

A redução de Wolff-Kishner complementa a redução de Clemmensen e a dessulfurização de tioacetais como métodos de desoxigenação de aldeídos e cetonas a hidrocarbonetos. A redução de Clemmensen é inadequada para os compostos que têm grupos sensíveis a ácidos, e a hidrogenação das ligações duplas pode acompanhar a dessulfurização com hidrogênio e níquel de Raney. Estes grupos funcionais normalmente não são afetados pelas condições da redução de Wolff-Kishner.

A redução de Wolff-Kishner é útil na síntese de alquil-benzenos

Já vimos que os produtos da acilação de Friedel-Crafts podem ser convertidos em alquil-benzenos usando a redução de Clemmensen. A desoxigenação de Wolff-Kishner também é, com frequência, usada com este propósito e é especialmente útil para substratos sensíveis a ácidos e estáveis em meio básico.

Redução de Wolff-Kishner do produto da acilação de Friedel-Crafts

EXERCÍCIO 17-17

Proponha uma síntese para o hexil-benzeno a partir do ácido hexanoico.

EM RESUMO, a redução de Wolff-Kishner é a decomposição de uma hidrazona em meio básico, a segunda parte de um método de desoxigenação de aldeídos e cetonas. Esta metodologia complementa a redução de Clemmensen e a dessulfurização de tioacetais.

17-11 Adição de cianeto de hidrogênio para dar cianoidrinas

Além dos álcoois e aminas, vários outros reagentes nucleofílicos podem atacar o grupo carbonila. Os nucleófilos de carbono são de particular importância, porque permitem a formação de uma nova ligação carbono-carbono. Vimos, na Seção 8-8, que certos compostos organometálicos, como os reagentes de Grignard e os alquil-lítios, se adicionam a aldeídos e cetonas para produzir álcoois. Trataremos, nesta seção e na Seção 17-12, do comportamento de nucleófilos de carbono que não são reagentes organometálicos – as adições do íon cianeto e de uma nova classe de compostos chamados de ilídeos.

O cianeto de hidrogênio adiciona-se reversivelmente ao grupo carbonila para formar hidroxialcanonitrilas, comumente chamadas de **cianoidrinas**. O equilíbrio pode ser deslocado para o produto pelo uso de HCN líquido como solvente. O uso de grandes quantidades de HCN, no entanto, é uma operação extremamente perigosa, devido a sua alta volatilidade e toxidez o que a torna desaconselhável. O que se faz habitualmente é adicionar devagar pequenas porções de um ácido forte a um sal de cianeto, para produzir HCN e permitir a formação de cianoidrinas em uma mistura moderadamente alcalina.

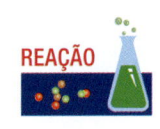

REAÇÃO

Formação de cianoidrina

ciclohexanona + Na$^+$ $^-$CN $\xrightarrow[-\text{NaCl}]{\text{Conc. HCl}}$ 1-hidróxi-ciclo-hexanocarbonitrila

60%
1-Hidróxi-ciclo-hexanocarbonitrila
(Cianoidrina da ciclo-hexanona)

A formação de cianoidrina requer a presença de cianeto livre e de HCN não dissociado, uma condição que é satisfeita em um pH moderadamente básico. Na primeira etapa do mecanismo, o íon cianeto adiciona-se reversivelmente ao carbono da carbonila. O HCN protona o oxigênio com a carga negativa na segunda etapa, que é rápida. Esta protonação é necessária para deslocar o equilíbrio na direção de formação do produto.

MECANISMO

Mecanismo da formação de cianoidrina

:N≡C:$^-$ + C=O: ⇌ NC–C–O:$^-$ + H–CN ⇌ NC–C–OH + $^-$:CN

EXERCÍCIO 17-18

Coloque os seguintes compostos carbonilados na ordem de favorecimento termodinâmico para a adição de HCN: acetona, formaldeído, 3,3-dimetil-2-butanona, acetaldeído. (**Sugestão:** veja a Seção 17-6.)

Veremos, nos capítulos seguintes (Seções 19-6 e 26-2), que as cianoidrinas são intermediários úteis em sínteses, porque o grupo nitrila pode ser modificado por outras reações.

EM RESUMO, o grupo carbonila de aldeídos e cetonas pode ser atacado por nucleófilos de carbono. Os reagentes organometálicos levam a álcoois, e os cianetos, a cianoidrinas.

17-12 Adição de ilídeos de fósforo: reação de Wittig

Um outro reagente útil em adições nucleofílicas tem um carbânion estabilizado por um átomo de fósforo com carga positiva na posição adjacente. Esta espécie, chamada de **ilídeo de fósforo**, ataca aldeídos e cetonas. A reação é conhecida como **reação de Wittig***. A reação de Wittig é um método poderoso de síntese seletiva de alquenos a partir de aldeídos e cetonas.

$$\underset{\text{Ilídeo}}{\overset{R}{\underset{H}{\diagdown}}\ddot{\overset{\ }{C}}{-}\overset{+}{P}(C_6H_5)_3}$$

A desprotonação de sais de fosfônio leva a ilídeos de fósforo

Os ilídeos de fósforo são convenientemente preparados em duas etapas a partir de halogenoalcanos. A primeira etapa é um deslocamento nucleofílico de halogeneto por trifenilfosfina para dar o sal alquil-trifenil-fosfônio.

Síntese de sais de fosfônio

$$\underset{\substack{\text{Trifenil-}\\\text{fosfina}}}{(C_6H_5)_3P:} + \underset{}{\overset{R}{\underset{}{\diagdown}}CH_2{-}\ddot{\underset{..}{X}}:} \xrightarrow{C_6H_6} \underset{\substack{\text{Um halogeneto de}\\\text{alquil-trifenil-fosfônio}}}{RCH_2\overset{+}{P}(C_6H_5)_3\ \ :\ddot{\underset{..}{X}}:^-}$$

A carga positiva do átomo de fósforo torna ácido o próton vizinho. Na segunda etapa, ocorre a desprotonação por bases como alcóxidos, hidretos de sódio ou butil-lítio para dar os ilídeos. Os ilídeos podem ser isolados, porém eles são em geral gerados em solução e tratados imediatamente com outros reagentes.

Formação de Ilídeo

$$R\overset{H}{\underset{H}{\overset{|}{\underset{|}{C}}}}{-}\overset{+}{P}(C_6H_5)_3\ X^- + CH_3CH_2CH_2CH_2{-}Li \xrightarrow{THF} \left[\begin{array}{c} R\ddot{C}H{-}\overset{+}{P}(C_6H_5)_3 \\ \updownarrow \\ RCH{=}P(C_6H_5)_3 \end{array}\right] + CH_3CH_2CH_2CH_2H + LiX$$

Ilídeo

Note que é possível escrever uma segunda estrutura de ressonância para os ilídeos deslocando a carga negativa para o fósforo. Nesta estrutura, a camada de valência do fósforo está expandida e se forma uma ligação dupla carbono-fósforo.

A reação de Wittig forma ligações duplas carbono-carbono

Quando um ilídeo é exposto a um aldeído ou cetona, ocorre uma reação que fornece um alqueno pelo acoplamento do carbono do ilídeo com o carbono da carbonila. O outro produto desta transformação é o óxido de trifenilfosfina.

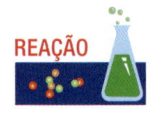

Reação de Wittig

$$\underset{\substack{\text{Aldeído}\\\text{ou cetona}}}{C{=}O} + \underset{\text{Ilídeo}}{(C_6H_5)_3P{=}C} \longrightarrow \underset{\text{Alqueno}}{C{=}C} + \underset{\text{Óxido de trifenilfosfina}}{(C_6H_5)_3P{=}O}$$

$$CH_3CH_2CH_2\overset{O}{\overset{\|}{C}}H + CH_3CH_2\underset{\underset{CH_3}{|}}{C}{=}P(C_6H_5)_3 \xrightarrow[-(C_6H_5)_3PO]{(CH_3CH_2)_2O,\ 10°C} \underset{\substack{66\%\\\text{3-Metil-3-hepteno}}}{CH_3CH_2CH_2CH{=}\underset{\underset{CH_3}{|}}{C}CH_2CH_3}$$

---
* Professor Georg Wittig (1897-1987), Universidade de Heidelberg, Alemanha, Prêmio Nobel de 1970 (química).

A reação de Wittig é uma adição importante a nosso repertório de métodos de síntese, porque permite a formação de ligações duplas carbono-carbono. Ao contrário das eliminações (Seções 11-8 e 11-9), esta reação leva a alquenos com a ligação dupla em uma posição bem definida. Compare, por exemplo, duas sínteses do 2-etil-1-buteno, uma pela reação de Wittig e outra por eliminação.

Comparação de duas sínteses de 2-etil-1-buteno

Pela reação de Wittig

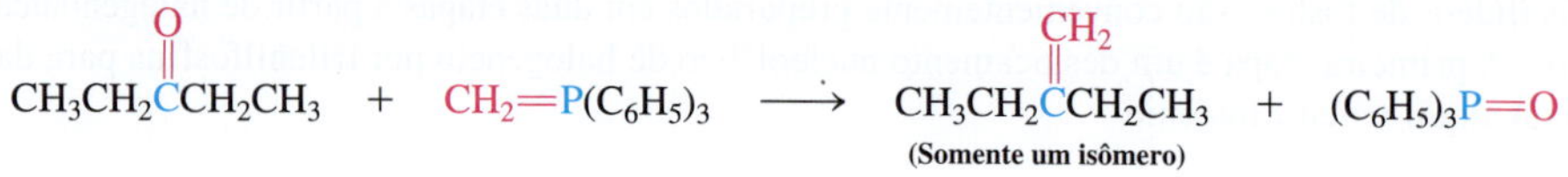

$$CH_3CH_2\overset{O}{C}CH_2CH_3 + CH_2=P(C_6H_5)_3 \longrightarrow CH_3CH_2\overset{CH_2}{C}CH_2CH_3 + (C_6H_5)_3P=O$$
$$\text{(Somente um isômero)}$$

Por eliminação

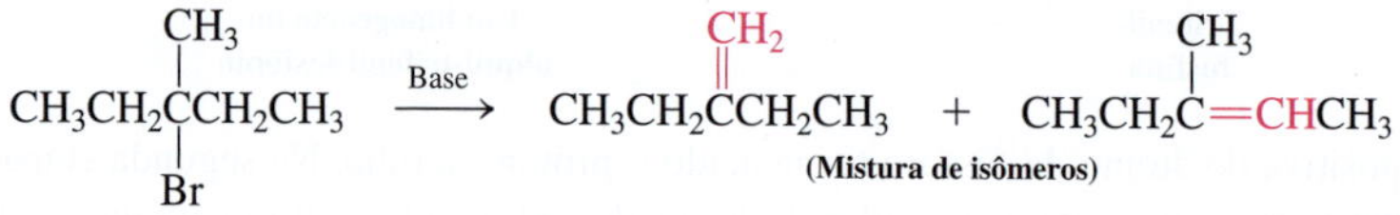

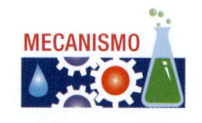

$$CH_3CH_2\overset{CH_3}{\underset{Br}{C}}CH_2CH_3 \xrightarrow{\text{Base}} CH_3CH_2\overset{CH_2}{C}CH_2CH_3 + CH_3CH_2\overset{CH_3}{C}=CHCH_3$$
$$\text{(Mistura de isômeros)}$$

Qual é o mecanismo da reação de Wittig? O átomo de carbono do ilídeo tem polarização negativa e é nucleofílico; logo ele pode atacar o grupo carbonila. O resultado é a formação de uma **betaína de fósforo***, uma espécie dipolar de um tipo chamado de *zwitterion* (*Zwitter*, do alemão, híbrido). A betaína tem vida curta e forma rapidamente um **oxa-fosfa-ciclo-butano (oxa-fosfetano)**, caracterizado como um anel de quatro átomos contendo fósforo e oxigênio. Esta substância decompõe-se a alqueno e óxido de trifenilfosfina. A formação de uma ligação dupla fósforo-oxigênio muito forte, na última etapa, desloca o equilíbrio para a formação do produto.

Mecanismo da reação de Wittig

$$R\overset{-}{C}H-\overset{+}{P}(C_6H_5)_3 + \overset{R'}{\underset{R''}{C}}=O \longrightarrow \underset{(C_6H_5)_3P^+}{R CH}-\underset{:O:^-}{\overset{R'}{\underset{|}{C}}-R''} \longrightarrow$$

Uma betaína de fósforo

$$\underset{(C_6H_5)_3P}{R CH}-\overset{R'}{\underset{:O:}{\underset{|}{C}-R''}} \longrightarrow RCH=\overset{R'}{\underset{R''}{C}} + (C_6H_5)_3P=O$$

Um oxa-fosfa-ciclo-butano
(Oxa-fosfetano)

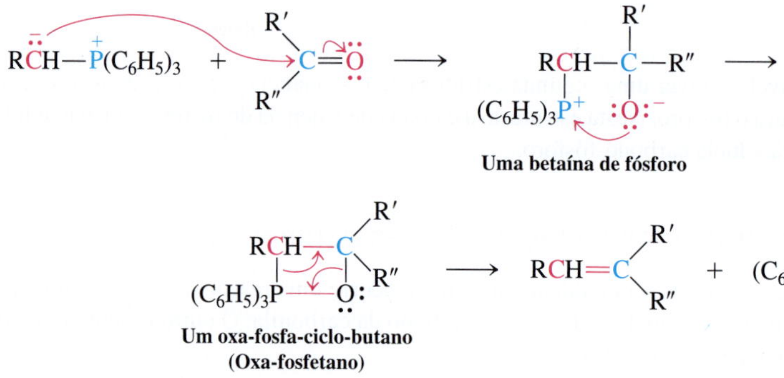

As reações de Wittig podem ser feitas na presença das funções éter, éster, halogênio, alqueno e alquino. Muitas vezes elas mostram estereosseletividade. Por exemplo, as reações entre ilídeos não conjugados e aldeídos resultam, normalmente, em alquenos cis (ou Z) com boa seletividade.

Uma reação de Wittig estereosseletiva que dá principalmente o produto cis

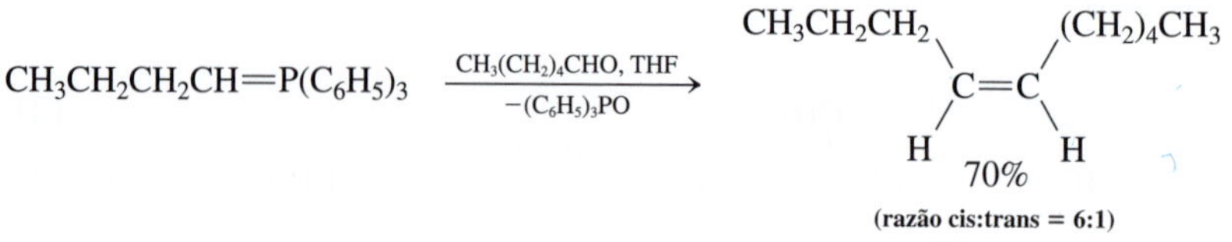

$$CH_3CH_2CH_2CH=P(C_6H_5)_3 \xrightarrow[-(C_6H_5)_3PO]{CH_3(CH_2)_4CHO, THF} \underset{H \quad 70\% \quad H}{\overset{CH_3CH_2CH_2 \quad (CH_2)_4CH_3}{C=C}}$$

(razão cis:trans = 6:1)

---

* Betaína é o nome do aminoácido, $(CH_3)_3N^+CH_2COO^-$, encontrado no açúcar da beterraba (*beta* em latim), que existe como um zwitterion.

Em contraste, os ilídeos conjugados frequentemente levam ao produto trans, como no exemplo abaixo, tirado da síntese comercial da vitamina A_1 (Seção 14-7), usada pela companhia química alemã BASF (Badische Anilin und Soda Fabriken).

Uma reação de Wittig trans-seletiva: a síntese BASF da vitamina A_1

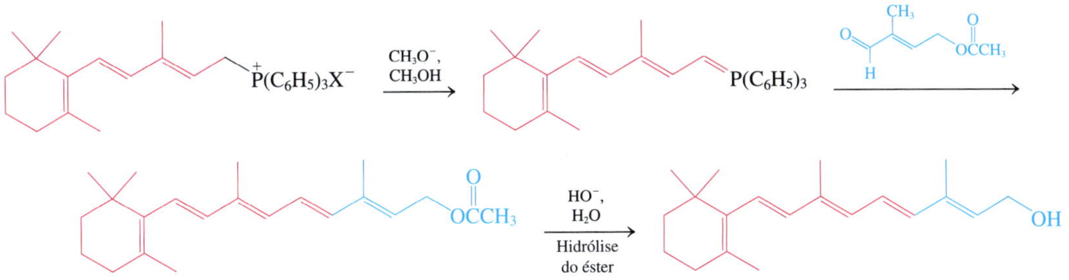

EXERCÍCIO 17-19

Proponha sínteses para o 3-metileno-ciclo-hexeno a partir de (a) 2-ciclo-hexenona e (b) 2-bromo-ciclo-hexeno, usando reações de Wittig.

EXERCÍCIO 17-20

Proponha uma síntese para a seguinte dienona a partir dos reagentes indicados. [**Sugestão:** use grupos protetores (Seção 17-8).]

$$CH_3COCH_2CH_2CH=CHCH=CH_2 \quad \text{de} \quad CH_3COCH_2CH_2CH_2Br \quad \text{e} \quad HCCH=CH_2$$

EXERCÍCIO 17-21

Proponha métodos concisos de síntese dos compostos abaixo a partir dos reagentes indicados ao produto. Você pode usar quaisquer reagentes além dos dados abaixo (serão necessárias mais de uma etapa).

(a) ciclo-hexano ---> $CH_2=CH(CH_2)_4CH=CH_2$ (**Sugestão:** ver a Seção 12-12.)

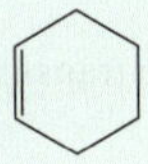

(b) 1,3-butadieno ---> ciclo-hexilideno-metil-ciclo-hexeno (**Sugestão:** ver a Seção 14-8.)

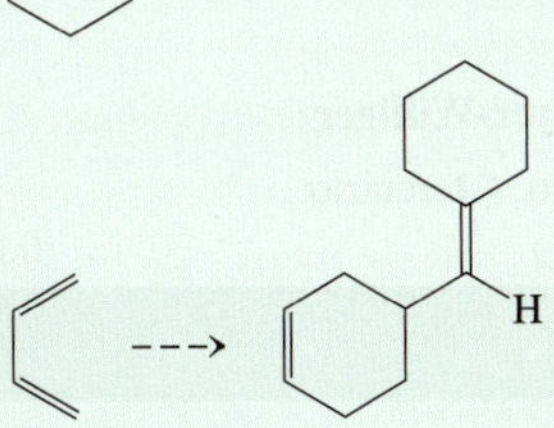

EM RESUMO, os ilídeos de fósforo adicionam-se a aldeídos e cetonas para dar betaínas que, por sua vez, decompõem-se com formação de uma ligação dupla carbono-carbono. A reação de Wittig é útil na síntese de alquenos a partir de compostos carbonilados e halogenoalcanos através dos sais de fosfônio correspondentes.

17-13 Oxidação por ácidos peroxicarboxílicos: a reação de oxidação de Baeyer-Villiger

O tratamento de cetonas com ácidos peróxicarboxílicos (Seções 12-10) leva à oxidação da função carbonila a éster, uma transformação conhecida como **oxidação de Bayer-Villiger***. O mecanismo desta reação começa pela adição nucleofílica da porção hidroperóxido do perácido ao grupo carbonila para gerar um peróxido análogo a um hemiacetal. Este produto instável decompõe-se via um estado de transição cíclico em que o grupo alquila migra do carbono da carbonila original para o oxigênio e produz o éster.

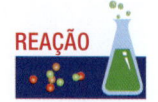

REAÇÃO

Oxidação de Baeyer-Villiger

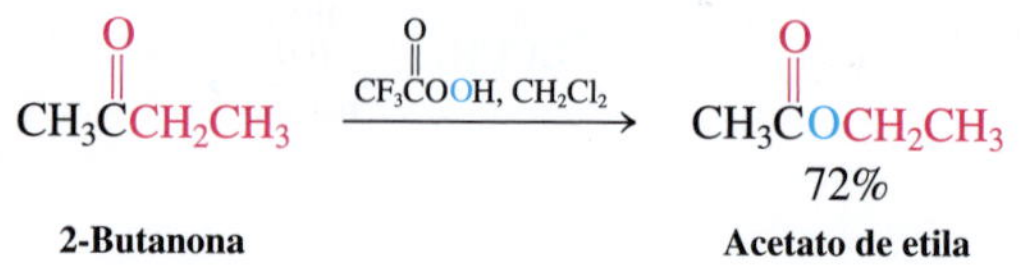

$$CH_3\overset{O}{\underset{}{C}}CH_2CH_3 \xrightarrow{CF_3COOH,\ CH_2Cl_2} CH_3\overset{O}{\underset{}{C}}OCH_2CH_3$$

2-Butanona — 72% — Acetato de etila

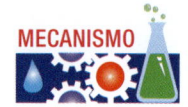

MECANISMO

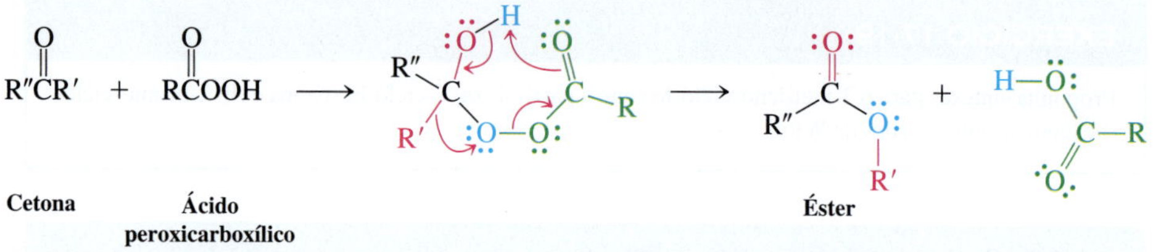

$$R''CR' + RCOOH \longrightarrow \text{(intermediário tetraédrico)} \longrightarrow R''\overset{O}{\underset{}{C}}\overset{}{\underset{O-R'}{}} + H-O-\overset{}{\underset{O}{C}}-R$$

Cetona   Ácido peroxicarboxílico   Éster

As cetonas cíclicas convertem-se em ésteres cíclicos. O ataque ocorre na carbonila, de preferência às ligações duplas carbono-carbono (Seção 12-10). As cetonas assimétricas, como a da reação abaixo, podem, em princípio, levar a dois ésteres diferentes, mas somente um é observado. Por que só um é observado? A resposta é que alguns substituintes migram mais facilmente do que outros. A experimentação estabeleceu a ordem de facilidade relativa de migração ou **aptidão migratória**.

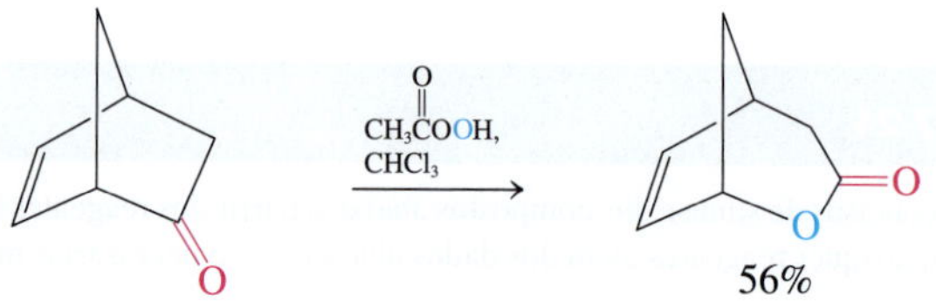

(biciclo[2.2.1]hept-5-en-2-ona) $\xrightarrow{CH_3COOOH,\ CHCl_3}$ (lactona) 56%

A ordem sugere que a migração do carbono tem caráter de carbocátion no estado de transição do rearranjo.

Aptidão migratória na reação de Baeyer-Williger

Metila < primário < fenila ~ secundário < terciário

EXERCÍCIO 17-22

Prediga os produtos da oxidação dos substratos dados abaixo com o ácido peroxicarboxílico.

(a) $CH_2=CHCH_2CH_2COCH_3$ (b) (1-metilnorbornan-2-ona) (c) $(CH_3)_3CCOCH_2CH_3$

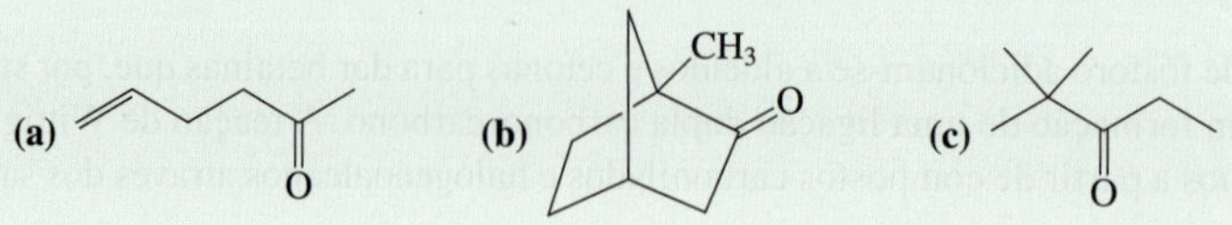

* Professor Johann Friedrich Wilhelm Adolf von Baeyer (1835-1917), Universidade de Munique, Alemanha, Prêmio Nobel de 1905 (química); Victor Villiger (1868-1934), BASF, Ludwigshafen, Alemanha.

EM RESUMO, as cetonas podem ser oxidadas com ácidos peroxicarboxílicos a ésteres. No caso de cetonas assimétricas, os ésteres podem se formar seletivamente pela migração de apenas um dos substituintes.

17-14 Testes químicos oxidativos para aldeídos

Apesar do advento da RMN e de outras técnicas espectrométricas terem tornado uma raridade o uso de testes químicos para a determinação de grupos funcionais, eles ainda são usados em casos especiais, em que outros testes analíticos podem falhar. Dois testes simples característicos de aldeídos serão discutidos novamente no Capítulo 24, quando falarmos de açúcares. Os testes de açúcares usam a oxidação fácil dos aldeídos a ácidos carboxílicos. O primeiro é o **teste de Fehling***, em que o íon cobre(II) (como em $CuSO_4$) é o oxidante. Em meio básico, a precipitação de óxido de cobre(I), vermelho, indica a presença da função aldeído.

Teste de Fehling

$$RCHO + Cu^{2+} \xrightarrow{\text{NaOH, tartarato (ver o Destaque Químico 5-3), } H_2O} Cu_2O\,(\text{Vermelho-tijolo}) + RCOOH$$

O segundo teste químico é o **teste de Tollens**†, em que uma solução de íon prata (como em $AgNO_3$) precipita como um espelho de prata quando exposta ao aldeído.

Teste de Tollens

$$RCHO + Ag^+ \xrightarrow{NH_3,\, H_2O} Ag\,(\text{Espelho}) + RCOOH$$

Os testes de Fehling e Tollens não são comumente usados em sínteses em grande escala. A reação de Tollens, porém, é empregada industrialmente na produção de espelhos de prata em superfícies de vidro como, por exemplo, no interior de garrafas térmicas.

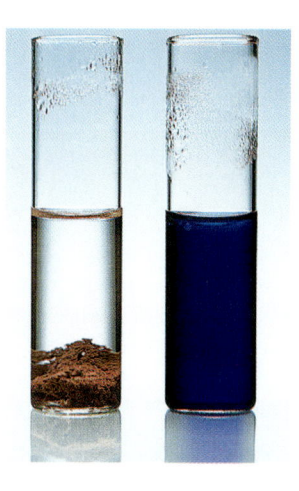

A adição de uma molécula contendo um grupo aldeído a uma solução de sulfato de cobre(II), azul (à direita), no teste de Fehling provoca a formação de um precipitado vermelho-tijolo de óxido de cobre(I).

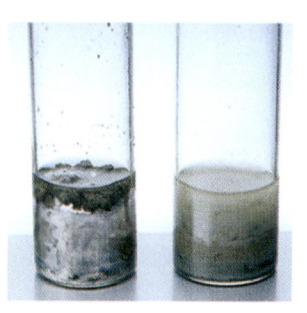

O teste de Tollens detecta a presença de um grupo funcional redutor, como o grupo aldeído. A adição de um aldeído a uma solução de prata(I) em amônia diluída (à direita), provoca a deposição de um espelho de prata nas paredes de um tubo de ensaio.

A IDEIA GERAL

Começamos um estudo sistemático amplo de compostos que contêm o grupo carbonila. Faltam ainda nove capítulos neste livro, e o grupo carbonila terá presença significativa em todos eles e será o foco principal em *seis* destes nove. Por que estes compostos são tão importantes em química orgânica? Lembre-se do Capítulo 2, em que introduzimos as propriedades eletrofílicas e nucleofílicas e discutimos como elas governam a reatividade dos compostos orgânicos. No capítulo que acabamos de completar, exploramos o grupo carbonila como uma função *eletrofílica* e apresentamos um certo número de reações que envolvem a adição de nucleófilos ao carbono da carbonila. Veremos, no próximo capítulo, um outro lado da química dos compostos carbonilados. O átomo de carbono *adjacente* ao carbono da carbonila, o carbono α, é um sítio de reatividade *nucleofílica* em potencial. É o fato de ter comportamento eletrofílico *e* nucleofílico em sítios adjacentes da *mesma molécula* que torna os compostos carbonilados tão importantes em comparação com outras classes de substâncias. Não é de estranhar que a formação de novas ligações carbono-carbono na natureza seja baseada, principalmente, na química dos compostos carbonilados.

Descobriremos, no próximo capítulo, como induzir a reatividade nucleofílica nos carbonos α de aldeídos e cetonas e como usá-la na formação de ligações com vários eletrófilos, incluindo átomos de carbono de outras moléculas.

---

* Professor Hermann C. von Fehling (1812-1885), Escola Politécnica de Stuttgart, Alemanha.
† Professor Bernhard C. G. Tollens (1841-1918), Universidade de Göttingen, Alemanha.

PROBLEMAS DE INTEGRAÇÃO

17-23 A oxidação do 4-hidróxi-butanal com PCC (pyH$^+$ CrO$_3$Cl$^-$, Seção 8-6) não produz o dialdeído esperado. Ao invés disso, forma-se uma lactona, um éster cíclico.

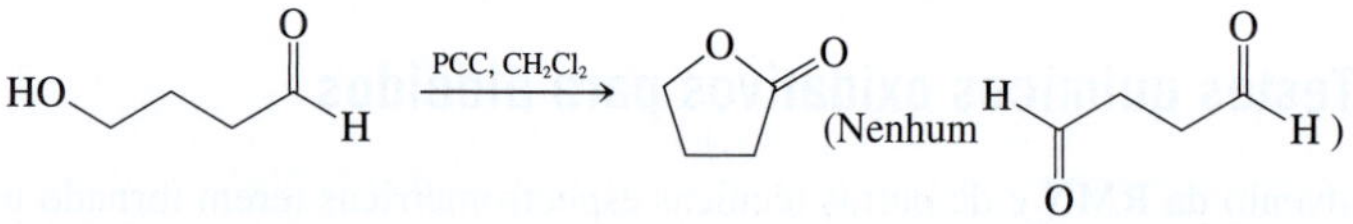

HO—CH$_2$CH$_2$CH$_2$—CHO $\xrightarrow{\text{PCC, CH}_2\text{Cl}_2}$ γ-butirolactona   (Nenhum OHC—CH$_2$CH$_2$—CHO)

Explique este resultado.

SOLUÇÃO

Vejamos primeiro de que tipo de composto estamos tratando. Ele tem uma função álcool e uma função aldeído. A Seção 17-7 descreve a adição reversível de álcoois a aldeídos e cetonas para levar a hemiacetais. Além disso, sabemos que o equilíbrio do processo é fortemente deslocado para a formação do produto quando se formam anéis de cinco ou seis átomos. Por exemplo:

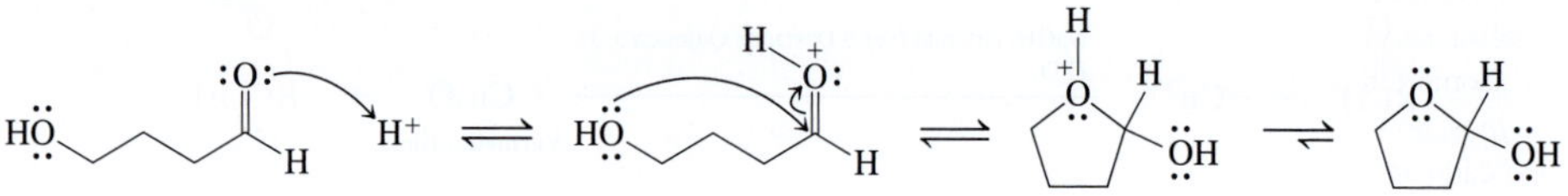

HO—CH$_2$CH$_2$CH$_2$—CHO + H$^+$ ⇌ HO—CH$_2$CH$_2$CH$_2$—CH(OH$^+$) ⇌ anel cíclico com O$^+$H e OH ⇌ hemiacetal cíclico

Se compararmos este hemiacetal com o produto obtido na reação de oxidação, veremos que a oxidação deste *hemiacetal* produz o composto observado. Observe que, em geral, os hemiacetais de aldeídos têm a característica estrutural dos álcoois que permite a oxidação a compostos carbonilados: —C(H)—O—H.

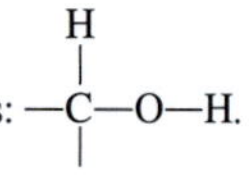

17-24 a. Proponha uma síntese para o noretinodrel, o componente principal de um dos anticoncepcionais orais comuns (Enovid, compare com o Destaque Químico 4-3). Use como reagente inicial o seguinte derivado da nortestosterona (a estrutura à esquerda).

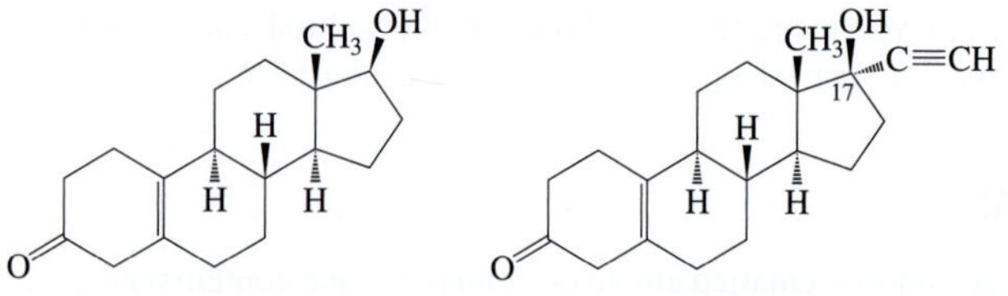

Composto inicial   Noretinodrel

SOLUÇÃO

Analise o problema usando a retrossíntese (Seção 8-9). A molécula de interesse é idêntica ao composto inicial, com uma exceção: há um substituinte a mais no anel ciclopentano (em C17). Sabemos que não é possível adicionar grupos aos carbonos de álcoois secundários para formar diretamente álcoois terciários. A adição de reagentes organometálicos a cetonas, no entanto, *leva* a álcoois terciários (Seção 8-8). O reagente organometálico necessário para este propósito é Li$^+$ $^-$C≡CH, um ânion de alquinila (Seção 13-5). Vejamos se podemos elaborar um plano a partir desta química.

A etapa final da síntese parece ser a adição de LiC≡CH a uma cetona em C17, mas, como se pode ver na reação a seguir, existe um problema. O precursor tem um *segundo grupo carbonila* em um anel de seis átomos (em C3) e seria impossível impedir a adição indiscriminada do ânion de alquinila em C3 e em C17.

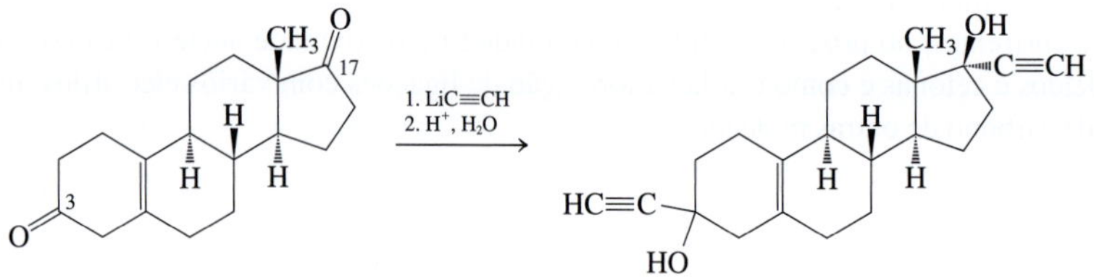

[esteroide com C=O em C17] $\xrightarrow[\text{2. H}^+, \text{H}_2\text{O}]{\text{1. LiC≡CH}}$ [esteroide com C≡CH e OH em C17 e C3]

Um problema semelhante surgiu na síntese da testosterona descrita no Destaque Químico 9-2 e foi solucionado com o uso de grupos protetores. Podemos fazer o mesmo neste caso. O importante é *evitar que os grupos carbonilados em C3 e C17 estejam presentes ao mesmo tempo em* **qualquer** *molécula de nossa síntese*. Se isso ocorrer, o plano da síntese fracassará. Tendo esta ideia em mente, podemos modificar o final da síntese, imaginando a ligação dupla carbono-oxigênio de C3 protegida, de modo a não reagir com os reagentes organometálicos durante a etapa de adição já mostrada. Após a reação de adição, pode-se remover o grupo protetor. Um acetal derivado do 1,2-etanodiol é uma boa escolha para grupo protetor (Seção 17-8):

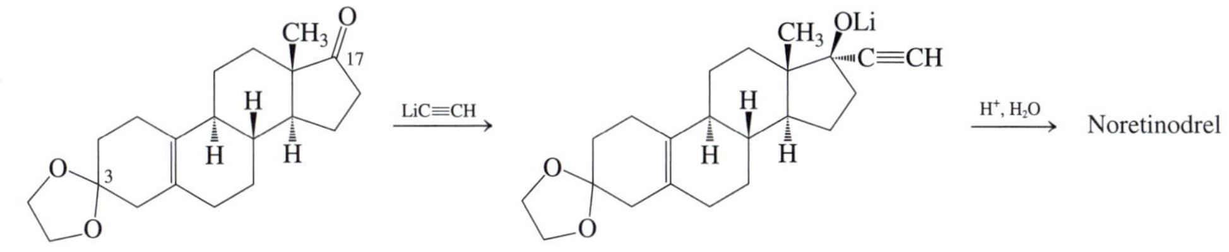

Neste esquema, o ácido diluído tem dupla função: protona o alcóxido resultante da adição do alquenil-lítio e hidrolisa o acetal da cetona.

Como a síntese começa? A hidroxila em C17 do reagente inicial precisa ser oxidada à carbonila. Não podemos, no entanto, fazer a oxidação na presença da carbonila em C3, porque estaríamos violando o princípio dado anteriormente. Estaríamos criando uma molécula com dois grupos carbonila ao mesmo tempo e a necessidade de reagir posteriormente uma delas e não a outra com um reagente incapaz de discriminá-las. Isso deixa claro que a proteção de C3 precisa ser feita antes da oxidação de C17:

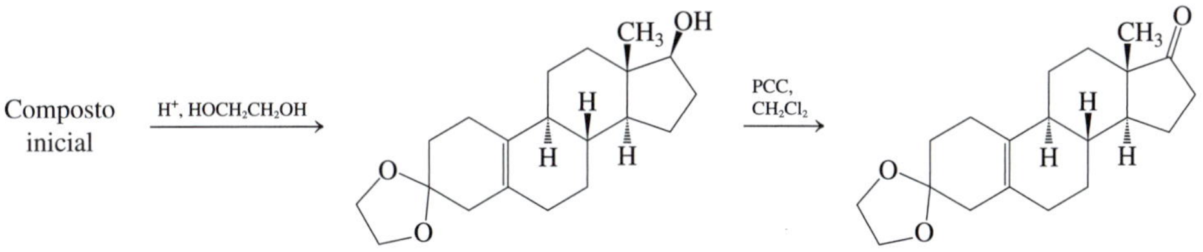

b. Por que o clorocromato de piridínio (PCC), em CH_2Cl_2, é melhor do que $K_2Cr_2O_7$ para a etapa de oxidação?

SOLUÇÃO

O que poderia dar errado com o uso de $K_2Cr_2O_7$? Vejamos as condições em que ele é usado: normalmente, em ácido sulfúrico diluído (Seção 8-6). Isso significa que este reagente pode hidrolisar o grupo acetal em condições ácidas. O PCC é um reagente neutro e isento de água, o que o torna ideal para substratos que contêm funções sensíveis a ácidos.

c. A adição de alquinil-lítio à carbonila em C17 é estereosseletiva e leva ao álcool terciário mostrado. Por quê? A adição à carbonila em C3 seria também seletiva?

SOLUÇÃO

Qual é a origem da estereosseletividade deste tipo de reação? A causa mais comum é o impedimento estérico na vizinhaça imediata do centro de reação. O grupo metila do carbono vizinho de C17 é axial em relação ao anel de seis átomos e impede estericamente a aproximação do reagente alquinila pela face de cima da carbonila em C17 (veja a Seção 4-7). A adição por baixo é, portanto, fortemente favorecida. No caso de C3, não há impedimento estérico comparável que leve à preferência de um dos lados na adição.

Novas reações

Sínteses de aldeídos e cetonas

1. **Oxidação de álcoois (Seção 17-4)**

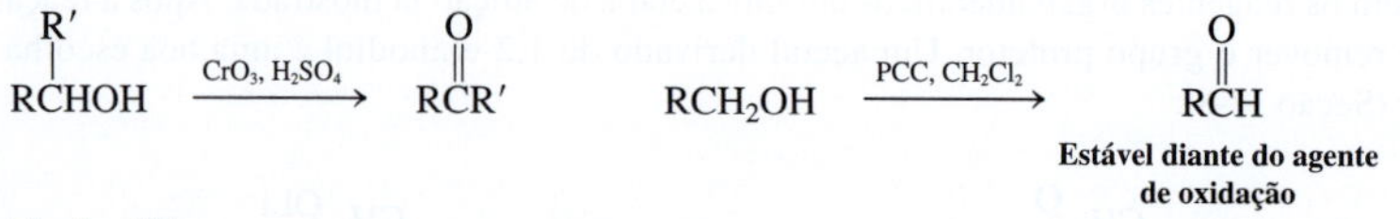

$$\underset{RCHOH}{\overset{R'}{|}} \xrightarrow{CrO_3,\ H_2SO_4} \underset{RCR'}{\overset{O}{\|}} \qquad RCH_2OH \xrightarrow{PCC,\ CH_2Cl_2} \underset{RCH}{\overset{O}{\|}}$$

Estável diante do agente de oxidação

Oxidação alílica

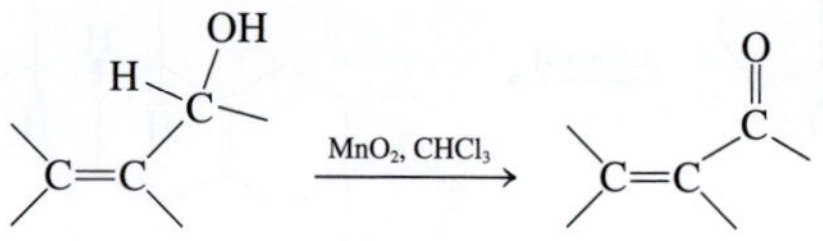

$$\underset{C=C}{\overset{H\ \ \ OH}{\underset{|\ \ \ |}{C}}} \xrightarrow{MnO_2,\ CHCl_3} \underset{C=C}{\overset{O}{\underset{\|}{C}}}$$

2. **Ozonólise de alquenos (Seção 17-4)**

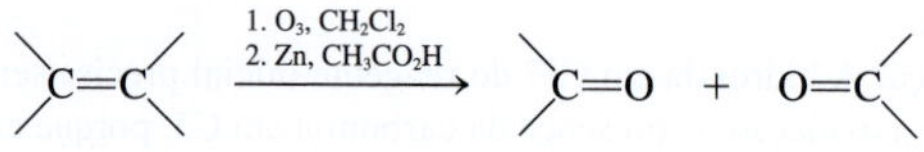

$$C=C \xrightarrow[2.\ Zn,\ CH_3CO_2H]{1.\ O_3,\ CH_2Cl_2} C=O + O=C$$

3. **Hidratação de alquinos (Seção 17-4)**

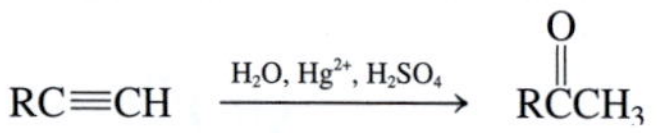

$$RC\equiv CH \xrightarrow{H_2O,\ Hg^{2+},\ H_2SO_4} \underset{RCCH_3}{\overset{O}{\|}}$$

4. **Acilação de Friedel-Crafts (Seção 17-4)**

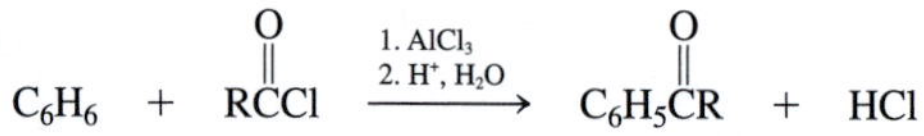

$$C_6H_6 + \underset{RCCl}{\overset{O}{\|}} \xrightarrow[2.\ H^+,\ H_2O]{1.\ AlCl_3} \underset{C_6H_5CR}{\overset{O}{\|}} + HCl$$

Reações de aldeídos e cetonas

5. **Redução por hidretos (Seção 17-5)**

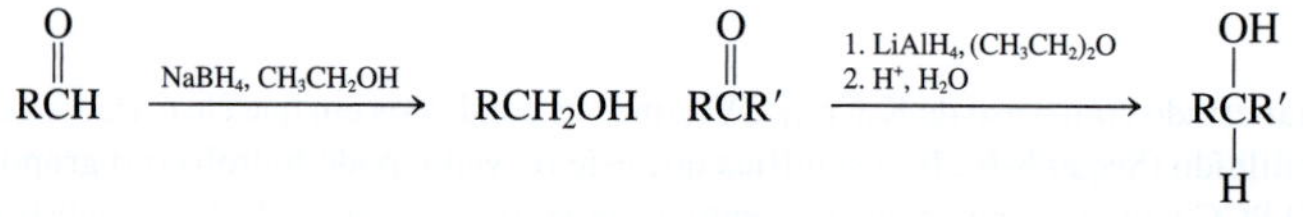

$$\underset{RCH}{\overset{O}{\|}} \xrightarrow{NaBH_4,\ CH_3CH_2OH} RCH_2OH \qquad \underset{RCR'}{\overset{O}{\|}} \xrightarrow[2.\ H^+,\ H_2O]{1.\ LiAlH_4,\ (CH_3CH_2)_2O} \underset{\underset{H}{|}}{\overset{OH}{\underset{|}{RCR'}}}$$

Seletividade

$$RCH=CH\underset{CR'}{\overset{O}{\|}} \xrightarrow[2.\ H^+,\ H_2O]{1.\ LiAlH_4,\ (CH_3CH_2)_2O} RCH=CH\underset{\underset{H}{|}}{\overset{OH}{\underset{|}{CR'}}}$$

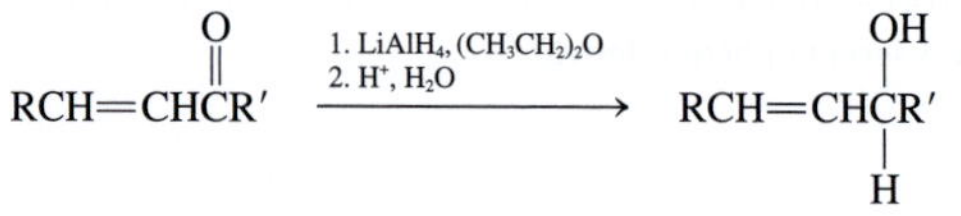

6. **Adição de compostos organometálicos (Seção 17-5)**

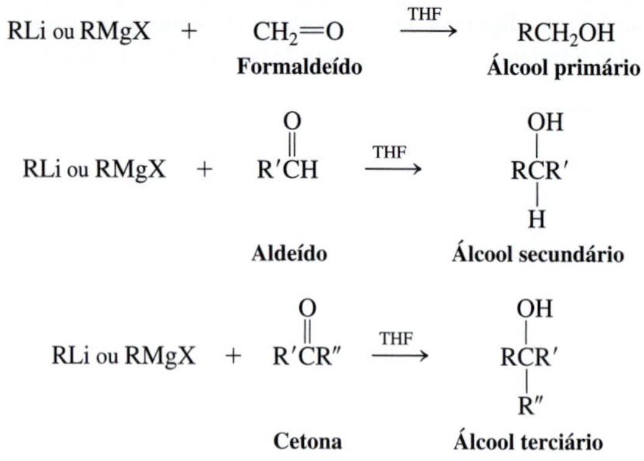

$$RLi\ ou\ RMgX + \underset{Formaldeído}{CH_2=O} \xrightarrow{THF} \underset{\text{Álcool primário}}{RCH_2OH}$$

$$RLi\ ou\ RMgX + \underset{Aldeído}{\overset{O}{\underset{R'CH}{\|}}} \xrightarrow{THF} \underset{\text{Álcool secundário}}{\underset{\underset{H}{|}}{\overset{OH}{\underset{|}{RCR'}}}}$$

$$RLi\ ou\ RMgX + \underset{Cetona}{\overset{O}{\underset{R'CR''}{\|}}} \xrightarrow{THF} \underset{\text{Álcool terciário}}{\underset{\underset{R''}{|}}{\overset{OH}{\underset{|}{RCR'}}}}$$

7. Adição de água e álcoois – hemiacetais (Seções 17-6 e 17-7)

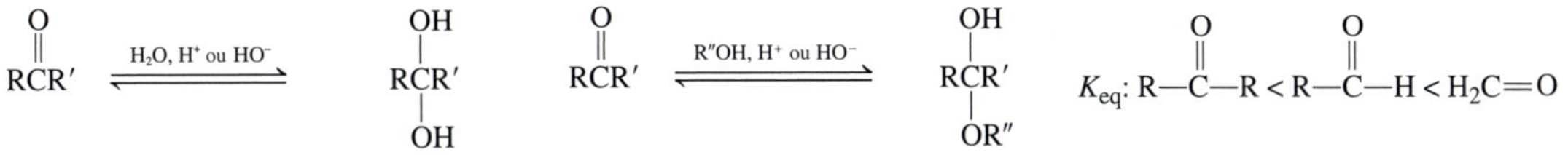

$$\underset{RCR'}{\overset{O}{\|}} \underset{H^+ \text{ ou } HO^-}{\overset{H_2O}{\rightleftarrows}} \underset{\underset{OH}{|}}{\overset{OH}{|}} RCR' \quad\quad \underset{RCR'}{\overset{O}{\|}} \underset{H^+ \text{ ou } HO^-}{\overset{R''OH}{\rightleftarrows}} \underset{\underset{OR''}{|}}{\overset{OH}{|}} RCR' \quad\quad K_{eq}: R-\overset{O}{\underset{\|}{C}}-R < R-\overset{O}{\underset{\|}{C}}-H < H_2C=O$$

Hidrato de carbonila
(Um diol geminal)

Hemiacetal

Adição intramolecular

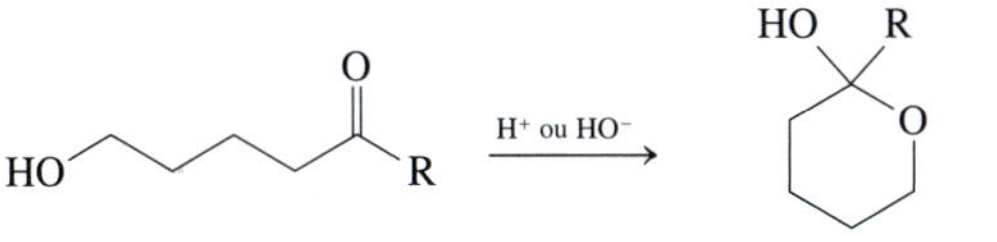

$$HO\text{–}(CH_2)_3\text{–}\underset{\underset{R}{}}{\overset{O}{\|}}C \xrightarrow{H^+ \text{ ou } HO^-} \text{[anel piranose com HO, R no C2]}$$

Hemiacetal cíclico

8. Adição de álcoois catalisada por ácido – acetais (Seções 17-7 e 17-8)

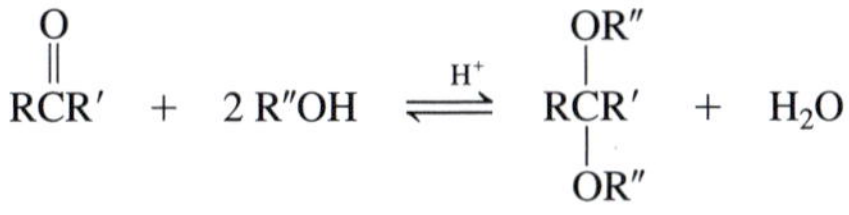

$$\underset{RCR'}{\overset{O}{\|}} + 2\,R''OH \xrightleftharpoons{H^+} \underset{\underset{OR''}{|}}{\overset{OR''}{|}} RCR' + H_2O$$

Acetal

Acetais cíclicos

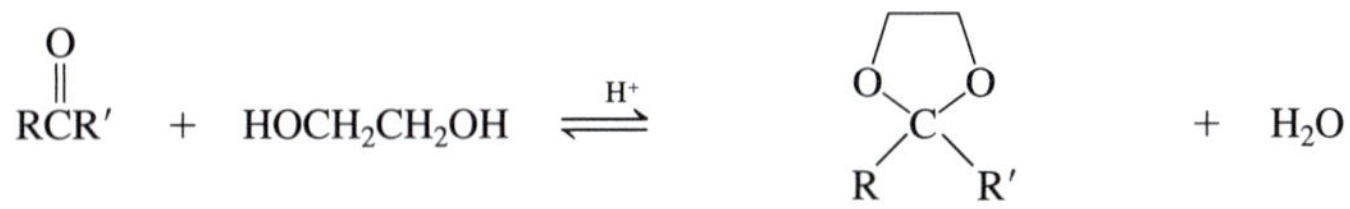

$$\underset{RCR'}{\overset{O}{\|}} + HOCH_2CH_2OH \xrightleftharpoons{H^+} \text{[1,3-dioxolano com R, R']} + H_2O$$

Cetona   **Cetona protegida como um acetal cíclico (estável na presença de bases, LiAlH₄, RMgX)**

9. Tioacetais (Seção 17-8)

Formação

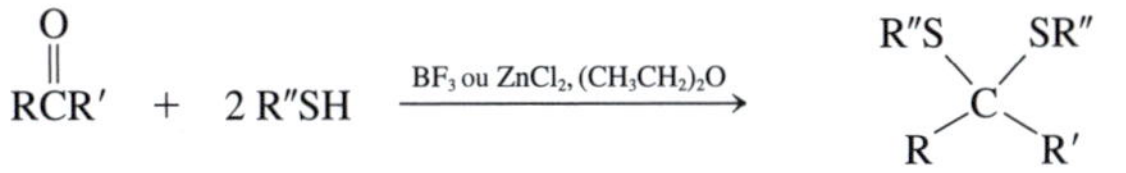

$$\underset{RCR'}{\overset{O}{\|}} + 2\,R''SH \xrightarrow{BF_3 \text{ ou } ZnCl_2,\,(CH_3CH_2)_2O} \underset{\underset{R\quad R'}{}}{\overset{R''S\quad SR''}{\diagdown C \diagup}}$$

(Estável na presença de ácidos e bases diluídas, LiAlH₄, RMgX)

Hidrólise

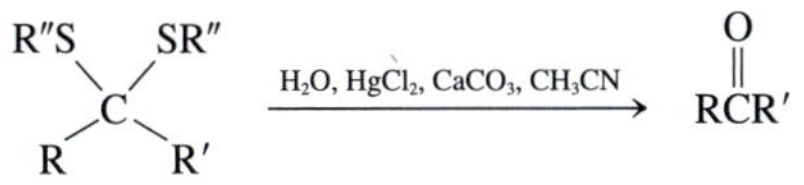

$$\underset{\underset{R\quad R'}{}}{\overset{R''S\quad SR''}{\diagdown C \diagup}} \xrightarrow{H_2O,\,HgCl_2,\,CaCO_3,\,CH_3CN} \underset{RCR'}{\overset{O}{\|}}$$

10. Dessulfurização por níquel de Raney (Seção 17-8)

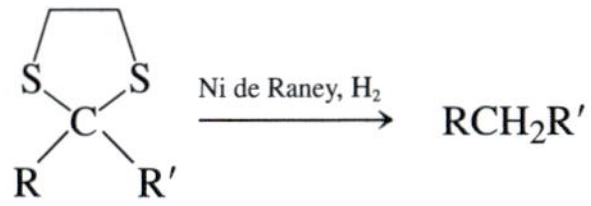

$$\text{[1,3-ditiolano com R, R']} \xrightarrow{\text{Ni de Raney, } H_2} RCH_2R'$$

11. Adição de derivados de aminas (Seção 17-9)

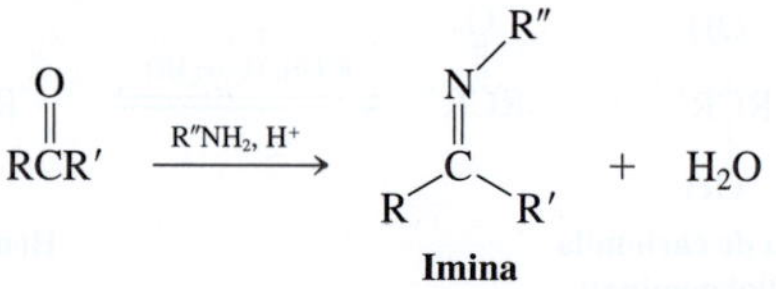

$$RCR' \text{ (C=O)} \xrightarrow{R''NH_2,\ H^+} \underset{\textbf{Imina}}{R_2C=NR''} + H_2O$$

12. Enaminas (Seção 17-9)

$$RCH_2CR'\text{(C=O)} + R''R'''NH \underset{\textbf{Amina secundária}}{\rightleftharpoons} \underset{\textbf{Enamina}}{RCH=CR'(NR''R''')} + H_2O$$

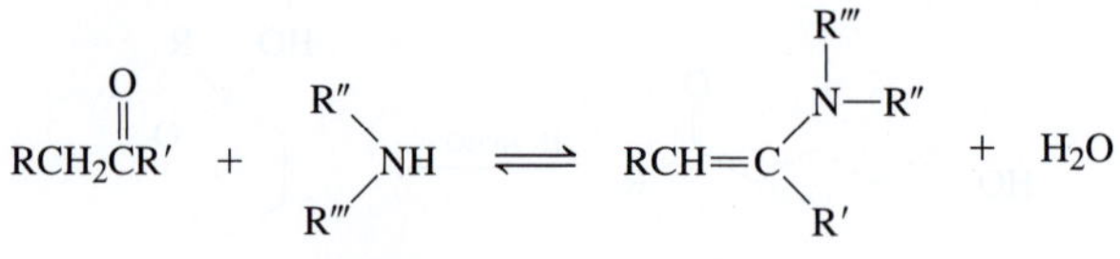

13. Redução de Wolff-Kishner (Seção 17-10)

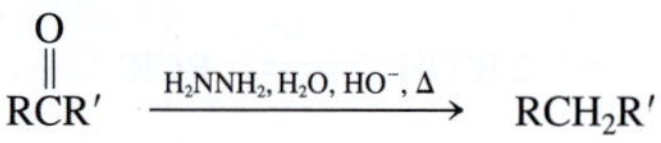

$$RCR'\text{(C=O)} \xrightarrow{H_2NNH_2,\ H_2O,\ HO^-,\ \Delta} RCH_2R'$$

14. Cianoidrinas (Seção 17-11)

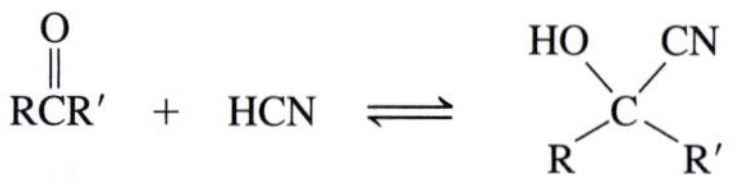

$$RCR'\text{(C=O)} + HCN \rightleftharpoons \underset{\textbf{Cianoidrina}}{R_2C(OH)(CN)}$$

15. Reação de Wittig (Seção 17-12)

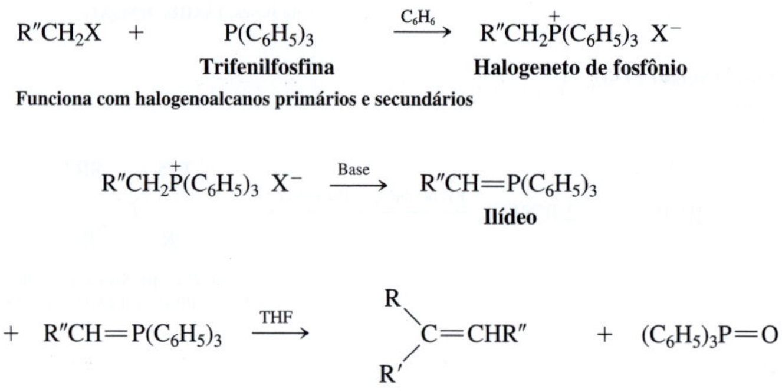

$$R''CH_2X + \underset{\textbf{Trifenilfosfina}}{P(C_6H_5)_3} \xrightarrow{C_6H_6} \underset{\textbf{Halogeneto de fosfônio}}{R''CH_2\overset{+}{P}(C_6H_5)_3\ X^-}$$

Funciona com halogenoalcanos primários e secundários

$$R''CH_2\overset{+}{P}(C_6H_5)_3\ X^- \xrightarrow{\text{Base}} \underset{\textbf{Ilídeo}}{R''CH=P(C_6H_5)_3}$$

$$RCR'\text{(C=O)} + R''CH=P(C_6H_5)_3 \xrightarrow{THF} RR'C=CHR'' + (C_6H_5)_3P=O$$

(Nem sempre estereosseletiva)

16. Oxidação de Baeyer-Villiger (Seção 17-13)

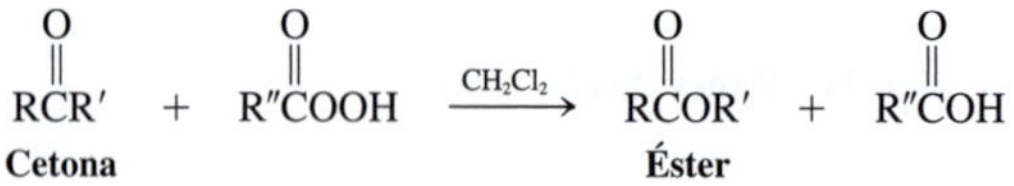

$$\underset{\textbf{Cetona}}{RCR'\text{(C=O)}} + R''COOH \xrightarrow{CH_2Cl_2} \underset{\textbf{Éster}}{RCOR'\text{(C=O)}} + R''COH\text{(C=O)}$$

Aptidão migratória na oxidação de Baeyer-Villiger

Metila < primário < fenila ~ secundário < ciclo-hexila < terciário

Conceitos importantes

1. O **grupo carbonila** é o grupo funcional dos **aldeídos** (**alcanais**) e **cetonas** (**alcanonas**). Ele tem prioridade sobre os grupos hidróxi, alquenila e alquinila na nomenclatura IUPAC.
2. Em aldeídos e cetonas, a ligação dupla carbono-oxigênio e os dois átomos a ela ligados formam um plano. A unidade C=O é **polarizada**, com carga parcial negativa no oxigênio e carga parcial positiva no carbono.
3. Os **espectros** de ^{1}H-RMN de aldeídos têm um pico em $\delta \approx 9{,}8$ ppm. O carbono da carbonila absorve em ~ 200 ppm. Os aldeídos e cetonas têm uma banda intensa no infravermelho, na região de 1690–1750 cm^{-1}, devido à deformação axial da ligação C=O. Devido à possibilidade de transições $n \rightarrow \pi^*$ de baixa energia, o espectro de aldeídos e cetonas tem bandas de comprimento de onda relativamente longo. Esta classe de compostos mostra fragmentação característica no espectro de massas em torno da função carbonila.
4. A ligação dupla carbono-oxigênio sofre **adições iônicas**. Ácidos e bases catalisam o processo.
5. A reatividade do grupo carbonila aumenta com o aumento do **caráter eletrofílico** do carbono da carbonila. Por isso, os aldeídos são mais reativos do que as cetonas.
6. As aminas primárias sofrem reações de **condensação** com aldeídos e cetonas para dar iminas. As aminas secundárias condensam-se para produzir enaminas.
7. A combinação da acilação de Friedel-Crafts com as reduções de Wolff-Kishner ou de Clemmensen leva à síntese de alquil-benzenos sem as limitações da alquilação de Friedel-Crafts.
8. A **reação de Wittig** é uma reação importante para a formação de ligações carbono-carbono. Ela produz alquenos diretamente de aldeídos e cetonas.
9. A reação de **ácidos peroxicarboxílicos** com grupos carbonila de cetonas produz ésteres.

Problemas

25. Desenhe as estruturas e dê o nome IUPAC de cada um dos seguintes compostos:
    (**a**) metiletilcetona; (**b**) etilisopropilcetona; (**c**) metil-*terc*-butil-cetona; (**d**) di-isopropilcetona; (**e**) acetofenona; (**f**) *m*-nitroacetofenona.
26. Dê a nomenclatura ou desenhe as estruturas dos compostos a seguir.

    (**a**) $(CH_3)_2CHCCH(CH_3)_2$ com O em dupla ligação no C central

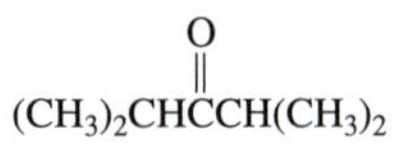

    (**b**) estrutura com fenil, isopropil e CHO

    (**c**) metil vinil cetona

    (**d**) (Cl)(H)C=C(H)(CH$_2$CHO)

    (**e**) 4-bromo-ciclopent-2-enona

    (**f**) 2-acetil-3-fenil-ciclohexanona

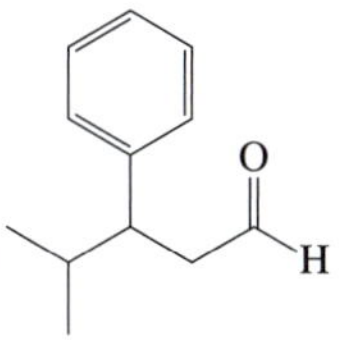

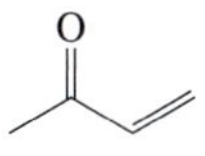

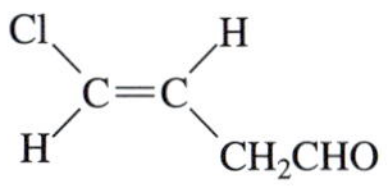

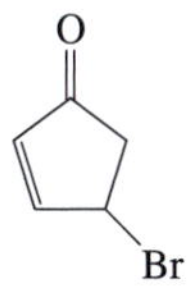

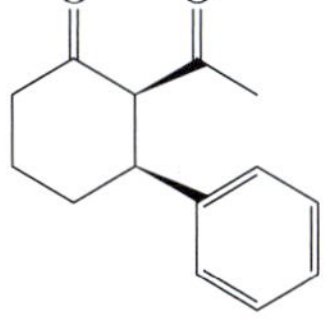

    (**g**) (Z)-2-Acetil-2-butenal   (**h**) *trans*-3-Cloro-ciclo-butanocarbaldeído

Química Orgânica

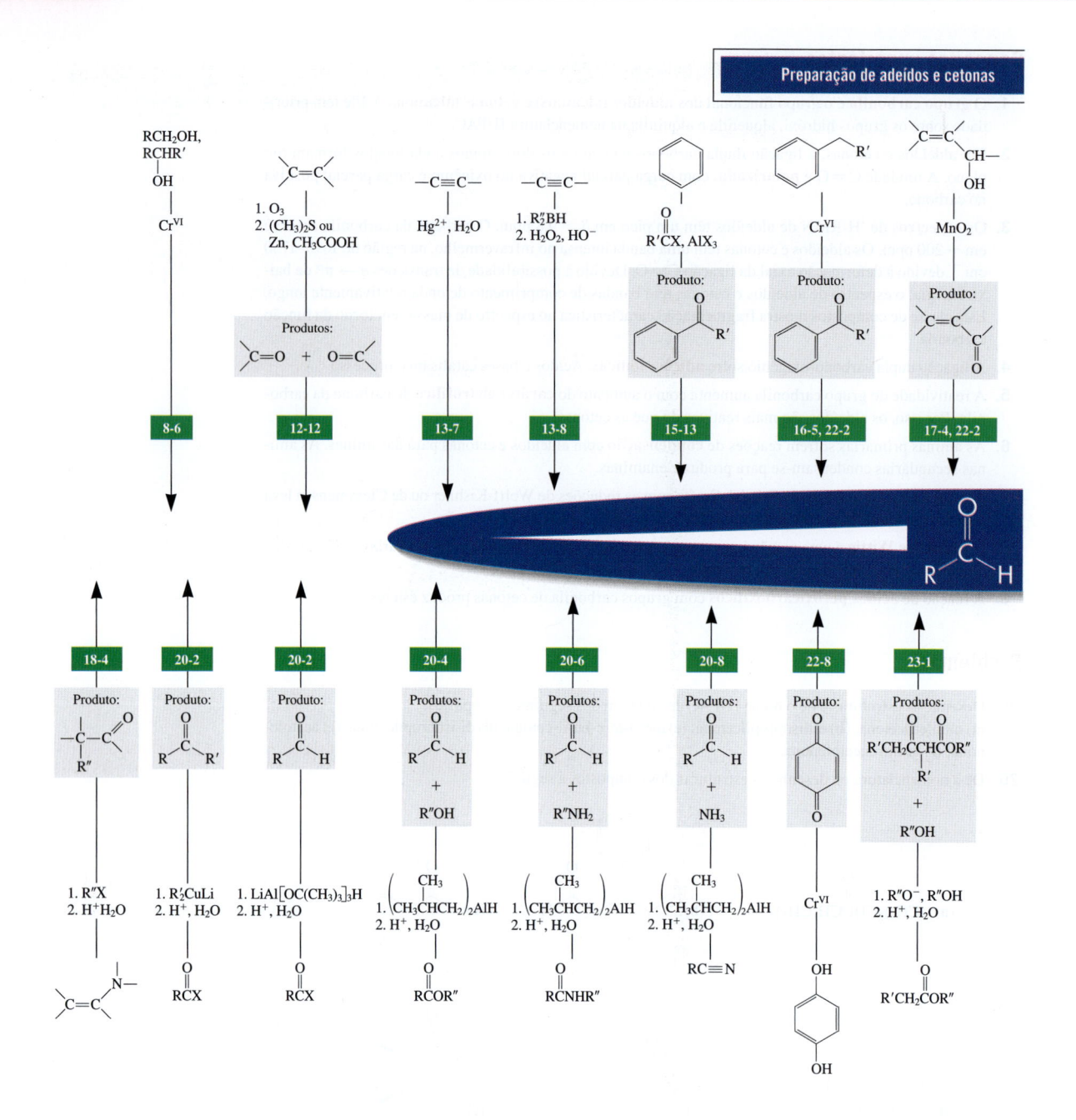

Preparação de aldeídos e cetonas

Capítulo 17 Aldeídos e Cetonas   817

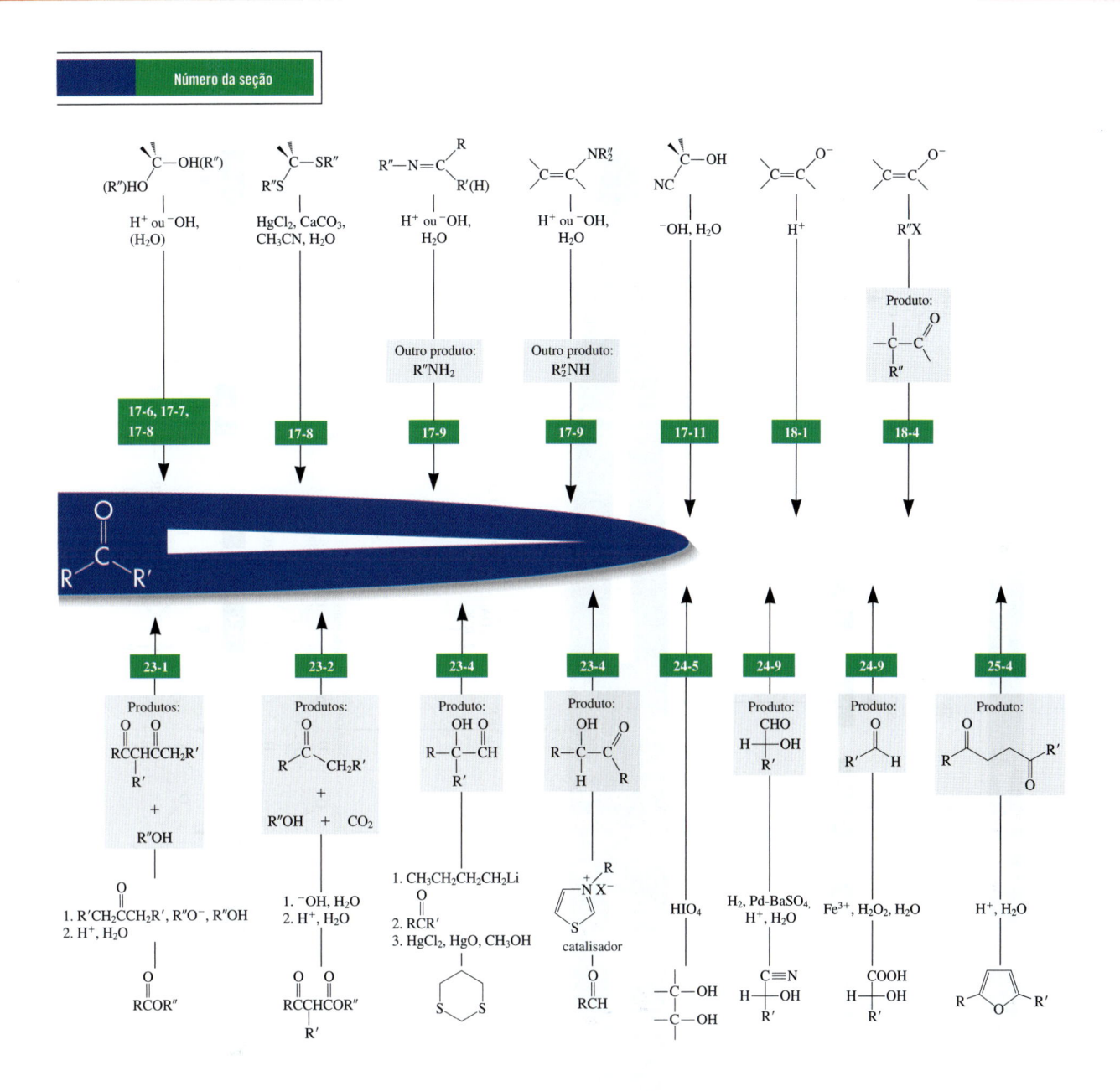

Número da seção

Reações que formam a carbonila C=O (R, R'):

- $\overset{|}{\underset{(R'')HO}{C}}-OH(R'')$ — H^+ ou ^-OH, (H_2O) — **17-6, 17-7, 17-8**
- $\overset{|}{\underset{R''S}{C}}-SR''$ — $HgCl_2$, $CaCO_3$, CH_3CN, H_2O — **17-8**
- $R''-N=\overset{R}{\underset{R'(H)}{C}}$ — H^+ ou ^-OH, H_2O — Outro produto: $R''NH_2$ — **17-9**
- $\overset{}{\underset{}{C}}=C{-}NR_2''$ — H^+ ou ^-OH, H_2O — Outro produto: $R_2''NH$ — **17-9**
- $\overset{|}{\underset{NC}{C}}-OH$ — ^-OH, H_2O — **17-11**
- $\underset{}{C}=C{-}O^-$ — H^+ — **18-1**
- $\underset{}{C}=C{-}O^-$ — $R''X$ — Produto: $-\overset{|}{\underset{R''}{C}}-\overset{O}{\underset{}{C}}-$ — **18-4**

$$R-\underset{O}{\overset{\|}{C}}-R'$$

Reações a partir da carbonila:

- **23-1** — Produtos: $RCCHCCH_2R'$ / R' + $R''OH$ — 1. $R'CH_2CCH_2R'$, $R''O^-$, $R''OH$; 2. H^+, H_2O → $RCOR''$
- **23-2** — Produtos: $R-\underset{O}{\overset{\|}{C}}-CH_2R'$ + $R''OH$ + CO_2 — 1. ^-OH, H_2O; 2. H^+, H_2O → $RCCHCOR''$ / R'
- **23-4** — Produto: $R-\overset{OH}{\underset{R'}{C}}-CH$ — 1. $CH_3CH_2CH_2CH_2Li$; 2. RCR'; 3. $HgCl_2$, HgO, CH_3OH → ditiano (anel de 1,3-ditiano)
- **23-4** — Produto: $R-\overset{OH}{\underset{H}{C}}-\underset{R}{\overset{O}{\overset{\|}{C}}}$ — tiazólio (N$^+$–R, X$^-$) catalisador → $RCH{=}O$
- **24-5** — HIO_4 → $-\overset{|}{C}-OH$ / $-\overset{|}{C}-OH$
- **24-9** — Produto: $H-\overset{CHO}{\underset{R'}{C}}-OH$ — H_2, Pd-BaSO$_4$, H^+, H_2O → $H-\overset{C\equiv N}{\underset{R'}{C}}-OH$
- **24-9** — Produto: $R'-\underset{O}{\overset{\|}{C}}-H$ — Fe^{3+}, H_2O_2, H_2O → $H-\overset{COOH}{\underset{R'}{C}}-OH$
- **25-4** — Produto: $R-\underset{O}{\overset{\|}{C}}-\underset{}{CH_2CH_2}-\underset{O}{\overset{\|}{C}}-R'$ — H^+, H_2O → furano (R, R')

818 Química Orgânica

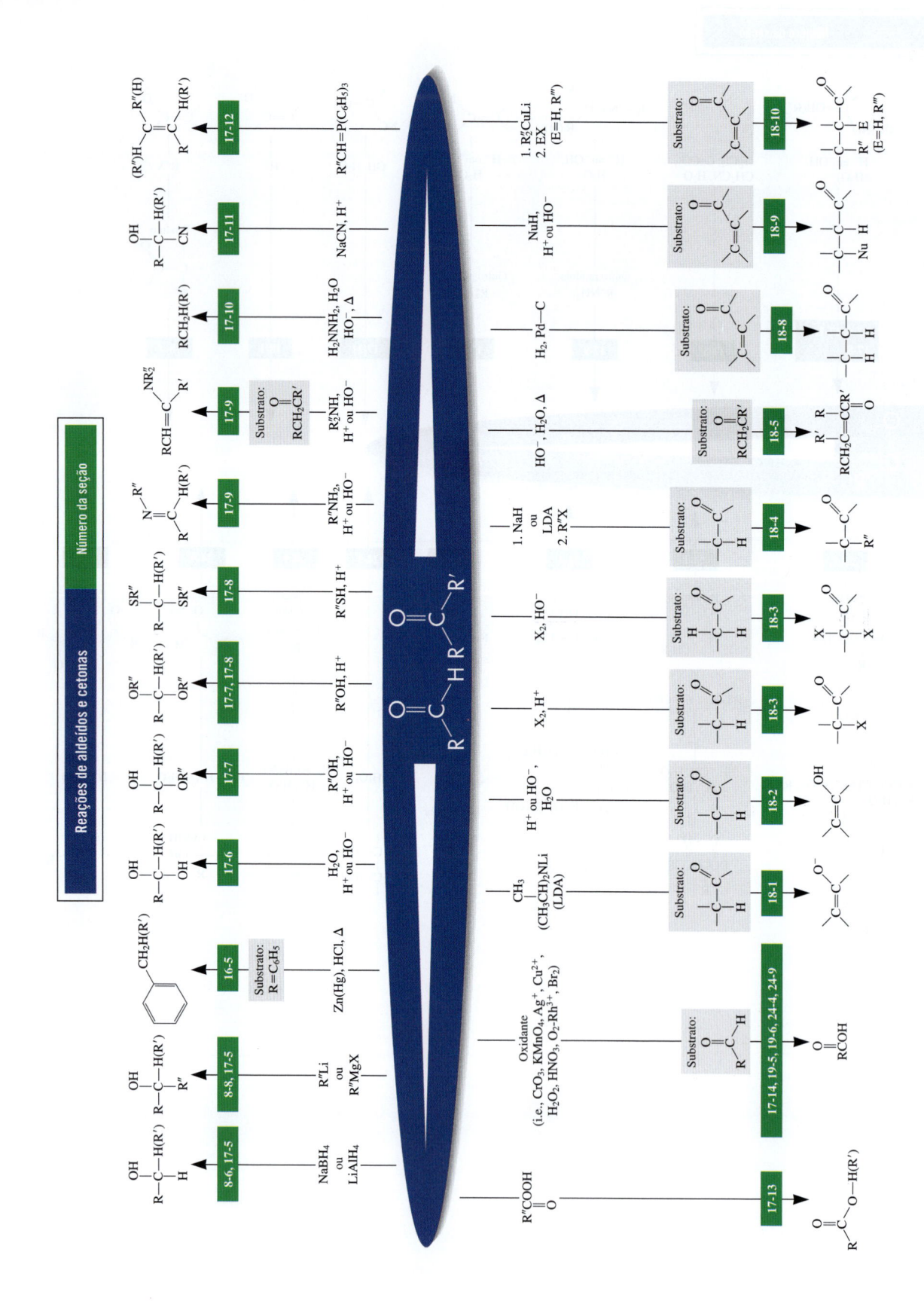

Reações de aldeídos e cetonas

Capítulo 17 Aldeídos e Cetonas

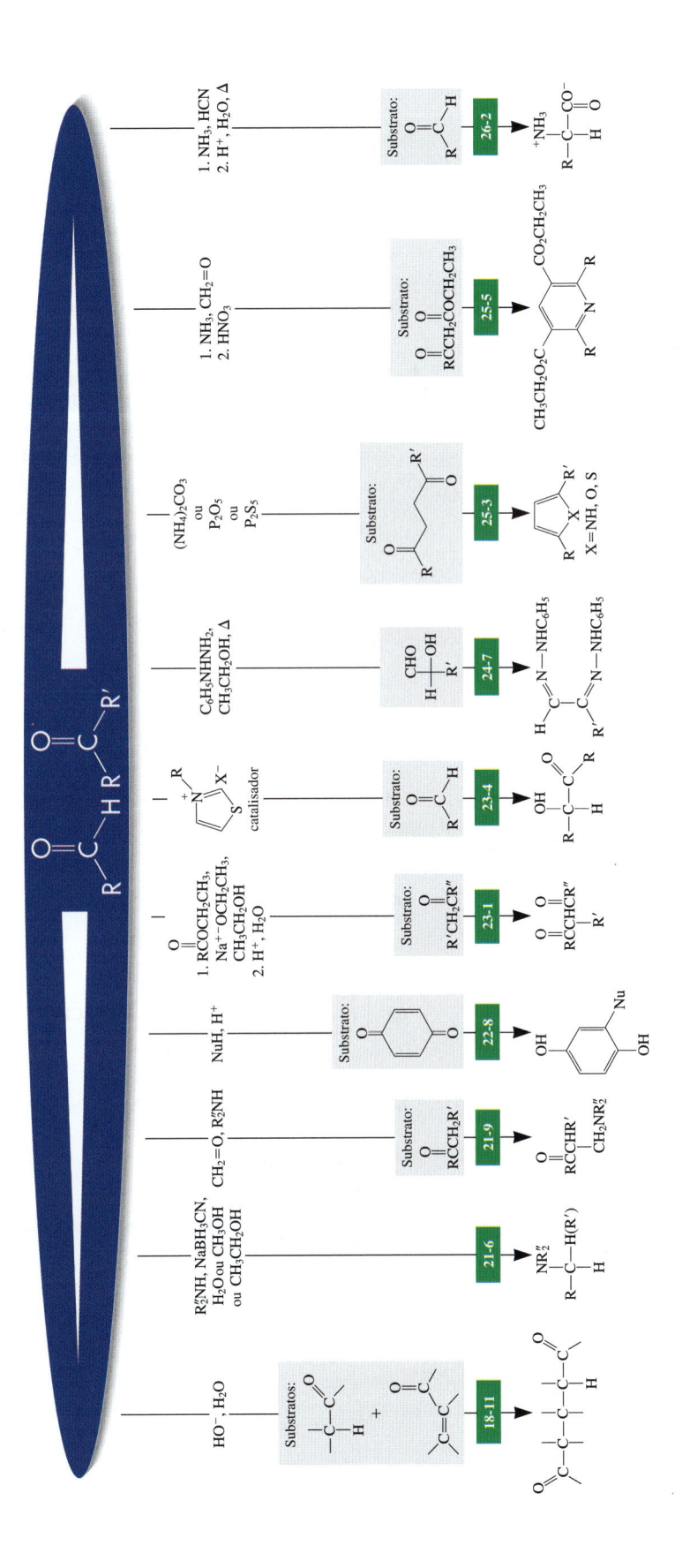

27. Os dados espectroscópicos seguintes são de dois compostos carbonilados de fórmula $C_8H_{12}O$. Sugira uma estrutura para cada um deles. A letra "m" significa que uma banda nesta região particular do espectro é considerada como um multiplete que não pode ser interpretado. **(a)** ^{1}H-NMR: δ = 1,60 (m, 4 H), 2,15 (s, 3 H), 2,19 (m, 4 H) e 6,18 (t, 1 H) ppm. ^{13}C-NMR: δ = 21,8, 22,2, 23,2, 25,0, 26,2, 139,8, 140,7 e 198,6 ppm. **(b)** ^{1}H-NMR: δ = 0,94 (t, 3 H), 1,48 (sex, 2 H), 2,21 (q, 2 H), 5,8–7,1 (m, 4 H) e 9,56 (d, 1 H) ppm. ^{13}C-NMR: δ = 13,6, 21,9, 35,2, 129,0, 135,2, 146,7, 152,5 e 193,2 ppm.

28. Os compostos descritos no Problema 27 têm espectros de ultravioleta muito diferentes. Um tem $\lambda_{max}(\epsilon)$ = 232(13.000) e 308(1450) nm, e o outro, $\lambda_{max}(\epsilon)$ = 272(35.000) nm, além de uma absorção fraca perto de 320 nm (este valor é difícil de determinar acuradamente devido à intensidade da banda forte). Correlacione as estruturas determinadas no Problema 27 com estes espectros de UV. Explique os espectros com relação às estruturas.

29. Seguem as características espectroscópicas e analíticas de um composto desconhecido. Proponha uma estrutura. Formula empírica: $C_8H_{16}O$. ^{1}H-RMN: δ = 0,90 (t, 3 H), 1,021,6 (m, 8 H), 2,05 (s, 3 H) e 2,25 (t, 2 H) ppm. IV: 1715 cm^{-1}. UV: $\lambda_{max}(\epsilon)$ = 280(15) nm. EM: m/z = 128 (M$^{+\bullet}$); a intensidade do pico (M + 1)$^+$ é 9% do pico M$^{+\bullet}$; fragmentos importantes estão em m/z = 113 (M − 15)$^+$, m/z = 85 (M − 43)$^+$, m/z = 71 (M − 57)$^+$, m/z = 58 (M − 70)$^+$ (o segundo maior pico) e m/z = 43 (M − 85)$^+$ (o pico-base).

30. Revisão de reações. Sem consultar o Mapa de Reações das pp. 816–817, sugira reagentes que convertam os seguintes *compostos de partida* em 3-hexanona.

31. Indique que reagentes ou combinações de reagentes são melhores para cada uma das seguintes reações.

32. Quais são os produtos esperados na ozonólise (seguida de redução branda, por exemplo, com Zn) de cada uma das seguintes moléculas?

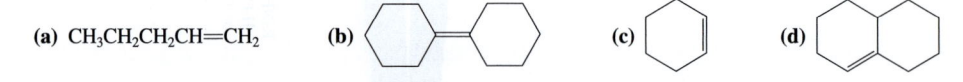

    (a) $CH_3CH_2CH_2CH=CH_2$ **(b)** **(c)** **(d)**

Capítulo 17 Aldeídos e Cetonas

33. Em cada um dos grupos abaixo, coloque as moléculas na ordem decrescente de reatividade frente à adição de um nucleófilo ao carbono sp^2 mais eletrofílico.

(a) $(CH_3)_2C=O$, $(CH_3)_2C=NH$, $(CH_3)_2C=\overset{+}{O}H$

(b) $CH_3\overset{O}{\overset{\|}{C}}CH_3$, $CH_3\overset{OO}{\overset{\|\|}{CC}}CH_3$, $CH_3\overset{OOO}{\overset{\|\|\|}{CCC}}CH_3$

(c) $BrCH_2COCH_3$, CH_3COCH_3, CH_3CHO, $BrCH_2CHO$

34. Dê os produtos esperados na reação de butanal com cada um dos reagentes abaixo.

(a) $LiAlH_4$, $(CH_3CH_2)_2O$, depois H^+, H_2O
(b) CH_3CH_2MgBr, $(CH_3CH_2)_2O$, depois H^+, H_2O
(c) $HOCH_2CH_2OH$, H^+

35. Dê os produtos esperados para a reação da 2-pentanona com cada um dos reagentes do Problema 34.

36. Dê os produtos esperados na reação do 4-acetil-ciclo-hexeno com cada um dos reagentes do Problema 34.

37. Dê os produtos esperados em cada uma das seguintes reações.

(a) ciclohexanona + excesso de $CH_3OH \xrightarrow{^-OH}$

(b) ciclohexanona + excesso de $CH_3OH \xrightarrow{H^+}$

(c) 2-metilciclopentanona + $H_3C-\underset{O}{\overset{O}{\underset{\|}{\overset{\|}{S}}}}-NHNH_2 \xrightarrow{H^+}$

(d) $CH_3\overset{O}{\overset{\|}{C}}CH_3 + HOCH_2\overset{OH}{\overset{|}{C}}HCH_2CH_2CH_3 \xrightarrow{H^+}$

(e) (decalinona com CH₃) + $2\ CH_3CH_2SH \xrightarrow{BF_3,\ (CH_3CH_2)_2O}$

(f) ciclopentanona + $(CH_3CH_2)_2NH \longrightarrow$

38. Formule um mecanismo detalhado para (a) a formação do hemiacetal do acetaldeído e metanol em condições de catálise ácido-básica e (b) a formação do hemiacetal intramolecular do 5-hidróxi-pentanal (Seção 17-7), também em condições de catálise ácido-básica.

39. Formule um mecanismo para a reação de CH_3SH com butanal catalisada por BF_3 (Seção 17-8).

40. DESAFIO A oxidação extensiva de álcoois primários a ácidos carboxílicos é devido à água do reagente de Cr(VI) em meio ácido. A água adiciona-se ao aldeído para produzir o hidrato, que se oxida (Seção 17-6). Diante destes fatos, explique as seguintes observações. (a) A água adiciona-se a cetonas para formar hidratos, mas não há oxidação posterior na conversão de um álcool secundário à cetona. (b) A oxidação eficiente de álcoois primários a aldeídos pelo reagente PCC isento de água requer a adição lenta do álcool ao reagente de Cr(VI). Se ocorrer o inverso, isto é, se o PCC for adicionado ao *álcool*, forma-se um éster, como ilustrado para a reação com 1-butanol.

$$CH_3CH_2CH_2CH_2OH \xrightarrow{PPC,\ CH_2Cl_2} CH_3CH_2CH_2\overset{O}{\overset{\|}{C}}OCH_2CH_2CH_2CH_3$$

(c) Dê os produtos esperados na reação do 3-fenil-1-propanol com CrO_3 livre de água (1) quando o álcool é adicionado ao agente oxidante e (2) quando o agente oxidante é adicionado ao álcool.

41. Use mecanismos e explique o resultado das seguintes reações.

(a) $HO\text{-CH}_2\text{CH}_2\text{-ciclopentanona} \xrightleftharpoons{H^+}$ hemicetal bicíclico

(b) $HO\text{-CH}_2\text{CH}_2\text{-cetal cíclico} \xrightarrow{H^+}$ produto aberto com OH

(c) Explique por que a formação do hemiacetal pode ser catalisada por ácido e por base, mas a formação do acetal é catalisada somente por ácido e não por base.

42. Os dois isômeros abaixo são feromônios naturais de insetos. O isômero da esquerda atrai o macho da mosca da azeitona, e o da direita, a fêmea. **(a)** Que tipo de relação isomérica existe entre as duas estruturas? **(b)** Qual é o grupo funcional das moléculas? **(c)** Os dois compostos hidrolisam-se em meio ácido. Quais são os produtos? Esses produtos são diferentes?

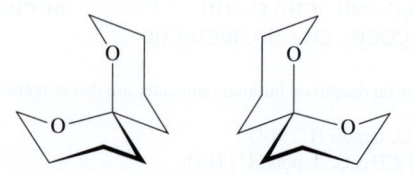

43. Proponha um mecanismo plausível para as seguintes reações. O produto é um precursor do *mediquox* (mostrado na margem), uma substância usada no tratamento de infecções respiratórias de galinhas.

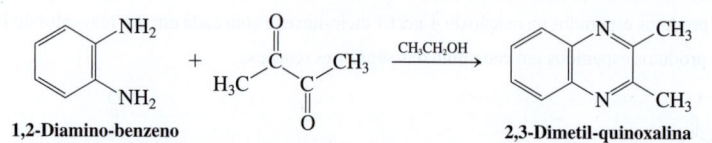

1,2-Diamino-benzeno + (diacetil) →(CH₃CH₂OH) 2,3-Dimetil-quinoxalina

Mediquox

44. A formação de iminas, oximas, hidrazinas e outros derivados de compostos carbonilados é reversível. Escreva um mecanismo detalhado para a hidrólise da semicarbazona da ciclo-hexanona para dar ciclo-hexanona e semicarbazida.

semicarbazona + H₂O →(H⁺) ciclo-hexanona + NH₂NHCNH₂ (semicarbazida)

45. Revisão de reações II. Sem consultar o Mapa de Reações da p. 818, sugira reagentes que convertam a ciclo-hexanona em cada um dos compostos abaixo.

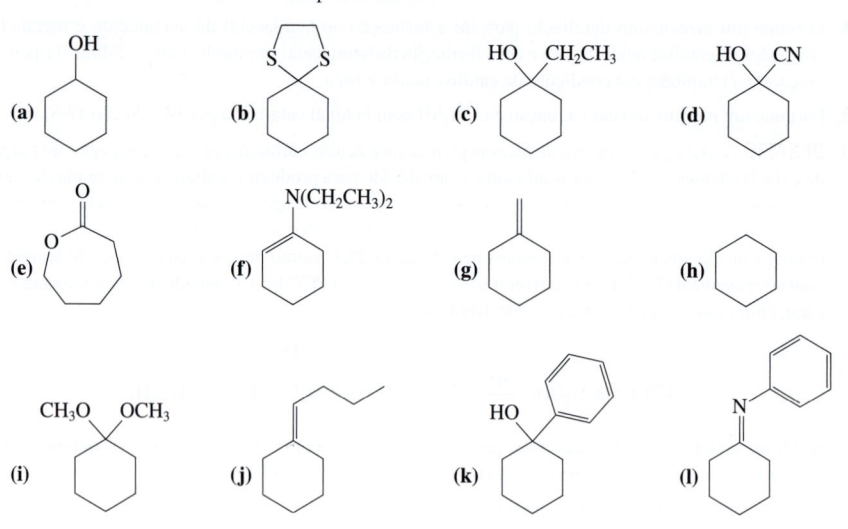

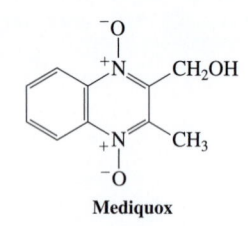

(a) ciclo-hexanol
(b) 1,3-ditiolano-espiro-ciclo-hexano
(c) 1-etil-ciclo-hexanol
(d) cianidrina da ciclo-hexanona
(e) ε-caprolactona
(f) 1-(N,N-dietilamino)-ciclo-hexeno
(g) metileno-ciclo-hexano
(h) ciclo-hexano
(i) 1,1-dimetoxi-ciclo-hexano
(j) propilideno-ciclo-hexano
(k) 1-fenil-ciclo-hexanol
(l) N-fenil-imina da ciclo-hexanona

46. Proponha uma síntese razoável para cada uma das seguintes moléculas, começando com o reagente indicado.

(a) 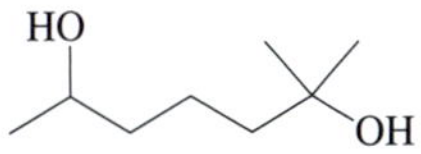 HO–CH(CH₃)–CH₂–CH₂–C(CH₃)₂–OH de CH₃–CO–CH₂–CH₂–COOH

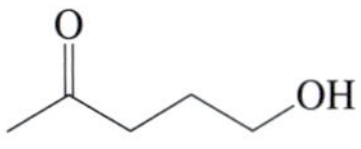

(b) C₆H₅N=C(CH₂CH₃)₂ a partir de 3-pentanol

(c) 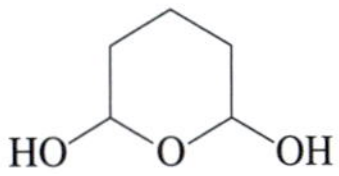 tetra-hidropirano-2,6-diol (HO–O–OH) a partir de 1,5-pentanodiol

(d) 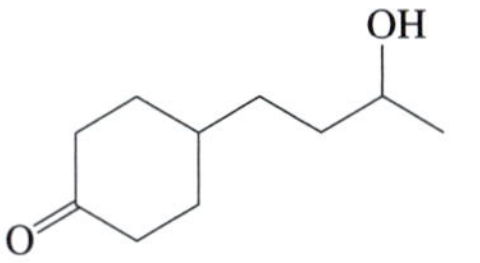 4-(3-hidroxibutil)cicloexanona de 4-vinilcicloexanona

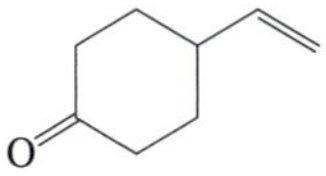

47. A absorção no UV-visível e as cores das 2,4-dinitro-fenil-hidrazonas de aldeídos e cetonas dependem muito da estrutura do composto carbonilado. Suponha que você é chamado para identificar o conteúdo de três garrafas cujos rótulos caíram. Os rótulos soltos indicam que uma das garrafas contém butanal, outra, *trans*-2-butenal, e a terceira, *trans*-2-fenil-2-propenal. As 2,4-dinitro-fenil-hidrazonas preparadas com o conteúdo de cada garrafa têm as seguintes características.

Garrafa 1: p.f. 187 – 188°C; λ_{max} = 377 nm; coloração laranja
Garrafa 2: p.f. 121 – 122°C; λ_{max} = 358 nm; coloração amarela
Garrafa 3: p.f. 252 – 253°C, λ_{max} = 394 nm; coloração vermelha

Correlacione as hidrazonas com os aldeídos (*sem* olhar os pontos de fusão de cada derivado) e explique sua escolha. (**Sugestão**: veja a Seção 14-11.)

48. Indique os reagentes que efetuam melhor as transformações abaixo.

(a) 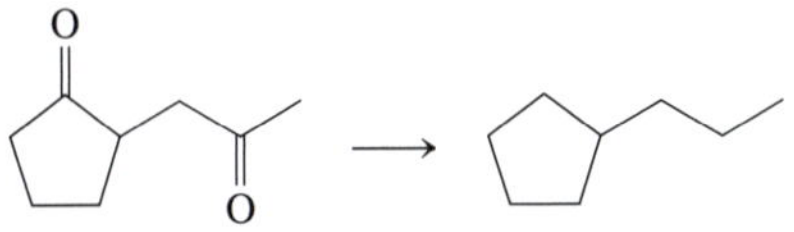 2-(2-oxopropil)ciclopentanona → propilciclopentano

(b) $CH_3CH=CHCH_2CH_2CH(=O)$ → $CH_3CH_2CH_2CH_2CH_2CH(=O)$

(c) $CH_3CH=CHCH_2CH_2CH(=O)$ → $CH_3CH=CHCH_2CH_2CH_2OH$

(d) 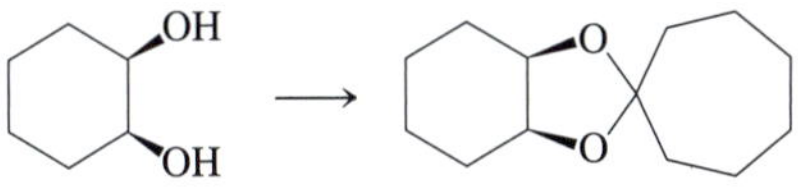 *cis*-1,2-cicloexanodiol → acetal espiro cicloexano/cicloheptanona

49. A molécula bombicol, cuja estrutura aparece a seguir, é um poderoso feromônio de inseto que atrai a fêmea da traça da seda (veja a Seção 12-17). 12 mg dela foram isolados inicialmente, a partir de 2 tons de pupas. Proponha uma síntese a partir de $BrCH_2(CH_2)_9OH$ e $CH_3CH_2CH_2C{\equiv}CCHO$ usando uma reação de Wittig (que neste sistema forma uma ligação dupla trans), como uma das etapas de sua sequência.

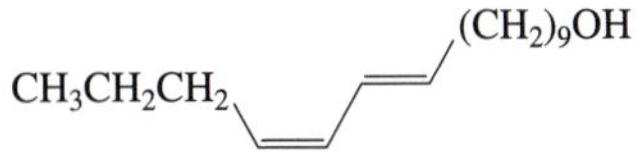

$CH_3CH_2CH_2$–CH=CH–CH=CH–$(CH_2)_9OH$
Bombicol

50. Proponha *dois* métodos de síntese de cada uma das moléculas abaixo a partir dos precursores indicados.

(a) $CH_3CH=CHCH_2CH(CH_3)_2$ a partir de (1) um aldeído e (2) um aldeído diferente

(b) [estrutura: decahidronaftaleno com dois grupos CH₃] a partir de (1) um dialdeído e (2) uma dicetona

51. Três cetonas têm a fórmula $C_7H_{14}O$. Elas se convertem em heptano pela redução de Clemmensen. O composto A dá um único produto na oxidação de Baeyer-Villiger; o composto B dá dois produtos diferentes em rendimentos bem diferentes, e o composto C dá dois produtos diferentes na razão 1:1. Identifique A, B e C.

52. Dê os produtos da reação de hexanal com cada um dos seguintes reagentes.

(a) $HOCH_2CH_2OH$, H^+ (b) $LiAlH_4$, depois H^+, H_2O (c) NH_2OH, H^+

(d) NH_2NH_2, KOH, calor (e) $(CH_3)_2CHCH_2CH=P(C_6H_5)_3$ (f) [pirrolidina], H^+

(g) Ag^+, NH_3, H_2O (h) CrO_3, H_2SO_4, H_2O (i) HCN

53. Dê os produtos da reação da ciclo-heptanona com cada um dos reagentes do Problema 52.

54. Proponha um mecanismo detalhado para a redução de Wolff-Kishner da 1-fenil-etanona (acetofenona) a etilbenzeno (veja a pág. 803).

55. A equação geral da reação de oxidação de Baeyer-Villiger (veja a pág. 808) começa com a reação de uma cetona com um ácido peroxicarboxílico para formar um peróxido que é o análogo de um hemiacetal. Proponha um mecanismo detalhado para este processo.

56. Formule um mecanismo detalhado para a oxidação de Baeyer-Villiger da cetona mostrada na margem (veja o Exercício 17-22).

57. Dê os dois produtos teoricamente possíveis da reação de Baeyer-Villiger de cada um dos compostos abaixo. Indique qual deles se forma preferencialmente.

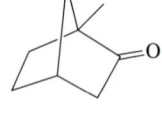

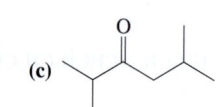

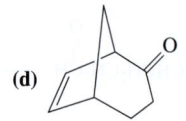

(a) ciclohexil-CHO-CH₃ (b) 2-metil-ciclopentanona (c) 2-metil-4-metilpentan-3-ona (d) biciclo[2.2.1]hept-5-en-2-ona (e) $C_6H_5CCH_3$ (com O)

58. Proponha sínteses eficientes para cada uma das moléculas abaixo, a partir dos reagentes indicados.

(a) 4-metil-4-hidroxi-ciclohexanocarbaldeído (CHO, H₃C, OH) de 4-hidroxi-ciclohexanocarbaldeído (CHO, H, OH)

(b) 1-(4-hidroxiciclohexil)etanona (O=C-CH₃, H, OH) de 4-hidroxi-ciclohexanocarbaldeído (CHO, H, OH)

(c) 2-metil-2-hidroxi-tetrahidrofurano (O, OH, CH₃) de $ClCH_2CH_2CH_2OH$

59. DESAFIO Explique por que, embora a formação de hemiacetal entre o metanol e a ciclo-hexanona seja termodinamicamente desfavorável, a reação de adição de metanol à ciclopropanona praticamente se completa.

$$\text{ciclopropanona} + CH_3OH \rightleftharpoons \text{hemiacetal (HO, OCH}_3\text{)}$$

60. A velocidade da reação de NH_2OH com aldeídos e cetonas é muito sensível ao pH. A reação é muito lenta em soluções mais ácidas do que pH 2 ou mais básicas do que pH 7. A velocidade é máxima em soluções moderadamente ácidas (pH ~ 4). Explique estas observações.

61. O composto D, $C_8H_{14}O$, converte-se por $CH_2=P(C_6H_5)_3$ no composto E, C_9H_{16}. O tratamento do composto D com $LiAlH_4$ leva a *dois* isômeros, F e G, de fórmula $C_8H_{16}O$, em rendimentos desiguais. O aquecimento de F ou G com uma solução concentrada de H_2SO_4 produz H, com fórmula C_8H_{14}. A ozonólise de H produz um cetoaldeído após tratamento com $Zn-H^+$ em H_2O. A oxidação deste cetoaldeído com solução de Cr(VI) em água produz

$$\text{estrutura: CH}_3\text{-CO-CH}_2\text{CH}_2\text{CH}_2\text{-CH(CH}_3\text{)-CO}_2\text{H}$$

Identifique os compostos D a H. Preste atenção especial à estereoquímica do composto D.

62. Em 1862, descobriu-se que o colesterol (veja a estrutura na Seção 4-7) converte-se em coprostanol pela ação das bactérias do trato digestivo humano. Use as seguintes informações para deduzir a estrutura do coprostanol. Identifique também as estruturas dos desconhecidos J a M. (i) O coprostanol tratado com reagentes de Cr(VI) dá o composto J, UV $\lambda_{max}(\epsilon) = 281(22)$ nm e IV = 1710 cm^{-1}. (ii) A reação do colesterol com H_2-Pt leva ao composto K, um estereoisômero do coprostanol. O tratamento de K com reagentes de Cr(VI) fornece o composto L, que tem uma banda de UV muito semelhante à do composto J, $\lambda_{max}(\epsilon) = 258(23)$ nm, e é um estereoisômero de J. (iii) A adição cuidadosa de reagentes de Cr(VI) ao colesterol produz M: UV $\lambda_{max}(\epsilon) = 286(109)$ nm. A hidrogenação catalítica de M com o catalisador Pt também leva a L.

63. DESAFIO Descrevemos, agora, três reações do composto M (veja o Problema 62). Responda às questões que seguem. **(a)** O tratamento de M com quantidades catalíticas de ácido, em etanol como solvente, causa a isomerização ao composto N: UV $\lambda_{max}(\epsilon) = 241(17.500)$ nm e 310(72) nm. Proponha uma estrutura para N. **(b)** A hidrogenação do composto N (H_2—Pd, éter como solvente) produz o composto J (Problema 62). É este o resultado que você teria predito ou há algo incomum nele? **(c)** A redução de Wolff-Kishner do composto N (H_2NNH_2, H_2O, HO^-, Δ) leva ao 3-colesteno. Proponha um mecanismo para esta transformação.

3-Colesteno

Trabalho em grupo

64. Em metanol acidulado, o 3-oxo-butanal transforma-se em um composto com fórmula molecular $C_6H_{12}O_3$.

$$\text{3-Oxo-butanal} \xrightarrow{CH_3OH, H^+} C_6H_{12}O_3$$

Analisem os seguintes dados de ^{1}H-RMN e IV: ^{1}H-RMN (CCl$_4$): δ = 2,19 (s, 3 H), 2,75 (d, 2 H), 3,38 (s, 6 H), 4,89 (t, 1 H) ppm; IV: 1715 cm^{-1}.

Considerem os deslocamentos químicos, os padrões dos picos e a integração dos sinais no espectro de RMN e discutam os possíveis fragmentos que podem dar origem às multiplicidades observadas. Usem as informações de IV para assinalar o grupo funcional da nova molécula. Expliquem a determinação estrutural, referindo-se aos dados espectrais, e sugiram um mecanismo detalhado para a formação do novo composto.

Problemas pré-profissionais

65. Na transformação dada abaixo, quais dos seguintes compostos é A (use o nome IUPAC)? (**a**) 5-octino-7-ona; (**b**) 5-octino-2-ona; (**c**) 3-octino-2-ona; (**d**) 2-octino-3-ona.

$$\text{3-Octino-2-ol} \xrightarrow{\text{CrO}_3,\ \text{H}_2\text{SO}_4,\ \text{acetona}} A$$

66. A reação

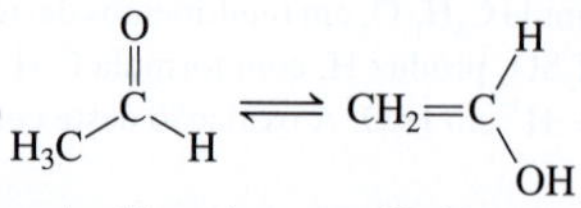

$$\underset{H_3C}{\overset{O}{\underset{\|}{C}}}\!\!-\!H \;\rightleftharpoons\; CH_2\!=\!C\underset{OH}{\overset{H}{\diagup}}$$

refere-se à (**a**) ressonância, (**b**) tautomeria, (**c**) conjugação, (**d**) desproteção.

67. Quais dos seguintes reagentes converte o benzenocarbaldeído (benzaldeído) em oxima? (**a**) $H_2NNHC_6H_5$; (**b**) H_2NNH_2; (**c**) O_3; (**d**) H_2NOH; (**e**) $CH_3CH(OH)_2$.

68. Quais das seguintes declarações está correta? A absorção mais intensa do espectro de IV da 3-metil-2-butanona está em (**a**) 3400 cm^{-1}, devido à deformação axial de OH; (**b**) 1700 cm^{-1}, devido à deformação axial de C=O; (**c**) 2000 cm^{-1}, devido a uma deformação axial de CH; (**d**) 1500 cm^{-1}, devido à deformação angular do grupo isopropila.

CAPÍTULO 18

Enóis, Enolatos e a Condensação de Aldol

Aldeídos e cetonas
α,β-insaturados

Dê outra olhada na Abertura do Capítulo, acima. O simples fato de você poder vê-la é o resultado da química a que se refere o título. Os fótons fazem com que o sistema π (Seção 14-11) do *cis*-retinal ligado a uma proteína sofra isomerização cis-trans. Esta transformação conformacional ocorre em picossegundos e provoca um impulso nervoso que é traduzido no cérebro para compor o que chamamos de "visão" (Destaque Químico 18-3). A característica estrutural do retinal que torna isso possível é a conjugação (neste caso estendida) entre o grupo carbonila e o sistema π adjacente. Veremos, neste capítulo, que o grupo carbonila (como acontece com uma ligação dupla carbono-carbono, Seção 14-1) também ativa por ressonância as ligações C—H e C=C adjacentes em sistemas muito mais simples. Após estudar o material a seguir, você será capaz de "olhar" esta página por uma perspectiva bem diferente!

Vimos, no capítulo anterior, que a estrutura do grupo carbonila, uma ligação múltipla *muito polar*, leva a uma combinação característica de reatividades, as reações de adição mediadas pelo ataque eletrofílico (normalmente por prótons) no oxigênio, que é uma base de Lewis, e o ataque por nucleófilos no carbono. Existe uma terceira posição reativa nos aldeídos e cetonas, o carbono *vizinho* do grupo carbonila, conhecido como **carbono α**. O grupo carbonila aumenta a acidez dos hidrogênios do carbono α. A remoção destes **hidrogênios α** pode levar a duas espécies ricas de elétrons, os álcoois insaturados, chamados de enóis, ou suas bases conjugadas, os íons enolato. Os enóis e íons enolato são nucleófilos importantes, capazes de atacar eletrófilos como os prótons, halogênios, halogenoalcanos e até mesmo outros compostos carbonilados.

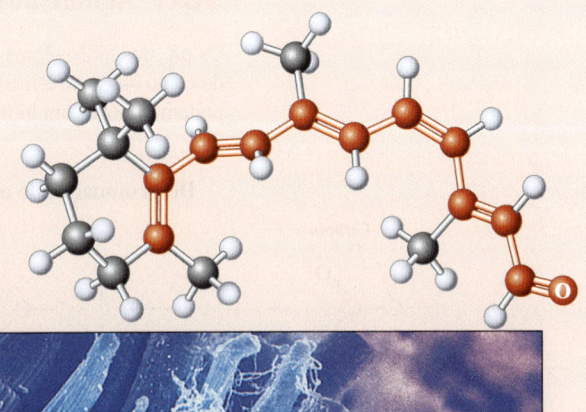

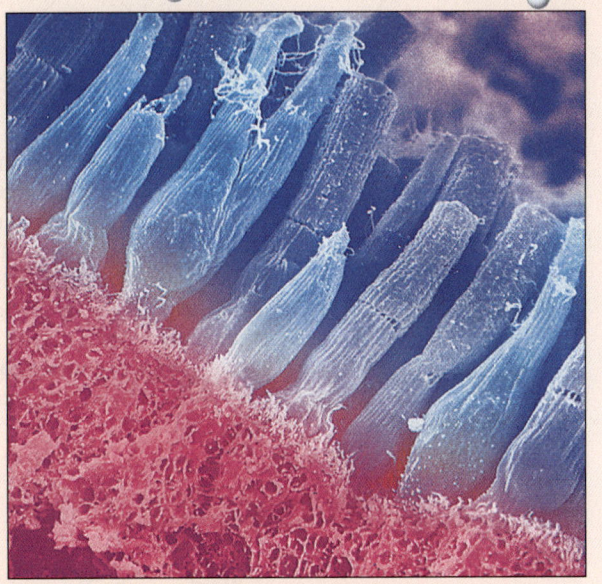

Fotomicrografia de células cone e bastão na retina. Todos os olhos capazes de resolver imagens e, na verdade, todos os sistemas visuais da natureza usam a mesma molécula, o *cis*-retinal para a detecção da luz. A absorção de um fóton isomeriza a ligação dupla cis a trans, provocando uma alteração considerável da geometria da molécula, que dispara um impulso nervoso que é percebido como visão.

Começaremos pela descrição da química dos enolatos e enóis. A reação entre íons enolato e compostos carbonilados, chamada de condensação de aldol, é especialmente importante porque pode ser usada para formar ligações carbono-carbono no laboratório e na natureza. Dentre os produtos possíveis da condensação de aldol estão os aldeídos e cetonas α,β-insaturados, que têm ligações π carbono-carbono e carbono-oxigênio conjugadas. Como é de se esperar, as adições eletrofílicas podem ocorrer em qualquer uma das ligações π. O mais importante, entretanto, é que os compostos carbonilados α,β-insaturados podem sofrer ataque nucleofílico, uma reação que pode envolver *todo* o sistema conjugado.

18-1 Acidez dos aldeídos e cetonas: íons enolato

Os pK_a dos hidrogênios α dos aldeídos e cetonas varia entre 16 e 21, muito menores do que os pK_a do eteno (44) e do etino (25), mas próximos aos dos álcoois (15–18). Isso significa que bases fortes podem remover um hidrogênio α para formar os **íons enolato** ou, mais simplesmente, **enolatos**.

Desprotonação de um composto carbonilado: no carbono α

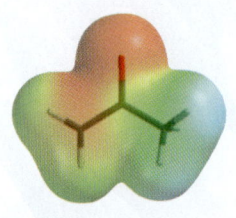

p$K_a \approx$ 16-18 (aldeídos)
19-21 (cetonas)

Por que os aldeídos e cetonas são relativamente ácidos? Sabemos que a acidez aumenta quando a base conjugada se estabiliza (Seção 2-2). No caso dos enolatos, o efeito indutivo do carbono da carbonila, com carga parcial positiva, estabiliza fortemente a carga negativa da posição α. Os aldeídos são ácidos mais fortes do que as cetonas, porque o carbono da carbonila tem carga parcial positiva maior (Seção 17-6). Mais estabilização é dada pela deslocalização da carga no átomo de oxigênio, que é eletronegativo, como se pode ver pelas formas de ressonância acima. A deslocalização da carga é visível no mapa de potencial eletrostático do enolato da acetona (na margem, em escala corrigida), com carga negativa (em vermelho) no carbono α e no oxigênio. Um exemplo da formação de enolato é a desprotonação da ciclo-hexanona pela di-isopropilamida de lítio (LDA; Seção 7-8).

Enolato da acetona

Preparação dos enolatos

LDA

Íon enolato da ciclo-hexanona

EXERCÍCIO 18-1

Identifique os hidrogênios mais ácidos em cada uma das moléculas seguintes. Dê a estrutura dos enolatos produzidos pela desprotonação. (**a**) Acetaldeído; (**b**) propanal; (**c**) propanona; (**d**) 4-heptanona; (**e**) ciclopentanona.

Híbrido de ressonância

Todas as formas de ressonância contribuem para as características dos enolatos e, em consequência, para a química dos compostos carbonilados. O híbrido de ressonância tem cargas parciais negativas no carbono e no oxigênio e, portanto, o íon é nucleofílico e pode atacar eletrófilos em ambas as posições. Uma espécie capaz de reagir em duas posições diferentes para dar dois produtos diferentes é chamada de **ambidentada** ("duas presas", do latim *ambi*, ambos, e *dens*, dente). O enolato é, portanto, um ânion ambidentado. O átomo de carbono é normalmente o sítio de reação e dá substituição nucleofílica com substratos S_N2, como os halogenoalcanos apropriados. Como nesta reação um grupo alquila se liga ao carbono reativo, ela é chamada de **alquilação** (mais especificamente, C-alquilação). Veremos, na Seção 18-4, que a alquilação é um método importante de formação de ligações carbono-carbono em cetonas. A alquilação do enolato da ciclo-hexanona com 3-cloro-propeno, por exemplo, ocorre no carbono. A alquilação no oxigênio (O-alquilação) é pouco comum, embora o oxigênio seja a posição típica de *protonação*. O produto da protonação é um álcool insaturado chamado de **alquenol** (ou **enol**). Os enóis são instáveis e se isomerizam rapidamente à cetona original (reveja a Seção 13-7).

Comportamento duplo do enolato da ciclo-hexanona

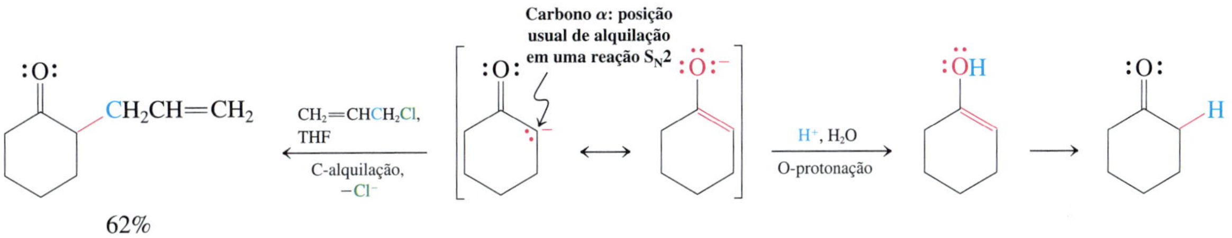

EXERCÍCIO 18-2

Dê os produtos da reação do enolato da ciclo-hexanona com (**a**) iodoetano (reage por C-alquilação) e (**b**) clorotrimetilsilano (reage por O-silanização).

EM RESUMO, os hidrogênios do carbono vizinho do grupo carbonila em aldeídos e cetonas são ácidos, com pK_a entre 16 e 21. A desprotonação leva aos enolatos correspondentes, que podem atacar reagentes eletrofílicos no oxigênio ou no carbono. A protonação no oxigênio leva a enóis.

18-2 Equilíbrio cetoenólico

Vimos que a protonação de um enolato no oxigênio leva a um enol que, sendo o isômero instável de um aldeído ou uma cetona, rapidamente se **tautomeriza** ao composto carbonilado (Seção 13-7). Estes iômeros são chamados de **tautômeros cetoenólicos**. Veremos agora os fatores que afetam este equilíbrio, no qual a forma carbonilada geralmente predomina, e, em seguida, o mecanismo da tautomerização e suas consequências químicas.

Um enol está em equilíbrio com a forma carbonilada em soluções ácidas ou básicas

A tautomeria cetoenólica ocorre em meio básico ou ácido. As bases removem o próton do oxigênio do enol, invertendo a protonação inicial. A protonação subsequente, mais lenta, do carbono leva à forma carbonilada, termodinamicamente mais estável.

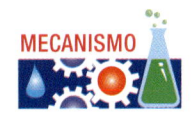

Equilibração cetoenólica catalisada por base

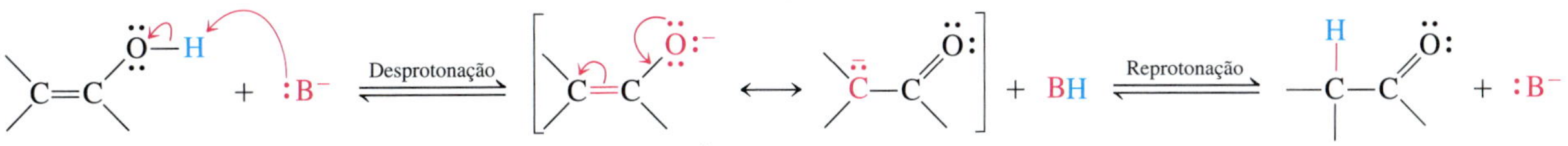

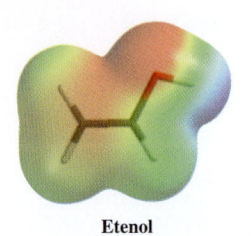

Em meio ácido, o enol sofre protonação no carbono da ligação dupla mais afastado da hidroxila. O mapa de potencial eletrostático do etenol (na margem) mostra que este carbono tem carga negativa maior (em vermelho). Além disso, o cátion que se forma é estabilizado por ressonância pela hidroxila vizinha. O exame da forma de ressonância correspondente mostra que ela tem protonada a função carbonila. A desprotonação leva ao produto.

Equilibração cetoenólica catalisada por ácido

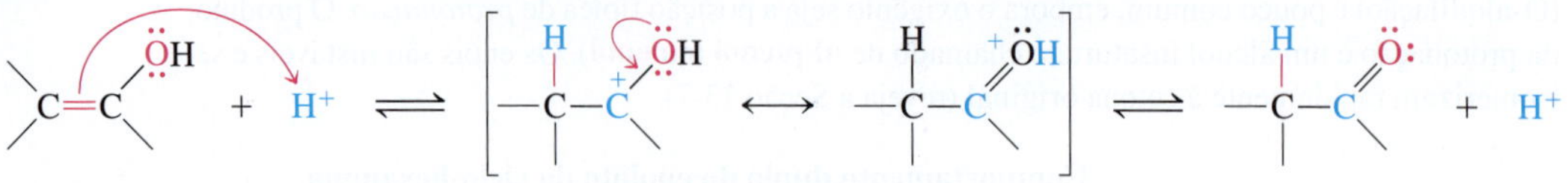

Forma enol + H$^+$ ⇌ [Sistema carbonilado protonado] ⇌ Forma ceto + H$^+$

A interconversão é relativamente rápida em soluções que contêm traços de ácido ou base. Lembre-se de que, embora a forma carbonilada normalmente predomine, a conversão do enol à carbonila é reversível e os mecanismos pelos quais a forma carbonilada se converte no enol são o inverso exato dos dois esquemas dados acima.

Substituintes podem afetar o equilíbrio cetoenólico

As constantes de equilíbrio da conversão da forma carbonilada em enol são muito pequenas no caso dos aldeídos e cetonas comuns, em que somente traços do enol estão presentes. Em relação à forma carbonilada, entretanto, o enol do acetaldeído é cerca de 100 vezes mais estável do que o enol da propanona (acetona), porque a carbonila do aldeído é menos substituída e menos estável do que a carbonila da cetona.

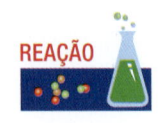

Equilíbrio cetoenólico

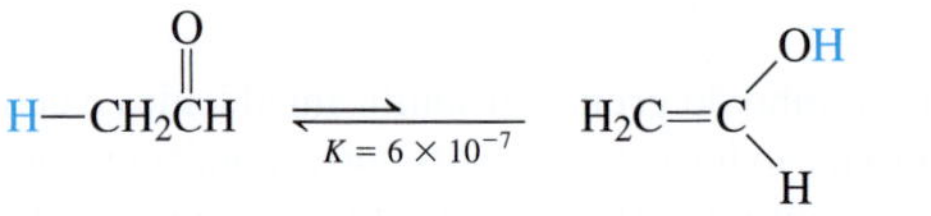

H—CH$_2$CH=O ⇌ (K = 6 × 10^{-7}) H$_2$C=C(OH)(H) $\Delta G° \approx +8,5$ kcal mol^{-1} (+35,5 kJ mol^{-1})

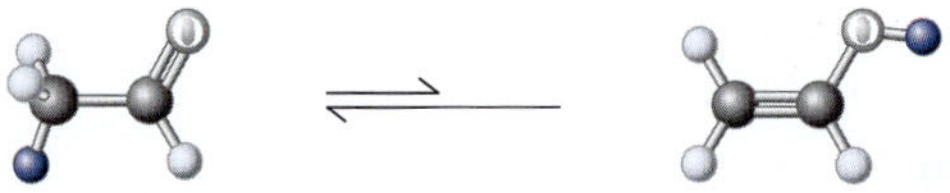

Acetaldeído ⇌ Etenol (Álcool vinílico)

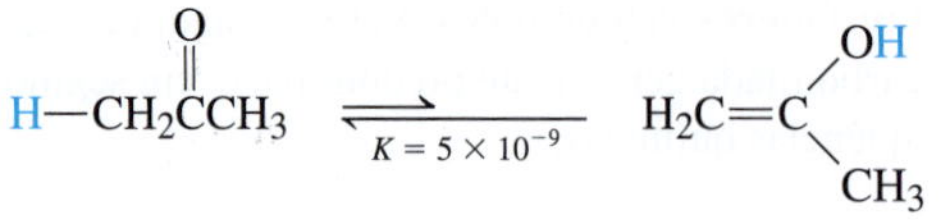

H—CH$_2$CCH$_3$=O ⇌ (K = 5 × 10^{-9}) H$_2$C=C(OH)(CH$_3$) $\Delta G° \approx +11,3$ kcal mol^{-1} (+47,3 kJ mol^{-1})

Acetona ⇌ 2-Propenol

A formação de enol leva à troca de deutério e à estereoisomerização

Quais são as consequências da formação de enol por tautomeria? Uma delas é que o tratamento de uma cetona com traços de ácido ou base em D$_2$O leva à troca de *todos* os hidrogênios α.

Troca hidrogênio-deutério dos hidrogênios enolizáveis

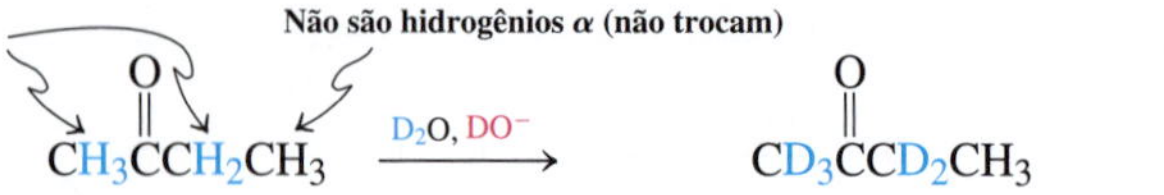

Hidrogênios α (trocam em D$_2$O)   Não são hidrogênios α (não trocam)

CH$_3$CCH$_2$CH$_3$ —D$_2$O, DO$^-$→ CD$_3$CCD$_2$CH$_3$

2-Butanona → 1,1,1,3,3-Pentadeutero-2-butanona

Esta reação pode ser acompanhada facilmente por ^{1}H-RMN, porque o sinal destes hidrogênios desaparece devagar com a substituição por deutério. Esta técnica permite a fácil determinação do número de hidrogênios α de uma molécula.

EXERCÍCIO 18-3

Escreva mecanismos para a substituição catalisada por base e por ácido de um hidrogênio α da propanona por deutério em D_2O.

EXERCÍCIO 18-4

Escreva os produtos (se for o caso) da incorporação de deutério pelo tratamento das substâncias abaixo com D_2O—NaOD.

(a) ciclo-heptanona
(b) 2,2-Dimetil-propanal
(c) 3,3-Dimetil-2-butanona
(d) (estrutura: decalona com grupo CHO)

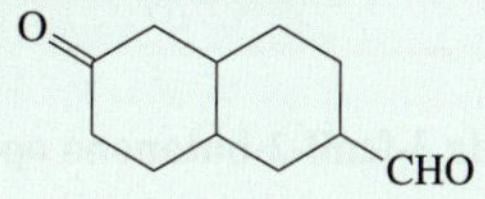

EXERCÍCIO 18-5

Trabalhando com os conceitos: assinalando os sinais de RMN de uma cetona cíclica

O espectro de ^{1}H-RMN da ciclobutanona tem um quinteto em $\delta = 2{,}00$ ppm e um tripleto em $\delta = 3{,}13$ ppm. Relacione os sinais do espectro com os hidrogênios da molécula.

Estratégia

Use as informações da Seção 17-3 no que diz respeito aos deslocamentos químicos dos hidrogênios nas cetonas e aplique as ferramentas de análise de RMN que você obteve no Capítulo 10.

Solução

- A estrutura da ciclobutanona implica um espectro de ^{1}H-RMN com dois sinais: um para os quatro hidrogênios α (em C2 e C4) e outro para os dois hidrogênios β (em C3).
- Vimos, na Seção 17-3, que os hidrogênios α dos compostos carbonilados são mais desblindados do que os hidrogênios β. Além disso, de acordo com a regra ($N + 1$) de desdobramento spin-spin (Seção 10-7), o sinal dos hidrogênios α deveria aparecer como um tripleto como resultado do desdobramento pelos dois hidrogênios β vizinhos. Logo, podemos atribuir o tripleto em $\delta = 3{,}13$ ppm aos quatro hidrogênios α.
- Do mesmo modo, o desdobramento provocado pelos quatro hidrogênios α vizinhos deveria levar a um quinteto, consistente com o sinal em $\delta = 2{,}00$ ppm.

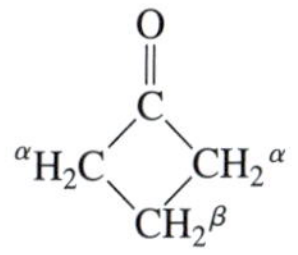

EXERCÍCIO 18-6

Tente você

O que você esperaria que mudasse no espectro de ^{1}H-RMN da ciclobutanona pelo tratamento com D_2O—NaOD? (**Sugestão:** os átomos de deutério não dão sinais no espectro de ^{1}H-RMN.)

Outra consequência da formação de enol, ou **enolização**, é a facilidade de interconversão dos estereoisômeros no carbono α. O tratamento das ciclopentanonas *cis*-2,3-dissubstituídas com base leva aos isômeros trans, mais estáveis por razões estéricas.

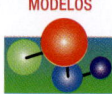

Isomerisação catalisada por base de uma cetona α-substituída

A reação ocorre via formação dos enolatos, em que o carbono α é plano e, portanto, não é quiral. A reprotonação do lado cis em relação ao grupo 3-metila leva ao diastereoisômero trans (Seções 4-1 e 5-5).

Outra consequência da enolização é a dificuldade de manter a atividade óptica de compostos em que o centro quiral é um carbono α. Por quê? Quando o enol (aquiral) se reconverte à forma carbonilada, obtém-se a mistura dos enantiômeros *R* e *S*. Na temperatura normal, por exemplo, a 3-fenil-2-butanona opticamente ativa se racemiza, em etanol em meio básico, com tempo de meia vida de minutos.

Racemização da 3-fenil-2-butanona opticamente ativa

(*S*)-3-Fenil-2-butanona ⇌ Íon enolato (Aquiral) ⇌ (*R*)-3-Fenil-2-butanona

EXERCÍCIO 18-7

A cetona bicíclica A se equilibra rapidamente com um estereoisômero por tratamento com base. O mesmo não acontece com B. Explique.

EM RESUMO, os aldeídos e cetonas estão em equilíbrio com as formas enólicas, que são cerca de 10 kcal mol^{-1} menos estáveis. O equilíbrio cetoenólico é catalisado por ácido ou base. A enolização permite a troca rápida entre H e D em D$_2$O e provoca a isomerização nos centros quirais vizinhos do grupo carbonila.

18-3 Halogenação de aldeídos e cetonas

Veremos, nesta seção, uma reação do grupo carbonila que ocorre via intermediários enóis ou enolatos: a halogenação. Os aldeídos e cetonas reagem com os halogênios no carbono α. Em contraste com a deuteração, que é completa em ácido ou base, a halogenação depende do meio, ácido ou básico.

Na presença de ácido, a halogenação normalmente se interrompe na primeira halogenação, como no exemplo abaixo.

α-Halogenação de cetonas catalisada por ácido

$$H-CH_2CCH_3 \xrightarrow{Br-Br,\ CH_3CO_2H,\ H_2O,\ 70°C} BrCH_2CCH_3 + HBr$$
$$\text{44%}$$
Bromo-acetona

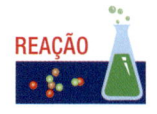

A velocidade da halogenação catalisada por ácido é *independente da concentração de halogênio*, o que sugere que a primeira etapa que envolve o substrato carbonilado, isto é, a enolização, determina a velocidade. O halogênio, então, ataca rapidamente a ligação dupla para dar um halogenocarbocátion intermediário estabilizado pelo oxigênio. A desprotonação subsequente desta espécie leva ao produto.

Mecanismo da bromação da propanona (acetona) catalisada por ácido

Etapa 1. Enolização (*determinante da velocidade*)

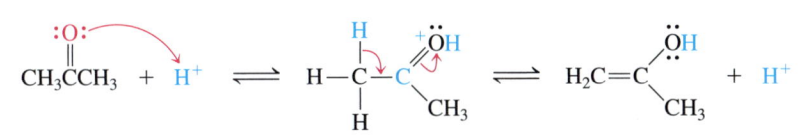

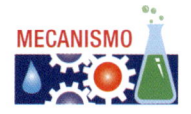

$$CH_3\overset{\overset{\displaystyle :O:}{\|}}{C}CH_3 + H^+ \rightleftharpoons H-\underset{\underset{\displaystyle H}{|}}{\overset{\overset{\displaystyle H}{|}}{C}}-\underset{\underset{\displaystyle CH_3}{}}{\overset{\overset{\displaystyle +\ddot{O}H}{|}}{C}} \rightleftharpoons H_2C=\underset{\underset{\displaystyle CH_3}{}}{\overset{\overset{\displaystyle \ddot{O}H}{|}}{C}} + H^+$$

Etapa 2. Ataque do halogênio

$$H_2C=\underset{CH_3}{\overset{\ddot{O}H}{C}} \xrightarrow{Br-Br} \left[\underset{\underset{Br}{|}}{H_2C}-\underset{CH_3}{\overset{\overset{\ddot{O}H}{|}}{\underset{|}{C^+}}} \longleftrightarrow \underset{\underset{Br}{|}}{H_2C}-\underset{CH_3}{\overset{\overset{+\ddot{O}H}{\|}}{C}} \right] + Br^-$$

Etapa 3. Desprotonação

$$BrCH_2\overset{\overset{\displaystyle +\ddot{O}-H}{\|}}{C}CH_3 \longrightarrow BrCH_2\overset{\overset{\displaystyle :O:}{\|}}{C}CH_3 + H^+$$

Por que a continuação da halogenação é retardada? A resposta é que, para repetir a reação, o composto halogenocarbonilado tem de se enolizar novamente em meio ácido. O efeito retirador de elétrons do halogênio, entretanto, torna a protonação, a etapa inicial da enolização, *mais difícil* do que no composto carbonilado original.

A halogenação retarda a enolização porque a protonação não é favorecida

Menos básica do que a cetona não substituída ⟶ :O:

$$\underset{\underset{\text{Retira elétrons}}{\uparrow}}{Br\text{CH}_2}\overset{\overset{\displaystyle :\ddot{O}:}{\|}}{C}CH_3 \underset{}{\overset{H^+}{\rightleftharpoons}} BrCH_2\overset{\overset{\displaystyle +\ddot{O}\diagdown H}{\|}}{C}CH_3$$

Mecanismo da halogenação de um enolato

:Ö:⁻
 \
  C=CH₂ + Br—Br
 /
R

↓

:O:
‖
RCCH₂Br + Br⁻
      ↑
  Mais ácido do
  que na cetona
  não substituída

Por isso, o produto mono-halogenado não é atacado pelo halogênio até que todo o aldeído ou cetona tenha sido consumido.

Em meio básico, a halogenação é completamente diferente. Ela ocorre via um enolato que ataca o halogênio. Nesse caso, a reação pode continuar até a halogenação *completa* do mesmo carbono α, deixando intocado o reagente de partida (quando se usa quantidade insuficiente do halogênio). Por que é muito difícil parar a halogenação catalisada por base na etapa da mono-halogenação? O efeito retirador de elétrons do halogênio aumenta a acidez dos demais hidrogênios α e acelera a formação de mais enolato; portanto, favorece a halogenação.

EXERCÍCIO 18-8

Escreva os produtos da bromação da ciclo-hexanona catalisada por ácido e por base.

EM RESUMO, a halogenação de aldeídos e cetonas em ácido forma seletivamente compostos mono-halogenocarbonilados. Em meio básico, *todos* os hidrogênios α são substituídos antes do ataque a outra molécula do composto inicial.

18-4 Alquilação de aldeídos e cetonas

Vimos como gerar enolatos a partir de aldeídos e cetonas pelo tratamento com bases como LDA (Seções 7-8 e 18-1). O carbono α do enolato é nucleofílico e pode participar de reações de alquilação S_N2 com os halogenoalcanos apropriados, com formação de uma ligação carbono-carbono. Discutiremos, nesta seção, alguns aspectos da alquilação de enolatos, comparando-a com um processo semelhante, a alquilação de espécies denominadas *enaminas*.

A alquilação de enolatos pode ser difícil de controlar

Em princípio, a alquilação do enolato de um aldeído ou cetona é uma reação de substituição nucleofílica.

Alquilação de um aldeído ou de uma cetona

[Esquema: Carbono α com Hidrogênio α → Base (Por exemplo, LDA) → Íon enolato → R—X, S_N2 → Nova ligação carbono-carbono]

Na prática, entretanto, a reação pode se complicar devido a vários fatores. O enolato é uma base razoavelmente forte e, por isso, a reação é feita normalmente com halogenometanos ou halogenoalcanos primários; caso contrário, a eliminação E2 que converte o halogenoalcano em um alqueno (Seção 7-8) torna-se um processo importante. Outras reações laterais podem também ocorrer. A alquilação de aldeídos geralmente não dá certo, porque os enolatos podem sofrer muito facilmente uma reação de condensação, que será descrita na próxima seção. Mesmo a alquilação de cetonas pode ser um problema, porque o produto da monoalquilação pode perder outro hidrogênio α nas condições da reação e levar ao produto dialquilado. Além disso, se a cetona inicial não é simétrica, a alquilação pode ocorrer em qualquer um dos dois carbonos α, levando a dois regioisômeros. A reação da 2-metilciclo-hexanona com iodometano ilustra estes problemas.

Produtos da alquilação da 2-metilciclohexanona

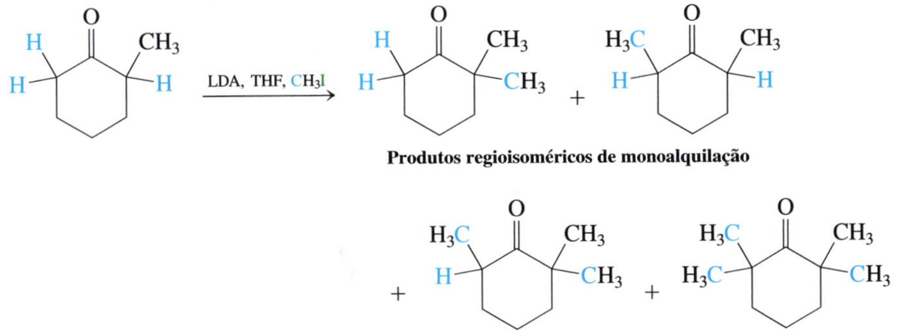

$$\xrightarrow{\text{LDA, THF, CH}_3\text{I}}$$

Produtos regioisoméricos de monoalquilação

Produtos de polialquilação

Às vezes, as cetonas podem ser alquiladas. No caso praticamente ideal, abaixo, a cetona só tem um hidrogênio α e o halogeneto alílico primário é um excelente substrato para reações S_N2 (Seção 14-3). A base neste exemplo é o hidreto de sódio, NaH (Seção 8-6).

Alquilação eficiente de uma cetona

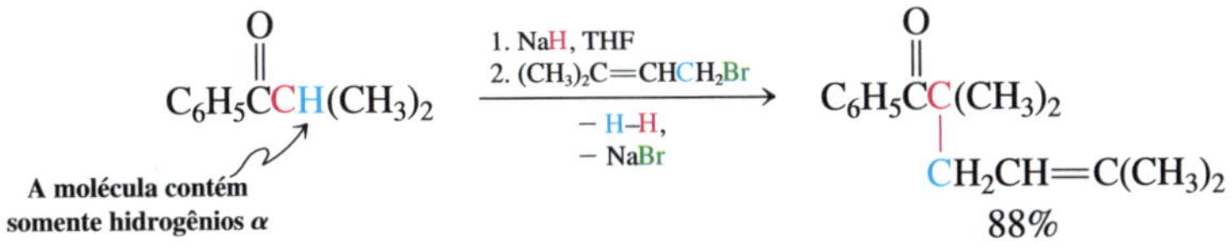

$$\text{C}_6\text{H}_5\text{CCH(CH}_3)_2 \xrightarrow[\substack{-\text{ H-H,} \\ -\text{ NaBr}}]{\substack{1.\text{ NaH, THF} \\ 2.\ (\text{CH}_3)_2\text{C}=\text{CHCH}_2\text{Br}}} \text{C}_6\text{H}_5\text{CC(CH}_3)_2$$
$$\text{CH}_2\text{CH}=\text{C(CH}_3)_2$$

A molécula contém somente hidrogênios α

1-Fenil-2-metil-1-propanona

88%

1-Fenil-2,2,5-trimetil-4-hexeno-1-ona

EXERCÍCIO 18-9

A reação, com uma base, do composto dado na margem dá três isômeros $C_8H_{12}O$. Quais são eles? (**Sugestão:** tente alquilações intramoleculares. **Cuidado:** como dito na Seção 18-1, a alquilação do enolato "normalmente" só ocorre no carbono. O presente caso é "normal"?)

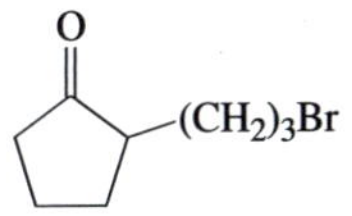

EXERCÍCIO 18-10

A C-alquilação do enolato da ciclo-hexanona com 3-cloro-propeno (Seção 18-1) é muito mais rápida do que a reação correspondente com 1-cloropropano. Explique. (**Sugestão:** veja a Seção 14-3.) Que produto(s) você esperaria obter na reação do enolato da ciclo-hexanona com (**a**) 2-bromo-propano e (**b**) 2-bromo-2-metil-propano? (**Sugestão:** veja o Capítulo 7.)

O uso de enaminas é uma alternativa para a alquilação de aldeídos e cetonas

Vimos, na Seção 17-9, que a reação de aminas secundárias, como o azaciclopentano (pirrolidina), por exemplo, com aldeídos ou cetonas produz enaminas. Como mostram as formas de ressonância a seguir, o nitrogênio torna a ligação carbono-carbono das enaminas rica em elétrons. Além disso, a forma de ressonância dipolar mostra que o carbono β é significativamente nucleofílico, mesmo a enamina sendo neutra. Vejamos como usar estas propriedades na síntese de aldeídos e cetonas alquiladas.

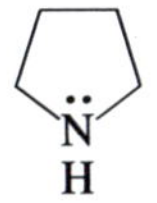

Azaciclopentano (Pirrolidina)

Ressonância em enaminas

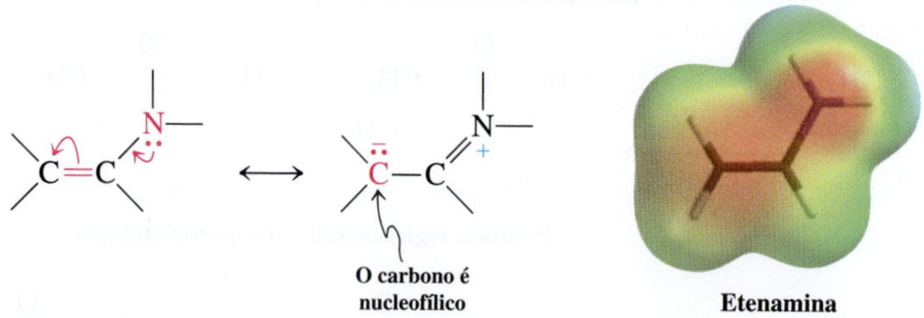

O carbono é nucleofílico

Etenamina

O ataque de enaminas aos halogenoalcanos leva à alquilação no carbono, com produção de um sal de imínio. O tratamento com água hidrolisa os sais de imínio por um mecanismo que é o inverso do da formação da imina dado na Seção 17-9, resultando na formação de um aldeído ou cetona alquilados e da amina secundária original.

Alquilação de uma enamina

$CH_3CH_2CCH_2CH_3$ (3-Pentanona) $\xrightarrow{H, H^+, -H_2O}$ Enamina $\xrightarrow{CH_3-I, -I^-}$ Um sal imínio $\xrightarrow{HOH, -H^+, -\text{pirrolidina}}$ $CH_3CH_2CCH(CH_3)_2$ (2-Metil-3-pentanona)

Alquilado no carbono α

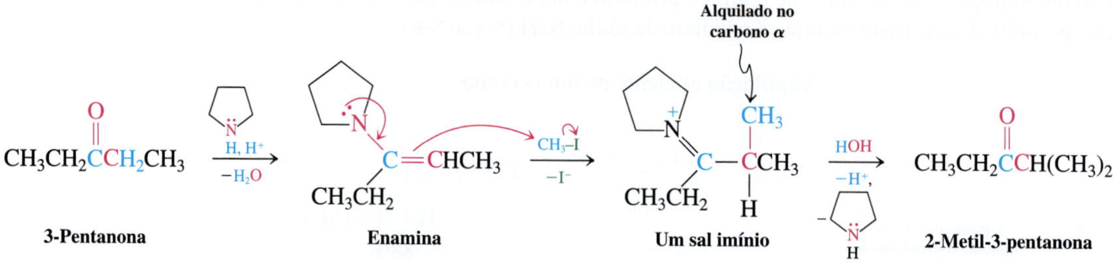

EXERCÍCIO 18-11

Escreva um mecanismo para a etapa final da sequência acima, a hidrólise do sal de imínio.

Como a alquilação de uma enamina se compara com a alquilação de um enolato? A alquilação das enaminas é muito melhor, porque a alquilação dupla ou múltipla se reduz. Nas condições do processo, o sal imínio formado após a primeira alquilação é relativamente estável e incapaz de reagir com o halogenoalcano em excesso. Além disso, a reação também pode ser usada para a alquilação de aldeídos, como se pode ver abaixo. (Veremos, na próxima seção, que os enolatos de aldeídos dão uma nova reação denominada *condensação de aldol* e, portanto, não podem ser facilmente alquilados.)

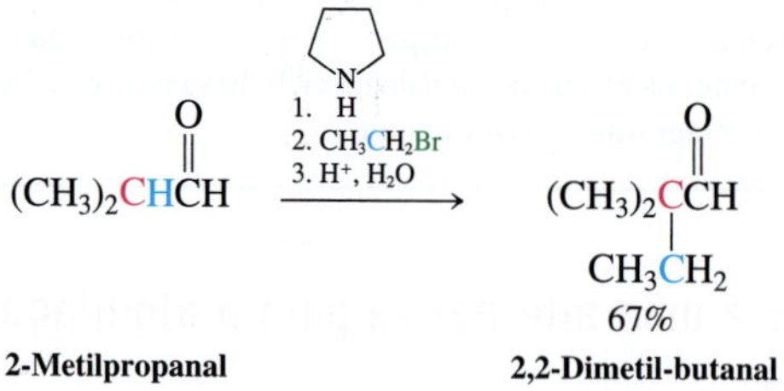

$(CH_3)_2CHCH=O$ (2-Metilpropanal) $\xrightarrow[\text{3. }H^+, H_2O]{\text{1. pirrolidina, H}\;\;\text{2. CH}_3\text{CH}_2\text{Br}}$ $(CH_3)_2C(CH_2CH_3)CH=O$ (2,2-Dimetil-butanal) 67%

EXERCÍCIO 18-12

É muito difícil parar a alquilação do enolato da cetona A antes da dialquilação. Mostre como usar enaminas para preparar a cetona monoalquilada B.

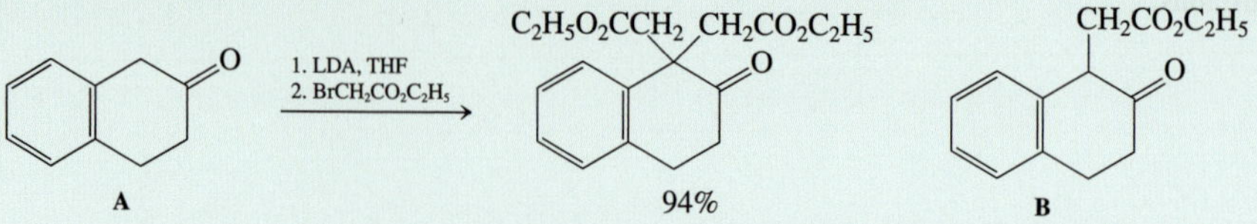

A $\xrightarrow[\text{2. BrCH}_2\text{CO}_2\text{C}_2\text{H}_5]{\text{1. LDA, THF}}$ 94% ; B

EM RESUMO, os enolatos dão derivados alquilados na reação com halogenoalcanos. Nela, o controle da reação e da posição de alquilação pode ser um problema. As enaminas derivadas de aldeídos e cetonas sofrem alquilação e dão sais de imínio, que podem ser hidrolisados aos compostos carbonilados alquilados correspondentes.

18-5 Ataque de enolatos à carbonila: condensação de aldol

Vimos as duas funções da carbonila: eletrofílica no carbono e potencialmente nucleofílica no carbono α adjacente à carbonila. Tratamos, nesta seção, de uma das estratégias mais empregadas de formação de uma ligação carbono-carbono: o ataque de um enolato ao carbono de uma carbonila. O produto deste processo é um composto carbonilado β-hidroxilado. A eliminação subsequente de água pode ocorrer, com formação de aldeídos e cetonas α,β-insaturados. Descreveremos estas reações em detalhes nas próximas três seções, e os Destaques Químicos 18-1 e 18-2 darão alguns exemplos de caráter biológico.

Os aldeídos dão condensações catalisadas por base

A adição de uma pequena quantidade de hidróxido de sódio diluído em água ao acetaldeído em temperaturas baixas provoca a conversão do aldeído em um dímero, o 3-hidróxi-butanal, que tem o nome comum de *aldol* (de *ald*eído álco*ol*). Este α,β-hidróxi-aldeído perde água em temperaturas mais altas para dar o produto final da condensação, o aldeído α,β-insaturado *trans*-2-butenal. Esta reação é um exemplo da **condensação de aldol**. A condensação de aldol é uma reação geral de aldeídos e, como veremos, às vezes pode ser usada com cetonas. Vamos analisar seu mecanismo antes de empregá-la em sínteses.

Condensação de aldol entre duas moléculas de acetaldeído

A condensação de aldol ilustra muito bem as duas mais importantes características da reatividade do grupo carbonila: a formação do enolato e o ataque nucleofílico ao carbono da carbonila. A base (hidróxido) não é forte o suficiente para converter todo o aldeído inicial em enolato, mas o equilíbrio entre o aldeído e uma pequena concentração de enolato se estabelece. Como o íon está na presença de um grande excesso de aldeído, o carbono α, que é nucleofílico, pode atacar o grupo carbonila de outra molécula de acetaldeído. A protonação do alcóxido resultante dá o 3-hidróxi-butanal.

Mecanismo da formação do aldol

Etapa 1. Geração de enolato

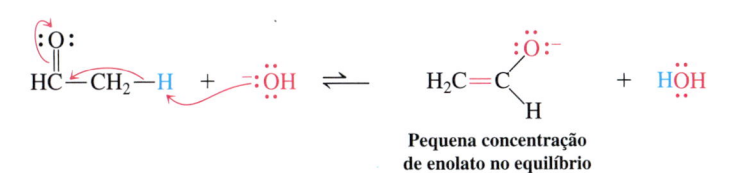

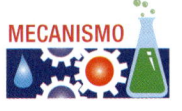

Pequena concentração de enolato no equilíbrio

Etapa 2. Ataque nucleofílico

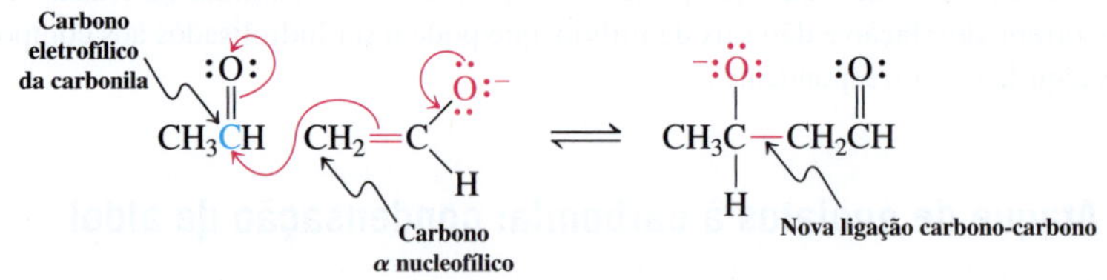

$$CH_3\overset{\text{Carbono eletrofílico da carbonila}}{\underset{}{CH}}=\overset{:O:}{\underset{}{}} \quad CH_2=\overset{:\ddot{O}:^-}{\underset{H}{C}} \rightleftharpoons CH_3\overset{:\ddot{O}:^-}{\underset{H}{C}}-CH_2CH\overset{:O:}{\underset{\text{Nova ligação carbono-carbono}}{}}$$

Carbono α nucleofílico

Etapa 3. Protonação

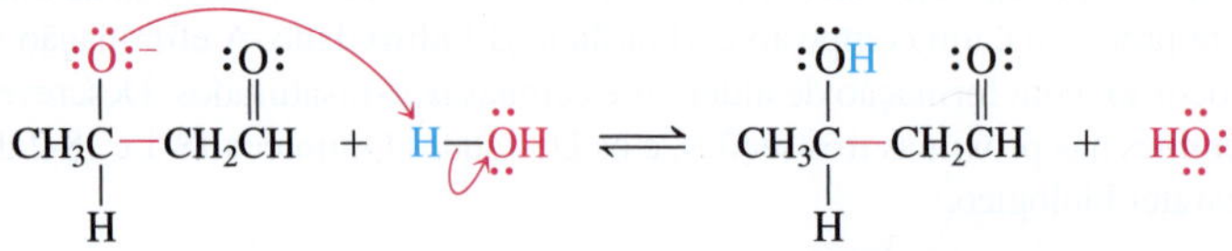

$$CH_3\overset{:\ddot{O}:^-}{\underset{H}{C}}-CH_2CH\overset{:O:}{\underset{}{}} + H-\ddot{O}H \rightleftharpoons CH_3\overset{:\ddot{O}H}{\underset{H}{C}}-CH_2CH\overset{:O:}{\underset{}{}} + H\ddot{O}:^-$$

50–60%
3-Hidróxi-butanal
(Aldol)

Observe a função do íon hidróxido como catalisador da reação. As duas últimas etapas da sequência deslocam o equilíbrio, inicialmente desfavorável, na direção do produto, mas a reação total não é muito exotérmica. O aldol se forma em 50 a 60% de rendimento e não reage mais se a preparação for feita em temperatura baixa (5°C).

EXERCÍCIO 18-13

Dê a estrutura do hidroxialdeído produzido na condensação de aldol, feita em 5°C, de cada um dos seguintes aldeídos: (**a**) propanal; (**b**) butanal; (**c**) 2-fenil-acetaldeído; (**d**) 3-fenil-propanal.

EXERCÍCIO 18-14

O benzaldeído pode dar a condensação de aldol? Por quê?

Em temperatura elevada, o aldol se converte em um enolato. A eliminação do íon hidróxido, em geral um grupo de saída ruim, é conduzida termodinamicamente pela formação do produto conjugado, relativamente estável. O resultado da transformação é a desidratação do aldol catalisada pelo íon hidróxido. Descrevemos o processo total da reação do aldol seguida pela desidratação como **condensação de aldol**. Lembre-se (Seção 17-9) de que uma condensação é uma reação que combina duas moléculas em uma, com a eliminação (normalmente) de uma molécula de água.

MECANISMO ANIMADO: Condensação-desidratação de aldol

Mecanismo da desidratação do aldol

$$CH_3\overset{:\ddot{O}H}{\underset{H}{C}}-\overset{H}{\underset{H}{C}}-CH\overset{:O:}{\underset{}{}} + :\ddot{O}H^- \rightleftharpoons CH_3\overset{:\ddot{O}H}{\underset{H}{C}}-CH=C\overset{:\ddot{O}:^-}{\underset{H}{}} + H\ddot{O}H$$

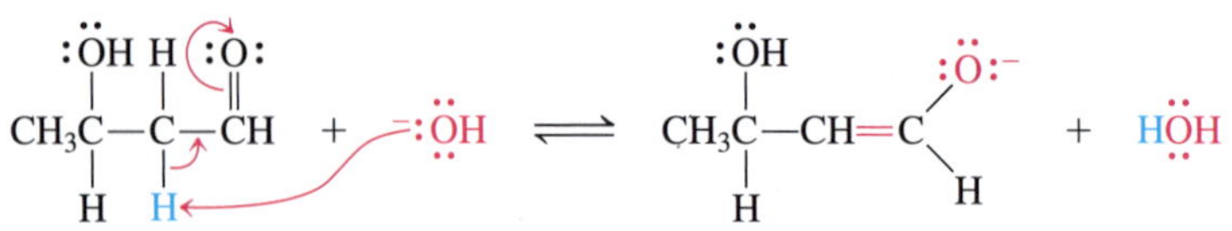

Enolato

H\ddot{O}:^- como grupo de saída não é comum

$$CH_3\overset{:\ddot{O}H}{\underset{H}{C}}-CH=C\overset{:\ddot{O}:^-}{\underset{H}{}} \longrightarrow CH_3CH=CHCH\overset{:O:}{\underset{}{}} + H\ddot{O}:^-$$

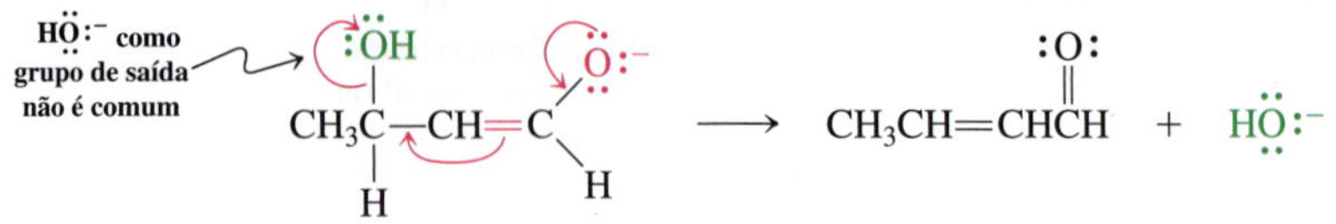

Capítulo 18 Enóis, Enolatos e a Condensação de Aldol   839

A condensação de aldol é útil em sínteses? Ela acopla dois compostos carbonilados, com formação de uma ligação carbono-carbono, e produz um novo composto carbonilado com uma função hidróxi ou alqueno. Em temperatura baixa, o resultado é um composto β-hidroxicarbonilado:

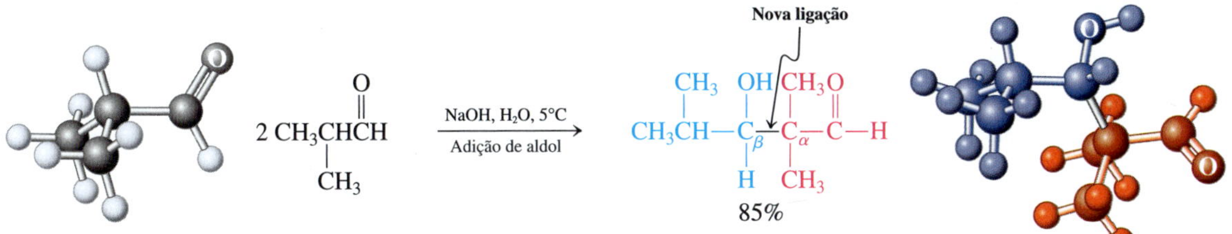

$$2\ CH_3CHCH \xrightarrow{NaOH,\ H_2O,\ 5°C}_{\text{Adição de aldol}} CH_3CH-\underset{H}{\underset{|}{\overset{CH_3}{\overset{|}{C}}}}-\underset{CH_3}{\underset{|}{\overset{OH}{\overset{|}{C_\beta}}}}-\overset{CH_3O}{\overset{|}{C_\alpha}}-H$$

Nova ligação

85%

2-Metilpropanal   3-Hidróxi-2,2,4-trimetil-pentanal

Em temperaturas mais altas, entretanto, ela fornece um composto carbonilado α,β-insaturado, que tem considerável utilidade em sínteses (Seções 18-9 a 18-11):

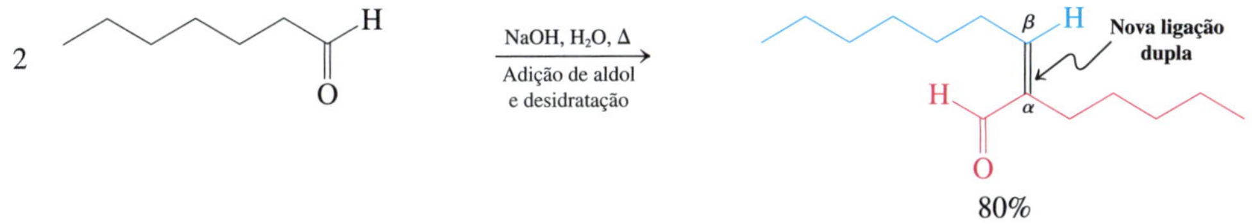

Heptanal → (via NaOH, H₂O, Δ, Adição de aldol e desidratação) → (Z)-2-Pentil-2-nonenal, 80%

Nova ligação dupla

EXERCÍCIO 18-15

Dê a estrutura do aldeído α,β-insaturado produzido na condensação de aldol de cada um dos aldeídos do Exercício 18-13.

As cetonas podem sofrer condensação de aldol

Só vimos, até agora, condensações de aldol de aldeídos. E as cetonas? O tratamento da acetona com base leva a uma pequena quantidade de 4-hidróxi-4-metil-2-pentanona, mas a conversão não é muito boa, porque o equilíbrio com o reagente inicial é desfavorável.

Formação de aldol a partir da acetona

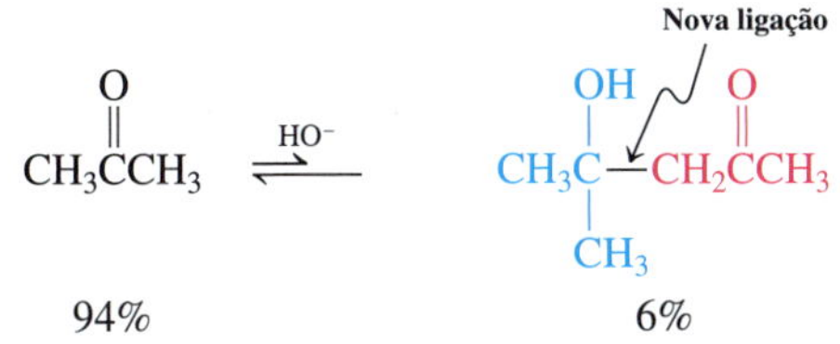

$$CH_3CCH_3 \underset{}{\overset{HO^-}{\rightleftharpoons}} CH_3\underset{CH_3}{\underset{|}{\overset{OH}{\overset{|}{C}}}}-CH_2CCH_3$$

Nova ligação

94%   6%
         4-Hidróxi-4-metil-2-pentanona

O problema com a reação de aldol das cetonas está na maior estabilidade das cetonas [3 kcal mol⁻¹ (12,5 kJ mol⁻¹)] sobre os aldeídos. Isso torna a reação de aldol endotérmica nas cetonas. Para conseguir a reação é necessário extrair o produto continuamente da mistura de reação. Em condições mais vigorosas, a desidratação e a remoção de água deslocam o produto para a cetona α,β-insaturada (na margem).

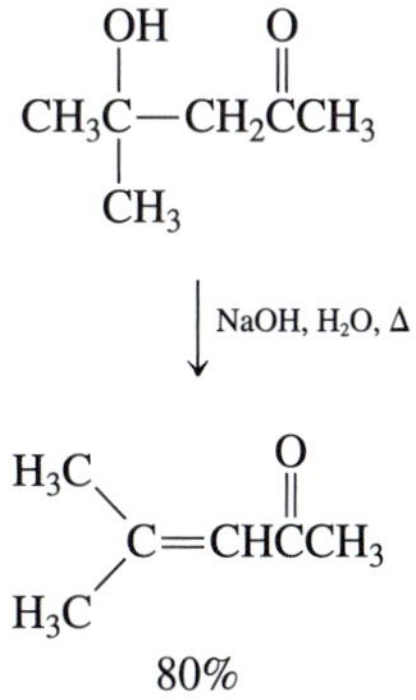

$$CH_3\underset{CH_3}{\underset{|}{\overset{OH}{\overset{|}{C}}}}-CH_2CCH_3$$

↓ NaOH, H₂O, Δ

$$\underset{H_3C}{\overset{H_3C}{}}C=CHCCH_3$$

80%
4-Metil-3-penteno-2-ona

+

H₂O (removida)

EXERCÍCIO 18-16

Trabalhando com os conceitos: praticando os mecanismos das reações de aldol

Escreva um mecanismo para a condensação de aldol da acetona.

Estratégia

Como já recomendamos como estratégia para aprender a resolver problemas, procure por detalhes que você possa comparar com seus dados de aula ou com o texto do livro. Neste caso, o mecanismo da condensação de aldol do acetaldeído, descrita nesta seção. Substitua o substrato e siga a mesma sequência de etapas. *Faça com que todos os processos de formação e quebra de ligações ocorram nas posições corretas em relação aos grupos funcionais.*

Solução

- Na ordem, (1) use uma base para desprotonar um carbono α e formar um íon enolato.
- (2) Faça a adição do carbono α, com carga negativa, do enolato ao carbono da carbonila da segunda molécula de cetona.
- (3) Protone o oxigênio de alcóxido resultante para dar a hidroxicetona:

$$CH_3\overset{\overset{\displaystyle :\!O:}{\|}}{C}-CH_2-H + {}^-\!:\!\ddot{O}H \underset{}{\overset{Etapa\ 1}{\rightleftharpoons}} H_2C=\overset{\overset{\displaystyle :\!\ddot{O}:^-}{|}}{C}\!-CH_3 + H\ddot{O}H$$

$$CH_3\overset{\overset{\displaystyle :O:}{\|}}{C}CH_3 + CH_2=\overset{\overset{\displaystyle :\ddot{O}:^-}{|}}{C}\!-CH_3 \overset{Etapa\ 2}{\rightleftharpoons} CH_3\overset{\overset{\displaystyle {}^-\!:\!\ddot{O}:}{|}}{\underset{\underset{\displaystyle CH_3}{|}}{C}}\!-CH_2\overset{\overset{\displaystyle :O:}{\|}}{C}CH_3 + H-\ddot{O}H \overset{Etapa\ 3}{\rightleftharpoons} CH_3\overset{\overset{\displaystyle :\ddot{O}H}{|}}{\underset{\underset{\displaystyle CH_3}{|}}{C}}\!-CH_2\overset{\overset{\displaystyle :O:}{\|}}{C}CH_3 + H\ddot{O}:^-$$

EXERCÍCIO 18-17

Tente você

A reação de aldol acima é reversível. Proponha um mecanismo para a conversão do seu produto, 4-hidróxi-4-metil-2-pentanona, em duas moléculas de acetona na presença de ⁻OH.

EM RESUMO, o tratamento dos aldeídos enolizáveis, com base como catalisador, leva a β-hidróxi--aldeídos em temperaturas baixas e a aldeídos α,β-insaturados em temperaturas mais altas. A reação ocorre pelo ataque do enolato à carbonila. A adição de aldol com as carbonilas de cetonas é energeticamente desfavorável. Para obter a condensação de aldol de cetonas, condições especiais tem de ser usadas, isto é, a remoção da água ou do aldol formado na reação.

18-6 Condensação de aldol cruzada

O que acontece se fizermos uma condensação de aldol entre o enolato de um aldeído e o carbono da carbonila de um outro? Neste caso, chamado de **condensação de aldol cruzada**, obtém-se uma mistura porque formam-se dois enolatos, que podem reagir com as carbonilas dos dois aldeídos. A mistura 1:1 de acetaldeído e propanal, por exemplo, dá os quatro produtos da adição de aldol possíveis em quantidades aproximadamente iguais.

Capítulo 18 Enóis, Enolatos e a Condensação de Aldol 841

DESTAQUE QUÍMICO 18-1

Condensações de aldol seletivas catalisadas por enzimas na natureza

A glicose ($C_6H_{12}O_6$, Seção 24-1), o açúcar mais comum na natureza, é absolutamente essencial para toda vida na Terra. Em muitas espécies, é a única fonte de energia para os órgãos principais, inclusive todo o sistema nervoso central. Todas as espécies sintetizam glicose a partir de moléculas menores. O processo é chamado de *gliconeogênese* e emprega uma condensação de aldol cruzada (catalisada por enzimas apropriadamente chamadas de aldolases) para construir uma ligação carbono-carbono entre dois precursores de três carbonos.

Uma amina primária da enzima (especificamente, um substituinte do aminoácido lisina, Seção 26-1) condensa com o grupo carbonila do éster monofosfato da 1,3-di-hidróxi-acetona para formar um sal de imínio. A desprotonação catalisada por enzima da uma enamina (Seção 17-9), cujo carbono nucleofílico (em rosa) ataca o carbono da carbonila de aldeído do 2,3-di-hidróxi-propanal-3-fosfato (gliceraldeído-3-fosfato). Este análogo nitrogenado de uma condensação de aldol cruzada ocorre com 100% de estereosseletividade: a enzima faz com que as duas moléculas de substrato se aproximem em uma geometria única, altamente ordenada. A formação da ligação ocorre exclusivamente para ligar as faces inferiores do carbono da enamina (em rosa) e do carbono da carbonila (em azul) uma à outra, resultando na estereoquímica ilustrada no produto. A hidrólise do sal de imínio resultante dá o éster fosfato do açúcar de seis carbonos frutose, que é convertido em glicose em uma etapa subsequente.

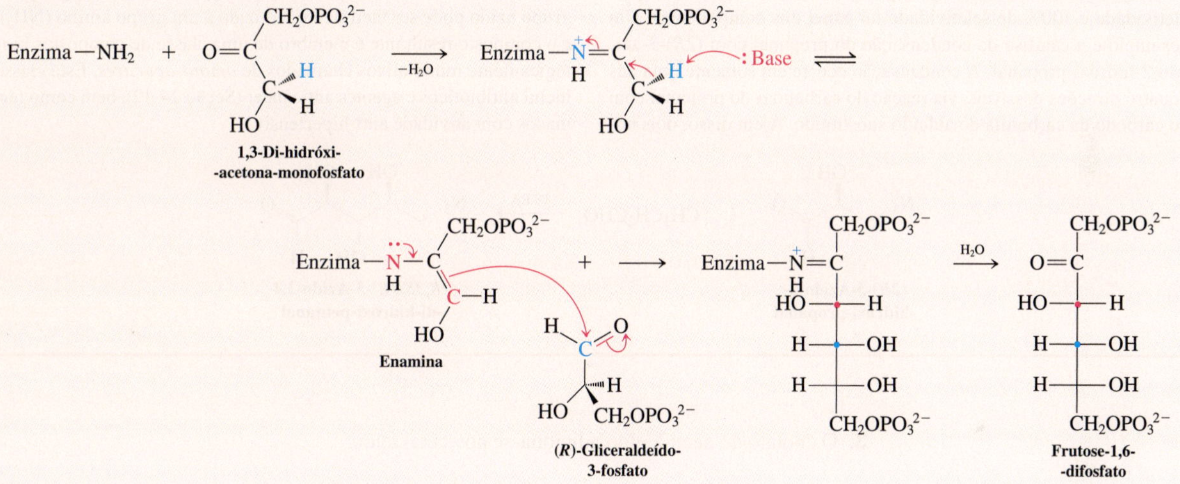

Reação de aldol cruzada não seletiva do acetaldeído e do propanal
(As quatro reações ocorrem simultaneamente)

1. O enolato do propanal adiciona-se ao acetaldeído.

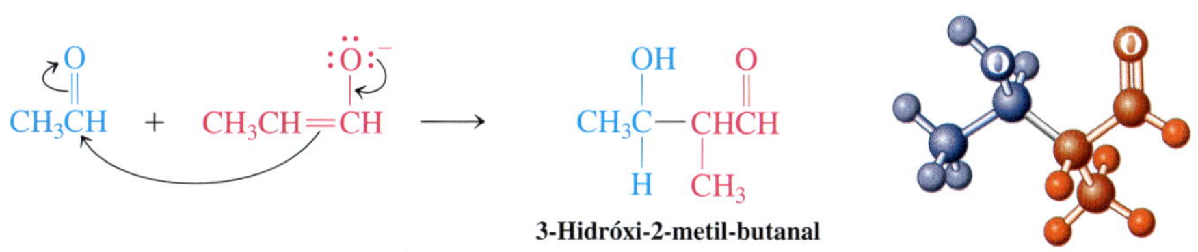

3-Hidróxi-2-metil-butanal

2. O enolato do acetaldeído adiciona-se ao propanal.

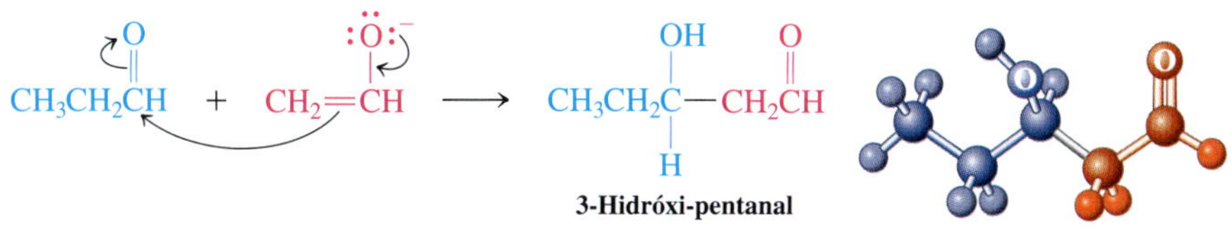

3-Hidróxi-pentanal

DESTAQUE QUÍMICO 18-2

Enzimas em sínteses: condensações de aldol cruzadas estereosseletivas

As mesmas enzimas que catalisam condensações de aldol na natureza podem ser empregadas nos laboratórios de sínteses. Na natureza, a enzima 2-desoxirribose-5-fosfato aldolase (DERA) catalisa a condensação do acetaldeído com gliceraldeído-3-fosfato para produzir o éster fosfato da 2-desoxirribose, o açúcar do ácido desoxirribonucleico (DNA), que existe em todos os seres vivos (Capítulo 26).

$$^{2-}O_3PO\text{-CH}_2\text{-CH(OH)-CHO} + CH_3CHO \xrightarrow{DERA} {}^{2-}O_3PO\text{-CH}_2\text{-CH(OH)-CH}_2\text{-CH(OH)-CHO}$$

(R)-Gliceraldeído-3--fosfato   2-Desoxirribose-5--fosfato

A DERA é usada no laboratório na síntese de produtos de condensações de aldol cruzadas em que se atinge 100% de estereosseletividade e 100% de seletividade no papel dos componentes. Um exemplo é a catálise da condensação do propanal com (2R)-3-azido-2-hidróxi-propanal. A condensação ocorre em somente uma das quatro direções possíveis, via reação do carbono α do propanal com o carbono da carbonila do aldeído substituído. Além disso, dois novos centros quirais são formados em uma única configuração: R no novo carbono C2, e S em C3. Esta aplicação é importante porque o grupo azido pode ser facilmente reduzido a um grupo amino (NH_2), e o composto resultante é membro de uma classe de compostos biologicamente muito ativos chamados de *amino-açúcares*. Esta classe inclui antibióticos e agentes anticâncer (Seção 24-12), bem como fármacos com atividade anti-hipertensiva.

$$N_3\text{-CH}_2\text{-CH(OH)-CHO} + CH_3CH_2CHO \xrightarrow{DERA} N_3\text{-CH}_2\text{-CH(OH)-CH(OH)-CH(CH}_3\text{)-CHO}$$

(2R)-3-Azido-2--hidróxi-propanal   (2R,3S,4R)-5-Azido-3,4--di-hidróxi-pentanal

---

3. O enolato do acetaldeído adiciona-se ao acetaldeído.

$$CH_3CH{=}O + CH_2{=}CH\text{-}O^- + CH_3CH_2CH{=}O \longrightarrow CH_3\underset{H}{\overset{OH}{C}}\text{-}CH_2CH{=}O$$

Não se envolve

3-Hidróxi-butanal

4. O enolato do propanal adiciona-se ao propanal.

$$CH_3CH_2CH{=}O + CH_3CH{=}CH\text{-}O^- + CH_3CH{=}O \longrightarrow CH_3CH_2\underset{H}{\overset{OH}{C}}\text{-}\underset{CH_3}{C}HCH{=}O$$

Não se envolve

3-Hidróxi-2-metil-pentanal

Seria possível, porém, usar a reação de aldol de forma eficiente, com produção de um único aldol, a partir de dois aldeídos diferentes? Sim, quando um dos aldeídos *não tem hidrogênios enolizáveis*. Neste caso, dois dos quatro produtos de condensação possíveis não podem se formar. A adição lenta do aldeído enolizável ao outro aldeído, em excesso, na presença de base, faz com que o enolato reaja assim que se forma com o aldeído que está em excesso. O enolato adicionado fica preso pelo aldeído em excesso.

Uma condensação de aldol cruzada eficiente

$$\underset{\underset{\text{hidrogênios }\alpha)}{\text{(Não tem}}}{\underset{\text{2,2-Dimetil-propanal}}{CH_3C(CH_3)_2CHO}} + \underset{\underset{\text{Adicionado lentamente}}{\text{Propanal}}}{CH_3CH_2CHO} \xrightarrow{NaOH, H_2O, \Delta} \underset{\text{2,4,4-Trimetil-2-pentanal}}{CH_3C(CH_3)_2CH=C(CH_3)CHO} + H_2O$$

EXERCÍCIO 18-18

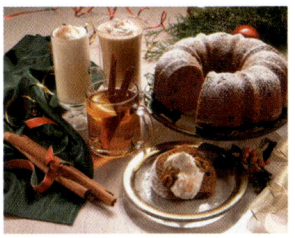

Dê os prováveis produtos da condensação de aldol de

(a) C₆H₅CHO + CH₃CHO (b) 2 (ciclo-hexil)CHO (reage com ele mesmo)

(c) CH₂=CHCHO + CH₃CH₂CHO

O produto da reação (a) do Exercício 18-18 deriva seu nome comum – cinamaldeído – do sabor que ele dá a estes itens populares.

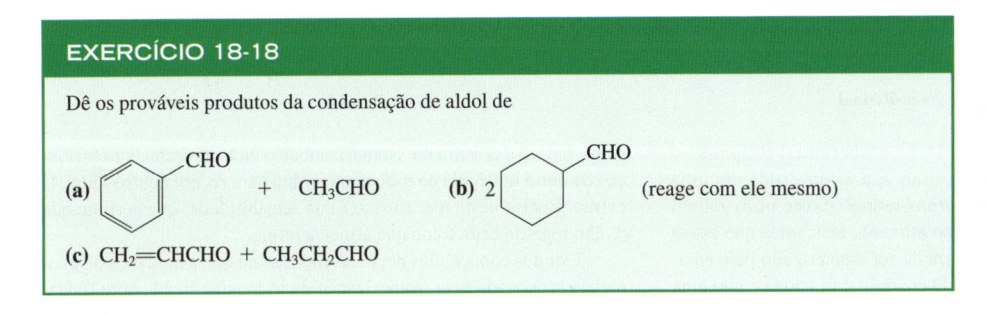

EM RESUMO, a condensação de aldol cruzada dá misturas de produtos, exceto quando um dos aldeídos não pode se enolizar.

18-7 Condensação de aldol intramolecular

É possível fazer condensações de aldol entre um enolato e um grupo carbonila *da mesma molécula*. Esta reação é chamada de **condensação de aldol intramolecular**. Veremos, nesta seção, a utilização deste tipo de reação na síntese de compostos cíclicos.

O tratamento de uma solução diluída de hexanodial com base em água, por exemplo, leva à formação de um produto cíclico. Nesse processo, uma extremidade da molécula funciona como o componente enolato (após desprotonação) e o outro como o componente carbonila eletrofílica. Após a adição de aldol inicial, a desidratação posterior fornece o produto.

Formação desfavorável do anel a partir da 2,5-hexanodiona

Hexanodial → (Adição de aldol, KOH, H₂O, Δ, –H₂O) → intermediário → (–H₂O, Desidratação) → 1-Ciclo-pentenocarbaldeído (62%)

Por que a condensação de aldol intramolecular ocorre de preferência à alternativa *intermolecular*? O ataque em um carbono da carbonila de uma outra molécula é reduzido pela baixa concentração do dialdeído. O mais importante, porém, é que as reações intermoleculares têm de compensar a perda de entropia que ocorre da conversão de duas moléculas em uma ao se formar o hidroxialdeído. Em contraste, a variante intramolecular meramente converte o substrato acíclico em um produto cíclico, um processo menos custoso em termos entrópicos e, portanto, mais favorável cinética (Seção 9-6) e termodinamicamente (Seção 17-8).

As vantagens entrópicas da intramolecularidade são principalmente notáveis nas condensações intramoleculares de cetonas, transformações que são uma fonte interessante de cetonas α,β-insaturadas cíclicas e bicíclicas. Como as cetonas têm dois carbonos α enolizáveis, em

DESTAQUE QUÍMICO 18-3

Reações de aldeídos insaturados na natureza: a química da visão

trans-Retinal →(Retinal isomerase)→ *cis*-Retinal

A vitamina A (retinol, veja a Seção 14-7 e a Abertura do Capítulo) é um fator nutricional importante na visão. Ela é convertida por uma oxidação catalisada por enzima em *trans*-retinal. Existe *trans*-retinal nas células receptoras de luz do olho humano, mas antes que possa cumprir sua função biológica, ele tem de ser isomerizado pela enzima *retinal isomerase* ao *cis*-retinal. O *cis*-retinal funciona como uma "mola pressionada", devido à tensão estérica associada com a ligação dupla cis (Seção 11-5). Esta molécula se localiza no centro ativo de uma proteína chamada de *opsina* (peso molecular aproximadamente igual a 38.000). Como se pode ver adiante, o *cis*-retinal reage com um dos substituintes amina da opsina para formar a imina *rodopsina*, a unidade química do olho sensível à luz. O espectro eletrônico da rodopsina, com λ_{max} em 506 nm (ϵ = 40.000), indica a presença de um grupo imina protonado.

Quando um fóton atinge a rodopsina, o *cis*-retinal se isomeriza muito rapidamente, em alguns picossegundos (10^{-12} s) ao isômero trans. Esta reação induz uma alteração grande na geometria da molécula, que afeta as interações entre a molécula e a cavidade da proteína. Após alguns nanossegundos (10^{-9} s), forma-se uma série de novos intermediários deste fotoproduto, acompanhados de alterações conformacionais da estrutura da proteína, que culminam na hidrólise eventual da unidade retinal mal ajustada na cavidade. Esta sequência dá início a um impulso nervoso percebido no cérebro como "luz". O *trans*-retinal é novamente isomerizado, e o ciclo se fecha com formação de outra molécula de rodopsina pronta para receber outro fóton. O extraordinário neste mecanismo é sua sensibilidade, que permite que o olho registre cada fóton que atinge a retina.

Estudos com células nervosas mostraram que a mudança de geometria provocada pela isomerização da rodopsina ligada abre fisicamente um "poro" em um tipo especial de proteína chamado de canal iônico, localizado na membrana celular. Íons de carga positiva fluem pelo poro aberto criando uma corrente elétrica. A diferença entre este processo e o da visão é que a mudança de geometria da rodopsina não abre diretamente o canal iônico em células do sistema visual. A dissociação do retinal da rodopsina é que causa a ativação de uma substância chamada de proteína G, descoberta por Gilman[*] e Rodbell[†]. A proteína G liga-se à superfície interna da membrana celular e, ao ser ativada, abre o canal iônico para iniciar o sinal elétrico de um impulso nervoso.

---
[*] Professor Alfred G. Gilman (nascido em 1941), Escola de Medicina, Universidade do Sudoeste do Texas, Estados Unidos. Prêmio Nobel 1994 (fisiologia ou medicina).

[†] Dr. Martin Rodbell (1925-1998), Instituto Nacional de Saúde, Estados Unidos. Prêmio Nobel 1994 (fisiologia ou medicina).

---

princípio, vários aldóis podem ser obtidos. Entretanto, a reversibilidade da reação garante que se forme, normalmente, o anel com menos tensão, em geral com cinco ou seis átomos. Assim, a reação da 2,5-hexanodiona leva à condensação entre o enolato em C1 e o grupo carbonila de C5. Uma outra possibilidade, o ataque do enolato em C3 na carbonila de C5 para dar um anel de três átomos, não é observada.

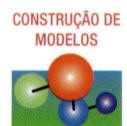

Condensação de aldol intramolecular de uma diona

$$CH_3\overset{5}{C}CH_2CH_2\overset{3}{C}\overset{1}{C}CH_3 \xrightarrow{NaOH, H_2O, \Delta} \text{3-Metil-2-ciclo-pentenona} + H_2O$$

2,5-Hexanodiona → 3-Metil-2-ciclo-pentenona (42%) (Nova ligação)

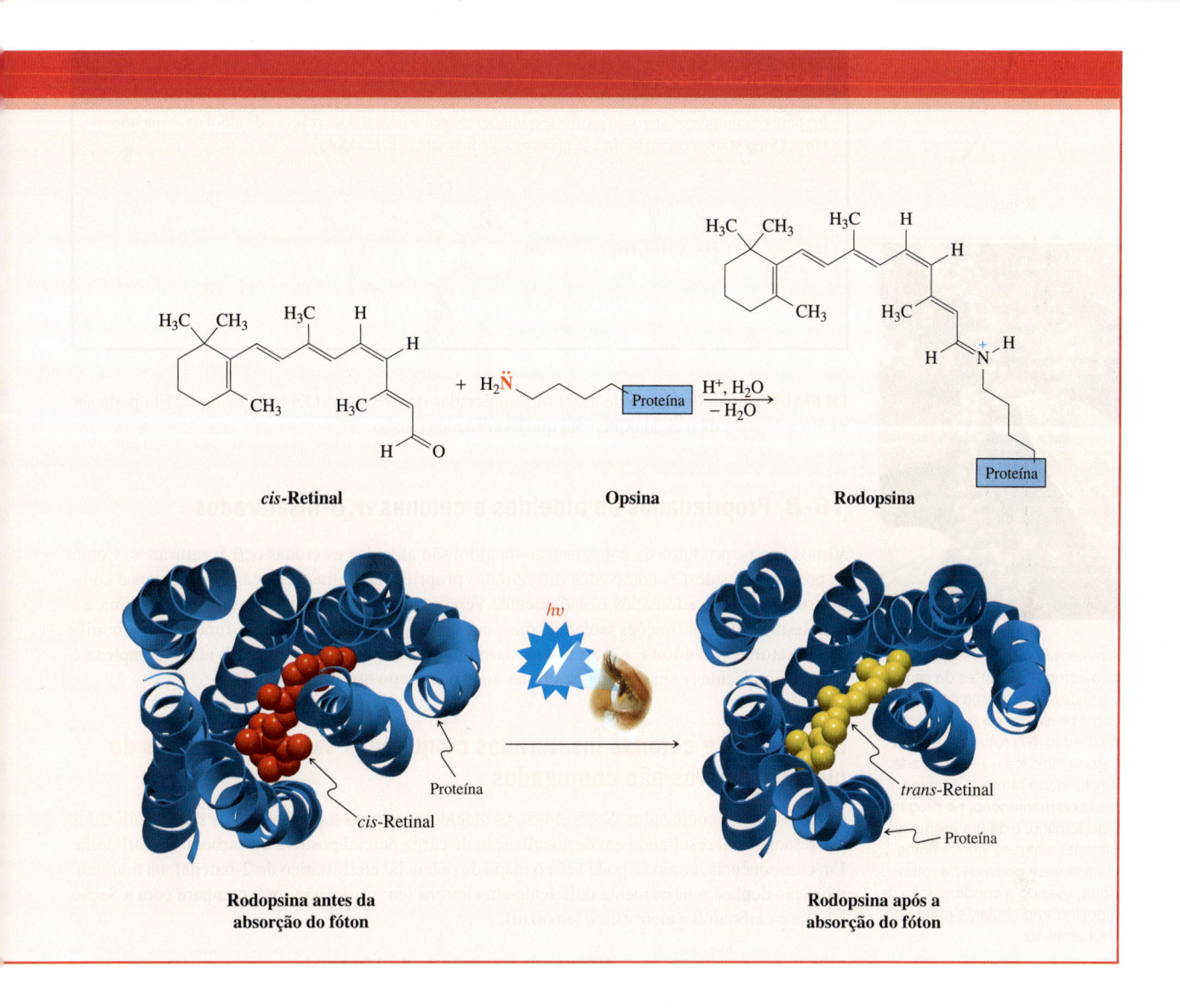

Capítulo 18 Enóis, Enolatos e a Condensação de Aldol 845

cis-Retinal + Opsina $\xrightarrow[-H_2O]{H^+, H_2O}$ Rodopsina

Rodopsina antes da absorção do fóton $\xrightarrow{h\nu}$ Rodopsina após a absorção do fóton

EXERCÍCIO 18-19

Prediga o resultado das condensações de aldol intramoleculares dos seguintes compostos.

(a) Ciclo-decano-1,5-diona (b) $C_6H_5\overset{O}{C}(CH_2)_2\overset{O}{C}CH_3$

(c) [2-(4-oxopentil)ciclopentanona] (d) 2,7-Octanodiona

EXERCÍCIO 18-20

A condensação de aldol intramolecular da 2-(3-oxo-butil)-ciclo-hexanona (na margem) pode levar, em princípio, a quatro compostos diferentes (ignorando a estereoquímica). Desenhe suas fórmulas e diga qual deles deve se formar. (**Sugestão:** monte modelos!)

2-(3-Oxo-butil)-ciclo-hexanona

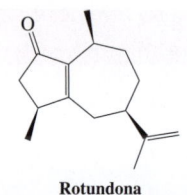

Rotundona

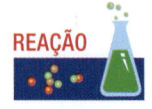

> ### EXERCÍCIO 18-21
>
> Prepare os compostos abaixo a partir de qualquer reagente inicial. Use reações de aldol na etapa importante. (**Sugestão:** a segunda síntese necessita de duas adições de aldol.)
>
> (a) ciclopentenil—CH=CHCCH₃ com grupo C=O
>
> (b) estrutura bicíclica com dois grupos OH e uma cetona

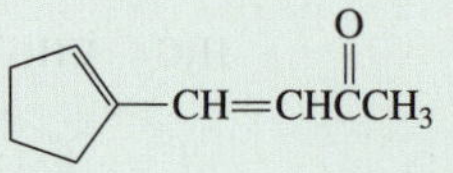

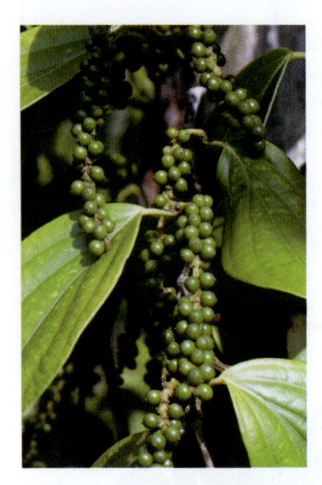

A pimenta preta (mostrada na foto como fruto, antes da secagem) deve seu aroma característico à presença do sesquiterpeno (Seção 4-7) rotundona, uma cetona bicíclica α,β-insaturada. A rotundona também é encontrada no manjericão, no orégano e no tomilho, e dá um aroma de pimenta a alguns vinhos tintos. Uma síntese possível da rotundona, usando a condensação de aldol intramolecular, é objeto do Problema 46.

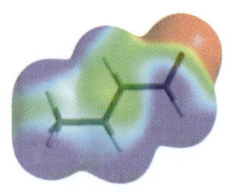

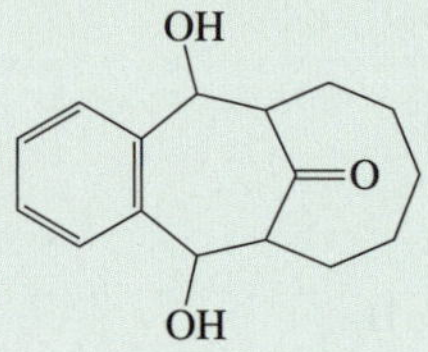

EM RESUMO, a condensação de aldol intramolecular ocorre com aldeídos e cetonas. Ela pode ser muito seletiva e dá a cicloalquenona que tiver menos tensão.

18-8 Propriedades de aldeídos e cetonas α,β-insaturados

Vimos que os produtos da condensação de aldol são aldeídos e cetonas α,β-insaturados. Como as propriedades desses compostos diferem das propriedades características de alquenos e compostos carbonilados tomados isoladamente? Veremos que, em algumas situações, sua química é simplesmente a das funções isoladas, mas, em outras, ela envolve o grupo funcional carbonila α,β-insaturada ou **enona**. Como ficará claro em outros capítulos, esta reatividade complexa é típica de moléculas com dois grupos funcionais ou **compostos difuncionais**.

Os aldeídos e cetonas insaturadas conjugadas são mais estáveis do que os isômeros não conjugados

Como os dienos conjugados (Seção 14-5), os aldeídos e cetonas α,β-insaturados são estabilizados por ressonância, resultando em deslocalização da carga parcial positiva do carbono da carbonila. Em consequência, como se pode ver no mapa de potencial eletrostático do 2-butenal, na margem, a ligação dupla é relativamente deficiente em elétrons (em verde, não rosa; compare com a Seção 12-3) e o carbono β é eletrofílico (em azul).

2-Butenal

Formas de ressonância do 2-butenal

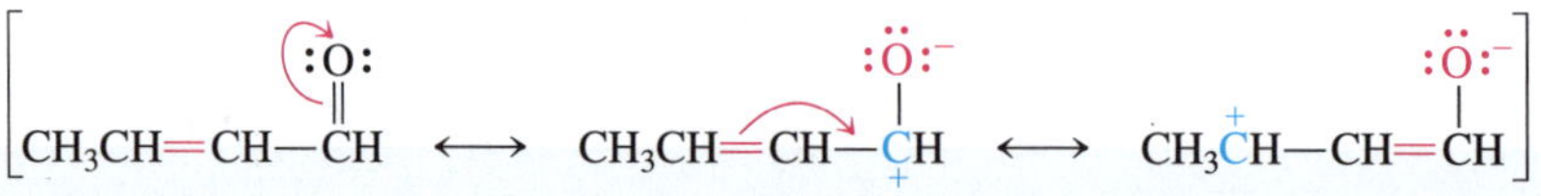

$$[CH_3CH=CH-CH=O \longleftrightarrow CH_3CH=CH-\overset{+}{C}H-\overset{-}{O}: \longleftrightarrow CH_3\overset{+}{C}H-CH=CH-\overset{-}{O}:]$$

Por isso, os compostos carbonilados β,γ-insaturados rearranjam-se facilmente aos isômeros conjugados. Diz-se que a ligação dupla carbono-carbono "migra para entrar em conjugação" com o grupo carbonila, como no exemplo a seguir.

REAÇÃO

Isomerização de um composto carbonilado β,γ-insaturado a um sistema conjugado

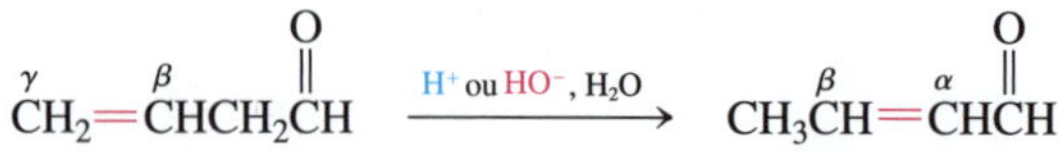

$$\overset{\gamma}{CH_2}=\overset{\beta}{CH}CH_2CH=O \xrightarrow{H^+ \text{ ou } HO^-, H_2O} CH_3\overset{\beta}{CH}=\overset{\alpha}{CH}CH=O$$

3-Butenal → 2-Butenal: mais estável devido à conjugação

A isomerização pode ser catalisada por ácido ou por base. Na reação catalisada por base, o intermediário é o íon dienolato conjugado, que é reprotonado no carbono terminal.

Mecanismo da isomerização mediada por base de um composto carbonilado β,γ-insaturado

[Esquema mecanístico: CH₂=CHCH₂—CHO + HO⁻ → (desprotonação) → íon dienolato [CH₂=CH—CH—CHO ↔ CH₂=CH—CH=CH—O⁻ ↔ ⁻CH₂—CH=CH—CHO] + H—OH → (reprotonação, a protonação neste ponto dá um aldeído conjugado) → CH₃CH=CHCHO + HO⁻]

Íon dienolato

EXERCÍCIO 18-22

Proponha um mecanismo para a isomerização do butenal catalisada por *ácido*. (**Sugestão:** o 1,3-butadieno-1-ol é um intermediário.)

Os aldeídos e cetonas α,β-instaturados dão as reações típicas dos grupos funcionais isolados

Os aldeídos e cetonas α,β-insaturados dão muitas das reações esperadas na química das ligações duplas carbono-carbono e carbono-oxigênio. A hidrogenação com paládio sobre carbono, por exemplo, dá o composto carbonilado saturado.

[Reação: octahidronaftalenona α,β-insaturada + H₂, Pd–C, CH₃CO₂CH₂CH₃ (solvente acetato de etila) → decahidronaftalenona saturada, 95%]

O sistema π carbono-carbono também sofre adições eletrofílicas. A bromação, por exemplo, dá um composto dibromo-carbonilado (compare com a Seção 12-5).

$$CH_3CH=CHCCH_3 \xrightarrow{Br-Br,\ CCl_4} CH_3CHCHCCH_3$$

3-Penteno-2-ona → 3,4-Dibromo-2-pentanona (60%)

A função carbonila dá as reações de adição típicas (Seção 17-5). A adição nucleofílica de aminas (Seção 17-9) leva aos produtos esperados de condensação (veja, entretanto, a próxima seção).

[Reação: PhCH=CHCOCH₃ + NH₂OH, H⁺, –H₂O → PhCH=CHC(=NOH)CH₃]

3-Buteno-4-fenil-2-ona → Oxima (p.f. 115°C)

> **EXERCÍCIO 18-23**
>
> Proponha uma síntese do 3-fenil-2-metil-1-propanol a partir do propanal.

EM RESUMO, os aldeídos e cetonas α,β-insaturados são mais estáveis do que seus análogos não conjugados. A interconversão dos isômeros é catalisada por ácidos ou por bases. As reações típicas de alquenos e compostos carbonilados são também características dos aldeídos e cetonas α,β-insaturados.

18-9 Adição conjugada a aldeídos e cetonas α,β-insaturados

Veremos agora como o grupo carbonila conjugado dos aldeídos e cetonas $\alpha,$-insaturados dá reações que envolvem todo o sistema funcional. Estas reações são adições 1,4 do tipo encontrado com dienos conjugados como o 1,3-butadieno (Seção 14-6). As reações seguem mecanismos via catálise ácida, via radicais ou via adição nucleofílica, dependendo dos reagentes.

Todo o sistema conjugado participa das reações de adição 1,4

As reações de adição das quais uma das ligações π de um sistema conjugado participa são chamadas de adições 1,2 (compare com a Seção 14-6). São exemplos a adição de Br_2 à ligação dupla carbono-carbono e de NH_2OH à ligação dupla carbono-oxigênio dos aldeídos e cetonas α,β-insaturados (Seção 18-8).

Adição 1,2 de um reagente polar A-B a uma enona conjugada

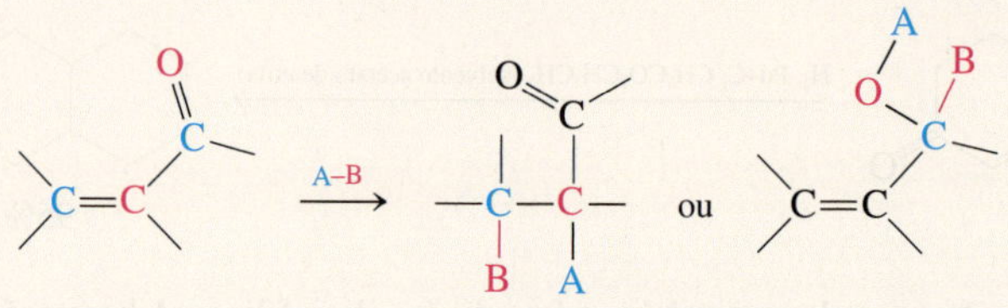

Vários reagentes, porém, adicionam-se ao sistema π conjugado no modo 1,4, uma reação chamada de **adição conjugada**. Nestas transformações, a parte nucleofílica de um reagente liga-se ao carbono β e a parte eletrofílica (comumente um próton) liga-se ao oxigênio da carbonila. Como as formas de ressonância e o híbrido a seguir mostram, o carbono β de um composto carbonilado α,β-insaturado possui carga formal positiva e é, portanto, um segundo sítio eletrofílico nessas moléculas, além do carbono da carbonila (lembre-se da Seção 17-2). A adição de nucleófilos ao carbono β, portanto, não é surpresa.

Formas de ressonância de compostos carbonilados α,β-insaturados

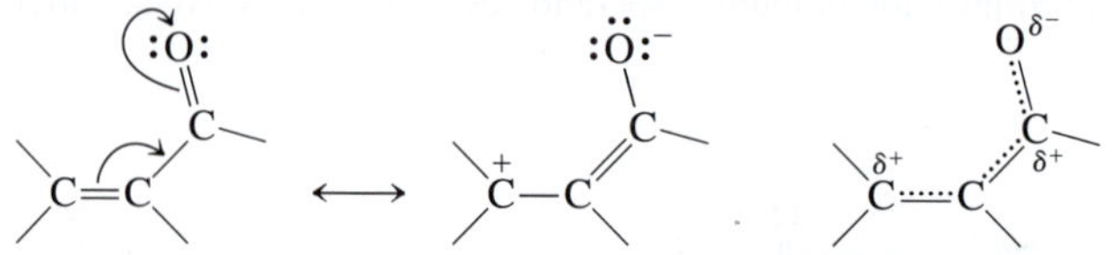

Híbrido de ressonância: o carbono da carbonila e o carbono β são eletrofílicos

O produto inicial é um enol que sofre tautomerização rápida posterior à forma ceto. Assim, o resultado final *parece* ser uma adição 1,2 de Nu—H à ligação dupla carbono-carbono.

Capítulo 18 Enóis, Enolatos e a Condensação de Aldol 849

Adição 1,4 de um reagente polar A-B a uma enona conjugada

Os nucleófilos de oxigênio e nitrogênio dão adições conjugadas

Água, álcoois, aminas e nucleófilos semelhantes dão adições 1,4, como mostram os exemplos seguintes (hidratação e aminação). Embora estas reações possam ser catalisadas por ácido ou base, os produtos se formam mais rapidamente e com rendimentos melhores com bases. Estes processos são revertidos em temperaturas elevadas.

$CH_2=CHCCH_3$ (Carbono β: sítio do ataque nucleofílico) — **3-Buteno-2-ona** — HOH, Ca(OH)$_2$, −5°C ⇌ $HOCH_2-CHCCH_3$ — **4-Hidróxi-2-butanona**

REAÇÃO

4-Metil-3-penteno-2-ona (Sítio do ataque nucleofílico) + CH$_3$NH$_2$, H$_2$O ⇌ 4-Metil-4-(metilamino)-2-pentanona, 75%

O que determina a preferência pela reação 1,2 ou 1,4? No caso dos nucleófilos mostrados, ambas as reações são reversíveis. Normalmente formam-se os produtos 1,4, porque eles são compostos carbonilados e, portanto, mais estáveis do que os produtos 1,2 (hidratos, hemiacetais e hemiaminais; Seções 17-6, 17-7 e 17-9). As exceções incluem derivados de amina como hidroxilaminas, semicarbazidas ou hidrazinas com as quais a adição 1,2 dá iminas que precipitam e deslocam o equilíbrio.

O mecanismo da adição a aldeídos e cetonas conjugados catalisada por base é o ataque nucleofílico direto no carbono β para dar o enolato, subsequentemente protonado.

Mecanismo da hidratação catalisada por base de aldeídos e cetonas α,β-insaturadas

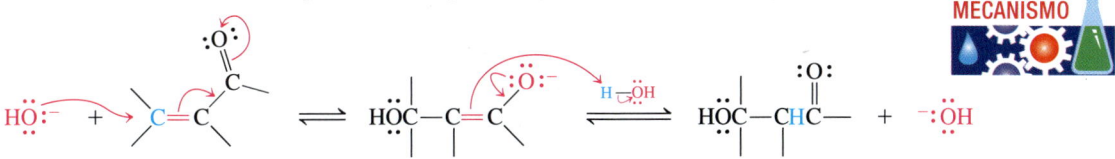

MECANISMO

EXERCÍCIO 18-24

O tratamento da 3-cloro-2-ciclo-hexenona com metóxido de sódio em metanol leva à 3-metóxi-2-ciclo-hexenona. Escreva o mecanismo desta reação. (**Sugestão:** comece por uma adição conjugada.)

A capacidade de formar novas ligações com nucleófilos no carbono β torna os aldeídos e cetonas α,β-insaturados extremamente úteis em sínteses. Esta capacidade também se estende aos nucleófilos de carbono e permite a formação de novas ligações carbono-carbono. O restante do capítulo trata de processos desse tipo.

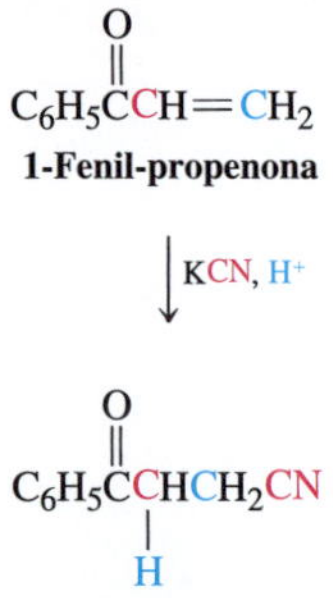

$C_6H_5\overset{O}{\underset{\|}{C}}CH=CH_2$
1-Fenil-propenona

↓ KCN, H^+

$C_6H_5\overset{O}{\underset{\|}{C}}\underset{H}{\overset{|}{C}}HCH_2CN$
67%
4-Fenil-4-oxo--butanonitrila

O cianeto de hidrogênio também dá a adição conjugada

O tratamento de um aldeído ou cetona conjugados com cianeto na presença de ácido leva ao ataque no carbono β, em contraste com a formação de cianoidrina (Seção 17-11). Esta transformação segue um mecanismo de adição 1,4. A reação inclui a protonação do oxigênio, depois o ataque em β e, por fim, a tautomerização cetoenólica.

EXERCÍCIO 18-25

Escreva o mecanismo da adição 1,4 catalisada por ácido de cianeto à 1-fenil-propenona (veja na margem).

EM RESUMO, os aldeídos e cetonas α,β-insaturados são muito úteis em sínteses orgânicas devido a sua capacidade de dar adições 1,4. A adição de cianeto de hidrogênio leva a compostos β-ciano--carbonilados. Nucleófilos de oxigênio e nitrogênio também se adicionam ao carbono β.

18-10 Adições 1,2 e 1,4 de reagentes organometálicos

Os reagentes organometálicos podem dar adição 1,2 ou 1,4 à função carbonila α,β-insaturada. Os organolítios, por exemplo, reagem quase que exclusivamente pelo ataque direto do nucleófilo ao carbono da carbonila.

Adição exclusiva de um organolítio

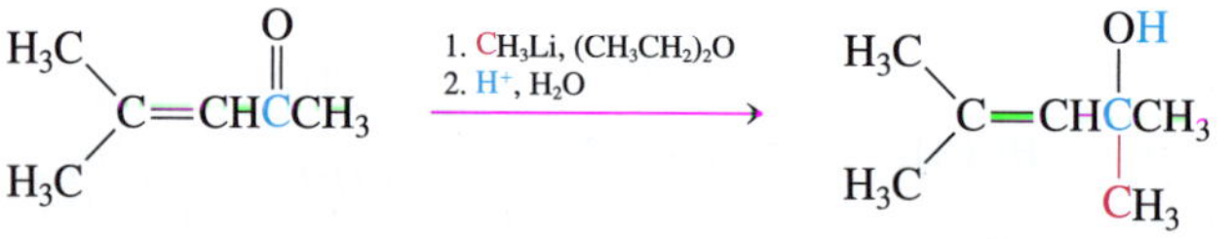

4-Metil-3-penteno-2-ona → 2,4-Dimetil-3-penteno-2-ol (81%)

1. CH_3Li, $(CH_3CH_2)_2O$
2. H^+, H_2O

As reações de Grignard com aldeídos e cetonas α,β-insaturados não são, em geral, muito úteis, porque eles podem dar adição 1,2, adição 1,4 ou ambas, dependendo da estrutura das espécies que reagem e das condições. Felizmente, outros reagentes organometálicos, os organocupratos, são muito efetivos na adição conjugada. Os **organocupratos** têm a fórmula empírica R_2CuLi e podem ser preparados pela adição de dois equivalentes de um reagente organolítio a um de iodeto de cobre(I), CuI.

Exemplo de preparação de um organocuprato

$$2\ CH_3Li + CuI \rightarrow (CH_3)_2CuLi + LiI$$

Dimetilcuprato de lítio
(Um reagente organocuprato)

Os organocupratos são muito seletivos e dão exclusivamente adições 1,4:

Adição 1,4 exclusiva de um organocuprato de lítio

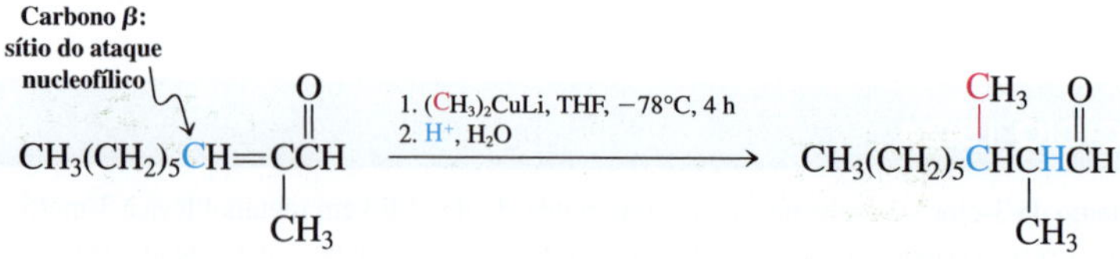

Carbono β: sítio do ataque nucleofílico

2-Metil-2-nonenal → 2,3-Dimetil-nonanal (40%)

1. $(CH_3)_2CuLi$, THF, −78°C, 4 h
2. H^+, H_2O

As reações de adição 1,4 mediadas por cobre aparentemente ocorrem através de mecanismos complexos de transferência de elétrons. O primeiro intermediário que pode ser isolado é um enolato, que reage com espécies alquilantes, como vimos na Seção 18-4. A adição conjugada seguida de alquilação é uma sequência útil para a dialquilação α,β de aldeídos e cetonas insaturados.

Capítulo 18 Enóis, Enolatos e a Condensação de Aldol

Dialquilação α,β de compostos carbonilados insaturados

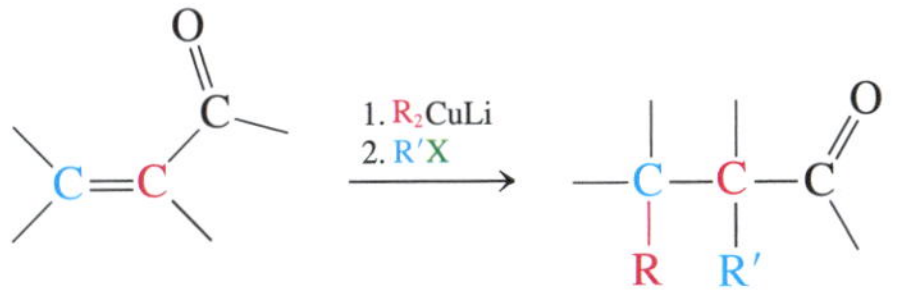

$$\text{C}=\text{C}-\text{C}(=\text{O})- \xrightarrow[\text{2. R'X}]{\text{1. R}_2\text{CuLi}} -\underset{R}{\text{C}}-\underset{R'}{\text{C}}-\text{C}(=\text{O})-$$

O exemplo seguinte ilustra essa reação.

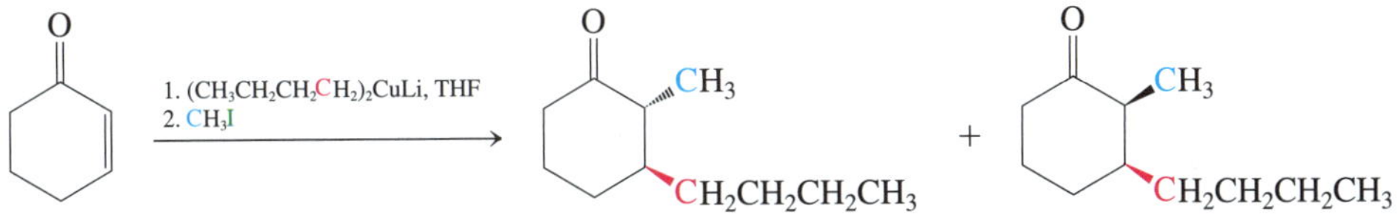

ciclo-hex-2-enona $\xrightarrow[\text{2. CH}_3\text{I}]{\text{1. (CH}_3\text{CH}_2\text{CH}_2\text{CH}_2)_2\text{CuLi, THF}}$ *trans*-2-metil-3-butil-ciclo-hexanona + *cis*-2-metil-3-butil-ciclo-hexanona

84%, 4 : 1
trans-3-Butil-2-metil-ciclo-hexanona e *cis*-3-butil-2-metil-ciclo-hexanona

---

EXERCÍCIO 18-26

Trabalhando com os conceitos: adição conjugada em sínteses

Mostre como sintetizar [bicíclico com CH$_3$] a partir de 3-metil-2-ciclo-hexenona.

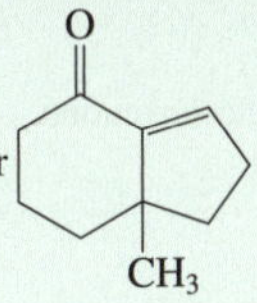

Estratégia

O fato de que seu ponto de partida é uma cetona α,β-insaturada e seu produto tem uma ligação a mais no carbono β sugere que a adição conjugada é um ponto razoável para começar. Para este problema, a análise retrossintética (isto é, raciocinando de trás para a frente) é especialmente útil. A presença de um anel adicional deveria sugerir uma condensação de aldol intramolecular como uma possibilidade de síntese. Faça primeiro a análise retrossintética e depois vá em frente.

Solução

- Na molécula de interesse (abaixo, à esquerda), podemos considerar que a ligação dupla C=C da cetona α,β-insaturada (seta) é o resultado de uma condensação de aldol intramolecular entre o carbono α de uma ciclo-hexanona e a cadeia lateral de uma função aldeído (centro).
- Considere a ligação entre a cadeia lateral do carbono β da ciclo-hexanona (centro, seta) como sendo derivada da adição conjugada ao 3-metil-2-ciclo-hexenona, o reagente inicial fornecido:

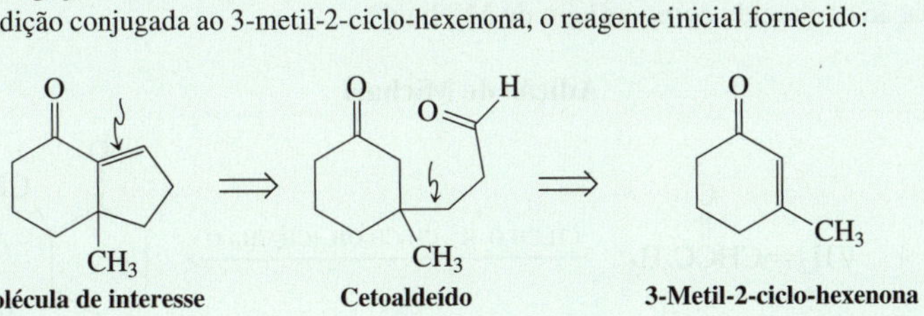

Molécula de interesse ⇒ Cetoaldeído ⇒ 3-Metil-2-ciclo-hexenona

- Antes de transformar esta análise retrossintética em uma síntese escrita na direção correta, observe que a cadeia lateral que pretendemos usar como um nucleófilo para a adição 1,4 deve ser introduzida como um reagente organocuprato, que, por sua vez, provém de um halogeneto através de um reagente organolítio. Observe que este fragmento também contém um grupo aldeído que terá de ser protegido para que o reagente organolítio possa ser preparado convenientemente (lembre-se da Seção 17-8).

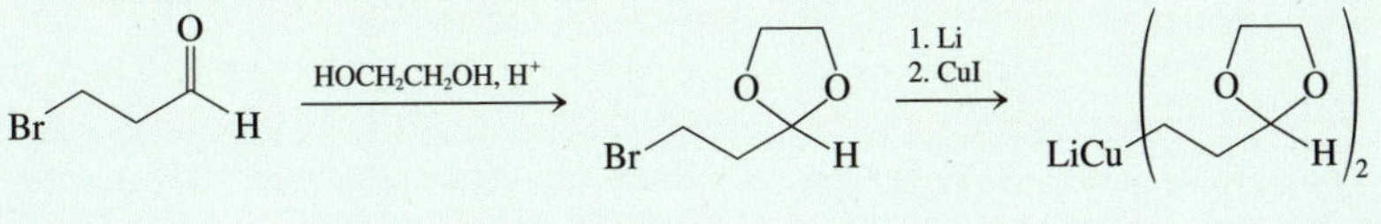

$$\text{Br-CH}_2\text{CH}_2\text{CHO} \xrightarrow{\text{HOCH}_2\text{CH}_2\text{OH, H}^+} \text{Br-CH}_2\text{CH}_2\text{-CH(OCH}_2\text{CH}_2\text{O)} \xrightarrow[\text{2. CuI}]{\text{1. Li}} \text{LiCu(CH}_2\text{CH}_2\text{-CH(OCH}_2\text{CH}_2\text{O))}_2$$

- A síntese se completa com a adição do cuprato à ciclo-hexenona, hidrólise do acetal para liberar o grupo aldeído e a condensação de aldol intramolecular:

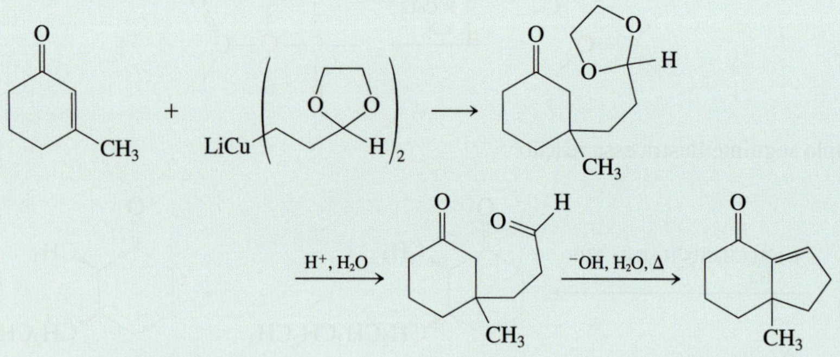

EXERCÍCIO 18-27

Tente você

Proponha uma síntese de [estrutura: 2,3,3-trimetilciclohexanona] a partir da 3-metil-2-ciclo-hexenona.

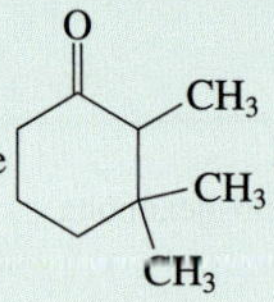

EM RESUMO, os reagentes organolítios dão adição 1,2 aos sistemas α,β-carbonilados, e os organocupratos, adição 1,4. A adição 1,4 dá, inicialmente, um enolato α,β-substituído que reage com halogenoalcanos para dar aldeídos e cetonas α,β-dialquilados.

18-11 Adições conjugadas aos enolatos: adição de Michael e anelação de Robinson

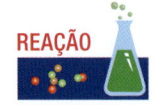

Como outros nucleófilos, os enolatos dão adições conjugadas aos aldeídos e cetonas α,β-insaturados, uma reação conhecida como **adição de Michael***.

Adição de Michael

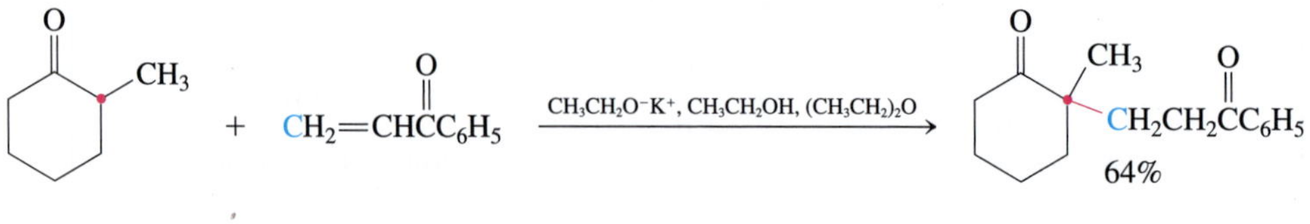

O mecanismo da adição de Michael inclui o ataque nucleofílico pelo enolato ao carbono β de um composto carbonilado insaturado (o "aceitador" de Michael), seguida da protonação do enolato resultante.

---

* Professor Arthur Michael (1853-1942), Universidade Harvard, Cambridge, MA, Estados Unidos.

DESTAQUE QUÍMICO 18-4

Aleksandr Borodin: compositor, químico e professor pioneiro

Aleksandr Borodin (1833-1887) foi um dos mais proeminentes compositores russos do Século XIX. Ele é conhecido por vários trabalhos orquestrais e uma ópera, *Príncipe Igor*, da qual um certo número de excertos muito populares apareceram, incluindo as *Danças Polovetsianas* e a música usada no musical da Broadway dos anos 1950, *Kismet* (em 1954, Borodin ganhou um Prêmio Tony póstumo pela música deste espetáculo). Entretanto, Borodin já estava fazendo experimentos de química antes de começar a compor música, gerando odores fétidos no apartamento da família quando ainda era um jovem adolescente. Ele foi a escola em São Petersburgo e graduou-se em medicina em 1856. Sua carreira em química começou com um estágio de pós-doutorado em Heidelberg, Alemanha, no laboratório do Professor Emil Erlenmeyer – um nome que deveria ser familiar para quase todos vocês devido ao frasco que leva seu nome.

Durante os anos seguintes, Borodin fez algumas contribuições importantes para a química orgânica. Ele desenvolveu a primeira síntese de um composto organofluorado, contribuiu para o desenvolvimento da química dos ácidos carboxílicos e inventou um método analítico para medir a concentração de nitrogênio que permitiu a determinação da quantidade de ureia excretada na urina. Ele é talvez mais conhecido por seu trabalho com aldeídos. Os registros históricos são um pouco confusos, mas Borodin *pode* ter sido o descobridor da reação de aldol. O alemão August Kekulé (conhecido pela estrutura do benzeno) e o francês Adolph Wurtz também estavam trabalhando com reações de aldeídos em condições básicas mais ou menos na mesma época, mas Borodin começou antes e certamente levou seus estudos mais longe. Ele descreveu reações de aldol e condensações de alguns aldeídos de cadeia linear nos anos 1860. Sua principal falha foi uma certa preguiça em submeter seu trabalho para publicação, levando, assim, a debates, ainda correntes, sobre prioridades de descoberta.

O legado científico de Borodin avançou um pouco mais nos anos 1870, quando ele voltou muito de sua atenção ao ensino. Ele introduziu o primeiro curso avançado de medicina para mulheres e foi um campeão da causa da educação feminina em ciência e medicina. Ele também aproveitou sua fama como músico para organizar concertos de caridade no intuito de levantar fundos para auxiliar estudantes pobres. Embora seus feitos musicais fossem inferiores a de seus contemporâneos Tchaikovsky e Rimsky-Korsakov, Borodin foi e continua a ser muito estimado por uma vida de realizações na arte e na ciência.

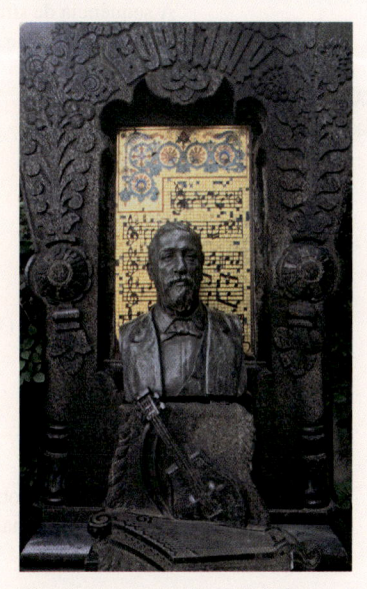

Túmulo do compositor e químico Aleksandr Borodin, em São Petersburgo, Rússia.

Mecanismo da adição de Michael

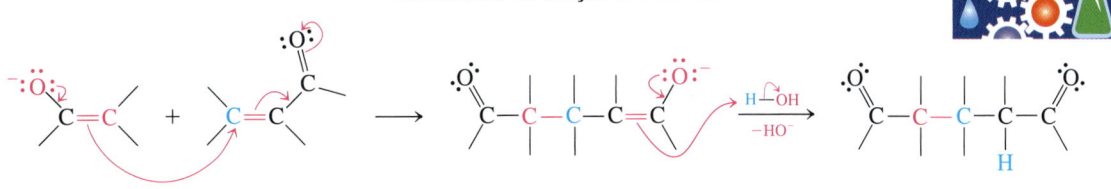

Como indica o mecanismo, a reação funciona devido ao potencial nucleofílico do carbono α de um enolato e à reatividade eletrofílica do carbono β de um composto carbonilado α,β-insaturado.

No caso de alguns aceitadores de Michael, como a 3-buteno-2-ona, os produtos da adição inicial podem sofrer condensação aldol intramolecular, com a criação de um anel.

Adição de Michael seguida por uma condensação intramolecular

[Estrutura: 2-metilciclohexanona] + CH₂=CHCCH₃ (3-Buteno-2-ona) →[CH₃CH₂O⁻Na⁺, CH₃CH₂OH, (CH₃CH₂)₂O, −10°C / Adição de Michael]

[Produto de adição de Michael] →[Condensação de aldol intramolecular] [Álcool cíclico, 54%] →[Δ, HO⁻ / − HOH] [Decalenona, 86%]

A sequência de síntese de uma adição de Michael seguida de uma condensação de aldol intramolecular é chamada, também, de **anelação de Robinson***.

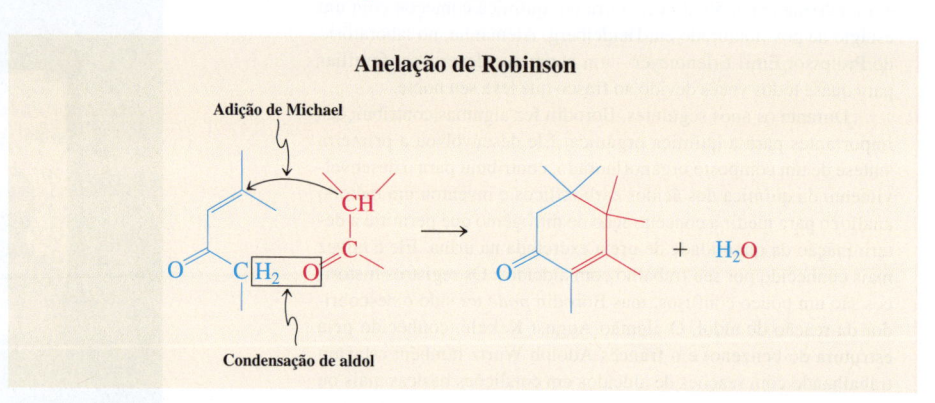

MECANISMO ANIMADO: Anelação de Robinson

Anelação de Robinson

[Esquema mostrando Adição de Michael e Condensação de aldol → produto bicíclico + H₂O]

A anelação de Robinson é muito usada na síntese de sistemas policíclicos, inclusive esteroides e outros produtos naturais que contêm anéis de seis átomos.

EXERCÍCIO 18-28

Trabalhando com os conceitos: uso das reações de Michael e de Robinson em sínteses

Proponha uma síntese de [4-fenil-ciclohex-2-enona] Usando reações de Michael ou Robinson.

Estratégia

Use a análise retrossintética para identificar materiais de partida razoáveis. (**Sugestão:** *sempre* faça seu primeiro "desligamento" na ligação dupla C=C em cetonas α,β-insaturadas. Depois vá em frente, seguindo as etapas apresentadas nesta seção.)

Solução:

• A ligação dupla C=C de uma cetona α,β-insaturada pode ser formada em uma condensação de aldol. Por isso, começamos por seu "desligamento" para identificar um composto que possa ser convertido no produto final desejado. Quebre a ligação e coloque um grupo carbonila ("=O") no antigo carbono β. Por quê? Na direção *certa*, a condensação de aldol converte o grupo carbonila do composto inicial no carbono β do produto. O resultado disso é o cetoaldeído a seguir:

---

* Sir Robert Robinson (1886-1975), Universidade de Oxford, Inglaterra, Prêmio Nobel de 1947 (química).

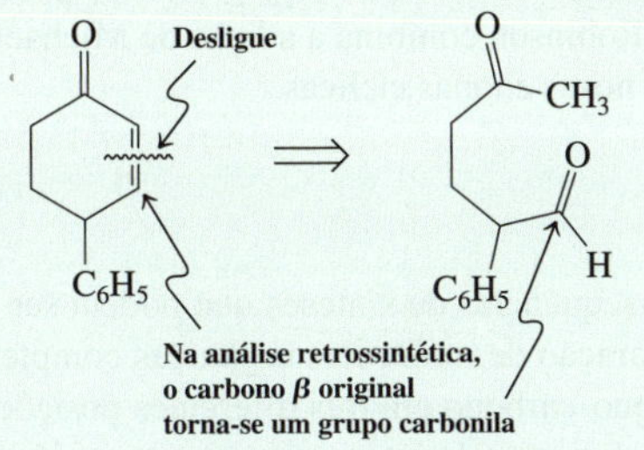

- Este composto é um exemplo de um composto "1,5-dicarbonilado". Se você começar a contar de qualquer uma das duas carbonilas, a outra estará no quinto carbono. Este tipo de estrutura pode ser preparado por uma adição de Michael de um enolato a um composto α,β-insaturado. Podemos identificar materiais de partida fazendo a análise retrossintética, "desligando" qualquer uma das ligações α-β entre as carbonilas. Existem duas possibilidades:

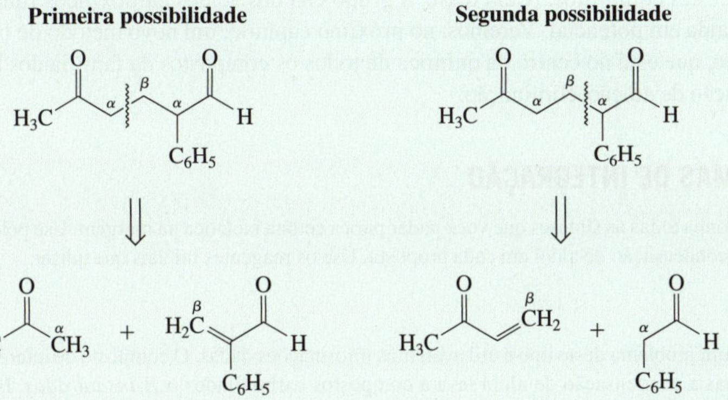

Primeira possibilidade / **Segunda possibilidade**

- Temos duas opções: a adição de Michael do enolato da acetona ao 2-fenil-propenal (acima, à esquerda) e a adição de Michael do enolato do 2-fenil-acetaldeído à 3-buteno-2-ona (acima, à direita). Qual é a melhor? As adições de Michael são feitas normalmente em condições básicas, e sabemos (Seção 18-5) que os aldeídos dão condensação de aldol em meio básico muito mais rapidamente do que as cetonas. Assim, a segunda opção corre o risto da interferência da reação de aldol entre duas moléculas de 2-fenil-acetaldeído. A primeira opção é melhor, porque o enolato da acetona sofrerá a adição de Michael ao aldeído muito mais facilmente do que a condensação de aldol. Assim, temos o que precisamos para escrever a síntese na direção correta: trata-se de uma anelação de Robinson:

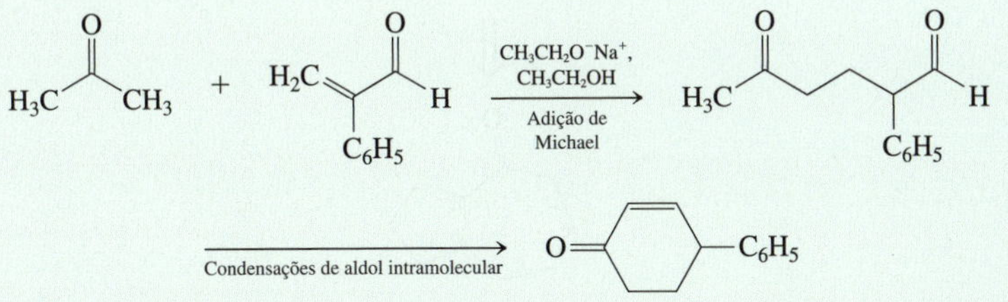

EXERCÍCIO 18-29

Tente você

Proponha sínteses para os seguintes compostos usando reações de Michael ou de Robinson.

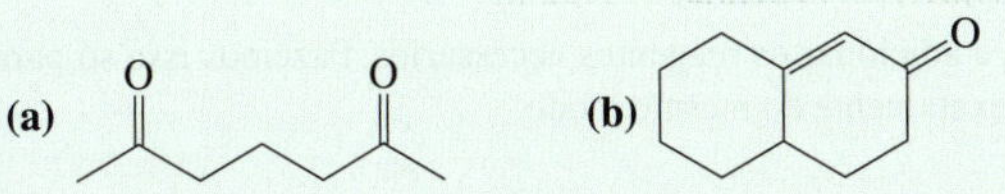

(a) / (b)

EM RESUMO, a adição de Michael leva à adição conjugada de um enolato para dar compostos dicarbonilados. A anelação de Robinson combina a adição de Michael com a condensação de aldol intramolecular para produzir novas enonas cíclicas.

A IDEIA GERAL

A condensação de aldol e as sequências de sínteses que podem ser construídas a partir dela são métodos muito úteis de preparação de moléculas orgânicas complexas. Estas reações permitem a formação de ligações carbono-carbono em três diferentes posições: no carbono α, no carbono β e no carbono da carbonila. É possível sintetizar compostos acíclicos de estrutura elaborada e também fechar anéis. Observe, nos próximos problemas, a variedade de compostos que pode ser formada na base das propriedades químicas do grupo carbonila e átomos adjacentes.

Continuaremos nosso estudo da química da carbonila, examinando os ácidos carboxílicos para ver como se comportam estes sistemas mais oxidados. O princípio do aumento da acidez de hidrogênios ligados a átomos *adjacentes* a um carbono de carbonila é ilustrado pelo hidrogênio de O—H destes compostos. Além disso, o grupo OH dos ácidos carboxílicos funciona como um grupo de saída em potencial. Veremos, no próximo capítulo, um novo método de obter reações de substituição, que está no centro da química de todos os compostos da família dos ácidos carboxílicos: a reação de adição-eliminação.

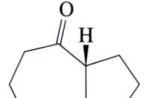

PROBLEMAS DE INTEGRAÇÃO

18-30 Proponha todas as sínteses que você puder para a cetona bicíclica na margem. Use pelo menos uma vez a reação de condensação de aldol em cada proposta. Use os reagentes iniciais que quiser.

SOLUÇÃO

Para atacar um problema deste tipo é útil avaliar as informações dadas. O composto de interesse é uma cetona saturada, mas a condensação de aldol leva a compostos carbonilados α,β-*insaturados*. Isso significa que todas as sínteses que pudermos propor envolverão a hidrogenação de uma ligação dupla C=C conjugada com o grupo carbonila. Pela estrutura na margem, podemos identificar três cetonas α,β-insaturadas como possíveis precursores.

Após identificar estas estruturas, podemos estabelecer que compostos os produzem a partir de uma condensação de aldol intramolecular. Podemos desligar, retrossinteticamente, cada ligação dupla C=C. Cada carbono β desligado provém de um grupo carbonila, o que nos leva às seguintes estruturas, mostradas na mesma ordem da esquerda para a direita da enona do produto aldol respectivo, acima.

Só falta escrever as sínteses na ordem correta e adicionar os reagentes necessários. Fazemos isso só para o primeiro deles. Os demais podem ser escritos exatamente do mesmo modo.

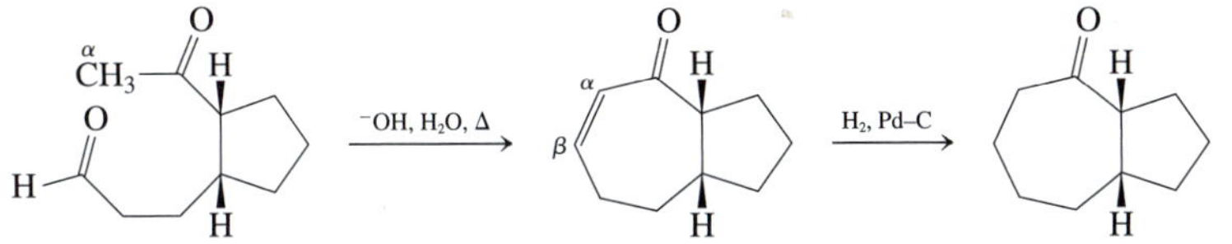

18-31 A sequência da anelação de Robinson é um método importante de construção de anéis de seis átomos. Não é surpresa que ela seja muito usada na síntese de esteroides. Começando com a cetona bicíclica na margem, proponha uma síntese do esteroide abaixo, usando uma ou mais anelações de Robinson.

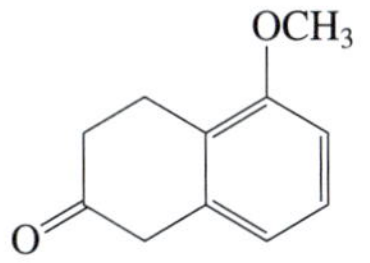

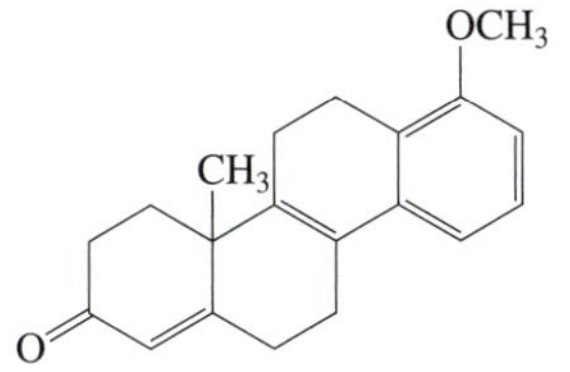

SOLUÇÃO

A anelação de Robinson combina a adição de Michael a uma cetona α,β-insaturada com uma condensação de aldol intramolecular (Seção 18-11) para formar ciclo-hexenonas. A análise retrossintética (Seção 18-9) da molécula de interesse leva ao desligamento de duas ligações do anel A, a ligação dupla carbono-carbono por uma condensação retro-aldol e uma ligação simples por uma adição retro-Michael. A construção do anel A pela anelação de Robinson relaciona-se muito ao exemplo da Seção 18-11, que mostra a condensação da 2-metilciclo-hexanona com a 3-buteno-2-ona.

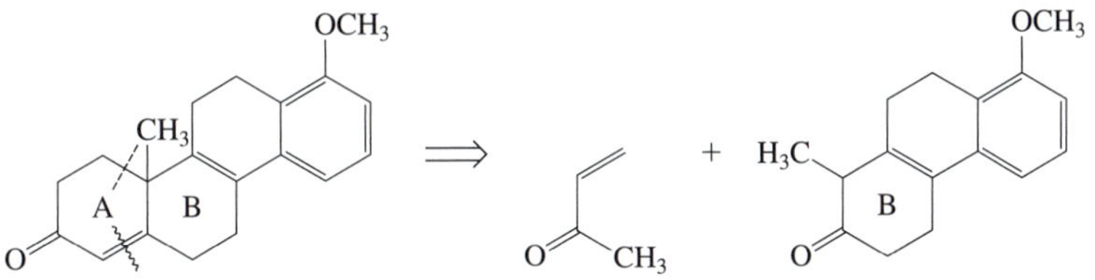

Neste ponto, simplificamos o alvo de uma molécula tetracíclica para uma molécula tricíclica. Esta última, entretanto, é uma cetona β,γ-insaturada, que *não* é um produto óbvio da anelação de Robinson para formar o anel B. Deixemos de lado, porém, este problema para perguntar se é possível escrever uma anelação de Robinson que transforme a cetona inicial em um produto tricíclico com o *mesmo esqueleto molecular* do produto da reação acima. A resposta é positiva: podemos escrever um isômero, mudando de lugar a ligação dupla.

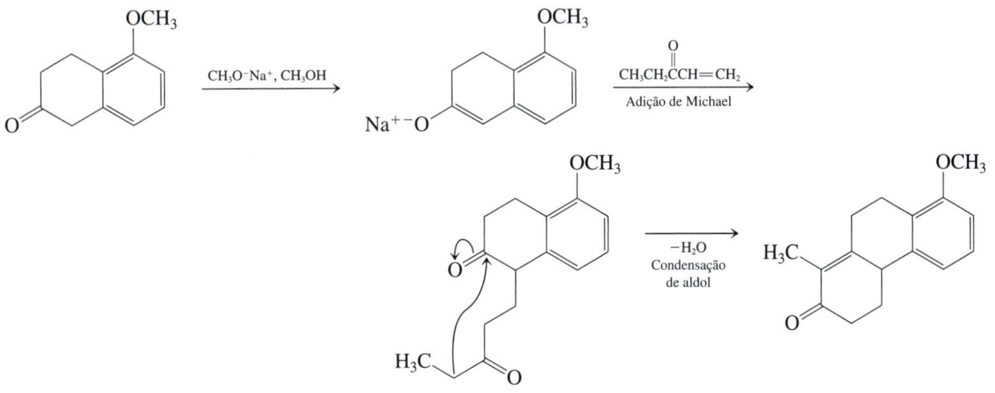

Estamos muito perto da solução do problema. Tudo que resta é relacionar a cetona tricíclica que acabamos de preparar à segunda sequência de Robinson que precisamos usar. Para isso, temos de *pensar mecanisticamente* e fazer a pergunta: "Qual é a estrutura do enolato que dá origem à anelação?" Olhando para a fórmula à direita na reação a seguir, podemos ver que o enolato é alílico (Seção 14-4), e podemos escrever uma segunda estrutura de ressonância para ele. Esta estrutura pode ser obtida pela desprotonação da cetona tricíclica da reação precedente na posição alílica (γ).

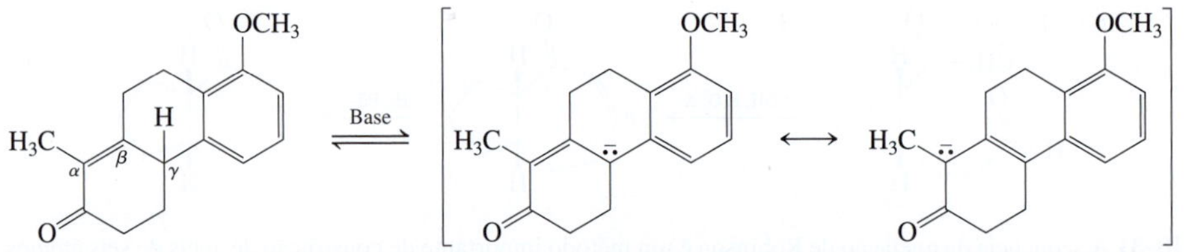

Enolato alílico estabilizado por ressonância

O que isso significa em termos práticos? Podemos fazer a segunda anelação de Robinson começando diretamente com a cetona α,β-insaturada precedente. Não é necessário preparar a cetona β,γ-insaturada sugerida pela análise retrossintética inicial, porque ambas dão o mesmo enolato por desprotonação. A síntese completa é dada a seguir.

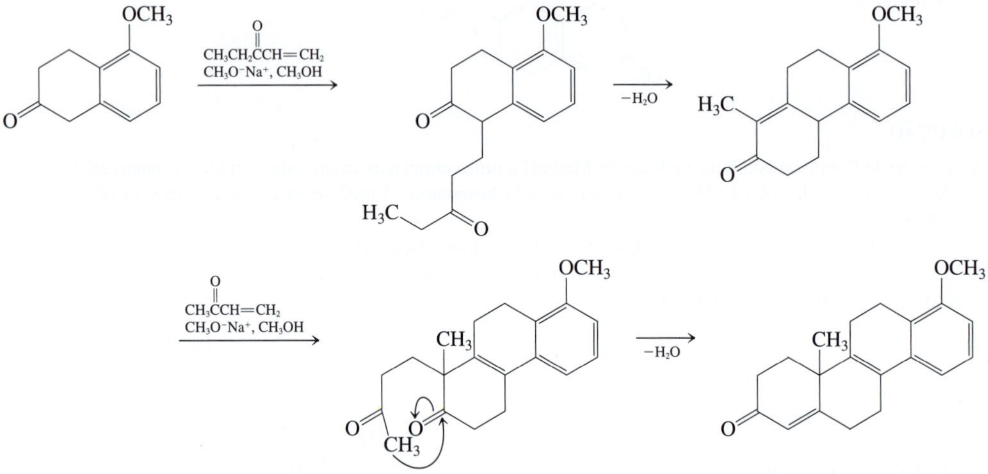

Um comentário final. Você deve ter percebido que o ânion alílico mencionado neste problema é também benzílico, logo é estabilizado pela conjugação com o anel benzeno. A ressonância benzílica será discutida em detalhes na Seção 22-1. Para ganhar prática com as anelações de Robinson, faça os problemas 59, 63 e 64.

Novas reações

Sínteses e reações de enolatos e enóis

1. **Enolatos (Seção 18-1)**

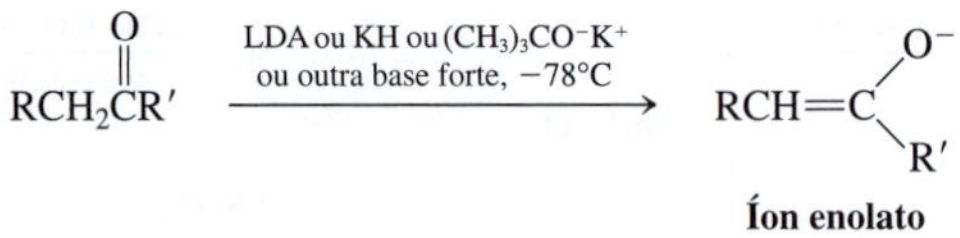

$$RCH_2CR' \xrightarrow{\text{LDA ou KH ou } (CH_3)_3CO^-K^+ \text{ ou outra base forte, } -78°C} RCH=C(O^-)R'$$

Íon enolato

2. **Equilíbrio cetoenólico (Seção 18-2)**

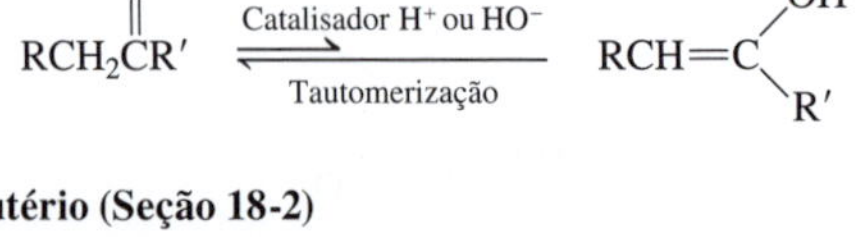

$$RCH_2CR' \underset{\text{Tautomerização}}{\overset{\text{Catalisador } H^+ \text{ ou } HO^-}{\rightleftharpoons}} RCH=C(OH)R'$$

3. **Troca hidrogênio-deutério (Seção 18-2)**

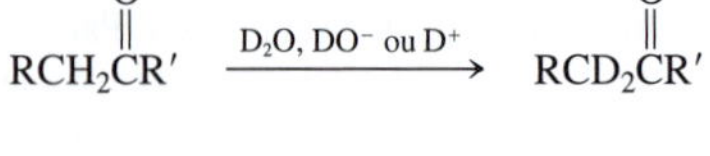

$$RCH_2CR' \xrightarrow{D_2O, DO^- \text{ ou } D^+} RCD_2CR'$$

4. Estereoisomerização (Seção 18-2)

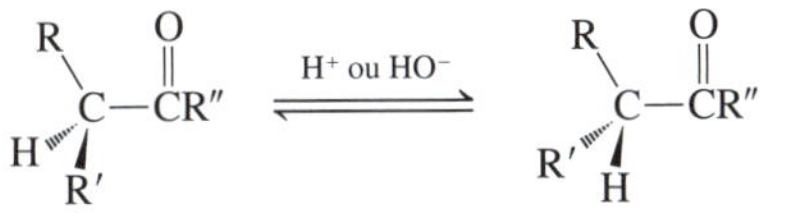

$$\underset{H}{\overset{R}{\underset{R'}{|}}}C - \overset{O}{\overset{\|}{C}}R'' \quad \underset{}{\overset{H^+ \text{ ou } HO^-}{\rightleftharpoons}} \quad \underset{R'}{\overset{R}{\underset{H}{|}}}C - \overset{O}{\overset{\|}{C}}R''$$

5. Halogenação (Seção 18-3)

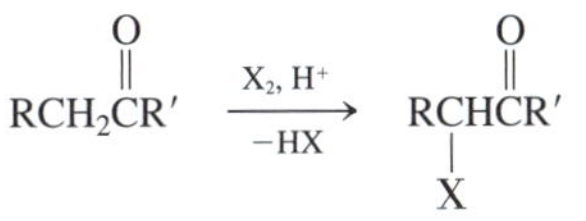

$$RCH_2\overset{O}{\overset{\|}{C}}R' \quad \xrightarrow[-HX]{X_2,\ H^+} \quad R\underset{X}{\overset{}{\underset{|}{C}H}}\overset{O}{\overset{\|}{C}}R'$$

6. Alquilação de enolatos (Seção 18-4)

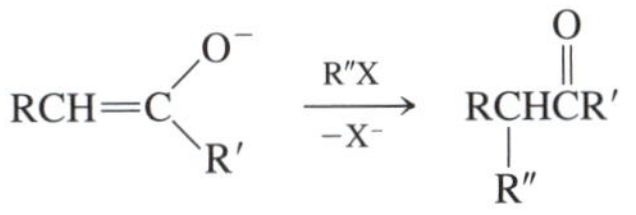

$$RCH = \underset{R'}{\overset{O^-}{\underset{}{C}}} \quad \xrightarrow[-X^-]{R''X} \quad R\underset{R''}{\overset{}{\underset{|}{C}H}}\overset{O}{\overset{\|}{C}}R'$$

Reação S_N2: R″X deve ser um halogeneto de metila ou primário

7. Alquilação de enaminas (Seção 18-4)

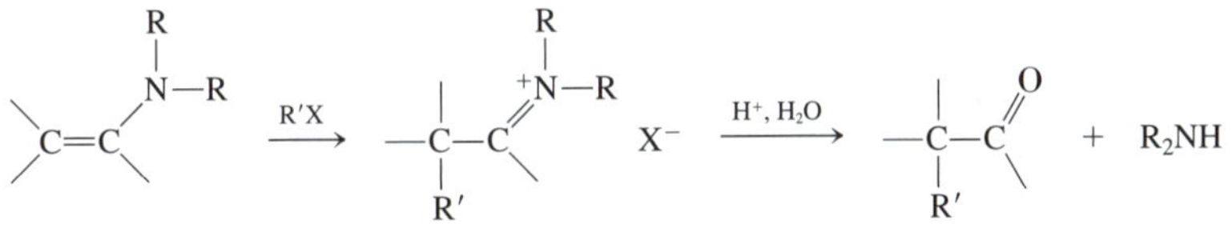

Reação S_N2: R′X deve ser um halogeneto de metila, primário ou secundário

8. Condensações de aldol (Seções 18-5 a 18-7)

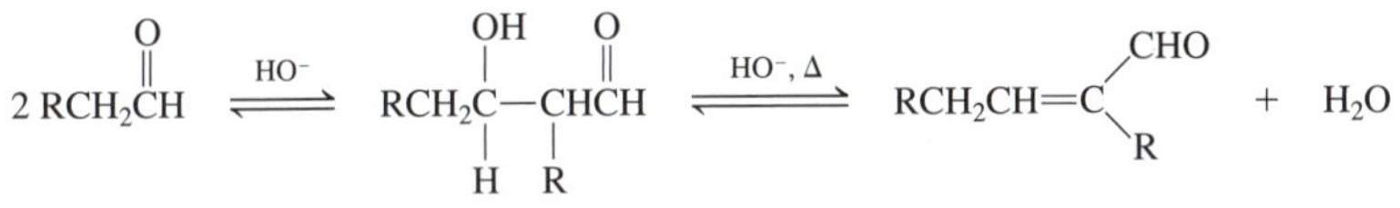

$$2\ RCH_2\overset{O}{\overset{\|}{CH}} \quad \underset{}{\overset{HO^-}{\rightleftharpoons}} \quad RCH_2\underset{H}{\overset{OH}{\underset{|}{C}}} - \underset{R}{\overset{}{\underset{|}{C}H}}\overset{O}{\overset{\|}{CH}} \quad \underset{}{\overset{HO^-,\ \Delta}{\rightleftharpoons}} \quad RCH_2CH = \underset{R}{\overset{CHO}{\underset{}{C}}} + H_2O$$

Aduto aldol   Produto de condensação

Condensação de aldol cruzada (um aldeído não enolizável)

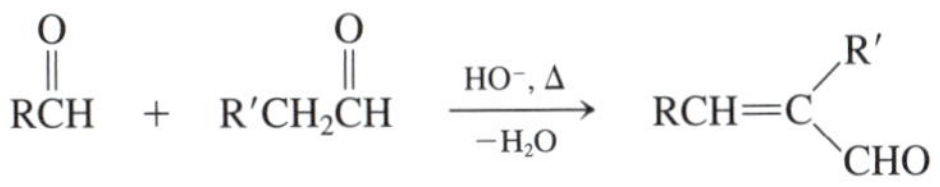

$$R\overset{O}{\overset{\|}{CH}} + R'CH_2\overset{O}{\overset{\|}{CH}} \quad \xrightarrow[-H_2O]{HO^-,\ \Delta} \quad RCH = \underset{CHO}{\overset{R'}{\underset{}{C}}}$$

Cetonas

$$R\overset{O}{\overset{\|}{C}}CH_2R' \quad \underset{}{\overset{HO^-}{\rightleftharpoons}} \quad R\underset{CH_2R'}{\overset{OH}{\underset{|}{C}}} - \underset{}{\overset{R'}{\underset{|}{C}H}} - \overset{O}{\overset{\|}{C}}R \quad \xrightarrow[\text{Desloca o equilíbrio}]{\Delta,\ -H_2O} \quad R\underset{CH_2R'}{\overset{R'}{\underset{|}{C}}} = C - \overset{O}{\overset{\|}{C}}R$$

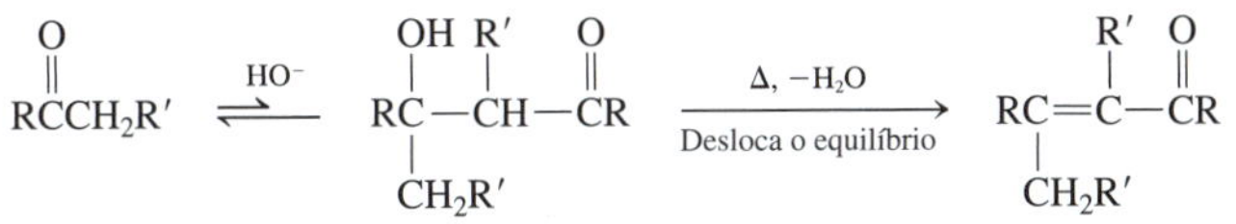

Condensação de aldol intramolecular

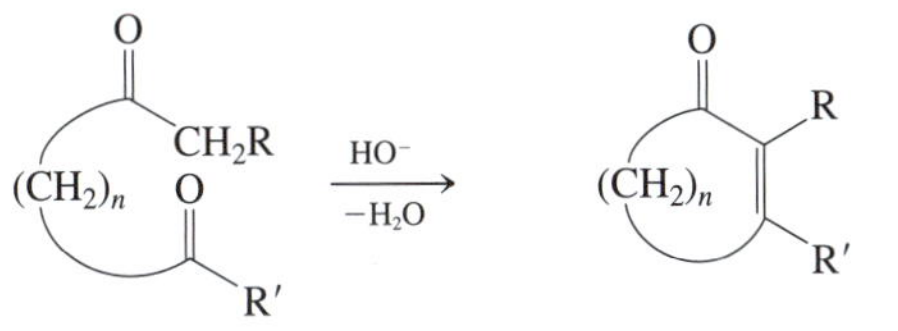

Dê preferência a anéis sem tensão

Reações de aldeídos e cetonas α,β-insaturadas

9. Hidrogenação (Seção 18-8)

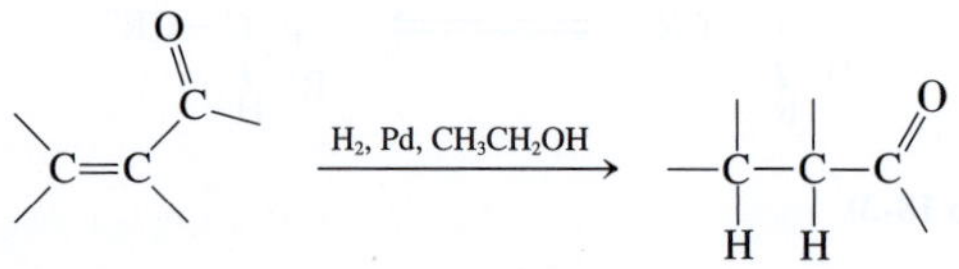

[Estrutura: cetona α,β-insaturada + H₂, Pd, CH₃CH₂OH → cetona saturada com H, H adicionados]

10. Adição de halogênio (Seção 18-8)

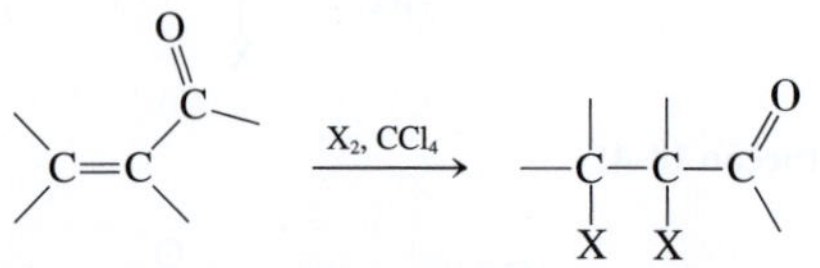

[Estrutura: cetona α,β-insaturada + X₂, CCl₄ → produto com X, X adicionados]

11. Condensações com derivados de aminas (Seção 18-8)

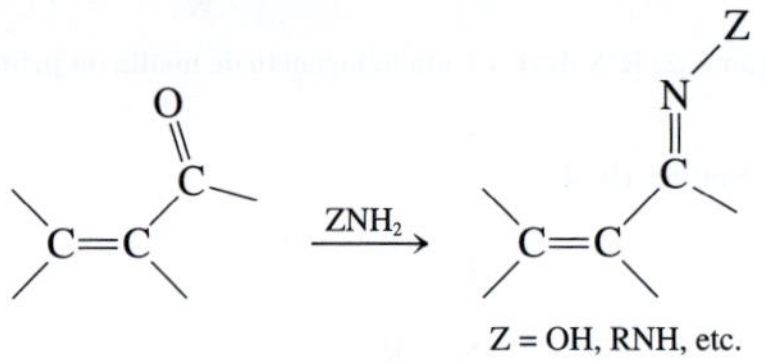

[Estrutura: cetona α,β-insaturada + ZNH₂ → imina α,β-insaturada]

Z = OH, RNH, etc.

Adições conjugadas a aldeídos e cetonas α,β-insaturadas

12. Adição de cianeto de hidrogênio (Seção 18-9)

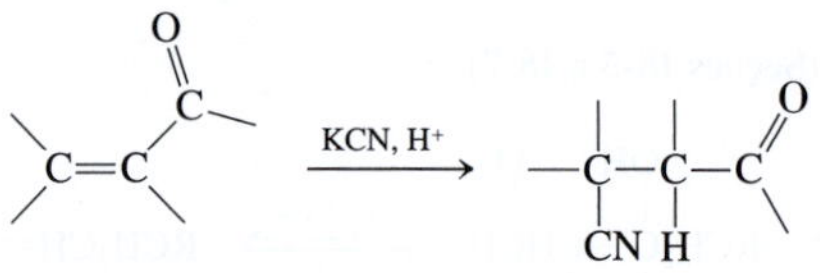

[Estrutura: cetona α,β-insaturada + KCN, H⁺ → produto com CN, H adicionados]

13. Água, álcoois, aminas (Seção 18-9)

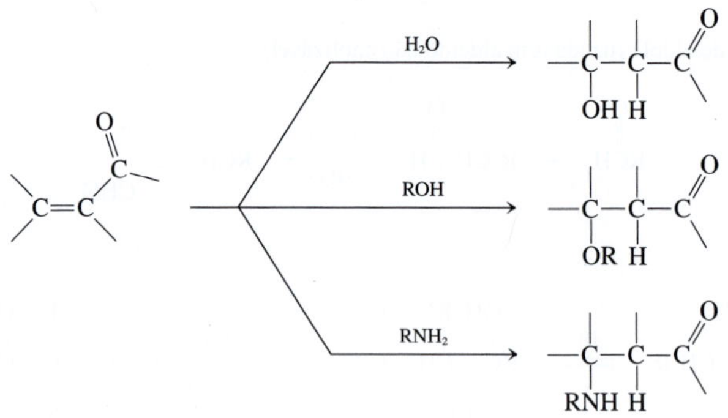

[Estrutura: cetona α,β-insaturada com três caminhos reacionais:
- H₂O → produto com OH, H
- ROH → produto com OR, H
- RNH₂ → produto com RNH, H]

14. Reagentes organometálicos (Seção 18-10)

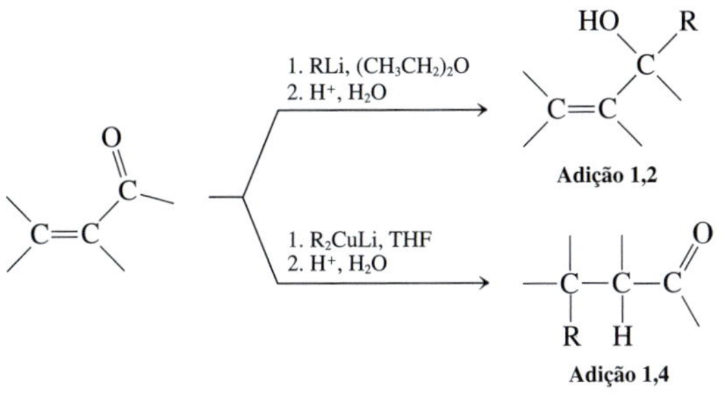

Adições de RMgX podem ser 1,2 ou 1,4, dependendo das estruturas do reagente e do substrato.

Adições de cuprato seguidas por alquilações do enolato

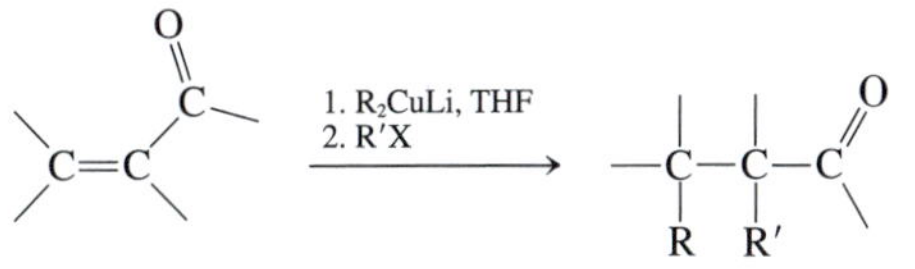

15. Adição de Michael (Seção 18-11)

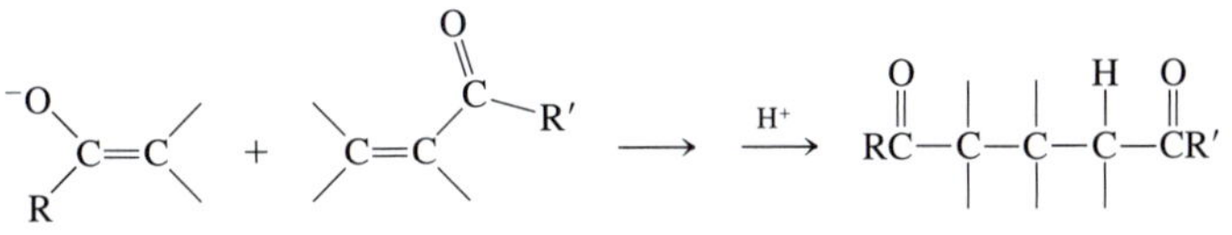

16. Anelação de Robinson (Seção 18-11)

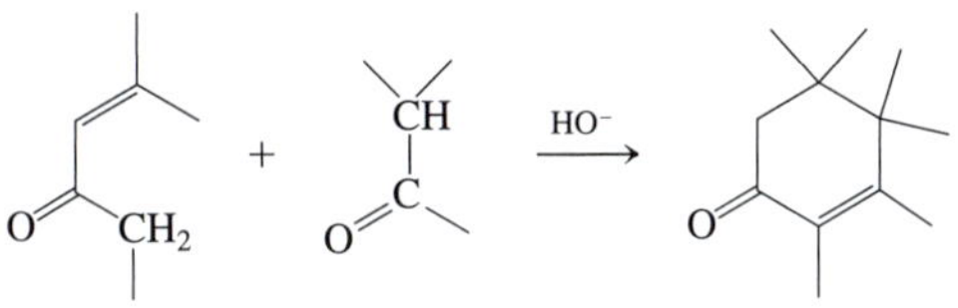

Conceitos importantes

1. Os hidrogênios vizinhos do grupo carbonila (**hidrogênios α**) são ácidos devido ao efeito retirador de elétrons do grupo funcional e ao fato do **enolato** resultante ser estabilizado por ressonância.

2. O ataque eletrofílico pode ocorrer em duas posições nos enolatos, no carbono α e no oxigênio. Nos halogenoalcanos, a primeira é a posição preferida. A protonação ocorre no oxigênio e leva a **enóis**.

3. As **enaminas** são análogos neutros dos enolatos. Elas podem ser alquiladas em β para dar cátions imínio que sofrem hidrólise a aldeídos e cetonas por tratamento com água.

4. Os aldeídos e cetonas estão em equilíbrio com as formas tautoméricas, os enóis. A **conversão cetoenólica** é catalisada por ácidos ou bases. Este equilíbrio facilita a deuteração α e a equilibração estereoquímica.

5. A **halogenação α** dos compostos carbonilados é catalisada por ácidos ou bases. Com ácidos, o enol é halogenado pelo ataque à ligação dupla. A enolização subsequente é retardada pelo halogênio. Com bases, o enolato é atacado no carbono, e a formação subsequente de outro enolato é acelerada pela introdução do halogênio.

6. Os enolatos são nucleófilos e atacam reversivelmente o carbono da carbonila de um aldeído ou cetona. A reação é chamada de **condensação de aldol**. Eles também atacam o carbono de um composto carbonilado α,β-insaturado. A reação é chamada de **adição de Michael**.

7. Os aldeídos e cetonas α,β-insaturados têm a química característica das duas ligações duplas. O sistema conjugado, entretanto, pode reagir como uma função independente, como se pode ver pelas **adições 1,4** mediadas por ácidos e bases. Os cupratos adicionam-se nas posições 1 e 4. Os alquil-lítios normalmente atacam a carbonila.

Problemas

32. Sublinhe os carbonos e faça um círculo em volta dos hidrogênios α de cada uma das seguintes estruturas.

(a) CH₃CH₂COCH₂CH₃   (b) CH₃COCH(CH₃)₂   (c) 2,6-dimetilciclo-hexanona (H₃C e CH₃ em cis/trans)

(d) 2,6-dimetilciclo-hexanona (estereoisômero)   (e) 2,2-dimetilciclo-hexanona   (f) ciclo-hexanocarbaldeído (C₆H₁₁CHO)

(g) (CH₃)₃CCHO   (h) (CH₃)₃CCH₂CHO

33. Dê as estruturas dos enóis e enolatos que podem ser obtidos de cada um dos compostos carbonilados do Problema 32.

34. Que produtos se formariam se cada composto carbonilado do Problema 32 fosse tratado com (a) D₂O alcalina, (b) um equivalente de Br₂ em ácido acético, (c) excesso de Cl₂ em base diluída?

35. Descreva as condições experimentais mais apropriadas para a síntese eficiente de cada um dos compostos seguintes a partir da cetona não halogenada correspondente.

(a) C₆H₅CHBrCOCH₃   (b) (CH₃)₂CCl₂–CO–CCl₂(CH₃)₂ (2,2,4,4-tetracloro-3-pentanona-análogo)   (c) CH₃COCH₂Cl

36. Proponha um mecanismo para a reação seguinte. [**Sugestão**: Anote todos os produtos formados e baseie sua resposta no mecanismo da bromação da acetona catalisada por ácido, mostrado na Seção 18-3.]

ciclo-hexanona + SO₂Cl₂ →(Catalisador HCl, CCl₄) 2-cloro-ciclo-hexanona + SO₂ + HCl

37. Dê os produtos esperados na reação da 3-pentanona com um equivalente de LDA, seguida pela adição de um equivalente de

(a) CH₃CH₂Br   (b) (CH₃)₂CHCl   (c) (CH₃)₂CHCH₂OSO₂–C₆H₄–CH₃   (d) (CH₃)₃CCl

38. Dê os produtos das seguintes sequências de reações.

(a) pirrolidina-enamina-ciclo-hexeno →(1. H, H⁺; 2. (CH₃)₂C=CHCH₂Cl; 3. H⁺, H₂O) CH₃CHO

(b) C₆H₅CH₂CHO →(1. H, H⁺; 2. C₆H₅CH₂Br; 3. H⁺, H₂O)

(Na margem:)
pirrolidina-enamina-ciclo-hexeno + H₂O ↓ H⁺ → ciclo-hexanona + pirrolidina (NH)

39. O problema da comparação entre a alquilação dupla e a alquilação simples das cetonas por iodometano e base foi mencionado na Seção 18-4. Escreva um mecanismo detalhado que mostre como algumas alquilações duplas podem ocorrer mesmo quando apenas um equivalente do iodometano e um da base são usados. Sugira uma razão para que o uso da alquilação via enamina resolva este problema.

40. Será que o uso de uma enamina no lugar de um enolato aumentaria a possibilidade da alquilação eficiente de uma cetona por um halogenoalcano secundário?

41. Sugira um mecanismo para a hidrólise catalisada por ácido da enamina da pirrolidina com a ciclo-hexanona (na margem).

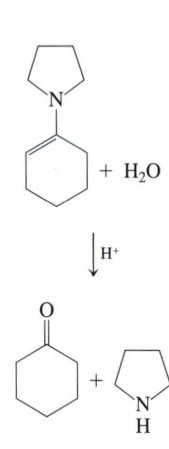

42. Dê as estruturas dos produtos da condensação de aldol de (**a**) pentanal, (**b**) 3-metil-butanal, (**c**) ciclopentanona.

43. Dê as estruturas dos produtos principais esperados na condensação de aldol cruzada, em temperatura alta, entre o benzaldeído em excesso e (**a**) 1-fenil-etanona (acetofenona, veja a Seção 17-1 para a estrutura), (**b**) acetona, (**c**) 2,2-dimetil-ciclo-pentanona.

44. Proponha um mecanismo detalhado para a reação (c) do Problema 43.

45. Dê os prováveis produtos de cada uma das seguintes adições de aldol.

(**a**) 2 C₆H₅—CH₂CHO $\xrightarrow{\text{NaOH, H}_2\text{O}}$

(**b**) C₆H₅—CHO + (CH₃)₂CHCHO $\xrightarrow{\text{NaOH, H}_2\text{O}}$

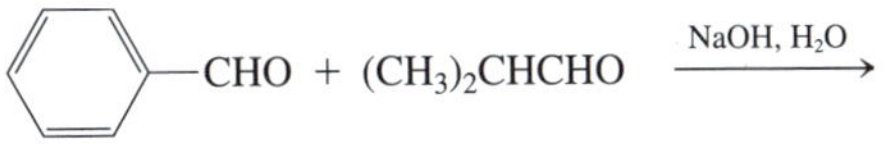

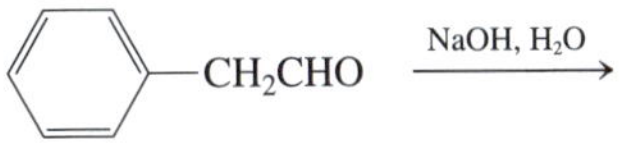

(**c**) [dialdeído/cetona com grupos CH₃, H₃C, CH₃] $\xrightarrow{\text{NaOH, H}_2\text{O}}$

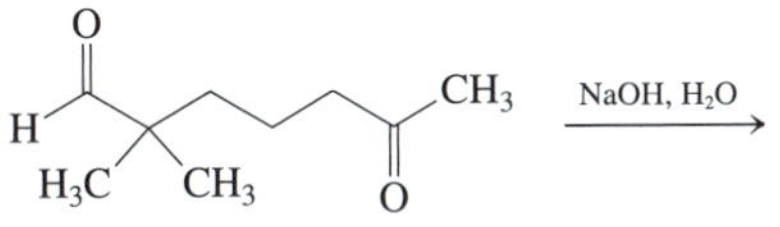

(**d**) [dialdeído cíclico com dois CHO] $\xrightarrow{\text{NaOH, H}_2\text{O}}$

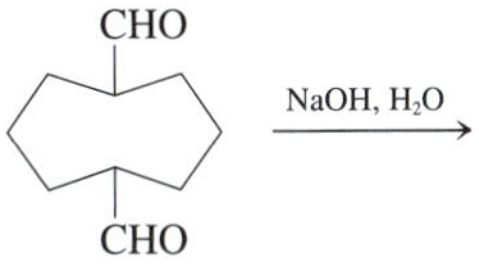

46. A rotundona (na margem) é o produto natural responsável pelo aroma das pimentas, de muitas hervas e vinhos tintos (p. 846). Que dicetona cíclica dará a rotundona por condensação de aldol intramolecular?

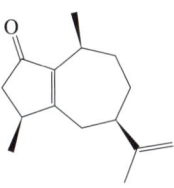

Rotundona

47. Escreva *todos* os produtos possíveis das reações de aldol cruzadas catalisadas por base entre cada par de reagentes dados abaixo. (**Sugestão**: em todos os casos são possíveis processos múltiplos. Certifique-se de incluir os processos termodinamicamente favoráveis e desfavoráveis.)

(**a**) Butanal e acetaldeído;
(**b**) 2,2-Dimetil-propanal e acetofenona;
(**c**) Benzaldeído e 2-butanona.

48. Indique, para cada uma das três reações de aldol cruzadas do Problema 47, que produto, dentre os que podem se formar, deve predominar na mistura e explique por quê.

49. As condensações de aldol podem ser catalisadas por ácidos. Qual é a função do H⁺ no mecanismo catalisado por ácido? (**Sugestão**: pense no tipo de nucleófilo que pode existir em meio ácido onde é *pouco provável* que existam enolatos.)

50. Revisão de reações. Sem consultar o Mapa de Reações das pp. 818–819, sugira reagentes que convertam butanal em cada um dos seguintes compostos:

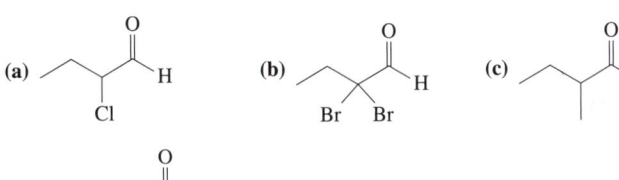

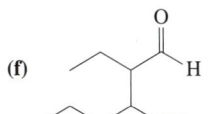

(a) 2-cloro-butanal
(b) 2,2-dibromo-butanal
(c) 2-metil-butanal
(d) 2-benzil-butanal
(e) 2-alil-butanal
(f) 2-etil-3-hidroxi-hexanal
(g) 2-etil-2-hexenal

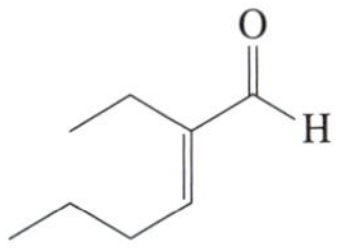

51. Revisão de reações II. Sem consultar o Mapa de Reações das pp. 818–819, sugira reagentes que convertam acetofenona em cada um dos seguintes compostos:

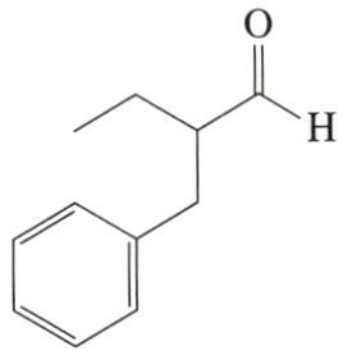

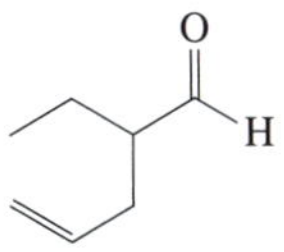

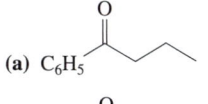

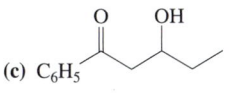

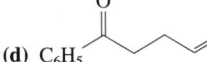

(a) C₆H₅—CO—CH₂CH₂CH₃
(b) C₆H₅—CO—CCl₃
(c) C₆H₅—CO—CH₂—CH(OH)—CH₂CH₃
(d) C₆H₅—CO—CH₂CH₂CH=CH₂
(e) C₆H₅—CO—CH=CH—CH₂CH₃
(f) C₆H₅—CO—CH₂Br

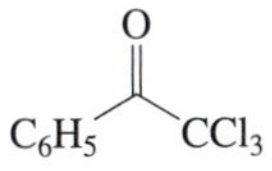

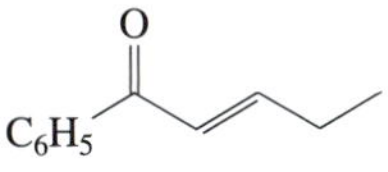

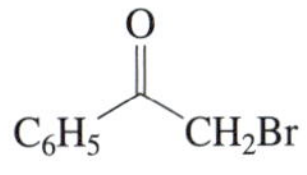

52. Revisão de reações III. Sem consultar o Mapa de Reações das pp. 818–819, sugira reagentes que convertam 3-buteno-2-ona em cada um dos seguintes compostos:

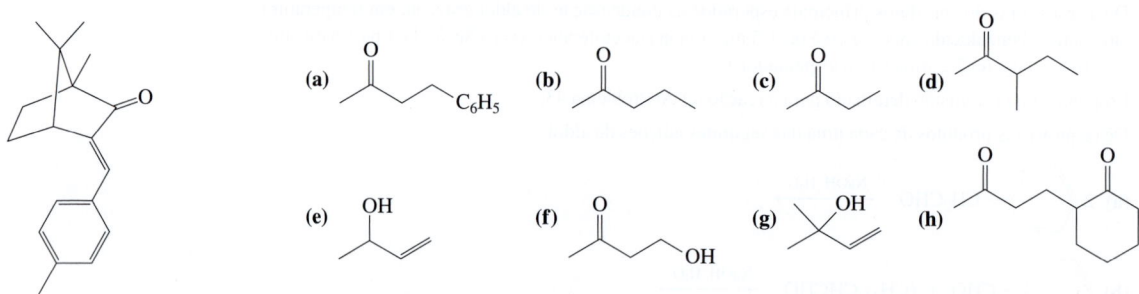

4-MBC

Polysantol®

53. Alguns compostos orgânicos muito conjugados são usados como protetores solares. Um dos mais usados é a 4-metil-benzilideno-cânfora (4-MBC) cuja estrutura está na margem. Este composto é eficiente na absorção da chamada radiação UV-B (com comprimentos de onda entre 280 e 320 nm, responsável pelas queimaduras provocadas pelo sol). Sugira uma síntese simples desse composto.

54. DESAFIO O destilado da madeira de sândalo é um dos mais antigos e mais valiosos aromas da perfumaria. O óleo natural tem baixa produção e, até recentemente, os substitutos sintéticos eram difíceis de preparar. Polysantol® (na margem) é o mais bem sucedido substituto. Sua síntese, em 1984, envolveu a condensação de aldol abaixo.

(a) Esta etapa da síntese, embora utilizável, tem um problema significativo que é responsável pelo baixo rendimento (60%). Identifique-o em detalhe.
(b) Uma solução que evita a condensação de aldol convencional foi publicada em 2004. Uma bromocetona é preparada e, por reação com o metal Mg, dá um enolato de magnésio. Este enolato reage com o aldeído seletivamente para dar uma hidroxicetona que pode ser desidratada ao produto desejado. Discuta como este procedimento resolve o problema mencionado na parte (a).

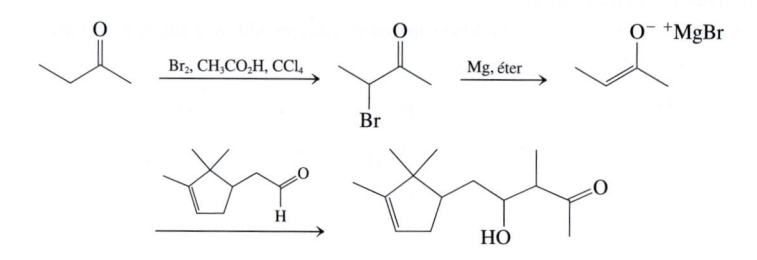

55. Dê o produto principal esperado nas reações dos compostos carbonilados (i) a (iii) com cada um dos reagentes (a)-(h).

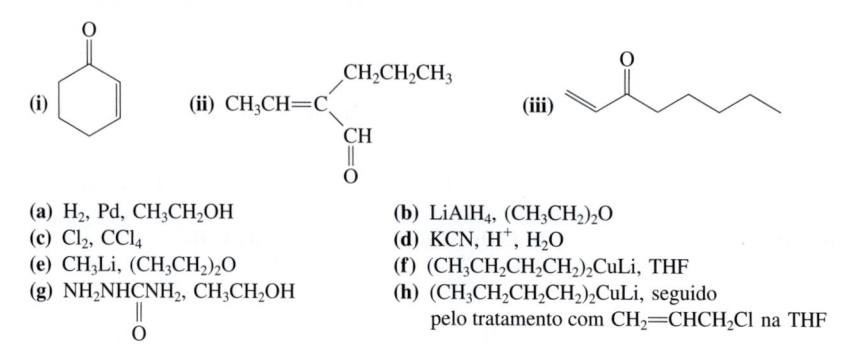

(a) H_2, Pd, CH_3CH_2OH
(b) $LiAlH_4$, $(CH_3CH_2)_2O$
(c) Cl_2, CCl_4
(d) KCN, H^+, H_2O
(e) CH_3Li, $(CH_3CH_2)_2O$
(f) $(CH_3CH_2CH_2CH_2)_2CuLi$, THF
(g) NH_2NHCNH_2, CH_3CH_2OH (com C=O)
(h) $(CH_3CH_2CH_2CH_2)_2CuLi$, seguido pelo tratamento com $CH_2{=}CHCH_2Cl$ na THF

56. Dê os produtos esperados em cada uma das reações seguintes.

(a) 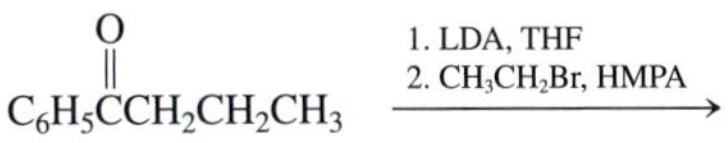 C₆H₅CCH₂CH₂CH₃ $\xrightarrow{\text{1. LDA, THF} \atop \text{2. CH}_3\text{CH}_2\text{Br, HMPA}}$

(b) 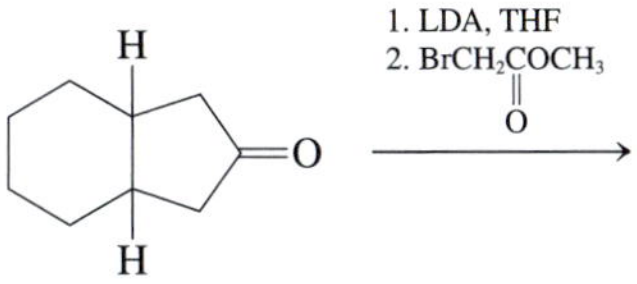 [bicyclic ketone with H stereochem] $\xrightarrow{\text{1. LDA, THF} \atop \text{2. BrCH}_2\text{COCH}_3}$

(c) 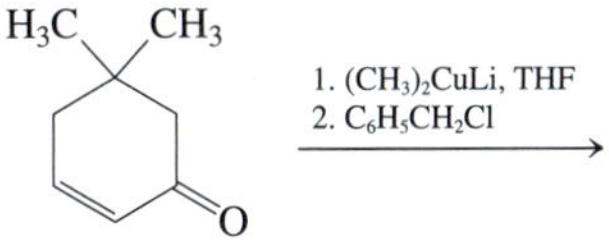 [4,4-dimethylcyclohex-2-enone] $\xrightarrow{\text{1. (CH}_3\text{)}_2\text{CuLi, THF} \atop \text{2. C}_6\text{H}_5\text{CH}_2\text{Cl}}$

(d) 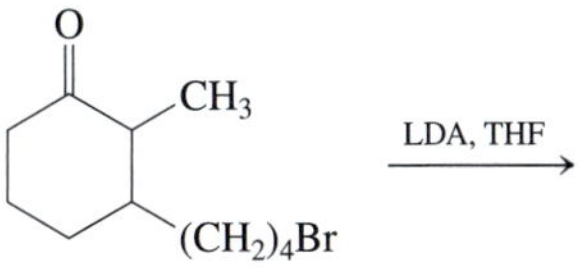 [2-methyl-2-(4-bromobutyl)cyclohexanone] $\xrightarrow{\text{LDA, THF}}$

57. Dê os produtos de cada uma das seguintes reações após tratamento com água.

(a) 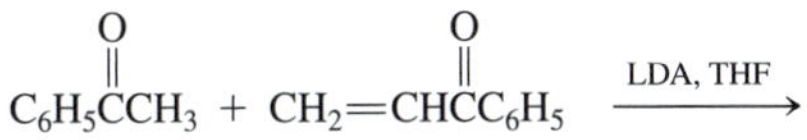 C₆H₅CCH₃ + CH₂=CHCC₆H₅ $\xrightarrow{\text{LDA, THF}}$

(b) 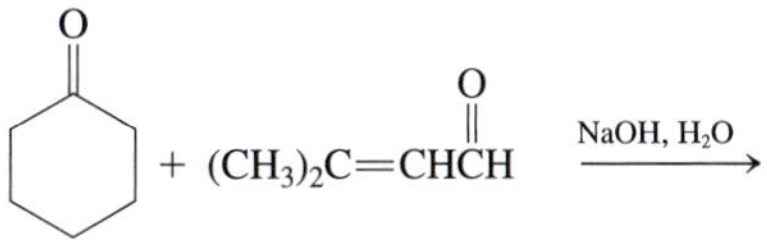 [cyclohexanone] + (CH₃)₂C=CHCH $\xrightarrow{\text{NaOH, H}_2\text{O}}$

(c) 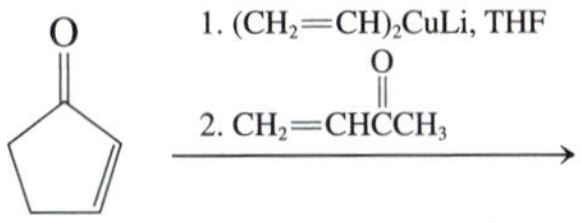 [cyclopentenone] $\xrightarrow{\text{1. (CH}_2\text{=CH)}_2\text{CuLi, THF} \atop \text{2. CH}_2\text{=CHCCH}_3}$

(d) 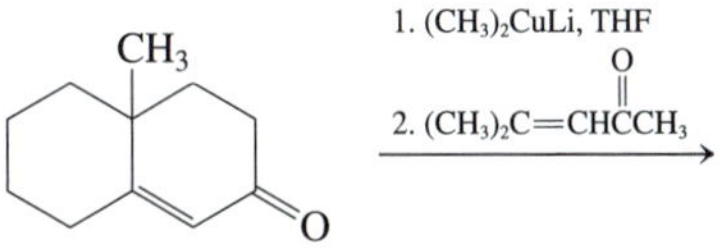 [4a-methyl octahydronaphthalenone] $\xrightarrow{\text{1. (CH}_3\text{)}_2\text{CuLi, THF} \atop \text{2. (CH}_3\text{)}_2\text{C=CHCCH}_3}$

(e) Escreva os resultados que você esperaria no tratamento dos produtos das reações (c) e (d) com base.

58. Dê o produto final das seguintes sequências de reações.

(a) 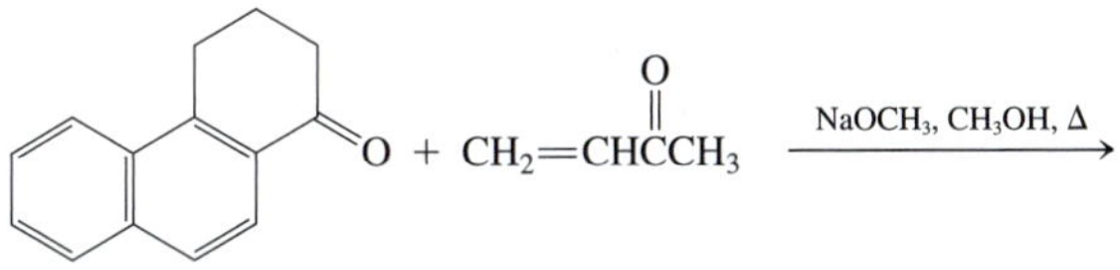 [phenanthrenone] + CH₂=CHCCH₃ $\xrightarrow{\text{NaOCH}_3\text{, CH}_3\text{OH, }\Delta}$

(b) 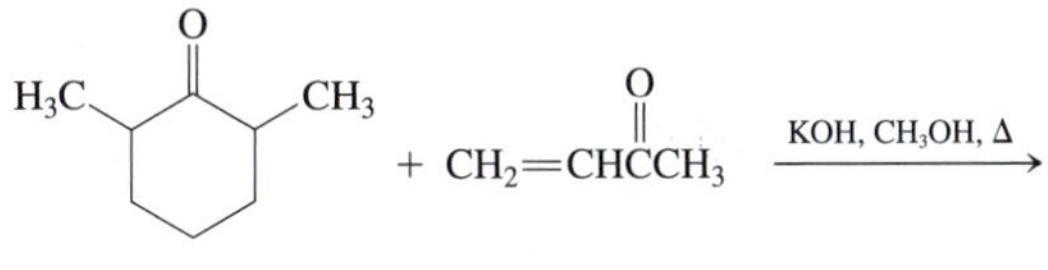 [2,6-dimethylcyclohexanone] + CH₂=CHCCH₃ $\xrightarrow{\text{KOH, CH}_3\text{OH, }\Delta}$

(c) 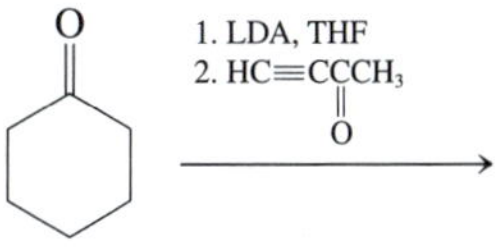 [cyclohexanone] $\xrightarrow{\text{1. LDA, THF} \atop \text{2. HC≡CCCH}_3}$

(d) Proponha um mecanismo detalhado para a sequência (c). (**Sugestão**: trate a 3-butino-2-ona como um aceitador de Michael na primeira etapa.)

59. Proponha sínteses para os seguintes compostos usando adições de Michael seguidas por condensações de aldol (isto é, anelações de Robinson). Cada um dos compostos dados abaixo foi importante na síntese total de um ou mais hormônios esteroides.

(a) 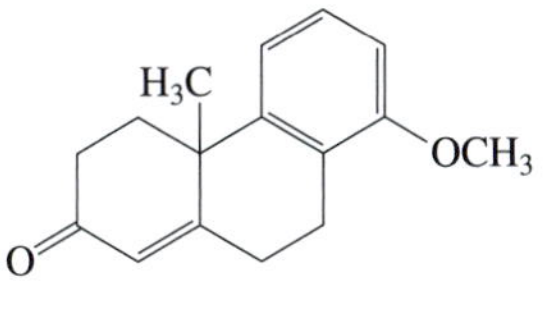 [methoxy methyl phenanthrenone structure]

(b) 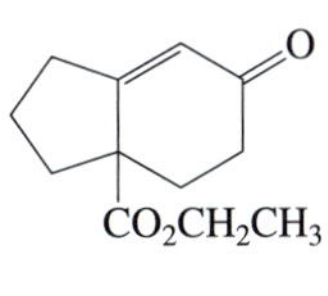 [bicyclic enone with CO₂CH₂CH₃]

(c) 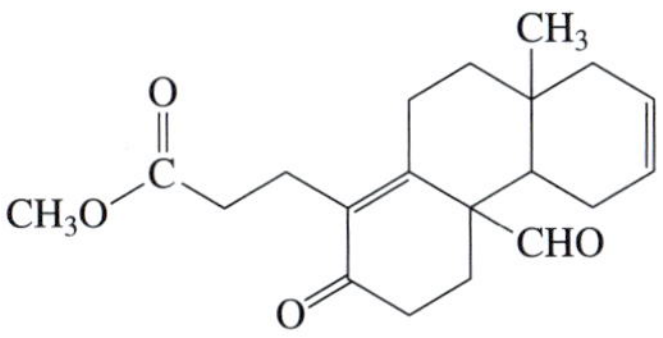 CH₃O-C-[steroid-like structure with CHO]

(d) 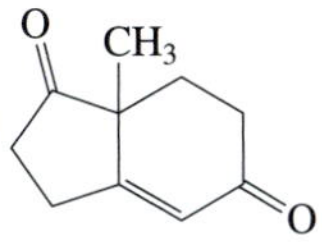 [methyl bicyclic dione]

60. Você esperaria que a adição de HCl à ligação dupla da 3-buteno-2-ona (na margem) seguisse a Regra de Markovnikov? Explique sua resposta usando mecanismos.

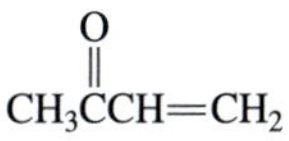

CH₃CCH=CH₂
3-Buteno-2-ona

61. Use as informações dadas abaixo para propor estruturas para cada um destes compostos. **(a)** $C_5H_{10}O$, espectro de RMN A, UV $\lambda_{max}(\epsilon) = 280(18)$ nm; **(b)** C_5H_8O, espectro de RMN B, UV $\lambda_{max}(\epsilon) = 220(13.200)$, 310(40) nm; **(c)** C_6H_{12}, espectro de RMN C, $\lambda_{max}(\epsilon) = 189(8.000)$; **(d)** $C_6H_{12}O$, espectro de RMN D, UV $\lambda_{max}(\epsilon) = 282(25)$ nm.

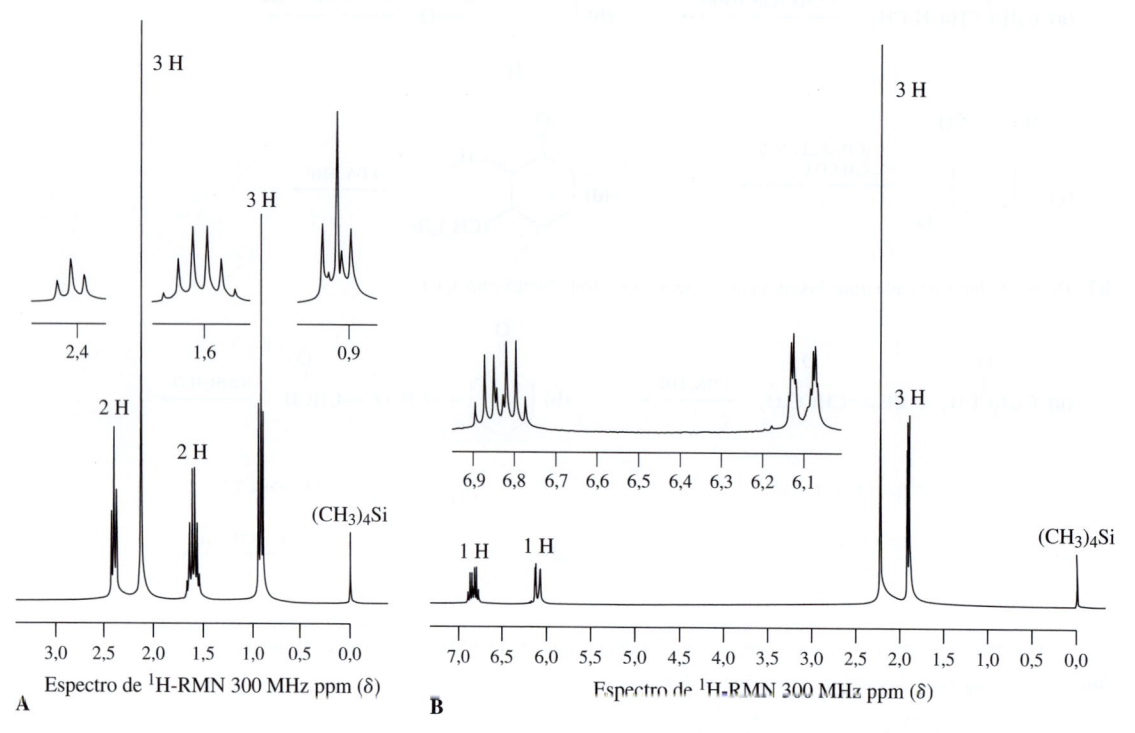

Dê, para cada uma das reações seguintes, um reagente apropriado. (As letras referem-se aos compostos que dão os espectros de RMN A a D. **(e)** A → C; **(f)** B → D; **(g)** B → A.

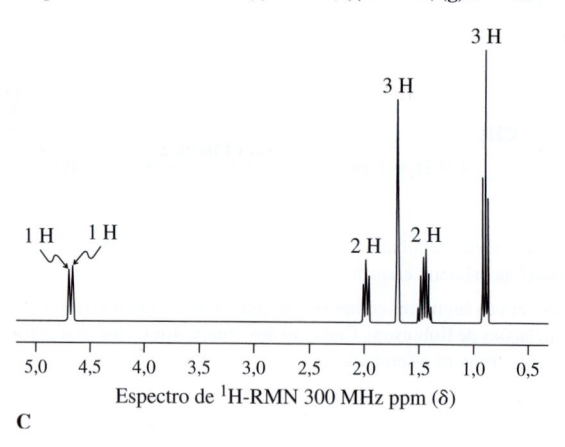

Espectro de ¹H-RMN 300 MHz ppm (δ)

D

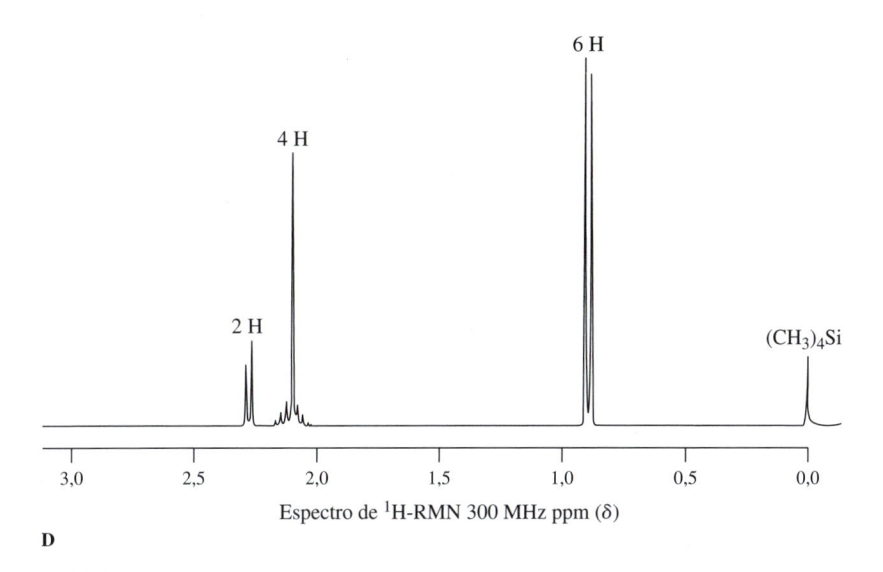

6H em ~0.9, 4H em ~2.1, 2H em ~2.3, (CH₃)₄Si em 0.0

62. **DESAFIO** O tratamento da ciclo-pentano-1,3-diona com iodometano na presença de base leva à mistura de três produtos principais.

[Esquema: ciclopentano-1,3-diona + NaOH, CH₃I, CH₃CH₂OH → A (2-metil-ciclopentano-1,3-diona) + B (2,2-dimetil-ciclopentano-1,3-diona) + C (3-metoxi-ciclopent-2-enona)]

(a) Proponha um mecanismo para a formação destes produtos

(b) A reação do produto C com um cuprato leva à perda do grupo metóxi. Assim, por exemplo,

[Esquema: C (3-metoxiciclopent-2-enona) —1. (CH₃CH₂CH₂CH₂)₂CuLi, THF; 2. H⁺, H₂O→ D (3-butilciclopent-2-enona)]

Sugira um mecanismo para esta reação, outra síntese importante de enonas substituídas no carbono β. (**Sugestão**: veja o Exercício 18-24.)

63. **DESAFIO** Uma síntese fora do comum de esteroides relacionados à cortisona inclui as duas etapas seguintes.

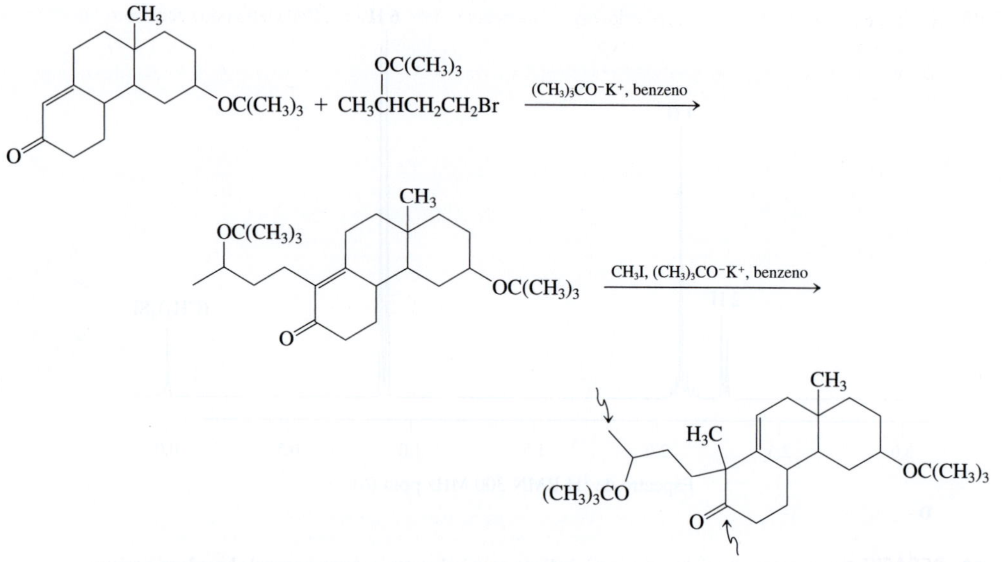

(a) Proponha mecanismos para estas transformações. Escolha com cuidado a posição de desprotonação da enona de partida. O hidrogênio de alquenila, em especial, *não é suficientemente ácido* para ser removido por base nesta reação.

(b) Proponha uma sequência de reações que ligue os carbonos marcados com setas na terceira estrutura, de modo a formar outro anel de seis átomos.

64. A seguinte síntese de esteroides inclui versões modificadas de dois tipos importantes de reações apresentadas neste capítulo. Identifique estes tipos de reações e dê mecanismos detalhados para cada uma das transformações dadas.

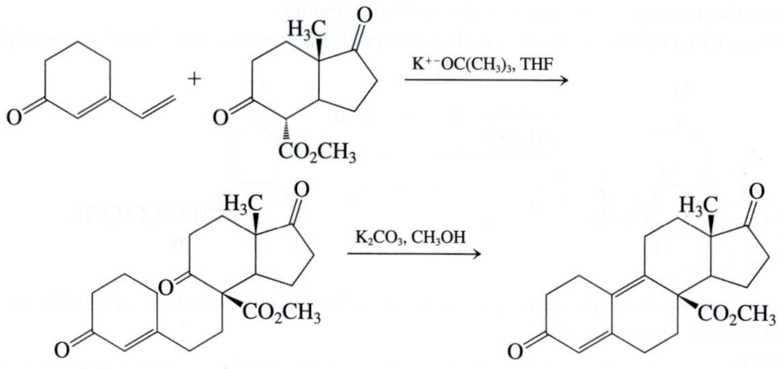

65. Proponha esquemas razoáveis para fazer as seguintes sínteses. Ignore a estereoquímica.

(a) 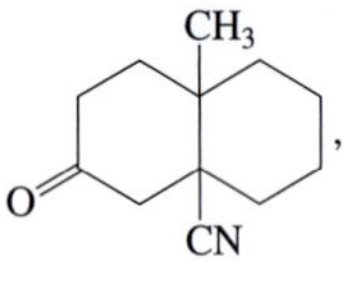 , começando com ciclo-hexanona

(b) 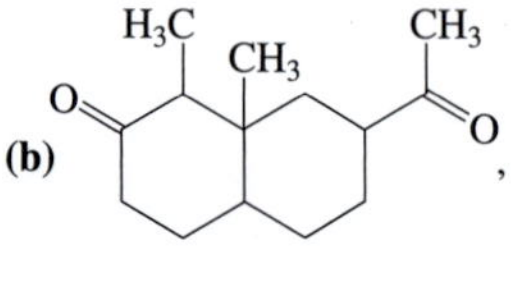 , começando com 2-ciclo-hexenona (**Sugestão**: prepare [estrutura] na sua primeira etapa.)

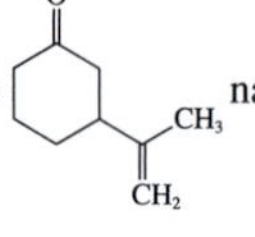

66. Escreva os reagentes (a, b, c, d, e) omitidos na sequência de síntese abaixo. Cada letra pode corresponder a uma ou mais etapas de síntese. Esta sequência é o começo de uma síntese do germanicol, um triterpeno natural. O diol usado na etapa entre (a) e (b) protege seletivamente o grupo carbonila mais reativo. [**Sugestão**: veja o Problema 63 quando formular (b).]

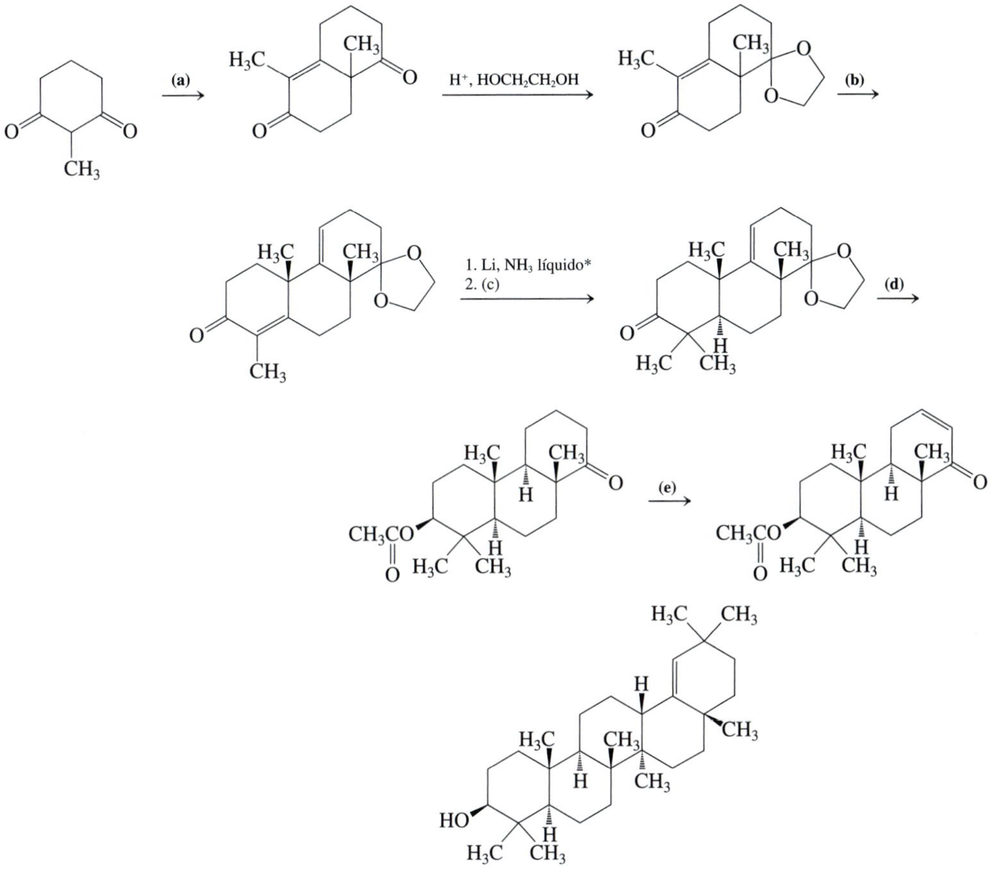

Problema em grupo

67. Quando a 2-metil-ciclo-pentanona é tratada com a base volumosa trifenil-metil-lítio nas condições A e B dadas abaixo, os dois enolatos são gerados em razões diferentes. Por que isso acontece?

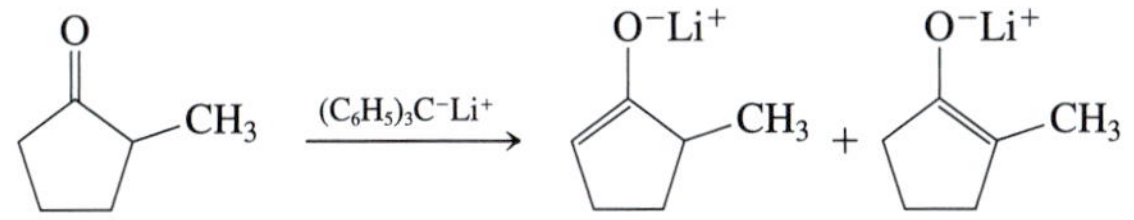

Condições A: cetona adicionada à base em excesso 72% 28%
Condições B: excesso de cetona adicionada à base 6% 94%

Para resolver este problema, o grupo deve invocar os princípios do controle cinético *versus* controle termodinâmico (Reveja as Seções 11-6, 14-6 e 18-2). Em outras palavras, que enolato forma-se mais depressa e qual é o mais estável. O grupo deve dividir-se de modo que um deles estude as condições A e o outro as condições B. Usem setas curvas para mostrar o fluxo de elétrons que leva a cada enolato. Verifiquem se cada conjunto está em condições de equilíbrio (controle termodinâmico) ou não (controle cinético). Juntem-se depois para discutir estes pontos e desenhar um diagrama de energia potencial que mostre o progresso da desprotonação nos dois sítios α.

---

* Um processo de transferência de elétrons (compare com a redução dos alquinos; Seção 13-6) que é equivalente à adição de hidreto, $H:^-$, ao carbono β. O produto é o enolato da cetona saturada.

Problemas pré-profissionais

68. Quando a 1,3-difenil-3-metil-2-butanona é tratada com excesso de D₂O na presença de ácido em concentração catalítica, alguns de seus hidrogênios são substituídos por deutério. Quantos? (a) um; (b) dois; (c) três; (d) seis; (e) oito.

69. Como você classificaria a seguinte reação? (a) Reação de Wittig, (b) formação de cianoidrina, (c) adição conjugada, (d) adição de aldol.

$$H_2C=CHCH=\overset{+}{N}H_2 \xrightarrow{NC^-} NCCH_2CH=CH\ddot{N}H_2$$

70. A reação promovida pelo íon hidróxido em água do composto na margem com $(CH_3)_3CCHO$ dá somente um produto. Qual?

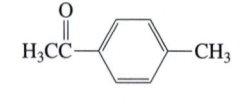

(composto na margem: $H_3CC(O)$—C₆H₄—CH_3)

(a) $H_3CC(O)$—C₆H₄—CH=C(H)C(CH₃)₃

(b) H_3C—C(OCH₃)(OCH₃)—C₆H₄—CH₃

(c) $(CH_3)_3CCH=CH$—C₆H₄—CH₃

(d) $(CH_3)_3CCH=CH$—C(O)—C₆H₄—CH₃

71. O espectro de ¹H-RMN da 2,4-pentanodiona indica a presença de um tautômero, o enol da diona. Qual é sua estrutura mais provável?

(a) CH₂=C(OH)—CH₂—C(OH)=CH₂

(b) CH₃—C(O)—CH₂—C(OH)=CH₂

(c) CH₃—C(O)—CH=C(OH)—CH₃

(d) (H₃C)(HO)C=C=C(OH)(CH₃)

CAPÍTULO 19

[Ácidos Carboxílicos]

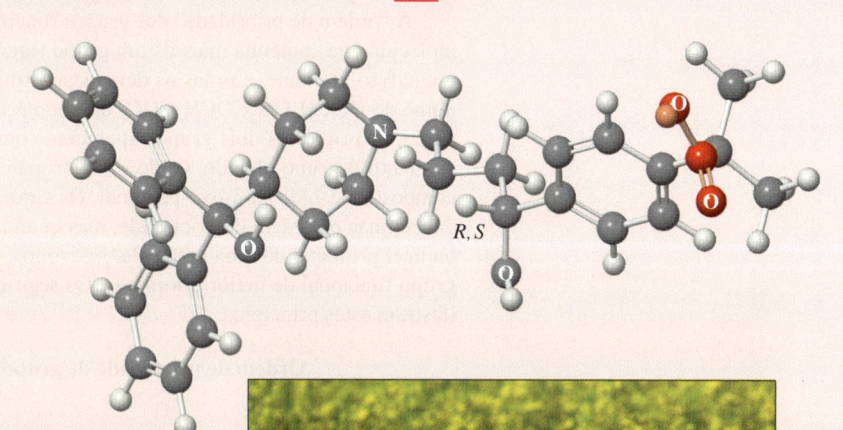

Que tipos de compostos são os produtos finais do metabolismo biológico? Nós inalamos oxigênio e exalamos dióxido de carbono, um produto da oxidação de compostos orgânicos (Capítulo 3). Os **ácidos carboxílicos** também são produtos importantes da bioquímica em condições de oxidação e são, por isso, encontrados em todos os seres vivos. Você provavelmente já encontrou garrafas de vinho que se transformou em vinagre, o resultado da oxidação enzimática do etanol a ácido acético. Os ácidos carboxílicos se caracterizam pela presença do **grupo carbóxi**, um grupo funcional formado por uma unidade hidróxi ligada a um carbono de carbonila. Esse substituinte é escrito, normalmente, como COOH ou CO_2H. Ambas as representações serão usadas neste capítulo.

Os ácidos carboxílicos, além de estarem muito dispersos na natureza, são, também, produtos químicos importantes na indústria. O ácido acético, por exemplo, além de ser a estrutura mais importante na construção de moléculas biológicas complexas, é um produto industrial produzido em grandes quantidades.

Podemos antecipar boa parte da química dos ácidos carboxílicos se olharmos sua estrutura como sendo a de derivados hidroxicarbonilados. Assim, o hidrogênio da hidroxila é ácido, os dois oxigênios são básicos e nucleofílicos e o carbono da carbonila pode sofrer ataque nucleofílico.

O ácido carboxílico fexofenadina (Allegra) é um fármaco antiestamínico não sedativo muito vendido para o tratamento de sintomas de alergia. Ele contém um centro quiral, mas os enantiômeros são igualmente eficazes, e, por isso, ele é vendido como um racemato.

Veremos primeiro, neste capítulo, a nomenclatura dos ácidos carboxílicos e depois algumas de suas características físicas e espectrométricas. A seguir, examinaremos a acidez e a basicidade, duas propriedades muito influenciadas pela interação entre o grupo carbonila, que atrai elétrons, e o grupo hidróxi. Na sequência, veremos métodos de preparação do grupo carbóxi e sua reatividade. As reações dos ácidos carboxílicos correspondem a um novo mecanismo de substituição, a *adição-eliminação*, responsável pela substituição do grupo hidróxi por outros nucleófilos como halogenetos, alcóxidos e amidas. A química dos derivados dos ácidos carboxílicos que resultam dessas transformações será objeto do Capítulo 20.

19-1 Nomenclatura dos ácidos carboxílicos

Como outros compostos orgânicos, muitos ácidos carboxílicos têm nomes comuns, frequentemente usados na literatura. Estes nomes indicam, normalmente, as fontes naturais de onde os ácidos foram primeiro isolados (Tabela 19-1). O *Chemical Abstracts* utiliza os nomes dos dois ácidos mais simples, os ácidos **fórmico** e **acético**. A função carbóxi e os grupos funcionais de seus derivados têm preferência sobre os outros grupos funcionais que já discutimos.

A "ordem de prioridade" dos grupos funcionais mais comuns é dada abaixo. Em qualquer molécula que contenha mais de um grupo funcional, o grupo de maior prioridade entra como um sufixo no nome, e todos os demais substituintes, como prefixos. Assim, por exemplo, no nome de $HOCH_2CH_2COCH_2CHO$, uma molécula que contém as funções álcool, cetona e aldeído, os primeiros dois grupos aparecem como prefixos (hidróxi- e oxo-, respectivamente), enquanto o grupo aldeído, tendo a maior prioridade, aparece como sufixo (-*al*). O nome do composto é 5-hidróxi-3-oxo-pentanal. Os alquenos e alquinos são exceções. Eles estão abaixo das aminas na ordem de prioridade, mas quando uma ligação dupla ou tripla é parte da cadeia ou anel principal de uma molécula, inserimos -*eno* ou -*ino* imediatamente antes do sufixo do grupo funcional de maior prioridade. Os seguintes exemplos de nomes de ácidos carboxílicos ilustram estes princípios.

Ordem de prioridade de grupos funcionais

RCOOH > RCOOCR > RCOR′ > RCX > RCNR′$_2$ > RCN > RCH > RCR′ > ROH > RSH > RNH$_2$

Ácido carboxílico — Anidrido — Éster — Halogeneto de acila — Amida — Nitrila — Aldeído — Cetona — Álcool — Tiol — Amina

← Aumento da prioridade no nome

Tabela 19-1 Nomes e fontes naturais de ácidos carboxílicos

Estrutura	Nome IUPAC	Nome comum	Fonte natural
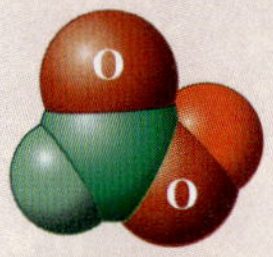 HCOOH	Ácido metanoico	Ácido fórmico[a]	Da "destilação destrutiva" de formigas (do latim, *formica*, formiga)
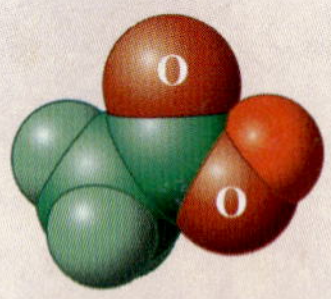 CH_3COOH	Ácido etanoico	Ácido acético[a]	Vinagre (do latim, *acetum*, vinagre)
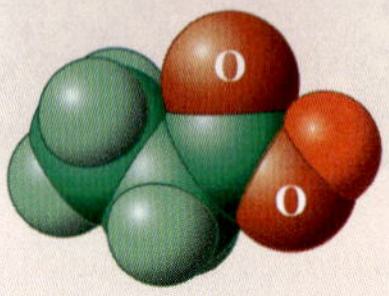 CH_3CH_2COOH	Ácido propanoico	Ácido propiônico	Laticínios (do grego, *pion*, gordura)
$CH_3CH_2CH_2COOH$	Ácido butanoico	Ácido butírico	Manteiga (em especial quando rançosa; do latim, *butyrum*, manteiga)
$CH_3(CH_2)_3COOH$	Ácido pentanoico	Ácido valérico	Raiz de valeriana
$CH_3(CH_2)_4COOH$	Ácido hexanoico	Ácido caproico	Odor de cabras (do latim, *caper*, cabra)

[a] Usado pelo *Chemical Abstracts*.

No sistema IUPAC, o nome dos ácidos carboxílicos simples é formado pela palavra **ácido** seguida pelo nome do alcano modificado pela terminação **–oico**. A numeração da cadeia do **ácido alcanoico** se inicia no carbono do grupo carbóxi e prossegue pela cadeia mais longa que inclui o grupo CO_2H.

Ácido (*R*)-2-bromo-propanoico
(Ácido α-bromo-propanoico)

Ácido propenoico
(Ácido acrílico)

Ácido (2*R*,3*S*)-dimetil-pentanoico
(Ácido α*R*,β*S*-dimetil-valérico)

Quando houver uma escolha, a cadeia principal deve incluir outros grupos funcionais. Os ácidos cíclicos saturados são nomeados como **ácidos cicloalcanocarboxílicos**. Os ácidos aromáticos são os **ácidos benzoicos**. Nestes compostos, o número 1 é dado ao átomo de carbono ligado ao grupo carbóxi.

Ácido 5-etil-6-heptenoico
(Melhor do que ácido 5-etenil-nonanoico)

Ácido 4-etil-5-oxo-hexanoico

Ácido 1-bromo-2-cloro-
-ciclo-pentano-
carboxílico

Ácido 2-hidróxi-benzoico
(Ácido o-hidróxi-benzoico,
ácido salicílico)

O ácido 2-hidroxibenzoico (salicílico) é conhecido há mais de 2000 anos como analgésico (contra a dor) na medicina popular. A substância pode ser encontrada na casca do salgueiro (do latim, *salix*, salgueiro). O éster acético do ácido salicílico é conhecido como aspirina (Destaque Químico 22-2).

Os ácidos dicarboxílicos simples são conhecidos como **ácidos alcanodioicos**.

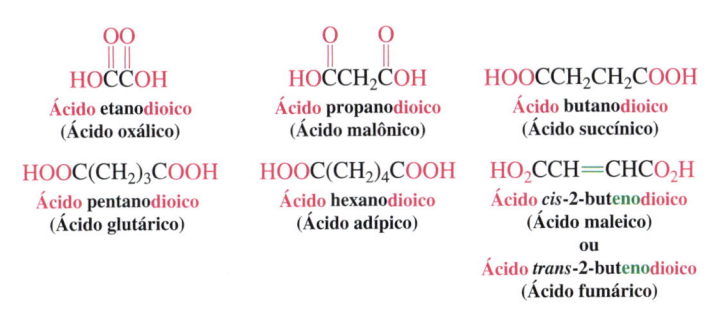

Ácido etanodioico
(Ácido oxálico)

Ácido propanodioico
(Ácido malônico)

Ácido butanodioico
(Ácido succínico)

Ácido pentanodioico
(Ácido glutárico)

Ácido hexanodioico
(Ácido adípico)

Ácido *cis*-2-butenodioico
(Ácido maleico)
ou
Ácido *trans*-2-butenodioico
(Ácido fumárico)

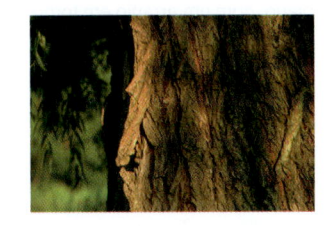

Os seres humanos sabem desde a pré-história que mastigar raspas da casca do salgueiro alivia a dor.

Seus nomes comuns também provêm das fontes naturais. O ácido butanodioico (succínico), por exemplo, foi descoberto em um destilado do âmbar (do latim, *succinum*, âmbar), e o ácido *trans*-2--butenodioico (fumárico) é encontrado na planta *Fumaria*, que era queimada para afastar os maus espíritos (do latim, *fumus*, fumaça).

EXERCÍCIO 19-1

Dê os nomes, ou as estruturas, se for o caso, dos seguintes compostos.

(a) 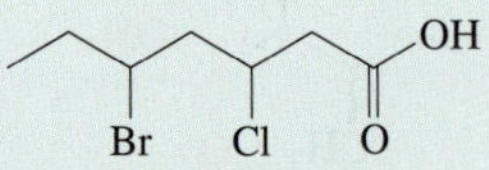 [estrutura: cadeia com Br e Cl, terminando em COOH/OH] (b) 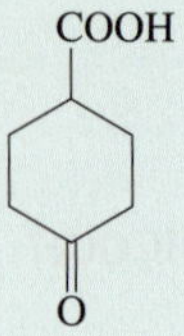 [cicloexanona com COOH] (c) 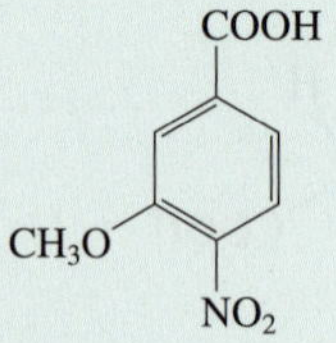 [benzeno com COOH, OCH₃ e NO₂]

(d) Ácido 2,2-dibromo-hexanodioico
(e) Ácido 4-hidróxi-pentanoico
(f) Ácido 4-(1,1-dimetil-etil)-benzoico

EM RESUMO, a nomenclatura sistemática dos ácidos carboxílicos é baseada na cadeia do ácido alcanoico. Os derivados cíclicos são chamados de ácidos cicloalcanocarboxílicos, e os ácidos aromáticos são conhecidos como ácidos benzoicos. Os sistemas dicarboxílicos são chamados de ácidos alcanodioicos.

19-2 Propriedades físicas e estruturais dos ácidos carboxílicos

Qual é a estrutura de um ácido carboxílico típico? Quais são as propriedades físicas que caracterizam os ácidos carboxílicos? Responderemos a estas perguntas nesta seção, começando pela estrutura do ácido fórmico. Veremos que os ácidos carboxílicos existem principalmente como dímeros em ligação hidrogênio.

O ácido fórmico é plano

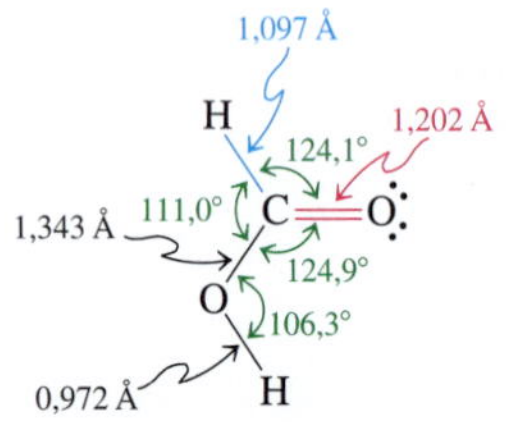

A Figura 19-1 mostra a estrutura molecular do ácido fórmico. A molécula é aproximadamente plana, como era de se esperar de um "formaldeído hidroxilado", e a carbonila é aproximadamente trigonal (compare a estrutura do metanol, Figura 8-1, com a do acetaldeído, Figura 17-2). Essas características estruturais são comuns aos demais ácidos carboxílicos.

Figura 19-1 Estrutura molecular do ácido fórmico. Ele é plano, com um arranjo em torno do carbono da carbonila muito parecido com um triângulo equilátero.

O grupo carbóxi é polar e forma dímeros em ligação hidrogênio

O grupo carbóxi é bastante polar devido à ligação dupla da carbonila e ao grupo hidróxi, que é capaz de formar ligações hidrogênio com outras moléculas polarizáveis, como os álcoois, a água e outros ácidos. Não é surpreendente, portanto, que os ácidos carboxílicos menores (até o ácido butanoico) sejam completamente solúveis em água. Puros e até mesmo em solução muito diluída (em solventes apróticos), os ácidos carboxílicos existem em grande concentração como dímeros em ligação hidrogênio. A energia de cada interação O—H· · ·O varia entre 6 e 8 kcal mol^{-1} (25 a 34 kJ mol^{-1}).

Os ácidos carboxílicos formam dímeros facilmente

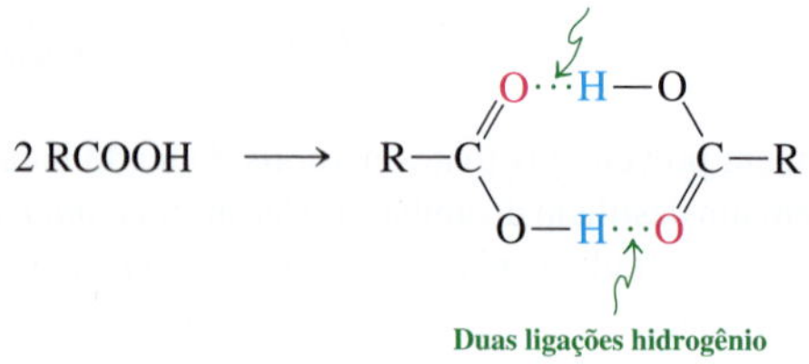

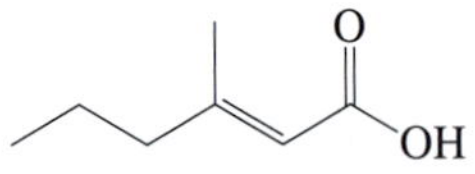

$$2\ RCOOH \longrightarrow \underset{\text{Duas ligações hidrogênio}}{R-C\underset{O-H\cdots O}{\overset{O\cdots H-O}{\diagup\diagdown}}C-R}$$

Ácido (E)-3-metil-2-hexenoico

A Tabela 19-2 mostra que os ácidos carboxílicos têm pontos de ebulição e de fusão relativamente altos, porque eles podem formar ligações hidrogênio nos estados líquido e sólido.

Os ácidos carboxílicos, especialmente os de baixo peso molecular e alta volatilidade, têm odor forte. A presença do ácido butanoico, por exemplo, contribui para o forte perfume caracte-

Tabela 19-2 Pontos de fusão e de ebulição de derivados funcionalizados de alcanos com cadeias de vários comprimentos

Derivado	Ponto de fusão (°C)	Ponto de ebulição (°C)
CH_4	−182,5	−161,7
CH_3Cl	−97,7	−24,2
CH_3OH	−97,8	65,0
$HCHO$	−92,0	−21,0
$HCOOH$	8,4	100,6
CH_3CH_3	−183,3	−88,6
CH_3CH_2Cl	−136,4	12,3
CH_3CH_2OH	−114,7	78,5
CH_3CHO	−12,0	20,8
CH_3COOH	16,7	118,2
$CH_3CH_2CH_3$	−187,7	−42,1
$CH_3CH_2CH_2Cl$	−122,8	46,6
$CH_3CH_2CH_2OH$	−126,5	97,4
CH_3COCH_3	−95,0	56,5
CH_3CH_2CHO	−81,0	48,8
CH_3CH_2COOH	−20,8	141,8

rístico de muitos queijos. O ácido (*E*)-3-metil-2-hexenoico é o principal responsável pelo odor do suor humano.

EM RESUMO, o grupo carbóxi é plano e a carbonila é polarizável. Os ácidos carboxílicos existem como dímeros em ligação hidrogênio e têm pontos de fusão e ebulição relativamente altos.

19-3 Espectrometrias de RMN e IV de ácidos carboxílicos

A ligação dupla polarizável e o grupo hidróxi também afetam os espectros dos ácidos carboxílicos. Veremos, nesta seção, como as técnicas de RMN e IV são usadas para caracterizar o grupo carbóxi. Também mostraremos como os ácidos carboxílicos se fragmentam na espectrometria de massas.

O hidrogênio e o carbono do grupo carbóxi são desblindados

Como nos aldeídos e cetonas, os hidrogênios ligados ao carbono vizinho do grupo carbonila são ligeiramente desblindados no espectro de ^{1}H-RMN. O efeito diminui rapidamente quando a distância do hidrogênio ao grupo funcional aumenta. O próton do grupo hidróxi entra em ressonância em campo baixo ($\delta = 10-13$ ppm). Como no espectro de RMN de álcoois, seu deslocamento químico varia fortemente com a concentração, o solvente e a temperatura, devido à capacidade do grupo OH de participar de ligações hidrogênio fortes. A Figura 19-2 mostra o espectro de ^{1}H-RMN do ácido pentanoico.

Deslocamentos químicos de ^{1}H-RMN de ácidos alcanoico

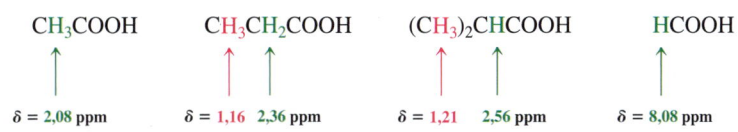

CH_3COOH CH_3CH_2COOH $(CH_3)_2CHCOOH$ $HCOOH$

$\delta = 2,08$ ppm $\delta = 1,16$ $2,36$ ppm $\delta = 1,21$ $2,56$ ppm $\delta = 8,08$ ppm

Os deslocamentos químicos dos ácidos carboxílicos na ^{13}C-RMN são semelhantes aos dos aldeídos e cetonas. O átomos de carbono próximos do grupo carbonila são moderadamente desblindados, e o carbono da carbonila absorve, normalmente, em campo baixo. Contudo, a desblindagem é menor, porque a polarização positiva do carbono do grupo carbóxi é reduzida pela presença do grupo OH.

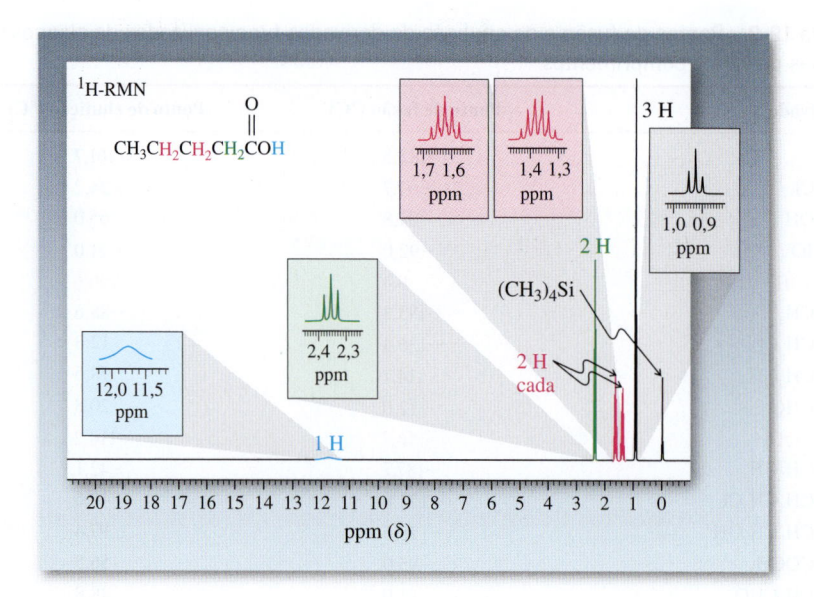

Figura 19-2 Espectro de ¹H-RMN do ácido pentanoico em 300 MHz. A escala foi expandida até 20 ppm para incluir o sinal do hidrogênio do ácido em δ = 11,75 ppm. Os hidrogênios de metileno em C2 absorvem no campo imediatamente mais alto, como um tripleto em δ = 2,35 ppm, *J*= 7 Hz, seguido por um quinteto e um sexteto, respectivamente, devidos aos dois grupos metileno seguintes. O grupo metila aparece como um tripleto distorcido em campo mais alto (δ = 0,92 ppm, *J* = 6 Hz).

Deslocamentos químicos típicos de ¹³C-RMN dos ácidos alcanoicos

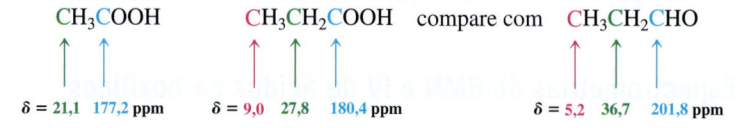

CH₃COOH   CH₃CH₂COOH   compare com   CH₃CH₂CHO

δ = 21,1 177,2 ppm   δ = 9,0 27,8 180,4 ppm   δ = 5,2 36,7 201,8 ppm

Pode-se entender melhor esta atenuação usando as formas de ressonância. Lembre-se da Seção 17-2, em que vimos que os aldeídos e cetonas são descritos por duas estruturas. A estrutura de Lewis dipolar indica a polarização da ligação C=O. Ainda que a contribuição dessa forma seja menor (devido à ausência de octeto no carbono), ela explica a desblindagem do carbono da carbonila. Nos ácidos carboxílicos, a forma dipolar correspondente contribui menos ainda para o híbrido de ressonância: o oxigênio do grupo hidróxi pode doar um par de elétrons para formar uma terceira estrutura, em que os dois oxigênios e o carbono possuem octetos completos. A quantidade de carga positiva no carbono da carbonila e, em consequência, a desblindagem são bastante reduzidas. As mudanças na distribuição da densidade eletrônica ao redor da função carbonila, quando se passa da acetona ao ácido acético, são mostradas nos respectivos mapas de potencial eletrostático. A forte polarização positiva (em azul) do carbono da carbonila, na cetona, reduz-se no ácido (em verde).

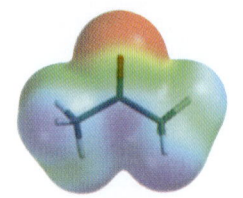

Acetona

Ácido acético

Ressonância em aldeídos e cetonas

A contribuição da segunda forma de ressonância, embora menos importante, explica a forte desblindagem da carbonila e dos carbonos adjacentes

Ressonância em ácidos carboxílicos

A terceira forma de ressonância explica a desblindagem atenuada do carbono da carbonila em relação aos aldeídos e cetonas

EXERCÍCIO 19-2

Trabalhando com os conceitos: dedução da estrutura de ácidos carboxílicos a partir de dados de RMN

Um ácido carboxílico de mau cheiro tem p.e. 164 °C e deu os seguintes dados de RMN: ^{1}H-RMN: δ = 1,00 (t, J = 7,4 Hz, 3 H), 1,65 (sexteto, J = 7,5 Hz, 2 H), 2,31 (t, J = 7,4 Hz, 2 H) e 11,68 (s, 1 H) ppm; ^{13}C-RMN: δ = 13,4; 18,5; 36,3 e 179,6 ppm. Proponha uma estrutura para ele.

Estratégia

Um bom ponto de partida é o espectro de ^{13}C-RMN, porque ele confirma a presença de um carbono de carboxila e dá o número de carbonos da molécula. O espectro de ^{1}H-RMN expande esta informação pelo número de sinais (logo, pelo número de hidrogênios diferentes), pela integração (a abundância relativa de cada tipo de hidrogênio) e pelo desdobramento spin-spin (o número de vizinhos equivalentes do hidrogênio responsável por aquele sinal).

Solução

- O espectro de ^{13}C-RMN mostra um total de quatro sinais, um dos quais em δ = 179,6 ppm é devido ao carbono da carboxila. Isso deixa três outros sinais, todos na região do carbono saturado (Seção 10-9). Um deles (δ = 36,3 ppm) está ligeiramente desblindado em relação aos outros dois e corresponde ao carbono próximo da carboxila.
- Podemos identificar no espectro de ^{1}H-RMN o hidrogênio da carboxila em δ = 11,68 ppm, além de três outros sinais. Novamente, todos aparecem na região saturada (Tabela 10-2), com um deles ligeiramente desblindado em relação aos outros dois e, provavelmente, ligado ao carbono próximo da carboxila.
- Os valores de integração dos sinais de hidrogênio mostram as razões relativas ao próton da carboxila como sendo 3:2:2. A absorção de campo mais alto, em δ = 1,00 ppm, corresponde a 3 H e deve corresponder a um grupo metila. O sinal em δ = 2,31 ppm, que suspeitamos que esteja relativamente desblindado pelo grupo carboxila, corresponde a 2 H, sugerindo a presença de um grupo CH$_2$COOH.
- A análise do desdobramento dos sinais sugere que o grupo metila, um tripleto, tem dois hidrogênios no carbono vizinho, indicando a presença de um grupo **CH**$_3$—CH$_2$—. Além disso, o sinal em δ = 2,31 ppm também é um tripleto, aumentando a estrutura sugerida acima para —CH$_2$CH$_2$COOH.
- Juntando todas essas informações, temos a solução: CH$_3$CH$_2$CH$_2$COOH (ácido butanoico ou "butírico", que tem cheiro de manteiga rançosa). Podemos confirmar esta solução olhando a multiplicidade do sinal de ^{1}H-RMN do fragmento CH$_2$ ligado a CH$_3$ de um lado e a CH$_2$ do outro, CH$_3$**CH**$_2$CH$_2$COOH. Supondo que as constantes de acoplamento são parecidas nas duas direções, a regra (N + 1) prevê um sexteto, como observado.

EXERCÍCIO 19-3

Tente você

Determine a estrutura de um ácido carboxílico na base dos seguintes dados de RMN: ^{1}H-RMN: δ = 1,20 (d, J = 7,5 Hz, 6 H), 2,58 (septeto, J = 7,5 Hz, 1 H) e 12,17 (s, 1 H) ppm; ^{13}C-RMN: δ = 18,7; 33,8 e 184,0 ppm. (**Cuidado**: o espectro de ^{13}C-RMN mostra apenas o número de carbonos diferentes da molécula. **Sugestão**: a presença de um sinal com integração igual a 6 H no espectro de ^{1}H-RMN é importante. *Um* carbono não pode estar ligado a *seis* hidrogênios.)

O grupo carbóxi tem duas bandas importantes no IV

O grupo carbóxi é formado por uma carbonila com um substituinte hidróxi. Assim, as deformações axiais características podem ser observadas no espectro de infravermelho. A ligação O—H dá origem a uma banda muito larga em 2500–3300 cm^{-1}, em comprimento de onda abaixo do observado em álcoois, principalmente devido à forte ligação hidrogênio. A Figura 19-3 mostra o espectro do ácido propanoico no infravermelho.

Figura 19-3 Espectro de IV do ácido propanoico: $\tilde{\nu}_{O-H}$ = 3000 cm^{-1}; $\tilde{\nu}_{C=O}$ = 1715 cm^{-1}. As bandas associadas a estas deformações axiais são largas devido à formação de ligações hidrogênio.

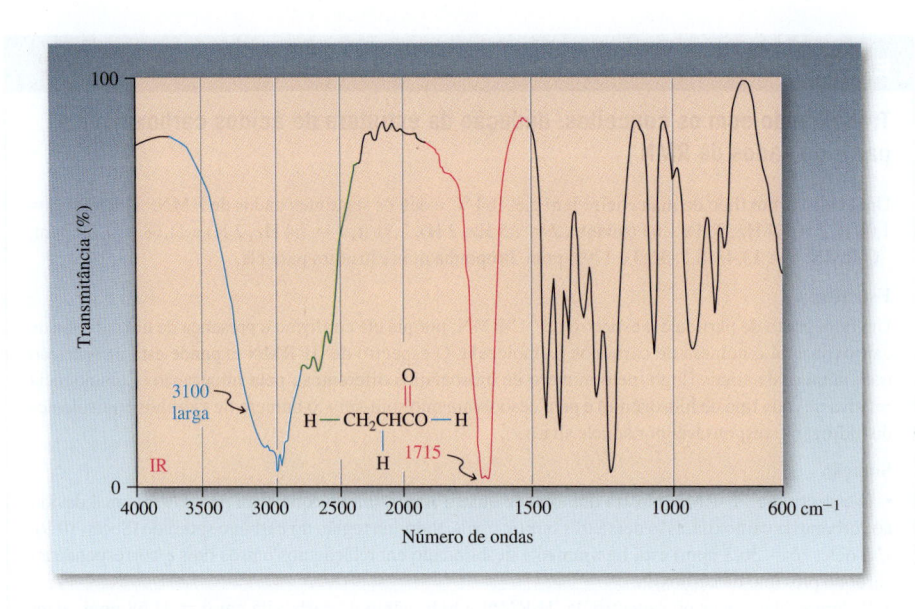

Os espectros de massas dos ácidos carboxílicos mostram três modos de fragmentação

Os espectros de massas dos ácidos carboxílicos mostram normalmente íons moleculares razoavelmente fracos, porque sua fragmentação é muito fácil e ocorre de várias maneiras. Como os aldeídos e cetonas, observa-se a quebra α e o rearranjo de McLafferty. Além disso, a quebra da ligação C3—C4 ocorre juntamente com a migração de um hidrogênio α para o oxigênio, devido à formação de um carbocátion estabilizado por ressonância:

Fragmentação no espectro de massas dos ácidos carboxílicos

m/z = 45, CO$_2$ protonado

m/z = 60, enol do ácido acético

m/z = 73, ácido propenoico protonado

A Figura 19-4 mostra o espectro de massas do ácido butanoico.

> **EXERCÍCIO 19-4**
>
> A Figura 19-5 mostra o espectro de massas do ácido pentanoico. Identifique os picos que resultam dos três modos de quebra ilustrados anteriormente.

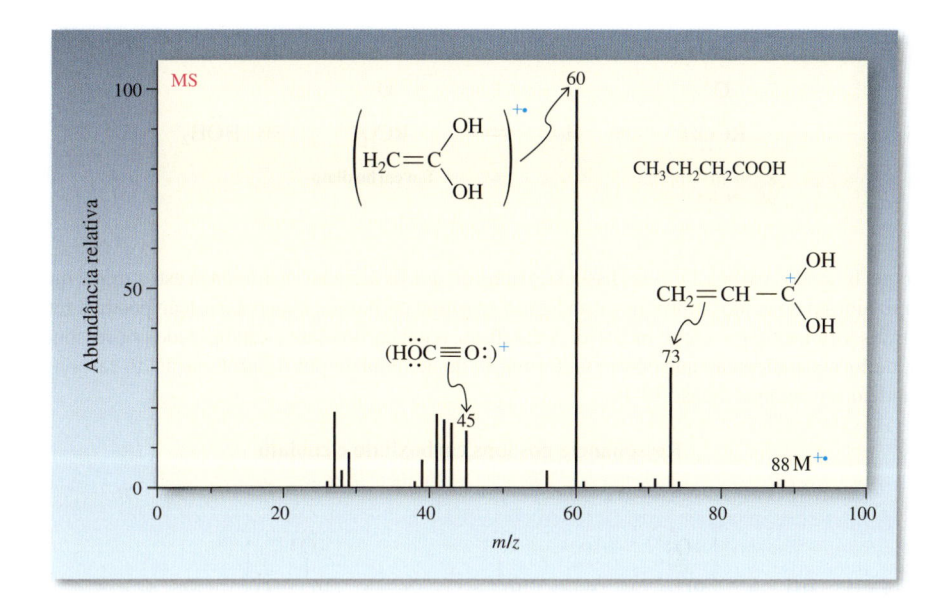

Figura 19-4 Espectro de massas do ácido butanoico. O íon molecular e os picos resultantes dos modos de quebra descritos no texto estão identificados.

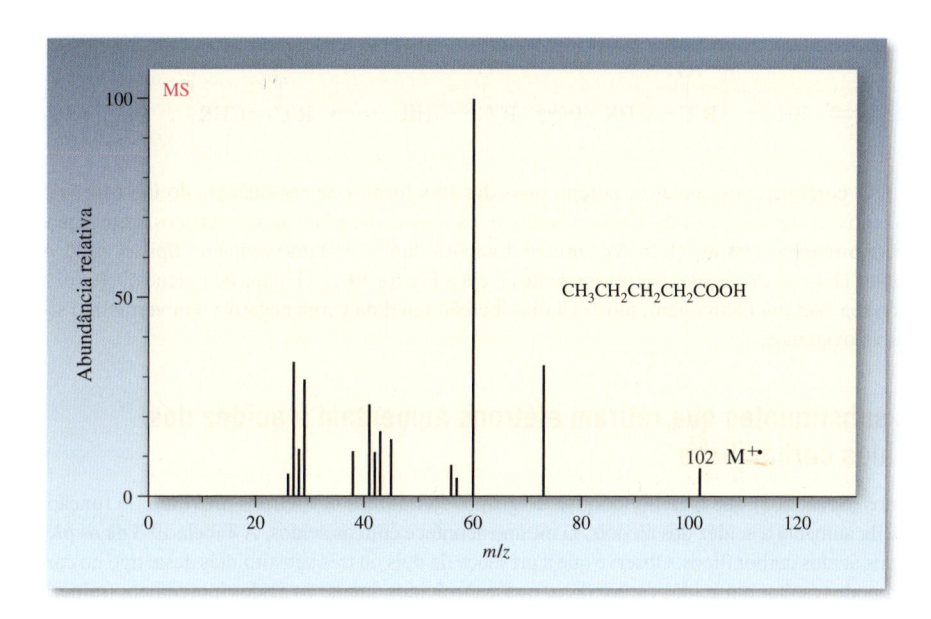

Figura 19-5 Espectro de massas do ácido pentanoico (Veja o Exercício 19-4.) Note a baixa intensidade relativa do pico do íon molecular.

EM RESUMO, os sinais de RMN dos ácidos carboxílicos mostram o hidrogênio de OH e o carbono da carbonila muito desblindados, bem como núcleos moderadamente desblindados próximos do grupo funcional. O espectro de infravermelho mostra bandas características em 2500-3300 cm^{-1} (O—H) e 1710 cm^{-1} (C=O). Os espectros de massas dos ácidos carboxílicos refletem três modos característicos de fragmentação.

19-4 Caráter ácido e caráter básico dos ácidos carboxílicos

Como os álcoois (Seção 8-3), os ácidos carboxílicos têm caráter ácido e básico. A desprotonação gera facilmente o íon carboxilato. A protonação é mais difícil.

Os ácidos carboxílicos são ácidos relativamente fortes

O hidrogênio ácido dos ácidos carboxílicos e dos álcoois é, nos dois casos, o do grupo OH, porém os valores de pK_a dos ácidos carboxílicos são muito menores do que os dos álcoois.

Os ácidos carboxílicos dissociam-se facilmente

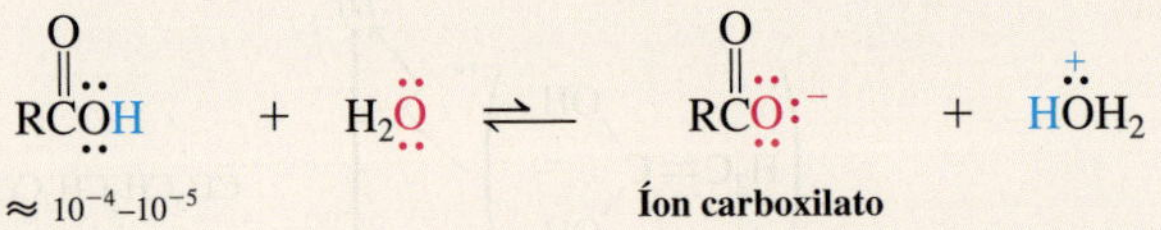

$$RC\overset{O}{\underset{}{\|}}OH + H_2\ddot{O} \rightleftharpoons RC\overset{O}{\underset{}{\|}}\ddot{O}:^- + H\overset{+}{\ddot{O}}H_2$$

$K_a \approx 10^{-4}\text{–}10^{-5}$
$pK_a \approx 4\text{–}5$

Íon carboxilato

Por que os ácidos carboxílicos se dissociam mais do que os álcoois? A diferença estrutural é que o grupo hidróxi do ácido carboxílico está ligado ao grupo carbonila, cuja polarização positiva retira elétrons fortemente por efeito indutivo. Além disso, o íon carboxilato é estabilizado por ressonância, de forma análoga ao que ocorre na formação do íon enolato por desprotonação do carbono α de aldeídos e cetonas (Seção 18-1).

Ressonância nos íons carboxilato e enolato

(B = base)

Íon carboxilato

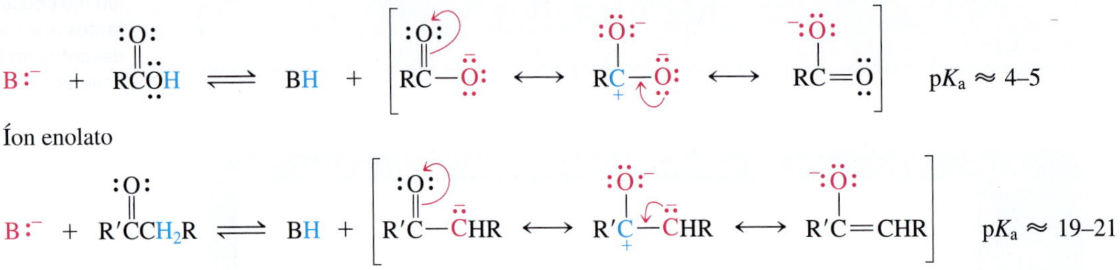

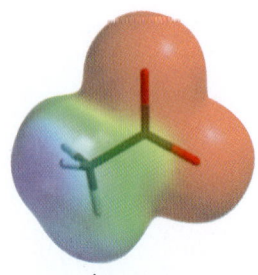

$$B:^- + RC\overset{:O:}{\underset{}{\|}}\ddot{O}H \rightleftharpoons BH + \left[RC\overset{:O:}{\underset{}{\|}}-\ddot{\ddot{O}}: \longleftrightarrow R\overset{+}{C}\overset{\ddot{O}:^-}{-}\ddot{\ddot{O}}: \longleftrightarrow RC=\overset{\ddot{\ddot{O}}:^-}{\ddot{O}} \right] \quad pK_a \approx 4\text{–}5$$

Íon enolato

$$B:^- + R'C\overset{:O:}{\underset{}{\|}}CH_2R \rightleftharpoons BH + \left[R'C\overset{:O:}{\underset{}{\|}}-\ddot{C}HR \longleftrightarrow R'\overset{+}{C}\overset{\ddot{O}:^-}{-}\ddot{C}HR \longleftrightarrow R'C=\overset{\ddot{\ddot{O}}:^-}{C}HR \right] \quad pK_a \approx 19\text{–}21$$

Ao contrário dos enolatos, porém, duas das três formas de ressonância do íon carboxilato são equivalentes (Seção 1-5). Como resultado, os íons carboxilato são simétricos, com ligações carbono-oxigênio iguais (1,26 Å), entre as ligações duplas carbono-oxigênio típicas (1,20 Å) e simples (1,34 Å) dos ácidos correspondentes (veja a Figura 19-1). O mapa de potencial eletrostático do íon acetato, na margem, mostra a distribuição igual da carga negativa (em vermelho) sobre os dois oxigênios.

Íon acetato

Os substituintes que retiram elétrons aumentam a acidez dos ácidos carboxílicos

Vimos (Seção 8-3) que o efeito indutivo de grupos retiradores de elétrons próximos da função hidroxila aumenta a acidez dos álcoois. O mesmo acontece com os ácidos. A Tabela 19-3 dá os pK_a de alguns ácidos carboxílicos. Observe que a presença de dois ou três substituintes deste tipo no carbono α pode resultar em ácidos carboxílicos quase tão ácidos quanto os ácidos inorgânicos (minerais).

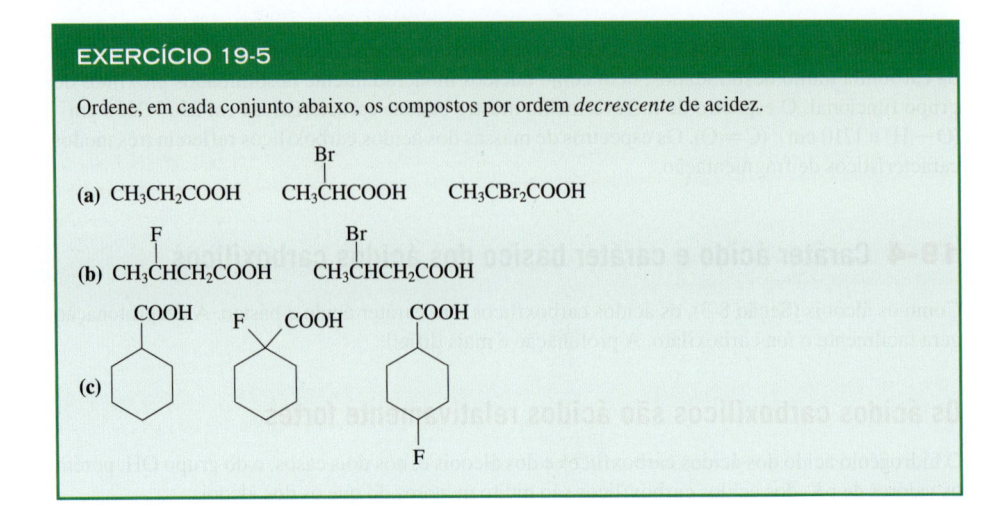

EXERCÍCIO 19-5

Ordene, em cada conjunto abaixo, os compostos por ordem *decrescente* de acidez.

(a) $CH_3CH_2COOH \quad CH_3CHBrCOOH \quad CH_3CBr_2COOH$

(b) $CH_3CHFCH_2COOH \quad CH_3CHBrCH_2COOH$

(c) ciclohexil-COOH; 1-F-ciclohexil-COOH; 4-F-ciclohexil-COOH

Tabela 19-3 pK_a de vários ácidos carboxílicos e de outros ácidos

Composto	pK_a	Composto	pK_a
Ácidos alcanoicos		**Ácidos dioicos**	
HCOOH	3,55	HOOCCOOH	1,27, 4,19
CH_3COOH	4,76	$HOOCCH_2COOH$	2,83, 5,69
$ClCH_2COOH$	2,82	$HOOCCH_2CH_2COOH$	4,20, 5,61
$Cl_2CHCOOH$	1,26	$HOOC(CH_2)_4COOH$	4,35, 5,41
Cl_3CCOOH	0,63		
F_3CCOOH	0,23	**Outros ácidos**	
$CH_3CH_2CH_2COOH$	4,82	H_3PO_4	2,15 (primeiro pK_a)
$CH_3CH_2CHClCOOH$	2,48	HNO_3	−1,4
$CH_3CHClCH_2COOH$	4,06	H_2SO_4	−3,0 (primeiro pK_a)
$ClCH_2CH_2CH_2COOH$	4,52	HCl	−8,0
		H_2O	15,7
Ácidos benzoicos		CH_3OH	15,5
4-$CH_3C_6H_4COOH$	4,36		
C_6H_5COOH	4,20		
4-ClC_6H_4COOH	3,98		

Os ácidos dioicos têm dois pK_a, um para cada grupo CO_2H. Nos ácidos etanodioico (oxálico) e propanodioico (malônico), o primeiro pK_a é reduzido pelo efeito indutivo do segundo grupo carbóxi, que retira elétrons. Nos ácidos dioicos superiores, os dois pK_a têm valor próximo ao dos monoácidos.

A acidez relativamente alta dos ácidos carboxílicos significa que os **carboxilatos** correspondentes são facilmente obtidos pelo tratamento do ácido com uma base como NaOH, Na_2CO_3 ou $NaHCO_3$. Os nomes destes sais são formados pela eliminação da palavra *ácido* e a troca da terminação -*ico* do ácido por **-ato**, a preposição **de** e o **nome do metal**. Assim, HCOO$^-$ Na$^+$ é o formato de sódio, CH_3COO^- Li$^+$, o acetato de lítio e assim por diante. Os carboxilatos são muito mais solúveis em água do que os ácidos, porque o ânion é muito polar e facilmente solvatado.

Formação de carboxilatos

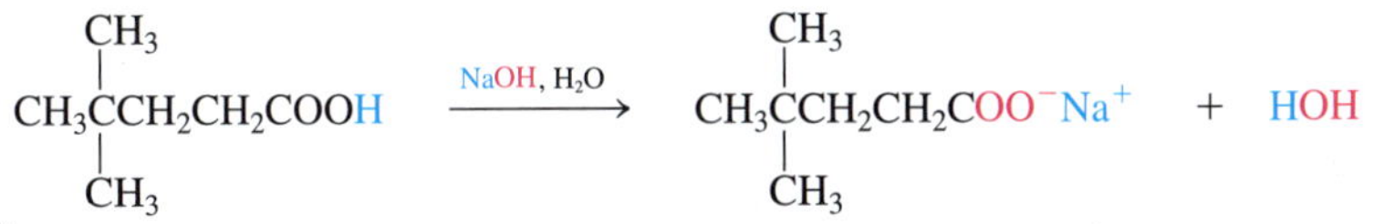

$$\underset{\underset{\text{(Pouco solúvel em água)}}{\text{Ácido 4,4-dimetil-pentanoico}}}{CH_3\underset{CH_3}{\overset{CH_3}{C}}CH_2CH_2COOH} \xrightarrow{NaOH, H_2O} \underset{\underset{\text{(Sal muito solúvel em água)}}{\text{4,4-Dimetil-pentanoato de sódio}}}{CH_3\underset{CH_3}{\overset{CH_3}{C}}CH_2CH_2COO^- Na^+} + HOH$$

Os ácidos carboxílicos podem ser protonados no oxigênio da carbonila

Como ocorre com os álcoois, que reagem com ácidos fortes para dar íons alquil-oxônio (Seções 8-3 e 9-2), os pares de elétrons livres dos oxigênios do grupo carboxila também podem, em princípio, ser protonados. O oxigênio da carbonila é o átomo protonado. Por quê? A protonação do oxigênio da carbonila dá uma espécie cuja carga positiva está deslocalizada por ressonância. A alternativa, a protonação do oxigênio de OH, não leva a espécies estabilizadas por ressonância (veja também o Exercício 2-9).

Protonação de um ácido carboxílico

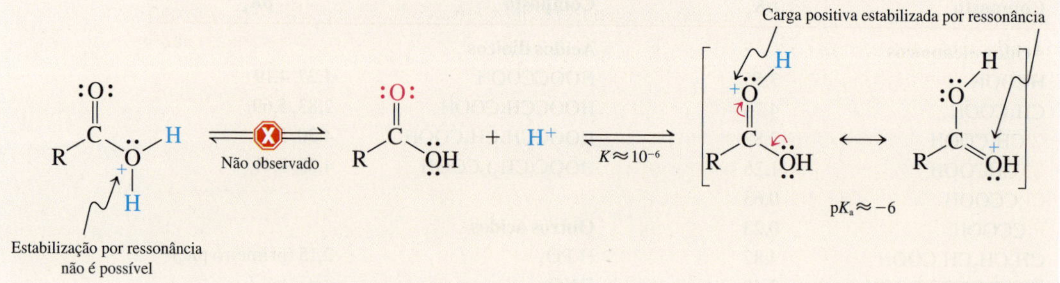

Estabilização por ressonância não é possível · Não observado · Carga positiva estabilizada por ressonância · $K \approx 10^{-6}$ · $pK_a \approx -6$

Observe que a protonação é muito difícil, como se pode ver pela alta acidez do ácido conjugado ($pK_a \approx -6$). Veremos, contudo, que ela é importante em muitas das reações dos ácidos carboxílicos e de seus derivados.

> **EXERCÍCIO 19-6**
>
> O pK_a da acetona protonada é $-7,2$ e o do ácido acético protonado é $-6,1$. Explique.

EM RESUMO, os ácidos carboxílicos são ácidos porque o carbono da carbonila é polarizado e atrai fortemente os elétrons, e a desprotonação forma ânions estabilizados por ressonância. Substituintes que atraem elétrons aumentam a acidez. Este efeito decai rapidamente com o aumento da distância entre o substituinte e o grupo carboxila. A protonação é difícil, mas ocorre no oxigênio da carbonila para dar um cátion estabilizado por ressonância.

19-5 Sínteses dos ácidos carboxílicos na indústria

Os ácidos carboxílicos são reagentes úteis e importantes precursores em sínteses. Os dois ácidos mais simples são produzidos industrialmente em grande escala. O ácido fórmico é usado no curtimento do couro e na preparação da borracha de látex. Ele é sintetizado eficientemente pela reação de hidróxido de sódio em pó com monóxido de carbono sob pressão. A reação é uma adição nucleofílica seguida de protonação.

Síntese do ácido fórmico

$$NaOH + CO \xrightarrow{150°C,\ 100\ psi} HCOO^-Na^+ \xrightarrow{H^+,\ H_2O} HCOOH$$

Existem três métodos importantes de preparação do ácido acético: a oxidação do eteno via acetaldeído (Seção 12-16), a oxidação do butano com ar e a carbonilação do metanol. Os mecanismos destas reações são complexos.

Ácido acético por oxidação do eteno

$$CH_2=CH_2 \xrightarrow[\text{Processo Wacker}]{O_2,\ H_2O,\ \text{catalisadores}\ PdCl_2\ e\ CuCl_2} CH_3CHO \xrightarrow{O_2,\ \text{catalisador}\ Co^{3+}} CH_3COOH$$

Ácido acético por oxidação do butano

$$CH_3CH_2CH_2CH_3 \xrightarrow{O_2,\ \text{catalisador}\ Co^{3+},\ 15–20\ atm,\ 180°C} CH_3COOH$$

Ácido acético por carbonilação do metanol

$$CH_3OH \xrightarrow[\text{Processo Monsanto}]{CO,\ \text{catalisador}\ Rh^{3+},\ I_2,\ 30–40\ atm,\ 180°C} CH_3COOH$$

A demanda anual global do ácido acético excede 6,5 milhões de toneladas ($6,5 \times 10^9$ kg). Ele é usado na produção de monômeros para a polimerização, como o 2-metil-propanoato de metila (metacrilato de metila, Tabela 12-3), bem como de produtos farmacêuticos, corantes e pesticidas. Dentre os ácidos dicarboxílicos produzidos em grande escala, são importantes o ácido hexanodioico (adípico), usado na produção do náilon (veja o Destaque Químico 21-4), e o ácido 1,4-benzenodicarboxílico (tereftálico). Os ésteres deste último são polimerizados com diois e transformados em folhas plásticas, filmes e garrafas para bebidas.

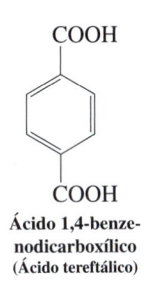

COOH
—
COOH
Ácido 1,4-benzenodicarboxílico
(Ácido tereftálico)

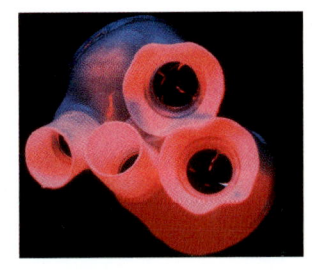

19-6 Métodos de síntese de ácidos carboxílicos

Vimos, nas Seções 8-6 e 17-4, a oxidação de álcoois primários e aldeídos a ácidos carboxílicos por Cr(VI) em água. Apresentamos, agora, dois novos reagentes para este fim. É possível, também, chegar a ácidos carboxílicos pela adição de um átomo de carbono a um halogenoalcano. Isso pode ser feito pela carbonilação de reagentes organometálicos ou pela preparação e hidrólise de nitrilas.

A oxidação de álcoois primários e aldeídos leva a ácidos carboxílicos

Os álcoois primários se oxidam a aldeídos que, por sua vez, são oxidados facilmente a ácidos carboxílicos.

Ácidos carboxílicos por oxidação

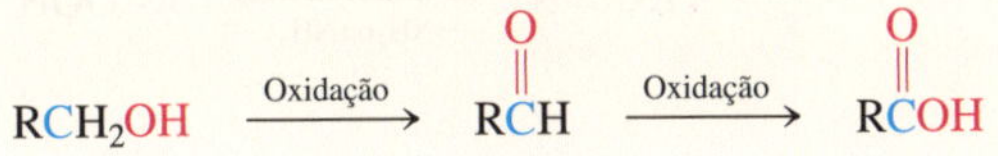

$$RCH_2OH \xrightarrow{\text{Oxidação}} RCHO \xrightarrow{\text{Oxidação}} RCOOH$$

O tereftalato de polietileno é o Dacron, usado no coração artificial de Jarvik. Na forma de um filme fino é o Mylar.

Além de CrO_3 em água, pode-se usar, também, $KMnO_4$ e ácido nítrico (HNO_3) para este fim. Como é um dos oxidantes fortes mais baratos, o ácido nítrico é normalmente escolhido nas preparações em grande escala e em aplicações industriais.

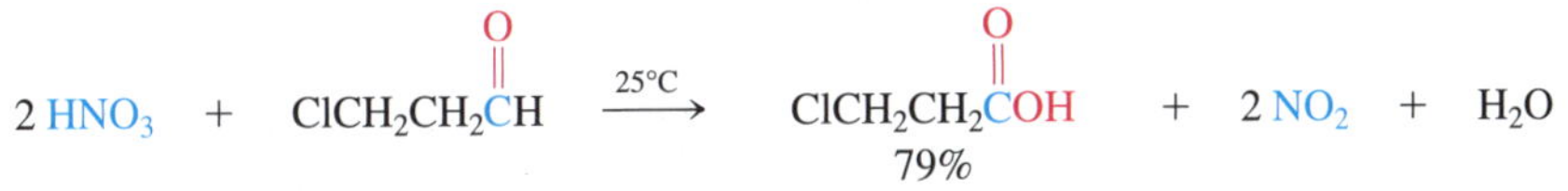

$$2\,HNO_3 + ClCH_2CH_2CHO \xrightarrow{25°C} ClCH_2CH_2COOH + 2\,NO_2 + H_2O$$
$$\text{3-Cloro-propanal} \qquad \text{Ácido 3-cloro-propanoico (79\%)}$$

EXERCÍCIO 19-7

Dê os produtos da oxidação de (a) pentanal; (b) 1,6-hexanodiol; (c) 4-(hidróxi-metil)-ciclo-hexanocarbaldeído com ácido nítrico.

Os compostos organometálicos reagem com dióxido de carbono para dar ácidos carboxílicos

Da mesma forma como atacam os aldeídos e cetonas, os reagentes organometálicos também reagem com o dióxido de carbono (geralmente na forma sólida conhecida como "gelo seco"). O produto da reação de **carbonilação** é um carboxilato que se transforma em ácido carboxílico por protonação com ácido diluído.

Carbonilação de organometálicos

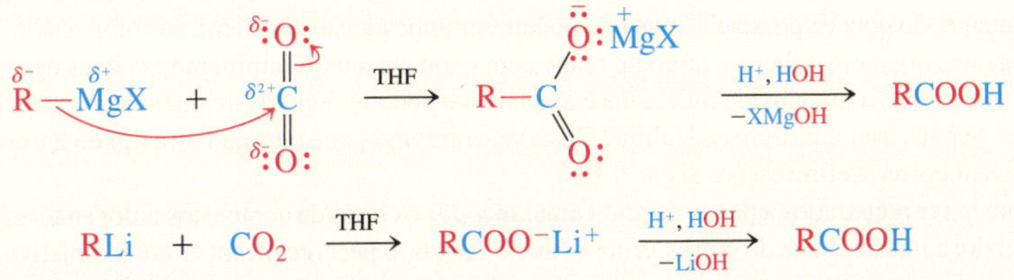

$$R\text{—}MgX + CO_2 \xrightarrow{THF} R\text{—}C(=O)\text{—}\ddot{O}\text{:}MgX^+ \xrightarrow[-XMgOH]{H^+, HOH} RCOOH$$

$$RLi + CO_2 \xrightarrow{THF} RCOO^-Li^+ \xrightarrow[-LiOH]{H^+, HOH} RCOOH$$

Lembre-se de que um reagente organometálico é normalmente formado a partir de um halogenoalcano: RX + Mg → RMgX. A carbonilação de um reagente organometálico, portanto, permite a transformação, em duas etapas, de RX em RCOOH, isto é, em um ácido carboxílico com um carbono a mais. Assim, por exemplo,

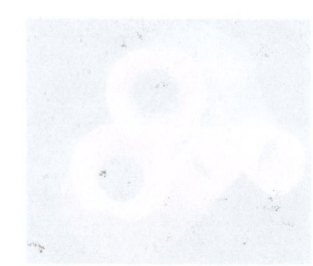

$$CH_3CH_2\underset{|}{\overset{Cl}{C}}HCH_3 + Mg \xrightarrow{THF} CH_3CH_2\underset{|}{\overset{MgCl}{C}}HCH_3 \xrightarrow[\text{2. }H^+, H_2O]{\text{1. }CO_2} CH_3CH_2\underset{|}{\overset{COOH}{C}}HCH_3$$

2-Cloro-butano

Ácido 2-metil-butanoico
86%

As nitrilas sofrem hidrólise a ácidos carboxílicos

Um outro método de conversão de um halogenoalcano em um ácido carboxílico com um carbono a mais é a preparação e hidrólise de nitrilas, RC≡N. Lembre-se (Seção 6-2) de que o íon cianeto, :C≡N:, é um bom nucleófilo que pode ser usado na síntese de nitrilas via reações S_N2. A hidrólise a quente da nitrila, em meio ácido ou básico, leva ao ácido carboxílico (e amônia ou íon amônio).

Ácidos carboxílicos a partir de halogenoalcanos via nitrilas

$$RX \xrightarrow[-X^-]{^-CN} RC\equiv N \xrightarrow[-NH_3 \text{ ou } NH_4^+]{\text{1. } HO^- \quad \text{2. } H^+, H_2O} RCOOH$$

O mecanismo desta reação será descrito em detalhes na Seção 20-8.

Quando o substrato contiver grupos sensíveis aos reagentes organometálicos, como grupos hidróxi, carbonila e nitro, é preferível sintetizar os ácidos carboxílicos pela hidrólise de nitrilas e não pela síntese de Grignard.

(4-Nitro-fenil)-etanonitrila →[H_2SO_4, H_2O, 15 min, Δ] Ácido (4-nitro-fenil)-acético 95%

EXERCÍCIO 19-8

Trabalhando com os conceitos: ácidos carboxílicos a partir de halogenoalcanos

Sugira uma metodologia para executar a conversão dada abaixo. Pode ser necessário usar muitas etapas.

Estratégia

Antes de começar, examine as duas estruturas cuidadosamente. Note que a molécula-alvo tem um carbono a mais, que precisa ser adicionado. Os dois últimos métodos apresentados anteriormente são opções possíveis, mas não podem ser aplicados diretamente ao composto de partida. A função carbonila impede a formação dos reagentes organometálicos e também reage com o íon cianeto. Examinemos as duas opções.

Sabemos, da Seção 17-11, que a adição do íon cianeto a um aldeído ou cetona é reversível e pode ser evitada em meio básico. Seria possível, então, deslocar o íon brometo com cianeto e, depois, usar a hidrólise alcalina? Observe, entretanto, que o bromo está ligado a um carbono *terciário*, isto é, o deslocamento S_N2 não funciona (ocorreria eliminação, Seção 7-8).

Contudo, os reagentes organometálicos podem ser preparados a partir de praticamente *todos* os tipos de compostos halogenados, incluindo os halogenoalcanos terciários, desde que se evite a interferência de outros grupos funcionais. Isso permite alcançar nosso objetivo.

Solução
- Proteja o grupo aldeído de modo a permitir a formação e o uso de um reagente de Grignard: forme o acetal cíclico usando 1,2-etanodiol e catálise ácida.
- Siga a sequência dada anteriormente, prepare o reagente de Grignard e adicione CO_2.
- O tratamento com ácido diluído converte o íon carboxilato em ácido por protonação e hidrolisa o acetal cíclico, regenerando a função aldeído.

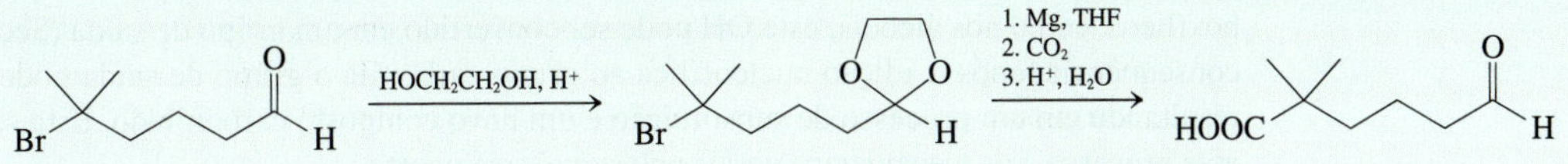

EXERCÍCIO 19-9

Tente você

Use equações químicas para mostrar como converter cada um dos seguintes compostos halogenados em ácidos carboxílicos com um carbono a mais. Se mais de um método pode ser usado com eficácia, descreva todos eles. Se não for este o caso, explique as razões de sua escolha. (a) 1-cloropropano; (b) iodociclopentano; (c) ácido 4-bromo-butanoico (**Sugestão:** veja as Seções 8-7 e 8-9); (d) cloroeteno (**Sugestão:** veja a Seção 13-9); (e) bromociclopropano (**Sugestão:** veja o Problema 60 do Capítulo 6).

A hidrólise do grupo nitrila a uma cianoidrina, realizada pela adição de HCN a um aldeído ou cetona (Seção 17-11), é uma metodologia geral de preparação de ácidos 2-hidróxi-carboxílicos com propriedades antissépticas.

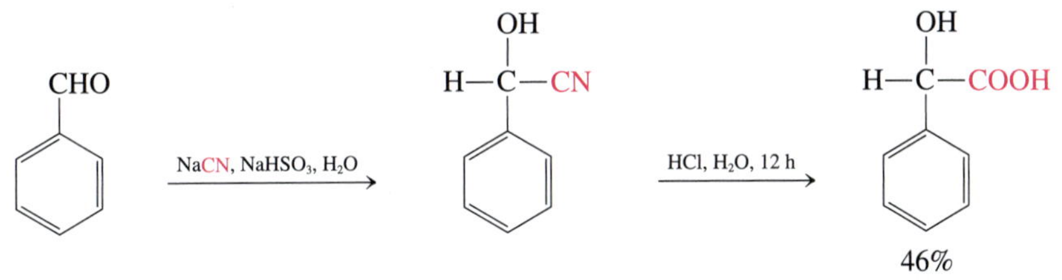

Benzaldeído → 2-Fenil-2-hidróxi-etanonitrila (Mandelonitrila) → Ácido 2-fenil-2-hidróxi-acético (Ácido mandélico) 46%

EXERCÍCIO 19-10

Proponha diferentes metodologias para as sínteses abaixo (mais de uma etapa serão necessárias).

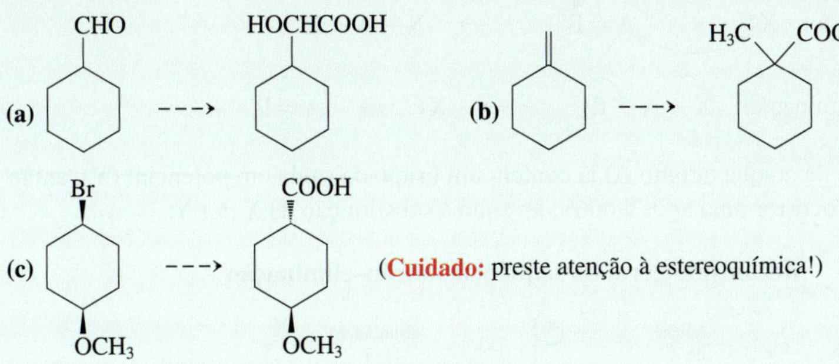

(a) ciclohexil-CHO → ciclohexil-HOCHCOOH

(b) metilenociclohexano → 1-metil-1-ciclohexanocarboxílico (H_3C, COOH)

(c) trans-4-bromo-1-metóxi-ciclohexano → trans-4-metóxi-ciclohexanocarboxílico (**Cuidado:** preste atenção à estereoquímica!)

EM RESUMO, muitos reagentes oxidam álcoois primários e aldeídos a ácidos carboxílicos. Um halogenoalcano pode ser transformado em um ácido carboxílico com mais um carbono por conversão em um regente organometálico e carbonilação, ou por deslocamento do íon haleto por cianeto e hidrólise da nitrila formada.

19-7 Substituição no carbono do grupo carbóxi: o mecanismo de adição–eliminação

O grupo carbonila dos ácidos carboxílicos mostra reatividade semelhante à dos aldeídos e cetonas: ele sofre ataque por nucleófilos no carbono e eletrófilos no oxigênio. Entretanto, a presença do grupo OH de carbóxi na estrutura adiciona outra dimensão à função química dos ácidos carboxílicos: como nos álcoois, este OH pode ser convertido em um grupo de saída (Seção 9-2). Em consequência, após a adição nucleofílica ao grupo carbonila o grupo de saída pode separar-se, resultando em um processo de substituição e um novo composto carbonilado. Esta seção mostra esse processo e os mecanismos gerais pelos quais ele ocorre.

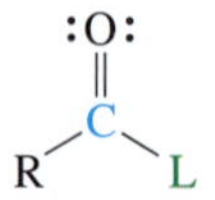

O carbono de carbonila é atacado por nucleófilos

Como aprendemos em nosso estudo dos aldeídos e cetonas, os carbonos das carbonilas são eletrofílicos e podem ser atacados por nucleófilos. Este tipo de reatividade é observado nos ácidos carboxílicos e nos **derivados de ácidos carboxílicos**, substâncias que têm a fórmula geral RCOL (L é o grupo de saída)

Derivados de ácidos carboxílicos

RCX	RCOCR	RCOR'	RCNR'$_2$
halogeneta de acila	anidrido	éster	amida

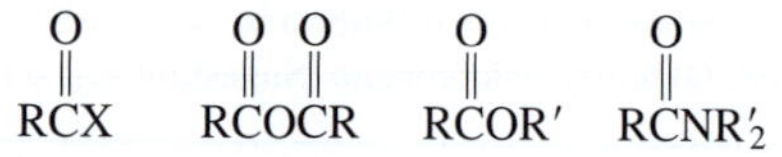

(cada um com grupo C=O)

Em contraste com os produtos de adição dos aldeídos e cetonas (Seções 17-5 a 17-7), o intermediário formado pelo ataque de um nucleófilo ao carbono da carboxila pode se decompor por *eliminação de um grupo de saída*. O resultado é a substituição do grupo de saída pelo nucleófilo por um processo chamado **adição-eliminação**.

A substituição no grupo carbonila ocorre por adição–eliminação

O grupo carbonila é trigonal e tem hibridação sp^2. Como vimos nas reações de alquenos e benzenos (Capítulos 12 e 15), os mecanismos de substituição associados com os átomos de carbono saturado, tetraédrico e com hibridação sp^3 não ocorrem nos sistemas planos, insaturados e trigonais. A planaridade faz com que a substituição com inversão, do tipo S_N2, seja difícil geometricamente, e os átomos de carbono sp^2 formam carbocátions pouco estáveis, desfavorecendo S_N1.

A substituição por adição–eliminação combina dois processos mecanísticos simples. A adição de um nucleófilo a um grupo carbonila é uma reação que conhecemos bem. A eliminação é o *inverso mecanístico* do processo de adição. O mecanismo do tipo 4(a) da Seção 2-2 pode ser usado como ilustração desses processos.

Direção direta–adição: $X:^- + {}^{\delta+}A={B}^{\delta-} \longrightarrow X-A-B:^-$

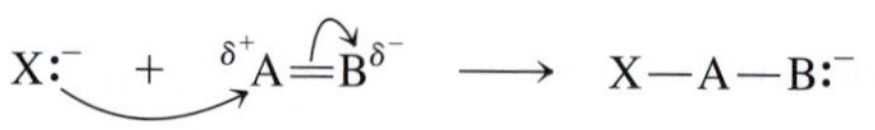

Direção inversa–eliminação: $X-A-B:^- \longrightarrow X:^- + A=B$

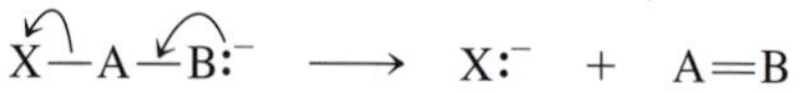

Quando o sítio de ataque (átomo A) já contém um grupo de saída em potencial (Y), então as duas etapas podem ocorrer uma após a outra, levando à substituição de X por Y:

Mecanismo geral da sequência adição–eliminação

$$X:^- + \overset{Y}{\underset{}{A}}=B \underset{}{\overset{\text{Adição de } X^-}{\rightleftharpoons}} X-\overset{Y}{\underset{}{A}}-B:^- \underset{}{\overset{\text{Eliminação de } Y^-}{\rightleftharpoons}} \overset{X}{\underset{}{A}}=B + Y:^-$$

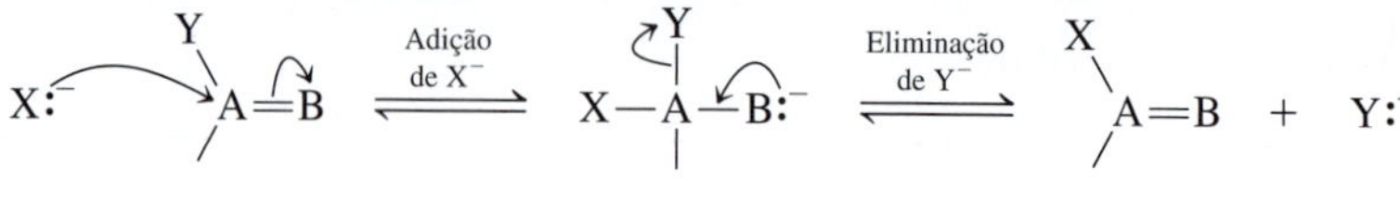

Como este esquema geral mostra, as duas etapas da sequência adição–eliminação podem ser reversíveis. O esquema a seguir mostra como a adição–eliminação se aplica a um derivado de ácido carboxílico. A espécie intermediária que se forma tem (ao contrário dos reagentes e produtos) um carbono tetraédrico e é, por isso, chamada de **intermediário tetraédrico**.

Substituição nucleofílica via adição–eliminação

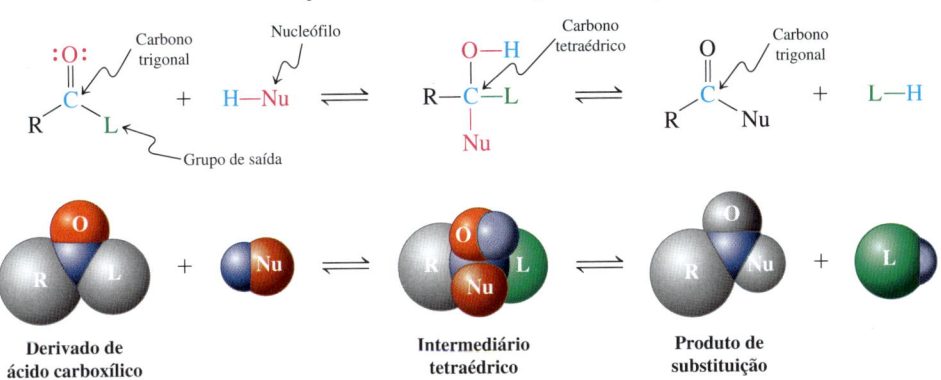

REAÇÃO

Derivado de ácido carboxílico + Nu → **Intermediário tetraédrico** → **Produto de substituição** + L

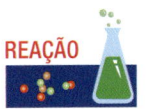

Lembrança do código de cores:
Nucleofílico: rosa
Eletrofílico: azul
Grupo de saída: verde

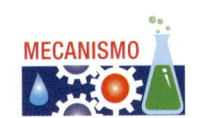

A substituição por adição–eliminação é o mecanismo mais importante de formação de derivados de ácidos carboxílicos e de sua interconversão, ou seja, RCL $\rightarrow$ RCL'. Veremos, no restante desta seção e nas seções seguintes, a preparação destes derivados a partir de ácidos carboxílicos. Exploraremos, no Capítulo 20, suas propriedades e sua química.

A adição–eliminação é catalisada por ácidos e bases

As reações de adição–eliminação podem ser obtidas em condições ácidas ou básicas. Vimos como as adições de nucleófilos a aldeídos e cetonas (Seções 17-5 a 17-9; Tabela 17-4) sofrem catálise básica ou ácida. O mesmo acontece na adição de nucleófilos aos derivados de ácidos carboxílicos. As eliminações a partir do intermediário tetraédrico são catalisadas de modo semelhante. Lembre-se de que o processo é, mecanisticamente, o inverso da adição e, portanto, os mesmos efeitos catalíticos são observados. Vejamos, em detalhe, o papel da base e do ácido.

Todos os nucleófilos são bases de Lewis. Entretanto, um nucleófilo com um próton que pode ser removido (Nu—H) pode ser desprotonado por uma base forte (representada por :B$^-$) para dar o nucleófilo com carga negativa e mais forte, :Nu$^-$, que é a espécie atacante (Etapa 1). A adição–eliminação ocorre (Etapa 2) e a base pode ser regenerada (Etapa 3), o que a torna um catalisador de todo o processo. Nucleófilos típicos em sequências como esta incluem a água e os álcoois, que dão, por desprotonação, íons hidróxi e alcóxi, respectivamente.

Mecanismo de adição–eliminação catalisado por base

MECANISMO

Etapa 1. Desprotonação do NuH

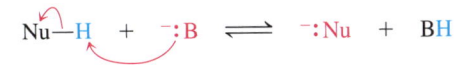

Nu—H + $^-$:B $\rightleftharpoons$ $^-$:Nu + BH

Etapa 2. Adição–eliminação

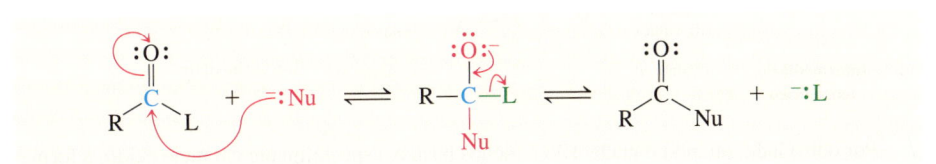

Etapa 3. Regeneração do catalisador

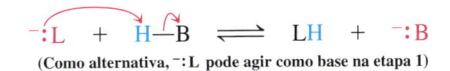

$^-$:L + H—B $\rightleftharpoons$ LH + $^-$:B

(Como alternativa, $^-$:L pode agir como base na etapa 1)

Nos casos em que o nucleófilo já é uma base forte, a catálise é desnecessária e o mecanismo completo reduz-se à Etapa 2.

As reações de adição–eliminação também são catalisadas por ácidos. O ácido funciona de duas maneiras. Primeiramente, protona o oxigênio da carbonila (Etapa 1), ativando o grupo carbonila para o ataque nucleofílico (Seção 17-5). Depois, a protonação de L (Etapa 2) faz com que ele se torne um melhor grupo de saída (lembre-se das Seções 6-7 e 9-2).

Mecanismo da adição–eliminação catalisada por ácido

Etapa 1. Protonação

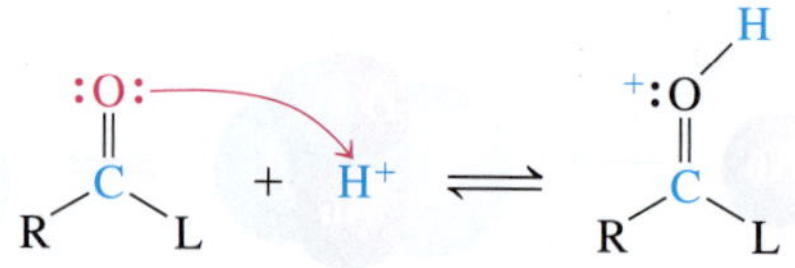

Etapa 2. Adição–eliminação

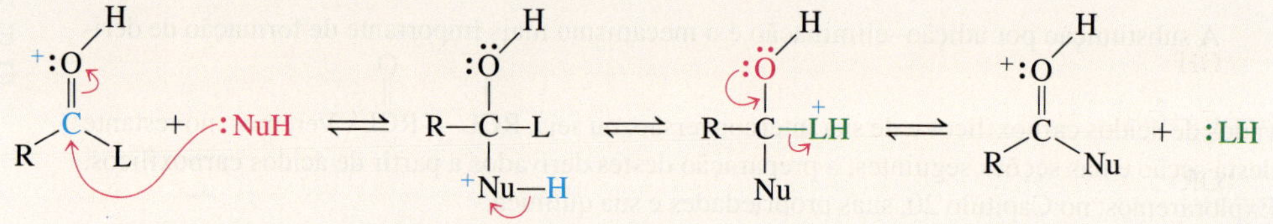

Etapa 3. Desprotonação e regeneração do catalisador (próton)

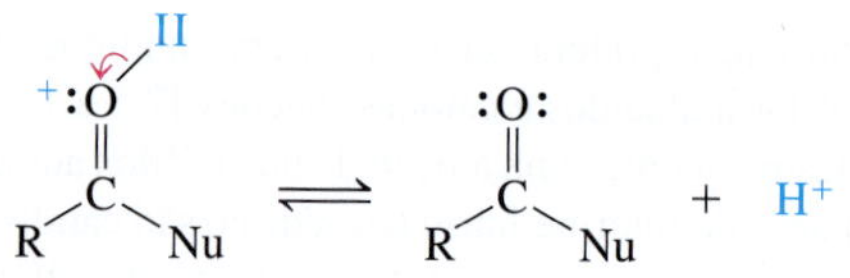

A substituição em ácidos carboxílicos é inibida por grupos de saída ruins e pelo próton

Podemos aplicar o processo geral de adição–eliminação na conversão de ácidos carboxílicos em seus derivados. É preciso, entretanto, superar dois problemas. O primeiro é que o íon hidróxido é um grupo de saída ruim (Seção 6-7). Além disso, o próton do grupo carboxila é ácido e muitos nucleófilos são bases (Seção 6-8). Por isso, o ataque nucleofílico desejado (reação *a* na equação abaixo) pode sofrer a interferência de uma reação ácido-base (reação *b*). Quando o nucleófilo é muito básico, um alcóxido, por exemplo, a formação do carboxilato é praticamente irreversível e a adição nucleofílica à carbonila torna-se muito difícil.

Reações competitivas entre um ácido carboxílico e um nucleófilo

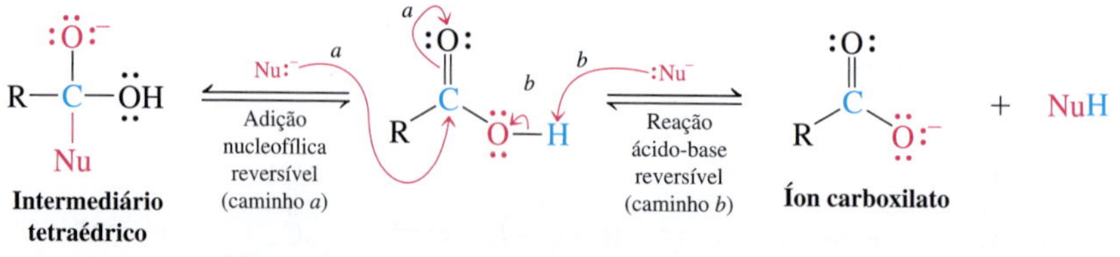

Esterificação

RCOOH + R'OH

$\xrightarrow{H^+}$

RCOOR' + H$_2$O

Por outro lado, quando o nucleófilo é menos básico, especialmente em meio ácido, a formação do carboxilato é reversível e permite a adição competitiva de nucleófilos, e finalmente leva à substituição via adição–eliminação. Um exemplo típico é a **esterificação** de ácidos carboxílicos (Seção 9-4), em que um álcool reage com um ácido carboxílico para formar éster e água. O nucleófilo é o álcool, que é uma base fraca, e o meio é ácido o suficiente para protonar o oxigênio da carbonila, ativando-o para a adição nucleofílica, e, também, a hidroxila do grupo carboxila, convertendo-a em água, um melhor grupo de saída.

Catálise ácida na esterificação

Etapa 1. A protonação do grupo carboxila ativa-o para a adição de um álcool (R′OH)

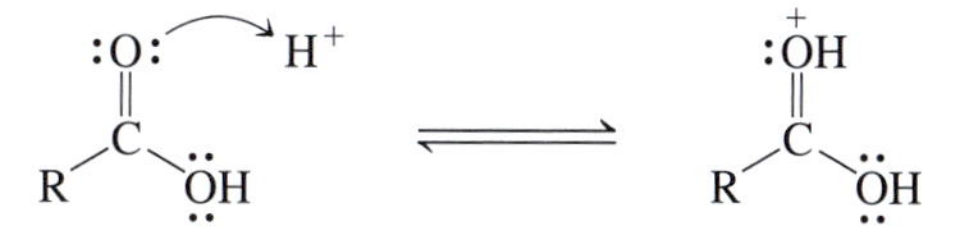

[estrutura: Ácido carboxílico inicial ⇌ Ácido carboxílico protonado]

Etapa 2. O intermediário tetraédrico forma-se por adição de R′OH e perda de H$^+$.

Etapa 3. A protonação do oxigênio de um grupo OH torna-o um melhor grupo de saída.

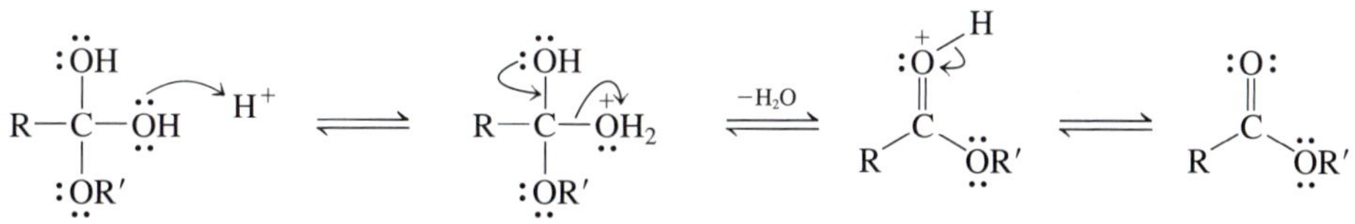

[estruturas: Intermediário tetraédrico ⇌ OH protonado: melhor grupo de saída ⇌ (−H$_2$O) Éster protonado ⇌ Produto final (éster)]

Veremos nas próximas seções, em detalhes, esta e outras substituições no grupo carboxila.

EXERCÍCIO 19-11

Escreva, em detalhes, a etapa 2 da sequência acima.

EM RESUMO, o ataque nucleofílico no carbono da carbonila dos derivados de ácidos carboxílicos é uma etapa essencial da substituição por adição–eliminação. Observa-se catálise ácida ou básica. No caso dos ácidos carboxílicos, o processo é dificultado pela presença de um grupo de saída ruim (hidróxido) e pela desprotonação competitiva do ácido pelo nucleófilo agindo como base. A adição pode ocorrer com nucleófilos menos básicos.

19-8 Derivados dos ácidos carboxílicos: halogenetos de acila e anidridos

Começaremos a estudar, nesta seção, como preparar os derivados de ácidos carboxílicos. A substituição do grupo hidroxila de RCOOH por um halogeneto leva aos **halogenetos de acila**. A substituição por alcanoato (RCOO⁻) leva aos **anidridos de ácidos carboxílicos** (ou, simplesmente, **anidridos**). *Os dois processos requerem a transformação do grupo hidróxi em um melhor grupo de saída.*

Os halogenetos de acila são preparados com o auxílio de derivados inorgânicos dos ácidos carboxílicos

A conversão de ácidos carboxílicos em halogenetos de acila utiliza os mesmos reagentes, SOCl$_2$ e PBr$_3$, empregados na síntese de halogenoalcanos a partir de álcoois (Seção 9-4). O problema em ambos os casos é o mesmo: transformar um grupo de saída ruim (OH) em outro, melhor.

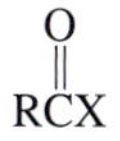

[estrutura: RCX com C=O — **Halogeneto de acila**]

Química Orgânica

Síntese de halogenetos de acila

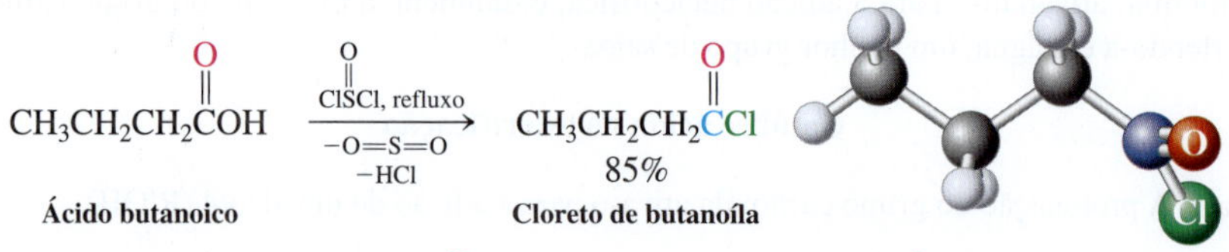

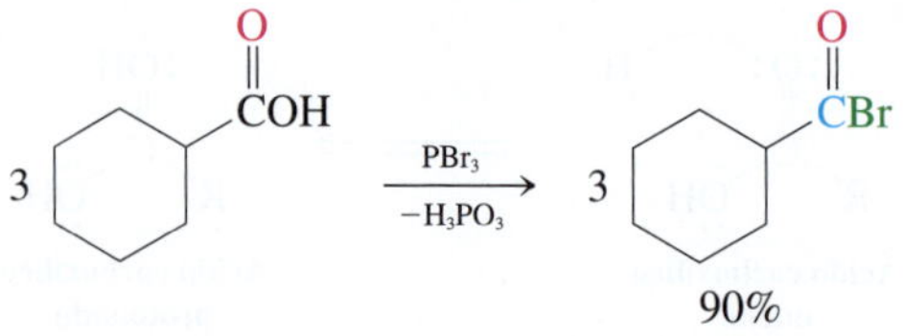

CH₃CH₂CH₂COH →(ClSCl, refluxo; −O=S=O; −HCl)→ CH₃CH₂CH₂CCl   85%

Ácido butanoico → Cloreto de butanoíla

(ciclo-hexil)−COH →(PBr₃; −H₃PO₃)→ (ciclo-hexil)−CBr   90%

(Estas reações não funcionam com o ácido fórmico, HCOOH, porque o cloreto de formila, HCOCl, e o brometo de formila, HCOBr, não são estáveis. Veja o Exercício 15-33.)

Estas transformações começam com a conversão do ácido carboxílico em um derivado inorgânico em que o substituinte do carbono da carbonila é um bom grupo de saída:

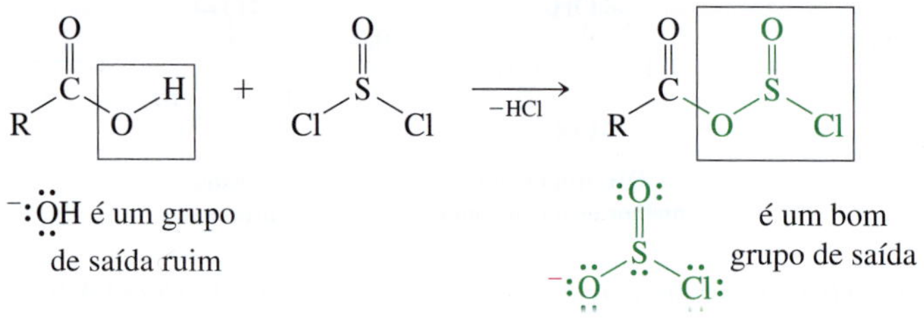

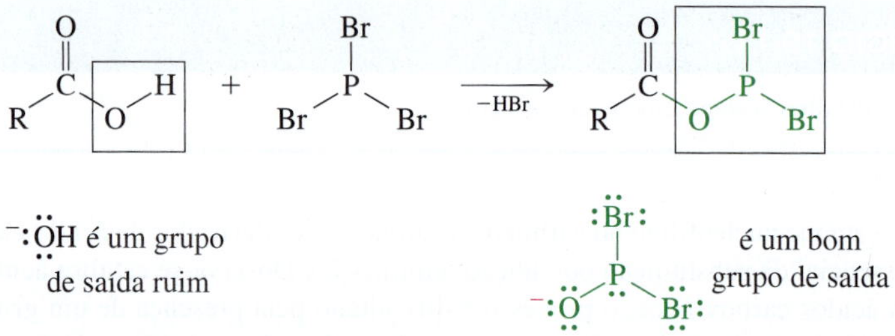

R−C(=O)−[O−H] + Cl−S(=O)−Cl →(−HCl)→ R−C(=O)−[O−S(=O)−Cl]

⁻:ÖH é um grupo de saída ruim

:Ö:−S(=O)−Cl: é um bom grupo de saída

R−C(=O)−[O−H] + Br−P(Br)−Br →(−HBr)→ R−C(=O)−[O−P(Br)−Br]

⁻:ÖH é um grupo de saída ruim

:Br:−P(−Ö:⁻)−Br: é um bom grupo de saída

EXERCÍCIO 19-12

Trabalhando com os conceitos: formação do clorossulfito de acila

Proponha um mecanismo para a reação do $SOCl_2$ com um ácido carboxílico para dar o derivado inorgânico (um clorossulfito de acila) mostrado acima.

Estratégia

É tentador usar neste problema as mesmas etapas que utilizamos na conversão de um álcool no clorossulfito de alquila por reação com $SOCl_2$ (Seção 9-4), o deslocamento do cloreto do enxofre pelo grupo hidroxila do álcool:

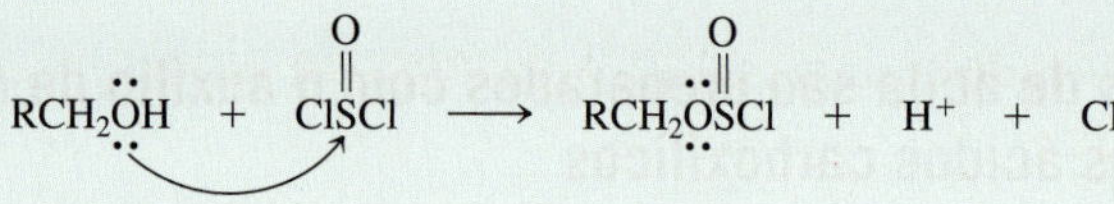

RCH₂ÖH + ClSCl ⟶ RCH₂ÖSCl + H⁺ + Cl⁻

A aplicação direta deste mecanismo a um ácido carboxílico, porém, provavelmente não está correta. Vimos, na Seção 19-5, que a protonação de um ácido carboxílico ocorre no oxigênio da *carbonila*, *não* no oxigênio da hidroxila. A razão é evidente: a protonação do oxigênio da carbonila dá um intermediário estabilizado por ressonância, o que não acontece com o oxigênio da hidroxila. O mesmo pode ser dito da reação de um ácido carboxílico com qualquer eletrófilo, como o enxofre do $SOCl_2$ ou o fósforo do PBr_3.

Solução

• É mais provável que a transformação em questão siga este caminho:

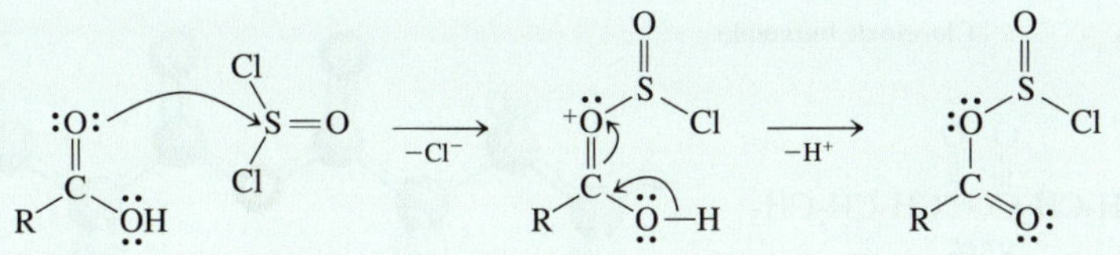

[Mecanismo mostrando o ataque do oxigênio da hidroxila do ácido carboxílico (R–C(=O)–OH) ao enxofre do SOCl₂, com perda de Cl⁻, seguida de perda de H⁺, resultando em R–C(=O)–O–S(=O)–Cl]

• Esta reação converte o oxigênio da carbonila, e não o da hidroxila, em um grupo de saída.
• De nosso conhecimento, esse mecanismo específico não foi testado experimentalmente. Nós o estamos apresentando como um exemplo de hipótese mecanística proposta para um conjunto de espécies reativas, com base em observações experimentais de espécies semelhantes

---

EXERCÍCIO 19-13

Tente você

Proponha um mecanismo para a reação do PBr₃ com um ácido carboxílico para dar o derivado inorgânico (um dibromofosfito de acila) mostrado acima do Exercício 19-12.

A reação prossegue via adição–eliminação catalisada por ácido.

Mecanismo de formação do cloreto de acila via cloreto de tionila

Etapa 1. Adição

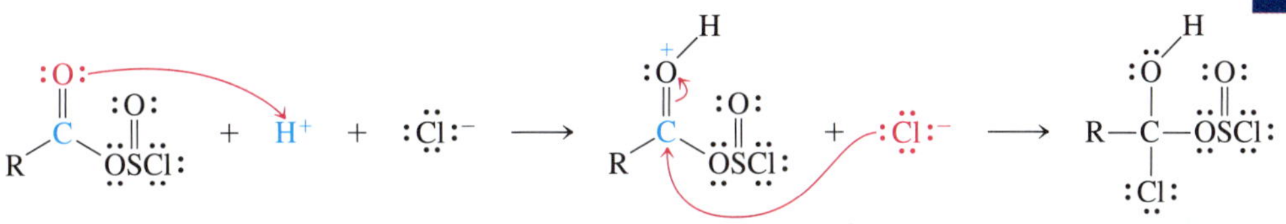

[Esquema: R–C(=O)–OSCl + H⁺ + :Cl:⁻ → R–C(OH⁺)–OSCl + :Cl:⁻ → R–C(OH)(OSCl)(Cl) Intermediário tetraédrico]

Etapa 2. Eliminação

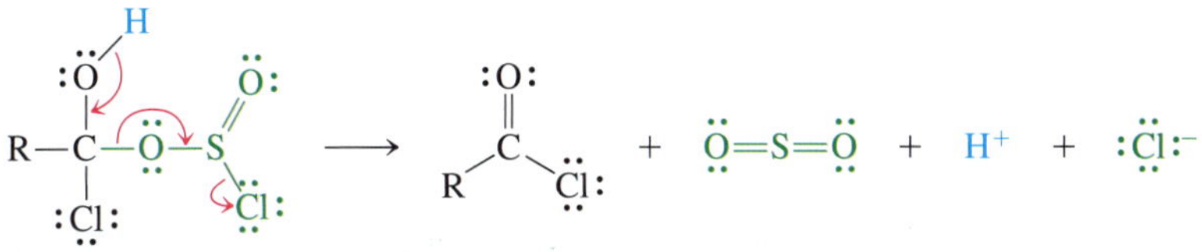

[Esquema: Intermediário tetraédrico R–C(OH)(O–S=O)(Cl) → R–C(=O)–Cl + O=S=O + H⁺ + :Cl:⁻]

O mecanismo da formação do brometo de acila com tribrometo de fósforo (PBr₃) é semelhante (veja a Seção 9-4).

Os ácidos combinam-se com os halogenetos de acila para dar anidridos

A eletronegatividade dos halogênios nos halogenetos de acila ativa a função carbonila para o ataque de nucleófilos, mesmo os fracos (Capítulo 20). O tratamento de halogenetos de acila com ácidos carboxílicos, por exemplo, leva aos **anidridos de ácidos carboxílicos** (**anidridos**).

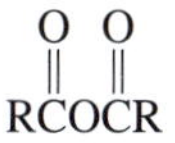

$$\underset{\text{Anidrido de ácido carboxílico}}{RCOCR}$$
(O O duplo em cada C=O)

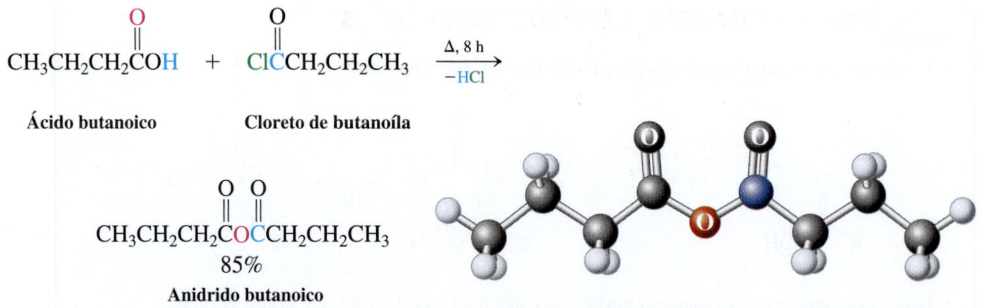

$$\underset{\text{Ácido butanoico}}{CH_3CH_2CH_2\overset{\overset{O}{\|}}{C}OH} + \underset{\text{Cloreto de butanoíla}}{Cl\overset{\overset{O}{\|}}{C}CH_2CH_2CH_3} \xrightarrow[-HCl]{\Delta,\ 8\ h}$$

$$\underset{\underset{\text{Anidrido butanoico}}{85\%}}{CH_3CH_2CH_2\overset{\overset{O}{\|}}{C}O\overset{\overset{O}{\|}}{C}CH_2CH_2CH_3}$$

Como o nome indica, os anidridos de ácidos carboxílicos derivam-se formalmente dos ácidos carboxílicos por eliminação de água. Embora a desidratação dos ácidos carboxílicos não seja um método geral para a síntese de anidridos, é possível preparar anidridos cíclicos por aquecimento de ácidos dicarboxílicos. Esta reação só é eficiente se o anel formado tiver cinco ou seis átomos.

Formação de anidridos cíclicos

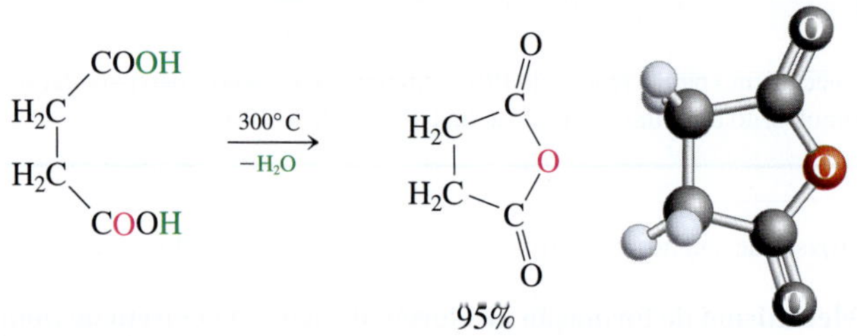

$$\underset{\underset{\text{(Ácido succínico)}}{\text{Ácido butanodioico}}}{\begin{matrix}H_2C-COOH\\H_2C-COOH\end{matrix}} \xrightarrow[-H_2O]{300°C} \underset{\underset{\underset{\text{(Anidrido succínico)}}{\text{Anidrido butanodioico}}}{95\%}}{\begin{matrix}H_2C-C(=O)\\\ \ \ \ \ \ \ \ \ \ \ \ \ \ \ \ O\\H_2C-C(=O)\end{matrix}}$$

Como os halogênios, nos halogenetos de acila, e o substituinte RCO_2, nos anidridos, são bons grupos de saída e porque eles ativam a carbonila adjacente, estes derivados de ácidos carboxílicos são úteis na preparação de outros compostos. Voltaremos a este tópico nas Seções 20-2 e 20-3.

EXERCÍCIO 19-14

Sugira dois métodos de preparação dos compostos abaixo a partir de ácidos carboxílicos ou seus derivados.

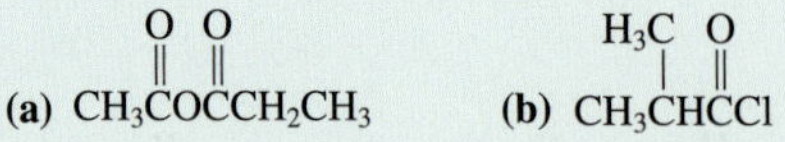

(a) $CH_3\overset{\overset{O}{\|}}{C}O\overset{\overset{O}{\|}}{C}CH_2CH_3$ 　　(b) $CH_3\underset{\underset{H_3C}{|}}{C}H\overset{\overset{O}{\|}}{C}Cl$

EXERCÍCIO 19-15

Proponha um mecanismo para a formação a quente do anidrido butanodioico a partir do ácido butanodioico.

EM RESUMO, o grupo hidróxi em COOH pode ser substituído por halogênio com os mesmos reagentes utilizados na conversão de álcoois em halogenoalcanos, $SOCl_2$ e PBr_3. Os halogenetos de acila resultantes são suficientemente reativos para serem atacados por ácidos carboxílicos para gerar os anidridos de ácidos carboxílicos (anidridos). Os anidridos cíclicos podem formar-se por desidratação a quente de ácidos dicarboxílicos.

19-9 Derivados de ácidos carboxílicos: ésteres

Os **ésteres** têm a fórmula geral RCOR′ (com C=O). Como são amplamente distribuídos na natureza e têm muitas aplicações práticas, eles são os derivados de ácidos carboxílicos mais importantes. Veremos, nesta seção, a reação entre ácidos carboxílicos e álcoois catalisada por ácidos minerais que leva a ésteres.

Os ácidos carboxílicos reagem com os álcoois para gerar ésteres

Quando se mistura um ácido carboxílico e um álcool, não ocorre reação. A adição de um ácido mineral como o ácido sulfúrico ou o HCl, em quantidades catalíticas, entretanto, provoca a reação, com formação de éster e água (Seção 9-4). Este método de formação de ésteres foi primeiro descrito pelo legendário químico alemão Emil Fischer e seu colaborador Arthur Speier em 1895. Ele é chamado de esterificação de Fischer-Speier ou (mais comumente) de esterificação de Fischer.

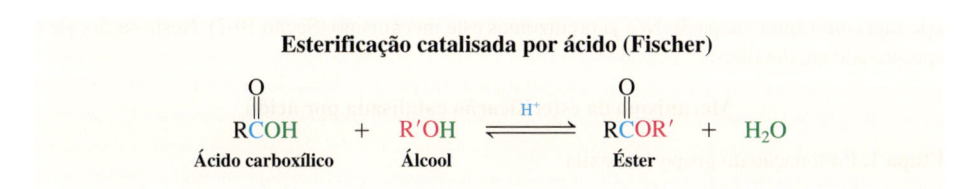

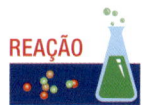

Esterificação catalisada por ácido (Fischer)

$$\underset{\text{Ácido carboxílico}}{\text{RCOOH}} + \underset{\text{Álcool}}{\text{R′OH}} \underset{}{\overset{H^+}{\rightleftharpoons}} \underset{\text{Éster}}{\text{RCOOR′}} + H_2O$$

A esterificação não é muito exotérmica: $\Delta H°$ é normalmente próximo de zero. A variação de entropia também é pequena; logo, $\Delta G° \approx 0$ e $K \approx 1$. Como o equilíbrio pode ser deslocado na direção da formação de éster? Uma das maneiras de fazer isso é usar excesso dos reagentes de partida. A outra é remover do meio da reação o éster ou a água que se formam. Na prática, as esterificações são muitas vezes feitas usando-se o álcool como solvente.

$$\underset{\text{Ácido acético}}{CH_3COOH} + \underset{\text{Solvente}}{CH_3OH} \xrightarrow[-H_2O]{H_2SO_4, \Delta} \underset{\substack{\text{Acetato de metila} \\ 85\%}}{CH_3COOCH_3}$$

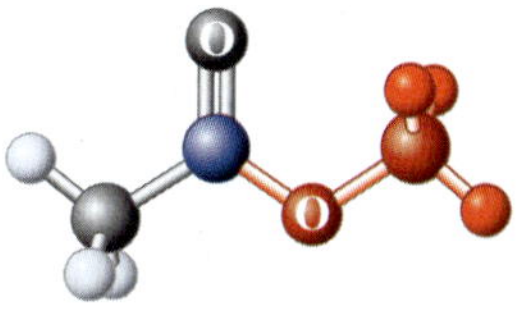

EXERCÍCIO 19-16

Dê os produtos da reação, catalisada por ácido, entre os compostos de cada par a seguir. (**a**) Metanol + ácido pentanoico; (**b**) ácido fórmico + 1-pentanol; (**c**) ciclo-hexanol + ácido benzoico; (**e**) ácido 2-bromo-acético + 3-metil-2-butanol.

O oposto da esterificação é a **hidrólise do éster**. Esta reação é conduzida nas mesmas condições da esterificação, porém desloca-se o equilíbrio com excesso de água misturada com um solvente adequado.

$$\underset{\text{2,2-dimetil-hexanoato de etila}}{CH_3CH_2CH_2CH_2C(CH_3)_2COOCH_2CH_3} \xrightarrow{H_2SO_4, HOH, \text{acetona}, \Delta} \underset{\substack{\text{Ácido 2,2-dimetil-hexanoico} \\ 85\%}}{CH_3CH_2CH_2CH_2C(CH_3)_2COOH} + CH_3CH_2OH$$

Química Orgânica

> **EXERCÍCIO 19-17**
>
> Dê os produtos da hidrólise catalisada por ácido de cada um dos seguintes ésteres.
>
> (a) $CH_3(CH_2)_3C{\equiv}CCH_2CH_2COOCH(CH_3)_2$
>
> (b) [estrutura: cetona com cadeia —(CH$_2$)$_5$—O—C(=O)—CH$_3$ (acetato)]
>
> (c) $CH_3CH_2CHCH_2OOC$—(ciclopentila)
> $\quad\quad\quad\;\;\;CH_3$

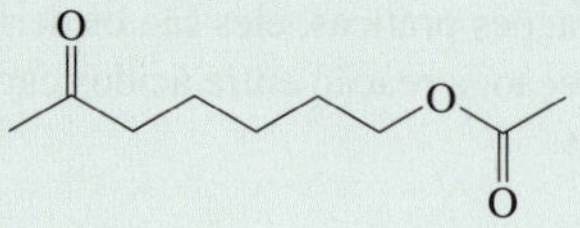

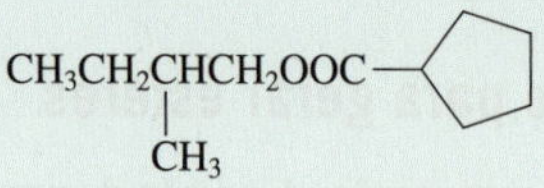

A esterificação ocorre por adição–eliminação catalisada por ácidos

O catalisador ácido é importante no mecanismo de formação dos ésteres. O ácido faz com que a carbonila sofra ataque nucleofílico pelo álcool (metanol, neste exemplo, Etapa 2) e o grupo hidroxila saia como água (etapa 3). Nós já predizemos este mecanismo (Seção 19-7). Nesta seção, ele é apresentado em detalhes.

Mecanismo da esterificação catalisada por ácido

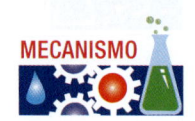

Etapa 1. Protonação do grupo carboxila

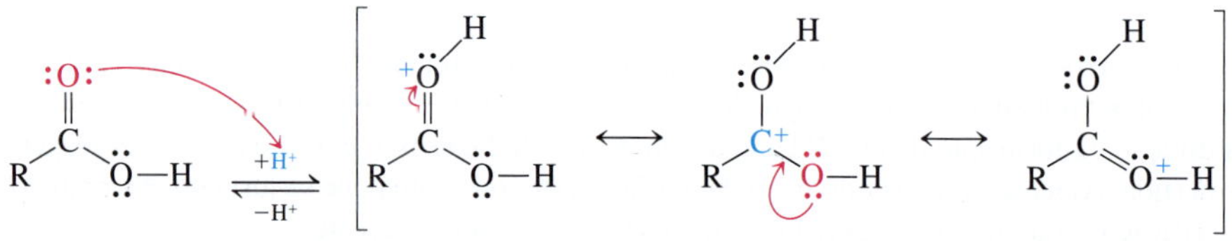

[Mecanismo: ácido carboxílico R—C(=O)—O—H + H$^+$ ⇌ cátion protonado mostrado como três estruturas de ressonância]

Etapa 2. Ataque do metanol

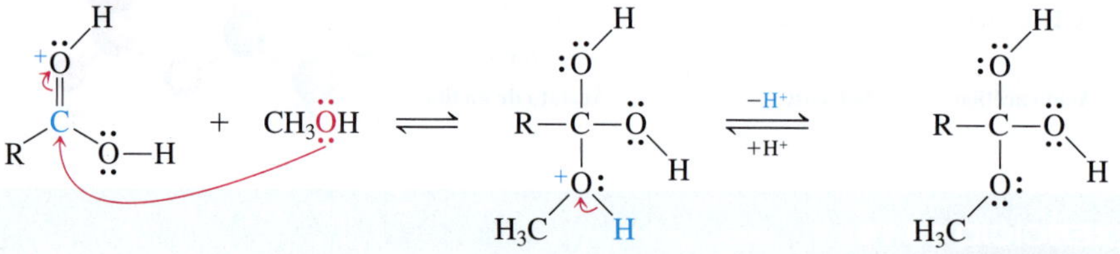

[Mecanismo: cátion protonado + CH$_3$OH ⇌ intermediário com O$^+$H(CH$_3$), então −H$^+$/+H$^+$ forma o **Intermediário tetraédrico**]

Ponto crítico:
← pode retornar aos regentes ou seguir para os produtos →

Etapa 3. Eliminação de água

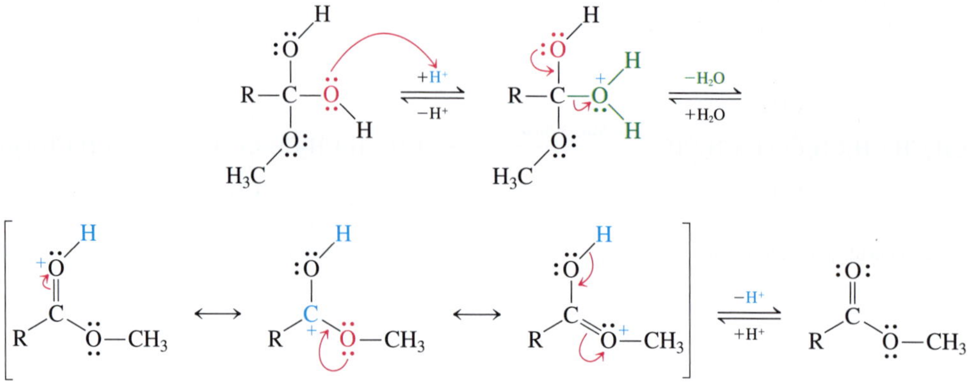

[Mecanismo: protonação do OH, −H$_2$O/+H$_2$O, formação do cátion estabilizado por ressonância (três estruturas), desprotonação −H$^+$/+H$^+$ dando o éster R—C(=O)—O—CH$_3$]

A protonação do oxigênio forma inicialmente um carbocátion deslocalizado (Etapa 1) que torna a carbonila suscetível ao ataque nucleofílico pelo metanol. A perda do próton do aduto leva ao intermediário tetraédrico (Etapa 2). Esta espécie é muito importante, porque ela pode reagir de *duas* maneiras na presença de ácidos minerais. Ela pode eliminar metanol, por exemplo, pelo caminho inverso das Etapas 1 e 2. Este processo se inicia pela protonação do oxigênio do grupo metóxi e forma novamente o ácido carboxílico. A segunda possibilidade é a protonação do oxigênio de um dos grupos hidróxi, levando à eliminação de água e formação do éster (Etapa 3). Como todas estas etapas são reversíveis, a adição de álcool em excesso ou a remoção de água favorecem a esterificação ao deslocar os equilíbrios nas Etapas 2 e 3, respectivamente. A hidrólise do éster segue a sequência inversa e é favorecida em água.

EXERCÍCIO 19-18

Dê o mecanismo de esterificação de um ácido carboxílico, RCOOH, com metanol, cujo oxigênio do álcool é marcado com o isótopo ^{18}O ($CH_3^{18}OH$). Onde aparecerá o oxigênio marcado: na água ou no éster?

Os hidroxiácidos podem sofrer esterificação intramolecular para dar lactonas

O tratamento de ácidos hidroxicarboxílicos com quantidades catalíticas de ácido mineral pode levar à formação de ésteres cíclicos ou **lactonas**. Este processo é uma **esterificação intramolecular** favorecida quando o anel tem cinco ou seis átomos. Ao contrário da esterificação intermolecular, o equilíbrio é favorecido pela entropia e, portanto, particularmente fácil: a água é eliminada do material inicial.

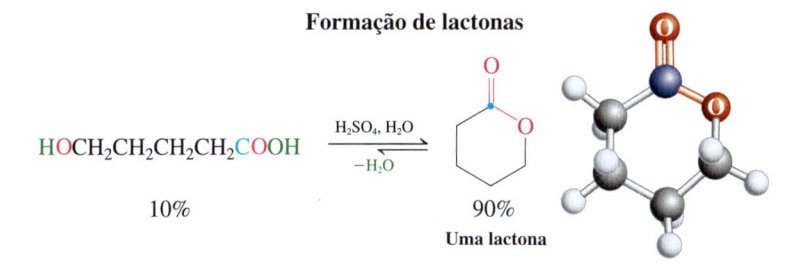

Formação de lactonas

$HOCH_2CH_2CH_2CH_2COOH$ $\xrightarrow[-H_2O]{H_2SO_4, H_2O}$ (lactona de anel de seis membros)

10%   90%
Uma lactona

EXERCÍCIO 19-19

Trabahando com os conceitos: um mecanismo em várias etapas

Use mecanismos para explicar o seguinte resultado.

(hemiacetal cíclico com CH_2COOH) $\xrightarrow{H^+, H_2O}$ (γ-butirolactona substituída com $-CH_2CHO$) $+ H_2O$

Estratégia

O composto inicial é um hemiacetal com um anel de cinco átomos. Como vimos na Seção 17-7, a estrutura do composto é razoavelmente estável. Na presença de ácidos ou bases em água, estes hemiacetais existem em equilíbrio com os isômeros hidroxicarbonilados de cadeia aberta.

(mecanismo mostrando hemiacetal ⇌ intermediário protonado ⇌ hidroxialdeído aberto)

A estrutura resultante tem três grupos funcionais: uma carbonila de aldeído, uma hidroxila de álcool e uma carboxila de ácido carboxílico.

Solução

- A reação intramolecular do grupo hidróxi com a função ácido carboxílico forma o éster cíclico indicado (uma lactona).
- Completamos a solução do exercício escrevendo o mecanismo, etapa por etapa.

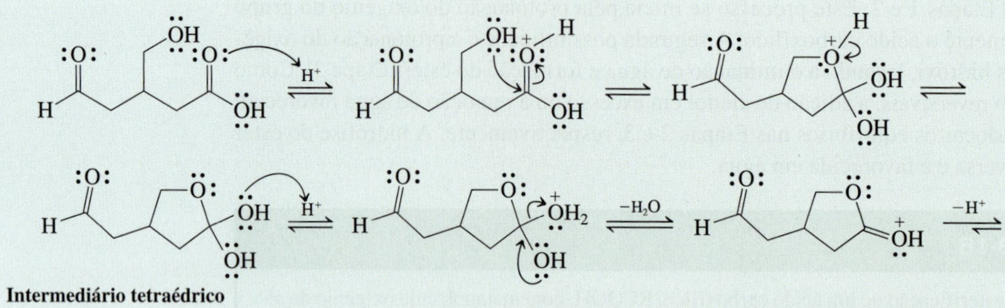

[Mecanismo de reação mostrando a formação da lactona, passando pelo intermediário tetraédrico]

Intermediário tetraédrico

EXERCÍCIO 19-20

Tente você

Se o composto inicial do Exercício 19-19 estivesse marcado com o isótopo ^{18}O no átomo de oxigênio do anel, onde estaria esse oxigênio no produto?

EM RESUMO, na presença de ácidos minerais como catalisadores, os ácidos carboxílicos reagem com os álcoois para formar ésteres. A reação é pouco exotérmica e o equilíbrio pode ser deslocado em ambas as direções pelo controle das condições de reação. A hidrólise do éster é o inverso da reação de formação do éster. O mecanismo de esterificação envolve a adição, catalisada por ácido, do álcool ao grupo carbonila seguida pela desidratação, também catalisada por ácido. A formação intramolecular de ésteres leva às lactonas, favorecidas em sistemas com cinco ou seis átomos.

19-10 Derivados de ácidos carboxílicos: amidas

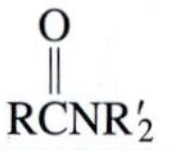

$$\underset{\text{Amida de ácido carboxílico (amida)}}{RC(=O)NR'_2}$$

Como vimos (Seção 17-9), as aminas também são capazes de atacar a função carbonila. No caso de ácidos carboxílicos, o produto é uma **amida de ácido carboxílico** (ou simplesmente **amida***), a última classe importante de derivados dos ácidos carboxílicos. O mecanismo ainda é a adição–eliminação, porém ocorrem complicações devido ao caráter ácido-base dos reagentes.

As aminas reagem com os ácidos carboxílicos como bases e como nucleófilos

O nitrogênio está à esquerda do oxigênio na Tabela Periódica. Por isso, as aminas (Capítulo 21) são bases e nucleófilos melhores do que os álcoois (Seção 6-8). Para sintetizar as amidas de ácidos carboxílicos, é necessário, portanto, voltar ao problema discutido na Seção 19-7, a interferência de reações ácido-base em competição. De fato, a exposição de um ácido carboxílico a uma amina leva, inicialmente, a um carboxilato de amônio. O íon carboxilato, com carga negativa, é bastante resistente ao ataque nucleofílico.

Sais de amônio dos ácidos carboxílicos

$$RCO-H + :NH_3 \rightleftharpoons RCO:^- \;\; H\overset{+}{N}H_3$$

Amônia ⟶ Um carboxilato de amônio

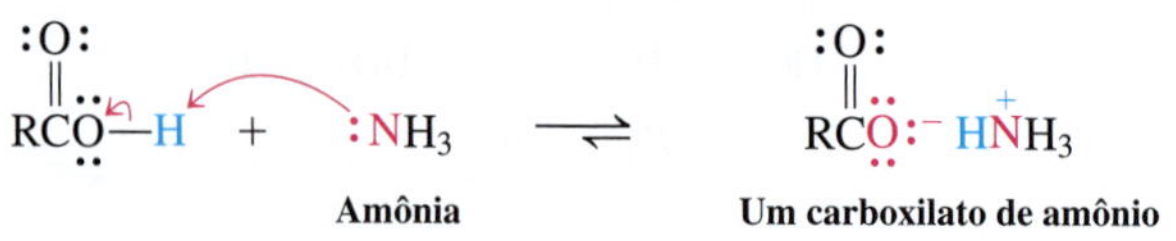

* Não confunda o nome das amidas dos ácidos carboxílicos com os dos sais alcalinos das aminas, também chamados de amidas (exemplo, amida de lítio, $LiNH_2$).

Note que a formação do sal, ainda que favorável, é reversível. Sob aquecimento, ocorre lentamente a reação termodinamicamente favorável entre o ácido e a amina. Como estes dois reagentes são removidos do equilíbrio, a formação do sal é completamente revertida. Neste segundo modo de reação, o nitrogênio age como nucleófilo e ataca o carbono da carbonila. Forma-se a amida na sequência das etapas de adição–eliminação. Embora seja conveniente, este método é afetado pelas temperaturas elevadas necessárias para reverter a formação do carboxilato de amônio. Portanto, procedimentos melhores usam derivados ativados dos ácidos carboxílicos, como os halogenetos de acila (Capítulo 20).

Formação de amida a partir de uma amina e um ácido carboxílico

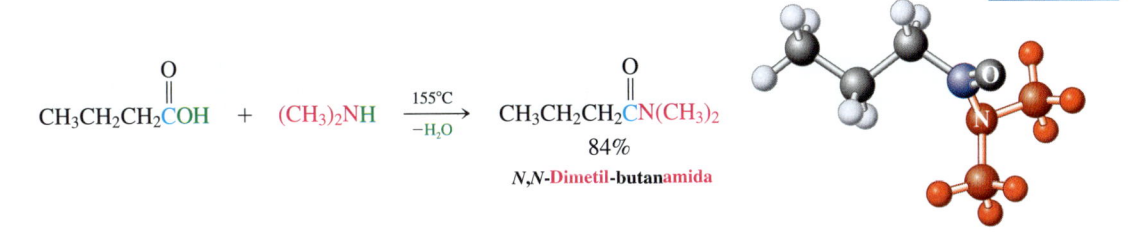

$$CH_3CH_2CH_2COH + (CH_3)_2NH \xrightarrow[-H_2O]{155°C} CH_3CH_2CH_2CN(CH_3)_2$$

84%

N,N-Dimetil-butanamida

Mecanismo de formação de amidas

No mecanismo mostrado, a etapa de eliminação parte de um intermediário tetraédrico "zwitteriônico". Entretanto, o predomínio dessa espécie depende muito do pH. Assim, uma possibilidade de eliminação da água de uma espécie neutra está mostrada na margem. A formação da amida é reversível, portanto seu tratamento com ácidos ou bases a quente regenera o ácido carboxílico e a amina.

Os ácidos dicarboxílicos reagem com aminas para formar imidas

Os ácidos dicarboxílicos podem reagir duas vezes com o nitrogênio da amônia ou de uma amina primária. Esta sequência dá origem às **imidas**, os análogos nitrogenados dos anidridos cíclicos (veja a p. 892).

$$\begin{array}{c} CH_2COOH \\ | \\ CH_2COOH \end{array} \xrightarrow{NH_3} \begin{array}{c} CH_2COO^-NH_4^+ \\ | \\ CH_2COO^-NH_4^+ \end{array} \xrightarrow[-2H_2O,\ -NH_3]{290°C} \text{Butanimida (Succinimida)}$$

Ácido butanodioico

83%

Lembre-se do uso de *N*-halogeno-butanimidas nas halogenações (Seção 14-2).

Os aminoácidos ciclizam-se para dar lactamas

Como os ácidos hidroxicarboxílicos, alguns aminoácidos ciclizam-se, com formação de amidas cíclicas, chamadas de **lactamas** (Seção 20-6).

Método alternativo de formação de amida

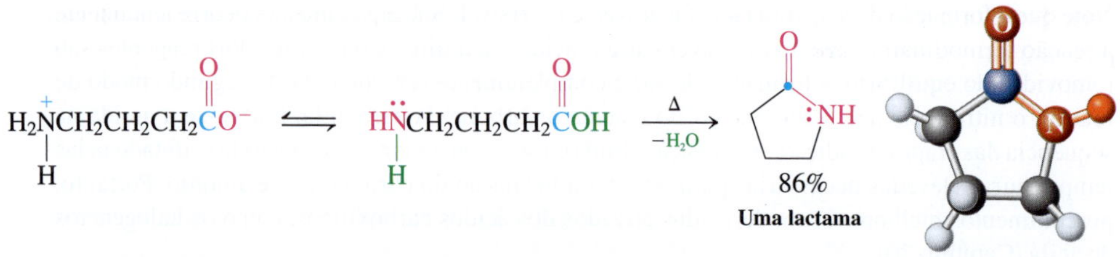

Química Orgânica

$$H_2\overset{+}{N}CH_2CH_2CH_2\overset{O}{\underset{H}{C}}O^- \rightleftharpoons H\overset{..}{N}CH_2CH_2CH_2\overset{O}{C}OH \xrightarrow[-H_2O]{\Delta} \underset{\text{Uma lactama}}{\underset{86\%}{\text{(anel)}\:\:NH}}$$

A classe dos antibióticos a que pertence a penicilina deriva sua atividade biológica da presença da função lactama (veja o Destaque Químico 20-2). As lactamas são os análogos nitrogenados das lactonas (Seção 19-9).

EXERCÍCIO 19-21

Proponha um mecanismo detalhado para a formação da butanimida a partir do ácido butanodioico e da amônia.

EM RESUMO, as aminas reagem com os ácidos carboxílicos para dar amidas por um processo de adição–eliminação que começa com o ataque nucleofílico da amina ao carbono do grupo carboxila. A formação da amida é dificultada pela desprotonação reversível do ácido carboxílico pela amina para dar um sal de amônio.

19-11 Redução dos ácidos carboxílicos por hidreto de alumínio e lítio

O hidreto de alumínio e lítio é capaz de reduzir diretamente os ácidos carboxílicos aos álcoois primários respectivos, recuperados após lavagem com ácido diluído.

Redução de um ácido carboxílico

$$RCOOH \xrightarrow[\text{2. }H^+,\:H_2O]{\text{1. LiAlH}_4,\:\text{THF}} RCH_2OH$$

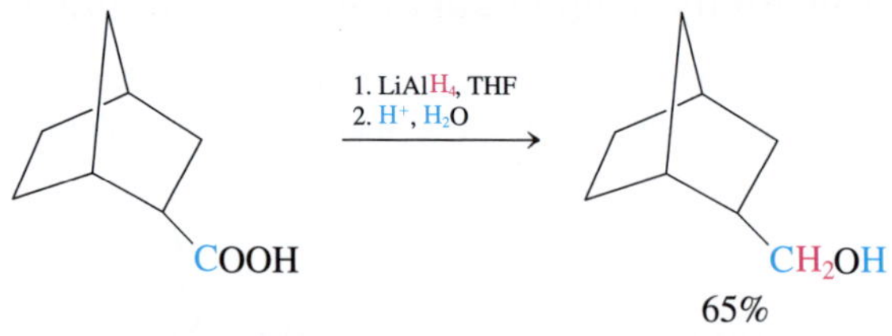

Adições duplas de hidreto ao íon carboxilato

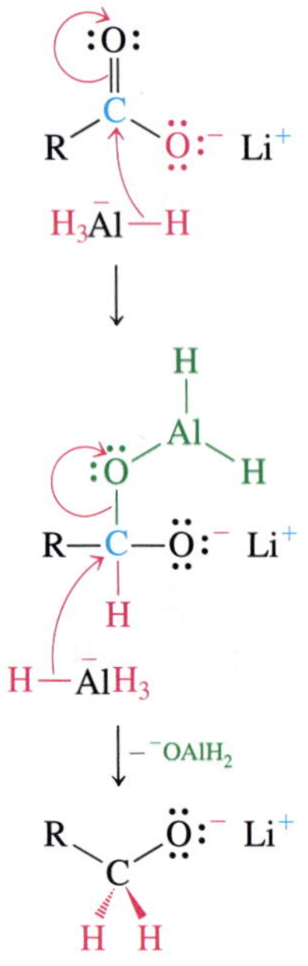

Exemplo:

$$\text{norbornil-COOH} \xrightarrow[\text{2. }H^+,\:H_2O]{\text{1. LiAlH}_4,\:\text{THF}} \text{norbornil-CH}_2OH \quad 65\%$$

Embora o mecanismo exato desta transformação não seja completamente entendido, já está claro que o hidreto age inicialmente como uma base, com formação do sal de lítio do ácido carboxílico e gás hidrogênio. Os carboxilatos são geralmente resistentes ao ataque de nucleófilos. Ainda assim, a despeito da carga negativa, o hidreto de alumínio e lítio é tão reativo que é capaz de doar dois hidretos à função carbonila do carboxilato, possivelmente com a assistência do alumínio (na margem; veja também a Seção 8-6). O produto desta sequência é um alcóxido simples que forma o álcool por protonação.

EXERCÍCIO 19-22

Proponha sínteses para B a partir de A.

(a) $CH_3CH_2CH_2CN$ $CH_3CH_2CH_2CH_2OH$ (b) △—CH_2COOH △—CH_2CD_2OH
      A   B   A   B

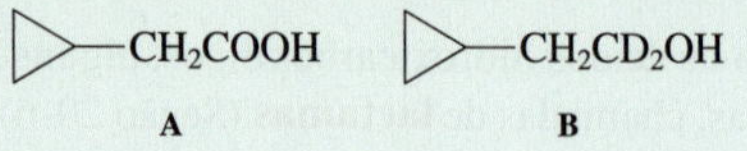

EM RESUMO, a reatividade do hidreto de alumínio e lítio como nucleófilo é suficientemente forte para reduzir os carboxilatos a álcoois primários.

19-12 A Bromação no átomo vizinho do grupo carbóxi: a reação de Hell-Volhard-Zelinsky

Como os aldeídos e cetonas, os ácidos alcanoicos podem ser bromados no carbono α quando expostos ao Br_2. A adição de traços de PBr_3 é necessária para iniciar a reação. Por ser muito corrosivo, é difícil trabalhar com PBr_3, sendo preferível gerá-lo no frasco da reação (*in situ*). Isso é feito pela adição aos reagentes de pequena quantidade de fósforo (vermelho), que forma PBr_3 instantaneamente por contato com bromo.

Reação de Hell-Volhard-Zelinsky*

$$CH_3CH_2CH_2CH_2COOH \xrightarrow{Br-Br,\ traços\ de\ P} \underset{80\%}{CH_3CH_2CH_2CHBrCOOH} + HBr$$

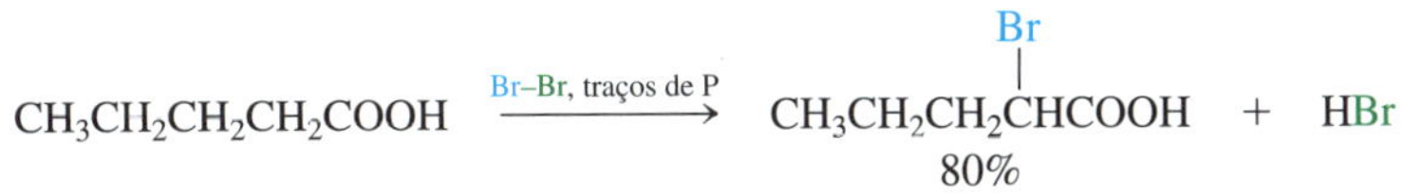

Ácido 2-bromo-pentanoico

O brometo de acila formado na reação de PBr_3 com o ácido carboxílico (Seção 19-8) sofre enolização rápida catalisada por ácido. O enol é, então, bromado com formação do brometo de 2-bromo-acila. Este derivado sofre, então, uma reação de troca com o ácido que não reagiu para dar ácido bromídrico e outra molécula de brometo de acila, que, por sua vez, retorna ao ciclo da reação.

Mecanismo da reação de Hell-Volhard-Zelinsky

Etapa 1. Formação do brometo de acila

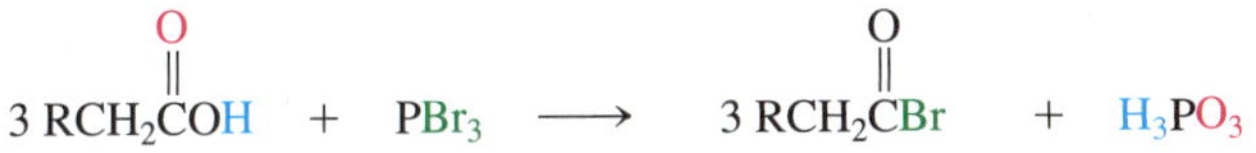

$$3\ RCH_2COH + PBr_3 \longrightarrow 3\ RCH_2CBr + H_3PO_3$$

Brometo de acila

Etapa 2. Enolização

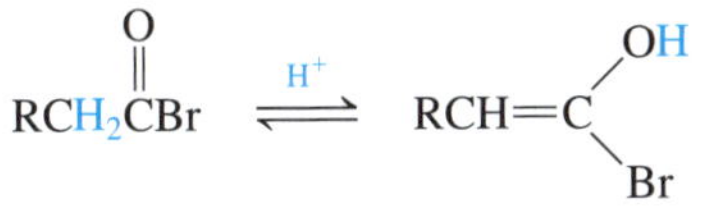

$$RCH_2CBr \underset{}{\overset{H^+}{\rightleftharpoons}} RCH=C(OH)(Br)$$

Enol

Etapa 3. Bromação

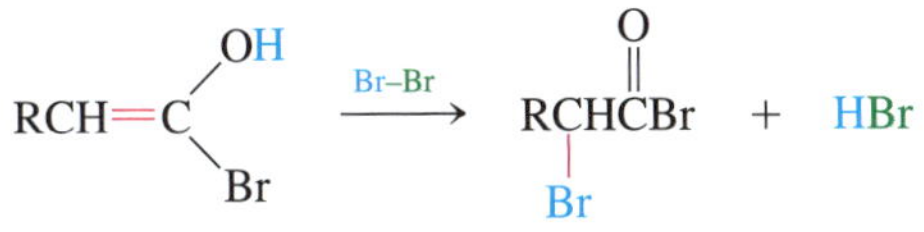

$$RCH=C(OH)(Br) \xrightarrow{Br-Br} RCHBrCBr(=O) + HBr$$

Etapa 4. Troca

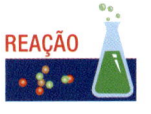

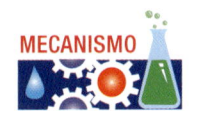

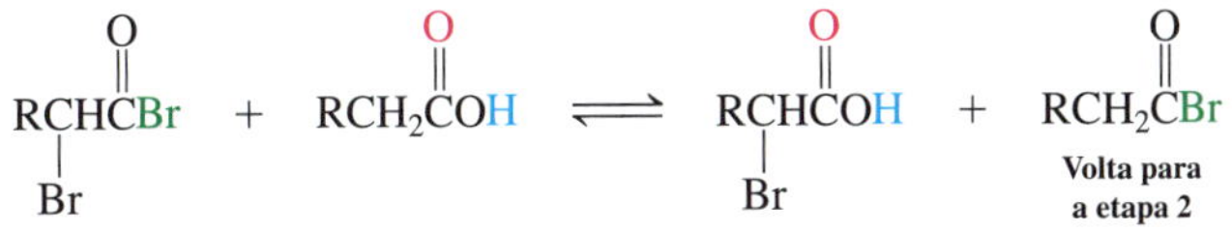

$$RCHBrCBr(=O) + RCH_2COH \rightleftharpoons RCHBrCOH(=O) + \underset{\text{Volta para a etapa 2}}{RCH_2CBr(=O)}$$

---

* Professor Carl M. Hell (1848-1926), Universidade de Stuttgart, Alemanha; Professor Jacob Volhard (1834-1910), Universidade de Halle, Alemanha, e Professor Nicolai D. Zelinsky (1861-1953), Universidade de Moscou, Rússia.

> **EXERCÍCIO 19-23**
>
> Proponha mecanismos detalhados para as Etapas 2 e 3 da reação de Hell-Volhard-Zelinsky (**Sugestão:** reveja as Seções 18-2, para a Etapa 2, e 18-3, para a Etapa 3).

O ácido bromocarboxílico formado na reação de Hell-Volhard-Zelinsky pode ser convertido em outros derivados de ácidos substituídos na posição 2. O tratamento com base em água, por exemplo, leva a 2-hidroxiácidos e, com aminas, a α-aminoácidos (Capítulo 26). Um exemplo da síntese de aminoácidos é a preparação do ácido 2-amino-hexanoico racêmico (a norleucina, um aminoácido natural, mas raro), mostrado abaixo.

$$CH_3(CH_2)_4COOH \xrightarrow[70°-100°C,\ 4\ h]{Br_2,\ traços\ de\ PBr_3} CH_3(CH_2)_3\overset{Br}{\underset{|}{C}}HCOOH \xrightarrow[50°C,\ 30\ h]{NH_3,\ H_2O} CH_3(CH_2)_3\overset{NH_2}{\underset{|}{C}}HCOOH$$

Ácido hexanoico — **Ácido 2-bromo-hexanoico** 86% — **Ácido 2-amino-hexanoico (Norleucina)** 64%

EM RESUMO, os ácidos carboxílicos são bromados em C2 na presença de traços de fósforo (ou de tribrometo de fósforo) (a reação de Hell-Volhard-Zelinsky). A transformação ocorre via brometos de 2-bromo-acila.

19-13 Atividade biológica dos ácidos carboxílicos

Considerando-se a variedade de reações que os ácidos carboxílicos sofrem, não é difícil reconhecer sua importância como intermediários em sínteses de laboratório e em sistemas biológicos. Teremos, nesta seção, uma visão rápida da enorme diversidade estrutural e funcional dos ácidos carboxílicos naturais. A discussão dos aminoácidos será feita no Capítulo 26.

Como se pode ver na Tabela 19-1, mesmo os ácidos carboxílicos menores são abundantes na natureza. O ácido fórmico não está presente só nas formigas, onde funciona com feromônio de alarme, mas também em plantas. Assim, por exemplo, uma das razões da ardência na pele humana após o contato com urtigas é o depósito de ácido fórmico nos cortes provocados pelas agulhas da superfície das folhas.

O ácido acético forma-se na oxidação enzimática do etanol produzido por fermentação. Chamamos de vinagre a solução diluída de ácido acético em água (4 a 12%) gerada em cidras, vinhos e extratos de malte. Em 1864, Louis Pasteur mostrou o envolvimento de bactérias na etapa de oxidação deste processo, que é conhecido há muito tempo.

Os ácidos graxos são derivados do acoplamento do ácido acético

O ácido acético tem várias atividades biológicas. Ele funciona como feromônio de defesa em algumas formigas e escorpiões e é, também, a molécula precursora mais usada na biossíntese dos compostos orgânicos naturais conhecidos. O pirofosfato de 3-metil-3-butenila, um precursor crucial na síntese de terpenos (Seção 14-10), por exemplo, é feito pela conversão enzimática de três moléculas de CH_3COOH em um intermediário chamado de *ácido mevalônico*. Reações subsequentes transformam o sistema em uma unidade de cinco carbonos (o isopreno).

$$3\ CH_3-COOH \xrightarrow{Enzimas} \underset{\textbf{Ácido mevalônico}}{CH_3-\overset{CH_2-COOH}{\underset{CH_2-CH_2OH}{C}}OH} \xrightarrow{Enzimas} \underset{\textbf{Pirofosfato de 3-metil-3-butenila}}{CH_3-\overset{CH_2}{C}=CH_2-CH_2O-\overset{O}{\underset{OH}{P}}-O-\overset{O}{\underset{OH}{P}}-OH}$$

Um processo conceitualmente mais direto de acoplamento múltiplo é a biossíntese de **ácidos graxos**. O nome desta classe de compostos deriva de sua fonte, as **gorduras** naturais, que são ésteres de ácidos carboxílicos de cadeia longa (veja a Seção 20-4). A hidrólise ou **saponificação**

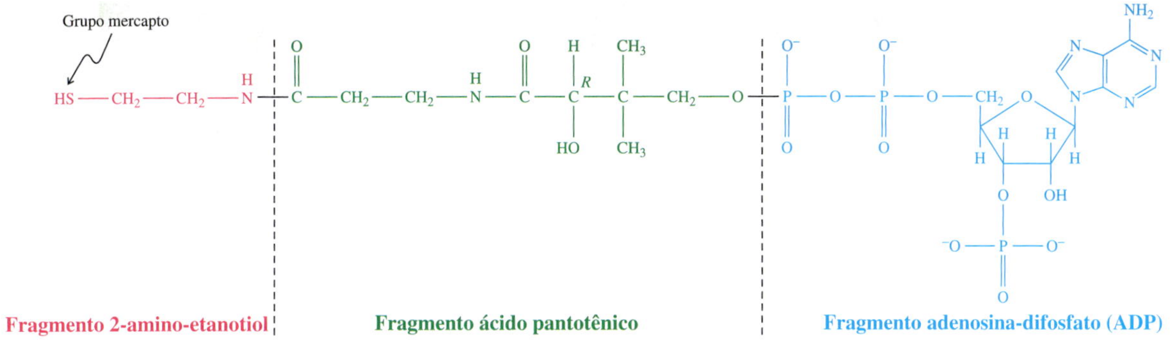

Capítulo 19 Ácidos Carboxílicos   901

Fragmento 2-amino-etanotiol | **Fragmento ácido pantotênico** | **Fragmento adenosina-difosfato (ADP)**

Figura 19-6 Estrutura da coenzima A. Para esta discussão, a parte importante é a função mercapto. Por conveniência, a molécula é abreviada como HSCoA.

(assim chamada porque os sais correspondentes formam sabões, do latim, *sapo*, sabão – veja o Destaque Químico 19-1) das gorduras leva aos ácidos graxos. Os mais importantes dentre eles têm de 12 a 22 átomos de carbono e podem ter ligações duplas cis.

Ácidos graxos

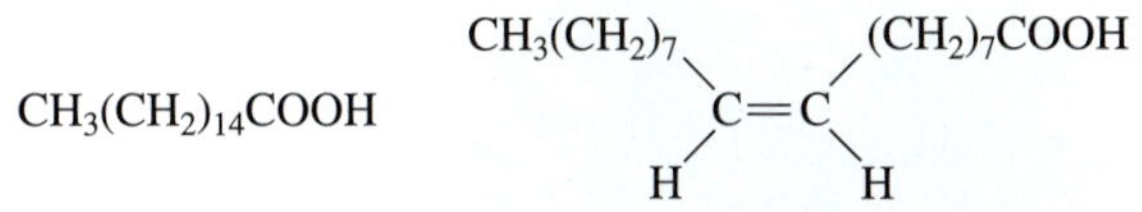

$CH_3(CH_2)_{14}COOH$
Ácido hexadecanoico (ácido palmítico)

$CH_3(CH_2)_7$ $(CH_2)_7COOH$
       C=C
    H   H
Ácido cis-9-octadecanoico (ácido oleico)

De acordo com sua biossíntese, os ácidos graxos têm cadeias com número par de carbonos. Um experimento muito elegante demonstrou que o acoplamento linear ocorre de maneira regular. Quando o ácido acético marcado com carbono radioativo (^{14}C) foi adicionado à dieta de vários organismos, os ácidos graxos resultantes estavam marcados de forma ordenada, a cada dois carbonos.

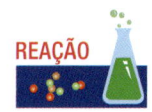

$CH_3{}^{14}COOH \xrightarrow{\text{Organismo}} CH_3{}^{14}CH_2CH_2{}^{14}CH_2CH_2{}^{14}CH_2CH_2{}^{14}CH_2CH_2{}^{14}CH_2CH_2{}^{14}CH_2CH_2{}^{14}CH_2CH_2{}^{14}COOH$

Ácido hexadecanoico (palmítico) marcado

O mecanismo de formação da cadeia é bastante complexo, mas o esquema abaixo dá uma ideia geral do processo. Um participante importante é o grupo mercapto de um composto biológico de transporte importante chamado de coenzima A (abreviado como HSCoA; Figura 19-6). O grupo mercapto liga-se ao ácido acético e forma um **tioéster** chamado de acetil-CoA. A carboxilação transforma parte deste tioéster em malonil-CoA. Os dois grupos acila, então, transferem-se para duas moléculas da **proteína transportadora de acila**. O acoplamento ocorre com perda de CO_2 para dar um tioéster de 3-oxobutanoíla.

Acoplamento de unidades de ácido acético

Etapa 1. Formação do éster tiólico

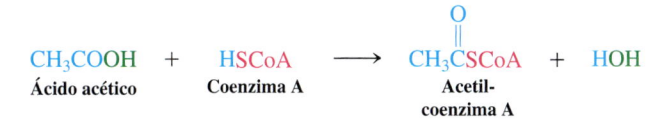

CH_3COOH + $HSCoA$ $\longrightarrow$ $CH_3\overset{O}{\underset{\|}{C}}SCoA$ + HOH

Ácido acético Coenzima A   Acetil-coenzima A

Etapa 2. Carboxilação

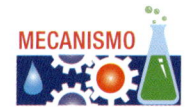

$CH_3\overset{O}{\underset{\|}{C}}SCoA$ + CO_2 $\xrightarrow{\text{Acetil-CoA-carboxilase}}$ $HO\overset{O}{\underset{\|}{C}}CH_2\overset{O}{\underset{\|}{C}}SCoA$

Malonil-CoA

DESTAQUE QUÍMICO 19-1

Sabões de carboxilatos de cadeia longa

Os sais de potássio e de sódio de ácidos carboxílicos de cadeia longa se agregam em água como aglomerados esféricos, conhecidos como *micelas*. Nestes agregados, as cadeias alquila hidrofóbicas (Seção 8-2) dos ácidos se juntam, devido à atração promovida pelas forças de London (Seção 2-6) e à tendência em reduzir a exposição à água. Como se vê acima da Figura, as "cabeças polares" dos grupos carboxilato solvatados formam uma camada esférica que circunda um interior apolar.

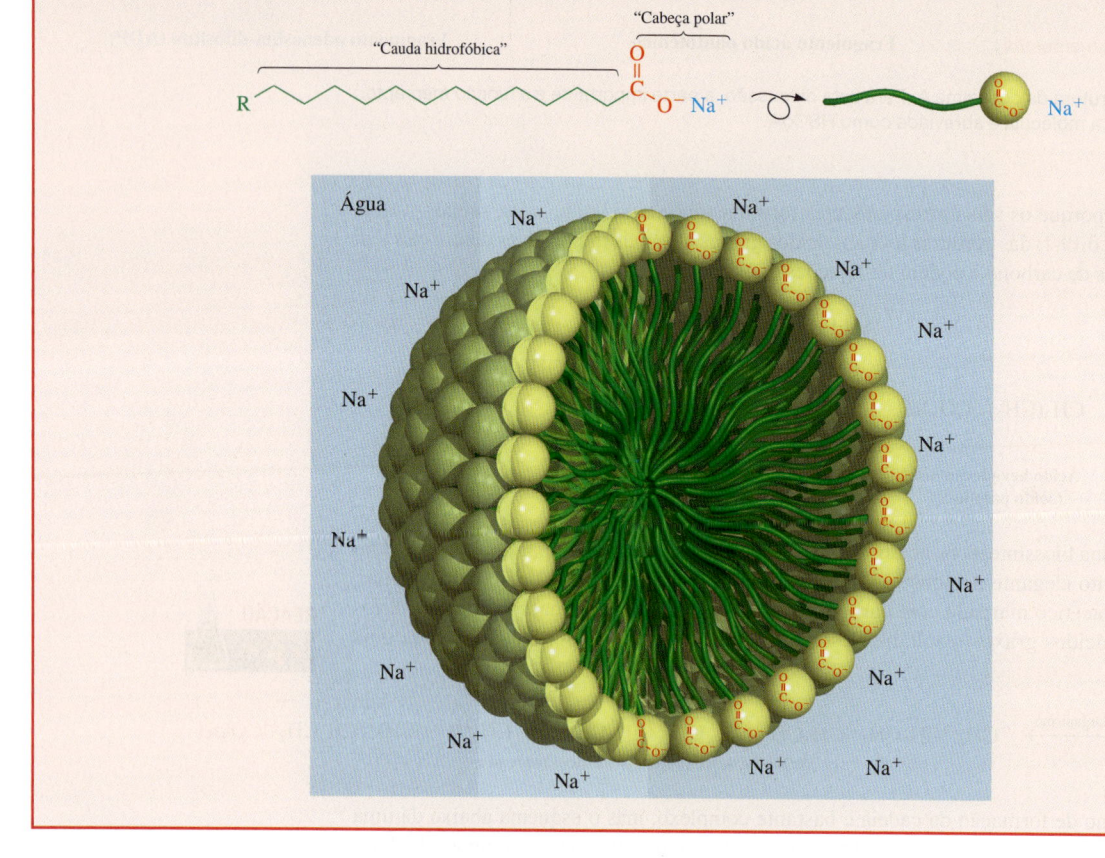

Etapa 3. Transferência de grupos malonila e acetila

$$CH_3\overset{O}{\underset{\|}{C}}SCoA + HS-\boxed{proteína} \longrightarrow CH_3\overset{O}{\underset{\|}{C}}S-\boxed{proteína} + HSCoA$$

Proteína transportadora de acila

$$HOC CH_2\overset{O}{\underset{\|}{C}}SCoA + HS-\boxed{proteína} \longrightarrow HOCCH_2\overset{O}{\underset{\|}{C}}S-\boxed{proteína} + HSCoA$$

(com grupos C=O explícitos)

Proteína transportadora de acila

Etapa 4. Acoplamento

$$HOCCH_2CS-\boxed{proteína} \xrightarrow[-CO_2]{CH_3CS-\boxed{proteína}} CH_3CCH_2CS-\boxed{proteína}$$

Um tioéster 3-oxo-butanoico

Como estes carboxilatos formam filmes na superfície da água, eles agem como sabões. Os grupos polares ligam-se à água e as cadeias apolares se agrupam formando uma camada hidrofóbica. Isso reduz a tensão superficial da água, permitindo que ela permeie os tecidos, e dá origem à espuma típica dos sabões. A lavagem é acompanhada pela dissolução de substâncias normalmente insolúveis em água (óleos e gorduras) no interior apolar das micelas.

Um problema com os sabões de carboxilatos é que eles precipitam na presença de íons da água dura (Mg^{2+} e Ca^{2+}). Os detergentes baseados em alcanossulfonatos, $RSO_3^- Na^+$, e alquilsulfatos, $ROSO_3^- Na^+$, não têm este problema, porém causavam poluição em lagos e córregos, porque as ramificações das cadeias alquila tornavam *não biodegradáveis* as primeiras gerações destes detergentes. Os microorganismos normalmente associados ao tratamento de esgotos só são capazes de metabolizar cadeias lineares.

A recente introdução de máquinas de lavar que economizam água e energia estimularam a necessidade de detergentes de alta solubilidade e poder de limpeza, porém com baixo poder espumante. Novos sulfonatos com ligações do tipo éter foram desenvolvidos para suprir esta demanda.

Certos esteroides *ácidos* da *bile*, com propriedades surfactantes (ou de detergente), como o *ácido cólico* (Seção 4-7), são encontrados no canal da bile. Estas substâncias depositam-se na parte superior do trato intestinal, onde emulsificam as gorduras insolúveis em água através da formação de micelas. As enzimas hidrolíticas podem, então, digerir as moléculas dispersas de gordura.

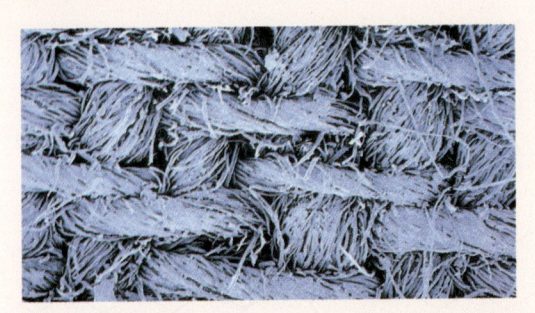

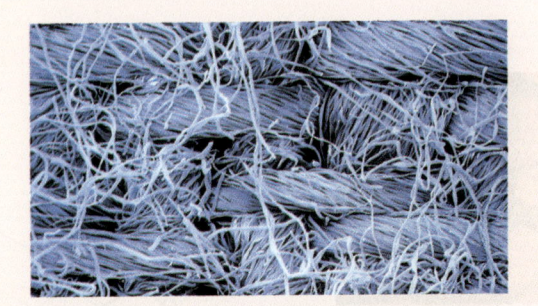

Ácido cólico

Micrografias feitas do colar de uma camisa de algodão puro em um microscópio eletrônico de varredura antes (à esquerda) e depois da lavagem (à direita). Antes da lavagem, as tramas e subtramas estão cobertas por sujeira e escamas de pele. (Aumentado 70 vezes.)

Segue-se a redução da função cetona a um grupo metileno. O tioéster de butanoíla resultante sofre, repetidamente, uma sequência semelhante de reações que, em cada novo ciclo, aumenta por dois carbonos a cadeia. O produto eventual é um grupo alcanoíla de cadeia longa que é removido da proteína por hidrólise.

$$CH_3CH_2-(CH_2CH_2)_{\overline{n}}-CH_2\overset{O}{\underset{\|}{C}}-S-\boxed{\text{proteína}} \xrightarrow{H_2O} CH_3CH_2-(CH_2CH_2)_{\overline{n}}-CH_2\overset{O}{\underset{\|}{C}}-OH + HS-\boxed{\text{proteína}}$$

Ácido graxo

O ácido araquidônico é um ácido graxo de importância biológica

Alguns ácidos graxos *insaturados* de ocorrência natural sofrem transformações que levam a várias estruturas menos comuns. Uma destas é o ácido araquidônico, o precursor de muitas substâncias químicas importantes de nosso organismo como, por exemplo, as prostaglandinas (Destaque Químico 11-1), as tromboxanas, as prostaciclinas e os leucotrienos.

Ácido araquidônico

Leucotrieno B₄
(Fator quimiotático potente, provoca a migração de células)

Prostaglandina F$_{2\alpha}$
(Induz o trabalho de parto, aborto e menstruação)

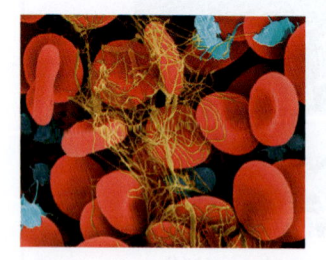

Células vermelhas do sangue humano, eritrócitos e plateletes ativados, trombócitos (em azul), presos em uma fibrina (em amarelo) de um coágulo sanguíneo.

Tromboxana A₂
(Contrai os músculos lisos, provoca agregação plaquetária no sangue)

Sal de sódio da prostaciclina I₂
(O mais potente inibidor natural da agregação plaquetária. Vasodilatador, usado em operações de pontes de safena e em pacientes de transplante de rins)

Aspirina

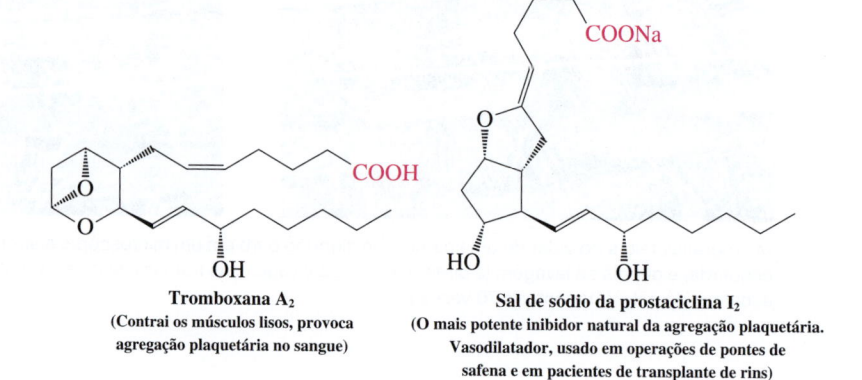

Estes compostos têm atividades biológicas muito relevantes. Algumas das prostaglandinas, por exemplo, são responsáveis pela inflamação dos tecidos associada com a artrite reumatoide. A aspirina, um salicilato (Destaque Químico 22-2), é capaz de combater os sintomas desta doença porque inibe a conversão do ácido araquidônico em prostaglandinas. No início da década de 1990, a asma, que atinge cerca de 15 milhões de americanos, foi reconhecida como uma doença inflamatória crônica. Pesquisas recentes mostraram que os leucotrienos são mediadores da inflamação das vias respiratórias e que as tromboxanas contribuem para a constrição dos brônquios. Estas descobertas levaram ao uso de anti-inflamatórios, os **corticosteroides** (Seção 4-7), por exemplo, como agentes antiasmáticos, porque eles são capazes de bloquear a biossíntese do ácido araquidônico.

EXERCÍCIO 19-24

Identifique a cadeia do ácido araquidônico nos quatro derivados dados anteriormente.

DESTAQUE QUÍMICO 19-2

Os ácidos graxos trans e sua saúde

Mais de 90% das ligações duplas dos ácidos graxos insaturados naturais têm a configuração cis e contribuem para a menor temperatura de fusão dos óleos vegetais em comparação com as gorduras saturadas (Seção 11-3). A hidrogenação catalítica de óleos vegetais produz a margarina sólida. Todavia, este processo não hidrogena todas as ligações duplas. Como vimos no Exercício 12-2, uma quantidade apreciável das ligações cis é levada à configuração trans e se mantém assim no produto final sólido. A margarina sintética dura (em barra) de uma determinada marca americana, por exemplo, contém cerca de 18% de ácidos graxos saturados (AGS) e 23% de ácidos graxos trans (AGT). As margarinas macias, cuja exposição à hidrogenação catalítica é menos severa do que a das margarinas duras, contêm mais ou menos o mesmo nível de AGS, mas muito menos (5-10%) AGT. Para comparação, observe que a manteiga natural contém 50-60% de AGS e apenas 3-5% de AGT.

Quais são as consequências para a saúde dos AGT na dieta humana? Suspeitava-se, há algum tempo, que os AGT não são metabolizados no organismo da mesma forma que os isômeros cis. Nas décadas de 1960 e 1970, a suspeita foi confirmada por estudos que mostraram que os AGT dos alimentos afetam muito o metabolismo dos lipídeos. Talvez a descoberta mais alarmante foi a de que os AGT se acumulam nas membranas celulares, aumentam os níveis de **lipoproteínas de baixa densidade (LDL**, popular e imprecisamente conhecidos como "colesterol ruim") na corrente sanguínea e reduzem as **lipoproteínas de alta densidade (HDL**, conhecido como colesterol bom, veja o Destaque Químico 4-2).

Estudos realizados na década de 1990 mostraram que uma dieta rica em AGT aumenta os riscos de câncer de mama e doenças do coração. Acredita-se hoje que os efeitos causados pelos AGT na saúde são ainda maiores que os dos AGS. Embora os AGT sejam um componente pouco importante das dietas alimentares saudáveis, os óleos parcialmente hidrogenados (e, portanto, ricos em AGT), usados em alimentos cozidos comercializados, e as gorduras vegetais (18% AGT), usadas em frituras em restaurantes, tornam o conteúdo de bolos, biscoitos e de outros produtos de pastelarias, bem como de batatas fritas e outras "fast foods", alarmantemente alto. Em 2005, a Associação Americana de Cardiologia (American Heart Association – AHA) aconselhava limitar o consumo máximo de gorduras a não mais do que 30% do total de calorias consumidas, e o total de gorduras trans e saturadas a menos de 10%. Em 2006, a AHA passou a recomendar o limite de AGT a menos de 1% das calorias totais. Uma refeição de "fast foods" típica pode exceder de muitos múltiplos esse limite.

Como resultado, a Administração de Comida e Drogas dos Estados Unidos (Food and Drug Administration – FDA) passou a exigir, a partir de 2006, que todos os alimentos industrializados passassem a divulgar o conteúdo de TGA. Desde então, muitas comunidades americanas, incluindo grandes cidades como Nova York e Filadélfia, e todo o estado da Califórnia, passaram a proibir o uso de óleos contendo gorduras parcialmente hidrogenadas com alta percentagem de TGA nos restaurantes. A pressão pública tornou-se tão intensa que, no final de 2008, as cadeias de "fast foods" mais importantes já tinham passado a usar óleos com baixas ou nenhuma percentagem de TGA em todos os seus produtos.

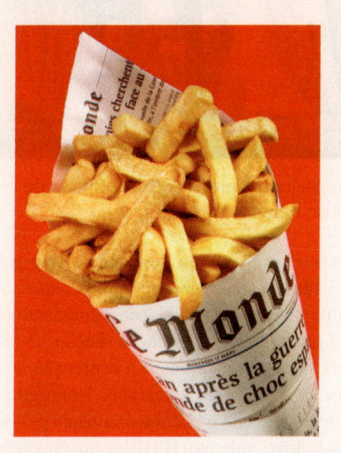

As novas batatas fritas: agora sem ácidos graxos trans.

A natureza também produz ácidos carboxílicos policíclicos complexos

Muitos produtos naturais ativos com substituintes carboxila em estruturas policíclicas complexas têm potencial fisiológico que é atribuído a outros grupos de átomos da molécula. Nestes compostos, a função do grupo carboxila pode aumentar a solubilidade em água, através da formação de sal, transportar íons ou permitir a agregação micelar. Dois exemplos são o ácido giberélico, um promotor do crescimento de plantas, manufaturado por fermentação, e o ácido lisérgico, o produto principal da hidrólise de extratos de um fungo (esporão do centeio) que parasita gramíneas, incluindo o centeio. Muitos derivados do ácido lisérgico têm atividade psicomimética. Há registros da Idade Média de milhares de pessoas que, ao consumir pão de centeio contaminado, experimentaram os efeitos característicos destes compostos: alucinações, convulsões, delírio, epilepsia e morte. A dietilamida do ácido lisérgico (LSD) é um dos mais poderosos alucinógenos conhecidos. A dose oral efetiva para humanos é de cerca de 0,05 mg, apenas.

DESTAQUE QUÍMICO 19-3

Plásticos, fibras e energia de hidroxiésteres derivados da biomassa

A primeira década do século XXI assistiu a grandes desenvolvimentos no uso variado de materiais naturais que não são derivados do petróleo.

As fibras sintéticas para a manufatura de tecidos são quase que inteiramente derivadas do petróleo. Poliésteres alternativos como o poli(ácido lático) (Ingeo) podem ser feitos a partir de vegetais – inicialmente milho, porém, eventualmente, do amido, que pode ser extraído de resíduos vegetais (talos, palha, etc.). Estima-se que a preparação desses poliésteres usa menos dois terços de combustível fóssil do que outras manufaturas convencionais de fibras, e o processo emite 80−90% menos gases de estufa.

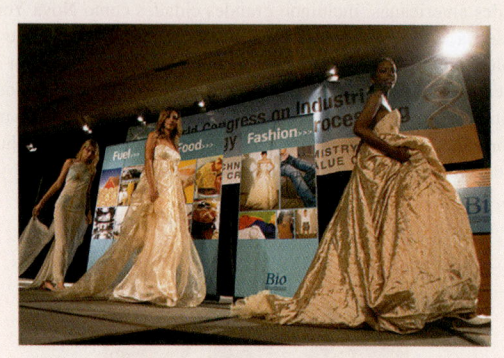

Vestidos de Ingeo feito de fibras obtidas do milho chegam ao mundo da moda.

O persistente problema do descarte do lixo plástico convencional cresce cada vez mais, porque muitos depósitos estão alcançando seu limite de capacidade de armazenamento destas substâncias altamente resistentes à degradação (Seção 12-15). Os plásticos biodegradáveis são uma opção para a confecção de itens não reutilizáveis como bolsas, filmes e garrafas. Um exemplo de material desenvolvido recentemente e já comercializado é o poli-(β-hidróxi--butirato-*co*-β-hidróxi-valerato) (PHBV), um copolímero dos ácidos 3-hidróxi-butanoico e 3-hidróxi-pentanoico, em que os monômeros ligam-se por funções éster. Os poliésteres PHBV são produzidos pela fermentação bacteriana de misturas que contêm os ácidos acético e propanoico. As propriedades dos copolímeros PHBV variam de acordo com a proporção entre os dois hidroxiácidos – é mais flexível com maior proporção do ácido de cinco átomos de carbono, e mais rígida com maior proporção do ácido de quatro átomos de carbono. O PHBV é estável em temperaturas inferiores a 140°C, mas se degrada completamente em pequenas moléculas inócuas em seis meses quando exposto a microrganismos em solos, em adubos ou na água. Uma aplicação do PHBV é na liberação controlada de fármacos: o polímero encapsula uma substância farmacêutica que deve ser liberada apenas após a degradação da cápsula. Quando o PHBV é usado para aplicações médicas, ele se degrada pela hidrólise do éster aos hidroxiácidos originais, que são produtos naturais do metabolismo humano e são inofensivos.

De interesse a longo prazo é o anúncio, feito em 2008, do desenvolvimento de uma grama geneticamente modificada (*switchgrass*) que produz uma quantidade significativa de poliésteres derivados de ácidos poli-hidroxialcanoicos (PHA) nas paredes celulares. O polímero PHA pode ser usado diretamente na manufatura de um plástico biodegradável (Mirel) e os resíduos vegetais podem ser uma fonte em potencial de energia de biomassa.

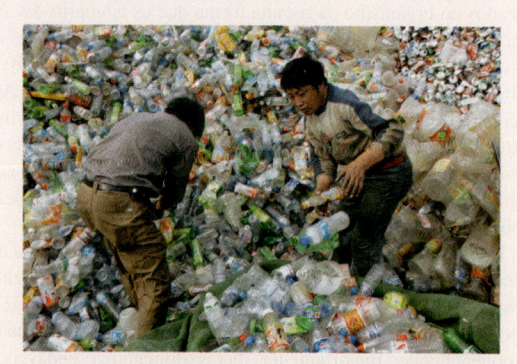

Garrafas plásticas biodegradáveis poderão transformar este monte em adubo.

PLA (Ingeo)

PHBV (R = −CH$_3$, −CH$_2$CH$_3$)

PHA (Mirel)

Ácido giberélico

Ácido lisérgico

EM RESUMO, os vários ácidos carboxílicos de ocorrência natural são diferentes na estrutura e na função. A condensação de várias unidades de acetila dá origem aos ácidos graxos não ramificados. Esses ácidos graxos, por sua vez, se convertem em numerosas substâncias que têm várias atividades biológicas, com frequência úteis em medicina.

A IDEIA GERAL

O grupo funcional dos ácidos carboxílicos combina o grupo carbonila dos aldeídos e cetonas com o grupo hidroxila dos álcoois. O grupo carbonila aumenta a acidez do hidrogênio do grupo hidroxila e este grupo permite as reações de substituição no carbono da carbonila via adição–eliminação. As reações de substituição levam à formação de derivados de ácidos carboxílicos conhecidos como halogenetos, anidridos, ésteres e amidas. Estes derivados são compostos importantes para a síntese de várias outras classes de compostos. Veremos, no próximo capítulo, a grande versatilidade destes derivados, que os torna importantes no laboratório de química e em incontáveis processos bioquímicos da natureza.

Ao terminarmos a apresentação da química do grupo carbonila, a única classe importante de compostos simples que falta discutir é a das aminas (Capítulo 21). Os cinco capítulos finais do livro tratam de compostos que têm vários grupos funcionais, com ênfase nos que têm importância em sínteses e na bioquímica.

PROBLEMAS DE INTEGRAÇÃO

19-25 Proponha um mecanismo para a troca entre um brometo de acila e um ácido carboxílico, observada na Etapa 4 da reação de Hell-Volhard-Zelinsky

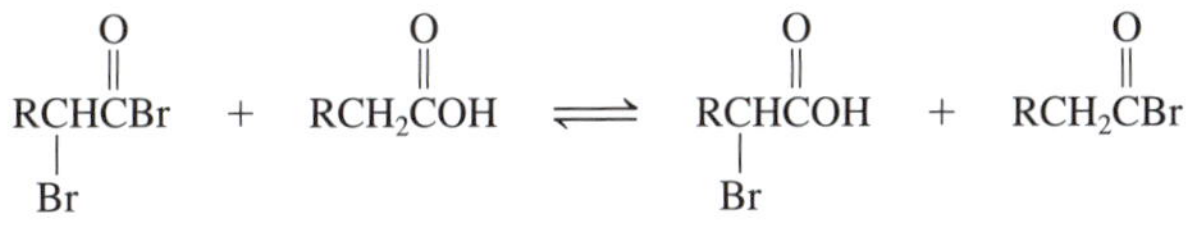

$$\text{RCHCBr} + \text{RCH}_2\text{COH} \rightleftharpoons \text{RCHCOH} + \text{RCH}_2\text{CBr}$$
$$\quad |\quad\quad\quad\quad\quad\quad\quad\quad\quad\quad\quad\quad |$$
$$\text{Br}\quad\quad\quad\quad\quad\quad\quad\quad\quad\quad\quad\quad\text{Br}$$

(cada grupo tem uma C=O)

SOLUÇÃO

Primeiro, temos de considerar as alterações que ocorreram e, então, como elas ocorreram. Os dois compostos iniciais trocaram o Br e o OH ligados aos carbonos das carbonilas. Como o tema principal do capítulo é a adição–eliminação nas reações de substituição na carbonila, vamos procurar um caminho lógico que permita esse processo.

O brometo de α-bromoacila tem um átomo de carbono da carbonila fortemente eletrofílico (δ⁺), devido ao efeito de retirada de elétrons dos dois átomos de bromo. Este brometo de acila é, portanto, um bom candidato a ser atacado pelo átomo mais nucleofílico dos dois compostos, o *oxigênio* da carbonila do ácido carboxílico. Lembre-se de que este é o sítio mais favorável para o ataque de eletrófilos, porque resulta em uma espécie estabilizada por ressonância:

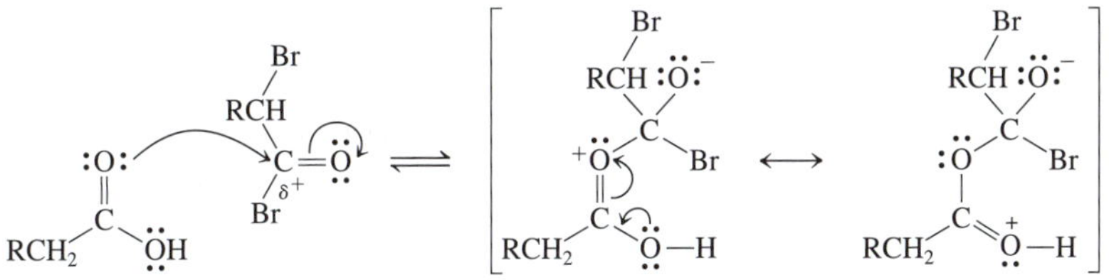

A eliminação do íon brometo deste intermediário tetraédrico dá um anidrido protonado. Uma nova adição de brometo, agora no grupo carbonila ativado do anidrido, dá um novo intermediário tetraédrico. Neste ponto, a sequência de troca pode ser completada pela eliminação do ácido carboxílico. Este processo pode ser visto como sendo o deslocamento de um oxigênio para outro usando um estado de transição de seis átomos, semelhante aos que vimos em várias outras ocasiões. Esta etapa leva diretamente à formação das moléculas de produto, um ácido α-bromocarboxílico e um brometo de acila substituído no carbono α:

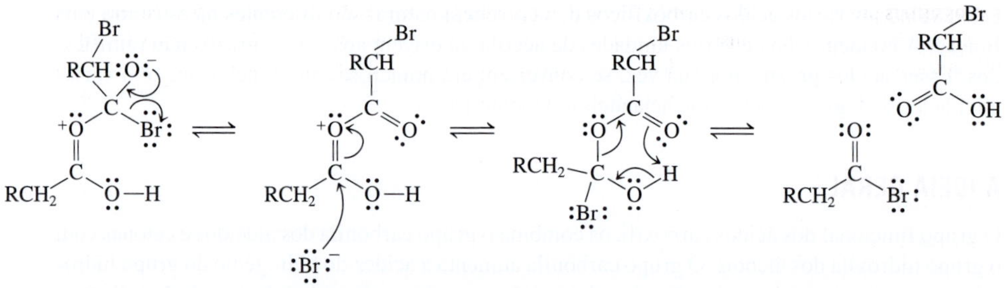

19-26 Lactonas com anéis maiores do que seis átomos podem ser sintetizadas se a tensão do anel e as interações transanelares forem reduzidas (veja as Seções 4-2 a 4-5 e 9-6). Uma das mais importantes fragrâncias comerciais é uma dilactona, o brassilato de etileno. Sua síntese, ilustrada abaixo, começa com a reação, catalisada por ácido, do ácido tridecanodioico com o 1,2-etanodiol para dar a substância A, $C_{15}H_{28}O_5$. Nas condições de síntese, o produto A converte-se em um polímero (abaixo, à esquerda). O aquecimento forte decompõe o polímero para dar novamente a substância A. Em um processo mais lento, A transforma-se no macrociclo final (abaixo, à direita), que é destilado da mistura de reação, o que desloca o equilíbrio em seu favor.

Síntese comercial de um macrociclo com odor de almíscar

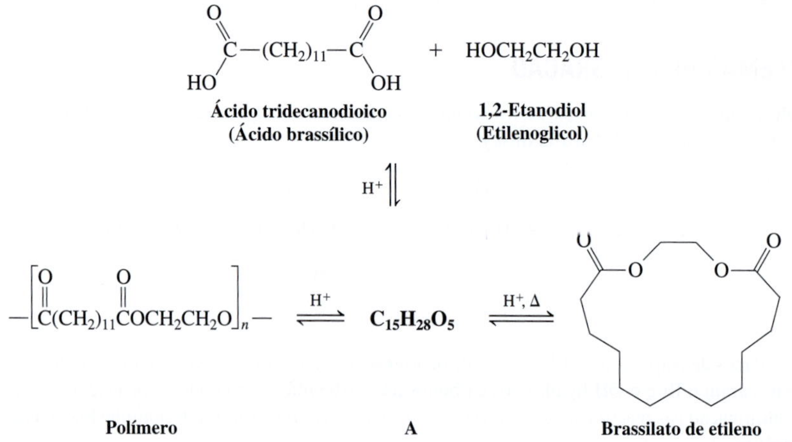

a. Sugira uma estrutura para o composto A.

SOLUÇÃO

Que informações temos sobre este composto? Conhecemos sua fórmula molecular e as estruturas de seu precursor imediato e de dois de seus produtos. É possível chegar à solução usando qualquer uma destas informações. O polímero, por exemplo, é formado por unidades do monômero, um éster, o brassilato de etilenoglicol, sem o grupo OH do grupo carboxila, à esquerda, e o H do grupo hidroxila, à direita. A fórmula desta unidade monomérica é $C_{15}H_{26}O_4$, isto é, o composto A menos uma molécula de água. Se escrevermos sua estrutura e adicionarmos os elementos de uma molécula de água que faltam, teremos A, o monoéster mostrado abaixo.

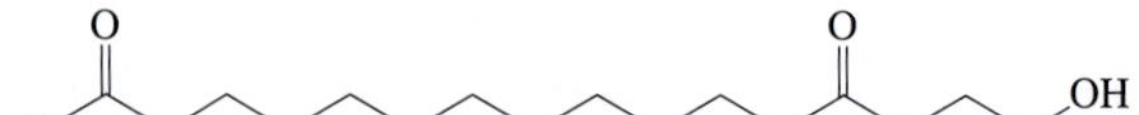

Brassilato de monoetilenoglicol (A)

Usemos outro procedimento. As fórmulas moleculares dos dois compostos iniciais somadas dão $C_{15}H_{30}O_6$, isto é, A + H_2O. A é, portanto, o produto da reação de combinação do ácido brassílico com o etilenoglicol com *liberação* de uma molécula de água, exatamente como se observa em uma esterificação.

b. Proponha um mecanismo para as reações que interconvertem a estrutura A, o polímero e o macrociclo.

SOLUÇÃO

Ambas as reações são exemplos de esterificação. A polimerização se inicia com a formação de um éster entre o grupo hidroxila de uma molécula de A e o grupo carboxila de outra. Seguimos o mecanismo de adição–eliminação (Seção 19-9) e catálise ácida, *como especificado na equação original.* Lembre-se de que as respostas dos problemas de mecanismos devem usar apenas as espécies químicas especificadas na reação. A sequência de etapas do mecanismo é adaptada diretamente dos exemplos do texto: (1) protonação da carbonila atacada, (2) adição nucleofílica de um oxigênio de hidroxila para dar um intermediário tetraédrico, (3) protonação de um grupo hidroxila do intermediário para formar um bom grupo de saída, (4) eliminação de água e (5) perda de próton do oxigênio para dar o produto final.

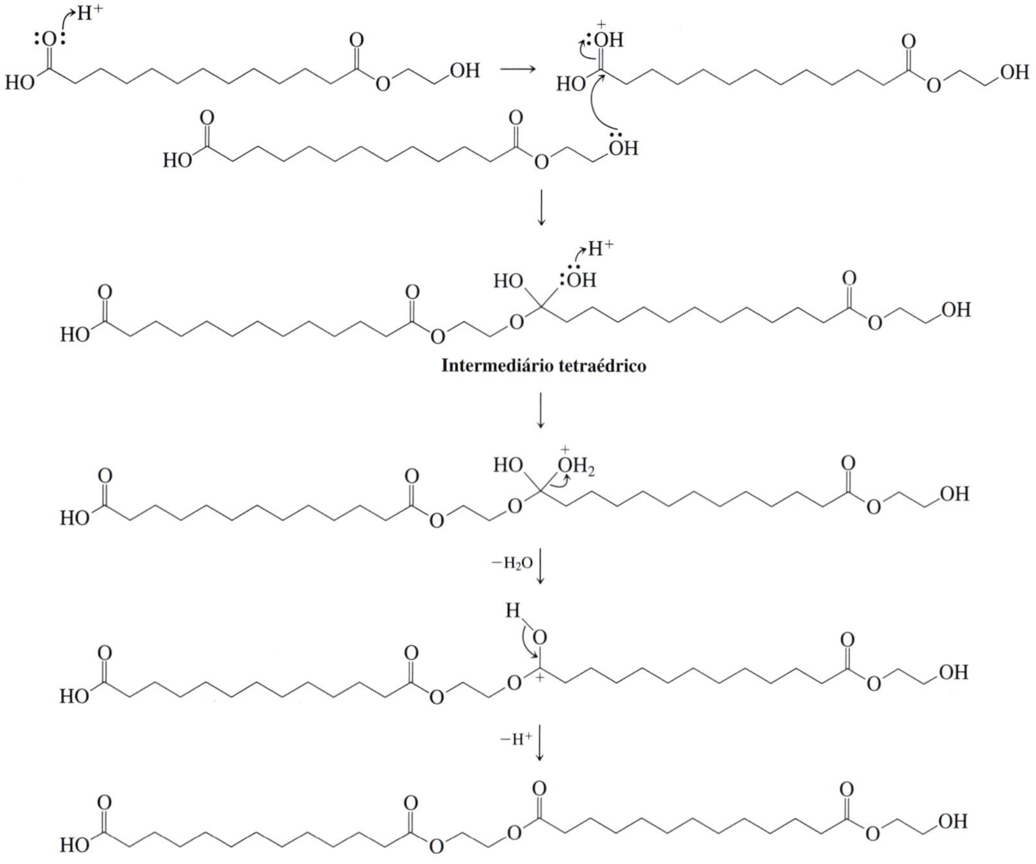

O produto deste processo é um dímero. A repetição da esterificação em cada extremidade do produto leva, eventualmente, ao poliéster observado na reação. Sob aquecimento forte, as mesmas etapas ocorrem no sentido contrário, convertendo o polímero no monoéster A.

E o mecanismo da formação da lactona macrocíclica? O processo deve envolver o ataque intramolecular para formar o anel (compare as Seções 9-6 e 17-7). Podemos escrever exatamente a mesma sequência de etapas da esterificação usando, porém, o grupo hidroxila de uma das extremidades de A para atacar o carbono do grupo carboxila da outra extremidade.

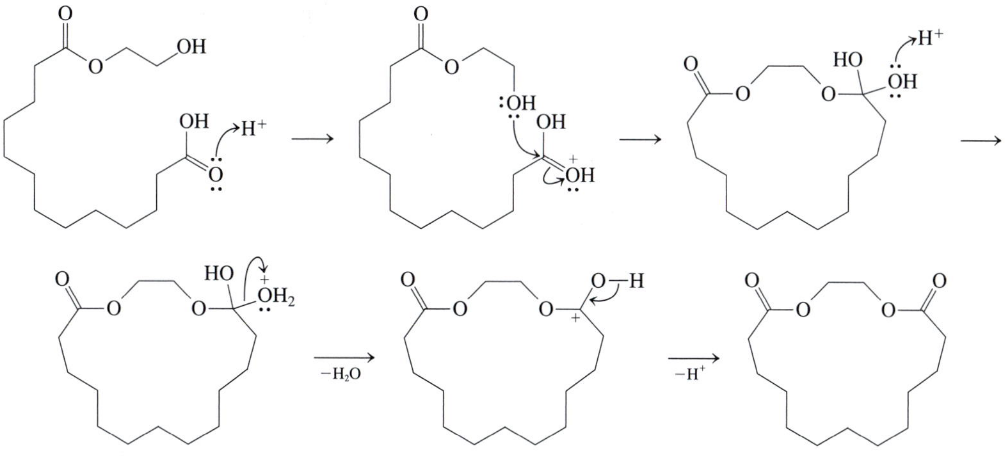

A síntese de lactonas macrocíclicas é um tópico de considerável interesse para a indústria farmacêutica, porque elas são a estrutura básica de muitos compostos de valor medicinal. Os exemplos incluem a eritromicina A, um *antibiótico macrolídeo* (Destaque Químico 20-2), e o tacrolimus (FK-506), um poderoso *imunossupressor*, que é uma grande promessa de controle da rejeição no transplante de órgãos em pacientes humanos.

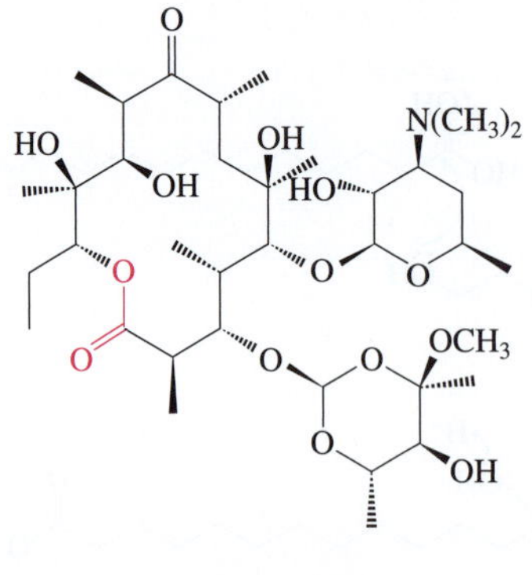

Eritromicina A

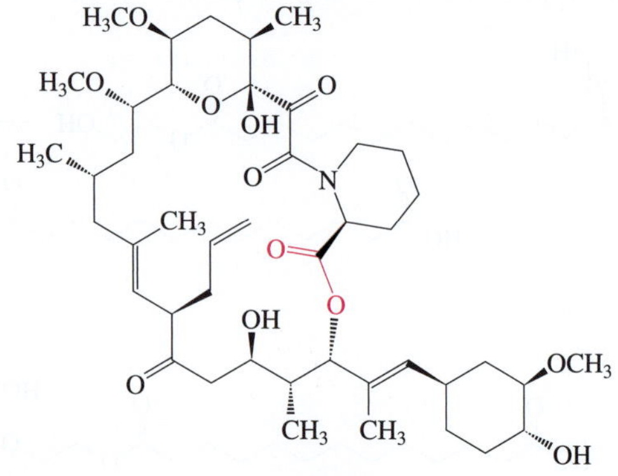

Tacrolimus (FK-506)

Novas reações

1. **Acidez de ácidos carboxílicos (Seção 19-4)**

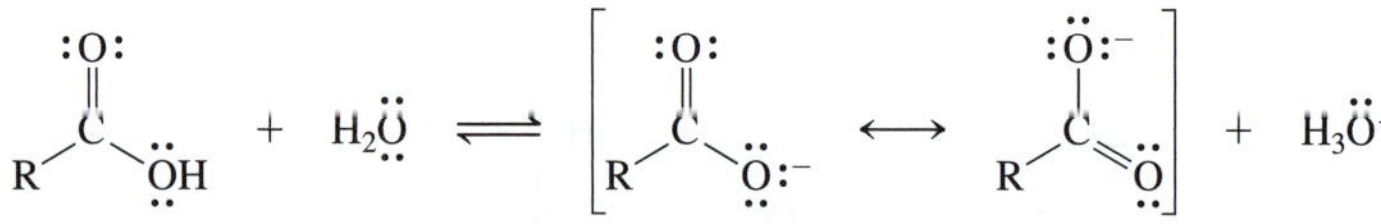

$$RCOOH + H_2O \rightleftharpoons [\text{Íon carboxilato estabilizado por ressonância}] + H_3O^+$$

$K_a = 10^{-4}-10^{-5}, pK_a \approx 4-5$

Formação de sal

$$RCOOH + NaOH \longrightarrow RCOO^-Na^+ + H_2O$$

Também com Na_2CO_3, $NaHCO_3$

2. **Basicidade de ácidos carboxílicos (Seção 19-4)**

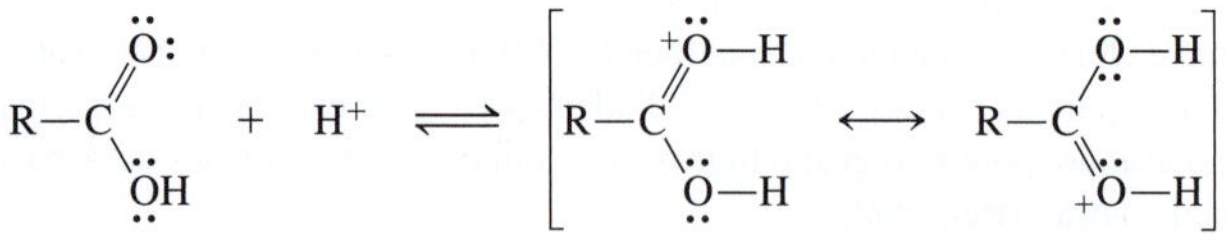

$$R-COOH + H^+ \rightleftharpoons [\text{Ácido carboxílico protonado estabilizado por ressonância}]$$

Preparação de ácidos carboxílicos

3. **Oxidação de álcoois primários e aldeídos (Seção 19-6)**

$$RCH_2OH \xrightarrow{\text{Agente oxidante}} RCOOH$$

Agentes oxidantes: CrO_3, $KMnO_4$, HNO_3 em água

$$RCHO \xrightarrow{\text{Agente oxidante}} RCOOH$$

Agentes oxidantes: CrO_3, $KMnO_4$, Ag^+, H_2O_2, HNO_3 em água

4. Carbonação de reagentes organometálicos (Seção 19-6)

$$RMgX + CO_2 \xrightarrow{THF} RCOO^{-\,+}MgX \xrightarrow{H^+,\,H_2O} RCOOH$$

$$RLi + CO_2 \xrightarrow{THF} RCOO^-Li^+ \xrightarrow{H^+,\,H_2O} RCOOH$$

5. Hidrólise de nitrilas (Seção 19-6)

$$RC\equiv N \xrightarrow{H_2O,\,\Delta,\,H^+\text{ou HO}^-} RCOOH + NH_3 \text{ ou } NH_4^+$$

Reações de ácidos carboxílicos

6. Ataque nucleofílico no grupo carbonila (Seção 19-7)

Adição–eliminação catalisada por base

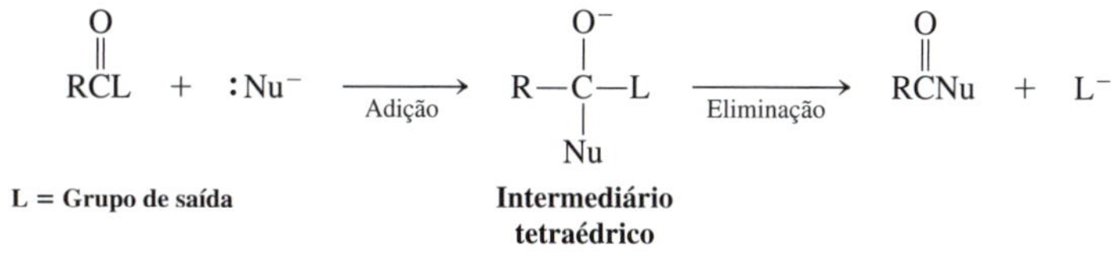

$$\underset{\text{L = Grupo de saída}}{RCL} + :Nu^- \xrightarrow{\text{Adição}} \underset{\substack{\text{Intermediário} \\ \text{tetraédrico}}}{R-\underset{Nu}{\overset{O^-}{C}}-L} \xrightarrow{\text{Eliminação}} RCNu + L^-$$

Adição–eliminação catalisada por ácido

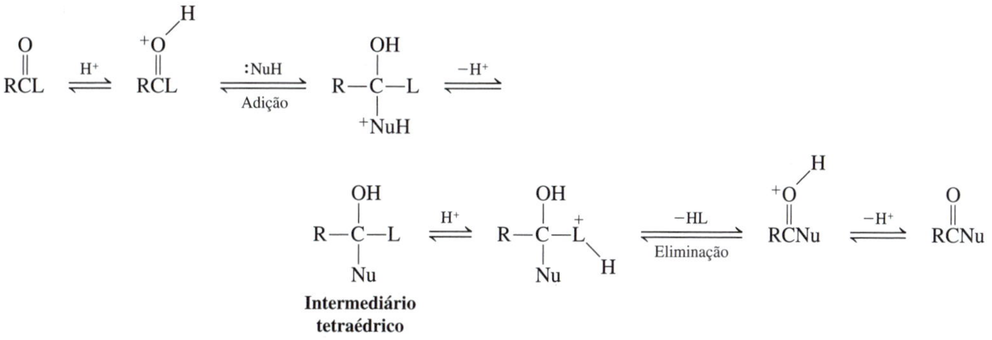

$$RCL \underset{H^+}{\rightleftharpoons} R\overset{+OH}{C}L \underset{\text{Adição}}{\overset{:NuH}{\rightleftharpoons}} R-\underset{^+NuH}{\overset{OH}{C}}-L \underset{}{\overset{-H^+}{\rightleftharpoons}}$$

$$R-\underset{Nu}{\overset{OH}{\underset{|}{C}}}-L \underset{\substack{\text{Intermediário} \\ \text{tetraédrico}}}{\overset{H^+}{\rightleftharpoons}} R-\underset{Nu}{\overset{OH}{C}}-\overset{+}{L}H \xrightarrow[\text{Eliminação}]{-HL} RC\overset{+OH}{N}u \underset{}{\overset{-H^+}{\rightleftharpoons}} RCNu$$

Derivados de ácidos carboxílicos

7. Halogenetos de acila (Seção 19-8)

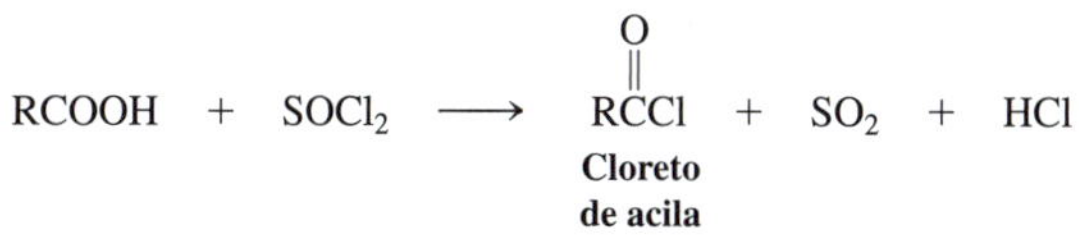

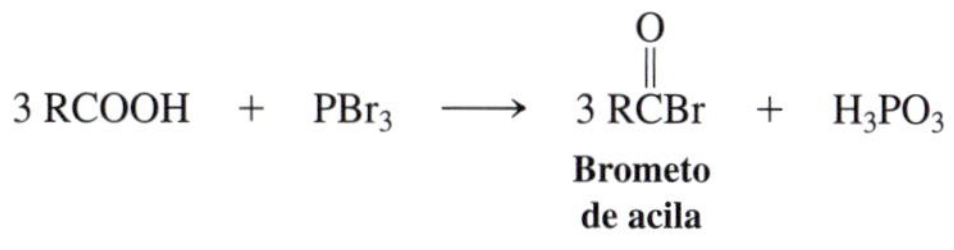

$$RCOOH + SOCl_2 \longrightarrow \underset{\substack{\text{Cloreto} \\ \text{de acila}}}{RCCl} + SO_2 + HCl$$

$$3\,RCOOH + PBr_3 \longrightarrow \underset{\substack{\text{Brometo} \\ \text{de acila}}}{3\,RCBr} + H_3PO_3$$

8. Anidridos (anidridos carboxílicos, Seção 19-8)

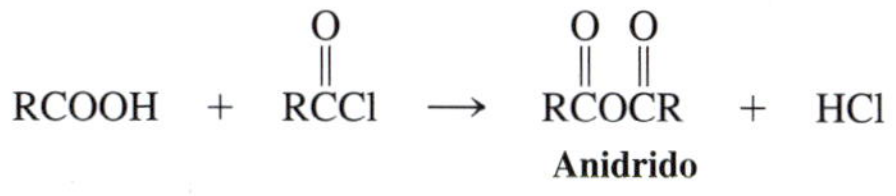

$$RCOOH + RCCl \longrightarrow \underset{\text{Anidrido}}{RCOCR} + HCl$$

Anidridos cíclicos

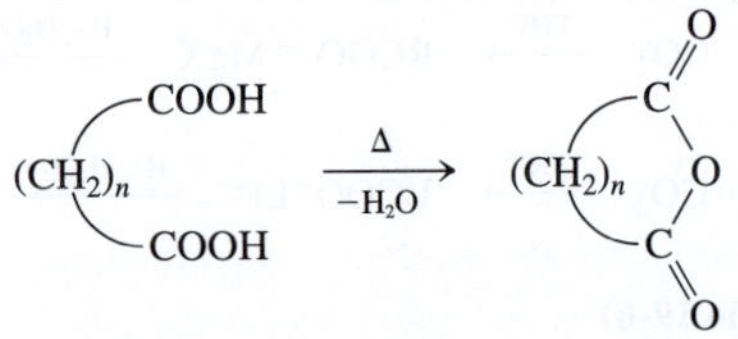

$$\underset{(CH_2)_n}{\overset{COOH}{\diagdown}}\underset{COOH}{\diagup} \xrightarrow[-H_2O]{\Delta} (CH_2)_n \begin{matrix} C=O \\ | \\ O \\ | \\ C=O \end{matrix}$$

Melhor para sistemas de cinco ou seis átomos

9. Ésteres de ácidos carboxílicos (Ésteres, Seção 19-9)

Esterificação catalisada por ácido

$$RCO_2H + R'OH \underset{K \approx 1}{\overset{H^+}{\rightleftharpoons}} R\overset{O}{\overset{\parallel}{C}}OR' + H_2O$$

Ésteres cíclicos (lactonas)

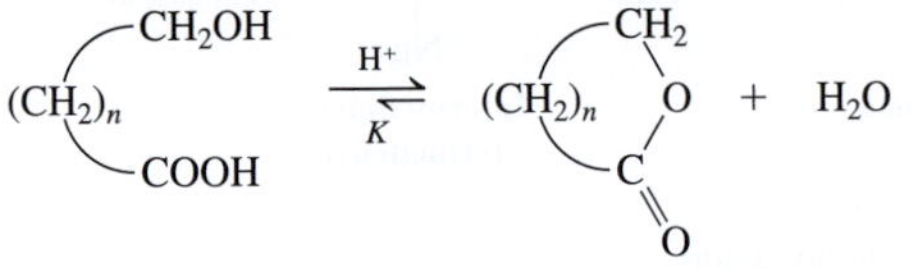

$$\underset{(CH_2)_n}{\overset{CH_2OH}{\diagdown}}\underset{COOH}{\diagup} \underset{K}{\overset{H^+}{\rightleftharpoons}} (CH_2)_n \begin{matrix} CH_2 \\ | \\ O \\ | \\ C=O \end{matrix} + H_2O$$

Lactona

$K > 1$ para anéis com cinco ou seis átomos

10. Amidas de ácidos carboxílicos (Amidas, Seção 19-10)

$$RCOOH + R'NH_2 \longrightarrow RCOO^- + R'NH_3^+ \xrightarrow{\Delta} R\overset{O}{\overset{\parallel}{C}}NHR' + H_2O$$

Imidas

$$\underset{(CH_2)_n}{\overset{COOH}{\diagdown}}\underset{COOH}{\diagup} + R'NH_2 \xrightarrow{\Delta} (CH_2)_n \begin{matrix} C=O \\ | \\ NR' \\ | \\ C=O \end{matrix} + 2\,H_2O$$

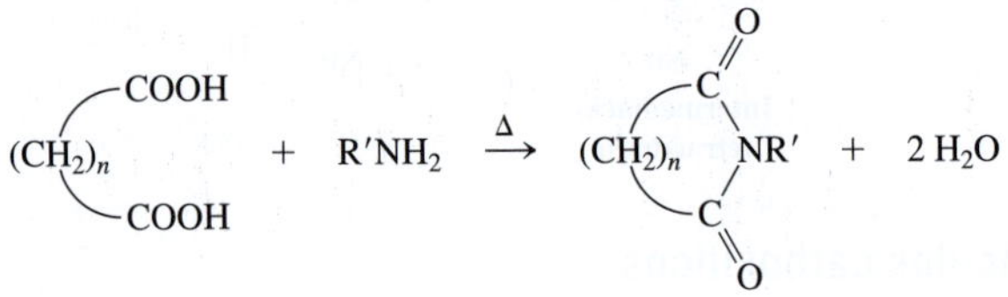

Amidas cíclicas (lactamas)

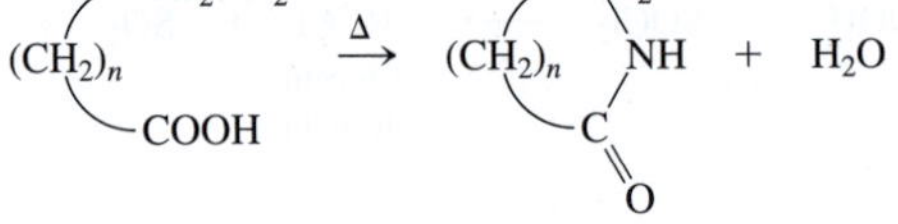

$$\underset{(CH_2)_n}{\overset{CH_2NH_2}{\diagdown}}\underset{COOH}{\diagup} \xrightarrow{\Delta} (CH_2)_n \begin{matrix} CH_2 \\ | \\ NH \\ | \\ C=O \end{matrix} + H_2O$$

Lactama

11. Redução com hidreto de alumínio e lítio (Seção 19-11)

$$RCOOH \xrightarrow[2.\ H^+,\ H_2O]{1.\ LiAlH_4,\ (CH_3CH_2)_2O} RCH_2OH$$

12. Bromação: reação de Hell-Volhard-Zelinsky (Seção 19-12)

$$RCH_2COOH \xrightarrow{Br_2,\ \text{traços de P}} R\overset{Br}{\underset{|}{C}}HCOOH$$

Conceitos importantes

1. Os **ácidos carboxílicos** são nomeados como **ácidos alcanoicos**. O carbono da carbonila recebe o número 1 na maior cadeia que incorpora o grupo carbóxi. Os ácidos dicarboxílicos são chamados de **ácidos alcanodioicos**. Os sistemas cíclicos e aromáticos são chamados de **ácidos cicloalcanocarboxílicos** e **ácidos benzoicos**, respectivamente. Nestes sistemas, o carbono do anel ligado ao grupo carbóxi recebe o número 1.

2. O **grupo carboxila** é aproximadamente **trigonal plano**. Exceto em soluções muito diluídas, os ácidos carboxílicos formam dímeros por ligação hidrogênio.

3. O deslocamento químico de hidrogênio do próton dos ácidos carboxílicos é variável, mas é relativamente alto ($\delta = 10-13$ ppm), devido às ligações hidrogênio. O carbono da carbonila também é relativamente desblindado, mas não tanto como em aldeídos e cetonas, devido à contribuição de ressonância do grupo hidróxi. A função carboxila têm duas bandas importantes no infravermelho, uma em cerca de 1710 cm^{-1}, devido a C=O, e outra, muito larga, entre 2500 e 3300 cm^{-1}, devido ao grupo OH.

4. O grupo carbonila de ácidos carboxílicos sofre a adição de **nucleófilos** e dá um **intermediário tetraédrico** instável, que se decompõe por eliminação do grupo hidróxi para dar um **derivado de ácido carboxílico**.

5. O **hidreto de alumínio e lítio** é um nucleófilo suficientemente forte para se adicionar ao grupo carbonila dos carboxilatos. Este processo permite a redução dos ácidos carboxílicos a **álcoois primários**.

Problemas

27. Nomeie (pelo sistema IUPAC ou pelo do *Chemical Abstracts*) ou desenhe a estrutura dos seguintes compostos.

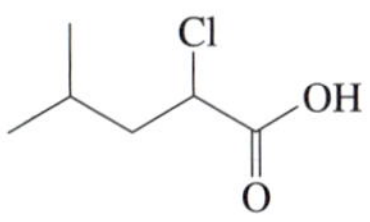

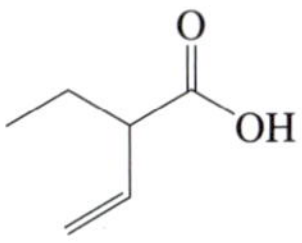

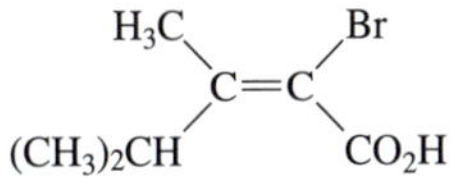

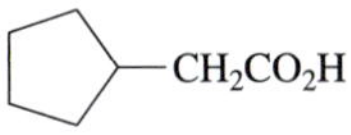

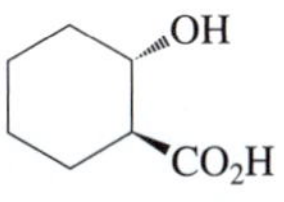

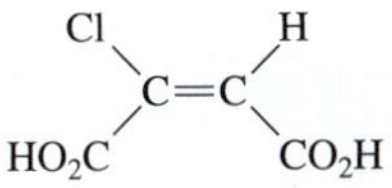

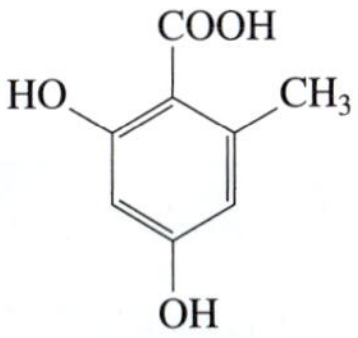

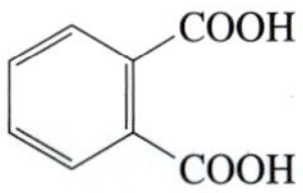

(i) Ácido 4-amino-butanoico (também conhecido como GABA, essencial na bioquímica do cérebro); (j) ácido *meso*-2,3-dimetil-butanodioico; (k) ácido 2-oxo-propanoico (ácido pirúvico); (l) ácido *trans*-2-formil-ciclo-hexanocarboxílico; (m) ácido (Z)-3-fenil-2-butenoico; (n) ácido 1,8-naftalenodicarboxílico.

28. Nomeie cada um dos seguintes compostos (pelo sistema IUPAC ou pelo do *Chemical Abstracts*). Preste atenção à ordem de precedência dos grupos funcionais.

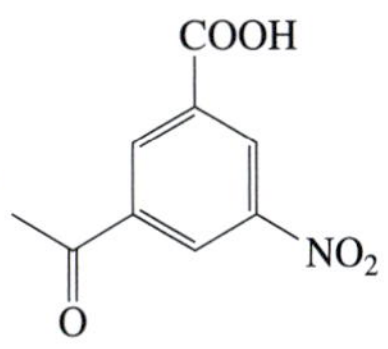

29. Coloque o grupo de moléculas abaixo na ordem decrescente dos pontos de ebulição e das solubilidades em água. Explique suas respostas.

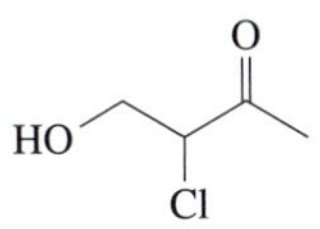

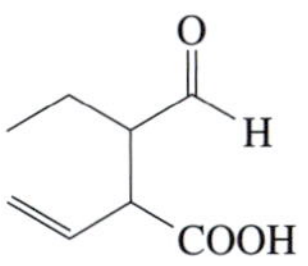

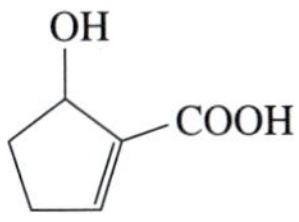

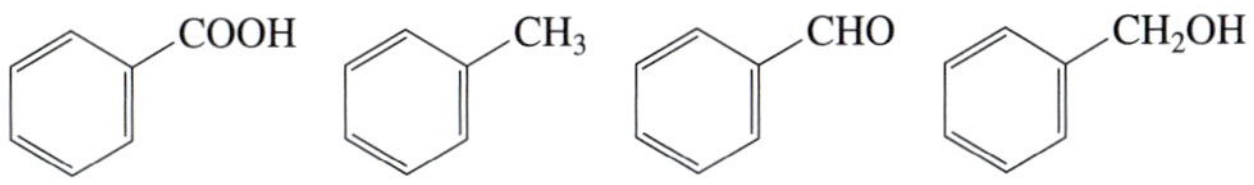

30. Coloque na ordem decrescente de acidez as moléculas de cada grupo de compostos orgânicos.

(a) CH$_3$CH$_2$CO$_2$H, CH$_3$COCH$_2$OH, CH$_3$CH$_2$CH$_2$OH

(b) BrCH$_2$CO$_2$H, ClCH$_2$CO$_2$H, FCH$_2$CO$_2$H

(c) CH₃CHClCH₂CO₂H, ClCH₂CH₂CH₂CO₂H, CH₃CHClCO₂H (d) CF₃CO₂H, CBr₃CO₂H, (CH₃)₃CCO₂H

(e) C₆H₅—COOH, O₂N—C₆H₄—COOH, O₂N(NO₂)C₆H₃—COOH, CH₃O—C₆H₄—COOH

31. Proponha uma estrutura para um composto que tem os seguintes dados espectroscópicos. O íon molecular no espectro de massas aparece em $m/z = 116$. IV $\tilde{\nu} = 1710$ (s) e 3.000 (s, largo) cm^{-1}. ^{1}H-RMN: $\delta = 0{,}94$ (t, $J = 7{,}0$ Hz, 6 H), $1{,}59$ (m, 4 H), $2{,}36$ (quin, $J = 7{,}0$ Hz, 1 H) e $12{,}04$ (s largo, 1 H) ppm. ^{13}C-RMN: $11{,}7$; $24{,}7$; $48{,}7$ e $183{,}0$ ppm.

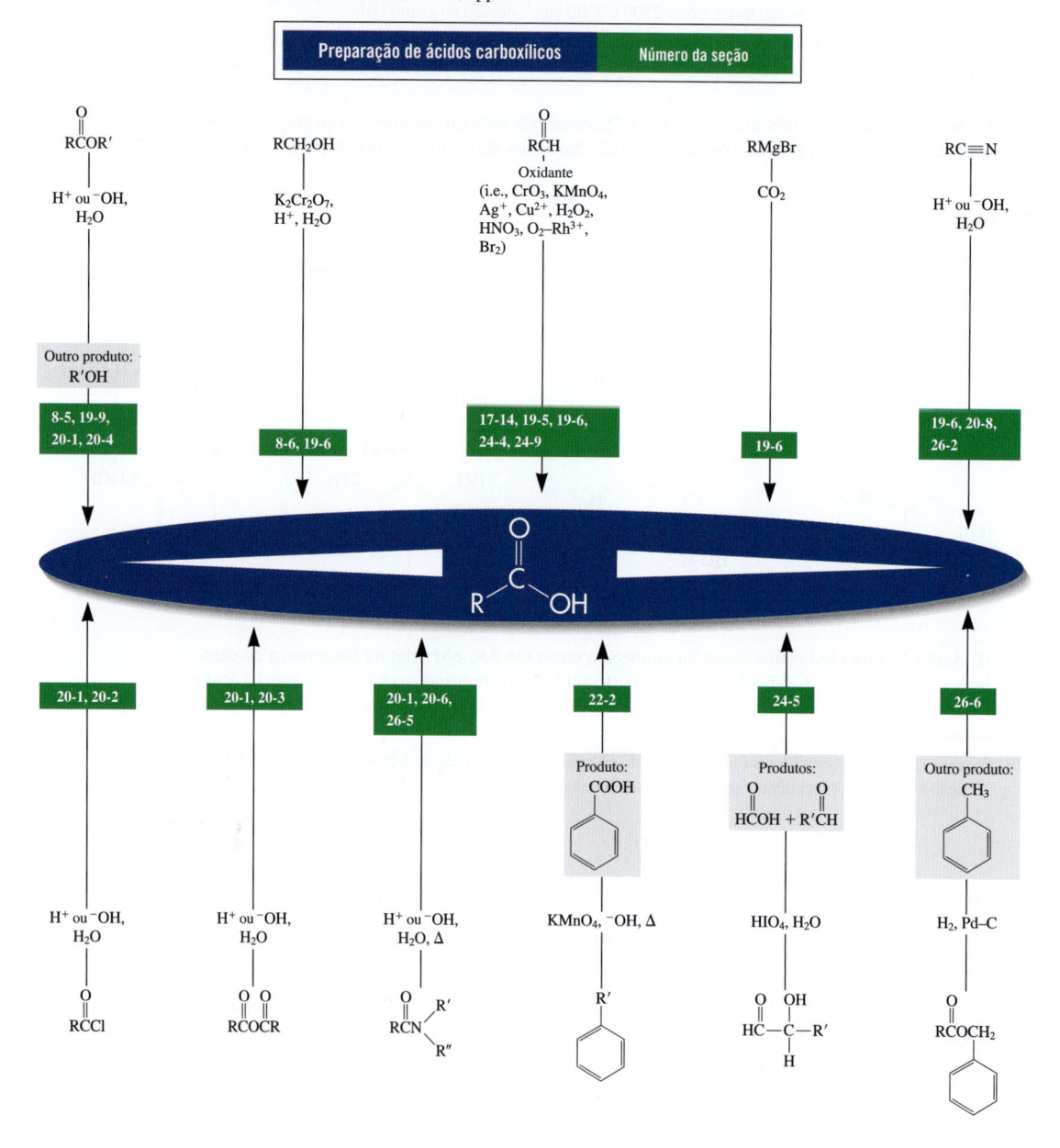

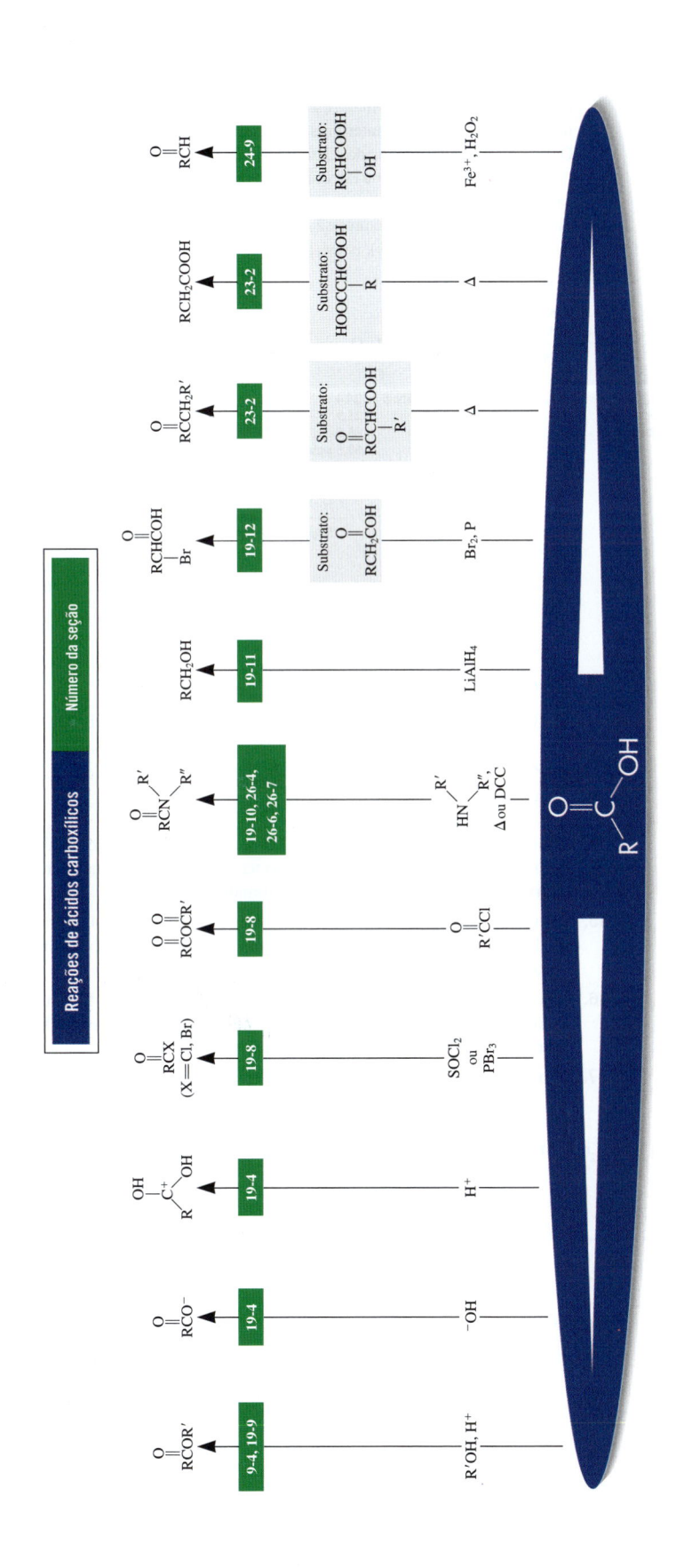

Capítulo 19 Ácidos Carboxílicos

Reações de ácidos carboxílicos

$$R-\overset{O}{\underset{\|}{C}}-OH$$

- $R'OH, H^+$ → **9-4, 19-9** → $R\overset{O}{\underset{\|}{C}}OR'$
- ^-OH → **19-4** → $R\overset{O}{\underset{\|}{C}}O^-$
- H^+ → **19-4** → $R-\overset{OH}{\underset{\overset{+}{C}}{|}}-OH$
- $SOCl_2$ ou PBr_3 → **19-8** → $R\overset{O}{\underset{\|}{C}}X$ (X = Cl, Br)
- $R'\overset{O}{\underset{\|}{C}}Cl$ → **19-8** → $R\overset{O}{\underset{\|}{C}}O\overset{O}{\underset{\|}{C}}R'$
- $HN\overset{R'}{\underset{R''}{\diagdown}}$, Δ ou DCC → **19-10, 26-4, 26-6, 26-7** → $R\overset{O}{\underset{\|}{C}}N\overset{R'}{\underset{R''}{\diagdown}}$
- $LiAlH_4$ → **19-11** → RCH_2OH
- Br_2, P → **19-12** → $R\overset{O}{\underset{\|}{C}H}\overset{}{\underset{Br}{C}}OH$
  - Substrato: $RCH_2\overset{O}{\underset{\|}{C}}OH$
- Δ → **23-2** → $R\overset{O}{\underset{\|}{C}}CH_2R'$
  - Substrato: $R\overset{O}{\underset{\|}{C}}CHCOOH\underset{R'}{|}$
- Δ → **23-2** → RCH_2COOH
  - Substrato: $HOOCCHCOOH\underset{R}{|}$
- Fe^{3+}, H_2O_2 → **24-9** → $R\overset{O}{\underset{\|}{C}H}$
  - Substrato: $RCHCOOH\underset{OH}{|}$

Número da seção

32. (a) Um composto desconhecido, A, tem fórmula $C_7H_{12}O_2$ e espectro de infravermelho A (página 917). A que classe de compostos esta substância pertence? (b) Use os outros espectros (RMN-B, página 917, e F, página 919; IV-D, E e F, páginas 918-919) além das informações espectrométricas e químicas da sequência de reações para determinar a estrutura do composto A e das substâncias desconhecidas B a F. Seções importantes de capítulos anteriores são citadas, mas não as veja antes de tentar resolver o problema. (c) Outro composto desconhecido, G, tem fórmula $C_8H_{14}O_4$ e espectros de RMN e IV identificados como G (página 920). Proponha uma estrutura para esta molécula. (d) O composto G pode ser facilmente sintetizado a partir de B. Proponha uma sequência eficiente para isso. (e) Proponha uma sequência totalmente diferente da de (b) para a conversão de C em A. (f) Por fim, construa um esquema de síntese que seja o inverso do mostrado em (b), isto é, a conversão de A em B.

C_6H_{10}
B
^{13}C-RMN: δ = 22,1
24,5
126,2 ppm
^{1}H-RMN-B

1. $Hg(OCCH_3)_2$, H_2O
2. $NaBH_4$
Seção 12-7

$C_6H_{12}O$
C
^{13}C-RMN: δ = 24,4
25,9
35,5
69,5 ppm

CrO_3, H_2SO_4, acetona, 0°C
Seção 8-6

$C_6H_{10}O$
D
^{13}C-RMN: δ = 23,8
26,5
40,4
208,5 ppm
IV de D

$CH_2=P(C_6H_5)_3$
Seção 17-12

C_7H_{12}
E
IV de E

1. BH_3, THF
2. HO^-, H_2O_2
Seção 12-8

$C_7H_{14}O$
F
IV de F
^{1}H-RMN-F

$Na_2Cr_2O_7$, H_2O, H_2SO_4
Seção 8-6

A

33. Dê os produtos das reações abaixo.

(a) $(CH_3)_2CHCH_2CO_2H + SOCl_2 \longrightarrow$

(b) $(CH_3)_2CHCH_2CO_2H + CH_3COBr \longrightarrow$

(c) ciclopentil-COOH + $CH_3CH_2OH \xrightarrow{H^+}$

(d) CH_3O-C$_6$H$_4$-COOH + $NH_3 \longrightarrow$

34. Quando os ácidos 1,4-dicarboxílicos e 1,5-dicarboxílicos, como o ácido butanodioico (succínico) (Seção 19-8), são tratados com $SOCl_2$ ou PBr_3 na tentativa de preparar halogenetos de dialcanoíla, obtêm-se os anidridos cíclicos respectivos. Explique usando mecanismos.

35. Revisão de reações. Sem consultar o Mapa de Reações da p. 914, sugira reagentes que convertam cada um dos seguintes *reagentes de partida* em ácido hexanoico: (a) hexanal; (b) hexanoato de metila; (c) 1-bromo-pentano; (d) 1-hexanol; (e) hexanonitrila.

36. Revisão de reações II. Sem consultar o Mapa de Reações da p. 915, sugira reagentes que convertam o ácido hexanoico em cada um dos seguintes compostos: (a) 1-hexanol; (b) anidrido hexanoico; (c) cloreto de hexanoíla; (d) ácido 2-bromo-hexanoico; (e) hexanamida

37. Dê os reagentes adequados para as transformações abaixo.

(a) $(CH_3)_2CHCH_2CHO \longrightarrow (CH_3)_2CHCH_2CO_2H$

(b) ciclopentil-CHO $\longrightarrow$ ciclopentil-CH(OH)CO$_2$H

(c) decalina-Br $\longrightarrow$ decalina-CO$_2$H

(d) CH$_3$CH(OH)CH$_2$CH$_2$Cl $\longrightarrow$ CH$_3$CH(OH)CH$_2$CH$_2$CO$_2$H

(e) CH$_3$CH$_2$CH(CH$_3$)CO$_2$H $\longrightarrow$ anidrido [CH$_3$CH$_2$CH(CH$_3$)CO]$_2$O

(f) $(CH_3)_3CCO_2H \longrightarrow (CH_3)_3CCO_2CH(CH_3)_2$

Capítulo 19 Ácidos Carboxílicos 917

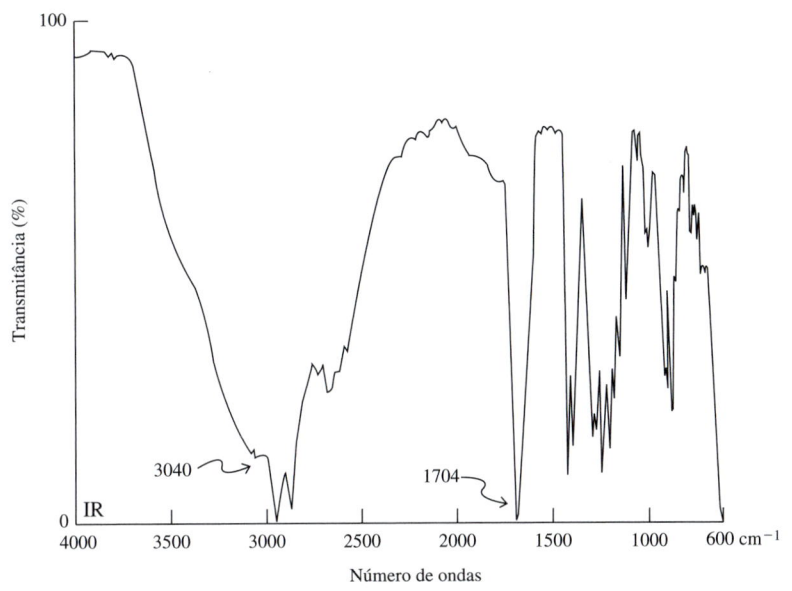

IV de A

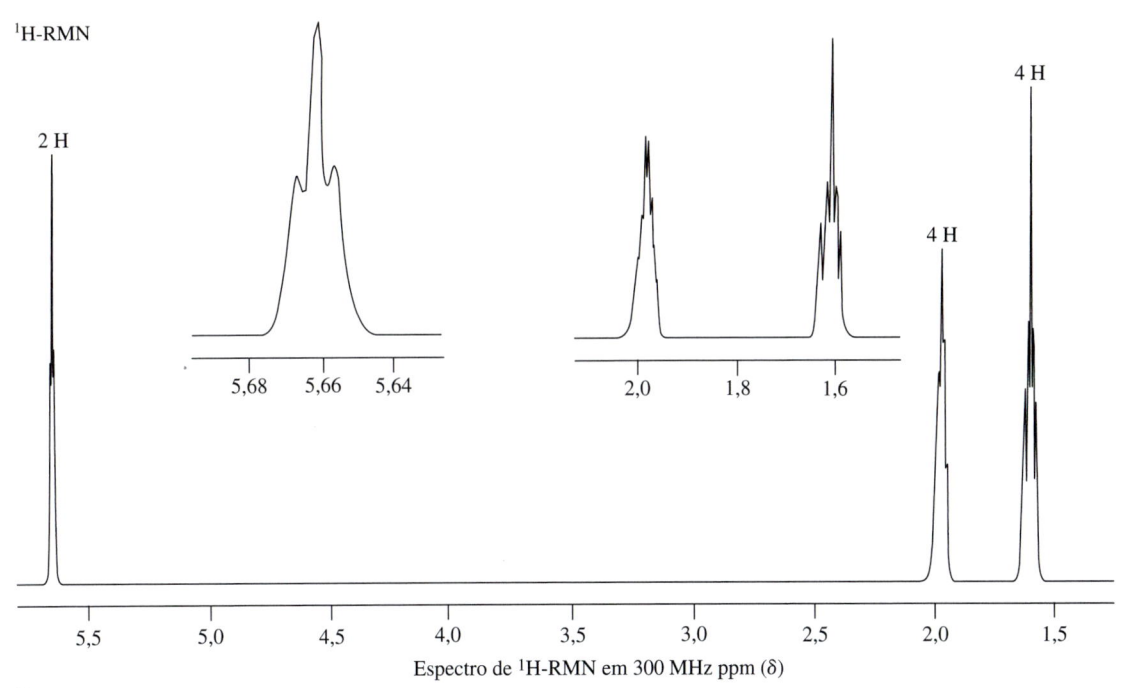

¹H-RMN

2 H

5,68 5,66 5,64

2,0 1,8 1,6

4 H

4 H

5,5 5,0 4,5 4,0 3,5 3,0 2,5 2,0 1,5

Espectro de ¹H-RMN em 300 MHz ppm (δ)

B

(g) PhNHCH₃ → Ph-N(CH₃)-C(=O)CH₃

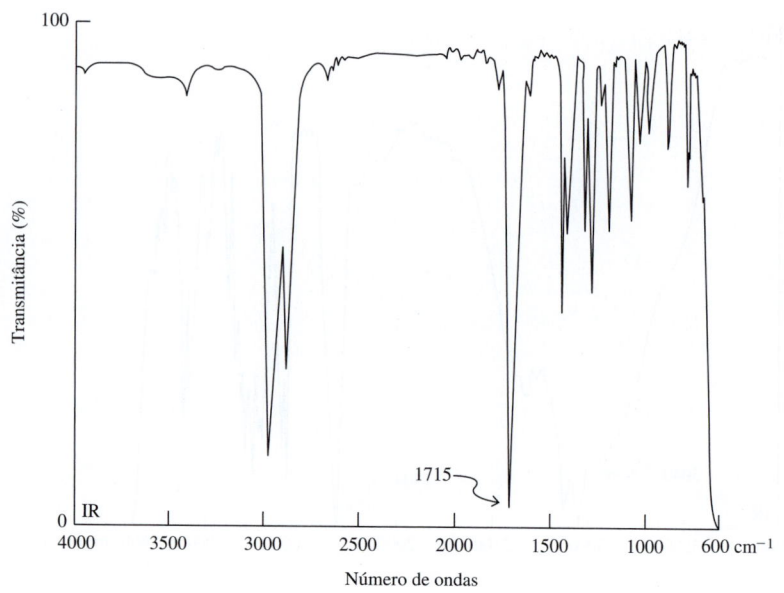

IV de D

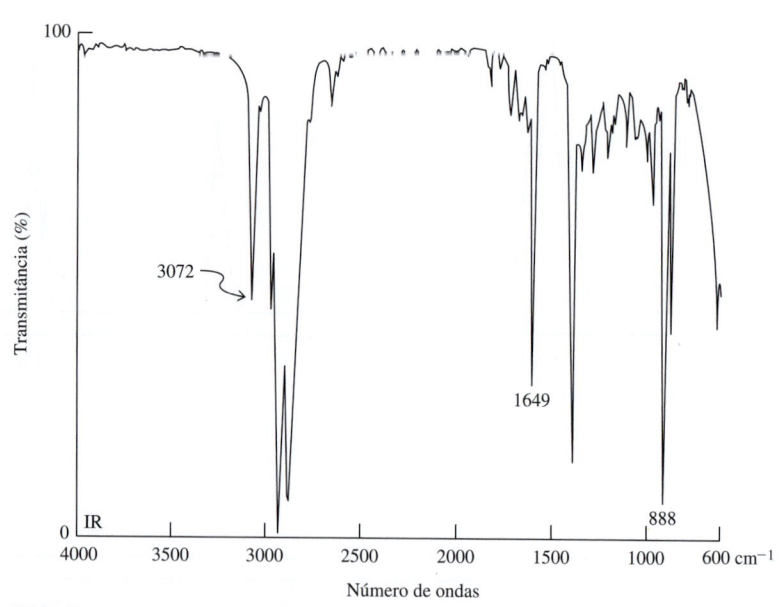

IV de E

38. Para cada um dos ácidos carboxílicos dados abaixo, proponha sínteses que empreguem pelo menos uma reação em que há formação de uma ligação carbono-carbono.

(a) $CH_3CH_2CH_2CH_2CH_2CH_2CO_2H$

(b) $CH_3\overset{OH}{\underset{|}{C}}HCH_2CO_2H$

(c) $H_3C-\overset{CH_3}{\underset{\underset{CH_3}{|}}{C}}-CO_2H$

¹H-RMN 2 H

5 H

4 H

2 H

1 H

(CH₃)₄Si

4,0   3,5   3,0   2,5   2,0   1,5   1,0   0,5   0,0
Espectro de ¹H-RMN em 300 MHz ppm (δ)

F

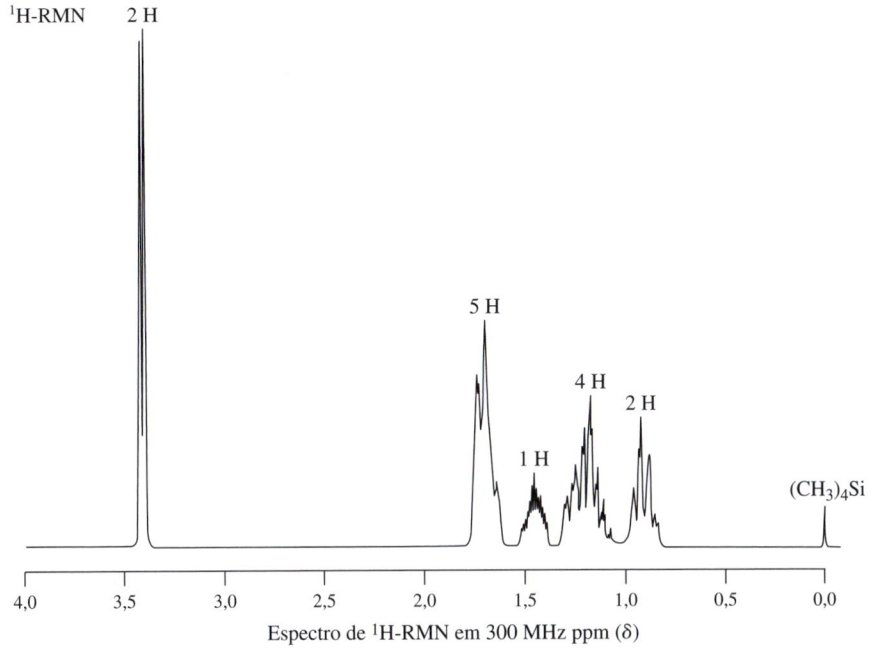

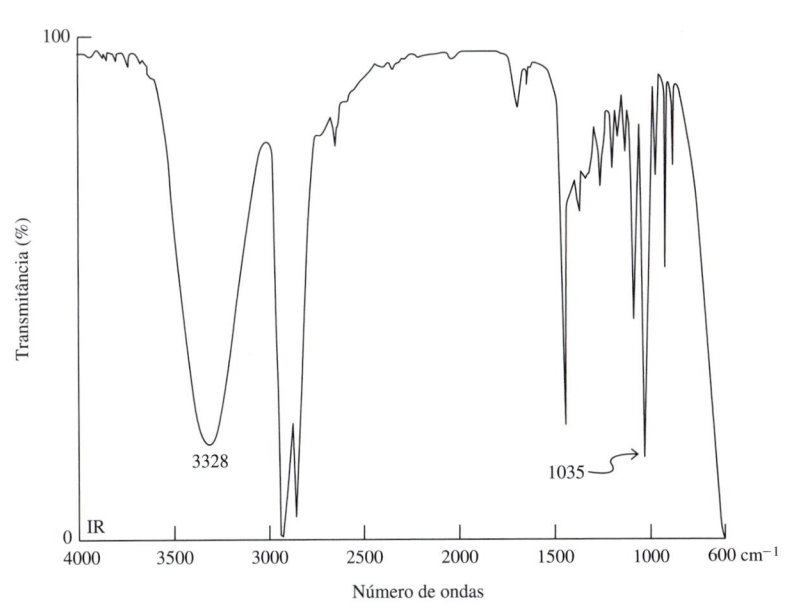

3328

1035

IR
4000   3500   3000   2500   2000   1500   1000   600 cm⁻¹
Número de ondas

Transmitância (%)

IV de F

39. (a) Proponha um mecanismo para a esterificação do ácido propanoico com etanol marcado com ^{18}O. Mostre o destino do ^{18}O. (b) A hidrólise com água marcada com ^{18}O (H_2O^{18}), catalisada por ácido, de um éster não marcado leva à incorporação de ^{18}O em *ambos* os oxigênios do ácido carboxílico final. Explique este fato usando mecanismos. (**Sugestão**: lembre-se de que todas as etapas do mecanismo são reversíveis.)

¹H-RMN

6 H

2,4 2,2 2,0 1,8 1,6

4 H   4 H

(CH₃)₄Si

4,0 3,5 3,0 2,5 2,0 1,5 1,0 0,5 0,0

Espectro de ¹H-RMN em 300 MH ppm (δ)

G

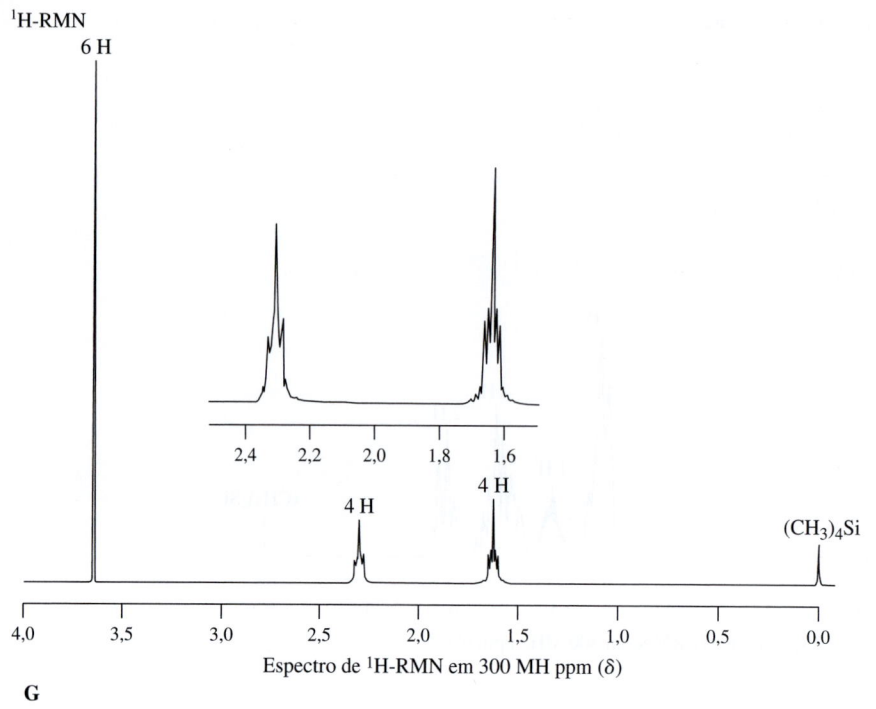

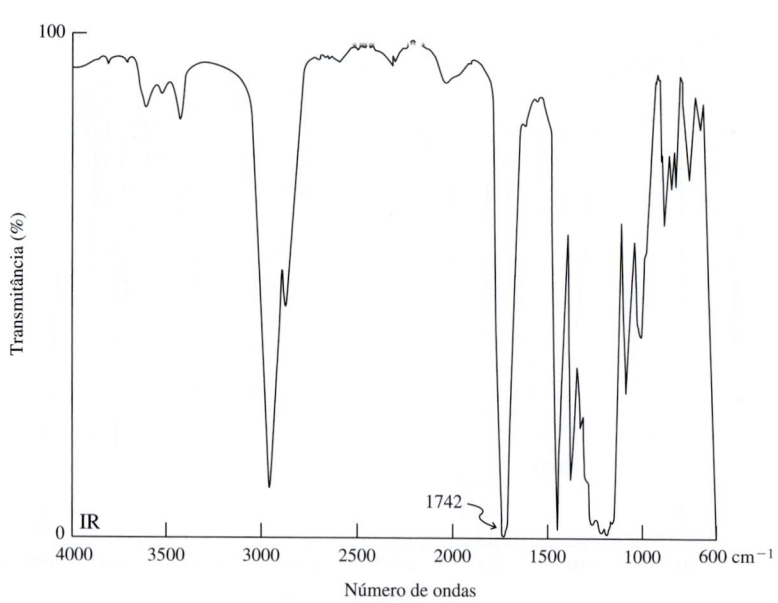

Transmitância (%)

1742

IR

4000 3500 3000 2500 2000 1500 1000 600 cm⁻¹

Número de ondas

IV de G

40. Dê os produtos da reação do ácido propanoico com cada um dos reagentes abaixo.

(a) $SOCl_2$

(b) PBr_3

(c) CH_3CH_2COBr + piridina

(d) $(CH_3)_2CHOH$ + HCl

(e) C₆H₅—CH₂NH₂

(f) Produto de (e) aquecido fortemente

(g) LiAlH₄, depois H⁺, H₂O

(h) Br₂, P

41. Dê os produtos da reação do ácido ciclopentanocarboxílico com cada um dos reagentes do Problema 40.

42. DESAFIO Quando metilcetonas são tratadas com um halogênio na presença de uma base, os três átomos do carbono de metila são substituídos para dar uma cetona substituída com CX_3. Este produto não é estável nas condições básicas e reage com hidróxido para formar, no fim, o ácido carboxílico (na forma da base conjugada) e uma molecula de CX_3H, que tem o nome comum de halofórmio (clorofórmio, bromofórmio e iodofórmio, para X = Cl, Br, I, respectivamente). Por exemplo:

$$RCCBr_3 + {}^-\!\!:\!\ddot{O}H \longrightarrow RC\ddot{O}\!:^- + HCBr_3$$

Proponha uma série de etapas mecanísticas para converter a tribromocetona em carboxilato. Qual é o grupo de saída? Por que você acha que essa espécie pode agir como um grupo de saída neste processo?

43. Interprete os picos marcados no espectro de massas do ácido 2-metil-hexanoico (EM-H).

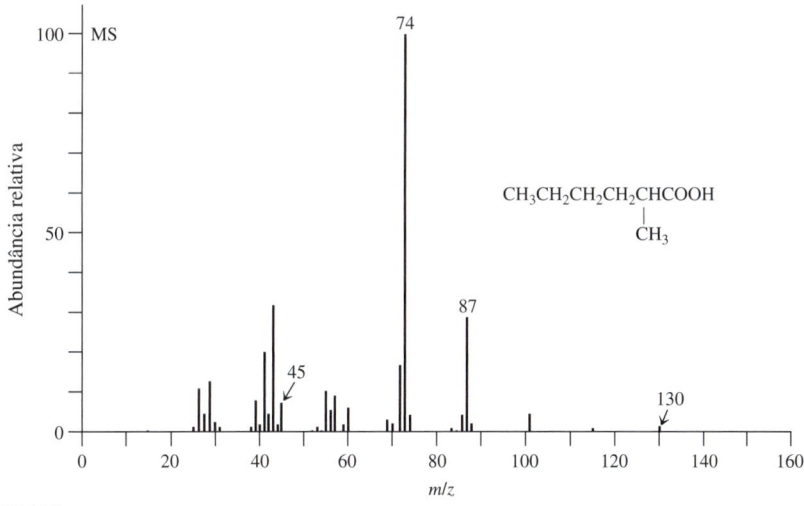

$CH_3CH_2CH_2CH_2CHCOOH$
$\qquad\qquad\qquad\qquad |$
$\qquad\qquad\qquad\qquad CH_3$

EM-H

44. Sugira um método de preparação do ácido hexanoico a partir do ácido pentanoico.

45. Indique os reagentes e as condições de reação que permitem a conversão eficiente do ácido 2-metil-butanoico (**a**) no cloreto de acila respectivo; (**b**) no éster de metila respectivo; (**c**) o éster de 2-butila respectivo; (**d**) o anidrido; (**e**) a *N*-metil-amida;

(**f**) $CH_3CH_2\overset{CH_3}{\underset{|}{C}H}CH_2OH$ (**g**) $CH_3CH_2\overset{Br}{\underset{\underset{CH_3}{|}}{\overset{|}{C}}}CO_2H$

46. O tratamento do ácido 4-pentenoico (margem) com Br_2, na presença de base diluída em água, fornece um composto não ácido, de fórmula $C_5H_7BrO_2$. (**a**) Sugira uma estrutura para este composto e um mecanismo para sua formação. (**b**) Será que você pode encontrar um segundo isômero, cuja produção é também mecanisticamente razoável? (**c**) Discuta os fatos que contribuem para determinar qual dos dois é o produto principal da reação. (**Sugestão**: reveja a Seção 12-6.)

Ácido 4-pentenoico

47. Mostre como a reação de Hell-Volhard-Zelinsky pode ser usada na síntese de cada um dos compostos abaixo, partindo, em cada caso, de um ácido monocarboxílico simples. Escreva um mecanismo detalhado para todas as reações de *uma* das sínteses.

(**a**) $CH_3CH_2\underset{\underset{NH_2}{|}}{C}HCO_2H$

(**b**) $C_6H_5\text{-}\overset{CHCO_2H}{\underset{CO_2H}{|}}$

(**c**) estrutura com $CH_3CH_2CH(CH_3)CH_2CH(OH)CO_2H$

(**d**) $HO_2CCH_2SSCH_2CO_2H$

(**e**) $(CH_3CH_2)_2NCH_2CO_2H$

(**f**) $(C_6H_5)_3\overset{+}{P}\underset{\underset{CH_3}{|}}{C}HCO_2H\ Br^-$

Acetamida

$$CH_3\overset{\overset{O}{\|}}{C}NH_2$$

γ-butirolactona

(estrutura: anel de 5 membros com O e C=O)

48. A reação de Hell-Volhard-Zelisnky produz apenas ácidos bromocarboxílicos. Porém, procedimentos modificados tornaram possível converter cloretos de acila nos derivados α-cloro e α-bromo pela reação com *N*-cloro-butanimida e *N*-bromo-butanimida (*N*-clorosuccinimida e *N*-bromosuccinimida, NCS e NBS: Seção 14-2), respectivamente. A reação com I_2 fornece cloretos de α-iodoacila. Sugira um mecanismo para um desses processos.

$$C_6H_5CH_2CH_2COCl \begin{cases} \xrightarrow{NCS,\ HCl,\ SOCl_2,\ 70°C} C_6H_5CH_2CHClCOCl \quad 84\% \\ \xrightarrow{NBS,\ HBr,\ SOCl_2,\ 70°C} C_6H_5CH_2CHBrCOCl \quad 71\% \\ \xrightarrow{I_2,\ HI,\ SOCl_2,\ 85°C} C_6H_5CH_2CHICOCl \quad 75\% \end{cases}$$

49. Como a acidez da acetamida se compara com a do ácido acético? E com a da acetona? Quais são os prótons mais ácidos da acetamida? Qual é a posição esperada para a protonação da acetamida por um ácido muito forte?

50. A tentativa de oxidação do 1,4-butanodiol com CrO_3 resulta na formação de quantidade significativa de "γ-butirolactona". Explique usando mecanismos.

51. Siga o mecanismo geral da Seção 19-7 e escreva mecanismos detalhados para cada uma das seguintes reações de substituição. (Nota: estas transformações serão tratadas no Capítulo 20, porém tente resolvê-las sem consultá-lo.)

(a) $C_6H_5\text{-COCl} + CH_3CH_2OH \xrightarrow{-HCl} C_6H_5\text{-COOCH}_2CH_3$

(b) $CH_3\overset{\overset{O}{\|}}{C}NH_2 + H_2O \xrightarrow{H^+} CH_3\overset{\overset{O}{\|}}{C}OH + \overset{+}{N}H_4$

52. Sugira estruturas para os produtos da sequência de síntese abaixo.

cis-hidrindanona (IV: 1745 cm^{-1})
$\xrightarrow[\text{2. }(CH_3)_2C=CHCH_2Br]{\text{1. pirrolidina, H}^+} \xrightarrow[\text{3. H}^+,\ H_2O]{}$ $C_{14}H_{22}O$ **H** (IV: 1675 e 1745 cm^{-1})
$\xrightarrow{HOCH_2CH_2OH,\ H^+}$ $C_{16}H_{26}O_2$ **I** (IV: 1670 cm^{-1})
$\xrightarrow[\text{2. Zn, CH}_3COOH]{\text{1. O}_3,\ CH_2Cl_2}\xrightarrow{\text{3. KMnO}_4,\ NaHCO_3}$ $C_{13}H_{20}O_4$ **J** (IV: 1715 e 3000 (larga) cm^{-1})
$\xrightarrow[\text{2. NaBH}_4]{\text{1. H}^+,\ H_2O}$ $C_{11}H_{18}O_3$ **K** (IV: 1715, 3000 (larga), e 3350 cm^{-1})
$\xrightarrow{\text{Catalisador H}^+,\ \Delta}$ $C_{11}H_{16}O_2$ **L** (IV: 1770 cm^{-1})

53. As reações S_N2 de carboxilatos simples com halogenoalcanos (Seção 8-5) em água geralmente não dão ésteres em bons rendimentos. (a) Explique. (b) A reação de 1-iodo-butano com acetato de sódio dá o éster, em excelente rendimento, se feita em ácido acético (como mostramos). Por que o ácido acético é um solvente melhor para este processo do que a água?

$$CH_3CH_2CH_2CH_2I + CH_3CO^-Na^+ \xrightarrow{CH_3CO_2H,\ 100°C} CH_3CH_2CH_2CH_2OCCH_3 + Na^+I^-$$
$$\text{1-Iodo-butano} \quad \text{Acetato de sódio} \quad\quad \text{Acetato de butila (95\%)}$$

(c) A reação do 1-iodo-butano com o dodecanoato de sódio dá um resultado surpreendentemente bom em água, muito melhor do que a reação com acetato de sódio (veja a equação abaixo). Explique. (**Sugestão**: o dodecanoato de sódio é um sabão e forma micelas em água. Veja o Destaque Químico 19-1.)

$$CH_3CH_2CH_2CH_2I + CH_3(CH_2)_{10}CO_2^-Na^+ \xrightarrow{H_2O} CH_3(CH_2)_{10}\overset{\overset{O}{\|}}{C}OCH_2CH_2CH_2CH_3$$

Capítulo 19 Ácidos Carboxílicos

54. DESAFIO Os *iridoides* são uma classe de monoterpenos com várias e potentes atividades biológicas. Eles incluem inseticidas, agentes de defesa contra insetos predadores e atraentes de animais. A sequência de reações abaixo é uma síntese da neonepetalactona, uma das nepetalactonas, os constituintes primários da gataria (erva-dos-gatos). Use a informação dada para deduzir as estruturas que faltam, incluindo a da neonepetalactona.

$C_{10}H_{16}O_2$ **M**
IV: 890, 1645, 1725 (muito forte), e 1705 cm^{-1}
— Base → [estrutura com CHO] — CrO$_3$, H$_2$SO$_4$, 0°C → $C_{10}H_{14}O_2$ **N**
IV: 890, 1630, 1640, 1720, e 3000 (muito larga) cm^{-1}
— CH$_3$OH, H$^+$ →

$C_{11}H_{16}O_2$ **O**
IV: 890, 1630, 1640 e 1720 cm^{-1}
— 1. Di-(ciclo-hexil)-borano, THF; 2. HO$^-$, H$_2$O$_2$ → $C_{11}H_{18}O_3$ **P**
IV: 1630, 1720, e 3335 cm^{-1}
— H$^+$, H$_2$O, Δ → **Neonepetalactona**
IV: 1645 e 1710 cm^{-1}
UV λ_{max} = 241 nm

55. DESAFIO Proponha *dois* mecanismos possíveis para a reação seguinte. (**Sugestão**: verifique os possíveis sítios de protonação da molécula e as consequências mecanísticas de cada um deles.) Proponha um experimento que use a marcação isotópica para distinguir entre seus dois mecanismos.

[Estrutura: PhCH(OH)–C$_6$H$_4$–COOH → HCl, Δ → lactona com Ph–CH–O–C(=O)]

56. Proponha uma síntese curta para o ácido 2-butinoico, CH$_3$C≡CCO$_2$H, começando com o propino. (**Sugestão**: reveja as Seções 13-2 e 13-5.)

57. Os anéis benzeno de muitos compostos naturais são preparados por uma sequência bioquímica semelhante à da biossíntese dos ácidos graxos. Unidades acetila são acopladas, mas as funções cetona não são reduzidas. O resultado é um *tioéster policetido*, que forma anéis por condensação de aldol intramolecular.

CH$_3$CCH$_2$CCH$_2$CCH$_2$C—S—proteína
(com quatro grupos C=O)

Tioéster policetido

O ácido *o*-orselínico [veja a estrutura no Problema 27(g)] é um derivado do ácido salicílico cuja biossíntese parte do tioéster policetido. Explique como isso acontece. A hidrólise do tioéster para formar o ácido carboxílico livre é a última etapa.

Trabalho em grupo

58. Vimos, na Seção 19-9, que os 4-hidroxiácidos e os 5-hidroxiácidos podem sofrer esterificação intramolecular catalisada por ácido para dar lactonas em bom rendimento. Examinem os dois exemplos de lactonização dados abaixo. Dividam a análise das sequências da reação entre o grupo. Proponham mecanismos razoáveis para explicar a formação dos produtos.

[Estrutura 1: CH$_3$CH=CHCH$_2$C(=O)O$^-$Na$^+$ — Br$_2$, CH$_2$Cl$_2$ → lactona com Br e CH$_3$]
(Note a estereoquímica!)

[Estrutura 2: 2 equiv ácido lático (CH$_3$CH(OH)COOH) — H$^+$, H$_2$O → dímero linear **(Dois diasteroisômeros)** — H$^+$, H$_2$O → lactida cíclica **(Isômeros cis e trans)**]

Juntem-se novamente para discutir os mecanismos propostos.

Problemas pré-profissionais

59. Qual o nome IUPAC de cada composto mostrado?

(a) Ácido (*E*)-3-metil-2-hexenoico
(b) Ácido (*Z*)-3-metil-2-hexenoico
(c) Ácido (*E*)-3-metil-3-hexenoico
(d) Ácido (*Z*)-3-metil-3-hexenoico

$$\underset{CH_3CH_2CH_2}{\overset{H_3C}{>}}C=C\underset{H}{\overset{CO_2H}{<}}$$

60. Selecione o ácido que tem o maior K_a (isto é, o menor pK_a).

(a) H$_3$CCO$_2$H (b) [ciclohexano-4-I com CO$_2$H] (c) [ciclohexano-4-Cl com CO$_2$H] (d) Cl$_2$CHCO$_2$H

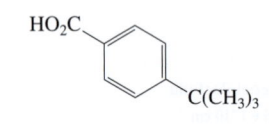

61. O ácido cuja estrutura é mostrada na margem é mais bem preparado por uma destas sequências. Qual?

[Estrutura na margem: HO$_2$C—C$_6$H$_4$—C(CH$_3$)$_3$]

(a) H$_3$CBr + Br$_3$CCO$_2$H $\xrightarrow{K}$ $\xrightarrow{\text{Benzeno}}$

(b) (CH$_3$)$_3$CI $\xrightarrow{\text{Mg, éter}}$ $\xrightarrow{CO_2}$ $\xrightarrow{H^+, \text{ tratamento com } H_2O}$

(c) [p-CH$_3$—C$_6$H$_4$—C(CH$_3$)$_3$] $\xrightarrow{KMnO_4}$

(d) [CH$_3$, H$_3$C e C(CH$_3$)$_3$ substituídos no benzeno] $\xrightarrow{KMnO_4}$

CAPÍTULO 20

Derivados de Ácidos Carboxílicos

Quando os sistemas orgânicos complexos naturais evoluíram na natureza, eles se formaram, com frequência, pela reação entre as carbonilas de grupos carbóxi e os heteroátomos de álcoois, aminas, ou tiois. As etapas dos mecanismos dos processos de adição-eliminação, que vimos no Capítulo 19, têm energias de ativação relativamente baixas para a interconversão dos diversos derivados de ácidos carboxílicos, e muitos deles têm papel importante em biologia (Capítulo 26). Para os químicos, estes compostos também são muito úteis, como veremos neste capítulo, em que tratamos da química de quatro tipos importantes de derivados de ácidos carboxílicos, os halogenetos, os anidridos, os ésteres e as aminas, que têm um substituinte, L, que funciona como grupo de saída em reações de substituição. Já conhecemos o

deslocamento do halogeneto em $\overset{\overset{\displaystyle O}{\|}}{R}CX$ por um grupo carbóxi com formação de anidrido.

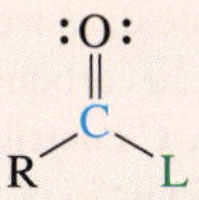

$$\underset{\substack{\text{L = X, OCR, OR, NR}_2 \\ \textbf{Derivados de} \\ \textbf{ácidos carboxílicos}}}{\overset{:\!O\!:}{\underset{\overset{\|}{O}}{R-C-L}}}$$

Começaremos pela comparação da estrutura, propriedades e reatividades relativas dos derivados de ácidos carboxílicos. Veremos, depois, as reações químicas de cada tipo de composto. Os halogenetos e anidridos são úteis na síntese de outros compostos carbonilados. Os ésteres e amidas são muito importantes na natureza. Os ésteres, por exemplo, incluem compostos responsáveis pelo sabor, ceras, gorduras e óleos. Dentre as aminas, estão a ureia e a penicilina. As alcanonitrilas, RC≡N, também serão tratadas aqui porque têm reatividade semelhante.

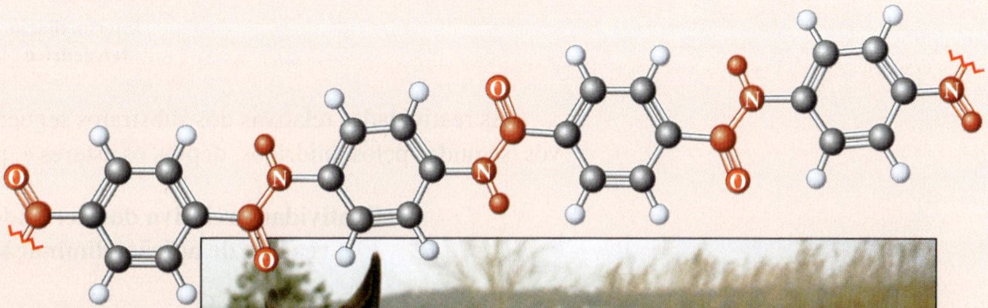

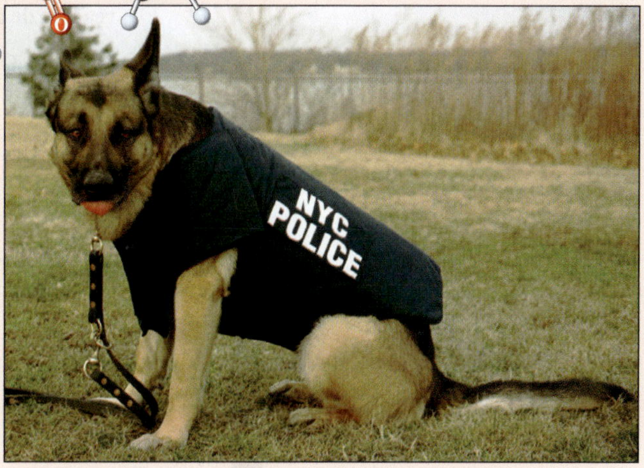

A resistência da ligação amida é demonstrada amplamente pelas propriedades da poli(p-fenileno-tereftalamida), conhecida comercialmente como Kevlar, que é usada em coletes à prova de balas e proteção do corpo. Desenvolvido pela química da DuPont, Stephanie Kwolek, o Kevlar é 20 vezes mais resistente do que o nylon, o polímero anteriormente usado nestas aplicações. Suas propriedades derivam-se da planaridade de seus anéis benzeno combinada com a rotação restrita das ligações amida (Seção 20-6). Milhares de policiais devem suas vidas a este material, capaz de parar a bala de uma arma de calibre 9 mm que viaja a cerca de 400 m por segundo.

20-1 Reatividades relativas, estruturas e espectros dos derivados de ácidos carboxílicos

Os derivados de ácidos carboxílicos sofrem reações de substituição com nucleófilos como a água, compostos organometálicos e hidretos, na sequência de adição-eliminação (catalisada por ácido ou por base) que já nos é familiar (Seção 19-7).

Adição-eliminação em derivados de ácidos carboxílicos

$$\text{R-C(=O)-L} + :\text{NuH} \longrightarrow \text{R-C(O}^-\text{)(L)(}^+\text{NuH)} \longrightarrow \text{R-C(=O)-Nu} + \text{H}^+ + :\text{L}^-$$

Intermediário tetraédrico

As reatividades relativas dos substratos seguem a ordem: halogenetos de acila, os mais reativos, seguidos pelos anidridos, depois os ésteres e, por fim, as amidas, as menos reativas.

Reatividade relativa dos derivados de ácidos carboxílicos em reações de adição-eliminação nucleofílica com água

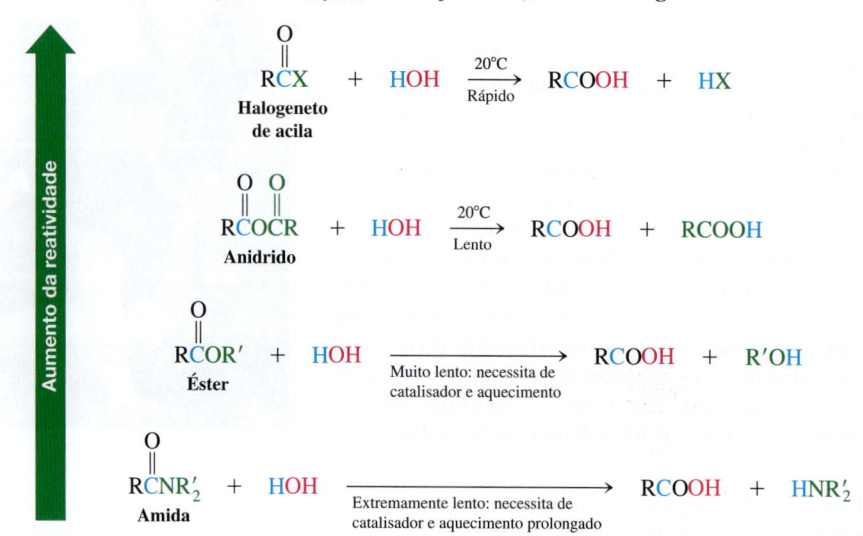

Aumento da reatividade ↑

$$\text{RCOX} + \text{HOH} \xrightarrow[\text{Rápido}]{20°C} \text{RCOOH} + \text{HX}$$
Halogeneto de acila

$$\text{RCOCR} + \text{HOH} \xrightarrow[\text{Lento}]{20°C} \text{RCOOH} + \text{RCOOH}$$
Anidrido

$$\text{RCOR'} + \text{HOH} \xrightarrow{\text{Muito lento: necessita de catalisador e aquecimento}} \text{RCOOH} + \text{R'OH}$$
Éster

$$\text{RCNR}'_2 + \text{HOH} \xrightarrow{\text{Extremamente lento: necessita de catalisador e aquecimento prolongado}} \text{RCOOH} + \text{HNR}'_2$$
Amida

A ordem de reatividade depende diretamente da estrutura de L, isto é, o quanto ele é bom como grupo de saída e que efeito tem sobre a função carbonila. Este efeito pode ser entendido analisando como as várias formas de ressonância A-C contribuem para a estrutura do derivado de ácido carboxílico. No desenho, B tem uma contribuição pouco importante porque a estrutura tem seis elétrons em um átomo de C. Usamos essas formas somente para enfatizar a polaridade da função carbonila. Isso nos deixa com A e a alternativa dipolar C. A será sempre mais importante porque não há separação de carga (Seção 1-5). A questão é como C ajuda a estabilizar o grupo funcional por deslocalização dos pares de elétrons do substituinte L pelo oxigênio da carbonila.

Ressonância nos derivados de ácidos carboxílicos

$$\left[\text{R-C(=O)-L} \longleftrightarrow \text{R-C}^+(\text{O}^-)\text{-L} \longleftrightarrow \text{R-C(O}^-\text{)=L}^+ \right]$$

A   B   C

Não é octeto – pouco importante

A resposta está na eletronegatividade de L. A diminuição da eletronegatividade aumenta a contribuição de C. Como vimos na Seção 6-7, a redução da eletronegatividade também vai levar à redução da capacidade de saída do grupo e à redução da acidez do ácido conjugado.

$$L = \quad X \quad \overset{O}{\underset{\|}{O}}CR \quad OR' \quad NR'_2$$

→ Diminuição da eletronegatividade
→ Diminuição da capacidade de saída do grupo
→ Diminuição da acidez do ácido conjugado HL
→ Aumento da contribuição da forma C por ressonância

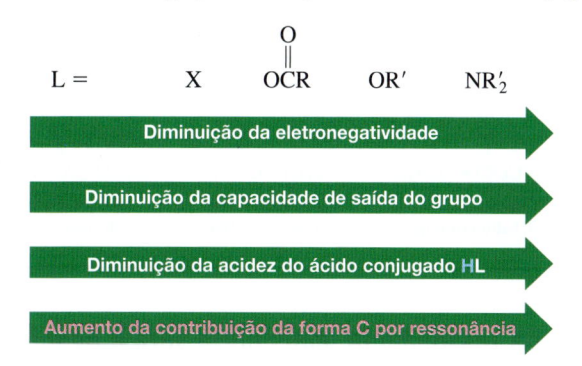

Assim, a contribuição da forma de ressonância dipolar é mais importante quando L é NR_2 porque o nitrogênio é o átomo menos eletronegativo da série. Consequentemente, as amidas são os derivados de ácidos carboxílicos menos reativos. Nos ésteres, a contribuição da forma de ressonância C é menos importante porque o oxigênio é mais eletronegativo do que o nitrogênio. A ressonância, no entanto, é mais importante (veja também a Seção 16-1) e, embora os ésteres sejam mais reativos do que as amidas, eles ainda são razoavelmente resistentes ao ataque nucleofílico. Por outro lado, os anidridos são mais reativos do que os ésteres porque o par de elétrons livres do oxigênio central dos anidridos é partilhado pelos dois grupos carbonila, o que diminui a estabilização por ressonância (forma C). Por fim, os halogenetos de acila são os mais reativos por duas razões: eletronegatividade relativa (F, Cl, Tabela 1-2) e entrosamento ruim entre os orbitais p dos halogênios (Cl, Br, I, Seção 1-6) lobo $2p$ do carbono da carbonila com os relativamente pequenos. O mapa de potencial eletrostático na margem mostra dois exemplos extremos: o cloreto de acetila e a acetamida. No cloreto de acetila, o carbono da carbonila tem carga positiva maior (em azul) do que na acetamida (em verde). Além disso, a doação de elétrons pelo grupo L (Cl *versus* NH_2) é mais efetiva na amida, como se pode ver pela carga negativa maior no oxigênio da carbonila (em vermelho).

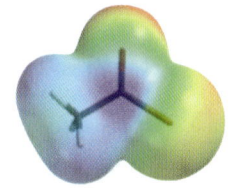

Cloreto de acetila

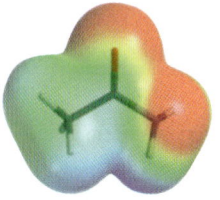

Acetamida

EXERCÍCIO 20-1

Trabalhando com os conceitos: reatividade relativa dos derivados de ácidos carboxílicos

O fosgênio, o cloroformato de fenilmetila, o dicarbonato de bis(1,1-dimetil-etila), o dicarbonato de dimetila e a ureia são derivados do ácido carbônico, H_2CO_3 (formado pela dissolução de CO_2 em água). Coloque estes compostos na ordem decrescente de reatividade frente às reações de adição-eliminação nucleofílicas.

$$\underset{\text{Fosgênio}}{ClCCl} \quad \underset{\text{Cloroformato de fenilmetila}}{C_6H_5CH_2OCCl} \quad \underset{\text{Bicarbonato de bis(1,1-dimetil-etila)}}{(CH_3)_3COCOCOC(CH_3)_3} \quad \underset{\text{Carbonato de dimetila}}{CH_3OCOCH_3} \quad \underset{\text{Ureia}}{H_2NCNH_2}$$

(todos com grupos C=O)

Estratégia

Como o ácido carbônico, HOCOH (com C=O), todos estes compostos têm substituintes que contêm heteroátomos (O, N, ou halogênio) nos *dois* lados do carbono da carbonila. Os argumentos utilizados anteriormente para explicar a reatividade relativa dos derivados de ácidos carboxílicos também se aplicam.

Solução

- O efeito dos substituintes de cada lado do carbono da carbonila pode ser considerado aditivo em primeira aproximação. A única diferença é que o efeito do segundo substituinte sobre a carbonila reduz-se porque dois grupos têm de competir pela ressonância com a ligação π de C=O.
- Assim, o fosgênio, que tem halogênios dos dois lados, pode ser considerado um "halogeneto de acila em dobro" e é o mais reativo.
- A reatividade decresce na ordem em que os compostos foram apresentados. O cloroformato é "metade halogeneto/metade éster", ambas as carbonilas do dicarbamato são "metade anidrido/metade éster", o carbonato é "éster em dobro" e a ureia, uma "amida em dobro", é a menos reativa.

EXERCÍCIO 20-2

Tente você

Onde você colocaria os compostos abaixo na sequência de reatividade do Exercício 20-1? (**Sugestão:** leve em conta os efeitos estéricos.)

$$(CH_3)_3COCOC(CH_3)_3 \qquad (CH_3)_3COCCl \qquad CH_3OCOCOCH_3$$

Carbonato de bis(1,1-dimetil-etila)   Cloroformato de 1,1-dimetil-etila   Dicarbonato de dimetila

Quanto maior for a ressonância, mais curta será a ligação C—L

A importância da ressonância pode ser observada diretamente nas estruturas dos derivados de ácidos carboxílicos. Na progressão de halogenetos de acila a ésteres e amidas, a ligação C—L torna-se progressivamente mais curta, devido ao aumento do caráter de ligação dupla (Tabela 20-1). O espectro de RMN de amidas mostra que a rotação em torno desta ligação torna-se restrita. A N,N-dimetilformamida, por exemplo, na temperatura normal tem *dois* singletos para os grupos metila porque a rotação em torno da ligação C—N é lenta na escala de tempo da RMN. As evidências apontam para um considerável entrosamento π entre o par de elétrons livres do nitrogênio e o carbono da carbonila, em consequência do aumento da importância da ressonância dipolar nas amidas. A barreira de rotação é de cerca de 21 kcal mol^{-1} (88 kJ mol^{-1}).

Rotação lenta na N,N-dimetilformamida

$E_a = 21$ kcal mol^{-1}

hibridado sp^2

Observe que estas observações não estão de acordo com a estrutura da amônia mostrada na Figura 1-20, Seção 1.8. A amônia (e as aminas simples, como veremos na Seção 21-2) tem geometria coerente com a hibridação sp^3 para reduzir a repulsão entre os pares de elétrons. Ao contrário, o par de elétrons livres do nitrogênio de uma amida fica em um orbital p para permitir o entrosamento π com o orbital p do átomo de carbono da carbonila. Em consequência, o átomo de nitrogênio da amida tem geometria trigonal plana e hibridação sp^2. A estabilização em razão do entrosamento π na forma planar suplanta a preferência normal pelo arranjo tetraédrico dos pares de elétrons. Veremos na Seção 26-4 que a planaridade do nitrogênio das amidas é o determinante mais importante da estrutura e, portanto, da função de peptídeos e proteínas.

EXERCÍCIO 20-3

O grupo metila produz dois singletos em $\delta = 2{,}02$ e $2{,}10$ ppm no espectro de ^{1}H-RMN da 1-acetil-2-fenil-hidrazina (na margem) obtido na temperatura normal. O espectro obtido em 100°C tem apenas um sinal nesta região. Explique.

$$CH_3CNHNHC_6H_5$$
1-acetil-2-fenil-hidrazina

A espectroscopia de infravermelho também reflete o efeito da ressonância em derivados de ácidos carboxílicos. A estrutura de ressonância dipolar enfraquece a ligação C=O e diminui a frequência de deformação axial da carbonila (Tabela 20-2). Os dados de IV dos ácidos carboxílicos mostrados na Seção 19-3 referem-se à forma dimérica comum, na qual a ligação hidrogênio reduz as deformações axiais das ligações O—H e C=O para cerca de 3.000 e 1.700 cm^{-1}, respectivamente. Uma técnica especial – deposição do vapor em uma temperatura muito baixa – permite o registro do espectro dos monômeros dos ácidos carboxílicos para comparação com o espectro dos derivados de ácido. O ácido acético monomérico tem a banda de $\tilde{\nu}_{C=O}$ em 1.780 cm^{-1},

Tabela 20-1 Comparação dos comprimentos da ligação C—L em RC(=O)–L com as distâncias R—L simples

L	Comprimento de ligação (Å) em R—L	Comprimento de ligação (Å) em RC(=O)–L
Cl	1,78	1,79 (mesmo valor)
OCH₃	1,43	1,36 (menor por 0,07 Å)
NH₂	1,47	1,36 (menor por 0,11 Å)

Tabela 20-2 Frequências de deformação axial da carbonila em derivados de ácidos carboxílicos

L	$\tilde{\nu}_{C=O}$ (cm⁻¹)	
Cl	1.790-1.815	
OC(=O)R	1.740-1.790	As duas bandas observadas correspondem às deformações axiais assimétrica e simétrica
	1.800-1.850	
OR	1.735-1.750	
NR′₂	1.650-1.690	

(Aumento de $\tilde{\nu}_{C=O}$)

comparável ao encontrado nos anidridos de ácidos carboxílicos, mais alta do que a dos ésteres e mais baixa do que a dos halogenetos, tudo coerente com o grau de deslocalização por ressonância nos ácidos carboxílicos.

Além das bandas de infravermelho dos grupos carbonila, as amidas mostram bandas provenientes da deformação axial das ligações N—H. Na região de 3.100 a 3.400 cm⁻¹, as amidas com duas ligações NH mostram duas bandas e as que têm uma única ligação NH, uma banda (veja a Seção 20-3).

Os sinais de ¹³C-RMN dos carbonos de carbonila dos derivados dos ácidos carboxílicos são menos sensíveis às diferenças de polaridade e são observados na região de 170 ppm.

Deslocamento químico na ¹³C-RMN do carbono da carbonila em derivados de ácidos carboxílicos

CH₃CCl	CH₃COCCH₃	CH₃COH	CH₃COCH₃	CH₃CNH₂
δ = 170,3	166,9	177,2	170,7	172,6 ppm

Como em outros compostos carbonilados, os espectros de massas dos derivados de ácidos carboxílicos mostram, tipicamente, picos de quebra α e de rearranjo de McLafferty.

EXERCÍCIO 20-4

O espectro de massas do pentanoato de metila (peso molecular = 116) mostra picos de fragmentação em *m/z* = 85, 74 e 57. Explique esses picos.

Os derivados de ácidos carboxílicos são básicos e ácidos

A importância da ressonância nos ácidos carboxílicos também pode ser vista por sua basicidade (protonação do oxigênio da carbonila) e sua acidez (formação de enolato). A protonação requer o uso de ácidos fortes, mas torna-se mais fácil quando a capacidade de doação de elétrons do grupo L aumenta. A protonação é importante nas reações de adição-eliminação nucleofílica catalisadas por ácido.

Protonação de um derivado de ácido carboxílico

$$R-\underset{L}{\overset{:O:}{C}} \xrightarrow{H^+} \left[R-\underset{L}{\overset{\overset{+}{O}-H}{C}} \leftrightarrow R-\underset{L}{\overset{:\ddot{O}-H}{\overset{|}{C^+}}} \leftrightarrow R-\underset{L^+}{\overset{:\ddot{O}-H}{C}} \right]$$

A contribuição relativamente forte desta forma de ressonância estabiliza a espécie protonada

EXERCÍCIO 20-5

O oxigênio do cloreto de acetila é muito menos básico do que o da acetamida. Explique usando estruturas de ressonância.

Pela mesma razão, a acidez do hidrogênio do carbono vizinho do grupo carbonila aumenta ao longo da série. A acidez de uma cetona está entre a de um cloreto de acila e a de um éster.

Comparação entre a acidez dos hidrogênios α de derivados de ácidos carboxílicos e os da acetona

$$\underset{\sim 30}{CH_3\overset{O}{\overset{\|}{C}}N(CH_3)_2} < \underset{\sim 25}{CH_3\overset{O}{\overset{\|}{C}}OCH_3} < \underset{\sim 20}{CH_3\overset{O}{\overset{\|}{C}}CH_3} < \underset{\sim 16}{CH_3\overset{O}{\overset{\|}{C}}Cl}$$

pK_a

EXERCÍCIO 20-6

Dê um exemplo de uma reação do Capítulo 19 que use a acidez relativa dos hidrogênios α dos halogenetos de acila.

EM RESUMO, a eletronegatividade relativamente alta e o tamanho de L em $R\overset{O}{\overset{\|}{C}}L$ determina a importância da ressonância com o par de elétrons livres e a reatividade relativa dos derivados de ácidos carboxílicos frente às reações de adição-eliminação nucleofílicas. Este efeito manifesta-se na estrutura e na espectroscopia destes compostos, bem como na acidez do hidrogênio α e na basicidade relativa do oxigênio da carbonila.

20-2 Química de halogenetos de acila

Os **halogenetos de acila**, $R\overset{O}{\overset{\|}{C}}X$, são nomeados segundo os *ácidos* alcanoicos de que derivam. Os halogenetos dos *ácidos* cicloalcano*carboxílicos* são chamados de **halogenetos de cicloalcanocarbonila**.

Os halogenetos de acila sofrem reações de adição-eliminação nucleofílica nas quais outros nucleófilos substituem o grupo de saída halogeneto. Esses compostos são tão reativos que a catálise não é normalmente necessária.

Reações de adição-eliminação de halogenetos de alcanoíla

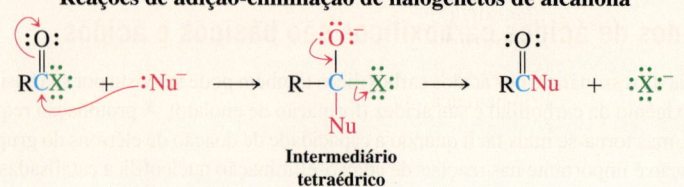

$$R-\underset{\ddot{X}:}{\overset{:\ddot{O}:}{C}} + :Nu^- \longrightarrow R-\underset{Nu}{\overset{:\ddot{O}:^-}{\underset{|}{\overset{|}{C}}-\ddot{X}:}} \longrightarrow R-\overset{:O:}{\overset{\|}{C}}Nu + :\ddot{X}:^-$$

Intermediário tetraédrico

Cloreto de acetila

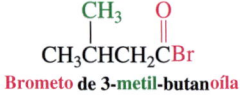

Brometo de 3-metil-butanoíla

Fluoreto de pentanoíla

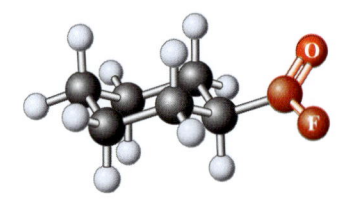

Fluoreto de ciclo-hexanocarbonila

Capítulo 20 Derivados de Ácidos Carboxílicos 931

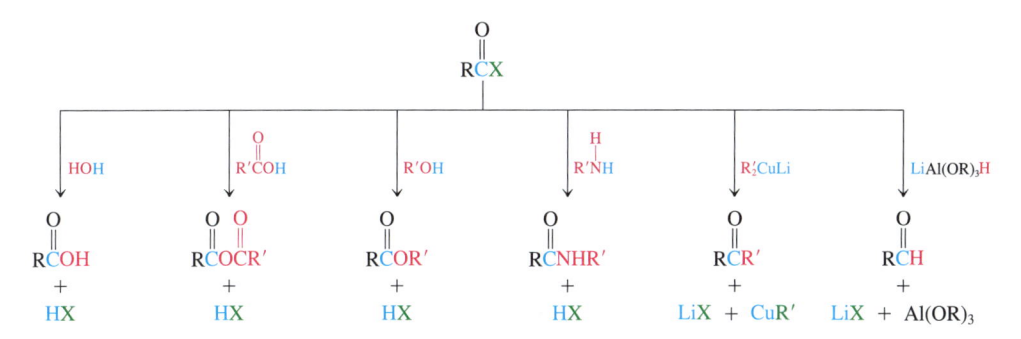

Figura 20-1 Reações de adição-eliminação nucleofílica de halogenetos de acila.

A Figura 20-1 lista vários reagentes nucleofílicos e os produtos correspondentes. Esta reatividade variada torna os halogenetos de acila intermediários úteis em sínteses.

Veremos cada uma destas transformações (exceto a formação de anidridos que foi discutida na Seção 19-8). Os exemplos se restringem aos cloretos de acila, que são mais fáceis de manipular, mas estas transformações se aplicam, em geral, aos outros halogenetos de acila.

Hidrólise de cloretos de acila a ácidos carboxílicos

Os cloretos de acila reagem com água, com frequência violentamente, para formar ácidos carboxílicos e cloreto de hidrogênio. Esta transformação é um exemplo simples de adição-eliminação e é representativa das reações dessa classe de compostos.

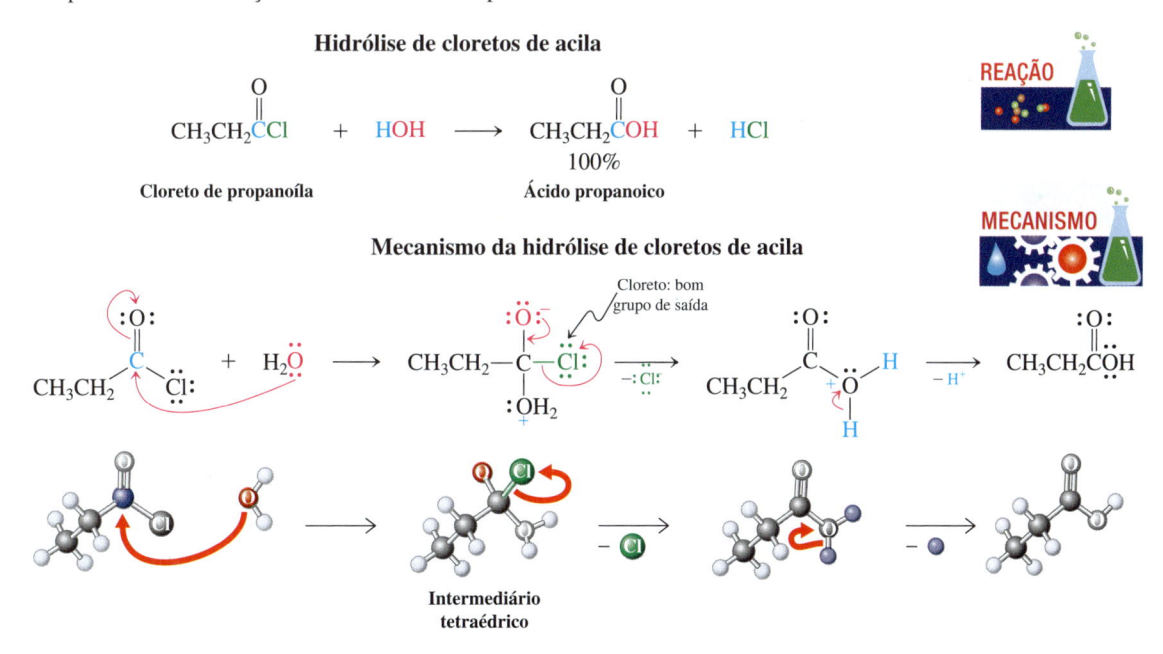

Hidrólise de cloretos de acila

$$CH_3CH_2CCl + HOH \longrightarrow CH_3CH_2COH + HCl$$

Cloreto de propanoíla → Ácido propanoico (100%)

Mecanismo da hidrólise de cloretos de acila

Cloreto: bom grupo de saída

Intermediário tetraédrico

Os álcoois convertem os cloretos de acila em ésteres

A reação análoga dos cloretos de acila com os álcoois é um método muito eficiente de produção de ésteres. Costuma-se adicionar aos reagentes bases como hidróxidos de um metal alcalino, piridina ou aminas terciárias para neutralizar o HCl que se forma. Como os cloretos de acila são facilmente obtidos a partir de ácidos carboxílicos (Seção 19-8), a sequência RCOOH → RCOCl → RCOOR′ é um bom método de esterificação. Em condições neutras ou básicas, esta metodologia evita o problema do equilíbrio na reação de formação de ésteres catalisadas por ácido (Esterificação de Fischer, Seção 19-9).

Síntese de ésteres a partir de ácidos carboxílicos via cloretos de acila

$$RCOOH \xrightarrow[-HCl]{SOCl_2} RCOCl \xrightarrow[-HCl]{R'OH, \text{ base}} RCOOR'$$

$$CH_3COCl + HOCH_2CH_2CH_3 \xrightarrow[\text{(veja o Problema 35)}]{N(CH_2CH_3)_3} CH_3COOCH_2CH_3CH_3 + H\overset{+}{N}(CH_2CH_3)_3 \; Cl^-$$
Cloreto de acetila   1-Propanol   Acetato de propila (75%)   Cloreto de trietilamônio

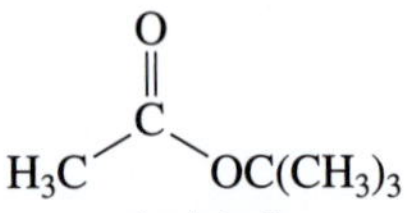

$$H_3C-\underset{O}{\overset{\parallel}{C}}-OC(CH_3)_3$$
Acetato de 1,1-dimetil-etila (acetato de *terc*-butila)

EXERCÍCIO 20-7

Você aprendeu que o 2-metil-2-propanol (álcool *terc*-butílico) sofre desidratação na presença de ácido (Seção 9-2). Sugira uma síntese do acetato de 1,1-dimetil-etila (acetato de *terc*-butila, na margem) a partir do ácido acético. Evite condições que poderiam levar à desidratação do álcool.

As aminas convertem os cloretos de acila em amidas

As aminas secundárias e primárias, bem como a amônia, convertem os cloretos de acila em amidas. Como se pode ver no primeiro exemplo abaixo, uma solução de amônia em água funciona bem na síntese de amidas simples. O NH_3 é um nucleófilo muito mais forte do que a água e tem preferência na reação com o derivado carbonilado. Como na formação de ésteres, o HCl que se forma é neutralizado pela adição de base (que pode ser excesso da amina).

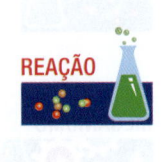

Amidas a partir de halogenetos de acila

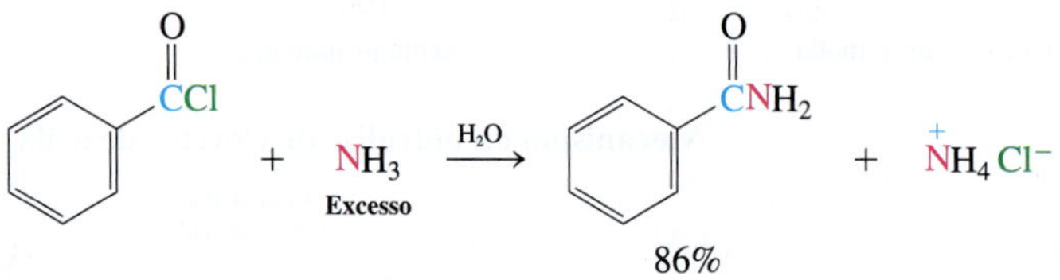

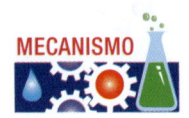

$$C_6H_5COCl + NH_3 \text{ (Excesso)} \xrightarrow{H_2O} C_6H_5CONH_2 + \overset{+}{N}H_4 \; Cl^-$$
Cloreto de benzoíla   Benzamida (86%)

$$CH_2=CHCOCl + 2\; CH_3NH_2 \xrightarrow[5°C]{\text{Benzeno}} CH_2=CHCONHCH_3 + CH_3\overset{+}{N}H_3 \; Cl^-$$
Cloreto de propenoíla   *N*-metil-propenamida (68%)

O mecanismo desta transformação é, também, adição-eliminação que se inicia pelo ataque do nitrogênio nucleofílico da amina ao carbono da carbonila.

Mecanismo de formação de amida a partir de cloretos de acila

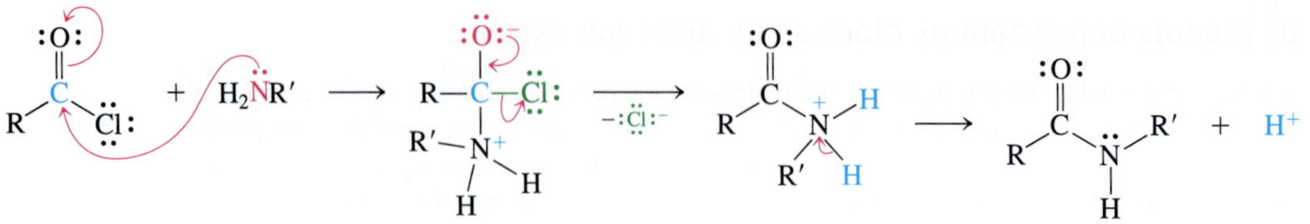

$$R-\underset{Cl}{\overset{O}{\overset{\parallel}{C}}} + H_2\overset{..}{N}R' \longrightarrow R-\underset{\underset{H}{\overset{|}{\overset{+}{N}}-H}}{\overset{\overset{..}{O}:^-}{\overset{|}{C}}}-\overset{..}{\underset{..}{Cl}}: \longrightarrow R-\underset{\underset{H}{\overset{|}{N}\overset{+}{-}H}}{\overset{O:}{\overset{\parallel}{C}}} \longrightarrow R-\underset{\overset{|}{\underset{H}{N}-R'}}{\overset{:O:}{\overset{\parallel}{C}}} + H^+$$

Intermediário tetraédrico

Observe que, na última etapa, o nitrogênio tem de eliminar um próton para dar a amida. Em consequência, as aminas terciárias (que não têm hidrogênios ligados ao nitrogênio) não podem formar amidas. Em vez disto, elas convertem os halogenetos de acila em sais de acil-amônio. Nestas espécies, o nitrogênio não tem um par de elétrons livres para estabilizar a função carbonila por ressonância. Ao contrário, a carga positiva ativa o carbono da carbonila para o ataque nucleofílico. Em consequência, os sais de acil-amônio têm reatividade semelhante à dos halogenetos de acila. Uma consequência útil deste comportamento é que a acilação de outras funções pode ser feita na presença de substituintes amino terciários.

Acetilação de um *terc*-amino-álcool

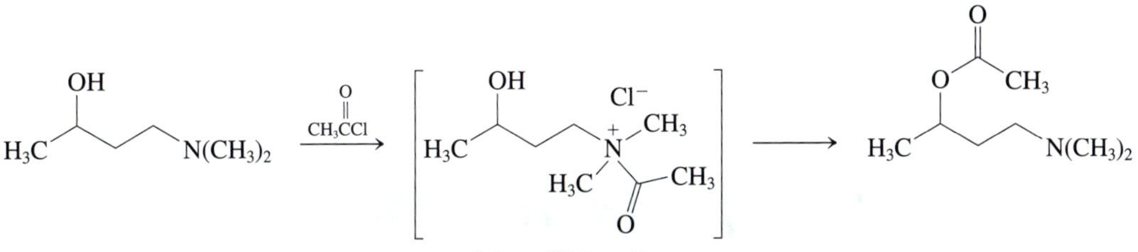

[Reaction scheme showing a tertiary amino alcohol reacting with CH₃CCl (acetyl chloride) to form a reactive intermediate acyl-ammonium salt, which then gives the acetylated product.]

Intermediário reativo
sal de acil-amônio

EXERCÍCIO 20-8

Algumas preparações de amidas a partir de halogenetos de acila requerem aminas primárias ou secundárias, muito caras para serem usadas como base para neutralizar o halogeneto de hidrogênio. Sugira uma solução para este problema.

Os reagentes organometálicos convertem os cloretos de acila em cetonas

Os reagentes organometálicos (RLi e RMgX) atacam o grupo carbonila de cloretos de acila para produzir as cetonas correspondentes. Essas cetonas, no entanto, são atacadas por reagentes relativamente não seletivos como os organolítios (RLi) e os reagentes de Grignard (RMgX) para dar álcoois (veja a Seção 8-8). A melhor maneira de obter as cetonas é usar os diorganocupratos (Seção 18-10), que são muito mais seletivos do que RLi ou RMgX e não reagem com as cetonas produzidas.

Formação de uma cetona a partir de um halogeneto de acila

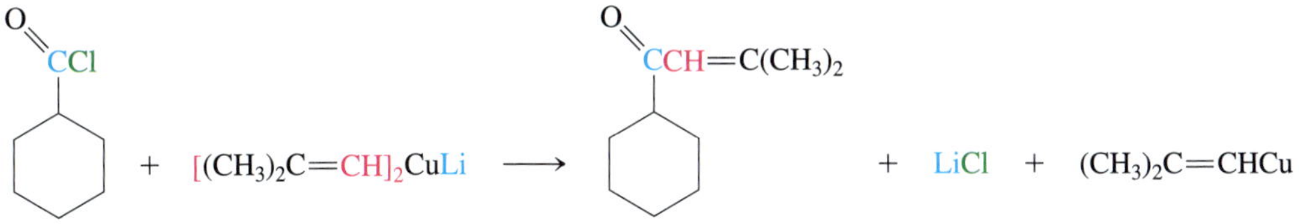

Cyclohexyl-COCl + [(CH₃)₂C=CH]₂CuLi ⟶ Cyclohexyl-COCH=C(CH₃)₂ + LiCl + (CH₃)₂C=CHCu

70%

A redução de cloretos de acila dá aldeídos

É possível converter os cloretos de acila em aldeídos por redução com hidretos. Nesta trasformação, ocorre também um problema de seletividade. O boro-hidreto de sódio e o hidreto de alumínio e lítio convertem os aldeídos em álcoois. Para impedir isto, costuma-se modificar o LiAlH₄ fazendo que ele reaja primeiramente com três moléculas de 2-metil-2-propanol (álcool *terc*-butílico, veja a Seção 8-6). Este tratamento neutraliza três dos quatro hidretos reativos, deixando um hidreto que é nucleofílico o suficiente para atacar o cloreto de alcanoíla, mas não o aldeído.

Redução com hidreto de alumínio e lítio modificado

Preparação do reagente

LiAlH₄ + 3 (CH₃)₃COH ⟶ LiAl[OC(CH₃)₃]₃H + 3 H—H

Hidreto de tri(*terc*-butóxi)-alumínio
e lítio

Redução

$$\underset{\text{R}}{\overset{\text{O}}{\overset{\|}{\text{C}}}}\text{Cl} + \text{LiAl[OC(CH}_3)_3]_3\text{H} \xrightarrow[\text{2. H}^+, \text{H}_2\text{O}]{\text{1. Éter como solvente}} \underset{\text{R}}{\overset{\text{O}}{\overset{\|}{\text{C}}}}\text{H} + \text{LiCl} + \text{Al[OC(CH}_3)_3]_3$$

Redução de um halogeneto de acila a um aldeído

$$\underset{\text{Cloreto de 2-butenoíla}}{\text{CH}_3\text{CH}=\text{CH}\overset{\text{O}}{\overset{\|}{\text{C}}}\text{Cl}} \xrightarrow[\text{2. H}^+, \text{H}_2\text{O}]{\text{1. LiAl[OC(CH}_3)_3]_3\text{H, (CH}_3\text{OCH}_2\text{CH}_2)_2\text{O, }-78°\text{C}} \underset{\underset{\text{2-Butenal}}{48\%}}{\text{CH}_3\text{CH}=\text{CH}\overset{\text{O}}{\overset{\|}{\text{C}}}\text{H}}$$

EXERCÍCIO 20-9

Prepare os seguintes compostos a partir do cloreto de butanoíla.

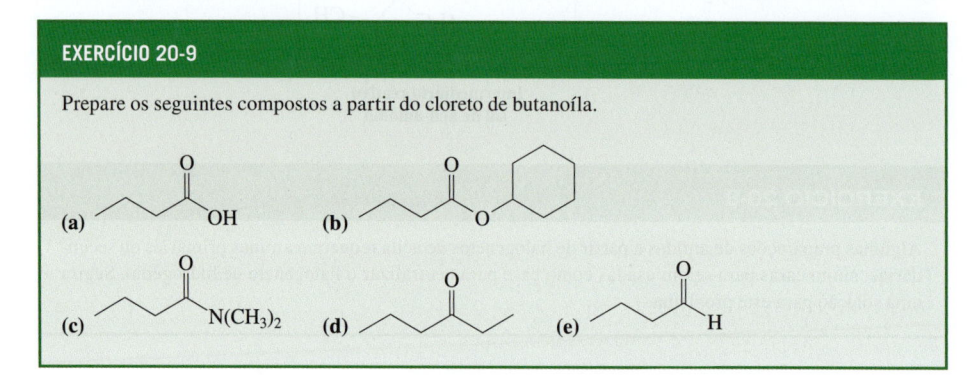

(a) ácido butanoico (—COOH)
(b) butanoato de ciclo-hexila
(c) N,N-dimetilbutanamida
(d) 3-hexanona
(e) butanal

FM RESUMO, os cloretos de acila são atacados por vários nucleófilos. A reação leva a outros derivados de ácido carboxílico, a cetonas e a aldeídos via adição-eliminação. A reatividade dos cloretos de acila torna-os úteis em sínteses que envolvem a formação de outros compostos carbonilados.

20-3 A reatividade dos anidridos

Os anidridos de ácidos carboxílicos (ou simplesmente anidridos), $\text{R}\overset{\text{O}}{\overset{\|}{\text{C}}}\text{O}\overset{\text{O}}{\overset{\|}{\text{C}}}\text{R}$, são nomeados substituindo-se a palavra *ácido* por *anidrido* no nome do ácido carboxílico (ou nomes, no caso de anidridos mistos). A regra também se aplica aos derivados cíclicos.

Anidrido 1,2-benzeno-dicarboxílico
(anidrido ftálico)

Anidrido acético-propanoico
$\text{CH}_3\overset{\text{O}}{\overset{\|}{\text{C}}}\text{O}\overset{\text{O}}{\overset{\|}{\text{C}}}\text{CH}_2\text{CH}_3$
(um anidrido misto)

Anidrido acético
$\text{CH}_3\overset{\text{O}}{\overset{\|}{\text{C}}}\text{O}\overset{\text{O}}{\overset{\|}{\text{C}}}\text{CH}_3$

Anidrido 2-butenodioico
(anidrido maleico)

Anidrido pentanodioico
(anidrido glutárico)

As reações de anidridos com nucleófilos, apesar de menos vigorosas, são análogas às que vimos para os halogenetos de acila. O grupo de saída é o íon carboxilato no lugar do íon halogeneto.

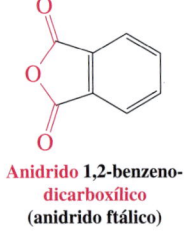

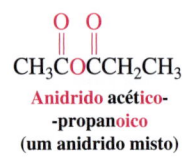

Adição-eliminação nucleofílica de anidridos

$$RC(=O)-O-CR(=O) + :NuH \longrightarrow \text{Intermediário tetraédrico} \longrightarrow RC(=O)-Nu-H^+ + {}^-:OCR(=O) \longrightarrow RCNu(=O) + HOCR(=O)$$

Íon carboxilato: bom grupo de saída

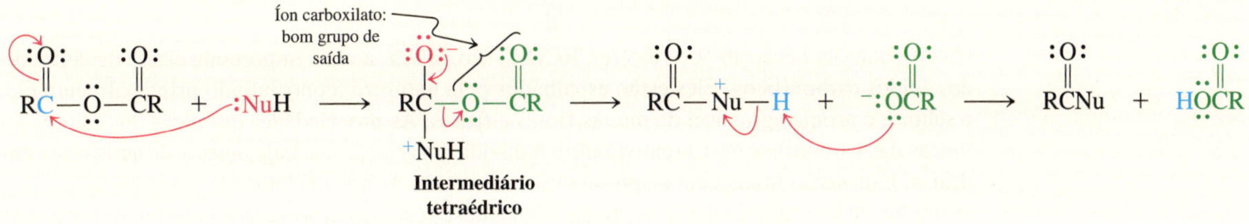

Reações típicas de anidridos

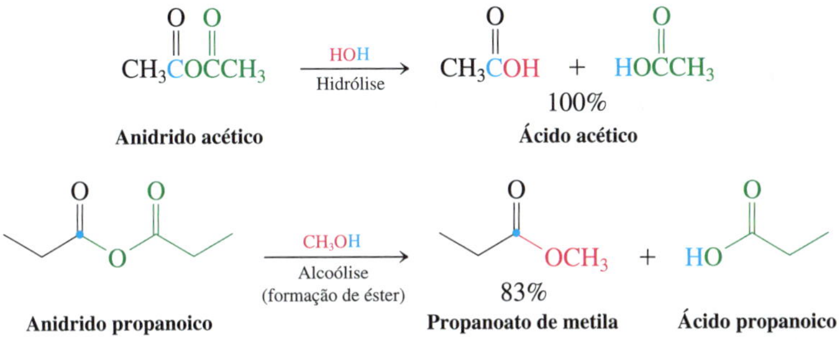

$$CH_3\overset{O}{\underset{\|}{C}}O\overset{O}{\underset{\|}{C}}CH_3 \xrightarrow[\text{Hidrólise}]{HOH} CH_3\overset{O}{\underset{\|}{C}}OH + HO\overset{O}{\underset{\|}{C}}CH_3$$

Anidrido acético   100%   Ácido acético

Anidrido propanoico $\xrightarrow[\text{(formação de éster)}]{CH_3OH \text{ Alcoólise}}$ Propanoato de metila (83%) + Ácido propanoico

Nas reações de adição-eliminação, exceto na hidrólise, o ácido carboxílico, obtido como produto lateral, não tem interesse e é removido pelo tratamento com uma solução de base diluída. Nos anidridos cíclicos, as reações levam à abertura do anel.

Abertura nucleofílica de anidridos cíclicos

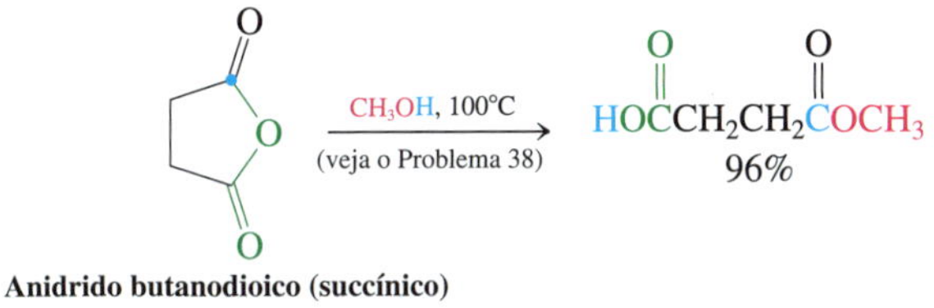

Anidrido butanodioico (succínico) $\xrightarrow[\text{(veja o Problema 38)}]{CH_3OH, \, 100°C}$ $HOCCH_2CH_2COCH_3$ (96%)

EXERCÍCIO 20-10

O tratamento do anidrido butanodioico (succínico) com amônia em temperaturas elevadas leva a um composto de fórmula $C_4H_5NO_2$. Qual é sua estrutura? (**Sugestão:** consulte a Seção 19-10.)

EXERCÍCIO 20-11

Formule um mecanismo para a reação do anidrido acético com o metanol na presença de ácido sulfúrico.

Apesar da química de anidridos carboxílicos ser muito semelhante à dos halogenetos de acila, os anidridos têm algumas vantagens práticas. Os halogenetos de acila são tão reativos que dificilmente podem ser estocados por muito tempo sem que ocorra hidrólise pela reação com a umidade do ar. Como resultado, os químicos normalmente preparam os halogenetos de acila imediatamente antes do uso. Os anidridos reagem com os nucleófilos com mais dificuldade e são mais estáveis. Vários deles (incluindo todos os exemplos desta seção) são disponíveis comercialmente. Isto faz os anidridos carboxílicos serem preferidos na preparação de muitos derivados de ácidos carboxílicos.

EM RESUMO, como os halogenetos de acila, os anidridos reagem com os nucleófilos. O grupo de saída, porém, é um íon carboxilato. Os anidridos cíclicos dão derivados de ácidos dicarboxílicos.

20-4 A química dos ésteres

Como vimos na Seção 19-9, os ésteres, $\overset{\overset{O}{\|}}{RCOR'}$, são, talvez, a mais importante classe de derivados dos ácidos carboxílicos. Eles estão espalhados pela natureza, contribuindo principalmente para o sabor e o aroma agradável de muitas flores e frutas. As propriedades químicas dos ésteres são típicas das carbonilas, mas a reatividade é reduzida em relação aos halogenetos de acila e aos anidridos. Esta seção inicia com a apresentação das regras de nomenclatura dos ésteres, com vários exemplos de substâncias naturais. Segue com a descrição das propriedades químicas dos ésteres com ênfase nas reações com nucleófilos.

Os ésteres são alcanoatos de alquila

Os ésteres são nomeados como alcanoatos de alquila. O grupo éster, $-\overset{\overset{O}{\|}}{C}OR$, como um substituinte é chamado de **alcoxicarbonila**. Os ésteres cíclicos são conhecidos como **lactonas** (o nome comum, Seção 19-9). O nome sistemático, porém, é **oxa-2-ciclo-alcanona** (Seção 25-1). O nome comum é precedido pelos indicadores da posição de ligação, α, β, γ, δ, etc., e depende do tamanho do anel.

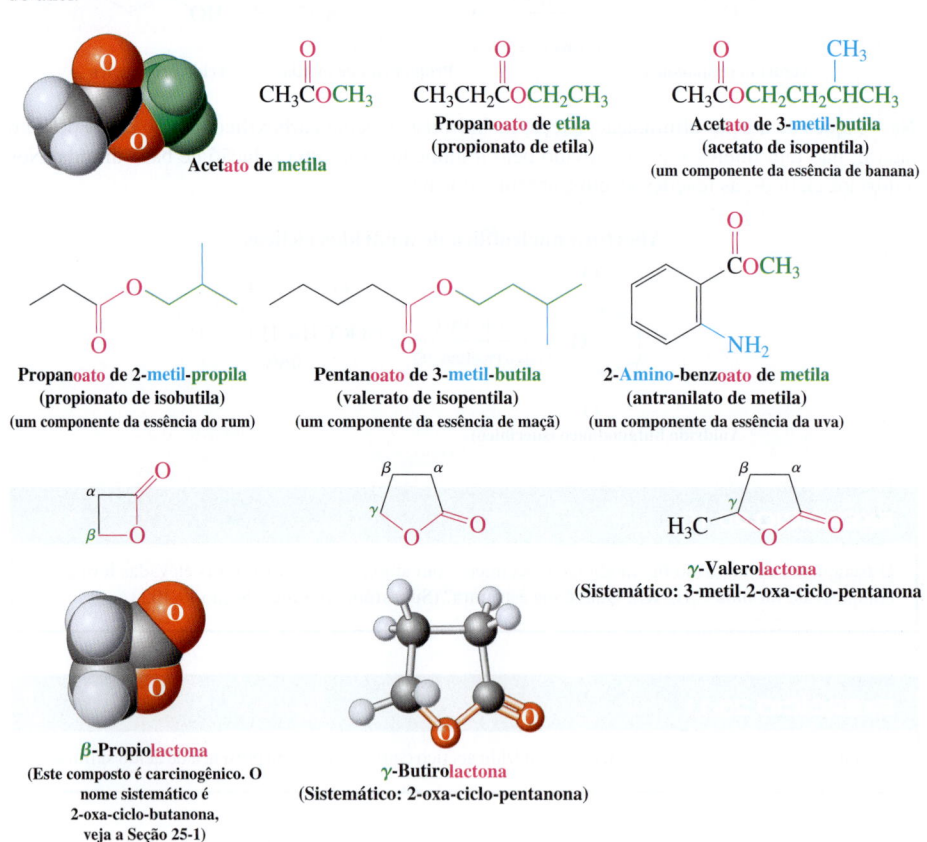

$CH_3\overset{\overset{O}{\|}}{C}OCH_3$
Acetato de **metil**a

$CH_3CH_2\overset{\overset{O}{\|}}{C}OCH_2CH_3$
Propanoato de **etil**a
(propionato de etila)

$CH_3\overset{\overset{O}{\|}}{C}OCH_2CH_2\overset{CH_3}{C}HCH_3$
Acetato de 3-**metil**-**butil**a
(acetato de isopentila)
(um componente da essência de banana)

Propanoato de 2-**metil**-**propil**a
(propionato de isobutila)
(um componente da essência do rum)

Pentanoato de 3-**metil**-**butil**a
(valerato de isopentila)
(um componente da essência de maçã)

2-**A**mino-**benz**oato de **metil**a
(antranilato de metila)
(um componente da essência da uva)

β-**Propiol**actona
(Este composto é carcinogênico. O nome sistemático é 2-oxa-ciclo-butanona, veja a Seção 25-1)

γ-**Butirol**actona
(Sistemático: 2-oxa-ciclo-pentanona)

γ-**Valerol**actona
(Sistemático: 3-metil-2-oxa-ciclo-pentanona)

Lactonas: Ésteres cíclicos

Acetato de (Z)-7-dodecenila

Além de serem encontrados em plantas, os ésteres também têm papel biológico importante nos animais. Vimos, na Seção 12-17, muitos exemplos de ésteres que funcionam como feromônios de insetos. Talvez o exemplo mais estranho destes ésteres seja o acetato de (Z)-7-dodecenila, um dos componentes dos feromônios de muitas espécies de traças. Descobriu-se, recentemente, que este mesmo composto é o feromônio de acasalamento dos elefantes (Quem disse que a natureza não tem senso de humor?). Descreveremos, na Seção 20-5, algumas funções biológicas mais convencionais dos ésteres.

As lactonas (ésteres cíclicos) também são bem distribuídas na natureza. A facilidade de obtenção da γ-valerolactona a partir de fontes renováveis de plantas levou-a a ser considerada seriamente como um biocombustível "verde" em potencial. O Problema 46(d) descreve isso em detalhes.

EXERCÍCIO 20-12

Dê nomes aos seguintes ésteres.

(a) 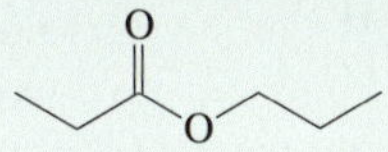 [estrutura: CH₃CH₂C(=O)O-CH₂CH₂CH₃]   (b) CH₃OCCH₂CH₂COCH₃ (com duas C=O)   (c) CH₂=CHCO₂CH₃

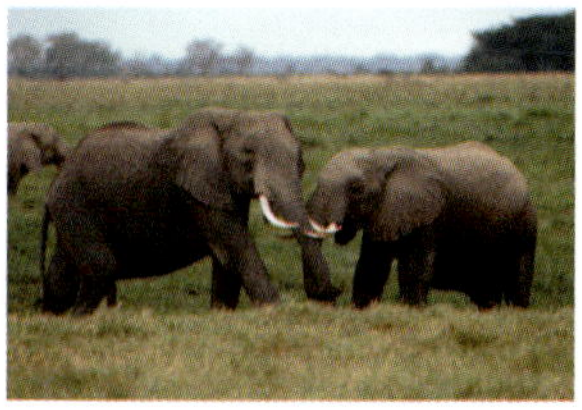

Um casal de elefantes, que não se importa com o fato de que eles se atraem usando o mesmo éster feromônio das traças.

Na indústria, os ésteres de baixo peso molecular, como o acetato de etila (p.e. 77°C) e o acetato de butila (p.e. 127°C), são usados como solventes. O butanoato de butila, por exemplo, substituiu o tricloroetano, que ataca a camada de ozônio, como solvente de limpeza na manufatura de componentes eletrônicos como os *chips* de computadores. Os ésteres de peso molecular mais elevado e baixa volatilidade são usados como aditivos para aumentar a flexibilidade de polímeros (plastificantes, veja a Seção 12-15) usados em tubos flexíveis (por exemplo, tubos de Tygon) e canos de borracha e em tapeçaria.

Os ésteres se hidrolisam a ácidos carboxílicos – o problema do grupo de saída

Os ésteres sofrem substituição nucleofílica por adição-eliminação, embora a reatividade seja reduzida em relação aos halogenetos de acila e anidridos. Assim, catalisadores ácidos ou básicos tornam-se frequentemente necessários. Os ésteres, por exemplo, transformam-se em ácidos carboxílicos e álcoois na presença de excesso de água e ácido forte, mas a reação requer aquecimento para alcançar uma velocidade razoável. O mecanismo desta transformação é o inverso da esterificação catalisada por ácidos (Seção 19-9). Como na esterificação, o ácido tem dois propósitos: ele protona o oxigênio da carbonila para tornar o éster mais reativo para o ataque nucleofílico e protona o oxigênio do grupo alcóxido do intermediário tetraédrico para torná-lo um grupo de saída melhor.

EXERCÍCIO 20-13

Trabalhando com os conceitos: hidrólise do éster em ácidos

Proponha um mecanismo para a hidrólise catalisada por ácido da γ-butirolactona.

Estratégia

Encontre a estrutura da γ-butirolactona (na página anterior). Encontre o meanismo geral de adição-eliminação em condições ácidas (Seção 19-7). Use a γ-butirolactona como ponto de partida naquele mecanismo e desenvolva a solução.

Solução

- Etapa por etapa: Comece com a protonação do oxigênio da carbonila

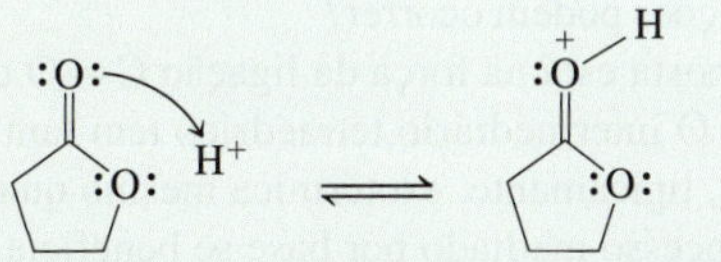

- Continue com a adição-eliminação. O nucleófilo é a água. Use a protonação para fazer o oxigênio *do anel* tornar-se um bom grupo de saída. Quebre, no intermediário tetraédrico, a ligação entre o carbono da antiga carbonila e o oxigênio do anel.

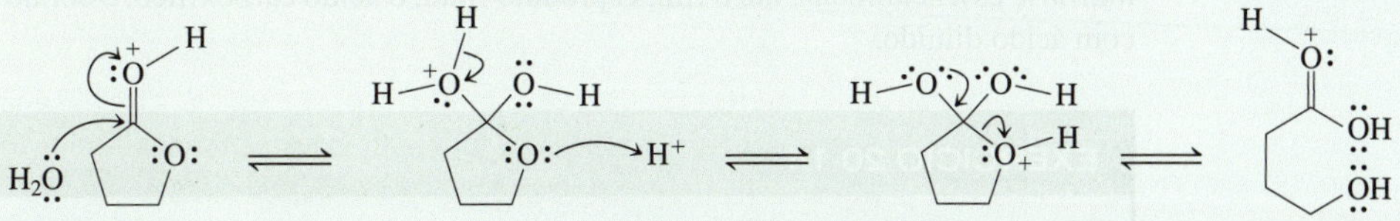

- Desprotone o oxigênio da carbonila. O mecanismo está completo. Você tem o produto.

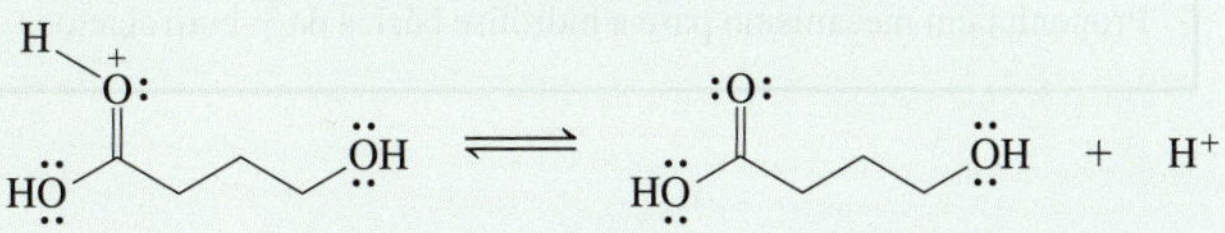

As *bases* fortes também promovem a hidrólise de ésteres por adição-eliminação (Seções 19-7 e 20-1). A base (B) converte a água, um nucleófilo fraco, em um íon hidróxido que tem carga negativa e é um nucleófilo melhor.

$$B{:}^- + H{-}OH \longrightarrow {^-}{:}OH + B{-}H$$

A hidrólise de ésteres é obtida, com frequência, usando-se como base o íon hidróxido em quantidades no mínimo estequiométricas.

Exemplo de hidrólise de éster com base diluída em água

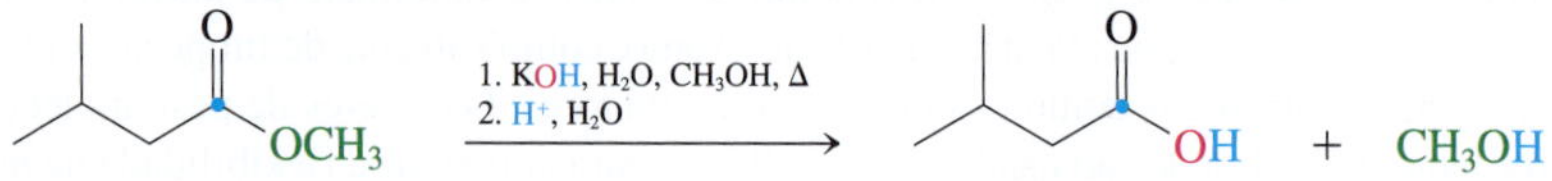

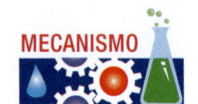

3-Metil-butanoato de metila →(1. KOH, H₂O, CH₃OH, Δ; 2. H⁺, H₂O)→ Ácido 3-metil-butanoico (100%) + CH₃OH

Mecanismo da hidrólise de éster mediada por base

Etapa 1. Adição-eliminação

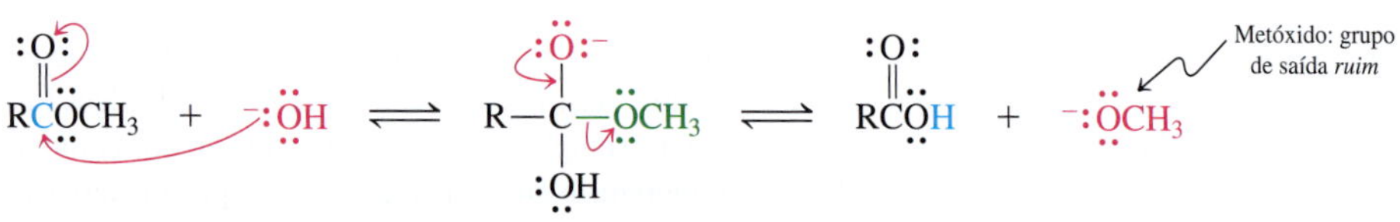

$$RCOCH_3 + {^-}{:}OH \rightleftharpoons R{-}\underset{:OH}{\overset{:O:^-}{C}}{-}OCH_3 \rightleftharpoons RCOH + {^-}{:}OCH_3$$

Intermediário tetraédrico

Metóxido: grupo de saída *ruim*

Etapa 2. Desprotonação

$$RCO{-}H + {^-}{:}OCH_3 \longrightarrow RCO{:}^- + HOCH_3$$

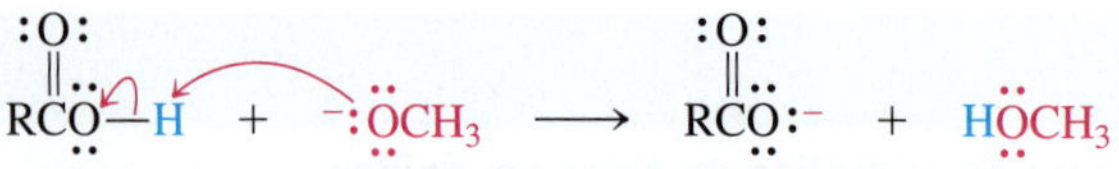

Ácido carboxílico | Metóxido (base mais forte) | Íon carboxilato

A reação ácido-base favorável da etapa 2 altera o equilíbrio da etapa 1

A hidrólise em meio básico (saponificação, veja a Seção 19-13) difere da versão catalisada por ácido de várias maneiras. Veja primeiro a adição-eliminação (etapa 1): o intermediário tetraédrico pode voltar ao material de partida por eliminação de hidróxido ou pode ir até o produto por expulsão de metóxido. Em ambos os casos, o processo exige a perda de um *grupo de saída ruim*. Hidróxido e metóxido são bases fortes e, portanto, *grupos de saída ruins* (Seção 6-7). Como essas transformações podem ocorrer?

A resposta está na força da ligação C═O e na estabilidade associada aos compostos carbonilados. O intermediário tetraédrico tem tanta energia que sua conversão em composto carbonilado é, tipicamente, exotérmica mesmo quando um grupo de saída ruim é expelido. Além disto, o processo mediado por base se beneficia da reação ácido-base muito favorável da etapa 2: a base forte metóxido, tendo sido liberada na etapa de adição-eliminação, desprotona rapidamente o ácido para dar o íon carboxilato. Esta etapa é muito favorável e leva a sequência de hidrólise essencialmente até o fim. O produto final, o ácido carboxílico, é obtido por tratamento com ácido diluído.

EXERCÍCIO 20-14

Tente você

Proponha um mecanismo para a hidrólise básica da γ-butirolactona.

Ocorre transesterificação com álcoois

A reação dos ésteres com álcoois sofre catálise ácida ou básica. A transformação é conhecida como **transesterificação**. Ela permite a conversão direta de um éster em outro sem a produção do ácido livre. Assim como a esterificação, a transesterificação é uma reação reversível. O equilíbrio é deslocado com o uso de um largo excesso do álcool, empregado, algumas vezes, como solvente da reação.

Transesterificação

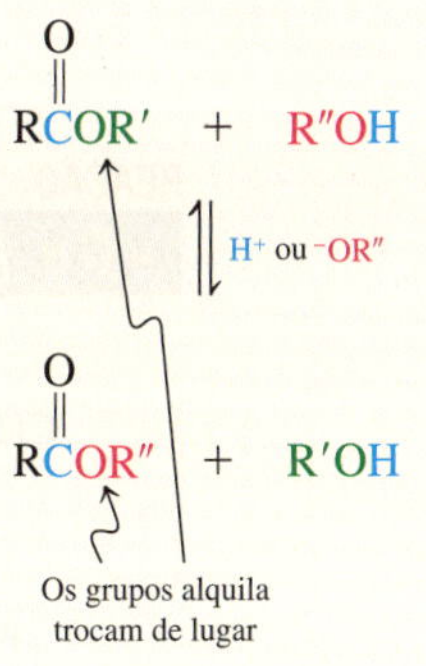

$$RCOR' + R''OH \xrightleftharpoons[]{H^+ \text{ ou } ^-OR''} RCOR'' + R'OH$$

Os grupos alquila trocam de lugar

Conversão de um éster de etila em um éster de metila

$$C_{17}H_{35}COCH_2CH_3 + CH_3OH \xrightarrow{H^+ \text{ ou } ^-OCH_3} C_{17}H_{35}COCH_3 + CH_3CH_2OH$$

Octadecanoato de etila   Metanol (solvente)   Octadecanoato de metila (90%)

Conversão de uma lactona em éster de cadeia aberta

Conversão de uma lactona em éster de cadeia aberta

γ-Butirolactona + Br–CH₂CH₂CH₂–OH $\xrightarrow{H^+}$ HO–(CH₂)₃–C(=O)–O–CH₂CH₂CH₂–Br (80%)

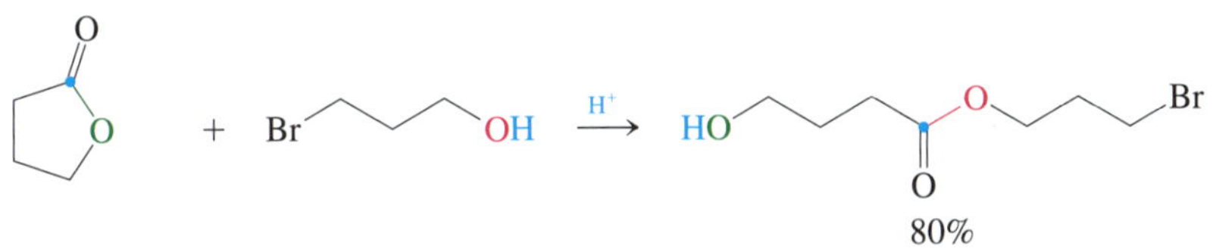

γ-Butirolactona   3-Bromo-propanol   4-Hidróxi-butanoato de 3-bromo-propila

Os mecanismos de transesterificação em meio ácido ou básico são semelhantes ao da hidrólise de ésteres a ácidos carboxílicos. Assim, a transesterificação começa com a protonação do oxigênio da carbonila, seguida pelo ataque nucleofílico do álcool ao carbono da carbonila. Em condições básicas, o álcool é primeiramente desprotonado e o íon alcóxido resultante se adiciona à carbonila do éster.

EXERCÍCIO 20-15

Proponha mecanismos para a transesterificação ácida e básica da γ-butirolactona com o 3-bromo-1--propanol.

As aminas transformam ésteres em amidas

As aminas são mais nucleofílicas do que os álcoois e transformam os ésteres em amidas. Não é necessário usar catalisadores, porém é preciso temperatura alta.

Formação de amidas a partir de ésteres de metila

$$RCOCH_3 + R'NH_2 \xrightarrow{\Delta} RCNHR' + CH_3OH$$

Conversão não catalisada de um éster em amida

$$CH_3(CH_2)_7CH=CH(CH_2)_7COCH_3 + CH_3(CH_2)_{11}NH_2 \xrightarrow[\text{(veja o Problema 43)}]{230°C}$$

9-Octadecenoato de metila   1-Dodecanamina

$$CH_3(CH_2)_7CH=CH(CH_2)_7CNH(CH_2)_{11}CH_3 + CH_3OH$$

69%
N-Dodecil-9-octadecenamida

Os reagentes de Grignard convertem os ésteres em álcoois

Os ésteres convertem-se em álcoois pelo uso de *dois* equivalentes de reagente de Grignard. Os ésteres comuns são transformados desta maneira em álcoois terciários e os formatos em álcoois secundários.

REAÇÃO

Álcoois a partir de ésteres e reagentes de Grignard

$$CH_3CH_2\overset{O}{\overset{\|}{C}}OCH_2CH_3 + 2\ CH_3CH_2CH_2MgBr \xrightarrow[-CH_3CH_2OH]{\text{1. }(CH_3CH_2)_2O\ \ \text{2. }H^+,\ H_2O} CH_3CH_2\overset{OH}{\underset{CH_2CH_2CH_3}{\overset{|}{\underset{|}{C}}}}CH_2CH_3$$

Propanoato de etila   Brometo de propilmagnésio   69% 4-Etil-4-heptanol

Dois grupos alquila derivados do reagente de Grignard

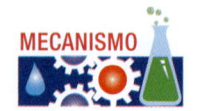

$$H\overset{O}{\overset{\|}{C}}OCH_3 + 2\ CH_3CH_2CH_2CH_2MgBr \xrightarrow[-CH_3OH]{\text{1. }(CH_3CH_2)_2O\ \ \text{2. }H^+,\ H_2O} H\overset{OH}{\underset{CH_2CH_2CH_2CH_3}{\overset{|}{\underset{|}{C}}}}CH_2CH_2CH_3$$

Formato de metila   Brometo de butilmagnésio   85% 5-Nonanol

A reação começa com a adição do reagente organometálico à carbonila, que leva ao sal de magnésio de um hemiacetal (Seção 17-7). Na temperatura normal, a eliminação rápida produz uma cetona (ou o aldeído, no caso de formatos) como intermediário. A carbonila do intermediário sofre a adição imediata de outro equivalente do reagente de Grignard (lembre-se da Seção 8-8). O tratamento subsequente com ácido diluído em água leva ao álcool.

MECANISMO

Mecanismo da síntese de álcoois a partir de ésteres e reagentes de Grignard

$$\underset{\text{Éster}}{R-\overset{:\ddot{O}:}{\overset{\|}{C}}-OCH_3} + R'-MgBr \longrightarrow \underset{\text{Intermediário tetraédrico}}{R-\overset{O-MgBr}{\underset{R'}{\overset{|}{\underset{|}{C}}}}-OCH_3} \xrightarrow[-CH_3OMgBr]{\text{Rápido}}$$

$$\underset{\substack{\text{Cetona}\\\text{(a reação não pode ser}\\\text{interrompida nesta etapa)}}}{R-\overset{:\ddot{O}:}{\overset{\|}{C}}-R'} \xrightarrow[\text{Rápido}]{R'-MgBr} \underset{\text{Alcóxido}}{R-\overset{OMgBr}{\underset{R'}{\overset{|}{\underset{|}{C}}}}-R'} \xrightarrow{H^+,\ H_2O} \underset{\substack{\text{Álcool}\\\text{(produto final)}}}{R-\overset{OH}{\underset{R'}{\overset{|}{\underset{|}{C}}}}-R'}$$

$$\underset{\text{Benzoato de metila}}{C_6H_5\overset{O}{\overset{\|}{C}}OCH_3}$$

EXERCÍCIO 20-16

Proponha uma síntese do trifenilmetanol, $(C_6H_5)_3COH$, a partir de benzoato de metila (na margem) e bromobenzeno.

Os hidretos reduzem os ésteres a álcoois ou aldeídos

A redução de ésteres a álcoois com $LiAlH_4$ requer meio equivalente do hidreto, porque somente dois hidrogênios são necessários por cada equivalente de éster.

Redução de um éster a álcool

$$\text{cyclopentyl-NCH(CH}_3\text{)COCH}_2\text{CH}_3 \xrightarrow[{-CH_3CH_2OH}]{\text{1. LiAlH}_4 \text{ (0,5 equivalentes), (CH}_3\text{CH}_2)_2\text{O}; \text{ 2. H}^+, \text{H}_2\text{O}} \text{cyclopentyl-NCH(CH}_3\text{)CH}_2\text{OH}$$
90%

Agentes redutores mais brandos permitem que a reação pare no estágio do aldeído. Um exemplo é o hidreto de bis(2-metil-propil)-alumínio (hidreto de di-isobutilalumínio) em temperaturas baixas em tolueno.

Redução de um éster a aldeído

$$\underset{\text{2-Metil-propanoato de etila}}{\text{CH}_3\text{CH(CH}_3\text{)COCH}_2\text{CH}_3} + \underset{\substack{\text{Hidreto de bis(2-metil-propil)-alumínio} \\ \text{(hidreto de di-isobutilalumínio, DIBAL)}}}{(\text{CH}_3\text{CHCH}_2)_2\text{AlH}} \xrightarrow[{-CH_3CH_2OH}]{\text{1. Tolueno, }-60°C; \text{ 2. H}^+, \text{H}_2\text{O}} \underset{\text{2-Metilpropanal}}{\text{CH}_3\text{CH(CH}_3\text{)CHO}}$$

Os ésteres formam enolatos que podem ser alquilados

A acidez dos hidrogênios α dos ésteres é suficientemente alta para que se formem **enolatos de ésteres** pelo tratamento com bases fortes em temperaturas baixas. Os enolatos de ésteres reagem como os enolatos de cetonas e também sofrem alquilação.

Alquilação de um enolato de éster

$$\underset{pK_a \approx 25}{\text{CH}_3\text{COCH}_2\text{CH}_3} \xrightarrow{\text{LDA, THF, }-78°C} \underset{\substack{\text{Íon enolato do} \\ \text{acetato de etila}}}{\text{CH}_2=\text{C(OCH}_2\text{CH}_3)\text{O}^-\text{Li}^+} \xrightarrow[-\text{LiBr}]{\text{CH}_2=\text{CHCH}_2-\text{Br, HMPA}} \underset{\text{4-Pentanoato de etila}}{\text{CH}_2=\text{CHCH}_2\text{CH}_2\text{COCH}_2\text{CH}_3}$$
97%

Carbono nucleofílico

O pK_a dos ésteres é cerca de 25. Os enolatos de ésteres, portanto, têm as reações laterais típicas de bases fortes: processos E2 (especialmente com halogenetos secundários, terciários e β-ramificados) e desprotonações. A reação mais característica dos enolatos de ésteres é a condensação de Claisen, em que o enolato ataca o carbono da carbonila de outro éster. Este processo será considerado no Capítulo 23.

EXERCÍCIO 20-17

Dê os produtos da reação do ciclo-hexanocarboxilato de etila com os seguintes compostos ou nas seguintes condições (seguida de tratamento com ácido diluído em água, se necessário). (a) H$^+$, H$_2$O; (b) HO$^-$, H$_2$O; (c) CH$_3$O$^-$, CH$_3$OH; (d) NH$_3$, Δ; (e) 2 CH$_3$MgBr; (f) LiAlH$_4$; (g) 1. LDA, 2. CH$_3$I.

EM RESUMO, os ésteres são nomeados como alcanoatos de alquila. Muitos deles são naturais e têm odor agradável. Eles são menos reativos do que os halogenetos de alquila e anidridos e, portanto, as reações requerem frequentemente a presença de ácidos ou bases. Os ésteres hidrolisam-se ao ácido carboxílico ou carboxilato correspondente. Eles reagem com álcoois, um processo chamado de transesterificação. Com aminas, em temperaturas elevadas, eles dão amidas. Os reagentes de Grignard adicionam-se duas vezes para dar álcoois terciários (ou secundários, no caso de formatos). O hidreto de alumínio e lítio reduz os ésteres a álcoois. Já o hidreto de bis(2-metil-propil)-alumínio (hidreto de di-isobutilalumínio) permite que o processo pare no estágio de aldeído. Com LDA, é possível obter enolatos que podem, por sua vez, ser alquilados por eletrófilos.

20-5 Os ésteres na natureza: ceras, gorduras, óleos e lipídeos

Os ésteres são componentes essenciais das células de todos os organismos vivos. Veremos, nesta seção, alguns dos tipos mais comuns de ésteres naturais e daremos uma breve descrição de suas atividades biológicas.

As ceras são ésteres simples e as gorduras e óleos são mais complexos

As **ceras** são ésteres de ácidos carboxílicos e álcoois de cadeia longa que formam camadas hidrofóbicas isolantes (Seção 8-2) na pele e pelos de animais, nas penas de pássaros e nas frutas e folhas de muitas plantas. O espermacete e a cera de abelha são líquidos ou sólidos moles, na temperatura normal, usados como lubrificantes. A lã de ovelha provê a cera de lã, que ao ser purificada produz lanolina, uma base de cosméticos amplamente usada. As folhas de uma palmeira brasileira são a fonte da cera de carnaúba, uma mistura, resistente à água, de vários ésteres sólidos. A cera de carnaúba tem grande valor porque dá um lustro resistente. Ela é usada em ceras de assoalho e de automóveis.

$$CH_3(CH_2)_{14}\overset{O}{\underset{\|}{C}}O(CH_2)_{15}CH_3$$

Hexadecan*oato* de hexadecila
(palmitato de cetila)
(cera de baleia)

$$CH_3(CH_2)_n\overset{O}{\underset{\|}{C}}O(CH_2)_mCH_3$$
$n = 24, 26; m = 29, 31$
Cera de abelha

CH_2OH
$|$
$CHOH$
$|$
CH_2OH
1,2,3-Propano*triol*
(glicerol)

CH_2OCR
$|\ \ \ \ \ \ \ \overset{O}{\|}$
$HCOCR'$
$|\ \ \ \ \ \ \ \overset{O}{\|}$
CH_2OCR''
1,2,3-Propano*triol*-*triéster*
(triglicerídeo)

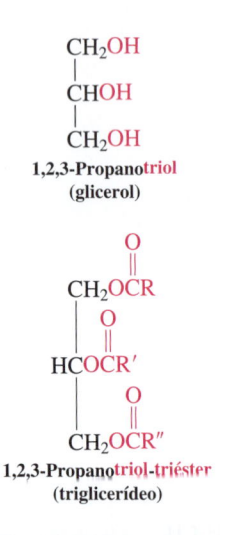

As **gorduras** e **óleos** são formados por triésteres de ácidos carboxílicos de cadeia longa com o 1,2,3-propanotriol (glicerol) (Seções 11-3 e 19-13), e também são chamados de **triglicerídeos**. Os ácidos carboxílicos das gorduras e óleos (**ácidos graxos**) não são normalmente ramificados e têm número par de átomos de carbono. Quando as gorduras são insaturadas, as ligações duplas são normalmente cis. As gorduras são usadas como reserva biológica estocada nos tecidos do corpo. Os produtos finais de seu metabolismo são CO_2 e água. Os óleos têm uma função semelhante nas sementes de plantas. Como componente alimentar, as gorduras e óleos servem como solvente para as substâncias que conferem o sabor e dão cor aos alimentos. Eles contribuem para a sensação de "satisfação" que temos após as refeições porque estes compostos ficam no estômago por muito tempo. Gorduras saturadas contendo os ácidos hexadecanoico (palmítico), tetradecanoico (mirístico) e dodecanoico (láurico) têm sido implicadas na aterosclerose (endurecimento das artérias; Destaque Químico 4-2). Felizmente, para os amantes de chocolates, a manteiga de cacau é formada principalmente por um triglicerídeo de baixo ponto de fusão, com duas moléculas de ácido octadecanoico (esteárico), que apesar de saturado não contribui para elevar os níveis das lipoproteínas de baixa densidade (LDL) e não induz a aterosclerose, e uma molécula de ácido (Z)-9-octadecenoico (oleico). Este último é, também, o componente principal do óleo de oliva, a fonte principal de gorduras dos gregos, que têm taxas muito baixas de doenças cardíacas.

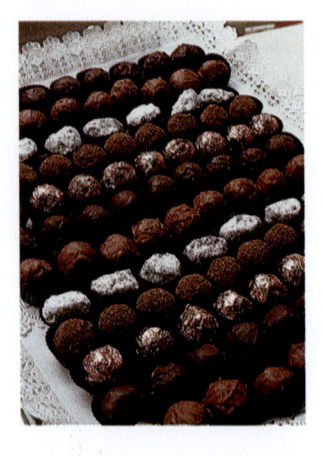

Um sonho para os chocólatras.

Os lipídeos são biomoléculas solúveis em solventes não polares

A extração de material biológico com solventes não polares dá um largo sortimento de compostos que incluem terpenos, esteroides (Seção 4-7), gorduras e óleos, além de muitas outras substâncias de baixa polaridade, coletivamente conhecidas como **lipídeos** (*lipos*, do grego, gordura). As frações de lipídeos incluem os **fosfolipídeos**, componentes importantes das membranas celulares, que são derivados de ácidos carboxílicos e do ácido fosfórico. Nos **fosfoglicerídeos**, o glicerol forma um éster com dois ácidos graxos adjacentes e uma unidade fosfato ligada a outro substituinte derivado de um álcool de baixo peso molecular como a colina, $[HOCH_2CH_2N(CH_3)_3]^+\ ^-OH$. A substância mostrada a seguir é um exemplo de **lecitina**, um lipídeo encontrado no cérebro e no sistema nervoso.

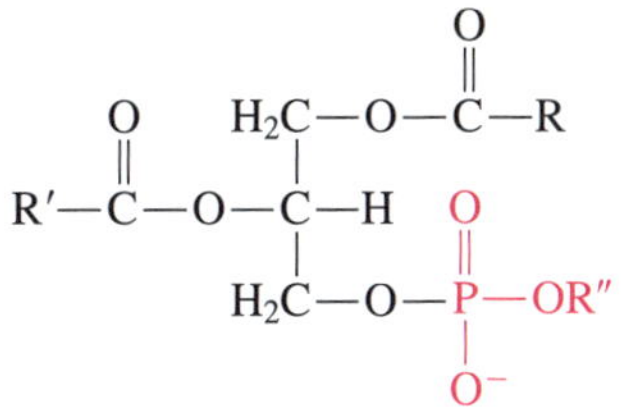

Um fosfoglicerídeo

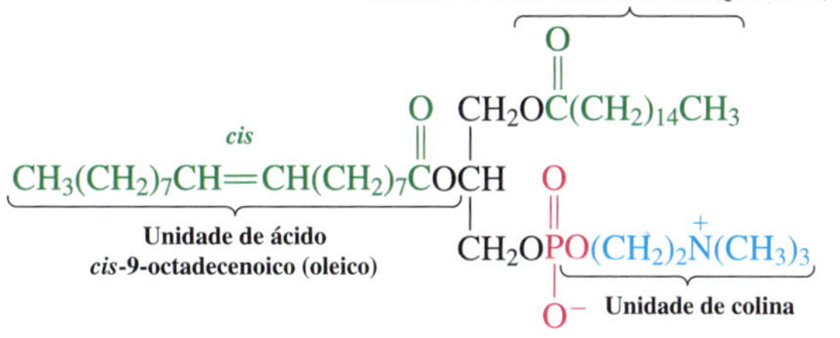

Palmitoil-oleil-fosfatidil-colina
(uma lecitina)

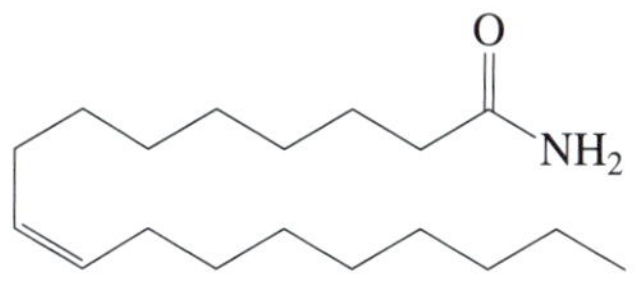

(*Z*)-9-octadecenamida

Compostos como esses participam da cadeia de transmissão de impulsos nervosos, além de terem outros efeitos biológicos. Um lipídeo contendo a amida do ácido oleico [(*Z*)-9-octadecenamida], por exemplo, foi recentemente identificado no cérebro como um indutor essencial do sono. Aliás, pessoas com dietas que reduzem lipídeos têm dificuldades de atingir o sono profundo.

Como essas moléculas têm duas cadeias hidrofóbicas longas de ácidos graxos e um grupo polar (o fosfato ligado ao substituinte colina), elas são capazes de formar micelas em água (veja o Destaque Químico 19-1). Nas micelas, as unidades fosfato são solvatadas pela água e as cadeias dos ésteres se agrupam no interior da esfera hidrofóbica da micela (Figura 20-2A).

Os fosfoglicerídeos também podem se agregar de outra maneira. Eles podem formar estruturas em camada, chamadas de **bicamadas lipídicas** (Figura 20-2B). Esta é uma propriedade importante porque as micelas têm normalmente tamanho limitado (< 200 Å de diâmetro), mas as bicamadas podem chegar a ter até 1 mm (10^7 Å) de comprimento. Isto torna os fosfoglicerídeos constituintes ideais das membranas celulares, que agem como barreiras permeáveis que regulam o transporte de moléculas para dentro e para fora da célula. As bicamadas lipídicas são relativamente estáveis. As forças envolvidas em sua formação são semelhantes às que atuam nas micelas, isto é, são interações de London (Seção 2-6) entre as cadeias de alquila hidrofóbicas e interações eletrostáticas e de solvatação entre os grupos polares e entre esses grupos e a água.

EM RESUMO, as ceras, gorduras e óleos ocorrem na natureza e são ésteres com atividade biológica. Os lipídeos são uma classe importante de moléculas biológicas solúveis em solventes não polares. Eles incluem triésteres derivados do glicerol, que são componentes das membranas celulares.

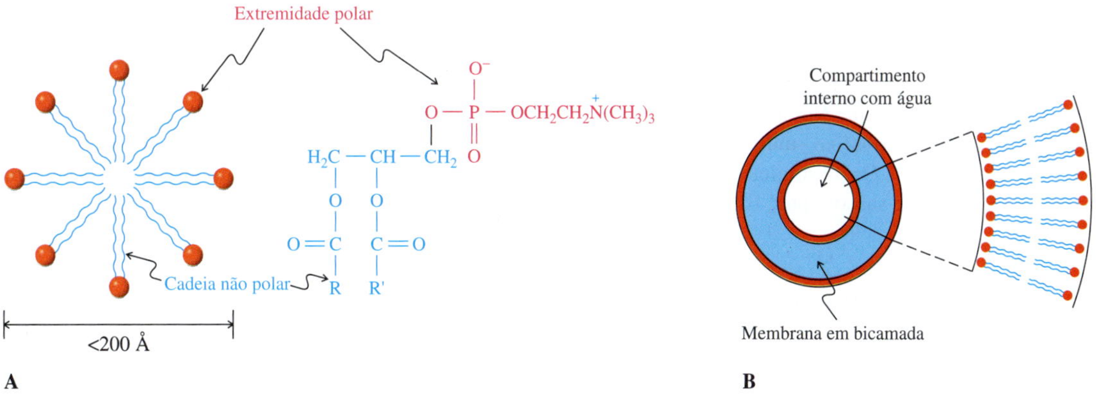

Figura 20-2 Os fosfolipídeos são ésteres substituídos que são essenciais para a formação das estruturas das membranas celulares. Estas moléculas agregam-se para formar (A) uma micela ou (B) uma bicamada de lipídeos. Os grupos polares da extremidade e não polares da cadeia dos fosfolipídeos orientam a agregação. (Segundo *Biochemistry*, 6th ed, por Jeremy M. Berg, John L. Tymoczko, e Lubert Stryer. W. H. Freeman and Company. Copyright ©1975, 1981, 1988, 1995, 2002, 2007.)

DESTAQUE QUÍMICO 20-1

Alternativas mais verdes para o petróleo: biocombustíveis

O combustível escolhido por Rudolph Diesel para seu motor de combustão interna, apresentado pela primeira vez na Exposição de Paris de 1900, foi o óleo de amendoim. Completando o círculo, após uma centena de anos, os combustíveis conhecidos como biodiesel tornaram-se uma alternativa popular para as misturas de hidrocarbonetos derivados do petróleo usados nos motores a diesel. Rudolph Diesel eventualmente descobriu que o óleo vegetal é muito viscoso para o uso na prática porque entope rapidamente o motor. Uma transesterificação simples gera uma mistura de ésteres de metila derivados de ácidos graxos, com peso molecular mais

$$\text{Óleo vegetal típico} \xrightarrow{\text{NaOH, CH}_3\text{OH}} \text{Glicerol} + \text{Estearato de metila} + \text{Oleato de metila} + \text{Linoleato de metila}$$

20-6 Amidas: o derivado menos reativo dos ácidos carboxílicos

Dentre os derivados de ácidos carboxílicos, as amidas, $\overset{\overset{\text{O}}{\|}}{\text{RCNR}'_2}$, são os menos suscetíveis ao ataque nucleofílico. Nesta seção, veremos, após uma breve apresentação da nomenclatura, as reações das amidas.

As amidas são nomeadas como alcanamidas e as amidas cíclicas como lactamas

Aa amidas são chamadas **alcanamidas**. A terminação -*o* do nome do alcano é substituída por **–amida**. Nos nomes comuns, a palavra ácido é eliminada e a terminação –*ico* do nome é substituída pelo sufixo **–amida**. Nos sistemas cíclicos, a terminação -*carboxílico* é substituída por **-carboxamida**. Os substituintes do nitrogênio são indicados pelos prefixos *N*-, ou *N,N*-, dependendo do número de substituintes. Esta é a base da classificação em amidas primárias, secundárias e terciárias.

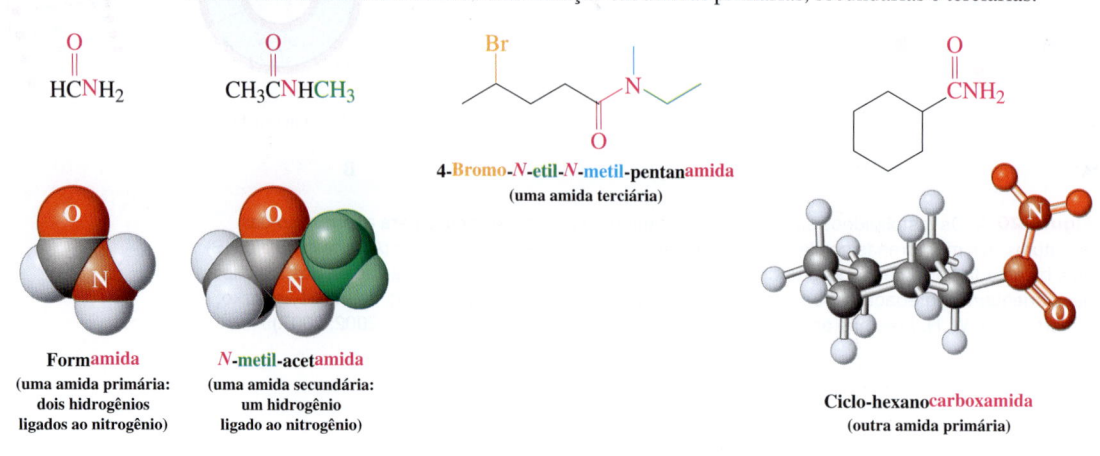

Formamida
(uma amida primária: dois hidrogênios ligados ao nitrogênio)

N-**metil**-acet**amida**
(uma amida secundária: um hidrogênio ligado ao nitrogênio)

4-**Bromo**-*N*-**etil**-*N*-**metil**-pentan**amida**
(uma amida terciária)

Ciclo-hexano**carboxamida**
(outra amida primária)

baixo, e leva a um combustível que pode ser usado diretamente com muito poucas alterações do motor. (O subproduto glicerol é separado da mistura e usado em várias aplicações comerciais, como a produção de sabão.)

Óleo de soja, óleo de frituras e, até mesmo, gorduras de restaurantes são matérias-primas apropriadas para o biodiesel – os Estados Unidos, sozinhos, geram anualmente cerca de 11 *bilhões* de litros de rejeitos de óleo de cozinha. O biodiesel queima de modo mais limpo que o combustível convencional, sem emitir compostos orgânicos sulfurados ou voláteis. É o único combustível que está completamente de acordo com o 1990 U.S. Clean Air Act. Ele também requer muito menos energia para a produção, em comparação com o diesel do petróleo, e é renovável. O preço do biodiesel está ligado aos custos dos óleos vegetais e, no momento, é maior do que o do combustível regular. O biodiesel pode ser misturado ao diesel convencional ou ser usado diretamente com poucas limitações. O biodiesel puro tende a geleificar em temperaturas baixas, logo, as misturas são mais apropriadas para os climas frios. As misturas com 5-20% de biodiesel são muito populares e fáceis de encontrar. A partir de 2009, centenas de postos de venda de misturas de biodiesel se distribuíam pelos 50 estados dos Estados Unidos. As vendas, em 2007, chegaram a cerca de 1,9 bilhão de litros, comparados a 76 milhões de litros em 2003 e 2 milhões de

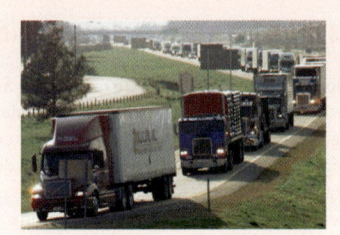

Os 96 milhões de caminhões e ônibus nas estradas dos Estados Unidos consomem cerca de 150 bilhões de litros de óleo diesel anualmente.

litros em 1999. A capacidade de produção é pelo menos cinco vezes superior a este valor. Espera-se que o biodiesel possa fornecer pelo menos 10% das exigências americanas de diesel combustível em pouco tempo, ajudando, assim, a criar uma "ponte" pelo tempo necessário para o desenvovimento de novas tecnologias de combustíveis.

As amidas derivadas do ácido carbônico, H_2CO_3, são chamadas de ureias, ácidos carbâmicos e ésteres carbâmicos (uretanas).

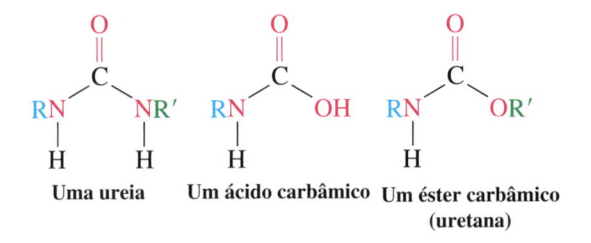

Uma ureia **Um ácido carbâmico** **Um éster carbâmico (uretana)**

As amidas cíclicas são conhecidas como **lactamas** (Seção 19-10). O nome sistemático é aza-2-ciclo-alcanonas (Seção 25-1), e as regras de nomenclatura seguem os mesmos princípios que foram usados para as lactonas. As penicilinas são β-lactamas aneladas.

Penicilina (um derivado de β-lactama)

γ-Butirolactama (nome sistemático: 2-aza-ciclo-pentanona)

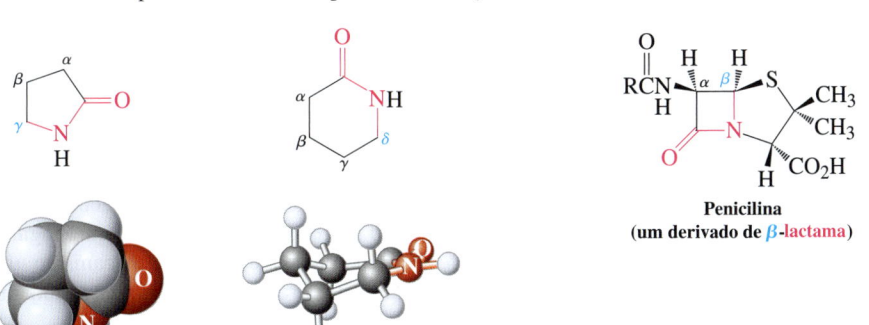

δ-Valerolactama (nome sistemático: 2-aza-ciclo-hexanona)

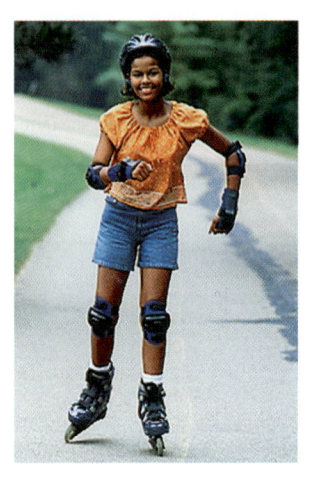

Polímeros à base de uretano são materiais leves, duros, resistentes à abrasão, de alto desempenho, ideais para o uso em materiais esportivos.

DESTAQUE QUÍMICO 20-2

Atacando os germes: guerras dos antibióticos

No fim do verão de 1928, o bacteriologista escocês *Sir* Alexander Fleming saiu de férias. Quando ele voltou, a história da humanidade mudou. Fleming havia esquecido uma placa de Petri contendo uma amostra da bactéria *Staphylococcus aureus* na bancada do laboratório. Enquanto ele estava fora, o tempo mudou e o ar frio fez o crescimento da cultura de bactérias parar. Ao mesmo tempo, esporos do fungo *Penicillium notatum* trazidos do andar de baixo pelo ar se depositaram na placa de Petri. Quando Fleming retornou, a temperatura havia subido e ambos os microrganismos haviam recomeçado a se reproduzir. Fleming pretendia esterilizar a placa para continuar seu trabalho mas, felizmente, ele observou que o *Penicillium* estava destruindo as colônias de bactérias. A substância responsável pelo efeito antibiótico foi isolada em 1939 e chamada de penicilina (veja a estrutura na p. 945).

O fungo observado por Fleming produziu benzil-penicilina ou penicilina G (R = $C_6H_5CH_2$). Desde então, muitos análogos foram sintetizados, compondo uma classe importante dos chamados *antibióticos da classe das β-lactamas*, devido ao anel tensionado de lactama de quatro átomos que os caracteriza estrutural e funcionalmente (veja também a abertura do Capítulo 7). Como a tensão do anel se reduz quando ele abre, as β-lactamas são muito mais reativas do que as amidas comuns. A enzima *transpeptidase* catalisa uma reação essencial da biossíntese de um polímero que mantém a estrutura das paredes celulares das bactérias. Um oxigênio nucleofílico da enzima se liga ao ácido carboxílico de um aminoácido, catalisando a formação de uma amida com o grupo amino de outro aminoácido. O processo se repete, gerando o polímero. O grupo carbonila da β-lactama da penicilina reage com o oxigênio nucleofílico da enzima de forma rápida e irreversível, inativando a enzima e impedindo a síntese da parede celular, o que causa a morte da bactéria.

Algumas bactérias são resistentes à penicilina porque elas são capazes de produzir uma enzima, a penicilinase, que destrói o anel de β-lactama do antibiótico. A síntese de análogos resolveu em parte este problema. Ultimamente, entretanto, tornou-se necessário recorrer a antibióticos de modo de ação completamente diferente. A eritromicina, produzida por uma cepa da bactéria *Streptomyces*, encontrada primeiramente em amostras de solo das Filipinas, em 1952, funciona de modo diverso. A molécula tem um anel de lactona com um número elevado de átomos que interfere com o *ribossoma* da bactéria, onde a parede celular é fabricada. Embora a eritromicina não seja afetada pela penicilinase, algumas cepas de bactéria adquiriram resistência nas décadas que decorreram desde sua introdução no arsenal de antibióticos.

Penicilina em ação

Enzima inativada

Um antibiótico ainda mais complexo, a vancomicina, foi descoberto, em 1956, na fermentação de uma bactéria originalmente encontrada no solo das florestas de Bornéu. Quando cepas perigosas de *Staphylococcus aureus* virtualmente resistentes a todos os antibióticos então em uso tornaram-se uma ameaça à saúde pública, a vancomicina ("vanco", de vencer) tornou-se rapidamente o "antibiótico para os casos extremos". Sua eficácia é consequência de uma interação química completamente diferente. Sua forma e estrutura permitem a formação de uma rede muito estável de ligações hidrogênio com os aminoácidos da extremidade do polímero que forma a parede celular ainda em crescimento, impedindo que eles se liguem a outros aminoácidos. Uma década depois, entretanto, cepas de *S. aureus* resistentes à vancomicina começaram a aparecer, nas quais uma pequena modificação estrutural na extremidade do polímero impede a formação do complexo com o antibiótico. Entretanto, o conhecimento da natureza exata desta modificação permitiu o desenvolvimento, em 2006, de um novo derivado da vancomicina no qual a carbonila de amida mostrada em vermelho foi substituída por um grupo metileno (CH_2). Este derivado, embora muito menos ativo contra a bactéria normal, é letal para a bactéria resistente à vancomicina.

As amidas são essenciais na bioquímica. Os grupos amida são a ligação entre as unidades de aminoácidos que formam os biopolímeros conhecidos como proteínas (Capítulo 26). Muitas amidas simples têm importantes atividades biológicas. A anandamida (do sânscrito *ananda*, felicidade), por exemplo, a amida do ácido araquidônico (Seção 19-13) com o 2-amino-etanol, e o tetra-hidro-canabinol (Seção 9-11), o ingrediente ativo da maconha, ligam-se ao mesmo receptor no cérebro. A liberação e a ligação da anandamida é o mecanismo usado pelo corpo para suprimir a percepção da dor (Capítulo 19, Problema 47). Como a anandamida

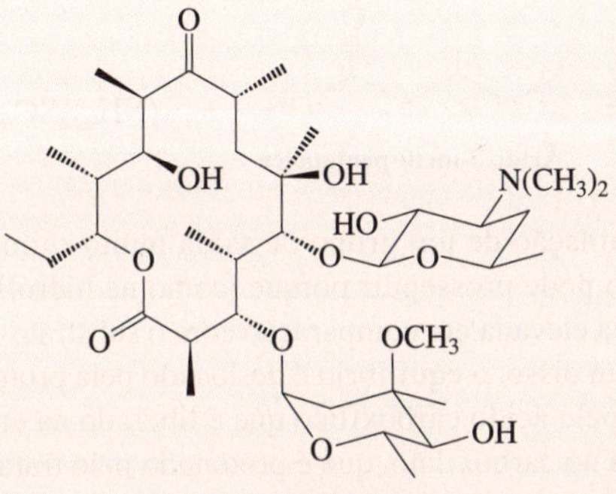

Eritromicina

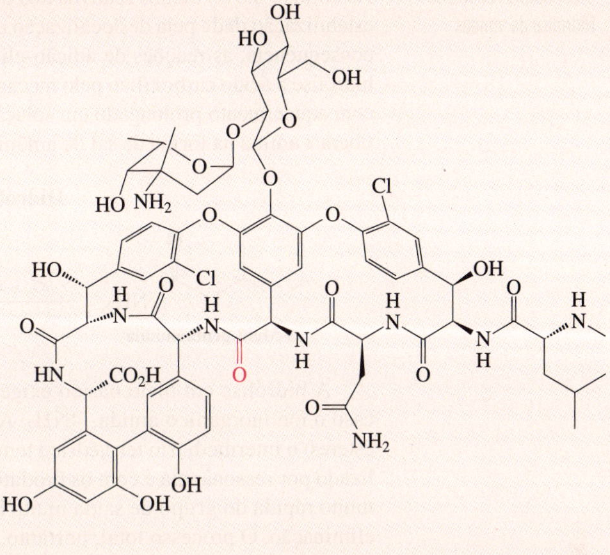

Vancomicina

Tigeciclina
(Tigacil)

A luta entre os cientistas e as bactérias continua. Novos antibacterianos estão sendo continuamente preparados e testados. A tigeciclina, introduzida em 2006, é a primeira de uma nova classe de antibióticos relacionados às tetraciclinas e foi desenvolvida para vencer algumas das estratégias de resistência das bactérias. A tigeciclina ataca algumas infecções da pele e de órgãos internos particularmente desagradáveis e resistentes a drogas, bem como *Streptococcus pneumoniae* resistente às penicilinas.

Outra tática para vencer os esforços de sobrevivência dos patógenos em crescimento foi descoberta em 2007. Uma poliamida sintética foi desenvolvida de modo a fazer o sistema imunológico preparar anticorpos contra cepas resistentes de *staphylococcus aureus*, responsáveis por cerca de 100.000 infecções e 20.000 mortes anualmente. Essas substâncias têm o potencial de levar a novas estratégias inteiramente novas de vacinação que podem salvar milhares de vidas.

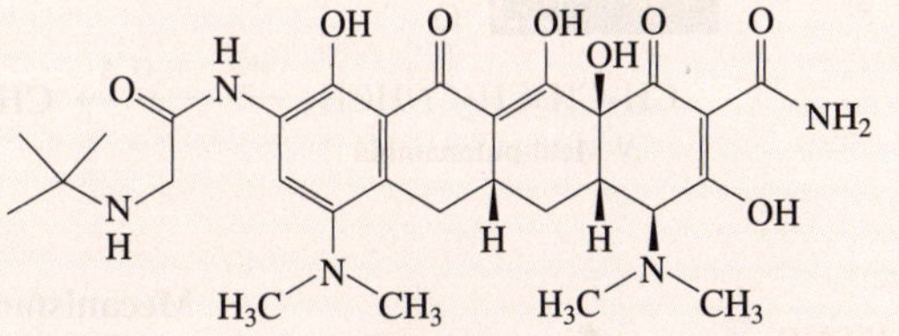

Ao mesmo tempo, os micróbios continuam a se adaptar e desenvolver modificações em sua maquinaria bioquímica para enfrentar a ação dos antibióticos. Se a "era dos antibióticos" que começou no meio do século XX vai continuar por muito tempo, é uma questão em aberto.

já foi isolada do chocolate, as pessoas que se dizem "viciadas em chocolate" talvez saibam do que estão falando.

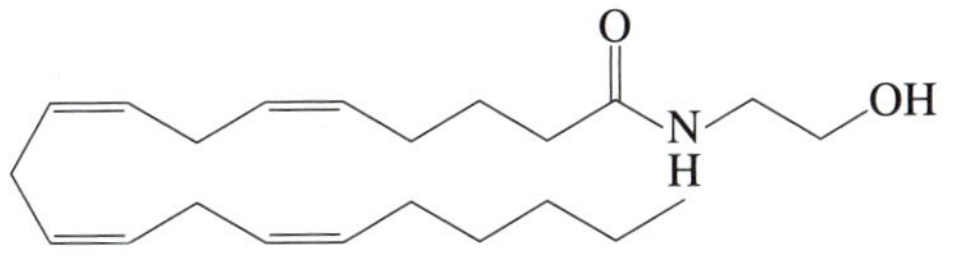

Anandamida

A hidrólise de amidas requer forte aquecimento em ácido ou base concentrados

MECANISMO ANIMADO: Hidrólise de amidas

As amidas são os menos reativos dos derivados de ácidos carboxílicos devido, em parte, à forte estabilização dada pela deslocalização do par de elétrons livres do nitrogênio (Seção 20-1). Como consequência, as reações de adição-eliminação requerem condições relativamente drásticas. A hidrólise a ácido carboxílico pelo mecanismo de adição-eliminação, por exemplo, ocorre somente com aquecimento prolongado em solução fortemente ácida ou básica. A hidrólise em meio ácido libera a amina na forma de sal de amônio.

Hidrólise ácida de uma amida

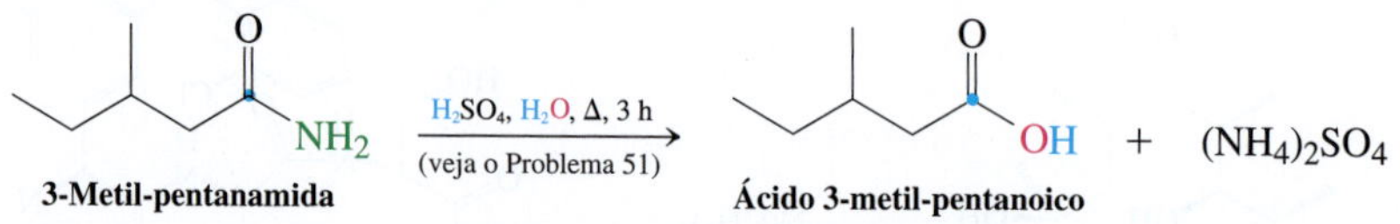

3-Metil-pentanamida $\xrightarrow{H_2SO_4,\ H_2O,\ \Delta,\ 3\ h}$ (veja o Problema 51) Ácido 3-metil-pentanoico + $(NH_4)_2SO_4$

A hidrólise em meio básico exige a eliminação de um grupo de saída muito ruim, neste caso o íon inorgânico amida, $^-:\!NH_2$. A reação pode prosseguir porque (como na hidrólise dos ésteres) o intermediário tetraédrico tem energia elevada em comparação com o substrato estabilizado por ressonância e com os produtos. Além disso, o equilíbrio é deslocado pela protonação muito rápida do grupo de saída muito básico pelo ácido carboxílico que é liberado na etapa de eliminação. O processo total, portanto, resulta no carboxilato, que é protonado pelo tratamento posterior e produz o ácido.

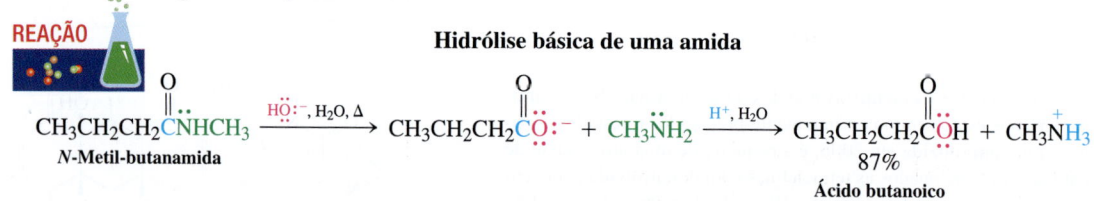

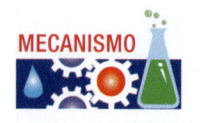

REAÇÃO

Hidrólise básica de uma amida

$CH_3CH_2CH_2CNHCH_3$ (N-Metil-butanamida) $\xrightarrow{HO:^-,\ H_2O,\ \Delta}$ $CH_3CH_2CH_2CO:^-$ + CH_3NH_2 $\xrightarrow{H^+,\ H_2O}$ $CH_3CH_2CH_2COH$ + $CH_3NH_3^+$
87% Ácido butanoico

MECANISMO

Mecanismo de hidrólise de amidas por base diluída

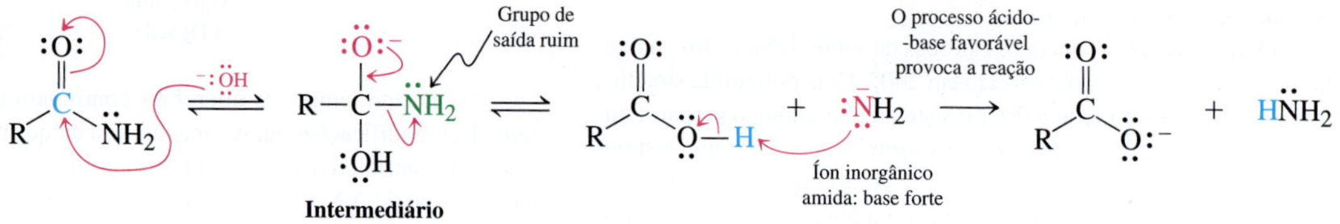

Intermediário tetraédrico — Grupo de saída ruim — Íon inorgânico amida: base forte — O processo ácido-base favorável provoca a reação

As amidas podem ser reduzidas a aminas ou aldeídos

Diferentemente do que ocorre com os ácidos carboxílicos e ésteres, a reação de amidas com hidreto de alumínio e lítio produz aminas e não álcoois.

REAÇÃO

Redução de uma amida a amina

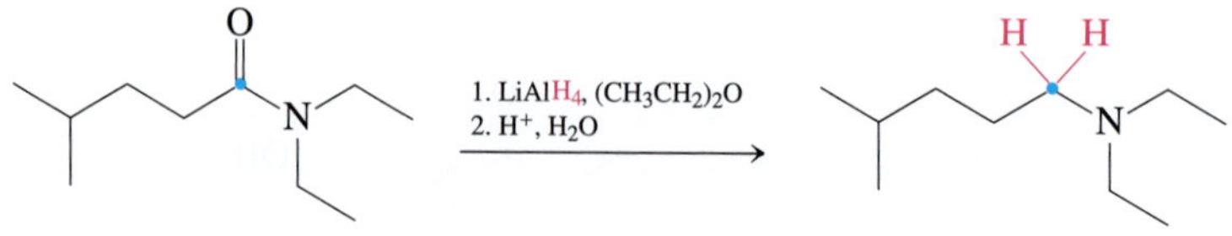

N,N-Dietil-4-metil-pentanamida $\xrightarrow[2.\ H^+,\ H_2O]{1.\ LiAlH_4,\ (CH_3CH_2)_2O}$ N,N-Dietil-4-metil-pentanamina
85%

O mecanismo da redução começa com a adição de hidreto à carbonila com formação de um intermediário tetraédrico. A eliminação de um alcóxido de alumínio leva a um **íon imínio** e a adição de um segundo equivalente de hidreto, ao produto final amina.

Mecanismo de redução de amida com LiAlH₄

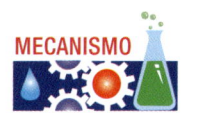

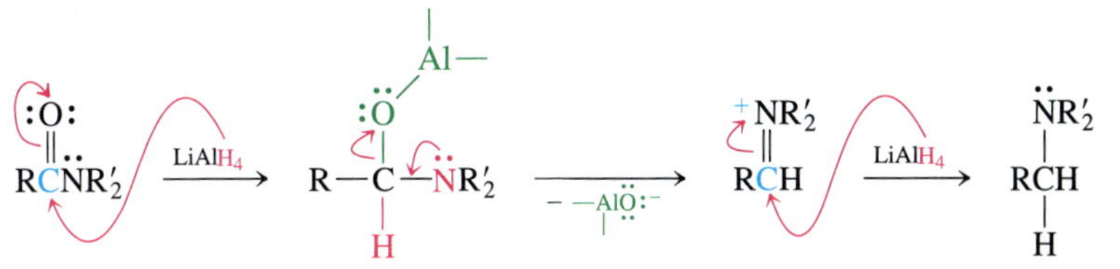

$$\underset{RCNR'_2}{\overset{:\ddot{O}:}{\|}} \xrightarrow{LiAlH_4} \underset{\underset{H}{|}}{\overset{\overset{|}{Al-}}{\underset{|}{R-C-\ddot{N}R'_2}}} \xrightarrow{--AlO:^-} \underset{\underset{\text{Íon}}{\text{imínio}}}{\overset{+NR'_2}{\underset{\|}{RCH}}} \xrightarrow{LiAlH_4} \underset{\underset{H}{|}}{\overset{\ddot{N}R'_2}{RCH}}$$

EXERCÍCIO 20-18

Que produtos você esperaria na redução do composto apresentado na margem com LiAlH₄?

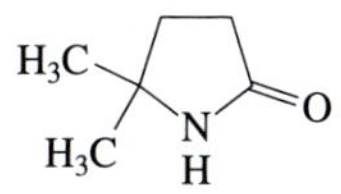

A redução de amidas com hidreto de bis(2-metil-propil)-alumínio (hidreto de di-isobutil-alumínio) fornece aldeídos. Lembre-se de que os ésteres também se convertem em aldeídos com este reagente (Seção 20-4).

Redução de uma amida a aldeído

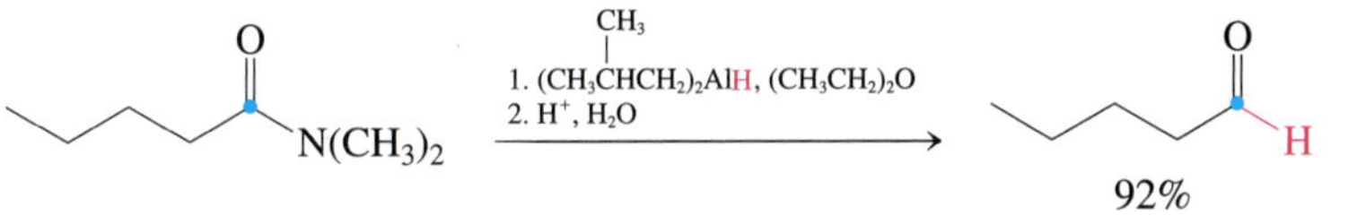

N,N-Dimetilpentanamida → Pentanal (92%)
Reagentes: 1. (CH₃CHCH₂)₂AlH, (CH₃CH₂)₂O; 2. H⁺, H₂O

EXERCÍCIO 20-19

Trabalhando com os conceitos: redução de amidas

O tratamento da amida A com LiAlH₄, seguido de ácido diluído em água, leva ao composto B. Explique.

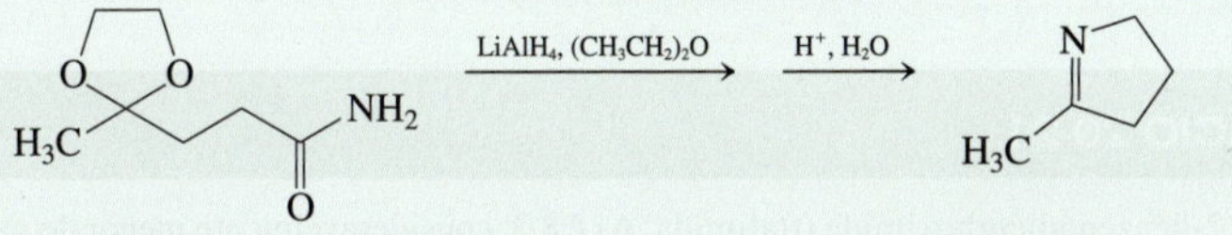

A → B (LiAlH₄, (CH₃CH₂)₂O; depois H⁺, H₂O)

Estratégia

Analise separadamente cada etapa da sequência. Identifique o produto da primeira reação e imagine como ele pode se transformar no produto final.

Solução

• Qual é o resultado do tratamento de A com LiAlH₄? Como vimos nesta seção, a função carboxamida reduz-se à amina primária.
• O grupo acetal, sendo imune às condições fortemente básicas e aos agentes redutores, permanece intacto (Seção 17-7). Ele, no entanto, se hidrolisa durante o tratamento com ácido após a redução com LiAlH₄ para dar uma função cetona. Neste ponto, temos a seguinte aminocetona.

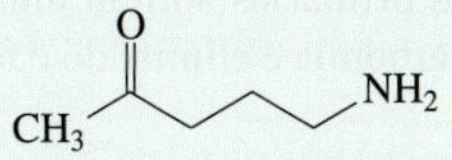

CH₃-CO-CH₂CH₂CH₂-NH₂

• A comparação desta estrutura com o produto final, B, mostra que o nitrogênio do grupo amina liga-se ao carbono da carbonila como uma imina cíclica. A condensação do grupo amina com a função cetona catalisada por ácido (Seção 17-9) é uma explicação razoável para a transformação.

EXERCÍCIO 20-20

Tente você

O tratamento da amida A (Exercício 20-19) com hidreto de di-isobutil-alumínio seguido por tratamento com ácido diluído dá um resultado inteiramente diferente do descrito no Exercício 20-19. O produto é a 2-ciclo-pentenona, [estrutura]. Explique (**Sugestão:** veja a Seção 18-7 e reveja o Problema 49 do Capítulo 18.)

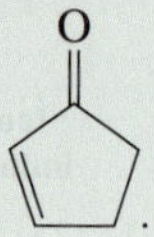

EM RESUMO, as amidas de ácido carboxílico (amidas) são nomeadas como alcanamidas ou de lactamas, quando cíclicas. Elas podem ser hidrolisadas a ácidos carboxílicos em meio ácido ou básico e reduzidas a aminas com hidreto de alumínio e lítio. A redução com o hidreto de bis(2--metil-propil)-alumínio (hidreto de di-isobutilalumínio) para no estágio de aldeído.

20-7 Amidatos e sua halogenação: rearranjo de Hofmann

Nas amidas, os hidrogênios ligados ao carbono e ao nitrogênio vizinhos do grupo carbonila são ácidos. A remoção do hidrogênio do NH, que tem $pK_a \approx 22$ com base leva ao **íon amidato**. O próton de CH é menos ácido, com $pK_a \approx 30$ (Seção 20-1), e, portanto, a desprotonação do carbono α, que leva ao **enolato de amida**, é mais difícil.

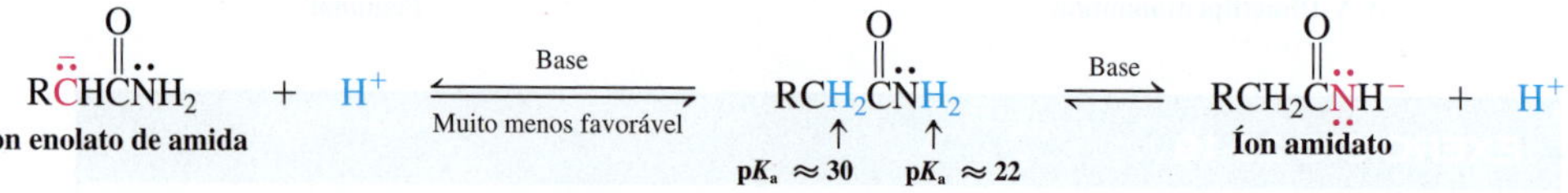

$$\text{R}\overset{\ominus}{\text{C}}\text{HCNH}_2 + \text{H}^+ \underset{\text{Muito menos favorável}}{\overset{\text{Base}}{\rightleftharpoons}} \text{RCH}_2\text{CNH}_2 \overset{\text{Base}}{\rightleftharpoons} \text{RCH}_2\text{C}\overset{\ominus}{\text{N}}\text{H}^- + \text{H}^+$$

Íon enolato de amida ($pK_a \approx 30$, $pK_a \approx 22$) **Íon amidato**

Na prática, o próton só pode ser removido do carbono α no caso de amidas terciárias, em que o nitrogênio não está ligado a hidrogênios.

O íon amidato formado na desprotonação de amidas primárias é útil como nucleófilo em sínteses. Focalizaremos, nesta seção, uma destas reações, o rearranjo de Hofmann.

EXERCÍCIO 20-21

O pK_a da 1,2-benzenodicarboximida (ftalimida, A) é 8,3, consideravelmente menor do que o da benzamida (B). Por quê?

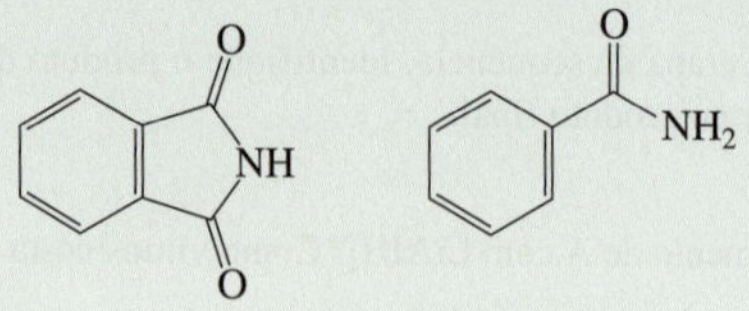

A — ftalimida
B — benzamida

Na presença de base, as amidas primárias sofrem uma reação de halogenação especial, o **rearranjo de Hofmann***. O grupo carbonila é eliminado e formam-se aminas primárias com um carbono a menos na cadeia.

---

* Este é o mesmo Hofmann das regras de Hofmann para as reações E2 (Seção 11-6).

REAÇÃO

Rearranjo de Hofmann

$$\mathrm{R\overset{O}{\overset{\|}{C}}NH_2 \xrightarrow{X_2,\ NaOH,\ H_2O} RNH_2 + O{=}C{=}O}$$

$$\mathrm{CH_3(CH_2)_6CH_2CONH_2 \xrightarrow{Cl_2,\ NaOH} CH_3(CH_2)_6CH_2NH_2 + O{=}C{=}O}$$

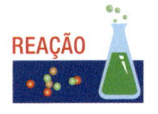

Nonanamida → **Octanamina** (66%)

O rearranjo de Hofmann começa com a desprotonação do nitrogênio para formar o íon amidato (etapa 1). Segue-se a halogenação do nitrogênio, um processo muito semelhante à α-halogenação dos enolatos de aldeídos e cetonas (etapa 2; veja a Seção 18-3). Posteriormente, um segundo próton do nitrogênio é abstraído por uma base, com formação do *N*-halogeno-amidato (etapa 3). Esta espécie tem uma ligação nitrogênio-halogênio fraca e é um bom grupo de saída em potencial, que perde o íon halogeneto com migração do grupo R do carbono da carbonila para o nitrogênio (etapa 4). O produto deste rearranjo é um **isocianato**, R—N=C=O, um análogo nitrogenado do dióxido de carbono, O=C=O. O carbono *sp* da carbonila do isocianato é muito eletrofílico e reage com água para produzir um **ácido carbâmico** instável. Por fim, o ácido carbâmico decompõe-se a dióxido de carbono e amina (etapa 5).

MECANISMO

MECANISMO ANIMADO: Rearranjo de Hofmann

Mecanismo do rearranjo de Hofmann

Etapa 1. Formação do amidato

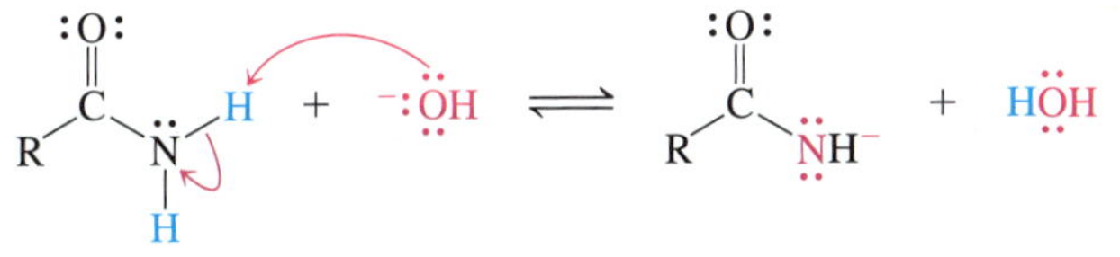

Etapa 2. Halogenação

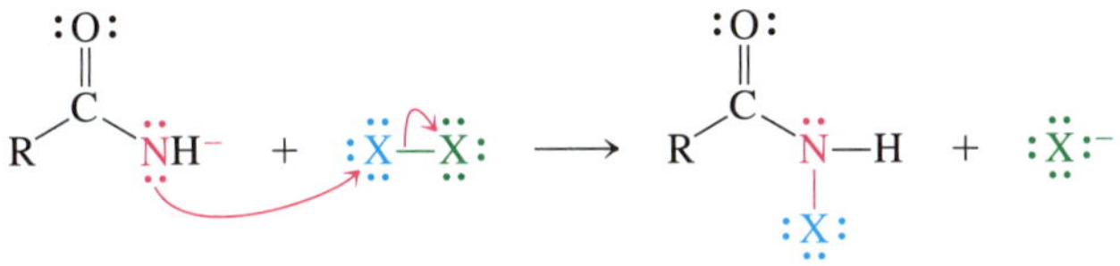

Etapa 3. Formação do *N*-halogeno-amidato

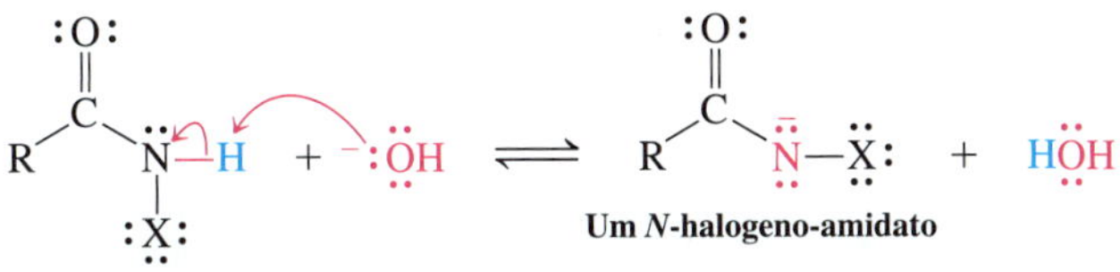

Etapa 4. Rearranjo com eliminação de halogeneto

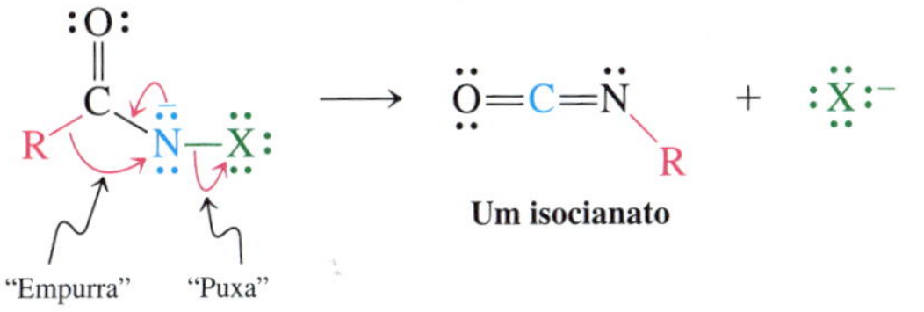

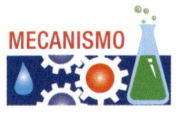

Etapa 5. Hidratação do ácido carbâmico e decomposição

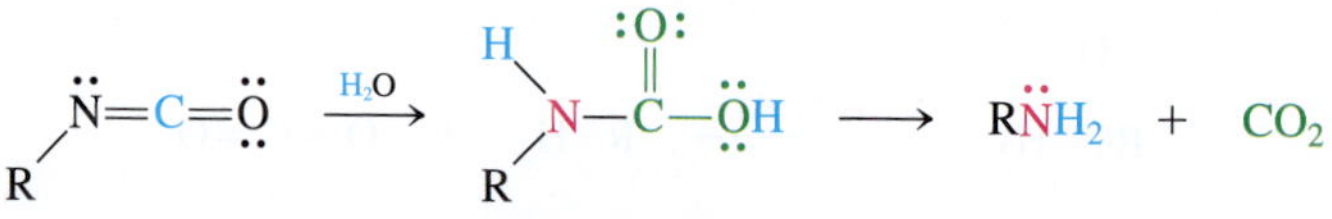

$$R-N=C=O \xrightarrow{H_2O} \underset{\text{Um ácido carbâmico}}{R-N(H)-C(=O)-OH} \longrightarrow RNH_2 + CO_2$$

Na etapa de rearranjo, com a saída do íon halogeneto o grupo alquila passa do carbono da carbonila para o nitrogênio do nitreno, mantendo a mesma "face" em relação ao nitrogênio que estava previamente ligado ao carbono. Isto significa que, quando este grupo alquila é quiral, a estereoquímica original é mantida no rearranjo. Este tipo de processo eletrônico "puxa-empurra", em que um grupo de saída (puxa) faz migrar um grupo (alquila) vizinho (empurra), é semelhante ao rearranjo catalisado por ácido do 2,2-dimetil-1-propanol (álcool neopentílico; Seção 9-3), ao mecanismo da oxidação de alquil-boranos (Seção 12-8) e ao mecanismo da oxidação de Baeyer-Villiger (Seção 17-13).

Estados de transição "puxa-empurra"

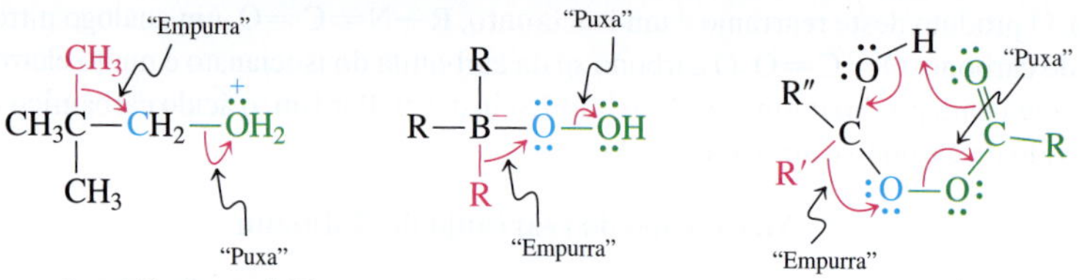

Rearranjo catalisado por ácido do 2,2-dimetil-1-propanol (álcool neopentílico)

Oxidação de alquil-boranos

Oxidação de Baeyer-Villiger

EXERCÍCIO 20-22

Dê o produto do seguinte rearranjo de Hofmann.

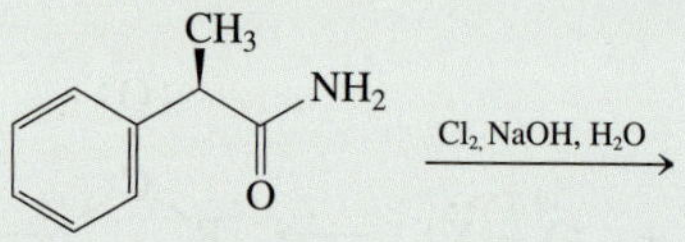

$$\text{Ph-CH(CH}_3\text{)-C(=O)-NH}_2 \xrightarrow{Cl_2,\ NaOH,\ H_2O}$$

EXERCÍCIO 20-23

Escreva um mecanismo detalhado para a adição de água a um isocianato em condições básicas e para a descarboxilação do ácido carbâmico resultante.

EXERCÍCIO 20-24

Sugira uma sequência para a conversão de A na amina B.

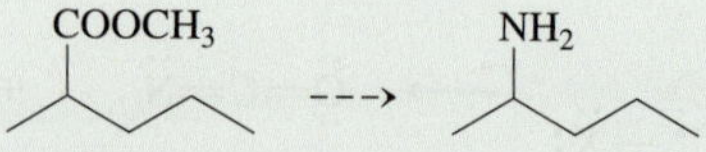

A: (CH₃)-CH(COOCH₃)-CH₂-CH₂-CH₃ → B: (CH₃)-CH(NH₂)-CH₂-CH₂-CH₃

EM RESUMO, o tratamento de amidas primárias e secundárias com bases leva à desprotonação do nitrogênio e formação de amidatos. Bases abstraem os prótons do carbono α de amidas terciárias. No rearranjo de Hofmann, as amidas primárias reagem com halogênios em meio básico para dar aminas com um carbono a menos. No processo, o grupo alquila desloca-se, com a conversão de um acil-nitreno em um isocianato.

DESTAQUE QUÍMICO 20-3

O isocianato de metila, inseticidas baseados nos carbamatos e a segurança na indústria química

A eliminação do DDT (Destaque Químico 3-2) e outros compostos orgânicos clorados do arsenal de pesticidas obrigou a mudanças nos métodos de controle dos estragos feitos por insetos nas plantações de alimentos. Estratégias baseadas na alternância anual da aplicação de inseticidas com modos de ação diferentes foram desenvolvidas para controlar as infestações e, ao mesmo tempo, reduzir o desenvolvimento de insetos resistentes aos pesticidas. As piretrinas, derivadas do inseticida natural ácido crisantêmico (Seção 4-7), são de uso comum. Os análogos dos hormônios juvenis oferecem uma alternativa (Destaque Químico 12-1). Entretanto, a necessidade de inseticidas capazes de controlar certas espécies muito resistentes levou ao desenvolvimento de várias classes de substâncias que atacam o sistema nervoso dos insetos. Derivados orgânicos do ácido fosfórico (organofosfatos) são compostos que estão nessa categoria – você talvez já tenha ouvido falar de diazinon e malation, que são organofosfatos. Os carbamatos são outro grupo de neurotoxinas de insetos. Dois exemplos são o carbofurano (Furadan) e o carbaril (Sevin), preparados pela adição de fenóis ao isocianato de metila:

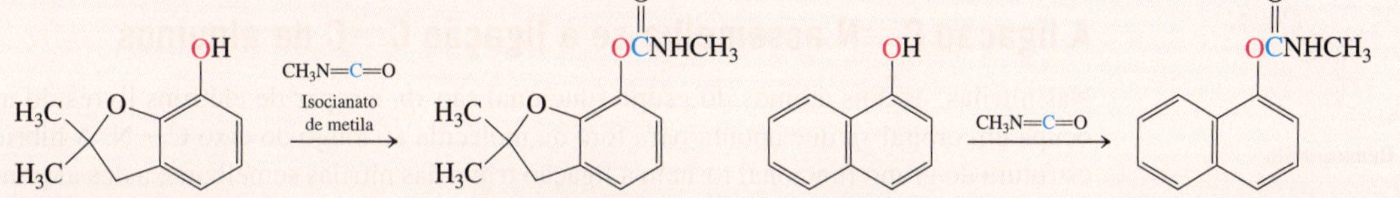

2,3-Di-hidro-2,2-dimetil-7--benzofuranol + CH₃N=C=O (Isocianato de metila) → N-Metil-carbamato de 2,3-di-hidro-2,2-dimetil-7-benzofuranila (Furadan)

1-Naftalenol (1-Naftol) + CH₃N=C=O → N-Metil-carbamato de 1-naftila (Sevin)

Os inseticidas à base de carbamato inibem a colinesterase, uma enzima essencial para a transmissão correta dos impulsos nervosos. O carbofurano e o carbaril tornaram-se cada vez mais importantes no controle de pragas específicas, como o pulgão da soja nos Estados Unidos. É essencial ter muito cuidado ao empregar essas substâncias porque sua neurotoxicidade não se limita aos insetos e inclui animais e humanos. O uso correto baseia-se parcialmente no conhecimento da relação entre a dose e a resposta biológica: a dose necessária para obter efeito é aproximadamente proporcional ao peso do indivíduo da espécie-alvo. Por isso, a quantidade destas toxinas necessária para matar os insetos é muito pequena. Os protocolos desenvolvidos para seu uso seguro são desenhados de modo a limitar a exposição humana a quantidades muito pequenas para provocar efeitos danosos.

Apesar disso, os perigos envolvidos no uso dessas substâncias foram demonstrados de modo catastrófico na madrugada do dia 3 de dezembro de 1984, na cidade de Bhopal, na Índia. Os protocolos de segurança podem ter sido comprometidos na unidade da Union Carbide India Ltd. em que o Sevin tinha sido fabricado e ela estava sendo desativada. Ocorreu um vazamento de cerca de 40 toneladas métricas de isocianato de metila para a atmosfera com consequências trágicas: centenas de milhares de pessoas foram expostas, mais de 3 mil delas morreram em algumas horas e dezenas de milhares sofreram injúrias debilitantes. O lençol freático da área continua contaminado e ainda ocorrem disputas sobre quem irá pagar os custos da remediação do solo. Esta catástrofe, o pior acidente industrial químico da história, conduziu a uma reavaliação completa das medidas de segurança para a manipulação de grandes quantidades de substâncias químicas tóxicas. Em 1988, o American Chemistry Council introduziu normas que obrigam todas as companhias filiadas da indústria química a atingirem voluntariamente padrões de desempenho ambiental, de saúde e de segurança mais rígidos do que o exigido pelo governo americano. Este programa utiliza certificação independente por terceiros para garantir que os objetivos fixados sejam atingidos. Durante o tempo de existência do programa, as companhias participantes reduziram em 80% a emissão de poluentes ambientais com base nos padrões da Agência de Proteção Ambiental dos Estados Unidos da América e, na média, seus trabalhadores têm registros de segurança cinco vezes melhores do que os do setor manufatureiro americano como um todo.

20-8 Alcanonitrilas: uma classe especial de derivados de ácidos carboxílicos

As nitrilas, RC≡N, também são consideradas como derivadas de ácidos carboxílicos porque o carbono insaturado da nitrila está no mesmo estado de oxidação do carbono do grupo carboxila e porque as nitrilas convertem-se facilmente em outros derivados de ácidos carboxílicos. Esta seção descreve as regras de nomenclatura das nitrilas, a estrutura e ligações no grupo nitrila, além de suas características espectrais. Em seguida, comparamos a química do grupo nitrila com a de outros derivados de ácidos carboxílicos.

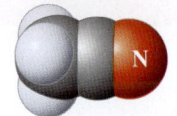

CH₃C≡N
Etanonitrila
(acetonitrila)

CH₃CH₂C≡N
Propanonitrila
(propionitrila)

CH₃
|
CH₃CHCH₂C≡N
3-**Metil**-butano**nitrila**

C≡N
Benzonitrila

A nomenclatura IUPAC das nitrilas baseia-se na dos alcanos

Esta classe de compostos é nomeada como **alcanonitrilas**. Nos nomes comuns, a palavra *ácido* é eliminada e a terminação *–ico* dos ácidos carboxílicos é substituída por **–nitrila**. A cadeia é numerada como nos ácidos carboxílicos. Para as dinitrilas, usam-se regras semelhantes derivadas da nomenclatura dos ácidos dicarboxílicos. O substituinte C≡N é chamado de **ciano**. Os cianociclo-alcanos são chamados de **cicloalcanocarbonitrilas**. Daremos preferência ao nome benzonitrila (a partir do ácido benzoico) sobre o nome sistemático benzocarbonitrila.

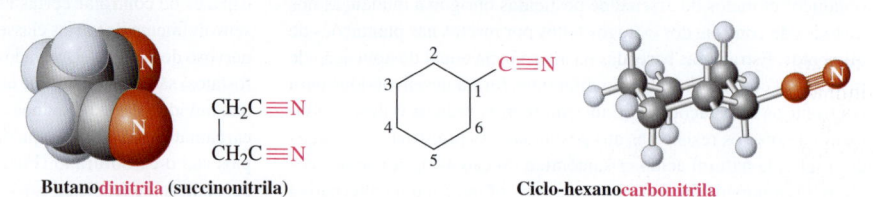

CH₂C≡N
|
CH₂C≡N
Butanodinitrila (succinitrila)

$\begin{array}{c} \\ 3 \\ 4 \end{array} \begin{array}{c} 2 \\ \\ 5 \end{array} \begin{array}{c} C\equiv N \\ 1 \\ 6 \end{array}$
Ciclo-hexano**carbo**nitrila

A ligação C≡N assemelha-se à ligação C≡C de alquinos

Nas nitrilas, os dois átomos do grupo funcional são *sp*, e o par de elétrons livres do nitrogênio ocupa um orbital *sp* que aponta para fora da molécula ao longo do eixo C—N. A hibridação e a estrutura do grupo funcional tornam a ligação tripla das nitrilas semelhante à dos alquinos (veja a Figura 20-3 e, também, as Figuras 13-1 e 13-2).

$C_{sp^3} - C_{sp}$

A ligação π hibridação *sp*

B: H, 1,095 Å, 109,3°, 1,462 Å, 1,157 Å, C≡N:, 109,1°

C

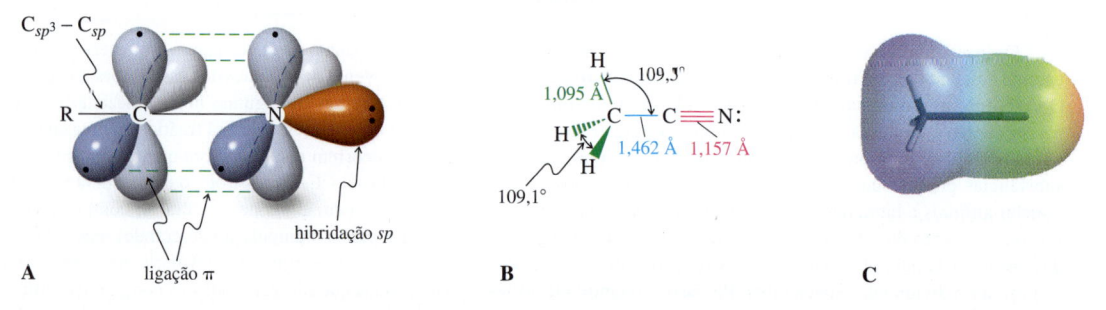

Figura 20-3 (A) Diagrama de orbitais moleculares do grupo nitrila mostrando a hibridação *sp* dos átomos na função C≡N. (B) Estrutura molecular da etanonitrila (acetonitrila), semelhante à do alquino correspondente. (C) Mapa de potencial eletrostático da etanonitrila que mostra a polarização positiva do carbono do grupo ciano (em azul) e a polarização negativa do nitrogênio (em verde) com o par de elétrons livres (em vermelho).

Tabela 20-3 Deslocamentos químicos da ¹H-RMN de metanos substituídos, CH₃X

X	δ_{CH_3} (ppm)
—H	0,23
—Cl	3,06
—OH	3,39
—C(=O)H	2,18
—COOH	2,08
—CONH₂	2,02
—C≡N	1,98
—C≡CH	1,80

No espectro de infravermelho, a vibração de C≡N aparece em 2250 cm⁻¹, na mesma região em que se observa a ligação C≡C, sendo, porém, muito mais intensa. O espectro de ¹H-RMN das nitrilas indica que os prótons vizinhos do grupo funcional estão desblindados, como nos derivados de ácidos carboxílicos e nos alquinos (Tabela 20-3).

A absorção de ¹³C-RMN do carbono do grupo nitrila é observada em campo mais baixo ($\delta \approx$ 112–126 ppm) do que a dos alquinos ($\delta \approx$ 65–85 ppm) porque o nitrogênio é mais eletronegativo do que o carbono. Assim, as nitrilas são polarizadas, como se pode ver no mapa de potencial eletrostático na Figura 20-3C.

EXERCÍCIO 20-25

O 1,3-dibromo-propano foi tratado com cianeto de sódio em dimetilsulfóxido-d_6 e a mistura monitorada por ¹³C-RMN. Depois de alguns minutos, quatro novos picos intermediários apareceram, um deles bem abaixo dos demais, em δ = 117,6 ppm. Subsequentemente, outros três picos começaram a crescer em δ = 119,1; 22,6 e 17,6 ppm, às custas dos sinais do composto de partida e do intermediário. Explique.

As nitrilas sofrem hidrólise para produzir ácidos carboxílicos

Como vimos na Seção 19-6, as nitrilas podem ser hidrolisadas a ácidos carboxílicos. As condições de reação são normalmente fortes, exigindo ácido ou base concentrados e altas temperaturas.

$$N\equiv C(CH_2)_4 C\equiv N \xrightarrow{H^+, H_2O, \Delta} HOOC(CH_2)_4 COOH$$
97%

Hexanodinitrila (adiponitrila)   Ácido hexanodioico (ácido adípico)

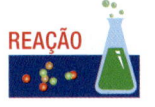

REAÇÃO

Os mecanismos destas reações passam por uma amida intermediária e incluem etapas de adição-eliminação.

Na reação catalisada por ácidos, a protonação inicial do nitrogênio facilita o ataque nucleofílico da água. A perda de um próton do oxigênio fornece um intermediário neutro, que é o tautômero de uma amida. Uma segunda protonação do nitrogênio é seguida de outra desprotonação do oxigênio e formação de amida. A hidrólise da amida segue as etapas usuais de adição-eliminação.

Mecanismo da hidrólise ácida de nitrilas

MECANISMO

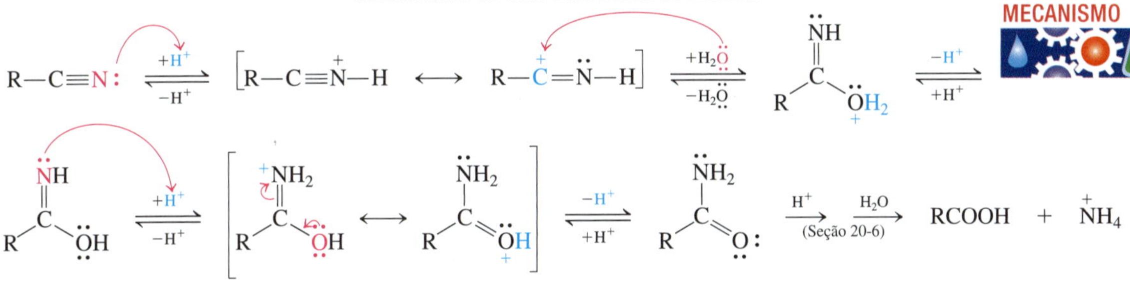

Tautômero da amida

Na hidrólise catalisada por base, o ataque direto do íon hidróxido ao carbono da nitrila leva ao ânion do tautômero da amida, que é protonado no nitrogênio. O próton do oxigênio é removido por base e uma segunda N-protonação leva à amida. A hidrólise se completa como foi descrito na Seção 20-6.

Mecanismo da hidrólise básica de nitrilas

MECANISMO

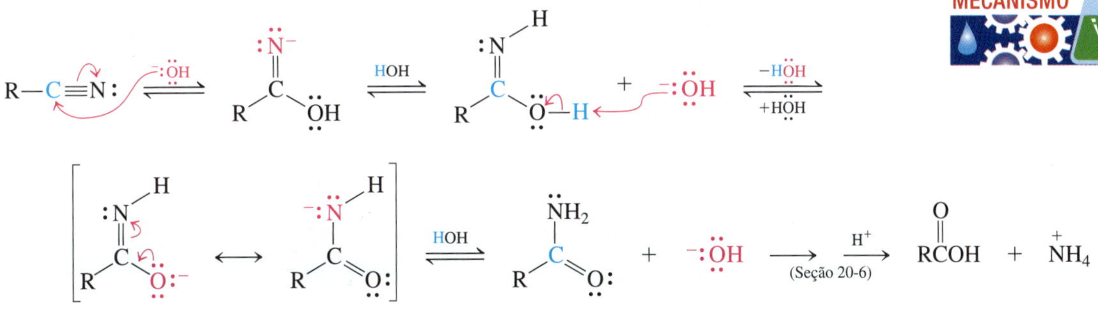

Os reagentes organometálicos atacam as nitrilas para resultar em cetonas

Nucleófilos fortes, como os reagentes organometálicos, por exemplo, adicionam-se às nitrilas para dar sais aniônicos de imina. O tratamento posterior com ácido diluído leva à imina neutra, que rapidamente se hidrolisa à cetona (Seção 17-9).

Síntese de cetonas a partir de nitrilas

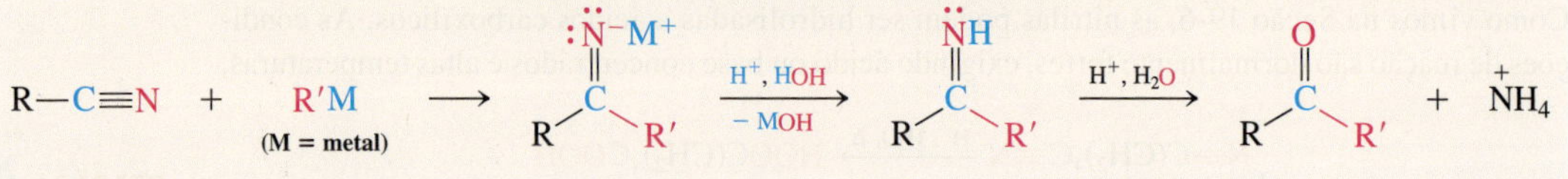

$$R-C\equiv N \; + \; R'M \; \xrightarrow{} \; \underset{(M\,=\,metal)}{} \; \underset{RR'}{\overset{\ddot{N}^-M^+}{\underset{\|}{C}}} \; \xrightarrow[-\,MOH]{H^+,\,HOH} \; \underset{RR'}{\overset{\ddot{N}H}{\underset{\|}{C}}} \; \xrightarrow{H^+,\,H_2O} \; \underset{RR'}{\overset{O}{\underset{\|}{C}}} \; + \; \overset{+}{N}H_4$$

$$CH_3CN \xrightarrow[2.\,H^+,\,H_2O]{1.\,CH_3(CH_2)_3CH_2MgBr,\,THF} CH_3\overset{O}{\underset{\|}{C}}(CH_2)_4CH_3$$

Etanonitrila   44%
(acetonitrila)   **2-Heptanona**

A redução das nitrilas com hidretos leva a aldeídos e aminas

Como nas reações com os ésteres e amidas, o hidreto de bis(2-metil-propil)-alumínio (DIBAL) adiciona-se somente uma vez à nitrila para dar um derivado de imina, cuja hidrólise produz um aldeído.

Síntese de aldeídos a partir de nitrilas

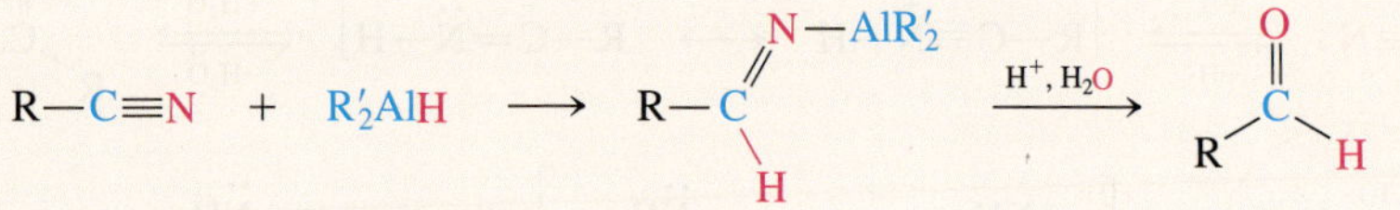

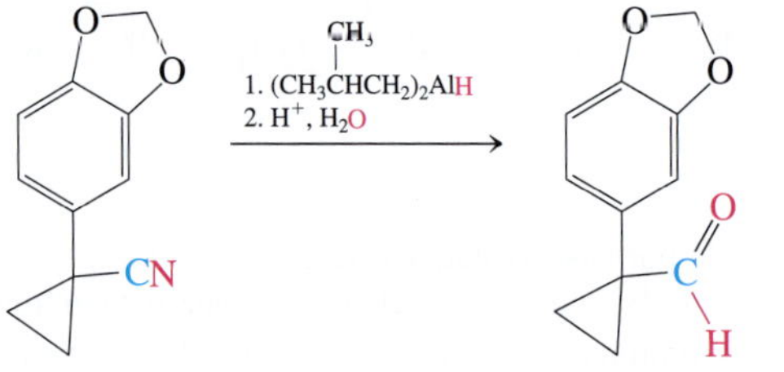

$$R-C\equiv N \; + \; R'_2AlH \; \xrightarrow{} \; \underset{H}{\overset{N-AlR'_2}{\underset{\|}{\underset{C}{R-}}}} \; \xrightarrow{H^+,\,H_2O} \; \underset{RH}{\overset{O}{\underset{\|}{C}}}$$

[Estrutura: benzodioxol-CN + 1. (CH₃CH₂CH)₂AlH com CH₃; 2. H⁺, H₂O → benzodioxol-C(ciclopropil)-CHO, 85%]

O tratamento das nitrilas com doadores de hidreto, que são fortes redutores, resulta na adição de dois hidretos para dar uma amina após o tratamento com água. O melhor reagente para este propósito é o hidreto de alumínio e lítio.

$$CH_3CH_2CH_2C\equiv N \xrightarrow[2.\,H^+,\,H_2O]{1.\,LiAlH_4} CH_3CH_2CH_2CH_2NH_2$$

Butanonitrila   85%
                   Butanamina

EXERCÍCIO 20-26

A redução de uma nitrila com LiAlH₄ para dar uma amina adiciona quatro átomos de hidrogênio a uma ligação tripla C≡N. Dois provêm do redutor e dois da água no tratamento posterior. Proponha um mecanismo para esta transformação.

Assim como a ligação tripla de alquinos (Seção 13-6), o grupo nitrila pode ser hidrogenado por hidrogênio ativado cataliticamente. O resultado é o mesmo obtido com o hidreto de alumínio e lítio, isto é, a formação de amina. Os quatro hidrogênios provêm do gás hidrogênio.

$$CH_3CH_2CH_2C\equiv N \xrightarrow{H_2,\,PtO_2,\,CH_3CH_2OH,\,CHCl_3} CH_3CH_2CH_2CH_2NH_2$$

Butanonitrila   96%
                     Butanamina

EXERCÍCIO 20-27

Mostre como você prepararia os seguintes compostos a partir da pentanonitrila.

(a) $CH_3(CH_2)_3COOH$

(b) $CH_3(CH_2)_3\overset{O}{\underset{\|}{C}}(CH_2)_3CH_3$

(c) $CH_3(CH_2)_3\overset{O}{\underset{\|}{C}}H$

(d) $CH_3(CH_2)_3CD_2ND_2$

EM RESUMO, as nitrilas são nomeadas como alcanonitrilas. Os dois átomos da unidade C≡N são *sp*, e o nitrogênio tem um par de elétrons livres em um orbital *sp*. A vibração de deformação axial da nitrila aparece em 2.250 cm^{-1} e a absorção de ^{13}C-RMN ocorre em cerca de 120 ppm. A hidrólise ácida ou básica das nitrilas leva a ácidos carboxílicos. Os reagentes organometálicos (RLi, RMgBr) adicionam-se para dar cetonas após a hidrólise. Com o hidreto de bis(2-metil-propil)-alumínio (hidreto de di-isobutilalumínio, DIBAL), a adição e hidrólise posterior das nitrilas dão o aldeído, e com LiAlH$_4$ ou hidrogênio ativado cataliticamente a função nitrila é convertida em amina.

A IDEIA GERAL

Vimos, nos quatro capítulos precedentes, todas as principais classes de compostos que contêm o grupo funcional carbonila. Suas semelhanças e diferenças são o reflexo direto do fato de que, na química orgânica, a estrutura define a função. Os princípios fundamentais que governam a química dos compostos carbonilados derivam-se de conceitos discutidos nos Capítulos 1 e 2:

- A energia e a reatividade das ligações polares (Seções 1-3 e 2-3)
- Os efeitos da ressonância na estrutura e na estabilidade (Seção 1-5)
- Aplicações diretas e indiretas da química de ácidos e bases (Seção 2-2)

A química da carbonila ilustra tantas características fundamentais da química orgânica que seu estudo cuidadoso serve como excelente ponto de partida para o desenvolvimento da compreensão das propriedades de outras classes de compostos. Se, em algum momento da sua vida, você achar que precisa rever seu curso de química orgânica, a química da carbonila seria um bom ponto de partida, porque ela ajuda a desenvolver o entendimento de todo o resto da química orgânica com mais eficácia.

Veremos, no Capítulo 21, a última classe simples de compostos tratada neste curso, as aminas. De novo, as ligações polares e a química de ácidos e bases terão papel importante.

PROBLEMAS DE INTEGRAÇÃO

20.28 Uma síntese útil de certos tipos de diois inclui a reação de um composto de "bisGrignard" com uma lactona:

$$\text{lactona} \xrightarrow[\text{2. H}^+, \text{H}_2\text{O}]{\text{1. BrMgCH}_2\text{CH}_2\text{CH}_2\text{CH}_2\text{MgBr, THF}} \text{ciclopentanol com cadeia OH}$$

(a) Proponha um mecanismo para esta transformação.

SOLUÇÃO

Observe que uma lactona é um éster cíclico, logo podemos usar a reação de ésteres com reagentes de Grignard descrita na Seção 20-4 para tratar a questão.

Os ésteres reagem em sequência com dois equivalentes do reagente de Grignard. O primeiro leva a uma cetona por uma sequência de adição-eliminação, com formação de uma nova ligação carbono-carbono e eliminação de um alcóxido como grupo de saída. O segundo equivalente de Grignard adiciona-se ao carbono da carbonila da cetona para dar o produto final, um álcool terciário. O presente problema é diferente de duas maneiras. Em primeiro lugar, o éster é cíclico, portanto o primeiro processo de adição-eliminação abre o anel e o grupo alcóxido continua ligado à cadeia de carbonos na cetona que se forma. Em segundo lugar, ao invés de *duas* moléculas do reagente de Grignard, temos aqui uma única molécula com *duas* funções de Grignard. Isto permite que, na adição do segundo equivalente de Grignard ao carbono da carbonila, *forme-se* um novo anel.

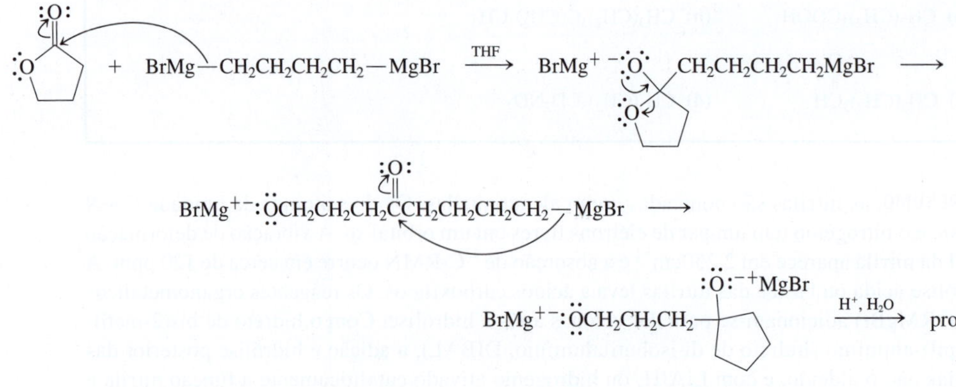
BrMg—CH2CH2CH2CH2—MgBr
THF
BrMg+
CH2CH2CH2CH2MgBr
BrMg+−:ÖCH2CH2CH2CCH2CH2CH2CH2—MgBr
:Ö:−+MgBr
BrMg+−:ÖCH2CH2CH2
H+, H2O
produto

(b) Como você aplicaria este método geral na síntese dos diois A e B?

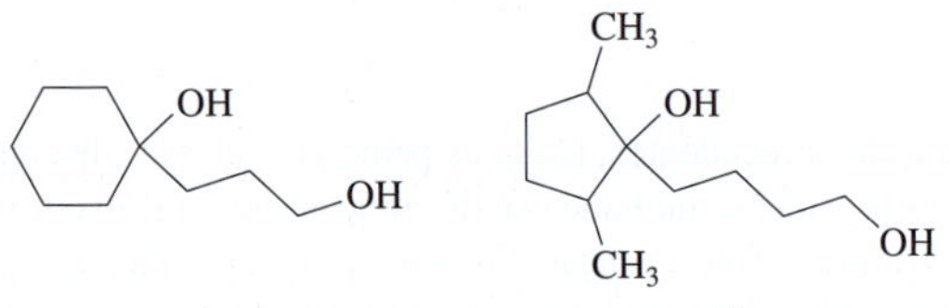
OH
OH
A
CH3
OH
CH3
OH
B

SOLUÇÃO

O mecanismo descrito em (a) permite generalizar a transformação.

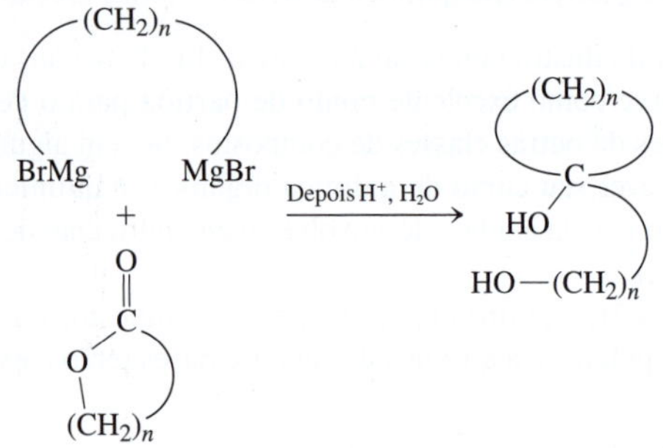
(CH2)n
BrMg
MgBr
Depois H+, H2O
HO
HO—(CH2)n

As respostas são

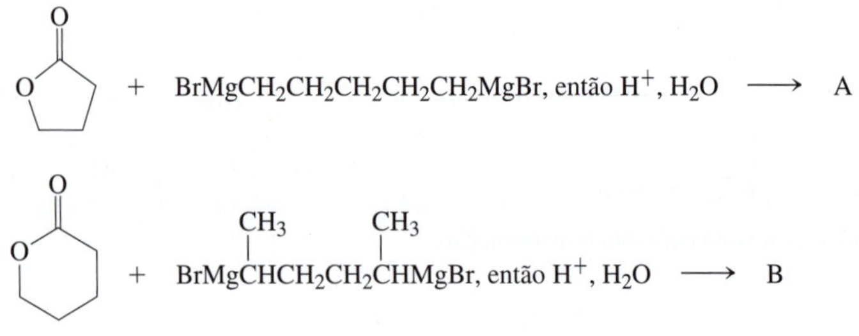
BrMgCH2CH2CH2CH2CH2MgBr, então H+, H2O
A
CH3
CH3
BrMgCHCH2CH2CHMgBr, então H+, H2O
B

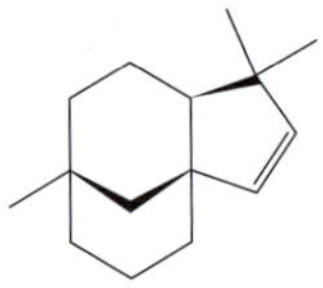

Cloveno

20-29 O cloveno é um sesquiterpeno obtido pelo rearranjo catalisado por ácido do carifioleno (Problema 74 do Capítulo 12 – odor de cravo-da-índia). A seguinte sequência de reações faz parte da síntese total do cloveno, mas os reagentes foram omitidos. Sugira reagentes e condições de reação razoáveis para cada transformação, tendo em mente que algumas podem necessitar de mais de uma etapa. Em alguns casos, você vai precisar recorrer aos capítulos anteriores, especialmente aos Capítulos 17 a 19.

SOLUÇÃO

Como analisar este tipo de problema de síntese? Podemos começar pela caracterização de cada transformação: identificar exatamente as mudanças que ocorrem. Quando tivermos estas informações, poderemos recorrer às reações que já conhecemos e verificar se precisaremos de uma etapa ou mais de uma para completar o processo. Façamos isto na ordem dada acima.

a. Uma molécula com grupos metoxicarbonila e hidróxi converte-se em um éster cíclico, isto é, uma lactona. Transformar um éster em outro é uma transesterificação (Seção 20-4), um processo reversível catalisado por ácidos e bases. Como deslocar o equilíbrio na direção desejada? Observe que o metanol, o produto lateral do processo, tem ponto de ebulição relativamente baixo (65°C, Tabela 8-1) e pode ser retirado do meio por aquecimento da mistura de reação. Assim, a resposta de (a) é catálise por H$^+$ e aquecimento.

b. A lactona converte-se em diol. Poderíamos fazer esta transformação em duas etapas. A hidrólise abre a lactona ao ácido hidroxicarboxílico (Seção 20-4) e a redução subsequente com LiAlH$_4$ fornece o diol. É mais fácil fazer diretamente a redução da lactona ao diol com LiAlH$_4$. Lembre-se (Seção 20-4) de que o produto da redução é o alcóxido, logo, é necessário fazer o tratamento com ácido. Assim, (b) é 1. LiAlH$_4$, éter (um solvente adequado para estas reações) e 2. H$^+$, H$_2$O.

c. Esta etapa requer análise. Existem dois grupos hidróxi no composto de partida e queremos oxidar um deles. O método usual, baseado na oxidação por Cr(VI), não distingue entre os grupos hidróxi e não pode ser usado. Um deles, no entanto, (o que está ligado ao anel) é *alílico* e (Seção 17-4) pode ser oxidado *seletivamente* com MnO$_2$ à cetona α,β-insaturada. Logo, (c) é MnO$_2$, acetona.

d. Aqui, a química é mais comum, a oxidação de um álcool primário a ácido carboxílico. Qualquer reagente de Cr(VI), como K$_2$Cr$_2$O$_7$, em água é adequado (veja as Seções 8-6 e 19-6). Assim, (d) é K$_2$Cr$_2$O$_7$, H$_2$SO$_4$, H$_2$O.

e. Duas mudanças de grupo funcional são evidentes. A ligação dupla C—C da enona foi reduzida e o grupo carboxílico foi esterificado. Já vimos a redução de enonas a cetonas saturadas (Seção 18-8). A hidrogenação catalítica é o método mais simples (a redução com um metal e NH$_3$ não é necessária, porque a seletividade não é relevante). A formação do éster de metila pode ser feita de duas maneiras (Seções 19-8, 19-9 e 20-2): via halogeneto de acila (com SOCl$_2$) e CH$_3$OH, ou pela reação direta com CH$_3$OH catalisada por ácido. Será que a ordem em que as etapas são feitas faz alguma diferença? Os ácidos e os ésteres não são afetados nas condições de hidrogenação catalítica e a esterificação pode ser feita em presença de enonas ou cetonas, portanto, a resposta é não. Assim, para (e), 1. H$_2$, Pd—C, CH$_3$CH$_2$OH e 2. CH$_3$OH, H$^+$.

f. Aqui temos um interessante par de mudanças, o grupo carbonila é protegido como acetal cíclico e a função éster, hidrolisada ao grupo –COOH. Isto leva à questão do porquê da esterificação na etapa anterior. Muito provavelmente, não se conseguiu formar o acetal cíclico na molécula com o ácido carboxílico livre. A proteção do grupo carbonila requer catálise ácida e 1,2-etano-diol (etilenoglicol, Seção 17-8). Talvez tenha ocorrido uma complicação devido à formação de ésteres com o grupo –COOH. Em todo caso, a esterificação deste último antes da acetilação aparentemente resolveu o problema. Assim, (f) é 1-HOCH$_2$CH$_2$OH, H$^+$ e 2. $^-$OH, H$_2$O (hidrólise do éster *com base*, Seção 20-4, para impedir a hidrólise do acetal).

g. A carbonila do anel foi desprotegida e o grupo carboxila, transformado em cetona. Pela primeira vez na síntese, uma nova ligação carbono-carbono foi criada entre o carbono do grupo carboxila e o grupo etila. Este processo exige um reagente organometálico e a carbonila do anel tem de ter sido protegida na sequência (f). Que derivados de ácidos carboxílicos podem ser usados para a obtenção de cetonas? Os halogenetos de acila (Seção 20-2) e as nitrilas (Seção 20-8). Como não sabemos como converter diretamente um ácido carboxílico em nitrila, podemos escolher a seguinte sequência para (g): 1. SOCl$_2$ (leva ao halogeneto), 2. (CH$_3$CH$_2$)$_2$CuLi, éter (converte o halogênio em etilcarbonila) e 3. H$^+$, H$_2$O (desprotege a carbonila do anel, Seção 17-8).

Análise da etapa (h): condensação de aldol

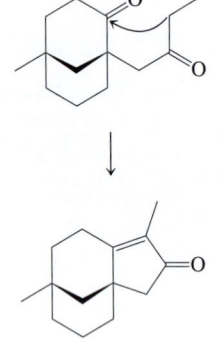

h. Uma nova ligação carbono-carbono foi feita com formação de um anel. Temos de identificar os átomos de carbono antes e depois desta etapa para saber como a ligação foi feita (veja na margem). Eles são o carbono do grupo carbonila do anel e o CH$_2$ do grupo etila, α ao grupo carbonila. Trata-se de uma condensação aldólica (Seção 18-7) feita facilmente em base diluída. Então, (h), a etapa final, é $^-$OH, H$_2$O.

Novas reações

1. **Ordem de reatividade dos derivados de ácidos carboxílicos (Seção 20-1)**

$$\underset{\text{Amida}}{\text{RCNH}_2} < \underset{\text{Éster}}{\text{RCOR}'} < \underset{\text{Anidrido}}{\text{RCOCR}} < \underset{\text{Halogeneto de acila}}{\text{RCX}}$$

Os ésteres e amidas requerem catálise ácida ou básica para reagir com nucleófilos fracos.

2. **Basicidade do oxigênio da carbonila (Seção 20-1)**

L = Grupo de saída
A basicidade aumenta com a contribuição da estrutura de ressonância C.

3. **Formação de enolato (Seção 20-1)**

A acidez dos derivados neutros geralmente aumenta com o decréscimo da contribuição da estrutura de ressonância C no ânion.

Reações de halogenetos de acila

4. **Água (Seção 20-2)**

$$\text{RCX} + \text{H}_2\text{O} \longrightarrow \underset{\substack{\text{Ácido} \\ \text{carboxílico}}}{\text{RCOH}} + \text{HX}$$

5. **Ácidos carboxílicos (Seções 19-8 e 20-2)**

$$\text{RCX} + \text{R}'\text{CO}_2\text{H} \longrightarrow \underset{\substack{\text{Anidrido} \\ \text{carboxílico}}}{\text{RCOCR}'} + \text{HX}$$

6. **Álcoois (Seção 20-2)**

$$\text{RCX} + \text{R}'\text{OH} \longrightarrow \underset{\text{Éster}}{\text{RCOR}'} + \underset{\substack{\text{(removido com piridina,} \\ \text{trietilamina ou outras bases)}}}{\text{HX}}$$

7. **Aminas (Seção 20-2)**

$$\text{RCX} + \text{R}'\text{NH}_2 \longrightarrow \underset{\text{Amida}}{\text{RCNHR}'} + \underset{\substack{\text{(removido com piridina,} \\ \text{trietilamina, excesso de R}'\text{NH}_2 \\ \text{ou outras bases)}}}{\text{HX}}$$

8. Reagentes cupratos (Seção 20-2)

$$\underset{RCX}{\overset{O}{\|}} \xrightarrow[\text{2. H}^+,\text{H}_2\text{O}]{\text{1. R}'_2\text{CuLi, THF}} \underset{\text{Cetona}}{\underset{RCR'}{\overset{O}{\|}}} + \text{R'Cu} + \text{LiX}$$

9. Hidretos (Seção 20-2)

$$\underset{RCX}{\overset{O}{\|}} \xrightarrow[\text{2. H}^+,\text{H}_2\text{O}]{\text{1. LiAl[OC(CH}_3)_3]_3\text{H, (CH}_3\text{CH}_2)_2\text{O}} \underset{\text{Aldeído}}{\underset{RCH}{\overset{O}{\|}}} + \text{LiX} + \text{Al[OC(CH}_3)_3]_3$$

Reações de anidridos de ácidos carboxílicos

10. Água (Seção 20-3)

$$\underset{RCOCR}{\overset{O\ \ O}{\|\ \ \|}} + \text{H}_2\text{O} \longrightarrow \underset{\text{Ácido carboxílico}}{2\ \underset{RCOH}{\overset{O}{\|}}}$$

11. Álcoois (Seção 20-3)

$$\underset{RCOCR}{\overset{O\ \ O}{\|\ \ \|}} + \text{R'OH} \longrightarrow \underset{\text{Éster}}{\underset{RCOR'}{\overset{O}{\|}}} + \underset{RCOH}{\overset{O}{\|}}$$

12. Aminas (Seção 20-3)

$$\underset{RCOCR}{\overset{O\ \ O}{\|\ \ \|}} + \text{R'NH}_2 \longrightarrow \underset{\text{Amida}}{\underset{RCNHR'}{\overset{O}{\|}}} + \underset{RCOH}{\overset{O}{\|}}$$

Reações de ésteres

13. Água (hidrólise de éster) (Seções 19-9 e 20-4)

Catálise ácida

$$\underset{RCOR'}{\overset{O}{\|}} + \text{H}_2\text{O} \xrightarrow{\text{H}^+\text{catalítico}} \underset{\text{Ácido carboxílico}}{\underset{RCOH}{\overset{O}{\|}}} + \text{R'OH}$$

Catálise básica

$$\underset{RCOR'}{\overset{O}{\|}} + \underset{\text{1 equivalente}}{^-\text{OH}} \xrightarrow{\text{H}_2\text{O}} \underset{\text{Íon carboxilato}}{\underset{RCO^-}{\overset{O}{\|}}} + \text{R'OH}$$

14. Álcoois (transesterificação) e aminas (Seção 20-4)

$$\underset{RCOR'}{\overset{O}{\|}} + \text{R''OH} \xrightarrow{\text{H}^+\text{ ou }^-\text{OR''}} \underset{\text{Éster}}{\underset{RCOR''}{\overset{O}{\|}}} + \text{R'OH}$$

$$\underset{RCOR'}{\overset{O}{\|}} + \text{R''NH}_2 \xrightarrow{\Delta} \underset{\text{Amida}}{\underset{RCNHR''}{\overset{O}{\|}}} + \text{R'OH}$$

15. Reagentes organometálicos (Seção 20-4)

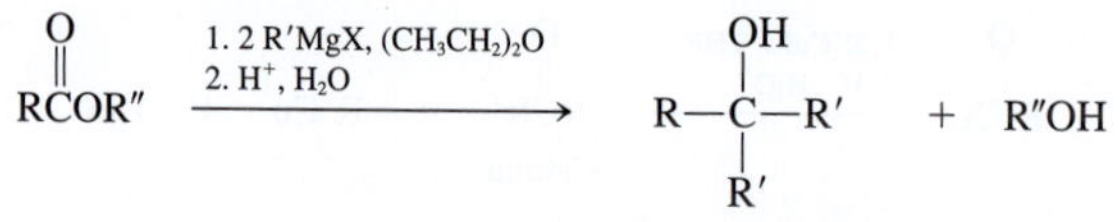

$$\text{RCOR''} \xrightarrow[\text{2. H}^+, \text{H}_2\text{O}]{\text{1. 2 R'MgX, (CH}_3\text{CH}_2)_2\text{O}} \text{R}-\underset{\underset{\text{R'}}{|}}{\overset{\overset{\text{OH}}{|}}{\text{C}}}-\text{R'} + \text{R''OH}$$
Álcool terciário

Formato de metila

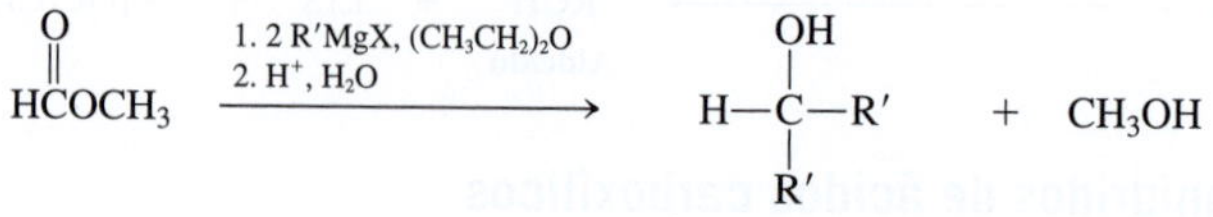

$$\text{HCOCH}_3 \xrightarrow[\text{2. H}^+, \text{H}_2\text{O}]{\text{1. 2 R'MgX, (CH}_3\text{CH}_2)_2\text{O}} \text{H}-\underset{\underset{\text{R'}}{|}}{\overset{\overset{\text{OH}}{|}}{\text{C}}}-\text{R'} + \text{CH}_3\text{OH}$$
Álcool secundário

16. Hidretos (Seção 20-4)

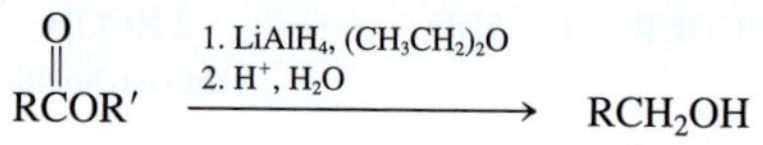

$$\text{RCOR'} \xrightarrow[\text{2. H}^+, \text{H}_2\text{O}]{\text{1. LiAlH}_4, (\text{CH}_3\text{CH}_2)_2\text{O}} \text{RCH}_2\text{OH}$$
Álcool

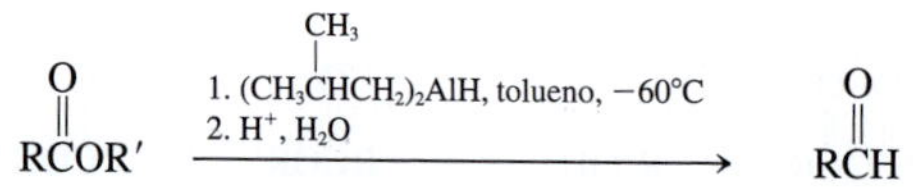

$$\text{RCOR'} \xrightarrow[\text{2. H}^+, \text{H}_2\text{O}]{\text{1. (CH}_3\text{CHCH}_2)_2\text{AlH, tolueno, } -60°\text{C}} \text{RCH}$$
Aldeído

17. Enolatos (Seção 20-4)

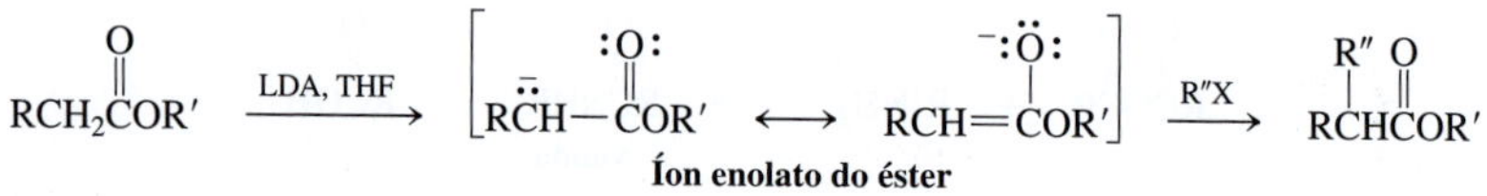

$$\text{RCH}_2\text{COR'} \xrightarrow{\text{LDA, THF}} \left[\text{R}\overline{\text{C}}\text{H}-\text{COR'} \leftrightarrow \text{RCH}=\text{COR'} \right] \xrightarrow{\text{R''X}} \text{RCHCOR'}$$
Íon enolato do éster

Reações de amidas

18. Água (Seção 20-6)

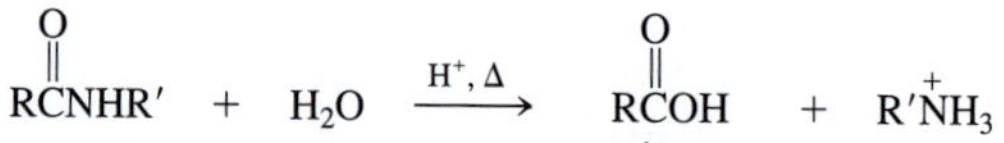

$$\text{RCNHR'} + \text{H}_2\text{O} \xrightarrow{\text{H}^+, \Delta} \text{RCOH} + \text{R'}\overset{+}{\text{NH}}_3$$
Ácido carboxílico

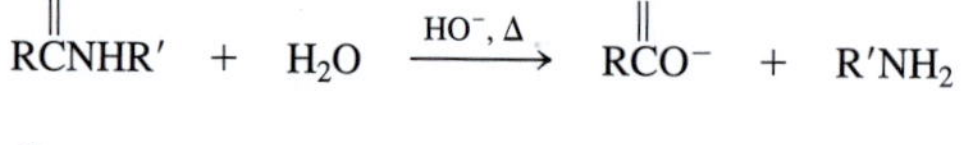

$$\text{RCNHR'} + \text{H}_2\text{O} \xrightarrow{\text{HO}^-, \Delta} \text{RCO}^- + \text{R'NH}_2$$

19. Hidretos (Seção 20-6)

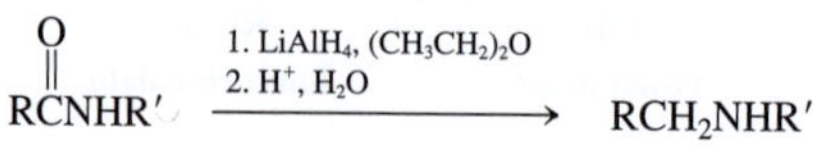

$$\text{RCNHR'} \xrightarrow[\text{2. H}^+, \text{H}_2\text{O}]{\text{1. LiAlH}_4, (\text{CH}_3\text{CH}_2)_2\text{O}} \text{RCH}_2\text{NHR'}$$
Amina

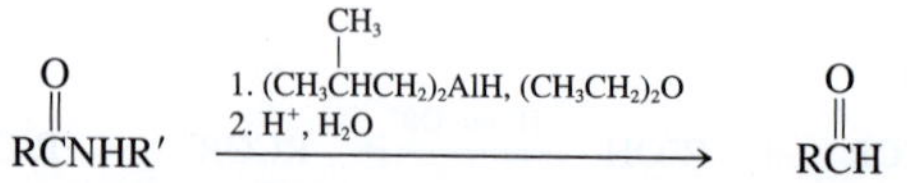

$$\text{RCNHR'} \xrightarrow[\text{2. H}^+, \text{H}_2\text{O}]{\text{1. (CH}_3\text{CHCH}_2)_2\text{AlH, (CH}_3\text{CH}_2)_2\text{O}} \text{RCH}$$
Aldeído

20. Enolatos e amidatos (Seção 20-7)

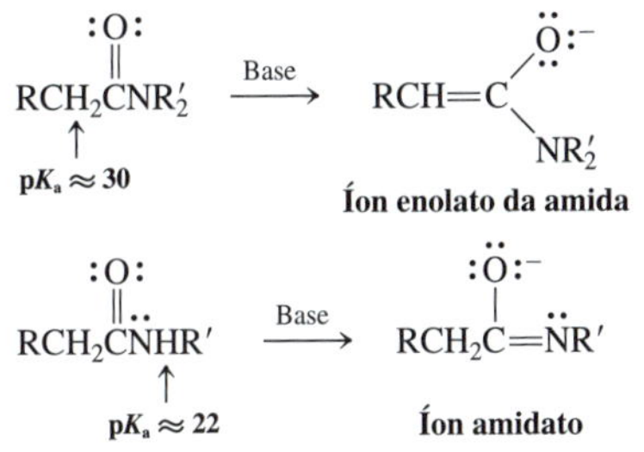

$$RCH_2CNR'_2 \;(pK_a \approx 30) \xrightarrow{\text{Base}} RCH=C(O^-)NR'_2$$
Íon enolato da amida

$$RCH_2CNHR' \;(pK_a \approx 22) \xrightarrow{\text{Base}} RCH_2C(\ddot{O}{:}^-)=NR'$$
Íon amidato

21. Rearranjo de Hofmann (Seção 20-7)

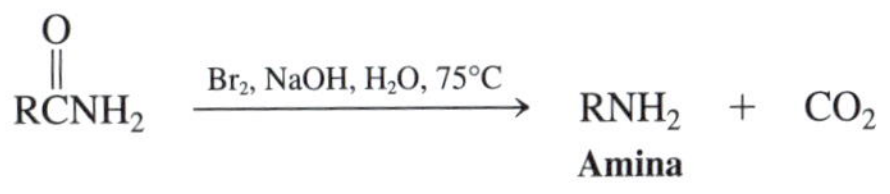

$$RCNH_2 \xrightarrow{Br_2,\,NaOH,\,H_2O,\,75°C} RNH_2 + CO_2$$
Amina

Reações de nitrilas

22. Água (Seção 20-8)

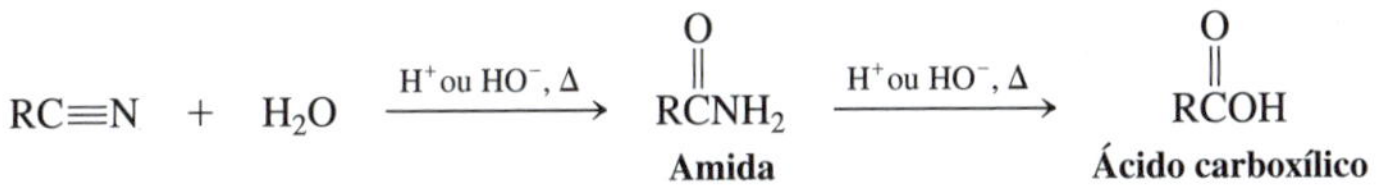

$$RC{\equiv}N + H_2O \xrightarrow{H^+\,\text{ou}\,HO^-,\,\Delta} RCNH_2 \xrightarrow{H^+\,\text{ou}\,HO^-,\,\Delta} RCOH$$
Amida   **Ácido carboxílico**

23. Reagentes organometálicos (Seção 20-8)

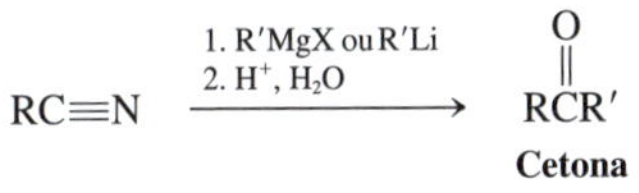

$$RC{\equiv}N \xrightarrow[2.\,H^+,\,H_2O]{1.\,R'MgX\,\text{ou}\,R'Li} RCR'$$
Cetona

24. Hidretos (Seção 20-8)

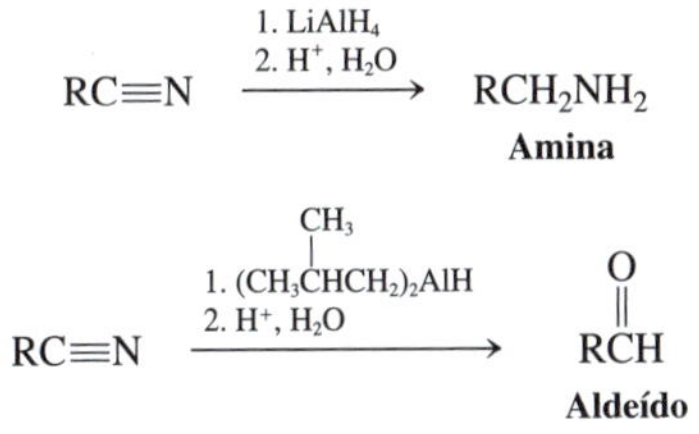

$$RC{\equiv}N \xrightarrow[2.\,H^+,\,H_2O]{1.\,LiAlH_4} RCH_2NH_2$$
Amina

$$RC{\equiv}N \xrightarrow[2.\,H^+,\,H_2O]{1.\,(CH_3CHCH_2)_2AlH\;(CH_3)} RCH$$
Aldeído

25. Hidrogenação catalítica (Seção 20-8)

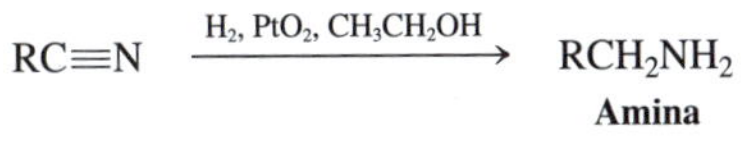

$$RC{\equiv}N \xrightarrow{H_2,\,PtO_2,\,CH_3CH_2OH} RCH_2NH_2$$
Amina

Conceitos importantes

1. A **reatividade eletrofílica** do carbono da carbonila nos **derivados de ácidos carboxílicos** é diminuída pelos substituintes doares de elétrons. Este efeito, que pode ser visto na espectrometria de IV, é responsável pela menor reatividade em relação a nucleófilos e ácidos, e pelo aumento da basicidade ao longo da série: halogenetos de acila–anidridos–ésteres–amidas. A doação de elétrons do nitrogênio das amidas por ressonância é tão pronunciada que a **rotação** da ligação amida é **impedida** na temperatura normal no tempo de escala da RMN.

2. Os **derivados de ácidos carboxílicos** são nomeados como **halogenetos de acila**, **anidridos de ácidos carboxílicos (anidridos)**, **alcanoatos de alquila**, **alcanamidas** e **alcanonitrilas**, dependendo do grupo funcional.

3. As **frequências de deformação axial da carbonila** no espectro de IV são usadas para identificar os derivados de ácidos carboxílicos. Os cloretos de alcanoíla (acila) absorvem em 1790–1815 cm^{-1}, os anidridos em 1740-1790 cm^{-1} e as amidas em 1650–1690 cm^{-1}.

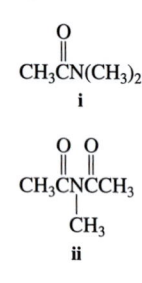

4. Os derivados de ácidos carboxílicos geralmente sofrem **hidrólise** (em meio ácido ou básico) para dar o ácido carboxílico correspondente, combinam-se com **álcoois** para dar ésteres e com **aminas** para dar amidas. Eles formam cetonas com reagentes de **Grignard** e outros **organometálicos**, e os ésteres podem reagir com uma segunda molécula de reagente para dar álcoois. A redução com **hidretos** leva a produtos em vários estágios de oxidação: aldeídos, álcoois ou aminas.

5. Os ésteres de cadeia longa são os constituintes de **ceras** de origem animal ou vegetal. Triésteres do glicerol são encontrados em **óleos** e **gorduras**. Sua hidrólise leva a **sabões**. Os **triglicerídeos** cuja estrutura contém unidades de ácido fosfórico pertencem à classe dos **fosfolipídeos**. Como têm uma região muito polar na estrutura e cadeias hidrofóbicas, os fosfolipídeos formam **micelas** e **bicamadas lipídicas**.

6. Pode-se usar a **transesterificação** para converter um éster em outro.

7. O grupo funcional das **nitrilas** é semelhante ao dos alquinos. Os dois átomos que compõem a função são *sp*. A absorção no IV aparece em torno de 2250 cm^{-1}. Os hidrogênios vizinhos do grupo ciano estão desblindados na ^{1}H-RMN. As absorções na ^{13}C-RMN do carbono da nitrila ocorrem em campo baixo (δ ~ 112–126 ppm), uma consequência da eletronegatividade do nitrogênio.

Problemas

30. Dê o nome IUPAC ou desenhe as estruturas de cada um dos seguintes compostos.

(g) Butanoato de propila
(h) Propanoato de butila
(i) Benzoato de 2-cloro-etila
(j) N,N-Dimetil-benzamida
(k) 2-Metil-hexanonitrila
(l) Ciclopentanocarbonitrila

31. Dê nomes aos seguintes compostos segundo as regras da IUPAC ou do *Chemical Abstracts*. Observe a ordem de precedência dos grupos funcionais.

32. (a) Use formas de ressonância para explicar em detalhes a ordem relativa de acidez dos derivados de ácidos carboxílicos, como apresentado na Seção 20-1. (b) Faça a mesma coisa usando argumentos baseados em efeitos indutivos.

33. Decida, em cada um dos seguintes pares de compostos, quais possuem em maior grau as propriedades indicadas. (a) Comprimento da ligação C—X: fluoreto de acetila ou cloreto de acetila. (b) Acidez do H em negrito: **CH$_2$**(COCH$_3$)$_2$ ou **CH$_2$**(COOCH$_3$)$_2$. (c) Reatividade com relação à adição de um nucleófilo: (i) uma amina ou (ii) uma imida (veja na margem). (d) Frequência da deformação axial da carbonila de maior energia: acetato de etila ou acetato de etenila.

34. Dê os produtos das seguintes reações.

(e) Estrutura: fenantreno parcialmente hidrogenado com OCH₃, dois H₃C, e grupo COCl → LiAl[OC(CH₃)₃]₃H, THF, −78°C

35. Proponha um mecanismo para a reação do cloreto de acetila com 1-propanol mostrada na página 932.

36. Dê os produtos das reações do anidrido acético com cada um dos reagentes abaixo. Em todos os casos o reagente está em excesso.

(a) $(CH_3)_2CHOH$

(b) NH_3

(c) C₆H₅—MgBr, THF; depois H^+, H_2O

(d) $LiAlH_4$, $(CH_3CH_2)_2O$; depois H^+, H_2O

37. Dê os produtos da reação do anidrido butanoico (succínico) com cada um dos reagentes do Problema 36.

38. Proponha um mecanismo para a reação do anidrido butanoico (succínico) com o metanol mostrada na página 935.

39. Dê os produtos de reação do pentanoato de metila com cada um dos seguintes reagentes nas condições indicadas.

(a) NaOH, H_2O, calor; depois H^+, H_2O
(b) $(CH_3)_2CHCH_2CH_2OH$ (excesso), H^+
(c) $(CH_3CH_2)_2NH$, calor
(d) CH_3MgI (excesso), $(CH_3CH_2)_2O$; depois H^+, H_2O
(e) $LiAlH_4$, $(CH_3CH_2)_2O$; depois H^+, H_2O
(f) $[(CH_3)_2CHCH_2]_2AlH$, tolueno, baixa temperatura, depois H^+, H_2O

40. Dê os produtos de reação da γ-valerolactona (5-metil-oxa-2-ciclo-pentanona, Seção 20-4) com cada um dos reagentes do Problema 39.

41. Dê a estrutura de cada um dos seguintes compostos: (a) β-butirolactona; (b) β-valerolactona; (c) δ-valerolactona; (d) δ-propiolactama; (e) α-metil-δ-valerolactama; (f) N-metil-γ-butirolactama.

42. Proponha um mecanismo para a transesterificação do 2-metil-propanoato de etila (isobutirato de etila) em meio ácido para formar o éster de metila. O mecanismo deve mostrar claramente o papel catalítico do próton.

43. Proponha um mecanismo para a reação do 9-octadecenoato de metila com 1-dodecanamina mostrada na página 939.

44. Revisão de reações. Sugira reagentes para a conversão de cada um dos seguintes materiais de partida no produto indicado: (a) cloreto de acetila em anidrido acético-hexanoico; (b) hexanoato de metila em N-metil-hexanamida; (c) cloreto de hexanoíla em hexanal; (d) hexanonitrila em ácido hexanoico; (e) hexanamida em hexanamina; (f) hexanamida em pentanamina; (g) hexanoato de etila em 3-etil-3-octanol; (h) hexanonitrila em 1-fenil-1-hexanona [$C_6H_5CO(CH_2)_4CH_3$].

45. Dê os produtos de cada uma das seguintes reações.

(a) Biciclo[4.2.0] com dois grupos COOCH₃ → 1. KOH, H_2O; 2. H^+, H_2O

(b) γ-lactona com substituintes H_3C e CH_3CH_2 → $(CH_3)_2CHNH_2$, CH_3OH, Δ

(c) CH_3COCH_3 + excesso ciclopentil—MgBr → 1. $(CH_3CH_2)_2O$, 20°C; 2. H^+, H_2O

(d) C₆H₅—CH(CH₃)—COOCH₂CH₃ → 1. LDA, THF, −78°C; 2. CH_3I, HMPA; 3. H^+, H_2O

(e) ciclohexil—COOCH₃ → 1. $(CH_3CHCH_2)_2AlH$ (com CH₃), tolueno, −60°C; 2. H^+, H_2O

46. Para cada uma das lactonas de ocorrência natural, a seguir, dê a estrutura do composto que resultaria da hidrólise com base em água.

(a) Sedanenolido, contribuinte principal do sabor do aipo

(b) Nepetalactona, contribuinte ativo importante da nêveda (erva-de-gato) (**Cuidado:** será que você pode observar alguma coisa pouco usual em um dos grupos funcionais após a hidrólise?)

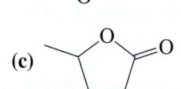

(c) γ-Valerolactona, importante na indústria de perfumes e um biocombustível em potencial

(d) Um processo "verde" recente converte o ácido levulínico (ácido 4-oxo-pentanoico, CH₃COCH₂CH₂COOH), que é facilmente obtido de rejeitos de biomassa, em γ-valerolactona por tratamento com o gás H₂ na presença de um catalisador de hidrogenação especial. Especule sobre como esta reação ocorre.

47. *N,N*-Dietil-3-metil-benzamida (*N,N*-dietil-*m*-toluamida), comercializada como DEET, é, talvez, o repelente de insetos mais utilizado no mundo. Ela interrompe eficazmente a transmição de doenças pelos mosquitos e carrapatos. Proponha um ou mais processos de preparação do DEET (veja a estrutura na margem) a partir do ácido carboxílico correspondente e quaisquer outros reagentes apropriados.

48. Como muitos fármacos quirais, a ritalina, muito usada no tratamento de desordens de deficiência de atenção, é sintetizada e comercializada na forma da mistura racêmica. Em 2003, uma nova e potencialmente prática rota de síntese para o enantiômero ativo (veja a estrutura na margem) foi descrita. A primeira etapa está mostrada abaixo, a reação do sulfato de dimetila com uma lactama cíclica de seis átomos. Proponha um mecanismo para esta reação.

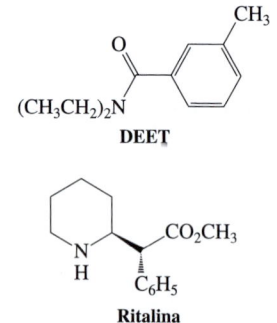

49. Proponha um mecanismo para a formação da acetamida, CH_3CNH_2, a partir do acetato de metila e amônia.

50. Dê os produtos da reação da pentanamida com os reagentes do Problema 39(a, e, f). Repita a questão para a *N,N*-dimetil-pentamida.

51. Proponha um mecanismo para a hidrólise da 3-metil-pentanamida catalisada por ácido, mostrada na página 948. (**Sugestão**: use como modelo o mecanismo de adição-eliminação catalisada por ácido apresentado na Seção 19-7.)

52. Que reagentes seriam necessários para fazer as seguintes transformações: (**a**) cloreto de ciclo-hexanocarbonila → pentanoil-ciclo-hexano; (**b**) anidrido 2-butenodioico (maleico) → (*Z*)-2-buteno-1,4-diol; (**c**) brometo de 3-metil-butanoíla → 3-metil-butanal; (**d**) benzamida → 1-fenil-metanamina; (**e**) propanonitrila → 3-hexanona; (**f**) propanoato de metila → 4-etil-4-heptanol.

53. O Nylon-6,6, preparado nos anos 1930 pela DuPont, foi a primeira fibra completamente sintética. Ele é um copolímero cujas unidades são moléculas de 1,6-hexanodiamina e ácido hexanodioico (adípico), em ligação amida, que se alternam. (**a**) Dê uma representação estrutural do Nylon-6,6. (**b**) A hexanodinitrila (adiponitrila) pode ser usada como precursor da 1,6-hexanodiamina e do ácido hexanodioico. Escreva as reações necessárias para fazer estas transformações. (**c**) Sugira um mecanismo para a conversão em diácido nas condições de reação escolhidas em (**b**).

54. No tratamento com base forte seguido de protonação, os compostos A e B levam à isomerização cis-trans, mas o composto C não. Explique.

A: cis-1,2-di(COOCH₃)ciclohexano
B: cis-1,2-di(CON(CH₃)₂)ciclohexano
C: cis-1,2-di(CONH₂)ciclohexano

55. O ácido 2-amino-benzoico (antranílico) é preparado a partir do anidrido 1,2-benzenodicarboxílico (anidrido ftálico) através das duas reações mostradas aqui. Use mecanismos para explicar estes processos.

Anidrido 1,2-benzenodicarboxílico (anidrido ftálico) →(NH₃, 300°C)→ 1,2-Benzenodicarboximida (ftalimida) →(1. NaOH, Br₂, 80°C; 2. H⁺, H₂O)→ Ácido 2-amino-benzoico (ácido antranílico)

56. Com base nas reações apresentadas neste capítulo, escreva um resumo de reações de ésteres e amidas semelhante ao mostrado para os halogenetos de acila (Figura 20-1). Compare o número de reações para cada classe de compostos. Como esta informação se compara com o seu entendimento da reatividade relativa dos grupos funcionais?

57. Mostre como você pode sintetizar a clorfeniramina, um poderoso anti-histamínico usado em muitos descongestionantes, a partir dos ácidos carboxílicos A e B. Use uma amida diferente para cada síntese.

A: 2-piridil-CH(4-ClC₆H₄)-CH₂COOH
B: 2-piridil-CH(4-ClC₆H₄)-CH₂CH₂COOH
Clorfeniramina: 2-piridil-CH(4-ClC₆H₄)-CH₂CH₂N(CH₃)₂

58. Apesar das frequências de deformação axial típicas dos ésteres serem encontradas no espectro de infravermelho por volta de 1740 cm⁻¹, a posição das bandas correspondentes das lactonas pode variar muito com o tamanho do anel. Na margem, estão três exemplos. Proponha uma explicação para a posição das bandas de IV destas lactonas de anel pequeno.

(lactona de 6 membros) 1735 cm⁻¹ (lactona de 5 membros) 1770 cm⁻¹ (β-lactona, 4 membros) 1840 cm⁻¹

59. Ao completar um procedimento de síntese, todo químico depara-se com o problema de limpar a aparelhagem de vidro. Como os compostos presentes podem ser perigosos ou ter propriedades desagradáveis, deve-se pensar um pouco antes de "lavar a louça". Suponha que você tenha completado a síntese do cloreto de hexanoíla, talvez para fazer a reação do Problema 34(b). Primeiro, porém, você precisa limpar a aparelhagem contaminada com o halogeneto de alcanoíla. *Os odores do cloreto de hexanoíla e do ácido hexanoico são muito desagradáveis.* **(a)** A lavagem da aparelhagem com água e sabão seria uma boa ideia? Explique. **(b)** Sugira uma alternativa mais agradável, baseada na química dos halogenetos de alcanoíla e nas propriedades físicas (particularmente o odor) dos vários derivados de ácido carboxílico.

60. **DESAFIO** Mostre como você faria a seguinte transformação, em que a função éster que está à esquerda e abaixo na molécula converte-se em um grupo hidróxi, mas a que está à direita e acima conserva-se. (**Sugestão:** não tente a hidrólise de ésteres. Olhe atenciosamente como a função éster está ligada ao esteroide e tente a transesterificação.)

61. A remoção da cadeia lateral em C17 de certos esteroides é crucial na síntese de alguns hormônios, como a testosterona, a partir de esteroides da família dos pregnanos, fáceis de obter.

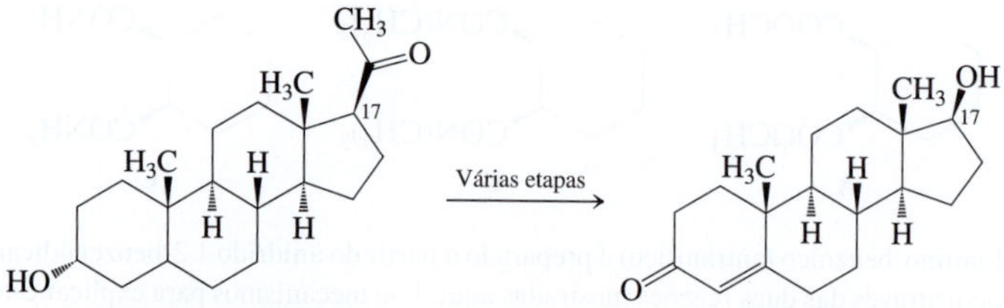

Pregnano-3α-ol-20-ona → Várias etapas → Testosterona

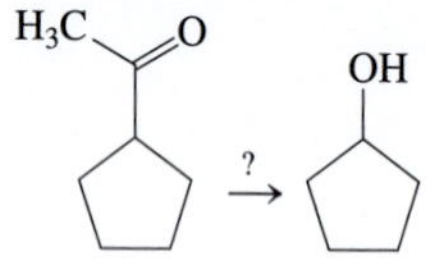

Como você faria a transformação análoga mostrada na margem, que converte acetilpentano em ciclo-hexanol? (**Observação**: neste e nos demais problemas de sínteses apresentados a seguir, você precisará usar reações dos vários compostos carbonilados discutidos nos Capítulos 17 – 20).

62. Proponha uma sequência de sínteses para converter o ácido carboxílico A no sesquiterpeno natural α-curcumeno.

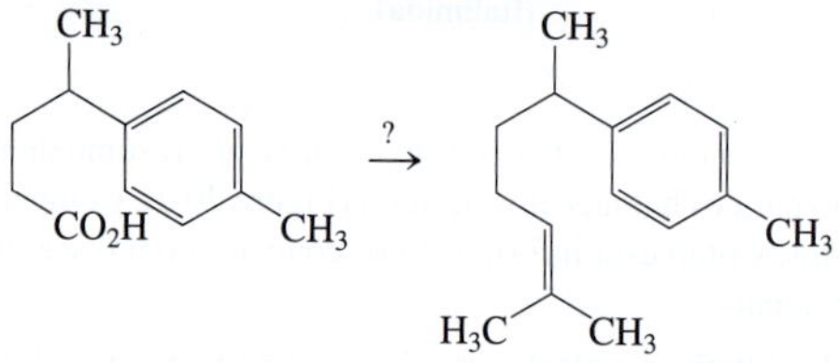

A → α-Curcumeno

63. Proponha um esquema para converter a lactona A na amina B, um precursor do monoterpeno natural C.

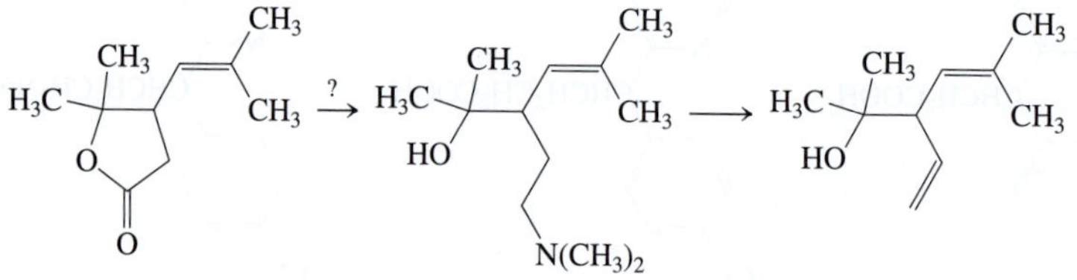

A → B → C

64. DESAFIO Proponha uma síntese do β-selineno, um membro de uma família comum de sesquiterpenos, a partir do álcool dado abaixo. Use uma nitrila em sua proposta. A inspeção de modelos poderá ajudá-lo a obter a estereoquímica desejada. (O grupo 1-metil-etenila é axial ou equatorial?)

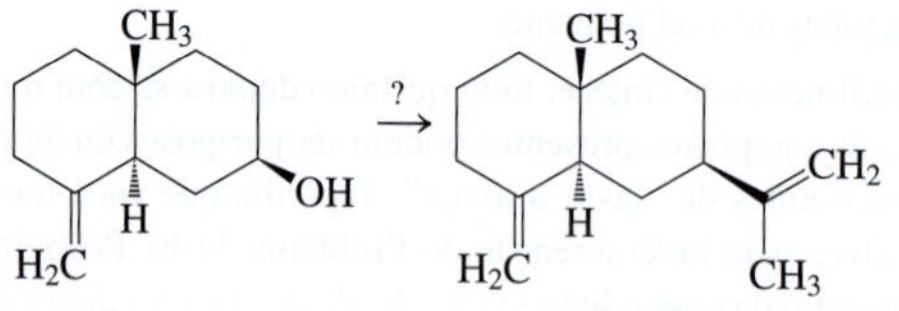

β-Selineno

65. Dê a estrutura do produto da primeira das reações abaixo e proponha um esquema que o converta na cetona metil-substituída do final do esquema. Este exemplo ilustra um método comum de introdução de grupos metila em esteroides sintéticos. (**Sugestão:** será necessário proteger a função carbonila.)

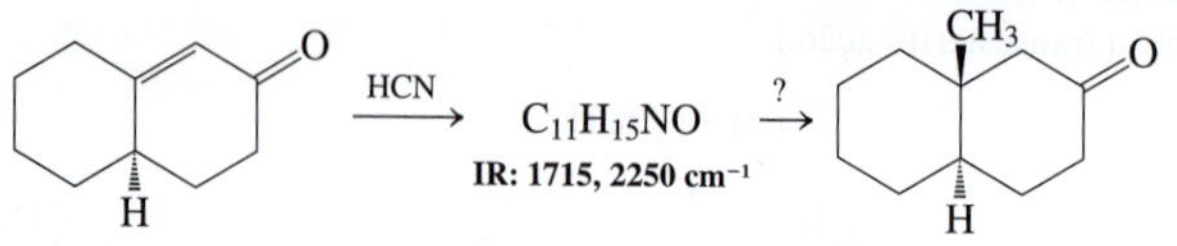

HCN → $C_{11}H_{15}NO$
IR: 1715, 2250 cm^{-1}

66. DESAFIO Os dados de dois derivados de ácido carboxílico são dados nos espectros RMN-A e RMN-B. Identifique estes compostos, que podem conter C, H, O, N, Cl ou Br, e nenhum outro elemento a mais. (**a**) ^{1}H-RMN: espectro A (um sinal foi amplificado para mostrar todos os picos do multiplete). IV: 1728 cm^{-1}. Espectro de massas de alta-resolução: m/z do íon molecular é 116,0837. Veja a tabela para o EM dos picos de fragmentação importantes. (**b**) ^{1}H-RMN: espectro B. IV: 1739 cm^{-1}. Espectro de massas de alta-resolução: as moléculas intactas levam a dois picos de mesma intensidade em m/z = 179,9786 e 181,9766. Veja as tabelas para o EM dos picos de fragmentação importantes.

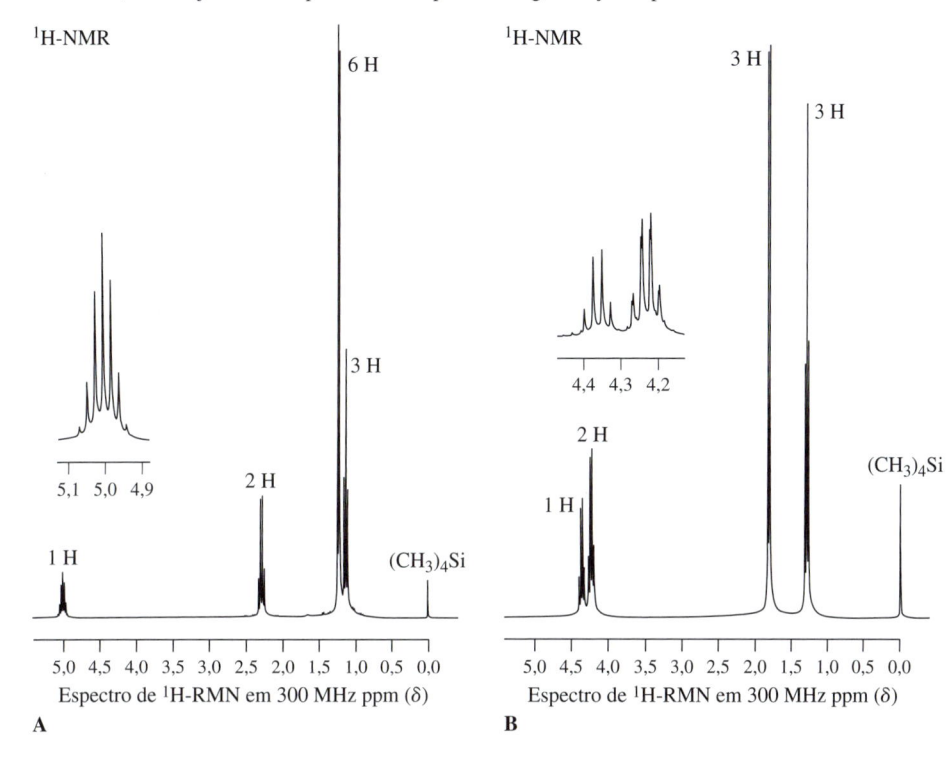

¹H-NMR

¹H-NMR

Espectro de ¹H-RMN em 300 MHz ppm (δ)
A

Espectro de ¹H-RMN em 300 MHz ppm (δ)
B

Espectro de massas do desconhecido A

m/z	Intensidade relativa ao pico base (%)
116	0,5
101	12
75	26
57	100
43	66
29	34

Espectro de massas do desconhecido B

m/z	Intensidade relativa ao pico base (%)
182	13
180	13
109	78
107	77
101	3
29	100

Trabalho em grupo

67. As acilações de Friedel-Crafts são mais eficientes com os halogenetos de acila, mas outros derivados de ácidos carboxílicos, como os anidridos e os ésteres, também sofrem este tipo de processo. Estes reagentes podem, entretanto, apresentar algumas desvantagens que são o assunto deste problema.

Antes de começar, discutam em grupo o mecanismo de formação do íon acílio a partir de halogenetos de acila e anidridos, apresentado na Seção 15-13. Depois dividam o grupo em dois e analisem o resultado das duas reações abaixo. Usem os dados de RMN para confirmar a estrutura dos produtos. **(Sugestão:** D forma-se a partir de C.)

$$C_6H_6 + \text{anidrido} \xrightarrow{AlCl_3} A (C_8H_8O) + B (C_{10}H_{12}O)$$

$$C_6H_6 + \text{éster} \xrightarrow{AlCl_3} A (C_8H_8O) + C (C_8H_{10}) + D (C_{10}H_{12}O)$$

Composto A: ¹H-NMR: δ 2,60 (s, 3H), 7,40 – 7,50 (m, 2H), 7,50 – 7,60 (m, 1H), 7,90 – 8,00 (m, 2H).

Composto B: ¹H-NMR: δ 2,22 (d, 6H), 3,55 (sep, 1H), 7,40 – 7,50 (m, 2H), 7,50 – 7,60 (m, 1H), 7,90 – 8,00 (m, 2H).

Composto C: ¹H-NMR: δ 1,20 (t, 3H), 2,64 (q, 2H), 7,10 – 7,30 (m, 5H).

Composto D: ¹H-NMR: δ 1,25 (t, 3H), 2,57 (s, 3H), 2,70 (q, 2H), 7,20 (d, 2H), 7,70 (d, 2H).

Reunam-se novamente para compartilhar seus resultados. Depois, apontem a natureza das complicações decorrentes dos reagentes especificados. Por fim, analisem a seguinte sequência de reações. Usem, novamente, mecanismos para chegar à estrutura dos produtos.

$$C_6H_6 + \text{anidrido succínico} \xrightarrow{AlCl_3} C_{10}H_{10}O_3 \xrightarrow{Zn(Hg), HCl, \Delta} C_{10}H_{12}O_2 \xrightarrow{SOCl_2} C_{10}H_{11}ClO \xrightarrow{AlCl_3} C_{10}H_{10}O$$

$$\underset{\text{F}}{(CH_3)_2}\overset{|}{C}CO_2CH(CH_3)_2$$

Problemas pré-profissionais

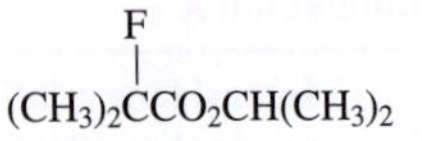

68. Qual o nome IUPAC do composto da margem? (a) 2-fluoro-3-metil-butanoato de isopropila; (b) 2-propanoato de 2-fluoro-isobutanoíla; (c) 2-fluoro-butirato de 1-metil-etila; (d) isopropanoato de 2-fluoro-isopropila; (e) 2-fluoro-2-metil-propanoato de 1-metil-etila.

69. A saponificação do $(CH_3)_2CHC\overset{\overset{O}{\|}}{}{}^{18}OCH_2CH_2CH_3$ com NaOH diluído dá

    (a) $(CH_3)_2CHCO_2^- Na^+ + CH_3CH_2CH_2{}^{18}OH$;

    (b) $(CH_3)_2CHC\overset{\overset{O}{\|}}{}{}^{18}O^- Na^+ + CH_3CH_2CH_2OH$;

    (c) $(CH_3)_2CHOCH_2CH_2CH_3 + C\equiv{}^{18}O$;

    (d) $(CH_3)_2CHCHO + CH_3CH_2CH_2{}^{18}OH$.

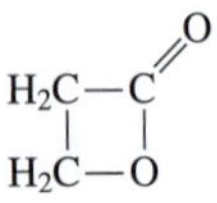

$$\begin{array}{c} H_2C - C\!\!\!\diagup^{\diagdown O} \\ |\quad\quad\;\| \\ H_2C - O \\ \mathbf{A} \end{array}$$

70. A melhor descrição para o composto A (veja na margem) é (a) uma amida, (b) uma lactama, (c) um éter, (d) uma lactona.

71. Qual dos três compostos abaixo seria o mais reativo para a hidrólise com base em água?

    (a) C$_6$H$_5$COOCH$_3$ (b) C$_6$H$_5$COCl   (c) C$_6$H$_5$CONH$_2$

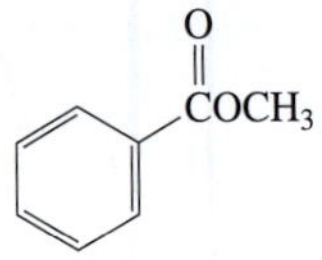

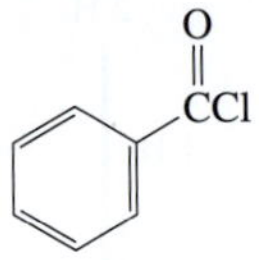

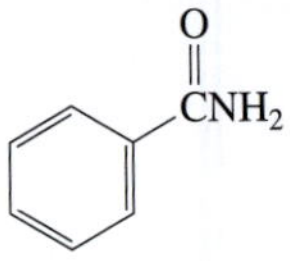

CAPÍTULO 21

Aminas e seus Derivados

Grupos funcionais que contêm nitrogênio

Nossa atmosfera contém um quinto de oxigênio, O_2, e quatro quintos de nitrogênio, N_2, aproximadamente. Temos noção da importância do oxigênio: precisamos dele para respirar e a natureza o usa abundantemente na água, nos álcoois e éteres, e em muitas outras moléculas orgânicas e inorgânicas. E quanto ao nitrogênio? Diferentemente do oxigênio que, em última análise, é o ingrediente reativo das reações biológicas, ele é relativamente inerte. Como o oxigênio, porém, na sua forma reduzida, a amônia, NH_3, e nos derivados orgânicos, as aminas, ele tem papel ativo na natureza. Assim, as aminas e outros compostos que contêm nitrogênio estão entre as moléculas orgânicas mais abundantes. Na forma de aminoácidos, peptídeos, proteínas e alcaloides, eles são essenciais em bioquímica. Muitas aminas, como os neurotransmissores, por exemplo, têm atividade fisiológica importante. Outras têm uso medicinal, como descongestionantes, anestésicos, sedativos e estimulantes (Destaque Químico 21-1). Muitas aminas cíclicas, os heterociclos nitrogenados, em que o nitrogênio faz parte de um anel, também têm atividade biológica (Capítulo 25).

A química das aminas é, em muitos aspectos, análoga à dos álcoois e éteres (Capítulos 8 e 9). Assim, por exemplo, todas as aminas são básicas (embora as aminas primárias e secundárias também se comportem como ácidos), formam ligações hidrogênio e atuam como nucleófilos em reações de substituição. Existem, porém, algumas diferenças de reatividade porque o nitrogênio é menos eletronegativo do que o oxigênio. Por isso, as aminas primárias e secundárias são menos ácidas do que os álcoois e formam ligações hidrogênio mais fracas do que os álcoois e éteres. Além disso, elas são mais básicas e mais nucleofílicas. Veremos, neste capítulo, que estas propriedades caracterizam química e fisicamente as aminas e permitem sintetizá-las de muitas maneiras.

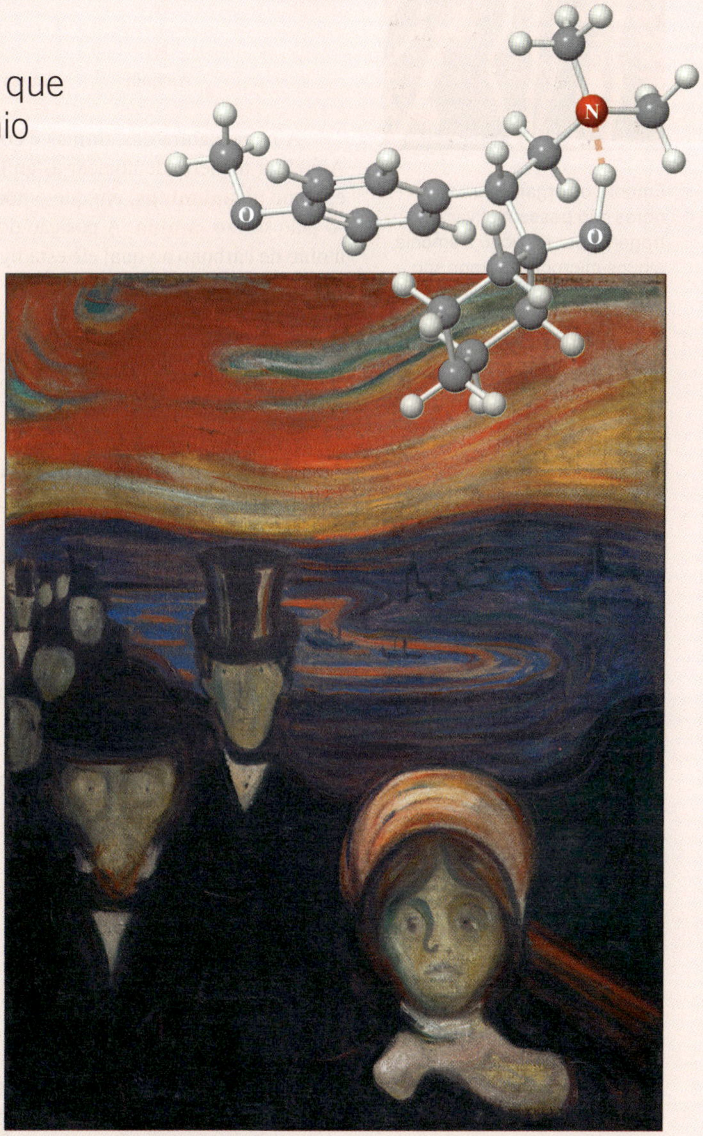

Ansiedade, por Edvard Munch (1863-1944)
Effexor (venlafaxina; 1-[2-(dimetilamino)-1-(4-metóxifenil)-etil]-ciclo-hexanol) foi o medicamento mais vendido em 2007 para o tratamento da depressão e da ansiedade. Como pode-se ver no modelo molecular, o próton do OH forma uma ligação hidrogênio com o par de elétrons livres do nitrogênio da amina.

21-1 Nomeclatura de aminas

As **aminas** são derivadas da amônia em que um (amina primária), dois (amina secundária), ou os três hidrogênios (amina terciária) foram substituídos por grupos alquila ou arila. As aminas são, portanto, formalmente relacionadas à amônia como os éteres e álcoois à água. Observe, porém, que as designações primária, secundária e terciária (veja abaixo) são usadas de modo diferente. Nos álcoois, a natureza do grupo R define a designação, mas, nas aminas, é o número de substituintes R no nitrogênio que determina a classificação.

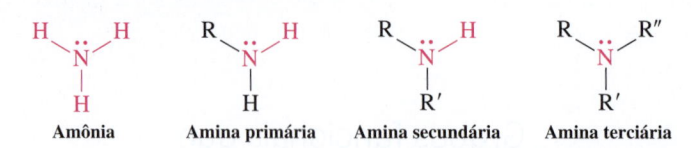

Amônia — Amina primária — Amina secundária — Amina terciária

A nomeclatura das aminas é confundida pelos muitos nomes comuns em uso na literatura. A melhor maneira de nomear as aminas é, provavelmente, a usada pelo *Chemical Abstracts*, isto é, como **alcanaminas**, em que o nome do alcano é modificado pela substituição da terminação -*o* pelo sufixo **-amina**. A posição do grupo funcional é indicada pelo número de localização do átomo de carbono ao qual ele está ligado, como nos álcoois (Seção 8-1).

CH_3NH_2 — Metanamina 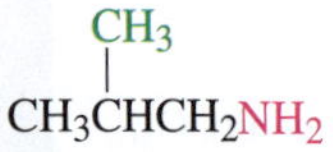
$CH_3CHCH_2NH_2$ com CH_3 — 2-Metil-1-propanamina 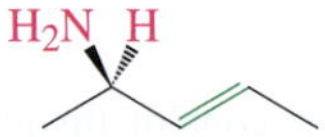
(*R*)-*trans*-3-Penteno-2-amina

As **diaminas** têm duas funções amina, dois exemplos das quais são a 1,4-butanodiamina e a 1,5-pentanodiamina. A contribuição destas substâncias para o odor de peixes mortos e de carne podre levou aos nomes descritivos comuns, putrescina e cadaverina, respectivamente.

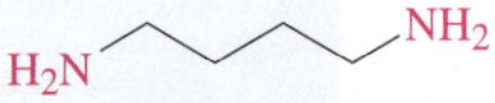

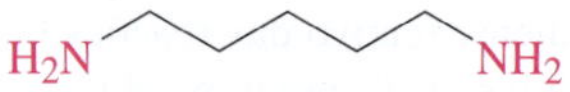

H_2N—(CH_2)_4—NH_2
1,4-Butanodiamina (putrescina)

H_2N—(CH_2)_5—NH_2
1,5-Pentanodiamina (cadaverina)

As aminas aromáticas, ou anilinas, são chamadas de **benzenaminas** (Seção 15-1). No caso das aminas secundárias e terciárias, o maior substituinte alquila do nitrogênio é escolhido como a cadeia principal e define a alcanamina. Os demais grupos são nomeados como substituintes e indicados pela letra *N*- usada como prefixo.

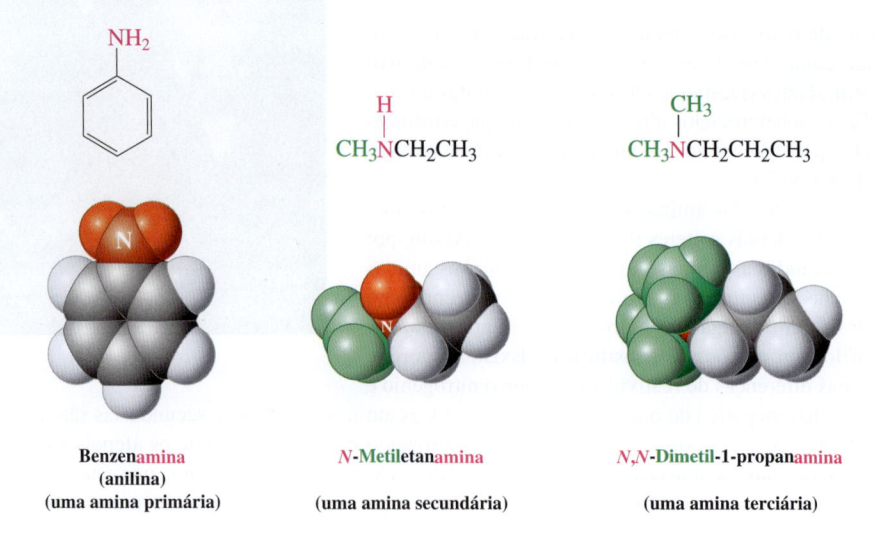

Benzenamina (anilina) (uma amina primária)

N-Metiletanamina (uma amina secundária)

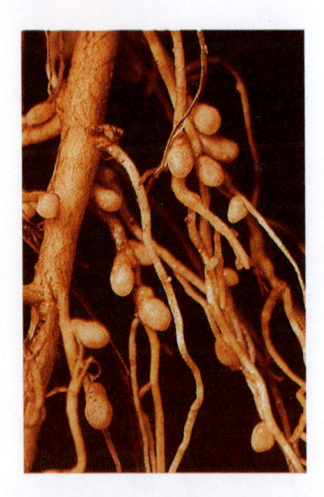

N,*N*-Dimetil-1-propanamina (uma amina terciária)

Embora os organismos superiores não possam ativar o nitrogênio por redução a amônia, alguns microorganismos são capazes de fazê-lo. Os nódulos das raízes da soja, por exemplo, são sítios de redução do nitrogênio pela bactéria *Rhizobium*.

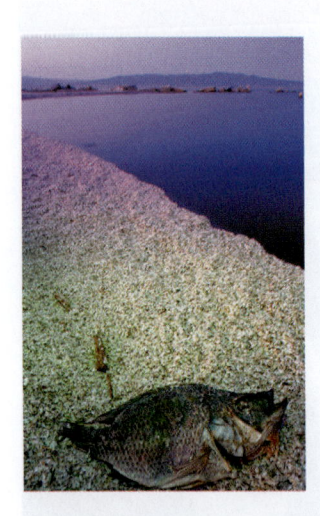

O odor de peixe podre é devido, principalmente, à putrescina.

Outra maneira de dar nomes às aminas é tratar o grupo funcional, chamado de **amino-**, como substituinte de um alcano. Este procedimento é análogo ao da nomeclatura de álcoois como hidroxialcanos. Ele também é usado quando outros grupos funcionais estão presentes na molécula, porque a função amina tem a menor precedência dentre todos os grupos funcionais descritos neste texto (Seção 19-1).

CH$_3$NH$_2$
Metilamina

(CH$_3$)$_3$N
Trimetilamina

CH$_3$CH$_2$NH$_2$
Aminoetano

(CH$_3$)$_2$NCH$_2$CH$_2$CH$_3$
N,N-Dimetilamino-propano

HO—CH$_2$CH(NHC$_2$H$_5$)CH$_3$
3-(**N-Etilamino**)-1-fluoro-butan**ol**

Benzil-ciclo-hexil-metilamina

Muitos nomes comuns baseiam-se no termo alquilamina (veja na margem).

EXERCÍCIO 21-1

Dê dois nomes para cada uma das seguintes moléculas, primeiro como alcanamina e depois como alquilamina.

(a) CH$_3$CH(NH$_2$)CH$_2$CH$_3$ (b) C$_6$H$_5$N(CH$_3$)$_2$ (c) Br—CH$_2$CH$_2$CH$_2$CH$_2$CH(CH$_3$)NH$_2$

EXERCÍCIO 21-2

Dê estruturas para os seguintes compostos (nome comum entre parênteses): (**a**) 2-propinamina (propargilamina); (**b**) (*N*-2-propenil)-fenil-metanamina (*N*-alil-benzilamina); (**c**) *N*,2-dimetil-2-propanamina (*terc*-butil-metilamina).

EM RESUMO, existem vários sistemas de nomenclatura para as aminas. O *Chemical Abstracts* usa nomes do tipo alcanamina e benzenamina. Alternativas para alcanamina são os termos amino-alcano e alquilamina. O nome comum da benzenamina é anilina.

21-2 Propriedades físicas e estruturais de aminas

O nitrogênio adota com frequência a geometria do tetraedro, semelhante à do carbono, porém com um par de elétrons livres ocupando a posição da quarta ligação. Assim, as aminas têm, geralmente, a forma do tetraedro em volta do heteroátomo. Este arranjo, entretanto, não é rígido porque ocorre um processo de isomerização rápida chamado de inversão. O nitrogênio é menos eletronegativo do que o oxigênio, logo forma ligações hidrogênio mais fracas do que as dos álcoois. Como resultado, os pontos de ebulição das aminas são relativamente baixos em comparação com os dos álcoois.

O nitrogênio das alcanaminas é tetraédrico

Ao contrário das amidas (Seção 20-1), os orbitais do nitrogênio das aminas têm hibridação aproximadamente sp^3 (veja a Seção 1-8), em um arranjo quase tetraédrico. Três dos vértices do tetraedro são ocupados pelos três substituintes, e o quarto pelo par de elétrons livres. Como veremos, este par de elétrons dá origem às propriedades básicas e nucleofílicas das aminas. O termo **piramidal** é utilizado com frequência para descrever a geometria do nitrogênio e seus três substituintes. A Figura 21-1 ilustra a estrutura da metanamina (metilamina).

Par de elétrons livres
1,01 Å
1,47 Å
105,9°
112,9°

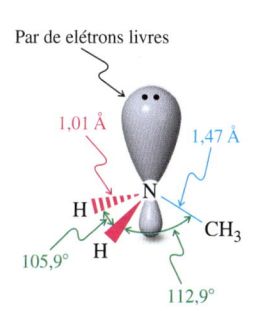

Figura 21-1 Estrutura quase tetraédrica da metanamina (metilamina).

DESTAQUE QUÍMICO 21-1

As aminas fisiologicamente ativas e o controle do peso

Um grande número de compostos fisiologicamente ativos deve sua atividade à presença de grupos amino. Alguns exemplos simples são fármacos bem conhecidos, controlados ou ilegais, como a adrenalina, o Benzedrex, a urotropina, a anfetamina, a mescalina e o Effexor (veja a ilustração no início do capítulo). Um padrão constante em muitos destes compostos (mas não em todos) é a unidade 2-fenil-etanamina (β-fenetilamina), um nitrogênio ligado por uma cadeia de dois carbonos a um núcleo fenila (destacado em verde onde aplicável). Esta característica estrutural parece ser determinante para a ligação com os sítios receptores responsáveis no cérebro pela ação neurotransmissora em certos terminais nervosos. Essas aminas podem alterar uma ampla variedade de comportamentos, do controle do apetite e da atividade muscular à criação de estímulos eufóricos potencialmente viciantes.

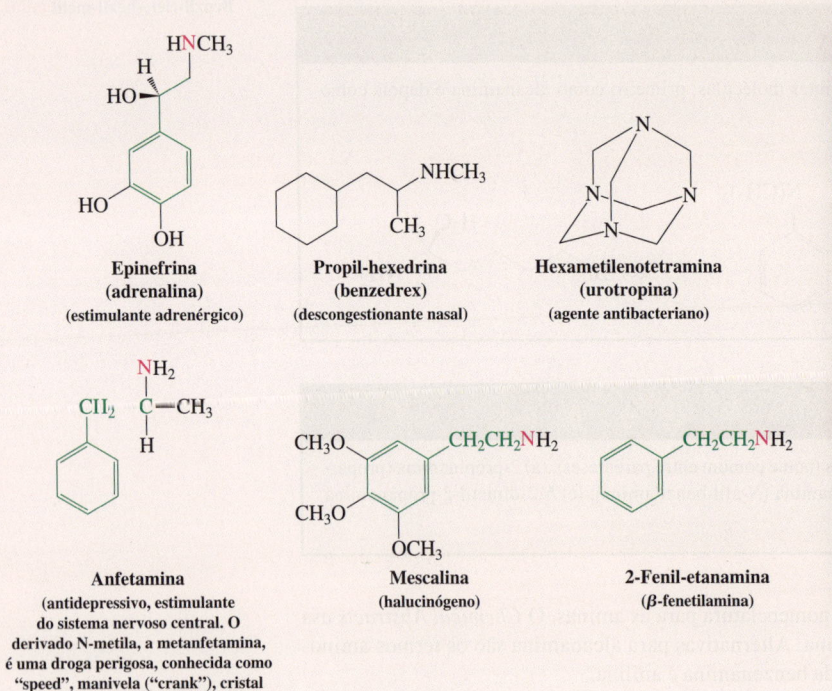

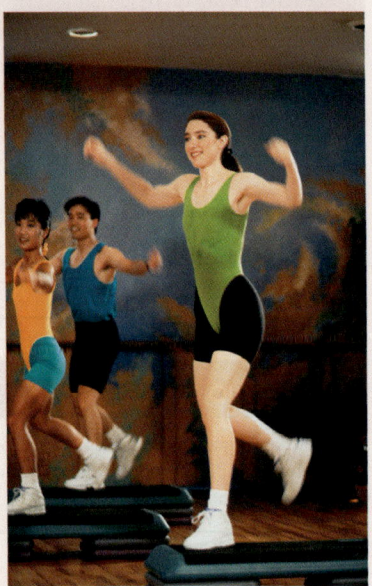

Epinefrina (adrenalina)
(estimulante adrenérgico)

Propil-hexedrina (benzedrex)
(descongestionante nasal)

Hexametilenotetramina (urotropina)
(agente antibacteriano)

Anfetamina
(antidepressivo, estimulante do sistema nervoso central. O derivado N-metila, a metanfetamina, é uma droga perigosa, conhecida como "speed", manivela ("crank"), cristal ou gelo, que causa dependência).

Mescalina
(halucinógeno)

2-Fenil-etanamina
(β-fenetilamina)

Controle do peso pelo exercício físico: aula de aeróbica.

O desenho, por modelagem molecular, de drogas de ação seletiva nestes sítios tem atualmente um papel fundamental no desenvolvimento de medicamentos de controle do peso e da obesidade. Este esforço tem vários objetivos. Assim, muitas das "pílulas da dieta" baseiam-se no efeito anorético (supressor de apetite), mas produtos mais novos, como a sibutramina (aprovado pela FDA, em 1997), que não tem efeitos colaterais estimulantes, atuam pelo aumento da sensação de saciedade. Em outras palavras, você sente fome mas, assim que começa a comer, sente-se satisfeito, ou tem a sensação de estômago cheio por mais tempo. Um composto recente, o rimonabanto, trabalha com outro princípio, e sua descoberta ilustra uma das metodologias usadas pelos pesquisadores para encontrar novos fármacos. Sabe-se que o fumo da cannabis (maconha; Seções 9-11 e 20-6) pode induzir sensação de fome ("munchies"). Assim, supôs-se que, ao bloquear os receptores canabinoides correspondentes no cérebro, eliminaria a fome. Este efeito poderia, então, ser utilizado no controle do peso. De fato, estudos prolongados mostraram que o rimonabanto é muito ativo para isso e o fármaco entrou no mercado europeu em 2006. Entretanto, a FDA recusou sua aprovação em 2007 devido à preocupação com efeitos colaterais depressivos. Em 2008, o fármaco foi retirado do mercado europeu e várias empresas pararam de desenvolver compostos semelhantes, interrompendo essa metodologia promissora, pelo menos por enquanto.

Capítulo 21 Aminas e seus Derivados 975

Outra maneira de controlar o peso é aumentar a taxa metabólica (e, portanto, a temperatura do corpo), um objetivo atingido mais simples e comumente pela realização de exercícios físicos. Um jeito menos cansativo é usar uma droga termogênica. A cafeína é um destes compostos, mas o efeito na taxa metabólica é de curta duração e é seguido por um período de depressão metabólica.

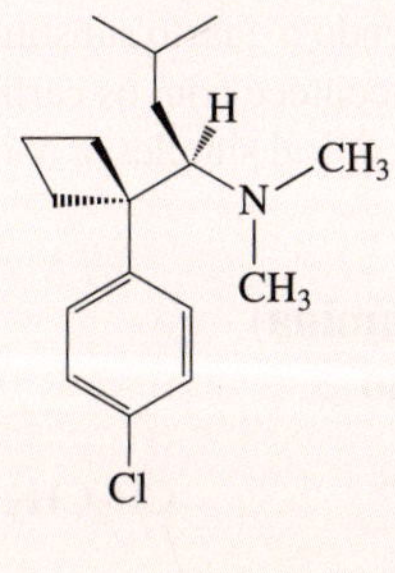

Sibutramina (merídia)

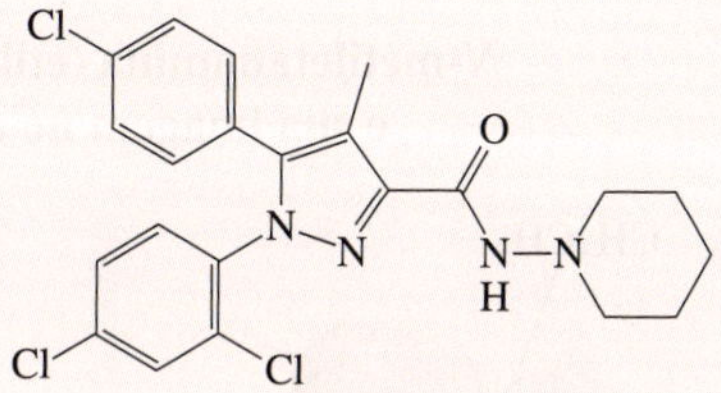

Rimonabanto

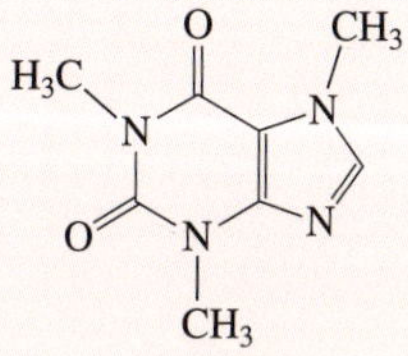

Cafeína

Enquanto as drogas termogênicas ajudam a controlar o peso corporal pela "queima das gorduras", o oposto, mais especificamente a inibição do aproveitamento das calorias impedindo o metabolismo, está sendo tentado com outra classe de fármacos. Um exemplo deles é o Orlistat (aprovado pelo FDA em 1999), uma substância que retarda a fragmentação enzimática das gorduras nos intestinos, fazendo que a comida seja excretada sem sofrer digestão. Inicialmente vendida apenas sob prescrição médica, a FDA aprovou uma formulação livre (comercializada sob o nome allī), o primeiro medicamento para a perda de peso.

As aminas não são os únicos agentes investigados pelo potencial de controlar o peso. Por exemplo, a gordura que não pode ser absorvida, olestra, não contém nitrogênio, e seu desenvolvimento está baseado no fato de que moléculas com mais de cinco funções éster (lembre-se de que as gorduras "normais" são triglicerídeos; Seção 20-5) não são metabolizadas pelas enzimas de nosso organismo. Embora a estrutura da olestra pareça muito complexa, ela é um simples octaéster do açúcar de mesa comum, a sacarose (em verde; Capítulo 24). Olestra está sendo usada em alguns alimentos, especialmente aperitivos, como batatas fritas, bolos de queijo e biscoitos.

Você pode questionar a validade da pesquisa neste tipo de medicamentos porque parece dar apoio aos comilões ou aos que seguem a moda do corpo perfeito. Não é bem o caso. Lembre-se de que a obesidade é um problema sério de saúde que causa doenças crônicas, como problemas vasculares e respiratórios, hipertensão, diabetes e certos tipos de câncer, além de reduzir o tempo de vida dos doentes. Aparentemente, esse problema é resultado de defeitos de metabolismo (talvez de origem genética, em certos casos) que não podem ser controlados de outra maneira.

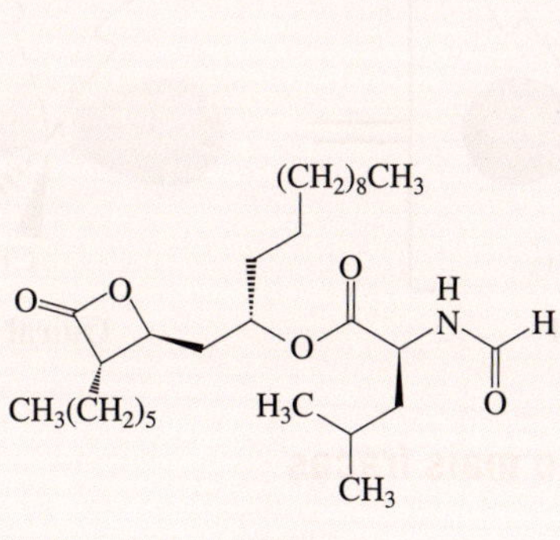

Orlistate (xenical)

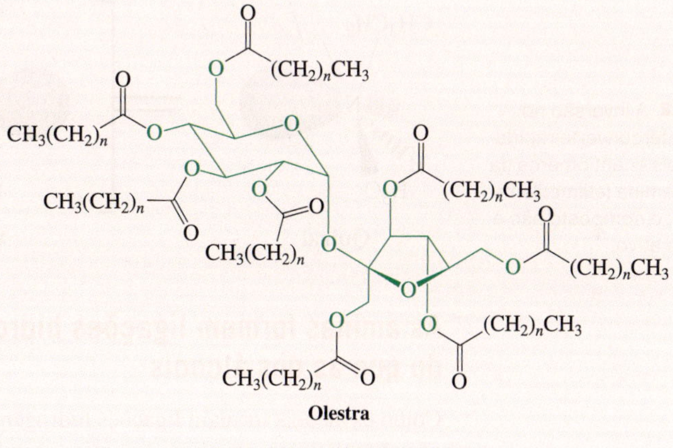

Olestra

> **EXERCÍCIO 21-3**
>
> As ligações do nitrogênio na metanamina (metilamina, veja a Figura 21-1) são ligeiramente maiores do que as ligações do oxigênio no metanol (Figura 8-1). Explique. (**Sugestão:** veja a Tabela 1-2.)

CONSTRUÇÃO DE MODELOS

A geometria tetraédrica em torno do nitrogênio da amina sugere que ela deve ser quiral se os três substituintes forem diferentes (o par de elétrons livres sendo o quarto substituinte). O composto e sua imagem no espelho não são superponíveis, como acontece com os carbonos quirais (Seção 5-1). Este fato é ilustrado a seguir com uma alcanamina quiral simples, a *N*-metilmetanamina (etilmetilamina).

N-metiletanamina (etilmetilamina) e sua imagem no espelho

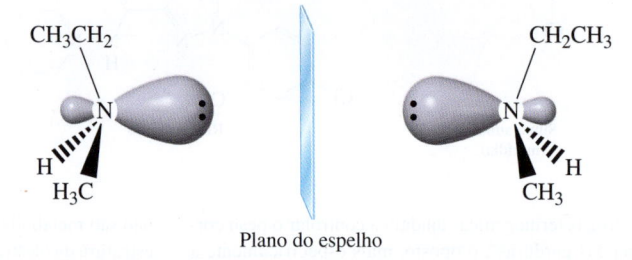

Plano do espelho

Experimentalmente, entretanto, amostras de amina não são opticamente ativas. Por quê? A configuração do nitrogênio das aminas não é estável porque ocorre isomerização rápida por um processo chamado de **inversão**. A molécula passa por um estado de transição com o nitrogênio em hibridação sp^2, como se pode ver na Figura 21-2. Este estado de transição é semelhante ao da inversão observada nas reações S_N2 (Seção 6-5). A barreira para este movimento em aminas pequenas, medida espectroscopicamente, é de 5 a 7 kcal mol^{-1} (20-30 kJ mol^{-1}). Isto significa que é impossível impedir que aminas enantiomericamente puras se racemizem na temperatura normal quando o átomo de nitrogênio é o único centro quiral.

Estado de transição da inversão

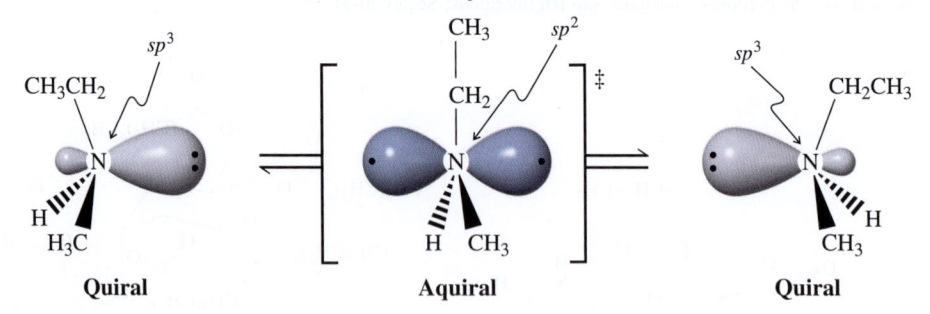

Quiral — Aquiral — Quiral

Figura 21-2 A inversão no nitrogênio interconverte rapidamente os dois enantiômeros da *N*-metiletanamina (etilmetilamina). Por isto, o composto não é opticamente ativo.

As aminas formam ligações hidrogênio mais fracas do que as dos álcoois

Como os álcoois formam ligações hidrogênio com facilidade (Seção 8-2), seus pontos de ebulição são relativamente altos. As aminas também formam ligações hidrogênio, como se pode ver na Tabela 21-1. As ligações hidrogênio das aminas, entretanto, são mais fracas do que as dos

Tabela 21-1   Propriedades físicas de aminas, álcoois e alcanos

Composto	Ponto de fusão (°C)	Ponto de ebulição (°C)	Composto	Ponto de fusão (°C)	Ponto de ebulição (°C)
CH_4	−182,5	−161,7	$(CH_3)_2NH$	−93	7,4
CH_3NH_2	−93,5	−6,3	$(CH_3)_3N$	−117,2	2,9
CH_3OH	−97,5	65,0			
			$(CH_3CH_2)_2NH$	−48	56,3
CH_3CH_3	−183,3	−88,6	$(CH_3CH_2)_3N$	−114,7	89,3
$CH_3CH_2NH_2$	−81	16,6			
CH_3CH_2OH	−114,1	78,5	$(CH_3CH_2CH_2)_2NH$	−40	110
			$(CH_3CH_2CH_2)_3N$	−94	155
$CH_3CH_2CH_3$	−187,7	−42,1			
$CH_3CH_2CH_2NH_2$	−83	47,8	NH_3	−77,7	−33,4
$CH_3CH_2CH_2OH$	−126,2	97,4	H_2O	0	100

álcoois*, logo seus pontos de ebulição são mais baixos e a solubilidade em água é menor. Os pontos de ebulição das aminas ficam, em geral, entre os dos alcanos e os dos álcoois correspondentes. As aminas menores são solúveis em água e em álcoois porque elas formam ligações hidrogênio com o solvente. Se a cadeia hidrofóbica da amina ultrapassa seis carbonos, a solubilidade em água decresce rapidamente. As aminas maiores são praticamente insolúveis em água.

EM RESUMO, as aminas têm estrutura aproximadamente tetraédrica, com o par de elétrons livres ocupando um dos vértices do tetraedro. O nitrogênio pode, em princípio, ser quiral, porém é difícil conservar a forma enantiomericamente pura devido à inversão rápida que ocorre no nitrogênio. As aminas têm pontos de ebulição superiores aos dos alcanos de mesmo tamanho. Os pontos de ebulição são inferiores aos dos álcoois análogos porque as ligações hidrogênio são mais fracas. A solubilidade em água está entre a dos alcanos e álcoois de tamanhos comparáveis.

21-3 A espectroscopia do grupo amina

As aminas primárias e secundárias podem ser identificadas pela espectroscopia de infravermelho porque elas têm uma absorção larga, característica da deformação axial de N—H, entre 3250 e 3500 cm^{-1}. As aminas primárias têm dois picos intensos nesta região e as aminas secundárias, um único sinal, muito fraco (veja também o espectro IV das amidas, Seção 20-1). As aminas primárias têm também uma banda característica, na região de 1600 cm^{-1}, em razão da deformação angular simétrica no plano do grupo NH_2 (Seção 11-8, Figura 11-7 e margem). Como as aminas terciárias não têm um hidrogênio ligado ao nitrogênio, elas não mostram estas absorções. A Figura 21-3 mostra o espectro da ciclo-hexanamina no infravermelho.

A espectroscopia de ressonância magnética nuclear também pode ser útil na identificação de grupos amino. Os hidrogênios de amina dão frequentemente picos largos, como ocorre com o sinal de OH na RMN de álcoois. A posição dos deslocamentos químicos depende principalmente da velocidade de troca dos prótons com a água do solvente e do grau de ligação hidrogênio. A Figura 21-4 mostra o espectro de ^1H-RMN do azaciclo-hexano (piperidina), uma amina secundária cíclica. O hidrogênio de amina aparece em $\delta = 1,22$ ppm e existem outros dois conjuntos de sinais,

Movimento de deformação angular simétrica no plano dos hidrogênios de $-NH_2$

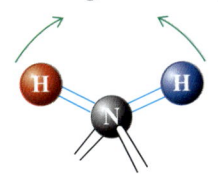

---

* *Todas* as aminas funcionam como aceitadores de próton na ligação hidrogênio, porém, somente as aminas primárias e secundárias podem funcionar como doadores de prótons.

Figura 21-3 (A) Espectro da ciclo-hexanamina no infravermelho. A amina tem dois picos intensos entre 3.250 e 3.500 cm^{-1}, característicos das absorções de deformação axial N—H do grupo funcional amina primária. Observe, também, a banda larga próxima de 1600 cm^{-1}, característica da deformação angular simétrica no plano das ligações N—H. (B) A N-metil-ciclo-hexanamina mostra apenas um sinal em 3.300 cm^{-1}. (C) N,N-dimetil-ciclo-hexanamina não mostra picos entre 3.250 e 3.500 cm^{-1}.

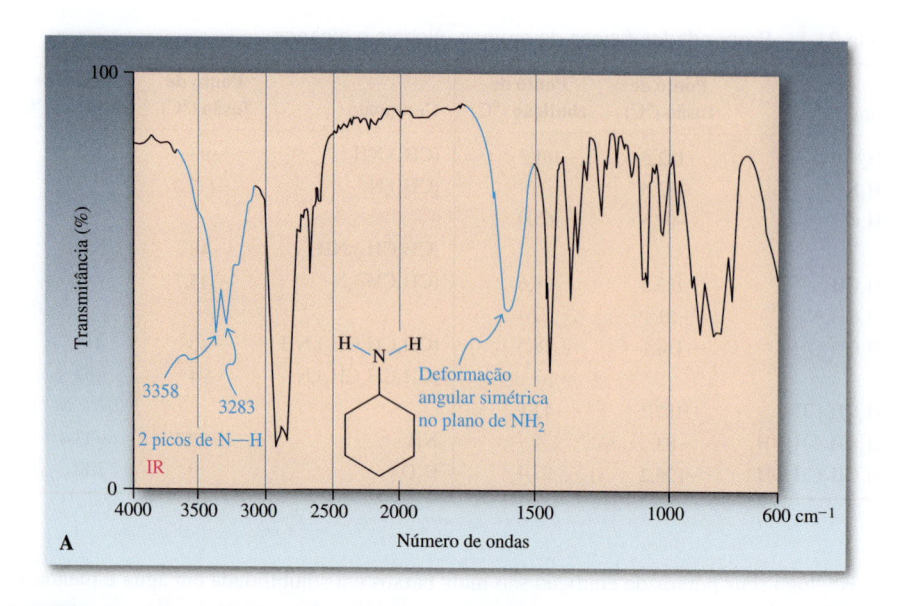

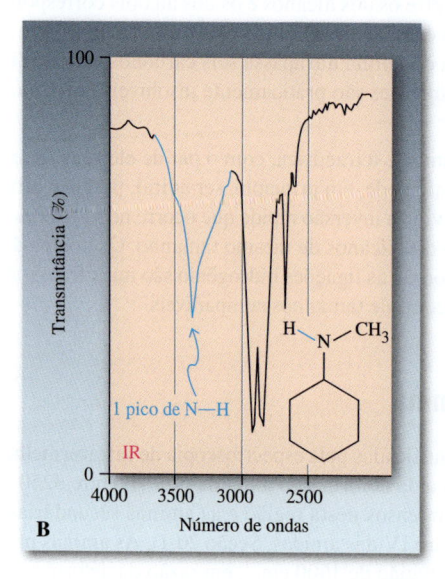

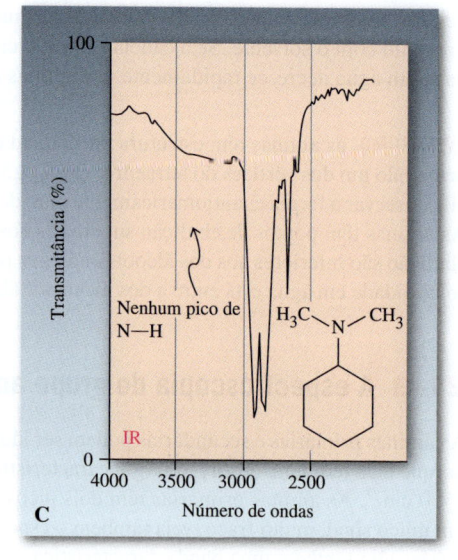

em $\delta = 1,34$ e $2,61$ ppm. A absorção em campo mais baixo pode ser atribuída aos hidrogênios dos carbonos vizinhos do nitrogênio, desblindados pelo efeito de eletronegatividade.

EXERCÍCIO 21-4

Você esperaria que os hidrogênios do carbono vizinho do heteroátomo em uma amina, RCH$_2$NH$_2$, fossem mais desblindados ou menos desblindados do que os de um álcool, RCH$_2$OH? Explique (**Sugestão:** veja o Exercício 21-3).

O espectro de ^{13}C-RMN mostra uma tendência semelhante, isto é, os carbonos diretamente ligados ao nitrogênio entram em ressonância em campo consideravelmente mais baixo do que os

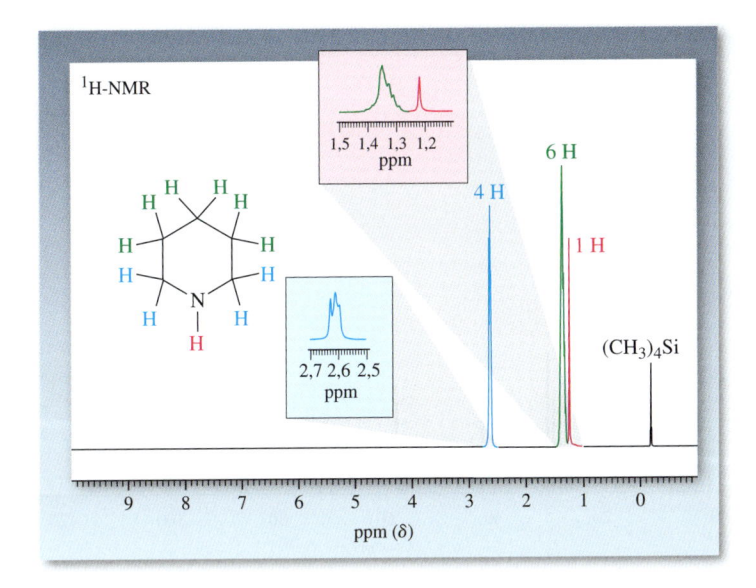

Figura 21-4 Espectro de ^{1}H-RMN do azaciclo-hexano (piperidina) em 300 MHz. Como no sinal do hidrogênio de OH em álcoois, o pico de NH das aminas aparece em posição variável dentro do intervalo normal dos deslocamentos químicos do hidrogênio. Neste caso, a absorção de NH é observada em $\delta = 1{,}22$ ppm e o sinal é bastante estreito devido ao uso de solvente seco (CDCl$_3$).

átomos de carbono dos alcanos. Entretanto, como se pode ver também no espectro de ^{1}H-RMN (Exercício 21-4), o nitrogênio provoca menor desblindagem do que o oxigênio.

Deslocamentos químicos de ^{13}C de várias aminas (ppm)

A espectrometria de massas estabelece facilmente a presença de nitrogênio em um composto orgânico. Diferentemente do carbono, que é tetravalente, o nitrogênio é trivalente. Em razão de restrições de valência e de o nitrogênio ter peso atômico par (14), as moléculas que contêm um átomo de nitrogênio (ou qualquer número ímpar de nitrogênios) têm peso molecular *ímpar* (reveja o Exercício 11-21). Você pode verificar isto facilmente se lembrar que a fórmula molecular de uma amina que contém um átomo de nitrogênio é $C_nH_{2n+3}N$.

O modo de fragmentação das aminas também é útil na identificação da estrutura. Por exemplo, o espectro de massas da *N,N*-dietil-etanamina (trietilamina), por exemplo, tem o pico do íon molecular em $m/z = 101$ (Figura 21-5). O pico base, em $m/z = 86$, mais importante, deriva-se da perda de um grupo metila por quebra α (Seção 11-10). Esta fragmentação é favorecida porque produz um **íon imínio** estabilizado por ressonância.

Fragmentação da *N,N*-dietil-etanamina por EM

A quebra de uma ligação C—C próxima ao nitrogênio é tão fácil que frequentemente o íon molecular não pode ser observado. No espectro de massas da 1-hexanamina, por exemplo, o íon molecular ($m/z = 101$) é pouco visível e o pico dominante corresponde ao fragmento metilenoimínio $[CH_2=NH_2]^+$ ($m/z = 30$).

Figura 21-5 Espectro de massas da *N,N*-dietil-etanamina (trietilamina) mostrando o pico do íon molecular em *m/z* = 101. Em geral, moléculas que têm um átomo de nitrogênio na estrutura têm peso molecular ímpar. O pico base deve-se à perda de um grupo metila que leva a um íon imínio em *m/z* = 86.

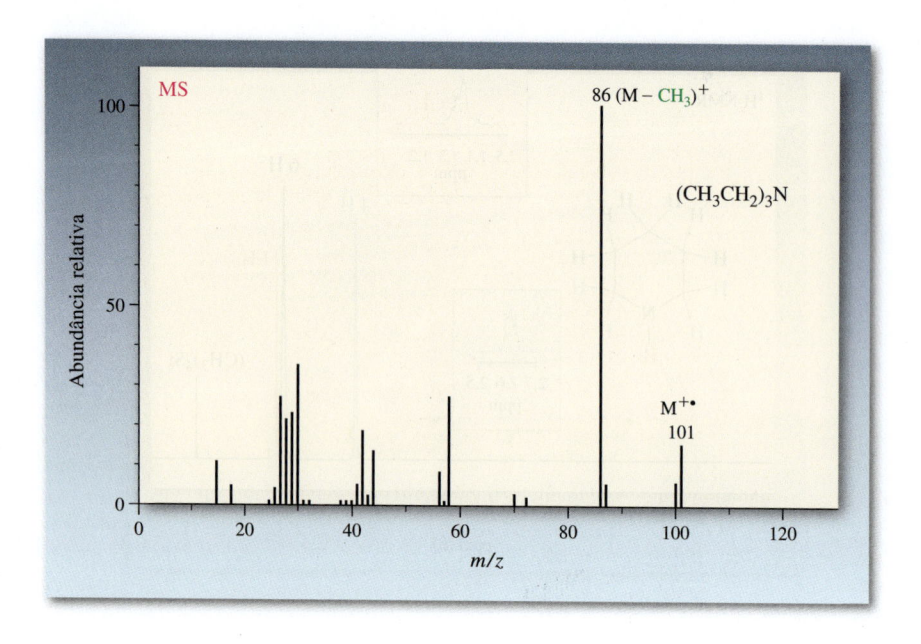

EXERCÍCIO 21-5

Trabalhando com os conceitos: determinação da estrutura de uma amina

Um composto de fórmula molecular $C_8H_{11}N$ tem os seguintes dados espectrais: Espectro de massas: *m/z* (intensidade relativa) = 121 (M^+,6), 91 (15), 30 (100). ^{1}H-RMN: δ = 1,16 (s, 2 H), 2,73 (t, *J* = 7 Hz, 2 H), 2,93 (t, *J* = 7 Hz, 2 H), 7,20 (m, 5 H) ppm. ^{13}C-RMN: δ 40,2 (CH_2), 43,6 (CH_2), 126,1 (CH), 128,4 (CH), 128,8 (CH), 139,9 ($C_{quaternário}$) ppm. IV (líquido puro) $\tilde{\nu}$ selecionadas = 3366, 3284, 3062, 3026, 2932, 2850, 1603, 746, 700 cm^{-1}. Qual é o composto?

Estratégia

Os dados espectrais combinados nos dão informações mais do que suficientes para elucidar a estrutura deste composto desconhecido. Analisemos primeiramente o conjunto de informações na ordem em que aparecem no enunciado da questão, começando pelo espectro de massas e o espectro de ^{1}H-RMN para chegarmos a uma boa hipótese de trabalho. Os outros dados serão usados para confirmar a estrutura. Entretanto, em um problema como esse você pode começar por quaisquer informações espectrais que você achar mais relevantes, pular de um tipo de espectroscopia para outro e juntar as informações para chegar à solução.

Solução

- O espectro de massas mostra um íon molecular (*m/z* = 121) que corresponde à fórmula molecular (como deveria), $C_8H_{11}N$.
- Mais instrutivos são os picos dos fragmentos. O primeiro, em *m/z* = 91, corresponde à perda de um fragmento de massa = 30, o valor exato do segundo fragmento iônico. Em outras palavras, a molécula quebra-se eficientemente em dois pedaços de *m/z* = 91 e 30. Como explicar a fragmentação do $C_8H_{11}N$ desta maneira? É fácil perceber que *m/z* = 30 tem de corresponder a $[CH_2=NH_2]^+$, porque não existe outra alternativa razoável. (A única outra molécula com esta massa que pode ser escrita é C_2H_6, etano). Assim, *m/z* = 91 tem a composição C_7H_7.
- Indo para o espectro de ^{1}H-RMN, pode-se ver que os hidrogênios estão divididos em quatro grupos, na razão 2:2:2:5. O primeito grupo dá origem a um singleto e é, portanto, devido a um par de hidrogênios sem hidrogênios vizinhos imediatos ou ligados a N, como em NH_2 (desacoplados por troca rápida de prótons). Os próximos dois grupos de hidrogênios aparecem como tripletes e têm de ser atribuídos a grupos CH_2 mutuamente acoplados (logo vizinhos), sugerindo a presença de uma subestrutura A—CH_2CH_2—B.
- Subtraindo a unidade C_2H_4 de $C_8H_{11}N$, sobra C_6H_7N para A + B.
- Por fim, observa-se um multiplete de 5 H em anel aromático em δ = 7,20 ppm, indicação forte da presença de um grupo fenila, C_6H_5. Se este grupo fosse A, então B teria de ser NH_2 e uma estrutura

possível seria a da 2-fenil-etanamina, $C_6H_5CH_2CH_2NH_2$. Esta solução está de acordo com o espectro de massas, com os fragmentos dominantes sendo o íon metilenoimínio e o cátion benzila $[C_6H_5CH_2]^+$. [O cátion benzila se rearranja rapidamente no espectrômetro de massas ao isômero anuleno aromático, mais estável, o cátion ciclo-heptatrienila (Seção 15-7)].

- Vejamos se os demais dados espectrais dão suporte a esta proposta de estrutura. O espectro de ^{13}C-RMN mostra as seis linhas esperadas, com os deslocamentos químicos apropriados (Tabela 10-6, Seção 21-3).
- O espectro de IV apresenta as bandas de NH_2 em $\tilde{\nu}$ = 3366, 3284 e 1684 cm^{-1}, muito semelhantes às da Figura 21-3(A), além das absorções de C—H aromático e alifático (Figura 15-7), todas apoiando a estrutura proposta mostrada na margem.

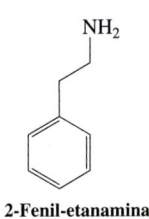

2-Fenil-etanamina

N-Etil-2,2-dimetil--propanamina

EXERCÍCIO 21-6

Tente você

Que dados espectrais aproximados (IV, RMN, m/z) você esperaria para a *N*-etil-2,2-dimetil-propana-mina mostrada na margem?

EM RESUMO, as absorções de deformação axial da ligação N—H no IV são observadas entre 3.250 e 3.500 cm^{-1}. Os picos de ^{1}H-RMN, frequentemente largos, aparecem em δ variável. O nitrogênio retira elétrons e desblinda os carbonos e hidrogênios vizinhos em menor grau do que o oxigênio de álcoois e éteres. O espectro de massas das alcanaminas simples que têm apenas um átomo de nitrogênio mostra o pico de íon molecular em m/z ímpar devido ao caráter trivalente do nitrogênio. A fragmentação produz íons imínio estabilizados por ressonância.

21-4 Acidez e basicidade de aminas

Como os álcoois (Seção 8-3), as aminas são ácidas e básicas. Em virtude da menor eletronegatividade do nitrogênio, porém, a acidez das aminas é cerca de 20 ordens de magnitude menor do que a dos álcoois correspondentes. O par de elétrons livres, porém, é muito mais facilmente protonado, isto é, as aminas são bases melhores do que os álcoois.

Acidez e basicidade das aminas

Amina agindo como um ácido: $R\ddot{N}H(H) + {}^-:B \underset{}{\overset{K_a}{\rightleftharpoons}} R\ddot{N}H^- + HB$
Ácido — Base conjugada

Amina agindo como uma base: $R\ddot{N}H_2 + HA \underset{}{\overset{K_b}{\rightleftharpoons}} RNH_2(H)^+ + {}^-:A$
Base — Ácido conjugado

As aminas são ácidos muito fracos

Já tivemos evidências de que as aminas são muito menos ácidas do que álcoois. Os íons amida, R_2N^-, são usados para desprotonar os álcoois (Seção 9-1). O equilíbrio de transferência de prótons tende fortemente para o lado do íon alcóxido. A alta constante de equilíbrio, cerca de 10^{20}, decorre da forte basicidade dos íons amida, o que é coerente com a baixa acidez das aminas. O pK_a da amônia e das alcanaminas é da ordem de 35.

Acidez de aminas

$$R\ddot{N}H-H + H_2\ddot{O}\colon \underset{K}{\rightleftharpoons} R\ddot{\underset{..}{N}}H^- + H_2\overset{+}{O}H \qquad K_a = \frac{[R\ddot{N}H^-][H_2\overset{+}{O}H]}{[R\ddot{N}H-H]} \approx 10^{-35}$$

Amina (ácido fraco)   Íon amida (base forte) $pK_a \approx 35$

A desprotonação das aminas requer bases extremamente fortes, como os alquil-lítios. A di-isopropilamida de lítio (LDA), uma base estericamente bloqueada usada em algumas reações de eliminação bimoleculares (Seção 7-8), por exemplo, é produzida em laboratório pelo tratamento da *N*-(1-metil-etil)-2-propanamina (di-isopropilamina) com butil-lítio.

Preparação do LDA

$$\underset{\substack{\text{N-(1-Metil-etil)-}\\\text{propanamina}\\\text{(di-isopropilamina)}}}{\begin{array}{c}H_3C\quad CH_3\\|\quad\ddot{\ }\ |\\CH_3CH\ddot{N}CHCH_3\\|\\H\end{array}} \xrightarrow[-CH_3CH_2CH_2CH_2H]{CH_3CH_2CH_2CH_2Li} \underset{\substack{\text{Di-isopropilamida}\\\text{de lítio, LDA}}}{\begin{array}{c}\qquad\quad Li^+\\H_3C\quad CH_3\\|\quad\ddot{\underset{..}{\ }}\ |\\CH_3CH\ddot{\underset{..}{N}}CHCH_3\end{array}}$$

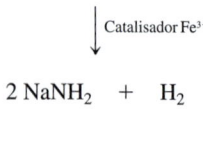

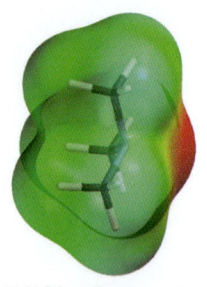

Preparação da amida de sódio

$$2\,Na + 2\,NH_3$$
$$\downarrow \text{Catalisador Fe}^{3+}$$
$$2\,NaNH_2 + H_2$$

Uma síntese alternativa de íons amida é o tratamento de aminas com metais alcalinos. Os metais alcalinos dissolvem-se em aminas (em velocidade relativamente pequena) com evolução de hidrogênio e formação de sais de aminas (um processo semelhante à dissolução dos metais alcalinos em água e álcool, com formação de H_2 e hidróxidos ou alcóxidos de metal, Seção 9-1). A amida de sódio, por exemplo, pode ser produzida em amônia líquida por dissolução do metal sódio, na presença de quantidades catalíticas de Fe^{3+} para facilitar a transferência de elétrons para a amina. Na ausência do catalisador, o sódio dissolve-se em amônia (e é descrito como "Na, amônia líquida") com formação de uma solução fortemente redutora (Seção 13-6).

As aminas são moderadamente básicas e os íons amônio são fracamente ácidos

As aminas desprotonam *fracamente* a água para formar íons amônio e hidróxido. Em outras palavras, as aminas são mais básicas do que os álcoois, mas não tanto como os alcóxidos. A protonação ocorre no par de elétrons livres, como pode-se ver no mapa de potencial eletrostático da *N,N*-dimetilmetanamina (trimetilamina), na margem.

N,N-Dimetilmetanamina (trimetilamina)

Basicidade de aminas

$$R\ddot{N}H_2 + H-\ddot{O}H \underset{K_b}{\rightleftharpoons} R\overset{\overset{H}{|}}{\underset{+}{N}}H_2 + H\ddot{O}\colon^-$$

Amina   Íon amônio

Os sais de amônio resultantes podem ser primários, secundários ou terciários, dependendo do número de substituintes no nitrogênio.

$$R\overset{+}{N}H_3\ Cl^- \qquad\qquad R_2\overset{+}{N}H_2\ Br^- \qquad\qquad R_3\overset{+}{N}H\ I^-$$

Cloreto de amônio primário   **Brometo de amônio secundário**   **Iodeto de amônio terciário**

A nomenclatura dos sais de amônio é dada pelo nome do ânion seguido da preposição *de* e do nome da amina, substituindo-se a terminação amina por -*amônio*.

É útil ver a basicidade das aminas como uma medida da acidez de seus ácidos conjugados (Seção 2-2), os íons amônio. Estas espécies são ácidos mais fortes do que a água (pK_a = 15,7; Tabela 2-2) ou os álcoois, mas muito mais fracos do que os ácidos carboxílicos (pK_a = 4-5; Seção 19-4).

$CH_3\overset{+}{N}H_3 \ Cl^-$
Cloreto de metilamônio

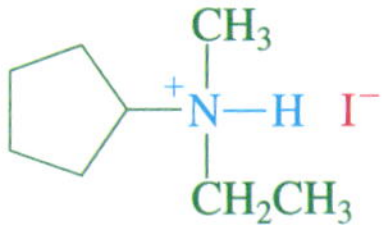

Iodeto de ciclo--pentil-etil--metilamônio

Acidez de íons amônio

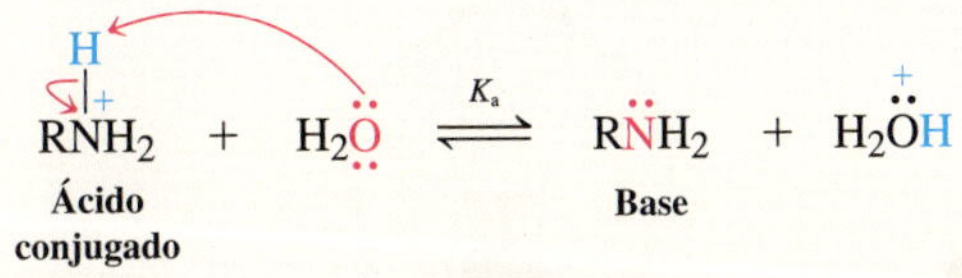

$$R\overset{+}{N}H_2(H) + H_2\ddot{O} \underset{}{\overset{K_a}{\rightleftharpoons}} R\ddot{N}H_2 + H_2\overset{+}{O}H \qquad K_a = \frac{[R\ddot{N}H_2][H_2\overset{+}{O}H]}{[R\overset{+}{N}H_2H]} \approx 10^{-10}$$

Ácido conjugado — **Base**

p$K_a \approx 10$

Lembrança: quanto mais fraco for o ácido conjugado, maior o pK_a e mais forte a base correspondente.

Quaisquer fatores, como os substituintes ou a hibridação, que aumentem a densidade eletrônica do nitrogênio da amina aumentam sua basicidade e, portanto, o pK_a do sal de amônio correspondente. A diminuição da densidade eletrônica do nitrogênio da amina tem o efeito inverso, diminuindo sua basicidade e o pK_a do sal de amônio correspondente. Por exemplo, os sais de alquilamônio são um pouco menos ácidos do que o íon amônio, $\overset{+}{N}H_4$, logo as aminas correspondentes são mais básicas do que a amônia. A razão para isto é o caráter doador de elétrons dos grupamentos alquila (Seções 7-5 e 16-1). Entretanto, como se pode ver abaixo, os pK_a não crescem de forma regular com o aumento da substituição por grupos alquila. Na verdade, as aminas terciárias são, em geral, menos básicas do que as secundárias. Este resultado é consequência da solvatação. O aumento do número de grupos alquila no nitrogênio da amina provoca a ruptura da camada de solvente (Seção 8-3). Ao mesmo tempo, diminui o número de hidrogênios ligados ao nitrogênio capazes de entrar em ligações hidrogênio favoráveis (Seção 21-2). Em solução, esses dois fenômenos se opõem à propriedade de doação de elétrons por efeito indutivo dos grupos alquila. Em fase gás, ordem de acidez é a esperada: (pK_a) $\overset{+}{N}H_4 < CH_3\overset{+}{N}H_3 < (CH_3)_2\overset{+}{N}H_2 \ll (CH_3)_3\overset{+}{N}H$.

pK_a de alguns íons amônio simples*

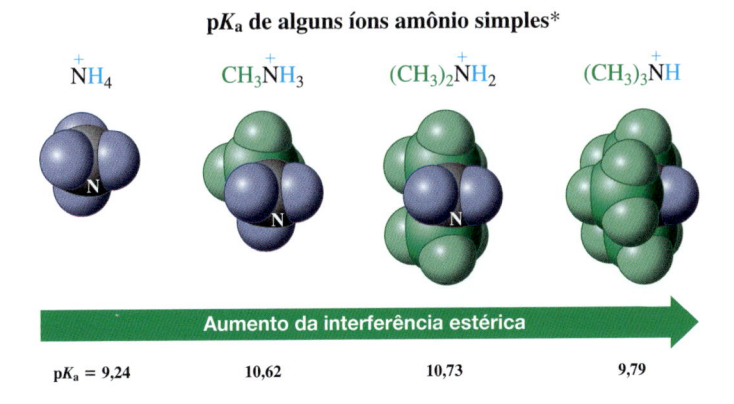

$\overset{+}{N}H_4$	$CH_3\overset{+}{N}H_3$	$(CH_3)_2\overset{+}{N}H_2$	$(CH_3)_3\overset{+}{N}H$
pK_a = 9,24	10,62	10,73	9,79

Aumento da interferência estérica →

---

* Uma prática que leva a muita confusão na literatura é referir-se ao pK_a de um íon amônio como sendo o de uma amina neutra. Com a afirmação "o pK_a da metanamina é 10,62", o que se quer dizer é que o pK_a do íon metilamônio é 10,62. O pK_a correto da metanamina é 35.

DESTAQUE QUÍMICO 21-2

Separação de aminas de outros compostos orgânicos por técnicas de extração em água

O isolamento de produtos naturais ou as etapas de síntese orgânica encontram frequentemente o problema da separação de componentes neutros, básicos ou ácidos de misturas. Pode-se resolver este problema explorando a basicidade das aminas e, mais geralmente, as propriedades ácido-base de vários grupos funcionais com a purificação por extração dos sais correspondentes com água. Estes procedimentos fazem uso do fato dos sais serem, em geral, solúveis em água, ao contrário dos ácidos ou bases conjugados. Assim, por exemplo, pode-se extrair as aminas, compostos básicos, na forma dos sais de amônio, de solventes orgânicos para uma fase água *ácida*. Por outro lado, pode-se remover compostos ácidos, como os ácidos carboxílicos, de uma fase orgânica por extração com uma fase água *básica*, em que eles são solúveis como carboxilatos. Os processos podem, então, ser revertidos pela neutralização da fase água, o que leva, em última análise, à separação dos componentes neutros, básicos e ácidos de uma mistura.

Um fluxograma que descreve este procedimento de separação é dado na página 985.

Primeiro, trata-se uma solução da mistura em um solvente orgânico com uma solução de uma base fraca, como o NaHCO$_3$, por exemplo, em água para converter em sais de sódio os ácidos carboxílicos eventualmente presentes. Os sais são solúveis em água e passam para essa fase. As camadas são separadas e os ácidos carboxílicos são recuperados por acidificação com um ácido mineral forte como o HCl. A solução orgânica remanescente é, então, tratada com ácido para converter as aminas eventualmente presentes em sais de amônio, que são solúveis em água e se transferem para essa fase. A separação das camadas dá origem a uma solução orgânica que contém as substâncias

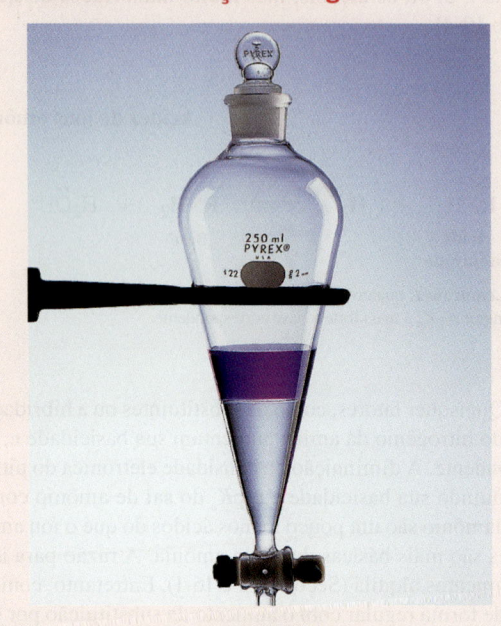

A extração de solutos de uma fase orgânica para uma fase água (e o inverso) é feita por agitação da mistura em um funil de separação. As duas fases se separam, como se pode ver na figura. A separação física das fases é obtida pelo escoamento cuidadoso através da torneira que está na parte inferior do frasco.

O par de elétrons livres do nitrogênio das arenaminas, carboxamidas e iminas está menos disponível para a protonação

Diferentemente do efeito dos grupos alquila, a basicidade das aminas diminui pelo efeito de substituintes que retiram elétrons do nitrogênio. Por exemplo, o pK_a do 2-[bis(2-hidróxi-etil)-amino]-

2-[Bis(2-hidróxi-etil)-amino]-etanol

Benzenamina (anilina)
A ressonância reduz a disponibilidade do par de elétrons livres do N

Ciclo-hexanamina

Acetamida
A ressonância reduz a disponibilidade do par de elétrons livres do N

pK_a = 7,75   4,63   10,66   0,63

A protonação ocorre no oxigênio

neutras. A amina é removida da solução aquosa por tratamento com uma base forte como o NaOH.

Separação de compostos orgânicos ácidos (ácidos carboxílicos), básicos (aminas) e neutros (halogenoalcanos) por extração com água

$$RCOH + R'NH_2 + R''X$$

Extração com NaHCO$_3$ diluído em água

- Fase água: $RCO^- Na^+$ → Acidificação com HCl → $RCOH$
- Fase orgânica: $R'NH_2 + R''X$ → Extração com HCl diluído em água
  - Fase água: $R'NH_3^+ Cl^-$ → Basificação com NaOH → $R'NH_2$
  - Fase orgânica: $R''X$

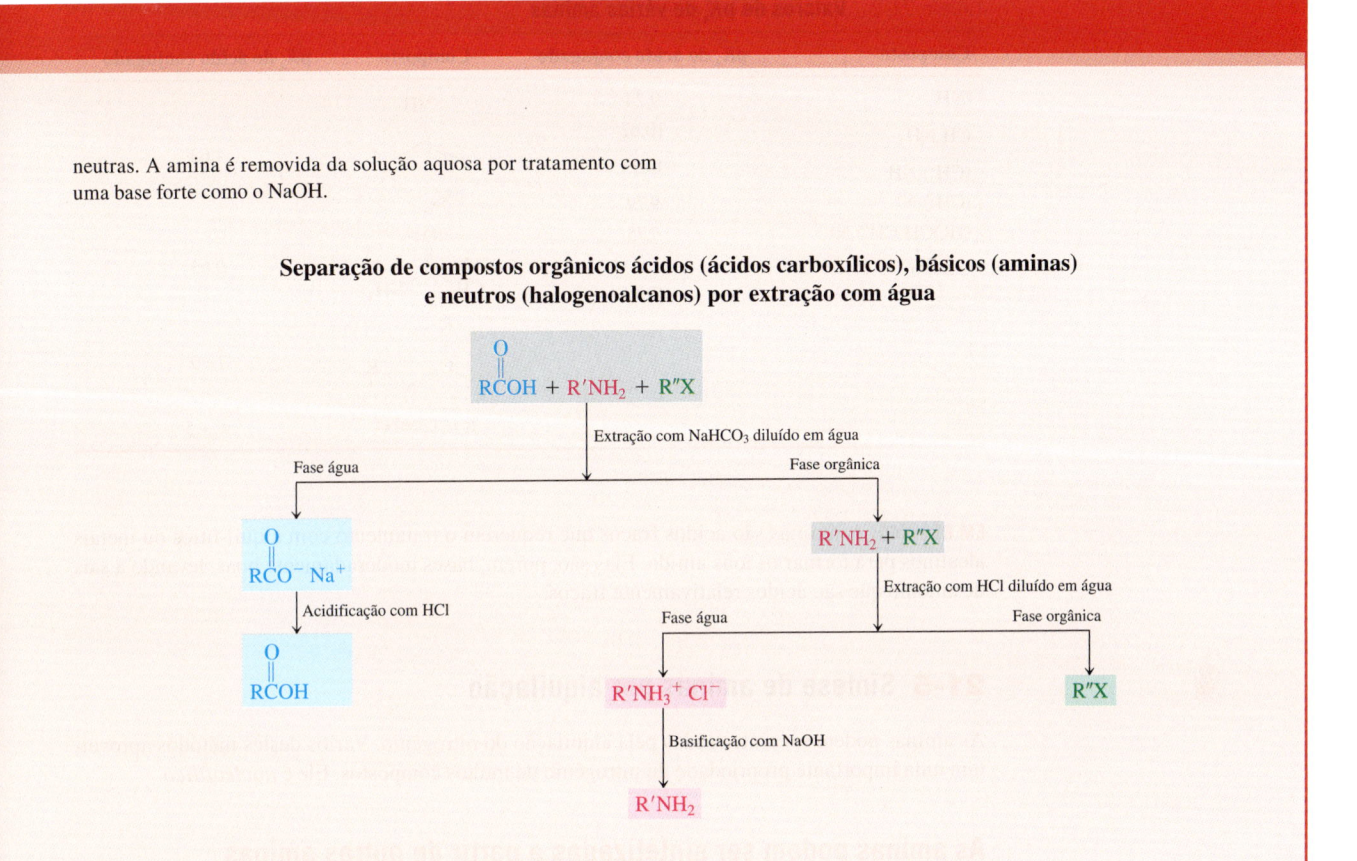

-etanol é só 7,75, uma consequência da presença de três oxigênios que retiram elétrons por indução. A benzenamina (anilina) também é consideravelmente menos básica (pK_a = 4,63) do que o análogo saturado, a ciclo-hexanamina (pK_a = 10,66) e outras aminas primárias. Existem duas razões para isso. Uma é a hibridação sp^2 do carbono de aromáticos ligado ao nitrogênio da benzenamina, que torna este carbono retirador de elétrons (Seções 11-3 e 13-2) e faz que o par isolado do nitrogênio fique menos disponível para a protonação. A outra é a estabilização do sistema por ressonância com deslocalização do par de elétrons pelo sistema π aromático (Seção 16-1). Esta ressonância é perdida na protonação. Um exemplo semelhante é a acetamida, na qual o grupo acetila interage com o par de elétrons livres do nitrogênio por indução (o carbono da carbonila tem polarização positiva) e por ressonância (Seção 20-1).

Como é de esperar, a hibridação do nitrogênio também afeta drasticamente a basicidade, na ordem :NH$_3$ > R$_2$C=ṄR' > RC≡N:, um fenômeno que já encontramos na discussão da acidez relativa de alcanos, alquenos e alquinos (Seção 13-2). Assim, os íons imínio (Seção 17-9) têm pK_a estimados da ordem de 7 a 9. As nitrilas N-protonadas (Seção 20-8) são ainda mais ácidas (pK_a < −5). A Tabela 21-2 resume os valores de pK_a dos ácidos conjugados de algumas aminas representativas.

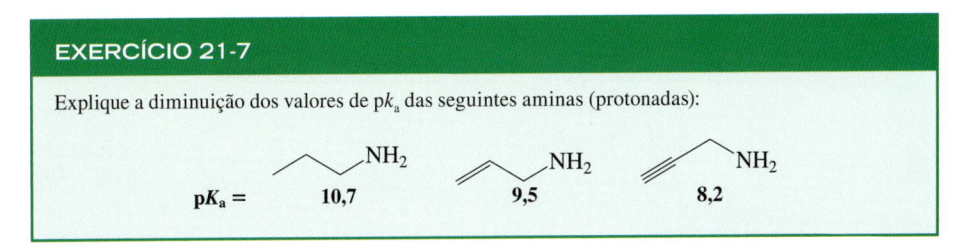

> **EXERCÍCIO 21-7**
>
> Explique a diminuição dos valores de pk_a das seguintes aminas (protonadas):
>
> pK_a =   ∼∼NH$_2$ ∼∼NH$_2$ ≡∼NH$_2$
>   10,7   9,5   8,2

Tabela 21-2 Valores de pK_a de várias aminas

Composto	pK_a do ácido conjugado	Composto	pK_a do ácido conjugado
:NH$_3$	9,24	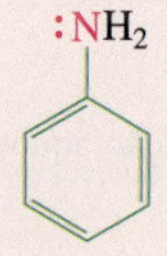 C$_6$H$_5$-:NH$_2$ (anilina)	4,63
CH$_3$N̈H$_2$	10,62		
(CH$_3$)$_2$N̈H	10,73		
(CH$_3$)$_3$N:	9,79	CH$_3$-C(=Ö:)-NH$_2$	0,63
(HOCH$_2$CH$_2$)$_3$N:	7,75	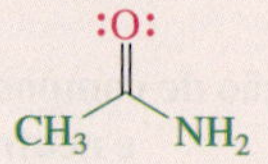	
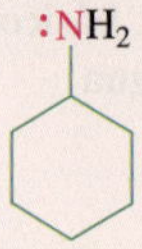 C$_6$H$_{11}$-:NH$_2$ (ciclo-hexilamina)	10,66	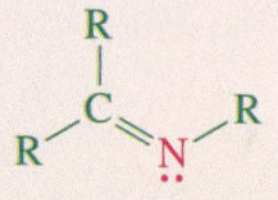 R$_2$C=NR	7–9
		R-C≡N:	< -5

EM RESUMO, as aminas são ácidos fracos que requerem o tratamento com alquil-lítios ou metais alcalinos para formar os íons amida. Elas são, porém, bases moderadamente boas, levando a sais de amônio que são ácidos relativamente fracos.

21-5 Síntese de aminas por alquilação

As aminas podem ser sintetizadas pela alquilação do nitrogênio. Vários destes métodos aproveitam uma importante propriedade do nitrogênio de muitos compostos. Ele é *nucleofílico*.

As aminas podem ser sintetizadas a partir de outras aminas

Como nucleófilos, as aminas reagem com halogenoalcanos para dar sais de amônio (Seção 6-2). Infelizmente, esta reação não é limpa porque usualmente a amina produzida sofre alquilação posterior. Por que esta complicação acontece?

Vejamos a alquilação da amônia pelo bromometano. Quando a reação é feita com quantidades equimolares de reagentes, forma-se brometo de metilamônio, um ácido fraco que doa um próton (reversivelmente) para uma molécula de amônia, uma base fraca. As pequenas quantidades de metanamina geradas deste modo competem de modo eficaz com a amônia pelo agente de alquilação e uma segunda metilação gera um sal de dimetilamônio.

O processo continua com a doação de um próton deste sal para qualquer uma das bases nitrogenadas presentes e geração de *N*-metilmetanamina (dimetilamina). Este composto é mais um nucleófilo capaz de competir pelo bromometano. A reação leva à *N,N*-dimetilmetanamina (trimetilamina) e, na sequência, ao brometo de tetrametilamônio, um sal *quaternário* de amônio. O resultado final é uma mistura de sais de alquilamônio e alcanaminas.

Metilação da amônia

Primeira alquilação. Dá amina primária em duas etapas

Etapa 1. Substituição nucleofílica: H$_3$N: + CH$_3$—Br ⟶ CH$_3$N̈H$_3^+$ Br$^-$
Brometo de metilamônio

Etapa 2. Desprotonação: CH$_3$N̈H$_2$—H$^+$ Br$^-$ + :NH$_3$ ⇌ CH$_3$N̈H$_2$ + HNH$_3^+$ Br$^-$
Metanamina (metilamina)

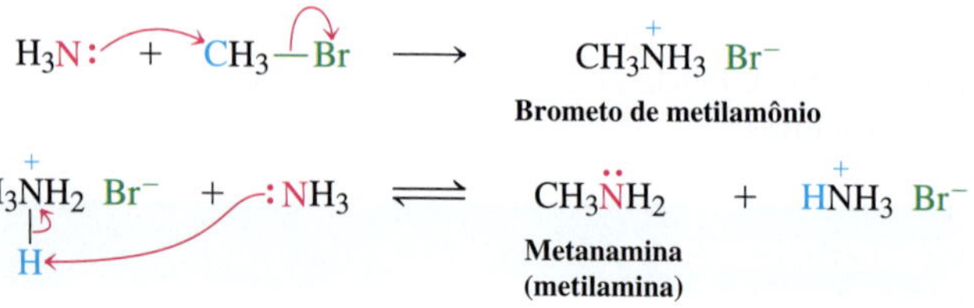

Alquilação subsequente. Dá aminas secundárias, terciárias ou sais quaternários de amônio, respectivamente

$$CH_3\ddot{N}H_2 \xrightarrow[- \text{Hidrobrometo de amina}]{CH_3Br} (CH_3)_2\ddot{N}H \xrightarrow[- \text{Hidrobrometo de amina}]{CH_3Br} (CH_3)_3N: \xrightarrow{CH_3Br} (CH_3)_4N^+ \; Br^-$$

$$\quad\quad\quad\quad\quad\quad\quad\quad\quad\text{N-Metilmetanamina}\quad\quad\quad\quad\quad\quad\quad\text{N,N-Dimetilmetanamina}\quad\quad\quad\text{Brometo de}$$
$$\quad\quad\quad\quad\quad\quad\quad\quad\quad\text{(dimetilamina)}\quad\quad\quad\quad\quad\quad\quad\quad\text{(trimetilamina)}\quad\quad\quad\quad\text{tetrametilamônio}$$

A mistura de produtos que se obtém no tratamento de halogenoalcanos com amônia ou com aminas é uma séria desvantagem que limita a utilidade da alquilação direta em sínteses. Como resultado, prefere-se utilizar, normalmente, métodos indiretos de alquilação, particularmente na preparação de aminas primárias.

EXERCÍCIO 21-8

Como outras aminas, a benzenamina (anilina) pode ser benzilada com (cloro-metil)-benzeno (cloreto de benzila), $C_6H_5CH_2Cl$. Ao contrário da reação com alcanaminas, que ocorre na temperatura normal, esta transformação requer aquecimento em 90-95°C. Explique. (**Sugestão:** veja a Seção 21-4.)

A alquilação indireta leva a aminas primárias

A alquilação controlada de aminas requer um nucleófilo contendo nitrogênio que só reaja *uma vez*. O íon cianeto ^-CN, por exemplo, transforma halogenoalcanos primários e secundários em nitrilas, que podem ser subsequentemente reduzidas a aminas (Seção 20-8). Esta sequência permite a conversão $RX \rightarrow RCH_2NH_2$. Observe, porém, que esta metodologia aumenta de um carbono a cadeia do halogenoalcano, porque o cianeto é alquilado no carbono e não no nitrogênio.

Conversão de um halogenoalcano a amina por deslocamento com cianeto-redução

$$RX + {}^-CN \longrightarrow RC\equiv N + X^-$$

$$RC\equiv N \xrightarrow{LiAlH_4 \text{ ou } H_2, \text{metal como catalisador}} RCH_2NH_2$$

$$CH_3(CH_2)_8Br + NaCN \xrightarrow[-NaBr]{DMSO} \underset{93\%}{CH_3(CH_2)_8CN} \xrightarrow{H_2, \text{Ni de Raney, 100 atm}} \underset{92\%}{CH_3(CH_2)_8CH_2NH_2}$$

1-Bromo-nonano   **Decanonitrila**   **1-Decanamina**

A conversão seletiva de um halogenoalcano a amina com o mesmo número de carbonos requer um nucleófilo de nitrogênio modificado que não seja reativo depois da primeira alquilação. Um destes nucleófilos é o **íon azida**, N_3^-, que reage com halogenoalcanos para dar **alquil-azidas** que por sua vez se reduzem a aminas primárias por hidrogenação catalítica (Pd—C) ou com hidreto de alumínio e lítio.

$R—N_3$
Alquil-azida

Deslocamento por azida-redução

Reação S_N2, CH_3CH_2OH, $-Na^+Br^-$

1. $LiAlH_4$, $(CH_3CH_2)_2O$
2. H^+, H_2O

91%   89%
3-Ciclo-pentil-propil-azida   **3-Ciclo-pentil-propanamina**

Uma síntese de aminas primárias que não envolve redução usa o ânion da 1,2-benzenodicarboximida (ftalimida, disponível comercialmente), a imida do ácido 1,2-benzenodicarboxílico (ftálico). Este processo é também conhecido como **síntese de Gabriel***. Como o nitrogênio da imida é vizinho de duas funções carbonila, a acidez do grupo NH ($pK_a = 8{,}3$) é muito maior do que a de uma amida comum ($pK_a = 22$, Seção 20-7). Por isso, a desprotonação pode ocorrer com bases fracas como o íon carbonato. O ânion resultante é monoalquilado em bom rendimento. A amina é subsequentemente liberada como sal de amônio por hidrólise ácida. A neutralização com base produz a amina livre.

Síntese de Gabriel de uma amina primária

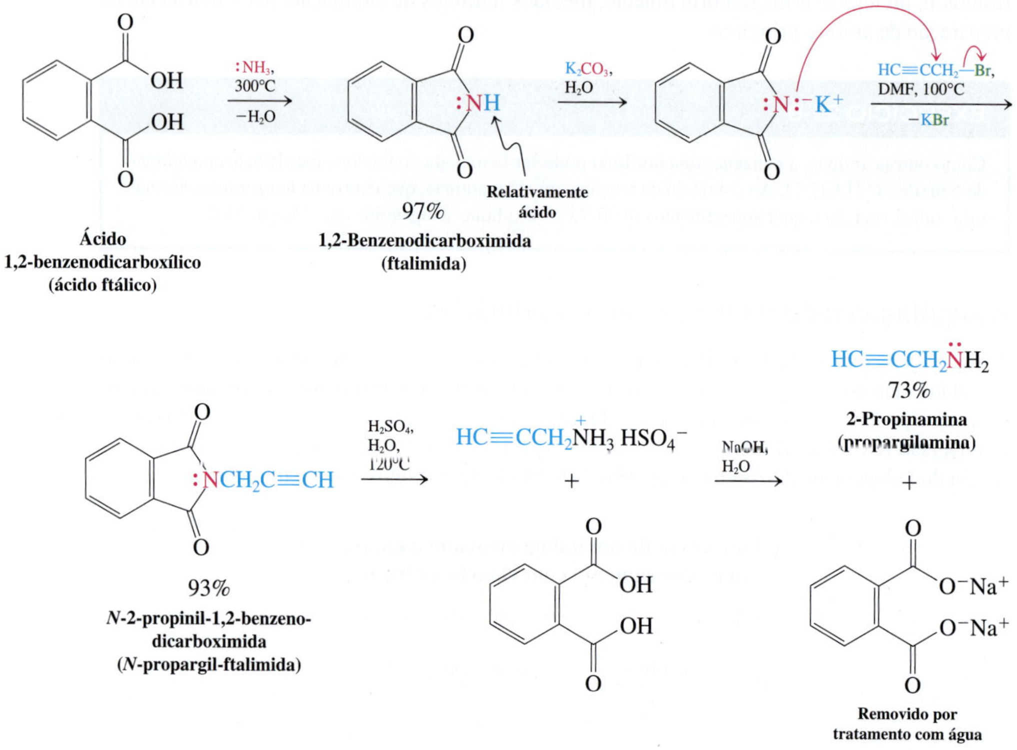

EXERCÍCIO 21-9

A decomposição de uma *N*-alquil-1,2-benzenodicarboximida (*N*-alquil-ftalimida) é feita frequentemente com bases ou com hidrazina, H_2NNH_2. Os produtos destes dois tratamentos são o 1,2-benzenodicarboxilato A ou a hidrazida B, respectivamente. Proponha mecanismos para estas duas reações. (**Sugestão**: revise a Seção 20-6).

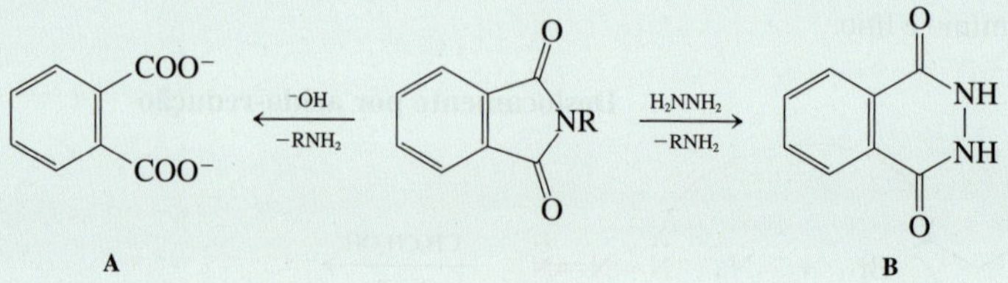

---

* Professor Siegmund Gabriel (1851-1924), Universidade de Berlim, Alemanha.

> **EXERCÍCIO 21-10**
>
> Mostre como você aplicaria o método de Gabriel na síntese das seguintes aminas: (**a**) 1-hexanamina; (**b**) 3-metilpentanamina; (**c**) ciclo-hexanamina; (**d**) H$_2$NCH$_2$CO$_2$H, o aminoácido glicina. (**Sugestão:** na última síntese, o grupo ácido carboxílico deve ser protegido como éster. Você pode ver por quê?) Em cada uma destas quatro sínteses, o método de deslocamento com azida-redução seria igualmente bom, melhor ou pior?

EM RESUMO, as aminas podem ser obtidas a partir de amônia ou de outras aminas por alquilação simples, mas este método dá misturas e rendimentos baixos. Para aminas primárias é melhor usar métodos indiretos, por etapas, via grupos nitrila e azida, ou usar sistemas protegidos, como a 1,2-benzenodicarboximida (ftalimida), usada na síntese de Gabriel.

21-6 Síntese de aminas por aminação redutiva

Outro método de síntese de aminas, a **aminação redutiva** de aldeídos e cetonas, permite a construção de aminas primárias, secundárias e terciárias. Neste processo, o composto carbonilado reage com uma amina que contém pelo menos uma ligação N—H (NH$_3$, aminas primárias e secundárias) e um redutor para dar diretamente uma nova amina alquilada (amina primária, secundária ou terciária, respectivamente). A nova ligação C—N forma-se com o carbono da carbonila de um aldeído ou cetona.

Esquema geral da aminação redutiva

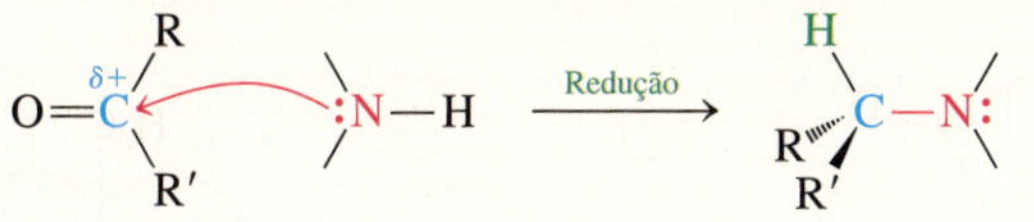

A sequência inicia-se pela condensação entre aminas e compostos carbonilados para dar iminas, no caso de NH$_3$ e aminas primárias (Seção 17-9), ou íons imínio, no caso de aminas secundárias. Assim como a ligação dupla carbono-oxigênio de aldeídos e cetonas, a ligação dupla carbono-nitrogênio das iminas pode ser reduzida por hidrogenação catalítica ou com hidretos.

Aminação redutiva de uma cetona com uma amina primária

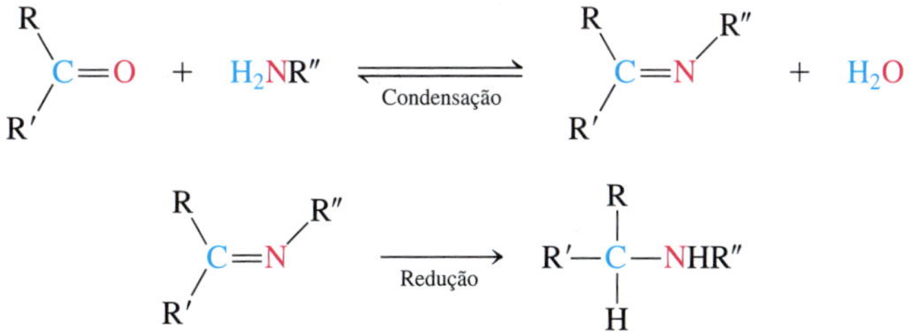

$$RR'C=O + H_2NR'' \rightleftharpoons RR'C=NR'' + H_2O$$

$$RR'C=NR'' \xrightarrow{\text{Redução}} R'-\underset{H}{\underset{|}{C}}(R)-NHR''$$

MECANISMO ANIMADO: Aminação redutiva

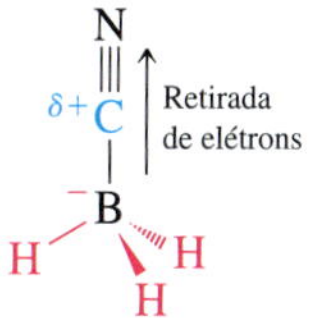

Capacidade reduzida do H de sair como :H$^-$, logo, um reagente menos sensível a H$^+$

A reação é eficiente porque os agentes de redução são seletivos. Usa-se hidrogênio ativado por um catalisador ou o cianoboro-hidreto de sódio, Na$^+$ $^-$BH$_3$CN. Nas condições empregadas, eles reagem mais rapidamente com a ligação dupla das iminas do que com as carbonilas. No caso de Na$^+$ $^-$BH$_3$CN, o meio relativamente ácido (pH = 2-3) ativa a ligação dupla da imina pela protonação do nitrogênio e facilita o ataque do hidreto ao carbono. Como se vê na margem, a estabilidade relativa do boro-hidreto modificado em pH baixo (em que NaBH$_4$ sofreria hidrólise; Seção 8-6) deve-se ao grupo ciano que retira elétrons e torna os hidrogênios menos básicos (reduz o caráter de hidreto). Nos procedimentos típicos, o composto carbonilado e a amina entram em equilíbrio com a imina e a água na presença do agente redutor. Nesta metodologia, a amônia fornece aminas primárias e as aminas primárias, aminas secundárias.

Síntese de aminas pela aminação redutiva

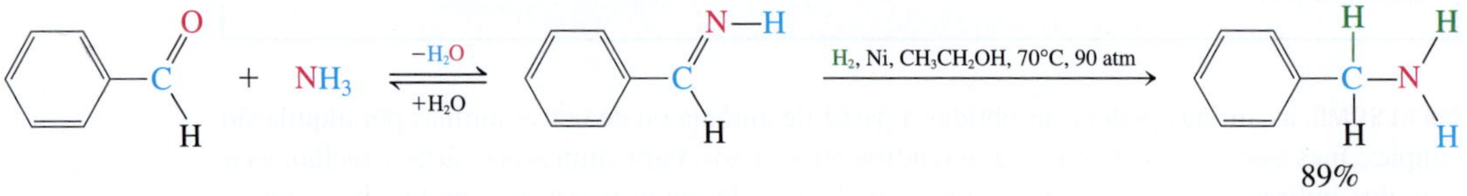

Benzaldeído + NH_3 $\underset{+H_2O}{\overset{-H_2O}{\rightleftharpoons}}$ (Não isolado, imina) $\xrightarrow{H_2,\ Ni,\ CH_3CH_2OH,\ 70°C,\ 90\ atm}$ Fenilmetanamina (benzilamina) 89%

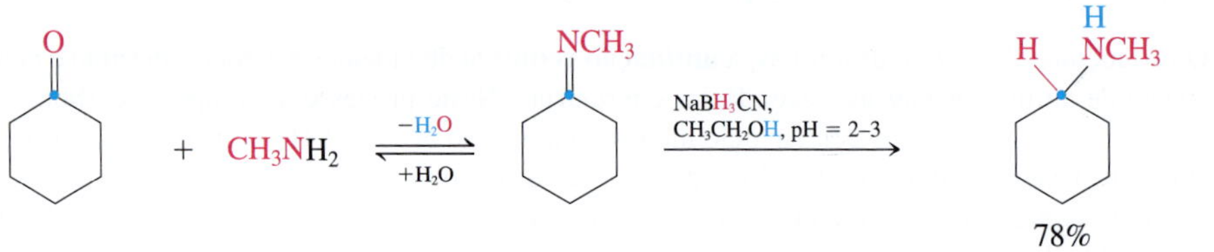

Ciclo-hexanona + CH_3NH_2 $\underset{+H_2O}{\overset{-H_2O}{\rightleftharpoons}}$ (Não isolado) $\xrightarrow{NaBH_3CN,\ CH_3CH_2OH,\ pH = 2-3}$ N-Metil-ciclo-hexanamina 78%

De modo semelhante, a aminação redutiva de aminas secundárias dá aminas terciárias.

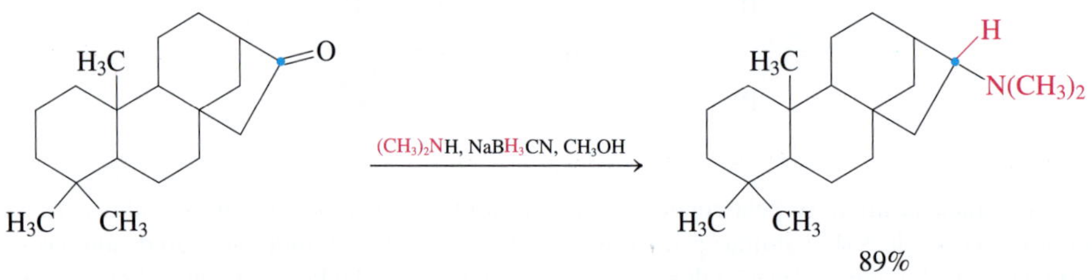

$\xrightarrow{(CH_3)_2NH,\ NaBH_3CN,\ CH_3OH}$ 89%

As aminas secundárias não podem formar iminas com aldeídos e cetonas, mas estão em equilíbrio com os íons N,N-dialquil-imínio correspondentes (Seção 17-9), que são reduzidos pela adição do H⁻ do cianoboro-hidreto.

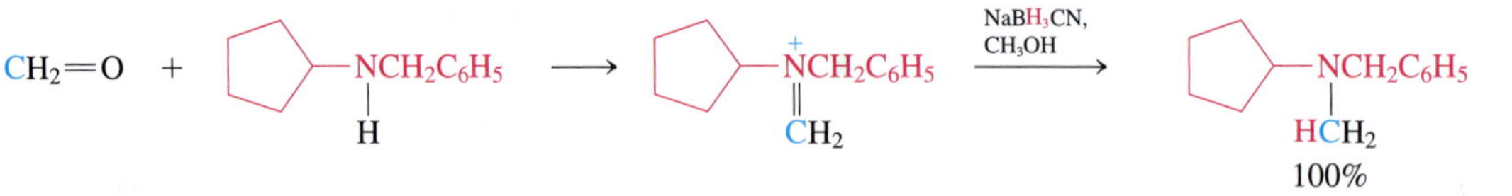

$CH_2=O$ + N-(fenil-metil)-ciclo-pentanamina (benzilciclopentilamina) $\longrightarrow$ Íon imínio $\xrightarrow{NaBH_3CN,\ CH_3OH}$ N-metil-N-(fenil-metil)-ciclo-pentanamina [benzil-(ciclo-pentil)-metilamina] 100%

EXERCÍCIO 21-11

Proponha um mecanismo para a aminação redutiva. Use a amina secundária do exemplo citado anteriormente.

EXERCÍCIO 21-12

Trabalhando com os conceitos: uso da aminação redutiva

Use mecanismos para explicar a seguinte transformação.

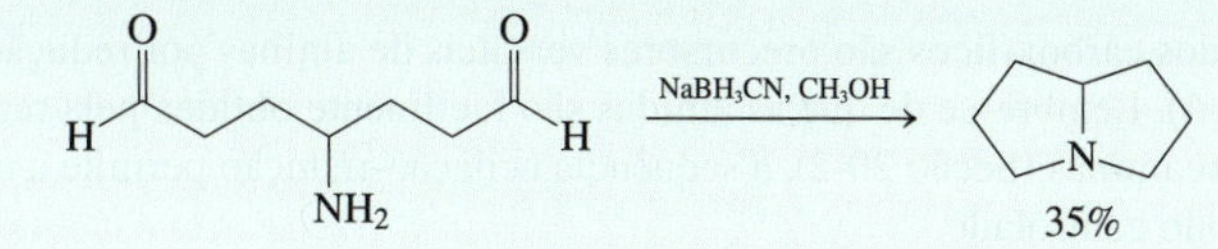

[Estrutura: dialdeído com grupo NH₂ central] $\xrightarrow{\text{NaBH}_3\text{CN, CH}_3\text{OH}}$ [pirrolizidina] 35%

Estratégia

Como usual, é necessário fazer um inventário das funcionalidades presentes no material de partida, no reagente e no produto (uma amina). O resultado mostra que estamos lidando com uma variante intramolecular da aminação redutiva. Isto deveria ser o ponto de partida da análise retrossintética.

Solução

- O processo geral pode ser escrito retrossinteticamente como

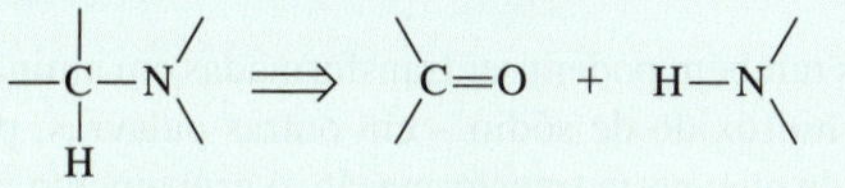

  $$-\overset{|}{\underset{H}{C}}-N\diagup \Longrightarrow\ \diagup C=O\ +\ H-N\diagup$$

- Assim, o desligamento na retrossíntese a partir do produto é

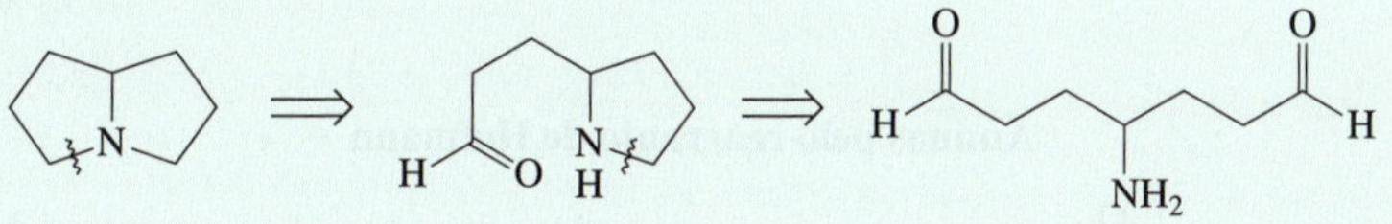

  [pirrolizidina] ⟹ [pirrolidina com cadeia CHO] ⟹ [dialdeído com NH₂]

- O mecanismo da reação de síntese segue esta ideia (nem todos os intermediários são mostrados):

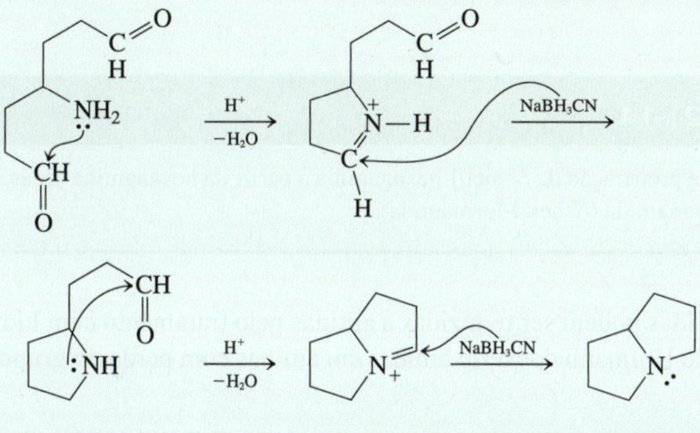

[Esquema mecanístico: formação de íon imínio intramolecular, redução com NaBH₃CN, segunda ciclização com H⁺/–H₂O e redução final com NaBH₃CN para dar a pirrolizidina]

EXERCÍCIO 21-13

Tente você

O tratamento do aldeído A com o reagente modificado cianoboro-hidreto de sódio mostrado abaixo deu o produto natural buflavina, um constituinte bioativo dos bulbos da planta *Boophane flava*, nativa do sudoeste da África. O íon de massa molecular ocorre em *m/z* =283. Sugira uma estrutura.

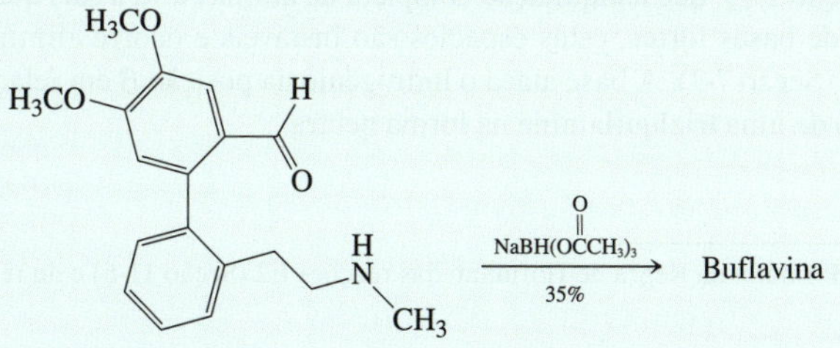

[Estrutura A: bifenila com grupos H₃CO, H₃CO, CHO em um anel, e cadeia CH₂CH₂NHCH₃ no outro anel] $\xrightarrow[35\%]{\text{NaBH(OCCH}_3)_3}$ Buflavina

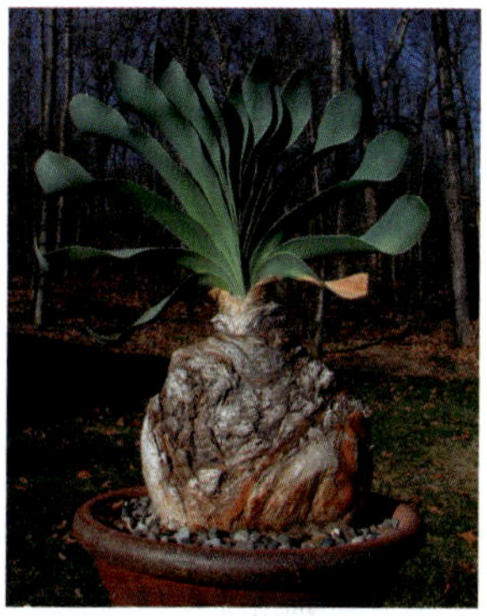

A planta *Boophane flava*

EM RESUMO, a aminação redutiva dá alcanaminas pela condensação redutiva de aminas com aldeídos e cetonas.

21-7 Síntese de aminas a partir de amidas

As amidas de ácidos carboxílicos são precursores versáteis de aminas por redução do grupo carbonila (Seção 20-6). Lembre-se de que as amidas são facilmente obtidas pela reação de halogenetos de acila com aminas (Seção 20-2), a sequência acilação-redução permite a monoalquilação das aminas de modo controlado.

Uso das amidas na síntese de aminas

$$\text{RCCl} + \text{H}_2\ddot{\text{N}}\text{R}' \xrightarrow[-\text{HCl}]{\text{Base}} \text{RC}\ddot{\text{N}}\text{HR}' \xrightarrow{\text{LiAlH}_4,\ (\text{CH}_3\text{CH}_2)_2\text{O}} \text{RCH}_2\ddot{\text{N}}\text{HR}'$$

As amidas primárias também podem ser transformadas em aminas por oxidação com bromo ou cloro na presença de hidróxido de sódio – em outras palavras, pelo rearranjo de Hofmann (Seção 20-7). Lembre-se de que, nesta transformação, o grupamento carbonila é eliminado como dióxido de carbono, de modo que a amina resultante tem um carbono a menos do que o composto de partida.

Aminas pelo rearranjo de Hofmann

$$\text{RCNH}_2 \xrightarrow{\text{Br}_2,\ \text{NaOH},\ \text{H}_2\text{O}} \text{RNH}_2 + \text{O}=\text{C}=\text{O}$$

EXERCÍCIO 21-14

Sugira métodos de preparação da *N*-metil-hexanamina a partir da hexanamina (duas sínteses) e a partir da *N*-hexil-metanamida (*N*-hexil-formamida).

EM RESUMO, as amidas podem ser reduzidas a aminas pelo tratamento com hidreto de alumínio e lítio. O rearranjo de Hofmann converte amidas em aminas com perda do grupo carbonila.

21-8 Sais quaternários de amônio: eliminação de Hofmann

Assim como a protonação dos álcoois transforma o grupo —OH em um melhor grupo de saída (Seção 9-2), a protonação das aminas gera sais de amônio que podem sofrer ataque nucleofílico. Na prática, porém, as aminas não são grupos de saída suficientemente bons (elas são mais básicas do que a água) para permitir reações de substituição. Elas podem, entretanto, funcionar como grupos de saída na **eliminação de Hofmann***, em que uma base forte converte o sal de tetra-alquilamônio em alqueno.

Vimos, na Seção 21-5, que a alquilação completa de aminas leva a sais quaternários de amônio. Na presença de bases fortes, estas espécies são instáveis e ocorre eliminação bimolecular para dar alquenos (Seção 7-7). A base ataca o hidrogênio na posição β em relação ao nitrogênio e ocorre eliminação de uma trialquilamina na forma neutra.

---

* Este é o mesmo Hofmann da Regra de Hofmann das reações E2 (Seção 11-6) e do rearranjo de Hofmann (Seção 20-7).

Eliminação bimolecular de íons quaternários de amônio

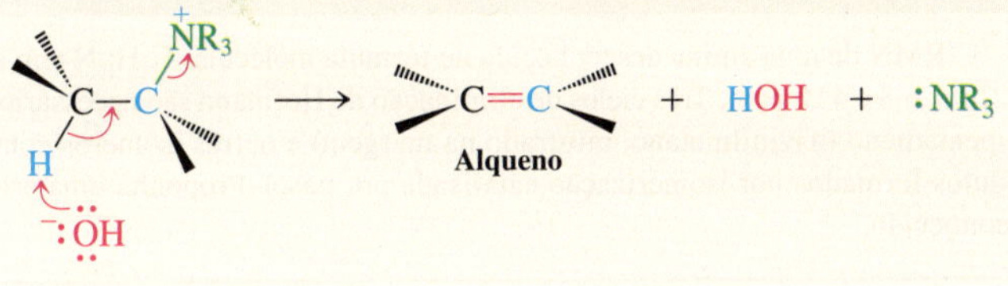

$$\underset{\overset{\displaystyle H}{\underset{\displaystyle :\ddot{O}H^-}{}}}{\overset{\displaystyle \overset{+}{NR_3}}{C-C}} \longrightarrow C=C + HOH + :NR_3$$

Alqueno

No procedimento da eliminação de Hofmann, a amina é primeiro completamente metilada com iodometano em excesso (**metilação exaustiva**) e o produto é tratado com óxido de prata umedecido (a fonte de HO⁻) para produzir o hidróxido de amônio. O aquecimento degrada o sal a alqueno. Se vários regioisômeros são possíveis, os produtos principais da eliminação de Hofmann, ao contrário da maior parte dos processos E2, são os alquenos menos substituídos. Lembre-se de que este resultado corresponde à Regra de Hofmann (Seção 11-6) e parece ser consequência do tamanho do grupo amônio que dirige a base para os prótons menos impedidos da molécula.

Eliminação de Hofmann na 1-butanamina

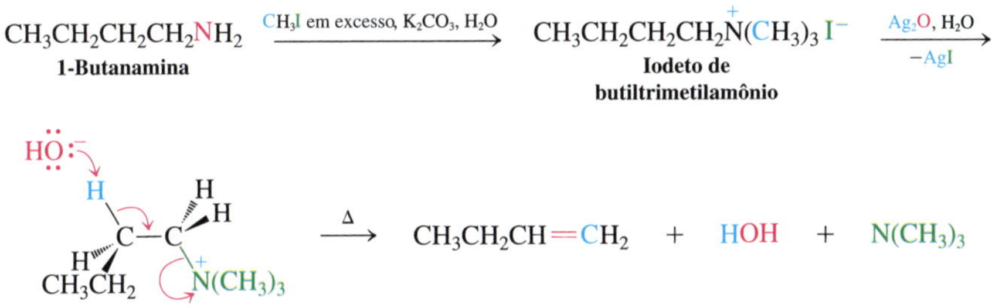

$$CH_3CH_2CH_2CH_2NH_2 \xrightarrow{CH_3I \text{ em excesso, } K_2CO_3, H_2O} CH_3CH_2CH_2CH_2\overset{+}{N}(CH_3)_3 \; I^- \xrightarrow[-AgI]{Ag_2O, H_2O}$$

1-Butanamina   Iodeto de butiltrimetilamônio

$$\underset{\text{Hidróxido de butiltrimetilamônio}}{HO^- \; H-\underset{CH_3CH_2}{\overset{H}{C}}-\underset{\overset{+}{N}(CH_3)_3}{\overset{H}{C}}-H} \xrightarrow{\Delta} CH_3CH_2CH=CH_2 + HOH + N(CH_3)_3$$

1-Buteno

EXERCÍCIO 21-15

Dê as estruturas dos alquenos produzidos na eliminação de Hofmann de (**a**) *N*-etil-propanamina (etil-propilamina) e (**b**) 2-butanamina. (**Cuidado:** na eliminação de Hofmann da 2-butanamina, considere vários produtos. **Sugestão:** reveja a Seção 11-6.)

A eliminação de Hofmann das aminas pode ser usada na determinação da estrutura de produtos naturais que contêm nitrogênio, como, por exemplo, os alcaloides (Seção 25-8). Cada sequência de metilação exaustiva e eliminação de Hofmann quebra uma ligação C—N. A repetição do ciclo permite a localização precisa do heteroátomo, particularmente se ele é parte de um anel. Neste caso, a primeira quebra de uma ligação carbono-nitrogênio abre o anel.

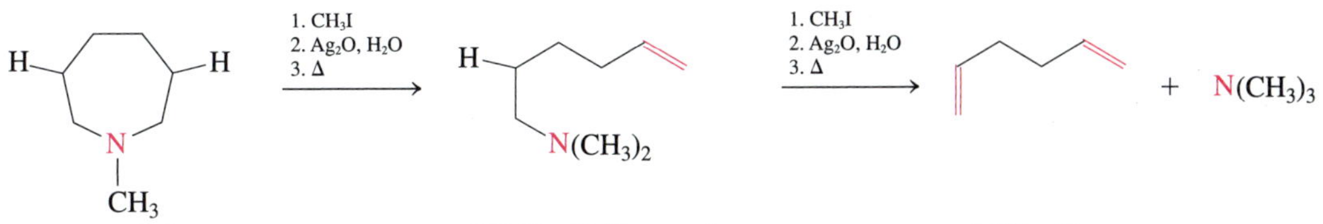

N-Metil-aza-ciclo-heptano → *N*,*N*-Dimetil-5-hexenamina → 1,5-Hexadieno + N(CH₃)₃

(reagentes: 1. CH₃I, 2. Ag₂O, H₂O, 3. Δ)

EXERCÍCIO 21-16

Por que é preferível usar a metilação exaustiva à etilação exaustiva, por exemplo, nas eliminações de Hofmann quando o objetivo é a determinação de estruturas? (**Sugestão:** procure outros caminhos possíveis de eliminação.)

3-Etenil-1,4-pentadieno

> ### EXERCÍCIO 21-17
>
> O espectro de ^{13}C-RMN de uma amina desconhecida de fórmula molecular $C_7H_{13}N$ tem apenas três linhas, em $\delta = 21{,}0$, $26{,}8$ e $47{,}8$ ppm. Três ciclos de eliminação de Hofmann são necessários para formar o 3-etenil-1,4-pentadieno (trivinilmetano, mostrado na margem) e outros isômeros contendo ligação dupla (subprodutos formados por isomerização catalisada por base). Proponha uma estrutura para o composto desconhecido.

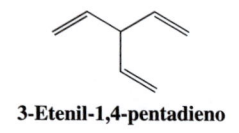

EM RESUMO, os sais quaternários de amônio, sintetizados pela metilação de aminas, sofrem eliminação bimolecular na presença de bases para dar alquenos.

21-9 A reação de Mannich: alquilação de enóis por íons imínio

Na reação de aldol, um íon enolato ataca o grupo carbonila de um aldeído ou cetona (Seção 18-5) para formar um produto β-hidroxicarbonilado. A **reação de Mannich*** é um processo semelhante, porém o nucleófilo é um enol e o substrato é um íon imínio, obtido pela condensação entre um segundo composto carbonilado e uma amina. O produto final é um composto β-aminocarbonilado.

Para aproveitar a diferença de reatividade dos três componentes, a reação de Mannich é usualmente feita com (1) uma cetona, (2) um aldeído mais reativo (frequentemente formaldeído, $CH_2=O$; veja a Seção 17-6) e (3) a amina, todos solubilizados em um álcool contendo HCl. Nestas condições forma-se um sal, o hidrocloreto do produto. A amina livre, chamada de **base de Mannich**, pode ser obtida por neutralização com base.

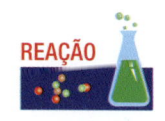

Reação de Mannich

Ciclohexanona + $CH_2=O$ + $(CH_3)_2NH$ $\xrightarrow{HCl,\ CH_3CH_2OH,\ \Delta}$ 2-($CH_2\overset{+}{N}(CH_3)_2$)ciclohexanona Cl^-
85%

Cetona — Aldeído mais reativo — Amina — Sal da base de Mannich

$CH_3CHCH=O$ (2-Metilpropanal) + $CH_2=O$ + CH_3NH_2 $\xrightarrow[2.\ HO^-,\ H_2O]{1.\ HCl,\ CH_3CH_2OH,\ \Delta}$ $(CH_3)_2C(CH=O)(CH_2NHCH_3)$
70%

Aldeído — Aldeído mais reativo — Amina — 2-Metil-2-(N-metilamino-etil)-propanal base de Mannich

MECANISMO ANIMADO
A reação de Mannich

O mecanismo desse processo se inicia com a formação de um íon imínio entre o aldeído (formaldeído, por exemplo) e a amina, e a enolização da cetona. Pode-se perceber nos mapas de potencial eletrostático mostrados na margem (p. 995) que o íon imínio é deficiente de elétrons (em azul) e que o enol é relativamente rico em elétrons (em vermelho e amarelo). Pode-se ver, também, que a densidade eletrônica é maior no carbono α (em amarelo) do enol, vizinho do carbono do grupo hidróxi (em verde). Assim que se forma, o enol sofre o ataque nucleofílico no carbono eletrofílico do imínio, e a espécie resultante converte-se no sal de Mannich por transferência de próton do oxigênio da carbonila para o grupo amino.

---

* Professor Carl Mannich (1877-1947), Universidade de Berlim, Alemanha.

Capítulo 21 Aminas e seus Derivados

Mecanismo da reação de Mannich

Etapa 1. Formação do íon imínio

$$CH_2=O + (CH_3)_2\overset{+}{N}H_2\,Cl^- \longrightarrow CH_2=\overset{+}{N}(CH_3)_2\,Cl^- + H_2O$$

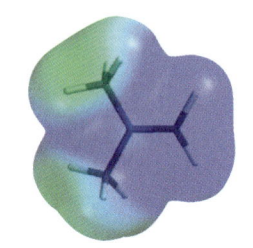

Etapa 2. Enolização

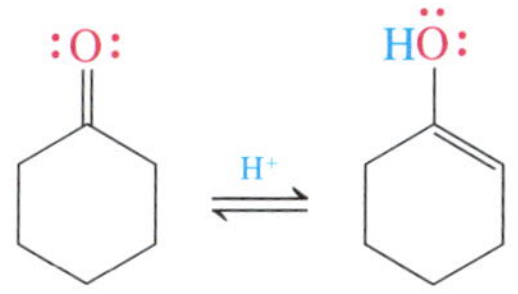

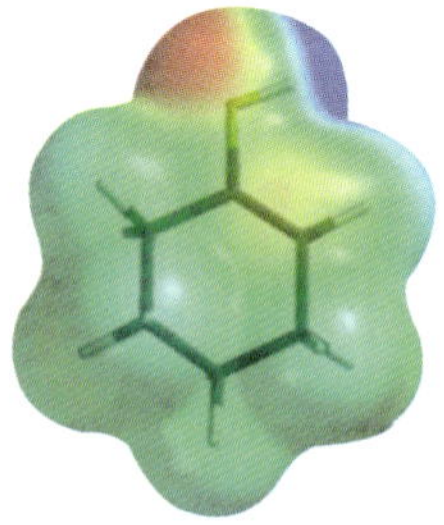

(ciclo-hexanona ⇌ enol do ciclo-hexanol, via H⁺)

Etapa 3. Formação de ligação carbono-carbono

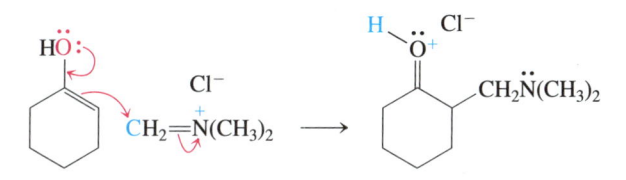

(enol + $CH_2=\overset{+}{N}(CH_3)_2$, Cl^- → ciclo-hexanona com substituinte $CH_2\ddot{N}(CH_3)_2$ e $\overset{+}{O}H$, Cl^-)

Etapa 4. Transferência de próton

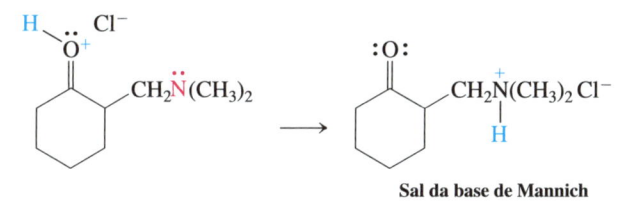

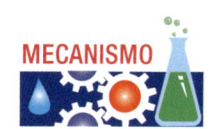

(produto protonado → **Sal da base de Mannich**: ciclo-hexanona com $CH_2\overset{+}{N}(CH_3)_2\,Cl^-$)

Íon imínio

Enol

O exemplo abaixo mostra o uso da reação de Mannich na síntese de produtos naturais. Neste caso, forma-se um anel pela condensação do grupo amino com uma das duas funções carbonila. A reação de Mannich do sal de imínio resultante com a forma enol da outra função carbonila ocorre em seguida. O produto tem a estrutura da retronecina (na margem), um alcaloide presente em muitos arbustos e que é hepatotóxico (causa danos ao fígado) em animais de pastagem.

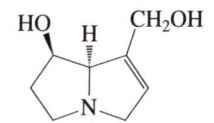

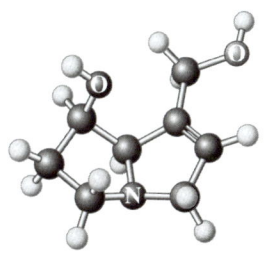

Reação de Mannich em sínteses

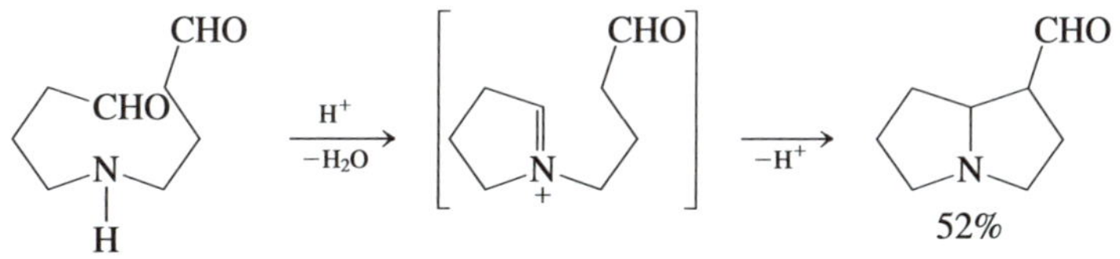

(pirrolidina com dois grupos CHO) $\xrightarrow[-H_2O]{H^+}$ [íon imínio cíclico com CHO] $\xrightarrow{-H^+}$ (pirrolizidina com CHO) 52%

Retronecina

EXERCÍCIO 21-18

Trabalhando com os conceitos: prática da reação de Mannich

Escreva o produto da reação de Mannich entre a amônia, o formaldeído e a ciclopentanona

Estratégia

A reação de Mannich começa pela condensação da amina com o componente carbonilado mais reativo. É preciso identificar este constituinte e convertê-lo no íon imínio. Depois, é necessário acoplar o imínio intermediário com a forma enol do componente carbonilado menos reativo.

Solução

- A espécie carbonilada mais reativa é o formaldeído.

- O formaldeído condensa-se com a amônia para formar $CH_2=NH_2^+$

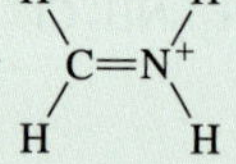

- O tautômero enol da ciclopentanona é (ciclopentenol com :ÖH)

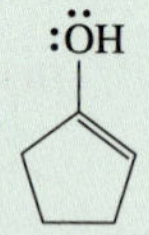

- A reação entre as duas espécies ocorrem pelo ataque do enol, rico em elétrons, ao íon imínio, de polarização positiva, e desprotonação por tratamento com base para dar o produto final.

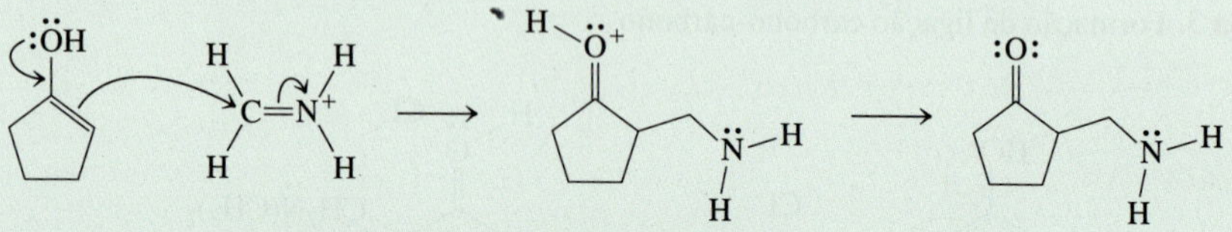

EXERCÍCIO 21-19

Tente você

Escreva os produtos das seguintes reações de Mannich: **(a)** 1-hexanamina + formaldeído + 2-metil-propanal; **(b)** N-metilmetanamina + formaldeído + propanona; **(c)** ciclo-hexilamina + formaldeído + ciclo-hexanona.

EXERCÍCIO 21-20

Os β-dialquilamino-álcoois e seus ésteres são anestésicos locais muito úteis. Proponha uma síntese do anestésico hidrocloreto de tutocaína a partir da 2-butanona.

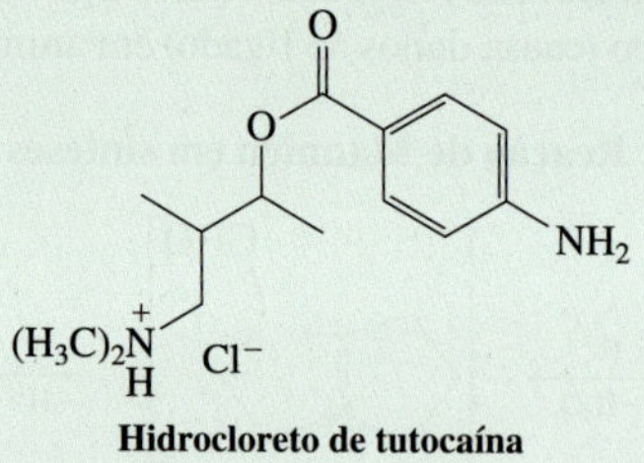

Hidrocloreto de tutocaína

EM RESUMO, a condensação de aldeídos (formaldeído, por exemplo) com aminas fornece íons imínio, que são eletrofílicos e podem sofrer o ataque dos enóis de cetonas (ou outros aldeídos), a chamada reação de Mannich. Os produtos são compostos β-aminocarbonilados.

21-10 Nitrosação de aminas

As aminas reagem com ácido nitroso pelo ataque nucleofílico ao **cátion nitrosila**, NO^+. O produto depende muito do reagente ser uma alcanamina ou uma benzenamina (anilina) e da amina ser primária, secundária ou terciária. Veremos, nesta seção, as alcanaminas. As aminas aromáticas serão estudadas no próximo capítulo.

Para gerar NO^+, é necessário preparar o ácido nitroso, que é instável. Isto é feito pelo tratamento de nitrito de sódio com HCl diluído em água. Nesta solução ácida, estabelece-se o equilíbrio com o cátion nitrosila. (Compare esta sequência com a preparação do cátion nitrônio a partir do ácido nítrico; Seção 15-10.)

Cátion nitrosila a partir do ácido nitroso

$$Na^+ \; :\!\ddot{\underset{..}{O}}\!-\!\ddot{N}\!=\!\ddot{\underset{..}{O}} \xrightarrow[-NaCl]{HCl} H\ddot{\underset{..}{O}}\!-\!\ddot{N}\!=\!\ddot{\underset{..}{O}} \xrightleftharpoons{H^+} H\!-\!\overset{+}{\underset{H}{\ddot{O}}}\!-\!\ddot{N}\!=\!\ddot{\underset{..}{O}} \rightleftharpoons \left[:\!\overset{+}{N}\!=\!\ddot{\underset{..}{O}} \longleftrightarrow :\!N\!\equiv\!\overset{+}{O}: \right] + H_2\ddot{\underset{..}{O}}$$

Nitrito de sódio   **Ácido nitroso**   **Cátion nitrosila**

O cátion nitrosila é eletrofílico e reage com aminas para dar um sal de *N*-nitroso-amônio.

$$-\!\ddot{N}\!:\; + \;\overset{+}{\ddot{N}}\!=\!\ddot{\underset{..}{O}} \longrightarrow -\!\overset{|}{\underset{|}{N}}\!\!\!\overset{+}{-}\!\ddot{N}\!=\!\ddot{\underset{..}{O}}$$

Sal de
***N*-nitroso-amônio**

O curso da reação depende do nitrogênio da amina estar ligado a dois, um ou nenhum hidrogênio. Os sais de *N*-nitroso-amônio *terciários* somente são estáveis em temperaturas baixas e decompõem-se por aquecimento para dar misturas de compostos. Os sais de *N*-nitroso-amônio secundários são desprotonados a **N-nitroso-aminas**, relativamente estáveis, como produtos principais.

$R_2N\!-\!N\!=\!O$
***N*-nitroso-amina**

$$(CH_3)_2NH \xrightarrow{NaNO_2, HCl, H_2O, 0°C} (CH_3)_2\overset{H}{\underset{}{\overset{|}{N}}}\!\!\overset{+}{-}\!N\!=\!O \; Cl^- \xrightarrow{-HCl} \begin{array}{c} H_3C \\ \backslash \\ N\!-\!N\!=\!O \\ / \\ H_3C \end{array}$$

88–90%
N-nitroso-dimetilamina

O mesmo tratamento transforma as aminas *primárias* em monoalquil-*N*-nitroso-aminas. Estes produtos, porém, são instáveis devido ao outro próton do nitrogênio. Eles sofrem uma série de migrações de hidrogênio, rearranjando-se primeiramente aos diazo-hidróxidos correspondentes. Em seguida, ocorre protonação e eliminação de água para dar **íons diazônio**, $R-N_2^+$, muito reativos. Quando R é um grupo alquila secundário ou terciário, estes íons perdem nitrogênio, N_2, para formar carbocátions, que podem rearranjar-se, ser desprotonados ou atacados por nucleófilos (Seção 9-3) para dar misturas de compostos.

Mecanismo da decomposição de *N*-nitroso-aminas primárias

Etapa 1. Rearranjo a um diazo-hidróxido

$$\begin{array}{c} R \\ \backslash \\ \ddot{N}\!-\!\ddot{N}\!=\!\ddot{\underset{..}{O}} \\ / \\ H \end{array} \xrightleftharpoons[-H^+]{+H^+} \left[\begin{array}{c} R \\ \backslash \\ \ddot{N}\!-\!\ddot{N}\!=\!\overset{+}{O}H \\ / \\ H \end{array} \longleftrightarrow \begin{array}{c} R \\ \backslash \\ \overset{+}{N}\!=\!\ddot{N}\!-\!\ddot{\underset{..}{O}}H \\ / \\ H \end{array} \right] \xrightleftharpoons[+H^+]{-H^+} R\!-\!\ddot{N}\!=\!\ddot{N}\!-\!\ddot{\underset{..}{O}}H$$

Diazo-hidróxido

Etapa 2. Perda de água para dar um íon diazônio

$$R\!-\!\ddot{N}\!=\!\ddot{N}\!-\!\ddot{\underset{..}{O}}H \xrightleftharpoons[-H^+]{+H^+} R\!-\!\ddot{N}\!=\!\ddot{N}\!-\!\overset{+}{O}H_2 \xrightleftharpoons[+H_2O]{-H_2O} R\!-\!\overset{+}{N}\!\equiv\!N:$$

Cátion diazônio

Etapa 3. Perda de nitrogênio para dar um carbocátion

$$R\!-\!\overset{+}{N}\!\equiv\!N: \xrightarrow{-N_2} R^+ \longrightarrow \text{mistura de produtos}$$

EXERCÍCIO 21-21

O mecanismo que acabamos de mostrar é o da decomposição de íons diazônio em que os grupos alquila são secundários ou terciários. O resultado mostrado na margem foi relatado em 1991 e relaciona-se com a decomposição de íons diazônio com grupo R *primários*. Será que o mecanismo é o mesmo?

$$CH_3CH_2CH_2\!-\!\overset{H}{\underset{NH_2}{\overset{|}{C}}}\!\!\cdots D$$

Enantiômero *R* puro

↓ NaNO₂, HCl, H₂O

$$\overset{H}{\underset{HO}{\overset{|}{D\cdots C}}}\!-\!CH_2CH_2CH_3$$

100%
Enantiômero *S* puro

DESTAQUE QUÍMICO 21-3

N-Nitroso-dialcanaminas e câncer

As *N*-nitroso-dialcanaminas são carcinogênicos potentes para muitos animais. Embora não haja evidência direta, suspeita-se de que elas também causem câncer em seres humanos. Em sua maior parte, as nitrosoaminas parecem causar câncer de fígado, mas algumas são específicas e atacam determinados órgãos (bexiga, pulmões, esôfago, cavidade nasal, etc). A ação carcinogênica parece começar com a oxidação enzimática de uma das posições α de um hemiaminal (Seção 17-9), seguida pela formação eventual de uma monoalquil-*N*-nitroso-amina instável, como mostramos aqui para a *N*-nitroso-dietilamina.

$$\underset{\text{enzimática}}{\overset{\text{Oxidação}}{\curvearrowright}}\quad \text{estrutura} \longrightarrow \text{HO-N(NO)-Et} \longrightarrow \text{O=CH-H} + \text{HN(NO)-Et}$$

As monoalquil-*N*-nitroso-aminas são fonte de carbocátions, como vimos nesta seção. Os carbocátions são poderosos eletrófilos que atacam uma das bases do DNA, provocando danos genéticos que parecem levar ao câncer.

No começo dos anos 1970, animais de fazendas da Noruega que tinham sido alimentados com carne de arenques preservada com grandes doses de nitrito de sódio começaram a apresentar alta incidência de doenças de fígado, inclusive câncer. A carne de peixe contém aminas (por exemplo, a trimetilamina é a principal responsável pelo odor) e não demorou muito a se perceber que estas aminas reagiam com o nitrito adicionado para formar nitrosoaminas. Isto era preocupante porque aminas também ocorrem em carnes, e o nitrito de sódio é adicionado durante o processo de cura. O nitrito de sódio inibe o crescimento de bactérias que causam botulismo, retarda o desenvolvimento do ranço e odores desagradáveis durante a estocagem e preserva o sabor de temperos e do fumo (se a carne é defumada). Além disso, produz uma coloração avermelhada que induz o apetite e dá um sabor especial à carne. A cor aparece porque o nitrito de sódio libera óxido nítrico, NO, que forma um complexo vermelho com o ferro da mioglobina. (O complexo entre o oxigênio e a mioglobina dá ao sangue sua cor vermelha característica; veja a Seção 26-8).

Será que o processo de cura leva à contaminação por nitrosoaminas? A resposta é sim: nitrosoaminas foram encontradas em muitas carnes curadas, como peixes defumados, salsichas de cachorro-quente (*N*-nitroso-dimetilamina) e bacon frito (*N*-nitroso-aza-ciclo-pentano (*N*-nitroso-pirrolidina); veja o Exercício 25-7). Isto leva a um dilema ambiental: a remoção do nitrito de sódio como aditivo de alimentos evitaria que eles fossem uma fonte de nitrosoaminas, mas também provocaria um aumento significativo do envenenamento por botulismo. Além disto, a exposição humana às nitrosoaminas não se limita à carne; nitrosoaminas ocorrem na cerveja, no leite em pó desengordurado, nos produtos de tabaco, na borracha, em alguns cosméticos e no suco gástrico do estômago. Sua ocorrência no estômago pode ser considerada "natural" porque elas provêm das bactérias da boca que reduzem nitratos (que, por sua vez, ocorrem em vegetais como a espinafre, a beterraba, o rabanete, o aipo e o repolho) a nitritos que, por sua vez, reagem com as aminas de outros alimentos que ingerimos.

Devido ao caráter carcinogênico em potencial, o nível de nitrito nos alimentos é severamente regulado (< 200ppm). Durante os últimos 20 anos, algumas medidas, como o uso de aditivos que inibem a formação de nitrosoaminas durante o processo de cura (por exemplo, vitamina C; Seção 22-9) ou mudanças em processos de produção (por exemplo na fabricação de cervejas), ajudaram a reduzir significativamente a exposição humana a nitrosoaminas, hoje estimada em cerca de 0,1 μg por dia. Pode-se arguir que passamos a tolerar estas quantidades pequenas, mas dados definitivos ainda estão faltando (veja também o Destaque Químico 25-4 sobre pesticidas naturais).

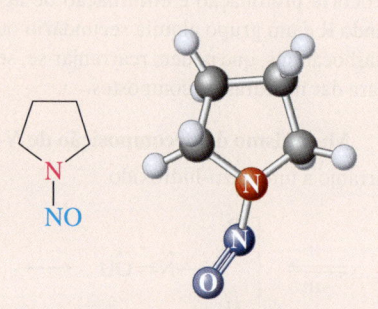

N-**nitroso**-**aza**-ciclo-pentano
(*N*-nitroso-pirrolidina)

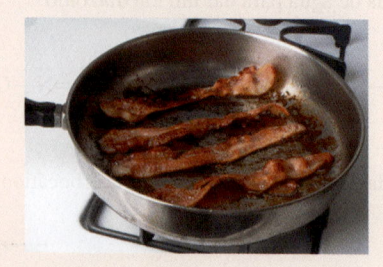

Nitrosoaminas ocorrem no bacon frito.

Capítulo 21 Aminas e seus Derivados

O cátion nitrosila também ataca o nitrogênio de *N*-metil-amidas. Os produtos, *N*-metil-*N*--nitroso-amidas, são precursores de intermediários úteis em sínteses.

Nitrosação de uma *N*-metilamida

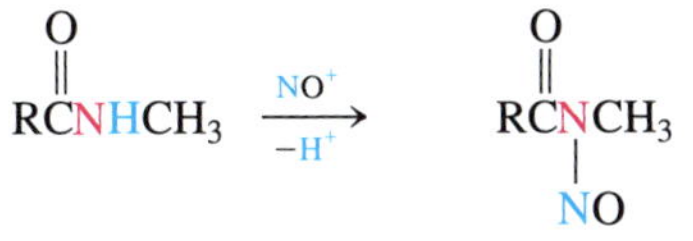

$$\underset{\text{\textit{N}-Metilamida}}{\text{RC(O)NHCH}_3} \xrightarrow[-\text{H}^+]{\text{NO}^+} \underset{\textit{N}\text{-metil-}\textit{N}\text{-nitroso-amida}}{\text{RC(O)N(NO)CH}_3}$$

EXERCÍCIO 21-22

Trabalhando com os conceitos: aplicação de princípios fundamentais, uma nova reação do NO$^+$

A cetona abaixo sofre nitrosação e transforma-se na oxima correspondente (para as oximas, veja a Seção 179). Explique, usando mecanismos.

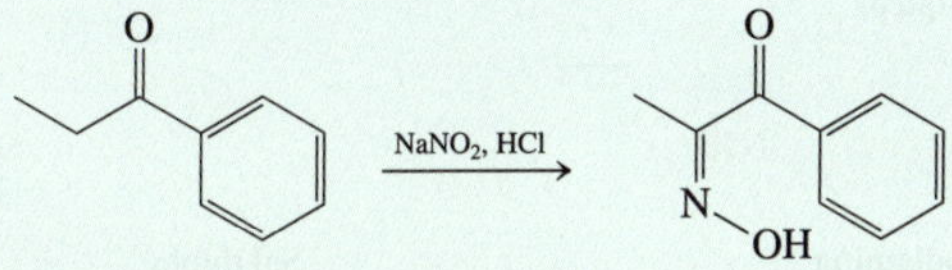

(propiofenona) $\xrightarrow{\text{NaNO}_2, \text{HCl}}$ (2-(hidroxiimino)-1-fenilpropan-1-ona)

Estratégia

Esta é uma reação nova que não foi discutida no texto. Para tentar entendê-la, você precisará identificar as alterações que ocorreram na transformação do material de partida no produto e lembrar a função do reagente.

Solução

• Do ponto de vista topológico, ligamos a unidade NO à posição α da cetona de partida. Isto fica mais claro se você olhar o tautômero do produto.

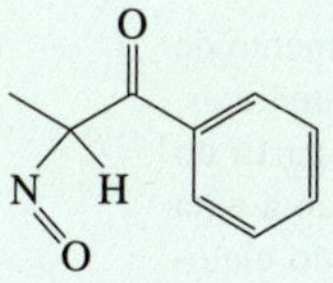

• Passando ao reagente, vimos nesta seção que o nitrito de sódio na presença de um ácido é uma fonte do cátion nitrosila, um eletrófilo. Em nosso exemplo, parece que o ataque ocorreu no carbono α da função carbonila. Sabemos alguma coisa sobre eletrófilos atacando cetonas deste modo? Ou, colocando de outra maneira, como podemos fazer o carbono α à carbonila ficar nucleofílico?

• Lembre-se de que vimos no Capítulo 18 que as cetonas existem em equilíbrio com os tautômeros enóis, um equilíbrio rápido na presença de catalisadores ácidos. Estes enóis têm ligações duplas ricas em elétrons e podem ser atacadas por eletrófilos como os íons imínio (reação de Mannich; Seção 21-9) ou halogênios (Seção 18-3). Vamos escrever um ataque semelhante pelo NO$^+$.

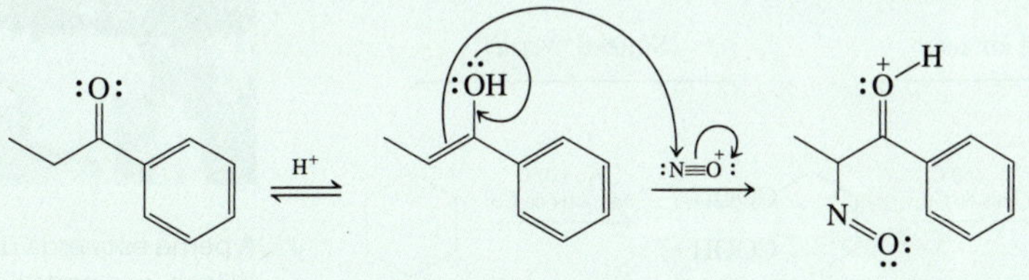

• Conseguimos reproduzir a conectividade do produto final. Para formá-lo, basta desprotonar a função carbonila e tautomerizar a parte nitrosila para oxima.

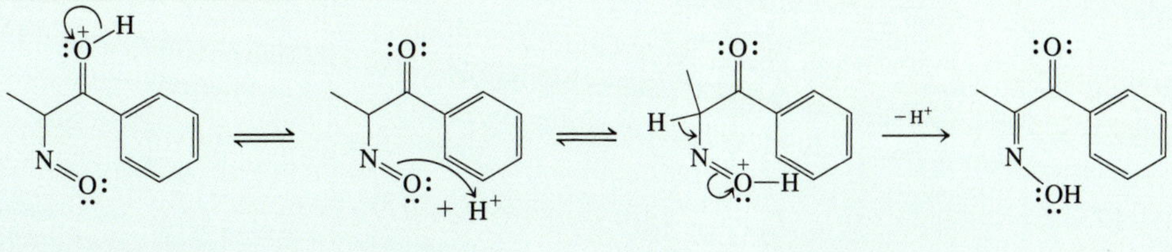

Para a continuação, veja o Exercício 21-23 na página 1002.

DESTAQUE QUÍMICO 21-4

Aminas na indústria: náilon*

Além de sua importância em medicina (Destaque Químico 21-1), as aminas têm inúmeras aplicações industriais. Um exemplo é a 1,3-hexanodiamina (hexametilenodiamina, HMDA), usada na fabricação do náilon. A amina sofre policondensação com o ácido hexanodioico (adípico) para produzir o Nylon 6,6, com o qual milhões de toneladas de fibras têxteis são preparadas e utilizadas para fazer utensílios, malhas e roupas.

Policondensação do ácido adípico com HMDA

Ácido hexanodioico (ácido adípico) + 1,6-Hexanodiamina (hexametilenodiamina) → Sal duplo $\xrightarrow[-H_2O]{270°C, 250\ psi}$ Nylon 6,6

Polimerização

A alta demanda pelo náilon estimulou o desenvolvimento de várias sínteses engenhosas e baratas dos precursores monoméricos. Assim, o ácido hexanodioico (adípico) é hoje produzido a partir do benzeno por três caminhos de várias etapas, todos levando a uma última etapa envolvendo a oxidação, catalisada por sal do ciclo-hexanol (ou misturas de ciclo-hexanol e ciclo-hexanona) com ácido nítrico. Um método "verde" foi desenvolvido em 2006 por químicos da Rhodia Chimie, França, em que ar é usado como agente oxidante no lugar do ácido nítrico, HNO_3, que é tóxico e corrosivo (e mais caro).

Produção do ácido adípico

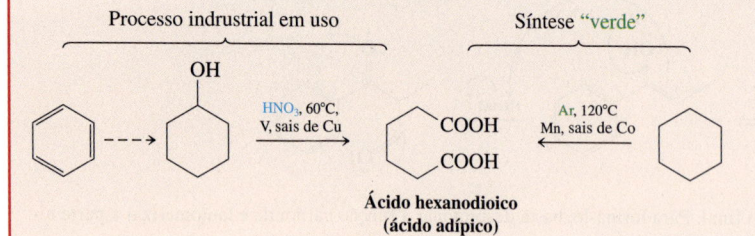

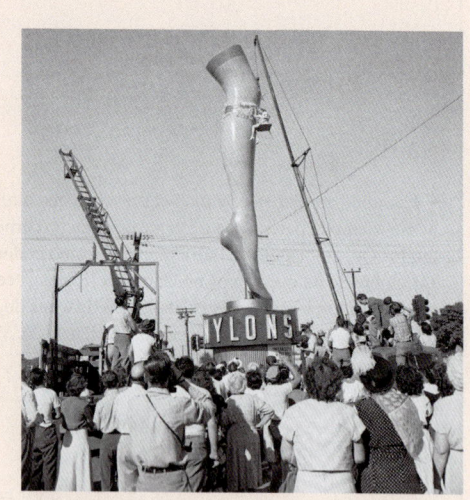

Processo indrustrial em uso: Benzeno ---→ Ciclo-hexanol $\xrightarrow{HNO_3,\ 60°C,\ V,\ sais\ de\ Cu}$ Ácido hexanodioico (ácido adípico)

Síntese "verde": Benzeno $\xrightarrow{Ar,\ 120°C,\ Mn,\ sais\ de\ Co}$ Ácido hexanodioico (ácido adípico)

A perna esquerda da estrela de cinema Marie Wilson (que pode ser vista pendurada em um guindaste) fazendo propaganda de meias de náilon (Hollywood, 1949).

A preparação original de Wallace Carothers[†], da Companhia du Pont, envolvia o ácido hexanodioico (adípico). O diácido era transformado em hexanodinitrila (adiponitrila) pelo tratamento com amônia e a hidrogenação catalítica levava à diamina.

Hexanodiamina a partir do ácido adípico

$$HOC(CH_2)_4COH \xrightarrow[-4 H_2O]{NH_3, \Delta} N\equiv C(CH_2)_4 C\equiv N \xrightarrow{H_2, Ni, 130°C, 2000 \text{ psi}} H_2N(CH_2)_6NH_2$$

Ácido hexanodioico (ácido adípico) — Hexanodinitrila (adiponitrila) — 1,6-Hexanodiamina (hexametilenodiamina)

Mais tarde, descobriu-se uma síntese de hexanodinitrila ainda mais curta que usava o 1,3-butadieno como reagente inicial. A cloração do butadieno dá uma mistura de 1,2-dicloro-buteno e 1,4-dicloro-buteno (Seção 14-6) que pode ser convertida diretamente em 3-hexenodinitrila pela reação com cianeto de sódio em presença de cianeto cuproso. A hidrogenação seletiva da ligação dupla dá o produto desejado.

Hexanodinitrila (adiponitrila) a partir do 1,3-butadieno

$$CH_2=CH-CH=CH_2 \xrightarrow{Cl-Cl} ClCH_2CH=CHCH_2Cl + ClCH_2CHCH=CH_2 \text{ (Cl)} \xrightarrow{CuCN, NaCN}_{-NaCl}$$

$$NCCH_2CH=CHCH_2CN \xrightarrow{H_2, \text{ catalisador}} NC(CH_2)_4CN$$

3-Hexenodinitrila — Hexanodinitrila

No meio da década de 1960, a Companhia Monsanto desenvolveu um processo que usa um reagente inicial mais caro, mas que se transforma no produto desejado em apenas uma etapa: a hidrodimerização eletrolítica da propenonitrila (acrilonitrila).

Hidrodimerização eletrolítica da propenonitrila (acrilonitrila)

$$2\ CH_2=CHC\equiv N + 2\ e + 2\ H^+ \longrightarrow N\equiv CCHCH_2-CH_2CHC\equiv N$$
$$HH$$

Propenonitrila (acrilonitrila)

Para contrabalançar o desafio da Monsanto, a du Pont encontrou uma outra síntese, novamente a partir do 1,3-butadieno, eliminando, porém, o consumo de cloro, removendo os problemas de remoção dos rejeitos tóxicos dos sais de cobre e usando o cianeto de hidrogênio, que é mais barato do que o cianeto de sódio. A síntese baseia-se em uma abordagem conceitualmente mais simples, a adição regiosseletiva anti-Markovnikov direta de duas moléculas de cianeto de hidrogênio ao butadieno. Um catalisador de metais de transição, como ferro, cobalto ou níquel, é necessário para controlar a regiosseletividade.

Adição de cianeto de hidrogênio ao 1,3-butadieno

$$CH_2=CHCH=CH_2 + 2\ HCN \xrightarrow{\text{Catalisador}} NCCH_2CHCHCH_2CN$$
$$\phantom{CH_2=CHCH=CH_2 + 2\ HCN \xrightarrow{\text{Catalisador}} NCCH_2C}H\ H$$

---

[*] N. de R. T.: Náilon é a forma correta de acordo com o vernáculo. Já Nylon é um nome proprietário, portanto, escreve-se com letra maiúscula e com "y".
[†] Dr. Wallace H. Carothers (1896-1937), E. I. du Pont de Nemours e Companhia, Wilmington, Delaware, Estados Unidos.

EXERCÍCIO 21-23

Tente você

A seguinte reação foi explorada como uma possível primeira etapa na síntese do acetaminofeno (Abertura do Capítulo 16). Qual é seu mecanismo e qual é a ligação com o processo descrito no Exercício 12-22?

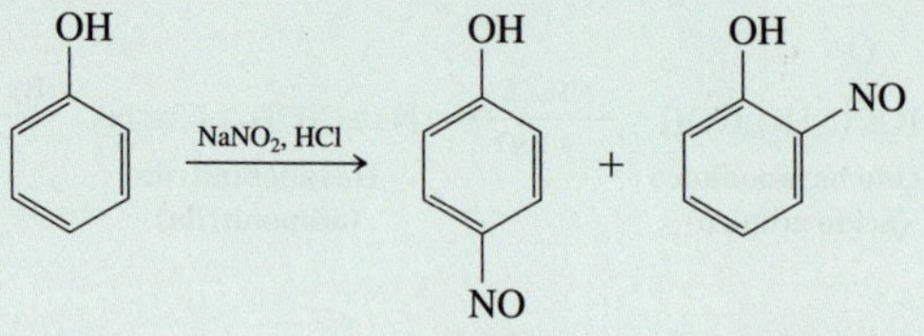

C₆H₅OH + NaNO₂, HCl → 4-nitroso-fenol (90%) + 2-nitroso-fenol (10%)

O tratamento de *N*-metil-*N*-nitroso-amidas com base fornece diazometano

As *N*-metil-*N*-nitroso-amidas convertem-se em **diazometano**, CH_2N_2, por tratamento com base em água.

Preparação do diazometano

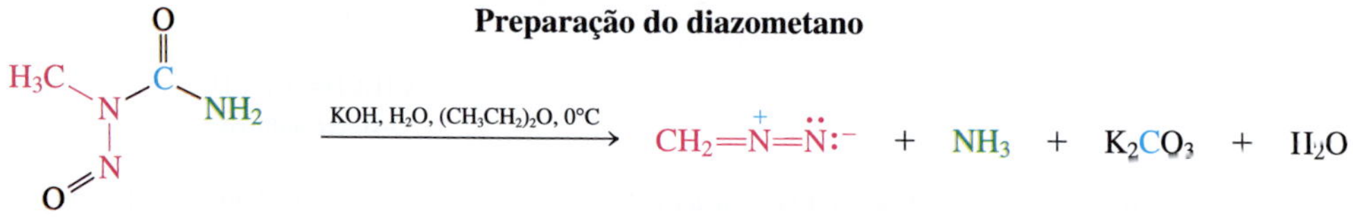

N-metil-*N*-nitroso-ureia $\xrightarrow{KOH,\ H_2O,\ (CH_3CH_2)_2O,\ 0°C}$ $CH_2=\overset{+}{N}=\ddot{N}:^-$ + NH_3 + K_2CO_3 + H_2O

Diazometano

O diazometano é usado na síntese de ésteres de metila a partir de ácidos carboxílicos. Ele é, porém, extremamente tóxico e um explosivo muito potente quando na forma de gás (p.e. –24°C) e em soluções concentradas. Por isso, ele é, usualmente, gerado em solução diluída em éter e usado imediatamente na reação com o ácido. Este método é facilmente controlado e permite a esterificação de moléculas com grupos funcionais sensíveis a ácidos e bases, como se pode ver no exemplo a seguir.

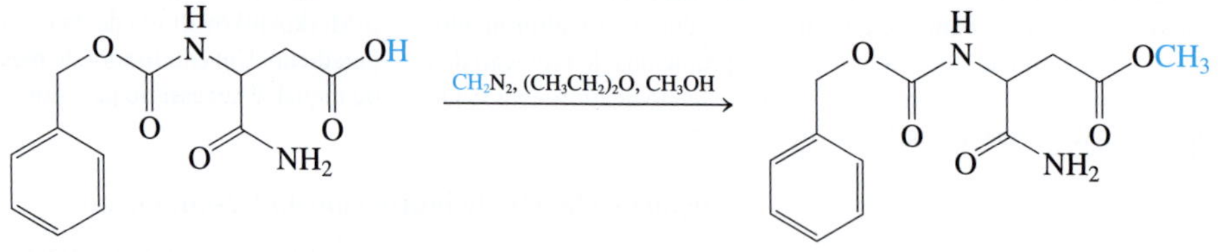

[Reação de esterificação com CH_2N_2, $(CH_3CH_2)_2O$, CH_3OH — rendimento 75%]

Quando irradiado ou exposto a quantidades catalíticas de cobre, o diazometano libera nitrogênio e gera um carbeno, o metileno, H_2C: uma espécie reativa. O metileno adiciona-se estereoespecificamente a alquenos para dar ciclopropanos (Seção 12-9).

EXERCÍCIO 21-24

Proponha um mecanismo para a formação de ésteres de metila pelo diazometano (**Sugestão:** reveja as estruturas de ressonância do CH_2N_2 na Seção 1-5).

EM RESUMO, o ácido nitroso ataca aminas e provoca a *N*-nitrosação. As aminas secundárias dão *N*-nitroso-aminas, que são carcinogênicos conhecidos. As *N*-nitroso-aminas derivadas de aminas primárias decompõem-se via processos S_N1 ou S_N2 em diversos produtos. A *N*-nitrosação de *N*-metil-amidas leva a *N*-nitroso-amidas que liberam diazometano por tratamento com hidróxido. O diazometano é uma substância reativa usada na formação de ésteres de metila de ácidos carboxílicos e como fonte de metileno para transformação de alquenos em ciclopropanos.

A IDEIA GERAL

Vimos o papel da função amina como base ou como nucleófilo em vários pontos do texto e, nas Seções 1-3 e 1-8, vimos o número de elétrons de valência e hibridação, usando NH_3 como exemplo. Vimos, na Seção 2-2, um primeiro uso como base ou nucleófilo e, na Seção 5-8, uma aplicação prática, a resolução de tartaratos de amônio. A nucleofilicidade das aminas foi parte essencial dos Capítulos 6 e 7 e foi revista como aplicação em sínteses nas Seções 17-9, 18-4, 18-9, 19-10, 20-6 e 20-7.

Este capítulo resume, reforça e amplia este material. Em particular, ele ressalta as semelhanças e diferenças entre aminas e álcoois. Como o nitrogênio é o vizinho à esquerda do oxigênio na Tabela Periódica, ele tem menos um elétron e, em consequência, menor carga nuclear positiva. Ele é, portanto, trivalente, e não divalente, e menos eletronegativo. Apesar disto, ele é quimicamente muito semelhante ao oxigênio, e as funcionalidades amina-imina parecem-se muito com as dos análogos de oxigênio, isto é, com as funcionalidades álcool-carbonila. No laboratório e na natureza, os dois sistemas se complementam, como pudemos ver em vários Destaques Químicos e problemas. Novamente, as semelhanças e diferenças de reatividade destes sistemas podem ser compreendidas à luz das diferenças de estrutura eletrônica.

Completamos agora o estudo das principais classes de compostos da química orgânica que envolvem grupos funcionais simples. Veremos, no restante do livro, compostos com múltiplos grupos funcionais, iguais ou não. Encontraremos, novamente, os grupos amino e derivados de amina, particularmente no estudo dos heterocíclicos, proteínas e ácidos nucleicos. Ficará claro que a combinação dos grupos amino e carbonila é a base molecular da vida.

PROBLEMAS DE INTEGRAÇÃO

21-25. Use os métodos de sínteses de aminas deste capítulo e faça uma análise retrossintética do antidepressivo Prozac. Use 4-(trifluoro-metil)-fenol e benzeno como ponto de partida.

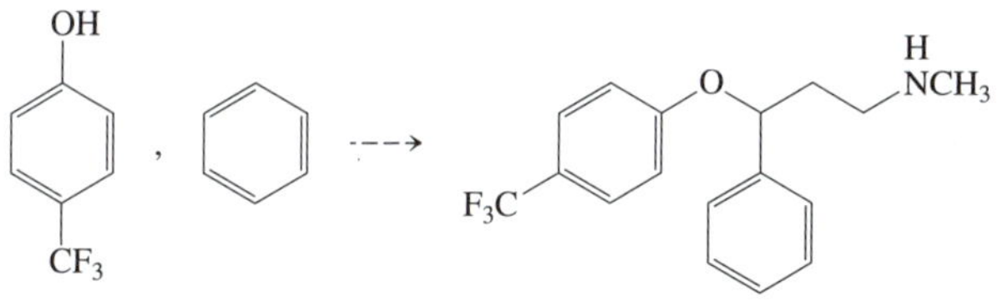

Prozac
[R,S-3-fenil-3-[4-(trifluoro-metil)-fenóxi]-N-metil-1-propanamina]

SOLUÇÃO:

Assim como para qualquer problema de síntese, você pode imaginar várias soluções. É claro, entretanto, que o fato de ter de usar certos reagentes, a convergência e a praticabilidade reduz rapidamente o número de opções. Parece evidente que a melhor maneira de introduzir o grupo 4-(trifluoro-metil)-fenóxi é a síntese de Wiliamson de éteres (Seção 9-6), com um halogeneto de benzila apropriado, o composto A (Seção 22-1), e o primeiro reagente inicial, o 4-(trifluoro-metil)-fenol.

Etapa de retrossíntese de A

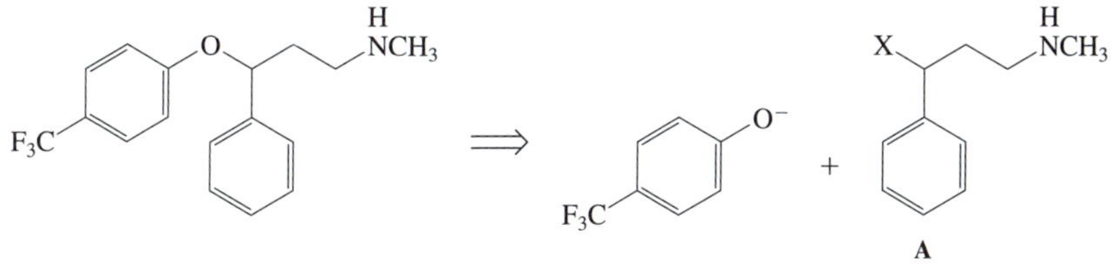

A tarefa, portanto, reduz-se a encontrar metodologias de síntese de A a partir do outro substrato, o benzeno. Sabemos que o melhor modo de ligar um grupo alquila ao benzeno é a acilação de Friedel-Crafts (Seção 15-13). Esta reação também fornece uma função carbonila, como em B, que pode ser facilmente transformada no composto A ou um composto semelhante [por redução a álcool (Seção 8-6) e conversão da hidroxila em um bom grupo de saída, X (Capítulo 9)]. Como hipótese, um reagente de alcanoilação interessante seria $ClCOCH_2CH_2NHCH_3$. Este composto, entretanto, tem dois grupos funcionais que dão reação intermolecular um com o outro para dar uma poliamida (veja o Destaque Químico 21-4) ou intramolecular para dar uma β-lactama (Seção 20-6). Este problema poderia ser contornado pelo uso de um grupo de saída diferente do grupo amino, que seria depois introduzido por um dos métodos da Seção 21-5.

Retrossíntese de A

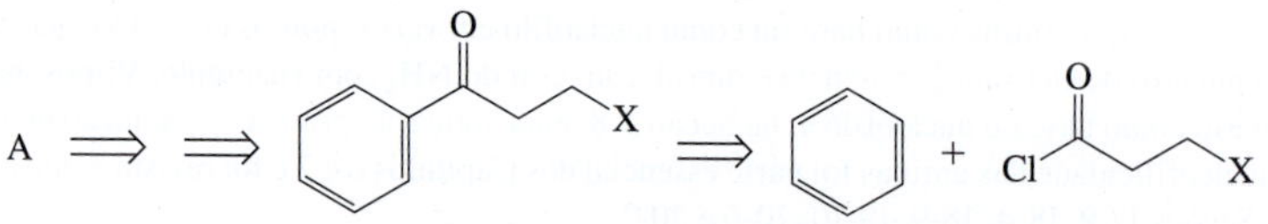

A ⟹ ⟹ [PhCO-CH₂-CH₂-X] (B) ⟹ benzeno + ClCO-CH₂-CH₂-X

A consideração do cianeto como unidade de construção (Seção 21-5) abre uma nova perspectiva para o desligamento retrossintético do composto B (e, portanto, do composto A) via C.

Retrossíntese de B

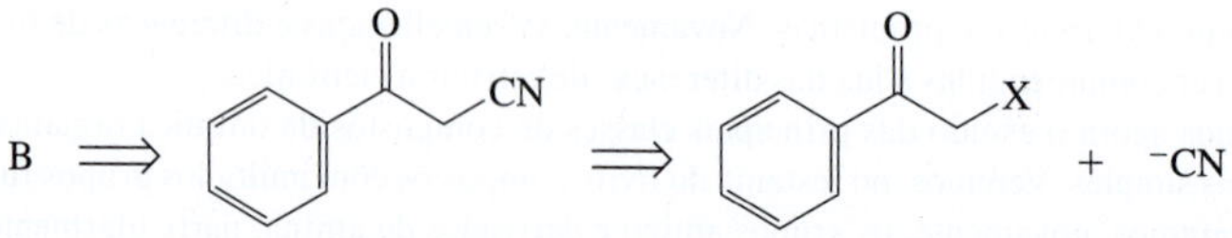

B ⟹ [PhCO-CH₂-CN] (C) ⟹ [PhCO-CH₂-X] (D) + ⁻CN

O composto D, necessário para a síntese, pode ser obtido do acetilbenzeno (preparado pela acetilação de Friedel-Crafts do benzeno), seguido pela halogenação da cetona catalisada por ácido (Seção 18-3). A redução do grupo nitrila do composto C pode ser feita com a conversão simultânea da carbonila para dar a versão amina primária do composto A, especificamente o composto E. A *N*-metilação pode ser feita por aminação redutiva (como veremos no Capítulo 22, porém, a posição benzílica pode ser sensível às condições de redução empregadas).

Retrossíntese de E

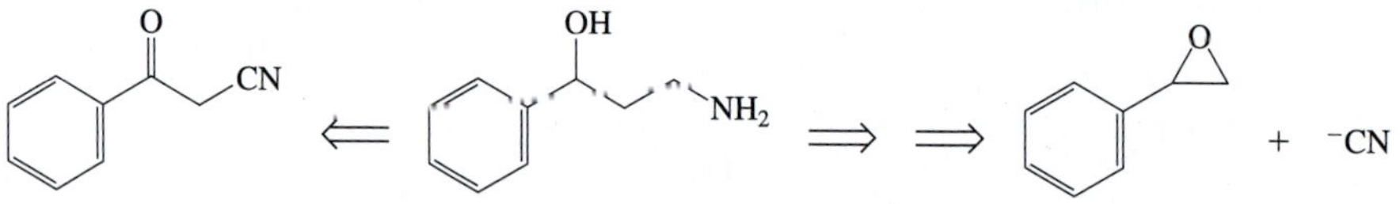

[PhCO-CH₂-CN] (C) ⟸ [Ph-CH(OH)-CH₂-CH₂-NH₂] (E) ⟹ ⟹ feniloxaciclopropano + ⁻CN

O intermediário E também pode ser preparado usando-se a nucleofilicidade do cianeto de uma maneira diferente – o ataque na posição menos impedida do feniloxaciclopropano. Este último pode ser preparado a partir do fenileteno (estireno) por oxaciclopropanação (Seção 12-10), e o fenileteno pode, por sua vez, ser preparado facilmente a partir do acetilbenzeno por redução-desidratação.

O exame dos métodos de síntese descritos nas Seções 21-5 a 21-8 podem sugerir outras sínteses do Prozac, mas elas são todas variações dos esquemas dados acima. A reação de Mannich (Seção 21-9), porém, é uma alternativa diferente, mais atraente devido à natureza mais convergente da síntese de um derivado do composto B, com a função amino na posição correta. Esta é, aliás, a metodologia comercial usada pela Companhia Eli Lilly para preparar a droga.

Síntese Retro-Mannich de B (X=CH₃CH)

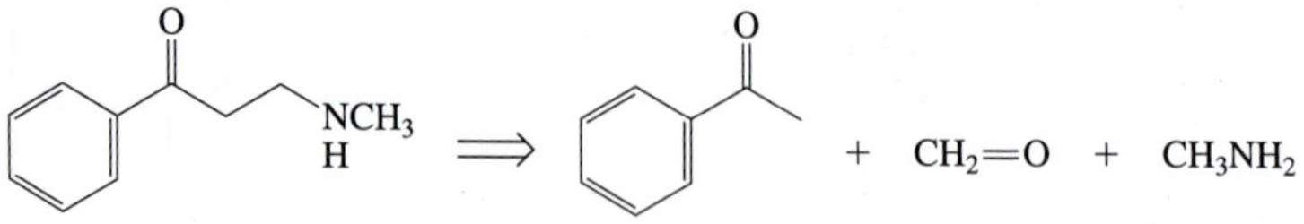

[PhCO-CH₂-CH₂-N(H)CH₃] (B) ⟹ PhCOCH₃ + CH₂=O + CH₃NH₂

21-26. Proponha um mecanismo para a seguinte reação.

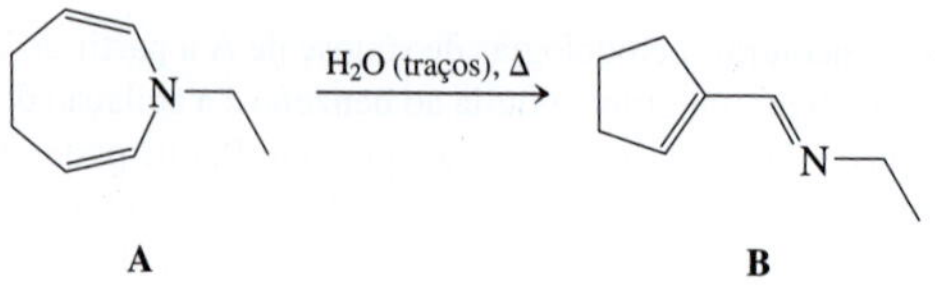

A (N-etil-azepina) $\xrightarrow{H_2O \text{ (traços)}, \Delta}$ B (ciclopentenil-CH=N-etil)

SOLUÇÃO:

Como sempre, analisemos os dados antes de tentar encontrar uma solução possível. A fórmula molecular dos compostos A e B é a mesma, $C_8H_{13}N$, isto é, estamos lidando com uma isomerização. Além disto, não existem reagentes, somente uma quantidade catalítica de água (uma fonte de prótons). A topologia se altera. O anel de sete átomos transforma-se em um de cinco átomos. A funcionalidade passa de uma (di) enamina (Seção 17-9) para uma imina α,β-insaturada (Seção 18-8). Nossa tarefa é descobrir como a água abre o anel de sete átomos e como fecha, eventualmente, um intermediário acíclico para formar o anel de cinco átomos.

Como uma enamina reage na presença de água? *Resposta:* ela se hidrolisa (Seção 17-9).

Mecanismo da hidrólise

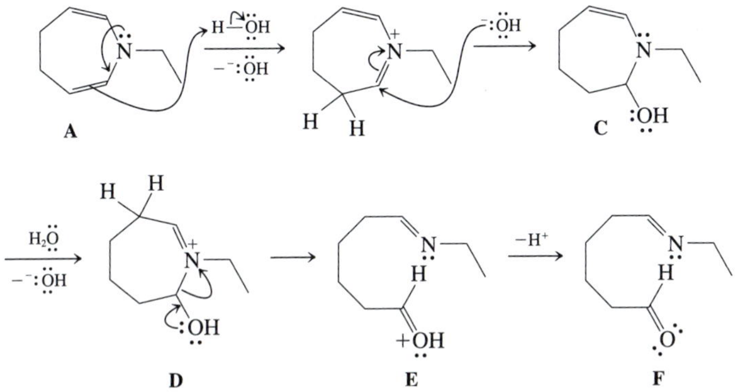

Vamos escrever o mecanismo desta etapa aplicado a nosso reagente A. Um fato crucial nas enaminas é a maior basicidade (e nucleofilicidade) do carbono β, que torna sua protonação preferencial (Seção 17-9) [e sua alquilação (Seção 18-4)]. Assim, a protonação de A gera B, que é atacado pelo hidróxido para dar C, completando assim a sequência inicial de hidratação na hidrólise da enamina (Seção 17-9). Na próxima etapa, ocorre a quebra da ligação C—N, uma sutileza deste sistema: o nitrogênio, usualmente ativado como grupo de saída pela protonação direta, é parte de uma unidade enamina, que é (novamente) protonada no carbono para gerar D, que contém um grupo de saída imínio. A abertura do anel passa por E para formar F.

Uma vez aberto o anel, o que vem a seguir? O exame das topologias de F e de B mostra que é necessário formar uma ligação (dupla) entre o carbono β da imina e o carbono da carbonila. Se a imina fosse uma cetona, isto poderia ser feito com uma condensação de aldol intramolecular (Seção 18-7). Aqui, pode-se utilizar a imina como uma cetona mascarada, via a forma enamina, G, como nucleófilo. As etapas são completamente análogas.

Uma "versão imínio" da condensação de aldol intramolecular

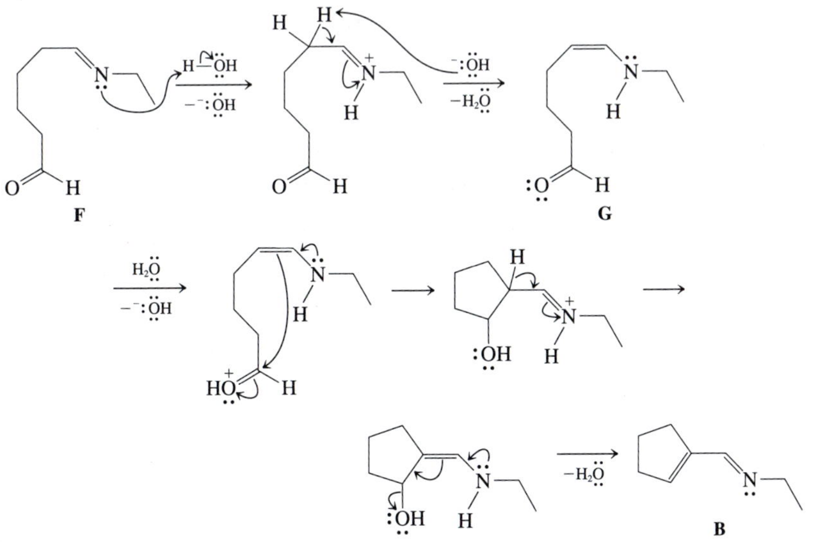

Observe que a conversão rápida da imina F na enamina G sugere como alternativa uma reação de Mannich intramolecular (Seção 21-9). Escreva este mecanismo alternativo!

Novas reações

1. Acidez de aminas e formação de amidas (Seção 21-4)

$$RNH_2 + H_2O \overset{K}{\rightleftharpoons} R\overset{-}{N}H + H_3O^+ \quad K_a \approx 10^{-35}$$

$$R_2NH + CH_3CH_2CH_2CH_2Li \rightleftharpoons R_2N^-Li^+ + CH_3CH_2CH_2CH_3$$
Dialquilamida de lítio

$$2\,NH_3 + 2\,Na \xrightarrow{\text{Catalisador Fe}^{3+}} 2\,NaNH_2 + H_2$$

2. Basicidade de aminas (Seção 21-4)

$$RNH_2 + H_2O \rightleftharpoons R\overset{+}{N}H_3 + HO^-$$

$$R\overset{+}{N}H_3 + H_2O \overset{K}{\rightleftharpoons} RNH_2 + H_3O^+ \quad K_a \approx 10^{-10}$$

Formação do sal

$$RNH_2 + HCl \longrightarrow R\overset{+}{N}H_3\,Cl^-$$
Cloreto de alquil-amônio
Geral para aminas primárias, secundárias e terciárias

Preparação de aminas

3. Aminas por alquilação (Seção 21-5)

$$R\overset{..}{N}H_2 + R'X \longrightarrow R\overset{+}{N}H_2R' \; X^-$$
Geral para aminas primárias, secundárias e terciárias

Desvantagem: alquilação múltipla

$$R\overset{+}{N}H_2R'\;X^- + R'X \longrightarrow \longrightarrow \longrightarrow R\overset{+}{N}R'_3\,X^-$$

4. Aminas primárias a partir de nitrilas (Seção 21-5)

$$RX + {}^-CN \xrightarrow[-X^-]{\substack{DMSO \\ S_N2}} RCN \xrightarrow{LiAlH_4 \text{ ou } H_2,\text{ catalisador}} RCH_2NH_2$$
R limitado à metila e a grupos alquila primários e secundários

5. Aminas primárias a partir de azidas (Seção 21-5)

$$RX + N_3^- \xrightarrow[-X^-]{\substack{CH_3CH_2OH \\ S_N2}} RN_3 \xrightarrow[2.\,H_2O]{1.\,LiAlH_4,\,(CH_3CH_2)_2O} RNH_2$$
R limitado à metila e a grupos alquila primários e secundários

6. Aminas primárias pela síntese de Gabriel (Seção 21-5)

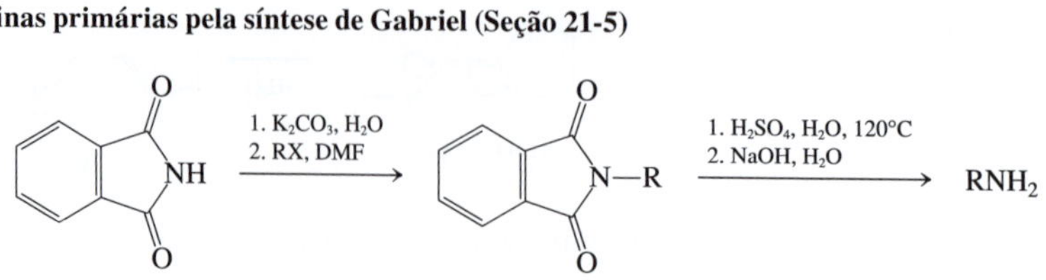

ftalimida $\xrightarrow[2.\,RX,\,DMF]{1.\,K_2CO_3,\,H_2O}$ N-R-ftalimida $\xrightarrow[2.\,NaOH,\,H_2O]{1.\,H_2SO_4,\,H_2O,\,120°C}$ RNH_2

R limitado à metila e a grupos alquila primários e secundários

7. Aminas por aminação redutiva (Seção 21-6)

$$\underset{\text{RCR}'}{\overset{\overset{\displaystyle O}{\|}}{}} \xrightarrow{\text{NH}_3,\ \text{NaBH}_3\text{CN},\ \text{H}_2\text{O ou álcool}} \text{R}-\underset{\underset{\displaystyle H}{|}}{\overset{\overset{\displaystyle NH_2}{|}}{C}}-\text{R}'$$

Metilação redutiva com formaldeído

$$\text{R}_2\text{NH} + \text{CH}_2=\text{O} \xrightarrow{\text{NaBH}_3\text{CN},\ \text{CH}_3\text{OH}} \text{R}_2\text{NCH}_3$$

8. Aminas a partir de amidas de ácidos carboxílicos (amidas, Seção 21-7)

$$\underset{\text{RCN}}{\overset{\overset{\displaystyle O}{\|}}{}}\underset{\text{R}''}{\overset{\text{R}'}{\diagup}} \xrightarrow[\text{2. H}_2\text{O}]{\text{1. LiAlH}_4,\ (\text{CH}_3\text{CH}_2)_2\text{O}} \text{RCH}_2\text{N}\underset{\text{R}''}{\overset{\text{R}'}{\diagup}}$$

9. Rearranjo de Hofmann (Seção 21-7)

$$\underset{\text{RCNH}_2}{\overset{\overset{\displaystyle O}{\|}}{}} \xrightarrow{\text{Br}_2,\ \text{NaOH},\ \text{H}_2\text{O}} \text{RNH}_2 + \text{CO}_2$$

Reações de aminas

10. Eliminação de Hofmann (Seção 21-8)

$$\text{RCH}_2\text{CH}_2\text{NH}_2 \xrightarrow{\text{CH}_3\text{I em excesso, K}_2\text{CO}_3} \text{RCH}_2\text{CH}_2\overset{+}{\text{N}}(\text{CH}_3)_3\ \text{I}^- \xrightarrow[-\text{AgI}]{\text{Ag}_2\text{O, H}_2\text{O}}$$

$$\text{RCH}_2\text{CH}_2\overset{+}{\text{N}}(\text{CH}_3)_3\ ^-\text{OH} \xrightarrow{\Delta} \text{RCH}=\text{CH}_2 + \text{N}(\text{CH}_3)_3 + \text{H}_2\text{O}$$

11. Reação de Mannich (Seção 21-9)

$$\underset{\text{RCCH}_2\text{R}'}{\overset{\overset{\displaystyle O}{\|}}{}} + \text{CH}_2=\text{O} + (\text{CH}_3)_2\text{NH} \xrightarrow[\text{2. HO}^-]{\text{1. HCl}} \underset{\underset{\displaystyle CH_2N(CH_3)_2}{|}}{\overset{\overset{\displaystyle O}{\|}}{\text{RCCHR}'}}$$

12. Nitrosação de aminas (Seção 21-10)

Aminas terciárias

$$\text{R}_3\text{N} \xrightarrow{\text{NaNO}_2,\ \text{H}^-\text{X}^-} \text{R}_3\overset{+}{\text{N}}-\text{NO}\ \text{X}^-$$
Sal terciário de *N*-nitroso-amônio

Aminas secundárias

$$\underset{\text{R}'}{\overset{\text{R}}{\diagdown}}\text{NH} \xrightarrow{\text{NaNO}_2,\ \text{H}^+} \underset{\text{R}'}{\overset{\text{R}}{\diagdown}}\text{N}-\text{N}=\text{O}$$
***N*-nitroso-amina**

Aminas primárias

$$\text{RNH}_2 \xrightarrow{\text{NaNO}_2,\ \text{H}^+} \text{RN}=\text{NOH} \xrightarrow[-\text{H}_2\text{O}]{\text{H}^+} \text{RN}_2^+ \xrightarrow{-\text{N}_2} \text{R}^+ \longrightarrow \text{mistura de produtos}$$

13. Diazometano (Seção 21-10)

$$\underset{\underset{\displaystyle N=O}{|}}{\overset{\overset{\displaystyle O}{\|}}{\text{CH}_3\text{NCR}}} \xrightarrow{\text{KOH}} \text{CH}_2=\overset{+}{\text{N}}=\overset{..}{\text{N}}:^-$$

Esterificação com diazometano

$$\underset{\text{RCOH}}{\overset{\overset{\displaystyle O}{\|}}{}} + \text{CH}_2\text{N}_2 \longrightarrow \underset{\text{RCOCH}_3}{\overset{\overset{\displaystyle O}{\|}}{}} + \text{N}_2$$

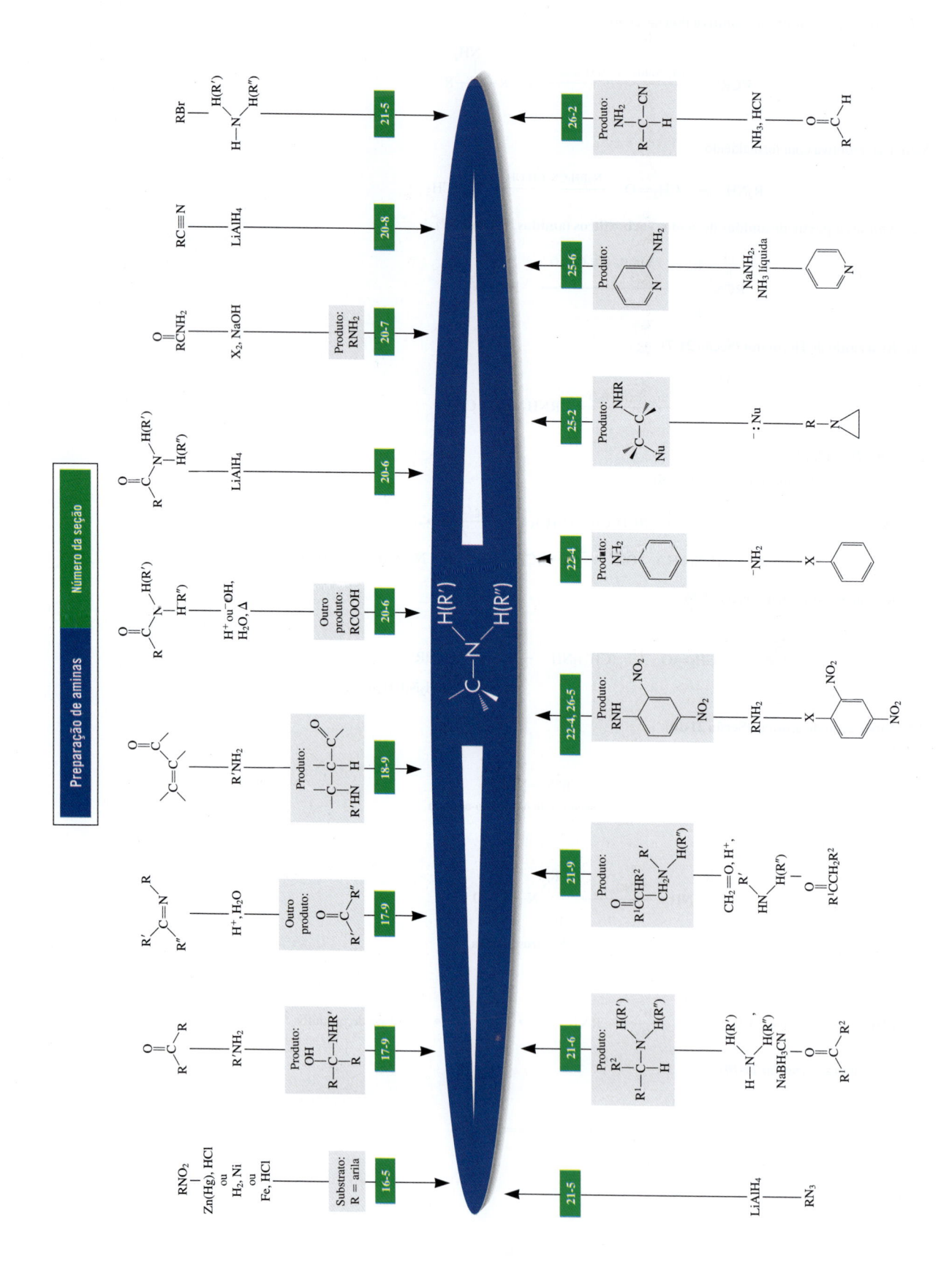

Preparação de aminas

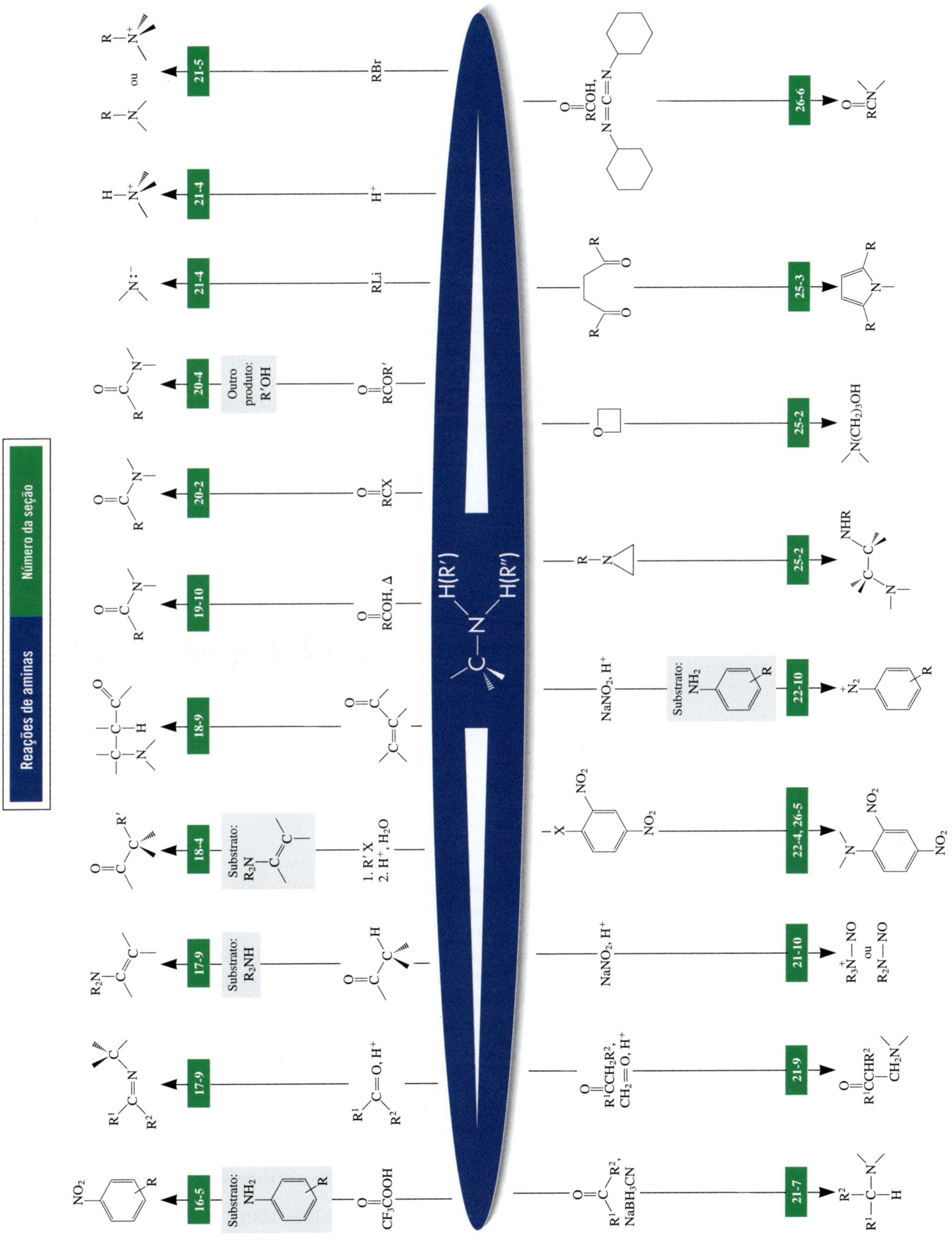

Capítulo 21 Aminas e seus Derivados

Conceitos importantes

1. Assim como os éteres e álcoois podem ser vistos como derivados da água, as **aminas** podem ser vistas como derivados da **amônia**.

2. O nome geral do *Chemical Abstracts* para as aminas é **alcanamina** (e **benzenamina**). Os substituintes do nitrogênio são nomeados como *N*-alquila. Um outro sistema usa como base o termo amino-alcano. Os nomes comuns baseiam-se no termo geral alquilamina.

3. O **nitrogênio** das aminas é sp^3. O par de elétrons livres funciona como o equivalente de um substituinte. Este arranjo tetraédrico sofre **inversão rápida** através de um estado de transição plano.

4. O **par de elétrons livres** das aminas é menos fortemente ligado do que o dos álcoois e dos éteres porque o nitrogênio é **menos eletronegativo** do que o oxigênio. A consequência é a menor capacidade de formação de ligação hidrogênio, a maior basicidade e nucleofilicidade e a menor acidez.

5. A **espectrometria de infravermelho** ajuda a distinguir as aminas primárias e secundárias. A espectrometria de **ressonância magnética nuclear** indica a presença de hidrogênios ligados ao nitrogênio. Os átomos de carbono e hidrogênio vizinhos do nitrogênio são **desblindados**. O **espectro de massas** caracteriza-se pela presença de fragmentos **imínio**.

6. Na **síntese** de aminas, os métodos indiretos, tais como os deslocamentos com azida ou cianeto, ou a aminação redutiva, são superiores à alquilação direta da amônia.

7. O grupo **NR₃** de uma amina quaternária, $R'-\overset{+}{N}R_3$, é um **bom grupo de saída** nas reações E2. Isto permite que ocorra a eliminação de Hofmann.

8. A **reatividade nucleofílica** das aminas manifesta-se em reações com os carbonos eletrofílicos de halogenoalcanos, aldeídos e cetonas e de ácidos carboxílicos e seus derivados.

Problemas

27. Dê pelo menos dois nomes para as aminas abaixo:

(a) [estrutura: pentan-3-amina com NH₂]
(b) [estrutura: N-metil-isopropilamina]
(c) [estrutura: 2-cloro-anilina]
(d) [estrutura: N-etil-N-metil-anilina]
(e) $(CH_3)_3N$
(f) $CH_3\overset{O}{\overset{\|}{C}}CH_2CH_2N(CH_3)_2$
(g) [estrutura: N-ciclopentil-N-metil amina com cadeia clorada]
(h) $(CH_3CH_2)_2NCH_2CH\!=\!CH_2$

28. Dê as estruturas que correspondem a cada um dos seguintes nomes:
(a) *N,N*-Dimetil-3-ciclo-hexenamina; (b) *N*-etil-2-fenil-etilamina; (c) 2-amino-etanol; (d) *m*-cloro-anilina.

29. Dê nomes aos compostos mostrados no Destaque Químico 21-1 de acordo com as Regras da IUPAC ou do *Chemical Abstracts*. Preste atenção à ordem de precedência dos grupos funcionais.
(a) Propil-hexedrina; (b) anfetamina; (c) mescalina; (d) epinefrina.

30. Como vimos na Seção 21-2, a inversão do nitrogênio requer mudança de hibridação. (a) Qual a diferença de energia aproximada entre o nitrogênio piramidal (hibridação sp^3) e o nitrogênio trigonal planar (hibridação sp^2) na amônia e em aminas simples? (**Sugestão:** refira-se à E_a de inversão). (b) Compare o átomo de nitrogênio da amônia com o átomo de carbono de cada uma das seguintes espécies: cátion metila, radical metila e ânion metila. Compare as geometrias mais estáveis e as hibridações de cada uma dessas espécies. Use noções fundamentais de energias de orbitais e forças de ligação e explique as semelhanças e diferenças entre eles.

31. Use os seguintes dados de RMN e espectros de massas para identificar as estruturas de dois compostos desconhecidos, A e B.
    A: ^{1}H NMR: δ = 0,92 (t, *J* = 6 Hz, 3 H), 1,32 (s largo, 12 H), 2,28 (s largo, 2 H) e 2,69 (t, *J* = 7 Hz, 2 H) ppm. Espectro de massas *m/z* (intensidade relativa) = 129(0,6) e 30(100).
    B: ^{1}H NMR: δ = 1,00 (s, 9 H), 1,17 (s, 6 H), 1,28 (s, 2 H) e 1,42 (s, 2 H) ppm. Espectro de massas *m/z* (intensidade relativa) = 129(0,05), 114(3), 72(4) e 58(100).

32. Os seguintes dados espectrométricos (^{13}C-RMN e IV) referem-se a vários isômeros de aminas de fórmula $C_6H_{15}N$. Proponha uma estrutura para cada composto. **(a)** ^{13}C-RMN: δ = 23,7 (CH_3) e 45,3 (CH) ppm. IR: 3300 cm^{-1}. **(b)** ^{13}C-NMR: δ = 12,6 (CH_3) e 46,9 (CH_2) ppm. IV: sem bandas no intervalo 3.250-3.500 cm^{-1}. **(c)** ^{13}C-RMN: δ = 12,0 (CH_3), 23,9 (CH_2) e 52,3 (CH_2) ppm. IV: 3.280 cm^{-1}. **(d)** ^{13}C-NMR: δ = 14,2 (CH_3), 23,2 (CH_2), 27,1 (CH_2), 32,3 (CH_2), 34,6 (CH_2) e 42,7 (CH_2) ppm. IV: 1.600 (largo), 3.280 e 3.365 cm^{-1}. **(e)** ^{13}C-NMR: δ = 25,6 (CH_3), 38,7 (CH_3) e 53,2 ($C_{quaternário}$) ppm. IV: sem bandas no intervalo 3.250-3.500 cm^{-1}.

33. Os seguintes dados de espectros de massas referem-se a dois compostos do Problema 32. Associe cada espectro de massas a um deles. **(a)** *m/z* (intensidade relativa) = 101(8), 86(11), 72(79), 58(10), 44(40) e 30(100). **(b)** *m/z* (intensidade relativa) = 101(3), 86(30), 58(14) e 44(100).

34. Uma molécula cujo ácido conjugado tem pK_a alto é uma base mais forte ou mais fraca do que uma molécula cujo ácido conjugado tem pK_a baixo? Explique usando uma equação geral de equilíbrio.

35. Em que direção você esperaria que cada um dos seguintes equilíbrios estivesse deslocado?
    (a) $NH_3 + {}^-OH \rightleftharpoons NH_2^- + H_2O$
    (b) $CH_3NH_2 + H_2O \rightleftharpoons CH_3NH_3^+ + {}^-OH$
    (c) $CH_3NH_2 + (CH_3)_3NH^+ \rightleftharpoons CH_3NH_3^+ + (CH_3)_3N$

36. Como você compararia, em termos de ácidos e bases, as seguintes classes de compostos com as aminas primárias simples?
    (a) Amidas de ácidos carboxílicos, por exemplo, CH_3CONH_2
    (b) Imidas, por exemplo, $CH_3CONHCOCH_3$
    (c) Enaminas, por exemplo, $CH_2=CHN(CH_3)_2$
    (d) Benzenaminas, por exemplo, C$_6$H$_5$—NH_2

37. Vários grupos funcionais que contêm nitrogênio são bases consideravelmente mais fortes do que as aminas comuns. Uma delas é o grupo amidina de DBN e DBU, que são muito utilizados como bases em várias reações orgânicas.

Grupo amidina

1,5-Diaza-biciclo[4.3.0]nona-5-eno (DBN)

1,8-Diaza-biciclo[5.4.0]undeca-7-eno (DBU)

Outra base orgânica incomumente forte é a guanidina, H_2NCNH_2 (com NH ligado por ligação dupla ao C). Indique que nitrogênio destas bases é mais provavelmente protonado e explique a maior força destas bases em relação às aminas simples.

38. Revisão de reações: sem consultar o Mapa de Reações da página 1009 sugira reagentes que convertam os seguintes materiais de partida nos produtos indicados: **(a)** (cloro-metil)-benzeno (cloreto de benzila) em fenilmetanamina; **(b)** benzaldeído em fenilmetanamina (benzilamina); **(c)** benzaldeído em N-etil-fenil-metanamina (benzil-etilamina); **(e)** benzaldeído em fenil-*N,N*-dimetilmetanamina (benzil-dimetilamina); **(f)** 1-fenil-etanona (acetofenona) em 3-amino-1-fenil-propanona; **(g)** benzonitrila em fenilmetanamina; **(h)** 2-fenil-acetamida em fenilmetanamina (benzilamina).

39. As seguintes sínteses foram propostas para aminas. Diga, em cada caso, se a síntese funcionará bem, mal, ou se não funcionará. Se uma delas não funcionar bem, explique por quê.

(a) $CH_3CH_2CH_2CH_2Cl \xrightarrow[\text{2. LiAlH}_4, (CH_3CH_2)_2O]{\text{1. KCN, } CH_3CH_2OH} CH_3CH_2CH_2CH_2NH_2$

(b) $(CH_3)_3CCl \xrightarrow[\text{2. LiAlH}_4, (CH_3CH_2)_2O]{\text{1. NaN}_3, \text{DMSO}} (CH_3)_3CNH_2$

(c) cyclohexyl-$CONH_2$ $\xrightarrow{Br_2, NaOH, H_2O}$ cyclohexyl-NH_2

(d) cyclopentyl-$CH_2CH_2CH_2Br \xrightarrow{CH_3NH_2}$ cyclopentyl-$CH_2CH_2CH_2NHCH_3$

40. Proponha uma nova síntese para a amina final de cada síntese do Problema 39 que não funcionar bem. Use como reagente inicial o mesmo composto ou um outro reagente de estrutura e funcionalidade semelhante.

41. Dê as estruturas de todos os produtos orgânicos nitrogenados possíveis que podem se formar na reação entre cloroetano e amônia. (**Sugestão:** pense em alquilações múltiplas).

42. A fenilpropanolamina (PPA) foi usada por muito tempo como ingrediente de muitos remédios contra a gripe e supressores de apetite. Em 2000, o FDA americano solicitou aos fabricantes que retirassem do mercado produtos que contivessem este composto devido a evidências de que ele aumentaria o risco de derrame hemorrágico. Isto mudou o componente ativo destes medicamentos para a pseudoefedrina, que é mais segura.

Fenilpropanolamina **Pseudoefedrina**

Suponha que você é o diretor de um grande laboratório farmacêutico que tem um enorme estoque de fenilpropanolamina e que o presidente da empresa emite a ordem, "Pseudoefedrina a partir de agora!". Analise todas as suas opções e proponha a melhor maneira de transformar o produto em estoque em pseudoefedrina.

43. O Apetinil, um supressor de apetite (isto é, a pílula da dieta, veja o Destaque Químico 21-1), tem a estrutura mostrada na margem. Ele é uma amina primária, secundária ou terciária? Proponha uma síntese eficiente do Apetinil a partir de cada um dos compostos a seguir. Tente usar vários métodos.

(**a**) C6H5CH2COCH3 (**b**) C6H5CH2CHBrCH3 (**c**) C6H5CH2CH(CH3)COOH

44. Sugira as melhores sínteses que você puder para as seguintes aminas a partir de quaisquer compostos orgânicos que contenham nitrogênio. (**a**) Butanamina; (**b**) *N*-metil-butanamina; (**c**) *N,N*-dimetil-butanamina.

45. Dê as estruturas dos possíveis alquenos produzidos na eliminação de Hofmann de cada uma das seguintes aminas. Se um composto puder sofrer ciclização por eliminação múltipla, dê os produtos de cada etapa.

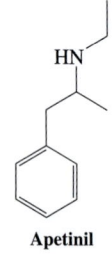

(**a**) C6H5CH(NH2)CH2CH3 (**b**) 1-metil-1-aminociclohexano (**c**) 2-metil-1-metilpirrolidina

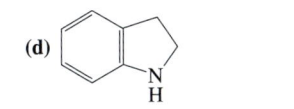

(d) [indoline structure]   (e) [indolizidine structure]

46. Que amina(s) primária(s) dariam cada um dos seguintes alquenos ou misturas de alquenos na eliminação de Hofmann? (a) 3-Hepteno; (b) mistura de 2-hepteno e 3-hepteno; (c) 1-hepteno; (d) mistura de 1-penteno e 2-penteno.

47. Proponha um mecanismo detalhado para a reação de Mannich entre o 2-metilpropanal, o formaldeído e a metanamina mostrada na página 994.

48. A reação da amina terciária tropinona com o (bromo-metil)-benzeno (brometo de benzila) dá dois sais quaternários de amônio, A e B.

Tropinona ($C_8H_{13}NO$) + PhCH$_2$Br → A + B   [$C_{15}H_{20}NO$]$^+$ Br$^-$

Os compostos A e B são estereoisômeros que se interconvertem em meio básico, isto é, o tratamento de qualquer um dos isômeros puros com base leva à mistura dos dois no equilíbrio. (a) Proponha estruturas para A e B. (b) Que tipos de estereoisômeros são A e B? (c) Sugira um mecanismo para a interconversão de A e B em meio básico. (**Sugestão**: pense em uma "eliminação de Hofmann reversível".)

49. A tentativa de fazer uma eliminação de Hofmann em uma amina com um grupo hidróxi no carbono β dá um oxaciclopropano e não um alqueno.

HOCH$_2$—CH$_2$NH$_2$ $\xrightarrow[3.\ \Delta]{\text{1. Excesso de CH}_3\text{I} \\ \text{2. Ag}_2\text{O, H}_2\text{O}}$ H$_2$C—CH$_2$ (epóxido) + (CH$_3$)$_3$N

(a) Proponha um mecanismo razoável para esta reação. (b) A pseudoefedrina (veja o Problema 42) e a efedrina são dois produtos naturais de estrutura semelhante, como os nomes sugerem. Na verdade, eles são estereoisômeros. Use o resultado das seguintes reações para deduzir a estereoquímica da efedrina e da pseudoefedrina.

Efedrina $\xrightarrow[3.\ \Delta]{\text{1. CH}_3\text{I} \\ \text{2. Ag}_2\text{O, H}_2\text{O}}$ [epóxido cis Ph, CH$_3$]   Pseudoefedrina $\xrightarrow[3.\ \Delta]{\text{1. CH}_3\text{I} \\ \text{2. Ag}_2\text{O, H}_2\text{O}}$ [epóxido trans Ph, CH$_3$]

50. Mostre como cada uma das seguintes moléculas poderiam ser sintetizadas pela reação de Mannich ou uma reação semelhante. (**Sugestão**: trabalhe de trás para a frente, identificando a ligação feita durante a reação de Mannich).

(a) CH$_3$COCH$_2$CH$_2$N(Et)$_2$ (b) [indanona com CH$_2$N(CH$_3$)$_2$]   (c) H$_3$CCHCN com NH$_2$

(d) [alquil cetona com CH$_2$N(CH$_3$)$_2$]   (e) [CH$_3$COCH$_2$CH$_2$N(CH$_3$)CH$_2$CH$_2$COCH$_3$]

51. A tropinona (Problema 48) foi primeiramente sintetizada, em 1917, por *Sir* Robert Robinson (famoso pela reação de anelação de Robinson, Seção 18-11), que usou a reação dada a seguir. Proponha um mecanismo para esta transformação.

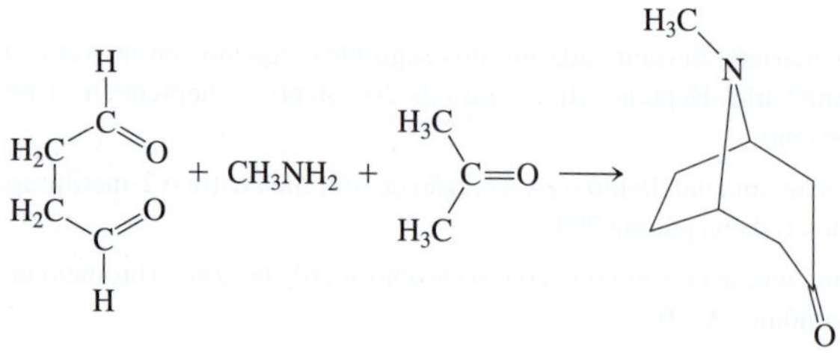

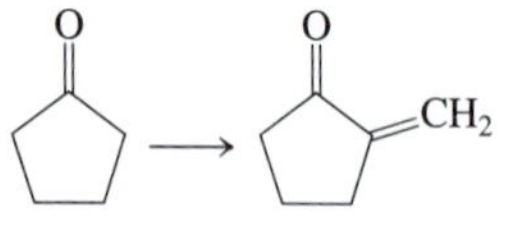

$$\begin{array}{c} \text{H}_2\text{C-CHO} \\ | \\ \text{H}_2\text{C-CHO} \end{array} + \text{CH}_3\text{NH}_2 + \begin{array}{c} \text{H}_3\text{C} \\ \diagdown \\ \text{C}=\text{O} \\ \diagup \\ \text{H}_3\text{C} \end{array} \longrightarrow \text{tropinona}$$

52. Proponha um método para realizar a transformação mostrada na margem usando combinações das reações apresentadas nas Seções 21-8 e 21-9.

(ciclopentanona → 2-metileno-ciclopentanona)

53. Dê o(s) produto(s) esperados de cada uma das seguintes reações.

(a) 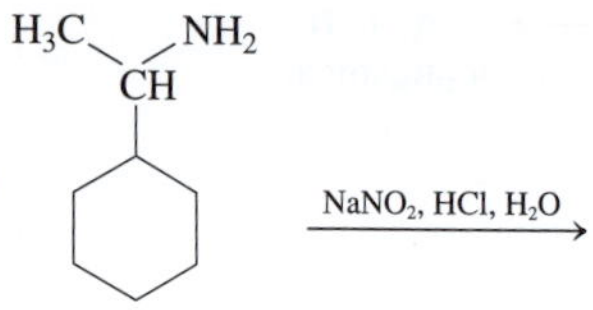 1-ciclo-hexiletilamina $\xrightarrow{\text{NaNO}_2, \text{HCl}, \text{H}_2\text{O}}$

(b) 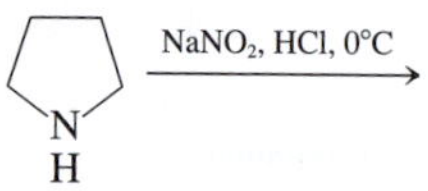 pirrolidina $\xrightarrow{\text{NaNO}_2, \text{HCl}, 0°\text{C}}$

54. As aminas terciárias adicionam-se como nucleófilos a compostos carbonilados facilmente, mas visto que não existem hidrogênios no nitrogênio, elas não podem sofrer a desprotonação necessária para formar um produto estável. Ao contrário, a adição dá um intermediário muito reativo para outros nucleófilos. Assim, as aminas terciárias são, ocasionalmente, usadas como catalisadores na adição de nucleófilos fracos a derivados de ácidos carboxílicos.

(a) Dê as estruturas que faltam no esquema abaixo

$$(\text{CH}_3)_3\text{N} + \text{CH}_3\text{COCl} \rightleftharpoons \underset{\underset{\text{C}_5\text{H}_9\text{ClNO}}{\text{Intermediário A}}}{} \underset{\underset{(\text{C}_5\text{H}_9\text{NO})^+}{\text{Intermediário B}}}{\xrightleftharpoons{-\text{Cl}^-}}$$

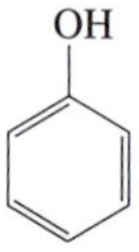

(b) O intermediário B entra em reações com eletrófilos fracos como o fenol (margem). Proponha um mecanismo para esse processo e dê a estrutura do produto.

55. DESAFIO As aminas terciárias sofrem adição conjugada reversível a cetonas α,β-insaturadas (veja o Capítulo 18). Este processo é a base da reação de Bayliss-Hillman, catalisada por aminas terciárias, que se parece com uma reação de aldol. Um exemplo é dado abaixo.

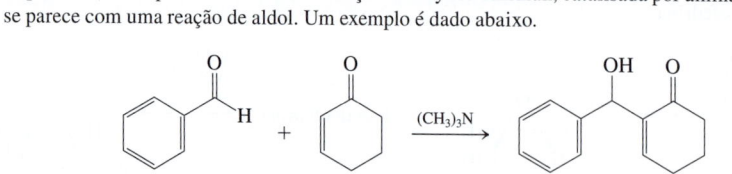

PhCHO + ciclo-hexenona $\xrightarrow{(\text{CH}_3)_3\text{N}}$ produto

(a) Proponha um mecanismo para esse processo. Comece com a adição conjugada da amina à enona. Dê os produtos de cada uma das seguintes reações de Baylis-Hillman:

(b) CH₃CHO + metil vinil cetona $\xrightarrow{(\text{CH}_3)_3\text{N}}$

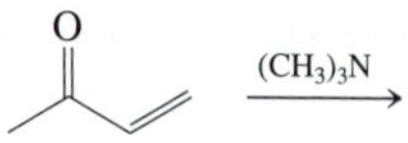

(c) 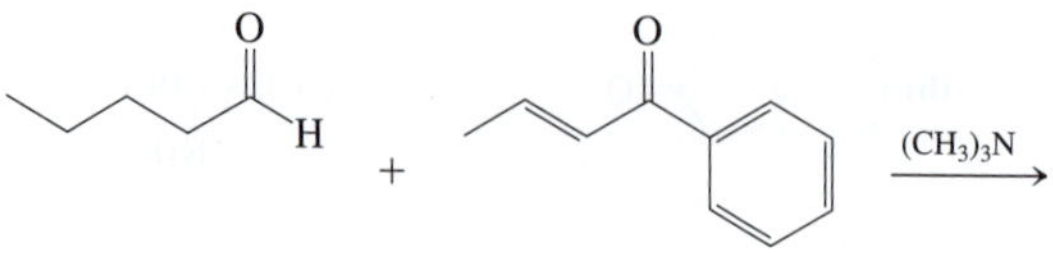 pentanal + PhCOCH=CH $\xrightarrow{(\text{CH}_3)_3\text{N}}$

56. DESAFIO A aminação redutiva de formaldeído em *excesso* com uma amina primária leva à formação de uma amina terciária *di*metilada (veja o exemplo a seguir). Explique.

$$(\text{CH}_3)_3\text{CCH}_2\text{NH}_2 + 2\,\text{CH}_2=\text{O} \xrightarrow{\text{NaBH}_3\text{CN}, \text{CH}_3\text{OH}} (\text{CH}_3)_3\text{CCH}_2\text{N}(\text{CH}_3)_2$$
84%

2,2-dimetil-propanamina   *N*,*N*,2,2-tetrametil-propanamina

57. Vários aminoácidos naturais são sintetizados a partir de ácidos 2-oxo-carboxílicos em uma reação enzimática que utiliza uma coenzima especial chamada piridoxamina. Use setas duplas para indicar o movimento dos elétrons e descreva as etapas da síntese da fenilalanina a partir do ácido fenilpirúvico, mostrada abaixo.

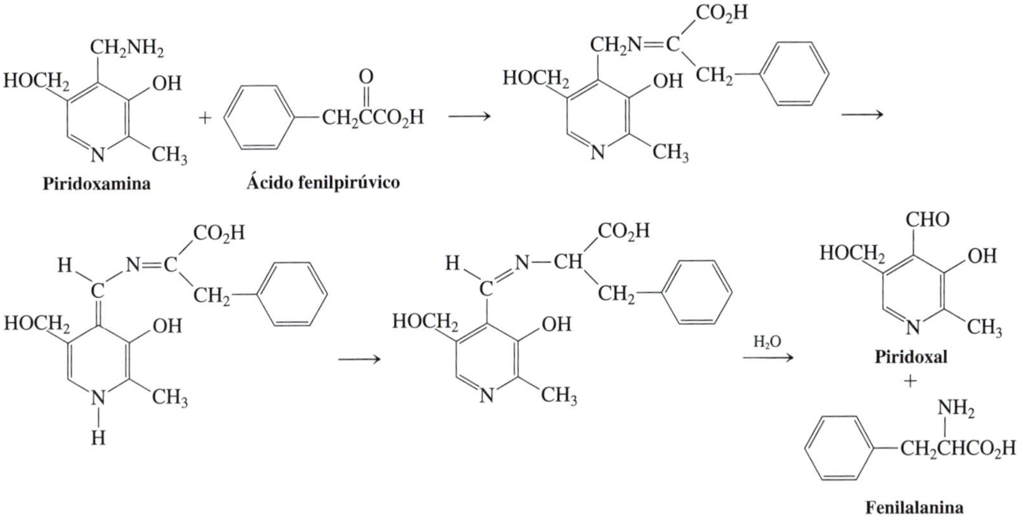

58. DESAFIO Use as seguintes informações e deduza a estrutura da coniina, uma amina tóxica encontrada na cicuta, um veneno que, merecidamente, tem reputação muito ruim. IV: 3330 cm^{-1}. ^{1}H-RMN: $\delta = 0{,}91$ (t, $J = 7$ Hz, 3 H), 1,33 (s, 1 H), 1,52 (m, 10 H), 2,70 (t, $J = 6$ Hz, 2 H) e 3,0 (m, 1 H) ppm. Espectro de massas m/z (intensidade relativa) = 127 (M$^+$, 43), 84(100) e 56(20).

Coniina $\xrightarrow[\text{3. }\Delta]{\substack{\text{1. CH}_3\text{I} \\ \text{2. Ag}_2\text{O, H}_2\text{O}}}$ mistura de três compostos $\xrightarrow[\text{3. }\Delta]{\substack{\text{1. CH}_3\text{I} \\ \text{2. Ag}_2\text{O, H}_2\text{O}}}$ (CH$_3$)$_3$N + mistura de 1,4-octadieno e 1,5-octadieno

59. A petidina, o ingrediente ativo do analgésico narcótico Demerol, sofreu duas metilações exaustivas sucessivas com eliminação de Hofmann e depois ozonólize. Os resultados foram:

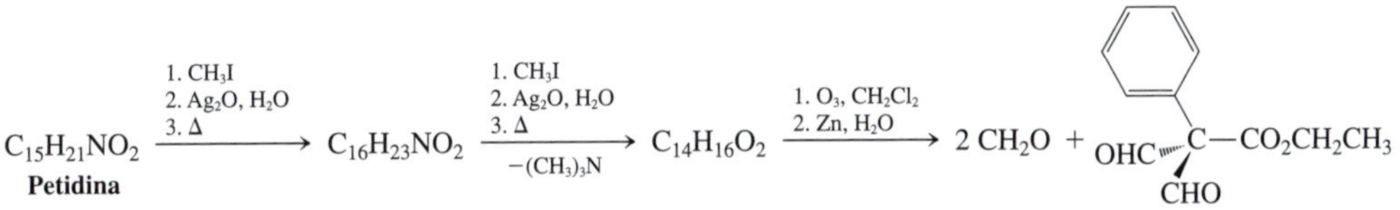

C$_{15}$H$_{21}$NO$_2$ (Petidina) $\xrightarrow[\text{3. }\Delta]{\substack{\text{1. CH}_3\text{I} \\ \text{2. Ag}_2\text{O, H}_2\text{O}}}$ C$_{16}$H$_{23}$NO$_2$ $\xrightarrow[\substack{\text{3. }\Delta \\ -(\text{CH}_3)_3\text{N}}]{\substack{\text{1. CH}_3\text{I} \\ \text{2. Ag}_2\text{O, H}_2\text{O}}}$ C$_{14}$H$_{16}$O$_2$ $\xrightarrow[\text{2. Zn, H}_2\text{O}]{\text{1. O}_3, \text{CH}_2\text{Cl}_2}$ 2 CH$_2$O + OHC—C(Ph)(CHO)—CO$_2$CH$_2$CH$_3$

(a) Proponha uma estrutura para a petidina com base nestas informações.
(b) Proponha uma síntese para a petidina a partir de fenilacetato de etila e cis-1,4-dibromo-2-buteno. (**Sugestão**: prepare o dialdeído-éster mostrado na margem e depois converta-o em petidina.)

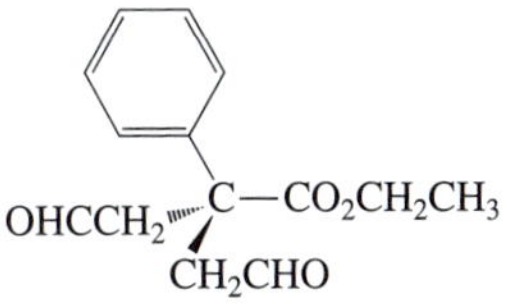

60. A esquitantina é um alcaloide monoterpênico que tem as seguintes propriedades. Análise: C$_{11}$H$_{21}$N. ^{1}H-RMN: dois dubletes de CH$_3$ ($J = 7$ Hz) em $\delta = 1{,}20$ e 1,33 ppm; um singleto de CH$_3$ em $\delta = 2{,}32$; os outros hidrogênios dão origem a sinais largos em $\delta = 1{,}3 – 2{,}7$ ppm. IV: sem bandas ≥ 3100 cm^{-1}. Use estas informações e deduza a estrutura da esquitantina e dos produtos de degradação A, B e C.

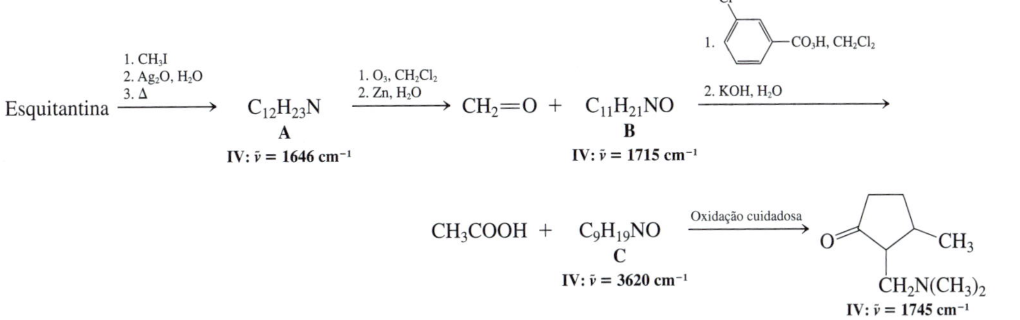

Esquitantina $\xrightarrow[\text{3. }\Delta]{\substack{\text{1. CH}_3\text{I} \\ \text{2. Ag}_2\text{O, H}_2\text{O}}}$ C$_{12}$H$_{23}$N (A) IV: $\tilde{\nu} = 1646$ cm^{-1} $\xrightarrow[\text{2. Zn, H}_2\text{O}]{\text{1. O}_3, \text{CH}_2\text{Cl}_2}$ CH$_2$=O + C$_{11}$H$_{21}$NO (B) IV: $\tilde{\nu} = 1715$ cm^{-1} $\xrightarrow[\text{2. KOH, H}_2\text{O}]{\text{1. m-ClC}_6\text{H}_4\text{CO}_3\text{H, CH}_2\text{Cl}_2}$

CH$_3$COOH + C$_9$H$_{19}$NO (C) IV: $\tilde{\nu} = 3620$ cm^{-1} $\xrightarrow{\text{Oxidação cuidadosa}}$ 3-metil-2-[(dimetilamino)metil]ciclopentanona IV: $\tilde{\nu} = 1745$ cm^{-1}

61. Muitos alcaloides são sintetizados na natureza a partir de uma molécula precursora chamada norlaudanosolina que, por sua vez, parece ser obtida na condensação da amina A com o aldeído B. Proponha um mecanismo para esta reação. Observe que se forma uma ligação carbono-carbono no processo. Diga o nome de uma das reações apresentadas neste capítulo que se parece com esta reação de formação de ligação carbono-carbono.

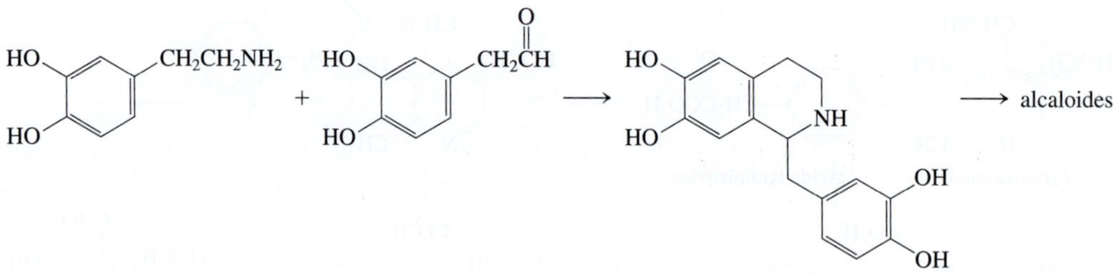

Trabalho em grupo

62. Os sais quaternários de amônio catalisam reações entre espécies dissolvidas em duas fases imiscíveis, um fenômeno chamado de catálise por transferência de fase. O aquecimento de uma mistura de 1-cloro-octano dissolvido em decano com cianeto de sódio em água, por exemplo, não mostra sinais do produto S_N2, a nonanonitrila. Por outro lado, a adição de pequenas quantidades de cloreto de trietil-(fenil-metil)-amônio leva à reação rápida e quantitativa.

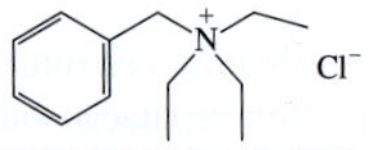

$$CH_3(CH_2)_7Cl + Na^{+\,-}CN \longrightarrow CH_3(CH_2)_7CN + Na^+Cl^-$$
$$100\%$$

1-Cloro-octano — Cloreto de trietil-(fenil-metil)-amônio — Nonanonitrila

Discutam, em grupo, as possíveis respostas para as seguintes questões:
(a) Qual é a solubilidade do catalisador nos dois solventes?
(b) Por que a reação S_N2 é tão lenta na ausência do catalisador?
(c) Como o sal de amônio facilita a reação?

Problemas pré-profissionais

63. Uma das quatro aminas seguintes é terciária. Qual é? (a) Propanamina; (b) *N*-metiletanamina; (c) *N,N*-dimetilmetanamina; (d) *N*-metil-propanamina.

64. Identifique as melhores condições para a seguinte transformação:

$$CH_3CH_2\overset{O}{\overset{\|}{C}}NH_2 \longrightarrow CH_3CH_2NH_2 + CO_2$$

(a) H_2, metal catalisador; (b) excesso de CH_3I, K_2CO_3; (c) Br_2, NaOH, H_2O; (d) $LiAlH_4$, éter; (e) CH_2N_2, éter.

65. Coloque em ordem crescente de basicidade os compostos nitrogenados dados a seguir:

$$\underset{A}{NH_3} \quad \underset{B}{CH_3NH_2} \quad \underset{C}{(CH_3)_4N^+\,NO_3^-}$$

(a) A > B > C; (b) B > C > A; (c) C > A > B; (d) C > B > A; (e) B > A > C.

66. Quais das seguintes fórmulas melhor representa o diazometano?

(a) $CH_2=\overset{+}{N}=\overset{..}{\underset{..}{N}}{:}^-$

(b) $H-\overset{..}{N}=C=\overset{..}{N}-H$

(c) $^-\overset{..}{\underset{..}{N}}=C=\overset{+}{N}\begin{smallmatrix}H\\H\end{smallmatrix}$

(d) $:\overset{-}{C}H_2-N\equiv\overset{+}{N}:$

(e) $CH_2-\overset{+}{N}\equiv\overset{-}{N}:$

67. Use os seguintes dados parciais de IV e de espectrometria de massas para identificar uma das estruturas entre as opções dadas. Espectro IV: 3300 e 1690 cm^{-1}, espectro de massas: *m/z* = 73 (íon molecular).

(a) $H\overset{\overset{O}{\|}}{C}N(CH_3)_2$

(b) 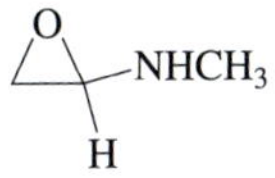 epóxido com $-NHCH_3$ e H

(c) $H_2NCH_2C\equiv CCH_2NH_2$

(d) $CH_3CH_2\overset{\overset{O}{\|}}{C}NH_2$

(e) 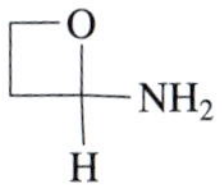 oxetano com $-NH_2$ e H

CAPÍTULO 22

Química dos Substituintes do Benzeno

Alquil-benzenos, fenóis e benzenaminas

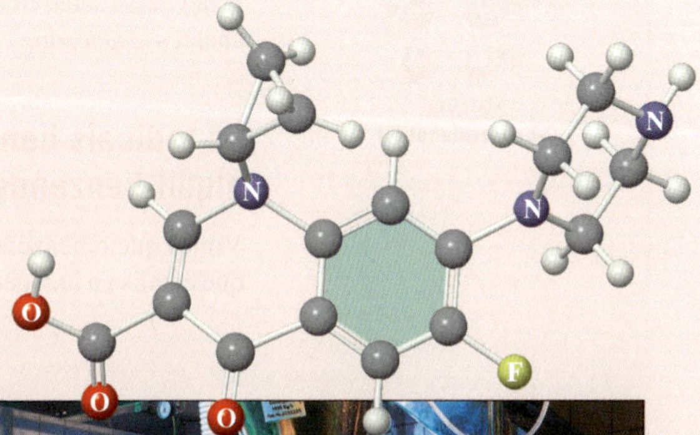

O benzeno (Capítulo 15) era usado como um solvente comum nos laboratórios dos Estados Unidos até que a OSHA (Escritório para a Segurança e Saúde Ocupacional dos Estados Unidos da América) o colocou na lista de compostos carcinogênicos. Os químicos usam atualmente o metilbenzeno (tolueno), que possui poder de solvatação muito semelhante e *não* é carcinogênico. Por que não? A razão é que a reatividade relativamente alta dos hidrogênios de benzila faz que o tolueno sofra degradação metabólica e eliminação rápida do corpo. O benzeno, ao contrário, dissolve-se nas gorduras e outros tecidos e pode permanecer no corpo por vários dias. Isto sugere que o anel do benzeno, embora seja pouco reativo devido à aromaticidade, ativa ligações vizinhas ou, de forma mais geral, afeta a química de seus substituintes. Isto não é surpresa, porque complementa o que vimos no Capítulo 16. Lá, vimos como os substituintes afetam o comportamento do benzeno. Aqui veremos o inverso.

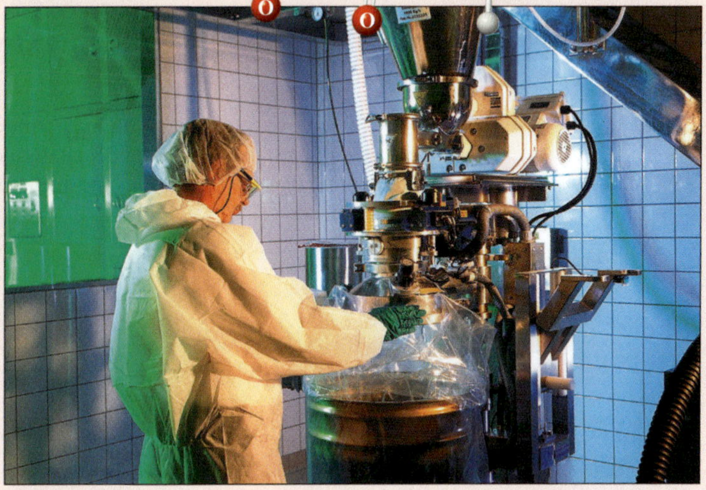

Como será que o anel aromático modifica o comportamento dos centros reativos a ele ligados? Olharemos mais de perto, neste capítulo, o efeito do anel sobre a reatividade dos substituintes alquila, hidróxi e amino. Veremos que o comportamento desses grupos (Capítulos 3, 8 e 21) é afetado pela ressonância. Após examinar a reatividade especial dos carbonos ligados a grupos arila (carbonos benzílicos), voltaremos nossa atenção para a preparação e as reações de fenóis e benzenaminas (anilinas). Esses compostos estão dispersos na natureza e são usados em sínteses como precursores de substâncias como a aspirina, os corantes e as vitaminas.

A ciprofloxacina ("Cipro") é um derivado sintético tetrassubstituído do benzeno, muito usado para tratar infecções bacterianas, especialmente as do trato urinário. A fotografia mostra um laboratorista produzindo pastilhas do fármaco.

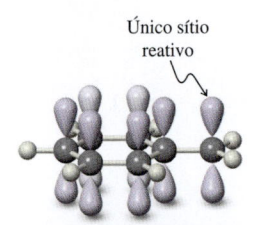

22-1 Reatividade no carbono da fenilmetila (benzila): estabilização por ressonância

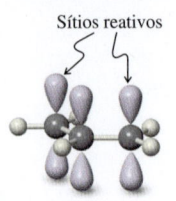

O metilbenzeno é facilmente metabolizado porque uma das ligações C—H da metila é relativamente fraca e sofre quebra homolítica e heterolítica. Quando um desses hidrogênios de metila é removido, o grupo resultante **fenilmetila** (**benzila**), $C_6H_5CH_2$ (veja na margem), pode ser visto como um anel de benzeno cujo sistema π se superpõe com o orbital p localizado no carbono de alquila adjacente. Esta interação, às vezes chamada de **ressonância benzílica**, estabiliza radicais, ânions e cátions adjacentes, como ocorre na superposição entre a ligação π e um orbital p que estabiliza os intermediários 2-propenila (alila) (Seção 14-1). Entretanto, ao contrário dos sistemas alila que podem reagir em ambos os términos e dar misturas de produtos (no caso de substratos assimétricos), a reatividade benzílica é regiosseletiva e ocorre somente no carbono de benzila. A razão dessa seletividade é a necessidade da manutenção da aromaticidade que seria rompida se o anel fosse atacado.

Os radicais benzila são intermediários reativos na halogenação de alquil-benzenos

Vimos que o benzeno não reage com cloro ou bromo, exceto na presença de um ácido de Lewis que catalisa a halogenação do anel (Seção 15-9).

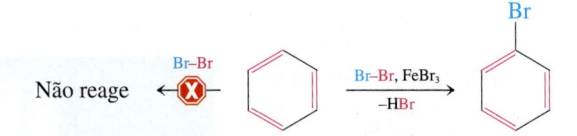

Por outro lado, calor ou luz permitem o ataque do cloro ou do bromo ao metilbenzeno (tolueno), mesmo na ausência de catalisador. A análise dos produtos, porém, mostra que a reação ocorre no grupo metila e *não* no anel aromático e que o excesso de halogênio leva a substituições múltiplas.

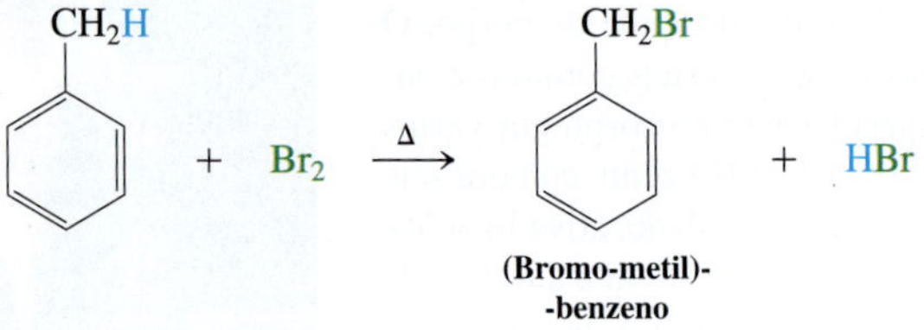

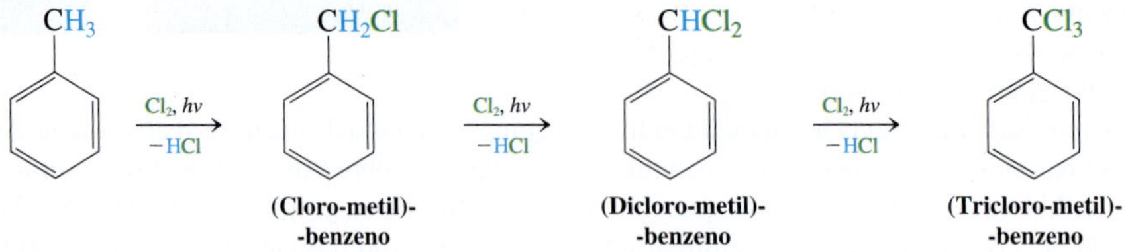

Cada substituição dá uma molécula de haleto de hidrogênio como subproduto.

Como nas halogenações de alcanos (Seções 3-4 a 3-6) e na halogenação alílica de alquenos (Seção 14-2), o mecanismo da halogenação benzílica é via radicais. O calor e a luz induzem a dissociação homolítica da molécula do halogênio. Um dos átomos abstrai um hidrogênio benzílico para formar HX e o radical fenilmetila (benzila). Este intermediário, por sua vez, reage com outra molécula de halogênio e dá o outro produto, um (halogeno-metil)-benzeno e outro átomo de halogênio, que inicia um outro ciclo da reação em cadeia.

Mecanismo da halogenação no carbono benzílico

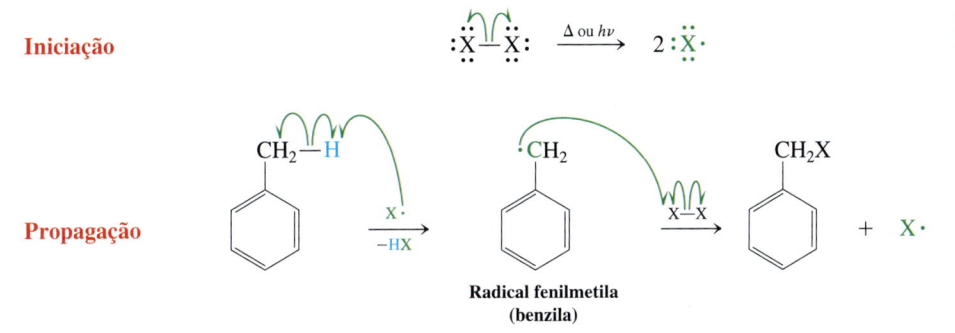

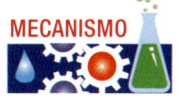

Iniciação

$$:\ddot{X}-\ddot{X}: \xrightarrow{\Delta \text{ ou } h\nu} 2 :\ddot{X}\cdot$$

Propagação

PhCH₂—H $\xrightarrow[-HX]{X\cdot}$ PhCH₂• (Radical fenilmetila (benzila)) $\xrightarrow{X-X}$ PhCH₂X + X•

Lembre-se de que as setas de meia ponta ("anzol") representam o movimento de um único elétron.

O que explica a facilidade da halogenação benzílica? A resposta está na estabilização do radical fenilmetila (benzila) pelo fenômeno da ressonância benzílica (Figura 22-1). Em consequência, a ligação C—H na posição benzílica é relativamente fraca ($DH° = 87$ kcal mol^{-1}, 364 kJ mol^{-1}) e quebra através de uma pequena barreira de ativação.

A inspeção das estruturas de ressonância da Figura 22-1 mostra que o halogênio ataca somente o carbono *benzílico* porque o ataque em um carbono do grupo fenila destruiria a aromaticidade do anel benzeno.

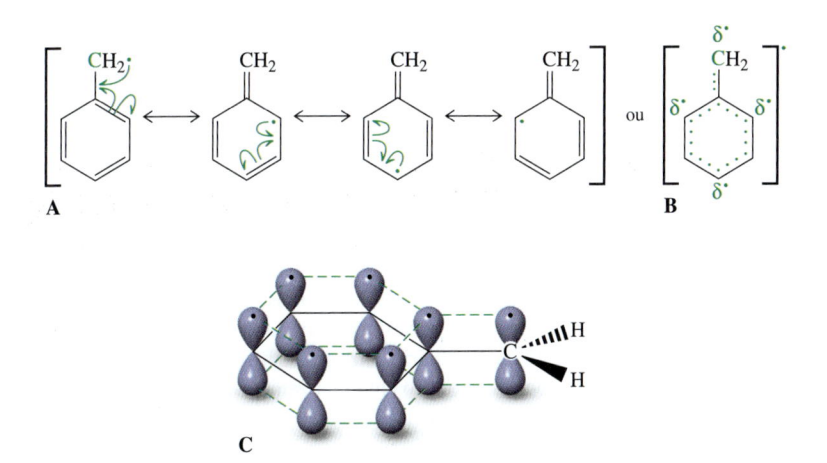

Figura 22-1 No radical fenilmetila (benzila), o sistema π do anel benzeno está em ressonância com o átomo adjacente que contém o radical. A importância da deslocalização da carga pode ser representada por (A) estruturas de ressonância, (B) linhas pontilhadas ou (C) orbitais.

EXERCÍCIO 22-1

Para cada composto abaixo, dê a estrutura dos compostos e indique a posição preferencial da halogenação via radicais sob aquecimento na presença de Br$_2$. Ordene os compostos segundo a reatividade decrescente nas condições de bromação. (**a**) Etilbenzeno; (**b**) 1,2-difenil-etano; (**c**) 1,3-difenil-propano; (**d**) difenil-metano; (**e**) (1-metil-etil)-benzeno.

Os cátions benzila deslocalizam a carga positiva

Como vimos nos sistemas alílicos (Seção 14-3), a ressonância benzílica afeta fortemente a reatividade dos halogenetos e sulfonatos de benzila nas substituições nucleofílicas. O 4-metil-benzenossulfonato (tosilato) do 4-metóxi-fenil-metanol (álcool 4-metóxi-benzílico), por exemplo, reage rapidamente com etanol via S$_N$1. Esta reação é um exemplo de solvólise, especificamente etanólise, que descrevemos no Capítulo 7.

Química Orgânica

$$CH_3O-\text{C}_6H_4-CH_2OSO_2-\text{C}_6H_4-CH_3 + CH_3CH_2OH \xrightarrow[\text{Etanólise}]{S_N1}$$

4-Metil-benzenossulfonato de (4-metóxi-fenil)-metila
(um tosilato de benzila primário)

REAÇÃO

$$CH_3O-\text{C}_6H_4-CH_2OCH_2CH_3 + HO_3S-\text{C}_6H_4-CH_3$$

1-(Etóxi-metil)-4-metóxi-benzeno

MECANISMO

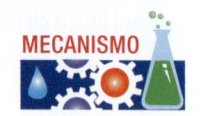

A razão é a deslocalização da carga positiva do cátion benzila pelo anel fenila, que permite a dissociação fácil do sulfonato inicial.

Mecanismo da substituição nucleofílica unimolecular em benzila

$$CH_3\ddot{O}-\text{C}_6H_4-CH_2-L \xrightarrow{-L^-}$$

[estruturas de ressonância do cátion benzila, incluindo a **Forma octeto**]

$$\xrightarrow{CH_3CH_2OH} \text{produto}$$

Cátion benzila

MECANISMO ANIMADO: Substituição nucleofílica em benzila

Vários cátions benzila são suficientemente estáveis para serem isolados. A estrutura de raios X do cátion 2-fenil-2-propila (como sal de SbF_6^-), por exemplo, obtida em 1997, mostra que a ligação fenila—C (1,41 Å) tem comprimento intermediário entre os das ligações simples (1,54 Å) e duplas (1,33 Å). Além disso, todos os carbonos sp^2 estão em um arranjo espacial trigonal plano (Figura 22-2), como era de esperar para um sistema benzila deslocalizado.

EXERCÍCIO 22-2

Qual dos dois cloretos sofre solvólise mais rapidamente, o (1-cloro-etil)-benzeno, C_6H_5CHCl, ou o
                                                                                                 |
                                                                                                 CH_3
cloro-(difenil)-metano, $(C_6H_5)_2CHCl$? Explique sua resposta.

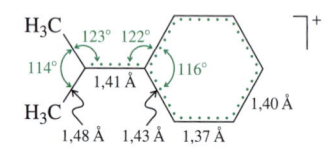

Figura 22-2 Estrutura do cátion 2-fenil-2-propila.

A reação S_N1, citada antes, é facilitada pela presença do substituinte metóxi na posição para, que permite a estabilização extra da carga positiva. Na ausência deste substituinte, o processo S_N2 pode dominar. Assim, os halogenetos e sulfonatos de fenilmetila (benzila) sofrem preferencialmente deslocamentos S_N2 incomumente rápidos, mesmo sob condições de solvólise, particularmente na presença de bons nucleófilos. Como nas reações alílicas (Seção 14-3), dois fatores contribuem para essa aceleração. Um é que o carbono benzílico torna-se relativamente mais ele-

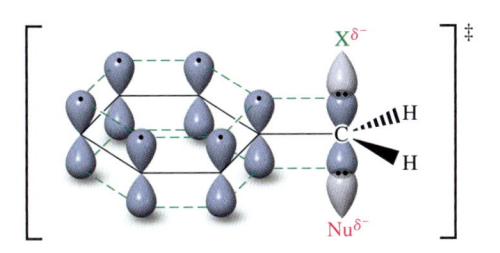

Figura 22-3 O sistema π do anel benzeno interage com os orbitais do estado de transição S_N2 no carbono benzílico. Isto estabiliza o estado de transição e reduz a barreira de ativação das reações S_N2 em (halogeno-metil)-benzenos.

trofílico pelo efeito do átomo de carbono de fenila hibridado sp^2 (em oposição aos carbonos hibridados sp^3; Seção 13-2). O segundo é a estabilização do estado de transição S_N2 por superposição com o sistema π do benzeno (Figura 22-3).

$$C_6H_5CH_2Br + {}^-CN \xrightarrow{S_N2} C_6H_5CH_2CN + Br^-$$

(Bromo-metil)-benzeno (bometo de benzila)

81%
Feniletanonitrila (fenilacetonitrila)

($\sim$ 100 vezes mais rápido do que as reações S_N2 em bromoalcanos primários)

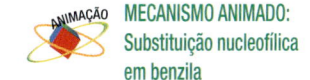

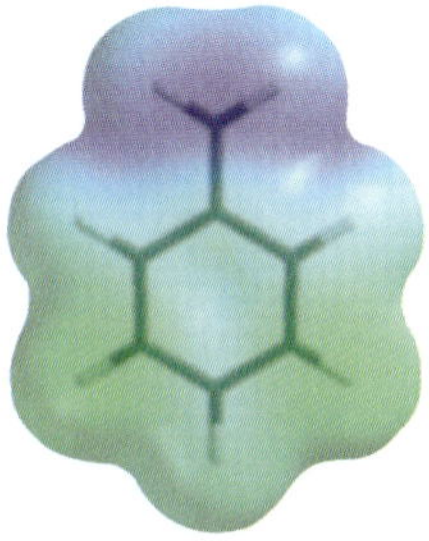

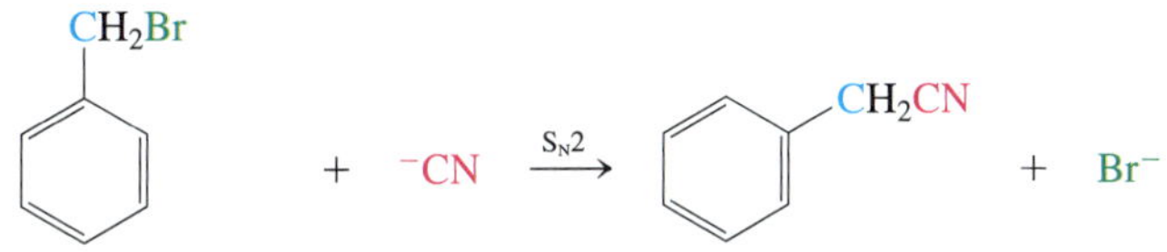

EXERCÍCIO 22-3

Na presença de cloreto de hidrogênio, o fenilmetanol (álcool benzílico) converte-se em (cloro-metil)-benzeno mais rapidamente do que o etanol em cloroetano. Explique.

A ressonância nos ânions benzila torna os hidrogênios benzílicos relativamente ácidos

Como acontece com o radical e o cátion, uma carga negativa adjacente ao anel fenila, como no ânion fenilmetila (benzila), estabiliza-se por conjugação. Os mapas de potencial eletrostático das três espécies (representados na margem em escala atenuada para contraste ótimo) mostram as cargas positiva (em azul) e negativa (em vermelho) deslocalizadas no cátion e no ânion, e, também, o elétron deslocalizado (em laranja) no radical neutro.

Ressonância no ânion benzila

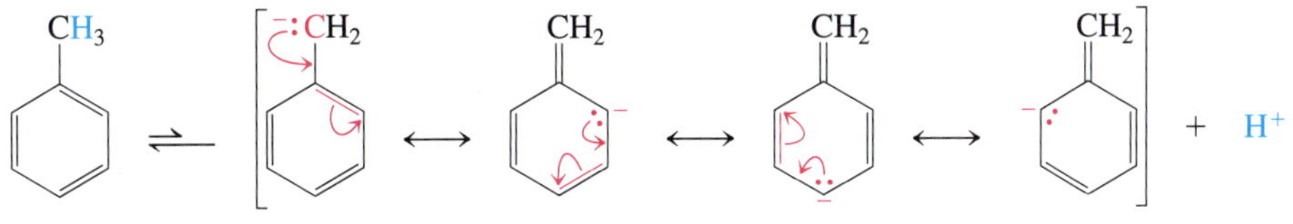

$pK_a \approx 41$

Cátion fenilmetila (benzila)

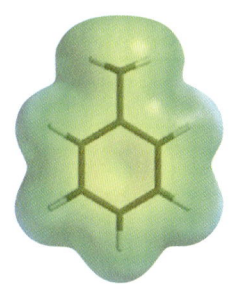

Radical fenilmetila (benzila)

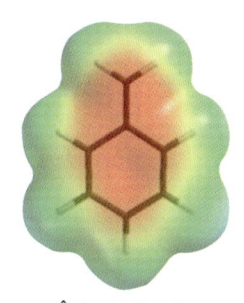

Ânion fenilmetila (benzila)

A acidez do metilbenzeno (tolueno, $pK_a \approx 41$) é, portanto, consideravelmente maior do que a do etano ($pK_a \approx 50$) e é comparável à do propeno ($pK_a \approx 40$), que pode ser desprotonado para dar o ânion 2-propenila (alila), estabilizado por ressonância (Seção 14-4). Assim, o metilbenzeno (tolueno) pode ser desprotonado por butil-lítio, para gerar o (fenil-metil)-lítio.

Desprotonação do metilbenzeno

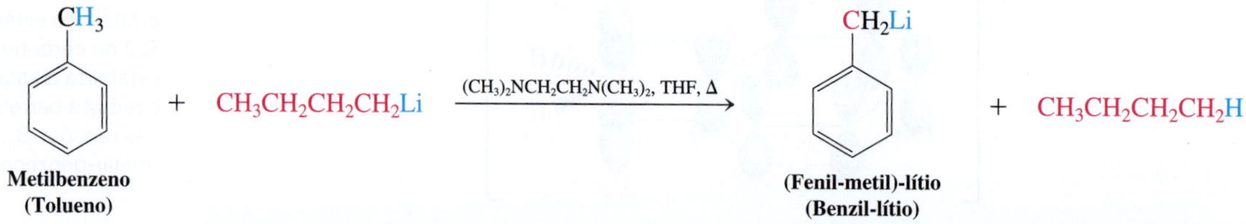

$$\text{C}_6\text{H}_5\text{CH}_3 + \text{CH}_3\text{CH}_2\text{CH}_2\text{CH}_2\text{Li} \xrightarrow{(\text{CH}_3)_2\text{NCH}_2\text{CH}_2\text{N}(\text{CH}_3)_2,\ \text{THF},\ \Delta} \text{C}_6\text{H}_5\text{CH}_2\text{Li} + \text{CH}_3\text{CH}_2\text{CH}_2\text{CH}_2\text{H}$$

Metilbenzeno (Tolueno) → (Fenil-metil)-lítio (Benzil-lítio)

EXERCÍCIO 22-4

Qual das moléculas de cada par, abaixo, reage melhor com os reagentes indicados e por quê?

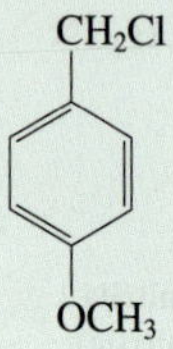

(a) $(\text{C}_6\text{H}_5)_2\text{CH}_2$ ou $\text{C}_6\text{H}_5\text{CH}_3$, com $\text{CH}_3\text{CH}_2\text{CH}_2\text{CH}_2\text{Li}$

(b) 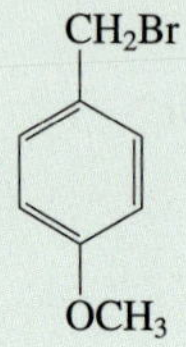 4-metoxi-benzil-brometo (CH$_2$Br, OCH$_3$) ou 4-metoxi-benzil-cloreto (CH$_2$Cl, OCH$_3$), com NaOCH$_3$ em CH$_3$OH

(c) 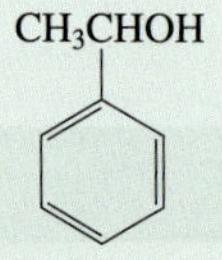 1-feniletanol (C$_6$H$_5$CH(OH)CH$_3$) ou 1-(4-nitrofenil)etanol (4-NO$_2$-C$_6$H$_4$-CH(OH)CH$_3$), com HCl

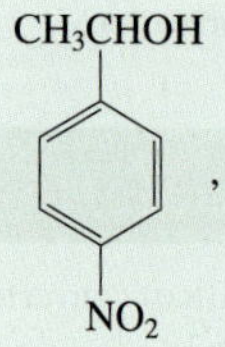

EM RESUMO, os radicais, cátions e ânions benzila estabilizam-se por ressonância com o anel de benzeno. Isto permite halogenações via radicais relativamente fáceis, bem como reações S_N1 e S_N2, e a formação do ânion benzila.

22-2 Reduções e oxidações benzílicas

Como é aromático, o anel benzeno é pouco reativo. O anel sofre substituição eletrofílica em aromáticos (Capítulos 15 e 16), porém as reações que destroem o conjunto aromático de seis elétrons, como as oxidações e reduções, por exemplo, são muito mais difíceis de obter. Por outro lado, estas transformações são muito mais fáceis na posição *benzílica*. Veremos, nesta seção, a ação de reagentes oxidantes e redutores sobre os substituintes alquila de um anel aromático.

A oxidação de alquil-benzenos leva a cetonas e ácidos aromáticos

Reagentes como $KMnO_4$ e $Na_2Cr_2O_7$ oxidam os alquil-benzenos a ácidos benzoicos. As ligações benzílicas carbono—carbono quebram-se no processo. Para que a reação ocorra é suficiente a presença de uma ligação benzílica C—H no reagente inicial (isto é, os substituintes terciários são inertes).

Oxidações completas das cadeias de alquila no carbono benzílico

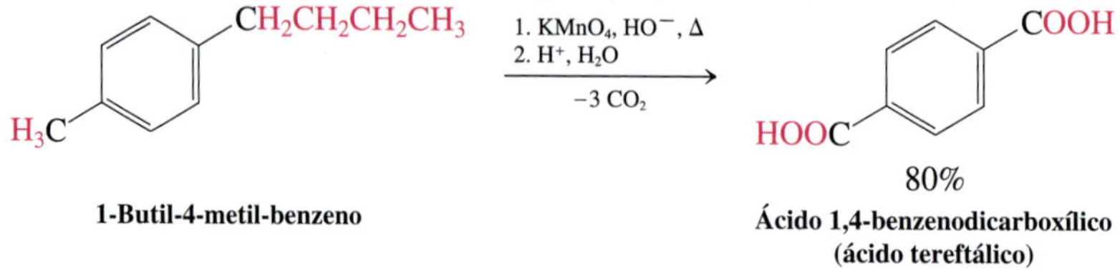

$$\text{H}_3\text{C-C}_6\text{H}_4\text{-CH}_2\text{CH}_2\text{CH}_2\text{CH}_3 \xrightarrow[\substack{2.\ \text{H}^+,\ \text{H}_2\text{O} \\ -3\ \text{CO}_2}]{1.\ \text{KMnO}_4,\ \text{HO}^-,\ \Delta} \text{HOOC-C}_6\text{H}_4\text{-COOH}$$

1-Butil-4-metil-benzeno → Ácido 1,4-benzenodicarboxílico (ácido tereftálico), 80%

Na reação forma-se, inicialmente, o álcool benzílico e, depois, a cetona. Sob condições brandas, a reação pode ser interrompida neste estágio (veja na margem e na Seção 16-5).

A reatividade especial da posição benzílica também pode ser vista na oxidação de álcoois benzílicos a compostos carbonilados, sob condições suaves. Para exemplificar, o dióxido de manganês, MnO_2, oxida seletivamente a posição benzílica mesmo na presença de outros grupos hidróxi não benzílicos. (Lembre-se do uso de MnO_2 na conversão de álcoois alílicos em aldeídos e cetonas α, β-insaturados. (Veja a Seção 17-4.)

Oxidação seletiva do álcool benzílico com dióxido de manganês

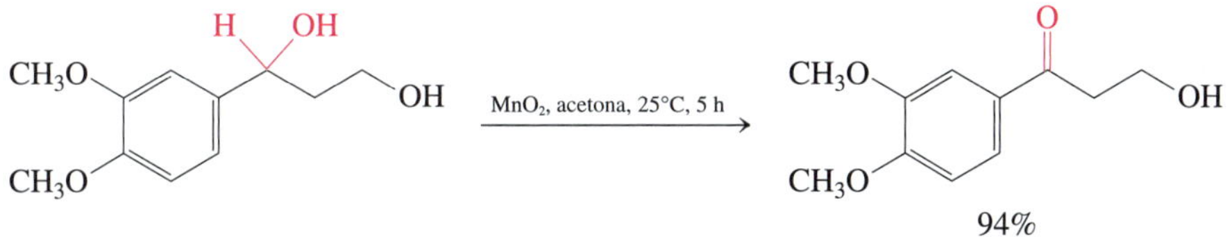

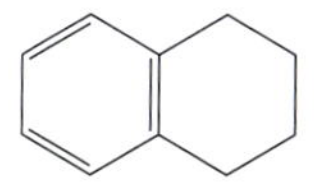

1,2,3,4-Tetra-
-hidro-naftaleno
(Tetralina)

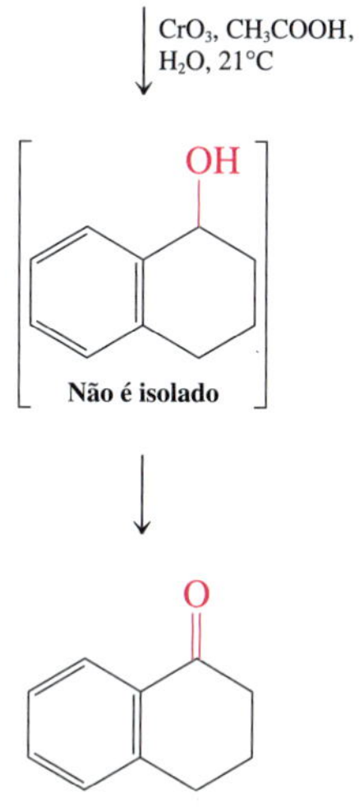

CrO_3, CH_3COOH,
H_2O, 21°C

Não é isolado

71%
1-Oxo-1,2,3,4-tetra-hidro-
-naftaleno
(1-Tetralona)

Os éteres benzílicos quebram-se por hidrogenólise

A exposição de álcoois e éteres benzílicos ao hidrogênio, na presença de um catalisador metálico, resulta na quebra da ligação benzílica carbono-oxigênio. Esta transformação é um exemplo de **hidrogenólise**, isto é, a quebra da ligação σ pelo hidrogênio ativado cataliticamente.

Quebra de éteres benzílicos por hidrogenólise

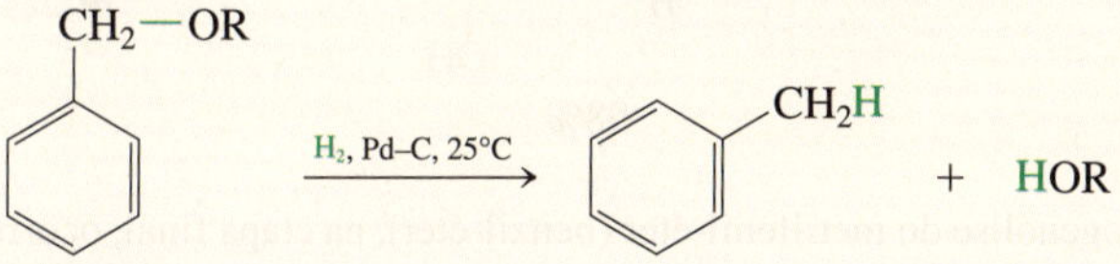

EXERCÍCIO 22-5

Proponha esquemas de síntese para transformar os reagentes em produtos.

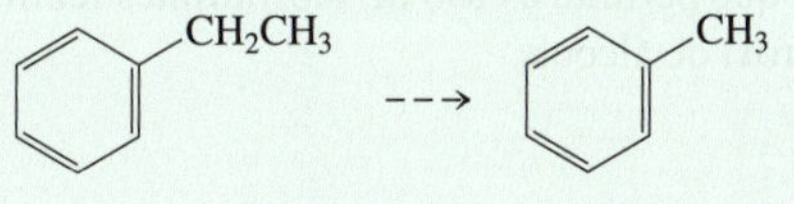

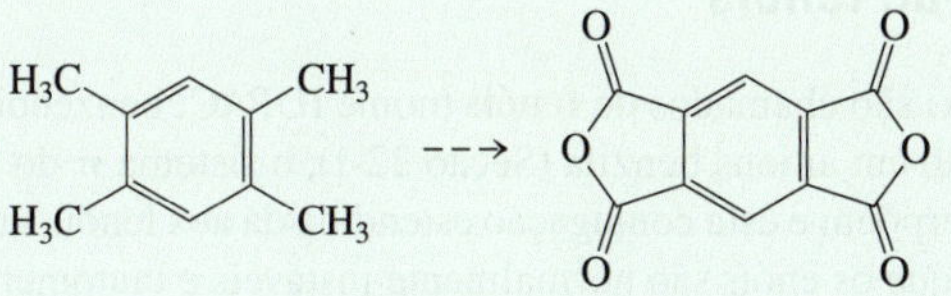

Como a hidrogenólise não é possível em álcoois e éteres comuns, o substituinte fenilmetila (benzila) pode ser usado como grupo protetor de grupos hidróxi. O esquema a seguir mostra seu uso na síntese parcial de um dos compostos que formam os óleos essenciais da classe dos eudesmanos. Esta classe inclui substâncias de importância em medicina e perfumaria.

Proteção com fenilmetila em uma síntese complexa

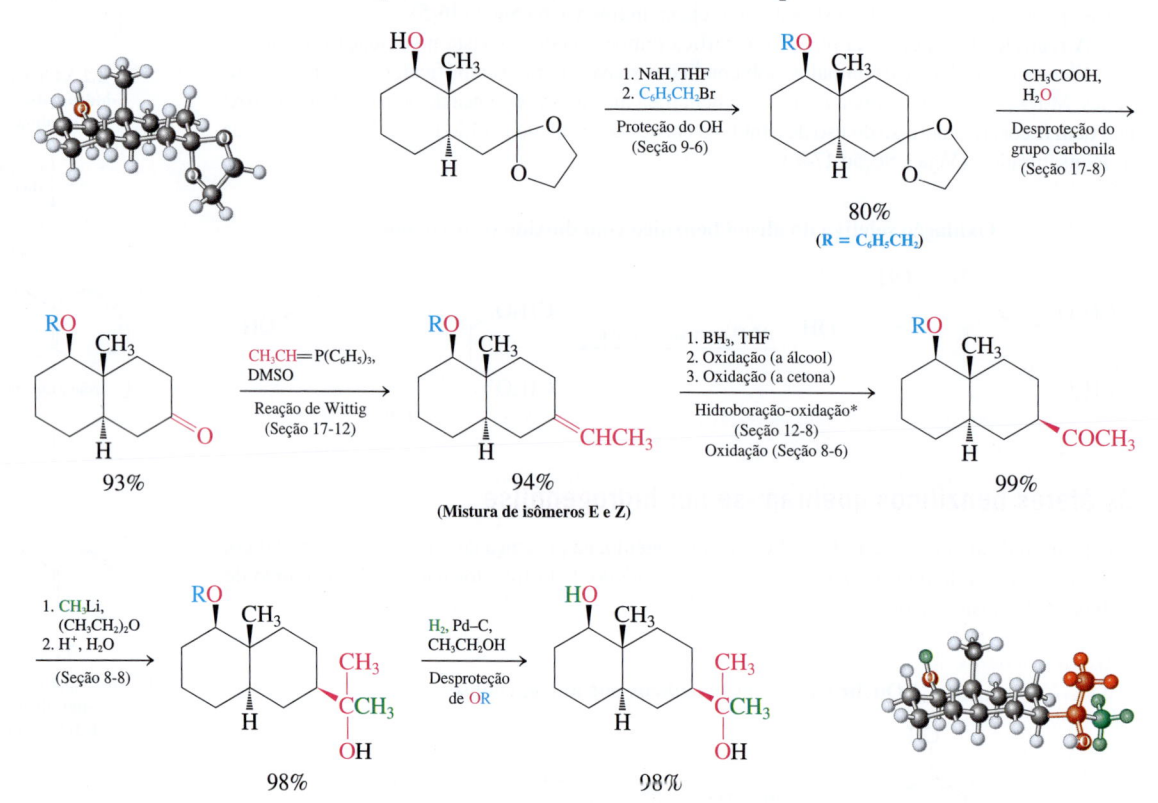

[Esquema de síntese em várias etapas:]

Etapa 1: Álcool com OH e grupo cetal — 1. NaH, THF; 2. C₆H₅CH₂Br — Proteção do OH (Seção 9-6) → produto com RO (R = C₆H₅CH₂), 80%

Etapa 2: CH₃COOH, H₂O — Desproteção do grupo carbonila (Seção 17-8) → cetona com RO, 93%

Etapa 3: CH₃CH=P(C₆H₅)₃, DMSO — Reação de Wittig (Seção 17-12) → alqueno =CHCH₃, 94% (Mistura de isômeros E e Z)

Etapa 4: 1. BH₃, THF; 2. Oxidação (a álcool); 3. Oxidação (a cetona) — Hidroboração-oxidação* (Seção 12-8), Oxidação (Seção 8-6) → metilcetona COCH₃, 99%

Etapa 5: 1. CH₃Li, (CH₃CH₂)₂O; 2. H⁺, H₂O (Seção 8-8) → álcool terciário C(CH₃)₂OH com RO, 98%

Etapa 6: H₂, Pd–C, CH₃CH₂OH — Desproteção de OR → produto final com HO, 98%

Como a hidrogenólise do metilfenil-éter (benzil-éter), na etapa final, ocorre em pH neutro, o álcool terciário não é afetado. Um éter de butila terciário teria sido uma pior escolha como grupo de proteção porque a quebra da ligação carbono-oxigênio só ocorreria em meio ácido (Seção 9-8) que poderia causar desidratação (Seção 9-2).

EM RESUMO, os permanganatos e cromatos provocam a oxidação benzílica dos grupos alquila. Os álcoois benzílicos convertem-se a cetonas com o dióxido de manganês. A função éter benzílico pode ser quebrada por hidrogenólise, uma reação que permite os uso de substituintes fenilmetila (benzila) como grupo de proteção dos grupos hidróxi de álcoois.

22-3 Nomes e propriedades de fenóis

Os arenos substituídos por grupos hidróxi são chamados de **fenóis** (nome IUPAC: benzenóis; Seção 15-1). Como ocorre na deslocalização em ânions benzila (Seção 22-1), o sistema π do anel e um orbital *p* ocupado do oxigênio se superpõem e esta conjugação estendida dá aos fenóis uma estrutura enólica incomum. Lembre-se de que os enóis são normalmente instáveis e tautomerizam-se facilmente a cetonas devido à ligação relativamente forte da carbonila (Seção 18-2). Os fenóis, entretanto, permanecem na forma enol porque este arranjo preserva o caráter aromático do anel.

---

* Embora a literatura relate o uso de oxidantes especiais, em princípio é satisfatório o uso de H₂O₂, ⁻OH em 2, e de CrO₃ em 3.

Formas ceto e enol do fenol

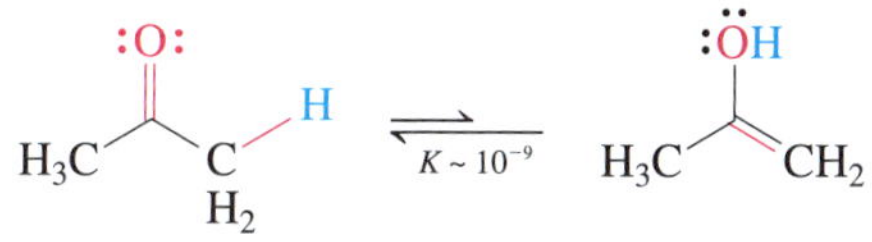

$$H_3C-\overset{:\ddot{O}:}{\underset{H_2}{C}}-H \underset{K \sim 10^{-9}}{\rightleftarrows} H_3C-\overset{:\ddot{O}H}{C}=CH_2$$

Acetona — 2-Propenol

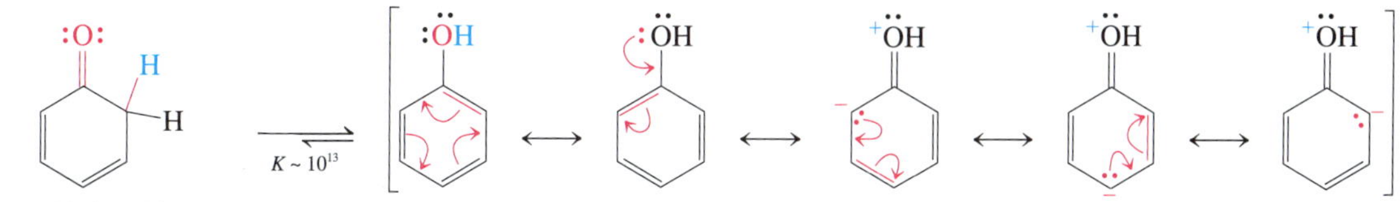

2,4-ciclo-hexadienona ⇌ [Fenol (estruturas de ressonância)] $K \sim 10^{13}$

Os fenóis e seus éteres são muito abundantes na natureza. Alguns derivados possuem aplicações medicinais e herbicidas, e outros são produtos industriais importantes. Veremos, nesta seção, os nomes destes compostos e, depois, uma diferença importante entre os fenóis e os álcoois, isto é, que os fenóis são ácidos mais fortes em razão do anel aromático adjacente.

Os fenóis são hidroxiarenos

O composto conhecido como fenol era chamado antigamente de ácido carbólico. Ele se cristaliza em agulhas incolores (p.f. 41°C), tem odor característico e é pouco solúvel em água. As soluções de fenol (ou dos metilfenóis) em água podem ser usadas como desinfetantes, porém seu uso principal está na preparação de polímeros (resinas fenólicas; Seção 22-6). O fenol puro causa severas queimaduras e é tóxico. São conhecidos casos em que a ingestão de apenas 1 g provocou a morte de indivíduos. A absorção cutânea também pode causar mortes por envenenamento.

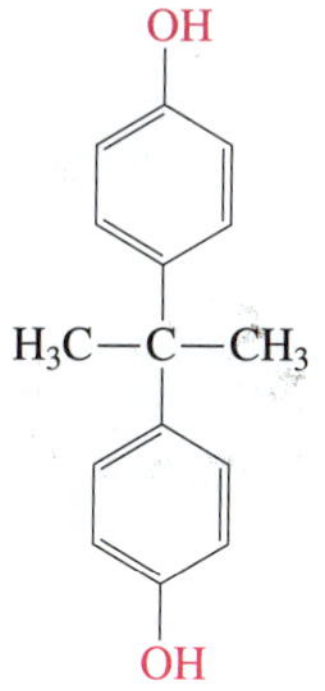

Os fenóis substituídos são nomeados como fenóis, benzenodióis ou benzenotrióis de acordo com o sistema descrito na Seção 15-1, embora alguns nomes comuns ainda sejam aceitos pela IUPAC. Estas substâncias são usadas em fotografia e na indústria de tingimento e preparação do couro. O composto bisfenol A (na margem) é um monômero importante na síntese de resinas epóxi (veja o Destaque Químico 22-1) e de policarbonatos, materiais muito empregados na manufatura de materiais plásticos duráveis, embalagens de alimentos, selantes dentários e coberturas para a proteção do interior de latas de bebida (Destaque Químico 22-1).

Os fenóis com substituintes carbóxi são nomeados como **ácidos hidroxibenzoicos**. Muitos têm nomes comuns. Os fenil-éteres são chamados de **alcoxibenzenos**. Quando tratado como substituinte, o grupo C$_6$H$_5$O é chamado de **fenóxi**.

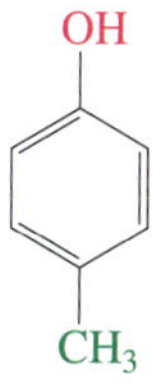

Bisfenol A

4-**Metil**-fen**ol** (*p*-Cresol)

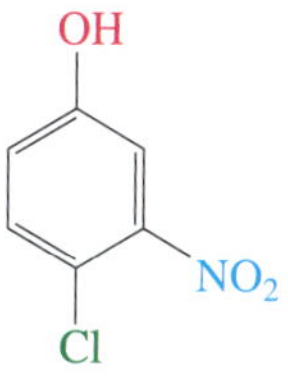

4-**Cloro**-3-**nitro**-fen**ol**

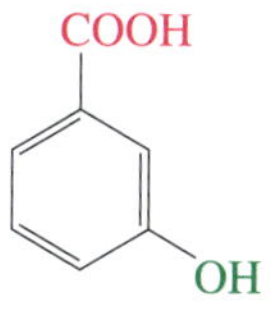

Ácido 3-hidróxi-benzoico (Ácido *m*-hidróxibenzoico)

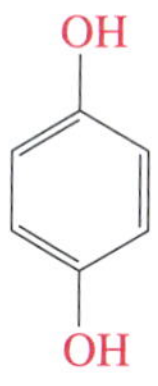

1,4-Benzenodiol (Hidroquinona)

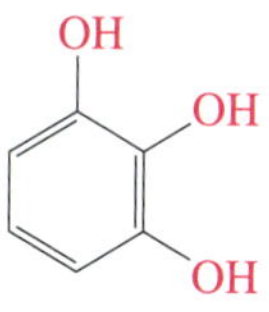

1,2,3-Benzenotriol (Pirogalol)

Muitos exemplos de fenóis, particularmente de compostos biologicamente ativos, foram incluídos neste livro (veja, por exemplo, os Destaques Químicos 5-4, 9-1, 21-1, 22-1 e 22-2 e as Seções 4-7, 9-11, 15-1, 22-9, 24-12, 25-8 e 26-1). Você provavelmente já ingeriu sem saber, um destes três fenóis.

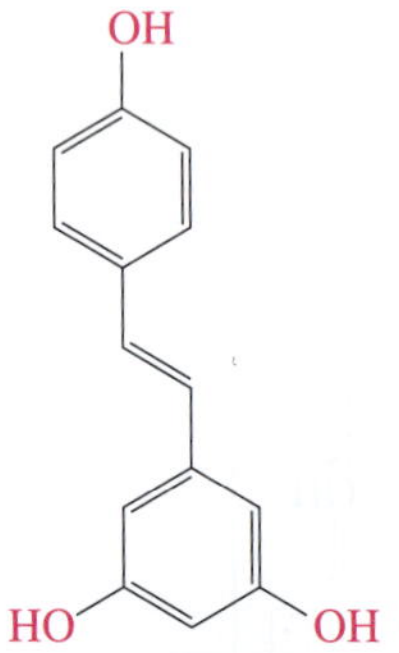

Resveratrol
(agente quimiopreventivo do câncer, obtido de uvas; veja também o Destaque Químico 22-1)

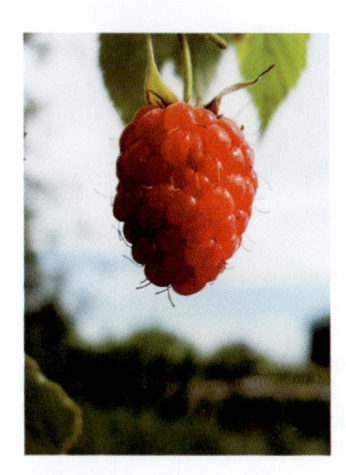

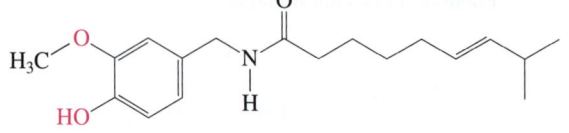

Capsaicina
(ingrediente ativo de pimentas picantes como jalapenho ou pimenta caiena)

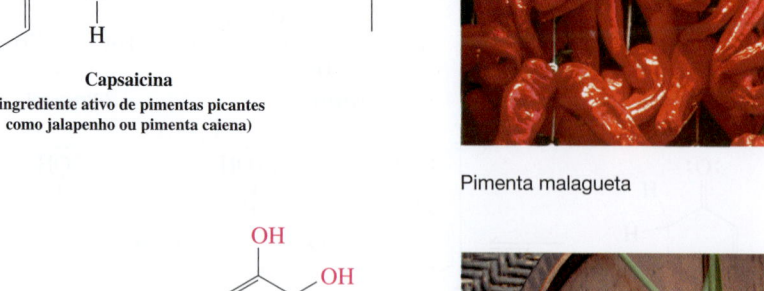

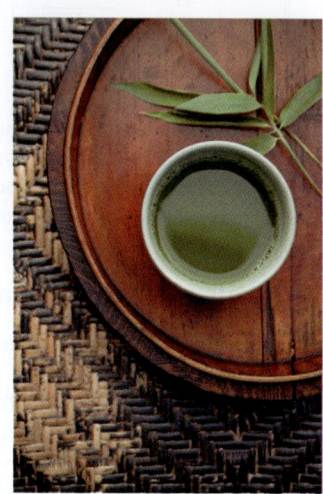

Pimenta malagueta

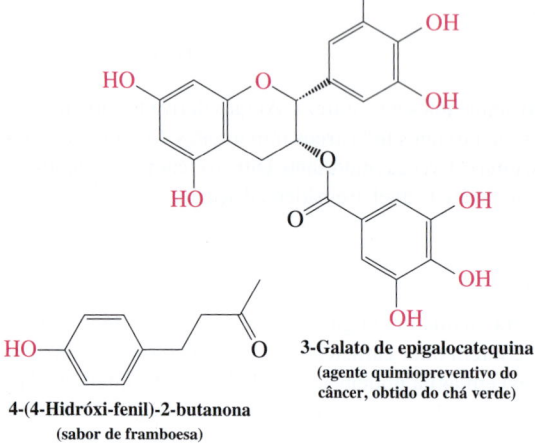

3-Galato de epigalocatequina
(agente quimiopreventivo do câncer, obtido do chá verde)

4-(4-Hidróxi-fenil)-2-butanona
(sabor de framboesa)

Framboesa

Chá verde

Os fenóis são ácidos relativamente fortes

Os fenóis têm pK_a entre 8 e 10. Embora eles sejam menos ácidos do que os ácidos carboxílicos (pK_a = 3 − 5), eles são mais fortes do que os alcanóis (pK_a = 16 − 18). A razão disto é a ressonância. A carga negativa da base conjugada, o **íon fenóxido**, estabiliza-se por deslocalização no anel.

Acidez do fenol

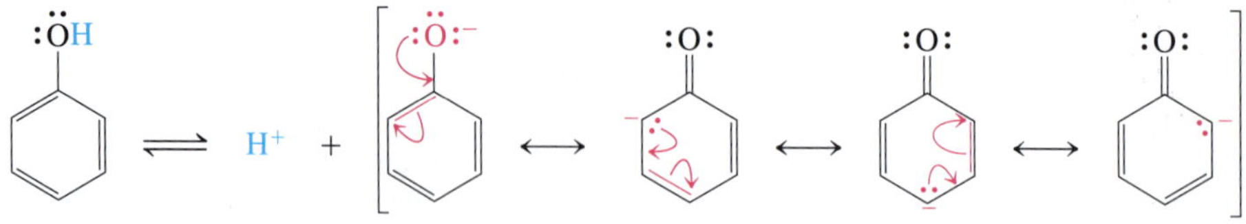

pK_a ≈ 10

Íon fenóxido

A acidez dos fenóis é muito afetada por substituintes capazes de ressonância. Assim, por exemplo, o 4-nitro-fenol (*p*-nitro-fenol) tem pK_a 7,15.

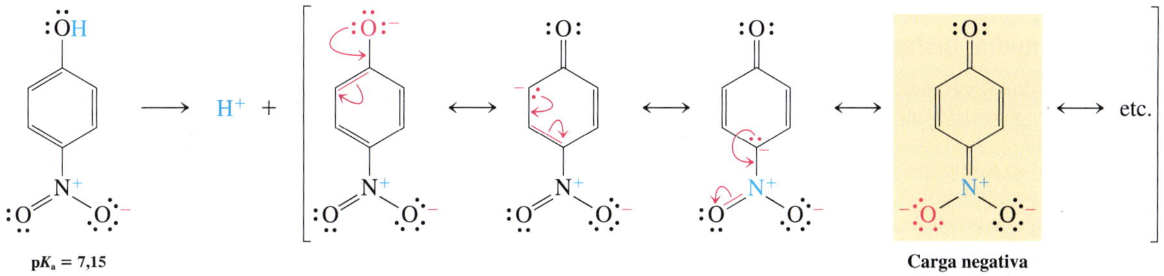

Carga negativa deslocalizada no grupo nitro

O isômero 2-nitro-fenol tem acidez semelhante (pK_a = 7,22), mas o 3-nitro-fenol tem pK_a = 8,39. A nitração múltipla torna a acidez dos fenóis comparável à dos ácidos carboxílicos e até mesmo à dos ácidos minerais. Os substituintes doadores de elétrons têm efeito contrário e aumentam o pK_a.

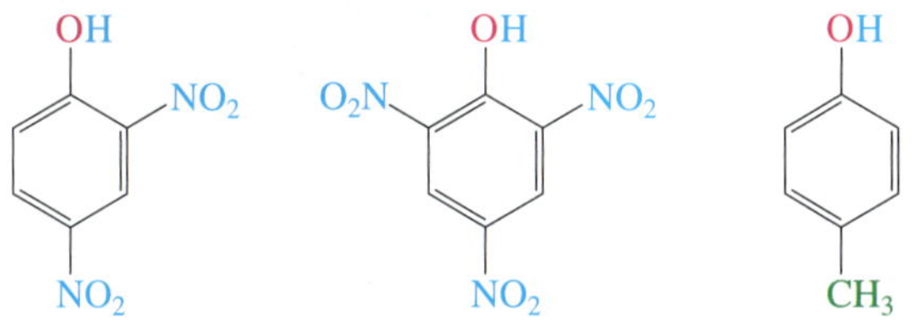

2,4-Dinitro-fenol pK_a = 4,09; **2,4,6-Trinitro-fenol (Ácido pícrico)** pK_a = 0,25; **4-Metil-fenol (*p*-Cresol)** pK_a = 10,26

Veremos, na Seção 22-5, que o oxigênio do fenol e de seus éteres é uma base fraca. Esses últimos sofrem quebra catalisada por ácidos.

EXERCÍCIO 22-6

Por que o 3-nitro-fenol (*m*-nitro-fenol) é menos ácido do que os isômeros substituídos em 2- e 4-, porém é mais ácido do que o fenol?

EXERCÍCIO 22-7

Coloque em ordem crescente de acidez os compostos: fenol (A); 3,4-dimetil-fenol (B); ácido 3-hidroxi-benzoico (ácido *m*-hidroxibenzoico) (C); e 4-(fluoro-metil)-fenol [*p*-(fluoro-metil)-fenol] (D).

EM RESUMO, devido à estabilização por ressonância com o anel aromático, os fenóis existem na forma enol. Eles são nomeados de acordo com as regras usadas para os compostos aromáticos explicadas na Seção 15-1. Os derivados que têm grupos carboxila no anel são nomeados como ácidos hidroxibenzoicos. Os fenóis são ácidos porque seus ânions são estabilizados por ressonância.

DESTAQUE QUÍMICO 22-1

Dois fenóis na mídia: bisfenol A e resveratrol

Esta seção menciona dois fenóis como exemplos de produtos químicos aos quais você pode, potencialmente, estar exposto com frequência: bisfenol A (página 1027) e resveratrol (página 1028). O bisfenol A é o ingrediente essencial do plástico policarbonato muito familiar usado em mamadeiras, latinhas pediátricas, selantes dentários, revestimentos de latas de comidas e bebidas e garrafas plásticas reutilizáveis. Mais de 1 bilhão de quilos são fabricados a cada ano somente nos Estados Unidos e pelo menos o triplo no mundo. Entretanto, a controvérsia sobre o monômero, que foi fabricado pela primeira vez em 1891, permanece, ilustrando a dificuldade da interpretação de dados científicos em termos da avaliação de risco para os humanos.

Plástico policarbonato
(Unidade bisfenol A / Unidade carbonato)

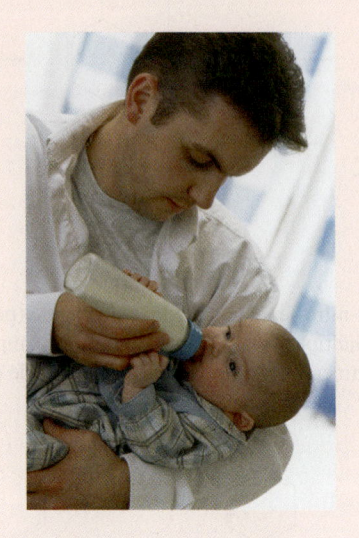

Uma mamadeira de policarbonato em ação.

O problema é que o bisfenol A comporta-se como o estrogênio em animais. Sabe-se que o monômero vasa do plástico, em velocidades maiores ao ser aquecido, como em um forno de micro-ondas, por exemplo. Um estudo de 2003 mostrou que mesmo níveis muito baixos de bisfenol A (cerca de 20 ppb) provocaram cromossomos aberrantes em ovos de ratos em desenvolvimento. Estes níveis são iguais aos encontrados no sangue e na urina humanos. Como o processo de preparação dos ovos de humanos e de ratos para a fecundação é semelhante, o estudo é preocupante, embora ele não prove que existe risco. Além disso, outros estudos com ratos adultos mostraram que aparentemente o bisfenol A não afeta a reprodução e o desenvolvimento. Uma crítica destas descobertas, datada de 2008, lembrou que os fetos e os recém-nascidos não têm a enzima do fígado necessária para destoxificar o produto químico, levantando novamente o temor dos efeitos adversos em crianças. Como um relatório do Instituto Nacional de Ciências do Ambiente e Saúde (*National Institute of Environmental Health Sciences*) dos Estados Unidos sublinha, discrepâncias deste tipo podem ser atribuídas ao uso de linhagens diferentes de animais, graus variáveis de exposição e níveis residuais diferentes de poluentes estrogênicos, regimes de dosagem e guarda dos animais (isolados ou em grupos). Lembre-se de que estamos falando de concentrações extremamente baixas de

22-4 Preparação de fenóis: substituição nucleofílica em aromáticos

Os fenóis são preparados de maneira bem diferente da usada para os benzenos substituídos mais comuns. A adição *eletrofílica* direta de OH a arenos é difícil porque existem muito poucos reagentes capazes de formar o grupo eletrofílico HO^+. Os fenóis são preparados pela substituição *nucleofílica* de um grupo de saída ligado ao anel aromático pelo íon hidróxido, HO^-. Este processo se assemelha, embora seja mecanisticamente muito diferente, à síntese dos alcanóis a partir de halogenoalcanos. Veremos, nesta seção, como obter esta transformação.

A substituição nucleofílica em aromáticos segue um mecanismo de adição-eliminação

O tratamento do 1-cloro-2,4-dinitro-benzeno com hidróxido substitui o halogênio pelo nucleófilo com formação de um fenol. Outros nucleófilos, como, por exemplo, alcóxidos ou amônia, que

um composto biologicamente ativo (partes por bilhão) que afetam uma limitada percentagem de animais e em graus diferentes. Além disso, há as grandes questões de até que ponto os estudos com animais são relevantes para os humanos e se existe um nível mínimo de exposição que podemos tolerar devido à presença de mecanismos naturais de destoxificação desenvolvidos durante a evolução. Em 2007 e 2008, dois grupos de trabalho governamentais reiteraram a opinião de que a exposição chegou a um nível que provoca efeitos adversos e que existe preocupação no caso de mulheres grávidas e de recém-nascidos. Como resultado, o Parlamento Canadense e o Congresso Americano começaram um movimento para proibir o bisfenol A em produtos infantis, e alguns vendedores, como a Wal-Mart e a Toys"R"Us, estão retirando do mercado os produtos relacionados. Ao mesmo tempo, produtores industriais estão substituindo os plásticos à base de policarbonato por outros polímeros.

As questões relacionadas aos efeitos potencialmente perigosos de produtos químicos no ambiente são igualmente relevantes com respeito a seus efeitos benéficos. Um exemplo é o resveratrol. Este composto é usado na medicina tradicional para tratar problemas do coração e do fígado e, recentemente, os cientistas se interessaram por suas propriedades fisiológicas. Ele ocorre em várias plantas e alimentos, como o eucalipto, o lírio, a amora, o amendoim e, principalmente, na casca de uvas brancas e, especialmente, na de uvas vermelhas, em que é encontrado em concentrações de 50-100 μg/g. O composto é uma arma química contra organismos invasores, como os fungos. As uvas são usadas na fabricação de vinhos, logo o resveratrol ocorre no vinho tinto em concentrações de até 5,7 μg/g. Estudos mostraram que o consumo regular de vinho tinto reduz a incidência de doenças coronarianas, uma descoberta descrita como o "paradoxo francês", isto é, a baixa incidência de problemas cardíacos na França, apesar da dieta relativamente rica em gorduras. O resveratrol pode ser a espécie ativa, já que estudos recentes mostram efeitos cardiovasculares potencialmente benéficos, inclusive a ação como antioxidante, que inibe a peroxidação de lipídeos (Seçã 22-9), e como agente antiplatelete (Destaque Químico 22-2), o que previne a aterosclerose. Outros estudos mostraram que a substância é também um agente antitumoral ativo, envolvido na iniciação, promoção e progressão de certos tipos de câncer, com toxicidade aparente mínima. Talvez mais interessante é a descoberta de que o resveratrol prolonga a vida de certas espécies de leveduras, vermes, moscas dos frutos e peixes. Na mesma linha, cancelou os efeitos de redução do tempo de vida de ratos submetidos a dietas com altos níveis de gordura. Como resultado dessas descobertas promissoras, o resveratrol tem sido chamado pelos fabricantes de "paradoxo francês engarrafado" e propagandeado para consumo em grande escala. Entretanto, os especialistas recomendam cuidado. Por exemplo, pouco se sabe sobre seu metabolismo e como ele afeta o fígado, já que os resultados acima descritos foram obtidos, em grande parte, *in vitro* e, como o bisfenol A, ele tem efeitos fisiológicos semelhantes ao estrogênio, estimulando o crescimento de células cancerosas nos seios. Por enquanto, uma taça de vinho tinto ocasional pode ser a melhor opção, se tanto!

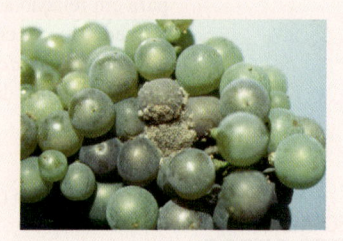

O resveratrol protege as uvas de fungos, como os mostrados aqui.

também podem ser usados, dão alcoxiarenos e arenaminas, respectivamente. Processos como estes, em que há substituição de um grupo que não um hidrogênio do anel, são chamados de **substituições ipso** (do latim, *ipso*, em si mesmo). Os produtos destas reações são intermediários na manufatura de corantes.

Substituição nucleofílica ipso em aromáticos

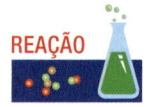

A transformação é chamada de **substituição nucleofílica em aromáticos**. A reação é efetiva quando existem no anel um ou mais grupos retiradores fortes de elétrons, localizados em orto e para em relação ao grupo de saída. Estes substituintes estabilizam por ressonância um ânion intermediário. Ao contrário da reação S_N2 de halogenoalcanos, entretanto, a substituição ocorre por um *mecanismo de duas etapas*, uma *sequência adição-eliminação* semelhante ao mecanismo de substituição dos derivados de ácidos carboxílicos (Seções 19-7 e 20-2).

Mecanismo da substituição nucleofílica em aromáticos

Etapa 1. Adição (facilitada pela estabilização por ressonância)

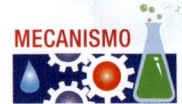

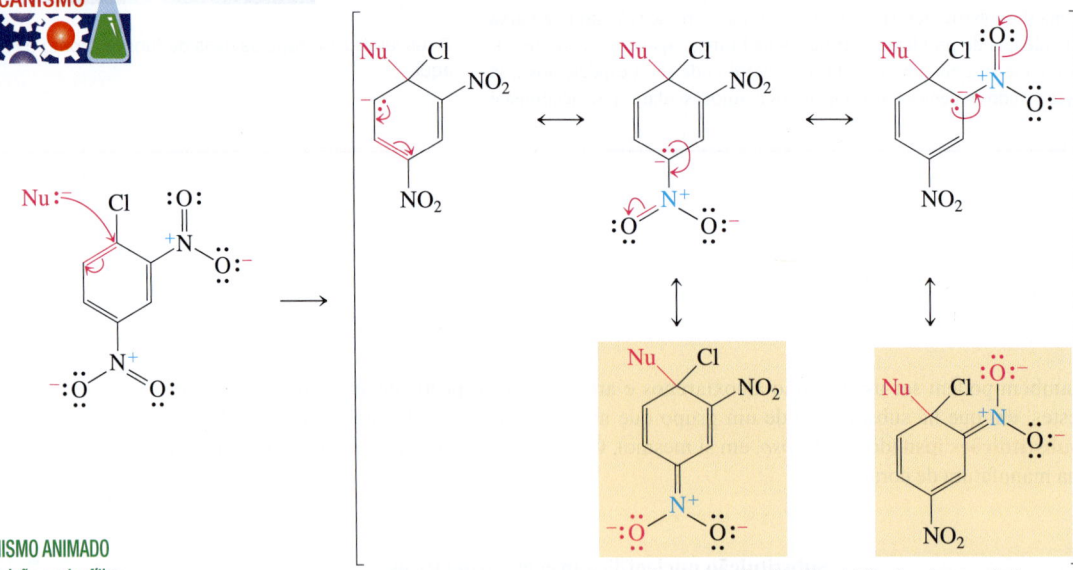

A carga negativa é muito estabilizada pela ressonância que envolve os grupos $-NO_2$ em orto e para.

Etapa 2. Eliminação (mostramos somente uma estrutura de ressonância)

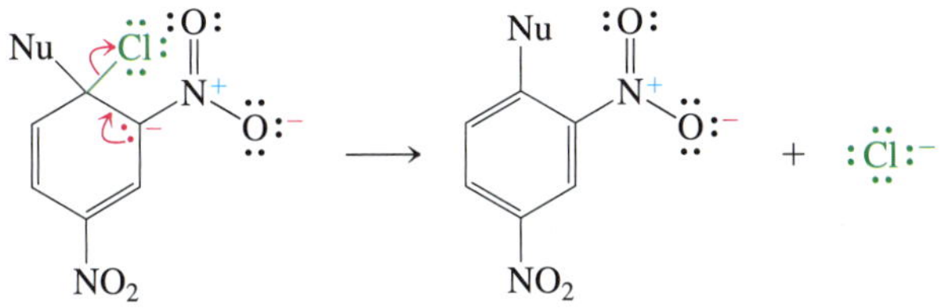

Na primeira etapa, que controla a velocidade da reação, o ataque ipso pelo nucleófilo produz um ânion para o qual podem ser escritas várias formas de ressonância. Note a capacidade da carga negativa em se deslocalizar nos grupos retiradores de elétrons. Esta deslocalização *não* é possível no 1-cloro-3,5-dinitro-benzeno, em que os dois grupos retiradores de elétrons estão em meta. Isto faz que este composto *não* sofra substituição ipso nas condições empregadas.

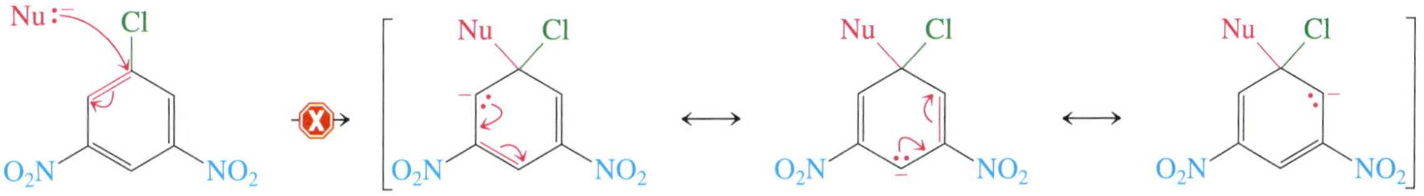

Os grupos NO_2 em meta não contribuem para a estabilização da carga negativa por ressonância.

Na segunda etapa, o grupo de saída é eliminado para que o anel aromático se regenere. A reatividade dos halogenoarenos para as substituições nucleofílicas aumenta com a nucleofilicidade do reagente e o número de grupos retiradores de elétrons do anel, particularmente os que estão em orto e para.

EXERCÍCIO 22-8

Dê o produto esperado na reação do 1-cloro-2,4-dinitro-benzeno com $NaOCH_3$ em CH_3OH em ebulição.

EXERCÍCIO 22-9

Trabalhando com os conceitos: uso da substituição nucleofílica em aromáticos em sínteses

Ofloxacina, um antibiótico da classe das quinolonas (Seção 25-7), é usado no tratamento de infecções nos tratos respiratório e urinário, olhos, ouvidos e no tecido da pele. Os antibióticos dessa classe são outra alternativa na corrente batalha contra as bactérias resistentes à penicilina e a outros fármacos. As três etapas finais da síntese da ofloxacina são mostrados a seguir, a última delas sendo uma simples hidrólise (Seção 20-4). Formule mecanismos para as duas outras transformações de A em B, depois em C.

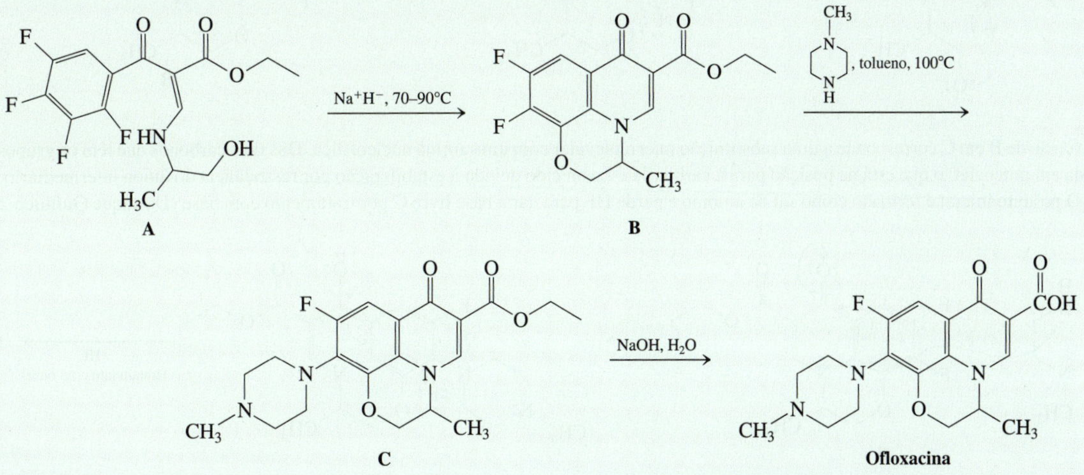

Estratégia

Olhando as alterações topológicas e a natureza das ligações formadas e quebradas, notamos que B e C são o resultado de duas substituições nucleofílicas em aromáticos intramoleculares e uma intermolecular, respectivamente. As primeiras etapas são fechamentos de anel e, portanto, especialmente favorecidas entrópica e entalpicamente. (Formação de anéis de seis átomos é uma reação favorável, veja as Seções 9-6 e 17-7.) O anel aromático em A está altamente ativado para o ataque nucleofílico porque tem quatro substituintes flúor, além do grupo carbonila que retira elétrons por ressonância. Para propor um mecanismo, olhemos cada etapa.

Solução

- Na conversão de A em B, a base forte Na^+H^- é utilizada. Quais são os sítios ácidos em A? É muito óbvia a função hidroxila ($pK_a \sim 15\text{-}16$, Seção 8-3, Tabela 8-2), que certamente será desprotonada.
- E quanto ao grupo amino? Um exame cuidadoso da estrutura de A mostra que o nitrogênio está ligado às duas carbonilas através de uma ligação dupla. Assim, a função é estabilizada de forma semelhante a uma amida (porém muito mais):

Ressonância em A

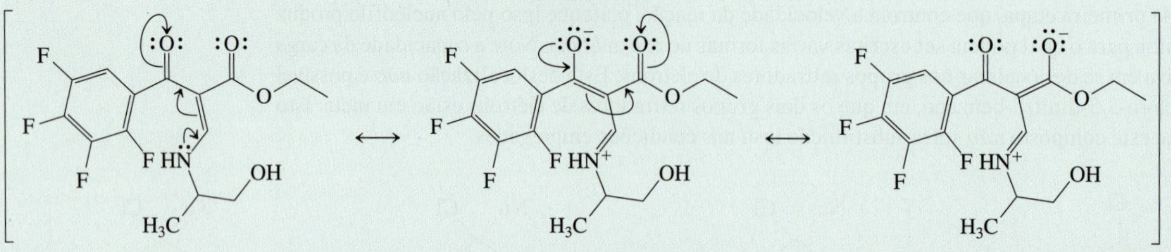

Consequentemente, ela deve ser relativamente ácida, mais do que uma amida ($pK_a \approx 22$, Seção 20-7). É, portanto, provável que A esteja duplamente desprotonado antes do ataque ao anel benzeno. A substituição nucleofílica em aromáticos é, então, facilmente formulada para formar o primeiro anel novo. No esquema abaixo, somente uma - a dominante - forma de ressonância do ânion que resulta do ataque nucleofílico é mostrada, aquela em que a carga negativa está deslocalizada no oxigênio da carbonila.

Primeiro fechamento de anel

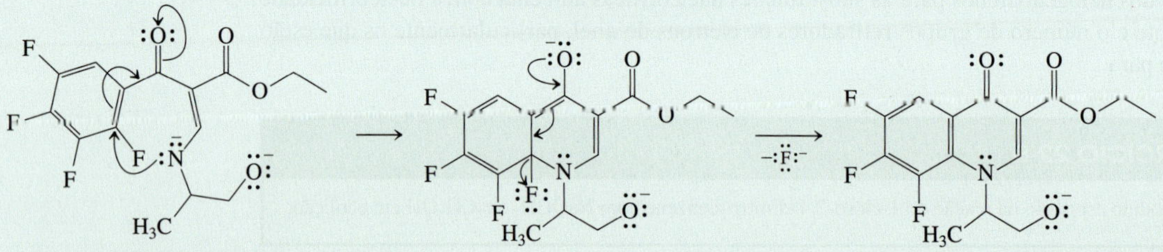

A segunda substituição nucleofílica pelo alcóxido não é comum, ainda mais porque ela tem de ocorrer na posição meta à carbonila. Portanto, o ânion intermediário não é estabilizado por ressonância, somente por efeito indutivo. A regiosseletividade é controlada pela tensão: o alcóxido não pode atingir o carbono que está na posição para em relação à carbonila, mais favorável.

Segundo fechamento de anel a B

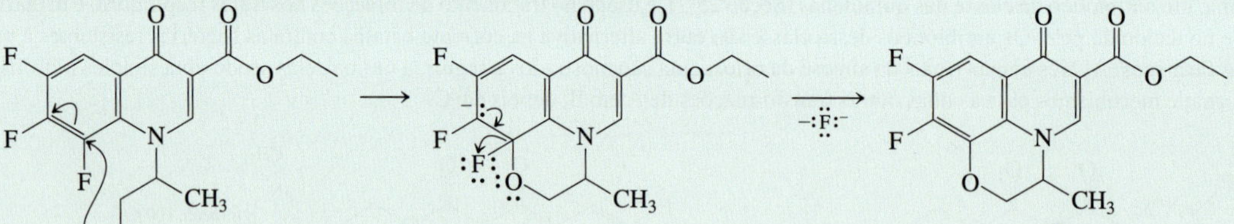

A conversão de B em C corresponde a uma substituição intermolecular com uma amina nucleofílica. Dos dois carbonos que têm os grupos flúor de saída em potencial, o que está na posição para à carbonila é favorecido devido à estabilização por ressonância do ânion intermediário resultante. O produto inicial é formado como sal de amônio e perde HF para dar a base livre C por tratamento com base (Destaque Químico 21-2).

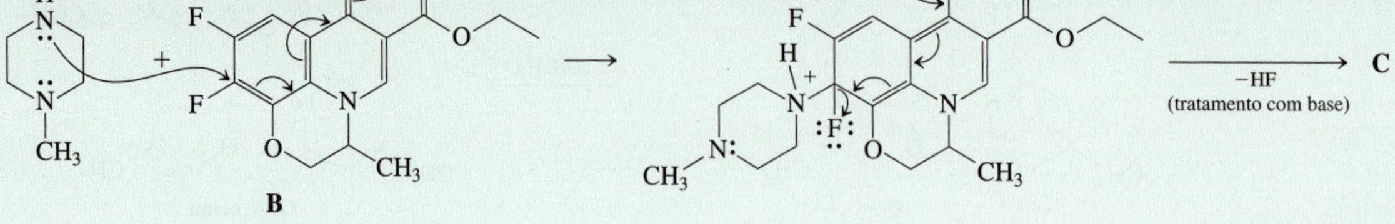

EXERCÍCIO 22-10

Tente você

Proponha um mecanismo para a conversão seguinte. Sabendo que a primeira etapa controla a velocidade da reação, desenhe um diagrama de energia potencial que descreva o progresso da reação. (**Sugestão:** trata-se de uma substituição nucleofílica em aromáticos.)

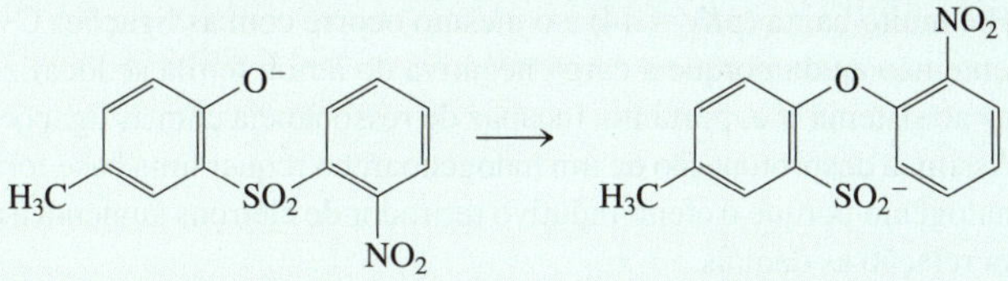

Os halogenoarenos reagem via intermediários benzino

Como não possuem substituintes que atraem elétrons, os halogenoarenos não sofrem o ataque ipso usual. Entretanto, quando os halogenoarenos são tratados com nucleófilos que também são bases fortes, se necessário em temperaturas elevadas, eles se convertem em produtos nos quais o halogeneto foi substituído por um nucleófilo. Se o clorobenzeno, por exemplo, for exposto ao hidróxido de sódio a quente, e neutralização posterior do meio, obtém-se o fenol.

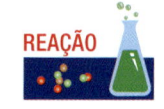

Clorobenzeno $\xrightarrow{\text{1. NaOH, H}_2\text{O, 340°C, 150 atm} \atop \text{2. H}^+, \text{H}_2\text{O}}$ Fenol + NaCl

O tratamento com amida de potássio leva à benzenamina (anilina).

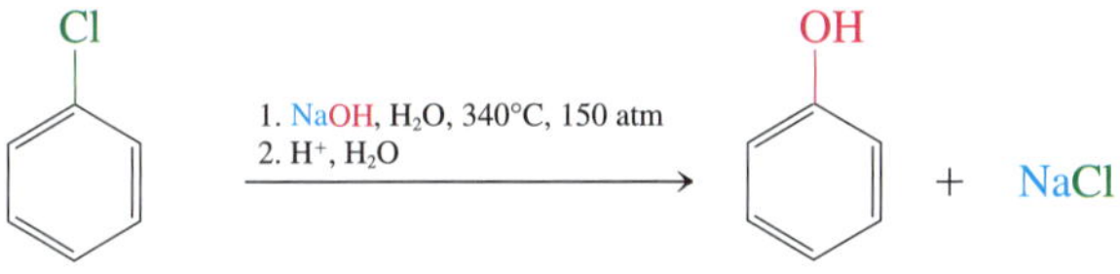

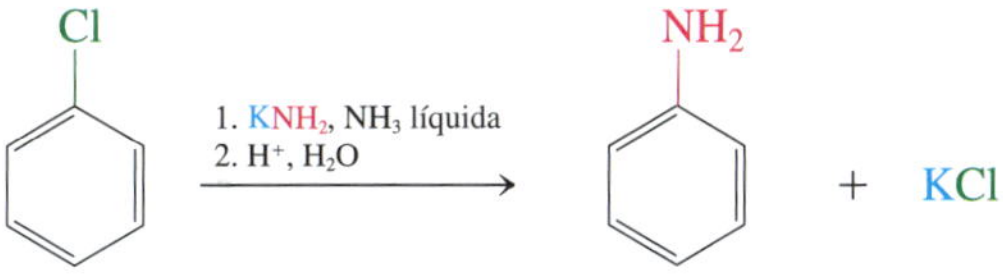

Clorobenzeno $\xrightarrow{\text{1. KNH}_2, \text{NH}_3 \text{ líquida} \atop \text{2. H}^+, \text{H}_2\text{O}}$ Benzenamina (anilina) + KCl

É tentador imaginar que estas substituições seguem o mecanismo descrito acima para a substituição nucleofílica com ataque ipso. Quando se faz, porém, a reação da amida de potássio com o clorobenzeno marcado radioativamente (^{14}C em C1), obtém-se um resultado muito curioso: somente a metade do produto tem o substituinte no carbono marcado. Na outra metade, o nitrogênio está na posição *vizinha*.

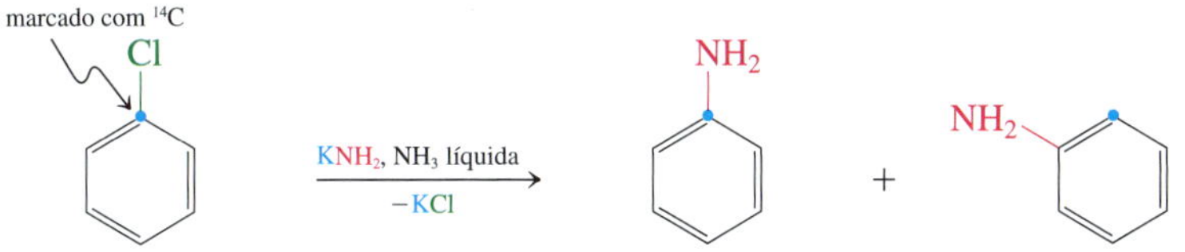

1-^{14}C-Cloro-benzeno $\xrightarrow[-\text{KCl}]{\text{KNH}_2, \text{NH}_3 \text{ líquida}}$ 1-^{14}C-Benzenamina (50%) + 2-^{14}C-Benzenamina (50%)

Este resultado mostra que o mecanismo destas reações não deve ser a substituição direta. Qual é, portanto, a resposta desta questão? Uma chave é que o nucleófilo liga-se *apenas* às posições ipso ou orto em relação ao grupo de saída. Esta observação pode ser explicada pela eliminação de HX do anel, um processo que lembra a de-hidro-halogenação de halogenoalquenos para formar alquinos (Seção 13-4). No presente caso, porém, a eliminação não é um processo concertado. Ela ocorre em etapas, com a desprotonação precedendo a eliminação do grupo de saída (etapa 1 do mecanismo dado abaixo). As reações da etapa 1 são difíceis, a segunda mais do que a primeira. Por que isso? Com respeito ao ânion inicial, lembre-se (Seção 11-3) de que a acidez de C_{sp^2}—H é muito baixa (p$K_a \approx 44$) e o mesmo ocorre com as ligações C—H de fenila. O sistema π adjacente não ajuda porque a carga negativa do ânion fenila se localiza em um orbital sp^2 *perpendicular* ao sistema π e, portanto, incapaz de ressonância com as ligações duplas do anel de seis átomos. Assim, a desprotonação de um halogenoareno requer uma base forte. Ela ocorre na posição orto ao halogênio porque o efeito indutivo retirador de elétrons aumenta a acidez do C—H nesta posição, em relação as demais.

Embora a desprotonação não seja fácil, o segundo estágio da etapa 1, a eliminação de X$^-$, é ainda mais difícil porque a estrutura resultante, o **1,2-desidro-benzeno** ou **benzino**, tem tensão elevada.

Mecanismo da substituição nucleofílica em halogenoarenos simples

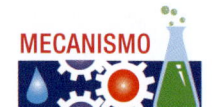

Etapa 1. Eliminação ocorre em etapas

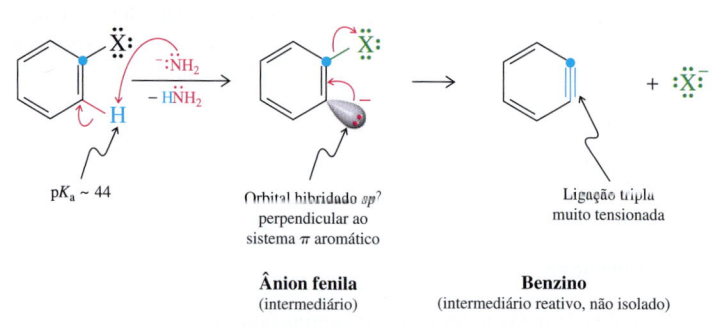

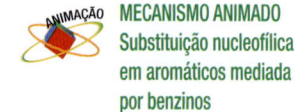

p$K_a \sim 44$ Orbital hibridado sp^2 perpendicular ao sistema π aromático   Ligação tripla muito tensionada

Ânion fenila (intermediário)   **Benzino** (intermediário reativo, não isolado)

Etapa 2. Adição ocorre em ambos os carbonos tensionados

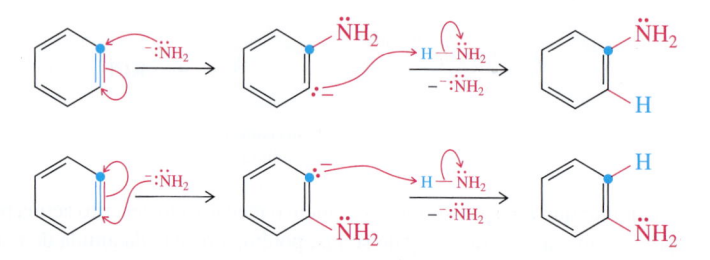

Por que o benzino tem tensão elevada? Lembre-se de que os alquinos têm estrutura linear decorrente da hibridação *sp* dos carbonos da ligação tripla (Seção 13-2). Como o benzino tem estrutura cíclica, a ligação tripla torna-se angular e é muito reativa. Por isso, o benzino existe, nessas condições, apenas como um intermediário reativo que sofre o ataque dos nucleófilos disponíveis. Assim, por exemplo (etapa 2), o íon amida ou mesmo o solvente amônia pode se adicionar para dar a benzenamina (anilina). Como as duas extremidades da ligação tripla são equivalentes, a adição pode ocorrer em qualquer um dos carbonos. Isto explica a distribuição dos átomos marcados com ^{14}C (do clorobenzeno original) na benzenamina.

O benzino é muito reativo e não pode ser isolado e guardado em uma garrafa. Em condições controladas, entretanto, ele pode ser observado espectroscopicamente. A fotólise da benzociclobutenodiona em 77K (−196°C), em argônio congelado (p.f. = −189°C), produz uma espécie cujos espectros de IV e UV correspondem ao benzino, formado pela eliminação de duas moléculas de CO.

Geração de benzino, um intermediário reativo

Benzociclo-buteno-1,2-diona $\xrightarrow{h\nu,\ 77\ K}$ benzino + 2 CO

Embora o benzino seja representado usualmente como um cicloalquino (Figura 22-4A), a vibração de deformação axial da ligação tripla aparece no IV em 1846 cm^{-1}, um valor intermediário entre o da ligação dupla (ciclo-hexeno, 1652 cm^{-1}) e o da ligação tripla (3-hexino, 2207 cm^{-1}). Os valores de ^{13}C-RMN destes carbonos ($\delta = 182{,}7$ ppm) também não são típicos de ligações triplas puras (Seção 13-3), o que indica a contribuição considerável de uma forma de ressonância (Figura 22-4B) relacionada a um trieno cumulado (Seção 14-5). A ligação é substancialmente enfraquecida pelo pequeno entrosamento dos orbitais p no plano do anel.

A — 1,42 Å, 1,43 Å, 1,40 Å, 1,24 Å, Superposição fraca

B

C

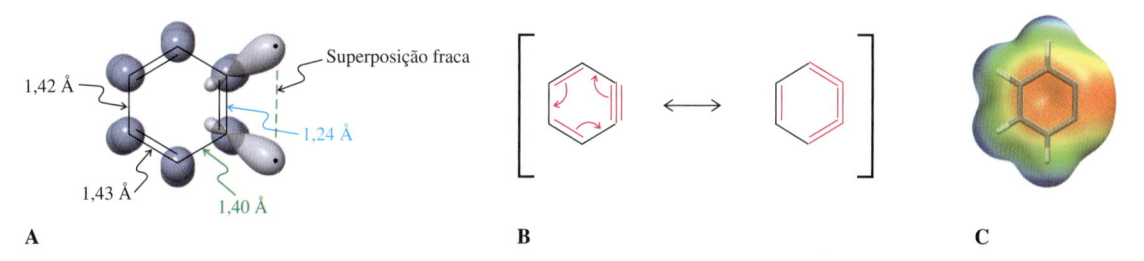

Figura 22-4 (A) O diagrama de orbitais moleculares do benzino mostra que os seis elétrons aromáticos π estão localizados em orbitais perpendiculares aos dois orbitais híbridos adicionais que, por sua vez, formam uma ligação tripla distorcida. Estes orbitais híbridos se superpõem fracamente e o benzino é muito reativo. (B) Ressonância no benzino. (C) O mapa de potencial eletrostático do benzino mostra a densidade de elétrons (em vermelho) no plano do anel de seis átomos na posição dos carbonos sp.

EXERCÍCIO 22-11

O 1-cloro-4-metil-benzeno (p-cloro-tolueno) não é um bom reagente para a preparação do 4-metil-fenol (p-cresol) pela reação direta com NaOH a quente porque se forma uma mistura de dois produtos. Por que isto ocorre e quais são os produtos formados?

EXERCÍCIO 22-12

Explique a regiosseletividade observada na reação seguinte. (**Sugestão:** examine o efeito do grupo metóxi na seletividade do ataque do íon amida ao benzino.)

2-bromoanisol $\xrightarrow[-KBr]{KNH_2,\ NH_3\ \text{líquida}}$ 3-metóxi-anilina (Principal) + 2-metóxi-anilina (Secundário)

Os fenóis são obtidos de sais de arenodiazônio

O método mais comum e tradicional de preparação dos fenóis em laboratório é através dos **sais de arenodiazônio**, $ArN_2^+X^-$. Lembre-se de que alcanaminas primárias podem ser *N*-nitrosadas e que a espécie resultante se rearranja a sais de diazônio instáveis. Eles perdem nitrogênio para formar carbocátions (Seção 21-10). Por outro lado, as benzenaminas primárias (anilinas) reagem com ácido nitroso a frio, uma reação chamada **diazotação**, com formação de sais de arenodiazônio, relativamente estáveis, embora ainda reativos. Em comparação com os sais de alcanodiazônio, essas espécies são estabilizadas por ressonância e não perdem N_2 imediatamente pela alta energia dos **cátions arila** resultantes (a serem discutidos na Seção 22-10).

Diazotação

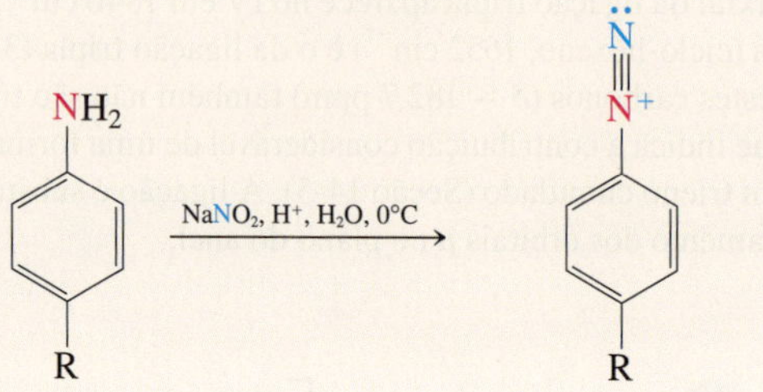

[Esquema: anilina-*p*-R + $NaNO_2$, H^+, H_2O, 0°C → íon arenodiazônio]

Quando os sais de diazônio sofrem aquecimento brando em água, liberam nitrogênio e os **cátions arila** reagem rapidamente com o solvente para dar fenóis.

Decomposição de sais de arenodiazônio para dar fenóis

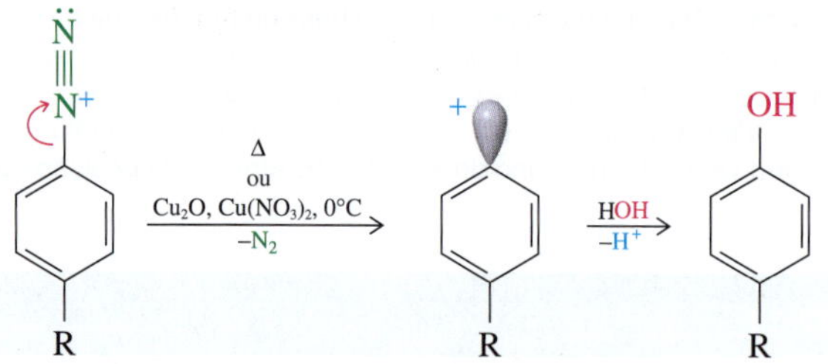

[Esquema: sal de arenodiazônio $\xrightarrow[-N_2]{\Delta \text{ ou } Cu_2O, Cu(NO_3)_2, 0°C}$ Cátion arila $\xrightarrow[-H^+]{HOH}$ fenol-*p*-R]

Nestas reações, o "super" grupo de saída N_2 faz o que os halogenetos só conseguem quando ligados a um anel benzeno muito deficiente de elétrons (substituição nucleofílica em aromáticos) ou em condições extremas (através de intermediários benzino), isto é, a substituição por hidróxido. Os três mecanismos são completamente diferentes. Na substituição nucleofílica em aromáticos, o nucleófilo ataca antes da partida do grupo de saída. No mecanismo via benzino, o nucleófilo atua inicialmente como uma base, seguindo-se a extrusão do grupo de saída e o consequente ataque do nucleófilo na ligação tripla tensionada. Na decomposição do íon arenodiazônio, o grupo de saída sai primeiro, seguindo-se a reação com água.

A utilidade desta síntese de fenol é aparente se você lembrar que as arenaminas provêm dos nitroarenos por redução e os nitroarenos são obtidos de outros arenos por substituição eletrofílica em aromáticos (Capítulos 15 e 16). Portanto, do ponto de vista retrossintético (Seção 8-9), podemos imaginar um grupo hidróxi em qualquer posição de um anel benzeno sujeita à nitração eletrofílica.

Capítulo 22 Química dos Substituintes do Benzeno

Ligação retrossintética de fenóis a arenos

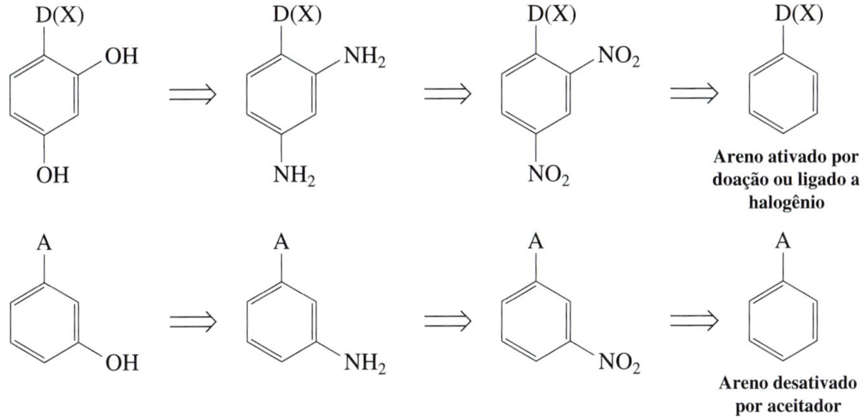

D(X)-C6H3(OH)2 ⇒ D(X)-C6H3(NH2)2 ⇒ D(X)-C6H3(NO2)2 ⇒ D(X)-C6H5
Areno ativado por doação ou ligado a halogênio

A-C6H4-OH ⇒ A-C6H4-NH2 ⇒ A-C6H4-NO2 ⇒ A-C6H5
Areno desativado por aceitador

Dois exemplos são mostradas abaixo.

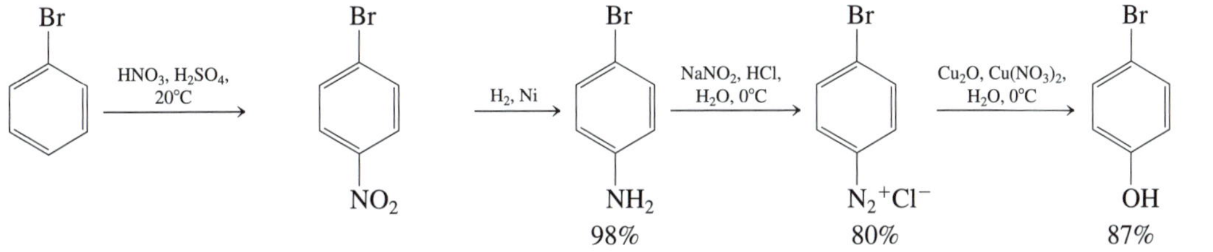

Br-C6H5 →(HNO3, H2SO4, 20°C)→ p-Br-C6H4-NO2 (70% separado do isômero orto por cristalização) →(H2, Ni)→ p-Br-C6H4-NH2 (98%) →(NaNO2, HCl, H2O, 0°C)→ p-Br-C6H4-N2+Cl− (80%) →(Cu2O, Cu(NO3)2, H2O, 0°C)→ p-Br-C6H4-OH (87%) 4-Bromo-fenol (*p*-bromo-fenol)

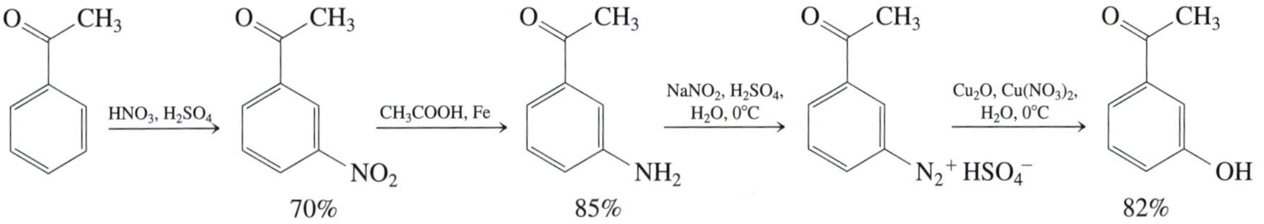

C6H5-COCH3 →(HNO3, H2SO4)→ m-O2N-C6H4-COCH3 (70%) →(CH3COOH, Fe)→ m-H2N-C6H4-COCH3 (85%) →(NaNO2, H2SO4, H2O, 0°C)→ m-(N2+HSO4−)-C6H4-COCH3 →(Cu2O, Cu(NO3)2, H2O, 0°C)→ m-HO-C6H4-COCH3 (82%) 1-(3-Hidróxi-fenil)-etanona (*m*-Hidróxi-acetofenona)

EXERCÍCIO 22-13

O carboxilato de *orto*-benzenodiazônio, A (feito pela diazotação do ácido 2-amino-benzoico, Problema 20-59), é explosivo. O aquecimento com *trans,trans*-2,4-hexadieno em solução leva ao composto B. Explique usando um mecanismo simples (**Sugestão:** formam-se dois outros produtos gasosos.)

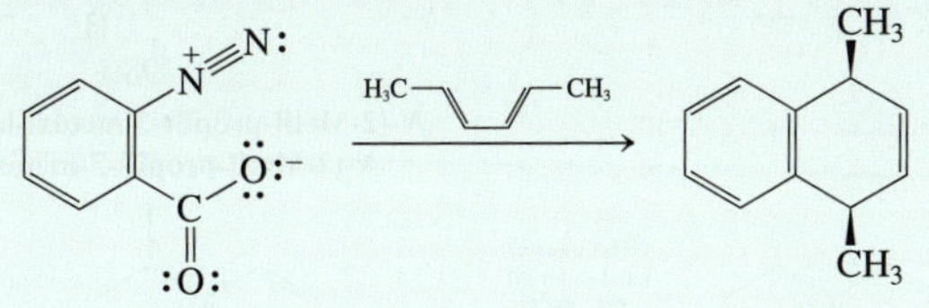

A: *orto*-benzeno com N2+ e CO2− substituintes
B: 1,4-di-hidronaftaleno com grupos CH3 nas posições 1 e 4

EXERCÍCIO 22-14

Proponha uma síntese para o 4-(fenil-metil)-fenol (*p*-benzil-fenol) a partir do benzeno. (**Cuidado:** lembre-se de que a reação de Friedel-Crafts não funciona com arenos desativados.)

Os fenóis podem ser feitos a partir de halogenoarenos por catálise com Pd

Embora tenhamos visto que os halogenobenzenos comuns resistem à reação com hidróxido, eles sofrem esse deslocamento nucleofílico na presença de sais de Pd e ligantes de fosfina, PR₃.

Síntese de fenóis catalisada por Pd a partir de halogenoarenos

Ph–X →(KOH, catalisador Pd, PR₃, 100°C)→ Ph–OH

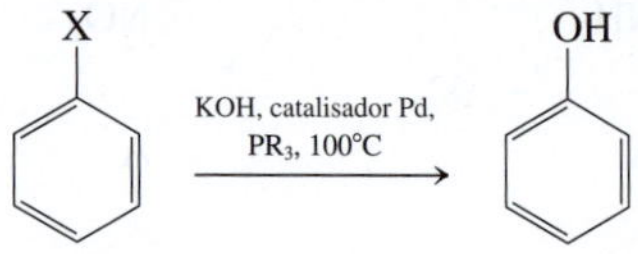

A reação é geral para benzenos substituídos e complementa o método do sal de diazônio descrito acima.

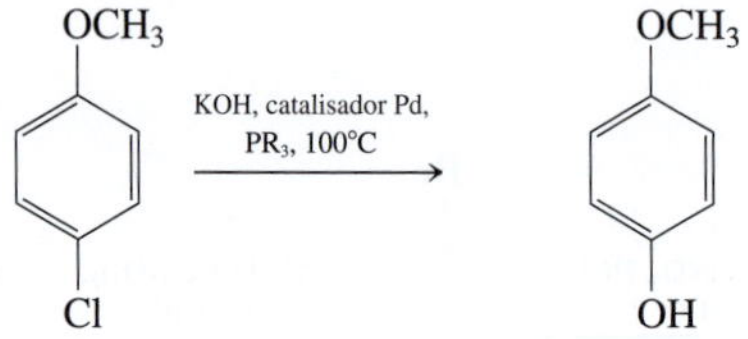

4-Cloro-anisol →(KOH, catalisador Pd, PR₃, 100°C)→ 4-Metóxi-fenol (90%)
(*p*-Metóxi-fenol)

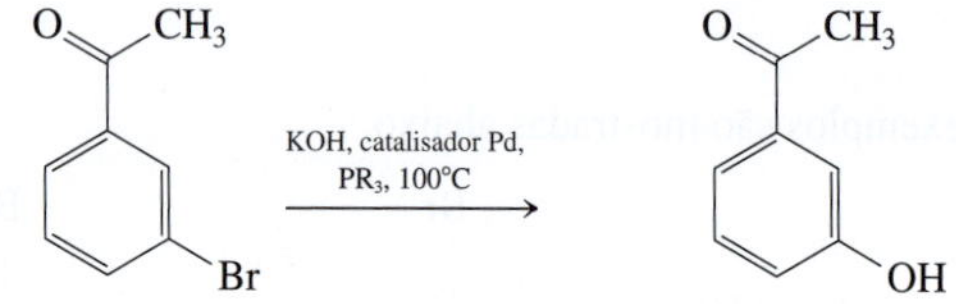

3-Bromo-acetofenona →(KOH, catalisador Pd, PR₃, 100°C)→ 1-(3-Hidróxi-fenil)-etanona (98%)
(*m*-Hidróxi-acetofenona)

O mecanismo relaciona-se ao da reação de Heck e outras reações catalisadas por paládio (Seção 13-9; Destaque Químico 13-1). Como mostrado abaixo de forma simplificada, a reação começa pela inserção do metal na ligação arila-halogeneto, troca do halogeneto por hidróxido e extrusão do produto final com regeneração do catalisador.

Mecanismo da síntese de fenóis catalisada por Pd a partir de halogenoarenos

Ph–X →(Pd)→ Ph–Pd–X →(HO⁻, −X⁻)→ Ph–Pd–OH →(−Pd)→ Ph–OH

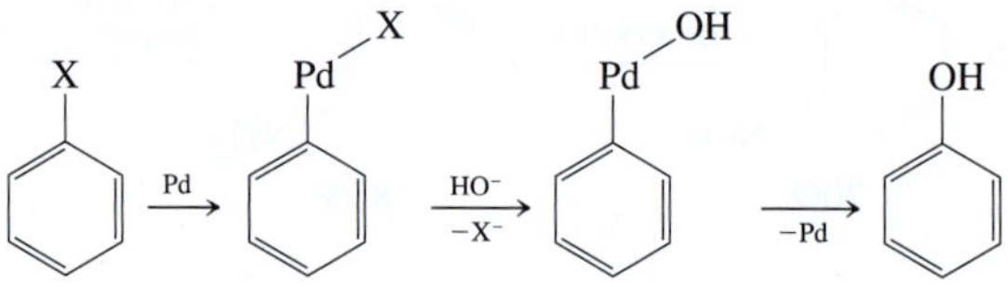

Substituições semelhantes podem ser feitas com alcóxidos para dar fenol-éteres e com aminas, inclusive amônia, para dar benzenaminas.

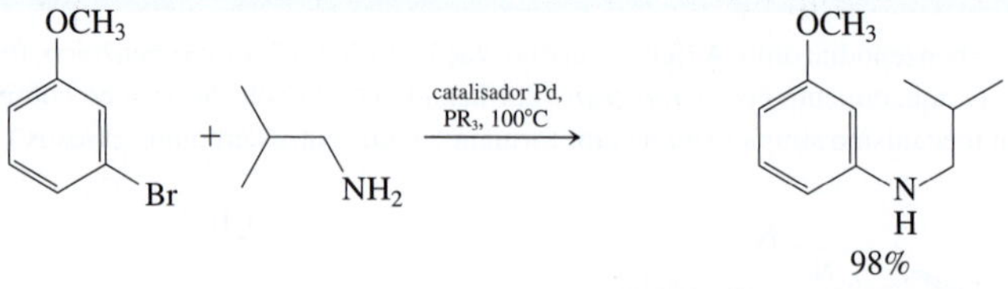

3-Bromo-anisol + isobutilamina →(catalisador Pd, PR₃, 100°C)→ *N*-(2-Metil-propil)-3-metóxi-benzenamina (98%)
N-(2-Metil-propil)-3-metóxi-anilina

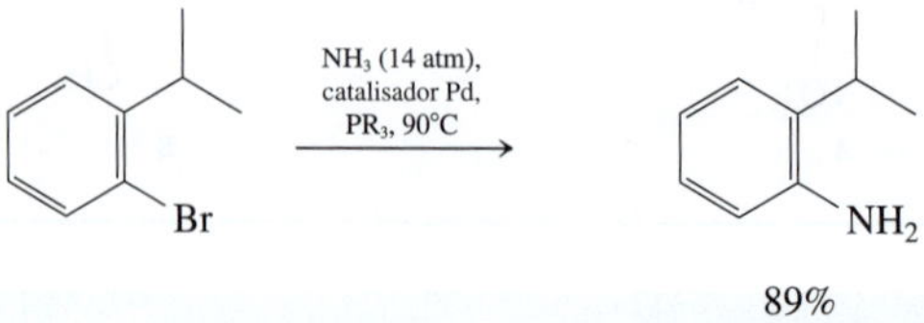

2-isopropil-bromobenzeno →(NH₃ (14 atm), catalisador Pd, PR₃, 90°C)→ 2-(1-Metil-etil)-benzenamina (89%)
(*o*-isopropil-anilina)

Embora o método precedente seja importante na preparação de fenóis substituídos, o composto principal é feito industrialmente pela oxidação pelo ar do (1-metil-etil)-benzeno (isopropilbenzeno ou cumeno; veja também o Exercício 15-27) ao hidroperóxido benzílico e sua decomposição com ácido (na margem). O "subproduto" acetona é valioso por si só e torna o processo economicamente viável, além do uso benigno do ar como oxidante.

Uma síntese "verde" industrial do fenol

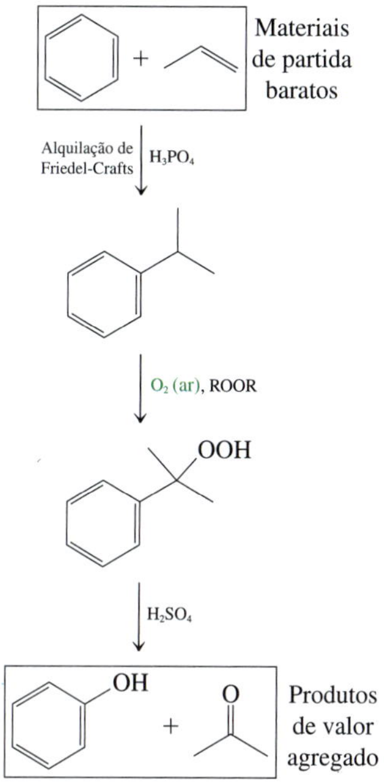

EXERCÍCIO 22-15

Como você prepararia os seguintes fenóis a partir dos materiais indicados? (**Sugestão:** consulte os Capítulos 15 e 16.)

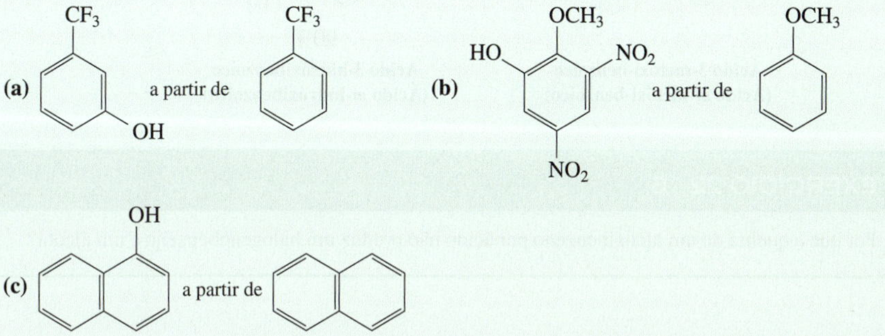

(a) 3-(trifluormetil)fenol a partir de (trifluormetil)benzeno

(b) 2-metoxi-3-hidroxi-4,6-dinitro... a partir de anisol

(c) 1-naftol a partir de naftaleno

EM RESUMO, quando um anel benzeno tem substituintes que atraem elétrons fortemente, pode ocorrer adição nucleofílica com formação de um ânion intermediário com carga deslocalizada. Este intermediário sofre eliminação do grupo de saída (substituição ipso em aromáticos). Formam-se fenóis quando o nucleófilo é o íon hidróxido, arenaminas (anilinas), quando é amônia, e alcoxiarenos, quando são alcóxidos. Bases muito fortes são capazes de eliminar HX dos halogenoarenos para formar um intermediário reativo, chamado de benzino, que é sujeito a ataque nucleofílico com formação de produtos de substituição. Por fim, pode-se preparar fenóis pela decomposição de sais de arenodiazônio em água e por hidroxilações de halogenoarenos catalisadas por Pd.

22-5 A química dos fenóis é semelhante à dos álcoois

O grupo hidróxi dos fenóis sofre várias das reações dos álcoois (Capítulo 9), como a protonação, a síntese de Williamson de éteres e a esterificação.

O oxigênio dos fenóis é uma base fraca

Os fenóis são ácidos, mas também são bases fracas. A protonação dos fenóis (e de seus éteres) por ácidos fortes dá **íons feniloxônio**. Portanto, como ocorre com os alcanóis, o grupo hidróxi confere caráter anfótero às moléculas (Seção 8-3). A basicidade do fenol, entretanto, é menor do que a dos alcanóis porque os pares de elétrons livres do oxigênio deslocalizam-se pelo anel aromático (Seções 16-1 e 16-3). Os pK_a dos íons feniloxônio são, por isso, inferiores aos dos íons alquil-oxônio.

Valores de pK_a dos íons metiloxônio e feniloxônio

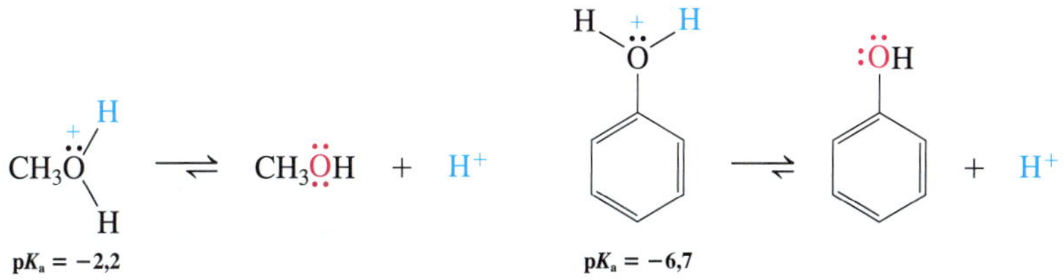

$CH_3\overset{+}{O}H_2 \rightleftharpoons CH_3\ddot{O}H + H^+$

$pK_a = -2,2$

$C_6H_5\overset{+}{O}H_2 \rightleftharpoons C_6H_5\ddot{O}H + H^+$

$pK_a = -6,7$

Diferentemente dos íons alquil-oxônio secundários e terciários derivados dos álcoois, os íons feniloxônio não se dissociam a cátions fenila porque estes íons têm conteúdo energético muito alto (veja a Seção 22-10). A ligação fenil-oxigênio dos fenóis quebra-se com muita dificuldade. A protonação dos alcoxibenzenos, entretanto, permite a quebra fácil da ligação entre o grupo *alquila* e o oxigênio na presença de nucleófilos como Br^- e I^- (obtidos, por exemplo, de HBr ou HI) para dar o fenol e os halogenoalcanos respectivos.

COOH
OCH3
HBr, Δ
COOH
OH
+ CH3Br
90%

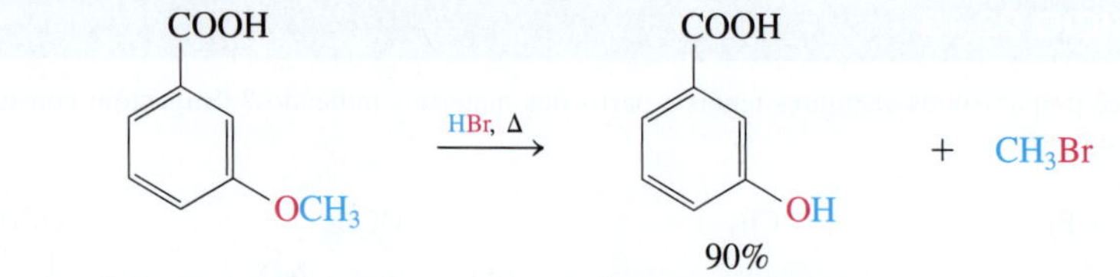

Ácido 3-metóxi-benzoico (Ácido *m*-metóxi-benzoico) → **Ácido 3-hidróxibenzoico (Ácido *m*-hidróxibenzoico)**

EXERCÍCIO 22-16

Por que a quebra de um alcoxibenzeno por ácido não produz um halogenobenzeno e um álcool?

Os alcoxibenzenos são preparados pela síntese de Williamson de éteres

A síntese de Williamson de éteres (Seção 9-6) é um método fácil de preparar muitos dos alcoxibenzenos. Os íons fenóxido obtidos por desprotonação de fenóis (Seção 22-3) são bons nucleófilos e podem deslocar os grupos de saída de halogenoalcanos e sulfonatos de alquila.

OH
Cl
+ CH3CH2CH2Br
NaOH, H2O
−NaBr, −HOH
OCH2CH2CH3
Cl
63%

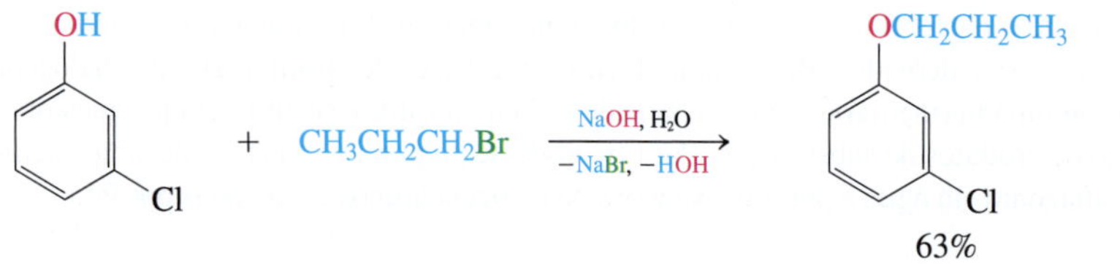

3-Cloro-fenol (*m*-Cloro-fenol) → **1-Cloro-3-propóxi-benzeno (*m*-(Cloro-fenil)-propil-éter)**

A esterificação leva a alcanoatos de fenila

A reação de um ácido carboxílico com fenóis (Seção 19-9) para formar ésteres de fenila é endotérmica e, por isso, a esterificação requer um derivado de ácido carboxílico ativado, como um halogeneto de acila ou um anidrido.

OH
CH3
+
O
CH3CH2CCl
NaOH, H2O
−NaCl, −HOH
O
OCCH2CH3
CH3

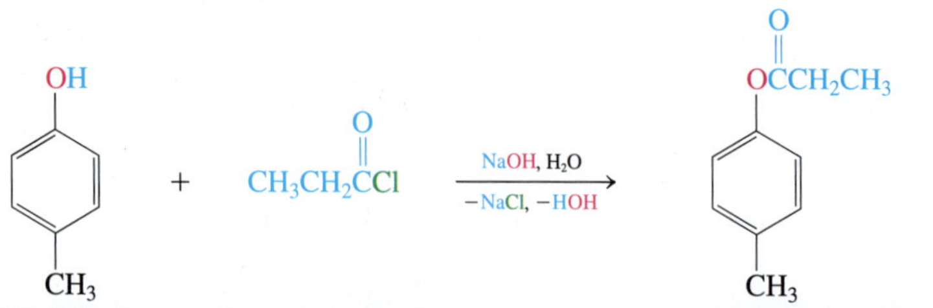

4-Metil-fenol (*p*-Cresol) **Cloreto de propanoíla** **Propanoato de 4-metil-fenila (Propanoato de *p*-metil-fenila)**

EXERCÍCIO 22-17

Por que, nas preparações do acetaminofeno (Destaque Químico 22-2), forma-se a amida e não o éster? (**Sugestão:** reveja a Seção 6-8.)

DESTAQUE QUÍMICO 22-2

Aspirina: um alcanoato de fenila usado em medicina

Ácido 2-hidróxibenzoico
(Ácido *o*-hidróxibenzoico,
ácido salicílico)

$\xrightarrow[-CH_3COOH]{CH_3COCCH_3, H^+, \Delta}$

Ácido 2-acetóxi-benzoico
(Ácido *o*-acetóxi-benzoico,
ácido acetilsalicílico, aspirina)

A aspirina previne ataques do coração porque reduz a formação de coágulos de sangue nas artérias coronárias. A fotografia mostra um destes coágulos de sangue (em laranja) na artéria pulmonária principal esquerda de um paciente (veja também a página 904).

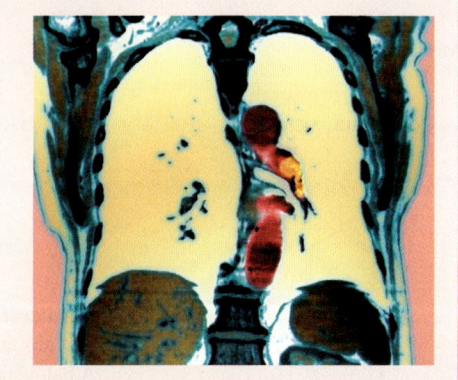

Comemoramos, em 1997, o centésimo aniversário da primeira síntese do acetato do ácido 2-hidroxibenzoico (ácido salicílico), chamado de ácido 2-acetóxi-benzoico (ácido acetilsalicílico), porém mais conhecido como *aspirina* (veja a Seção 19-13 e a Abertura do Capítulo 16). A aspirina foi o primeiro fármaco clinicamente testado antes de sua comercialização, em 1899. Mais de 100 bilhões de tabletes de aspirina são usados por ano em todo o mundo, para aliviar dores de cabeça, reumatismos e outras dores, para controlar a febre e para tratar da gota e da artrite. A capacidade de produção somente nos Estados Unidos atinge 10.000 toneladas por ano.

O ácido salicílico (que era também chamado de ácido espírico, daí o nome aspirina ["a", devido ao grupo acetila]), em extratos de cascas de salgueiro ou de certas ervas (*F. ulmaria*), já era usado na antiguidade (veja a Abertura do Capítulo 16) no tratamento da dor, febre e inchaços. O ácido foi isolado, na forma pura, pela primeira vez em 1829 e sintetizado em laboratório. Começou a ser produzido em larga escala no final do século XIX e prescrito como analgésico, antipirético e anti-inflamatório. O gosto azedo e os efeitos colaterais como a irritação das mucosas na boca e os sangramentos gástricos estimularam a busca por derivados mais convenientes, que levou à descoberta da aspirina.

No organismo, a aspirina funciona como um precursor do ácido salicílico que, por sua vez, inibe irreversivelmente a enzima *ciclo--oxigenase*. Esta enzima provoca a produção de prostaglandinas (veja o Destaque Químico 11-1 e a Seção 19-13), moléculas que provocam inflamação e dor. Além disto, uma delas, a tromboxana A_2, é um agregador das plaquetas do sangue, essencial para o processo de coagulação do sangue quando ocorrem injúrias. Este mesmo processo é indesejável, entretanto, no interior das artérias porque ele pode causar ataques cardíacos e derrames cerebrais, dependendo da região do coágulo. De fato, um estudo realizado na década de 1980 mostrou que o uso de aspirina reduz o risco de ataques cardíacos em aproximadamente 50% nos homens e reduz em 23% a taxa de mortalidade durante um ataque eventual.

Muitas outras aplicações em potencial da aspirina estão sob investigação. Dentre elas, o tratamento de complicações durante a gravidez, inflamações virais em aidéticos, demência, doença de Alzheimer e câncer. A despeito de sua popularidade, a aspirina pode ter alguns sérios efeitos colaterais: intoxicação do fígado, sangramento prolongado e irritação gástrica. Ela é suspeita ainda de provocar a síndrome de Reye, que normalmente provoca danos cerebrais fatais. Devido a alguns desses problemas, drogas como o naproxeno, ibuprofeno e acetaminofeno (veja o início do Capítulo 16) competem com a aspirina no mercado de analgésicos. O acetaminofeno, mais conhecido como Tilenol, é preparado pela acetilação do 4-amino-fenol.

4-Amino-fenol
(*p*-Amino-fenol)

$\xrightarrow[-CH_3COOH]{CH_3COCCH_3, CH_3COOH}$

N-(4-Hidróxi-fenil)-acetamida
[*N*-(*p*-Hidróxi-fenil)-acetamida, acetaminofeno, Tilenol]

EM RESUMO, embora menos básico do que o oxigênio dos alcanóis e alcoxialcanos, o oxigênio dos fenóis e alcoxibenzenos pode ser protonado. Os fenóis protonados e seus derivados não se ionizam a cátions fenila, mas com HX podem se transformar em fenóis e halogenoalcanos. Os alcoxibenzenos são preparados pela síntese de Williamson de éteres e os alcanoatos de arila, por acilação.

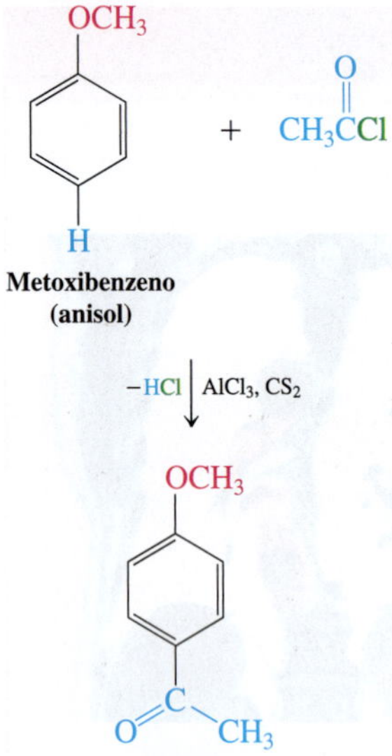

22-6 Substituições eletrofílicas de fenóis

O anel aromático dos fenóis também é reativo. A reação principal é a substituição eletrofílica, que é ativada fortemente pela interação entre o grupo OH e o anel (Seção 16-1 e 16-3). Por isto, até mesmo o ácido nítrico diluído provoca a nitração.

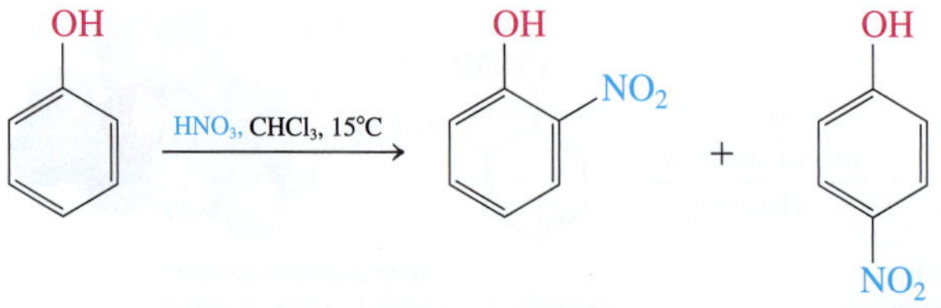

Metoxibenzeno (anisol) + CH_3CCl (com O) $\xrightarrow[AlCl_3, CS_2]{-HCl}$ 1-(4-Metóxi-fenil)-etanona (*p*-Metóxi-acetofenona), 70%

Fenol $\xrightarrow{HNO_3, CHCl_3, 15°C}$ 2-Nitro-fenol (*o*-Nitro-fenol) 26% + 4-Nitro-fenol (*p*-Nitro-fenol) 61%

A acilação de Friedel-Crafts dos fenóis é dificultada pela formação de éster. A reação é mais eficiente nos éteres derivados dos fenóis (Seção 16-5), como se vê na margem.

A halogenação dos fenóis é tão fácil que não é necessário usar catalisadores e frequentemente obtém-se halogenação múltipla (Seção 16-3). Como se pode ver nas reações seguintes, a tribromação ocorre em água, em 20°C, mas é possível controlar a reação para produzir a espécie mono-halogenada em temperaturas baixas e solventes menos polares.

Halogenação de fenóis

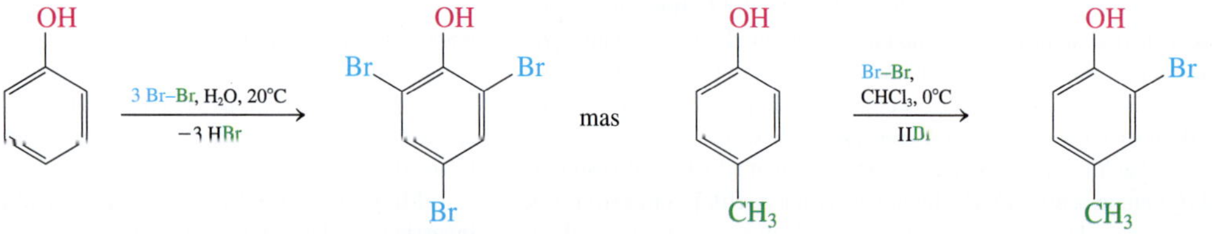

Fenol $\xrightarrow[-3 HBr]{3 Br-Br, H_2O, 20°C}$ 2,4,6-Tribromo-fenol, 100%

mas

4-Metil-fenol (*p*-Cresol) $\xrightarrow[HBr]{Br-Br, CHCl_3, 0°C}$ 2-Bromo-4-metil-fenol, 80%

O ataque eletrofílico na posição para predomina, com frequência, devido a efeitos estéricos. É normal, entretanto, obter misturas com substituintes nas posições orto e para, altamente dependentes dos reagentes e das condições de reação.

EXERCÍCIO 22-18

A metilação de Friedel-Crafts do metoxibenzeno (anisol) com o clorometano na presença de AlCl₃ dá produtos orto e para na proporção de 2:1. O tratamento do metoxibenzeno com o 2-cloro-2-metil-propano (cloreto de *terc*-butila) nas mesmas condições fornece apenas o 4-(1,1-dimetil-etil)-1-metóxi-benzeno (*p-terc*-butil-anisol). Explique. (**Sugestão:** reveja a Seção 16-5.)

EXERCÍCIO 22-19

Trabalhando com os conceitos: imaginar estratégias de síntese a partir de fenóis substituídos

Proparacaína é um anestésico local usado principalmente para entorpecer o olho durante procedimentos cirúrgicos leves, como a remoção de objetos ou pontos. Mostre como você faria para obtê-lo a partir do ácido 4-hidróxi-benzenocarboxílico.

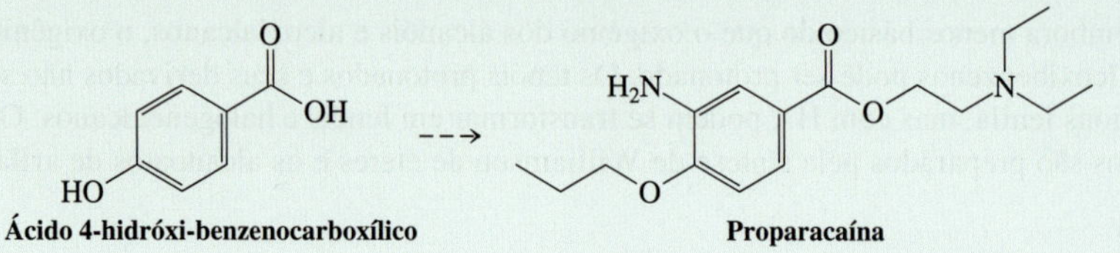

Ácido 4-hidróxi-benzenocarboxílico ⇢ Proparacaína

Estratégia

A inspeção das estruturas do material de partida e do produto mostra três alterações: (1) um grupo amino foi ligado ao anel, sugerindo uma sequência de nitração-redução (Seção 16-5) que se baseia no efeito diretor orto do substituinte hidróxi; (2) a função fenol transformou-se em éter, o que é melhor feito pela síntese de Williamson (Seção 22-5); (3) a função carbóxi foi esterificada com o aminoálcool apropriado (Seção 20-2). Qual é a melhor sequência para essas manipulações? Para responder a esta questão, imagine as interferências possíveis das várias funções nas etapas de reação propostas.

Solução

• A modificação 1 pode ser feita no material de partida, resultando no aminoácido correspondente. Entretanto, "desmascarar" o grupo amino (a partir do precursor nitro) muito cedo pode atrapalhar as etapas 2 e 3 porque as aminas são melhores nucleófilos do que os álcoois. Portanto, a eterificação do fenol aminado levará à alquilação da amina (Seção 21-5). Do mesmo modo, a tentativa de formar o éster na presença da amina levará à geração da amida (Seção 19-10). Entretanto, a introdução do grupo nitro no começo, mantendo-o até que as outras funções estejam protegidas, parece bom.
• No caso da modificação 2, a síntese de Williamson de éter na presença do grupo carbóxi não deveria dar problemas porque o grupo carboxilato é um nucleófilo pior do que o íon fenóxido (Seção 6-8).
• A proteção precedente da função fenol é importante para o sucesso da modificação 3, a formação do éster com o aminoálcool, especialmente se quisermos ativar o grupo carbóxi como cloreto de acila.
• Juntando tudo, uma síntese possível (descrita na literatura) da proparacaína é a seguinte:

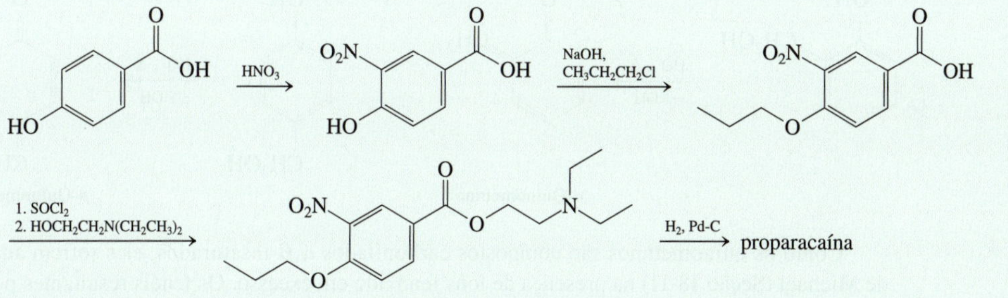

• Por que o aminoálcool não reage com o cloreto de acila no nitrogênio, na última etapa? Afinal, as aminas são mais nucleofílicas do que os álcoois. A resposta é: Reage, mas como a função amina é terciária, só pode formar um sal de acil-amônio. Esta função tem reatividade semelhante à do cloreto de acila. Assim, o ataque do grupo hidróxi no carbono da carbonila do acil-amônio é termodinamicamente favorecida e leva ao éster no fim (Seção 20-2).

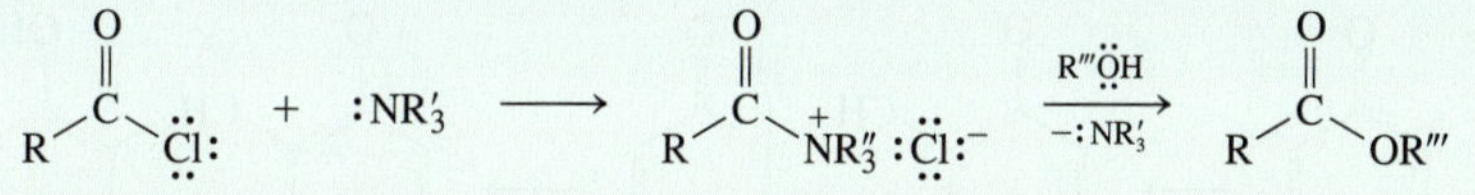

EXERCÍCIO 22-20

Tente você

Imagine uma rota alternativa para a proparacaína a partir do ácido 4-hidróxi-benzenocarboxílico, usando catálise por Pd.

Em meio básico, o fenol sofre substituição eletrofílica via íons fenóxido, mesmo com eletrófilos muito fracos. Uma importante aplicação industrial é a reação com formaldeído para dar a *o*-hidroximetilação e a *p*-hidroximetilação. Do ponto de vista do mecanismo, estes processos podem ser considerados como condensações de enolato semelhantes à reação de aldol (Seção 18-5).

Hidróximetilação do fenol

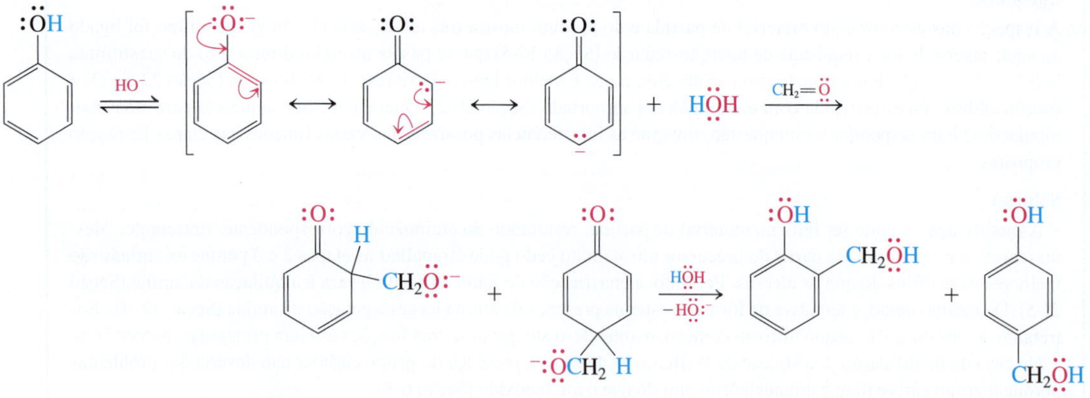

[reaction scheme showing phenol deprotonation, resonance structures of phenoxide, reaction with CH₂=O to give ortho and para hydroxymethylated phenols]

Os produtos de aldol iniciais são instáveis e se desidratam por aquecimento para dar intermediários chamados **quinometanos**.

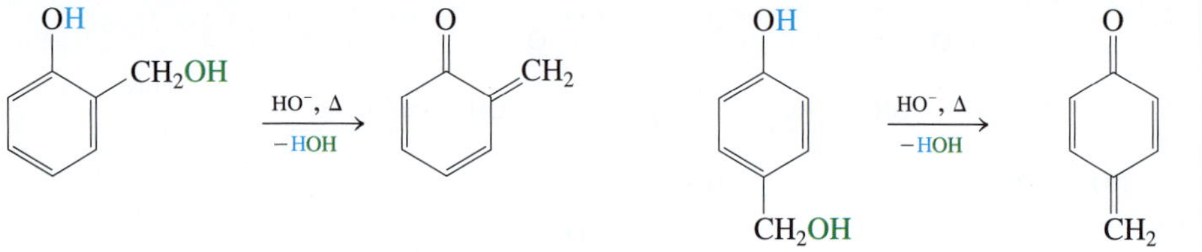

[reaction scheme showing formation of o-Quinometano and p-Quinometano via HO⁻, Δ, −HOH]

o-Quinometano   *p*-Quinometano

Como os quinometanos são compostos carbonilados α,β-insaturados, eles sofrem adições de Michael (Seção 18-11) na presença de íons fenóxido em excesso. Os fenóis resultantes podem ser novamente hidroximetilados e o processo repetido. Forma-se, eventualmente, um copolímero fenol-formaldeído, também chamado de **resina fenólica** (Bakelite, por exemplo). Seus usos principais estão em compensados (45%), isolantes (14%), material de moldagem (9%), madeira fibrosa e granulada (9%) e laminados (8%).

Síntese de resinas fenólicas

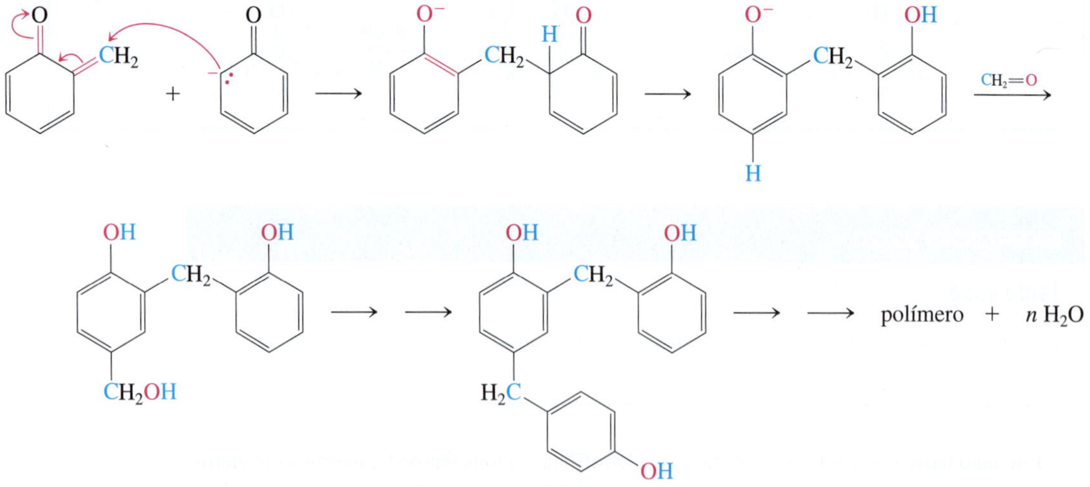

[reaction scheme showing Michael addition of phenoxide to o-quinometano, tautomerization, further hydroxymethylation with CH₂=O, and eventual polymerization to give polímero + n H₂O]

Na **reação de Kolbe*-Schmitt**[†], o íon fenóxido ataca o dióxido de carbono com formação do sal do ácido 2-hidroxibenzoico (ácido *o*-hidroxibenzoico, ácido salicílico, o precursor da aspirina. Veja o Destaque Químico 22-2).

$$\text{C}_6\text{H}_5\text{OH} + \text{CO}_2 \xrightarrow{\text{NaOH, H}_2\text{O, pressão}} \text{2-HOC}_6\text{H}_4\text{COO}^-\text{Na}^+$$

EXERCÍCIO 22-21

Trabalhando com os conceitos: reconhecer que o fenol é um enol

Proponha um mecanismo para a reação de Kolbe-Schmitt.

Estratégia

Como sempre, façamos um inventário dos componentes da reação: materiais de partida, outros reagentes e condições de reação, e produtos. O fenol é um areno rico em elétrons (veja esta e a Seção 16-3) e ácido. O dióxido de carbono tem um carbono eletrofílico que é atacado por átomos de carbono nucleofílicos, como os reagentes de Grignard (Seção 19-6). As condições de reação são extremamente básicas. Por fim, o produto parece o de uma substituição eletrofílica orto.

Solução

- Sob condições básicas o fenol existe como fenolato, que, como um íon enolato (Seção 18-1), pode ser descrito por duas formas de ressonância (veja a margem).
- As alquilações de enolatos ocorrem no carbono (Seção 18-10). Por analogia, você pode formular um ataque do fenolato no carbono eletrofílico do CO_2. Alternativamente, você pode pensar nesta reação como sendo um ataque eletrofílico do CO_2 em um anel de benzeno muito ativado.
- Finalmente, a desprotonação ocorre para regenerar o areno aromático.

Como você deve ter notado, a seletividade para o ataque em orto pelo CO_2 neste processo é excepcional. Embora não completamente entendido, ele pode envolver a direção do eletrófilo pelo íon Na^+ na vizinhança da carga negativa do íon fenolato.

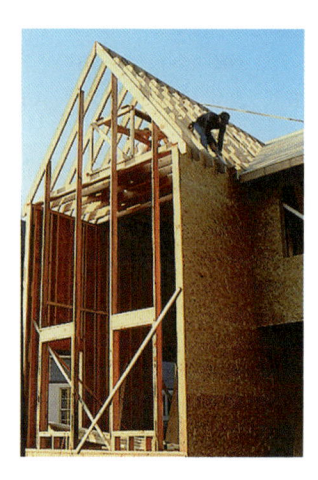

Vários compósitos de madeiras que empregam Bakelite são usados na construção de casas.

Íon fenóxido

EXERCÍCIO 22-22

Tente você

A fentolamina (na forma do sal metanossulfônico solúvel em água) é um anti-hipertensivo que foi recentemente introduzido na odontologia: ele corta à metade o tempo que leva a recuperação do efeito do entorpecimento de anéstesicos locais. A etapa chave de sua preparação é de 1886, a reação mostrada abaixo. Qual é seu mecanismo? (**Cuidado**: não se trata de uma substituição nucleofílica em aromáticos. **Sugestão:** pense na tautomeria cetoenólica.)

resorcinol + *p*-toluidina $\xrightarrow{160°C}$ produto (70%) → **Fentolamina**

---

* Professor Adolph Wilhelm Kolbe (1818-1884), Universidade de Leipzig, Alemanha.

[†] Professor Rudolf Schmitt (1830-1898), Universidade de Dresden, Alemanha.

Hexaclorofeno

EXERCÍCIO 22-23

O hexaclorofeno (na margem) é um germicida de pele usado em sabões. Ele é preparado em uma etapa a partir do 2,4,5-tricloro-fenol e do formaldeído, na presença de ácido sulfúrico. Como se passa esta reação? (**Sugestão:** a primeira etapa é uma hidroximetilação catalisada por ácido.)

EM RESUMO, o anel benzeno do fenol sofre substituição eletrofílica em aromáticos, especialmente em meio básico. Os íons fenóxido podem ser hidroximetilados e carbonatados.

22-7 Uma reação eletrocíclica do anel aromático: o rearranjo de Claisen

Em 200°C, o 2-propenil-óxi-benzeno (alil-fenil-éter) sofre uma reação incomum que leva à quebra da ligação éter alílica com subsequente rearranjo ao 2-(2-propenil)-fenol (*o*-alil-fenol).

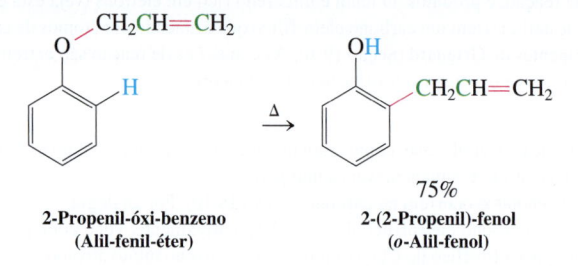

2-Propenil-óxi-benzeno
(Alil-fenil-éter)

$\xrightarrow{\Delta}$

2-(2-Propenil)-fenol
(*o*-Alil-fenol)
75%

Esta reação, chamada de **rearranjo de Claisen***, é outro processo concertado cujo estado de transição acomoda o movimento de seis elétrons (Seções 14-8 e 15-3). O intermediário inicial é um isômero de alta energia, a 6-(2-propenil)-2,4-ciclo-hexadienona, que se enoliza para dar o produto final (Seções 18-2 e 22-3).

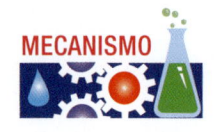

Mecanismo do rearranjo de Claisen

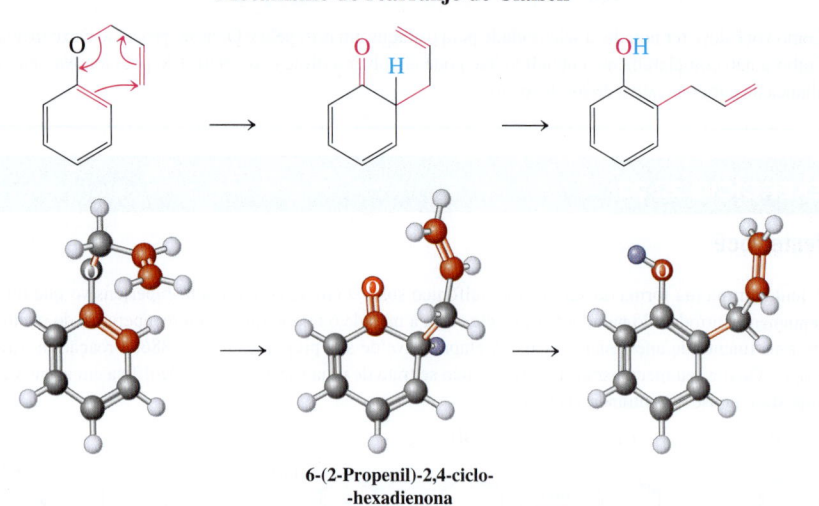

6-(2-Propenil)-2,4-ciclo-
-hexadienona

O rearranjo de Claisen é geral para outros sistemas. Com o 1-etenil-óxi-2-propeno (alil-vinil-éter), que não é aromático, a reação interrompe-se no estágio da carbonila porque não há motivo para a enolização. A reação é conhecida como o **rearranjo de Claisen alifático**.

---

* Professor Ludwig Claisen (1851-1930), Universidade de Berlim, Alemanha.

Rearranjo de Claisen alifático

1-Etenil-óxi-2-propeno (Alil-vinil-éter) ⇌ (255°C) 4-Pentenal (50%)

O análogo de carbono do rearranjo de Claisen é chamado de **rearranjo de Cope*** e ocorre em compostos contendo 1,5-dienos.

Rearranjo de Cope

3-Fenil-1,5-hexadieno ⇌ (178°C) *trans*-1-Fenil-1,5-hexadieno (72%)

Observe que todos estes rearranjos relacionam-se às reações eletrocíclicas que interconvertem *cis*-1,3,5-hexatrieno em 1,3-ciclo-hexadieno (veja na margem e na Seção 14-9). A única diferença é a inexistência de uma ligação dupla entre as ligações π terminais.

Reação eletrocíclica do *cis*-1,3,5-hexatrieno

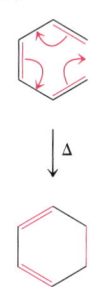

EXERCÍCIO 22-24

Use mecanismos para explicar a seguinte transformação. (**Sugestão:** o rearranjo de Cope pode ser muito acelerado se resultar em deslocalização de carga.)

HO— ⟶ (NaOH, H₂O) OHC—

EXERCÍCIO 22-25

Trabalhando com os conceitos: aplicação dos rearranjos de Claisen e de Cope

O citral B é um componente do capim-limão usado em perfumaria (essências de limão e verbena). Ele é, também, um intermediário importante na síntese usada pela BASF na fabricação da vitamina A (Seção 14-7, Destaque Químico 18-3). A última etapa da síntese do citral requer o aquecimento do enol-éter A. Como você passa de A a B?

A ⟶ (Δ) B Citral

---

* Professor Arthur C. Cope (1909-1966), Instituto de Tecnologia de Massachusetts, Cambridge, Massachusetts, Estados Unidos.

Estratégia

Como sempre, façamos um inventário dos componentes da reação: materiais de partida, outros reagentes e condições de reação, e produtos. Aqui, isto é fácil: Não existem outros reagentes, somente usamos calor e, aparentemente, a reação é uma isomerização. É preciso confirmar essa suspeita determinando as fórmulas moleculares de A e de B. Na verdade, é $C_{10}H_{16}O$ em ambos os casos. Que reações térmicas você poderia imaginar para A?

Solução

- Observe que A tem um dieno ligado a uma ligação dupla isolada. Em princípio, portanto, uma reação Diels-Alder intramolecular para gerar C poderia ser factível (Seção 14-8, Exercício 14-24).

Reação Diels-Alder em potencial de A

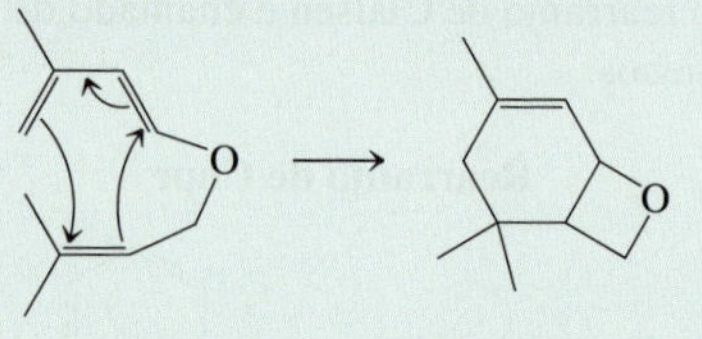

- É claro, entretanto, que este esquema é desfavorável por duas razões: (1) o dieno e o dienófilo são ricos em elétrons e, portanto, não são bons pares para a cicloadição (Seção 14-8), e, mais evidente ainda, (2) um dos anéis formados em C tem tensão.
- Uma alternativa baseia-se na presença de uma unidade 1,5-hexadieno, o pré-requisito para um rearranjo de Cope. Em A, esse dieno contém um oxigênio e, portanto, podemos escrever um rearranjo de Claisen para ver aonde chegamos.

Rearranjo de Claisen de A

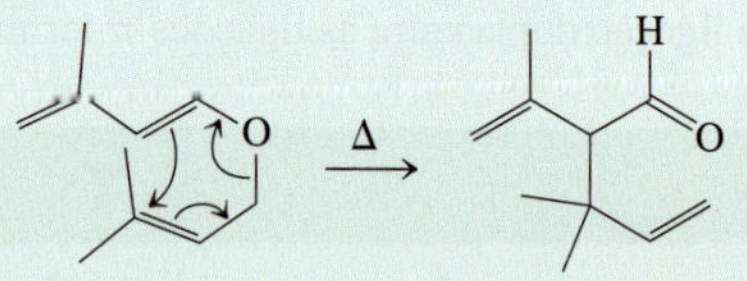

- O produto D tem uma subestrutura 1,5-dieno, que pode sofrer o rearranjo de Cope, para dar o citral B.

Rearranjo de Cope de D

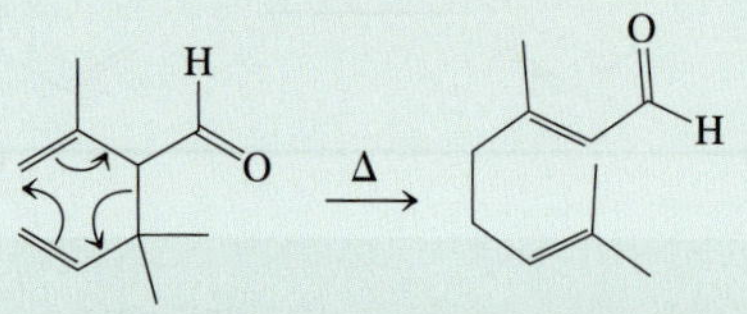

EXERCÍCIO 22-26

Tente você

O éter A dá B por aquecimento em 200°C. Proponha um mecanismo. (**Cuidado:** o carbono terminal da alquenila não pode alcançar a posição para do anel benzeno. **Sugestão:** comece com a primeira etapa de um rearranjo de Claisen.)

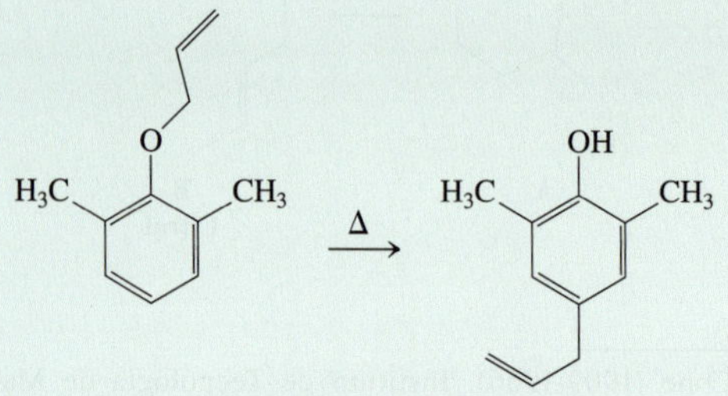

EM RESUMO, o 2-propenil-óxi-benzeno rearranja-se ao 2-(2-propenil)-fenol (*o*-alil-fenol) por um mecanismo eletrocíclico que move os seis elétrons (rearranjo de Claisen). Reações concertadas semelhantes ocorrem com éteres alifáticos insaturados (rearranjo de Claisen alifático) e com hidrocarbonetos contendo unidades 1,5-dieno (rearranjo de Cope).

22-8 Oxidação de fenóis: benzoquinonas

Os fenóis podem ser oxidados a derivados carbonilados por mecanismos de transferência de um elétron. O resultado é uma nova classe de cetonas cíclicas, as **benzoquinonas**.

As benzoquinonas e os benzenodióis são pares redox

Os fenóis 1,2-benzenodiol e 1,4-benzenodiol (para os quais a IUPAC mantém os nomes comuns catecol e hidroquinona) sofrem oxidação às dicetonas correspondentes *o*-benzoquinona e *p*-benzoquinona por vários agentes oxidantes, como o dicromato de sódio e o óxido de prata. Os rendimentos variam quando as quinonas são reativas, como acontece com a *o*-benzoquinona, que se decompõe parcialmente nas condições de sua formação.

Benzoquinonas por oxidação de benzenodióis

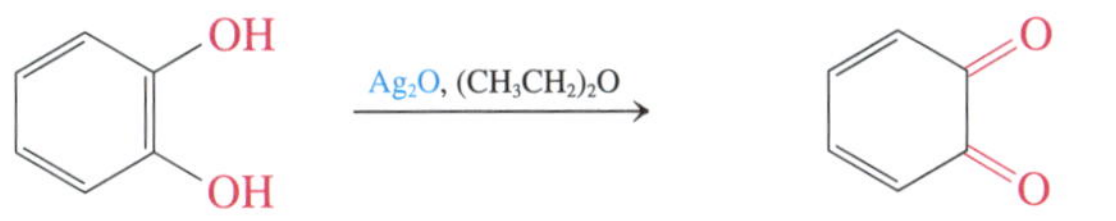

Catecol $\xrightarrow{Ag_2O,\ (CH_3CH_2)_2O}$ *o*-Benzoquinona

Baixo rendimento

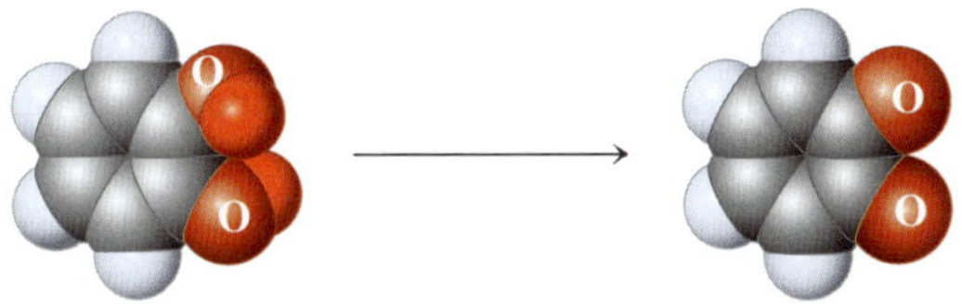

Hidroquinona $\xrightarrow{Na_2Cr_2O_7,\ H_2SO_4}$ *p*-Benzoquinona

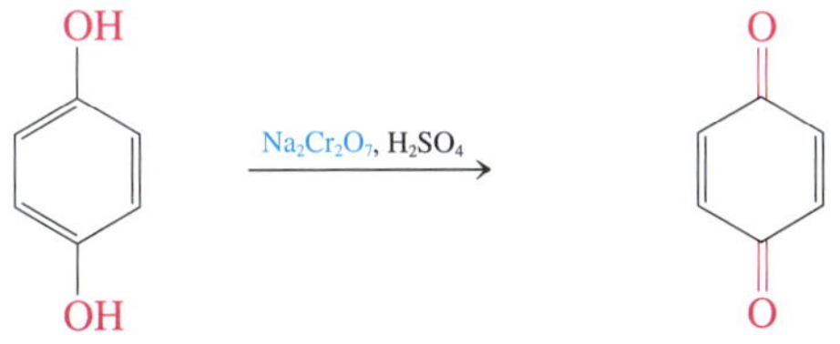

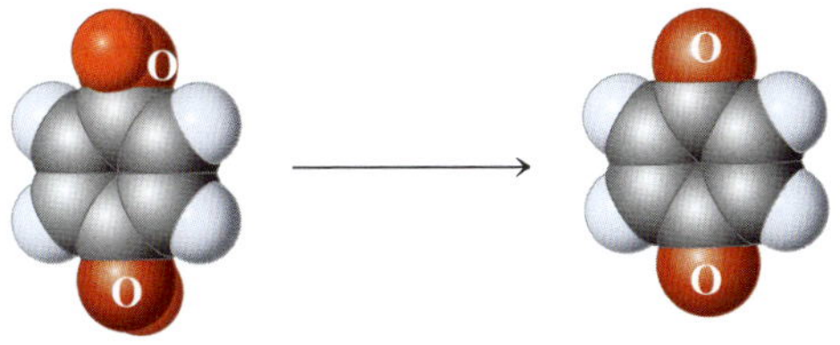

92%

O processo redox que interconverte a hidroquinona e a *p*-benzoquinona pode ser entendido como uma sequência de transferências de prótons e elétrons. A desprotonação inicial forma o íon fenóxido, que é oxidado por um elétron ao **radical fenóxido**. A dissociação do próton do grupo

OH remanescente fornece uma **semiquinona ânion-radical**. Uma nova oxidação de um elétron leva à benzoquinona. Todas as espécies intermediárias desta sequência são consideravelmente estabilizadas por ressonância (duas das estruturas da semiquinona são dadas abaixo). Veremos, na Seção 22-9, que processos redox semelhantes são muito comuns na natureza.

Reação redox entre a *p*-benzoquinona e a hidroquinona

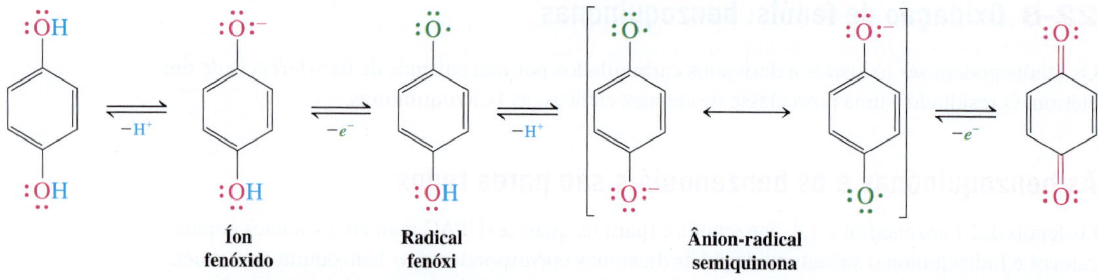

Íon fenóxido — Radical fenóxi — Ânion-radical semiquinona

EXERCÍCIO 22-27

Dê, no mínimo, duas formas de ressonância diferentes para o íon fenóxido, seu radical e o ânion-radical semiquinona do esquema dado acima.

As unidades enona das *p*-benzoquinonas sofrem adições conjugadas e de Diels-Alder

As *p*-benzoquinonas funcionam como cetonas α,β insaturadas em adições conjugadas (veja a Seção 18-9). O cloreto de hidrogênio, por exemplo, adiciona-se para dar uma hidroxidienona intermediária que se enoliza ao 2-cloro-1,4-benzenodiol, um composto aromático.

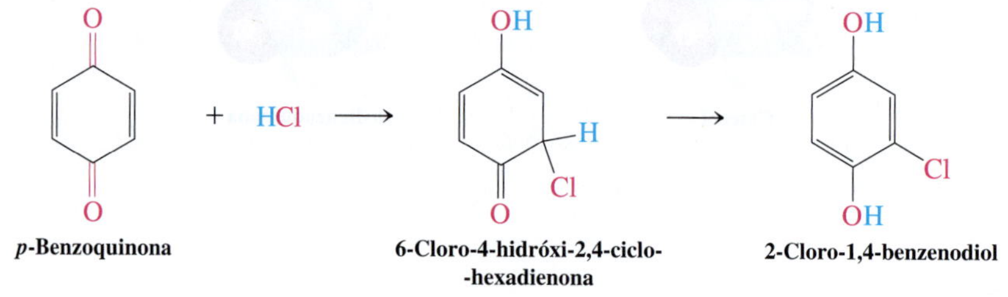

p-Benzoquinona + HCl → 6-Cloro-4-hidróxi-2,4-ciclo-hexadienona → 2-Cloro-1,4-benzenodiol

As ligações duplas também dão cicloadição a dienos (Seção 14-8). O cicloaduto inicial com o 1,3-butadieno aromatiza-se por tautomeria na presença de ácidos.

Reações de Diels-Alder da *p*-benzoquinona

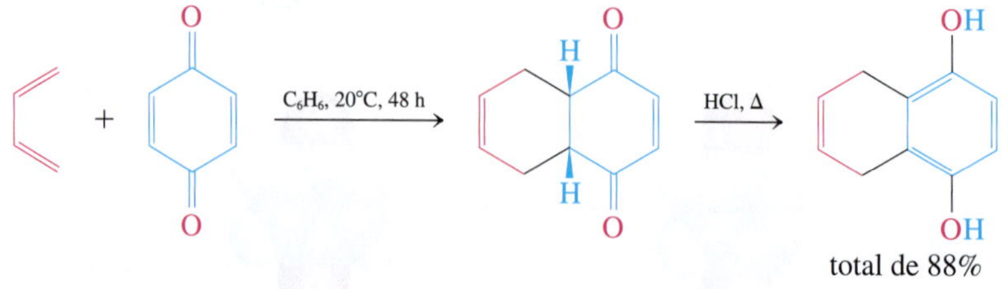

C_6H_6, 20°C, 48 h — HCl, Δ

total de 88%

DESTAQUE QUÍMICO 22-3

A guerra química na natureza: o besouro bombardeiro

O poder oxidante da 2,5-ciclo-hexadieno-1,4-diona (*p*-benzoquinona) é usado por alguns artrópodes, como os milípedes, besouros e térmites, como agente químico de defesa. O mais marcante dentre estes artrópodes é o besouro bombardeiro. O nome descreve seu mecanismo de defesa contra predadores, usualmente formigas, que envolve jogar um jato de produtos químicos quentes e corrosivos de glândulas que ficam em sua parte posterior. Ao ser atacado (simulado em laboratório apertando o besouro com um fórceps de ponta fina, veja a foto), duas glândulas localizadas quase no fim do abdômen secretam uma mistura que contém principalmente hidroquinona e peróxido de hidrogênio para um compartimento de reação. Nesta câmara, certas enzimas provocam uma reação explosiva do diol a quinona e a decomposição simultânea do peróxido ao gás oxigênio e água. O jato é audível e é lançado em temperaturas acima de 100°C na direção do inimigo a partir da extremidade do abdômen do besouro. O jato cobre um cone de ângulo 270°. Em algumas espécies, o jato ocorre em pulsos de cerca de 500 por segundo, como uma metralhadora.

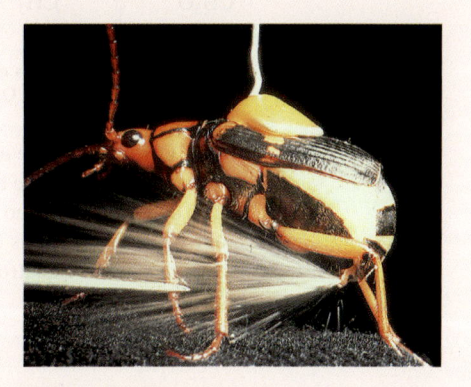

O besouro bombardeiro em ação.

EXERCÍCIO 22-28

Explique o resultado seguinte usando mecanismos. (**Sugestão:** reveja a Seção 18-9.)

EM RESUMO, os fenóis oxidam-se às benzoquinonas correspondentes. As dionas participam de um ciclo de reações redox reversíveis que leva aos dióis correspondentes. Elas também sofrem adições conjugadas e de Diels-Alder às ligações duplas.

22-9 Processos de oxidação-redução na natureza

Veremos, nesta seção, alguns processos químicos que ocorrem na natureza e envolvem hidroquinonas e *p*-benzoquinonas. Começaremos por uma pequena introdução à bioquímica da redução de O_2. As reações do oxigênio podem danificar biomoléculas. **Antioxidantes** naturais inibem essas transformações, como o fazem, também, vários preservativos sintéticos.

As ubiquinonas participam da redução biológica do oxigênio à água

A natureza utiliza o par redox benzoquinona-hidroquinona em reações de oxidação reversíveis. Estes processos são parte da complexa sequência de reações de degradação biológica que envolve o oxigênio. Um importante grupo de compostos usados para este fim é o das **ubiquinonas** (nome escolhido para enfatizar sua presença em muitos processos naturais). As ubiquinonas são também chamadas coletivamente de **coenzima Q** (**CoQ** ou simplesmente **Q**). As ubiquinonas derivam-se da *p*-benzoquinona, com uma cadeia lateral formada por unidades 2-metil-butadieno (isopreno, Seções 4-7 e 14-10). Um sistema enzimático que utiliza NADH (Destaques Químicos 8-1 e 25-2) converte CoQ à forma reduzida (QH_2).

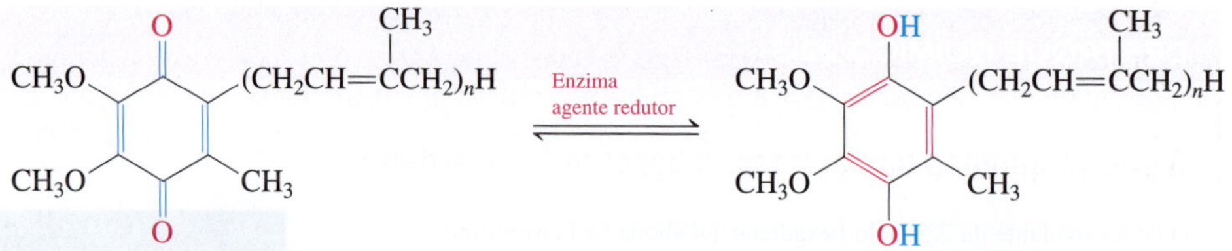

Ubiquinonas ($n = 6, 8, 10$)
(Coenzima Q) ⇌ (Enzima agente redutor) ⇌ **Forma reduzida da coenzima Q**
(Q reduzida ou QH_2)

QH_2 participa de uma cadeia de reações redox, juntamente com certas proteínas transportadoras de elétrons (que contêm ferro), chamadas de **citocromos** (Destaque Químico 8-1). A redução de Fe^{3+} em Fe^{2+} no citocromo *b* pela QH_2 inicia um processo de transferência de elétrons que envolve seis proteínas diferentes. A cadeia termina com a redução de O_2 a água pela adição de quatro elétrons e quatro prótons.

$$O_2 + 4\ H^+ + 4\ e^- \longrightarrow 2\ H_2O$$

Os derivados do fenol protegem as membranas celulares da oxidação destrutiva

A conversão bioquímica do oxigênio em água inclui vários intermediários, entre eles o **superóxido**, $O_2^{-\cdot}$, o produto da redução de um elétron e o **radical hidróxi**, $\cdot OH$, que se forma na quebra homolítica de H_2O_2. Estas espécies muito reativas são capazes de iniciar reações que danificam moléculas orgânicas de importância biológica. Um exemplo é o fosfoglicerídeo abaixo, um componente da membrana celular derivado de um ácido graxo insaturado, o ácido *cis,cis*-octadeca-9,12-dienoico (ácido linoleico).

Etapa de iniciação

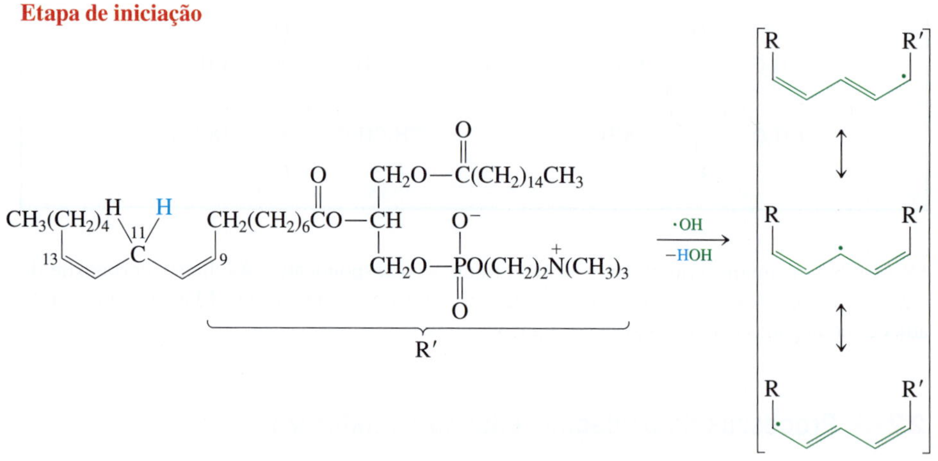

Radical pentadienila

Os hidrogênios de C11 são duas vezes alílicos e são abstraídos facilmente por radicais como $\cdot OH$ (Seção 14-2).

O radical pentadienila é estabilizado por ressonância e combina-se rapidamente com O_2 na primeira das duas etapas de propagação. A reação ocorre em C9 ou em C13 (como mostrado aqui), para dar peróxi-radicais de dienos conjugados.

Etapa de propagação 1

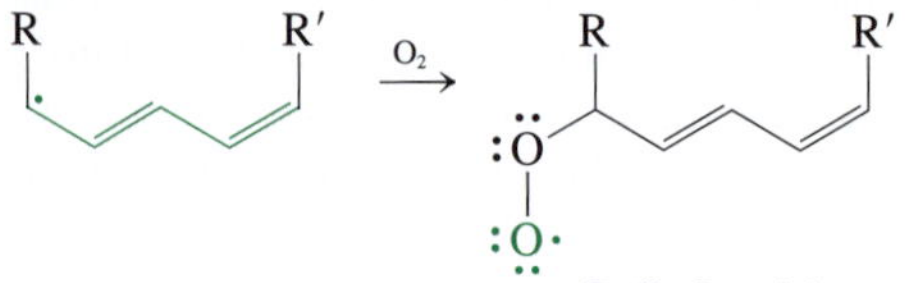

Radical peróxi

Na segunda etapa de propagação, esta espécie remove um átomo de hidrogênio de C11 de outra molécula de fosfoglicerídeo ou, mais geralmente, de um lipídeo (Seção 20-5), para dar outro radical dienila e um **hidroperóxido de lipídeo**. O radical dienila formado reinicia a etapa 1 da propagação. Assim, um único evento de iniciação oxida um grande número de moléculas de lipídeo.

Etapa de propagação 2

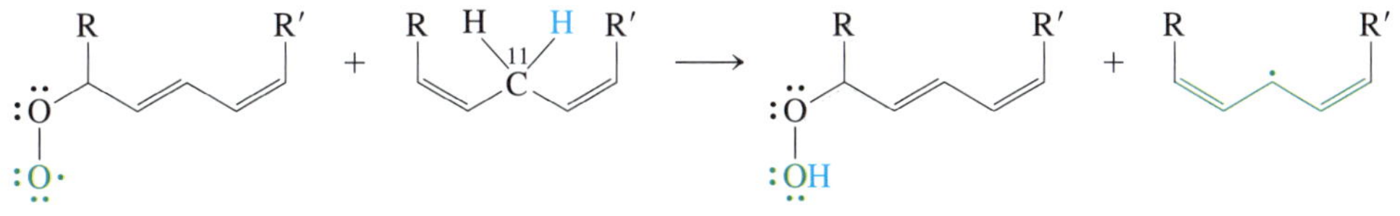

Hidroperóxido de lipídeo

Numerosos estudos confirmaram que os hidroperóxidos de lipídeo são tóxicos e seus produtos de decomposição, mais ainda. A perda de ·OH na quebra da ligação relativamente fraca O—O, por exemplo, dá um radical alcóxi, que pode se decompor pela quebra da ligação C—C vizinha (quebra β) formando um aldeído insaturado.

Quebra β de um radical alcóxi de lipídeo

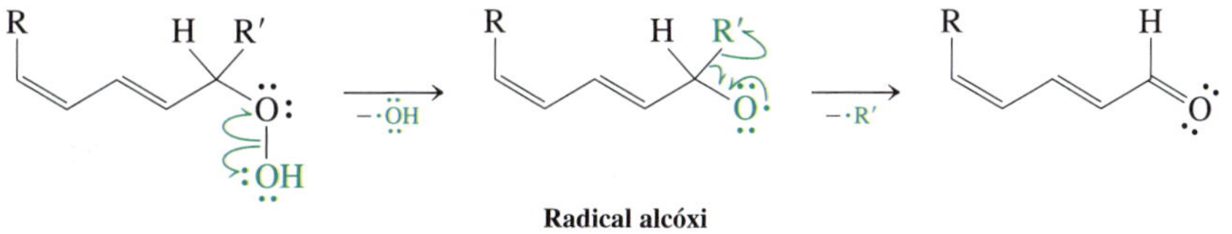

Radical alcóxi

Certos hidroperóxidos de lipídeos decompõem-se por mecanismos semelhantes, porém ainda mais complexos, para dar hidroxialdeídos insaturados como, por exemplo, o *trans*-4-hidróxi-2--nonenal e o dialdeído propanodial (malonodialdeído). Moléculas como estas são parcialmente responsáveis pelo cheiro de gordura rançosa.

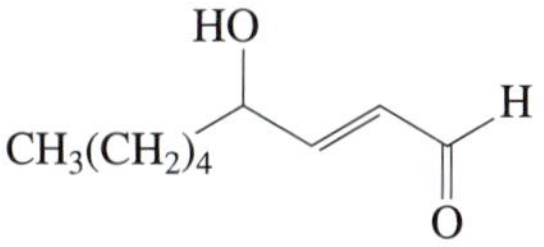

O propanodial e os aldeídos α,β-insaturados são extremamente tóxicos porque eles reagem com as proteínas vizinhas dos lipídeos nas membranas celulares. Os dials e enais podem reagir, por exemplo, com grupos amino e mercapto nucleofílicos de duas partes diferentes de uma proteína ou de duas proteínas diferentes, produzindo ligações cruzadas (Seção 14-10). As ligações cruzadas impedem as proteínas de exercer suas funções biológicas (Capítulo 26).

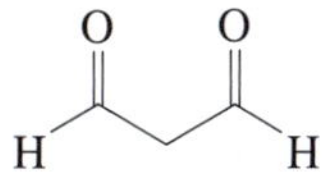

trans-4-hidróxi-2-nonenal

Propanodial
(malonodialdeído)

Ligações cruzadas em proteínas pela reação com aldeídos insaturados

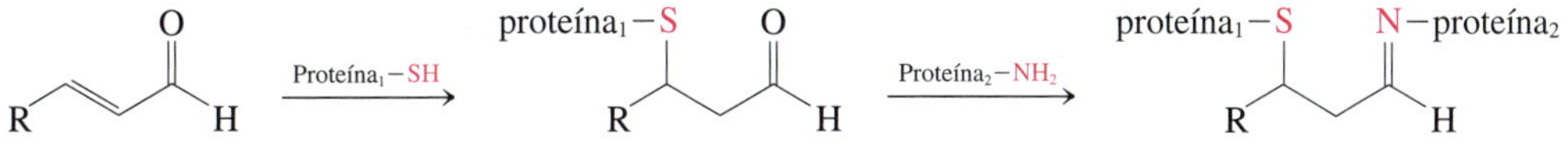

Muitos acreditam que processos como esses contribuem para o desenvolvimento de enfisemas, aterosclerose (a causa primária de várias doenças do coração e do enfarte), certas doenças inflamatórias crônicas e autoimunes, cânceres e, possivelmente, o próprio processo de envelhecimento.

Será que a natureza desenvolveu modos de proteção dos sistemas biológicos? Vários sistemas antioxidantes naturais defendem as moléculas de lipídeos das membranas celulares da oxidação destrutiva. O mais importante deles é a **vitamina E**, uma coleção de oito compostos com estru-

Vitamina E
(α-tocoferol)
R = cadeia C₁₆H₃₃ ramificada

turas muito semelhantes, comumente representados por um deles, o tocoferol (na margem). Eles possuem uma cadeia de hidrocarbono longa (veja o Problema 46 do Capítulo 2) que os torna lipossolúveis. Suas propriedades redutoras vêm da presença de um anel aromático semelhante à hidroquinona (Seção 22-8). O íon fenóxido correspondente é um excelente doador de elétrons. A eficiência da vitamina E como agente de proteção reside na capacidade de interromper a cadeia de propagação da oxidação do lipídeo pela redução de radicais eventualmente formados.

Reações da vitamina E com o hidroperóxido de lipídeo e os radicais alcóxi

Vitamina E ⇌ Fenóxido de vitamina E + Radicais de lipídeo ⇌

Radical α-tocoferóxi + lipídeo—O:⁻ ou lipídeo—O—O:⁻ ⇌ lipídeo—OH ou lipídeo—O—OH

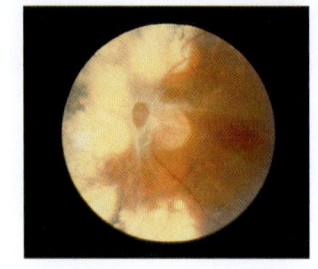

A peroxidação dos lipídeos tem sido implicada nas doenças da retina, e os clínicos prescrevem antioxidantes para ajudar o tratamento da retinopatia diabética. Esta condição é caracterizada pelo fornecimento reduzido de sangue que provoca o desenvolvimento de exsudatos gordurosos e tecido fibroso na retina (áreas amarelas na foto do olho).

Neste processo, os radicais dos lipídeos são reduzidos e protonados. A vitamina E oxida-se a um radical α-tocoferol, que é relativamente estável devido à deslocalização de carga e ao impedimento estérico dos substituintes metila. A vitamina E é regenerada na superfície da membrana pela reação com redutores solúveis em água como a **vitamina C**.

Regeneração da vitamina E pela vitamina C

Vitamina C + → + Ácido semidesidroascórbico

O produto da oxidação da vitamina C decompõe-se eventualmente em produtos hidrossolúveis de menor peso molecular que são excretados pelo organismo.

> **EXERCÍCIO 22-29**
>
> A vitamina C é um antioxidante eficaz porque seu produto de oxidação, o ácido semidesidroascórbico, é estabilizado por ressonância. Escreva outras formas de ressonância para esta espécie.

As benzoquinonas consomem glutationa, um agente redutor intracelular

Praticamente todas as células contêm **glutationa**, um peptídeo com um grupo funcional mercapto (veja as Seções 9-10 e 26-4). A função mercapto reduz as ligações dissulfeto de proteínas a grupos SH e mantém o átomo de ferro da hemoglobina no estado de oxidação 2+ (Seção 26-8). A glutationa também participa da redução de certos oxidantes, como o peróxido de hidrogênio, H_2O_2, no interior da célula.

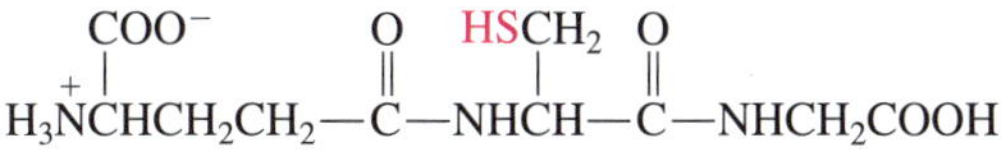

$$\underset{\textbf{Glutationa}}{H_3\overset{+}{N}CHCH_2CH_2-\overset{O}{\underset{\|}{C}}-NHCH-\overset{O}{\underset{\|}{C}}-NHCH_2COOH}$$
$$\overset{COO^-}{|}\qquad\qquad\overset{HSCH_2}{|}$$

A molécula converte-se em um dissulfeto (Seção 9-10) no processo, mas é regenerada por redução mediada por uma enzima.

$$2\ \text{Glutationa}-SH\ +\ H_2O_2\ \xrightarrow{\text{Glutationa peroxidase}}\ 2\ H_2O\ +\ \text{glutationa}-S-S-\text{glutationa}$$
$$\xleftarrow{\text{Glutationa redutases}}$$

As benzoquinonas e compostos relacionados reagem irreversivelmente no fígado com a glutationa, via adição conjugada. Ocorre morte celular se a redução da glutationa for significativa. O acetaminofeno é um exemplo de substância tóxica ao fígado quando em doses muito altas. O citocromo P-450, uma enzima redox do fígado, oxida o acetaminofeno a uma imina de uma benzoquinona que, por sua vez, consome a glutationa. A vitamina C é capaz de reverter a oxidação.

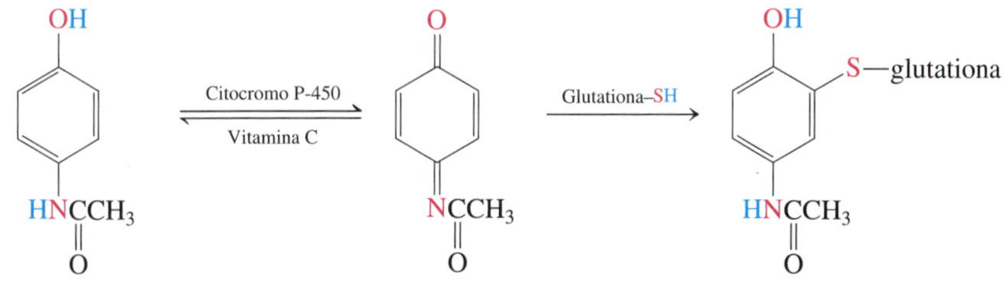

Os análogos sintéticos da vitamina E são usados como conservantes

Alguns derivados sintéticos do fenol são muito usados como antioxidantes e conservantes na indústria de alimentos. Dois dos mais comuns são, provavelmente, o 2-(1,1-dimetil-etil)-4-metóxi-fenol (hidroxianisol butilado ou **BHA**) e o 2,6-bis(1,1-dimetil-etil)-4-metil-fenol (hidroxitolueno butilado ou **BHT**, veja o Exercício 16-14). A adição de BHA à manteiga, por exemplo, aumenta o tempo útil de armazenamento, de meses para anos. O BHA e o BHT funcionam como a vitamina E, reduzindo os radicais livres de oxigênio e interrompendo a propagação do processo de oxidação.

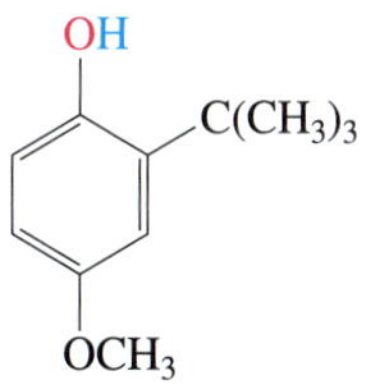

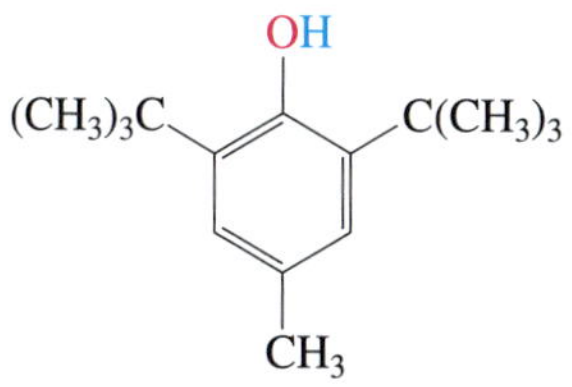

EM RESUMO, os radicais livres que contêm oxigênio são capazes de iniciar reações em cadeia em lipídeos e levam a produtos de decomposição tóxicos. A vitamina E, um derivado natural do fenol que funciona como antioxidante, inibe este processo nas membranas de lipídeos. A vitamina C e a glutationa são redutores biológicos localizados em ambientes intracelulares e extracelulares ricos em água. Altas concentrações de benzoquinonas podem levar a célula à morte pelo consumo da glutationa. A vitamina C protege a célula por meio da redução da benzoquinona. Conservantes sintéticos de alimentos são estruturalmente desenhados para reproduzir o comportamento antioxidante da vitamina E.

22-10 Sais de arenodiazônio

Vimos, na Seção 22-4, que a *N*-nitrosação de benzenaminas primárias (anilinas) leva a sais de arenodiazônio que podem ser usados na síntese de fenóis. Os sais de arenodiazônio são estabilizados pela ressonância entre os elétrons π da função diazo e do anel aromático. Eles convertem-se em halogenoarenos, arenocarbonitrilas e outros derivados aromáticos pela substituição do nitrogênio por um nucleófilo apropriado.

Os sais de arenodiazônio estabilizam-se por ressonância

A razão para a maior estabilidade dos sais de arenodiazônio em relação aos sais de alcanodiazônio é a ressonância e a alta energia dos cátions arila que se formam pela perda de nitrogênio. Um dos pares de elétrons π do sistema aromático desloca-se pelo grupo funcional com formação de estruturas de ressonância com separação de carga com uma ligação dupla entre o anel e o nitrogênio a ele ligado.

Ressonância no cátion benzenodiazônio

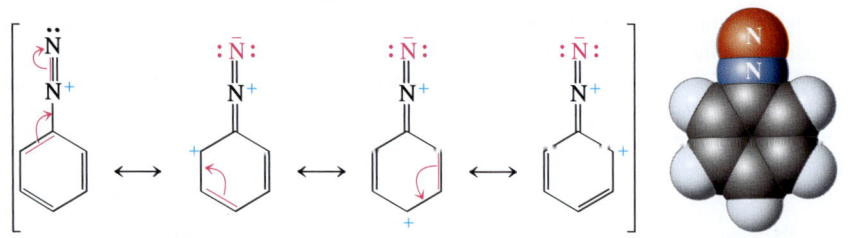

Em temperaturas elevadas (> 50°C), ocorre eliminação de nitrogênio e formação de um cátion fenila muito reativo. Quando o solvente é água, produz-se fenol (Seção 22-4).

Por que o cátion fenila é tão reativo? Afinal, ele é um carbocátion que faz parte de um anel benzeno. Ele não deveria ser estabilizado por ressonância, como o cátion fenilmetila (benzila)? A resposta é não, como se pode ver nos orbitais moleculares do cátion fenila (Figura 22-5). O orbital vazio associado à carga positiva é um híbrido sp^2 *perpendicular* aos orbitais que normalmente são os responsáveis pela estabilização dos sistemas aromáticos. Isto impossibilita a interação do or-

Cátion fenila
A   B   C

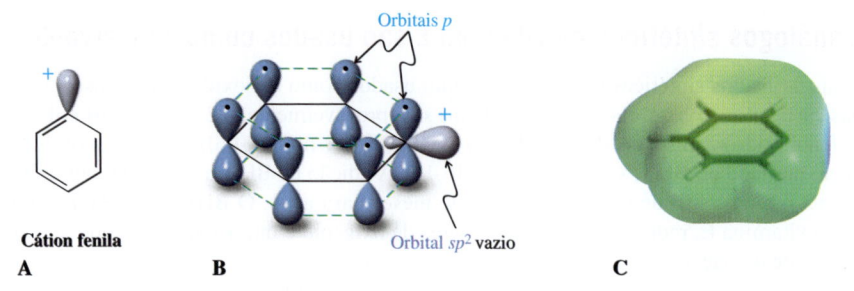

Orbitais *p*
Orbital sp^2 vazio

Figura 22-5 (A) Estrutura do cátion fenila. (B) Orbitais moleculares do cátion fenila. Os orbitais sp^2 vazios são perpendiculares aos seis elétrons π do anel aromático. Como resultado, a carga positiva não se estabiliza por ressonância. (C) O mapa de potencial eletrostático do cátion fenila, mostrado em escala atenuada para melhor contraste, realça a carga positiva (em azul, à direita) localizada no plano do anel de seis átomos.

bital vazio com as ligações, e a carga positiva não pode se deslocalizar. Além disso, o carbono do cátion iria preferir a hibridação *sp*, um arranjo impedido pela rigidez do anel aromático. Usamos estes mesmos argumentos para explicar a dificuldade de desprotonação do benzeno para formar o ânion fenila (Seção 22-4).

Os sais de arenodiazônio podem converter-se em outros derivados de benzeno

A decomposição de sais de arenodiazônio na presença de outros nucleófilos que não a água leva à formação de derivados de benzeno. Assim, por exemplo, a diazotação de arenaminas (anilinas) na presença de iodeto de hidrogênio produz iodoarenos.

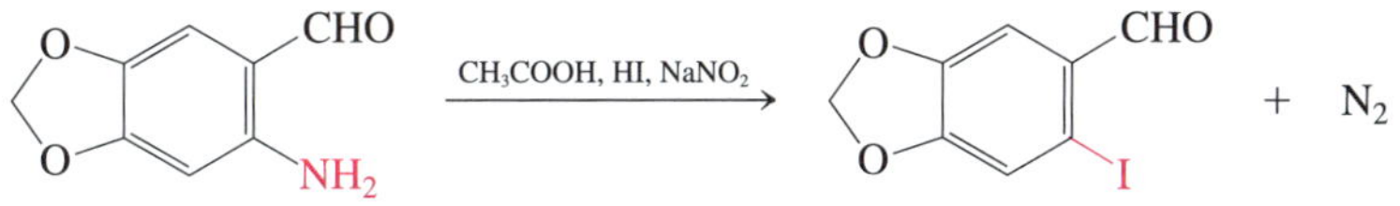

53%

As tentativas de obter os outros halogenoarenos desta maneira são com frequência complicadas por reações paralelas. Uma solução é utilizar a **reação de Sandmeyer***. Esta reação aproveita o fato de que a troca do nitrogênio por halogênio é consideravelmente facilitada quando feita na presença de sais cuprosos [Cu(I)]. O mecanismo detalhado do processo é complexo e há participação de radicais livres. A adição de cianeto cuproso, CuCN, ao sal de diazônio na presença de excesso de cianeto de potássio forma nitrilas aromáticas.

Reações de Sandmeyer

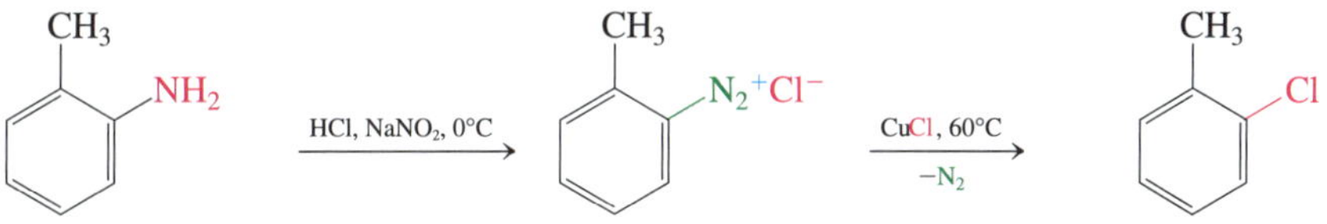

total de 79%

2-Metil-benzenamina (*o*-metil-anilina)

1-Cloro-2-metil-benzeno (*o*-cloro-tolueno)

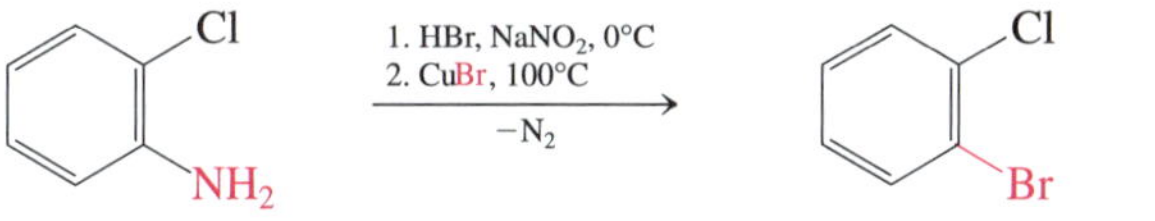

73%

2-Cloro-benzenamina (*o*-cloro-anilina)

1-Bromo-2-cloro-benzeno (*o*-bromo-cloro-benzeno)

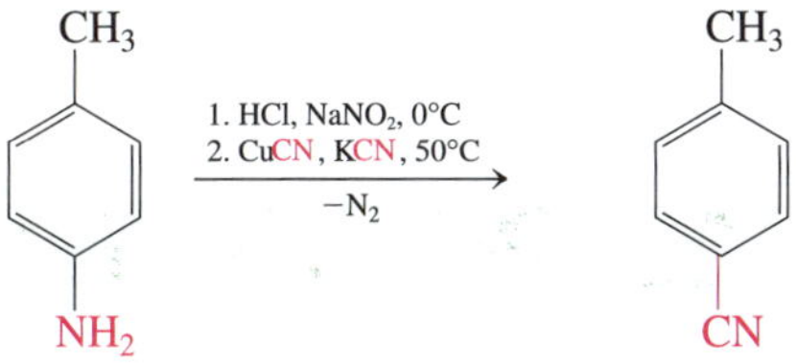

70%

4-Metil-benzonitrila (*p*-tolunitrila)

---

* Dr. Traugott Sandmeyer (1854-1922), Companhia Geigy, Basileia, Suíça.

EXERCÍCIO 22-30

Proponha sínteses para os compostos abaixo a partir de benzeno.

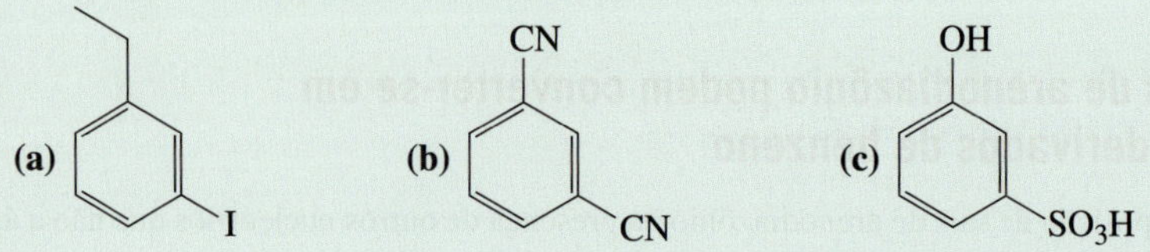

(a) 1-etil-3-iodo-benzeno (b) 1,3-dicianobenzeno (c) ácido 3-hidroxi-benzeno-sulfônico

O grupo diazônio pode ser removido por agentes redutores. A sequência diazotação-redução permite trocar o grupo amino de arenaminas (anilinas) por hidrogênio. O agente redutor normalmente empregado é o ácido hipofosforoso em água, H_3PO_2. O método é especialmente útil em sínteses que envolvem a substituição eletrofílica em aromáticos, em que o grupo amino é usado para orientar a reação antes de ser removido (Seção 16-5).

Remoção do grupo diazônio por redução

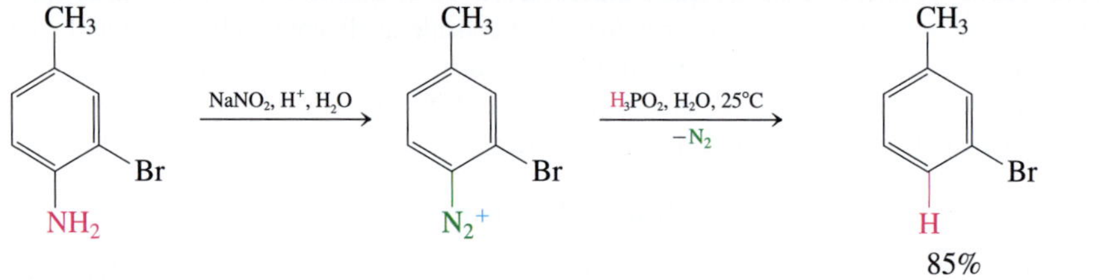

2-bromo-4-metilanilina →(NaNO₂, H⁺, H₂O)→ sal de diazônio →(H_3PO_2, H_2O, 25°C, −N_2)→ 1-Bromo-3-metil-benzeno (*m*-Bromo-tolueno), 85%

Uma outra aplicação da diazotação em sínteses é ilustrada na preparação do 1,3-dibromo-benzeno (*m*-dibromo-benzeno). A bromação eletrofílica direta do benzeno não é factível porque, após a primeira bromação, o bromo ataca em orto e para. É necessário, então, usar um substituinte que seja orientador meta e que possa ser depois transformado em bromo. O grupo nitro é um substituinte conveniente. A dupla nitração do benzeno dá o 1,3-dinitro-benzeno (*m*-dinitro-benzeno). A redução (Seção 16-5) leva à benzenodiamina que é, então, convertida no derivado di-halogenado.

Síntese do 1,3-dibromo-benzeno pelo uso da estratégia de diazotação

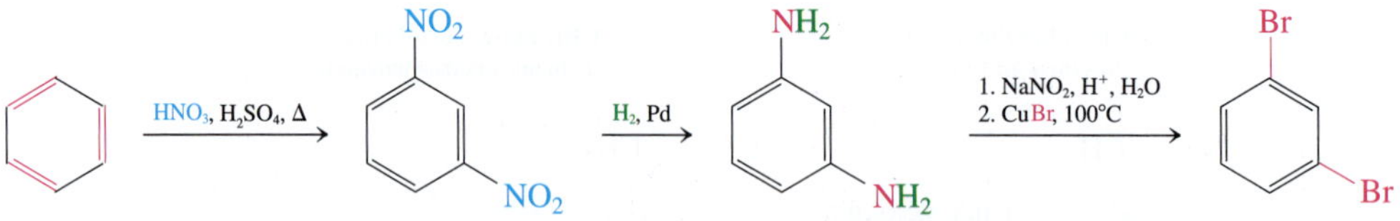

benzeno →(HNO_3, H_2SO_4, Δ)→ 1,3-dinitrobenzeno →(H_2, Pd)→ 1,3-diaminobenzeno →(1. NaNO₂, H⁺, H₂O; 2. CuBr, 100°C)→ 1,3-dibromobenzeno

EXERCÍCIO 22-31

Proponha uma síntese para o 1,3,5-trinitro-benzeno a partir do benzeno.

EM RESUMO, os sais de arenodiazônio são mais estáveis do que os sais de alcanodiazônio devido à ressonância. Eles são reagentes iniciais na síntese do fenol e de halogenoarenos, arenocarbonitrilas e aromáticos reduzidos. Estas substâncias são preparadas pela eliminação do gás nitrogênio. Os intermediários desta reação são cátions arila muito reativos em razão da ausência de estabilização eletrônica. Outros mecanismos mais complexos podem também ocorrer. A possibilidade de transformar os sais de diazônio desta maneira é uma metodologia flexível de obtenção de derivados de benzeno.

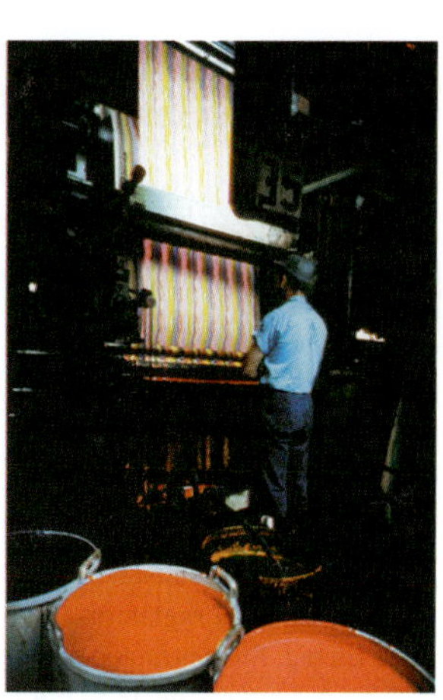

22-11 A substituição eletrofílica com sais arenodiazônio: o acoplamento diazo

Como têm carga positiva, os cátions de arenodiazônio são eletrofílicos. Embora eles não sejam muito reativos, podem participar de reações de substituição eletrofílica em aromáticos quando o substrato é um areno ativado, como o fenol ou a benzenamina (anilina). Esta reação, chamada de **acoplamento diazo**, leva a compostos muito coloridos que são chamados de **corantes azo**. A reação da *N,N*-dimetil-benzenamina (*N,N*-dimetil-anilina) com o cloreto de benzenodiazônio, por exemplo, forma o corante laranja brilhante Amarelo Manteiga. Este composto já foi usado como corante de alimentos, mas foi identificado como possível carcinógeno pela Administração de Alimentos e Drogas dos Estados Unidos (FDA).

Os corantes são aditivos importantes na indústria têxtil. Os corantes azo, embora ainda muito empregados, são cada vez menos usados com este fim, porque se descobriu que alguns se degradam a benzenaminas carcinogênicas.

Acoplamento diazo

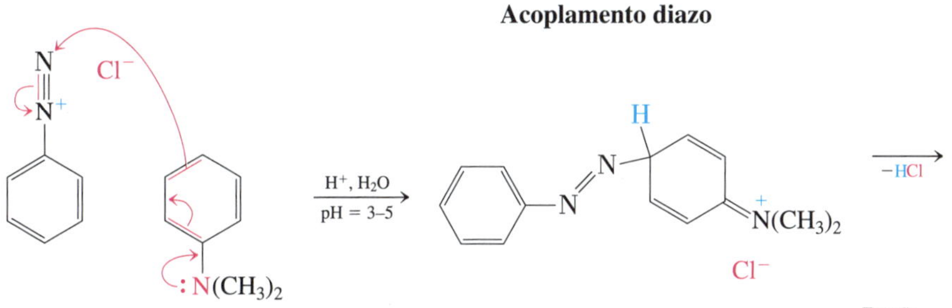

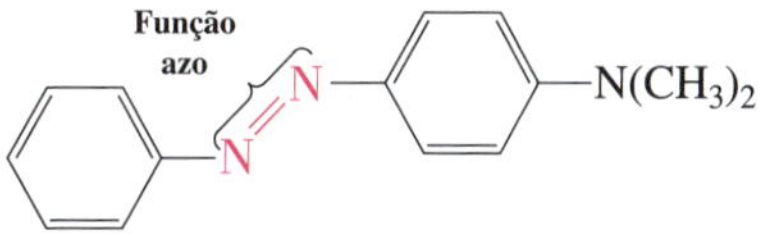

4-Dimetilamino-azo-benzeno
(*p*-Dimetilamino-azo-benzeno, amarelo manteiga)

Os corantes usados na indústria de tecidos normalmente possuem grupos sulfônicos que aumentam a solubilidade em água e permitem a ligação iônica do corante aos sítios com carga dos polímeros dos tecidos.

Corantes industriais

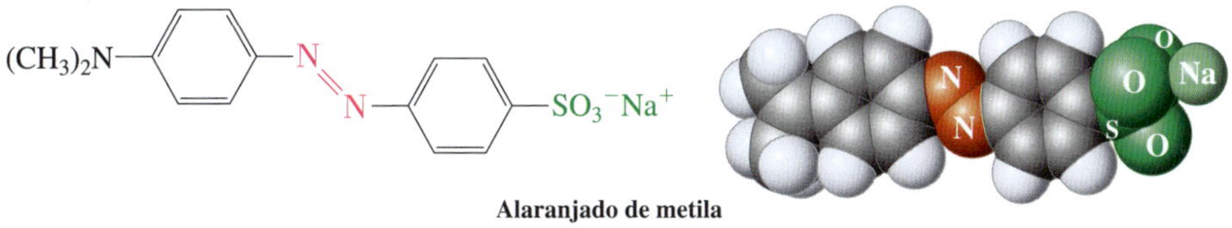

Alaranjado de metila
pH = 3,1, vermelho
pH = 4,4, amarelo

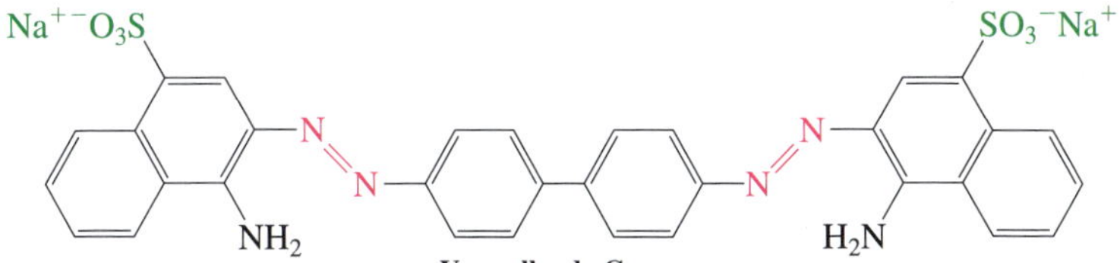

Vermelho do Congo
pH = 3,0, azul-violeta
pH = 5,0, vermelho

DESTAQUE QUÍMICO 22-4

William Perkin e as origens da química industrial e da química medicinal

Em 1851, William Perkin* era um aluno de 13 anos de idade da City of London School. Seu professor, Thomas Hall, reconheceu o interesse e a aptidão de Perkin para a ciência, mas sabia de suas próprias limitações. Hall, portanto, encorajou Perkin a assistir às conferências da Royal Institution, incluindo uma série apresentada pelo lendário cientista Michael Faraday[†]. Alguns anos antes, Faraday e outros haviam apoiado a fundação do Royal College of Chemistry em resposta à sarcástica crítica de Justus Liebig[‡] sobre o estado lamentável da pesquisa em química na Inglaterra. August von Hofmann[§], um aluno brilhante de Liebig, foi contratado como seu primeiro diretor.

A Londres de 1850 era talvez a cidade mais suja e poluída do mundo. Ela era iluminada com lâmpadas a gás extraído do carvão. O resíduo da extração era uma enorme quantidade de pixe que em sua maior parte era jogado nos riachos e rios de Londres. Entretanto, o pixe era rico em aminas aromáticas e Hofmann, que achava fascinantes esses compostos, podia obtê-lo em grandes quantidades somente pedindo.

Em 1856, Perkin já estava estudando no laboratório de Hofmann. A malária era descontrolada na Inglaterra (na verdade, na maior parte do mundo) da época, e o único remédio era quinina, cuja única fonte era a casca da árvore sul-americana cinchona. Perkin sabia que a fórmula molecular da quinina é $C_{20}H_{24}N_2O_2$ e que Hofmann havia isolado várias aminas de 10 carbonos, incluindo a naftalenamina, $C_{10}H_9N$.

Sem conhecer as estruturas moleculares, Perkin decidiu tentar sintetizar a quinina pela dimerização oxidativa destas aminas aromáticas de 10 carbonos derivadas do pixe. O que poderia ser mais útil do que converter um poluente ambiental importante em um medicamento desesperadamente necessário? Os experimentos de Perkin levaram a produtos brutos pretos dos quais podiam ser extraídos pós coloridos. Continuando a experimentar com outras aminas e, finalmente, misturas de aminas, Perkin desenvolveu um procedimento que dava uma substância púrpura brilhante que recebeu o nome de "rosa maravilha" ("cor-de-malva").

Em um curto tempo, corantes baseados na rosa maravilha de Perkin transformaram o mundo da moda - não exatamente o que ele havia planejado, mas a descoberta o tornou muito rico. Antes, a única fonte de corantes púrpura (chamados de Púrpura Real, porque só a realeza podia comprá-lo) era obtida das conchas de uma espécie de moluscos encontrados apenas em dois lugares do Mediterrâneo. Assim nasceu a indústria de corantes sintéticos, a primeira das indústrias em grande escala baseadas na ciência da química.

É notável que a estrutura química básica correta do corante de Perkin só foi determinada e divulgada em 1994, pelo professor Otto Meth-Cohn e o graduando Mandy Smith, na Universidade de Sunderland, Inglaterra. A reação de formação do principal constituinte do corante é dada abaixo.

---

* *Sir* William Henry Perkin (1838-1907), Royal College of Chemisrty, Londres, Inglaterra.

[†] Este é o mesmo Faraday que descobriu o benzeno (Abertura do Capítulo 15).

[‡] Barão Justus von Liebig (1803-1873), Universidade de Munique, Alemanha.

[§] Este é o mesmo Hofmann da Regra de Hofmann (Seção 11-6) e do rearranjo de Hofmann (Seção 20-7).

EXERCÍCIO 22-32

Dê os produtos do acoplamento diazo entre o cloreto de benzenodiazônio e cada uma das seguintes moléculas: (**a**) metoxibenzeno; (**b**) 1-cloro-3-metóxi-benzeno; (**c**) 1-(dimetilamino)-4-(1,1-dimetil-etil)-benzeno. (**Sugestão:** os acoplamentos diazo são muito sensíveis a efeitos estéricos.)

O processo envolve a oxidação de parte da amina inicial a nitrosobenzenos como o C_6H_5NO, seguida por reações de substituição eletrofílica em aromáticos catalisadas por ácido entre os compostos nitrosos e outras moléculas de amina.

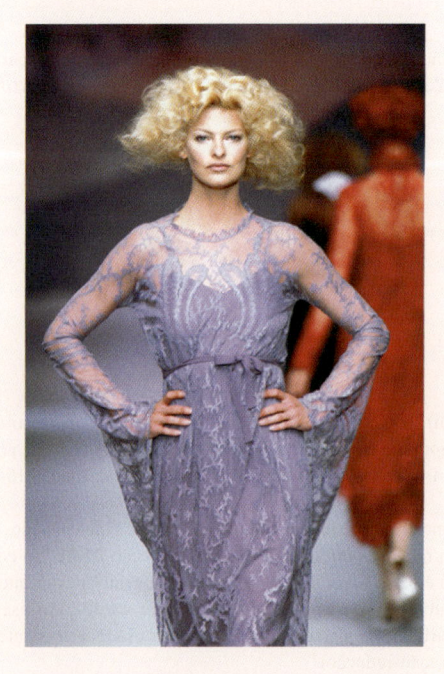

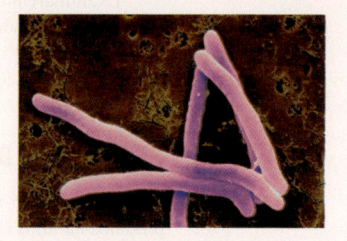

Micrógrafo eletrônico de varredura do *Mycobacterium smegmatis* encontrado no solo. A espécie é usada como modelo para estudos da tuberculose causada pelo *Mycobacterium tuberculosis*. Largura da imagem: $8{,}38 \times 10^{-6}$ m.

A modelo Linda Evangelista usa um vestido cor-de-malva que imita renda, da coleção de outono de Christian Dior: $\lambda_{max} = 550$ nm.

A descoberta de Perkin não ajudou a curar a malária mas teve um enorme impacto na ciência médica. Nos anos 1860, Robert Koch[¶], um dos fundadores do campo da bacteriologia, descobriu que o antrax era causado por organismos microscópicos tubulares encontrados no sangue de ovelhas infectadas. Ele desenvolveu técnicas práticas de cultura e crescimento de colônias de bactérias, um conceito introduzido uma geração antes por Pasteur, mas nunca demonstrado. Koch descobriu os microrgarnismos causadores da tuberculose, conjuntivite, desinteria amébica e cólera, publicando micrografias muito bonitas para ilustrar suas descobertas. Na últimas décadas do Século XIX, Paul Ehrlich** tomou conhecimento de que os corantes de Perkin podiam ser usados para marcar células e aplicou essas ideias para ajudar a visualizar melhor os bacilos de Koch da tuberculose. Ele compreendeu que os fenômenos da marcação eram de fato reações químicas e que os corantes marcavam diferentemente as várias entidades microbiológicas. Ehrlich descobriu que alguns corantes podiam ser usados como agentes terapêuticos para combater os efeitos de toxinas de bactérias, inaugurando, assim, o campo da quimioterapia e abrindo caminhos no desenvolvimento da imunologia. Em 1910, Ehrlich desenvolveu o primeiro fármaco eficaz no combate da sífilis, uma doença que havia se transformado em uma praga mundial. Seu trabalho ajudou no nascimento dos campos da bioquímica, biologia celular e química medicinal. Assim, as descobertas de Perkin haviam mudado, meio século depois, mais do que o mundo da moda. Elas mudaram o mundo.

[¶] Professor H. H. Robert Koch (1843-1910), Universidade de Göttingen, Alemanha, Prêmio Nobel de 1905 (fisiologia ou medicina).

** Professor Paul Ehrlich, (1854-1915), Instituto Real para a Terapia Experimental, Frankfurt, Alemanha, Prêmio Nobel de 1908 (fisiologia ou medicina).

EM RESUMO, os cátions de arenodiazônio atacam por acoplamento diazo os anéis de benzeno ativados. A reação dá azobenzenos muito coloridos.

A IDEIA GERAL

Encerramos, neste capítulo, o estudo da interação entre o anel benzeno e seus substituintes alquila, hidróxi e amino ou amino modificado. O caráter eletrônico do substituinte ativa ou desativa o anel aromático para a substituição (Capítulo 16 e Seções 22-4 e 22-6), e a posição do substituinte controla a posição do ataque de eletrófilos e nucleófilos, conferindo aos anéis, por ressonância, reatividade especial aos grupos a eles ligados. Em outras palavras e repetindo o tema fundamental do texto, a estrutura do composto aromático substituído determina sua função. Em muitos aspectos, este comportamento é uma extensão da química dos sistemas deslocalizados (Capítulo 14) somada à aromaticidade (Capítulo 15).

Examinaremos, no próximo capítulo, o efeito que dois grupos funcionais da mesma molécula exercem entre si, focalizando a atenção nos grupos carbonilados. No Capítulo 24, estudaremos moléculas que têm o grupo carbonila e vários grupos hidróxi, assim como sua relevância biológica. Nos Capítulos 25 e 26, concluiremos o texto com compostos biologicamente importantes que contêm várias funcionalidades.

PROBLEMAS DE INTEGRAÇÃO

22-33. O ácido 5-amino-2,4-di-hidróxi-benzoico, A, é um intermediário em potencial da preparação de produtos naturais com valor medicinal (Seção 22-3). Proponha sínteses para este composto, a partir do metilbenzeno (tolueno).

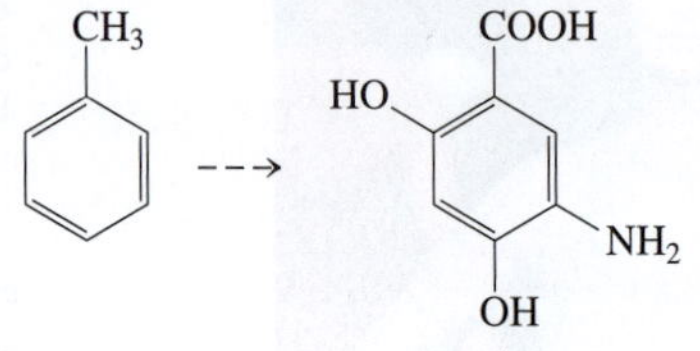

SOLUÇÃO:

Este problema se baseia na experiência já adquirida (Capítulo 16) em controlar o padrão de substituição de benzenos a serem preparados, porém usando agora um conjunto bem maior de reações. A chave é, novamente, reconhecer o poder de orientação de subtituintes para as posições orto, meta ou para (Seção 16-2) e sua interconversão (Seção 16-5).

A análise retrossintética do composto A mostra a existência de um substituinte com carbono, o grupo carbóxi, que pode derivar do grupo metila do reagente inicial (por oxidação, Seção 22-2). No composto inicial, o substituinte com carbono orienta orto e para, o que sugere seu aproveitamento (retrossíntese 1) na introdução de duas funções hidróxi (como no composto B, via nitração-redução-diazotação-hidrólise; Seções 22-4 e 22-10). No composto A, o substituinte carbóxi é orientador meta e pode ser usado (retrossíntese 2) na aminação em C3 (como no composto C, via nitração-redução).

Retrossíntese 1

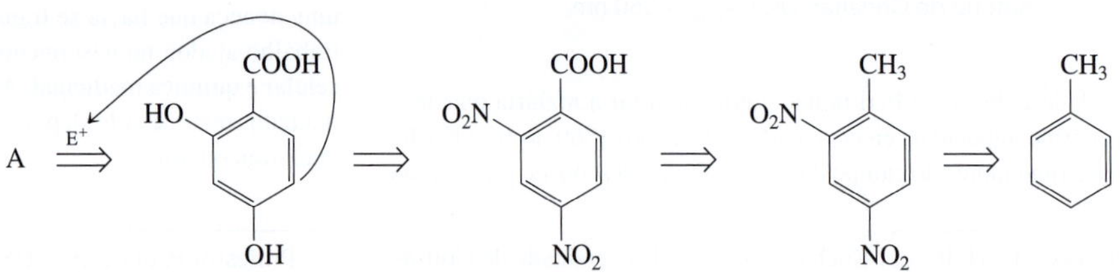

Retrossíntese 2

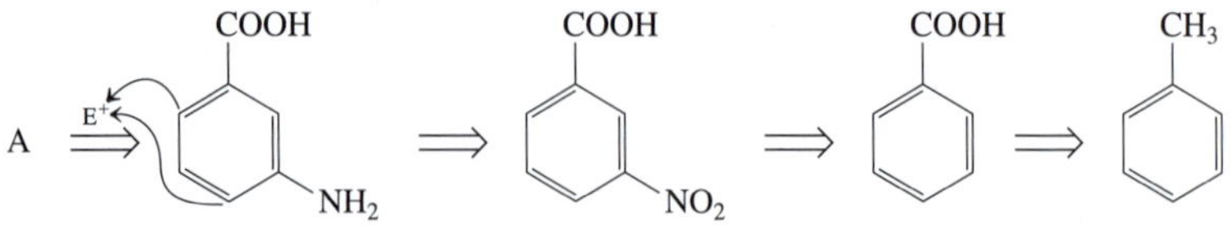

A questão a resolver é se os compostos B e C são precursores razoáveis de A. A resposta é sim. A nitração do composto B ocorre na posição desejada (C3 no produto), orto e para em relação aos substituintes hidróxi, o que coloca o nitrogênio na posição correta, como em A. Espera-se que o ataque eletrofílico na posição entre os grupos OH enfrente forte impedimento estérico (Seção 16-5). Partindo do composto C, o grupo amino, especialmente quando protegido como amida, direciona a substituição eletrofílica para os carbono orto, menos impedido, e para, formando-se, novamente, o produto desejado. Os esquemas de sínteses propostos poderiam ser:

Síntese 1

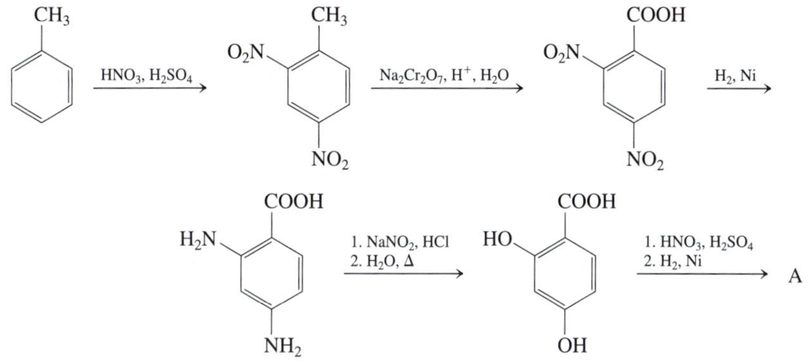

$$\text{tolueno} \xrightarrow{HNO_3, H_2SO_4} \text{2,4-dinitrotolueno} \xrightarrow{Na_2Cr_2O_7, H^+, H_2O} \text{ácido 2,4-dinitrobenzoico} \xrightarrow{H_2, Ni}$$

$$\text{ácido 2-amino-4-aminobenzoico} \xrightarrow[2.\ H_2O, \Delta]{1.\ NaNO_2, HCl} \text{ácido 2,4-di-hidroxibenzoico} \xrightarrow[2.\ H_2, Ni]{1.\ HNO_3, H_2SO_4} A$$

Síntese 2

$$\text{tolueno} \xrightarrow{Na_2Cr_2O_7, H^+, H_2O} \text{ácido benzoico} \xrightarrow{HNO_3, H_2SO_4} \text{ácido 3-nitrobenzoico} \xrightarrow{H_2, Ni}$$

$$\text{ácido 3-aminobenzoico} \xrightarrow[2.\ HNO_3, H_2SO_4]{1.\ CH_3COCl} \text{intermediário} \xrightarrow[\substack{1.\ H_2,\ Ni \\ 2.\ NaNO_2,\ HCl \\ 3.\ H_2O,\ \Delta \\ 4.\ H^+,\ H_2O}]{} A$$

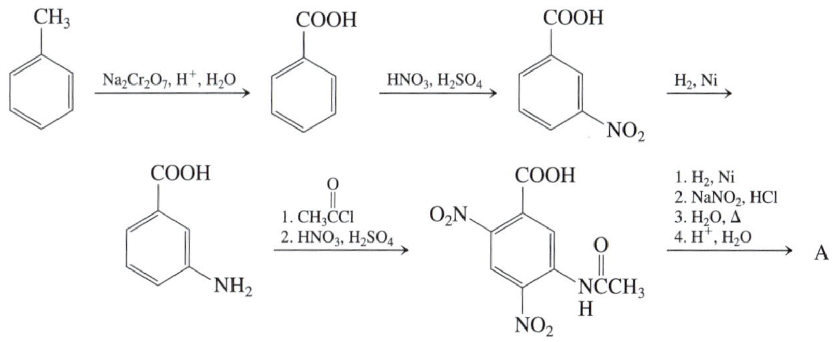

22-34. Uma reação que foi essencial nos primórdios do desenvolvimento da "pílula" (Seção 4-7, Destaque Químico 4-3) é o rearranjo "dienona-fenol", dado abaixo. Proponha um mecanismo.

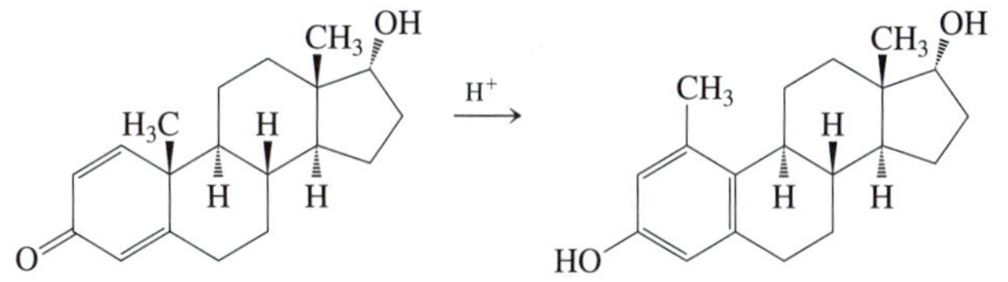

SOLUÇÃO:

Este é um problema de mecanismos que envolve um rearranjo catalisado por ácido com migração de grupo alquila (metila). Soa familiar? Reveja o rearranjo de carbocátions na Seção 9-3! Como obter um carbocátion apropriado a partir de nosso reagente inicial? *Resposta*: a protonação do grupo carbonila fornece um cátion hidroxipentadienila estabilizado por ressonância (Seções 14-6 e 14-7, Exercício 18-20).

Protonação da dienona

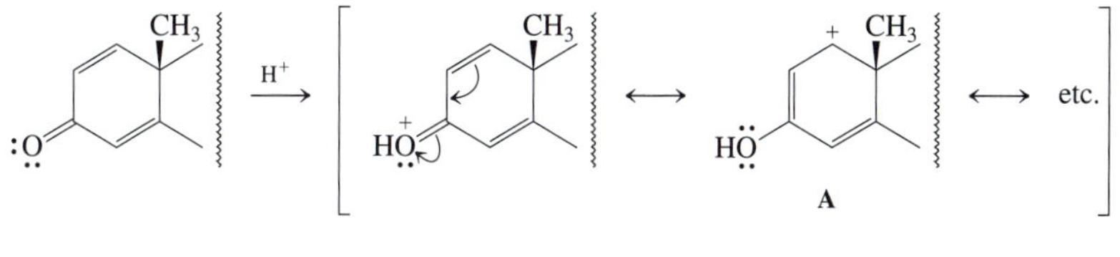

Duas das estruturas de ressonância (escreva todas elas) colocam uma carga positiva na posição vizinha ao grupo metila. Somente a forma A é "produtiva", principalmente porque ela leva ao produto por aromatização, que é a força motriz principal de todo o processo.

Rearranjo de metila e formação de fenol

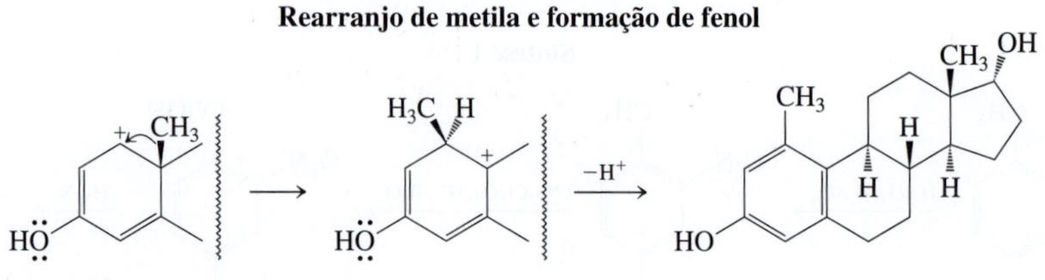

Novas reações

Ressonância na posição benzílica

1. Halogenação via radicais (Seção 22-1)

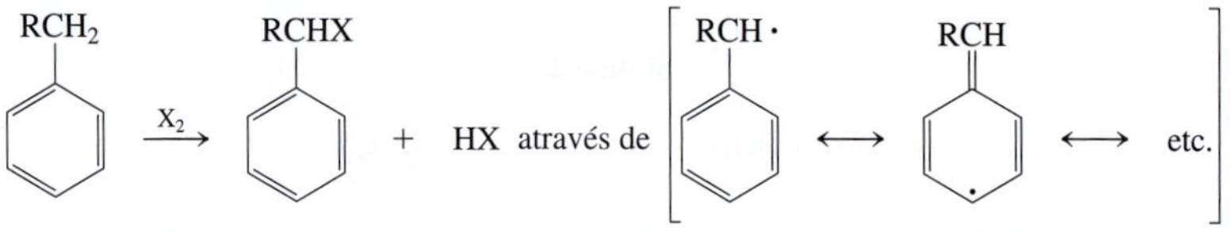

$$RCH_2\text{–Ph} \xrightarrow{X_2} RCHX\text{–Ph} + HX \quad \text{através de} \quad [RCH\cdot\text{–Ph} \leftrightarrow RCH=\text{ciclohexadienil} \leftrightarrow \text{etc.}]$$

Requer aquecimento ou um iniciador de radicais

Radical benzila

2. Solvólise (Seção 22-1)

$$RCHOSO_2R\text{–Ph} + R'OH \xrightarrow{S_N1} RCHOR'\text{–Ph} + RSO_3H \quad \text{através de} \quad [\overset{+}{R}CH\text{–Ph} \leftrightarrow RCH=\text{ciclohexadienil}^+ \leftrightarrow \text{etc.}]$$

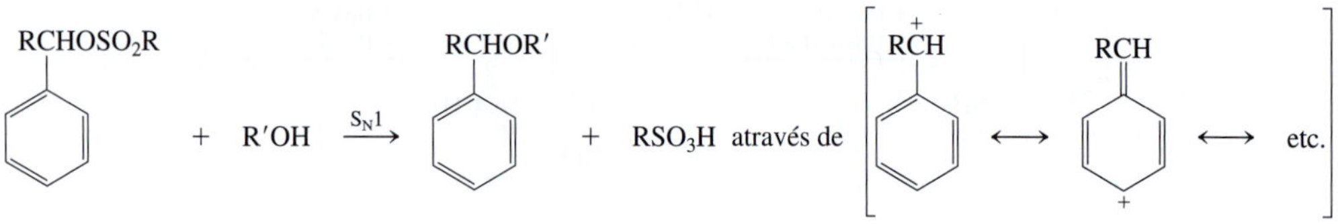

Cátion benzila

3. Reações S_N2 de (halogeno-metil)-benzenos (Seção 22-1)

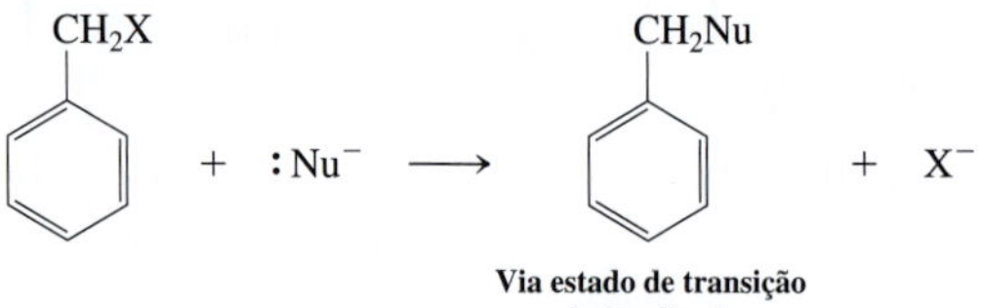

$$Ph\text{–}CH_2X + :Nu^- \longrightarrow Ph\text{–}CH_2Nu + X^-$$

Via estado de transição deslocalizado

4. Desprotonação benzílica (Seção 22-1)

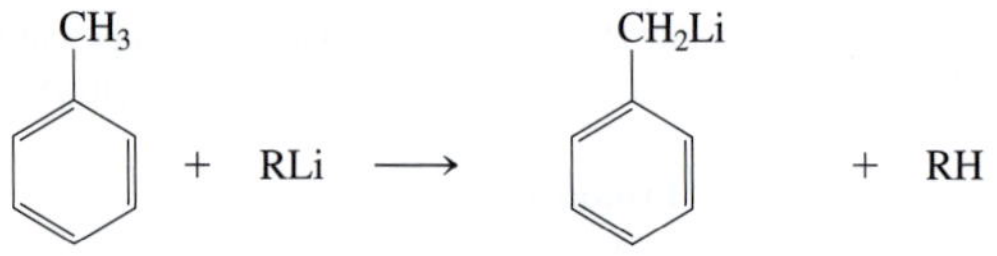

$$Ph\text{–}CH_3 + RLi \longrightarrow Ph\text{–}CH_2Li + RH$$

$pK_a \approx 41$

(Fenil-metil)-lítio (benzil-lítio)

Reações de oxidação e redução nas cadeias laterais de aromáticos

5. Oxidação (Seção 22-2)

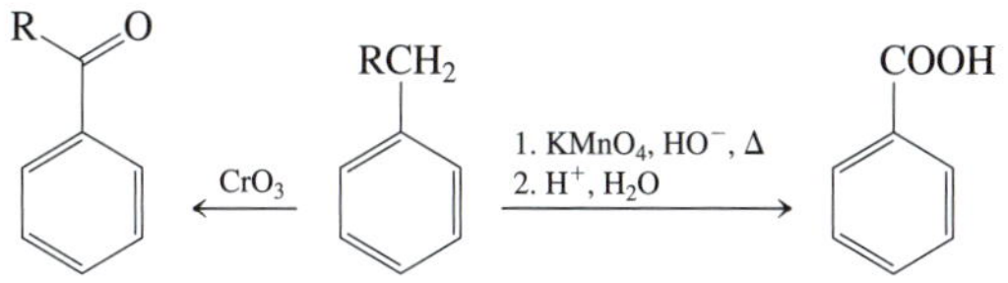

C$_6$H$_5$COR ←[CrO$_3$]— C$_6$H$_5$CH$_2$R —[1. KMnO$_4$, HO$^-$, Δ; 2. H$^+$, H$_2$O]→ C$_6$H$_5$COOH

Álcoois benzílicos

C$_6$H$_5$CHOHR —[MnO$_2$, acetona]→ C$_6$H$_5$COR

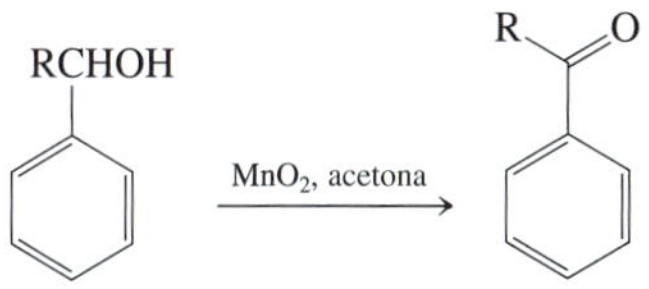

6. Redução via hidrogenólise (Seção 22-2)

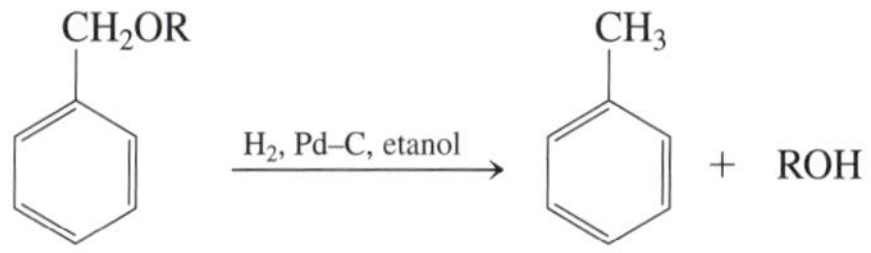

C$_6$H$_5$CH$_2$OR —[H$_2$, Pd–C, etanol]→ C$_6$H$_5$CH$_3$ + ROH

C$_6$H$_5$CH$_2$ é um grupo protetor de ROH

Fenóis e substituição ipso

7. Acidez (Seção 22-3)

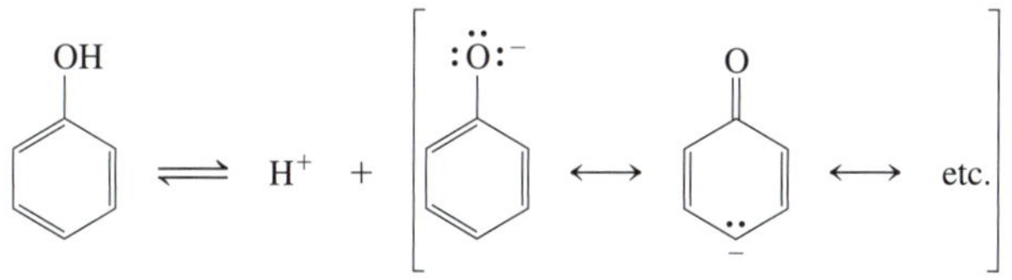

C$_6$H$_5$OH ⇌ H$^+$ + [C$_6$H$_5$O$^-$ ↔ (estrutura ressonante) ↔ etc.]

pK_a ≈ 10   Íon fenóxido
Muito mais ácido do que os alcanóis simples

8. Substituição nucleofílica em aromáticos (Seção 22-4)

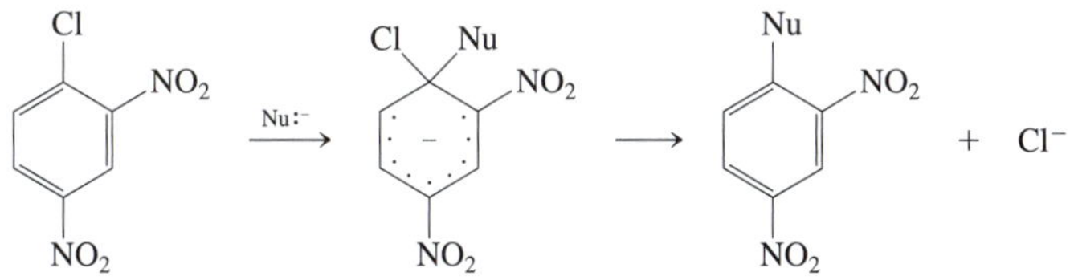

2,4-dinitroclorobenzeno —[Nu:$^-$]→ intermediário (complexo de Meisenheimer) → 2,4-dinitro-Nu-benzeno + Cl$^-$

Ataque nucleofílico na posição ipso

9. Substituição em aromáticos via intermediários benzino (Seção 22-4)

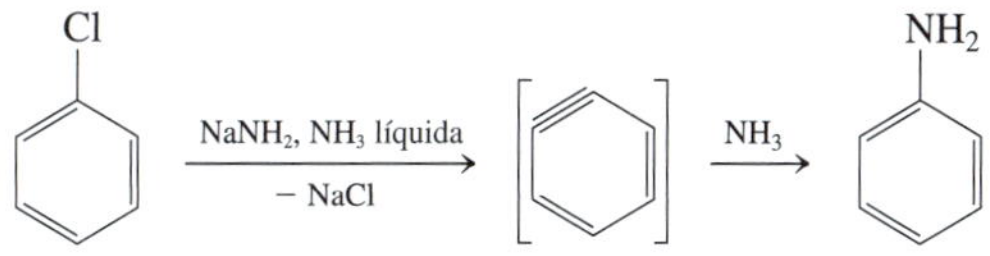

C$_6$H$_5$Cl —[NaNH$_2$, NH$_3$ líquida, −NaCl]→ [benzino] —[NH$_3$]→ C$_6$H$_5$NH$_2$

Ataque nucleofílico nas posições ipso e orto

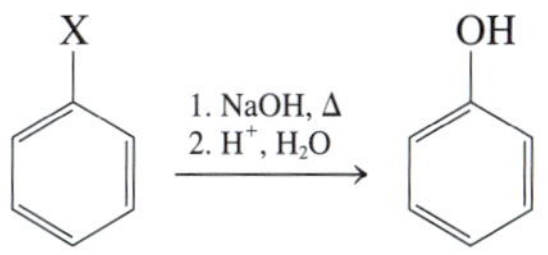

C$_6$H$_5$X —[1. NaOH, Δ; 2. H$^+$, H$_2$O]→ C$_6$H$_5$OH

10. Hidrólise de sais de arenodiazônio (Seção 22-4)

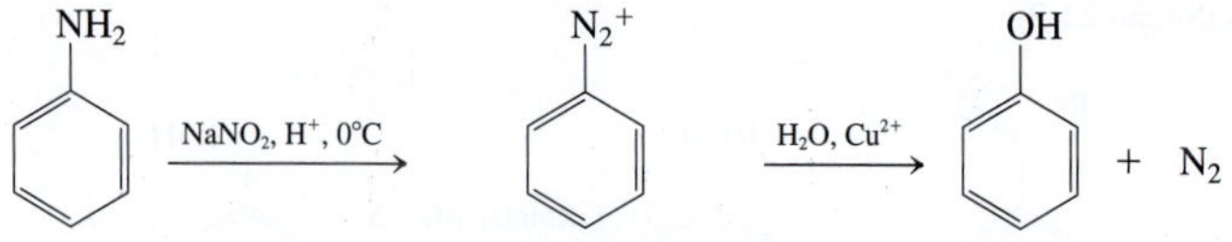

C₆H₅NH₂ →(NaNO₂, H⁺, 0°C)→ C₆H₅N₂⁺ →(H₂O, Cu²⁺)→ C₆H₅OH + N₂

Cátion benzenodiazônio

11. Substituição com catálise por Pd

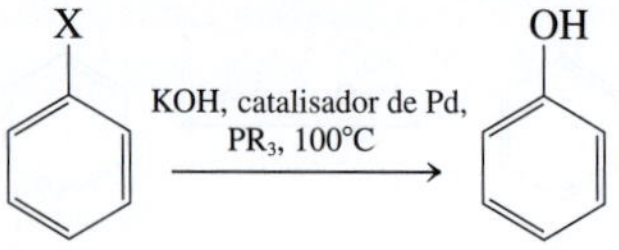

C₆H₅X →(KOH, catalisador de Pd, PR₃, 100°C)→ C₆H₅OH

Reações de fenóis e alcoxibenzenos

12. Quebra de éteres (Seção 22-5)

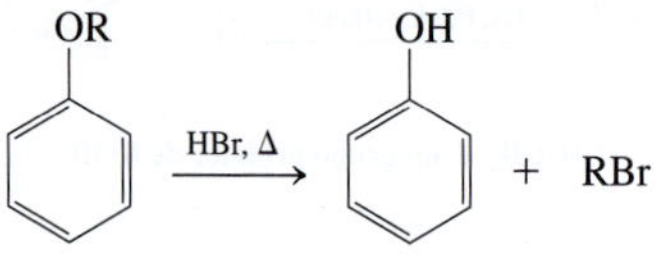

C₆H₅OR →(HBr, Δ)→ C₆H₅OH + RBr

A ligação arila C—O não se quebra

13. Formação de éter (Seção 22-5)

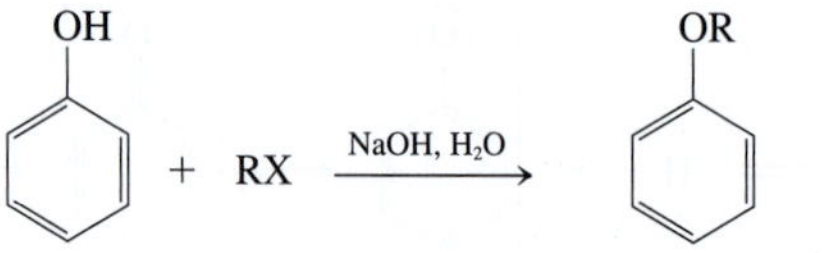

C₆H₅OH + RX →(NaOH, H₂O)→ C₆H₅OR

Alcoxibenzeno

Método de Williamson (Seção 9-6)

14. Esterificação (Seção 22-5)

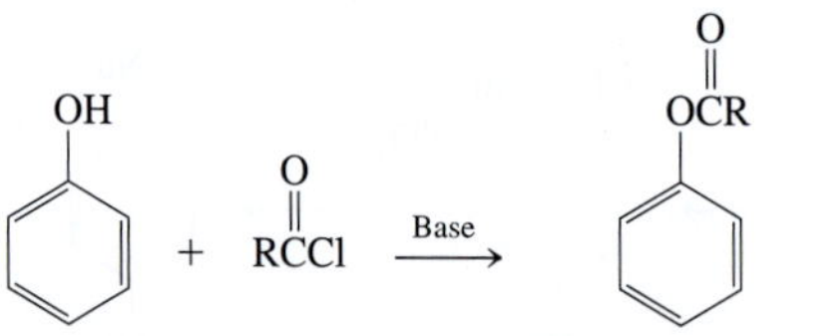

C₆H₅OH + RCOCl →(Base)→ C₆H₅OCR(=O)

Alcanoato de fenila

15. Substituição eletrofílica em aromáticos (Seção 22-6)

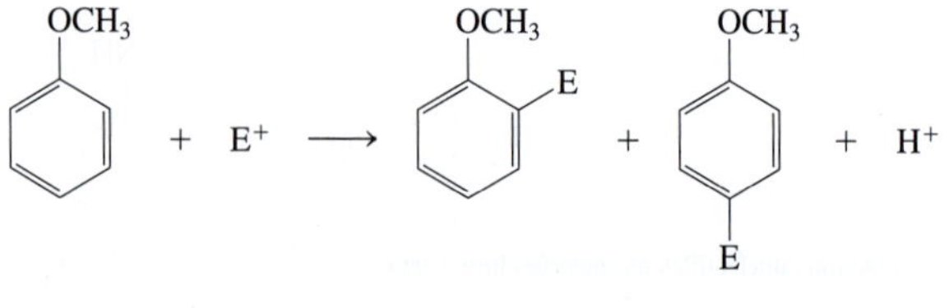

C₆H₅OCH₃ + E⁺ ⟶ o-E-C₆H₄OCH₃ + p-E-C₆H₄OCH₃ + H⁺

16. Resinas fenólicas (Seção 22-6)

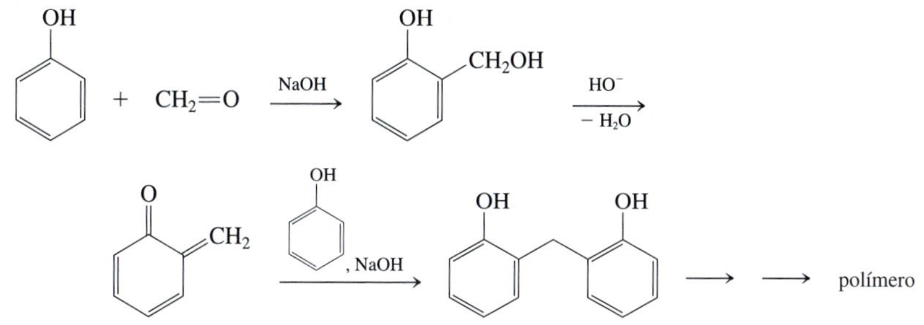

[Phenol + CH₂=O →(NaOH) 2-hidroximetilfenol →(HO⁻, −H₂O) metileno quinona; + phenol, NaOH → bis(hidroxifenil)metano → → polímero]

17. Reação de Kolbe (Seção 22-6)

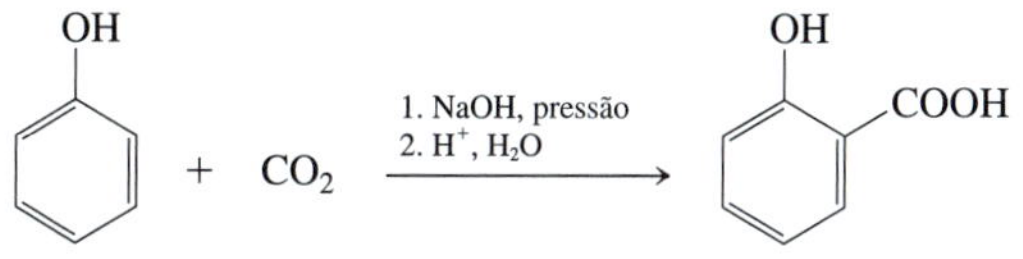

Fenol + CO₂ →(1. NaOH, pressão; 2. H⁺, H₂O) ácido salicílico (2-hidroxibenzoico)

18. Rearranjo de Claisen (Seção 22-7)

Rearranjo de Claisen em aromáticos

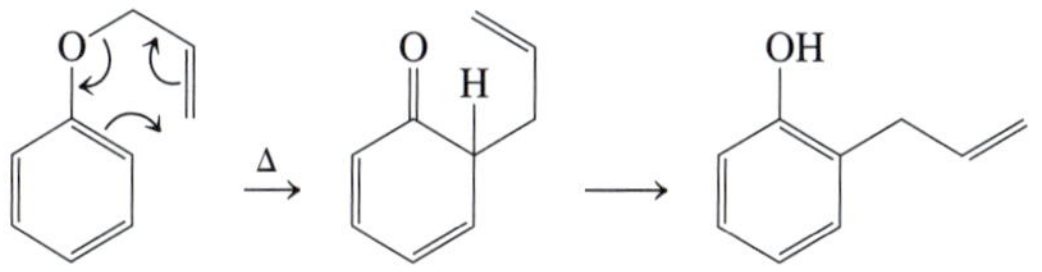

[Alil fenil éter →(Δ) ciclohexadienona intermediária → o-alilfenol]

Rearranjo de Claisen em alifáticos

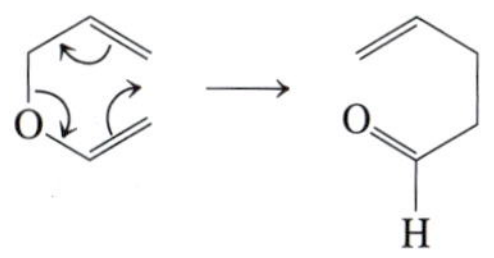

[Alil vinil éter → pent-4-enal]

19. Rearranjo de Cope (Seção 22-7)

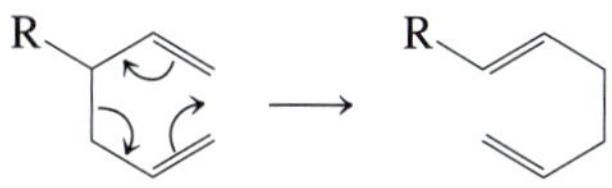

[1,5-hexadieno substituído com R → rearranjo de Cope]

20. Oxidação (Seção 22-8)

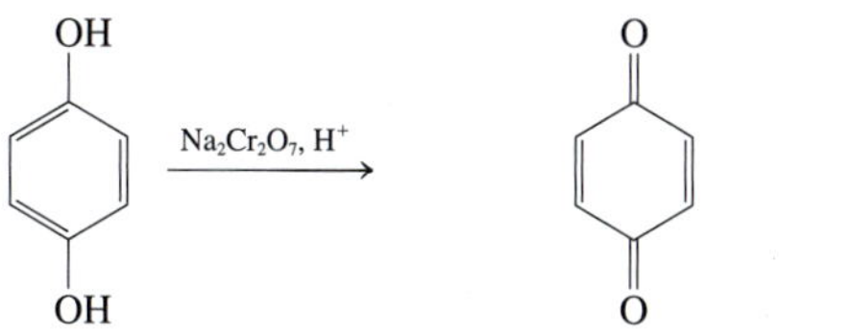

Hidroquinona →(Na₂Cr₂O₇, H⁺) 2,5-Ciclo-hexadieno-1,4-ona (p-benzoquinona)

21. Adições conjugadas a 2,5-ciclo-hexadieno-1,4-onas (p-benzoquinonas) (Seção 22-8)

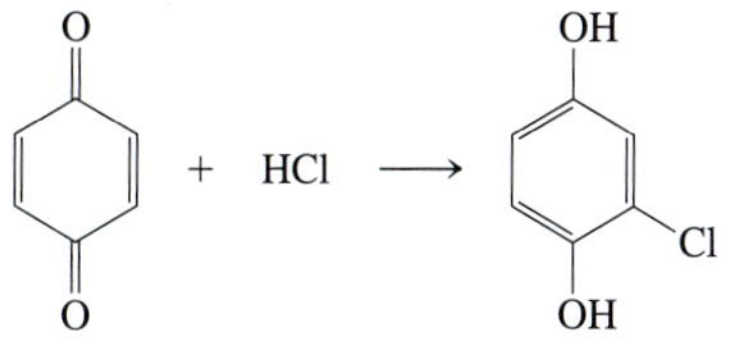

p-benzoquinona + HCl → 2-cloro-hidroquinona

22. Cicloadições de Diels-Alder a 2,5-ciclo-hexadieno-1,4-onas (*p*-benzoquinonas) (Seção 22-8)

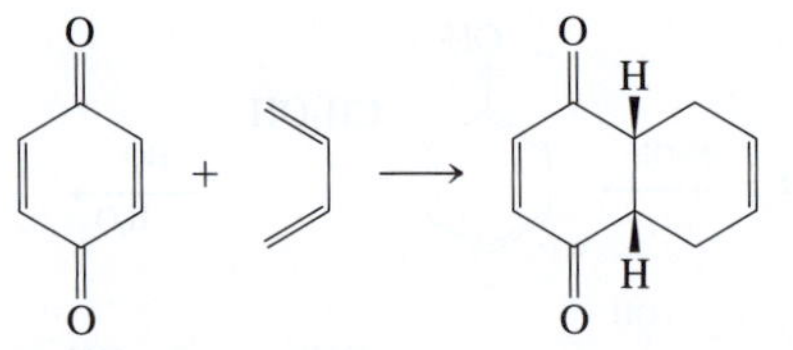

23. Peroxidação de lipídeos (Seção 22-9)

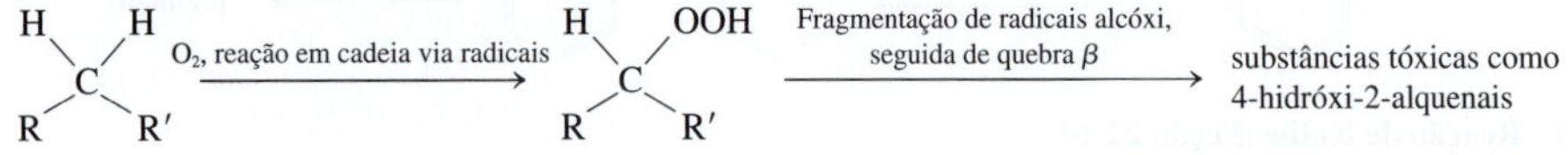

$\underset{RR'}{\overset{HH}{C}}$ $\xrightarrow{O_2,\text{ reação em cadeia via radicais}}$ $\underset{RR'}{\overset{HOOH}{C}}$ $\xrightarrow{\text{Fragmentação de radicais alcóxi, seguida de quebra }\beta}$ substâncias tóxicas como 4-hidróxi-2-alquenais

24. Inibição com antioxidantes (Seção 22-9)

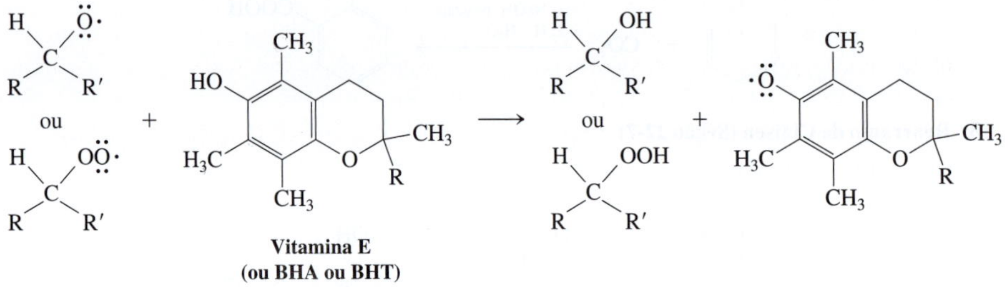

Vitamina E
(ou BHA ou BHT)

25. Vitamina C como antioxidante (Seção 22-9)

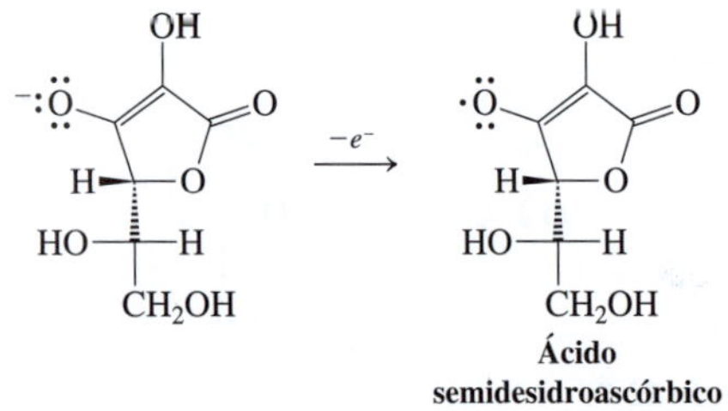

Ácido semidesidroascórbico

Sais de arenodiazônio

26. Reações de Sandmeyer (Seção 22-10)

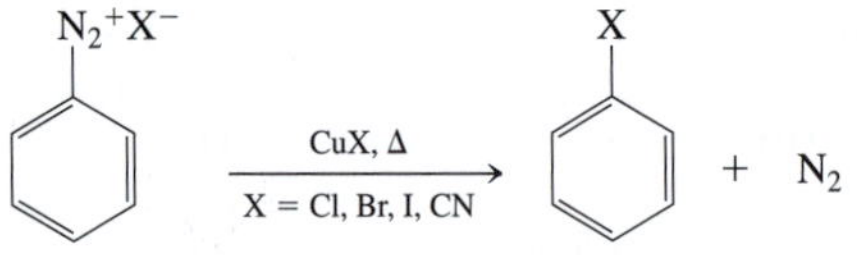

$\text{Ar-N}_2^+\text{X}^- \xrightarrow[X = Cl, Br, I, CN]{CuX, \Delta} \text{Ar-X} + N_2$

27. Redução (Seção 22-10)

$\text{Ar-N}_2^+ \xrightarrow{H_3PO_2} \text{Ar-H} + N_2$

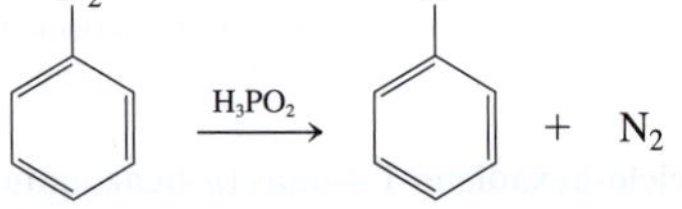

28. Acoplamento de diazônio (Seção 22-11)

Composto azo

Ocorre apenas em anéis fortemente ativados

Conceitos importantes

1. Fenilmetila e outros **cátions**, **radicais** e **ânions de benzila** são intermediários reativos estabilizados por **ressonância** com o sistema π do benzeno.

2. A reatividade para a **substituição nucleofílica ipso em aromáticos** aumenta com o aumento da nucleofilicidade da espécie atacante e com o número de grupos que retiram elétrons do anel, particularmente se eles estiverem nas posições orto ou para em relação ao átomo atacado.

3. O **benzino** é desestabilizado pela tensão dos dois carbonos distorcidos que formam a ligação tripla.

4. Os **fenóis** são enóis aromáticos que sofrem reações típicas do grupo hidróxi e do anel aromático.

5. As **benzenoquinonas** e os benzenodióis funcionam como pares redox no laboratório e na natureza.

6. A vitamina E e os derivados polissubstituídos do fenol, como o BHA e o BHT, funcionam como inibidores da **oxidação em cadeia via radicais dos lipídeos**. A vitamina C é, também, um importante antioxidante, capaz de regenerar a vitamina E na superfície das células celulares.

7. Os **íons de arenodiazônio** dão **cátions arila** reativos cuja carga positiva não pode ser deslocalizada pelo anel aromático.

8. O grupo amino pode ser usado para dirigir as substituições eletrofílicas em aromáticos, com posterior diazotação e substituição, incluindo a redução.

Problemas

35. Dê o(s) produto(s) principal(ais) esperado(s) em cada uma das reações abaixo.

(a) etilbenzeno $\xrightarrow{Cl_2(1\text{ equivalente}),\ h\nu}$ (b) tetralina $\xrightarrow{NBS\ (1\text{ equivalente}),\ h\nu}$

36. Proponha um mecanismo para a reação descrita no Problema 35(b).

37. Proponha sínteses para cada um dos seguintes compostos a partir do etilbenzeno: (a) (1-Cloro-etil)-benzeno; (b) ácido 2-fenil-propanoico; (c) 2-fenil-etanol; (d)-2-fenil-oxa-ciclo-propano.

38. Prediga a ordem de estabilidade relativa dos três cátions benzílicos derivados do clorometilbenzeno (cloreto de benzila), 1-(cloro-metil)-4-metóxi-benzeno (cloreto de 4-metóxi-benzila) e 1-(cloro-metil)-4-nitro-benzeno (cloreto de 4-nitro-benzila). Racionalize sua resposta com a ajuda de estruturas de ressonância.

39. Desenhe estruturas de ressonância apropriadas e explique por que a ligação do átomo de halogênio em posição para no radical fenilmetila (benzila) é desfavorecido em relação ao ataque na posição benzílica.

40. O radical trifenilmetila, $(C_6H_5)_3C\cdot$, é estável na temperatura normal em solução diluída em um solvente inerte. Os sais do cátion trifenilmetila, $(C_6H_5)_3C^+$, podem ser isolados como sólidos cristalinos estáveis. Proponha explicações para a estabilidade incomum destas espécies.

41. Dê os produtos esperados nas seguintes reações ou sequências de reações.

(a) BrCH₂CH₂CH₂—C₆H₄—CH₂Br $\xrightarrow{H_2O, \Delta}$

(b) C₆H₅CH₂Cl $\xrightarrow[2.\ H^+,\ H_2O,\ \Delta]{1.\ KCN,\ DMSO}$

(c) indano $\xrightarrow[\substack{1.\ CH_3CH_2CH_2CH_2Li,\ (CH_3)_2NCH_2CH_2N(CH_3)_2,\ THF \\ 2.\ C_6H_5CHO \\ 3.\ H^+,\ H_2O,\ \Delta}]{}$ C₁₆H₁₄

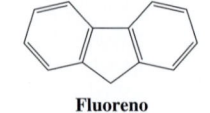

42. O hidrocarboneto de nome vulgar fluoreno é suficientemente ácido ($pK_a \approx 23$) para ser utilizado como indicador em reações de desprotonação de compostos com acidez superior. Indique o(s) hidrogênio(s) mais ácido(s) do fluoreno. Dê as estruturas de ressonância que explicam a estabilidade relativa de sua base conjugada.

Fluoreno

43. Sugira uma síntese eficiente, direta e prática para cada um dos seguintes compostos. Comece com o benzeno ou o metilbenzeno. Admita que o isômero para (mas *não* o isômero orto) pode ser separado eficientemente de quaisquer misturas de produtos substituídos em orto e para.

(a) C₆H₅CH₂CH₂Br   (b) 4-Cl-C₆H₄-CONH₂   (c) C₆H₅-CO-C₆H₄-COOCH₃   (d) 2,6-dibromobenzoic acid

44. Ordene os seguintes compostos na ordem decrescente de reatividade frente ao íon hidróxido.

(o-bromonitrobenzeno)   (m-bromonitrobenzeno)   (p-bromonitrobenzeno)   (2,4-dinitrobromobenzeno)   (3,5-dinitrobromobenzeno...)

45. Prediga o(s) produto(s) principal(ais) das seguintes reações. Em cada caso, descreva o(s) mecanismo(s) em ação.

(a) 1-Cl-2,4-dinitrobenzeno $\xrightarrow{H_2NNH_2}$

(b) 1,2-dicloro-3,5-dinitrobenzeno $\xrightarrow[CH_3OH]{NaOCH_3}$

(c) 4-cloro-toluene $\xrightarrow{LiN(CH_2CH_3)_2,\ (CH_3CH_2)_2NH}$

46. Proponha uma síntese, a partir da benzenamina, da "aclomida", um agente usado em medicina veterinária no tratamento de alguns fungos incomuns e infecções protozoárias. Alguns do intermediários são dados para lhe dar a sequência geral. Complete os espaços. Cada um deles requer até três reações em sequência. (**Sugestão**: reveja a oxidação de aminoarenos a nitroarenos na Seção 16-5.)

PhNH₂ $\xrightarrow{(a)}$ 4-Br-C₆H₄-NH₂ $\xrightarrow{(b)}$ 4-Br-3-Cl-C₆H₃-NO₂ $\xrightarrow{(c)}$ 3-Cl-4-CN-C₆H₃-NO₂ $\xrightarrow{(d)}$ 3-Cl-4-CONH₂-C₆H₃-NO₂

Aclomida

47. Explique o mecanismo da seguinte transformação. (**Sugestão**: são usados dois equivalentes de butil-lítio.)

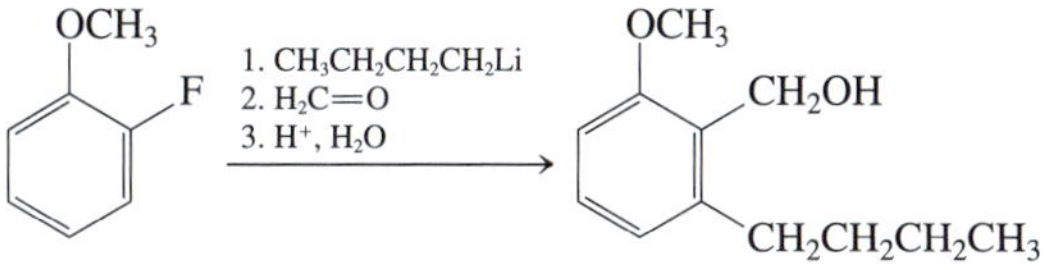

48. Nas substituições nucleofílicas em aromáticos via adição-eliminação, o flúor é o halogênio mais facilmente trocado, a despeito do fato de F^- ser, de longe, o pior grupo de saída entre os halogenetos. O 1-fluoro-2,4-dinitro-benzeno, por exemplo, reage muito mais rapidamente com aminas do que o derivado com cloro. Sugira uma explicação. (**Sugestão**: examine o efeito da natureza do halogênio na etapa que controla a velocidade da reação.)

49. Com base no mecanismo dado para a reação de um halogenobenzeno catalisada por Pd, dê um mecanismo razoável para a reação catalisada por Pd do 1-bromo-3-metóxi-benzeno com a 2-metil-1-propanamina mostrada na Seção 22-4.

50. Dê os produtos principais de cada uma das seguintes reações e sequências de reações. Elas são efetuadas na presença de um catalisador de Pd e uma fosfina e a quente.

(a) 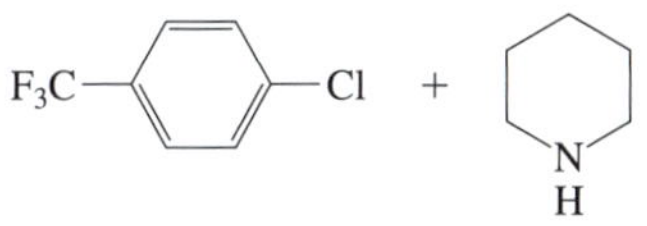 F_3C—〈 〉—Cl + piperidina

(b) 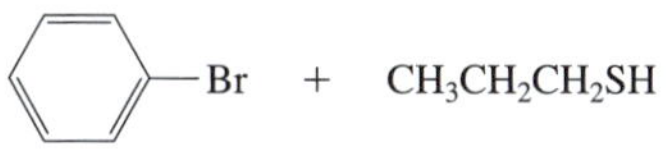 〈 〉—Br + $CH_3CH_2CH_2SH$

(c) 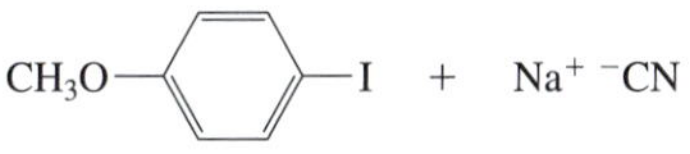 CH_3O—〈 〉—I + Na^+ ^-CN

(d) 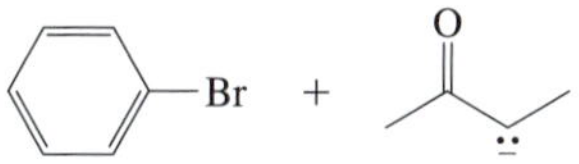 〈 〉—Br + metil etil cetona

51. Uma síntese curta e muito eficiente do resveratrol (Destaque Químico 22-1) foi publicada em 2006. Preencha as lacunas de (a) a (d) com reagentes razoáveis. Use as seções do texto sugeridas, se necessário.

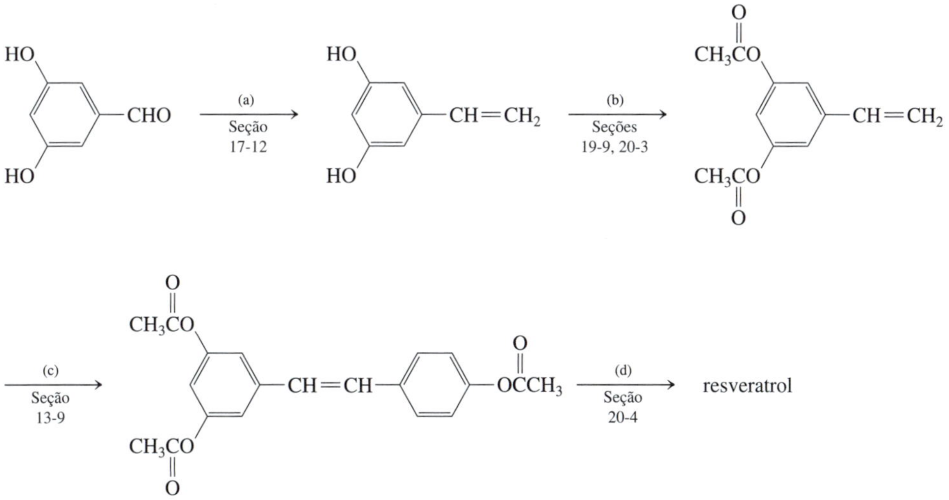

52. A sequência de reações dada a seguir ilustra a síntese do ácido 2,4,5-tricloro-fenóxi-acético (2,4,5-T), um herbicida poderoso. Uma mistura 1:1 de ésteres de butila do 2,4,5- T e seu análogo diclorado, 2,4-D foi usada entre 1965 e 1970 como desfolhante durante a Guerra do Vietnã, com o codinome Agente

Laranja. Proponha mecanismos para as reações de síntese dessa substância, cujos efeitos na saúde dos que a ela foram expostos continua a ser um tópico de controvérsia considerável.

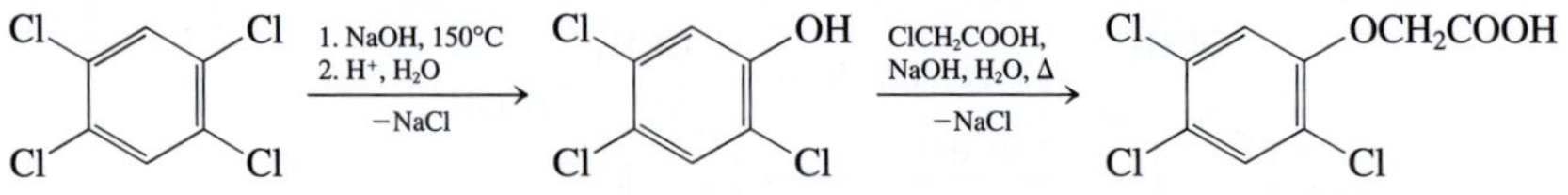

[Esquema: 1,2,4,5-tetraclorobenzeno →(1. NaOH, 150°C; 2. H⁺, H₂O; −NaCl)→ 2,4,5-Tricloro-fenol (2,4,5-TCP) →(ClCH₂COOH, NaOH, H₂O, Δ; −NaCl)→ Ácido 2,4,5-tricloro-fenóxi-acético (2,4,5-T), 85%]

53. Dê os produtos principais esperados nas seguintes reações e sequências.

(a) 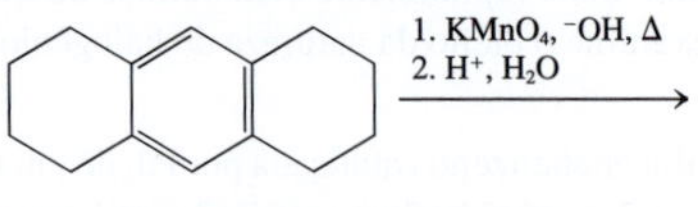 [1,2,3,4,5,6,7,8-octa-hidroantraceno] →(1. KMnO₄, ⁻OH, Δ; 2. H⁺, H₂O)→

(b) 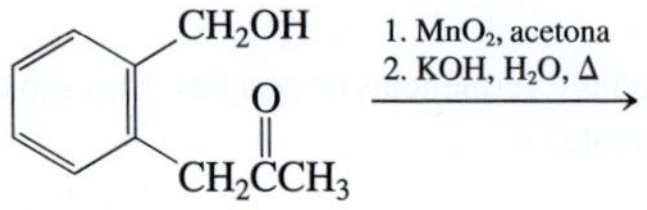 [orto-(CH₂OH)(CH₂OCCH₃=O) benzeno] →(1. MnO₂, acetona; 2. KOH, H₂O, Δ)→

(c) 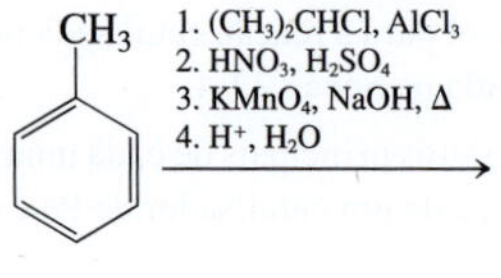 [tolueno] →(1. (CH₃)₂CHCl, AlCl₃; 2. HNO₃, H₂SO₄; 3. KMnO₄, NaOH, Δ; 4. H⁺, H₂O)→

54. Ordene os seguintes compostos pela acidez crescente.

(a) CH₃OH   (b) CH₃COOH   (c) 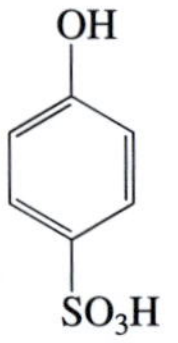 4-HO-C₆H₄-SO₃H   (d) 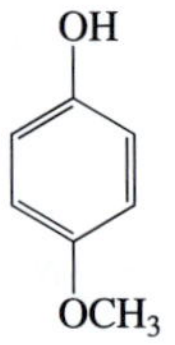 4-HO-C₆H₄-OCH₃   (e) 4-HO-C₆H₄-CF₃   (f) 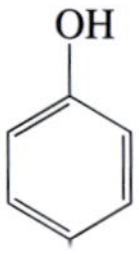 C₆H₅OH

55. Proponha uma síntese para cada um dos fenóis abaixo, a partir de benzeno ou um de seus derivados monossubstituídos.

(a) 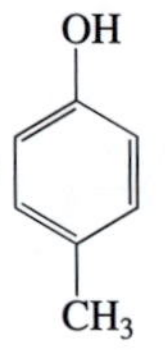 4-metilfenol   (b) 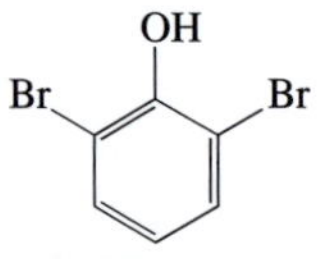 2,6-dibromofenol   (c) Os três benzenodióis   (d) 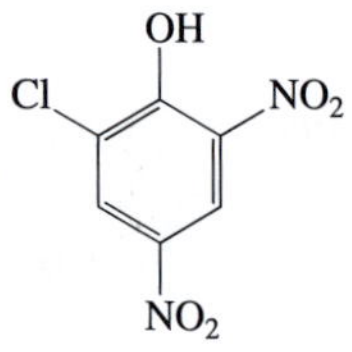 2-cloro-4,6-dinitrofenol

56. Proponha uma síntese para cada um dos seguintes derivados do fenol a partir do benzeno.

(a) 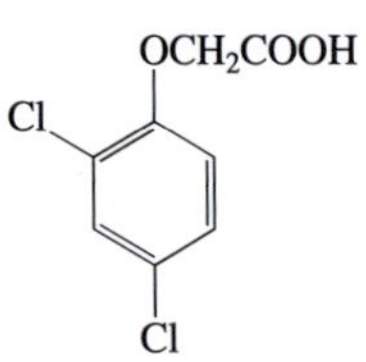 **2,4-D, um herbicida** [2,4-dicloro-fenóxi-acético]

(b) 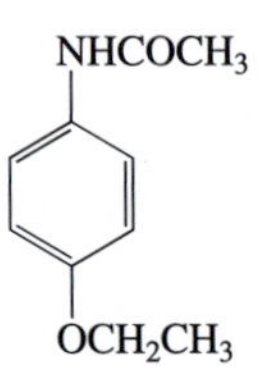 **Fenacetina** (o ingrediente ativo do Midol) [4-etóxi-acetanilida]

(c) 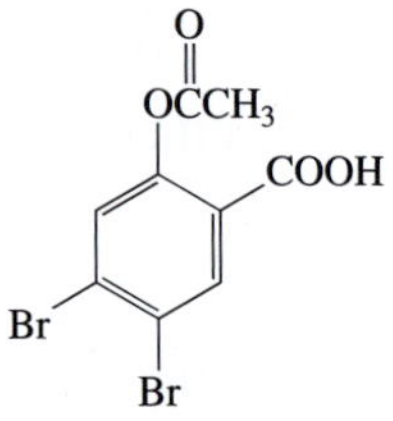 **Dibromoaspirina** (uma droga experimental de tratamento da anemia falciforme) [4,5-dibromo-2-acetóxi-benzóico]

57. Nomeie cada um dos compostos abaixo.

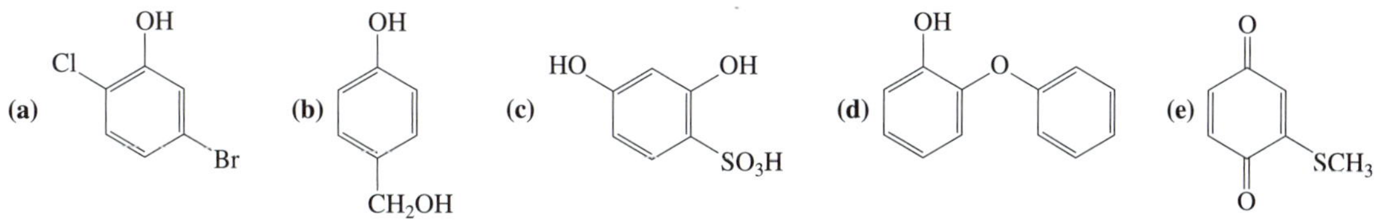

(a) 2-cloro-5-bromofenol (estrutura)
(b) 4-(hidroximetil)fenol (estrutura)
(c) ácido 2,4-di-hidroxibenzenossulfônico (estrutura)
(d) 2-fenoxifenol (estrutura)
(e) 2-(metiltio)-1,4-benzoquinona (estrutura)

58. Dê os produtos esperados em cada uma das sequências de reações abaixo.

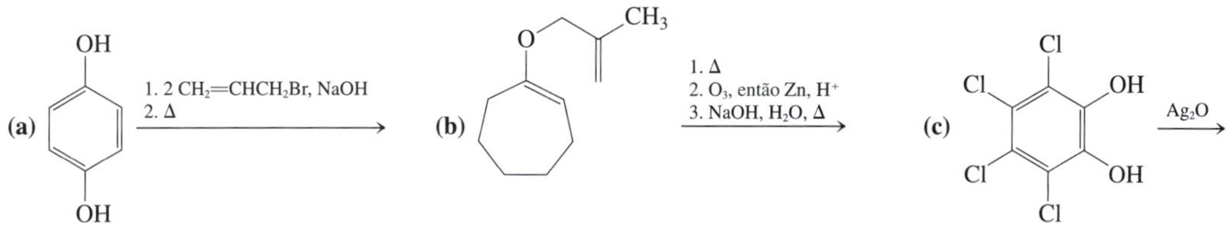

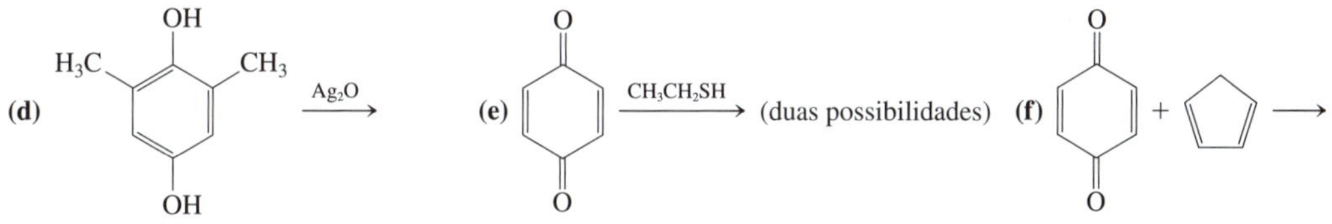

(a) hidroquinona + 1. 2 CH$_2$=CHCH$_2$Br, NaOH; 2. Δ

(b) 1-(2-metilalliloxi)ciclo-heptenol + 1. Δ; 2. O$_3$, então Zn, H$^+$; 3. NaOH, H$_2$O, Δ

(c) 3,4,5,6-tetracloro-1,2-di-hidroxibenzeno + Ag$_2$O

(d) 2,6-dimetil-hidroquinona + Ag$_2$O

(e) 1,4-benzoquinona + CH$_3$CH$_2$SH (duas possibilidades)

(f) 1,4-benzoquinona + ciclopentadieno →

59. O acetaminofeno (Tilenol) é um remédio muito usado pelas crianças. Ele tem uma vantagem comercial sobre a aspirina devido à formulação *Tilenol líquido* (essencialmente, acetaminofeno dissolvido em água aromatizada) que é estável, ao contrário das soluções de aspirina. Explique.

60. A pimenta do Chile contém quantidades significativas das vitaminas A, C e E, bem como ácido fólico e potássio. Ela contém, também, pequenas quantidades de capsaicina, a essência ativa responsável pelo "calor" da pimenta. A substância pura é de fato muito perigosa. Os químicos que trabalham com a capsaicina têm de trabalhar em ambientes especiais com ar filtrado e usar proteção corporal completa. Um miligrama colocado na pele causaria uma queimadura severa. Embora a capsaicina não tenha odor ou sabor, sua pungência - na forma de estímulos detectáveis nos nervos das membranas mucosas da boca - pode ser detectada até mesmo em diluições de uma parte em 17 milhões de água. As pimentas mais "quentes" têm cerca de 1/20 desse nível de pungência.

A estrutura da capsaicina está na página 1028 Alguns dos dados que foram usados em sua elucidação estão abaixo. Interprete o máximo que puder dessas informações.

MS: *m/z* = 122, 137 (pico base), 195 (enganador), 305.

IR: $\tilde{\nu}$ = 972, 1660, 3016, 3445, 3541 cm^{-1}.

^{1}H-RMN: δ = 0,93 (6H, d, *J* = 8 Hz), 1,35 (2H, quin, *J* = 7 Hz), 1,62 (2H, quin, *J* = 7 Hz), 1,97 (2H, q, *J* = 7 Hz), 2,18 (2H, t, *J* = 7 Hz), 2,20 (1H, m), 3,85 (3H, s), 4,33 (2H, d, *J* = 6 Hz), 5,33 (2H, m), 5,82 (2H, s largo), 6,73 (1H, d, *J* = 9 Hz), 6,78 (1H, s), 6,85 (1H, d, *J* = 9 Hz) ppm.

61. DESAFIO A oxidação bioquímica dos anéis aromáticos é catalisada por um grupo de enzimas do fígado chamadas de aril-hidroxilases. Parte deste processo químico consiste na conversão de hidrocarbonetos aromáticos tóxicos, como o benzeno, em fenóis, solúveis em água, para que possam ser excretados. A função principal da enzima, entretanto, é a síntese de compostos biologicamente úteis como o aminoácido tirosina.

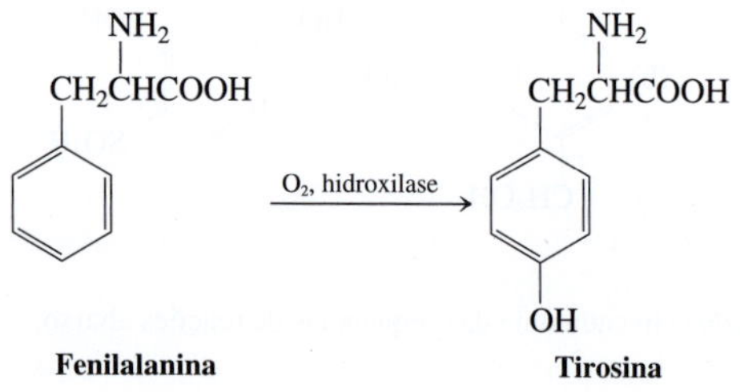

$$\text{Fenilalanina} \xrightarrow{O_2, \text{ hidroxilase}} \text{Tirosina}$$

(a) Extrapolando seus conhecimentos da química do benzeno, qual das três possibilidades, a seguir, parece a mais razoável: o oxigênio entra no anel via ataque eletrofílico, o oxigênio entra no anel via radicais ou o oxigênio entra no anel via ataque nucleofílico? (b) Suspeita-se fortemente que oxaciclopropanos participam na hidroxilação de arenos. Parte da evidência vem da seguinte observação: quando o sítio a ser hidroxilado é inicialmente marcado com deutério, parte substancial do produto ainda contém átomos de deutério que, aparentemente, migraram para a posição orto em relação ao sítio de hidroxilação.

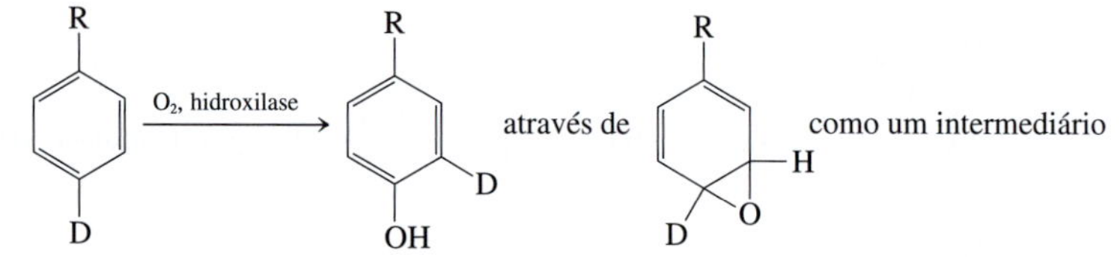

Sugira um mecanismo razoável para a formação do oxaciclopropano intermediário e sua conversão ao produto observado. (**Sugestão**: a hidroxilase converte O_2 em peróxido de hidrogênio, HO—OH.) Imagine que quantidades catalíticas de ácidos e bases estão disponíveis.

Observação: a enzima hidroxilase aqui descrita não funciona apropriadamente em vítimas da doença hereditária chamada fenilcetonúria (PKU). Nestes pacientes, a fenilalanina converte-se no cérebro em ácido 2-fenil-2-oxa-propanoico (ácido fenilpirúvico). O processo inverso foi mostrado no Problema 57 do Capítulo 21. O acúmulo deste composto no cérebro pode levar ao retardamento mental. As pessoas que sofrem de fenilcetonúria (que pode ser diagnosticada no nascimento) devem controlar a fenilalanina na alimentação.

62. Uma aplicação comum do rearranjo de Cope é em sequências de aumento de anéis. O esquema seguinte ilustra a construção de uma anel de 10 membros. Dê os reagentes e produtos que faltam no esquema abaixo.

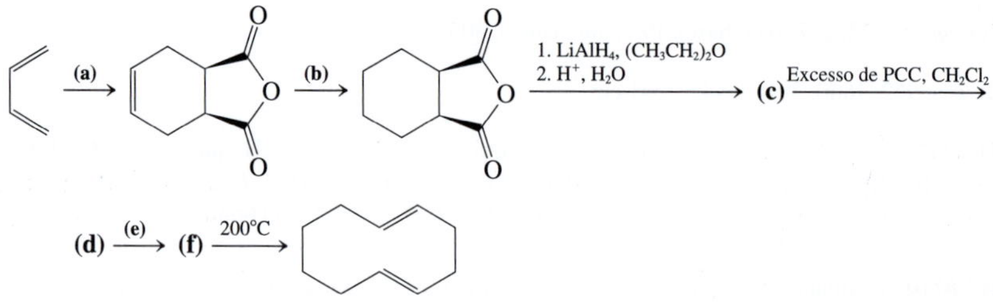

63. Como foi mencionado na Seção 22-10, as reações de Sandmeyer, nas quais o íon cobre (I) catalisa a substituição do nitrogênio de sais de arenodiazônio por Cl, Br ou CN, ocorrem por um mecanismo complexo que envolve radicais livres. Explique por que estas substituições *não* seguem mecanismos S_N1 ou S_N2.

64. Proponha um mecanismo detalhado para a diazotação da benzenamina (anilina) na presença de HCl e $NaNO_2$. Sugira, em seguida, um mecanismo razoável para sua conversão em iodobenzeno pelo tratamento com iodeto em água (por exemplo, K^+I^-). Tenha em mente sua resposta no Problema 63.

65. Mostre como converter a 3-metil-benzenamina em cada um dos compostos seguintes: (**a**) metilbenzeno; (**b**) 1-bromo-3-metil-benzeno; (**c**) 3-metil-fenol; (**d**) 3-metil-benzonitrila; (**e**) *N*-etil-3-metil-benzenamina.

66. Proponha sínteses para cada derivado de benzeno, abaixo, a partir do benzeno.

(**a**)

(**b**)

(**c**)

(**d**)

(**e**)

(**f**)

(**g**)

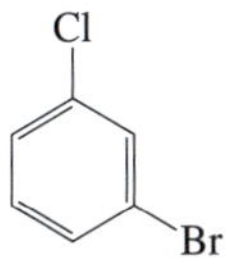

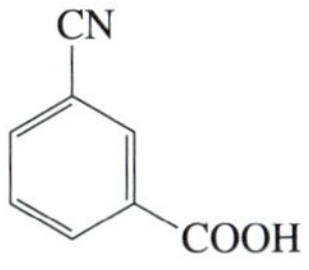

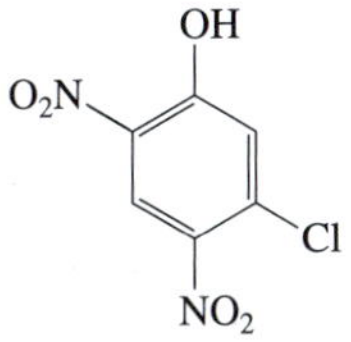

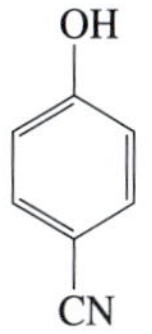

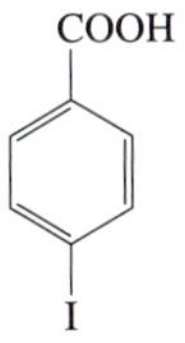

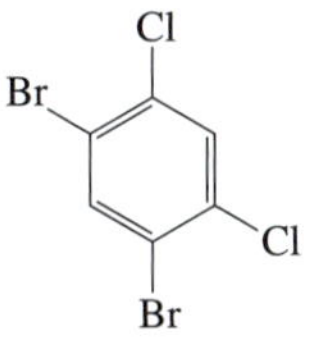

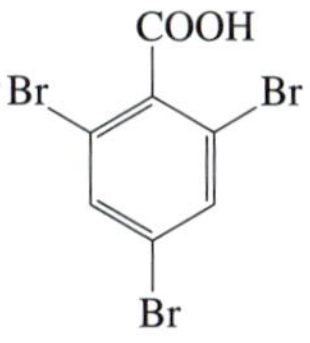

67. Dê a estrutura mais razoável do produto de cada sequência de reações abaixo.

(**a**)

Amarelo-dourado

(**b**)

Amarelo de metanila

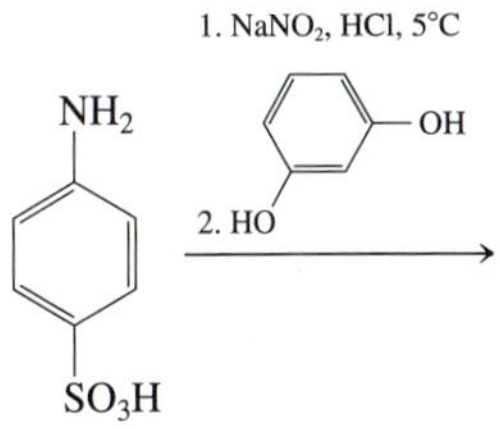

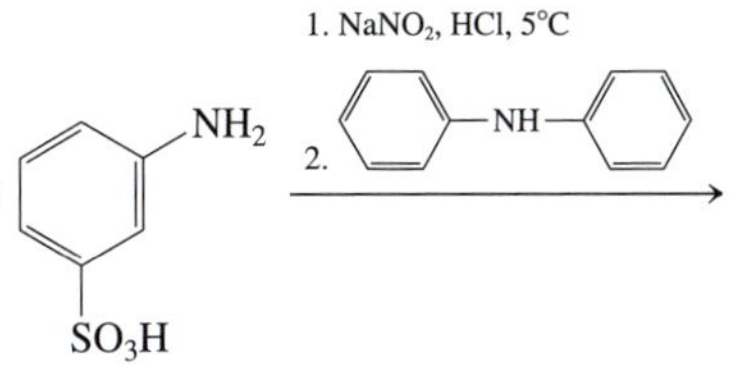

Na reação seguinte leve em conta que a substituição eletrofílica ocorre preferencialmente no anel mais ativado.

(**c**)

Alaranjado I

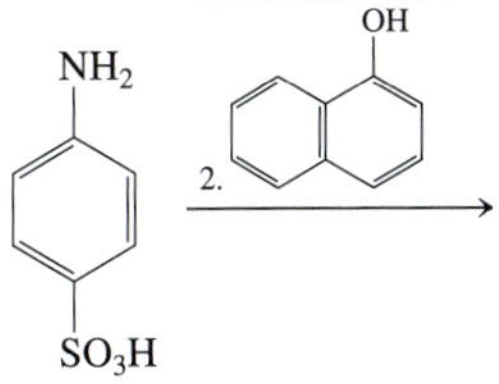

68. Dê os reagentes necessários para as sínteses via acoplamento diazo de cada um dos compostos a seguir. Veja as estruturas na Seção 22-11.

(a) Alaranjado de metila   (b) Vermelho do Congo

(c) Prontosil, H₂N–[aril]–N=N–[aril]–SO₂NH₂ com NH₂, que é convertido microbiologicamente em sulfanilamida, H₂N–[aril]–SO₂NH₂

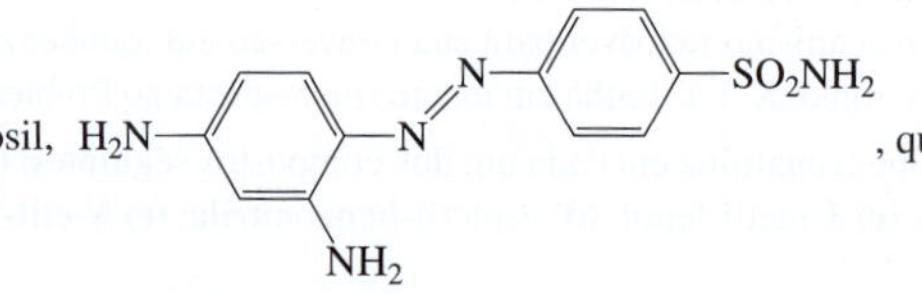

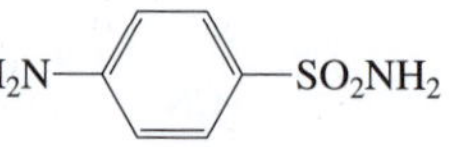

(A descoberta acidental das propriedades bactericidas do prontosil na década de 1930 levou indiretamente ao desenvolvimento das sulfas como antibióticos na década de 1940.)

69. DESAFIO (a) Escreva a reação principal que ilustra a inibição da oxidação da gordura pelo conservante BHT. (b) Pode-se medir o quanto a gordura é oxidada no organismo pela quantidade de *pentano* exalado na respiração. O aumento da quantidade de vitamina E na dieta reduz a quantidade de pentano exalado. Examine os processos descritos na Seção 22-9 e identifique o que poderia produzir pentano. Você terá de fazer algumas extrapolações ao usar as reações dadas na seção.

70. DESAFIO Os uruchióis são os agentes irritantes do toxidendro e do sumagre cujo contato dá coceiras e erupções da pele. Use as informações abaixo e determine as estruturas dos uruchióis I ($C_{21}H_{36}O_2$) e II ($C_{21}H_{34}O_2$), os dois principais membros desta família de compostos desagradáveis.

Uruchiol II $\xrightarrow{H_2,\ Pd–C,\ CH_3CH_2OH}$ uruchiol I

Uruchiol II $\xrightarrow{CH_3I\ excesso,\ NaOH}$ $C_{23}H_{38}O_2$ **Dimetil-uruchiol II** $\xrightarrow[2.\ Zn,\ H_2O]{1.\ O_3,\ CH_2Cl_2}$ $CH_3CH_2CH_2CH_2CH_2CH_2CHO$ + $C_{16}H_{24}O_3$ **Aldeído A**

Síntese do aldeído A

[anisol, OCH₃] $\xrightarrow[2.\ HNO_3,\ H_2SO_4]{1.\ SO_3,\ H_2SO_4}$ $C_7H_7NSO_6$ **B** $\xrightarrow{H^+,\ H_2O,\ \Delta}$ $C_7H_7NO_3$ **C** $\xrightarrow[3.\ H_2O,\ Cu^{2+}]{1.\ H_2,\ Pd,\ CH_3CH_2OH\ \ 2.\ NaNO_2,\ H^+,H_2O}$

$C_7H_8O_2$ **D** $\xrightarrow[3.\ H^+,\ H_2O]{1.\ CO_2,\ pressão,\ KHCO_3,\ H_2O\ \ 2.\ NaOH,\ CH_3I}$ $C_9H_{10}O_4$ **E** $\xrightarrow[3.\ MnO_2,\ acetona]{1.\ LiAlH_4,\ (CH_3CH_2)_2O\ \ 2.\ H^+,\ H_2O}$

$C_9H_{10}O_3$ **F** $\xrightarrow[3.\ PCC,\ CH_2Cl_2]{1.\ C_6H_5CH_2O(CH_2)_6CH=P(C_6H_5)_3\ \ 2.\ H_2\ em\ excesso,\ Pd–C,\ CH_3CH_2OH}$ aldeído A

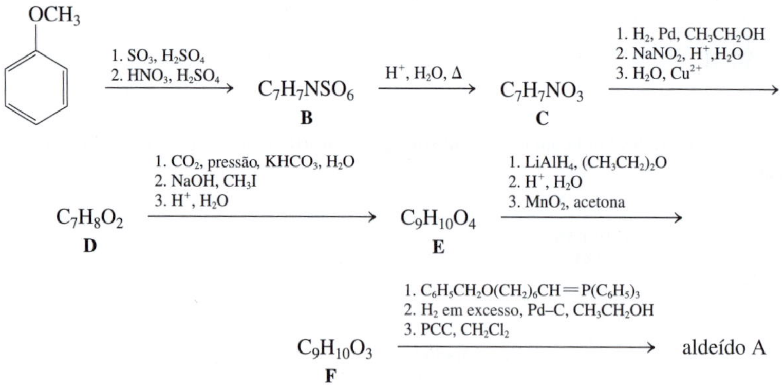

71. Será que a posição de reação na biossíntese da norepinefrina a partir da dopamina (veja o Capítulo 5, Problema 65) é compatível com os princípios discutidos neste capítulo? Seria mais fácil ou mais difícil fazer a transformação na ausência de enzimas? Explique.

Trabalho em grupo

72. O grupo deve examinar os esquemas abaixo, que esboçam etapas da síntese total da taxodona D, um agente anticâncer em potencial. Para o primeiro esquema o grupo deve se dividir em dois subgrupos: um para discutir qual é o melhor reagente A para fazer a redução inicial e o outro para dar a estrutura de B, usando os dados espectrais parciais apresentados.

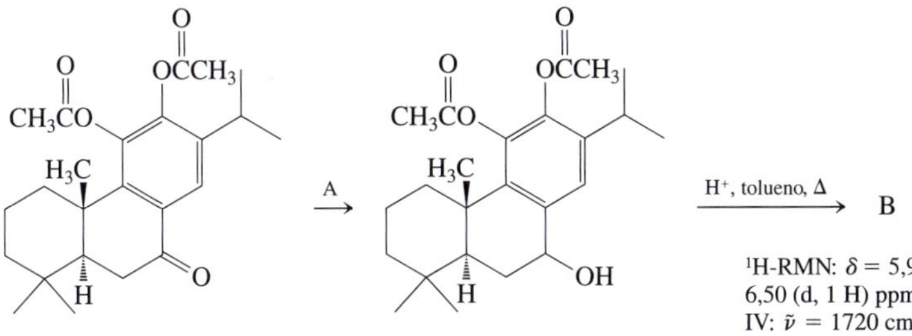

^{1}H-RMN: δ = 5,99 (dd, 1 H), 6,50 (d, 1 H) ppm.
IV: $\tilde{\nu}$ = 1720 cm^{-1}.
EM: m/z = 384 (M$^+$).

Reunam-se para discutir a análise do primeiro esquema feita pelos subgrupos. O grupo deve, então, analisar o restante da síntese dada no esquema abaixo. Usem os dados espectrométricos para determinar as estruturas de C e da taxodona, D.

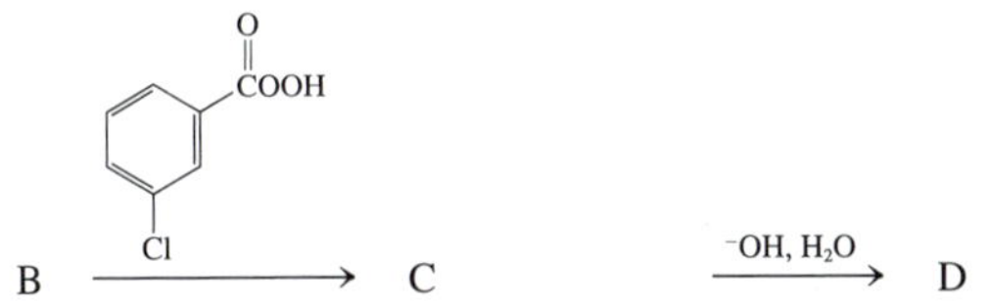

^{1}H-RMN: δ = 3,51 (dd, 1 H), 3,85 (d, 1 H) ppm.
EM: m/z = 400 (M$^+$).

Taxodona
^{1}H-RMN: δ = 6,55 (d, 1 H), 6,81 (s, 1 H) ppm, nenhum outro sinal de aromático ou alquenila.
IV: $\tilde{\nu}$ = 3610, 3500, 1628 cm^{-1}.
UV-Vis: λ_{max} (ε) = 316 (20.000) nm.
EM: m/z = 316 (M$^+$).

Proponham um mecanismo para a formação de D a partir de C. (**Sugestões**: após a hidrólise do éster, um dos oxigênios do fenolato pode doar o par de elétrons, via anel do benzeno, para que a reação ocorra em para. O produto contém um grupo carbonila na forma enol. Para a interpretação de alguns dos dados espectrométricos, veja a Seção 17-3.)

Problemas pré-profissionais

73. Após ferver o clorobenzeno em água por 2 h, qual dos seguintes compostos orgânicos estará presente em maior concentração?

(a) C_6H_5OH (b) 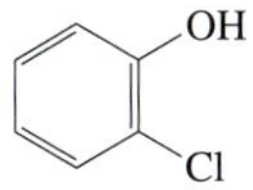 [o-clorofenol] (c) 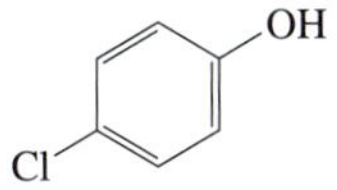 [p-clorofenol] (d) C_6H_5Cl (e) 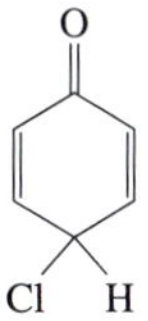 [4-cloro-ciclohexa-2,5-dien-1-ona]

74. Quais são os produtos da seguinte reação?

(a) C_6H_5I + CH_3OH (b) C_6H_5OH + CH_3I (c) C_6H_5I + CH_3I (d) 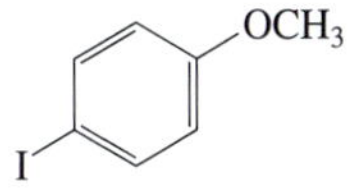 [p-iodoanisol] + H_2

75. A transformação do brometo de 4-metil-benzenodiazônio em tolueno é melhor realizada com:
(a) H$^+$, H$_2$O (b) H$_3$PO$_2$, H$_2$O (c) H$_2$O, $^-$OH (d) Zn, NaOH

76. Qual é o principal produto obtido quando se adiciona ao 4-etil-fenol o produto do tratamento da benzenamina (anilina) com nitrito de potássio e HCl em 0°C?

(a) 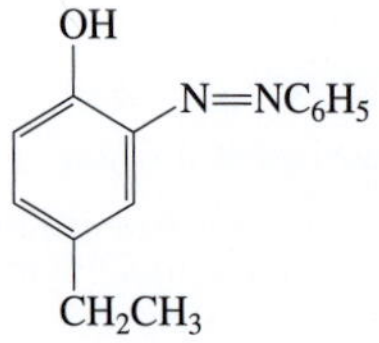 2-hidroxi-5-etil-azobenzeno (OH, N=NC$_6$H$_5$, CH$_2$CH$_3$)
(b) 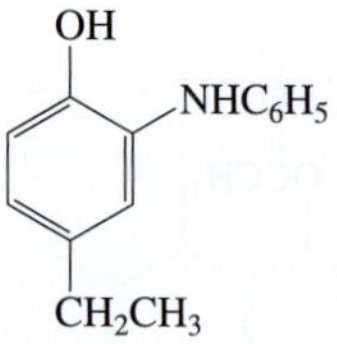 2-hidroxi-5-etil-N-fenilanilina (OH, NHC$_6$H$_5$, CH$_2$CH$_3$)
(c) 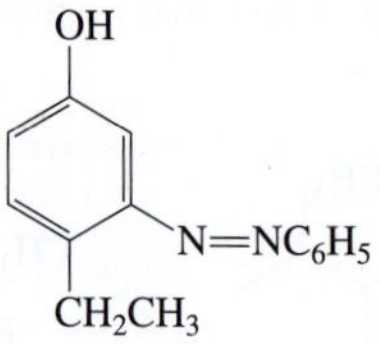 3-hidroxi-6-etil-azobenzeno (OH, N=NC$_6$H$_5$, CH$_2$CH$_3$)
(d) 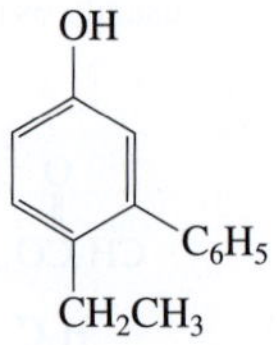 3-fenil-4-etil-fenol (OH, C$_6$H$_5$, CH$_2$CH$_3$)

77. O exame do espectro de ^{1}H-RMN dos três isômeros do nitrofenol, abaixo, mostra que um deles tem o hidrogênio do grupo hidróxi (fenol) em campo muito mais baixo do que os demais. Em qual deles isto ocorre?

(a) 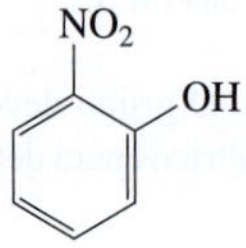 orto-nitrofenol (b) 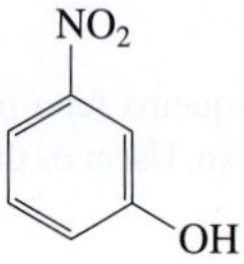 meta-nitrofenol (c) 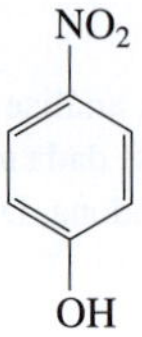 para-nitrofenol

CAPÍTULO 23

Enolatos de Ésteres e Condensação de Claisen

Síntese de compostos β-dicarbonilados; equivalentes de ânion acila

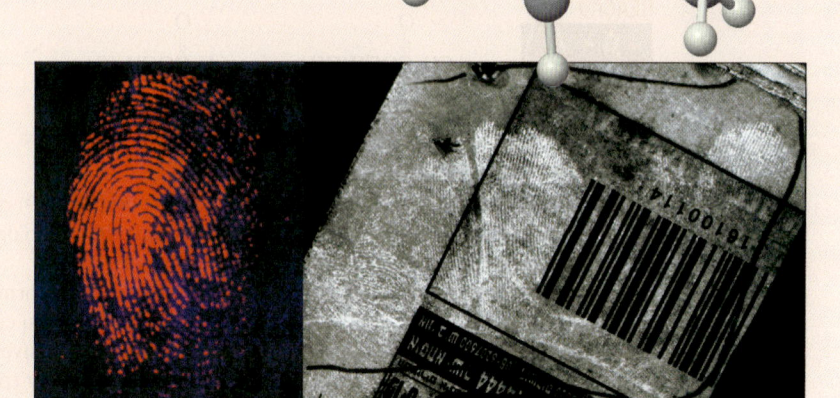

Vimos em nosso estudo da química da carbonila, no Capítulo 18, que muitas das técnicas desenvolvidas pelos químicos orgânicos de sínteses baseiam-se, na verdade, em processos usados pela natureza para a construção de ligações carbono-carbono em sistemas biológicos. A condensação de aldol (Seções 18-5 a 18-7), um método importante de conversão de aldeídos e cetonas em compostos β-hidroxicarbonilados, foi uma delas. Examinaremos, inicialmente, neste capítulo, a **condensação de Claisen**, em que o ataque de um enolato de éster ao grupo carbonila gera uma ligação carbono-carbono. Já vimos seu uso na biossíntese dos ácidos carboxílicos de cadeia longa (Seção 19-13). Os produtos da condensação de Claisen são compostos 1,3-dicarbonilados, mais conhecidos como compostos β-dicarbonilados, importantes por sua versatilidade em sínteses.

Exemplos de compostos β-dicarbonilados

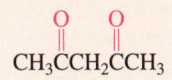

$CH_3CCH_2CCH_3$
2,4-Pentanodiona
(acetilacetona)
(uma β–dicetona)

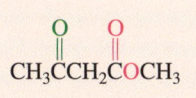

$CH_3CCH_2COCH_3$
3-Oxo-butanoato de metila (acetoacetato de metila))
(um β–cetoéster)

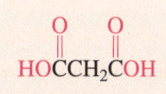

$HOCCH_2COH$
Ácido propanodioico
(ácido malônico)
(um ácido β-dicarboxílico)

Outro processo natural de formação de ligações carbono-carbono adaptado pelos químicos de sínteses envolve a tiamina, ou vitamina B_1, mostrada na página 1100 (Destaque Químico 23-2). A tiamina é essencial em um grande número de processos bioquímicos, incluindo a biossíntese dos açúcares, como veremos no Capítulo 24. O Destaque Químico 23-2 descreve como a tiamina também media o metabolismo dos açúcares ao converter o ácido pirúvico, um produto do metabolismo de açúcares, em acetil-CoA (Seção 19-13). O processo relevante de formação da ligação carbono-carbono usa um novo tipo de nucleófilo derivado de aldeídos e cetonas, um **equivalente**

A dicetona 1,2-indanodiona foi desenvolvida pela professora Madeleine Joullié na Universidade da Pensilvânia para a detecção de impressões digitais latentes em superfícies porosas como o papel. O grupo carbonila reage para dar produtos de condensação com traços de aminoácidos depositados pelo toque do dedo humano e os adutos fluorescem quando expostos à luz (como se pode ver na fotografia ao lado, cortesia da professora Joullié). Este avanço da ciência forense teve um sucesso espetacular ao apontar o assassino do ministro do turismo de Israel, que foi morto a tiros no Hotel Hyatt de Jerusalém. As investigações iniciais levaram a um quarto, no qual estava um jornal que produziu impressões digitais nítidas (veja a fotografia da direita, cortesia da divisão de identificação e ciência forense da Polícia de Israel, com a ajuda do professor Joseph Almog, da Universidade Hebraica de Jerusalém), que foram comparadas com sucesso no AFIS (sistema de identificação automático de impressões digitais) e levaram ao assassino.

de ânion acila. Esta espécie é um exemplo de como um carbono de carbonila, normalmente eletrofílico, pode ser temporariamente alterado para agir como nucleófilo e ser usado para formar uma ligação carbono-carbono com a carbonila de outra molécula de aldeído ou cetona para dar β-hidroxicetonas.

23-1 Compostos β-dicarbonilados: condensações de Claisen

Os enolatos de ésteres reagem via adição-eliminação com outros ésteres para dar β-cetoésteres. Estas transformações são análogas às reações de aldol (Seção 18-5) e são conhecidas como **condensações de Claisen***.

As condensações de Claisen formam compostos β-dicarbonilados

O acetato de etila reage com quantidades estequiométricas de etóxido de sódio para dar o 3-oxo-butanoato de etila (acetoacetato de etila).

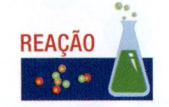

Condensação de Claisen do acetato de etila

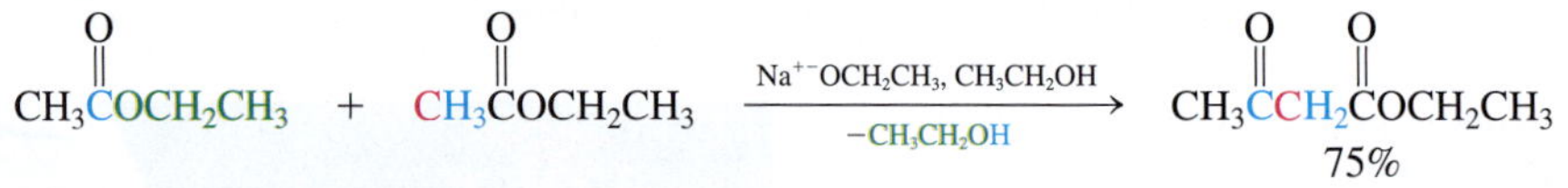

$$CH_3COCH_2CH_3 + CH_3COCH_2CH_3 \xrightarrow[-CH_3CH_2OH]{Na^+ \; ^-OCH_2CH_3, \; CH_3CH_2OH} CH_3CCH_2COCH_2CH_3$$
75%

Acetato de etila   **3-Oxo-butanoato de etila (acetoacetato de etila)**

Ao contrário da formação de imina (Seção 17-9) ou da condensação de aldol (Seção 18-5), nas quais duas moléculas se juntam com eliminação de água, a condensação de Claisen ocorre com eliminação de uma molécula de álcool.

A condensação de Claisen se inicia pela formação do enolato do éster (etapa 1). A reação de adição-eliminação desta espécie com o grupo carbonila de outra molécula de éster fornece o 3-cetoéster (etapas 2 e 3). Estas etapas são reversíveis e o processo, como um todo, é *endotérmico* até este estágio. A desprotonação inicial do éster (p$K_a \approx 25$) pelo etóxido é particularmente desfavorável (pK_a do etanol = 15,9).

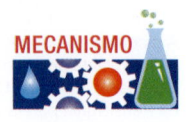

Mecanismo da condensação de Claisen

Etapa 1. Formação do enolato do éster

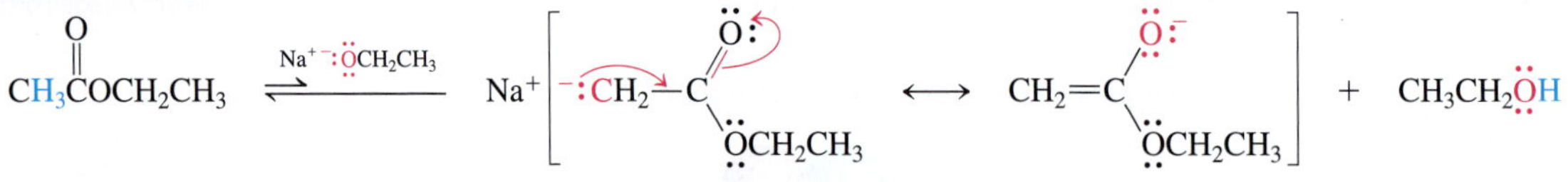

$$CH_3COCH_2CH_3 \; \xrightleftharpoons{Na^+ \; ^-\!:\!\ddot{O}CH_2CH_3} \; Na^+ \left[\; ^-\!:\!CH_2-C\!\!\begin{array}{c}\ddot{O}:\\[-2pt]\ddot{O}CH_2CH_3\end{array} \; \longleftrightarrow \; CH_2\!=\!C\!\!\begin{array}{c}\ddot{O}:^-\\[-2pt]\ddot{O}CH_2CH_3\end{array} \; \right] + CH_3CH_2\ddot{O}H$$

Etapa 2. Adição nucleofílica

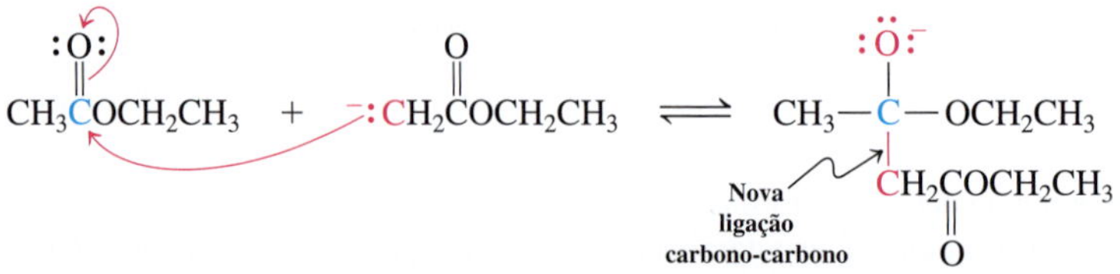

$$CH_3COCH_2CH_3 + \; ^-\!:\!CH_2COCH_2CH_3 \; \rightleftharpoons \; CH_3-\underset{\underset{O}{\overset{\|}{CH_2COCH_2CH_3}}}{\overset{:\ddot{O}:^-}{\underset{|}{C}}}-OCH_2CH_3$$

Nova ligação carbono-carbono

---

* É o mesmo Claisen do rearranjo de Claisen (Seção 22-7).

Etapa 3. Eliminação

$$CH_3\overset{\overset{\displaystyle :\ddot{O}:^-}{|}}{\underset{\underset{\displaystyle O}{\underset{\displaystyle \|}{CH_2COCH_2CH_3}}}{C}}\!-\!\ddot{\underset{\displaystyle \cdot\cdot}{O}}CH_2CH_3 \rightleftharpoons CH_3\overset{\overset{\displaystyle O}{\|}}{C}CH_2\overset{\overset{\displaystyle O}{\|}}{C}OCH_2CH_3 + {}^-\!\!:\!\ddot{O}CH_2CH_3$$

3-Cetoéster

O produto da etapa 3, um 3-cetoéster (ou β-cetoéster), tem hidrogênios ácidos (pK_a ≈ 11) no átomo de carbono central devido à presença dos grupos carbonila nos *dois* lados. Em consequência, este cetoéster perde imediatamente o próton para o etóxido, convertendo a base em etanol (etapa 4). Esta é a razão pela qual uma quantidade estequiométrica, e não catalítica, de etóxido é necessária na condensação de Claisen. Cada molécula de 3-cetoéster formada protona uma molécula de etóxido, *removendo a base necessária para as etapas 1 a 3*. O uso de uma quantidade estequiométrica de etóxido assegura a permanência de uma pequena quantidade de base até que todo o éster de partida tenha sido convertido em produto. Além disso, a desprotonação muito favorável da etapa 4 compensa com sobras o equilíbrio desfavorável das etapas 1 a 3, levando a reação adiante. O tratamento com ácido diluído em água (etapa 5) torna a protonar o átomo central do 3-cetoéster, dando o produto final e completando o processo.

Etapa 4. A desprotonação do cetoéster desloca o equilíbrio

$$\underset{\text{Ácido, p}K_a \approx 11}{CH_3\overset{\overset{\displaystyle O}{\|}}{C}CH_2\overset{\overset{\displaystyle O}{\|}}{C}OCH_2CH_3} + {}^-\!\!:\!\ddot{O}CH_2CH_3 \longrightarrow$$

$$\left[CH_3\overset{\overset{\displaystyle O}{\|}}{C}\!-\!\overset{\displaystyle \cdot\cdot}{\underset{\displaystyle }{C}}H\!-\!\overset{\overset{\displaystyle O}{\|}}{C}OCH_2CH_3 \longleftrightarrow CH_3\overset{\overset{\displaystyle :\ddot{O}:^-}{|}}{C}\!=\!CH\!-\!\overset{\overset{\displaystyle O}{\|}}{C}OCH_2CH_3 \longleftrightarrow CH_3\overset{\overset{\displaystyle O}{\|}}{C}\!-\!CH\!=\!\overset{\overset{\displaystyle :\ddot{O}:^-}{|}}{C}OCH_2CH_3 \right] + CH_3CH_2\ddot{O}H$$

Etapa 5. Protonação por tratamento com ácido

$$CH_3\overset{\overset{\displaystyle O}{\|}}{C}\overset{\displaystyle :\ddot{}\,\,}{C}HCOCH_2CH_3 \xrightarrow{H^+, H_2O} CH_3\overset{\overset{\displaystyle O}{\|}}{C}CH_2\overset{\overset{\displaystyle O}{\|}}{C}OCH_2CH_3$$

Para evitar a transesterificação, o alcóxido e o éster são normalmente derivados do mesmo álcool.

> **EXERCÍCIO 23-1**
>
> Dê os produtos de condensação de Claisen do **(a)** propanoato de etila; **(b)** 3-metil-butanoato de etila; **(c)** pentanoato de etila. A base usada é o etóxido de sódio e o solvente é o etanol.

Os prótons que estão entre dois grupos carbonila são ácidos

Por que a estrutura do 3-cetoéster torna a desprotonação tão favorável? A acidez dos hidrogênios que estão entre dois grupos carbonila aumenta em razão da estabilização por ressonância do ânion conjugado. A Tabela 23-1 lista os pK_a de vários compostos β-dicarbonilados e sistemas assemelhados, como o cianoacetato de etila e a propanodinitrila (malonodinitrila).

A importância da etapa de desprotonação nas condensações de Claisen torna-se óbvia quando se tenta realizar o processo com um éster que tem somente um hidrogênio α. O produto even-

Tabela 23-1 pK_a de compostos β-dicarbonilados e semelhantes

Nome	Estrutura	pK_a
2,4-Pentanodiona (acetilacetona)	$CH_3CCH_2CCH_3$ (com dois grupos C=O)	9
2-Ciano-acetato de metila	$NCCH_2COCH_3$	9
3-Oxo-butanoato de etila (acetoacetato de etila)	$CH_3CCH_2COCH_2CH_3$	11
Propanodinitrila (malononitrila)	$NCCH_2CN$	13
Propanodioato de dietila (malonato de dietila)	$CH_3CH_2OCCH_2COCH_2CH_3$	13

(Mais ácido ↑)

tual desta reação seria um 3-cetoéster 2,2-dissubstituído, isto é, sem o próton necessário para deslocar o equilíbrio. Em consequência, não se observa o produto da condensação de Claisen.

REAÇÃO

Fracasso da condensação de Claisen

$$2\ (CH_3)_2CHCOCH_2CH_3 \xrightarrow[\text{O equilíbrio está para a esquerda}]{Na^+\ ^-OCH_2CH_3,\ CH_3CH_2OH} (CH_3)_2CHC-\underset{CH_3}{\overset{CH_3}{C}}-COCH_2CH_3 + CH_3CH_2OH$$

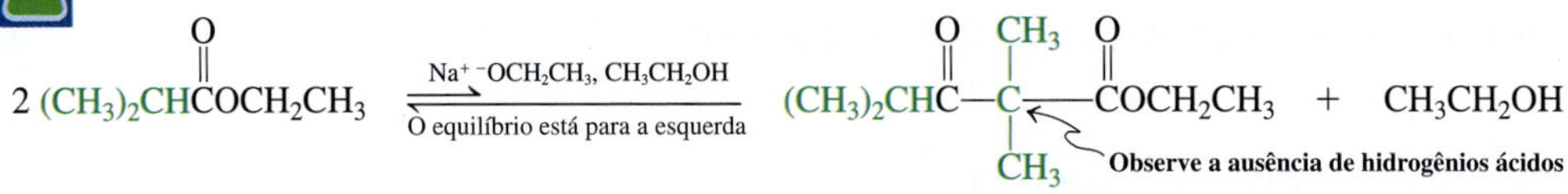

2-Metil-propanoato de etila   2,2,4-Trimetil-3-oxo-pentanoato de etila
(não observado)

Observe a ausência de hidrogênios ácidos

Pode-se demonstrar que este resultado é consequência do equilíbrio desfavorável tratando um 3-cetoéster 2,2-dissubstituído com uma base. O resultado é a *reversão completa* da condensação de Claisen (um processo chamado de **condensação retro-Claisen**), com formação de duas moléculas do éster simples, por um mecanismo que é exatamente o inverso do da reação de Claisen.

MECANISMO

Reversão da condensação de Claisen (condensação retro-Claisen)

$$CH_3CH_2\ddot{O}:^- + (CH_3)_2CHC-\underset{CH_3}{\overset{CH_3}{C}}-COCH_2CH_3 \xrightarrow{CH_3CH_2\ddot{O}H} (CH_3)_2CHC-\underset{CH_3}{\overset{CH_3}{\underset{OCH_2CH_3}{C}}}-COCH_2CH_3 \longrightarrow$$

$$(CH_3)_2CHCOCH_2CH_3 + (CH_3)_2C=COCH_2CH_3 \xrightleftharpoons{CH_3CH_2\ddot{O}H} (CH_3)_2CHCOCH_2CH_3 + CH_3CH_2\ddot{O}:^-$$

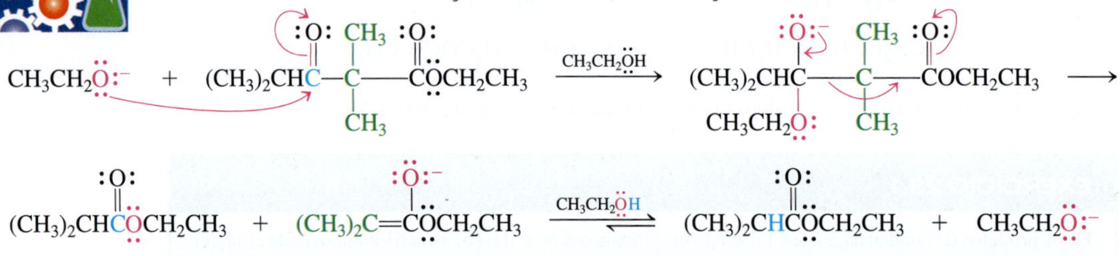

EXERCÍCIO 23-2

Explique a seguinte observação.

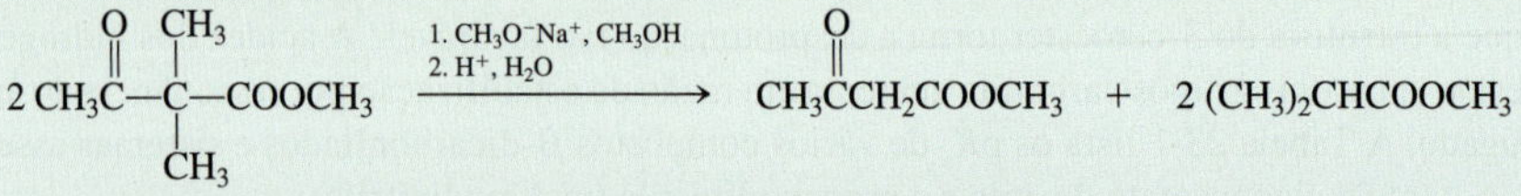

$$2\ CH_3C-\underset{CH_3}{\overset{CH_3}{C}}-COOCH_3 \xrightarrow[2.\ H^+,\ H_2O]{1.\ CH_3O^-Na^+,\ CH_3OH} CH_3CCH_2COOCH_3 + 2\ (CH_3)_2CHCOOCH_3$$

As condensações de Claisen podem ter dois ésteres diferentes como reagentes

As condensações de Claisen cruzadas começam com dois ésteres diferentes. Assim como as condensações de aldol (Seção 18-6), elas não são seletivas e dão misturas de produtos. É possível obter, no entanto, condensações seletivas quando um dos reagentes não tem hidrogênios α, como o benzoato de etila, por exemplo.

Condensação de Claisen cruzada seletiva

Benzoato de etila + CH₃CH₂COCH₂CH₃ →[1. CH₃CH₂O⁻Na⁺, CH₃CH₂OH][2. H⁺, H₂O] 3-Fenil-2-metil-3-oxo-propanoato de etila (71%)

EXERCÍCIO 23-3

Dê todos os produtos da condensação de Claisen que seriam obtidos no tratamento de uma mistura de acetato de etila e propanoato de etila com o etóxido de sódio em etanol.

EXERCÍCIO 23-4

A condensação de Claisen cruzada entre o formato de etila e o acetato de etila pode dar um produto predominante? Explique e dê a(s) estrutura(s) do(s) produto(s) esperado(s).

As condensações de Claisen intramoleculares dão compostos cíclicos

A versão intramolecular da reação de Claisen, conhecida como **condensação de Dieckmann***, produz β-cetoésteres cíclicos. Como se pode esperar (Seção 9-6), a reação funciona melhor na formação de anéis de cinco ou seis átomos.

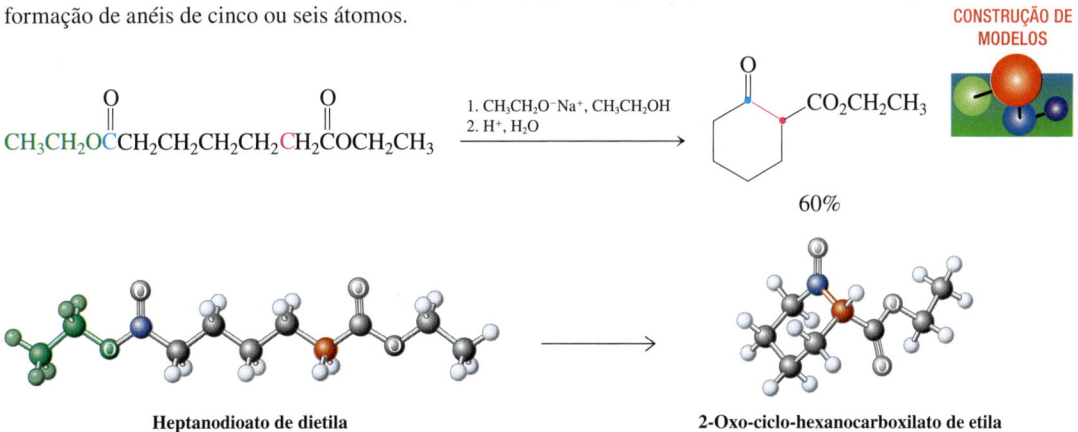

CH₃CH₂OCCH₂CH₂CH₂CH₂CH₂COCH₂CH₃ →[1. CH₃CH₂O⁻Na⁺, CH₃CH₂OH][2. H⁺, H₂O] 2-Oxo-ciclo-hexanocarboxilato de etila (60%)

Heptanodioato de dietila → 2-Oxo-ciclo-hexanocarboxilato de etila

CONSTRUÇÃO DE MODELOS

EXERCÍCIO 23-5

Trabalhando com os conceitos: predição de uma condensação de Claisen bem-sucedida

Dois produtos cíclicos da condensação de Dieckmann (reação de Claisen intramolecular), dada abaixo, são possíveis, mas se forma somente um. Qual é? Descreva e explique brevemente o resultado desta reação.

CH₃CH₂OCCH₂CH₂CH₂CH₂CHCOCH₂CH₃ (CH₃) →[1. CH₃CH₂O⁻Na⁺, CH₃CH₂OH][2. H⁺, H₂O]

---

* Professor Walter Dieckmann (1869-1925), Universidade de Munique, Alemanha.

Estratégia
Para escrever os possíveis produtos, use o mecanismo descrito anteriormente.

Solução
- Forme uma nova ligação entre o átomo de carbono α de cada um dos grupos éster e o átomo de carbono da carbonila do outro. Os produtos resultantes destas duas possibilidades são:

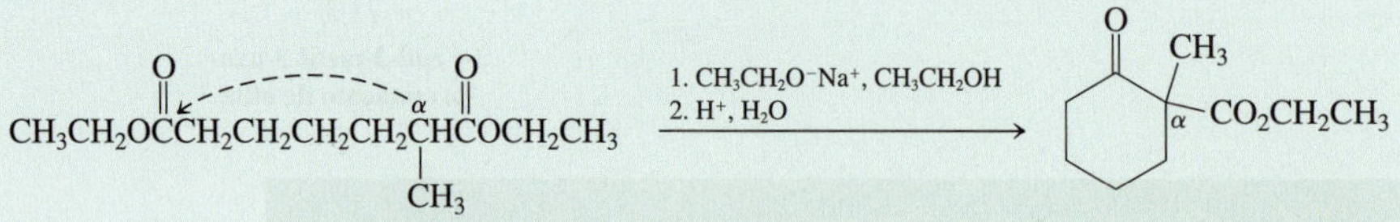

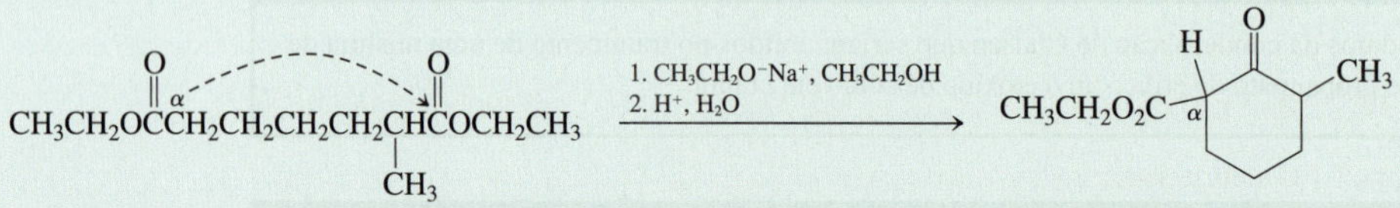

$$CH_3CH_2OCCH_2CH_2CH_2CH_2CHCOCH_2CH_3 \xrightarrow[\text{2. } H^+, H_2O]{\text{1. } CH_3CH_2O^-Na^+, CH_3CH_2OH} \text{(cicloexanona com } CH_3 \text{ e } CO_2CH_2CH_3 \text{ no } C\alpha\text{)}$$

$$CH_3CH_2OCCH_2CH_2CH_2CH_2CHCOCH_2CH_3 \xrightarrow[\text{2. } H^+, H_2O]{\text{1. } CH_3CH_2O^-Na^+, CH_3CH_2OH} \text{(cicloexanona com } CH_3 \text{ e } CH_3CH_2O_2C \text{ no } C\alpha\text{)}$$

- Observe que o produto da primeira condensação não tem hidrogênios α, ácidos, entre as duas carbonilas. O produto não é isolado nas condições da condensação de Claisen porque o equilíbrio associado a sua formação não pode ser deslocado por desprotonação (etapa 4 do mecanismo descrito anteriormente nesta seção, veja também "Fracasso da condensação de Claisen"). Obtém-se somente o produto do segundo processo de condensação.

DESTAQUE QUÍMICO 23-1

Condensações de Claisen em bioquímica

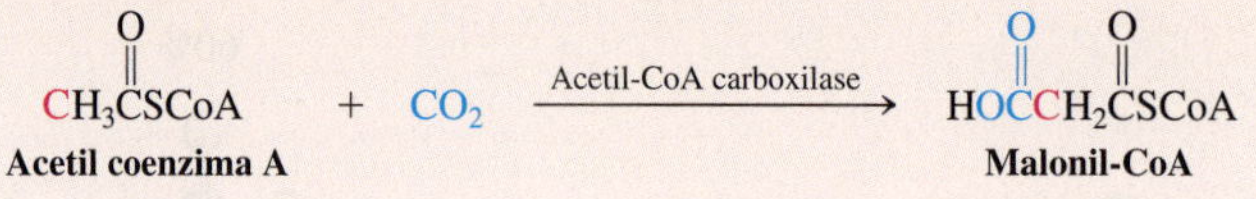

$$CH_3CSCoA + CO_2 \xrightarrow{\text{Acetil-CoA carboxilase}} HOCCH_2CSCoA$$

Acetil coenzima A   **Malonil-CoA**

Os processos de acoplamento usados na fabricação das cadeias de ácidos graxos a partir de tio-ésteres da coenzima A (Seção 19-13) são análogos às condensações de Claisen. Na carboxilação da acetil-CoA em malonil-CoA (acima), o carbono do CO_2 é o sítio do ataque nucleofílico e não o grupo carbonila de um éster.

O grupo metileno das espécies carboxiladas é muito mais reativo do que o grupo metila dos acetiltioésteres e participa de muitas condensações do tipo Claisen. Embora estes processos requeiram catálise enzimática, eles podem ser escritos de forma simplificada, como abaixo.

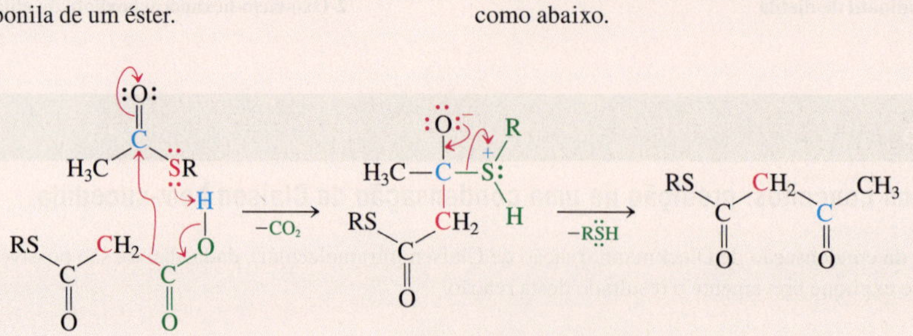

(RSH = proteína transportadora de acila, veja a Seção 19-13)

O produto da reação acima, o derivado acetoacetilado da proteína transportadora de acila, é o ponto de partida da biossíntese de outros compostos além dos ácidos graxos. Os esteroides derivam de uma sequência de condensações semelhantes à de Claisen, ca-talisadas por enzimas, que produzem o esqueleto ramificado de cinco carbonos do 2-metil-1,3-butadieno (isopreno), o tijolo de construção dos terpenos (Seção 4-7). Nesta variação, a forma eno-lato do acetil-CoA adiciona-se à cetocarbonila do acetoacetil-CoA,

EXERCÍCIO 23-6

Tente você

Proponha um mecanismo para a seguinte reação.

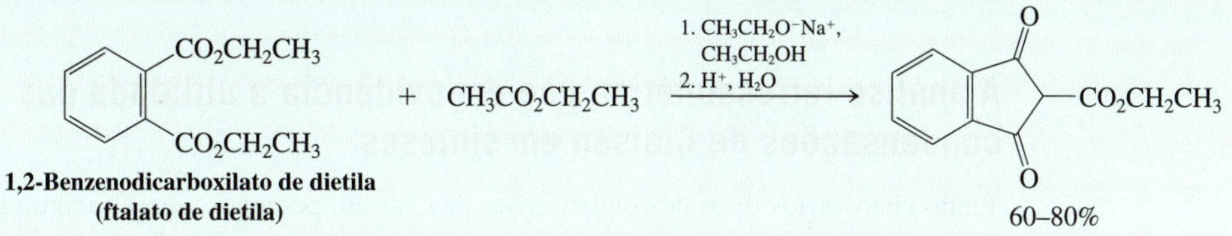

1,2-Benzenodicarboxilato de dietila (ftalato de dietila) + CH₃CO₂CH₂CH₃ $\xrightarrow[\text{2. H}^+, \text{H}_2\text{O}]{\text{1. CH}_3\text{CH}_2\text{O}^-\text{Na}^+, \text{CH}_3\text{CH}_2\text{OH}}$ produto (60–80%)

As cetonas também sofrem reações de condensação de Claisen cruzada

As cetonas também dão condensações de Claisen. Como elas são mais ácidas do que os ésteres, elas se desprotonam antes que os ésteres possam se autocondensar. Os produtos (depois do tratamento com solução ácida) podem ser β-dicetonas, β-cetoaldeídos ou outros compostos β-dicarbonilados. A reação pode ser feita com muitos ésteres e cetonas, nas versões intermolecular e intramolecular.

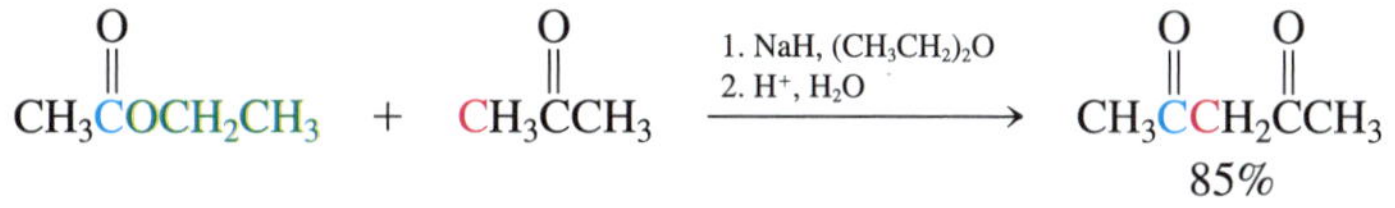

$$\text{CH}_3\text{COCH}_2\text{CH}_3 + \text{CH}_3\text{CCH}_3 \xrightarrow[\text{2. H}^+, \text{H}_2\text{O}]{\text{1. NaH, (CH}_3\text{CH}_2)_2\text{O}} \text{CH}_3\text{CCH}_2\text{CCH}_3 \quad (85\%)$$

---

dando β-hidróxi-β-metil-glutaril-CoA (HMG CoA). A sequência de redução, descarboxilação, desidratação e fosforilação catalisada por enzimas dá por fim, o pirofosfato de 3-metil-3-butenila (isopropenila).

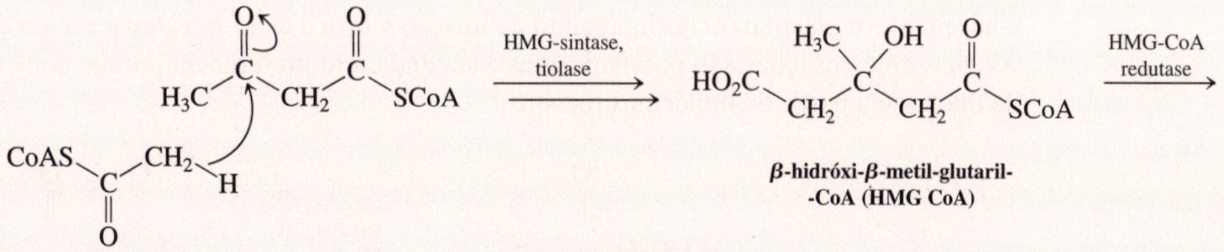

[Esquema: Acetoacetil-CoA + Acetil-CoA → β-hidróxi-β-metil-glutaril-CoA (HMG CoA) (via HMG-sintase, tiolase) → (via HMG-CoA redutase) Ácido mevalônico → (Adenosina-trifosfato, ATP, Destaque Químico 23-2, −CO₂, −H₂O) → Pirofosfato de isoprenila]

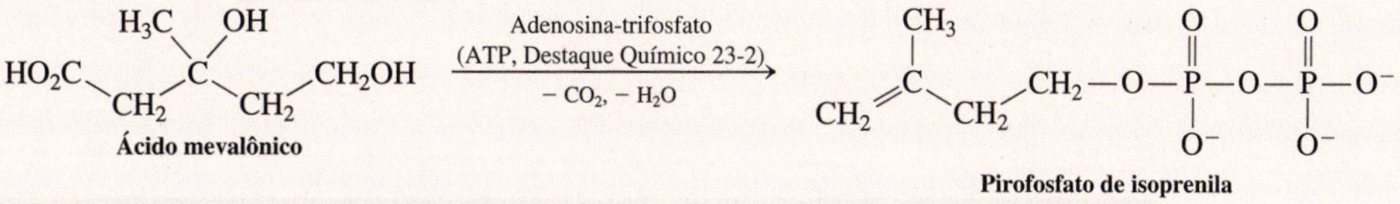

Em animais, seis moléculas do pirofosfato de isoprenila são usadas para construir o hidrocarboneto esqualeno formado por uma cadeia de 24 carbonos e seis substituintes metila. O esqualeno, por sua vez, sofre uma sequência complexa de ciclizações, rearranjos e quebra de ligações para dar esteroides, como o colesterol (Seções 4-7 e 14-10).

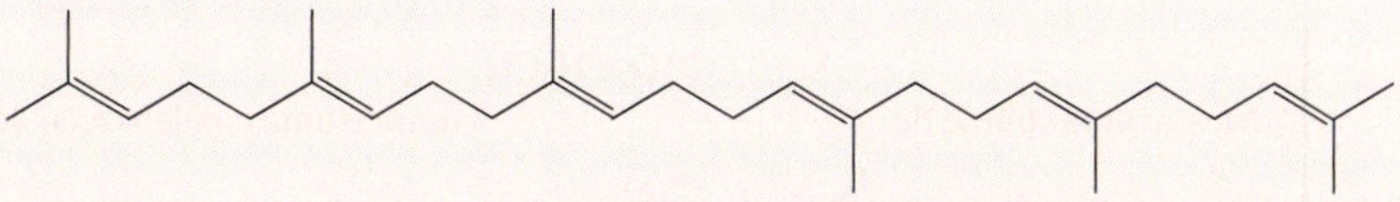

Esqualeno

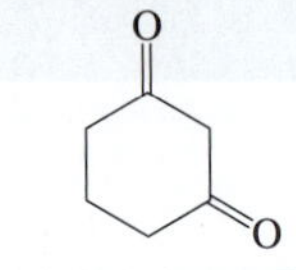

1,3-Ciclo-hexanodiona

EXERCÍCIO 23-7

A 1,3-ciclo-hexanodiona (na margem) pode ser preparada pela condensação de Claisen intramolecular entre a funções carbonila de cetona e éster de uma mesma molécula. Qual a estrutura desta molécula de substrato?

2-Benzoil-ciclo-hexanona

A análise retrossintética põe em evidência a utilidade das condensações de Claisen em sínteses

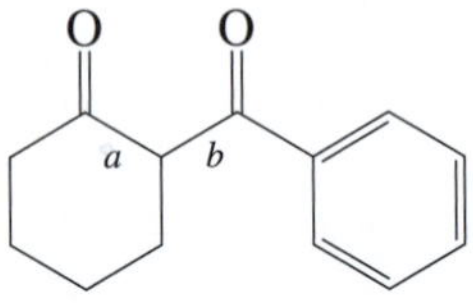

Tendo visto vários tipos de condensações de Claisen, podemos, agora, perguntar como analisar logicamente esse processo com relação a seu uso em sínteses. Três fatos podem nos ajudar: (1) as condensações de Claisen sempre formam compostos 1,3-dicarbonilados; (2) um dos reagentes da condensação de Claisen deve ser um éster cujo grupo alcóxido perde-se na reação; e (3) o outro reagente (a fonte do enolato nucleofílico) deve ter pelo menos dois hidrogênios ácidos no carbono α. Além disso, se considerarmos uma reação cruzada, um dos reagentes não deve ser capaz de autocondensação (por exemplo, não deve possuir hidrogênios α). Se tivermos uma estrutura a ser sintetizada e quisermos determinar se é possível usar a condensação de Claisen, a análise retrossintética deve levar esses pontos em consideração. Como exemplo, vejamos se a 2-benzoil-ciclo-hexanona pode ser feita por condensação de Claisen.

Trata-se de um composto 1,3-dicarbonilado, isto é, o primeiro requisito é atendido. Que ligações se formam na condensação de Claisen? Ao examinar os exemplos desta seção, pode-se ver que a nova ligação do produto ocorre sempre entre uma das carbonilas do composto 1,3-dicarbonilado e o átomo de carbono que está *entre* os dois. A molécula de interesse tem duas destas ligações, que chamaremos de *a* e *b*. Ao continuarmos nossa análise, desligaremos cada uma destas ligações, levando em conta o segundo ponto: o grupo carbonila envolvido na nova ligação carbono-carbono vem de uma função éster. Assim, trabalhando de trás para frente, *é preciso imaginar ligar um grupo alcóxido ao carbono desta carbonila*. Assim:

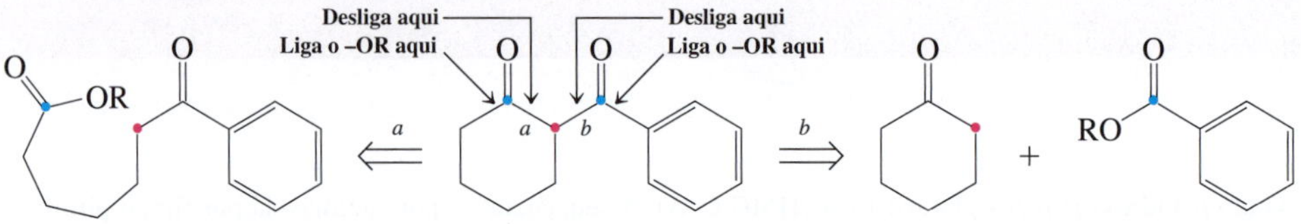

O desligamento da ligação *a* leva a um cetoéster que, na direção do produto, sofre condensação de Claisen intermolecular. O desligamento da ligação *b* leva à ciclo-hexanona e a um éster benzoico. As duas condensações são possíveis, mas a segunda tem preferência porque constrói a molécula de interesse a partir de moléculas menores:

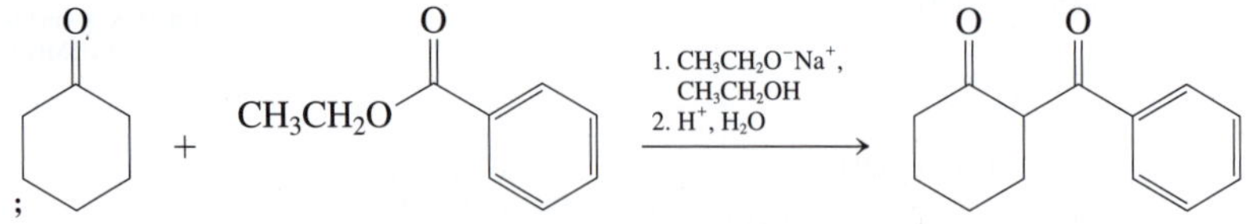

EXERCÍCIO 23-8

Trabalhando com os conceitos: análise retrossintética da reação de Claisen

Mostre uma síntese de [estrutura] usando uma condensação de Claisen ou de Dieckmann.

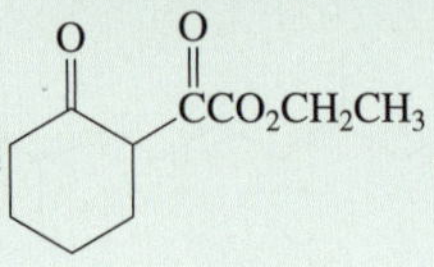

Estratégia

Comece identificando as ligações estratégicas - as que podem ser feitas por uma condensação do tipo Claisen. Após tê-las encontrado (existirão duas), desligue-as, uma de cada vez, e ligue um grupo alcóxi ao carbono da carbonila que foi separado. Este procedimento lhe dará os dois pontos de partida possíveis para a síntese baseada na reação de Claisen.

Solução

- As ligações estratégicas são as que ligam os dois grupos carbonila ao átomo comum a elas (setas). Marque-as como *a* e *b*.
- (1) Quebre cada uma dessas ligações e (2) ligue um grupo etóxi a cada fragmento carbonila (use um grupo etóxi porque a molécula-alvo é um etoxiéster). Você deveria chegar ao esquema abaixo, sua análise retrossintética:

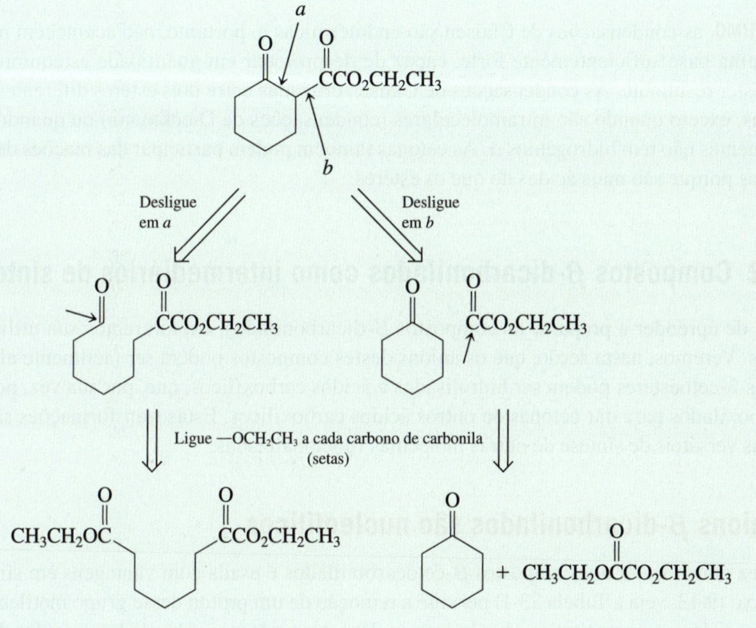

- Neste ponto você já identificou os dois possíveis compostos de partida. Para completar o exercício, escreva a reação de condensação na direção direta:

Síntese *a*:

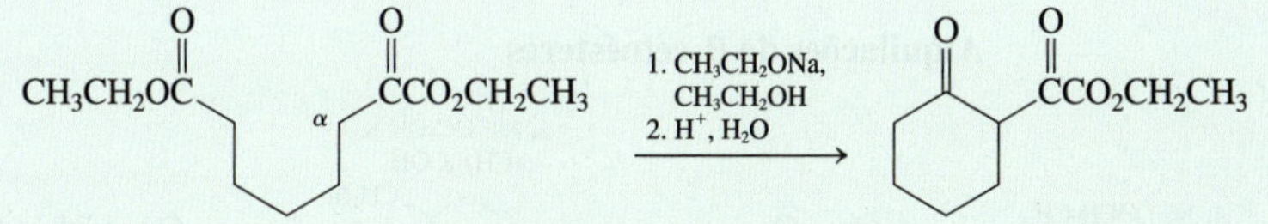

Síntese *b*:

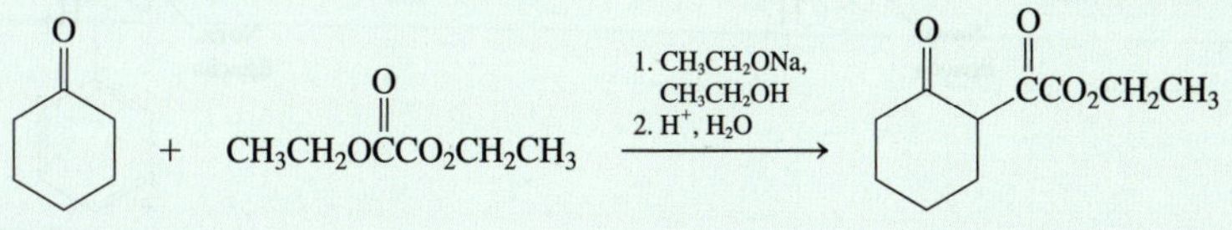

A síntese *a* é uma condensação de Dieckmann que ocorre pelo ataque do carbono α do enolato da cetona à carbonila do éster que está do outro lado da molécula. A síntese *b* é uma condensação de Claisen cruzada em que o enolato da ciclo-hexanona ataca um dos dois grupos éster do etanodioato de dietila (oxalato de dietila).

> ### EXERCÍCIO 23-9
>
> **Tente você**
>
> Sugira uma síntese para as seguintes moléculas via condensações de Claisen e Dieckmann.
>
> (a) CH₃CCH₂CH (com dois grupos O)   (b) ciclooctanona com substituinte CO₂CH₂CH₃   (c) H₃C-CO-ciclopentanona

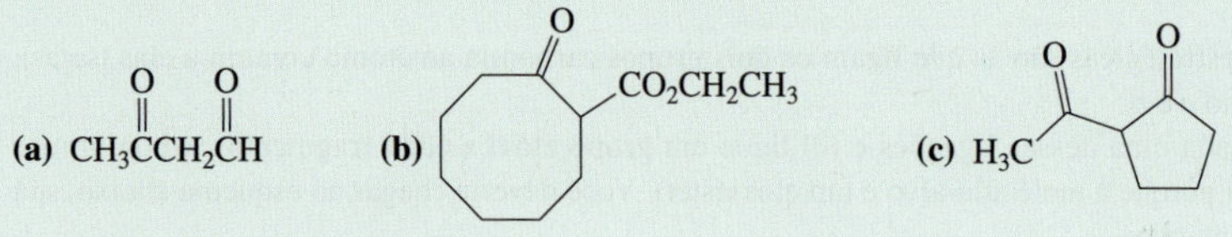

EM RESUMO, as condensações de Claisen são endotérmicas e, portanto, não acontecem na ausência de uma base suficientemente forte, capaz de desprotonar em quantidade estequiométrica o 3-cetoéster resultante. As condensações de Claisen cruzadas entre dois ésteres diferentes não são seletivas, exceto quando são intramoleculares (condensações de Dieckmann) ou quando um dos componentes não tem hidrogênios α. As cetonas também podem participar das reações de Claisen cruzadas porque são mais ácidas do que os ésteres.

23-2 Compostos β-dicarbonilados como intermediários de síntese

Depois de aprender a preparar os compostos β-dicarbonilados, exploraremos sua utilidade em sínteses. Veremos, nesta seção, que os ânions destes compostos podem ser facilmente alquilados e que os 3-cetoésteres podem ser hidrolisados a ácidos carboxílicos, que, por sua vez, podem ser descarboxilados para dar cetonas ou outros ácidos carboxílicos. Estas transformações são metodologias versáteis de síntese de outras moléculas funcionalizadas.

Os ânions β-dicarbonilados são nucleofílicos

A acidez pouco usual dos compostos β-cetocarbonilados é usada com vantagens em sínteses. O pK_a baixo (9-13, veja a Tabela 23-1) permite a remoção de um próton desse grupo metileno de forma essencialmente quantitativa, dando íons enolato que podem ser alquilados para dar derivados substituídos. O 3-oxo-butanoato de etila (acetoacetato de etila), por exemplo, com NaOCH₂CH₃ leva à desprotonação completa, formando um enolato que reage via S_N2 com o iodometano para dar o derivado metilado mostrado. O hidrogênio ácido remanescente nessa posição pode ser retirado com a base mais forte KOC(CH₃)₃. O ânion resultante pode dar outra alquilação S_N2, agora com o brometo de benzila, para dar o produto dissubstituído.

Alquilações de β-cetoésteres

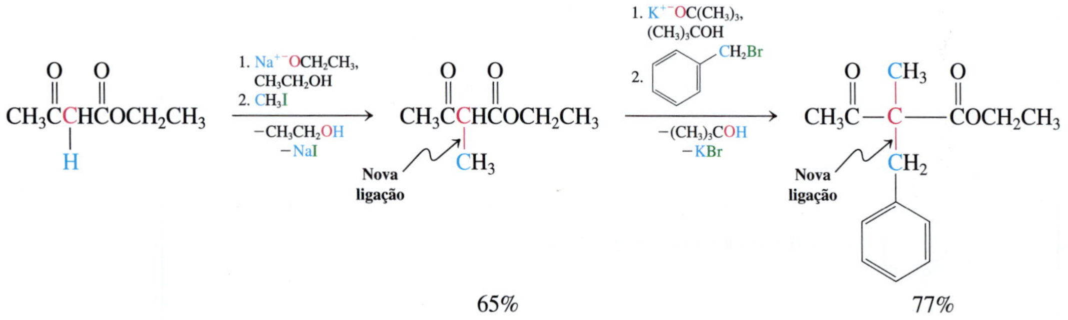

CH₃CCHCOCH₂CH₃ (H) → [1. Na⁺⁻OCH₂CH₃, CH₃CH₂OH; 2. CH₃I; −CH₃CH₂OH, −NaI] → CH₃CCHCOCH₂CH₃ (CH₃) — Nova ligação — → [1. K⁺⁻OC(CH₃)₃, (CH₃)₃COH; 2. CH₂Br-C₆H₅; −(CH₃)₃COH, −KBr] → CH₃C−C(CH₃)(CH₂C₆H₅)−COCH₂CH₃ — Nova ligação

3-Oxo-butanoato de etila (acetoacetato de etila) → 65% 2-Metil-3-oxo-butanoato de etila → 77% 2-(Fenil-metil)-2-metil-3-oxo-butanoato de etila

Outros compostos β-dicarbonilados dão reações semelhantes.

CH₃CH₂OCCHCOCH₂CH₃ (Propanodioato de dietila / malonato de dietila)
$$\xrightarrow[\substack{-CH_3CH_2OH \\ -NaBr}]{\substack{1.\ Na^+\ ^-OCH_2CH_3,\ CH_3CH_2OH \\ 2.\ CH_3CH_2CHBrCH_3}}$$
CH₃CH₂OCCHCOCH₂CH₃ com substituinte CH₃CH₂CH(CH₃)— 84%
2-(1-Metil-propil)-propanodioato de dietila

EXERCÍCIO 23-10

Proponha um método de síntese da 2,2-dimetil-1,3-ciclo-hexanodiona a partir do 5-oxo-hexanoato de metila.

Os 3-cetoácidos descarboxilam-se facilmente

A hidrólise dos 3-cetoésteres leva a 3-cetoácidos que são facilmente descarboxilados em condições brandas. Os produtos, cetonas e ácidos carboxílicos, conservam os grupos alquila introduzidos em etapas de alquilação anteriores.

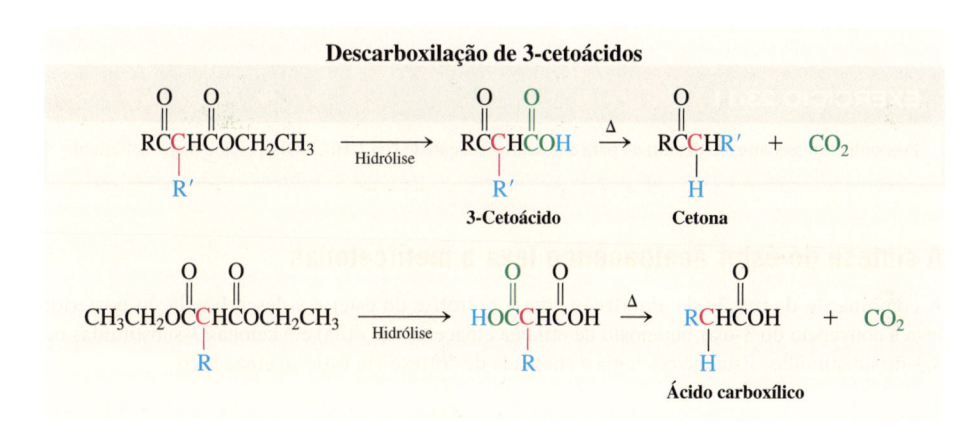

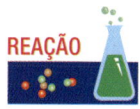

Descarboxilação de 3-cetoácidos

RCCHCOCH₂CH₃ (R') →[Hidrólise] RCCHCOH (R') →[Δ] RCCHR' (H) + CO₂
                                                              3-Cetoácido   **Cetona**

CH₃CH₂OCCHCOCH₂CH₃ (R) →[Hidrólise] HOCCHCOH (R) →[Δ] RCHCOH (H) + CO₂
                                                                    Ácido carboxílico

CH₃CCHCOCH₂CH₃ com (CH₂)₃CH₃
2-Butil-3-oxo-butanoato de etila
$$\xrightarrow[\substack{-CH_3CH_2OH \\ -CO_2}]{\substack{1.\ NaOH,\ H_2O \\ 2.\ H_2SO_4,\ H_2O,\ 100°C}}$$
CH₃CCH(CH₂)₃CH₃ (H) 60% **2-Heptanona**

CH₃CH₂OCCHCOCH₂CH₃ com CH₃CH₂CH(CH₃)—
2-(1-Metil-propil)-propanodioato de dietila
$$\xrightarrow[\substack{-CH_3CH_2OH \\ -CO_2}]{H_2SO_4,\ H_2O,\ \Delta}$$
CH₃CH₂CHCHCOOH com CH₃ e H 65% **Ácido 3-metil-pentanoico**

A descarboxilação, isto é, a perda de CO_2, não é uma reação típica de ácidos carboxílicos em condições normais. Os β-cetoácidos, porém, são propensos à descarboxilação por duas razões. Em primeiro lugar, o oxigênio da função 3-ceto, que é uma base de Lewis, está na posição ideal para ligar-se com o hidrogênio do grupo carbóxi via um estado de transição cíclico de seis átomos. Em segundo lugar, este estado de transição tem caráter aromático (Seção 15-3) porque três pares de elétrons deslocam-se em um anel de seis átomos. Na descarboxilação, forma-se CO_2 e um enol, que tautomeriza rapidamente à cetona, o produto final.

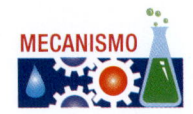

Mecanismo da descarboxilação de 3-cetoácidos

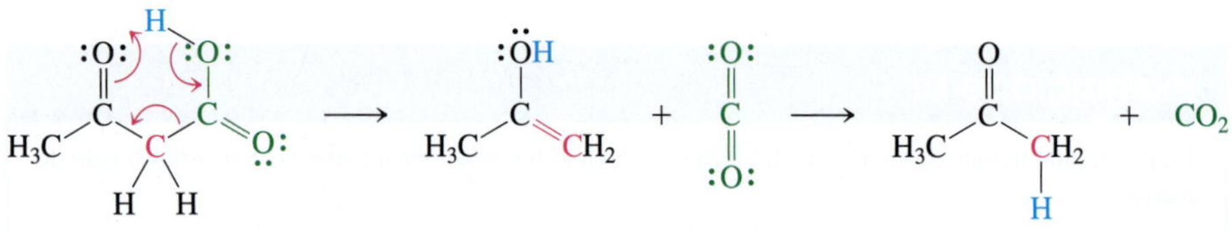

Note que *somente* ácidos carboxílicos com um segundo grupo carbonila na posição 3-, ou β, são estruturalmente capazes de reagir por este caminho. Os ácidos carboxílicos que não têm uma função β-carbonila não se descarboxilam, ainda que existam outros grupos C=O na molécula.

A perda de CO_2 só é fácil no ácido carboxílico neutro. Se um éster é hidrolisado com base, é necessário adicionar ácido para protonar o carboxilato para que a descarboxilação ocorra. A descarboxilação dos ácidos propanodioicos (malônicos) substituídos segue o mesmo mecanismo.

EXERCÍCIO 23-11

Proponha um mecanismo detalhado para a descarboxilação do $CH_3CH(COOH)_2$ (ácido metilmalônico).

A síntese do éster acetoacético leva a metilcetonas

A combinação da reação de alquilação com a hidrólise do éster e a descarboxilação posterior leva à conversão do 3-oxo-butanoato de etila (acetoacetato de etila) em cetonas 3-substituídas ou 3,3-dissubstituídas. Esta metodologia é chamada de **síntese via éster acetoacético**.

Síntese via éster acetoacético

$$CH_3CCH_2COCH_2CH_3 \longrightarrow CH_3C-C-COCH_2CH_3 \longrightarrow CH_3CCH_{R}^{R'}$$

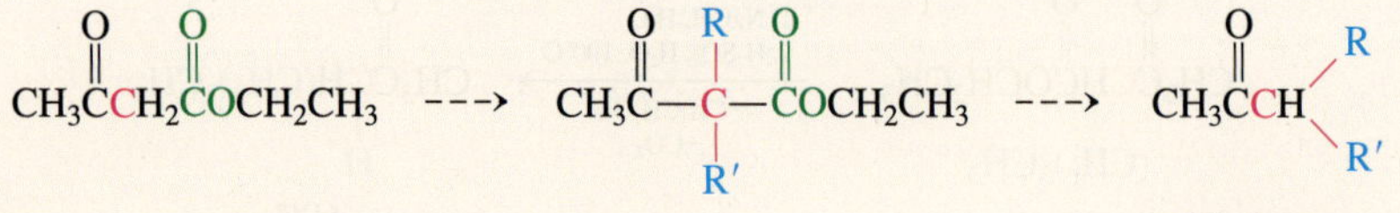

Metilcetona 3,3-dissubstituída

As metilcetonas com um ou dois grupos substituintes em C3 podem ser obtidas pela síntese via éster acetoacético.

Capítulo 23 Enolatos de Ésteres e Condensação de Claisen

Síntese de metilcetonas substituídas

$$CH_3\overset{O}{\underset{}{C}}CH_2\overset{O}{\underset{}{C}}OCH_2CH_3 \xrightarrow[\text{2. } CH_3CH_2CH_2CH_2Br]{\text{1. NaOCH}_2CH_3, CH_3CH_2OH} CH_3\overset{O}{\underset{}{C}}\underset{\underset{CH_2CH_2CH_2CH_3}{|}}{CH}\overset{O}{\underset{}{C}}OCH_2CH_3 \xrightarrow[\text{2. } H_2SO_4, H_2O, 100°C]{\text{1. NaOH, }H_2O} CH_3\overset{O}{\underset{}{C}}CH_2-CH_2CH_2CH_2CH_3$$

72%   60%
                                        2-Heptanona

↓ 1. KOC(CH$_3$)$_3$, (CH$_3$)$_3$COH
    2. CH$_3$CH$_2$CH$_2$I

$$CH_3\overset{O}{\underset{}{C}}\underset{\underset{CH_3CH_2CH_2CH_2 \quad CH_2CH_2CH_2CH_3}{|\quad\quad\quad\quad|}}{C}\overset{O}{\underset{}{C}}OCH_2CH_3 \xrightarrow[\substack{\text{2. HCl,}\\ H_2O, 100°C}]{\substack{\text{1. KOH,}\\ H_2O, 100°C}} CH_3\overset{O}{\underset{}{C}}-\underset{\underset{CH_2CH_2CH_2CH_3}{|}}{\overset{\overset{CH_2CH_2CH_2CH_3}{|}}{CH}}-CH_2CH_2CH_2CH_3$$

80%   64%
                                       3-Butil-2-heptanona

EXERCÍCIO 23-12

Proponha sínteses para as seguintes cetonas a partir do 3-oxo-butanoato de etila (acetoacetato de etila):
(a) 2-Hexanona; **(b)** 2-octanona; **(c)** 3-etil-2-pentanona; **(d)** 4-fenil-2-butanona.

A síntese via éster malônico produz ácidos carboxílicos

O propanodioato de dietila (éster malônico) é o reagente inicial da preparação de ácidos acéticos 2-alquilados e 2,2-dialquilados, um método conhecido como **síntese via éster malônico**.

Síntese via éster malônico

$$CH_3CH_2O\overset{O}{\underset{}{C}}CH_2\overset{O}{\underset{}{C}}OCH_2CH_3 \dashrightarrow CH_3CH_2O\overset{O}{\underset{}{C}}-\underset{\underset{R'}{|}}{\overset{\overset{R}{|}}{C}}-\overset{O}{\underset{}{C}}OCH_2CH_3 \dashrightarrow H-\underset{\underset{R'}{|}}{\overset{\overset{R}{|}}{C}}-COOH$$

                                                                                                 Ácido acético 2,2-dialquilado

Como na síntese do éster acetoacético usada para cetonas, a síntese via éster malônico pode levar a ácidos carboxílicos com um ou dois substituintes em C2.

Síntese de um ácido acético 2,2-dialquilado

$$CH_3CH_2O\overset{O}{\underset{}{C}}\underset{\underset{CH_3}{|}}{CH}\overset{O}{\underset{}{C}}OCH_2CH_3 \xrightarrow[\substack{\text{3. KOH, }H_2O, CH_3CH_2OH, 80°C \\ \text{4. } H_2SO_4, H_2O, 180°C}]{\substack{\text{1. NaOCH}_2CH_3, CH_3CH_2OH \\ \text{2. } CH_3(CH_2)_9Br, 80°C}} CH_3(CH_2)_9\underset{\underset{}{}}{\overset{\overset{CH_3}{|}}{CH}}COOH$$

2-Metil-propanodioato de dietila   74%
(Metilmalonato de dietila)   **Ácido 2-metil-dodecanoico**

EXERCÍCIO 23-13

(a) Dê a estrutura do produto formado nas três primeiras etapas da síntese do ácido 2-metil-dodecanoico, apresentado anteriormente. (b) Como você sintetizaria o reagente inicial, o 2-metil-propanodioato de dietila?

As regras e limitações das reações S_N2 são válidas para as etapas de alquilação. Assim, os halogenoalcanos terciários expostos a ânions de compostos β-dicarbonilados dão principalmente produtos de eliminação. Os ânions podem, porém, reagir com halogenetos de acila, α-bromo-ésteres, α-bromocetonas e oxaciclopropanos.

EXERCÍCIO 23-14

O primeiro composto mencionado em cada um dos itens abaixo reage com a série subsequente de reagentes. Dê os produtos finais. (**Nota:** a escolha das condições da(s) última(s) etapa(s), hidrólise-descarboxilação direta, catalisada por ácido, ou hidrólise-acidificação-descarboxilação básica estequiométrica é arbitrária. As condições dadas abaixo dão os melhores rendimentos experimentalmente.)

(a) $CH_3CH_2O_2C(CH_2)_5CO_2CH_2CH_3$: $NaOCH_2CH_3$; $CH_3(CH_2)_3I$; $NaOH$; e H^+, H_2O, Δ

(b) $CH_3CH_2O_2CCH_2CO_2CH_2CH_3$: $NaOCH_2CH_3$; CH_3I; KOH; e H^+, H_2O, Δ

(c) $CH_3\overset{O}{\overset{\|}{C}}CHCO_2CH_3$: NaH, C_6H_6; C_6H_5CCl; e H^+, H_2O, Δ
$\quad\quad\quad\ \ |$
$\quad\quad\quad CH_3$

(d) $CH_3\overset{O}{\overset{\|}{C}}CH_2CO_2CH_2CH_3$: $NaOCH_2CH_3$; $BrCH_2CO_2CH_2CH_3$; $NaOH$; e H^+, H_2O, Δ

(e) $CH_3CH_2CH(CO_2CH_2CH_3)_2$: $NaOCH_2CH_3$; $BrCH_2CO_2CH_2CH_3$; e H^+, H_2O, Δ

(f) $CH_3\overset{O}{\overset{\|}{C}}CH_2CO_2CH_2CH_3$: $NaOCH_2CH_3$; $BrCH_2\overset{O}{\overset{\|}{C}}CH_3$; e H^+, H_2O, Δ

EXERCÍCIO 23-15

Trabalhando com os conceitos: sínteses usando compostos β-dicarbonilados

Proponha uma síntese para o ácido ciclo-hexanodicarboxílico a partir do propanodioato (malonato) de dietila, $CH_2(CO_2CH_2CH_3)_2$, e do 1-bromo-5-cloro-pentano, $Br(CH_2)_5Cl$.

Estratégia

Compare as estruturas dos dois reagentes iniciais com a da molécula-alvo. Identifique as ligações estratégicas no produto - as que podem ser feitas por uma síntese de ácidos carboxílicos baseada em compostos β-dicarbonilados. Depois de fazer isso, encontre os átomos de carbono dos *materiais de partida* que dão origem a essas ligações.

Solução

- As ligações estratégicas são as do carbono α do ácido carboxílico a ser sintetizado (setas). Arrume as estruturas do produto e dos compostos de partida de modo a deixar claro como eles vão se ligar. Você deveria chegar a algo parecido com o arranjo a seguir, sua análise retrossintética:

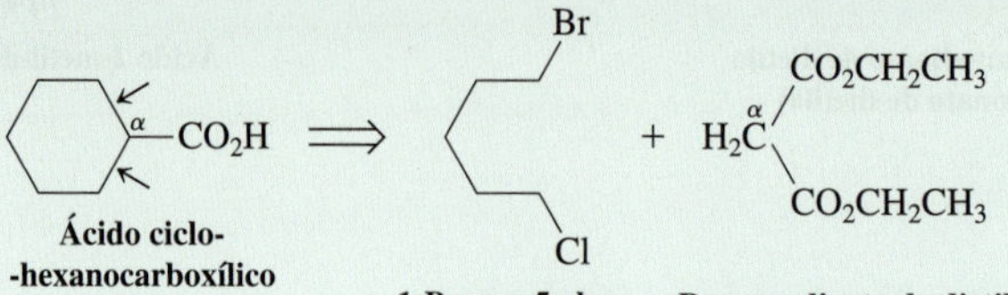

Ácido ciclo-hexanocarboxílico $\Longrightarrow$ 1-Bromo-5-cloro-pentano + Propanodioato de dietila (malonato de dietila)

- O que torna esta síntese, em particular, um desafio para a análise? Para construir um produto *cíclico*, é preciso ligar o carbono α a *dois* átomos funcionalizados de uma molécula de substrato, neste caso o 1-bromo-5-cloro-pentano. Os cinco átomos de carbono deste composto combinam-se ao carbono α do malonato para dar o anel de seis átomos desejado.
- A sequência de síntese é a seguinte. Desprotonação do carbono do malonato seguida de deslocamento S_N2 na ligação C—Br (melhor grupo de saída, lembre-se da Seção 6-7) do substrato para dar o malonato de 5-cloro-pentila. O tratamento com outro equivalente de base remove o hidrogênio α remanescente. O íon enolato resultante desloca o cloro, em uma reação intramolecular, para formar o anel. A hidrólise e a descarboxilação completam a síntese:

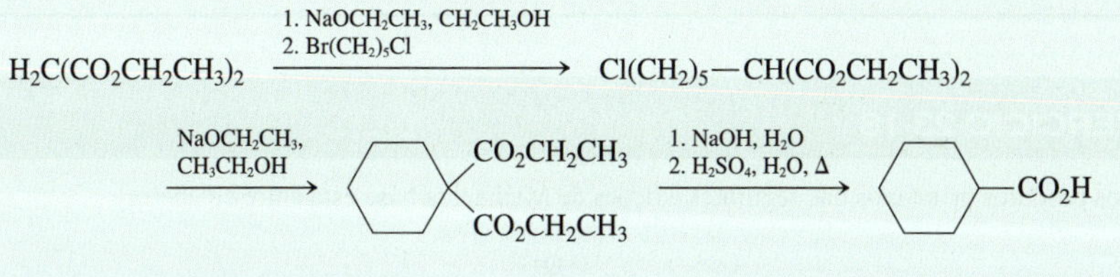

$$H_2C(CO_2CH_2CH_3)_2 \xrightarrow[2.\ Br(CH_2)_5Cl]{1.\ NaOCH_2CH_3,\ CH_2CH_3OH} Cl(CH_2)_5-CH(CO_2CH_2CH_3)_2$$

$$\xrightarrow[CH_3CH_2OH]{NaOCH_2CH_3} \text{(cyclohexane with two } CO_2CH_2CH_3 \text{ groups)} \xrightarrow[2.\ H_2SO_4,\ H_2O,\ \Delta]{1.\ NaOH,\ H_2O} \text{(cyclohexane-}CO_2H\text{)}$$

EXERCÍCIO 23-16

Tente você

Como você modificaria a síntese do Exercício 23-15 para usá-la na preparação do ácido heptanodioico, $HOOC(CH_2)_5COOH$? (**Sugestão:** os mesmos materiais de partida podem ser usados.)

EM RESUMO, os compostos β-dicarbonilados, como o 3-oxo-butanoato de etila (acetoacetato) e o propanodioato de dietila (malonato), são reagentes versáteis em sínteses orgânicas para a construção de moléculas mais complexas. A acidez pouco comum facilita a formação de ânions que podem ser usados em reações de deslocamento nucleofílico com muitos tipos de substratos. A hidrólise produz 3-cetoácidos que são instáveis e sofrem descarboxilação por aquecimento.

23-3 Química dos ânions β-dicarbonilados: adições de Michael

As reações dos ânions estabilizados obtidos de compostos β-dicarbonilados e análogos (Tabela 23-1) com compostos carbonilados α,β-insaturados leva a adições 1,4. Esta transformação, um exemplo de **adição de Michael** (Seção 18-11), é catalisada por base e funciona com cetonas e aldeídos α,β-insaturados, e com nitrilas e derivados de ácidos carboxílicos α,β-insaturados. Estas funções insaturadas são chamadas de **aceitadores de Michael**.

Adição de Michael

$$(CH_3CH_2O_2C)_2CH_2 + CH_2=CHCCH_3 \xrightarrow[CH_3CH_2OH,\ -10\ a\ 25°C]{\text{Catalisador } CH_3CH_2O^-Na^+} (CH_3CH_2O_2C)_2CH-CH_2CH_2CCH_3$$
$$71\%$$

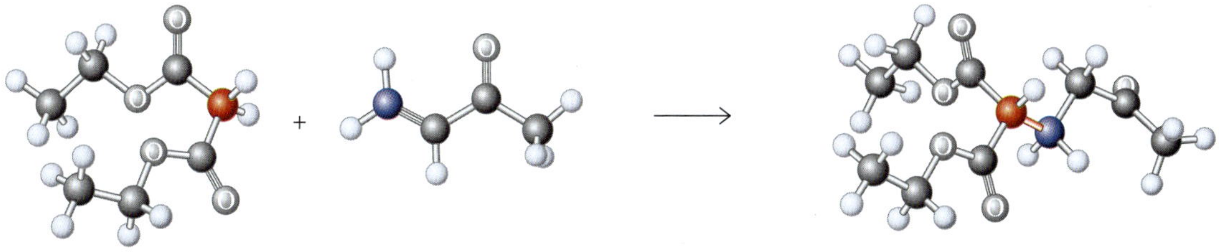

Propanodioato de dietila (malonato de dietila) + 3-Buteno-2-ona (Metilvinilcetona) (aceitador de Michael) → 2-(3-Oxo-butil)-propanodioato de dietila

Por que os ânions estabilizados dão adição 1,4 e não adição 1,2? A adição 1,2 também ocorre, mas, no caso de nucleófilos aniônicos relativamente estáveis, ela é reversível porque leva a um alcóxido de energia relativamente alta. A adição conjugada é favorecida termodinamicamente porque produz um íon enolato estabilizado por ressonância.

EXERCÍCIO 23-17

Proponha um mecanismo detalhado para a adição de Michael descrita anteriormente. Por que é suficiente uma quantidade catalítica de base?

EXERCÍCIO 23-18

Dê os produtos principais das seguintes adições de Michael [a base está entre colchetes].

(a) $CH_3CH_2CH(CO_2CH_2CH_3)_2$ + $CH_2=CHCH(=O)$ [$Na^+ \,{}^-OCH_2CH_3$]

(b) 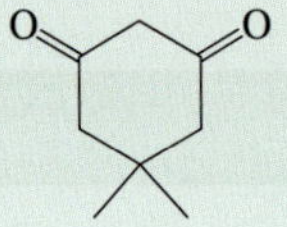 [5,5-dimethyl-1,3-cyclohexanedione] + $CH_2=CHC\equiv N$ [$Na^+ \,{}^-OCH_3$]

(c) 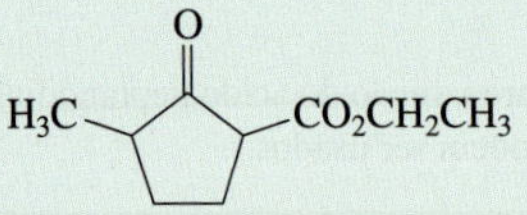 [2-methyl-5-(ethoxycarbonyl)cyclopentanone with H_3C and $CO_2CH_2CH_3$] + $CH_3CH=CHCO_2CH_2CH_3$ [$K^+ \,{}^-OCH_2CH_3$]

EXERCÍCIO 23-19

Explique as seguintes observações. (**Sugestão:** considere a transferência do próton no primeiro aduto de Michael.)

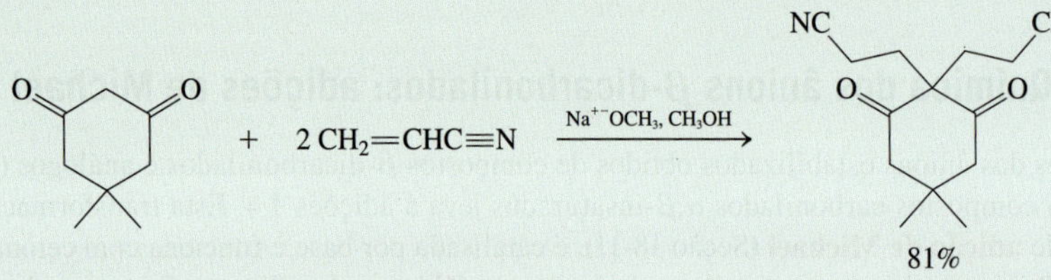

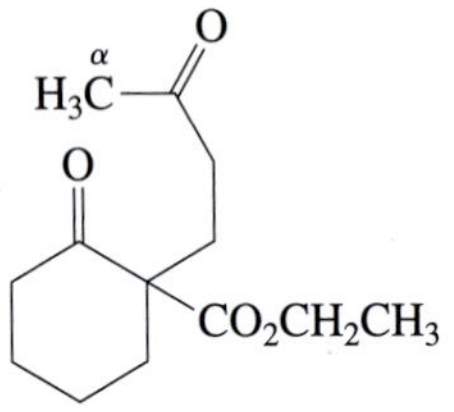

[5,5-dimethyl-1,3-cyclohexanedione] + $2\ CH_2=CHC\equiv N$ $\xrightarrow{Na^+ \,{}^-OCH_3,\ CH_3OH}$ [product with two CH_2CH_2CN groups on the central carbon of the dione] 81%

A reação seguinte é uma aplicação da adição de Michael de ânions de β-cetoésteres a cetonas α,β-insaturadas que é muito útil em sínteses. O processo leva a uma dicetona em que um dos íons enolato está posicionado de modo a poder formar um anel de seis átomos por condensação aldólica com o outro grupo carbonila. Lembre-se (Seção 18-11) de que a síntese de anéis de seis átomos pela adição de Michael seguida de condensação aldólica é chamada de **anelação de Robinson**.

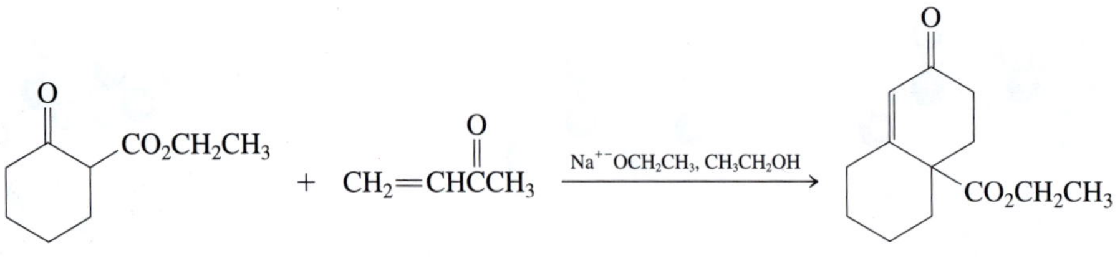

[cyclohexanone with $CO_2CH_2CH_3$ and $CH_2CH_2C(=O)CH_3$ (α) substituents]

[2-(ethoxycarbonyl)cyclohexanone] + $CH_2=CHCCH_3(=O)$ $\xrightarrow{Na^+ \,{}^-OCH_2CH_3,\ CH_3CH_2OH}$ [octalone with $CO_2CH_2CH_3$]

Capítulo 23 Enolatos de Ésteres e Condensação de Claisen 1097

EXERCÍCIO 23-20

Trabalhando com os conceitos: mecanismo da anelação de Robinson

Proponha um mecanismo detalhado para a transformação dada anteriormente.

Estratégia

Você deve mostrar todas as etapas do processo na sequência, começando com a adição de Michael e seguindo com a condensação de aldol intramolecular. Reveja os detalhes dessas reações na Seção 18-11.

Solução

- Seguindo as pistas do texto, começamos pela descrição, etapa por etapa, da adição de Michael: desprotonação do átomo de carbono α entre os grupos carbonila da cetona e do éster do β-cetoéster cíclico, adição ao carbono β da cetona α,β-insaturada e protonação do enolato resultante por uma molécula de álcool.

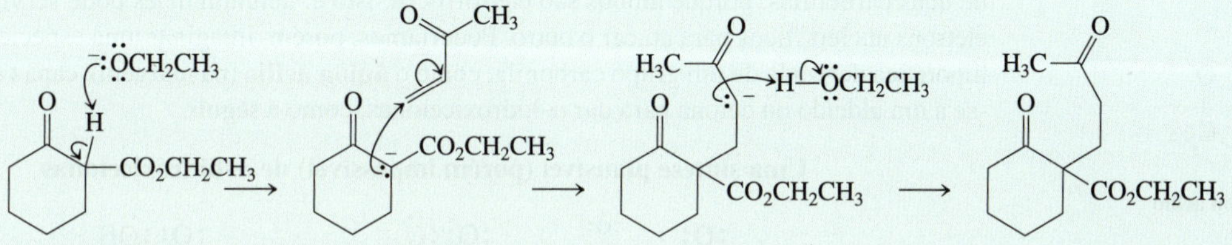

- Segue-se a reação de aldol intramolecular: o grupo etóxi desprotona o grupo metila em α, dando o enolato correspondente, que se adiciona ao carbono da carbonila do anel. O alcóxido resultante é protonado pelo álcool. O etóxido, então, inicia a eliminação de uma molécula de água pela remoção de um hidrogênio α e a expulsão de hidróxido do carbono β, completando a condensação de aldol e fornecendo o produto final.

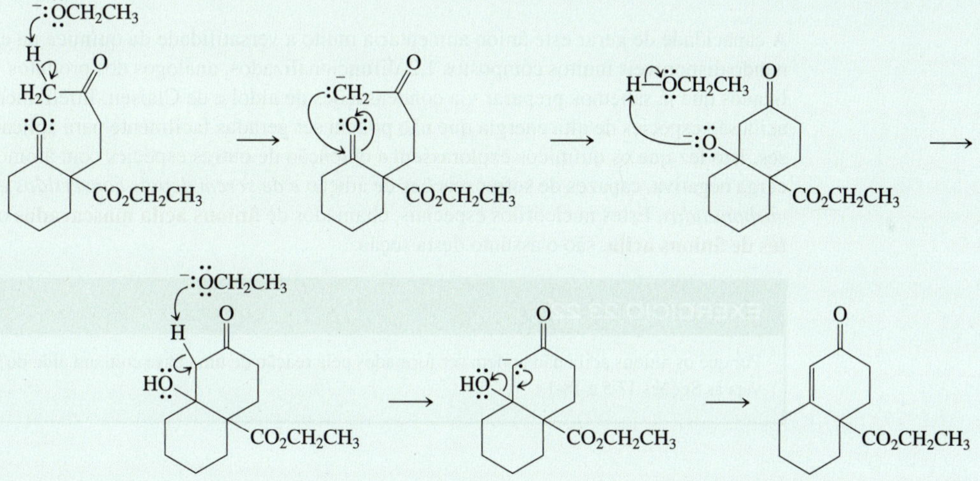

EXERCÍCIO 23-21

Tente você

Ilustre a eliminação de Robinson que ocorre no tratamento de uma mistura de [estrutura] e 3-buteno-2-ona com etóxido de sódio em etanol. Desenhe o intermediário da adição de Michael inicial.

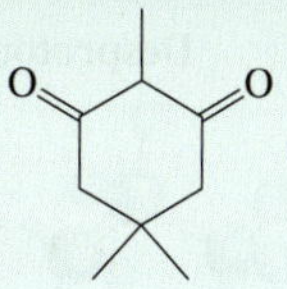

EM RESUMO, os ânions β-dicarbonilados, como os ânions enolato comuns, sofrem adições de Michael com compostos carbonilados α,β-insaturados. As adições de β-cetoésteres a uma enona leva a uma dicetona que pode gerar um anel de seis átomos via condensação de aldol intramolecular (anelação de Robinson).

23-4 Equivalentes de ânions acila: preparação de α-hidroxicetonas

Em nosso estudo dos compostos carbonilados, atribuímos ao átomo de carbono da carbonila o caráter de eletrófilo e a seu carbono α, na forma de enol ou enolato, o caráter de nucleófilo. Estas tendências governam a rica química das funções que incluem o grupo C=O. Todavia, embora o número de transformações que podem ser feitas com o grupo C=O seja grande, existem limitações. Assim, por exemplo, não é possível fazer diretamente a ligação dos átomos de carbono de duas carbonilas, porque ambos são eletrofílicos, isto é, nenhum deles pode servir de fonte de elétrons nucleofílicos para atacar o outro. Poderíamos, porém, imaginar uma espécie nucleofílica hipotética derivada de um grupo carbonila, como o **ânion acílio** (na margem), capaz de adicionar-se a um aldeído ou cetona para dar α-hidroxicetonas, como a seguir.

Uma síntese plausível (porém impossível) de α-hidróxicetonas

A capacidade de gerar este ânion aumentaria muito a versatilidade da química da carbonila, tornando disponíveis muitos compostos 1,2-difuncionalizados, análogos dos produtos 1,3-funcionalizados que já sabemos preparar via condensações de aldol e de Claisen. Infelizmente, os ânions acila são espécies de alta energia que não podem ser geradas facilmente para aplicação em sínteses. Isto fez que os químicos explorassem a obtenção de outras espécies com átomos de carbono carga negativa, capazes de sofrer reações de adição *e de serem depois convertidos em compostos carbonilados*. Estes nucleófilos especiais, chamados de **ânions acila mascarados** ou **equivalentes de ânions acila**, são o assunto desta seção.

> **EXERCÍCIO 23-22**
>
> Por que os ânions acila não podem ser formados pela reação de uma base com um aldeído? (**Sugestão:** veja as Seções 17-5 e 18-1.)

Os tioacetais cíclicos são precursores de ânions acila mascarados

Obtém-se tioacetais cíclicos pela reação de ditióis com aldeídos e cetonas (Seção 17-8). Os hidrogênios do átomo de carbono que está entre os dois átomos de enxofre dos tioacetais são ácidos o suficiente ($pK_a \approx 31$) para serem removidos por bases fortes como os alquil-lítios. A carga negativa da base conjugada é estabilizada pelo efeito indutivo provocado pela alta polarizabilidade dos átomos de enxofre.

Desprotonação do 1,3-ditia-ciclo-hexano, um tioacetal cíclico, por butil-lítio

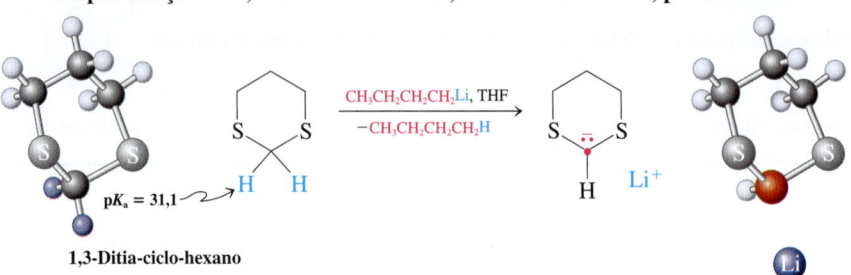

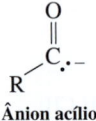

1,3-Ditia-ciclo-hexano

Capítulo 23 Enolatos de Ésteres e Condensação de Claisen

Os ânions do 1,3-ditia-ciclo-hexano e de seus derivados substituídos são nucleofílicos e se adicionam a aldeídos e cetonas para dar álcoois com um grupo tioacetal adjacente. O exemplo a seguir mostra uma sequência que começa com a formação de um 1,3-ditia-ciclo-hexano (também conhecido como 1,3-ditiana) a partir de um aldeído. A desprotonação leva ao ânion acila mascarado que se adiciona ao grupo carbonila da 2-ciclo-hexenona para dar o álcool. Por fim, a hidrólise da função tioacetal refaz o grupo carbonila original, agora como parte de uma α-hidroxicetona.

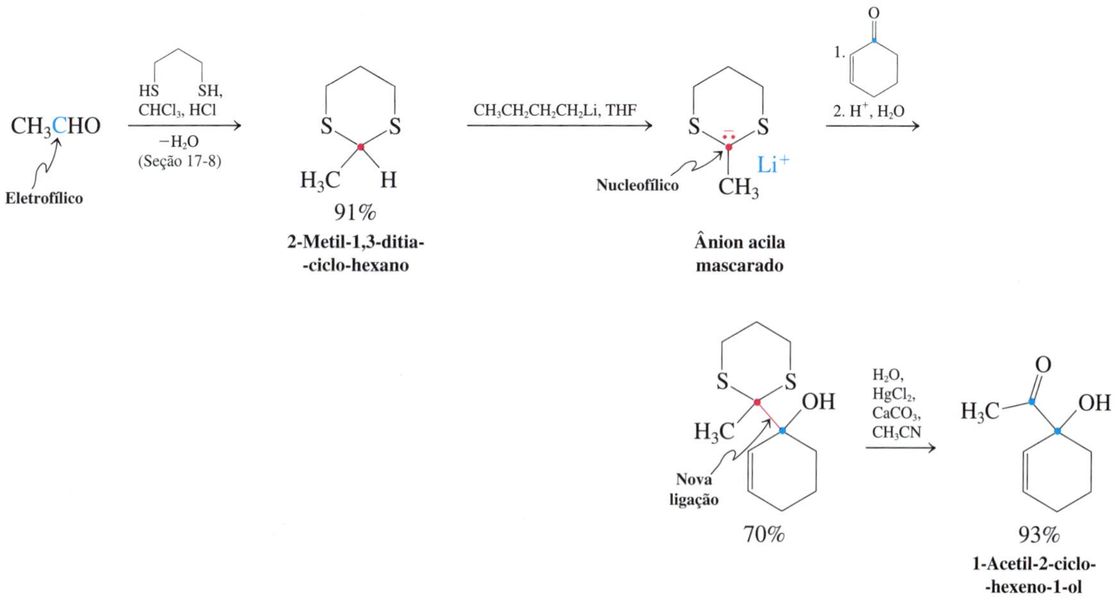

Nesta síntese, o carbono da carbonila do aldeído inicial passa de eletrofílico a *nucleofílico*, na forma do C2 com carga negativa do ânion de um 1,3-ditia-ciclo-hexano. Depois que este ânion é adicionado à cetona, a hidrólise do tioacetal regenera o grupo carbonila eletrofílico original. Sequências deste tipo utilizam a *inversão da polarização* do átomo de carbono para formar a ligação carbono-carbono. Os reagentes com inversão de polarização aumentam muito o número de estratégias possíveis no planejamento de uma síntese. Já vimos este tipo de estratégia antes: a conversão de halogenoalcanos em reagentes organometálicos (Grignard, por exemplo, Seção 8-7) em que ocorre inversão da polaridade do carbono funcionalizado, de eletrofílico ($^{\delta+}C-X^{\delta-}$) para nucleofílico ($^{\delta-}C-M^{\delta+}$).

Embora descrevamos, nesta seção, somente a aplicação de ânions de ditiaciclo-hexano como ânions acila mascarados na preparação de α-hidroxicetonas, sua alquilação com outros reagentes eletrofílicos é um método geral de sínteses de cetonas (veja o Problema de Integração 23-26).

EXERCÍCIO 23-23

Proponha uma síntese para a 2-hidróxi-2,4-dimetil-3-pentanona a partir de aldeídos e cetonas simples, usando um ânion 1,3-ditia-ciclo-hexano.

Os sais de tiazólio catalisam o acoplamento de aldeídos

Ânions acila mascarados podem ser gerados cataliticamente via reações de aldeídos com **sais de tiazólio**. Estes sais derivam de tiazóis pela alquilação do nitrogênio. Os tiazóis são compostos heteroaromáticos (Seção 25-4), com um átomo de enxofre e um de nitrogênio. Uma característica dos sais de tiazólio é a acidez relativamente alta do próton localizado entre os dois heteroátomos (em C2).

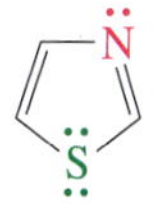

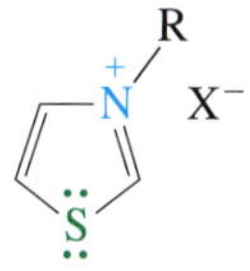

DESTAQUE QUÍMICO 23-2

Tiamina: um sal de tiazólio natural, metabolicamente ativo

$$\text{Tiamina (A = H)}$$

$$\text{Pirofosfato de tiamina (TPP)} \quad A = -\overset{\overset{O}{\|}}{\underset{OH}{P}}-O-\overset{\overset{O}{\|}}{\underset{OH}{P}}-OH$$

A atividade catalítica dos sais de tiazólio na dimerização de aldeídos tem uma analogia na natureza: a ação da tiamina, ou vitamina B_1. A tiamina, na forma de pirofosfato, é uma coenzima* em várias transformações bioquímicas, incluindo a quebra do açúcar glicose (Capítulo 24).

Em sistemas vivos, o **ciclo do ácido tricarboxílico (TCA)**, também conhecido como **ciclo do ácido cítrico** ou **ciclo de Krebs**[†], gera, nos organismos superiores, dois terços da energia obtida na alimentação. O ciclo do TCA combina a acetil-CoA (Seção 19-13) com o ácido 2-oxo-butanodioico (oxaloacético) para formar o ácido cítrico.

Ácido 2-oxo-butanodioico (oxaloacético) → **Ácido cítrico**

(CH₃COSCoA, Ácido cítrico-sintetase)

Em cada passo do ciclo, dois carbonos do ácido cítrico são oxidados a CO_2, regenerando o ácido oxálico e, em um processo acoplado, a uma molécula de **adenosina-trifosfato (ATP)**, a principal fonte de energia das células. (Veja a estrutura da adenosina na Seção 26-9.)

Acetil-CoA é a única molécula capaz de entrar no ciclo do TCA, logo, para serem usados como fonte de energia, os compostos derivados da alimentação precisam ser convertidos em acetil-CoA.

O metabolismo da glicose leva ao ácido pirúvico (ácido 2-oxo-propanoico). O papel da tiamina é catalisar a conversão do ácido pirúvico em acetil-CoA, facilitando, primeiro, a eliminação de uma molécula de CO_2 e, depois, ativando o fragmento acetila restante como um equivalente de ânion acila.

A primeira transformação se inicia com a adição da base conjugada da tiamina ao carbono α-ceto do piruvato. O aduto descarboxila-se facilmente, gerando uma molécula de CO_2 e um zwitterion estabilizado por ressonância. Este último produto é um equivalente de ânion acetila que participa do ataque nucleofílico ao átomo de enxofre de uma substância chamada lipoamida. O resultado é um intermediário tetraédrico e, na sequência, o catalisador tiamina é eliminado. Por fim, ocorre um processo semelhante a uma transesterificação (Seção 20-4), e o grupo tiol da coenzima-A substitui a função di-hidro-lipoamida (DHLPA) no carbono carbonilado da acetila, com geração de acetil-CoA.

Em condições não oxidativas (anaeróbicas ou "deficientes de oxigênio"), como as que ocorrem nos tecidos dos músculos sob esforço extremo, outro processo é utilizado para a formação de ATP rico em energia. O ácido pirúvico é *reduzido* enzimaticamente ao ácido (S)-(+)-2-hidróxi-propanoico (láctico). O acúmulo de ácido láctico

Formação do aduto do piruvato

Tiamina-pirofosfato desprotonado (TPP) + Piruvato ⇌ Composto de adição

---

* Uma molécula necessária para que uma enzima exerça sua função biológica.
[†] *Sir* Hans Adolf Krebs, 1900-1981, Universidade de Oxford, Inglaterra, Prêmio Nobel de 1953 (fisiologia ou medicina).

Capítulo 23 Enolatos de Ésteres e Condensação de Claisen

Descarboxilação

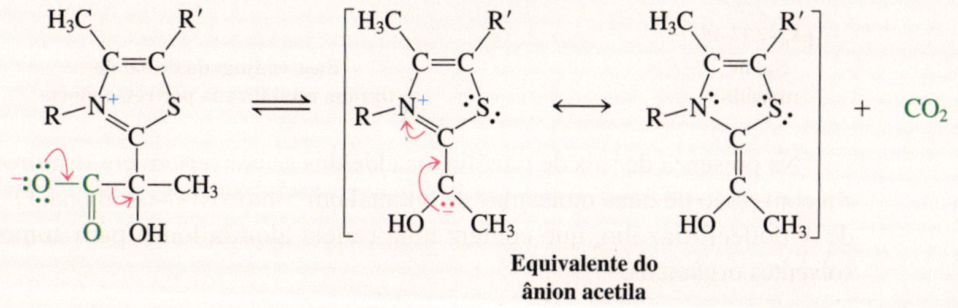

[Estrutura química mostrando descarboxilação com formação de CO$_2$]

Equivalente do ânion acetila

Transferência de acetila e formação de acetil-CoA

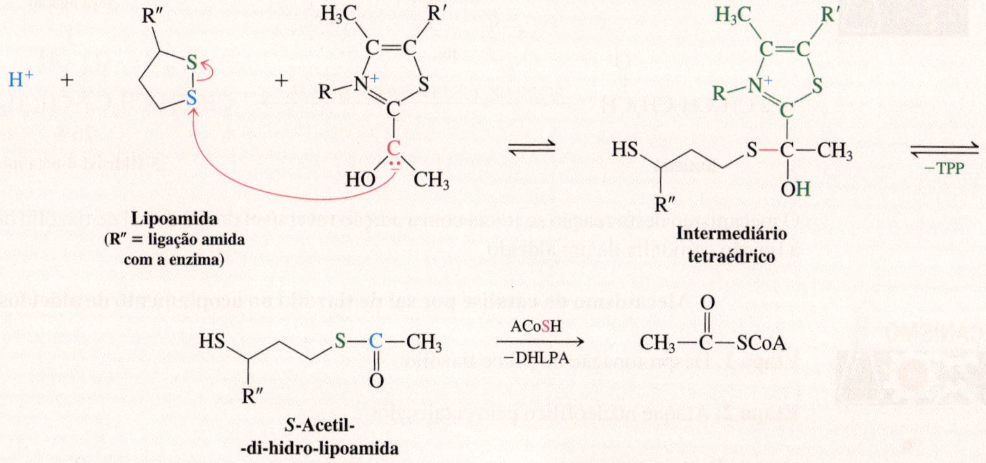

[Estruturas químicas mostrando a reação com Lipoamida (R″ = ligação amida com a enzima) formando o Intermediário tetraédrico, com perda de TPP]

$$\text{HS–CH(R″)–CH}_2\text{–S–C(=O)–CH}_3 \xrightarrow[-\text{DHLPA}]{\text{ACoSH}} \text{CH}_3\text{–C(=O)–SCoA}$$

S-Acetil-di-hidro-lipoamida

nos tecidos dos músculos provoca a sensação de fadiga e câimbras. A remoção do ácido láctico dos músculos ocorre por difusão para o sangue e pela reconversão enzimática ao ácido pirúvico, em condições oxidativas. A necessidade de reduzir a deficiência de oxigênio é a razão da respiração forte dos atletas, durante e depois de exercícios físicos.

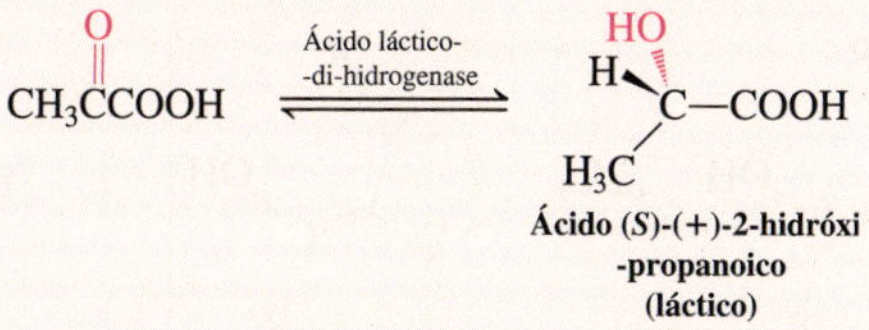

$$\text{CH}_3\text{CCOOH} \underset{}{\overset{\text{Ácido láctico-di-hidrogenase}}{\rightleftharpoons}} \text{H}\underset{\text{CH}_3}{\overset{\text{HO}}{\diagdown}}\text{C–COOH}$$

Ácido (S)-(+)-2-hidróxi-propanoico (láctico)

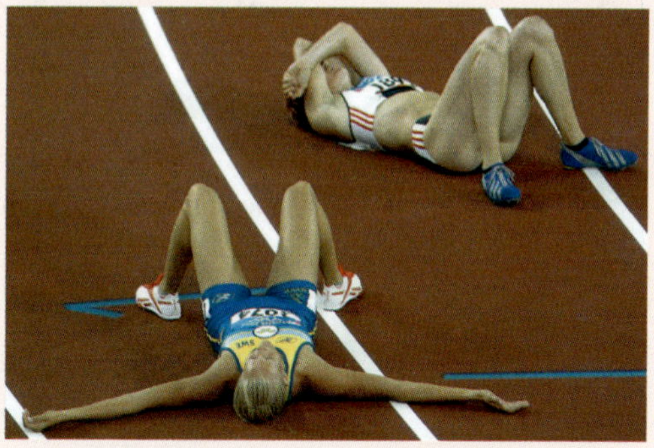

O evento final do heptatlon feminino nos Jogos Olímpicos de Atenas de 2004, a corrida de 800 m, ocorreu sob calor de 40°C. Aqui, a vencedora da medalha de ouro (à esquerda) e outra competidora mostram os efeitos combinados da falta de oxigênio e o acúmulo de ácido láctico em seus músculos.

Os sais de tiazólio são ácidos

[reaction scheme: thiazolium salt (positions 1-S, 2-CH, 3-N+, 4, 5; N-R) deprotonation by $^-$OH to give resonance-stabilized conjugate base + HOH]

$pK_a \approx 17\text{–}19$

Sal de tiazólio **Base conjugada do sal de tiazólio estabilizada por ressonância**

Na presença de sais de tiazólio, os aldeídos se convertem em α-hidroxicetonas. Um exemplo é a conversão de duas moléculas de butanal em 5-hidróxi-4-octanona. O catalisador é o brometo de *N*-dodecil-tiazólio, que contém uma cadeia alquila longa para aumentar a solubilidade em solventes orgânicos.

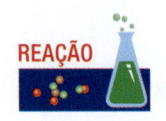

Acoplamento de aldeído

$$2\ CH_3CH_2CH_2CH{=}O \xrightarrow{\text{Brometo de } N\text{-dodecil-tiazólio, NaOH, H}_2O} CH_3CH_2CH_2\underset{\text{O}}{\text{C}}\text{—}\underset{\text{OH}}{\text{CH}}CH_2CH_2CH_3$$

Butanal → 5-Hidróxi-4-octanona (76%) — Nova ligação

O mecanismo desta reação se inicia com a adição reversível do C2 do sal de tiazólio desprotonado à função carbonila de um aldeído

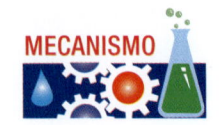

Mecanismo da catálise por sal de tiazólio no acoplamento de aldeídos

Etapa 1. Desprotonação do sal de tiazólio

Etapa 2. Ataque nucleofílico pelo catalisador

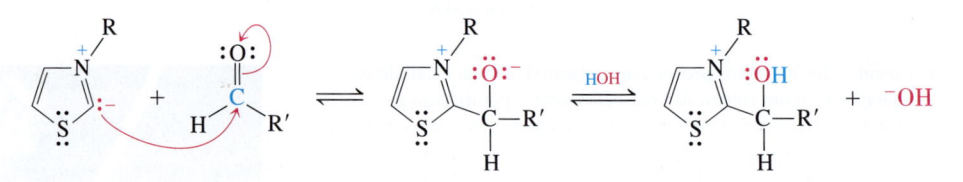

[mechanism: thiazolium ylide + R'CHO ⇌ alkoxide adduct ⇌ (HOH) hydroxyl adduct + $^-$OH]

Etapa 3. Formação do ânion alcanoíla mascarado

[mechanism: α-H (pKa ≈ 17–18) removed by HO$^-$ to give resonance-stabilized carbanion — **Equivalente do ânion acila** + HOH]

Etapa 4. Ataque nucleofílico na segunda molécula de aldeído

[mechanism: acyl anion equivalent attacks second R'CHO, giving alkoxide intermediate, then (HOH) diol intermediate + $^-$OH]

Etapa 5. Liberação da α-hidroxicetona

[Esquema reacional mostrando a liberação da α-hidroxicetona a partir do intermediário com tiazólio, com HO⁻, produzindo R'C(O)–CR'(OH)H + tiazólio + H₂O]

O álcool produzido na etapa 2 contém um substituinte tiazólio. Este grupo retira elétrons e aumenta a acidez do próton adjacente. A desprotonação leva a um ânion acila mascarado estável. O ataque nucleofílico deste ânion a outra molécula de aldeído, seguida de perda do substituinte tiazólio, libera a α-hidroxicetona.

A comparação entre o método que usa o sal de tiazólio na síntese de α-hidroxicetonas com o método que usa os ânions de ditiaciclo-hexano é instrutiva. Os sais de tiazólio têm a vantagem de serem necessários em quantidades catalíticas. Seu uso, no entanto, limita-se à síntese de moléculas R–C(=O)–CH(OH)–R em que os dois grupos R são idênticos. O método do ditiaciclo-hexano é mais versátil e pode ser usado na preparação de uma grande variedade de α-hidroxicetonas substituídas.

EXERCÍCIO 23-24

Quais dos compostos a seguir podem ser preparados com íons tiazólio como catalisadores e quais só são acessíveis a partir dos ânions do 1,3-ditia-ciclo-hexano? Proponha sínteses para duas destas substâncias, pelo menos, uma por cada metodologia.

[Estruturas (a)–(e) de α-hidroxicetonas]

EM RESUMO, as α-hidroxicetonas podem ser obtidas pela adição de ânions acila mascarados a aldeídos e cetonas. A conversão de aldeídos nos ânions dos 1,3-ditia-ciclo-hexanos (1,3-ditianas) correspondentes ilustra o método de inversão de polarização. O carbono eletrofílico passa a nucleofílico e pode dar adição a grupos carbonila de aldeídos e cetonas. Os íons tiazólio catalisam a dimerização de aldeídos, também através da transformação do carbono da carbonila em um átomo nucleofílico.

A IDEIA GERAL

Retornando à química do grupo C=O, tivemos novas evidências do papel central dos compostos carbonilados em sínteses, no laboratório e na natureza. Embora muitas das reações apresentadas neste capítulo pareçam novas, elas são semelhantes a processos que já vimos antes. O mais importante deles é a condensação de Claisen, que é o análogo para os ésteres da condensação de aldol dos aldeídos e cetonas e que também leva a produtos com vários grupos funcionais. Observe que este tópico nos leva novamente aos conceitos de acidez e basicidade, especialmente no que diz respeito à desprotonação dos carbonos α, cujos hidrogênios têm a acidez aumentada por uma ou (no caso de compostos β-dicarbonilados) duas funções C=O adjacentes. A descarboxilação é uma reação de eliminação que lembra outras reações com estados de transição aromáticos, várias das quais foram descritas no Capítulo 15, bem como os rearranjos discutidos na Seção 22-7. Por fim, os dois tipos de equivalentes de ânions acila ilustram maneiras bem diferentes de modificar o carbono da carbonila para que ele suporte uma carga negativa e comporte-se como nucleófilo. Esta é uma forma mais elaborada de modificar um grupo funcional, mas, do ponto de vista de conceitos, estes processos são uma aplicação direta dos princípios apresentados no início do Capítulo 2: para tornar ácido um hidrogênio, estabilize a carga negativa associada à base conjugada. A inovação aqui está no uso de uma modificação *reversível* do grupo C=O para realizar a tarefa, de modo a permitir que a função carbonila possa ser restaurada depois que o equivalente nucleofílico cumpriu sua função.

O Capítulo 24 começa a fase final do nosso curso introdutório de Química Orgânica, na qual olharemos mais de perto alguns compostos orgânicos naturais importantes. Começaremos com os carboidratos, compostos que combinam as características familiares de álcoois e de compostos carbonilados.

PROBLEMAS DE INTEGRAÇÃO

23-25. a. Examine o processo mostrado abaixo. Embora seja uma condensação de Claisen cruzada, forma-se um único produto com fórmula molecular $C_{11}H_{14}O_6$, em 80% de rendimento. Proponha uma estrutura para este produto e etapas razoáveis para sua formação. O primeiro componente, o etanodioato de dietila (oxalato de dietila), está em excesso.

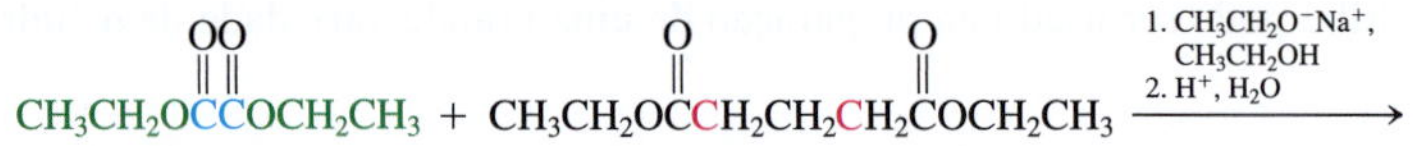

$$CH_3CH_2OCCOCH_2CH_3 + CH_3CH_2OCCH_2CH_2CH_2COCH_2CH_3 \xrightarrow[2.\ H^+,\ H_2O]{1.\ CH_3CH_2O^-Na^+,\ CH_3CH_2OH}$$

Etanodioato de dietila   **Pentanodioato de dietila**
(oxalato de dietila)

SOLUÇÃO:

A primeira observação é que o oxalato de dietila não tem hidrogênios α e, portanto, não pode sofrer autocondensação. A segunda é que a fórmula do produto é igual à soma das fórmulas dos dois reagentes iniciais ($C_{15}H_{26}O_8$) menos *duas* moléculas de etanol, a mudança que seria esperada para um produto formado em um processo envolvendo duas condensações de Claisen. Como o oxalato está em excesso, é lógico imaginar que a primeira reação é uma condensação de Claisen entre a carbonila de um dos dois grupos éster e um enolato do éster pentanodioato:

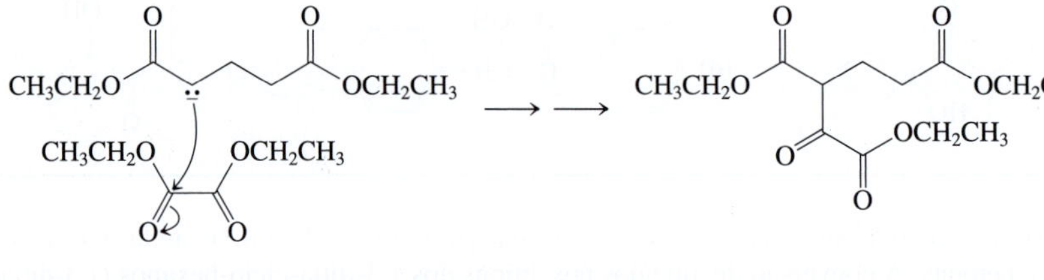

A fórmula deste produto intermediário é $C_{13}H_{20}O_7$, isto é, ocorreu eliminação de uma molécula de etanol. Uma segunda condensação ainda acontece, mas esta não pode envolver a adição a outra molécula, porque a fórmula do produto obtido não tem um número de átomos suficiente. A única opção é uma *condensação de Claisen intramolecular* entre o grupo éster remanescente da parte do intermediário derivada do oxalato e o outro carbono α da parte derivada do pentanodioato:

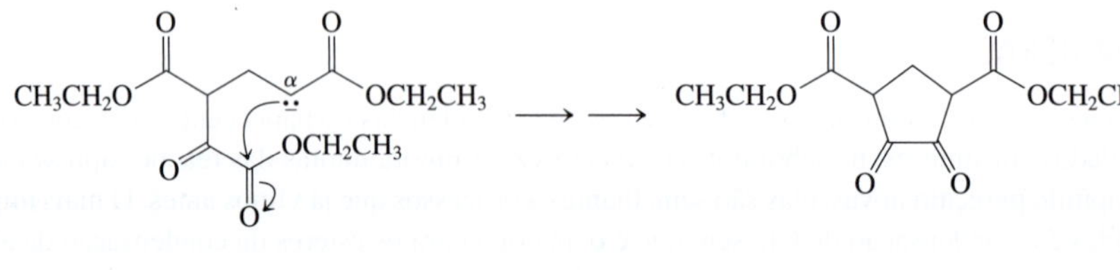

b. Proponha uma síntese para o seguinte composto:

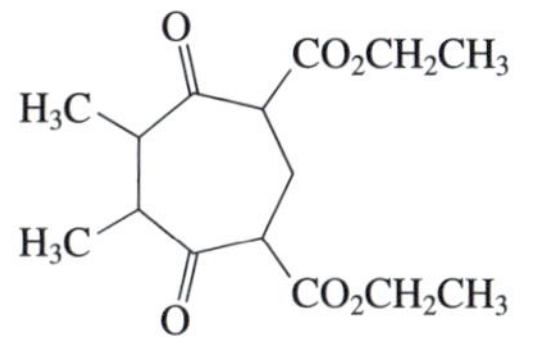

SOLUÇÃO

Usando as considerações desenvolvidas em (a), podemos analisar retrossinteticamente a molécula de interesse considerando a formação do anel via duas condensações de Claisen:

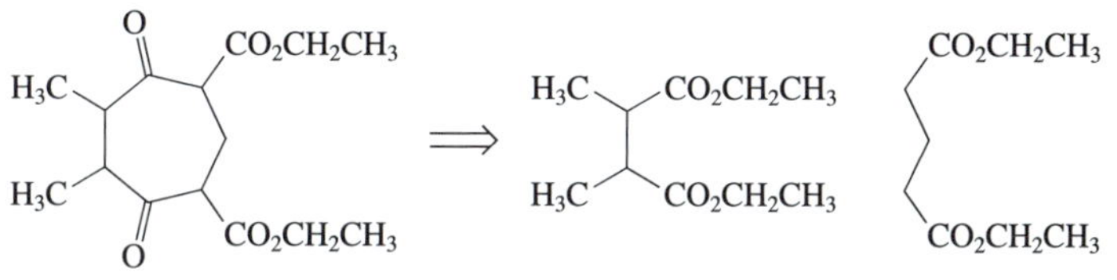

O que torna factível esta condensação de Claisen cruzada? Apesar dos dois diésteres possuírem hidrogênios α e darem íons enolato por tratamento com base, o primeiro éster (com dois substituintes metila) não é efetivo para a condensação com uma segunda molécula idêntica porque o produto não teria o hidrogênio α adicional que deve ser necessariamente removido para deslocar o equilíbrio na direção da formação do produto final. Assim, este diéster, usado em excesso, participará somente como o substrato carbonilado da reação com o íon enolato do pentanodioato. A reação da mistura de ésteres com excesso de etóxido de sódio, seguida pelo tratamento com ácido diluído, leva ao produto desejado.

23-26. Proponha métodos de síntese das duas cetonas dadas em (a) e (b), abaixo, usando a metodologia discutida neste capítulo. Regras gerais deste problema: você pode usar quaisquer compostos orgânicos, *mas eles só podem ter, no máximo, seis átomos de carbono*. Quaisquer reagentes inorgânicos são permitidos.

a. 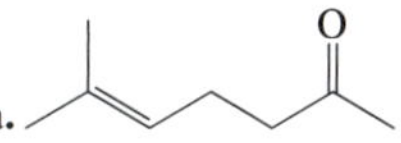 (um intermediário na síntese do linalool, uma essência de perfume muito usada - veja o Problema 52 do Capítulo 13)

SOLUÇÃO

Onde começar? Observamos que a molécula de interesse é uma 2-alcanona, isto é, uma *metil*cetona. Isto *permite* o uso da química do éster acetoacético discutida na Seção 23-2, que é específica para a preparação de metilcetonas. Lembre-se de que a síntese via éster acetoacético leva a cetonas com fórmulas gerais RCH$_2$CO-CH$_3$ e RR'CHCOCH$_3$, resultantes da alquilação simples ou dupla do éster inicial. O produto desejado se enquadra na primeira fórmula geral, logo vamos fazer a análise retrossintética nessa linha. A ligação estratégica (Seção 8-9) está entre o grupo R e o carbono α da cetona em C3:

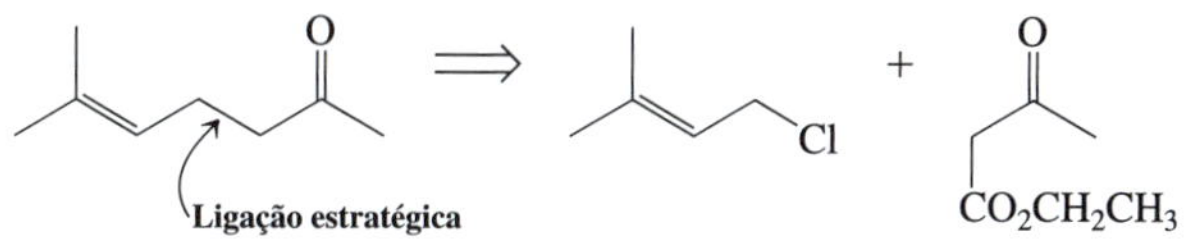

Ligação estratégica

Com esta estratégia geral estabelecida, vejamos os detalhes: é necessário alquilar o β-cetoéster e sabemos (Seção 18-4) que a alquilação de enolatos segue geralmente um mecanismo S$_N$2. O substrato proposto é adequado para este processo porque o grupo de saída, Cl, está localizado em um átomo de carbono alílico primário. Esta substância deve ser um excelente substrato para reações S$_N$2 (Seções 6-9, 7-9 e 14-3). A síntese final pode ser feita de maneira quase idêntica a da 2-heptanona na página 1091, substituindo o 1-bromo-butano pelo cloreto de alila:

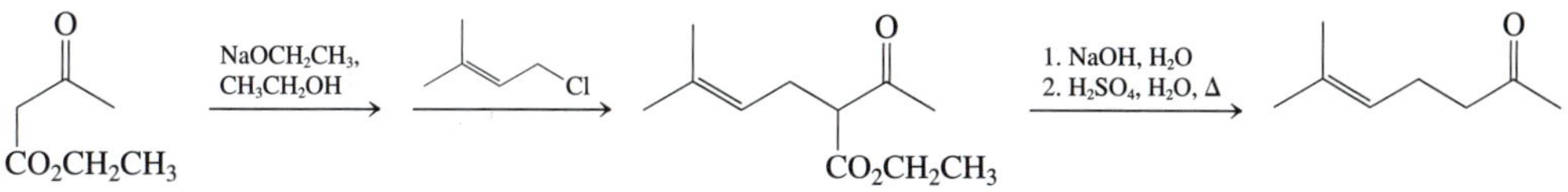

b. 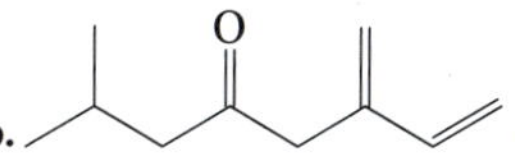 (um intermediário na síntese do feromônio sexual de um inseto que vive na casca de árvores, o *Ips confusus*)

SOLUÇÃO

Pode-se reconhecer imediatamente que a molécula de interesse não é uma metilcetona, logo não se pode usar a síntese do éster acetoacético. Já fizemos cetonas simples via adição de reagentes organometálicos a aldeídos com produção de álcoois secundários que podem ser oxidados (Seção 8-9). Por esta metodologia, as ligações estratégicas estão no átomo de carbono ligado à hidroxila do álcool correspondente, o que leva a dois desligamentos na retrossíntese, como a seguir.

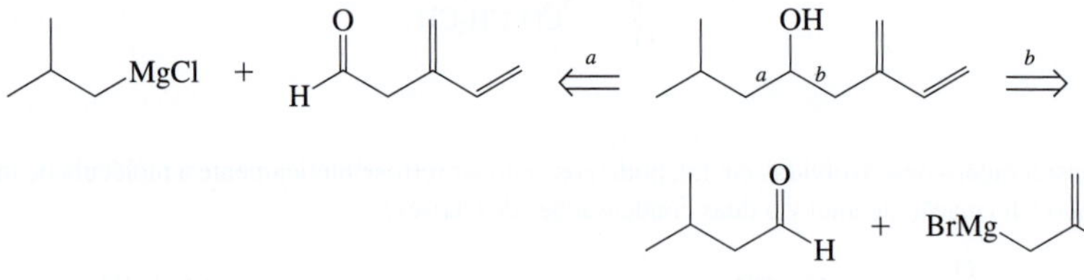

Embora estas duas metodologias sejam boas soluções, o enunciado do problema exige que utilizemos as metodologias descritas neste capítulo. Tendo descartado a química do éster acetoacético, só nos resta usar os equivalentes de ânions acila, que utilizamos anteriormente na síntese de α-hidroxicetonas (Seção 23-4). Podemos preparar aldeídos e cetonas simples usando estes equivalentes e fazendo a alquilação com RX, seguida de hidrólise. Assim,

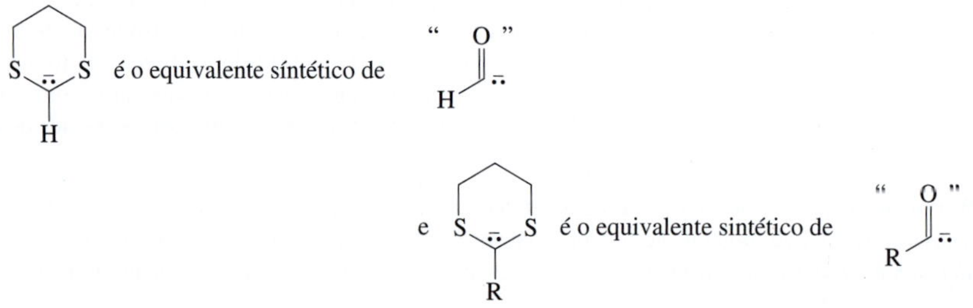

Voltando ao problema, a análise retrossintética identifica duas possibilidades de ligações críticas no 1,3-ditia--ciclo-hexano relacionado à molécula de interesse. As ditianas monossubstituídas resultantes são facilmente obtidas a partir dos aldeídos correspondentes por tioacetilação (Seção 17-8):

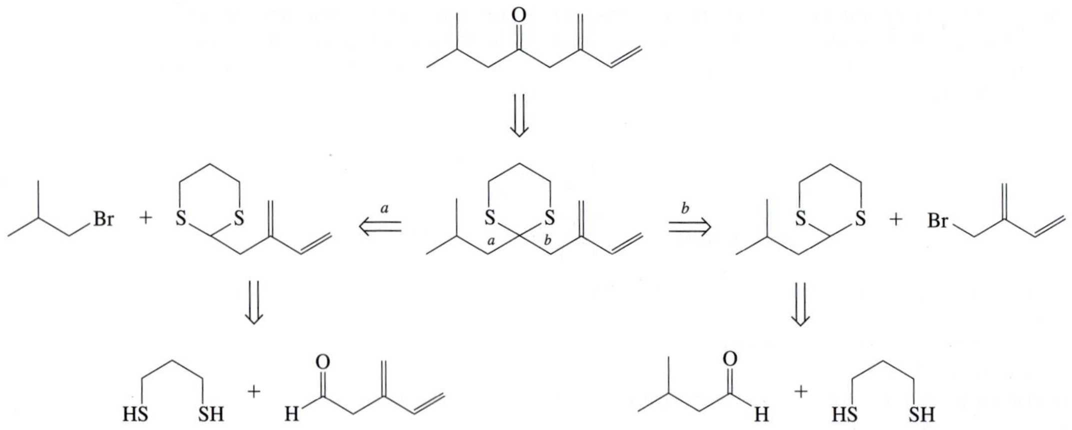

Temos agora de escolher a melhor estratégia de construção de ligação, *a* ou *b*, antes de escrever a síntese. Dois pontos são importantes nesta decisão: (1) a facilidade de formação da ligação e (2) o tamanho e a complexidade estrutural e funcional dos reagentes. A ligação *a* forma-se pelo deslocamento S_N2 de um halogenoalcano primário ramificado, o que não é a melhor situação, especialmente no caso de nucleófilos fortemente básicos (Seção 7-9) e o ditiaciclo-hexano tem pK_a aproximadamente 30. A ligação *b* usa um substrato primário alílico, uma alternativa muito melhor. A metodologia *b* é também preferível na base de nossa segunda consideração:

os dois reagentes têm o mesmo tamanho (cinco átomos de carbono) e têm grupos funcionais separados. O esquema de síntese proposto é, então,

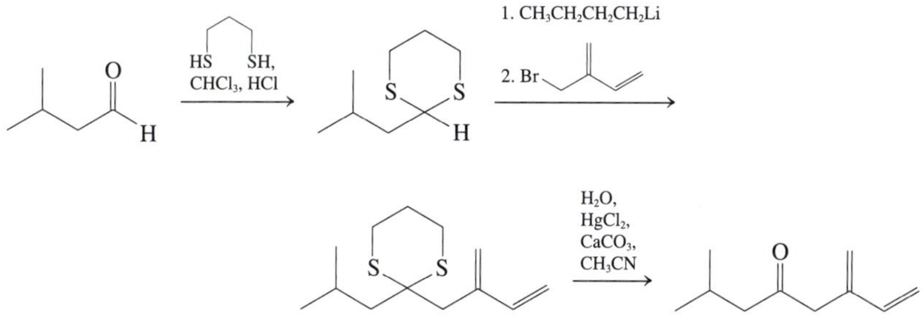

Novas reações

Sínteses de compostos β-dicarbonilados

1. **Condensação de Claisen (Seção 23-1)**

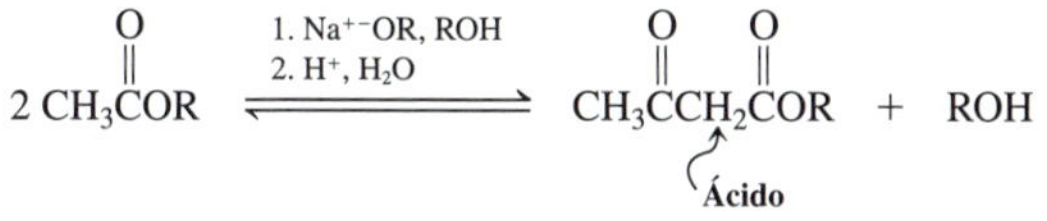

$$2 \text{ CH}_3\text{COR} \xrightleftharpoons[\text{2. H}^+, \text{H}_2\text{O}]{\text{1. Na}^+\ ^-\text{OR, ROH}} \text{CH}_3\text{CCH}_2\text{COR} + \text{ROH}$$

↑ Ácido

Reação endotérmica com o equilíbrio deslocado por excesso de base para o ânion do produto.

2. **Condensação de Dieckmann (Seção 23-1)**

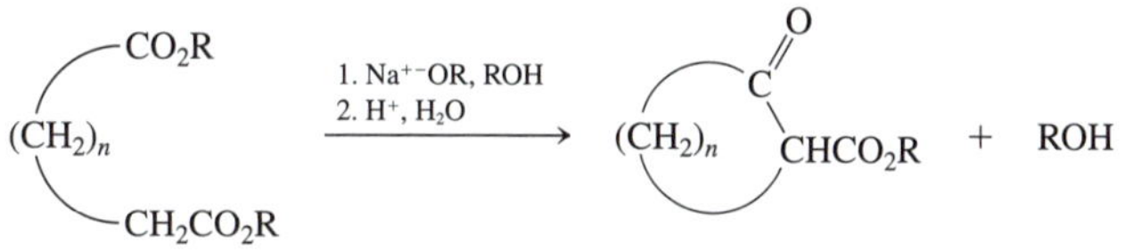

$$(\text{CH}_2)_n \begin{matrix} -\text{CO}_2\text{R} \\ -\text{CH}_2\text{CO}_2\text{R} \end{matrix} \xrightarrow[\text{2. H}^+, \text{H}_2\text{O}]{\text{1. Na}^+\ ^-\text{OR, ROH}} (\text{CH}_2)_n \begin{matrix} \overset{\text{O}}{\underset{}{\text{C}}} \\ \text{CHCO}_2\text{R} \end{matrix} + \text{ROH}$$

3. **Síntese de β-dicetonas (Seção 23-1)**

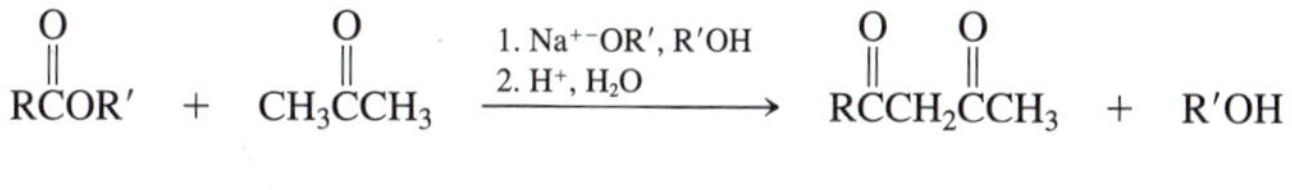

$$\text{RCOR}' + \text{CH}_3\text{CCH}_3 \xrightarrow[\text{2. H}^+, \text{H}_2\text{O}]{\text{1. Na}^+\ ^-\text{OR}', \text{R}'\text{OH}} \text{RCCH}_2\text{CCH}_3 + \text{R}'\text{OH}$$

Intramolecular

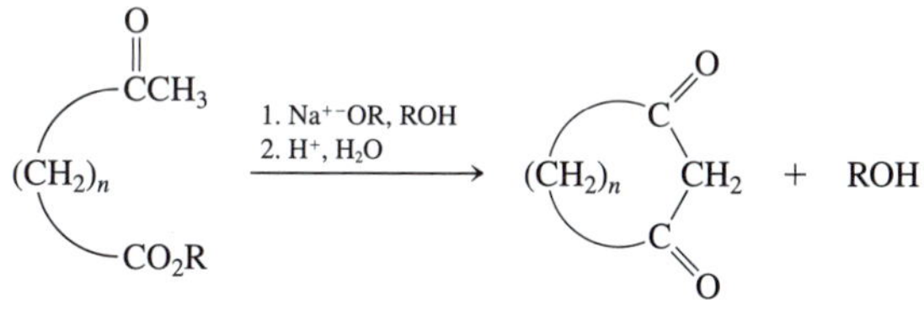

$$(\text{CH}_2)_n \begin{matrix} -\overset{\text{O}}{\underset{}{\text{CCH}_3}} \\ -\text{CO}_2\text{R} \end{matrix} \xrightarrow[\text{2. H}^+, \text{H}_2\text{O}]{\text{1. Na}^+\ ^-\text{OR, ROH}} (\text{CH}_2)_n \begin{matrix} \overset{\text{O}}{\underset{}{\text{C}}} \\ \text{CH}_2 \\ \underset{}{\overset{\text{C}}{\underset{\text{O}}{}}} \end{matrix} + \text{ROH}$$

3-Cetoésteres em sínteses

4. **Alquilação de enolatos (Seção 23-2)**

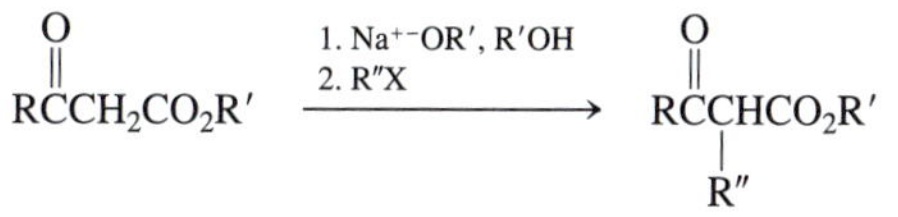

$$\text{RCCH}_2\text{CO}_2\text{R}' \xrightarrow[\text{2. R}''\text{X}]{\text{1. Na}^+\ ^-\text{OR}', \text{R}'\text{OH}} \text{RCCHCO}_2\text{R}' \\ \quad\quad\quad\quad\quad\quad\quad\quad\quad\quad\quad\quad | \\ \quad\quad\quad\quad\quad\quad\quad\quad\quad\quad\quad\text{R}''$$

5. **Descarboxilação de 3-cetoácidos (Seção 23-2)**

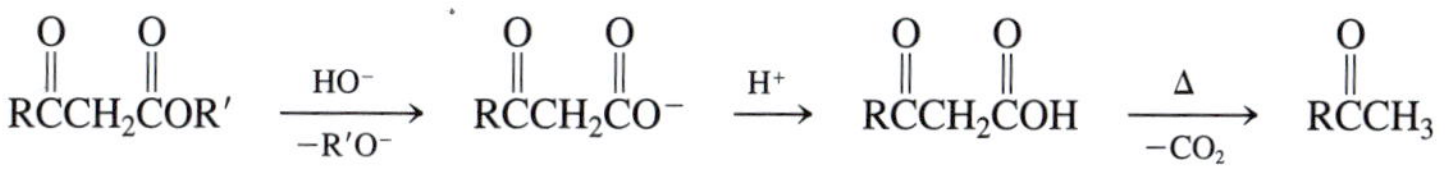

$$\text{RCCH}_2\text{COR}' \xrightarrow[-\text{R'O}^-]{\text{HO}^-} \text{RCCH}_2\text{CO}^- \xrightarrow{\text{H}^+} \text{RCCH}_2\text{COH} \xrightarrow[-\text{CO}_2]{\Delta} \text{RCCH}_3$$

6. **Síntese de metilcetonas via éster acetoacético (Seção 23-2)**

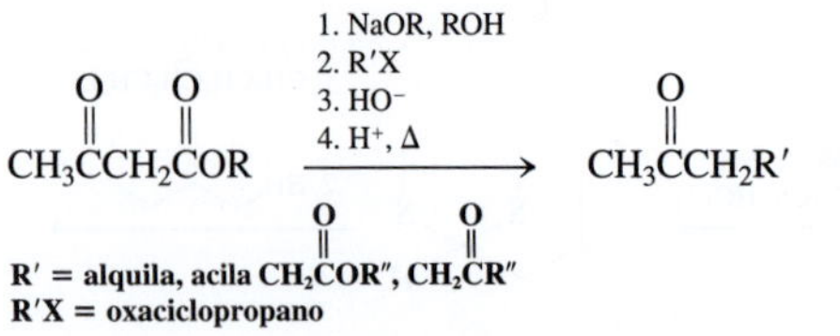

$$CH_3COCH_2COR \xrightarrow[\begin{array}{l}1.\ NaOR,\ ROH\\2.\ R'X\\3.\ HO^-\\4.\ H^+,\ \Delta\end{array}]{} CH_3COCH_2R'$$

R' = alquila, acila CH_2COR'', CH_2CR''
R'X = oxaciclopropano

7. **Síntese de ácidos carboxílicos via éster malônico (Seção 23-2)**

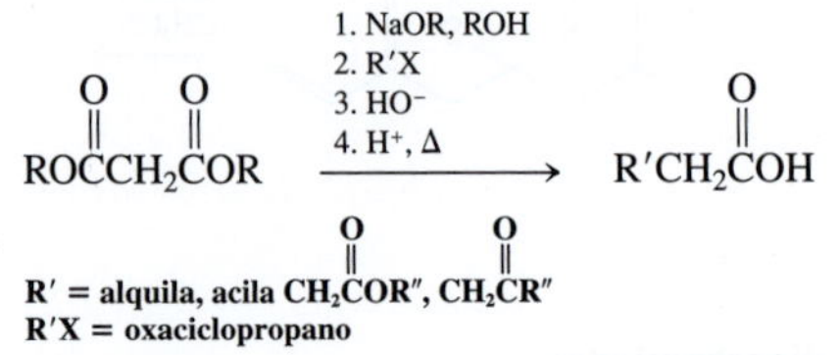

$$ROCCH_2COR \xrightarrow[\begin{array}{l}1.\ NaOR,\ ROH\\2.\ R'X\\3.\ HO^-\\4.\ H^+,\ \Delta\end{array}]{} R'CH_2COH$$

R' = alquila, acila CH_2COR'', CH_2CR''
R'X = oxaciclopropano

8. **Adição de Michael (Seção 23-3)**

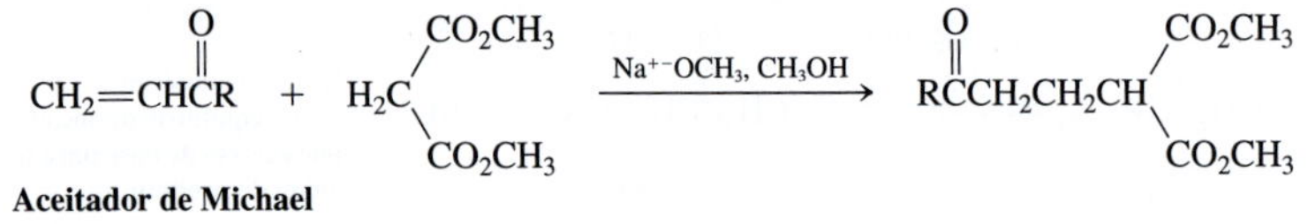

$$CH_2=CHCR + H_2C\begin{array}{l}CO_2CH_3\\CO_2CH_3\end{array} \xrightarrow{Na^+\ {}^-OCH_3,\ CH_3OH} RCCH_2CH_2CH\begin{array}{l}CO_2CH_3\\CO_2CH_3\end{array}$$

Aceitador de Michael

Equivalentes de ânions acila

9. **Ânions do 1,3-ditia-ciclo-hexano (1,3-ditiana) como equivalentes de ânions acila (Seção 23-4)**

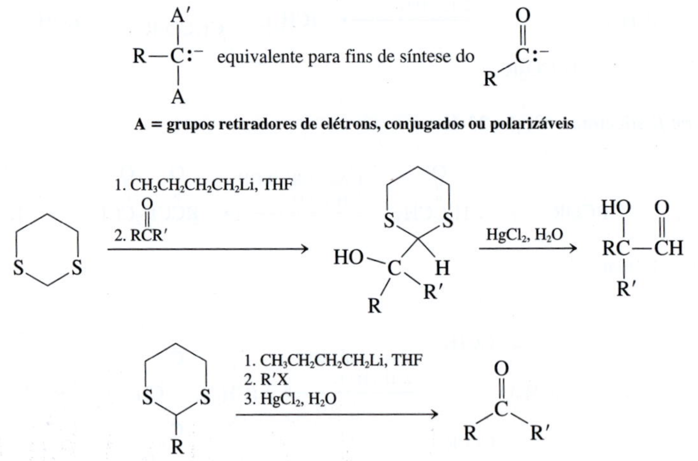

$$R-\underset{A}{\overset{A'}{C}}:^- \quad \text{equivalente para fins de síntese do} \quad R-\overset{O}{C}:^-$$

A = grupos retiradores de elétrons, conjugados ou polarizáveis

[1,3-ditiana] $\xrightarrow[\begin{array}{l}1.\ CH_3CH_2CH_2CH_2Li,\ THF\\2.\ RCR'\end{array}]{}$ [produto com HO-C-R, R', H, S, S] $\xrightarrow{HgCl_2,\ H_2O}$ $RC(OH)(R')-CH=O$

[1,3-ditiana com R] $\xrightarrow[\begin{array}{l}1.\ CH_3CH_2CH_2CH_2Li,\ THF\\2.\ R'X\\3.\ HgCl_2,\ H_2O\end{array}]{}$ $RCOR'$

10. **Sais de tiazólio no acoplamento de aldeídos (Seção 23-4)**

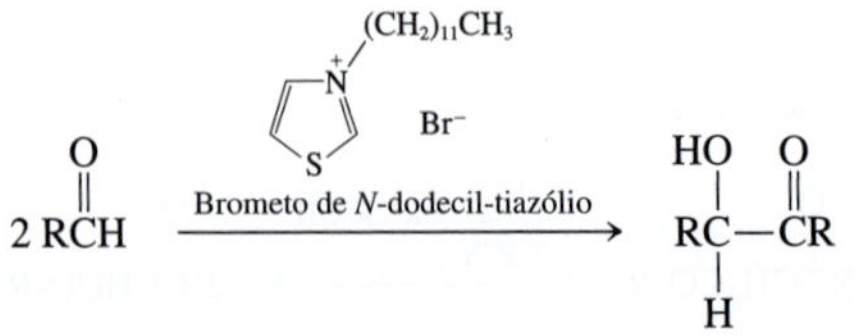

$$2\ RCH=O \xrightarrow{\text{Brometo de }N\text{-dodecil-tiazólio}} RC(OH)(H)-CR=O$$

Capítulo 23 Enolatos de Ésteres e Condensação de Claisen 1109

Conceitos importantes

1. A **condensação de Claisen** é obtida pela geração estequiométrica de um **ânion de β-dicarbonila** estável na presença de base em excesso.
2. Os hidrogênios ligados ao átomo de carbono localizado entre as duas carbonilas de **compostos β-dicarbonilados** são ácidos devido ao efeito indutivo das carbonilas que retira elétrons e porque o ânion resultante da desprotonação é estabilizado por ressonância.
3. Apesar das **condensações de Claisen cruzadas** não serem normalmente seletivas, elas são eficientes com certos substratos (ésteres não enolizáveis, reações intramoleculares, cetonas).
4. Os 3-cetoésteres são instáveis e **descarboxilam-se** por um processo concertado que passa por um estado de transição aromático. Esta propriedade, juntamente com a nucleofilicidade dos ânions dos 3-cetoésteres, permite a síntese de cetonas substituídas e de ácidos.
5. Como os **ânions acila** não podem ser obtidos diretamente pela desprotonação de aldeídos, eles têm de ser utilizados como intermediários reativos mascarados ou reagentes estequiométricos pela transformação de grupos funcionais.

Problemas

27. Arranje os seguintes compostos na ordem de acidez crescente. Estime valores de pK_a para cada um deles.

(a) 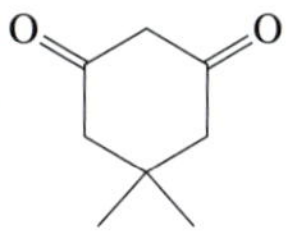 [5,5-dimethylcyclohexane-1,3-dione structure] (b) CH_3CO_2H (c) CH_3OH (d) 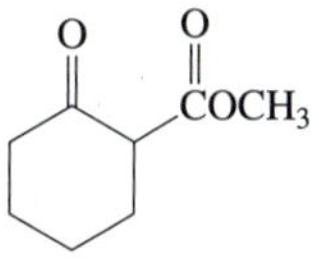 [2-(methoxycarbonyl)cyclohexan-1-one structure]

(e) CH_3CHO (f) 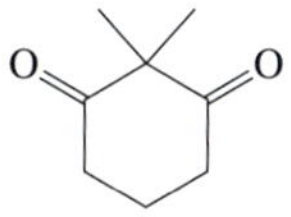 [2-methylcyclohexane-1,3-dione structure] (g) $CH_3O_2CCH_2CO_2CH_3$ (h) $CH_3O_2CCO_2CH_3$

28. Dê os resultados esperados nas reações de cada uma das seguintes moléculas (ou combinações de moléculas) com excesso de $NaOCH_2CH_3$ em CH_3CH_2OH, seguida pelo tratamento com ácido diluído.

(a) $CH_3CH_2CH_2COOCH_2CH_3$

(b) $C_6H_5\overset{\underset{\displaystyle CH_3}{|}}{C}HCH_2COOCH_2CH_3$

(c) $C_6H_5CH_2\overset{\underset{\displaystyle CH_3}{|}}{C}HCOOCH_2CH_3$

(d) $CH_3CH_2O\overset{O}{\overset{\|}{C}}(CH_2)_4\overset{O}{\overset{\|}{C}}OCH_2CH_3$

(e) $CH_3CH_2O\overset{O}{\overset{\|}{C}}CH(CH_2)_4\overset{O}{\overset{\|}{C}}OCH_2CH_3$ com CH_3 no carbono α

(f) $C_6H_5CH_2CO_2CH_2CH_3 + HCO_2CH_2CH_3$

(g) $C_6H_5CO_2CH_2CH_3 + CH_3CH_2CH_2CO_2CH_2CH_3$

(h) 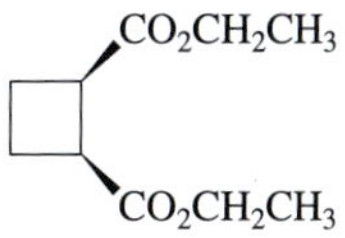 [ciclobutano-1,2-dicarboxilato de dietila] $+ CH_3CH_2O\overset{O}{\overset{\|}{C}}CH_2CH_2\overset{O}{\overset{\|}{C}}OCH_2CH_3$

(i) 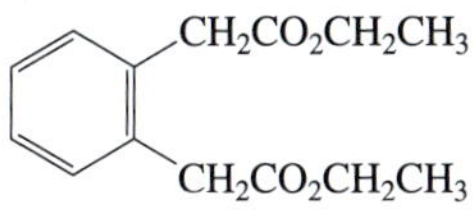 [1,2-bis(etoxicarbonilmetil)benzeno] $+ CH_3CH_2O\overset{O}{\overset{\|}{C}}-\overset{O}{\overset{\|}{C}}OCH_2CH_3$

29. A seguinte condensação de Claisen cruzada funciona melhor quando um dos reagentes iniciais está em grande excesso. Qual deles poderia estar presente em excesso? Por quê? Que reação lateral irá competir se os reagentes estiverem em quantidades aproximadamente iguais?

$$\text{CH}_3\text{CH}_2\overset{\text{O}}{\underset{}{\text{C}}}\text{OCH}_3 + (\text{CH}_3)_2\text{CH}\overset{\text{O}}{\underset{}{\text{C}}}\text{OCH}_3 \xrightarrow{\text{NaOCH}_3,\ \text{CH}_3\text{OH}} (\text{CH}_3)_2\text{CH}\overset{\text{O}}{\underset{}{\text{C}}}\underset{\underset{\text{CH}_3}{|}}{\text{CH}}\overset{\text{O}}{\underset{}{\text{C}}}\text{OCH}_3$$

30. Proponha uma síntese para cada um dos seguintes compostos β-dicarbonilados usando as condensações de Claisen ou de Dieckmann.

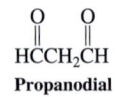

(a) cyclopentyl–CH$_2$CCHCOCH$_2$CH$_3$ with cyclopentyl substituent
(b) C$_6$H$_5$CCHCOCH$_2$CH$_3$ with C$_6$H$_5$ substituent
(c) 2-methyl-6-(ethoxycarbonyl)cyclohexanone
(d) HCCCH$_2$COCH$_2$CH$_3$
(e) C$_6$H$_5$CCH$_2$CC$_6$H$_5$
(f) CH$_3$CH$_2$OCCH$_2$COCH$_2$CH$_3$
(g) cyclopropyl–CCH$_2$CCH$_3$

HCCH$_2$CH
Propanodial

31. Você acha que o propanodial (na margem) pode ser preparado facilmente por uma condensação de Claisen simples? Por que ou por que não?

32. Proponha um método de preparação de cada uma das seguintes cetonas usando a síntese via éster acetoacético.

(a), (b), (c), (d)

33. Proponha um método de preparação de cada um dos seguintes quatro compostos usando a síntese via éster malônico.

(a), (b), (c) $\underset{\text{H}_2\text{CCOOH}}{\overset{\text{H}_2\text{CCOOH}}{|}}$, (d)

34. Use os métodos descritos na Seção 23-3 e outras reações, se necessário, para sintetizar cada um dos seguintes compostos. Os reagentes iniciais devem incluir aldeídos ou cetonas e um composto β-dicarbonilado.

(a) [estrutura: 2-metil-2-(3-oxobutil)ciclopentano-1,3-diona]
(b) [estrutura: cicloheptanona com substituinte CH(CO₂CH₂CH₃)₂]
(c) [estrutura: ciclopentanona com substituinte CH₂C(O)CH₃]
(**Sugestão:** uma descarboxilação é necessária.)

35. **DESAFIO** O ácido carbônico, H_2CO_3, $\left(\begin{array}{c}O\\ \parallel\\ HO-C-OH\end{array}\right)$, é um composto instável que se decompõe facilmente em água e dióxido de carbono: $H_2CO_3 \rightarrow H_2O + CO_2 \uparrow$. A evidência da experiência comum de abrir uma garrafa de qualquer bebida carbonatada dá apoio a esta noção aparentemente óbvia. No entanto, foi descoberto, em 2000, que isto não é totalmente correto. O ácido carbônico é um composto perfeitamente estável que pode ser isolado *na ausência completa de água*. Sua decomposição é, porém, uma reação de descarboxilação, fortemente catalisada por *água*. É extremamente difícil excluir completamente a água sem o uso de técnicas especiais, o que explica por que foi tão difícil obter o ácido carbônico na forma pura.

    Com base na discussão do mecanismo de descarboxilação dos ácidos 3-ceto-carboxílicos da Seção 23-2, sugira o papel da molécula de água na catálise da descarboxilação do ácido carbônico. (**Sugestão:** tente arranjar uma molécula de água e uma de ácido carbônico em um anel de seis átomos estabilizado por ligações hidrogênio e veja, depois, se existe um estado de transição cíclico aromático para a descarboxilação.)

36. Com base em sua resposta para o Problema 35, prediga se a água catalisa ou não a descarboxilação de cada um dos seguintes compostos. Nos casos em que a resposta for positiva, dê o estado de transição e os produtos finais.

    (a) RO-C(=O)-OH (um monoéster do ácido carbônico)   (b) RO-C(=O)-OR (um diéster do ácido carbônico)

    (c) H_2N-C(=O)-OH (ácido carbâmico)   (d) H_2N-C(=O)-OR (um éster carbamato)

37. Escreva, em detalhes, o mecanismo da reação de adição de Michael do éster malônico à 3-buteno-2-ona na presença de etóxido de sódio. Certifique-se de ter indicado todas as etapas reversíveis. A reação global parece ser exotérmica ou endotérmica? Explique por que é suficiente uma quantidade catalítica de base.

38. Dê os prováveis produtos de cada uma das seguintes reações. Todas são feitas na presença de um catalisador de Pd, um ligante para o metal, como uma fosfina, e calor. (**Sugestão:** veja a Seção 22-4 para reações semelhantes, catalisadas por Pd, de halogenobenzenos com um nucleófilo.)

    (a) C₆H₅-Br + ⁻:CH(CO₂CH₂CH₃)₂   (b) O_2N-C₆H₄-Cl + [dimedona (5,5-dimetilciclohexano-1,3-diona) enolato]

39. Com base no mecanismo dado para a reação catalisada por Pd de um halogenobenzeno com o íon hidróxido (Seção 22-4), escreva um mecanismo razoável para a reação catalisada por Pd do Problema 38(a).

40. Usando os métodos descritos neste capítulo, proponha uma síntese para as seguintes moléculas. Use os reagentes indicados como a única fonte de carbono em cada caso.

(a) [3-metil-ciclohex-2-enona], a partir de $CH_3CO_2CH_2CH_3$ e $CH_3COCH=CH_2$

(b) [octahidronaftalenodiona bicíclica com metil angular], a partir de CH_3I, $CH_2(CO_2CH_2CH_3)_2$ e $CH_3COCH=CH_2$ (**Sugestão:** primeiro faça [1,3-ciclohexanodiona].)

(c) [biciclo pentaleno-diona com metil angular]=O, a partir de CH_3I, $CH_2(CO_2CH_2CH_3)_2$ e $BrCH_2COCH_3$ (**Sugestão:** primeiro faça [1,3-ciclopentanodiona].)

41. Dê os produtos principais das reações dos seguintes aldeídos com o brometo de *N*-dodecil-tiazólio como catalisador. (a) $(CH_3)_2CHCHO$; (b) C_6H_5CHO; (c) ciclo-hexanocarbaldeído; (d) $C_6H_5CH_2CHO$

42. Dê os produtos das seguintes reações.

(a) $C_6H_5CHO + HS(CH_2)_3SH \xrightarrow{BF_3}$ (b) Produto de (a) + $CH_3CH_2CH_2CH_2Li \xrightarrow{THF}$

Quais são os resultados da reação da substância formada em (b) com cada aldeído do Problema 41, seguida de hidrólise na presença de $HgCl_2$?

43. (a) Com base nos seguintes dados, identifique os compostos desconhecidos A, que é encontrado na nata fresca do leite, e B, que tem a cor amarela e o odor característico da manteiga.
  A: EM: *m/z* (abundância relativa) = 88(M^+, fraco), 45(100) e 43(80).
    1H NMR: δ = 1,36 (d, *J* = 7 Hz, 3 H), 2,18 (s, 3 H), 3,73 (s largo, 1 H), 4,22 (q, *J* = 7 Hz, 1 H) ppm.
    IV: $\tilde{\nu}$ = 1718 e 3430 cm−1.
  B: EM: *m/z* (abundância relativa) = 86(17) e 43(100).
    ^{1}H-RMN: δ = 2,29 (s) ppm.
    IV: $\tilde{\nu}$ = 1708 cm^{-1}.
(b) Que tipo de reação é a conversão do composto A em B? Faz sentido dizer que esta reação acontece durante o processo de fabricação da manteiga a partir da nata? Explique. (c) Proponha uma síntese de laboratório para os compostos A e B, a partir de reagentes com dois átomos de carbono. (d) O espectro de UV do composto A tem λ_{max} em 271 nm e o do composto B tem λ_{max} em 290 nm. O prolongamento desta última banda de absorção na região violeta do espectro visível é responsável pela cor amarela do composto B. Explique a diferença de λ_{max}.

44. Escreva equações químicas que ilustrem todas as etapas da reação entre uma base como o íon etóxido e um composto carbonilado como o acetaldeído. Explique por que o carbono da carbonila não é desprotonado apreciavelmente neste sistema.

45. As nootkatonas são cetonas bicíclicas responsáveis pelo aroma e sabor das toranjas (*grapefruits*). As nootkatonas também repelem cupins e são usadas comercialmente para proteger estruturas de madeira de infestações de cupins. Complete o esquema seguinte com as etapas necessárias para sintetizar a isonootkatona mostrada a seguir. Mais de uma etapa de síntese pode ser necessária para cada transformação.

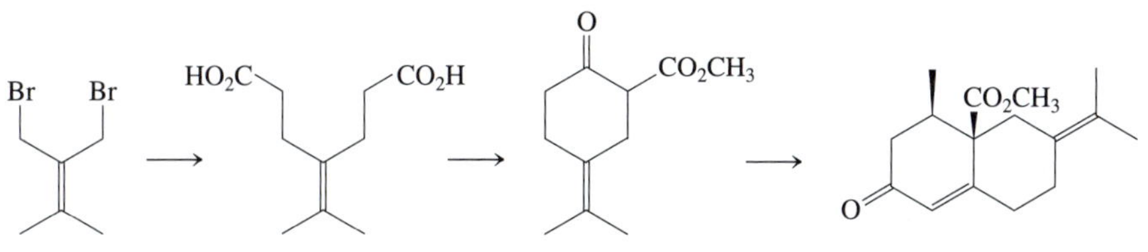

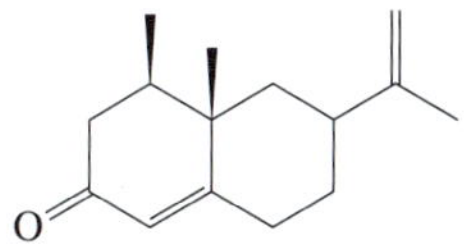

Nootkatona

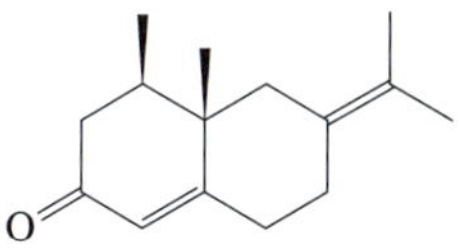

Isonootkatona

46. Os compostos β-dicarbonilados condensam-se com aldeídos e cetonas que não sofrem reações de aldol com eles mesmos. Os produtos são compostos dicarbonilados α,β-insaturados, e o processo que ocorre tem o nome de *condensação de Knoevenagel*. **(a)** Um exemplo de uma condensação de Knoevenagel é dado abaixo. Proponha um mecanismo.

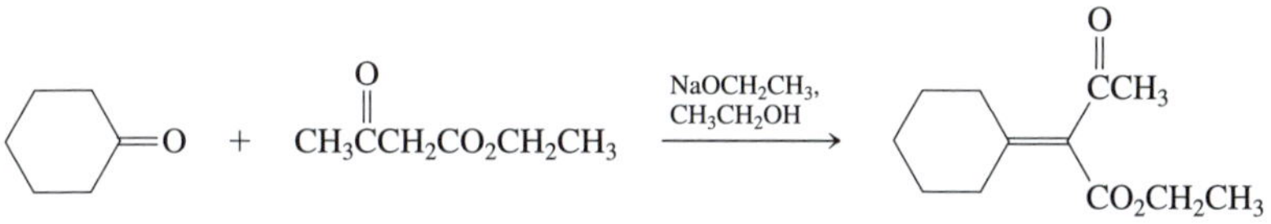

$$\text{ciclohexanona} + CH_3COCH_2CO_2CH_2CH_3 \xrightarrow{\text{NaOCH}_2CH_3, \\ CH_3CH_2OH} \text{produto}$$

(b) Dê o produto da condensação de Knoevenagel mostrada abaixo

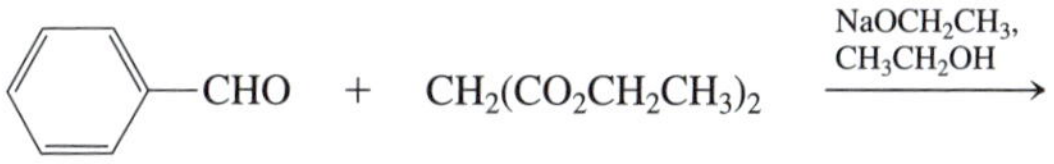

$$C_6H_5\text{—CHO} + CH_2(CO_2CH_2CH_3)_2 \xrightarrow{\text{NaOCH}_2CH_3, \\ CH_3CH_2OH}$$

(c) O diéster mostrado na margem é o material de partida do dibrometo usado na síntese da isonootkatona (Problema 45). Sugira uma preparação deste diéster usando a condensação de Knoevenagel. Proponha uma sequência que o converta no dibrometo do Problema 45.

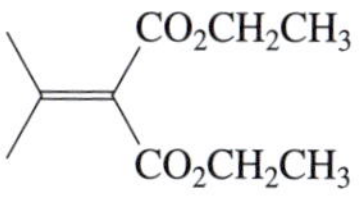

47. As seguintes cetonas não podem ser sintetizadas pelo método do éster acetoacético (por quê?) mas podem ser preparadas por uma versão modificada. A modificação inclui a preparação (pela condensação de Claisen) e uso do um 3-cetoéster apropriado, $RCCH_2COCH_2CH_3$ (com dois grupos C=O), que tem um grupo R que se conserva no produto final. Sintetize cada uma das cetonas a seguir. Dê, para cada uma delas, a estrutura e a síntese do 3-cetoéster precursor.

(a) 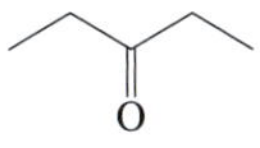 pentan-2-ona (CH$_3$COCH$_2$CH$_2$CH$_3$? — estrutura mostrada: etil-metil-cetona com cadeia)

(b) 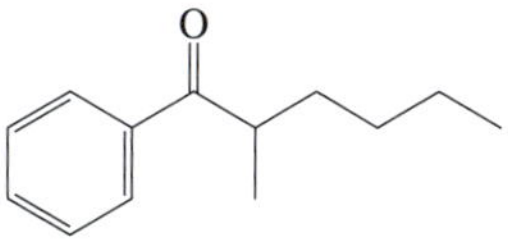 1-fenil-2-metil-hexan-1-ona (fenil cetona com substituinte metil e cadeia butil)

(c) 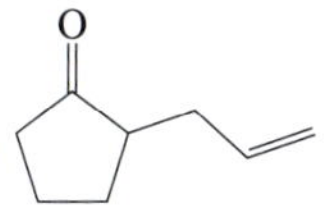 2-alil-ciclopentanona
(**Sugestão:** use a condensação de Dieckmann.)

(d) 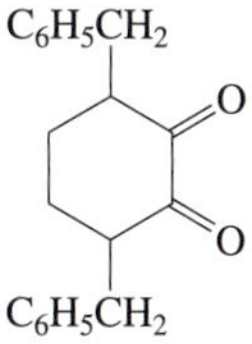 2,6-bis(benzil)ciclo-hexano-1,3-diona (com grupos $C_6H_5CH_2$)
(**Sugestão:** use uma condensação de Claisen dupla.)

$$\begin{array}{c} CO_2CH_2CH_3 \\ \diagup \\ C=C \\ \diagdown \\ CO_2CH_2CH_3 \end{array}$$

48. Alguns dos mais importantes reagentes iniciais em síntese são moléculas simples. Apesar da ciclopentanona e da ciclo-hexanona serem disponíveis comercialmente, é instrutivo saber como estas moléculas podem ser feitas. Damos as análises retrossintéticas possíveis (Seção 8-9) para estas duas cetonas. Use-as como guia e dê uma síntese para cada cetona, a partir dos reagentes indicados.

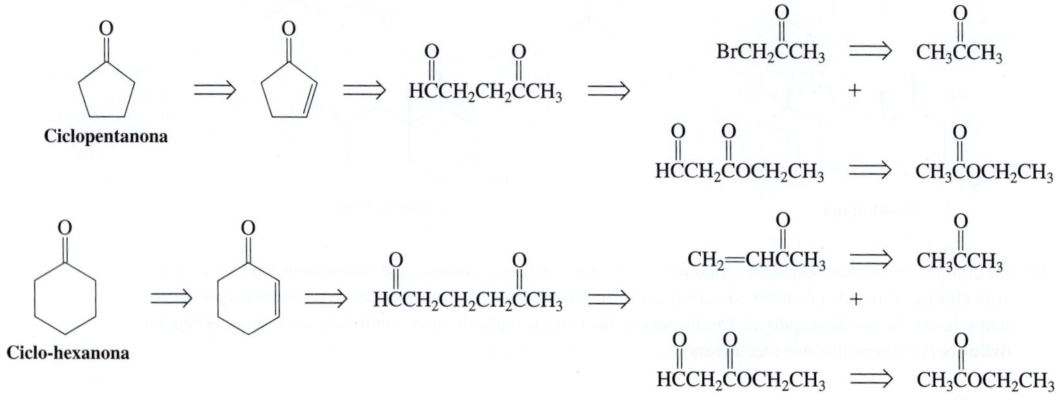

Ciclopentanona

Ciclo-hexanona

49. Abaixo está uma sequência usada na construção de um esqueleto de esteroide (parte da síntese total do hormônio estrona). Proponha um mecanismo para cada etapa. (**Sugestão:** um processo semelhante ocorre na segunda etapa do Problema 48 do Capítulo 18.)

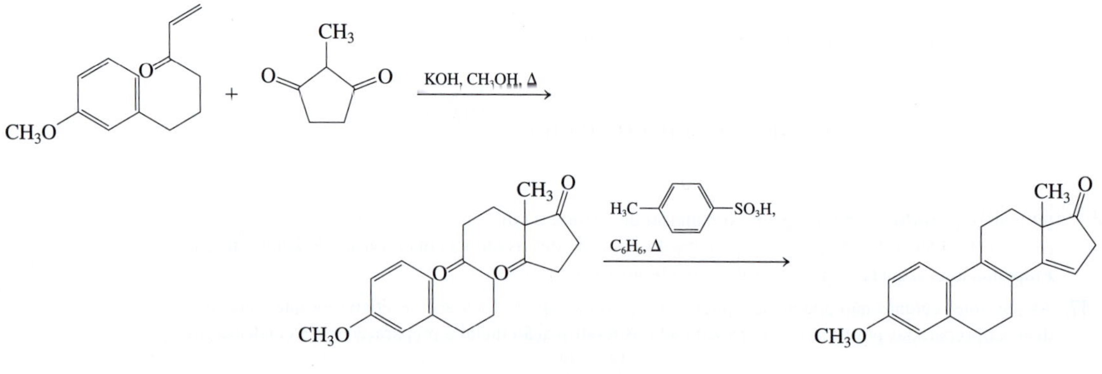

50. **DESAFIO** Use o método descrito na Seção 23-4 (isto é, a inversão da polarização) e proponha uma síntese simples para cada uma das seguintes moléculas.

(a) $CH_2=CHCHCCH_2C_6H_5$ com HO e O
(b) 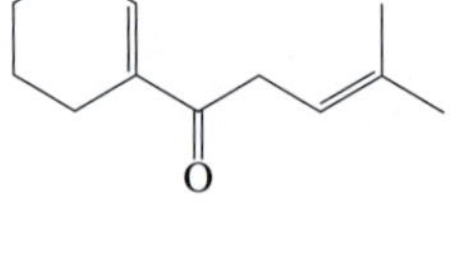 (cicloexenil cetona com grupo isopentenil)
(c) $CH_3CHCHCHO$ com HO e CH_3

51. **DESAFIO** Proponha uma síntese para a cetona C, essencial para as tentativas de sintetizar vários agentes contra tumores. Comece com o aldeído A e a lactona B. Use qualquer outro reagente que precisar.

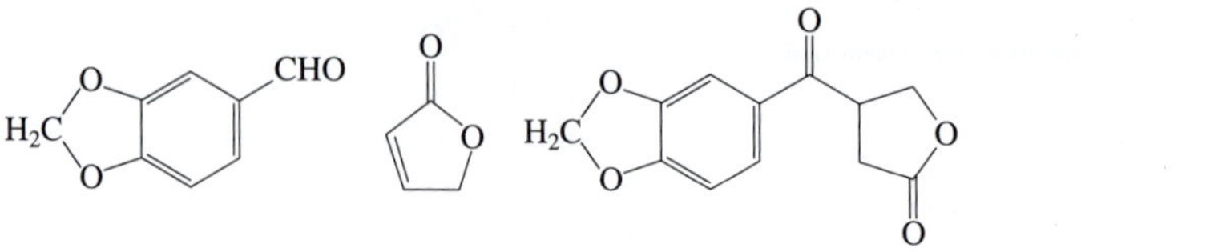

A   B   C

Trabalho em grupo

52. O grupo deve se dividir em dois subgrupos. Cada um deve analisar, usando mecanismos, uma das seguintes sequências de reações (^{13}C = isótopo carbono-13).

(a) 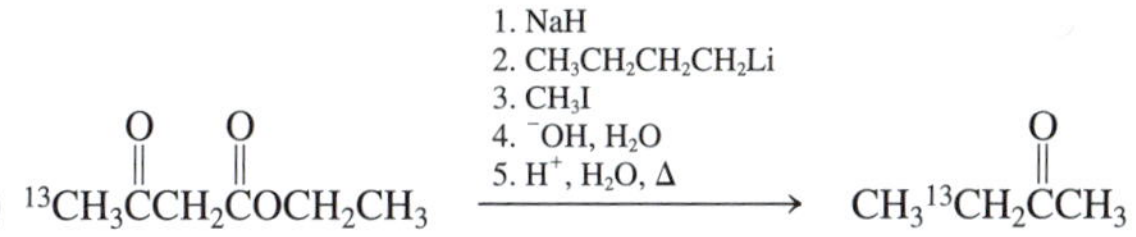 $^{13}CH_3\overset{O}{\overset{\|}{C}}CH_2\overset{O}{\overset{\|}{C}}OCH_2CH_3$ $\xrightarrow[\begin{array}{l}\text{1. NaH}\\\text{2. }CH_3CH_2CH_2CH_2Li\\\text{3. }CH_3I\\\text{4. }^-OH, H_2O\\\text{5. }H^+, H_2O, \Delta\end{array}]{}$ $CH_3{}^{13}CH_2\overset{O}{\overset{\|}{C}}CH_3$

(b) 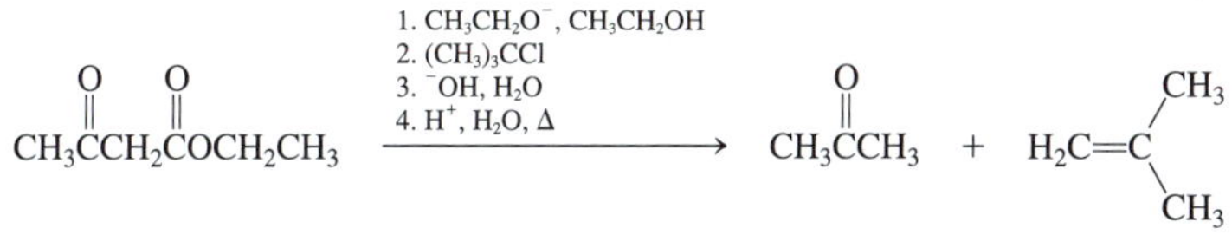 $CH_3\overset{O}{\overset{\|}{C}}CH_2\overset{O}{\overset{\|}{C}}OCH_2CH_3$ $\xrightarrow[\begin{array}{l}\text{1. }CH_3CH_2O^-, CH_3CH_2OH\\\text{2. }(CH_3)_3CCl\\\text{3. }^-OH, H_2O\\\text{4. }H^+, H_2O, \Delta\end{array}]{}$ $CH_3\overset{O}{\overset{\|}{C}}CH_3$ + $H_2C=C\begin{array}{l}CH_3\\CH_3\end{array}$

Reúnam o grupo e discutam os resultados. Dêem ênfase à posição do ^{13}C no produto de (a) e ao fracasso da alquilação em (b).

Discutam, também, o mecanismo das seguintes transformações. (**Sugestão:** são necessários, na primeira etapa, pelo menos três equivalentes de KNH_2.)

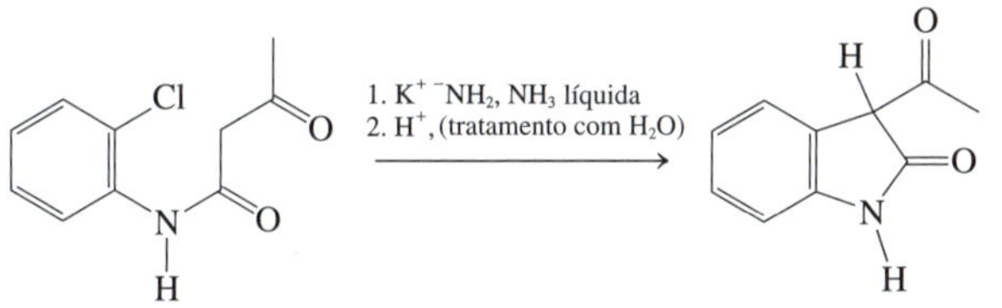

[estrutura de 2-cloro-N-fenil com grupo acetoacetamida] $\xrightarrow[\text{2. }H^+, \text{(tratamento com }H_2O)]{\text{1. }K^+ {}^-NH_2, NH_3 \text{ líquida}}$ [oxindol 3-acetil] 78%

Problemas pré-profissionais

53. Dois dos seguintes compostos são mais ácidos do que CH_3OH (isto é, dois deles têm K_a *maior* do que o do metanol). Quais são?

$CH_3CH_2OCH_2CH_3$ [tetra-hidrofurano] $CH_3\overset{O}{\overset{\|}{C}}CH_2CHO$ CF_3CH_2OH
A **B** **C** **D**

(a) A e B (b) B e C (c) C e D (d) D e A (e) D e B

54. A reação de butanoato de etila com etóxido de sódio em CH_3CH_2OH leva a

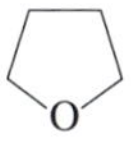

(a) 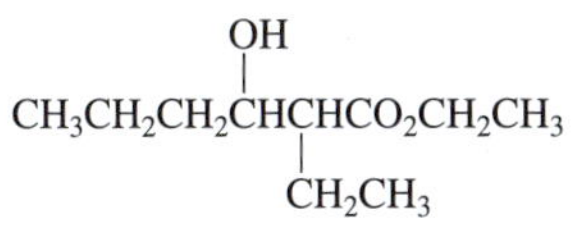 $CH_3CH_2CH_2\overset{OH}{\overset{|}{C}H}\overset{}{\overset{|}{C}H}CO_2CH_2CH_3$
$\overset{}{\underset{CH_2CH_3}{|}}$

(b) $CH_3CH_2CH_2\overset{O}{\overset{\|}{C}}\overset{}{\overset{|}{C}H}CO_2CH_2CH_3$
$\overset{}{\underset{CH_2CH_3}{|}}$

(c) $CH_3CH_2\overset{O}{\overset{\|}{C}}CH_2CH_2CO_2CH_2CH_3$

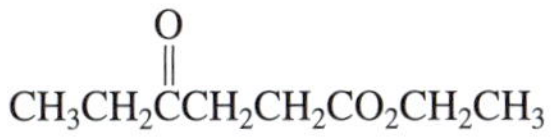

(d) 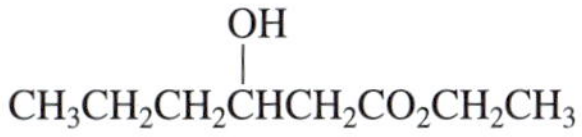 $CH_3CH_2CH_2\overset{OH}{\overset{|}{C}H}CH_2CO_2CH_2CH_3$

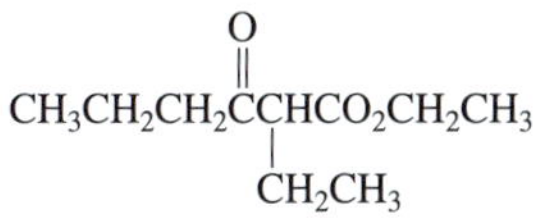

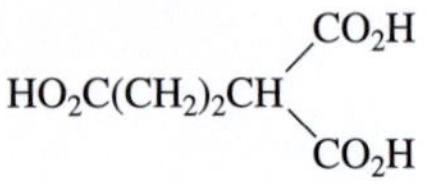

HO₂C(CH₂)₂CH(CO₂H)(CO₂H)

A

55. Quando um ácido A é aquecido em 230°C, ocorre desprendimento de CO_2 e H_2O com formação de um novo composto. Qual destes?

(a) 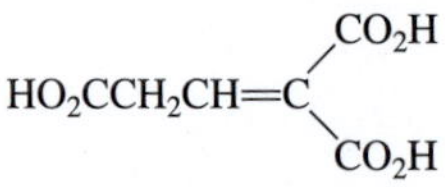 HO₂CCH₂CH=C(CO₂H)(CO₂H)

(b) HO₂CCH₂CH₂CH₂CH₃

(c) [succinic anhydride structure]

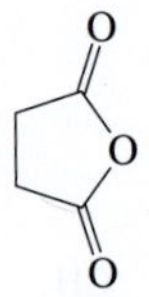

(d) CH₃CH₂CH(CO₂H)₂

(e) 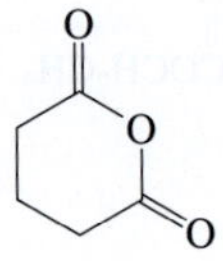 [glutaric anhydride / δ-valerolactone-dione structure]

56. O pico molecular no espectro de massas de um composto de p.f. = −22°C é m/z = 113. O espectro de ¹H-RMN mostra absorções em δ = 1,2 (t, 3H); 3,5 (s, 2H); e 4,2 (q, 2H) ppm. O espectro de IV tem bandas importantes em $\tilde{\nu}$ = 3000, 2250 e 1750 cm⁻¹. Qual é a estrutura do composto?

(a) 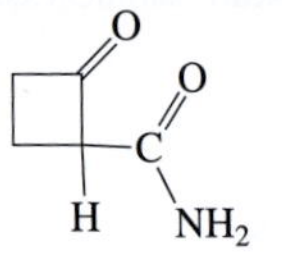 [cyclobutanone with H and NH₂ substituents on carbon bearing C=O group]

(b) [cyclopentanone with CH=CH₂ and CN substituents]

(c) [aziridine]—OCH₂CH₂CH₃

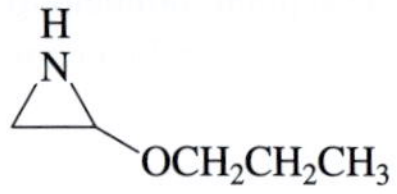

(d) 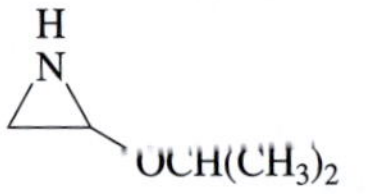 [aziridine]—OCH(CH₃)₂

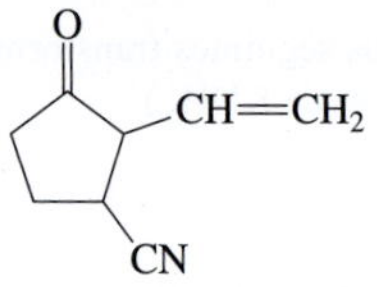

(e) NCCH₂CO₂CH₂CH₃

CAPÍTULO 24

Carboidratos

Compostos naturais polifuncionais

Coloque um pedaço de pão em sua boca e, em alguns minutos, você começará a sentir um gosto doce, como se ele fosse açucarado. De certa forma, é isto mesmo que acontece. O ácido e as enzimas da saliva quebraram as moléculas de amido do pão em seus componentes fundamentais: moléculas de glicose. A glicose é mais conhecida como dextrose ou açúcar de uva. O polímero, o amido, e seu monômero, a glicose, são dois exemplos de carboidratos.

Os carboidratos são muito familiares porque são os itens mais importantes de nossa dieta diária, na forma de açúcares, fibras e amidos, como no pão, no arroz e nas batatas. Eles funcionam como sistemas químicos de armazenamento de energia e são metabolizados, transformando-se em água e dióxido de carbono, com liberação de calor ou outros tipos de energia. Os compostos desta classe são elementos estruturais de vegetais, como plantas, flores e árvores. Eles são também parte da estrutura das gorduras (Seções 19-13 e 20-5) e dos ácidos nucleicos (Seção 26-9). Os carboidratos são classificados como **polifuncionais** porque têm muitos grupos funcionais. A glicose, $C_6(H_2O)_6$, e muitos outros compostos simples desta classe são as estruturas fundamentais de construção dos carboidratos complexos e têm fórmula empírica $C_n(H_2O)_n$, essencialmente carbono hidratado.

Veremos, primeiro, a estrutura e a nomenclatura dos carboidratos mais simples, os açúcares, e, depois, sua química, que é governada pela presença de funções hidróxi e carbonila ao longo de cadeias de carbono de vários comprimentos. As Seções 24-1 a 24-3 tratarão de aspectos de suas propriedades e comportamento químico. A partir da Seção 24-4, veremos reações de carboidratos que são preparativamente úteis para elucidar sua estrutura e para convertê-los em outras substâncias. Já vimos um exemplo de biossíntese de carboidratos (Destaque Químico 18-1). Por fim, descreveremos alguns dos muitos tipos de carboidratos encontrados na natureza.

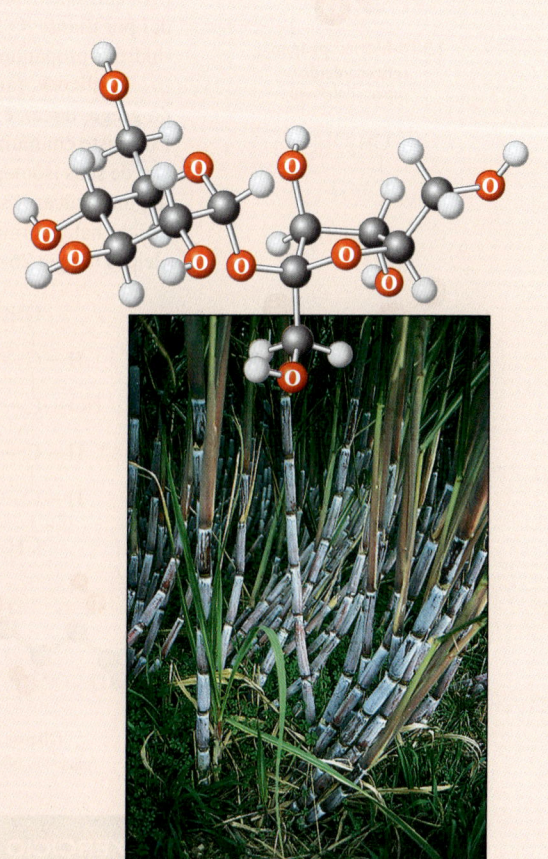

Quando usamos no cotidiano a palavra açúcar, estamos, usualmente, nos referindo à sacarose, o dissacarídeo mais comum na natureza. Obtida da beterraba e da cana-de-açúcar (aqui ilustrada), a sacarose é preparada comercialmente na forma pura em maior quantidade do que qualquer outra substância química. Além disso, o resíduo fibroso da cana-de-açúcar, composto por carboidratos mais complexos, está sendo agora muito explorado como um biocombustível "verde".

24-1 Nomenclatura e estrutura dos carboidratos

Os carboidratos mais simples são os açúcares ou **sacarídeos**. Com o crescimento do tamanho da cadeia, aumenta o número de centros quirais e, em consequência, o número de diastereoisômeros. Felizmente para os químicos, a natureza lida essencialmente com apenas uma das séries possíveis de enantiômeros de cada vez. Os açúcares são compostos poli-hidroxicarbonilados, capazes de formar hemiacetais cíclicos estáveis, característica que aumenta as possibilidades estruturais e químicas.

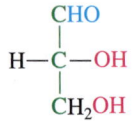

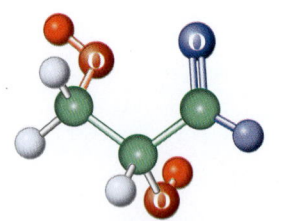

Os açúcares são classificados como aldoses e cetoses

Carboidrato é o nome geral dado às formas monoméricas (monossacarídeos), diméricas (dissacarídeos), trimétricas (trissacarídeos), oligoméricas (oligossacarídeos) e poliméricas (polissacarídeos) do açúcar (*saccharum*, nome latino do açúcar). Um **monossacarídeo**, também chamado de **açúcar simples**, é um aldeído ou cetona com pelo menos dois grupos hidróxi na molécula. Assim, os dois membros mais simples desta classe de compostos são o 2,3-di-hidróxi-propanal (gliceraldeído) e a 1,3-di-hidróxi-propanona (1,3-di-hidróxi-acetona). Os **açúcares complexos** (Seção 24-11) são formados pela ligação de açúcares simples através de pontes éter.

Os açúcares com carbonilas de aldeído são classificados como **aldoses** e os que têm função cetona, como **cetoses**. Com base no comprimento da cadeia, os açúcares são chamados de **trioses** (três carbonos), **tetroses** (quatro carbonos), **pentoses** (cinco carbonos), **hexoses** (seis carbonos) e daí por diante. O 2,3-di-hidróxi-propanal (gliceraldeído) é, portanto, uma aldotriose e a 1,3-di-hidróxi-propanona, uma cetotriose.

A **glicose**, também conhecida como dextrose, açúcar do sangue ou açúcar de uvas (*glykys*, do grego, doce), é um penta-hidróxi-hexanal e, desta forma, pertence à classe das aldo-hexoses. Ela existe em muitas frutas e plantas e no sangue em concentrações que variam entre 0,08 e 0,1%. Um de seus isômeros é a ceto-hexose **frutose** (*fructus*, do latim, fruta), o açúcar natural mais doce (alguns açúcares sintéticos são mais doces), que também existe em muitas frutas e no mel. Outro açúcar natural importante é a aldopentose **ribose**, que participa da estrutura dos ácidos ribonucleicos (Seção 26-9).

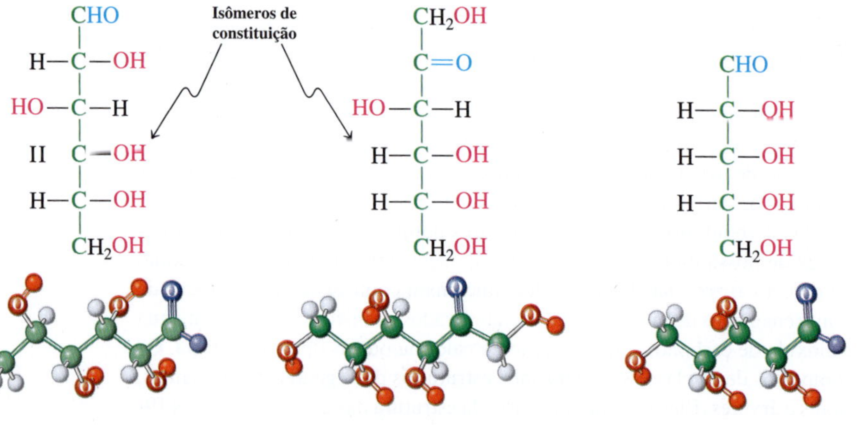

2,3-Di-hidróxi-propanal
(gliceraldeído)
(uma aldotriose)

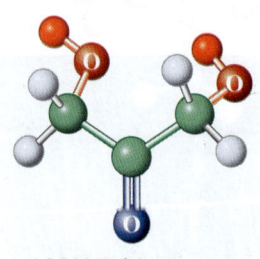

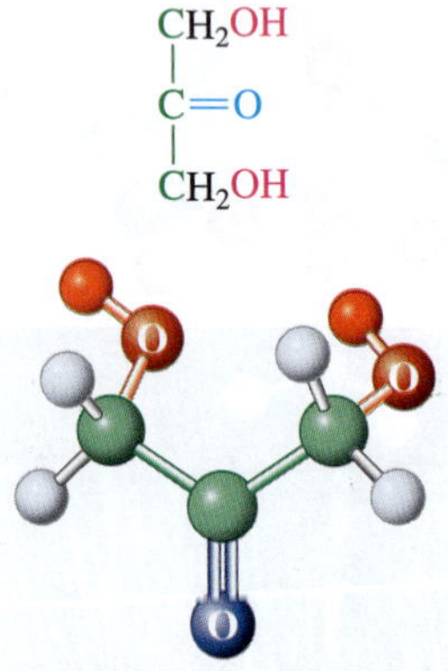

1,3-Di-hidróxi-propanona
(1,3-di-hidróxi-acetona)
(uma cetotriose)

Isômeros de constituição

Glicose (uma aldo-hexose)

Frutose (uma ceto-hexose)

Ribose (uma aldopentose)

EXERCÍCIO 24-1

A que classes de açúcares pertencem os seguintes monossacarídeos?

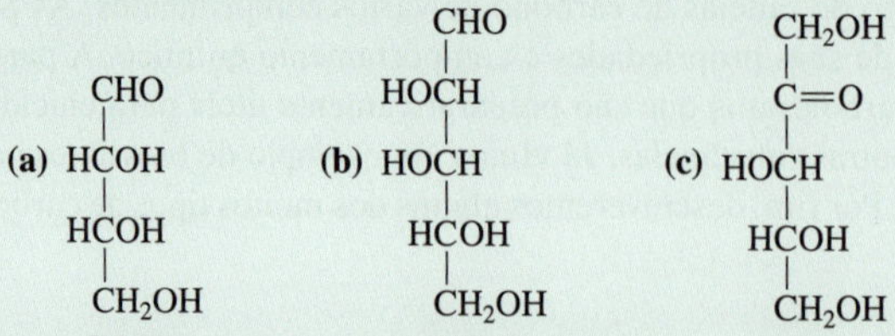

(a) Eritrose: CHO, HCOH, HCOH, CH₂OH
(b) Lixose: CHO, HOCH, HOCH, HCOH, CH₂OH
(c) Xilulose: CH₂OH, C=O, HOCH, HCOH, CH₂OH

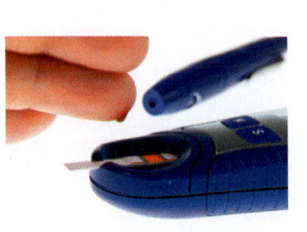

Os diabéticos devem monitorar cuidadosamente os níveis de glicose no sangue, como mostra o aparelho simples acima.

Um **dissacarídeo** é formado por dois monossacarídeos ligados por uma ponte éter (usualmente, um acetal, Seções 17-7 e 24-11). A hidrólise regenera os monossacarídeos. A formação de outra ligação éter entre um monossacarídeo e um dissacarídeo leva a um trissacarídeo, e a repetição do processo leva eventualmente a um polímero natural (polissacarídeo). Os polissacarídeos formam a estrutura da celulose e do amido (Seção 24-12).

A maior parte dos açúcares são quirais e opticamente ativos

Com exceção da 1,3-di-hidróxi-propanona, todos os açúcares mencionados até aqui têm pelo menos um centro quiral. O açúcar quiral mais simples é o 2,3-di-hidróxi-propanal (gliceraldeído), que tem um carbono quiral. A forma dextrorrotatória é o enantiômero *R* e a forma levorotatória, o enantiômero *S*, como pode-se ver nas projeções de Fischer da molécula. Lembre-se de que, por convenção, as linhas horizontais das projeções de Fischer representam ligações que estão *acima do plano da página* (Seção 5-4).

Projeções de Fischer dos dois enantiômeros do 2,3-di-hidróxi-propanal (gliceraldeído)

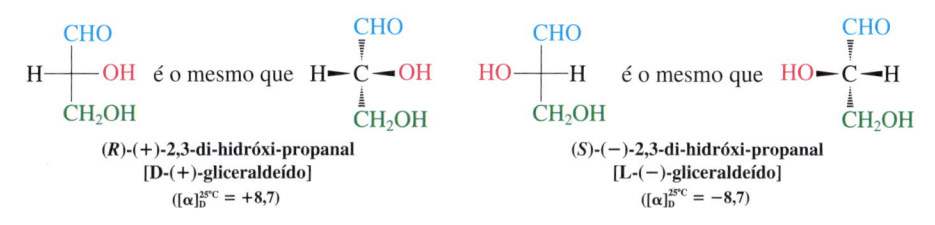

$$
\begin{array}{c}
\text{CHO} \\
\text{H}\!\!-\!\!\!\!\!\!\!\!\!\!\!-\!\text{OH} \\
\text{CH}_2\text{OH}
\end{array}
\quad \text{é o mesmo que} \quad
\begin{array}{c}
\text{CHO} \\
\text{H}-\text{C}-\text{OH} \\
\text{CH}_2\text{OH}
\end{array}
\qquad
\begin{array}{c}
\text{CHO} \\
\text{HO}\!\!-\!\!\!\!\!\!\!\!\!\!\!-\!\text{H} \\
\text{CH}_2\text{OH}
\end{array}
\quad \text{é o mesmo que} \quad
\begin{array}{c}
\text{CHO} \\
\text{HO}-\text{C}-\text{H} \\
\text{CH}_2\text{OH}
\end{array}
$$

(*R*)-(+)-2,3-di-hidróxi-propanal
[D-(+)-gliceraldeído]
$([\alpha]_D^{25°C} = +8,7)$

(*S*)-(−)-2,3-di-hidróxi-propanal
[L-(−)-gliceraldeído]
$([\alpha]_D^{25°C} = -8,7)$

CONSTRUÇÃO DE MODELOS

Embora a nomenclatura *R* e *S* seja perfeitamente satisfatória para os açúcares, um sistema mais antigo ainda está em uso geral. Ele foi desenvolvido antes que a configuração absoluta dos açúcares fosse estabelecida e relaciona todos os açúcares ao 2,3-di-hidróxi-propanal (gliceraldeído). Ao invés dos prefixos *R* e *S*, ele usa os prefixos D para o enantiômero (+) e L para o enantiômero (−) (Destaque Químico 5-2). Os monossacarídeos em que o *centro quiral de maior número de localização*, isto é, o mais afastado do grupo carbonila, tem configuração absoluta idêntica à do D-(+)-2,3-di-hidróxi-propanal [D-(+)-gliceraldeído] são chamados de D. Os que têm a configuração oposta são chamados de L. Os dois diastereoisômeros diferem *apenas em um centro quiral* e são chamados de **epímeros**.

Especificação dos açúcares como D e L

D-aldose (Centro quiral de maior número de localização)

L-cetose (Centro quiral de maior número de localização)

A nomenclatura D,L divide os açúcares em dois grupos. O número de estereoisômeros cresce com o aumento do número de centros quirais. Assim, por exemplo, a aldotetrose 2,3,4-tri-hidróxi-butanal tem dois centros quirais e quatro estereoisômeros, a saber, dois diastereoisômeros, cada um como um par de enantiômeros. O homólogo imediatamente superior, o 2,3,4,5-tetra-hidróxi-pentanal, tem três centros quirais, e oito estereoisômeros são possíveis: quatro pares de diastereoisômeros. De modo semelhante, 16 estereoisômeros (como oito pares de enantiômeros) são possíveis para o penta-hidróxi-hexanal correspondente.

Como muitos produtos naturais, estes diastereoisômeros têm nomes comuns que são muito usados, principalmente porque a complexidade destas moléculas leva a nomes sistemáticos muito longos. Por isto, não discutiremos, neste capítulo, os nomes sistemáticos das moléculas, como temos feito. O isômero do 2,3,4-tri-hidróxi-butanal, com configuração 2*R*,3*R*, tem o nome comum de eritrose e seu diastereoisômero, treose. Observe que cada um destes isômeros tem dois enantiômeros, um pertencendo à família D e o outro à família L dos açúcares. O sinal da rotação óptica não se correlaciona com o símbolo D ou L (como, aliás, também acontece na notação *R*,*S*: (−) não corresponde necessariamente a *S* e (+) a *R*; veja a Seção 5-3). O D-gliceraldeído, por exemplo, é dextrorrotatório, mas a D-eritrose é levorotatória.

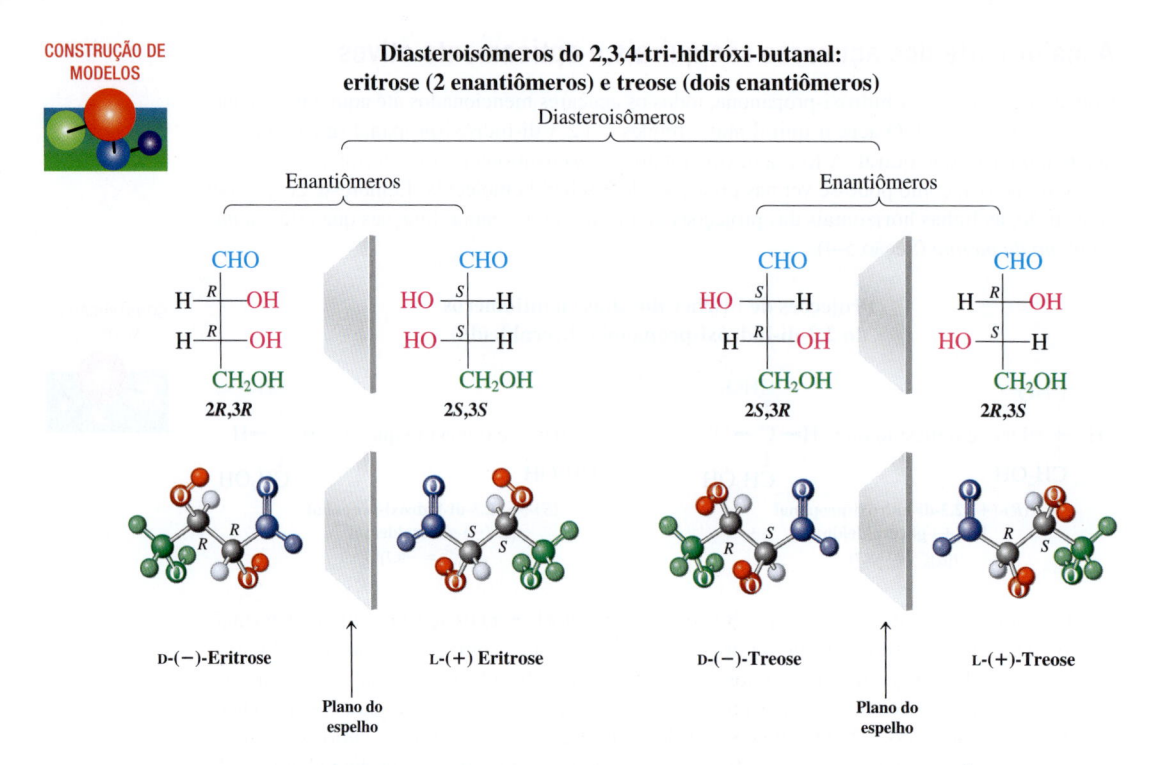

Diastereoisômeros do 2,3,4-tri-hidróxi-butanal: eritrose (2 enantiômeros) e treose (dois enantiômeros)

Diasteroisômeros

Enantiômeros — *Enantiômeros*

```
   CHO              CHO              CHO              CHO
H —R— OH        HO —S— H         HO —S— H        H —R— OH
H —R— OH        HO —S— H         H —R— OH        HO —S— H
  CH2OH            CH2OH            CH2OH            CH2OH
  2R,3R            2S,3S            2S,3R            2R,3S
```

D-(−)-Eritrose   L-(+)-Eritrose   D-(−)-Treose   L-(+)-Treose

Plano do espelho   Plano do espelho

Como mencionamos, uma aldopentose tem três centros quirais e, portanto, $2^3 = 8$ estereoisômeros, e as aldo-hexoses, $2^4 = 16$. Por que usar, então, a nomeclatura D,L, quando ela caracteriza a configuração absoluta de somente um centro quiral? Provavelmente porque *quase todos os açúcares naturais têm a configuração D*. É evidente que, em algum momento da evolução estrutural das moléculas de açúcar, a natureza "escolheu" uma das configurações para uma das terminações da cadeia. Os aminoácidos são outro exemplo deste tipo de seletividade (Capítulo 26).

A Figura 24-1 mostra as projeções de Fischer dos açúcares da série das D-aldoses até as aldo-hexoses. Para evitar confusão, os químicos adotaram uma convenção para desenhar estas projeções: a cadeia de carbonos é escrita na vertical com o carbono da função aldeído na parte de cima. Nesta convenção, o grupo hidróxi do centro quiral de maior número de localização (embaixo) é colocado à direita em todos os açúcares D. A Figura 24-2 mostra a série análoga das cetoses.

EXERCÍCIO 24-2

Dê um nome sistemático para (**a**) D-(−)-ribose e (**b**) D-(+)-glicose. Lembre-se de assinalar a configuração *R* e *S* de cada centro quiral.

EXERCÍCIO 24-3

Redesenhe a estrutura com notação em linhas e cunhas do açúcar A (mostrada na margem) como uma projeção de Fischer e encontre o seu nome comum na Figura 24-1.

EM RESUMO, os carboidratos mais simples são os açúcares, que são poli-hidroxialdeídos (aldoses) e poli-hidroxicetonas (cetoses). Eles são classificados como D quando o centro quiral com maior número de localização é *R*, e como L quando *S*. Dois açúcares que diferem um do outro pela inversão de um centro quiral são chamados de epímeros. A maior parte dos açúcares de ocorrência natural pertence à família D.

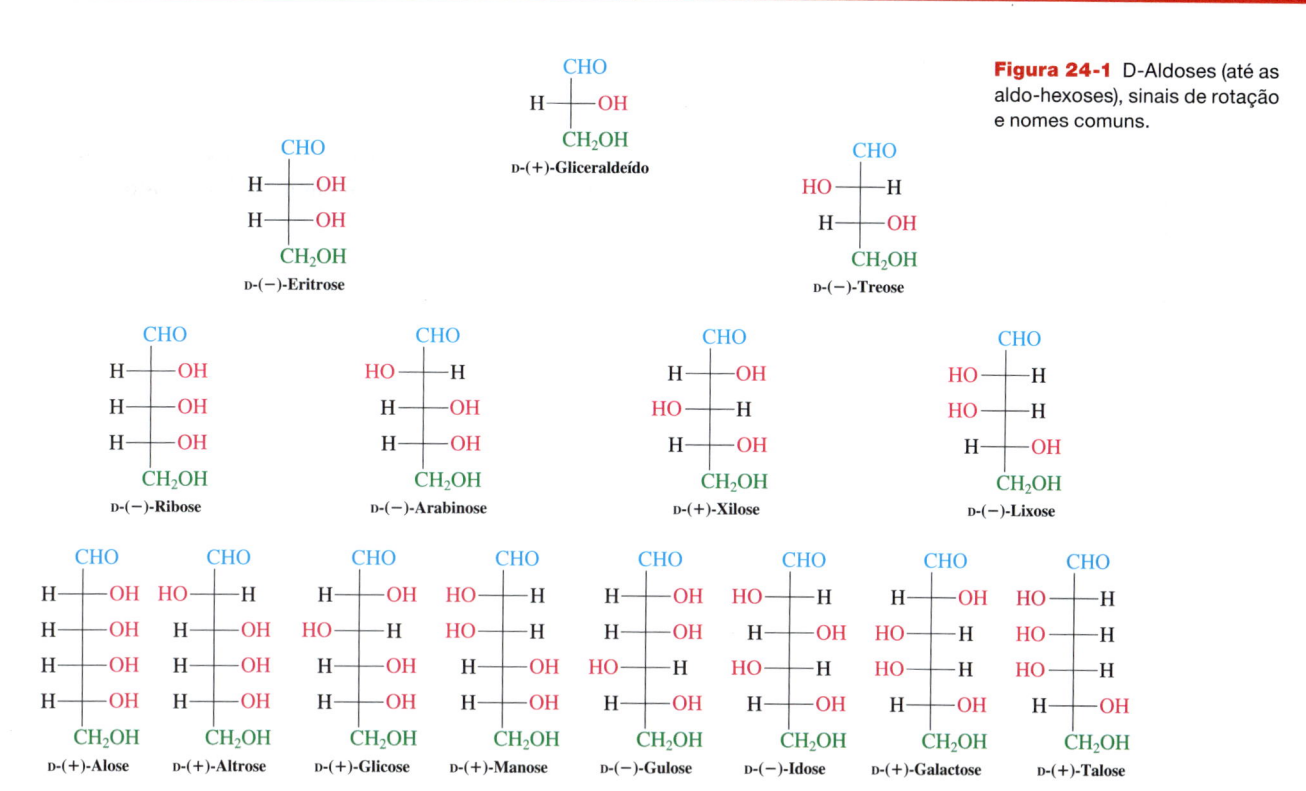

Figura 24-1 D-Aldoses (até as aldo-hexoses), sinais de rotação e nomes comuns.

D-(+)-Gliceraldeído

D-(−)-Eritrose

D-(−)-Treose

D-(−)-Ribose

D-(−)-Arabinose

D-(+)-Xilose

D-(−)-Lixose

D-(+)-Alose

D-(+)-Altrose

D-(+)-Glicose

D-(+)-Manose

D-(−)-Gulose

D-(−)-Idose

D-(+)-Galactose

D-(+)-Talose

1,3-Di-hidróxi-acetona

D-(−)-Eritrulose

D-(+)-Ribulose

D-(+)-Xilulose

D-(+)-Psicose

D-(−)-Frutose

D-(+)-Sorbose

D-(−)-Tagatose

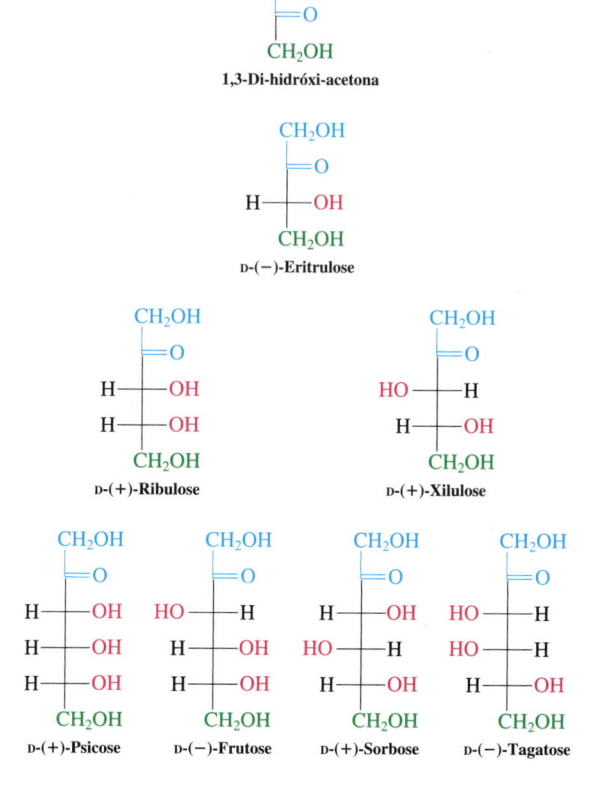

Figura 24-2 D-Cetoses (até as ceto-hexoses), sinais de rotação e nomes comuns.

24-2 Conformações e formas cíclicas dos açúcares

Os açúcares são moléculas com vários grupos funcionais e centros quirais. Esta complexidade estrutural dá origem a muitas propriedades químicas. As várias representações dos açúcares permitem que os químicos focalizem sua atenção na porção da molécula envolvida em um determinado processo químico. Vimos as representações de Fischer na Seção 24-1. Nesta seção, mostraremos como converter as projeções de Fischer em representações em linhas e cunhas, e vice-versa. Além disso, descreveremos os isômeros cíclicos que existem nas soluções de açúcares simples.

As projeções de Fischer descrevem conformações em coincidência

Lembre-se (Seção 5-4) de que a projeção de Fischer representa as moléculas em *arranjos em coincidência*, logo ela pode ser reescrita na forma da notação de linhas e cunhas, em coincidência.

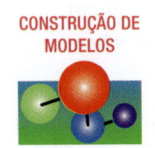

CONSTRUÇÃO DE MODELOS

Projeção de Fischer e estruturas em perspectiva da D-(+)-glicose

Projeção de Fischer — **Estrutura em perspectiva, completamente em coincidência** — **Estrutura em perspectiva, completamente em posição**

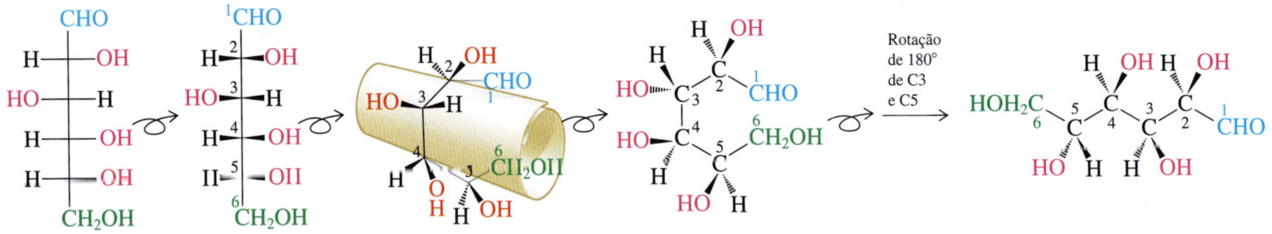

Se você montar um modelo da molécula, verá que a estrutura com todas as ligações em coincidência assumem uma forma aproximadamente circular, como se vê na figura central. Observe que os grupos que estavam à *direita* da cadeia de carbonos na projeção de Fischer original projetam-se *para cima* na notação em perspectiva subsequente. Podemos obter, a partir desse confôrmero, a conformação completamente em oposição pela rotação de 180° das ligações C3 e C5.

Os açúcares formam hemiacetais intramoleculares

Os açúcares são compostos hidroxicarbonilados que dão hemiacetais por uma reação intramolecular (veja a Seção 17-7). Assim, a glicose e as outras hexoses, bem como as pentoses, estão em equilíbrio com os hemiacetais corrrespondentes, com grande predominância desses últimos. Em princípio, qualquer um dos cinco grupos hidróxi poderia reagir com o grupo carbonila do aldeído. Os anéis de três e quatro átomos, porém, têm muita tensão e, embora ocorram anéis de cinco átomos, os anéis de seis átomos são normalmente o produto predominante. A estrutura cíclica de seis átomos de um monossacrídeo é chamada de **piranose**, um nome derivado do *pirano*, um éter cíclico de seis átomos (veja as Seções 9-6 e 25-1). Os açúcares na forma cíclica de cinco átomos são chamados de **furanoses**, nome derivado do *furano* (Seção 25-3).

Capítulo 24 Carboidratos

Formação dos hemiacetais cíclicos de cinco e seis átomos

Anel furanose — **Furano**

Anel piranose — **Pirano**

Para escrever corretamente um açúcar na forma cíclica, desenhe a representação em perspectiva da estrutura na conformação em coincidência da página anterior e inverta-a, como mostrado abaixo. A rotação em C5 coloca o grupo hidróxi na posição adequada para a formação do hemiacetal cíclico de seis átomos pela adição ao carbono do aldeído em C1. Pode-se formar um anel de cinco átomos rodando C4 de modo a colocar o grupo OH na posição adequada para reagir com C1. Os desenhos mostram o anel de um modo artificial: ele aparece como plano e em uma perspectiva em que as ligações da parte inferior do anel (entre C2 e C3 nas estruturas abaixo) são interpretadas como estando *na frente* do plano da página. Como veremos em breve, uma versão ligeiramente modificada deste tipo de figura é muito usada para representar as formas cíclicas dos açúcares.

CONSTRUÇÃO DE MODELOS

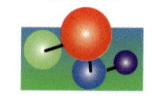

MECANISMO ANIMADO
Formação dos hemiacetais cíclicos da glicose

Formação dos hemiacetais cíclicos da glicose

D-Glicose

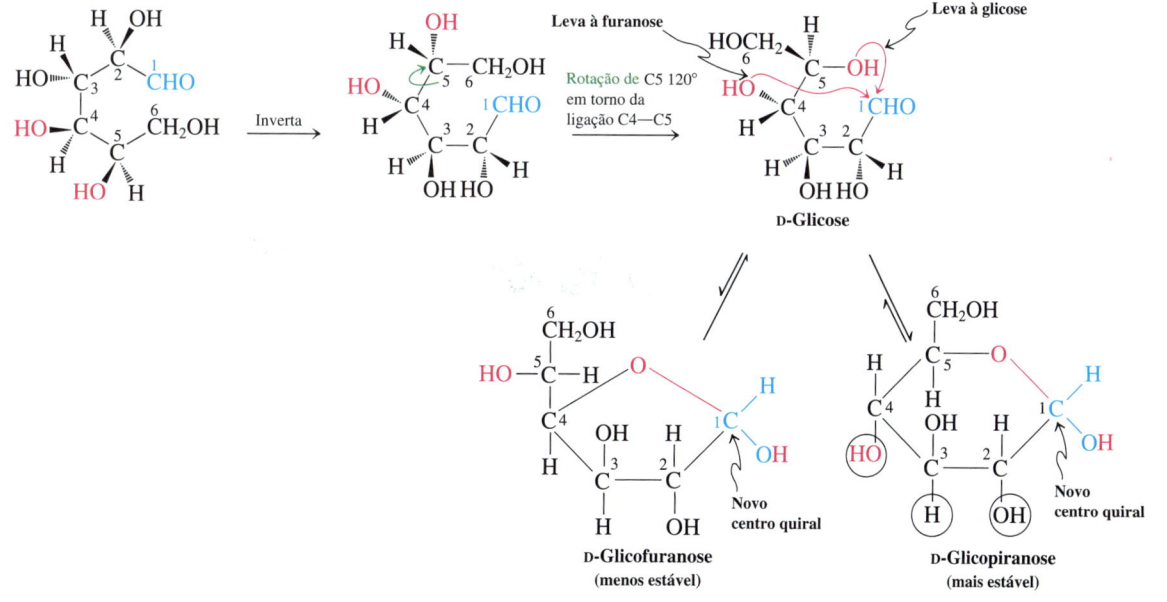

D-Glicofuranose
(menos estável)

D-Glicopiranose
(mais estável)

(Os grupos à *direita*, na projeção de Fischer original (marcados por um círculo), *apontam para baixo* no hemiacetal cíclico, exceto em C5, que sofreu rotação.)

> ### EXERCÍCIO 24-4
>
> Desenhe a projeção de Fischer da L-(−)-glicose e mostre como transformá-la no hemiacetal cíclico de seis átomos.

Ao contrário da glicose, que existe essencialmente na forma piranose, a frutose existe como uma mistura 68:32 de frutopiranose e frutofuranose em equilíbrio rápido.

Formação do hemiacetal cíclico da frutose

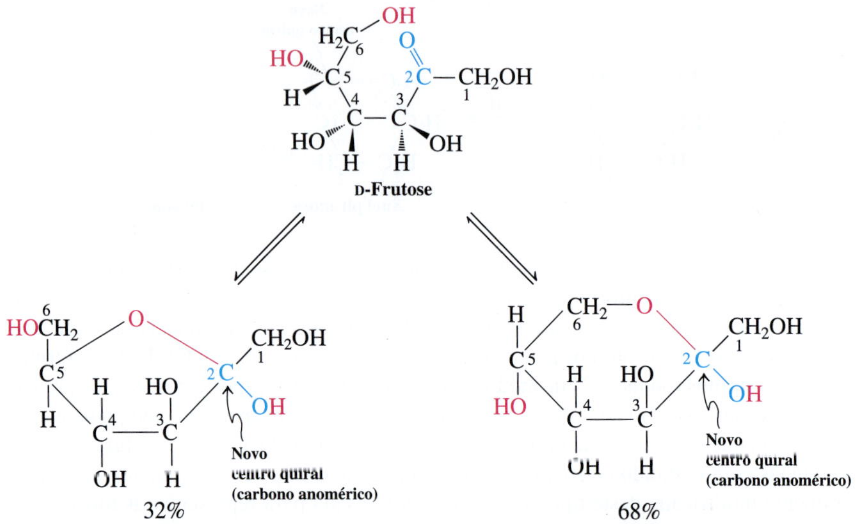

D-Frutose

32%
D-Frutofuranose
(furanose = açúcar cíclico de cinco átomos)

68%
D-Frutopiranose
(piranose = açúcar cíclico de seis átomos)

Novo centro quiral (carbono anomérico)

Observe que, na ciclização, o carbono da carbonila transforma-se em um novo centro quiral e, em consequência, formam-se dois hemiacetais que são diastereoisômeros e diferem na configuração do carbono do grupo hemiacetal. Quando a configuração é *S* na série D, o açúcar é chamado de α, e quando é *R*, o açúcar é chamado de β. A glicose, por exemplo, pode formar a α-glicopiranose ou a β-glicopiranose e a α-glicofuranose ou a β-glicofuranose. Como a formação destes diastereoisômeros só acontece com os açúcares, eles têm um nome especial: **anômeros**. O novo centro quiral é chamado de **carbono anomérico**.

> ### EXERCÍCIO 24-5
>
> #### Trabalhando com os conceitos: relações entre os estereoisômeros dos açúcares
>
> Os anômeros α-glicopiranose e β-glicopiranose deveriam formar-se em quantidades iguais porque eles são enantiômeros. Esta informação é verdadeira ou falsa? Explique sua resposta.
>
> **Estratégia**
>
> Certifique-se de que você entende o que significa enantiômero e diastereoisômero e como as propriedades físicas das moléculas se associam a estas relações estéricas antes de resolver esta questão sobre anômeros.
>
> **Solução**
>
> Falsa! Os anômeros diferem em configuração somente no carbono anomérico (C1). As configurações dos demais centros quirais (C2 a C5) são as mesmas na α-glicopiranose e na β-glicopiranose. Os anômeros são, portanto, diastereoisômeros – e não enantiômeros – e não devem se formar em quantidades iguais. Os enantiômeros têm configuração diferente em *todos* os centros quirais.

EXERCÍCIO 24-6

Tente você

Como uma α-L-glicopiranose se relaciona a uma α-D-glicopiranose? Qual é a configuração do carbono anomérico em uma α-L-glicopiranose, *R* ou *S*? Responda a mesma questão para a β-L-glicopiranose e a β-D-glicopiranose.

As projeções de Fischer, de Haworth e em perspectiva ajudam a descrever os açúcares cíclicos

Como podemos representar a estereoquímica das formas cíclicas dos açúcares? Uma das abordagens usa as projeções de Fischer. É comum desenhar linhas alongadas que indicam as ligações formadas na ciclização e que preservam a convenção usada na estrutura original.

Projeções de Fischer adaptadas das glicopiranoses

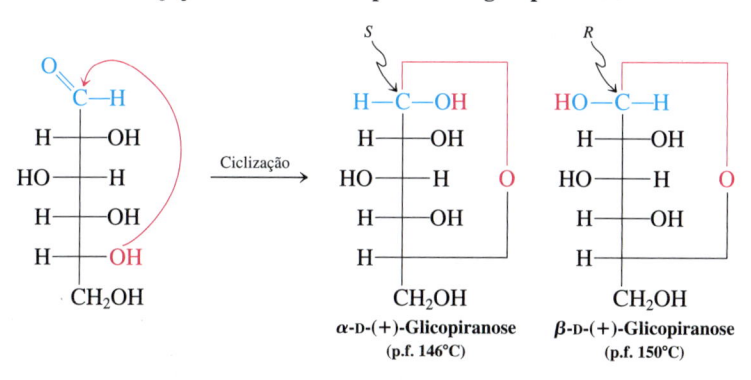

α-D-(+)-Glicopiranose (p.f. 146°C)   β-D-(+)-Glicopiranose (p.f. 150°C)

Na projeção de Fischer da forma α de um açúcar D, o OH anomérico aponta para a *direita*. Na projeção de Fischer da forma β, o OH anomérico está à *esquerda*.

As **projeções de Haworth*** são uma representação mais acurada da estrutura tridimensional da molécula de açúcar. O éter cíclico é escrito na notação de linhas como um pentágono ou um hexágono, com o carbono anomérico (em um açúcar D) à direita e o oxigênio do éter no alto. Os substituintes localizados acima ou abaixo do anel são ligados por linhas verticais. Ao relacionar a projeção de Haworth com a estrutura tridimensional, considera-se a ligação inferior do anel (entre C2 e C3) como estando *na frente* do plano do papel e as ligações do anel que incluem o oxigênio como estando atrás do plano do papel.

Projeções de Haworth

α-D-(−)-Eritrofuranose   α-D-(+)-Glicopiranose   β-D-(+)-Glicopiranose

Os grupos à *direita* na projeção de Fischer apontam para *baixo* na fórmula de Haworth.

Em uma projeção de Haworth, o grupo OH do carbono anomérico α aponta para baixo e o do carbono anomérico β, para cima.

---

* *Sir* W. Norman Haworth (1883-1950), Universidade de Birmingham, Inglaterra, Prêmio Nobel de 1937 (química).

> **EXERCÍCIO 24-7**
>
> Dê a estrutura de (a) α-D-frutofuranose; (b) β-D-glicofuranose; e (c) β-D-arabinopiranose.

As projeções de Haworth são muito usadas na literatura, mas há vantagens em usar nosso conhecimento das conformações (Seções 4-3 e 4-4) e representar os açúcares na forma cíclica como conformações envelope (para as furanoses) ou cadeira (para as piranoses)(Figuras 4-4 e 4-6). Como na notação de Haworth, colocaremos o oxigênio do éter no alto à direita e o carbono anomérico em baixo à direita do envelope ou cadeira.

Conformações da glicofuranose e da glicopiranose

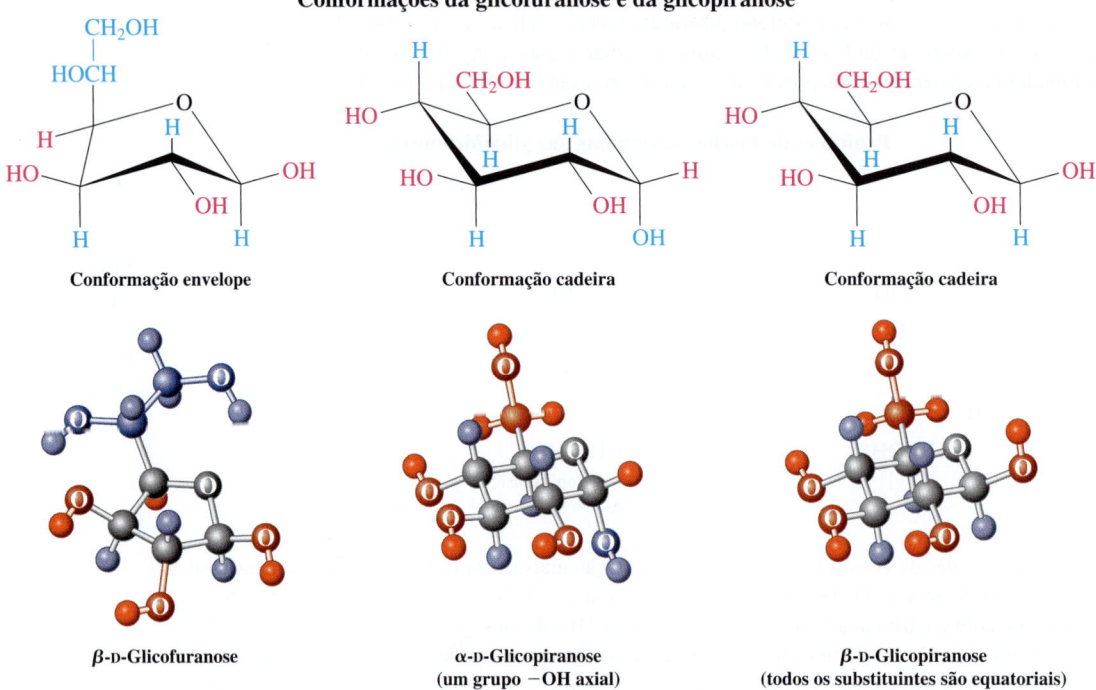

Conformação envelope — Conformação cadeira — Conformação cadeira

β-D-Glicofuranose

α-D-Glicopiranose
(um grupo —OH axial)

β-D-Glicopiranose
(todos os substituintes são equatoriais)

Embora existam exceções, *as aldo-hexoses adotam a conformação cadeira* com o volumoso grupo hidroximetila terminal *na posição* C5 *equatorial*. No caso da glicose, isto significa que, na forma α, quatro dos cinco substituintes são equatoriais e um é axial, e, na forma β, *todos* os substituintes são equatoriais. Esta situação é exclusiva da glicose. As outras sete D-aldo-hexoses (veja a Figura 24-1) têm um ou mais substituintes axiais.

> **EXERCÍCIO 24-8**
>
> Use os valores da Tabela 4-3 para estimar a diferença de energia livre entre o confôrmero da β-D-glicopiranose que tem todos os substituintes na posição equatorial e o obtido pela inversão do anel (imagine que $\Delta G°_{CH_2OH} = \Delta G°_{CH_3} = 1{,}7$ kcal mol^{-1} e que o oxigênio do anel mimetiza um grupo CH_2).

EM RESUMO, as hexoses e pentoses podem assumir a forma de hemiacetais cíclicos de cinco ou seis átomos. Estas estruturas se interconvertem rapidamente através do poli-hidroxialdeído (ou poli-hidroxicetona). O equilíbrio favorece usualmente o anel de seis átomos (piranose).

24-3 Anômeros de açúcares simples: mutarrotação da glicose

Na temperatura normal, cristais de glicose, que fundem em 146°C, precipitam de soluções concentradas. A análise da estrutura por difração de raios X mostra que estes cristais contêm apenas o anômero α-D-(+)-glicopiranose (Figura 24-3). Quando se dissolve a α-D-(+)-glicopiranose em água e mede-se imediatamente sua rotação óptica, obtém-se $[\alpha]_D^{25°C} = +112$. Curiosamente, este valor decresce com o tempo até atingir um valor constante, +52,7. Este efeito decorre da *interconversão* dos anômeros α e β.

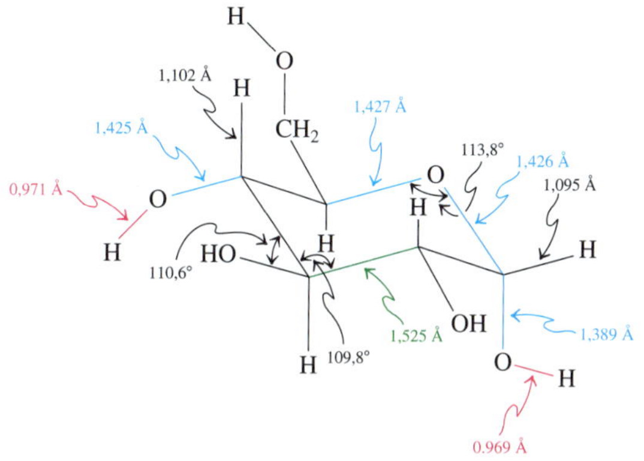

Figura 24-3 Estrutura da α-D-(+)-glicopiranose, com alguns comprimentos e ângulos de ligação selecionados.

Em solução, α-piranose entra em equilíbrio rápido (uma reação catalisada por ácidos e bases, veja a Seção 17-7) com uma pequena quantidade do aldeído, de cadeia aberta, que, por sua vez, entra em equilíbrio com o anômero β, cíclico.

Interconversão das formas aberta e piranose da D-glicose

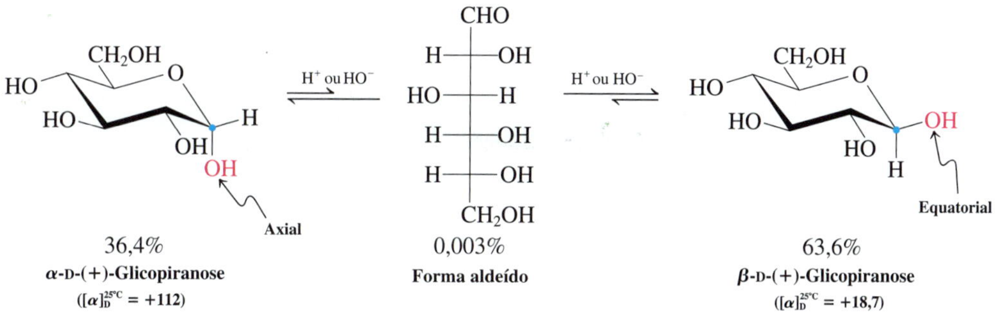

36,4%
α-D-(+)-Glicopiranose
($[\alpha]_D^{25°C} = +112$)

0,003%
Forma aldeído

63,6%
β-D-(+)-Glicopiranose
($[\alpha]_D^{25°C} = +18,7$)

A forma β tem rotação específica +18,7, consideravelmente menor do que a do anômero α; portanto, o valor observado de α em solução decresce. De modo semelhante, uma solução do anômero β puro (p.f. 150°C, obtido pela cristalização da glicose a partir de ácido acético) aumenta gradualmente sua rotação específica de +18,7 a +52,7, atingindo o equilíbrio, com 36,4% do anômero α e 63,6% do anômero β. A mudança da rotação óptica que se observa quando um açúcar entra em equilíbrio com seu anômero é chamada de **mutarrotação** (*mutare*, do latim, mudar). A interconversão dos anômeros α e β é uma propriedade geral dos açúcares e ocorre em todos os monossacarídeos capazes de formar hemiacetais cíclicos.

EXERCÍCIO 24-9

Escreva um mecanismo alternativo para a mutarrotação que evita o intermediário aldeído e ocorre através de íons oxônio.

> ### EXERCÍCIO 3-2
>
> **Trabalhando com os conceitos: cálculo das rotações específicas de misturas de açúcares estereoisômeros**
>
> Calcule a razão de equilíbrio entre a α-glicopiranose e a β-glicopiranose (que foi dada no texto) a partir da rotação específica dos anômeros puros e da rotação específica observada no equilíbrio.
>
> **Estratégia**
>
> A rotação específica de uma mistura no equilíbrio é a média das rotações específicas dos dois isômeros, *ponderada* pelas frações molares respectivas. Todos os dados necessários estão no enunciado do problema.
>
> **Solução**
>
> - Chamemos a fração molar de α de x_α, e a de β de x_β. Suas rotações específicas são +112° (α) e +18,7° (β) e a da mistura no equilíbrio é +52,7°. Assim, temos
>
> $$+52{,}7 = (+112)(x_\alpha) + (+18{,}7)(x_\beta)$$
>
> - Pela definição de fração molar, $x_\alpha + x_\beta = 1$ e podemos substituir uma pela outra na equação acima. Resolvendo a equação temos que $x_\alpha = 0{,}364$ e $x_\beta = 0{,}636$ e que a razão no equilíbrio é $x_\alpha/x_\beta = (0{,}636)/(0{,}364) = 1{,}75$.

> ### EXERCÍCIO 24-11
>
> **Tente você**
>
> As formas α e β, puras, da D-galactose têm valores de [α] iguais a =+150,7 e +52,8, respectivamente. A mistura em equilíbrio após a mutarrotação em água tem rotação específica igual a +80,2. Calcule a composição da mistura no equilíbrio.

> ### EXERCÍCIO 24-12
>
> Use a Tabela 4-3 para estimar a diferença de energia entre a α-glicopiranose e a β-glicopiranose na temperatura normal (25°C). Calcule, em seguida, esta quantidade usando as percentagens de equilíbrio.

EM RESUMO, o carbono do hemiacetal (carbono anomérico) permite duas configurações: α e β. Em solução, as formas α e β dos açúcares entram em equilíbrio. O processo pode ser seguido a partir de um dos anômeros puros pela alteração da rotação específica, um fenômeno também chamado de mutarrotação.

24-4 A química polifuncional dos açúcares: oxidação a ácidos carboxílicos

Os açúcares simples existem como isômeros: a estrutura com a cadeia aberta e os anômeros α e β das várias formas cíclicas. Como estes isômeros entram em equilíbrio rapidamente uns com os outros, as velocidades relativas das reações de cada um deles com um dado reagente determinam a distribuição de produtos. Podemos, portanto, dividir as reações dos açúcares em dois grupos, as da forma aberta e as das formas cíclicas, *porque as duas estruturas têm grupos funcionais diferentes*. Embora às vezes as reações das duas formas sejam competitivas, veremos, nesta seção, que as reações das aldoses com agentes oxidantes ocorrem na porção aldeído em cadeia aberta e não com a função hemiacetal dos isômeros cíclicos.

Testes de Fehling e Tollens para detectar açúcares redutores

Como os açúcares são compostos polifuncionais, os monossacarídeos de cadeia aberta sofrem as reações típicas de cada grupo funcional. As aldoses, por exemplo, têm o grupo formila, que pode ser oxidado, e elas dão resultado positivo em testes padrão de oxidação como a reação com as soluções de Fehling e Tollens (Seção 17-14). O substituinte α-hidróxi das cetoses também se oxida.

Resultado dos testes de Fehling e Tollens nas aldoses e cetoses

D-glicose $\xrightarrow{\text{Complexo azul de Cu}^{2+}\text{, HO}^-\text{, H}_2\text{O (solução de Fehling)}}$ Cu_2O (Precipitado vermelho-tijolo) + Ácido D-glicônico (um ácido aldônico)

Cetose $\xrightarrow{\text{Ag}^+\text{, NH}_4^+{}^-\text{OH, H}_2\text{O (solução de Tollens)}}$ Ag (Espelho de prata) + Composto α-dicarbonilado

Nestas reações, as aldoses são transformadas em **ácidos aldônicos** e as cetoses em compostos α-dicarbonilados. Os açúcares que dão resposta positiva nestes testes são chamados de **açúcares redutores**. Todos os monossacarídeos comuns são açúcares redutores.

A oxidação de aldoses pode dar ácidos monocarboxílicos ou dicarboxílicos

Os ácidos aldônicos são obtidos em escala preparativa pela oxidação das aldoses com bromo em solução tamponada em água (pH = 5-6). A D-manose, por exemplo, dá o ácido D-manônico. Na evaporação subsequente do solvente, forma-se espontaneamente a γ-lactona (Seção 20-4).

Preparação do ácido aldônico e desidratação subsequente a aldonolactona

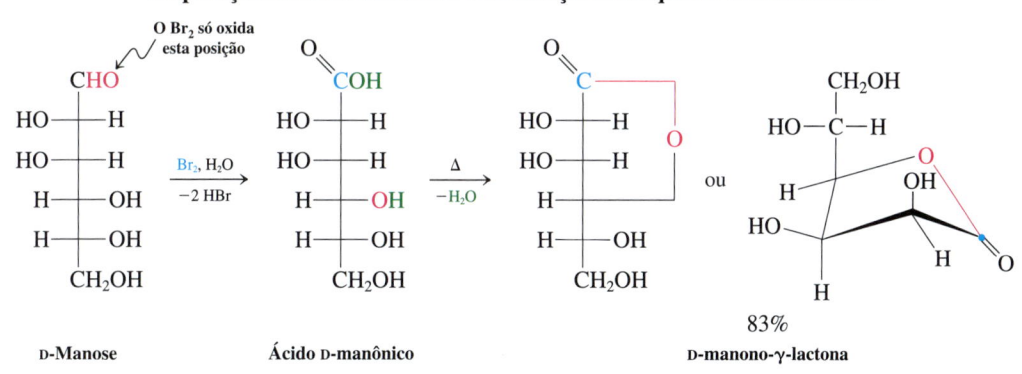

D-Manose $\xrightarrow[\text{−2 HBr}]{\text{Br}_2\text{, H}_2\text{O}}$ Ácido D-manônico $\xrightarrow[\text{−H}_2\text{O}]{\Delta}$ D-manono-γ-lactona (83%)

EXERCÍCIO 24-13

Qual seria o produto se a oxidação da D-manose ocorresse no grupo hidróxi do hemiacetal na forma piranose, cíclica, ao invés do grupo carbonila do isômero de cadeia aberta, como foi mostrado anteriormente?

A oxidação mais vigorosa das aldoses leva ao ataque da função hidróxi primária e do grupo formila. O ácido dicarboxílico resultante é chamado de **ácido aldárico** ou **sacárico**. Essa oxidação pode ser feita com ácido nítrico diluído aquecido (veja a Seção 19-6). A D-manose, por exemplo, converte-se em ácido D-manárico nestas condições.

Preparação de um ácido aldárico

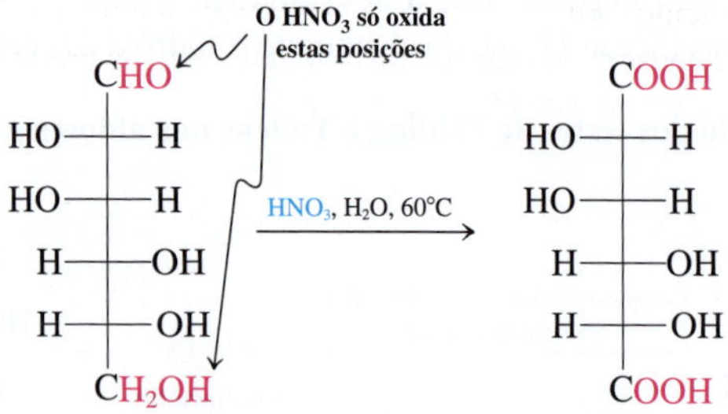

$$\text{D-Manose} \xrightarrow{\text{HNO}_3, \text{H}_2\text{O}, 60°C} \text{Ácido D-manárico (44\%)}$$

O HNO₃ só oxida estas posições (CHO e CH₂OH → COOH e COOH).

EXERCÍCIO 24-14

Os açúcares D-alose e D-glicose (Figura 24-1) diferem apenas na configuração de C3. Suponha que você não saiba que substância é qual e que você disponha de amostras de cada um deles, um polarímetro e ácido nítrico. Como você distinguiria os dois? (*Sugestão:* escreva os produtos de oxidação.)

EM RESUMO, a química dos açúcares é, em boa parte, a que se espera de compostos carbonilados com vários substituintes hidróxi. A oxidação (por Br₂) do grupo formila das aldoses dá ácidos aldônicos e a oxidação mais vigorosa (por HNO₃), ácidos aldáricos.

24-5 Quebra oxidativa dos açúcares

Os métodos de oxidação dos açúcares que vimos deixam intacta a cadeia de carbonos. É possível quebrá-la usando ácido periódico, HIO_4. Este composto degrada oxidativamente os dióis vicinais a compostos carbonilados.

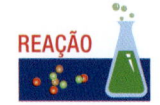

Quebra oxidativa de dióis vicinais com ácido periódico

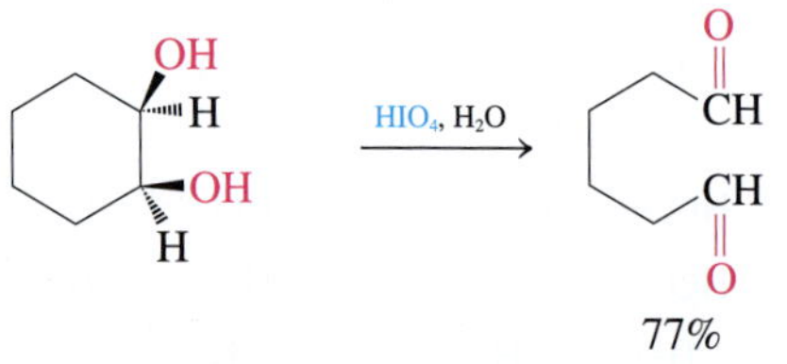

$$\textit{cis-}1,2\text{-Ciclo-hexanodiol} \xrightarrow{\text{HIO}_4, \text{H}_2\text{O}} \text{Hexanodial (77\%)}$$

A transformação ocorre via um **éster periodato** cíclico, que se decompõe para dar dois grupos carbonila.

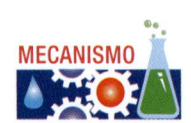

Mecanismo da quebra de dióis vicinais com ácido periódico

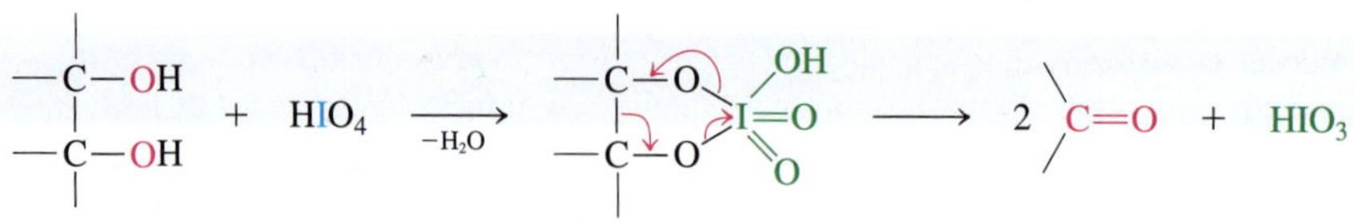

$$\begin{array}{c}-\text{C}-\text{OH}\\-\text{C}-\text{OH}\end{array} + HIO_4 \xrightarrow{-H_2O} \text{Éster periodato cíclico} \longrightarrow 2\ \text{C}=\text{O} + HIO_3$$

Como a maior parte dos açúcares tem vários pares de dióis vicinais, a oxidação com HIO_4 pode dar misturas complexas. Excesso de agente oxidante leva à degradação completa da cadeia até compostos com um carbono, uma técnica que tem sido aplicada na elucidação da estrutura de açúcares. O tratamento da glicose com cinco equivalentes de HIO_4, por exemplo, leva à formação de cinco equivalentes de ácido fórmico e um de formaldeído. A degradação da frutose, um isômero, entretanto, consome a mesma quantidade de oxidante, mas os produtos são três equivalentes do ácido, dois do aldeído e um de dióxido de carbono.

Degradação de açúcares com ácido periódico

$$\text{D-Glicose} \xrightarrow{5\ HIO_4} 5\ HCOH\ (\text{A partir de C1-C5}) + HCH\ (\text{A partir de C6})$$

$$\text{D-Frutose} \xrightarrow{5\ HIO_4} 3\ HCOH\ (\text{A partir de C3-C5}) + 2\ HCH\ (\text{A partir de C1 e C6}) + CO_2\ (\text{A partir de C2})$$

Pode-se ver que (1) a quebra de cada ligação C—C do açúcar consome uma molécula de HIO_4, (2) cada unidade aldeído e álcool secundário fornece um equivalente de ácido fórmico e (3) a função hidróxi primária dá formaldeído. O grupo carbonila em cetoses dá CO_2. O número de equivalentes de HIO_4 consumido mostra o tamanho da molécula de açúcar, e a razão entre os produtos indica o número e o arranjo das funções hidróxi e carbonila. Observe, também, que, depois da degradação, cada fragmento de carbonos conserva o mesmo número de átomos de hidrogênio que estavam ligados a ele no açúcar original.

EXERCÍCIO 24-15

Escreva os produtos esperados e suas proporções, se for o caso, no tratamento dos seguintes compostos com HIO_4. (a) 1,2-Etanodiol (etilenoglicol); (b) 1,2-propanodiol; (c) 1,2,3-propanotriol; (d) 1,3-propanodiol; (e) 2,4-di-hidróxi-3,3-dimetil-ciclo-butanona; (f) D-treose.

EXERCÍCIO 24-16

Será que a degradação dos seguintes açúcares com HIO_4 permitiria sua distinção? Explique. (Para as estruturas, veja Figuras 24-1 e 24-2.) (a) D-Arabinose e D-glicose; (b) D-eritrose e D-eritrose; (c) D-glicose e D-manose.

EM RESUMO, a quebra oxidativa com ácido periódico degrada a cadeia dos açúcares a ácido fórmico, formaldeído e CO_2. As proporções destes produtos dependem da estrutura do açúcar.

24-6 Redução dos monossacarídeos a alditóis

As aldoses e cetoses podem ser reduzidas pelos mesmos compostos que convertem aldeídos e cetonas em álcoois. Os compostos poli-hidroxilados resultantes são chamados de **alditóis**. A D-glicose, por exemplo, dá o D-glicitol (nome antigo, D-sorbitol) por tratamento com boro-hidreto de sódio. O hidreto reage com o açúcar na forma de cadeia aberta e desloca o equilíbrio do hemiacetal cíclico inerte para o produto.

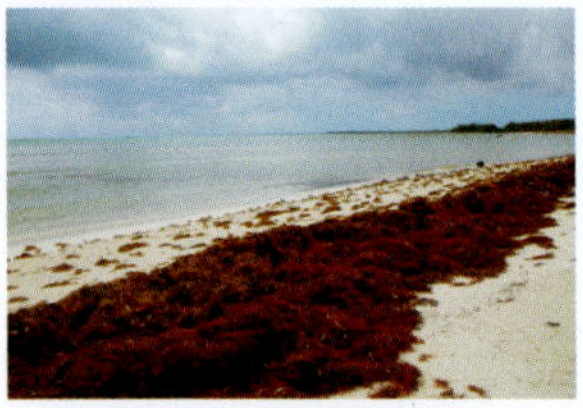

Preparação de um alditol

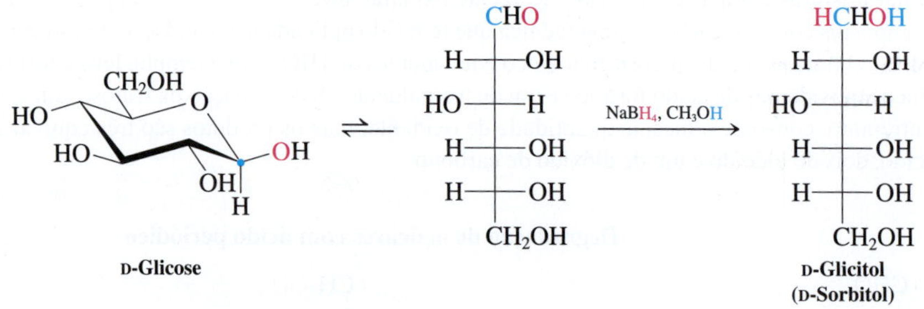

D-Glicose ⇌ (Fischer com CHO, H—OH, HO—H, H—OH, H—OH, CH₂OH) →[NaBH₄, CH₃OH] D-Glicitol (D-Sorbitol)

Essas algas marinhas vermelhas contêm quantidades relativamente grandes de glicitol.

Existem muitos alditóis na natureza. O D-glicitol é encontrado nas algas vermelhas em concentrações de até 14% e em muitas frutas da família das framboesas (mas não nas uvas), nas cerejas, nas ameixas, nas peras e nas maçãs. Ele é preparado comercialmente a partir da D-glicose por hidrogenação em alta pressão ou por redução eletroquímica. O glicitol é muito usado como adoçante em produtos como mentas, xaropes contra a tosse, soluções bucais e gomas de mascar, em que ele é muitas vezes identificado pelo nome alternativo sorbitol. O glicitol tem conteúdo calórico semelhante ao da glicose. Entretanto, os tipos de bactérias que ocorrem na boca e causam cáries são menos capazes de metabolizar o glicitol do que a glicose.

EXERCÍCIO 24-17

(a) A redução da D-ribose com NaBH₄ dá um produto sem atividade óptica. Explique. (b) A redução, nas mesmas condições, da D-frutose dá dois produtos opticamente ativos. Explique.

EM RESUMO, a redução das funções carbonila das aldoses e hexoses (com NaBH₄) leva aos alditóis.

24-7 Condensações da carbonila com derivados de amina

Como era de esperar, as carbonilas de aldoses e cetoses sofrem reações de condensação com derivados de aminas (Seção 17-9). O tratamento da D-manose com a fenil-hidrazina, por exemplo, dá uma **hidrazona**, a D-manose-fenil-hidrazona. A reação, no entanto, não para neste estágio. Ocorre uma segunda reação com a fenil-hidrazina (dois equivalentes a mais). O produto final é uma fenil-hidrazona dupla, também chamada de **osazona** (neste caso, fenilosazona). Além disso, a reação gera um equivalente de benzenamina (anilina), amônia e água.

Formação de fenil-hidrazona e fenilosazona

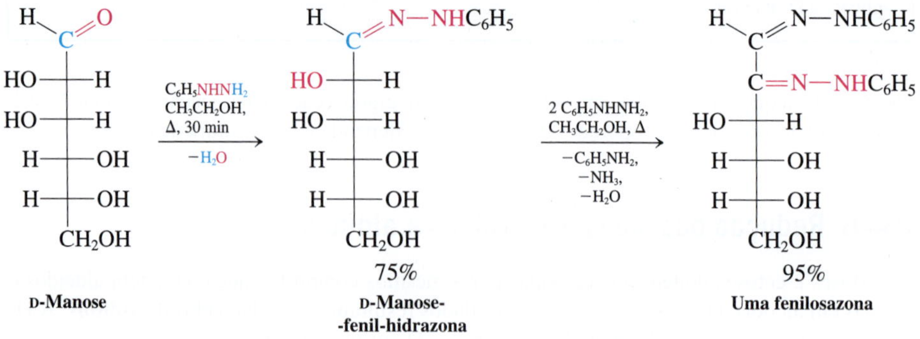

D-Manose →[C₆H₅NHNH₂, CH₃CH₂OH, Δ, 30 min, −H₂O] D-Manose-fenil-hidrazona (75%) →[2 C₆H₅NHNH₂, CH₃CH₂OH, Δ, −C₆H₅NH₂, −NH₃, −H₂O] Uma fenilosazona (95%)

O mecanismo da síntese da osazona envolve o tautomerismo até uma 2-ceto-amina, seguido por uma sequência complexa de eliminações e condensações. Uma vez formadas, as osazonas não continuam a reagir com a fenil-hidrazina em excesso. Elas são estáveis nas condições de reação.

A descoberta da formação de osazonas marcou um avanço significativo nos aspectos práticos da química de açúcares. Os açúcares cristalizam com dificuldade a partir de xaropes. Suas osazonas, entretanto, formam facilmente cristais amarelos com pontos de fusão bem definidos. Isto simplifica o isolamento e a caracterização de muitos açúcares, particularmente se forem misturas ou se estiverem impuros.

EXERCÍCIO 24-18

Compare as estruturas das fenilosazonas da D-glicose, da D-manose e da D-frutose. Como elas se relacionam?

EM RESUMO, um equivalente de fenil-hidrazina converte os açúcares nas fenil-hidrazonas correspondentes. O uso de excesso de hidrazina oxida o carbono vizinho da função hidrazona para dar as osazonas.

24-8 Formação de éster e éter: glicosídeos

Devido aos vários grupos hidróxi, os açúcares podem ser convertidos em derivados de álcool. Veremos, nesta seção, a formação dos ésteres e éteres simples de monossacarídeos e, também, as reações seletivas do grupo hidróxi anomérico nos isômeros cíclicos.

Os açúcares podem ser esterificados e metilados

Os ésteres podem ser preparados a partir dos monossacarídeos por técnicas padrão (Seções 19-9, 20-2 e 20-3). Quando em excesso, o reagente converte completamente todos os grupos hidróxi, inclusive a função hemiacetal. O anidrido acético, por exemplo, transforma a β-D-glicopiranose em pentacetato.

Esterificação completa da glicose

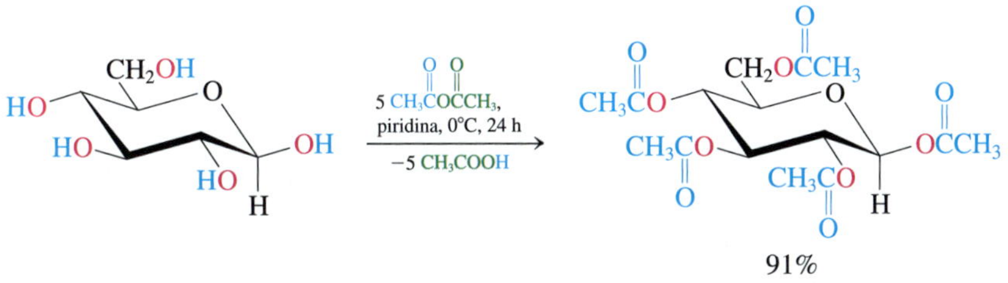

β-D-Glicopiranose → Pentaacetil-β-D-glicopiranose (91%)

A síntese de Wiliamson de éteres (Seção 9-6) permite a metilação completa.

Metilação completa de uma piranose

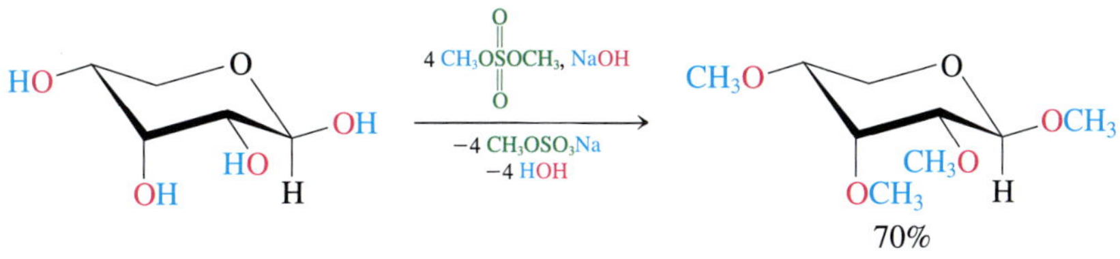

β-D-Ribopiranose → β-D-Ribopiranose-tetrametil-éter (70%)

Observe que a função hemiacetal do C1 converte-se em um grupo acetal. A função acetal pode ser seletivamente hidrolisada de volta ao hemiacetal (veja a Seção 17-7).

Química Orgânica

Hidrólise seletiva de um acetal de açúcar

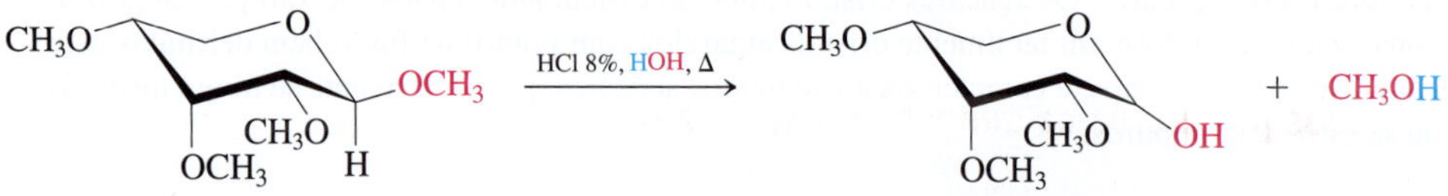

[estrutura] —HCl 8%, HOH, Δ→ [estrutura] + CH₃OH

67%
D-Ribopiranose-trimetil-éter
(mistura das formas α e β)

MECANISMO ANIMADO
Formação do metilglicosídeo

É possível converter seletivamente, também, a unidade hemiacetal de um açúcar em acetal. O tratamento da D-glicose com metanol em meio ácido, por exemplo, leva à formação dos dois metilacetais. Os acetais de açúcares têm o nome genérico de **glicosídeos**. A glicose forma **glicosídeos**, a manose, **manosídeos**, e assim por diante.

Preparação seletiva de um glicosídeo (acetal de açúcar)

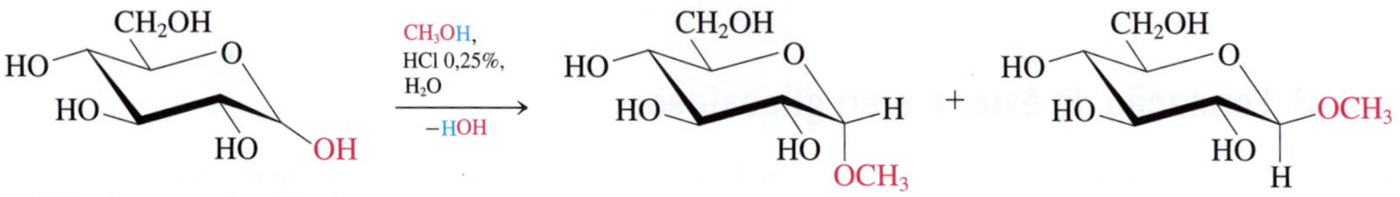

α-D-Glicopiranose ou β-D-glicopiranose —CH₃OH, HCl 0,25%, H₂O, −HOH→ Metil-α-D-glicopiranosídeo (p.f. 166°C, [α]$_D^{25°C}$ = +158) + Metil-β-D-glicopiranosídeo (p.f. 105°C, [α]$_D^{25°C}$ = −33)

Como os glicosídeos têm um átomo de carbono anomérico bloqueado, eles não sofrem mutarrotação na ausência de ácido, dão testes negativos com os reagentes de Fehling e Tollens (são açúcares não redutores) e não reagem com substâncias que atacam as carbonilas. Este tipo de proteção pode ser útil em sínteses e em análise estrutural (veja o Exercício 24-19).

EXERCÍCIO 24-19

Obtém-se a mesma mistura de glicosídeos na metilação da D-glicose com metanol acidificado se você partir da forma α ou da forma β. Por quê?

EXERCÍCIO 24-20

Dê a estrutura do α-D-arabinofuranosídeo.

EXERCÍCIO 24-21

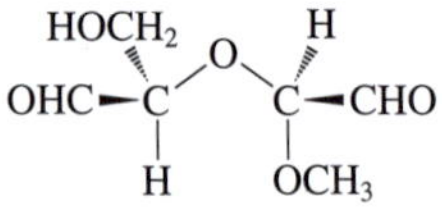

O metil α-D-glicopiranosídeo consome dois equivalentes de HIO₄ para dar um equivalente de ácido fórmico e um do dialdeído A (mostrado na margem). Uma aldopentose metilfuranose desconhecida reage com um equivalente de HIO₄ para dar o dialdeído A, mas não se forma ácido fórmico. Sugira uma estrutura para o composto desconhecido. Existe mais de uma solução para este problema?

Os grupos hidróxi de carbonos vizinhos em açúcares podem ligar-se como éteres cíclicos

A existência de pares de grupos hidróxi em átomos de carbono vizinhos em açúcares permite a formação de éteres cíclicos. É possível, por exemplo, sintetizar acetais cíclicos de açúcares, com cinco ou seis átomos, a partir das unidades vicinais (e também a partir de algumas unidades β-diol) pelo tratamento com compostos carbonilados (Seção 17-8).

Capítulo 24 Carboidratos 1135

> **DESTAQUE QUÍMICO 24-1**
>
> ### Grupos protetores na síntese de vitamina C
>
> Sorbose → (H⁺, 2 CH₃CCH₃, −2 H₂O) → acetal protegido
>
> Vitamina C 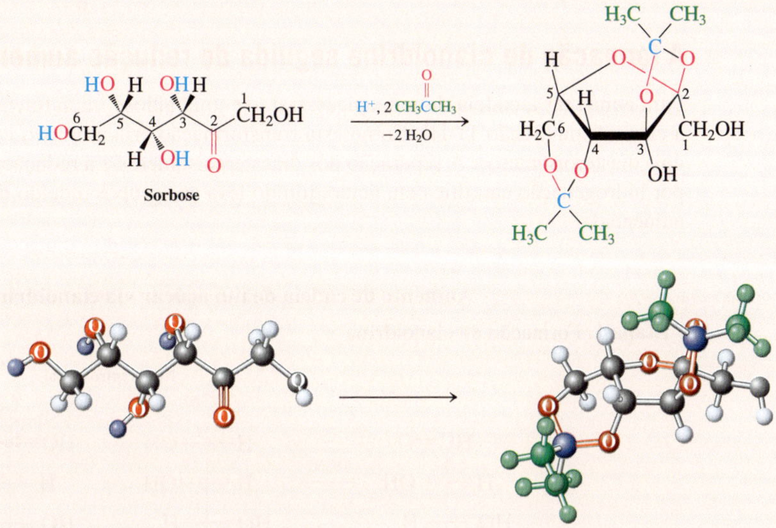 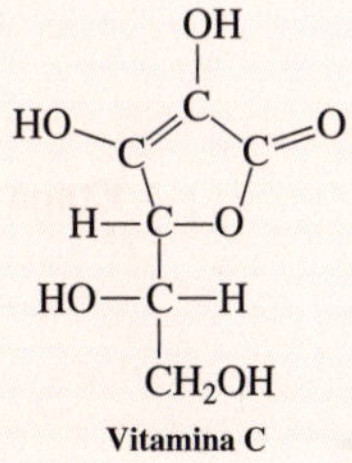
>
> Praticamente toda a vitamina C comercializada é sintética. Nos estágios iniciais da síntese, o grupamento álcool primário de C1 do açúcar sorbose tem de ser oxidado seletivamente a ácido carboxílico sem afetar os grupos OH dos carbonos 3 a 6. A sorbose existe predominantemente como um hemiacetal cíclico formado pela reação do grupo hidróxi de C5 com a carbonila de C2. Na reação catalisada por ácido com excesso de acetona, os grupos hidróxi de C2 e C3 são bloqueados na forma de um acetal cíclico de cinco átomos e os de C4 e C6 são protegidos na forma de um acetal de seis átomos. O permanganato de potássio oxida, então, o grupo CH_2OH desprotegido a CO_2H. Segue-se a desproteção (veja o Problema 63 para mais detalhes).

Processos deste tipo funcionam melhor quando os dois grupos OH são cis e permitem a formação de um anel de cinco ou seis átomos relativamente sem tensão. A formação do acetal e a do éter cíclico são frequentemente usadas para proteger determinadas funções hidróxi. Os grupos hidróxi remanescentes podem ser convertidos em grupos de saída, transformados por eliminação ou oxidados a compostos carbonilados, como ocorre na síntese comercial de vitamina C (Destaque Químico 24-1).

> **EXERCÍCIO 24-22**
>
> Sugira uma síntese para o composto mostrado na margem, a partir da D-galactose. (**Cuidado:** você precisará usar um grupo protetor. **Sugestão:** considere uma estratégia que use acetais cíclicos para a proteção.)

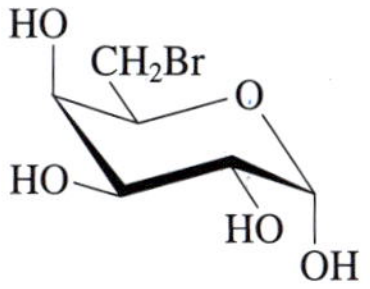

EM RESUMO, os vários grupos hidróxi dos açúcares podem ser esterificados ou convertidos em éteres. A unidade hemiacetal pode ser protegida seletivamente na forma de um acetal, também chamado de glicosídeo. Por fim, as várias unidades diol do esqueleto de carbonos podem ser ligadas como acetais cíclicos, dependendo das exigências estéricas.

24-9 Construção e degradação de açúcares por etapas

Açúcares maiores podem ser feitos a partir de açúcares menores, e vice-versa, pelo aumento ou diminuição da cadeia. Estas transformações também podem ser usadas para correlacionar estruturalmente vários açúcares, um procedimento usado por Fischer para provar a configuração relativa de todos os centros quirais das aldoses mostradas na Figura 24-1.

A formação de cianoidrina seguida de redução aumenta a cadeia

Para aumentar a cadeia de um açúcar, trata-se uma aldose inicialmente com HCN para obter a cianoidrina (Seção 17-11). Como esta transformação cria um novo centro quiral, formam-se dois diasteroisômeros. A separação dos diaestereoisômeros e a redução parcial do grupo nitrila por hidrogenação catalítica em ácido diluído leva aos grupos aldeído dos açúcares com cadeia aumentada.

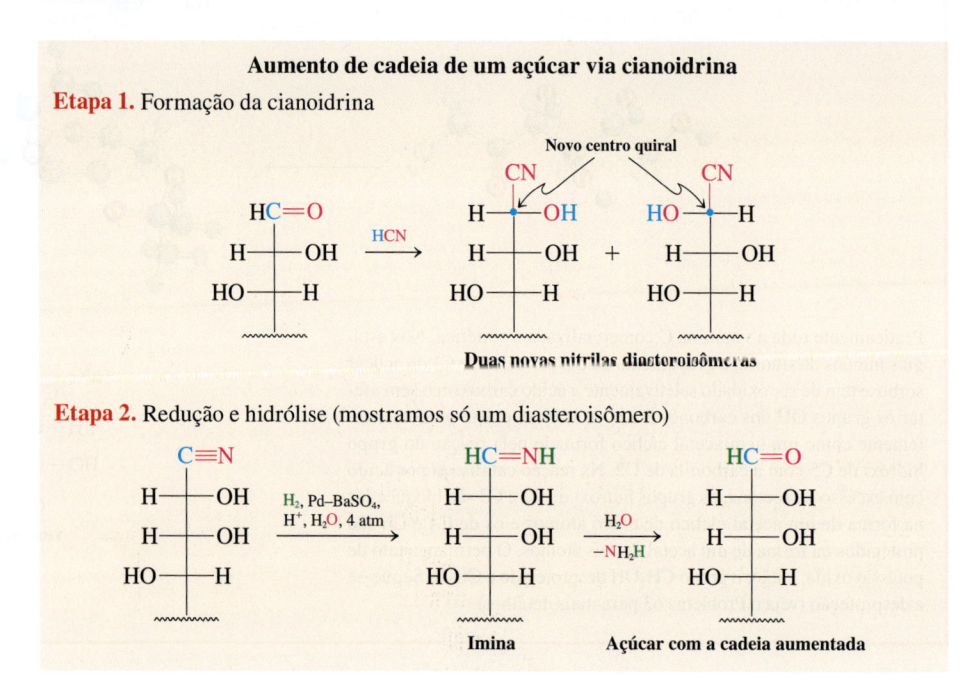

Aumento de cadeia de um açúcar via cianoidrina

Etapa 1. Formação da cianoidrina

Etapa 2. Redução e hidrólise (mostramos só um diasteroisômero)

Nesta hidrogenação, o uso de um catalisador de paládio modificado (semelhante ao catalisador de Lindlar, Seção 13-6) permite a redução seletiva da nitrila à imina, que hidrolisa nas condições de reação. Este catalisador especial é necessário para impedir que ocorra hidrogenação total até a amina (Seção 20-8). Esta sequência de aumento de cadeia é uma versão aperfeiçoada e mais curta da chamada **síntese de Kiliani-Fischer**[*] de açúcares com cadeia aumentada. No final do século XIX, Kiliani mostrou que a adição de cianeto a uma aldose leva à cianoidrina que, por hidrólise (Seção 19-6 e 20-8), converte-se em um ácido aldônico com a cadeia aumentada. Fischer conseguiu, subsequentemente, converter o ácido aldônico em uma aldose por lactonização (Seções 19-9 e 24-4) seguida de redução (Seção 20-4; para o método de redução de Fischer, veja o Problema 62 no final deste capítulo).

---

[*] Professor Heinrich Kiliani (1855-1945), Universidade de Friburgo, Alemanha, e professor Emil Fischer (veja a Seção 5-4).

EXERCÍCIO 24-23

Trabalhando com os conceitos: síntese de açúcares

Quais são os produtos do aumento da cadeia da D-eritrose?

Estratégia

Como indicado anteriormente, a extensão de cadeia pelo método de Kiliani-Fischer adiciona um novo grupo formila ao C1 de uma aldose, convertendo a função formila original em um álcool secundário. Encontre a D-eritrose na Figura 24-2 e identifique o(s) açúcar(es) que devem resultar deste processo.

Solução

- A D-eritrose é uma aldose de quatro carbonos. A adição de um substituinte formila a C1 deixa C2, C3 e C4 intocados e transforma a carbonila original em um álcool secundário. O novo centro quiral pode ter a configuração *R* ou *S*.
- A Figura 24-2 mostra que a D-ribose e a D-arabinose têm cinco carbonos e que os três carbonos "de baixo" (C3, C4 e C5) são idênticos em estrutura e estereoquímica aos três carbonos correspondentes (C2, C3 e C4) da D-eritrose. A D-ribose e a D-arabinose diferem somente em C2, o novo centro quiral. Elas são os produtos da extensão da cadeia da D-eritrose.

EXERCÍCIO 24-24

Tente você

Quais são os produtos da extensão da cadeia da D-arabinose?

A degradação de Ruff encurta a cadeia

A abordagem acima descrita permite a síntese de açúcares maiores. Existem estratégias que são usadas para degradar açúcares maiores diminuindo a cadeia um carbono de cada vez. Uma destas estratégias é a **degradação de Ruff***. Este procedimento remove o grupo carbonila de uma aldose e transforma o carbono vizinho na função aldeído do novo açúcar.

A degradação de Ruff é uma descarboxilação oxidativa. O açúcar oxida-se, inicialmente, com bromo em água ao ácido aldônico. A reação com peróxido de hidrogênio na presença do íon férrico leva, então, à perda de um grupo carboxila e à oxidação do novo carbono terminal a aldeído, a aldose menor.

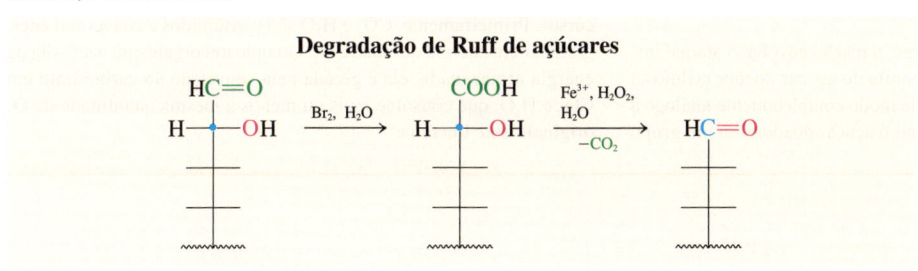

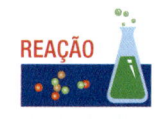

Degradação de Ruff de açúcares

A descarboxilação oxidativa ocorre por meio de duas oxidações de um elétron. A primeira dá um radical carboxila, que é instável e perde CO_2 rapidamente. Na segunda, o radical substituído com um grupo hidróxi oxida-se novamente para dar o aldeído.

Mecanismo da descarboxilação oxidativa

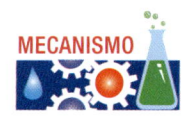

---

* Professor Otto Ruff (1871 – 1939), Universidade de Danzig, Alemanha.

DESTAQUE QUÍMICO 24-2

Bioquímica dos açúcares

Os carboidratos são produzidos na natureza principalmente por uma sequência de reações chamada de *fotossíntese*. Neste processo, a luz solar incide na clorofila de plantas verdes, é absorvida e a energia fotoquímica é utilizada na conversão de dióxido de carbono e água em oxigênio e glicose e na estrutura polifuncional de carboidratos.

O mecanismo detalhado desta transformação é complicado e tem muitas etapas, das quais a primeira é a absorção de um quantum de luz pelo sistema π (Seção 14-11) estendido da clorofila (*chloros*, do grego para verde, e *phillon*, do grego para folha).

Fotossíntese da glicose em plantas verdes

$$6\ CO_2 + 6\ H_2O \underset{\substack{\text{Liberação} \\ \text{de energia} \\ \text{metabólica} \\ (670\ \text{kcal mol}^{-1})}}{\overset{\substack{\text{Luz solar,} \\ \text{clorofila}}}{\rightleftharpoons}} \underset{\text{Glicose}}{C_6(H_2O)_6} + 6\ O_2$$

Clorofila a

Vimos, no Destaque Químico 18-1, a biossíntese de carboidratos baseada na condensação aldólica e, no Destaque Químico 23-2, o uso do tiamina-pirofostato (TPP) no metabolismo da glicose para produzir energia bioquímica. Mostramos, aqui, outra sequência bioquímica que usa a catálise por tiamina para interconverter cetoses.

Na interconversão de cetoses, a enzima *transcetolase* utiliza uma molécula de tiamina para catalisar a transferência de uma unidade (hidróxi-metil)-carbonila da xilulose para a eritrose, com produção de frutose no processo.

Do ponto de vista do mecanismo, a reação envolve o ataque inicial do íon tiazolínio ao grupo carbonila do açúcar doador (xilulose) para formar um produto de adição, de modo completamente análogo à adição a aldeídos (Seção 23-4). Como o açúcar doador tem um grupo hidróxi vizinho do sítio de reação, este aduto inicial decompõe-se, em um processo inverso ao da adição, em um aldeído (gliceraldeído) e um novo intermediário tiamina. Este novo intermediário ataca outro aldeído (eritrose) para dar um novo produto de adição. O catalisador dissocia-se, então, em TPP, com liberação de uma molécula de açúcar (frutose).

O ciclo da fotossíntese, isto é, a conversão em carboidrato e seu metabolismo, é um belo exemplo de como a natureza reutiliza seus recursos. Primeiramente, CO_2 e H_2O são consumidos e convertem energia solar em energia química e O_2. Quando um organismo necessita da energia armazenada, ela é gerada pela conversão do carboidrato em CO_2 e H_2O, que consome mais ou menos a mesma quantidade de O_2 originalmente liberada.

Os rendimentos da degradação de Ruff são usualmente baixos devido à sensibilidade dos produtos às condições de reação. O procedimento, porém, é útil na elucidação estrutural (Exercício 24-25). Fischer utilizou estudos deste tipo para estabelecer as configurações relativas dos monossacarídeos (a **prova de Fischer**). Veremos, na próxima seção, a lógica que está por trás desta abordagem.

EXERCÍCIO 24-25

A degradação de Ruff de duas D-pentoses, A e B, dá dois novos açúcares, C e D. A oxidação de C com HNO_3 leva ao ácido *meso*-2,3-di-hidróxi-butanodioico (ácido tartárico) e a oxidação de D leva a um ácido opticamente ativo. A oxidação de A ou de B com HNO_3 fornece um ácido aldárico opticamente ativo. Quais são os compostos A, B, C e D?

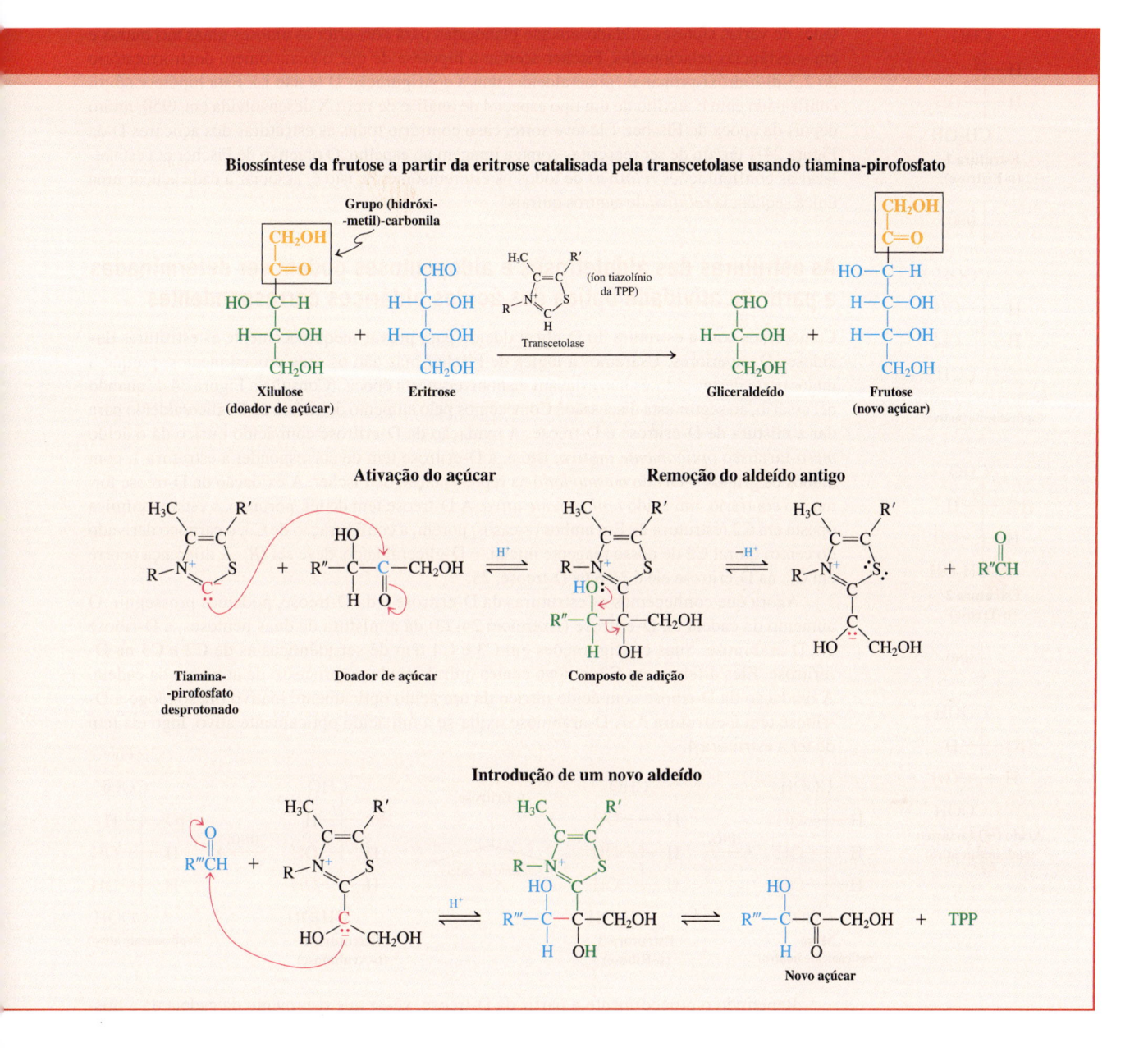

Biossíntese da frutose a partir da eritrose catalisada pela transcetolase usando tiamina-pirofosfato

Ativação do açúcar — *Remoção do aldeído antigo*

Introdução de um novo aldeído

EM RESUMO, os açúcares podem ser preparados a partir de outros açúcares pelo aumento da cadeia, por etapas de um átomo (formação de cianoidrina e redução) ou pelo encurtamento da cadeia (degradação de Ruff).

24-10 Configuração relativa das aldoses: um exercício de determinação da estrutura

Imagine que ganhamos de presente 14 frascos, cada um deles contendo uma das aldoses mostradas na Figura 24-1. Cada frasco tem um nome, mas *não a fórmula estrutural*. Como fazer para determinar a estrutura de cada substância *sem usar métodos espectrométricos*?

Esta era a natureza do desafio enfrentado por Fischer há quase um século. Em uma demonstração de extraordinária lógica científica, Fischer resolveu este problema interpretando os resul-

Estrutura 1
(D-Eritrose)

Ácido *meso*-tartárico
(opticamente inativo)

Estrutura 2
(D-Treose)

Ácido (−)-tartárico
(opticamente ativo)

tados de várias sínteses cuidadosamente planejadas para converter as aldoses umas nas outras e em substâncias relacionadas. Fischer aceitou a hipótese de que o enantiômero dextrorrotatório do 2,3-di-hidróxi-propanal (gliceraldeído) tem a configuração D (e não L). Esta hipótese só foi confirmada com o auxílio de um tipo especial de análise de raios X desenvolvida em 1950, muito depois da época de Fischer. Ele teve sorte, caso contrário todas as estruturas dos açúcares D da Figura 24-1 teriam de ser reescritas como a imagem no espelho. O objetivo de Fischer era estabelecer as configurações *relativas* de todos os estereoisômeros, isto é, associar a cada açúcar uma única sequência *relativa* de centros quirais.

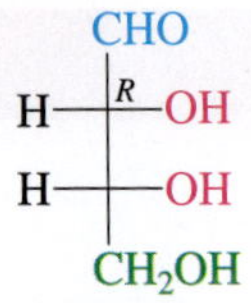

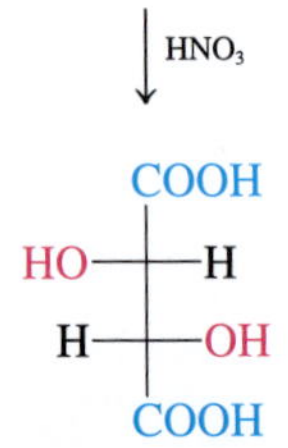

As estruturas das aldotetroses e aldopentoses podem ser determinadas a partir da atividade óptica dos ácidos aldáricos correspondentes

Comecemos com a estrutura do D-gliceraldeído para provar inequivocamente as estruturas das aldoses D superiores. Usaremos a lógica de Fischer mas não os seus procedimentos, porque a maior parte destas aldoses não estavam disponíveis nesta época. (Consulte a Figura 24-1, quando necessário, ao seguir esta discussão.) Comecemos pelo aumento de cadeia do D-gliceraldeído para dar a mistura de D-eritrose e D-treose. A oxidação da D-eritrose com ácido nítrico dá o ácido *meso*-tartárico *opticamente inativo*, isto é, a D-eritrose tem de corresponder à estrutura 1, com ambos os grupos −OH do *mesmo lado* na representação de Fischer. A oxidação da D-treose forma, ao contrário, um ácido *opticamente ativo*. A D-treose tem de ter, portanto, a estereoquímica oposta em C2 (estrutura 2). Em ambos os casos, porém, a configuração de C3, o carbono derivado do centro quiral C2 de nosso reagente inicial, o D-gliceraldeído, deve ser (*R*). A diferença ocorre em C2: na D-eritrose ele é 2*R* e na D-treose, 2*S*.

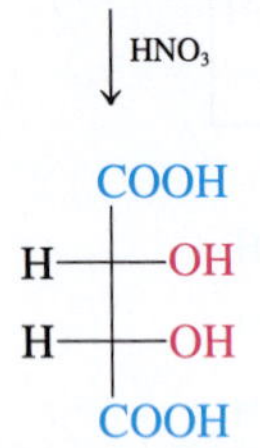

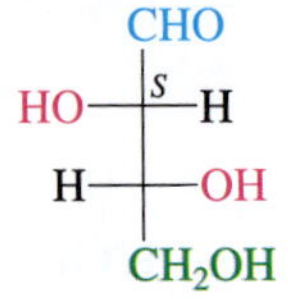

Agora que conhecemos as estruturas da D-eritrose e da D-treose, podemos prosseguir. O aumento da cadeia da D-eritrose (Exercício 24-23) dá a mistura de duas pentoses, a D-ribose e a D-arabinose. Suas configurações em C3 e C4 têm de ser idênticas às do C2 e C3 na D-eritrose. Elas diferem em C2, o novo centro quiral criado no processo de aumento da cadeia. A oxidação da D-ribose com ácido nítrico dá um ácido opticamente inativo (meso), logo a D-ribose tem a estrutura 3. A D-arabinose oxida-se a um ácido opticamente ativo, logo ela tem de ter a estrutura 4.

Meso (opticamente inativo) — **Estrutura 3** (D-Ribose) — **Estrutura 4** (D-Arabinose) — (opticamente ativo)

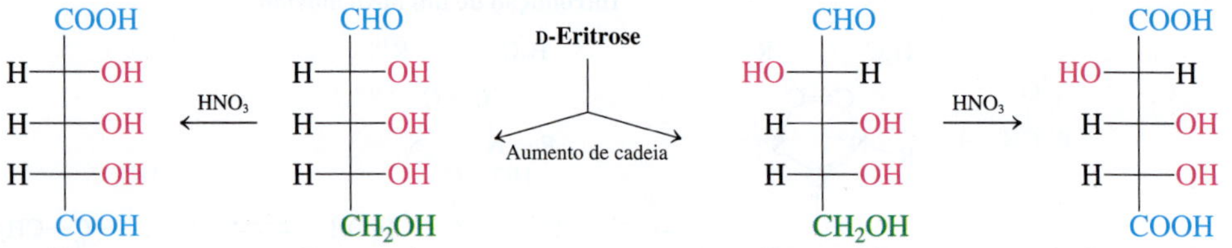

Repetindo o procedimento a partir da D-treose, vê-se que o aumento da cadeia dá a mistura de D-xilose e D-lixose. O produto de oxidação da D-xilose é meso, logo a D-xilose tem a estrutura 5. O produto de oxidação opticamente ativo da D-lixose confirma a sua estrutura como sendo 6.

Meso (opticamente inativo) — **Estrutura 5** (D-Xilose) — **Estrutura 6** (D-Lixose) — (opticamente ativo)

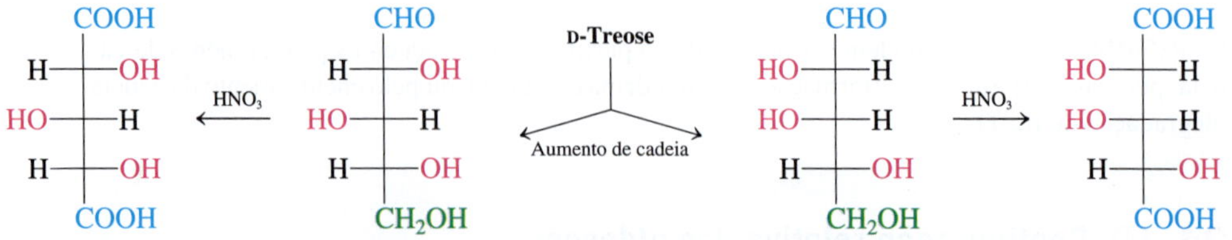

As propriedades de simetria também definem as estruturas das aldo-hexoses

Conhecemos, agora, as estruturas das quatro aldopentoses e podemos aumentar a cadeia de cada uma delas. Este processo dará quatro pares de aldo-hexoses, diferentes um do outro pela sequência característica dos centros quirais de C3, C4 e C5. Os compostos de cada par diferem apenas na configuração de C2.

O assinalamento estrutural dos quatro açúcares obtidos a partir da D-ribose e da D-lixose, respectivamente, também é obtido pela oxidação dos respectivos ácidos aldáricos. A D-alose e a D-galactose dão produtos de oxidação opticamente inativos, ao contrário do que ocorre com a D-altrose e a D-talose, que dão ácidos dicarboxílicos opticamente ativos.

```
    CHO            CHO            CHO            CHO
H ──┼── OH     H ──┼── OH    HO ──┼── H     HO ──┼── H
H ──┼── OH    HO ──┼── H     H  ──┼── OH    HO ──┼── H
H ──┼── OH    HO ──┼── H     H  ──┼── OH    HO ──┼── H
H ──┼── OH     H ──┼── OH    H  ──┼── OH    H  ──┼── OH
   CH₂OH         CH₂OH          CH₂OH          CH₂OH
  D-Alose      D-Galactose     D-Altrose       D-Talose
(a partir da   (a partir da   (a partir da   (a partir da
  D-ribose)     D-lixose)       D-ribose)      D-lixose)
(os dois dão ácidos dicarboxílicos meso)  (os dois dão ácidos dicarboxílicos opticamente ativos)
```

O assinalamento estrutural das quatro hexoses remanescentes (estruturas 7 a 10) não pode ser feito da mesma maneira porque todas dão diácidos opticamente ativos por oxidação. Utilizaremos a estratégia elaborada por Fischer para resolver um problema que ficara substancialmente mais complicado. Ele descobriu que o aumento da cadeia da D-arabinose dá a mistura de D-glicose e D-manose, uma das quais tem de ter a estrutura 7 e a outra, a estrutura 8. Mostrando criatividade em sínteses décadas a frente de seu tempo, ele desenvolveu um procedimento para *trocar* as funcionalidades de C1 e C6 de uma hexose, convertendo C1 a um álcool primário e C6 a um aldeído. Seguindo este procedimento a partir da D-glicose e da D-manose, ele mostrou que o resultado da troca C1/C6 na glicose era um *novo açúcar*, inexistente na natureza e que foi chamado de gulose. Por outro lado, o resultado da troca C1/C6 na manose produzia novamente a manose. O exame das estruturas 7 e 8 mostra porque isto acontece e dá uma ideia da genialidade de Fischer. Se fizermos a troca C1/C6 em 8 e girarmos 180° a projeção de Fischer, perceberemos que as estruturas inicial e final são idênticas, isto é, a troca fornece o *açúcar original*. Assim, 8 tem de corresponder à estrutura da D-manose e 7, no qual a troca C1/C6 dá uma nova estrutura, tem de corresponder à D-glicose.

```
    CHO              CH₂OH            CHO              CH₂OH                CHO
H ──┼── OH       H ──┼── OH      HO ──┼── H       HO ──┼── H           HO ──┼── H
HO──┼── H   Troca HO ──┼── H     HO ──┼── H   Troca HO ──┼── H  Rotação HO ──┼── H
H ──┼── OH  C1/C6 H ──┼── OH     H  ──┼── OH  C1/C6 H  ──┼── OH de 180° H  ──┼── OH
H ──┼── OH       H ──┼── OH      H  ──┼── OH       H  ──┼── OH          H  ──┼── OH
  CH₂OH            CHO             CH₂OH              CHO                  CH₂OH
    7           Novo açúcar         8                                    Igual a 8
(D-Glicose)      (gulose)       (D-Manose)
```

EXERCÍCIO 24-26

A gulose que Fischer sintetizou a partir da D-glicose é um açúcar D ou um açúcar L? (**Cuidado:** por um descuido pouco característico, o próprio Fischer deu, inicialmente, a resposta errada e isto confundiu *a todos* por *anos*.)

EXERCÍCIO 24-27

Fischer provou que seu raciocínio estrutural estava correto pela comparação do resultado da oxidação da D-glicose com ácido nítrico com o da gulose sintetizada. Qual é o produto destas reações?

Com a síntese da gulose, uma das duas hexoses que restam (os produtos do aumento da cadeia da D-xilose) foi identificada como sendo a estrutura 9. Por eliminação, a outra, a D-idose, tem de corresponder à estrutura 10, completando desta forma o exercício.

EXERCÍCIO 24-28

Na discussão anterior, decidimos quais eram as estruturas da D-ribose e D-arabinose porque por oxidação a primeira dá origem a um diácido meso e a segunda a um diastereoisômero opticamente ativo. Será que você poderia chegar ao mesmo resultado usando espectroscopia de ^{13}C-RMN?

EM RESUMO, o aumento ou a diminuição das cadeias em etapas de um carbono, juntamente com as propriedades de simetria dos vários ácidos aldáricos, permite a determinação da estereoquímica das aldoses.

24-11 Açúcares complexos na natureza: dissacarídeos

Uma fração substancial dos açúcares naturais existe nas formas dimérica, trimérica, oligomérica (entre 2 e 10 unidades de açúcar) e polimérica. O açúcar mais comum, o chamado açúcar de mesa, é um dímero.

A sacarose é um dissacarídeo derivado da glicose e da frutose

A sacarose, o açúcar de mesa comum, é um dos poucos produtos químicos naturais consumidos na forma não modificada (água e NaCl são outros dois exemplos). O consumo anual médio nos Estados Unidos é de cerca de 80 Kg por pessoa. O açúcar é isolado da cana-de-açúcar e da beterraba, em que ele é particularmente abundante (de 14 a 20% por peso), embora ele exista em muitas plantas em concentrações menores. A produção mundial é de cerca de 150 milhões de toneladas por ano.

Não vimos até agora a sacarose, neste capítulo, porque ela não é um monossacarídeo simples, mas sim um dissacarídeo, composto por duas unidades, uma de glicose e uma de frutose. A estrutura da sacarose pode ser deduzida a partir de seu comportamento químico. A hidrólise ácida divide a sacarose em glicose e frutose. Ela é um açúcar não redutor, não forma osazona e não sofre mutarrotação. Estes resultados sugerem que as unidades de monossacarídeo estão ligadas por uma ponte acetal (Seção 17-7) entre os dois carbonos anoméricos. Em outras palavras, as duas funções hemiacetal cíclico bloqueiam uma à outra. A análise da estrutura por raios X confirma esta hipótese: a sacarose é um dissacarídeo em que a forma α-D-glicopiranose da glicose liga-se à forma β-D-frutofuranose pelos carbonos anoméricos.

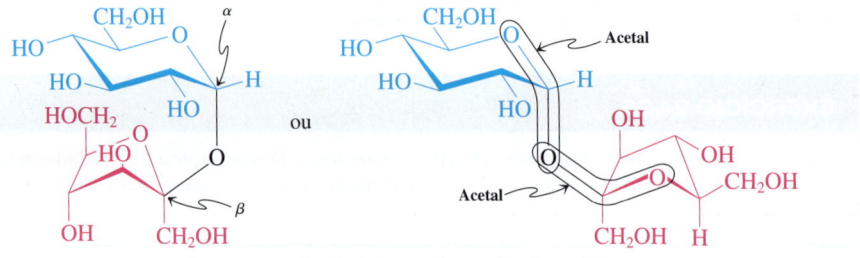

Sacarose, um β-D-frutofuranosil-α-D-glicopiranosídeo

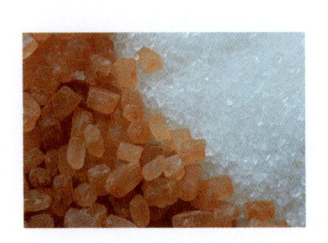

A sacarose é um composto químico puro que forma cristais grandes a partir de soluções saturadas em água.

Os carbonos anoméricos da sacarose fazem ambos parte dos grupos funcionais **acetal**.

A rotação específica da sacarose é +66,5. O tratamento com ácido diluído faz que a rotação decresça até atingir −20. O mesmo efeito é observado na presença da enzima invertase. O fenômeno, conhecido como **inversão da sacarose**, relaciona-se à mutarrotação dos monossacarídeos.

Ela inclui três diferentes reações: a hidrólise do dissacarídeo aos monossacarídeos α-D-glicopiranose e β-D-frutofuranose, a mutarrotação da α-D-glicopiranose até a mistura com a forma β no equilíbrio e a mutarrotação da β-D-frutofuranose até a β-D-frutopiranose, ligeiramente mais estável. Como a rotação específica da frutose (−92) é mais negativa do que a da glicose (+52,7) é positiva, a mistura resultante, algumas vezes chamada de **açúcar invertido**, tem rotação específica negativa, isto é, tem o sinal *invertido* em relação ao da solução de sacarose original.

Inversão da sacarose

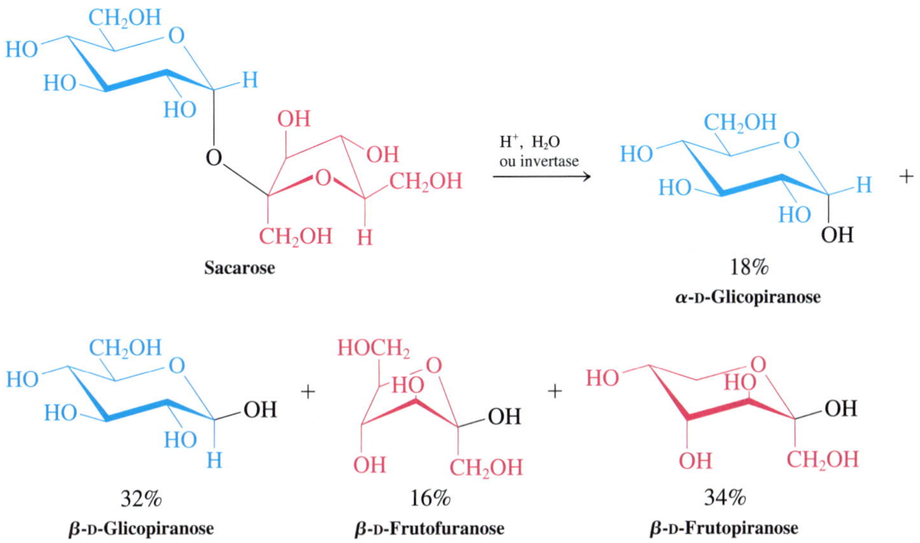

Sacarose → (H⁺, H₂O ou invertase) → α-D-Glicopiranose (18%) + β-D-Glicopiranose (32%) + β-D-Frutofuranose (16%) + β-D-Frutopiranose (34%)

O substituto de gordura comestível olestra, com baixas calorias, (veja o Destaque Químico 21-1) é uma mistura de ésteres de sacarose com sete ou oito ácidos graxos obtidos de óleos vegetais, como o ácido hexadecanoico (palmítico), por exemplo. Os ácidos graxos protegem o cerne da olestra de modo tão eficaz que ela é completamente imune ao ataque pelas enzimas digestivas e passa através do trato intestinal sem ser digerida.

EXERCÍCIO 24-29

Trabalhando com os conceitos: a prática da química dos açúcares

Dê os produtos (se for o caso) da reação da sacarose com $(CH_3)_2SO_4$, NaOH em excesso.

Estratégia

A química dos dissacarídeos e outros carboidratos mais complexos é essencialmente a mesma dos monossacarídeos. Identifique os grupos funcionais presentes e imagine processos semelhantes aos que foram descritos para os açúcares simples.

Solução

• O sulfato de dimetila é um reagente comumente usado para converter álcoois em éteres de metila pela síntese de Williamson de éteres (Seções 9-6 e 22-8). (Iodometano seria igualmente eficaz, mas é mais caro.)
• Como o exemplo da Seção 24-8 ilustra, esse reagente metila todos os grupos —OH livres de uma molécula, convertendo-os em grupos —OCH₃ via reações S_N2. A reação da sacarose com o sulfato de dimetila dá o produto

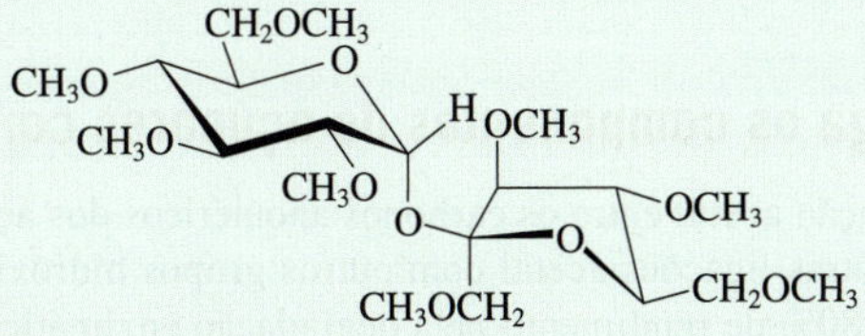

Para a continuação, veja o Exercício 24-30.

DESTAQUE QUÍMICO 24-3

Substitutos de açúcar derivados de carboidratos

Xilitol — **Lactitol** — **Maltitol**

Apesar do sucesso comercial dos adoçantes sintéticos sacarina e aspartame (Seção 26-4), essas substâncias não substituem totalmente o açúcar em produtos como o chocolate, por exemplo, porque suas propriedades físicas são muito diferentes das da sacarose. Como resultado, é preciso adicionar a confeitados contendo estes adoçantes outras substâncias que lhes confiram características aceitáveis aos consumidores.

A formulação de chocolates com baixas calorias é um desafio porque a maior parte do conteúdo calórico e o apelo comercial do "derrete na boca" do chocolate vem da gordura. A substituição da gordura do chocolate por adoçantes de baixas calorias vem sendo tentada. Várias misturas de alditóis, como o xilitol e o lactitol, juntamente com polímeros sintéticos de glicopiranoses foram usadas no passado com algum sucesso. Mais recentemente, maltitol tem sido empregado com melhores resultados. Esse alditol de um dissacarídeo é quase tão doce como a sacarose, mas tem dois terços do conteúdo calorífico. Além disso, o maltitol dá ao chocolate uma textura muito cremosa, que imita o efeito da gordura.

Um dos assuntos mais debatidos associados à procura de adoçantes de baixas calorias e não calóricos é o caso do esteviosídeo, encontrado nas folhas da *Stevia rebaudiana*, uma planta encontrada no Paraguai. O esteviosídeo é 300 vezes mais doce do que a sacarose, e sua estrutura híbrida de terpeno e carboidrato torna-o praticamente imune ao processo digestivo e, portanto, é essencialmente não calórico. Entretanto, embora o esteviosídeo seja usado na China, no Japão e no Brasil, seu uso como aditivo alimentar é proibido nos Estados Unidos, Canadá e União Europeia devido à possibilidade de alguns produtos da degradação metabólica poderem levar ao câncer e à esterelidade.

Um dos candidatos mais recentes a adoçante de baixas calorias é a cetose natural D-tagatose (Figura 24-2). Esta substância tem sabor praticamente idêntico ao da sacarose – note a semelhança entre a tagatose e a frutose –, mas tem muito menos calorias, tem um efeito muito pequeno nos níveis de açúcar do sangue e não alimenta as bactérias que decompõem os dentes. Além disso, sua preparação é relativamente "verde", envolvendo o tratamento com base do resíduo rico em lactose da produção do leite (soro). A comercialização da tagatose como adoçante em geleias e chocolates começou na Europa no final de 2007.

EXERCÍCIO 24-30

Tente você

Escreva os produtos (se for o caso) da reação da sacarose com (**a**) 1. H^+, H_2O, 2. $NaBH_4$; e (**b**) NH_2OH

A função acetal liga os componentes de açúcares complexos

A sacarose tem uma ligação acetal entre os carbonos anoméricos dos açúcares que a compõem. Poderíamos imaginar outras ligações acetal com outros grupos hidróxi. A **maltose** (açúcar do malte), que é obtida em 80% de rendimento pela degradação enzimática (amilase) do amido (a ser discutida na próxima seção), é um dímero da glicose em que o oxigênio do hemiacetal de uma molécula de glicose (na forma do anômero α) liga-se ao C4 de outra.

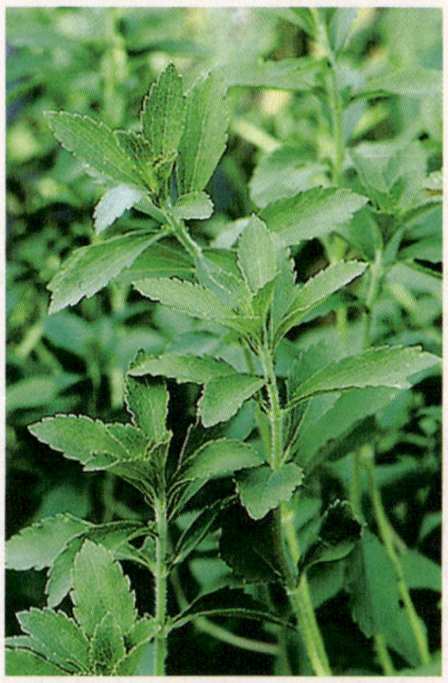

Capítulo 24 Carboidratos   1145

Esteviosídeo

Folhas da erva paraguaia *Stevia rebaudiana*.

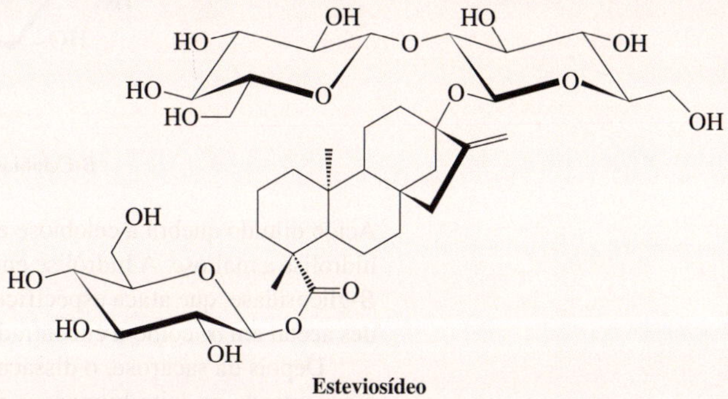

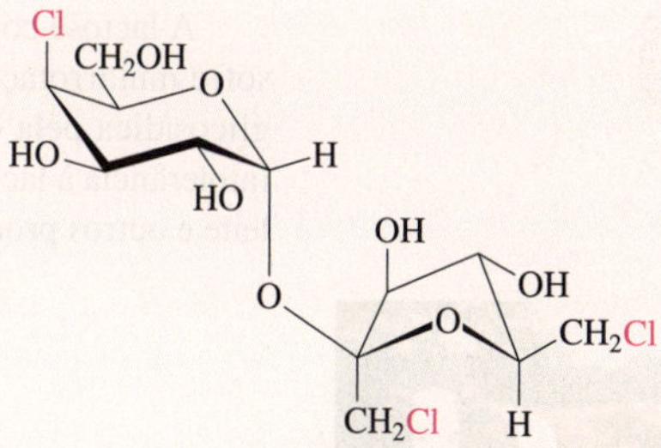

A novidade mais recente de sucesso no mercado de adoçantes artificiais é a sucralose (comercializada nos Estados Unidos como Splenda®). A sucralose é um derivado triclorado da sacarose que é 600 vezes mais doce do que ela. Ela tem a vantagem de ter estabilidade térmica suficiente para ser usada no forno e no fogão e pode ser obtida em várias formas, apropriadas a seus diversos usos potenciais. A sucralose é pouco absorvida no trato digestivo mas não existem evidências de efeitos maléficos sobre os humanos. A sucralose já foi aprovada para consumo em dezenas de países, incluindo os Estados Unidos e o Canadá.

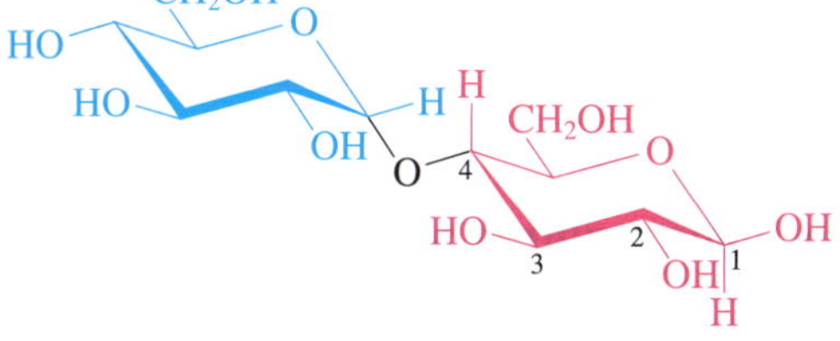

Sucralose

β-Maltose, uma α-D-glicopiranosil-β-D-glicopiranose

Neste arranjo, uma das glicoses retém sua unidade hemiacetal desprotegida e sua química característica. A maltose, portanto, é um açúcar redutor, forma osazonas e sofre mutarrotação. Ela se hidrolisa por ácido diluído ou pela enzima maltase a duas moléculas de glicose e é cerca de três vezes menos doce do que a sacarose.

> **EXERCÍCIO 24-31**
>
> Dê a estrutura do produto inicial da β-maltose após a reação (**a**) de oxidação com Br_2, (**b**) com fenil-hidrazina (3 equivalentes), (**c**) em condições em que pode ocorrer mutarrotação.

Outro dissacarídeo comum é a **celobiose**, obtida pela hidrólise da celulose (a ser discutida adiante). Suas propriedades químicas são quase idênticas às da maltose, bem como sua estrutura, que difere apenas na estereoquímica da ligação acetal que é β, e não α.

β-Celobiose, uma β-D-glicopiranosil-β-D-glicopiranose

Ácido diluído quebra a celobiose em duas moléculas de glicose com a mesma eficiência com que hidrolisa a maltose. A hidrólise enzimática, porém, só pode ser feita com uma enzima diferente, a β-glicosidase, que ataca especificamente a ponte acetal em β. A maltase é específica para unidades acetal em α, como a encontrada na maltose.

Depois da sacarose, o dissacarídeo natural mais abundante é a **lactose** (açúcar do leite). Ela é encontrada no leite humano e no da maior parte dos mamíferos (cerca de 5% da solução) e corresponde a mais de um terço do resíduo sólido remanescente obtido pela evaporação de todos os voláteis. A estrutura é constituída por uma unidade de galactose e uma de glicose, na forma β-D-galactopiranosil-α-D-glicopiranose. A cristalização a partir da água dá apenas o anômero α.

A lactose contém uma unidade hemiacetal desprotegida e é, portanto, um açúcar redutor que sofre mutarrotação. A primeira etapa de sua degradação no organismo é a hidrólise da ligação glicosídica pela enzima lactase para produzir galactose e glicose. A falta dessa enzima causa intolerância à lactose, uma condição associada a cólicas abdominais e diarreia após o consumo de leite e outros produtos derivados.

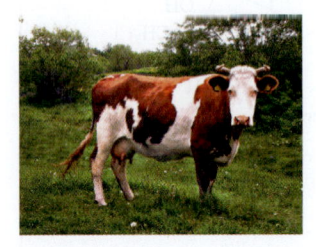

α-Lactose cristalina, uma β-D-galactopiranosil-α-D-glicopiranose

Tirou a lactose?

EM RESUMO, a sacarose é um dímero formado pela ligação da α-D-glicopiranose com a β-D-frutofuranose pelos carbonos anoméricos. Ela sofre inversão da rotação óptica pela hidrólise aos monômeros que, por sua vez, sofrem mutarrotação. O dissacarídeo maltose é um dímero da glicose, com os componentes em ligação carbono-oxigênio entre um carbono anomérico α de uma molécula de glicose e o C4 da segunda. A celobiose é quase idêntica à maltose, mas tem a configuração β no carbono do acetal. Na lactose, uma β-D-galactose liga-se a uma glicose da mesma maneira que na celobiose.

24-12 Polissacarídeos e outros açúcares na natureza

Os **polissacarídeos** são polímeros dos monossacarídeos. Suas possibilidades estruturais excedem a dos polímeros de alquenos (Seções 12-14 e 12-15), particularmente no tamanho da cadeia e nas ramificações. A natureza, entretanto, foi notavelmente econômica na construção destas macromoléculas. Os três polissacarídeos naturais mais abundantes – a celulose, o amido e o glicogênio – derivam-se do mesmo monômero, a glicose.

A celulose e o amido são polímeros sem ramificações

A **celulose** é um poli-β-glicopiranosídeo com ligações em C4, com cerca de 3.000 unidades de monômeros e peso molecular aproximadamente igual a 500.000. A macroestrutura é basicamente linear.

Celulose

Em consequência da formação de múltiplas ligações hidrogênio, as cadeias das moléculas de celulose tendem a se alinhar umas com as outras. As ligações hidrogênio são também responsáveis pela estrutura rígida da celulose e seu uso nas paredes celulares de organismos. Assim, a celulose é muito abundante em árvores e outras plantas. A fibra do algodão, por exemplo, é quase celulose pura, assim como o papel de filtro. As madeiras e palhas contêm cerca de 50% do polissacarídeo.

Como a celulose, o **amido** é uma poliglicose, porém suas subunidades estão ligadas por pontes acetal α. Ele funciona como reserva de alimento em plantas e, como a celulose, ele é facilmente quebrado em unidades glicose por ácido diluído. As fontes principais de amido são o milho, a batata, a aveia e o arroz. A água quente incha os grãos de amido e permite a separação dos dois principais componentes, a **amilose** (~ 20%) e a **amilopectina** (~ 80%). Ambos são solúveis em água quente, porém a amilose é menos solúvel em água fria. A amilose é formada por algumas centenas de unidades de glicose por molécula (peso molecular, 150.000 a 160.000). A estrutura é diferente da estrutura da celulose, embora os dois biopolímeros não sejam ramificados. A diferença está na estereoquímica do carbono anomérico que força a amilose a adquirir uma superestrutura polimérica helicoidal (e não a cadeia linear como aparece na fórmula abaixo). Observe que as unidades dissacarídeo da amilose são as mesmas da maltose.

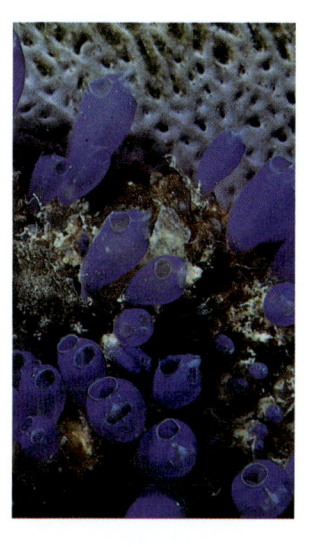

Amilose

Ao contrário da amilose, a amilopectina tem ramificações, principalmente em C6, cerca de uma vez a cada 20 a 25 unidades de glicose. O peso molecular é da ordem de alguns milhões.

Amilopectina

Embora normalmente associemos a celulose às plantas, estes animais marinhos produzem celulose para suas paredes externas. São um dos poucos animais que fazem isso.

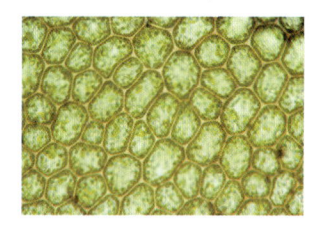

As paredes celulares (como estas de uma folha de musgo) dependem da celulose para adquirir rigidez.

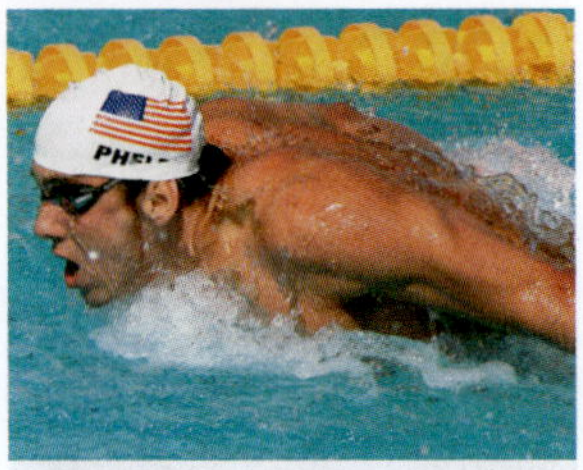

O glicogênio é uma fonte de energia

Outro polissacarídeo semelhante à amilopectina, porém com maior grau de ramificação (1 a cada 10 unidades de glicose) e tamanho muito maior (o peso molecular chega a 100 milhões), é o **glicogênio**. Este composto é de considerável importância biológica porque é um dos principais polissacarídeos usados para armazenamento de energia em animais e porque ele é uma fonte de glicose rapidamente disponibilizada entre as refeições e durante atividades físicas intensas. O polímero acumula-se em quantidades relativamente grandes no fígado e nos músculos do esqueleto em repouso. A descrição do uso deste estoque de energia pela célula é um dos capítulos fascinantes da bioquímica.

Uma enzima especial, a glicogeniofosforilase, decompõe inicialmente o glicogênio para dar um derivado da glicose, o α-D-glicopiranosil-1-fosfato. A reação ocorre em um dos grupos não redutores de uma unidade glicose terminal da molécula de glicogênio e prossegue por etapas, uma unidade glicose de cada vez. Como o glicogênio é muito ramificado, existem muitos destes grupos terminais em que pode ocorrer a reação enzimática, o que garante que a quantidade adequada de glicose pode ser obtida rapidamente se houver grande necessidade de consumo de energia.

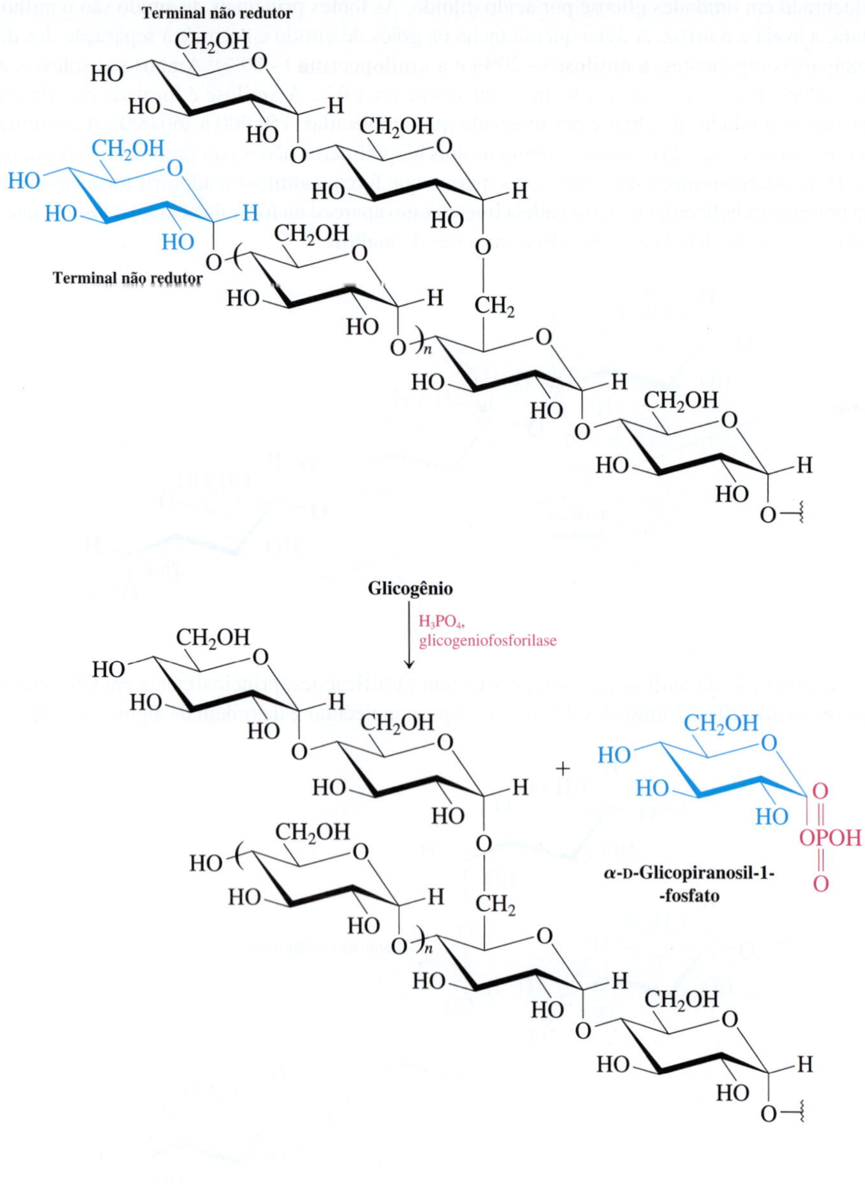

Michael Phelps degradando glicogênio.

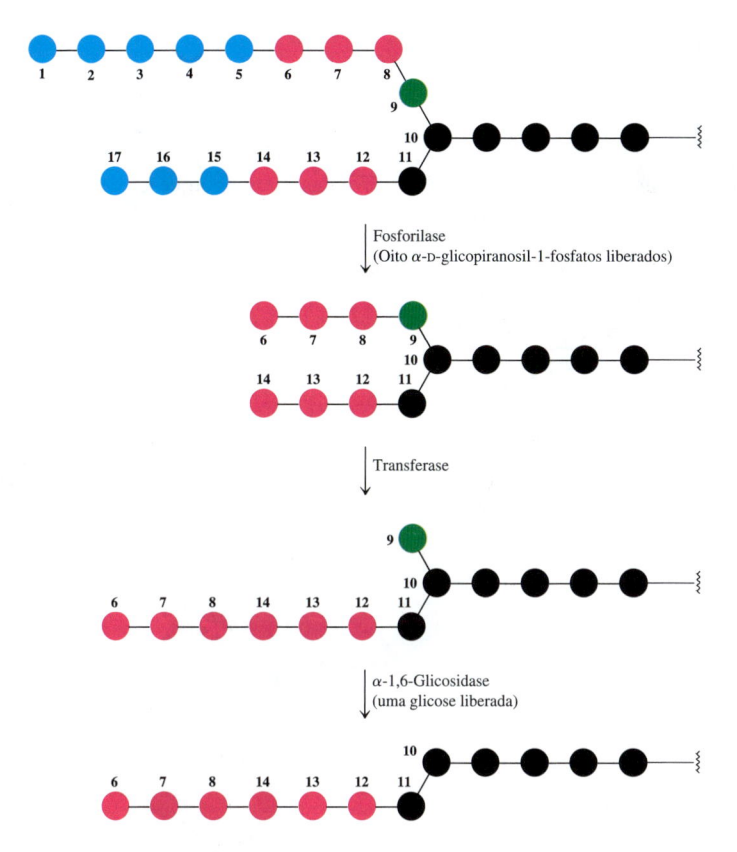

Figura 24-4 Etapas da degradação de uma cadeia lateral de glicogênio. A fosforilase remove inicialmente as unidades de glicose 1 a 5 e 15 a 17 uma de cada vez. A enzima atua até chegar a um ponto da cadeia afastado de um ponto de ramificação (10) por quatro unidades de glicose. A transferase move as unidades 6 a 8, em bloco, e as liga à unidade 14. Uma terceira enzima, a α-1,6-glicosidase, elimina a ramificação na unidade de glicose 10 pela remoção da unidade de glicose 9. Forma-se uma cadeia linear e a fosforilase reinicia sua atividade.

A fosforilase não pode quebrar as ligações α-1,6-glicosídicas. Assim que ela se aproxima de um destes pontos de ramificação (na verdade, assim que atinge um resíduo terminal distante quatro unidades de um destes pontos), ela deixa de funcionar (Figura 24-4). Neste momento, uma enzima diferente começa a operar, uma transferase, que pode deslocar blocos de três resíduos glicosila terminais de uma ramificação para outra. Uma unidade glicose permanece ligada ao ponto de ramificação. Uma terceira enzima é necessária para remover este último obstáculo antes de chegar a uma nova cadeia linear. Esta enzima é específica para o tipo de ligação que deve ser quebrada. É a α-1,6-glicosidase, também conhecida como enzima desramificadora. Quando esta enzima completa sua tarefa, a fosforilase continua a degradar a cadeia de glicoses até encontrar outra ramificação, quando, então, o processo se repete.

Os carboidratos da superfície da célula mediam processos de reconhecimento celular

Para que os organismos multicelulares funcionem, cada uma das células muito diferentes tem de reconhecer e ser capaz de interagir especificamente com outras células e com várias espécies químicas. Estas interações específicas são chamadas de **reconhecimento celular**. O reconhecimento celular envolve ligações não covalentes, comumente ligações hidrogênio, com moléculas da superfície exterior da célula. Após a formação da ligação, pode ocorrer transferência do material extracelular para o interior da célula.

O reconhecimento celular é essencial para praticamente todas as funções celulares. São exemplos de reconhecimento nas interações célula-célula a resposta do sistema imunológico à invasão de células "estranhas", a infecção de células por bactérias ou vírus e a fertilização do óvulo pelo esperma. Certas bactérias, como a da cólera e a da coqueluche, não invadem as células, mas produzem toxinas que se ligam às superfícies das células e são subsequentemente transferidas para o interior.

Estes processos de reconhecimento baseiam-se nos carboidratos que existem nas superfícies das células, ligados a lipídeos (**glicolipídeos**, Seção 20-5) ou a proteínas (**glicoproteínas**, Capítulo 26), embebidos na parede celular (Figura 24-5). O glicosil-cerebrosídeo, por exemplo, é o glicolipídeo mais simples e ilustra as características importantes desta classe de compostos:

Figura 24-5 Esquema que ilustra o reconhecimento dos carboidratos na parede celular, o que permite a ligação entre células, além da adesão de outras espécies, como micróbios (bactérias, vírus e toxinas). As cadeias de açúcar podem estar ligadas a proteínas (fitas vermelhas).

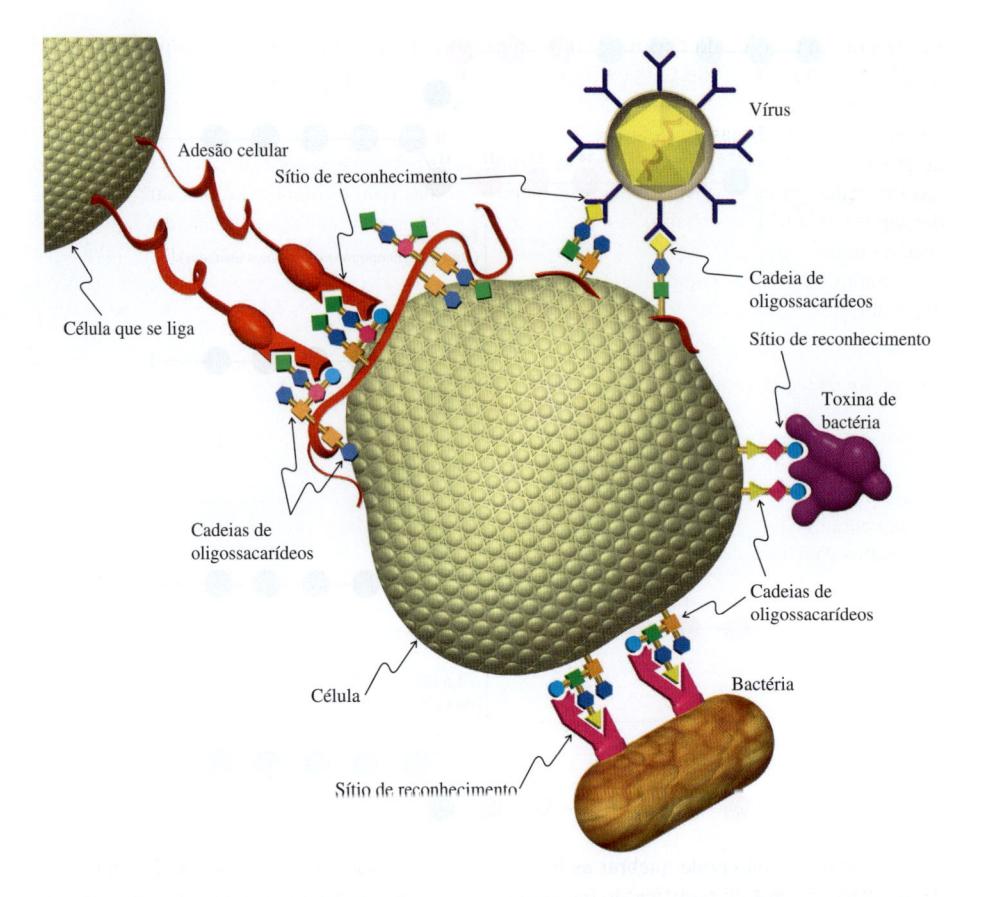

a extremidade ("cabeça") polar do carboidrato na superfície celular ligada a duas cadeias ("caudas") apolares embebidas na membrana. As diferentes estruturas dos carboidratos da "cabeça" são responsáveis pelas diferentes funções de reconhecimento. A toxina da cólera, por exemplo, liga-se especificamente a um glicopeptídeo chamado de pentassacarídeo GM1. Esta substância é encontrada na superfície das células do intestino responsáveis pela absorção de água. O resultado é o interrompimento desta função e diarreia severa.

Glicosil-cerebrosídeo

Os tipos de sangue humano – O, A, B e AB – são caracterizados por diferentes oligossacarídeos da superfície das hemácias do sangue. Quando um tipo de sangue incompatível é introduzido por transfusão, o sistema imunológico do corpo produz anticorpos que se ligam aos oligossacarídeos da superfície das hemácias estranhas e provocam sua aglutinação. O resultado é o entupimento generalizado dos vasos sanguíneos, seguido de morte. As células do tipo O são protegidas por um hexassacarídeo cuja estrutura é comum a todos os quatro tipos sanguíneos. Em consequência, as células do tipo O não são reconhecidas como estranhas por nenhum dos receptores, independente do tipo sanguíneo. Nas células dos tipos A e B, dois sacarídeos diferentes ligam-se ao hexassacarídeo do tipo O. É este "sétimo" sacarídeo que aciona a resposta imunológica. Por isto, o sangue do tipo A não pode ser doado a portadores de sangue do tipo B e vice-versa, nem destes para portadores de sangue do tipo O. As células do tipo AB incluem os dois sacarídeos, do tipo A e do tipo B, e, por isso, os indivíduos com sangue tipo AB podem receber transfusões de qualquer doador sem risco de reações do sistema imunológico.

Por mais estranho que pareça, o objetivo biológico (se é que há algum) dos oligossacarídeos da superfície das células do sangue é um mistério. Alguns cientistas especulam que a existência de grupos sanguíneos diferentes (e os anticorpos a eles associados) pode ter um papel na inibição das infecções virais: os vírus transmitidos entre pessoas com diferentes grupos sanguíneos poderiam ter uma maior probabilidade de serem reconhecidos como "estranhos" e destruídos pelo sistema imunológico. Entretanto, pessoas com uma anormalidade genética rara que impede que suas células sanguíneas contenham quaisquer oligossacarídeos de membrana são capazes de viver vidas normais e saudáveis.

Os açúcares modificados podem conter nitrogênio

Muitos dos açúcares naturais têm estrutura modificada ou estão ligados a outras moléculas orgânicas. Existe uma grande classe de açúcares em que pelo menos um dos grupos hidróxi foi substituído por um grupo amino. Eles são chamados de **glicosilaminas** quando o nitrogênio está diretamente ligado ao carbono anomérico e **aminodesoxiaçúcares** quando o nitrogênio está ligado a outros carbonos.

β-D-Glicopiranosilamina
(uma glicosilamina)

2-Amino-2-desóxi-D-glicopiranose
(um aminodesoxiaçúcar)

Quando um açúcar liga-se pelo carbono anomérico ao grupo hidróxi de outro resíduo complexo, ele é chamado de **grupo glicosila**. O restante da molécula (ou o produto obtido pela remoção do açúcar por hidrólise) é chamado de **aglicona**. Um exemplo é a adriamicina, um antibiótico da família das antraciclinas. A adriamicina e seu análogo desóxi, a daunomicina, são muito eficazes no tratamento de muitos cânceres humanos. Eles são, agora, parte do tratamento padrão na quimioterapia do câncer. A aglicona destes sistemas é uma estrutura tetracíclica linear que incorpora um fragmento antraquinona (derivado do antraceno, veja a Seção 15-5). O aminoaçúcar é chamado daunosamina.

Adriamicina (R = OH)
Daunomicina (R = H)

Estreptomicina

Um grupo pouco comum são os antibióticos aminoglicosídeos que se baseiam quase exclusivamente nas estruturas de oligossacarídeos. A estreptomicina (um agente antituberculose), isolada em 1944 de culturas do bolor de *Streptomyces griseus*, tem particular importância terapêutica. A molécula tem três subunidades, a furanose estreptose, um derivado da glicose, a 2-desóxi-2-metilamino-L-glicose (um exemplo da rara forma L) e a estreptidina, que é um ciclo-hexano hexassubstituído.

EM RESUMO, os polissacarídeos celulose, amido e glicogênio são poliglicosídeos. A estrutura da celulose é formada pela repetição de unidades diméricas de celobiose. O amido pode ser visto como um derivado da polimaltose. Suas ramificações complicam a degradação enzimática, como

DESTAQUE QUÍMICO 24-4

Ácido siálico, "gripe aviária" e desenho racional de fármacos

Em 1918, uma variante do vírus da gripe de virulência sem precedentes passou de seus hospedeiros usuais, os pássaros, para os humanos. Quando o surto passou, um ano depois, esta "gripe" havia matado quase 100 milhões de pessoas – os números foram tão incertos que só são possíveis estimativas –, cerca de 5% da população do mundo. O vírus da gripe é uma entidade simples em que a bioquímica é governada por meia dúzia de segmentos de RNA (Capítulo 26) que controlam a síntese de um punhado de proteínas. Duas delas, em particular, a hemaglutinina (HA) e a neuraminidase (NA), determinam, respectivamente, a capacidade do vírus de ligar-se às células, infectá-las e reproduzirem-se, liberando novas partículas virais.

Os vírus da gripe sofrem mutações rápidas, dando variantes que contêm versões modificadas de HA e NA. O vírus responsável pela pandemia de 1918-1919 foi denominado H1N1. Ao todo, 16 formas de HA e 9 de NA foram identificadas. A variante H5N1 é a que nos preocupa hoje. Ela infecta uma grande população de aves no mundo todo, especialmente no sudoeste da Ásia. Por enquanto, H5N1 raramente se transmite aos humanos mas, como H1N1, é letal quando o faz. O medo de que H5N1 ganhe a capacidade de se transmitir de um humano para outro levou a muitas pesquisas sobre vacinas que previnam a infecção, bem como fármacos antivirais capazes de inibir a função das proteínas do vírus, como NA, por exemplo, se a transmissão já ocorreu. A obtenção de uma vacina eficiente é mais difícil porque o vírus tende a sofrer mutações em cada ciclo de reprodução. A estratégia antiviral apoia-se na bioquímica conhecida de um carboidrato que ocorre naturalmente no sangue e nos tecidos de todos os vertebrados: o **ácido siálico**.

O nome ácido siálico descreve um grupo de compostos, derivados substituídos em *N* ou *O* do ácido neuramínico, um monossacarídeo com um esqueleto de nove carbonos. Estes compostos têm funções biológicas essenciais no sangue, no cérebro (especialmente no aprendizado e na memória) e em outros órgãos. O termo "ácido siálico" é usado, com frequência, para indicar o membro mais comum da família, o ácido N-acetil-neuramínico (Neu5Ac). O ácido siálico também protege os organismos da invasão de patógenos, mas, paradoxalmente, sua presença na superfície das células facilita a ligação do HA do vírus da gripe, o que leva à infecção.

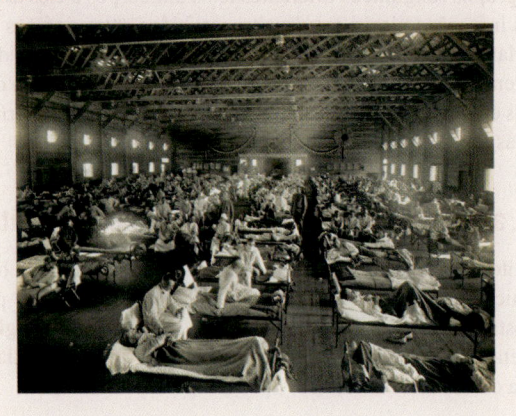

Hospital de emergência montado no US Army Camp Fuston, no Kansas, EUA, durante a pandemia de gripe espanhola de 1918.

Nos anos 1970, estudos identificaram um derivado do ácido siálico, DANA, que se liga ao NA e inibe a reprodução do vírus. Um estudo da estrutura cristalina do complexo DANA-NA, por raios X, mostrou que o grupo hidróxi em C4 do derivado ligado ficava próximo de um íon carboxilato com carga negativa, essencial para a atividade do NA. Os ácidos carboxílicos têm pK_a próximo de 4 (Seção 19-4), portanto, no pH aproximadamente neutro dos fluidos corporais, um ácido está na forma da base conjugada. Em um esforço para tornar mais forte essa ligação, um grupo de químicos australianos converteu o grupo hidróxi de C4 em um grupo amino, que estaria protonado em pH ≈ 7 (Seção 21-4). O análogo com o grupo amino se liga ao NA e inibe-o 100 vezes mais fortemente. Em outra modificação, este grupo amino foi convertido em um grupo guanidino, $-NH-\overset{\overset{NH}{\|}}{C}-NH_2$ que é uma base muito mais forte do que uma amina, porque a carga positiva de seu ácido conjugado está muito deslocalizada por resso-

também acontece com o glicogênio. O metabolismo destes polímeros dá inicialmente unidades de glicose, posteriormente degradadas. Por fim, existem muitos açúcares na natureza sob formas modificadas ou ligadas a outras estruturas. Exemplos incluem os carboidratos da superfície das células e os aminoaçúcares. Os antibióticos aminoglicosídeos são formados inteiramente por moléculas de monossacarídeos, modificados e não modificados.

A IDEIA GERAL

Os carboidratos são uma classe de compostos muito ampla e diversa, responsável por grande número de funções na química biológica. Seu comportamento químico e *sua atividade biológica* são consequência direta de suas estruturas bem definidas de moléculas polifuncionais e suas características estereoquímicas. Seu estudo é uma oportunidade excelente de revisar as propriedades dos grupos hidróxi e carbonila, e de explorar a ideia de que componentes estruturais simples podem levar a propriedades moleculares muito diferentes.

Veremos, no Capítulo 25, os compostos heterocíclicos, que têm, também, funções biológicas importantes, cujas estruturas incluem anéis com átomos de oxigênio, enxofre ou nitrogênio, além de carbono. No Capítulo 26, voltaremos a sistemas em que os carboidratos têm papel importante, quando discutirmos os ácidos nucleicos.

nância (Seção 21-6). Este composto tornou-se o fármaco zanamivir, hoje comercializado como Relenza pela companhia farmacêutica GlaxoSmithKline. Relenza será provavelmente o composto antiviral de primeira linha no esforço mundial de se preparar para uma epidemia de gripe aviária.

Relenza é o resultado de um processo que agora é rotineiro nas companhias farmacêuticas, chamado de **desenho racional de fármacos**. Pacotes computacionais elaborados modelam a forma tridimensional e a distribuição de carga da superfície de moléculas-alvo, como NA. Estes modelos são, por sua vez, empregados para obter "candidatos" a fármacos que têm formas e distribuição de carga complementares e se ligam ao alvo de modo a inibir sua função. Essa estratégia permite que os químicos possam determinar as características estruturais ótimas de um candidato a fármaco em potencial *antes* de ir ao laboratório para sintetizar a molécula. O gráfico abaixo mostra esquematicamente o processo que levou do ácido siálico ao fármaco Relenza, com base em avaliações experimentais e computacionais da atração de cada estrutura de candidato a fármaco pelo íon carboxilato e outros grupos na região crucial da molécula da neuraminidase (NA).

Desenho racional do inibidor de neuraminidase (NA) Zanamivir (Relenza) $\left(R = CH_3\overset{\overset{O}{\|}}{C} \right)$

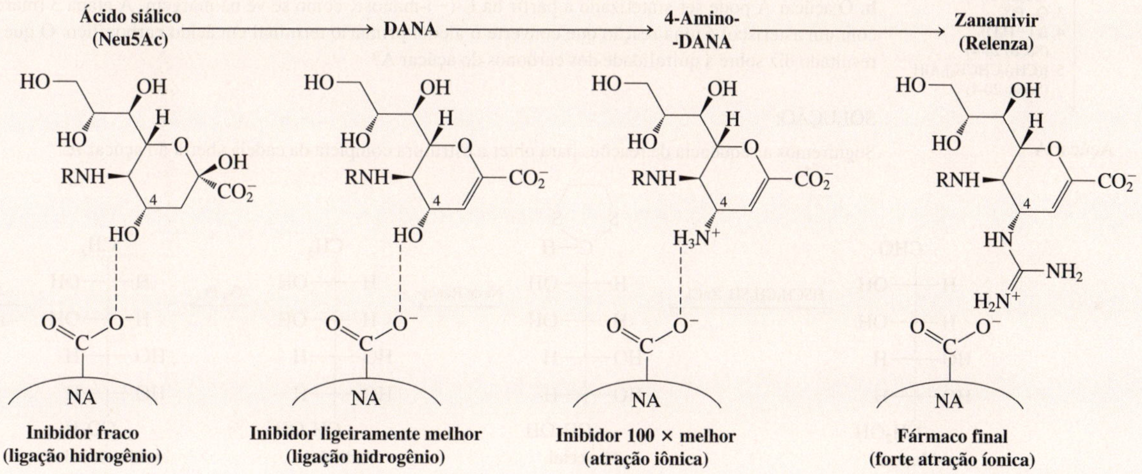

Ácido siálico (Neu5Ac) → DANA → 4-Amino-DANA → Zanamivir (Relenza)

Inibidor fraco (ligação hidrogênio) — Inibidor ligeiramente melhor (ligação hidrogênio) — Inibidor 100 × melhor (atração iônica) — Fármaco final (forte atração iônica)

PROBLEMA DE INTEGRAÇÃO

24-32. A rutinose é um açúcar que existe em vários bioflavonoides, compostos encontrados em muitas plantas com importância terapêutica para a manutenção da saúde cardiovascular, em geral, e da resistência das paredes dos vasos sanguíneos, em particular. A rutina é um bioflavonoide que contém rutinose e é encontrado no trigo mourisco e no eucalipto. A hesperidina é outro bioflavonoide, obtido da casca de limões e laranjas. Em ambos os casos, a rutinose liga-se a uma aglicona tricíclica (Seção 24-12).

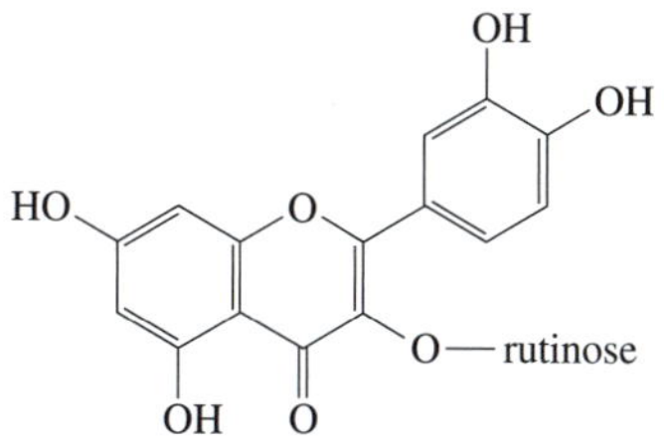

Rutina

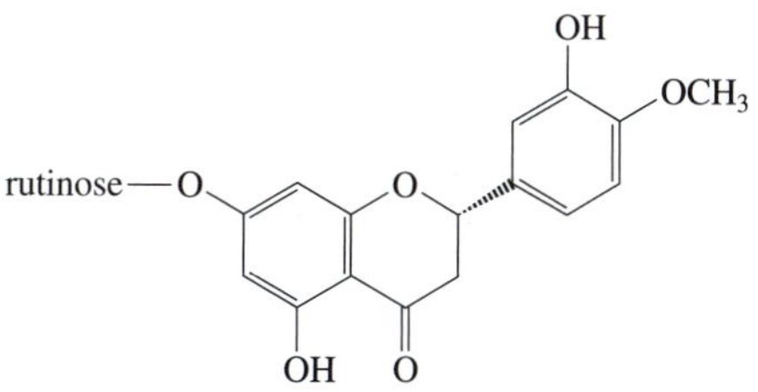

Hesperidina

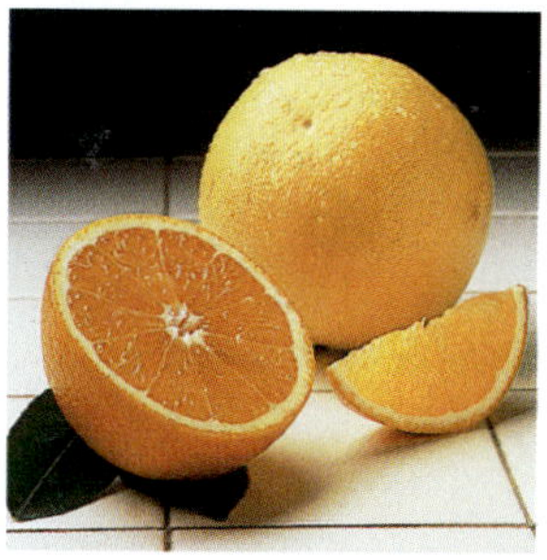

A casca destas frutas cítricas é rica em bioflavonoides.

Use as seguintes informações para deduzir a estrutura do açúcar rutinose.

a. A rutinose é um açúcar redutor que dá por hidrólise ácida um equivalente de D-glicose e um equivalente de um açúcar A, com fórmula $C_6H_{12}O_5$. O açúcar A reage com quatro equivalentes de HIO_4 para dar quatro equivalentes de ácido fórmico e um equivalente de acetaldeído. O que podemos concluir a respeito do açúcar A nesta etapa?

SOLUÇÃO:

O que a degradação com HIO_4 nos diz? Cada equivalente de HIO_4 quebra uma ligação entre dois átomos de carbono ligados a oxigênio. Como pode-se ver nos exemplos da Seção 24-5, o ácido fórmico deriva-se de um grupo formila terminal ou de um grupo hidróxi secundário interno. O acetaldeído é um produto de degradação incomum. Ele se forma pela oxidação de um substituinte metila terminal ligado a um carbono que tem um grupo hidróxi secundário. A reconstrução da estrutura de A a partir destas informações leva a:

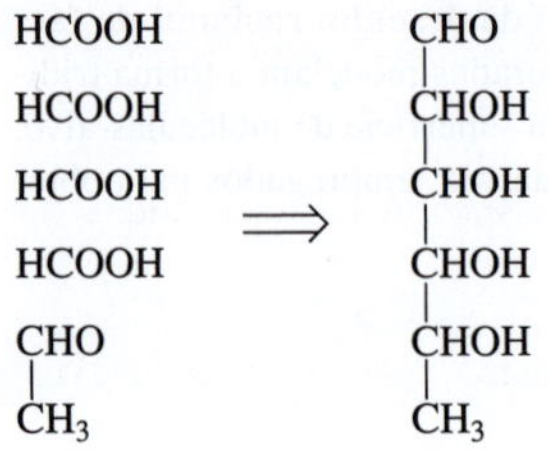

$$\begin{array}{c} HCOOH \\ HCOOH \\ HCOOH \\ HCOOH \\ CHO \\ CH_3 \end{array} \Longrightarrow \begin{array}{c} CHO \\ CHOH \\ CHOH \\ CHOH \\ CHOH \\ CH_3 \end{array}$$

Só para conferir, notamos que a estrutura corresponde à fórmula molecular $C_6H_{12}O_5$.

b. O açúcar A pode ser sintetizado a partir da L-(−)-manose, como se vê na margem. A etapa 3 (marcada com um asterisco) é uma reação que converte o álcool primário terminal em ácido carboxílico. O que este resultado diz sobre a quiralidade dos carbonos do açúcar A?

L-(−)-Manose

1. $HSCH_2CH_2SH$, $ZnCl_2$
2. Ni de Raney (Seção 17-8)
3. O_2, Pt*
4. Δ (−H_2O) (Seção 24-4)
5. [$(CH_3)_2CHCH_2$]$_2$AlH (Seção 20-4)

Açúcar A

SOLUÇÃO:

Seguiremos a sequência de reações para obter a estrutura completa da cadeia aberta do açúcar A:

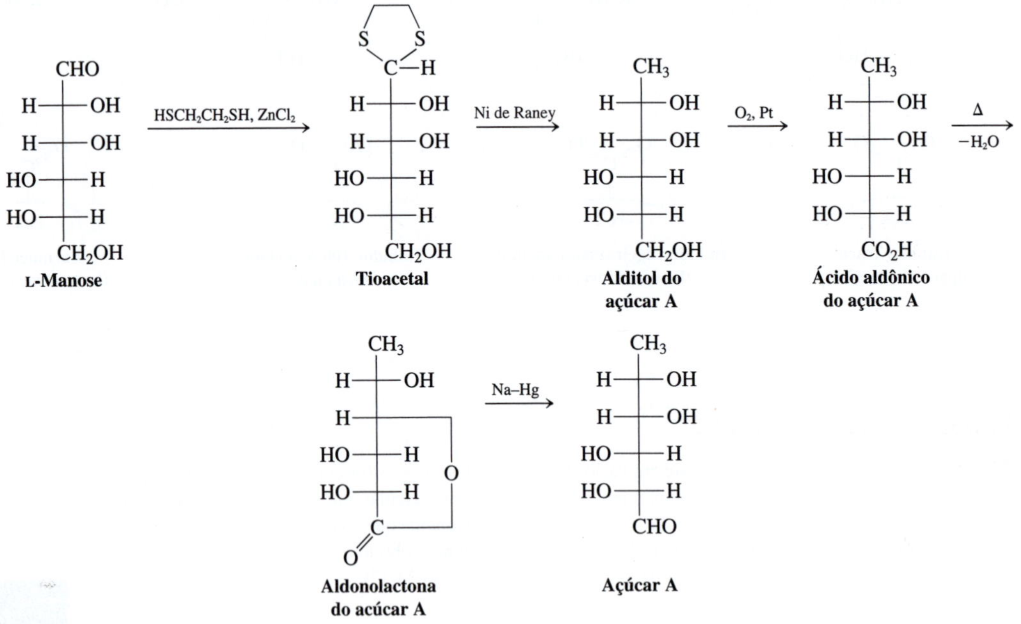

O nome do açúcar A é 6-desóxi-L-manose.

c. A metilação completa da rutinose com sulfato de dimetila em excesso (Seção 24-8) fornece um derivado heptametilado. A hidrólise ácida subsequente leva a um equivalente de 2,3,4-tri-O-metil-D-glicose e um equivalente do derivado 2,3,4-tri-O-metila do açúcar A. Que estrutura(s) da rutinose é(são) coerente(s) com estes dados?

SOLUÇÃO:

O tratamento com sulfato de dimetila converte todos os grupos —OH livres em grupos —OCH$_3$ (Seção 24-8). Pode-se concluir disto que a rutinose tem sete substituintes hidróxi e que um deles, pelo menos, tem de ser parte de um hemiacetal cíclico. Lembre-se de que a rutinose é um açúcar redutor (Seção 24-4). Pode-se concluir, também, que *ambos* os monossacarídeos que compõem a rutinose estão na forma cíclica. Por quê? As formas em cadeia aberta da glicose e do açúcar A somadas contêm um total de *nove* grupos —OH. Como a rutinose tem apenas sete, dois dos nove originais têm de estar envolvidos na função acetal glicosídica que liga os açúcares, como ocorre com as ligações dos dissacarídeos maltose, celobiose e lactose (Seção 24-11).

A hidrólise ácida da rutinose heptametilada dá dois monossacarídeos *trimetilados*. O ácido quebra a ligação glicosídica entre os dois açúcares (Seção 24-11), mas onde está o sétimo grupo? A única possibilidade é que ele estivesse ligado ao oxigênio do hemiacetal, sob a forma de um glicosídeo de metila – um acetal – que pode ser quebrado por ácido muito mais facilmente do que um metil-éter (Seção 24-8). Os seis grupos metila (nos carbonos 2, 3 e 4 dos dois monossacarídeos resultantes da hidrólise) têm de estar ligados a oxigênios que não fazem parte da ligação glicosídica entre os açúcares ou entre eles e a aglicona. Somente os átomos de oxigênio que *não* são metilados com sulfato de dimetila podem compor estas partes da rutinose. Assim, pode-se concluir que os oxigênios de C5 em ambos os monossacarídeos metilados estão em um anel piranose (anel de seis átomos) porque, se os anéis fossem de cinco átomos, conteriam os oxigênios de C4. Estamos quase no fim. Restam três grupos hidróxi que poderiam fazer a ligação entre os açúcares: o —OH de hemiacetal no C1 do açúcar A, o —OH de hemiacetal no C1 da glicose e o —OH primário no C6 da glicose. Para resumir:

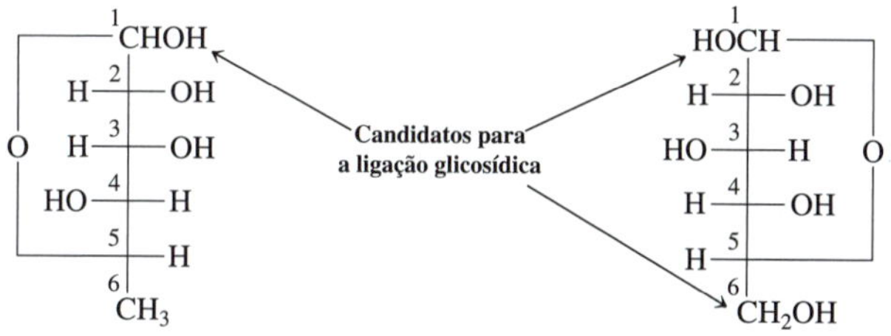

6-Desóxi-L-manopiranose
Açúcar A

D-Glicopiranose

Neste ponto, já temos a resposta: a rutinose é um açúcar redutor e, portanto, tem de ter *pelo menos uma função hemiacetal*. A única opção é que esta função esteja no fragmento glicose e que a ligação glicosídica seja formada por C6—OH da glicose e C1 do açúcar A. Para concluir, vamos desenhar as estruturas usando projeções de Haworth e em cadeira, mais descritivas, seguindo os procedimentos da Seção 24-2 (a estereoquímica de C1 do açúcar A não está definida). Nos três desenhos a seguir, o fragmento glicopiranose está abaixo do plano do açúcar A. Como A é um açúcar L, é necessário ter cuidado para preservar a estereoquímica absoluta correta. Uma boa maneira de fazer isto é seguir o mesmo procedimento usado para os açúcares D. Coloque a ligação éter para trás e gire a projeção de Fischer 90° no sentido horário para que os grupos que estavam originalmente à direita na projeção de Fischer apontem para baixo e os que estavam à esquerda apontem para cima. Os indicadores D e L referem-se à configuração de C5. O substituinte (C6) nesta posição apontaria para cima em um açúcar D mas, com o C5 invertido, este grupo agora tem de apontar para baixo. O resultado está nas duas estruturas I e II, a seguir. Uma alternativa igualmente correta é girar a projeção de Fischer de um açúcar L no sentido oposto, anti-horário. Quando se faz isso, obtém-se a estrutura III, à direita. Observe que o grupo metila de C6 agora aponta para *cima*, o carbono anomérico (C1) está à *esquerda* e a vista da estrutura do açúcar A foi rodada por 180° em torno de um eixo perpendicular à página, em relação aos desenhos à esquerda. Use modelos!

Rutinose

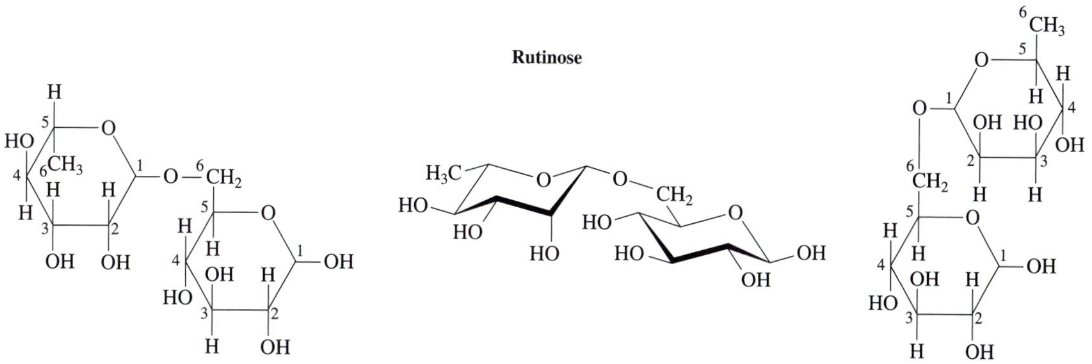

I

II

III

Novas reações

1. Formação do hemiacetal cíclico em açúcares (Seção 24-2)

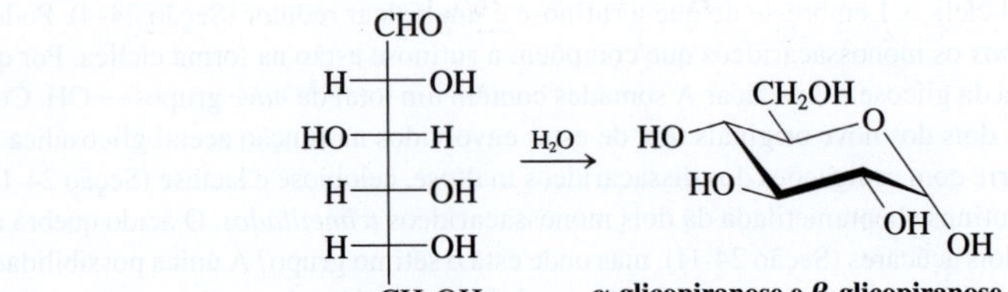

α-glicopiranose e β-glicopiranose

2. Mutarrotação (Seção 24-3)

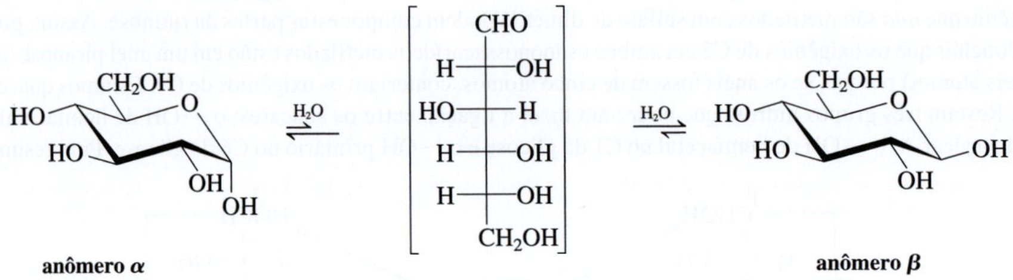

anômero α
($[\alpha]_D^{25°C} = +112$)

(No equilíbrio $[\alpha]_D^{25°C} = +52,7$)

anômero β
($[\alpha]_D^{25°C} = +18,7$)

3. Oxidação (Seção 24-4, os substituintes H e OH não relevantes foram omitidos)

Testes para açúcares redutores

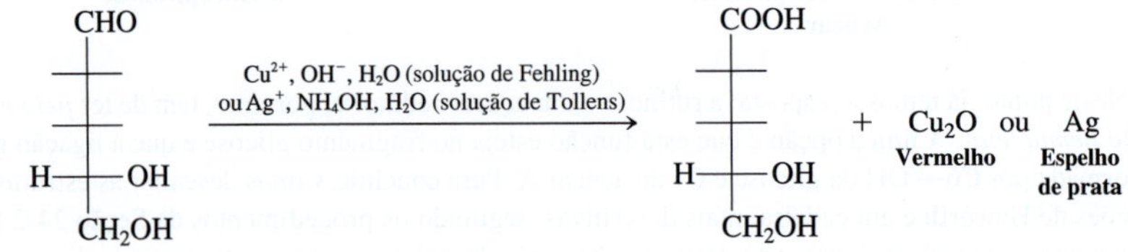

Cu^{2+}, OH^-, H_2O (solução de Fehling)
ou Ag^+, NH_4OH, H_2O (solução de Tollens)

+ Cu_2O ou Ag
Vermelho Espelho de prata

Síntese de ácidos aldônicos

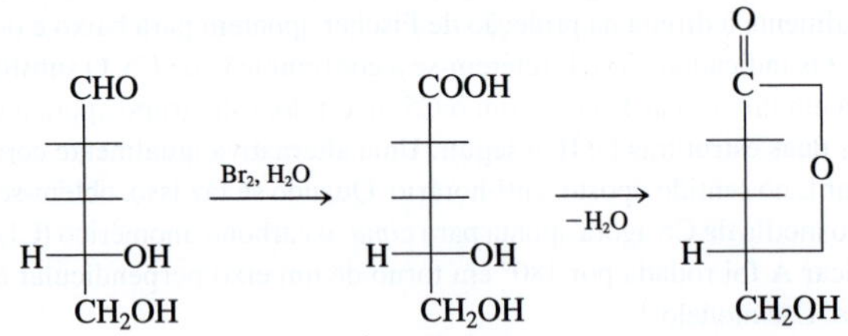

Br_2, H_2O → Ácido aldônico $-H_2O$ → γ-Lactona

Síntese de ácidos aldáricos

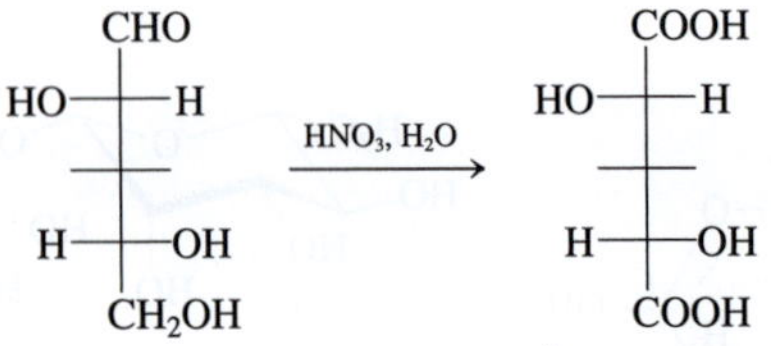

HNO_3, H_2O → Ácido aldárico

4. **Degradação de açúcares (Seção 24-5)**

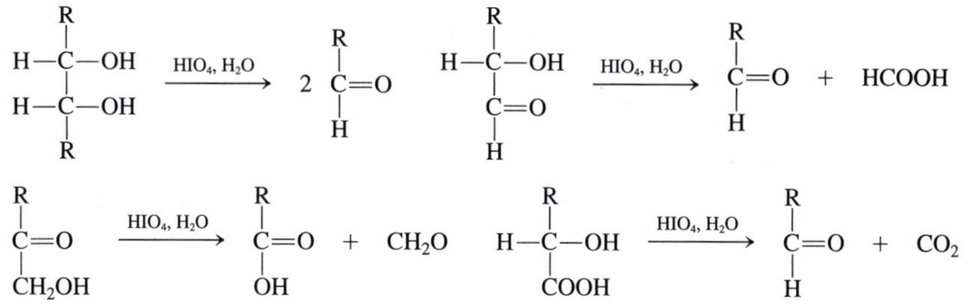

$$\begin{array}{c} R \\ | \\ H-C-OH \\ | \\ H-C-OH \\ | \\ R \end{array} \xrightarrow{HIO_4, H_2O} 2 \begin{array}{c} R \\ | \\ C=O \\ | \\ H \end{array} \qquad \begin{array}{c} R \\ | \\ H-C-OH \\ | \\ C=O \\ | \\ H \end{array} \xrightarrow{HIO_4, H_2O} \begin{array}{c} R \\ | \\ C=O \\ | \\ H \end{array} + HCOOH$$

$$\begin{array}{c} R \\ | \\ C=O \\ | \\ CH_2OH \end{array} \xrightarrow{HIO_4, H_2O} \begin{array}{c} R \\ | \\ C=O \\ | \\ OH \end{array} + CH_2O \qquad \begin{array}{c} R \\ | \\ H-C-OH \\ | \\ COOH \end{array} \xrightarrow{HIO_4, H_2O} \begin{array}{c} R \\ | \\ C=O \\ | \\ H \end{array} + CO_2$$

5. **Redução (Seção 24-6)**

$$\begin{array}{c} CHO \\ | \\ H-\!\!-\!\!OH \\ | \\ CH_2OH \end{array} \xrightarrow{NaBH_4,\ CH_3OH} \begin{array}{c} CH_2OH \\ | \\ H-\!\!-\!\!OH \\ | \\ CH_2OH \end{array}$$

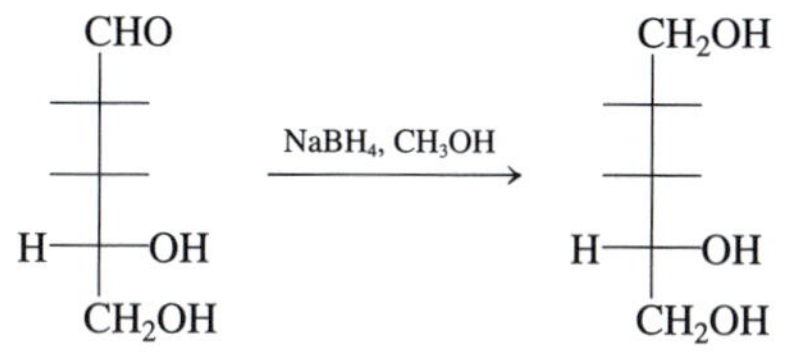

Alditol

6. **Hidrazonas e osazonas (Seção 24-7)**

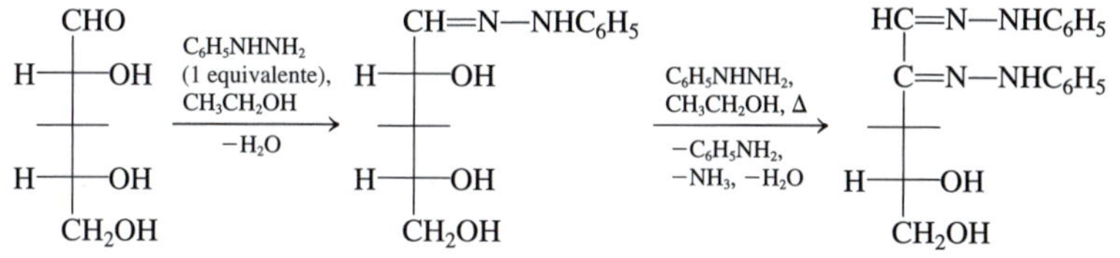

$$\begin{array}{c} CHO \\ | \\ H-\!\!-\!\!OH \\ | \\ H-\!\!-\!\!OH \\ | \\ CH_2OH \end{array} \xrightarrow[\substack{C_6H_5NHNH_2 \\ (1\ \text{equivalente}), \\ CH_3CH_2OH \\ -H_2O}]{} \begin{array}{c} CH=N-NHC_6H_5 \\ | \\ H-\!\!-\!\!OH \\ | \\ H-\!\!-\!\!OH \\ | \\ CH_2OH \end{array} \xrightarrow[\substack{C_6H_5NHNH_2, \\ CH_3CH_2OH, \Delta \\ -C_6H_5NH_2, \\ -NH_3, -H_2O}]{} \begin{array}{c} HC=N-NHC_6H_5 \\ | \\ C=N-NHC_6H_5 \\ | \\ H-\!\!-\!\!OH \\ | \\ CH_2OH \end{array}$$

Fenil-hidrazona   **Osazona**

7. **Ésteres (Seção 24-8)**

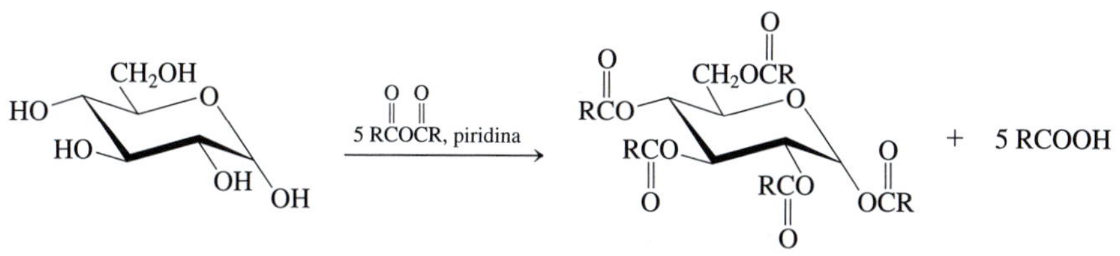

Açúcar (α e β) + 5 RCOCR, piridina → Pentaéster + 5 RCOOH

Anômeros α e β   Anômeros α e β

8. **Glicosídeos (Seção 24-8)**

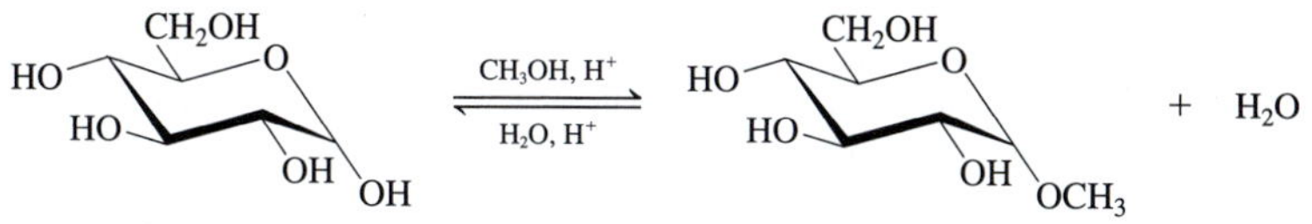

Açúcar $\xrightleftharpoons[H_2O,\ H^+]{CH_3OH,\ H^+}$ Glicosídeo + H$_2$O

Anômeros α e β   Anômeros α e β

9. **Éteres (Seção 24-8)**

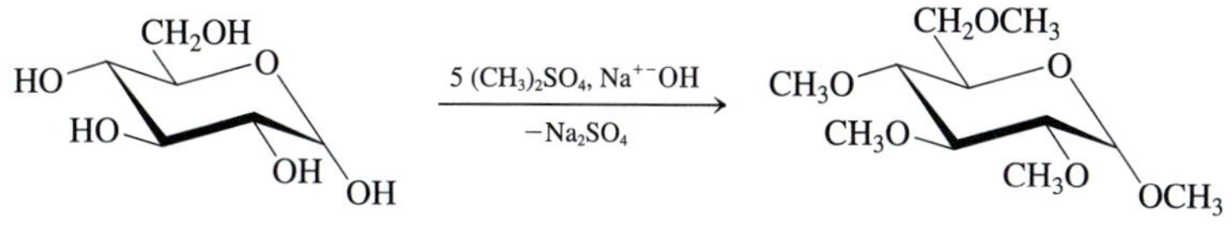

Açúcar $\xrightarrow[-Na_2SO_4]{5\ (CH_3)_2SO_4,\ Na^+\ ^-OH}$ Éter metílico

Anômeros α e β   Anômeros α e β

10. Acetais cíclicos (Seção 24-8)

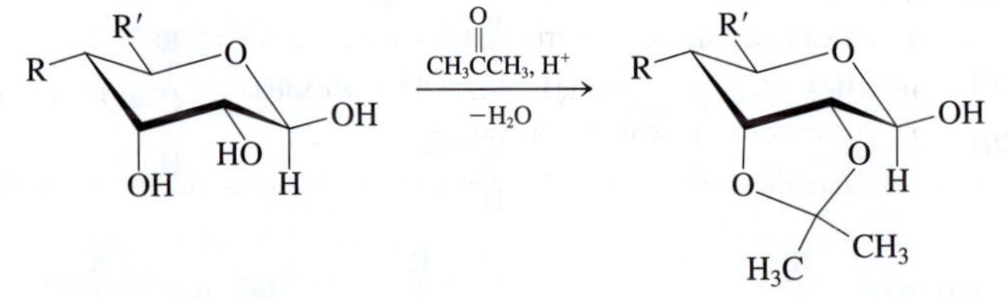

[Reação: açúcar com grupos OH vicinais + CH₃CCH₃ (acetona), H⁺, −H₂O → acetal cíclico com isopropilideno]

11. Aumento de cadeia via cianoidrinas (Seção 24-9)

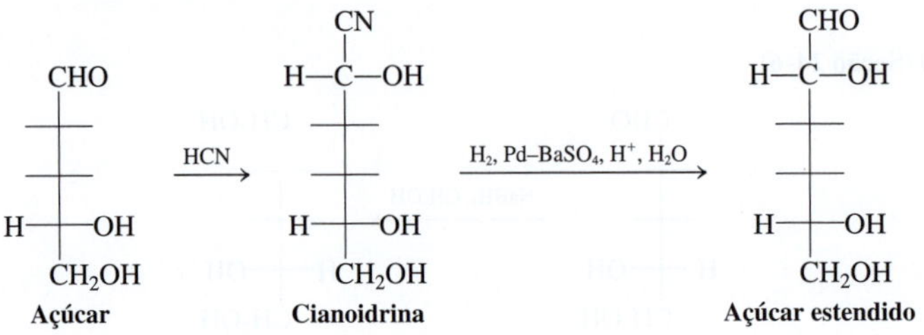

Açúcar (CHO, H—OH, CH₂OH) →(HCN)→ Cianoidrina (CN, H—C—OH, H—OH, CH₂OH) →(H_2, Pd–BaSO₄, H^+, H_2O)→ Açúcar estendido (CHO, H—C—OH, H—OH, CH₂OH)

12. Degradação de Ruff (Seção 24-9)

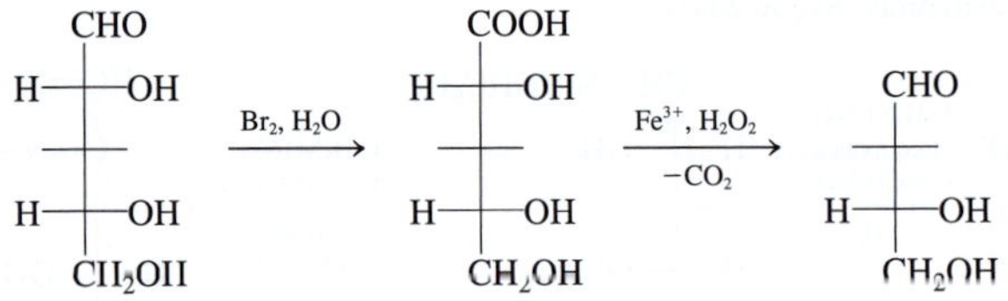

Aldose (CHO, H—OH, H—OH, CH₂OH) →(Br_2, H_2O)→ Ácido aldônico (COOH, H—OH, H—OH, CH₂OH) →(Fe^{3+}, H_2O_2, $-CO_2$)→ Aldose menor (CHO, H—OH, CH₂OH)

Conceitos importantes

1. Os **carboidratos** são compostos naturais **poli-hidroxilados** que podem existir como monômeros, dímeros, oligômeros e polímeros.

2. Os **monossacarídeos** são chamados de **aldoses** se forem aldeídos e de **cetoses** se forem cetonas. O tamanho da cadeia é indicado pelos prefixos tri-, tetra-, penta-, hexa- e daí por diante.

3. Os carboidratos naturais pertencem, na maior parte, **à família D**, isto é, o centro quiral mais afastado do grupo carbonila tem a mesma configuração do (R)-(+)-2,3-di-hidróxi-propanal [D-(+)-gliceraldeído].

4. As formas ceto dos carboidratos existem em equilíbrio com os hemiacetais cíclicos de cinco átomos (**furanoses**) ou seis átomos (**piranoses**). O novo centro quiral formado na ciclização é chamado de **carbono anomérico** e os dois **anômeros** são designados como α e β.

5. As **projeções de Haworth** dos açúcares D descrevem o éter cíclico em notação de linha como um pentágono ou um hexágono, com o carbono anomérico à direita e o oxigênio do éter acima. Os substituintes localizados acima ou abaixo do anel são ligados ao anel por linhas verticais. A ligação inferior do anel (entre C2 e C3) está à frente do plano do papel e as ligações do anel que incluem o oxigênio estão atrás. O anômero α tem o grupo OH do carbono anomérico apontando para baixo e o anômero β, para cima.

6. O equilíbrio entre os anômeros em solução altera a rotação óptica, um fenômeno conhecido como **mutarrotação**.

7. As reações dos sacarídeos são características das funções carbonila, álcool e hemiacetal. Elas incluem a oxidação do aldeído à carboxila dos **ácidos aldônicos**, a dupla oxidação aos **ácidos aldáricos**, a quebra oxidativa de unidades diol vicinais, a redução a **alditóis**, condensações, esterificações e formação de acetais.

8. Os açúcares que contêm funções acetal são chamados de **açúcares redutores** porque reduzem facilmente as soluções de Tollens e de Fehling. Os açúcares em que o carbono anomérico está na forma acetal não são redutores.

9. A síntese de açúcares de cadeia maior é baseada em uma sequência de **aumento da cadeia**, com o novo carbono sendo introduzido pelo íon cianeto. A síntese de açúcares de cadeia menor baseia-se na reação de **redução de Ruff da cadeia** em que um carbono terminal é expelido como CO_2.
10. A **prova de Fischer** usa as técnicas de redução e aumento da cadeia e as propriedades de simetria dos ácidos aldáricos para determinar a estrutura das aldoses.
11. Os **dissacarídeos** e **sacarídeos superiores** são formados por ligações éter entre monômeros. A ponte éter inclui usualmente pelo menos um grupo hidróxi de hemiacetal.
12. A mudança na rotação óptica observada em soluções de sacarose em água, chamada de **inversão da sacarose**, é consequência da formação de equilíbrio entre o açúcar inicial e as várias formas cíclicas e anoméricas dos monômeros que a compõem.
13. Muitos açúcares têm estruturas modificadas. Grupos amino podem substituir grupos hidróxi, substituintes de complexidade variada (**agliconas**) podem ligar-se ao açúcar, átomos de oxigênio podem faltar na estrutura e (raramente) o açúcar pode adotar a configuração L.

Problemas

33. Os símbolos D e L, quando aplicados a açúcares, referem-se à configuração do centro quiral de maior número de localização. Se a configuração deste centro quiral da D-ribose (Figura 24-1) fosse mudada de D para L, o produto seria a L-ribose? Em caso negativo, qual seria o produto? Como ele se relaciona com a D-ribose (isto é, que tipo de isômeros eles são)?
34. A que classes de açúcares pertencem os seguintes monossacarídeos? Quais são D e quais são L?

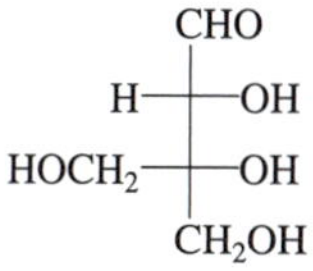

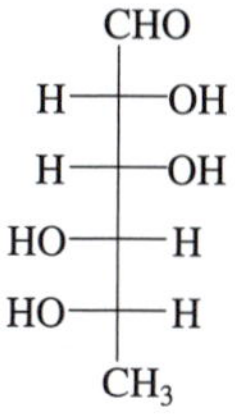

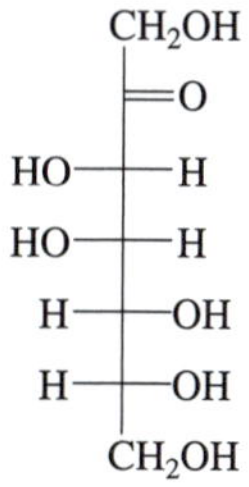

35. Dê as estruturas de cadeia aberta (projeções de Fischer) da L-(+)-ribose e da L-(−)-glicose (veja o Exercício 24-2). Quais são os seus nomes sistemáticos?
36. Identifique os açúcares a seguir, representados por projeções de Fischer não convencionais. (**Sugestão:** é necessário converter estas projeções em representações mais convencionais *sem* inverter nenhum centro quiral.)

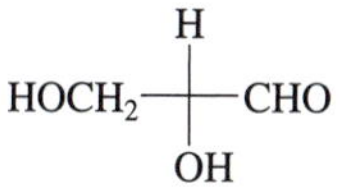

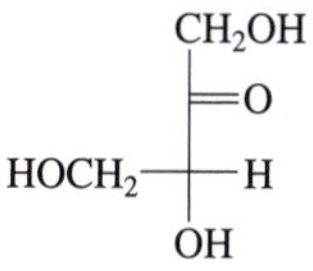

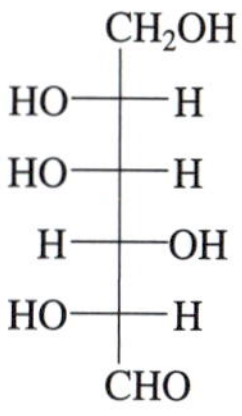

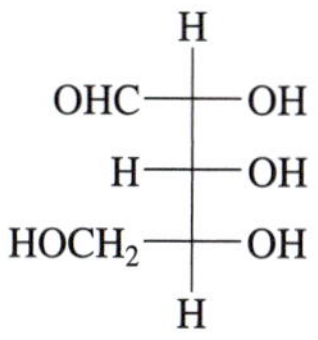

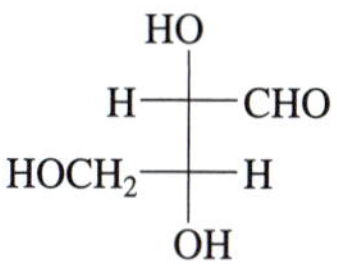

37. Redesenhe os seguintes açúcares na forma de cadeia aberta usando projeções de Fischer e dê o seu nome comum.

(a), (b), (c), (d) [estruturas]

38. Dê, para cada um dos seguintes açúcares, todas as estruturas cíclicas razoáveis, usando as fórmulas de Haworth e as formas cadeira. Indique as piranoses e as furanoses. Identifique os anômeros α e β.
(a) (−)-treose; (b) (−)-alose; (c) (−)-ribulose; (d) (+)-sorbose;
(e) (+)-mano-heptulose (Problema 34).

39. Será que algum dos açúcares do Problema 38 é incapaz de mutarrotação? Explique.

40. Dê a conformação piranose mais estável de cada um dos seguintes açúcares: (a) α-D-arabinose; (b) β-D-galactose; (c) β-D-manose, (d) α-D-idose.

41. As cetoses dão teste positivo para o teste de Fehling e para o teste de Tollens não apenas pela oxidação a um composto α-dicarbonilado, mas por um segundo processo: as cetoses sofrem isomerização a aldoses na presença de base. A aldose, então, sofre oxidação pelas soluções de Fehling ou de Tollens. Use uma das cetoses da Figura 24-2 para propor um mecanismo catalisado por base até a aldose correspondente. [**Sugestão**: reveja a Seção 18-2.]

42. Quais são os produtos (e suas razões) da quebra pelo ácido periódico de cada uma das seguintes substâncias: (a) 1,3-di-hidróxi-acetona; (b) ramnose (Problema 34); (c) glucitol.

43. Dê os produtos esperados na reação de cada um dos seguintes açúcares com (i) Br_2, H_2O; (ii) HNO_3, H_2O, 60°C; (iii) $NaBH_4$, CH_3OH; e (iv) excesso de $C_6H_5NHNH_2$, CH_3CH_2OH, Δ. Descubra o nome comum de todos os produtos. (a) D-(−)-treose; (b) D-(+)-xilose; (c) D-(+)-galactose.

44. Dê a projeção de Fischer da aldo-hexose que tem a mesma osazona que (a) D-(−)-idose e (b) L-(−)-altrose.

45. (a) Qual das aldopentoses (Figura 24-1) daria alditóis opticamente ativos por redução com $NaBH_4$? (b) Use a D-frutose para mostrar o produto da redução de uma cetose por $NaBH_4$. Esta situação é mais complicada do que a redução de uma aldose? Explique.

46. Qual das seguintes glicoses e derivados podem sofrer mutarrotação? (a) α-D-glicopiranose; (b) metil-α-D-glicopiranosídeo; (c) metil-α-2,3,4,6-tetra-O-metil-D-glicopiranosídeo (isto é, o tetrametil-éter nos carbonos 2, 3, 4 e 6); (d) α-2,3,4,6-tetra-O-metil-D-glicopiranose; (e) α-D-glicopiranose-1,2-propanona-acetal.

47. (a) Explique por que o oxigênio de C1 de uma aldopiranose pode ser muito mais facilmente metilado do que os outros oxigênios da molécula. (b) Explique por que o fragmento metil-éter de C1 de uma aldopiranose completamente metilada pode ser hidrolisado muito mais facilmente do que as demais funções éter da molécula. (c) Dê o(s) produto(s) esperado(s) da seguinte reação:

$$\text{D-Frutose} \xrightarrow{CH_3OH, HCl\ 0,25\%, H_2O}$$

48. Das quatro aldopentoses, duas formam diacetais facilmente quando tratadas com excesso de acetona acidificada, mas as outras duas só formam monoacetais. Explique.

49. A D-sedo-heptulose é um açúcar que participa de um ciclo metabólico (o *ciclo da oxidação da pentose*) em que a glicose converte-se em 2,3-di-hidróxi-propanal (gliceraldeído) e três equivalentes de CO_2. Determine a estrutura da D-sedo-heptulose a partir das seguintes informações.

$$\text{D-Sedo-heptulose} \xrightarrow{6\ HIO_4} 4\ HCOH + 2\ HCH + CO_2$$
(com grupos C=O)

$$\text{D-Sedo-heptulose} \xrightarrow{C_6H_5NHNH_2} \text{uma osazona idêntica à formada a partir de outro açúcar, a aldo-heptose A}$$

$$\text{Aldo-heptose A} \xrightarrow{\text{Degradação de Ruff}} \text{aldo-hexose B}$$

$$\text{Aldo-hexose B} \xrightarrow{HNO_3,\ H_2O,\ \Delta} \text{um produto opticamente ativo}$$

$$\text{Aldo-hexose B} \xrightarrow{\text{Degradação de Ruff}} \text{D-ribose}$$

50. Será que é possível que duas aldoses que são diferentes diasteroisômeros deem o mesmo produto quando sofrem o alongamento de cadeia de Kiliani-Fischer? Por que ou por que não?

51. Em cada um dos seguintes grupos de três aldoses, identifique as duas que dão o mesmo produto de degradação de Ruff: (**a**) galacatose, gulose, talose; (**b**) glicose, gulose, idose; (**c**) alose, altrose, manose.

52. Mostre o resultado da reação de aumento da cadeia da D-talose via cianoidrina. Quantos produtos são formados? Desenhe as estruturas. Após tratamento com HNO_3 quente, o(s) produtos(s) dão ácidos carboxílicos opticamente ativos ou inativos?

53. **DESAFIO** (**a**) Escreva um mecanismo detalhado para a isomerização da β-D-frutofuranose, obtida pela hidrólise da sacarose, a uma mistura no equilíbrio envolvendo as formas β-piranose e β-furanose. (**b**) Embora a frutose usualmente esteja na forma furanose nos polissacarídeos, na forma cristalina pura, ela adota a forma β-piranose. Desenhe a β-D-frutopiranose na conformação mais estável. Em água, em 20°C, a mistura no equilíbrio contém cerca de 68% de β-D-piranose e 32% de β-D-furanose. (**c**) Qual é a diferença de energia livre entre as formas piranose e furanose nesta temperatura? (**d**) A β-D-frutopiranose pura tem $[\alpha]_D^{20°C} = -132$. A mistura tem no equilíbrio $[\alpha]_D^{20°C} = -92$. Calcule $[\alpha]_D^{20°C}$ para a β-D-frutofuranose pura.

54. Classifique cada um dos açúcares e de seus derivados como redutores ou não redutores. (**a**) D-gliceraldeído; (**b**) D-arabinose; (**c**) β-D-arabinopiranose-3,4-acetona-acetal; (**d**) β-D-arabinopiranose-acetona-diacetal; (**e**) D-ribulose, (**f**) D-galactose; (**g**) metil- β-D-galactopiranosídeo; (**h**) ácido β-D-galacturônico (mostrado na margem); (**i**) β-celobiose; (**j**) α-lactose.

Ácido β-D-galacturônico

55. A α-lactose pode sofrer mutarrotação? Escreva uma equação para ilustrar sua resposta.

56. A trealose, a soforose e a turanose são dissacarídeos. A trealose é encontrada nos casulos de alguns insetos e a soforose em umas poucas variedades de feijão. A turanose é um ingrediente do mel de má qualidade de abelhas alimentadas com uma dieta à base de seiva de pinho. Identifique dentre as estruturas a seguir a trealose, a soforose e a turanose. Use as seguintes informações: (i) a turanose e soforose são açúcares redutores. A trealose não é redutora. (ii) por hidrólise, a soforose e a trealose dão duas moléculas de aldose cada uma. A turanose dá uma molécula de aldose e uma molécula de cetose. (iii) as duas aldoses da soforose são anômeras uma da outra.

(c) [estrutura de dissacarídeo]   (d) [estrutura de dissacarídeo]

57. Use as informações das Seções 24-1 e 24-11 para identificar e dar nomes aos carboidratos que participam da estrutura do esteviosídeo (Destaque Químico 24-3).

58. O dissacarídeo que fica no término do oligossacarídeo que se liga à superfície das hemácias do sangue do tipo B é uma α-D-galactopiranosil-β-D-galatopiranose. A ligação ocorre entre um acetal de C1 da primeira galactose ao grupo hidróxi em C3 da segunda. Em outras palavras, o nome completo é 3-(α-D--galactopiranose-1-il)-β-D-galactopiranose. Desenhe a estrutura desse dissacarídeo usando estruturas em cadeira acuradas para mostrar os anéis de seis átomos.

59. A glicose reage com a amônia na presença de traços de ácido para dar predominantemente a β-D--glicopiranosilamina (Seção 24-12). Proponha um mecanismo razoável para esta transformação. Por que apenas o grupo hidróxi de C1 é substituído?

60. (a) Uma mistura de (R)-2,3-di-hidróxi-propanal (D-gliceraldeído) e 1,3-di-hidróxi-propanona (1,3-di--hidróxi-acetona) tratada com NaOH diluído gera rapidamente uma mistura de três açúcares: D-frutose, D-sorbose e a dendrocetose racêmica (damos somente um dos enantiômeros). Proponha um mecanismo detalhado que explique este resultado. (b) A mesma mistura de produtos é obtida quando o aldeído ou a cetona *puros* são tratados com base. Explique. [**Sugestão:** examine de perto os intermediários que você propôs na resposta do item (a)].

CH$_2$OH
=O
H—OH
HOCH$_2$—OH
CH$_2$OH
Dendrocetose

61. Escreva ou desenhe os reagentes e estruturas que faltam no esquema, de (a) a (g). Qual é o nome comum de (g)?

D-(+)-Xilose $\xrightarrow{(a)}$ (b) Ácido D-xilônico $\xrightarrow{(c)}$ (d) D-Xilonato de metila $\xrightarrow{NH_3, \Delta}$ C$_5$H$_{11}$NO$_5$ (e) $\xrightarrow{Br_2, NaOH}$

CO$_2$ + C$_4$H$_{11}$NO$_4$ $\xrightarrow{\Delta}$ NH$_3$ + C$_4$H$_8$O$_4$
(f) (g)

A sequência acima (conhecida como *degradação de Weerman*) tem o mesmo objetivo de qual procedimento descrito neste capítulo?

62. **DESAFIO** A solução de Fischer para o problema da estrutura dos açúcares foi muito mais difícil de realizar experimentalmente do que o descrito na Seção 24-10. Os únicos açúcares que ele podia obter com facilidade, a partir de fontes naturais, eram a glicose, a manose e a arabinose. (A eritrose e a treose não podiam ser obtidos, na época, de fontes naturais ou por síntese.) A solução engenhosa que ele propôs implicava em trocar as funcionalidades de C1 e C6 da glicose e da manose de modo a fazer a distinção, essencial, descrita no final da seção. (É claro que, se a gulose existisse na natureza, seu esforço teria sido desnecessário, mas Fischer não teve esta sorte.) O plano de Fischer levou a algumas dificuldades inesperadas, porque em uma das etapas críticas ele obteve uma mistura complicada de produtos. Hoje em dia, nós resolvemos o problema da maneira mostrada a seguir. Complete o esquema com os reagentes e estruturas que faltam, de (a) a (g). Use projeções de Fischer para todas as estruturas. Siga as instruções e as sugestões entre parênteses.

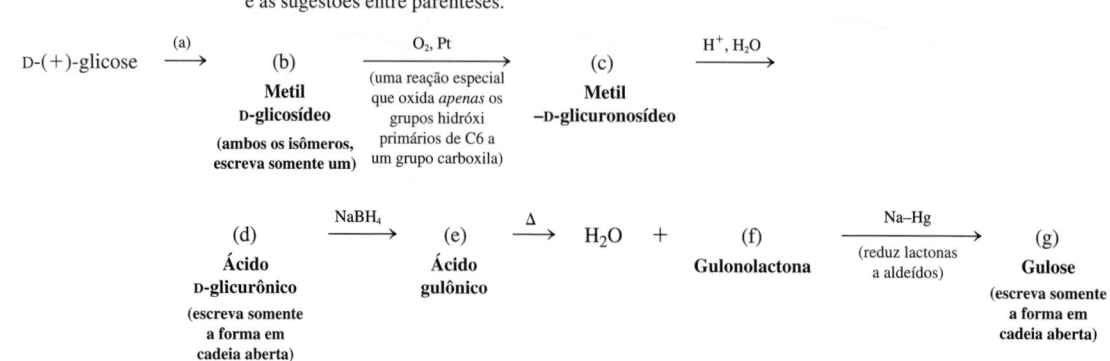

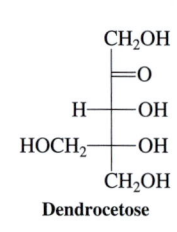

D-(+)-glicose $\xrightarrow{(a)}$ (b) Metil D-glicosídeo (ambos os isômeros, escreva somente um) $\xrightarrow[\text{(uma reação especial que oxida apenas os grupos hidróxi primários de C6 a um grupo carboxila)}]{O_2, Pt}$ (c) Metil –D-glicuronosídeo $\xrightarrow{H^+, H_2O}$

(d) Ácido D-glicurônico (escreva somente a forma em cadeia aberta) $\xrightarrow{NaBH_4}$ (e) Ácido gulônico $\xrightarrow{\Delta}$ H$_2$O + (f) Gulonolactona $\xrightarrow[\text{(reduz lactonas a aldeídos)}]{Na-Hg}$ (g) Gulose (escreva somente a forma em cadeia aberta)

63. DESAFIO A vitamina C (ácido ascórbico, Seção 22-9) é muito abundante nos reinos vegetal e animal. (Segundo Linus Pauling, as cabras de montanha biossintetizam de 12 a 14 g dela por dia.) Os animais a produzem no fígado, a partir da D-glicose, pela sequência de quatro etapas D-glicose → ácido D--glicurônico (veja o Problema 62) → γ-lactona do ácido D-glicurônico → γ-lactona do ácido D-gulônico → vitamina C.

[Estrutura da Vitamina C mostrada em duas representações: forma de cadeia aberta com lactona à esquerda (CH₂OH, H—C—OH, C—H, C—OH, C—OH, C=O) e forma cíclica furanose à direita (com OH, HO—C=C—OH, C=O, H—C—O, HO—C—H, CH₂OH)]

Vitamina C

A enzima que catalisa a última reação, a L-gulonolactona-oxidase, está ausente em humanos, alguns macacos, porcos da Índia e pássaros, presumivelmente devido a um gene defeituoso resultante de uma mutação que pode ter ocorrido há 60 milhões de anos. Como resultado, temos de obter nossa vitamina C na alimentação ou prepará-la no laboratório. Na verdade, o ácido ascórbico usado em todos os suplementos vitamínicos é sintético. O esquema de uma das principais sínteses comerciais é dado abaixo. Dê os reagentes e produtos que faltam. (**Sugestão**: veja o Destaque Químico 24-1.)

D-Glicose $\xrightarrow{(a)}$ D-Glicitol $\xrightarrow[\text{(por }Gluconobacter\ oxydans\text{)}]{\text{Oxidação microbiana em C5}}$ (b) $\rightleftharpoons$ (c) $\xrightarrow[\text{(duas etapas)}]{(d)}$

L-Sorbose (cadeia aberta)   **L-Sorbofuranose**

[Estrutura com anéis acetais e COOH, H₃C, CH₃, CH₃, O] $\xrightarrow{(e)}$ [Estrutura: CH₂OH, H—C—OH, HO—C—H, H—C—OH, C=O, COOH] $\xrightarrow{(f)}$ [Estrutura: CH₂OH, H—C—OH, C—H, H—C—OH, C=O, C=O] $\rightleftharpoons$ Vitamina C

Ácido 2-ceto-L-gulônico   **Forma ceto da vitamina C**

Trabalho em grupo

64. Este problema foi idealizado de modo a encorajar o grupo a pensar na determinação da estrutura de um dissacarídeo simples usando algumas informações disponíveis. Usem a D-lactose (Seção 24-11) e imaginem que vocês não conhecem sua estrutura. Sabe-se que ela é um dissacarídeo, com uma ligação β no carbono anomérico de um dos açúcares. As estruturas de todas as aldo-hexoses são conhecidas (Figura 24-1), bem como todos os seus possíveis éteres metílicos. Tratem as questões propostas como um grupo ou dividam o trabalho antes de discutir o resultado, como quiserem.

(**a**) Ácidos relativamente fracos hidrolisam o composto "desconhecido" a D-galactose e D-glicose. Que informações vocês podem derivar deste resultado?

(**b**) Proponham um experimento que determine que os dois açúcares não estão ligados pelos carbonos anoméricos.

(**c**) Proponham um experimento que diga qual dos dois açúcares tem um grupo acetal que é usado na ligação com o outro. (**Sugestão:** a química dos grupos funcionais dos monossacarídeos, descrita no capítulo, aplica-se também aos açúcares superiores. Neste caso, use a Seção 24-4.)

(**d**) Usem as estruturas de todos os possíveis éteres metílicos dos monossacarídeos para propor experimentos que permitam dizer que grupo hidróxi (não anomérico) é o responsável pela ligação entre os monossacarídeos que formam a D-lactose.

(**e**) Vocês poderiam usar esta mesma abordagem para decidir se a estrutura do componente do dissacarídeo capaz de sofrer mutarrotação é uma furanose ou uma piranose?

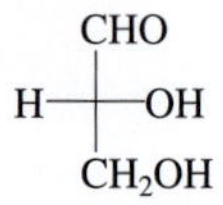

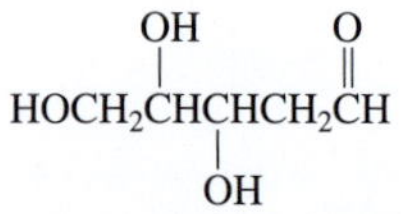

CHO
H—OH
CH₂OH

OH   O
HOCH₂CHCHCH₂CH
      |
      OH

Problemas pré-profissionais

65. A maior parte dos açúcares naturais tem um centro quiral idêntico ao do (R)-2,3-di-hidróxi-propanal, mostrado na margem como uma projeção de Fischer. Qual é o nome comum (muito popular) deste composto? **(a)** D-(+)-gliceraldeído; **(b)** D-(−)-gliceraldeído; **(c)** L-(+)-gliceraldeído; **(d)** L-(−)-gliceraldeído.

66. Que tipo de açúcar é o composto mostrado ao lado? **(a)** uma aldopentose; **(b)** uma cetopentose; **(c)** uma aldo-hexose; **(d)** uma ceto-hexose.

67. Qual das seguintes afirmações é *verdadeira* com relação ao confôrmero oxaciclo-hexano do açúcar β-D-(+)-glicopiranose?
(a) Um grupo OH é axial e todos os outros são equatoriais.
(b) O grupo CH₂OH é axial e todos os demais grupos são equatoriais.
(c) Todos os grupos são axiais.
(d) Todos os grupos são equatoriais

68. O metilglicosídeo da manose é feito pelo tratamento do açúcar com
(a) AlBr₃, CH₃Br; **(b)** CH₃OH diluído em água; **(c)** CH₃OCH₃ e LiAlH₄;
(d) CH₃OH, HCl; **(e)** oxaciclopropano, AlCl₃.

69. Uma das afirmações abaixo é correta para o açúcar mostrado. Qual é ela?

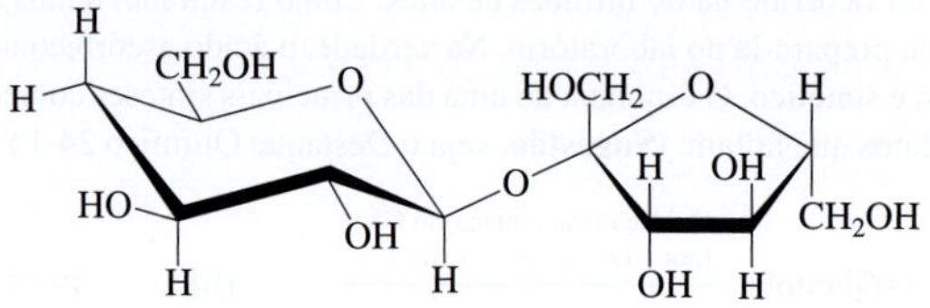

(a) Ele é um açúcar não redutor.
(b) Ele forma uma osazona.
(c) Ele existe em duas formas isômeras.
(d) Ele sofre mutarrotação.

CAPÍTULO 25

Heterociclos

Heteroátomos em compostos orgânicos cíclicos

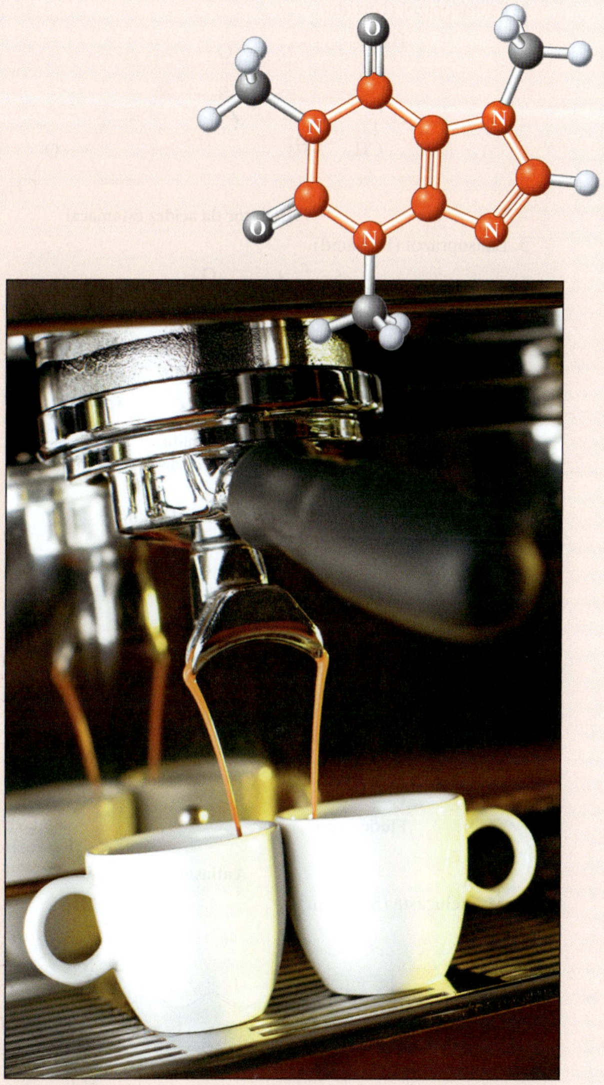

A Tabela 25-1 lista os 10 fármacos mais prescritos nos Estados Unidos. O que suas estruturas têm em comum? Além dos heteroátomos, tais como oxigênio, nitrogênio e enxofre, todas elas têm pelo menos dois anéis. Além disso, em todos os casos (menos em dois) os anéis não contêm somente átomos de carbono, isto é, não são **carbociclos** (Capítulo 4). Estes anéis incluem heteroátomos e são chamados de **heterociclos**.

Neste capítulo, veremos a nomenclatura, a síntese e as reações de alguns heterociclos, aromáticos e saturados, na ordem crescente do tamanho do anel, começando com os heterociclopropanos. Boa parte desta química é uma extensão simples das transformações dos carbociclos que já discutimos. Porém, o heteroátomo, com frequência, confere aos compostos heterocíclicos uma química especial.

A atividade fisiológica da grande maioria dos compostos deve-se à presença de heteroátomos, principalmente na forma de heterociclos. A maior parte dos produtos naturais conhecidos são heterociclos. Não é surpresa, portanto, que mais da metade da literatura química trata destes compostos, sua síntese, seu isolamento e interconversão. Já encontramos muitos exemplos desses compostos – éteres cíclicos (Seção 9-6), acetais (Seções 17-8, 23-4 e 24-8), derivados de ácidos carboxílicos (Capítulos 19 e 20) e aminas (Capítulo 21). As bases do DNA, cuja sequência guarda a informação da hereditariedade, são heterociclos (Seção 26-9). Também são heterociclos várias vitaminas como, por exemplo, a B_1 (tiamina, Destaque Químico 23-2), a B_2 (riboflavina, Destaque Químico 25-3), a B_6 (piridoxina), o espetacular complexo B_{12} e as vitaminas C e E (Seção 22-9). Descreveremos, neste capítulo, as estruturas das vitaminas B_6 e B_{12}, dentre outros exemplos de heterociclos.

Quantos de vocês podem aguentar sem uma xícara de café matinal? O ingrediente estimulante do café é o heterociclo cafeína, cerca de 135 mg em uma xícara de 225 mL. É claro que ainda temos o café expresso, que tem cerca de 100 mg em menos de 25 mL de líquido.

Tabela 25-1 As 10 drogas mais usadas nos Estados Unidos (na ordem de vendas em 2007) com seus nomes genéricos e, entre parênteses, nomes comerciais[a]

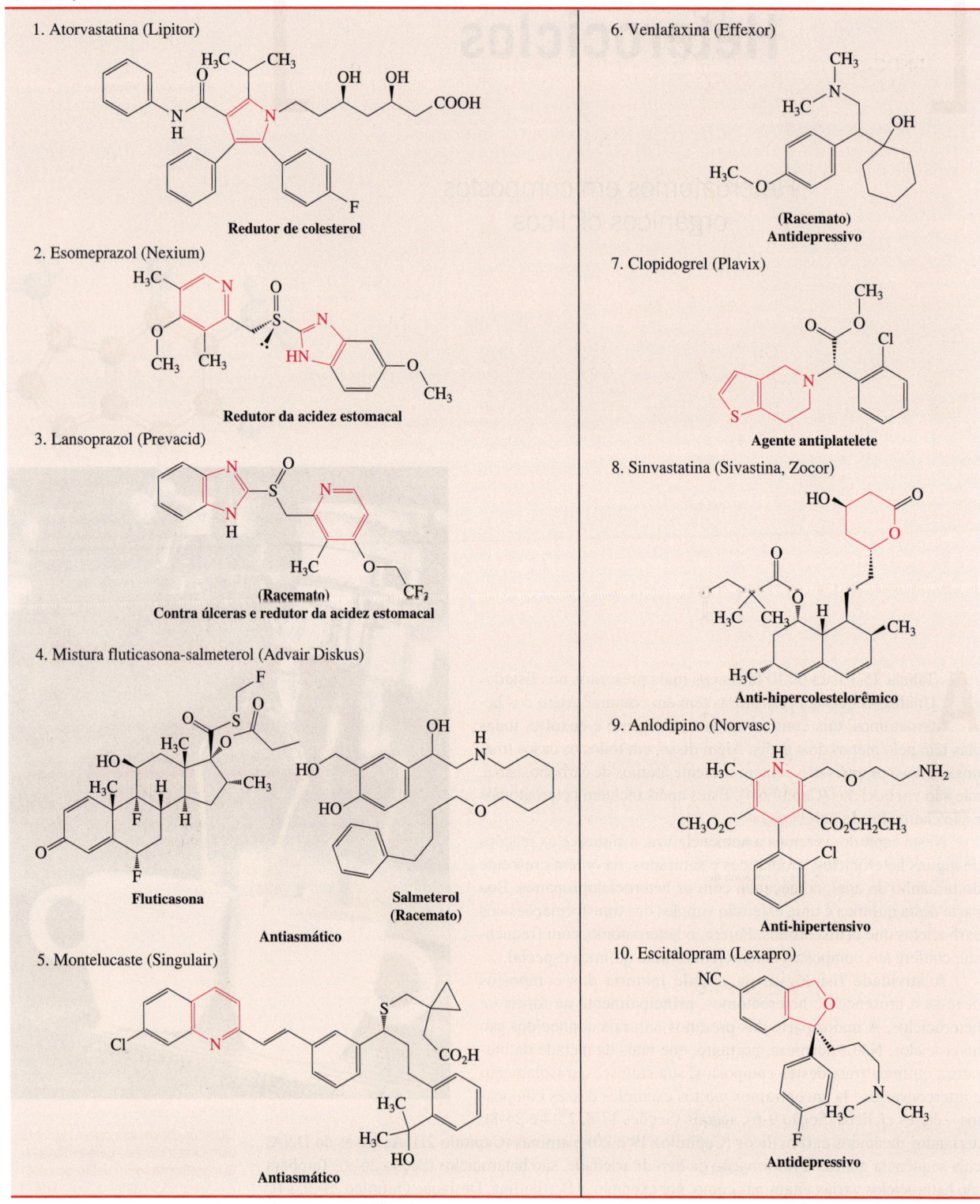

1. Atorvastatina (Lipitor) — Redutor de colesterol
2. Esomeprazol (Nexium) — Redutor da acidez estomacal
3. Lansoprazol (Prevacid) (Racemato) — Contra úlceras e redutor da acidez estomacal
4. Mistura fluticasona-salmeterol (Advair Diskus) — Fluticasona; Salmeterol (Racemato) — Antiasmático
5. Montelucaste (Singulair) — Antiasmático
6. Venlafaxina (Effexor) (Racemato) — Antidepressivo
7. Clopidogrel (Plavix) — Agente antiplatelete
8. Sinvastatina (Sivastina, Zocor) — Anti-hipercolesterolêmico
9. Anlodipino (Norvasc) — Anti-hipertensivo
10. Escitalopram (Lexapro) — Antidepressivo

[a] O total de vendas de produtos farmacêuticos nos Estados Unidos alcançou US$ 295 bilhões em 2007. A lista foi liderada pelo lipitor com vendas de US$ 6,2 bilhões.

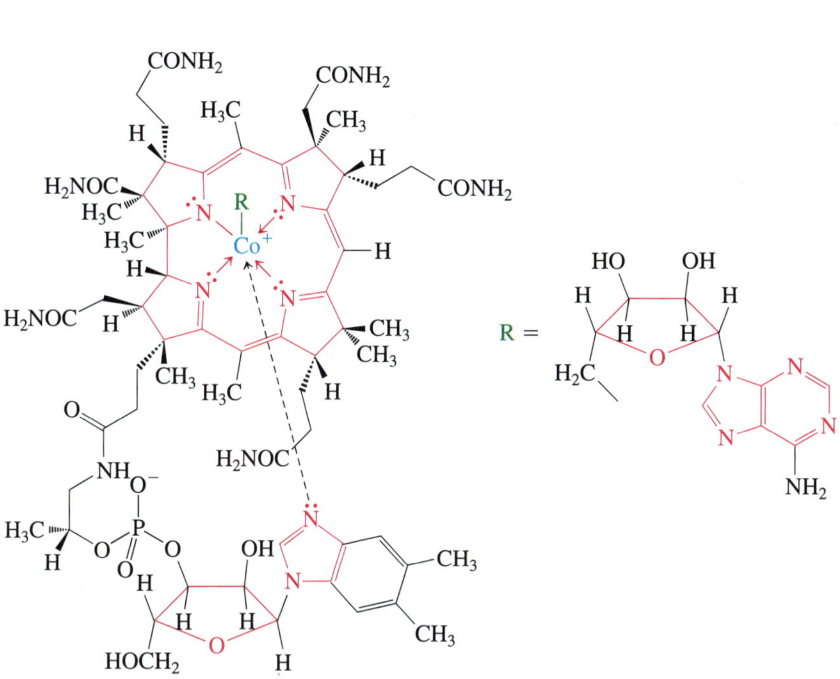

Vitamina B₁₂ (cobalamina)
(catalisa rearranjos biológicos e metilações)

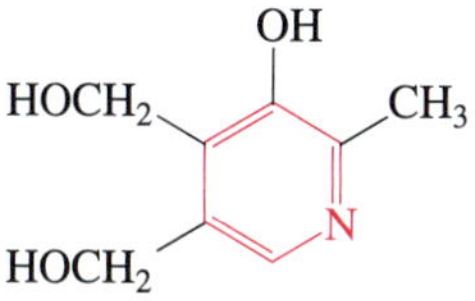

Piridoxina, vitamina B₆
(vitamina, cofator de enzima, com várias funções)

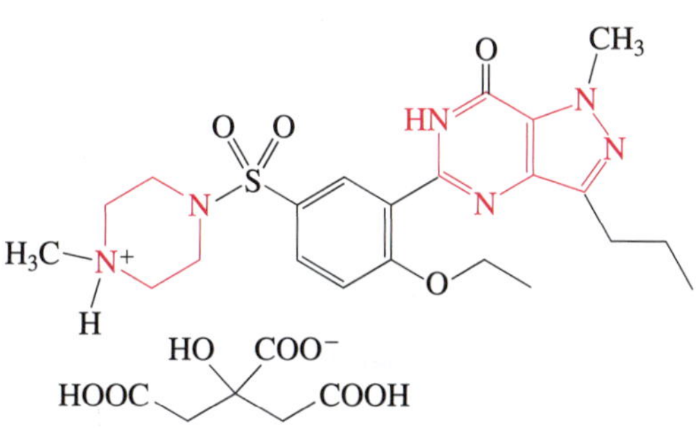

Viagra (citrato de sildenafila)
(tratamento da disfunção erétil, veja também o Problema de Integração 25-29)

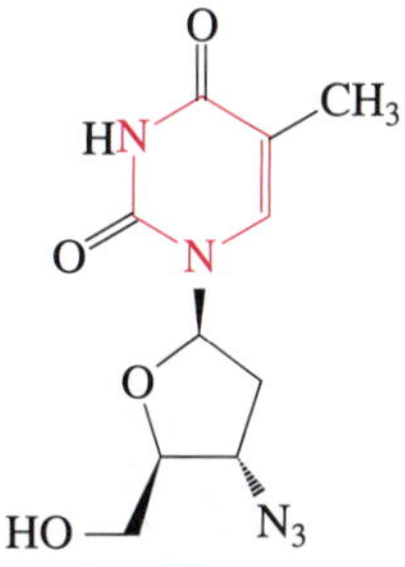

Zidovudina (AZT)
(droga antiviral para a AIDS, veja o Destaque Químico 26-3)

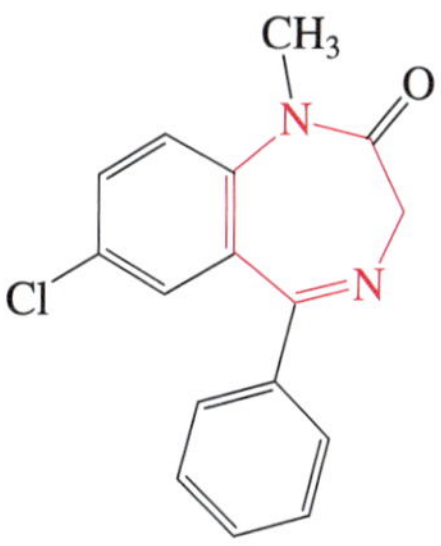

Diazepam (Valium)
(tranquilizante)

25-1 Nomenclatura dos heterociclos

Como nas demais classes de compostos que encontramos, também é comum o uso dos nomes vulgares dos heterociclos. Além disso, estão em uso vários sistemas de nomenclatura que podem, às vezes, criar confusão. Usaremos o sistema mais simples, em que os heterociclos saturados são tratados como derivados dos carbociclos correspondentes com prefixos indicando a presença e a natureza do heteroátomo. Assim, usaremos **aza-** para o nitrogênio, **oxa-** para o oxigênio, **tia-** para o enxofre, **fosfa-** para o fósforo e assim por diante. Outros nomes, de uso comum, serão dados entre parênteses. A posição de eventuais substituintes é indicada por números de localização no anel a partir do heteroátomo. Nos exemplos seguintes, modelos de volume sólido dos anéis mais representativos, de três a seis átomos, dão uma ideia da sua forma.

Oxaciclopropano
(oxirana, óxido de etileno)

N-Metil-aza-ciclo-propano
(N-metil-aziridina)

2-Fluoro-tia-ciclo-propano
(2-Fluoro-tiirana)

Oxaciclobutano
(oxetana)

3-Etil-aza-ciclo-butano
(3-Etil-azetidina)

2,2-Dimetil-tia-ciclo-butano
(2,2-Dimetil-tietana)

trans-3,4-Dibromo-oxa-ciclo-pentano
(trans-3,4-Dibromo-tetra-hidro-furano)

Azaciclopentano
(pirrolidina)

Tiaciclopentano
(tetra-hidrotiofeno)

3-Metil-oxa-ciclo-hexano
(3-Metil-tetra-hidro-pirano)

Azaciclo-hexano
(piperidina)

3-Ciclo-propil-tia-ciclo-hexano
(3-Ciclo-propil-tetra-hidro-tiopirano)

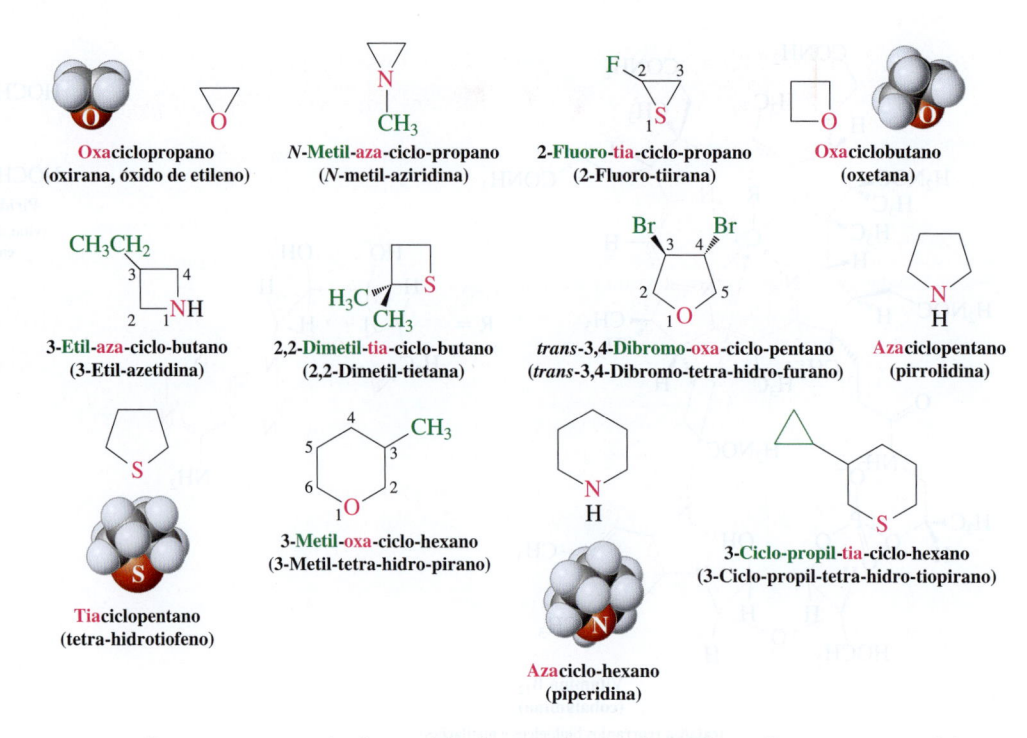

Os nomes comuns dos heterociclos insaturados são tão usados na literatura que também vamos adotá-los.

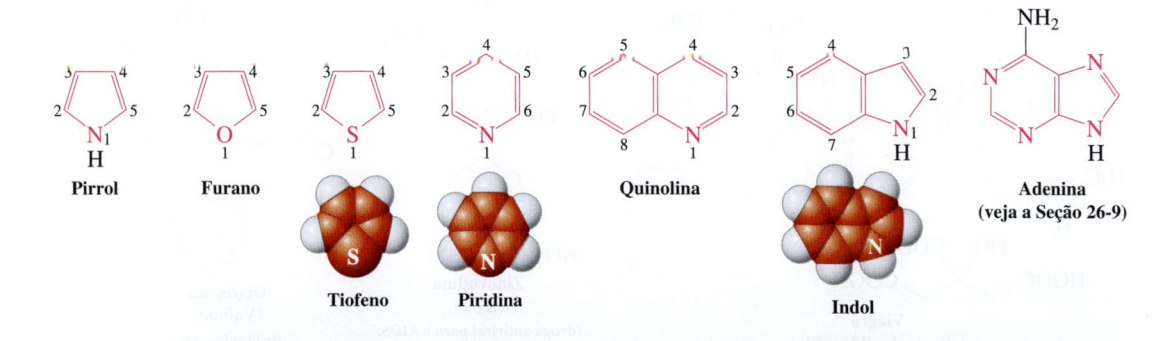

Pirrol

Furano

Tiofeno

Piridina

Quinolina

Indol

Adenina
(veja a Seção 26-9)

EXERCÍCIO 25-1

Nomeie ou desenhe a estrutura dos seguintes compostos: (a) *trans*-dimetil-oxa-ciclo-pentano (*trans*-2,4-dimetil-tetra-hidro-furano); (b) *N*-etil-aza-ciclo-propano;

(c) O_2N—N—NO_2

(d) [4-bromo-indol structure]

25-2 Heterociclos não aromáticos

Como vimos na química dos oxaciclopropanos (Seção 9-9), a tensão do anel faz que os heterociclos de três e quatro átomos sofram abertura rápida do anel por ataque nucleofílico. Os anéis maiores não têm tensão significativa e são relativamente inertes.

A tensão do anel torna reativos os heterociclopropanos e heterociclobutanos

Os heterociclopropanos são relativamente reativos porque a tensão do anel é relaxada com a abertura nucleofílica. Em meio básico, este processo dá origem à inversão no centro menos substituído (Seção 9-9).

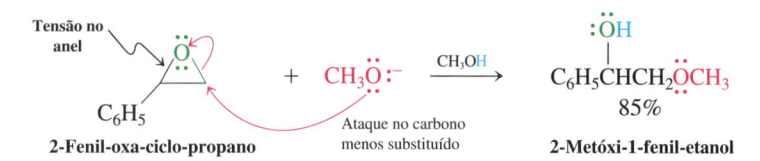

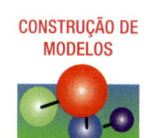

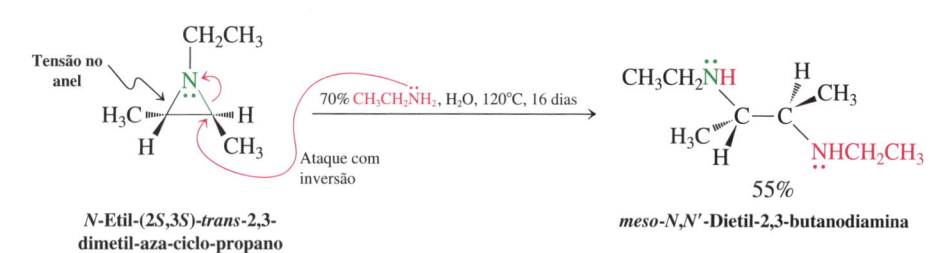

CONSTRUÇÃO DE MODELOS

2-Fenil-oxa-ciclo-propano + CH₃O⁻ $\xrightarrow{CH_3OH}$ C₆H₅CHCH₂OCH₃ (85%)
2-Metóxi-1-fenil-etanol

Ataque no carbono menos substituído

N-Etil-(2*S*,3*S*)-*trans*-2,3-dimetil-aza-ciclo-propano $\xrightarrow{70\% \ CH_3CH_2NH_2, \ H_2O, \ 120°C, \ 16 \ dias}$ *meso*-*N*,*N'*-Dietil-2,3-butanodiamina (55%)

Ataque com inversão

EXERCÍCIO 25-2

Explique o resultado abaixo usando mecanismos. (**Cuidado:** não se trata de uma oxidação. **Sugestão:** calcule as fórmulas moleculares do material de partida e do produto. Tente a abertura do anel catalisada por um ácido de Lewis e analise as opções disponíveis para o intermediário resultante.)

$\xrightarrow{MgBr_2, \ (CH_3CH_2)_2O}$ (100%)

EXERCÍCIO 25-3

O 2-(cloro-metil)-oxa-ciclo-propano reage com o íon hidrogenossulfeto (HS⁻) para formar o tia-ciclo-butano-3-ol. Explique usando mecanismos.

EXERCÍCIO 25-4

Trabalhando com os conceitos: prática de mecanismos que envolvem heterociclos

As cilindricinas isômeras A e B, isoladas em 1993, são dois dos principais alcaloides (Seção 25-8) dos extratos da planta marinha australiana, *Clavelina cylindrica*. Os dois compostos estão em equilíbrio, na proporção 3:2. Proponha um mecanismo para este processo. (**Sugestão:** veja o Exercício 9-25.)

Cilindricina A ⇌ Cilindricina B

DESTAQUE QUÍMICO 25-1

Fumo, nicotina, câncer e química medicinal

A nicotina, um derivado do azaciclopentano, é responsável pela dependência do fumo. Como outras drogas de abuso, sua presença ativa os centros de prazer do cérebro ao estimular a liberação do neurotransmissor dopamina, enquanto que sua ausência ativa o sistema de estresse do corpo ("síndrome da falta"). A relação de causa e efeito entre o fumo e o câncer está bem estabelecida e existem cerca de 40 carcinógenos dentre os milhares de compostos que existem na fumaça do cigarro, entre eles o benzo[a]pireno (Seção 16-7). A nicotina parece ter uma participação dupla porque seus metabólitos são cancerígenos e porque o composto em si, embora não provoque o câncer, é um promotor do crescimento de tumores.

A etapa inicial do metabolismo é a N-nitrosação do nitrogênio do azaciclopentano (pirrolidina). A oxidação e a abertura do anel (compare com o Destaque Químico 21-3) fornecem uma mistura de duas N-nitroso-dialcanaminas (N-nitrosaminas), que são poderosos carcinógenos.

A protonação do oxigênio do grupo N-nitroso do nitrogênio faz que essas substâncias tornem-se reativas como agentes alquilantes, capazes de transferir grupos metila para sítios nucleofílicos de moléculas biológicas como o DNA, como se pode ver abaixo. O diazo-hidróxi que se forma decompõe-se através de um íon diazônio a um carbocátion, que pode infligir mais danos às moléculas biológicas (Seção 21-10).

A capacidade da nicotina de agir como um promotor de tumores foi confirmada em diversos estudos. Por exemplo, certas células cancerosas do pulmão humano crescem 50% mais rapidamente se a nicotina é adicionada ao meio de cultura. A nicotina também inibe o "suicídio" de células malignas, um dos principais mecanismos de

Adesivos de nicotina são usados para afastar indivíduos do vício do cigarro.

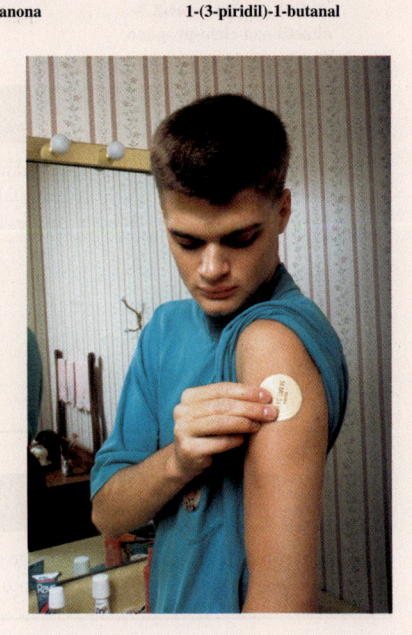

Estratégia

Vamos seguir a sugestão. O Exercício 9-25 mostra que o sulfeto de 2-cloro-etila pode sofrer reação S_N2 intramolecular para dar um íon sulfônio sujeito à abertura do anel por um ataque nucleofílico externo. Reconhecendo que o fragmento reativo da cilindricina A é a subestrutura 2-cloro-etilamina, podemos aplicar aqui o mesmo princípio.

Solução

- O ataque intramolecular do nitrogênio do grupo amino ao carbono ligado ao cloro produz um intermediário reativo, o íon amônio A.
- O anel azaciclopropano ativado pode ser atacado nos dois carbonos pelo íon cloreto, liberado na primeira etapa.
- A abertura do anel pelo carbono primário regenera o composto de partida (a).
- Entretanto, o ataque na posição vizinha (b) leva à cilindricina B.
- Construa um modelo!

reparo e limpeza do organismo em casos de danos nas células. Assim, a nicotina, na verdade, ajuda as células danificadas a sobreviver e, presumivelmente, a proliferar. Esta descoberta é preocupante porque a nicotina é o ingrediente crucial de várias terapias para interromper o vício em gomas, adesivos, pastilhas e inaladores

Existem 1,3 bilhão de fumantes no mundo, um número alarmante, para o qual os Estados Unidos contribuem com 60 milhões. Dentre eles, a maioria deseja e tenta cortar o vício. Como as doenças ligadas ao tabaco são a segunda causa de morte (após as doenças do coração), existe uma enorme necessidade de novas terapias. Um conceito novo nesta linha é o novo fármaco, vareniclina (Chantix) que entrou no mercado em 2006. Trata-se de um "agonista parcial" do receptor de nicotina, isto é, a molécula tem como alvo o mesmo sítio dos receptores de nicotina do sistema nervoso central, porém com eficácia parcial. Com isto, ela reduz o desejo pelo cigarro e diminui o prazer a ele associado, porém não completamente, o que diminui a chance de uma recaída.

A síntese da vareniclina é um excelente exemplo das reações que você encontrou neste livro e que são usadas pelos químicos medicinais.

Síntese da vareniclina

Vareniclina

Cilindricina A **A** **Cilindricina B**

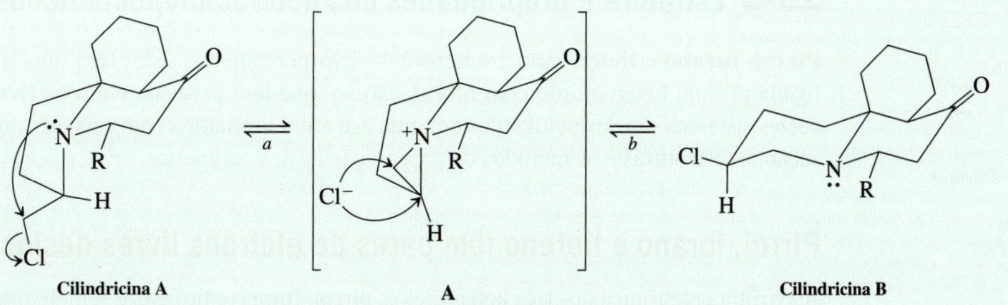

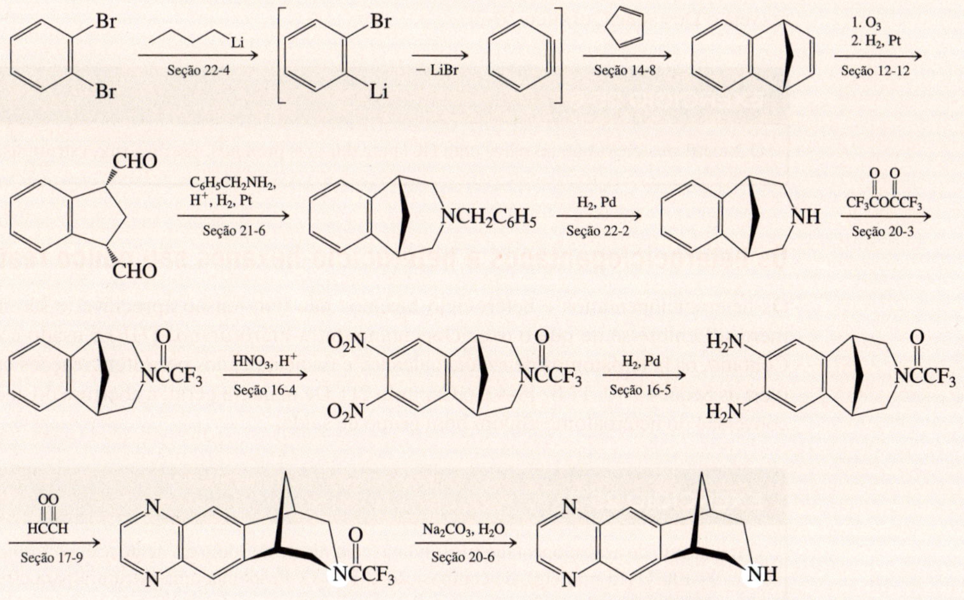

> ### EXERCÍCIO 25-5
>
> **Tente você**
>
> O tratamento do tiaciclobutano com cloro dissolvido em CHCl$_3$ em −70°C dá ClCH$_2$CH$_2$CH$_2$SCl em 30% de rendimento. Sugira um mecanismo para esta reação. [**Sugestão:** o enxofre dos sulfetos é nucleofílico (Seção 9-10).]

A reatividade dos heterocicloalcanos de quatro átomos dá o resultado que se espera da tensão do anel. Como os sistemas de três átomos, eles sofrem abertura do anel, porém são necessárias condições mais severas de reação. A reação do oxaciclobutano com CH$_3$NH$_2$ é típica.

$$\square\text{-Ö:} + CH_3\ddot{N}H_2 \xrightarrow{150°C} CH_3\ddot{N}H(CH_2)_3\ddot{O}H$$

$$45\%$$
N-Metil-3-amino-1-propanol

A β-lactama antibiótica, penicilina, funciona por um processo de abertura de anel semelhante (veja o Destaque Químico 20-2).

> ### EXERCÍCIO 25-6
>
> O 2-metil-oxa-ciclo-butano reage com HCl para dar dois produtos. Escreva suas estruturas.

Os heterociclopentanos e heterociclo-hexanos são pouco reativos

Os heterociclopentanos e heterociclo-hexanos não têm tensão apreciável e são relativamente inertes. Lembre-se de que o oxaciclopentano (tetra-hidrofurano, THF) é usado como solvente. Contudo, os heteroátomos de azacicloalcanos e tiacicloalcanos permitem reações características (veja as Seções 9-10, 17-8, 18-4 e o Capítulo 21). De maneira geral, a abertura do anel ocorre pela conversão do heteroátomo em um bom grupo de saída.

> ### EXERCÍCIO 25-7
>
> O tratamento do azaciclopentano (pirrolidina) com nitrito de sódio em ácido acético forma um líquido (p.e. 99-100°C (15 mm Hg), de composição C$_4$H$_8$N$_2$O. Proponha uma estrutura para este composto. (**Sugestão:** reveja a Seção 21-10.)

EM RESUMO, a reatividade dos heterociclopropanos e heterociclobutanos resulta em liberação da tensão do anel. Os heterocicloalcanos de cinco e seis átomos são menos reativos do que os sistemas com anéis menores.

Heterociclopentadienos aromáticos

Pirrol

Furano

Tiofeno

25-3 Estrutura e propriedades dos heterociclopentadienos aromáticos

Pirrol, **furano** e **tiofeno** são 1-hetero-2,4-ciclo-pentadienos. Eles têm uma unidade butadieno ligada por um heteroátomo com hibridação sp^2 que tem pares de elétrons livres. Os elétrons π destes sistemas são deslocalizados em uma estrutura aromática com seis elétrons. Veremos, nesta seção, as estruturas e os métodos de preparação destes compostos.

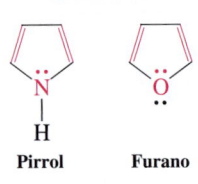

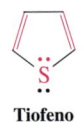

Pirrol, furano e tiofeno têm pares de elétrons livres deslocalizados

A estrutura eletrônica dos três heterociclos, pirrol, furano e tiofeno, é semelhante à do ânion ciclopentadienila (Seção 15-7). Este ânion pode ser visto como um butadieno com as extremidades uni-

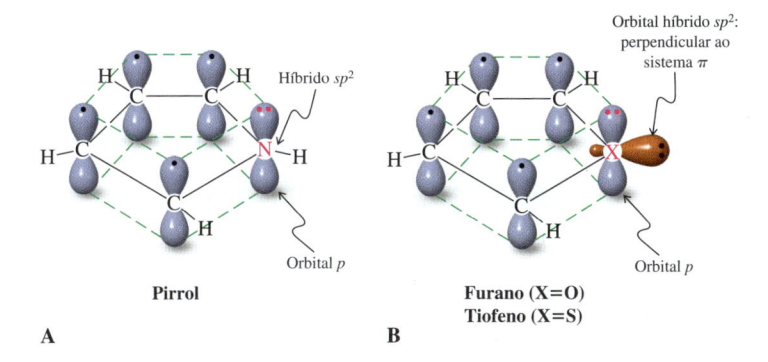

Figura 25-1 Orbitais moleculares (A) do pirrol e (B) do furano (X=O) e do tiofeno (X=S). O heteroátomo em cada estrutura é sp^2 e tem um par de elétrons livres deslocalizado.

das por um carbono com carga negativa cujo par de elétrons deslocaliza-se pelos demais átomos. No caso dos heterociclos, a ponte é um átomo neutro que também tem pares de elétrons livres. Um destes pares deslocaliza-se e fornece os elétrons necessários para satisfazer à regra $4n + 2$ (Seção 15-7). Para melhor superposição, os heteroátomos adotam a hibridação sp^2 (Figura 25-1) com os elétrons deslocalizados no orbital p. No pirrol, o nitrogênio sp^2 liga-se a um hidrogênio localizado no plano do anel. No furano e no tiofeno, o segundo par de elétrons ocupa um dos orbitais híbridos sp^2 no plano do anel e, portanto, não interage com o sistema de elétrons π. Este arranjo se assemelha em muito ao do ânion fenila (Seção 22-4). Como resultado da deslocalização, o pirrol, o furano e o tiofeno têm propriedades típicas dos compostos aromáticos, isto é, têm estabilidade incomum, prótons desblindados nos espectros de ^{1}H-RMN em decorrência da corrente do anel e capacidade de sofrer substituição eletrofílica em aromáticos (Seção 25-4).

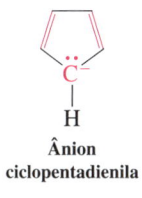

A deslocalização do par de elétrons livres nos 1-hetero-ciclo-pentadienos pode ser descrita por formas de ressonância com separação de cargas, como mostrado abaixo para o pirrol.

Ânion ciclopentadienila

Formas de ressonância do pirrol

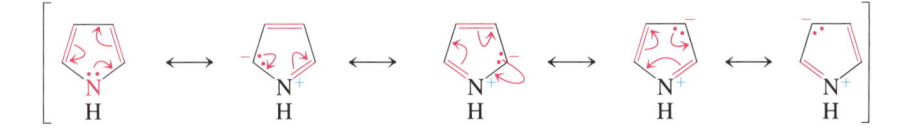

CONSTRUÇÃO DE MODELOS

Observe que existem quatro estruturas dipolares com a carga positiva localizada no heteroátomo e com a carga negativa, sucessivamente, em cada carbono. Isto sugere que o heteroátomo é relativamente deficiente de elétrons e os átomos de carbono, ricos em elétrons. Os mapas de potencial eletrostático, abaixo, confirmam esta descrição. Assim, na mesma escala, o nitrogênio do pirrol é menos rico em elétrons (em laranja) do que o do composto saturado azaciclopentano (em vermelho). Por outro lado, a unidade dieno do pirrol é mais rica em elétrons (em vermelho) que a do 1,3-ciclopentadieno (em amarelo).

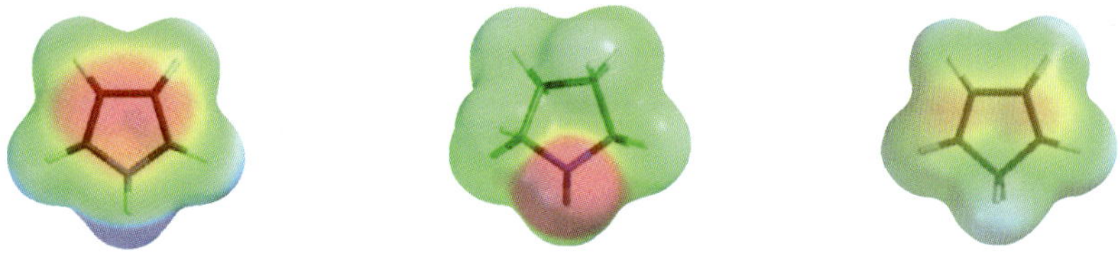

Pirrol   Azaciclopentano   1,3-Ciclopentadieno

Como essa descrição sugere, a aromaticidade desses sistemas depende da capacidade relativa do heteroátomo em doar seu par de elétrons livres, que está associada à respectiva eletronegatividade (Tabela 1-2). Em consequência, o caráter aromático aumenta na ordem furano < pirrol < tiofeno, uma tendência que se reflete na reatividade e na estabilidade relativas.

Aromaticidade dos heterociclopentadienos

furano < pirrol < tiofeno

→ A aromaticidade aumenta

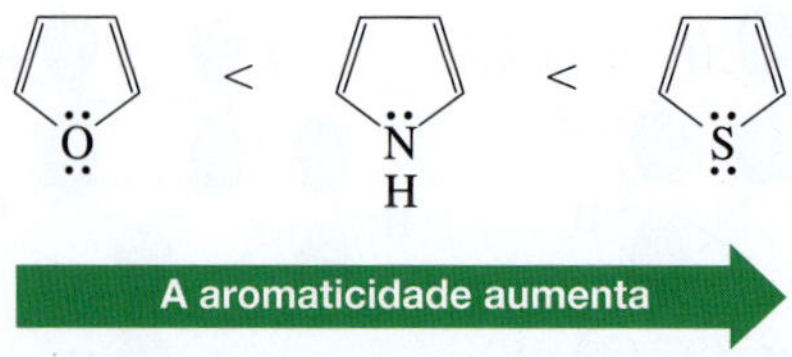

EXERCÍCIO 25-8

O azaciclopentano e o pirrol são moléculas polares. Contudo, os vetores dos dipolos das duas estruturas apontam para sentidos opostos. Por que ocorre esta diferença? Explique sua resposta.

Os pirróis, furanos e tiofenos são preparados a partir de compostos γ-dicarbonilados

As sínteses dos heterociclopentadienos lançam mão de várias estratégias de ciclização. Um método geral é a **síntese de Paal-Knorr*** (para pirróis) e suas variantes (para os demais heterociclos). A molécula de interesse é formada a partir de um composto γ-dicarbonilado, que é tratado com um derivado de amina (no caso dos pirróis), P_2O_5 (no caso dos furanos) ou P_2S_5 (no caso dos tiofenos).

Ciclização de um composto γ-dicarbonilado a um 1-hetero-2,4-ciclo-pentadieno

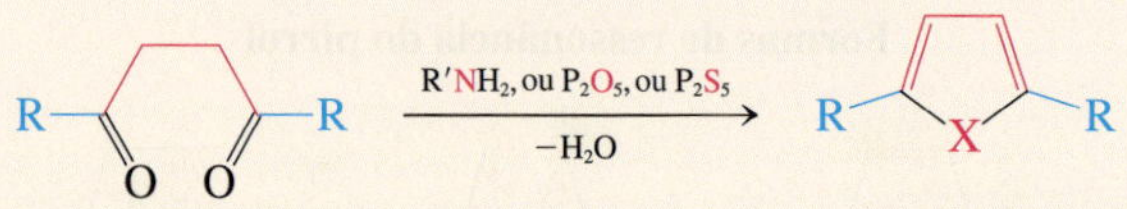

$$R-CO-CH_2CH_2-CO-R \xrightarrow[-H_2O]{R'NH_2, \text{ ou } P_2O_5, \text{ ou } P_2S_5} R-\underset{X}{\text{(anel)}}-R$$

X = NR', O, S

$$CH_3CCH_2CH_2CCH_3 + (CH_3)_2CHNH_2 \xrightarrow{CH_3COOH, \Delta, 17 h} \text{2,5-dimetil-N-isopropil-pirrol}$$

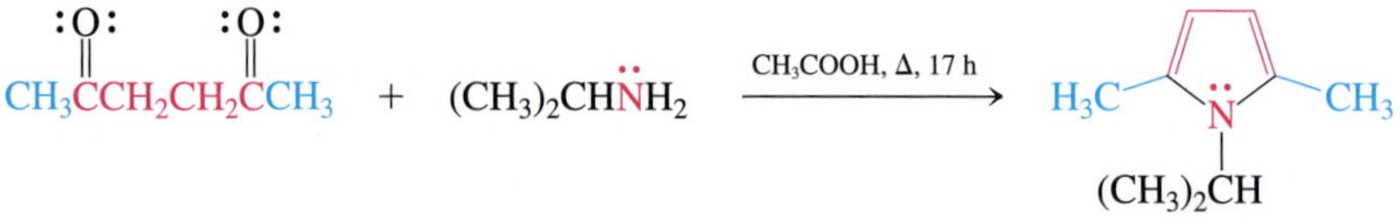

70%

N-(1-Metil-etil)-2,5-dimetil-pirrol

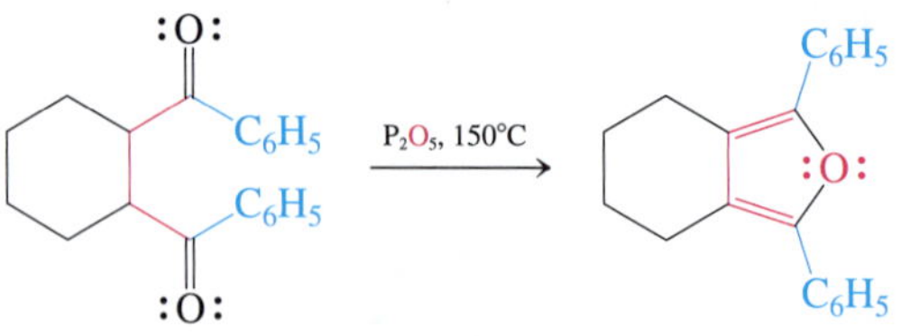

$$\text{1,2-dibenzoilciclo-hexano} \xrightarrow{P_2O_5, 150°C} \text{1,3-difenil-4,5,6,7-tetra-hidroisobenzofurano}$$

62%

---

* Professor Karl Paal (1860-1935) Universidade de Erlangen, Alemanha e professor Ludwig Knorr (1859-1921), Universidade de Jena, Alemanha.

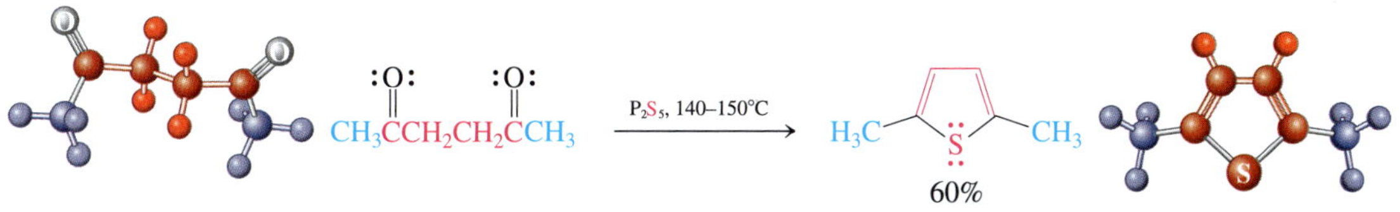

$$CH_3CCH_2CH_2CCH_3 \xrightarrow{P_2S_5,\ 140\text{--}150°C} H_3C\underset{\underset{60\%}{S}}{}CH_3$$

2,5-Dimetil-tiofeno

EXERCÍCIO 25-9

Proponha um mecanismo para a desidratação, catalisada por ácido, da 2,5-hexadienona ao 2,5-dimetil-furano. (**Sugestão:** a etapa importante de fechamento do anel é feita pelo oxigênio de um dos grupos carbonila que ataca o carbono do outro grupo. Veja também a Seção 18-2.)

EXERCÍCIO 25-10

O ácido 4-metil-pirrol-2-carboxílico (composto B) é o feromônio que marca as trilhas da espécie de formiga *Atta texana*. Estima-se que um terço de miligrama seria suficiente para marcar uma trilha ao redor da Terra e que cada formiga carrega apenas 3,3 ng (10^{-9} g). Proponha uma síntese para B a partir do ácido 3-metil-ciclo-buteno-1-carboxílico (composto A). (**Sugestão:** qual é a diona precursora na retrossíntese do composto B e como você pode fazê-la a partir de A?)

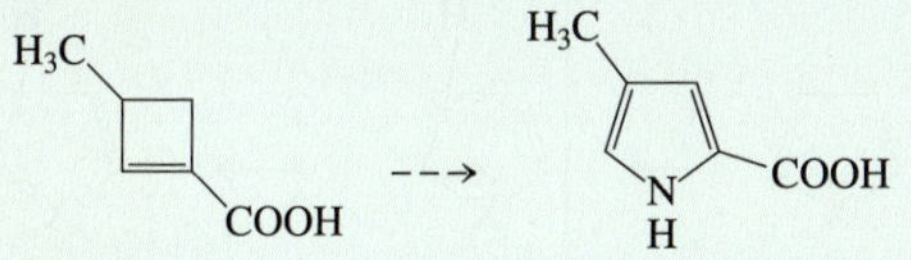

EXERCÍCIO 25-11

A seguinte equação é outro exemplo da síntese de pirróis. Escreva um mecanismo para esta reação. (**Sugestão:** reveja a Seção 17-9.)

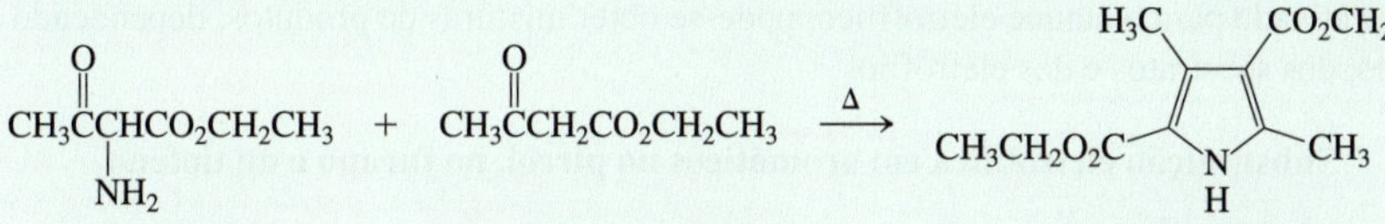

$$CH_3\overset{O}{C}CHCO_2CH_2CH_3 + CH_3\overset{O}{C}CH_2CO_2CH_2CH_3 \xrightarrow{\Delta}$$
$$\underset{NH_2}{}$$

2-Amino-3-oxo-butanoato de etila   3-Oxo-butanoato de etila

3,5-Dimetil-pirrol-2,4-dicarboxilato de dietila

EM RESUMO, o pirrol, o furano e o tiofeno têm sistemas π deslocalizados semelhantes ao do ânion ciclopentadienila. Um método geral de preparação de 1-hetero-2,4-ciclo-pentadienos baseia-se na ciclização de compostos γ-dicarbonilados enolizáveis.

25-4 Reações dos heterociclopentadienos aromáticos

A reatividade do pirrol, do furano, do tiofeno e de seus derivados é governada pela aromaticidade e é semelhante à química do benzeno. Veremos, nesta seção, algumas de suas reações, particularmente a substituição eletrofílica em aromáticos. Veremos, também, o indol, um análogo do pirrol com um anel benzeno fundido.

Os pirróis, furanos e tiofenos sofrem substituição eletrofílica em aromáticos

Como é de se esperar para sistemas aromáticos, os 1-hetero-2,4-ciclo-pentadienos sofrem substituição eletrofílica. Existem dois pontos de ataque possíveis, C2 e C3. Qual deles é o mais reativo? Pode-se encontrar a resposta seguindo o procedimento usado para prever a regiosseletividade nas substituições eletrofílicas aromáticas em benzenos substituídos (Capítulo 16), isto é, escrevendo todas as estruturas de ressonância possíveis nos dois modos de reação.

Consequências do ataque eletrofílico em C2 e C3 nos heterociclopentadienos aromáticos

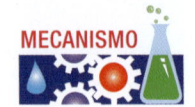

MECANISMO

Ataque em C2

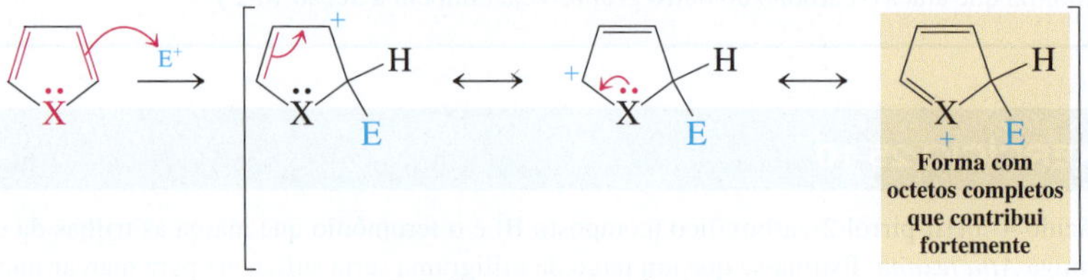

Três formas de ressonância

[Forma com octetos completos que contribui fortemente]

Ataque em C3

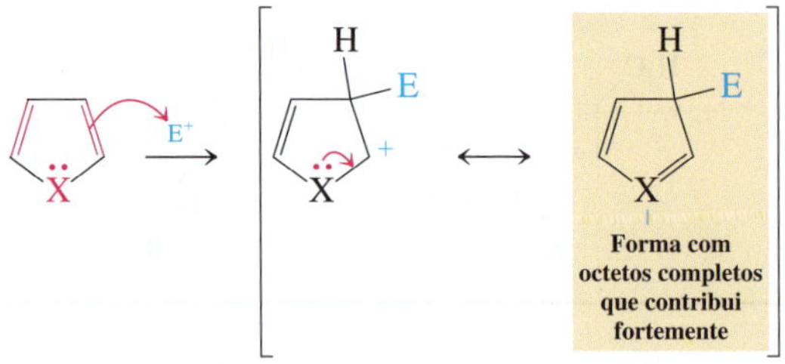

Duas formas de ressonância

[Forma com octetos completos que contribui fortemente]

Nos dois casos, o heteroátomo participa das formas de ressonância. O ataque em C2, porém, leva a um intermediário com uma forma de ressonância a mais, o que sugere que esta posição é o sítio preferido de ataque. Na prática, é isto que se observa normalmente. Contudo, como C3 também é ativado para o ataque eletrofílico, pode-se obter misturas de produtos, dependendo das condições, dos substratos e dos eletrófilos.

Substituição eletrofílica em aromáticos no pirrol, no furano e no tiofeno

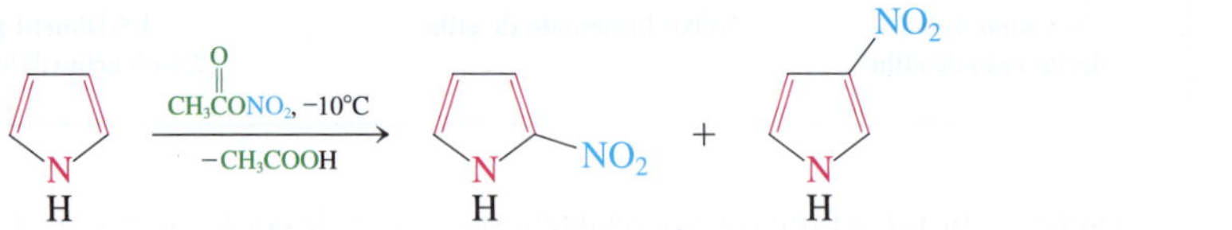

REAÇÃO

Pirrol $\xrightarrow[-CH_3COOH]{CH_3CONO_2,\ -10°C}$ 2-Nitro-pirrol (50%) + 3-Nitro-pirrol (13%)

Furano $\xrightarrow[-HCl]{Cl-Cl,\ CH_2Cl_2}$ 2-Cloro-furano 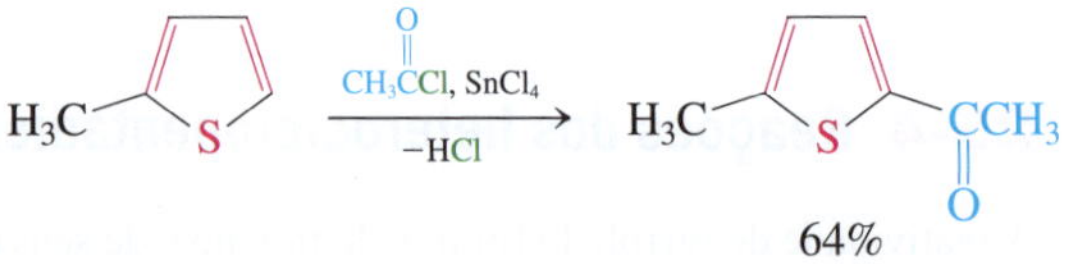 (64%)

2-Metil-tiofeno $\xrightarrow[-HCl]{CH_3COCl,\ SnCl_4}$ 2-Acetil-5-metil-tiofeno (64%)

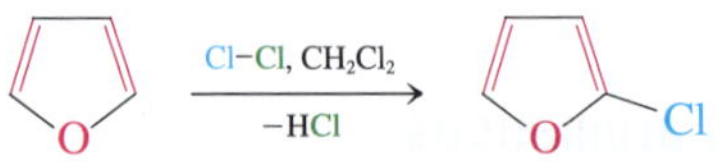

A reatividade relativa do benzeno e dos três heterociclos nas substituições eletrofílicas é o resultado das contribuições da aromaticidade de seus anéis respectivos e da estabilização dos cátions intermediários. Ela aumenta na ordem: benzeno ≪ tiofeno < furano < pirrol.

EXERCÍCIO 25-12

Trabalhando com os conceitos: predição da posição da substituição eletrofílica em aromáticos nos tiofenos substituídos

Na monobromação do ácido tiofeno-3-carboxílico forma-se apenas um produto. Qual é sua estrutura e por que este é o único produto formado?

Estratégia

Os dois sítios de reação preferidos devem ser os que estão próximos do enxofre, em nosso tiofeno assimétrico, C2 e C5. Para descobrir qual dos dois é o sítio mais ativo é preciso comparar as formas de ressonância dos cátions intermediários respectivos que resultam do ataque eletrofílico nas duas posições.

Solução

- Ataque em C2

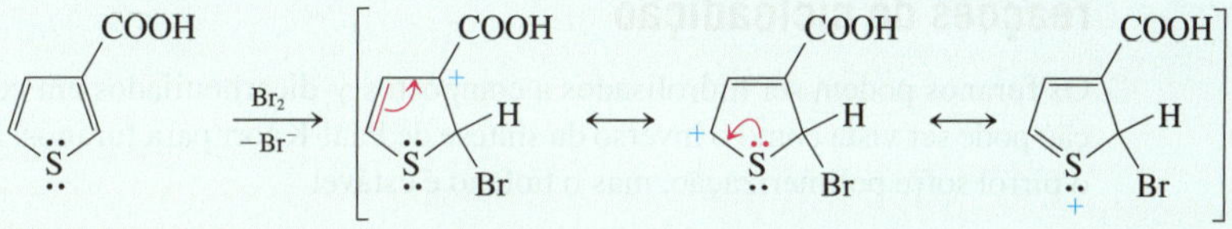

[estruturas de ressonância — intermediário A]

- Ataque em C5

[estruturas de ressonância]

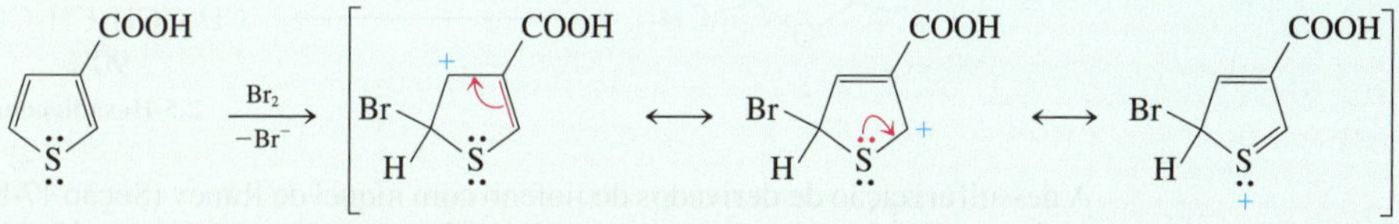

- Resultado: o ataque em C5 evita que a carga positiva seja colocada em C3, como em A, que é um átomo ligado à função carboxila que retira elétrons. Portanto, o único produto é o ácido 5-bromo-3-tiofenocarboxílico.

EXERCÍCIO 25-13

Tente você

A monobromação do 3-metil-furano dá um produto apenas. Qual é sua estrutura e por que ele é o único produto formado?

Em comparação com as aminas comuns (Seção 21-4), o pirrol é muito pouco básico porque o par de elétrons livres do nitrogênio participa da conjugação. É necessário usar ácidos muito fortes para protonar o sistema e isso acontece no C2 e não no nitrogênio.

A protonação do pirrol ocorre no carbono

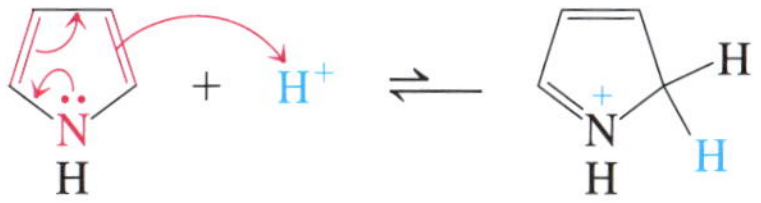

$pK_a = -4,4$

Os pirróis não são apenas bases muito fracas. Na verdade, eles são relativamente ácidos. Assim, enquanto o azaciclopentano tem $pK_a = 35$ (normal para uma amina, Seção 21-4), o pK_a do pirrol é 16,5! As razões para este aumento de acidez são a mudança da hibridação de sp^3 a sp^2 (veja a Seção 11-3) e a deslocalização da carga negativa (como no ânion ciclopentadienila, Seção 15-7).

O pirrol é relativamente ácido

Azaciclopentano: $pK_a = 35$ (N sp³)

Pirrol: $pK_a = 16,5$ (N sp²) → Base → Cinco formas de ressonância

EXERCÍCIO 25-14

Explique por que o pirrol é protonado no carbono C2 e não no nitrogênio.

Os 1-hetero-2,4-ciclo-pentadienos podem sofrer abertura de anel e reações de cicloadição

Os furanos podem ser hidrolisados a compostos γ-dicarbonilados em condições brandas. A reação pode ser vista como o inverso da síntese de Paal-Knorr para furanos. Nas condições de reação, o pirrol sofre polimerização, mas o tiofeno é estável.

Hidrólise de um furano a um composto γ-dicarbonilado

$$H_3C\text{-furano-}CH_3 \xrightarrow{CH_3COOH, H_2SO_4, H_2O, \Delta} CH_3\overset{O}{C}CH_2CH_2\overset{O}{C}CH_3$$

90%
2,5-Hexadienona

A dessulfurização de derivados do tiofeno com níquel de Raney (Seção 17-8) resulta em compostos acíclicos saturados e livres de enxofre.

$$\text{tiofeno-}CH(OCH_2CH_3)_2 \xrightarrow[-NiS]{Raney\ Ni,\ (CH_3CH_2)_2O,\ \Delta} CH_3(CH_2)_3CH(OCH_2CH_3)_2$$

50%

Sendo o menos aromático (Seção 25-3), o sistema π do furano (mas não o do pirrol ou o do tiofeno) tem propriedades de dieno e é capaz de sofrer cicloadições de Diels-Alder (Seção 14-8).

furano + maleimida $\xrightarrow{(CH_3CH_2)_2O,\ 25°C}$ aduto 95%

O indol é um benzopirrol

O indol é o mais importante *benzanuleno* (anel fundido) derivado dos 1-hetero-2,4-ciclo-pentadienos. Este sistema ocorre em muitos produtos naturais, incluindo o aminoácido triptofano (Seção 26-1).

O indol está para o pirrol assim como o naftaleno está para o benzeno. Sua estrutura eletrônica permite várias formas de ressonância. Embora existam formas de ressonância menos importantes, que perturbam o sistema π cíclico com seis elétrons do anel benzeno fundido, elas mostram o efeito doador de elétrons do heteroátomo.

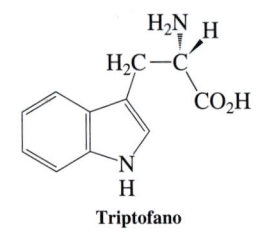

Triptofano

Ressonância no indol

[estruturas de ressonância do indol] ⟷ ⟷ ⟷ ⟷ etc.

EXERCÍCIO 25-15

Prediga o sítio preferencial da substituição eletrofílica em aromáticos no indol. Explique sua escolha.

EXERCÍCIO 25-16

A irradiação do composto A em etóxietano (dietil-éter) em $-100°C$ gera a forma enol, B, do etanoilbenzeno (acetilbenzeno) e um novo composto, C, que, por sua vez, isomeriza-se a indol por aquecimento na temperatura normal.

A $\xrightarrow{h\nu,\ -100°C}$ B + C

O espectro de ^{1}H-RMN do composto C mostra sinais em $\delta = 3{,}79$ (d, 2 H) e 8,40 (t, 1 H) ppm, além de quatro absorções relacionadas a aromáticos. O indol mostra sinais em $\delta = 6{,}34$ (d, 1 H); 6,54 (d largo, 1 H) e 7,00 (s largo, 1 H) ppm. Qual é a estrutura do composto C? (**Sugestão:** a fotólise segue um mecanismo semelhante ao que ocorre nos rearranjos de McLafferty nos espectros de massas, Seção 17-3.)

EM RESUMO, no pirrol, no furano e no tiofeno, a doação do par de elétrons do heteroátomo para a unidade dieno torna ricos de elétrons os átomos de carbono destes sistemas, que ficam, portanto, mais susceptíveis à substituição eletrofílica em aromáticos do que os átomos de carbono do benzeno. O ataque eletrofílico é frequentemente favorecido em C2, mas pode ocorrer substituição em C3, dependendo das condições, dos substratos e dos eletrófilos. Alguns anéis podem ser abertos por hidrólise ou dessulfurização (no caso de tiofenos). A unidade dieno do furano é suficientemente reativa para dar cicloadições de Diels-Alder. O indol é um benzopirrol com um sistema π deslocalizado.

25-5 Estrutura e preparação da piridina: um azabenzeno

A **piridina** pode ser vista como um **azabenzeno**, isto é, um derivado do benzeno no qual um nitrogênio sp^2 substitui um grupo CH. O anel da piridina é aromático, porém sua estrutura eletrônica é perturbada pela eletronegatividade do átomo de nitrogênio. Veremos, nesta seção, a estrutura, a espectrometria e a preparação deste azabenzeno simples.

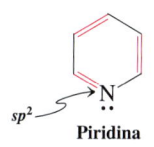

A piridina é aromática

Como as iminas (Seção 17-9), a piridina tem um átomo de nitrogênio sp^2. Ao contrário do pirrol, apenas um elétron do orbital p é usado para completar o arranjo de elétrons π do anel aromático. Como no ânion fenila, o par de elétrons livres se localiza em um orbital híbrido sp^2 no plano do anel (Figura 25-2). Por isso, o nitrogênio da piridina não doa sua densidade

Figura 25-2 (A) Orbitais moleculares da piridina. O par de elétrons livres do nitrogênio está em um orbital sp^2 e *não* faz parte do sistema π aromático. (B) O mapa de potencial eletrostático da piridina mostra a localização do par de elétrons livres do nitrogênio (em vermelho) no plano do anel aromático e o efeito de atração de elétrons que o nitrogênio, eletronegativo, provoca no sistema π (em verde; compare com o mapa de potencial eletrostático do pirrol, na Seção 25-3).

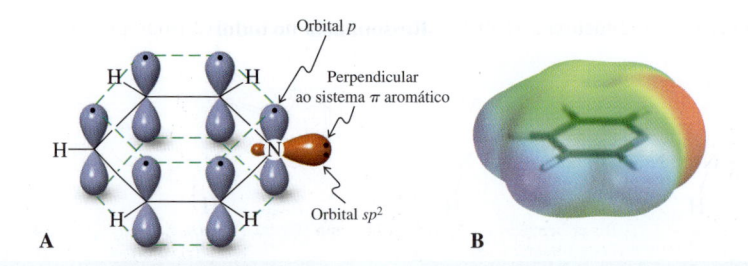

Orbital *p*

Perpendicular ao sistema π aromático

Orbital sp^2

A   B

eletrônica excedente para o resto da molécula. Ao contrário, como o nitrogênio é mais eletronegativo do que o carbono (Tabela 1-2), ele retira densidade eletrônica do anel, por ressonância e por efeito indutivo.

Ressonância na piridina

EXERCÍCIO 25-17

O azaciclo-hexano (piperidina) é uma molécula polar devido à presença do nitrogênio, relativamente eletronegativo. A polarização na piridina é duas vezes maior. Explique.

A deslocalização aromática na piridina é evidente no espectro de ^{1}H-RMN que mostra a presença de corrente de anel. A capacidade do nitrogênio em atrair elétrons se manifesta nos grandes deslocamentos químicos em campo alto (mais desblindados) em C2 e em C4, como era de esperar pelas estruturas de ressonância.

Deslocamentos químicos (ppm) de ^{1}H-RMN na piridina e no benzeno

7,46
7,06
8,50
7,27

Piridina é uma base fraca

+ H$^+$

⇌

Íon piridínio
pK_a = 5,29

Como o par de elétrons do nitrogênio não participa da aromaticidade do anel (ao contrário do pirrol, Exercício 25-14), a piridina é uma base fraca (e é usada como tal em muitas reações orgânicas). Em comparação com as alcanaminas (pK_a dos sais de amônio ≈ 10, Seção 21-4), o íon piridínio tem pK_a baixo porque o nitrogênio é sp^2 e não sp^3 (veja a Seção 11-3 para o efeito da hibridação na acidez).

A piridina é o azabenzeno mais simples. Alguns de seus análogos nitrogenados maiores são mostrados a seguir. Eles se comportam como a piridina, porém o efeito da substituição azo é mais evidente, particularmente a deficiência de elétrons. Pequenas quantidades de vários derivados do 1,4-diaza-benzeno (pirazina) são responsáveis pelos odores característicos de muitos vegetais.

Bastaria uma gota de 2-metóxi-3-(1-metil-etil)-1,4-diaza-benzeno (2-isopropil-3-metóxi-pirazina) para dar a toda a água de uma piscina grande o odor de batatas cruas.

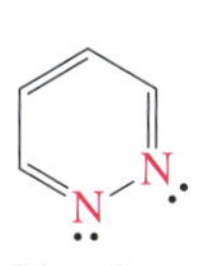

1,2-Diaza-benzeno (piridazina)
1,3-Diaza-benzeno (pirimidina) 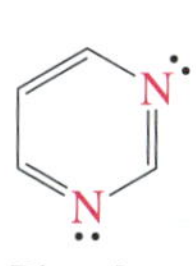
1,4-Diaza-benzeno (pirazina) 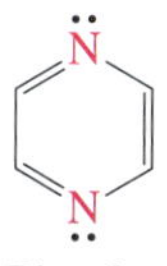
1,2,3-Triaza-benzeno (1,2,3-Triazina) 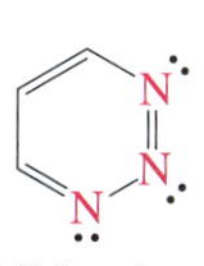
1,2,4-Triaza-benzeno (1,2,4-Triazina) 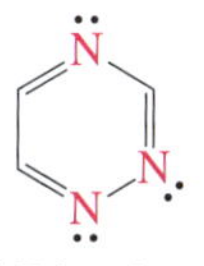
1,3,5-Triaza-benzeno (1,3,5-Triazina) 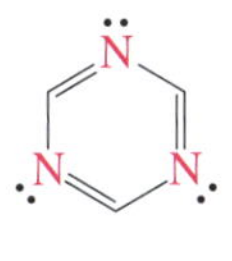
1,2,4,5-Tetraza-benzeno (1,2,4,5-Tetrazina) 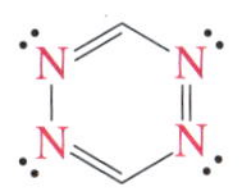
3-(1-Metil-etil)- 2-metóxi-1,4-diaza-benzeno (batatas) 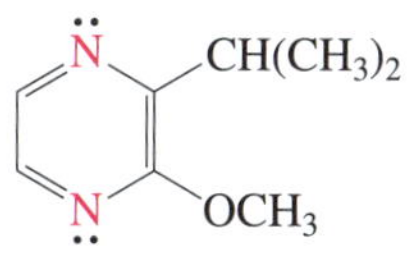
3-(2-Metil-propil)-2-metóxi-1,4-diaza-benzeno (pimentas verdes) 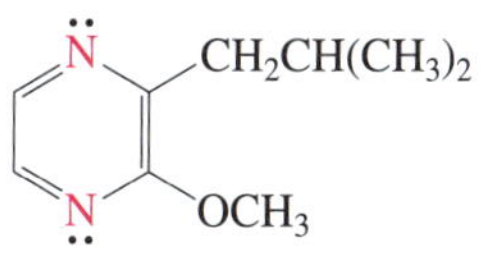

As piridinas são preparadas por reações de condensação

A piridina e as alquil-piridinas simples são obtidas do alcatrão de hulha. Muitas das piridinas polissubstituídas são preparadas por substituição eletrofílica ou nucleofílica a partir de derivados mais simples.

As piridinas podem ser feitas por reações de condensação de amônia com reagentes acíclicos como, por exemplo, compostos carbonilados. O método mais geral é a **síntese de Hantzsch*** de piridinas. Neste método, duas moléculas de um composto β-dicarbonilado, um aldeído e amônia combinam-se em várias etapas (Problema de Integração 25-28) para dar uma di-hidropiridina substituída que é facilmente oxidada pelo ácido nítrico ao sistema aromático. Se o composto β-dicarbonilado for um 3-cetoéster, o produto resultante é um éster 3,5-piridinocarboxílico. A hidrólise, seguida de pirólise do sal de cálcio do ácido, leva à descarboxilação.

Síntese de Hantzsch da 2,6-dimetil-piridina

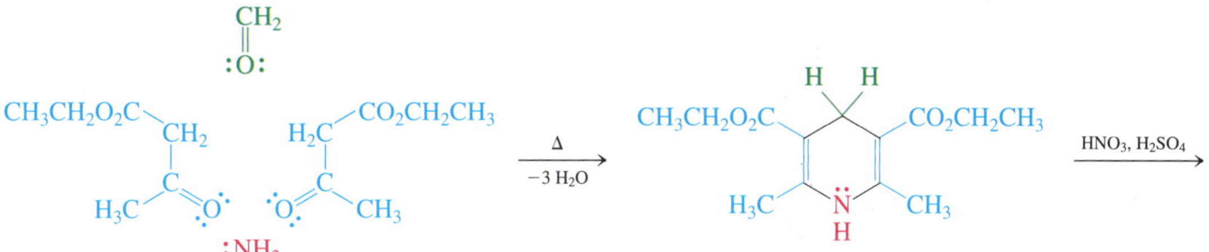

89%
1,4-Di-hidro-2,6-dimetil-3,5-piridinodicarboxilato de dietila

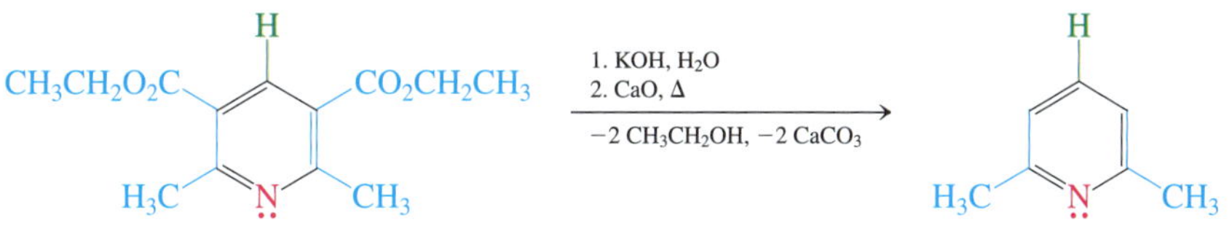

65%
2,6-Dimetil-3,5-piridino-dicarboxilato de dietila

65%
2,6-Dimetil-piridina

---

* Professor Arthur R. Hantzsch (1857-1935), Universidade de Leipzig, Alemanha.

A primeira etapa da síntese de Hantzsch da piridina é um exemplo de uma reação de quatro compostos: quatro moléculas se combinam de um modo específico para formar um único produto. Isto é notável, levando em conta o número de condensações possíveis disponíveis para os materiais de partida. A razão para o sucesso é a reversibilidade dos canais que não levam diretamente à di-hidropiridina observada e o ajuste cuidadoso das moléculas que participam: amônia (ou acetato de amônio); um aldeído relativamente reativo; e um composto β-dicarbonilado que é usado duas vezes. (Para um exame etapa por etapa do mecanismo, veja o Problema de Integração 25-28). Reações deste tipo entre muitos componentes, em que água é o subproduto, são, por sua própria natureza, econômicas em átomos e, portanto, são "verdes" (Destaque Químico 3-1). Ainda mais amigável para o ambiente é o uso de água como solvente e, na fase de aromatização à piridina substituída, oxigênio na presença de carvão ativado (uma forma de carbono muito porosa derivada do carvão).

Uma síntese "superverde" de Hantzsch da piridina

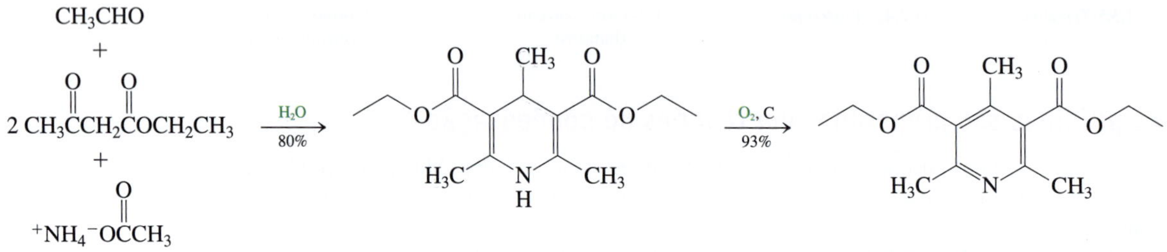

EXERCÍCIO 25-18

Que materiais de partida você usaria na síntese de Hantzsch das seguintes piridinas?

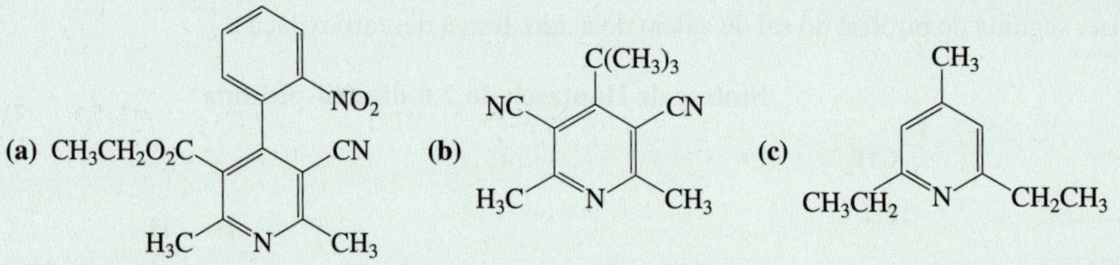

EXERCÍCIO 25-19

Trabalhando com os conceitos: a prática dos mecanismos da síntese da piridina

A síntese de Hantzsch da piridina, em sua primeira etapa, fornece 1,4-di-hidro-piridinas. Uma variante do método usa hidroxilamina (Tabela 17-5), que pode ser vista como uma versão oxidada da amônia. Com esse reagente, as piridinas se formam diretamente a partir dos compostos 1,5-dicarbonilados, que são feitos, por sua vez, pela adição de Michael de enolatos a aldeídos e cetonas α,β-insaturados (Seção 18-11). Escreva o mecanismo das duas etapas da síntese da piridina mostrada a seguir.

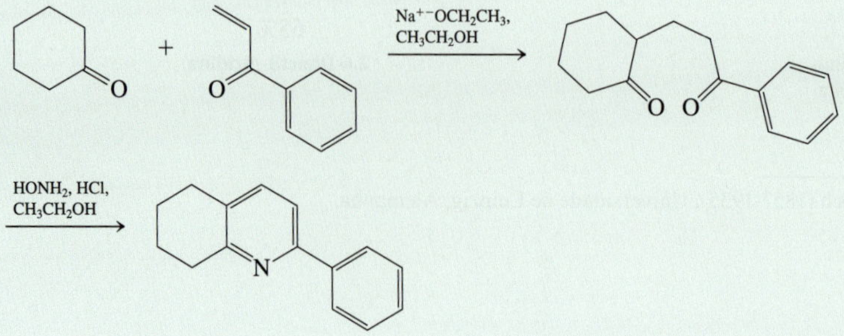

Estratégia

Se você olhar para a primeira etapa da reação reconhecerá uma adição de Michael da ciclo-hexanona a uma cetona insaturada. (Você pode rever essa reação na Seção 18-11.) A transformação da segunda etapa parece ser semelhante à síntese de Paal-Knorr dos pirróis (Exercício 25-9), exceto que o resultado é a construção de um anel de seis átomos (e não de cinco). O mecanismo que você está procurando deve basear-se nessas duas reações.

Solução

- Na primeira etapa, o produto se forma pela construção de uma ligação C—C entre o carbono vizinho da carbonila da ciclo-hexanona e a posição terminal da enona. Em outras palavras, o ciclo-hexano é alquilado na posição α. Lembre-se de que as cetonas são alquiladas via seus enolatos (Seção 18-4) e, neste caso, a alquilação ocorre pelo ataque do enolato da ciclo-hexanona ao carbono β polarizado positivamente da enona, como esquematizado abaixo.

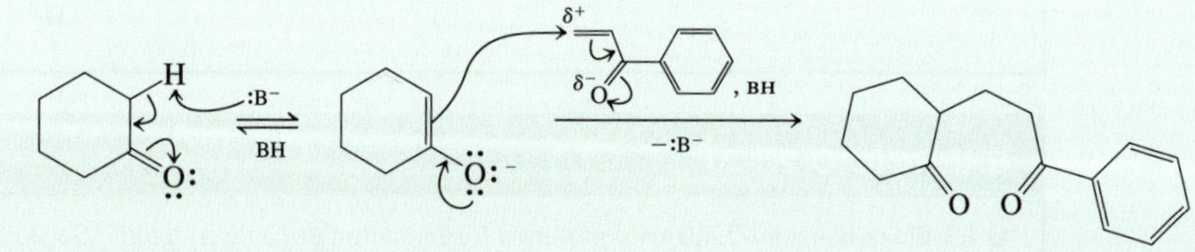

- Na segunda etapa, lembre-se de que as aminas primárias reagem reversivelmente com as cetonas para dar iminas por perda de água (Seção 17-9) e que, de fato, as hidroxilaminas dão oximas (Tabela 17-5). Essas reações de condensação ocorrem através de hemiaminais intermediários pelo ataque nucleofílico do nitrogênio da amina ao carbono da carbonila.

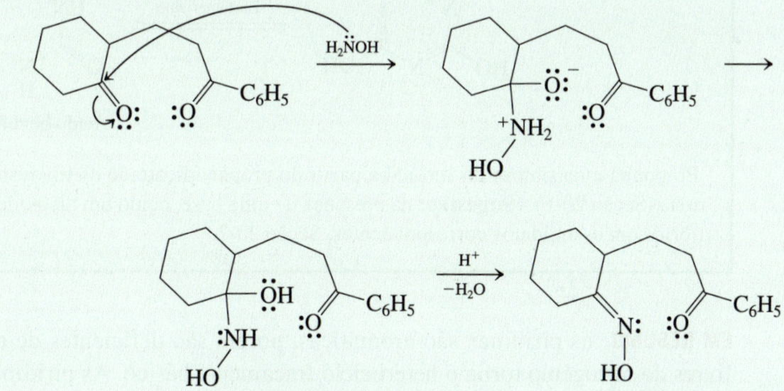

- As iminas (como os compostos carbonilados que formam enóis) estão em equilíbrio com suas formas tautoméricas, as enaminas (Seção 17-9). Se escrevermos esta forma para nossa oxima, chegamos a um composto aminocarbonilado que está em posição para a formação intramolecular rápida de outro hemiaminal. A desidratação produz uma nova enamina cíclica, que, por inspeção, vê-se que se trata de uma piridina hidratada. Por fim, a aromaticidade facilita a perda rápida de água para a geração da piridina.

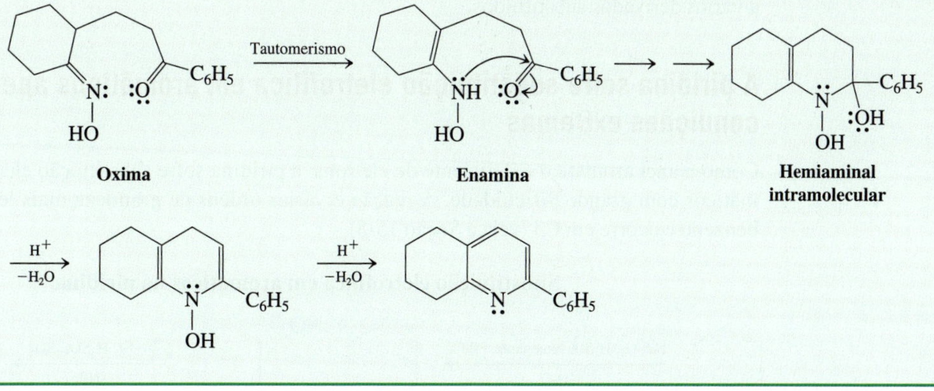

EXERCÍCIO 25-20

Tente você

Proponha um mecanismo plausível para a seguinte reação de condensação. [**Sugestões:** comece com uma condensação de aldol do aldeído com a enamina. (Reveja a alquilação de enaminas, Seção 18-4.) Depois use o produto resultante como um aceitador de Michael da segunda enamina.]

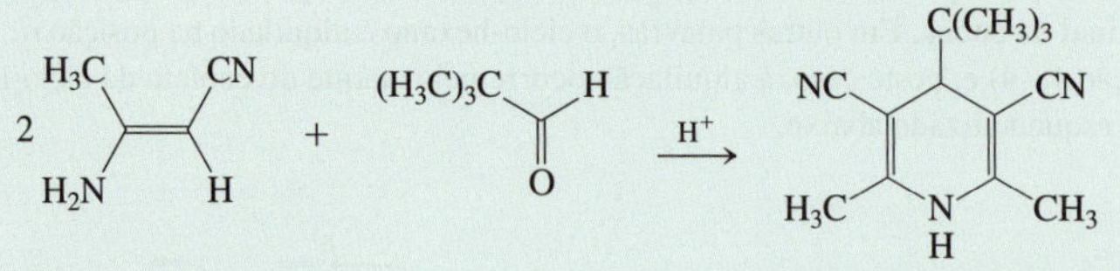

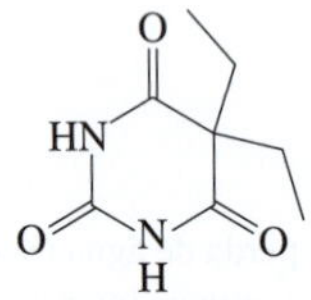

$$2\ \underset{H_2N}{\overset{H_3C}{\diagup}}C=C\underset{H}{\overset{CN}{\diagup}} + (H_3C)_3C-CHO \xrightarrow{H^+} \text{4-tert-butil-3,5-diciano-2,6-dimetil-1,4-di-hidropiridina}$$

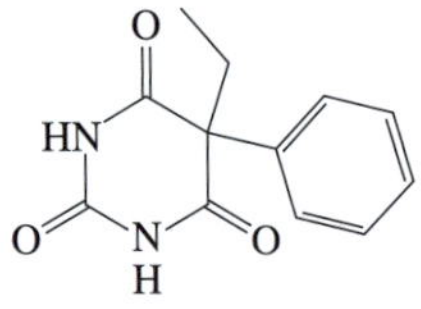

EXERCÍCIO 25-21

O 1,3-diaza-benzeno-2,4,6-triol prefere a forma tautomérica de tricetona (Seção 22-3) por cerca de 29 kcal mol^{-1}. A molécula é conhecida usualmente como ácido barbitúrico (pK_a = 7,4) e constitui o molde de um grupo de sedativos e indutores do sono chamados de barbituratos, dos quais o veronal e o fenobarbital são dois exemplos (margem).

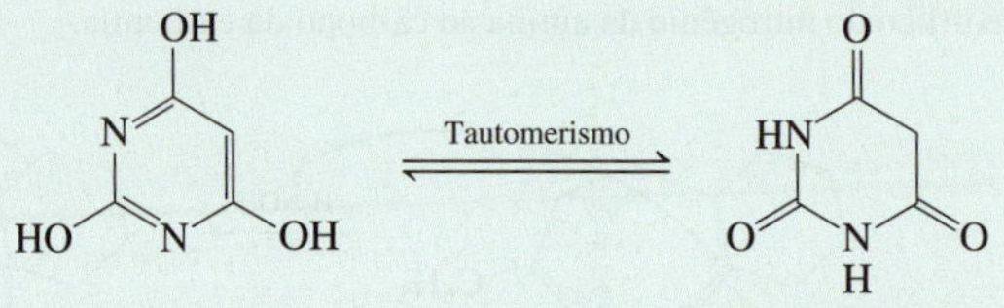

Tautomerismo entre 2,4,6-tri-hidroxipirimidina e ácido barbitúrico.

Proponha uma síntese do veronal a partir do propanodioato de dietila (éster malônico; Seção 23-3) e ureia (Seção 20-6). (**Sugestão:** na presença de uma base, como um alcóxido, as amidas estão em equilíbrio com os amidatos correspondentes; Seção 20-7.)

Veronal

Fenobarbital

EM RESUMO, as piridinas são aromáticas, porém são deficientes de elétrons. O par de elétrons livres do nitrogênio torna o heterociclo fracamente básico. As piridinas são preparadas por condensação de um composto β-dicarbonilado com amônia e um aldeído.

25-6 Reações da piridina

A reatividade da piridina deriva de sua dupla natureza, como molécula aromática e como imina cíclica. As reações de substituição nucleofílica e eletrofílica em aromáticos podem ocorrer e levam a vários derivados substituídos.

A piridina sofre substituição eletrofílica em aromáticos apenas em condições extremas

Como o anel aromático é deficiente de elétrons, a piridina sofre substituição eletrofílica em aromáticos com grande dificuldade. A reação é várias ordens de grandeza mais lenta do que a do benzeno e ocorre em C3 (veja a Seção 15-8).

Substituição eletrofílica em aromáticos na piridina

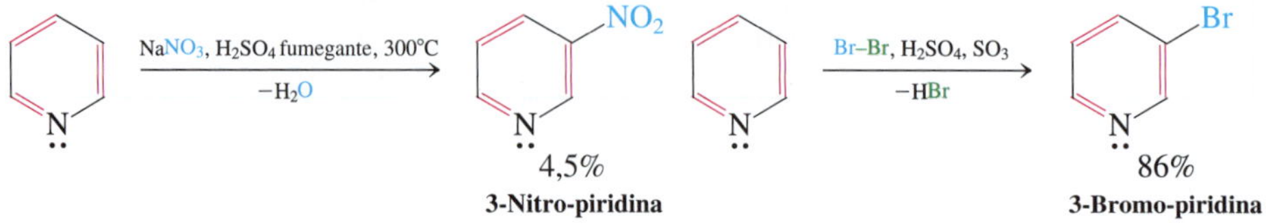

Piridina $\xrightarrow[-H_2O]{\text{NaNO}_3,\ H_2SO_4\ \text{fumegante, 300°C}}$ 3-Nitro-piridina (4,5%)

Piridina $\xrightarrow[-HBr]{\text{Br-Br, }H_2SO_4,\ SO_3}$ 3-Bromo-piridina (86%)

EXERCÍCIO 25-22

Explique por que a substituição eletrofílica em aromáticos na piridina ocorre em C3.

Substituintes ativantes fazem que as condições das reações eletrofílicas sejam mais brandas e que os rendimentos sejam mais altos.

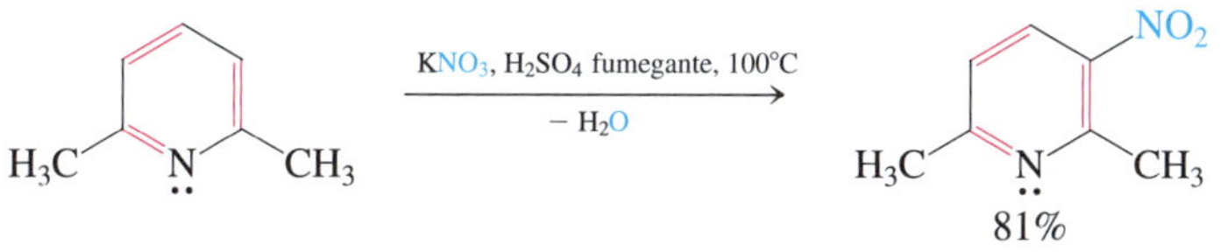

2,6-Dimetil-piridina → (KNO$_3$, H$_2$SO$_4$ fumegante, 100°C, −H$_2$O) → 2,6-Dimetil-3-nitro-piridina (81%)

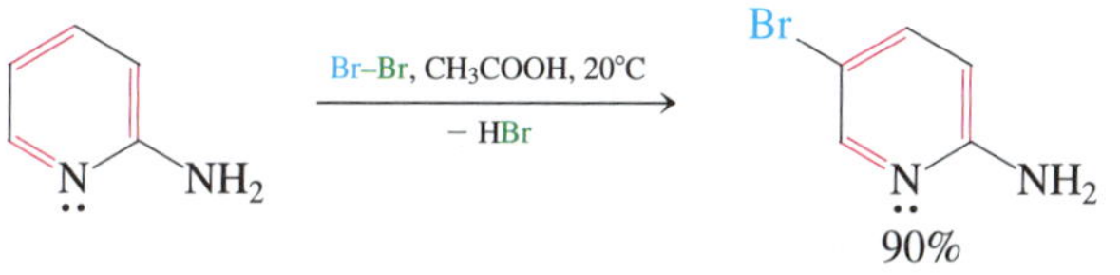

2-Amino-piridina → (Br–Br, CH$_3$COOH, 20°C, −HBr) → 2-Amino-5-bromo-piridina (90%)

A piridina sofre substituição nucleofílica com relativa facilidade

Como o anel piridina é deficiente de elétrons, ele sofre substituição nucleofílica mais rapidamente do que o benzeno (Seção 22-4). O ataque em C2 e C4 é preferido porque leva a intermediários com carga negativa no nitrogênio. Um exemplo de substituição nucleofílica na piridina é a **reação de Chichibabin***, na qual o heterociclo converte-se em 2-amino-piridina pelo tratamento com amida de sódio em amônia líquida.

Reação de Chichibabin

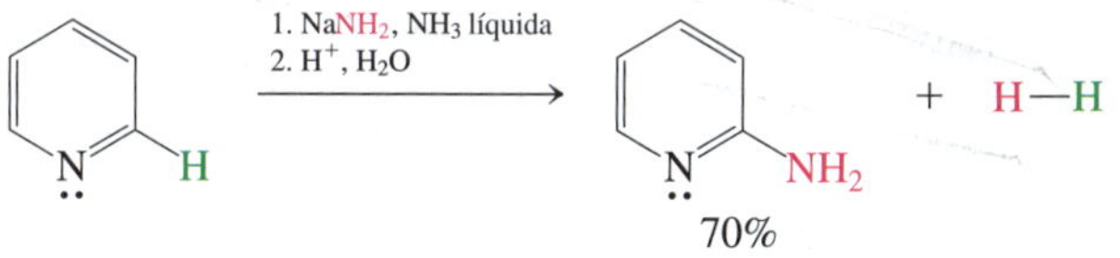

Piridina + 1. NaNH$_2$, NH$_3$ líquida; 2. H$^+$, H$_2$O → 2-Amino-piridina (70%) + H—H

Mecanismo da reação de Chichibabin

Adição
Eliminação (−:H$^-$)

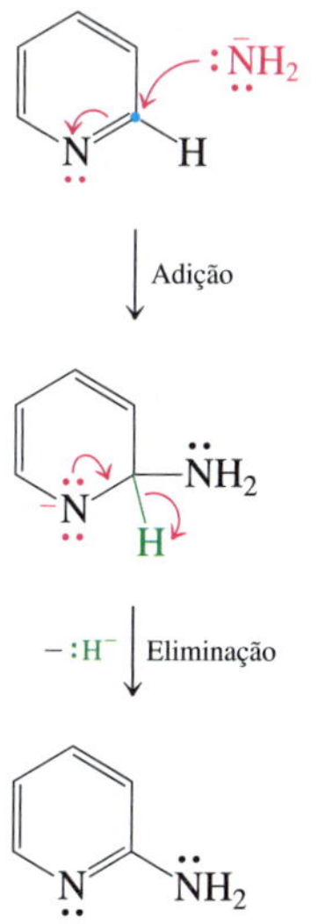

A reação ocorre por um mecanismo de adição-eliminação. A primeira etapa é o ataque do $^-$:NH$_2$ em C2, um processo que lembra a adição 1,2 a uma imina. A expulsão de um íon hidreto, H:$^-$, de C2 é seguida pela desprotonação da amina para dar H$_2$ e um íon 2-piridinamida estabilizado por ressonância. A protonação durante o tratamento com água fornece o produto final. Observe o contraste com as *substituições* eletrofílicas que incluem a perda de *próton* e não a expulsão de hidreto como grupo de saída.

Reações semelhantes à reação de Chichibabin ocorrem no tratamento de piridinas com reagentes de Grignard ou com organolítios.

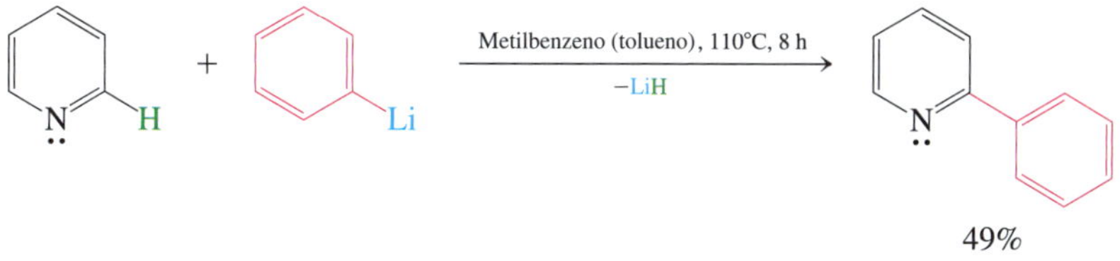

Piridina + PhLi → (Metilbenzeno (tolueno), 110°C, 8 h, −LiH) → 2-Fenil-piridina (49%)

---

* Professor Alexei E. Chichibabin (1871-1945), Universidade de Moscou, Rússia.

DESTAQUE QUÍMICO 25-2

Os sais de piridínio na natureza: nicotinamida-adenina-dinucleotídeo, di-hidropiridinas e organocatalisadores

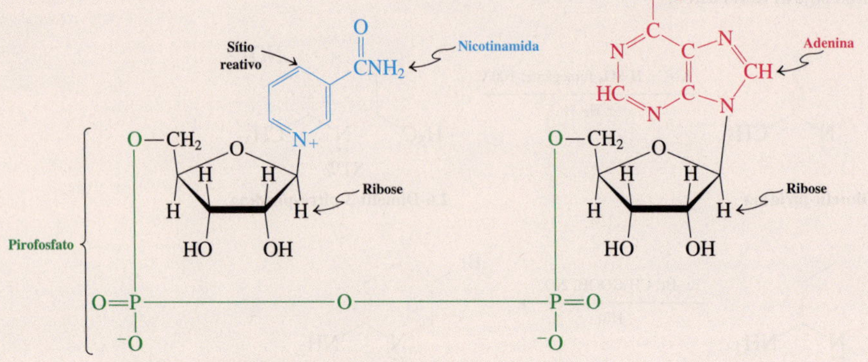

Nicotinamida-adenina-dinucleotídeo

Um derivado complexo do piridínio, a *nicotinamida-adenina-dinucleotídeo* (NAD$^+$), é um importante oxidante biológico. A estrutura inclui um anel piridina [derivado do ácido 3-piridinocarboxílico (nicotínico)], duas moléculas de ribose (Seção 24-1) ligadas por uma ponte pirofosfato e o heterociclo adenina (Seção 26-9).

A maior parte dos organismos obtém sua energia pela oxidação (remoção de elétrons) de moléculas "combustíveis", como a glicose ou os ácidos graxos. O agente oxidante por excelência é o oxigênio (aceitador de elétrons), que forma água. Estas oxidações biológicas ocorrem via reações de transferência de elétrons em cascata, que exigem a participação de reagentes redox especiais. O NAD$^+$ é um desses. Na oxidação de um substrato, o anel piridínio do NAD$^+$ sofre redução de dois elétrons, com protonação simultânea.

O NAD$^+$ é o aceitador de elétrons em muitas oxidações biológicas de álcoois a aldeídos (incluindo a conversão da vitamina A em retinal, Destaque Químico 18-3; veja também Destaque Químico 8-1). Esta reação pode ser vista como uma transferência de hidreto do C1 do álcool para o núcleo piridínio, com desprotonação simultânea para dar o aldeído e a di-hidropiridina, NADH. Com outras enzimas ocorre o contrário, a redução de aldeídos e cetonas a álcoois pelo NADH (veja o Capítulo 8, Problemas 58 e 59 e a Seção 22-9).

Redução do NAD$^+$

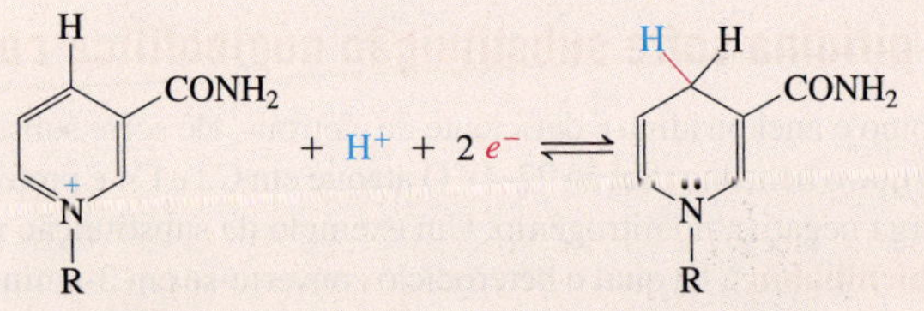

NAD$^+$ + H$^+$ + 2 e^- ⇌ NADH

O ponto ativo do NADH é uma di-hidropiridina, do tipo facilmente acessível na primeira etapa da síntese de Hantzch da piridina (Seção 25-5). Em consequência, os químicos tentaram verificar se estes compostos podem ser usados como alternativas isentas de metal a hidretos, como o LiAlH$_4$, em reduções de carbonilas ou como substitutos para hidrogênios cataliticamente ativados (com Pd ou Pt) em hidrogenações. De fato, essas reações ditas biomiméticas (porque imitam a natureza) foram obtidas com "ésteres de Hantzsch" para reduzir 2-oxo-ésteres aos álcoois correspondentes. Do mesmo modo, a

---

Na maior parte das substituições nucleofílicas em piridinas, os halogenetos são grupos de saída. As 2-halogeno-piridinas e 4-halogeno-piridinas são particularmente reativas.

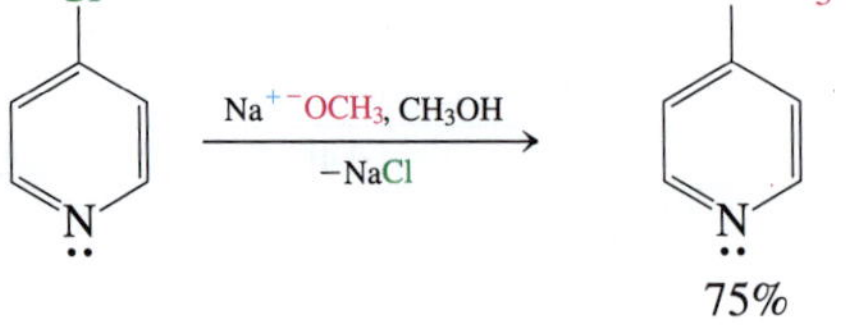

4-cloropiridina + Na$^+$ $^-$OCH$_3$, CH$_3$OH, −NaCl → 4-metóxi-piridina (75%)

4-Metóxi-piridina

adição de hidreto conjugado a aldeídos α,β-insaturados, seguida de protonação, dá os respectivos aldeídos saturados.

Ésteres de Hantzsch em reduções

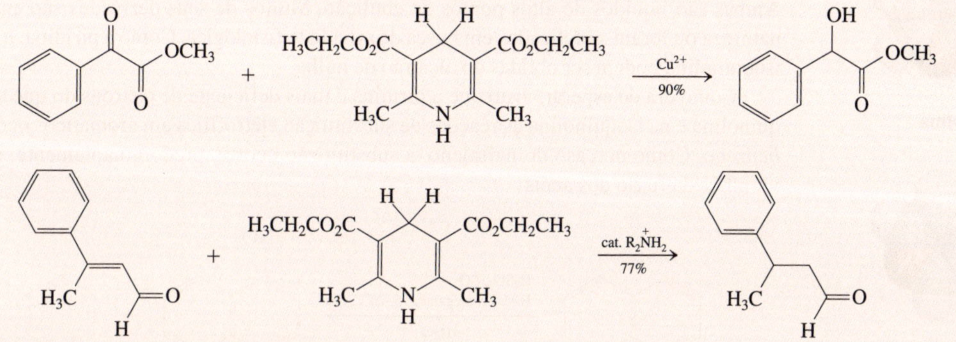

O primeiro processo não dispensa totalmente metais porque exige quantidades catalíticas de Cu^{2+} como ácido de Lewis para ativar a função carbonila. Isto tem a vantagem de que, na presença de ligantes quirais (veja a Seção 12-2 e os Destaques Químicos 5-4 e 12-2) no Cu^{2+}, o hidreto se adiciona enantiosseletivamente em somente um lado da molécula para gerar só um enantiômero do álcool, como acontece na natureza. No segundo processo, uma ativação semelhante ocorre na presença de quantidades catalíticas de um sal de amônio para converter intermitentemente a função aldeído ao íon imínio correspondente, no qual a carga positiva serve para tornar o carbono β um aceitador de hidreto melhor. Tradicionalmente, essas ativações são feitas com H^+ ou ácidos de Lewis, e a hidrogenação de alquenos normalmente usa catalisadores heterogêneos de metal (Seção 12-2). Para diferenciar essa e transformações semelhantes das variantes catalisadas por metais, elas têm sido chamadas de "organocatalisadas". Como são muito seletivas e evitam ingredientes metálicos, potencialmente tóxicos, elas se enquadram na categoria de química "verde".

O par redox NAD^+-NADH

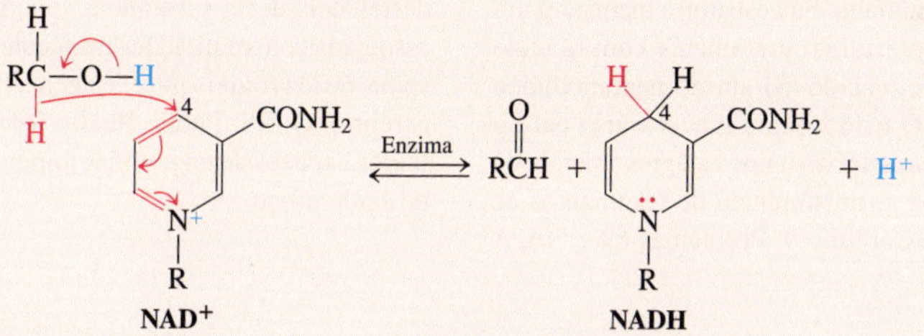

EXERCÍCIO 25-23

Proponha um mecanismo para a reação da 4-cloro-piridina com o íon metóxido. [**Sugestão:** imagine que o anel da piridina tem uma função imina α,β-insaturada (veja as Seções 17-9 e 18-9).]

EXERCÍCIO 25-24

As velocidades relativas de reação de 2-cloro-piridinas, 3-cloro-piridinas e 4-cloro-piridinas com metóxido de sódio em metanol são 3.000: 1: 81.000. Explique.

EM RESUMO, a reação de substituição eletrofílica em aromáticos é lenta na piridina e ocorre, preferencialmente, em C3. As reações de substituição nucleofílica são mais rápidas e eliminam hidreto ou outro grupo de saída de C2 ou de C4.

25-7 Quinolina e isoquinolina: as benzopiridinas

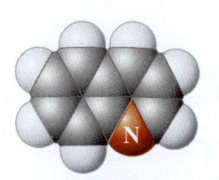

Podemos imaginar a fusão dos anéis benzeno e piridina de duas maneiras diferentes que levam à **quinolina** e à **isoquinolina** (1-aza-naftaleno e 2-aza-naftaleno, na nomenclatura sistemática). Ambas são líquidos de altos pontos de ebulição. Muitos de seus derivados são encontrados na natureza ou foram sintetizados em busca de atividade fisiológica. Como a piridina, a quinolina e a isoquinolina podem ser obtidas do alcatrão de hulha.

Como era de esperar, visto que a piridina é mais deficiente de elétrons do que o benzeno, na quinolina e na isoquinolina as reações de substituição eletrofílica em aromáticos ocorrem no anel *benzeno*. Como no caso do naftaleno, a substituição ocorre, predominantemente, nos carbonos vizinhos da fusão dos anéis.

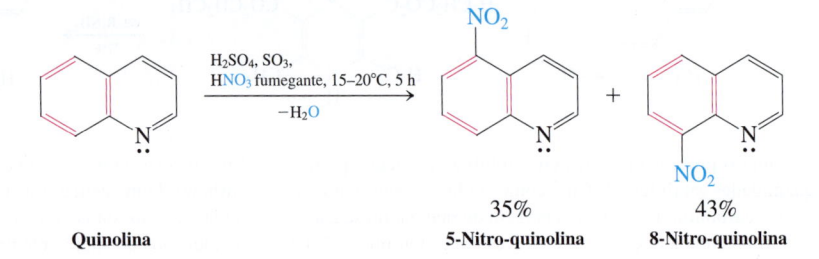

Quinolina

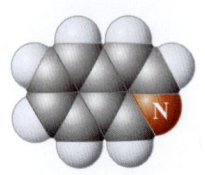

Isoquinolina

Quinolina $\xrightarrow[-H_2O]{H_2SO_4,\ SO_3,\ HNO_3\ \text{fumegante},\ 15-20°C,\ 5\ h}$ 5-Nitro-quinolina (35%) + 8-Nitro-quinolina (43%)

DESTAQUE QUÍMICO 25-3

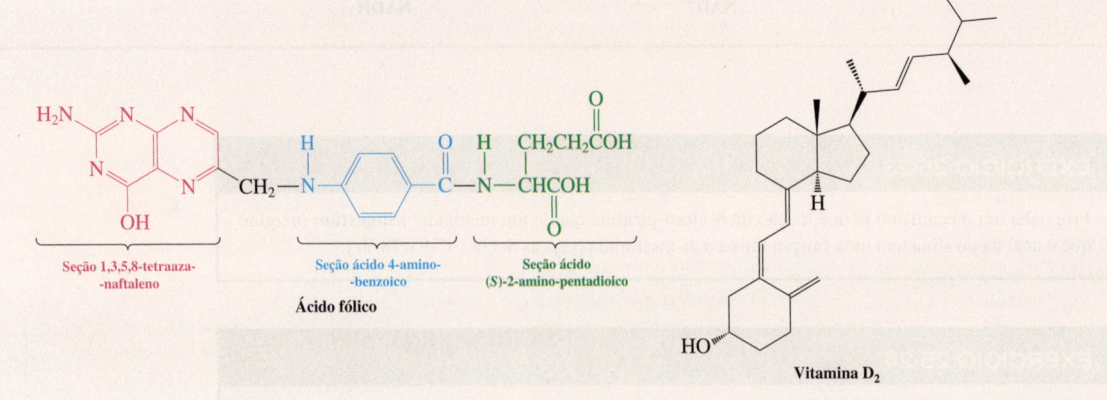

Ácido fólico, vitamina D, colesterol e a cor de sua pele

O ácido fólico é essencial à vida humana. Sua estrutura incorpora um anel 1,3,5,8-tetraaza-naftaleno (pteridina) juntamente com o ácido 4-amino-benzoico (Seção 15-4) e o ácido (S)-amino-pentanodioico (ácido glutâmico) (Seção 26-1). O ácido fólico é necessário para o desenvolvimento correto do sistema nervoso nos estágios iniciais da gestação. Uma de suas funções é a transferência de fragmentos de um carbono entre biomoléculas (Capítulo 9, Problemas 69 e 70). A deficiência desta substância, que deve ser obtida na alimentação, é associada com mutações frequentemente fatais nos nascituros, como spina-bifida (raquisquise) e anencefalia (falha de desenvolvimento do cérebro). O U.S. Public Health Service recomenda que todas as mulheres capazes de engravidar tomem doses diárias de 400 μg (0,4 mg) de ácido fólico.

Ácido fólico
- Seção 1,3,5,8-tetraaza-naftaleno
- Seção ácido 4-amino-benzoico
- Seção ácido (S)-2-amino-pentadioico

Vitamina D₂

A vitamina D também é um ingrediente essencial para a boa saúde. Ela estimula o crescimento de ossos saudáveis nas crianças, e sua deficiência provoca a condição deformante conhecida como **raquitismo**. Em toda a nossa vida, a vitamina D tem um papel crucial na manutenção de níveis adequados de cálcio e fósforo no corpo. Ao contrário do ácido fólico, o organismo humano pode sintetizar a vitamina D. O material de partida é o colesterol (Destaque Químico 4-2) e o outro ingrediente indispensável é a luz solar - especificamente a

Isoquinolina → (H₂SO₄, HNO₃, 0°C, 30 min, −H₂O) → **5-Nitro-isoquinolina** (72%) + **8-Nitro-isoquinolina** (8%)

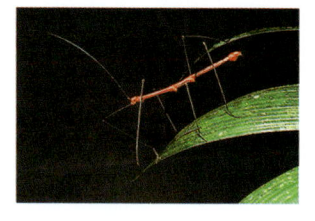

O bicho-pau peruano secreta quinolina de glândulas que ficam atrás da cabeça como uma defesa química contra predadores, como sapos, baratas, aranhas e formigas.

Ao contrário dos eletrófilos, os nucleófilos reagem no anel da piridina, que é deficiente em elétrons. Essas reações são muito semelhantes às da piridina.

Reação de Chichibabin na quinolina e isoquinolina

Quinolina → (1. NaNH₂, NH₃ líquida, 20°C, 20 dias; 2. H⁺, H₂O) → **2-Amino-quinolina** (80%)

---

radiação ultravioleta B (na faixa 280-315 nm), que atinge a superfície da Terra quando o Sol está alto no céu. Esses fatos estão ligados a uma história muito importante.

A cor da pele humana varia de um negro muito escuro de algumas populações tropicais até a tonalidade mais pálida dos habitantes de cabelos avermelhados do norte da Europa (particularmente do Reino Unido). Por que isso ocorre?

O sistema aromático π estendido do anel tetra-azanaftaleno do ácido fólico absorve fortemente a luz ultravioleta (Seção 15-5) e se modifica. Em resumo, a luz do Sol, necessária para a produção da vitamina D, destrói as reservas de ácido fólico do organismo. As variações da cor da pele humana na Terra correspondem à resposta da evolução humana às diferentes quantidades de luz a que somos expostos. Na aurora da evolução da humanidade, quando a quantidade de pelos de proteção começaram a diminuir, os indivíduos que tinham maior quantidade de pigmentos que escurecem a pele tinham uma maior probabilidade de gerar crianças saudáveis. A pele ligeiramente mais escura protege mais o ácido fólico do organismo, porém ainda permite a síntese de quantidades adequadas de vitamina D.

O que aconteceu com as populações de pele mais clara? Supondo verídica a hipótese da "saída da África", os humanos que migraram para o norte em direção a latitudes em que a luz do Sol é menos direta teriam começado a sofrer deficiência de vitamina D em função de sua pele mais escura. Nesta situação, os indivíduos com pele um pouco mais clara passavam a ter vantagem, com a produção maior de vitamina D aumentando a probabilidade de atingir uma idade em que a reprodução era possível. Através das gerações de migração humana para o norte, o clareamento da pele atingiu o presente balanço que permite a preservação do ácido fólico e a síntese de quantidades adequadas de vitamina D.

Como os indivíduos de pele mais escura sintetizam vitamina D suficiente se sua pele permite que muito pouca luz UV penetre? Uma adaptação desenvolveu-se nesta população que favorece a produção de níveis maiores de colesterol, o precursor da vitamina D, no sangue. Podemos ver as consequências desta modificação na maior incidência de doenças do coração e ataques cardíacos relacionados ao colesterol nesse grupo.

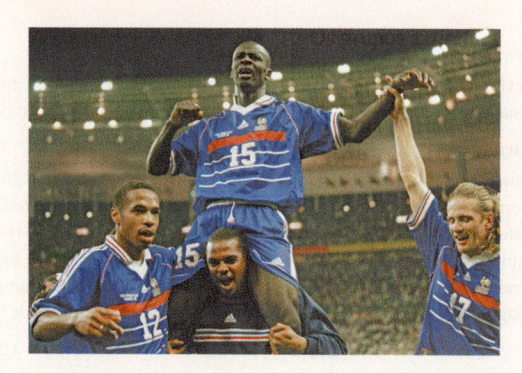

A diversidade do balanço entre o ácido fólico e a produção de vitamina D: Thuram (no topo), Henry, Lama e Petit, da seleção francesa a caminho de vencer a Copa do Mundo de 1998.

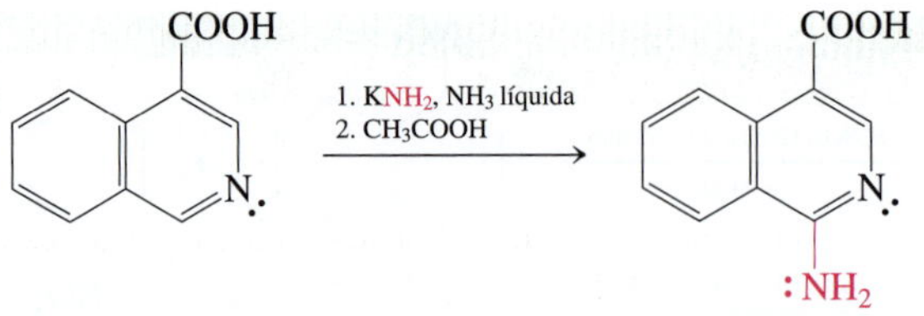

Ácido 1-amino-isoquinolino-4-carboxílico, obtido em 71% a partir do ácido isoquinolino-4-carboxílico por tratamento com 1. KNH₂, NH₃ líquida; 2. CH₃COOH.

EXERCÍCIO 25-25

A quinolina e a isoquinolina reagem com reagentes organometálicos exatamente como a piridina (Seção 25-6). Dê os produtos de suas reações com o brometo de 2-propenil-magnésio (brometo de 2-alil-magnésio).

As estruturas abaixo são representativas dos análogos nitrogenados do naftaleno.

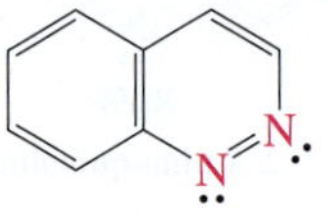

1,2-Diaza-naftaleno (cinolina)
2,3-Diaza-naftaleno (ftalazina) 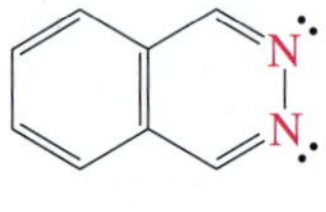
1,3-Diaza-naftaleno (quinazolina) 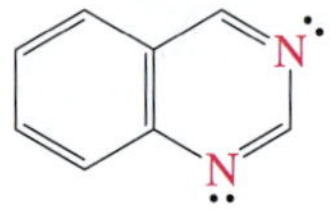
1,4-Diaza-naftaleno (quinoxalina) 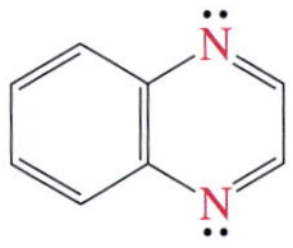
1,3,8-Triaza-naftaleno (pirido[2,3-d]pirimidina) 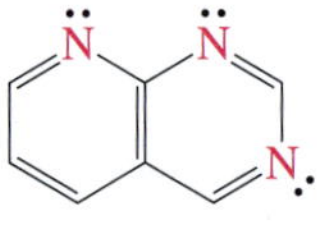
1,3,5,8-Tetraaza-naftaleno (pteridina) 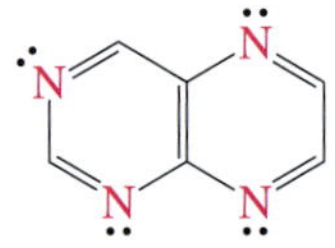

EXERCÍCIO 25-26

Trabalhando com os conceitos: reconhecer os desligamentos retrossintéticos nos azanaftalenos

Como vimos na Seção 25-5, algumas sínteses da piridina baseiam-se em várias reações de condensação, tipicamente condensações de aldol (Seção 18-5) e de imina (Seção 17-9). Com isto em mente, como você faria a análise retrossintética do anel piridina da quinolina A para chegar aos dois compostos de partida necessários para a síntese?

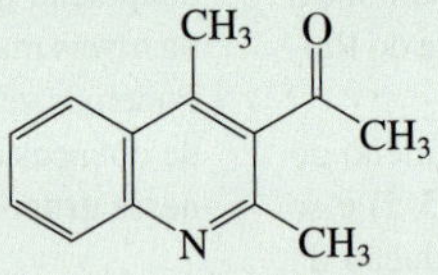

Estratégia

O desligamento mais óbvio é a ligação imina que poderia vir da amina correspondente e o composto carbonilado. Esse último provém de uma cetona α,β-insaturada que pode ser obtida por uma condensação de aldol.

Solução

- Primeiro, desligamos a ligação dupla da imina (Etapa 1). Isto produz uma benzenamina em um dos lados e uma carbonila do outro.
- Depois, aplicamos uma etapa retro-aldol na ligação dupla remanescente (Etapa 2) para gerar a 2-acetil-benzenamina e a 2,4-pentadienona.
- Estes dois compostos são apropriados para a síntese de A? A resposta é sim. Esta reação é um exemplo da chamada síntese de Friedländer de quinolinas, e ela ocorre na presença de catalisador ácido ou básico. Embora se possa imaginar várias condensações em competição, elas são reversíveis e a formação do produto cíclico aromático é muito favorecida. Além disso, o componente aminocetona tem as duas funções conjugadas, o que impede a autocondensação (escreva a forma de ressonância dipolar do enolato de amônio).

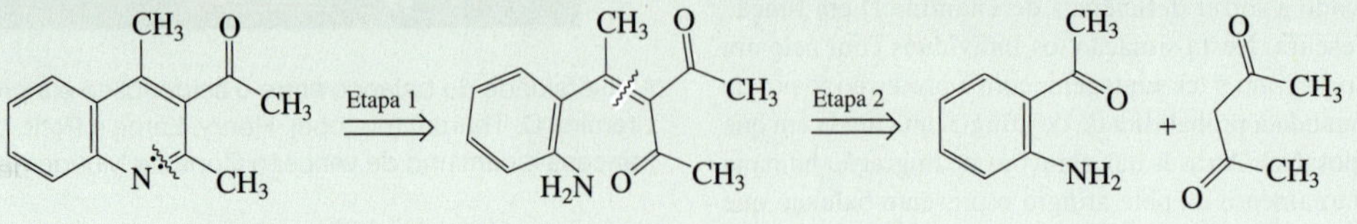

EXERCÍCIO 25-27

Tente você

Defina desligamentos retrossintéticos plausíveis para as seguintes moléculas. [**Sugestões:** para (b), veja a Seção 17-10; para (c) veja o Problema 17-43.]

(a) 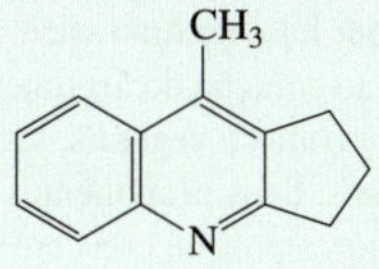 9-metil-2,3-di-hidro-1H-ciclopenta[b]quinolina

(b) 6,7-dimetil-1,4-difenilftalazina

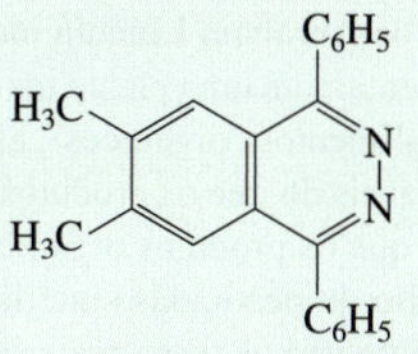

(c) 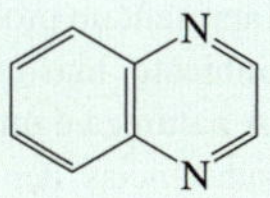 quinoxalina

EM RESUMO, os azanaftalenos quinolina e isoquinolina podem ser vistos como benzopiridinas. Os eletrófilos atacam o anel benzeno e os nucleófilos, o anel piridina.

25-8 Alcaloides: heterociclos nitrogenados naturais com potente ação fisiológica

Os **alcaloides** são compostos naturais que contêm nitrogênio e têm sabor azedo. Eles são encontrados principalmente em plantas. O nome deriva-se de suas características básicas ("semelhante a álcalis") em razão do par de elétrons livres do nitrogênio.

Como nas aminas cíclicas (Capítulo 21), o caráter de base (de Lewis) dos alcaloides e suas estruturas tridimensionais características lhes conferem, com frequência, atividade fisiológica muito forte. Já encontramos alguns exemplos deste comportamento nos narcóticos morfina e heroína (Seção 9-11), no ácido lisérgico e no LSD, que são psicoativos (Seção 19-13), e nos antibióticos da classe das penicilinas (Destaque Químico 20-2).

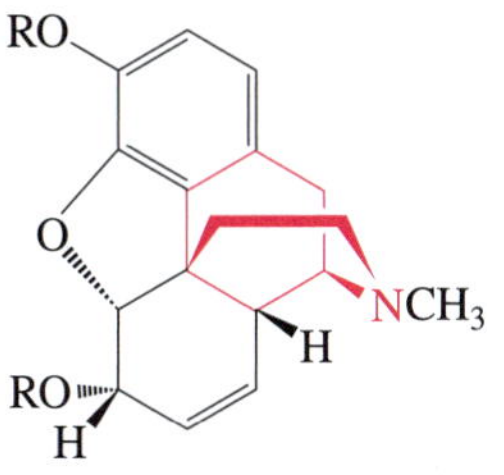

Morfina (R = H)
Heroína (R = CH$_3$C(O))

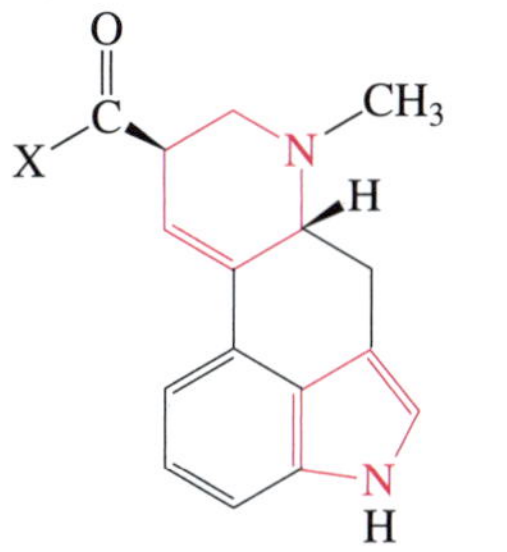

Ácido lisérgico (X = OH)
Dietil-amida do ácido lisérgico [X = (CH$_3$CH$_2$)$_2$N]

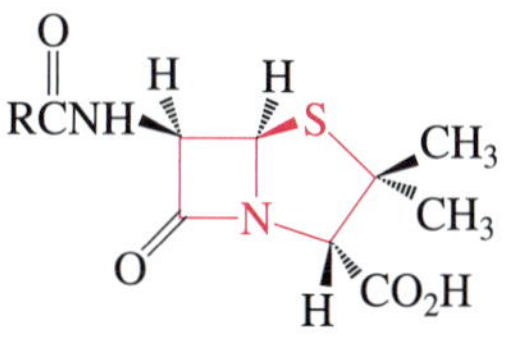

Penicilina

A nicotina (veja também o Destaque Químico 25-1) é encontrada em concentrações de 2 a 8% nas folhas secas de tabaco. Ela é o ingrediente ativo dos cigarros e outros produtos do tabaco.

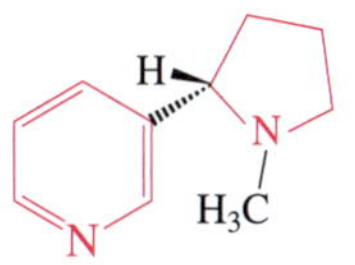

Nicotina

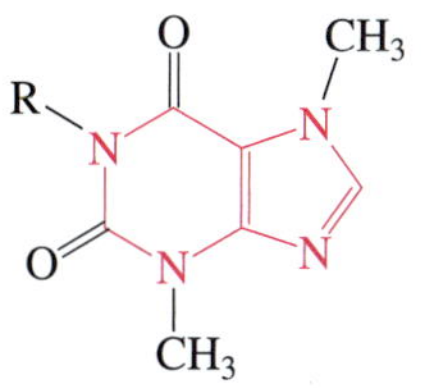

Cafeína (R = CH$_3$)
Teobromina (R = H)

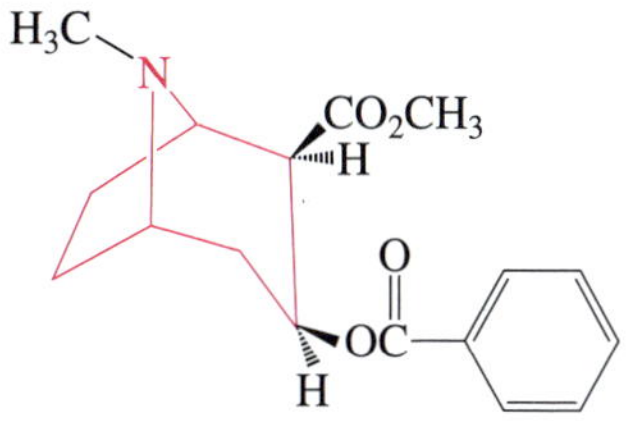

Cocaína

DESTAQUE QUÍMICO 25-4

Nem sempre a natureza é verde: pesticidas naturais

Muita gente acredita que todos os produtos sintéticos são, de alguma forma, suspeitos e "ruins" e que todo produto químico natural é benigno. Como Ames* e outros mostraram, esses conceitos são equivocados. É claro que muitos produtos manufaturados apresentam problemas de toxicidade e vários efeitos adversos no ambiente, mas os produtos naturais não são diferentes dos sintéticos. A natureza é um laboratório altamente produtivo que gera milhões de substâncias, dentre as quais algumas muito tóxicas, como alguns alcaloides de plantas. Assim, existem registros de numerosos casos de envenenamento (alguns letais), especialmente de crianças, pela ingestão acidental de vegetais, pela alimentação com batatas verdes (em que o nível de toxinas aumenta por exposição ao sol), pelo hábito de beber chás de algumas ervas, pelo consumo de cogumelos venenosos e assim por diante. A mãe de Abraham Lincoln morreu ao beber leite de uma vaca que se alimentara de uma planta tóxica. Isto vai ao coração do argumento de que alimentos "orgânicos", especialmente frutas e vegetais, são mais saudáveis do que os produtos convencionais. Seus proponentes advogam que os produtos orgânicos são melhores porque crescem sem o auxílio de pesticidas sintéticos, e os críticos argumentam que exatamente isto os torna mais sujeitos à contaminação com níveis mais altos de bactérias e toxinas naturais.

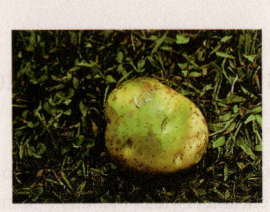

As batatas verdes são tóxicas devido à presença do alcaloide solanina

Solanina (R = açúcar)

Além do problema imediato da toxicidade dos produtos químicos próprios das plantas, acumula-se a evidência de que existem interações adversas entre alimentos e fármacos. A bergamotina, do suco de toronjas, é responsável pelo "efeito toronja" na biodisponibilidade de vários fármacos. Isto pode provocar o grande aumento da concentração efetiva do fármaco, que atinge níveis perigosos, ou diminuí-la, tornando o tratamento menos eficiente. Outro exemplo é o antidepressivo vegetal hipericum (erva de São João), que pode provocar abortos e interfere com a ação da pílula de controle de natalidade (Destaque Químico 4-3).

Bergamotina

Hipericina (componente ativo do hipericum)

Qual é a função destes compostos na vida da planta? As plantas não podem fugir dos predadores e de organismos invasores, como fungos, insetos, animais e humanos, e não possuem órgãos especializados de defesa. Por isto, elas desenvolveram várias armas químicas, os "pesticidas naturais", com as quais ela é capaz de se defender. Dezenas de milhares destes compostos são conhecidos. Eles ocorrem nas plantas ou são gerados em um sistema primitivo de "resposta imune" quando sob ataque de lagartas e insetos herbívoros. O alarme químico do tomateiro para o ataque externo, por exemplo, é um pequeno polipeptídeo (Seção 26-4) com dezoito aminoácidos, a sistemina. A molécula viaja rapidamente pela planta e inicia uma cascata de reações que produzem venenos. Os venenos afastam completamente o ofensor ou retardam sua ação até que outros predadores o ataquem. É interessante que uma destas substâncias é o ácido salicílico, o princípio ativo da aspirina (Destaque Químico 22-3), que impede que o local atingido (como em uma ferida) seja infectado. As plantas sob estresse aprenderam a usar produtos químicos dispersos no ar ou em gotículas de água como feromônios de alarme (Seção 12-17) que disparam as armas químicas em plantas vizinhas ainda não atacadas. Elas também podem desenvolver resistência (imunidade) por vias químicas.

Os norte-americanos consomem cerca de 1,5 g de pesticida natural por dia, por pessoa, nos vegetais, frutas, chá, café e outros alimentos que consomem. Este valor é 10.000 vezes superior à quantidade ingerida de resíduos de inseticidas sintéticos. A concentração destes compostos naturais está na faixa de partes por milhão (ppm), ordens

---

* Professor Bruce N. Ames (nascido em 1928), Universidade da Califórnia, Berkeley.

Pesticidas naturais das plantas

Composto	Plantas alimentícias (concentração em ppm)
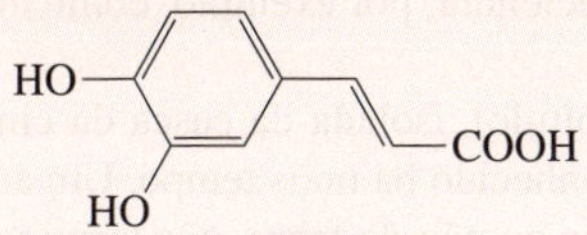 Ácido cafeico (carcinógeno) [estrutura: 3,4-di-hidroxicinâmico, HO, HO, COOH]	Maçã, cenoura, aipo, uva, alface, batata (50-200); manjericão, erva-doce, artemísia, tomilho e outras ervas (> 1.000); café (grãos torrados, 1.800)
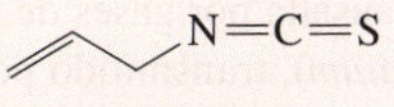 Isocianato de alila (carcinógeno) [CH₂=CH-CH₂-N=C=S]	Repolho (35-590); couve-flor (12-66), couve de Bruxelas (110-1.560), mostarda marrom (16.000-72.000), raiz-forte (4.500)
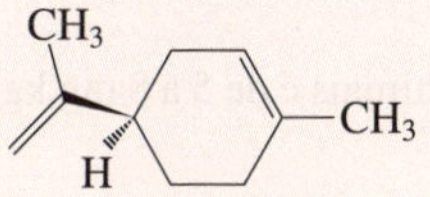 (R)-Limoneno (carcinógeno)	Suco de laranja (31), pimenta preta (8.000)
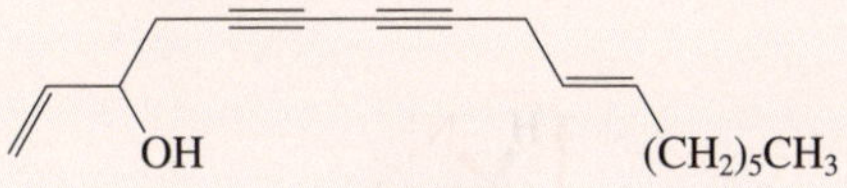 Carotatoxina (neurotoxina)	Cenoura (10-20)
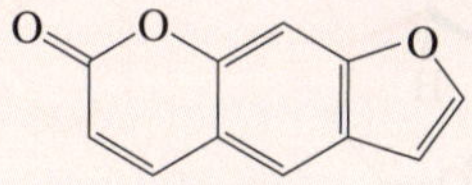 Psoraleno (carcinógeno)	Salsa (11.000-112.000), aipo (1.300-46.000)
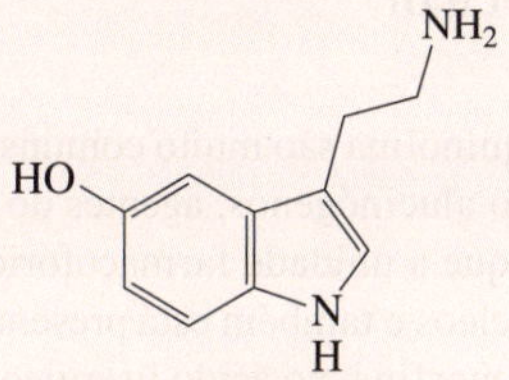 Serotonina (neurotransmissor, vasoconstrictor)	Banana (15.000)

de magnitude acima dos níveis recomendados (partes por bilhão ou ppb) para os poluentes de águas (hidrocarbonetos clorados, por exemplo) e outros poluentes sintéticos (detergentes, por exemplo, Destaque Químico 19-1). Poucas destas toxinas de plantas foram testadas quanto à ação carcinogênica, porém, dentre as testadas (em roedores), quase a metade delas são carcinogênicas, a mesma proporção encontrada nos produtos sintéticos. Muitas são conhecidas pela toxicidade. A tabela acima relaciona alguns pesticidas potencialmente tóxicos encontrados em alimentos comuns.

Por que, então, não fomos todos dizimados por esses venenos? Uma das razões é que o nível de nossa exposição a estes pesticidas naturais é muito baixo. Mais importante ainda é que nós, como as plantas, criamos, na evolução, estratégias de defesa contra eles. Assim, nossa primeira linha de defesa é composta pelas camadas superficiais da boca, do esôfago, do estômago, do intestino, da pele e dos pulmões, que são trocadas continuamente, a cada poucos dias. Além disso, temos vários mecanismos de desintoxicação, que tornam os venenos inermes. Excretamos muitas substâncias antes que elas possam nos causar mal. Nosso DNA tem muitas maneiras de corrigir eventuais danos e temos a capacidade de sentir o cheiro e o sabor de substâncias "repugnantes" (como o amargor dos alcaloides, comidas estragadas, leite azedo, ovos com cheiro de "enxofre", por exemplo). Por fim, cada um deve julgar o que põe em seu corpo, mas a antiga sabedoria ainda prevalece: evite os excessos e varie sua dieta.

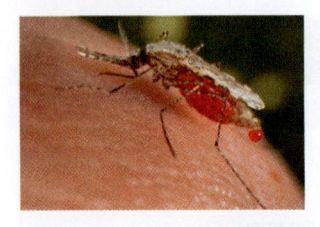

Um mosquito do gênero *Anopheles Stephensi* se alimentando em um humano através de um tubo de ponta fina. O ingurgitamento atingiu um ponto em que uma gota de sangue sai do abdômen.

A cafeína e a teobromina são estimulantes ainda mais fortes do que a nicotina. Elas ocorrem no café e no cacau (chocolate), respectivamente. O mais perigoso dos estimulantes talvez seja a cocaína, que é extraída das folhas da coca, cultivada principalmente em alguns países da América do Sul, visando o tráfico de drogas. A cocaína é embalada e vendida na forma de um cloridrato solúvel ("cocaína de rua"), que pode ser inalado, ingerido ou admitido diretamente no sangue por injeção intravenosa. O alcaloide da droga é conhecido como "base livre" ou "crack", cuja fumaça é inalada. A droga provoca sérios efeitos colaterais físicos e psicológicos, como apoplexia, colapso respiratório, ataque cardíaco, paranoia e depressão. A substância tem, entretanto, uso medicinal. Ela funciona com muita eficiência, por exemplo, como analgésico tópico em operações nos olhos.

A quinina (veja a primeira página deste capítulo), isolada da casca da cinchona (em concentrações de até 8%), é o agente antimalárico conhecido há mais tempo. Um ataque de malária se manifesta na forma de arrepios, acompanhados ou não de febre, que terminam em sudorese. Estes ataques podem ocorrer com regularidade. O nome malária deriva-se do italiano, *malo*, mau, e *aria*, ar, e liga-se à antiga crença de que a doença seria causada por gases de pântanos. O real responsável é um parasita protozoário (da espécie *Plasmodium*), transmitido pela picada de um mosquito fêmea do gênero *Anopheles* infectado (veja o Destaque Químico 3-2). Estima-se que 300 a 500 milhões de pessoas têm a doença e que mais de 2 milhões morrem por ano, mais da metade delas crianças.

A estricnina é um veneno poderoso (a dose letal em animais é de 5 a 8 mg.kg^{-1}). Os escritores gostam muito de usá-la em novelas policiais.

Quinina

Estricnina (R=H)
Brucina (R=CH$_3$O)

1,2,3,4-Tetra-hidro-isoquinolina

Os núcleos isoquinolina e 1,2,3,4-tetra-hidro-isoquinolina são muito comuns entre os alcaloides, e seus derivados são fisiologicamente ativos como alucinógenos, agentes do sistema nervoso (depressores e estimulantes) e hipotensivos. Observe que a unidade farmacofórica 2-fenil-etanamina (veja o Destaque Químico 21-1) é parte destes núcleos e também está presente na maior parte dos alcaloides considerados nesta seção (procure-o na morfina, no ácido lisérgico, na quinina – há uma artimanha aqui – e na estricnina).

EM RESUMO, os alcaloides são compostos naturais que contêm nitrogênio, e muitos deles têm atividade fisiológica.

A IDEIA GERAL

A discussão dos heterociclos saturados e aromáticos reúne muitos conceitos e aplicações deste livro, em particular, a abertura do anel em heterociclos tensionados, a extensão dos princípios de aromaticidade aos sistemas heteroaromáticos, incluindo as substituições eletrofílica e nucleofílica, o uso de metodologias de condensação e a análise rápida da diversidade estrutural destes compostos na natureza e como drogas sintéticas. O campo da química dos heterociclos é vasto e pudemos destacar neste capítulo somente alguns de seus aspectos. Veremos nos capítulos seguintes que os heterociclos são parte integrante dos ácidos nucleicos, DNA e RNA.

PROBLEMAS DE INTEGRAÇÃO

25-28. Como vimos no caso dos heterociclopentadienos (Seção 25-3) e da piridina (Seção 25-5), os compostos heteroaromáticos podem, quase sempre, ser preparados pela condensação de compostos carbonilados com a heterofunção apropriada.

a. Escreva um mecanismo razoável para a primeira etapa da síntese de Hantzsch da 2,6-dimetil-piridina (Seção 25-5) mostrada abaixo.

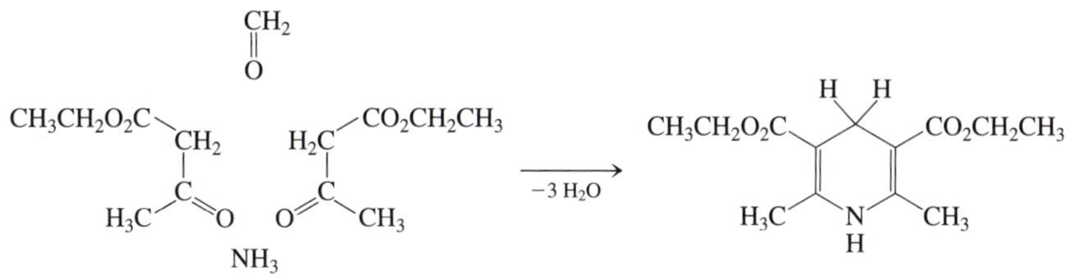

SOLUÇÃO:

Se você acompanhar o desaparecimento dos quatro componentes da mistura inicial, perceberá que a amônia reage com dois carbonos de carbonila, presumivelmente via imina e depois formação de enamina (Seção 17-9), e que o formaldeído liga-se ao metileno ácido dos 3-oxo-butanoatos (Seção 23-2), provavelmente por um processo semelhante à condensação de aldol (Seção 18-5). Escrevamos estas etapas uma de cada vez.

Etapa 1. A condensação de aldol do formaldeído com o 3-oxo-butanoato de etila.

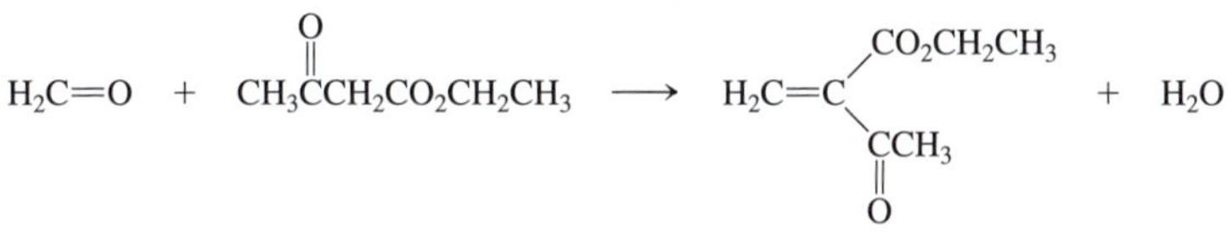

Etapa 2. Formação da enamina a partir da amônia e do 3-oxo-butanoato de etila.

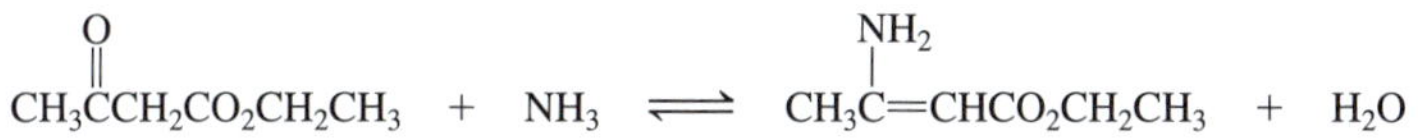

Observe que a etapa 1 fornece um aceitador de Michael e a etapa 2, uma enamina. Esta última pode reagir com o primeiro, como na reação de enolatos, via adição de Michael para formar uma oxoenamina neutra.

Etapa 3. Adição de Michael da enamina.

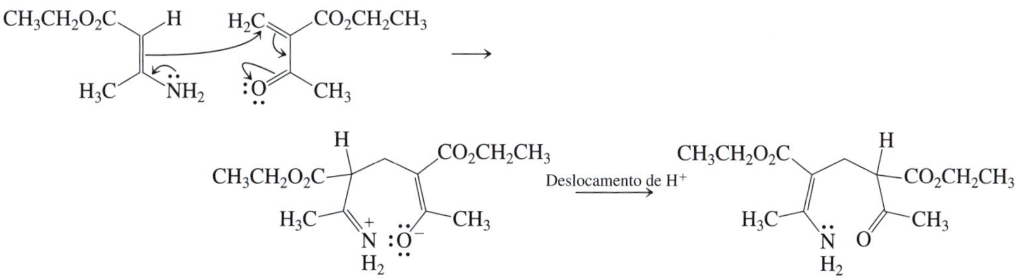

A espécie formada tem a estrutura adequada para sofrer uma condensação de imina intramolecular para dar um derivado da 3,4-di-hidro-piridina, que se tautomeriza (Seções 13-7 e 18-2) para dar o produto 1,4-di-hidro, mais estável.

Etapa 4. Formação intramolecular da imina e tautomerização

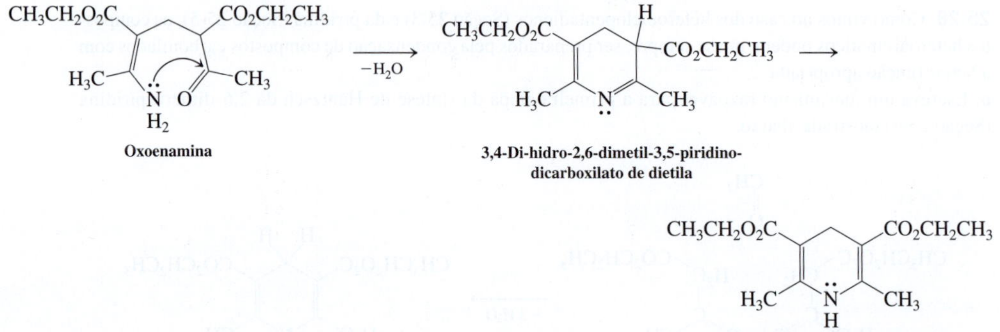

Oxoenamina → (−H$_2$O) → 3,4-Di-hidro-2,6-dimetil-3,5-piridino-dicarboxilato de dietila → 1,4-Di-hidro-2,6-dimetil-3,5-piridino-dicarboxilato de dietila

b. Com base na discussão do item (a) e nos Exercícios 25-11 e 25-14, sugira retrossínteses (retrocondensações) simples para indol, quinolina e 1,4-diaza-naftaleno (quinoxalina) a partir de benzenos substituídos em orto.

SOLUÇÃO:
Imagine o indol como uma benzenoenamina fundida. A parte enamina está ligada, via retrossíntese, às funções carbonila enolizável e amino correspondentes (Seção 17-9).

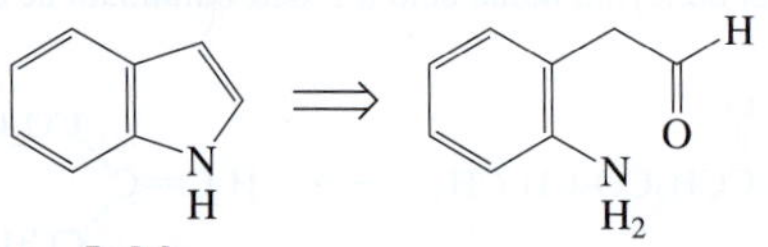

Indol

A quinolina pode ser vista como uma imina α,β-insaturada. O núcleo imina é aberto, na retrossíntese, à amina e aos fragmentos α-β-insaturados correspondentes (Seção 17-9), que podem ser construídos por condensação aldólica (Seção 18-5) usando acetaldeído.

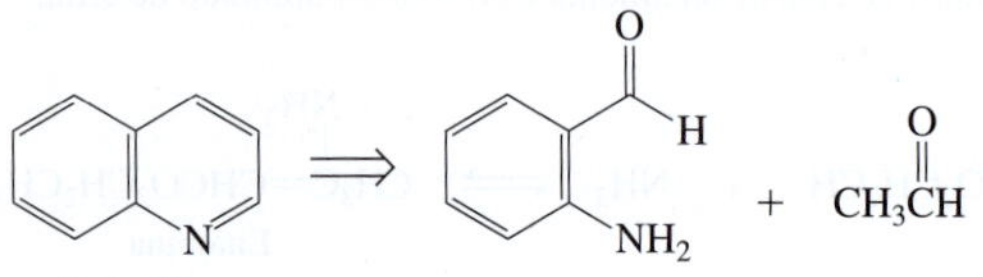

Quinolina

O 1,4-diaza-naftaleno pode ser fragmentado na retrossíntese pela hidrólise das duas funções imina (Seção 17-9) a 1,2-benzenodiamina e etanodiona (glioxal).

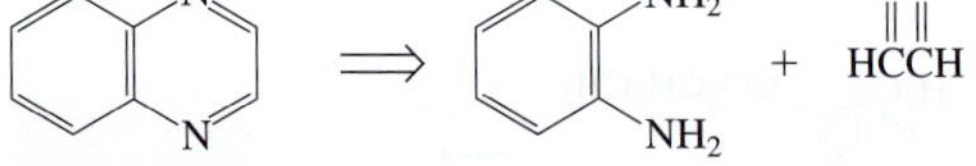

1,4-Diaza-naftaleno (quinoxalina)

25-29. O Viagra (citrato de sildenafila) foi comercializado a partir de 1998 como uma maneira efetiva de tratar disfunções da ereção masculina (DEM). A substância foi descoberta acidentalmente durante testes clínicos do composto para o tratamento de doenças coronárias. Sua ação envolve o aumento da produção de óxido nítrico (NO) no tecido erétil que leva à vasodilatação (veja o Destaque Químico 26-1). A síntese original do Viagra no laboratório de pesquisas é dada a seguir.

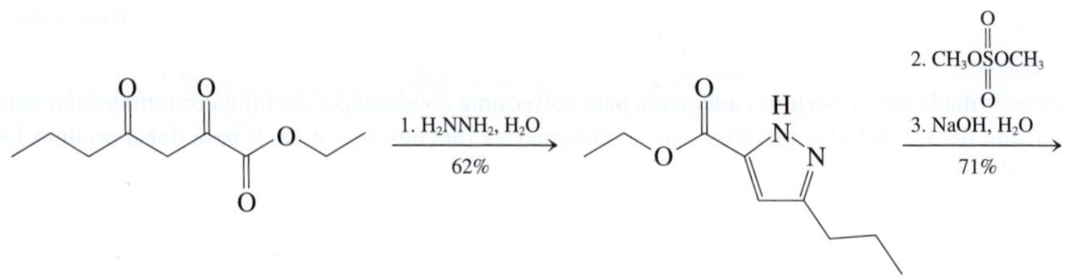

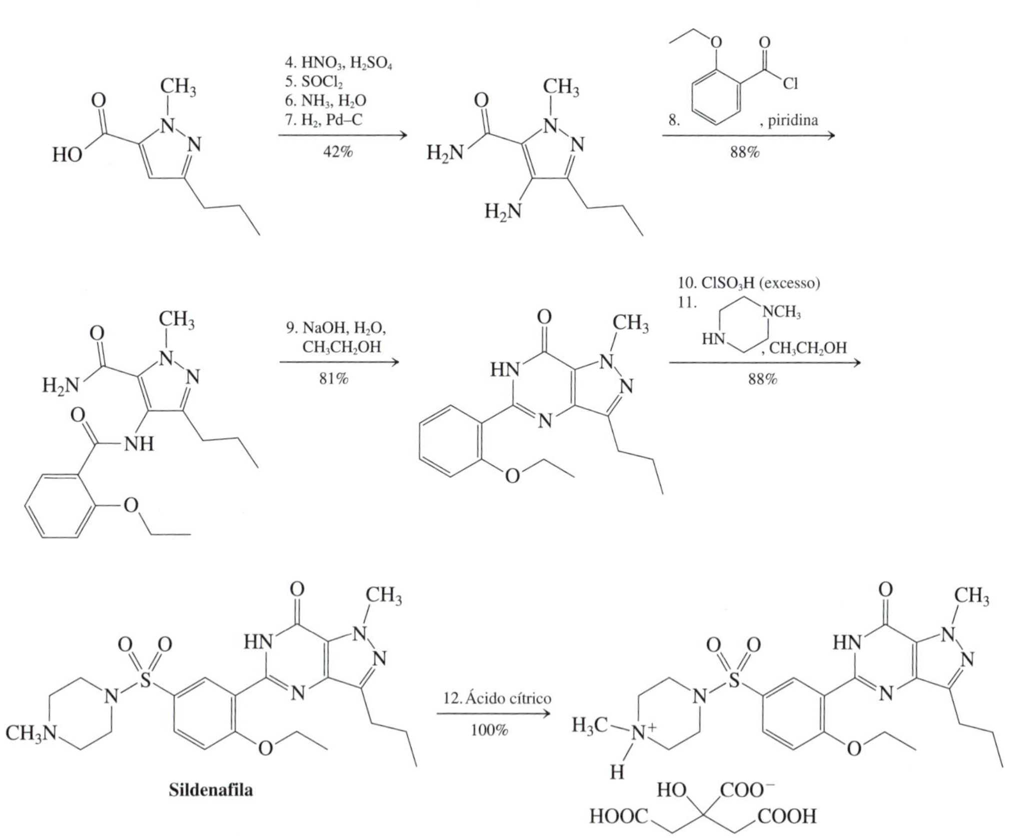

Sildenafila

Viagra
(citrato de sildenafila)

Com seu conhecimento de sínteses orgânicas, você deveria ser capaz de entender cada uma das 12 etapas na síntese, ainda que algumas das unidades funcionais sejam novas para você. Identifique as características principais de cada etapa e racionalize seus produtos.

SOLUÇÃO:

Este problema é representativo do que os químicos orgânicos de sínteses podem encontrar ao ler a literatura. Eles talvez não sejam especialistas em determinada classe de substâncias ou no uso de certos reagentes, porém devem ser capazes de seguir a narrativa pela aplicação de princípios básicos.

Etapa 1. Podemos ver pela topologia que a unidade N_2 do reagente hidrazina, H_2NNH_2, foi adicionada de alguma forma à função β-carbonila (Capítulo 23). A comparação das respectivas fórmulas mostra que se perdem duas moléculas de água ao passar dos reagentes iniciais aos produtos, sugerindo uma dupla condensação. As hidrazinas substituídas reagem desta forma com cetonas (Seção 17-10; veja também o Exercício 25-27b) normalmente apenas uma vez. Aqui acontece duas vezes. A aplicação a uma 1,3-diona produz um diazaciclopentadieno, que se aromatiza por desprotonação (a um ânion aromático, veja a Seção 15-7). Segue-se a protonação. O 2-aza-pirrol que resulta (Seção 25-4) é chamado de pirazol, e esta é uma das maneiras de sintetizar este composto.

Síntese geral de pirazóis

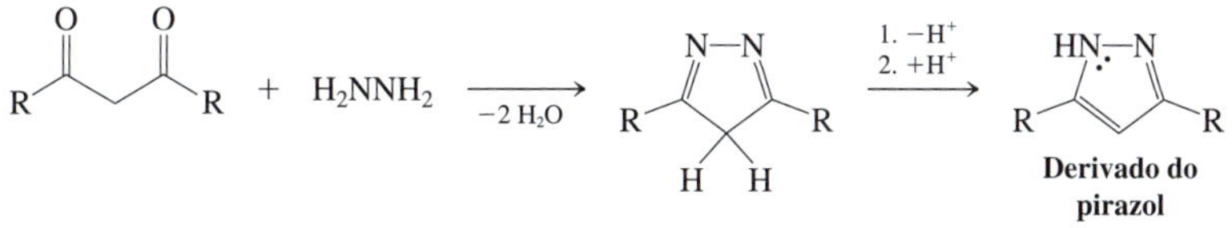

Derivado do pirazol

Etapa 2. O sulfato de dimetila, $(CH_3O)_2SO_2$, é um agente de metilação (Seção 6-7) e é usado para alquilar o nitrogênio do pirazol.

Etapa 3. Esta etapa é uma simples hidrólise de éster mediada por base (Seção 20-4).

Etapa 4. O produto das sequências 4 a 7 tem um substituinte amino a mais no anel pirazol. O nitrogênio requerido é introduzido por nitração eletrofílica (Seções 15-10 e 25-4).

Etapas 5 e 6. Esta sequência converte o ácido carboxílico em amida via cloreto de ácido (Seções 19-8 e 20-2).

Etapa 7. A sequência converte o substituinte nitro, introduzido na etapa 4, na função amino por hidrogenação catalítica (Seção 16-5).

Etapa 8. Nesta etapa ocorre a introdução do fragmento 2-etóxi-benzoila pela formação da amida (Seção 20-2).

Etapa 9. Esta condensação não é comum porque ela envolve grupos amino e carbonila desativados. Ela é facilitada por sua natureza intramolecular, de maneira semelhante à formação de uma imida cíclica (Seção 19-10), e pela estabilização por ressonância aromática dipolar do produto (Seção 20-1), mostrada abaixo de forma geral.

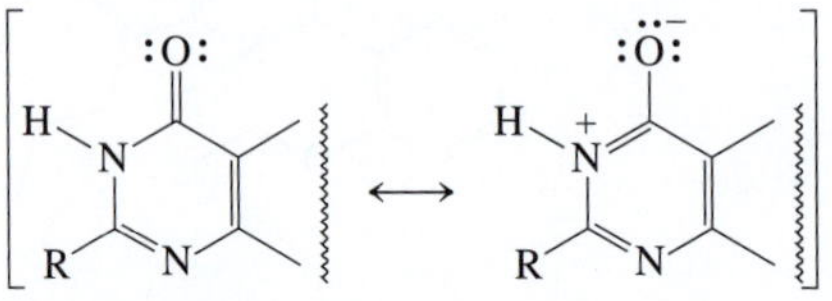

Etapa 10. Esta etapa é uma variante da sulfonação em aromáticos (Seção 15-10) e geração simultânea do cloreto de sulfonila, usando o ácido clorossulfônico, $ClSO_3H$, o cloreto de ácido do ácido sulfúrico.

Etapa 11. Chega-se ao sildenafil, o ingrediente ativo do Viagra, pela produção da sulfonamida (Seção 15-10).

Etapa 12. Para aumentar a solubilidade em água, o sildenafil é administrado na forma protonada como o sal de amônio do ácido cítrico, o fármaco Viagra.

Novas reações

1. **Reações de heterociclopropanos (Seção 25-2)**

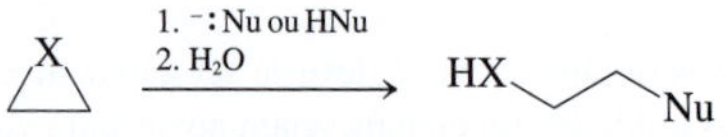

2. **Abertura do anel de heterociclobutanos (Seção 25-2)**

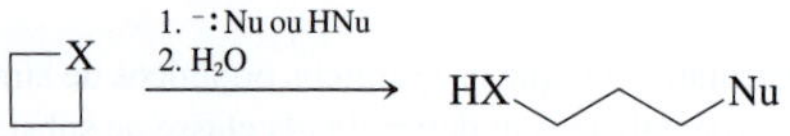

   Menos reativos do que os heterociclopropanos

3. **Síntese de Paal-Knorr de 1-hetero-2,4-ciclo-pentadienos (Seção 25-3)**

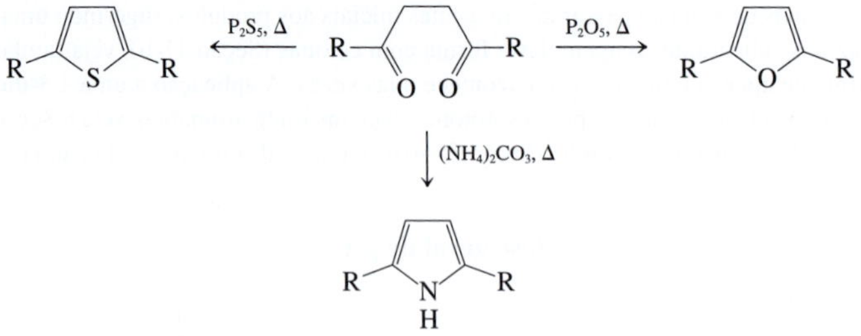

4. **Reações de 1-hetero-2,4-ciclo-pentadienos (Seção 25-4)**

   Substituição eletrofílica

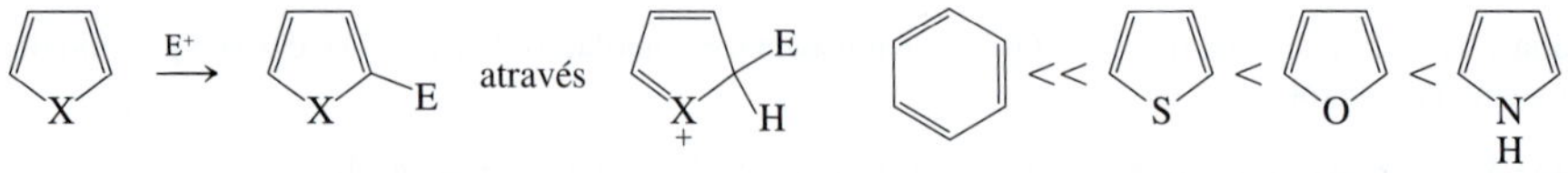

   Produto principal   Reatividade relativa

Abertura de anel

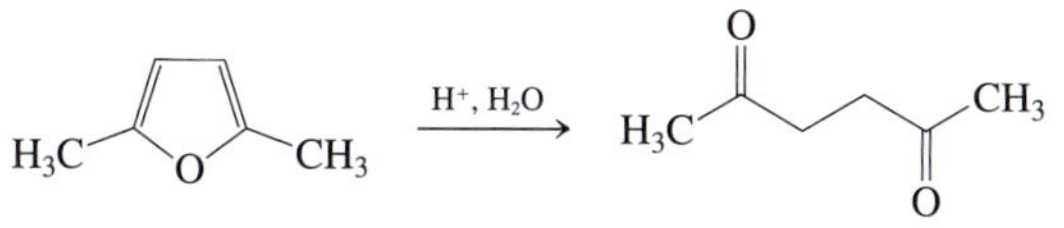

Cicloadição

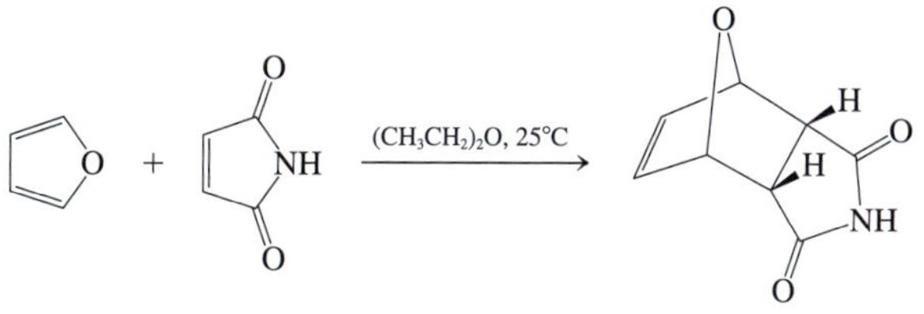

5. Síntese de Hantzsch de piridinas (Seção 25-5)

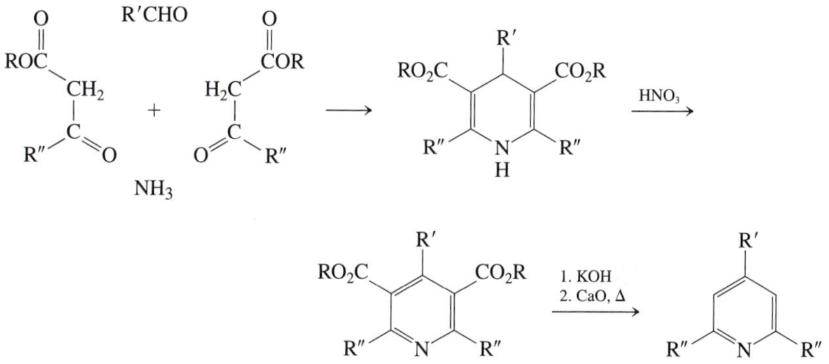

6. Reações da piridina (Seções 25-5 e 25-6)

Protonação (Seção 25-5)

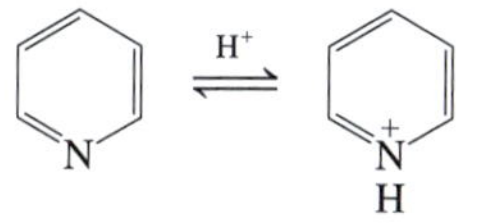

Íon piridínio
(pK_a = 5,29)

Substituição eletrofílica (Seção 25-6)

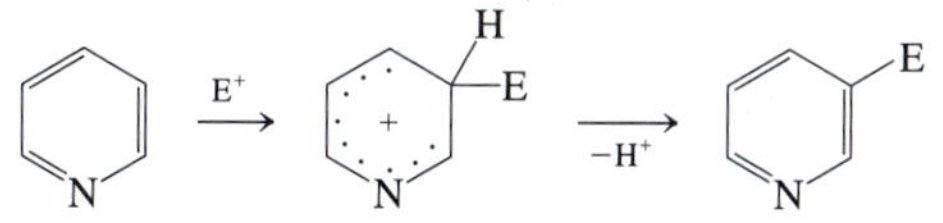

O anel está desativado em relação ao benzeno.

Substituição nucleofílica (Seção 25-6)

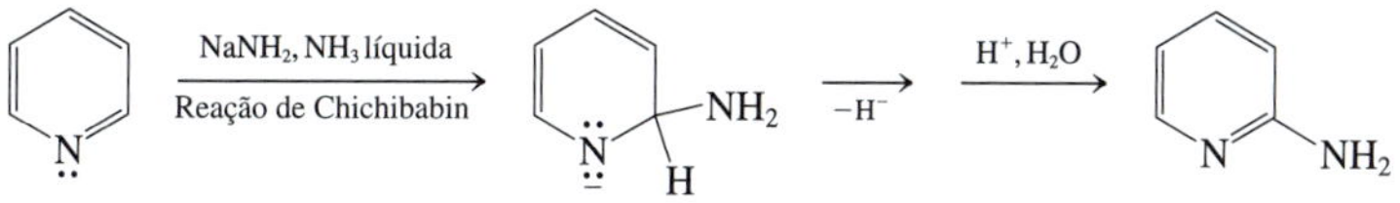

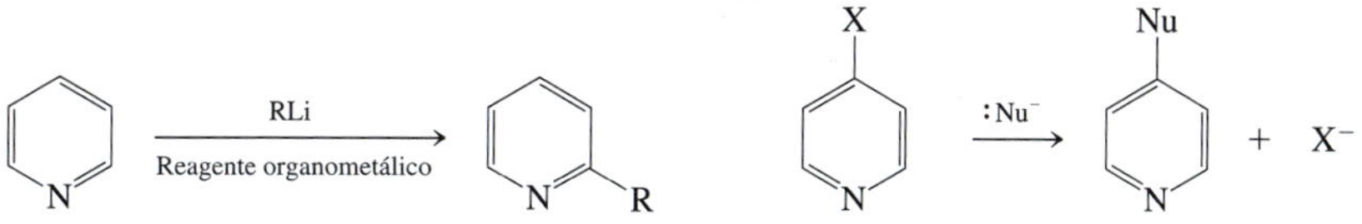

Reação de Chichibabin

RLi
Reagente organometálico

Halogeno-piridina
(X = Br, Cl)

7. Reações da quinolina e da isoquinolina (Seção 25-7)

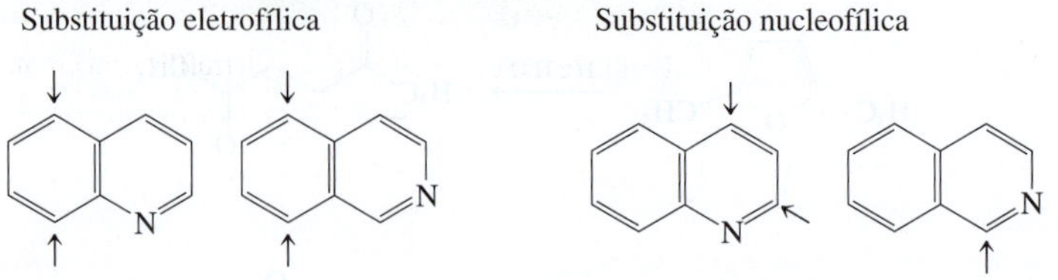

Substituição eletrofílica   Substituição nucleofílica

Conceitos importantes

1. Os **heterocicloalcanos** podem ser nomeados usando-se a nomenclatura dos cicloalcanos. Os prefixos aza-, oxa-, tia-, para nitrogênio, oxigênio e enxofre, respectivamente, indicam o heteroátomo. Encontram-se na literatura outros nomes sistemáticos e comuns, principalmente para os heterociclos aromáticos.

2. Os **heterociclos tensionados** de **três** e **quatro átomos** sofrem facilmente abertura de anel por nucleófilos.

3. Os **1-hetero-2,4-ciclo-pentadienos** são **aromáticos** e têm um arranjo de seis elétrons semelhante ao do ânion ciclopentadienila. O heteroátomo tem hibridação sp^2, e o orbital p contribui com dois elétrons para o sistema π. Em consequência, o fragmento dieno é rico em elétrons e sofre substituição nucleofílica em aromáticos.

4. A troca de uma (ou mais de uma) das unidades CH do benzeno por um nitrogênio sp^2 forma a **piridina** (e outros azabenzenos). O orbital p do heteroátomo contribui com um elétron para o sistema π. O par de elétrons livres localiza-se em um orbital híbrido sp^2, no plano da molécula. Os azabenzenos são **deficientes de elétrons** porque o nitrogênio eletronegativo atrai densidade eletrônica do anel por indução e ressonância. A substituição eletrofílica em aromáticos nos azabenzenos é lenta. Por outro lado, a substituição nucleofílica em aromáticos ocorre facilmente. Isto é demonstrado pela reação de Chichibabin, pela substituição por reagentes organometálicos no átomo vizinho ao nitrogênio e pelo deslocamento do íon halogeneto das halogenopiridinas por nucleófilos.

5. Os azanaftalenos (benzopiridinas) **quinolina** e **isoquinolina** têm um anel piridina deficiente de elétrons, suscetível ao ataque nucleofílico, e um anel benzeno rico em elétrons que participa de reações de substituição eletrofílica em aromáticos, usualmente na posição mais próxima da unidade heterocíclica.

Problemas

30. Nomeie ou desenhe os seguintes compostos: (**a**) *cis*-2,3-difenil-oxa-ciclo-propano; (**b**) 3-aza-ciclo-butanona; (**c**) 1-oxa-3-tia-ciclo-pentano; (**d**) 2-butanoil-1,3-ditia-ciclo-hexano;

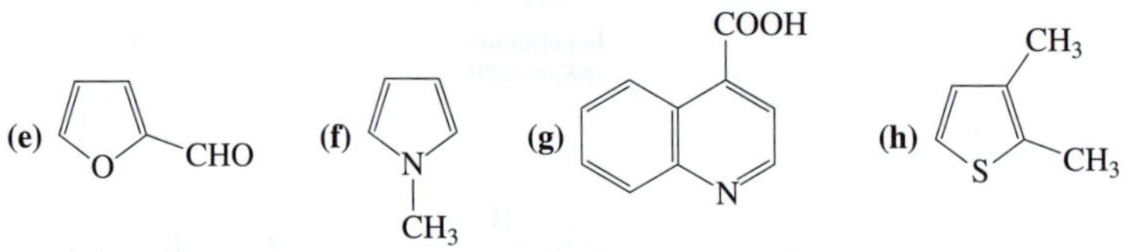

31. Identifique pelo nome (IUPAC ou comum) todas os anéis heterocíclicos que puder da relação da Tabela 25-1.

32. Dê os produtos esperados em cada uma das seguintes sequências de reação.

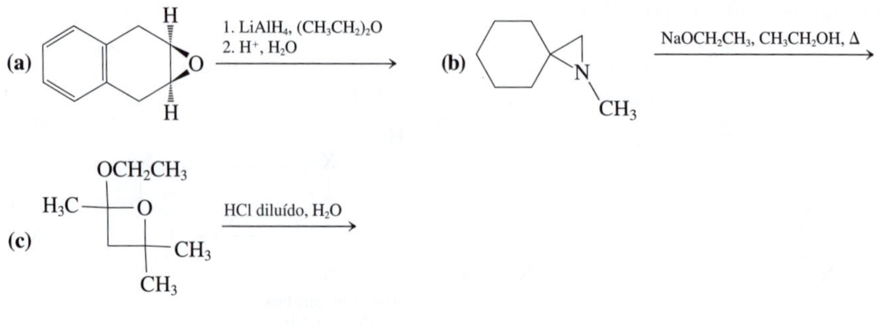

Capítulo 25 Heterociclos 1201

33. As penicilinas são uma classe de antibióticos que têm dois anéis heterocíclicos que interferem na construção das paredes celulares das bactérias (Destaque Químico 20-2). A interferência é o resultado da reação da penicilina com o grupo amino de uma proteína que fecha falhas que ocorrem durante a construção da parede celular. O interior da célula vaza e o organismo morre. **(a)** Sugira um produto razoável para as reações da penicilina G com o grupo amino de uma proteína (proteína-NH_2). (**Sugestão**: identifique primeiro o sítio eletrofílico mais reativo da penicilina.)

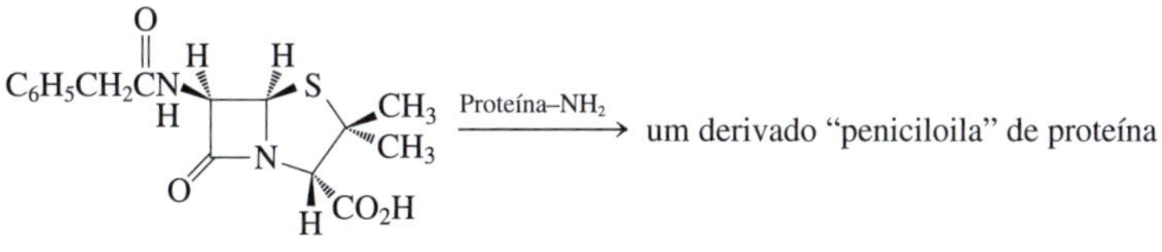

$$C_6H_5CH_2C(O)NH\text{—[penicilina G]—}CO_2H \xrightarrow{\text{Proteína–NH}_2} \text{um derivado "peniciloila" de proteína}$$

Penicilina G

(b) As bactérias resistentes à penicilina secretam uma enzima (penicilinase) que catalisa a hidrólise do antibiótico antes que ele possa atacar as proteínas da parede celular. Proponha uma estrutura para o produto da hidrólise e sugira uma razão para que a hidrólise destrua as propriedades antibióticas da penicilina.

$$\text{Penicilina G} \xrightarrow{H_2O \text{ penicilinase}} \text{ácido peniciloico}$$
(produto da hidrólise, sem atividade antibiótica)

34. Proponha mecanismos razoáveis para as seguintes transformações:

(a) [estireno-óxido alquilado] $\xrightarrow[\text{2. }H^+, H_2O]{\text{1. SnCl}_4 \text{ (um ácido de Lewis), }CH_2Cl_2}$ [tetralin-1-il-metanol]

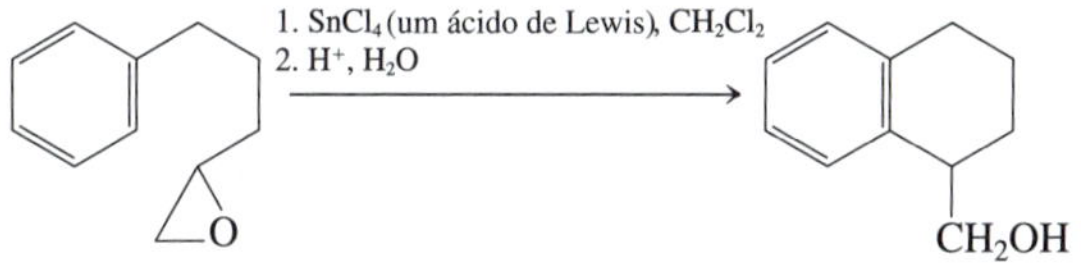

(b) [2,4-difenil-oxetano] $\xrightarrow[\text{2. }H^+, H_2O]{\text{1. }CH_3CH_2CH_2CH_2Li, BF_3\text{–O(CH}_2CH_3)_2, THF}$ [1-fenil-1-octanol]

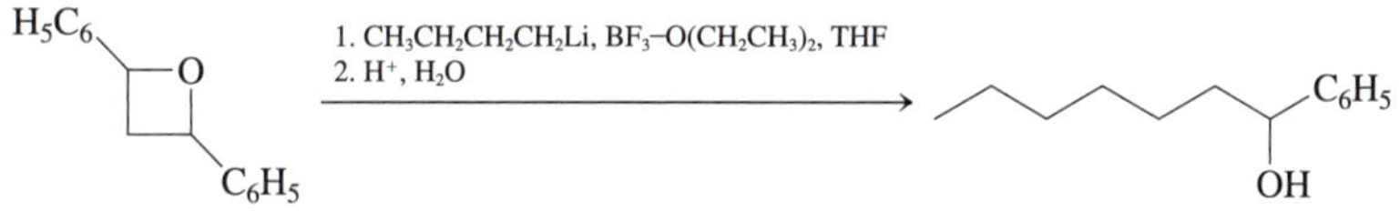

(c) [2,5-dimetil-tetrahidrofurano] $\xrightarrow[\text{(Sugestão: veja a Seção 15-13)}]{MgBr_2, CH_3COCCH_3}$ [acetato com Br]

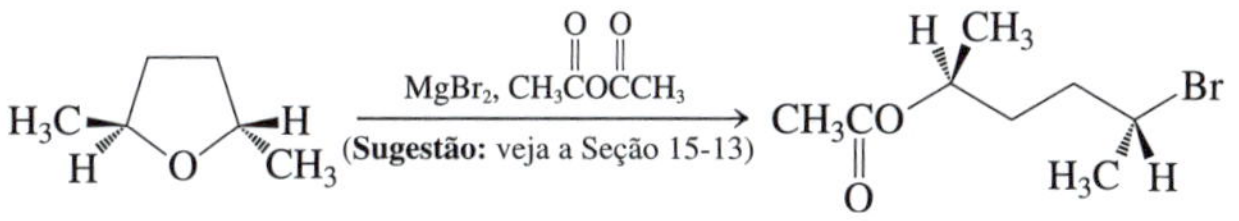

35. Coloque os seguintes compostos na ordem crescente de basicidade: água, íon hidróxido, piridina, pirrol e amônia.

36. Os heterociclopentadienos mostrados na margem têm mais de um heteroátomo. Para cada um, identifique os orbitais ocupados pelos pares de elétrons livres dos heteroátomos e determine se a molécula é aromática. Será que estes heterociclos são bases mais fortes do que o pirrol?

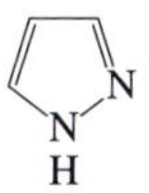

37. Dê o produto de cada uma das seguintes reações:

(a) [2-(2-oxociclohexil)ciclohexanona] $\xrightarrow{CH_3NH_2}$ **(b)** [ciclo-dodecano-1,6-diona] $\xrightarrow{P_2O_5, \Delta}$

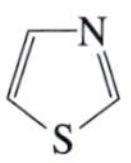

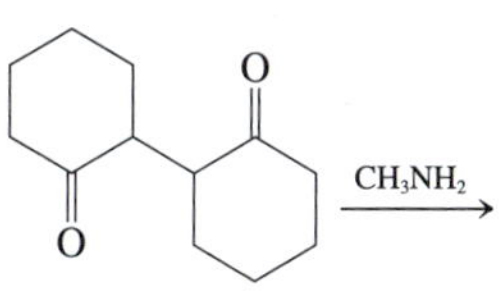

Pirazol **Imidazol** **Tiazol** **Isoxazol**

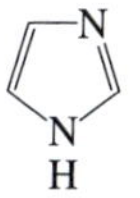

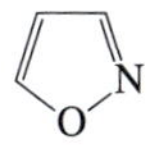

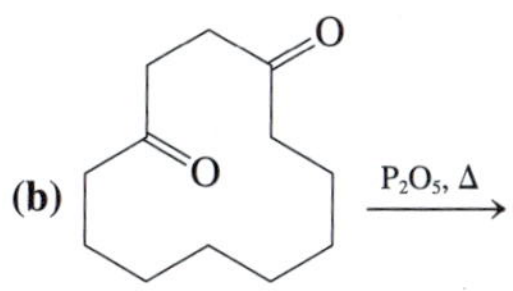

38. 1-hetero-2,4-ciclo-pentadienos podem ser preparados pela condensação de um composto α-dicarbonilado e certos diésteres contendo heteroátomos. Proponha um mecanismo para a seguinte síntese de pirrol:

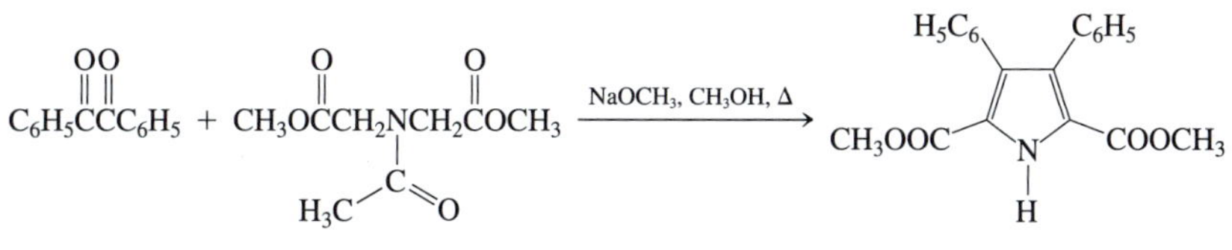

$$C_6H_5COCC_6H_5 + CH_3OCCH_2N(COCH_3)CH_2COCH_3 \xrightarrow{NaOCH_3, CH_3OH, \Delta} CH_3OOC\text{—[3,4-difenil-pirrol-2,5-dicarboxilato de dimetila]—}COOCH_3$$

Como você usaria uma metodologia semelhante para a síntese do ácido 2,5-tiofenodicarboxílico?

1202 Química Orgânica

39. Dê o(s) produto(s) principal(is) de cada reação a seguir. Explique como você escolheria a posição da substituição em cada caso.

(a) furan-2-COOCH$_3$, Cl$_2$

(b) 2-metiltiofeno, HNO$_3$, H$_2$SO$_4$

(c) 2-acetiltiofeno, CH$_3$CHClCH$_3$, AlCl$_3$

(d) 3-bromotiofeno, Br$_2$

(e) imidazol (N–H), C$_6$H$_5$–N$_2^+$Cl$^-$, NaOH, H$_2$O
(Sugestão: condições *básicas*. Primeiro desprotone o nitrogênio.)

40. Dê os produtos esperados em cada reação abaixo.

(a) 4-(dimetilamino)piridina, H$_2$SO$_4$ fumegante, 270°C

(b) furano + anidrido (tiofeno-fundido), Δ, pressão

(c) 2-bromopiridina, KSH, CH$_3$OH, Δ

(d) tiofeno, 1. C$_6$H$_5$COCl, SnCl$_4$; 2. Ni de Raney, Δ

(e) piridina, (CH$_3$)$_3$CLi, THF, Δ

41. Proponha sínteses para cada um dos seguintes heterociclos substituídos, usando a sequência de síntese apresentada neste capítulo.

(a) 2,5-dimetil-3,4-dimetil-furano (H$_3$C, CH$_3$, H$_3$C, CH$_3$ no furano)

(b) 2,6-difenilpiridina (H$_5$C$_6$–N–C$_6$H$_5$)

(c) 3,4-dimetilpirrol (H$_3$C, CH$_3$ no pirrol N–H)

(d) 2,4-dimetiltiofeno (H$_3$C, CH$_3$ no tiofeno)

42. As estruturas da cafeína, o estimulante principal do café, e da teobromina, seu correspondente no chocolate, são dadas na Seção 25-8. Proponha um método de síntese eficiente para converter a teobromina em cafeína.

43. Melamina, ou 2,4,6-triamino-triazina, é um heterociclo tóxico que provoca doenças e morte de animais domésticos e humanos que ingeriram alimentos contaminados. Como a fórmula mostra, a melamina tem uma percentagem grande de nitrogênio. As proteínas (Capítulo 26) são a principal fonte natural de nitrogênio nos alimentos, e a análise deste elemento é usada normalmente para determinar a percentagem de proteína na comida. A adição ilegal de melamina em alimentos industrializados aumenta seu conteúdo de nitrogênio e os fazem parecer ricos em proteínas. Na verdade, eles são venenosos. **(a)** A percentagem típica de proteínas nos alimentos corresponde a 15% de nitrogênio. Qual é a percentagem de nitrogênio na melamina? Será que este resultado explica os motivos da adição da contaminação dos alimentos industrializados com melamina? **(b)** A melamina é sintetizada pela adição de amônia ao cloreto cianúrico (2,4,6-tricloro-triazina, veja a equação da margem). Qual é o tipo desta reação? Proponha um mecanismo e explique por que o cloreto cianúrico dá este tipo de química.

Cloreto cianúrico (2,4,6-tricloro-1,3,5-triazina) + NH$_3$ → **Melamina** (2,4,6-triamino-1,3,5-triazina)

44. O ácido quelidônico, uma 4-oxa-ciclo-hexanona (nome comum, γ-pirona), é encontrado em várias plantas e é sintetizado a partir da propanona (acetona) e do etanodioato de dietila. Proponha um mecanismo para esta reação.

$$\text{CH}_3\text{CCH}_3 + 2\ \text{CH}_3\text{CH}_2\text{OCCOCH}_2\text{CH}_3 \xrightarrow{\substack{1.\ \text{NaOCH}_2\text{CH}_3,\ \text{CH}_3\text{CH}_2\text{OH} \\ 2.\ \text{HCl},\ \Delta}} \text{HOOC–(γ-pirona)–COOH}$$

Ácido quelidônico

45. As *porfirinas* são constituintes poli-heterocíclicos da hemoglobina e da mioglobina, as moléculas que transportam oxigênio nos sistemas vivos (Seção 26-8), dos citocromos, que têm papel fundamental no processo redox biológico (Seção 22-9), e da clorofila (Destaque Químico 24-3), que participa da fotossíntese em todas as plantas verdes.

As porfirinas são produtos de uma importante reação entre o pirrol e um aldeído, na presença de ácido:

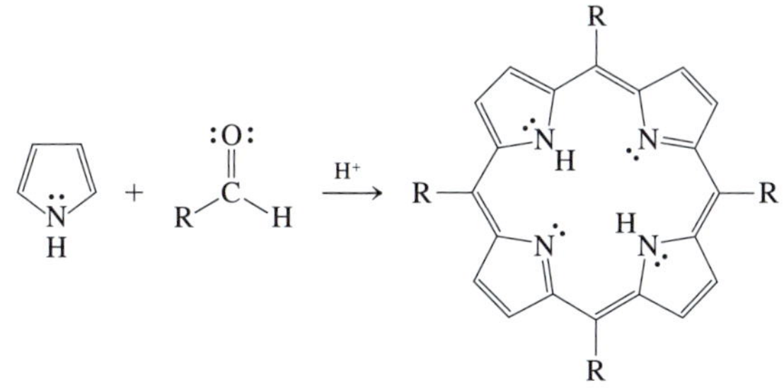

Uma porfirina

Esta reação é complexa e tem muitas etapas. A condensação mais simples de uma molécula de benzaldeído e duas de pirrol para dar o produto abaixo, um *dipirrolil-metano*, ilustra o primeiro estágio da formação da porfirina. Proponha um mecanismo em etapas para este processo.

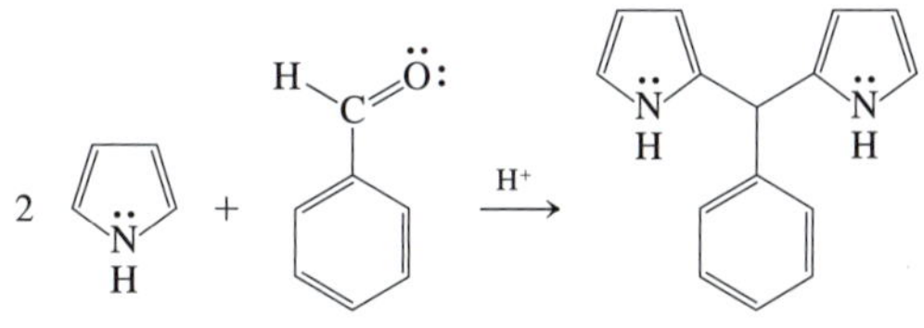

Um dipirrolil-metano

46. Os isoxazóis (Problema 36) têm importância crescente em sínteses porque podem ser encontrados na estrutura de algumas moléculas recém-descobertas que são promissoras como antibióticos (veja o Destaque Químico 20-2). Os isoxazóis podem ser preparados pela reação de alquinos com compostos que contêm um grupo funcional incomum, o óxido de nitrila.

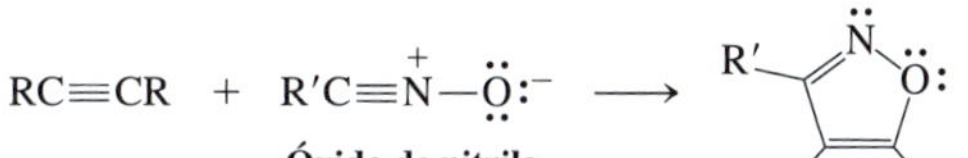

$$RC \equiv CR + R'C \equiv \overset{+}{N} - \overset{..}{\underset{..}{O}}{:}^- \longrightarrow \text{Isoxazol}$$

Óxido de nitrila

Sugira um mecanismo para este processo.

47. A reserpina é um alcaloide de indol natural com poderosa atividade tranquilizante e anti-hipertensiva. Muitos compostos semelhantes têm estrutura característica: um átomo de nitrogênio na junção de dois anéis afastado de outro nitrogênio por dois carbonos.

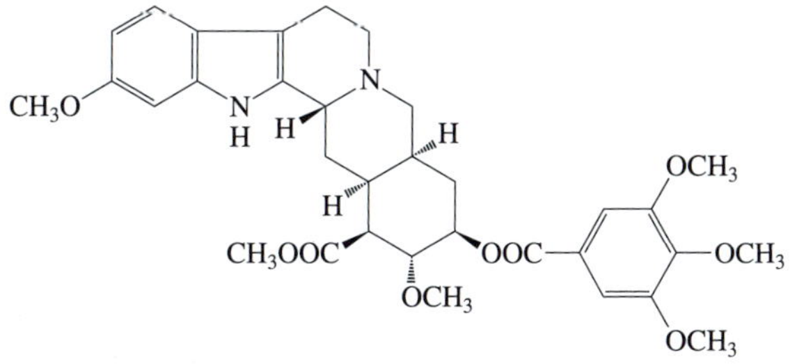

Reserpina

Uma série de compostos com versões modificadas desta característica estrutural foram sintetizados e têm, também, atividade anti-hipertensiva e propriedades antifibrilatórias. Um exemplo dessas sínteses é dado a seguir. Nomeie ou desenhe os reagentes e produtos que faltam, de (a) a (c).

[Estrutura: piridina-2-CO₂CH₂CH₃] →(a) [piperidina-2-CO₂CH₂CH₃] $\xrightarrow[-CH_3CH_2OH]{H_2C-CH_2, \Delta}$ $C_8H_{14}N_2O$ (b) $\xrightarrow{LiAlH_4}$ $C_8H_{16}N_2$ (c)

Indol

Benzoimidazol

Purina

48. Proponha uma síntese, a partir da benzenamina (anilina) e da piridina, para a sulfa antimicrobiana sulfapiridina.

Sulfapiridina

49. Derivados do benzoimidazol possuem atividade biológica semelhante à dos indóis e das purinas (das quais a adenina, Seção 25-1, é um exemplo). Os benzoimidazóis são normalmente preparados a partir da benzeno-1,2-diamina. Proponha uma síntese curta para o 2-metil-benzoimidazol a partir da benzeno-1,3-diamina.

Benzeno-1,2-diamina → **2-Metil-benzoimidazol**

50. A condensação de Darzens é um dos métodos mais antigos (1904) de síntese de heterociclos de três átomos. Ela se baseia na reação de um 2-halogeno-éster com um composto carbonilado, na presença de água. Os exemplos, abaixo, da condensação de Darzens mostram sua aplicação na síntese de anéis oxaciclopropanona e azaciclopropanona. Sugira um mecanismo razoável para estas reações.

(a) C_6H_5CHO + $C_6H_5\overset{Cl}{\underset{}{C}}HCOOCH_2CH_3$ $\xrightarrow{KOC(CH_3)_3, (CH_3)_3COH}$ $H_5C_6\overset{}{\underset{H}{C}}\overset{O}{-}\overset{}{\underset{COOCH_2CH_3}{C}}-C_6H_5$

(b) $C_6H_5CH=NC_6H_5$ + $ClCH_2COOCH_2CH_3$ $\xrightarrow{KOC(CH_3)_3, CH_3OCH_2CH_2OCH_3}$ $C_6H_5CH\overset{C_6H_5}{\underset{N}{-}}CHCOOCH_2CH_3$

51. (a) O composto mostrado na margem tem o nome comum de 1,3-dibromo-5,5-dimetil-hidantoína. Ele é útil como uma fonte de bromo eletrofílico (Br⁺) para reações de adição. Dê um nome mais sistemático para este composto heterocíclico. (b) Um outro composto heterocíclico ainda mais interessante (ii) é preparado segundo a sequência de reações abaixo. Usando as informações fornecidas, deduza as estruturas dos compostos i e ii, nomeando-os a seguir.

$(CH_3)_2C=C(CH_3)_2$ $\xrightarrow{\text{1,3-Dibromo-5,5-dimetil-hidantoína, 98% }H_2O_2}$ $C_6H_{13}BrO_2$ (i) $\xrightarrow[-AgBr, -CH_3COOH]{Ag^+ {}^-OCCH_3}$ $C_6H_{12}O_2$ (ii)

O heterociclo ii é um composto amarelo, cristalino, de odor adocicado que se decompõe sob aquecimento brando para dar duas moléculas de propanona (acetona). Uma delas forma-se diretamente no estado excitado $n \to \pi^*$ (Seções 14-11 e 17-3). Este produto eletronicamente excitado é quimioluminescente.

ii ⟶ $CH_3\overset{O}{\overset{\|}{C}}CH_3$ + $[CH_3\overset{O}{\overset{\|}{C}}CH_3]^{n\to\pi^*}$ ⟶ $h\nu$ + 2 $CH_3\overset{O}{\overset{\|}{C}}CH_3$

Heterociclos semelhantes ao composto ii são responsáveis pela quimioluminescência produzida por várias espécies (e.g., vagalumes (veja o Destaque Químico 9-1) e vários peixes de grandes profundidades). Eles também servem como fonte de energia em produtos comerciais quimioluminescentes.

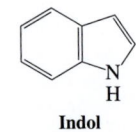

52. Os azaciclo-hexanos (piperidinas) podem ser sintetizados pela reação de amônia com *dienonas conjugadas em cruz* (cetonas com ligações duplas em ambos os lados.) Proponha um mecanismo para a seguinte síntese da 2,2,6,6-tetrametil-aza-4-ciclo-hexanona.

$$(CH_3)_2C=CHCCH=C(CH_3)_2 \xrightarrow{NH_3}$$ 2,2,6,6-tetrametil-4-piperidinona

53. As quinolinas (Seção 25-7) são heterociclos muito usados em química medicinal devido à diversidade da atividade biológica – inclusive contra o câncer – de seus derivados. Uma síntese simples de 3-acil-di-hidro-quinolinas (que podem ser convertidas em 3-acil-quinolinas por oxidação branda) é mostrada abaixo. Proponha um mecanismo para o processo. (**Sugestão:** reveja a Seção 18-10.)

54. DESAFIO Em que posição(ões) você esperaria que a 3-acetil-quinolina (margem) sofresse nitração na presença de uma mistura de ácido sulfúrico e ácido nítrico fumegantes? Essa reação seria mais rápida ou mais lenta do que a nitração da quinolina?

3-acetil-quinolina

55. O composto A, C_8H_8O, tem o espectro de ^{1}H-RMN A. O tratamento com HCl concentrado converte A, quase que instantaneamente, em um composto que tem o espectro B (página 1206). Qual é a estrutura do composto A e qual é o produto de seu tratamento com ácido em água?

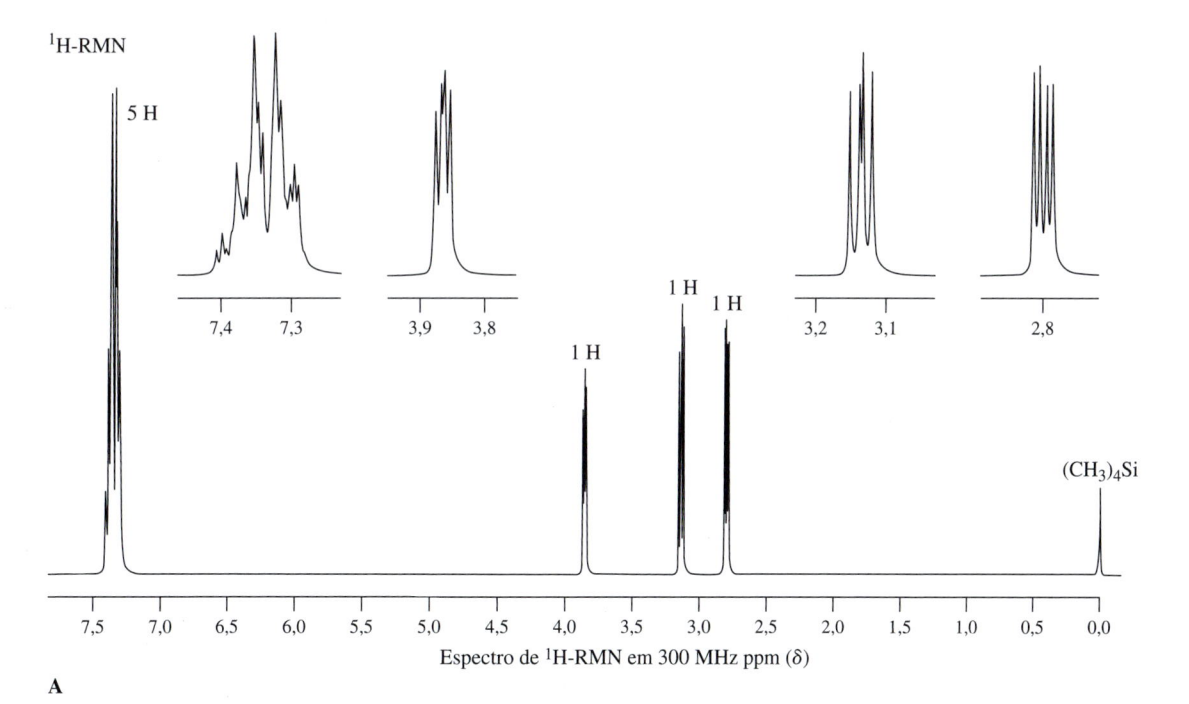

^{1}H-RMN

Espectro de ^{1}H-RMN em 300 MHz ppm (δ)

A

B

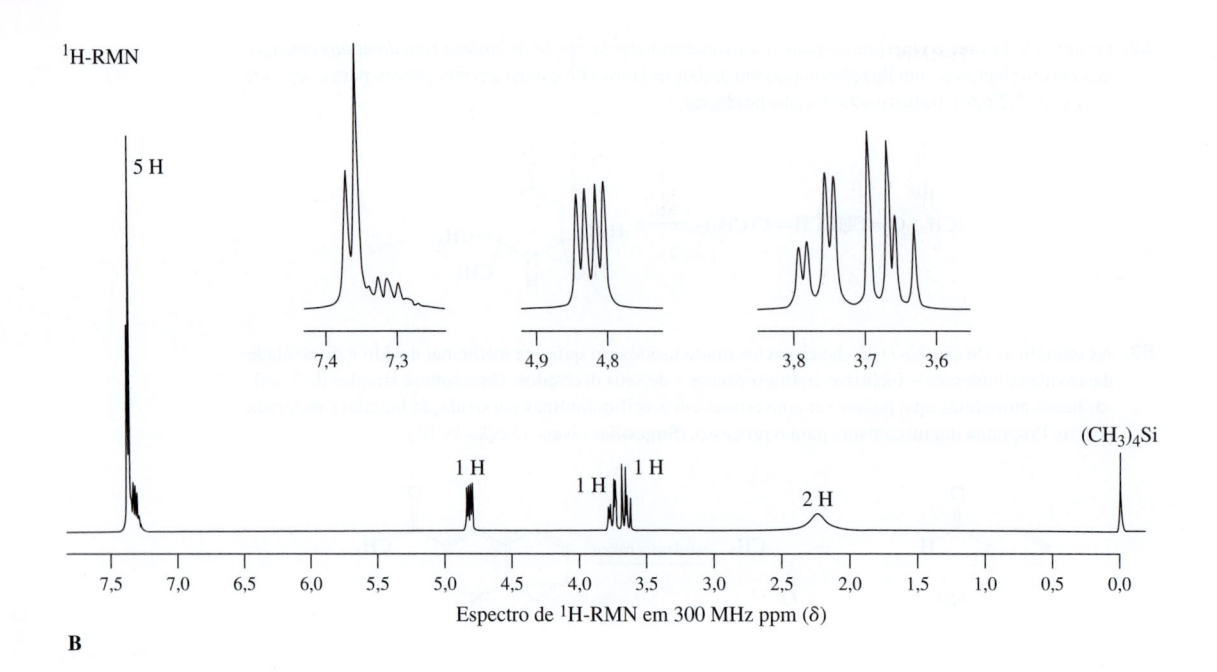

56. O heterociclo C, C_5H_6O, tem o espectro de ^{1}H-RMN C e é convertido por H_2 e níquel de Raney em D, $C_5H_{10}O$, que tem o espectro D (página 1207). Identifique os compostos C e D. (Nota: as constantes de acoplamento dos compostos deste problema e do problema seguinte são muito pequenas. Elas não são, portanto, tão úteis na elucidação da estrutura como as do anel benzeno.)

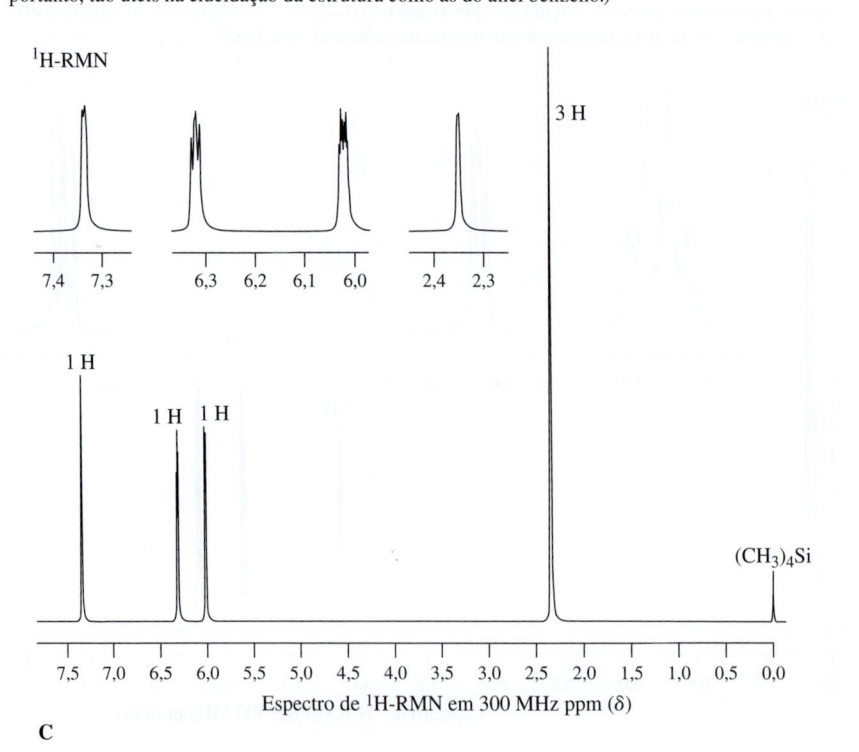

C

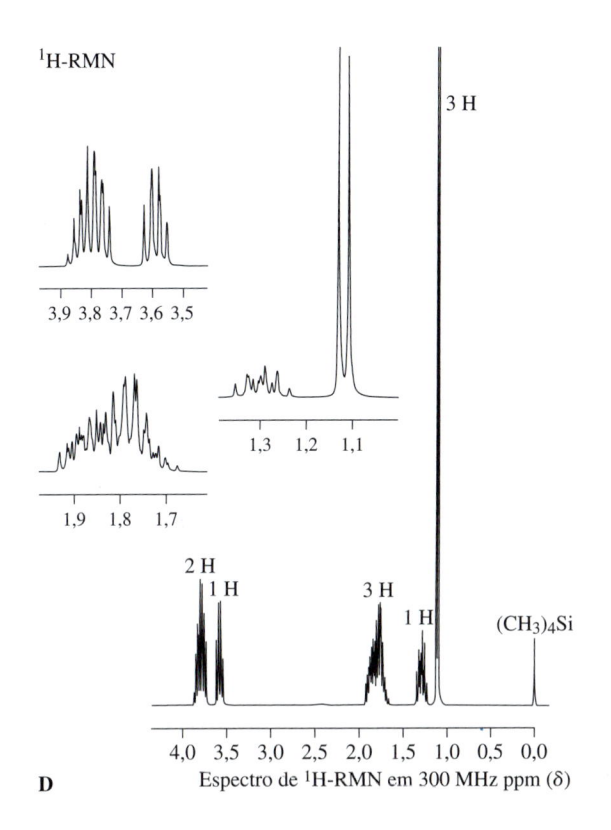

¹H-RMN

3,9 3,8 3,7 3,6 3,5

1,3 1,2 1,1

1,9 1,8 1,7

3 H

2 H
1 H
3 H
1 H
(CH₃)₄Si

4,0 3,5 3,0 2,5 2,0 1,5 1,0 0,5 0,0
Espectro de ¹H-RMN em 300 MHz ppm (δ)

D

57. DESAFIO A síntese comercial de um derivado heterocíclico útil requer o tratamento de uma mistura de aldopentoses (obtidas de sabugos de milho, palha, etc.) com ácido quente, em condições de desidratação. O produto E tem o espectro E de ¹H-RMN, uma banda em 1670 cm⁻¹ no IV e é formado quase quantitativamente. Identifique o composto E e proponha um mecanismo para sua síntese.

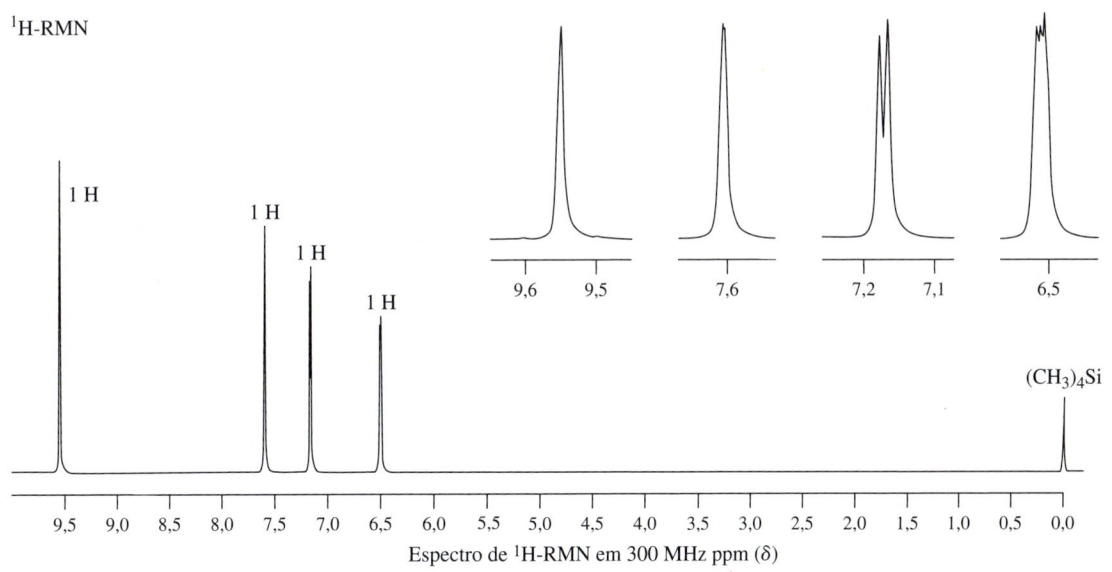

¹H-RMN

1 H
1 H
1 H
1 H

9,6 9,5   7,6   7,2 7,1   6,5

(CH₃)₄Si

9,5 9,0 8,5 8,0 7,5 7,0 6,5 6,0 5,5 5,0 4,5 4,0 3,5 3,0 2,5 2,0 1,5 1,0 0,5 0,0
Espectro de ¹H-RMN em 300 MHz ppm (δ)

E

Aldopentoses $\xrightarrow{H^+, \Delta}$ $C_5H_4O_2$
                                              E

O composto E é um importante material sintético. A seguinte sequência converte-o em furetônio, que é útil no tratamento do glaucoma. Qual é a estrutura do furetônio?

E $\xrightarrow[\text{2. Excesso de } CH_3I, (CH_3CH_2)_2O]{\text{1. } NH_3, NaBH_3CN}$ furetônio

58. DESAFIO O tratamento de um 3-alcil-indol com $LiAlH_4$ em $(CH_3CH_2)_2O$ reduz a carbonila a CH_2. Explique este fato por um mecanismo razoável. (**Sugestão**: o deslocamento S_N2 direto do alcóxido pelo hidreto *não* é razoável.)

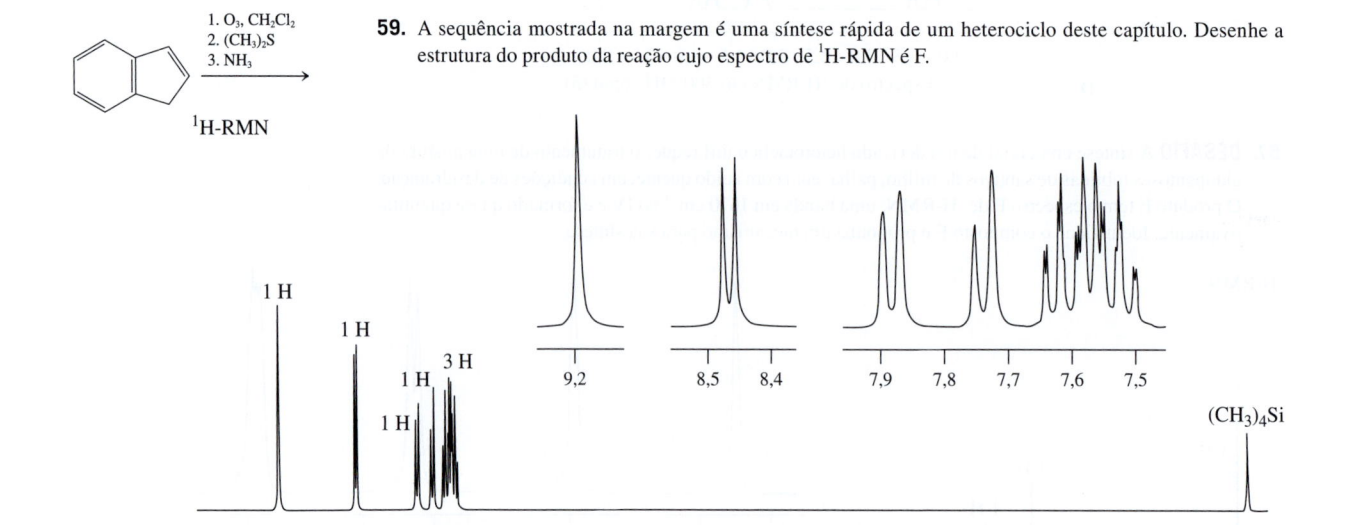

59. A sequência mostrada na margem é uma síntese rápida de um heterociclo deste capítulo. Desenhe a estrutura do produto da reação cujo espectro de ^{1}H-RMN é F.

Trabalho em grupo

60. Este problema mostra duas sínteses da literatura para derivados do indol. Proponham um mecanismo razoável para cada uma delas. Dividam o grupo em dois, cada um tratando de um dos métodos.

Síntese do indol de Fischer para o 2-fenil-indol

2-Fenil-indol

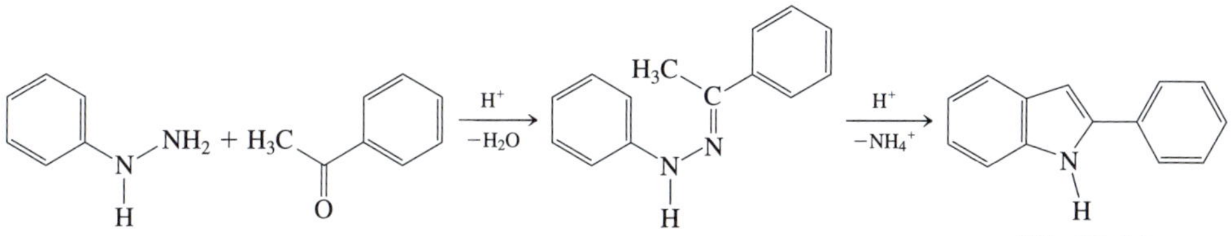

Neste procedimento, uma hidrazona de um aldeído ou cetona enolizável é aquecida em meio fortemente ácido, causando o fechamento de anel, com expulsão simultânea de amônia para dar o anel indol. (**Sugestões**: o mecanismo da reação ocorre em várias etapas: (1) uma tautomerização imina-enamina (veja a Seção 17-9); (2) uma reação eletrocíclica (um rearranjo de "diaza-Cope", veja a Seção 22-7); (3) outra tautomerização imina-enamina (neste caso, benzenamina); (4) fechamento do anel do heterociclo; e (5) eliminação de NH_3.)

Síntese do indol de Reissert para o indol-2-carboxilato de etila

2-metil-nitro-benzeno (*o*-Nitro-tolueno)

Um éster 2-oxo-propanoato (um éster piruvato)

Indol-2-carboxilato de etila

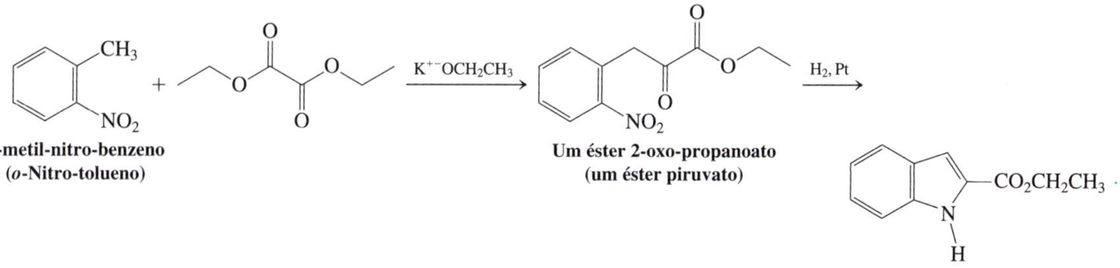

Nesta sequência, o 2-metil-nitro-benzeno (*o*-nitro-tolueno) é convertido no éster 2-oxo-propanoato de etila (piruvato de etila, Destaque Químico 23-2), que se transforma por redução no indol de interesse. (**Sugestões**: (1) o grupo nitro é essencial para o sucesso da primeira etapa. Por quê? Esta etapa se assemelha a outra reação? Qual? (2) Que grupo funcional é o alvo da etapa de redução (veja a Seção 16-5)? (3) O fechamento do anel para formar o heterociclo requer uma reação de condensação.)

Problemas pré-profissionais

61. O espectro com hidrogênio desacoplado de ^{13}C-RMN da piridina mostra quantos sinais? (**a**) um, (**b**) dois, (**c**) três, (**d**) quatro, (**e**) cinco.

62. Qual é a razão do pirrol ser uma base muito mais fraca do que o azaciclopentano (pirrolidina)? (**a**) o nitrogênio no pirrol é mais eletropositivo do que na pirrolidina, (**b**) o pirrol é um ácido de Lewis, (**c**) o pirrol tem quatro elétrons, (**d**) a pirrolidina pode ceder o próton do nitrogênio mais facilmente do que o pirrol, (**e**) o pirrol é aromático.

Pirrol

Azaciclopentano (pirrolidina)

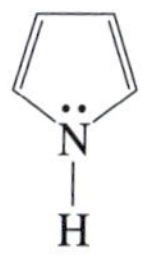

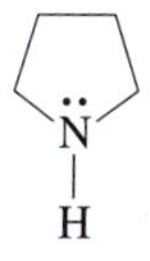

63. Qual dos seguintes compostos você esperaria que fosse o principal produto na sequência de duas etapas mostrada aqui?

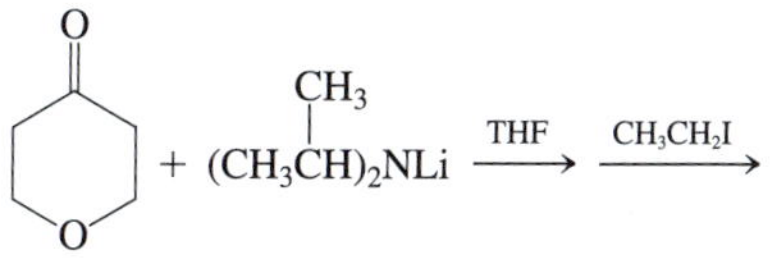

(a) 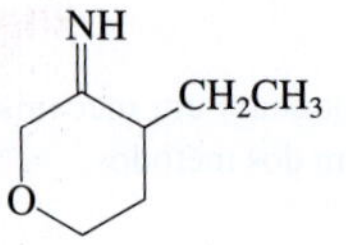 estrutura com anel de tetrahidropirano, NH exocíclico (imina) e substituinte CH₂CH₃

(b) 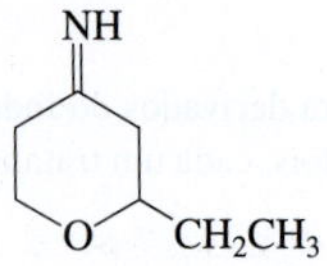 estrutura com anel de tetrahidropirano, NH exocíclico (imina) e CH₂CH₃ no carbono adjacente ao O

(c) 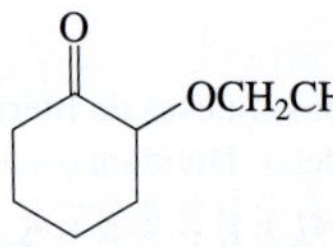 2-etoxiciclohexanona (ciclohexanona com OCH₂CH₃)

(d) 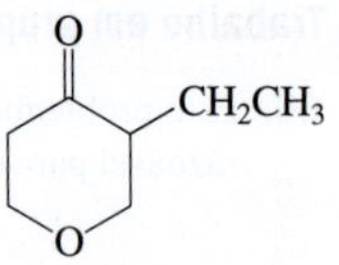 tetrahidro-4H-piran-4-ona com substituinte CH₂CH₃

64. Esta reação gera um produto orgânico principal. Qual é ele, dentre os seguintes compostos?

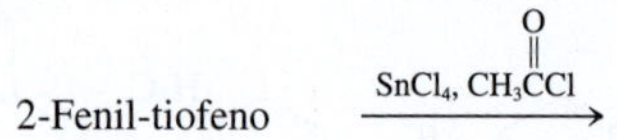

$$\text{2-Fenil-tiofeno} \xrightarrow{\text{SnCl}_4,\ \text{CH}_3\overset{\displaystyle O}{\text{C}}\text{Cl}}$$

(a) 3-fenil-2-acetiltiofeno

(b) 4-fenil-2-acetiltiofeno

(c) 2-acetil-5-feniltiofeno

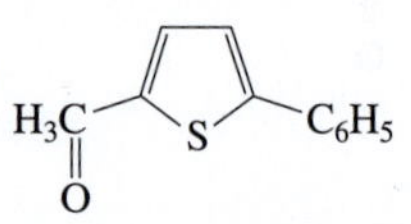

(d) 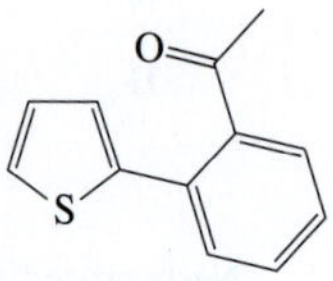 2-(2-acetilfenil)tiofeno

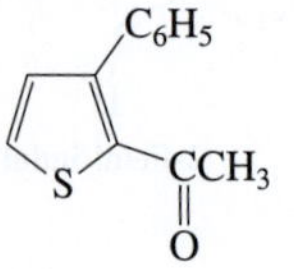

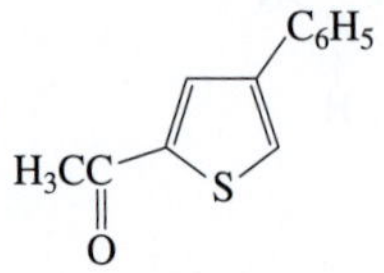

CAPÍTULO 26

Aminoácidos, Peptídeos, Proteínas e Ácidos Nucleicos

Polímeros naturais que contêm nitrogênio

Definimos a química orgânica, na página 1 deste texto, como sendo a química dos compostos de carbono. Mostramos, depois, que os compostos orgânicos são os elementos de construção da vida. Uma definição da química orgânica, de valor histórico, a restringiria à química dos compostos produzidos pelos organismos vivos. Mas o que é a vida e como os químicos orgânicos a estudam? Uma definição funcional da vida implica em uma condição da matéria que se manifesta pelo crescimento, metabolismo, reprodução e evolução. Os processos fundamentais envolvidos são de natureza química, e os pesquisadores esperam poder entender sua complexidade pela investigação de reações e sequências de reações específicas. O todo, contudo, é muito mais complexo do que as partes, porque elas interagem de muitas maneiras, ao ponto de serem intratáveis de forma determinística (isto é, cada efeito com apenas uma causa). Tentaremos dar ao leitor, neste capítulo final, uma visão superficial desta complexidade, descrevendo os aminoácidos e seus polímeros, os polipeptídeos, em particular os polipeptídeos grandes, a que chamamos de **proteínas**, e sua origem química, o **DNA**.

As proteínas executam uma enorme diversidade de funções nos sistemas vivos. Como **enzimas**, elas catalisam transformações de complexidade variada, desde a simples hidratação do dióxido de carbono até a replicação de cromossomos inteiros – grandes fitas enroladas de DNA – que são o material genético das células vivas. As enzimas podem acelerar certas reações muitos milhões de vezes.

Nós já encontramos a proteína rodopsina, o fotorreceptor que gera e transmite impulsos nervosos nas células da retina (Destaque Químico 18-3). Outras proteínas servem para transporte e armazenamento. Assim, a hemoglobina transporta oxigênio, o ferro é levado no sangue pela transferrina e armazenado no fígado pela ferritina. As proteínas desempenham papel crucial na coordenação dos movimentos, como acontece na contração dos músculos. Elas dão suporte mecânico à pele e aos ossos e são, também, anticorpos responsáveis pela nossa proteção imunológica, além de controlar o crescimento e a diferenciação, isto é, que parte da informação armazenada no DNA deve ser usada em um determinado momento.

Começaremos pela estrutura e a preparação dos 20 aminoácidos mais comuns, responsáveis pela estrutura das proteínas. Veremos, a seguir, como os aminoácidos usam as ligações peptídicas para formar a estrutura tridimensional da hemoglobina e outros polipeptídeos. Algumas proteínas contêm milhares de aminoácidos, mas veremos como é possível determinar a sequência dos aminoácidos de muitos polipeptídeos e como sintetizá-los no laboratório. Por fim, veremos como outros polímeros, os ácidos nucleicos DNA e RNA, dirigem a síntese das proteínas na natureza.

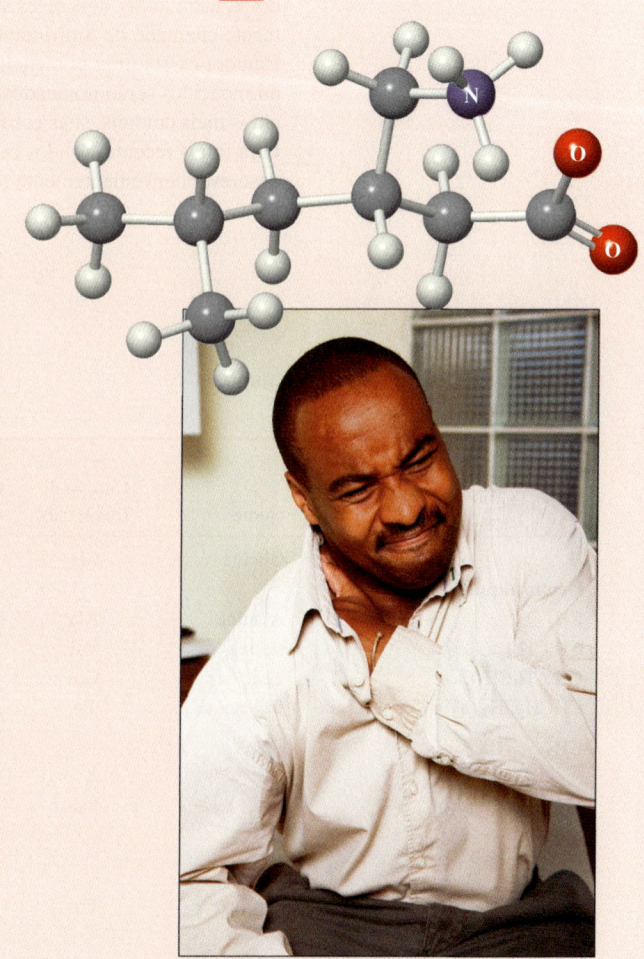

Pregabalina [Lyrica; ácido (S)-3-(amino-metil)-5-hexanoico] é um aminoácido artificial eficaz no tratamento das dores crônicas. A molécula é mostrada na forma do carboxilato de amônio zwitteriônico.

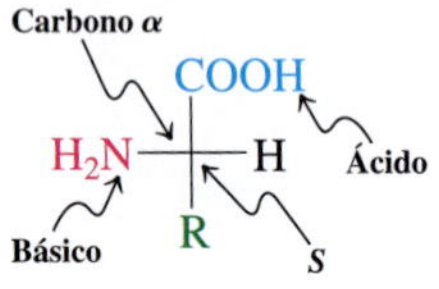

26-1 Estrutura e propriedades dos aminoácidos

Os aminoácidos são ácidos carboxílicos que contêm um grupo amino. Os mais comuns na natureza são os **2-aminoácidos**, ou **α-aminoácidos**, que têm a fórmula geral RCH(NH$_2$)COOH, isto é, a função amino localiza-se no C2, o carbono α. O grupo R pode ser alquila ou arila e pode conter grupos hidróxi, amino, mercapto, sulfeto, carbóxi, guanidino e imidazol. Devido à presença dos grupos carbóxi e amino, os aminoácidos são simultaneamente ácidos e básicos.

O centro quiral dos 2-aminoácidos tem configuração S

Existem mais de 500 aminoácidos naturais, porém somente 20 participam das proteínas de todas as espécies, das bactérias aos humanos. Os humanos adultos não sintetizam oito desses aminoácidos e, além disso, dois deles são sintetizados em quantidades insuficientes. Esse grupo é normalmente chamado de **aminoácidos essenciais** porque eles devem ser incluídos na dieta alimentar. Embora exista uma nomenclatura sistemática para os aminoácidos, ela é raramente usada e os aminoácidos serão nomeados aqui pelos seus nomes comuns. A Tabela 26-1 lista os 20 aminoácidos mais comuns, suas estruturas e pK_a. Ela inclui, também, os códigos de três letras e de uma letra (mais recente) usados como abreviaturas. Veremos, adiante, como usar esses códigos para descrever convenientemente os peptídeos.

Tabela 26-1 (2S)-Aminoácidos naturais

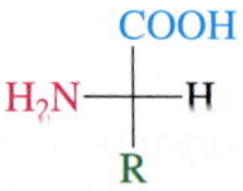

R	Nome	Código de três letras	Código de uma letra	pK_a do α-COOH	pK_a do α-$^+$NH$_3$	pK_a da função ácida em R	Ponto isoelétrônico, pI
H	Glicina	Gly	G	2,3	9,6	–	6,0
Grupo alquila							
CH$_3$	Alanina	Ala	A	2,3	9,7	–	6,0
CH(CH$_3$)$_2$	Valina[a]	Val	V	2,3	9,6	–	6,0
CH$_2$CH(CH$_3$)$_2$	Leucina[a]	Leu	L	2,4	9,6	–	6,0
CHCH$_2$CH$_3$ (S) | CH$_3$	Isoleucina[a]	Ile	I	2,4	9,6	–	6,0
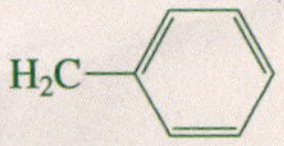 H$_2$C—C$_6$H$_5$	Fenilalanina[a]	Phe	F	1,8	9,1	–	5,5
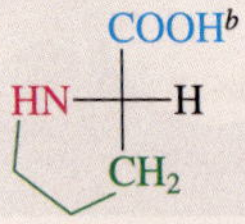 (prolina estrutura)[b]	Prolina	Pro	P	2,0	10,6	–	6,3
Que contêm o grupo hidroxila							
CH$_2$OH	Serina	Ser	S	2,2	9,2	–	5,7
CHOH (R) | CH$_3$	Treonina[a]	Thr	T	2,1	9,1	–	5,6
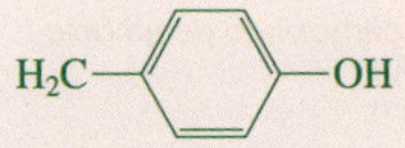 H$_2$C—C$_6$H$_4$—OH	Tirosina	Tyr	Y	2,2	9,1	–	5,7
Que contêm o grupo amino							
CH$_2$CONH$_2$	Aspargina	Asn	N	2,0	8,8	–	5,4

Tabela 26-1   (continuação)

R	Nome	Código de três letras	Código de uma letra	pK_a do α-COOH	pK_a do α-$^+NH_3$	pK_a da função ácida em R	Ponto isoelétrico, pI
Que contêm o grupo amino (continuação)							
CH$_2$CH$_2$C(=O)NH$_2$	Glutamina	Gln	Q	2,2	9,1	–	5,7
(CH$_2$)$_4$NH$_2$	Lisina[a]	Lys	K	2,2	9,0	10,5[c]	9,7
(CH$_2$)$_3$NHC(=NH)NH$_2$	Arginina[a]	Arg	R	2,2	9,0	12,5[c]	10,8
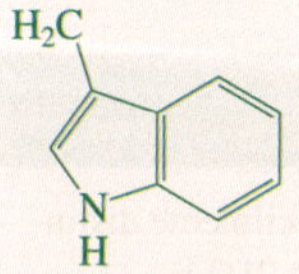 H$_2$C-(indol)	Triptofano[a]	Trp	W	2,8	9,4	–	5,9
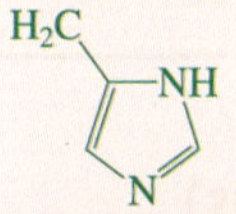 H$_2$C-(imidazol)	Histidina[a]	His	H	1,8	9,2	6,1[c]	7,6
Que contêm os grupos mercapto ou sulfeto							
CH$_2$SH	Cisteína[d]	Cys	C	2,0	10,3	8,2	5,1
CH$_2$CH$_2$SCH$_3$	Metionina[a]	Met	M	2,3	9,2	–	5,7
Que contêm o grupo carboxila							
CH$_2$COOH	Ácido aspártico	Asp	D	1,9	9,6	3,7	2,8
CH$_2$CH$_2$COOH	Ácido glutâmico	Glu	E	2,2	9,7	4,3	3,2

[a]Aminoácidos essenciais. [b]Estrutura total. [c]pK_a do ácido conjugado. [d]O centro quiral é R porque o substituinte CH$_2$SH tem maior prioridade do que o substituinte COOH.

CONSTRUÇÃO DE MODELOS

Os aminoácidos podem ser descritos por estruturas em linhas e cunhas e pelas projeções de Fischer.

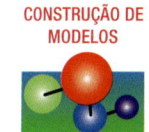

Como desenhar os L-aminoácidos e sua relação com os L-açúcares

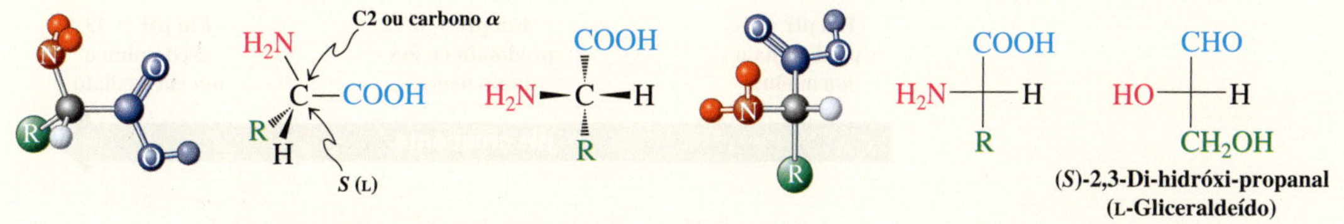

Estruturas em linhas tracejadas e cunhas

Projeções de Fischer

(S)-2,3-Di-hidróxi-propanal
(L-Gliceraldeído)

Em todos eles, exceto a glicina, o aminoácido mais simples, C2 é o centro quiral, usualmente na configuração S. Outros centros quirais localizados no substituinte R podem ter configuração R (como na treonina) ou S (como isoleucina).

Como nos açúcares (Seção 24-1), existe uma nomenclatura mais antiga para os aminoácidos que usa os prefixos D e L e que relaciona todos os L-aminoácidos ao (S)-2,3-di-hidróxi-propanal (L-gliceraldeído). Como deixamos claro na descrição dos D-açúcares naturais, uma molécula que pertença à família L não é necessariamente levorrotatória. Assim, por exemplo, a valina ($[\alpha]_D^{25°C}$ = +13,9) e a isoleucina ($[\alpha]_D^{25°C}$ = +11,9) são dextrorrotatórias.

EXERCÍCIO 26-1

Dê os nomes sistemáticos dos aminoácidos alanina, valina, leucina, isoleucina, fenilalanina, serina, tirosina, lisina, cistina, metionina, ácido aspártico e ácido glutâmico.

EXERCÍCIO 26-2

Desenhe as estruturas em linhas tracejadas e cunhas da (S)-alanina, da (S)-fenil-alanina, da (R)-fenil-alanina e da (S)-prolina.

EXERCÍCIO 26-3

Dentre os aminoácidos em que o grupo R = alquila (Tabela 26-1), a prolina pode ser facilmente distinguida dos demais por espectroscopia na região do IV. Como? (**Sugestão:** reveja a Seção 21-3.)

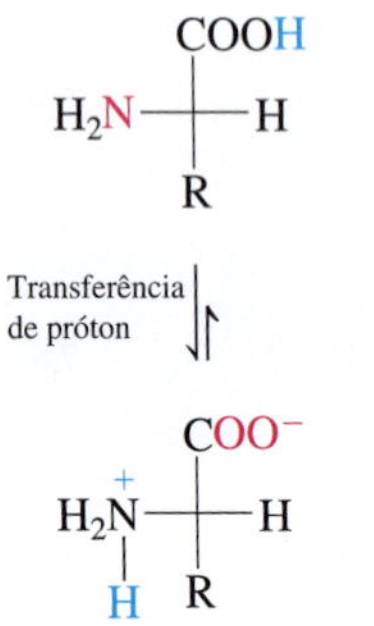

Os aminoácidos são ácidos e básicos: íons duplos (zwitterions)

Devido aos dois grupos funcionais, os aminoácidos são ácidos e básicos, isto é, são **anfóteros** (Seção 8-3). No estado sólido, o grupo ácido carboxílico protona a função amino, formando, assim, um **íon duplo** (**zwitterion**). A forma carboxilato de amônio é favorecida porque o íon amônio é muito menos ácido ($pK_a \approx 10\text{-}11$) do que o ácido carboxílico ($pK_a \approx 2\text{-}5$). As estruturas do íon duplo, muito polares, permitem que os aminoácidos formem estruturas cristalinas particularmente fortes. A maior parte deles, portanto, é pouco solúvel em solventes orgânicos e eles se decompõem, sob aquecimento, sem fundir. O mapa de potencial eletrostático da glicina, mostrado na margem, ilustra a natureza dipolar que tem origem na justaposição da função carboxilato, rica em elétrons (em vermelho), com o grupo amino, deficiente de elétrons (em azul).

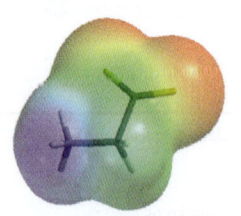

A estrutura dos aminoácidos dissolvidos em água depende do pH. Vejamos, por exemplo, o que acontece com o primeiro da série, a glicina. A estrutura dominante em meio neutro é o íon duplo. Em ácidos fortes (pH < 1), porém, a glicina existe predominantemente como o sal de amônio do ácido carboxílico. Já em meio básico (pH > 13), o íon predominante é o 2-amino-carboxilato. Estas formas se interconvertem em um equilíbrio ácido-base (Seção 2-2).

$$\overset{+}{H_2}NCH_2COOH \underset{H^+}{\overset{HO^-}{\rightleftharpoons}} \overset{+}{H_2}NCH_2COO^- \underset{H^+}{\overset{HO^-}{\rightleftharpoons}} H_2NCH_2COO^-$$
H	H	
Em pH < 1	Em pH ≈ 6	Em pH > 13
predomina o íon amônio	predomina o íon duplo neutro	predomina o íon carboxilato

pH crescente →

A Tabela 26-1 traz os pK_a de cada grupo funcional dos aminoácidos. No caso da glicina, o primeiro valor (2,3) corresponde ao equilíbrio

$$\overset{+}{H_3}NCH_2COOH + H_2O \underset{pK_a = 2,3}{\rightleftharpoons} \overset{+}{H_3}NCH_2COO^- + \overset{+}{H_2}OH$$

$$K_1 = \frac{[\overset{+}{H_3}NCH_2COO^-][\overset{+}{H_2}OH]}{[\overset{+}{H_3}NCH_2COOH]} = 10^{-2,3}$$

Observe que este pK_a é mais de duas unidades menor do que o dos ácidos carboxílicos comuns ($pK_a\ CH_3COOH = 4{,}74$), uma observação verdadeira para os demais grupos α-amino-carbóxi da

Tabela 26-1. Esta diferença é uma consequência do efeito retirador de elétrons do grupo amino protonado. O segundo valor de pK_a (9,6) corresponde à segunda etapa de desprotonação.

$$\overset{+}{H_3N}CH_2COO^- + H_2O \rightleftharpoons H_2NCH_2COO^- + H_2\overset{+}{O}H$$
$$pK_a = 9,6$$

$$K_2 = \frac{[H_2NCH_2COO^-][H_2\overset{+}{O}H]}{[\overset{+}{H_3N}CH_2COO^-]} = 10^{-9,6}$$

As cargas são neutralizadas no ponto isoelétrico

O pH no qual a extensão da protonação se iguala à da desprotonação é chamado de **pH isoelétrico** ou **ponto isoelétrico** (p*I*, Tabela 26-1). Neste pH, a quantidade de carga positiva balanceia a da carga negativa, e a concentração da forma de íon duplo, neutro, é máxima. Para aminoácidos sem outros substituintes ácidos ou básicos, como a glicina, o valor de p*I* é a média dos dois pK_a do aminoácido.

$$pI = \frac{pK_{a\text{-COOH}} + pK_{a\text{-NH}_2H}^+}{2} = \text{(para a glicina)} \frac{2,3 + 9,6}{2} = 6,0 \quad \leftarrow \text{pH em que a concentração do íon duplo é máxima}$$

Quando a cadeia lateral do aminoácido tem outras funções ácidas ou básicas, o p*I* aumenta ou diminui, como era de esperar. A Tabela 26-1 mostra sete casos em que isto acontece. Especificamente, para os quatro aminoácidos com uma cadeia lateral ácida, o p*I* é a média dos dois pK_a menores. No caso dos três aminoácidos com cadeia lateral básica, o p*I* é a média dos dois pK_a maiores.

pK_a de aminoácidos selecionados

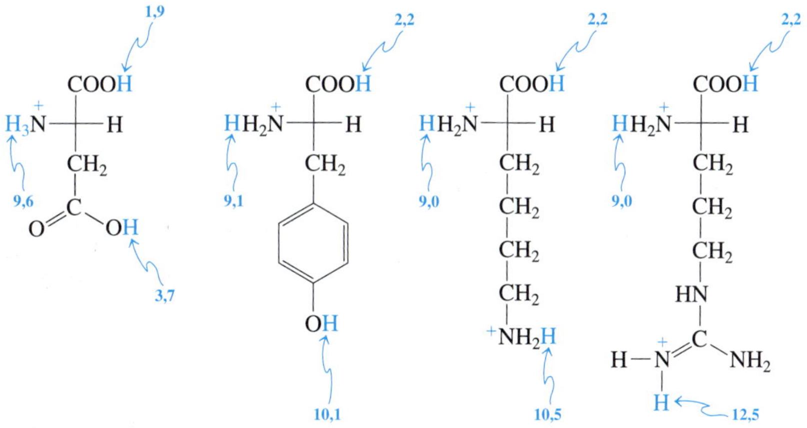

Ácido aspártico — COOH 1,9; $H_3\overset{+}{N}$ 9,6; OH (carboxila lateral) 3,7

Tirosina — COOH 2,2; $H_2\overset{+}{N}H$ 9,1; OH (fenol) 10,1

Lisina — COOH 2,2; $H_2\overset{+}{N}H$ 9,0; $^+NH_2H$ 10,5

Arginina — COOH 2,2; $H_2\overset{+}{N}H$ 9,0; guanidínio 12,5

Por que isso acontece? Imagine esses aminoácidos na forma totalmente protonada e aumente o pH (em outras palavras, adicione base) para observar o que acontece com a carga total. O ácido aspártico, dicarboxílico, terá carga positiva em pH baixo devido à presença do substituinte amônio. Para atingir a forma neutra, na média uma das funções carboxila tem de ser desprotonada. Isto acontecerá no pH médio entre os dois valores de pK_a respectivos (1,9 e 3,7), em p*I* = 2,8. O ácido glutâmico, que é semelhante, tem p*I* em 3,2. No pH fisiológico, ambas as funções carboxila estão desprotonadas, e as moléculas existem na forma dos íons duplos aspartato e glutamato. (O glutamato de monossódio, MSG, é usado para realçar o sabor de vários alimentos.) A tirosina, que tem o substituinte fenol neutro e pouco ácido (em pH baixo), tem p*I* = 5,7, a meio caminho entre os pK_as dos outros dois grupos, mais ácidos.

DESTAQUE QUÍMICO 26-1

Arginina e óxido nítrico na bioquímica e na medicina

$$\text{}^-\text{OOC}-\underset{H}{\overset{\overset{+}{N}H_3}{C}}-(CH_2)_3NH-\overset{\overset{+}{N}H_2}{\underset{\|}{C}}-NH_2 \xrightarrow[\text{nítrico-sintase}]{O_2,} {}^-\text{OOC}-\underset{H}{\overset{\overset{+}{N}H_3}{C}}-(CH_2)_3NH-\overset{\overset{N-OH}{\|}}{\underset{}{C}}-NH_2 \xrightarrow[H_2O]{O_2}$$

L-Arginina · N^G-Hidróxi-L-arginina

$$\text{}^-\text{OOC}-\underset{H}{\overset{\overset{+}{N}H_3}{C}}-(CH_2)_3NH-\overset{\overset{\cdot\ddot{N}-O\cdot}{\|}}{\underset{}{C}}-NH_2 \xrightarrow{O_2, H^+} \left[\text{}^-\text{OOC}-\underset{H}{\overset{\overset{+}{N}H_3}{C}}-(CH_2)_3NH-\overset{\overset{\overset{+}{N}=O}{\|}}{\underset{O}{C}}-NH_2 \right] \xrightarrow{-H^+}$$

N^G-Oxo-L-arginina

$$\text{}^-\text{OOC}-\underset{H}{\overset{\overset{+}{N}H_3}{C}}-(CH_2)_3\ddot{N}H-\overset{\overset{O}{\|}}{\underset{}{C}}-NH_2 + \cdot N=O$$

L-Citrulina · · · · · · · · · · Óxido nítrico

No final da década de 1980 e início da de 1990, cientistas, dentre eles os ganhadores do Prêmio Nobel de 1998 (medicina), Furchgott, Ignarro e Murad*, fizeram várias descobertas importantes. A molécula do óxido nítrico, :Ṅ=Ö:, simples, mas muito reativa e extremamente tóxica, é sintetizada em muitas células de mamíferos, incluindo humanos.

No corpo, o óxido nítrico participa de diversas funções biológicas essenciais, como o controle da pressão sanguínea, a inibição da agregação plaquetária, a diferenciação celular, a neurotransmissão e a ereção do pênis. Ele também tem um papel importante na atividade do sistema imunológico. Por exemplo, os macrófagos (células associadas ao sistema imunológico) destroem células tumorais e bactérias ao expô-las ao óxido nítrico.

O óxido nítrico é sintetizado pela oxidação da arginina catalisada por enzimas, como mostrado acima. A enzima envolvida, a óxido nítrico-sintase, provavelmente é essencial para a sobrevivência da célula. Assim, um estudo recente mostra que as moscas das frutas, *Drosophila*, geneticamente modificadas para que se tornem incapazes de sintetizar esta enzima morrem ainda no embrião.

---

* Professor Robert F. Furchgott (nascido em 1916), Universidade Estadual de Nova York, Brooklyn, Estados Unidos, professor Louis J. Ignarro (nascido em 1941), Universidade da Califórnia, Los Angeles, Estados Unidos, professor Ferid Murad (nascido em 1936), Universidade do Texas, Dallas, Estados Unidos.

O óxido nítrico é liberado pelas células nas paredes internas dos vasos sanguíneos e causa o relaxamento das fibras musculares. Esta descoberta de 1987 explica a eficiência da nitroglicerina e de outros nitratos orgânicos no tratamento da angina e nos ataques do coração, um mistério de quase um século. Essas substâncias convertem-se metabolicamente a NO, que dilata os vasos sanguíneos (veja também o Problema de Integração 25-29).

Paradoxalmente, considerando os benefícios essenciais do NO, sua superprodução pode levar ao choque séptico. A liberação incontrolada pode ser responsável pelos danos causados ao cérebro após um ataque e por desordens como as doenças de Alzheimer e de Huntington. A ocorrência de altos níveis do íon nitrito, NO_2^- (produto da oxidação do NO), nas juntas de pessoas com artrite reumatoide indica superprodução de NO em resposta à inflamação. Associações semelhantes foram estabelecidas com a esquizofrenia, desordens urinárias e esclerose múltipla. A história em desenvolvimento do NO é um exemplo de quão pouco sabemos sobre as funções do corpo, mas também de quão rapidamente uma descoberta leva ao estabelecimento de um inteiro campo novo de conhecimentos.

$$H_2\ddot{N}-\overset{\overset{\ddot{N}H}{\|}}{\underset{}{C}}-\ddot{N}H_2$$
Guanidina

Contrastando com os exemplos citados anteriormente, a lisina tem um outro grupo amino que é protonado em meio fortemente ácido e assume a forma de um dicátion. Quando o pH da solução aumenta, ocorre primeiro a desprotonação do grupo carboxila, seguindo-se a perda do próton do nitrogênio de C2 e, por fim, o próton da função amônio restante. O ponto isoelétrico se localiza entre os dois últimos valores de pK_a, em pI = 9,7. A arginina tem um substituinte novo para nós, o grupo **guanidino**, $-NHCNH_2$ com NH na parte superior, relativamente básico, derivado da guanidina (na margem). O pK_a do ácido conjugado é 12,5, três unidades acima da do íon amônio (Seção 21-4). O pI fica no meio, entre os grupos guanidino e amônio, em 10,8.

EXERCÍCIO 26-4

A guanidina é encontrada no suco de nabos, em cogumelos, no gérmen do trigo, na casca do arroz, em mexilhões e minhocas. Sua basicidade se deve à formação de um ácido conjugado muito estabilizado por ressonância. Desenhe estas formas de ressonância. (**Sugestão:** reveja a Seção 20-1.)

A histidina (margem) tem um outro substituinte novo para nós, o anel básico **imidazol** (veja o Problema 6 do Capítulo 25). Neste heterociclo aromático, um dos átomos de nitrogênio hibrida-se como na piridina e o outro, como no pirrol.

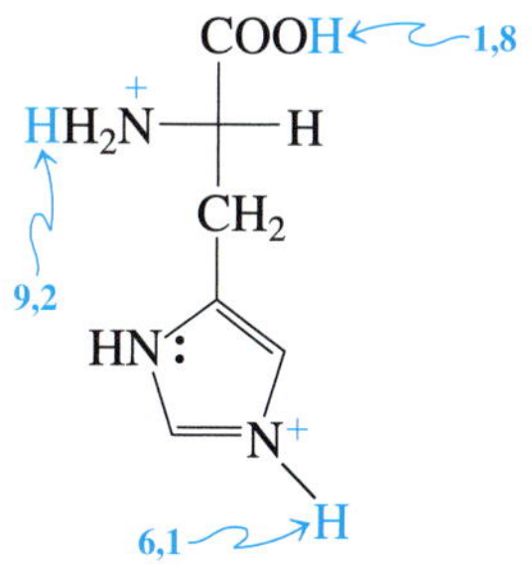

EXERCÍCIO 26-5

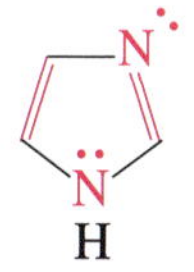

Desenhe os orbitais do imidazol. (**Sugestão:** use a Figura 25-1 como modelo.)

O anel do imidazol é relativamente básico porque a espécie protonada é estabilizada por ressonância.

Ressonância no imidazol protonado

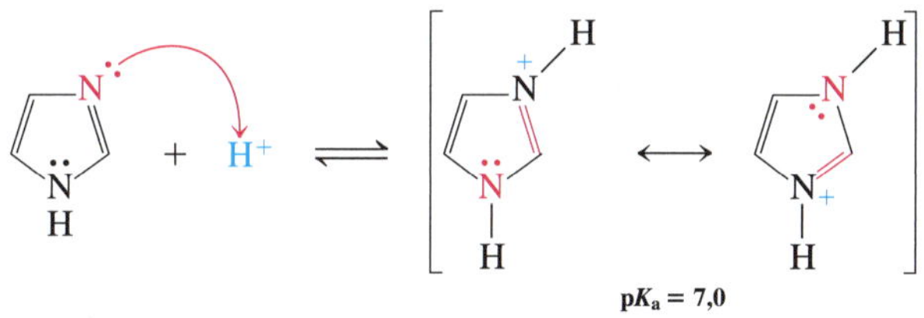

$pK_a = 7,0$

A estabilização por ressonância relaciona-se à observada nas amidas (Seções 20-1 e 26-4). O imidazol está significativamente protonado no pH fisiológico ($pI = 7,6$) e pode funcionar como aceitador e doador de prótons no sítio ativo de muitas enzimas (veja, por exemplo, a quimotripsina, Seção 26-4).

O aminoácido cisteína tem um substituinte mercapto relativamente ácido ($pK_a = 8,2$, $pI = 5,1$). Lembre-se de que, a despeito do caráter ácido, os tióis podem ser oxidados a dissulfetos em condições básicas (Seção 9-10). Na natureza, várias enzimas são capazes de fazer o acoplamento oxidativo e o desacoplamento redutivo do grupo mercapto de cisteínas de proteínas e peptídeos, ligando reversivelmente, desta forma, fitas de peptídeos (Seção 9-10).

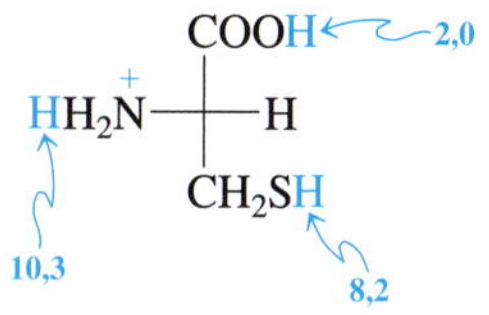

EM RESUMO, existem 20 L-aminoácidos simples, todos com nomes comuns. A menos que a cadeia lateral tenha substituintes ácidos ou básicos, seu comportamento ácido-básico é governado por dois valores de pK_a. O menor deles descreve a desprotonação do grupo carboxila. No ponto isoelétrico, o número de moléculas de aminoácidos com carga zero é máximo. Alguns aminoácidos têm funções ácidas e básicas adicionais, como grupos hidróxi, amino, guanidino, imidazoíla, mercapto e carbóxi.

26-2 Síntese de aminoácidos: uma combinação da química das aminas e dos ácidos carboxílicos

Vimos a química das aminas no Capítulo 21 e a dos ácidos carboxílicos e seus derivados nos Capítulos 19 e 20. Usaremos este conhecimento na preparação dos 2-aminoácidos.

A bromação de Hell-Volhard-Zelinsky seguida de aminação converte ácidos carboxílicos em 2-aminoácidos

Qual seria a maneira mais rápida de colocar um substituinte 2-amino em um ácido carboxílico? Vimos, na Seção 19-12, que a funcionalização da posição 2 de um ácido pode ser obtida pela bromação de Hell-Volhard-Zelinsky. Além disso, o átomo de bromo do produto pode ser substituído por nucleófilos como a amônia. Estas duas etapas permitem converter o ácido propanoico em alanina racêmica.

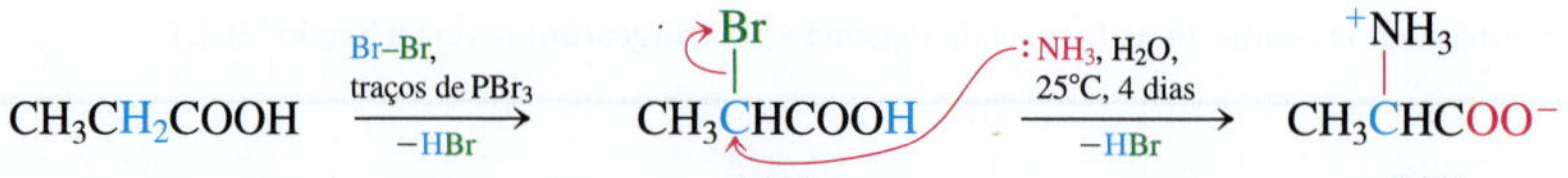

$$\text{CH}_3\text{CH}_2\text{COOH} \xrightarrow[-\text{HBr}]{\text{Br-Br, traços de PBr}_3} \underset{80\%}{\text{CH}_3\overset{\text{Br}}{\text{CH}}\text{COOH}} \xrightarrow[-\text{HBr}]{:\text{NH}_3, \text{H}_2\text{O}, 25°\text{C}, 4 \text{ dias}} \underset{56\%}{\text{CH}_3\overset{+\text{NH}_3}{\text{CH}}\text{COO}^-}$$

Ácido propanoico   Ácido 2-bromo-propanoico   Alanina

Infelizmente, o rendimento desta metodologia é frequentemente baixo. Uma síntese melhor usa o procedimento de Gabriel para a preparação de aminas primárias (Seção 21-5).

A síntese de Gabriel pode ser adaptada para produzir aminoácidos

Lembre-se de que a *N*-alquilação do ânion da 1,2-benzenodicarboximida (ftalimida), seguida por hidrólise ácida leva a aminas (Seção 21-5). Para preparar um aminoácido por este método pode-se usar o 2-bromo-propanodioato de dietila (2-bromo-malonato de dietila) na primeira etapa da sequência de reações. Este agente alquilante é facilmente disponível pela bromação do propanodioato (malonato) de dietila. O produto da alquilação é, então, hidrolisado e descarboxilado (Seção 23-2). A hidrólise do grupo imida fornece o aminoácido.

Síntese de Gabriel da glicina

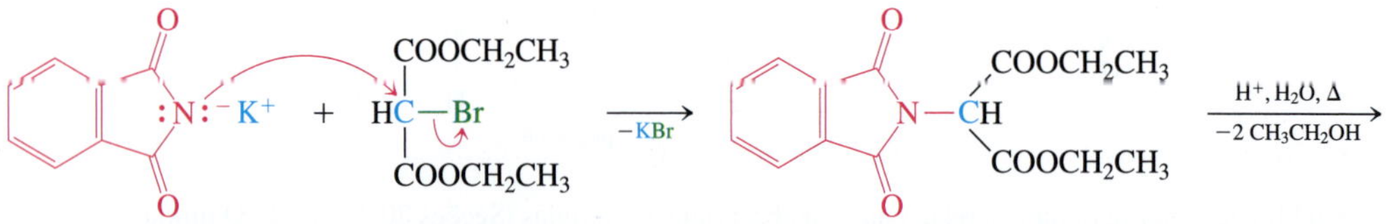

[Esquema reacional: ftalimida de potássio + 2-bromo-propanodioato de dietila → produto N-alquilado (85%) → hidrólise (H⁺, H₂O, Δ, −2 CH₃CH₂OH) → ácido N-ftalimido-malônico → descarboxilação (−CO₂) e hidrólise (H⁺, H₂O) → ácido ftálico + H₃N⁺CH₂COO⁻ (85%, Glicina)]

1,2-Benzenodicarboximida de potássio (ftalimida de potássio)   2-Bromo-propanodioato de dietila (2-bromo-malonato de dietila)

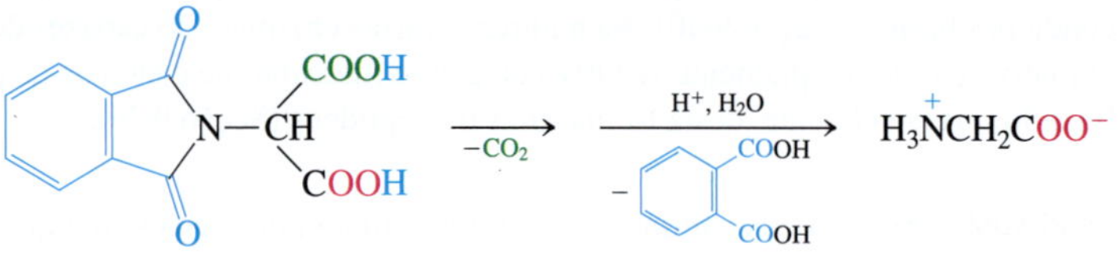

Uma das vantagens desta metodologia é a versatilidade do propanodioato substituído na posição 2 que é inicialmente formado. Este produto pode ser alquilado, o que permite a preparação de muitos aminoácidos substituídos.

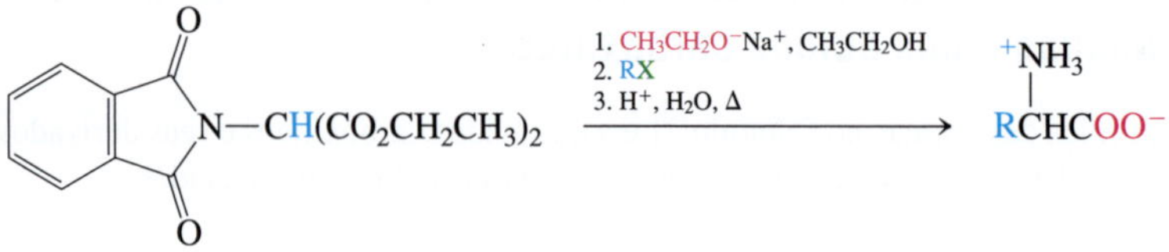

$$\text{Ftalimida-N-CH(CO}_2\text{CH}_2\text{CH}_3)_2 \xrightarrow[\text{3. H}^+, \text{H}_2\text{O}, \Delta]{\substack{1.\ \text{CH}_3\text{CH}_2\text{O}^-\text{Na}^+, \text{CH}_3\text{CH}_2\text{OH} \\ 2.\ \text{RX}}} \text{R}\overset{+\text{NH}_3}{\text{CH}}\text{COO}^-$$

EXERCÍCIO 26-6

Proponha sínteses de Gabriel para a metionina, o ácido aspártico e o ácido glutâmico.

EXERCÍCIO 26-7

Trabalhando com os conceitos: a prática de variantes da síntese de Gabriel de aminoácidos

Uma variação da síntese de Gabriel usa o *N*-acetil-2-amino-propanodioato de dietila (éster acetamidomalônico), A. Proponha uma síntese para a serina racêmica a partir deste reagente.

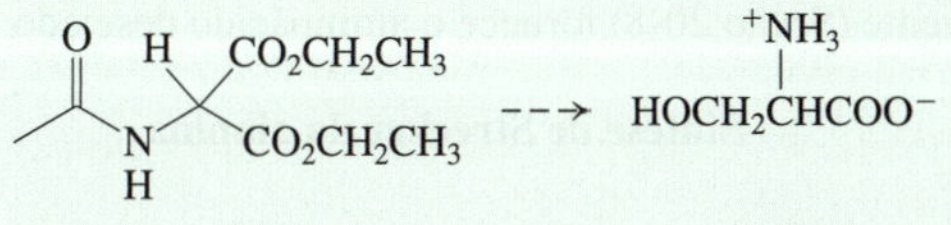

$$\text{A} \longrightarrow \text{Serina (HOCH}_2\text{CH(}^+\text{NH}_3\text{)COO}^-\text{)}$$

Estratégia

Estamos começando com um éster malônico substituído. Você deveria se perguntar: que síntese eu deveria usar? Que substituintes devem ser introduzidos? Como eu faço isso?

Solução

- Podemos aplicar, novamente, os princípios da síntese do éster malônico de ácidos carboxílicos substituídos (Seção 23-2).
- O substituinte a ser introduzido é o grupo hidroximetila.
- A hidroximetilação de reagentes organometálicos é obtida com a reação de aldol cruzada (Seção 18-6) do enolato do éster malônico e o formaldeído.
- A descarboxilação (Seção 23-2) e hidrólise da amina (Seção 20-6) é feita com ácido diluído.

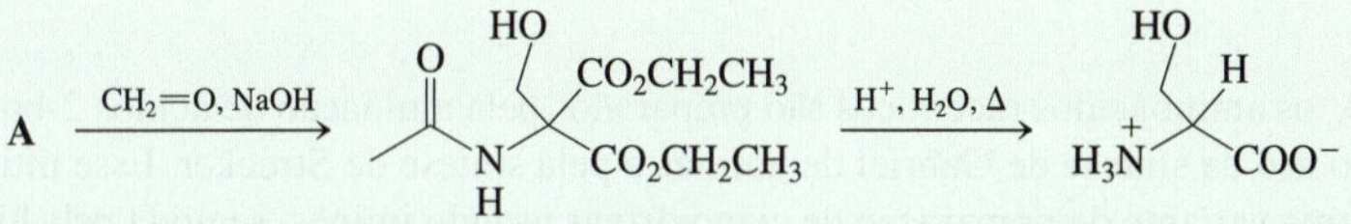

$$\text{A} \xrightarrow{\text{CH}_2=\text{O, NaOH}} \text{intermediário} \xrightarrow{\text{H}^+, \text{H}_2\text{O}, \Delta} \text{HOCH}_2\text{CH(}^+\text{NH}_3\text{)COO}^-$$

EXERCÍCIO 26-8

Tente você

Na procura por compostos líderes para o tratamento de certas desordens degenerativas, os químicos medicinais usaram *N*-acetil-2-amino-propanodioato de dietila (éster acetamidomalônico, reagente A no Exercício 26-7) para a síntese do aminoácido heterocíclico B a partir do composto A. Sugira um procedimento para a síntese. (**Cuidado:** você tem de introduzir um grupo de saída em A. **Sugestão:** o heterociclo é aromático (Seção 25-3) e, portanto, os carbonos ligados são reativos (Seção 22-1).)

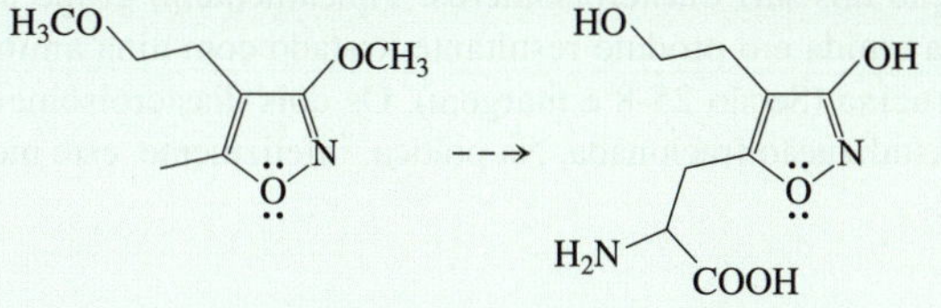

Os aminoácidos são preparados a partir de aldeídos pela síntese de Strecker

A etapa crucial da **síntese de Strecker*** é uma variante da formação de cianoidrinas a partir de aldeídos e cianeto de hidrogênio (Seção 17-11).

$$\text{RCHO} + \text{HCN} \rightleftharpoons \text{R}-\underset{\underset{\text{H}}{|}}{\overset{\overset{\text{OH}}{|}}{\text{C}}}-\text{CN}$$

Cianoidrina

Quando a mesma reação é feita na presença de amônia ou cianeto de amônio, $H_4N^+CN^-$, o intermediário imina sofre a adição do cianeto de hidrogênio para dar 2-amino-nitrilas. A hidrólise básica ou ácida subsequente (Seção 20-8) fornece o aminoácido desejado.

MECANISMO ANIMADO: A síntese de Strecker

Síntese de Strecker da alanina

$$\text{CH}_3\text{CHO} \xrightarrow[-H_2O]{NH_3} \text{CH}_3\text{CH=NH} \xrightarrow{HCN} H_3C-\underset{\underset{H}{|}}{\overset{\overset{NH_2}{|}}{C}}-CN \xrightarrow{H^+, H_2O, \Delta} \text{CH}_3\text{CH}(^+NH_3)\text{COO}^-$$

Acetaldeído — Intermediário imina — 2-Amino-propanonitrila — Alanina (55%)

EXERCÍCIO 26-9

Proponha uma síntese de Strecker para a glicina (a partir de formaldeído) e para a metionina (a partir do 2-propenal). (**Sugestão:** reveja a Seção 18-9.)

EM RESUMO, os aminoácidos racêmicos são preparados pela aminação de ácidos 2-bromo-carboxílicos, pelo uso da síntese de Gabriel de aminas e pela síntese de Strecker. Esse último método ocorre via uma variante da preparação de cianoidrinas usando iminas, seguida pela hidrólise.

26-3 Sínteses de aminoácidos enantiomericamente puros

Todos os métodos descritos na seção precedente produzem aminoácidos na forma racêmica. Frisamos, contudo, que, nos polipeptídeos naturais, a grande maioria dos aminoácidos tem a configuração *S*. Muitos dos procedimentos de sínteses destes produtos, portanto, em particular as sínteses de proteínas e peptídeos, requerem compostos enantiomericamente puros. Para isto é necessário resolver a mistura racêmica de aminoácidos (Seção 5-8) ou preparar um enantiômero puro através de reações enantiosseletivas.

Uma metodologia conceitualmente correta para a preparação de enantiômeros puros de aminoácidos é a resolução dos sais diastereoisômeros. Tipicamente, o grupo amino é inicialmente protegido como uma amida e o produto resultante, tratado com uma amina opticamente ativa, como o alcaloide brucina (Seção 25-8 e margem). Os dois diastereoisômeros formados podem ser separados por cristalização fracionada. Na prática, infelizmente, este método é tedioso e tem baixo rendimento.

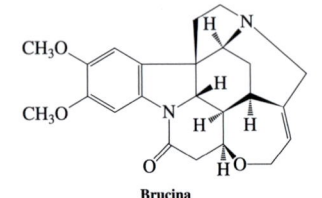

Brucina

---

* Professor Adolf Strecker (1822-1871), Universidade de Wurzburg, Alemanha.

Resolução da valina racêmica

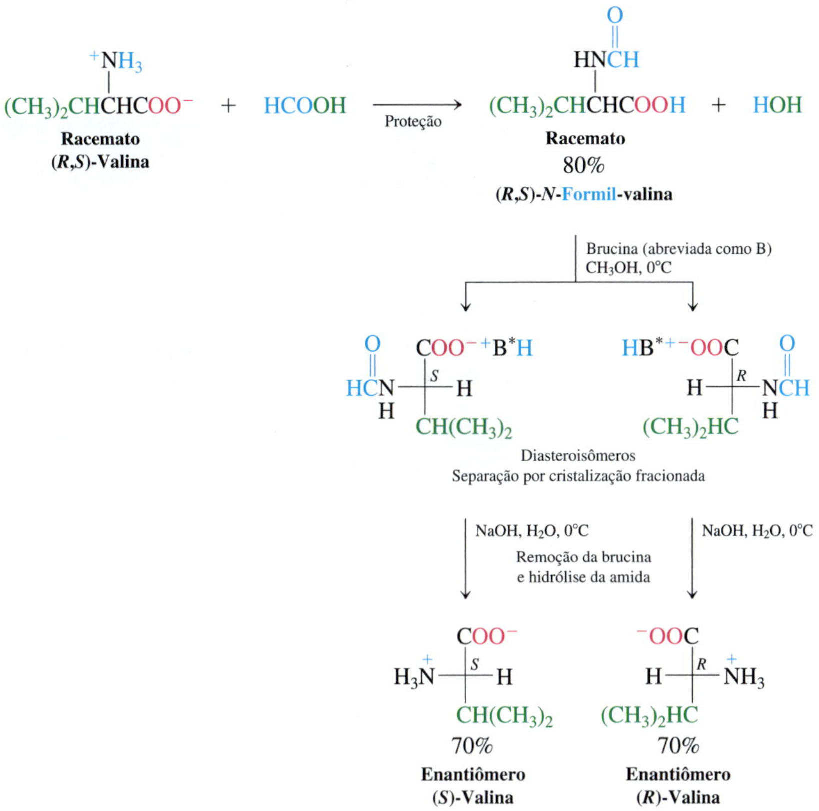

$$(CH_3)_2CHCHCOO^- + HCOOH \xrightarrow{\text{Proteção}} (CH_3)_2CHCHCOOH + HOH$$
$$\overset{+NH_3}{|} \qquad\qquad\qquad\qquad\qquad \overset{HNCH=O}{|}$$

Racemato
(R,S)-Valina

Racemato
80%
(R,S)-N-Formil-valina

Brucina (abreviada como B)
CH₃OH, 0°C

Diasteroisômeros
Separação por cristalização fracionada

NaOH, H₂O, 0°C
Remoção da brucina e hidrólise da amida

NaOH, H₂O, 0°C

70%
Enantiômero (S)-Valina

70%
Enantiômero (R)-Valina

Uma outra metodologia é formar enantiosseletivamente o centro quiral de C2, como na hidrogenação enantiosseletiva de aminoácidos α,β-insaturados (Seção 12-2). A natureza lança mão da enzima glutamatodesidrogenase para converter o grupo carbonila do ácido 2-oxo-pentanodioico em ácido (S)-glutâmico, via aminação redutiva biológica (veja as aminações redutivas químicas na Seção 21-6). O agente redutor é o NADH (Destaque Químico 25-2).

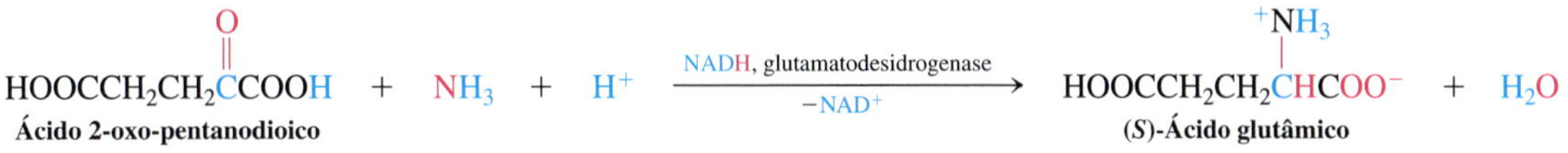

$$HOOCCH_2CH_2CCOOH + NH_3 + H^+ \xrightarrow[-NAD^+]{\text{NADH, glutamatodesidrogenase}} HOOCCH_2CH_2CHCOO^- + H_2O$$

Ácido 2-oxo-pentanodioico

(S)-Ácido glutâmico

O ácido (S)-glutâmico é o precursor biossintético da glutamina, da prolina e da arginina. Além disto, ele atua como agente de aminação de outros 2-oxo-ácidos com a ajuda de outro tipo de enzima, a transaminase, tornando disponíveis outros aminoácidos.

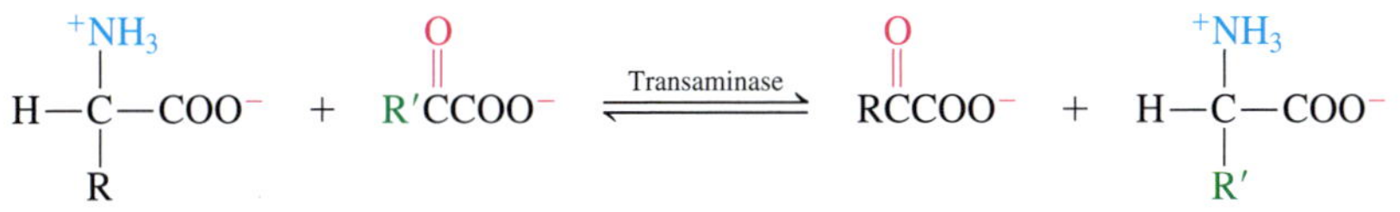

$$\overset{+NH_3}{\underset{R}{H-C-COO^-}} + R'CCOO^- \xrightleftharpoons{\text{Transaminase}} RCCOO^- + \overset{+NH_3}{\underset{R'}{H-C-COO^-}}$$

EM RESUMO, os aminoácidos opticamente puros podem ser obtidos pela resolução de misturas racêmicas ou pela formação enantiosseletiva de um centro quiral em C2.

DESTAQUE QUÍMICO 26-2

Síntese enantiosseletiva de aminoácidos opticamente puros: catalisadores de transferência de fase

Uma alternativa melhor para a preparação de enantiômeros puros por resolução de racematos de α-aminoácidos é sua geração direta a partir de precursores aquirais. Para isto, podemos usar catalisadores quirais enantiopuros na etapa da síntese que forma a quiralidade em C2. Um exemplo é a hidrogenação catalítica assimétrica ("enantiosseletiva") de α-enaminoácidos (Destaque Químico 5-4 e Seção 12-2). Uma alternativa é a alquilação de derivados adequados da glicina na presença de sais de amônio opticamente ativos. Por exemplo, o derivado imino-éster da glicina mostrado na próxima página foi benzilado para dar 66% de excesso enantiomérico (Seção 5-2) do produto *R*, usando um sistema bifásico água-CH$_2$Cl$_2$ e 0,1 equivalente de um sal de amônio de cinchonina, um alcaloide facilmente obtido da árvore sul-americana, quina. A cristalização e a hidrólise das funções imina e éster do produto dão a fenilalanina opticamente pura.

A primeira etapa deste processo é realizada em uma mistura de diclorometano contendo os materiais orgânicos de partida e água básica sob agitação rápida. O sal de amônio, que contém substituintes hidrofóbicos em torno do nitrogênio com carga positiva, é solúvel em ambas as fases e passa de uma fase a outra e vice-versa carregando com ele cloreto ou hidróxido como contra-íon. O hidróxido na fase orgânica é responsável pela desprotonação α da glicina protegida. O enolato que se forma não está livre porque forma um par de íons com o íon amônio quiral. O resultado é que a alquilação S$_N$2 ocorre preferencialmente em um dos lados (via estados de transição diastereoméricos; Seção 5-7)

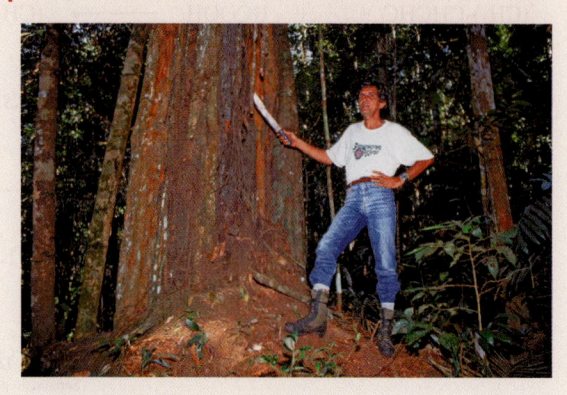

A árvore quina na Floresta Amazônica.

para gerar excesso de um dos enantiômeros da glicina protegida. Em outras palavras, a quiralidade do catalisador enantiomericamente puro garante a formação preferencial de um dos enantiômeros (neste caso *R*), que é purificado posteriormente por cristalização.

Sais de amônio quaternários, como o tetrabutilamônio, são usados nestes sistemas bifásicos para permitir que contra-íons insolúveis

26-4 Peptídeos e proteínas: oligômeros e polímeros dos aminoácidos

Os aminoácidos são muito versáteis do ponto de vista biológico, porque podem se polimerizar. Descreveremos, nesta seção, a estrutura e as propriedades destas cadeias de **peptídeos**. As cadeias longas de peptídeos são chamadas de proteínas (definidas arbitrariamente como > 50 aminoácidos) e são constituintes muito importantes das estruturas biológicas porque elas têm uma enorme variedade de funções. Estas funções biológicas são frequentemente facilitadas pelo enovelamento das cadeias das proteínas.

Os aminoácidos formam ligações peptídicas

Os monômeros dos polipeptídeos são os 2-aminoácidos. O polímero forma-se pela reação consecutiva da função ácido carboxílico de um aminoácido com o grupo amina de outro para formar uma cadeia de amidas (Seção 20-6). A ligação amida que une os aminoácidos é chamada de **ligação peptídica**.

$$2n \; HN-\underset{\underset{H}{|}}{\overset{\overset{R}{|}}{C}}-COH \longrightarrow -(NH-\underset{\underset{H}{|}}{\overset{\overset{R}{|}}{C}}-\overset{\overset{O}{\|}}{C}-NH-\underset{\underset{H}{|}}{\overset{\overset{R}{|}}{C}}-\overset{\overset{O}{\|}}{C})_n- \; + \; 2n \; H_2O$$

2-Aminoácido (α-Aminoácido)   Poliaminoácido (polipeptídeo)

Os oligômeros formados por ligações peptídicas de aminoácidos são chamados de **peptídeos**. Assim, por exemplo, dois aminoácidos geram um **dipeptídeo**, três aminoácidos, um **tripeptídeo** e assim por diante. Cada aminoácido que compõe o peptídeo é chamado de **resíduo**. Em algumas proteínas, duas ou mais cadeias de polipeptídeos podem ligar-se por pontes dissulfeto (Seções 9-10 e 26-1).

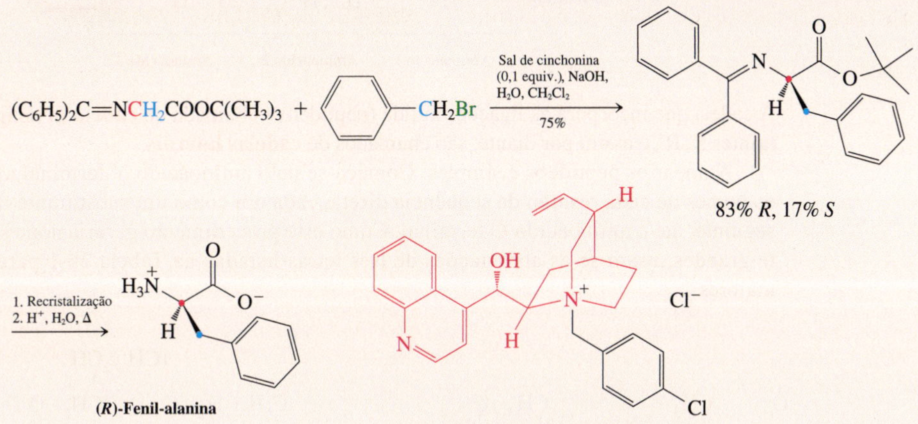

Capítulo 26 Aminoácidos, Peptídeos, Proteínas e Ácidos Nucleicos

$(C_6H_5)_2C=NCH_2COOC(CH_3)_3$ + [benzil]–CH$_2$Br →(Sal de cinchonina (0,1 equiv.), NaOH, H$_2$O, CH$_2$Cl$_2$, 75%)→ [produto] 83% *R*, 17% *S*

1. Recristalização
2. H$^+$, H$_2$O, Δ

(*R*)-Fenil-alanina

Cloreto de *N*-4-cloro-benzil-cinchônio
(cinchonina em vermelho)

entrem na fase orgânica e reajam com substratos orgânicos. Esse tipo de reatividade, como o que descrevemos acima, é chamado de **catálise por transferência de fase**. Outras aplicações ocorrem em reações S$_N$2 (Problema em Grupo 62 do Capítulo 21), oxidações por MnO$_4^-$ (Seção 12-11), adições de diclorocarbeno (Seção 12-9) e reduções por hidretos (Seção 8-6). O emprego de quantidades muito pequenas de solventes orgânicos juntamente com a água, a simplicidade do procedimento, a natureza catalítica do processo e sua seletividade tornam a catálise por transferência de fase uma alternativa "mais verde" para muitas transformações homogêneas.

De grande importância para a estrutura dos polipeptídeos é o fato de que a ligação peptídica é planar e relativamente rígida na temperatura normal, devido à conjugação do par de elétrons livres do nitrogênio da amida com o grupo carbonila (Seção 20-1). O hidrogênio da ligação N—H é quase sempre trans em relação ao oxigênio da carbonila, e a rotação da ligação C—N é lenta porque ela tem, em parte, caráter de ligação dupla. O resultado é uma ligação relativamente curta (1,32 Å), entre o comprimento das ligações C—N simples (1,47 Å, Figura 21-1) e duplas (1,27 Å). Por outro lado, as ligações adjacentes à função amida podem rodar livremente. Assim, os polipeptídeos têm uma certa rigidez mas são suficientemente móveis para adotar muitas conformações e enovelar-se de muitas maneiras diferentes. Muito da atividade biológica deve-se a estas estruturas enoveladas. As cadeias lineares são usualmente inativas.

Planaridade induzida pela ressonância da ligação peptídica

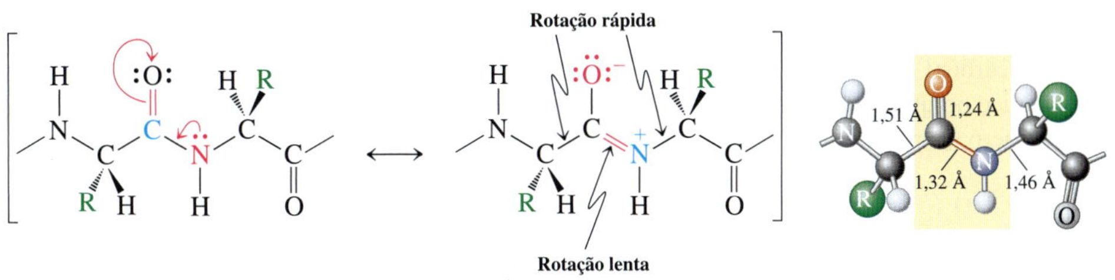

Rotação rápida
Rotação lenta

Os polipeptídeos são caracterizados pela sequência dos resíduos de aminoácidos

Ao desenhar uma cadeia de polipetídeos, o **terminal amino**, **terminal *N*** ou **aminoácido *N*-terminal** é sempre colocado à esquerda. O **terminal carbóxi**, **terminal *C*** ou **aminoácido *C*-terminal** é colocado à direita. A configuração do centro quiral C2 é usualmente *S*.

Como desenhar a estrutura de um tripeptídeo

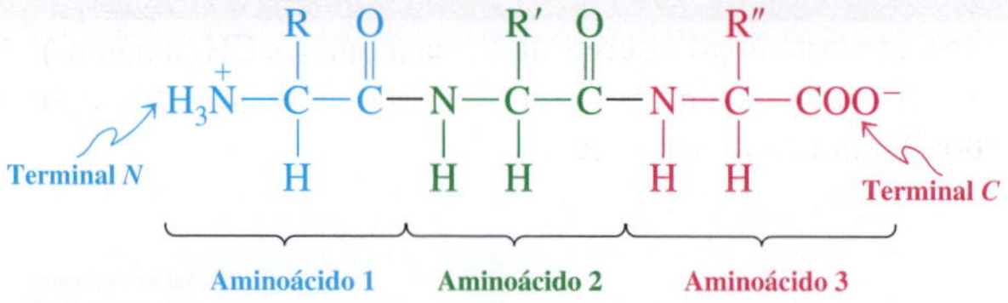

$$\underset{\text{Terminal } N}{H_3\overset{+}{N}} - \underset{H}{\overset{R}{\underset{|}{C}}} - \overset{O}{\underset{\|}{C}} - \underset{H}{\overset{}{N}} - \underset{H}{\overset{R'}{\underset{|}{C}}} - \overset{O}{\underset{\|}{C}} - \underset{H}{\overset{}{N}} - \underset{H}{\overset{R''}{\underset{|}{C}}} - \underset{\text{Terminal } C}{COO^-}$$

Aminoácido 1 — Aminoácido 2 — Aminoácido 3

A cadeia que incorpora as ligações amida (peptídeo) é chamada de **cadeia principal** e os substituintes R, R′, e assim por diante, são chamados de **cadeias laterais**.

Nomear os peptídeos é simples. Começa-se pelo aminoácido *N*-terminal amino e liga-se os nomes de cada resíduo da sequência direta, cada um como um substituinte do aminoácido seguinte, até o aminoácido *C*-terminal. Como este procedimento geraria nomes extremamente grandes, usam-se as abreviações de três letras listadas na Tabela 26-1 para os peptídeos maiores.

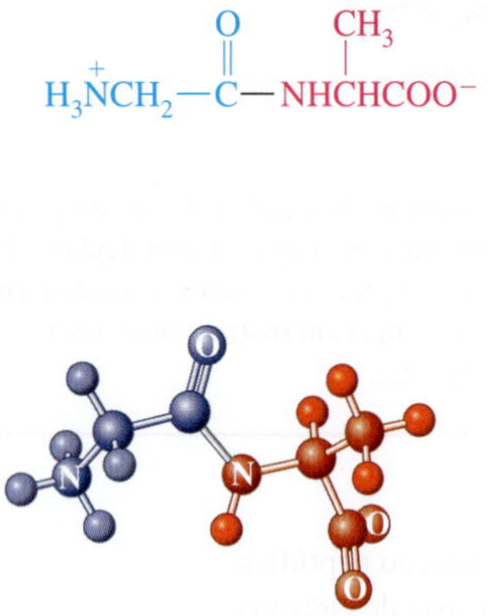

$$H_3\overset{+}{N}CH_2 - \overset{O}{\underset{\|}{C}} - NHCHCOO^- \quad\quad H_3\overset{+}{N}CH - \overset{O}{\underset{\|}{C}} - NHCH_2COO^- \quad\quad H_3\overset{+}{N}CH - \overset{O}{\underset{\|}{C}} - NHCH - \overset{O}{\underset{\|}{C}} - NHCHCOO^-$$
com cadeias laterais CH₃; CH₃; C₆H₅CH₂, (CH₃)₂CH-CH₂, HCOH-CH₃

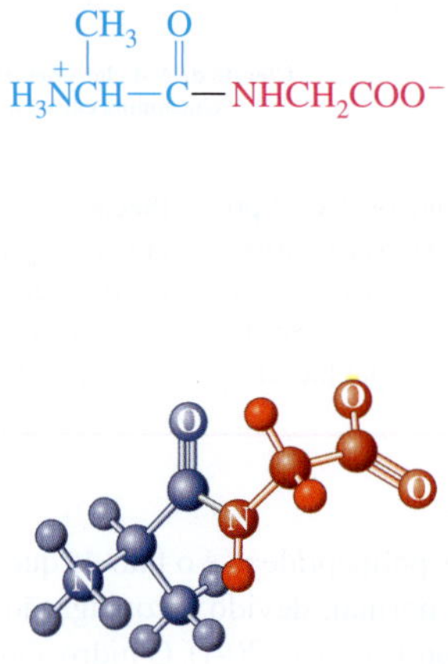

Glicil-alanina **Alanil-glicina** **(Fenil-alanil)-leucil-treonina**
Gly-Ala   Ala-Gly   Phe-Leu-Thr

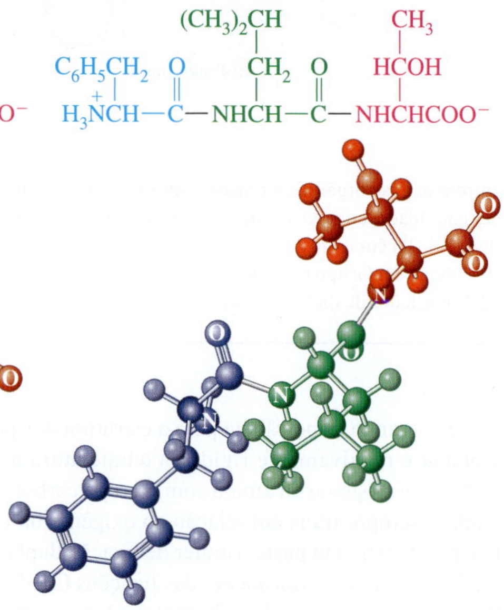

Vejamos alguns exemplos de peptídeos e de como sua estrutura varia. O aspartame é um dipeptideoéster. Ele é um adoçante artificial de baixas calorias (NutraSweet, veja o Problema de Integração 26-28). Na notação de três letras, a terminação éster é representada por OCH₃. A glutationa, um tripeptídeo, ocorre em todas as células vivas e, particularmente, em altas concentrações na lente dos olhos. Ela é incomum, porque o resíduo ácido glutâmico liga-se pelo grupo gama-carbóxi (chamado de γ-Glu) ao resto do peptídeo. Ela funciona como um agente redutor biológico porque a unidade mercapto da cisteína pode oxidar-se enzimaticamente com facilidade ao dímero via ponte dissulfeto.

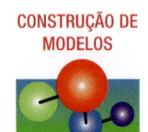

CONSTRUÇÃO DE MODELOS

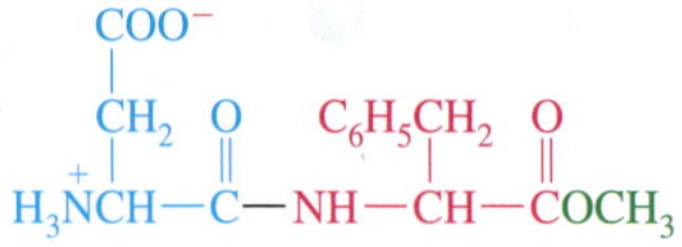

$$\underset{\substack{\text{Aspartil-(fenil-alanina)-metil-éster} \\ \text{Asp-Phe-OCH}_3 \\ \text{(aspartame)}}}{H_3\overset{+}{N}CH - \overset{O}{\underset{\|}{C}} - NH - CH - \overset{O}{\underset{\|}{C}}OCH_3}$$
(cadeias laterais CH₂COO⁻ e C₆H₅CH₂)

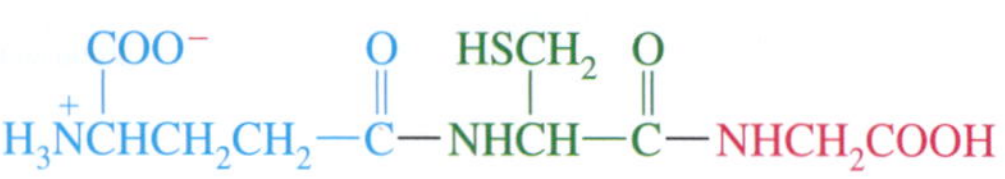

$$\underset{\substack{\gamma\text{-Glutamil-cisteinil-glicina} \\ \gamma\text{-Glu-Cys-Gly} \\ \text{(glutationa)}}}{H_3\overset{+}{N}CHCH_2CH_2 - \overset{O}{\underset{\|}{C}} - NHCH - \overset{O}{\underset{\|}{C}} - NHCH_2COOH}$$
(cadeias laterais COO⁻ e HSCH₂)

A gramicidina S é um antibiótico peptídico cíclico. Ela é formada por dois pentapeptídeos idênticos unidos pela cabeça à cauda. Ela contém fenilalanina na configuração *R* e um aminoácido raro, a ornitina [Orn, um homólogo inferior da lisina (com um CH_2 a menos)]. Na notação curta usada para a gramicidina S mostrada na margem, o sentido da ligação dos aminoácidos (do grupo amino ao grupo carbóxi) é indicado pelas setas.

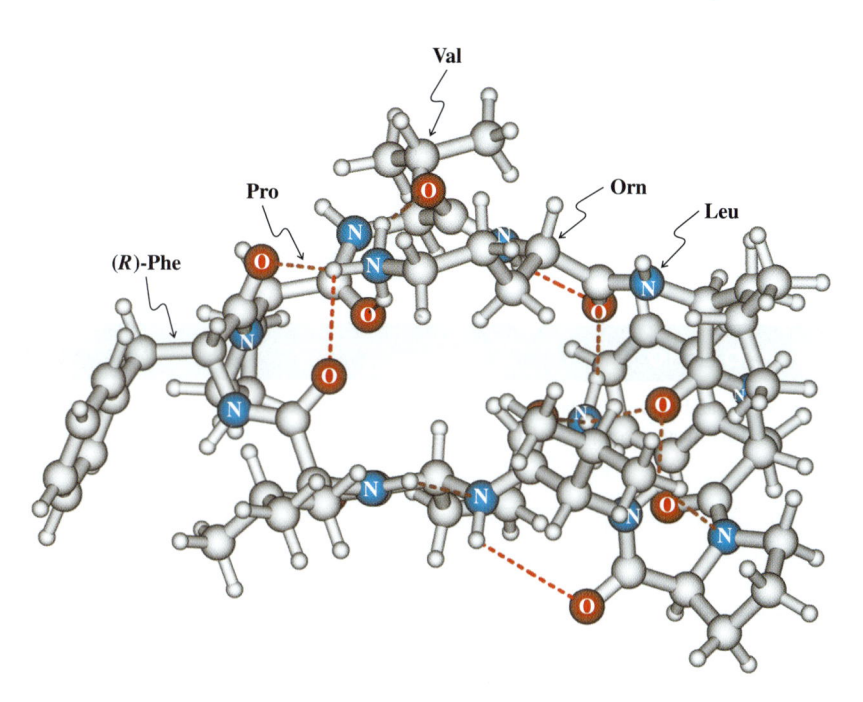

Orn → Leu
Val   (*R*)-Phe
Pro   Pro
(*R*)-Phe   Val
Leu ← Orn

Gramicidina S

Gramicidina S. (Modelo gerado por computador, cortesia do professor Evan R. Willians e do Dr. Richard L. Wong, Universidade da Califórnia em Berkeley. As linhas vermelhas tracejadas representam ligações hidrogênio.)

A insulina é um exemplo da estrutura tridimensional que pode ser adotada pelas sequências complexas de aminoácidos (Figura 26-1). Esta proteína hormonal é uma droga importante no tratamento do diabetes, devido a sua capacidade de regular o metabolismo da glicose. A insulina tem 51 resíduos de aminoácidos em duas cadeias, A e B, ligadas por duas pontes dissulfeto. Além disto, existe uma ligação entre os resíduos cisteína das posições 6 e 11 da cadeia A que formam uma alça ("loop"). As cadeias enovelam-se de forma a reduzir as interferências estéricas e aumentar as atrações eletrostáticas, as interações de London e as ligações hidrogênio. A ação destas forças produz uma estrutura tridimensional relativamente condensada (Figura 26-2).

Como os métodos sintéticos dão baixos rendimentos, costumava-se isolar, purificar e comercializar a insulina de pâncreas de bois e porcos abatidos. O desenvolvimento de métodos de engenharia genética, a partir de 1980 (Seção 26-11), permitiu a clonagem do gene humano responsável pela insulina. O gene foi colocado em uma bactéria modificada para produzir a proteína continuamente. Isto permitiu a obtenção de material suficiente para o tratamento de milhões de diabéticos no mundo todo.

cadeia A
Gly-Ile-Val-Glu-Gln-Cys-Cys-Ala-Ser-Val-Cys-Ser-Leu-Tyr-Gln-Leu-Glu-Asn-Tyr-Cys-Asn
        5   10   15   21

cadeia B
Phe-Val-Asn-Gln-His-Leu-Cys-Gly-Ser-His-Leu-Val-Glu-Ala-Leu-Tyr-Leu-Val-Cys-Gly-Glu-Arg-Gly-Phe-Phe-Tyr-Thr-Pro-Lys-Ala
          5   10   15   20   25   30

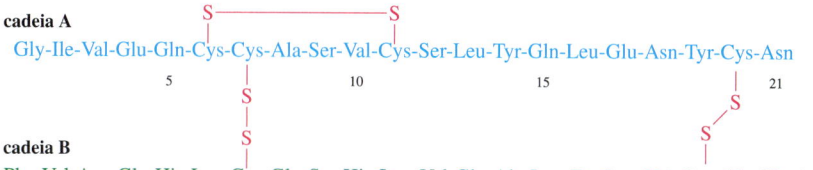

Figura 26-1 A insulina bovina é formada por duas cadeias de aminoácidos ligadas por pontes dissulfeto. O terminal amino (*N*-terminal) está à esquerda em ambas as cadeias.

Figura 26-2 Estrutura tridimensional da insulina. Os resíduos da cadeia A estão em azul e os da cadeia B, em verde. As pontes dissulfeto estão em vermelho. (Segundo *Bioquímica*, 6ª ed., por Jeremy M. Berg, John L. Tymoczko e Lubert Stryer, W. H. Freeman e Companhia. Copyright © 1975, 1981, 1988, 1995, 2002, 2007.)

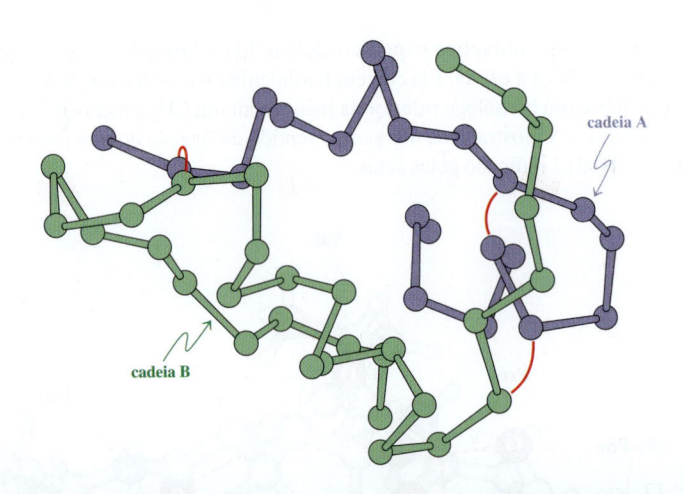

EXERCÍCIO 26-10

A vasopressina, também conhecida como hormônio antidiurético, controla a excreção de água do corpo. Desenhe sua estrutura completa. (**Cuidado:** existe uma ponte dissulfeto entre os dois resíduos de cisteína.)

$$\text{S}\!-\!\!-\!\!-\!\!-\!\!-\!\!-\!\!-\!\text{S}$$
Cys-Tyr-Phe-Gln-Asn-Cys-Pro-Arg-Gly-NH$_2$
Vasopressina

As proteínas se enovelam em folhas e hélices: estruturas secundária e terciária

Uma ligação hidrogênio entre duas cadeias de polipeptídeos

A insulina e outras cadeias de polipeptídeos adotam estruturas tridimensionais bem definidas. Se, por um lado, a sequência de aminoácidos da cadeia define a **estrutura primária**, o modo de dobrar a cadeia induzido pelo arranjo espacial dos aminoácidos vizinhos origina a **estrutura secundária** do polipeptídeo. A estrutura secundária resulta, principalmente, da rigidez da ligação amida e das ligações hidrogênio e outras ligações não covalentes ao longo da(s) cadeia(s). Dois tipos de arranjo importantes são a folha dobrada ou configuração β e a hélice-α.

Na **folha dobrada** (também chamada de folha β; Figura 26-3), duas partes da cadeia se alinham, com os grupos amino de uma parte da cadeia peptídica opostos às carbonilas de outra parte da cadeia, permitindo a formação de ligações hidrogênio. Ligações deste tipo também podem ocorrer em uma cadeia se ela formar um laço com ela mesma. Quando ocorrem muitas ligações hidrogênio deste tipo, a estrutura fica significativamente rígida. Os planos das ligações de amidas adjacentes estão em ângulos específicos, em uma geometria que produz a estrutura observada da folha dobrada, na qual os grupos R ficam acima e abaixo de cada dobra.

A **hélice-α**, mostrada na Figura 26-4, permite ligações hidrogênio entre aminoácidos próximos na cadeia. O oxigênio da carbonila de um aminoácido interage com o hidrogênio de amida que está quatro resíduos à frente. Existem 3,6 aminoácidos por passo da hélice e dois pontos equivalentes em passos adjacentes estão separados por aproximadamente 5,4 Å. As ligações C=O e N—H apontam para direções opostas e estão mais ou menos alinhadas com o eixo da hélice. Por outro lado, os grupos R (hidrofóbicos) apontam para a parte externa da hélice.

Nem todos os polipeptídeos adotam estruturas idealizadas como estas. Se muitas cargas do mesmo tipo alinham-se ao longo da cadeia, a repulsão entre elas forçará uma orientação mais aleatória. Além disto, a prolina é rígida porque o nitrogênio da amina também é parte do anel substituinte e pode provocar uma dobra na hélice-α.

Resíduos distantes nas cadeias podem induzir outras dobras e espirais na estrutura, aumentando a agregação e dando origem às **estruturas terciárias**. Várias forças originadas nos grupos R ajudam a estabilizar estas moléculas, inclusive pontes dissulfeto, ligações hidrogênio, forças de London e atrações e repulsões eletrostáticas. Existem, ainda, **efeitos de micelas** (Destaque Quí-

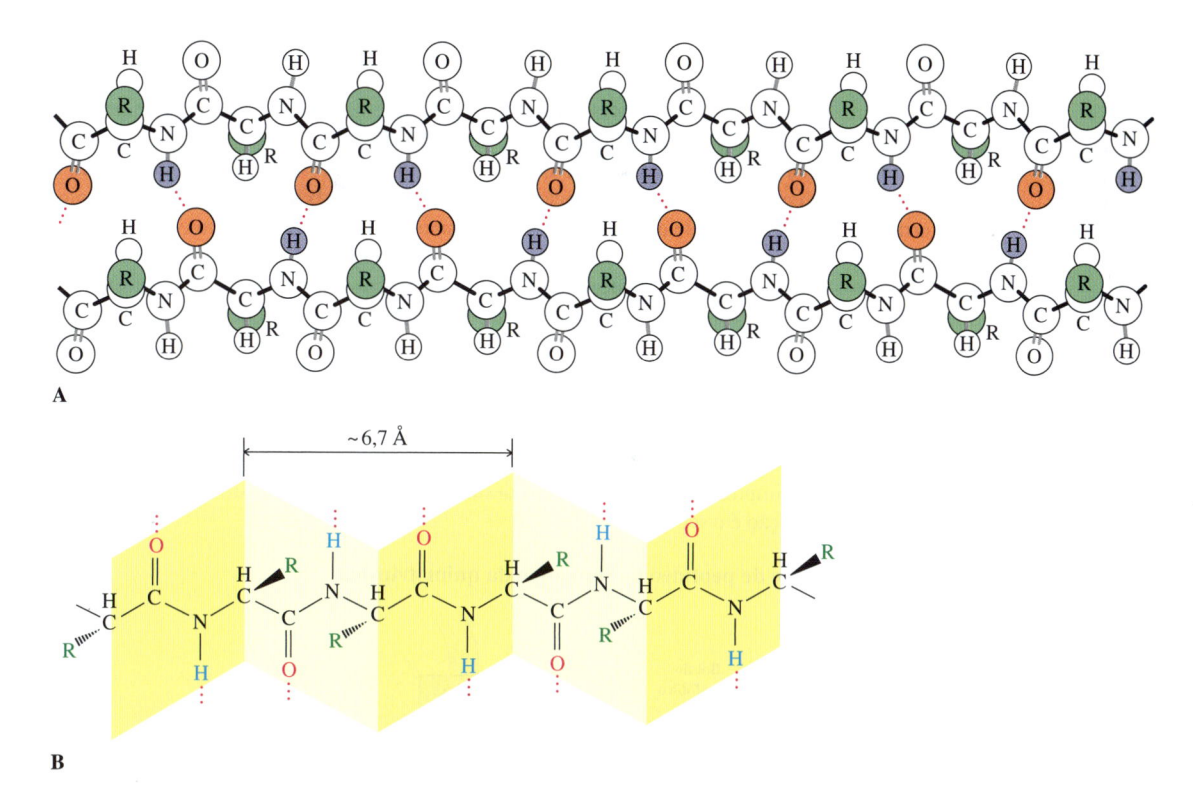

Figura 26-3 (A) A folha dobrada ou configuração β, que é mantida por ligações hidrogênio (linhas pontilhadas) entre duas fitas de polipeptídeos. (Segundo "Proteínas", por Paul Doty, *Scientific American*, Setembro, 1957. Copyright © 1957, Scientific American, Inc.) (B) As ligações peptídicas definem as fitas individuais (sombreadas em amarelo); as cadeias laterais, R, estão alternadamente acima e abaixo do plano médio das fitas. As linhas pontilhadas indicam ligações hidrogênio com uma cadeia vizinha ou com água.

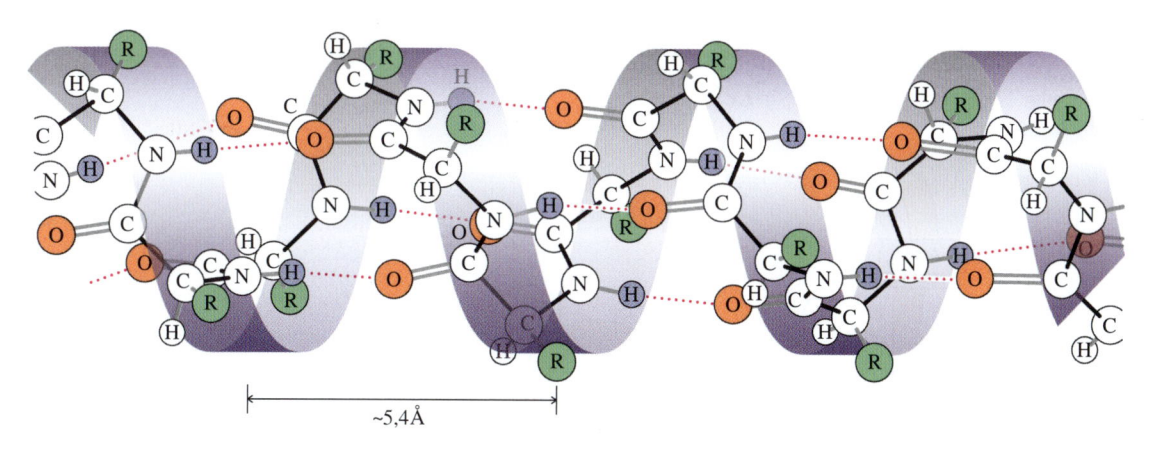

Figura 26-4 Hélice-α, com a cadeia polimérica arranjada como uma espiral direta e estrutura rígida mantida por ligações hidrogênio intramoleculares (linhas pontilhadas em vermelho). (Segundo "Proteínas", por Paul Doty, *Scientific American*, Setembro, 1957. Copyright © 1957, Scientific American, Inc.)

mico 19-1 e Seção 20-5), que fazem o polímero adotar uma estrutura que aumenta a exposição dos grupos polares e reduz a dos grupos hidrofóbicos (isto é, alquila e fenila) à água do meio, o "efeito hidrofóbico" (Seção 8-2, Destaque Químico 19-1). O enovelamento é pronunciado nas **proteínas globulares**, muitas das quais realizam transporte químico e catálise (por exemplo, a mioglobina e a hemoglobina, Seção 26-8, Figura 26-8). Nas **proteínas fibrosas**, como a miosina (nos músculos), a fibrina (nas plaquetas do sangue) e a α-queratina (nos cabelos, nas unhas e nos pelos de animais), muitas hélices-α interagem para formar uma **super-hélice** (Figura 26-5).

Existem, nas estruturas terciárias das enzimas das proteínas de transporte (proteínas que transportam moléculas), bolsões tridimensionais, chamados de **sítios ativos**. O volume e a forma do sítio ativo tornam altamente específico o encaixe do **substrato**, isto é, da molécula à qual a proteína deve se ligar para executar sua função. A superfície interna da bolsa contém, tipicamente, um arranjo específico das cadeias laterais dos aminoácidos polares que interagem com os grupos funcionais do substrato por ligações hidrogênio ou atrações iônicas. Nas enzimas, o sítio ativo alinha grupos funcionais e outras moléculas de maneira a promover sua reação com o substrato.

Um exemplo é o sítio ativo da quimotripsina, uma enzima digestiva de mamíferos, que é responsável pela degradação das proteínas nos alimentos. A quimotripsina hidrolisa as ligações peptídicas na temperatura do corpo e em pH fisiológico. Lembre-se de que a hidrólise das amidas em solução requer condições muito mais drásticas (Seção 20-6). Além disso, a enzima também reconhece ligações peptídicas específicas que são quebradas seletivamente, como, por exemplo, o terminal carbóxi de resíduos fenilalanina (veja Seção 26-5, Tabela 26-2). Como ela faz isso?

Um esquema simplificado do centro ativo desta macromolécula (cujas dimensões são 51 × 40 × 40 Å) e da reação é o seguinte:

Hidrólise de peptídeo no sítio ativo da quimotripsina

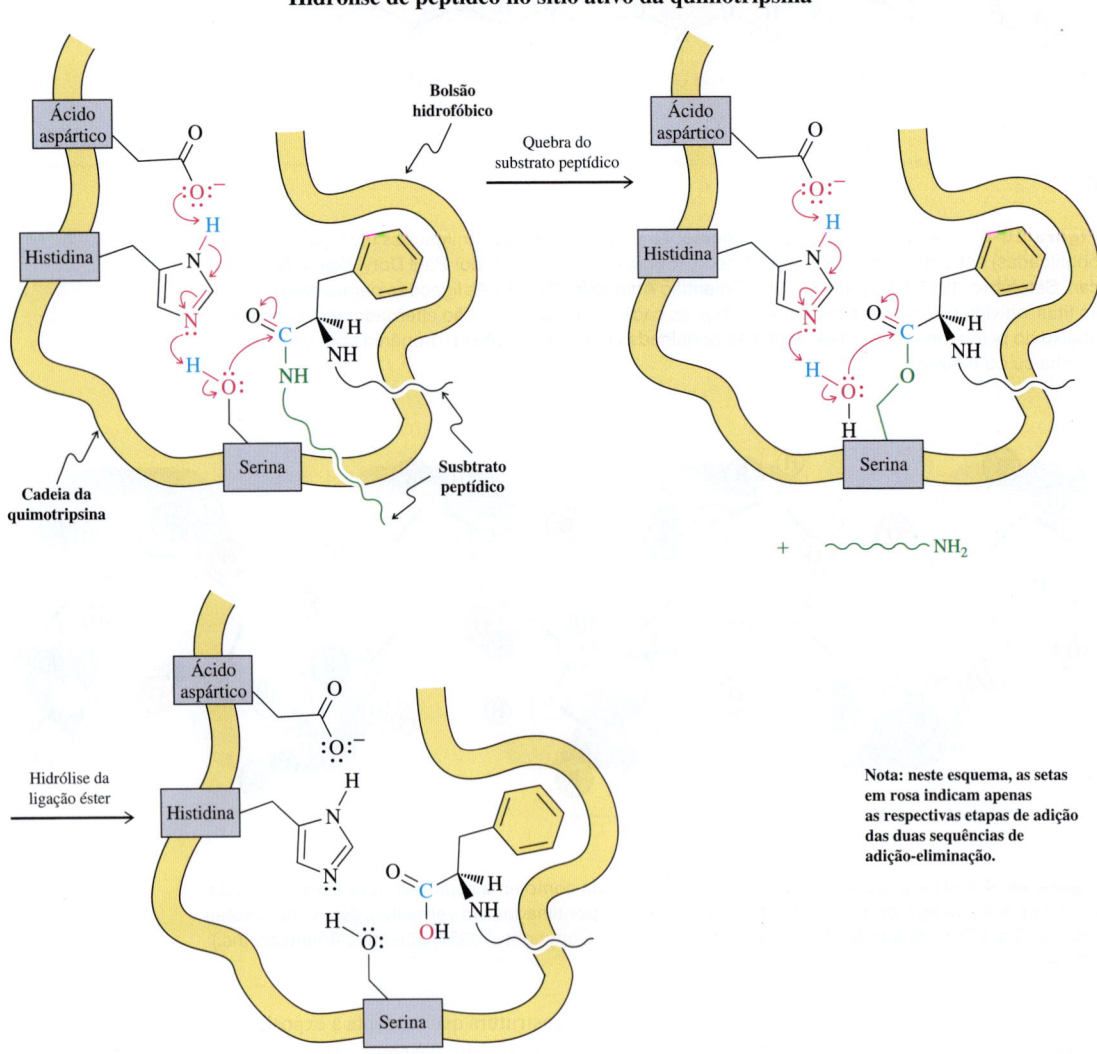

Nota: neste esquema, as setas em rosa indicam apenas as respectivas etapas de adição das duas sequências de adição-eliminação.

A enzima tem quatro partes próximas relevantes, todas trabalhando em conjunto para facilitar a reação de hidrólise, um bolsão hidrofóbico e os três resíduos, ácido aspártico, histidina e serina. O bolsão hidrofóbico (veja a Seção 8-2) ajuda a ligar o polipeptídeo a ser "digerido" pela atração exercida sobre o substituinte fenila, hidrofóbico, de um dos resíduos fenilalanina. Com o grupo fenila preso neste bolsão, os três resíduos de aminoácido cooperam para a eficiência da sequência de transferência de próton que efetua a adição nucleofílica/eliminação (Seções 19-7 e 20-6) do grupo hidroxila da serina à função carbonila da Phe, liberando a parte amina do polipeptídeo quebrado. O restante do substrato, preso à enzima por uma ligação éster, está posicionado para a hidrólise do éster (Seção 20-4). Esta reação é auxiliada por uma tranferência de próton semelhante à da hidrólise das ligações peptídicas. Após a quebra da ligação com a enzima, o segmento carboxila do substrato original abandona o sítio ativo da quimotripsina, permitindo a reação com outro polipeptídeo.

EXERCÍCIO 26-11

O esquema mostrado anteriormente omite as etapas de eliminação das duas reações de adição-eliminação. Mostre como a enzima acelera estas etapas. [**Sugestão:** desenhe a estrutura resultante da transferência de elétrons descrita no primeiro (ou no segundo) desenho do esquema e pense como o fluxo de prótons e elétrons no sentido inverso poderia ocorrer.]

A **desnaturação**, ou quebra da estrutura terciária da proteína, causa a precipitação da proteína e destrói a atividade catalítica. A desnaturação é produzida pelo aquecimento excessivo da enzima ou sua exposição a pHs extremos. Lembre-se do que acontece ao colocar a clara do ovo em uma frigideira quente ou ao adicionar leite ao chá de limão.

Algumas biomoléculas, como a hemoglobina (Seção 26-8), adotam, também, uma **estrutura quaternária** (veja a Figura 26-9), na qual duas ou mais cadeias de polipeptídeos (cada qual com sua estrutura terciária) combinam-se para formar uma estrutura maior. Uma descrição simplificada da progressão da estrutura primária à quaternária é dada abaixo.

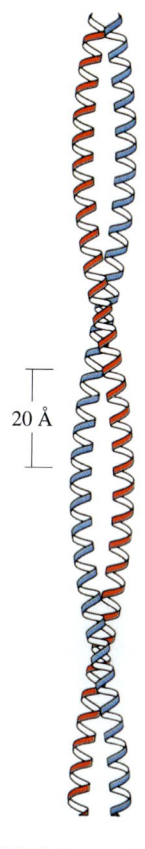

Figura 26-5 Imagem idealizada de uma super-hélice, uma mola enrolada.

Progressão da estrutura primária de um polipeptídeo à secundária, terciária e quaternária

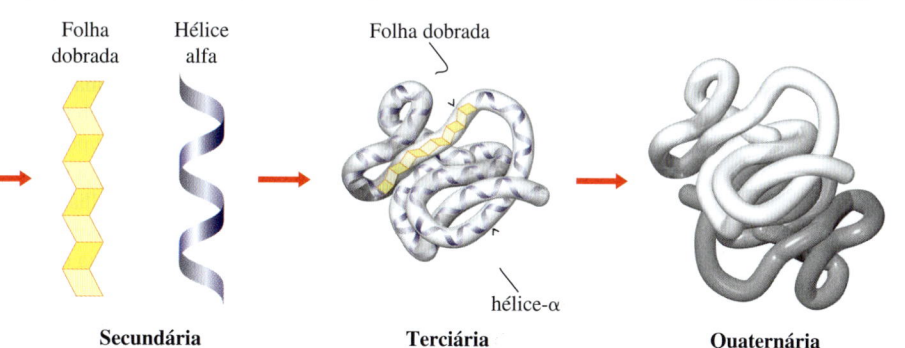

Aminoácidos → Folha dobrada / Hélice alfa → Folha dobrada / hélice-α →

Primária   Secundária   Terciária   Quaternária

A estrutura tridimensional dos polipeptídeos é uma consequência direta da estrutura primária. Em outras palavras, a sequência de aminoácidos especifica como a cadeia vai se enrolar, se agregar e interagir com unidades moleculares internas e externas. Por isto, o conhecimento da sequência primária é de suma importância para a compreensão da estrutura da proteína e de seu funcionamento. Como obter esse conhecimento é o objetivo da próxima seção.

EM RESUMO, os polipeptídeos são polímeros de aminoácidos ligados por ligações amida. A sequência de aminoácidos pode ser descrita de forma simples, usando a notação abreviada de uma ou de três letras dos aminoácidos compilada na Tabela 26-1. O terminal amino é colocado à esquerda e o terminal carbóxi à direita. Os polipeptídeos podem ser cíclicos e ter, também, pontes dissulfeto e ligações hidrogênio. A sequência de aminoácidos compõe a estrutura primária do polipeptídeo, o enovelamento origina a estrutura secundária e o enovelamento adicional, a estrutura terciária. A agregação de vários polipeptídeos forma o que chamamos de estrutura quaternária.

26-5 Determinação da estrutura primária: sequenciamento dos aminoácidos

A função biológica dos polipeptídeos e proteínas requer que a forma tridimensional e arranjo dos grupos funcionais sejam específicos. Isto, por sua vez, exige uma sequência definida de aminoácidos. Um resíduo fora do lugar em uma proteína normal pode alterar completamente seu comportamento. Assim, por exemplo, a anemia falciforme, uma doença potencialmente letal, é o resultado da troca de apenas *um* aminoácido da sequência da hemoglobina (Seção 26-8). A determinação da sequência primária de uma proteína, chamada de **sequenciamento** dos aminoácidos ou polipeptídeos ajuda a entender seu mecanismo de ação.

No final dos anos 1950 e início de 1960, descobriu-se que a sequência dos aminoácidos é predeterminada pelo DNA, a molécula que guarda as informações da hereditariedade (Seção 26-9). Assim, o conhecimento da estrutura primária da proteína torna possível saber como o material genético se expressa. Isto significa que proteínas funcionalmente semelhantes de espécies evolutivamente próximas devem possuir estruturas primárias semelhantes. Inversamente, quanto mais próxima a sequência dos aminoácidos destas proteínas, mais próximas são as espécies. O sequenciamento dos polipeptídeos atinge em cheio a questão da evolução da vida. Veremos, nesta seção, como a metodologia química e as técnicas analíticas permitem obter esta informação.

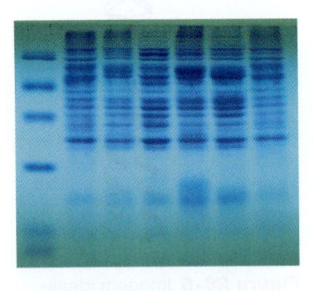

Em primeiro lugar, purifique o polipeptídeo

O problema da purificação do polipeptídeo é enorme e os experimentos para completá-la consomem muito tempo de laboratório. Muitas técnicas permitem separar os polipeptídeos de acordo com o tamanho, a solubilidade em um determinado solvente, a carga ou a capacidade de ligar-se a um suporte. Embora a discussão detalhada destas técnicas esteja fora dos objetivos deste livro, descreveremos rapidamente alguns dos métodos mais usados.

Na **diálise**, o polipeptídeo é separado em fragmentos menores por filtração através de uma membrana semipermeável. Um outro método, a **cromatografia por permeação em gel** usa um carboidrato polimérico granulado como suporte em uma coluna. As moléculas menores difundem-se mais facilmente para dentro dos grãos e ficam retidas mais tempo no interior da coluna do que as moléculas maiores. Elas são eluídas mais lentamente e emergem da coluna depois das moléculas maiores. Na **cromatografia por troca iônica**, um suporte com carga separa as moléculas por sua carga total. Um outro método baseado em cargas elétricas é a **eletroforese**. Uma pequena quantidade da amostra é colocada em uma placa coberta com uma fina camada de material cromatográfico (como a poliacrilamida) e ligada a dois eletrodos. Sob uma dada diferença de potencial, as espécies com carga positiva (os polipeptídeos ricos em grupos amônio) migram na direção do catodo e as espécies com carga negativa (os peptídeos ricos em grupos carbóxi) migram para o anodo. O poder de separação desta técnica é muito grande. Milhares de proteínas diferentes de uma única espécie de bactéria, por exemplo, podem ser separadas em um só experimento.

Por fim, a **cromatografia por afinidade** explora a tendência dos polipeptídeos em se ligar muito especificamente a certos suportes, por ligação hidrogênio ou outras forças atrativas. Peptídeos de diferentes tamanhos e formas têm tempos de retenção diferentes em colunas que contêm estes suportes.

Em segundo lugar, identifique os aminoácidos presentes

Após a purificação do polipeptídeo, a etapa seguinte da análise estrutural é estabelecer a composição da cadeia. Para determinar quais aminoácidos estão presentes e em que quantidade, a cadeia inteira é degradada pela hidrólise das ligações amida (HCl 6N, 110°C, 24h) para formar uma mistura de aminoácidos livres. A mistura é, então, separada e sua composição determinada por um **analisador automático de aminoácidos**.

Este instrumento consiste em uma coluna que contém um suporte com carga negativa, usualmente contendo íons carboxilato ou sulfonato. Os aminoácidos passam pela coluna em uma solução ligeiramente ácida. Eles são protonados em diferentes graus, dependendo da estrutura, e são retidos em maior ou menor grau pela coluna. A retenção diferente separa os aminoácidos e eles saem da coluna em uma dada ordem, começando pelo mais ácido e terminando pelo mais básico. No final da coluna, existe um reservatório que contém um reagente indicador especial. Cada aminoácido produz uma cor violeta (veja o Problema de Integração 26-29) cuja

Eletroforese de proteínas em poliacrilamida. Cada coluna de bandas azuis ilustra a separação de uma mistura de proteínas em seus componentes individuais.

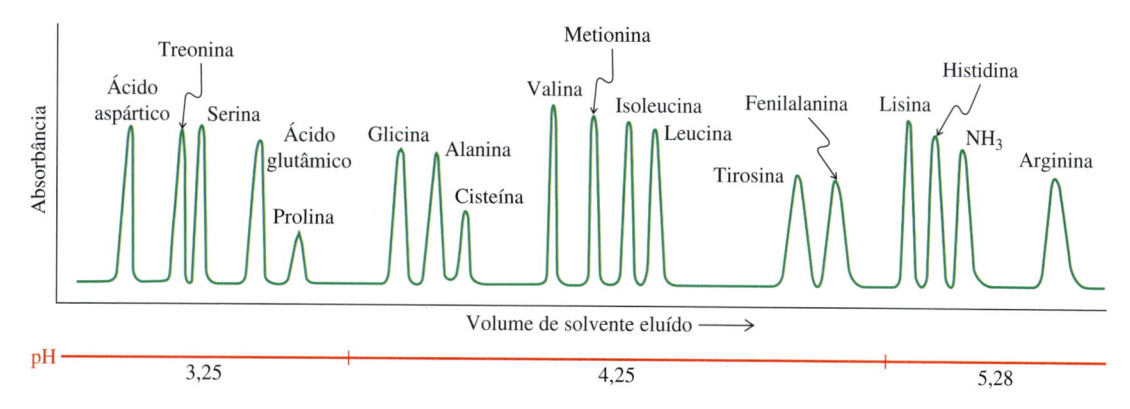

Figura 26-6 Cromatograma que mostra a presença de vários aminoácidos separados em um analisador de aminoácidos com uma resina de troca iônica polissulfonada. Os produtos mais ácidos (por exemplo, ácido aspártico) geralmente eluem primeiro. A amônia foi incluída para comparação.

intensidade é proporcional à quantidade do ácido presente. O resultado é registrado como um cromatograma (Figura 26-6). A área sob cada pico é proporcional à quantidade relativa de um aminoácido da mistura.

O analisador de aminoácidos pode estabelecer facilmente a composição de um polipeptídeo. Assim, o cromatograma da glutationa hidrolisada (Seção 26-4), por exemplo, dá três picos de mesmo tamanho que correspondem a Glu, Gly e Cys.

> **EXERCÍCIO 26-12**
>
> A hidrólise da cadeia A da insulina (Figura 26-1) dá uma mistura de aminoácidos. Quais são eles e qual é sua abundância relativa na mistura?

Sequenciamento do peptídeo a partir da terminação amino (aminoácido *N*-terminal)

Depois de conhecer a composição total do polipeptídeo, é possível determinar a ordem em que os aminoácidos estão ligados, isto é, a sequência dos aminoácidos.

Vários métodos podem ser usados para revelar a identidade do resíduo da terminação amino. A maior parte deles explora a identidade do substituinte do aminoácido liberado que pode participar de reações químicas específicas que testam a natureza do aminoácido *N*-terminal. Um desses procedimentos é a **degradação de Edman***, e o reagente usado é isotiocianato de fenila, $C_6H_5N=C=S$ (um análogo sulfurado de um isocianato, Seção 20-7).

Lembre-se (Seção 20-7) de que os isocianatos são muito reativos para o ataque nucleofílico e que o mesmo se aplica aos seus análogos. Na degradação de Edman, o grupo amino *N*-terminal liberado adiciona-se ao isotiocianato para formar um derivado da tioureia (veja a Seção 20-6 para a função ureia). Ácidos fracos transformam o aminoácido livre em uma feniltio-hidantoína, deixando inalterado o restante do polipeptídeo (veja também o Exercício 26-13). As feniltio-hidantoínas de todos os aminoácidos são bem conhecidas e o aminoácido *N*-terminal do polipeptídeo original pode ser facilmente identificado. A nova cadeia tem agora um novo aminoácido terminal que sofre outra degradação de Edman para a identificação de um novo resíduo e assim por diante. O procedimento completo foi automatizado para permitir a identificação em rotina de fragmentos de polipeptídeos contendo até 50 aminoácidos.

Além deste limite o aumento das impurezas causa um problema sério. Isto acontece porque embora a reação de degradação tenha alto rendimento ela não é completa e pequenas quantidades de peptídeos que não reagiram permanecem na mistura. É fácil perceber que, a cada etapa de degradação, o problema aumenta até que a mistura torna-se intratável.

---

* Professor Pehr V. Edman (1916 – 1977), Instituto Max Planck de Bioquímica, Martinsried, Alemanha.

Degradação de Edman da cadeia A da insulina

[Esquema da reação de degradação de Edman mostrando o feniltioisocianato (C₆H₅—N=C=S) reagindo com o N-terminal (glicina) da cadeia A da insulina, formando a tioureia intermediária, que em H⁺/H₂O gera a feniltio-hidantoína derivada da glicina e libera a cadeia encurtada começando com isoleucina (CH₃CH/CH₂CH₃). O ciclo se repete com C₆H₅N=C=S, depois H⁺, H₂O, gerando a feniltio-hidantoína derivada da isoleucina e a cadeia encurtada começando com alanina (CH₃), etc.]

Feniltio-hidantoína derivada da glicina

Feniltio-hidantoína derivada da isoleucina

EXERCÍCIO 26-13

A formação da fenil-hidantoína não é tão simples como parece indicar a seta rosa da etapa 2 do esquema precedente. Ela ocorre via um intermediário tiazolina (na margem) que se rearranja em condições ácidas à fenil-hidantoína, mais estável, em determinadas condições. Proponha um mecanismo para a formação deste composto (R = H), a partir do tratamento ácido da feniltioureia da glicinamida, C₆H₅NHC(=S)NHCH₂C(=O)NH₂. (**Sugestão:** o enxofre é mais nucleofílico do que o nitrogênio, Seção 6-8.)

EXERCÍCIO 26-14

Os polipeptídeos podem ser quebrados em aminoácidos pelo tratamento com hidrazina seca. Este método permite identificar o aminoácido da terminação carbóxi. Explique.

O fracionamento de cadeias mais longas é feito com enzimas

O procedimento de Edman somente permite o pronto sequenciamento de polipeptídeos pequenos. No caso de peptídeos maiores (isto é, com mais de 50 resíduos) é necessário quebrar as cadeias longas em fragmentos menores de maneira seletiva e previsível. Estes métodos de quebra usam, principalmente, enzimas hidrolíticas. Assim, a tripsina, uma enzima digestiva dos líquidos intestinais, por exemplo, quebra os polipeptídeos somente nos grupos carbóxi da arginina e da lisina.

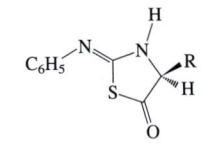

Tabela 26.2 Especificidade de enzimas hidrolíticas na quebra de peptídeos

Enzima	Sítio de quebra
Tripsina	Lys, Arg, término carbóxi
Clostripaína	Arg, término carbóxi
Quimotripsina	Phe, Trp, Tyr, término carbóxi
Pepsina	Asp, Glu, Leu, Phe, Trp, Tyr, término carbóxi
Termolisina	Leu, Ile, Val, término amino

Hidrólise seletiva da cadeia B da insulina por tripsina

Phe-Val-Asn-Gln-His-Leu-Cys-Gly-Ser-His-Leu-Val-Glu-Ala-Leu-Tyr-Leu-Val-Cys-Gly-Glu-Arg-Gly-Phe-Phe-Tyr-Thr-Pro-Lys-Ala

          5   10   15   20   25   30

↓ Tripsina, H$_2$O

Phe-Val-Asn-Gln-His-Leu-Cys-Gly-Ser-His-Leu-Val-Glu-Ala-Leu-Tyr-Leu-Val-Cys-Gly-Glu-Arg + Gly-Phe-Phe-Tyr-Thr-Pro-Lys + Ala

A clostripaína é uma enzima mais seletiva. Ela é capaz de quebrar apenas o grupo carbóxi da arginina. A quimotripsina que, como a tripsina, é encontrada nos intestinos dos mamíferos, é menos seletiva e quebra os grupos carbóxi da fenilalanina (veja Seção 26-4), do triptofano e da tirosina. Outras enzimas possuem seletividade semelhante (Tabela 26-2). Desta maneira, um peptídeo muito longo pode ser quebrado em diversos pedaços pequenos, que podem, então, ser sequenciados pelo procedimento de Edman.

Após a primeira quebra enzimática, determina-se a sequência dos fragmentos do polipeptídeo sob investigação, mas não a ordem em que eles estão ligados. Para resolver este problema faz-se uma segunda hidrólise seletiva com uma enzima diferente. Isto fornece fragmentos nos quais as ligações quebradas na primeira etapa ainda estão intactas. Este processo é conhecido como *superposição de peptídeos*. A estrutura correta é, então, encontrada encaixando-se as "peças" como em um quebra-cabeças.

EXERCÍCIO 26-15

Trabalhando com os conceitos: determinação da sequência de aminoácidos

Um polipeptídeo com 21 aminoácidos foi hidrolisado com termolisina. Os produtos foram: Gly, Ile, Val-Cys-Ser, Leu-Tyr-Gln, Val-Glu-Gln-Cys-Cys-Ala-Ser e Leu-Glu-Asn-Tyr-Cys-Asn. Quando o mesmo polipeptídeo foi hidrolisado com quimotripsina, os produtos foram Cys-Asn, Gln-Leu-Glu-Asn-Tyr e Gly-Ile-Val-Glu-Gln-Cys-Cys-Ala-Ser-Val-Cys-Ser-Leu-Tyr. Dê a sequência de aminoácidos do polipetídeo.

Estratégia

Para encaixar as peças deste quebra-cabeças é melhor trabalhar visualmente. Primeiro, ordene as peças resultantes por ordem decrescente de tamanho. Começando com o maior oligopeptídeo que resulta da hidrólise do polipeptídeo inicial por uma enzima, procure sequências parciais idênticas nos produtos de hidrólise da outra enzima. Um dos oligopeptídeos restantes deve coincidir com uma outra sequência parcial do maior polipeptídeo, permitindo, assim, seu aumento gradual até que todos os produtos de degradação sejam rearranjados no polipeptídeo original.

Solução

- Tabulação dos produtos

Hidrólise com termolisina	Hidrólise com quimotripsina
Val-Glu-Gln-Cys-Cys-Ala-Ser (a)	Gly-Ile-Val-Glu-Gln-Cys-Cys-Ala-Ser-
Leu-Glu-Asn-Tyr-Cys-Asn (b)	Val-Cys-Ser-Leu-Tyr (g)
Leu-Tyr-Gln (c)	Gln-Leu-Glu-Asn-Tyr (h)
Val-Cys-Ser (d)	Cys-Asn (i)
Gly (e)	
Ile (f)	

- O maior fragmento é (g), obtido da hidrólise com a quimotripsina. Podemos facilmente alinhar por ele vários fragmentos obtidos no tratamento com termolisina.

Gly-Ile-Val-Glu-Gln-Cys-Cys-Ala-Ser-Val-Cys-Ser-Leu-Tyr- (g)
↓   ↓
(e) (f)   (a)   (d)   Leu-Tyr-Gln (c)

- Este processo estabelece o peptídeo de superposição (c) como a ligação entre (g) e (h), que fornece a subestrutura maior (g) + (h):

Gly-Ile-Val-Glu-Gln-Cys-Cys-Ala-Ser-Val-Cys-Ser-Leu-Tyr-Gln-Leu-Glu-Asn-Tyr-
                    (g)   (h)

Leu-Glu-Asn-Tyr-Cys-Asn (b)
(i)

- A inspeção da terminação à direita de (g) + (h) indica que (b) é o peptídeo de superposição do peptídeo entre o resto da cadeia e (i). A sequência do polipeptídeo é, portanto:

Gly-Ile-Val-Glu-Gln-Cys-Cys-Ala-Ser-Val-Cys-Ser-Leu-Tyr-Gln-Leu-Glu-Asn-Tyr-Cys-Asn

- Se você olhar a Figura 26-1, poderá reconhecer a cadeia A da insulina.

EXERCÍCIO 26-16

Tente você

Quais são os polipeptídeos obtidos na hidrólise da cadeia A da insulina pela pepsina?

O sequenciamento de proteínas é possível pela tecnologia do DNA recombinante

Apesar do sucesso das técnicas de sequenciamento de polipeptídeos descritas até agora, que permitiram a elucidação da estrutura de centenas de proteínas, sua aplicação a sistemas maiores (isto é, com mais de 1.000 resíduos) é um trabalho caro, trabalhoso e exige muito tempo. O progresso neste campo foi pequeno até o advento da tecnologia do DNA recombinante (Seção 26-11). Como veremos (Seção 26-10 e Tabela 26-3), as sequências de quatro bases no DNA – adenina, timina, guanina e citosina – estão diretamente relacionadas à sequência de aminoácido das proteínas codificadas nos genes ou no respectivo RNA mensageiro. Desenvolvimentos mais recentes levaram à automação da análise do DNA, e o conhecimento obtido desta maneira pode ser traduzido imediatamente em uma estrutura primária de proteína. Esta técnica permitiu o sequenciamento de dezenas de milhares de proteínas em poucos anos.

EM RESUMO, a estrutura do polipeptídeo é estabelecida por vários esquemas de degradação. Em primeiro lugar, o polímero deve ser purificado e, depois, o tipo e a abundância relativa dos aminoácidos componentes são determinados por hidrólise completa e análise. Os resíduos *N*-terminais podem ser identificados pela degradação de Edman. Degradações de Edman repetidas dão a sequência dos peptídeos menores, formados a partir dos polipeptídeos maiores por hidrólise enzimática específica. Por fim, a tecnologia do DNA recombinante tornou relativamente fácil a análise da estrutura primária de proteínas maiores.

26-6 Síntese de polipeptídeos: o desafio do uso de grupos protetores

Em um certo sentido, a síntese de peptídeos é trivial. Somente um tipo de ligação tem de ser feita: a ligação amida. A formação desta ligação foi descrita na Seção 19-10. Por que discuti-la mais? Veremos, nesta seção, que, na verdade, obter seletividade impõe grandes problemas para os quais soluções específicas devem ser encontradas.

Considere como alvo o dipeptídeo simples glicil-alanina. O aquecimento da glicina com a alanina para formar a ligação peptídica por desidratação levaria a uma mistura complexa de dipeptídeos, tripeptídeos e peptídeos superiores com sequências aleatórias. Como os dois peptídeos iniciais podem formar ligações com moléculas idênticas e com o outro reagente, não há como evitar a oligomerização aleatória.

Tentativa de síntese da glicil-alanina por desidratação térmica

$$\text{Gly} + \text{Ala} \xrightarrow[-H_2O]{\Delta} \text{Gly-Gly} + \text{Ala-Gly} + \underset{\text{Produto desejado}}{\text{Gly-Ala}} + \text{Ala-Ala} + \text{Gly-Gly-Ala} + \text{Ala-Gly-Ala etc.}$$

A síntese seletiva de peptídeos requer grupos protetores

Para formar seletivamente as ligações peptídicas é necessário proteger os grupos funcionais dos aminoácidos. Existem várias estratégias de proteção das funções amino e carbóxi, duas das quais são descritas na próxima página (veja também o Problema 26-55).

A terminação amino é comumente bloqueada pelo **grupo fenilmetoxicarbonila** (abreviado como **carbobenzóxi** ou **Cbz**), introduzido pela reação de um aminoácido com o cloro-formato de fenilmetila (cloro-formato de benzila).

Proteção do grupo amino da glicina

$$H_3\overset{+}{N}CH_2COO^- + C_6H_5CH_2OCCl \xrightarrow[-HOH]{NaOH, -NaCl} \underset{80\%}{C_6H_5CH_2OCNHCH_2COOH}$$

Glicina — Cloroformato de fenilmetila (cloroformato de benzila) — Fenil-metóxi-carbonil-glicina (carbobenzóxi-glicina)

O grupo amina é desprotegido por hidrogenólise (Seção 22-2), que dá inicialmente o ácido carbâmico como intermediário reativo (Seção 20-7). A descarboxilação é instantânea e forma-se novamente a função amino.

Desproteção do grupo amino da glicina

$$C_6H_5CH_2OCNHCH_2COOH \xrightarrow{H_2, Pd-C} C_6H_5CH_3 + \underset{\text{Função ácido carbâmico}}{HOCNHCH_2COOH} \longrightarrow CO_2 + \underset{95\%}{H_3\overset{+}{N}CH_2COO^-}$$

Outro grupo protetor de grupos amino é o **grupo 1,1-dimetil-etóxi-carbonila** (*terc*-butóxi-carbonila, **Boc**), introduzido pela reação com o dicarbonato de bis(1,1-dimetil-etila) (dicarbonato de di-*terc*-butila).

Proteção do grupo amino em aminoácidos como derivado Boc

$$H_3\overset{+}{N}\underset{|}{\overset{R}{C}}HCOO^- + (CH_3)_3COCOCOC(CH_3)_3 \xrightarrow[-CO_2, -(CH_3)_3COH]{(CH_3CH_2)_3N} \underset{70-100\%}{(CH_3)_3COCNH\underset{|}{\overset{R}{C}}HCOOH}$$

Dicarbonato de bis(1,1-dimetil-etila) (dicarbonato de di-*terc*-butila) — (1,1-Dimetil-etóxi)-carbonil-aminoácido (*terc*-Butóxi-carbonil-aminoácido, Boc-aminoácido)

A desproteção é feita, neste caso, pelo tratamento com ácido, em condições suficientemente suaves para deixar intactas as ligações do peptídeo.

Desproteção de Boc-aminoácidos

$$(CH_3)_3COCNH\underset{|}{\overset{R}{C}}HCOOH \xrightarrow{HCl\text{ ou }CF_3COOH, 25°C} H_3\overset{+}{N}\underset{|}{\overset{R}{C}}HCOO^- + CO_2 + CH_2=C(CH_3)_2$$

Química Orgânica

> **EXERCÍCIO 26-17**
>
> O mecanismo da desproteção de Boc-aminoácidos é diferente do da hidrólise de um éster comum (Seção 20-4). A reação ocorre via formação de um cátion 1,1-dimetil-etila (*terc*-butila) intermediário. Proponha um mecanismo.

A terminação carbóxi de um aminoácido é protegida pela formação de um éster de metila ou de etila. A desproteção é feita por tratamento com bases. Os ésteres de fenilmetila (benzila) podem ser quebrados por hidrogenólise em condições neutras (Seção 22-2).

Formam-se ligações peptídicas por ativação do grupo carbóxi

Visto que já sabemos como proteger as terminações dos aminoácidos, podemos sintetizar seletivamente os peptídeos pelo acoplamento entre um aminoácido em que o grupo amino foi protegido e o outro aminoácido em que o grupo carbóxi foi protegido. Como os grupos protetores são sensíveis a ácidos e bases, a ligação peptídica deve ser formada em condições muito brandas. É preciso usar reagentes especiais que ativam o grupo carbóxi.

Talvez o mais comum destes reagentes seja a **diciclo-hexil-carbodiimida** (**DCC**). A reatividade eletrofílica da molécula é semelhante à de um isocianato. No final do esquema de reações, ela é hidratada à N,N'-diciclo-hexil-ureia.

Formação da ligação peptídica com diciclo-hexil-carbodiimida

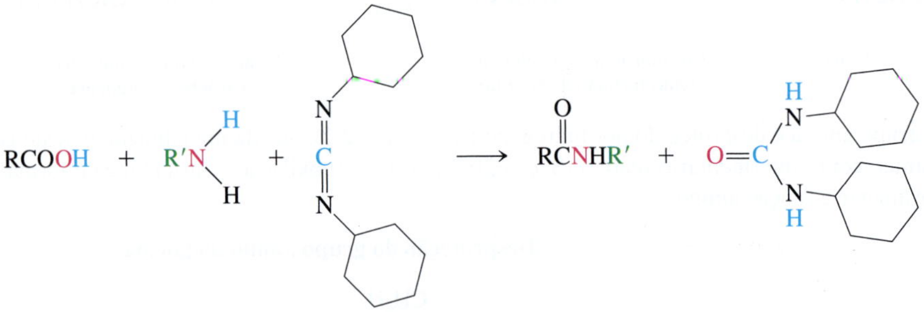

$$RCOOH + R'NH_2 + \text{DCC} \longrightarrow RCONHR' + N,N'\text{-Diciclo-hexil-ureia}$$

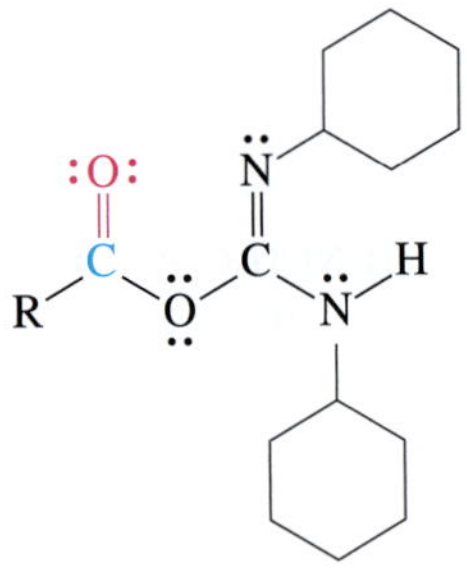

Uma O-acil-isoureia

A função do DCC é ativar o grupo carbonila do ácido para o ataque nucleofílico pela amina. A ativação ocorre porque há formação de uma ***O*-acil-isoureia**, em que o grupo carbonila tem reatividade semelhante à de um anidrido (Seção 20-3).

Sabendo isso tudo, podemos resolver o problema da síntese da glicil-alanina. É suficiente adicionar a glicina protegida no grupo amino a um éster de alanila na presença de DCC. O produto resultante é, então, desprotegido para dar o dipeptídeo desejado.

Preparação da Gly-Ala

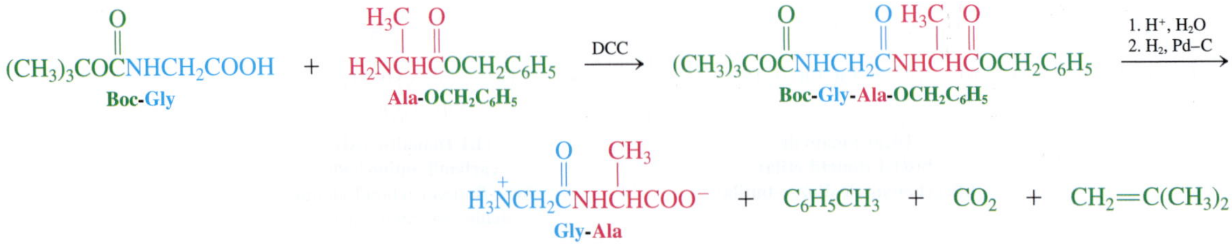

$$(CH_3)_3COCNHCH_2COOH + H_2NCHCOCH_2C_6H_5 \xrightarrow{DCC} (CH_3)_3COCNHCH_2CNHCHCOCH_2C_6H_5 \xrightarrow[2.\ H_2,\ Pd-C]{1.\ H^+,\ H_2O}$$

Boc-Gly + **Ala-OCH$_2$C$_6$H$_5$** → **Boc-Gly-Ala-OCH$_2$C$_6$H$_5$**

$$\overset{+}{H_3N}CH_2CNHCHCOO^- + C_6H_5CH_3 + CO_2 + CH_2{=}C(CH_3)_2$$

Gly-Ala

Para preparar peptídeos superiores, basta desproteger uma das extremidades e fazer um novo acoplamento, repetindo o processo tantas vezes quanto necessário.

Capítulo 26 Aminoácidos, Peptídeos, Proteínas e Ácidos Nucleicos 1237

EXERCÍCIO 26-18

Trabalhando com os conceitos: escrevendo mecanismos para as reações de acoplamento com DCC

O mecanismo do acoplamento de peptídeos com o DCC ocorre via *O*-acil-isoureia, como vimos nesta seção. O que acontece depois depende das condições de reação: em alguns casos, ocorre formação de amida pelo ataque direto da amina; em outros, um anidrido carboxílico é o intermediário, que é atacado pela amina para formar a amida. Escreva os dois caminhos competitivos.

Estratégia

Como a *O*-acil-isoureia é um análogo de um anidrido, reveja os mecanismos de ataque nucleofílico que ocorrem nesta última função (Seção 20-3). Poderemos, então, extrapolá-los para a *O*-acil-isoureia, usando a amina ou o ácido carboxílico como nucleófilos, respectivamente.

Solução

- A *O*-acil-isoureia é ativada por protonação do nitrogênio de imina. Este sítio é usualmente básico devido à estabilização por ressonância na espécie protonada, não muito diferente do que acontece no caso do grupo guanidino (Seção 26-1). O substituinte ureia protonada resultante é um excelente grupo de saída. Podemos, agora, escrever a sequência de adição-eliminação para o ataque da amina no carbono da carbonila para dar a amida.

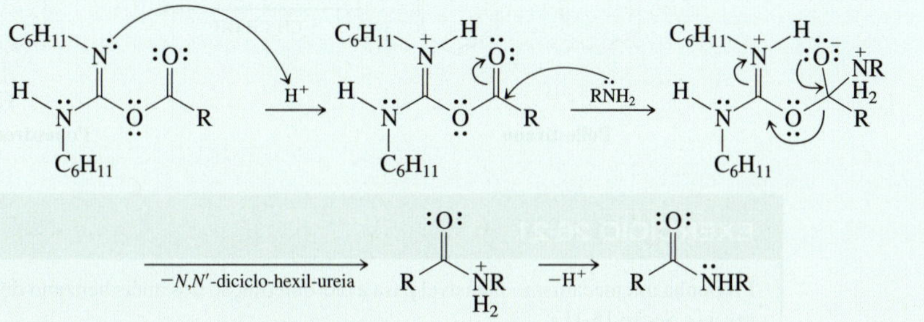

- O mesmo intermediário *O*-acil-isoureia protonada descrito acima pode sofrer ataque pelo íon carboxilato. A adição-eliminação resulta em um anidrido carboxílico.

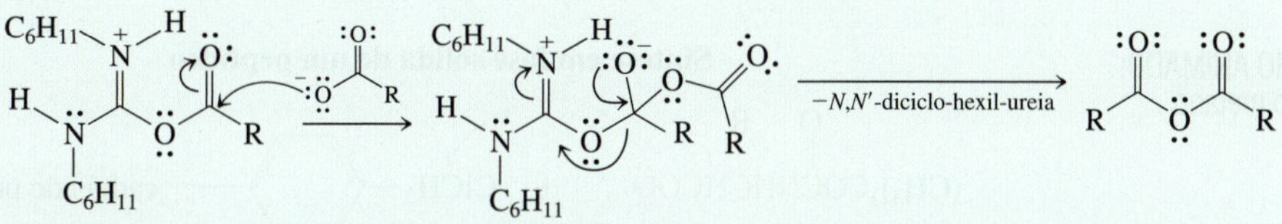

- O anidrido carboxílico é atacado pela amina através de uma adição-eliminação usual para produzir a amida (Seção 20-3).

EXERCÍCIO 26-19

Tente você

DCC também é usada na síntese de ésteres a partir de ácidos carboxílicos e álcoois. Escreva um mecanismo.

EXERCÍCIO 26-20

Proponha uma síntese para Leu-Ala-Val a partir dos aminoácidos que o compõem.

EM RESUMO, os polipeptídeos são preparados pelo acoplamento de um aminoácido protegido no grupo amino com outro em que a terminação carbóxi está protegida. Os grupos protetores comuns são ésteres facilmente hidrolisados e funções assemelhadas. O acoplamento ocorre em condições brandas, tendo como agente desidratante a diciclo-hexil-carbodiimida.

26-7 Síntese em fase sólida de Merrifield

A síntese de polipeptídeos já foi automatizada. O método engenhoso conhecido como **síntese em fase sólida de Merrifield*** usa um suporte sólido de poliestireno para ancorar uma cadeia peptídica.

O **poliestireno** é um polímero (Seção 12-15) cujas subunidades são formadas a partir do etenilbenzeno (estireno). As esferas de poliestireno são insolúveis e rígidas enquanto secas, mas elas incham consideravelmente em certos solventes orgânicos, como o diclorometano. O material inchado permite que reagentes movam-se facilmente para dentro e fora da matriz polimérica. Assim, os grupos fenila do polímero podem ser funcionalizados por substituição eletrofílica aromática. Para uso na síntese de peptídeos, usa-se um tipo de alquilação de Friedel-Crafts para clorometilar uma pequena percentagem dos anéis fenila do polímero.

Clorometilação eletrofílica do poliestireno

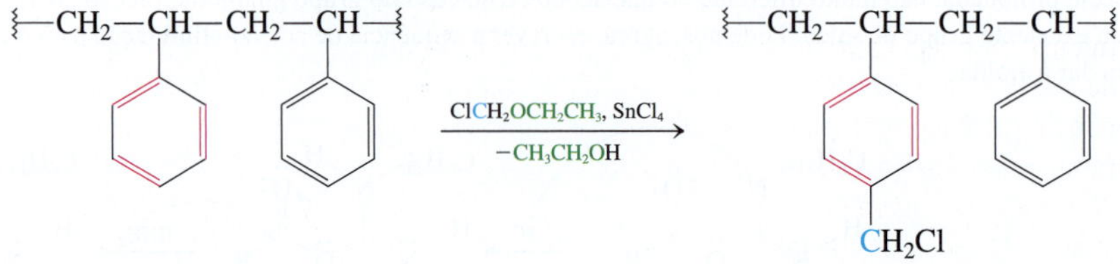

Poliestireno $\xrightarrow[-CH_3CH_2OH]{ClCH_2OCH_2CH_3, SnCl_4}$ Poliestireno funcionalizado (CH_2Cl)

EXERCÍCIO 26-21

Proponha um mecanismo plausível para a clorometilação dos anéis benzeno do poliestireno (**Sugestão:** reveja a Seção 15-11.)

A síntese de um dipeptídeo em poliestireno clorometilado segue o esquema abaixo.

MECANISMO ANIMADO: Cloração do metano

Síntese em fase sólida de um peptídeo

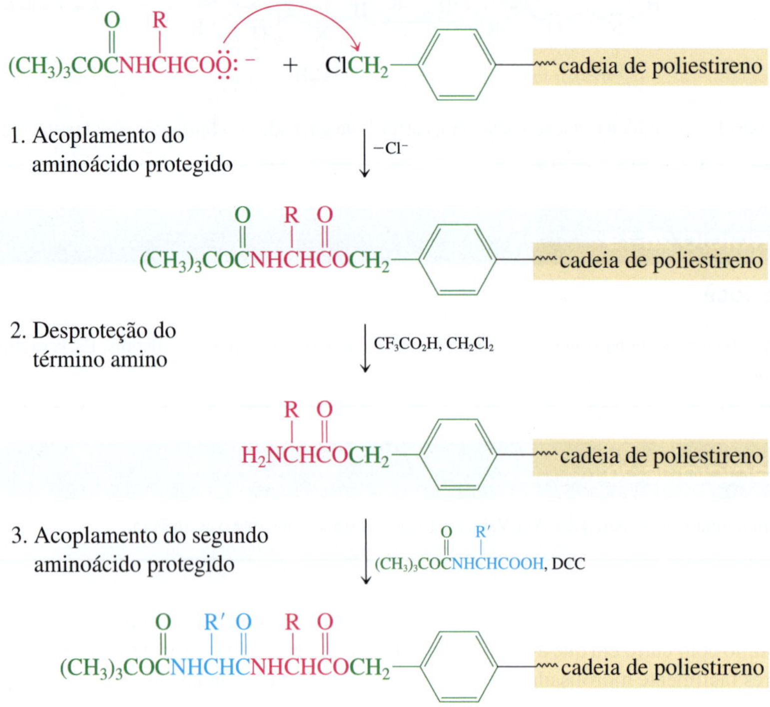

$(CH_3)_3COCNHCHCOO:^-$ + $ClCH_2$—〈cadeia de poliestireno〉

1. Acoplamento do aminoácido protegido $\downarrow -Cl^-$

$(CH_3)_3COCNHCHCOCH_2$—〈cadeia de poliestireno〉

2. Desproteção do término amino $\downarrow CF_3CO_2H, CH_2Cl_2$

$H_2NCHCOCH_2$—〈cadeia de poliestireno〉

3. Acoplamento do segundo aminoácido protegido $\downarrow (CH_3)_3COCNHCHCOOH, DCC$

$(CH_3)_3COCNHCHCNHCHCOCH_2$—〈cadeia de poliestireno〉

---

* Professor Robert B. Merrifield (1921-2006), Universidade Rockefeller, Nova York, Estados Unidos, Prêmio Nobel de 1984 (química).

4. Desproteção do término amino

$\downarrow$ CF$_3$CO$_2$H, CH$_2$Cl$_2$

$$\overset{R'}{\underset{|}{H_2NCHC}}\overset{O}{\underset{||}{N}}HCHCOCH_2-\!\!\!\!\bigcirc\!\!\!\!-\sim\sim\text{cadeia de poliestireno}$$

Com grupos R' e R acima.

5. Desconexão do dipeptídeo do polímero

$\downarrow$ HF

$$\overset{+}{H_3}\overset{R'}{\underset{|}{NCHC}}\overset{O}{\underset{||}{N}}HCHCOO^- \;+\; FCH_2-\!\!\!\!\bigcirc\!\!\!\!-\sim\sim\text{cadeia de poliestireno}$$

Dipeptídeo

O primeiro aminoácido protegido é ancorado ao poliestireno via substituição nucleofílica do cloreto de benzila pelo carboxilato. Faz-se a desproteção, que é seguida pelo acoplamento com um segundo aminoácido protegido no grupo amino. Uma nova desproteção e a remoção do dipeptídeo por tratamento com fluoreto de hidrogênio completa a sequência.

A grande vantagem da síntese em fase sólida é a facilidade com a qual os produtos podem ser isolados. Como todos os intermediários são imobilizados no polímero, os produtos podem ser purificados por simples filtração e lavagem.

Obviamente, não é necessário interromper o procedimento no estágio do dipeptídeo. A repetição da sequência de proteção e acoplamento leva a peptídeos cada vez maiores. Merrifield construiu um aparelho capaz de realizar automaticamente várias etapas do processo, com um ciclo ocorrendo em poucas horas. A primeira síntese total da insulina foi feita desta maneira. Mais de 5.000 operações independentes foram necessárias para reunir os 51 aminoácidos das duas cadeias. Graças ao procedimento automático, este processo levou apenas alguns dias.

A síntese automatizada de proteínas abriu várias possibilidades excitantes. Primeiro, ela pode ser usada para confirmar a estrutura de polipeptídeos que foram analisados pela degradação e sequenciamento da cadeia. Segundo, ela pode ser usada para construir proteínas artificiais mais ativas e mais específicas do que as naturais. Estas proteínas podem vir a ser importantes no tratamento de doenças ou na compreensão dos mecanismos das funções e atividades biológicas.

EM RESUMO, a síntese em fase sólida é um procedimento automatizado no qual uma cadeia peptídica ancorada pelo grupo carbóxi em um polímero é construída em ciclos de acoplamento e desproteção, a partir de monômeros protegidos no grupo amino.

26-8 Polipeptídeos na natureza: o transporte de oxigênio pelas proteínas mioglobina e hemoglobina

Dois polipeptídeos naturais funcionam como transportadores de oxigênio nos vertebrados, as proteínas mioglobina e hemoglobina. A mioglobina é ativa nos músculos, em que armazena e libera oxigênio quando necessário. A hemoglobina está presente nas hemácias do sangue e facilita o transporte de oxigênio. Na sua ausência, o sangue só seria capaz de absorver uma pequena fração (cerca de 2%) do oxigênio necessário ao organismo.

Como o oxigênio liga-se a estas proteínas? O segredo é que a mioglobina e hemoglobina são capazes de transportar oxigênio porque a proteína contém uma unidade não polipeptídica especial, chamada de **grupo heme**. Heme é uma molécula orgânica cíclica (chamada de **porfirina**) formada por quatro unidades de pirrol ligadas a um átomo de ferro (Figura 26-7). O complexo é vermelho e dá ao sangue sua cor característica.

O ferro do grupo heme liga-se a quatro átomos de nitrogênio, mas pode acomodar mais dois grupos, acima e abaixo do plano do anel da porfirina. Na mioglobina, um destes novos grupos é o anel imidazol de uma histidina ligada a uma das hélices-α da proteína (Figura 26-8A). O outro, o mais importante para o funcionamento da proteína, é o oxigênio. Próximo ao sítio de coordenação do oxigênio existe uma segunda unidade imidazol de histidina, que protege este lado do grupo heme por impedimento estérico. Assim, por exemplo, o monóxido de carbono, que também se

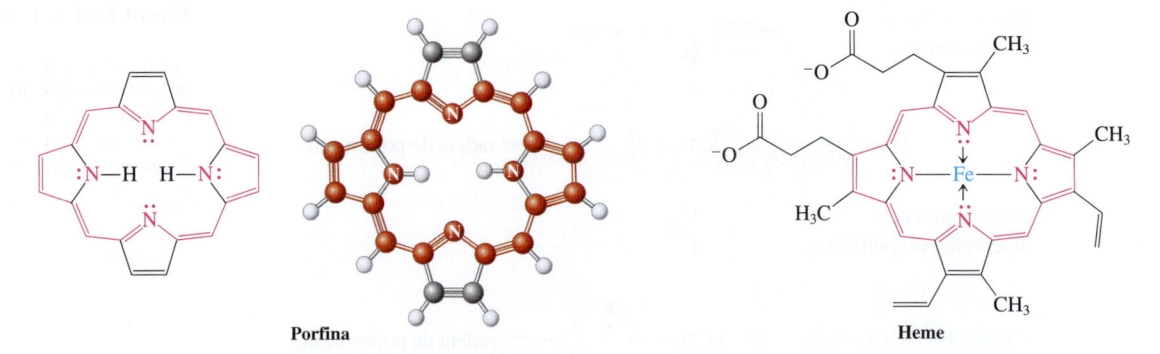

Figura 26-7 A porfina é a porfirina mais simples. Observe que o sistema forma um anel aromático com 18 elétrons π deslocalizados (indicados em vermelho). O grupo heme é uma porfirina biologicamente importante, responsável pelo transporte de oxigênio. Duas das ligações do ferro são dativas (covalentes coordenadas), indicadas por setas.

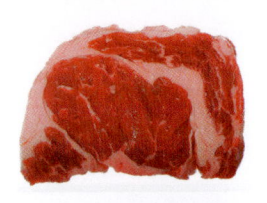

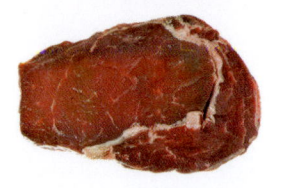

A carne fresca rapidamente fica escura, às vezes acinzentada. Entretanto, se for tratada com monóxido de carbono retém a cor vermelho vivo, que atrai os consumidores. A razão é a formação de um complexo Fe-CO no heme da hemoglobina.

liga ao ferro do grupo heme e bloqueia o transporte de oxigênio, não pode ligar-se fortemente (como ocorreria normalmente), em razão da presença deste segundo grupo imidazol. Isto permite a reversão dos efeitos do envenenamento por CO pela administração de oxigênio a uma pessoa recentemente exposta ao CO. Os dois substituintes imidazol nas vizinhanças do átomo de ferro do grupo heme estão próximos em decorrência do enovelamento da proteína. O resto da cadeia polipeptídica funciona como uma manta, bloqueando e protegendo o sítio ativo de interferências e controlando a cinética da reação (Figura 26-8B e C).

A mioglobina e a hemoglobina são excelentes exemplos dos quatro níveis estruturais das proteínas. A estrutura primária da mioglobina inclui 153 aminoácidos cuja sequência é bem conhecida. A mioglobina tem oito segmentos em hélice-α que consituem sua estrutura secundária. A maior hélice tem 23 resíduos. As alças da estrutura terciária conferem a forma tridimensional.

A hemoglobina tem quatro cadeias de proteínas. São duas *cadeias-α* de 141 resíduos cada e duas *cadeias-β* de 146 resíduos cada. Cada cadeia tem seu próprio grupo heme e uma estrutura terciária semelhante à da mioglobina. Existem vários contatos entre as cadeias. Em particular, α_1 está muito próxima de β_1 e α_2 de β_2. Estas interações conferem à hemoglobina sua estrutura quaternária (Figura 26-9).

O enovelamento da hemoglobina e da mioglobina é incrivelmente semelhante em várias espécies, mesmo quando a sequência de aminoácidos é diferente. Isto significa que a estrutura ter-

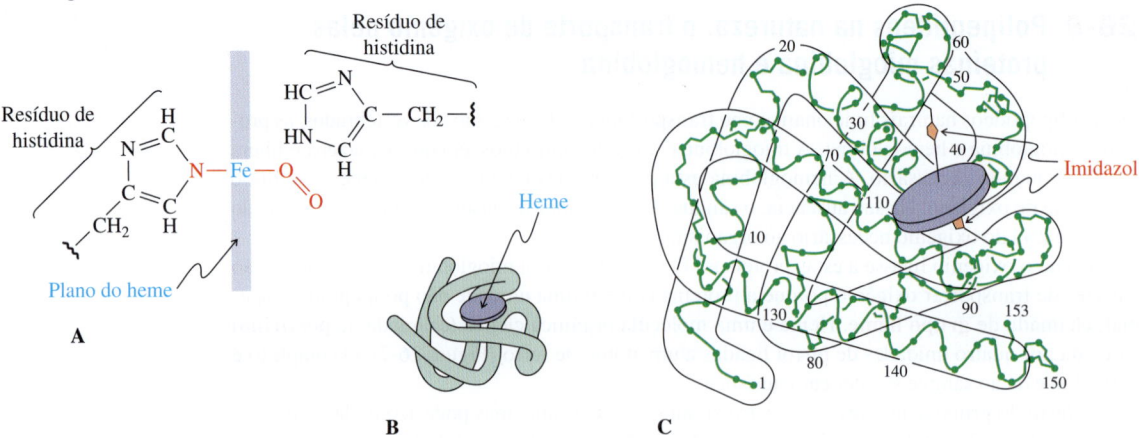

Figura 26-8 (A) Representação esquemática do sítio ativo da mioglobina mostrando o átomo de ferro no plano do sistema heme ligado a uma molécula de oxigênio e ao nitrogênio do imidazol de um resíduo de histidina. (B) Representação esquemática da estrutura terciária da mioglobina e seu heme. (C) Estruturas secundária e terciária da mioglobina (Segundo "A molécula de hemoglobina", por M. F. Perutz, *Scientific American*, novembro, 1964. Copyright © 1964, Scientific American, Inc.).

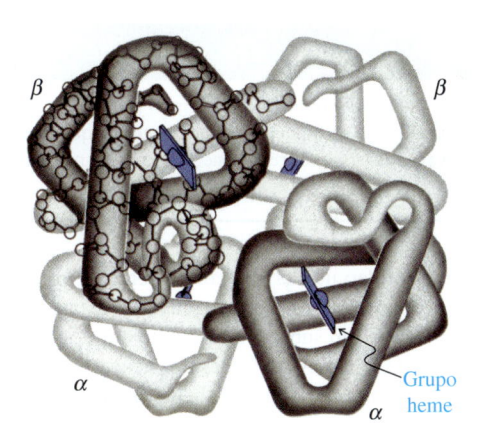

Figura 26-9 Estrutura quaternária da hemoglobina. Cada cadeia α e β tem seu próprio grupo heme. (Segundo R. E. Dickerson e I. Geis, 1969, *A Estrutura e Ação das Proteínas*, Benjamin-Cummings, p. 56. Copyright © 1969 por Irving Geis).

ciária destas enzimas assume uma configuração ótima ao redor do grupo heme. Este enovelamento permite que o grupo heme absorva o oxigênio molecular quando este último enche os pulmões, mantenha-o o tempo necessário para o transporte seguro e libere-o quando preciso.

26-9 Biossíntese de proteínas: ácidos nucleicos

Como a natureza monta as proteínas? A resposta desta questão baseia-se em uma das mais excitantes descobertas da ciência: a natureza e o funcionamento do código genético. Toda a informação hereditária está contida nos **ácidos desóxi-ribonucleicos (DNA)**. A decodificação desta informação pela síntese das muitas enzimas necessárias para o funcionamento das células é feita pelos **ácidos ribonucleicos (RNA)**. Depois dos carboidratos e polipeptídeos, os ácidos nucleicos são o terceiro principal grupo de polímeros biológicos. Veremos, nesta seção, sua estrutura e sua função.

Quatro heterociclos definem a estrutura dos ácidos nucleicos

Diante da diversidade dos produtos naturais, as estruturas do DNA e do RNA podem ser consideradas relativamente simples. Todos os seus componentes, chamados de **nucleotídeos**, são polifuncionais e é uma das maravilhas da natureza que a evolução tenha eliminado quase todas exceto algumas poucas combinações específicas. Os ácidos nucleicos são polímeros nos quais açúcares têm várias **bases** nitrogenadas heterocíclicas como substituintes e ligam-se por unidades fosfato (Figura 26-10).

No DNA, as unidades de açúcar são 2-desóxi-riboses e só ocorrem quatro bases, a **citosina (C)**, a **timina (T)**, a **adenina (A)** e a **guanina (G)**. O açúcar característico do RNA é a ribose e, novamente, ocorrem somente quatro bases, porém o ácido nucleico utiliza a uracila (U) no lugar da timina.

Figura 26-10 Parte da cadeia de DNA. A base é um heterociclo nitrogenado. O açúcar é a 2-desóxi-ribose.

Açúcares e bases dos ácidos nucleicos

2-Desóxi-ribose   Ribose

Citosina (C)   Timina (T)   Adenina (A)   Guanina (G)   Uracila (U)

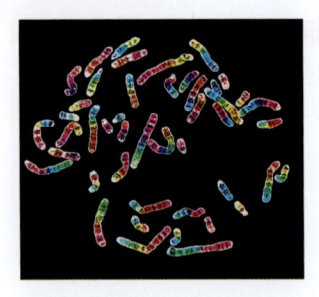

Química Orgânica

Cromossomos masculinos humanos, as estruturas da célula que carregam a informação genética codificada no DNA.

EXERCÍCIO 26-22

Ainda que as estruturas citadas anteriormente não sugiram isto (exceto no caso da adenina), a citosina, a timina, a guanina e a uracila são aromáticas, embora menos do que as azapiridinas correspondentes. Explique. (**Sugestão:** reveja a discussão da ressonância nas amidas nas Seções 20-1 e 26-4 e o Problema de Integração 25-29.)

A construção do nucleotídeo utiliza três componentes. Primeiro, troca-se o grupo hidroxila em C1 do açúcar por uma das bases nitrogenadas. Esta combinação é chamada de um **nucleosídeo**. Depois, coloca-se um substituinte fosfato em C5. Isto permite escrever os quatro nucleotídeos do DNA e os do RNA. As posições dos açúcares nos nucleosídeos e nucleotídeos são reprentadas por 1′, 2′, e assim por diante, para distingui-los dos átomos de carbono dos heterociclos nitrogenados.

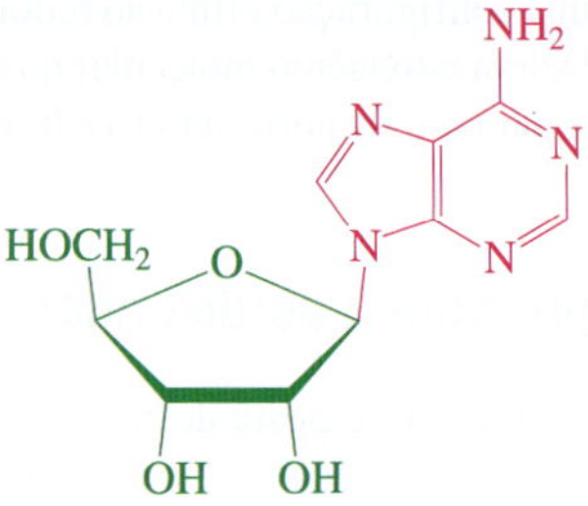

Adenosina
(um nucleosídeo)

Nucleotídeos do DNA

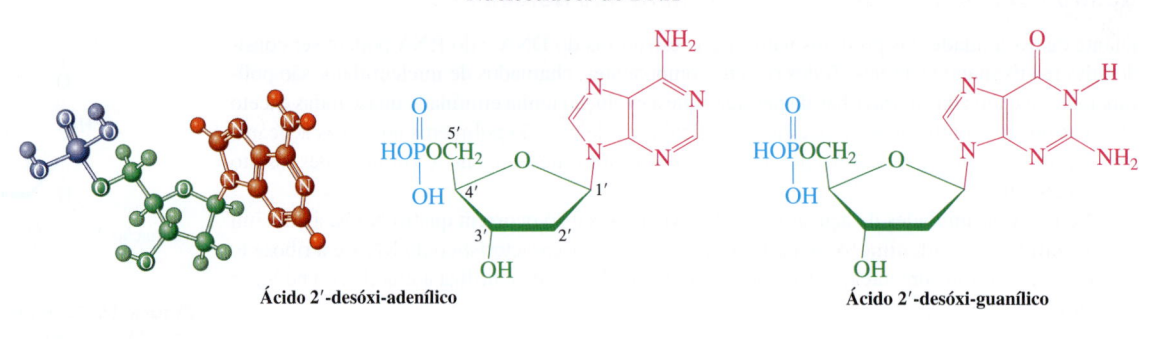

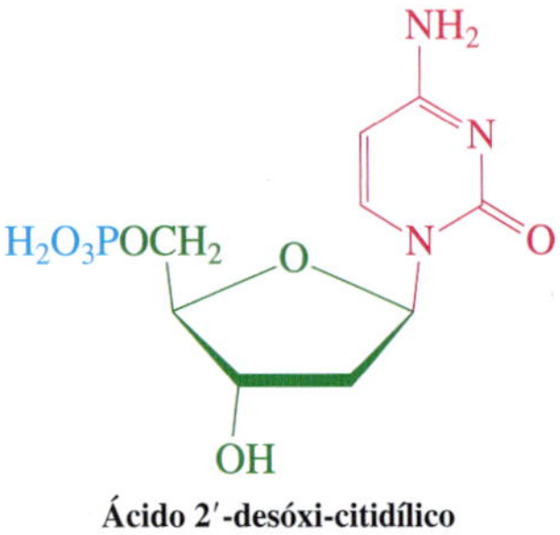

Ácido 2′-desóxi-adenílico

Ácido 2′-desóxi-guanílico

Ácido 2′-desóxi-citidílico

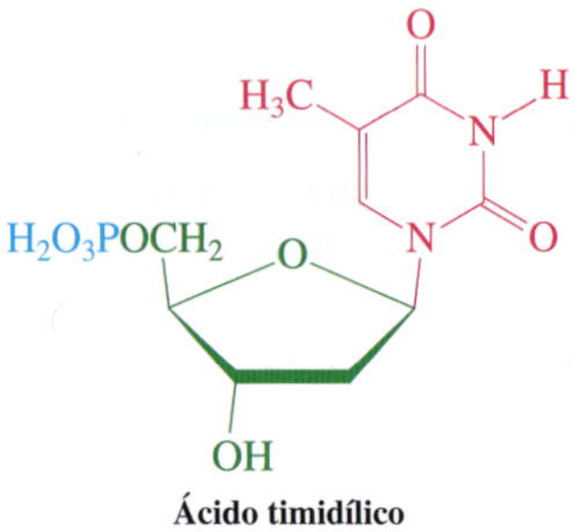

Ácido timidílico

Capítulo 26 Aminoácidos, Peptídeos, Proteínas e Ácidos Nucleicos 1243

> **DESTAQUE QUÍMICO 26-3**
>
> ### As bases ácidos nucleicos e nucleosídeos sintéticos em medicina
>
> 5-Fluoro-uracila (fluracil)
>
> 9-[(2-Hidróxi-etóxi)-metil]-guanosina (aciclovir)
>
> 3'-Azido-3'-desóxi-timidina (zidovudina ou AZT)
>
> 1-β-D-ribofuranosil-1,2,4-triazolo-3-carboxamida (ribavirina)
>
> O papel central da replicação dos ácidos nucleicos na biologia está sendo explorado na medicina. Muitas centenas de bases e nucleosídeos modificados sinteticamente já foram preparados e seus efeitos investigados na síntese de ácidos nucleicos. Alguns deles, já em uso clínico, incluem a 5-fluoro-uracila (*fluracil*), um agente anticâncer, a 9-[(2-hidróxi-etóxi)-metil]-guanosina (*aciclovir*), ativa contra o vírus da herpes simplex, a 3'-azido-3'-desóxi-timidina (*zidovudina*, ou *AZT*), a primeira droga aprovada (em 1987) para o combate ao vírus da AIDS e a 1-β-D-ribofuranosil-1,2,4-triazolo-3-carboxamida (*ribavirina*), usada no tratamento da hepatite C e infecções respiratórias de origem viral.
>
> Substâncias como essas podem interferir na replicação dos ácidos nucleicos porque podem substituí-los em sua síntese. As enzimas associadas a este processo são enganadas e incorporam a droga, impedindo a síntese biológica correta do polímero.

Nucleotídeos do RNA

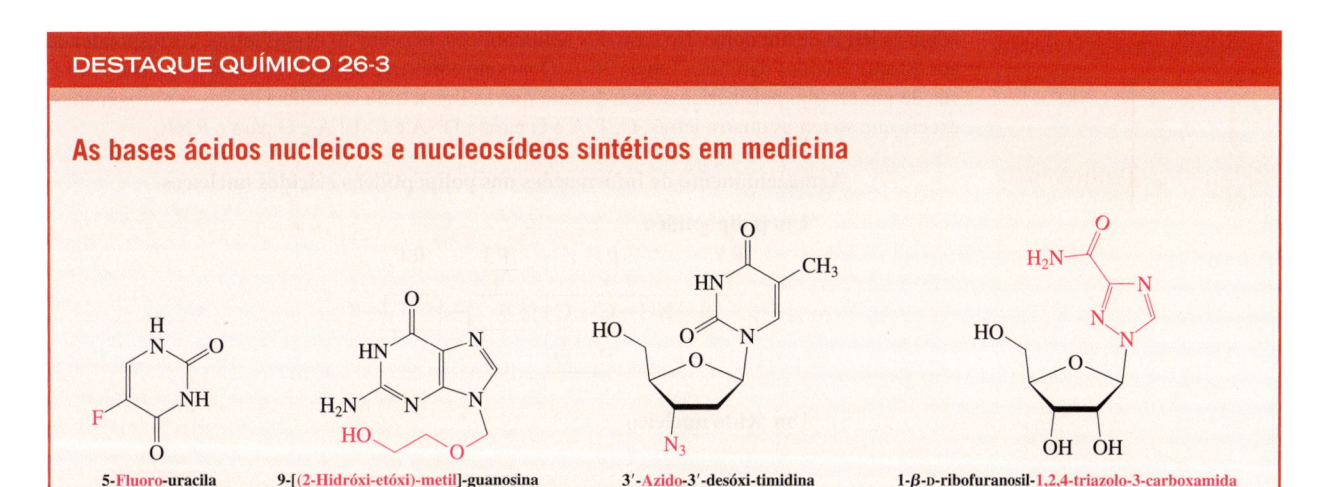

Ácido adenílico

Ácido guanílico

Ácido citidílico

Ácido uridílico

A cadeia polimérica mostrada na Figura 26-10 é, portanto, facilmente escrita pela repetição de uma ponte de éster fosfato do C5' (chamado de **terminação 5'**) de uma unidade açúcar de um nucleotídeo ao C3' (a **terminação 3'**) de outro nucleotídeo.

Neste polímero, as bases têm o mesmo papel do substituinte em 2 dos aminoácidos de um polipeptídeo, isto é, a sequência varia de um ácido nucleico a outro e determina, assim, as propriedades biológicas fundamentais do sistema. Da perspectiva do armazenamento de informação, os polipeptídeos o fazem usando um esqueleto polimérico de amidas com cadeias laterais diferentes, como as letras de um nome. No caso dos polipeptídeos, existem 20 dessas letras, correspondendo aos 20 aminoácidos naturais (Tabela 26-1). O mesmo objetivo é atingido nos ácidos nucleicos através de um arranjo polimérico açúcar-fosfato que se liga a uma sequência de bases nitrogenadas, exceto que só temos quatro letras, C, T, A e G para o DNA e C, U, A e G para o RNA.

Armazenamento de informações nos polipeptídeos e ácidos nucleicos

Um polipeptídeo

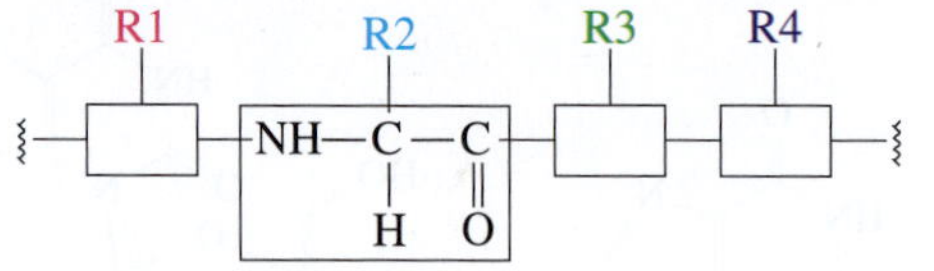

Um ácido nucleico

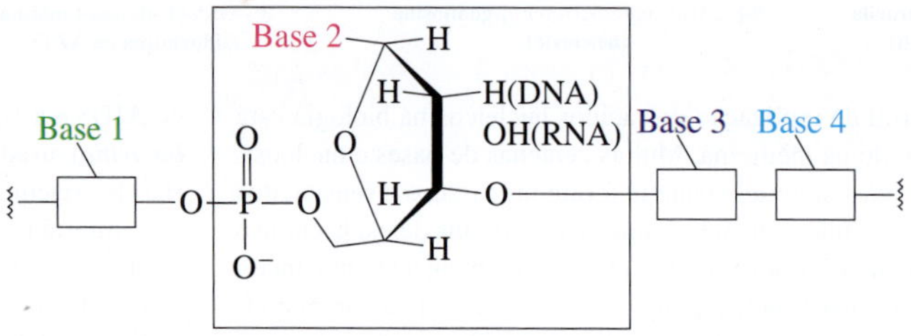

As cadeias dos ácidos nucleicos formam uma hélice dupla

Os ácidos nucleicos, especialmente o DNA, podem formar cadeias extraordinariamente longas (podem chegar a vários centímetros), com pesos moleculares da ordem de 150 bilhões. Como as proteínas, eles têm estruturas secundárias e terciárias. Watson e Crick* fizeram, em 1953, sua proposta engenhosa para a estrutura do DNA. Eles sugeriram que o DNA era formado por uma hélice dupla composta por duas fitas com sequências de bases que se complementavam. Uma peça de informação crucial é que, no DNA de várias espécies, a razão entre a adenina e a timina, bem como entre a guanina e a citosina, é sempre igual a um. Watson e Crick concluíram que duas cadeias estão presas por ligações hidrogênio, de tal modo que a adenina e a guanina de uma cadeia

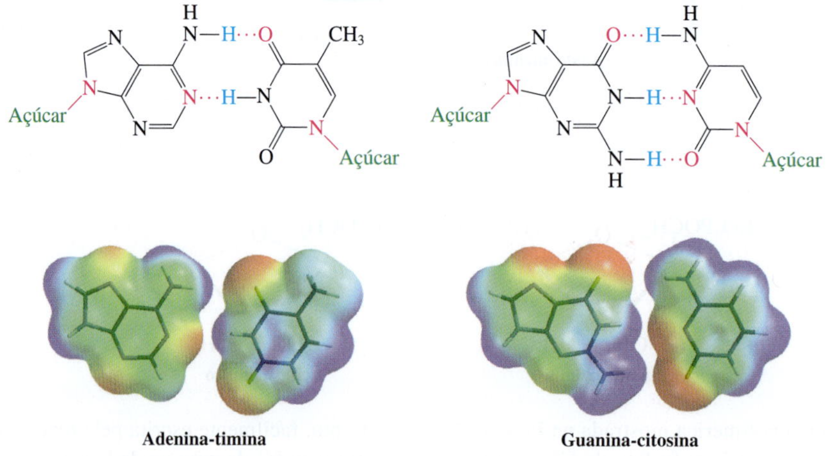

Figura 26-11 Ligações hidrogênio entre pares de bases adenina-timina e guanina-citosina. Os componentes de cada par estão sempre presentes em quantidades iguais. Os mapas de potencial eletrostático dos pares adenina-timina e guanina-citosina mostram como as regiões de cargas opostas (em vermelho e azul) se alinham face a face.

Adenina-timina

Guanina-citosina

---

* Professor James D. Watson (nascido em 1928), Universidade Harvard, Cambridge, Massachusetts, Estados Unidos, Prêmio Nobel de 1962 (medicina) e professor Francis H. C. Crick (nascido em 1916), Universidade de Cambridge, Inglaterra, Prêmio Nobel de 1962 (medicina).

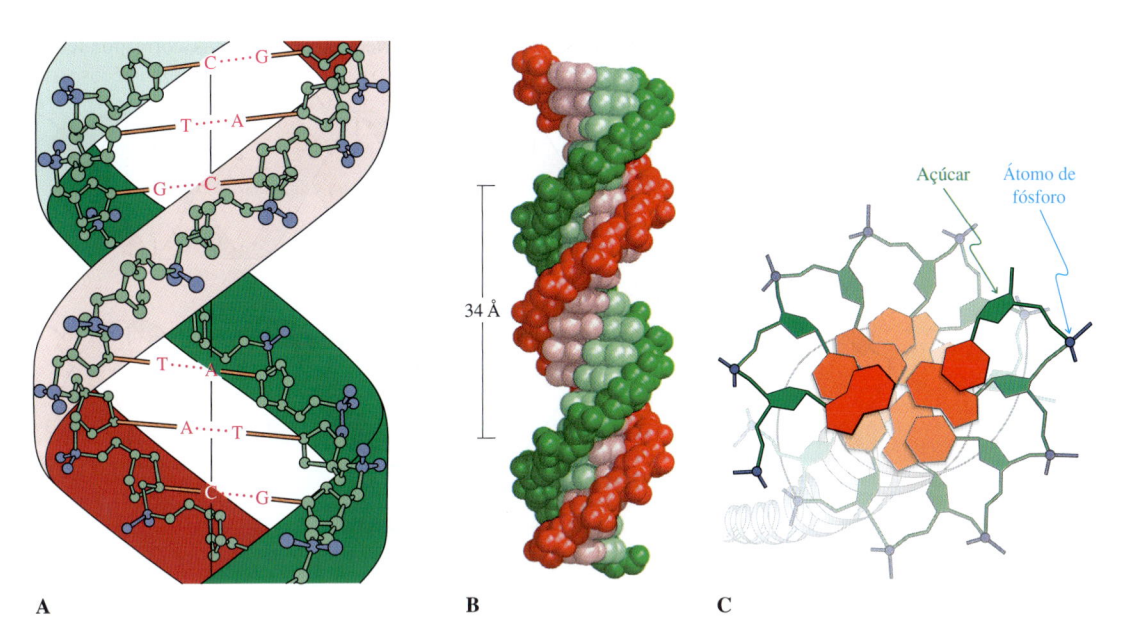

Figura 26-12 (A) As duas fitas de ácido nucleico de uma hélice dupla de DNA mantêm-se juntas por ligações hidrogênio entre grupos de bases complementares. Observação: as duas cadeias orientam-se em direções opostas e todas as bases estão na parte interior da hélice dupla. O diâmetro da hélice é 20 Å, a separação base-base entre as fitas é ~ 3,4 Å e a hélice se repete a cada 10 resíduos ou 34 Å. (B) Modelo de volume cheio da hélice dupla do DNA (fitas em verde e vermelho). Nesta figura, as bases estão em cores mais claras do que as do esqueleto de açúcar-fosfato. (C) Uma das fitas da hélice dupla do DNA vista segundo o eixo da molécula. O esquema de cores em (A) e (C) corresponde ao da Figura 26-10. (Segundo *Bioquímica*, 6ª ed., por Jeremy M. Berg, John L. Tymoczko e Lubert Stryer, W.H. Freeman e Compania. Copyright © 1975, 1981, 1988, 1995, 2002 e 2007.)

interagem com a timina e a citosina de outra cadeia (Figura 26-11). Assim, se um segmento de DNA em uma fita tem a sequência -A-G-C-T-A-C-G-A-T-C-, ele interage por ligações hidrogênio com outra fita com a sequência -T-C-G-A-T-G-C-T-A-G-, que lhe é complementar.

$$\text{—A—G—C—T—A—C—G—A—T—C—}$$
$$\text{—T—C—G—A—T—G—C—T—A—G—}$$

Devido a outras restrições estruturais, o arranjo que otimiza as ligações hidrogênio e reduz as repulsões estéricas é uma hélice dupla (Figura 26-12). As energias de ligação hidrogênio cumulativas envolvidas são substanciais, levando em conta que um único pareamento de bases, como na Figura 26-11, é favorável por 5,8 kcal mol^{-1} (24 kJ mol^{-1}) para G—C e 4,3 kcal mol^{-1} (18 kJ mol^{-1}) para A—T.

Na replicação do DNA, as fitas se desenrolam e novas fitas complementares se formam

Não há restrição de ordem nas sequências de bases dos ácidos nucleicos. Watson e Crick propuseram que a sequência específica das bases de um DNA em particular contém toda a informação genética necessária para a duplicação da célula e para o crescimento e desenvolvimento do organismo como um todo. Além disso, a estrutura em hélice dupla sugere o mecanismo de **replicação** do DNA, isto é, de fazer uma cópia exata de si mesmo e, assim, transferir o código genético para outras células. Por este mecanismo, cada uma das fitas do DNA funciona como um padrão. A hélice dupla se desenrola parcialmente e enzimas, chamadas de DNA-polimerases, começam a construir o novo DNA por acoplamento de nucleotídeos na sequência complementar do padrão, sempre justapondo C a G e A a T (Figura 26-13). Finalmente, duas hélices duplas completas são produzidas a partir da original. Este processo funciona em todo o material genético humano, ou

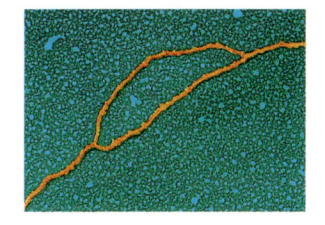

Imagem de microscopia eletrônica de transmissão da replicação do DNA. As duas fitas complementares se desenrolam para gerar uma "bolha" que cresce e se abre, assumindo a forma de uma molécula em Y chamada de garfo de replicação.

Figura 26-13 Modelo simplificado da replicação do DNA. Inicialmente, a hélice dupla se desenrola em duas hélices simples. Cada uma delas é usada como molde para a reconstrução da sequência complementar de ácidos nucleicos.

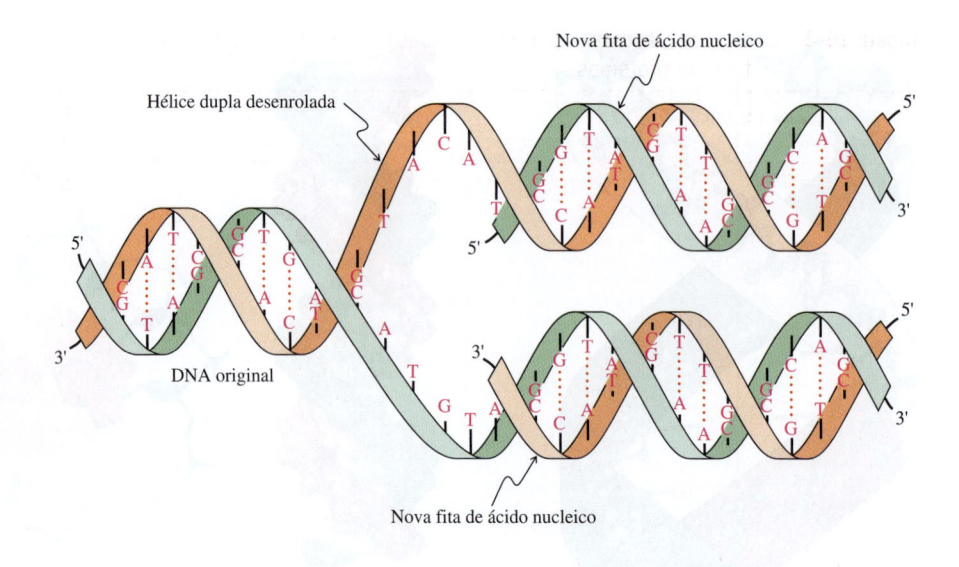

genoma, algo em torno de 2,9 bilhões de pares de bases, com erro menor do que 1 em cada 10 bilhões de pares de bases.

EM RESUMO, os ácidos nucleicos, DNA e RNA, são polímeros de unidades monoméricas chamadas de nucleotídeos. Existem quatro nucleotídeos para cada um deles, diferentes apenas na estrutura da base: citosina (C), timina (T), adenina (A) e guanina (G) para o DNA, e citosina, uracila (U), adenina e guanina para o RNA. Os dois ácidos nucleicos também diferem na unidade açúcar: desóxi-ribose para o DNA e ribose para o RNA. A replicação do DNA e a síntese do RNA a partir do DNA são facilitadas pelo caráter complementar das bases A—T—, G—C e A—U. A hélice dupla se desenrola e funciona como padrão para a replicação.

26-10 A síntese de proteínas via RNA

O mecanismo de duplicação da sequência completa dos nucleotídeos na replicação do DNA é usada com vários fins, pela natureza e pelos químicos, para obter cópias do código genético. Na natureza, a aplicação mais importante é a construção do RNA, chamada de **transcrição**, que traduz as partes do DNA que contêm a informação (os **genes**) necessária para sintetizar as proteínas das células. O processo pelo qual esta informação transcrita é descodificada e usada para construir proteínas é chamado de **translação**. Os três participantes essenciais na síntese das proteínas são o **RNA mensageiro** do "DNA transcrito" **(mRNA)**, a "unidade de entrega" dos aminoácidos específicos que serão conectados por ligações peptídicas, o **RNA transferidor (tRNA)** e o catalisador que permite a formação da ligação amida, o **ribossomo**.

A síntese de uma proteína começa com o mRNA, uma cópia de um pedaço de uma fita simples de um DNA parcialmente desenrolado (Figura 26-14). Sua cadeia é muito menor do que a do DNA, e ele não permanece ligado ao DNA, separando-se quando a síntese termina. O mRNA é o padrão responsável pela manutenção da sequência correta das unidades de aminoácidos nas proteínas. Como o mRNA faz isto? Cada sequência de três bases, chamadas de **códon**, especifica um aminoácido em particular (Tabela 26-3). A permutação simples deste código de três bases pelo

Figura 26-14 Imagem simplificada da síntese do RNA mensageiro a partir da fita do DNA (parcialmente desenrolado).

Tabela 26-3 Código de três bases para os aminoácidos comuns usados na síntese de proteínas

Aminoácido	Sequência de bases	Aminoácido	Sequência de bases	Aminoácido	Sequência de bases
Ala (A)	GCA	His (H)	CAC	Ser (S)	AGC
	GCC		CAU		AGU
	GCG				UCA
	GCU	Ile (I)	AUA		UCG
			AUC		UCC
Arg (R)	AGA		AUU		UCU
	AGG				
	CGA	Leu (L)	CUA	Thr (T)	ACA
	CGC		CUC		ACC
	CGG		CUG		ACG
	CGU		CUU		ACU
			UUA		
Asn (N)	AAC		UUG	Trp (W)	UGG
	AAU				
		Lys (K)	AAA	Tyr (Y)	UAC
Asp (D)	GAC		AAG		UAU
	GAU				
		Met (M)	AUG	Val (V)	GUA
Cys (C)	UGC				GUG
	UGU	Phe (F)	UUU		GUC
			UUC		GUU
Gln (Q)	CAA				
	CAG	Pro (P)	CCA	Iniciação da cadeia	AUG
			CCC		
Glu (E)	GAA		CCG	Terminação da cadeia	UGA
	GAG		CCU		UAA
					UAG
Gly (G)	GGA				
	GGC				
	GGG				
	GGU				

número total de bases (quatro) dá origem a $4^3 = 64$ sequências diferentes. Este número é mais do que suficiente porque apenas 20 aminoácidos são necessários para a síntese das proteínas. Isto parece ser um exagero, mas lembre-se de que a alternativa inferior, isto é, um código com apenas duas bases, daria $4^2 = 16$ combinações, insuficiente para o número de aminoácidos diferentes encontrados nas proteínas naturais.

Os códons não se sobrepõem, isto é, as três bases que especificam um aminoácido não participam do códon precedente ou do sucessor. Além disso, a "leitura" da sequência de bases é consecutiva, cada códon imediatamente depois do anterior, sem interrupções. Por outro lado, a natureza usa os 64 códons ao permitir que vários deles descrevam o mesmo aminoácido (Tabela 26-3). Somente o triptofano e a metionina são caracterizados por um código único de três bases. Alguns códons agem como sinais para o início ou o término da operação de síntese da cadeia de polipeptídeos. Observe que o códon iniciador (AUG) é também o códon da metionina. Assim, se o códon AUG aparecer *depois* do início de uma síntese de cadeia, a metionina será produzida. A sequência completa de bases do DNA nas células define seu **código genético**.

Mutações na sequência de bases do DNA podem ser causadas por interferência física (radiação) ou química (carcinógenos, veja, por exemplo, a Seção 16-7). As mutações podem trocar uma base por outra ou podem adicionar ou remover uma ou mais bases. Aqui reside um dos valores em potencial dos códons redundantes. Se, por exemplo, a sequência CCG (prolina) de um RNA fosse alterada por mutação para a sequência CCC, a prolina ainda seria sintetizada corretamente.

> **EXERCÍCIO 26-23**
>
> Qual é a sequência de uma molécula de mRNA produzida a partir de uma fita padrão de DNA com a composição 5′-ATTGCTCAGCTA-3′?

> **EXERCÍCIO 26-24**
>
> (a) Que sequência de aminoácidos é codificada pela seguinte sequência de bases do mRNA (comece à esquerda): A-A-G-U-A-U-G-C-A-U-C-A-U-G-C-U-U-A-A-G-C?
>
> (b) Identifique a mutação que teria de ocorrer para que Trp estivesse presente no peptídeo resultante.

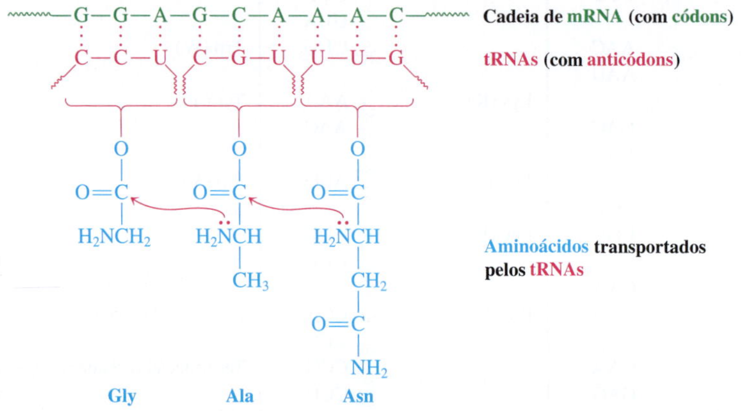

Figura 26-15 Representação da biossíntese do tripeptídeo Gly-Ala-Asn. Os tRNAs com seus aminoácidos específicos alinham os anticódons ao longo dos códons do mRNA, antes que as enzimas ribossomais sintetizem as ligações amida.

Com uma cópia dos códons necessários, as proteínas são, então, sintetizadas ao longo do padrão de mRNA com a ajuda de um grupo de ácidos nucleicos importantes, os tRNAs. Estas moléculas são relativamente pequenas, com 70 a 90 nucleotídeos. Cada tRNA é programado para transportar somente um dos 20 aminoácidos e entregá-lo ao mRNA durante a construção da proteína. A sequência de aminoácidos codificada no mRNA é lida, códon a códon, por uma sequência complementar no tRNA, chamada de **anticódon**. Em outras palavras, os tRNAs, cada um carregando seu aminoácido específico, alinham-se ao longo da fita de mRNA na forma correta. Neste ponto, ribossomos catalíticos (enzimas muito grandes) que contêm seus próprios RNAs facilitam a formação da ligação peptídica (Figura 26-15). Na medida em que a cadeia de polipeptídeos cresce, ela começa a desenvolver suas estruturas secundária e terciária características (hélices α, folhas pregueadas etc.) assistida por enzimas que ajudam a formar as pontes dissulfeto necessárias. Tudo isso se passa com velocidade impressionante. Estima-se que uma proteína com aproximadamente 150 aminoácidos possa ser biossintetizada em menos de 1 minuto. Obviamente a natureza é superior ao químico orgânico de sínteses, pelo menos nesta área.

EM RESUMO, o RNA é responsável pela biossíntese de proteínas. Cada sequência de três bases, ou códon, especifica um aminoácido em particular. Os códons não se sobrepõem e mais de um deles pode especificar o mesmo aminoácido.

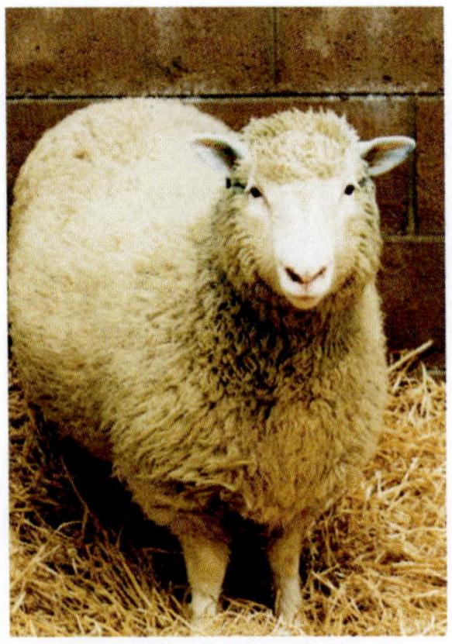

A ovelha Dolly, o primeiro clone viável de uma célula de mamífero adulto, morreu em 2003 com 7 anos de idade.

26-11 O sequenciamento e a síntese do DNA: marcos na tecnologia genética

A biologia molecular está sendo revolucionada porque aprendemos a decifrar, reproduzir e alterar o código genético dos organismos. Os genes e outras sequências do DNA de um genoma podem ser copiados (*clonados*) com frequência em grande escala. Os genes de organismos superiores podem ser expressos (isto é, fazer que sintetizem proteínas) em organismos inferiores ou podem ser modificados para produzir proteínas "artificiais". Genes modificados têm sido reintroduzidos com sucesso no organismo de origem, alterando a fisiologia e a bioquímica do hospedeiro "inicial". Grande parte deste desenvolvimento deve-se a avanços em bioquímica tais como a descoberta de enzimas que podem cortar, unir ou replicar seletivamente o DNA e o RNA. Assim, por exemplo, *enzimas de restrição* cortam moléculas longas em pequenos fragmentos bem definidos que podem ser unidos a outros DNAs por *DNA-ligases* (*tecnologia de recombinação de DNA*). As *polimerases* catalisam a replicação do DNA e sequências definidas de DNA podem ser feitas em grande escala pela *reação em cadeia da polimerase*. A lista continua e sua descrição está além do escopo deste texto.

A base destas descobertas é o conhecimento da estrutura primária dos ácidos nucleicos e o desenvolvimento de métodos de síntese.

O sequenciamento rápido do DNA decifrou o genoma humano

O sequenciamento do DNA pode ser feito por métodos químicos (introduzidos por Gilbert* e seu estudante Maxam) e enzimáticos, especialmente o protocolo didesóxi-nucleotídeo de Sanger[†]. Em ambas as metodologias, em analogia com a análise de proteínas (Seção 26-5), a fita intratável de DNA é primeiro quebrada em pontos específicos por enzimas chamadas de **endonucleases de restrição**.

Existem mais de 200 dessas enzimas que permitem o acesso a muitas sequências parcialmente superponíveis. No procedimento de Maxam-Gilbert, aqui descrito de forma simplificada, as partes do DNA assim obtidas são marcadas enzimaticamente nas terminações 5′-fosfato (a extremidade de partida), não por métodos químicos como na degradação de Edman, mas com fósforo radioativo (^{32}P) para a detecção analítica na próxima etapa (oligonucleotídeos são incolores e não podem ser identificados visualmente). Essa etapa consiste na submissão dos fragmentos puros marcados, em quatro experimentos separados, a reagentes que quebram as ligações de bases específicas (isto é, somente em A, G, T ou C, respectivamente). As condições de quebra são controladas de modo que elas ocorram essencialmente uma vez em cada cópia, mas em todos os lugares em que essa base particular ocorre. Os produtos de cada experimento são misturas de oligonucleotídeos cujos términos são conhecidos: metade deles contém o sinal radioativo na extremidade de partida e a outra metade não está marcada e é ignorada. A posição do nucleotídeo terminal no DNA original é deduzida pelo tamanho da cadeia radioativa, uma medida feita por eletroforese (Seção 26-5), que separa os fragmentos das misturas de nucleotídeos pelo tamanho. O conjunto de produtos que são feitos e identificados desta maneira revela a sequência das bases.

Uma analogia simples é imaginar uma fita de medida marcada ao acaso por pontos de quatro cores diferentes. Voce pode fazer muitas cópias desta fita e tem quatro tesouras automáticas que cortam a fita em apenas um ponto específico. Você, então, divide sua coleção de fitas em quatro grupos e deixa as tesouras trabalharem. O resultado do experimento será uma coleção de fitas de tamanhos diferentes que indicam onde um ponto específico ocorre.

No método de Sanger, o pedaço de DNA a ser sequenciado, a fita modelo, é submetido a uma enzima, a DNA polimerase, que o reproduz muitas vezes (como a fita complementar, Seção 26-9), a partir de uma extremidade (o término 3′). A replicação exige a adição de quatro nucleotídeos (abreviados como N, a seguir) A, G, T e C [na forma dos trifosfatos (TF)] reativos, respectivamente, para o crescimento da cadeia. O truque é adicionar à mistura quantidades muito pequenas de um nucleotídeo modificado, o que faz que o crescimento da cadeia acabe no ponto em que o nucleotídeo normal teria sido incorporado. A modificação é simples: em vez da 2′-desóxi-ribose (d), usamos a 2′,3′-didesóxi-ribose (dd). Além disso, para visualizar o resultado final, a base ligada à didesóxi-ribose é marcada com uma molécula fluorescente que pode ser detectada por exposição à luz de comprimento de onda adequado.

---

* Professor Walter Gilbert (nascido em 1932), Universidade Harvard, Prêmio Nobel de 1980 (química).

[†] Professor Frederick Sanger (nascido em 1918), Universidade de Cambridge, Inglaterra, Prêmios Nobel de 1958 (química, pela estrutura da insulina) e de 1980 (química, pelo sequenciamento de nucleotídeos).

Os nucleotídeos que alimentam o método de Sanger do sequenciamento do DNA

2'-Desóxi-ribonucleosídeo trifosfato "normal" (dNTP)

2',3'-Didesóxi-ribonucleosídeo trifosfato com sonda fluorescente (ddNTP)

O procedimento passo a passo é o seguinte (Figura 26-16). Na primeira etapa, cópias múltiplas da fita modelo são feitas por um procedimento que também adiciona uma sequência curta conhecida de nucleotídeos ao término 3'. Isto é necessário para que ocorra a ligação a uma seção complementar do molde, criando uma fita dupla curta que serve de ponto de partida para a DNA polimerase. Em outras palavras, ela indica à enzima onde começar a replicação (onde a fita dupla conhecida termina e a fita simples desconhecida começa). A seguir, dividimos nossas fitas modelo a serem sequenciadas em quatro conjuntos e fazemos reagir a polimerase em cada um deles, separadamente. No primeiro, usamos dATP, dTTP, dGTP e dCTP além de 1% de ddATP, e deixamos a reação ocorrer. A polimerase começará a sintetizar uma fita complementar ao modelo, isto é, quando encontra um T ela adicionará um A, quando ela encontra um C ela adicionará um G e vice-versa. O importante é que, em 1% do tempo, quando ela encontra um T ela adicionará um

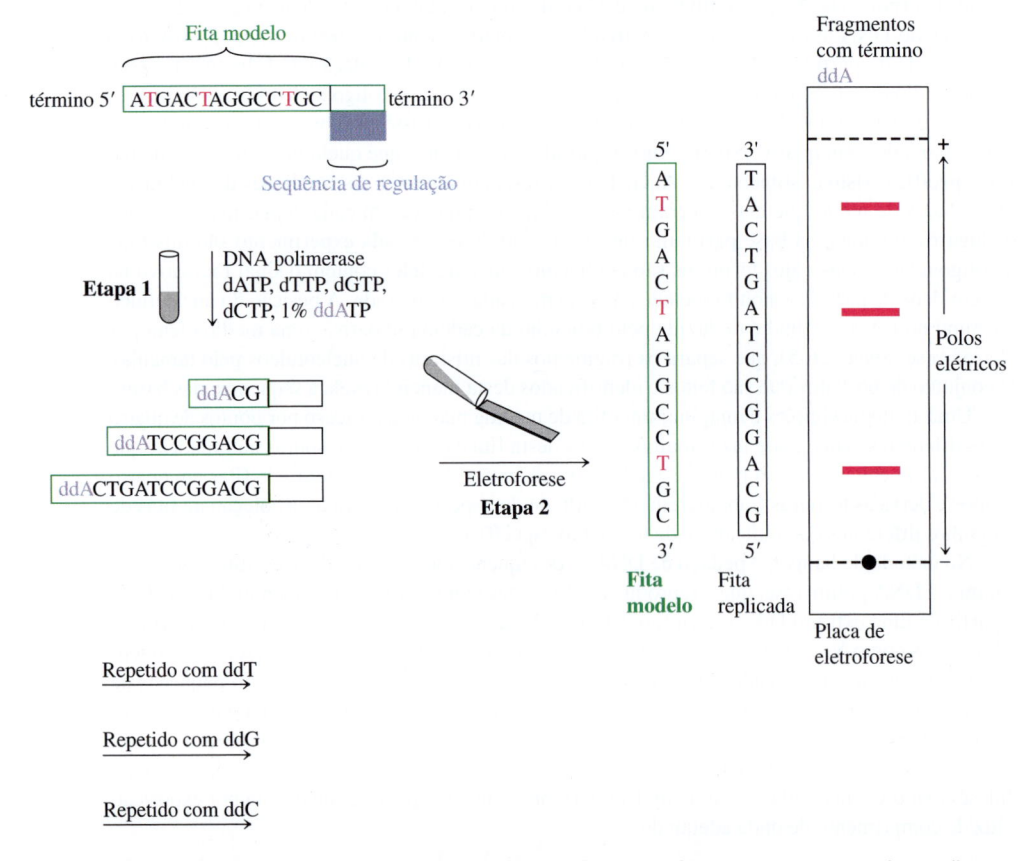

Figura 26-16 Sequenciamento de Sanger de didesóxi-nucleotídeos de uma amostra de um oligonucleotídeo, chamado de fita molde. A sequência conhecida de regulação diz à DNA polimerase onde começar a replicação. Ela se interrompe quando um 2',3'-didesóxi-ribonucleotídeo (no experimento que mostramos é o ddA) é adicionada à cadeia em crescimento. A eletroforese da mistura resultante mostra o comprimento de todos os fragmentos com o nucleotídeo terminal conhecido e, portanto, sua posição na fita replicada e de seu complemento na fita modelo.

ddA "defunto", isto é, em que falta o grupo OH necessário para que a cadeia continue a crescer. A replicação para e a fita incompleta se separa do modelo.

Note que, em 99% do tempo, T será complementado por dA e a replicação continua, sem interrupção, todos os T da sequência tendo essencialmente a mesma chance de encontrar o ddA. Assim, todos os T são marcados e uma coleção de oligonucleotídeos de tamanhos diferentes é gerada, todos terminando com ddA. Na etapa 2, esta mistura é separada por eletroforese e a posição das bandas visualizada pela emissão de fluorescência do corante que está ligado ao ddA. A posição das bandas dá o comprimento da fita e, portanto, a posição dos nucleotídeos A na fita replicada e de T na fita molde.

Após ter estabelecido as posições de todos os T na fita molde, o mesmo experimento é feito mais três vezes, com ddT, ddG e ddC, respectivamente, para interromper a síntese, dando assim as posições dos outros três nucleotídeos na sequência.

O método de Sanger foi automatizado de tal maneira que oligonucleotídeos com até 3 milhões de bases podem ser sequenciados com eficiência em um dia ou menos. As chaves para a automatização são a ligação de corantes de cores diferentes aos ddNTP – por exemplo, vermelho para T, verde para A, amarelo para G e azul para C –, o uso de detecção a laser, análise paralela e o crescente poder dos computadores. A máquina sequenciadora produz registros cromatográficos que dão a sequência que está sendo investigada em folhas de papel (Figura 26-17). A técnica tornou-se tão conveniente que o sequenciamento do DNA, mais do que o sequenciamento dos peptídeos, passou a ser o método preferido de determinação estrutural de proteínas codificadas (veja as Seções 26-5 e 26-10). Além disso, ela permitiu a determinação da sequência de genomas completos, com bilhões de bases, inclusive o nosso.

O primeiro genoma de um organismo vivo a ser sequenciado (em 1995) foi o da bactéria *Haemophilus influenzae Rd* (que causa infecções de ouvido, como a meningite), com 1,8 milhão de pares de bases (Mb). Após esse marco inicial, genomas maiores foram estudados, incluindo o da levedura (12 Mb; 1996), o do verme *Caenorhabditis elegans* (97 Mb; 1998) e o da mosca da fruta (10 Mb; 1999), como um preâmbulo para o que realmente interessa, nosso próprio reservatório de informação genética.

Em 1990, iniciou-se o Projeto do Genoma Humano, um esforço internacional que visa estabelecer a sequência das 2,9 bilhões de bases do DNA humano e, portanto, identificar os genes a ele associados. Acreditava-se que o projeto levaria cerca de 15 anos, mas graças aos avanços descritos acima completou-se em 2003. Só cerca de 1% dos códigos sequenciados se referem às proteínas (Seção 26-10), responsáveis pelo que somos e como funcionamos. A maior parte de nosso genoma (cerca de 95%) consiste de cadeias longas de segmentos que se repetem com frequência, que não se referem a aminoácidos e que parecem ligar-se à regulação da expressão genética, afetar a maquinária celular na leitura de genes próximos e a síntese de proteínas e funcionar como a "cola" da estrutura do cromossomo. Uma grande surpresa foi o fato de termos somente cerca de 27.000 genes, muito menos do que os 100.000 esperados e um número decepcionante quando comparado ao verme *Caenorhabditis elegans* (19.500 genes) ou aos outros dois genomas de mamíferos decifrados, os do camundongo (2002) e do rato (2004), ambos com cerca de 29.000 genes. Aparentemente, a qualidade dos genes é tão importante como sua quantidade. A complexidade humana pode vir do fato de que nossos genes podem produzir não só mais proteínas, mas proteínas mais complicadas, capazes de executar mais de uma função. Além disso, a complexidade também depende da inter-relação das proteínas, evidentemente mais variada em humanos.

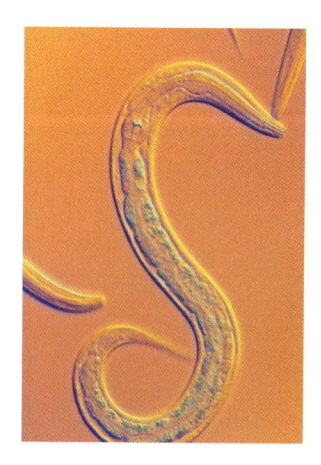

O verme comum dos solos, o *Caenorhabditis elegans* tem quase tantos genes como nós. Surpreso?

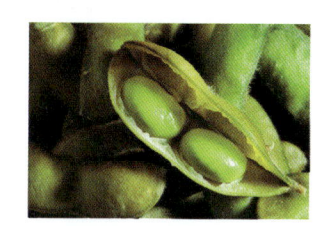

O código genético da soja foi determinado em 2008. Ele tem cerca de 66.000 genes, mais do que o dobro do genoma humano. Surpreso novamente?

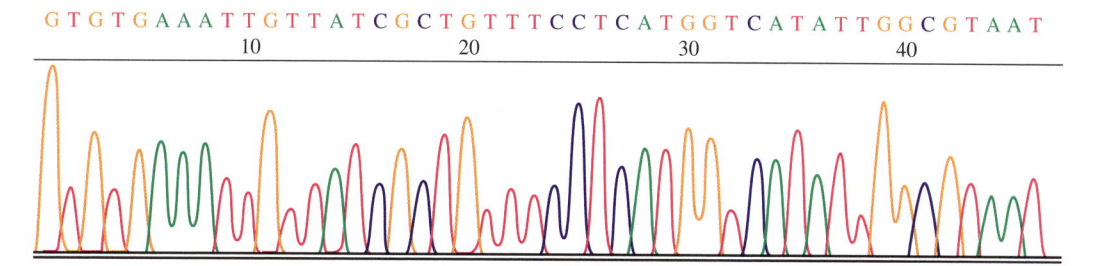

G T G T G A A A T T G T T A T C G C T G T T T C C T C A T G G T C A T A T T G G C G T A A T

Figura 26-17 A cor dos picos no registro impresso de um sequenciador automático de DNA nos dá a sequência de um oligonucleotídeo.

O desenvolvimento do sequenciamento automático do DNA, juntamente com várias estratégias engenhosas de aceleração, incluindo análises computacionais complexas, diminuiu consideravelmente o tempo necessário para a resolução dos genomas. Em 2008, o sequenciamento dos genes das primeiras (duas) mulheres foi completado em poucos meses cada um. Uma das doadoras tinha câncer, e o estudo permitiu a detecção de todas as mutações que poderiam ser responsáveis pelo aparecimento da doença. Este tipo de informação pode levar a novas terapias e ajudar os médicos a escolher dentre os tratamentos existentes.

A resolução do genoma humano acelerou a evolução de várias novas áreas de pesquisa na tentativa de manipular e utilizar a enorme quantidade de informação que fica disponível a cada dia. A *genômica funcional* visa descobrir como os genes funcionam, especialmente no que diz respeito à saúde humana. A *genômica comparativa* estabelece as semelhanças entre os genomas das várias espécies, de porcos ao peixe assoprador japonês.

Tão importante, ou talvez mais, é a *proteômica*, a identificação e o estudo funcional das novas proteínas que estão sendo descobertas em consequência do conhecimento do código genético. Em comparação com o genoma, o proteoma é muito mais complexo porque as proteínas podem existir em várias formas, fosforiladas, glicosadas, sulfatadas e outras variantes. A Protein Structure Iniciative é um programa nacional americano devotado à determinação das formas tridimensionais dessas moléculas. Iniciado em 2000 e muito ajudado pela robótica, ele já tinha determinado as estruturas de cerca de 3.200 proteínas derivadas de plantas, camundongos, leveduras e bactérias até o meio do ano de 2008.

Por fim, a *bioinformática* é a aplicação da tecnologia de computadores na exploração de informações mais completas em dados biológicos. Para usar a linguagem como analogia, o genoma forneceu as palavras, agora é a hora de decifrar as sentenças e significados. Entre as tarefas que ocuparão os cientistas nas próximas décadas estão a determinação do número de genes, sua localização exata e sua regulação e função. Decifrar estes aspectos da genética pode nos ajudar a entender a susceptibilidade de um organismo às doenças, os detalhes da expressão genética e da síntese de proteínas, a cooperação entre as proteínas para executar funções complexas, as relações evolucionárias entre as espécies de nosso planeta, a relação entre a mutação simples e as doenças, e os detalhes da expressão genética múltipla para o desenvolvimento de características complexas.

Como o sequenciamento, a síntese do DNA é automatizada

Você pode pedir seu oligonucleotídeo hoje e recebê-lo amanhã. A razão dessa eficiência é o uso do acoplamento automatizado de nucleotídeos por sintetizadores de DNA que operam segundo os mesmos princípios do método de Merrifield de síntese de polipeptídeos (Seção 26-7): ligação da cadeia em crescimento a uma fase sólida e uso de nucleotídeos protegidos. É necessário proteger as bases citosina, adenina e guanina nas funções amino (ausentes na timina que, por isso, não necessita de proteção) na forma de amidas.

Bases do DNA protegidas (exceto a timina)

Citosina (C)   Timina (T)   Adenina (A)   Guanina (G)

A unidade açúcar é bloqueada em $C5'$ como um dimetóxi-tritil-éter [Fenil-di(4-metóxi-fenil)-metila, DMT], facilmente quebrado por ácidos fracos via um mecanismo S_N1 (Seção 22-1 e Problema 40 do Capítulo 22), de forma semelhante aos 1,1-dimetil-etil-éteres (*terc*-butil-éteres)

(Seção 9-8, Destaque Químico 9-2). Para ligar o primeiro nucleotídeo protegido ao suporte sólido, C3′-OH é ligado a um ativador, um diéster. Diferentemente do poliestireno usado no método de Merrifield, o sólido usado na síntese dos oligonucleotídeos é sílica (SiO_2) com a superfície alterada com um substituinte amino que funciona como um "gancho". O acoplamento ao nucleotídeo de ancoramento ocorre por formação de amida.

Ancoramento em SiO_2 do nucleotídeo protegido

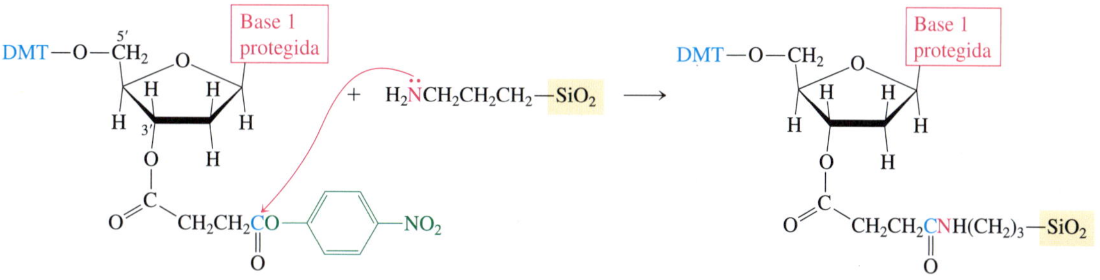

DMT = Dimetóxi-tritila [Fenil-di(4-metóxi-fenil)-metila]

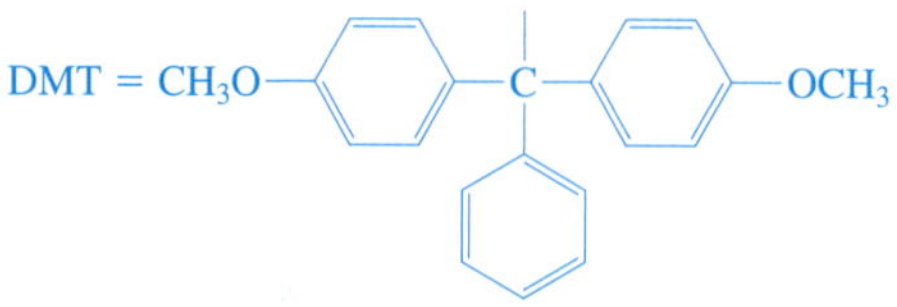

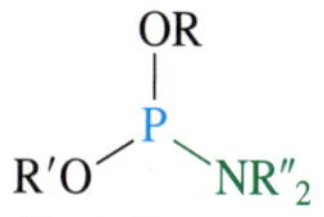

Com o primeiro nucleotídeo no lugar, pode-se ligar o próximo. Para isso, o ponto de ligação, 5′-OH, é desprotegido com ácido. A adição de um nucleotídeo ativado em 3′-OH efetua o acoplamento. O grupo ativante é um fosforamidito incomum [que contém P(III)], que, como veremos adiante, também serve como um fosfato mascarado [P(V)] para o dinucleotídeo final e é sujeito à substituição nucleofílica, como o PBr_3 (veja as Seções 9-4 e 19-8). A reação de deslocamento é catalisada por base e dá um derivado fosfito. A base, também pouco comum, é o heterociclo aromático tetrazol, um tetraciclopentadieno relacionado ao pirrol (Seção 25-3) e ao imidazol (Seção 26-1). Por fim, o fósforo é oxidado com iodo a fosfato.

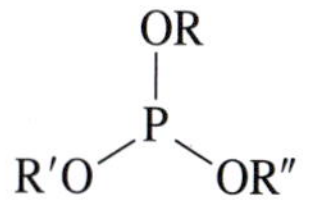

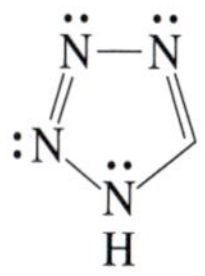

Síntese de dinucleotídeos: desproteção, acoplamento e oxidação

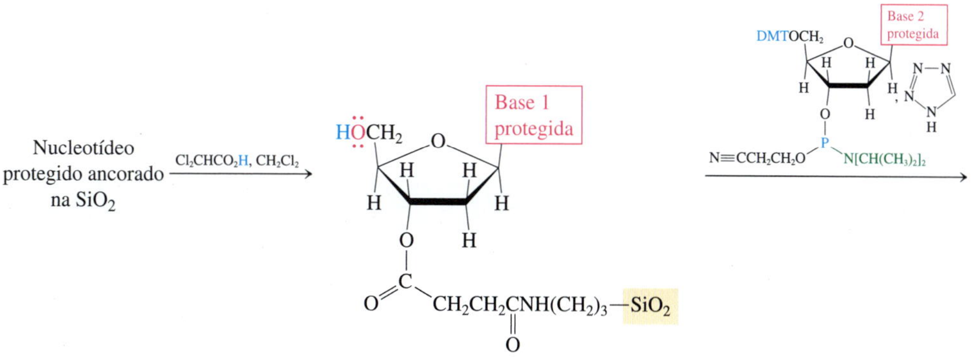

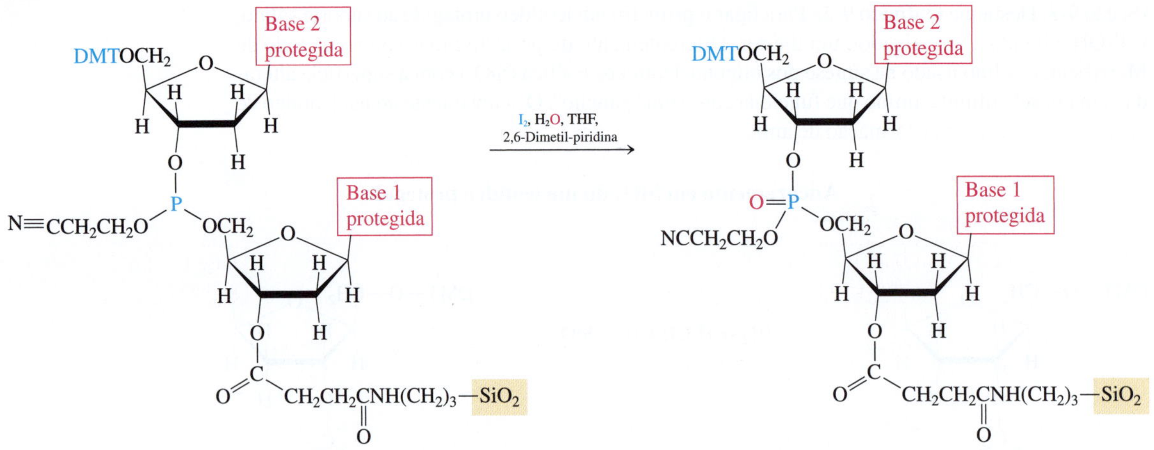

A sequência (1) hidrólise do DMT, (2) acoplamento e (3) oxidação pode ser repetida muitas vezes no sintetizador até que o oligonucleotídeo desejado esteja pronto, na forma protegida e imobilizada. A etapa final é a remoção do produto e a desproteção do açúcar terminal contendo o DMT, de todas as bases e do grupo fosfato, sem quebrar nenhuma outra ligação. Isto pode ser feito em duas etapas: primeiro, o tratamento com ácido e, depois, com amônia diluída, como se pode ver abaixo para o dinucleotídeo sintetizado anteriormente.

Liberação do dinucleotídeo protegido suportado na fase sólida

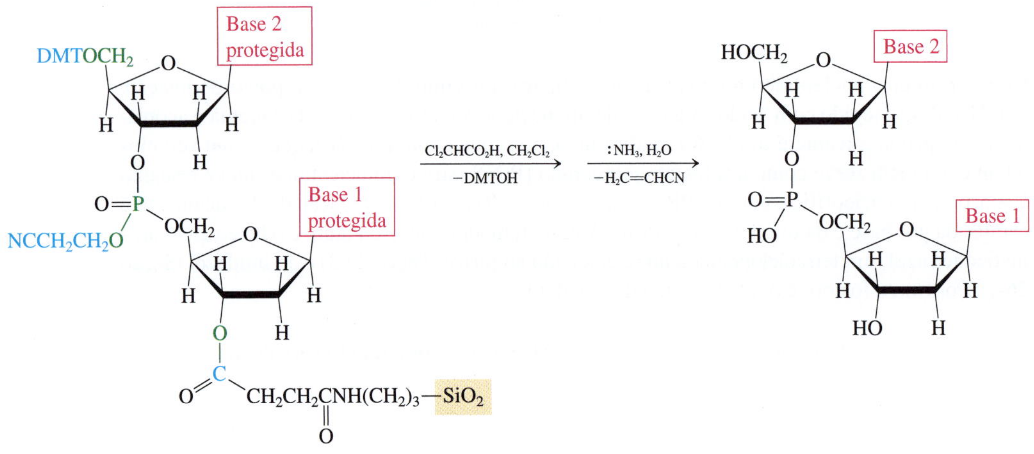

EXERCÍCIO 26-25

Trabalhando com os conceitos: exploração dos aspectos mecanísticos da síntese de dinucleotídeos em fase sólida

Como vimos nesta seção, a síntese de oligonucleotídeos tem como etapa-chave um acoplamento catalisado pelo tetrazol de um álcool (o primeiro nucleotídeo) com um fosforamidito (o segundo nucleotídeo). À primeira vista (olhando apenas os pares isolados de elétrons dos nitrogênios), a função do tetrazol parece ser a de uma base (para desprotonar o álcool), mas esse heterociclo é razoavelmente ácido ($pK_a = 4,8$), quase tanto como o ácido acético (Seção 19-4). Além disso, experimentos cinéticos mostram uma etapa determinante da velocidade que envolve o tetrazol e o fosforamidito. Explique essas observações e sugira um mecanismo plausível para o processo de acoplamento. (**Sugestão:** reveja o pirrol nas Seções 25-3 e 25-4.)

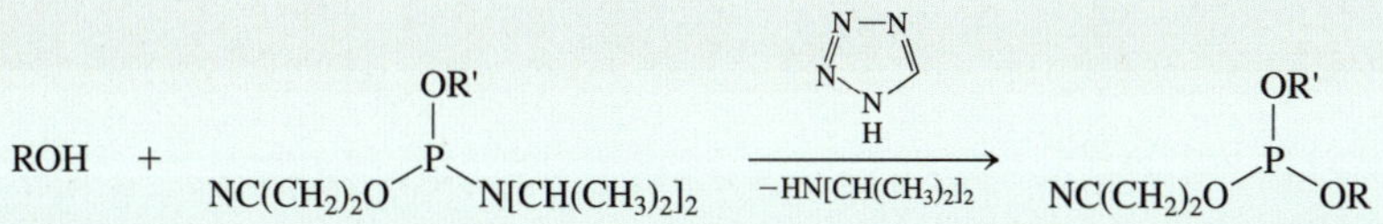

Estratégia

Seguimos a sugestão e tentamos extrapolar a química do pirrol para a do tetrazol, em particular a acidez e, considerando a evidência cinética que aponta para o ataque do fosforamidito ao heterociclo, seu sítio mais nucleofílico.

Solução

• Por que o tetrazol é tão ácido? Obviamente, a molécula não é uma amina comum que teria um pK_a de cerca de 35 (Seção 21-4). Uma pista é dada pela acidez relativamente alta do pirrol, com um pK_a de 16,5 (Seção 25-4). A explicação foi a deslocalização da carga do ânion e a hibridação sp^2 dos carbonos substituintes. O mesmo raciocínio vale aqui, acentuado pela presença de três átomos de nitrogênio que retiram elétrons.

• Voltando ao mecanismo da reação de acoplamento e levando em conta a acidez do tetrazol, é razoável imaginar que o nitrogênio mais básico da amina no fosforamidito é protonado rapidamente (reversivelmente), transformando o substituinte em um excelente grupo de saída (a primeira etapa no esquema abaixo).

• A formulação dessa espécie protonada sugere a natureza da segunda etapa, que determina a velocidade: deslocamento nucleofílico da amina protonada do fósforo.

• Qual nitrogênio do tetrazol vai reagir? Lembrando a substituição nucleofílica em aromáticos do pirrol (Seção 25-4), notamos que a melhor estabilização por ressonância do cátion resultante é obtida quando ela envolve a posição que está no término da porção dieno, no caso presente, N2.

• Perda rápida do próton (etapa 3) dá um novo intermediário, no qual o substituinte amino do fósforo do reagente original foi substituído pelo grupo tetrazolila.

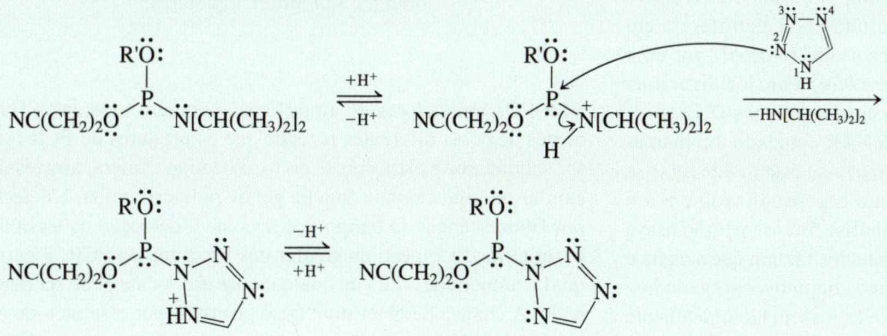

• O ânion tetrazolil é um grupo de saída muito melhor do que a amida original, porque é uma base muito mais fraca. Assim, o acoplamento com o álcool ocorre através desse intermediário por substituição nucleofílica, como se vê abaixo.

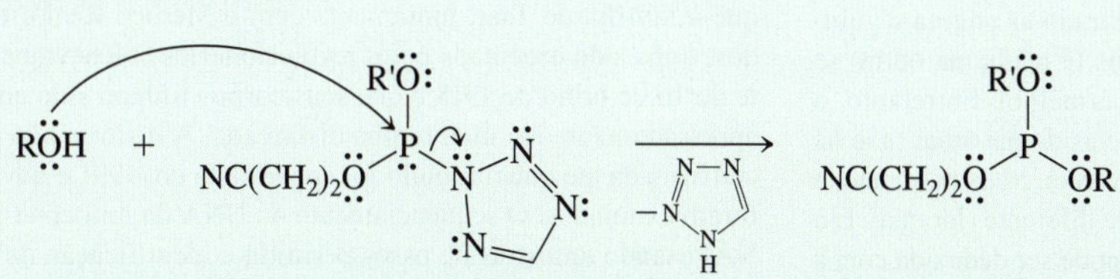

EXERCÍCIO 26-26

Tente você

Proponha mecanismos para todas as reações de hidrólise que completam a desproteção na síntese de um dinucleotídeo em fáse sólida do esquema da página 1254. [**Cuidado:** o grupo protetor cianoetila não é removido pela hidrólise nucleofílica do éster fosfato, porque tal processo iria quebrar todas as ligações P—O indiscriminadamente. Será que você pode imaginar outra maneira? **Sugestão:** como em outros derivados de ácidos carboxílicos (Seção 20-1), o hidrogênio α das nitrilas é ácido.]

DESTAQUE QUÍMICO 26-4

Impressão digital do DNA

O genoma humano é único e inalterável para cada indivíduo e é o mesmo para cada célula do corpo. Portanto, em princípio, ele pode ser usado para estabelecer a identidade sem ambiguidades, como a impressão digital convencional. Entretanto, o sequenciamento de 3 bilhões de pares de bases por pessoa ainda é muito caro e consume muito tempo para ser prático. Em seu lugar, a *impressão digital do DNA* usa técnicas muito mais simples e rápidas.

Uma técnica mais antiga, porém instrutiva, chamada borrão de Southern (*Southern blotting*) (do nome de seu inventor, E. M. Southern) é provavelmente mais conhecida por sua aplicação em química forense e em casos de paternidade no fim dos anos 1980 e começo dos anos 1990. Ela se baseia no fato de que partes do DNA que aparentemente não têm função codificadora contêm sequências repetidas (de 20 a 100 pares de bases) chamadas repetições encadeadas de número variável (*variable-number tandem repeats*, VNTR). O importante é que o número de repetições, de 1 a 30 em linha, em certos pontos (também chamados de locais, *loci*, em inglês) difere nos indivíduos. O tamanho das partes do DNA também varia. A impressão digital do DNA é, então, a visualização do número de VNTR em um certo número de locais (*loci*).

Na prática, a amostra de DNA (por exemplo, do sangue encontrado na cena de um crime ou do pai presumido de uma criança) era cortada em pequenos pedaços por enzimas de restrição e os fragmentos menores eram agrupados por tamanho usando eletroforese em gel de agarose. Para guardar o resultado da eletroforese em uma superfície mais estável, ele era absorvido (*blotted*) por uma membrana de náilon (daí o nome *Southern blot*). Para localizar uma sequência específica de VNTRs em um dos fragmentos DNA, uma sequência de DNA complementar à do VNTR contendo um marcador quimioluminescente era gerada. Deixava-se este molde ligar-se às sequências da membrana e o conjunto era visualizado em um filme fotográfico (veja a fotografia). A análise forense padrão usava entre três e cinco locais e os dados combinados faziam que a chance de encontrar dois indivíduos com o mesmo conjunto observado fosse de 1 em 10-100 milhões, a menos que eles fossem biologicamente relacionados.

Um procedimento semelhante pode ser usado para estabelecer a genealogia, até mesmo através de várias gerações. Assim, seu VNTR pode ser derivado do DNA de um de seus pais ou de ambos. Um caso hipotético, com VNTRs simplificados, é mostrado na página seguinte. Você pode ver que as sequências dos pais (e nenhuma outra) se pareiam no descendente biológico (azul e vermelho). Entretanto, o filho de outro casamento não mostra sequências do pai atual (não há marcas azuis), somente as do pai biológico (verde). Mais marcante, a filha adotiva tem um conjunto completamente diferente (laranja). Em disputas de paternidade, a identidade do pai pode ser deduzida com a probabilidade de 100.000 para 1.

Hoje, a análise forense do DNA usa a reação em cadeia da polimerase (PCR) para amplificar 13 locais específicos do DNA. Os VNTRs gerados nestes locais contêm somente quatro pares de bases chamados de repetições curtas encadeadas (*short tandem repeats*, STR). Os marcadores de amplificação contêm moléculas fluorescentes de cores diferentes fazendo que os produtos do PCR possam ser submetidos à eletroforese no foco de uma câmera, através de um capilar ou uma camada fina de gel de poliacrilamida, e detectados por fluorescência. O tempo que leva até a detecção na eletroforese permite medir o peso molecular dos produtos do PCR, a partir do qual o número de STRs de qualquer um dos locais pode ser determinado. A chance de obter um "falso positivo" por esse método é de 1 em 100 bilhões.

Um caso de aplicação da impressão digital do DNA que teve impacto histórico foi a identificação dos restos mortais do Tsar Nicolau II da Rússia e de alguns membros de sua família. Acreditava-se que a família do Tsar, juntamente com o Médico Real e três criados, tinha sido executada pelos revolucionários bolcheviques na noite de 16 de julho de 1918 e que seus corpos tinham sido enterrados apressadamente em uma tumba disfarçada. A história não pôde ser confirmada até que o túmulo foi encontrado em 1991 e nove corpos foram exumados. O sequenciamento do DNA da mitocondria (mtDNA) usando amostras de ossos permitiu a identificação do Tsar, de sua esposa (a Tsarina), suas filhas e de outros quatro esqueletos que não pertenciam à família. Cada uma das três supostas filhas tinham uma sequência de mtDNA compatível com a dos supostos parentes, o que confirmou o parentesco. Além disso, as sequências que ligavam as três filhas à Tsarina também foram encontradas no Príncipe

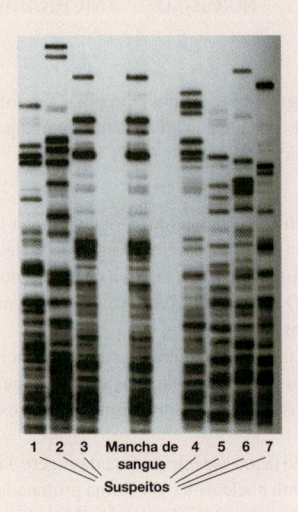

Uma mancha de sangue obtido de uma vítima, supostamente pertencente ao assassino. De qual dos suspeitos ela é? (Imagem creditada a Cellmark Diagnostics, Abingdon, Inglaterra.)

Conjuntos de VNTR de uma família

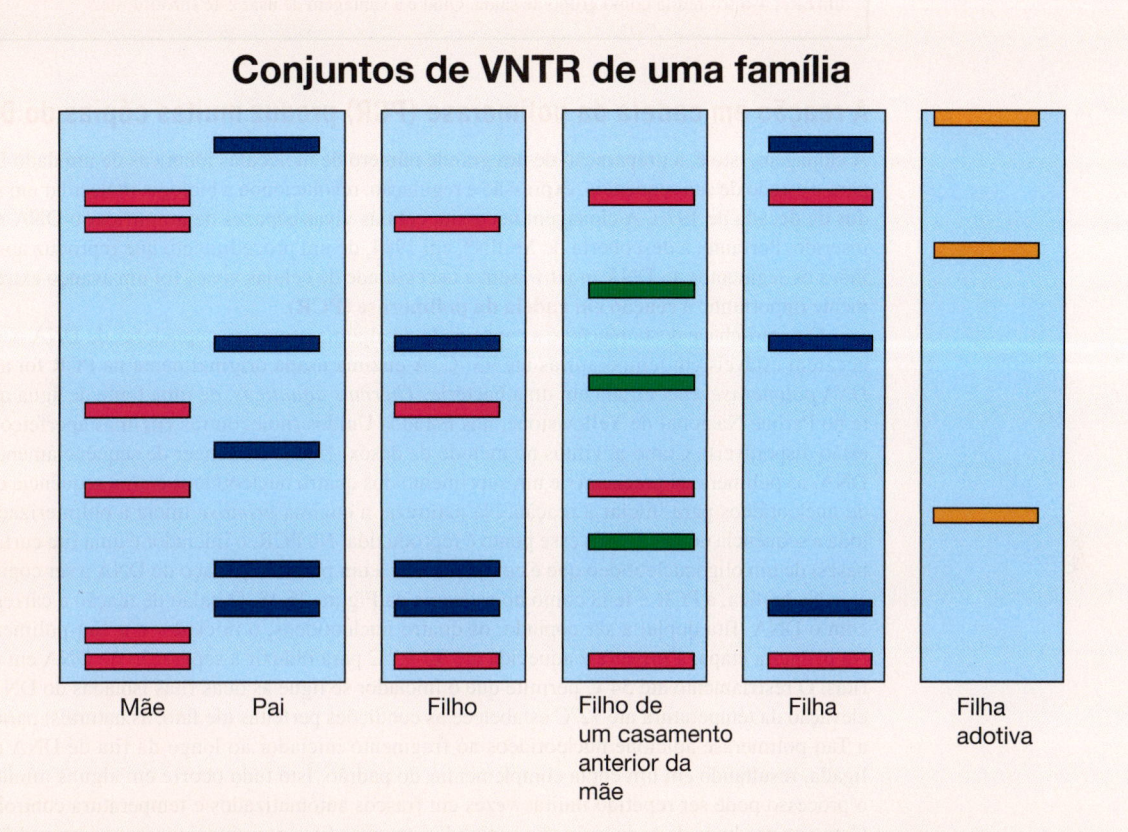

| Mãe | Pai | Filho | Filho de um casamento anterior da mãe | Filha | Filha adotiva |

Philip, Duque de Edimburgo, um parente distante da Tsarina por linha materna. Os restos mortais do Tsar foram também comparados com as impressões digitais de DNA de dois parentes vivos do Tsar. O destino da quarta filha e do filho hemofílico (Príncipe Herdeiro) do Tsar permaneceu desconhecido até 2008, quando seus esqueletos queimados e quebrados foram encontrados em outra cova em uma floresta próxima. Apesar das condições muito ruins dos fragmentos recuperados, uma quantidade suficiente de DNA pode ser extraída para confirmar suas identidades.

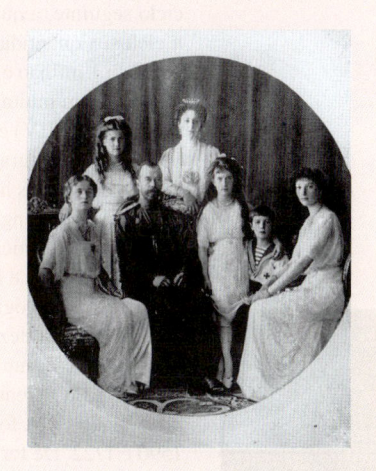

O Tsar Nicolau II da Rússia e sua família foram executados em 1918 durante a Revolução Russa, como pôde ser confirmado em 1991 e 2008 pela impressão digital de DNA.

> **EXERCÍCIO 26-27**
>
> Na síntese do dinucleotídeo das páginas 1253 e 1254, a ligação do primeiro nucleotídeo à sílica emprega um éster 4-nitro-fenila como grupo de saída. Qual é a vantagem de usar este substituinte?

A reação em cadeia da polimerase (PCR) produz muitas cópias do DNA

A clonagem, isto é, a preparação de um grande número de moléculas idênticas de um dado DNA para o estudo de sua sequência, expressão e regulação, revolucionou a biologia molecular em meados da década de 1970. A clonagem necessita células vivas capazes de amplificar o DNA nelas inserido. Portanto, a descoberta de Mullis*, em 1984, de um procedimento que reproduz aos milhões os segmentos do DNA *in vitro*, sem a necessidade de células vivas, foi um avanço extremamente importante: a **reação em cadeia da polimerase (PCR)**.

O ponto-chave desta reação é a capacidade de algumas enzimas copiadoras de DNA permanecerem estáveis em temperaturas até 95 °C. A enzima usada originalmente na PCR foi a *Taq DNA polimerase*, encontrada em uma bactéria, *Thermus aquaticus*, de uma fonte de água quente no Parque Nacional de Yellowstone, nos Estados Unidos (hoje, outras enzimas aperfeiçoadas estão disponíveis). Como já vimos no método da desóxi-ribose de Sanger de sequenciamento do DNA, as polimerases precisam de um suprimento dos quatro nucleotídeos e uma sequência curta de nucleotídeos para iniciar a reação. Na natureza, a enzima *primase* inicia a polimerização e toda a sequência do DNA após esse ponto é reproduzida. No PCR, o iniciador é uma fita curta (20 bases) de um oligonucleotídeo que é complementar a um pequeno pedaço do DNA a ser copiado.

Na prática, a PCR é feita como no esquema da Figura 26-18. O balão de reação é carregado com o DNA (fita dupla) a ser copiado, os quatro nucleotídeos, o iniciador e a Taq-polimerase. Na primeira etapa, a mistura é aquecida até 90-95°C para induzir a separação do DNA em duas fitas. O resfriamento até 54°C permite que o iniciador se ligue às duas fitas isoladas do DNA. A elevação da temperatura até 72°C estabelece as condições perfeitas (de fato, as naturais) para que a Taq-polimerase adicione nucleotídeos ao fragmento iniciador ao longo da fita de DNA a ele ligada, resultando em um cópia complementar do padrão. Isto tudo ocorre em alguns minutos e o processo pode ser repetido muitas vezes em frascos automatizados e temperatura controlada. Como os produtos de cada ciclo são separados em suas fitas para funcionarem como padrão no ciclo seguinte, a quantidade de DNA produzido aumenta exponencialmente com o tempo: após n ciclos, a quantidade de DNA é 2^{n-1}. Assim, por exemplo, após 20 ciclos (menos de 3h), pode chegar a 1 milhão e, após 32 ciclos, a 1 bilhão.

Existem muitas aplicações práticas para esta técnica. Nos diagnósticos médicos, os vírus (incluindo o HIV) e bactérias são facilmente detectados com o uso de iniciadores específicos. A detecção prematura do câncer pode ser feita pela identificação de mutações nos genes de crescimento. Distúrbios hereditários podem ser identificados em fetos e até em defuntos. Por exemplo, as manchas de sangue da roupa de Abraham Lincoln foram analisadas e mostraram que ele tinha uma doença genética, chamada síndrome de Marfan, que afeta a estrutura do tecido conectivo. Em medicina forense e legal, o PCR é usado para identificar a origem de amostras de sangue, saliva e outras pistas biológicas deixadas pelo criminoso. A paternidade e a genealogia podem ser provadas com uma certeza muito grande (Destaque Químico 26-4). Na evolução molecular, DNAs antigos podem ser multiplicados ou mesmo reconstruídos por amplificação de fragmentos isolados. Isto permitiu a identificação do agente causador da peste bubônica como sendo a bactéria *Yersinia pestis*, cujo DNA foi isolado dos dentes de vítimas enterradas em covas comuns na França, entre 1590 e 1722. De forma semelhante, alguns dos genes de uma múmia egípcia de 2400 anos foram decifrados, o que levou a um grande esforço para usar esta tecnologia para identificar a genealogia de outras múmias encontradas em tumbas antigas no Egito. Por exemplo, a identidade presumida de uma múmia escavada de uma tumba encontrada em 2007 no Vale dos Reis, no Egito, como sendo da Rainha Hatshepsut foi confirmada por análise do DNA. De modo semelhante, a possibilidade de que dois fetos embalsamados encontrados na tumba do Rei Tutankhamon sejam de suas filhas está sendo estabelecida. O que virá a seguir?

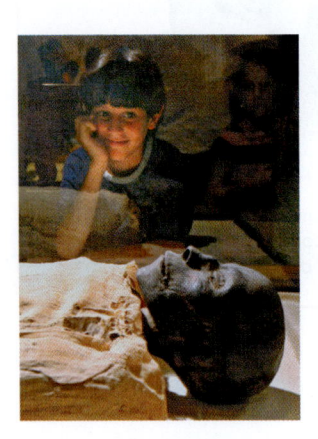

Será que esta é a Rainha Hatshepsut?

---

* Dr. Kary B Mullis (nascido em 1945), La Jolla, Califórnia, Prêmio Nobel de 1993 (química).

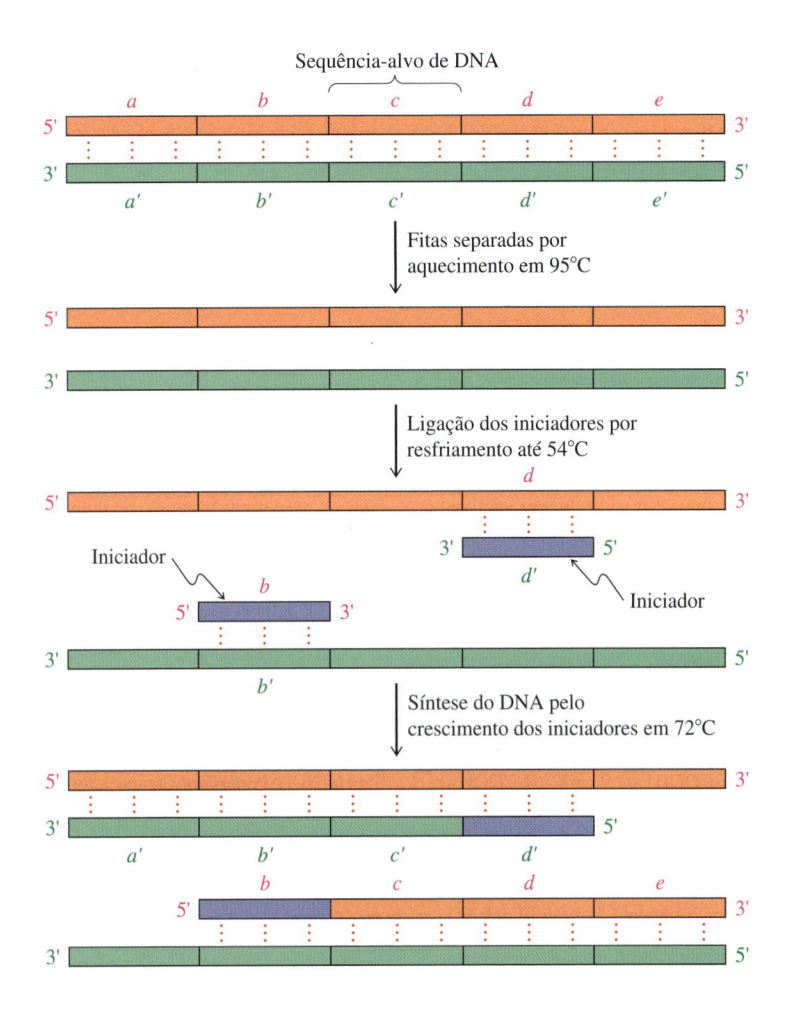

Figura 26-18 Reação em cadeia da polimerase (PCR). Um ciclo tem três etapas: a separação das fitas, a ligação dos iniciadores e a extensão dos iniciadores pela síntese do DNA. As reações são conduzidas em balões fechados. O ciclo funciona por mudança da temperatura. As sequências de uma fita do DNA original são marcadas como *abcde* e os da fita complentar como *a'b'c'd'e'*. Os iniciadores estão em azul e o novo DNA que cresce a partir deles está na cor complementar às fitas originais (em vermelho ou em verde). (Segundo *Biochemistry*, 6a. Ed. por Jeremy M. Berg, John L. Tymoczko, Lubert Stryer, W. H. Freeman e Companhia. Copyright © 1975, 1981, 1988, 1995, 2002, 2007.)

A IDEIA GERAL

Este capítulo final leva à mensagem que já expressamos muitas vezes: a vida é baseada em moléculas orgânicas. De um ponto de vista químico, a vida em termos dos aminoácidos e ácidos nucleicos é impressionantemente simples. As estruturas e propriedades dos arranjos poliméricos somam-se às dimensões e funções mais complexas, típicas dos organismos vivos. Para usar uma analogia, pense em um computador portátil moderno. Em relação às memórias, as interações são bem definidas e compreendidas e podem ser analisadas em termos de pulsos de corrente tipo sim e não. Contudo, ao adicionarmos programas de controle, para fazer que os microcircuitos trabalhem em conjunto, alcançamos a capacidade complexa de resolver os problemas que desejamos. No nível molecular, a biologia é semelhante. Todas as moléculas, não importa o quanto sejam complicadas, reagem de acordo com os mesmos princípios químicos que estudamos neste livro. Contudo, quando as moléculas e as células agem juntas, o imprevisível comportamento da vida ocorre.

Para aqueles que vão se especializar nas ciências da vida como bioquímicos, biólogos celulares, médicos e assim por diante, esperamos que este capítulo tenha aberto seu apetite para aprender mais e, também, que tenha lhes dado a base molecular para seus futuros estudos. Para os demais, que ele lhes tenha dado uma ideia da base molecular de todos os processos bioquímicos relacionados à vida, incluindo a síntese das proteínas, a função e a origem biológica dos ácidos nucleicos. Na sociedade atual, como lidamos com temas que envolvem a engenharia genética, o desenvolvimento de drogas contra as doenças, os perigos ambientais, as fontes de energia, enfim, um vasto universo de temas que envolvem ciência e tecnologia, é importante entender os princípios químicos relacionados a essas questões, que envolvem o progresso nestas áreas e o torna possível, para o melhor ou o pior.

PROBLEMAS DE INTEGRAÇÃO

26-28. O aspartame (NutraSweet), Asp-Phe-OCH$_3$, parece ser fácil de sintetizar. Que isto é só aparente fica claro quando se tenta propor metodologias de síntese a partir do ácido aspártico (Asp) e da fenilalanina (Phe). Analise o problema e proponha metodologias de preparação deste composto.

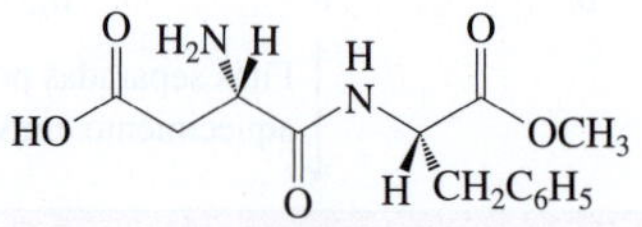

Aspartame

SOLUÇÃO:

A análise retrossintética simples divide a molécula nos dois aminoácidos Asp e Phe-OCH$_3$ (obtidos por esterificação da Phe), que poderiam se acoplar com DOC (Seção 26-6). Existe um problema, porém, já que o Asp tem um grupo β-carbóxi que pode interferir. Estamos, portanto, diante do desafio de preparar Asp com um grupo carbóxi protegido seletivamente. Pode-se pensar em fazer isto de duas maneiras: (A) a proteção direta do núcleo Asp e, se a estratégia A não obtiver êxito, (B) a síntese total de um derivado apropriado do Asp a partir de compostos simples que evitem o Asp completamente. As estratégias a seguir focalizam soluções práticas da literatura para o nosso problema, mas você talvez possa sugerir alternativas ainda melhores.

A. Proteção seletiva do núcleo Asp

Será que os dois grupos carbóxi são suficientemente diferentes para justificar a procura de técnicas de proteção seletiva de um dos grupos do Asp? A resposta é, possivelmente sim. Assim, vimos que um grupo α-amino aumenta a acidez de um ácido carboxílico por cerca de duas unidades de pK (Seção 26-1). No caso do Asp, pK_a (α-COOH) =1,9 e pK_a (β-COOH) = 3,7 (Tabela 26-1). Poderíamos tentar a formação seletiva de um sal de amônio com a função α-carboxilato em pH cuidadosamente controlado, seguida de termólise (Seção 19-10). O problema é que, nas condições térmicas de formação lenta de amida, ocorre troca rápida de prótons. É mais razoável esperar que haja reatividade diferenciada entre os dois grupos carbonila em reações de adição-eliminação com um derivado apropriado. O efeito retirador de elétrons do grupo α-amino deveria se manifestar pelo aumento da eletrofilicidade no carbono da carbonila adjacente (Seções 17-6, 19-4 e 20-1), deixando a função éster mais susceptível à hidrólise básica. De fato, a sequência proposta já foi feita com sucesso, com o diéster (fenilmetila) do Asp protegido com N-Cbz, preparado por procedimentos padronizados (veja a Seção 26-6) como pode-se ver abaixo.

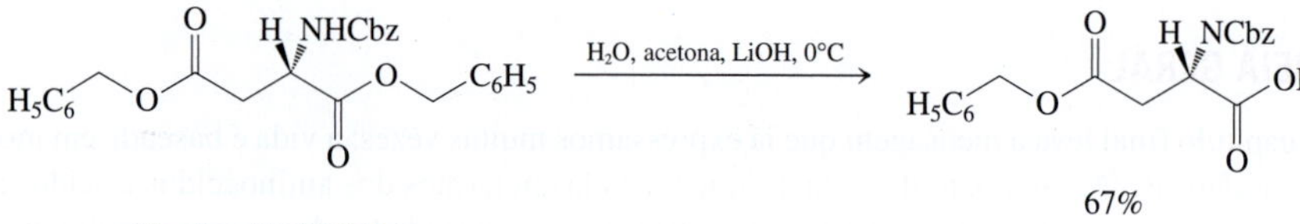

Cbz-Asp-(OCH$_2$C$_6$H$_5$)$_2$ → H$_2$O, acetona, LiOH, 0°C → 67%

O produto foi acoplado com Phe-OCH$_3$ e DCC e, então, desprotegido por hidrogenólise catalítica (Seção 26-6) para formar o aspartame.

Uma síntese simplificada utiliza a possibilidade de proteger compostos bifuncionais na forma de derivados cíclicos. Assim, por exemplo, os 1,2-dióis são "mascarados" como acetais cíclicos (Seção 24-8), os hidroxiácidos como lactonas (Seção 19-9), os aminoácidos como lactamas (Seção 19-10) e os ácidos dicarboxílicos como anidridos (Seção 19-8). As duas últimas possibilidades merecem atenção porque podem ser usadas no Asp. A formação direta da lactama pode ser descartada devido às complicações decorrentes da tensão do anel (embora β-lactamas já tenham sido usadas na preparação do aspartame). Este problema não ocorre na desidratação a anidridos com anéis de cinco átomos. Como os anidridos são ácidos carboxílicos ativados (Seção 20-3), o anidrido do Asp pode ser acoplado diretamente com Phe-OCH$_3$ sem necessidade de adicionar DCC. O ataque nucleofílico da terminação amino do Phe-OCH$_3$ ocorre preferencialmente na posição desejada, porém não completamente já que 19% do produto tem a ligação peptídica no grupo β-carbóxi do Asp.

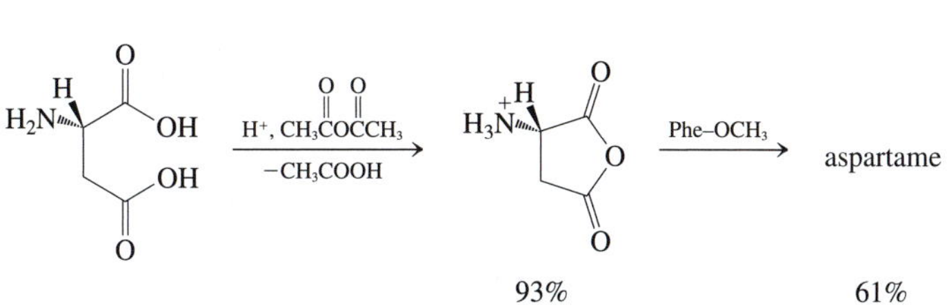

Capítulo 26 Aminoácidos, Peptídeos, Proteínas e Ácidos Nucleicos

B. Síntese total de derivados de Asp com grupos carbóxi diferentes

Uma alternativa para A é construir a estrutura do Asp utilizando métodos da Seção 26-2 para obter um derivado carboxilado monoprotegido seletivamente como produto final. Existem muitas estratégias para resolver este problema mas, ao analisá-las, você verá que não é simples encontrar um grupo β-carbóxi protegido apropriado que não perca a proteção durante as manipulações da parte α-aminoácido. Na síntese de Gabriel dada a seguir, usou-se o substituinte inerte 2-propenila, que pode ser, finalmente, transformado por quebra oxidativa (Seções 12-12 e 24-5) no sistema β-carbóxi livre.

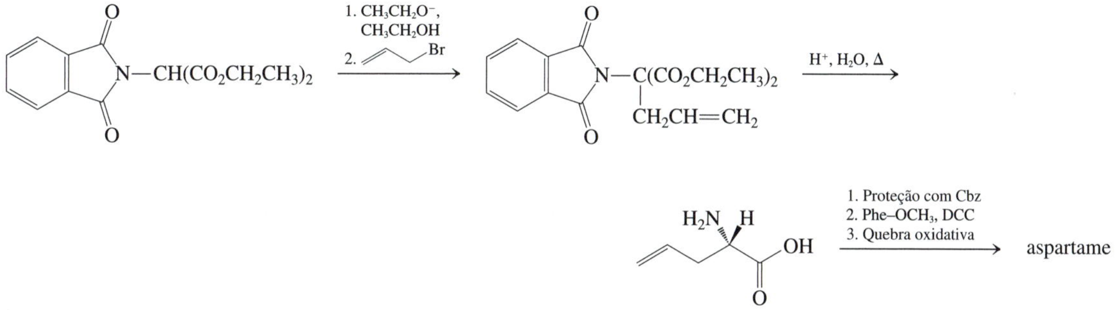

26-29. O analisador de aminoácidos (Seção 26-5) "detecta" a eluição de qualquer aminoácido pela reação com um indicador que passa a violeta escuro. Este indicador é a ninhidrina, A, que reage com aminoácidos para formar o composto púrpura B (púrpura de Rheumann), e um aldeído e CO_2 como produtos secundários.

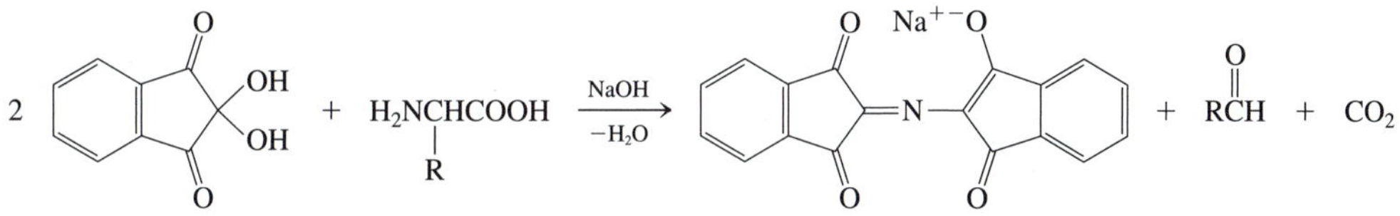

Escreva um mecanismo razoável para este processo.

SOLUÇÃO:

Vamos fazer um inventário. (1) A ninhidrina é um hidrato de carbonila (Seção 17-6) de uma triona na qual a carbonila central está ativada por seus dois vizinhos. (2) Duas moléculas do indicador dividem uma molécula do aminoácido em B (que contém o nitrogênio da amina), um aldeído (que resulta do fragmento RCH) e CO_2 (derivado da função carbóxi). (3) A descarboxilação dos ácidos carboxílicos é rápida na presença de funções 3-oxo (ou semelhantes) (Seção 23-2). (4) A espécie B, altamente deslocalizada (portanto, colorida, Seção 14-11), é o enolato (Seção 18-1) de uma imina (Seção 17-9).

Este último ponto simplifica bastante o problema porque B deve ser o produto de uma condensação de A desidratado com a amina C correspondente.

Simplificando B

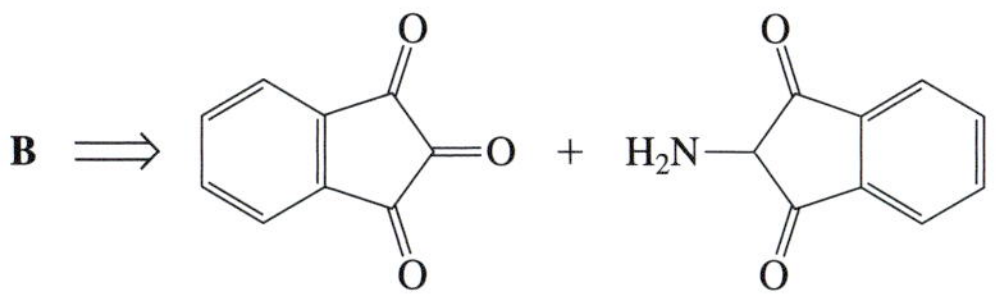

Este fato e o ponto 1 permitem sugerir que a primeira etapa do mecanismo é a desidratação catalisada por base da triona à ninhidrina (Seção 17-6), que se condensa com o aminoácido para dar a imina D.

Etapas 1 e 2

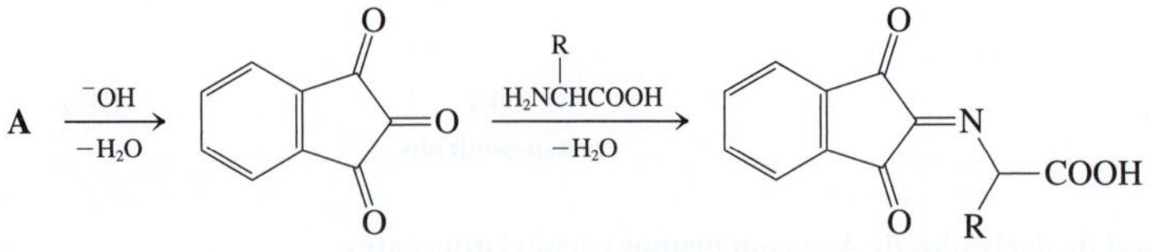

$$A \xrightarrow[-H_2O]{^-OH} \text{(indanotriona)} \xrightarrow[-H_2O]{H_2NCHCOOH, R} D$$

O ponto 3 sugere um intermediário do tipo ácido 3-oxo-carboxílico que perderia CO_2 espontaneamente, via um estado de transição aromático (Seção 23-2). D se encaixa muito bem nesta ideia: é um derivado imina de uma espécie deste tipo, eletronicamente equivalente e que dá E sem problemas.

Etapa 3

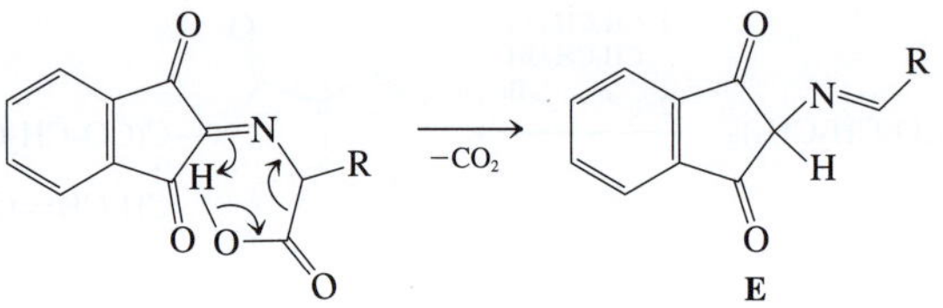

$$\text{(intermediário)} \xrightarrow{-CO_2} E$$

Agora podemos imaginar a etapa que faz a ligação com C e com o aldeído, a hidrólise de E.

Etapa 4

$$E \xrightarrow{H_2O, \, HO^-} C + RCH=O$$

Como já vimos, a condensação de C com ninhidrina em meio básico gera o sal B.

Novas reações

1. **Acidez de aminoácidos (Seção 26-1)**

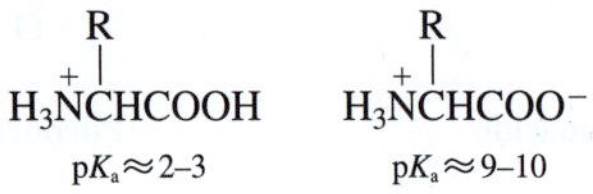

$$\underset{pK_a \approx 2-3}{H_3\overset{+}{N}CHCOOH} \qquad \underset{pK_a \approx 9-10}{H_3\overset{+}{N}CHCOO^-}$$

$$\text{Ponto isoelétrico } pI = \frac{pK_{COOH} + pK_{NH_3^+}}{2}$$

2. **Grupo guanidino fortemente básico na arginina (Seção 26-1)**

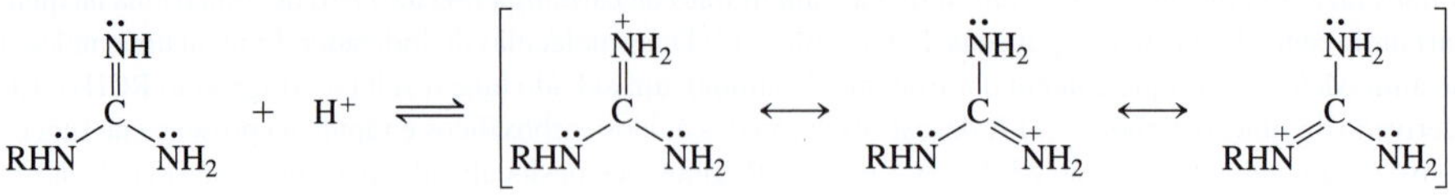

$$\underset{RHN}{\overset{NH}{\underset{}{C}}}NH_2 + H^+ \rightleftharpoons \left[\text{formas de ressonância} \right] \quad pK_a \approx 13$$

3. **Basicidade do imidazol na histidina (Seção 26-1)**

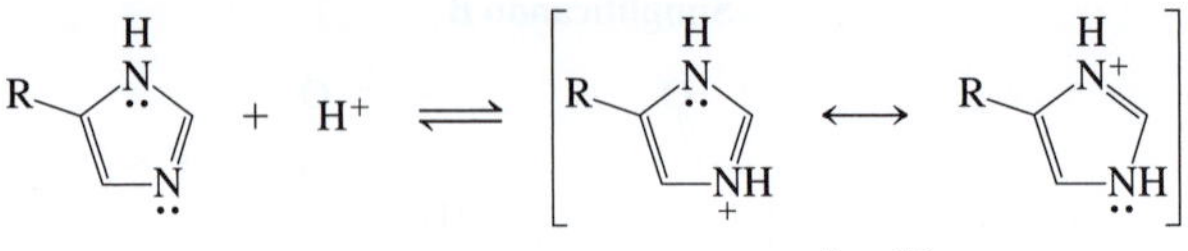

$$\text{(imidazol)} + H^+ \rightleftharpoons \left[\text{formas de ressonância} \right] \quad pK_a = 7{,}0$$

Preparação de aminoácidos

4. Bromação de Hell-Volhard-Zelinsky seguida de aminação (Seção 26-2)

$$RCH_2COOH \xrightarrow[\text{2. } NH_3, H_2O]{\text{1. } Br_2, \text{ traços de } PBr_3} \underset{RCHCOO^-}{\overset{\overset{+}{N}H_3}{|}}$$

5. Síntese de Gabriel (Seção 26-2)

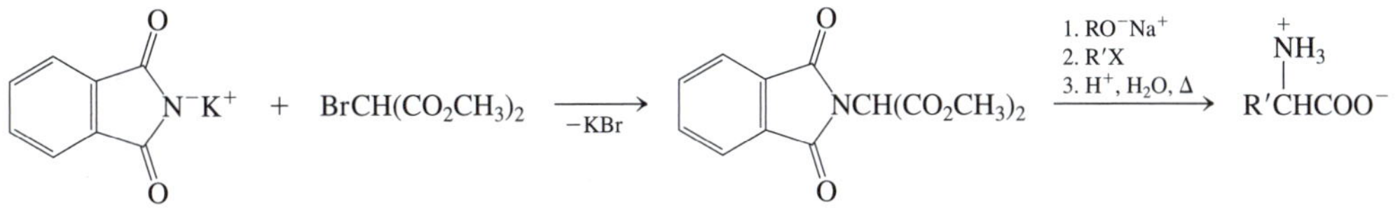

Ftalimida-N⁻K⁺ + BrCH(CO₂CH₃)₂ $\xrightarrow{-KBr}$ Ftalimida-NCH(CO₂CH₃)₂ $\xrightarrow[\text{3. } H^+, H_2O, \Delta]{\text{1. } RO^-Na^+ \quad \text{2. } R'X}$ $\underset{R'CHCOO^-}{\overset{\overset{+}{N}H_3}{|}}$

6. Síntese de Strecker (Seção 26-2)

$$\underset{RCH}{\overset{O}{\|}} \xrightarrow{HCN, NH_3} \underset{RCHCN}{\overset{NH_2}{|}} \xrightarrow{H^+, H_2O, \Delta} \underset{RCHCOO^-}{\overset{\overset{+}{N}H_3}{|}}$$

Sequenciamento de polipeptídeos

7. Hidrólise (Seção 26-5)

$$\text{Peptídeo} \xrightarrow{6 \text{ N HCl, } 110°C, 24 \text{ h}} \text{aminoácidos}$$

8. Degradação de Edman (Seção 26-5)

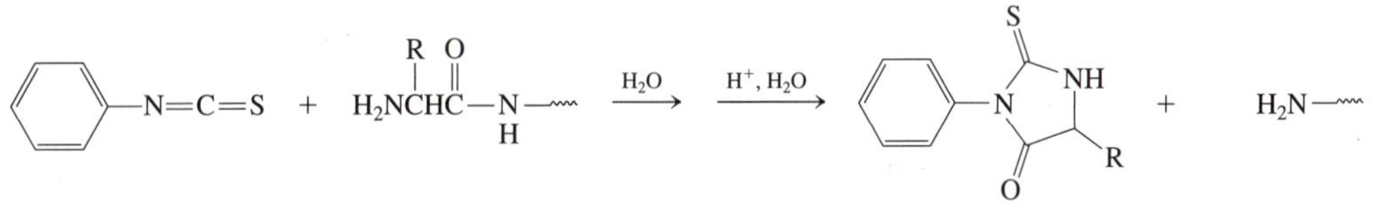

$$C_6H_5-N=C=S + H_2N\overset{R}{\underset{H}{C}}H\overset{O}{\overset{\|}{C}}-N\sim\sim \xrightarrow{H_2O} \xrightarrow{H^+, H_2O} \text{Feniltio-hidantoína} + H_2N\sim\sim \text{ Peptídeo menor}$$

Preparação de polipeptídeos

9. Grupos protetores (Seção 26-6)

$$\underset{RCHCOO^-}{\overset{\overset{+}{N}H_3}{|}} + C_6H_5CH_2O\overset{O}{\overset{\|}{C}}Cl \xrightarrow[-NaCl]{NaOH} \underset{\text{Aminoácido protegido por Cbz}}{C_6H_5CH_2O\overset{O}{\overset{\|}{C}}NH\overset{R}{\underset{|}{C}}HCOOH} \xrightarrow[-C_6H_5CH_3 \atop -CO_2]{H_2, Pd-C \atop \text{Desproteção}} \underset{RCHCOO^-}{\overset{\overset{+}{N}H_3}{|}}$$

Cloro-formato de fenilmetila (cloro-formato de metila)

$$\underset{RCHCOO^-}{\overset{\overset{+}{N}H_3}{|}} + (CH_3)_3CO\overset{O}{\overset{\|}{C}}O\overset{O}{\overset{\|}{C}}OC(CH_3)_3 \xrightarrow{(CH_3CH_2)_3N} \underset{\text{Aminoácido protegido por Boc}}{(CH_3)_3CO\overset{O}{\overset{\|}{C}}NH\overset{R}{\underset{|}{C}}HCOOH} \xrightarrow[-CO_2 \atop -CH_2=C(CH_3)_2]{H^+, H_2O \atop \text{Desproteção}} \underset{RCHCOO^-}{\overset{\overset{+}{N}H_3}{|}}$$

Dicarbonato de bis(1,1-dimetil-etila) (dicarbonato de di-*terc*-butila)

10. Formação de ligação peptídica com diciclo-hexil-carbodiimida (Seção 26-6)

$$\text{Cbz-Gly} + \text{Ala-OCH}_2C_6H_5 + \underset{\text{DCC}}{C_6H_{11}N=C=NC_6H_{11}} \longrightarrow$$

$$\text{Cbz-Gly-Ala-OCH}_2C_6H_5 + C_6H_{11}NH\overset{O}{\overset{\|}{C}}NHC_6H_{11}$$

11. Síntese em fase sólida de Merrifield (Seção 26-7)

$$\boxed{P} \xrightarrow[-CH_3CH_2OH]{ClCH_2OCH_2CH_3,\ SnCl_4} \boxed{P}-CH_2Cl \xrightarrow[2.\ H^+,\ H_2O]{1.\ (CH_3)_3COCNHCHCOO^-\ \overset{O\ \ R}{\|\ \ |}} \boxed{P}-CH_2O\overset{O}{\underset{\|}{C}}-\overset{R}{\underset{|}{C}}HNH_2 \xrightarrow[2.\ H^+,\ H_2O]{1.\ (CH_3)_3COCNHCHCOOH,\ DCC\ \overset{O\ \ R'}{\|\ \ |}}$$

$\boxed{P}$ = poliestireno

$$\boxed{P}-CH_2O\overset{O}{\underset{\|}{C}}-\overset{R}{\underset{|}{C}}HNH\overset{O}{\underset{\|}{C}}-\overset{R'}{\underset{|}{C}}HNH_2 \xrightarrow{HF} \boxed{P}-CH_2F\ +\ H_3\overset{+}{N}\overset{R'}{\underset{|}{C}}H\overset{O}{\underset{\|}{C}}NH\overset{R}{\underset{|}{C}}HCOO^-$$

Conceitos importantes

1. Os **polipeptídeos** são poli(aminoácidos) unidos por **ligações amida**. A estrutura da maior parte dos polipeptídeos naturais inclui 19 diferentes L-aminoácidos e glicina. Todos têm nomes comuns e símbolos de uma e de três letras.

2. Os aminoácidos são **anfóteros**, isto é, podem ser protonados e desprotonados.

3. Aminoácidos **enantiomericamente puros** podem ser preparados pela cristalização fracionada de diasteroisômeros deles derivados ou por reações enantiosseletivas de um precursor quiral apropriado.

4. As **estruturas** dos **polipeptídeos** variam muito. Eles podem ser lineares, cíclicos, com pontes de enxofre, em folhas preguedas, em hélice-α ou desordenados, dependendo do tamanho, da composição, das ligações hidrogênio e das forças eletrostáticas e de London.

5. Os **aminoácidos** e **ácidos nucleicos** são **separados** principalmente pelas diferenças na capacidade de se ligarem a suportes sólidos, provocadas pelas cargas ou pelo tamanho.

6. O **sequenciamento de polipeptídeos** combina a quebra seletiva da cadeia e a análise dos aminoácidos dos fragmentos de polipeptídeos menores obtidos.

7. A **síntese de polipeptídeos** requer aminoácidos protegidos nas extremidades que são acoplados por diciclo-hexilcarbodiimida. O produto pode ser seletivamente desprotegido em qualquer uma das extremidades para permitir o posterior aumento da cadeia. O uso de **suportes sólidos** pode ser automatizado, como na síntese de Merrifield.

8. As proteínas mioglobina e hemoglobina são polipeptídeos nos quais a cadeia de aminoácidos envolve o sítio ativo, o **heme**. O heme inclui um átomo de ferro que se liga reversivelmente ao oxigênio molecular, permitindo sua absorção, transporte e entrega.

9. Os **ácidos nucleicos** são polímeros biológicos formados por bases, que contêm açúcares, ligadas por grupos fosfatos. Quatro bases diferentes são usadas no DNA e RNA. Como os pares de bases adenina-timina, guanina-citosina e adenina-uracila se alinham por **ligações hidrogênio** preferenciais, um ácido nucleico pode adotar uma estrutura dimérica helicoidal, contendo **sequências complementares de bases**. No DNA, este arranjo se desenrola para funcionar como padrão durante a **replicação do DNA** e a **síntese dos RNA**. Na **síntese de proteínas**, cada aminoácido é especificado por um grupo de três bases consecutivas do RNA, chamado de **códon**. Assim, a sequência de bases (**código genético**) de uma fita de RNA traduz-se nas sequências específicas de aminoácidos das proteínas.

10. O **sequenciamento do DNA** é feito com o auxílio de enzimas de restrição, marcação radioativa e reações específicas de quebra química, que geram fragmentos pequenos que são analisados por eletroforese.

11. A **síntese do DNA** utiliza sílica como suporte no qual a sequência crescente do oligonucleotídeo é construída com a ajuda de base, álcool e **grupos protetores** fosfito-fosfato.

12. A **reação em cadeia da polimerase** (**PCR**) produz cópias múltiplas do DNA.

Problemas

30. Desenhe fórmulas estruturais estereoquimicamente corretas para a isoleucina e a treonina (Tabela 26-1). Qual é o nome sistemático da treonina?

31. O prefixo *alo* significa *diastereoisômero* na terminologia dos aminoácidos. Desenhe a estrutura da alo-L-isoleucina e dê seu nome sistemático.

32. Desenhe a estrutura de cada um dos seguintes aminoácidos, no pH indicado, em solução. **(a)** alanina nos pH = 1, 7 e 12; **(b)** serina nos pH = 1, 7 e 12; **(c)** lisina nos pH = 1, 7, 9,5 e 12; **(d)** histidina nos pH =1, 5, 7 e 12; **(e)** cisteína nos pH = 1, 7, 9 e 12; **(f)** ácido aspártico nos pH = 1, 3, 7 e 12; **(g)** arginina nos pH = 1, 7, 12 e 14; **(h)** tirosina nos pH = 1, 7, 9,5 e 12.

33. Agrupe os aminoácidos do Problema 32 de acordo com suas cargas, classificando-os como **(a)** com carga positiva, **(b)** neutros ou **(c)** com carga negativa em pH = 7.

34. Mostre como obter os pI dos aminoácidos do Problema 32 (veja a Tabela 26-1). Para cada aminoácido que tem mais de dois valores de pK_a, explique as razões de sua escolha no cálculo de pI.

35. Mostre como a bromação de Hell-Volhard-Zelinsky seguida por aminação pode ser usada na síntese dos seguintes aminoácidos na forma racêmica: **(a)** Gly; **(b)** Phe; **(c)** Ala.

36. Mostre como a síntese de Strecker pode ser usada para dar os seguintes aminoácidos na forma racêmica: **(a)** Gly; **(b)** Ile; **(c)** Ala.

37. Que aminoácido seria obtido pela seguinte sequência de síntese em

[estrutura: ftalimida-N—CH(CO$_2$CH$_2$CH$_3$)$_2$]

1. CH$_3$CH$_2$O$^-$Na$^+$, CH$_3$CH$_2$OH; 2. Br(CH$_2$)$_4$NHCOCH$_3$; 3. H$^+$, H$_2$O, Δ.

38. Use um dos métodos da Seção 26-2 ou um caminho de sua escolha para propor uma síntese razoável de cada um dos seguintes aminoácidos na forma racêmica: **(a)** Val; **(b)** Leu; **(c)** Pro; **(d)** Thr; **(e)** Lys.

39. **(a)** Escreva a síntese de Strecker da fenilalanina. O produto é quiral? Ele tem atividade óptica? **(b)** Sabe-se que a substituição de NH$_3$ por uma amina opticamente ativa na síntese de Strecker da fenilalanina leva ao excesso de um dos enantiômeros no produto. Especifique como *R* ou *S* os centros quirais das seguintes estruturas e explique como o uso de uma amina quiral leva à formação preferencial de um estereoisômero como produto final.

[esquema reacional com produtos marcados "Principal"]

40. O agente antibactericida do alho, a alicina (Destaque Químico 9-4, Problema 73 do Capítulo 9), é sintetizado a partir do aminoácido raro aliina, pela reação com a enzima alinase. Como a alinase é uma enzima extracelular, este processo só ocorre quando as células do alho são rompidas. Proponha uma síntese razoável para o aminoácido aliina. (**Sugestão**: comece pela síntese de um dos aminoácidos da Tabela 26-1, estruturalmente relacionado com a aliina.)

$$H_2C=CHCH_2\overset{O}{\underset{\|}{S}}CH_2\overset{\overset{+}{NH_3}}{\underset{|}{CH}}COO^-$$
Aliina

41. Proponha um procedimento para separar uma mistura dos quatro estereoisômeros da isoleucina em seus componentes: (+)-isoleucina, (−)-isoleucina, (+)-alo-isoleucina e (−)-alo-isoleucina (Problema 26). (Nota: a alo-isoleucina é muito mais solúvel em etanol 80% do que a isoleucina, em qualquer temperatura.)

42. Identifique cada uma das seguintes estruturas como sendo um dipeptídeo, um tripeptídeo e assim por diante. Mostre todas as ligações peptídicas.

(a)
$$\overset{+}{H_3N}-\underset{\underset{CH(CH_3)_2}{|}}{CH}-\overset{\overset{O}{\|}}{C}-NH-\underset{\underset{CH_3}{|}}{CH}-\overset{\overset{O}{\|}}{C}-NH-\underset{\underset{CH_2SH}{|}}{CH}-COO^-$$

(b)
$$\overset{+}{H_3N}-\underset{\underset{CH_2OH}{|}}{CH}-\overset{\overset{O}{\|}}{C}-NH-\underset{\underset{CH_2COO^-}{|}}{CH}-COO^-$$

(c)
$$\overset{+}{H_3N}-\underset{\underset{CH_2-\text{imidazol}}{|}}{CH}-\overset{\overset{O}{\|}}{C}-NH-\underset{\underset{CH(OH)CH_3}{|}}{CH}-\overset{\overset{O}{\|}}{C}-N(\text{pirrolidina})-CH-\overset{\overset{O}{\|}}{C}-NH-\underset{\underset{CH_2(CH_2)_3\overset{+}{N}H_3}{|}}{CH}-COO^-$$

(d)
$$\overset{+}{H_3N}-\underset{\underset{CH_2-C_6H_4OH}{|}}{CH}-\overset{\overset{O}{\|}}{C}-NH-CH_2-\overset{\overset{O}{\|}}{C}-NH-CH_2-\overset{\overset{O}{\|}}{C}-NH-\underset{\underset{CH_2C_6H_5}{|}}{CH}-\overset{\overset{O}{\|}}{C}-NH-\underset{\underset{CH_2CH(CH_3)_2}{|}}{CH}-COO^-$$

43. Use a notação de três letras dos aminoácidos e reescreva as estruturas dos peptídeos do Problema 42.

44. Indique qual dos aminoácidos do Problema 32 e quais dos peptídeos do Problema 42 migrariam em um aparelho de eletroforese, em pH = 7, (a) na direção ao anodo ou (b) na direção do catodo.

45. A seda é composta por fitas β cuja cadeias de polipeptídeos são formadas por sequências repetidas de Gly-Ser-Gly-Ala-Gly-Ala. Que características das cadeias laterais dos aminoácidos podem favorecer a configuração em fitas β? Será que as ilustrações da estrutura da fita β (Figura 26-3) sugerem uma explicação para esta preferência?

46. Identifique quantos pedaços de hélices-α você puder na estrutura da mioglobina (Figura 26-8C). Na mioglobina, as prolinas se localizam nas posições 37, 88, 100 e 120. Como cada uma destas prolinas afeta a estrutura terciária da molécula?

47. Dos 153 aminoácidos da mioglobina, 78 têm cadeias laterais polares (isto é, Arg, Asn, Asp, Gln, Glu, His, Lys, Ser, Thr, Trp e Tyr). Quando a mioglobina adota sua conformação natural enovelada, 76 destas 78 cadeias laterais polares (excetuando-se as das duas histidinas) projetam-se para o exterior da superfície. Por outro lado, o interior da mioglogbina contém, além das duas histidinas, apenas Gly, Val, Leu, Ala, Ile, Phe, Pro e Met. Explique.

48. Explique as três observações seguintes: (a) A seda, como a maior parte dos polipeptídeos com estrutura em fita, é insolúvel em água. (b) Proteínas globulares como a mioglobina geralmente se dissolvem facilmente em água. (c) A ruptura da estrutura terciária de uma proteína globular (desnaturação) leva à precipitação em água.

49. Esboce, com suas palavras, o procedimento que deve ter sido usado pelos pesquisadores que determinaram os aminoácidos que formam a vasopressina (Exercício 26-10).

50. Descreva os produtos de uma única degradação de Edman dos peptídeos do Problema 42.

51. Qual seria o resultado da reação da gramicidina S com isotiocianato de fenila (degradação de Edman)? (**Sugestão:** com que grupos funcionais esta substância reage?)

52. O polipeptídeo bradiquinina é um hormônio de tecidos que pode funcionar como um agente causador de dor poderoso. Um único tratamento com o reagente de Edman identifica o aminoácido *N*-terminal da bradiquinina como Arg. A hidrólise ácida incompleta do polipeptídeo intacto provoca a quebra aleatória de várias moléculas de bradiquinina para formar muitos fragmentos, incluindo: Arg-Pro-Pro-Gly, Phe-Arg, Ser-Pro-Phe e Gly-Phe-Ser. A hidrólise completa, seguida de análise dos aminoácidos indica a razão 3 Pro, 2 Phe, 2 Arg, 1 Gly e 1 Ser. Deduza a sequência dos aminoácidos da bradiquinina.

53. A sequência de aminoácidos da met-encefalina, um peptídeo do cérebro com atividade biológica sedativa poderosa, é Tyr-Gly-Gly-Phe-Met. Quais seriam os produtos da degradação de Edman por etapas da met-encefalina?

O peptídeo mostrado no Problema 42(d) é a leu-encefalina, uma molécula relacionada com a met-encefalina que tem propriedades semelhantes. Em que os resultados da degradação de Edman da leu-encefalina diferem dos da met-encefalina?

54. O hormônio corticotropina, secretado pela glândula pituitária, estimula o córtex adrenal. Determine sua estrutura primária a partir das seguintes informações: (i) a hidrólise com quimotripsina produz seis peptídeos: Arg-Trp, Ser-Tyr, Pro-Leu-Glu-Phe, Ser-Met-Glu-His-Phe, Pro-Asp-Ala-Gly-Glu-Asp-Gln-Ser--Ala-Glu-Ala-Phe e Gly-Lys-Pro-Val-Gly-Lys-Lys-Arg-Arg-Pro-Val-Lys-Val-Tyr. (ii) A hidrólise com tripsina produz lisina livre, arginina livre e os cinco peptídeos seguintes: Trp-Gly-Lys-, Pro-Val-Lys, Pro-Val-Gly-Lys, Ser-Tyr-Ser-Met-Glu-His-Phe-Arg e Val-Tyr-Pro-Asp-Ala-Gly-Glu-Asp-Gln-Ser-Ala--Glu-Ala-Phe-Pro-Leu-Glu-Phe.

55. Proponha uma síntese para a leu-encefalina [veja o Problema 42(d)] a partir dos aminoácidos que a compõem.

56. A molécula abaixo é um hormônio liberador de tirotropina (TRH). Ela é secretada pelo hipotálamo e provoca a liberação da tirotropina pela glândula pituitária, que, por sua vez, estimula a glândula tireoide. A tireoide produz hormônios, como a tiroxina, que controlam o metabolismo em geral.

O isolamento original da TRH exigiu o processamento de quatro toneladas de tecidos do hipotálamo, a partir do qual foi obtido 1 mg do hormônio. Desnecessário dizer, é muito mais conveniente sintetizar o TRH em laboratório do que extraí-lo de fontes naturais. Proponha uma síntese para o TRH a partir de Glu, His e Pro. Note que o ácido piroglutâmico é a lactama de Glu que pode ser facilmente obtida por aquecimento de Glu em 140°C.

57. (**a**) As estruturas ilustradas para as quatro bases do DNA (na Seção 26-9) são os isômeros mais estáveis. Desenhe um ou mais tautômeros diferentes para cada um destes heterociclos (reveja a tautomeria nas Seções 13-7 e 18-2). (**b**) Em alguns casos, a presença de pequenas quantidades de um destes tautômeros menos estáveis pode levar a um erro na replicação do DNA ou na síntese do mRNA, devido a falhas no pareamento das bases. Um exemplo é o tautômero imina da adenina, que é par da citosina e não da timina. Desenhe uma estrutura possível para este par de bases ligadas por ligação hidrogênio (veja a Figura 26-11). (**c**) Use a Tabela 26-3 e proponha uma sequência possível de ácidos nucleicos para um mRNA que codificaria os cinco aminoácidos da met-encefalina (veja o Problema 53). Se o erro no pareamento descrito em (b) ocorresse na primeira posição possível na síntese desta sequência de mRNA, qual seria o resultado na sequência dos aminoácidos do peptídeo? (Ignore o códon iniciador).

58. O Fator VIII é uma das proteínas que participam da formação dos coágulos de sangue. Um defeito no gene cuja sequência de DNA codifica o Fator VIII é responsável pela hemofilia clássica. O Fator VIII contém 2.332 aminoácidos. Quantos nucleotídeos são necessários para codificar sua síntese?

59. Além dos 20 aminoácidos convencionais das Tabelas 26-1 e 26-3, dois outros, a selenocisteína (Sec) e a pirrolisina (Pyl), são incorporados a proteínas através da maquinária celular baseada nos ácidos nucleicos descrita na Seção 26-10. O código de três bases para Sec e Pyl são UGA e UAG, respectivamente. Estes códigos normalmente servem para terminar a síntese das proteínas. Entretanto, se eles forem precedidos por certas sequências específicas de bases, eles provocam a inserção desses aminoácidos incomuns e a cadeia do peptídeo continua a crescer.

Pyl é raro, ocorrendo somente em algumas bactérias antigas. Sec, que tem a cadeia lateral CH_2SeH, é muito comum. Na verdade, ocorre em pelo menos uma dúzia de proteínas humanas que dependem da reatividade do elemento-traço essencial, o selênio, para sua função. O pK_a do grupo SeH do Sec é 5,2. (Para comparação, o pK_a do grupo SH da cisteína é 8,2.) (**a**) Dê a estrutura do Sec em pH 7; compare com a de Cys no mesmo pH. (**b**) Determine o pI do Sec. (**c**) Dada a relação entre o enxofre e o selênio na Tabela Periódica e as diferenças de pK_a entre SH e SeH, como você espera que as reatividades químicas de Sec e Cys se comparem?

60. DESAFIO A hidroxiprolina (Hyp), como muitos outros aminoácidos que não são "oficialmente" classificados como essenciais, é uma substância biológica muito necessária. Ela representa cerca de 14% de todo conteúdo de aminoácidos da proteína colágeno. O colágeno é o principal constituinte da pele e dos tecidos conjuntivos. Ele também está presente, com substâncias inorgânicas, nas unhas, ossos e dentes. (**a**) O nome sistemático da hidroxiprolina é ácido (2S,4R)-4-hidróxi-aza-ciclo-pentanoico. Dê uma estrutura estereoquimicamente correta para este aminoácido. (**b**) Hyp é sintetizada no organismo na forma ligada a um peptídeo pela reação entre a prolina ligada ao peptídeo e O_2, um processo catalisado por uma enzima que requer vitamina C. Na ausência da vitamina C, pode-se obter um colágeno defeituoso, deficiente em Hyp. A deficiência em vitamina C causa o escorbuto, uma doença caracterizada por sangramento e inchaço da pele e pelo sangramento das gengivas.

A seguinte sequência de reações é uma síntese de laboratório eficiente da hidroxiprolina. Complete-a com os reagentes necessários, (i) e (ii), e proponha um mecanismo detalhado para as etapas marcadas com um asterisco.

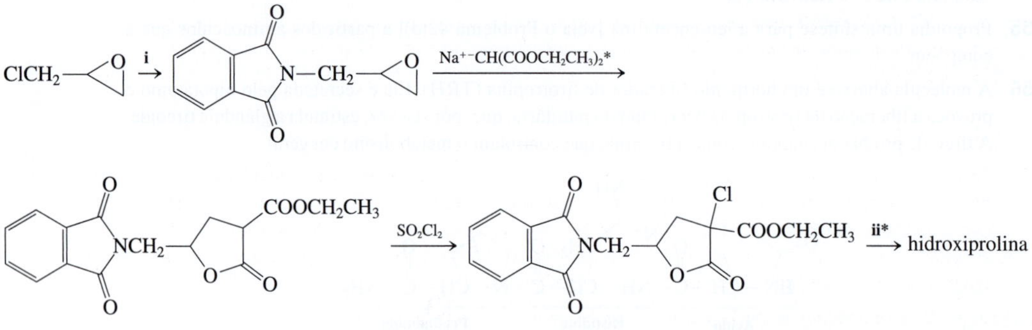

ClCH$_2$—[epóxido] $\xrightarrow{i}$ [ftalimida]—N—CH$_2$—[epóxido] $\xrightarrow{Na^+\,^-CH(COOCH_2CH_3)_2\,*}$

[ftalimida]—NCH$_2$—[lactona]—COOCH$_2$CH$_3$ $\xrightarrow{SO_2Cl_2}$ [ftalimida]—NCH$_2$—[lactona com Cl]—COOCH$_2$CH$_3$ $\xrightarrow{ii\,*}$ hidroxiprolina

(c) A gelatina, que é o colágeno parcialmente hidrolisado, é rica em hidroxiprolina e, como resultado, é normalmente aceita como remédio para quebra ou fragilidade das unhas. Como a maior parte das proteínas, contudo, a gelatina é quase que completamente quebrada no estômago e no intestino delgado para liberar os aminoácidos. A hidroxiprolina assim obtida pode entrar na corrente sanguínea e ser usada na síntese de colágeno? (**Sugestão**: será que a Tabela 26-3 lista um código de três bases para a hidroxiprolina?)

61. **DESAFIO** A biossíntese de oligosacarídeos (Capítulo 24) utiliza constituintes químicos de proteínas e ácidos nucleicos, bem como de carboidratos. No exemplo a seguir, uma ligação de dissacarídeo é criada entre uma molécula de galactose e outra de *N*-acetil-galactosamina. A galactose (o açúcar "doador") é transportada no processo como o éster uridina-difosfato e o "aceitador", galactosamina, é mantido em posição por ligação glicosídica ao grupo hidroxila de um resíduo serina de uma proteína. A enzima galactosil-transferase forma especificamente uma ligação de dissacarídeo entre o C1 do doador e o C3 do aceitador.

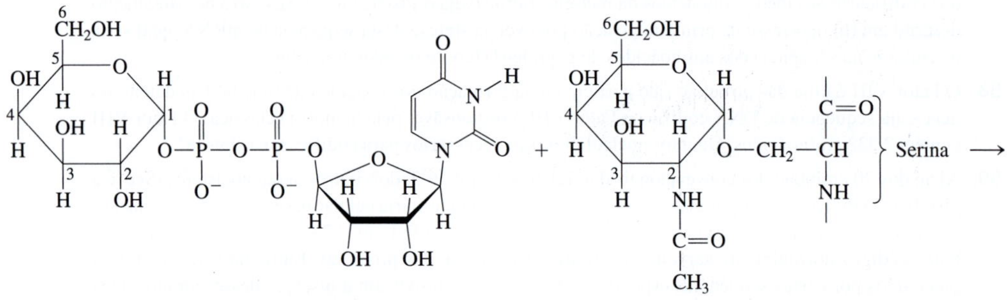

Uridina-difosfato-galactose + **N-Acetil-galactosamina-proteína** (Serina) →

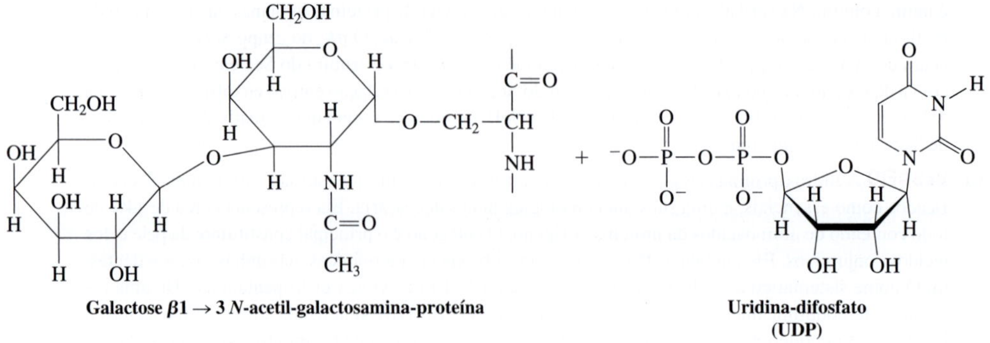

Galactose β1 → 3 N-acetil-galactosamina-proteína + **Uridina-difosfato (UDP)**

Que tipo de mecanismo básico atua nesta reação? Discuta os papéis dos vários participantes da reação.

62. DESAFIO A anemia falciforme é frequentemente uma doença genética fatal, causada por um único erro no código genético do DNA que codifica a cadeia β da hemoglobina. A sequência correta dos ácidos nucleicos (lida a partir do padrão mRNA) começa com AUGGUGCACCUGACUCCUGAGGAGAAG..., e assim por diante. (**a**) Traduza isso na sequência de aminoácidos da proteína. (**b**) A mutação que origina a anemia falciforme é a troca do A (em negrito) na sequência acima por U. Qual é a consequência deste erro na sequência de aminoácidos? (**c**) Esta alteração na sequência de aminoácidos modifica as propriedades da molécula de hemoglobina, particularmente sua polaridade e sua forma. Sugira razões para estes efeitos. (Volte à Tabela 26-1 para as estruturas dos aminoácidos e à Figura 26-8C para a estrutura da mioglobina, que é semelhante à hemoglobina. Note a posição do aminoácido substituído na estrutura terciária da proteína).

Problema em grupo

63. Os aminoácidos podem ser usados em sínteses orgânicas como reagentes iniciais enantiomericamente puros. O Esquema I mostra as primeiras etapas da síntese de um reagente empregado na preparação de β-aminoácidos enantiomericamente puros, como o da cadeia lateral do taxol (Seção 4-7). O Esquema II mostra um éster do mesmo aminoácido empregado na preparação de um dipeptídeo heterocíclico incomum, usado no estudo das conformações de polipeptídeos.

Esquema I: Síntese de um reagente enantiomericamente puro.

[Esquema mostrando: Sal de potássio da asparagina → A ($C_9H_{15}N_2O_3^-$ K^+, Heterociclo nitrogenado de seis átomos) via reação com pivaldeído; A → B ($C_{11}H_{18}N_2O_5$) via 1. $NaHCO_3$, $Cl-CO-OCH_3$; 2. H^+, H_2O]

1. Existem dois diasteroisômeros de A formados na razão 90:10. O isômero principal é o que pode alcançar a conformação cadeira mais estável. Os dois substituintes no anel estão em uma relação cis ou trans? Rotulem suas posições como equatorial ou axial.

2. Qual dos nitrogênios é nucleofílico e leva ao éster carbâmico (Seção 20-6) B?

Esquema II: Síntese de um dipeptídeo incomum.

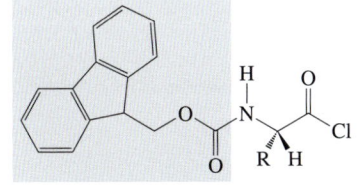

[Esquema mostrando: Éster 1,1-dimetil-etila (*terc*-butila) da asparagina + benzaldeído → C ($C_{15}H_{20}N_2O_3$) (composto acíclico) → D (Dipeptídeo heterocíclico) via Fmoc-cloreto de aminoácido]

Cloreto de fluorenil-metil-óxi-carbonil(Fmoc)-aminoácido

O grupo protetor Fmoc (destacado na caixa) é usado no lugar de Cbz ou Boc, com os quais vocês já estão familiarizados, porque o *cloreto do aminoácido* é necessário para formar a nova ligação amida. Nem o grupo Cbz, nem o grupo Boc são estáveis nestas condições.

Pensem nas seguintes questões:
1. Que grupo funcional é gerado em C?
2. Onde está a ligação peptídica em D? Marquem-na com um círculo.

Reunam-se para discutir as respostas dadas às questões propostas em cada esquema e as estruturas propostas para A-D.

COOH
|
H₂N—┼—H
|
CH₃

A

Problemas pré-profissionais

64. A estrutura A (mostrada na margem) é um α-aminoácido natural. Selecione seu nome na seguinte lista: (a) glicina; (b) alanina; (c) tirosina; (d) cisteína.

65. A *estrutura primária* de uma proteína refere-se a: (a) ligações cruzadas com pontes dissulfeto; (b) presença de hélices-α; (c) a sequência de α-aminoácidos da cadeia polipeptídica; (d) a orientação das cadeias laterais no espaço tridimensional.

66. Quais dentre as seguintes estruturas são zwitterions?

(a) $^-O_2CCH_2\overset{O}{\overset{\|}{C}}NH_2$ (b) $^-O_2CCH_2CH_2CO_2^-$ (c) $H_3\overset{+}{N}CH_2CO_2^-$

(d) $CH_3(CH_2)_{16}CO_2^- K^+$ (e) $\left[H-\overset{O}{\underset{\ddot{\ddot{O}}:^-}{C}} \longleftrightarrow H-\overset{\ddot{\ddot{O}}:^-}{\underset{O}{C}} \right]$

67. Quando um α-aminoácido é dissolvido em água e o pH da solução é ajustado a 12, qual dentre as seguintes espécies predomina?

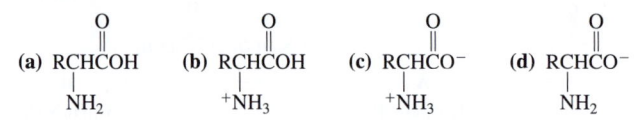

(a) $R\underset{NH_2}{\overset{O}{\overset{\|}{CH}-COH}}$ (b) $R\underset{^+NH_3}{\overset{O}{\overset{\|}{CH}-COH}}$ (c) $R\underset{^+NH_3}{\overset{O}{\overset{\|}{CH}-CO^-}}$ (d) $R\underset{NH_2}{\overset{O}{\overset{\|}{CH}-CO^-}}$

68. Quantos centros quirais ocorrem na pequena proteína natural glicil-alanil-alanina? (a) zero, (b) um, (c) dois, (d) três.

Questões MCAT®

Esta seção inclui material retirado de testes MCAT® já aplicados e tem autorização para impressão da Associação Americana de Faculdades de Medicina (AAMC).

Passagem número I

A adição de halogenetos de hidrogênio às ligações carbono-carbono duplas ou triplas pode levar a mais de um produto, como se pode ver nas Reações 1 e 2.

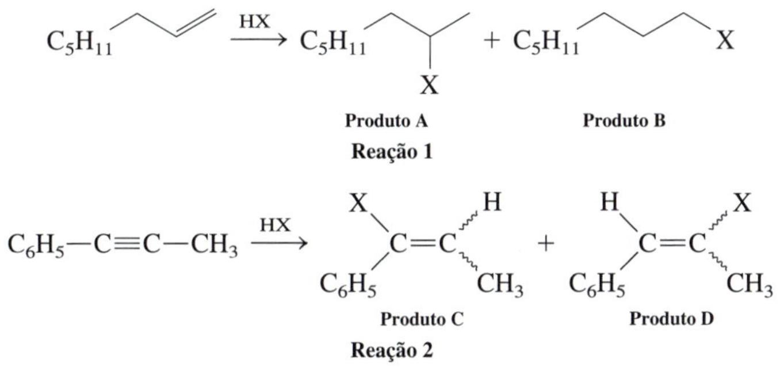

$$C_5H_{11}\text{—CH=CH}_2 \xrightarrow{HX} C_5H_{11}\text{—CHX—CH}_3 + C_5H_{11}\text{—CH}_2\text{—CH}_2\text{X}$$

Produto A   Produto B

Reação 1

$$C_6H_5\text{—C≡C—CH}_3 \xrightarrow{HX} \underset{C_6H_5CH_3}{X\text{\\}C=C\text{/}H} + \underset{C_6H_5CH_3}{H\text{\\}C=C\text{/}X}$$

Produto C   Produto D

Reação 2

Um químico postulou que a formação dos Produtos A e C envolve carbocátions como intermediários e que os Produtos B e D provêm de reações de adição via radicais.

Descobriu-se que o resultado das adições é fortemente afetado pelas condições de reação. Quando as reações 1 e 2, por exemplo, são feitas sobre superfícies de sílica gel (SiO_2) ou alumina (Al_2O_3), os rendimentos e a distribuição dos produtos são dramaticamente alterados. As Tabelas 1 e 2 resumem os efeitos das condições de reação sobre os resultados das Reações 1 e 2.

1. Pode-se concluir, a partir das Tabelas 1 e 2, que a reação de HCl com 1-octeno ou 1-fenil-propino na *ausência* de sílica ou alumina:
   (a) leva a uma mistura de produtos
   (b) dá um rendimento de 100% em produtos
   (c) exige 3 horas de tempo de reação
   (d) não ocorre após 1 hora

2. Qual, dentre as seguintes, é a reação que provavelmente *compete* com a Reação 2?
   (a) rearranjo de cátions intermediários
   (b) migração da ligação dupla nos alquenos produzidos
   (c) redução dos alquenos produzidos com H_2
   (d) adição de HX aos alquenos produzidos

Tabela 1 Resultados experimentais da Reação 1 em várias condições

Composto insaturado	Condições de reação	Produto A	Produto B	Composto inicial que não reagiu
1-Octeno	HCl, 1 hr	0	0	100
1-Octeno	HCl, Al_2O_3, 1 hr	60	0	11
1-Octeno	HBr, 0,3 hr	11	83	6
1-Octeno	HBr, SiO_2, 0,7 hr	96	0	traços

Tabela 2 Resultados experimentais da Reação 2 em várias condições

Composto insaturado	Condições de reação	Produto C (%)	Produto D (%)	Composto inicial que não reagiu (%)
$C_6H_5C{\equiv}CCH_3$	HCl, 1 hr	0	0	100
$C_6H_5C{\equiv}CCH_3$	HCl, SiO$_2$, 1 hr	E: 39 Z: 11	0	44
$C_6H_5C{\equiv}CCH_3$	HBr, 3 hr	E: 29 Z: 8	E: 18 Z: 29	0
$C_6H_5C{\equiv}CCH_3$	HBr, Al$_2$O$_3$, 0,3 hr	E: 14 Z: 79	0	0

Tabela adaptada de P. J. Kropp, K. A. Daus, S. D. Crawford, M. W. Tubergen, K. D. Kepler, S. L. Craig e V. P. Wilson, "Surface-Mediated Reactions. 1. Hydrohalogenation of Alkenes and Alkynes." ©1990 pela Sociedade Americana de Química.

3. Qual das estruturas abaixo corresponde ao intermediário que leva ao Produto C?
   (a) $C_6H_5-\overset{+}{C}{\equiv}C-CH_3$
   (b) $C_6H_5-\overset{+}{C}{=}CH-CH_3$
   (c) $C_6H_5-C{\equiv}\overset{+}{C}-CH_3$
   (d) $C_6H_5-CH{=}\overset{+}{C}-CH_3$

4. A transformação de 1-octeno no Produto A envolve a conversão de:
   (a) orbitais híbridos sp^2 em orbitais sp.
   (b) orbitais híbridos sp^2 em orbitais sp^3.
   (c) orbitais híbridos sp em orbitais sp^2.
   (d) orbitais híbridos sp em orbitais sp^3.

5. De acordo com a Tabela 1, qual dentre os produtos abaixo é formado em maior quantidade na reação do 1-buteno com HBr/SiO$_2$ após 0,7 horas?
   (a) 1-bromo-1-buteno
   (b) 2-bromo-2-buteno
   (c) 2-bromo-butano
   (d) 1-bromo-butano

Para mais informações, veja os Capítulos 12 e 13.

Passagem número II

Vários compostos multifuncionalizados (Compostos 1-4) foram recentemente isolados de fontes marinhas na Colúmbia Britânica, Canadá.

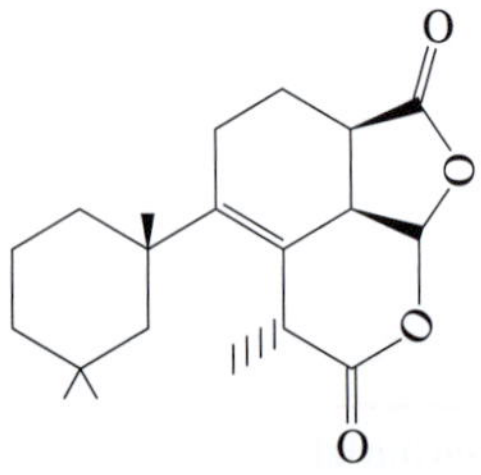

Composto 1 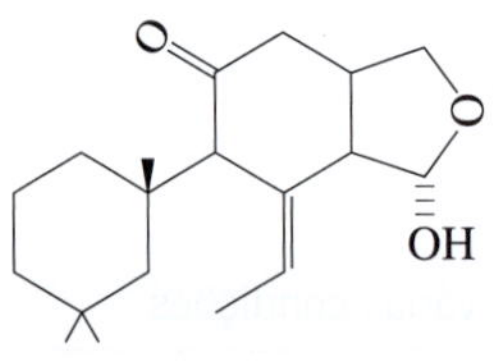   Composto 2 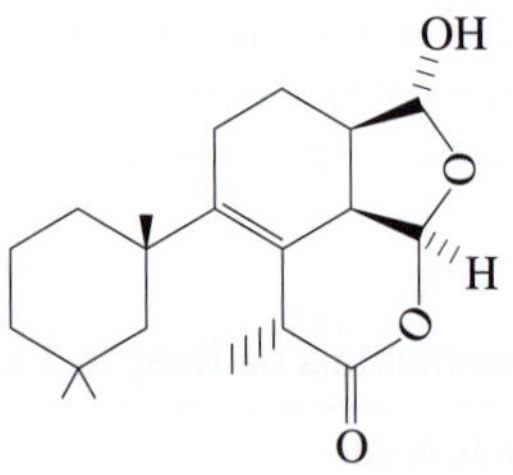   Composto 3 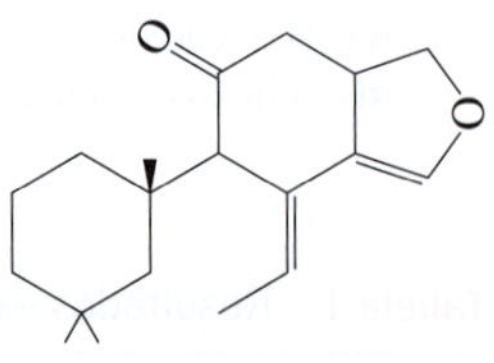   Composto 4

O material marinho original foi extraído com metanol. O solvente foi depois removido por evaporação. Uma solução saturada com NaCl contendo o resíduo foi posteriormente extraída com acetato de etila. As frações obtidas nesta última extração foram combinadas e o solvente removido por evaporação. O material resultante continha os Compostos 1 a 4, que foram separados e purificados por cromatografia.

As estruturas dos quatro compostos foram determinadas por espectrometria de RMN e de IV. A estrutura do Composto 3 foi confirmada por tratamento com anidrido acético para dar um éster já conhecido, o Composto 5 (Reação 1).

$$\text{Composto 3} \xrightarrow[\text{Anidrido acético}]{(CH_3C)_2O} \text{Composto 5}$$

Reação 1

1. Os Compostos 1 e 3 podem ser distinguidos no IV porque o espectro do
   (a) Composto 1 mostra deformação axial de C—O e o Composto 3, não.
   (b) Composto 1 mostra deformação axial de O—O e o Composto 3, não.
   (c) Composto 3 mostra deformação axial de C—H e o Composto 1, não.
   (d) Composto 3 mostra deformação axial de O—H e o Composto 1, não.

2. Pode-se encontrar ligações duplas conjugadas nos compostos descritos?
   (a) Somente nos Compostos 1 e 2.
   (b) Somente no Composto 4.
   (c) Somente nos Compostos 1, 2 e 3.
   (d) Nos Compostos 1, 2, 3 e 4.

3. O Composto 6 é dado abaixo. Qual é a relação estereoquímica entre ele e o Composto 3?

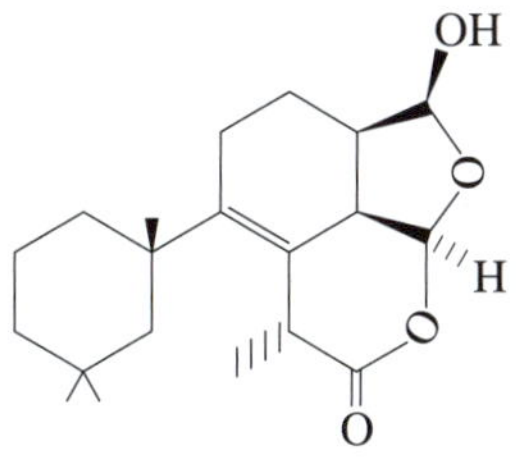

   (a) Eles são idênticos.
   (b) Eles são isômeros estruturais.
   (c) Eles não são superponíveis e são imagem um do outro no espelho.
   (d) Eles não são superponíveis e *não* são imagens um do outro no espelho.

4. Quais das condições de reação dadas abaixo podem ser usadas para converter o Composto 2 no Composto 4?
   (a) H_2SO_4/H_2O
   (b) $NaOH/CH_3CH_2OH$
   (c) $H_2/Pd/C$
   (d) $Cr_2O_7^{2-}/H^+$

Para mais informações, veja o Capítulo 11.

Passagem número III

Um químico forense recebeu uma amostra líquida para identificar seus componentes. Uma pequena porção do líquido foi submetida à análise por cromatografia a gás (GC) e observou-se dois componentes voláteis, um dos quais era a dietilamina. A amostra foi dissolvida em cloreto de

Tabela 1 Possíveis estruturas do Composto B

Composto	Estrutura	PF	Peso molecular (g/mol)
Ácido cinâmico	$C_6H_5—CH=CHCOOH$	133°C	148
Ácido furoico	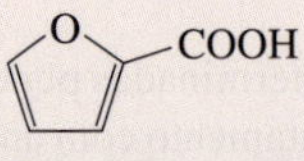 furano—COOH	133°C	112
Ácido malônico	$HOOC—CH_2—COOH$	133°C	104
Ácido mandélico	$C_6H_5—CH(OH)COOH$	133°C	152
Ácido sebácico	$HOOC(CH_2)_8—COOH$	133°C	202

metileno (CH_2Cl_2) e a dimetilamina foi removida por extração. O cloreto de metileno foi posteriormente removido por evaporação, deixando o outro componente volátil, o Composto A.

O Composto A não deu reação com o papel de tornassol, mas dissolveu em ácido sulfúrico em refluxo. O resfriamento da solução de ácido sulfúrico deu um sólido, o Composto B, de ponto de fusão 133°C, e um líquido, o Composto C. A Tabela 1 dá possíveis estruturas para o Composto B. A identidade do Composto B foi determinada pelo equivalente de neutralização, que é igual ao peso molecular do ácido dividido pelo número de grupos carbóxi da molécula.

O espectro de IV mostrou que o Composto C é um álcool, e o espectro de RMN de hidrogênio permitiu que o químico estabelecesse sua estrutura.

A estrutura do Composto A foi finalmente decidida na base das estruturas dos Compostos B e C e confirmada por comparação com uma amostra autêntica.

1. Quais dentre as seguintes soluções seriam utilizáveis para a extração da dietilamina dissolvida em cloreto de metileno?
    (a) Benzeno
    (b) Álcool etílico
    (c) HCl 10% em água
    (d) $NaHCO_3$ 10% em água

2. Sabendo que o Composto A é uma substância neutra, quais dentre os seguintes tipos de compostos deveriam ter sido considerados como estruturas possíveis?
    (a) RC(O)H e RC(O)OH
    (b) RC(O)OR e R—O—R
    (c) R—NH_2 e RC(O)OR
    (d) RC(O)OH e R—O—R

3. Que banda do espectro de IV do Composto C caracteriza melhor um álcool?
    (a) uma banda larga de absorção em 3300 cm^{-1}, aproximadamente
    (b) uma banda larga de absorção em 2000 cm^{-1}, aproximadamente
    (c) uma banda de absorção forte e aguda em 1600 cm^{-1}, aproximadamente
    (d) uma banda de absorção forte e aguda em 800 cm^{-1}, aproximadamente

4. Nas condições corretas, qualquer um dos compostos da Tabela 1 poderia reagir com dietilamina para formar uma
    (a) nitrila
    (b) amina
    (c) imina
    (d) amida

Para mais informações, veja o Capítulo 19.

Passagem número IV

Dois químicos propuseram métodos de síntese de ésteres.

QUÍMICO A O Químico A sugeriu que a melhor maneira de preparar um éster é usar a reação entre um ácido carboxílico e um álcool, como na Reação A.

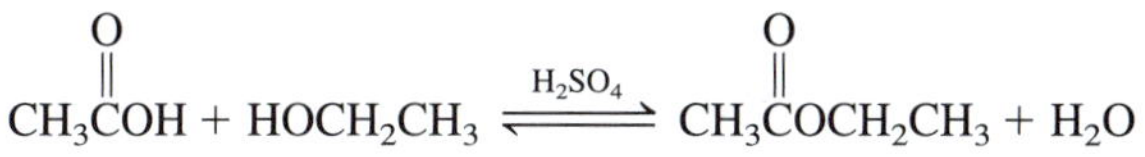

$$CH_3\overset{O}{\underset{\|}{C}}OH + HOCH_2CH_3 \underset{}{\overset{H_2SO_4}{\rightleftharpoons}} CH_3\overset{O}{\underset{\|}{C}}OCH_2CH_3 + H_2O$$
Reação A

O químico a propôs o seguinte mecanismo para a reação A.

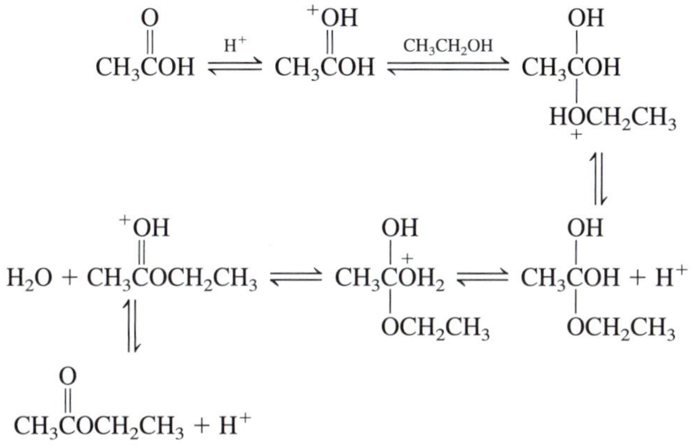

$$CH_3\overset{O}{\underset{\|}{C}}OH \overset{H^+}{\rightleftharpoons} CH_3\overset{^+OH}{\underset{\|}{C}}OH \overset{CH_3CH_2OH}{\rightleftharpoons} CH_3\overset{OH}{\underset{|}{C}}OH$$

$$\underset{+}{\overset{}{HOCH_2CH_3}}$$

$$H_2O + CH_3\overset{^+OH}{\underset{\|}{C}}OCH_2CH_3 \rightleftharpoons CH_3\overset{OH}{\underset{|}{\overset{+}{C}}OH_2} \rightleftharpoons CH_3\overset{OH}{\underset{|}{C}}OH + H^+$$

$$\underset{|}{OCH_2CH_3} \quad \underset{|}{OCH_2CH_3}$$

$$CH_3\overset{O}{\underset{\|}{C}}OCH_2CH_3 + H^+$$

QUÍMICO B O Químico B lembrou que a Reação A dá, com frequência, baixos rendimentos, porque a constante de equilíbrio é relativamente baixa e sugeriu, como alternativa, que seria possível obter um rendimento mais alto de éster com a reação entre um cloreto de acila (como o cloreto de acetila) e um álcool, a Reação B.

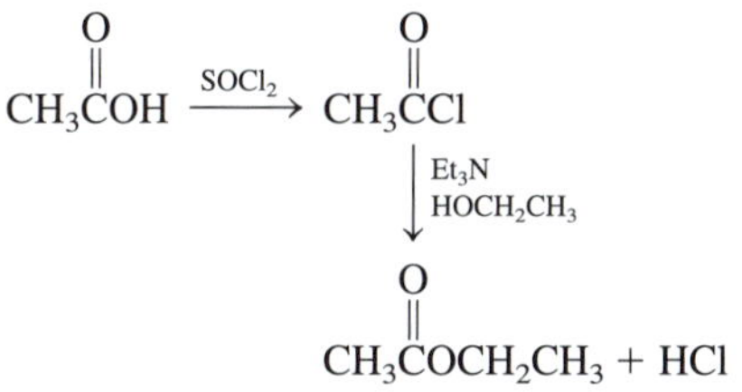

$$CH_3\overset{O}{\underset{\|}{C}}OH \overset{SOCl_2}{\longrightarrow} CH_3\overset{O}{\underset{\|}{C}}Cl$$

$$\downarrow \begin{matrix} Et_3N \\ HOCH_2CH_3 \end{matrix}$$

$$CH_3\overset{O}{\underset{\|}{C}}OCH_2CH_3 + HCl$$
Reação B

1. De acordo com o Químico A, o papel do ácido sulfúrico na Reação A é
   (a) dar a energia necessária para o ataque nucleofílico do álcool
   (b) agir como meio para solvatação
   (c) fazer com que o grupo hidróxi do álcool fique mais nucleofílico
   (d) fazer com que o grupo carbonila do ácido carboxílico fique mais eletrofílico

2. O Químico A separou os três compostos orgânicos da Reação A em uma placa de cromatografia em camada fina, usando as diferenças de polaridade. Se o composto mais polar avançou mais do que os demais na placa, qual é a ordem das distâncias percorridas pelos três compostos?
   (a) Ácido carboxílico < álcool < éster
   (b) Éster < álcool < ácido carboxílico
   (c) Álcool < ácido carboxílico < éster
   (d) Éster < ácido carboxílico < álcool

3. Qual dentre os dados abaixo é o papel mais provável da base fraca Et₃N na Reação B?
   (a) Neutralizar o ácido acético.
   (b) Neutralizar o produto secundário HCl.
   (c) Protonar o cloreto de acila.
   (d) Protonar o etanol.

4. Se o ácido acético fosse substituído na Reação A pelo ácido (R)-2-fenil-propanoico, qual seria a previsão do Químico A sobre a estereoquímica do éster produzido?
   (a) O éster teria configuração R.
   (b) O éster teria configuração S.
   (c) O produto seria uma mistura dos ésteres R e S.
   (d) O produto não teria centros quirais.

Para mais informações, veja o Capítulo 20.

Passagem número V

A preparação, o isolamento e a caracterização de compostos muito instáveis continuam a ser um desafio para os químicos orgânicos de sínteses. Para contornar estes problemas, os químicos desenvolveram o método do *isolamento em matriz*, que envolve, normalmente, o aprisionamento de um composto instável por resfriamento em matriz sólida. Dois compostos de alta energia isolados por essa técnica são o *benzino* e o *propelano*.

Benzino

O benzino é um intermediário muito instável que se forma na eliminação, promovida por bases, de um halogênio e um hidrogênio de átomos de carbono adjacentes de um halogeneto de arila. Imagina-se que a estrutura do benzino seja muito tensionada e que ela inclua uma ligação tripla muito reativa. Embora não seja trivial isolar o benzino, a existência deste intermediário foi evidenciada pelo isolamento de um subproduto de decomposição, o trifenileno, presumivelmente formado pela reação entre três moléculas de benzino. O benzino, porém, pode ser, agora, isolado e detectado espectroscopicamente pela decomposição fotoquímica de um reagente de alta energia em uma matriz de argônio congelado (veja a Reação 1).

Reação 1

Propelanos

Os propelanos são compostos extremamente reativos nos quais dois carbonos diretamente ligados também participam de três outras pontes. O propelano da Reação 2 reage para dar o dímero correspondente.

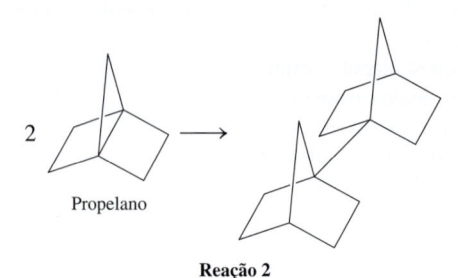

Reação 2

Em condições controladas de reação, entretanto, este propelano pode ser isolado. A Reação 3 mostra que, quando o composto contendo iodo é tratado com potássio em temperatura relativamente alta, o propelano resultante pode ser aprisionado pelo resfriamento rápido do vapor em uma matriz de nitrogênio.

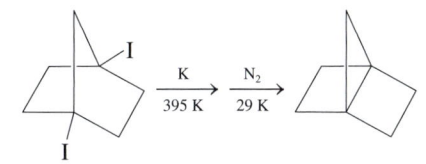

Reação 3

1. A alta reatividade do propelano é provavelmente o resultado de
   (a) sua forma curva
   (b) planaridade forçada
   (c) tensão do anel
   (d) repulsão estérica entre substituintes

2. Quais das estruturas abaixo corresponde a uma estrutura de ressonância do benzino?
   (a)   (b)   (c)   (d)

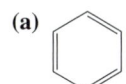

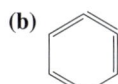

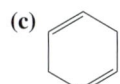

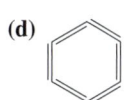

3. Na base das informações dadas, qual é a temperatura em que o produto da Reação 3 é aprisionado na matriz?
   (a) −273°C   (b) −244°C
   (c) 120°C   (d) 151°C

4. De acordo com as informações dadas, a matriz sólida na qual se pretende aprisionar um composto instável deve
   (a) ser composta por uma substância de alto ponto de fusão
   (b) ser composta por uma substância de baixo ponto de fusão
   (c) reagir com o material inicial para dar o produto instável
   (d) reagir com o produto instável para dar um produto estável

5. Além do benzino, qual dentre os compostos abaixo provavelmente se forma na Reação 1?
   (a) $4\,O_2$
   (b) $2\,CO$
   (c) $2\,CO_2$
   (d) H_2CO_3

Para mais informações, veja o Capítulo 22.

Passagem número VI

Descobriu-se, recentemente, que a enzima tirosinase de cogumelos catalisa uma reação de acoplamento oxidativo de fenóis 2,6-substituídos (Compostos 1a-f) às difenoquinonas respectivas (Compostos 2a-f) e bisfenóis (Compostos 3a-f), como se pode ver a seguir.

Descobriu-se que o resultado da reação é afetado pela presença de acetonitrila, bem como pelos substituintes dos fenóis iniciais (veja a Tabela 1). Observou-se também que a reação não ocorre em atmosfera de argônio.

Questões MCAT®

Tabela 1 Resultados de reações de acoplamento oxidativo

Composto	Estrutura	Tempo de reação	Rendimento dos produtos (%)	
			2a–f Difenoquinonas	3a–f Bisfenóis
1a	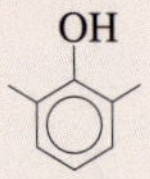 OH com dois metilas em orto	9	96 (70*)	0 (20*)
1b	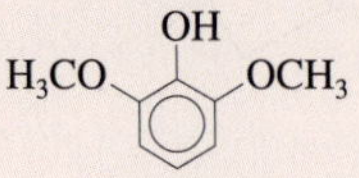 H₃CO–(OH)–OCH₃	9	98 (72*)	0 (20*)
1c	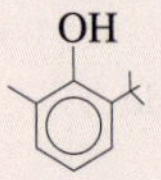 OH com dois t-Bu em orto	55	0 (50*)	0 (24*)
1d	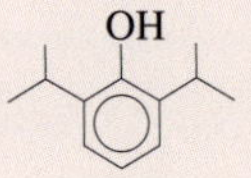 OH com dois isopropilas em orto	58	0 (46*)	0 (24*)
1e	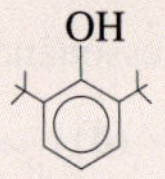 OH com t-Bu e metila em orto	60	0 (40*)	0 (20*)
1f	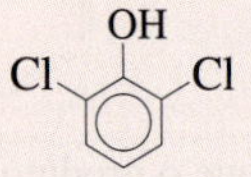 Cl–(OH)–Cl	72	0	0

*Reação feita em acetonitrila como solvente.

1. A reação do Composto 1f provavelmente *não ocorre* devido ao substituinte cloreto
   (a) ser estericamente muito volumoso
   (b) conter pares de elétrons isolados
   (c) ser doador de elétrons
   (d) ser retirador de elétrons

2. Pelos dados da Tabela 1, o que se pode dizer acerca do efeito do tempo de reação sobre a distribuição de produtos?
   (a) Maior tempo de reação dá rendimentos menores.
   (b) Maior tempo de reação dá rendimentos maiores.
   (c) Maior tempo de reação aumenta a formação de bisfenol.
   (d) Nada pode ser dito sem outros resultados.

3. Em quais dos pares abaixo os compostos podem ser mais facilmente distinguidos um do outro pelos espectros de IV?
   (a) Compostos 1a e 1d
   (b) Compostos 2d e 2e
   (c) Compostos 3b e 3e
   (d) Compostos 3d e 3e

4. Quais dentre os fenóis da Tabela 1 tem o hidrogênio mais ácido?
   (a) Composto 1a
   (b) Composto 1b
   (c) Composto 1e
   (d) Composto 1f

Para mais informações, veja o Capítulo 22.

Passagem número VII

Seis frascos sem rótulos foram descobertos em um laboratório. Cada um dos frascos continha um dos seguintes adoçantes.

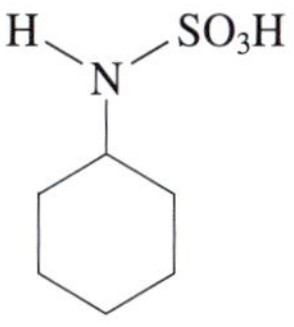

Composto A

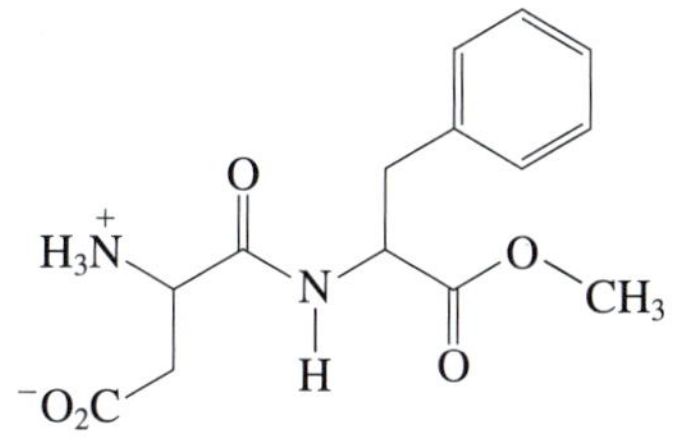

Composto B

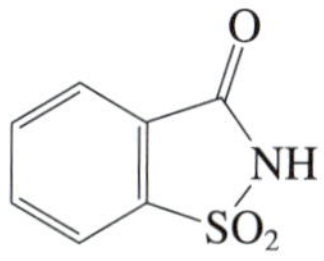

Composto C

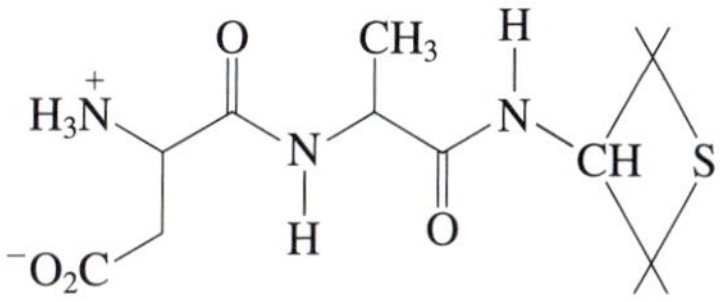

Composto D

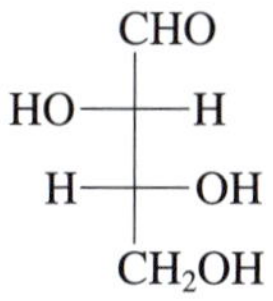

Composto E

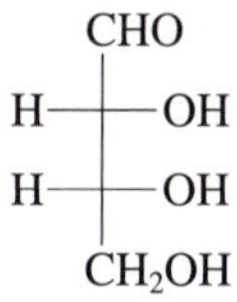

Composto F

Um químico fez uma série de experimentos para determinar a identidade dos compostos desconhecidos.

1. HNO_3 oxida álcoois primários e aldeídos a ácidos carboxílicos. Um dos adoçantes é opticamente ativo, mas esta atividade desaparece pelo tratamento com HNO_3.
   - (a) Composto B
   - (b) Composto C
   - (c) Composto E
   - (d) Composto F

2. A fenilcetonúria é uma doença genética. Suas vítimas são incapazes de metabolizar a fenilalanina [$C_6H_5CH_2CH(CO_2^-)(NH_3^+)$]. Qual dos adoçantes abaixo um portador desta doença deveria evitar ingerir?
   - (a) Composto A
   - (b) Composto B
   - (c) Composto C
   - (d) Composto D

3. O nome comercial de um dos estereoisômeros do Composto B é Aspartame. Quantos isômeros ópticos do Composto B existem?
   - (a) 2
   - (b) 4
   - (c) 6
   - (d) 8

4. Quais das seguintes observações dá o melhor suporte ao argumento de que a sensação fisiológica do gosto envolve um receptor quiral?
   (a) O Composto A é duas vezes mais doce do que o Composto B.
   (b) O Composto A é 1/10 vezes mais doce do que o Composto C.
   (c) Dois estereoisômeros do Composto E são adoçantes.
   (d) Um estereoisômero do Composto C é adoçante e o outro não.

Para mais informações, veja o Capítulo 24.

Passagem número VIII

Um químico testou as proteínas de um veneno de cobra para atividade hemorragênica (capacidade de provocar o sangramento). Para separar as proteínas, o químico usou dois métodos. O primeiro foi a *cromatografia por filtração em gel*, que separa as proteínas de acordo com o tamanho. Nesta técnica, enche-se uma coluna com um material poroso e a mistura de proteínas passa pelo enchimento. As proteínas maiores, que não penetram os poros, passam pela coluna em uma velocidade maior do que as menores e emergem da coluna antes.

No segundo método, a *cromatografia por troca de íons*, as proteínas são separadas na base da carga total. Se a coluna for preenchida com um enchimento com cargas positivas, as proteínas com cargas negativas ligam-se ao enchimento e as proteínas com cargas positivas passam pela coluna. As proteínas com cargas negativas são liberadas posteriormente pela adição de uma solução de cloreto de sódio.

EXPERIMENTO 1 O veneno de cobra foi submetido à cromatografia de filtração em gel e as Frações 1, 2, 3 e 4 foram coletadas na ordem de saída da coluna (cada fração contém uma única proteína ou um grupo de proteínas). O químico descobriu que somente o material encontrado na última fração (Fração 4) mostrou atividade hemorragênica.

EXPERIMENTO 2 Quando o material da Fração 4 foi submetido à cromatografia por troca de íons, a Fração A saiu da coluna. A adição de uma solução de cloreto de sódio levou à eluição de duas frações, B e C. Nenhum destes materiais mostrou atividade hemorragênica, porém a atividade foi restabelecida quando as Frações A, B e C foram recombinadas.

EXPERIMENTO 3 O químico descobriu mais tarde que as Frações B e C continham uma proteína pura (Proteínas B e C, respectivamente), e que a Fração A continha duas proteínas diferentes (Proteínas A1 e A2).

1. Qual das seguintes modificações feitas no Experimento 1 poderia melhorar a separação somente dos materiais da Fração 4?
   (a) Usar um enchimento com poros menores.
   (b) Usar um enchimento com poros maiores.
   (c) Usar uma coluna mais curta.
   (d) Encher a coluna com menos material poroso.

2. No experimento 2, que explicação para o efeito da solução de cloreto de sódio, dentre as dadas a seguir, é a mais razoável?
   (a) Os íons cloreto e sódio aumentam as interações eletrostáticas entre as proteínas e o empacotamento.
   (b) Os íons cloreto e sódio limpam a coluna, passando por ela rapidamente.
   (c) Os íons cloreto e sódio ligam-se às proteínas carregadas e o complexo resultante é retido pela coluna.
   (d) Os íons cloreto e sódio ligam-se competitivamente ao empacotamento e as proteínas carregadas são liberadas pela coluna.

3. Quais dentre as seguintes características devem ter o enchimento de uma coluna de cromatografia por filtração em gel?
   (a) Neutro e inerte
   (b) Neutro e reativo
   (c) Carregado e inerte
   (d) Carregado e reativo

4. Qual das declarações abaixo descreve com acurácia o tamanho relativo e as cargas das Proteínas A1 e A2?
   (a) Elas têm aproximadamente o mesmo tamanho e a mesma carga.
   (b) Elas têm aproximadamente o mesmo tamanho e cargas opostas.
   (c) Elas têm tamanhos muito diferentes e a mesma carga.
   (d) Elas têm tamanhos muito diferentes e cargas opostas.

Para mais informações, veja o Capítulo 26.

Passagem número IX

A ciclofosfamida (Composto 1) é um fármaco de ação anticâncer efetivo para uma grande variedade de tumores humanos. O caminho metabólico da ciclofosfamida está sendo muito estudado. O Esquema A descreve o metabolismo como ele era entendido em 1990.

Esquema A

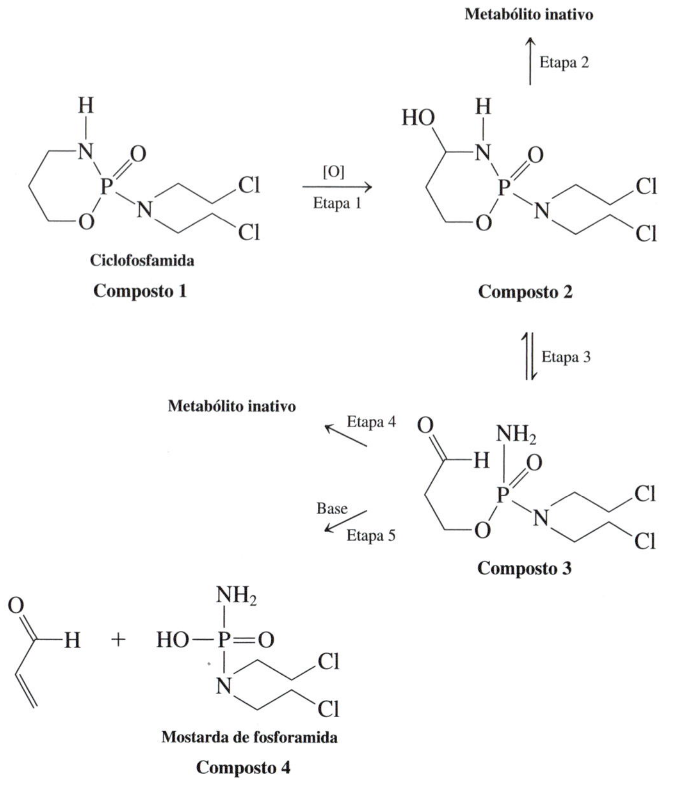

A ciclofosfamida (Composto 1) é oxidada enzimaticamente no fígado ao Composto 2 (Etapa 1). A oxidação do Composto 2 ao metabólito carbonilado inativo pode ocorrer. Esta reação também é catalisada por uma enzima, porém diferente da que oxida o substrato na Etapa 1. Se esta segunda oxidação não ocorrer, estabelece-se um equilíbrio entre o Composto 2 e o Composto 3, que favorece o Composto 3. A partir desse ponto, o caminho do metabolismo separa-se em duas reações irreversíveis. Na Etapa 4, a oxidação por uma terceira enzima leva a um outro metabólito inativo. Alternativamente, uma base pode remover um próton α do Composto 3. A perda do grupo de saída seguida pela neutralização de todas as cargas produz propenal ou acroleína e a mostarda de fosforamida (Composto 4), o metabólito ativo contra o câncer.

1. Qual dentre os seguintes grupos funcionais descreve melhor a porção da ciclofosfamida mostrada abaixo? (R representa um grupo alquila.)

$$RO-P(=O)$$

   (a) Derivado de ácido carboxílico
   (b) Éster fosfato
   (c) Éter fosfato
   (d) Alquil-fosforilase

2. O aldeído (E)-2-butenal é um análogo do propenal, o produto secundário da Etapa 5.

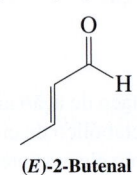

   (E)-2-Butenal

   Se o (E)-2-butenal for tratado com bromo em tetracloreto de carbono, o produto dibromado seria o resultado de:
   (a) Adição anti
   (b) Adição *cis*
   (c) Adição *sin*
   (d) Cicloadição

3. Enzimas são proteínas naturais que catalisam reações biológicas. Como são catalisadores, elas:
   (a) mudam a energia dos reagentes
   (b) mudam a energia dos produtos
   (c) mudam a diferença de energia (ΔH) entre produtos e reagentes
   (d) mudam o caminho da reação

4. Qual é a notação para o mecanismo da reação da Etapa 5?
   (a) E1
   (b) E2
   (c) S_N1
   (d) S_N2

5. A Etapa 5 produz um de dois álcoois secundários isômeros possíveis junto ao átomo de N. A reação enzimática que produz o único isômero é chamada de:
   (a) regiosseletiva
   (b) regioespecífica
   (c) estereosseletiva
   (d) estereoespecífica

Para mais informações, veja os Capítulos 8, 12 e 20.

Passagem número X

Muitos compostos orgânicos contêm dois grupos funcionais e ambos podem reagir com certos reagentes. Ao tentar fazer reagir somente um dos grupos, é frequentemente necessário proteger o outro grupo mudando-o temporariamente para um grupo funcional inerte em relação ao reagente a ser usado. Este grupo temporário é conhecido como *grupo protetor* e é removido após a reação desejada ter ocorrido.

ÁLCOOIS Os álcoois podem ser protegidos pelo tratamento com anidrido acético, um éter enólico ou um halogeneto de alquila (veja as Reações 1-3).

Reação 1

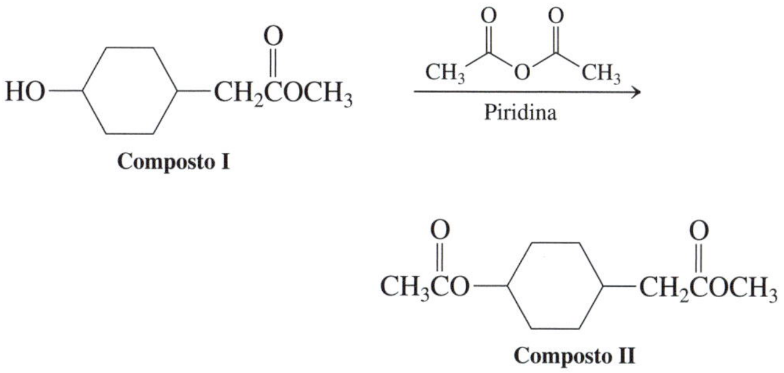

[Composto I: HO-cyclohexyl-CH₂COCH₃ + (CH₃CO)₂O / Piridina → Composto II: CH₃CO-O-cyclohexyl-CH₂COCH₃]

Reação 2

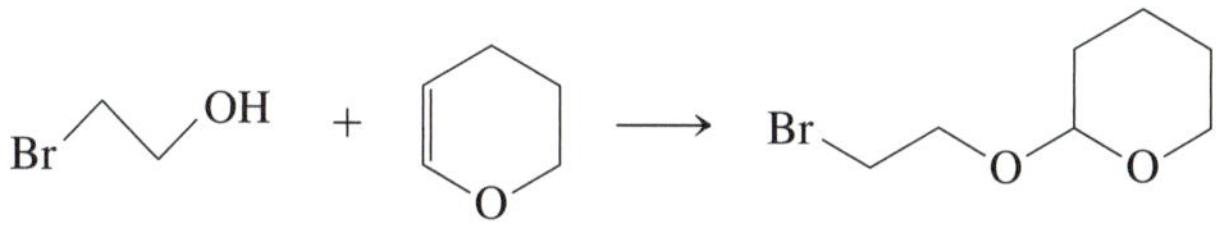

[Composto III: BrCH₂CH₂OH + Composto IV: 3,4-dihydro-2H-pyran → Composto V: BrCH₂CH₂-O-tetrahydropyranyl]

Reação 3

[CH₂=CHCH₂CH₂OH + CH₃I, Base → CH₂=CHCH₂CH₂OCH₃]

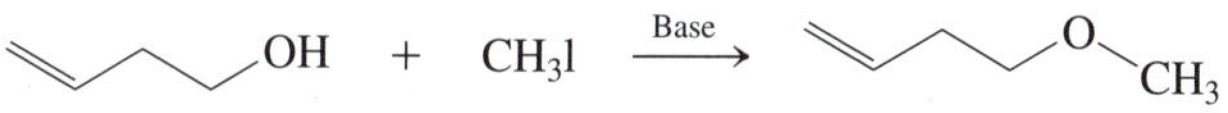

AMINAS Como os álcoois, as aminas podem ser protegidas com anidrido acético (veja a Reação 4).

Reação 4

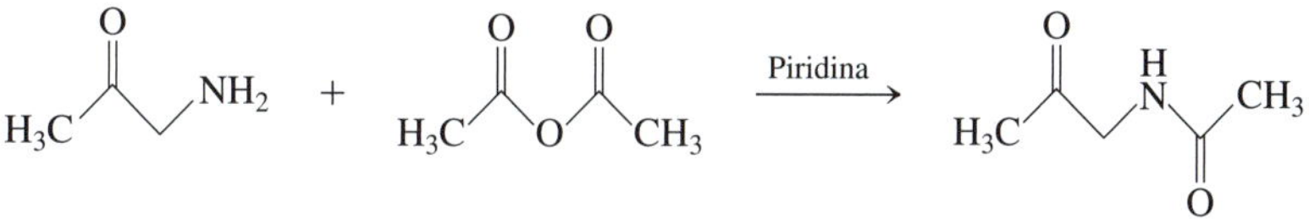

[H₃C-CO-CH₂-NH₂ + (CH₃CO)₂O / Piridina → H₃C-CO-CH₂-NH-CO-CH₃]

ÁCIDOS Os ácidos carboxílicos podem ser protegidos por tratamento com cloreto de tionila e *t*-butóxido de potássio, como na Reação 5.

Reação 5

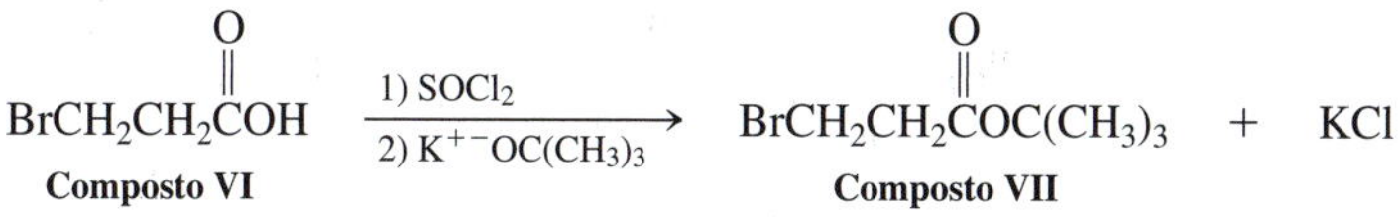

$$\text{BrCH}_2\text{CH}_2\text{COH} \xrightarrow[\text{2) K}^+{}^-\text{OC(CH}_3)_3]{\text{1) SOCl}_2} \text{BrCH}_2\text{CH}_2\text{COC(CH}_3)_3 + \text{KCl}$$

Composto VI → Composto VII

1. Quais dos seguintes grupos funcionais ocorrem no produto da Reação 4?
(a) Duas cetonas e uma amida
(b) Uma cetona e uma amida
(c) Uma cetona e um éster
(d) Um éster e uma amida

2. Qual é o produto da primeira etapa da Reação 5?
   (a) ClOSCH₂CH₂COH (com O=C)

   ClOSCH₂CH₂C(=O)OH

   (b) ClCH₂CH₂C(=O)OH

   (c) BrCH₂CH₂C(=O)Cl

   (d) BrCH₂CH₂C(=O)OSOCl

3. Se um éster, um éter e um ácido coexistem na mesma molécula, em que ordem eles reagem com base diluída?
   (a) O éter, depois o ácido e então o éster
   (b) O ácido, depois o éster e então o éter
   (c) O ácido, depois o éter e então o éster
   (d) O éster, depois o ácido e então o éter

4. Quando o Composto VII é submetido à hidrólise ácida, o Composto VI se regenera e forma-se 2-metil-propeno. Qual das seguintes transformações explica a formação do 2-metil-propeno?
   (a) Desidratação de um álcool
   (b) Deslocamento nucleofílico de um halogeneto
   (c) Quebra de um éter
   (d) Oxidação de um ácido

5. Uma característica importante do grupo de proteção é que ele deve ser:
   (a) pequeno para reduzir a interferência estérica de outras reações
   (b) muito reativo em relação à maior parte dos reagentes
   (c) muito inerte em relação a todos os reagentes
   (d) fácil de remover após a reação

Para mais informações, veja os Capítulos 9 e 20.

Passagem número XI

Um químico realizou uma série de experimentos em que estireno e estirenos substituídos em para reagiam com ácido nítrico anidro em diclorometano. A Figura 1 mostra a estrutura de alguns dos reagentes usados e os produtos obtidos no estudo.

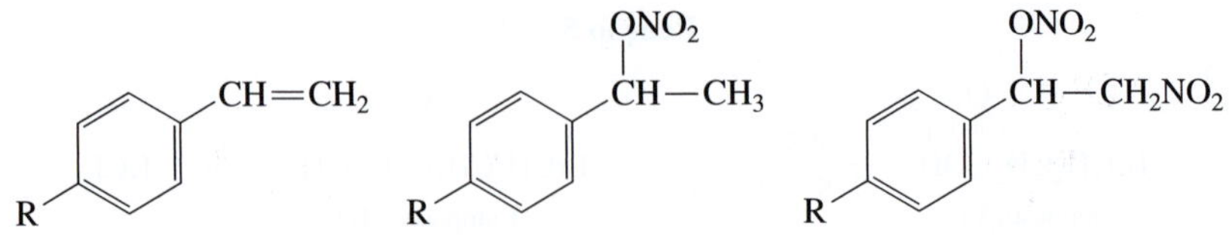

Composto 1: R–C₆H₄–CH=CH₂
Composto 2: R–C₆H₄–CH(ONO₂)–CH₃
Composto 3: R–C₆H₄–CH(ONO₂)–CH₂NO₂

Figura 1 Reagentes e produtos.

Tabela 1 Resultados experimentais

Experimento	Substrato orgânico (Composto 1)	Produto principal	Produto(s) secundário(s)
1	Estireno (R = H)	Composto 2 (R = H)	Sim
2	4-Metil-estireno (R = —CH₃)	Composto 2 (R = —CH₃)	Não
3	4-Nitro-estireno (R = —NO₂)	Composto 3 (R = —NO₂)	Não
4	4-(Trifluoro-metil)-estireno (R = —CF₃)	Composto 3 Não (R = —CF₃)	Não
5	4-Cloro-estireno (R = Cl)	Compostos 2 e 3 (R = Cl)	Sim

A Tabela 1 mostra os resultados dos cinco experimentos do estudo.
Sim, na última coluna da Tabela 1, significa que produtos secundários formam-se durante o experimento, e *não* significa que não se formam produtos secundários.

1. No Experimento 1, o produto principal provém de que tipo de reação?
   (a) Uma reação de adição
   (b) Uma reação de substituição
   (c) Uma reação de eliminação
   (d) Uma reação de quebra

2. Os produtos secundários do Experimento 1 provêm da mononitração do anel aromático. Estes subprodutos são relacionados estruturalmente porque são
   (a) diastereoisômeros
   (b) formas de ressonância
   (c) isômeros de constituição
   (d) enantiômeros

3. A explicação hipotética de que o Composto 3 (R = —NO₂) provém de uma reação S_N2 entre o Composto 2 e HNO_3 é plausível?
   (a) Sim, porque o grupo nitro está ligado a um átomo de carbono primário, que favorece a reação S_N2.
   (b) Sim, porque o grupo —ONO₂ ativa o sítio de substituição.
   (c) Não, porque as reações S_N2 não ocorrem em substratos aromáticos.
   (d) Não, porque o íon hidreto não pode servir de grupo de saída.

4. Qual das seguintes estruturas mostra o produto principal da reação entre 4-etil-estireno e ácido nítrico anidro em diclorometano?

   (a) CH₃CH₂—C₆H₄—CH(NO₂)—CH₃

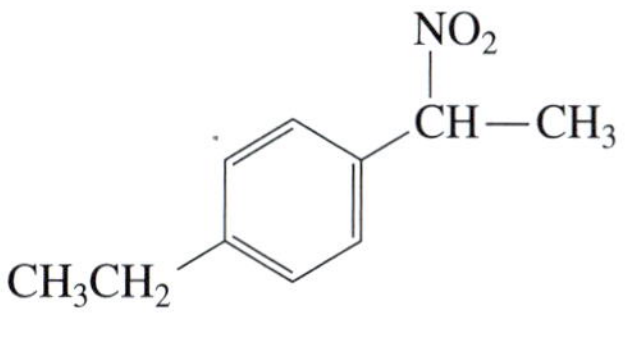

   (b) CH₃CH₂—C₆H₄—CH(ONO₂)—CH₃

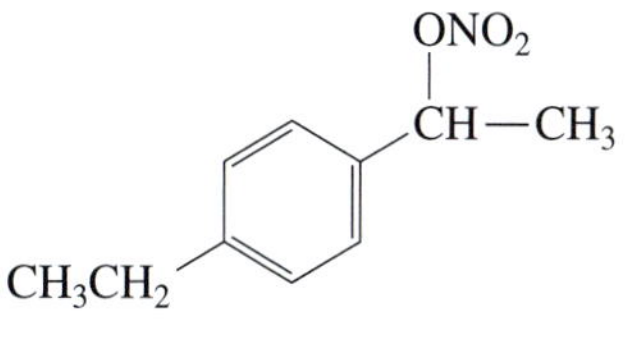

(c)

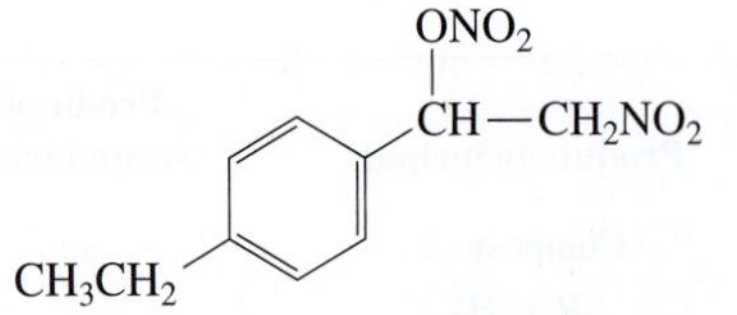

Estrutura: anel benzênico com CH₃CH₂— em uma posição e —CH(ONO₂)—CH₂NO₂ em outra.

(d)

Estrutura: anel benzênico com CH₃CH₂— em uma posição e —CH₂—CH₂NO₂ em outra.

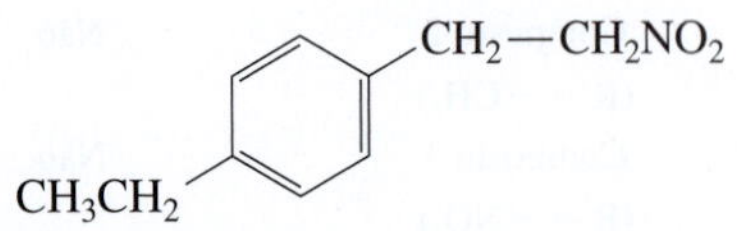

5. Uma reação entre o Composto 1, em que R é um grupo acetila (—COCH₃), e ácido nítrico deveria se aproximar mais de que experimento da Tabela 1?
   (a) Experimento 1
   (b) Experimento 2
   (c) Experimento 3
   (d) Experimento 5

Para mais informações, veja os Capítulos 5, 12 e 22.

Passagem número XII

Dois compostos clorados, os Compostos 1 e 2, foram isolados de um meio de cultura de uma cepa do fungo *Bjerkandera fumosa*. As estruturas desses compostos (Figura 1) foram comprovadas por síntese. A síntese do Composto 1 está descrita na Figura 2.

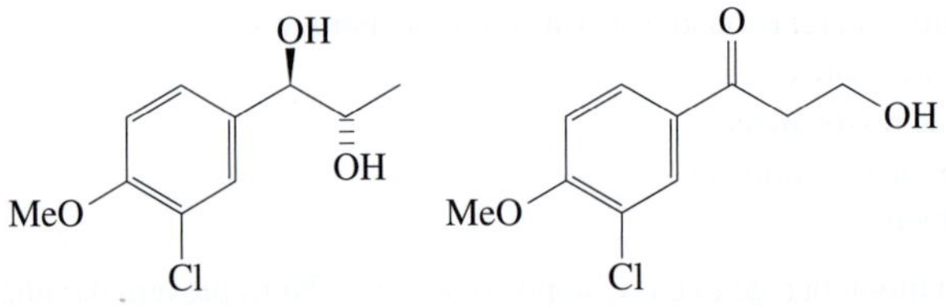

Figura 1 Estruturas dos Compostos 1 e 2.

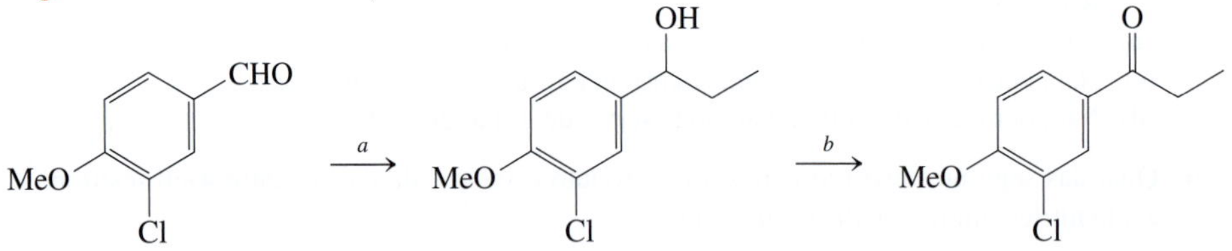

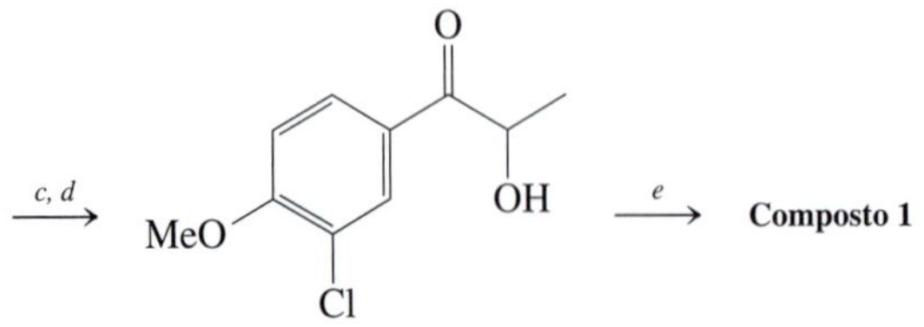

Figura 2 Síntese do Composto 1; chave: (*a*) procedimento padrão; (*b*) PDC, CH₂Cl₂, t.a.; (*c*) TMSCl, Et₃N, t.a.; (*d*) cat. OsO₄, NMMO, acetona, 0°C; (*e*) Zn(BH₄)₂, éter, 0°C.

Um procedimento comum converteu o Composto 3 no Composto 4, que reagiu com PDC para dar o Composto 5. Este último foi convertido no trimetil-silil-enol-éter correspondente e tratado com OsO_4 na presença de *N*-metil-morfolina-*N*-óxido (NMMO) para dar o Composto 6, um α-cetol. Quando tratado com $NaBH_4$, o Composto 6 deu uma mistura de eritro e treo dióis, mas deu o produto eritro desejado quando tratado com $Zn(BH_4)_2$.

Mostrou-se que o Composto 1 sintético era idêntico ao produto natural por cromatografia a gás (CG) e espectrometria de massas (EM). O Composto 2 foi sintetizado por um procedimento conhecido a partir do Composto 7. Mostrou-se, por GC/MS, que a estrutura do Composto 2 também era idêntica ao produto natural.

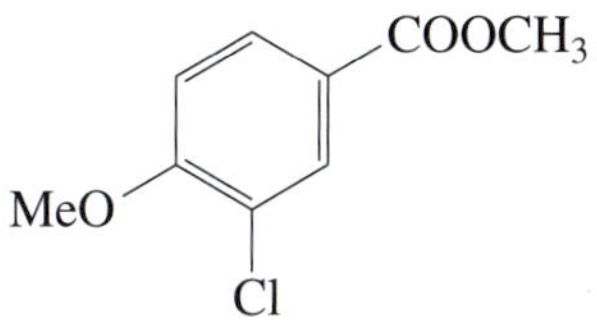

Composto 7

1. Se os químicos quisessem quebrar a ligação metila-oxigênio do metóxi-éter no Composto 2, qual dos seguintes reagentes iria funcionar?
    (a) HI
    (b) I_2/NaOH
    (c) NaI
    (d) CH_3I

2. A Etapa *a* da Figura 2 foi feita pela reação do Composto 3 com:
    (a) iodeto de metila em éter seco
    (b) iodeto de etilmagnésio em éter seco
    (c) etanol e uma quantidade catalítica de HCl
    (d) boro-hidreto de sódio em etanol

3. PDC funcionou como um reagente de que tipo no esquema de síntese da Figura 2?
    (a) Um reagente redutor, porque o grupo carbonila foi reduzido a álcool secundário.
    (b) Um reagente redutor, porque um álcool secundário foi convertido em cetona.
    (c) Um reagente oxidante, porque um grupo carbonila foi convertido em álcool secundário.
    (d) Um reagente oxidante, porque um álcool secundário foi convertido em cetona.

4. O Composto 5 pode ser nomeado como um grupo arila substituindo:
    (a) a propano-1-ona
    (b) o propanol
    (c) a propano-2-ona
    (d) a propano-3-ona

5. Que diferença os pesquisadores usam para distinguir entre os isômeros eritro e treo por cromatografia a gás?
    (a) Tempos de retenção
    (b) Altura dos picos
    (c) Área dos picos
    (d) Tempos de injeção

Para mais informações, veja os Capítulos 8 e 22.

Passagem número XIII

Um grupo de pesquisas fez dois experimentos, resumidos a seguir, nos quais o substrato sofreu eliminação por um mecanismo E2. Os fatores que influenciaram a orientação da ligação dupla carbono-carbono do produto foram avaliados. A orientação foi Hofmann ou Zaitsev, dependendo da localização da ligação dupla.

EXPERIMENTO 1 Vários 2-halogenoalcanos sofreram eliminação. A base usada foi metóxido ou *tert*-butóxido, e o álcool correspondente foi usado como solvente. A reação geral é descrita pela Equação 1 e os resultados estão na Tabela 1.

Equação 1

$$CH_3CH_2CH_2CH_2CHCH_3 \xrightarrow[\text{Solvente}]{\text{Base}} CH_3CH_2CH_2CH_2CH=CH_2$$
$$|$$
$$X$$

Hofmann

$+$

(E)- and (Z)-$CH_3CH_2CH_2CH=CHCH_3$
Zeitzeff

Tabela 1 Resultados do Experimento 1

Halogênio X	Base/solvente	1-Hexeno (%)	2-Hexenos E (%)	2-Hexenos Z (%)
I	CH_3O^-/CH_3OH	19	63	18
Cl	CH_3O^-/CH_3OH	33	50	17
F	CH_3O^-/CH_3OH	70	21	9
I	*tert*-BuO$^-$/*tert*-BuOH	78	15	7
Cl	*tert*-BuO$^-$/*tert*-BuOH	91	5	4
F	*tert*-BuO$^-$/*tert*-BuOH	97	2	1

EXPERIMENTO 2 Um único substrato, o 2-iodo-butano, sofreu eliminação pela ação de diversas bases no solvente dimetilsulfóxido (DMSO). A reação geral está descrita na Equação 2 e os resultados estão na Tabela 2.

Equação 2

$$CH_3CH_2CHCH_3 \xrightarrow[\text{DMSO}]{K^\oplus \text{ Base}^\ominus}$$
$$|$$
$$I$$

$CH_3CH_2CH=CH_2$ + (E)- e (Z)-$CH_3CH=CHCH_3$
Hofmann   **Zeitzeff**

Tabela 2 Resultados do experimento 2

Base	pK_a (Base-H)	1-Buteno (%)
p-Nitro-benzoato	8,9	5,8
Benzoato	11,0	7,2
Fenóxido	16,4	11,4
Metóxido	29,0	17,0
tert-Butóxido	32,2	20,7

1. Como a natureza do grupo de saída se correlaciona com a orientação do produto formado no Experimento 1?
   (a) Quanto mais fraco é o grupo de saída, maior é a proporção do produto com orientação Hofmann.
   (b) Quanto mais fraco é o grupo de saída, maior é a proporção do produto com orientação Zeitzeff.
   (c) A natureza do grupo de saída tem pouco efeito na orientação.
   (d) Quanto mais fraco é o grupo de saída, maior é a proporção do (E)-2-hexeno formado.

2. Um subproduto foi observado na reação da Equação 1 quando o par base/solvente era CH_3O^-/CH_3OH. Qual é sua estrutura mais provável?
   (a) $CH_3CH_2CH_2CH_2CH_2CH_2OCH_3$
   (b) $CH_3CH_2CH_2CH_2CH(OCH_3)CH_3$
   (c) $CH_3CH_2CH_2CH_2CH(OH)CH_3$
   (d) $CH_3CH_2CH_2CH_2CH_2CH_2OH$

3. Se o grupo de saída do Experimento 1 fosse Br^-, que percentagem aproximada de 1-hexeno seria esperada na reação em que o par base/solvente fosse CH_3O^-/CH_3OH?
   (a) 15%
   (b) 25%
   (c) 50%
   (d) 70%

4. Um estudante queria preparar o Composto 2.

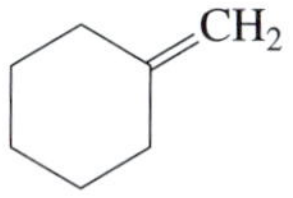

   Composto 2

   Quais dos seguintes halogenetos de alquila e pares base/solvente dariam o maior rendimento do produto desejado?
   (a) 2-Fluoro-1-metil-ciclo-hexano e CH_3O^-/CH_3OH
   (b) 2-Fluoro-1-metil-ciclo-hexano e *tert*-BuO$^-$/*tert*-BuOH
   (c) 1-Cloro-1-metil-ciclo-hexano e CH_3O^-/CH_3OH
   (d) 1-Cloro-1-metil-ciclo-hexano e *tert*-BuO$^-$/*tert*-BuOH

Para mais informações, veja os Capítulos 6 e 7.

Passagem número XIV

A sequência de três etapas de reação da Figura 1 é um método estabelecido de síntese do Composto 3, um reagente muito útil para a síntese assimétrica de compostos orgânicos de importância na medicina.

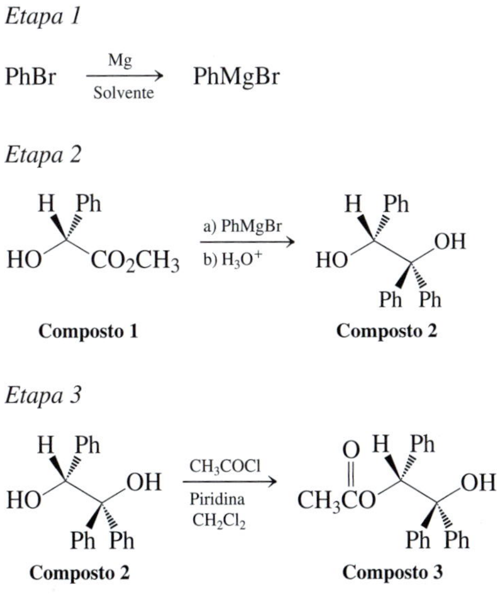

Etapa 1

$$PhBr \xrightarrow[\text{Solvente}]{\text{Mg}} PhMgBr$$

Etapa 2

Composto 1 → Composto 2
a) PhMgBr
b) H_3O^+

Etapa 3

Composto 2 → Composto 3
CH_3COCl
Piridina
CH_2Cl_2

Figura 1 Síntese do Composto 3 (Ph = fenila, C_6H_5—).

Os seguintes fatos relacionam-se às duas primeiras etapas da Figura 1.

Fato 1: A reação da Etapa 1 não ocorre quando metanol é o solvente.

Fato 2: A transformação da Etapa 2 exige pelo menos três mols de brometo de fenilmagnésio por mol do Composto 1 para produzir o Composto 2 com eficiência.

Fato 3: Se a reação da Etapa 2 for feita com um equivalente de PhMgBr e tratamento posterior (Etapa 2b) com ácido diluído, não há consumo do Composto 1.

1. Se somente um equivalente de PhMgBr for adicionado na Etapa 2a, o PhMgBr se converte em que produto orgânico?
   - (a) Fenol
   - (b) Benzeno
   - (c) Bromobenzeno
   - (d) Ácido benzoico

2. Qual é a função da piridina na Etapa 3?
   - (a) Servir de solvente principal
   - (b) Capturar HCl como cloridrato
   - (c) Remover um próton de CH_3COCl
   - (d) Neutralizar o ácido acético que se forma

3. Quais dos seguintes compostos podem substituir o PhMgBr na Etapa 2a?
   - (a) PhOMgBr
   - (b) PhI
   - (c) Ph_2Cu
   - (d) PhLi

4. Que grupos funcionais ocorrem no Composto 3?
   - (a) Éter e éster
   - (b) Álcool e éter
   - (c) Álcool e éster
   - (d) Álcool, éter e cetona

5. Que produto é obtido na reação entre o benzoato de metila e excesso de PhMgBr?
   - (a) Trifenilmetanol
   - (b) Difenilmetanol
   - (c) Difenilcetona
   - (d) Benzoato de fenila

Para mais informações, veja os Capítulos 8 e 20.

Passagem número XV

Cientistas propuseram três diferentes mecanismos para a reação de Diels-Alder entre um dieno e um dienófilo. O Mecanismo 1 envolve um estado de transição de seis centros em que nenhum intermediário se forma. O Mecanismo 2 resulta em um intermediário dipolar resultante do ataque por etapas de um par de elétrons do dieno ao dienófilo. O Mecanismo 3 é um processo por etapas em que o intermediário é um dirradical.

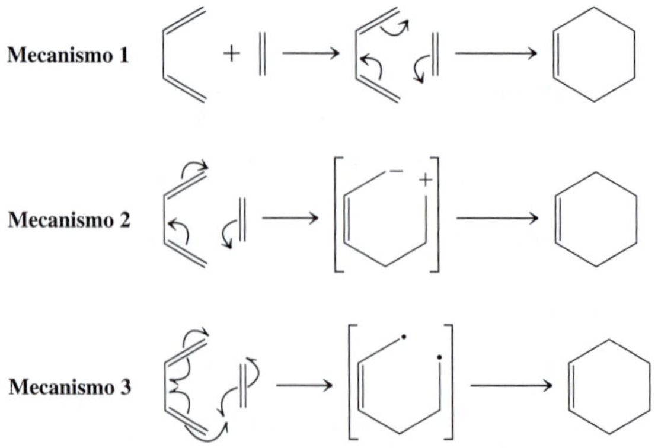

As Observações 1-6 foram compiladas de dados experimentais.

OBSERVAÇÕES

1. A reação é facilitada por grupos retiradores de elétrons no dienófilo.
2. Se mais de um produto é possível, os substituintes dos produtos favorecidos estão nas posições 1,2 ou 1,4, não em 1,3, um em relação ao outro.
3. Se dois estereoisômeros são possíveis, a adição é preferencialmente endo, isto é, os substituintes maiores do dienófilo ficam sob o anel.
4. Somente a conformação *s-cis* do dieno dá a reação de Diels-Alder.
5. O dieno e o dienófilo retêm sua estereoquímica no produto.
6. As velocidades de reação dependem muito pouco da natureza do solvente.

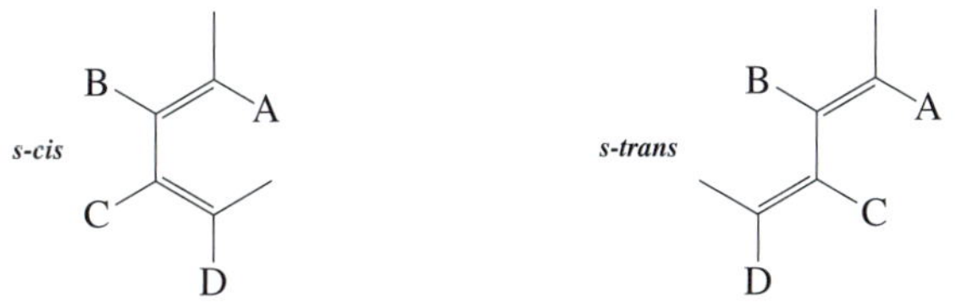

1. A Observação 6 dá suporte ao Mecanismo 1 em relação ao Mecanismo 2, porque se houvesse formação de um intermediário com cargas:
   (a) solventes não polares aumentariam a velocidade de reação
   (b) solventes não polares não afetariam a velocidade de reação
   (c) solventes polares aumentariam a velocidade de reação
   (d) solventes polares não afetariam a velocidade de reação

2. Quais dos seguintes dienófilos facilitaria mais uma reação de Diels-Alder?

   (a) 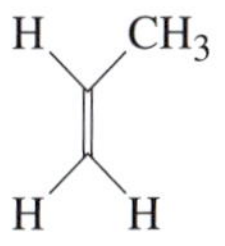 H₂C=CH–CH₃
   (b) 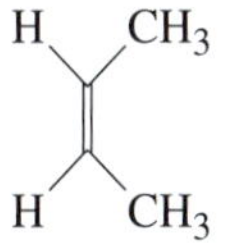 CH₃–CH=CH–CH₃
   (c) 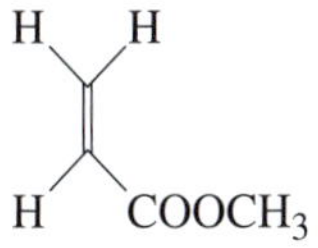 H₂C=CH–COOCH₃
   (d) 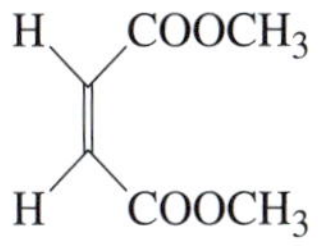 CH₃OOC–CH=CH–COOCH₃

3. O progresso da seguinte reação de Diels-Alder foi monitorado por espectroscopia de IV.

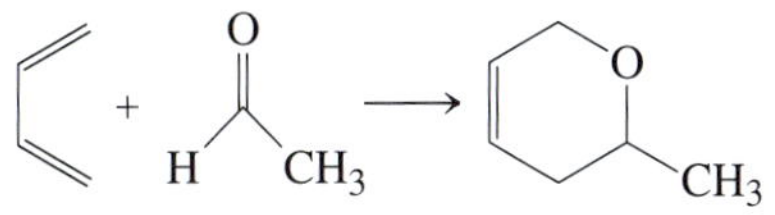

   Qual das seguintes características espectroscópicas seria mais útil para saber se a reação se completou?
   (a) O aparecimento de uma banda de deformação axial de C—C do produto.
   (b) O aparecimento de uma banda de deformação axial de C—H de alqueno do produto.

(c) O desaparecimento da banda de deformação axial de C=O do dienófilo.
(d) O desaparecimento da banda de deformação axial de C=C do dieno.

4. Qual é o nome do produto da reação de Diels-Alder mostrada abaixo?

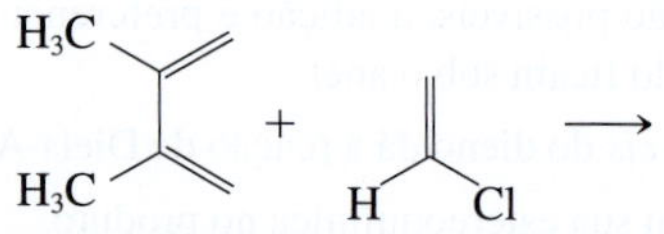

(a) 4-Cloro-1,2-dimetil-ciclo-hexeno
(b) 1-Cloro-3,4-dimetil-ciclo-hexeno
(c) 3-Cloro-1,6-dimetil-ciclo-hexeno
(d) 5-Cloro-1,2-dimetil-ciclo-hexeno

5. De acordo com as Observações 3 e 5, qual deveria ser o produto principal da seguinte reação?

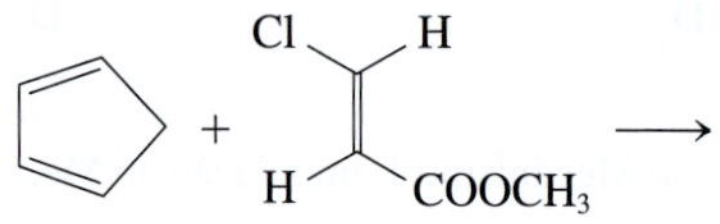

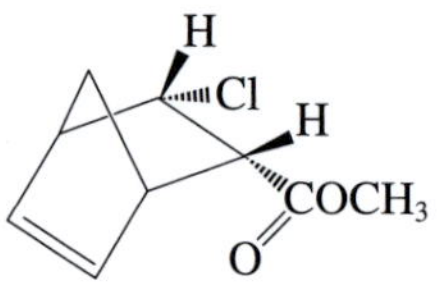

Para mais informações, veja o Capítulo 14.

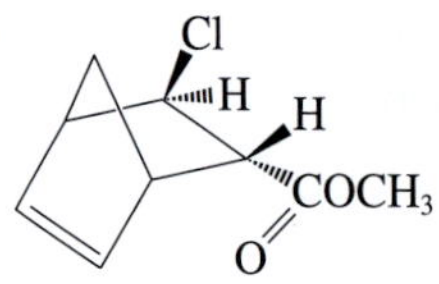

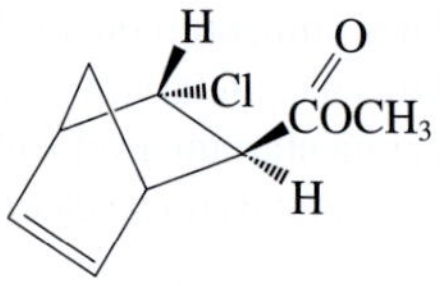

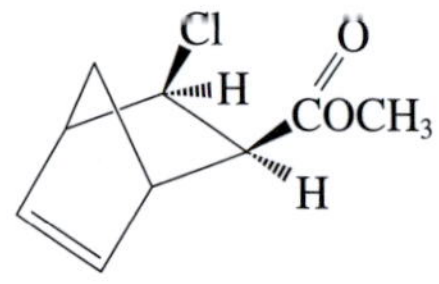

Passagem número XVI

Uma pesquisa usando corais moles do gênero *Lobophytum* coletado nas Filipinas resultou em um novo diterpeno, o Composto 3, e dois outros compostos relacionados, mas já conhecidos, os Compostos 1 e 2.

Os compostos (Figura 1) foram isolados de um extrato em água liofilizado por fracionamentos sucessivos. As frações com atividade inibitória para HIV foram purificadas por CLAE, por eluição com concentrações crescentes de acetonitrila em água, e forneceram os Compostos 1-3.

Os compostos 1 e 2 foram identificados como sendo os cembranolidos conhecidos, loboedleolido e seu isômero (7E)-loboedleolido, respectivamente. O espectro de EM-FAB do Composto 3 deu o (MH$^+$) em m/z 376,2496 ($C_{22}H_{33}NO_4$). O espectro de IV do Composto 3 mostrou bandas importantes em 3400-3100, 1760 e 1674 cm^{-1}. Os espectros de ^{13}C-RMN e ^{1}H-RMN do Composto 3 foram muito semelhantes aos do Composto 1, exceto que as ressonâncias devido ao grupo *exo*-metileno no C-17 do Composto 1 foram substituídas por ressonâncias de dimetilaminometila ($—CH_2NMe_2$). Os hidrogênios de metileno do grupo dimetilaminometila dão sinais de ^{1}H-RMN em 3,36 e 3,45 ppm. Estes sinais estavam acoplados um ao outro e ao do hidrogênio de C-15.

O Composto 3 foi isolado na forma de uma goma branca com rotação específica de +13,1° em clorofórmio na concentração de 0,25 g/100 mL. O espectro de UV do Composto 3 foi obtido em etanol e mostrou bandas de absorção em λ_{max} 222 (log ε = 3,56) e 218 (log ε = 3,60) nm. Os três compostos tinham atividade inibitória moderada para o HIV, mostrada em um ensaio anti-HIV padrão.

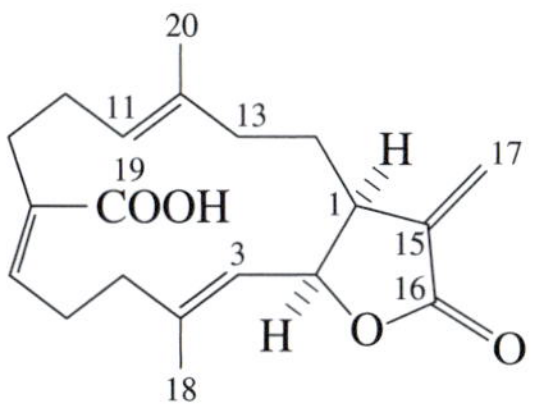

Composto 1

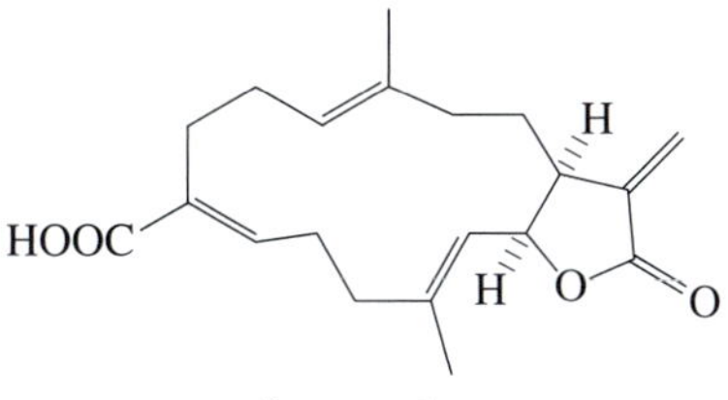

Composto 2

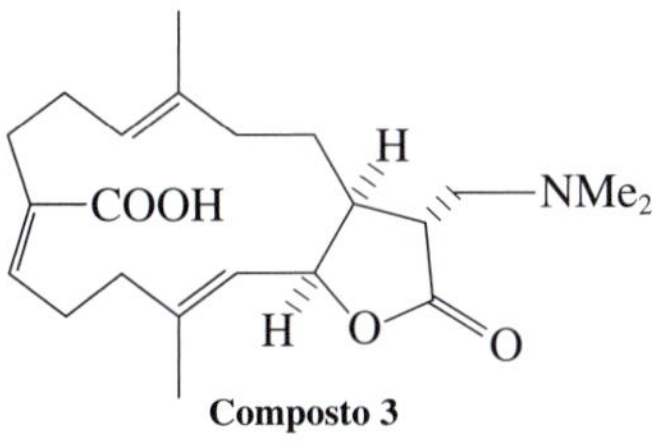

Composto 3

Figura 1 Diterpenos de ocorrência natural.

1. Que tipo de isômeros são os Compostos 1 e 2?
   (a) De constituição
   (b) Enantiômeros
   (c) Diastereoisômeros
   (d) Anômeros

2. Além das ligações duplas, que grupos funcionais estão presentes no Composto 2?
   (a) Ácido e lactona
   (b) Ácido, cetona e éter
   (c) Peróxido e lactona
   (d) Ácido e hemiacetal

3. Se o Composto 1 reagisse com dimetilamina para formar o Composto 3, a reação seria descrita como que tipo de adição?
   (a) 1,2
   (b) 1,4
   (c) 2,3
   (d) 3,4

4. Que átomos do Composto 3 são estereogênicos? (O sistema de numeração dos átomos de carbono do Composto 3 é o mesmo usado no Composto 1.)
   (a) 1, 2 e 15
   (b) 1, 2 e 17
   (c) 3, 7 e 11
   (d) 1, 2, 3, 7, 11 e 15

5. Quantos graus de insaturação existem no Composto 3?
(a) 2
(b) 3
(c) 6
(d) 7

Para mais informações, veja os Capítulos 5, 11 e 20.

Passagem número XVII

Albuterol, (α'-[(*terc*-butilamino)-metil]-4-hidróxi-*m*-xileno-α,α'-diol), um fármaco usado no tratamento da asma, é sintetizado da seguinte maneira:

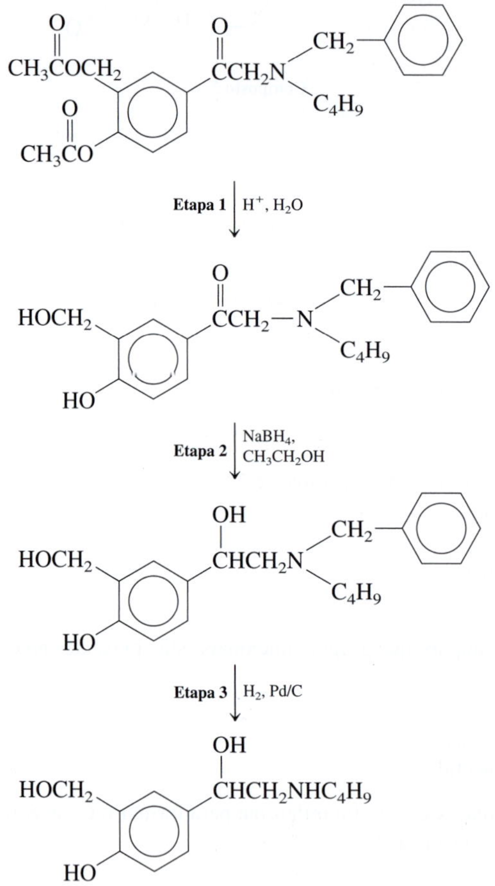

O boro-hidreto de sódio (NaBH$_4$) é usado na Etapa 2 porque ele é muito menos reativo do que LiAlH$_4$ e, por isso, mais seletivo. Normalmente, somente os aldeídos e cetonas reagem com o NaBH$_4$. O albuterol é solúvel em água e é um broncodilatador de ação prolongada.

1. Dentre as seguintes estruturas, qual é a correta para o grupo C$_4$H$_9$ ligado ao nitrogênio do albuterol (α'-[(*terc*-butilamino)-metil]-4-hidróxi-*m*-xileno-α,α'-diol)?

(a) CH$_3$
    \
     CH—
    /
    CH$_3$

(b) CH$_3$CH$_2$CH—
            |
            CH$_3$

(c) 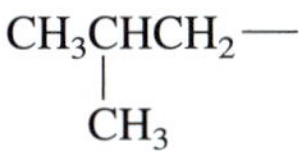 CH₃CHCH₂—
      |
      CH₃

(d) 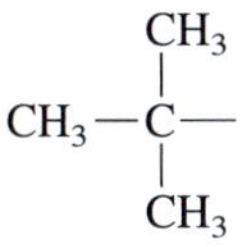 CH₃—C(CH₃)(CH₃)—
(shown as $CH_3-\underset{CH_3}{\overset{CH_3}{C}}-$)

2. Quando o albuterol dissolve em água, que estruturas em ligação hidrogênio NÃO contribuem para a solubilidade?

(a) 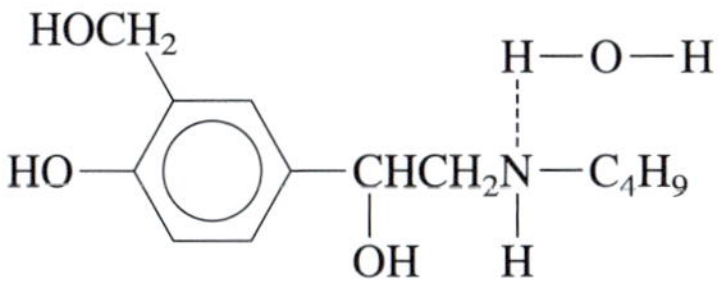 [estrutura do albuterol com H—O—H ligado ao N via ligação pontilhada]

(b) 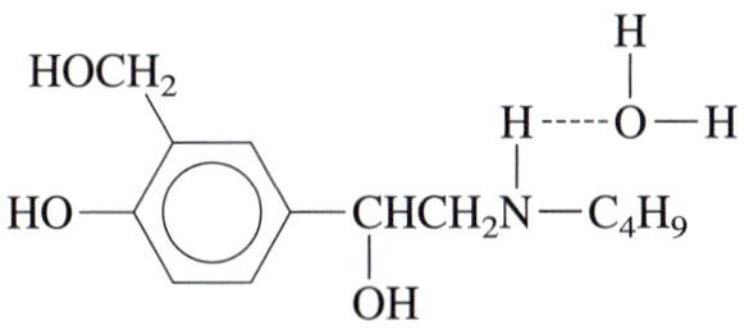 [estrutura do albuterol com H—O—H (com H acima) ligado ao N via ligação pontilhada H-----O—H]

(c) 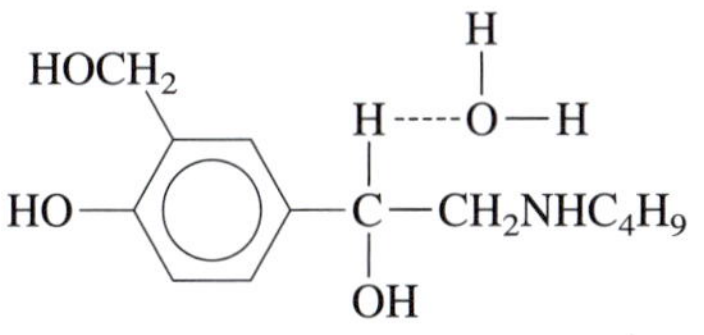 [estrutura do albuterol com H-----O—H ligado ao carbono (C em vez de CH), com —CH₂NHC₄H₉]

(d) 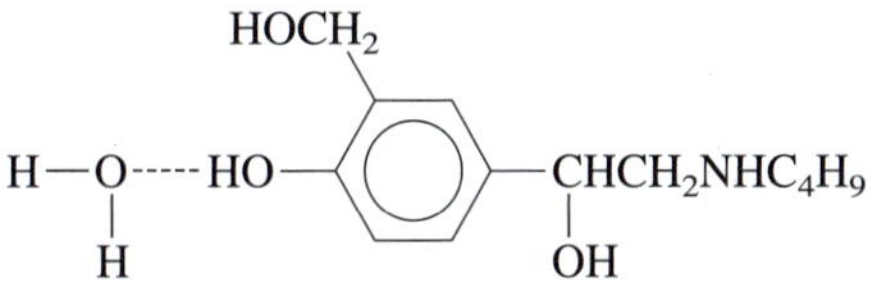 [estrutura do albuterol com H—O—H ligado ao HO do anel via ligação pontilhada, —CHCH₂NHC₄H₉]

3. Na síntese do albuterol, a Etapa 2 corresponde a qual dos seguintes tipos de reação?
   (a) Uma reação de oxidação
   (b) Uma reação de redução
   (c) Uma reação de hidrólise
   (d) Uma reação de substituição

4. Qual das seguintes estruturas forma-se primeiro quando o albuterol se dissolve em uma solução diluída de NaOH em água?

(a) 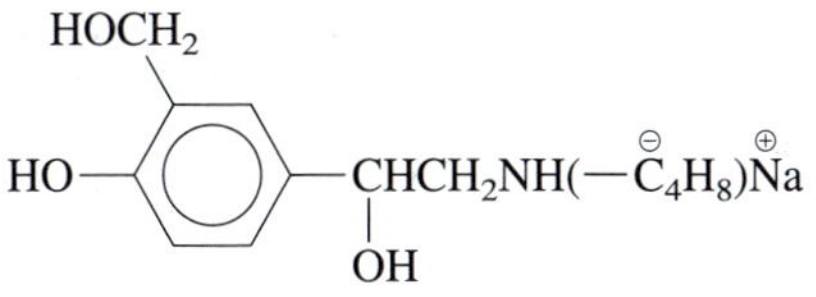 [estrutura: HOCH₂—anel—HO—; —CHCH₂NH(—C̄₄H₈)N⁺a; OH]

(b) 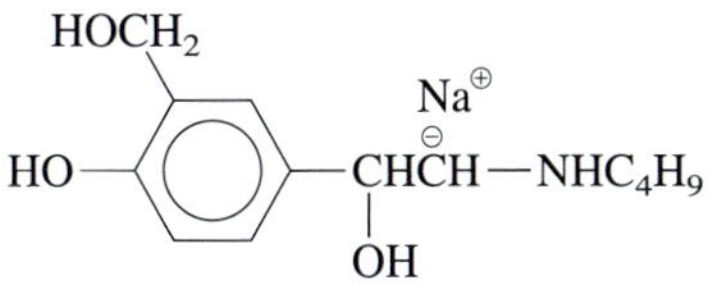 [estrutura: HOCH₂—anel—HO—; —CHCH—NHC₄H₉ com Na⁺ e carga negativa; OH]

(c) [estrutura com HOCH₂, HO, anel benzênico, CHCH₂NC₄H₉ com Na⁺ e carga negativa, OH]

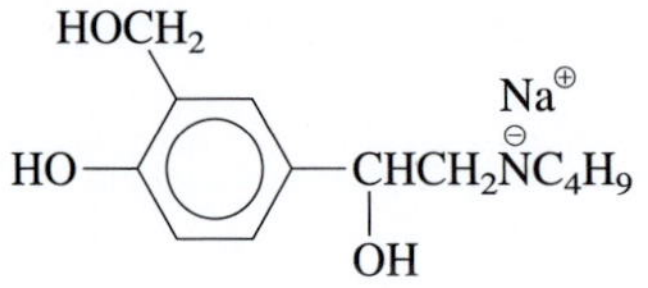

(d) [estrutura com HOCH₂, ⁺NaO⁻, anel benzênico, CHCH₂NHC₄H₉, OH]

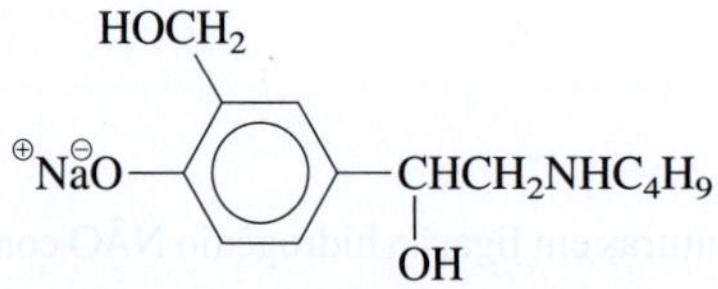

5. Que tipo de reação ocorre na Etapa 3?
  (a) Catálise heterogênea
  (b) Catálise homogênea
  (c) Substituição halofílica
  (d) Eliminação bimolecular

6. Qual é o produto da seguinte reação?

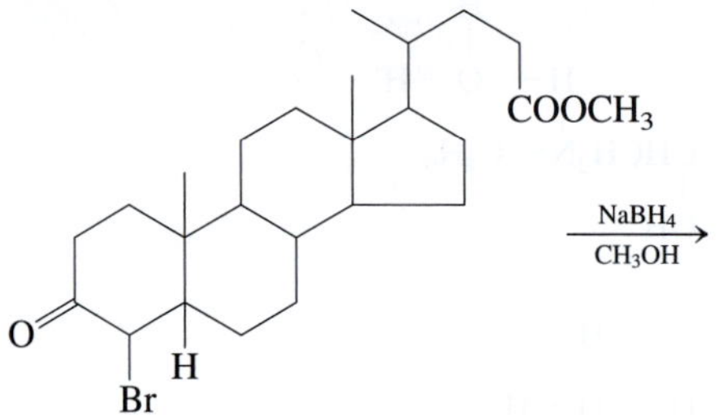

[estrutura esteroide com COOCH₃, O=, H, Br] $\xrightarrow{\text{NaBH}_4, \text{CH}_3\text{OH}}$

(a) [estrutura esteroide com COOH, O=, H, Br]

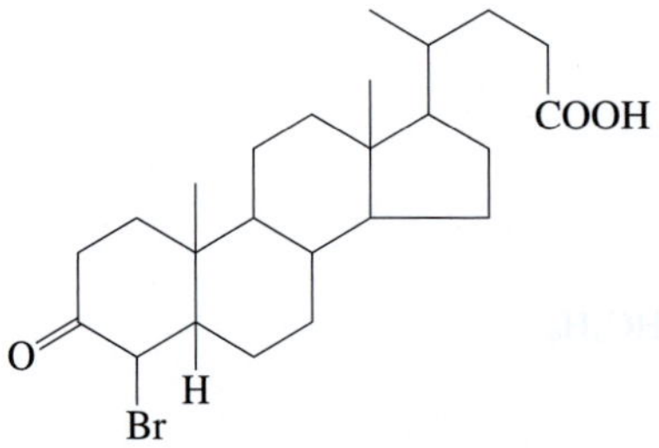

(b) [estrutura esteroide com CH₂OH, O=, H, Br]

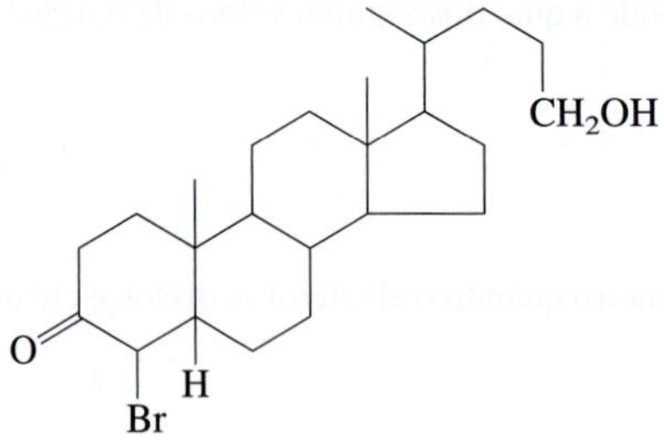

(c) [estrutura esteroide com CH₂OH, HO⁻, H, Br]

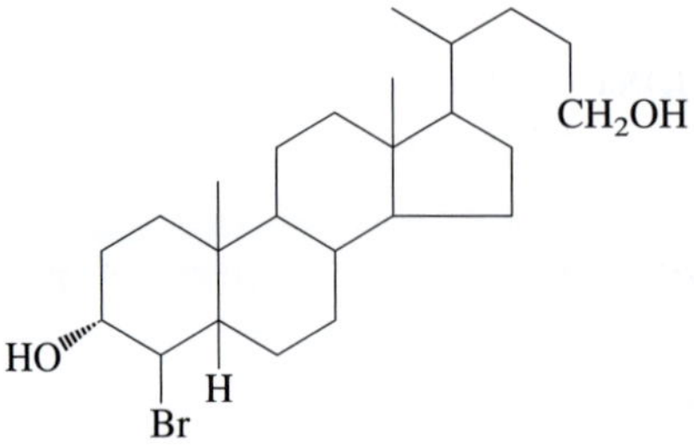

(d)

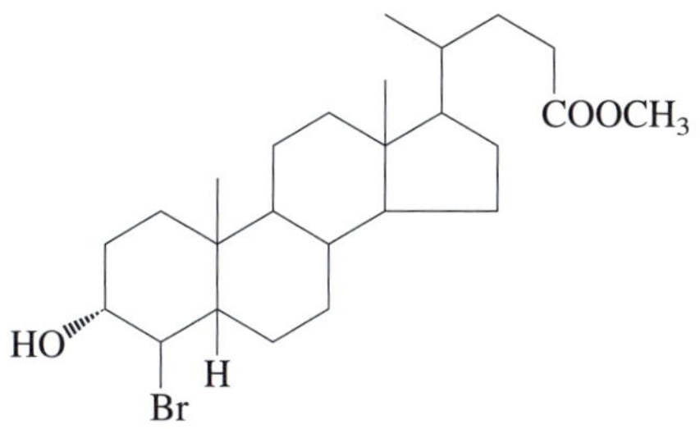

[Estrutura esteroide com HO, H, Br substituintes e grupo COOCH₃]

7. A Etapa 3 corresponde à conversão de uma amina terciária em:
   (a) uma amina primária
   (b) uma amina secundária
   (c) uma amida
   (d) uma imina

8. Quantos carbonos quirais existe no albuterol sintético?
   (a) 0
   (b) 1
   (c) 2
   (d) 3

9. Quais dos seguintes subprodutos formam-se na Etapa 1?
   (a) $CH_3\overset{\overset{O}{\|}}{C}-CH_3$
   (b) CH_3OH
   (c) $CH_3\overset{\overset{O}{\|}}{C}-OH$
   (d) CH_3-CH_3

Para mais informações, veja os Capítulos 8, 21 e 22.

Passagem número XVIII

Uma turma de química orgânica recebeu a tarefa de preparar alguns halogenetos de alquila a partir dos álcoois correspondentes. Os estudantes conduziram vários experimentos, 3 dos quais estão resumidos abaixo.

EXPERIMENTO 1 Brometo de sódio foi posto em refluxo com etanol por 8 horas. Não ocorreu reação.

$$C_2H_5OH + NaBr \longrightarrow \text{não reagiu}$$

EXPERIMENTO 2 Brometo de hidrogênio foi posto em refluxo com etanol por 8 horas com formação de brometo de etila e água.

$$C_2H_5OH + HBr \longrightarrow C_2H_5Br + H_2O$$

EXPERIMENTO 3 3-Metil-2-butanol foi tratado com brometo de hidrogênio com produção de 2-bromo-2-metil-butano apenas.

$$(CH_3)_2CHCH(OH)CH_3 + HBr \longrightarrow (CH_3)_2CBr CH_2CH_3$$

CONCLUSÕES Os estudantes chegaram à conclusão de que o Experimento 2 ocorreu por protonação do grupo hidroxila seguido pelo deslocamento de água pelo brometo. Por outro lado, a turma concluiu que o Experimento 3 envolveu o rearranjo de um carbocátion intermediário seguido pela reação com o brometo.

1. Que tipo de mecanismo de reação é exemplificado pelo Experimento 2?
   - (a) E_1
   - (b) E_2
   - (c) S_N1
   - (d) S_N2

2. Por que o Experimento 2 é mais eficiente do que o Experimento 1?
   - (a) OH^- é um grupo de saída melhor do que a água.
   - (b) Água é um grupo de saída melhor do que OH^-.
   - (c) NaBr é mais solúvel em etanol do que o HBr.
   - (d) NaBr é mais volátil do que HBr.

3. De acordo com o resultado desta Passagem, qual das seguintes reações deveria dar o maior rendimento em CH_3CH_2Br?
   - (a) $CH_3CH_2OH + Br_2$
   - (b) $CH_3CH_2OH + NaBr + Br_2$
   - (c) $CH_3CH_2OH + NaBr + H_2SO_4$
   - (d) $CH_3CH_2OH + KBr$

4. Qual desses carbocátions é o mais estável?
   - (a) $CH_3CH_2CH_2\overset{+}{C}H_2$
   - (b) $CH_3CH_2CH_2\overset{+}{C}HCH_3$
   - (c) $(CH_3)_3\overset{+}{C}$
   - (d) $\overset{+}{C}H_3$

5. Se o mecanismo proposto para o Experimento 3 está correto, qual das seguintes suposições pode ser feita?
   - (a) A velocidade de rearranjo é menor do que a velocidade da reação entre o carbocátion e o brometo.
   - (b) A velocidade de rearranjo é maior do que a velocidade da reação entre o carbocátion e o brometo.
   - (c) A velocidade de rearranjo é igual à velocidade da reação entre o carbocátion e o brometo.
   - (d) A velocidade de rearranjo é diretamente proporcional à velocidade da reação entre o carbocátion e o brometo.

6. Para sintetizar um halogeneto de alquila secundário puro, qual dentre os seguintes álcoois os estudantes deveriam tratar com HBr?
   - (a) CH_3CH_2OH
   - (b) $(CH_3)_2CHCH(OH)CH(CH_3)_2$
   - (c) $(CH_3)_3COH$
   - (d) $(CH_3)_2CHOH$

7. Em outro experimento, alguns estudantes aqueceram o 2-metil-2-butanol com ácido sulfúrico concentrado em vez de com brometo de hidrogênio. Que produto, dentre os seguintes, provavelmente se formou em maior quantidade?
   - (a) 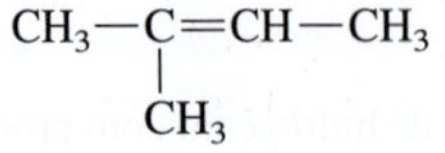 $CH_3-\underset{\underset{CH_3}{|}}{C}=CH-CH_3$
   - (b) 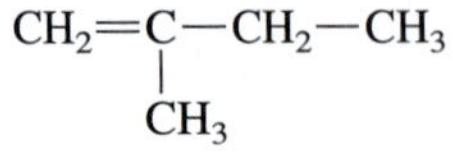 $CH_2=\underset{\underset{CH_3}{|}}{C}-CH_2-CH_3$

(c)

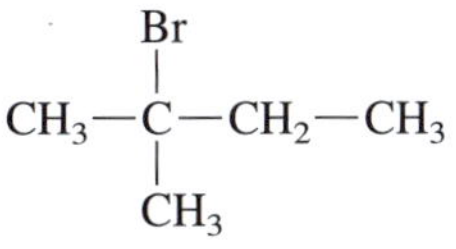

$$CH_3-\underset{\underset{CH_3}{|}}{\overset{\overset{Br}{|}}{C}}-CH_2-CH_3$$

(d)

$$CH_3-\underset{\underset{CH_3}{|}}{CH}-\overset{\overset{Br}{|}}{CH}-CH_3$$

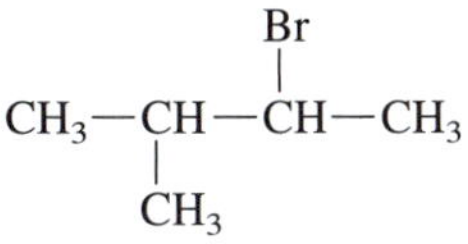

8. Durante a execução dos experimentos, os estudantes ficaram surpresos em descobrir que o 2-metil-2-propanol tem um ponto de ebulição significativamente inferior ao do 1-butanol. Qual é o motivo desta diferença?
   (a) O 2-metil-2-propanol tem peso molecular inferior ao do 1-butanol.
   (b) O 2-metil-2-propanol tem densidade superior à do 1-butanol.
   (c) A cadeia de carbono da ramificação no 2-metil-2-propanol interfere com as ligações hidrogênio.
   (d) A cadeia de carbono da ramificação no 2-metil-2-propanol desestabiliza o carbocátion intermediário.

9. Os estudantes tentaram sintetizar um cloreto de alquila substituindo o HBr por HCl usando o procedimento do Experimento 2, mas a reação ficou muito lenta. Qual é o motivo da reatividade diminuída?
   (a) O cloreto é um nucleófilo mais fraco do que o brometo.
   (b) O cloreto é um eletrófilo mais fraco do que o brometo.
   (c) O cloreto estabiliza o carbocátion intermediário produzido.
   (d) O cloreto desestabiliza o carbocátion intermediário produzido.

Para mais informações, veja os Capítulos 9 e 11.

Passagem número XIX

Pode-se criar uma nova ligação carbono-carbono por alquilação de um carbânion com um brometo de alquila (RBr). O carbânion é formado, normalmente, pela abstração de um próton ácido pelo butil-lítio (BuLi). Um dos grupos usados para ativar o próton para abstração é o substituinte sulfona, ilustrado pela fenilmetilsulfona, Composto I, na seguinte reação.

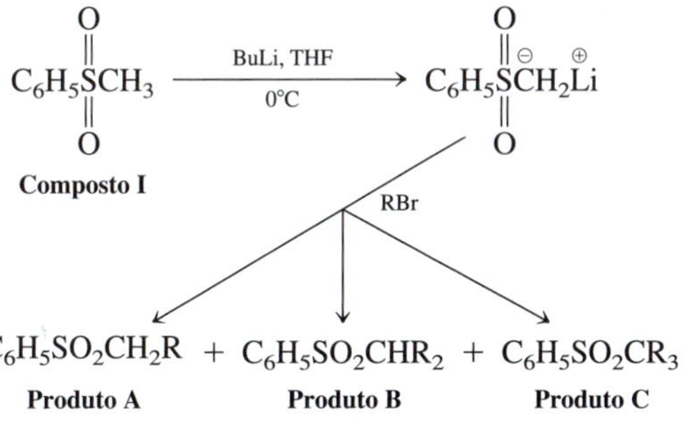

$$C_6H_5\underset{\underset{O}{\parallel}}{\overset{\overset{O}{\parallel}}{S}}CH_3 \xrightarrow[0°C]{BuLi,\ THF} C_6H_5\underset{\underset{O}{\parallel}}{\overset{\overset{O}{\parallel}}{S}}CH_2^{\ominus}Li^{\oplus}$$

Composto I

$$\xrightarrow{RBr} C_6H_5SO_2CH_2R\ +\ C_6H_5SO_2CHR_2\ +\ C_6H_5SO_2CR_3$$

Produto A **Produto B** **Produto C**

Monoalquilações, dialquilações e trialquilações são possíveis, como indicam os Produtos A-C. Os produtos foram diferenciados por cromatografia a gás, porque os tempos de retenção aumentaram na seguinte ordem: Composto I < Produto A < Produto B < Produto C. A Tabela 1 mostra a distribuição dos Produtos A, B e C e o Composto I quando a fenilmetilsulfona foi alquilada com vários halogenetos de alquila.

Tabela 1

Tentativa	RBr	Produtos (%)			Composto I (%)
		A	B	C	
1	$CH_3CH_2CH_2Br$	71	19	0	11
2	$CH_3CH_2CH_2CH_2Br$	66	19	0	16
3	$CH_2=CHCH_2Br$	40	25	2,5	33
4	$C_6H_5CH_2Br$	36	43	0	21

Em outro experimento, as reações foram conduzidas usando-se hidreto de potássio (KH) no lugar de butil-lítio para determinar o efeito sobre a monoalquilação em relação à dialquilação. Os resultados da comparação entre BuLi e KH estão na Tabela 2.

Tabela 2

RBr	Razão entre a monoalquilação e a dialquilação	
	BuLi	KH
$CH_3CH_2CH_2Br$	3,7 : 1	29 : 1
$CH_3CH_2CH_2CH_2Br$	3,5 : 1	21 : 1
$CH_2=CHCH_2Br$	1,6 : 1	2,5 : 1
$C_6H_5CH_2Br$	0,8 : 1	1,3 : 1

1. O grupo sulfona ativa o hidrogênio para abstração por BuLi ou por KH porque o
   (a) carbocátion resultante é estabilizado por ressonância
   (b) carbocátion resultante é desestabilizado por ressonância
   (c) carbânion resultante é estabilizado por ressonância
   (d) carbânion resultante é desestabilizado por ressonância

2. Qual dos cromatogramas seguintes representa mais acuradamente a mistura dos produtos e do Composto I obtido na Tentativa 4 da Tabela 1?

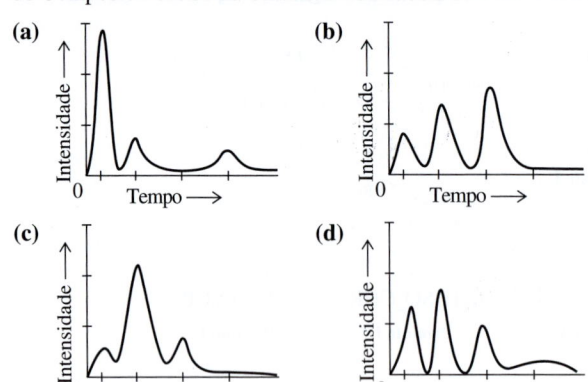

   (a)
   (b)
   (c)
   (d)

3. De acordo com a Tabela 1, qual dentre os seguintes compostos representa o Produto monoalquilado A formado com a menor percentagem de contaminação pelo Produto B?
   (a) $C_6H_5SO_2CH_2C_6H_4Br$
   (b) $C_6H_5SO_2CH_2CH_2C_6H_5$
   (c) $C_6H_5SO_2CH_2CH_2CH_2CH_2Br$
   (d) $C_6H_5SO_2CH_2CH_2CH_2CH_3$

4. Por qual dos seguintes mecanismos de reação forma-se o Produto B?

(a) 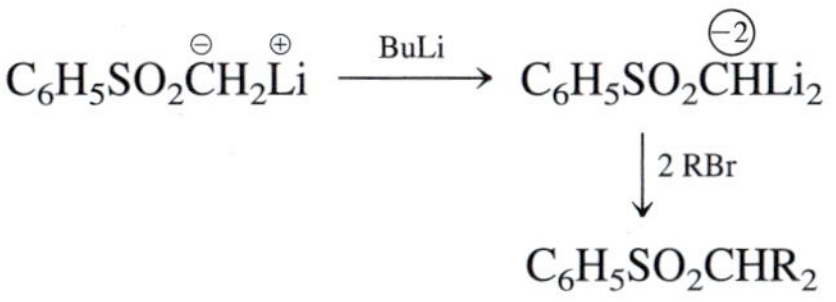 $C_6H_5SO_2\overset{\ominus}{C}H_2\overset{\oplus}{Li} \xrightarrow{BuLi} C_6H_5SO_2\overset{-2}{C}HLi_2$
$\downarrow$ 2 RBr
$C_6H_5SO_2CHR_2$

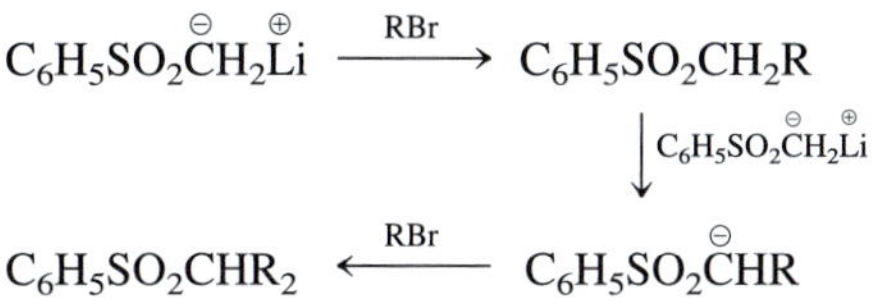

(b) $C_6H_5SO_2\overset{\ominus}{C}H_2\overset{\oplus}{Li} \xrightarrow{RBr} C_6H_5SO_2CH_2R$
$\downarrow C_6H_5SO_2\overset{\ominus}{C}H_2\overset{\oplus}{Li}$
$C_6H_5SO_2CHR_2 \xleftarrow{RBr} C_6H_5SO_2\overset{\ominus}{C}HR$

(c) $C_6H_5SO_2\overset{\ominus}{C}H_2\overset{\oplus}{Li} \xrightarrow{RBr} C_6H_5SO_2CH_2R$
$\downarrow Br^{\ominus}$
$C_6H_5SO_2CHR_2 \xleftarrow{R^{\ominus}} C_6H_5SO_2CHRBr$

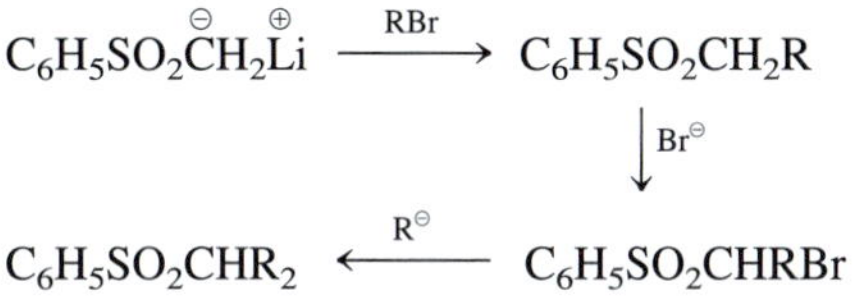

(d) 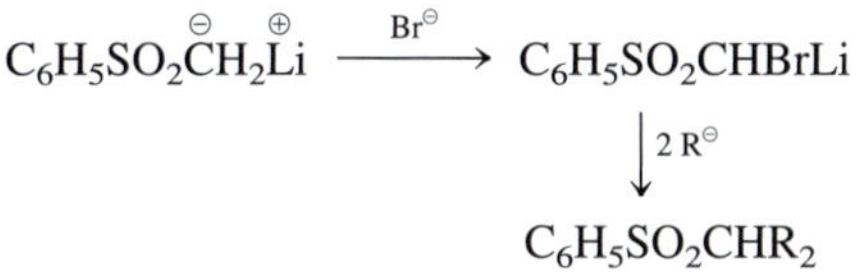 $C_6H_5SO_2\overset{\ominus}{C}H_2\overset{\oplus}{Li} \xrightarrow{Br^{\ominus}} C_6H_5SO_2CHBrLi$
$\downarrow 2\,R^{\ominus}$
$C_6H_5SO_2CHR_2$

5. De acordo com a Tabela 2, se os químicos quiserem obter a maior razão de produto alquilado, devem usar:
   (a) um halogeneto insaturado e BuLi
   (b) um halogeneto insaturado e KH
   (c) um halogeneto saturado e BuLi
   (d) um halogeneto saturado e KH

6. Qual dentre as seguintes estruturas corresponde ao produto principal da Tentativa 4 na Tabela 1?

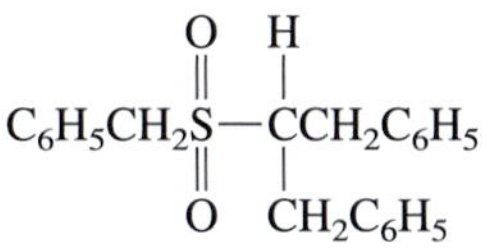

(a) 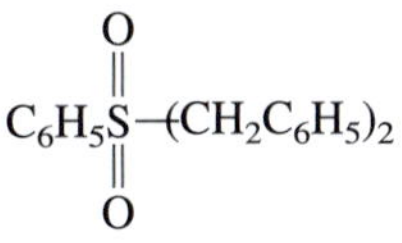
$$C_6H_5\overset{O}{\underset{O}{\overset{\|}{\underset{\|}{S}}}}\text{—}(CH_2C_6H_5)_2$$

(b)
$$C_6H_5CH_2\overset{O}{\underset{O}{\overset{\|}{\underset{\|}{S}}}}\text{—}\overset{H}{\underset{CH_2C_6H_5}{\overset{|}{\underset{|}{C}}}}CH_2C_6H_5$$

(c)
$$C_6H_5\overset{O}{\underset{O}{\overset{\|}{\underset{\|}{S}}}}\text{—}\overset{H}{\underset{CH_2C_6H_5}{\overset{|}{\underset{|}{C}}}}C_6H_5$$

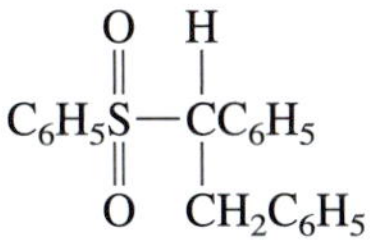

(d) 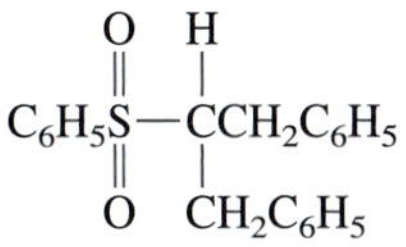
$$C_6H_5\overset{O}{\underset{O}{\overset{\|}{\underset{\|}{S}}}}\text{—}\overset{H}{\underset{CH_2C_6H_5}{\overset{|}{\underset{|}{C}}}}CH_2C_6H_5$$

7. Se etilmetilsulfona fosse usada na reação de alquilação em vez do Composto I, qual dentre os seguintes problemas ocorreria com a reação de alquilação?
   (a) Um número maior de produtos poderia se formar.
   (b) O átomo de hidrogênio do grupo metila não mais seria ácido.

(c) Os produtos não seriam suficientemente voláteis para serem analisados por cromatografia a gás.

(d) O carbânion seria tão impedido estericamente que não sofreria alquilação.

Para mais informações, veja o Capítulo 18.

Passagem número XX

Os trialcanoatos de glicerila (conhecidos comumente como gorduras ou glicerídeos) mais comuns são os triésteres de glicerol com ácidos carboxílicos de cadeia longa. O Composto 1 e o Composto 2 são dois trialcanoatos de glicerila de ocorrência natural. (*Nota*: No Composto 1, R = ácido oleico; no Composto 2, R = ácido esteárico.)

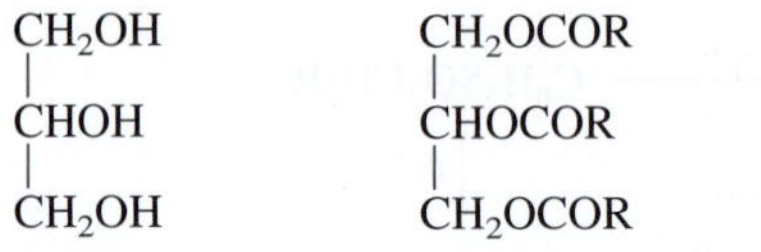

$$\begin{array}{cc} CH_2OH & CH_2OCOR \\ | & | \\ CHOH & CHOCOR \\ | & | \\ CH_2OH & CH_2OCOR \\ \textbf{Glicerol} & \textbf{Trialcanoato de glicerila} \end{array}$$

$$\begin{array}{c} CH_3(CH_2)_7 \quad\quad (CH_2)_7COOH \\ C\!=\!C \\ H \quad\quad\quad H \end{array} \quad\quad CH_3(CH_2)_{16}COOH$$

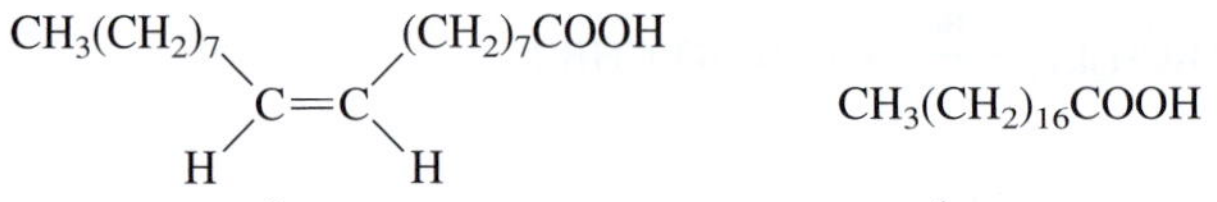

Ácido oleico **Ácido esteárico**

Os ácidos carboxílicos de cadeia longa, chamados de ácidos graxos, podem ser saturados ou insaturados. Óleos são gorduras que contêm ácidos graxos predominantemente insaturados e cis. Eles são líquidos na temperatura normal. As gorduras, propriamente ditas, pouco insaturadas, são sólidas na temperatura normal.

As gorduras dão as reações típicas de ésteres. Uma reação comercial importante das gorduras é a hidrólise alcalina, ou saponificação. Os produtos da saponificação são glicerol e os sais dos ácidos graxos correspondentes são muito usados como sabões.

Os fosfoglicerídeos são gorduras em que o glicerol foi esterificado com dois ácidos graxos diferentes e ácido fosfórico. Estes ésteres de monofosfatos são chamados de ésteres fosfatídicos. Os ácidos fosfatídicos de ocorrência natural são raros. Geralmente, o substituinte ácido fosfórico é esterificado por um segundo álcool como a colina, como no exemplo fosfatidil-colina, abaixo.

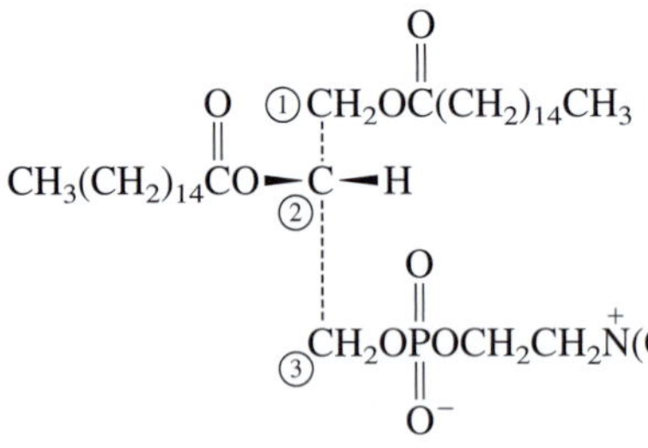

$$\begin{array}{c} \quad\quad\quad\quad\quad O \\ \quad\quad\quad\quad\quad \| \\ \quad\quad O \quad \textcircled{1}CH_2OC(CH_2)_{14}CH_3 \\ \quad\quad \| \\ CH_3(CH_2)_{14}CO\!-\!C\!-\!H \\ \quad\quad\quad\quad \textcircled{2} \\ \quad\quad\quad\quad\quad O \\ \quad\quad\quad\quad\quad \| \\ \textcircled{3}CH_2OPOCH_2CH_2\overset{+}{N}(CH_3)_3 \\ \quad\quad\quad\quad\quad \| \\ \quad\quad\quad\quad\quad O^- \end{array}$$

Fosfatidil-colina

1. A redução do Composto 1 ao Composto 2 corresponde à conversão de:
   (a) um sólido em um óleo
   (b) um óleo em um sólido
   (c) um ácido graxo em um triglicerídeo
   (d) um triglicerídeo em um ácido graxo

2. Qual é o produto da saponificação do Composto 2 com NaOH?
   (a) $CH_3(CH_2)_{16}CH_2OH$
   (b) $CH_3(CH_2)_{16}CH_2O^-Na^+$
   (c) $CH_3(CH_2)_{16}COOH$
   (d) $CH_3(CH_2)_{16}COO^-Na^+$

3. Com base na estrutura da fosfatidil-colina, qual dentre as seguintes estruturas corresponde à colina?
   (a) $(CH_3)_3N^+CH_2CH_2OH$
   (b) $(CH_3)_3N^+CH_2CH_2OPO_3^-$
   (c) $(CH_3)_3N^+CH_2CH_2COO^-$
   (d) $(CH_3)_3N^+CH_2CH_2OPO_4CH_2OH$

4. Os sais de ácidos graxos são usados como sabões porque eles:
   (a) têm uma região polar e uma região não polar e, então, são insolúveis em água
   (b) têm uma região polar e uma região não polar e, então, ajudam os materiais orgânicos a se tornarem solúveis em água
   (c) são exclusivamente polares e, então, dissolvem-se em água
   (d) são exclusivamente não polares e, então, dissolvem materiais orgânicos

5. Qual das seguintes propriedades é característica do substituinte que contém fósforo no Carbono 3 da fosfatidil-colina?
   (a) É uma amina primária
   (b) É hidrofóbico
   (c) É polar
   (d) É não polar

6. Qual é a explicação mais provável para o fato de que os alcanoatos de glicerila insaturados são líquidos?
   (a) As ligações duplas cis não permitem que a cadeia de carbonos faça parte de um estrutura cristalina ordenada.
   (b) Os alcanoatos de glicerila insaturados são mais sensíveis aos efeitos das ligações hidrogênio do que os saturados.
   (c) Os pesos moleculares dos alcanoatos de glicerila insaturados são muito maiores do que os dos compostos saturados correspondentes.
   (d) Os alcanoatos de glicerila insaturados têm densidades maiores do que os compostos saturados correspondentes.

7. Qual dos seguintes métodos pode ser usado para aumentar o ponto de fusão de uma gordura natural?
   (a) Aquecimento da gordura
   (b) Esfriamento da gordura
   (c) Esterificação da gordura
   (d) Hidrogenação da gordura

8. Quantos carbonos quirais tem a fosfatidil-colina?
   (a) 0
   (b) 1
   (c) 2
   (d) 3

9. Um químico deseja monitorar a conversão de glicerol em trialcanoato de glicerila por espectroscopia de infravermelho. Qual das seguintes frequências de deformação axial do glicerol não aparecerá no espectro de infravermelho de um trialcanoato de glicerila?
   (a) A deformação axial de C—C
   (b) A deformação axial de C—H
   (c) A deformação axial de O—H
   (d) A deformação axial de C—O

10. Que grupo funcional se forma quando um produto da saponificação (sal de ácido graxo) é tratado com HCl?
    (a) Um grupo álcool
    (b) Um grupo aldeído
    (c) Um grupo éster
    (d) Um grupo ácido carboxílico

Para mais informações, veja os Capítulos 19 e 20.

Respostas das Questões MCAT®

As soluções completas estão disponíveis em www.whfreeman.com/vollhardtschore6E

Passagem número I
1. d
2. d
3. b
4. b
5. c

Passagem número II
1. d
2. b
3. d
4. a

Passagem número III
1. c
2. b
3. a
4. d

Passagem número IV
1. d
2. a
3. b
4. a

Passagem número V
1. c
2. b
3. b
4. b
5. c

Passagem número VI
1. d
2. d
3. c
4. d

Passagem número VII
1. d
2. b
3. b
4. d

Passagem número VIII
1. a
2. d
3. a
4. a

Passagem número IX
1. b
2. a
3. d
4. b
5. d

Passagem número X
1. b
2. c
3. b
4. a
5. d

Passagem número XI
1. a
2. c
3. d
4. b
5. c

Passagem número XII
1. a
2. b
3. d
4. a
5. a

Passagem número XIII
1. c
2. b
3. b
4. d

Passagem número XIV
1. b
2. b
3. d
4. c
5. a

Passagem número XV
1. c
2. d
3. c
4. a
5. a

Passagem número XVI
1. c
2. a
3. b
4. a
5. d

Passagem número XVII
1. d
2. c
3. b
4. d
5. a
6. d
7. b
8. b
9. c

Passagem número XVIII
1. d
2. b
3. c
4. c
5. b
6. d
7. a
8. c
9. a

Passagem número XIX
1. c
2. b
3. d
4. b
5. a
6. d
7. a

Passagem número XX
1. b
2. d
3. a
4. b
5. c
6. a
7. d
8. b
9. c
10. d

Respostas dos Exercícios

Capítulo 1

1-1

(a)

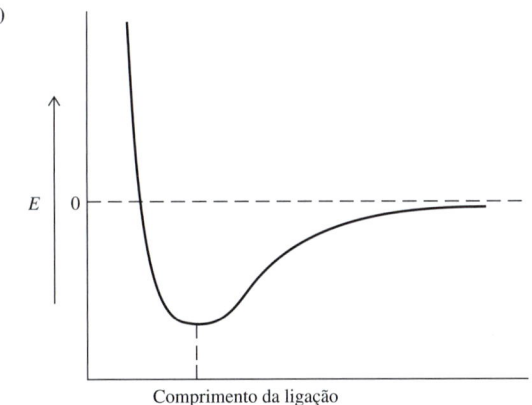

[Gráfico de energia E vs. Comprimento da ligação, mostrando curva com mínimo abaixo de zero]

(b) Autoexplicativo.

1-2

$Li^+ \, :\!\ddot{\underset{..}{Br}}\!:^-$ $[Na]_2^+ \, :\!\ddot{\underset{..}{O}}\!:^{2-}$ $Be^{2+}[:\!\ddot{\underset{..}{F}}\!:]_2^-$

$Al^{3+}[:\!\ddot{\underset{..}{Cl}}\!:]_3^-$ $Mg^{2+} \, :\!\ddot{\underset{..}{S}}\!:^{2-}$

1-3

:F̈:F̈:   :F̈:C̈:F̈:   H:C̈:H   H:P̈:H
            :F̈:   :Cl̈:   H

:B̈r:Ï: ⁻:Ö:H   H:N̈:H   ⁻:C̈:H
                                H

1-4

H↦O↤H   SC↦O   S↦O   I↦Br   H↦C̲↤H (com flechas verticais)

Cl↤C↦Cl (com Cl abaixo)   H↦C↦Cl (com Cl abaixo)   H↦C↤H (com Cl abaixo)

1-5

Pode-se ver NH$_3$ como sendo isoeletrônico com H$_3$C$^-$ e H$_2$O com H$_2$C^{2-}. A repulsão eletrônica dos pares de elétrons livres afasta os elétrons de ligação e leva às estruturas piramidal e em ângulo.

1-6

H:Ï: H:C̈:C̈:H (H acima e abaixo de cada C)   H:C̈:Ö:H (H acima e abaixo do C)   H:S̈:S̈:H

Ö::Si::Ö   Ö::Ö   S̈::C::S̈

1-7

Foi resolvido no texto do capítulo.

1-8

S̈::Ö   :F̈:Ö:F̈:   :F̈:B̄:N̄:H (com F acima e abaixo)   H:C̄:Ö:H (com H abaixo)

:Cl̈:
 C̈:Ö   ⁻:C:::N: ⁻:C:::C:⁻
:Cl̈:

1-9

(a) A geometria deveria ser próxima à trigonal (contando o par de elétrons livres), com distâncias de ligação N—O iguais e carga negativa 1/2 em cada átomo de oxigênio.

$$\left[:\ddot{\underset{..}{O}}\!\!\underset{\diagdown}{=}\!\!\underset{N}{}\!\!\underset{\diagup}{\ddot{O}}\!:^- \quad \longleftrightarrow \quad ^-:\!\ddot{\underset{..}{O}}\!\!\underset{\diagdown}{}\!\!\underset{N}{}\!\!\underset{\diagup}{=}\ddot{\underset{..}{O}}: \right]$$

(b) Do Exercício 1-8: S̈=Ö; distância de ligação 1,48 Å.

Para SO$_2$:

$$\left[\bar{\ddot{O}}\!:\!\ddot{\overset{+}{S}}\!::\!\ddot{O} \leftrightarrow \ddot{O}\!::\!\ddot{S}\!::\!\ddot{O} \leftrightarrow \ddot{O}\!::\!\overset{+}{\ddot{S}}\!:\!\ddot{\bar{O}} \leftrightarrow \bar{:\!\ddot{O}\!:\!\overset{2+}{\ddot{S}}\!:\!\ddot{O}\!:}\!\bar{} \right]$$
A

A distância de ligação 1,43 Å se ajusta melhor à estrutura A, já que deveríamos esperar um valor > 1,48 Å para todas as demais formas.

1-10

Foi resolvido no texto do capítulo.

1-11

(a) $\left[^-:C\!\equiv\!\overset{+}{N}\!-\!\ddot{\underset{..}{O}}\!:^- \quad \longleftrightarrow \quad ^{2-}\ddot{C}\!=\!\overset{+}{N}\!=\!\ddot{O} \right]$

A estrutura da esquerda é a preferida, porque as cargas estão mais bem distribuídas e a carga negativa está no átomo de oxigênio, mais eletronegativo.

(b) $\left[^-\ddot{N}\!=\!\ddot{O} \quad \longleftrightarrow \quad \ddot{N}\!-\!\ddot{\underset{..}{O}}\!:^- \right]$

A estrutura da esquerda é a preferida, porque o nitrogênio não tem o octeto completo na estrutura da direita.

1-12

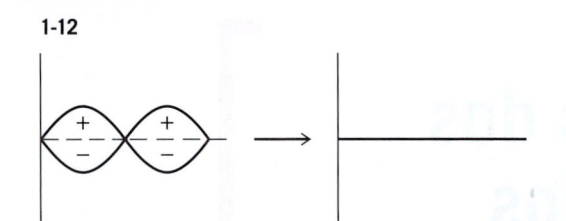

1-13

Faça o desenho seguindo as seguintes configurações eletrônicas:
S $(1s)^2(2s)^2(2p)^6(3s)^2(3p)^4$; P $(1s)^2(2s)^2(2p)^6(3s)^2(3p)^3$

1-14

Foi resolvido no texto do capítulo.

1-5

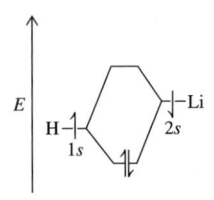

1-16

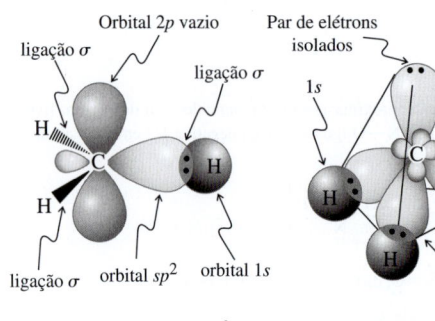

CH_3^+ ou $H:\overset{+}{C}:H$
           H
Não forma octeto

CH_3^- ou $H:\overset{..}{\underset{..}{C}}:H$
           H

Trigonal, hibridado sp^2, deficiente de elétrons como o BH_3

Tetraédrico, hibridado sp^3, camada fechada

1-17

Foi resolvido no texto do capítulo.

1-18

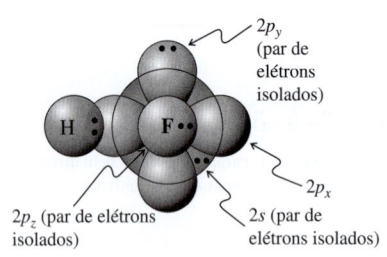

Fluoreto de hidrogênio

1-19

Butano   Isobutano

1-20

Autoexplicativo. Observe que as moléculas são flexíveis e podem adotar várias conformações no espaço.

1-21

$CH_3CH_2CH_2CH_3$ $CH_3\underset{\underset{CH_3}{|}}{C}HCH_3$

1-22

Capítulo 2

2-1

$\Delta G° = \Delta H° - T\Delta S°$
$= 22{,}4 \text{ kcal mol}^{-1} - (298 \text{ K} \times 33{,}3 \text{ cal K}^{-1} \text{ mol}^{-1})$
$= 12{,}5 \text{ kcal mol}^{-1}$

Em 25°C, a reação é desfavorável. Em temperaturas mais altas, $\Delta G°$ é menos positivo, tornando-se, eventualmente, negativo. O ponto de cruzamento, $\Delta G° = 0$, é atingido em 400°C, em que $\Delta H° = T\Delta S°$.

2-2

$\Delta G° = \Delta H° - T\Delta S°$
$= -15{,}5 \text{ kcal mol}^{-1}$
$ - (298 \text{ K} \times -31{,}3 \text{ cal K}^{-1} \text{ mol}^{-1})$
$= -6{,}17 \text{ kcal mol}^{-1}$

A entropia é negativa porque, na reação, duas moléculas se convertem em uma.

2-3

Foi resolvido no texto do capítulo.

2-4

Conhecemos a estequiometria da reação porque ela é dada na equação química. Os dois materiais de partida reagem na razão 1:1. O consumo da metade do CH_3Cl reduz sua concentração de 0,2 a 0,1 M. Neste ponto, uma quantidade igual de NaOH foi consumida. Portanto sua concentração cai de 1,0 M para 0,9 M, 90% do valor inicial. A nova velocidade é encontrada usando a seguinte equação, em que $[CH_3Cl]$ e $[NaOH]$ referem-se às concentrações iniciais desses materiais.

Nova velocidade $= k(0{,}5[CH_3Cl])\,(0{,}9[NaOH]) = (0{,}45)\,k[CH_3Cl][NaOH]$
$= 0{,}45 \text{ (velocidade inicial)}$
$= 0{,}45\,(1 \times 10^{-4})$
$= 4{,}5 \times 10^{-5} \text{ mol L}^{-1}\text{s}^{-1}$

É igualmente válido (embora não necessariamente neste caso) calcular o valor da constante de velocidade a partir da informação dada e usá-la para chegar à resposta final:
$k = (1 \times 10^{-4} \text{ mol L}^{-1}\text{s}^{-1}) / (0,2 \text{ M}) (1,0 \text{ M}) = 5 \times 10^{-4} \text{ L mol}^{-1} \text{ s}^{-1}$
Nova velocidade $= k(0,5[\text{CH}_3\text{Cl}]) (0,9[\text{NaOH}]) = (5 \times 10^{-4}) (0,1) (0,9)$
$= 4,5 \times 10^{-5} \text{ mol L}^{-1} \text{ s}^{-1}$

2-5

(a) $+6,17 \text{ kcal mol}^{-1}$
(b) $\Delta G° = 15,5 - (0,773 \times 31,3)$
$= -8,69 \text{ kcal mol}^{-1}$

Dessa forma, o equilíbrio de dissociação fica do lado do eteno e do HCl nesta temperatura alta, em que o fator de entropia supera o termo $\Delta H°$.

2-6

$k = 10^{14} e^{-58,4/1,53} = 3,03 \times 10^{-3} \text{ s}^{-1}$

2-7

(a) $H-\ddot{O}:^- + H^+ \longrightarrow H-\ddot{O}-H$ (Compare com o Exemplo 2)

(b) $H^+ + H_2C=CH_2 \longrightarrow H_2\overset{}{C}-\overset{+}{C}H_2$ (Compare com o Exemplo 4b)

(c) $(CH_3)_2\ddot{N}:^- + H-\ddot{C}l: \longrightarrow (CH_3)_2\ddot{N}-H + :\ddot{C}l:^-$
(Compare com o Exemplo 3)

(d) $CH_3-\ddot{O}:^- + H_2C=\ddot{O} \longrightarrow CH_3-\ddot{O}-CH_2-\ddot{O}:^-$
(Compare com o Exemplo 4a)

2-8

(a) HSO_3^- (b) ClO_3^- (c) HS^- (d) $(CH_3)_2O$ (e) SO_4^{2-}

2-9

(a) $(CH_3)_2NH$ (b) HS^- (c) $^+NH_4$ (d) $(CH_3)_2C=\overset{+}{O}H$
(e) CF_3CH_2OH

2-10

O ácido fosforoso é o mais forte. Ele tem o menor valor de pK_a, que corresponde à maior constante de dissociação do ácido, K_a. $K_a(\text{HNO}_2) = 10^{-3,3}$; $K_a(\text{H}_3\text{PO}_3) = 10^{-1,3}$.

2-11

A protonação do oxigênio da ligação dupla dá uma estrutura com três formas de ressonância:

$$\left[\begin{array}{c} \overset{+}{:O}-H \\ \| \\ H_3C-C-\ddot{O}H \end{array} \longleftrightarrow \begin{array}{c} :\ddot{O}-H \\ | \\ H_3C-\overset{+}{C}-\ddot{O}H \end{array} \longleftrightarrow \begin{array}{c} :\ddot{O}-H \\ | \\ H_3C-C=\overset{+}{O}H \end{array} \right]$$

A protonação do átomo de oxigênio do grupo OH dá uma estrutura com apenas duas formas de ressonância, e a segunda é menos importante porque duas cargas positivas estão em átomos adjacentes.

$$\left[\begin{array}{c} :\ddot{O}: \\ \| \\ H_3C-C-\overset{+}{O}H_2 \end{array} \longleftrightarrow \begin{array}{c} :\ddot{O}:^- \\ | \\ H_3C-\overset{+}{C}-\overset{+}{O}H_2 \end{array} \right]$$

A protonação no oxigênio da ligação dupla é preferida.

2-12

Foi resolvido no texto do capítulo.

2-13

Tome a diferença dos valores de pK_a e converta no antilogaritmo, ou converta cada valor de pK_a individualmente ao antilogaritmo e obtenha a razão. Neste caso, o primeiro método é mais rápido: ácido acético tem um valor de pK_a 9 unidades *a menos* do que o da água. Portanto, o ácido acético é 9 ordens de magnitude (10^9 vezes) *mais forte* do que a água.

2-14

Foi resolvido no texto do capítulo.

2-15

$CH_3CH_2-\ddot{\underset{..}{I}}: + :NH_3 \longrightarrow CH_3CH_2-\overset{H}{\underset{H}{\overset{|}{\overset{+}{N}}}}H + :\ddot{\underset{..}{I}}:^-$

2-16

(a) [structures of hexane isomers]

(b) Homólogos superiores:
$\begin{array}{c} CH_3 \ CH_3 \\ | \ \ \ | \\ CH_3CH-CHCH_3 \end{array}$

$\begin{array}{c} CH_3 \\ | \\ CH_3CH_2CH_2CH \\ | \\ CH_3 \end{array} \quad \begin{array}{c} CH_3 \\ | \\ CH_2 \\ | \\ CH_3CH_2CH \\ | \\ CH_3 \end{array} \quad \begin{array}{c} CH_3 \\ | \\ CH_3CH_2CCH_3 \\ | \\ CH_3 \end{array}$

Homólogos inferiores:
$\begin{array}{c} CH_3 \\ | \\ CH_3CH \\ | \\ CH_3 \end{array} \quad CH_3CH_2CH_2CH_3$

2-17

$\begin{array}{c} CH_3 \\ | \\ CH_3CHCH_2CH_2CH_3 \end{array} \quad \begin{array}{c} CH_3 \\ | \\ CH_3CCH_3 \\ | \\ CH_3 \end{array}$

Iso-hexano **Neopentano**

2-18

$\begin{array}{c} \text{Sec} \\ CH_3 \\ | \\ CH_3CCH_2CH_2CH_3 \\ | \\ H \end{array}$
Prim, Terc

2-19

Autoexplicativo.

2-20

[estrutura: H₃C–CCl(CH₃)–CH₂–CH(C₄H₉)–CH₂CH₂CH₂CH₃]

2-21

2-Metilbutano   2,3-Dimetil-butano

2-22

Foi resolvido no texto do capítulo.

2-23

Neste exemplo (ver o gráfico abaixo), as diferenças de energia entre os confôrmeros em oposição tendem a ser muito pequenas.

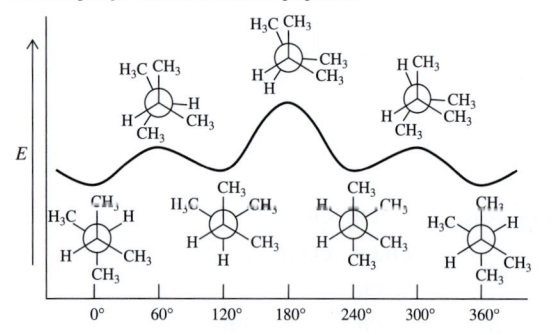

[Gráfico de energia E vs ângulo de 0° a 360° mostrando projeções de Newman em 0°, 60°, 120°, 180°, 240°, 300°, 360°]

Capítulo 3

3-1

Foi resolvido no texto do capítulo.

3-2

H₃C—CH₃   :N̈—N̈:   H—Ö—Ö—H
(com Hs)   (com Hs)

Na base do tamanho do orbital e da semelhança de energia e, portanto, com recobrimento covalente, as ligações C—C, N—N e O—O deveriam ser muito semelhantes. Além disso, as ligações ocorrem entre átomos idênticos, logo as três serão não polares e não estarão sujeitas à atração de Coulomb. Entretanto, os N de N—N têm um par de elétrons isolados cada um, e cada O no peróxido de hidrogênio têm dois. A repulsão entre os pares isolados enfraquecerá a ligação N—N da hidrazina em relação à ligação C—C do etano e o efeito será ainda mais pronunciado no peróxido de hidrogênio.

3-3

Primeira: $CH_3 \dagger C(CH_3)_3$ $DH° = 87$ kcal mol⁻¹
Segunda: $CH_3 \dagger CH_3$ $DH° = 90$ kcal mol⁻¹

3-4

Foi resolvido no texto do capítulo.

3-5

$$CH_3Cl + Cl_2 \xrightarrow{h\nu} CH_2Cl_2 + HCl$$

Iniciação   :Cl̈—Cl̈: $\xrightarrow{h\nu}$ 2 :Cl̈·

Propagação 1   ClCH₂—H + ·Cl̈: ⟶ ClCH₂· + H—Cl̈:

Propagação 2   ClCH₂· + :Cl̈—Cl̈: ⟶ ClCH₂—Cl̈: + ·Cl̈:

3-6

A resposta pode ser encontrada pela análise da Figura 3-7 e da Tabela 3-5. O átomo de cloro é muito mais reativo do que o átomo de bromo, como se pode ver pelos valores de ΔH da etapa de abstração de hidrogênio: $+2$ kcal mol⁻¹ *versus* $+18$ kcal mol⁻¹. Como os estados de transição da abstração de um átomo refletem as estabilidades relativas dos produtos, é evidente que é muito mais fácil chegar a (CH₃ + HCl) do que a (CH₃ + HBr).

3-7

$$CH_3CH_2CH_2CH_3 + Cl_2 \xrightarrow{h\nu}$$

$$CH_3CH_2CH_2CH_2Cl + CH_3CH_2CHClCH_3 + HCl$$

A razão entre as concentrações de produtos primários e secundários é calculada multiplicando-se o número de hidrogênios respectivos do reagente inicial por sua reatividade relativa:

$(6 \times 1):(4 \times 4) = 6:16 = 3:8$

Em outras palavras, 2-cloro-butano : 1-cloro-butano = 8 : 3.

3-8

Foi resolvido no texto do capítulo.

3-9

O composto inicial tem quatro grupos distintos de hidrogênios:

[estrutura: H₃C—CH₂—CH(CH₃)—CH₂—CH₃ com marcações A, B, C, D]

São possíveis, portanto, quatro produtos de monocloração, que correspondem à substituição de um átomo de hidrogênio de cada um dos quatro grupos por cloro:

A   B

C   D

A tabela resume a determinação das percentagens relativas de cada produto esperado.

Posição (grupo)	Número de hidrogênios	Reatividade relativa	Rendimento relativo	Rendimento percentual
A	3	1	3	10%
B	6	1	6	20%
C	4	4	16	53%
D	1	5	5	17%

3-10
Foi resolvido no texto do capítulo.

3-11
O 2,2-dimetil-butano, $(CH_3)_2CH-CH(CH_3)_2$, tem 12 átomos primários e 2 terciários idênticos, isto é, razão 6 : 1. A seletividade terciário : primário para a monocloração, porém, é somente 5 : 1. Portanto, a monocloração dará quantidades mais ou menos iguais dos dois isômeros possíveis, $(ClCH_2)(CH_3)CH-CH(CH_3)_2$ e $(CH_3)_2CCl-CH(CH_3)_2$, que não serão úteis em sínteses. A seletividade terciário : primário no caso da monobromação, entretanto, é cerca de 1800 : 1. A monobromação irá produzir $(CH_3)_2CCl-CH(CH_3)_2$ com muita seletividade, (1800/6) ou 300 : 1, um excelente procedimento de síntese.

3-12
Nesta isomerização, um hidrogênio secundário e um grupo metila terminal do butano trocam posições:

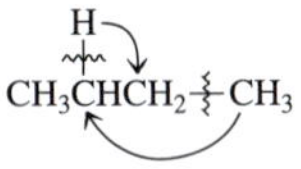

$CH_3\overset{H}{\underset{\frown}{C}}HCH_2 \overset{\frown}{\vdots} CH_3$

Logo,

$\Delta H° =$ (soma das energias das ligações quebradas)
$-$ (soma das energias das ligações formadas)
$= (98,5 + 89) - (88 + 101)$
$= -1,5$ kcal mol^{-1}

Capítulo 4

4-1
A tensão de anel e a análise conformacional são discutidas nas Seções 4-2 a 4-5.

Observe que os cicloalcanos são muito menos flexíveis do que os alcanos de cadeia aberta e, portanto, têm muito menos liberdade conformacional. O ciclopropano é planar e todas as ligações C—H estão em coincidência. Os cicloalcanos maiores têm mais flexibilidade, com um número maior de hidrogênios em oposição, e os átomos de carbono do anel podem, eventualmente, adotar conformações *anti*.

4-2
Foi resolvido no texto do capítulo.

4-3

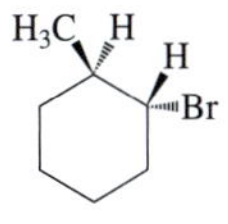

trans-1-Bromo-2-metil-ciclo-hexano

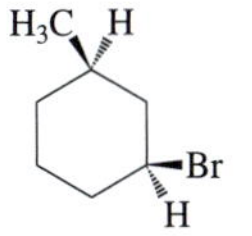

cis-1-Bromo-3-metil-ciclo-hexano

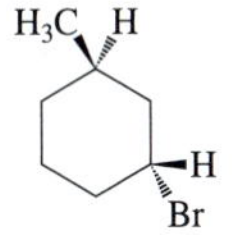

trans-1-Bromo-3-metil-ciclo-hexano

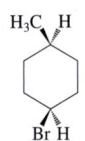

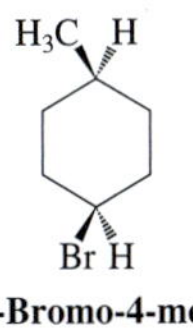

cis-1-Bromo-4-metil-ciclo-hexano

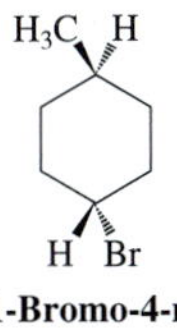

trans-1-Bromo-4-metil-ciclo-hexano

4-4

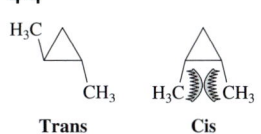

Trans   Cis

O isômero cis sofre a interferência estérica dos dois grupos metila e tem maior calor de combustão (cerca de 1 kcal mol^{-1} a mais).

4-5
Foi resolvido no texto do capítulo.

4-6
Este problema é uma variante do Exercício 4-5, com a diferença de que x agora é dado e o desconhecido é o $\Delta H°$ da reação. Como o produto, o ciclo-hexano, não tem tensão, o calor de reação de A com H_2 será igual à tensão da ligação partilhada. Com a ligação central do 2,3-dimetil-butano, $DH° = 85,5$ kcal mol^{-1} (Tabela 3-2), usada como referência, a energia dessa ligação será $85,5 - 50,7 = 34,8$ kcal mol^{-1}. A formação do ciclo-hexano a partir de A será portanto exotérmica por $\Delta H° = (104 + 34,8) - 197 = -58,2$ kcal mol^{-1}.

4-7

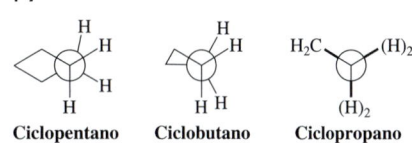

Ciclopentano   Ciclobutano   Ciclopropano

Os ângulos de torção de C—H são 40°, 20° e 0°, aproximadamente.

4-8
$\log K = -1,7/1,36 = -1,25$
$K = 10^{-1,25} = 0,056$. Compare $K = 5/95 = 0,053$

4-9
Foi resolvido no texto do capítulo.

4-10

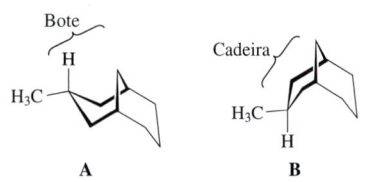

Bote   Cadeira

A   B

4-11
(a) $\Delta G° =$ diferença de energia entre um grupo metila axial e um grupo etila axial: $1,75 - 1,70 =$ cerca de $0,05$ kcal mol^{-1}, ou seja, muito pequeno.
(b) O mesmo que em (a).
(c) $1,75 + 1,70 = 3,45$ kcal mol^{-1}

4-12
(a)

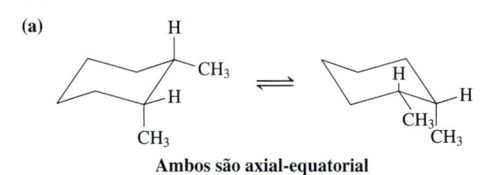

Ambos são axial-equatorial

(b)

Diequatorial ⇌ Diaxial

(c)

Diequatorial ⇌ Diaxial

(d)

Ambos são axial-equatorial

4-13

Foi resolvido no texto do capítulo.

4-14

Use um modelo molecular do *trans*-1,2-dimetil-ciclo-hexano. Faça a mudança equatorial-axial do anel e compare o grupo metila e seus vizinhos, em cada caso, com o que acontece no metilciclo-hexano. Na forma diaxial, os dois grupos metila não interagem um com o outro e encontram os mesmos hidrogênios 1,3-diaxiais, como no derivado monometilado. Logo, aqui a aditividade se aplica. Na estrutura diequatorial, os dois substituintes estão muito próximos. Para visualizar isso, veja a Figura 4-12, olhe a ligação do anel que liga os dois carbonos em que estão os grupos metila e ignore o resto. Estamos olhando para uma interação butano *vici* (Seção 2-8, Figuras 2-12 e 2-13), que desestabiliza este confôrmero por ~ 0,9 kcal mol^{-1}. Portanto, o $\Delta G°$ da inversão do anel é inferior a 3,4 kcal mol^{-1}.

Vici

0,9 kcal mol^{-1}

4-15

A *trans*-decalina é razoavelmente rígida. A inversão conformacional cadeira-cadeira não é possível. Por outro lado, as posições equatoriais e axiais do isômero cis podem ser trocadas por isomerização conformacional de ambos os anéis. A barreira de troca é pequena (E_a = 14 kcal mol^{-1}). Como uma das ligações é sempre axial, o isômero cis é menos estável do que o isômero trans por cerca de 2 kcal mol^{-1} (como medido por experimentos de combustão).

Inversão do anel da *cis*-decalina

4-16

Todos são equatoriais

4-17

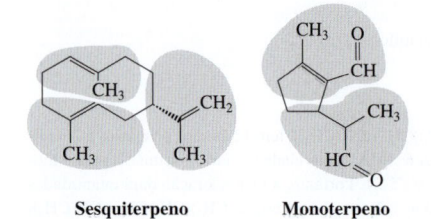

Sesquiterpeno   Monoterpeno

4-18

Ácido crisantêmico: $\diagup$C=C$\diagup$, —COOH, —COOR

Grandisol: $\diagup$C=C$\diagup$, —OH

Mentol: —OH

Cânfora: $\diagup$C=O

β-Cadineno: $\diagup$C=C$\diagup$

Taxol: —OH, —O—, anéis aromáticos de benzeno, $\diagup$C=O, —COOR, —CONHR

Capítulo 5

5-1

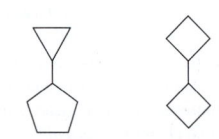

Ciclo-propil-   Ciclo-butil-
-ciclo-pentano   -ciclo-butano

Os dois hidrocarbonetos têm a mesma fórmula molecular: C_8H_{14}. Então, eles são isômeros (de constituição).

5-2

Existem várias conformações do metilciclo-hexano em bote e bote torcido, como:

5-3

Todas são quirais. Observe, entretanto, que o 2-metil-butadieno (isopreno) é aquiral. Número de centros quirais: ácido crisantêmico, 2; grandisol, 2; mentol, 3; cânfora, 2; β-cadineno, 3; taxol, 11; epiandrosterona, 7; colesterol, 8; ácido cólico, 11; cortisona, 6; testosterona, 6; estradiol, 5; progesterona, 6; noretindrona, 6; etinilestradiol, 5; RU-486, 5.

5-4

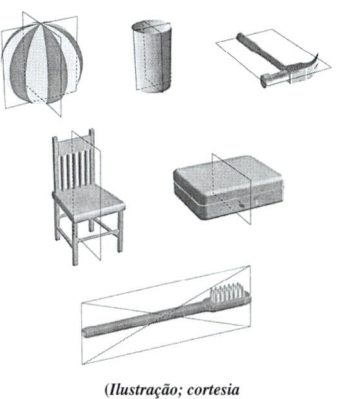

(Ilustração; cortesia de Marie Sat.)

5-5

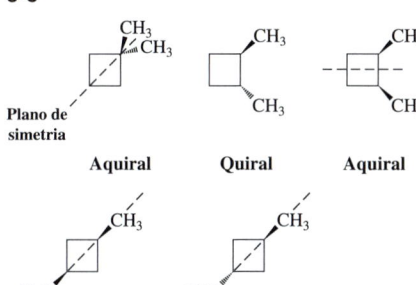

Plano de simetria

Aquiral   Quiral   Aquiral

Aquiral   Aquiral

5-6

$$[\alpha] = \frac{6{,}65}{1 \times 0{,}1} = 66{,}5$$

O enantiômero natural da sacarose tem $[\alpha] = -66{,}5$.

5-7

Foi resolvido no texto do capítulo.

5-8

Pureza óptica (%)	Razão (+/−)	$[\alpha]_{obs.}$
75	87,5/12,5	+17,3°
50	75/25	+11,6°
25	62,5/37,5	+5,8°

5-9

(a) $-CH_2Br > -CCl_3 > -CH_2CH_3 > -CH_3$

(b) $-C_6H_{11} > -CHCH_3(CH_3) > -CH_2CHCH_3(CH_3)$

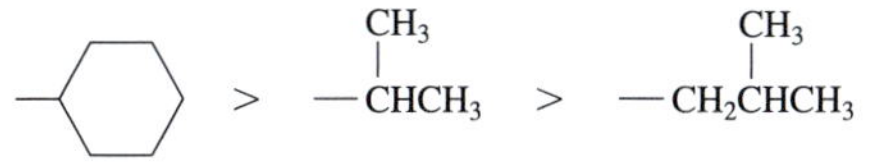

(c) $-C(CH_3)_3 > -CHCH_2CH_3(CH_3) > -CH_2CHCH_3(CH_3) > -CH_2CH_2CH_2CH_3$

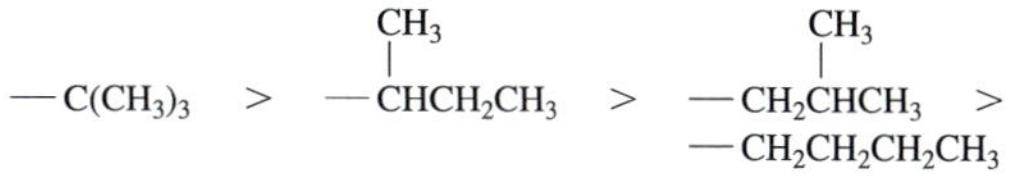

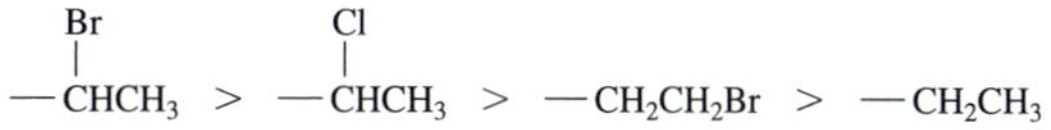

(d) $-CHCH_3(Br) > -CHCH_3(Cl) > -CH_2CH_2Br > -CH_2CH_3$

5-10

Foi resolvido no texto do capítulo.

5-11

(+)-2-Bromo-butano: *S*
Ácido (+)-2-amino-propanoico: *S*
Ácido (−)-2-hidróxi-propanoico: *R*

5-12

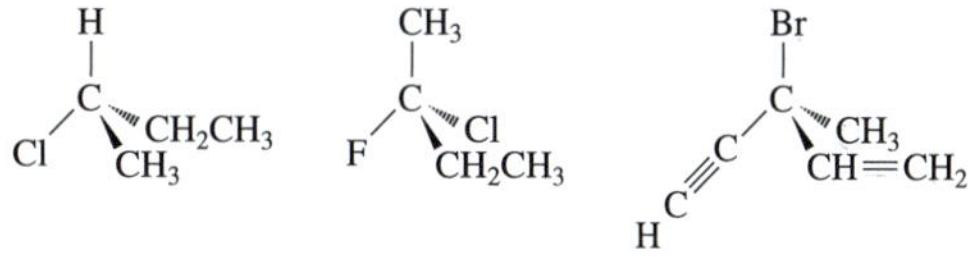

S   *R*   *S*

5-13

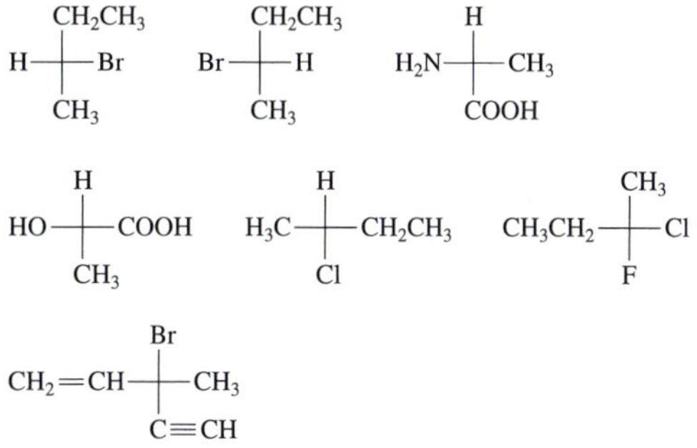

(estruturas de Fischer)

5-14

120°

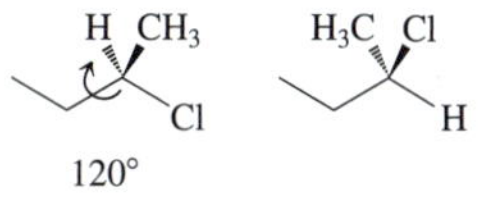

5-15

Foi resolvido no texto do capítulo.

5-16

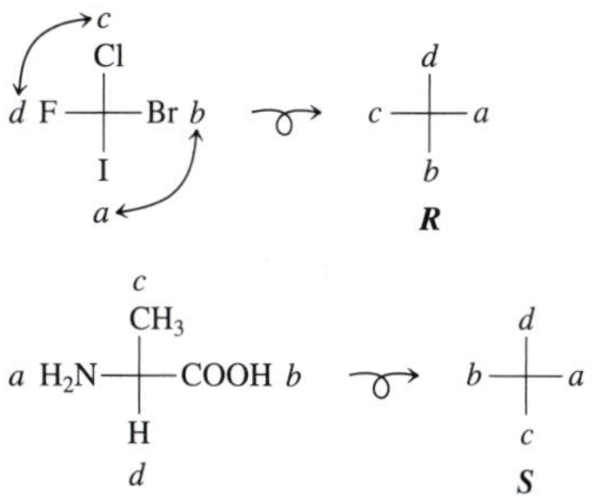

R

S

5-17

[Fischer projections showing:
- Top: CH₃ (b), Br (a), H (d), D (c) on central C
- Middle: Cl (c), Br (b), F (d), I (a) on central C
- Bottom: NH₂ (a), COOH (b), H (d), CH₃ (c) on central C]

Colocar o substituinte de menor prioridade *d* no topo da projeção de Fischer significa que ele está atrás do plano do papel, a posição correta para a determinação da configuração absoluta por inspeção visual.

5-18

Fischer projections:

Isoleucina	Aloisoleucina
CO₂H	CO₂H
H₂N—H	H₂N—H
H₃C—H	H—CH₃
CH₂CH₃	CH₂CH₃

Eles são diastereoisômeros.

5-19

1: (2*S*,3*S*)-2-Fluoro-3-metil-pentano.
2: (2*R*,3*S*)-2-Fluoro-3-metil-pentano.
3: (2*R*,3*R*)-2-Fluoro-3-metil-pentano.
4: (2*S*,3*S*)-2-Fluoro-3-metil-pentano.

1 e 2 são diastereoisômeros; 1 e 3 são enantiômeros; 1 e 4 são idênticos; 2 e 3, 2 e 4 são diastereoisômeros; 3 e 4 são enantiômeros. Se incluirmos a imagem de 2 no espelho, teremos quatro estereoisômeros.

5-20

[Four Fischer projections with CH₃ top and bottom, and H/Br, H/Cl, H/F substituents]

Com a inclusão das quatro imagens no espelho, existem quatro pares enantioméricos de diastereoisômeros.

5-21

[Four Fischer projections labeled:]
Meso | Enantiômeros | Meso

5-22

(a) Meso		(b) Quiral	
(c) Meso		(d) Quiral	
(e) Meso		(f) Quiral	
(g) Meso		(h) Quiral	

Plano de simetria (indicated on structure a)

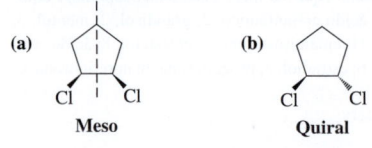

5-23

[Four structural drawings of dichlorocyclohexane/bicyclic systems with dashed symmetry planes]

5-24

Quase todas as halogenações em C2 dão racematos. A exceção é a bromação, que dá o 2,2-dibromo-butano, aquiral. Alem disso, a bromação em C3 dá os dois 2,3-dibromo-butanos, diastereoisômeros, um dos quais, 2*R*,3*S*, é meso.

5-25

Foi resolvido no texto do capítulo.

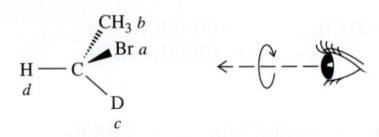

5-26

Ataque em C1:

CH₂Br
H—Br
H—H
H—H
CH₃

(*R*)-1,2-dibromo-pentano
Quiral, opticamente ativo

Ataque em C2:

CH₃
Br—┼—Br
H—┼—H
H—┼—H
CH₃

2,2-Dibromo-pentano
Aquiral

Ataque em C3:

CH₃   CH₃
H—┼—Br   H—┼—Br
H—┼—Br   Br—┼—H
H—┼—H   H—┼—H
CH₃   CH₃

(2S,3R)-2,3-   **(2S,3S)-2,3-**
Dibromo-pentano   **Dibromo pentano**
Quiral, opticamente   Quiral, opticamente
ativo   ativo

Diastereoisômeros, formados
em quantidades diferentes

Ataque em C4:

CH₃   CH₃
H—┼—Br   H—┼—Br
H—┼—H   H—┼—H
H—┼—Br   Br—┼—H
CH₃   CH₃

(2S,4R)-2,4-   **(2S,4S)-2,4-**
Dibromo-pentano   **Dibromo-pentano**
Aquiral, meso,   Quiral,
opticamente inativo   opticamente ativo

Diastereoisômeros, formados
em quantidades diferentes

Ataque em C5:

CH₃
H—┼—Br
H—┼—H
H—┼—H
CH₂Br

(S)-1,4-Dibromo-pentano
Quiral, opticamente ativo

5-27

O bromociclo-hexano tem um plano de simetria e, portanto, é aquiral. A cloração em C2 deveria dar os diastereoisômeros, *cis*- e *trans*-1-bromo-2-cloro-ciclo-hexano em razões diferentes. Na prática, o produto menos impedido, trans, predomina. Como começamos com o material aquiral, os produtos são racêmicos. O ataque pela esquerda (a), então, dá o conjunto de enantiômeros mostrado, enquanto o ataque pela direita (b), igualmente possível, dá imagens no espelho (não mostradas).

Plano de simetria: aquiral → Cl₂, hν → Cis + Trans

Capítulo 6

6-1

(a) $CH_3CH_2CH_2CH_2\ddot{\underline{I}}:$

(b) $CH_3CH_2CH_2CH_2\ddot{\underline{O}}CH_2CH_3$

(c) $CH_3CH_2CH_2CH_2\overset{+}{N}=\overset{}{N}=\overset{..}{\underline{N}}:^{-}$

(d) $\left[\begin{array}{c} CH_3 \\ CH_3CH_2CH_2CH_2AsCH_3 \\ CH_3 \end{array} \right]^{+} \quad :\ddot{\underline{Br}}:^{-}$

(e) $\left[\begin{array}{c} CH_3CH_2CH_2CH_2\ddot{Se}CH_3 \\ CH_3 \end{array} \right]^{+} \quad :\ddot{\underline{Br}}:^{-}$

6-2

Foi resolvido no texto do capítulo.

6-3

Apague a ligação C—N

$$H_3C-\overset{CH_3}{\underset{CH_3}{\overset{|}{N^+}}}-CH_3 \quad I^- \Rightarrow H_3C-\overset{CH_3}{\underset{CH_3}{\overset{|}{N}}}: \;+\; H_3C-I$$

Ligue I ao C do CH₃

6-4

(a) $H^+ \quad ^{-}:\ddot{O}H \longrightarrow H_2\ddot{O}$

(b) $:\ddot{\underline{F}}:^{-} \quad BF_3 \longrightarrow {}^{-}BF_4$

(c) $H_3N: \quad H-\ddot{\underline{Cl}}: \longrightarrow {}^{+}NH_4 \quad :\ddot{\underline{Cl}}:^{-}$

(d) $Na^+ \; {}^{-}:\ddot{O}CH_3 \quad H-\ddot{\underline{S}}-H \longrightarrow CH_3\ddot{O}H \quad Na^+ \; {}^{-}:\ddot{\underline{S}}H$

(e) $(CH_3)_2\overset{+}{\ddot{O}}-H \quad H_2\ddot{O}: \longrightarrow (CH_3)_2\ddot{O} \quad H_3O:^{+}$

(f) $H_2\ddot{O}: \quad H-\ddot{O}H \longrightarrow H_3O:^{+} \quad ^{-}:\ddot{O}H$

6-5

Nos mecanismos 1 e 3, o oxigênio é o nucleófilo e o carbono é o eletrófilo. No mecanismo 4, a ligação dupla carbono-carbono é o nucleófilo e o próton é o eletrófilo. No mecanismo 2, a dissociação, não existem nucleófilos ou eletrófilos dessa forma, mas o átomo de carbono é eletrofílico no início e fica mais ainda depois da saída do cloro.

6-6

(a) $(CH_3)_3N: \quad CH_3-\ddot{\underline{I}}:$

(b) Mostramos apenas uma das maneiras de atacar o problema.

$CH_3\ddot{S}:^{-} \quad \ddot{\underline{I}}:$

6-7

Mostramos somente dois exemplos.

4. $:N\equiv C:^{-}$ 7. $(CH_3)_3P: \quad CH_3-\ddot{\underline{Br}}:$

6-8

(a) Reaction of carbocation with chloride ion to form C–Cl bond.

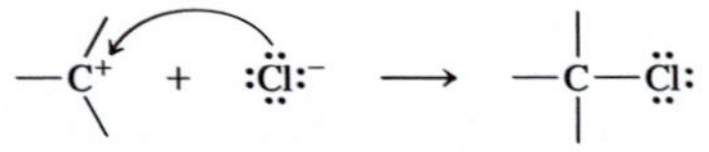

(b) HO^- + protonated carbocation → H_2O + alkene (C=C).

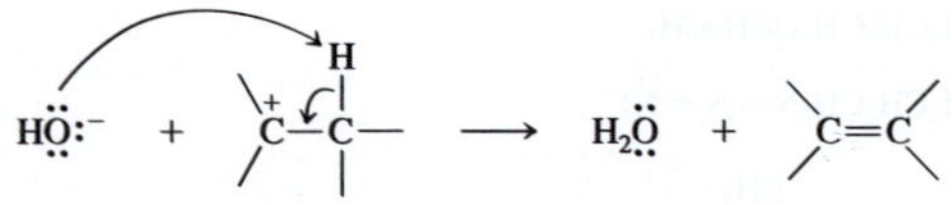

6-9

Foi resolvido no texto do capítulo.

6-10

(a) 9×10^{-10} mol L^{-1} s^{-1}
(b) $1{,}2 \times 10^{-9}$ mol L^{-1} s^{-1}
(c) $2{,}7 \times 10^{-9}$ mol L^{-1} s^{-1}

6-11

Deslocamento pela frente

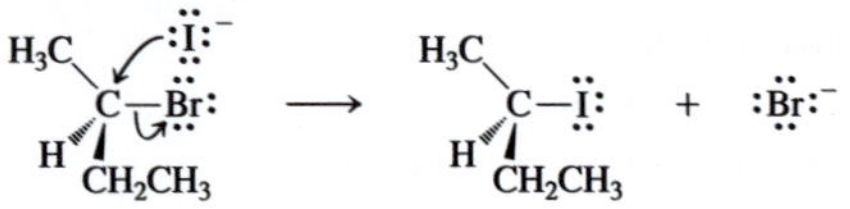

$H_3C,\ H,\ CH_2CH_3$ carbon with Br leaving, I$^-$ attacking from front → product with I on same face + :Br$^-$

Deslocamento por trás

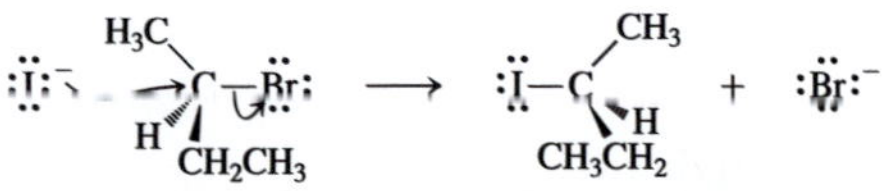

I$^-$ attacks from back of C bearing Br (with H, CH$_3$, CH$_2$CH$_3$) → inverted product + :Br$^-$

6-12

(a)
$$\text{Cl}-\overset{CH_2CH_3}{\underset{CH_2CH_2CH_2CH_3}{|}}-H + Na^+\ ^-SH \longrightarrow H-\overset{CH_2CH_3}{\underset{CH_2CH_2CH_2CH_3}{|}}-SH + Na^+Cl^-$$

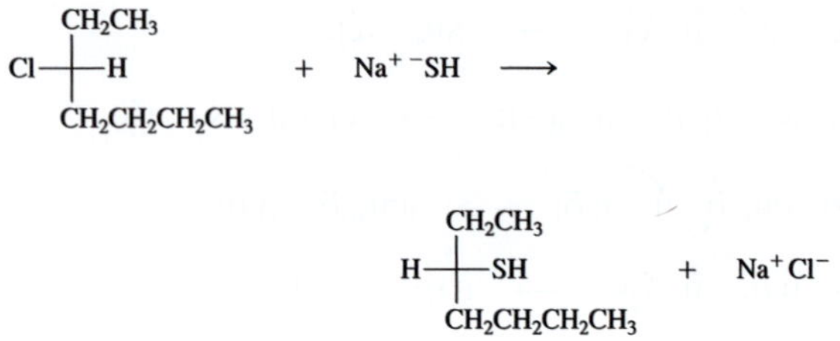

(b) 2-bromo alkane (H, Br) + :N(CH$_3$)$_3$ → (CH$_3$)$_3\overset{+}{N}$–H substituted product + Br$^-$

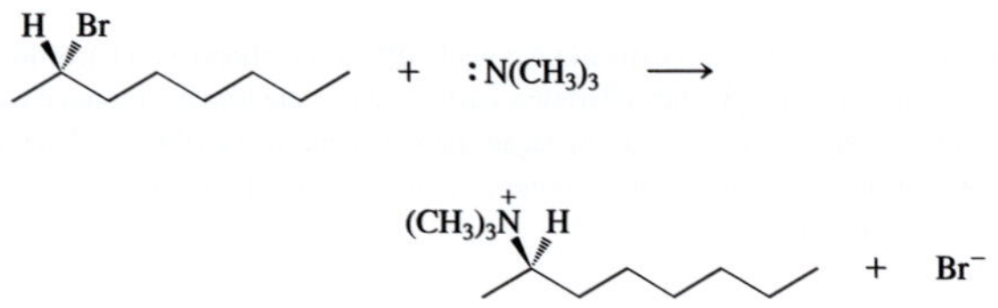

(c) (H, I) alkane with CH$_3$ + K$^+\ ^-$SeCH$_3$ → CH$_3$Se–H substituted product + K$^+$I$^-$

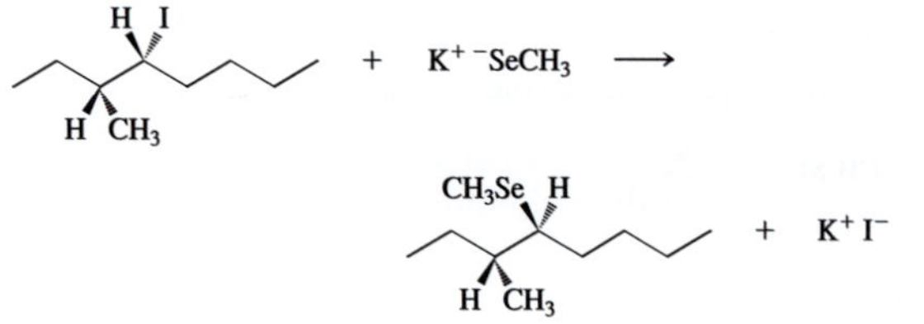

6-13

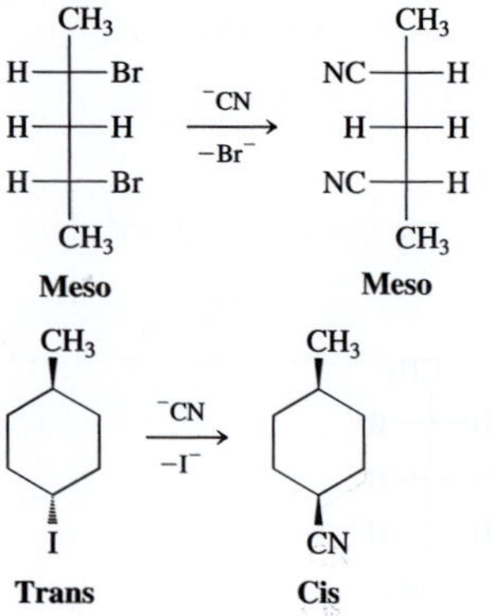

CH$_3$–CHBr–CHH–CHBr–CH$_3$ (with stereochem shown) $\xrightarrow[-Br^-]{^-CN}$ NC–...–CN product

Meso → **Meso**

Trans iodocyclohexane (CH$_3$) $\xrightarrow[-I^-]{^-CN}$ Cis cyanocyclohexane (CH$_3$)

6-14

$$\underset{(CH_2)_4CH_3}{H-\overset{CH_2CH_3}{\underset{S}{|}}-I} + CH_3CO_2^- \longrightarrow \underset{(CH_2)_4CH_3}{CH_3CO_2-\overset{CH_2CH_3}{\underset{R}{|}}-H} + I^-$$

↓ Br$^-$

$$\underset{(CH_2)_4CH_3}{Br-\overset{CH_2CH_3}{\underset{R}{|}}-H} + CH_3CO_2^- \longrightarrow \underset{(CH_2)_4CH_3}{H-\overset{CH_3CH_2}{\underset{S}{|}}-OCCH_3}$$

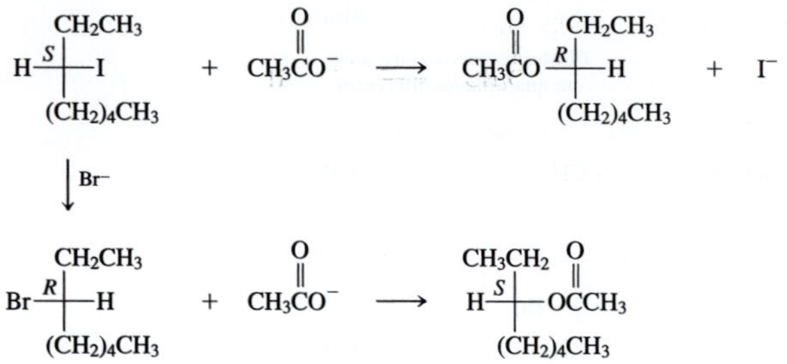

6-15

Foi resolvido no texto do capítulo.

6-16

A estrutura da S-alanina é consequência das regras de prioridade apresentadas no Capítulo 5: $-NH_3^+ > -COO^- > -CH_3 > -H$, dando a seguinte estrutura como resposta

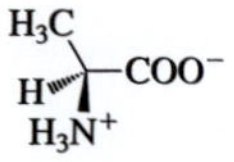

H$_3$C, H, H$_3$N$^+$, COO$^-$ tetrahedral (S-alanina)

Como a substituição S$_N$2 inverte a estereoquímica do ponto de reação, o estereoisômero do ácido 2-bromo-propanoico necessário para a síntese é

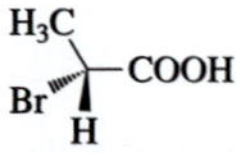

H$_3$C, H, Br, COOH tetrahedral

o enantiômero R.

6-17

$$\begin{array}{c}CH_3\\Br-H\\H-H\\H-Cl\\CH_3\\2R,4R\end{array} + {}^-CN\ \text{Excesso} \xrightarrow{\text{Etanol}} \begin{array}{c}CH_3\\H-CN\\H-H\\NC-H\\CH_3\\2S,4S\end{array} + Br^- + Cl^-$$

$$\begin{array}{c}^1CH_3\\Br-^2-H\\H-^3-CH_3\\CH_2CH_3\\2R,3R\end{array} + I^- \xrightarrow{\text{Acetona}} \begin{array}{c}^1CH_3\\H-^2-I\\H-^3-CH_3\\CH_2CH_3\\2S,3R\end{array} + Br^-$$

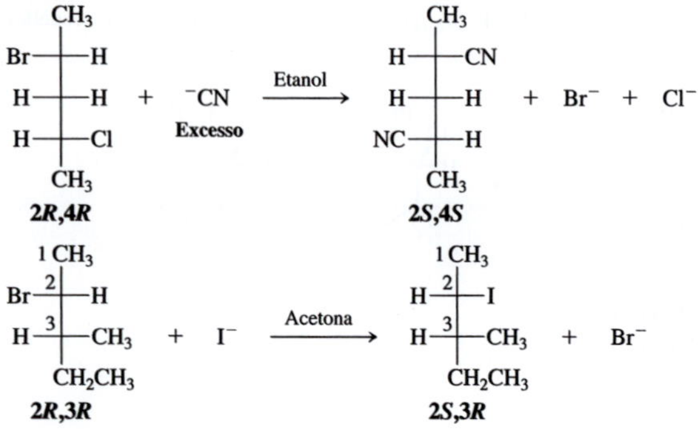

Os quatro componentes são diastereoisômeros em relação a seus correspondentes da página 230.

6-18

I⁻ é um grupo de saída melhor do que Cl⁻. Então o produto é $Cl(CH_2)_6SeCH_3$.

6-19

Primeiro é dada a acidez relativa dos ácidos e depois a basicidade relativa das bases conjugadas. Em cada caso, a mais fraca das duas bases (o último composto da lista) é o melhor grupo de saída.

(a) $H_2Se > H_2S$, $HS^- > HSe^-$
(b) $H_2S > PH_3$, $PH_2^- > HS^-$
(c) $HClO_3 > HClO_2$, $ClO_2^- > ClO_3^-$
(d) $HBr > H_2Se$, $HSe^- > Br^-$
(e) $H_3O^+ > {}^+NH_4$, $NH_3 > H_2O$

6-20

(a) $^-OH > {}^-SH$ (b) $^-PH_2 > {}^-SH$

(c) $^-SeH > I^-$ (d) $HOSO^- > HOSO^-$ (com O extra)

A acidez relativa dos ácidos conjugados segue a ordem inversa.

6-21

(a) $HS^- > H_2S$ (b) $CH_3S^- > CH_3SH$
(c) $CH_3NH^- > CH_3NH_2$ (d) $HSe^- > H_2Se$

6-22

(a) $CH_3S^- > Cl^-$ (b) $P(CH_3)_3 > S(CH_3)_2$
(c) $CH_3CH_2Se^- > Br^-$ (d) $H_2O > HF$

6-23

(a) $CH_3SeH > CH_3SH$ (b) $(CH_3)_2PH > (CH_3)_2NH$

6-24

(a) CH_3S^- (b) $(CH_3)_2NH$

6-25

Foi resolvido no texto do capítulo.

6-26

O substrato contém um átomo de nitrogênio bem posicionado para uma reação intramolecular com um carbono ligado a um bom grupo de saída na outra extremidade. Seguindo o modelo da reação 6 da Tabela 6-3, podemos escrever o seguinte mecanismo:

O produto é um sal solúvel no solvente de baixa polaridade, o éter, e precipita como um sólido branco.

6-27

Os substratos mais reativos são (a) [ciclo-hexil brometo] e
(b) $CH_3CH_2CH_2Br$.

6-28

[ciclo-hexilmetil brometo] > [1-bromometil-1-metilciclo-hexano]

Capítulo 7

7-1

O composto A é um 2,2-dialquil-1-halogeno-propano (halogeneto de neopentila). O carbono ligado ao grupo de saída em potencial é primário, mas muito impedido e, portanto, pouco reativo para quaisquer reações de substituição. O Composto B é um 1,1-dialquil-1-halogeno-etano (halogeneto de *terc*-alquila) e sofre solvólise.

7-2

Ligações quebradas
$[R = (CH_3)_3C]$: 71 (R–Br) + 119 (H–OH) = 190 kcal mol⁻¹
Ligações formadas: 96 (R–OH) + 87 (H–Br) = 183 kcal mol⁻¹
$\Delta H° = +7$ kcal mol⁻¹
Por este cálculo, a reação deveria ser endotérmica. Ela ocorre devido ao excesso de água utilizado e às energias de solvatação favoráveis dos produtos.

7-3

A molécula se dissocia ao carbocátion terciário aquiral. A recombinação dá uma mistura 1 : 1 dos produtos R e S.

7-4

Foi resolvido no texto do capítulo.

7-5

[Esquema mostrando A em equilíbrio com carbocátion plano, e em seguida ataque de H_2O dos dois lados dando dois produtos enantioméricos.]

7-6

Foi resolvido no texto do capítulo.

7-7

A amônia concentrada em água contém três nucleófilos em potencial: água, amônia e o íon hidróxido. **Cuidado** indica que a concentração do hidróxido é muito baixa, sugerindo que o produto S_N1 principal provavelmente não vem da reação do carbocátion intermediário com o íon hidróxido. No entanto, água e amônia estão presentes em quantidades apreciáveis, e a amônia é um melhor nucleófilo (Tabela 6-7). Assim, o produto principal deve ser a amina, $(CH_3)_3CNH_2$.

7-8

Foi resolvido no texto do capítulo.

7-9

É verdade que a reação descrita dará *alguma* (R)-2-butanamina. A amônia é um bom nucleófilo, então os mecanismos S_N1 e S_N2 devem ocorrer para dar os enantiômeros R e S do produto. Seria incorreto, porém, descrever este processo como uma preparação "sinteticamente útil" do isômero R. O resultado será uma mistura de enantiômeros com predominância de S, e a separação seria bastante trabalhosa. Um método mais eficiente, que usa melhor a pureza enantiomérica do composto clorado de partida, é utilizar reações exclusivamente estereoespecíficas. Sabemos que o processo S_N2 é estereoespecífico e que ocorre com inversão. Se escolhermos reagir o material de partida com um bom nucleófilo S_N2, como I^-, *que também pode funcionar como um bom grupo de saída*, poderemos obter um produto estereoquimicamente bastante puro com um centro S:

R-$CH_3CH_2CHClCH_3$ + NaI $\longrightarrow$ S-$CH_3CH_2CHICH_3$ + NaCl

Este processo é feito em acetona com uma quantidade estequiométrica de NaI e completa-se devido à precipitação de NaCl, que é insolúvel nesse solvente (Seção 6-8).

Tendo preparado o S—$CH_3CH_2CHICH_3$ com alta pureza enantiomérica, pode-se fazer uma segunda inversão S_N2 com amônia como nucleófilo, em um solvente polar aprótico como o éter, para obter o produto desejado.

7-10

$(CH_3)_3CBr \rightleftharpoons (CH_3)_3C^+ + Br^-$

CH_3CH_2OH / S_N1, H_2O | S_N1, El

$(CH_3)_3COCH_2CH_3$ $(CH_3)_3COH$ $H_2C=C(CH_3)_2$

+ + +

H^+ H^+ H^+

7-11

Br-ciclohexano $\xrightarrow{HO^-}$ ciclohexanol (S_N2) + ciclohexeno (E2)

7-12

$CH_2=CH_2$; E2 não é possível; $CH_2=C(CH_3)_2$; E2 não é possível.

7-13

I^- é um grupo de saída melhor e permite a eliminação seletiva de HI via E2.

7-14

Foi resolvido no texto do capítulo.

7-15

Todos os átomos de cloro são equatoriais e não existem hidrogênios *anti*.

7-16

(a) $N(CH_3)_3$, base mais forte, pior nucleófilo
(b) $(CH_3CH)_2N^-$ com CH$_3$, base mais impedida
(c) Cl^-, base mais forte, pior nucleófilo (em solvente prótico)

7-17

Do ponto de vista termodinâmico, as eliminações são favorecidas pela entropia e o termo entrópico em $\Delta G° = \Delta H° - T\Delta S°$ depende da temperatura. Do ponto de vista cinético, as eliminações têm energias de ativação mais elevadas do que as substituições, logo suas velocidades crescem mais rapidamente com o aumento da temperatura (veja o Problema 47, Capítulo 2).

7-18

(a) $CH_3CH_2CH_2CN$
(b) $CH_3CH_2CH_2OCH_3$
(c) $CH_3CH=CH_2$

7-19

(a) $(CH_3)_2CHCH_2I$
(b) $(CH_3)_2C=CH_2$

7-20

(a) $(CH_3)_2CHOCH_2CH_3$
(b) $(CH_3)_2CHSCH_3$
(c) $CH_3CH=CH_2$

7-21

(a) $(CH_3)_3C$-OH   (b) etil-substituído-alceno

7-22

(a) A segunda reação dará mais do produto E2 devido à presença de uma base mais forte.
(b) A primeira reação dará o produto E2, principalmente devido à presença de uma base forte e impedida, ausente na segunda reação.

Capítulo 8

8-1

(a) HO, CH$_3$ pentano   (b) ciclopentanol com Br

(c) $(CH_3)_3CCH_2OH$

8-2

(a) 4-Metil-2-pentanol
(b) *cis*-4-Etil-ciclo-hexanol
(c) 3-Bromo-2-cloro-1-butanol

8-3

Foi resolvido no texto do capítulo.

8-4

Todas as bases cujos ácidos conjugados têm valores de $pK_a \geqslant 15,5$ – isto é, $CH_3CH_2CH_2CH_2Li$, LDA e KH.

8-5

ciclo-hexanol ≤ 4-cloro-ciclo-hexanol < 3-cloro-ciclo-hexanol < 2-cloro-ciclo-hexanol

8-6

Em fase condensada, $(CH_3)_3COH$ é um ácido mais fraco do que CH_3OH. O equilíbrio tende para a direita.

8-7

(a) NaOH, H_2O
(b) 1. CH_3CO_2Na, 2. NaOH, H_2O
(c) H_2O

8-8

(a) HO H / H OH structures (2-butanol enantiomers) +

(b) CH₃CH₂CH(OH)CH₂CH₃

(c) H CH₃ / HO H + H CH₃ / H OH (3-methylpentan-3-ol enantiomers, with OH on C3)

8-9

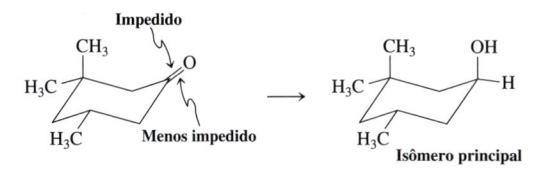

Impedido (CH₃ face) / Menos impedido → produto com OH axial/equatorial — Isômero principal

8-11

(a) cis-4-metilciclohexanol →(Na₂Cr₂O₇, H₂SO₄, H₂O)→ 4-metilciclohexanona (Sem estereoquímica) →(NaBH₄)→ cis + trans 4-metilciclohexanol

A lição é que a oxidação de um álcool remove a estereoquímica associada com o carbono da hidroxila. A redução pode gerar dois estereoisômeros, a menos que haja estereosseletividade muito forte (veja o Exercício 8-9).

(b) HO H HO H / HO H H OH (Meso) + Imagem no espelho

(c) OHC–CH(H)–CH₂–CHO (Aquiral)

8-12

(a) CH₃CH₂CH(OH)CH(CH₃)₂ + Na₂Cr₂O₇

(b) ciclobutil-CH₂OH + PCC

(c) CH₃CH₂-ciclohexanol(CH₃) + Na₂Cr₂O₇

8-13

Foi resolvido no texto do capítulo.

8-14

CD₃OH →(1. CH₃Li; 2. D₂O)→ CD₃OD

8-15

(CH₃)₂CHBr →(Mg)→ (CH₃)₂CHMgBr →(CH₂=O)→ (CH₃)₂CHCH₂OH

8-16

(a) CH₃CH₂CH₂CH₂Li + CH₂=O
(b) CH₃CH₂CH₂MgBr + CH₃CH₂CH₂CHO
(c) (CH₃)₃CLi + ciclobutanona
(d) CH₃CH₂CH₂MgBr + CH₃CCH₂CH₃ (butan-2-ona)

8-17

Foi resolvido no texto do capítulo.

8-18

(a) Produto:

ClCH₂CH₂CH₂C(CH₃)₂   Por S$_N$1
            |
          OCH₂CH₃

(b) Produto:

           OH
           |
(CH₃)₂CCH₂CH₂CHO

A segunda função hidroxila é terciária.

8-19

O álcool desejado é terciário e, portanto, feito facilmente a partir do 4-etil-nonano por 1. Br₂, hν; 2. hidrólise (S$_N$1). O hidrocarboneto inicial, entretanto, é complexo e exige uma síntese elaborada. Por isso, a análise retrossintética com o desligamento de C—O não é conveniente.

8-20

Foi resolvido no texto do capítulo.

8-21

CH₄ →(Br₂, hν)→ CH₃Br →(Mg)→ CH₃MgBr

↓(1. NaOH; 2. PCC)   ↓(1. H₂C=O; 2. PCC)

H₂C=O   CH₃CHO

CH₃CHO →(1. CH₃MgBr; 2. Na₂Cr₂O₇)→ CH₃CCH₃ (acetona) →(CH₃MgBr)→ (CH₃)₃COH

Capítulo 9

9-1

CH₃OH + HO⁻ ⇌^{K} CH₃O⁻ + H₂O
pK$_a$ = 15,5   pK$_a$ = 15,7

$$K = \frac{[CH_3O^-][H_2O]}{[CH_3OH][HO^-]}$$

Os valores de pK$_a$ para CH₃OH e H₂O são essencialmente iguais, então podemos simplificar K = 1. Lembre-se, porém, que este K refere-se a *concentrações equimolares dos materiais de partida*. Como CH₃OH é o solvente, sua concentração é sua molaridade: 1.000/32 ≅ 31, um excesso de 3.100 vezes a concentração inicial de HO⁻. Portanto o equilíbrio estará deslocado fortemente para a direita e todo o HO⁻ estará praticamente convertido em CH₃O⁻.

9-2

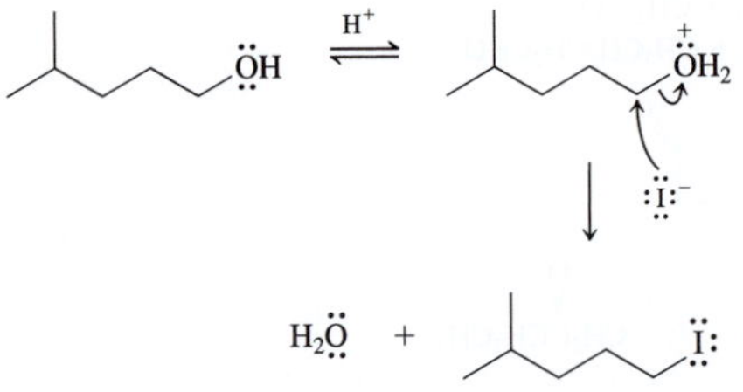

(CH$_3$)$_2$CHCH$_2$CH$_2$ÖH $\xrightleftharpoons{H^+}$ (CH$_3$)$_2$CHCH$_2$CH$_2$ÖH$_2^+$

↓ :Ï:$^-$

H$_2$Ö: + (CH$_3$)$_2$CHCH$_2$CH$_2$Ï:

9-3

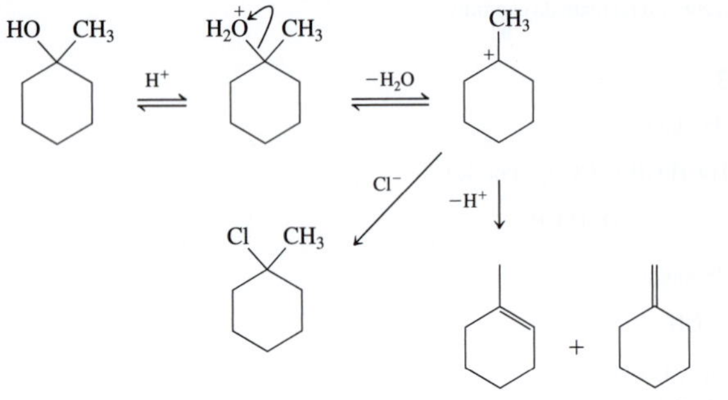

HO—C(CH$_3$)(cyclohexyl) $\xrightleftharpoons{H^+}$ H$_2$O$^+$—C(CH$_3$)(cyclohexyl) $\xrightarrow{-H_2O}$ (CH$_3$)cyclohexyl$^+$

↓ Cl$^-$ ↓ $-H^+$

(a) 1-cloro-1-metilciclohexano

(b) 1-metilciclohexeno (Principal) + metilenociclohexano (Secundário)

O carbocátion terciário é aprisionado pelo nucleófilo (Cl$^-$) ou dá reação E1. (HSO$_4^-$ é um nucleófilo ruim.)

9-4

Foi resolvido no texto do capítulo.

9-5

(a) 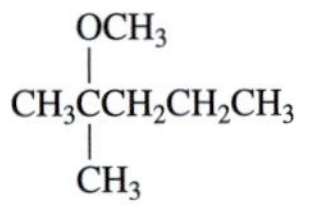 CH$_3$C(OCH$_3$)(CH$_3$)CH$_2$CH$_2$CH$_3$

(b) 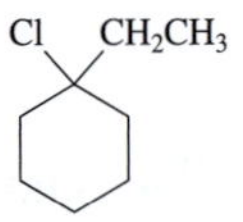 1-cloro-1-etilciclohexano

9-6

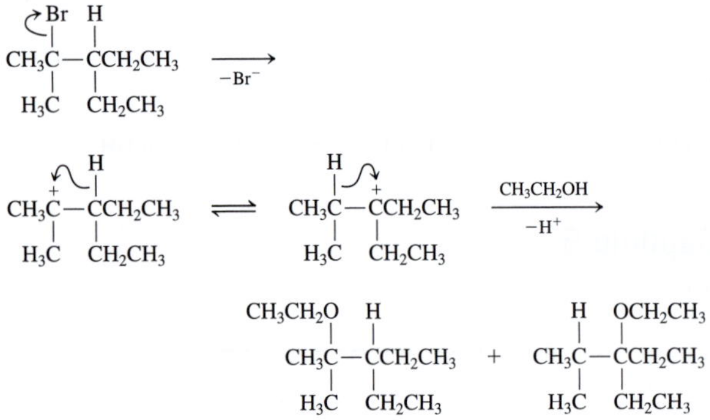

CH$_3$C(Br)(CH$_3$)—CH(H)CH$_2$CH$_3$ (com CH$_2$CH$_3$) $\xrightarrow{-Br^-}$

CH$_3$C$^+$(CH$_3$)—CH(H)CH$_2$CH$_3$ $\rightleftharpoons$ CH$_3$C(H)(CH$_3$)—C$^+$(H)CH$_2$CH$_3$ $\xrightarrow[-H^+]{CH_3CH_2OH}$

CH$_3$C(OCH$_2$CH$_3$)(CH$_3$)—CH(H)CH$_2$CH$_3$ + CH$_3$C(H)(CH$_3$)—C(OCH$_2$CH$_3$)(H)CH$_2$CH$_3$

De maneira semelhante,

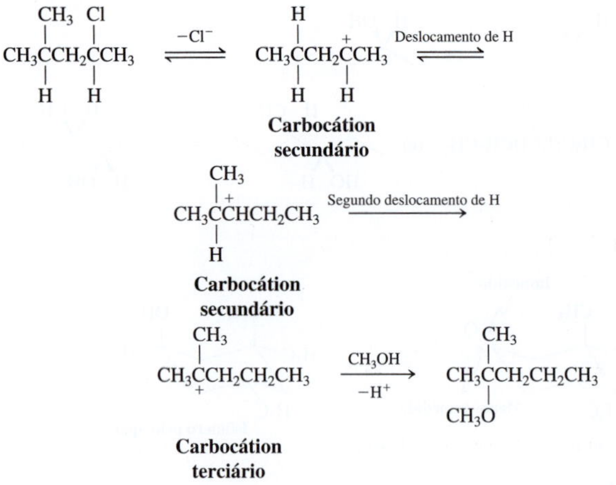

CH$_3$CH(Cl)CH$_2$CH(CH$_3$)H $\xrightarrow{-Cl^-}$ CH$_3$CH$^+$CH$_2$CH(CH$_3$)H $\xrightleftharpoons{\text{Deslocamento de H}}$

CH$_3$C$^+$(CH$_3$)CH$_2$CH$_2$CH$_3$ (Carbocátion secundário)

$\xrightarrow{\text{Segundo deslocamento de H}}$ CH$_3$C$^+$(CH$_3$)CH(H)CH$_2$CH$_3$ (Carbocátion secundário)

CH$_3$C(CH$_3$)$_2^+$CH$_2$CH$_2$CH$_3$ (Carbocátion terciário) $\xrightarrow[-H^+]{CH_3OH}$ CH$_3$C(CH$_3$)(OCH$_3$)CH$_2$CH$_2$CH$_3$

9-7

(a) 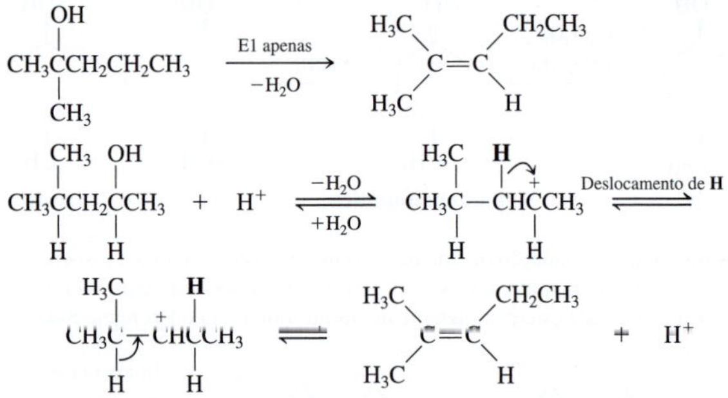 CH$_3$C(OH)(CH$_3$)CH$_2$CH$_2$CH$_3$ $\xrightarrow[-H_2O]{\text{E1 apenas}}$ (H$_3$C)(H$_3$C)C=C(CH$_2$CH$_3$)(H)

CH$_3$C(OH)(CH$_3$)CH$_2$CH(CH$_3$)H + H$^+$ $\xrightleftharpoons[+H_2O]{-H_2O}$ CH$_3$C$^+$(CH$_3$)—CH(H)CH(CH$_3$)H $\xrightleftharpoons{\text{Deslocamento de H}}$

CH$_3$C(H)(CH$_3$)—C$^+$(H)CH(CH$_3$)H $\rightleftharpoons$ (H$_3$C)(H$_3$C)C=C(CH$_2$CH$_3$)(H) + H$^+$

(b) 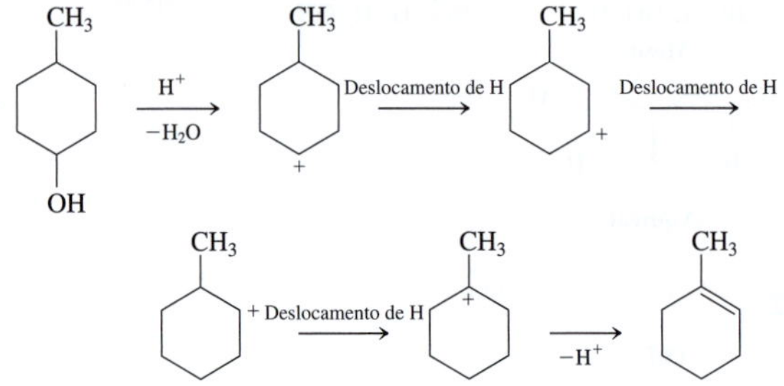 4-metilciclohexanol $\xrightarrow[-H_2O]{H^+}$ cátion ciclohexil (4-metil) $\xrightarrow{\text{Deslocamento de H}}$ cátion $\xrightarrow{\text{Deslocamento de H}}$

$\xrightarrow{\text{Deslocamento de H}}$ $\xrightarrow{-H^+}$ 1-metilciclohexeno

9-8

Foi resolvido no texto do capítulo.

9-9

(CH$_3$)$_3$CCH=CH$_2$, CH$_2$=C(CH$_3$)CH(CH$_3$)$_2$, e (CH$_3$)$_2$C=C(CH$_3$)$_2$

9-10

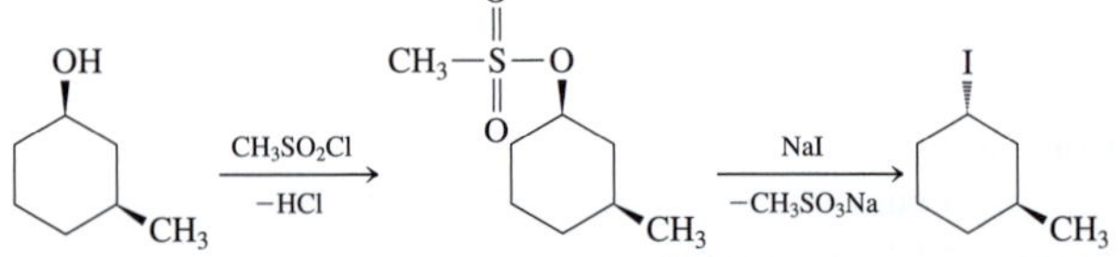

trans-3-metilciclohexanol $\xrightarrow[-HCl]{CH_3SO_2Cl}$ mesilato $\xrightarrow[-CH_3SO_3Na]{NaI}$ iodeto

9-11

(a) 1. CH$_3$SO$_2$Cl, 2. NaI (b) HCl (c) PBr$_3$

9-12

(a) 1. CH$_3$CH$_2$CH$_2$CH$_2$O$^-$Na$^+$ + CH$_3$CH$_2$I,
2. CH$_3$CH$_2$O$^-$Na$^+$ + CH$_3$CH$_2$CH$_2$CH$_2$I

(b) O melhor é [CH₃CH(O⁻Na⁺)CH₂CH₂CH₃] + CH₃I

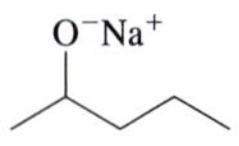

A alternativa, CH₃O⁻Na⁺ + [CH₃CH(I)CH₂CH₂CH₃], sofre com a competição de E2.

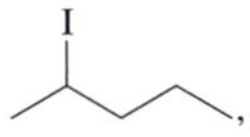

(c) O melhor é [ciclo-hexil-O⁻Na⁺] + CH₃CH₂CH₂Br

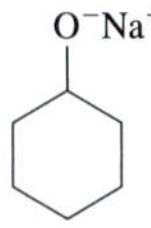

A alternativa, [ciclo-hexil-Br] + CH₃CH₂CH₂O⁻Na⁺, sofre com a competição de E2.

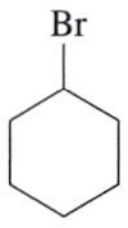

(d) 1. 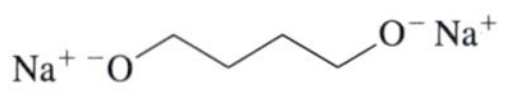 Na⁺ ⁻O~~~~O⁻ Na⁺ + CH₃CH₂OSO₂CH₃

2. 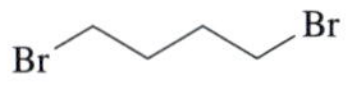 Br~~~~~Br + 2 CH₃CH₂O⁻ Na⁺

O problema com HO~~~~Br como material de partida é que ocorrerá ciclização a [tetra-hidrofurano].

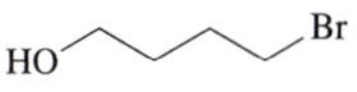

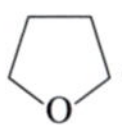

9-13

[Mecanismo mostrando Br-CH₂C(CH₃)₂CH₂CH₂-O-H com :OH⁻, -H₂O; depois :Br⁻ saindo e formação de anel tetra-hidropirânico + :Br:⁻]

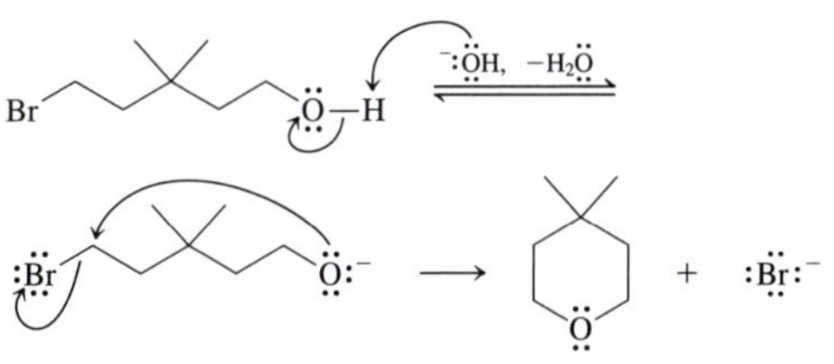

9-14

Foi resolvido no texto do capítulo.

9-15

O grupo *terc*-butila "prende" as conformações dos anéis de ciclo-hexano (Tabela 4-3). No caso de A, isso significa um arranjo trans-diaxial da função alcóxido e do bromento que sai, o que permite uma reação S$_N$2 sem restrições. No caso de B, a função alcóxido e o bromento que sai ficam em um arranjo trans diequatorial, o que faz com que a reação S$_N$2 fique muito mais difícil.

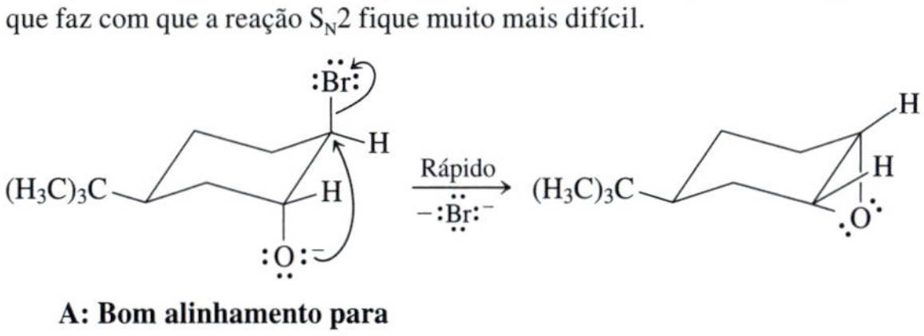

(H₃C)₃C— [conformação com :Br: e :O:⁻ axiais] →Rápido, −:Br:⁻→ (H₃C)₃C— [produto epóxido]

A: Bom alinhamento para o deslocamento por trás

(H₃C)₃C— [conformação com Br: e :O:⁻ equatoriais] —⊗→ (H₃C)₃C— [produto]

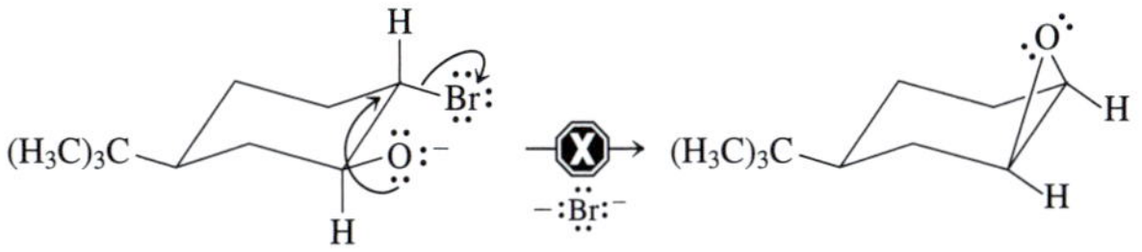

B: Alinhamento ruim para o deslocamento por trás

9-16

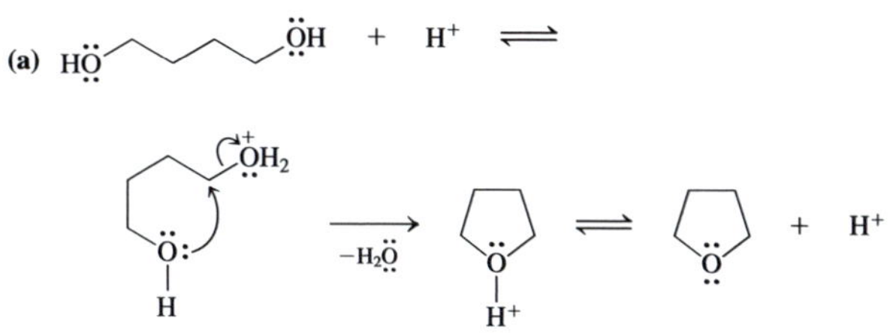

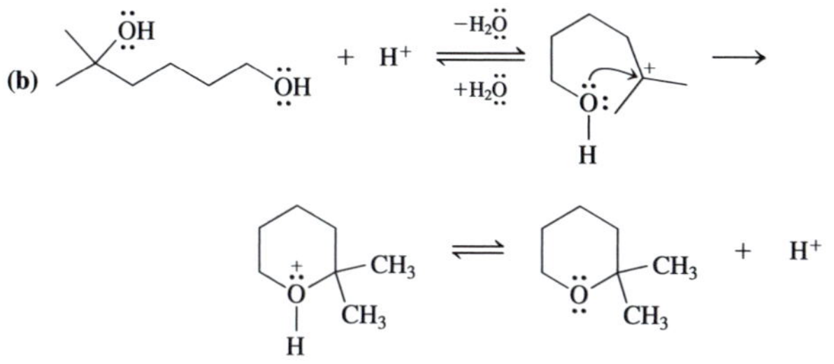

(a) HÖ~~~~ÖH + H⁺ ⇌ [+ÖH₂~~~~Ö-H] —−H₂Ö→ [tetra-hidrofurano protonado] ⇌ [tetra-hidrofurano] + H⁺

(b) [(CH₃)₂C(OH)~~~~CH₂OH] + H⁺ ⇌ −H₂Ö/+H₂Ö [cátion] → [tetra-hidropirano com CH₃ protonado] ⇌ [tetra-hidropirano 2,2-dimetil] + H⁺

9-17

(a) Este éter é mais bem preparado por solvólise:

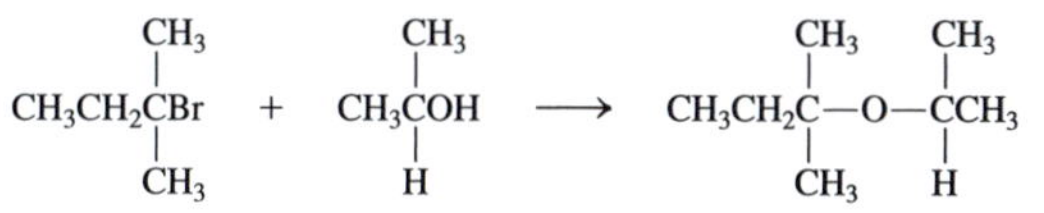

CH₃CH₂C(CH₃)₂Br + CH₃CH(OH)CH₃ (Solvente) → CH₃CH₂C(CH₃)₂—O—CH(CH₃)CH₃

2-Metil-2-(1-metil-etóxi)-butano

A alternativa, uma reação S$_N$2, daria preferencialmente eliminação:

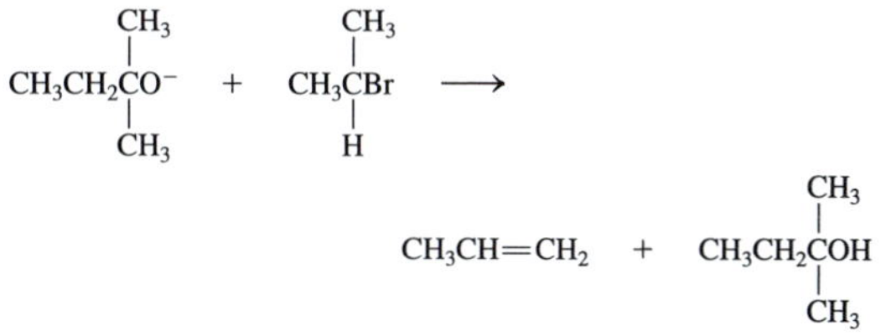

CH₃CH₂C(CH₃)₂O⁻ + CH₃CH(Br)CH₃ →

CH₃CH=CH₂ + CH₃CH₂C(CH₃)₂OH

(b) Esta molécula é mais convenientemente preparada por uma reação S$_N$2 com um halogenometano, porque este agente alquilante não pode dar eliminação. A alternativa seria a substituição nucleofílica de um 1-halogeno-2,2-dimetil-propano, uma reação normalmente muito lenta.

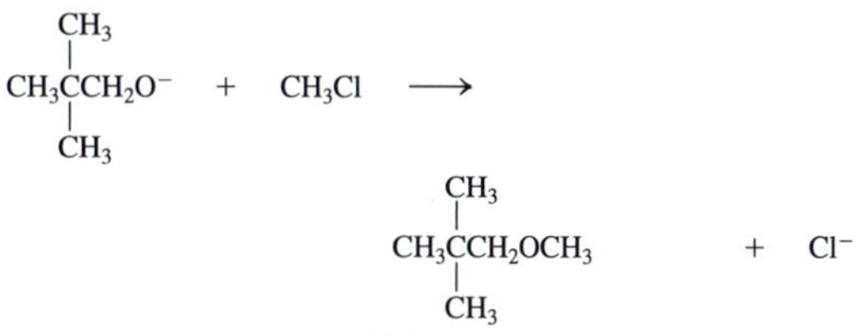

(CH₃)₃CCH₂O⁻ + CH₃Cl → (CH₃)₃CCH₂OCH₃ + Cl⁻

1-Metóxi-2,2-dimetil-propano

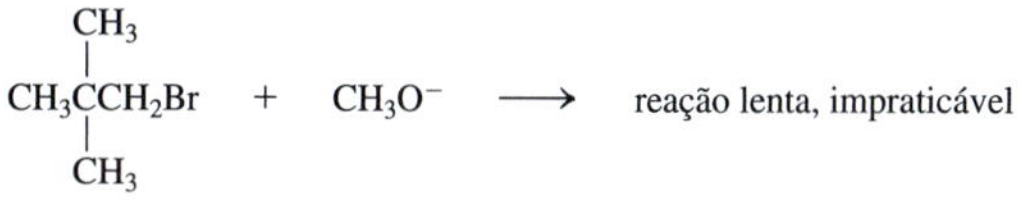

(CH₃)₃CCH₂Br + CH₃O⁻ → reação lenta, impraticável

9-18

$CH_3OCH_3 + 2\ HI \xrightarrow{\Delta} 2\ CH_3I + H_2O$

Mecanismo

$CH_3\ddot{O}CH_3 + H\ddot{I}: \rightleftharpoons CH_3\overset{+}{\underset{H}{O}}CH_3 + :\ddot{I}:^-$

$:\ddot{I}:^- + CH_3-\overset{+}{\underset{H}{O}}-CH_3 \rightarrow CH_3\ddot{I}: + H\ddot{O}CH_3$

$CH_3\ddot{O}H + H\ddot{I}: \rightleftharpoons CH_3\overset{+}{\underset{H}{O}}H + :\ddot{I}:^-$

$:\ddot{I}:^- + CH_3-\overset{+}{\underset{H}{O}}-H \rightarrow CH_3\ddot{I}: + H_2\ddot{O}$

9-19

[mecanismo com tetra-hidropirano + H⁺ → íon oxocarbênio abrindo → HO–(CH₂)₅–I → H⁺ → H₂O⁺–(CH₂)₅–I + :I⁻ → H₂O + I–(CH₂)₅–I]

9-20

(a) $BrCH_2CH_2CH_2OH \xrightarrow[\text{2. Mg}\ \text{3. D}_2\text{O}\ \text{4. H}^+, \text{H}_2\text{O}]{\text{1. (CH}_3)_3\text{COH, H}^+} DCH_2CH_2CH_2OH$

(b) 4-hidroxiciclo-hexanocarbaldeído $\xrightarrow[\text{2. CH}_3\text{MgBr}\ \text{3. H}^+, \text{H}_2\text{O}]{\text{1. (CH}_3)_3\text{COH, H}^+}$ 4-(1-hidroxietil)ciclo-hexanol

9-21

Foi resolvido no texto do capítulo.

9-22

$H_3C\overset{R}{\triangle}\overset{R}{}CH_3 \xrightarrow{LiAlH_4}$ HO–CH(CH₃)–CH(R)(H)–CH₃

O ataque em ambos os lados do oxaciclopropano dará o mesmo produto. Note que o *cis*-dimetil-ciclo-propano não é um bom precursor porque é aquiral e daria um álcool racêmico.

9-23

$(CH_3)_3CLi + \triangle \rightarrow (CH_3)_3C-CH_2CH_2-OH$

9-24

(a) $(CH_3)_3COH$ (b) $CH_3CH_2CH_2CH_2C(CH_3)_2OH$
(c) $CH_3SCH_2C(CH_3)_2OH$ (d) $HOCH_2C(CH_3)_2OCH_2CH_3$
(e) $HOCH_2C(CH_3)_2Br$

9-25

(a) $\triangle\!O + HS^- \rightarrow HOCH_2CH_2S^- \xrightarrow{\triangle\!O} \xrightarrow{H^+, H_2O} HOCH_2CH_2SCH_2CH_2OH \xrightarrow{SOCl_2} ClCH_2CH_2SCH_2CH_2Cl$

(b) Formação de sal de sulfônio intramolecular

$ClCH_2CH_2\ddot{S}CH_2\overset{\curvearrowright}{-}CH_2-Cl \rightarrow ClCH_2CH_2-\overset{+}{S}\overset{CH_2}{\underset{CH_2}{\diagdown\diagup}}\ Cl^-$

Os nucleófilos atacam abrindo o anel

$ClCH_2CH_2\overset{+}{S}\overset{CH_2}{\underset{CH_2}{\diagdown\diagup}} :Nu \rightarrow ClCH_2CH_2\ddot{S}CH_2CH_2Nu^+$

Capítulo 10

10-1

Existem muitos isômeros, vários butanóis, pentanóis, hexanóis e heptanóis. Exemplos incluem

$(CH_3)_3C-C(CH_3)_2OH$ $(CH_3)_2CHCH(CH_3)CH_2CH_2OH$ $CH_3(CH_2)_4CH(CH_3)OH$

2,3,3-Trimetil-2-butanol   3,4-Dimetil-1-pentanol   2-Heptanol

10-2

$DH°_{Cl_2} = 58\ \text{kcal mol}^{-1} = \Delta E$
$\Delta E = 28.600/\lambda$
$\lambda = 28.600/58 = 493\ \text{nm}$, na faixa ultravioleta-visível

10-3

$\delta = 80/90 = 0{,}89$ ppm; $\delta = 162/90 = 1{,}80$ ppm; $\delta = 293/90 = 3{,}26$ ppm; idênticos aos valores de δ medidos em 300 MHz.

10-4

O grupo metila entra em ressonância em campo mais alto. Os hidrogênios de metileno estão relativamente desblindados devido ao efeito retirador de elétrons acumulado dos dois heteroátomos.

10-5

Os valores dados abaixo são os deslocamentos químicos medidos em δ (ppm).

(a) $CH_3CH_2OCH_2CH_3$: 1,21; 3,47; 3,47; 1,21

(b) $H_3C-CH=CH-CH_3$: 1,58 (CH₃), 5,55 (CH)

(c) CH_3COH (acetaldeído): 2,21 (CH₃), 9,79 (CHO)

(d) $HC\equiv C-CH(CH_2OH)-$: 2,00; 1,77; 2,30; 3,72; 3,16 (OH)

10-6

Foi resolvido no texto do capítulo.

10-7

(a)
$$\begin{array}{c} H_3C \;\; CH_3 \\ | \;\;\; | \\ CH_3C-CCH_3 \\ | \;\;\; | \\ H_3C \;\; CH_3 \end{array}$$ Um pico

(b)
$$\begin{array}{c} O \\ / \backslash \\ H_2C-CH_2 \end{array}$$ Um pico

10-8

A resposta para **cuidado** é "Não". O substituinte divide o conjunto original de hidrogênios equivalentes em sete novos conjuntos! Em primeiro lugar, como se vê abaixo, C1, C2, C3 e C4 são agora diferentes, e, em segundo, todos os hidrogênios localizados no mesmo lado do bromo são diferentes dos localizados no outro lado. Na prática, isso dá um espectro complexo, porque os deslocamentos químicos de todos os hidrogênios, exceto o de C1, são muito semelhantes. Veja no Destaque Químico 10-3 o espectro de ^{1}H-RMN do bromociclo-hexano.

10-9

Foi resolvido no texto do capítulo.

10-10

Não há simetria e as duas moléculas darão os seus conjuntos de quatro sinais diferentes, respectivamente.

10-11

O 1,1-dicloro-ciclo-propano tem um único sinal para os quatro hidrogênios equivalentes. O *cis*-1,2-dicloro-ciclo-propano tem três, na razão 2 : 1 : 1. A absorção em campo mais baixo deve-se aos dois hidrogênios equivalentes próximos dos átomos de cloro de C1 e C2. Os dois hidrogênios de C3 não são equivalentes, um é cis em relação aos átomos de cloro e o outro é trans. O isômero trans tem dois sinais (razão de integração 1 : 1). Os dois hidrogênios de C3 *são* equivalentes, como se pode ver pela rotação de 180°.

10-12

Os seguintes valores de δ foram obtidos em solução de CCl_4. Você não poderia tê-los predito exatamente, mas quão perto você chegou?

(a) δ = 3,38 (q, J = 7,1 Hz, 4 H) e 1,12 (t, J = 7,1 Hz, 6 H) ppm
(b) δ = 3,53 (t, J = 6,2 Hz, 4 H) e 2,34 (quin, J = 6,2 Hz, 2 H) ppm
(c) δ = 3,19 (s, 1 H), 1,48 (q, J = 6,7 Hz, 2 H), 1,14 (s, 6 H), e 0,90 (t, J = 6,7 Hz, 3 H) ppm
(d) δ = 5,58 (t, J = 7 Hz, 1 H) e 3,71 (d, J = 7 Hz, 2 H) ppm

10-13

Foi resolvido no texto do capítulo.

10-14

$$\begin{array}{c} CH_3 \\ | \\ H_3C-C-CH_2-CH_3 \\ 1{,}20 \;\; | \;\;\; 1{,}49 \;\; 0{,}92 \\ OH \\ 1{,}85 \end{array}$$

Os valors em δ do ^{1}H-RMN (ppm) estão póximos dos hidrogênios a que correspondem.

10-15

Foi resolvido no texto do capítulo.

10-16

(a) Quinteto (quin); tripleto de tripletos (tt); (b) quinteto (quin); dubleto de quartetos (dq, ou quarteto de dubletos, qd, que é a mesma coisa); (c) tripleto (t); dubleto de dubletos (dd); (d) sexteto (sex); dubleto de dubletos de quartetos (ddq).

10-17

$CH_3-CH_2-CHCl_2$
t (7,0) dq t (6,0)

$CH_3-CH-C-H$ com Cl, Cl
d (6,4)   ddq   dd (10,8, 9,1)
dd (10,8, 4,7)

Os hidrogênios de C1 não são equivalentes devido à presença de um centro quiral adjacente (veja o Destaque Químico 10-3)

$ClCH_2CH_2CH_2Cl$
t   quin (6,0)

Os valores experimentais de J (Hz) estão entre parênteses.

10-18

$H_3C-CH_2-CH_2-Br$
qt   ttq   tt

10-19

(a) 3   (b) 3   (c) 7   (d) 2

10-20

Foi resolvido no texto do capítulo.

10-21

A redução da ribose com $Na^+BH_4^-$ dá o ribitol, que é um pentol com um plano de simetria e, portanto, somente três picos de ^{13}C. Por outro lado, a redução da arabinose dá o composto assimétrico arabitol, com cinco picos. Aprenderemos mais sobre açúcares no Capítulo 24.

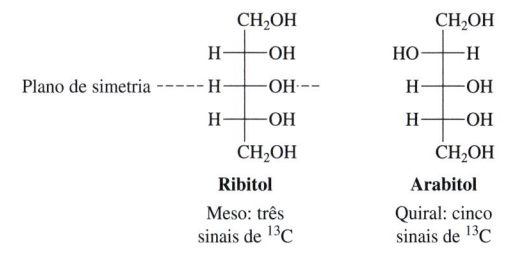

Ribitol — Meso: três sinais de ^{13}C

Arabitol — Quiral: cinco sinais de ^{13}C

10-22

Para o Composto A, três sinais, um deles em campo relativamente alto (CH_3); DEPT confirmaria CH_3 e duas unidades CH. Para o Composto B, três sinais, não há absorção de CH_3; DEPT confirmaria a ausência de CH_3 e a presença de duas unidades CH_2 e uma CH.

Capítulo 11

11-1

(a) 2,3-Dimetil-2-hepteno   (b) 3-Bromo-ciclo-penteno

11-2

(a) *cis*-1,2-Dicloro-eteno
(b) *trans*-3-Hepteno
(c) *cis*-1-Bromo-4-metil-1-penteno

11-3

(a) (*E*)-1,2-Dideutero-1-propeno
(b) (*Z*)-2-Fluoro-3-metóxi-2-penteno
(c) (*E*)-2-Cloro-2-penteno

11-4

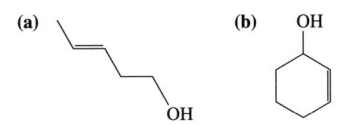

(a) [estrutura: pent-3-en-1-ol]   (b) [estrutura: ciclo-hex-2-en-1-ol]

11-5

(a) [estrutura: 2-vinil-ciclopropanol]

(b) (1-Metil-etenil)-ciclo-penteno [(1-metil-vinil)-ciclo-penteno]

11-6

$CH_2{=}CHLi + CH_3\overset{O}{\overset{\|}{C}}CH_3 \longrightarrow CH_2{=}CH\underset{CH_3}{\overset{OH}{\overset{|}{C}}}CH_3$

A reação do etenil-lítio (vinil-lítio) com compostos carbonilados é semelhante à dos demais alquil-lítios.

11-7

O campo magnético induzido local aumenta H_0 na região ocupada pelos hidrogênios de metila.

11-8

Foi resolvido no texto do capítulo.

11-9

Somente o sinal em $\delta = 7{,}23$ ppm mostra dois valores altos de *J*, 14,4 e 6,8 Hz, para os acoplamentos trans e vicinal, respectivamente. Este sinal deve corresponder, portanto, ao hidrogênio isolado do grupo CH. Por eliminação, temos as atribuições dadas abaixo (δ em ppm).

2,10 (s, 3 H) → $CH_3\overset{O}{\overset{\|}{C}}O$
H ← 4,73 (dd, *J* = 14,4, 1,6 Hz, 1 H)
H ← 4,52 (dd, *J* = 6,8, 1,6 Hz, 1 H)
7,23 (dd, *J* = 14,4, 6,8 Hz, 1 H)

11-10

1-Hexeno < *cis*-3-hexeno < *trans*-4-octeno < 2,3-dimetil-2-buteno.

11-11

Se você conseguir construir um modelo do alqueno A (sem quebrar os canudos plásticos) verá que a estrutura é extremamente tensionada e que muita tensão é aliviada na hidrogenação. É possível estimar o excesso de tensão de A sobre B, subtraindo o $\Delta H°$ de hidrogenação de uma ligação tetrassubstituída "normal" (≈ -27 kcal mol^{-1}) do $\Delta H°$ da transformação A → B: 38 kcal mol^{-1}.

11-12

Foi trabalhado no texto do capítulo.

11-13

(a) Espera-se que a base menos impedida, o etóxido, dê predominantemente o produto Saytzev e que o *terc*-butóxido dê o produto Hofmann:

[esquema: Ponto de ataque preferido pelo etóxido (no H de CH3 central); Ataque mais provável pelo *terc*-butóxido (no H de CH3 terminal); estrutura $H_3C{-}C(CH_3Br){-}CH(CH_3){-}CH_3 \longrightarrow$ Produto A Saytzev + Produto B Hofmann]

(b) A base é ainda mais volumosa do que o *terc*-butóxido e deve dar, portanto, uma proporção ainda maior do produto Hofmann, B.

11-14

[esquemas estereoquímicos: R,R ou S,S → E + Cis (Z); R,S ou S,R → Z + Trans (E), com Base]

Observe que, no primeiro caso, forma-se um par de isômeros com a configuração *oposta* à gerada no segundo. Os isômeros *E* e *Z* do 2-deutero-buteno são isotopicamente puros em ambos os casos e não há geração do 2-buteno não deuterado com a mesma configuração. Os 2-butenos não deuterados também são puros.

11-15

H₃C H OH
CH₃C—C—CCH₃ $\xrightarrow{H^+}_{-H_2O}$
  H   H H

H₃C H   CH₃
CH₃C—C—⁺C—H ⟶ CH₃C—⁺C—CCH₃
  H   H   H H H

$\downarrow -H^+$ $\downarrow -H^+$

(CH₃)₂CHCH=CHCH₃   H₃C   H
                      \\C=C/
                     H₃C   CH₂CH₃

11-16

(a) CH₃CH₂CH₂ÖH $\xrightleftharpoons[-H^+]{+H^+}$

CH₃CHCH₂ÖH₂ $\xrightarrow[-H_2SO_4]{+HOSO_3^-}$ CH₃CH=CH₂ + H₂Ö
     |
     H

(b) CH₃CH₂CH₂OCH₂CH₂CH₃ $\xrightleftharpoons{H^+}$ CH₃CH=CH₂ + CH₃CH₂CH₂OH
por analogia com (a). O propanol pode então ser desidratado como em (a).

11-17

Alqueno A: H₃C   H
             \\C=C/
             H   CH₃

B: CH₃CH₂CH=CH₂

C: CH₂=C(CH₃)₂

11-8

(a) CH₃OCH₃, CH₃CH₂OH, ⧆—O, HCOH
(b) H₂C=O
(c) ⊡, ⬠(CH₃), CH₂=CHCH=O,
HC≡CCH₂OH, CH₃C≡COH, HC≡COCH₃,
⬠, ⬠O, ⬠OH, ⬠OH

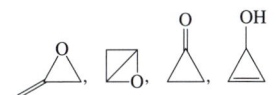

11-19

(a) C₇H₁₂O   (b) C₆H₁₄

11-20

CH₂Br₂: m/z = 176, 174, 172; razão das intensidades 1 : 2 : 1

11-21

No caso dos elementos mais comuns dos compostos orgânicos, como C, H, O, S, P e os halogênios, a massa (dos isótopos mais abundantes) e a valência são, ambas, pares ou ímpares, então os pesos moleculares são sempre pares. O nitrogênio é uma exceção importante: o peso atômico é 14, mas a valência é 3. Este fenômeno levou à regra do nitrogênio na espectrometria de massas, como vemos neste exercício.

11-22

Espectro de massas do 3-metil-3-heptanol

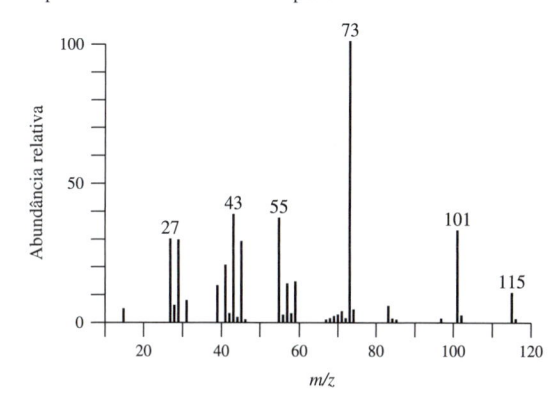

[Gráfico: Abundância relativa vs m/z, com picos em 27, 43, 55, 73, 101, 115]

Os fragmentos primários importantes devem-se à quebra das ligações α do grupo hidroxila. Por quê? Leve em conta a energia da ligação e a estrutura eletrônica dos cátions-radicais resultantes. (Desenhe formas de ressonância.) Será que esses cátions se fragmentam por perda de água?

11-23

                CH₃
                 |
H₃C—CH=CH—C+CH₂CH₃
                 |
                 H

Os picos observados devem-se ao íon molecular e a duas fragmentações (indicadas na figura) que levam aos cátions alílicos respectivos, estabilizados por ressonância:

11-24

(a) H_{sat} = 12; grau de insaturação = 1
(b) H_{sat} = 20; grau de insaturação = 4
(c) H_{sat} = 17; grau de insaturação = 5
(d) H_{sat} = 19; grau de insaturação = 2
(e) H_{sat} = 8; grau de insaturação = 0

11-25

Foi resolvido no texto do capítulo.

11-26

Com base nas informações da Tabela 11-4 (não se observa absorção entre 1620 e 1680 cm⁻¹ para a ligação dupla carbono-carbono e entre 2100 e 2260 cm⁻¹ para a ligação tripla), este composto não tem ligações π. O grau de insaturação (dois) nos deixa apenas uma alternativa: ele deve ter dois anéis. Só há duas opções:

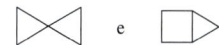

⋈ e ⬠

As duas moléculas são conhecidas, mas são muito reativas (lembre-se do Exercício 4-5).

Capítulo 12

12-1

A estimativa das energias das ligações quebradas e formadas

$$CH_2=CH_2 \; + \; HO-OH \; \longrightarrow \; \underset{\underset{H \;\; H}{|\;\;\;\;|}}{\overset{\overset{HO \;\; OH}{|\;\;\;\;|}}{H-C-C-H}}$$

$$65 \qquad\qquad 49 \qquad\qquad 2 \times (\sim 94) \; \text{kcal mol}^{-1}$$

dá $\Delta H° = -74$ kcal mol^{-1}. A reação é fortemente exotérmica, mas é preciso usar um catalisador.

12-2

Foi resolvido no texto do capítulo.

12-3

Seguindo o mecanismo mostrado no Exercício 12-2, imaginamos a complexação do substrato com a superfície do catalisador e a transferência de um hidrogênio para o carbono do alqueno.

Intermediário com transferência de um hidrogênio

O problema declara que se forma o 2-metil-2-buteno – uma molécula com uma ligação dupla entre C2 e C3. Isso pode resultar da transferência do hidrogênio de C3 para a superfície do catalisador. Um cenário razoável é

12-4

Não é um centro quiral

12-5

Usando H$^+$

Usando H—I

12-6

(a) Ambos os enantiômeros

(b) Ambos os enantiômeros

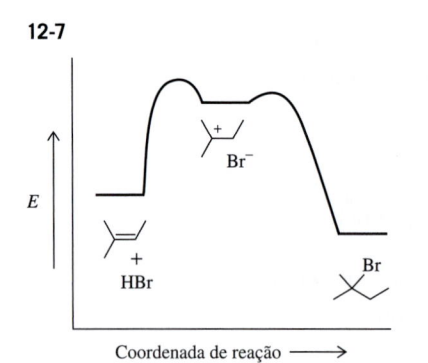

(c) (CH$_3$)$_2$CCH$_2$CH$_3$ (com Br)

(d) Ambos cis e trans

12-7

E vs Coordenada de reação

12-8

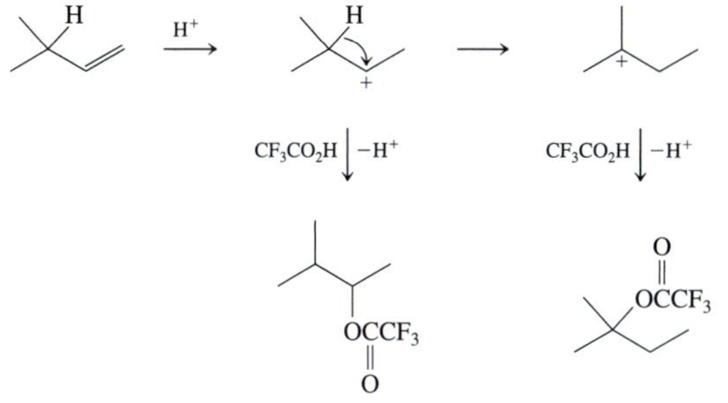

[Esquema: (CH₃)₂CHCH=CH₂ + H⁺ → cátion secundário → rearranjo por deslocamento de H → cátion terciário; ambos cátions reagem com CF₃CO₂H (−H⁺) gerando os trifluoroacetatos correspondentes: (CH₃)₂CHCH(OCOCF₃)CH₃ e (CH₃)₂C(OCOCF₃)CH₂CH₃.]

12-9

A protonação do cátion 1,1-dimetil-etila (*terc*-butila) é reversível. Com D⁺, ocorre troca rápida de todos os hidrogênios por deutério.

$$CH_2=C(CH_3)_2 \underset{-D^+}{\overset{+D^+}{\rightleftarrows}} DCH_2\overset{+}{C}(CH_3)_2 \underset{+H^+}{\overset{-H^+}{\rightleftarrows}}$$

$$DCH=C(CH_3)_2 \underset{-D^+}{\overset{+D^+}{\rightleftarrows}} D_2CH\overset{+}{C}(CH_3)_2 \underset{+H^+}{\overset{-H^+}{\rightleftarrows}}$$

$$D_2C=C(CH_3)_2 \underset{-D^+}{\overset{+D^+}{\rightleftarrows}} D_3C\overset{+}{C}(CH_3)_2 \underset{+H^+}{\overset{-H^+}{\rightleftarrows}}$$

$$\begin{array}{c} D_3C \\ H_3C \end{array}\!\!\!C=CH_2 \underset{-D^+}{\overset{+D^+}{\rightleftarrows}} \text{ e assim por diante } \dashrightarrow$$

$$(CD_3)_3C^+ \underset{-D_2O}{\overset{D_2O}{\rightleftarrows}} (CD_3)_3COD + D^+$$

12-10

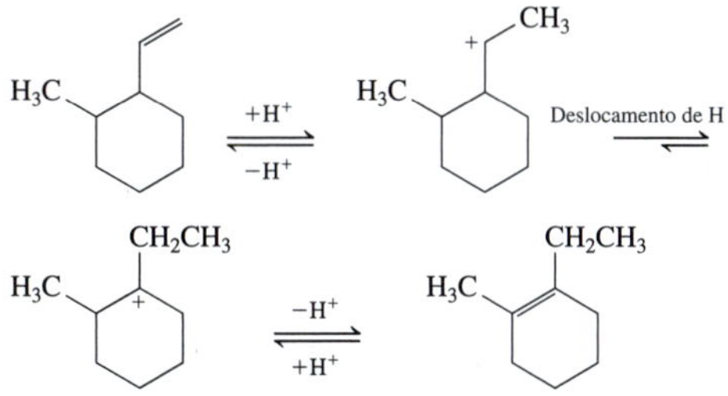

[Esquema: 1-metil-2-vinil-ciclohexano + H⁺/−H⁺ ⇌ cátion secundário com CH₃ e CH₃ (deslocamento de H) ⇌ cátion terciário; −H⁺/+H⁺ ⇌ 1-etil-2-metil-ciclohexeno — Alqueno tetrassubstituído, mais estável.]

12-11

$$CH_2=CH_2 + F-F \longrightarrow \underset{CH_2-CH_2}{\overset{F\ \ \ \ F}{|\ \ \ \ |}}$$
65   38   2 × (≈111) kcal mol⁻¹
                      ΔH° = −119 kcal mol⁻¹

$$CH_2=CH_2 + I-I \longrightarrow \underset{CH_2-CH_2}{\overset{I\ \ \ \ I}{|\ \ \ \ |}}$$
65   36   2 × (≈56) kcal mol⁻¹
                      ΔH° = −11 kcal mol⁻¹

12-12

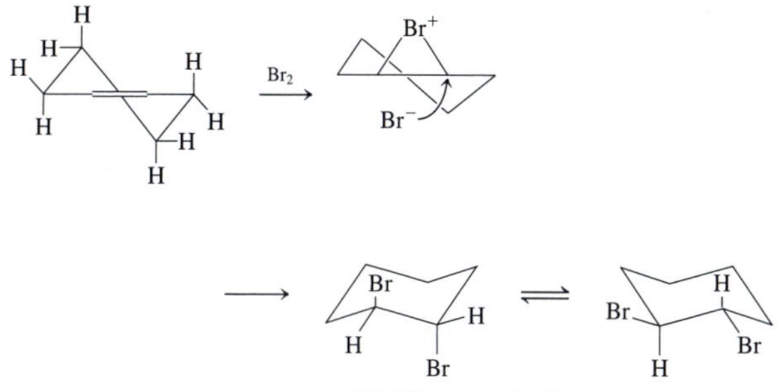

[Esquema: ciclo-hexeno + Br₂ → íon bromônio → ataque anti de Br⁻ → conformação trans-diaxial → inversão de cadeira → trans-diequatorial; produto (1S,2S)-*trans*-1,2-Dibromo-ciclo-hexano.]

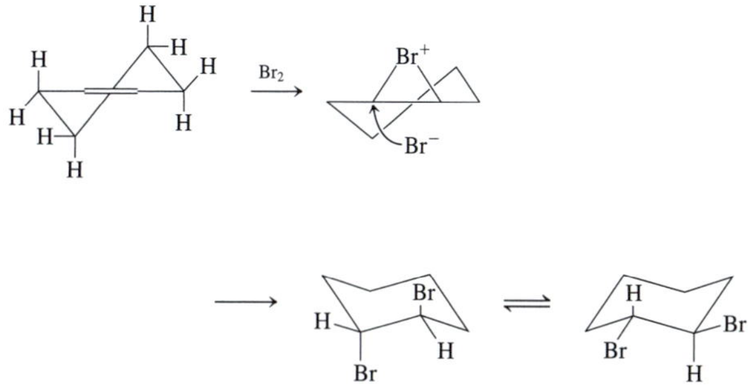

[Esquema análogo para a outra face → (1R,2R)-*trans*-1,2-Dibromo-ciclo-hexano.]

A adição *anti* a qualquer uma das conformações dá inicialmente o confôrmero trans-diaxial.

12-13

(a) Só se forma um diasteroisômero (como um racemato):

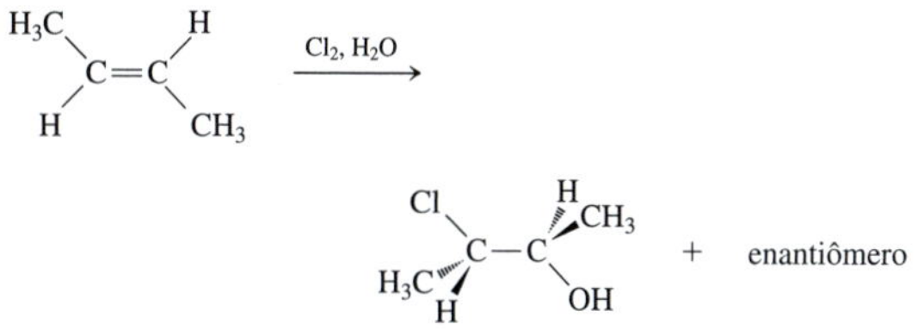

$$\begin{array}{c} H_3C \\ H \end{array}\!\!\!C=C\!\!\!\begin{array}{c} H \\ CH_3 \end{array} \xrightarrow{Cl_2,\ H_2O}$$

[Produto: CH₃−C(Cl)(H)−C(OH)(H)−CH₃ com estereoquímica definida] + enantiômero

(b) Formam-se dois isômeros, um diasteroisômero de cada (como racematos):

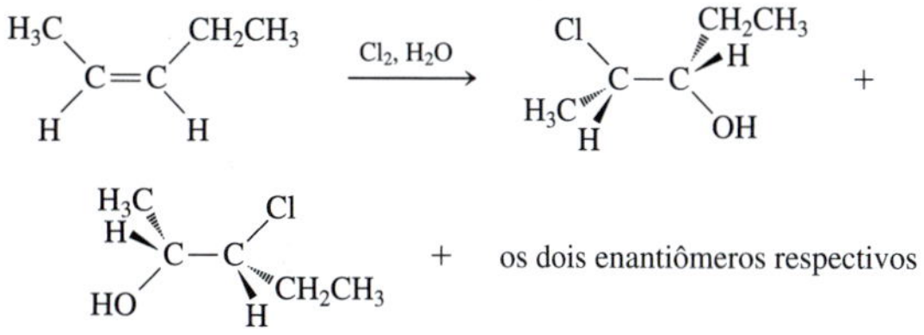

$$\begin{array}{c} H_3C \\ H \end{array}\!\!\!C=C\!\!\!\begin{array}{c} CH_2CH_3 \\ H \end{array} \xrightarrow{Cl_2,\ H_2O}$$

[Produtos: dois diasteroisômeros com Cl e OH em arranjos distintos] + os dois enantiômeros respectivos

12-14

(a) CH₃CH(OCH₃)CH₂Cl   (ambos os enantiômeros)

(b) [estruturas: 4 produtos com anel ciclohexano contendo H₃C, Br, OH em diferentes configurações] + todos os enantiômeros

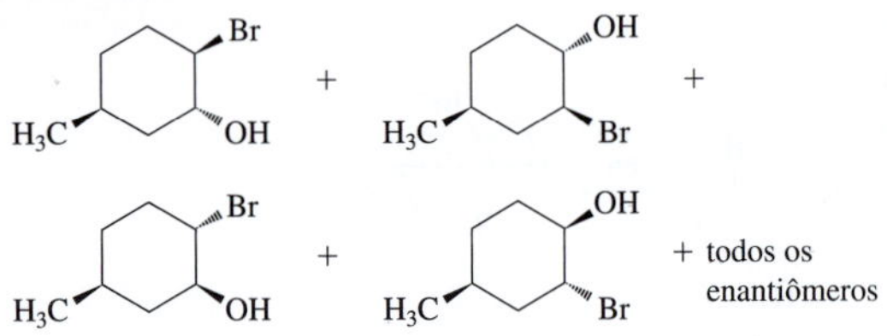

12-15
Foi resolvido no texto do capítulo.

12-16
A primeira etapa do mecanismo é o ataque da ligação dupla do alqueno pelo Br_2. Ele pode ocorrer na mesma face ("de cima", no desenho abaixo) ou na oposta ("de baixo") do anel que contém o grupo metila. Embora relativamente afastado, o grupo metila exerce um certo efeito estérico. Assim, embora se formem os dois íons bromônio, o isômero trans predominará. De acordo com as convenções (Seção 5-7), todas as etapas são mostradas para um dos dois enantiômeros do composto de partida (racêmico).

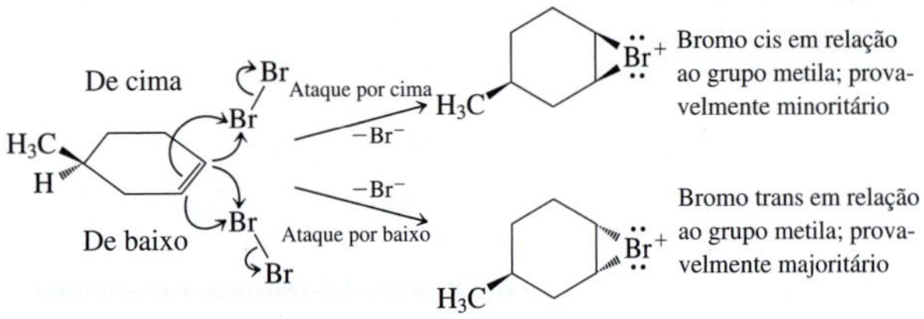

[Esquema: Ataque por cima → Bromo cis em relação ao grupo metila; provavelmente minoritário. Ataque por baixo → Bromo trans em relação ao grupo metila; provavelmente majoritário]

Segue-se o ataque *anti* pelo oxigênio de uma molécula de água. Os dois carbonos dos anéis de bromônio são semelhantes, mas não idênticos: um está mais próximo do grupo metila do que o outro. Portanto, ambas as posições reagirão, mas não igualmente, produzindo dois regioisômeros. Após a perda do próton, o resultado final é a produção de quatro isômeros (cada um deles na forma de racemato):

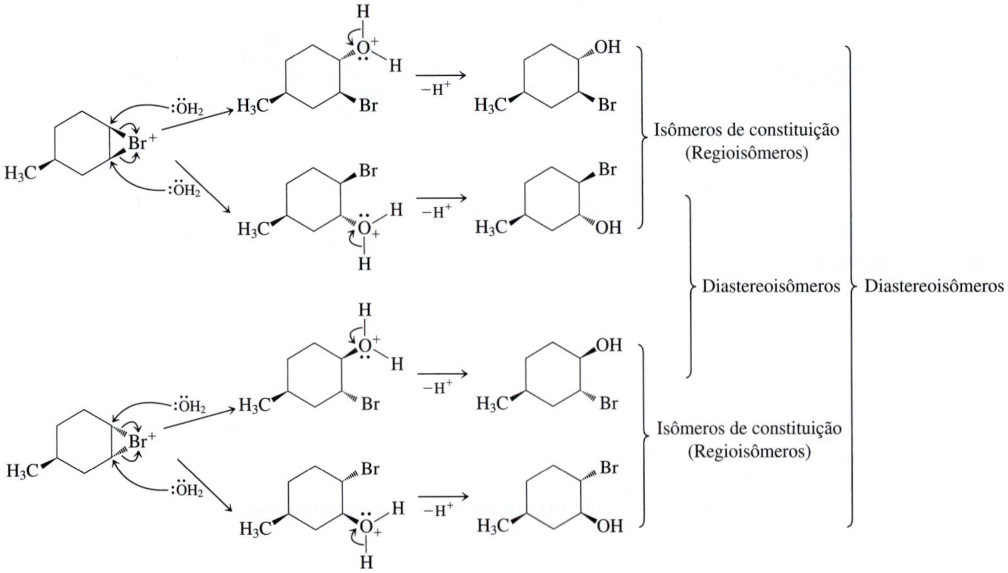

12-17
[Reação: cis-2-Penteno + Br_2, CH_3OH → (2S,3S)-3-bromo-2-metóxi-pentano (R,R) + enantiômero]

cis-2-Penteno

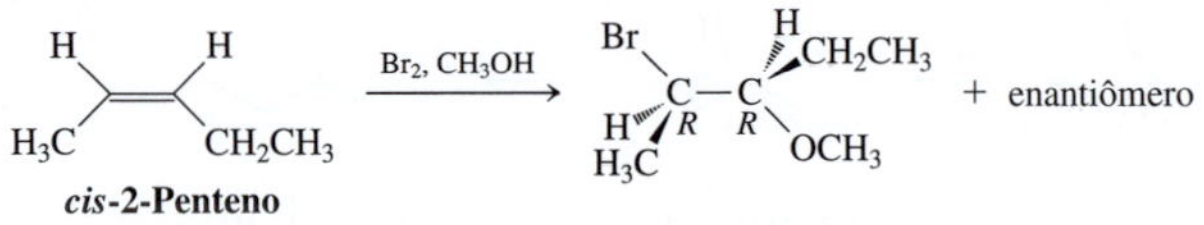

A abertura do íon bromônio pode dar também o (3R,2R)-3-bromo-2-metóxi-pentano e o (3S,2S)-3-bromo-2-metóxi-pentano.

12-18
Foi resolvido no texto do capítulo.

12-19
No caso do grupo acetato, $H_3C-C(=O)-O-$, a abreviação comum AcO— é usada abaixo. A dissociação do acetato de mercúrio dá o eletrófilo, que ataca a ligação dupla para dar o íon mercurínio.

$$AcO-Hg-OAc \rightleftharpoons AcO-Hg^+ + AcO^-$$

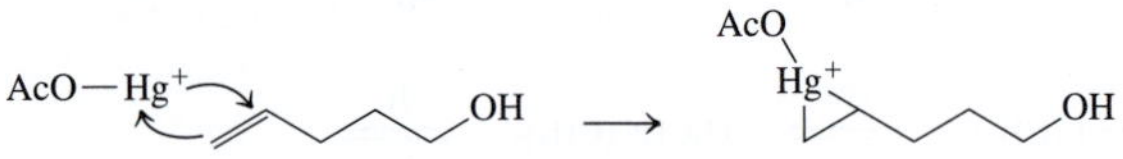

[Esquema: $AcO-Hg^+$ + alqueno-OH → íon mercurínio]

Segue-se o ataque nucleofílico intramolecular pelo oxigênio da hidroxila. O evento regioquímico ocorre neste momento. Forma-se um anel de cinco átomos (caminho *a*) ou um de seis (caminho *b*):

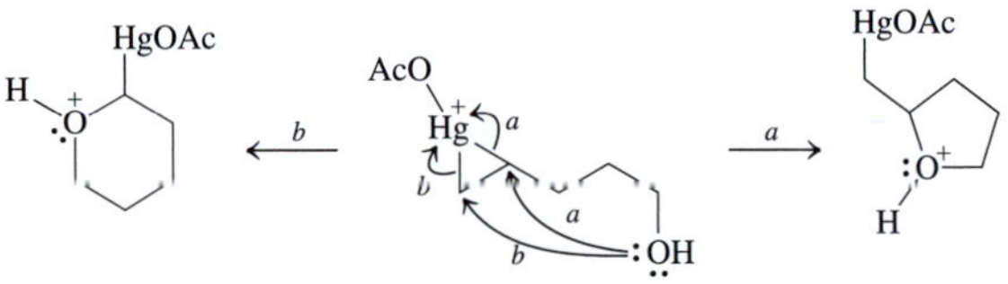

[Esquema: caminho *b* → anel de 6 / caminho *a* → anel de 5 com HgOAc]

Sabemos que, em geral, os anéis de seis átomos são mais estáveis. Entretanto, sabemos também que os anéis de cinco átomos formam-se mais depressa (Seção

[Esquema final: mecanismo mostrando formação de Isômeros de constituição (Regioisômeros) e Diastereoisômeros]

Como começamos com um material racêmico, todos os produtos e intermediários são racêmicos, isto é, são gerados como uma mistura equimolar de enantiômeros.

9-6). Além disso, nesta situação o anel de cinco átomos segue a Regra de Markovnikov: o oxigênio ataca o carbono mais substituído do íon mercurínio, onde está a maior carga parcial positiva. Este caminho leva ao produto observado:

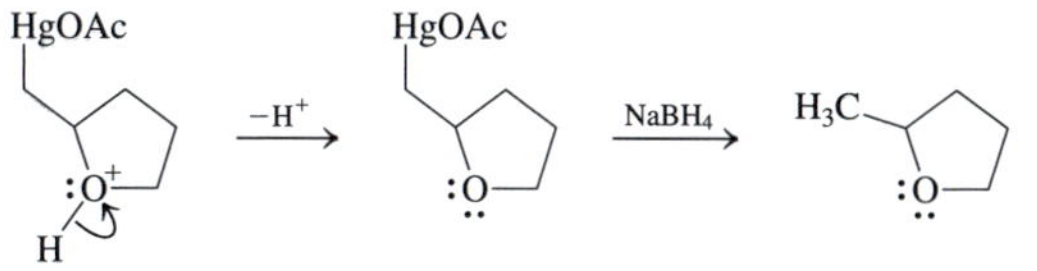

O material de partida e o produto têm a fórmula $C_5H_{10}O$; eles são isômeros.

12-20

(a) $CH_3CH_2CH_2OH$

(b) 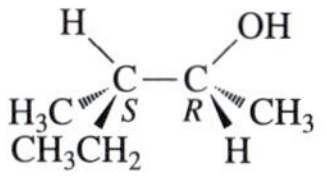 estrutura com H_3C, S, CH_3CH_2, H / OH, R, CH_3, H + enantiômero

12-21

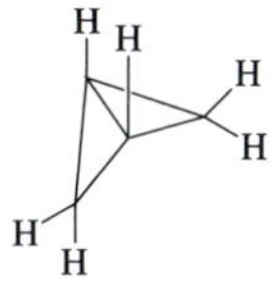

Biciclo[1.1.0]butano

12-22

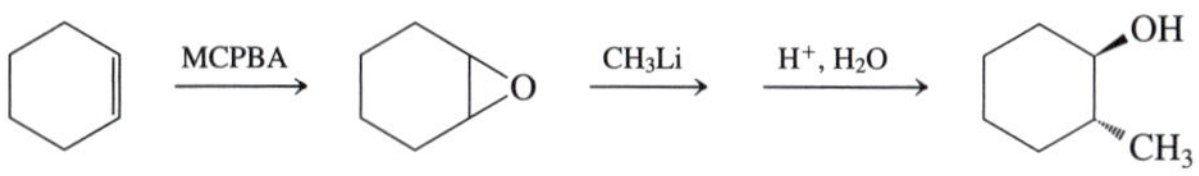

ciclohexeno $\xrightarrow{MCPBA}$ epóxido $\xrightarrow{CH_3Li}$ $\xrightarrow{H^+, H_2O}$ trans-2-metilciclohexanol

12-23

(a) 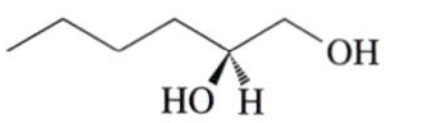 pentanodiol + enantiômero

(b) 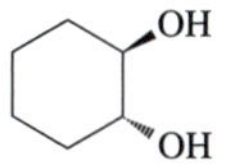 trans-ciclohexano-1,2-diol + enantiômero 70%

(c) 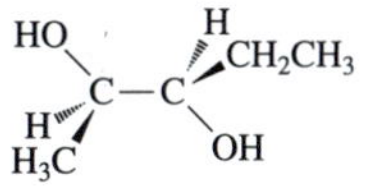 HO, H / H, H_3C — C—C — CH_2CH_3 / OH + enantiômero

(d) 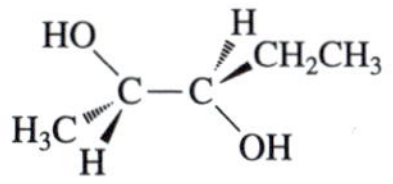 HO, H / H_3C, H — C—C — CH_2CH_3 / OH + enantiômero

12-24

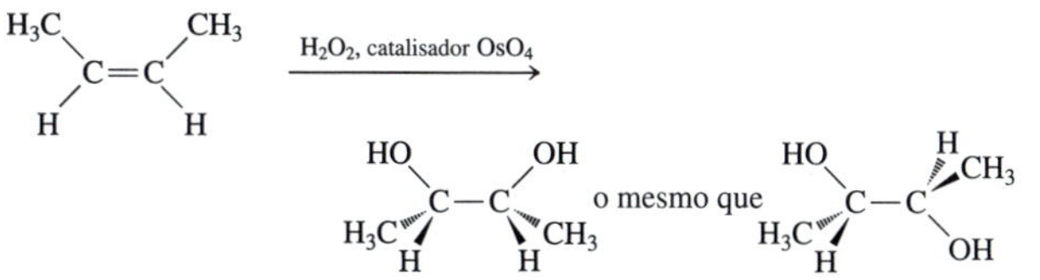

H_3C, H_3C / H, H $C=C$ $\xrightarrow{H_2O_2, \text{catalisador } OsO_4}$

Em coincidência / Em oposição
Meso

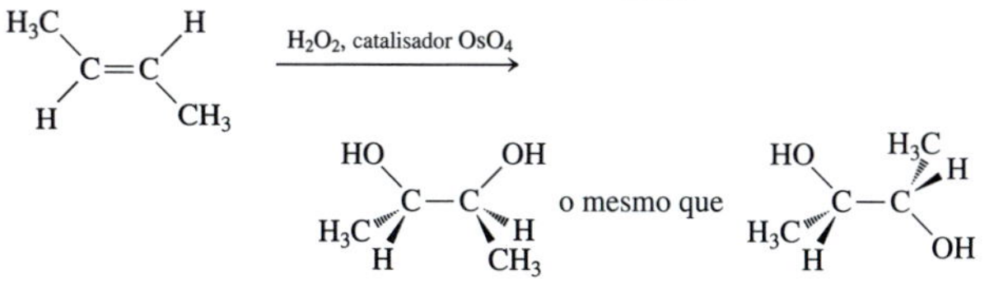

H_3C, H / H, CH_3 $C=C$ $\xrightarrow{H_2O_2, \text{catalisador } OsO_4}$

Em coincidência / Em oposição
(R,R),(S,S)

12-25

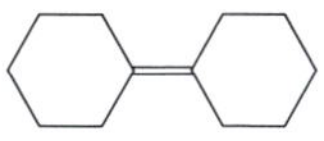

$C_{12}H_{20}$ (biciclohexilideno)

12-26

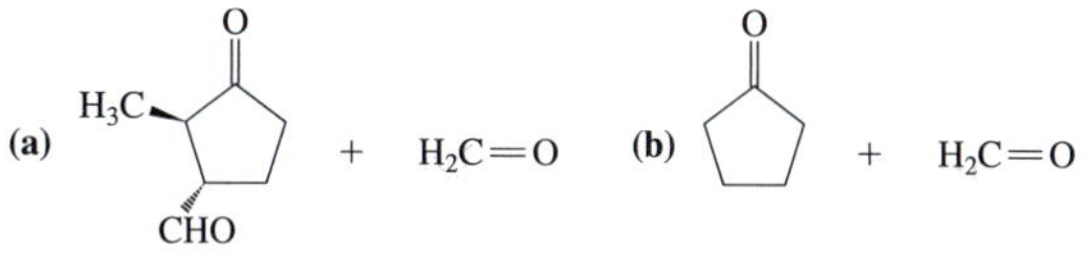

(a) 2-metil-ciclopentanona com CHO + $H_2C=O$

(b) ciclopentanona + $H_2C=O$

(c) 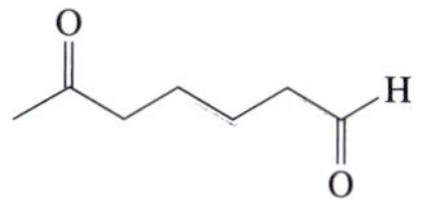 cetoaldeído de cadeia aberta

12-27

Foi resolvido no texto do capítulo.

12-28

O produto é $\overset{O}{\underset{7}{\|}}-\overset{}{\underset{6}{C}}-\underset{5}{C}-\underset{4}{C}-\underset{3}{C}-\underset{2}{C}-\overset{O}{\underset{1}{C}}-H$. Os átomos de carbono 1 e 6 estão em ligação dupla com um átomo oxigênio. Portanto, antes da ozonólise, eles devem ter formado uma ligação dupla entre si. Removemos (1) os oxigênios e (2) reescrevemos a cadeia de modo que os dois carbonos fiquem em ligação dupla. Este é o material inicial e a solução do problema.

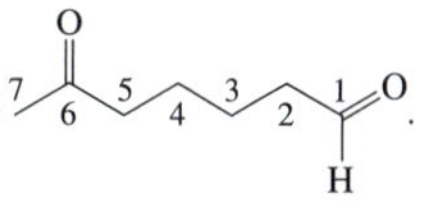

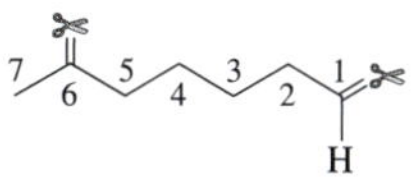

(1) Os átomos de oxigênio foram removidos dos carbonos 1 e 6

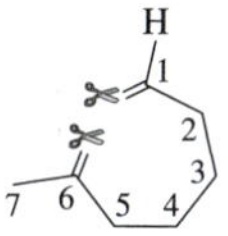

(2) A cadeia foi reescrita de modo a aproximar os carbonos 1 e 6

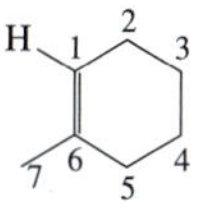

(3) Os carbonos 1 e 6 estão agora em uma ligação dupla

Sugestão: mantenha a numeração dos átomos de carbono ao passar de uma estrutura para outra. Isso evita perder ou ganhar um átomo de carbono.

12-29

Iniciação

$(C_6H_5)_2PH \xrightarrow{h\nu} (C_6H_5)_2P\cdot + H\cdot$
Propagador da cadeia

Propagação

$CH_3(CH_2)_5CH=CH_2 + (C_6H_5)_2P\cdot \longrightarrow$

$CH_3(CH_2)_5\dot{C}HCH_2P(C_6H_5)_2$
Radical mais estável

$CH_3(CH_2)_5\dot{C}HCH_2P(C_6H_5)_2 + (C_6H_5)_2PH \longrightarrow$

$CH_3(CH_2)_5CH_2CH_2P(C_6H_5)_2 + (C_6H_5)_2P\cdot$
Produto

12-30

Trata-se de um copolímero irregular, com ambos os monômeros incorporados aleatoriamente à cadeia, porém com regiosseletividade ao longo da cadeia. Escreva um mecanismo para sua formação.

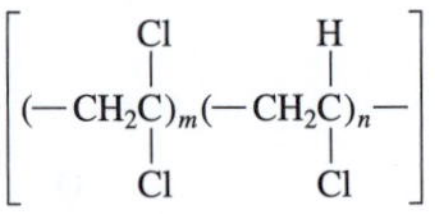

$$\left[(-CH_2C\underset{Cl}{\overset{Cl}{|}})_m(-CH_2C\underset{Cl}{\overset{H}{|}})_n-\right]$$

Capítulo 13

13-1

(a) 1-Hexino; 2-Hexino; 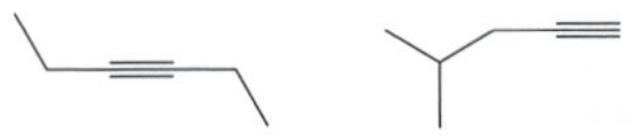 3-Hexino; 4-Metil-1-pentino; (R)-3-Metil-1-pentino; (S)-3-Metil-1-pentino; 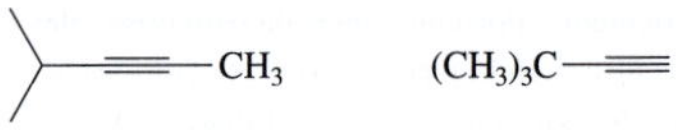 4-Metil-2-pentino; 3,3-Dimetil-1-butino

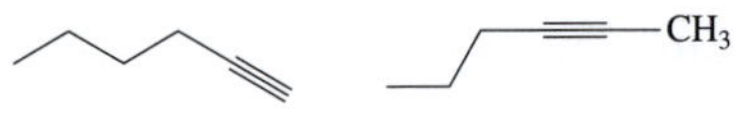

(b) (R)-3-Metil-1-penteno-4-ino

(c) 3-Butino-1-ol; (S)-3-Butino-2-ol; (R)-3-Butino-2-ol; 2-Butino-1-ol; 1-Butino-1-ol (Este composto é muito instável e não existe em solução)

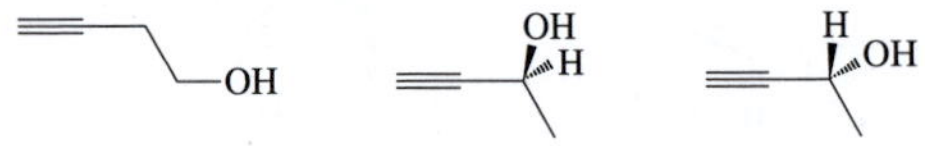

13-2

Usando os dados da Seção 11-5, pode-se calcular o calor de hidrogenação da primeira ligação π dos butinos.

$CH_3CH_2C\equiv CH + H_2 \longrightarrow CH_3CH_2CH=CH_2$
$\Delta H° = -(69,9 - 30,3) = -39,6$ kcal mol^{-1}

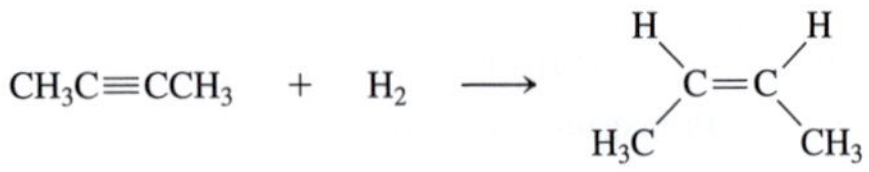

$CH_3C\equiv CCH_3 + H_2 \longrightarrow$ cis-2-buteno

$\Delta H° = -(65,1 - 28,6) = -36,5$ kcal mol^{-1}

Nos dois casos, mais calor é liberado do que o esperado para uma ligação dupla C—C comum.

13-3

Foi resolvido no texto do capítulo.

13-4

Somente as bases cujos ácidos conjugados tem pK_a maior do que o do etino (pK_a = 25) vão provocar a desprotonação: (CH$_3$)$_3$COH tem pK_a ~ 18, logo (CH$_3$)O$^-$ é muito fraco, mas [(CH$_3$)$_2$CH]$_2$NH tem pK_a ~ 40, logo LDA é uma base adequada.

13-5

Foi resolvido no texto do capítulo.

13-6

$H_3C-C\equiv C-CH_2-CH_3$
  s   q   t

13-7

Os reagentes iniciais podem ser

(a) CH$_3$CH=CHCH$_2$CH$_3$ (b) CH$_2$=CH(CH$_2$)$_5$CH$_3$

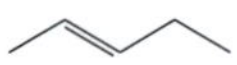

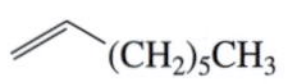

(c) (CH$_3$)$_2$CHCH=CHCH$_3$

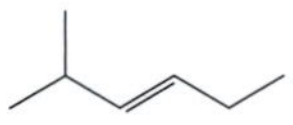

13-8

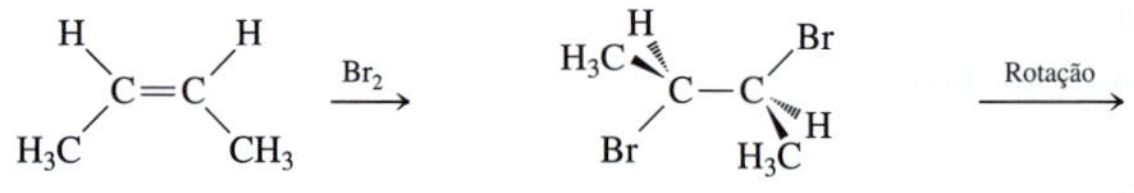

cis-2-Buteno →(Br$_2$)→ (2S,3S)-2,3-Dibromo-butano e (2R,3R)-2,3-dibromo-butano →Rotação→ →(−HBr)→ (Z)-2-Bromo-2-buteno

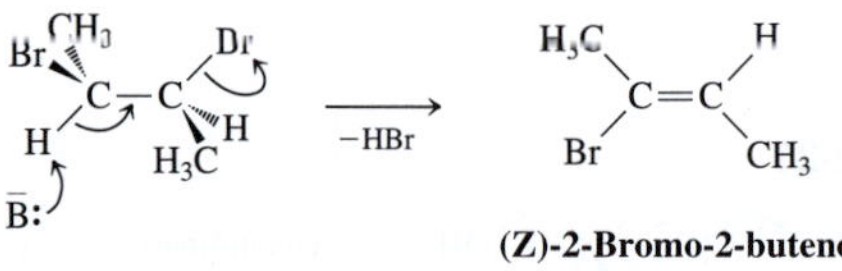

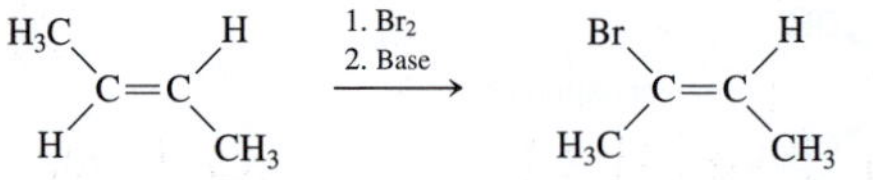

trans-2-Buteno →(1. Br$_2$, 2. Base)→ (E)-2-Bromo-2-buteno

13-9

(a) CH$_3$(CH$_2$)$_3$C≡CH
  1. CH$_3$CH$_2$MgBr
  2. H$_2$C=O
  3. PCC, CH$_2$Cl$_2$
  4. CH$_3$(CH$_2$)$_3$C≡CMgBr
  → CH$_3$(CH$_2$)$_3$C≡CCH(OH)C≡C(CH$_2$)$_3$CH$_3$

(b) HC≡CLi →(CH$_3$CH$_2$CH$_2$Br)→ HC≡CCH$_2$CH$_2$CH$_3$
  1. CH$_3$CH$_2$CH$_2$Li
  2. CH$_3$CH$_2$CHO
  → CH$_3$CH$_2$CH(OH)C≡CCH$_2$CH$_2$CH$_3$

13-10

HC≡C—Li + CH$_3$CHO

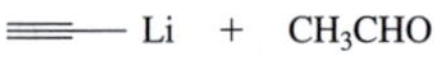

Respostas dos Exercícios

13-11

[structure: ethyl ester with methylcyclopropyl ketone and pentenyl chain]

13-12

CH₃CH₂C≡CH → (1. CH₃CH₂CH₂CH₂Li; 2. ethylene oxide; 3. H₂, catalisador de Lindlar) → HO–CH₂CH₂–CH=CH–CH₂CH₃ (cis)

13-13

Foi resolvido no texto do capítulo.

13-14

Ao contrário do diino do Exercício 13-13, o 2,7-undecadiino só tem ligações triplas internas.

[HC≡C-CH₂-CH₂-CH₂-C≡C-CH₂CH₂CH₃] → Na, NaNH₂, NH₃ líquida → [trans,trans-2,7-undecadieno]

13-15

CH₃C≡CCH₃ —H⁺→ CH₃CH=⁺CCH₃ —:Br:⁻→

CH₃CH=C(Br)(CH₃) —H⁺→

[CH₃CH₂C⁺(Br:)CH₃ ↔ CH₃CH₂C(=Br⁺:)CH₃] —Br⁻→ CH₃CH₂C(Br)(Br)CH₃

13-16

CH₃CH₂C≡CH —Cl₂→ (CH₃CH₂)(Cl)C=C(H)(Cl) —Cl₂→ CH₃CH₂CCl₂–CHCl₂

13-17

[1-(1-hidroxiciclohexil)vinil álcool: ciclohexano com OH e C(OH)=CH₂]

13-18

(a) CH₃CHO (b) CH₃CCH₃ (=O) (c) CH₃CH₂CCH₃ (=O)

(d) CH₃CH₂CCH₃ (=O)

(e) [2-metil-3-hexanona] + [5-metil-3-hexanona]

13-19

Foi resolvido no texto do capítulo.

13-20

Como no exercício precedente, construa primeiro a ligação carbono-carbono por desprotonação do hidrogênio da alquinila terminal e depois modifique a ligação tripla de modo a formar o novo grupo funcional.

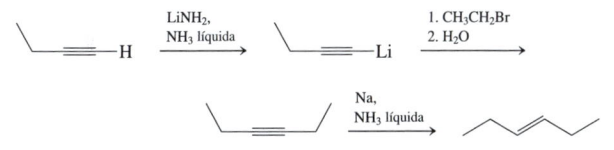

R–C≡C–H —LiNH₂, NH₃ líquida→ R–C≡C–Li —1. CH₃CH₂Br; 2. H₂O→ R–C≡C–CH₂CH₃ —Na, NH₃ líquida→ trans-alqueno

13-21

2 (ciclohexeno) + BH₃

13-22

(a) CH₃CHO   (b) CH₃CH₂CHO
(c) CH₃CH₂CH₂CHO

13-23

(CH₃)₃CC≡CH —1. Diciclo-hexil-borano; 2. H₂O₂, HO⁻→ (CH₃)₃CCH₂CHO

13-24

[cis-1-bromo-hexenil] —Pd→ [hexenyl-Pd-Br] —CH₃O-acrilato→

[intermediário com inserção do acrilato, Pd–Br] →

[β-hidreto eliminação mostrando H e Pd–Br] → [metil éster dienoico CH₃O–CO–CH=CH–CH=CH–(cadeia)]

Capítulo 14

14-1

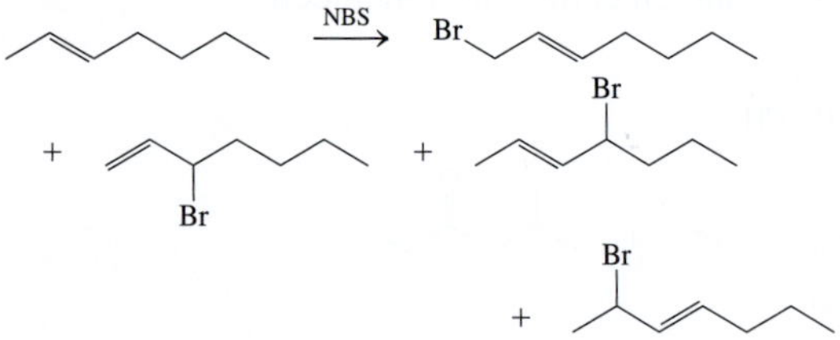

[Reação de NBS com alqueno fornecendo produtos bromados alílicos]

14-2

(a) 3-Cloro-ciclohexeno
(b) 1-Cloro e 8a-cloro decalinas
(c) Vários isômeros cloro-metilciclohexeno

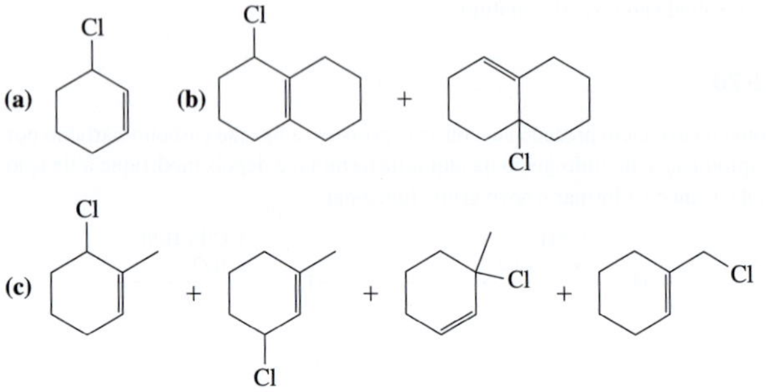

14-3

O cátion alila intermediário é aquiral.

14-4

Foi resolvido no texto do capítulo.

14-5

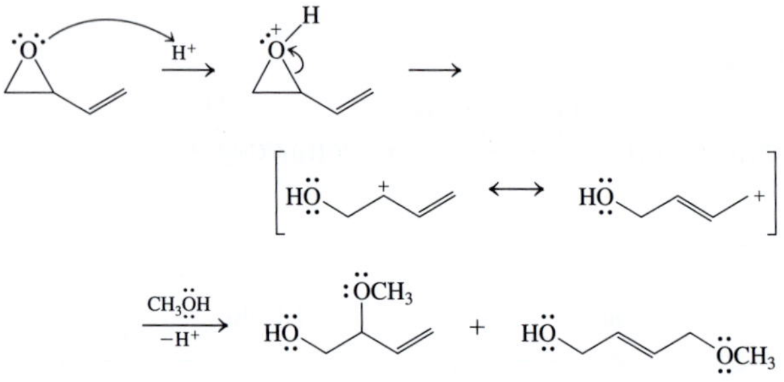

[Mecanismo da abertura de epóxido vinílico catalisada por ácido com CH₃OH, via cátion alílico deslocalizado, dando dois produtos]

14-6

Na ionização, o íon cloreto formado não se difunde imediatamente e não se afasta do cátion alila intermediário. Acontece a reação inversa para dar o composto inicial ou o isômero alila – lembre-se da reversibilidade das reações S_N1 (Exercício 7-3). O cloreto, entretanto, continua a se dissociar, permitindo que o acetato, um bom nucleófilo, porém *um grupo de saída ruim* (Tabela 6-4), acabe prevalecendo.

14-7

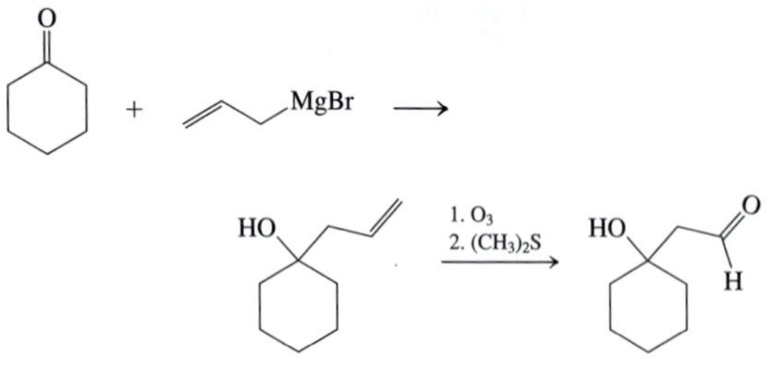

Ciclohexanona + CH₂=CHCH₂MgBr → 1-(2-propenil)ciclohexan-1-ol
→ 1. O₃; 2. (CH₃)₂S → 1-hidroxiciclohexil-acetaldeído

14-8

(a) 5-Bromo-1,3-ciclo-heptadieno
(b) (E)-2,3-Dimetil-1,3-pentadieno
(c) trans-3,6-dimetil-1,4-ciclohexadieno
(d) 3,4-dibromociclobuteno ou (Z,Z)-1,4-dibromo-1,3-butadieno

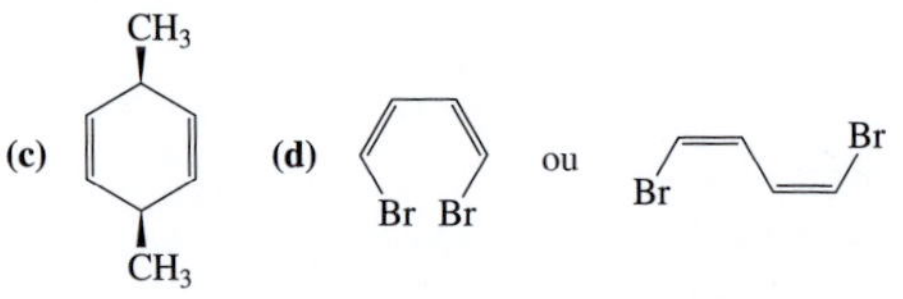

14-9

A ligação dupla trans interna é mais estável do que a ligação dupla terminal por cerca de 2,7 kcal mol⁻¹ (veja a Figura 11-12). Esta diferença, somada à energia de ressonância esperada de 3,5 kcal mol⁻¹, chega a 6,2 kcal mol⁻¹, valor próximo do observado.

14-10

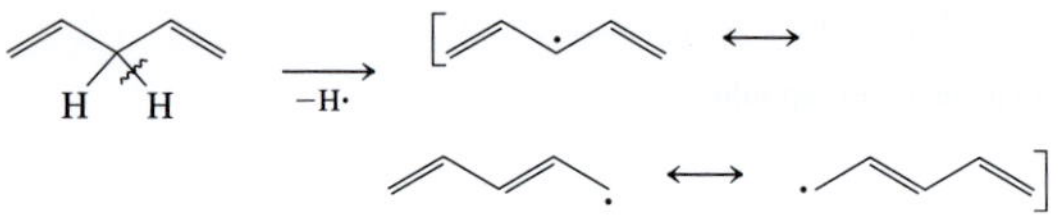

[Formação do radical pentadienila por abstração de H, mostrando estruturas de ressonância]

O produto é o radical pentadienila deslocalizado.

14-11

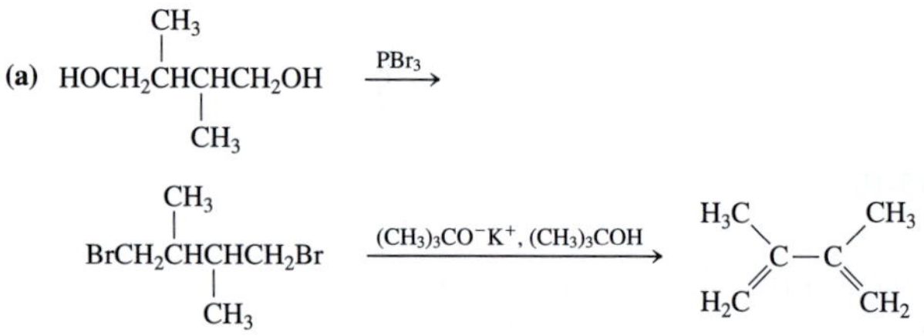

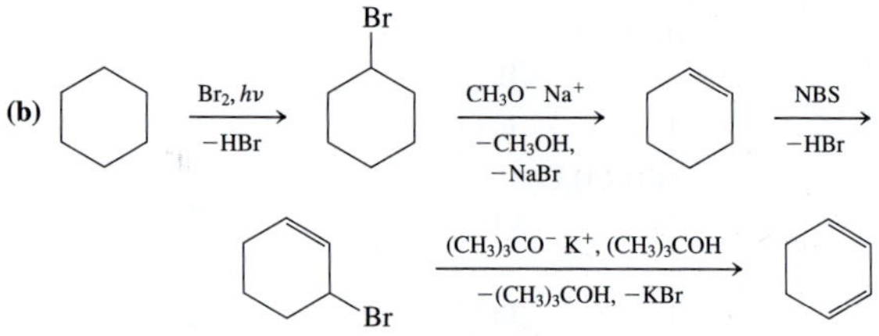

(a) HOCH₂CH(CH₃)CH(CH₃)CH₂OH $\xrightarrow{PBr_3}$ BrCH₂CH(CH₃)CH(CH₃)CH₂Br $\xrightarrow{(CH_3)_3CO^-K^+, (CH_3)_3COH}$ 2,3-dimetil-1,3-butadieno

(b) Ciclohexano $\xrightarrow{Br_2, h\nu, -HBr}$ bromociclohexano $\xrightarrow{CH_3O^-Na^+, -CH_3OH, -NaBr}$ ciclohexeno $\xrightarrow{NBS, -HBr}$ 3-bromociclohexeno $\xrightarrow{(CH_3)_3CO^-K^+, (CH_3)_3COH, -(CH_3)_3COH, -KBr}$ 1,3-ciclohexadieno

14-12

(a) 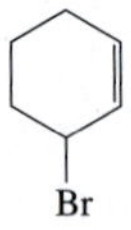 3-bromociclohexeno — O mesmo produto em ambas as adições

(b) 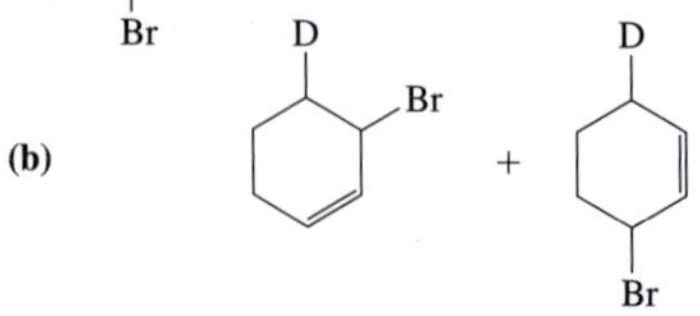 Produtos 1,2 e 1,4 de adição com D e Br — Ambos cis e trans

A adição de HX a ciclo-alca-1,3-dienos não substituídos nas posições 1,2 ou 1,4 dá o mesmo produto devido à simetria.

14-13

Foi resolvido no texto do capítulo.

14-14

A é um aduto 1,2 e o produto cinético.
B é um aduto 1,4 e o produto termodinâmico.

14-15

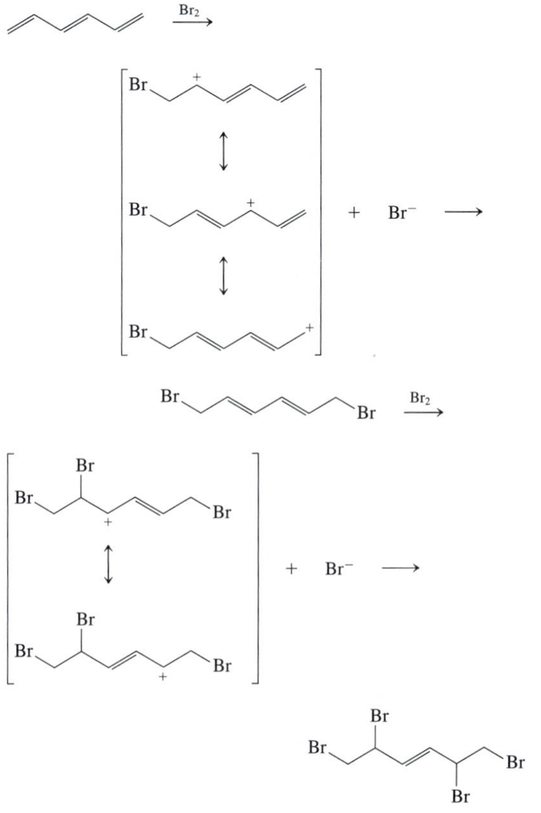

[Mecanismo de adição de Br_2 ao 1,3,5-hexatrieno mostrando formação do cátion alílico estabilizado por ressonância, ataque do Br^- para formar o intermediário 1,6-dibromo-2,4-hexadieno, segunda adição de Br_2 com formação de cátion estabilizado por ressonância, e produto final 1,2,5,6-tetrabromo-3-hexeno]

14-16

(a), (b) Rico em elétrons porque os grupos alquila são doadores de elétrons.
(c), (d) Deficiente em elétrons porque o grupo carbonila retira elétrons por indução e ressonância e o grupo fluoroalquila retira elétrons por indução, apenas.

14-17

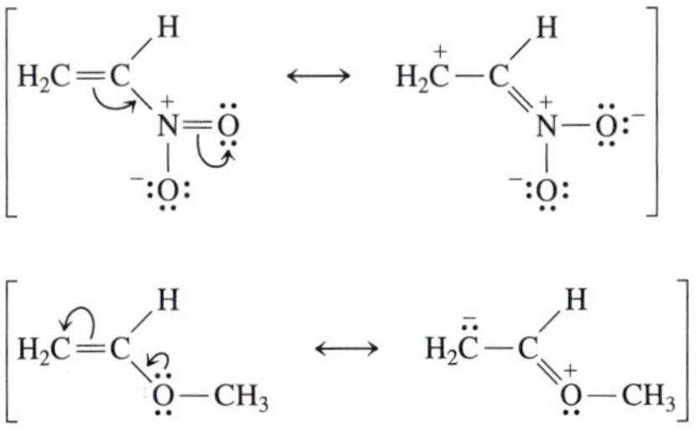

[Estruturas de ressonância do nitroeteno ($H_2C=CH-NO_2$) e do metil vinil éter ($H_2C=CH-OCH_3$)]

14-18

(a) 1,3-butadieno + tetracianoetileno → aduto de Diels-Alder (cicloexeno com quatro grupos CN)

(b) ciclopentadieno + tetracianoetileno → norborneno com quatro grupos CN

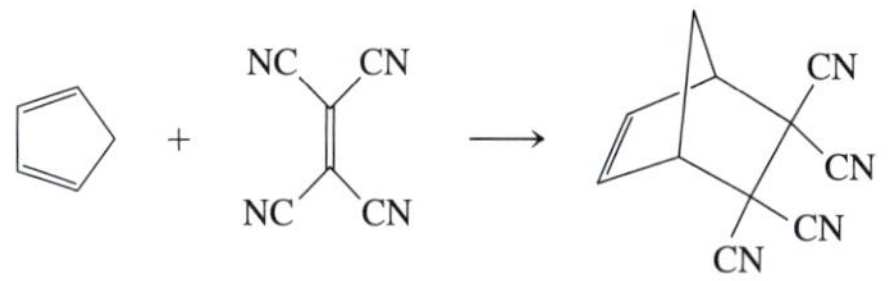

(Construa um modelo deste composto)

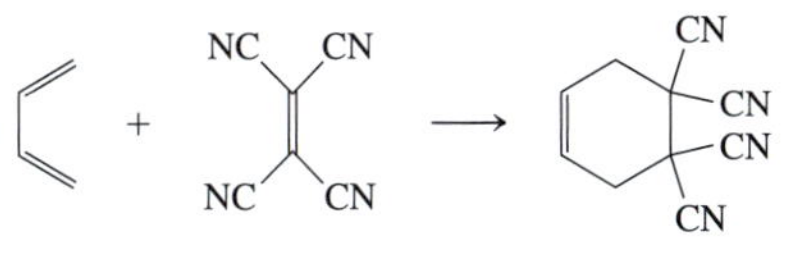

(c) 1,2-bis(metileno)cicloexano + tetracianoetileno → octa-hidronaftaleno com quatro grupos CN

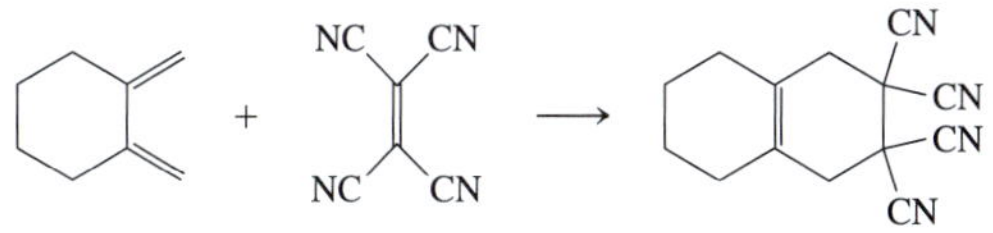

14-19

Foi resolvido no texto do capítulo.

14-20

(a) cis-1,2-dicianoeteno (CN, CN)

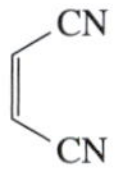

(b) [dois isômeros de dieno metil-substituído] + tetrafluoroeteno ($F_2C=CF_2$)

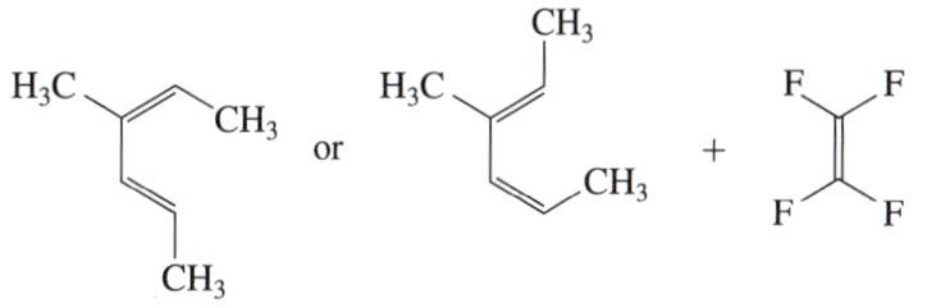

14-21

O isômero cis,trans não pode alcançar facilmente a conformação s-cis devido à interferência estérica.

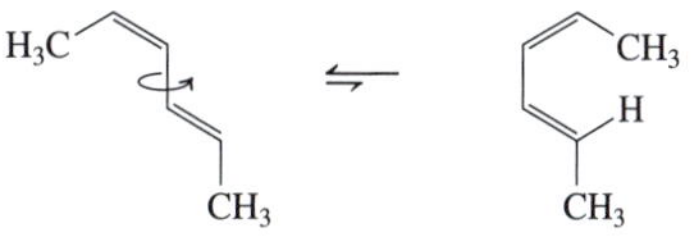

[Equilíbrio conformacional mostrando rotação do dieno]

Estericamente impedido

14-22

Foi resolvido no texto do capítulo.

14-23

(a) trans-1,3-pentadieno + anidrido maleico → aduto de Diels-Alder (cicloexeno com anidrido fundido e grupo CH_3)

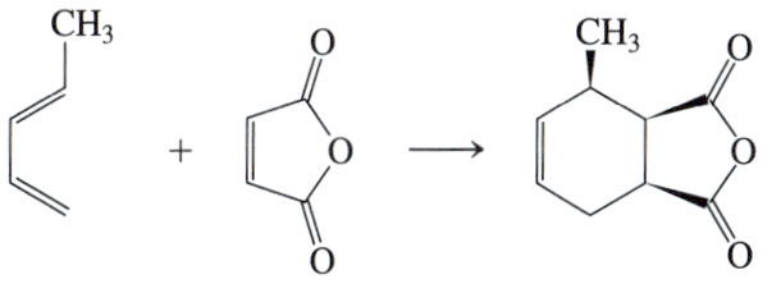

(b) ciclopentadieno + fumarato de dimetila (CH_3O_2C–CH=CH–CO_2CH_3) → norborneno com dois grupos CO_2CH_3 em trans

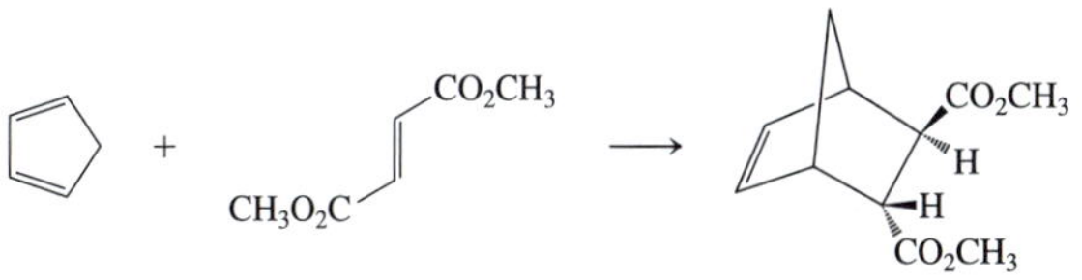

14-24

O primeiro produto é o resultado da adição exo e o segundo da adição endo.

14-25

(a), (b)

14-26

A $\xrightarrow{h\nu}$ B
Dois fechamentos de anel conrotatórios

A $\xrightarrow{\Delta}$ C
Dois fechamentos de anel disrotatórios

14-27

Foi resolvido no texto do capítulo.

14-28

Conrotatório. Construa um modelo.

14-29

(b), (c), (a), (f), (d), (e)

Capítulo 15

15-1

(a) 1-Cloro-4-nitro-benzeno (*p*-cloro-nitro-benzeno)
(b) 1-Deutero-2-metil-benzeno (*o*-deutero-tolueno)
(c) 2,4-Dinitro-fenol

15-2

(a), (b), (c)

15-3

(a) 1,3-Dicloro-benzeno (*m*-dicloro-benzeno)
(b) 2-Fluoro-benzenamina (*o*-fluoro-anilina)
(c) 1-Bromo-4-fluoro-benzeno (*p*-bromo-fluoro-benzeno)

15-4

1,2-Dicloro-benzeno

1,2,4-Tricloro-benzeno

15-5

O composto B perdeu o arranjo cíclico de seis elétrons π e, em consequência, a aromaticidade. Por isso, a abertura do anel é endotérmica.

15-6

O 1,2,4-trimetil-benzeno é substituído assimetricamente e tem o número máximo, nove, de sinais de ^{13}C-RMN. A simetria reduz o número para seis no 1,2,3-trimetil-benzeno e para três no 1,3,5-trimetil-benzeno.

15-7

Foi resolvido no texto do capítulo.

15-8

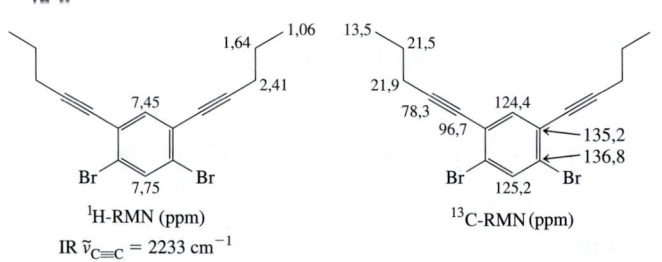

^{1}H-RMN (ppm)
IR $\tilde{\nu}_{C\equiv C} = 2233$ cm^{-1}

^{13}C-RMN (ppm)

15-9

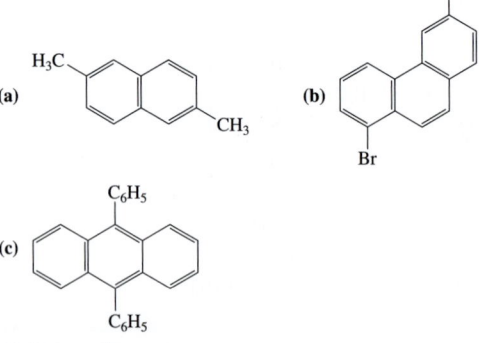

(a), (b), (c)
(d) 9-Bromo-fenantreno
(e) Ácido 5-nitro-2-naftalenossulfônico

15-10

15-11

O número máximo de anéis aromáticos (benzenos de Kekulé) é dois, em três das formas de ressonância (a primeira, a terceira e a quarta).

15-12

Esta é uma reação de Diels-Alder pouco comum, porque uma molécula age como dieno e a outra como dienófilo. Construa os modelos.

Produto endo   Produto exo

Observe o resultado surpreendente da aplicação do esquema estereoquímico geral da página 638 (substitua o "i" do reagente inicial e do produto por uma ligação).

15-13

Não. O ciclo-octatetraeno tem ligações duplas localizadas. O deslocamento da ligação dupla leva ao isômero geométrico e não a uma forma de ressonância, como se pode ver no caso do 1,2-dimetil-ciclo-octatetraeno.

15-14

A → (Fechamento térmico disrotatório do 1,3,5-hexatrieno) → B → (Cicloadição de Diels-Alder, endo) → C

15-15

São todos não planos devido às tensões angular (um [10]-anuleno planar totalmente *cis*, por exemplo, exige ângulos de ligação C_{sp^2} de 144°, consideravelmente distorcidos em relação ao valor normal), de coincidência e transanelar (os dois hidrogênios internos do *trans,cis,trans,cis,cis*-[10]anuleno, por exemplo, tendem a ocupar a mesma região do espaço).

15-16

(**a**), (**c**), (**d**) são aromáticos e (**b**) e (**e**) são antiaromáticos.

15-17

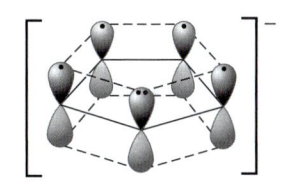

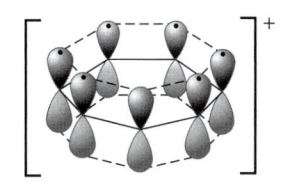

15-18

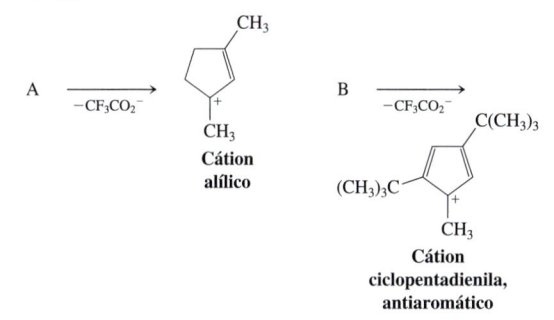

A $\xrightarrow{-CF_3CO_2^-}$ Cátion alílico

B $\xrightarrow{-CF_3CO_2^-}$ Cátion ciclopentadienila, antiaromático

15-19

(**a**), (**b**) são aromáticos e (**c**), antiaromático.

15-20

Foi resolvido no texto do capítulo.

15-21

O diânion é um sistema aromático de 10 elétrons π, mas o pentaleno tem $4n$ elétrons π.

15-22

A diferença é que a di-hidrogenação do benzeno envolve o custo energético da perda da aromaticidade, ~ 30 kcal mol^{-1}. Este valor supera a contribuição do calor de hidrogenação, fazendo com que a reação fique endotérmica. Você pode chegar à mesma conclusão olhando a Figura 15-3:

O calor de hidrogenação do benzeno a 1,3-ciclo-hexadieno é endotérmico por 54,9 − 49,3 = 5,6 kcal mol^{-1}.

15-23

Peso molecular = 84

15-24

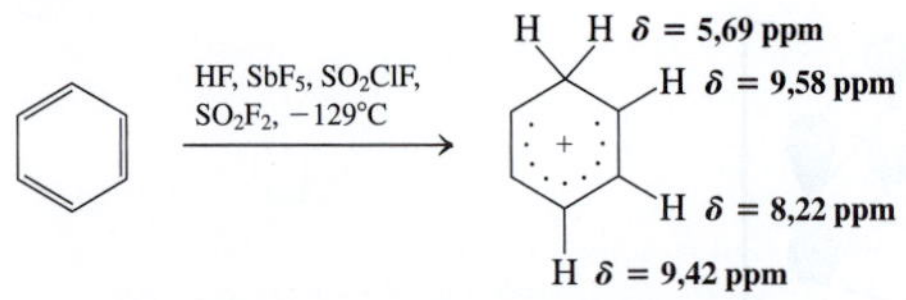

Benzene + HF, SbF$_5$, SO$_2$ClF, SO$_2$F$_2$, −129°C → cátion hexadienila protonado

- H, H $\delta = 5{,}69$ ppm
- H $\delta = 9{,}58$ ppm
- H $\delta = 8{,}22$ ppm
- H $\delta = 9{,}42$ ppm

As atribuições dos sinais de RMN estão de acordo com a quantidade de carga esperada, na base da ressonância, nos vários carbonos do cátion hexadienila.

15-25

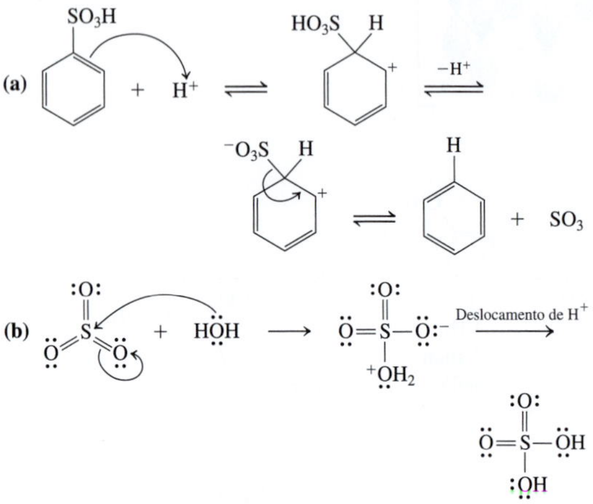

(a) C$_6$H$_5$–SO$_3$H + H$^+$ ⇌ [areno protonado com SO$_3$H] ⇌ [areno protonado, −H$^+$] ⇌ C$_6$H$_6$ + SO$_3$

(b) SO$_3$ + HOH → HO–SO$_2$–O$^-$ / $^+$OH$_2$ →(Deslocamento de H$^+$)→ HO–SO$_2$–OH (H$_2$SO$_4$)

15-26

$(CH_3)_3CCl + AlCl_3 \longrightarrow (CH_3)_3C^+ + AlCl_4^-$

Cátion 1,1-dimetil-etila (terc-butila)

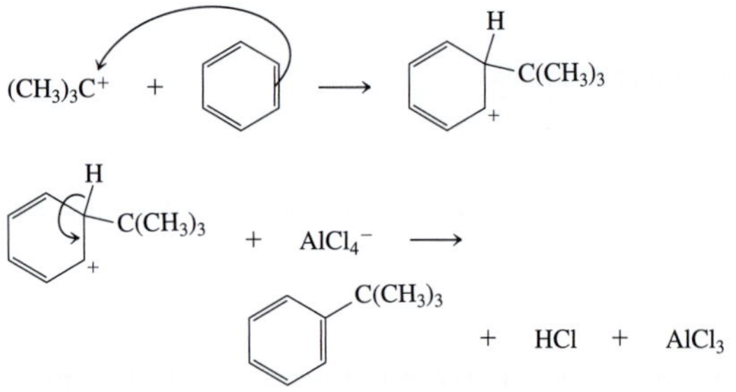

$(CH_3)_3C^+ + C_6H_6 \longrightarrow$ [areno protonado –C(CH$_3$)$_3$]

[areno protonado –C(CH$_3$)$_3$] + AlCl$_4^-$ $\longrightarrow$ C$_6$H$_5$–C(CH$_3$)$_3$ + HCl + AlCl$_3$

15-27

$CH_3CH=CH_2 + H^+ \xrightarrow{\text{Adição Markovnikov}} CH_3\overset{+}{C}HCH_3$

$CH_3\overset{+}{C}HCH_3 \xrightarrow{C_6H_6}$ [areno protonado –CH(CH$_3$)$_2$] $\longrightarrow$ C$_6$H$_5$CH(CH$_3$)$_2$ + H$^+$

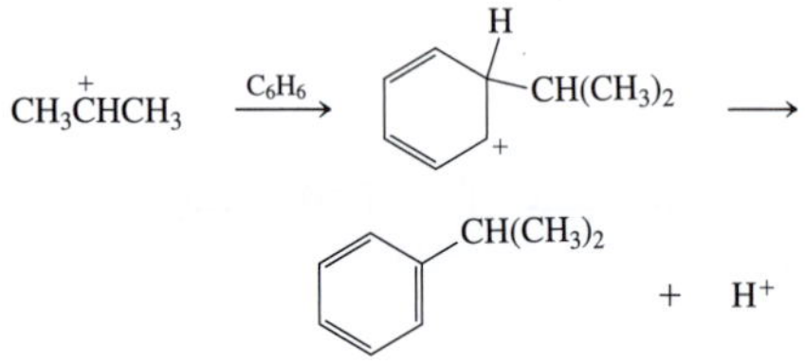

15-28

Foi resolvido no texto do capítulo.

15-29

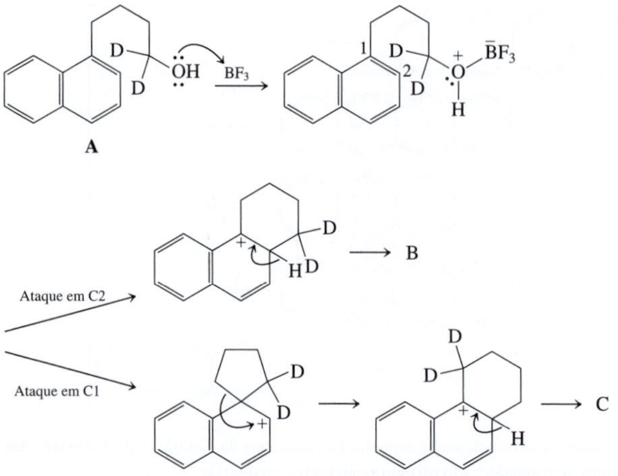

Naftaleno-CH$_2$CH$_2$CD$_2$–OH + BF$_3$ → Naftaleno-CH$_2$CH$_2$CD$_2$–O$^+$(H)BF$_3^-$ (A)

Ataque em C2 → intermediário B
Ataque em C1 → intermediário C

15-30

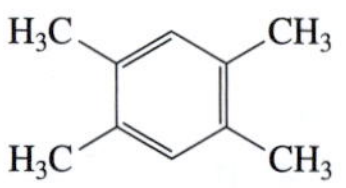

1,2,4,5-Tetrametil-benzeno (Dureno)

15-31

Foi resolvido no texto do capítulo.

15-32

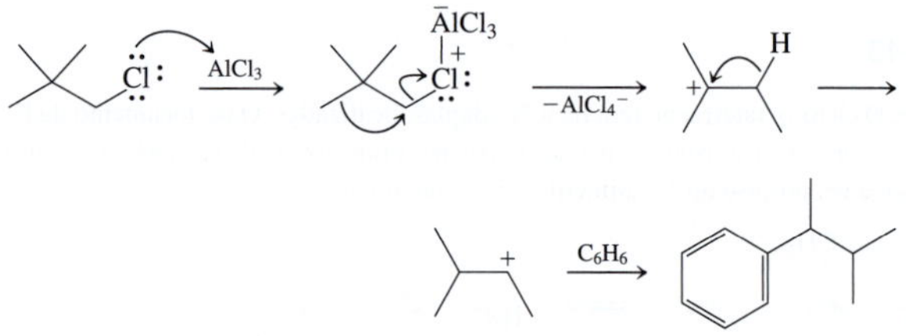

$(CH_3)_3C–CH_2Cl + AlCl_3 \longrightarrow (CH_3)_3C–CH_2–Cl\cdots AlCl_3 \xrightarrow{-AlCl_4^-}$ cátion → rearranjo para cátion $(CH_3)_2CH–\overset{+}{C}H–CH_3$

$\xrightarrow{C_6H_6}$ C$_6$H$_5$–CH(CH$_3$)–CH(CH$_3$)$_2$

15-33

$:C\equiv\overset{+}{O}: + H^+ \rightleftharpoons [H–C\equiv\overset{+}{O}: \longleftrightarrow H–\overset{+}{C}=\overset{..}{O}:]$

Cátion formila

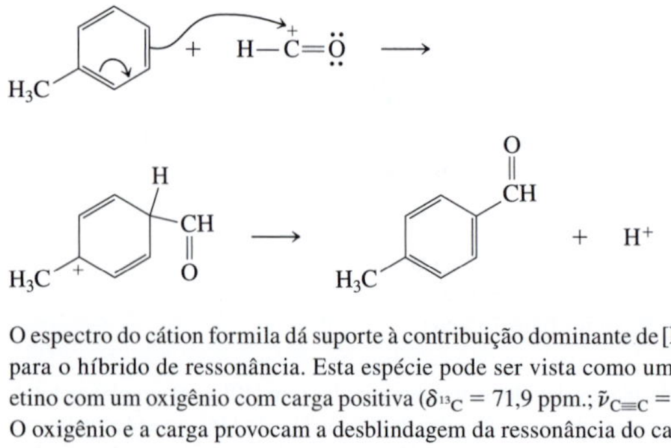

p-CH$_3$–C$_6$H$_5$ + H–C$^+$=O → intermediário areno protonado (CH$_3$–C$_6$H$_5$–CHO–H$^+$) → p-CH$_3$–C$_6$H$_4$–CHO + H$^+$

O espectro do cátion formila dá suporte à contribuição dominante de [H–C≡O:$^+$] para o híbrido de ressonância. Esta espécie pode ser vista como um análogo do etino com um oxigênio com carga positiva ($\delta^{13}C = 71{,}9$ ppm.; $\tilde{\nu}_{C\equiv C} = 1974$ cm^{-1}). O oxigênio e a carga provocam a desblindagem da ressonância do carbono, além do aumento da energia da ligação tripla e do número de ondas da banda associada no espectro de IV.

Capítulo 16

16-1

4-(*N*,*N*-Dimetilamino)-benzaldeído: as formas de ressonância dipolares que envolvem o grupo carbonila retiram elétrons e mostram cargas parciais positivas nos carbonos orto (não em meta), que se refletem na desblindagem relativa dos dois hidrogênios associados (em verde). As formas de ressonância dipolares que envolvem o substituinte amino doam elétrons e mostram cargas parciais negativas nos carbonos orto (não em meta), que se refletem na blindagem relativa dos hidrogênios correspondentes (em vermelho).

1-Metóxi-2,4-dinitro-benzeno. Um argumento semelhante mostra que os hidrogênios relativamente desblindados (em azul e verde) estão em orto e para em relação ao grupo nitro, que retira elétrons. O terceiro hidrogênio (em vermelho) está em orto em relação ao grupo metóxi, doador de elétrons. A desblindagem "extra" do hidrogênio em C3 (em azul) pode ser atribuída à proximidade dos dois grupos nitro, que afetam o vizinho comum por efeito indutivo.

16-2

C1 está desblindado, relativamente ao benzeno, pelo forte efeito indutivo do oxigênio que retira elétrons. C2 e C4 estão desblindados devido à ressonância do sistema π do benzeno com o par de elétrons livres do oxigênio, que coloca cargas negativas nestas posições praticamente sem afetar C3.

16-3

(a) e (d) ativado. (b) e (c) desativado.

16-4

(d) > (b) > (a) > (c)

16-5

O metilbenzeno (tolueno) é ativado e consome todo o eletrófilo antes do ataque ao anel desativado do (trifluoro-metil)-benzeno.

16-6

Foi resolvido no texto do capítulo.

16-7

A benzenamina (anilina) é básica, logo está progressivamente sendo protonada quando o pH decresce. A concentração decrescente da anilina que resulta reduz a velocidade da substituição orto, para. O íon anilínio que resulta da protonação não dispõe mais do par de elétrons para a ressonância com o anel. Isso torna o substituinte amônio desativante por efeito indutivo e dirigente meta, o que faz com que a produção desse isômero aumente.

$$\text{:NH}_2\text{-C}_6\text{H}_5 + \text{H}^+ \longrightarrow {}^+\text{NH}_3\text{-C}_6\text{H}_5 \quad pK_a = 4{,}60$$

Íon benzenamônio (Íon anilílio)

Note, porém, que o grupo amino é um ativador tão forte (veja também a Tabela 16-2) que a substituição orto, para ainda domina mesmo em ácido forte, em que a concentração da amina livre é muito baixa.

16-8

Ataque orto

[estruturas de ressonância mostrando ataque orto com NO₂; a terceira estrutura marcada como **Ruim**]

Ataque para

[estruturas de ressonância mostrando ataque para com NO₂; a segunda estrutura marcada como **Ruim**]

16-9

(a) e (c) retirada de elétrons por ressonância e efeito indutivo.
(b) retirada de elétrons por efeito indutivo.
(d) o grupo fenila age como um doador por ressonância.

[Estruturas de ressonância do bifenil com E⁺] etc.

Um total de seis estruturas de ressonância

16-10

[Sequência de reações: isobutilbenzeno + H₃C-COCl / AlCl₃ → cetona; NaBH₄ → álcool; PBr₃ → brometo; NaCN → nitrila **A**]

16-11

Foi resolvido no texto do capítulo.

16-12

(a) [benzeno com CHO e NO₂ em posições 1,3, com seta indicando posição]

16-13

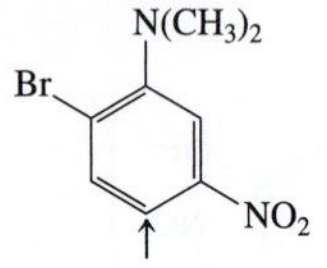

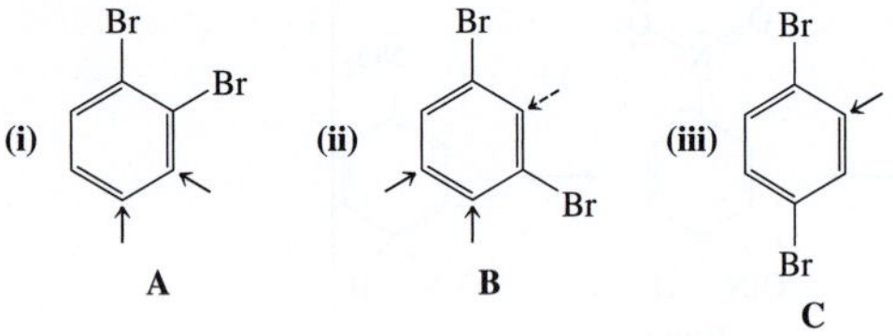

(b) Structure: 1-Br, 2-N(CH₃)₂, 4-NO₂ benzene (arrows indicate positions of substitution)

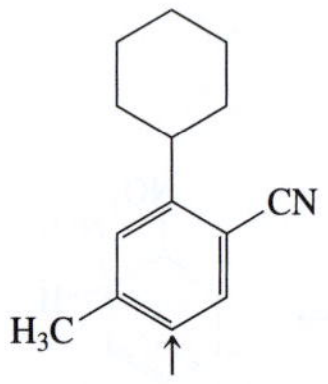

(c) 2-cyclohexyl-4-methylbenzonitrile

16-14

(i) A: 1,2-dibromobenzene (arrows at positions)
(ii) B: 1,2,3-tribromobenzene pattern
(iii) C: 1,4-dibromobenzene

16-14

p-cresol (4-methylphenol)
1. H⁺, (CH₃)₃COH
2. H₂O (para hidrolisar o grupo *terc*-butil-éter; Seção 9-8)
→ 2,6-di-*terc*-butyl-4-methylphenol

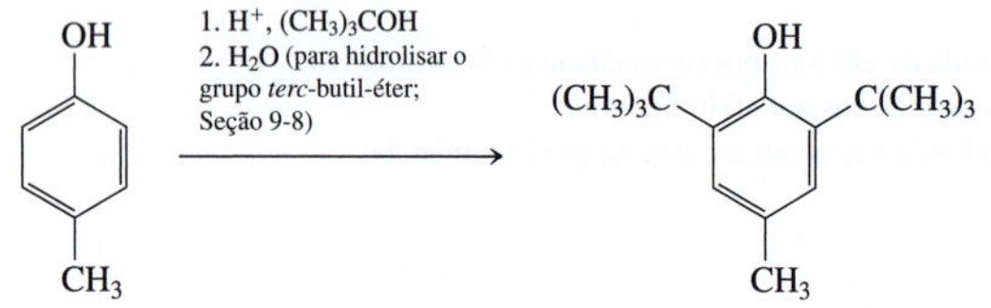

16-15

Não, porque o nitrogênio entra somente em orto e para em relação ao bromo.

16-16

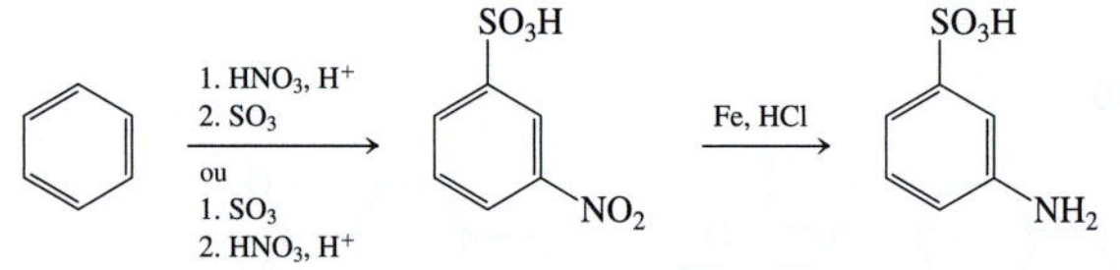

Benzene
1. HNO₃, H⁺
2. SO₃
ou
1. SO₃
2. HNO₃, H⁺
→ 3-nitrobenzenesulfonic acid → Fe, HCl → 3-aminobenzenesulfonic acid

16-17

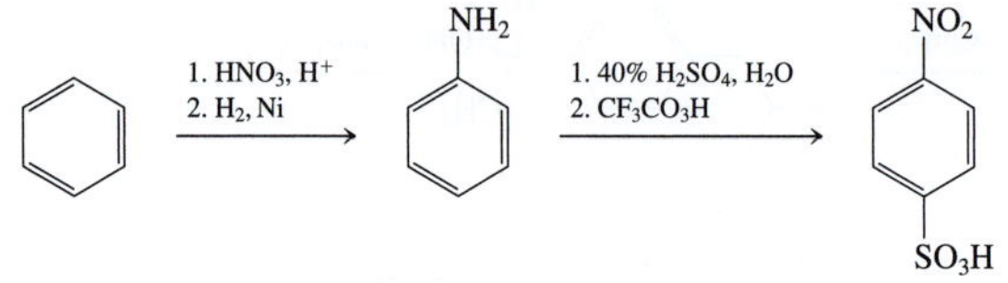

Benzene → 1. HNO₃, H⁺; 2. H₂, Ni → aniline → 1. 40% H₂SO₄, H₂O; 2. CF₃CO₃H → 4-nitrobenzenesulfonic acid

16-18

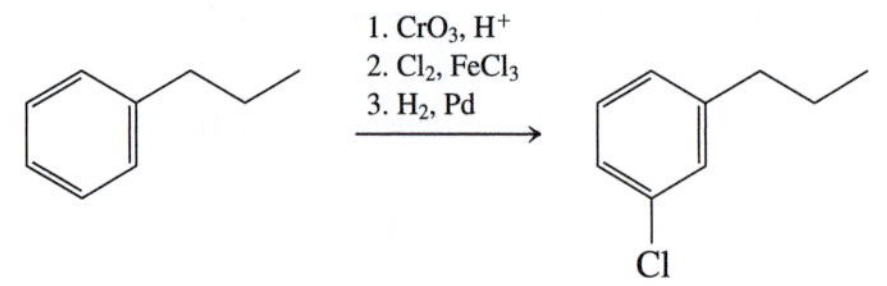

propylbenzene → 1. CrO₃, H⁺; 2. Cl₂, FeCl₃; 3. H₂, Pd → 3-chloropropylbenzene

16-19

Benzene + (CH₃)₂CHCOCl —AlCl₃→ isobutyrophenone —HCl, Zn(Hg), Δ→ isobutylbenzene

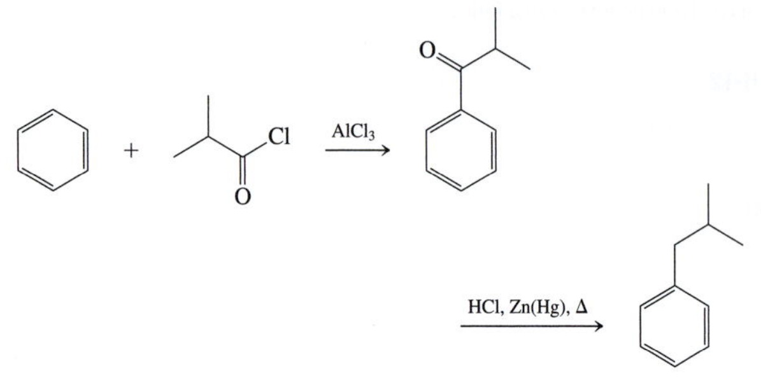

A alquilação Friedel-Crafts direta do benzeno com 1-cloro-2-metil-propano dá o (1,1-dimetil-etil)-benzeno (*terc*-butil-benzeno) por rearranjo do eletrófilo de carbono (veja a Seção 15-12).

16-20

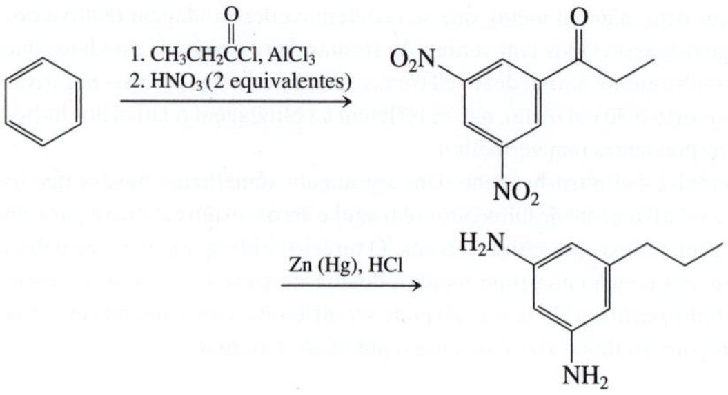

Benzene → 1. CH₃CH₂COCl, AlCl₃; 2. HNO₃ (2 equivalentes) → 3,5-dinitropropiophenone → Zn(Hg), HCl → 3,5-diamino-1-propylbenzene

16-21

4-aminobenzenesulfonic acid (do Exercício 16-17) —Br₂→ 2,6-dibromo-4-aminobenzenesulfonic acid —1. H⁺, H₂O; 2. CF₃CO₃H→ 2,6-dibromonitrobenzene

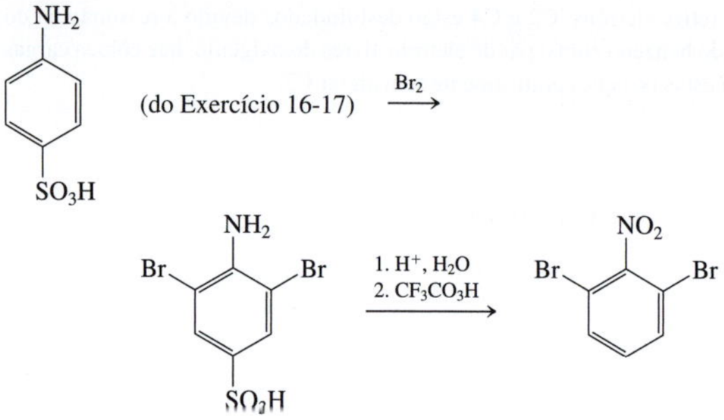

16-22

Foi resolvido no texto do capítulo.

16-23

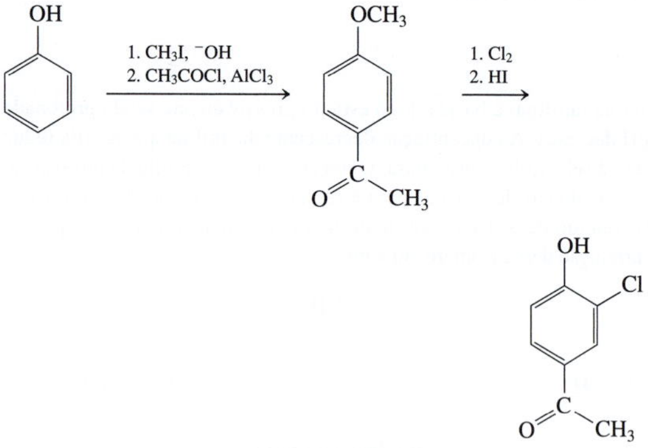

phenol → 1. CH₃I, ⁻OH; 2. CH₃COCl, AlCl₃ → 4-methoxyacetophenone → 1. Cl₂; 2. HI → 3-chloro-4-hydroxyacetophenone

16-24

Foi resolvido no texto do capítulo.

16-25

(a) Em C5 e C8; (b) em C6 e C8; (c) em C4.

16-26

[Structure: phenanthrene-derived cation with E and H substituents]

16-27

A resposta é obtida pela inspeção dos conjuntos de formas de ressonância dos cátions gerados pela protonação nas posições dadas. Somente as mais importantes são dadas aqui, mas recomendamos que você escreva, a título de exercício, todas as formas de ressonância possíveis.

Em C9: [estrutura com H H no C9 e carga + no anel central] ⟷ etc.

O importante na análise é contar, em cada caso, o número de formas de ressonância que contribuem e que contêm anéis de benzeno intactos. Há uma diferença importante entre a protonação em C9 (que gera dois anéis de benzeno intactos separados) e em C1 e C2, que gera um fragmento naftaleno ("menos aromático" do que dois anéis benzeno; ver Seção 15-5). A estrutura [C9—H]$^+$, mostrada acima, tem quatro estruturas benzenoides mesmo sem que se mude a posição da carga para um dos anéis de benzeno adjacentes. Quando a carga muda de posição, ainda resta um anel de benzeno intacto (com duas formas de ressonância, que contribuem para cada nova posição da carga no outro anel de benzeno). O ataque em C1 e C2 tem muito menos formas de ressonância benzenoides. A protonação em C1 é preferida sobre C2 pelas mesmas razões dadas nesta seção para o naftaleno (isto é, pode-se olhar o antraceno como um benzo[b]naftaleno).

Em C1: [duas estruturas de ressonância com H H em C1] ⟷ etc.

Em C2: [estrutura com H H em C2] ⟷ etc.

Capítulo 17

17-1
(a) 2-Ciclo-hexanona
(b) (E)-4-Metil-4-hexenal
(c) [estrutura: hept-4-in-3-ona]
(d) [estrutura: 3-hidroxibutanal]
(e) [estrutura: 4-bromociclo-hexanona]

17-2
Foi resolvido no texto do capítulo.

17-3

(a) ^{1}H-RMN: ausência ou presença da ressonância de aldeído, três sinais contra quatro sinais. As diferenças de multiplicidade são muito grandes, isto é, a cetona mostra um singleto (CH$_3$), um tripleto (CH$_3$) e um quarteto (CH$_2$), e o aldeído, um tripleto (CH$_3$), um sexteto (CH$_2$ de C3), um dubleto de tripletos (α-CH$_2$) e um tripleto (CHO).

(b) UV: $\lambda_{max} \approx$ 280 (carbonila não conjugada) contra 325 nm (carbonila conjugada). ^{1}H-RMN: as diferenças mais importantes seriam os tipos de desdobramento spin-spin (por exemplo, dubleto de CH$_3$ contra tripleto, tripleto de CHO contra dubleto, etc).

(d) A menor simetria da 2-pentantona em relação à 3-pentanona é evidente na ^{1}H-RMN: s (CH$_3$), t (CH$_3$), sex (CH$_2$), t (CH2) contra t (2 CH$_3$s), q (2 CH$_2$s) e na ^{13}C-RMN: cinco sinais contra três sinais.

17-4

^{1}H-RMN: J = 6,7 Hz [estrutura: crotonaldeído com H e CH$_3$ em C=C, CHO] J = 7,7 Hz

J_{trans} = 16,1 Hz
J(CH$_3$–H2) = 1,6 Hz (acoplamento alílico; Tabela 11-2)

^{13}C-RMN: CH$_3$—CH=CH—CH(=O)
18,4   152,1   132,8   191,4

UV: as absorções são típicas de uma enona conjugada.

17-5

(a) Ambos mostram o mesmo tipo de quebra α, porém com rearranjos de McLafferty diferentes.

[Esquema: cátion radical m/z = 100 → HO-C(CH$_3$)=CHCH$_3$ enol cátion m/z = 72 + [CH$_2$=CH$_2$]$^+$ m/z = 28]

[Esquema: cátion radical m/z = 100 → HO-C(CH$_3$)=CH$_2$ m/z = 58 + [CH$_3$CH=CH$_2$]$^+$ m/z = 42]

(b) Ambos mostram o mesmo tipo de quebra α, porém só o 2-etil-ciclo-hexanona tem um hidrogênio γ acessível para o rearranjo de McLafferty.

[Esquema: cátion radical da ciclo-hexanona → ciclo-hexenol cátion + [CH$_2$=CH$_2$]$^+$]

17-6

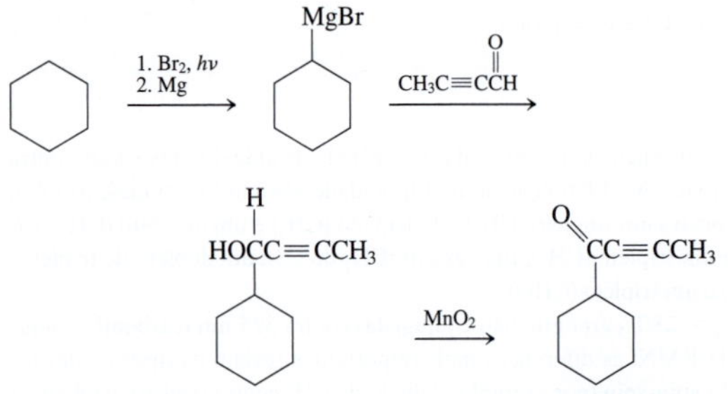

[Reaction scheme: Cyclohexane → (1. Br₂, hν; 2. Mg) → cyclohexyl-MgBr → (CH₃C≡CCH, with C=O) → cyclohexyl-CH(OH)-C≡CCH₃ → (MnO₂) → cyclohexyl-C(=O)-C≡CCH₃]

1-(Ciclo-hexil)-2-butino-1-ona

17-7

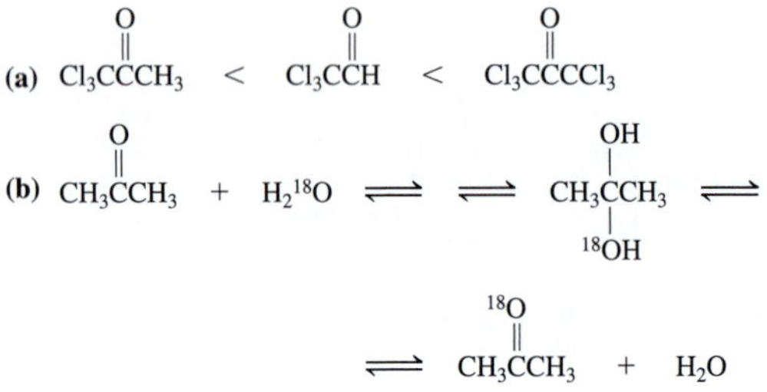

(a) Cl_3CCCH_3 < Cl_3CCH < Cl_3CCCCl_3
    (with C=O)   (with C=O)   (with C=O)

(b) CH_3CCH_3 (C=O) + $H_2^{18}O$ ⇌ ⇌ $CH_3C(OH)(^{18}OH)CH_3$ ⇌

⇌ CH_3CCH_3 (C=^{18}O) + H_2O

17-8

Foi resolvido no texto do capítulo.

17-9

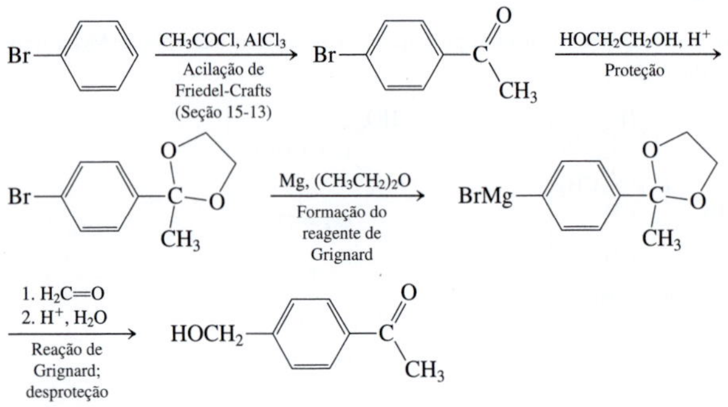

Br–C₆H₄ → (CH₃COCl, AlCl₃, Acilação de Friedel-Crafts (Seção 15-13)) → Br–C₆H₄–C(=O)CH₃ → (HOCH₂CH₂OH, H⁺, Proteção) →

Br–C₆H₄–C(CH₃)(OCH₂CH₂O) → (Mg, (CH₃CH₂)₂O, Formação do reagente de Grignard) → BrMg–C₆H₄–C(CH₃)(OCH₂CH₂O)

→ (1. H₂C=O; 2. H⁺, H₂O; Reação de Grignard; desproteção) → HOCH₂–C₆H₄–C(=O)CH₃

17-10

Foi resolvido no texto do capítulo.

17-11

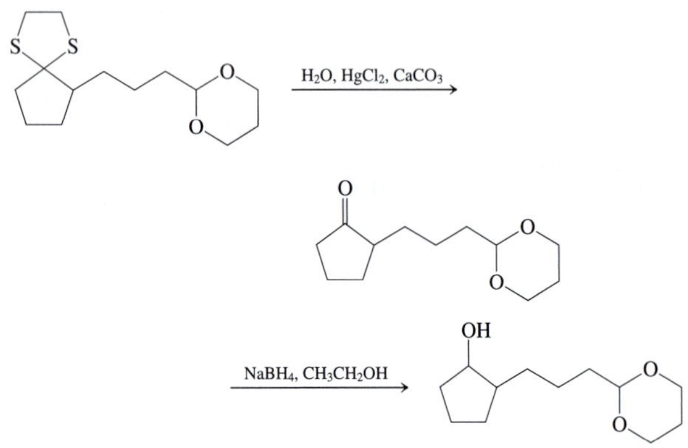

[Structure: dithiolane-spiro with side chain to 1,3-dioxane] → (H₂O, HgCl₂, CaCO₃) →

[cyclopentanone with side chain to 1,3-dioxane] → (NaBH₄, CH₃CH₂OH) → [cyclopentanol with side chain to 1,3-dioxane]

17-12

Decalin → (1. O₃; 2. CH₃SCH₃) → cyclodecane-1,6-dione → (1. HSCH₂CH₂SH; 2. Ni de Raney) → cyclodecane

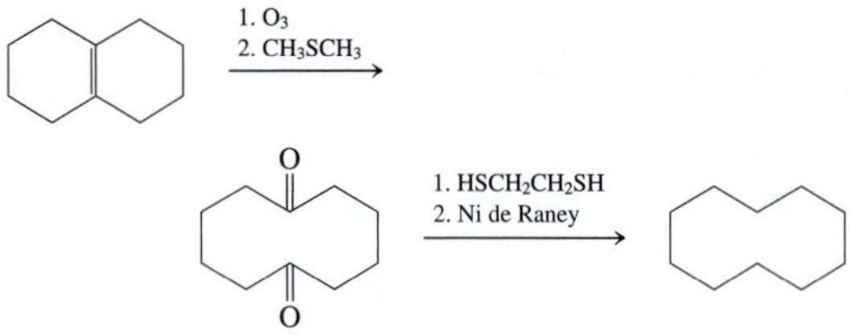

17-13

O mecanismo da formação da imidazolidina é semelhante ao proposto para a síntese do acetal cíclico.

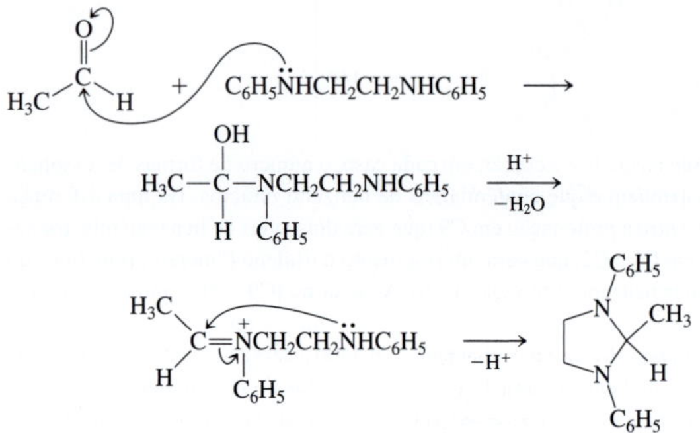

H_3C-CHO + $C_6H_5\ddot{N}HCH_2CH_2NHC_6H_5$ →

$H_3C-\underset{H}{\underset{|}{C}}(OH)-N(C_6H_5)CH_2CH_2NHC_6H_5$ → (H⁺, –H₂O) →

$H_3C-\underset{H}{\underset{|}{C}}=\overset{+}{N}(C_6H_5)CH_2CH_2\ddot{N}HC_6H_5$ → (–H⁺) →

[imidazolidine ring with C₆H₅ on both N, CH₃ and H on C2]

17-14

Foi resolvido no texto do capítulo.

17-15

A amina é chamada de morfolina; ela é secundária. A formação de enamina será o resultado.

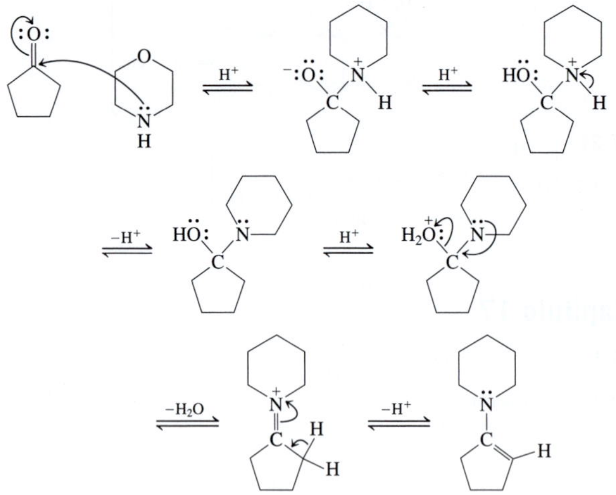

[Mechanism scheme showing cyclopentanone + morpholine progressing through protonation, addition, proton transfers, loss of water, and final enamine formation]

17-16

(a) 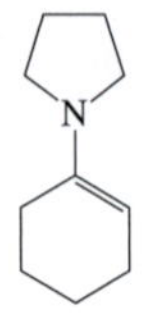 [1-pyrrolidino-cyclohexene]

(b) 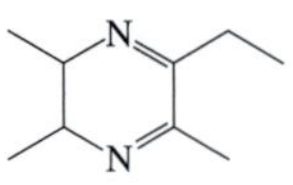 [2,5-dimethyl-3-ethyl-dihydropyrazine]

(c) 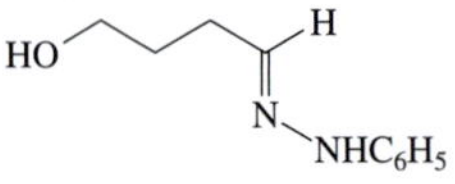 HO–CH₂CH₂CH₂–CH=N–NHC₆H₅

17-17

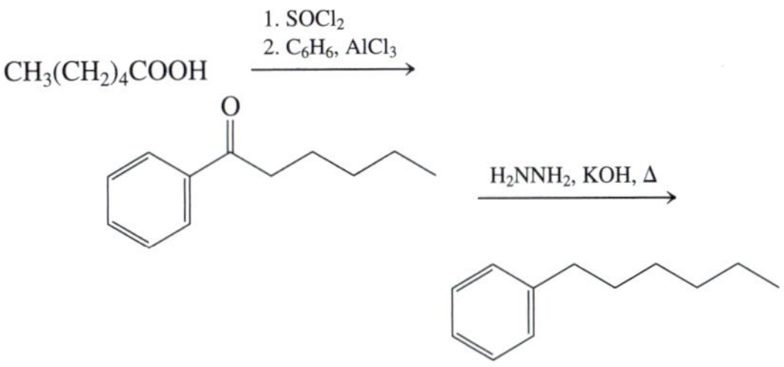

$CH_3(CH_2)_4COOH \xrightarrow[\text{2. } C_6H_6, AlCl_3]{\text{1. } SOCl_2}$ phenyl pentyl ketone $\xrightarrow{H_2NNH_2, KOH, \Delta}$ hexylbenzene

17-18

Formaldeído > acetaldeído > propanona > 3,3-dimetil-2-butanona

17-19

(a) 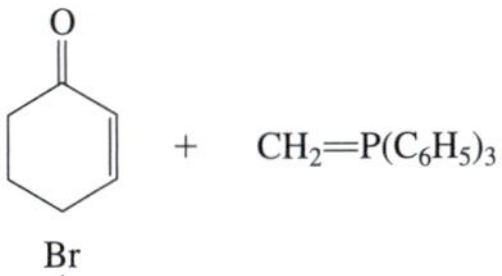 cyclohex-2-enone + $CH_2=P(C_6H_5)_3$

(b) 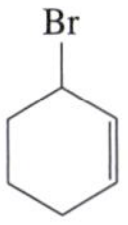 3-bromocyclohexene tratado sucessivamente com 1. $P(C_6H_5)_3$, 2. $CH_3CH_2CH_2CH_2Li$, 3. $H_2C=O$ ou 1. H_2O, 2. MnO_2, 3. $CH_2=P(C_6H_5)_3$.

17-20

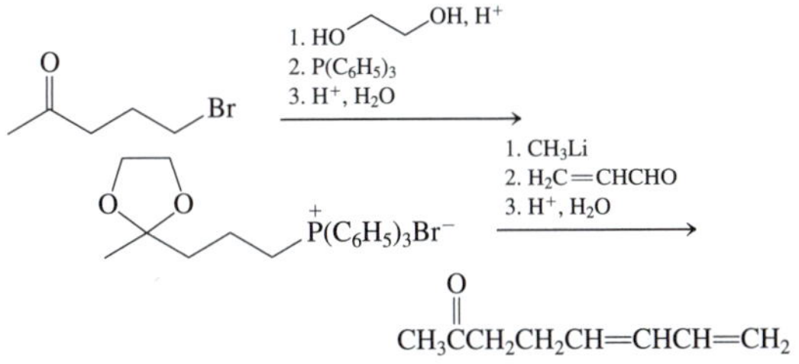

5-bromo-2-pentanone $\xrightarrow[\text{3. } H^+, H_2O]{\substack{\text{1. } HOCH_2CH_2OH, H^+ \\ \text{2. } P(C_6H_5)_3}}$ dioxolane-$P(C_6H_5)_3Br^-$ $\xrightarrow[\text{3. } H^+, H_2O]{\substack{\text{1. } CH_3Li \\ \text{2. } H_2C=CHCHO}}$ $CH_3CCH_2CH_2CH=CHCH=CH_2$

17-21

(a) 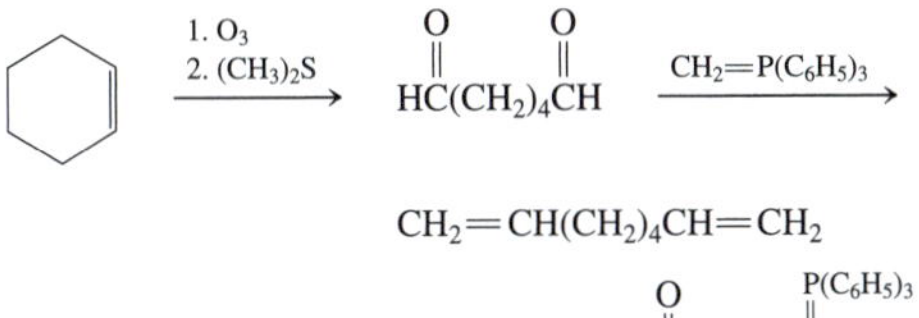 cyclohexene $\xrightarrow[\text{2. } (CH_3)_2S]{\text{1. } O_3}$ $HC(CH_2)_4CH$ (dialdehyde) $\xrightarrow{CH_2=P(C_6H_5)_3}$ $CH_2=CH(CH_2)_4CH=CH_2$

(b) 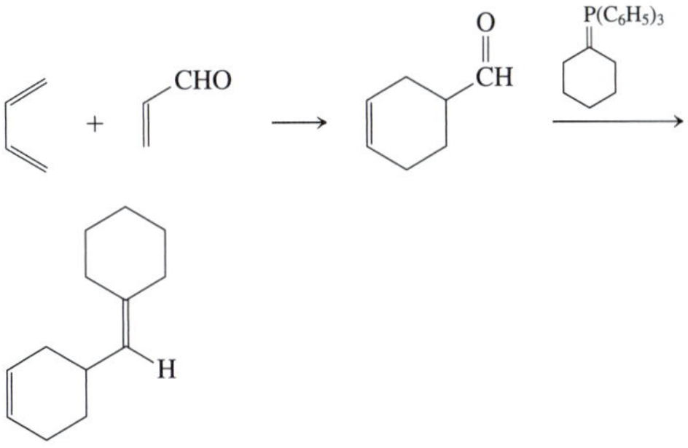 butadiene + acrolein → cyclohexenecarbaldehyde $\xrightarrow{P(C_6H_5)_3\text{=cyclohexylidene}}$ cyclohexylidenemethyl-cyclohexene

17-22

(a) $CH_2=CHCH_2CH_2OCCH_3$

(b) bicyclic lactone

(c) $(CH_3)_3COCCH_2CH_3$

Capítulo 18

18-1

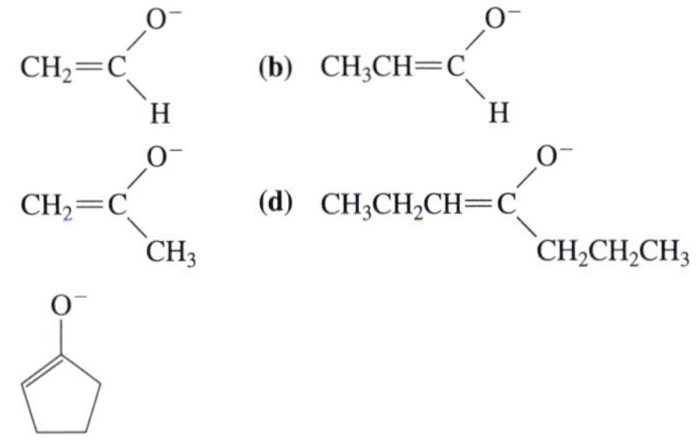

(a) $CH_2=C\begin{smallmatrix}O^-\\H\end{smallmatrix}$ (b) $CH_3CH=C\begin{smallmatrix}O^-\\H\end{smallmatrix}$

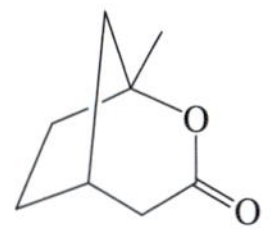

(c) $CH_2=C\begin{smallmatrix}O^-\\CH_3\end{smallmatrix}$ (d) $CH_3CH_2CH=C\begin{smallmatrix}O^-\\CH_2CH_3\end{smallmatrix}$

(e) cyclopentenolate

18-2

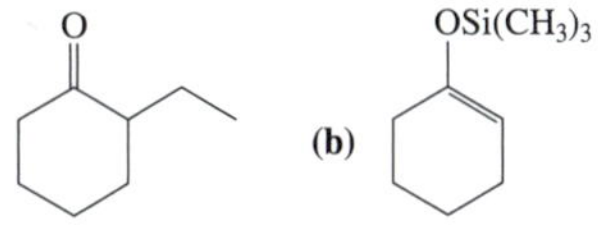

(a) 2-ethylcyclohexanone (b) 1-(trimethylsilyloxy)cyclohexene

18-3

Catálise básica

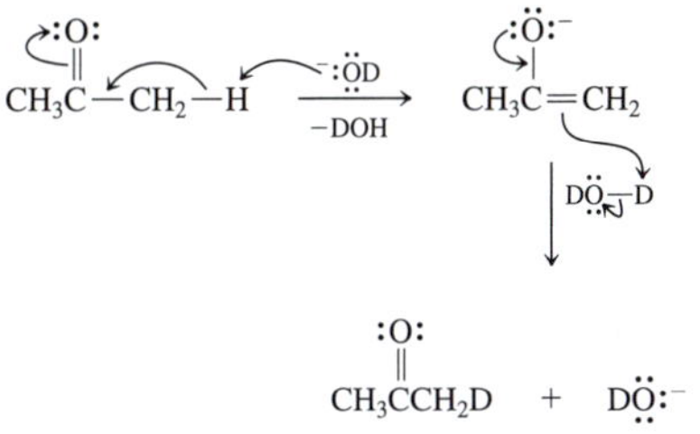

$CH_3\overset{O}{\overset{\|}{C}}-CH_2-H \xrightarrow[-DOH]{:\ddot{O}D^-} CH_3\overset{:\ddot{O}:^-}{\overset{|}{C}}=CH_2 \xrightarrow{D\ddot{O}-D}$

$CH_3\overset{:O:}{\overset{\|}{C}}CH_2D + D\ddot{O}:^-$

Catálise ácida

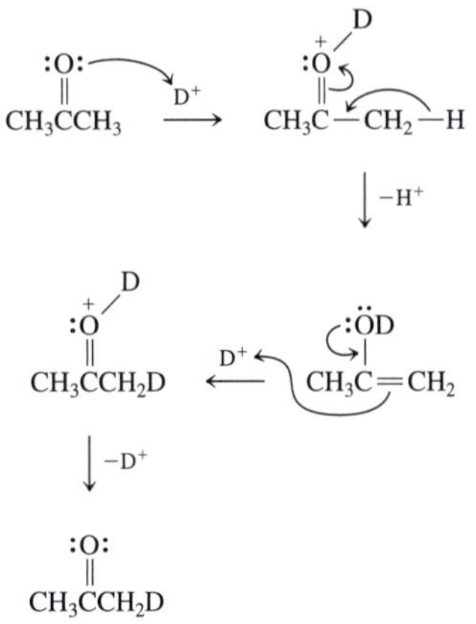

$CH_3\overset{:O:}{\overset{\|}{C}}CH_3 \xrightarrow{D^+} CH_3\overset{\overset{+}{:O}D}{\overset{\|}{C}}-CH_2-H \xrightarrow{-H^+}$

$CH_3\overset{\overset{+}{:O}D}{\overset{\|}{C}}CH_2D \xleftarrow{D^+} CH_3\overset{:\ddot{O}D}{\overset{|}{C}}=CH_2$

$\downarrow -D^+$

$CH_3\overset{:O:}{\overset{\|}{C}}CH_2D$

18-4

(a) 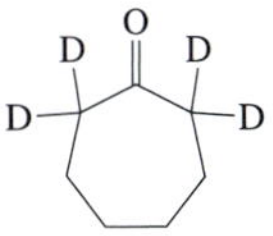 2,2,7,7-tetradeuterocycloheptanone

(b) $(CH_3)_3C\overset{O}{\overset{\|}{C}}CH$
Não tem hidrogênio enolizável

(c) $(CH_3)_3CCCD_3$ (with C=O)

(d) 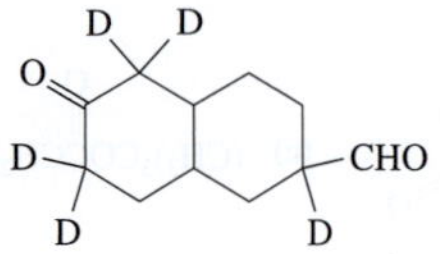 [structure: decalone with D substitutions and CHO group]

18-5
Foi resolvido no texto do capítulo.

18-6
NaOD em D_2O, uma solução que contém a base forte ^-OD, remove os hidrogênios α para dar íons enolato, que, por sua vez, reagem com D_2O, substituindo eventualmente todos os hidrogênios α originais por deutério. Assim, no espectro de RMN, os sinais dos hidrogênios α desapareceriam e somente o sinal em δ = 2,00 ppm dos hidrogênios β permaneceria na forma de um singleto alargado.

18-7
A cetona A sofre isomerização cis-trans por inversão (R a S) na posição α terciária. Na cetona B, esta posição não sofre enolização porque é quaternária.

18-8
Catalisada por ácido: [2-bromociclohexanona]

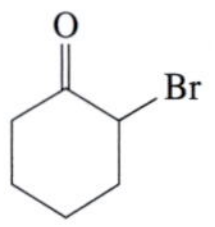

Catalisada por base: [2,2-dibromociclohexanona] B_1 ... B_1

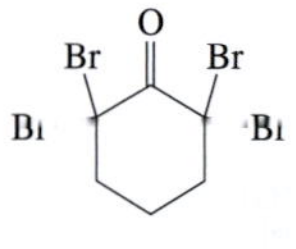

18-9
As duas C-alquilações possíveis são retardadas porque levam a produtos tensionados. Como resultado, a O-alquilação, com produção de um anel de seis átomos, pouco tensionado, torna-se competitiva.

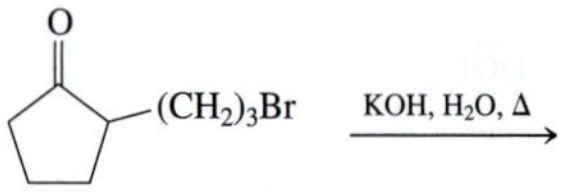

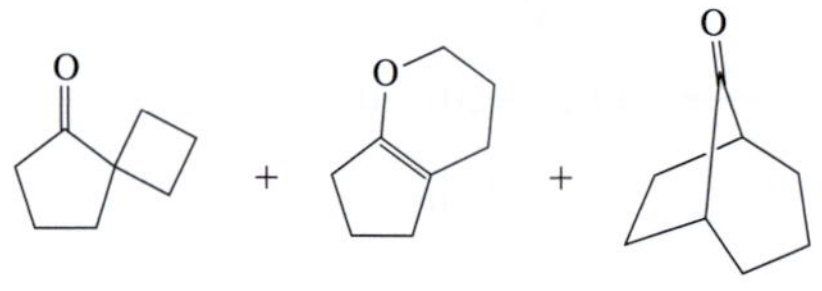

[ciclopentanona-(CH$_2$)$_3$Br] →[KOH, H$_2$O, Δ]

[spiro ketone] + [enol ether bicyclic] + [bicyclic ketone]

Tensionado   Não tensionado   Tensionado
13%   15%   6%

18-10
[enolate of cyclohexanone + allyl chloride → S_N2, $-Cl^-$ → 2-allylcyclohexanone]

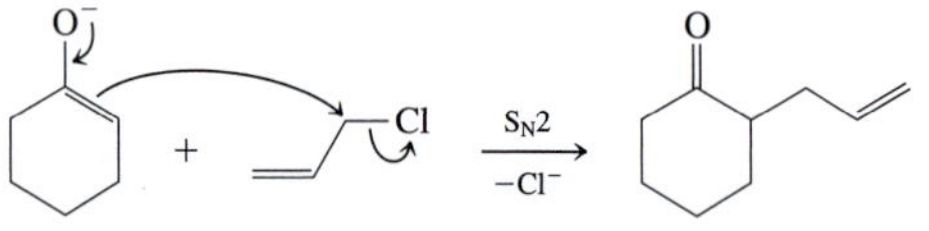

O estado de transição é estabilizado pelo recobrimento do orbital do C_{sp^3} com o sistema π.

(a) 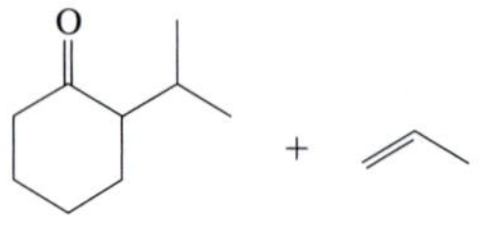 [2-isopropylcyclohexanone] + [propene]   (b) [isobutylene] somente
      S_N2 E2   E2

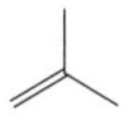

18-11
[mechanism: pyrrolidine iminium + H–OH → aminol → ketone, losing pyrrolidine]

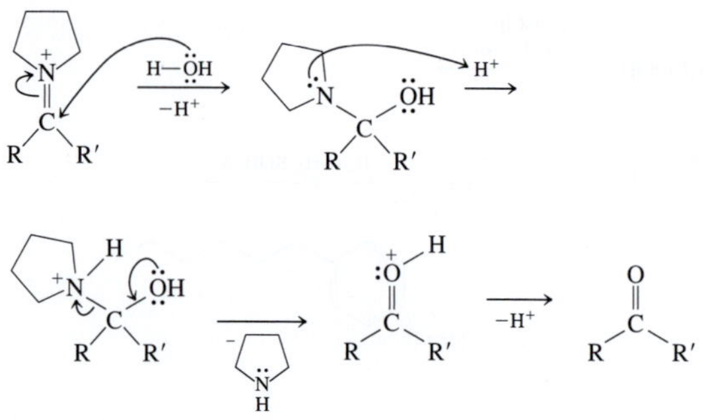

18-12
A + [pyrrolidine] →[H$^+$] [enamine of 2-tetralone with pyrrolidine] →[1. $BrCH_2CO_2CH_2CH_3$; 2. H$^+$, H$_2$O] B

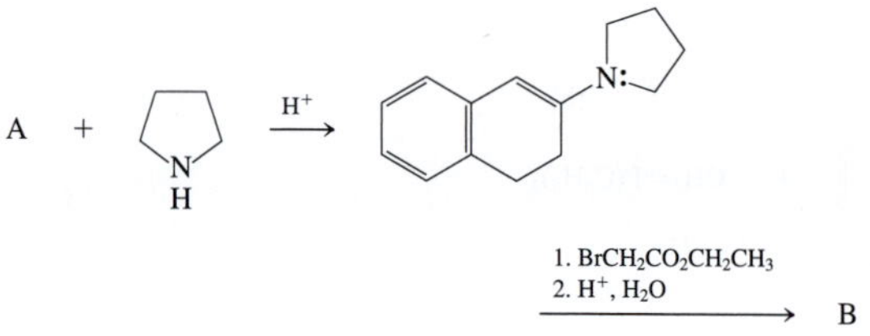

18-13
(a) $CH_3CH_2\underset{HCH_3}{\overset{OH}{C}}CHCHO$

(b) $CH_3CH_2CH_2\underset{HCH_2CH_3}{\overset{OH}{C}}CHCHO$

(c) $C_6H_5CH_2\underset{HC_6H_5}{\overset{OH}{C}}CHCHO$

(d) $C_6H_5CH_2CH_2\underset{HCH_2C_6H_5}{\overset{OH}{C}}CHCHO$

18-14
Não com ele mesmo, porque não contém hidrogênios enolizáveis. Pode dar, porém, condensação de aldol cruzada (Seção 18-6) com compostos carbonilados enolizáveis.

18-15
(a) $CH_3CH_2CH{=}\underset{CH_3}{C}CHO$

(b) $CH_3CH_2CH_2CH{=}\underset{CH_2CH_3}{C}CHO$

(c) $C_6H_5CH_2CH{=}\underset{C_6H_5}{C}CHO$

(d) $C_6H_5CH_2CH_2CH{=}\underset{CH_2C_6H_5}{C}CHO$

18-16
Foi resolvido no texto do capítulo.

18-17

O processo inverso, "retro-aldol", segue o mesmo caminho, cada etapa funcionando no sentido oposto.

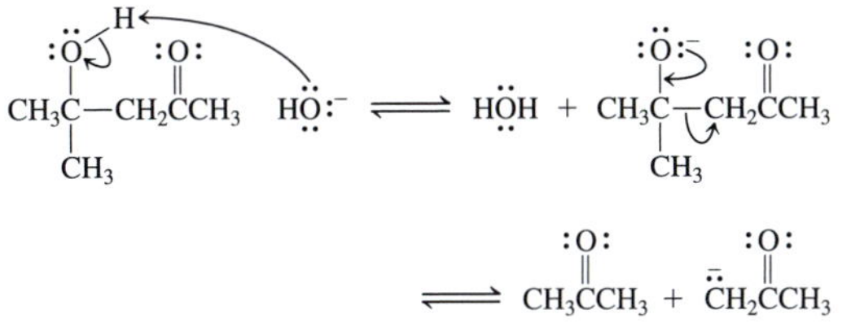

$$CH_3\overset{:\ddot{O}\curvearrowleft H}{\underset{CH_3}{\overset{|}{C}}}-CH_2\overset{:O:}{\overset{||}{C}}CH_3 + H\ddot{O}:^- \rightleftharpoons H\ddot{O}H + CH_3\overset{:\ddot{O}:\curvearrowright}{\underset{CH_3}{\overset{|}{C}}}-CH_2\overset{:O:}{\overset{||}{C}}CH_3$$

$$\rightleftharpoons CH_3\overset{:O:}{\overset{||}{C}}CH_3 + \ddot{\overset{-}{C}}H_2\overset{:O:}{\overset{||}{C}}CH_3$$

18-19

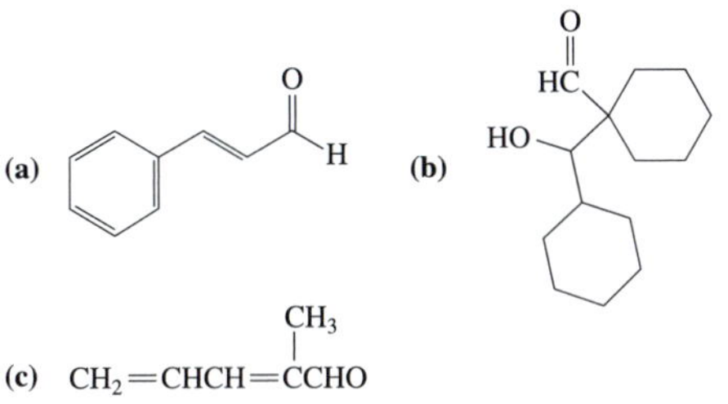

(a) cinnamaldehyde structure (PhCH=CHCHO)

(b) HO-C(cyclohexyl)(CHO)-cyclohexyl structure

(c) $CH_2=CHCH=\underset{\underset{CH_3}{|}}{C}CHO$

18-20

(a) octahydronaphthalenone via Na$_2$CO$_3$, 100°C

(b) 3-phenyl-cyclopent-2-enone (C$_6$H$_5$ substituent)

(c) bicyclic enone structure

(d) 2-methyl-5-acetylcyclopentenone

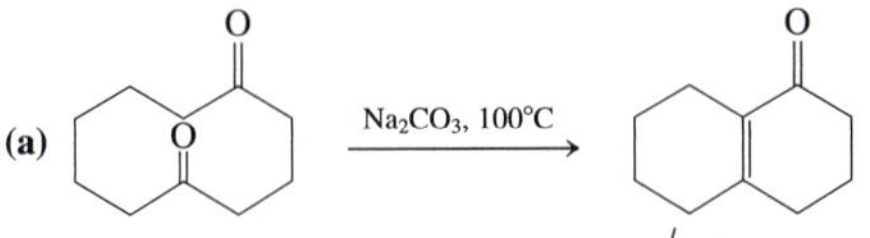

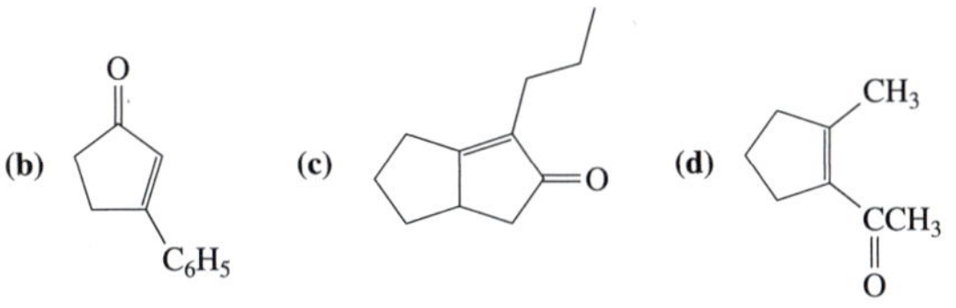

Estes três compostos não se formam devido à tensão. Além disso, a desidratação não é possível, novamente devido à tensão (ou, na primeira estrutura, porque não há próton disponível). A quarta possibilidade é mais fácil.

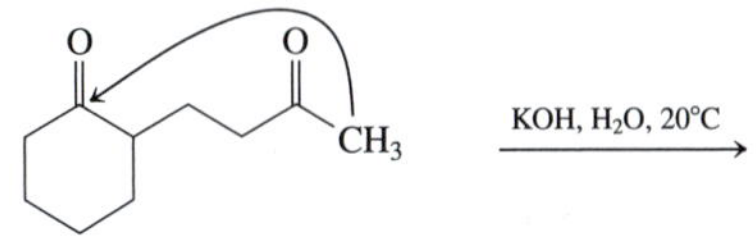

2-(3-oxo-butil)-ciclo-hexanona $\xrightarrow{KOH, H_2O, 20°C}$ HO-decalone $\xrightarrow{\Delta}$ octahydronaphthalenone + H$_2$O (90%)

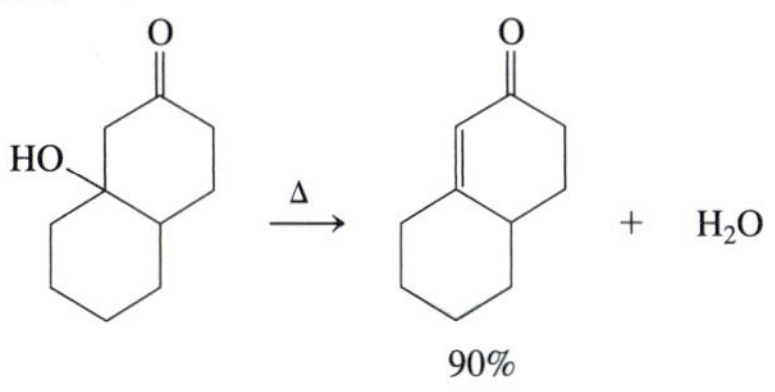

18-21

(a) cyclopentenyl-CHO + CH$_3$CCH$_3$ (with O)

(b) phthalaldehyde + cyclooctanone (Diels-Alder / aldol representation)

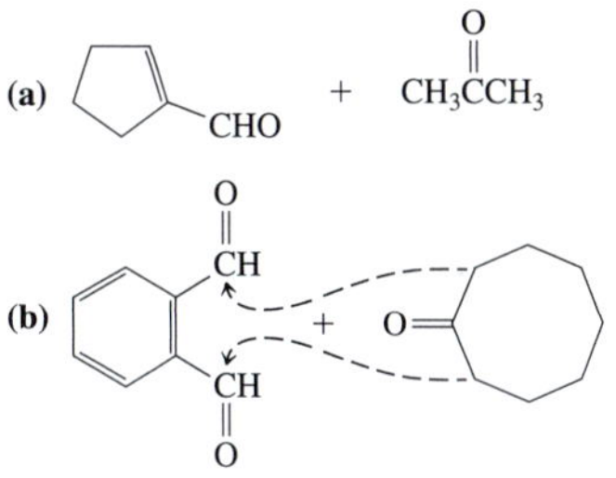

18-22

Mecanismo da isomerização mediada por ácidos de compostos carbonilados α,β-insaturados:

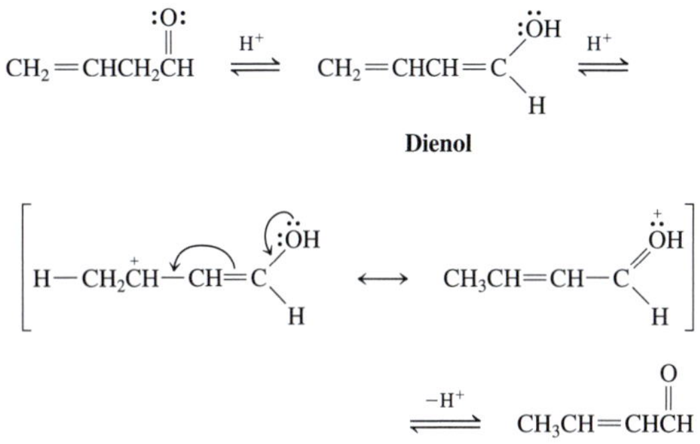

$$CH_2=CHCH_2\overset{:O:}{\overset{||}{C}}H \underset{}{\overset{H^+}{\rightleftharpoons}} CH_2=CHCH=\underset{H}{\overset{:\ddot{O}H}{\overset{|}{C}}} \overset{H^+}{\rightleftharpoons}$$

Dienol

$$\left[H-CH_2\overset{+}{C}H-CH=\underset{H}{\overset{:\ddot{O}H}{\overset{|}{C}}} \longleftrightarrow CH_3CH=CH-\underset{H}{\overset{\overset{+}{\ddot{O}}H}{\overset{|}{C}}} \right]$$

$$\overset{-H^+}{\rightleftharpoons} CH_3CH=CH\overset{O}{\overset{||}{C}}H$$

18-23

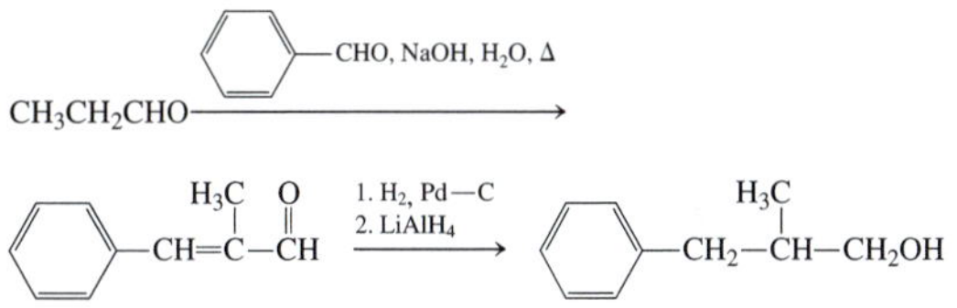

$$CH_3CH_2CHO \xrightarrow{C_6H_5CHO, NaOH, H_2O, \Delta} \underset{}{C_6H_5CH=\underset{CH_3}{\overset{|}{C}}-\overset{O}{\overset{||}{C}}CH} \xrightarrow[2.\ LiAlH_4]{1.\ H_2,\ Pd-C} C_6H_5CH_2-\underset{CH_3}{\overset{|}{C}H}-CH_2OH$$

18-24

cyclohexenone with Cl $\xrightarrow{CH_3\ddot{O}:^-}$ intermediate with OCH$_3$ and Cl $\rightarrow$ 3-methoxycyclohexenone + :$\ddot{Cl}$:$^-$

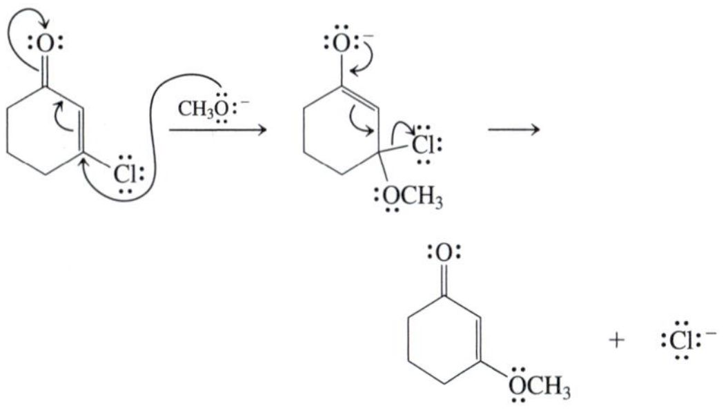

18-25

1. Protonação

$$C_6H_5\overset{:O:}{\overset{||}{C}}CH=CH_2 \overset{H^+}{\rightleftharpoons} \left[C_6H_5\overset{H\ddot{O}^+}{\overset{||}{C}}-CH=CH_2 \longleftrightarrow C_6H_5\overset{H\ddot{O}:}{\underset{+}{\overset{|}{C}}}-CH=CH_2 \longleftrightarrow C_6H_5\overset{H\ddot{O}:}{\overset{|}{C}}=CH-\overset{+}{C}H_2 \right]$$

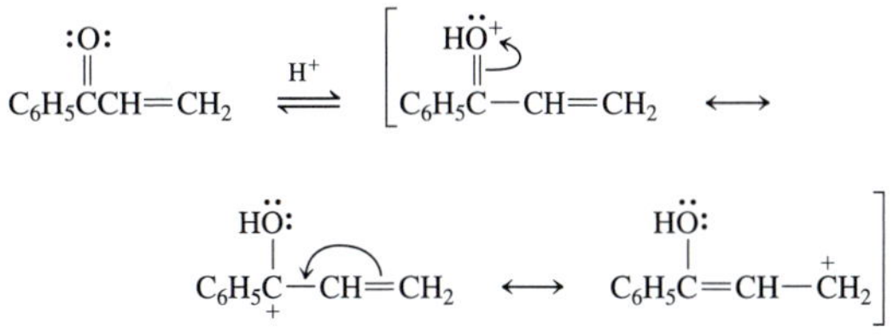

2. Ataque pelo cianeto

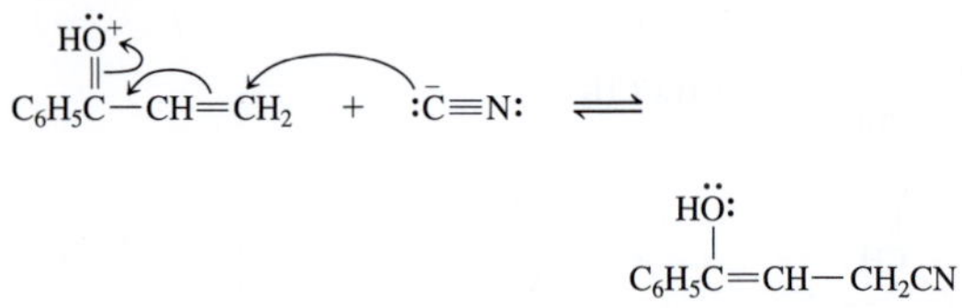

$$C_6H_5\overset{\overset{\overset{+}{H\ddot{O}}}{\|}}{C}-CH=CH_2 \; + \; :C\equiv N: \; \rightleftharpoons$$

$$C_6H_5\overset{\overset{H\ddot{O}:}{|}}{C}=CH-CH_2CN$$

3. Tautomeria cetoenol

$$C_6H_5\overset{\overset{H\ddot{O}:}{|}}{C}=CHCH_2CN \; \rightleftharpoons \; C_6H_5\overset{\overset{:O:}{\|}}{C}\underset{\underset{H}{|}}{C}HCH_2CN$$

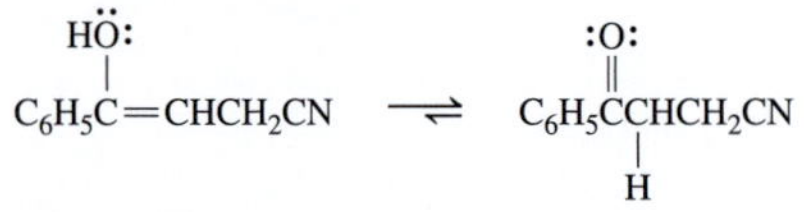

18-26
Foi resolvido no texto do capítulo.

18-27

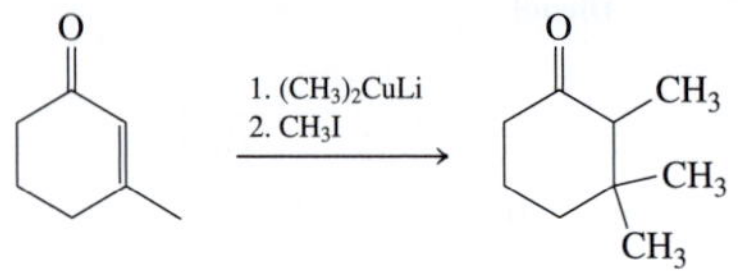

Ciclohex-2-enona com 3-metil → 1. (CH₃)₂CuLi, 2. CH₃I → 2,3,3-trimetilciclohexanona (CH₃, CH₃, CH₃)

18-28
Foi resolvido no texto do capítulo.

18-29

(a) 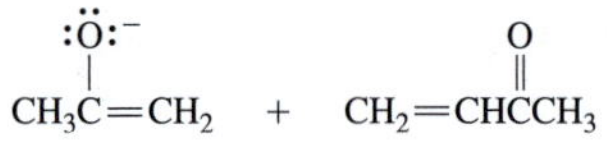 $CH_3\overset{\overset{:\ddot{O}:^-}{|}}{C}=CH_2 \; + \; CH_2=CHCCH_3\overset{O}{\|}$

(b) 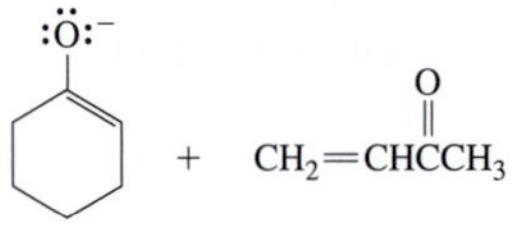 $:\ddot{O}:^-$ ciclohexenolato $+ \; CH_2=CHCCH_3\overset{O}{\|}$

Capítulo 19

19-1
(a) Ácido 5-bromo-3-cloro-heptanoico
(b) Ácido 4-oxo-ciclo-hexanocarboxílico
(c) Ácido 3-metóxi-4-nitro-benzoico

(d) 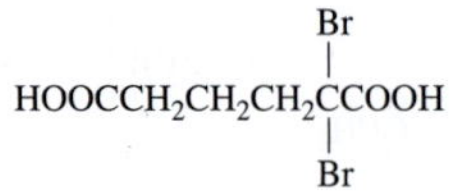 $HOOCCH_2CH_2CH_2\overset{\overset{Br}{|}}{\underset{\underset{Br}{|}}{C}}COOH$

(e) $CH_3\overset{\overset{OH}{|}}{C}HCH_2CH_2\overset{O}{\overset{\|}{C}}OH$

(f) 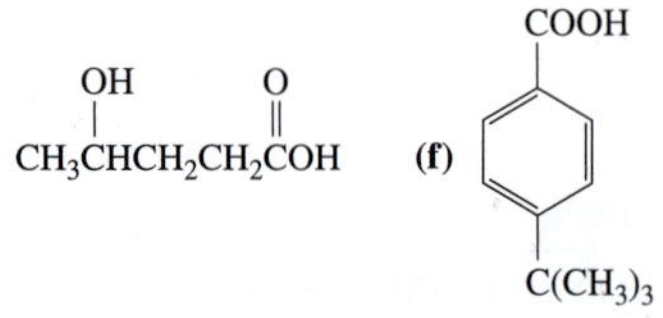 4-terc-butilbenzoico (COOH, C(CH₃)₃)

19-2
Foi resolvido no texto do capítulo.

19-3
Ácido 2-metil-propanoico. Dados espectrais (ppm):

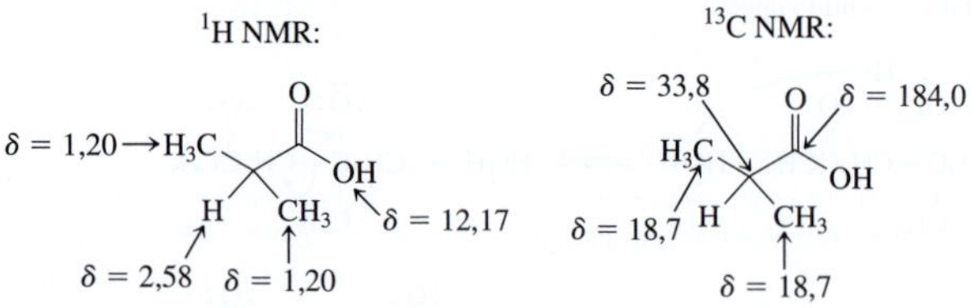

¹H NMR: $\delta = 1{,}20 \to H_3C$, $\delta = 12{,}17$ (OH), $\delta = 2{,}58$ (H), $\delta = 1{,}20$ (CH₃)

¹³C NMR: $\delta = 33{,}8$, $\delta = 184{,}0$, $\delta = 18{,}7$, $\delta = 18{,}7$

19-4
A aplicação do exemplo do ácido pentanoico aos três modos gerais de quebra apresentados imediatamente antes do exercício significa substituir R por CH₃. Como você pode ver, esta troca não afeta os fragmentos iônicos formados: m/z = 45, 60 e 73, todos visíveis na Figura 19-4.

19-5
(a) $CH_3CBr_2COOH > CH_3CHBrCOOH > CH_3CH_2COOH$

(b) 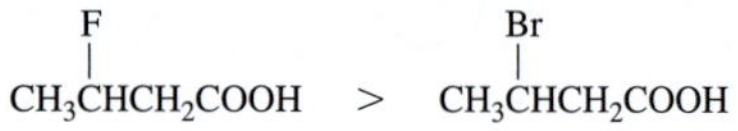 $CH_3\overset{\overset{F}{|}}{C}HCH_2COOH \; > \; CH_3\overset{\overset{Br}{|}}{C}HCH_2COOH$

(c) 1-fluorociclohexanocarboxílico > 4-fluorociclohexanocarboxílico ≥ ciclohexanocarboxílico

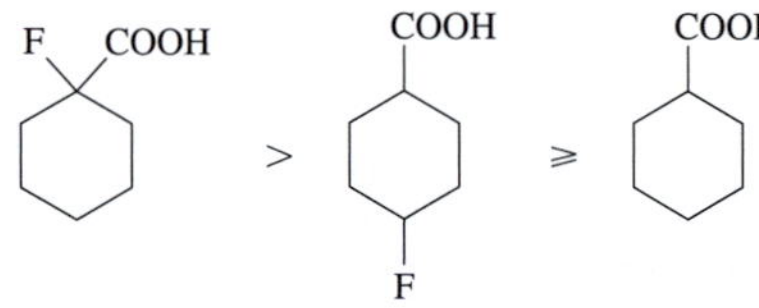

19-6
A acetona protonada tem menos formas de ressonância.

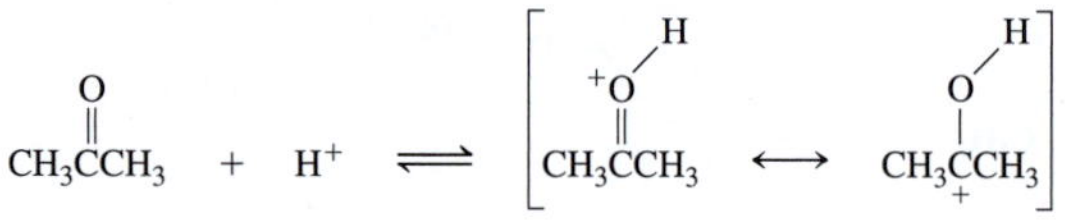

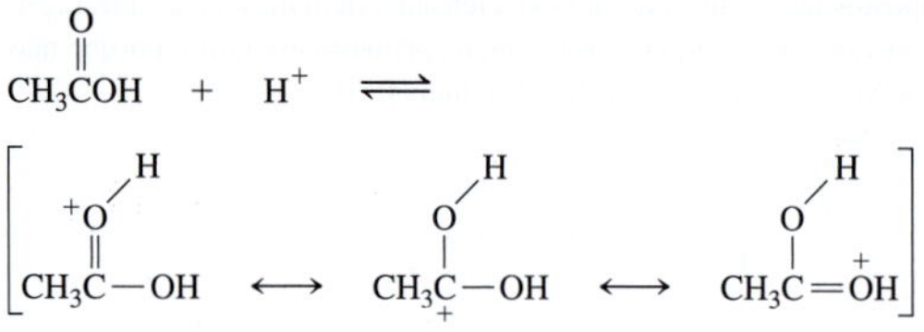

$$CH_3\overset{O}{\overset{\|}{C}}CH_3 + H^+ \rightleftharpoons \left[CH_3\overset{\overset{+\overset{H}{O}}{\|}}{C}CH_3 \leftrightarrow CH_3\overset{\overset{\overset{H}{O}}{|}}{\underset{+}{C}}CH_3 \right]$$

$$CH_3\overset{O}{\overset{\|}{C}}OH + H^+ \rightleftharpoons$$

$$\left[CH_3\overset{\overset{+\overset{H}{O}}{\|}}{C}-OH \leftrightarrow CH_3\overset{\overset{\overset{H}{O}}{|}}{\underset{+}{C}}-OH \leftrightarrow CH_3\overset{\overset{\overset{H}{O}}{|}}{C}=\overset{+}{O}H \right]$$

19-7
(a) $CH_3(CH_2)_3COOH$ (b) $HOOC(CH_2)_4COOH$

(c) 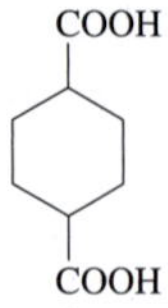 1,4-ciclohexanodicarboxílico (COOH, COOH)

19-8
Foi resolvido no texto do capítulo.

19-9
(a) 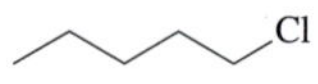 CH₃CH₂CH₂CH₂Cl 1. Mg, 2. CO₂, 3. H⁺, H₂O
ou 1. ⁻CN, 2. H⁺, H₂O

(b) 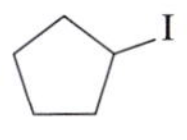 [cyclopentyl–I]   Mesmas condições de (a)

(c) 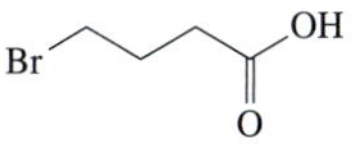 Br–CH₂CH₂CH₂–C(=O)OH   1. ⁻CN, 2. H⁺, H₂O

A alternativa (1. Mg, 2. CO₂, 3. H⁺, H₂O) falha porque a formação do composto de Grignard não é possível na presença de um grupo carboxila.

(d) 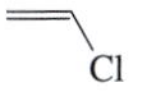 CH₂=CH–Cl   1. Mg, 2. CO₂, 3. H⁺, H₂O

A alternativa (1. Mg, 2. H⁺, H₂O) falha porque as reações S_N2 não ocorrem com carbonos sp^2.

(e) 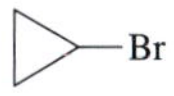 cyclopropyl–Br   1. Mg, 2. CO₂, 3. H⁺, H₂O

A alternativa (1. CN⁻, 2. H⁺, H₂O) falha porque as reações S_N2 de halogenocicloalcanos tensionados são muito lentas.

19-10

(a) 1. HCN, 2. H⁺, H₂O

(b) 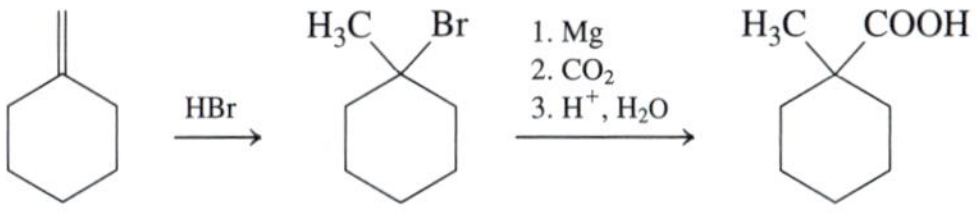 methylenecyclohexane →(HBr)→ 1-bromo-1-methylcyclohexane →(1. Mg, 2. CO₂, 3. H⁺, H₂O)→ 1-methylcyclohexane-1-carboxylic acid

(c) 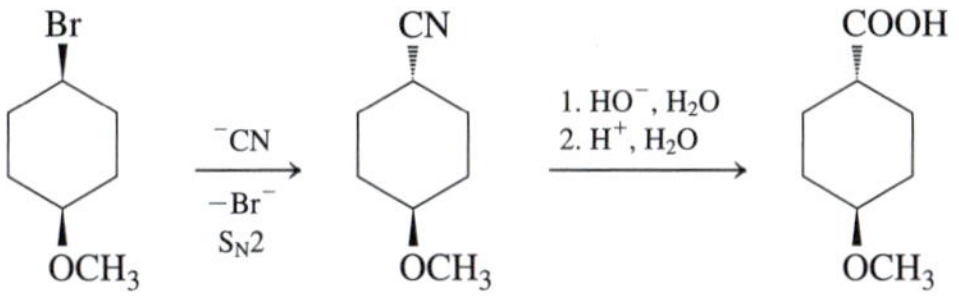 trans-1-bromo-4-methoxycyclohexane →(⁻CN, −Br⁻, S_N2)→ trans-4-methoxycyclohexanecarbonitrile →(1. HO⁻, H₂O; 2. H⁺, H₂O)→ trans-4-methoxycyclohexanecarboxylic acid

19-11

Mecanismo de três etapas de adição de R'OH a R–C(=O⁺H)–OH, formando intermediário tetraédrico R–C(OH)(OR'H⁺)–OH, depois perda de H⁺ para dar R–C(OH)(OR')–OH.

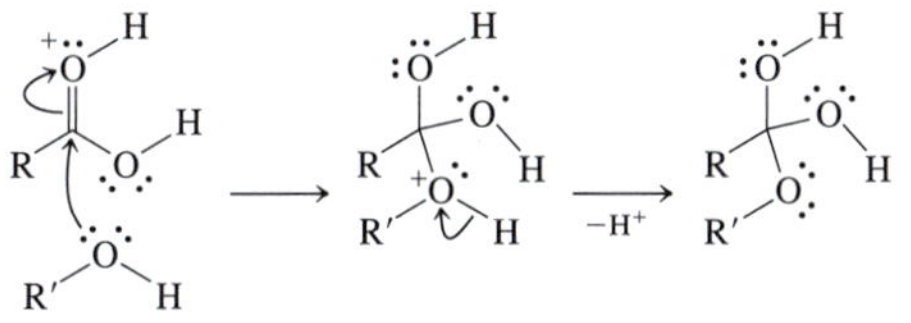

19-12

Foi resolvido no texto do capítulo.

19-13

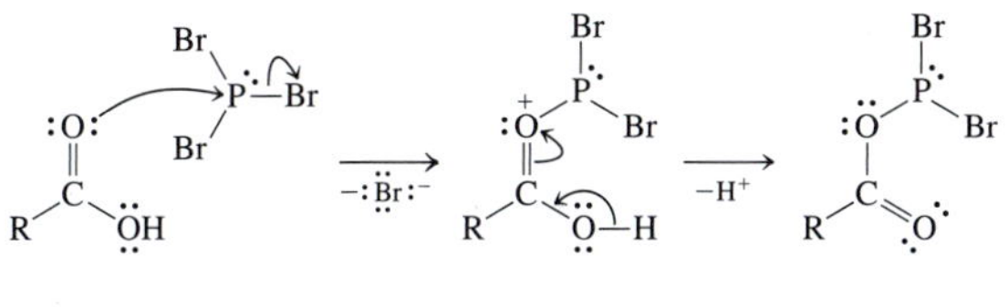

R–C(=O)–OH + PBr₃ → (ataque do O sobre P, saída de Br⁻) → R–C(=O⁺H)–O–PBr₂ → (−H⁺) → R–C(=O)–O–PBr₂

19-14

(a) 1. CH₃C(=O)Cl + Na⁺ ⁻OC(=O)CH₂CH₃

  2. CH₃C(=O)O⁻ Na⁺ + ClC(=O)CH₂CH₃

(b) CH₃CH(CH₃)–C(=O)OH + SOCl₂

19-15

A reação é autocatalisada (pelo ácido).

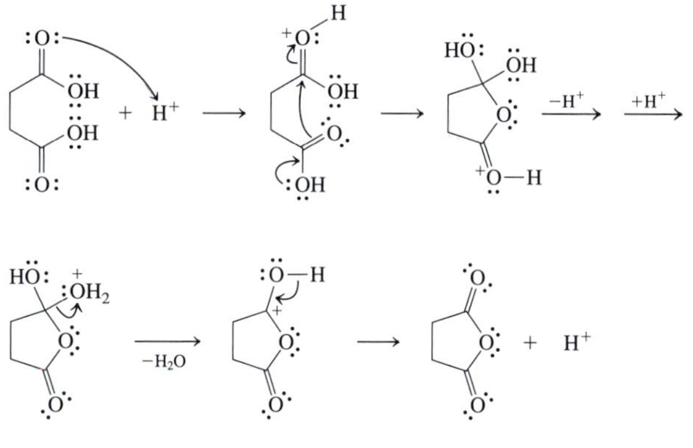

(mecanismo de formação do anidrido succínico a partir do ácido succínico, com protonação, ciclização, perda de H₂O e desprotonação)

19-16

(a) 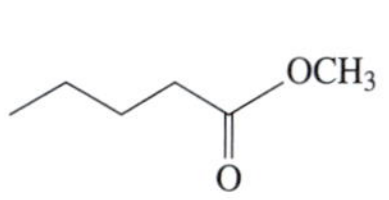 CH₃(CH₂)₃C(=O)OCH₃

(b) 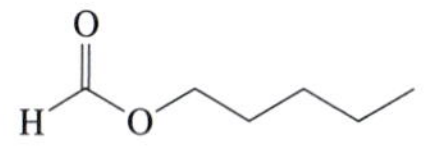 HC(=O)O(CH₂)₄CH₃

(c) 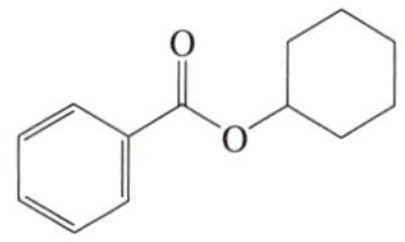 C₆H₅C(=O)O–ciclohexil

(d) 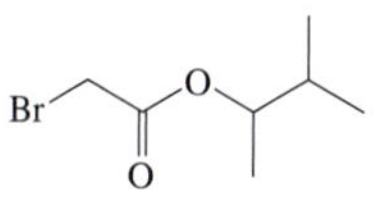 BrCH₂C(=O)O–CH(CH₃)CH(CH₃)₂ (sec-butil-ish)

19-17

(a) CH₃(CH₂)₃C≡CCH₂CH₂CO₂H + (CH₃)₂CHOH (or CH₃CH=CH₂)

(b) CH₃C(=O)(CH₂)₅OH + CH₃COOH

(c) 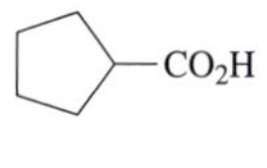 ciclopentil–CO₂H + CH₃CH₂CH(CH₃)CH₂OH

19-18

O átomo marcado aparece no éster.

RC(=O)OH + H¹⁸OCH₃ ⇌(H⁺) RC(=O)¹⁸OCH₃ + H₂O

19-19

Foi resolvido no texto do capítulo.

19-20

Siga aquele átomo de oxigênio em cada etapa do mecanismo. Ele é o oxigênio do grupo hidroxila no álcool intermediário e o oxigênio do anel no produto final.

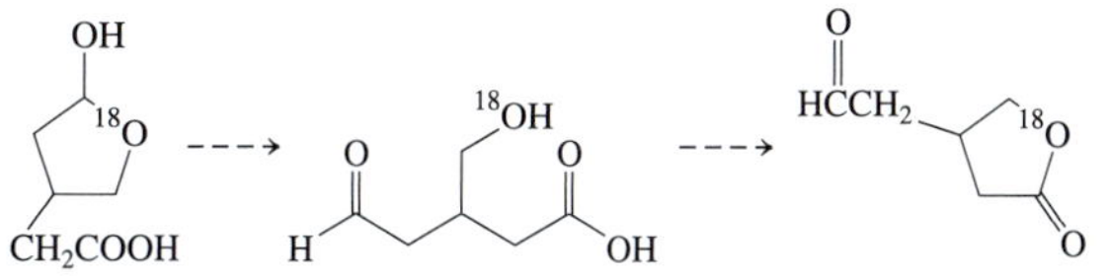

(esquema mostrando lactona com ¹⁸O → intermediário aberto com ¹⁸OH → nova lactona com ¹⁸O no anel)

19-21

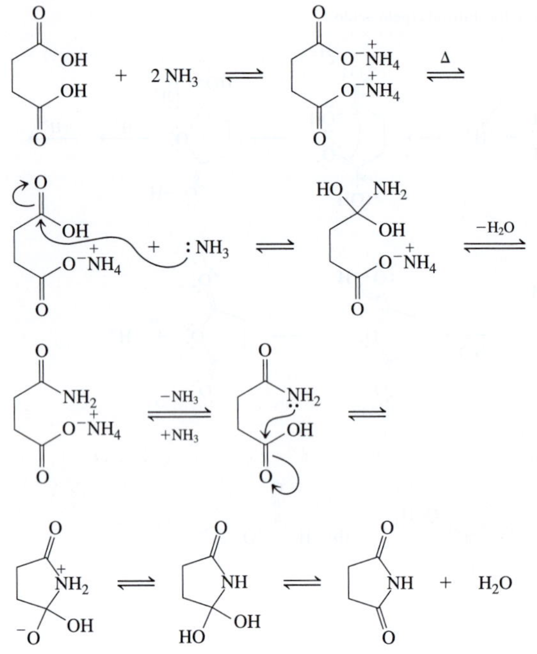

[Reaction scheme: succinic acid + 2 NH₃ ⇌ diammonium succinate →Δ cyclic intermediates → succinimide + H₂O, showing mechanism with protonation, nucleophilic addition of NH₃, loss of H₂O, and cyclization steps]

19-22

(a) 1. H⁺, H₂O, 2. LiAlH₄, 3. H⁺, H₂O
(b) 1. LiAlD₄, 2. H⁺, H₂O

19-23

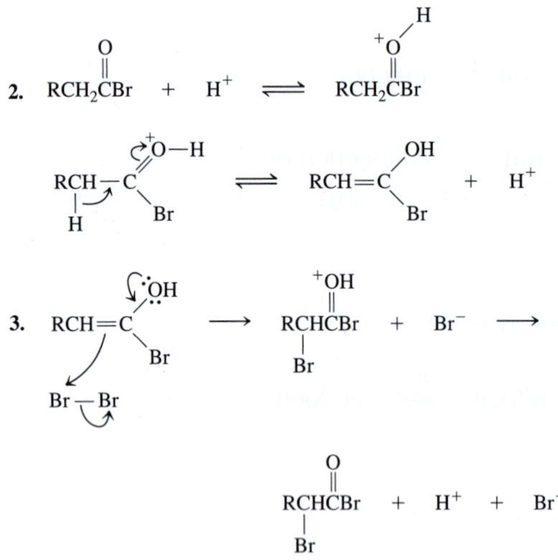

2. $RCH_2CBr(=O) + H^+ \rightleftharpoons RCH_2CBr(=O^+H)$

$RCH(H)-C(^+O-H)(Br) \rightleftharpoons RCH=C(OH)(Br) + H^+$

3. $RCH=C(OH)(Br) + Br-Br \rightarrow RCHCBr(^+OH)(Br) + Br^- \rightarrow RCHCBr(=O)(Br) + H^+ + Br^-$

19-24

Autoexplicativo.

Capítulo 20

20-1

Foi resolvido no texto do capítulo.

20-2

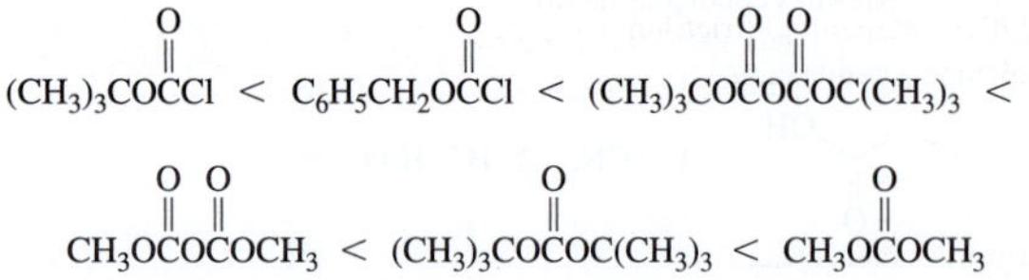

$(CH_3)_3COCCl(=O) < C_6H_5CH_2OCCl(=O) < (CH_3)_3COCOCOC(CH_3)_3 <$

$CH_3OCOCOCH_3 < (CH_3)_3COCOC(CH_3)_3 < CH_3OCOCH_3$

20-3

Na temperatura normal, a rotação da ligação amida é lenta na escala de tempo da RMN e pode-se observar dois rotâmeros distintos.

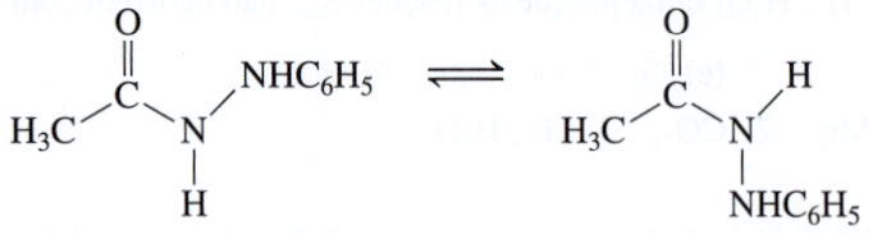

[Structure: H₃C-C(=O)-N(H)-NHC₆H₅ ⇌ H₃C-C(=O)-N(NHC₆H₅)-H]

O aquecimento acelera a interconversão e a técnica da RMN não permite mais a distinção entre as duas espécies.

20-4

$m/z = 85$, $[CH_3CH_2CH_2CH_2C=O]^+$ **(quebra α)**

$m/z = 74$, $\left[H_2C=C(OH)(OCH_3)\right]^+$ **(Rearranjo de McLafferty)**

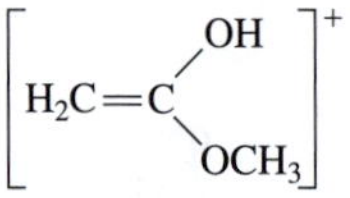

$m/z = 57$, $[CH_3CH_2CH_2CH_2]^+$ **(quebra α)**

20-5

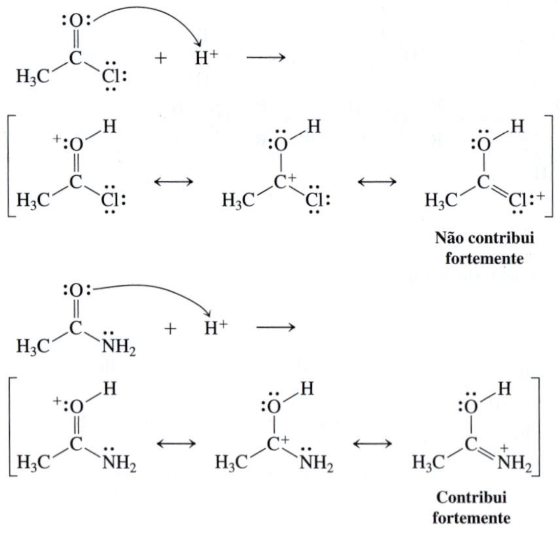

[Resonance structures for protonation of acetyl chloride showing three resonance forms, the last labeled "Não contribui fortemente"]

[Resonance structures for protonation of acetamide showing three resonance forms, the last labeled "Contribui fortemente"]

20-6

Seção 19-12, etapa 2 da reação de Hell-Volhard-Zelinsky.

20-7

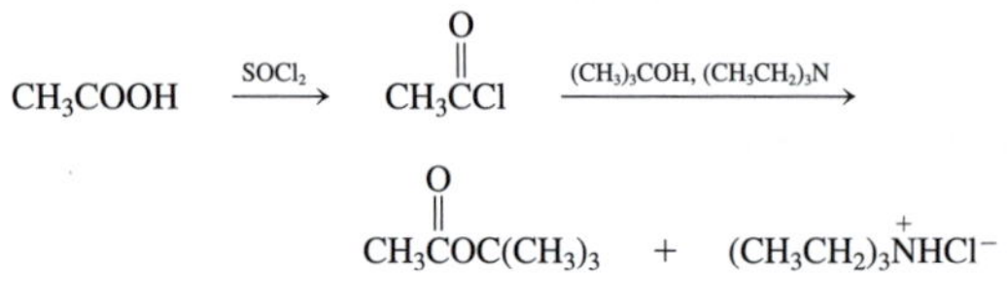

$CH_3COOH \xrightarrow{SOCl_2} CH_3CCl(=O) \xrightarrow{(CH_3)_3COH, (CH_3CH_2)_3N}$

$CH_3COC(CH_3)_3(=O) + (CH_3CH_2)_3\overset{+}{N}HCl^-$

20-8

Use *N,N*-dietil-etanamina (trietilamina) para geral o sal acil-trimetilamônio e depois adicione a amina cara.

20-9

Use os seguintes reagentes.

(a) H_2O (b) 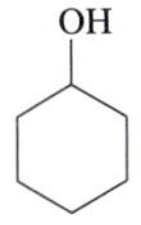 cyclohexanol (OH on cyclohexane)   (c) $(CH_3)_2NH$

(d) $(CH_3CH_2)_2CuLi$ (e) $LiAl[OC(CH_3)_3]_3H$

20-10

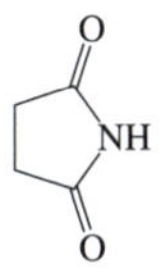

Butanimida (succinimida)
(Veja a Seção 19-10)

20-11

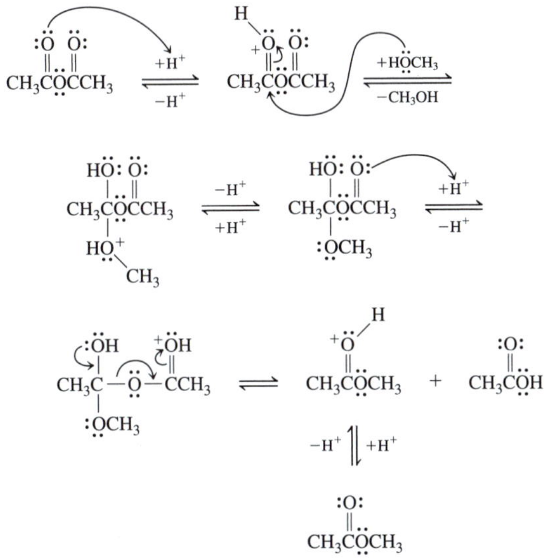

$CH_3\overset{:\overset{..}{O}:}{\overset{\|}{C}}\overset{\overset{..}{O}:}{\overset{\|}{C}}CH_3 \underset{-H^+}{\overset{+H^+}{\rightleftharpoons}} CH_3\overset{+\overset{..}{O}H}{\overset{\|}{C}}\overset{\overset{..}{O}:}{\overset{\|}{C}}CH_3 \underset{-CH_3OH}{\overset{+H\overset{..}{O}CH_3}{\rightleftharpoons}}$

(mechanism continues through acid-catalyzed transesterification-like steps showing tetrahedral intermediates with HO, OCH_3, $+OH$ groups, leading to)

$CH_3\overset{:O:}{\overset{\|}{C}}OCH_3 + CH_3\overset{:O:}{\overset{\|}{C}}OH$

$\underset{+H^+}{\overset{-H^+}{\rightleftharpoons}}$

$CH_3\overset{:O:}{\overset{\|}{C}}OCH_3$

20-12

(a) Propanoato de propila
(b) Butanodioato de dimetila
(c) 2-Propenoato de metila (acrilato de metila)

20-13

Foi resolvido no texto do capítulo.

20-14

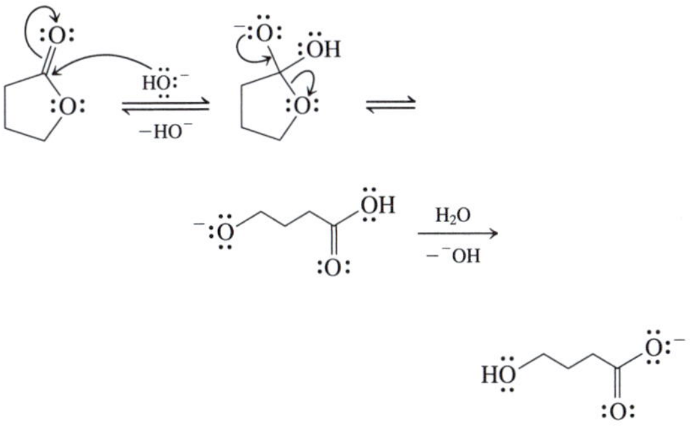

(Mechanism of base-catalyzed hydrolysis of lactone: hydroxide attacks carbonyl, tetrahedral intermediate, ring opens to give ^-O-CH$_2$CH$_2$CH$_2$-C(=O)-OH, then deprotonation to give HO-CH$_2$CH$_2$CH$_2$-C(=O)-O$^-$)

20-15

Catálise ácida: como no Exercício 20-13, porém use $BrCH_2CH_2CH_2OH$ no lugar de H_2O como nucleófilo na segunda etapa.

Catálise básica: como no Exercício 20-14, porém use $BrCH_2CH_2CH_2O^-$ no lugar de OH^- como nucleófilo na primeira etapa. Na prática, no entanto, o bromoalcóxido sofrerá a formação intramolecular do éter oxaciclobutano, via reação de Williamson (veja a Seção 9-6).

20-16

$C_6H_5Br \xrightarrow{Mg} C_6H_5MgBr$

$C_6H_5\overset{O}{\overset{\|}{C}}OCH_3 + 2\,C_6H_5MgBr \xrightarrow{H^+, H_2O} (C_6H_5)_3COH$

20-17

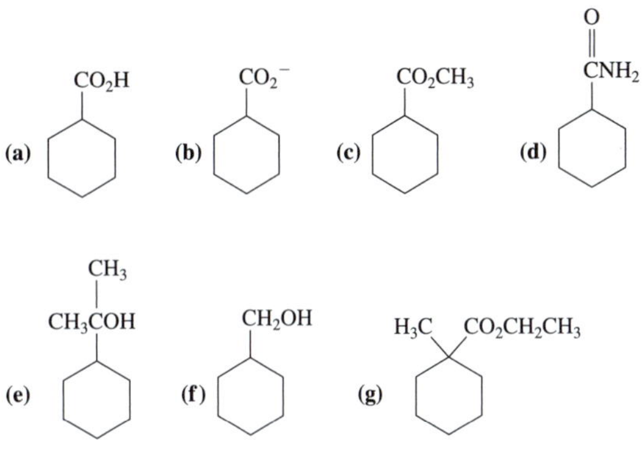

(a) ciclohexil-CO_2H (b) ciclohexil-CO_2^- (c) ciclohexil-CO_2CH_3 (d) ciclohexil-$C(=O)NH_2$

(e) ciclohexil-$C(CH_3)(OH)CH_3$ (i.e. 1-cyclohexyl with CH_3 and CH_3COH)   (f) ciclohexil-CH_2OH (g) ciclohexil-$C(CH_3)(CO_2CH_2CH_3)$

20-18

2-metil-pirrolidina (H_3C, H_3C no carbono 2, NH)

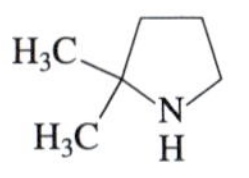

20-19

Foi resolvido no texto do capítulo.

20-20

O hidreto de di-isobutilalumínio converte a amida em aldeído. A hidrólise ácida libera o grupo carbonila do acetal. O produto é um oxoalcanal capaz de condensação de aldol intramolecular sob condições ácidas para dar o produto observado:

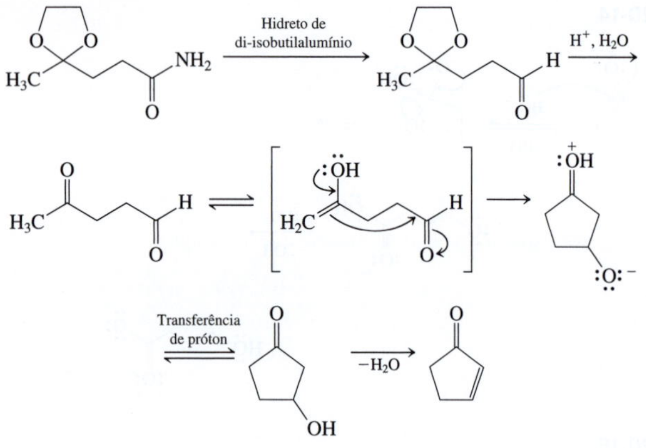

20-21

Em A, a carga negativa pode ser deslocalizada sobre dois grupos carbonila. Isso não é possível em B.

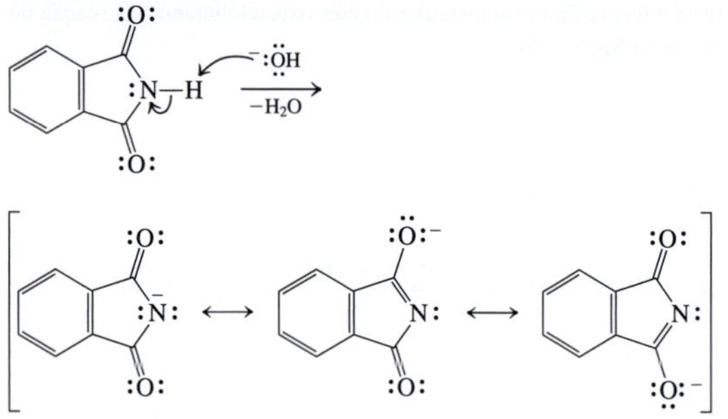

20-25

$BrCH_2CH_2CH_2Br \xrightarrow[-Br^-]{^-CN} BrCH_2CH_2CH_2C\equiv N \xrightarrow[-Br^-]{^-CN} NCCH_2CH_2CH_2CN$

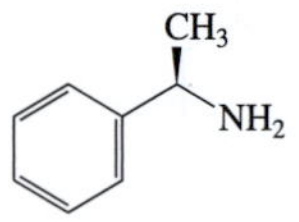

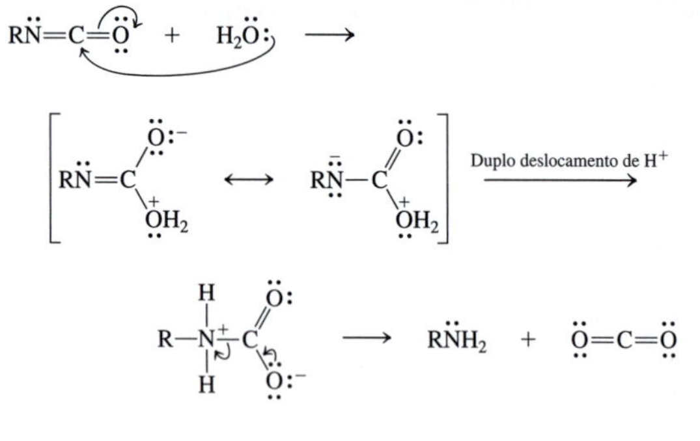

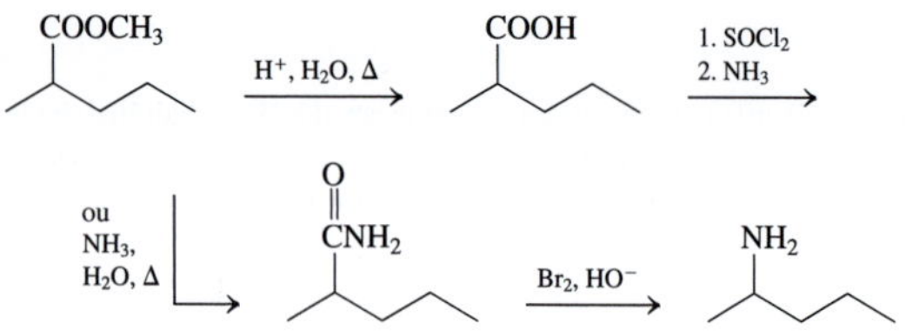

$\delta = 117,6$ e 3 outros sinais

$119,1 \quad 22,6 \quad 17,6$ ppm

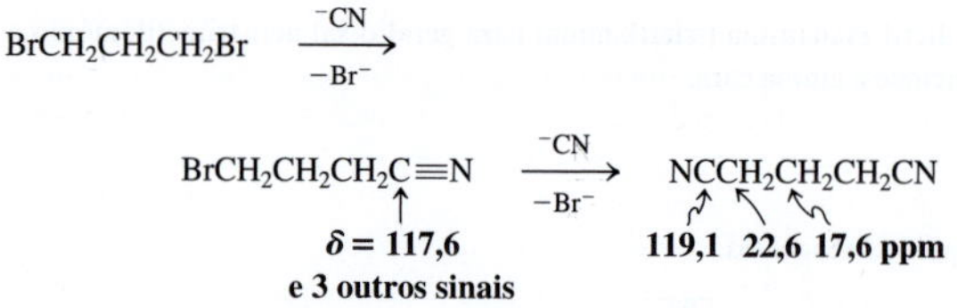

20-26

Os detalhes exatos desta redução não são conhecidos. Um mecanismo possível é

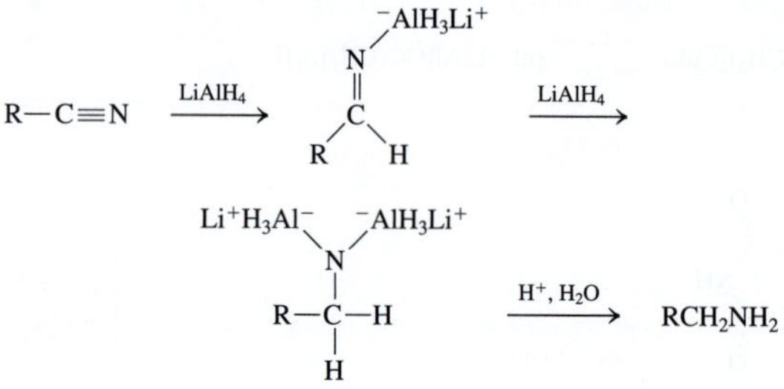

$R-C\equiv N \xrightarrow{LiAlH_4} \cdots \xrightarrow{LiAlH_4} \cdots \xrightarrow{H^+, H_2O} RCH_2NH_2$

20-27

(a) 1. H_2O, HO^-, 2. H^+, H_2O
(b) 1. $CH_3CH_2CH_2CH_2MgBr$, 2. H^+, H_2O
(c) 1. $(CH_3CHCH_2)_2AlH$, with CH_3 branch, 2. H^+, H_2O
(d) D_2, Pt

Capítulo 21

21-1

(a) 2-butanamina, *sec*-butilamina
(b) *N,N*-dimetil-benzenamina, *N,N*-dimetil-anilina
(c) (*R*)-6-bromo-2-hexanamina, (*R*)-(5-bromo-1-metil)-pentilamina

21-3

A eletronegatividade menor do nitrogênio, em comparação com o oxigênio, permite orbitais ligeiramente mais difusos e, em consequência, ligações mais longas com outros núcleos.

21-4

Menos, porque o nitrogênio é menos eletronegativo do que o oxigênio. Veja nas Tabelas 10-2 e 10-3 o efeito da eletronegatividade dos substituintes sobre o deslocamento químico.

21-5

Foi resolvido no texto do capítulo.

21-6

IV: Amina secundária logo; uma banda fraca em ≈ 3.400 cm^{-1}.

^{1}H-RMN: s para o grupo 1,1-dimetil-etila (*terc*-butila) em campo alto; s para o metileno a ele ligado em $\delta \approx 2,7$ ppm; q para o metileno vizinho deste último; t para o grupo metila em campo alto, próximo do sinal de 1,1-dimetil-etila (*terc*-butila).

^{13}C-RMN: Cinco sinais, dois em campo baixo, $\delta \approx 45 - 50$ ppm.

Massas: $m/z = 115$ (M$^+$), 100 [(CH$_3$)$_3$CCH$_2$NH=CH$_2$]$^+$, e 58 (CH$_2$=NHCH$_2$CH$_3$)$^+$. Neste caso, podem se formar dois íons imínio diferentes na fragmentação.

21-7

A resposta está na hibridação do C2 em todos os compostos, que muda de sp^3 para sp^2 e para sp. Lembre-se de que o efeito indutivo de retirar elétrons do carbono aumenta nessa ordem (Seção 13-2). Assim, na série de aminas deste problema, a densidade de elétrons no nitrogênio diminui, juntamente com sua basicidade ou, dito de outro modo, o valor do pK_a do ácido conjugado.

21-8

Como vimos na Seção 21-4 (e nas Seções 16-1 e 16-3), o par de elétrons livres do nitrogênio da benzamina participa de ressonância com o anel fenila. Por isso, o nitrogênio é menos nucleofílico do que em uma alcanamina.

21-9

[Mecanismo de hidrólise básica de ftalimida mostrando ataque do hidróxido ao carbonila, formação de intermediário tetraédrico, abertura do anel para o carboxilato e amida]

Continua como na hidrólise normal de amida catalisada por base (Seção 20-6).

[Mecanismo com hidrazina (H$_2$NNH$_2$): Adição-eliminação seguida por Adição-eliminação intramolecular, formando ftalazinadiona + RNH$_2$]

21-10

A = ftalimida potássica (N:$^-$ K$^+$)

(a) 1. A + CH$_3$(CH$_2$)$_5$Br; 2. H$^+$, H$_2$O; 3. HO$^-$, H$_2$O

(b) 1. A + (CH$_3$)$_2$CHCH$_2$CH$_2$Br (isopentil brometo ramificado); 2. H$^+$, H$_2$O; 3. HO$^-$, H$_2$O

(c) 1. A + ciclo-hexil brometo; 2. H$^+$, H$_2$O; 3. HO$^-$, H$_2$O

(d) 1. A + BrCH$_2$CO$_2$CH$_2$CH$_3$; 2. H$^+$, H$_2$O

É necessária a proteção do grupo carboxila para impedir que o próton reaja com A (veja também a Seção 26-2). O método da azida deveria funcionar bem para (a)-(c). Para (d), a etapa de redução exige a hidrogenação catalítica, porque o LiAlH$_4$ atacaria também a função éster.

21-11

Na forma abreviada:

$$R_2NH + CH_2=\overset{+}{O}-H \longrightarrow R_2\overset{+}{N}(H)-CH_2OH \longrightarrow$$

$$R_2\overset{..}{N}-CH_2-\overset{+}{O}H_2 \xrightarrow{-H_2O} R_2\overset{+}{N}=CH_2 \xrightarrow{\text{"H}^-\text{"}} R_2N-CH_3$$

21-12

Foi resolvido no texto do capítulo.

21-13

[Estrutura da **Buflavina**: sistema bicíclico com dois grupos H$_3$CO e grupo N-CH$_3$]

21-14

CH$_3$(CH$_2$)$_n$NH$_2$ (Excesso) + CH$_3$I

CH$_3$(CH$_2$)$_n$NH$_2$ + H$_2$C=O + NaBH$_3$CN

CH$_3$(CH$_2$)$_n$NHCHO + LiAlH$_4$

21-15

(a) $CH_3CH=CH_2$ e $CH_2=CH_2$
(b) $CH_3CH_2CH=CH_2$ e $CH_3CH=CHCH_3$ (cis e trans). O alqueno terminal predomina. Esta reação é controlada cineticamente pela Regra de Hofmann (Seção 11-1). A base ataca, então, de preferência, o carbono menos impedido do íon quaternário de amônio.

21-16

O grupo etila pode ser eliminado como eteno pela eliminação de Hofmann [veja o Exercício 21-15(a)] para dar uma mistura de produtos. Em geral, qualquer substituinte alquila com hidrogênios na posição em relação ao nitrogênio pode sofrer eliminação, o que não pode obviamente ocorrer com grupos metila.

21-17

[Esquema reacional: quinuclidina → 1. CH_3I, 2. Ag_2O, H_2O, 3. Δ → N-metilpiperidina com grupo vinila → 1. CH_3I, 2. Ag_2O, H_2O, 3. Δ → $(CH_3)_2N$-alquenilamina + Isômero de ligação dupla (como produto lateral) → 1. CH_3I, 2. Ag_2O, H_2O, 3. Δ → dois dienos isoméricos]

21-18

Foi resolvido no texto do capítulo.

21-19

(a) $CH_3C(CH_3)(CH_2NH(CH_2)_5CH_3)CHO$

(b) $CH_3COCH_2CH_2N(CH_3)_2$

(c) 2-(ciclohexilaminometil)ciclohexanona

21-20

[Esquema de síntese da tutocaína: metil etil cetona + $CH_2=O$ + $(CH_3)_2NH$ →(1. H^+, 2. HO^-)→ β-aminocetona →(1. $NaBH_4$; 2. O_2N-C_6H_4-COCl, Seção 20-2)→ éster aromático →(Sn, HCl)→ cloridrato de tutocaína]

21-21

O deslocamento nucleofílico de N_2 em RN_2^+ pela água ocorre via S_N2 com inversão.

21-22

Foi resolvido no texto do capítulo.

21-23

A reação é uma substituição eletrofílica em aromáticos (a primeira etapa da qual, para o ataque em orto, está descrita abaixo), semelhante à nitração (Seção 15-10), exceto que o eletrófilo que ataque é o cátion nitrosila, $:N\equiv O:^+$ (e não o íon nitrônio, NO_2^+). A relação com o Problema 21-22 fica evidente se você olhar o fenol como um enol (daí o nome; Seção 22-3).

[Esquema: fenol + $:N\equiv O:^+$ compare com enol + $:N\equiv O:^+$]

21-24

$$R-C(=O)-\ddot{O}-H + {}^-:CH_2-\overset{+}{N}\equiv N: \longrightarrow$$
$$R-C(=O)-\ddot{O}:^- + CH_3-\overset{+}{N}\equiv N: \longrightarrow$$
$$R-C(=O)-\ddot{O}CH_3 + N_2$$

Capítulo 22

22-1

(a) isopropilbenzeno [seta indicando C–H benzílico]
(b) 1,2-difeniletano [seta]
(c) 1,3-difenilpropano [seta]
(d) difenilmetano [seta]
(e) terc-butilbenzeno

Ordem de reatividade: (d) > (e) > (a), (b), (c)

22-2

A solvólise de $(C_6H_5)_2CHCl$ é mais rápida, porque o grupo fenila adicional aumenta a estabilização por ressonância do carbocátion intermediário.

22-3

Ambos reagem via S_N2, com ataque do cloreto ao grupo hidróxi protonado. A conversão do fenilmetanol é acelerada em relação à do etanol pelo estado de transição deslocalizado.

22-4

(a) $(C_6H_5)_2CH_2$, porque o ânion correspondente é melhor estabilizado por ressonância.
(b) $4\text{-}CH_3OC_6H_4CH_2Br$, porque o grupo de saída é melhor.
(c) $C_6H_5CH(CH_3)OH$, porque o cátion benzila correspondente não é desestabilizado pelo grupo nitro (escreva as estruturas de ressonância).

22-5

(a) 1. KMnO₄, 2. LiAlH₄, 3. H₂, Pd–C
(b) 1. KMnO₄, 2. H⁺, H₂O, 3. Δ (−2 H₂O)

22-6

O grupo nitro retira elétrons por efeito indutivo em todas as posições, mas só pode estabilizar a carga negativa por ressonância nas posições C2 ou C4.

22-7

B, A, D, C

22-8

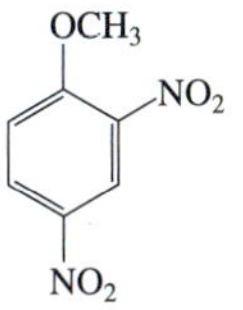

[Estrutura: benzeno com OCH₃, NO₂ em orto e NO₂ em para]

22-9

Foi resolvido no texto do capítulo.

22-10

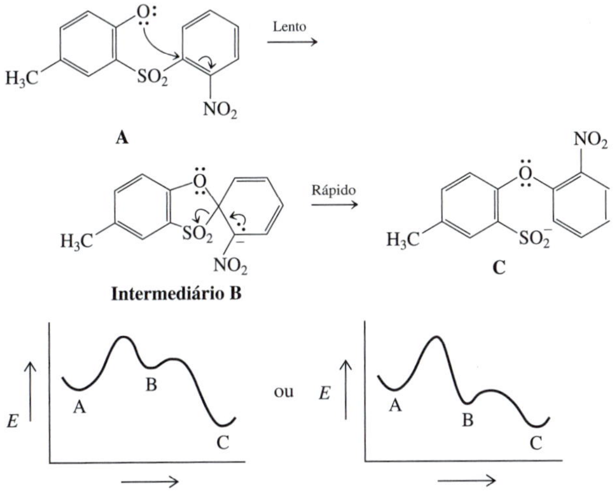

[Diagramas de mecanismo com intermediário A, intermediário B, e produto C; dois diagramas de energia mostrando A→B→C]

22-11

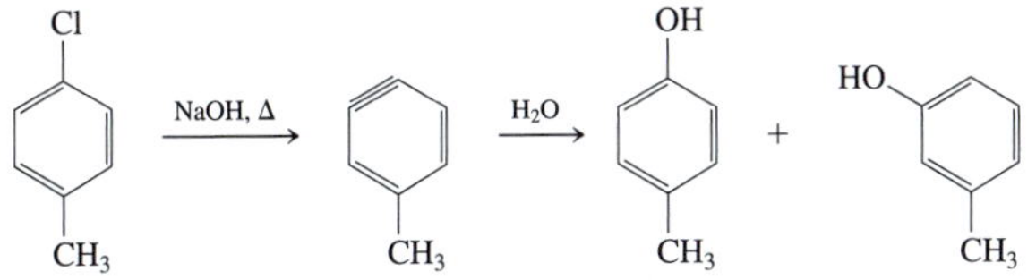

[Esquema reacional: p-clorotolueno com NaOH, Δ → benzino-tolueno → H₂O → mistura de p-cresol e m-cresol]

22-12

[Esquema: o-bromoanisol com ⁻:NH₂ (−NH₃, −Br⁻) → intermediário benzino com OCH₃ → ⁻:NH₂ → m-anisidina (A)]

22-13

[Esquema: sal de diazônio-carboxilato com −CO₂, −N₂ → benzino → Reação de Diels-Alder com (E,E)-2,4-hexadieno → B]

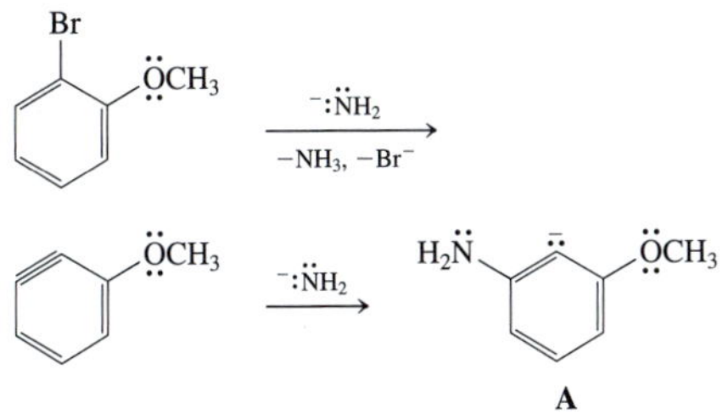

O produto A da adição da amida ao benzino intermediário é estabilizado por retirada de elétrons pelo oxigênio do grupo metóxi e, portanto, ele se forma regiosseletivamente. A protonação leva ao produto principal. Observe que não há possibilidade de deslocalização da carga negativa em A, porque o par de elétrons reativo está em um orbital sp^2 perpendicular ao sistema π.

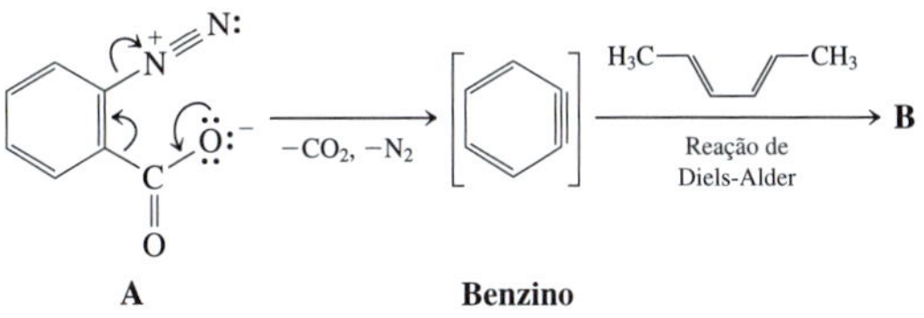

22-14

[Esquema reacional: benzeno 1. C₆H₅CCl, AlCl₃ 2. Zn(Hg), HCl → difenilmetano; 1. HNO₃, H₂SO₄ (você terá de separar da mistura o produto secundário orto) 2. H₂, Ni → p-aminodifenilmetano; 1. NaNO₂, H⁺, H₂O 2. Cu₂O, Cu(NO₃)₂, H₂O, 0°C → p-hidroxidifenilmetano]

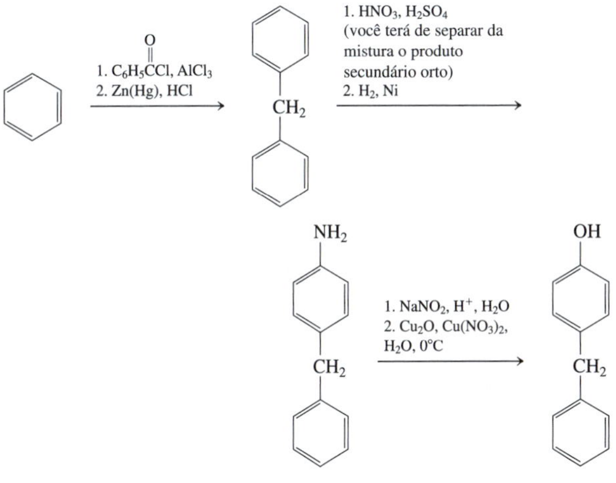

22-15

(a) 1. Br₂, 2. catalisador Pd, KOH
(b) 1. HNO₃, H₂SO₄, 2. Br₂, catalisador Pd, KOH
(c) 1. Br₂, 2. catalisador Pd, KOH

22-16

Este processo requer o ataque nucleofílico do íon halogeneto ao anel fenila, uma reação que não é competitiva.

22-17

As aminas são mais nucleofílicas do que os álcoois. Esta regra vale também para as benzenaminas (anilinas) em relação aos fenóis.

22-18

O grupo 1,1-dimetil-etila (*terc*-butila) é consideravelmente mais volumoso do que o grupo metila, e o ataque ocorre preferencialmente em C4.

22-19

Foi resolvido no texto do capítulo.

22-20

1. Br₂, 2. CH₃CH₂CH₂Cl, NaOH, 3. SOCl₂, HOCH₂CH₂N(CH₂CH₃)₂, 4. catalisador Pd, NH₃

22-21

Foi resolvido no texto do capítulo.

22-22

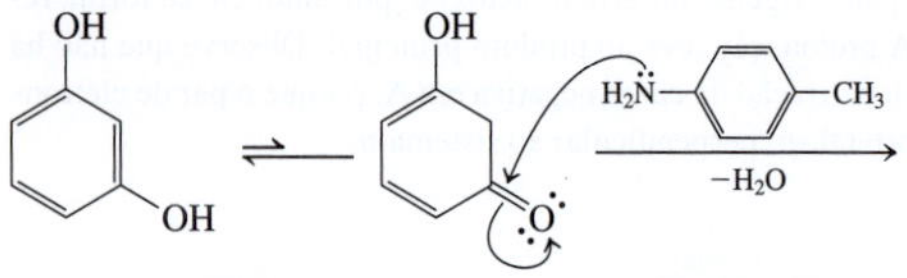

[Tautomerização e condensação da resorcina com p-toluidina, seguida de tautomerização para dar o produto de aminação aromática.]

22-23

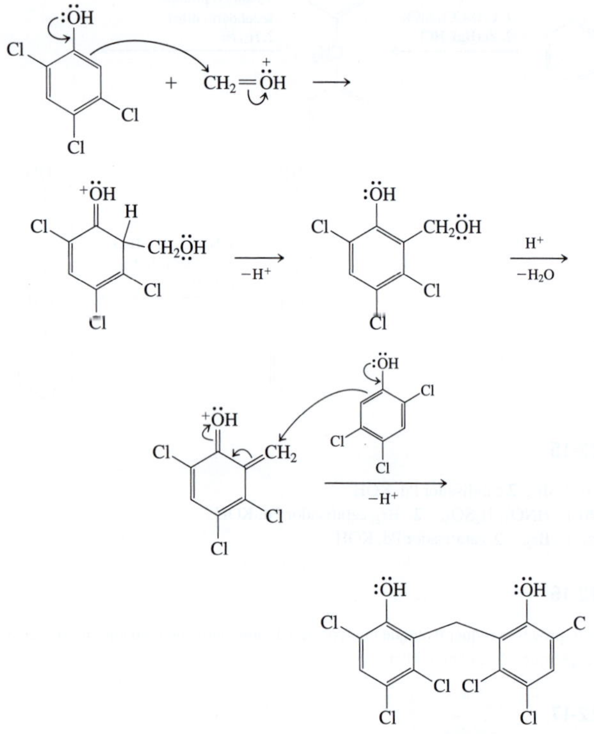

[Mecanismo de formação do hexaclorofeno a partir de 2,4,5-triclorofenol e formaldeído protonado, passando por intermediário hidroximetilado, desidratação e segunda alquilação eletrofílica.]

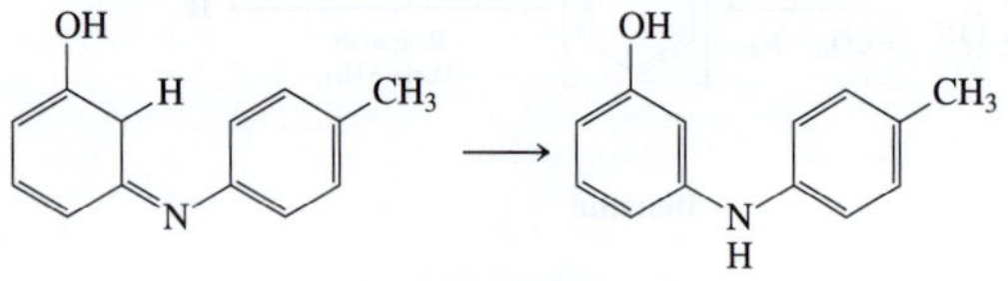

Hexaclorofeno

22-24

$$\text{HO}\diagup\!\!\diagdown \xrightarrow[-\text{H}_2\text{O}]{\text{NaOH}} {}^-\text{O}\diagup\!\!\diagdown \longrightarrow$$

$$\text{O}^- \diagup\!\!\diagdown \xrightarrow[-\text{HO}^-]{\text{H}_2\text{O}} \text{HO}\diagup\!\!\diagdown \longrightarrow \text{OHC}\diagup\!\!\diagdown$$

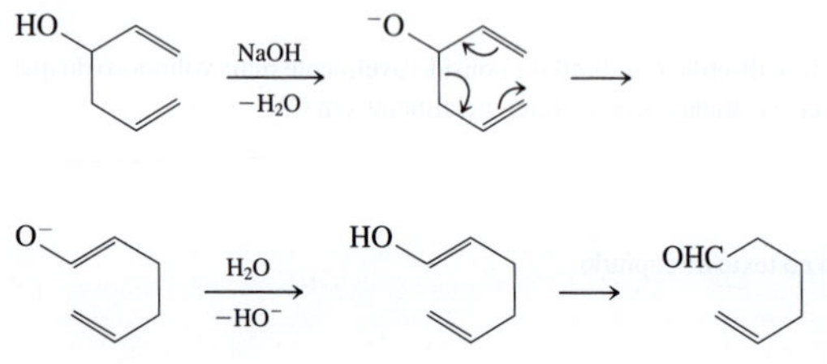

O rearranjo de Cope é especialmente rápido neste caso, porque a carga negativa do íon enolato inicial está deslocalizada.

22-25

Foi resolvido no texto do capítulo.

22-26

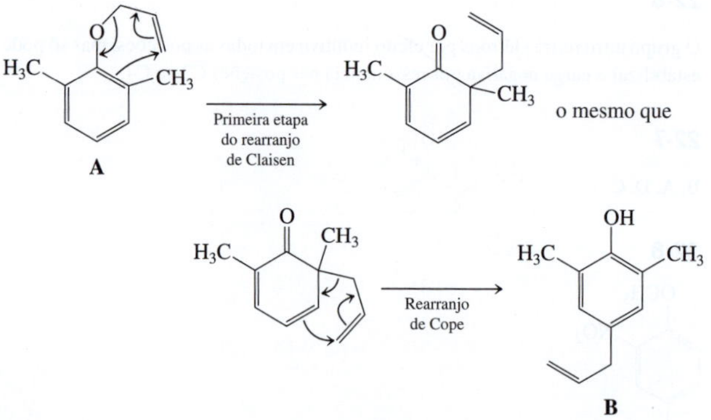

[Primeira etapa do rearranjo de Claisen do alil 2,6-dimetilfenil éter (A), gerando a dienona intermediária, seguida de rearranjo de Cope para dar o 4-alil-2,6-dimetilfenol (B).]

22-27

[Estruturas de ressonância do ânion fenóxido do hidroquinona (p-hidroxifenóxido) e do radical correspondente, mostrando a deslocalização da carga e do elétron desemparelhado sobre o anel e o outro oxigênio.]

etc.

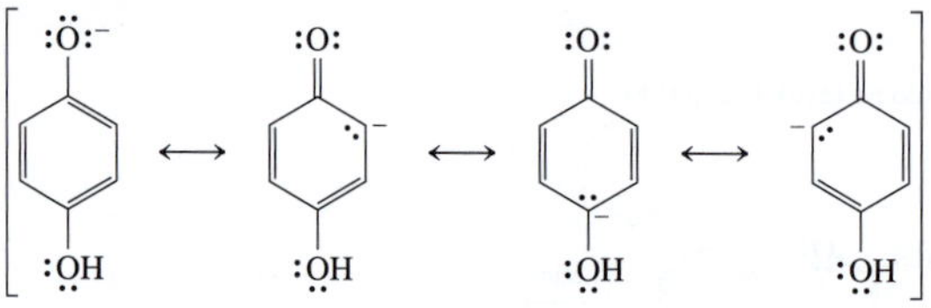

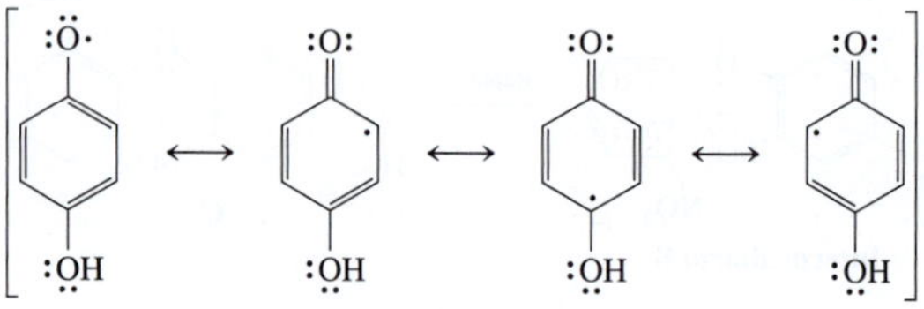

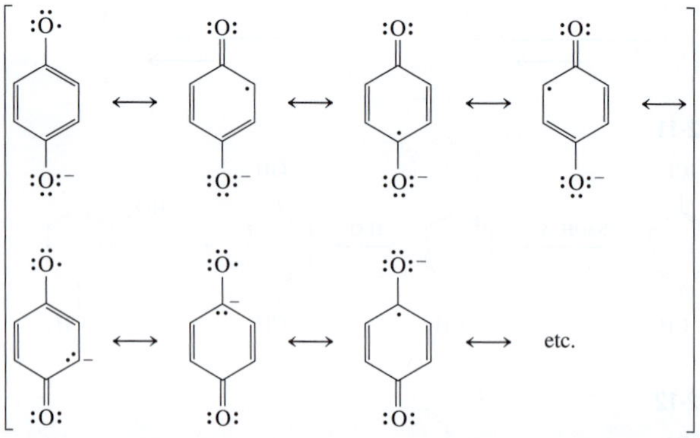

22-28

Esta troca ocorre através de dois ciclos conjugados de adição-eliminação.

[Mecanismo mostrando a troca de grupos metoxi por etoxi em quinona metilada, através de adição nucleofílica de $^-$:ÖCH$_2$CH$_3$, seguida de eliminação de $^-$:ÖCH$_3$, e repetição para formar o produto dietoxilado.]

22-29

[Três estruturas de ressonância de um intermediário furanona com grupos :ÖH, :Ö$^-$, C=O e O no ciclo, com substituinte R e H.]

22-30

(a) 1. CH$_3$CCl (=O), AlCl$_3$, 2. HNO$_3$, H$_2$SO$_4$, 3. H$_2$, Pd, 4. NaNO$_2$, HI

(b) 1. HNO$_3$ (2 equivalentes), H$_2$SO$_4$, 2. H$_2$, Ni, 3. NaNO$_2$, HCl, 4. CuCN, KCN

(c) 1. HNO$_3$, H$_2$SO$_4$, 2. SO$_3$, H$_2$SO$_4$, 3. H$_2$, Ni, 4. NaNO$_2$, HCl, 5. H$_2$O, Cu^{2+}

22-31

Benzeno $\xrightarrow{\text{1. HNO}_3\text{, H}_2\text{SO}_4;\ \text{2. H}_2\text{, Ni}}$ anilina $\xrightarrow{\text{3 Br}_2\text{, H}_2\text{O}}$ 2,4,6-tribromoanilina $\xrightarrow{\text{1. NaNO}_2\text{, H}^+;\ \text{2. H}_3\text{PO}_2}$ 1,3,5-tribromobenzeno

22-32

(a) 4-metoxiazobenzeno (OCH$_3$ em para, N=N ligado a fenila)

(b) 2-cloro-4-metoxiazobenzeno + 4-cloro-2-metoxiazobenzeno

(c) 4-terc-butil-2-(N,N-dimetilamino)azobenzeno: (CH$_3$)$_3$C– com –N(CH$_3$)$_2$ e –N=N–C$_6$H$_5$

Capítulo 23

23-1

(a) CH$_3$CH$_2$CCHCOCH$_2$CH$_3$ com duas C=O e CH$_3$ no carbono central
$$\text{CH}_3\text{CH}_2\overset{O}{\overset{\|}{C}}\overset{CH_3}{\underset{|}{CH}}\overset{O}{\overset{\|}{C}}\text{OCH}_2\text{CH}_3$$

(b) $$\text{CH}_3\text{CHCH}_2\overset{O}{\overset{\|}{C}}\overset{CH(CH_3)_2}{\underset{|}{CH}}\overset{O}{\overset{\|}{C}}\text{OCH}_2\text{CH}_3$$ (com (CH$_3$)$_2$CH como indicado)

(c) $$\text{CH}_3(\text{CH}_2)_3\overset{O}{\overset{\|}{C}}\overset{(CH_2)_2CH_3}{\underset{|}{CH}}\overset{O}{\overset{\|}{C}}\text{OCH}_2\text{CH}_3$$

23-2

Condensação retro-Claisen

$$\text{CH}_3\overset{:O:}{\overset{\|}{C}}-\overset{CH_3}{\underset{|}{C}}-\overset{:O:}{\overset{\|}{C}}\text{OCH}_3 \ +\ \text{CH}_3\ddot{\text{O}}:^- \longrightarrow$$

$$\text{CH}_3\overset{:\ddot{O}:^-}{\underset{|}{C}}-\overset{CH_3}{\underset{|}{C}}-\overset{:O:CH_3}{\overset{\|}{C}}\text{OCH}_3 \longrightarrow$$

$$\text{CH}_3\overset{:O:}{\overset{\|}{C}}\text{OCH}_3 \ +\ (\text{CH}_3)_2\text{C}=\overset{:\ddot{O}:^-}{\underset{|}{C}}\text{OCH}_3 \ \rightleftharpoons$$

$$\text{CH}_2=\overset{:\ddot{O}:^-}{\underset{|}{C}}\text{OCH}_3 \ +\ (\text{CH}_3)_2\text{CHCOOCH}_3$$

Condensação de Claisen

$$\text{CH}_3\overset{:O:}{\overset{\|}{C}}\text{OCH}_3 \ +\ \text{CH}_2=\overset{:\ddot{O}:^-}{\underset{|}{C}}\text{OCH}_3 \longrightarrow$$

$$\xrightarrow{-\text{CH}_3\text{OH}}\ \text{CH}_3\overset{O}{\overset{\|}{C}}\text{CHCOOCH}_3^{\ -}$$

23-3

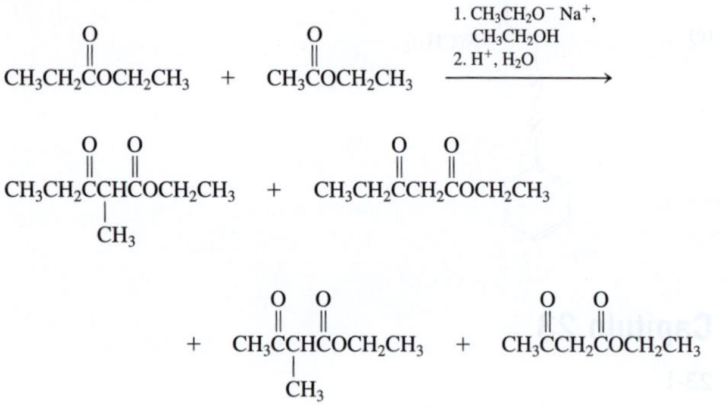

$CH_3CH_2\overset{O}{\overset{\|}{C}}OCH_2CH_3$ + $CH_3\overset{O}{\overset{\|}{C}}OCH_2CH_3$ $\xrightarrow[\text{2. H}^+, \text{H}_2\text{O}]{\text{1. CH}_3\text{CH}_2\text{O}^-\text{ Na}^+, \text{CH}_3\text{CH}_2\text{OH}}$

$CH_3CH_2\overset{O}{\overset{\|}{C}}\overset{}{\underset{CH_3}{CH}}\overset{O}{\overset{\|}{C}}OCH_2CH_3$ + $CH_3CH_2\overset{O}{\overset{\|}{C}}CH_2\overset{O}{\overset{\|}{C}}OCH_2CH_3$

+ $CH_3\overset{O}{\overset{\|}{C}}\overset{}{\underset{CH_3}{CH}}\overset{O}{\overset{\|}{C}}OCH_2CH_3$ + $CH_3\overset{O}{\overset{\|}{C}}CH_2\overset{O}{\overset{\|}{C}}OCH_2CH_3$

23-4

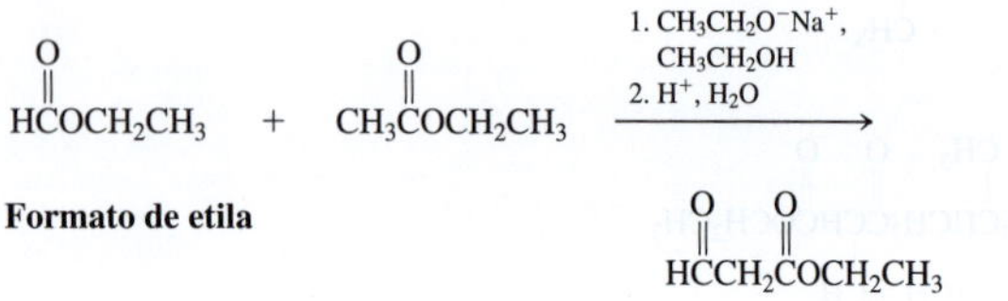

$H\overset{O}{\overset{\|}{C}}OCH_2CH_3$ + $CH_3\overset{O}{\overset{\|}{C}}OCH_2CH_3$ $\xrightarrow[\text{2. H}^+, \text{H}_2\text{O}]{\text{1. CH}_3\text{CH}_2\text{O}^-\text{Na}^+, \text{CH}_3\text{CH}_2\text{OH}}$

Formato de etila

$H\overset{O}{\overset{\|}{C}}CH_2\overset{O}{\overset{\|}{C}}OCH_2CH_3$

80%

3-Oxo-propanoato de etila

O formato de etila não se enoliza e o grupo carbonila é mais eletrofílico do que o do acetato de etila, o análogo "substituído com metila".

23-5

Foi resolvido no texto do capítulo.

23-6

Este mecanismo está abreviado.

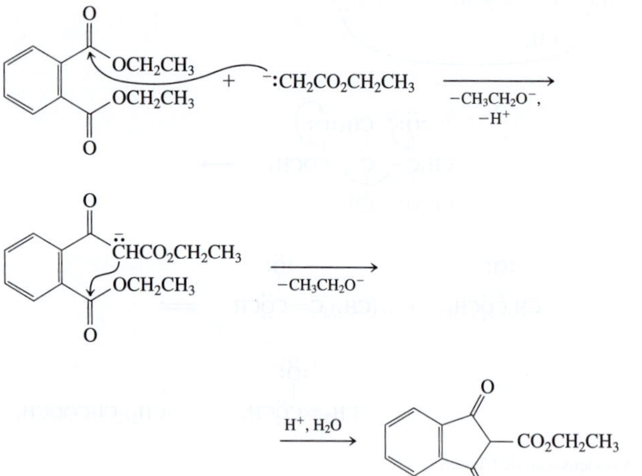

[mechanism structures with phthalate diester + :CH₂CO₂CH₂CH₃ → intermediates → final product: 2-(ethoxycarbonyl)-1,3-indandione]

23-7

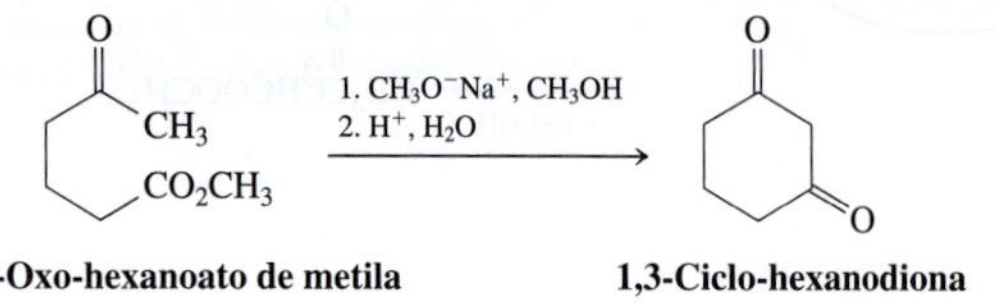

5-Oxo-hexanoato de metila $\xrightarrow[\text{2. H}^+, \text{H}_2\text{O}]{\text{1. CH}_3\text{O}^-\text{Na}^+, \text{CH}_3\text{OH}}$ **1,3-Ciclo-hexanodiona**

23-8

Foi resolvido no texto do capítulo.

23-9

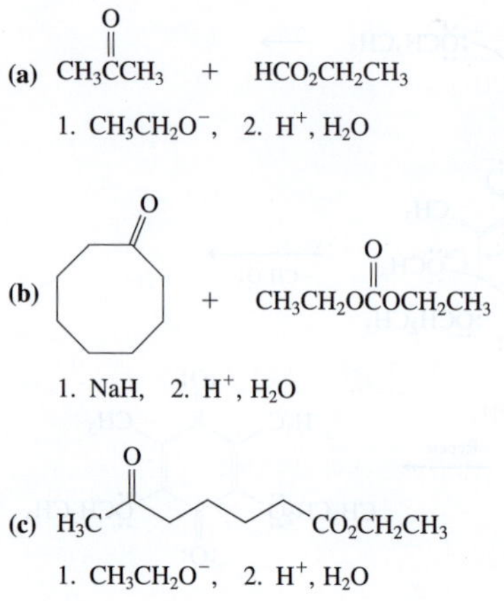

(a) $CH_3\overset{O}{\overset{\|}{C}}CH_3$ + $HCO_2CH_2CH_3$
 1. $CH_3CH_2O^-$, 2. H^+, H_2O

(b) [cyclooctanone] + $CH_3CH_2O\overset{O}{\overset{\|}{C}}OCH_2CH_3$
 1. NaH, 2. H^+, H_2O

(c) $H_3C\overset{O}{\overset{\|}{C}}$~~~~$CO_2CH_2CH_3$
 1. $CH_3CH_2O^-$, 2. H^+, H_2O

23-10

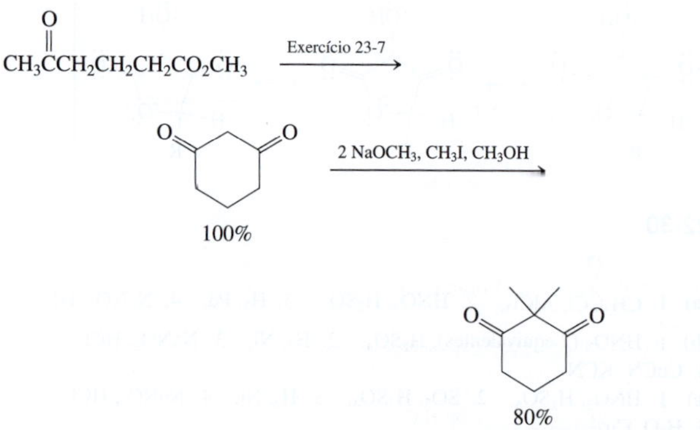

$CH_3\overset{O}{\overset{\|}{C}}CH_2CH_2CH_2CO_2CH_3$ $\xrightarrow{\text{Exercício 23-7}}$

[1,3-cyclohexanedione] 100%

$\xrightarrow{\text{2 NaOCH}_3, \text{CH}_3\text{I}, \text{CH}_3\text{OH}}$

[2,2-dimethyl-1,3-cyclohexanedione] 80%

2,2-Dimetil-1,3-ciclo-hexanodiona

23-11

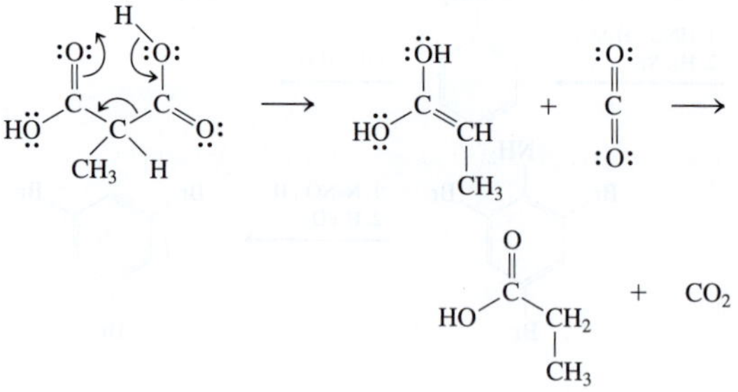

[mechanism: β-keto acid decarboxylation via enol → acetone + CO₂]

23-12

(a) 1. $NaOCH_2CH_3$, 2. $CH_3CH_2CH_2Br$, 3. NaOH, 4. H^+, H_2O, Δ; (b) 1. $NaOCH_2CH_3$, 2. $CH_3(CH_2)_4Br$, 3. NaOH, 4. H^+, H_2O, Δ; (c) 1. 2 $NaOCH_2CH_3$, 2. 2 CH_3CH_2Br, 3. NaOH, 4. H^+, H_2O, Δ; (d) 1. $NaOCH_2CH_3$, 2. $C_6H_5CH_2Cl$, 3. NaOH, 4. H^+, H_2O, Δ

23-13

(a) 1. CH₃CH₂OOCCHCOOCH₂CH₃,
         |
         CH₃

   2. CH₃CH₂OOCCCOOCH₂CH₃,
         |
         (CH₂)₉CH₃
         |
         CH₃

   3. K⁺⁻OOCCCOO⁻K⁺
         |
         (CH₂)₉CH₃
         |
         CH₃

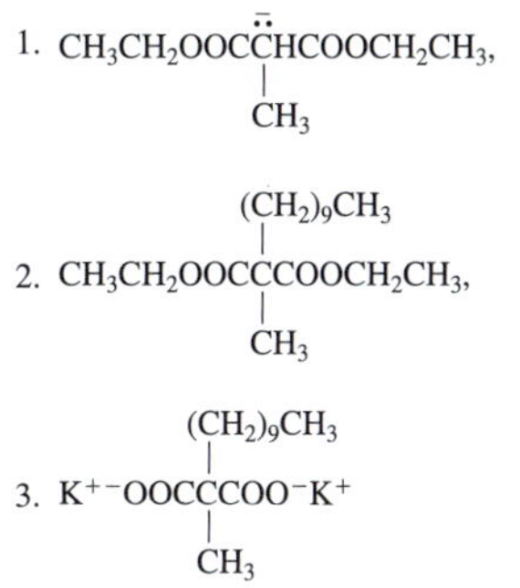

(b) CH₃CH₂OOCCH₂COOCH₂CH₃ $\xrightarrow{\text{1. NaOCH}_2\text{CH}_3,\ \text{2. CH}_3\text{Br}}$ CH₃CH₂OOCCHCOOCH₂CH₃
                                                                                       |
                                                                                       CH₃

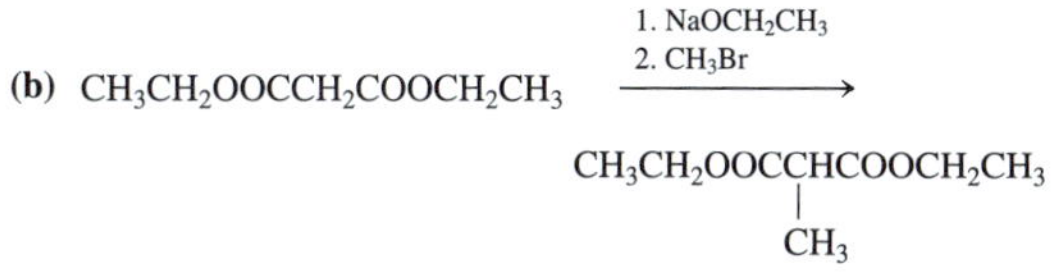

23-14

(a) 2-Butil-ciclo-hexanona

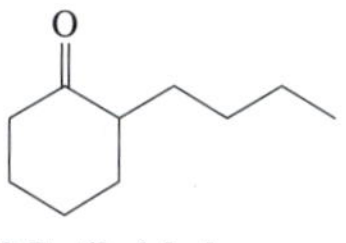

(b) CH₃CH₂CO₂H — Ácido propanoico

(c) CH₃CCHCCH(C₆H₅) with CH₃ substituent — 1-Fenil-2-metil-1,3-butanodiona

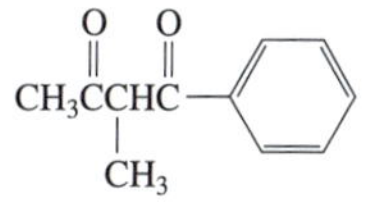

(d) Esta sequência é geral para 2-halogeno-ésteres.

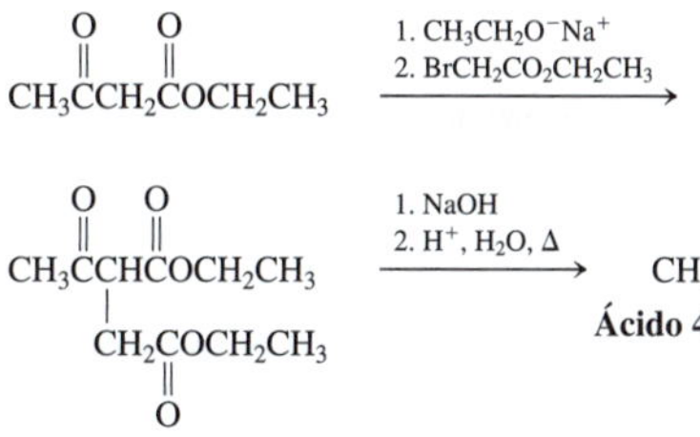

CH₃CCH₂COCH₂CH₃ $\xrightarrow{\text{1. CH}_3\text{CH}_2\text{O}^-\text{Na}^+,\ \text{2. BrCH}_2\text{CO}_2\text{CH}_2\text{CH}_3}$

CH₃CCHCOCH₂CH₃
     |
     CH₂COCH₂CH₃
            ‖
            O

$\xrightarrow{\text{1. NaOH,\ 2. H}^+,\text{H}_2\text{O},\ \Delta}$ CH₃CCH₂CH₂COH — Ácido 4-oxo-pentanoico

Note que somente o grupo carboxila ligado ao carbono α pode sofrer descarboxilação.

(e) HOCCHCH₂COH
          |
          CH₃CH₂
    Ácido 2-etil-butanodioico

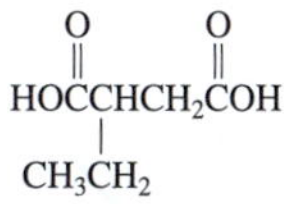

O aquecimento excessivo pode desidratar este produto até o anidrido (Seção 19-8).

(f) CH₃CCH₂CH₂CCH₃ — 2,5-Hexanodiona

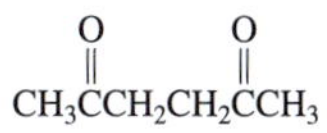

23-15

Foi resolvido no texto do capítulo.

23-16

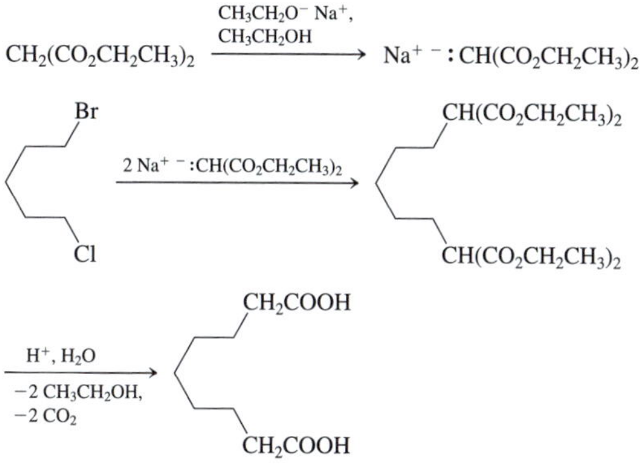

CH₂(CO₂CH₂CH₃)₂ $\xrightarrow{\text{CH}_3\text{CH}_2\text{O}^-\text{Na}^+,\ \text{CH}_3\text{CH}_2\text{OH}}$ Na⁺ ⁻:CH(CO₂CH₂CH₃)₂

Br(CH₂)ₙCl $\xrightarrow{\text{2 Na}^+\ ^-:\text{CH(CO}_2\text{CH}_2\text{CH}_3)_2}$ (chain with two CH(CO₂CH₂CH₃)₂ groups)

$\xrightarrow[{-2\ \text{CH}_3\text{CH}_2\text{OH},\ -2\ \text{CO}_2}]{\text{H}^+,\ \text{H}_2\text{O}}$ HOOCCH₂(CH₂)₅CH₂COOH — Ácido heptanodioico

23-17

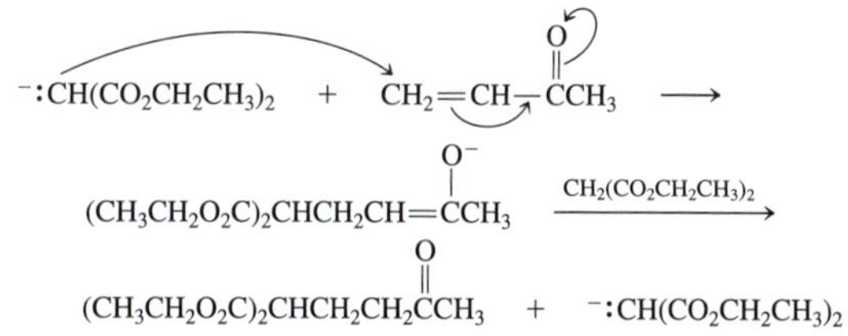

⁻:CH(CO₂CH₂CH₃)₂ + CH₂=CH—CCH₃ ⟶
                                ‖
                                O

(CH₃CH₂O₂C)₂CHCH₂CH=CCH₃ $\xrightarrow{\text{CH}_2(\text{CO}_2\text{CH}_2\text{CH}_3)_2}$
                          |
                          O⁻

(CH₃CH₂O₂C)₂CHCH₂CH₂CCH₃ + ⁻:CH(CO₂CH₂CH₃)₂
                         ‖
                         O

O enolato do produto regenera o enolato do éster malônico inicial.

23-18

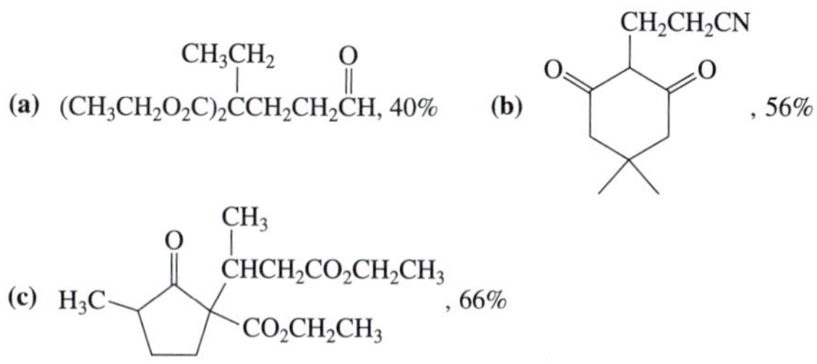

(a) (CH₃CH₂O₂C)₂CCH₂CH₂CH, 40%
                  |
                  CH₃CH₂
                        ‖
                        O

(b) 5,5-dimethyl-2-(cyanoethyl)-1,3-cyclohexanedione, 56%

(c) H₃C-cyclopentanone with CH₃, CHCH₂CO₂CH₂CH₃ and CO₂CH₂CH₃ substituents, 66%

23-19

(dimedone enolate) + CH₂=CHCN ⟶

intermediate with CN group, Ácido H transfer

$\xrightarrow{\text{CH}_2=\text{CHCN, Segunda adição de Michael}}$

bis(cyanoethyl) dimedone product

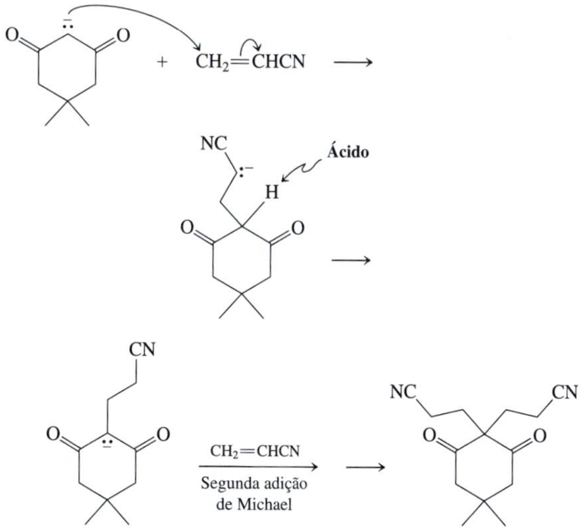

23-20

Foi resolvido no texto do capítulo.

23-21

[Esquema: adição de Michael seguida de condensação de aldol formando sistema bicíclico]

23-22

Os nucleófilos adicionam-se ao grupo carbonila e as bases desprotonam o carbono vizinho à carbonila.

23-23

[Esquema reacional com 1,3-ditiano: 1. CH$_3$CH$_2$CH$_2$CH$_2$Li, 2. (CH$_3$)$_2$CHBr; depois 1. CH$_3$CH$_2$CH$_2$CH$_2$Li, 2. CH$_3$CCH$_3$ (com O); Hg^{2+}, H$_2$O → (CH$_3$)$_2$C(OH)-C(CH(CH$_3$)$_2$)=O]

23-24

(a) CH$_3$CH$_2$CHO + catalisador íon tiazólio ou 1,3-ditia-ciclo-hexano e 1. CH$_3$CH$_2$CH$_2$CH$_2$Li, 2. CH$_3$CH$_2$Br, 3. CH$_3$CH$_2$CH$_2$CH$_2$Li, 4. CH$_3$CH$_2$CHO, 5. Hg^{2+}, H$_2$O

(b) 1,3-catalisador íon tiazólio e 1. CH$_3$CH$_2$CH$_2$CH$_2$Li, 2. CH$_3$(CH$_2$)$_3$Br, 3. CH$_3$CH$_2$CH$_2$CH$_2$Li, 4. CH$_3$CH$_2$CHO, 5. Hg^{2+}, H$_2$O

(c) 1,3-catalisador íon tiazólio e 1. CH$_3$CH$_2$CH$_2$CH$_2$Li, 2. CH$_3$CH$_2$CHCH$_3$ (com Br), 3. CH$_3$CH$_2$CH$_2$CH$_2$Li, 4. CH$_3$CCH$_2$CH$_3$ (com O), 5. Hg^{2+}, H$_2$O

(d) C$_6$H$_5$CHO + catalisador íon tiazólio

(e) (CH$_3$)$_2$CHCHO + catalisador íon tiazólio ou 1,3-ditia-ciclo-hexano e 1. CH$_3$CH$_2$CH$_2$CH$_2$Li, 2. (CH$_3$)$_2$CHBr, 3. CH$_3$CH$_2$CH$_2$CH$_2$Li, 4. (CH$_3$)$_2$CHCHO, 5. Hg^{2+}, H$_2$O

Capítulo 24

24-1

(a) Aldotetrose
(b) Aldopentose
(c) Cetopentose

24-2

(a) (2R,3R,4R)-2,3,4,5-Tetra-hidróxi-pentanal
(b) (2R,3S,4R,5R)-2,3,4,5,6-Penta-hidróxi-hexanal

24-3

[Projeção de Fischer da D-(−)-arabinose: CHO, HO—H, H—OH, H—OH, CH$_2$OH]

D-(−)arabinose

24-4

[Projeções e estrutura cíclica da L-(−)-glicose]

L-(−)-glicose

24-5

Foi resolvido no texto do capítulo.

24-6

A α-L-glicopiranose e a α-D-glicopiranose são enantiômeros. Quanto às configurações, o texto que está acima do Exercício 24-5 dá a resposta (embora você possa – e provavelmente deva – desenhar a estrutura para confirmação). O carbono anomérico (hemiacetal) dos diastereoisômeros α em uma série D é S. Tudo mais é consequência. Se a α-D-glicopiranose tem configuração S naquele carbono, então o mesmo carbono de seu enantiômero α-L-glicopiranose é R. Nos β anômeros, a estereoquímica daquela posição é invertida. Portanto, a β-L-glicopiranose tem a configuração S e a β-D-glicopiranose a R nos respectivos carbonos anoméricos.

24-7

(a) [estrutura furanose com configuração S no anomérico]
(b) [estrutura furanose com configuração R no anomérico]
(c) [estrutura piranose com configuração R no anomérico]

24-8

Quatro grupos OH axiais, $4 \times 0{,}94 = 3{,}76$ kcal mol^{-1}; um grupo CH$_2$OH, 1,70 kcal mol^{-1}, $\Delta G = 5{,}46$ kcal mol^{-1}. A concentração deste confôrmero em solução é, portanto, muito pequena por esta estimativa.

24-9

Somente são mostrados o carbono anomérico e seus vizinhos.

[Mecanismo mostrando estruturas cíclicas com grupos OH, H⁺/−H⁺, −H₂O/+H₂O, passando por um intermediário plano e formando novo produto com OH]

24-10

Foi resolvido no texto do capítulo.

24-11

Seguindo o procedimento do Exercício 24-10, o resultado é $x_\alpha = 0{,}28$ e $x_\beta = 0{,}72$.

24-12

$\Delta G°_{\text{estimado}} = -0{,}94$ kcal mol^{-1} (um OH axial); $\Delta G° = -RT \ln K = -1{,}36 \log = 63{,}6/36{,}4 = -0{,}33$ kcal mol^{-1}. A diferença entre os dois números deve-se ao fato de que o anel de seis átomos é um éter cíclico (e não um ciclo-hexano).

24-13

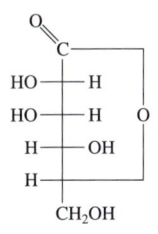

[Estrutura de Fischer: CHO, HO—H, HO—H, H—OH, H—OH, CH₂OH, com ligação formando anel via O]

24-14

A oxidação da D-glicose daria um ácido aldárico opticamente ativo. A oxidação da D-alose leva à perda da perda da atividade óptica. Este resultado é consequência da transformação dos dois grupos terminais da cadeia do açúcar em substituintes idênticos.

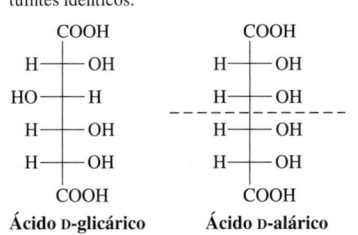

```
    COOH              COOH
H ──┼── OH        H ──┼── OH
HO ─┼── H         H ──┼── OH
H ──┼── OH    ---------------
H ──┼── OH        H ──┼── OH
    COOH          H ──┼── OH
                      COOH
Ácido D-glicárico    Ácido D-alárico
Opticamente ativo    Meso, não é opticamente ativo
```

Esta operação pode causar modificações importantes na simetria da molécula. Assim, o ácido alárico tem um plano de simetria e é um composto meso, sem atividade óptica. (Isso também significa que o ácido D-alárico é idêntico ao ácido L-alárico.) Por outro lado, o ácido D-glicárico ainda é opticamente ativo.

Outras aldoses simples que se transformam em ácidos mesoaldáricos são a D-eritrose, a D-ribose, a D-xilose e a D-galactose (veja a Figura 24-1).

24-15

(a) $2\,H_2C{=}O$ (b) $CH_3CH{=}O + H_2C{=}O$
(c) $2\,H_2C{=}O + HCOOH$ (d) Não reage

24-16

(a) D-Arabinose ⟶ $4\,HCO_2H + CH_2O$
    D-Glicose ⟶ $5\,HCO_2H + CH_2O$
(b) D-Eritrose ⟶ $3\,HCO_2H + CH_2O$
    D-Eritrulose ⟶ $HCO_2H + 2\,CH_2O + CO_2$
(c) D-Glicose ou D-manose ⟶ $5\,HCO_2H + CH_2O$

24-17

(a) O ribitol é um composto meso.
(b) Dois diasteroisômeros, o D-manitol (principal) e o D-glicitol.

24-18

São todos iguais.

24-19

O mecanismo de formação de acetal ocorre através do mesmo cátion intermediário em ambos os casos.

[Estruturas cíclicas mostrando o cátion intermediário com grupos CH₂OH, HO, OH]

24-20

[Estrutura em cadeira: piranose com HOCH₂, OH, OCH₃]

24-21

A mesma estrutura do Exercício 24-20 ou seus diasteroisômeros em C2 e C3.

24-22

[Esquema reacional: estrutura piranose com CH₂OH, HO, OH → H⁺, CH₃COCH₃ (Reativo) → acetonídeo com CH₂OH → 1. PBr₃, 2. H⁺, H₂O → produto com CH₂Br]

24-23

Foi resolvido no texto do capítulo.

24-24

D-Glicose e D-manose.

24-25
A, D-arabinose; B, D-lixose; C, D-eritrose; D, D-treose.

24-26
A resposta é obtida por rotação de 180° da projeção de Fischer mostrada e comparação com a projeção de Fischer da D-gulose (Figura 24-1). Trata-se da L-gulose.

24-27
Ambas as oxidações levam à mesma molécula, o ácido glicárico.

24-28
A ^{13}C-RMN mostraria três sinais para o ácido ribárico e cinco para o ácido arabinárico.

24-29
Foi resolvido no texto do capítulo.

24-30
(a) Como já vimos nesta seção, o ácido diluído (Etapa 1) converte a sacarose no açúcar invertido, uma mistura que contêm principalmente quatro monossacarídeos isômeros, dois de D-glicose e dois de D-frutose. O boro-hidreto de sódio reduz a função aldeído ou cetona da *forma aberta* do açúcar à função hidróxido (Seção 24-6). A redução do grupo carbonila da D-glicose dá o D-glicitol; a redução do grupo cetona em C2 da D-frutose leva a um novo centro quiral nesta posição, dando os dois poliálcoois epímeros D-glicitol (novamente) e D-manitol.

(b) A hidroxilamina reage com os grupos carbonila da forma aberta das aldoses e pentoses para dar oximas (Seções 17-9 e 24-7). A sacarose, entretanto, contém uma função acetal e *não* hemiacetal e não está em equilíbrio com nenhuma estrutura com um grupo carbonila livre. Como resultado, a sacarose não reage com a hidroxilamina.

24-31
(a), (b), (c) α-Maltose

Capítulo 25

25-1
(a) 2,5-dimetil tetra-hidrofurano   (b) 1-etilaziridina
(c) 2,6-Dinitro-piridina   (d) 4-Bromo-indol

25-2

25-3

25-4
Foi resolvido no texto do capítulo.

25-5

25-6

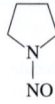

25-7
1-nitrosopirrolidina

25-8

[Structure: pyrrolidine N-H with dipole arrow pointing toward N]
O nitrogênio é mais eletronegativo do que o carbono

[Structure: pyrrole N-H with dipole arrow pointing away from N]
Devido à ressonância, a molécula está agora polarizada na direção oposta

25-9

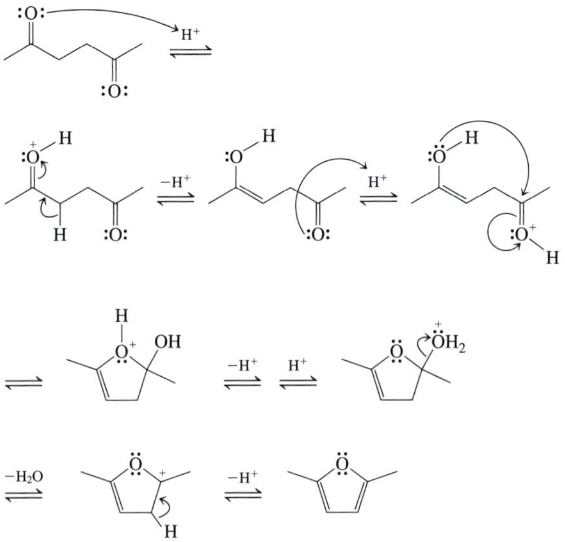

[Mechanism showing acid-catalyzed cyclization of a 1,4-diketone (hexane-2,5-dione) to form 2,5-dimethylfuran through enol, hemiketal, and oxocarbenium intermediates, with loss of H_2O and H^+ steps]

25-10

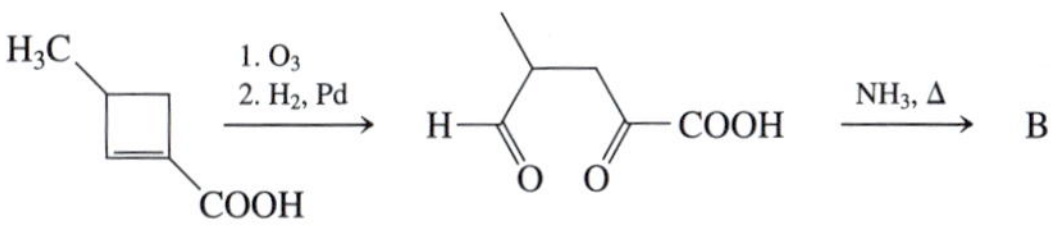

[Structure A: 3-methylcyclobutene-1-carboxylic acid]
→ (1. O_3; 2. H_2, Pd) → [structure: CH_3-branched aldehyde-acid, OHC-CH(CH_3)-CH$_2$-COOH-like] → (NH_3, Δ) → B

25-11

α-Ceto-amina: H_3C-C(=O)-CH(NH_2)-$CO_2CH_2CH_3$ (labeled CH$_3CH_2O_2C$, NH_2)

+ β-Cetoéster: H_2C(-$CO_2CH_2CH_3$)(-C(=O)CH$_3$)

$-H_2O$ →

[Intermediate imine structure with H_3C, $CO_2CH_2CH_3$, $CH_3CH_2O_2C$, N, CH$_3$ groups]

$-H_2O$ →

[Dihydropyrrole intermediate]

→

[Final pyrrole product: 2,5-dimethyl-3,4-bis(ethoxycarbonyl)pyrrole — H_3C, $CO_2CH_2CH_3$, $CH_3CH_2O_2C$, CH_3, NH]

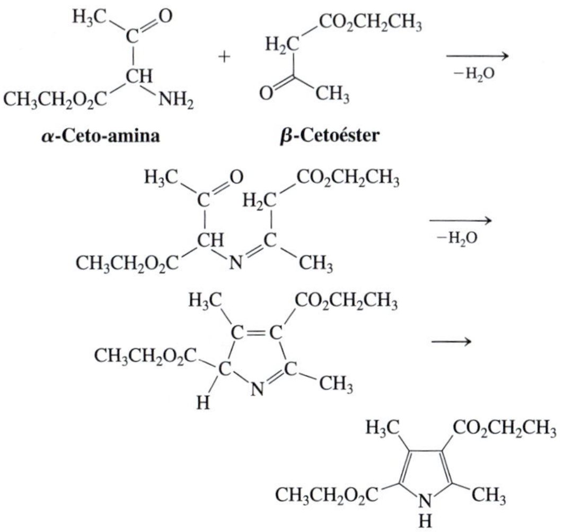

25-12

Foi resolvido no texto do capítulo.

25-13

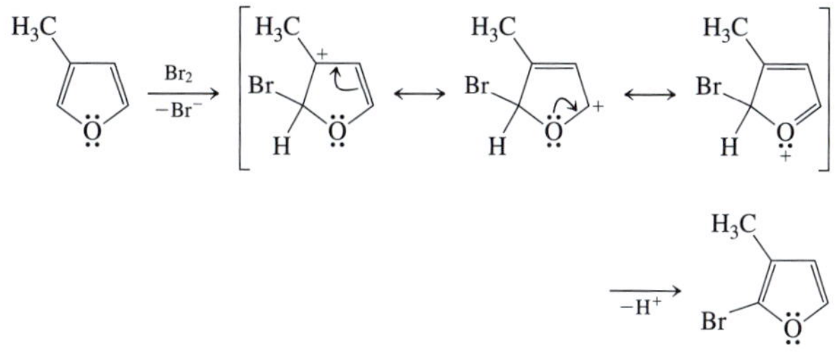

[Mechanism: 3-methylfuran + Br_2, $-Br^-$ → three resonance forms of bromonium/cationic intermediate → $-H^+$ → 2-bromo-3-methylfuran]

25-14

A protonação do carbono α gera um cátion descrito por três formas de ressonância. A protonação do nitrogênio produz um íon amônio em que não há estabilização por ressonância.

25-15

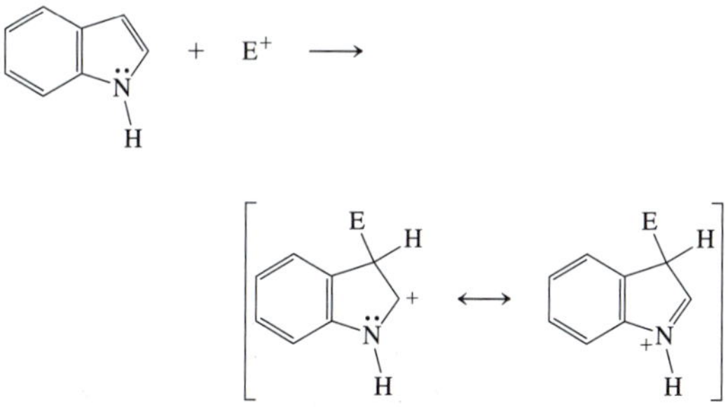

[Indole] + E^+ →

[Two resonance structures of the C3-attacked indolenium cation]

Somente o ataque em C3 produz a forma de ressonância imínio sem afetar o anel fenila.

25-16

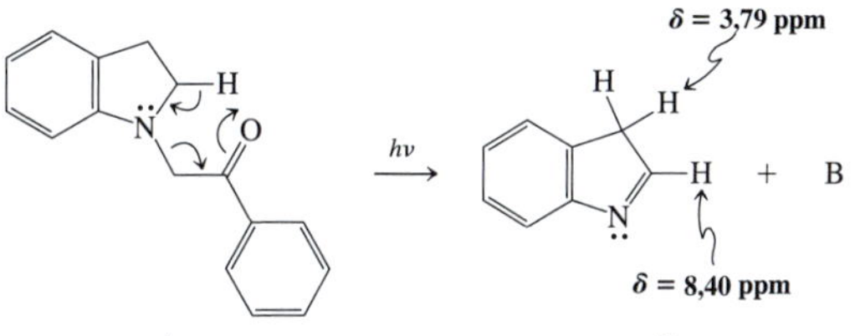

A: [indoline with N-C(=O)-phenyl group, arrows showing photocyclization]

hv →

C: [2-phenyl indole-like product with δ = 3,79 ppm and δ = 8,40 ppm labels] + B

25-17

Devido à eletronegatividade do nitrogênio, o vetor do dipolo aponta para o heteroátomo em ambos os compostos. O momento de dipolo da piridina é maior do que o de um azaciclo-hexano (piperidina), porque ele aumenta por influência das formas de ressonância dipolares da piridina. Além disso, o nitrogênio tem hibridação sp^2. (Veja as Seções 11-3 e 13-2 para os efeitos da hibridação na capacidade de retirar elétrons.)

25-18

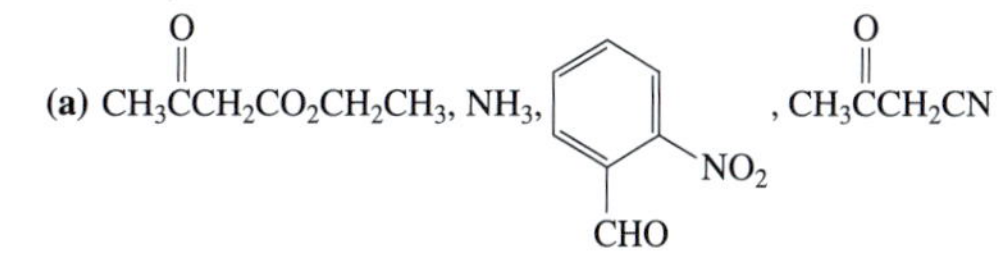

(a) $CH_3CCH_2CO_2CH_2CH_3$, NH_3, [2-nitrobenzaldehyde: benzene with NO_2 and CHO], CH_3CCH_2CN

(with C=O groups shown on the first and last structures)

(b) $CH_3\overset{O}{\underset{\|}{C}}CH_2CN$, NH_3, $(CH_3)_3CCHO$

(c) $CH_3CH_2\overset{O}{\underset{\|}{C}}CH_2CO_2CH_2CH_3$, NH_3, CH_3CHO

25-19

Foi resolvido no texto do capítulo.

25-20

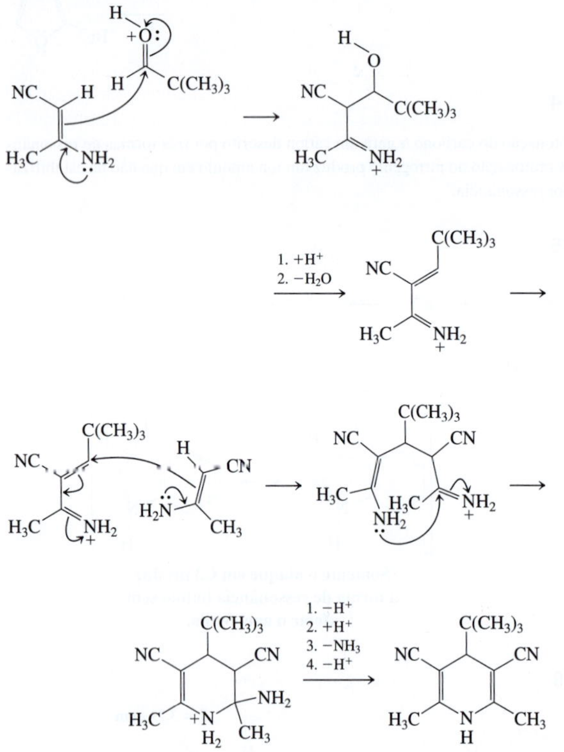

[Mechanism scheme showing condensation of NC/CH₃/NH₂ enamine with (CH₃)₃CCHO through protonated oxygen intermediate, giving NC-C(=NH₂⁺)(CH₃)-CH(OH)-C(CH₃)₃, then 1. +H⁺, 2. –H₂O to form the α,β-unsaturated iminium NC-C(=NH₂⁺)(CH₃)-CH=CH-C(CH₃)₃-...; followed by Michael addition of second enamine to give the dihydropyridine precursor with two CN groups and C(CH₃)₃; finally 1. –H⁺, 2. +H⁺, 3. –NH₃, 4. –H⁺ to give the dihydropyridine product with C(CH₃)₃, two CN, two CH₃ and NH.]

25-21

$CH_3CH_2O_2CCH_2CO_2CH_2CH_3 + CH_3CH_2I \xrightarrow[CH_3CH_2OH]{Na^{+\,-}OCH_2CH_3}$

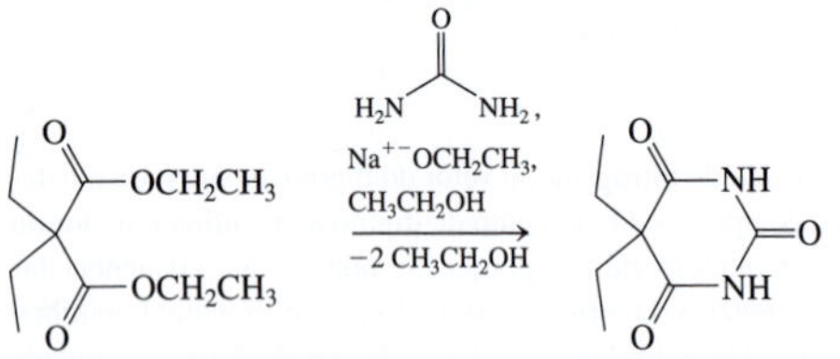

[Diethyl ethylmalonate] $\xrightarrow[\substack{Na^{+\,-}OCH_2CH_3,\\CH_3CH_2OH\\-2\,CH_3CH_2OH}]{H_2N\underset{\|}{C}NH_2,}$ [5,5-diethylbarbituric acid]

25-22

C3 é a posição menos desativada do anel. O ataque em C2 ou C4 gera cátions intermediários com formas de ressonância que colocam a carga positiva no nitrogênio eletronegativo.

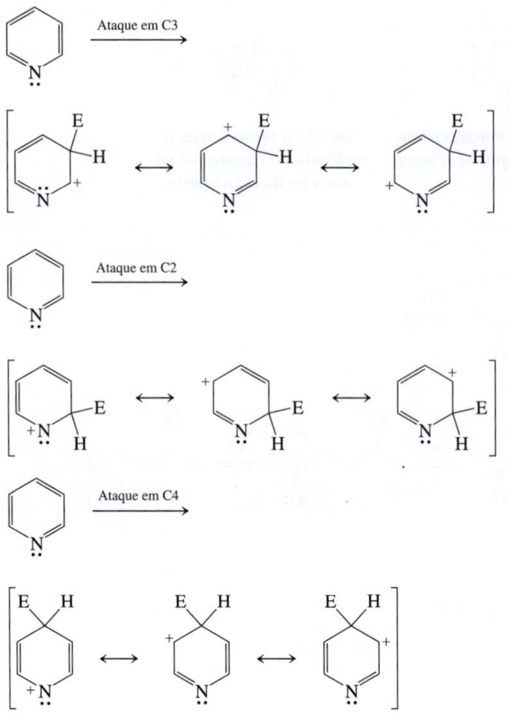

Ataque em C3:

[Three resonance structures of pyridinium cation with E and H at C3]

Ataque em C2:

[Three resonance structures with E and H at C2, one showing positive charge on N]

Ataque em C4:

[Three resonance structures with E and H at C4, one showing positive charge on N]

25-23

[4-Chloropyridine + ⁻:OCH₃ → addition intermediate with Cl and OCH₃ at C4 and negative charge on N → 4-methoxypyridine + Cl⁻]

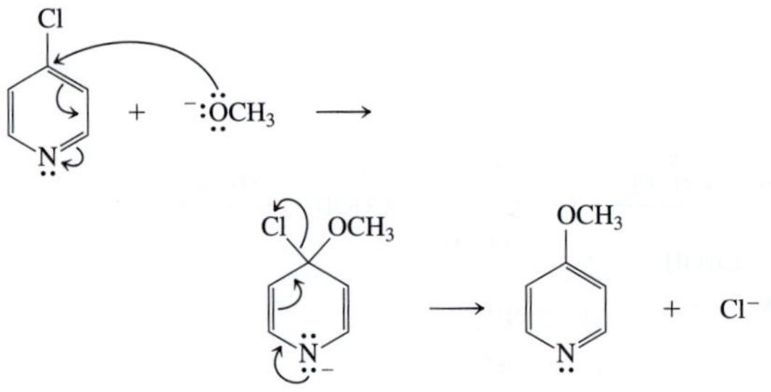

25-24

O ataque em C2 e C4 produz os ânions mais estabilizados por ressonância (somente são mostradas as formas de ressonância mais importantes).

2-Cloro-piridina ⟶ [structure with Cl and CH₃O at C2, negative on N]

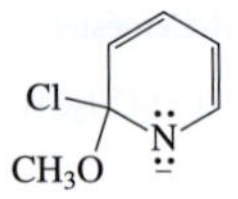

3-Cloro-piridina ⟶ [two resonance structures with Cl and CH₃O at C3, negative charges not on N]

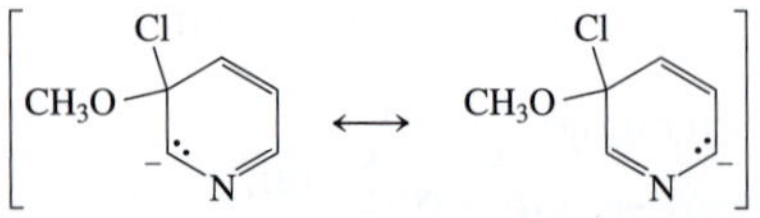

4-Cloro-piridina ⟶ [structure with Cl and OCH₃ at C4, negative on N]

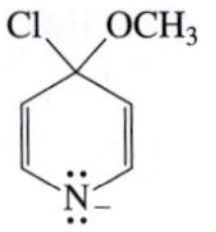

25-25

Quinolina + CH₂=CHCH₂MgBr →[1. (CH₃CH₂)₂O, 18 h, Δ; 2. NH₄Cl]→ 2-(2-Propenil)-quinolina (56%)

Isoquinolina + CH₂=CHCH₂MgBr →[1. (CH₃CH₂)₂O, 18 h, Δ; 2. NH₄Cl]→ 1-(2-Propenil)-isoquinolina (57%)

25-26

Foi resolvido no texto do capítulo.

25-27

(a) 2-aminoacetofenona + ciclopentanona

(b) 4,5-dimetil-1,2-dibenzoilbenzeno + hidrazina (H₂N–NH₂)

(c) 1,2-diaminobenzeno + glioxal (OHC–CHO)

Capítulo 26

26-1

Ácido (2S)-amino-propanoico, ácido (2S)-amino-3-metil-butanoico, ácido (2S)-amino-4-metil-pentanoico, ácido (2S)-amino-3-metil-pentanoico, ácido (2S)-amino-3-fenil-propanoico, ácido (2S)-amino-3-hidróxi-propanoico, ácido (2S)-amino-3-(4-hidróxi-fenil)-propanoico, ácido (2S),6-diamino-hexanoico, ácido (2R)-amino-3-mercapto-propanoico, ácido (2S)-amino-4-(metil-tio)-butanoico, ácido (2S)-amino-butanodioico, ácido (2S)-amino-pentanodioico

26-2

(S)-Alanina, (S)-Fenil-alanina, (R)-Fenil-alanina, (S)-Prolina

26-3

Todos os aminoácidos naturais da Tabela 26-1 contêm um grupo amino primário, exceto a prolina em que ele é secundário. Nos respectivos carboxilatos, o nitrogênio do grupo amino está na forma $-NH_2$, com *duas* bandas (deformações axiais simétrica e assimétrica) $\tilde{\nu}_{NH_2}$ em ≈ 3.400 cm^{-1}. No carboxilato da prolina, entretanto, só se observa uma banda.

26-4

Estruturas de ressonância do cátion guanidínio, $pK_a \approx 13$

26-5

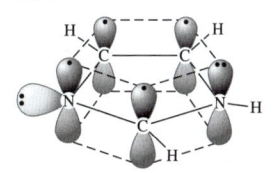

Representação dos orbitais p do imidazol.

26-6

Os rendimentos dados são os encontrados na literatura.

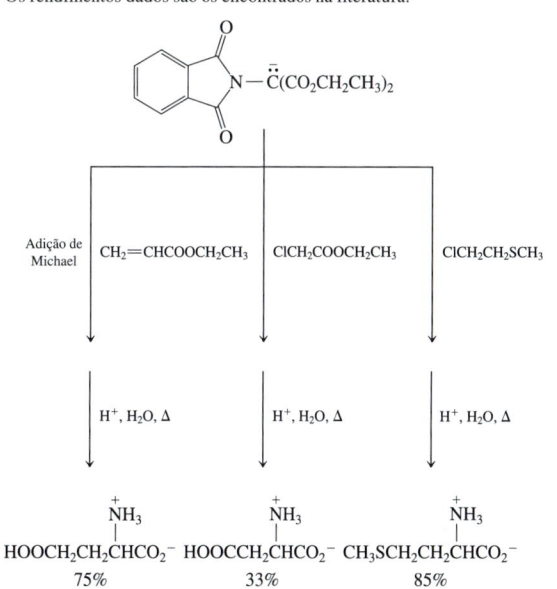

Ftalimido-malonato de dietila: PhthN–C̄(CO₂CH₂CH₃)₂

Adição de Michael com: CH₂=CHCOOCH₂CH₃ | ClCH₂COOCH₂CH₃ | ClCH₂CH₂SCH₃

↓ H⁺, H₂O, Δ (em cada caso)

HOOCCH₂CH₂CH(⁺NH₃)CO₂⁻ (75%) — **Ácido glutâmico**

HOOCCH₂CH(⁺NH₃)CO₂⁻ (33%) — **Ácido aspártico**

CH₃SCH₂CH₂CH(⁺NH₃)CO₂⁻ (85%) — **Metionina**

26-7

Foi resolvido no texto do capítulo.

26-8

[Structural scheme: Compound A (methoxy-isoxazole with methyl group) → Br₂ → brominated intermediate → reaction with AcNH-CH(CO₂CH₂CH₃)₂ → alkylated diester intermediate → H⁺, H₂O (Hidrólise das funções éster e éter, e descarboxilação) → Compound B (amino acid with hydroxy-isoxazole)]

26-9

Estas sínteses são da literatura.

$$CH_2=O \xrightarrow{NH_4^{+-}CN,\ H_2SO_4} H_2NCH_2CN \xrightarrow{BaO,\ H_2O,\ \Delta} \overset{+}{H_3}NCH_2COO^-$$

2-Amino-etanonitrila ——— 42% **Glicina**

$$CH_3SH\ +\ CH_2=CHCH{=}O \xrightarrow[\text{Michael}]{\text{Adição de}} CH_3SCH_2CH_2CH{=}O \xrightarrow[\text{2. NaOH}]{\text{1. Na}^{+-}\text{CN, (NH}_4\text{)}_2\text{CO}_3} CH_3SCH_2CH_2\overset{+NH_3}{\underset{}{CH}}COO^-$$

84% **3-(Metil-tio)-propanal** ——— 58% **Metionina**

26-10

[Structure of a polypeptide chain with side chains: Tyr (OH-phenyl), Phe (C₆H₅), Asn (CH₂C(=O)NH₂), Asn, Cys-S-S-Cys bridges, Pro, Arg ((CH₂)₃NHC(=NH)NH₂), terminating in -NHCH₂CNH₂]

26-11

Eliminação do término amino do polipeptídeo quebrado: Liberação do término carbóxi do polipeptídeo quebrado:

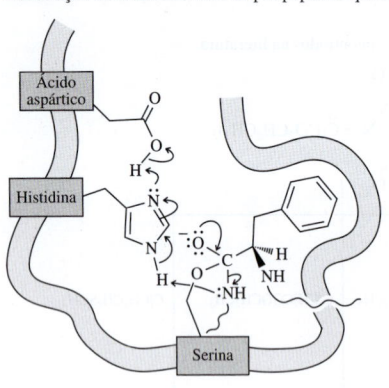

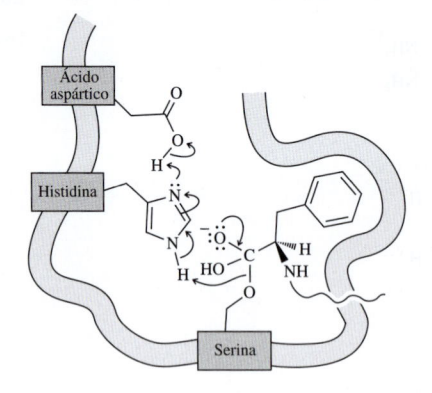

[Two enzyme mechanism diagrams showing Ácido aspártico, Histidina, and Serina residues with curved arrows indicating the catalytic mechanism]

26-12

A hidrólise da cadeia A da insulina fornece um equivalente de Gly, Ile e Ala, dois de Val, Glu, Gln, Ser, Leu, Tyr e Asn, e quatro de Cys.

26-13

[Mechanism scheme showing: $C_6H_5NHCNHCH_2CNH_2$ (with C=S and C=O) ⇌ (H⁺) → protonated cyclic intermediate with SH, NH₂, OH ⇌ (−H⁺) → cyclic thiazoline with H₂N, OH ⇌ (H⁺, Seção 17-7) → $C_6H_5N=C$ thiazolinone ring + $^+NH_4$]

26-14

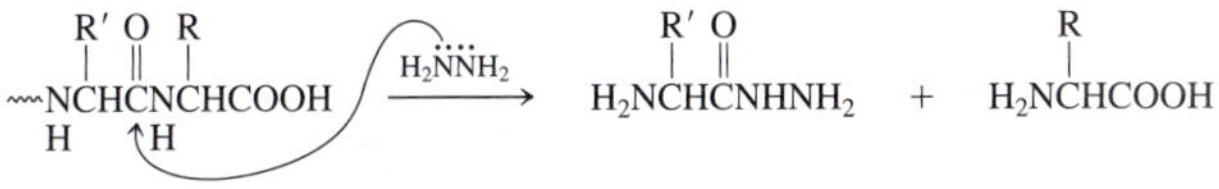

Todas as ligações peptídicas são quebradas por "transaminação" para dar os aminoácidos componentes na forma das hidrazidas. Somente o término carbóxi retém a função carboxila livre.

26-15

Foi resolvido no texto do capítulo.

26-16

Os pontos de quebra aplicáveis estão na extremidade da carboxila de

1. Glu: Gly-Ile-Val-Glu, Gln-Cys-Cys-Ala-Ser-Val-Cys-Ser-Leu-Tyr-Gln-Leu-Glu, Asn-Tyr-Cys-Asn
2. Leu: Gly-Ile-Val-Glu-Gln-Cys-Cys-Ala-Ser-Val-Cys-Ser-Leu, Tyr-Gln-Leu, Glu-Asn-Tyr-Cys-Asn
3. Tyr: Gly-Ile-Val-Glu-Gln-Cys-Cys-Ala-Ser-Val-Cys-Ser-Leu-Tyr, Gln-Leu-Glu-Asn-Tyr, Cys-Asn

26-17

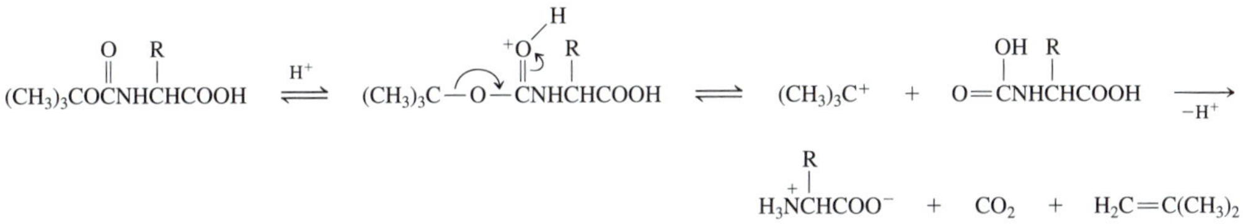

26-18

Foi resolvido no texto do capítulo.

26-19

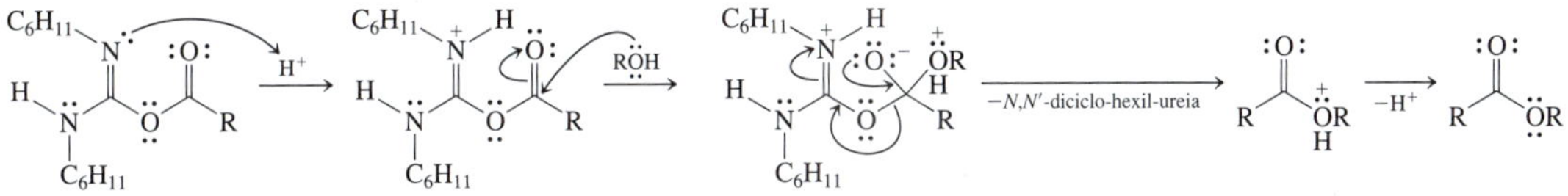

26-20

1. Ala + $(CH_3)_3COCOCOC(CH_3)_3$ ⟶ Boc-Ala + CO_2 + $(CH_3)_3COH$
2. Val + CH_3OH $\xrightarrow{H^+}$ Val-OCH_3 + H_2O
3. Boc-Ala + Val-OCH_3 $\xrightarrow{DCC}$ Boc-Ala-Val-OCH_3
4. Boc-Ala-Val-OCH_3 $\xrightarrow{H^+}$ Ala-Val-OCH_3 + CO_2 + $CH_2=C(CH_3)_2$
5. Leu + $(CH_3)_3COCOCOC(CH_3)_3$ ⟶ Boc-Leu + CO_2 + $(CH_3)_3COH$
6. Boc-Leu + Ala-Val-OCH_3 $\xrightarrow{DCC}$ Boc-Leu-Ala-Val-OCH_3
7. Boc-Leu-Ala-Val-OCH_3 $\xrightarrow[\text{2. } HO^-, H_2O]{\text{1. } H^+, H_2O}$ Leu-Ala-Val

26-21

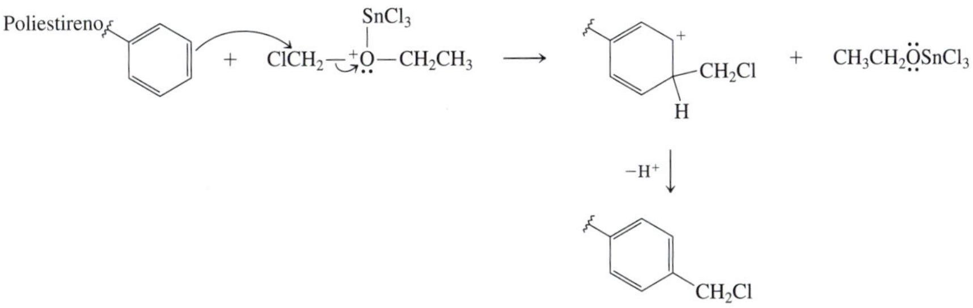

26-22

As várias formas de ressonância dipolares de amida fornecem sextetos de elétrons em um ciclo e, portanto, aromáticos.

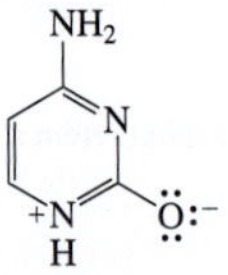

Citosina 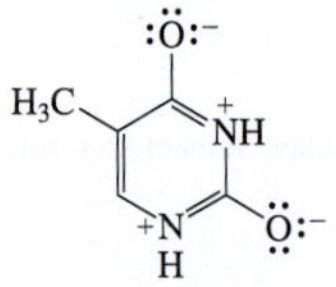   Timina 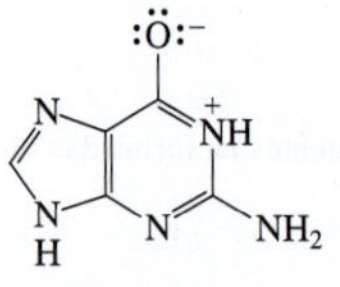   Guanina 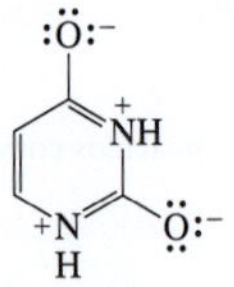   Uracila

26-23

5'-UAGCUGAGCAAU-3'

26-24

(a) Lys-Tyr-Ala-Ser-Cys-Leu-Ser
(b) Mutação de C a G em UGC (Cys) para tornar-se UGG (Trp).

26-25

Foi resolvido no texto do capítulo.

26-26

1. Desproteção de DMT–OR (R = açúcar do nucleotídeo): hidrólise por S_N1.

$$DMT-OR \xrightarrow[-ROH]{H^+} DMT^+ \xrightarrow{^+NH_4^-OH} DMT-OH$$

2. Desproteção da base ácido nucleico (RNH_2 = base, $R'CO_2H$ = ácido carboxílico): hidrólise de amida.

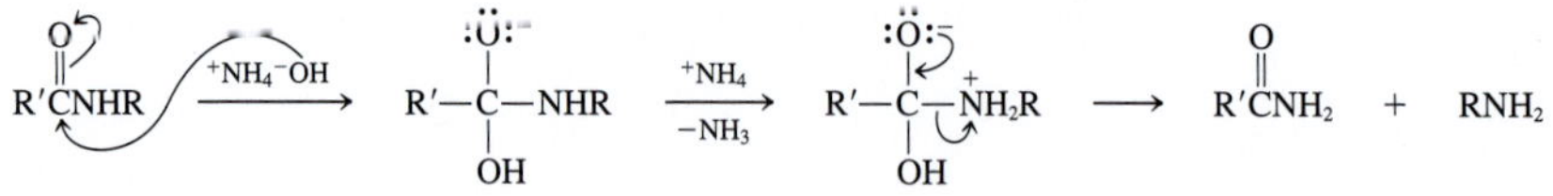

3. Desproteção do fosfato (R e R' = açúcares do nucleotídeo): E_2.

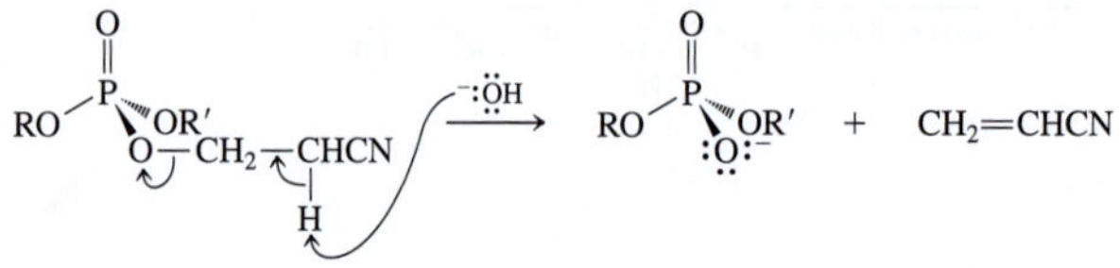

4. Desligamento do suporte sólido (ROH = açúcar do nucleotídeo): hidrólise de éster.

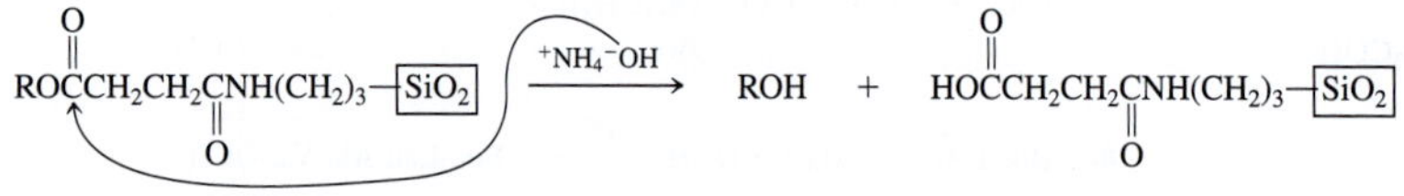

26-27

O grupo nitro em para retira elétrons por ressonância e, em relação a um benzoato simples, ativa o carbono da carbonila para o ataque nucleofílico:

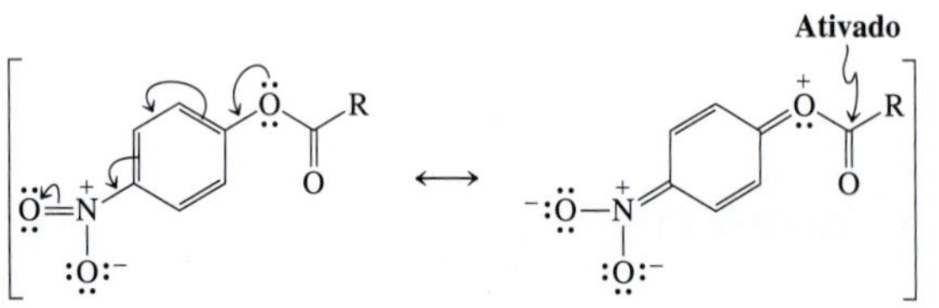

Ativado

[Créditos das Fotografias]

A escolha da primeira fotografia da página 173 foi inspirada por H. Brunner, *Rechts oder links*, Wiley-VCH, Weinheim, 1999.

página 1	© 2004 Chevron U.S.A. Inc. Cortesia de Molecular Diamond Technologies, Chevron Texaco Technology Ventures LLC.
página 2	Francesco Ridolfi /Alamy.
página 3	Phil Schermeister/Peter Arnold Inc.
página 4	Nigel Cattlin/Alamy.
página 5	Cortesia de National Oceanic and Atmospheric Administration (NOAA).
página 49	Pascal Rondeau/Allsport/Getty Images.
página 59	Dr. Gladden Willis/Visuals Unlimited.
página 72	Cortesia de Bernzomatic, Medina, NY.
página 77	W. H. Freeman foto por K. Bendo.
página 78	© Ultimate Group, LLC/Alamy.
página 79	Larry West/Photo Researchers.
página 95	NASA Dryden Flight Research Center Photo Collection.
página 103	Ray Soto/Corbis.
página 117	James Holmes/Photo Researchers, Inc.
página 118	Robert E. Pelham/Bruce Coleman.
página 119	GSFC/NASA.
página 131	(acima) Jim Cummins/CORBIS; (abaixo) Gary Retherford/Photo Researchers.
página 140	(acima) Franco Vogt/Corbis; (abaixo) © Frank Staub/Index Stock Imagery.
página 151	(à esquerda) © 2005 D&A Consulting L.L.C. Todos os direitos reservados; (à direita) AP Photo/Neal Hamberg.
página 152	© Bryan & Cherry Alexander Photography/Alamy.
página 153	(acima) AP Photo/Harijanto; (abaixo) Steve Terrill/Corbis.
página 155	© PHOTOTAKE Inc./Alamy.
página 156	Dr. Yoreos Njkas/Science Photo Library/Photo Researchers.
página 169	© Custom Medical Stock Photo.
página 170	K. Peter C. Vollhardt.
página 173	(acima) George Bernard/Animals, Animals; (abaixo, à esquerda) © Dieterlen/photocuisine/Corbis; (abaixo, à direita) Getty Images/Foodcollection.
página 183	© CORBIS.
página 190	Institute Pasteur, Paris.
página 192	(acima) © Russell Glenister/image 100/Corbis; (abaixo) KPMG Deutsche Treuhand-Gesellschaft AG. Berlin, Germany Photo: Engelhardt/Sellin.
página 196	(acima) Michael P. Gadomski/Photo Researchers, Inc.; (abaixo) Jose Carillo/Photo Edit.
página 199	Cortesia de Carolyn Porco e de Cassini Imaging Team e NASA/JPL/Space Science Institute.
página 206	(acima) Robert J. Erwin/Photo Researchers; (abaixo) Kalish/ DiMaggio/The Stock Market/Corbis.
página 215	© Charlie Munsey/Corbis.
página 217	Erik Hildebrandt.
página 218	Bruce Coleman.
página 228	© Larry Downing/Reuters/Corbis.
página 241	Chad Slattery, Los Angeles.
página 244	Neil E. Schore.
página 251	John Durham/Photo Researchers. Inc.
página 262	Neil E. Schore.
página 287	Martha Cooper/Peter Arnold
página 288	© Scott Sinklier/Corbis.
página 290	Professor Richard Saykally.
página 291	© blickwinkel/Alamy.
página 295	Toshiyuki Aizawa/Reuters/Corbis.
página 302	Jim Varney/Photo Researchers, Inc.
página 304	Cortesia de Dr. John Mouser/Seattle Pacific University.
página 310	© Phil Degginger/Alamy.
página 333	© SSPL/The Image Works.
página 334	Science photos/Alamy.
página 350	Bill Bachmann/Photo Researchers, Inc.
página 351	Dr. Paul Zahl/Photo Researchers, Inc.
página 366	Kimjae-Hwan/AFP/Getty.
página 367	© Tom Pantages.
página 368	Arthur Glauberman/Photo Researchers, Inc.
página 369	Richard Wareham Fotografie/Alamy.
página 370	(acima) Ivor Toms/Alamy; (abaixo) Nikos Axelis/epa/Corbis.
página 371	Wally Eberhart/Visuals Unlimited/Getty Images.
página 388	ISM/Phototake.
página 393	K. Peter C. Vollhardt.
página 399	Neil Schore.
página 404	(à esquerda) Plailly/Eurelios/Science Photo Library/Photo Researchers; (à direita) Mauro Fermariello/Photo Researchers, Inc.
página 431	Food Pix/Getty.
página 445	Ashley Simmons/Alamy.
página 460	W. H. Freeman foto por K. Bendo.
página 475	© Kim Kulish/Corbis.
página 476	© Olivier Prevosto/TempSport/Corbis.
página 507	© Enigma/Alamy.
página 509	Professor Gabor A. Somorjai e Dr. Feng Tao.
página 519	W. H. Freeman foto por Ken Karp.
página 526	© WildPictures/Alamy.
página 538	Ross Chapple.
página 543	© Trinity Mirror/Mirrorpix/Alamy.
página 545	© Martin Harvey/Alamy.
página 548	© Stephen Frink Collection/Alamy.
página 549	© Martin Harvey/Alamy.
página 567	Paul S. Weiss.
página 570	Lee F. Snyder/Photo Researchers.
página 580	AP Photo/Mark Lennihan.
página 581	Nature's Images/Photo Researchers, Inc.
página 590	W. H. Freeman foto por Ken Karp.
página 591	Leonard Lessin/Peter Arnold/Photo Researchers.
página 592	Suanne L. Collins & Joseph T. Collins/Photo Researchers.
página 609	StockFood/Getty Images.
página 630	James Kilkelly, New York.
página 631	YONHAPNEWS AGENCY/Newscom.
página 637	D. Hurst/Alamy.

Créditos das Fotografias

página 640	Cortesia de Professor Guillermo Orellana, UCM.
página 644	© Louic Psihoyos/Science Faction/Corbis.
página 648	(acima) Adam Hart-Davis/Photo Researchers, Inc.; (no meio) Ingo Jezierski/AGE/Fotostock; (abaixo) Man Nutzfahrzeuge AG/ Cortesia de Bayer Corp.
página 651	(acima) Kennan Ward/The Stock Market/Corbis; (abaixo) Lex van Lieshout/Image Shop/Zefa/Alamy.
página 652	K. Peter C. Vollhardt.
página 673	© D. Hurst/Alamy.
página 674	Cortesia de Institute for Organic Chemistry, Technical University, Darmstadt.
página 682	© Bob Daemmrich/The Image Works.
página 689	F. Stuart Westmorland/Photo Researchers.
página 714	Jack Finch/SPL/Photo Researchers, Inc.
página 731	(à esquerda) Image Cortesia de The Advertising Archives; (à direita) Photo Stock SrL. (Granata Images)/Alamy.
página 741	Time & Life Pictures/Getty Images.
página 758	Bill Stormont/The Stock Market/Corbis.
página 759	NASA.
página 775	Dennis Kunkel/Phototake.
página 791	Damien Hirst.
página 794	Imagem acessível em: http://www.minitex.umn.edu/mlac/about/mold/ images.aspx, produzida pela equipe (Kate Brownrigg) da University of Minnesota Libraries, usada com permissão.
página 809	(acima) W. H. Freeman foto por Ken Karp; (abaixo) W. H. Freeman foto por Ken Karp.
página 827	Omikron/Photo Researchers.
página 843	© Eric Stampfl i/FoodPix.
página 846	© blickwinkel/Alamy.
página 853	© imagebroker/Alamy.
página 871	Robert Clare/Alamy.
página 873	Richard Hamilton Smith/Corbis.
página 883	Photo Researchers.
página 902	(à esquerda) Photo Researchers; (à direita) Photo Researchers.
página 904	Dr. Dennis Kunkel/Visuals Unlimited. Inc.
página 905	foodfolio/Alamy.
página 906	(à esquerda) CP PHOTO/Frank Gunn; (à direita) © Michael Reynolds/epa/Corbis.
página 925	Reuters/Getty Images.
página 937	Don Enger/Animals Animals/Earth Scenes.
página 942	Mark C. Burnett/Photo Researchers, Inc.
página 945	(acima) Danny Johnston/AP Photo; (abaixo) Mark C. Burnett/Photo Researchers, Inc.
página 971	Munch, Edvard (1863–1944) © ARS. NY Anxiety, 1894. Foto: Erich Lessing/Art Resource, NY.
página 972	(acima) Hugh Spencer/Photo Researchers; (abaixo) Masterfile (Royalty-Free Div.)
página 974	Photodisc/Alamy.
página 984	Richard Megna/Fundamental Photographs.
página 991	Cortesia de Daniel C. Devor. Ph.D.
página 998	Felicia Martinez/Photo Edit.
página 1000	© Bettmann/CORBIS.
página 1019	Cortesia Bayer AG/Getty Images.
página 1028	(à esquerda) Henryk T. Kaiser/AGEFotostock/Photolibrary; (acima à direita) Omini Photo Communications/Index Stock; (abaixo à direita) John Block/Getty Images.
página 1030	Super Stock.
página 1031	Cortesia de Ed Hellman, Texas A e M University.
página 1043	Du Cane Medical Imaging Ltd./Photo Researchers, Inc.
página 1047	Lauren Goodsmith/The Image Works.
página 1053	T. Eisner e D. Aneshansley de T. Eisner, Ithaca, NY.
página 1056	Paul Parker/Science Photo Library.
página 1061	Guy Gillette/Photo Researches.
página 1063	(à esquerda) B. D. V./Corbis; (à direita) SciMAT/Photo Researchers.
página 1081	(à esquerda) Cortesia de Professor Madeleine Joullie. Joullie, M.: Petrovskaia, O. ChemTech, 1998: 28:08, 41–44; (à direita) Cortesia de the Division of Identification and Forensic Science of the Israel Police.
página 1101	Kay Nietfeld/EPA/Landov.
página 1117	Joyce Photographics/Photo Researchers, Inc.
página 1118	Dreamstime.
página 1132	Istock Photo.
página 1142	Dreamstime.
página 1145	David Sieren/Visuals Unlimited.
página 1146	Silversky2212/Dreamstime.com.
página 1147	(acima) Charles Arneson; (abaixo) John Durham/Photo Researchers, Inc.
página 1148	SportsWeb/Alamy.
página 1152	National Museum of Health and Medicine/Science Photo Library.
página 1153	Bill Debold/Gamma Liaison.
página 1165	iStockphoto.
página 1170	Billy E. Barnes/Photo Edit.
página 1189	(acima) David M. Schleser/Nature's Images/Photo Researchers, Inc; (abaixo) © Jerome Prevost/TempSport/Corbis.
página 1192	E. Weber/Visuals Unlimited.
página 1194	James Gathany/CDC.
página 1211	Custom Medical Stock Photo/Alamy.
página 1222	Lee Foster/Lonely Planet Images.
página 1230	© Gabridge/Custom Medical Stock Photo.
página 1240	Tony Cenicola/The New York Times.
página 1242	L. Willatt, East Anglian Regional Genetics Service/Science Photo Library/Photo Researchers
página 1245	Gopal Murti/Science Photo Library/Photo Researchers.
página 1248	AP/Wide World Photos.
página 1251	(acima) Sinclair Stammers/Photo Researchers; (abaixo) iStockphoto.
página 1256	Imagem da Biologia Humana por Starr e McMillan; crédito de Cellmark Diagnostics, Abingdon U.K.
página 1257	AP Photo.
página 1258	AP Photo/Amr Nabil.

Índice

Os termos importantes que são definidos no texto aparecem em negrito. Tabelas de propriedades úteis podem ser encontradas nas páginas cuja referência é seguida por um *t*. Números de páginas em itálico indicam uma figura no texto. Números de páginas sublinhados referem-se aos Destaques Químicos. As entradas em notas de pé de página são seguidas por um *n*.

A

Abertura do íon halônio, 522-524
Abertura nucleofílica de anidridos cíclicos, 935
Abertura nucleofílica do anel do oxaciclopropano, 360-364
Absorção de radiação, espectroscopia e, *389*, 389-390
Absortividade molar, **652**
Aceitador de Michael, **1095**
Acenos, **690**
Acetais, **792**
   açúcares complexos e, 1142, 1144-1146
   como grupo protetor, 793-797
   formação de, 793
   hidrólise de, 793, 1134
   síntese de, 792-793
Acetais cíclicos, 794
   formação a partir de dióis vicinais, 1135
Acetal da acetona, 1135
Acetaldeído
   condensação de aldol e, 837
   estrutura molecular de, 778
   formação de acetal e, 794
   nomenclatura e, 776
   reação de aldol cruzada com propanal, 841
Acetalização cíclica, 794
Acetamida, 927, 984
Acetaminofeno, 1043
Acetato de etila, 1082
Acetilação de alquil-benzenos, 736
Acetilbenzenos, 750
Acetilaldeído, 794
Acetilbenzenos, 750
Acetilcoenzima A
   acoplamento ácido de acetila e, 901-902
   carboxilação, 1086
   formação da, 1101
   transferência de acetila, 1101
Acetileno, 2, 567-568
Acetona
   bromação catalisada por ácido, 833
   formação de aldol com, 893-894
   formas ceto e enol, 1027
   nomenclatura, 776
   transições eletrônicas, 781
Acetonitrila, *954*, 956
Aciclovir, 1243

Acidez, *Veja também* Valores de pK_a
   de alcoóis, 292-293
   de aldeídos, 828-829
   de alquenos, 570
   de alquinos, 570
   de alquinos terminais, 570-571
   de aminas, 981-982
   de cetonas, 828-829
   de derivados de ácidos carboxílicos, 929-930
   de fenóis, 1028-1029
   de hidrogênio de etenila, 453
   de íons amônio, 982-983
   de pirróis, 1178
   de sais de tiazólio, 1102
   de tióis, 365
   hiperacidez, 59
   protonação e, 1178
   prótons cercados por duas carbonilas e, 1083-1084
Acidez do hidrogênio de etila, 453
Ácido acético
   acoplamento e ácidos graxos, 900, 902-905
   detecção por RMN, 399
   estabilização por ressonância e, 62
   estrutura química de, 19
   nomenclatura e, 776, 872
   reações de anidrido e, 935
   síntese industrial do, 882
Ácido acético dialquiado, síntese de, 1093
Ácido adenílico, 1243
Ácido adípico
   hexanodiamina a partir do, 1001
   hidrólise de nitrilas e, 955
   policondensação do, 1000
   produção do, 1000
Ácido alquenilborônico, preparação, 589
Ácido araquidônico, 903-906
Ácido aspártico, 1215
Ácido borônico, 589
Ácido bromobenzoico, 776
Ácido bromopropanoico, 1218
Ácido butanodioico, 897-898
Ácido butanoico, *879*, 889, 891-892
Ácido cafeico, 1193
Ácido carbâmico, **951**, 952
Ácido citidílico, 1243
Ácido cítrico, **1100**
Ácido cólico, 156, 901, 903

Ácido conjugado, **60**
Ácido crisantêmico, 152
Ácido desoxiadenílico, 1242
Ácido desoxicitidílico, 1242
Ácido desoxiguanidílico, 1242
Ácido estomacal, digestão da comida, 59
Ácido fólico, cor da pele e, 1188-1189
Ácido fórmico, **872**
   estrutura plana e, 874
   nomenclatura do, 776
   síntese do, 882
Ácido fosfórico, 16
Ácido giberélico, 905-907
Ácido glutâmico, 1221
Ácido guanílico, 1243
Ácido hexadecanoico, 901, 903
Ácido hexanodioico, 955
Ácido hidroxipropanoico, 288
Ácido láctico, 173
Ácido lisérgico, 905-907
Ácido manárico, 1130
Ácido metilpentanoico, 948
Ácido metoxibenzoico, 1042
Ácido mevalônico, 900, 902, 1087
Ácido nítrico, 15, 64, 705
Ácido nitroso, 997
Ácido octadecenoico, 901, 903
Ácido oleico, 901, 903
Ácido palmítico, 901, 903
Ácido pentanoico, *879*
Ácido pícrico, 741
Ácido pirúvico, 1100-1101
Ácido propanoico, *878*, 935, 1218
Ácido propenoico, 591
Ácido ribonucleico (RNA), **1241**
   estruturas do, 1241-1244
   nucleotídeos do, 1243
   RNA de transferência, 1246-1248
   RNA mensageiro, 1246-1248
   síntese de proteínas com a participação de, 1246-1248
   transcrição e, 1246
   translação e, 1246
Ácido sacárico, **1130**
Ácido salicílico, 1043
Ácido siálico, 1152-1153
Ácido sulfúrico, 16, 705
Ácido tartárico, 189-190
Ácido timidílico, 1242
Ácido uridílico, 1243

Ácidos, **58** *Veja também* Ácido acético; Aminoácidos; Ácidos carboxílicos; Valores de pK_a
   adição-eliminação e, 887
   álcoois e, 292-296, 335-338
   α-aminoácidos, 1212
   cetoácidos, 1091-1092
   cicloalcanocarboxílicos, 873
   combinados com halogenetos de acila, 891-893
   constante de dissociação, 59
   hidroxiácidos, 894-895
Ácidos alcanoicos, **873**, 875-876, 881*t*
Ácidos aldáricos, **1129**, 1130, 1140
Ácidos aldônicos, **1129**
Ácidos aromáticos, 1024-1025
Ácidos benzenossulfônicos, 707-708
Ácidos benzoicos (benzenocarboxílicos), **873**
   ataque meta em, 742
   ataque orto em, 742
   ataque para em, 742
   nitração eletrofílica em, 742
   valores de pK_a de, 881*t*
Ácidos biliares, 901, 903
Ácidos carboxílicos, **69**
   ácidos graxos e, 900, 902-906
   atividade biológica de, 899-907
   caráter ácido e básico de, 879-882
   conversão em aminoácidos, 1217-1218
   dissociação e, 880
   espectroscopia e espectrometria de massas, 875-878
   ésteres e, 892-896
   ésteres orgânicos e, 344
   fontes naturais de, 872*t*
   formação de dímeros, 874
   fragmentação e, 878
   halogenetos de acila e anidridos e, 889-893
   hidrólise de ésteres a, 937-938
   hidrólise de nitrilas a, 884-885, 955
   hidrólise e, 931
   nomenclatura de, 872-873
   oxidação e, 883, 1128-1130
   policíclicos, 905-907
   propriedades físicas e estruturais de, 874
   protonação de, 881-882

reação de Hell-Volhardt-Zelinsky e, 898-900
reações competitivas com um nucleófilo, 888
reagentes organometálicos e, 883
redução de, 897-899
sais de amônio a partir de, 896-897
síntese do éster malônico e, 1093
sínteses industriais, 882-883
substituintes que retiram elétrons, 880-881
valores de pK_a de, 881t

Ácidos carboxílicos policíclicos, 905-907

Ácidos cicloalcanocarboxílicos, 873

Ácidos de Lewis, **64**-637
ativação de bromo por, 704
complexação com fenilalcanonas, 715-716
reação com halogenetos de acila, 714-715

Ácidos dicarboxílicos, 897-898, 1129

Ácidos dioicos, **873**, 881t

Ácidos graxos, **942**
ácido araquidônico, 903-906
ácidos graxos trans, 511, <u>905</u>
acoplamento do ácido acético e, 900, 902-905
biossíntese dos, 901-902

Ácidos hidroxibenzoicos, **1027**, 1042

Ácidos minerais, 467

Ácidos nucleicos, 1241-1246
armazenamento de informações e, 1244
formação da hélice dupla e, 1244-1245
heterociclos e, 1241-1244
replicação e, 1243

Ácidos peroxicarboxílicos
epoxidação por, 532-534
oxidação por, 808
transferência de um átomo de oxigênio para ligações duplas e, 533-534

Acil (dirigente meta), interconversão com alquila, 750

Acilação, **714**-717

Acilação eletrofílica, 715

Acilações de Friedel-Crafts, **714**-717
acetilbenzeno e, 750-751
aditivos em perfumes industriais, 787
benzeno e, 708
carbocátions precursores e, 710
cloreto de acetila e, 714-715
fenóis e, 1044
halogenetos inertes, 710
halogenoalcanos primários, 709
intramolecular, 709
limitações de, 712-715
redução de Wolff-Kishner e, 803

Aclacinomicina, <u>263</u>, 537

Aclavinona, <u>263</u>

Acoplamento
cis, 454-456
constante de, 409, 456t
trans, 454-456

Acoplamento alílico, **455**

Acoplamento diazo, **1061**

Acoplamento geminal, **409, 455**

Acoplamento spin-spin, *407*, 407-414, 573

Acoplamento vicinal, **409, 455**

Acrilonitrila, 1001

Acroleína, 629

Açúcar invertido, **1143**

Açúcar simples, **1119**

Açúcares
acetais e, 1146
anômeros de, 1127
bioquímica de, <u>1138</u>-<u>1139</u>
classificação como D e L, 1119
como aldoses e cetoses, 1118
complexos, 1119
conformações e formas cíclicas de, 1122-1126
crescimento e degradação por etapas, 1136-1139
degradação com ácido periódico, 1131
degradação de Ruff de, 1137-1138
esterificação, 1133-1134
formação de cianoidrinas e redução e, 1136
grupos hidroxila vizinhos em, 1134-1135
hemiacetais intramoleculares e, 1122-1124
metilados, 1133-1134
projeções de Fischer e, 1112, 1125
projeções de Haworth e, 1125-1126
que contém nitrogênio, 1151
quebra oxidativa de, 1130-1131
química polifuncional de, 1128-1130
quirais e opticamente ativos, 1119-1120
redutores, 1129
teste de Fehling e, 1128-1129
teste de Tollens e, 1128-1129

Adamantano, **151**

Adams, Roger, 509n

Adenina, **1241**

Adenosina, 1242

Adenosina-trifosfato (ATP), **1100**

Adição *anti*, bromação, 519

Adição de Michael, **852**-856, **1095**-1097

Adição eletrofílica, 512-516, 521-525
abertura do íon halogenônio, 522-524
de halogênios a alquenos, 518-521
de prótons dando carbocátions e, 513

isolamento de íons bromônio e, 521-522
reações de alquinos e, 582-586
rearranjos de carbocátions e, 516
regra de Markovnikov e, 514-515

Adição via radicais, 540-541

Adição-eliminação
ácidos carboxílicos e, 888-889, 893-898
amidas e, 948
anidridos e, 935
catálise ácido-base e, 887-888, 893-895
ésteres e, 937-939
halogenetos de acila e, 930, 931
mecanismo da, 886-889
substituição nucleofílica e, 887, 1030-1034

Adição-eliminação nucleofílica, 935

Adição-protonação nucleofílica, 789

Adições antimarkovnikov, 529-530, 585-586

Adições conjugadas, 850, 852-856

Adições de hidreto, aldeídos e cetonas e, 788t

Adições iônicas à carbonila, 787-789

Adições regiosseletivas, 514

Adipontrila, 955, 1001

Adoçantes artificiais sintéticos, <u>1144</u>-<u>1115</u>

Adrenalina, 974

Adriamicina, 1151

Aduto endo, **636**

Aduto exo, **636**

Advair Diskus, 1166t

Afinidade eletrônica, **8**

Agentes alquilantes carcinogênicos, 760

Agentes antiangiogênicos, <u>536</u>-<u>537</u>

Agentes antiasmáticos, esteroides halogenados como, <u>217</u>

Agentes anti-inflamatórios, <u>217</u>

Agentes transportadores de íons, **350**

Aglicona, **1151**

Água
ataque nucleofílico pela, 254
ligações e dipolos moleculares da água, 290
ligações hidrogênio e, 290-291
semelhança estrutural com alcoóis, 289-291
superoxidação de álcool e, 786
valores de pK_a de álcoois em, 292-292t

Alanilglicina, 1224

Alanina, 173

Albuterol, 195-196

Alcaloides, **1191**-1194

Alcanal, 776

Alcanamidas, 944

Alcanaminas, **972**, 973-976

Alcanoatos, **344**

Alcanoatos de fenila, 1042, <u>1043</u>

Alcanoíla, **777**

Alcanol, **288**

Alcanonas, **777**

Alcanonitrilas, **953**-957

Alcanos, **2, 67** *Veja também* Ligações em alcanos
acidez relativa, 570
cadeia linear, 70, *77*, 136
classificação de, 70
cloração de alcanos superiores, 111-113
cloração do metano, 104-109
clorofluorocarbonetos, 119-120
combustão e, 121-123, 121-122t
constantes físicas de, 77
deslocamento químico dos carbonos, 458, 458t
energias de dissociação de ligações e, 98t
estabilidades relativas, 121-123
estruturas moleculares e propriedades, 76
forças atrativas entre moléculas e, 77-80
forças de Coulomb e, 77-78
forças de London e, 77-80
forças de van der Waals e, 77
função do catalisador e, 101-102
halogenação de, 521
halogenação via radicais com flúor e bromo, 114-116
halogenação via radicais em sínteses e, 116-118
nomes comuns de grupos, 73t
nomes de, 71-76, 72t
petróleo e, 102-103, 102t
pirólise e, 100-103
pontos de ebulição de, 452t
pontos de fusão e ebulição de derivados, 875t
propriedades estruturais e físicas e, 76-80
propriedades físicas de, 290t, 977t
ramificados, 71, 73-76, 73t
reatividades relativas de ligações C-H nas halogenações, 116t

Alcanos cíclicos, **131**

Alcanos isômeros, 71t

Alcanos policíclicos, 149-152

Alcanos ramificados, **71**, 73-76, 73t

Alcanotiolatos, **365**

Álcoois, **69**
acidez de, 292-293
aldeídos e, 308
análise retrossintética e, 315-317
análogos sulfurados de, 365-367
bases fortes e, 334-335
características de, 287-288
cetonas e, 308
como ácidos e bases, 292-296
complexos, 309-319
conversão, cloretos de acila e, 931-932
desidratação e, 337, 466-468, 517
desidratação mediada por ácido de, 466-467
dipolos de ligação e moleculares, 290
efeito estérico e, 293-294
efeitos indutivos e, 293-294
ésteres a partir de, 344-347

ésteres crômicos e, 303-304
esterificação e, 344
éteres butílicos terciários e, 358-360
formaldeído e, 308
fragmentação e, 480
halogenoalcanos a partir de, 336
hidratação eletrofílica e, 516-518
ligação hidrogênio e, 290-291
metais alcalinos e, 335
modos de reação típicos, 333, 334
natureza anfotérica, 294
nomes de, 288-289
oxidação "verde" de, 785
oxidação a aldeído com PCC e, 303
oxidação de alquil-boranos e, 529-530
oxidação e redução e, 297-298
pares de elétrons do oxigênio e, 302
ponto de ebulição de, 365, 365t
primários, 308
propriedades estruturais e físicas de, 289-292
propriedades físicas de, 290t, 977t
propriedades fisiológicas e usos de, 367-371
reação com ácidos carboxílicos, 892-894
reações com ácidos fortes, 335-338
reações com base, 334-335
reações de substituição e eliminação e, 335-338
reações redox e, 297-298
reagentes alquil-lítio e, 304–305
reagentes alquil-magnésios e, 304-305
reagentes de cromo e, 301-303
reagentes de Grignard e, 308-940
reagentes organometálicos e, 304-309
rearranjos de carbocátions e, 338-344
redução de éster a, 940-941
redução do grupo carbonila com hidretos e, 297-301
reduções com hidretos a, 299-300
secundários, 308, 336-337
semelhança estrutural com a água, 289-291
síntese de bromoalcanos a partir de, 336
síntese de éteres e, 355-356
síntese por substituição nucleofílica, 295-269
sínteses de, 297-304
superoxidação, 786
terciários, 309, 336-337
troca rápida do próton e, 421
utilidade das oxidações em sínteses, 316
valores de pK_a em água, 292, 292t
Álcoois anfotéricos, 294
Álcoois cíclicos, 288

Álcoois primários, oxidação a ácidos carboxílicos, 883
Álcool benzílico, 782, 1025
Álcool butílico, 298-299
Álcool desidrogenase, 298-299
Álcool isopropílico, 289
Álcool metílico, 289
Alcoólise, 357
Alcoolismo, 368
Alcoxibenzenos, **1027**, 1042
Alcoxicarbonila, **936**
Alcóxidos, 306, 334-335
Aldeídos, **69, 775** *Veja também* Grupos carbonila; Cetonas
  acidez de, 829-829
  acoplamentos, 1102
  adição de hidretos e reagentes organometálicos a, 788t
  adição de nucleófilos básicos moderados a, 788t
  adições conjugadas a, 848
  alquilação, 834-836
  com outros grupos funcionais, 777
  condensação catalisada por base e, 837-839
  desblindagem em, 779
  deslocamentos químicos de, 781
  enaminas e alquilação de, 835-836
  formação com éster crômico, 304
  formação de hemiacetal a partir de, 791-792
  formação de iminas a partir de, 797
  fragmentos de espectrometria de massas e, 782-784
  halogenação de, 832–834
  hidroboração-oxidação de alquinos e, 586
  iminas derivadas de, 800t
  iminas especiais e, 799-800
  insaturados, 846-850
  insaturados na natureza, 844-845
  ligações cruzadas em proteínas, 1055
  nomes de, 776-778
  oxidação de álcoois com PCC a, 303
  oxidação de e ácidos carboxílicos, 883
  polarização e, 779
  pontos de ebulição de, 779t
  preparação de, 785-787
  preparação de aminoácidos, 1220
  propriedades espectroscópicas de, 779-784
  proteção e síntese, 794
  redução de aminas a, 949
  redução de cloretos de acila e, 933-943
  redução de nitrilas e, 956-957
  reduções a álcoois com hidretos, 299-300
  reduções de ésteres de, 940-941
  regiões de reatividade em, 787
  representação das estruturas e, 778

ressonância em, 876
ressonância magnética nuclear de carbono-13 e, 780-781
reversibilidade da hidratação e, 790-791
sais de tiazólio e, 1099-1103
sínteses de, 785t
sínteses de álcoois a partir de, 308
sínteses de laboratório de, 785-787
superoxidação de, 786
testes oxidativos para, 809
Aldeídos e cetonas insaturados, 846-850
Aldeídos e cetonas insaturados conjugados, 846-847
Aldeídos e cetonas insaturados na natureza, 844-845
Alditóis, **1131**-1132
Aldo-hexoses, 1141
Aldol, condensação de, 836, **837**-840
  cetonas e, 839
  condensações cruzadas bem--sucedidas, 843
  cruzada, 840-843
  dionas e, 844
  intramolecular, 843-845
  na natureza, 841
Aldonolactona, 1129
Aldopentoses, 1140
Aldoses, **1119**, *1121*
  configurações relativas de, 1139-1141
  oxidação de, 1129
  teste de Fehling e, 1129
Aldotetroses, 1140
Alenos, **617**
α-aminoácidos, **1212**
Alho e enxofre, 371
Alicina, 371
Alila, **610**
Allium, 371
Alose, 1141
Alótropos do carbono, 688-689
Alquenila, 449
Alquenil-organometálicos em sínteses, 587
Alquenino, **548**
Alquenóis, **448**, 829
Alquenos, 67
  acidez relativa de, 570
  acoplamento *cis* e, 454-456
  acoplamento *trans* e, 454-456
  acoplamentos adicionais e, 456-457, 457
  adição de brometo de hidrogênio e, 540-541
  adição de bromo a, 519
  adição de tióis via radicais, 541
  adição eletrofílica de halogênios, 518-521
  adição eletrofílica e, 512-516, 521-525
  calor de hidrogenação e, 459-461
  controle termodinâmico da adição em, 516-518

conversão em ciclopropanos, 531
desidratação de álcoois e, 466-468
deslocamentos químicos e, 453-457
di-hidroxilação *anti* de, 534
di-hidroxilação vicinal *sin* e, 535-537
dimerização de, 542-543
efeito estérico em, 461
energias de ligação aproximadas, 452
equilíbrio catalisado por ácidos, 518
estrutura de, 653t
estrutura do eteno e ligações, 449-452
formação de oxaciclopropano, 522
formação do produto antimarkovnikov e, 540-542
frequências de infravermelho de, 471-472
geométricos, 447
halogenação de, 519, 521
hidratação e, 517
hidroboração-oxidação, 528-530
hidrogenação catalítica e, 459–461, 509-512
internos, 447
isômeros *cis* e, 460-461
isômeros *cis-trans*, 447
isômeros de dupla ligação e, 447
isômeros *trans* e, 460-641
modos de fragmentação e, 481
muito substituídos, 460-461
na natureza, 548-549
não conjugados, 619
nomenclatura de, 446-449
oligomerização, 543
oxidação com tetróxido de ósmio, 535
oximercuração-desmercuração, 525-528
polarização em, 452
polimerização de, 543
pontos de fusão de, 452t
preparação a partir de halogenoalcanos e sulfonatos de alquila, 462-465
processos estereoespecíficos e, 465
propriedades físicas de, 452-453
reações de adição e, 507-509
reações de ozonólise e, 538-540
reações E2 favorecem *trans* e não *cis*, 465
reagentes A-B e ataque eletrofílico, 524t
regiosseletividade em reações E2, 462-464
regra de Hofmann e, 464
regra de Saytzev e, 462-463
ressonância e, 458, 458t
ressonância magnética nuclear de, 453-459

reversibilidade da protonação e, 517-518
síntese de oxaciclopropano e, 532-534
síntese de polímeros, 543-546
sistema E,Z e, 448
terminais, **447**
teste do permanganato de potássio para ligações duplas, 535
topologia da adição em, 519
viabilidade termodinâmica e, 507–509
Alquenos deficientes de elétrons, 628
Alquenos não conjugados, calor de hidrogenação e, 619
Alquila (orientador orto, para), interconversão com acila, 750
Alquilação, **829**
aldeídos e cetonas e, 834-836
cetoéster, 1090-1091
enolatos e, 834-835, 940-941
2-metilciclo-hexanona e, 835
síntese de aminas e, 986-989
Alquilação de enóis, **994-996**
Alquilação de Friedel-Crafts, 708-711
Alquilação de Friedel-Crafts intramolecular, 709
Alquilamina, **973**
Alquilazidas, **987**
Alquil-benzenos
acetilação "verde" de, 736
halogenação de, 1020-1021
redução de Wolff-Kishner e, 803
Alquil-metais, grupos alquila em, 306
Alquinol, **567-568**
Alquinos, **67**
absorções no infravermelho e, 574-575
acidez relativa de, 570
acoplamento de longa distância, 573
acoplamento spin-spin e, 573
adição de brometo de hidrogênio e, 585-586
adição de halogeneto de hidrogênio a, 582-583
adição do reagente A-B, 579
adições antimarkovnikov e, 585-586
alquenino, 567-568
alquinóis, 567-568
alta energia e, 568-570
ânion alquinila, preparação de, 577-579
blindagem de hidrogênios e, 572-573
cátions estabilizados por ressonância e, 575-576
cetonas e, 584-586
de ocorrência natural, 592-593
deslocamentos químicos e, 574
desprotonação de, 570
dupla de-hidro-halogenação, 577
dupla eliminação de di-halogenoalcanos, 576-577

dupla halogenação, 583
espectroscopia de, 571-576
estabilidade relativa de, 570
etinila, 567-568
etino, 568-569, 590-591
fisiologicamente ativos, 592-593
fragmentação no espectro de massas e, 575-576
grupos alquinila, 567-568
halogenetos de alquenila, 577, 587-589
hidratação antimarkovnikov de, 786
hidratação catalisada por íons mercúrio de, 584-586
hidratação Markovnikov de, 786
hidroboração-oxidação, 586
hidrogenação com o catalisador de Lindlar, 579
hidrogenação completa de, 579
interno, 567-568, 582-584
ligações pi e, 579-582
não polares, 568-569
nomenclatura de, 567-568
preparação por dupla eliminação, 576-577
produção de alquenos *trans* e, 580-582
propriedades e ligação em, 567-571
reações de adição eletrofílica de, 582-586
redução com metal dissolvido, 580
redução com sódio em amônia líquida de, 581
redução de, 579-582
reduções de um elétron de, 580-582
Alquinos terminais, **567-568**
absorções no infravermelho e, 574-575
acidez e, 570-571
desprotonação de, 571
hidratação de, 584
hidroboração-oxidação de, 586
Altrose, 1141
Amida de sódio, 982
Amidas, 896-898, **944-949**
alcanamidas, 944
cíclicas, 945
conversão de cloretos de acila, 932-933
conversão de ésteres com aminas, 939
conversão de ésteres não catalisada em amidas, 939
diciclo-hexilcarbodiimida (DCC) e, 1236-1237
formação a partir de ácidos carboxílicos e aminas, 896-897
formação a partir de cloretos de acila, 932-933
formação a partir de ésteres de metila, 939
hidrólise de, 948
lactamas, 945

mecanismos de formação, 896-898
natureza essencial de, 946-947
nomenclatura de, 944-947
redução a aldeído, 949
redução a amina, 948-949
Amidas de ácidos carboxílicos, **896-898**, 992
Amidatos, 950-952
Amido, **1147**
Amilopectina, **1147**
Amilose, **1147**
Aminação redutiva, **989**-991
Aminas, **70**
acidez e basicidade, 981-986
alquilação indireta de, 987-989
arranjo tetraédrico e, 973-976
condensações com, 800
condensações de cetonas com, 798
controle do peso e, 974-975
conversão de cloretos de acila em amidas, 932-933
conversão de éster em, 939
conversão de halogenoalcanos e, 987
derivação de outras aminas, 986-987
derivados, condensações de carbonilas com, 1132-1133
deslocamentos químicos de, 979
desproteção da glicina, 1235
desprotonação, 982
eliminação de Hofmann, 992-993
espectroscopia de, 977-981
estratégias de proteção e poder de ativação de, 752-753
formação de amidas e, 896-897
formação de imina, 797-798
inversão e, 976
ligação hidrogênio e, 946-977
metais alcalinos e, 982
na indústria, 1000-1001
nitrosação de, 996-1003
nomenclatura de, 972-973
par de elétrons livres e, 984-985
propriedades físicas, 977t
propriedades físicas e estruturais de, 752-753
proteção de glicina, 1235
reação com ácidos dicarboxílicos, 897-898
reação de Mannich, 994-996
rearranjo de Hofmann, 992
redução de amidas a, 948-949
redução de nitrilas e, 956-957
síntese de Gabriel, 988n
síntese por alquilação, 986-989
síntese por aminação redutiva, 989-991
sínteses a partir de amidas carboxílicas, 992
técnicas de extração da água, 984-985
Amino (orto e para dirigente)
interconversão com nitro, 749
2-Aminoácidos, **1212**-1213

Aminoácidos, **1212**
aldeídos e, 1220
2-aminoácidos, 1212-1213
(2S)-aminoácidos naturais, 1212t-1213t
anfotéricos, 1214
boc-aminoácidos, 1235
bromação de Hell-Volhardt-Zelinsky e, 1217-1218
caracterização de polipeptídeos e, 1223-1226
catalisadores de transferência de fase, 1222-1223, 1236
ciclização a lactamas, 897-898
conversão de ácidos carboxílicos em, 1217-1218
C-terminais, 1223
degradação de Edman, 1231
enantiomericamente puros, 1220-1221, 1222-1223
essenciais, 1212
estrutura e propriedades de, 1212-1217
ligações peptídicas e, 1222-1229
N-terminais, 1223
proteção do grupo amino em, 1235
quebra de polipeptídeos e, 1232-1233, 1232t
representação de, 1213
sequenciamento e, 1230-1234
síntese de Gabriel e, 1218
síntese de proteínas e, 1247t
síntese de Strecker, 1220
sínteses de, 1217-1221
valores de pK_a e, 1212t-1213t, 1214-1217
zwitterions, 1214-1215
Aminoácidos anfotéricos, **1214**
Aminoácidos essenciais, **1212**
(2S)-Aminoácidos naturais, 1212t-1213t
Amlodipina, 1166t
Anabolizantes, 476
Análise conformacional, **80-81**
Análise conformacional do butano, 83-85, *84*
Análise conformacional do etano, 79-83
energia potencial e, 80-83
Projeções de Newman e, 80-83
rotação e, 79-81
Análise elementar, **37**
Análise retrossintética
condensação de Claisen e, 1088
construção de álcoois e, 315-317
problemas de síntese e, 313-315
trabalhando ao inverso, 316-317
Analisador de aminoácidos, **1230-1231**, *1231*
Anandamida, 946-947
Anéis benzeno
ativação e desativação por substituintes, 732-734
efeito dirigente dos substituintes, 738-745
efeitos indutivos dos substituintes, 733

Índice

eletrófilos de Friedel-Crafts e, 751
reação eletrocíclica dos, 1048-1049
Anéis em ponte, 149-150
Anéis fundidos, alcanos policíclicos e, 149-150
Anel imidazol, **1217**
Anelação de Robinson, **854**-856, **1096**
Anfetamina, 974
Ângulos de torção, **80-81**
Anidrido acético, 935
Anidrido butanodioico, 935
Anidrido butanoico, 891-892
Anidrido propanoico, 935
Anidridos, 891-893, 935
Anidridos cíclicos, 892-893, 935
Anidridos de ácidos carboxílicos, 715, **891-892**, 934-935
Anilina, 734, 984-985, 1035. *Veja também* Benzenamina
Ânion acila mascarado, **1098**, 1098-1099
Ânion ciclopentadienila, 699
Ânions acila equivalentes, **1081**, **1098**-1103
Ânions alquinila, **571**, 577-579
Ânions benzila, 1023-1024
Anômeros, **1124**
Antagonistas, **593**
Antiaromáticos, **693**
Antibióticos derivados de lactamas, 946
Anticódon, **1248**
Antiligação fora de fase, 29, *29*
Antioxidantes, **1053**
Antraceno, 592
Antraciclinas, 263
Anulenos, 697-698
Arenaminas, 984-985
Arenos, **67, 676,** 1039
Arginina, 1215, 1216
Aromaticidade. *Veja também* Benzeno
ânion ciclopentadienila e, 699
anulenos e, 697-698
benzeno e, 674, **678-679**
cátion ciclo-heptatrienila e, 699
ciclobutadieno e, 693-694, 697
ciclo-hexadieno e, 699
ciclo-octatetraeno e, 695-697
ciclopentadieno e, 698
diânions e dicátions, 700
hidrocarbonetos aromáticos policíclicos, 687-693
hidrocarbonetos benzenoides fundidos e, 692
justapondo anéis aromáticos e antiaromáticos em hidrocarbonetos fundidos, 694-695
naftaleno e, 890-892
nitração de aromáticos, 706
polienos cíclicos conjugados e, 696-698
síntese de detergentes aromáticos, 707
substituição eletrofílica em aromáticos, 701-703
sulfonação de aromáticos, 706
Arranjo tetraédrico, aminas e, 973-976
Arranjo trigonal, **12**
Arrhenius, Svante, 56*n*
Asparagina, 195-196
Aspartame, 1224
Aspirina, 731, 1043
Ataque eletrofílico em benzenos dissubstituídos, 745-753
Ataque eletrofílico no fenantreno, 757
Ataque em meta
  na benzenamina, 739
  no (trifluoro-metil)-benzeno, 737
  no ácido benzoico, 742
  no metilbenzeno, 735-736
  nos halogenobenzenos, 743
Ataque nucleofílico, 240-243, 254
Ataque orto
  em halogenobenzenos, 743
  na benzamina, 739
  no (trifluoro-metil)-benzeno, 737
  no ácido benzoico, 742
  no metilbenzeno, 735-736
Ataque para
  na benzamina, 739
  no (trifluoro-metil)-benzeno, 737
  no ácido benzoico, 742
  no metilbenzeno, 736
  nos halogenobenzenos, 744
Ativação de carboxila, 1236
Ativantes, **732**
Atividade óptica
  composição dos enantiômeros e, 176-177
  estereoisômeros e, 174-177
  rotação específica e, 175-176
  rotação óptica observada, 175
Átomo assimétrico, **172**
Átomo de carbono, 7
Átomos nucleofílicos, 1099
Atorvastatina, 1166*t*
Atração dipolo-dipolo, 216
Azabenzenos, **1179**-1183
Azaciclo-hexano, 978, 979
Azaciclopentano, 835
AZT, 1167
Azuleno, 654, *654*

B

Bactéria *rhizobium*, 972
Barreiras de rotação, 54
Base conjugada, **60**
Base de Mannich, **994**
Base de Schiff, **797**
Bases, **58**. *Veja também* Reações ácido-base; Valores de pK_a
  adição-eliminação e, 887
  álcoois e, 292-296, 334-335
  aminas e, 982-983
  benzamina e, 985
  capacidade de grupo de saída, 232, 232*t*
  conjugadas, 60
  constantes de equilíbrio e, 58-61
  correlação com nucleofilicidade, 234-235
  de nitrogênio, 1241, *1241*
  desprotonação de álcoois e, 334-335
  DNA, 1247, 1252
  eliminação bimolecular e, 267
  equilíbrio ácido-base, 293
  equilíbrio cetoenol, 829
  ésteres e, 938
  estrutura molecular e, 61-64
  hidrólise mediada por bases, 938
  reações de álcoois com, 334-335
  sequências de aminoácidos e, 1247*t*
  sintéticas de ácidos nucleicos, 1243
Bases de Lewis, **64**
Benzaldeído, 665, *665,* 885
Benzedrex, 974
Benzenamina (anilina), **972**
  ataque meta em, 739
  ataque orto em, 739
  ataque para em, 739
  basicidade e, 985
  bromações eletrofílicas de, 738
  halogenoarenos, 1035
  síntese da 2-nitro-benzenamida, 753
Benzeno, **67**
  aceitação por ressonância no, 733
  acilação de Friedel-Crafts e, 714-717, 750-751
  alquilação de Friedel-Crafts e, 708-715
  aromaticidade e, 674
  arranjos de, *o, m, p,* 675
  ataque eletrofílico pelo bromo, 704
  características espectrais de, 682-687
  corrente de anel e, 684, *684*
  corrente eletrônica de anel e, 682-686
  descrição dos orbitais de ligação no, 677-678
  deslocalização cíclica e, 682
  deslocamentos químicos em, 1180
  diagrama de energia potencial, *703*
  dissubstituído, 745-748
  doação por ressonância no, 733
  elétrons pi do, 684, *684*
  espectro de massas do, 682-684
  espectro de RMN do, 682-686
  espectro ultravioleta do, 682, *682*
  estabilidade e, 627, 677-679
  estados de transição aromáticos e, 680-682
  estrutura e energia de ressonância, 677-679
  estrutura e função do, 678-674
  estrutura molecular do, *677*
  estruturas de ressonância e, 627
  halogenação e, 704-705
  hidrocarbonetos benzenoides, 692
  hidrocarbonetos policíclicos aromáticos e, 687-692
  hidrogenação e, 677-679
  modos de substituição dos derivados de, 682-683
  nitração e sulfonação do, 705-708, 745*t*
  nomenclatura do, 674-677
  orbitais moleculares pi do, 678-682, *679-680*
  orbitais *p* e, 677-678
  perda de próton e, 702-703
  preparação do hexil-benzeno, 716
  regra de Hückel e, 693-698
  síntese de derivados, 701-703
  substituição eletrofílica em aromáticos e, 674, 701-703
  substituição em halogenoarenos e, 1035–1037
  sulfonação reversível e, 752
  superposição cíclica e, 679-681, *680-681*
Benzeno substituído, 749-754
  acoplamento diazo, 1061
  alcoolquímica dos fenóis, 1041-1043
  benzoquinona, 1051-1053
  estabilização benzílica por ressonância, 1020-1024
  nomes e propriedades de fenóis, 1026-1030
  oxidações e reduções benzílicas, 1024-1026
  processos de oxidação-redução na natureza, 1053-1058
  rearranjo de Claisen, 1048-1049
  sais de arenodiazônio, 1058-1060
  substituição nucleofílica em aromáticos, 1030-1041
Benzenocarbaldeído, 785
Benzenodióis, 1051
Benzenos substituídos
  com alquilas, 1024-1025
  efeitos dirigentes em, 738-745
  efeitos indutivos no anel benzeno, 733
  eletrófilos de Friedel-Crafts e, 751
  estratégias de proteção e, 752-753
  estratégias de síntese para, 749-754
  grupos que doam elétrons e, 738-741
  grupos que retiram elétrons e, 742-743
  halogênios como substituintes, 743-745
  poder dirigente de, 749-751
  sulfonação reversível e, 752
Benzil-lítio, 1024
Benzil-penicilina, 3, 946
Benzino, **1036**-1037
  descrição orbital do, 1037
  geração do, 1037
  mapa de potencial eletrostático do, *1037*
  reatividade do, 1036-1037
  ressonância no, *1037*

Benzoato de metila, 940
Benzoilciclo-hexanona, 1088
Benzopireno, 759
Benzopiridinas, 1188-1190
Benzopirrol, 1178-1179
Benzoquinonas, 1051-1053
  glutationa e, 1056
  por oxidação de benzenodióis, 1051
  reações de Diels-Alder e, 1052
  relação redox com a hidroquinona, 1052
  unidades enona em, 1052
Bergamotina, 1192
Berílio, 32-33, *33*
Besouro bombardeiro, 1053
Betaína, **806**
Betaína de fósforo, **806**
Bifenileno, 694-695
Bijvoet, Johannes M., 183
Biodiesel, 944-955
Bioinformática, 1252
Bisfenol A, 1030-1031
Boc-aminoácidos, 1235
Bohr, Niels, 23*n*
Boltzmann, Ludwig, 54*n*
Bombicol, 550
Borano, 529-530
Boro, *33,* 33-34
Borodin, Alexander, 853
Boro-hidreto, 301
Borracha, 647-650
Borracha de seringueira, 648
Borracha natural, síntese da, 648-649
Borrachas sintéticas, 648
Borrão de Southern (Southern blotting), 1256
Brevetoxina B, 350
Bromação
  absorção no UV, 653*t*
  adição 1,4 e, 621-624, *624*
  adições Diels-Alder e, 628, *629, 632t, 633,* 634
  alílica, 612-614
  alquenos, adição *anti* e, 519-521
  da acetona, 833
  da benzenamina, 738-739
  de ácidos carboxílicos, 898-900
  de fenóis, 738, 1044
  de Hell-Volhard-Zelinsky, 1217-1218
  do benzeno, 704-705
  do bromobenzeno, 743
  do butano, 171, *193-194*, 193-195
  do hexatrieno, 626
  do metilbenzeno, 735, 1020
  do metilciclo-hexano, 311
  eletrofílica, 704, 735, 743
  estereoespecífica do 2-buteno, 520
  fechamento eletrocíclico de anel e, 640
  halogenação de alcano e, 114-116, *114-116*
  hexanodinitrila e, 1001

os diastereoisômeros do bromobutano, 191-192
  polímeros de, 647
Bromação alílica, 613
Bromações via radicais, 193-195, 318
Brometo de butilmagnésio, 940
Brometo de hidrogênio, 540-541, 585-586
Brometo de metilamônio, 986
Brometo de propilmagnésio, 940
Brometo de tetrametilamônio, 987
Bromo
  adição a alquenos, 519
  ataque eletrofílico no, 704
  ativação por ácidos de Lewis, 704
  halogenação via radicais com, 114-116
  troca magnética rápida e, 421-422
2-bromo-3-cloro-butano, 187-189, *187-189*
Bromoalcanos
  ramificados, 240, 240*t*, 243, 243*t*
  reatividades relativas com água, 252, 252*t*
  sínteses e, 336, 345
Bromoalquenos, 585-586
Bromobenzaldeído, 776
Bromobenzeno
  ácidos de Lewis e, 674
  bromação eletrofílica do, 743
  espectro de RMN de, 665, 665
  formação do, 704
Bromobutano
  cloração do, 196-198, 201
  cloração em C3, 187-189
  enantiômeros do, 174
2-Bromo-butano racêmico, 196-198, 201
Bromocetona, 318
Bromoetanos, 422, *423, 424*
Bromometanos, 217, 241
Bromononano, 987
Bromopropano, *477,* 712
Bromopropanol, 939
Brønsted, Johannes Nicolaus, 58*n*
Brønsted-Lowry, reações de ácidos e bases, 221-222
Brown, Herbert C., 528
Brucina, 1220
Buckminster Fuller, Richard, 688*n*
Buckminsterfullereno, 688-689
Butadieno
  adição de cianeto de hidrogênio, 1001
  adições ao, 621-626, *624*
  calor de hidrogenação e, 619
  conjugação no, 619-620
  diagrama de orbitais moleculares, 620
  estrutura do, 620
  polímeros com ligações cruzadas, 647
Butanamina, 956, 957, 993
Butanimida, 897-898
Butano
  ácido acético por oxidação do, 882

bromação via radicais, *193-194*, 193-195
  conteúdo de energia, 122-123
Butanodiol, 288, 534
Butanol, *480,* 518
Butanonitrila, 956, 957
Butenal, 846
Buteno, 447, *481*
Butilbenzeno, 751
Butil-lítio, 1098
Butirolactona, 939

C
Cadeia principal, **73, 1224**
Cadeias alquila, 1024-1025
Cadeias de polipeptídeos, **1222**
Cadeias laterais, **1224**
Caenorhabditis elegans, 1251
Cafeína, 975
Calores de combustão, **121-122,** 135-137, 136*t*
Calores de hidrogenação, **459**-461, 677-679, *678-679*
Camada de ozônio
  clorofluorocarbonetos e, 119-120
  diminuição do ozônio desde, 120-121
  luz ultravioleta de alta energia e, 118-119
  substitutos de CFC e, 119-120
Camada de ozônio da estratosfera, *118-119,* 118-121
Camada lipídica, *943,* **943**
Campo alto, espectroscopia de RMN de, **396**
Campo baixo, espectroscopia de RMN e, **369**
Campo magnético, intensidade do; frequência de ressonância e, 392
Campo magnético local, **395**-396
Câncer
  hidrocarbonetos aromáticos policíclicos e, 758-760
  nicotina e, 1170-1171
  N-nitroso-dialcanaminas e, 988
Cânfora, biossíntese, 650
Capacidade de migração, **808**
Capilina, 592
Capsaicina, 1028
Características espectrais, anel benzeno e, 682-687
Carbaldeído, **776**
Carbânions, **305,** 306
Carbenoides, 531-**532**
Carbobenzóxi, **1235**
Carbocátion, 253-256, 704
Carbocátions atacando ligações pi, 542-543
Carbociclos, **131, 1165**
Carbociclos na natureza, 152-158
  taxol, 153
  terpenos, 152
  unidades isopreno, 152
Carboidratos. *Veja também* Açúcares
  açúcares complexos na natureza, 1142-1146

acumulação e degradação de açúcar, 1136-1139
  anômeros de açúcares simples, 1127
  condensações de carbonilas com derivados de amina, 1132-1133
  configurações aldose, 1139-1141
  conformações e formas cíclicas de açúcares, 1122-1126
  dissacaridase, 1142-1146
  formação de éteres e ésteres, 1133
  glicosídeos, 1133-1135
  mutarrotação da glicose, 1127
  nomes e estruturas de, 1118-1121
  oxidação a ácidos carboxílicos, 1128-1130
  polissacarídeos e outros açúcares, 1146-1153
  processos de reconhecimento celular, 1149-1151
  quebra oxidativa de açúcares, 1130-1131
  química polifuncional de açúcares, 1128,1130
  redução de monossacarídeos a alditóis, 1131-1132
  substitutos de açúcar derivados de carboidratos, 1144-1145
Carboidratos da parede celular, **1149**-1151, *1150*
Carboidratos polifuncionais, **1118**
Carbonatação de organometálicos, **883**
Carbonatação organometálica, 883
Carbono alílico, **610**
Carbono da carbonila, 886
Carbono da carboxila, 886-889
Carbono de fenilmetila (benzila), **1020**-1024
Carbono nucleofílico, 304-307
Carbono primário, **72**
Carbono quaternário, **72**
Carbono terciário, **72**
Carbono tetraédrico, *469*
Carbonos alfa, **827,** 828
Carbonos anoméricos, **1124**
Carbonos da fusão de anéis, **149**
Carbonos de alquenila, 458, 458*t*
Carbonos de alquila e ligação halogênio, 216, *216*
Carbonos secundários, **72**
Carboxamidas, 984-985
Carboxilatos de cadeia longa, 900-903
Cargas deslocalizadas, **18**
Carotatoxina, 1193
Carothers, Wallace H., 1001*n*
Carvão, produção de etino a partir do, 590
Carvona, 173
Catalisador de Adams, 509
Catalisador de Lindlar, **579**
Catalisadores, pirólise e, 101-102, *102*
Catalisadores de transferência de fase, **1223**

Catalisadores de Ziegler-Natta, 546, 648
Catalisadores heterogêneos, hidrogenação e, 509-511
Catálise básica
 adição-eliminação, 887
 aldeídos e, 837-839
 equilíbrio cetoenólico, 829
 hidratação e, 790, 849
 hidrólise de nitrilas, 955
Cátion alila, 621
Cátion benzenodiazônio, 1058
Cátion ciclo-heptatrienila, 699
Cátion nitrosila, 15, 21, **996**, 997
Cátion sódio, 8
Cátions acílio, **714-715**
 a partir de anidridos carboxílicos, 715
 a partir de halogenetos de acila, 715
 espectrometria de massas e, 782-784
 substituição eletrofílica em aromáticos e, 715-716
Cátions arila, **1038**
Cátions benzila, 1021-1023
Celobiose, **1146**
Células de mercúrio, 117
Células parietais, 59
Celulose, **1146**-1147
Centro quiral tetraédrico, 178, *178*
Centros eletrofílicos, substituição nucleofílica e, 218
Centros quirais, 172, *178*, 178-184
Ceras, **942**
Cetal, **792**
Cetoácidos, 799, 1091-1092
Cetoéster, 1083, 1090-1091
Cetona α-substituída, 832
Cetonas, **69**, **775**. *Veja também* Aldeídos; Grupos carbonila
 acidez de, 828-829
 adição de hidretos e reagentes organometálicos a, 788*t*
 adição nucleofílica com bases de força moderada, 788*t*
 adições conjugadas a, 848
 alquilação de, 834-836
 aminação redutiva com aminas primárias de, 989-990
 ataque de reagentes organometálicos a nitrilas e, 955-956
 com outros grupos funcionais, 777
 condensação de, 798
 condensação de aldol e, 839
 desblindagem de, 779
 deslocamentos químicos de, 781
 enaminas e alquilação de, 835-836
 escrevendo estruturas, 778
 formação a partir de, 933
 formação de hemicetal a partir de, 791-792
 formação de iminas a partir de, 797
 formação de tioacetais cíclicos a partir de, 795

 fragmentação na espectrometria de massas, 782-787
 halogenação catalisada por ácidos, 833
 halogenação de, 832-834
 hidratação de alquinos e, 584-586
 iminas derivadas de, 800*t*
 iminas especiais e, 799-800
 insaturadas, 846-859
 nomenclatura de, 776-778
 oxidação de álcoois e, 302
 polarização e, 779
 pontos de ebulição de, 779*t*
 preparação de, 785-787
 reação de Claisen de, 1087
 redução a álcoois com hidretos, 299-300
 regiões de reatividade, 787
 ressonância em, 876
 ressonância magnética nuclear de carbono-13 e, 780-781
 reversibilidade da hidratação e, 790-791
 síntese de álcoois a partir de, 308
 sínteses a partir de nitrilas, 956
 sínteses de, 785*t*
 sínteses de laboratório de, 785-787
Cetonas aromáticas, 1027-1025
Cetoses, **1119**, *1121,* 1129
Chauvin, Yves, 549*n*
Chichibabin, Alexei E., 1185
Chocolate, 1144
Choristoneura fumiferana ("Spruce budworm"), 581
Cianeto de hidrogênio
 adição a 1,3-butadieno, 1001
 adição conjugada e, 850
 cianoidrinas e, 804-805
Cianoidrinas
 adição de cianeto de hidrogênio, 804-805
 extensão da cadeia de açúcares usando, 1136
 formação, 804-805
Ciclo de Krebs, **1100**
Ciclo do ácido tricarboxílico (TCA), **1100**
Cicloadições de Diels-Alder, 1178
Cicloadutos, **628**
Cicloalcanóis, **288**
Cicloalcanonas, **777**
Cicloalcanos, **67**, **131**
 alcanos policíclicos, 149-152
 calores de combustão e, 135-137, 136*t*
 ciclobutano, 138
 ciclo-hexano, 140-144
 ciclo-hexanos substituídos, 144-149
 ciclopentano, 138
 estereoisômeros e, 133
 esteroides, 157-157
 hormônios sexuais e, 156-157
 maiores, 149
 menores e tensão, 137-139
 nomenclatura de, 132

 produtos cíclicos na natureza, 152-158
 propriedades de, 134, 134*t*
 tensão angular e, 137
 tensão do anel e estruturas de, 135-139
 tensão torcional de coincidência e, 137
Cicloalquenos, 461
Ciclobutadieno, 693-694, 697
Ciclobutano, *138*
Ciclodecano, 149
Ciclo-hexadieno, 698
Ciclo-hexanamina, 977, 978, 984
Ciclo-hexano, 140-144
 átomos de hidrogênio axiais/equatoriais, 141-143, *143*
 conformações menos estáveis, 141
 estrutura química, 2
 forma bote, 141
 forma bote torcido, 141, *141*
 forma cadeira, 140, *140*, *141*, 142-143
 interconversão cadeira-cadeira, *142*
 inversão conformacional, 144, *144*
 plano, 141, *141*
 representação da forma cadeira do, 142-143
 tensão transanular, 141
Ciclo-hexanodiona, 1088
Ciclo-hexanol, 288, 337, *472*
Ciclo-hexanona, 780, *780*
Ciclo-hexanos, 151
 conformação, 402
 substituídos, 144-149
Ciclo-hexanos substituídos, 144-149
 competição pelas posições equatoriais e, 147-148
 interações 1,3-diaxiais, 145
 metilciclo-hexanos axial e equatorial e, 144-146, 146*t*
 projeções de Newman de, 145
Ciclo-hexeno, 447, 519, 532
Ciclo-octatetraeno, 695-696, *696*, 697, 700
Ciclo-oxigenase, 1043
Ciclopentano, 138, *138*
Ciclopentanona, 781
Ciclopropanos
 arranjo orbital de, 137
 carbenos halogenados e carbenoides e, 531-532
 comprimentos e ângulos de ligação, 137
 conversão de alqueno em, 531
 modelo molecular de, 137
 sínteses de, 532
 tensão angular e, 137
 tensão do anel, 136
 tensão torcional e, 137
Ciguatoxina, 548
Cimetidina, 59
Cinchona, 536
Cinética, processos químicos simples e, **50**-56

Cinética das reações, 223-236
Ciprofloxacina, 1019
cis-Decalina, 150, *150*
cis-Retinal, 843
Cisteína, 1217
Citocromos, **1054**
Citosina, **1241**
Citrato de sildenafila, 1167
Claisen, Ludwig, 1048*n*
Clemmensen, E. C., 750*n*
Clopidogrel, 1166*t*
Cloração alílica, 614
Cloração de alcanos, 111-113
 do etano, 111
 ligações C-H secundárias e, 111-113
 ligações C-H terciárias e, 112-113
 2-metil-propano, 112-113
 não seletivas, 112-113
 propano, 112, *112*
Cloração de moléculas com apenas um tipo de hidrogênio, 117
Cloração do (*S*)-2-bromo-butano, 194-198, *196-198*
Cloração do 2-bromo-butano racêmico, 196-198, 201
Cloração do etanol, 118
Cloração do metano, 104-109
 abstração de um átomo de hidrogênio e, *105*, 105–106
 abstração do átomo de cloro e, 106-107, *107*
 conversão em clorometano, 104
 etapa de iniciação, 105
 etapa por etapa, 104-109
 etapas de propagação e, 105-107
 etapas de terminação e, 107-109
 interpretação e, 104-105
 mecanismo de reação em cadeia, 107-108
 mecanismo para, 104
 observação experimental e, 104
Cloração não seletiva, **112-113**
Cloral, 118
Cloreto de benzenossulfonila, preparação, 707
Cloreto de benzoíla, 932
Cloreto de butanoíla, 889, 891-892
Cloreto de propenoíla, 932
Cloreto de sódio, 8
Cloreto de sulfonila, 707
Cloreto de tionila, 891-892
Cloretos alílicos isômeros, 615
Cloretos de acetila, 927, 930
Cloretos de acila
 acetilação de Friedel-Crafts, 714-715
 conversão de ácidos carboxílicos em anidridos, 891-892
 conversão de álcoois em ésteres, 931-932
 conversão de aminas em amidas, 932-933
 conversão em cetonas, 933
 formação por cloreto de tionila, 891-892

hidrólise e, 931
 redução de e aldeídos, 933-934
Cloro, 117, 421-422
2-Cloro-2-metil-propano, 240, *240*
Clorobenzeno, 1035
Clorociclobutano, 288
Clorocromato de piridínio (PCC), **303**
Cloroetano, 240, *240,* 708
Cloroetano, rotação rápida na escala de tempo da RMN, 402, *402*
Clorofluorocarbonetos (CFCs)
 desaparecimento do ozônio, 120-121
 irradiação ultravioleta e, 119-120
 substitutos para os, 120-121
Clorofórmio, 532
Clorometano, 65
 conversão de metano em, 104
 íon hidróxido e, 240, 240
 reação com hidróxido de sódio, 223-224
Clorometanos, desblindagem cumulativa de, 399
Clorometilação eletrofílica do poliestireno, 1238
2-Cloropropano, 240, *240*
Clostripaína, 1223
Cobalamina, 1167
Cocaína, 1194
Código genético, **1247**
Códons, 1246-1247
Coeficiente de extinção molar, **652**
Coenzima A, *901-902*
Coenzima Q, **1053**
Colesterol, 155, 1188-1189
Colisões, barreiras de energia de ativação e, 54
Combustão de alcanos, **121**-123, 121-122*t*
Compartilhamento de elétrons, ligações covalentes e, 9-10
Complexo boranotetra-hidrofurano, 529
Comportamento ambidentado, **829**
Compostos alquil-lítios, 306
Compostos alquil-magnésio, 306
Compostos aromáticos, 67, 674
Compostos β-dicarbonilados, 1082-1090
 como intermediários de sínteses, 1090-1095
 condensação de Claisen e, 1082-1090
 valores de pK_a de, 1084*t*
Compostos carbonilados
 desprotonação do carbono alfa, 828
 dialquilação dos, 851
 formas de ressonância de carbonilas insaturadas, 848
 isomerização de, 846-847
 quebra de, 782
Compostos carbonilados insaturados, 848, 851
Compostos de carbono tetraédrico, 34, *34*

Compostos dicarbonilados, 1174, 1178
Compostos difuncionais, **846**
Compostos insaturados, **446**
Compostos meso, 191-193
 centros estéricos igualmente substituídos e, 191-192
 cíclicos e, 192-193
 com muitos centros estéricos, 191-192
Compostos orgânicos, carcinogênese em, 760
Compostos quirais, rotações específicas de, 175-176, *176*
Compostos saturados, **446**
Comprimento de ligação, **6**, **6**
Condensação de aldol intramolecular, **843**-845
Condensação de carbonilas, 1132-1133
Condensação de Claisen, **1081**
 análise retrossintética da, 1088
 cetonas e, 1087
 condensações de Dieckmann, 1085
 cruzada, **1084**-1085
 do acetato de etila, 1082
 em bioquímica, 1086-1087
 falha da, 1084
 inverso da, **1084**
 mecanismo da, 1082-1083
 mistas, 1084-1083
Condensação intramolecular, 853
Condensações, **798**, 800, 840-843, 1181-1182
Condensações de aldol cruzadas, **840**-843
 bem-sucedidas, 843
 estereosseletivas, 842
Condensações de aldol estereosseletivas catalisadas por enzimas na natureza, 841
Condensações de Dieckmann, **1085**
Configuração absoluta
 difração de raios X e, 177-178
 estereoisômeros e, 177-182
 projeções de Fischer e, 181-187, 183
Configuração bote torcido, 141, *141*
Configuração eletrônica do caroço, **9**
Configuração em camada aberta, **28**
Configuração torcida, **79**-80
Configuração *vici*, **83**, *84*
Configurações de camada fechada, **27**-28, *28*
Conformação em cadeira do ciclo-hexano, 140, *140*, *141*, 142-143
Conformação em meia-cadeira, ciclopentano e, **138**
Conformação em oposição, **79**-80
Conformações da glicopiranose e da piranose, 1126
Conformações em coincidência, **79**-80
Confôrmero *anti*, **83**, 84
Congestão estérica, 461, *461*
Constante de dissociação de ácidos, **59**

Constante de velocidade, **54**-55
Constantes de acoplamento a longa distância, **455**
Constantes de acoplamento em compostos aromáticos, 686
Constantes de equilíbrio, **50**, 58-61
Contribuintes principais para a ressonância, **21**
Controle cinético, **50**, 623-625
Controle da fertilidade, 156-157
Controle do peso, aminas e, 974–975
Controle termodinâmico, **50**, 516-518, 623-625
Conversão de hidrazonas, 802-803
Coordenada de reação, **53**
Copolímero ABS, 648
Cor da pele, 1188-1189
Corantes azo, **1061**
Corantes industriais, 1061
Corey, Elias J., 314*n*
Correlação eletrônica, **77**
Corrente de anel, 684, *684*
Corrente eletrônica de anel, 682-686
Corticosteroides, 217, **906**
Cortisol, 217
Cortisona, 156
Crafts, James M., 708*n*
Cram, Donald J., 350
Craqueamento, **102**
Crick, Sir Francis H. C., 1244*n*
Criptandos, 349, *349*
Cromatografia de troca iônica, **1230**
Cromatografia por afinidade, **1230**
Cromatografia por filtração em gel, **1230**
Cromatografia quiral, **202-203**, *203-204*
Crutzen, Paul, 119-120*n*
Cubano, 3
Cupratos, 310
Curl, Robert F., 688*n*
Curral quântico, 26
Curva de distribuição de Boltzmann, *54*, **54**

D

Dano oxidativo, 1054
Daunomicina, 1151
Daunosamina, 1151
DDT, 118
De Broglie, Louis-Victor, 24*n*
Decalina, 149
Decanamina, 987
Decanonitrila, 987
Degradação com ácido periódico, 1131
Degradação de Edman, 1231
Degradação de Ruff de açúcares, **1137**-1138
Derivados benzanulados, 1178-1179
Derivados boc, 1235
Derivados de ácidos carboxílicos, **886**, 928-930, 928*t*, 929*t*
 acidez e basicidade e, 929-930
 adição-eliminação em, 926
 alcanonitrilas, 953-957

amidas, 944-949
amidatos e sua halogenação, 950-952
deslocamentos químicos, 929
ésteres na natureza, 942-943
protonação de, 930
química dos anidridos carboxílicos, 934-936
química dos ésteres, 936-941
química dos halogenetos de acila, 930-934
reatividades relativas de, 926
ressonância em, 926-929
Derramamento de óleo, polímeros na limpeza, 545
Desacoplamento, **421**
Desacoplamento de banda larga do hidrogênio, **424**, 424-425
Desblindagem, **396**, 399, 399*t*
Desblindagem e intensificação do sinal sem distorção por transferência de polarização (DEPT), **427**, 427-430, 431
Descarboxilação, 1091-1092
Descarboxilação oxidativa, 1137
Descrição de orbitais, 228, *228*
Desdobramento spin-spin, **407**, 407-414
 acoplamento entre vizinhos não equivalentes e a regra $N + 1$, 417-419
 em grupos alquila comuns, 413*t*
 espectro de ordem superior, 415-416
 muitos hidrogênios e, 409-410, *410*
 regra $N + 1$ e, 411-412
 triângulo de Pascal, 411, 411*t*
 troca magnética rápida e, 421-422
 troca rápida de hidrogênio e, 421, 421
Desenho racional de fármacos, **1153**
Desidratação, **337**
 álcool, 337
 aldol, 838-839
 ciclo-hexanol, 337
 hemiaminal, 798
Desidratação mediada por ácidos
Desidrobenzeno, **1036**
Desidrobromação, *463*
Desidrobromação estereosseletiva, 465
Desligamento estratégico, **314**
Desligamento retrossintético, 314
Deslocalização, espectro eletrônico e, 652-654
Deslocamenteo estereosseletivo, 263
Deslocamento pelo mesmo lado, substituição nucleofílica bimolecular e, 225, *225*
Deslocamento por trás, substituição nucleofílica bimolecular, 225, *225*
Deslocamento químico, **395**-400. *Veja também* Espectroscopia de ressonância magnética nuclear
 ácidos alcanoicos, 875-876
 aldeídos e cetonas, 781

alquinos e, 574
aminas e, 979
efeito do hidrogênio vizinho sobre, no desdobramento spin--spin, 408-409
espectroscopia de RMN de carbono-13, 425t
grupos funcionais e, 397-399
hidrogênios alílicos e, 682-683
hidrogênios benzílicos e, 682-683
valores de hidrogênio típicos, 398t
Deslocamento-redução de cianeto, 987
Desmercuração, 525-528
Desnaturação, **1229**
Desoxigenação de grupos carbonila, **802**-803
Desprotonação
alquinos, 570-571
cetoéster, 1083
compostos carbonilados, no carbono alfa, 828
ditiaciclo-hexano, 1098
halogenoarenos, 1036
metilbenzeno, 1024
sais de fosfônio e, 804-805
Desprotonação alílica, 617
detergentes, 707
Deutério, 307
Dextrorrotatório, **174**
Diagramas de energia potencial, *53*, **53**
Diálise, **1230**
Dialquilação de compostos carbonilados insaturados, 851
Diamantes, 688-689
Diamantoides, 151
Diaminas, **972**
Diaminoalquino tremorina, 593
Diaminodifenilsulfona, 370
Diânions aromáticos, 700
Diastereoisômeros, **188**-190. *Veja também* Compostos meso
Diazepam, 1167
Diazometano, **531, 1002**-1003
Diazotação, **1038**, 1060
Dibenzoilperóxido, 542
Dibromobenzeno, 674
síntese, 1060
Dibutilcuprato de lítio, 311
Dicátions aromáticos, 700
Diciclo-hexilcarbodiimida (DCC), **1236**
Diclorocarbeno, 532
Diclorprope, 195-196
Dieckmann, Walter, 1085*n*
Dieno face a face, 622
Dienófilos, **628**
em reações de Diels-Alder, 628-632, 632t
estereoquímica dos, 634
reatividade dos, 628-629
Dienos
especialmente reativos, 634
estereoquímica dos, 635
não reativos, 634

nas reações de Diels-Alder, 628-632, 632t
reatividade de, 628-629
Dienos conjugados, **609,** 617-621
cicloadição de Diels-Alder e, 628-639
estabilidade de, 618-619
hidrocarbonetos com duas ligações duplas e, 617-618
mais simples, 617
polimerização de, 647-650
Dienos cumulados, **617**
Dienos não conjugados, 618-619, 622
Dienos ricos em elétrons, 628
Dietiletanamina, 979, *980*
Dietil-éter, 369
Difração de raios X, 177-178
Digestão da comida, ácido estomacal e, 59
Di-halogenoalcanos, 576-577
Di-halogenoalcanos geminais, **583**
Di-hidro-piridinas, 1186-1187
Di-hidroxilação *sin* vicinal, 535-537
Di-isopropilamida de lítio, 982
Dimerização de alquenos, 542-543
Dímeros em ligação-hidrogênio, 874
Dimetilacetileno, 567-568
Dimetilbenzeno, 675, *682*-683
Dimetilciclo-hexilamina, *978*
Dimetilcuprato de lítio, 850
Dimetiletoxicarbonila, **1235**
Dimetilformamida (DMF), 928
Dimetilmetanamina, 982, 987
Dimetilpentanamida, 949
Dimetilpropano, *479*, 480
Dimetilsulfóxido (DMSO), 236
Dinitrobenzeno, 665, *665*
Diodos orgânicos emissores de luz (OLEDs), 631
Dióis geminais, **790**
Dióis vicinais
formação do acetal cíclico a partir de, 1135
quebra oxidativa, 1130
quebra pelo ácido periódico, 1130
Diosgenina, 132
Dioxaciclobutanos, *351*
Dióxido de carbono, reação com organometálicos, 883
Dióxido de manganês, 786, 1025
Dióxido de nitrogênio, 118-119
Dipeptídeos, **1222,** 1238-1239
Dipolos, **11**
Dirac, Paul, 23*n*
Diretores para, 744t
Dirigentes orto, 744t
Dirigentes orto e para, **735**
Dispersão de energia e entropia, 51-53
Disrupção estérica, 293-294
Dissacarídeos, **1119,** 1142-1146
Dissociação de ácidos de Brønsted, 65
Dissociação de ligação, **95**
Dissulfetos, **366**-367
Distribuição de energia cinética, 54

Ditiaciclo-hexano
desprotonação, 1098
DNA (ácido desoxirribonucleico), **1211, 1241**
carcinógenos como agentes alquilantes no, 760
estruturas do, 1241-1244
hélice dupla e, 1244-1245
impressão digital, 1256-1257
ligases, 1249
montagem da fita complementar e, 1245-1246
mutações na sequência de bases e, 1247
nucleotídeos, 1242
replicação do, 1245-1246
DNA mitocondrial, sequenciamento, 1257
Dodecaedrano, 150
Doenças transmitidas por insetos, 526
Domo geodésico, 689
Dopagem, 620
Dubleto na espectroscopia de RMN, **407**-408
Dupla adição de hidreto, íons carboxilato e, 898-899
Dupla de-hidro-halogenação, 577
Dupla eliminação, preparação de alquinos por, 576-577
Dupla halogenação, alquinos e, 583

E

Edman, Pehr V., 1231*n*
Efeito de micela, **1227**
Efeito de proximidade, 354
Efeito hidrofílico, **291**
Efeitos indutivos, **732**
acidez de álcoois e, 293-294
acidez do íon amônio e, 983-985, 986t
ácidos carboxílicos e, 880, 881t
carbono da carbonila e, 828
reatividade do benzeno e, 734-738
Efexor, 1166t
Ehrlich, Paul, 1063
Elasticidade, **648**
Eletrófilos, **65**-66, 756
Eletrófilos de Friedel-Crafts, 751
Eletroforese, **1230**
Eletroluminescência, 631
Eletronegatividade, *11,* **11,** 61, 399, 399t
Elétrons de valência, **8**-9
Elétrons deslocalizados, **609**
Elétrons emparelhados, 26
Elétrons pi, 453-454, *454, 684, 684*
Eletropositivo, **11**
Eliminação bimolecular (E2), 267-270, 462-466
bases fortes e, 267
descrição orbital da, 268, *268*
estado de transição e, 268-269
etapa única e, 267-268
Eliminação de Hofmann, 992-993

Eliminação de nitrogênio na redução de Wolff-Kishner, 803
Eliminação E1, rearranjos, 341
Eliminação unimolecular, E1, 264-266, *265*
Enaminas, **800,** 835-836
Enantiômeros, 171-172, 174
configuração absoluta e, 177-182
cromatografia quiral e, 202-204
difração de raios X e, 177-178
excesso enantiomérico, 176, 199
homogeneidade enantiomérica na natureza, 199
nomenclatura dos centros estéricos R ou S, 178, *178*
regras de sequência e, 178-184
regras de sequência R-S e, 177-182
resolução de, 201-204
resolução espontânea e, 199
rotação óptica e, 176-177
síntese, 229-231
Endonucleases de restrição, 1249
Energia da ligação C-H, estabilidade do radical e, 98-99, *99*
Energia da ligação C-X, 215-216, 216t
Energia de ativação
barreiras e, 54
colisões e, 54
velocidade de reação e, 53-54
Energia de hidroxiésteres derivados de biomassa, 906
Energia de ligação, 97t, 98t
Energia livre de Gibbs padrão, **50**-51
Energia rotacional, **80**-81
Energia torcional, **80**-81
Energias de dissociação, 96, 97t
Energias potenciais, 80-83, *82-83*
Enolato da acetona, 828
Enolato de amida, **950**
Enolatos
alquilação de, 834-835
formação de, 940-941
função carbonila e, 837-840
preparação de, 828
Enolização, 832, 833
Enonas, **846,** 848-849, 1052
Entalpia, variação de, **51**-52
Entropia, variação de, **52**-53
Envelope, conformação, **138**
Enxofre, expansão de valência do, 366-367
Enzimas, 199, 842, **1211**
Enzimas alinases, 371
Enzimas de restrição, 1249
Enzimas hidrolíticas, 1232-1233, 1232t
Epiandrosterona, 154
Epímeros, **1119**
Epinefrina, 974
Epoxidação, 532-534, **533**
Epóxido hidratase, 758
Equação de Arrhenius, 55-56
Equação de onda, 23-24, **24**
Equilíbrio, termodinâmica da reação química, 50-51
Equilíbrio ácido-base, 293

Equilíbrio cetoenólico
    catalisado por ácido, 830
    catalisado por base, 829
    substituintes e, 830
Eritromicina, *947*
Eritrose, 1120
Escitalopram, 1166*t*
Esomeprazol, 1166*t*
Espectinabilina, 644-645
Espectro, espectroscopia e, **389**, *390*
Espectro de primeira ordem, **415**
Espectro de visível, 651
Espectrometria de infravermelho, 468-472
    alquinos e, 574-575
    aminas e, 977, 978
    ciclo-hexanol e, 472
    derivados de ácidos carboxílicos e, 929
    excitação vibracional e, 468-469
    grupo carbonila e, 781
    grupos funcionais e, 469-472
    hexano e, 471
    modos de substituição no benzeno e, 682-683
    pentano e, 470
    região da impressão digital na, 471
    região média do infravermelho, 468
    tecnologia de segurança e, 475
    valores dos números de onda de deformações axiais, 469, 470*t*
Espectrometria de massas, 473-477
    ácidos carboxílicos e, 875-879
    aldeídos e cetonas, 782-784
    alquinos, 575-576
    alta resolução, **394**, 474
    aminas, 979-980
    benzeno e, 682-684
    determinação de anabolizantes, 476
    diagrama do espectrômetro, 473
    distinção de íons pela massa e, 473-474
    fórmulas moleculares e, 474
    fragmentação do íon molecular e, 475
    íon principal e, 473
    isótopos e, 476-477
    modelos de fragmentação de moléculas orgânicas e, 478-481
    pico base e, 475
    tecnologias de segurança e, 475
Espectrometria de visível, 650-655, *651*, 651-652
Espectrômetros, **389**, *390*
Espectros de ordem superior, *415*, **415**-416, *416*
Espectros de ultravioleta, benzeno, 682, *682*
Espectros eletrônicos, **651**, 652-654
Espectroscopia, **388**-390
    absorção de radiação e, 389-390
    ácidos carboxílicos e, 875-878
    espectro e, 389, 390
    excitação molecular e, 388

linha de base e, 389
pico e, 389
Espectroscopia de correlação, 428-429
Espectroscopia de correlação heteronuclear, 429
Espectroscopia de infravermelho, 650-655
    caracterização da viniferona e, 655
    excitações eletrônicas e, *651*, 651-652
Espectroscopia de ressonância magnética nuclear (RMN). *Veja também* Ressonância magnética nuclear de carbono-13; Espectrometria de massas
    ácidos carboxílicos e, 875-878
    acoplamento spin-spin, 407-414
    aldeídos e cetonas, 779-784
    alquenos e, 453-459
    alquinos e, 571-576
    análise da estrutura molecular, 395-400
    campo alto e, 396
    campo baixo e, 396
    campo mais alto e, 396
    campos magnéticos locais e, 395-396
    complicações do acoplamento spin-spin e, 414-422
    constante de acoplamento e, 409
    definição de espectroscopia, 388-390
    derivados de ácidos carboxílicos e, 926-929
    derivados de benzeno e, 682-686
    desblindagem e, 396, 399, 399*t*
    deslocamento químico e picos e, 396-397, 405-407
    deslocamentos químicos típicos do hidrogênio, 398*t*
    diagnóstico médico e, 404
    diferenciação de núcleos do mesmo elemento e, 392-394, 394
    dubletos e, 407-409
    escala de tempo, 401-402, 421-422
    grupo amina e, 977-981
    grupos funcionais e, 397-399
    hidrogênios vizinhos não equivalentes, 407-414
    integração e, 405-407
    multipletos e, 407-408
    nitrilas e, 954
    núcleos blindados e, 395-396
    obtenção do espectro, 393-394
    piridina e, 1180-1181
    posição do sinal, 395-396
    quartetos e, 408
    resposta dos núcleos a, 392*t*, 393
    ressonância magnética nuclear de carbono-13, 422-432
    ressonância magnética nuclear de hidrogênio, 390-395
    técnica FT e, 427-430
    testes de equivalência química e, 400-405

Esqualeno, 650, 1087
Estabilidade de carbocátions
    hiperconjugação e, 260-261
    primário para secundário e para terciário, 260
    reações S_N1 e, 260-264
    sistemas secundários e, 261-263
Estabilidade de radicais, energias das ligações C-H e, 98-99, *99*
Estabilidade do isômero *cis*, 460-461
Estabilidade dos isômeros *trans*, 460-461
Estabilidades relativas de alcanos, 121-123
Estabilização por ressonância em benzila, **1020**-1024
Estado de equilíbrio, **50**
Estado de transição, **53**, 268-269
Estado de transição S_N2 em um centro benzílico, 1022-1023, *1023*
Estado eletrônico excitado, **651**
Estado eletrônico fundamental, **651**
Estados de spin, **390**, *391*
Estados de transição "puxa-empurra", 952
Estados de transição adiantados, halogenação do metano e, 110
Estados de transição aromáticos, 680-682
Estados de transição atrasados, 110
Éster de etila, 939
Éster de tiol, **901-902**
Éster desidromatricária, 592
Éster periodato cíclico, 1130
Estereoespecificidade
    hidrogenação catalítica e, 511
    processos estereoespecíficos, 226, 465-466
    reação de Diels-Alder e, 634-646
    reações eletrocíclicas e, 643-646
Estereoisomeria, **2, 170**
Estereoisomeria de imagem no espelho, *171*, 171
Estereoisomerização, 830-831
Estereoisômeros, **133**
    ácido tartárico e, 189-190
    atividade óptica e, 174-177
    compostos meso e, 191-193
    configuração absoluta e, 177-182
    diastereoisômeros, 188-190
    dois centros quirais e, 187-189
    estereoquímica em reações químicas, 192-202
    estereosseletividade e, 198, 201
    mais de dois centros quirais e, 189-191
    medida da atividade óptica, 175-176
    moléculas quirais, 171-174
    percepção estérica, 181-182
    projeções de Fischer e, 181-187
    regras de sequência R-S e, 177-182
    resolução de enantiômeros e, 201-204
Estereoquímica
    bromação do butano e, 193-195

em reações químicas, 192-202
íons bromônio cíclicos e, 520-521
reações S_N1 e, 256-257
reações S_N2 e, 226-228
Ésteres, **892**-896
    a partir de alcoóis, 344-347
    ceras, gorduras, óleos e, 942
    converção em ésteres de etila e, 939
    conversão de aminas em amidas, 939
    conversão de cloretos de acila em, 931-932
    conversão em lactonas e, 939
    conversão não catalisada a amidas, 939
    crômicos, **303**-304
    de Hantzsch em reduções, 1187
    de metila, 939
    enolatos, 940-941
    formação a partir de ácidos carboxílicos, 892-894
    formação de, 1133-1135
    hidrólise a ácidos carboxílicos, 937-938
    hidrólise catalisada por ácidos e, 893-894, 937
    hidrólise e, 296, 893-894
    hidrólise mediada por bases e, 938
    hidrólise usando base diluída, 938
    inorgânicos, **344**
    lipídeos, 942-943
    orgânicos, **344**
    química de, 936-942
    redução a álcool, 940-941
    redução a aldeído, 940-941
    síntese de halogenoalcanos, 344-347
    transesterificação, 939
    transformação a partir do reagente de Grignard e, 940
Esterificação, **344, 888**-889
    alcanoatos de fenila, 1042
    catalisada por ácido, 892-895
    de Fischer, 892-894
    glicose e, 1133
    hidroxiácidos a lactonas, 894-895
    intramolecular, 894-895
Esteroides, **154**-157. *Veja também* Cicloalcanos
    colesterol e, 155
    fusão angular, 154
    fusão do anel ciclo-hexano e, 154
    núcleo, 154
Esteviosido, 1145
Estímulo, da reação, **50**
Estradiol, 157
Estratégias de proteção, 752-753
Estratégias sintéticas para benzenos substituídos, 749-754
Estreptomicina, 1151
Estriquinina, 309, 1194
Estrutura das glicopiranoses, *1127*
Estrutura primária, proteínas e, **1226**
Estrutura quaternária, cadeias peptídicas e, **1229**

Estrutura secundária de proteínas, **1226**
Estrutura terciária de proteínas, 1226-1227
Estruturas de Kekulé, **17,** 38
Estruturas de Lewis, **10,** 13-18
  expansão da camada de valência e, 16
  formas de ressonância e, 18–23
  ligações covalentes e, 16-17
  pares de elétrons isolados e, 14
  regra do octeto e, 15-16
  regras para desenhar e, 13-15
  separação de cargas, 15
Estruturas em perspectiva, 183-184, 1122, 1213
Estruturas lineares, **12,** 32-33, *33*
Estruturas moleculares, 38-39
  espectroscopia de RMN e, 395-400
  estruturas de Kekulé e, 36
  força de ácidos e bases e, 61-64
  fórmulas condensadas e, 36
  fórmulas em linha e, 36
  grau de insaturação e, 482-483, 482t
  notação em perspectiva, 39, 39
Estruturas trigonais, *33,* 33-34
Etanamina, 836
Etano
  cloração do, 111
  conformações do, 79-83
  estrutura química, 2
  representação do, 80-81
Etanol, *37,* 37-38, 367
Etanonitrila, *954,* 956
Etanotiol, 370
Etapas de iniciação, **105**
Etapas de propagação, **105**
Etapas de terminação, **107**
Etapas que determinam a velocidade, *253,* **253**
Etenilbenzeno (estireno), 675
Eteno
  estrutura e ligações do, 449-452
  estrutura molecular do, 449
  ligações duplas do, 449
  ligações pi e, 35, 35, 449-452
  oxidação do, 882
  polimerização via radicais do, 544-545
  reações de adição e, 508t
  transições de mais baixa energia do, 653t
Etenol, 830
Éter assimétrico, **70**
Éter simétrico, **70**
Éteres, **69, 288**
  alcoólise e, 357
  análogos sulfurados de, 365-367
  ausência de ligação hidrogênio, 348
  benzílicos, 1025
  butílicos terciários, 358-360
  cíclicos, *352,* 352-354, 1134-1135
  coroa, 348-350
  criptandos, 349, 349
  formação de, 1133-1135
  ionóforos, 349-350
  nome de solventes, 348
  nomes e propriedades físicas de, 347-350
  peróxidos de, 357
  pontos de ebulição, 349t
  propriedades fisiológicas e usos de, 367-371
  quebra de éteres primários, 357-358
  quebra de éteres secundários, 358
  reações de, 357, 360
Etilciclopentanol, 288
Etileno, 446
Etilenoglicol, 369
Etilmetilamina, 976
Etinila, **567-568**
Etinilestradiol, **593**
Etino
  características de, 568-569
  combustão do, 570
  como material de partida industrial, 590-591
  estrutura molecular do, 568-569
  ligações pi do, 35
  produção a partir do carvão, 590
  química industrial a partir do, 590-591
  reações de adição ao, 591
Etoxiboro-hidreto, 301
Etóxietano, 333, 369
Excitação, **389**
Excitação molecular, 313
Excitação vibracional, espectrometria de infravermelho e, *468,* **468**-469
Excitações eletrônicas, luz ultravioleta-visível e, *651,* 651-652
Expansão da camada de valência, **16,** 366-367

F

Famotidina, 59
Faraday, Michael, 673
Fármacos quirais, racêmicos ou enantiomericamente puros, 195-197
Farnesol, 650
Fenantreno, 592, 757
Fenila, **676**
Fenilalanina, 1223
Fenilalcanonas, 715-716
Feniletanamina, 974, 981
Fenilmetanol, 785
(Fenil-metil)-lítio, 1024
Fenobarbital, 1184
Fenóis
  acidez de, 1028-1029
  acilação de Friedel-Crafts de, 1044
  bisfenol A, 1030-1031
  catálise com Pd e, 1040-1041
  como hidroxiarenos, 1027-1028
  conecções retrossintéticas a arenos, 1039
  derivados, danos oxidativos e, 1054
  e a substituição eletrofílica de, 1044-1047
  formas ceto e enol, 1027
  halogenação de, 1044
  hidroximetilação, 1046
  nomenclatura e propriedades de, 1026-1030
  oxigênio e, 1041-1042
  proteção do oxigênio do, 752
  química de álcoois de, 1041-1043
  resveratrol, 1030-1031
  sais de arenodiazônio, 1038-1039
  síntese industrial "verde", 1041
  substituição nucleofílica em aromáticos e, 1030-1041
Fenômeno da "trapaça sexual", 79-80
Fenóxi, **1027**
Feromônios, 79-80, 548-550, 936-937
Feromônios de insetos, **548**
Fibras, hidroxiésteres derivados de biomassa, 906
Fibras acrílicas, **591**
Fischer, Emil, 183, 892-893, 1136*n*
Fitas complementares, replicação do DNA e, 1245-1246
Fita molde, sequenciamento de DNA e, 1249, *1250*
Fleming, Sir Alexander, 946
Fluoração, 114-115, *114-115,* 704
Fluoreto de ciclo-hexanocarbonila, 930
Fluoreto de hidrogênio, 120-121
Fluoreto de pentanoíla, 930
Fluracila, 1243
Fluticasona, 1166t
Folhas dobradas, **1226,** *1227*
Força de ligação, **5,** 51-53
Forças de Coulomb, 5-6, 77-78, *78*
Forças de London, 77-80, *78*
Forças de van der Waals, **77**
Forças intermoleculares, **77**
Forma ceto da acetona e do fenol, 1027
Formação angular, esteroides e, **154**
Formação de aldol, 837-839
Formação de enóis, 830-831, 1027
Formação de fenil-hidrazonas, 1132
Formação de fenilosazonas, 1132
Formação de Grignard, 306
Formação de tioacetal, 795-797
Formação do produto antimarkovnikov, 540-542
Formaldeído
  formação de álcoois a partir de, 308
  nomenclatura de, 776
  organometálicos e, 308
  ponto de ebulição, 779t
Formaldeído protonado, 15
Formas de cadeia aberta da glicose, 1127
Formas de ressonância, **18**-23
  2-butenal e, 846
  compostos carbonilados insaturados, 848
  íon carbonato e, 18-20
  não equivalente, 20-21
  principais contribuintes para a ressonância, 21
Formato de metila, 940
Fórmulas condensadas, **38**
Fórmulas de linhas, **38**
Fórmulas empíricas, **37**
Fórmulas moleculares, espectrometria de massas e, 474
Fosfoglicerídeos, **942**-943
Fosfolipídeos, **942**-943
Fotossíntese, 368, 1138
Fourier, Joseph, 389
Fragmentação no espectro de massas, **475**
  ácidos carboxílicos, 878
  aldeídos e cetonas, 782-784
  alquinos, 575-576
  centro muito substituído e, 478-480
  fragmentos de alquenos e, 481
  identificação de grupos funcionais e, 480
  modelos, 475
  moléculas orgânicas e, 478-481
Freons, **119-120**
Friedel, Charles, 708*n*
Frutose, **1119,** 1124
Fulerenos, 688-689
Fumo, 1170-1171
Função carbonila, 298-299, 837-840
Função de onda, **24**
Funcionalidades, **67**
Furanos
  compostos dicarbonilados e, 1174
  hidrólise de, 1178
  pares de elétrons e, **1172**-1174, *1173*
  substituição eletrofílica em aromáticos e, 1176-1177
Furanoses, **1122**
Furchgott, Robert F., 1216*n*
Fusão angular, **690**
Fusão de anéis aromáticos, 694-695

G

Gabriel, Siegmund, 988*n*
Galactose, 1141
Gás de síntese, **295-296**
Genes, **1246**
Genoma humano, sequenciamento rápido, 1249-1252
Genomas, **1246**
Genômica comparativa, 1252
Genômica funcional, 1252
Geometria piramidal, **973**
Geraniol, 650
Gibbs, Joseph Willard, 50*n*
Gilbert, Walter, 1249*n*
Gilman, Alfred G., 844*n*
Gliceraldeído, 1119
Glicerol, 369
Glicil-alanina, 1224, 1234-1235
Glicina
  desproteção do grupo amino, 1235
  íon duplo, 1214

proteção do grupo amino, 1235
síntese de Gabriel da, 1218
Glicitol, 1132
Glicofuranose, 1126
Glicogênio como fonte de energia, **1148**-1149
Glicolipídeos, **1149**
Gliconeogênese, 841
Glicopiranoses, 1125
Glicoproteínas, **1149**
Glicose, **1119**
   esterificação, 1133
   formação do hemiacetal cíclico, 1123
   formas abertas, 1127
   formas das piranoses, 1127
   mutarrotação, 1127
Glicosídeo, 112-135, **1134**
Glicosil-cerebrosídeo, 1150
Glutationa, **1056**, 1224
Goodyear, Charles, 648n
Gordura de restaurantes, 945
Gorduras, **901, 903, 942**. Veja também Ácidos graxos
Grafita, 688-689
Gramicidina S, 1225, *1225*
Grau de insaturação, 482-483, 482t
Grignard, François Auguste Victor, 305
Gripe aviária, 1152-1153
Grubbs, Robert H., 549n
Grupo acetila, 777
Grupo arila, **676**
Grupo diazônio, 1060
Grupo fenilmetoxicarbonila, **1235**
Grupo formila, 777
Grupo glicosila, **1151**
Grupo heme, **1239**
Grupo hidroxila, **69**, 287-288
   em açúcares, 1134-1135
   estratégias de proteção e poder de ativação de, 752-753
Grupo mercapto, **365**
Grupo nitrila
   ataque por reagentes organometálicos e cetonas, 955-956
   hibridação e estrutura do, 954, 954t
   hidrólise a ácidos carboxílicos, 884-885, 955
   modelo orbital de, 954
   redução por hidretos, 956-957
   síntese de cetonas a partir de, 956
Grupos abandonadores
   ácidos carboxílicos e, 937-939
   facilidade de deslocamento e, 231-233
   força da base e, 232, 232t
   reações S_N1 e, 258
   substituição nucleofílica e, 218
   sulfatos, 232
   sulfonatos, 232
Grupos alquila, **70, 72**
   acoplamento spin-spin em, 413t
   doação de elétrons, 735-736
   efeitos indutivo de orientação em, 734-738
   em alquil-metais, 306

migração de, 341-342
retirada de elétrons e, 736-738
Grupos alquil-tio, **365**
Grupos alquinila, **567-568**
Grupos carbonila, **69, 775**. Veja também Aldeídos; Cetonas
   adições iônicas e, 787-789
   ataque de nucleófilos e, 794
   descrições de, 779
   desoxigenação de, 802-803
   diagramas de orbitais moleculares de, *778*
   espectroscopia de infravermelho e, 781
   estrutura de, 778-779
   formação de acetal e hemiacetal e, 791-793
   hidratação de, 790-791
   ligações e, 778-779
   polarização e, 779
   reações com tióis, 795-797
   reatividade de, 787-789
   reatividades relativas, 791
   redução com hidretos, 297-301
Grupos carboxila
   bandas de IV e, 877
   dímeros em ligação hidrogênio em, 874
   métodos de introdução, 883-885
   polaridade de, 874
Grupos de proteção, **358**, 359, 794, 1235-1236
Grupos desativantes, **732**
Grupos dirigentes meta, **737**, 744t
Grupos funcionais, 2-3, **67-70**
   caminhos de fragmentação, 480
   deslocamentos químicos e, 397-399
   grupos funcionais comuns, 68t, 69t
   hidrocarbonetos, 67
   ligações polares e, 69-70
   símbolo R e, 70
Guanidina, 1216
Guanina, **1241**
Guanina-citosina, ligação hidrogênio em, *1244*
Guerras dos antibióticos, 946-947

H

Halogenação, **95**
   aldeídos e cetonas e, 832-834
   alílica via radicais, 612-614
   alquil-benzenos e, 1020-1021
   alquinos e, 583
   amidatos e, 950-952
   benzeno e, 704-705
   benzílica, 1021
   ciclopropanos e, 531-532
   com flúor, 109-110, 114-116
   fenóis e, 1044
   fluor e bromo e, 114-116
   íon enolato e, 834
   radical sintético e, 116-118
Halogenação do metano
   cloração e, 104-109

diagramas de energia potencial, 110
entalpia das etapas de propagação e, 109t
estados de transição atrasados, 110
estados de transição avançados, 110
postulado de Hammond e, 110
reações de flúor e iodo e, 109-110
segunda etapa de propagação e, 110
Halogenação/de-hidro-halogenação dupla, **577**
Halogenações sintéticas via radicais, 116-118
Halogenações via radicais com bromo e flúor, 114-116
Halogenetos alílicos
   reações S_N1 e, 614-615
   reações S_N2 e, 616
   substituição nucleofílica em, 614-616
Halogenetos de acila, **889**-892 Veja também Cloretos de acila
   amidas a partir de, 932
   combinação com ácidos e anidridos, 891-893
   íons acílio a partir de, 715
   química dos, 930-934
   reação com ácidos de Lewis, 714-715
   reações de adição-eliminação, 930, 931
   redução a aldeído, 934
   sínteses e, 889-890
Halogenetos de alquenila, **577**
   química dos, 587-589
   reação de Heck e, 587-589
   reatividade como nucleófilo e, 587
Halogenetos de cicloalcanocarbonilas, **930**
Halogenetos de hidrogênio, 512-516, 582-583
Halogênios, adição eletrofílica a alquenos, 518-521
Halogenoalcanos, **66, 69**
   a partir de álcoois primários e HX, 336
   álcoois a partir de, 269
   alternativas "mais verdes" e, 217-218
   aplicações e perigos de, 217-218
   ataque frontal ou posterior e, 225-228
   carbono de alquila e ligação halogênio, 216, 216
   cinética e, 223-226
   competição entre eliminação e substituição e, 270-273
   consequências estereoquímicas das reações S_N1, 256-257
   conversão a aminas homólogas, 987
   descrição dos orbitais e, 228, 228
   eliminação bimolecular (E2), 267-270

eliminação unimolecular (E1), 264-266
energia da ligação C-X e, 215-216, 216t
estabilidade de carbocátions e, 260-264
estereoespecificidade nas reações S_N2 e, 226-228
esteroides como agentes anti-inflamatórios e antiasmáticos, 217
grupos de saída e, 231-233
impedidos, 318
interferência estérica e, 271-272
inversão em reações S_N2 e, 228-231
mecanismos de reações com nucleófilos, 273t
mecanismos de reações polares e, 221-223
nucleofilicidade e, 233-240
nucleófilos básicos estericamente impedidos e eliminação, 272-273
nucleófilos fortemente básicos e eliminação, 271-272
nucleófilos fracamente básicos e substituição, 270-271
polarização da ligação C-X, 216
pontos de ebulição e, 216, 216t, 365t
preparação de alquenos a partir de, 462-465
primários, 273-274
propriedades físicas de, 215-218, 290t
ramificação e, 240-243
reações de acoplamento e, 310
reagentes alquil-lítio e alquil-magnésio a partir de, 304-305
reatividade contra nucleófilos, 261, 261t
secundários, 274
setas curvas e, 221-223
setas que "empurram" elétrons e, 221-223
síntese e, 344-347
solventes polares e, 235-237, 258
solvólise e, 251-252, 341
substituição nucleofílica e, 218-221, 223-236
substituição nucleofílica unimolecular e, 252-256
substrato e ataque nucleofílico, 240-243
terciários e secundários, 251-252, 274, 319
toxicidade do bromometano e, 241
velocidades relativas do deslocamento S_N2, 240-241
Halogenoarenos
   desprotonação de, 1036
   síntese de fenóis catalisada por Pd a partir de, 1040-1041
   substituição através de benzinos intermediários, 1035-1037
   substituição eletrofílica em, 1036

Halogenobenzenos, 743-744
Hammond, George D., 110n
Hantzsch, Arthur R., 1181n
Haworth, W. Norman, 1125n
Heck, Richard F., 587n
Heeger, Alan J., 630n
Heisenberg, Werner, 23n
Hélice alfa, **1226**, *1227*
Hélice dupla, ácidos nucleicos e, 1244-1245, *1245*
Hélices, 1226, *1227*
Hell, Carl M., 898-899n
Hemiacetais
   cíclicos e acíclicos, 792
   formação a partir de aldeídos e cetonas, 791-792
   intramoleculares, 1122-1124
Hemiacetais cíclicos, formação, 1123-1124
Hemiacetais intramoleculares, 1122-1124
Hemiaminais, **797**
Hemoglobina, 1239-1241, *1241*
Hemophilus influenzae Rd., 1251
Heptanal, 837-839
Heptanona, 956
Heteroátomos, **348**
Heterociclobutanos, 1169
Heterociclopentadienos, 1172-1179
Heterociclopentadienos aromáticos, 1172-1179
Heterociclopropanos, 1169
Heterociclos, **348, 1165**
   alcaloides, 1191-1194
   azabenzenos, 1179-1183
   benzopiridinas, 1188-1190
   estrutura do ácido nucleico e, 1241-1244
   estrutura e preparação da piridina, 1179-1183
   heterociclopentadienos aromáticos, 1172-1175
   não aromáticos, 1168-1171
   nomenclatura de, 1167-1168
   quinolina e isoquinolina, 1188-1190
   reações de heterociclopentadienos, 1175-1179
   reações de piridina, 1184-1187
Heterociclos de nitrogênio na natureza, 1191-1194
Hexadieno, 635
Hexaedro, 150
Hexametilenotetramina, 1000
Hexano
   espectroscopia de infravermelho e, 471
   modelos, 77
   pirólise do, 101
Hexanodial, 843
Hexanodiamina, 1001
Hexanodinitrila, 955, 1001
Hexanodiona, 843
Hexanoilação-redução do benzeno, 716
Hexanol, síntese do, 314
Hexatrieno
   bromação do, 626

fechamento do anel, 643
níveis de energia dos orbitais moleculares e, 679-681
Hexeno, 519
Hexoses, **1119**
Hibridação de orbitais, **32**. *Veja também* Orbitais híbridos
Híbridos *sp*, 32-34, *33, 34*
Hidratação
   de alquinos, 786
   equilíbrio da hidratação-desidratação, 517
   grupo carbonila e, 790-791
Hidratação catalisada pelo íon mercúrico, 584-586
Hidratação eletrofílica, 516-518
Hidratação Markovnikov, 525, 786
Hidratos de carbonila, **790**
Hidrazonas, **799**-800, **1132**
Hidreto de alumínio e lítio
   azida-redução por, 987
   modificado, 933
   oxaciclopropano e, 361
   redução de ácidos carboxílicos por, 897-899
   redução de aldeídos e cetonas por, 297-301, 788
   redução de amidas por, 948-949
   redução de ésteres por, 940-941
   redução de halogenetos de alquila por, 306-307, 716
   redução de nitrilas por, 956-957
   solventes próticos e, 301
Hidroboração, **528**-530
Hidroboração-oxidação, 528-530, 586
Hidrobromação via radicais, 541
Hidrocarbonetos
   com duas ligações duplas, 617-618
   conversão de hidrazonas em, 802-803
   policíclicos aromáticos, 757-760
Hidrocarbonetos benzenoides
   cancerígenos, 758
   reatividade, 754-758
   ressonância em, 591
Hidrocarbonetos deuterados, 307
Hidrocarbonetos fundidos, 694-695
Hidrocarbonetos policíclicos aromáticos, 687-692, 758-760
Hidrocarbonetos policíclicos benzenoides, reatividade, 754-758
Hidroclorofluorocarbonetos, 120-121
Hidrogenação
   alquenos e, 459-461
   alquenos não conjugados e, 619
   alquinos e, 579
   benzeno e, 677-679
   butadieno e, 619
Hidrogenação assimétrica, 512
Hidrogenação catalítica, 313, 509-512
   alquenos e, 459-461
   catalisador heterogêneo e, 509-511
   estereoespecificidade, 511

eteno para produzir etano, 510, *510*
   hidrogenação enantiosseletiva, 512
Hidrogenação estereoespecífica, 512
Hidrogênios
   abstração, 101
   acoplamento entre hidrogênios próximos, 409
   alfa, **827**
   alílicos, 682-683
   benzílicos, 682-683, 1023-1024
   blindagem, 572-573
   como agente redutor "verde", 313
   contribuição de campo local, 409-410
   de alquenila, 453-454, *454*
   desacoplamento, 424-425
   deslocamento químico do vizinho e, 408-409
   deslocamentos químicos em moléculas orgânicas, 398t
   enolizáveis, 831, 842
   molécula de, ligações na, 28-29
   ressonância magnética nuclear, 390-395
Hidrogenólise, **1025**
Hidrólise
   Acetais, 793
   acetais de açúcares e, 1134
   ácidos carboxílicos e, 931
   amidas e, 948
   cloretos de acila e, 931
   cloretos de alila isômeros, 615
   estereoquímica e, 256, 256
   ésteres com base diluída, 938
   halogenoalcanos e, 251-252
   nitrilas a ácidos carboxílicos, 955
   oxaciclopropanos e, 534
   peptídeos, 1228
   tioacetais e, 796
Hidrólise de peptídeos, 1228
Hidrólise de tioacetal, 796
Hidroperóxidos de lipídeos, **1055**
Hidroperóxidos de lipídeos radicais, 1056
Hidroquinona, 1051-1052
Hidroxiácidos, 894-895
Hidroxianisol butilado (BHA), **1057**
Hidroxiarenos, 1027-1028
Hidroxicetonas, preparação de, 1098-1103
Hidróxido de sódio, 65, 223-224
Hidroxiésteres, 906
Hidroxiésteres derivados da biomassa, **906**
Hidroxilação *anti*, **534**
Hidroxilação seletiva, 299
Hidróximetilação do fenol, 1046
Hidróxitolueno butilado (BHT), **1057**
Hiperacidez, 59
Hiperconjugação, 99-100, *100*, 260-261, *261*
Hipericina, 1192
Hirst, Damien, 791
Histamina, 59
Histidina, 1217

Histrionicotoxina, 592
Hoffmann, Roald, 643n
Hofmann, Wilhelm Von, 464n
Homólise de ligação, **96**-97
Homologação, 313
Homólogos, **70**
Hooke, Robert, 468n
Hormônio juvenil, análogos do, 526
Hormônios, **154**
Hormônios sexuais, 156-157
Hückel, Erich, 693n
Hund, Friedrich, 26n

I

Ignarro, Louis J., 1216n
Ilídeos, **804**-807
Imagem de ressonância magnética (MRI), 404
Imidas, **897**-898
Iminas
   aniônicas, 955-956
   elétrons livres do nitrogênio em, 984-985
   em biologia, 799
   formação de, 797-789
   identificação de aldeídos e cetonas e, 799-800
   na aminação redutiva, 989-990
   na síntese de Strecker de aminoácidos, 1220
Impedimento estérico, **82**-83, *83*
Imunossupressores a partir de culturas de *streptomyces*, 644-645
Indóis, 1178-1179
Indústria, síntese de ácidos carboxílicos na, 882-883
Inseticidas, 953
Inseticidas à base de carbamatos, 953
Insulina, 1223, 1225, *1225-1226*, 1232
Integração, espectroscopia de RMN e, 405-407, *406*
Interações diaxiais, **145**
Interações dipolo-dipolo, *78*
Interações íon-íon, *78*
Interconversão da conformação, 401-402, *403*
Intermediário catiônico na substituição eletrofílica em aromáticos, modelo orbital de, *703*
Intermediário tetraédrico, **887**
Intermediários de reação, **4**
Intermediários de sínteses, 1090-1095
Inversão
   da sacarose, 1142-1143
   de aminas, 976, *976*
   de configuração, 226
Inversão da conformação, 144, *144*
Iodo, 109-110
Iodoalcanos, síntese de, 336
Íon acetato, 19, 880
Íon amidato, **950**
Íon azida, **987**
Íon butóxido, 293, 294
Íon cloreto, 8

Íon dienolato, 847
Íon enolato da ciclo-hexanona, 829
Íon hidreto, **9**
Íon hidrônio, 15
Íon metanossulfonato (mesilato)
Íon metóxido, 293, *294*
Íon nitrônio, ataque eletrofílico por, 705
Íon principal, espectrometria de massas e, **473**
Ionóforos, 349-**350**
Íons, **96**
Íons alquil-oxônio, **254**, **294***t*, 335-338
Íons amônio, 982-983
Íons bromônio
　abertura regiosseletiva, 523
　bromônio cíclicos, 520-521, *520*
　estereoquímica e, 520-521
　prisão nucleófila de, 521-522
Íons carbonato, 18-20
Íons carboxilato, 898-899
Íons diazônio, **997**
Íons enolato, 21, **828**-829
　adições conjugadas de, 852-856
　mecanismo da halogenação de, 834
　ressonância em, 880
Íons fenilôxonio, **1041**
Íons fenóxido, **1028**, 1047
Íons imínio, 797, **979**, **994**-996
Íons moleculares, **473**, 475
Íons oxônio, 336
Íons sulfônio, **366**
Isocianato, **951**
Isocianato de metila, 953
Isomerização de compostos carbonilados, 846-847
Isomerização térmica, **450**-452, *451*
Isômeros, *170*, 447
isômeros *cis-trans*, **447**
Isômeros conformacionais, 133
Isômeros de constituição, **37**, 133, **169**
Isômeros do buteno, *460*, 460
Isômeros estruturais, **37**
Isômeros geométricos, **447**
Isômeros não conjugados, **617**
Isoquinolina, **1188**-1190, 1194
Isotianato de alila, 1193
Isótopos, **474***t*, 476-477

J

Johnston, Harold S., 119-120*n*

K

Kekulé, F. August, 17*n*, 673
Kharasch, Morris S., 540*n*
Kiliani, Heinrich, 1136*n*
Kishner, N.M., 802*n*
Knorr, Ludwig, 1174*n*
Koch, Robert, 1063
Kolbe, Wilhelm Hermann, 1047*n*
Krebs, Hans Adolf, 1100*n*
Kroto, Harold W., 688*n*

L

Lactamas, **897**-898, **945**
Lactonas, **894**-895, 895-896, **936**-937
Lactose, **1146**
Lansoprazol, 1166*t*
Látex, 648
Lauterbur, Paul C., 404*n*
Lecitina, **943**
Lehn, Jean-Marie, 350
Lei da velocidade, **223**
Lei de Coulomb, **5**
Lei de Hooke, 468-469
Lei de Lenz, *395*
Lenz, Heinrich Friedrich, *395*
Levorrotatório, **174**
Lewis, Gilbert N., 10*n*
Lexapro, 1166*t*
Liberação de dinucleotídeos, 1254
Ligação, representação por pontos de, 13-18
Ligação boro-hidrogênio, 528-529
Ligação C-L, derivados de ácidos carboxílicos e, 928-929, 928*t*
Ligação hidrogênio adenina-timina, *1244*
Ligações alquil-metal, 305-306
Ligações carbono-metal, 306
Ligações C-H, energias de dissociação de, 610
Ligações C-H secundárias, 111-113
Ligações C-H terciárias, 112-113
Ligações covalentes, *6*
　compartilhamento de elétrons, 9-10
　ligações simples, 9-10
　notação de linhas das, 16-17
　orbitais moleculares e, 28-31
　regra do octeto e, 7-13
Ligações duplas
　acoplamento cis por, 454-456
　acoplamento trans por, 454-456
　constantes de acoplamento em torno de, 456*t*
　isômeros, 447
Ligações duplas carbono-carbono, 805-807
Ligações em alcanos
　energia da ligação C-H em, 98-99
　energia de, 96-99
　estabilidade dos radicais e, 98-99
　quebra homolítica e, 96-97
Ligações hidrogênio, **236**
　água e álcool e, 290-291
　aminas e, 976-977
　éteres e, 348
　metanol e, 291, 291
Ligações iônicas, *6*, **7**-13
Ligações iônicas puras, 8-9
Ligações peptídicas
　formação com a ajuda da ativação da carboxila, 1236
　formação de aminoácidos, 1222-1223
　planaridade induzida por ressonância, 1223

Ligações pi, 29-**30**, *30*
　ataque dos carbocátions em, 542-543
　cárater nucleofílico das, 512-516
　conjugação no butadieno e, 619-620
　em eteno e etino, 35, *35*, **449**-452
　energia relativa de, 450
　isomerização térmica e, 450-452
　orbital molecular de antiligação, 451
　ordem de energia, 451
　redução de alquinos e, 580-581
Ligações polares, **10**-12, 69-70
Ligações sigma, 29-**30**, *30*
Ligações simples, rotação livre e, 79-83
Ligante, **1228**
Limoneno, 1193
Lindlar, Herbert H. M., 570*n*
Linha de base, espectroscopia, **389**
Lipídeos, **942**-943
Lipídeos, radicais alcóxidos de, 1055
Lipitor, 1166*t*
Lipoamida, 1101
Lipoproteínas de alta densidade (HDL), **905**
Lipoproteínas de baixa densidade (LDL), **905**
Lisina, 1215 1216
London, Fritz, 77*n*
Loschmidt, Josef, 673
Lowry, Thomas Martin, 58*n*
Luz plano-polarizada, 175, *175*
Luz ultravioleta
　camada de ozônio e, 118-119
　clorofluorcarbonetos e, 119-120

M

MacDiarmid, Alan G., 630*n*
Maconha (*cannabis*), 370
Malonaldeído, 1055
Malonil-CoA, 1086
Maltose, **1144**-1145
Manchas de nicotina, 1170
Mannich, Carl U. F., 994*n*
Manose, 1130
Mansfield, Sir Peter, 404*n*
Markovnikov, Vladimir V., 514*n*
Massa exata, **474**
Massa integral, **474**
Massas exatas de vários isótopos comuns, 474*t*
Massas moleculares de moléculas orgânicas, 474
McLafferty, Fred. W., 784*n*
Mecânica quântica, **24**
Mecanismo em cadeia via radicais, cloração do metano e, **107**-108
Mecanismos, predição da reatividade a partir dos, 310-312
Mecanismos de reações, **4-5**
Mecanismos polares de reação, 221-223
Mercuração, **525**-528
Merídia, 975

Merrifield, Robert B., 1238*n*
Mescalina, 974
Metalação, 306
Metanamina, **973**, *973*, 986
Metano
　cloração do, 104-109
　espectro de massas do, 476
　fragmentação do, 475
　halogenações via radicais do, 109-111, 109*t*
Metanol
　acidez em comparação com o ácido acético e, 62
　como fonte de metóxido, 334
　como precursor de gasolina, 367
　desdobramento spin-spin, 421, 421
　gás de síntese e, 295-296
　ligação hidrogênio em, 291, 291
　oxidação de, 882
　partes hidrofóbicas e hidrofílicas, 291, 291
Metástase de alquenos catalisada por metais, **548**-549
Metil-1,3-butadieno, 649-650
Metilação, 986, 1133
Metilação exaustiva, **993**
Metilamina, 2, 986
Metilbenzeno
　ataque meta em, 735-736
　ataque orto em, 735-736
　ataque para em, 736
　bromação eletrofílica, 735
　Desprotonação, 1024
Metilbutano, **478**, 479
Metilcetonas, 1092-1093
Metilciclo-hexano, 144-146, 146*t*, 311
Metilciclo-hexano axial, 144-146
Metilciclo-hexano equatorial, 144-146
Metilciclo-hexanona, 835
Metileno, **531**
Metiletanamina, 976
Metil-heptanol, 288
Metil-lítio, 306
Metilmetanamina, 987
Metilpentanamida, 948
Metilpenteno, 446
Metilpropanal, 837-839
Metilpropano, 112-115, *114-115*, 116, *116*
Metilpropenamida, 932
Metilpropeno, 517, 523
Método de Sanger de sequenciamento de DNA, 1249-1251, *1250*
Método do 1,3-ditia-ciclo-hexano, 1103
Métodos de sínteses, novas reações que levam a, 312-313
Metoxibenzeno, 675
Metóxido, 334
Metoximetano, *37*, 37-38
Metoxinaftaleno, 756
Michael, Arthur, 852*n*
Microscópio de varredura por tunelamento, 26, *509*
Migração de alquila, **341**-343

Índice

Migração de hidreto, **338**-341, *339*
Mimetismo químico, 79-80
Mioglobina, 1239-1241, *1240*
Missão Cassini, 199
Misturas racêmicas, **176**
Modelos de substituição, derivados de benzeno e, 682-683
Moléculas aquirais, **172,** 173-174
Moléculas com carga, regra de Hückel e, 699-701
Moléculas de gordura, na manteiga e nas margarinas, 460
Moléculas isoeletrônicas, **34**
Moléculas orgânicas
  análise elementar e, 37
  características de, 1
  estruturas e fórmulas de, 37-39
  faixas de números de ondas de deformação axial no infravermelho, 469, 470*t*
  fórmulas empíricas e, 37
  isômeros de constituição e, 37
  massas moleculares de, 474
  modelos de fragmentação e, 478-481
  representações da estrutura molecular e, 38-39
  simetria de rotação e de espelho em, 400, 400
Moléculas quirais, 171-174
  átomos assimétricos e, 172
  distinção de moléculas aquirais, 173-174
  enantiômeros, 171-172
  planos de simetria e, 173-174, 174
  superposição e, 171-172
Molina, Mario, 119-120*n*
Molozonídeo, **538**
Monômeros, polímeros comuns e, 544*t*
Monossacarídeos, **1119,** 1131-1132
Monóxido de carbono, 21
Monóxido de cloro (ClO), 120-121
Montelucaste, 1166*t*
Morfina, 370
Movimento de elétrons, uso da seta curva e, 57, 221-223
Movimento disrotatório, **642**
Mucosa gástrica, 59
Mueller, Paul, 118
Mullis, Kary B., 1258*n*
Multipletos em espectroscopia de RMN, **407**-409, *409*
Murad, Ferid, 1216*n*
Mutarrotação da glicose, **1127**

N

Naftaleno
  aromaticidade e, 691
  ataque eletrofílico, 755-756
  conjugação pi estendida no, 690, 691
  dados de RMN do, 691, 692
  mapa de potencial eletrostático, 691
  modelo de orbitais, 691
  propriedades espectroscópicas do, 690-691
  substituição eletrofílica e, 755-756
Não equivalência de hidrogênios diastereotópicos, 418-419
Naproxeno, 197
Natta, Giulio, 546*n*
Newman, Melvin S., 80-81*n*
Nexium, 1166*t*
N-Fenil-acetamida, 739
Nicotina, 1170-1171
Nicotina-adenina-dinucleotídeo, 298-299, 1186-1187
Níquel de Raney, 509
Nitração
  benzeno e, 705-708
  benzenos monossubstituídos e, 745*t*
  metoxinaftaleno e, 756
Nitração eletrofílica
  da *N*-fenil-acetamida, 739
  do (trifluoro-metil)-benzeno, 737
  do ácido benzoico, 742
Nitroarenos explosivos, 741
Nitrobenzenamina, 753
Nitrobenzeno, 734
Nitrogênio, açúcares modificados, 1151
Nitroglicerina, 369
Nitrosação, 998
N-metilamida, 998
N-metil-*N*-nitrosamidas, 1002-1003
N-nitrosaminas, **997**
N-nitroso-dialcanaminas, câncer e, 998
Nodos, **24**
Nomenclatura sistemática, **71**
Nomes comuns, **71**
Nonanamida, 951
Nonanol, 940
Norbornano, 150
Norvasc, 1166*t*
Notação em perspectiva, 39, *39*
Noyori, Ryoji, 197
Núcleo blindado, **395**-396
Nucleofilicidade, 233-240
  basicidade e, 234-235
  carga negativa crescente e, 233
  nucleófilos estericamente impedidos, 238
  polarizabilidade crescente e, 237
  solvatação e, 235-236
  solventes apróticos e, 236-237, 236*t*
  substituições reversíveis e, 239-240
  Tabela Periódica e, 234
Nucleófilos, 65-66
  adições, aldeídos e cetonas e, 788*t*
  ataque no carbono da carbonila, 886
  básicos e estericamente impedidos, 272-273
  força, em reações S_N1, 259
  fortemente básicos, 271-272
  fracos, 270-271
  reações de competição com ácidos carboxílicos, 888
  reações de halogenoalcanos com, 273*t*
  reativiade de halogenoalcanos em relação a, 261, 261*t*
  reatividade de halogenetos de alquenila e, 587
  retenção do íon bromônio por, 521-522
Nucleófilos estericamente impedidos, 238, 272-273
Núcleos de iodo, troca magnética rápida e, 421-422
Nucleosídeos, **1242,** 1243, 1253
Nucleotídeos, **1241,** 1242-1243
Nylon, 1000-1001

O

O-acil-isoureia, **1236**
Octadecenamida, 943
Octanamina, 951
Olah, George A., 705*n*
Óleo de batatas fritas, 945
Óleo de soja, 945
Óleos, **942**
Óleos vegetais, combustíveis de, 944-945
Olestra, 975
Oligomerização, 543
Oligômeros, **542**
Oligonucleotídeos, 1250-1251
Ópio, 370
Opsina, 844
Opticamente ativo, **175**
Orbitais 2*p*, 25, 26
Orbitais 3*p*, 26
Orbitais atômicos, **23**-28
  configurações de camada aberta, 28
  configurações de camada fechada, 27-28
  configurações eletrônicas mais estáveis e, 27-28
  elétrons emparelhados e, 26
  energias relativas aproximadas, 27
  equações de onda e, 23-**24**
  formas características de, 25-26
  ligação em fase e, 28-29
  ligação fora de fase e, 29
  ligação na molécula de hidrogênio e, 28-29
  ligações sigma e pi e, 29-30
  orbitais moleculares de antiligação, 29
  orbitais moleculares de ligação, 29
  princípio da construção e, 26-28
  princípio da exclusão de Pauli e, 36
  regra de Hund e, 26
  separação de energia e, 30
  superposição de, 28-31
Orbitais híbridos, 31-36
  berílio e, 32-33
  híbridos *sp*, 32-33
  híbridos sp^2, 33-34
  híbridos sp^3, 34
  ligação pi e, 35
  pares de elétrons livres e, 35
Orbitais moleculares, 28-31, *611,* 611-612
Orbitais moleculares degenerados, **25**
Orbitais *p*, anel benzeno e, 677-678
Orbital molecular de antiligação, 29, **29**, 450
Orbital molecular de ligação, 29, **29**, *450*
Organocuprato de lítio, 850
Organocupratos, **850**
Organolítio, 850
Origens da química medicinal, 1062-1063
Orlistate, 975
Osazona, **1132**
Ovalicina, 537
Oxa-2-ciclo-alcanonas, **348**
Oxacicloalcanos, **936**
Oxaciclopentano, síntese, 591
Oxaciclopropanação e di-hidroxilação enantiosseletiva de Sharpless, 536-537
Oxaciclopropano
  abertura do anel catalisada por ácido, 363-364
  abertura do anel por hidreto de alumínio e lítio, 361
  abertura do anel por reagentes de Grignard, 362
  abertura nucleofílica do anel, 360
  análise retrossintética e, 361
  formação de, 354, 522, 533
  hidretos e reagentes organometálicos e, 360-362
  hidrólise de, 534
  inversão na abertura, 361
  reações, 360-364
  resolução cinética hidrolítica, 362-363
  síntese do, 532-534
Oxafosfaciclobutano, **806**
Oxafosfetano, **806**
Oxidação, **297**-298, *298*-299
  ácidos peroxicarboxílicos, 808
  álcoois e, 316, 785
  alquil-boranos e, 529-530
  óxidos primários e aldeídos e, 883
Oxidação alílica com dióxido de manganês, 786
Oxidação de alquil-boranos, 529-530, 952
Oxidação de Baeyer-Villiger, **808**, 952
Oxidações benzílicas, 1024-1025
Óxido nítrico, 1216
Oxigênio
  ácidos peroxicarboxílicos e, 533-534
  débito de oxigênio e ácido láctico, 1100
  fenóis e, 1041-1042

pares de elétrons livres e alcoóis, 294
transporte por mioglobina e hemoglobina, 1239-1241
Oxigênio eletrofílico, 533
Oximas, **799**-800
Oximercuração, 525, 528
Oximercuração-desmercuração, **525**-528
Ozonólise, **538**-540, 786

P

Paal, Karl, 1174n
Par de elétrons livres, **14**, *35*, 35
Paraldeído, 794
Pares livres, 14
Pascal, Blaise, 411n
Pasteur, Louis, 189-190
Pauli, Wolfgang, 26n
Pauling, Linus, 29n
Pedersen, Charles J., 350
Penicilina, 936-947
Penicilinase, 946
Penicillium notatum, 946
Pentanal, 949
Pentano, 77
  espectro de massas de, 478, 479
  espectroscopia de infravermelho e, 470
  fragmentos iônicos de, 479
  isômeros, 71
Pentanol, 288, 291, *291*
Pentanona, 783, 784
Pentanos isômeros, 71
Penteno, 447
Pentoses, **1119**
Peptídeos, **1222**
  síntese de, 1235-1236
  superposição de, 1233
Peptídeos em recobrimento, 1233
Percepção estérica, 181-182
Perkin, William, 1062-1063
Peroxidação dos lipídeos, 1056
Peróxidos, 357
Pesticidas naturais, 1192-1193
Petróleo
  alternativas mais verdes, 944-945
  como fonte de alcanos, 102-103, 102*t*
  conversão de, 100-103
pH isoelétrico, **1215**
Pico, espectroscopia e, 389
Pico base, espectrometria de massas e, **475**
Pílula de controle da natalidade, 156-157
Piranose, **1122**, 1127, 1133
Piridinas
  deslocamentos químicos de, 1180
  estrutura e preparação de, 1179-1183
  mapa de potencial eletrostático de, 1180
  modelo orbital de, 1180
  natureza aromática e, 1179-1181

reação de Chichibabin e, 1185
reações de, 1184-1187
reações de condensação e, 1181-1182
ressonância em, 1180
síntese de Hantzsch, 1181-1182
substituição eletrofílica em aromáticos e, 1184-1185
substituição nucleofílica em, 1185-1186
Piridoxamina, 799
Piridoxina, 799,1167
Pirofosfato de geranila, 650
Pirofosfato de isoprenila, 1087
Pirofosfato de tiamina, 1100
Pirólise, 100-103
Pirróis
  compostos dicarbonilados e, 1174
  pares de elétrons e, 1172-1174
  protonação de, 1177
  substituição eletrofílica em aromáticos e, 1176-1177
Pirrolidina, 835
Piruvato, 1100-1101
Planck, Max K. E. L., 24n
Plano de simetria, *174*, **174**
Plásticos, a partir de hidroxiésteres derivados de biomassa, 906
Plásticos biodegradáveis, 906
Plásticos policarbonatos, 1030
Plastificantes, **545**
Plavix, 1166*t*
Poder diretor, substituintes e, 749-751
Polarímetros, rotação óptica e, **175**-176, *176*
Polarizabilidade, **216**, 237
Polarização, **11**, 452, 779
Polarização da ligação C-X, 216
Polarização reversa, **306**
Poliacetileno, 630-631
Poliacrilatos, 591
Poliaquilação, 712
Policiclos benzenoides, 687-692
Policloroeteno, **545**
Polienos condutores, 630–631
Polienos conjugados cíclicos, 696-698
Poliestireno, **1238**
Polieteno, **545**
Poliéteres que solvatam íons de metais, 349-350
Polietileno de alta densidade, 546
Polietileno de baixa densidade, 546
Poli-isopreno, 648-649
Polimerização
  alquenos, 543
  aniônica, **546**
  butadieno, 647-648
  catalisada por metal, **546**
  dienos conjugados, 647-650
  via radicais, 544-546
Polímeros, **542**
  limpeza de derramamentos de óleo, 545
  monômeros de, 544*t*
  síntese, 543-546

Polímeros com ligações cruzadas, **647**-648
Polipeptídeos
  cadeias laterais e, 1224
  cromatografia por afinidade e, 1230
  cromatografia por filtração em gel, 1230
  cromatografia por troca de íons, 1230
  diálise e, 1230
  eletroforese e, 1230
  enzimas hidrolíticas, 1232-1233, 1232*t*
  estrutura primária e, 1226
  estrutura secundária e, 1226
  estrutura terciária e, 1226-1227
  grupos de proteção e, 1235-1236
  guarda de informações, 1244
  ligações peptídicas e, 1223
  purificação e, 1230
  quebra de, 1232-1233, 1232*t*
  resíduos de aminoácidos, 1223-1226
  sequenciamento, 1230-1234
  síntese de, 1234-1236
  síntese em fase sólida de Merrifield, 1238-1239
  terminal amino e, 1223
  terminal carbóxi e, 1223
  transporte de oxigênio e, 1239-1241
Polipropenonitrila, **546**
Polissacarídeos, **1146**-1153
Ponto isoelétrico, **1215**
Porfina, 1239, *1240*
Porfirina, **1239**, *1240*
Posição do sinal, espectroscopia de RMN e, *395*, 395-396
Posição para, **732**
Posições axiais de hidrogênios, 141-143, *143*
Posições equatoriais, ciclo-hexano e, 141-143, *143*, 147-148
Posições meta, **732**
Posições orto, **732**
Possibilidade termodinâmica, 507-509
Postulado de Hammond, **110**
Potencial de ionização, **8**
Precursores de ânions acila, 1098-1099
Precursores de carbocátions, 710
Predição do resultado de reações, 310-312
Pregabalina, 1211
Preparação de Gly-Ala, *1236*
Preparação do etanol, 295-296
Preservativos, 1057-1058
Prevacido, 1166*t*
Princípio Aufbau, **26-28**, *611*, 611-612
Princípio da exclusão de Pauli, **26**
Princípio da incerteza de Heisenberg, 23
Princípio do primeiro ponto de diferença, **74**

Proantocianidinas das sementes de uva, 430-431
Problemas de sínteses, análise retrossintética e, 313-315
Procedimento de Maxam-Gilbert, 1249
Processo conrotatório, **641**-642
Processo de abstração, metano cloração e, 105-107
Processo Wacker, 547
Processos de eliminação, **2**
Processos de oxidação-redução na natureza, 1053-1058
Processos endotérmicos, **52**, 1082
Produtos, **4**
Produtos carcinogênicos e oxaciclopropano, **370**
Produtos E1, 341
Produtos naturais, **152**, 370, 430-431
Progesterona, 157
Projeções de Fischer, 181-187, 183
  aminoácidos, 1213
  configuração absoluta e, 186-187
  dois enantiômeros do gliceraldído e, 1119
  estruturas em perspectiva e, 183-184
  glicopiranoses e, 1125
  glicose e, 1122
  rotação e configuração absoluta, 184
  troca de substituintes na, 184-186
Projeções de Haworth, **1125**-1126
Projeções de Newman, **80**-83
  ciclo-hexanos substituídos e, 145
  cloroetano e, 402
  estado de transição E2 e, 268
Projeto do genoma humano, 1251-1252
Propanal, 780, *780*, 841
Propano, 72, 112, *112*
Propanoato de etila, 940
Propanoato de metila, 935
Propanodial, 1055
Propanol, 288
Propeno, 514-515, *515*
Propenonitrila, 1001
Propilacetileno, 567-568
Propileno, 446
Propil-hexedrina, 974
Propilocteno, 446
Propionato de fluticasona, 217
Prostaglandinas, 459
Proteção com fenilmetila em sínteses complexas, 1026
Proteínas, **1211**
  ácidos nucleicos, 1241-1246
  desnaturação e, 1229
  estrutura primária e, 1226
  estrutura quaternária e, 1229
  estrutura secundária e, 1226
  estrutura terciária e, 1226-1227
  fibrosas, 1228
  folhas dobradas, 1226, 1227
  globulares, 1227
  hélices e, 1226
  ligações cruzadas e, 1055
  sequenciamento e, 1234

síntese automatizada de, 1238-1239
síntese de, 1246-1248, 1247*t*
sítios de ligação e, 1228
substrato ou ligante e, 1228
super-hélice e, 1228, 1229
tecnologia do DNA recombinante e, 1234
Proteínas do citocromo, 298-299
Proteínas fibrosas, **1228**
Proteínas globulares, **1227**
Proteínas transportadoras de acila, **901-902**
Proteômica, 1252
Protetor solar, 682
Protonação, 364, 517-518, 881-882
Protonação, 621, 930, 1177, 1178
Prótons, **9**
benzeno e, 702-703
deslocamentos químicos e, 395-400
entre duas carbonilas, 1083-1084
tempos de relaxação, 404
Protonação-adição eletrofílica, 789
Prova de Fischer, **1138**
Psoraleno, 1193
Pureza óptica, **176**
Purificação, polipeptídeos, 1230

Q

Quanta, **389**
Quartetos, na espectroscopia de RMN, **408**
Quebra alfa, **480**
Quebra com ácido periódico, 1130
Quebra enzimática, 1232-1233, 1232*t*
Quebra heterolítica, **96**
Quebra homolítica, **96**-97
Quebra oxidativa, 538-540, 1130-1131
Química do ânion β-dicarbonila, 1095-1097
Química industrial, 590-591, 1062-1063
Química orgânica
escopo da, 2-5
grupos funcionais e, 2-3
mecanismos e, 4-5
reações e, 4-5
síntese e, 3
Química sintética, 317-319
Química verde, 103
Quimioluminescência de 1,2-dioxa--ciclo-butanos, 351
Quimotripsina, 1228
Quineira, 1222
Quinina, 1194
Quinolina, **1188**-1190
Quinometanos, **1046**
Quinonas, 1051-1058
Quiral, 689

R

Rã flecha venenosa (Dendrobates), 592
Racemização, **176**, 832
Radicais, quebra homolítica e, 96-97
Radicais alcóxido, 1055, 1056
Radicais alquila, 99-100, *100*
Radicais benzila, 1020-1021
Radicais cicloalquila, **132**
Radical alila, 613
Radical fenóxi, **1051**
Radical hidroxila, **1054**
Radical-ânion da semiquinona, **1052**
Raney, Murray, 509*n*
Ranitidina, 59
Raquitismo, **1188**
Razão estatística dos produtos, **111**
Reação de acoplamento de Sonogashira, 589
Reação de acoplamento de Stille, 588, 645
Reação de acoplamento de Suzuki, 588-589
Reação de Chichibabin, **1185**, 1189
Reação de Heck, 587-589
Reação de Hell-Volhard-Zelinsky, 898-900
Reação de Kolbe-Schmitt, **1047**
Reação de Mannich, **994**-996
Reação de Sandmeyer, **1059**
Reação de substituição, **2**
Reação de Wittig, **804**-807
Reação em cadeia de polimerase, 1248-1249
Reação redox tiol-dissulfeto, 367
Reações ácido-base, 56-67
acidez relativa de compostos comuns, 60*t*
constantes de equilíbrio e, 58-67
de Lewis, 64-65
eletrófilos e nucleófilos, 65-66
estimativa de força e estrutura molecular, 61-64
uso de setas curvas e, 57
Reações catalisadas por ácido, adição-eliminação, 888
bromação da acetona, 833
equilíbrio cetoenol, 830
formação de ésteres, 889, 893-895
halogenação de cetonas, 833
hidrólise de nitrilas, 955
oxaciclopropano e, 363-364
Reações concertadas, substituição nucleofílica bimolecular e, **224**
Reações de acoplamento cruzado catalisada por metais de transição, 310-311
Reações de adição, possibilidade termodinâmica e, 507-509
Reações de aldol cruzadas, 841
Reações de cicloadição, **628**
Reações de Diels-Alder, **628**-639, 680-681, 1052
cicloadições e a regra endo, 636-638
como transformação econômica de átomos, 637
dienos e dienófilos em, 628-632, 632*t*
estado de transição da, 633
estereoespecificidade e, 634-635
representação por orbitais, 633
Reações de primeira ordem, **55**
Reações de segunda ordem, **55**
Reações E2
diagramas de energia potencial das, 463
favorecem trans sobre cis, 465
regiosseletividade em, 462-464
Reações eletrocíclicas, **640**-647
movimento disrotatório e, 642
processos conrotatórios e, 641-642
regras de Woodward-Hoffmann e, 643-646
Reações exotérmicas, **52**
Reações fotoquímicas, **640**
Reações redox, **297**-298
Reações S_N1, 614-615
consequências estereoquímicas das, 256-257
critérios verdes e, 263
deslocamento estereoquímico e, 263
estabilidade de carbocátions e, 260-264
estados de transição e, 258, 258
força do nucleófilo e, 259
grupos de saída e, 258
síntese de fármacos anticâncer, 263
sistemas secundários e, 261-263
solventes polares e, 258
Reações S_N2, 350-351
aumento da cadeia de um ou dois carbonos e, 242
capacidade do grupo de saída e, 231-233
consequência da inversão e, 228-231
critérios verdes e, 263
diagramas de energia potencial, 255f
estados de transição e, 228, 240, 258
estereoespecificidade e, 226-228
estrutura e, 231-233
nucleofilicidade e, 233-240
ramificações no carbono que reage e, 240-242, 240*t*
retenção de configuração e, 229
síntese de enantiômeros, 229-231
sistemas secundários e, 261-263
substratos e, 240-243
velocidades relativas de reação e, 129, 237*t*
Reações via radicais, **95**
Reagente de Simmons-Smith, **532**
Reagentes, **4**
Reagentes alquil-lítios, 304-305
Reagentes alquilmagnésios, 304-305
Reagentes de crômio, 301-303
Reagentes de Grignard, 304-**305**, 311
abertura do anel oxaciclopropano, 362
bromocetona e, 318
formação de álcool a partir de, 308
transformação de éster em álcoois, 940
Reagentes organometálicos, **304**-307
ácidos carboxílicos e, 883
adições 1,2 e 1,4 a, 850-852
aldeídos e cetonas e, 788*t*
ataque a ésteres para dar cetonas, 940
ataque a halogenetos de acila para dar cetonas, 933
ataque a nitrilas para dar cetonas, 955-956
conversão em cetonas, 933
hidrólise e, 306
introdução de deutério e, 307
síntese de álcoois e, 307-309
Reagentes organometálicos alílicos, 616-617
Reagentes polares, 848-849
Rearranjo de Claisen, **1048**, 1048-1049
Rearranjo de Claisen alifático, **1048**-1049
Rearranjo de Cope, 1049
Rearranjo de Hofmann, **950**-952, 992
Rearranjo de McLafferty, *783*, **784**
Rearranjos de carbocátions, 338-344
adição eletrofílica e, 516
alquilações de Friedel-Crafts e, 712
descrição de um rearranjo complexo, 342-343
mecanismo dos, 339
migrações de grupos alquila e, 341-342
migrações de hidreto e, 338-341, *339*
novos produtos E1 e, 341
rearranjo de álcoois primários, 343
Reatividades relativas de compostos comuns, 60*t*
Receptor glicocorticoide, 217
Redução com metais dissolvidos, alquinos e, **580**
Redução de alquinos com sódio, 581
Redução de Clemmensen, **750**, 803
Redução de Wolff-Kishner, **802**-803
Redução-substituição de azida, **987**
Reduções, 279, 289-299
ácidos carboxílicos a alcoóis, 897-899
acil-arenos a alquil-arenos, 750-751
aldeídos e cetonas e, 299-301, 802-803
alquinos e, 579-582
amidas e, 948-949
aminação redutiva, 989-991
anulenos e, 700
azidas e, 987
dissulfetos a tióis, 367
ésteres a alcoóis, 940-941
ésteres a aldeídos, 940-941
halogenetos de acila e, 933-934

monossacarídeos a alditóis, 1131-1132
monóxido de carbono a metanol, 295-296
natureza e, 1053-1058
nitrilas a aldeídos e aminas, 956-957
nitroarenos a benzenaminas, 749
ozonólise e, 538-539
Reduções de um elétron, alquinos, 580-582
Região da impressão digital no espectro de infravermelho, **471**
Região do infravermelho médio, **468**
Regiões hidrofílicas do metanol e do pentanol, 291, *291*
Regiosseletividade, 756–757
Regiosseletividade nas reações E2, 462-646, *463*
Regra de Hofmann, 464
Regra de Hückel, **693**-698, *698*, 699-701
Regra de Hund, **26**
Regra de Markovnikov, 514-515
Regra de Saytzev, 462-463
Regra do octeto, 7-13
  estruturas de Lewis e, 15-16
  ligações covalentes e, 9-10
  ligações covalentes polares e, 10-126
  ligações iônicas puras e, 8-9
  repulsão dos elétrons de valência e, 12-13
  Tabela Periódica e, 7, *7*
Regra endo, **637**-638
Regra $N + 1$, **411**, *411*, 411-412, *417*, 417-419, *418*
Regras de sequência, 177-181-182
Regras de Woodward-Hoffmann, **643**-646
Relação de de Broglie, 24
Relenza, 1153
Remédios, 1166*t*
Repetições curtas em sequência (STR), 1256
Repetições de sequências em número variável, 1256-1257
Replicação, DNA, **1245**-1246, *1246*
Replicação do DNA, polimerase, 1249
Representação do elétron por pontos, 13-18
Repulsão dos pares de elétrons da camada de valência (VSEPR), 12-13
Repulsão eletrônica, 12-13
Resíduos, **1222**
Resina fenólica, **1046**
Resolução cinética de oxaciclopropanos por hidrólise, 362-363
Resolução da valina racêmica, 1221
Resolução de enantiômeros, 201-204, *202-203*
Ressonância, **391**, **732**
  benzeno como aceitador, 733
  benzeno como doador, 733
  enaminas e, 836
  energia de ressonância, 678-679

estabilização em oximas, 799
frequência de ressonância, 392
grupos doadores de elétrons e, 738-741
híbridos, 19, 828
hidrocarbonetos aromáticos policíclicos e, 757
Ressonância de carboxilatos, 880
Ressonância magnética nuclear de carbono-13, 422-432, *423*
  ácidos carboxílicos e, 875-878
  aldeídos e cetonas, *780*, 780-781
  aminas, 979
  caracterização da viniferona e, 655
  carbonos de alquino e, 574
  derivados de ácidos carboxílicos, 929
  desacoplamento de hidrogênios e, *424*, 424-425
  desblindagem do carbono de alquenila e, 458
  deslocamentos químicos típicos e, 425*t*
  isótopo ^{13}C e, 422-424
  monocloração do 1-cloropropano, 430-432
  nitrilas e, 954
Resveratrol, 1028, 1030-1031
Retenção de configuração, **229**
Retenção de conformação, **229**
Retenção nucleofílica, 621
Retinal-isomerase, 843
Retinol, 843
Retronecina, 995
Reversibilidade, substituições nucleofílicas e, 239-240
Ribavirina, 1243
Ribose, **1119**
Ribossomas, **1246**
RMN bidimensional (D), 428
RNA de transferência, **1246**-1248
RNA mensageiro, síntese, *1246*, **1246**-1248
Robinson, Sir Robert, 854*n*
Rodbell, Martin, 844*n*
Rodopsina, 843
Rotação do grupo metila, 400
Rotação específica de vários compostos quirais, **175**-176, *176*
Rotação óptica
  composição dos enantiômeros e, 176-177
  misturas racêmicas e, 176
  polarímetros e, 175-176
Rotação óptica observada, **175**
Rotações
  em etanos substituídos, 82-85
  impedimento estérico e, 82-83
  ligações simples e, 79-83
  no etano, 79-81
Rowland, F. Sherwood, 119-120*n*
RU-486, 156-157

S

Sabões a partir de carboxilatos de cadeias longas, 900-903

Sacarídeos, **1118**
Sacarina, 3
Sais carboxilato, **881**
Sais de amônio
  a partir de ácidos carboxílicos, 896-897
  aminas e, 982
  formação de iminas e, 797-798
  ligação com água e, 35, 35
  metilação de, 986
Sais de arenodiazônio, 1058-1060
  conversão em outros benzenos substituídos, 1059-1060
  estabilização por ressonância, 1058-1059
  produção de fenol a partir de, 1038-1039
  substituição eletrofílica com, 1061
Sais de fosfônio, 804-805
Sais de *N*-nitroso-amônio secundários, 997
Sais de piridínio na natureza, 1186-1187
Sais de tiazólio
  acidez e, 1102
  acoplamento com aldeído e, 1099-1103
  tiamina, 1100-1101
Sais *N*-nitroso-amônio terciários, 997
Sais quaternários de amônio, 992
Salmeterol, mistura, 1166*t*
Sandmeyer, Traugott, 1059*n*
Sanger, Frederick, 1249*n*
Saponificação, **901**, **903**
Saytzev, Alexander M., 462*n*
Schiff, Hugo, 797*n*
Schmitt, Rudolf, 1047*n*
Schrock, Richard R., 549*n*
Schrödinger, Erwin, 23*n*
s-cis, **619**-620
Segurança em uma indústria química, 953
Seletividade, **112**
Semicarbazonas, **799**-800
Separação de cargas nas estruturas de Lewis, **15**
Separação de energia, **30**
Sequência de radicais em cadeia, **541**
Sequenciamento automático do DNA, *1251*, 1251-1252
Sequenciamento de aminoácidos, **1230**
Sequenciamento de proteínas, 1234
Sequenciamento do DNA, 1248-1252
  endonucleases de restrição e, 1249
  método de Sanger, 1249-1251
  novas áreas de pesquisa e, 1252
  Projeto do Genoma Humano, 1251-1252
  sequenciamento automático, 1251-1252
  sequenciamento rápido, 1249-1252

Sequenciamento rápido do DNA, 1249-1252
Séries homólogas, **70**
Serotonina, 1193
Setas curvas, 57, 65, 221-223
Setas que "empurram" elétrons, 56-67, 221-223
Sharpless, K. Barry, 197, 536
Shirakawa, Hideki, 630*n*
Sibutramina, 975
Símbolo R, **70**
Simetria, moléculas quirais e, 173-174
Simetria molecular, testes de equivalência química e, 400
Simetria no espelho em moléculas orgânicas, 400, *400*
Simetria rotacional em moléculas orgânicas, 400, *400*
Simmons, Howard E., 532*n*
Síndrome de Reye, 1043
Singulair, 1166*t*
Síntese automatizada de proteínas, 1238-1239
Síntese convergente, **317**
Síntese da vitamina A_1 da BASF, 807
Síntese de bromoálcoois, 522
Síntese de cloroalcanos com $SOCl_2$, 345-346
Síntese de detergentes, 707
Síntese de dinucleotídeos, 1253
Síntese de fenol catalisada por Pd a partir de halogenoarenos, 1040, 1041
Síntese de Gabriel, **988**, 1218
Síntese de halogenoéteres vicinais, 522
Síntese de Hantzsch da piridina, **1181**-1182
Síntese de hidrazonas, 802
Síntese de hidroxicetonas, 1098
Síntese de Kiliani–Fischer, **1136**
Síntese de Paal-Knorr, **1174**
Síntese de peptídeos em fase sólida de Merrifield, **1238**-1239
Síntese de Strecker, 1220
Síntese de Williamson de éteres, 350-355
  estereoespecíficas, 354-355
  intramolecular, 352-353
  preparação intramolecular de éteres, 352-354
  reações S_N2 e, 350-352
  tamanho do anel, 353-354
Síntese de Wöhler da ureia, 3-4
Síntese do DNA
  ancoramento do nucleosídeo protegido, 1253
  automação e, 1252-1254
  bases do DNA protegidas e, 1252
  liberação dos dinucleotídeos, 1254
  síntese dos dinucleotídeos, 1253
Síntese em fase sólida, dipeptídeos e, 1238-1239
Síntese total, **310**
Síntese via éster malônico, **1093**

Sínteses, **3**
   acetais, 792-793
   ácido acético dialquilado, 1093
   ácido fórmico, 882
   ácidos carboxílicos, 882-883
   alcoóis, 297-304
   alquenos e, 532-534, 543-546
   aminas e, 986-992
   aminoácidos, 1217-1220
   borracha natural, 648-649
   bromoalcanos, 336, 345
   bromoálcool, 522
   cetonas e, 308, 956
   cloroalcano, 345-346
   cloroeteno, 547
   convergente, 317
   derivados de benzeno, 701-703
   dinucleotídeo, 1253
   DNA, 1252-1254
   enantiômeros, 229-231
   enantiosseletivas, 197, 199, 512, 536-537, 1187, 1221-1222
   enzimas, 842
   éster acetoacético, **1092**-1093
   éster malônico, 1093
   éter, 355-357
   fármacos anticâncer, 263
   fármacos contra tumores, 536-537
   halogenetos de acila, 889-890
   halogenoalcanos, 344-347
   hexanol, 314
   hidrazona, 802
   hidroxicetona, 1098
   iodoalcano, 366
   oxaciclopentano, 591
   oxaciclopropano, 532-534
   peptídeos, 1235-1236
   polímeros, 543-546
   proteínas, 1246-1248
   proteínas automatizadas, 1238-1239
   RNA mensageiro, 1246-1248
   síntese linear, 317
   sulfonatos de alquila, 346
   vareniclina, 1171
Sínteses biomiméticas, 645
Sínteses de éteres, 355-357
   a partir de álcoois primários, 355-356
   a partir de álcoois secundários, 356
   a partir de álcoois terciários, 356
   pela reação de oximercuração--desmercuração, 527
   síntese de Williamson, 350-355
Sinvastatina, 1166t
Sistema E,Z, 448
Sistemas conjugados cíclicos, **627**
Sistemas de anéis bicíclicos em ponte, **150**
Sistemas de anéis bicíclicos fundidos, **149**
Sistemas pi conjugados, 653-654, 653t
Sistemas pi deslocalizados
   ataque eletrofílico em dienos conjugados, 621-625

cicloadição de Diels-Alder, 628-639
conjugação estendida e benzeno, 626-627
controle cinético e termodinâmico, 623-625
dienos conjugados e, 617-621
halogenação do radical alila e, 612-614
interações face a face entre duas ligações duplas, 622
polimerização de dienos conjugados, 647-650
reações eletrocíclicas, 640-647
reagentes organometálicos alílicos, 616-617
sistema 2-propenila (alila) e, 610-612
substituição nucleofílica de halogenetos de alila, 614-616
transições eletrônicas em, 652
Sistemas pi estendidos, **626**-627
Sistemas quantizados, **24**
Sítio ativo, em proteínas, **1228**
Smalley, Richard E., 688n
Smith, Ronald D., 532n
Sódio, reações com água, 334
Solanina, 1192
Solvatação, nucleofilicidade e, 235-236, 236
Solventes apróticos, **236**-237, 236t
Solventes polares, 258
Solventes polares apróticos, **236**-237, 236t
Solventes próticos, **236**, 291, 301
Solvólise
   cinética de primeira ordem, 253
   etapa determinante da velocidade, 253, 253
   formação de carbocátion e, 253-256
   halogenoalcanos secundários e terciários e, 251-252
   rearranjo na, 341
Sondheimer, Franz, 696n
Sonogashira, Kenkichi, 588n
Sorbose, 1135
Speier, Arthur, 892-893
Spin, **26**
Spin nuclear, **390**-392
Staphylococcus aureus, 946-947
Stille, John K., 588n
s-trans, 619-620
Strecker, Adolf, 1220n
Streptococcus pneumoniae, 947
Streptomyces, 644-645
Substâncias quirais na natureza, 173
Substituição alílica via radicais, **612**
Substituição eletrofílica, sais arenodiazônios e, 1061
   fenóis e, 1044-1047
   naftaleno e, 754-756
Substituição em meta, 737
Substituição *ipso* em aromáticos, **1031**
Substituição no carbono da carboxila, 886-889

Substituição nucleofílica, **65**-66, 218-221. *Veja também* Reações S_N2
   bimolecular e, 224-225
   centros eletrofílicos e, 218
   cinética da reação e, 223-236
   de halogenetos de alila, 614-616
   diversidade da, 218-220, 219t
   grupos de saída e, 218
   halogenoarenos simples e, 1036
   na síntese de alcoóis, 295-296
   piridinas e, 1185-1186
   reação do clorometano com hidróxido de sódio e, 223-224
   substratos e, 218
   via adição-eliminação, 887
Substituição nucleofílica bimolecular, **224**-225
   deslocamento pela frente, 225
   deslocamento por trás, 225
   reações concertadas e, 224
Substituição nucleofílica em aromáticos, 1030-1041
Substituição nucleofílica unimolecular, 252-256
   cinética de primeira ordem e, 253
   consequências estereoquímicas e, 256-257
   formação de carbocátion e, 253-256
Substituição nucleofílica unimolecular benzílica, 1022-1023
Substituição orto, 735, 738
Substituição para, 735, 738
Substituição por acetato, 296
Substituições eletrofílicas em aromáticos, **647**
   benzeno e, 702-703
   efeitos de substituição e, 744t
   íons acílio e, 715-716
   piridinas e, 1184-1185
   pirrol, furano e tiofeno e, 1176-1177
Substituintes, **38**, **73**-74
   ativação ou desativação do anel benzeno, 732-734
   equilíbrio cetoenol, 830
   substituição eletrofílica em aromáticos e, 744t
Substituintes da fusão de anéis, **149**
Substituintes halogênio, 743-745
Substituintes que retiram elétrons, 880-881
Substitutos de açúcares, derivados de carboidratos, 1144-1145
Substratos, **4**, **1228**
   ataque nucleofílico e, 240-243
   substituição nucleofílica e, 218
Succinimida, 897-898
Sucralose, 1145
Sulfadiazina, 370, 707
Sulfas, 370
Sulfeto de hidrogênio, 16
Sulfetos, **365**-366
Sulfonação, 705-708, 752
Sulfonação reversível, 752
Sulfonamidas, 370, **707**
Sulfonas, **367**

Sulfonatos de alquila
   deslocamento nucleofílico de grupos hidroxila de alcoóis, 346-347
   preparação de alquenos a partir de, 462-465
   reações de substituição e, 346-347
   sínteses de, 346
Sulfóxido, 367
Supercola, polimerização aniônica, 546
Super-hélice, **1228,** *1229*
Superoxidação, 302-303
Superóxido, **1054**
Superposição, orbitais atômicos, 28-31
Superposição cíclica, orbitais moleculares do benzeno e, 679-681, *680-681*
Suzuki, Akira, 588n

T

Tabela Periódica, 7, *7*
Talose, 1141
Tamanho do anel, 353-354
Taq DNA polimerase, 1258
Tautomeria cetoenólica, **829**-832
Tautômeros, **829**
Tautômeros ceto, **829**
Taxol, 153
Técnicas de extração de água, 984-985
Tecnologia de segurança, 475
Tecnologia do DNA recombinante, 1234, 1249
Tecnologia verde, 640
Temperos aromáticos, 676
Tensão angular, **137**
Tensão de anel, **135**-137
Tensão torcional, **80-81**, **137**
Tensão transanelar, 141
Teobromina, 1194
Teoria de Bohr, 23
Teoria de primeira ordem, 415n
Terminação 3', **1243**
Términação 5', **1243**
Terminação amino, **1223**
Terminal carbóxi, **1223**
Termodinâmica, processos químicos simples e, **50**-56
Terpenos, 152
Tesla, Nikola, 391n
Teste de Fehling, **809**
Teste de Tollens, **809**
Teste do bafômetro, 302
Teste do permanganato de potássio, 535
Testes de equivalência química, 400-405, *403*
Testes químicos oxidativos, 809
Testosterona, 157
Tetracianoetileno, 635
Tetraédrico, **12**
Tetra-hidrocanabinol, 370
Tetra-hidrofurano (THF), 529
Tetroses, **1119**

Tetróxido de ósmio, 535-537
Tiamina, 1081, 1100-1101
Tigacila, *947*
Tigeciclina, 947
Tilenol, 1043
Timina, **1241**
Tioacetais, **795**-797
Tioacetais cíclicos, 795, 1098-1099
Tioacetais dessulfurados, **797**
Tiofenos
　compostos dicarbonilados e, 1174
　pares de elétrons e, 1172-1174
　substituição eletrofílica em aromáticos e, 1176-1177
Tióis, **70, 365**-366
　acidez de, 365
　adição via radicais de, 541
　expansão da camada de valência do enxofre e, 366-367
　formação de tioacetal e, 795-797
　pontos de ebulição, 365*t*
　reações de, 365-366
　sínteses de, 795-797
Tirosina, 1215
TNT, 741
Tollens, Bernard C. G., 809*n*
Transcrição, **1246**
trans-Decalina, 150, *150*
Transesterificação, **939**
Transferência de elétrons, 8-9
Transformação de Fourier, **389**
Transformações atômicas econômicas, 637
Transformações pericíclicas, **640**
Transição eletrônica, **389**
Translação, **1246**
Transpeptidase, 946
trans-Retinal, 844
Tremorina, **593**
Treose, 1120
Triângulo de Pascal, 411-412, 411*t*

Tribrometo de fósforo
　formação de brometo de acila e, 889, 898-900
　retardador de chama e, 217
　síntese de bromoalcanos e, 345
Tricloreto de fósforo, 16
Tricloroetileno, 446
Trietilamina, 345, 979, *980*
(Trifluoro-metil)-benzeno, 737
Tri-iodeto de fósforo
　síntese de iodoalcanos e, 345
Trimetilamina, 982
Trimetilbenzeno, 675
Trioses, **1119**
Tripeptídeo, **1222,** 1224
Tripletos, espectroscopia de RMN e, **408**
Tripsina, hidrólise da insulina e, 1223
Troca de deutério, formação de enol e, 830-831
Troca hidrogênio-deutério, 831
Troca magnética rápida, 421-422
Troca rápida de prótons, *421,* **421**

U

Ubiquinonas, **1053**-1054
Úlceras pépticas, 59
União Internacional de Química Pura e Aplicada (IUPAC), 71
Unidade isopreno, 152, 649-650
Uracila, **1241**
Ureia, síntese de Wöhler da, 3-4
Urotropina, 974

V

Valina, 1221
Valium, 1167
Valores de pK_a
　ácidos benzoicos e, 881*t*
　ácidos carboxílicos e, 879-882, 881*t*
　álcoois e, 292-294, 292*t*, 294*t*, 335
　aldeídos e cetonas e, 828-829, 828
　aminas e, 981-986*t*, 983
　aminoácidos e, 1212*t*-1213*t*, 1214-1217
　ciclopentadieno e, 699
　compostos β-carbonilados e, 1083-1084*t*
　derivados de ácidos carboxílicos e, 930, 950
　eteno e etano e, 452-453
　etino e, 570-571
　fenol e, 1028-1029
　íon piridínio e, 1180
　íons amônio e, 983
　íons metiloxônio e feniloxônio e, 1041
　metilbenzeno e, 1023
　pirrol e, 1177-1178
　propeno e, 610
　tioacetais e, 1098
　tióis e, 365*t*
van der Waals, Johannes D., 77*n*
Vancomicina, 946, *947*
Vareniclina, síntese da, 1171
Variação de energia livre
　dispersão de energia, 51-53
　força de ligação e, 51-53
　variação de entalpia e, 51-52
　variação de entropia e, 52-53
Velocidades de reação
　concentração de reagentes e, 54-55
　constante de velocidade, 54-55
　energia de ativação e, 53-54
　equação de Arrhenius e, 55-56
　reações de primeira ordem e, 55
　reações de segunda ordem e, 55
Venlafaxina, 1166*t*
Veronal, 1184
Viagra, 1167

Villiger, Victor, 808*n*
Viniferona, 430-431, 655
Visão, química da, 844-845
Vitamina A, 844
Vitamina B_{12}, 1167
Vitamina B_6, 1167
Vitamina C, 1056, 1135
Vitamina D, 1188-1189
Vitamina E, **1055**-1056
　análogos sistêmicos de, 1057-1058
　reações com radicais hidroperóxido e alcóxido de lipídeos, 1056
　regeneração pela vitamina C, 1056
Vizinhos não equivalentes, *417,* 417-419, *418*
Volhard, Jacob, 898-899*n*
Volume estérico, 271-272
von Fehling, Hermann C., 809*n*
Vulcanização, **648**

W

Wacker, Alexander, 547
Watson, James D., 1244*n*
Willstätter, Richard, 695*n*
Wittig, Georg, 804-805*n*
Wöhler, Friedrich, 3
Wolff, Ludwig, 802*n*
Woodward, Robert B., 643*n*

X

Xenical, 975

Z

Zelinsly, Nicolai, 898-899*n*
Zeólitas, catalisadores, 101
Zidovudina, 1167, 1243
Ziegler, Karl, 546*n*
Zocor, 1166*t*
Zwitterions, 806, 1214-1215